如东县卫生志

（上册）

《如东县卫生志》编纂委员会　编

方志出版社
Publishing House of Local Records

图书在版编目(CIP)数据

如东县卫生志 /《如东县卫生志》编纂委员会编
. — 北京 ：方志出版社，2015.10
ISBN 978-7-5144-1751-7

Ⅰ. ①如… Ⅱ. ①如… Ⅲ. ①卫生志—如东县 Ⅳ.
①R199.2

中国版本图书馆CIP数据核字(2015)第245702号

如东县卫生志

编　　者:《如东县卫生志》编纂委员会

责任编辑:王笃银

出 版 人:冀祥德

出 版 者:方志出版社

地址　北京市朝阳区潘家园东里9号(国家方志馆4层)

邮编　100021

网址　http://www.fzph.org

发　　行:方志出版社发行中心

电话(010)67110500

经　　销:各地新华书店

印　　刷:扬州市机关彩印中心

开　　本:889×1194　　1/16

印　　张:107.25

字　　数:3175千字

版　　次:2015年10月第1版　　2015年10月第1次刷

印　　数:0001～2000册

ISBN　978-7-5144-1751-7　　**定价**:350.00元

《如东县卫生志》编纂委员会成员名单

荣誉主任： 陆济社　高云鹏　缪　培　樊　凯　陈　耀　张　昆　康　靖　吴爱祥　张佩金

荣誉副主任： 马恩兴　陆忠法　徐永才　任乃秀　陈明池　陈德山　黄京龙　李介玉　傅真明　丛　浩　张盛举　陆生保　徐宗泉　徐政权　管图华　曹妙丰

主　　任： 张泽宾　张旭初　徐秀林

副 主 任： 刘晓燕　康宜华　曹显明　朱新华　缪　彬　张德聿　徐德建　汤晓燕　缪文龙　苏　灿　黄仲勇　陈建权　周晓梅　缪卫宏　徐希平　陈淑林　季学军　张督平　顾溯溯　彭小丽

常务副主任： 缪　彬　缪文龙　徐德建

委　　员：（姓氏笔画序）

丁　霞　丁志军　万宏坤　王　陈　王小金　王雨卉　王学政　王银华
王跃成　王爱民　王锦林　王鹤兵　冯正国　冯志元　吉玲玲　朱庆生
朱希平　朱建华　朱新华　朱鹏飞　邱瑞满　刘　洪　刘从军　刘建华
刘晓燕　刘桂萍　汤晓燕　许庆忠　许南山　许爱华　孙艳丽　李　军
李　勇　李　然　李亚东　李剑芳　李宗英　李海兵　李爱东　李爱军
李辉琴　李鑫华　苏　灿　严宏俊　吴　彪　吴余祝　吴侦明　吴春玫
吴银山　余　芸　沈　燕　沈南森　汪美玲　宋小军　何永华　张　平
张　俊　张　秦　张玉莲　张孙新　张泽宾　张旭初　张建军　张建新
张贵陈　张督平　张德聿　陈明朗　陈建权　陈淑林　陈湘林　陈锦明
季　亮　季芝燕　季学军　周　卫　周晓梅　周俊成　周啸峰　成卫明
成锡明　顾亚平　顾海军　顾承红　顾溯溯　杨春生　施振东　姚世平
姚亚南　曹显明　秦定阳　袁亚东　袁光明　袁其峰　於　建　於卫东
姜小卫　姜亚东　姜红波　罗恩杰　郑　骏　徐　丽　徐　静　徐小军
徐希平　徐秀林　徐德建　黄仲勇　费蕴枫　高小松　彭小丽　康卫宁
康宜华　谌元林　葛锡兵　谢　杰　虞海琴　鲍建国　缪　彬　缪卫宏
缪文龙　缪兴波　缪兆林　缪丽华　缪管建

办公室主任： 缪兴波　葛锡兵

办公室副主任： 刘　杰　张玉莲

编　　辑

主　　编:丛　浩

总　　纂:丛　浩

校　　对:沈　燕

摄　　影:丛　浩　沈　燕　邓咏梅

审　　定

审定人员:於小卫　虞建宣　顾久芬

审定机关:江苏省如东县地方志办公室

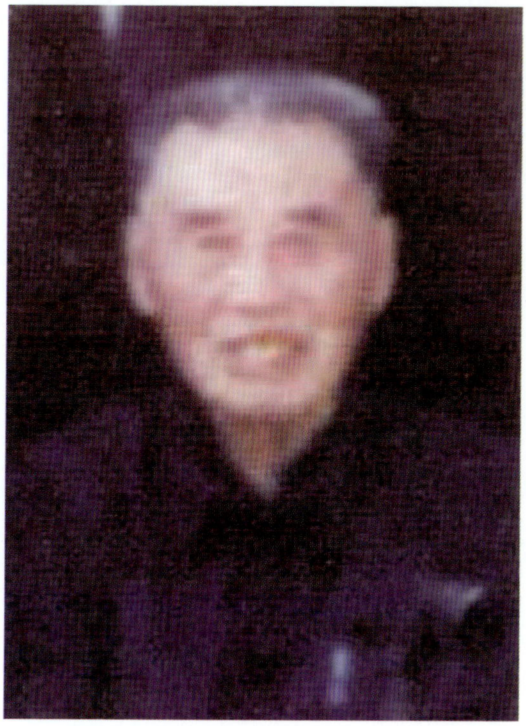

杨吉人
县民政科科长
（1949.10～1950.06）

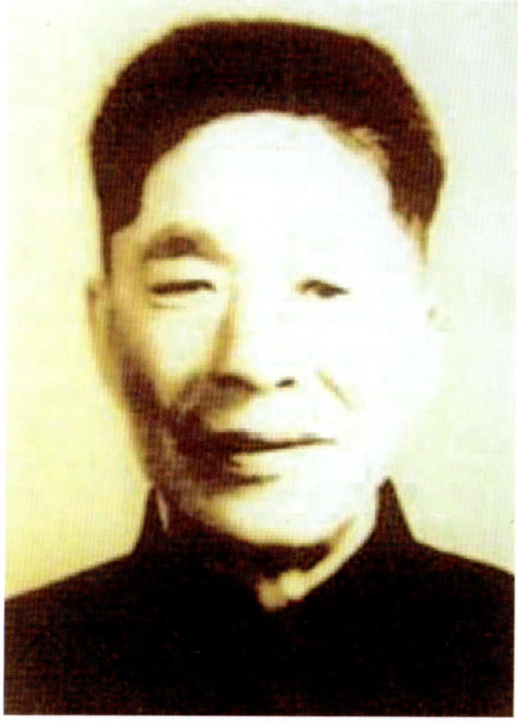

徐可琴
县卫生院院长（兼）
（1950.06～1950.11）

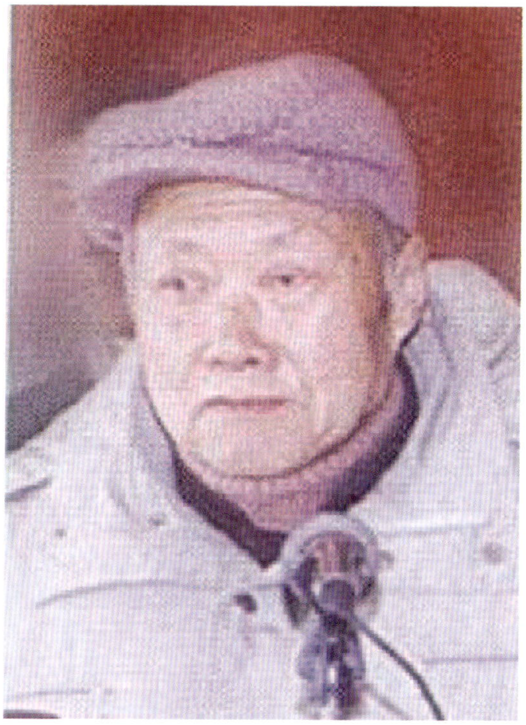

魏志田
县卫生院院长（兼）
（1950.11～1951.04）

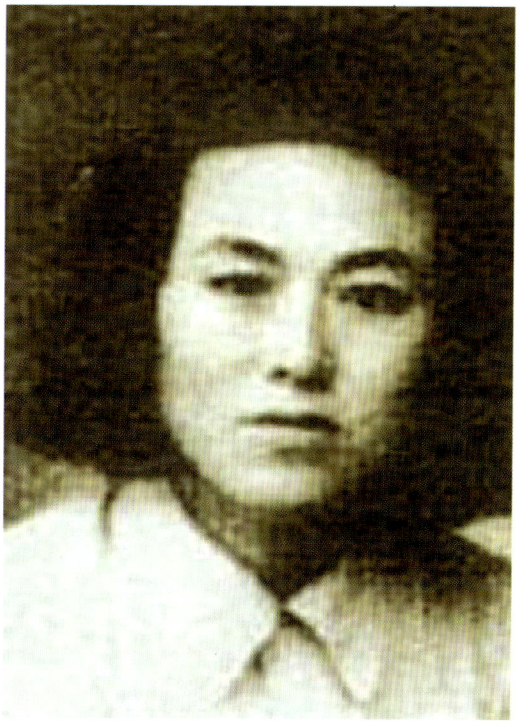

姚 兢
县卫生院院长
（1951.04～1951.06）

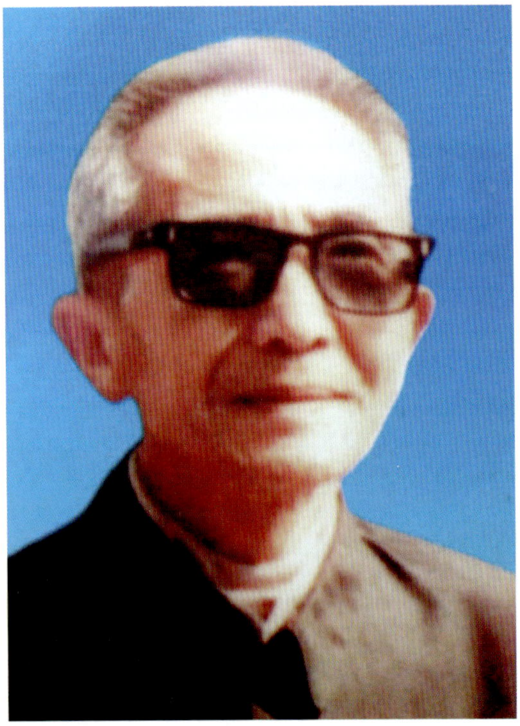

沈　谦
县卫生科副科长
（1951.06～1952.09）

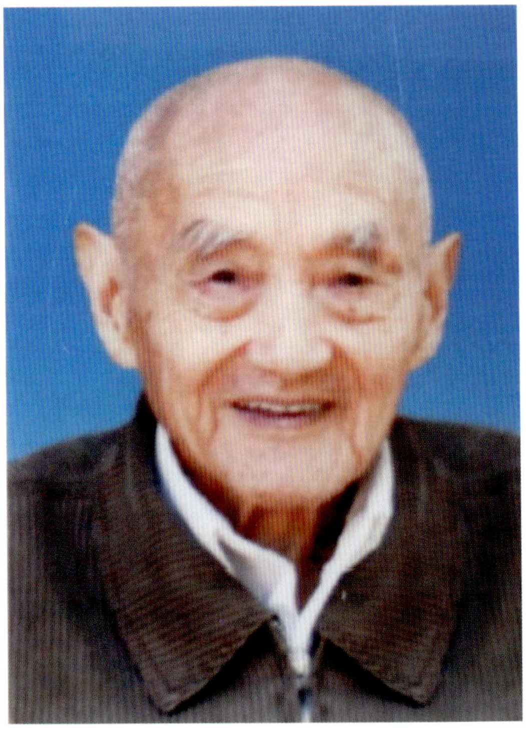

陆济社
县卫生科科长
（1952.09～1955.04）

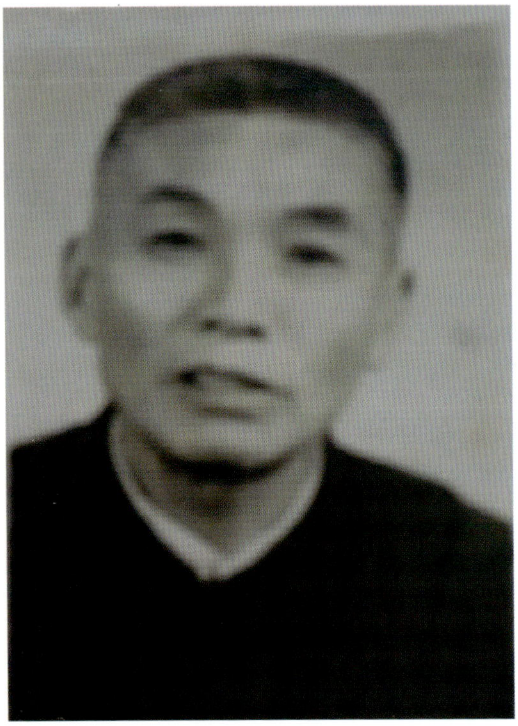

张　杰
县卫生科科员
（1955.04～1956.06）

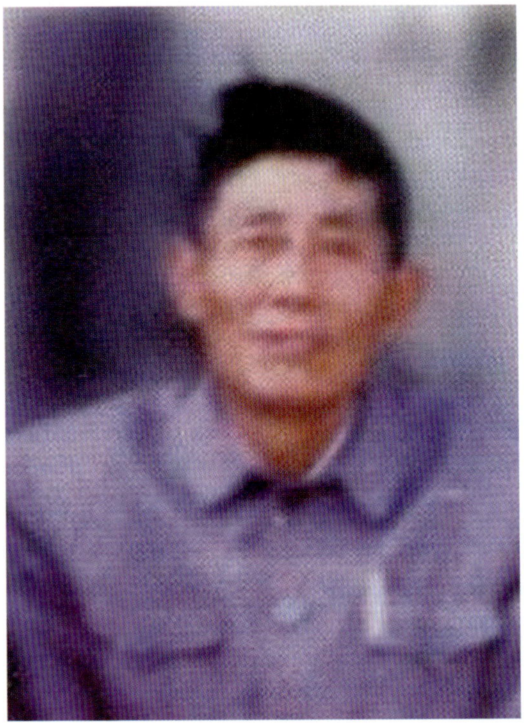

施克勤
县卫生科科长
（1956.06～1960.08）

裴封五
县卫生科科长（未到职）
（1960.08 ～ 1960.11）

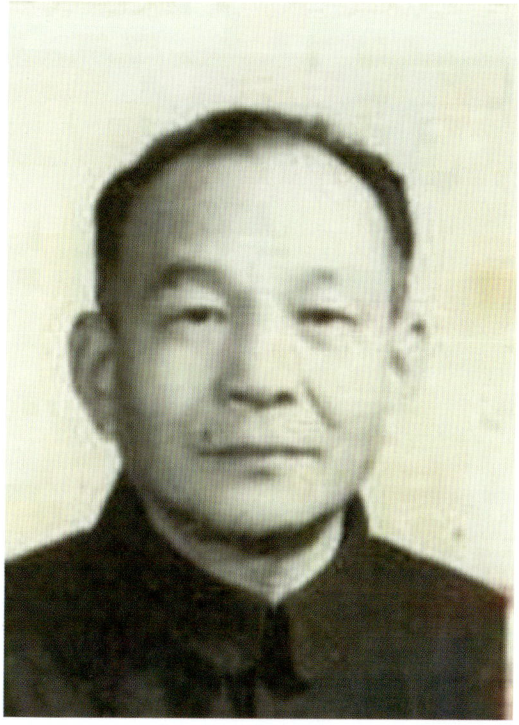

张冠南
县卫生科科长
（1960.11 ～ 1967.09）

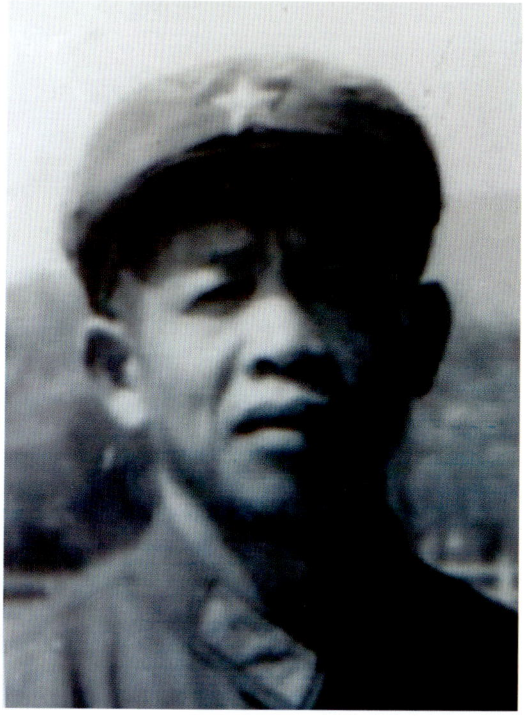

曹兴福
县卫生组组长
（1967.09 ～ 1968.04）

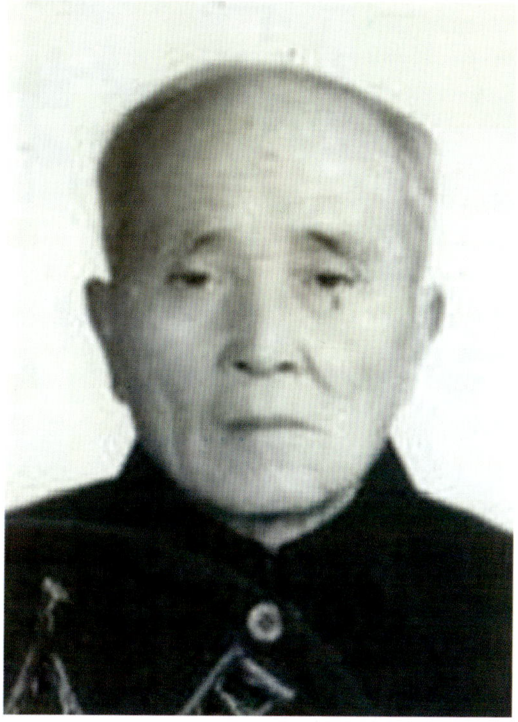

高云鹏
县卫生服务站主任
（1968.04 ～ 1971.02）

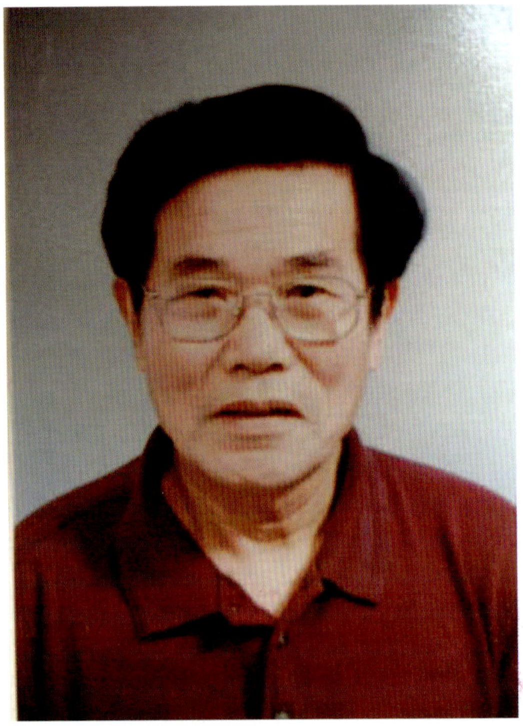

缪　培
县卫生局第一局长、局长
（1971.02 ～ 1973.03 ～ 1978.07）

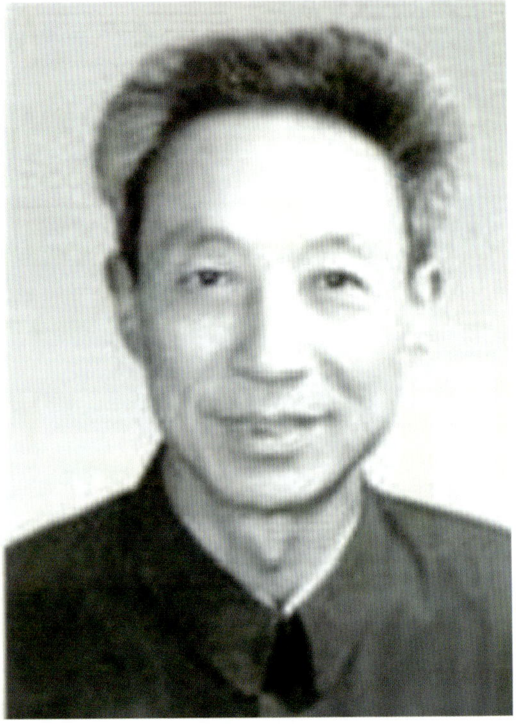

樊　凯
县卫生局局长
（1973.03 ～ 1974.02）

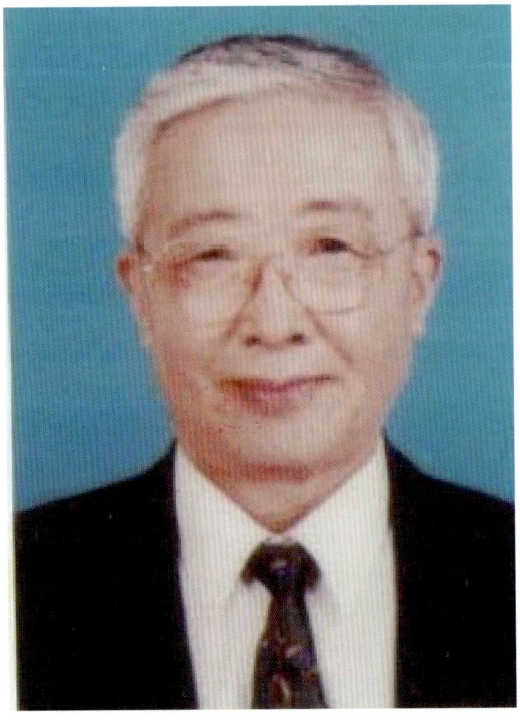

陈　耀
卫生局副局长
（1978.07 ～ 1979.03）

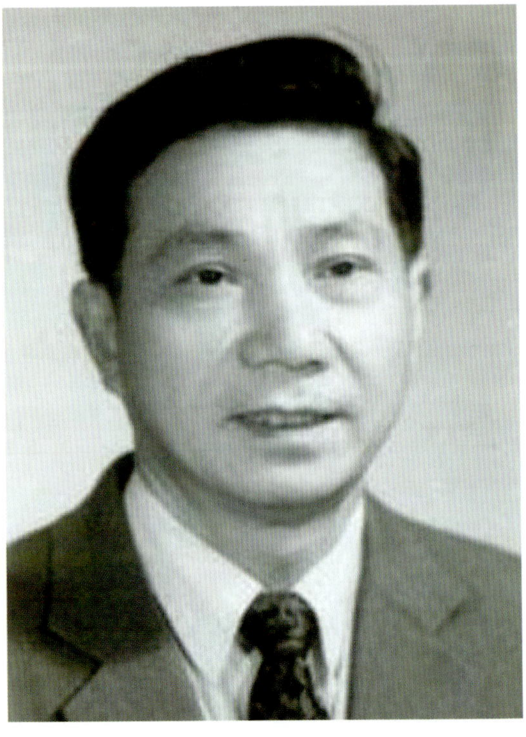

张　昆
县卫生局局长
（1979.03 ～ 1982.12）

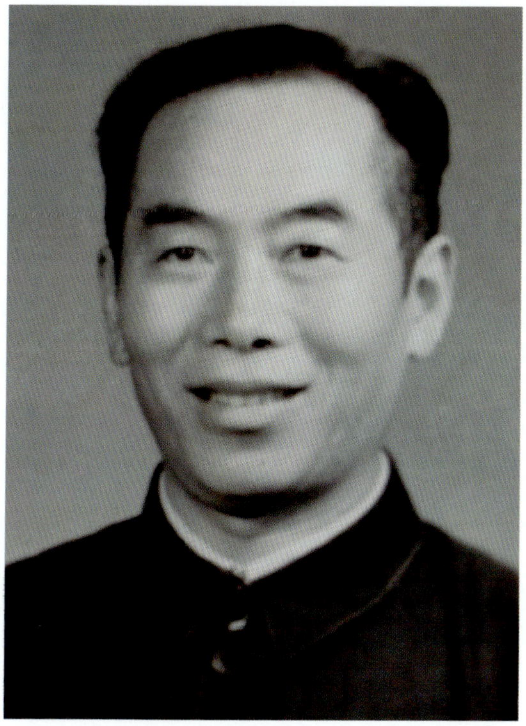

康 靖
县卫生局局长
（1982.12～1985.09）

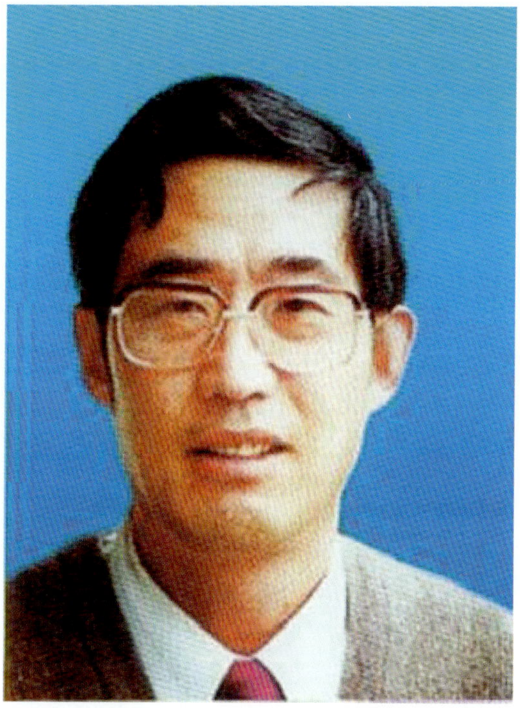

吴爱祥
县卫生局局长
（1985.09～1990.06）

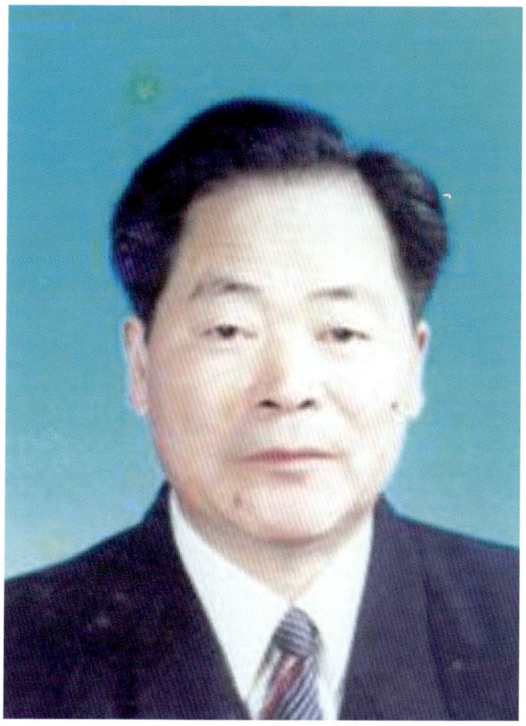

张佩金
县卫生局局长
（1990.06～2001.03）

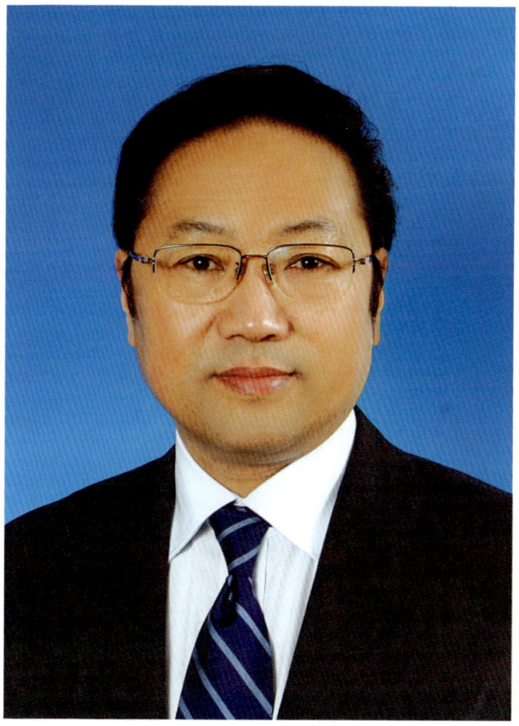

张泽宾
县卫生局局长
（2001.03～2012.12）

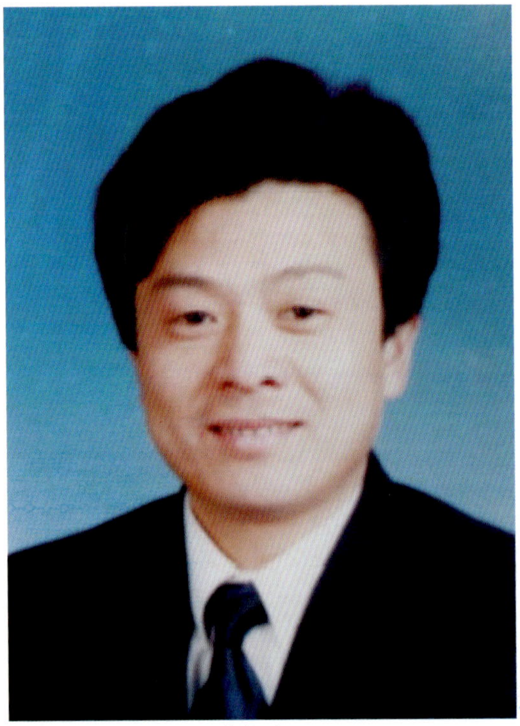

张旭初
县卫生局局长、县卫生和计划生育委员会主任
（2012.12 ～ 2014.12 ～　　）

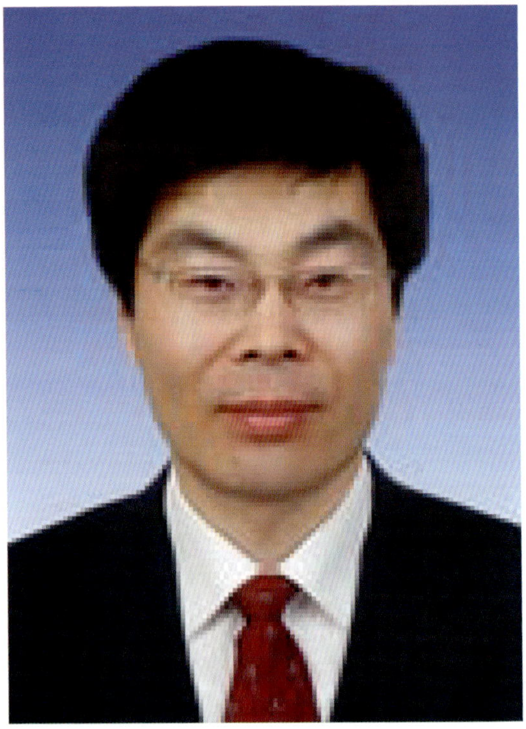

徐秀林
县卫生党工委书记
（2013.01 ～ 2013.12）

【注】明·洪武十七年(1384年)，建"医学训科"，位县治东，设官员一人，姓氏无考。县医学训科为县医学卫生行政工作部门，基本职能七项。其后700余年间，工作一直延续，然隶属多有转换，名称亦多变更，负责人员更迭应更频繁，文字记载偶有，无法伦理次序，更难集人物肖像。故本志如东县卫生行政部门主要领导的人物肖像收录选编自1949年10月始。技术原因，凡收录编入本栏目县卫生行政主要领导者，其前、其间、其后担任同级政党主要领导的经历不显示。同样原因，虽未担任县卫生行政主要领导，但曾担任与县卫生行政主要领导者位于同一决策层级的政党主要领导亦按序编入记载。方便《续志》，本志如东县卫生行政主管机关主要领导人物肖像收录延至本志付梓。为防误读，特注。

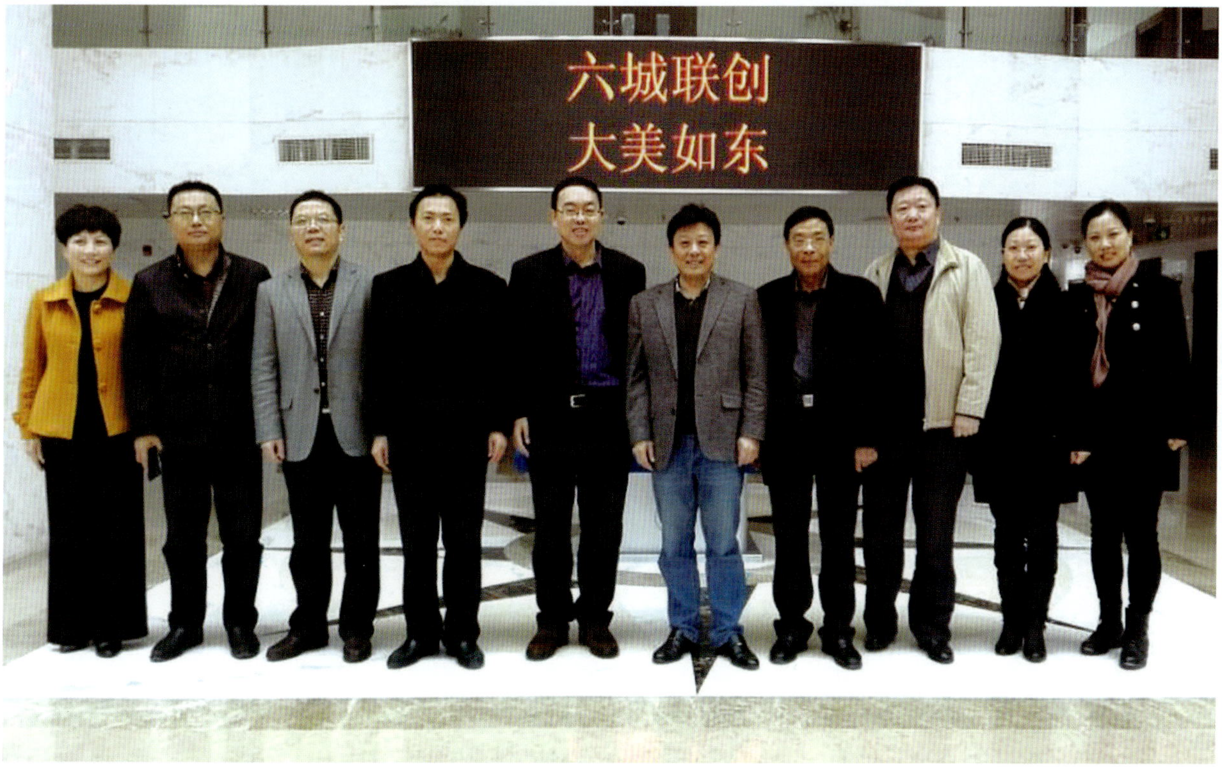

张旭初：县卫生和计划生育委员会主任、县委卫生和计划生育工作委员会书记（右五）
张督平：县卫生和计划生育委员会副主任、县委卫生和计划生育工作委员会副书记（右四）
季学军：县卫生和计划生育委员会副主任（右三）
陈建权：县卫生和计划生育委员会副主任（左五）
顾溯溯：县卫生和计划生育委员会副主任（右二）
徐德建：县委卫生和计划生育工作委员会副书记（左四）
缪文龙：县卫生和计划生育委员会副主任（左三）
周晓梅：县委卫生和计划生育纪律检查工作委员会书记（左一）
缪卫宏：县卫生和计划生育委员会副主任（左二）
彭小丽：县卫生和计划生育委员会副主任（右一）
（2015 年 12 月 2 日，县卫生志编纂办公室摄于掘港镇泰山路公共卫生大厦）

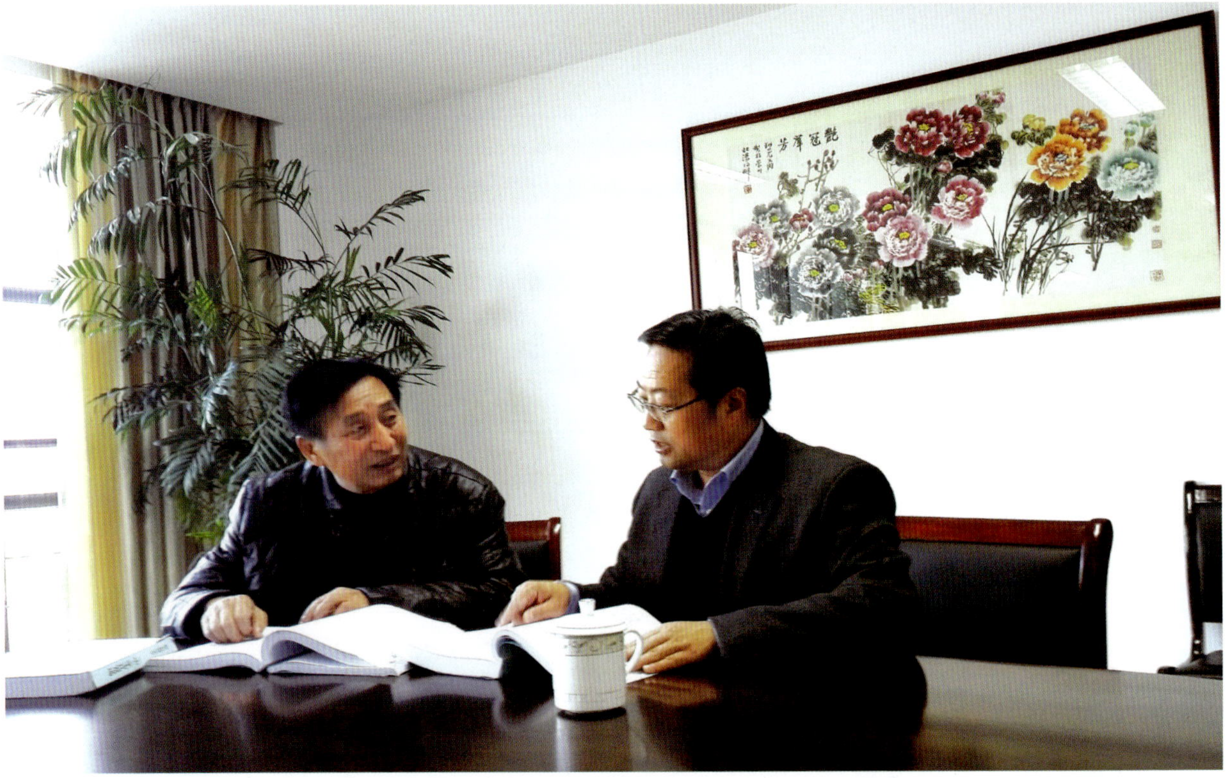

2015 年 12 月 7 日，县卫生志编纂委员会主任张泽宾（右）听取主编丛浩（左）编纂汇报

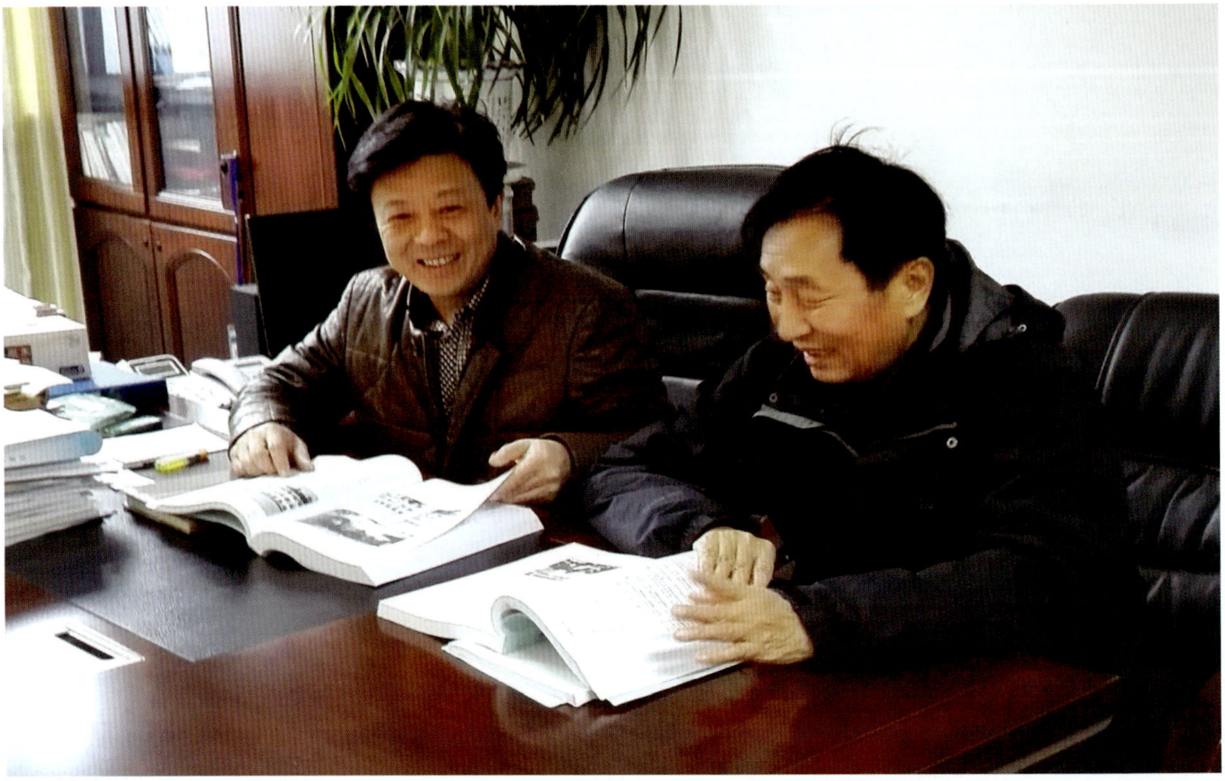

2015 年 12 月 8 日，县卫生志编纂委员会主任张旭初（左）听取主编丛浩（右）编纂汇报

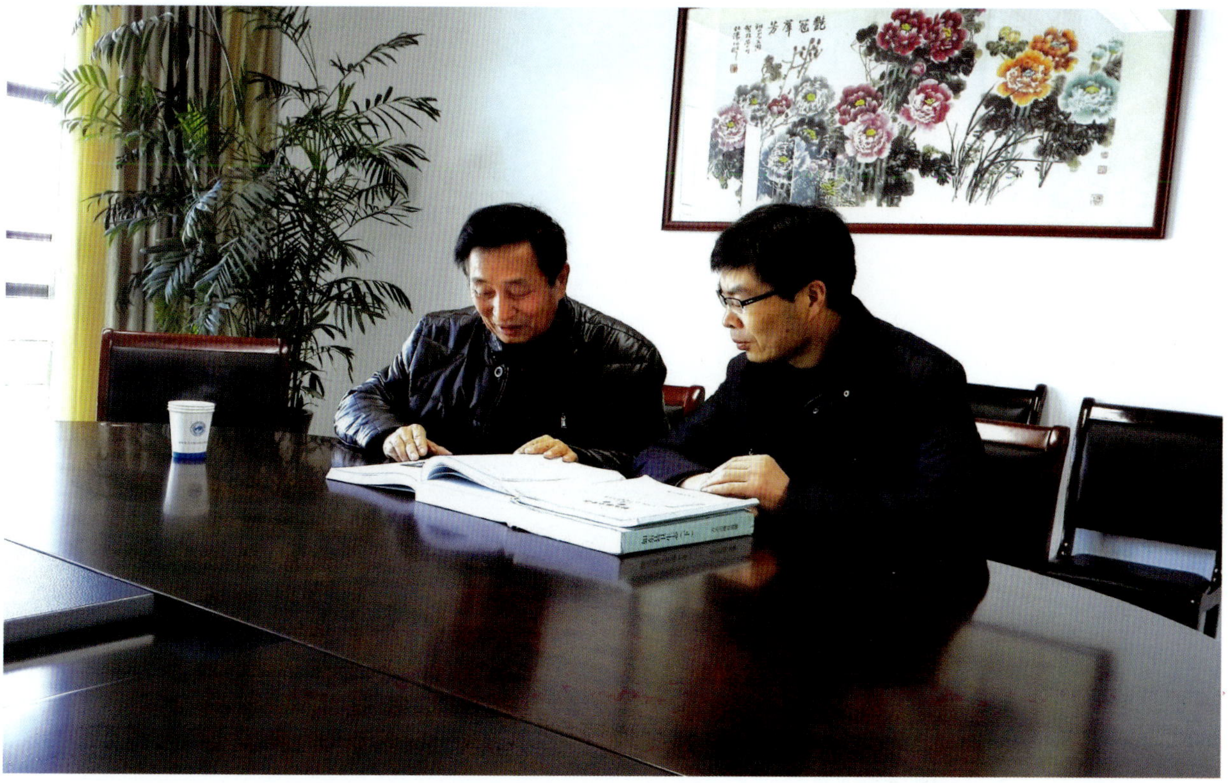

2015 年 12 月 9 日，县卫生志编纂委员会主任徐秀林（右）听取主编丛浩（左）编纂汇报

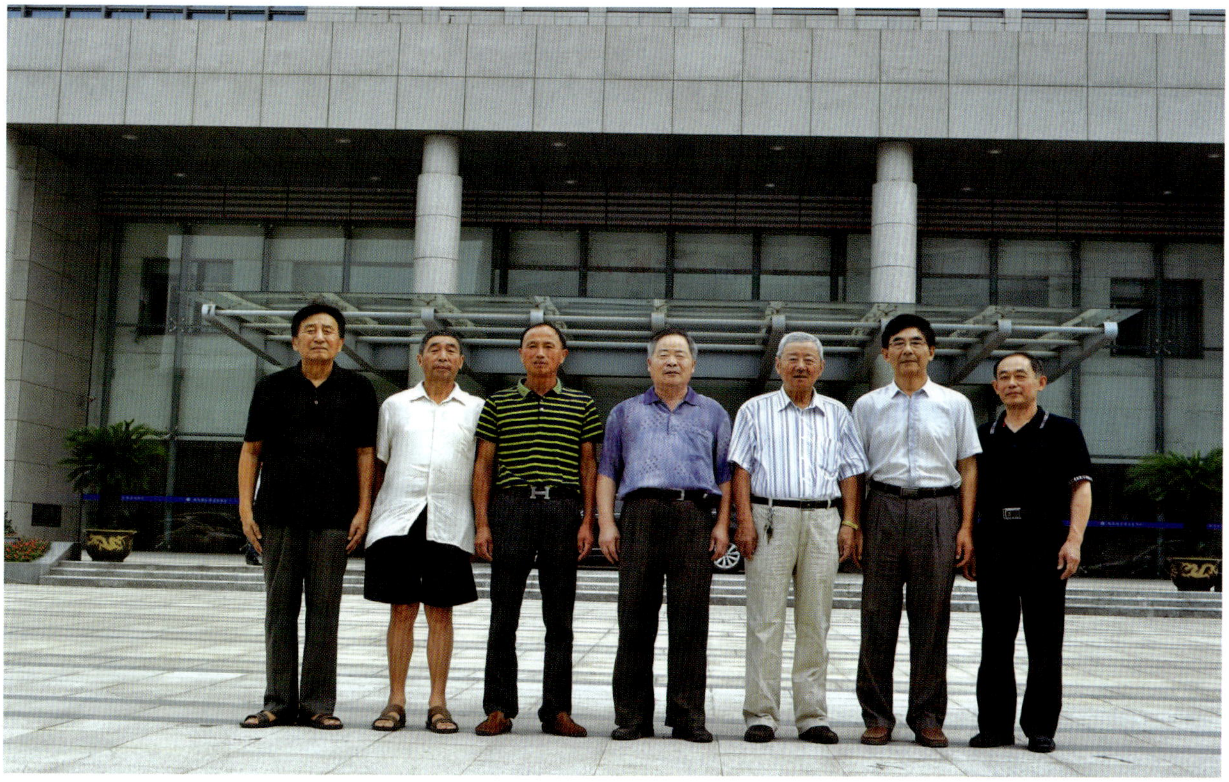

2015 年 8 月 18 日，原县卫生局领导参审《如东县卫生志》（县卫生志编纂办公室摄）
左起：丛　浩、徐政权、朱新华、张佩金、陆生保、徐宗泉、张德聿

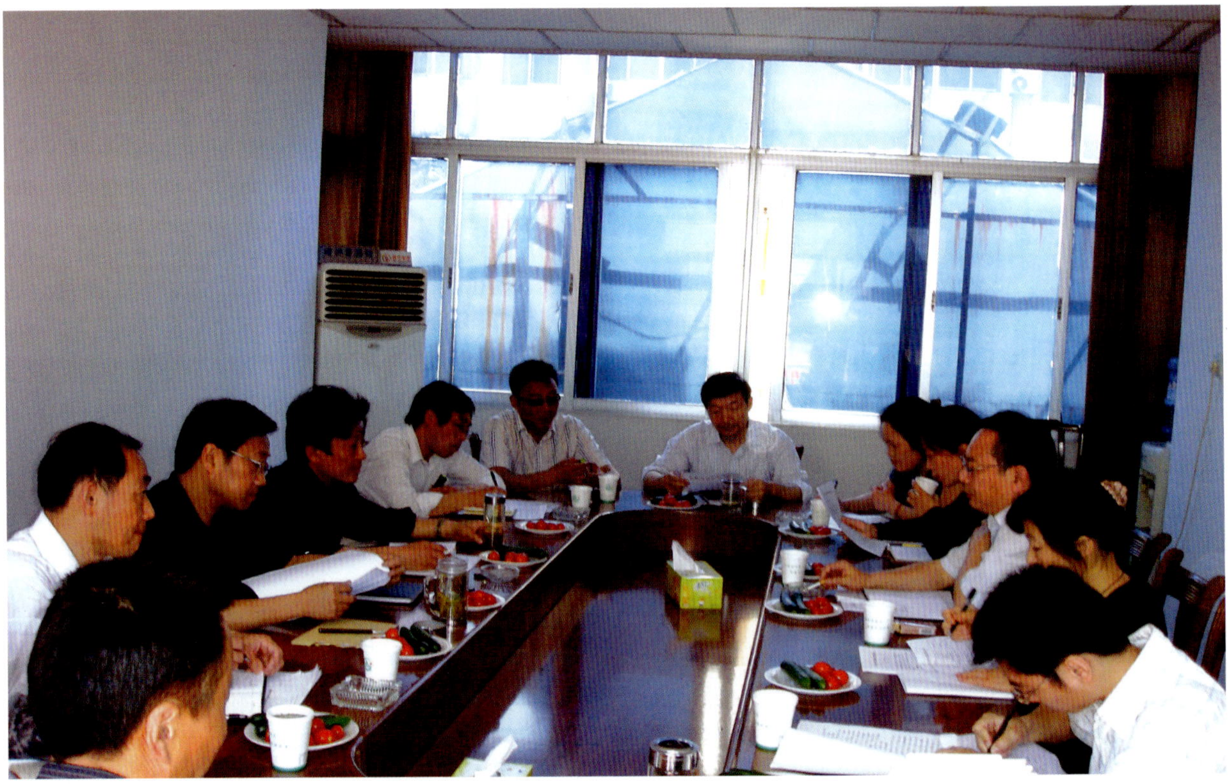

2006 年 8 月 9 日，县卫生局举行《如东县卫生志》编纂办公会议 （县卫生局办公室提供）

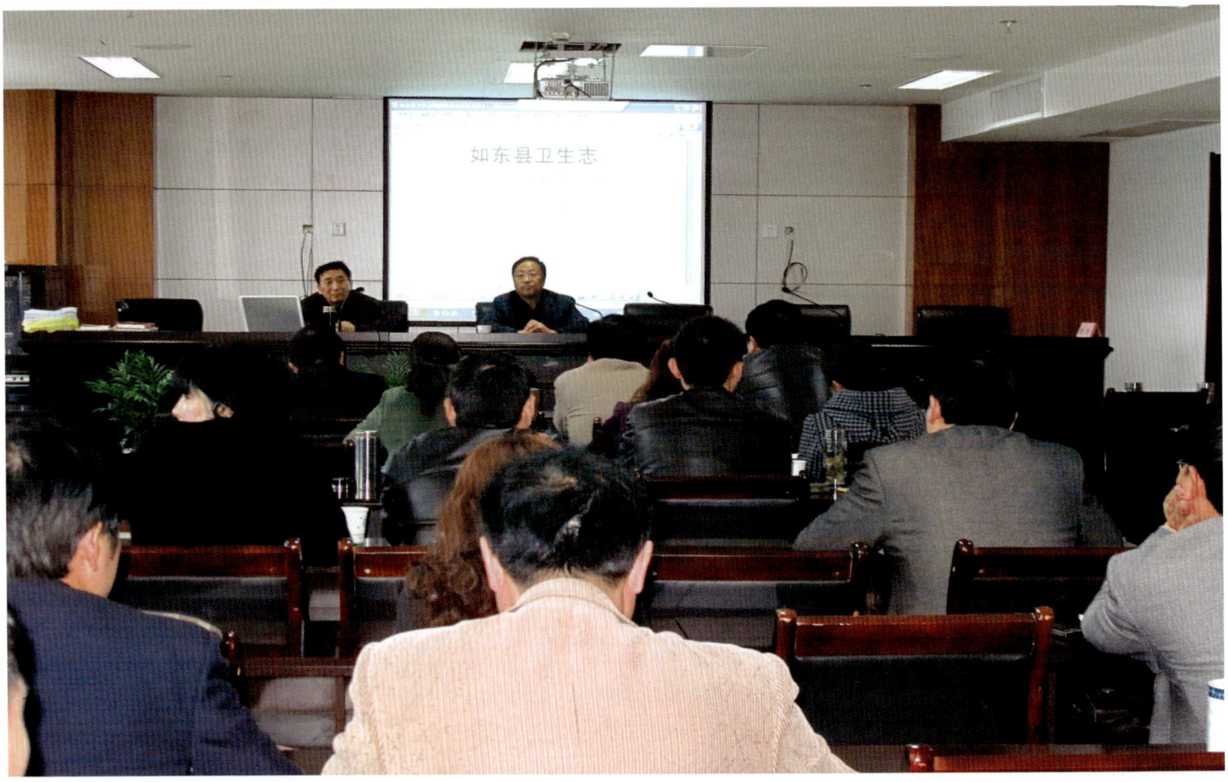

2012 年 4 月 20 日，县卫生局举行《如东县卫生志》审校工作会议（县卫生志编纂办公室摄）

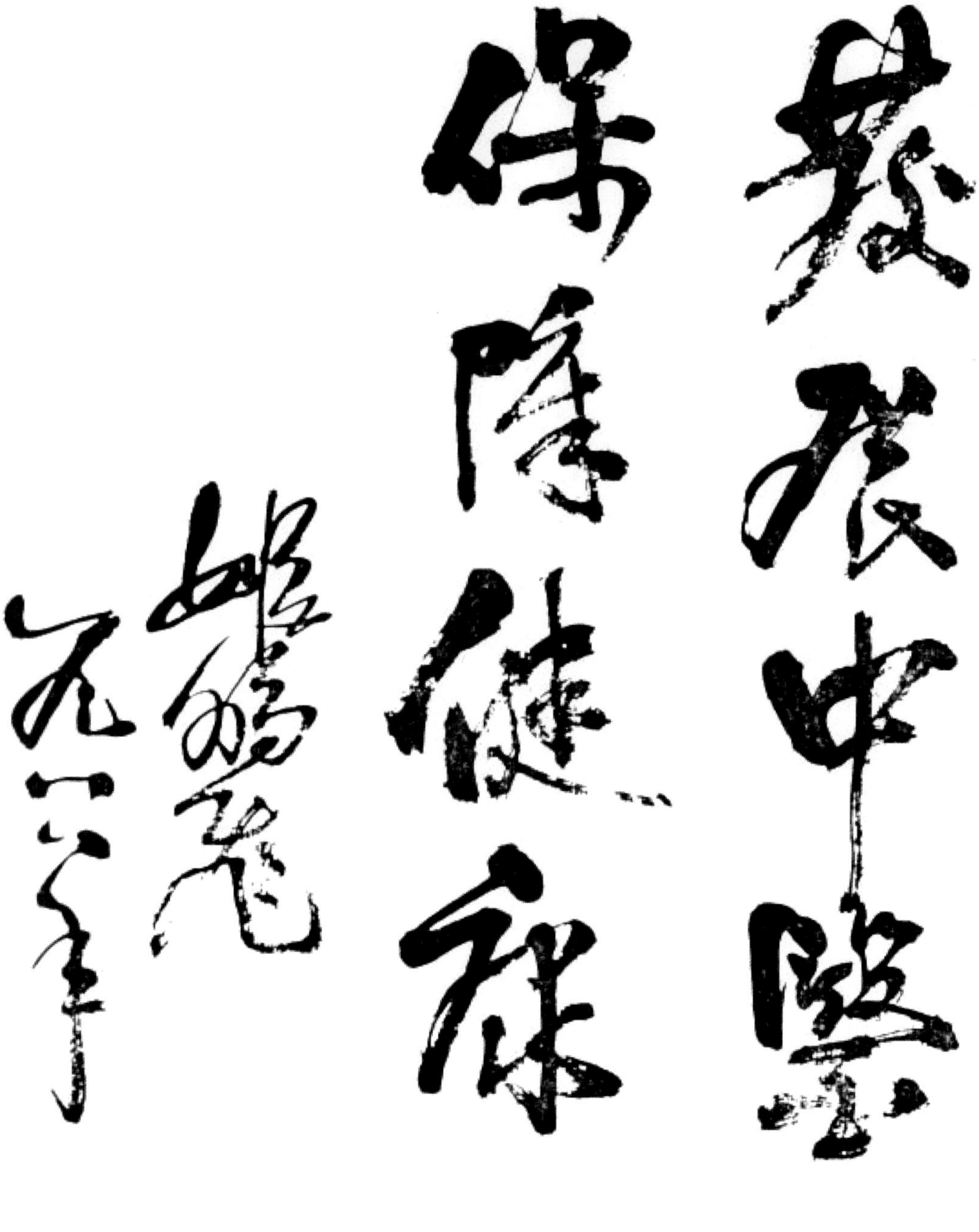

1988 年，中共中央顾问委员会常务委员姬鹏飞为县中医院建院 30 周年题词

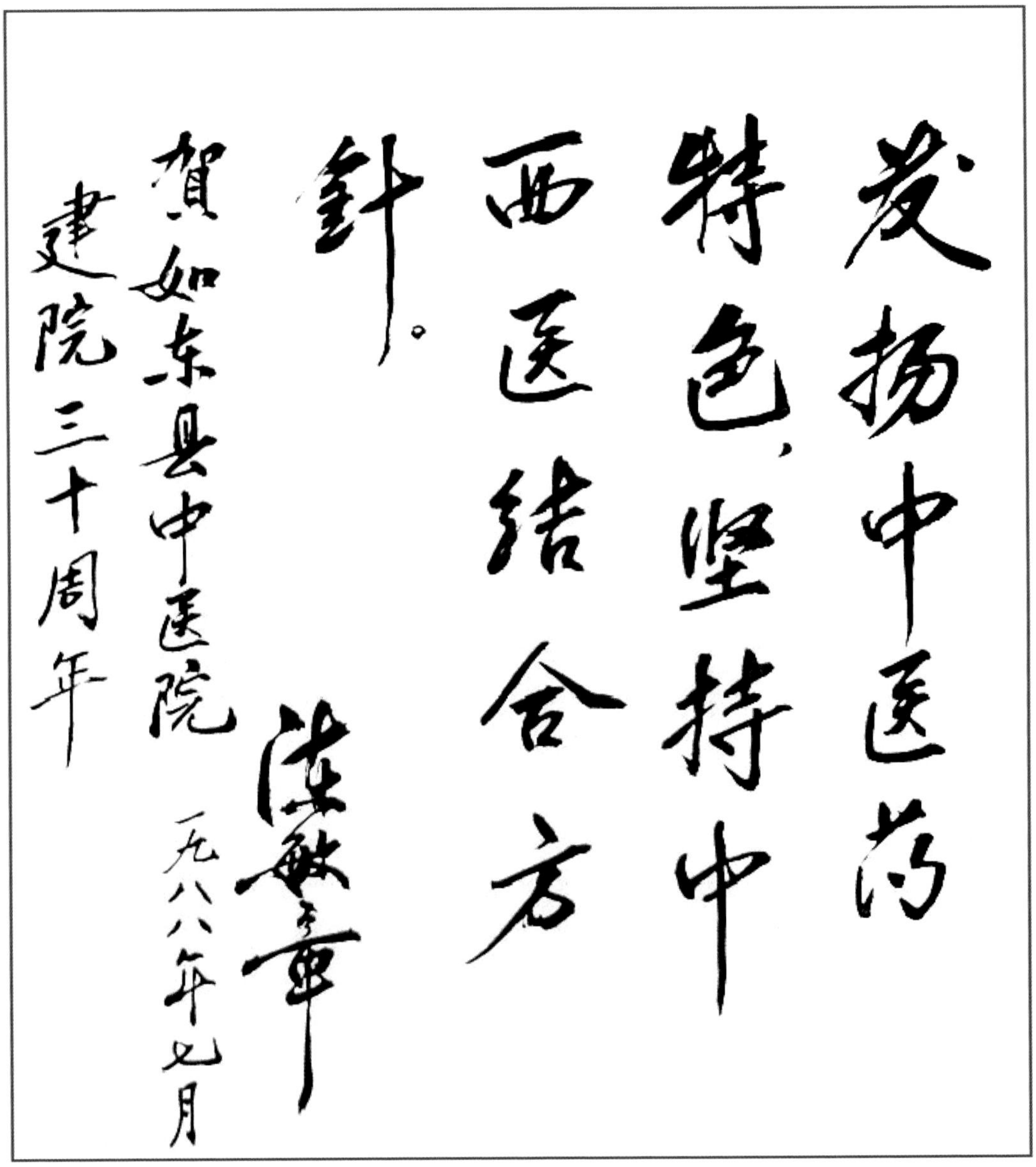

1988 年 7 月，卫生部部长陈敏章为县中医院建院 30 周年题词

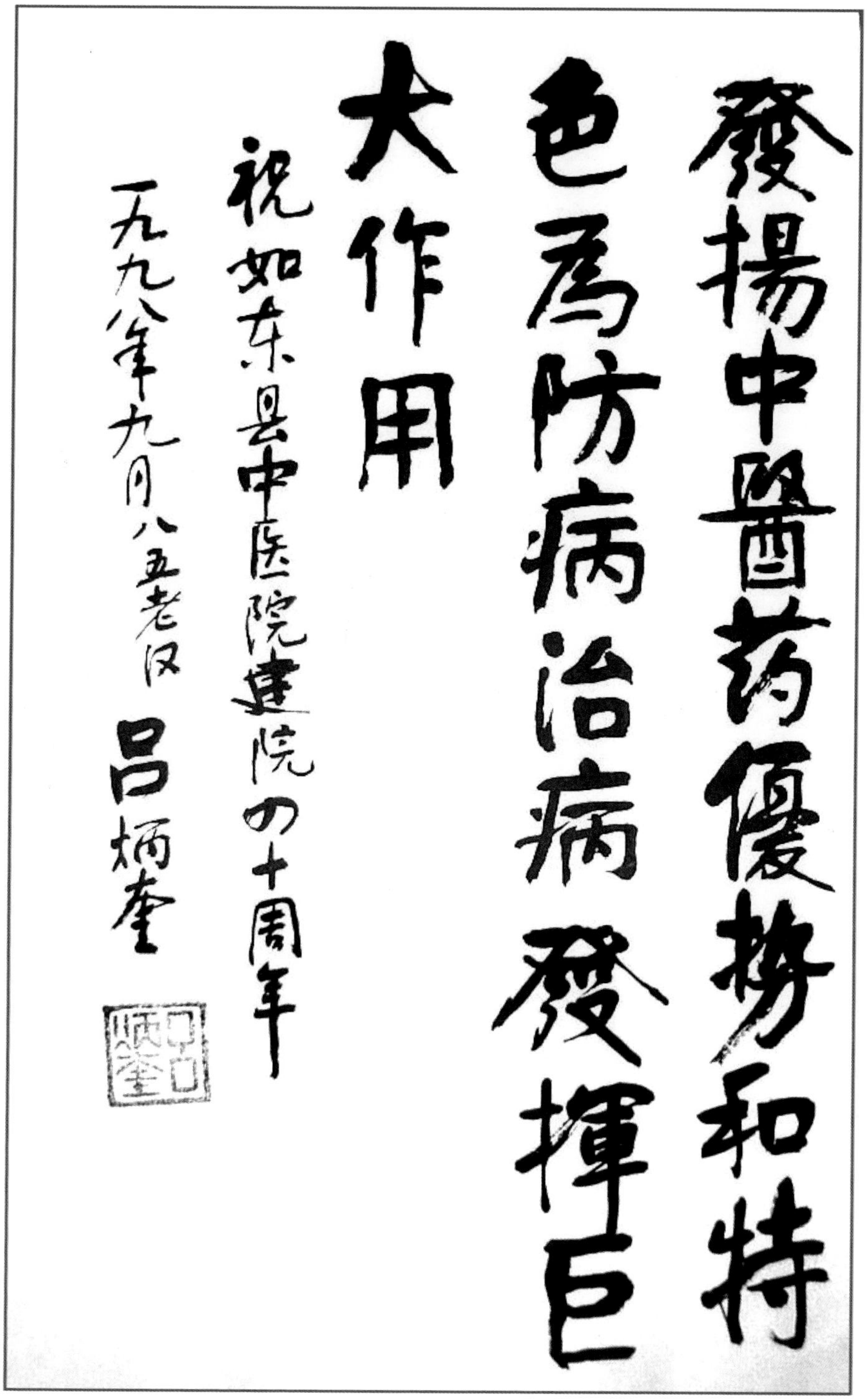

1998 年 9 月，卫生部前副部长吕炳奎为县中医院建院 40 周年题词

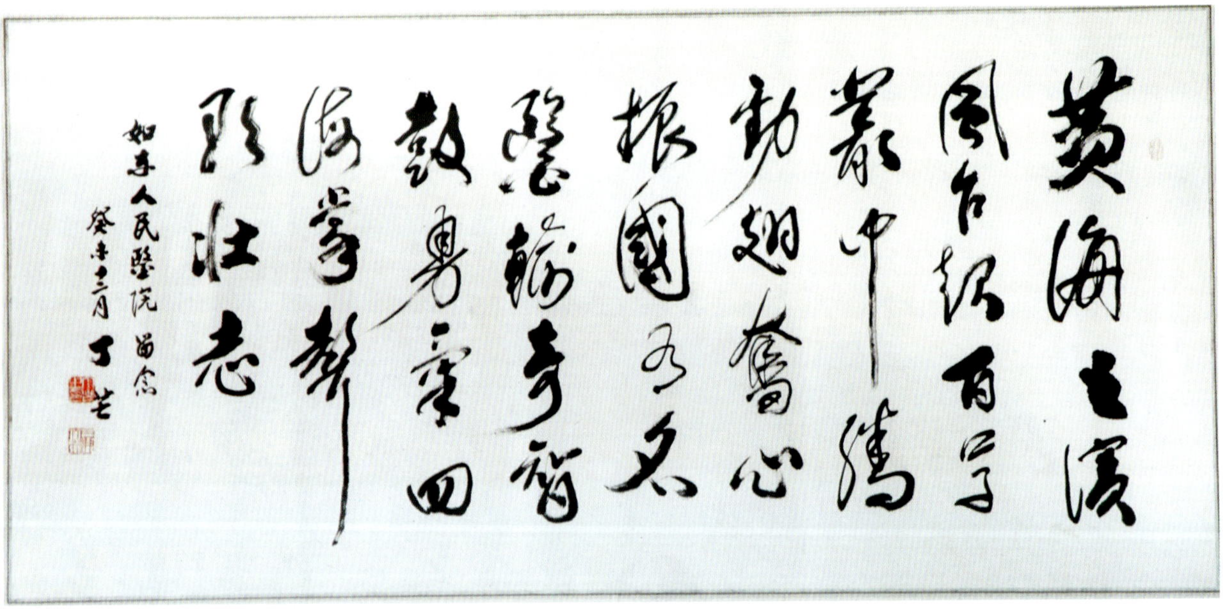

2004 年 1 月，全国书发家协会会员丁芒为县人民医院题词

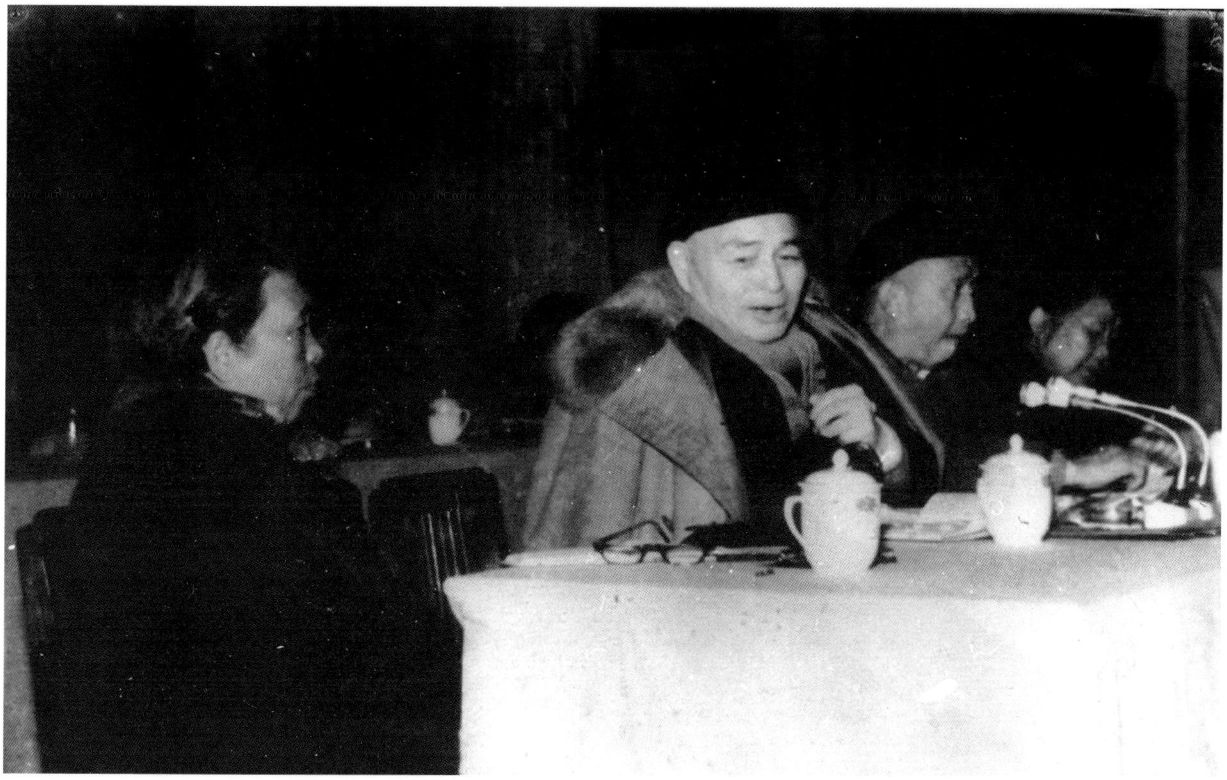

1977年11月20日，卫生部副部长钱信忠（左二）在“全国妇幼卫生工作如东现场经验交流会”讲话

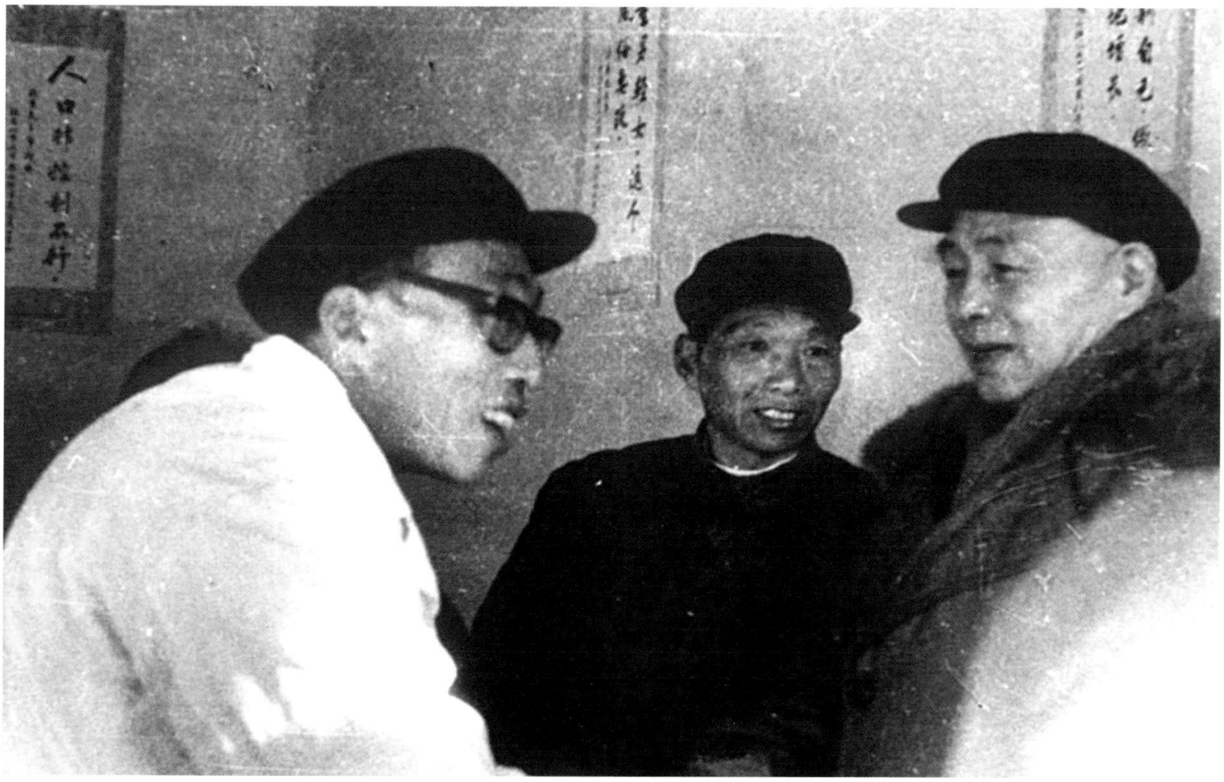

1977年11月21日，卫生部副部长钱信忠（右一）视察如东县人民医院　（县人民医院提供）

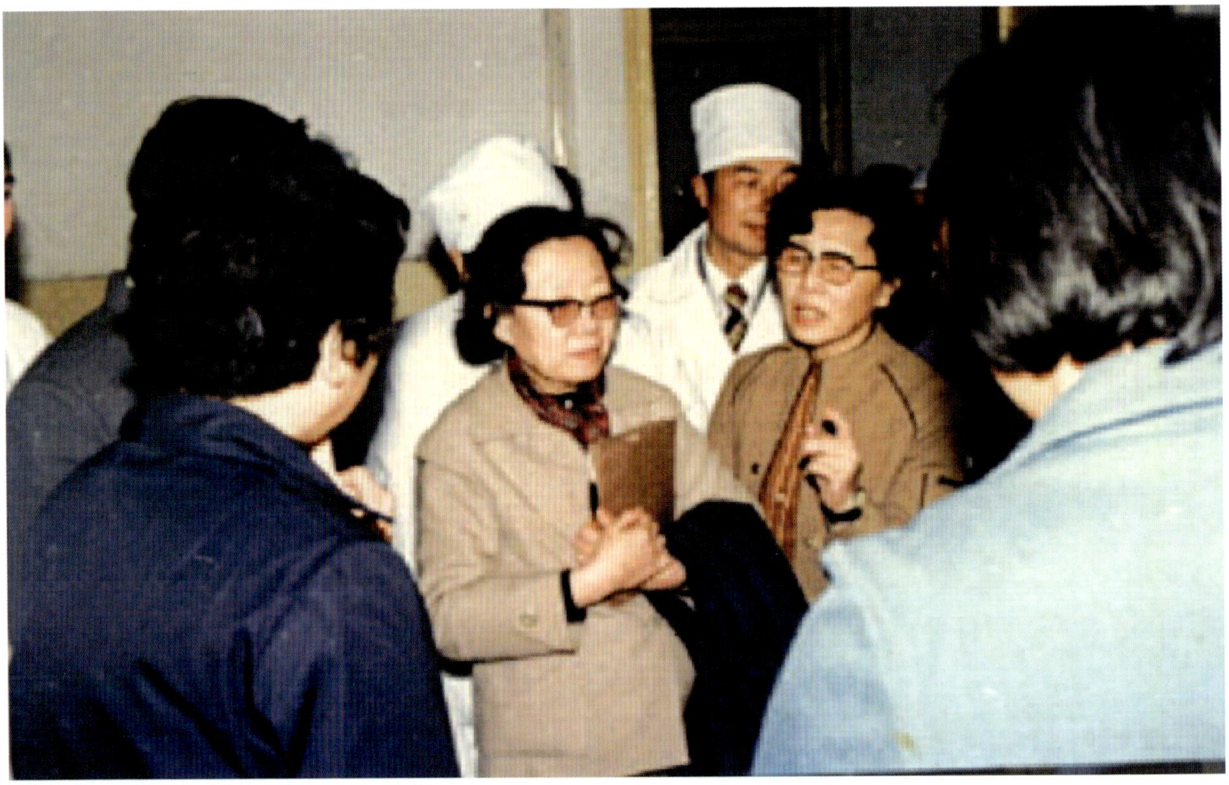

1979年11月22日，卫生部妇幼卫生司司长林佳楣（左二）视察如东县人民医院（县人民医院摄）

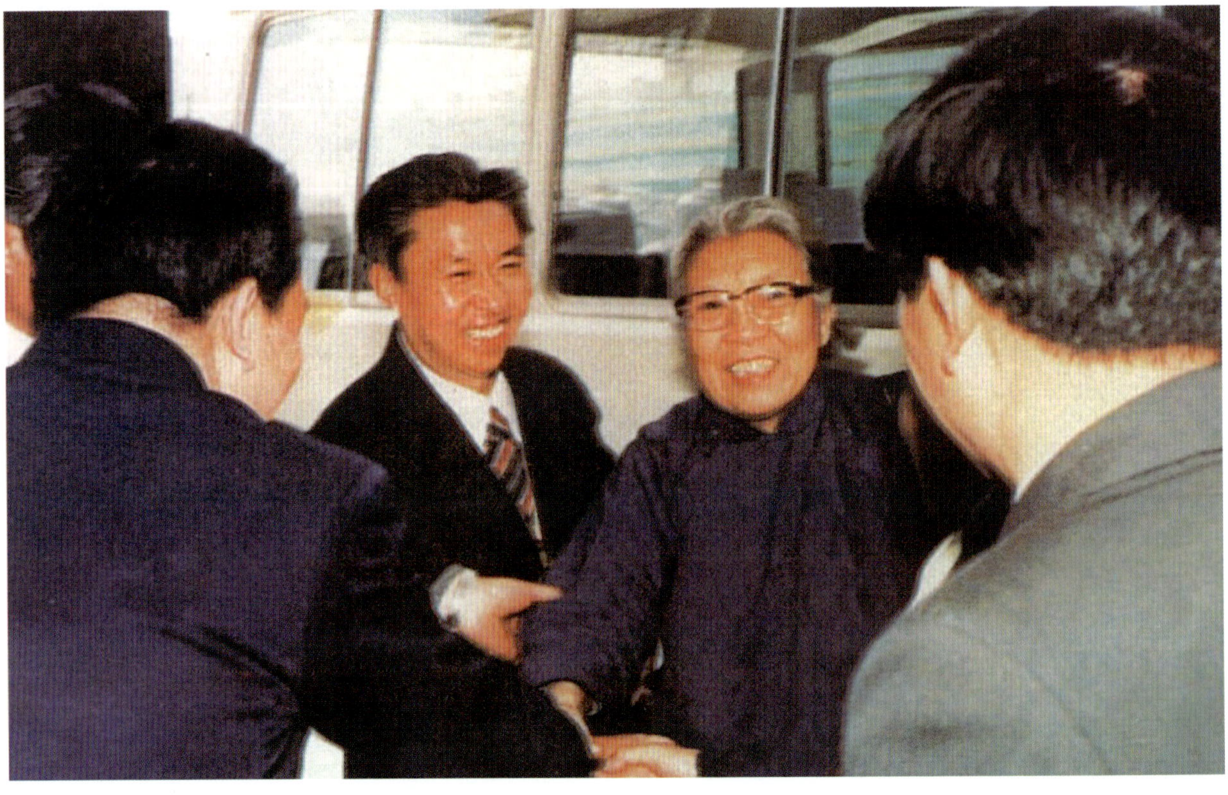

1987年4月28日，国家计划生育委员会顾问栗秀贞（左三）视察县妇幼保健所

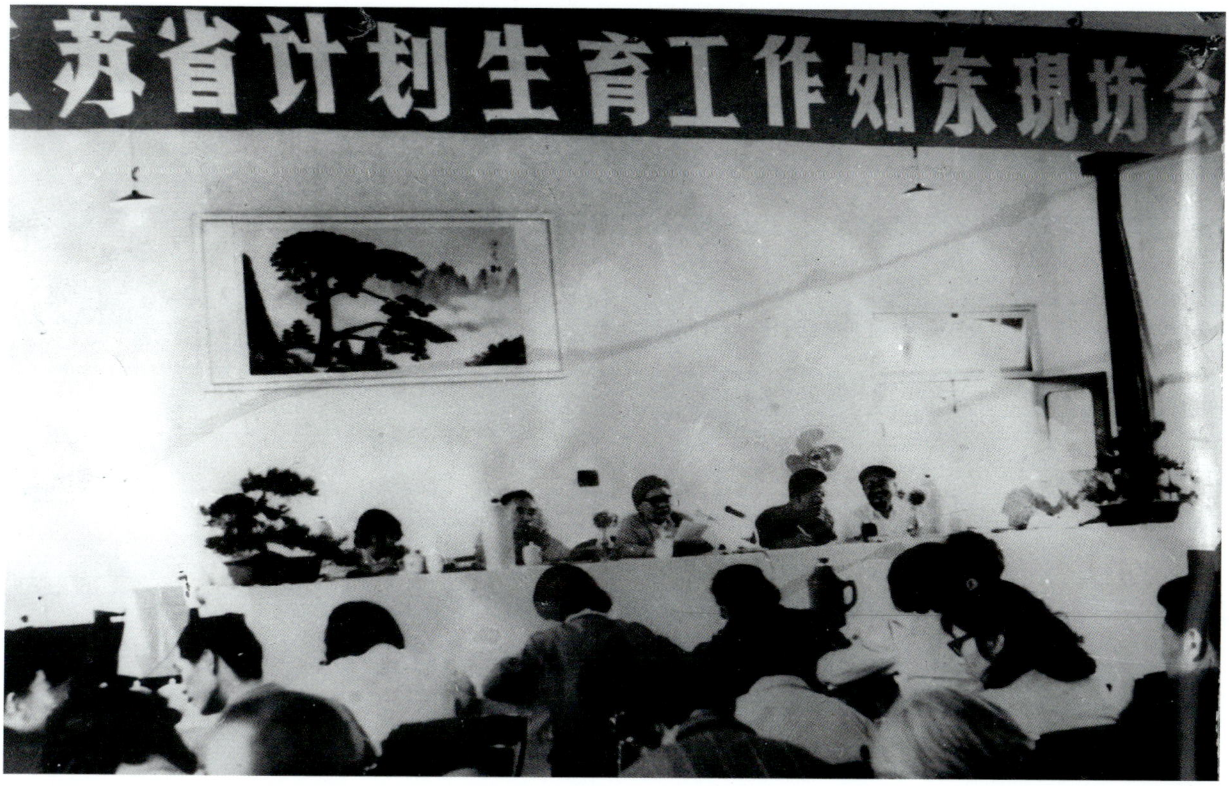

1983 年 6 月 27 日，江苏省人民政府副省长杨永沂在“江苏省计划生育工作如东现场会”讲话

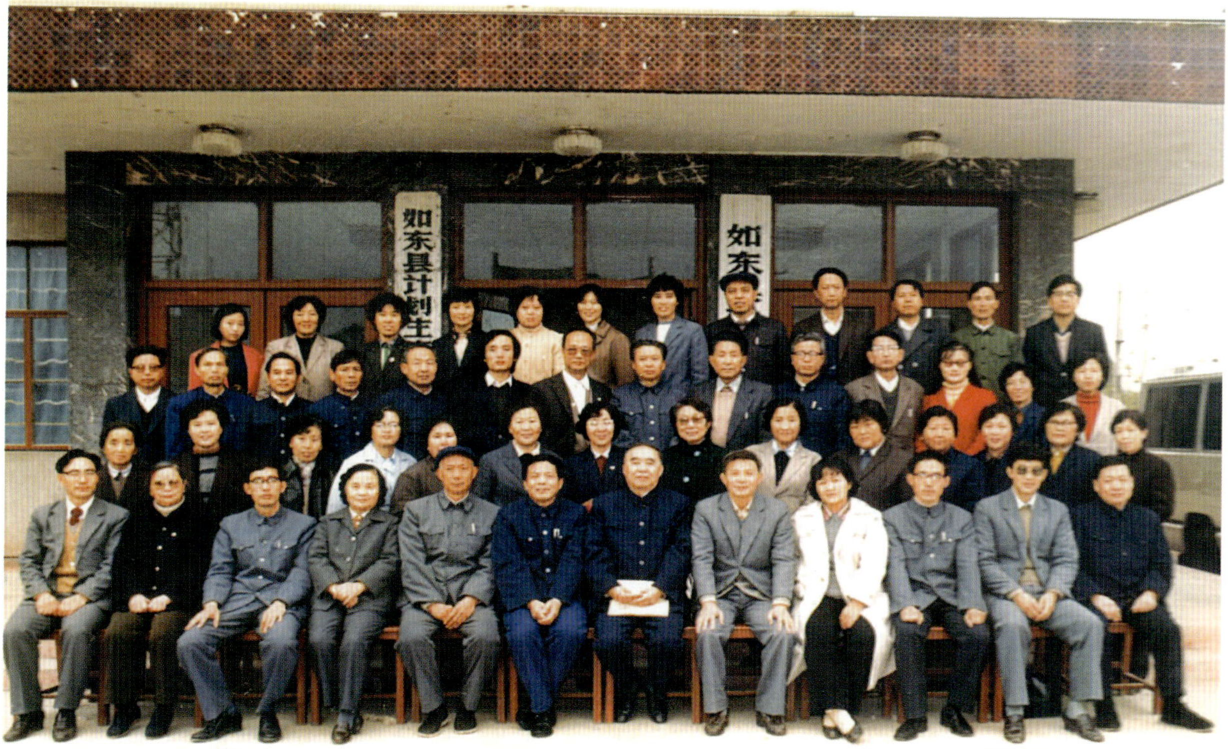

1987 年 11 月 15 日，全国妇幼卫生示范县工作建设现场会在如东举行 （县妇幼保健所提供）

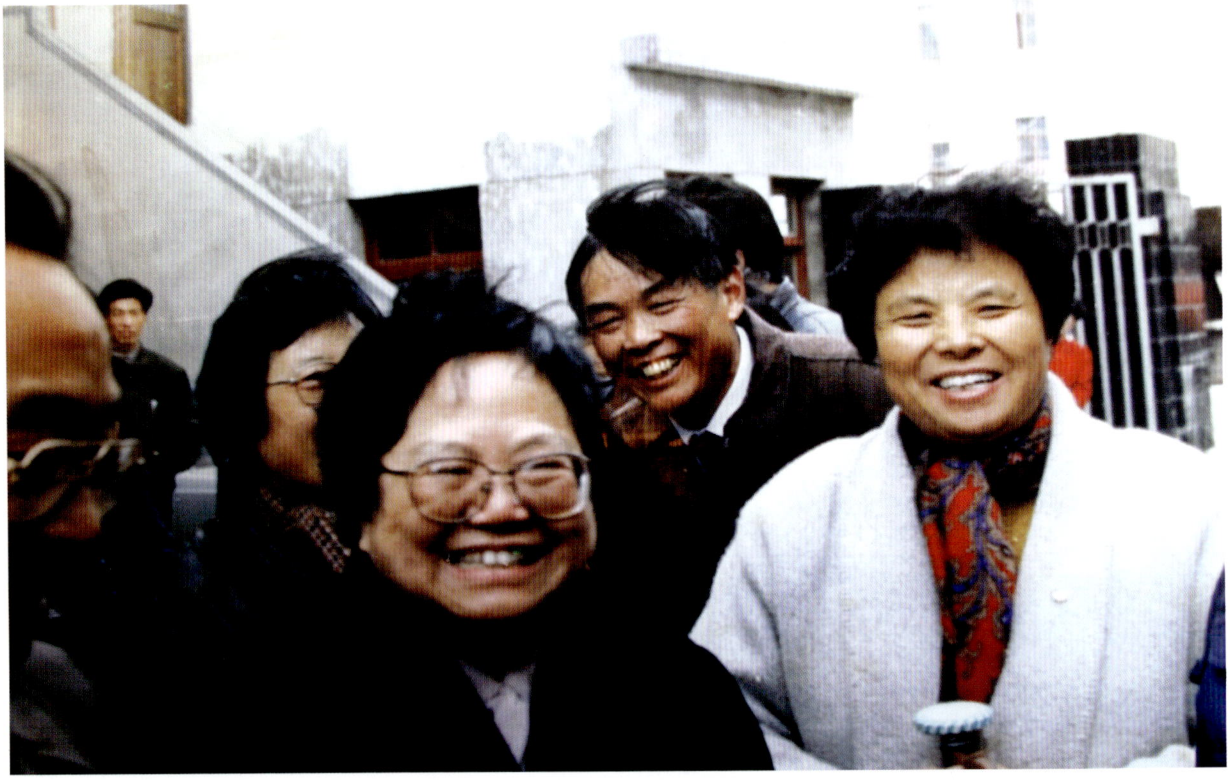

1992 年 12 月 26 日，国家计划生育委员会主任彭珮云（前中）视察如东县计划生育工作

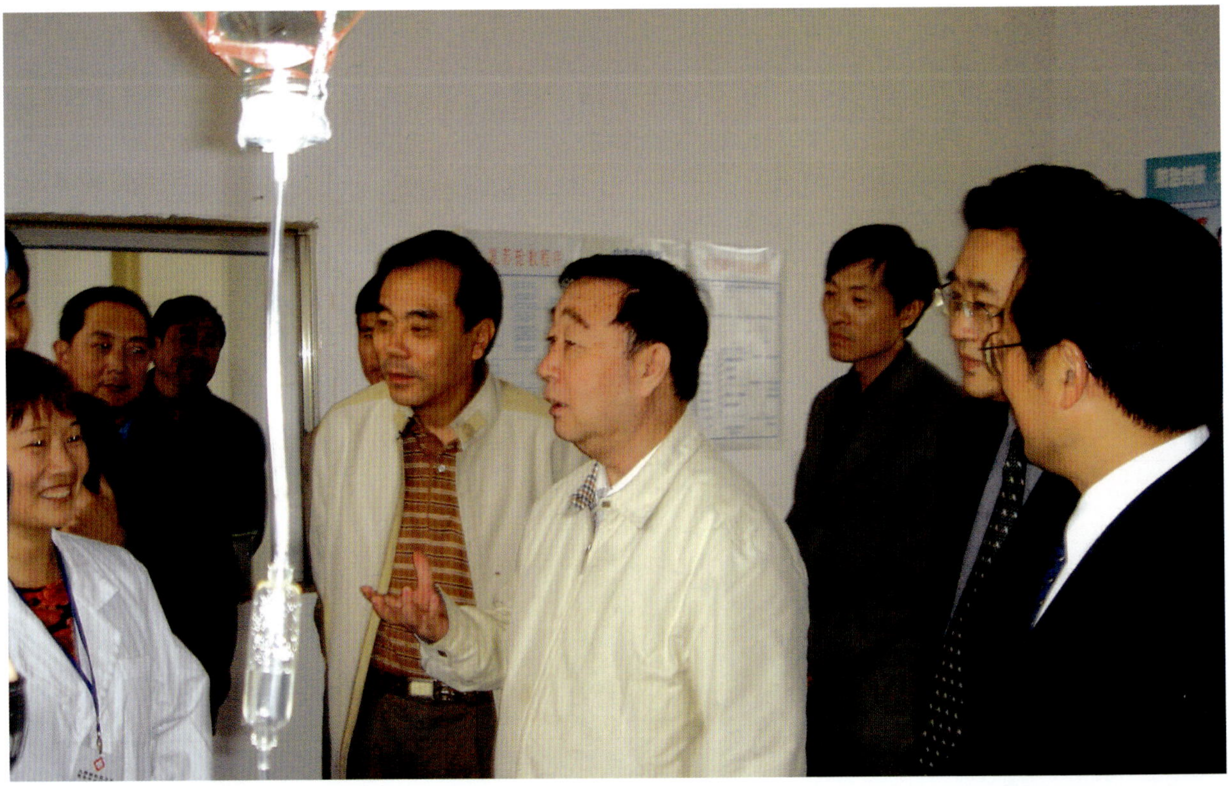

2005 年 11 月 9 日，中国工程院院士王永琰（中）视察如东县社区卫生服务站

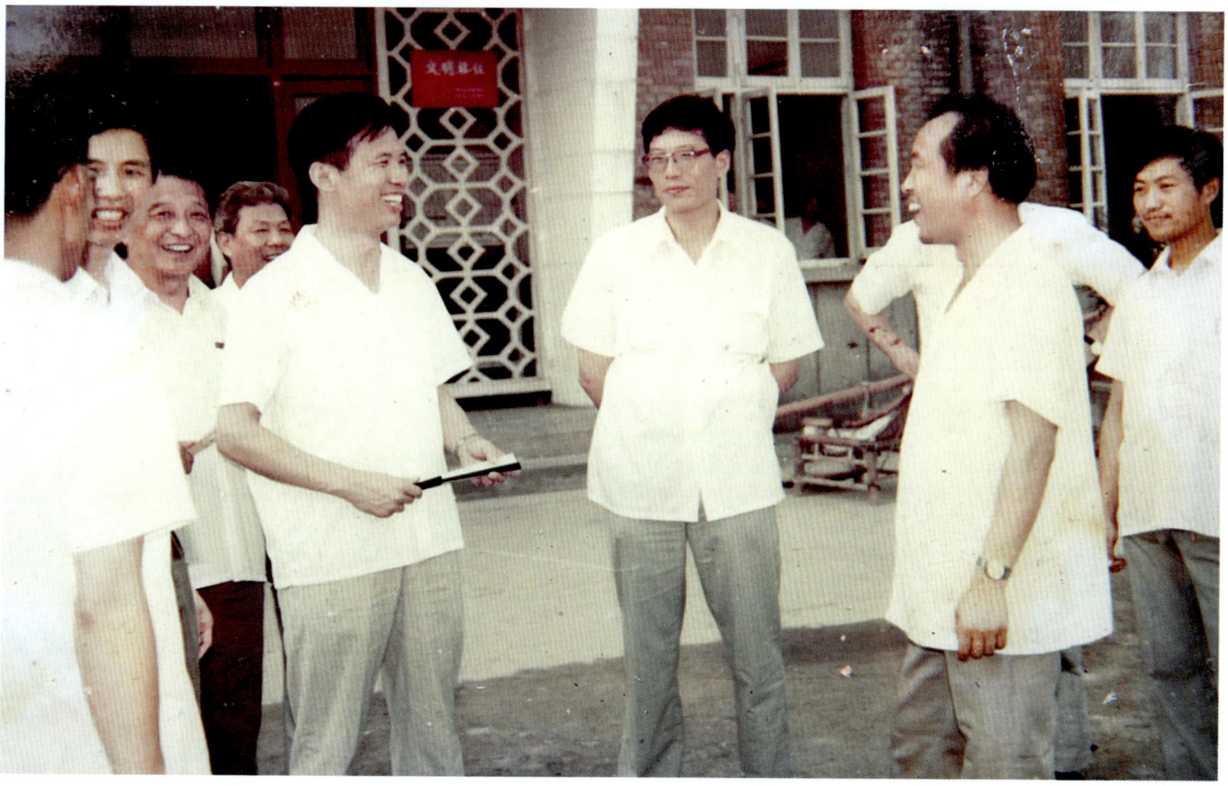

1987 年 7 月 20 日，江苏省人民政府副省长杨永沂（前左）视察如东县中医院 （县中医院提供）

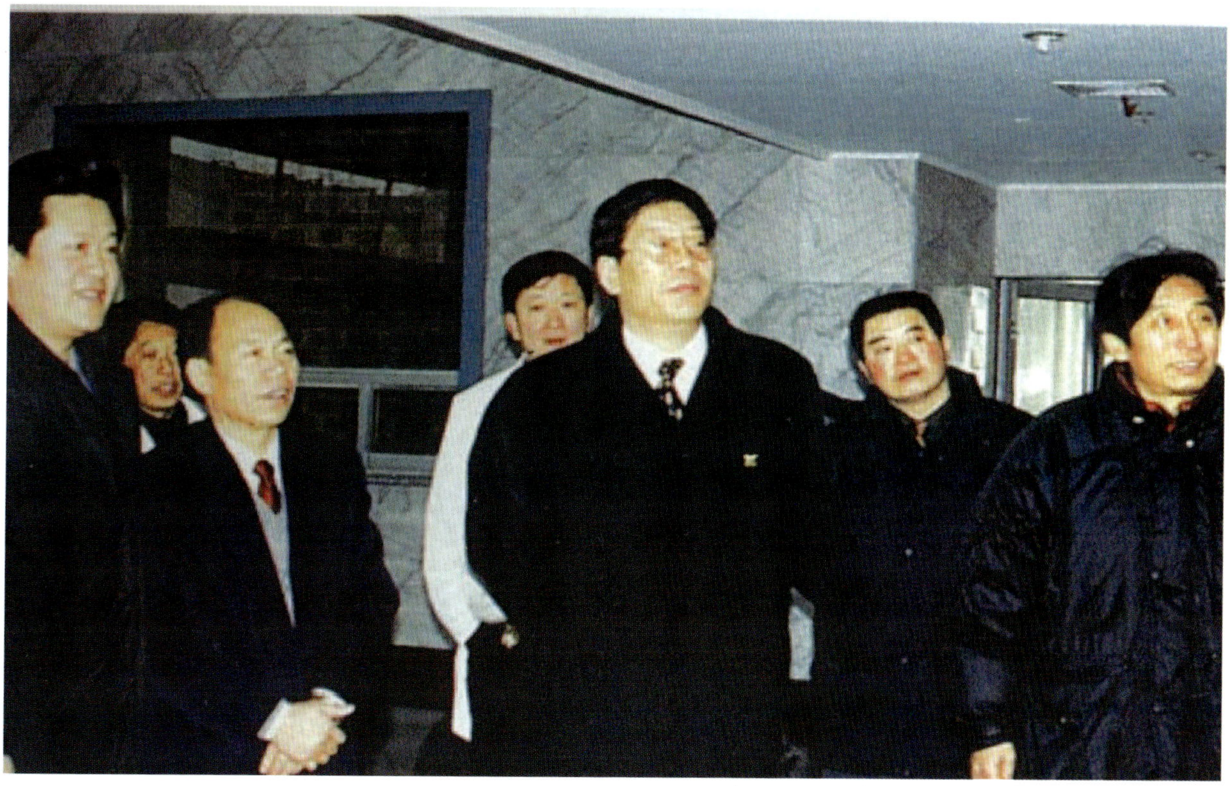

2001 年 1 月 24 日，中共江苏省委常委徐守盛（前中）视察如东县人民医院 （县人民医院提供）

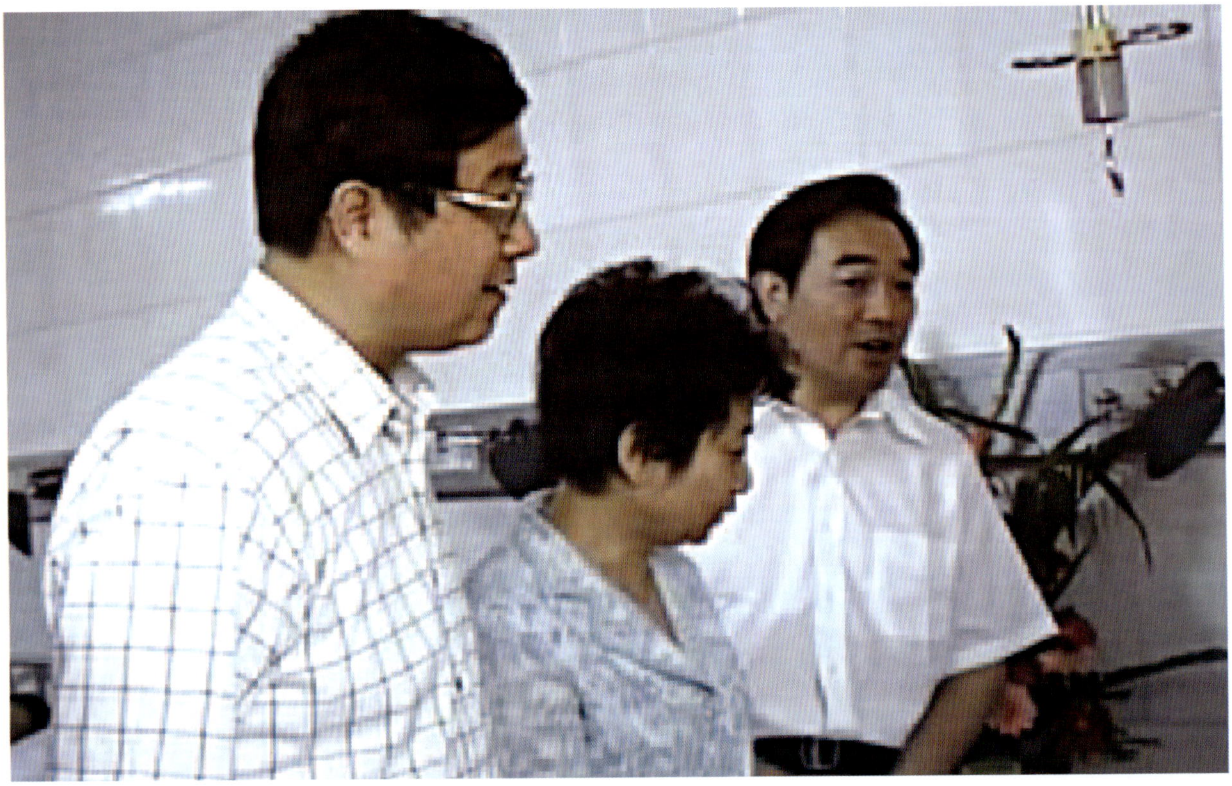

2008 年 5 月 20 日，江苏省人民政府常务副省长黄莉新（中）视察县人民医院 （县人民医院提供）

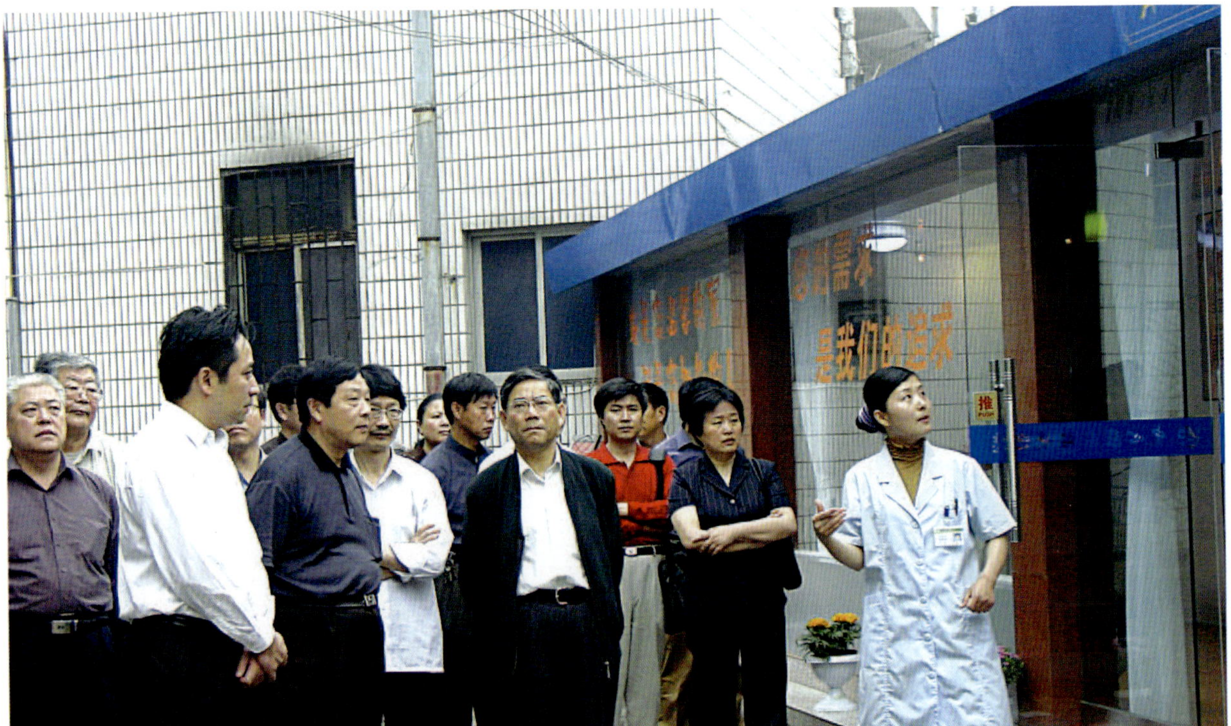

2003 年 7 月 19 日，中国计划生育协会专职副会长刘汉彬（左二）到如东县调研计划生育协会工作

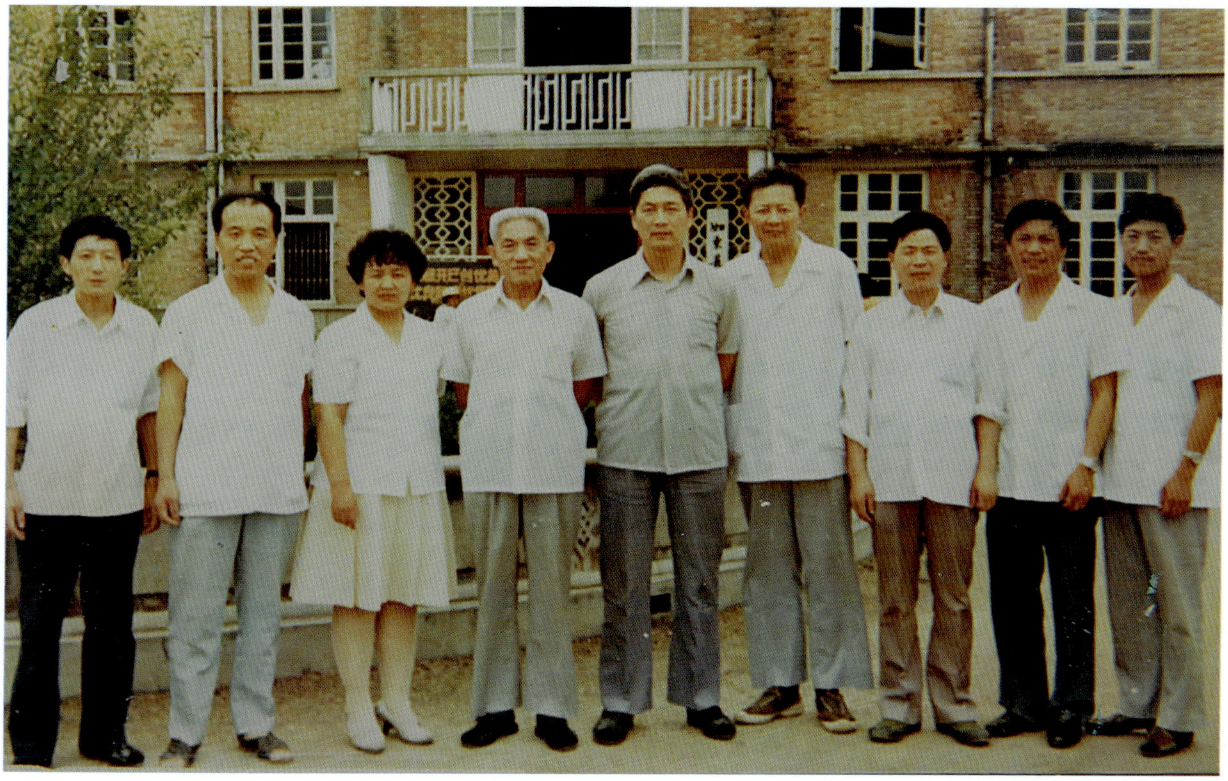

1986 年 7 月 9 日，江苏省卫生厅副厅长张华强（右五）视察如东县中医院

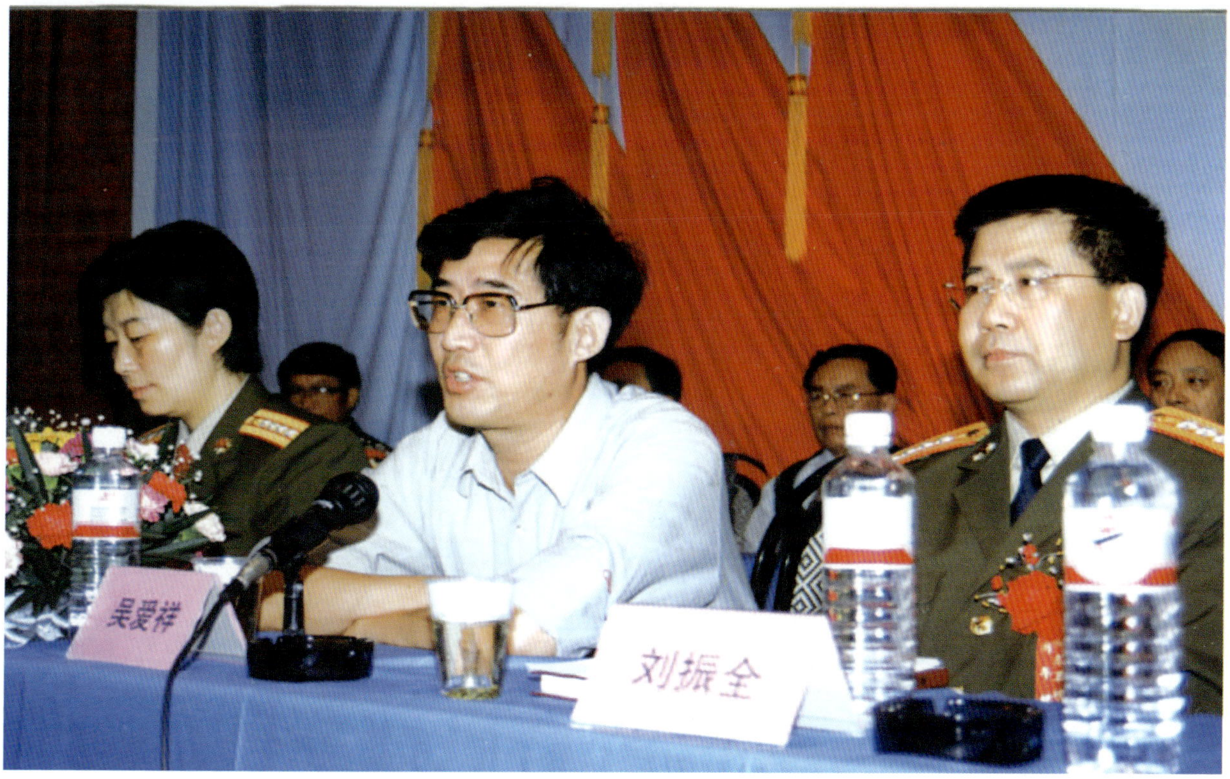

1998 年 10 月 8 日，南通市卫生局长吴爱祥、上海军医大学校长刘振全出席县卫生进修学校活动

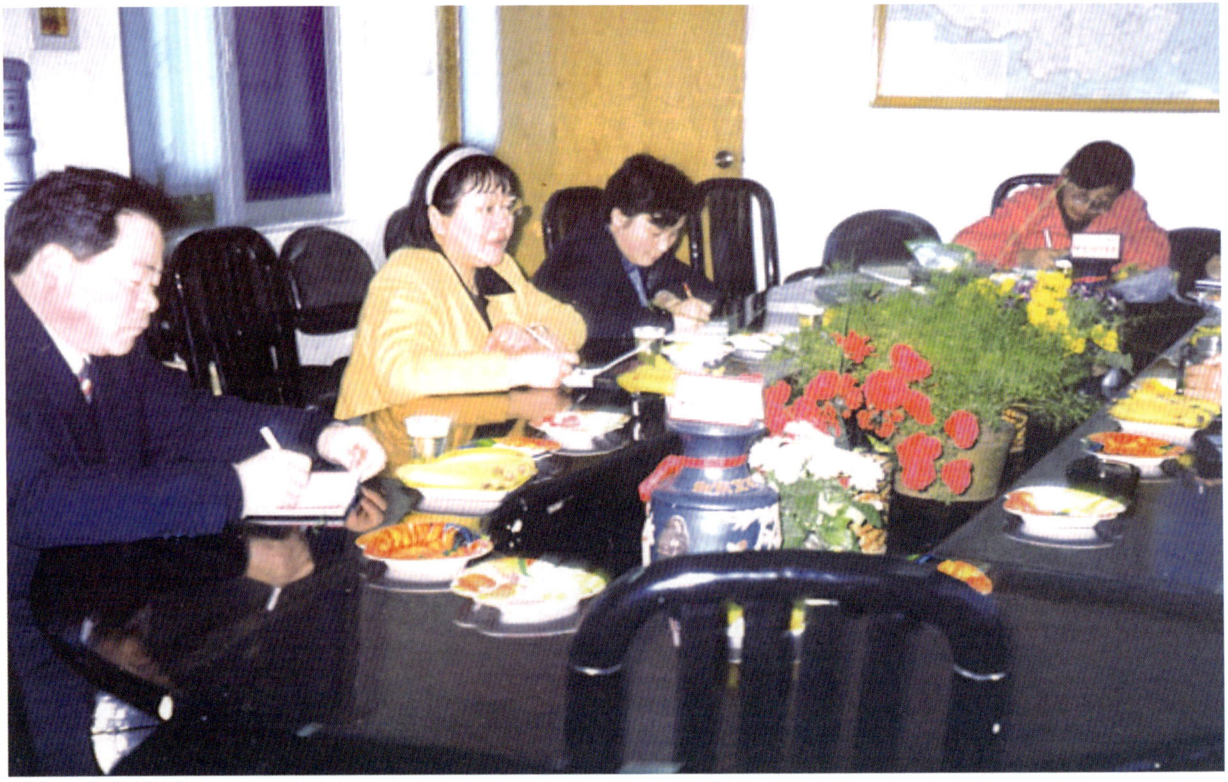

1999 年 4 月 9 日，江苏省卫生厅副厅长张肖敏（左二）到县卫生进修学校调研（县卫生进修学校摄）

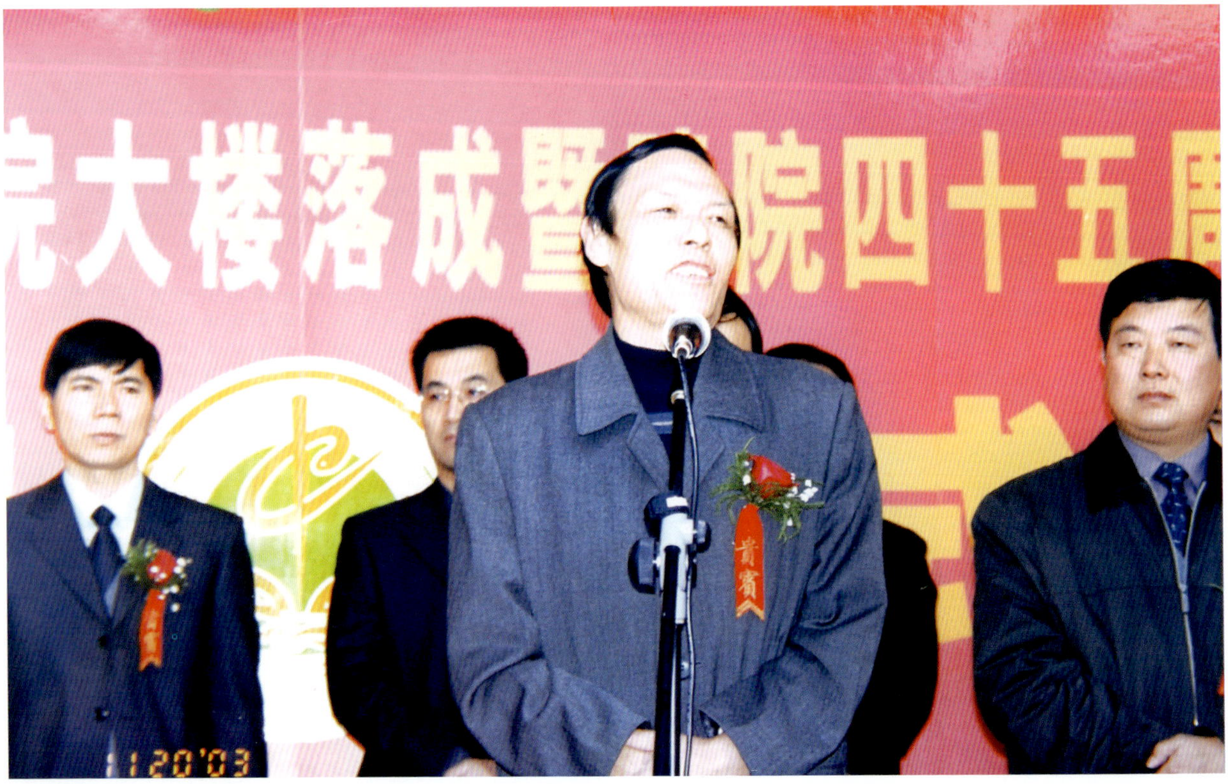

2003 年 11 月 20 日，江苏省中医药管理局副局长丁冠民（中）出席县中医院建院 45 周年活动

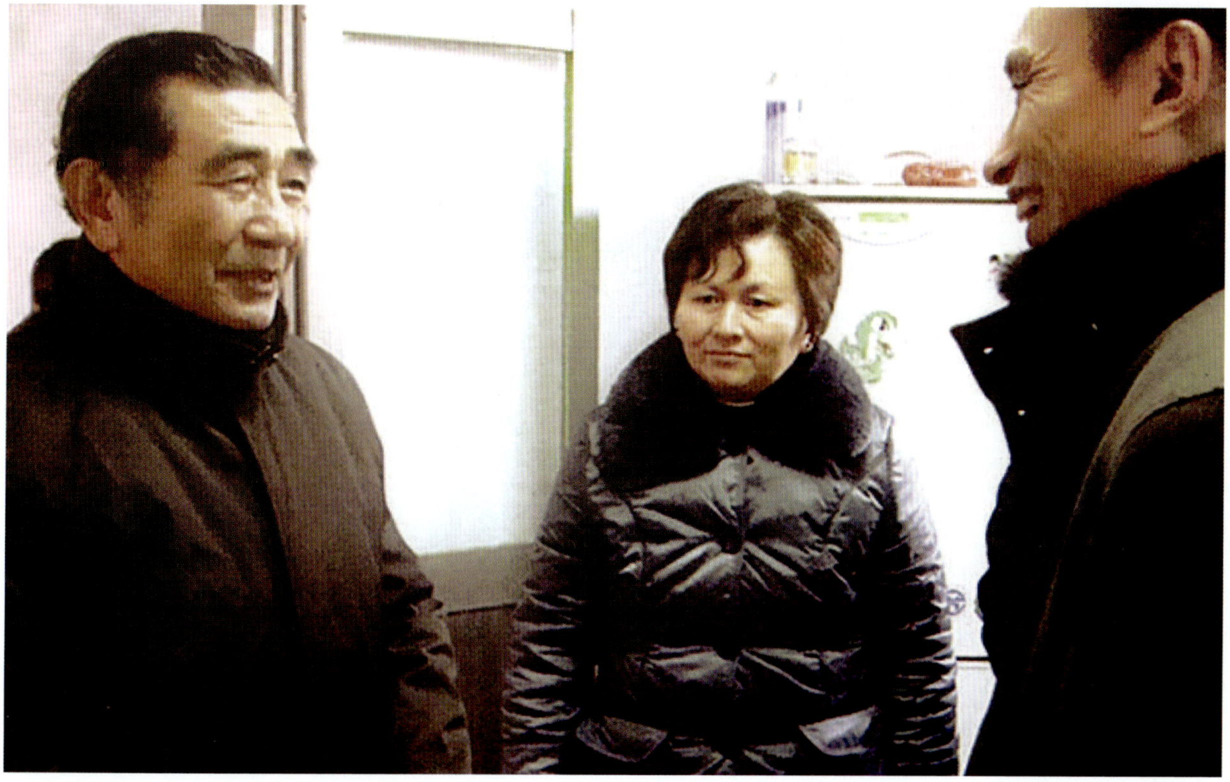

2007 年 4 月 20 日，江苏省总工会书记陈飞（右）慰问全国先进工作者如东县人民医院缪德龙

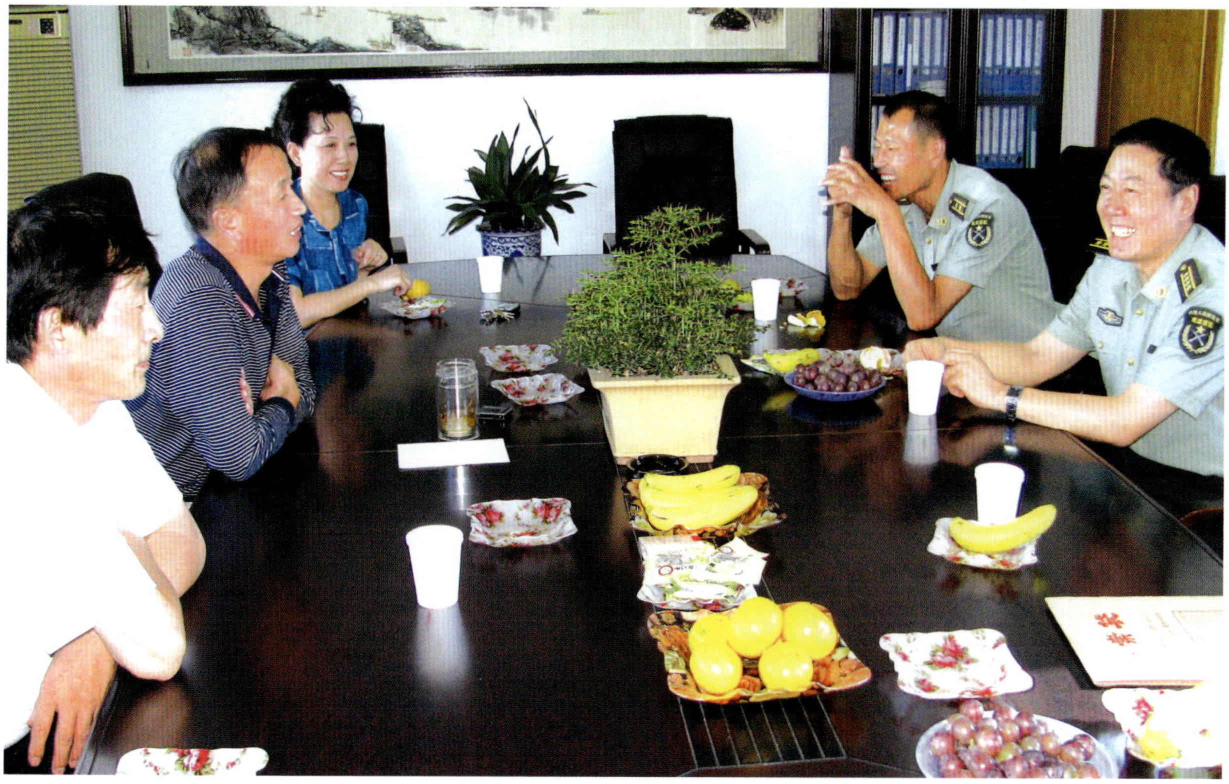

2008 年 9 月 28 日，南通军分区司令员刘振平（右一）视察县卫生进修学校 （县卫生进修学校提供）

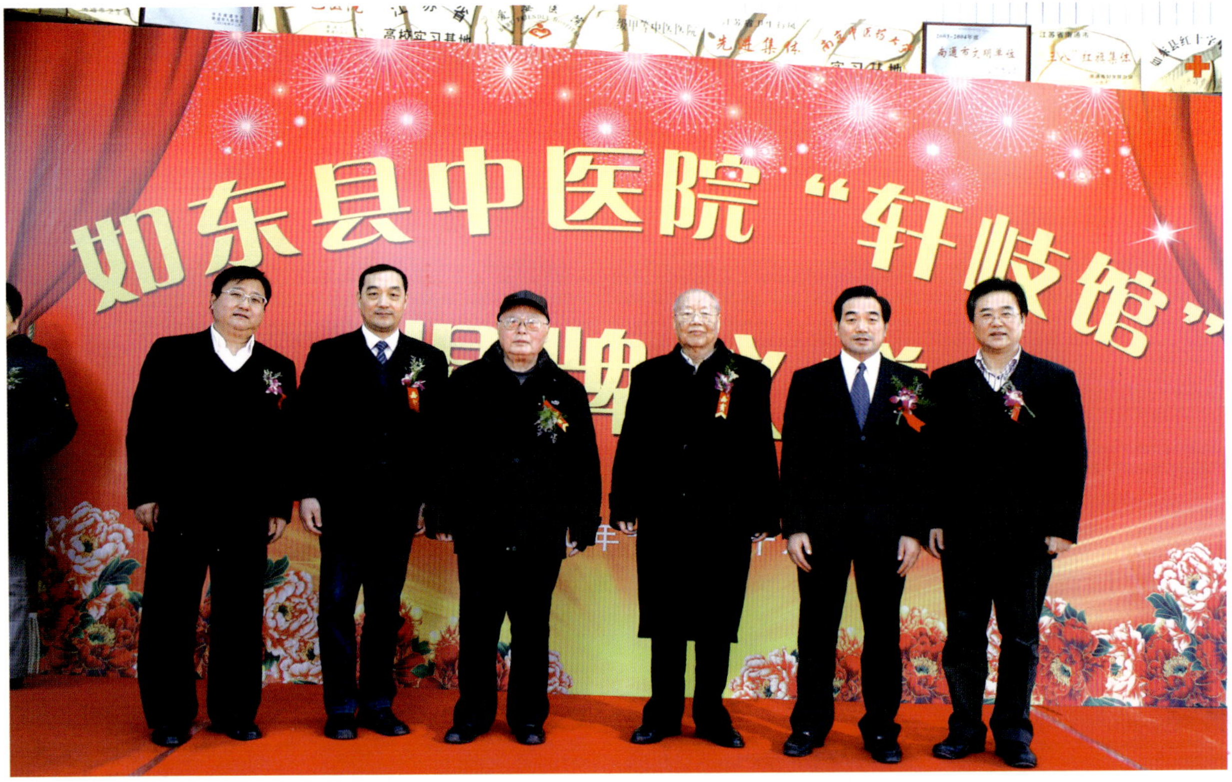

2008 年 11 月 23 日，江苏省卫生厅副厅长陈亦江（左四）出席县中医院“轩岐馆”揭牌活动

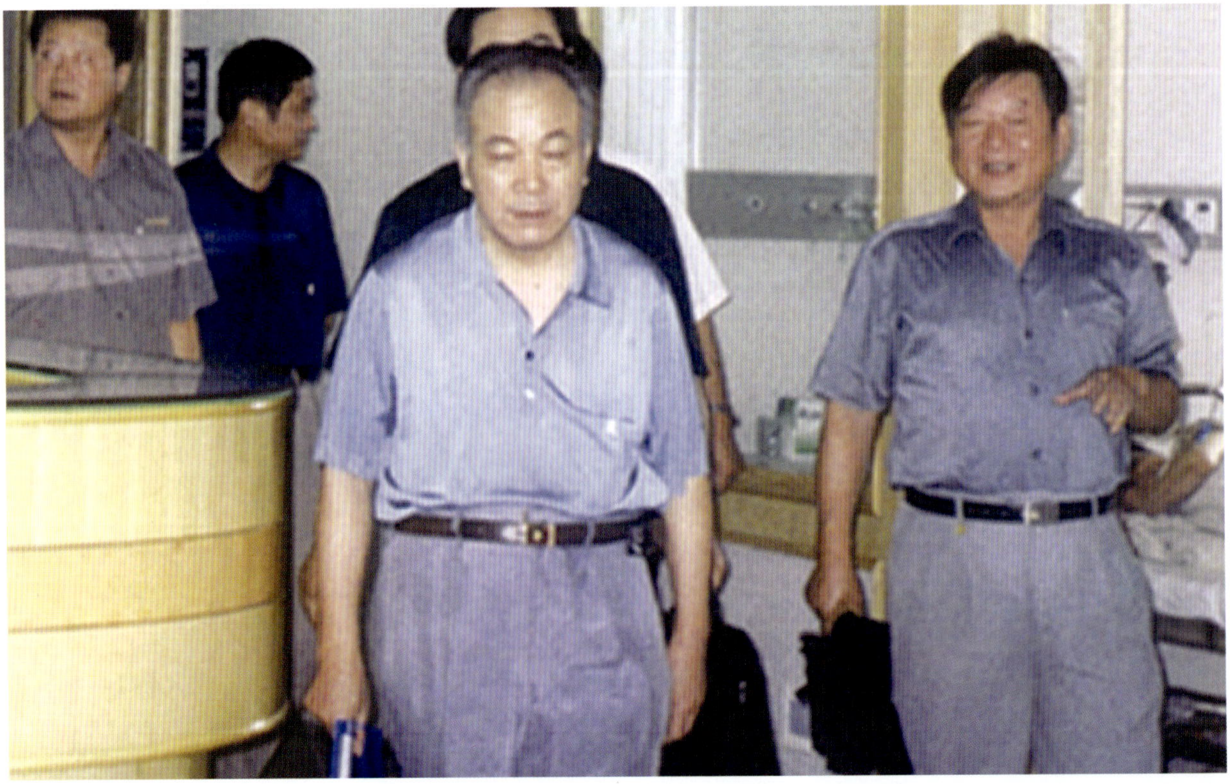

2002 年 7 月 28 日，南通市人大常委会前副主任徐相林、副主任汤桑林视察县人民医院

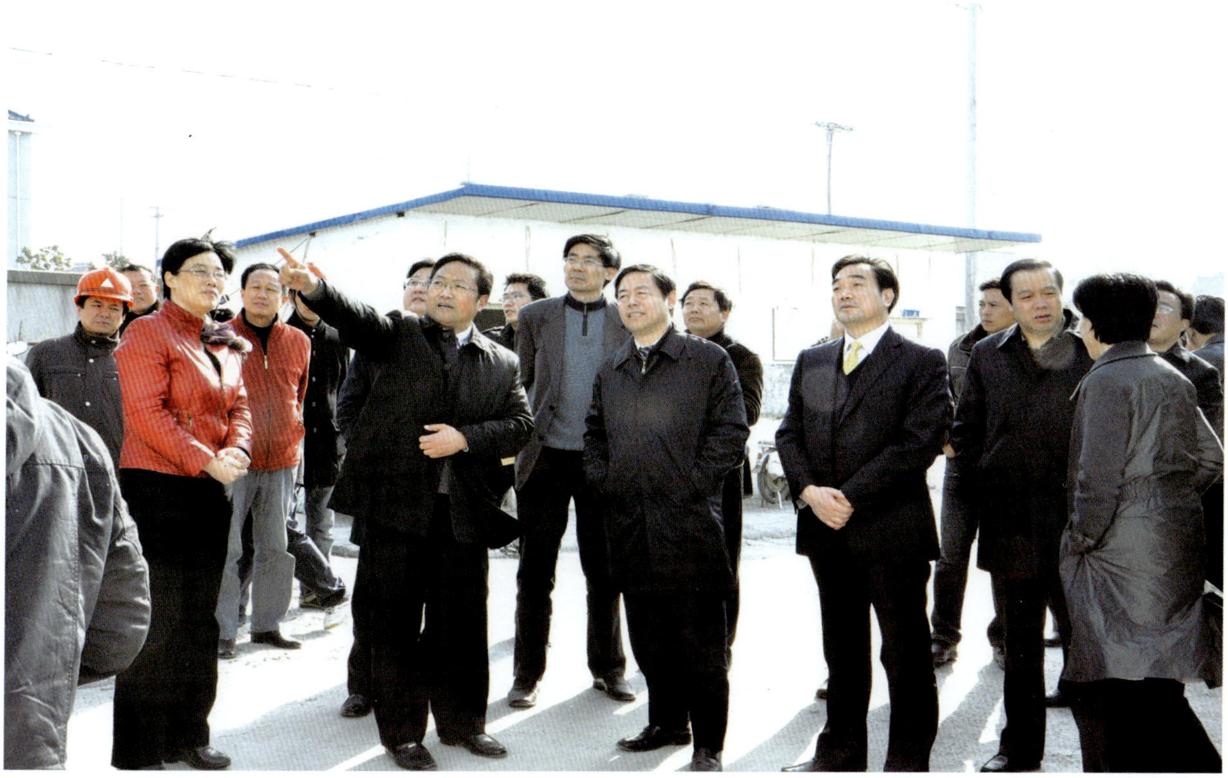

2010年12月8日，中共南通市委书记丁大卫（中）视察县第三人民医院大楼建设工地

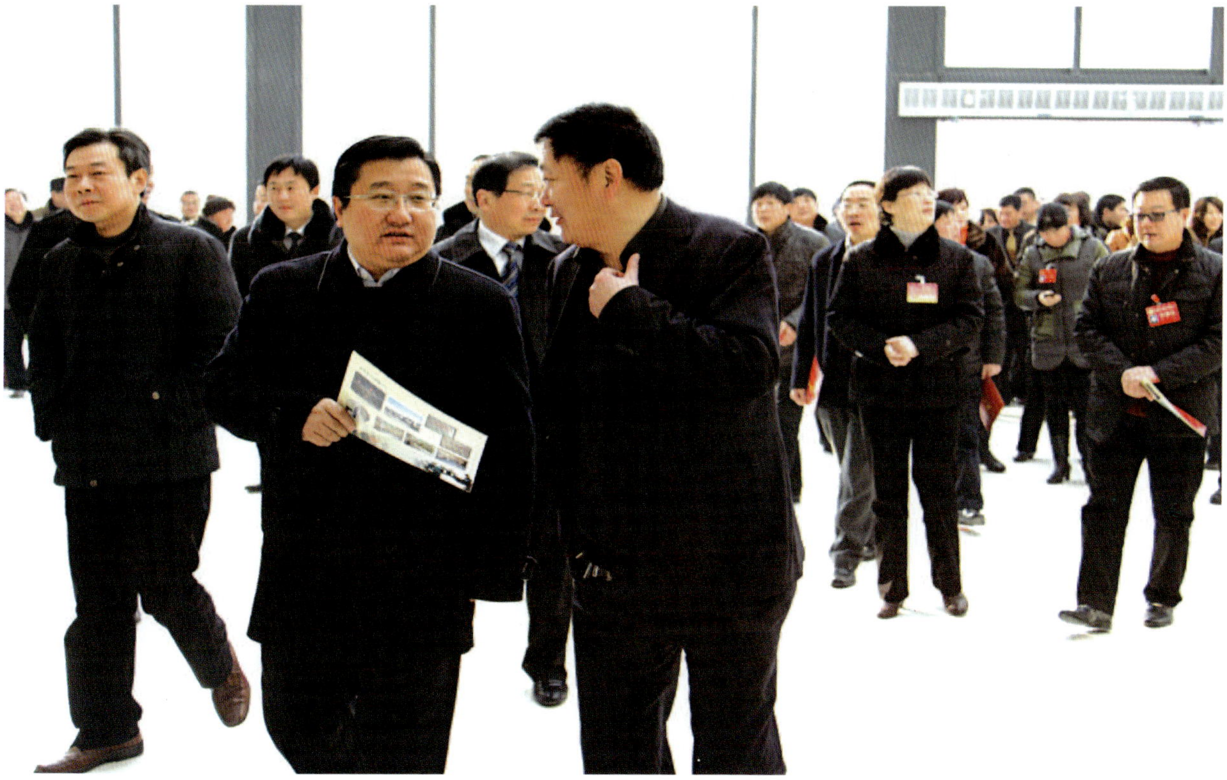

2011年1月17日，县委书记詹立风（前中）、县长潘建华（前左）视察县人民医院

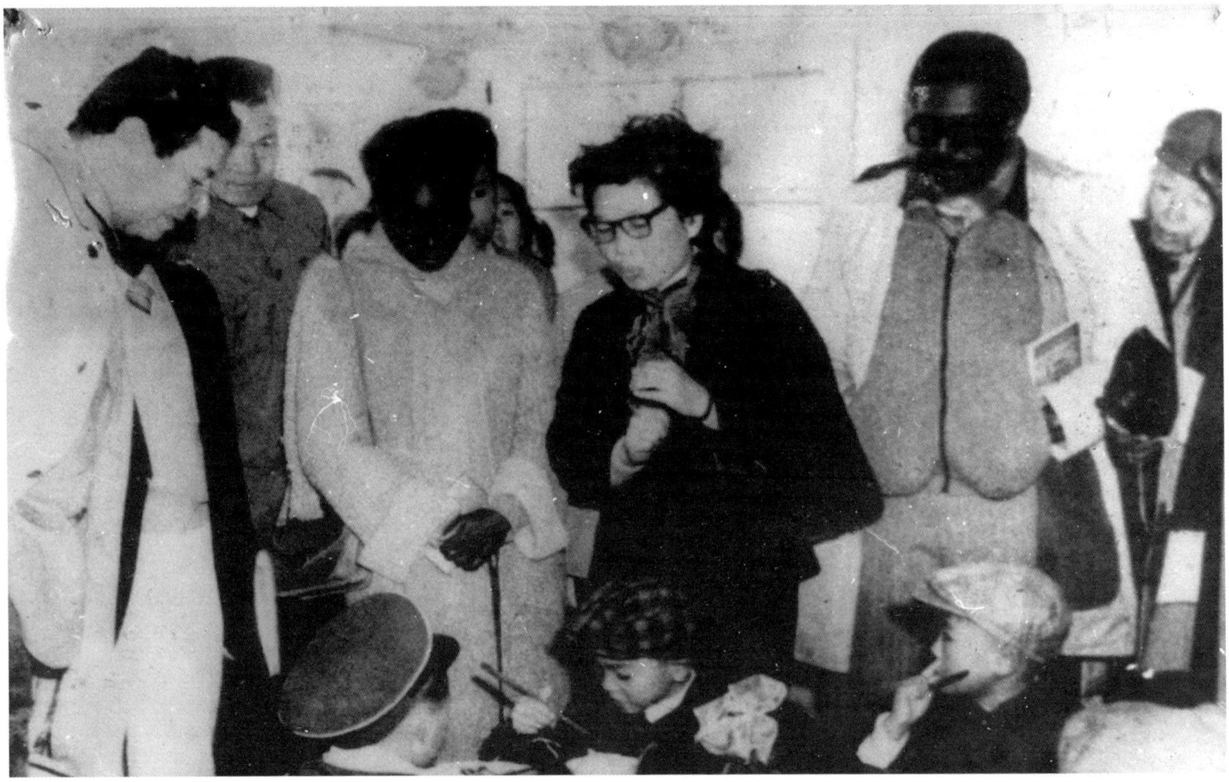

1980年10月25日，联合国儿童基金会西非7国考察团考察如东县妇幼卫生工作

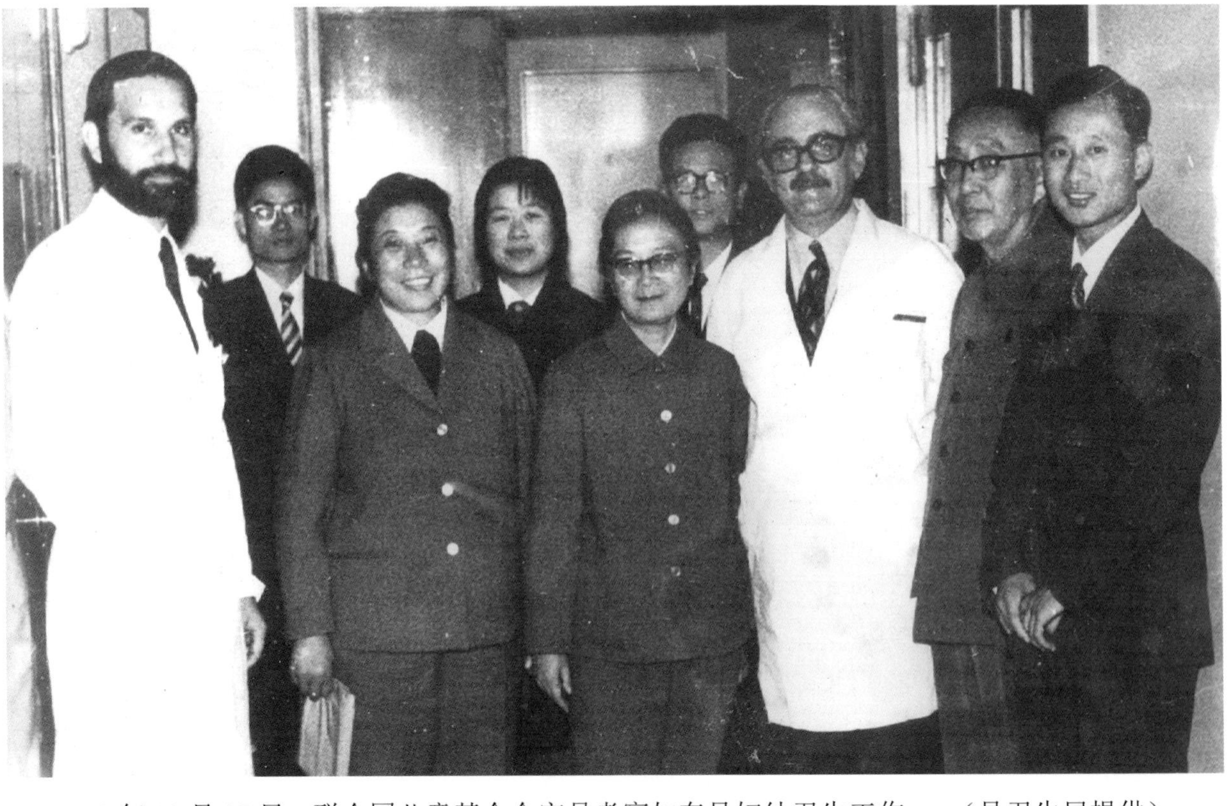

1980年10月25日，联合国儿童基金会官员考察如东县妇幼卫生工作　　（县卫生局提供）

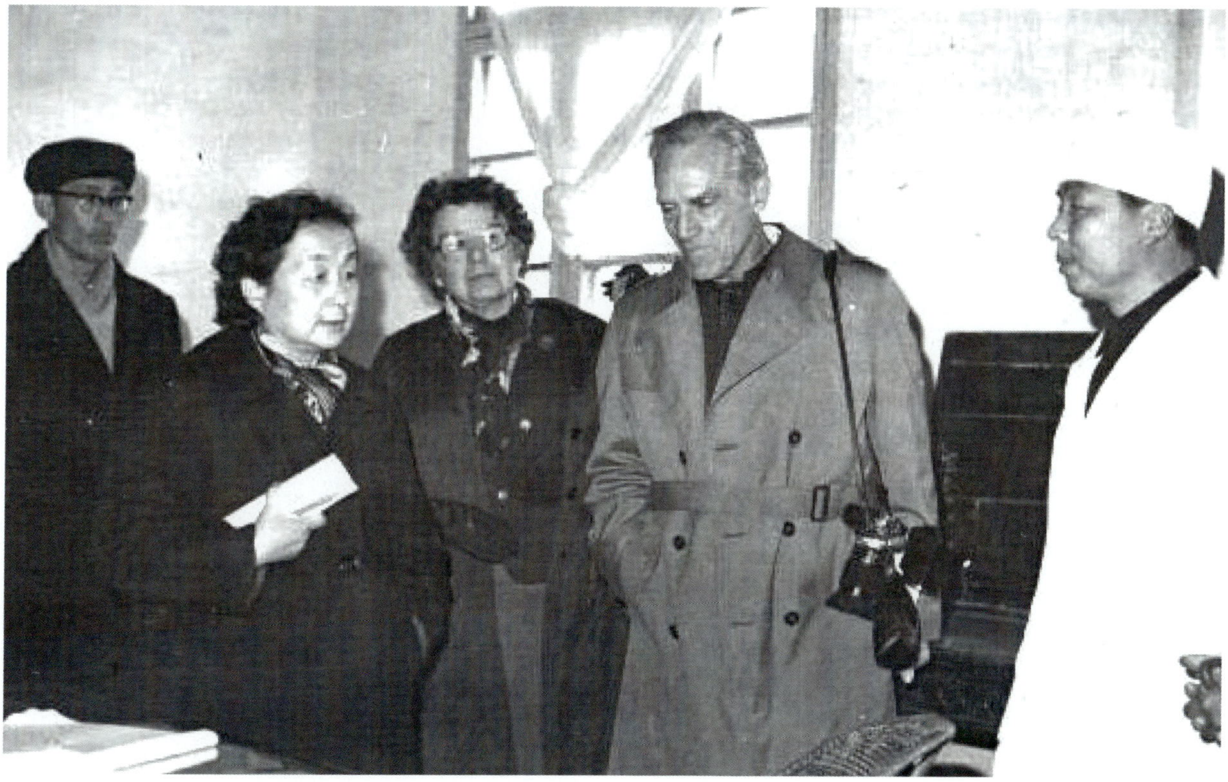

1984年2月28日，联合国儿童基金会顾问卡尔·依·泰勒教授（右二）考察如东县妇幼卫生工作

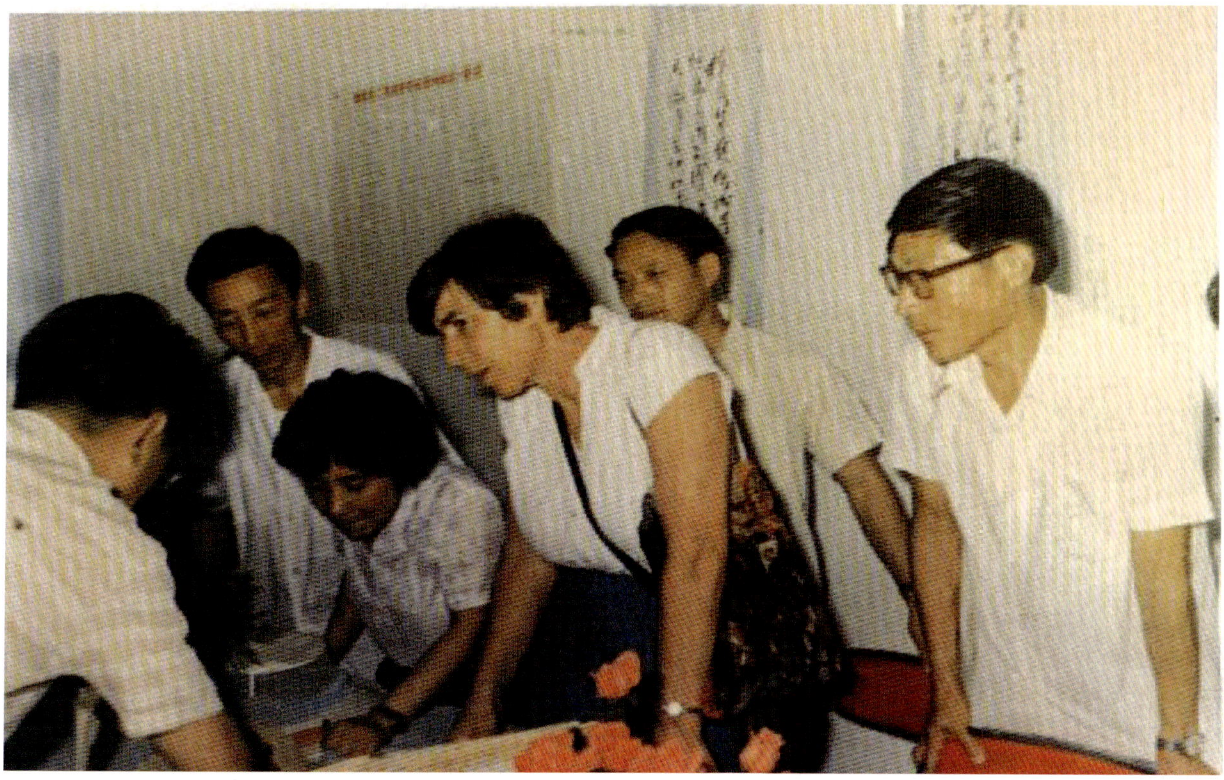

1985年7月 12日，联合国儿童基金会苏珊·科尔金博士（右三）访问如东县卫生进修学校

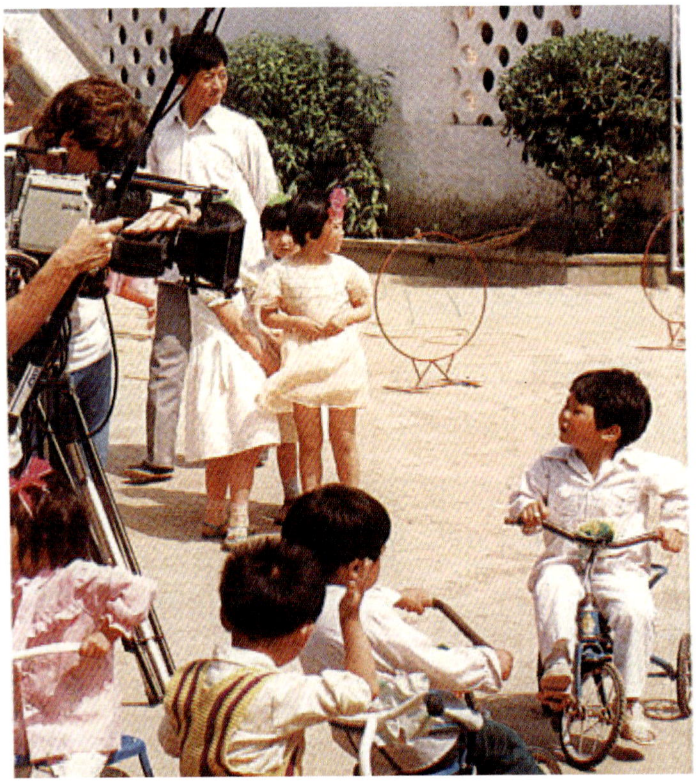

1986 年 6 月 3 日，加拿大广播电影公司受联合国儿童基金会委托在如东县拍摄儿童保健记录片

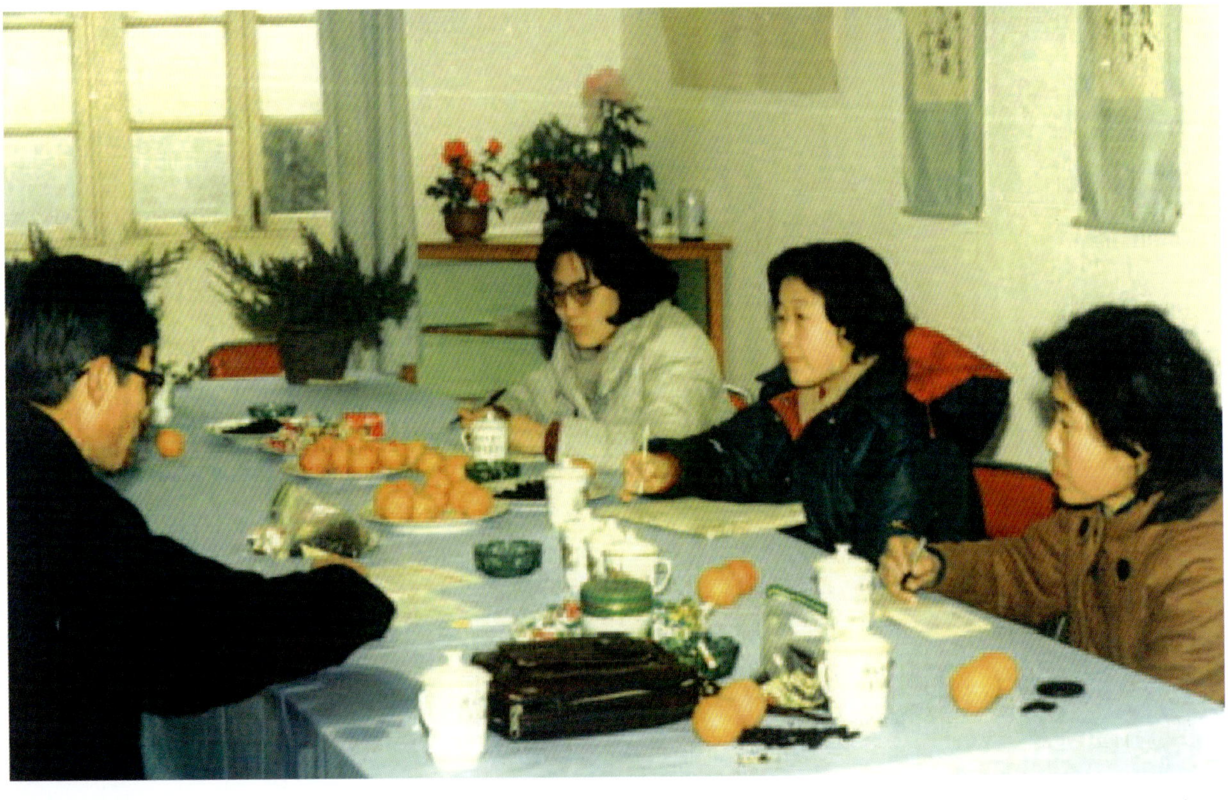

1988 年 1 月 14 日，联合国儿童基金会中国办事处官员曾冬漉（右二）访问如东县妇幼保健所

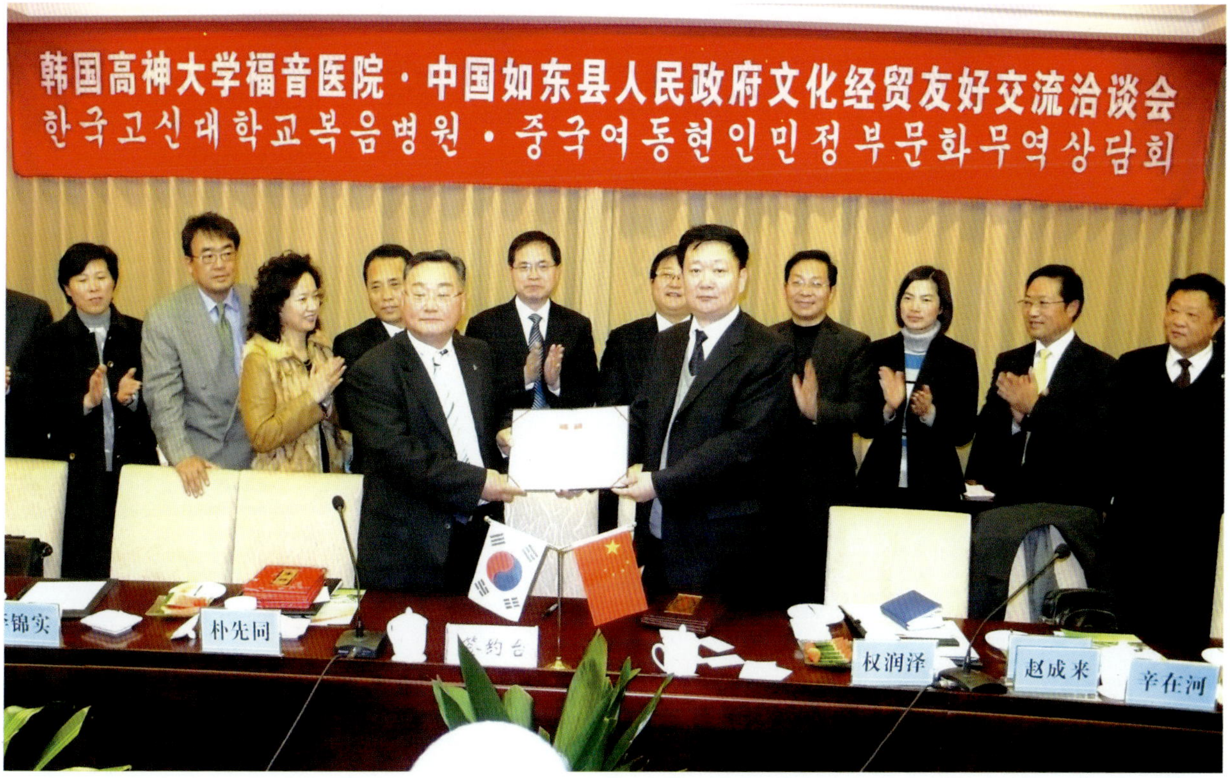

2007 年 12 月 28 日，韩国高神大学福音医院与县人民政府文化经贸友好交流洽谈会在如东举行

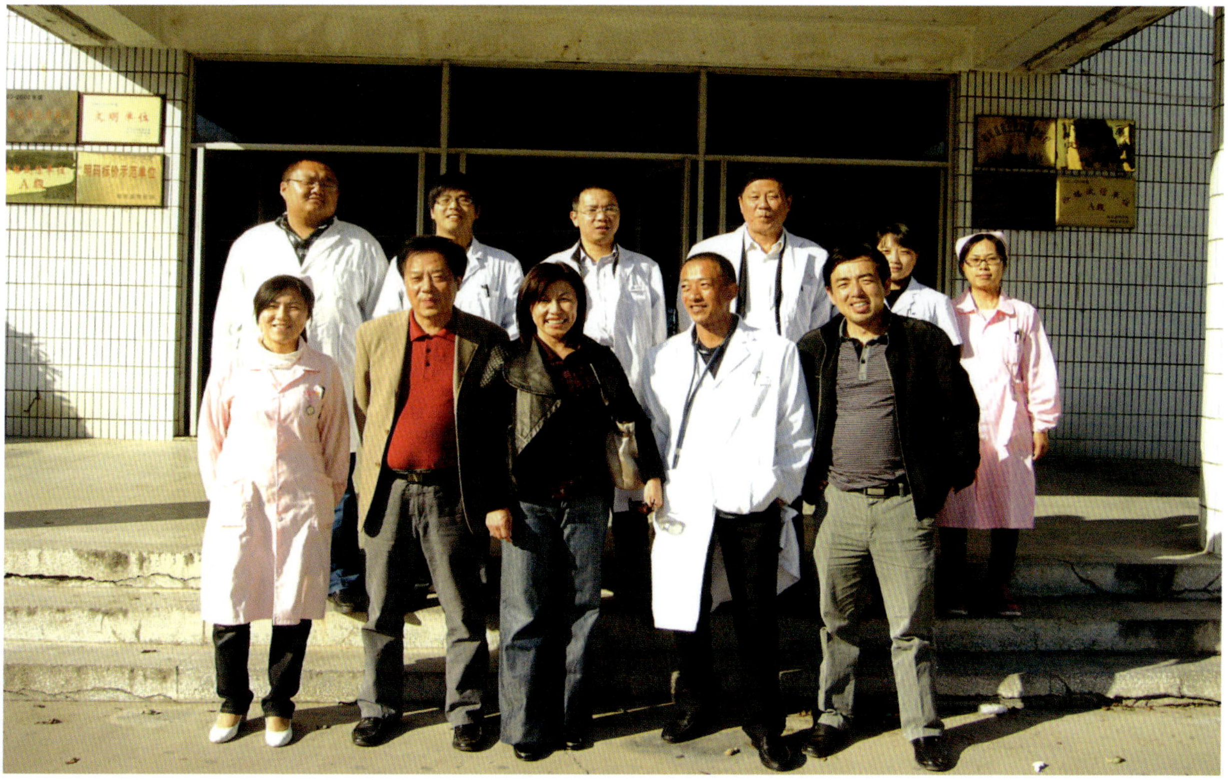

2010 年 10 月 17 日，美国加州州立大学国际拓展部主任薛亚萍（左三）访问双甸镇中心卫生院

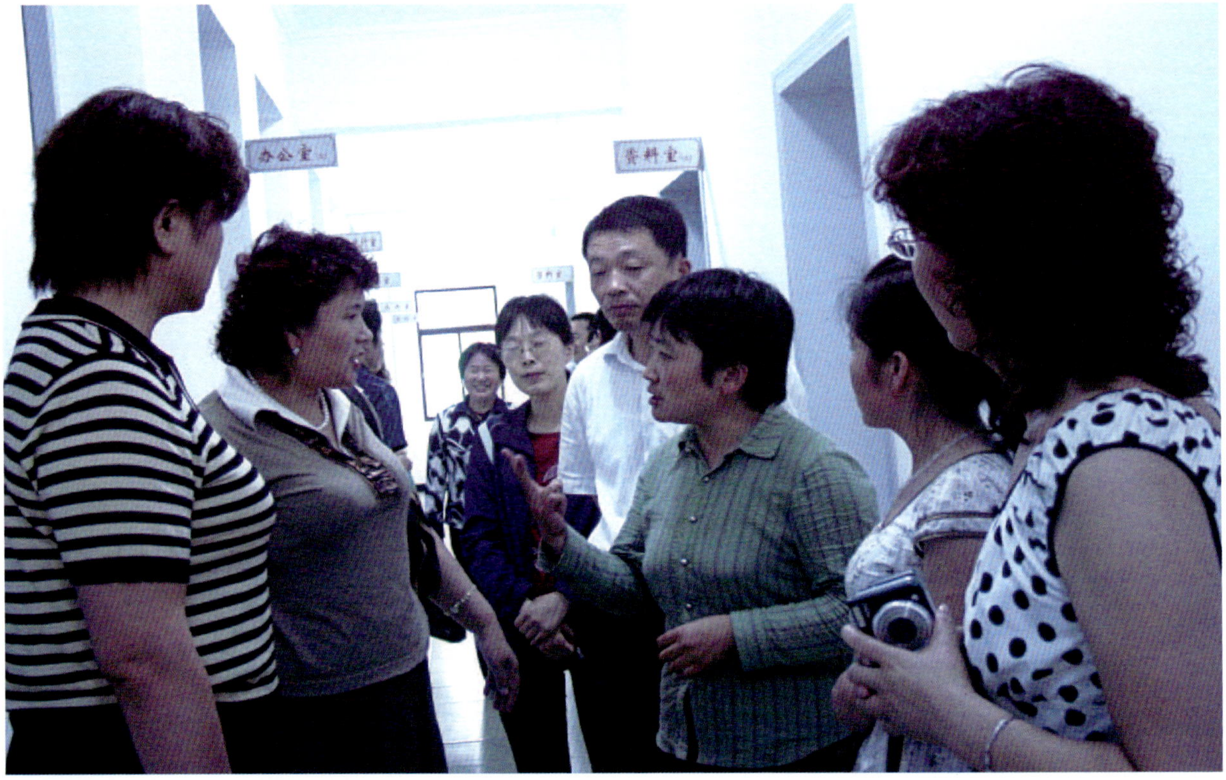

2008 年 6 月 25 日，新疆伊犁哈萨克自治洲人口与计划生育委员会党组书记孙辉（左二）访如东县

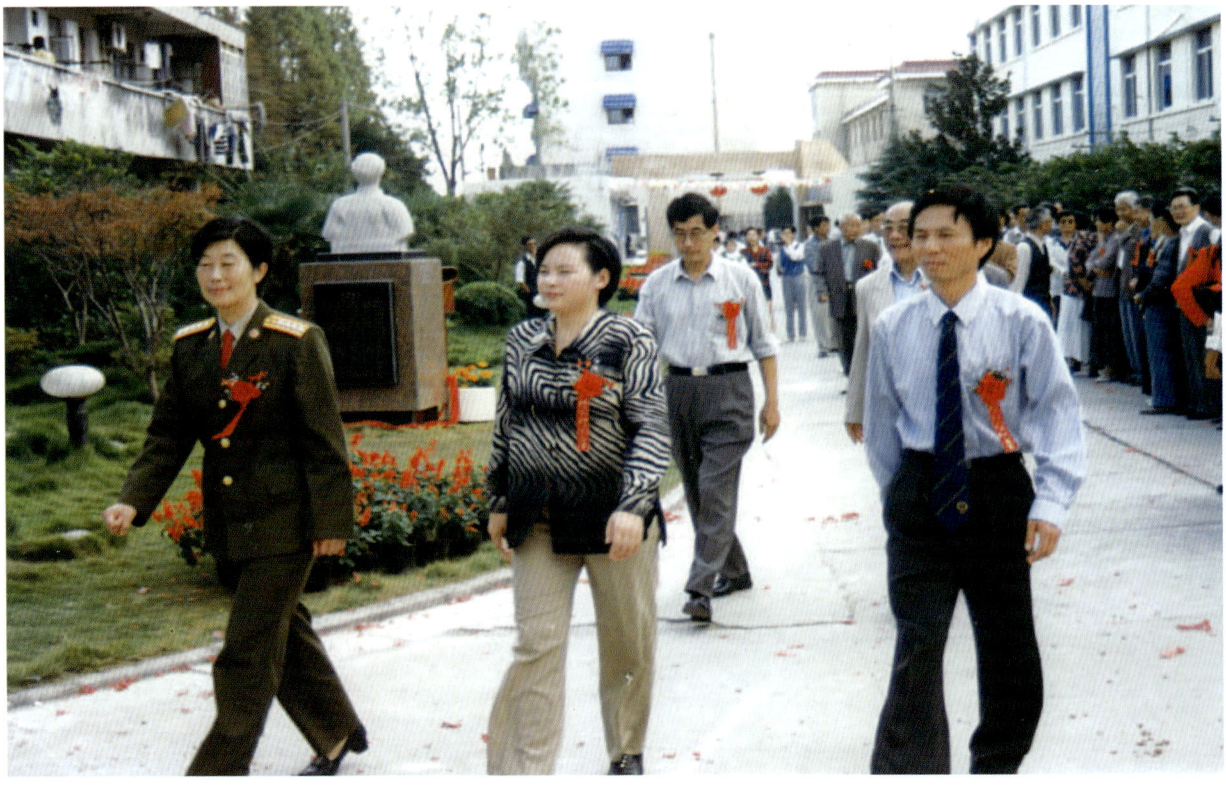

1998 年 10 月 8 日，上海第二军医大学教学部副部长李静（左）、南通大学校长顾晓松（右）访如东

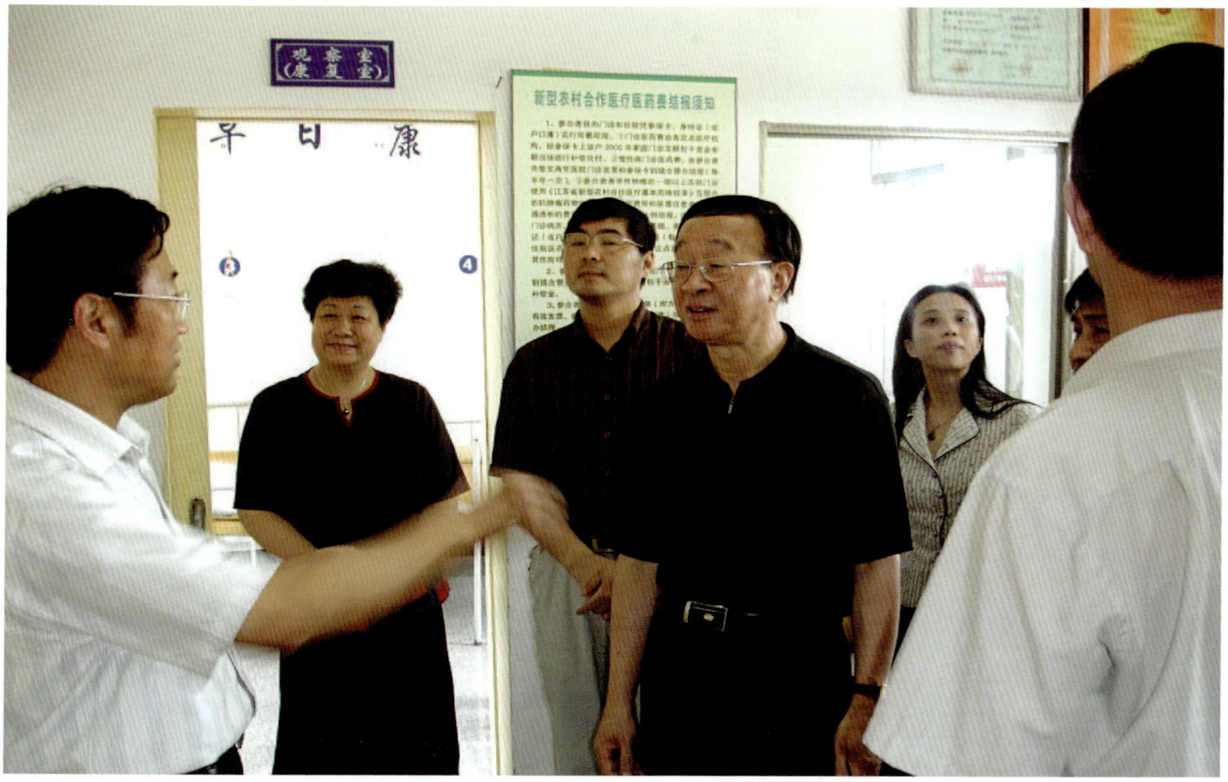

2006 年 7 月 10 日，江苏省委文联主席顾浩（左四）考察如东县社区卫生服务站

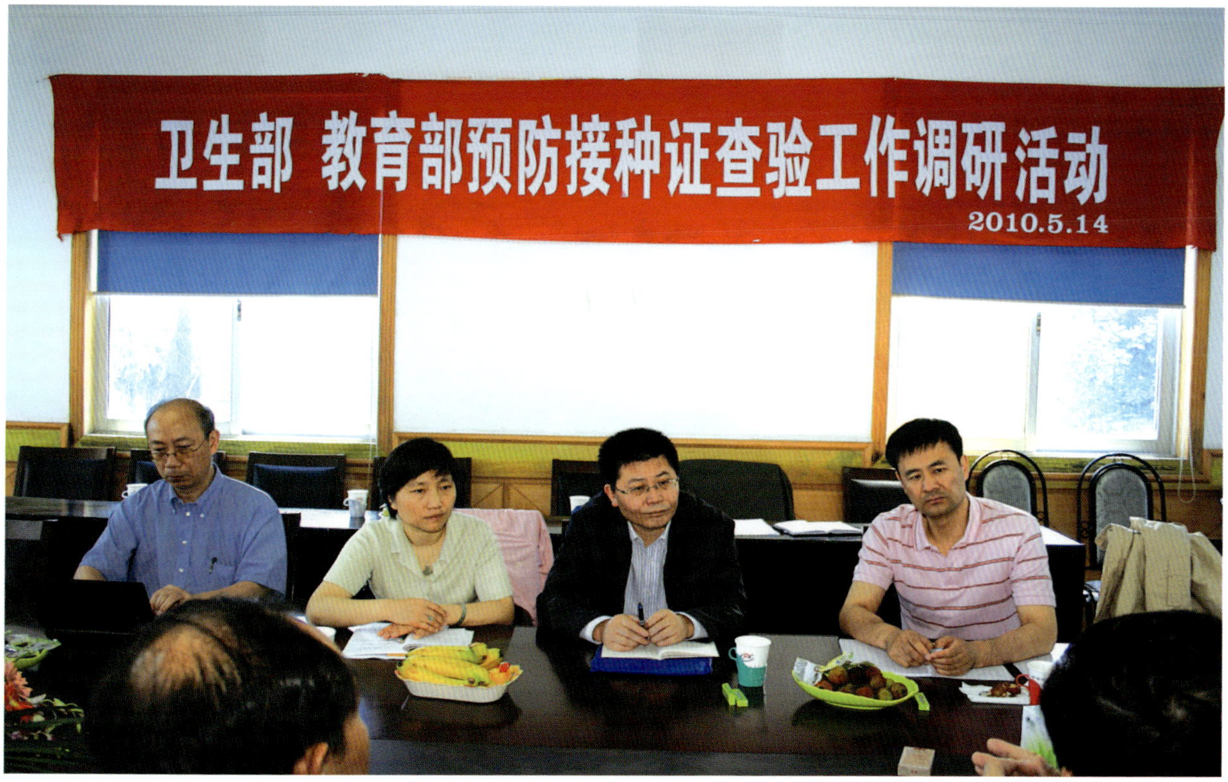

2010 年 5 月 14 日，卫生部、教育部在如东县调研预防接种证查验工作 （县疾病预防控制中心摄）

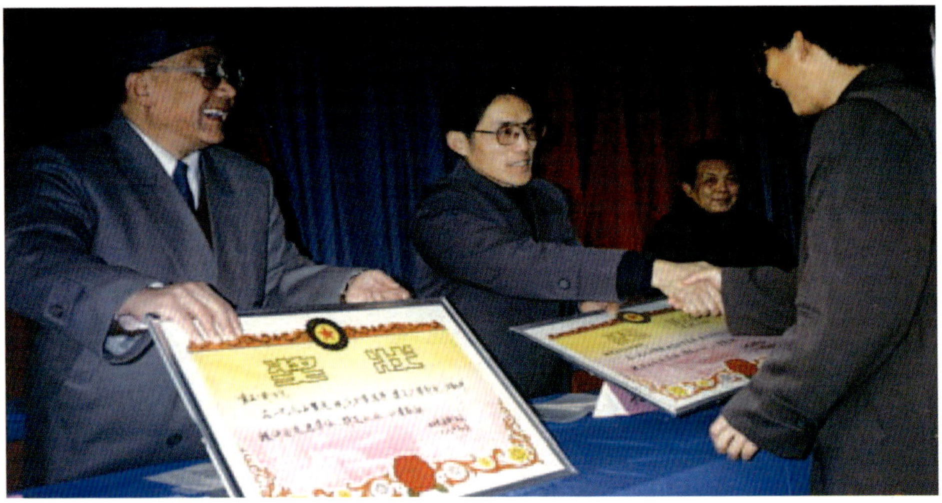

1996 年 3 月 18 日，县人民政府副县长丁慰祖、政协副主席吴剑坤在改水会

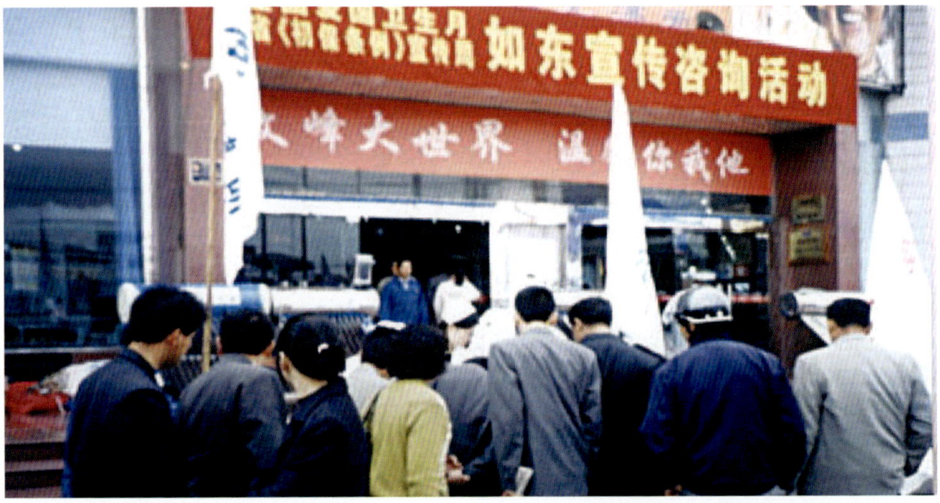

2001 年 4 月 25 日，县举行爱国卫生月宣传咨询活动　（县卫生局提供）

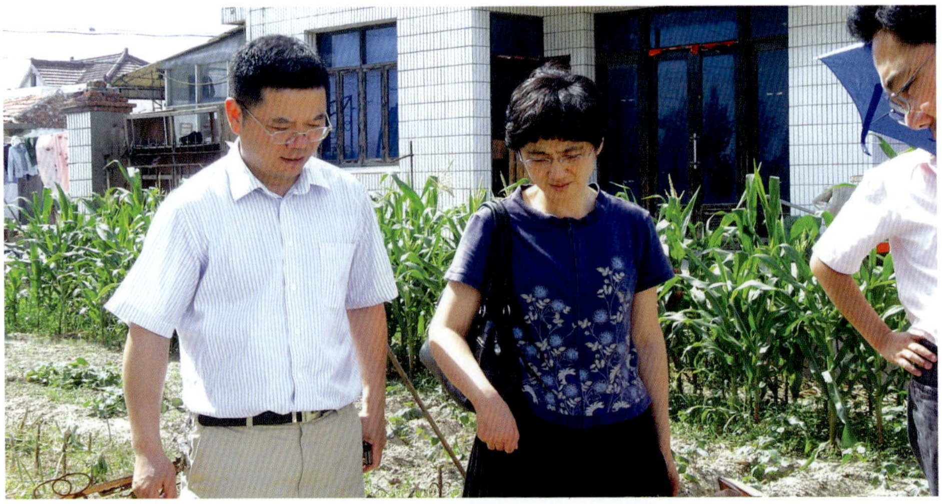

2009 年 6 月 23 日，江苏省爱卫会负责人（右）检查县农村改厕工作

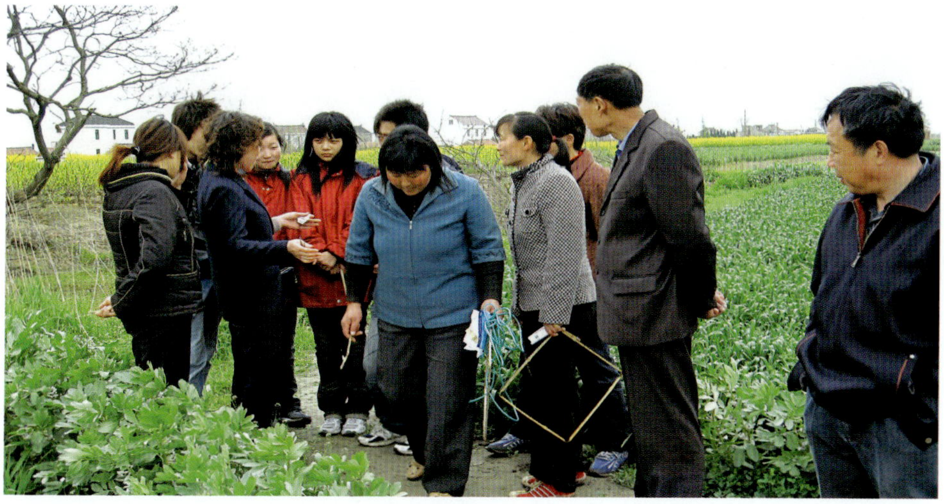

1988年 5月21日，汤园乡查出有螺环境 （县疾病预防控制中心提供）

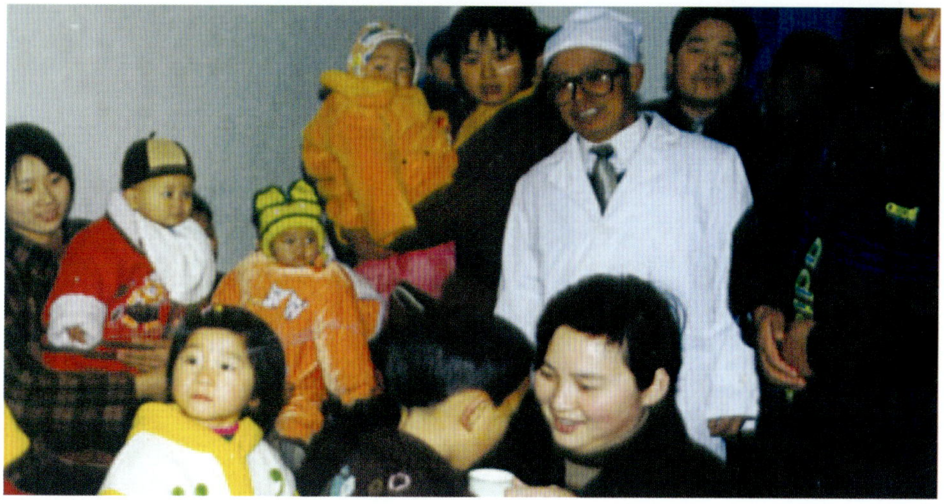

1997年3月，县人民政府副县长王栋云（左三）喂儿童服糖丸

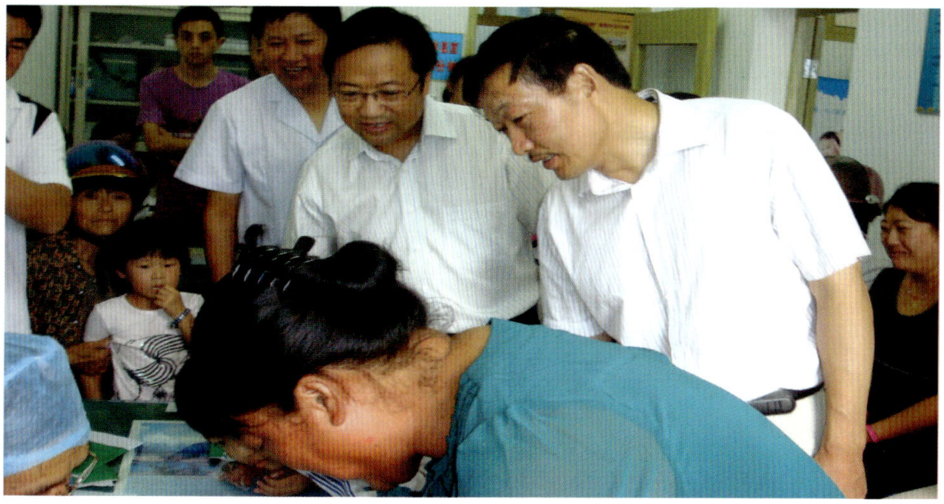

2010年11月，县疾病预防控制中心启动麻疹强化免疫督查工作

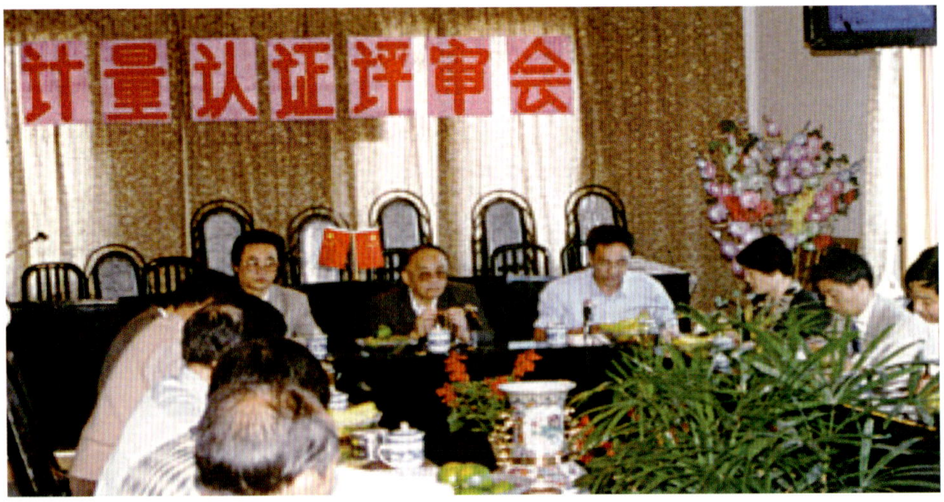

1995 年 5 月 20 日，“江苏省疾病预防控制实验室计量认证评审会”在如东举行

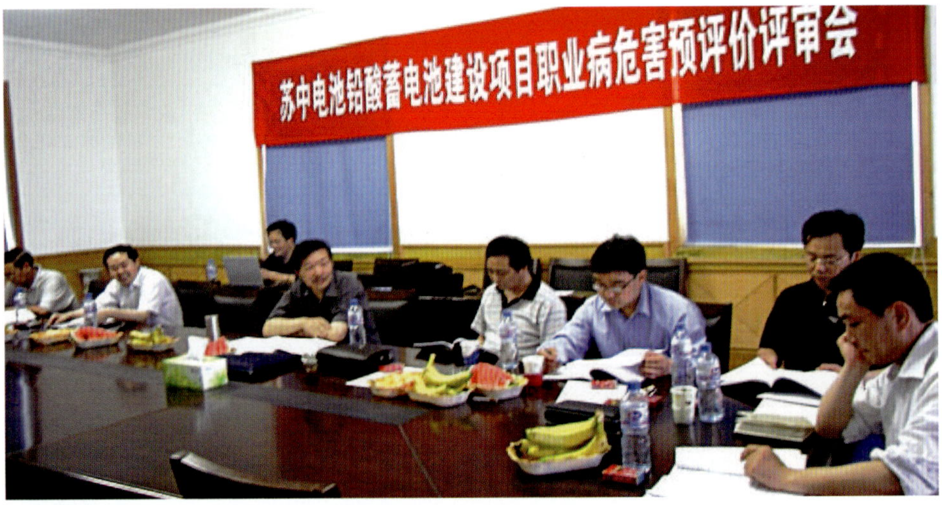

2001 年 5 月 21 日，“苏中电池建设项目职业病危害预评价评审会”在县举行

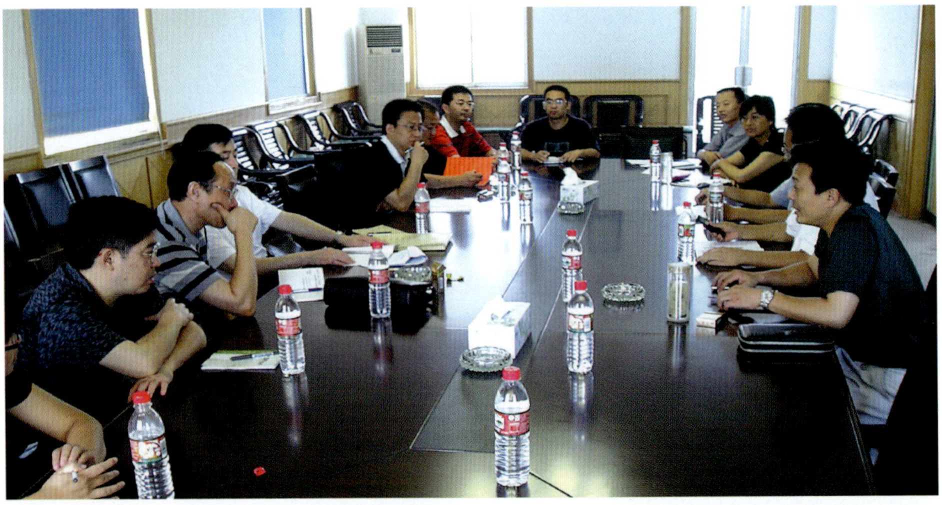

2010 年 8 月 25 日，江苏省疾病预防控制中心到县检查职业病防治工作

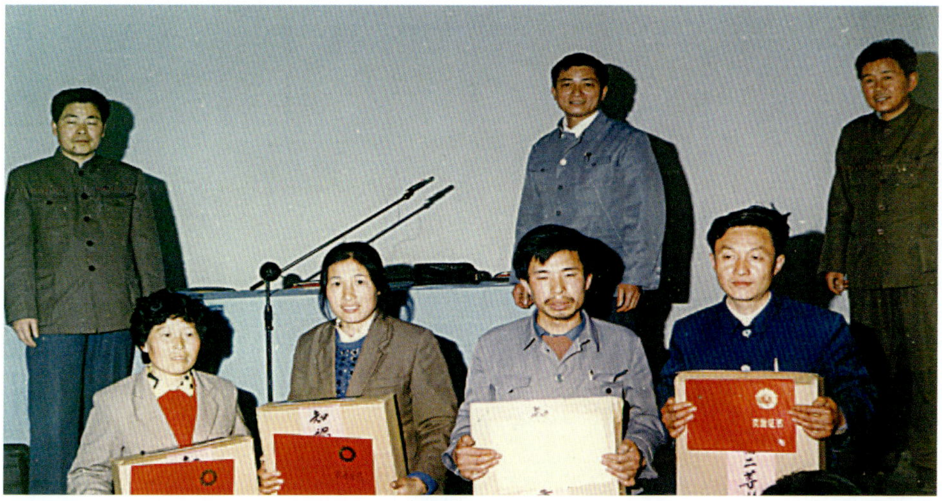

1991 年 11 月，县卫生局举办“妇女劳动保护知识培训班”（县妇幼保健所提供）

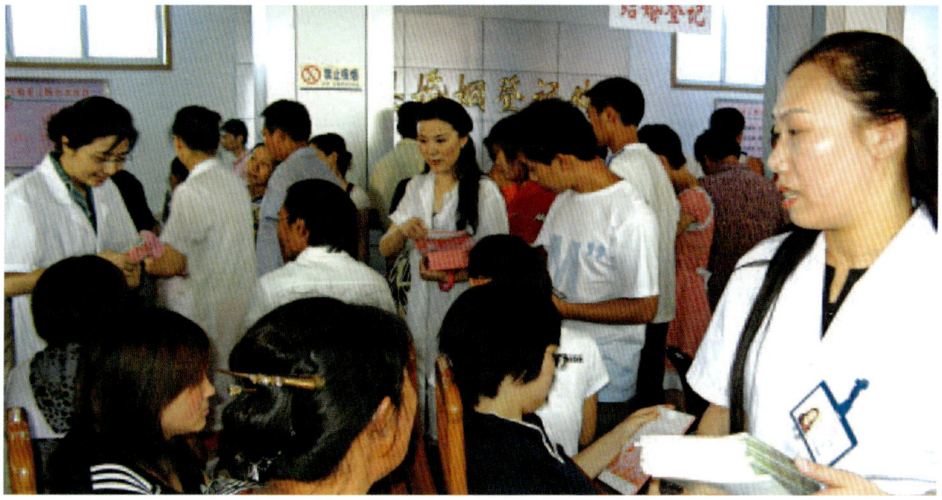

1998 年 6 月 1 日，县妇幼保健所承担婚前医学检查（县妇幼保健所提供）

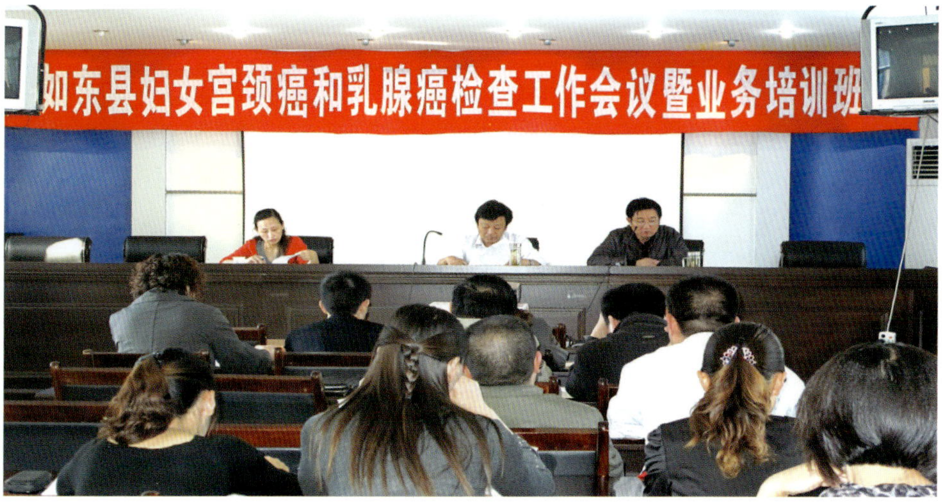

2008 年 5 月 10 日，举办“如东县妇女宫颈癌和乳腺癌检查工作会议暨业务培训班”

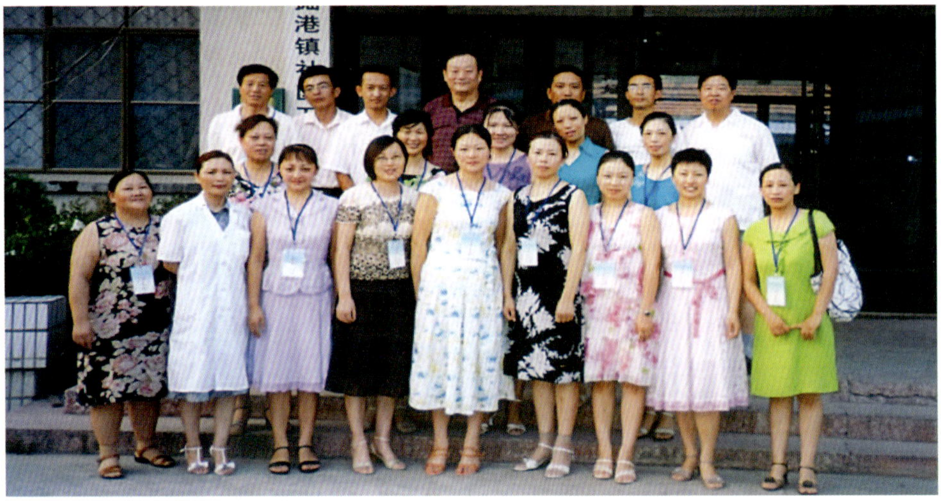

2006 年 6 月 28 日，如东县参加全国十省农村 7 岁以下儿童体格发育调查

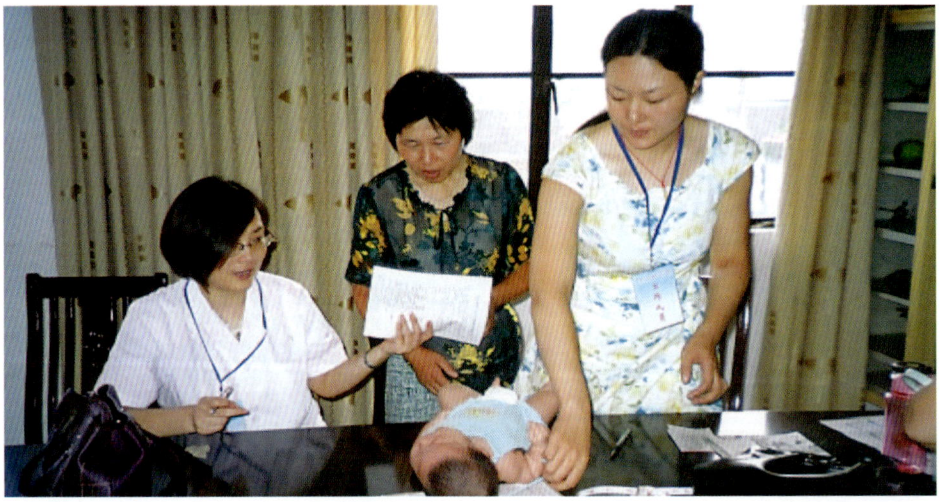

2006 年 8 月 15 日，县妇幼保健所参加全国“7 岁以下儿童体格发育调查”

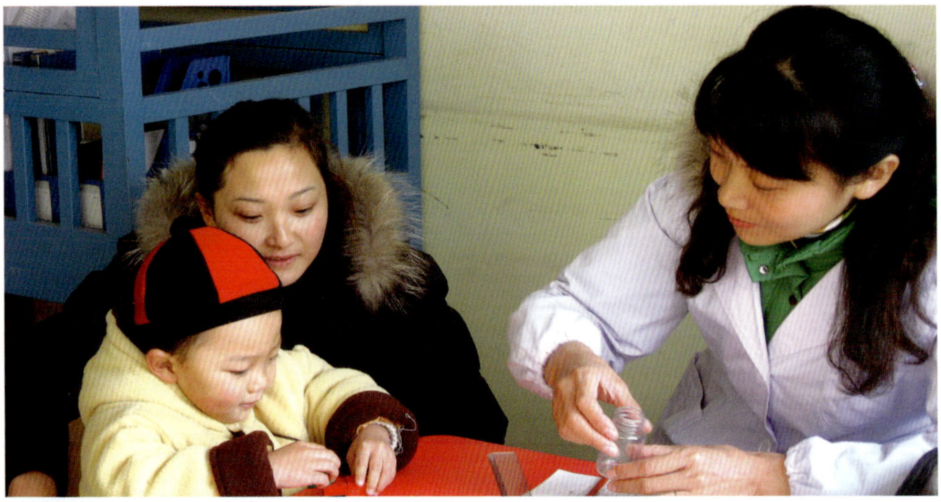

2007 年 11 月 2 日，县妇幼保健所对 6 岁以下儿童进行体检发育评价

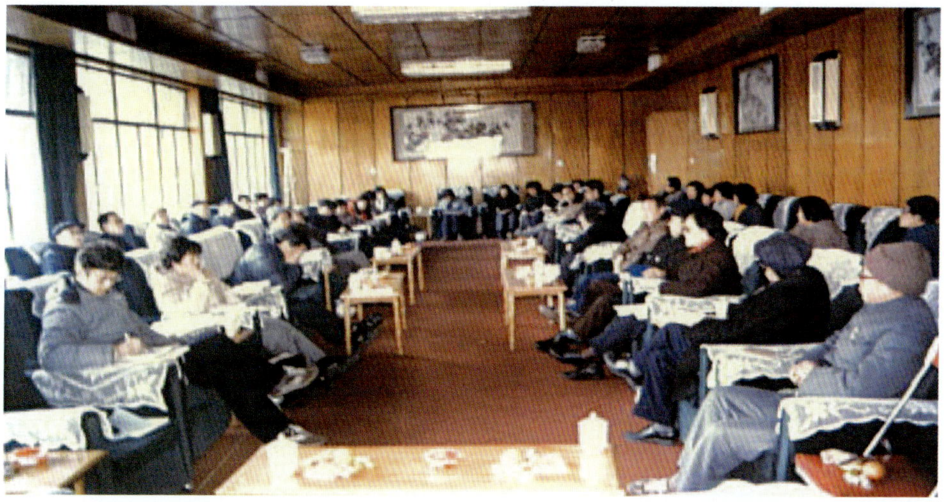

1988 年 1 月，“全国妇幼示范县审评会议”在如东县召开（县妇幼保健所提供）

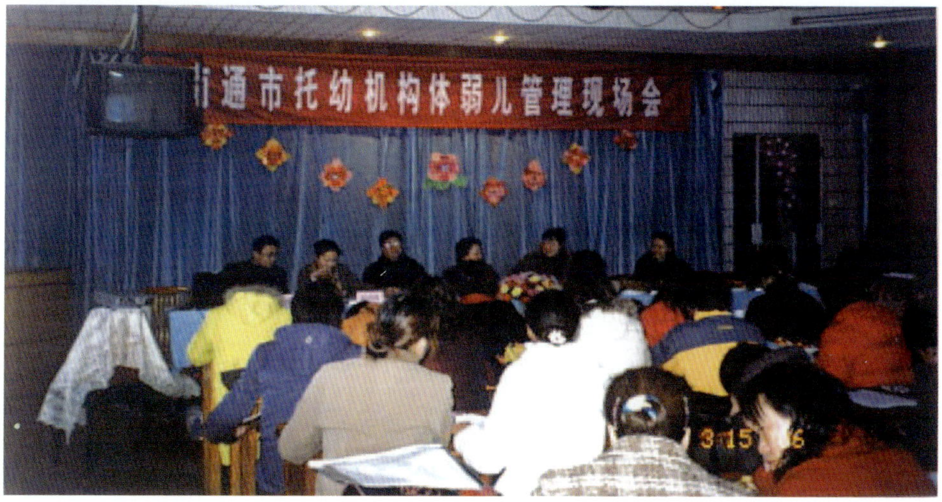

2006 年 3 月 15 日，“南通市托幼机构体弱儿管理现场会”在如东县召开

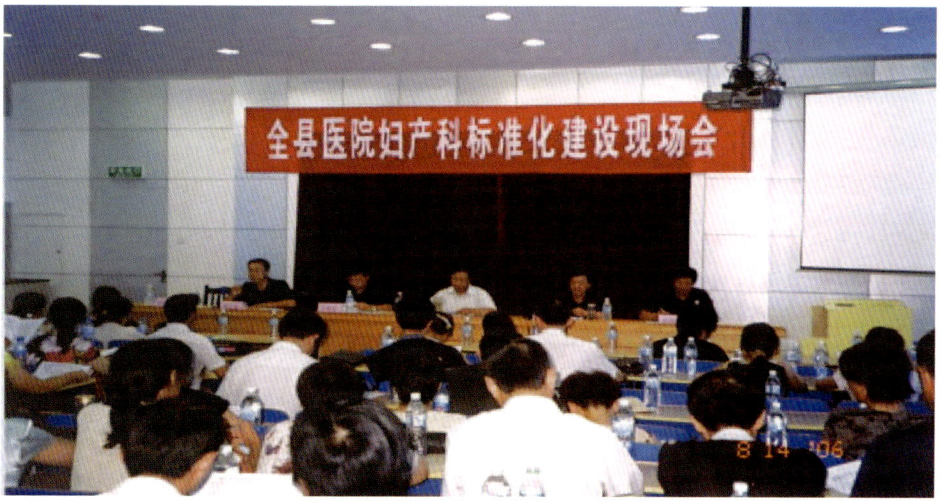

2006 年 8 月 14 日，召开“全县医院妇产科标准化建设现场会”

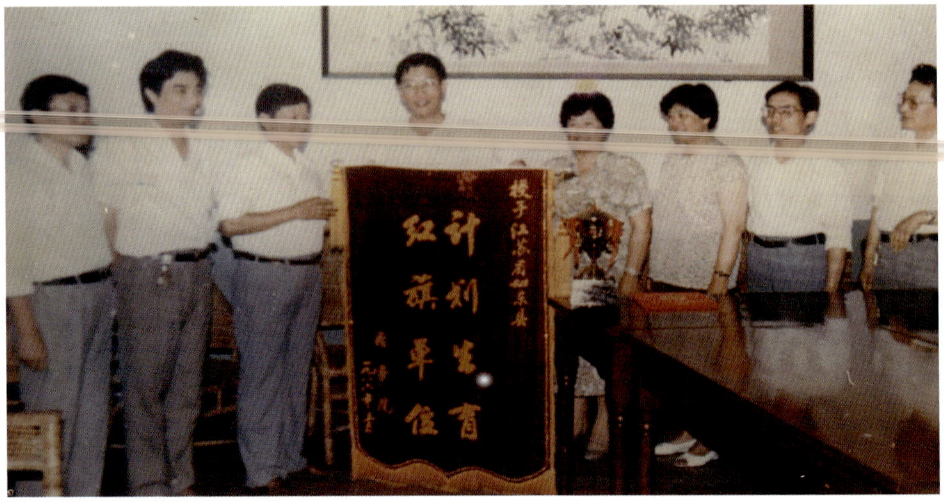

1991 年 12 月 24 日，县委老新书记徐守盛（左四）、汤桑林（左三）交接工作

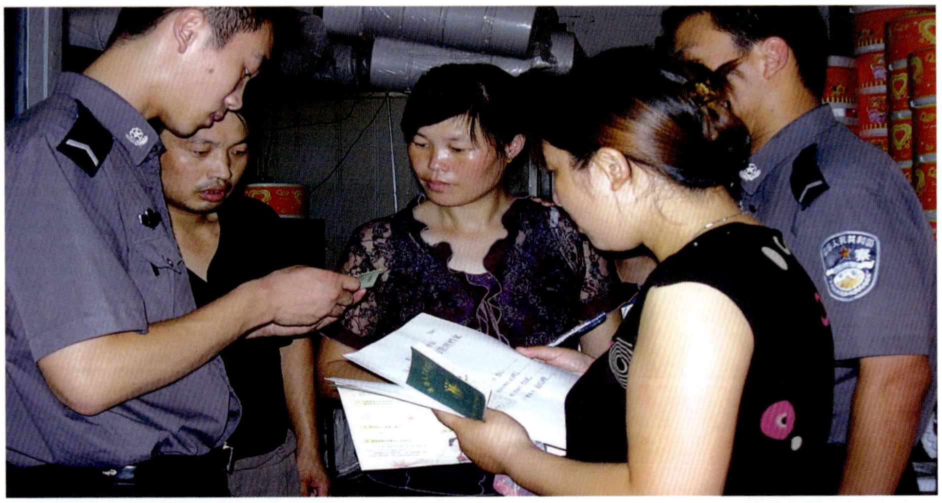

2004 年 8 月 26 日，县计划生育委员会开展流动人口“计划生育证”项目检查

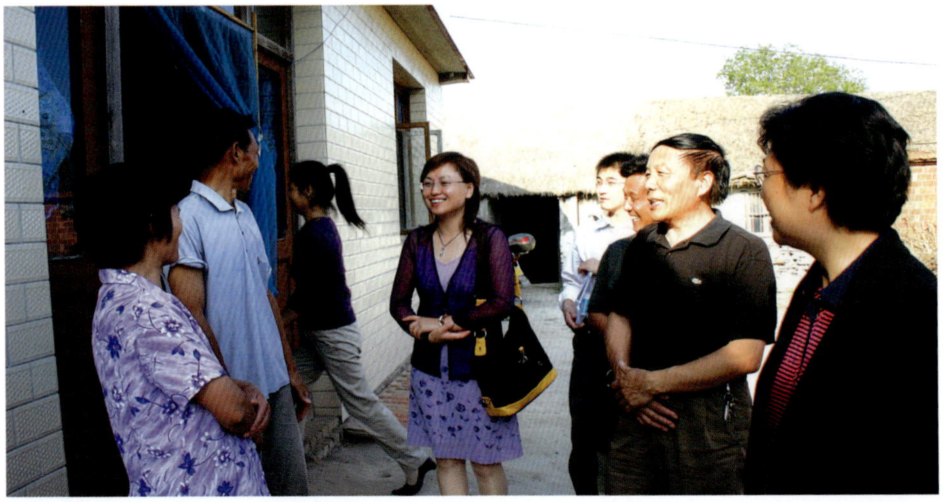

2006 年 9 月 27 日，新华社记者（左四）在如东县采访人口和计划生育工作

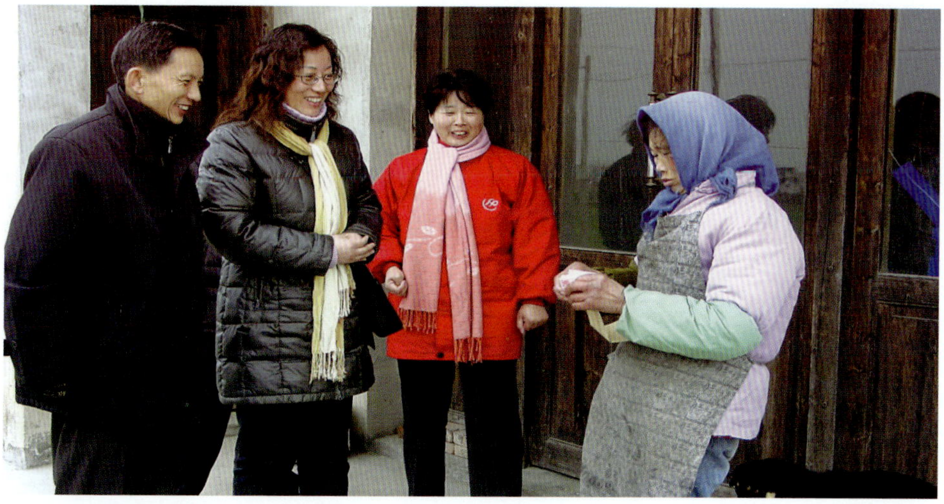

2004 年 12 月 16 日，县计划生育委员会访问接受计划生育手术自愿者

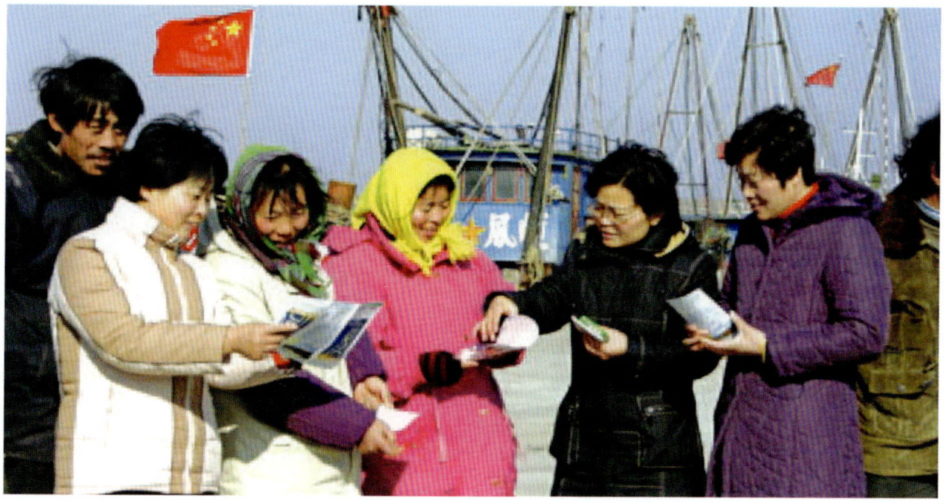

2007 年 12 月，县人口和计划生育零距离服务志愿者港口咨询服务

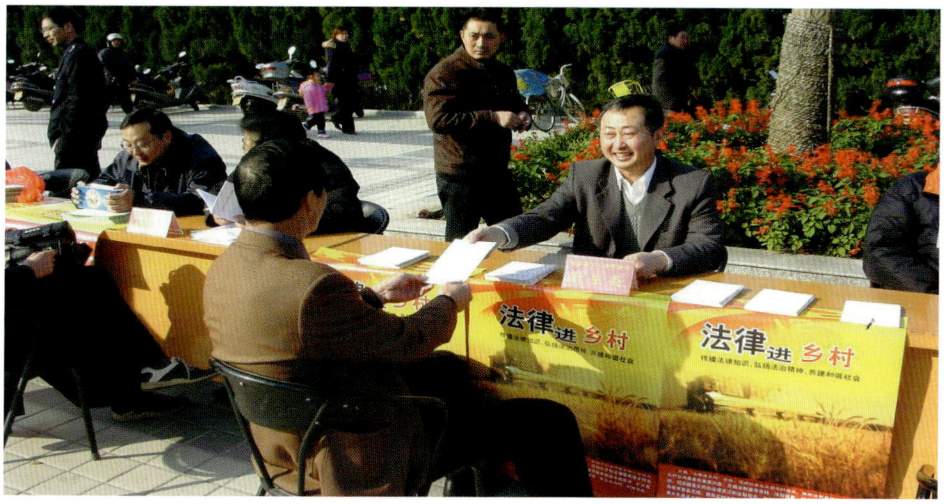

2008 年 6 月 26 日，县人口和计划生育委员会举行人口与计划生育宣传活动

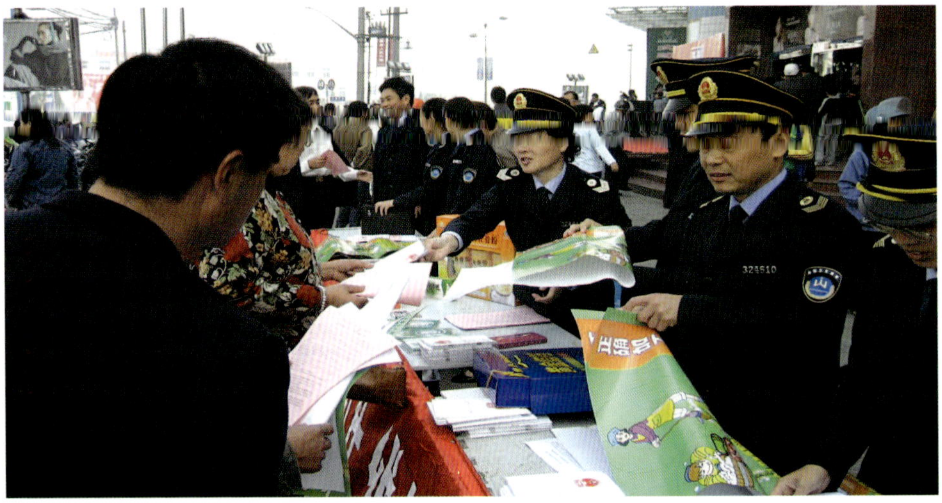

2006 年 4 月 11 日，县卫生监督所举行宣传《食品卫生法》宣传活动

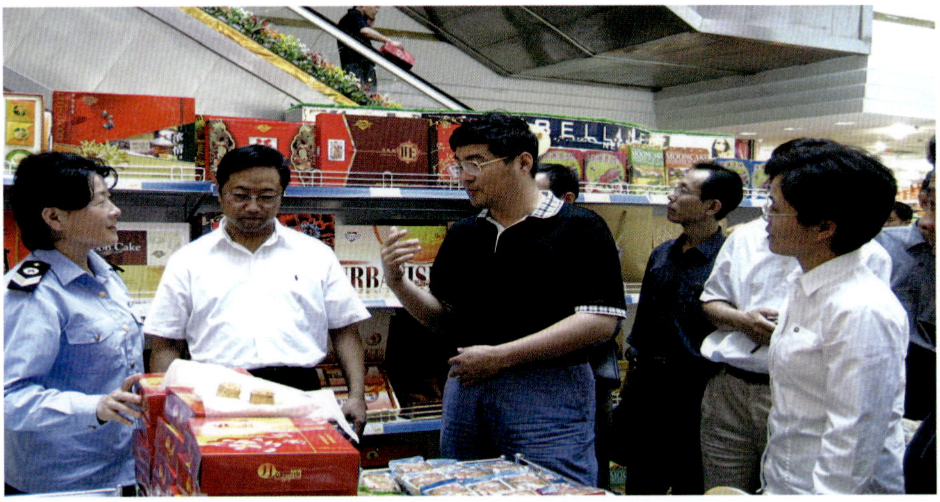

2006 年 9 月 28 日，县人民政府副县长陈建华（左三）检查食品卫生

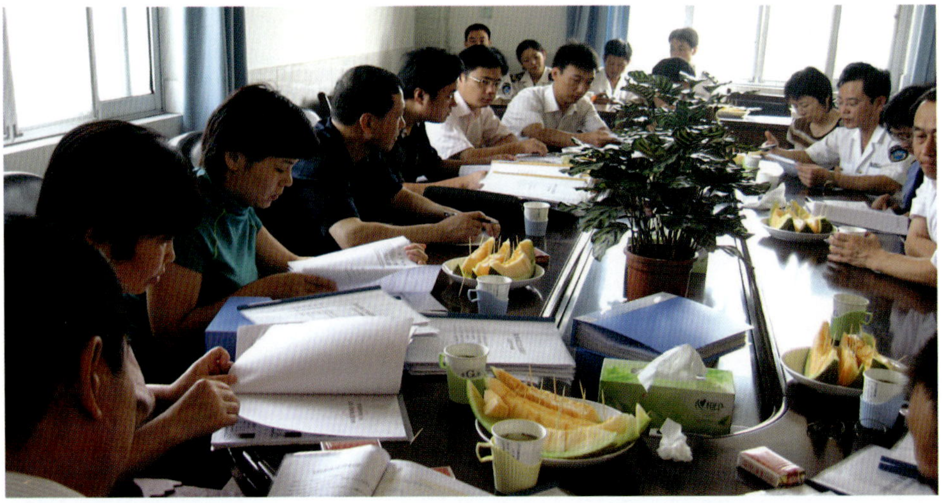

2007 年 6 月，“江苏省卫生许可受理工作会议”在如东县召开

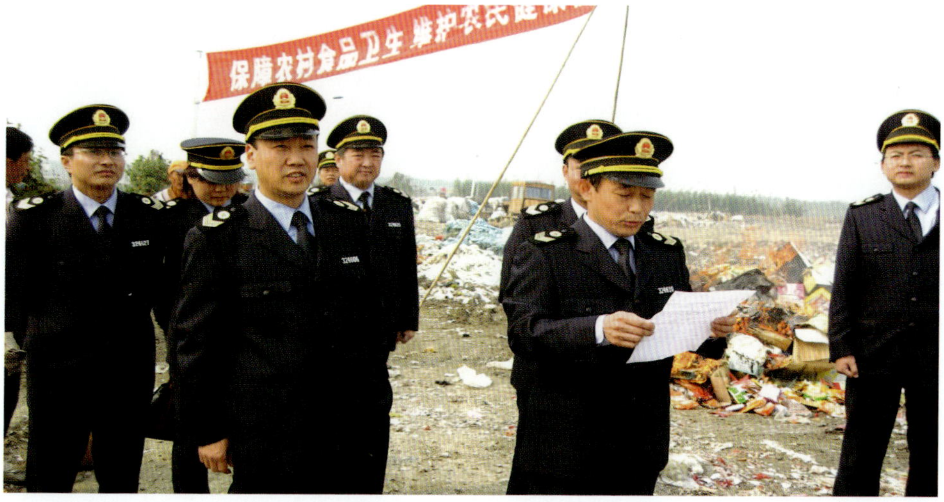

2007 年 4 月，县卫生监督所举行销毁伪劣食品活动（县卫生监督所摄）

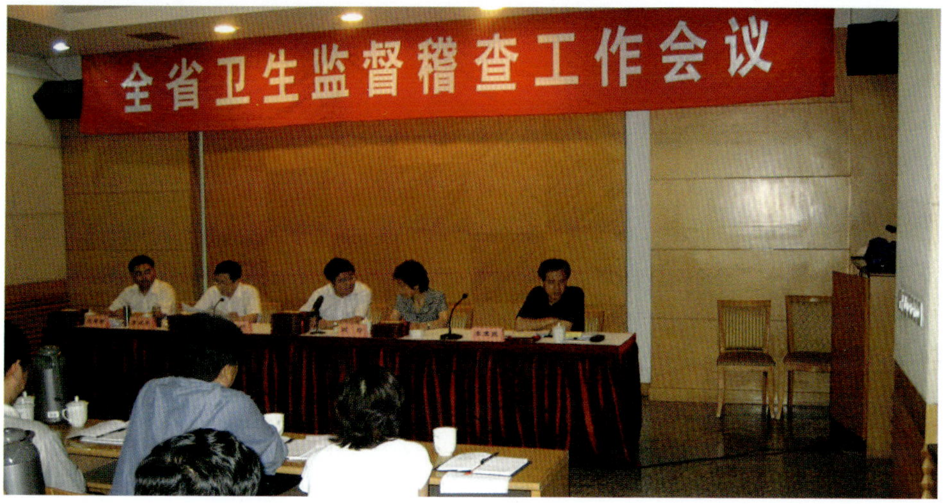

2006 年 9 月 8 日，“全省卫生监督稽查工作会议”在如东县现场召开

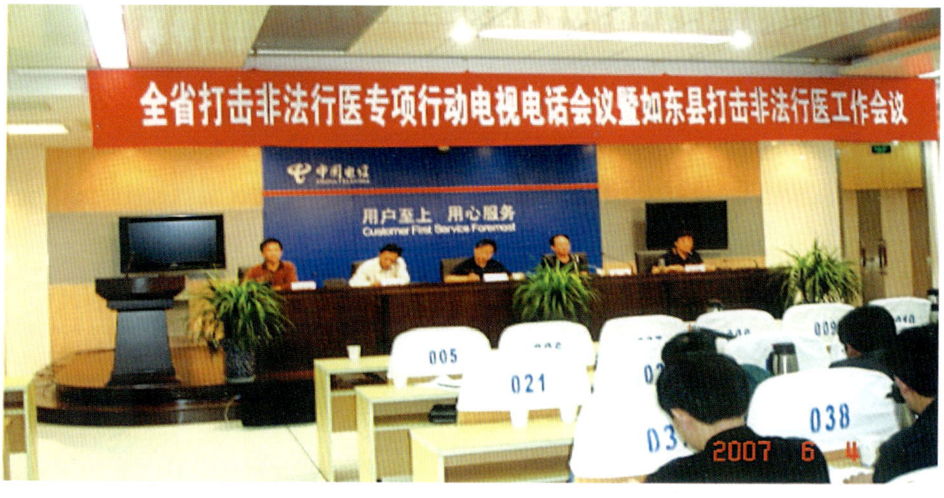

2007 年 6 月 4 日，参加“全省打击非法行医专项行动电视电话会议”

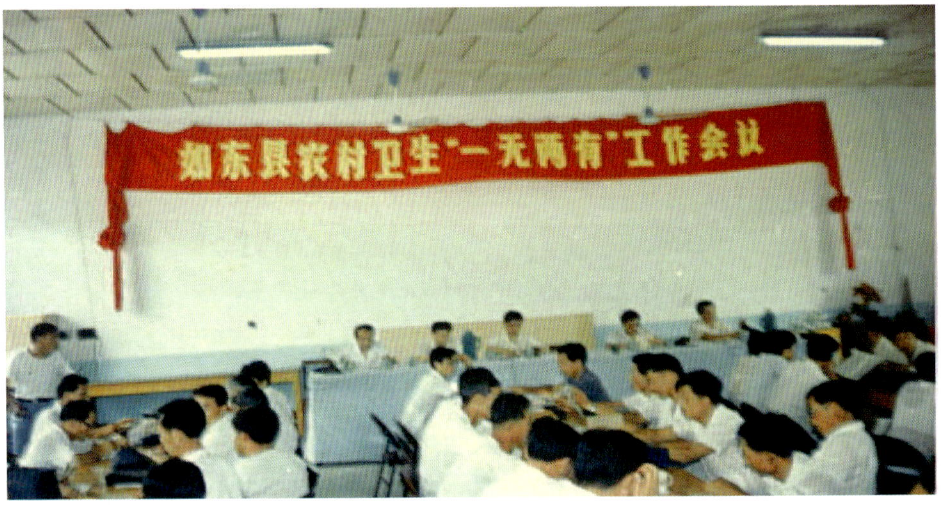

1990 年 8 月 21 日，召开“如东县农村卫生‘一无两有’工作会议”

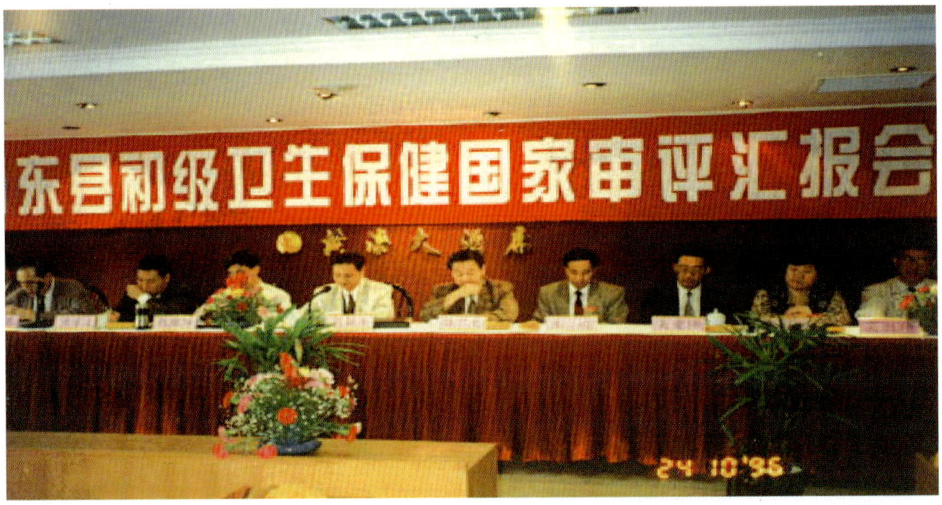

1996 年 10 月 24 日，“如东县初级卫生保健国家评审汇报会”在县举行

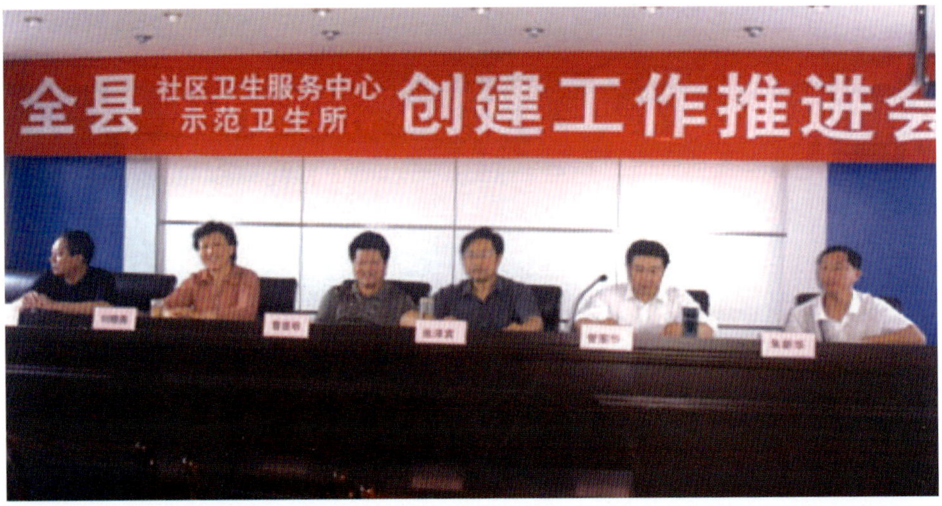

2006 年 6 月 26 日，召开“全县社区卫生服务中心、示范卫生所创建工作推进会”

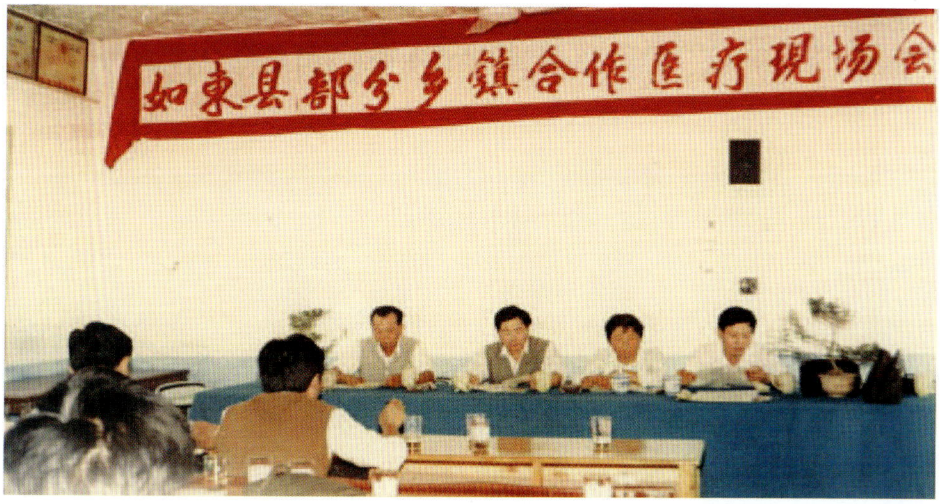

1991 年 11 月 16 日，召开“如东县部分乡镇合作医疗现场会”（县卫生局摄）

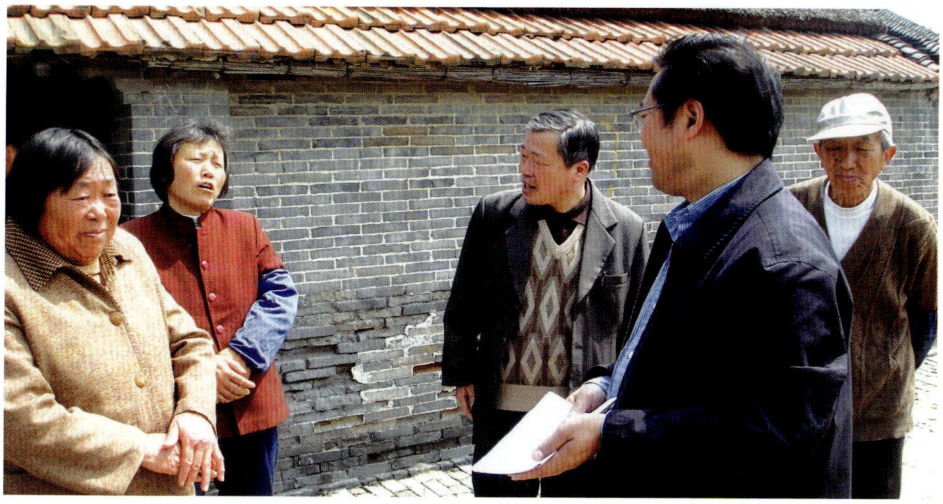

2006 年 12 月 26 日，县新型农村合作医疗办公室人员回访参合者

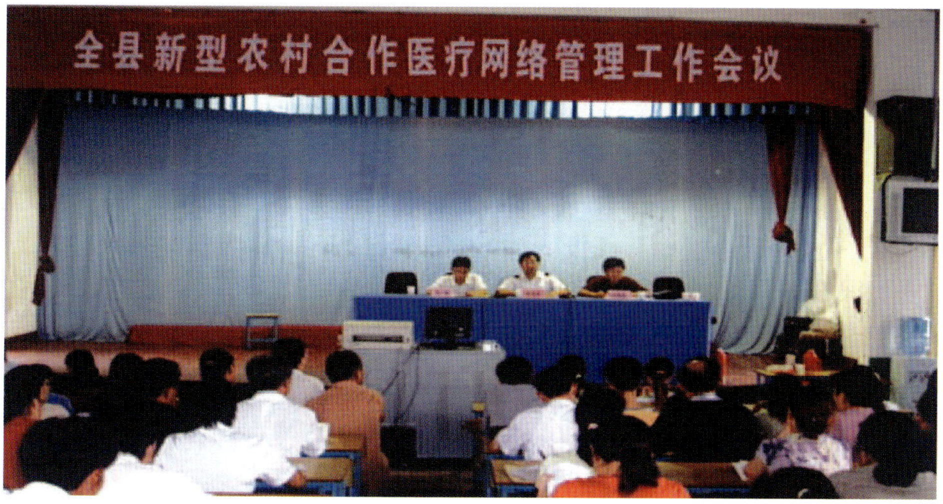

2007 年 1 月 1 日，召开“全县新型农村合作医疗网络管理工作会议”

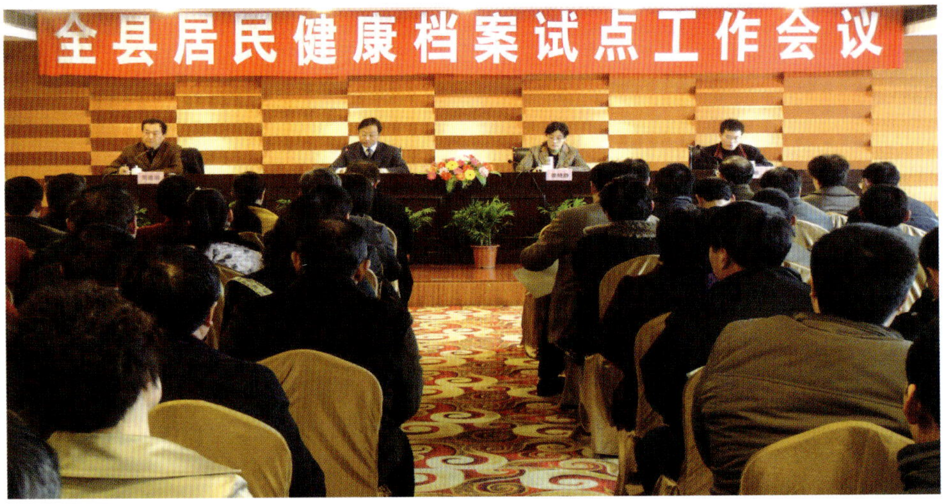

2010 年 4 月 27 日，召开“全县居民健康档案试点工作会议”

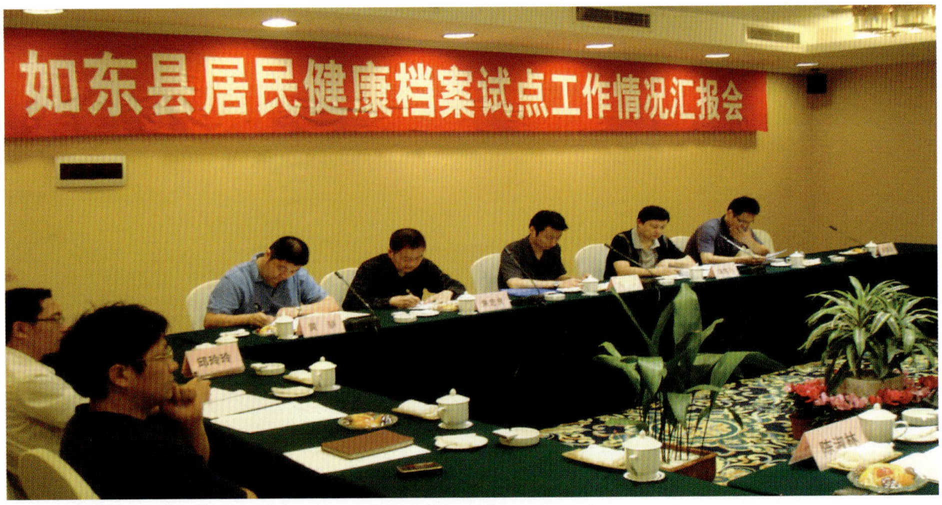

2010 年 7 月 1 日，召开“如东县居民健康档案试点工作情况汇报会”

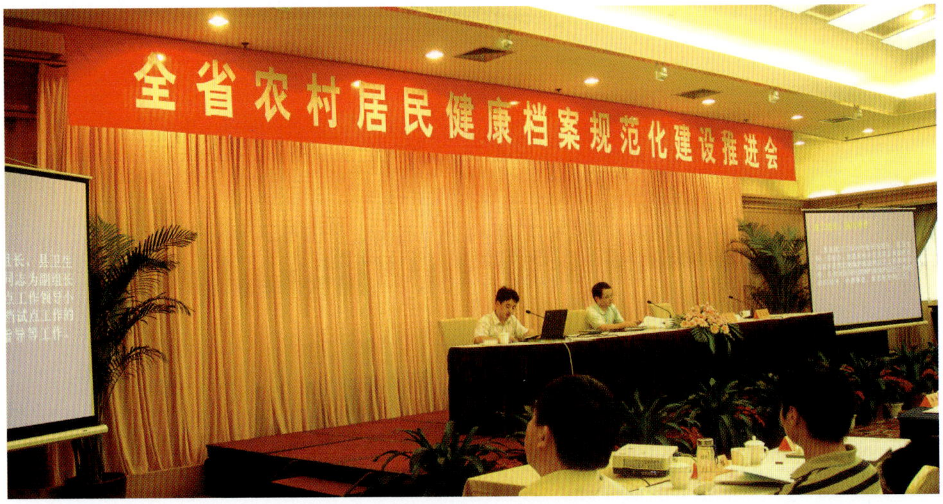

2010 年 9 月 1 日，“全省农村居民健康档案规范化建设推进会”在县举行

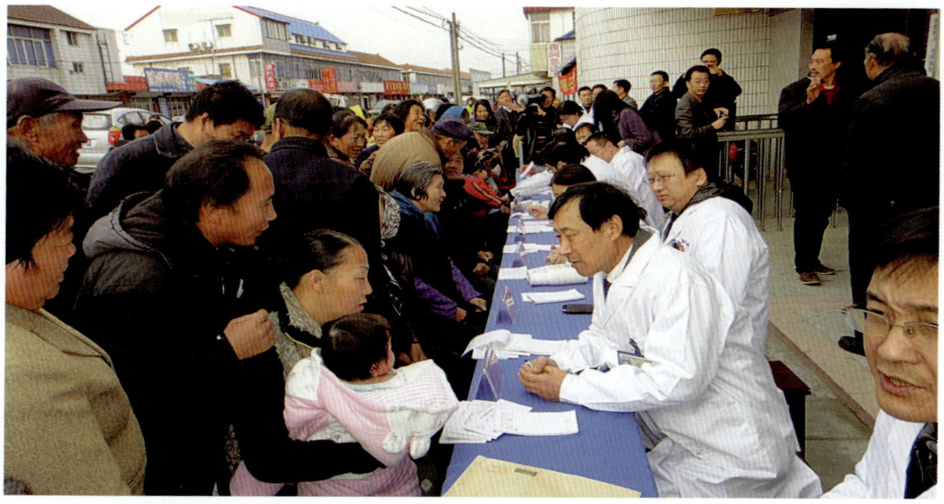

2007 年 3 月，县卫生系统“爱心天使”服务队举行送医新农村活动

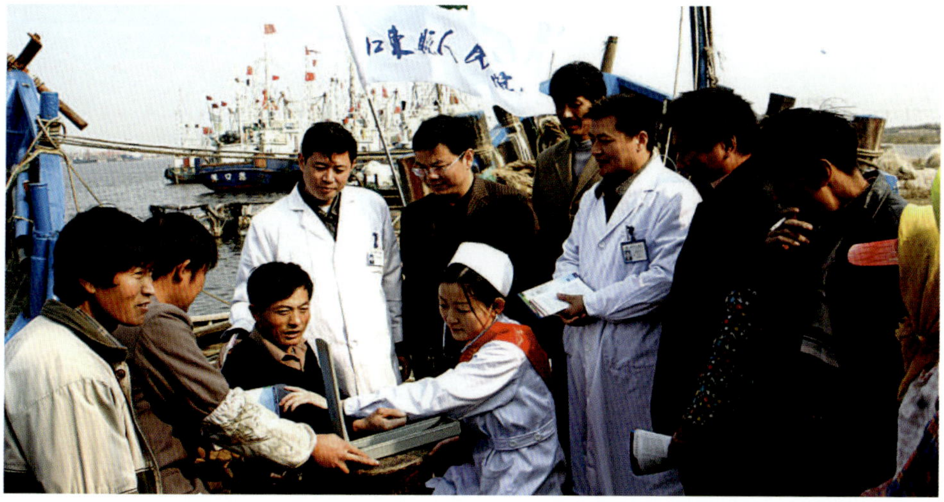

2008 年 3 月，县卫生系统“爱心天使”服务队举行送医洋口港活动

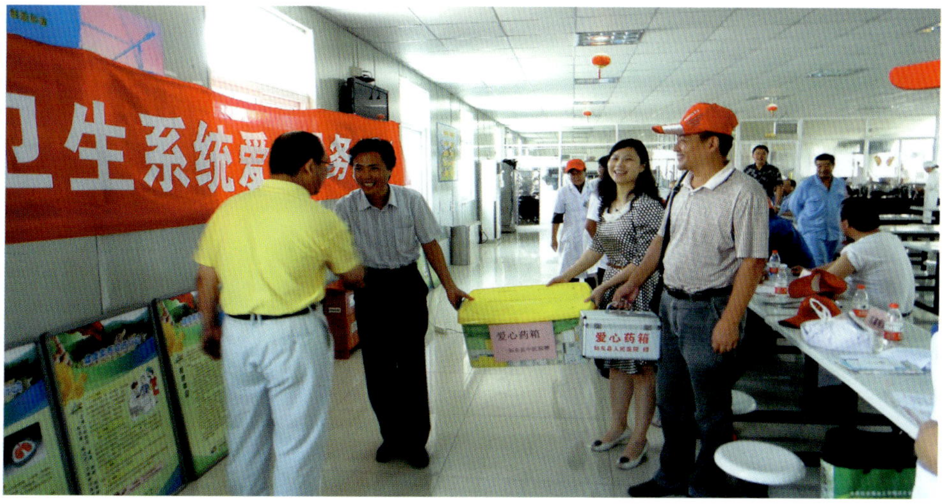

2009 年 5 月 5 日，县卫生系统举行“爱心服务港口行”活动（县卫生局提供）

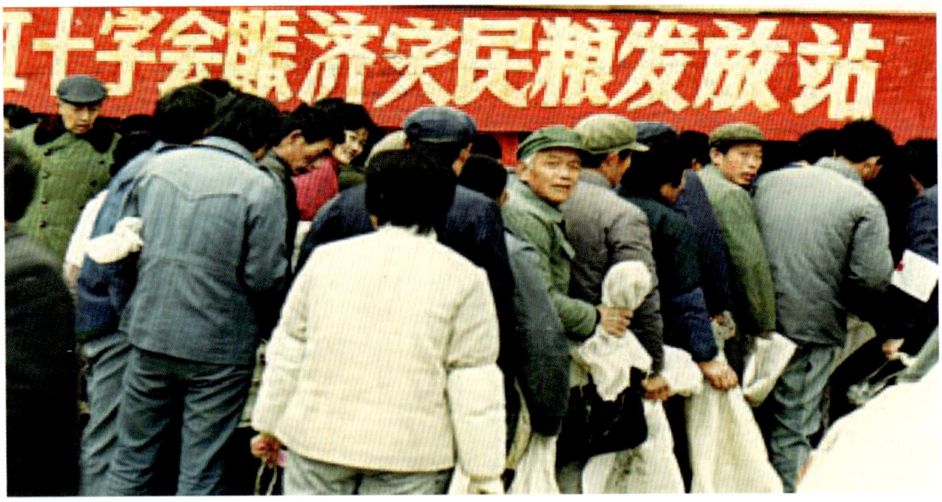

1989 年 12 月 23 日，县红十字会发放赈济灾民粮 （县红十字会提供）

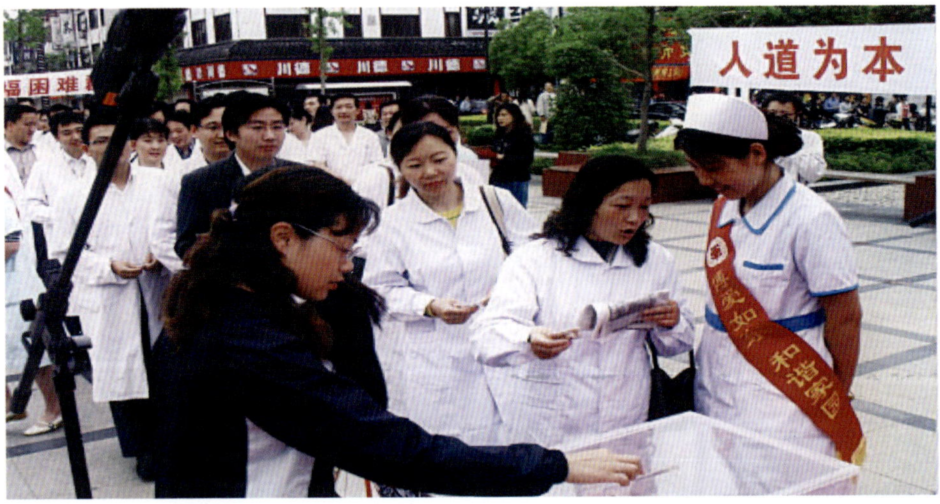

2008 年 5 月，县红十字会举行“人道为本　博爱如东”街头宣传

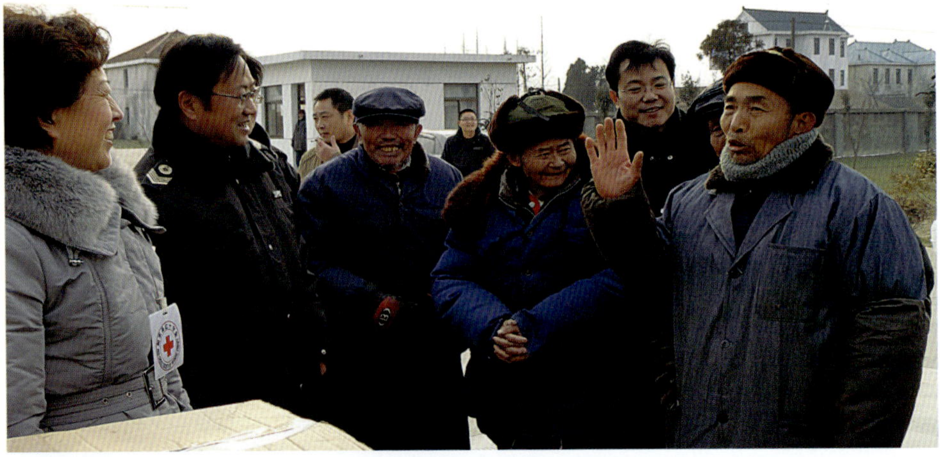

2009 年 1 月，获县红十字会救助者发表感言　（县红十字会提供）

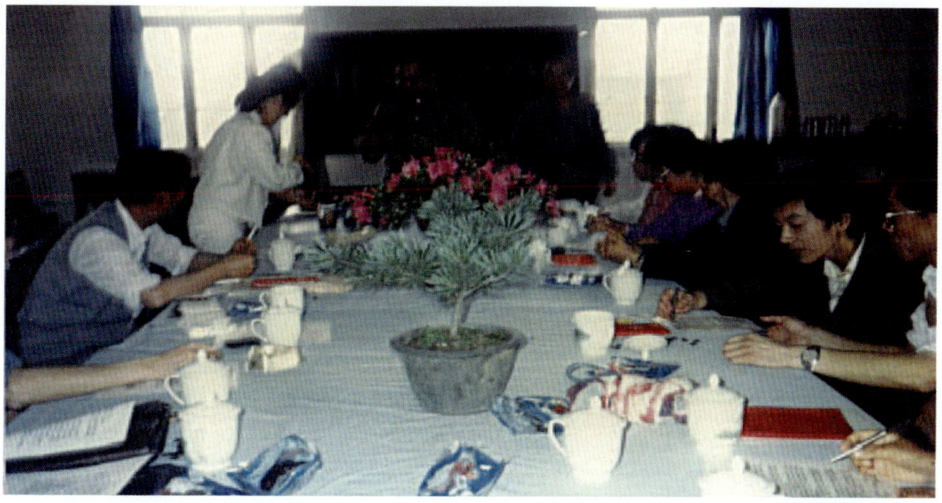

1985 年 10 月 22 日， 县中医院举行“拜师会” （县中医院提供）

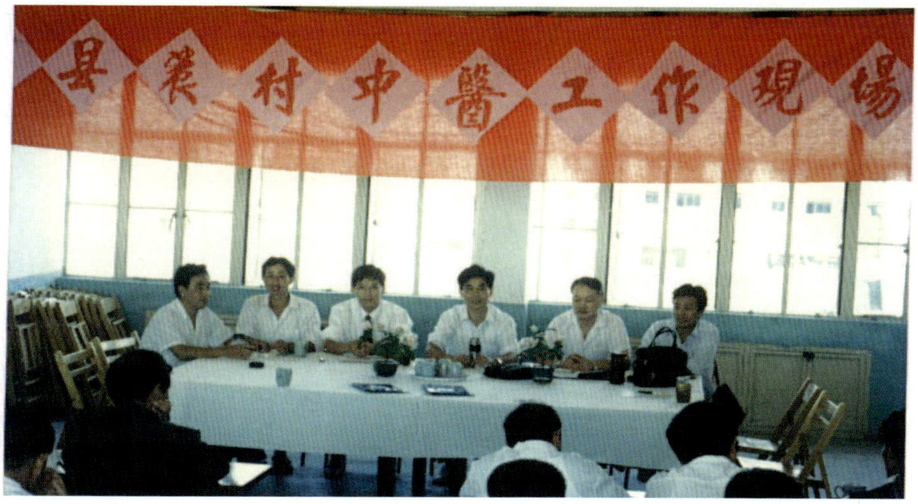

1996 年 9 月 24 日，“全县农村中医工作现场会”在马塘医院召开

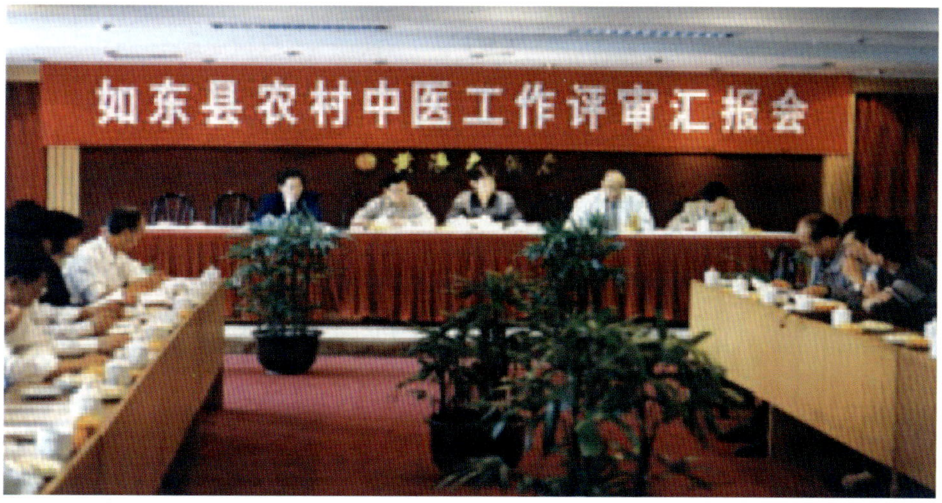

2000 年 5 月 15，“如东县农村中医工作评审汇报会”在掘港举行

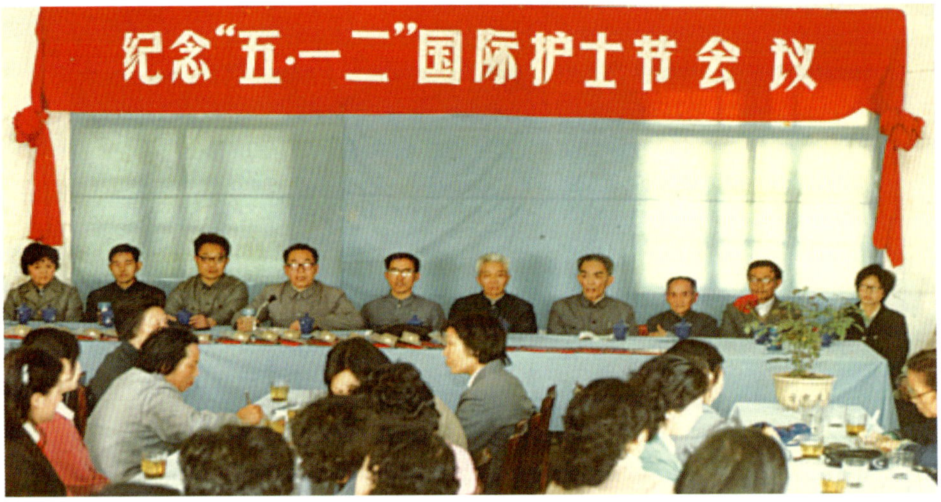

1985 年 5 月 12 日，县卫生局局长康靖（左四）在“护士节”大会上讲话

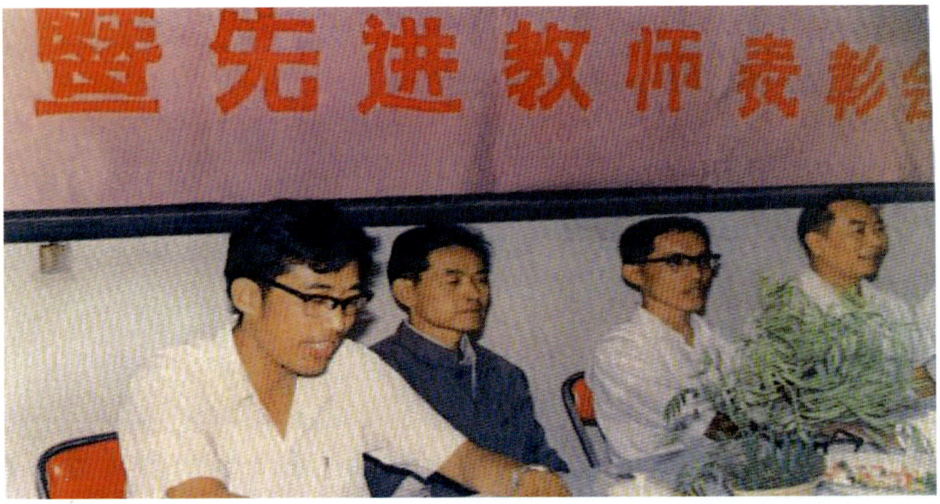

1987 年 9 月 10 日，县人民政府副县长吴剑坤（左三）出席卫生“教师节”大会

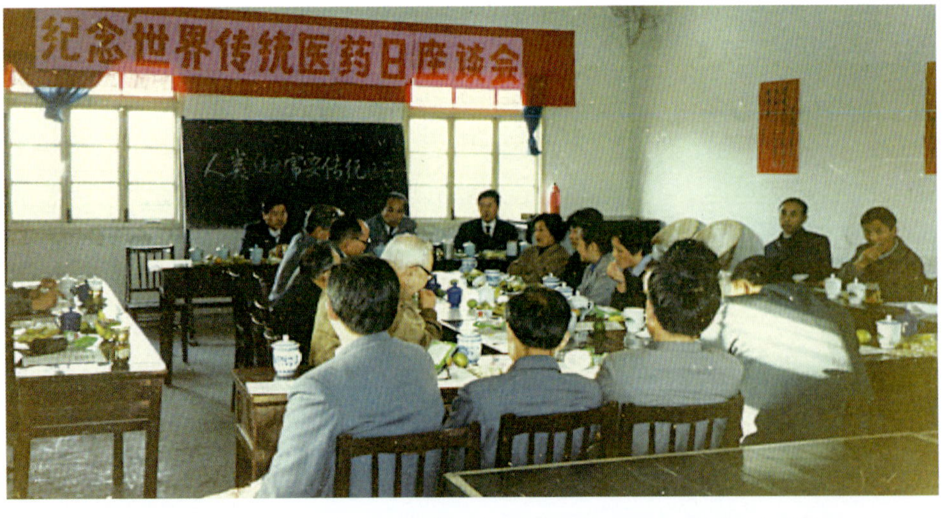

1991 年 10 月 22 日，县卫生局举行“纪念世界传统医药日座谈会”

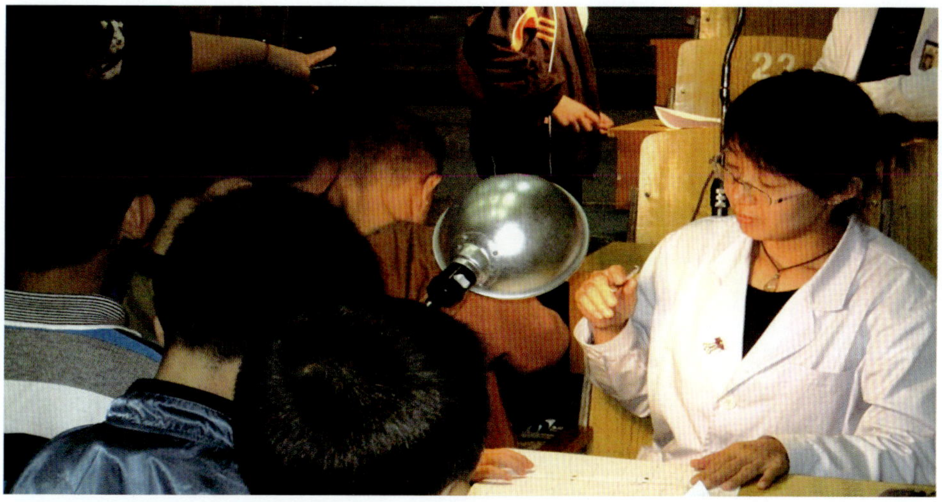

2002 年 9 月 20 日，县医疗卫生人员为学生健康检查　（县卫生局提供）

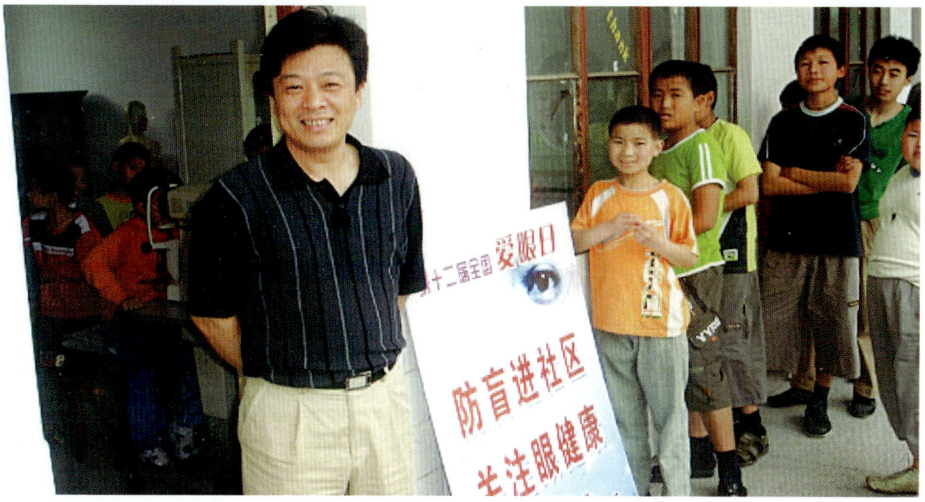

2007 年 6 月 6 日，县卫生局举行第十二届全国“爱眼日”活动（县卫生局摄）

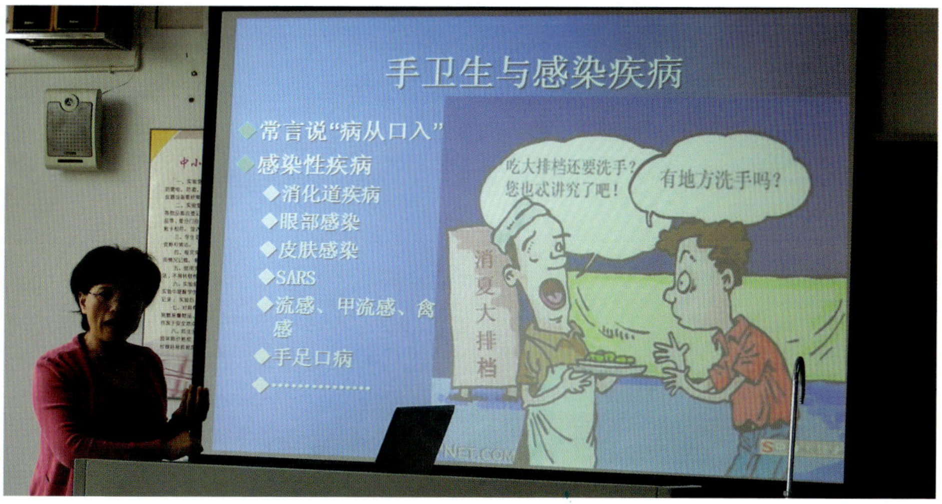

2007 年 10 月 13 日，县卫生局举行纪念“世界洗手日”活动（县卫生局摄）

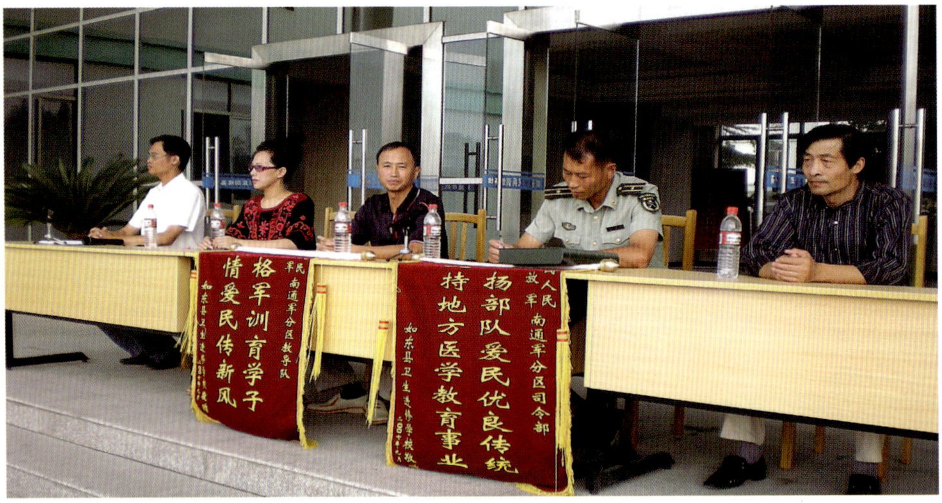

2005 年 9 月，县卫生进修学校和部队领导观看学生军训汇报表演

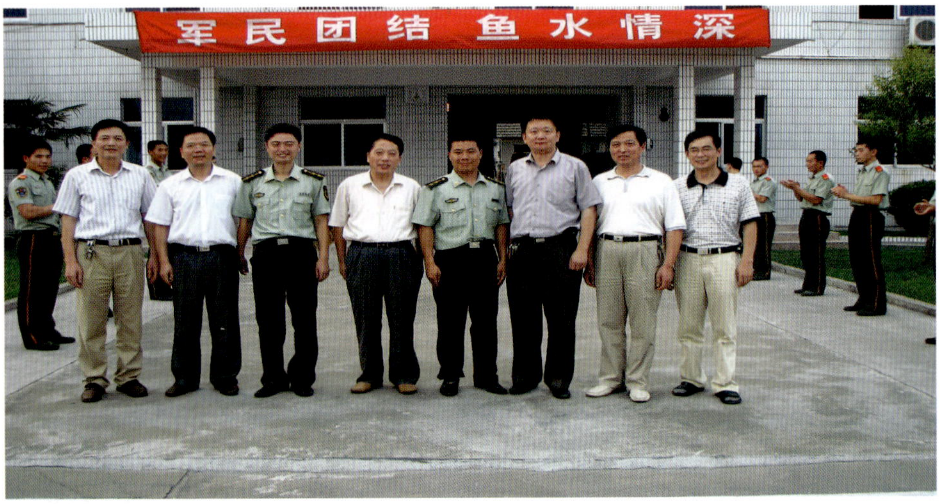

2006 年 8 月 1 日，县人民医院领导与县武装警察中队官兵合影

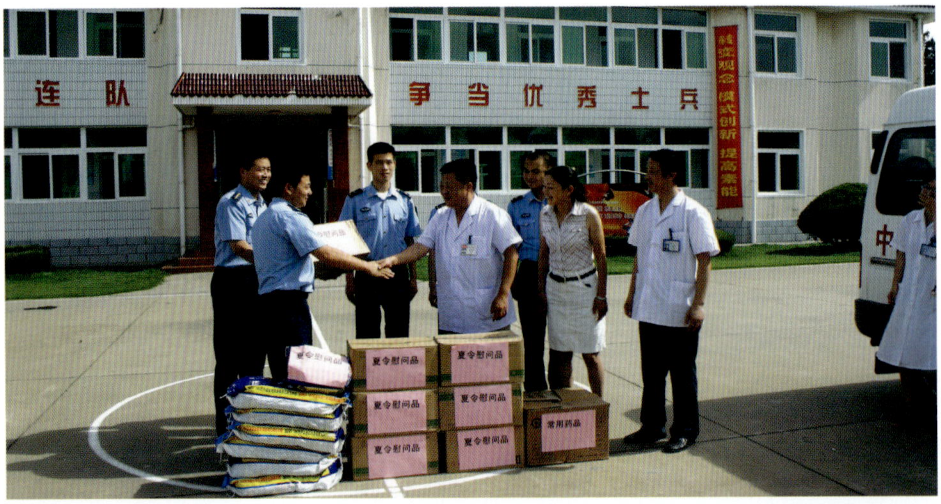

2010 年 8 月 1 日，县中医院领导慰问长沙雷达连官兵（县中医院提供）

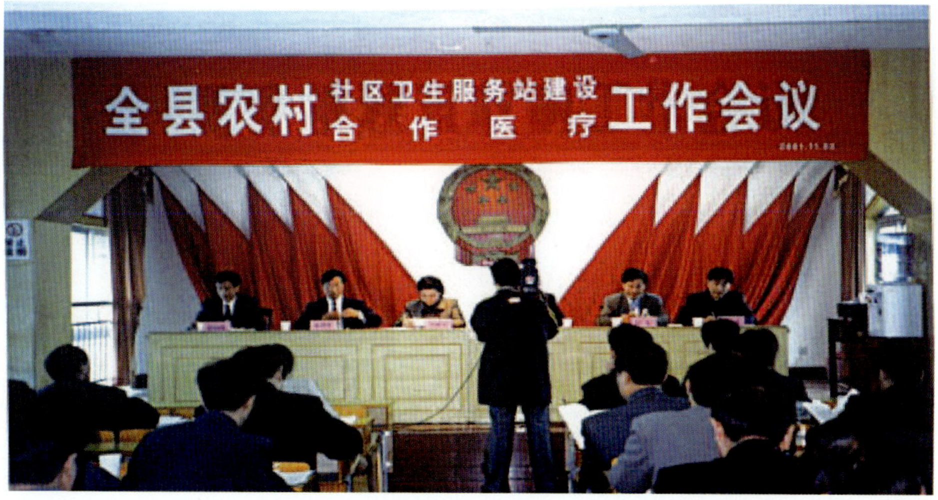

2001 年 11 月 5 日，召开“全县农村卫生服务站建设暨合作医疗工作会议”

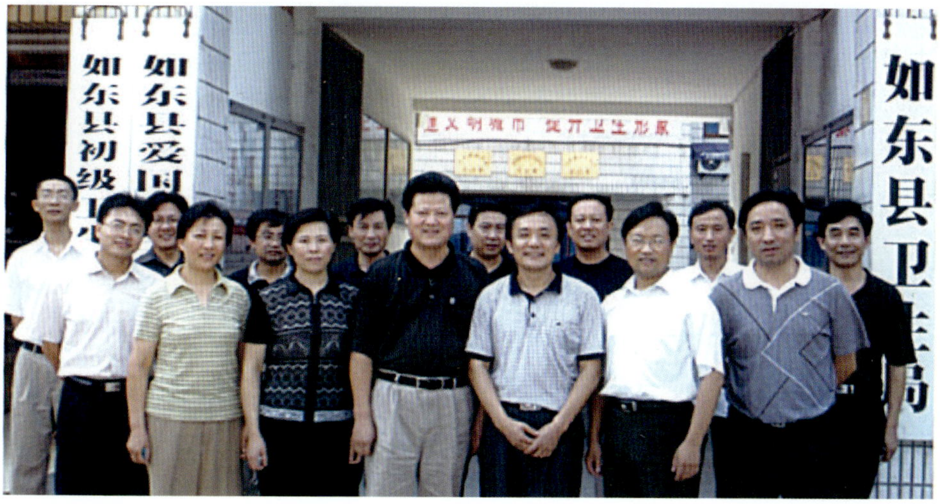

2003 年 4 月 15 日，县“防非”指挥部部分领导人员合影（县卫生局提供）

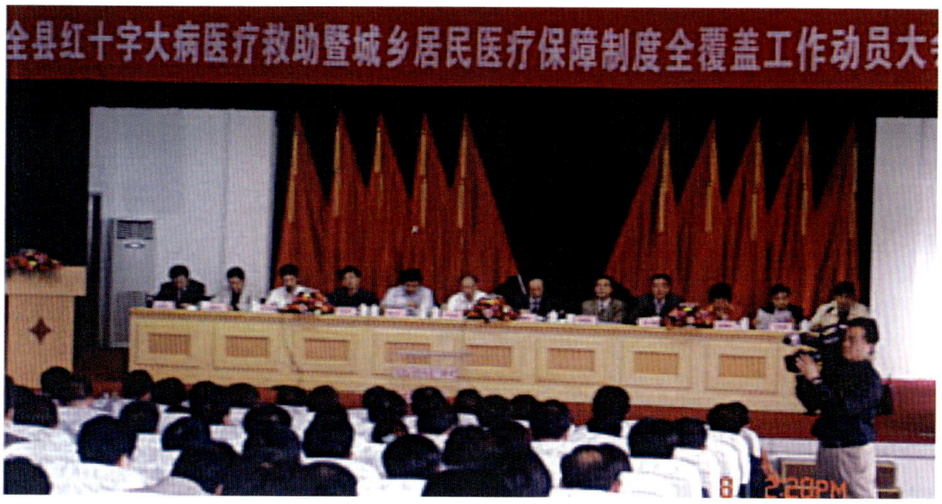

2006 年 4 月 28 日，召开“全县红十字医疗救助暨医疗保障全覆盖动员大会”

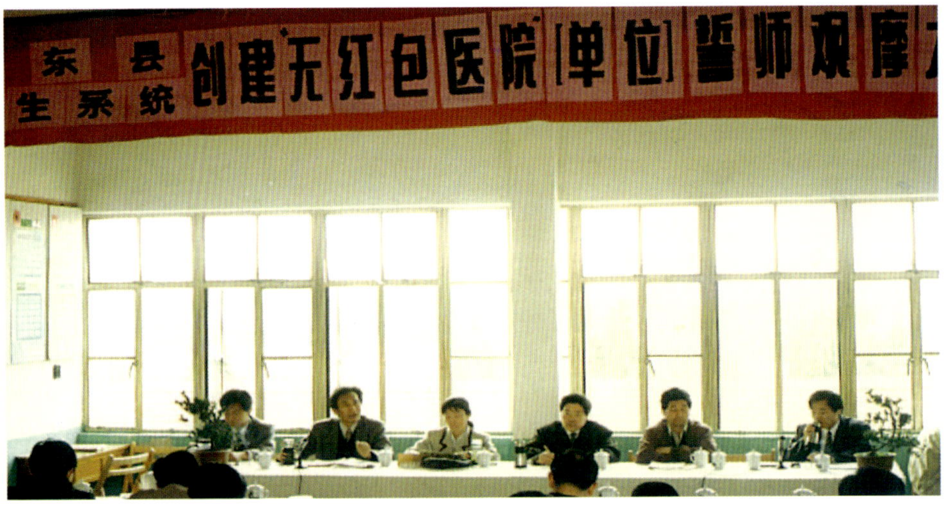

1996 年 5 月 16 日，举行“县卫生系统创建无红包医院誓师观摩大会”

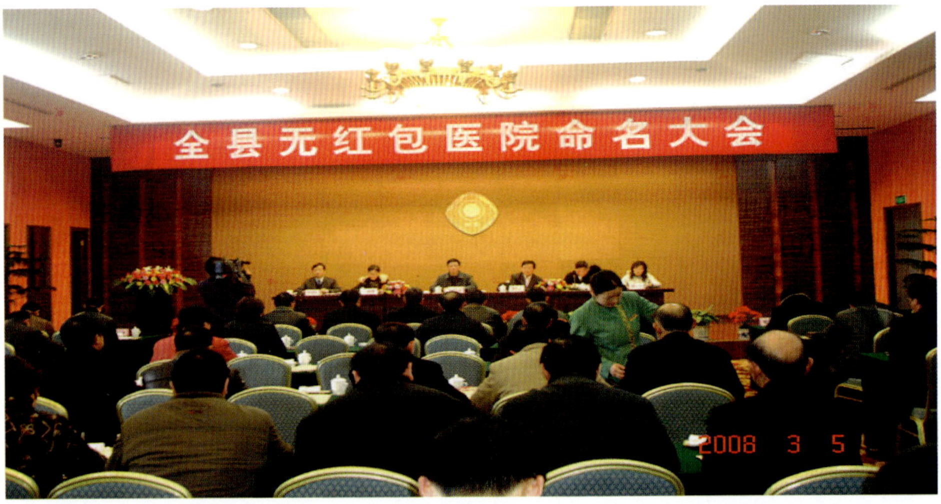

2008 年 3 月 5 日，举行“全县无红包医院命名大会”（县卫生局提供）

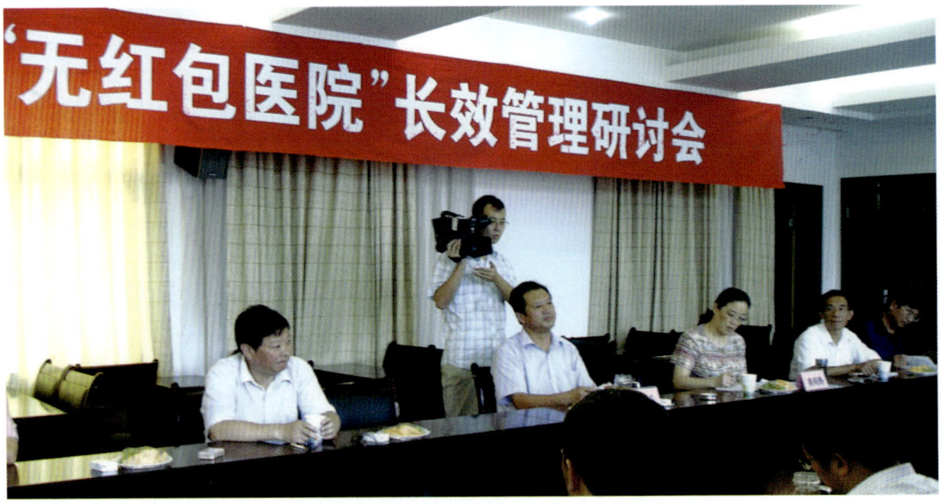

2010 年 5 月，举行县卫生系统“无红包医院”长效管理研讨会（县卫生局提供）

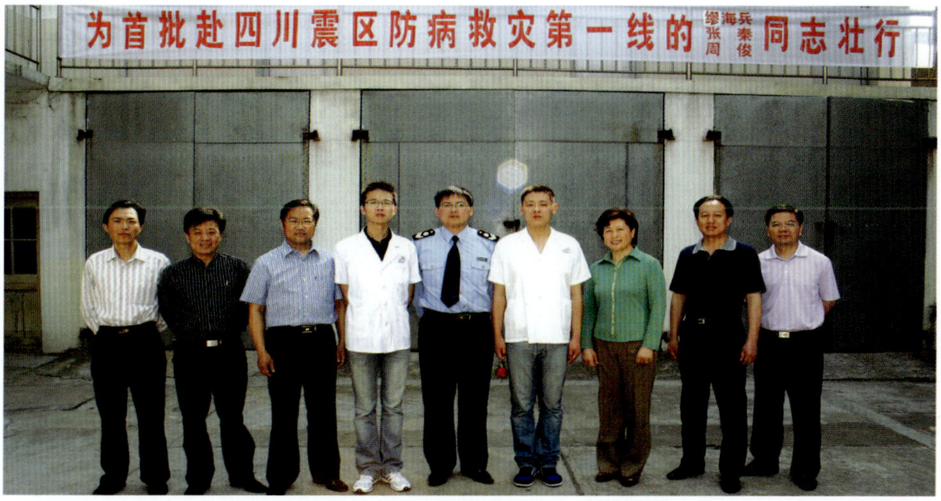

2008 年 5 月 21 日，县卫生局为赴四川汶川大地震灾区救灾志愿者壮行

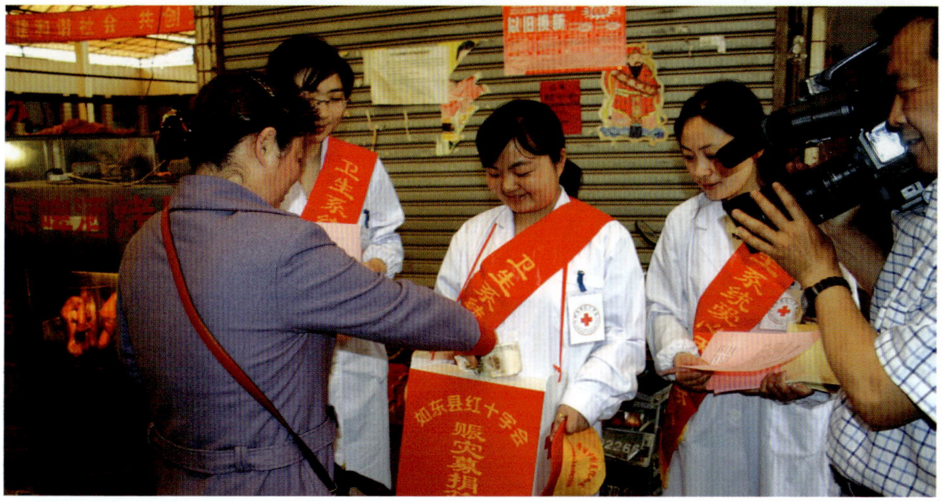

2008 年 5 月 20 日，县卫生志愿者为四川汶川大地震灾区群众街头定向募捐

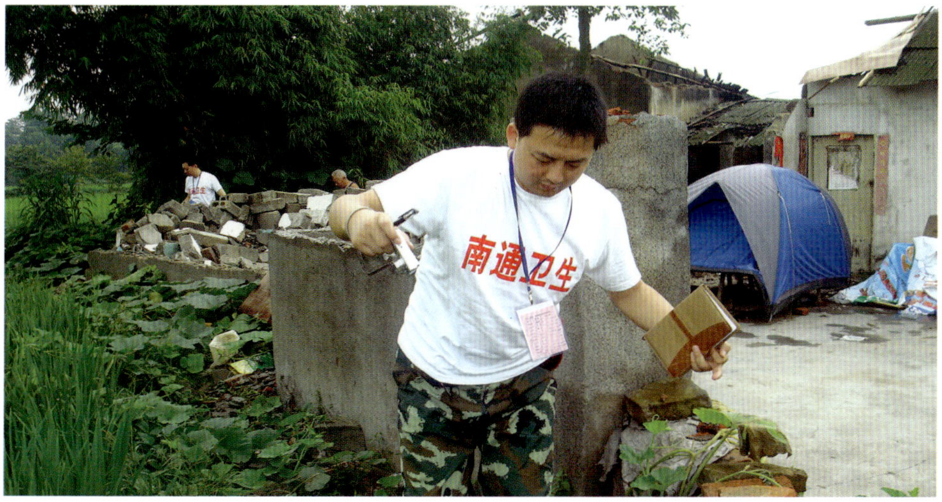

2008 年 8 月 20 日，县卫生志愿者在四川汶川大地震灾区 （县卫生局提供）

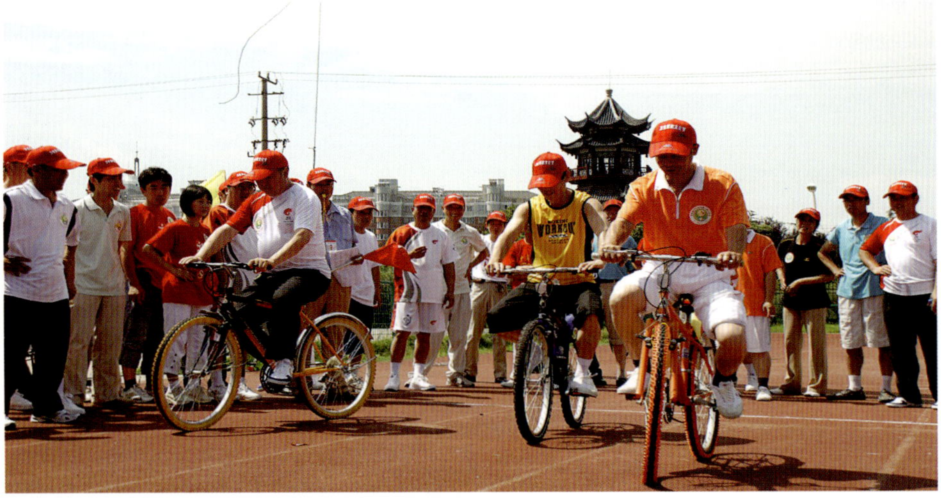

2004 年 11 月 8 日，县第二届卫生文化艺术节举行“自行车慢车活动”

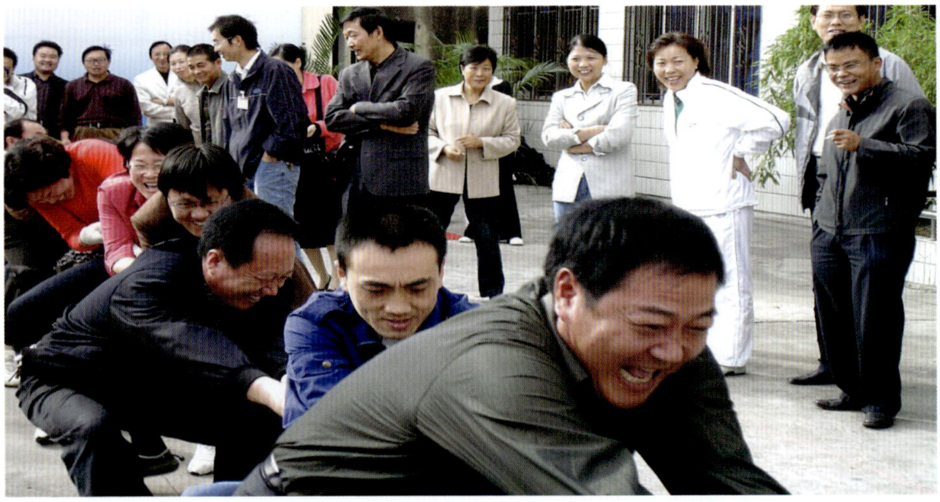

2006 年 10 月 25 日，县卫生局代表队参加县卫生文化艺术节拔河比赛

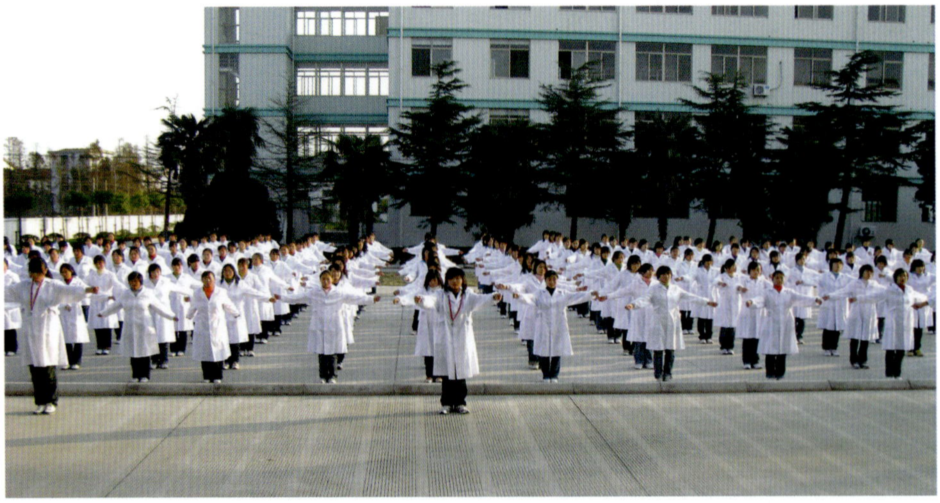

2007 年 9 月，县卫生进修学校课间广播体操　（县卫生进修学校提供）

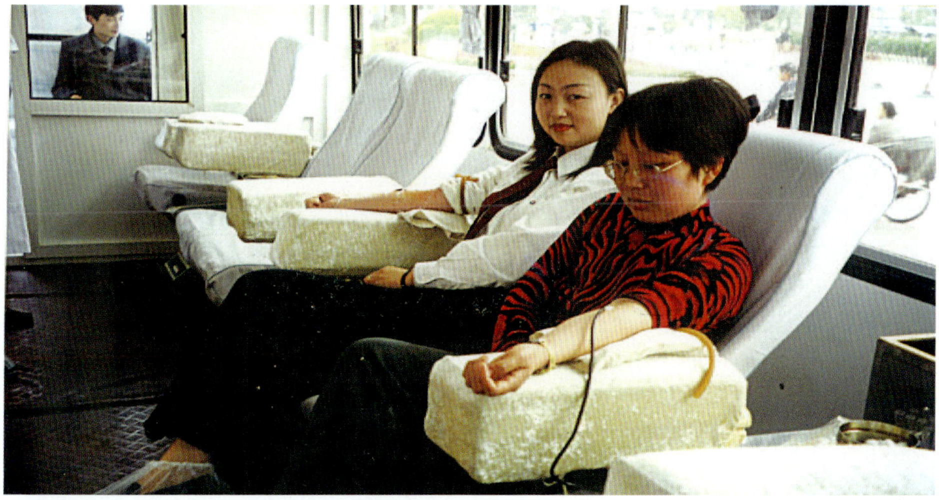

2003 年 5 月 6 日，如东县无偿献血志愿者　　（县无偿献血办公室提供）

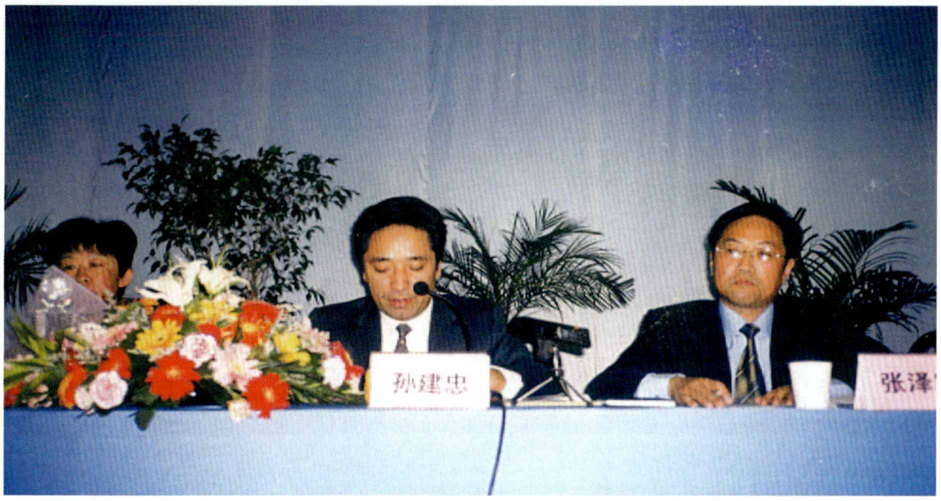

2004 年 4 月 6 日，县人民政府副县长孙建忠出席表彰捐赠造血干细胞者孙娅大会

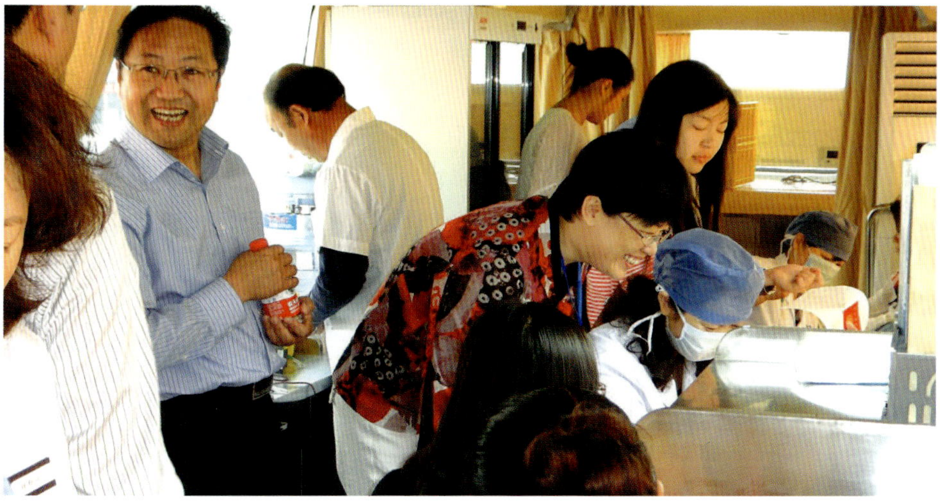

2008 年 5 月 26 日，县人民政府副县长姜晓静（左三）检查无偿献血工作

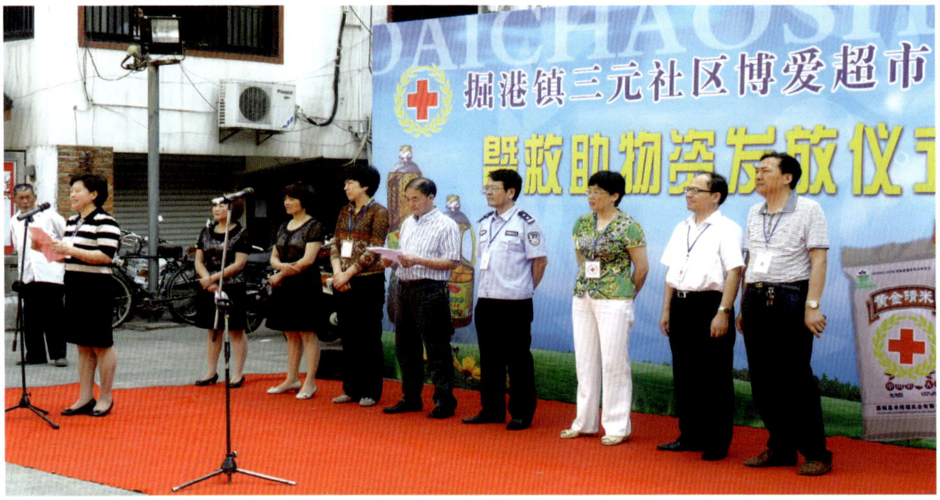

2008 年 6 月 9 日，县红十字会举行“掘港三元博爱超市启动仪式”

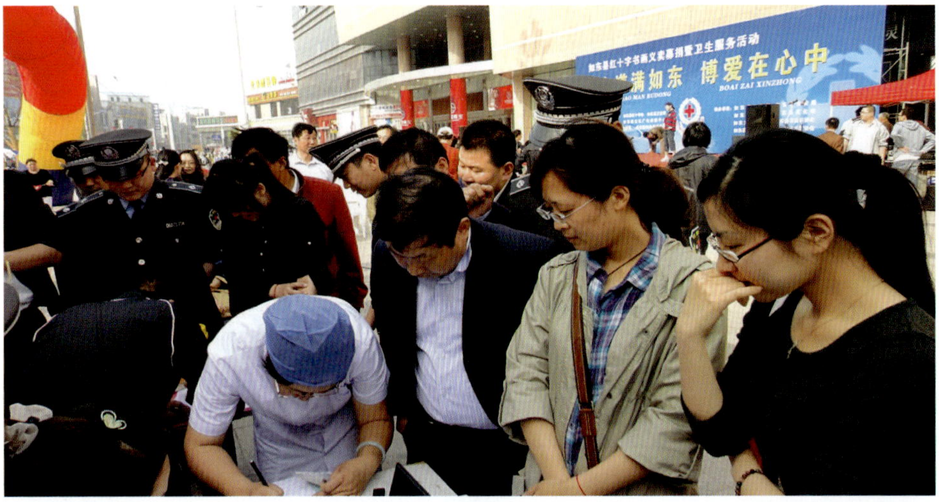

2009 年 5 月 19 日，举行“人道满如东　博爱在心中”启动仪式（县红十字会摄）

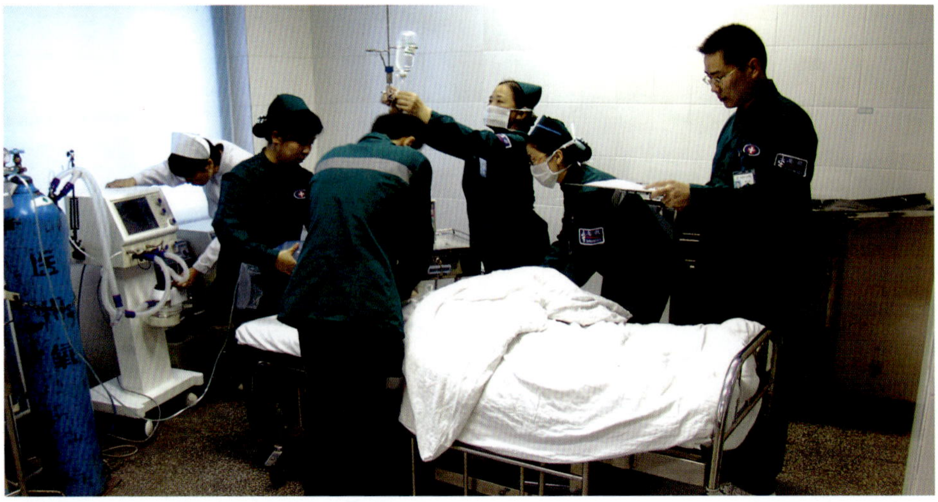

2010 年 5 月 16 日，县红十字医院“绿色生命抢救通道”（县红十字会摄）

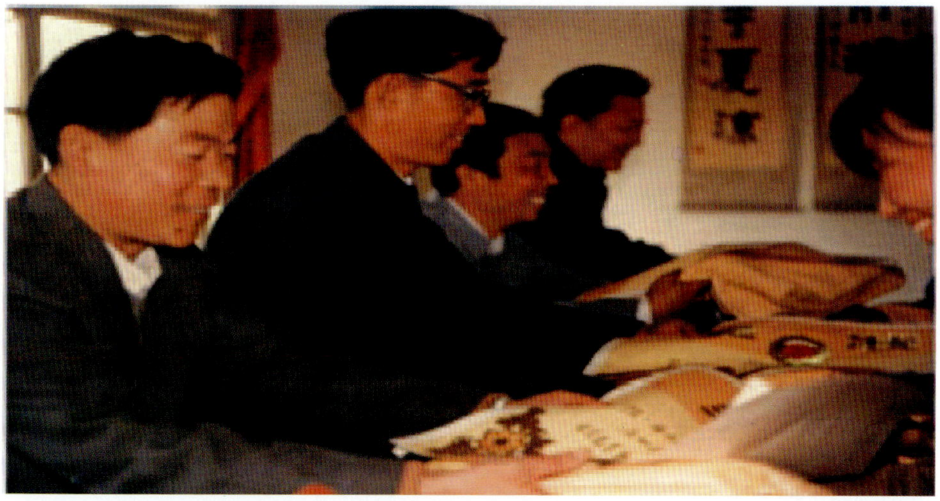

1986 年 3 月 20 日，县卫生局局长吴爱祥（左二）在县医学科技工作会上颁奖

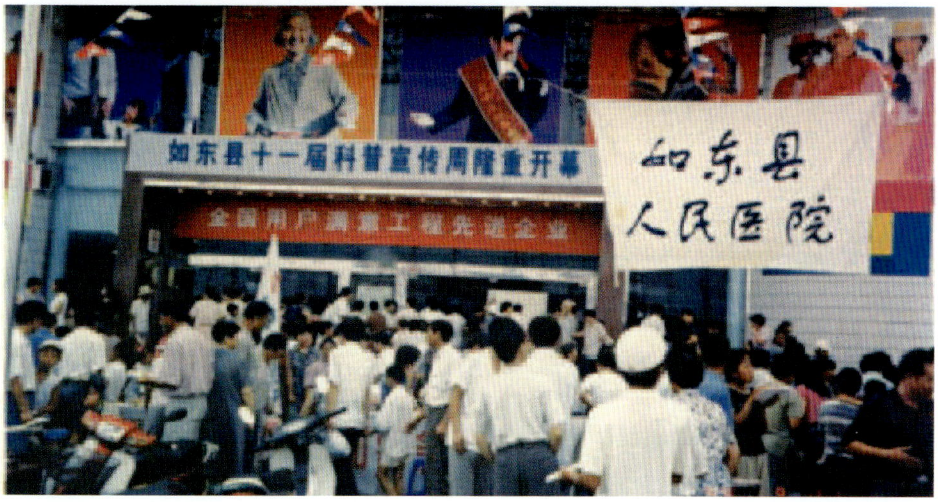

1996 年，县卫生局举行县第 11 届科普宣传周活动　（县卫生局提供）

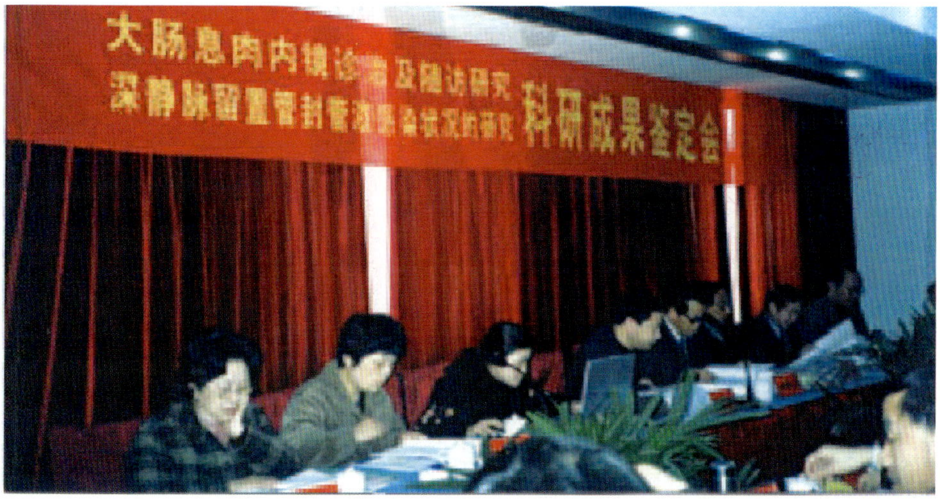

2007 年 9 月，县医学会举行医学科技成果鉴定会　（县医学会提供）

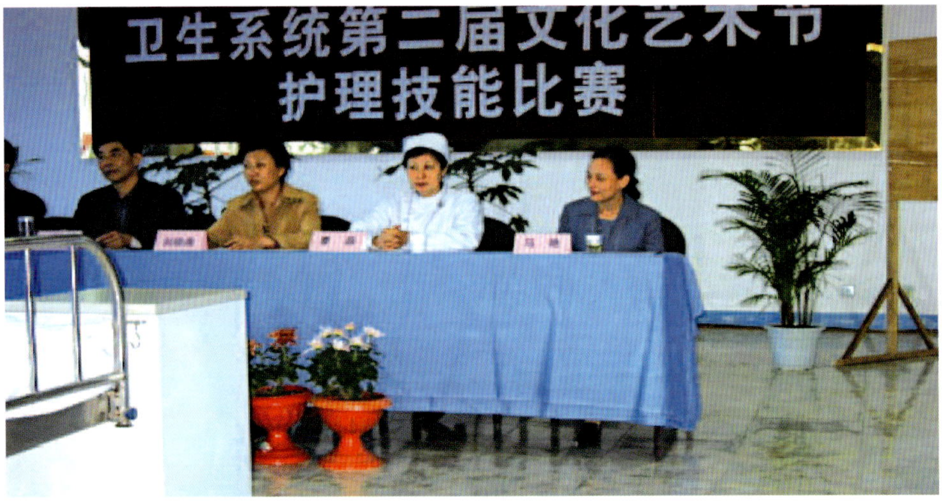

2004 年 11 月 10 日，县卫生局举办护理技能操作比武 （县卫生局提供）

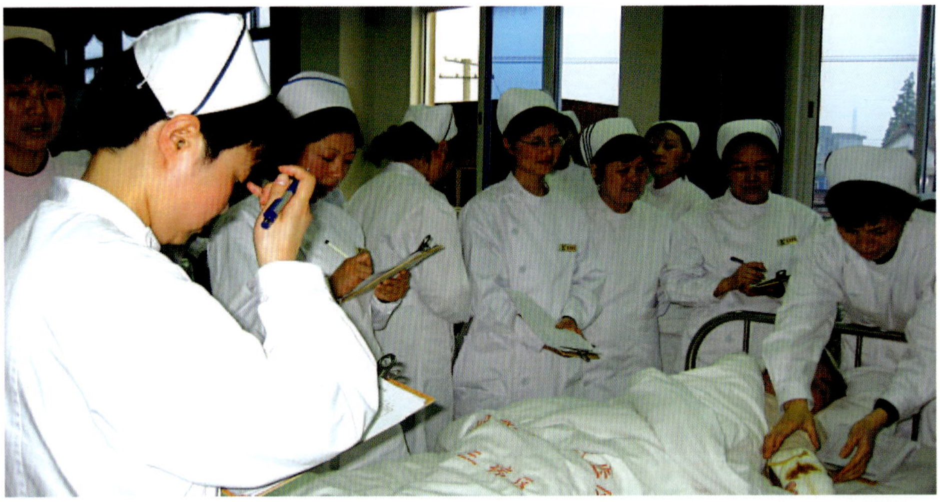

2006 年 5 月 12 日，县人民医院举办护理技能操作比武 （县人民医院提供）

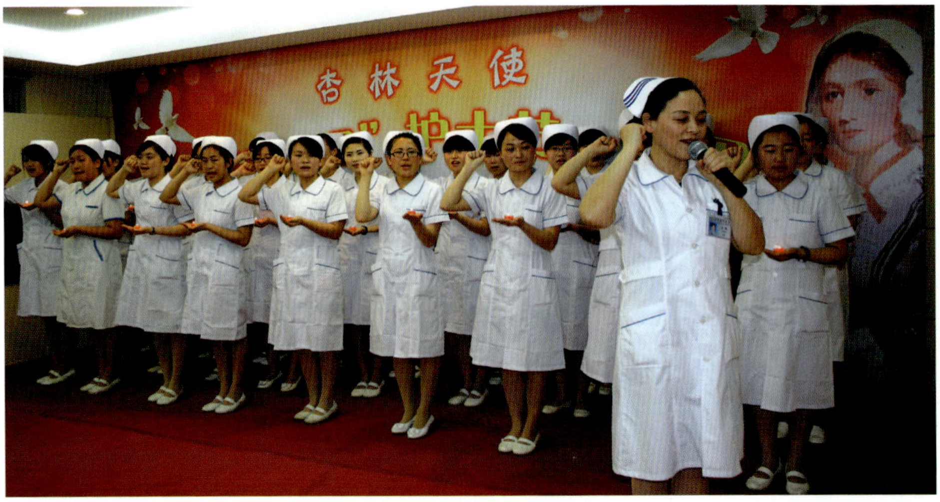

2010 年 5 月 12 日，县中医院举行新护士宣誓仪式（县中医院提供）

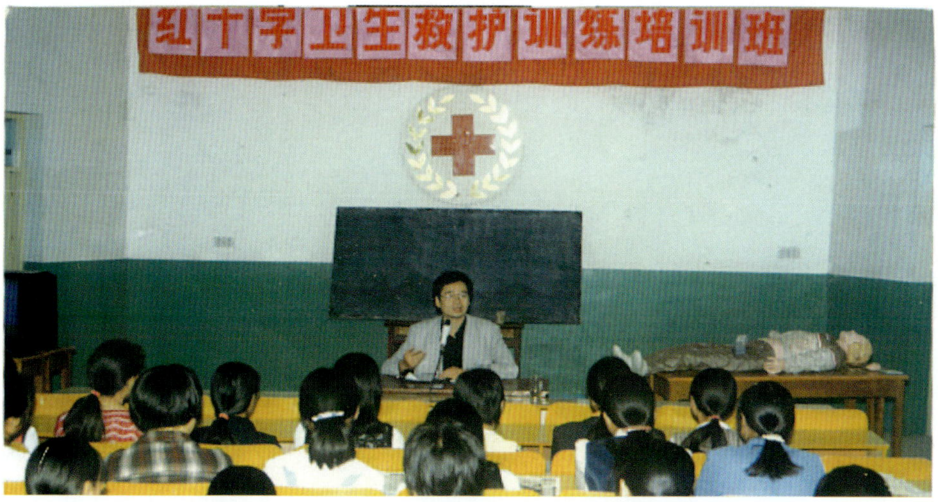

1990 年 5 月 20 日，县举办“红十字卫生救护训练培训班”

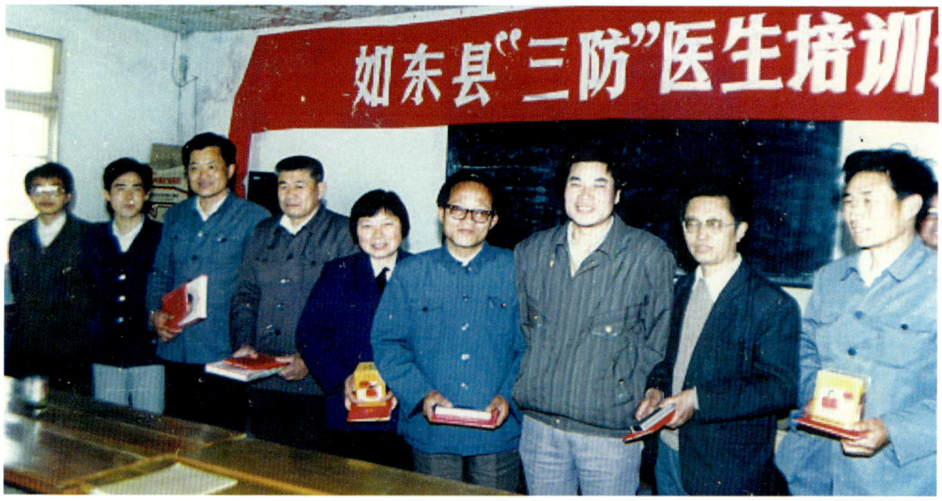

1993 年 5 月，县卫生局举办如东县“三防”医生培训班 （县卫生局提供）

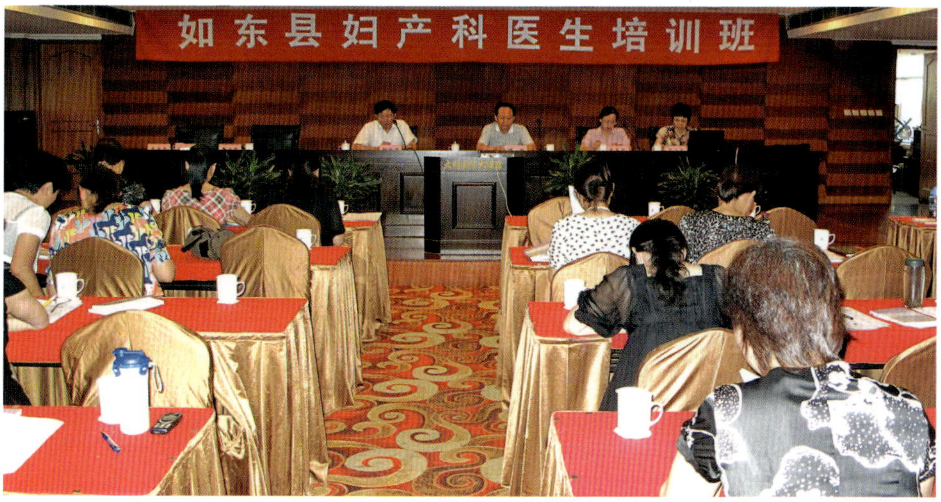

2007 年 3 月，举办“如东县妇产科医生培训班” （县妇幼保健所提供）

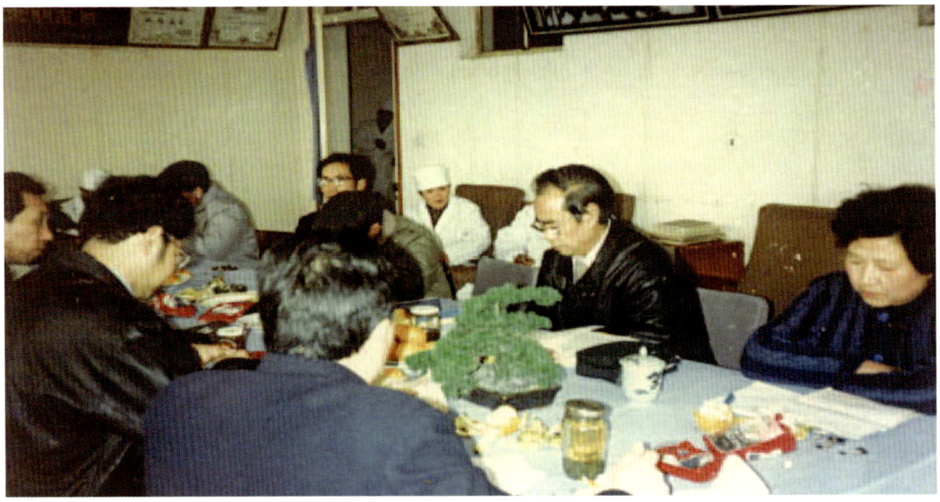

1987 年 3 月，“江苏省文明医院评审会议”在县人民医院召开（县人民医院摄）

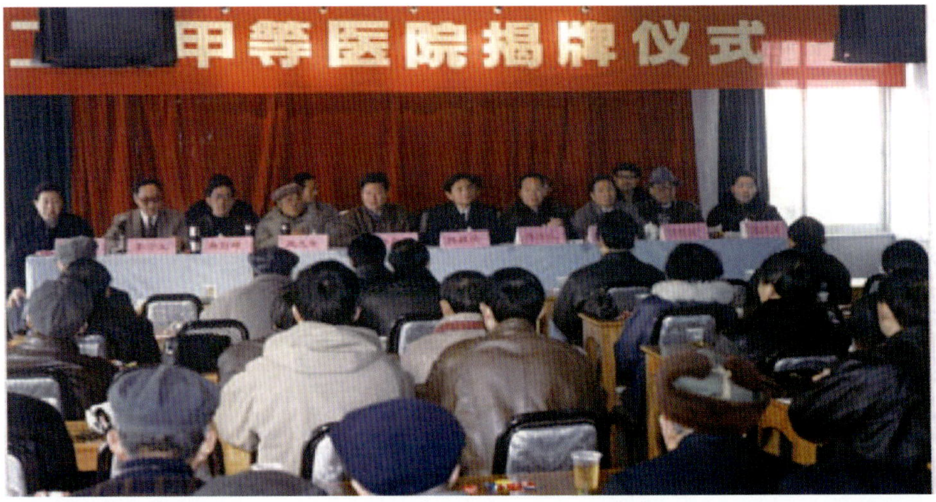

1996 年 1 月 9 日，县人民医院举行“二级甲等医院揭牌仪式”（县人民医院摄）

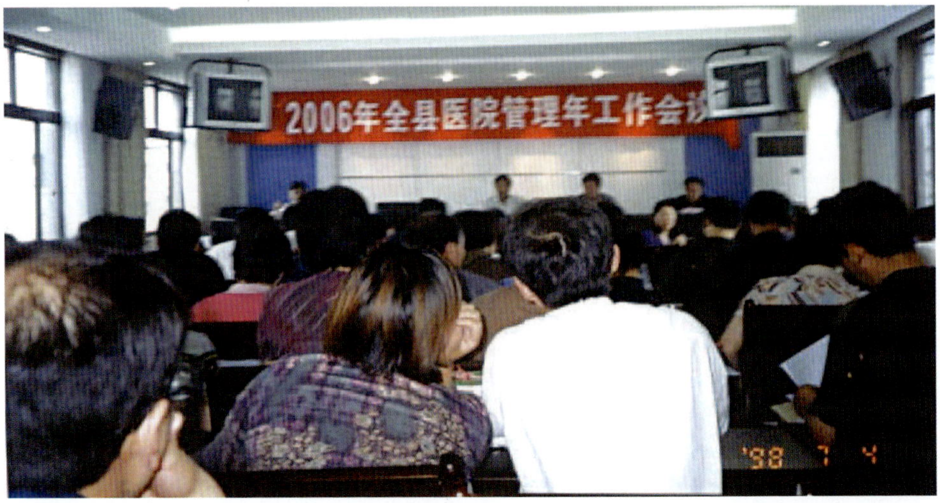

2006 年 1 月 5 日，县卫生局召开“全县医院管理年工作会议”（县卫生局提供）

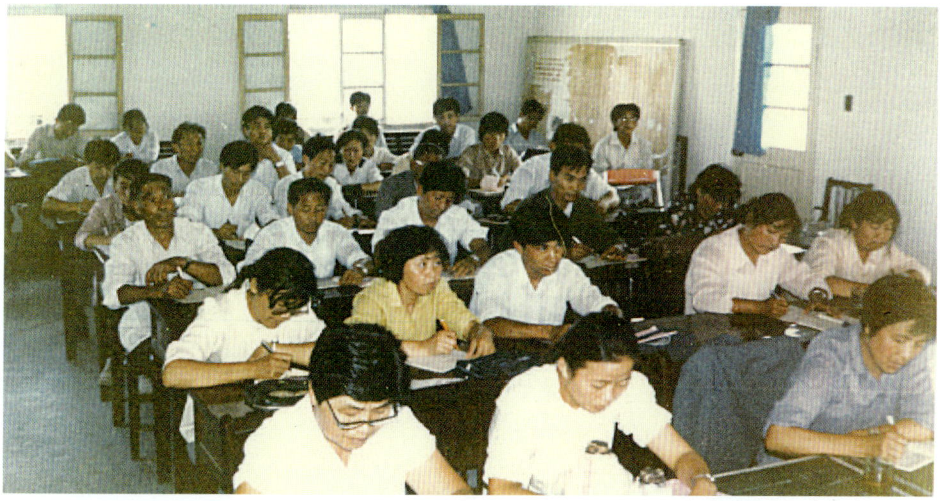

1991年5月5日，县卫生局召开“全县村卫生室建设工作会议”

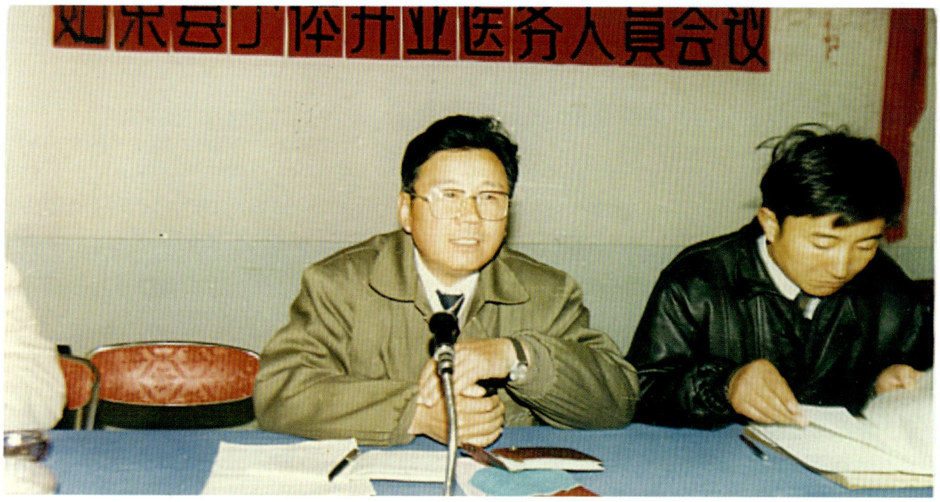

1993年5月，召开“如东县个体开业医务人员会议” （县卫生局提供）

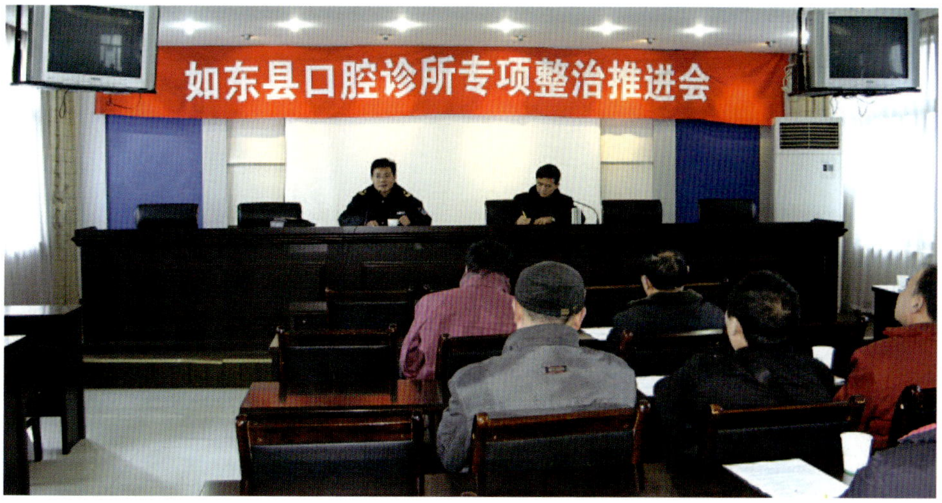

2010年3月20日，召开“如东县口腔诊所专项整治推进会”

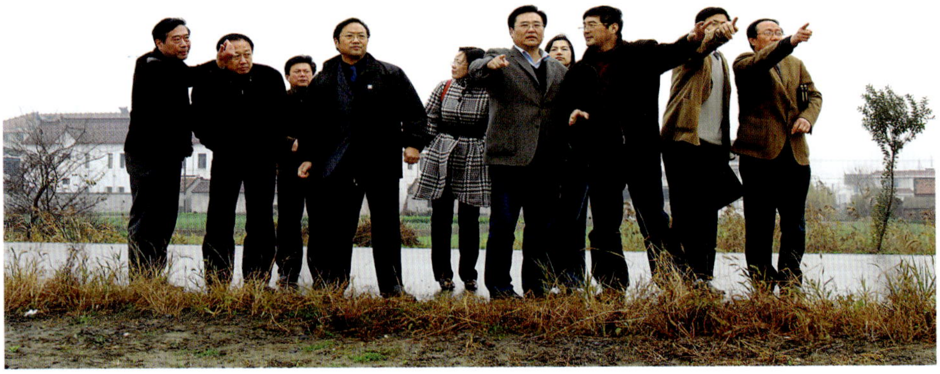

2007 年 12 月 4 日，县人民政府举行“县第三人民医院整体搬迁现场论证会”

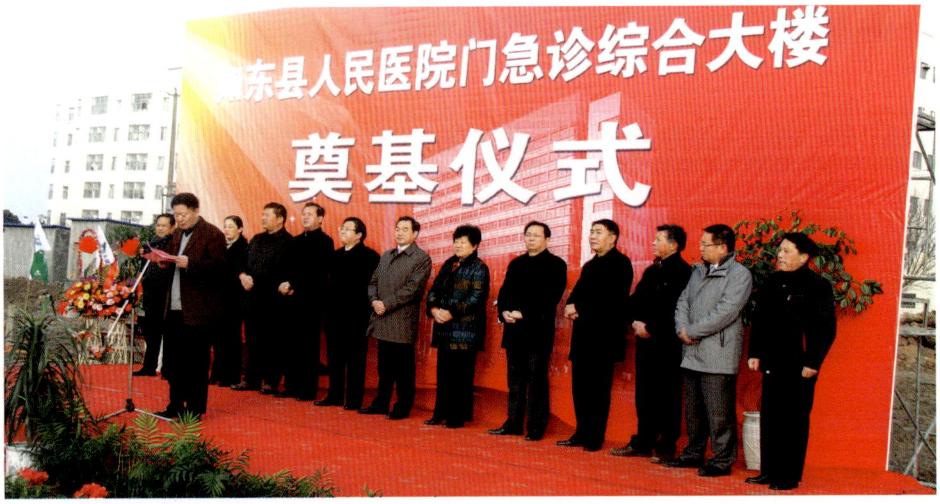

2009 年 12 月 16 日，县人民医院举行“门急诊综合大楼奠基仪式”

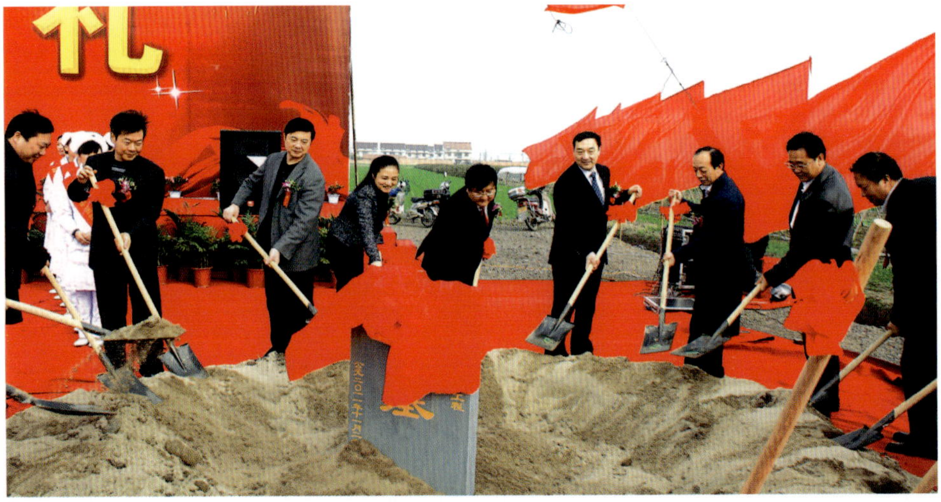

2010 年 12 月 16 日，县中医院举行“新址奠基典礼” （县中医院摄）

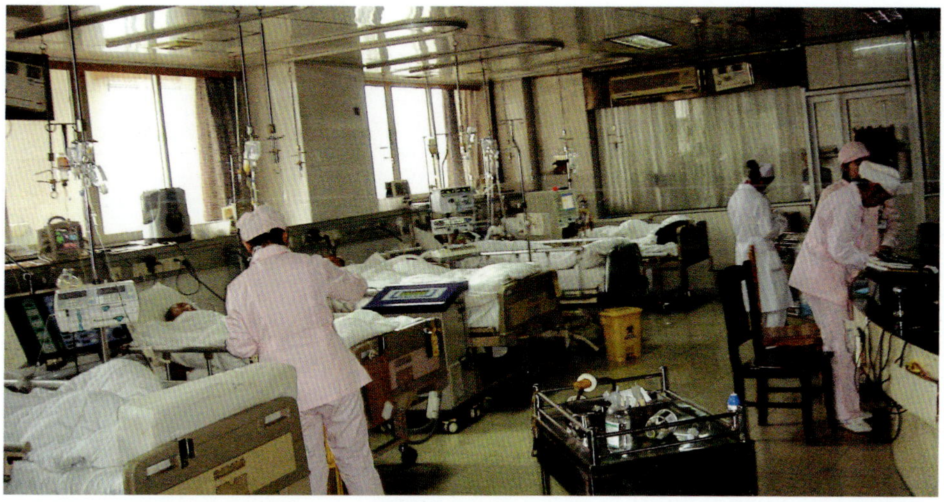

2002年10月，县人民医院建重症监护病房 （2012年3月1日摄）

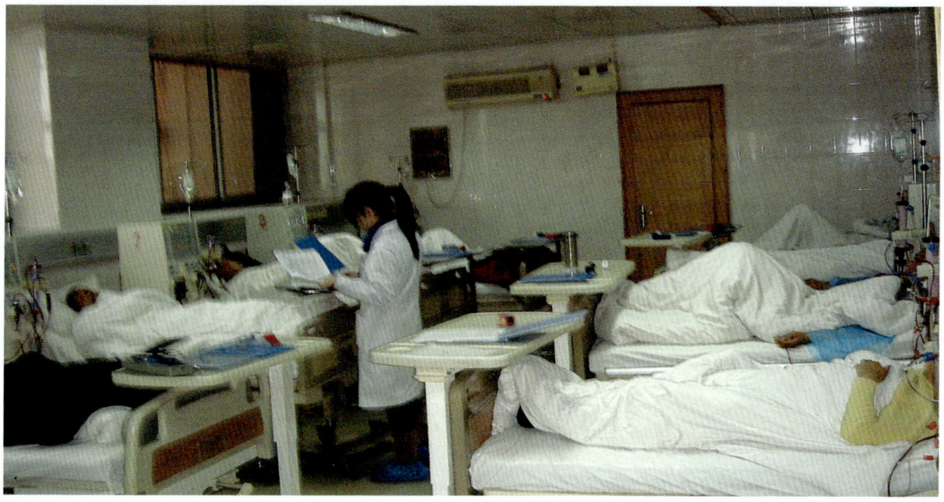

2000年12月，县人民医院购血液透析设备 （2012年3月1日摄）

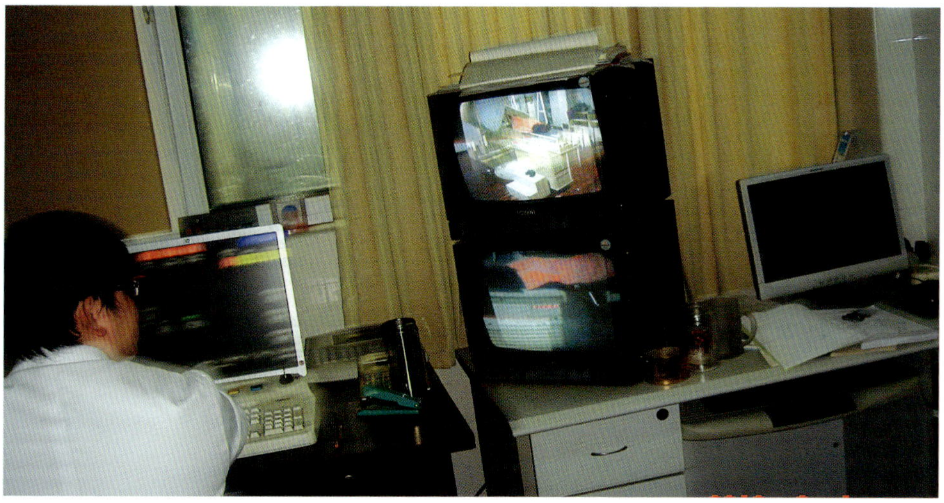

2009年12月，县人民医院购医用电子直线加速器 （2012年3月1日摄）

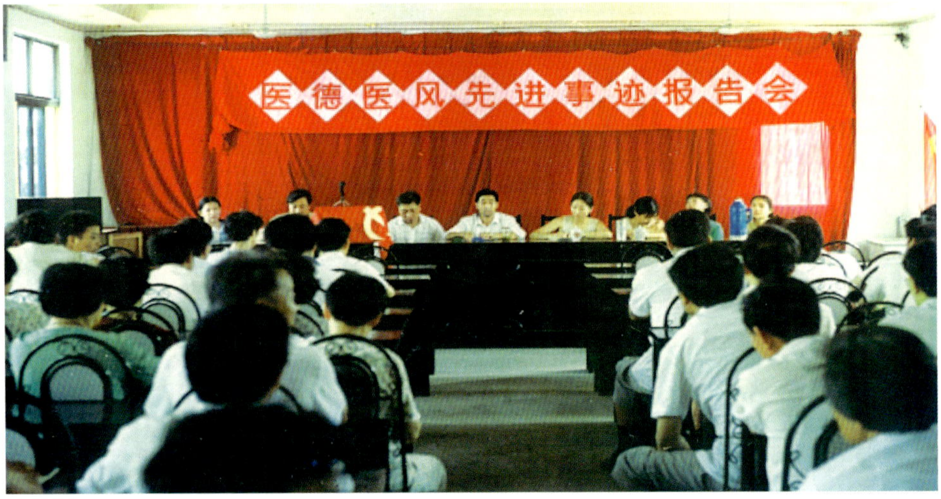

1999 年 9 月 20 日，县卫生局举行“医德医风先进事迹报告会”（县卫生局摄）

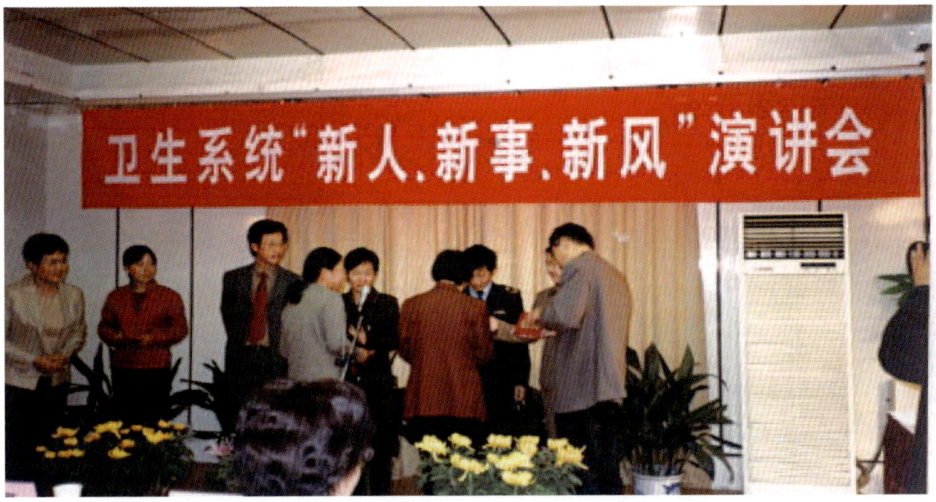

2003 年 10 月 20 日，举行县卫生系统“新人、新事、新风”演讲大会

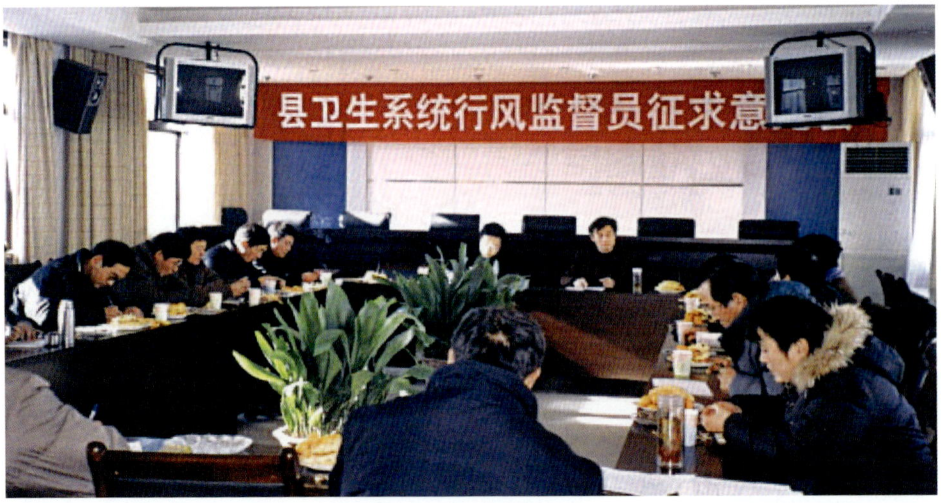

2005 年 11 月，举行“县卫生系统行风监督员征求意见会”（县卫生局提供）

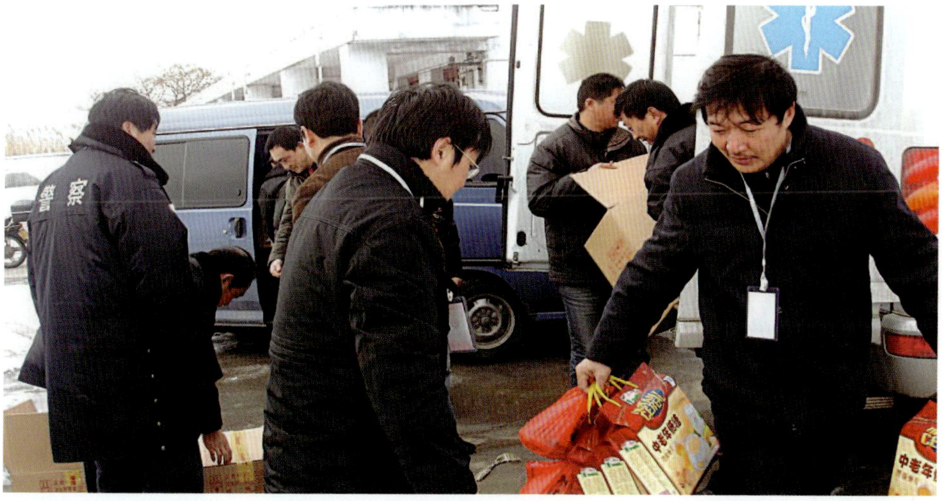

2008 年 1 月 30 日，县直医疗卫生单位领导赴洋口镇敬老院慰问（县卫生局摄）

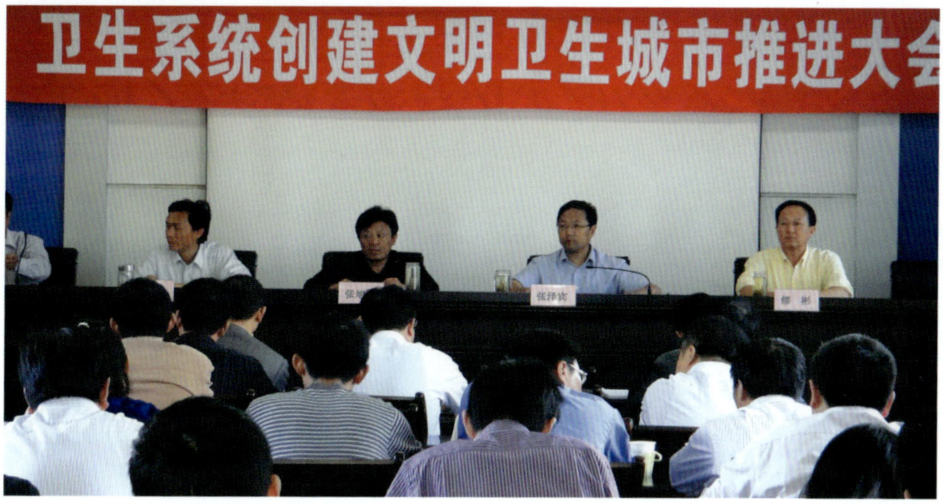

2009 年 6 月，召开“县卫生系统创建文明卫生城市推进大会”（县卫生局提供）

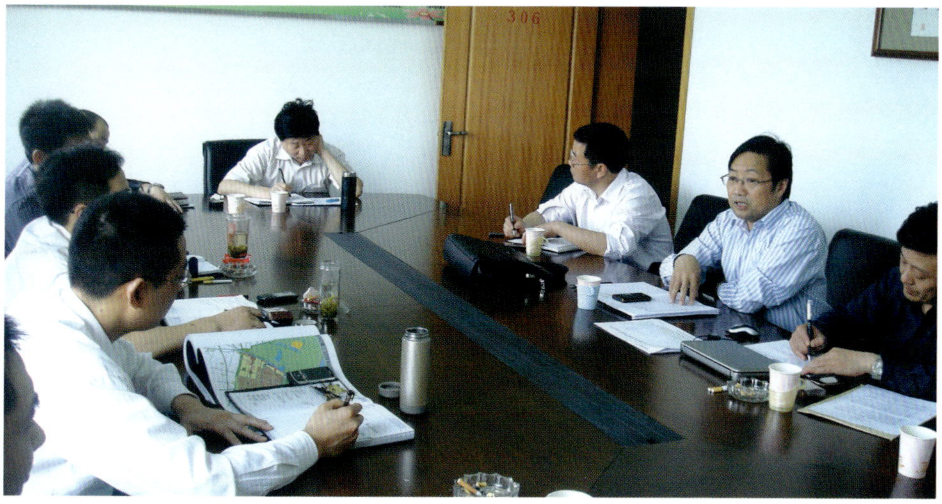

2010 年 10 月 19 日，县卫生局、洋口镇领导举行共创城镇文明商谈会

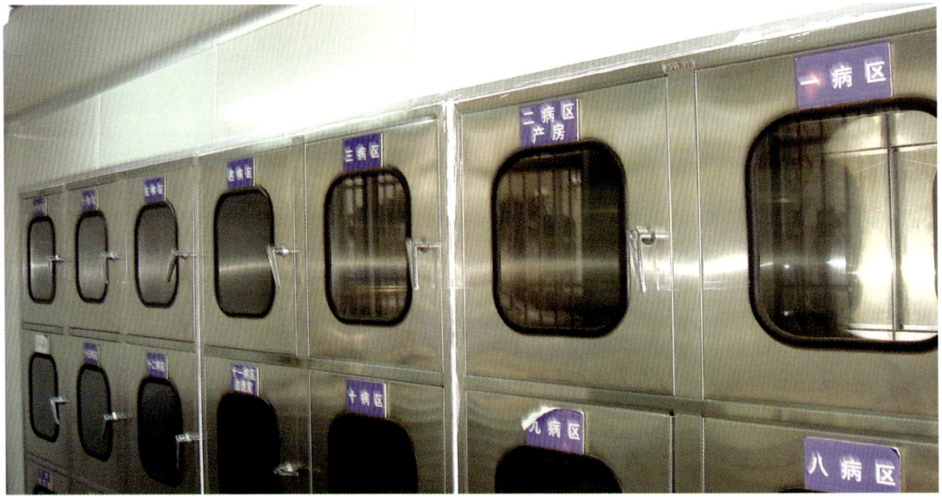

1999 年 1 月，县人民医院新建消毒供应室（2012 年 3 月 1 日摄）

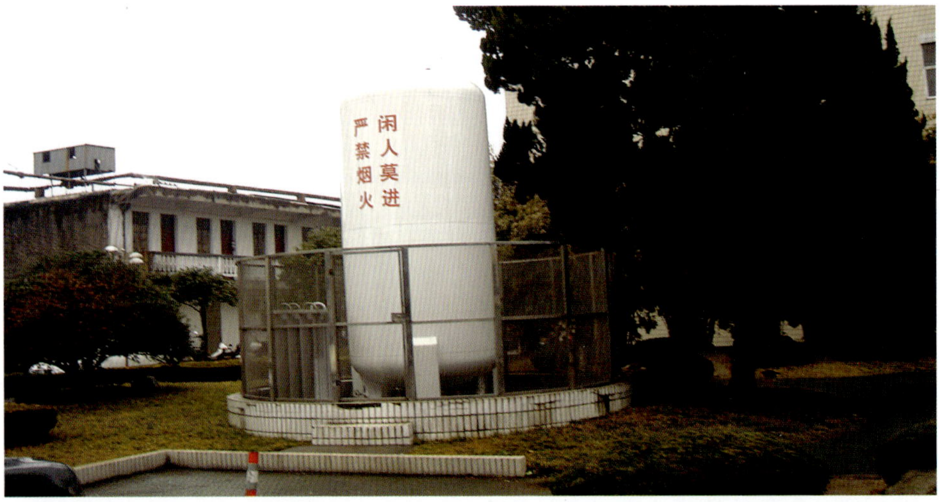

2000 年 12 月，县人民医院兴建供氧中心　（2012 年 3 月 1 日摄）

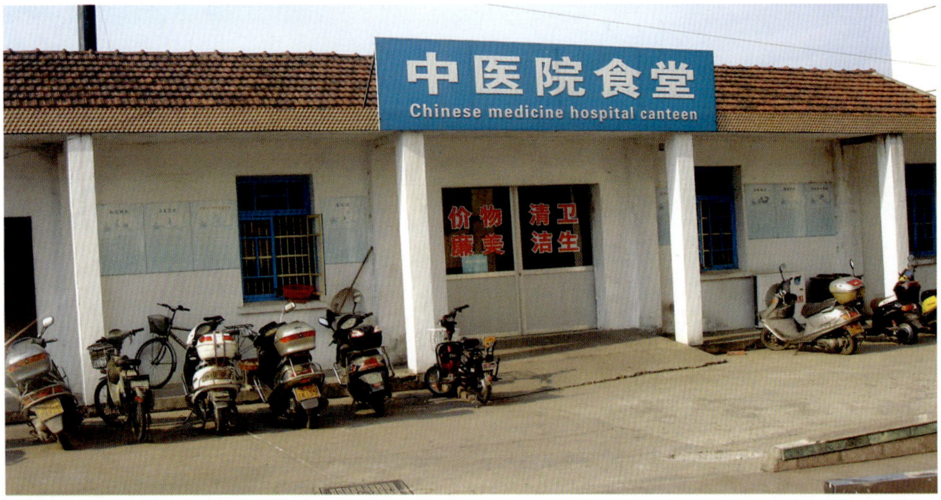

2001 年，县中医院新建医院食堂（2012 年 11 月 3 日县卫生志编纂办公室摄）

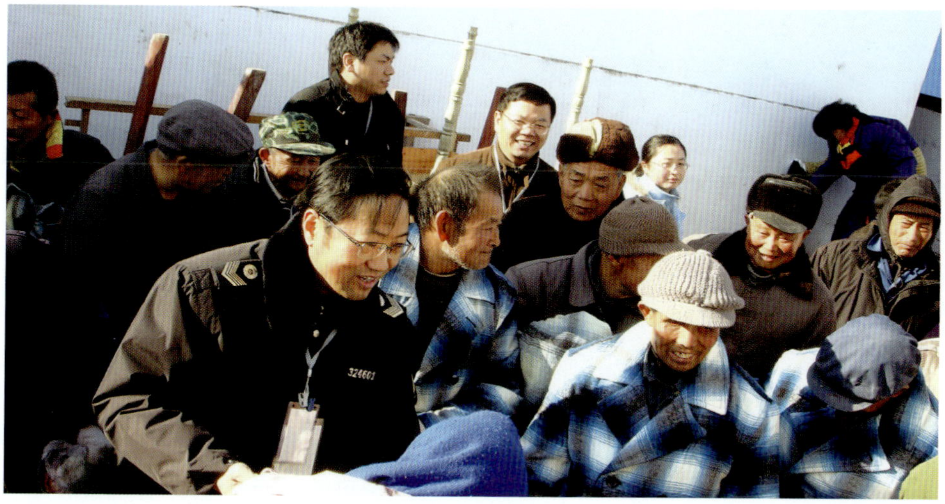

2000 年 1 月 26 日，县卫生局局长张泽宾（左一）慰问新林乡敬老院群众

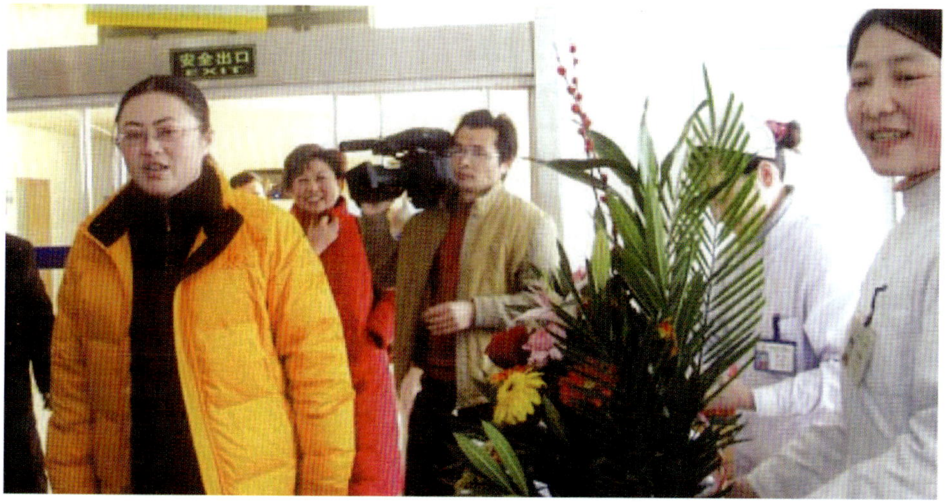

2004 年 2 月 7 日，县人民政府副县长翁晓云（左一）慰问春节值班医务在岗人员

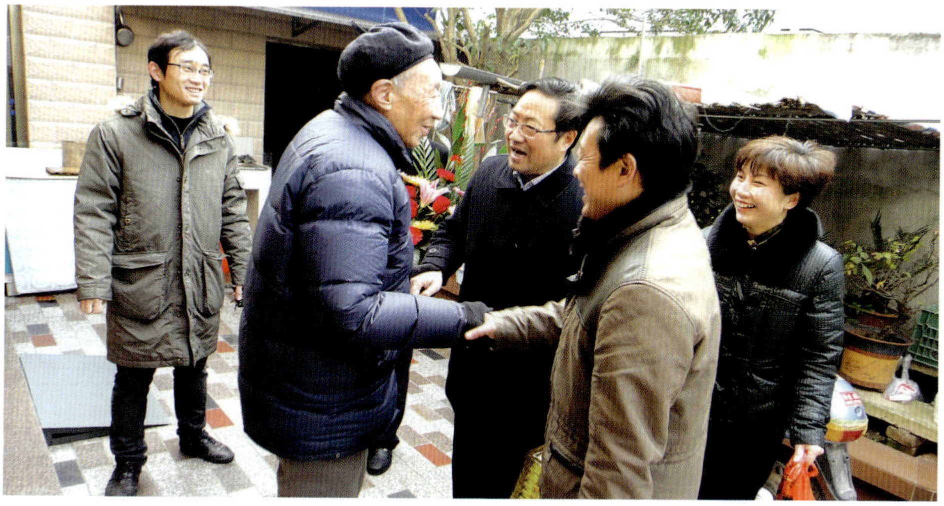

2010 年 1 月 16 日，县卫生局领导慰问局老领导　（县卫生局提供）

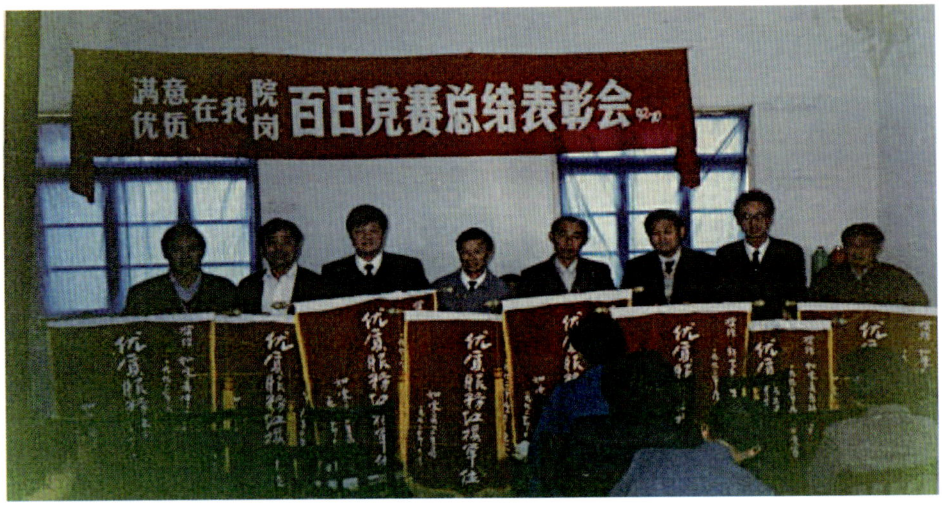

1989 年 11 月 27 日，召开“满意在我院 优质在我岗 百日双优竞赛总结表彰会”

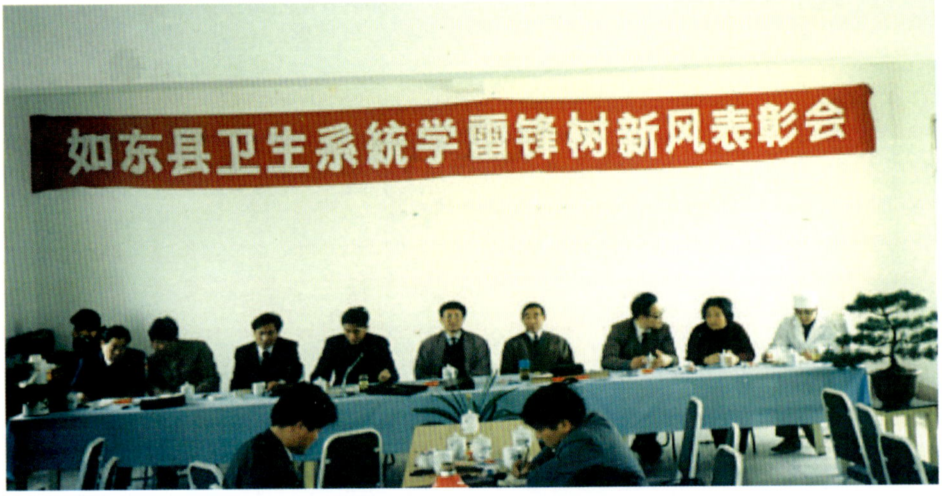

1993 年 4 月 20 日，召开“如东县卫生系统学雷锋树新风表彰会”

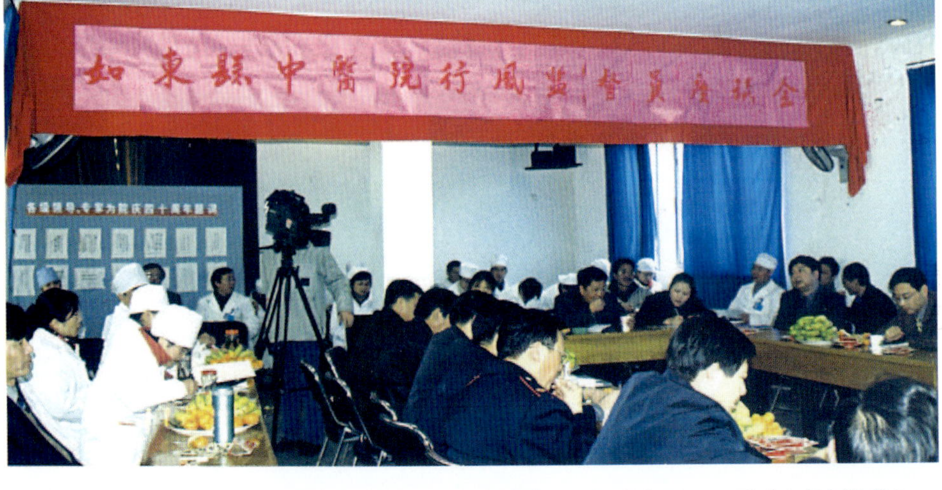

1995 年 4 月 25 日，县中医院举行“行风监督员座谈会”（县中医院提供）

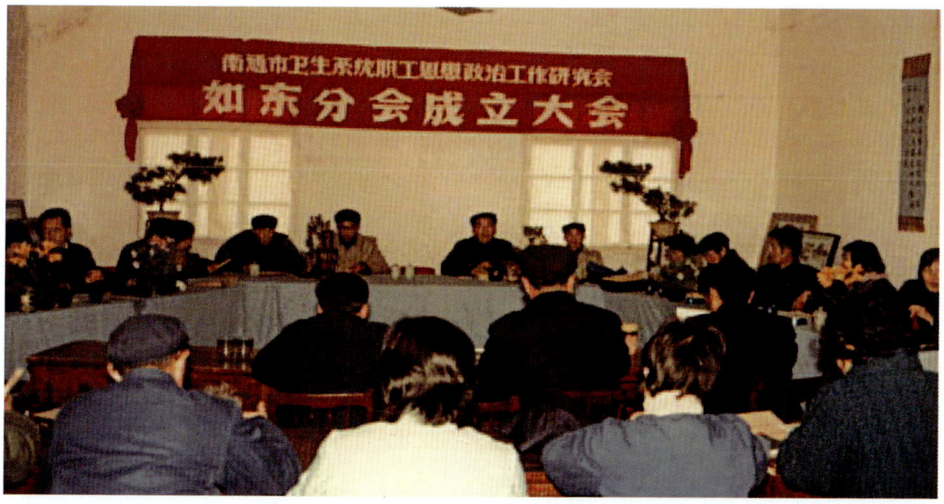

1986 年 12 月 29 日，“南通市卫生系统思想政治工作研究会如东分会成立大会”

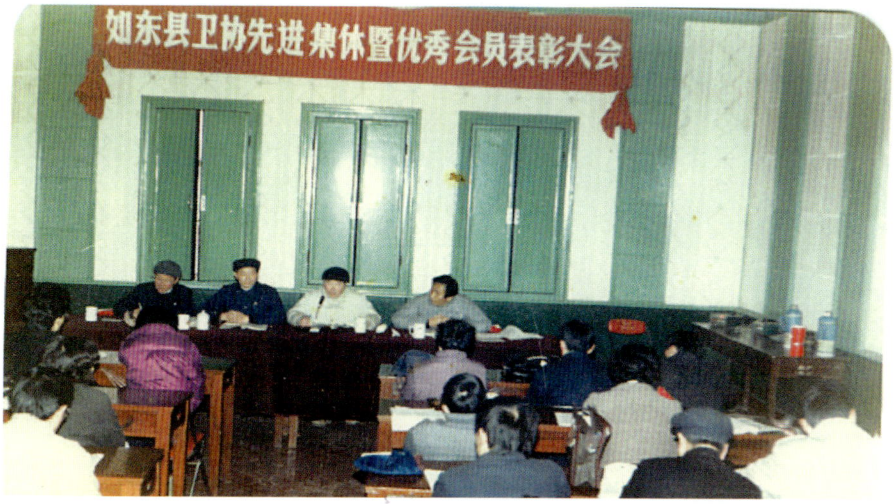

1991 年 2 月 26 日，召开“如东县卫协先进集体暨优秀会员表彰大会”

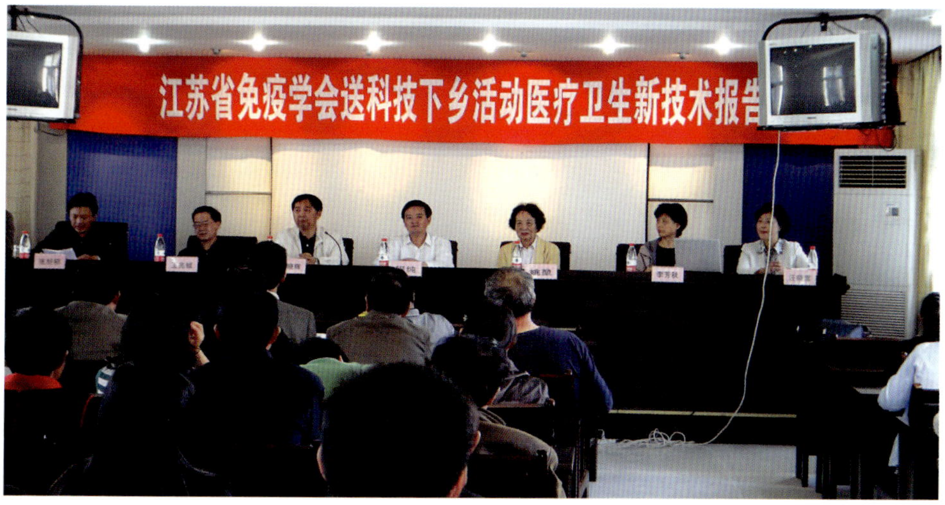

2006 年 5 月 22 日，举办“江苏省免疫学会科技下乡活动医疗卫生新技术报告会”

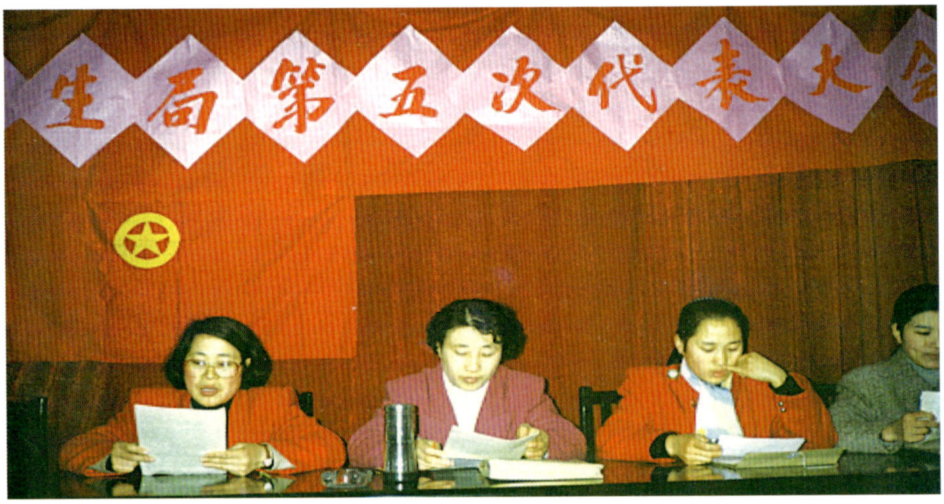

1997 年 3 月 20 日，共青团如东县卫生局第五次代表大会召开（县卫生局摄）

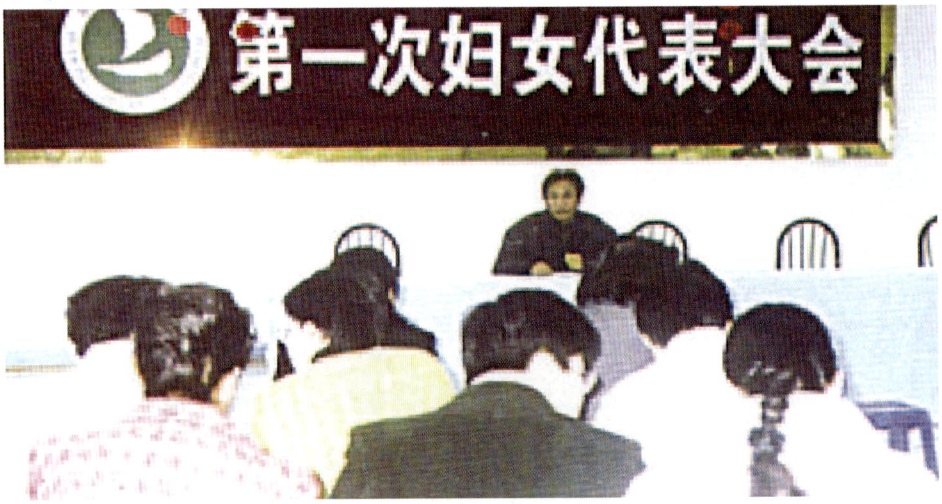

2000 年 12 月 26 日，“县人民医院第一次妇女代表大会”召开（县人民医院摄）

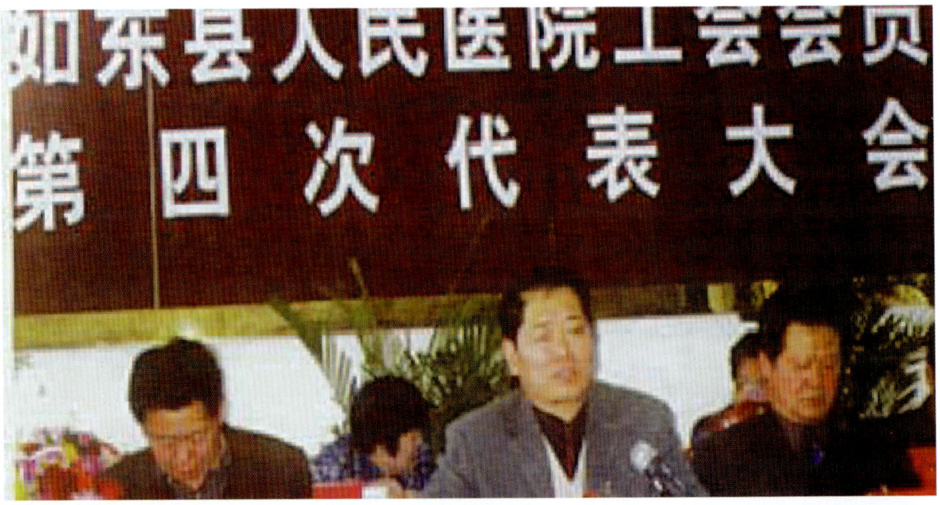

2006 年 4 月 20 日，“县人民医院工会第四次代表大会”召开　（县人民医院摄）

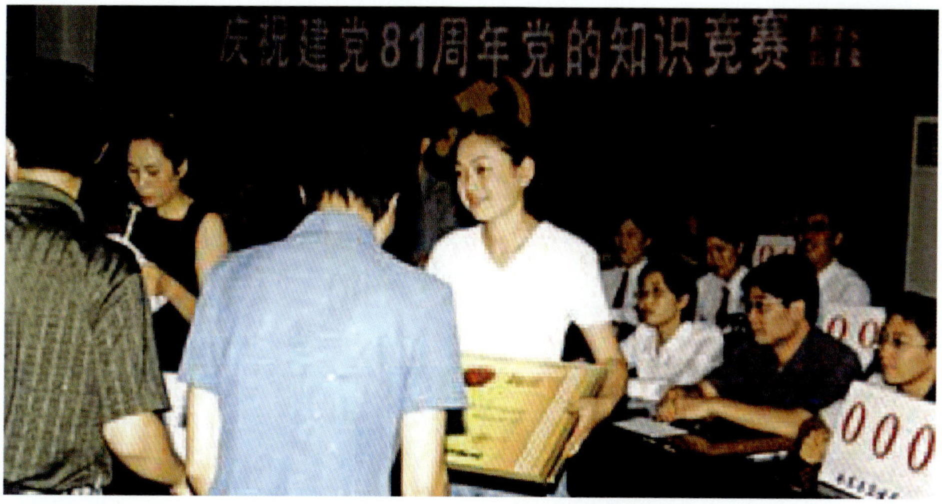

2002年6月28日，县卫生局党委举行党的知识竞赛活动 （县卫生局提供）

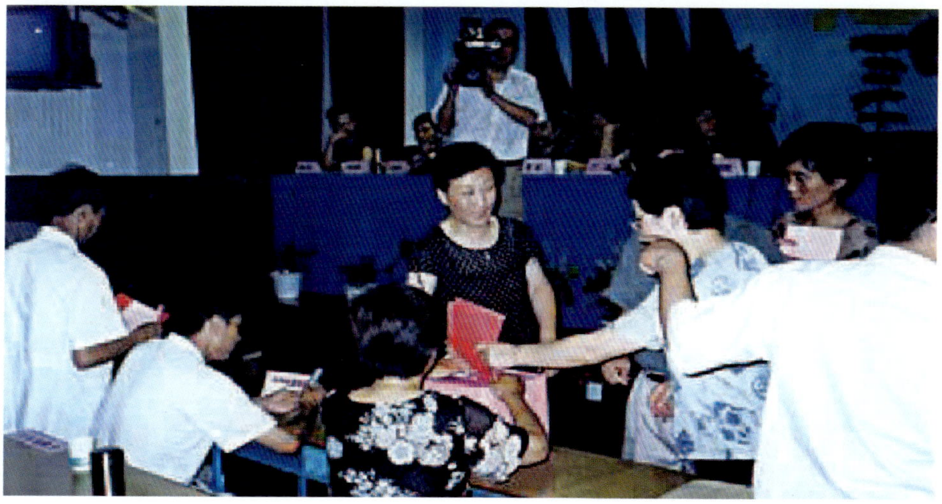

2004年7月19日，县卫生局举行党员代表大会（县卫生党工委办公室提供）

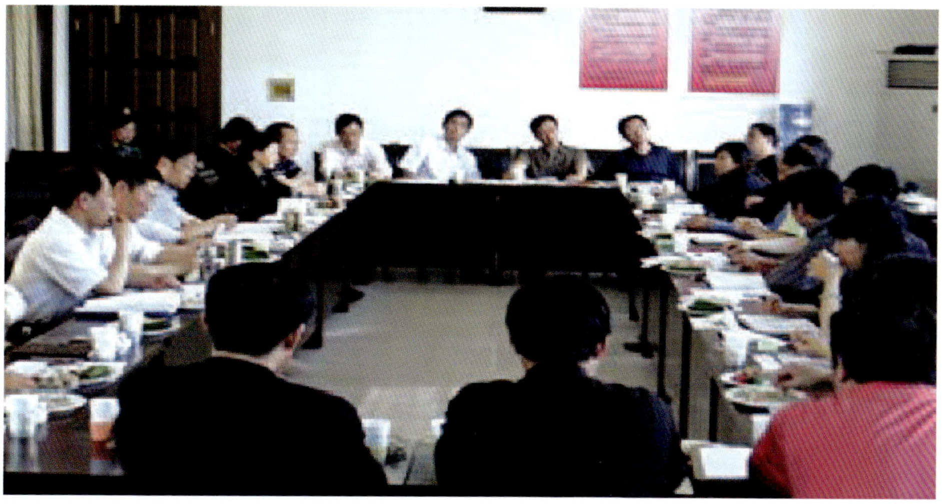

2008年6月22日，县卫生党工委领导班子征求群众意见座谈会（县卫生局摄）

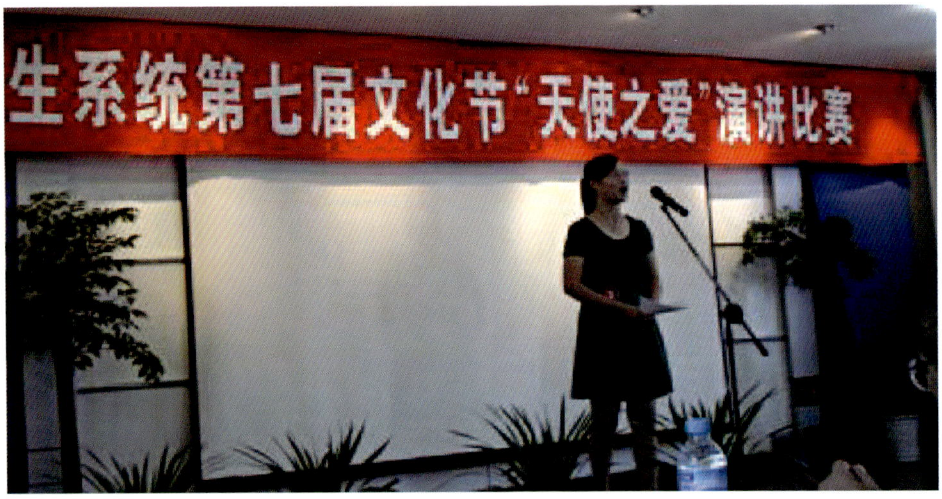

2006 年 7 月 19 日，县卫生局举行“天使之爱”演讲比赛（县卫生局提供）

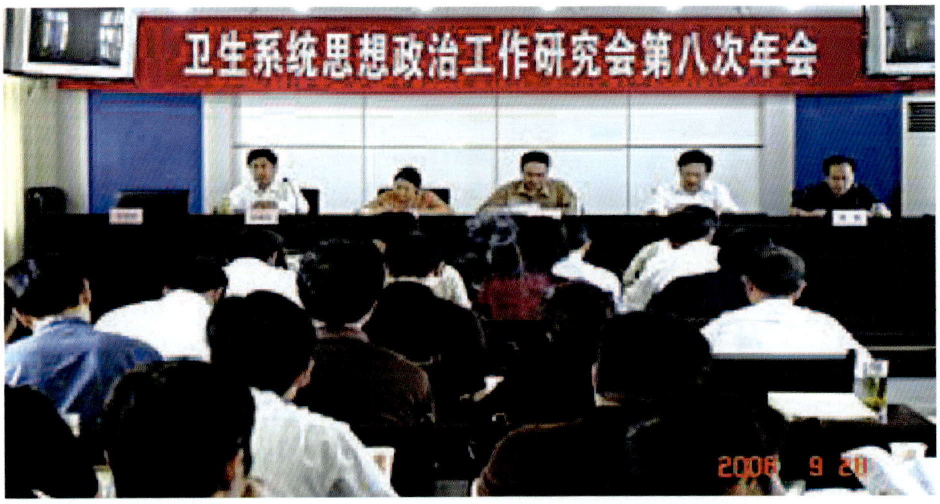

2006 年 9 月 28 日，县卫生系统思想政治工作研究会举行第八次年会

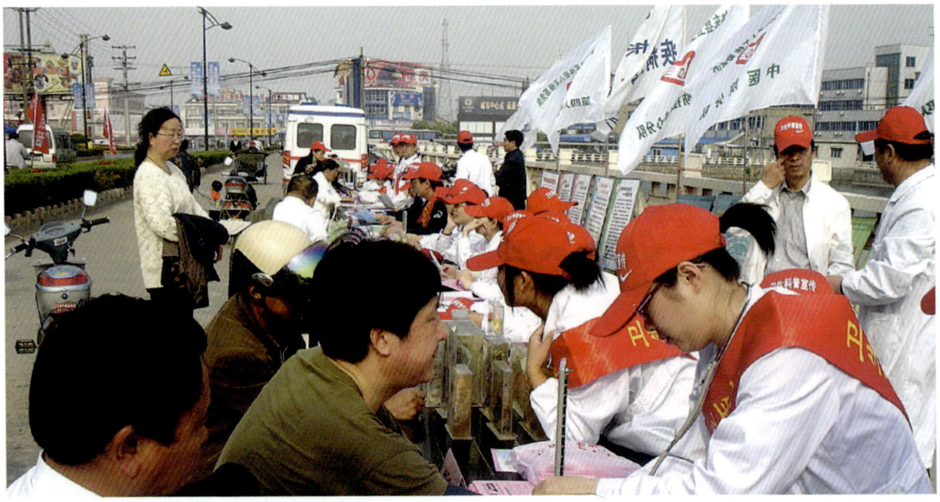

2008 年 5 月 17 日，县卫生系统“爱心天使”服务队送医到社区 （县卫生局提供）

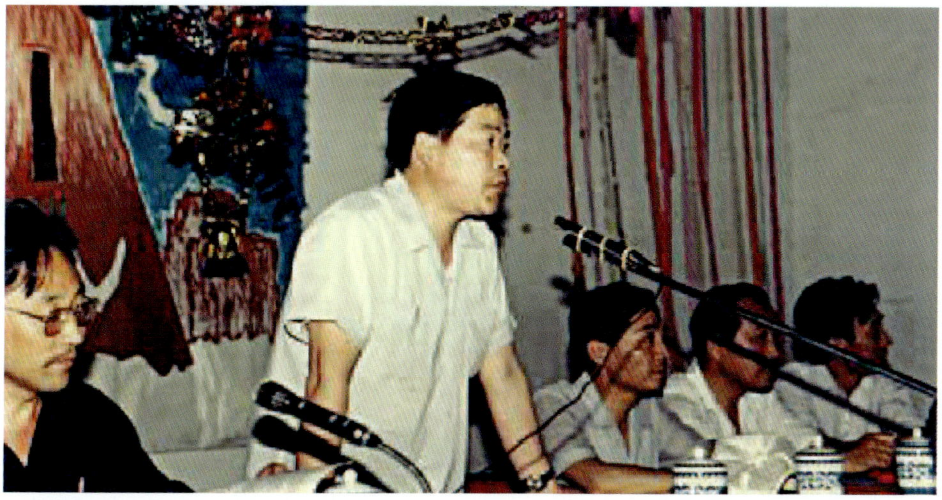

1991年6月25日，县卫生局局长张佩金（左二）在精神文明建设会议上讲话

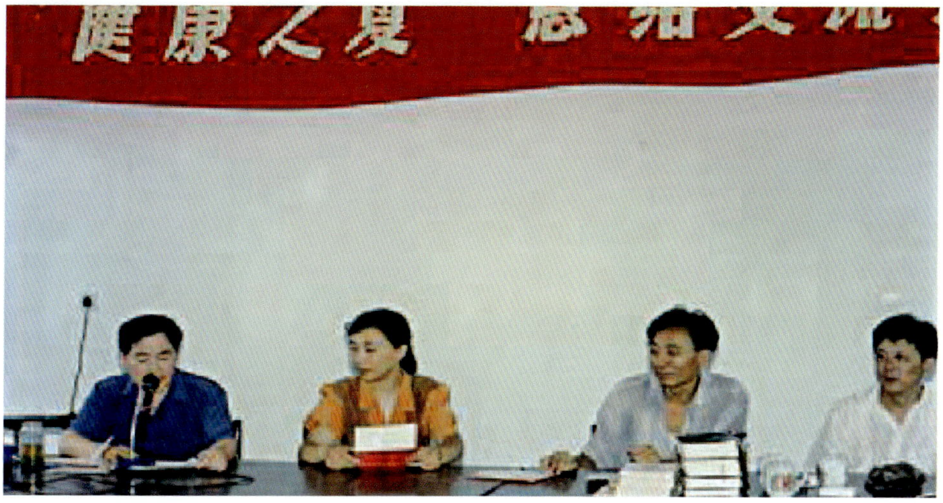

1994年8月16日，县卫生局召开《健康之夏》总结交流会议（县卫生局摄）

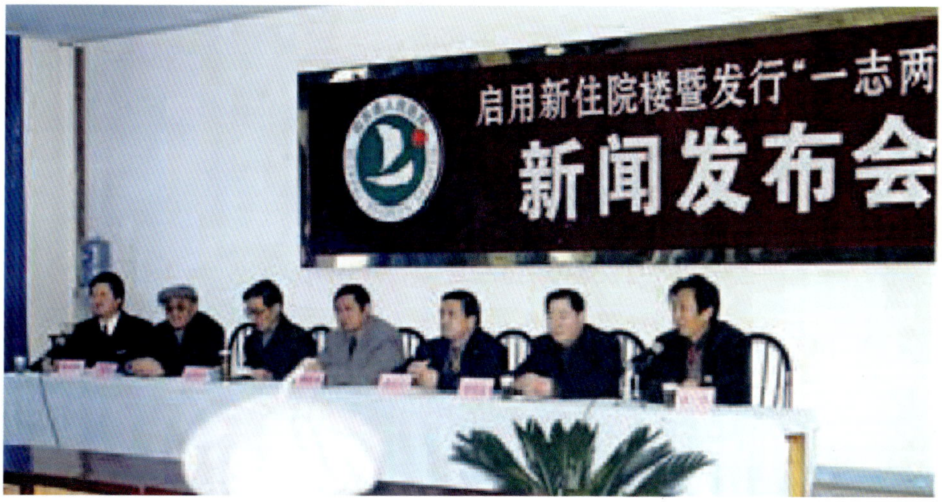

1999年12月22日，县人民医院举行"一志两书"新闻发布会（县人民医院摄）

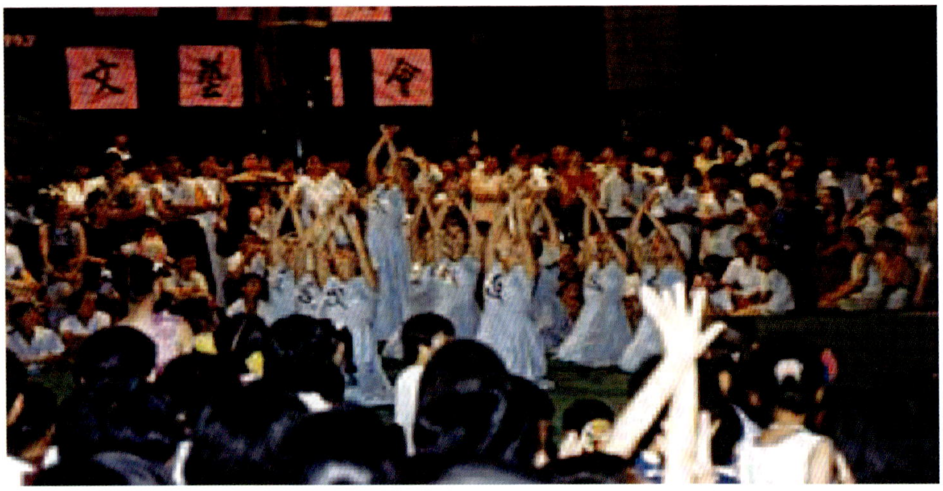

1999 年 7 月 28 日，县人民医院举行广场文艺晚会 （县人民医院提供）

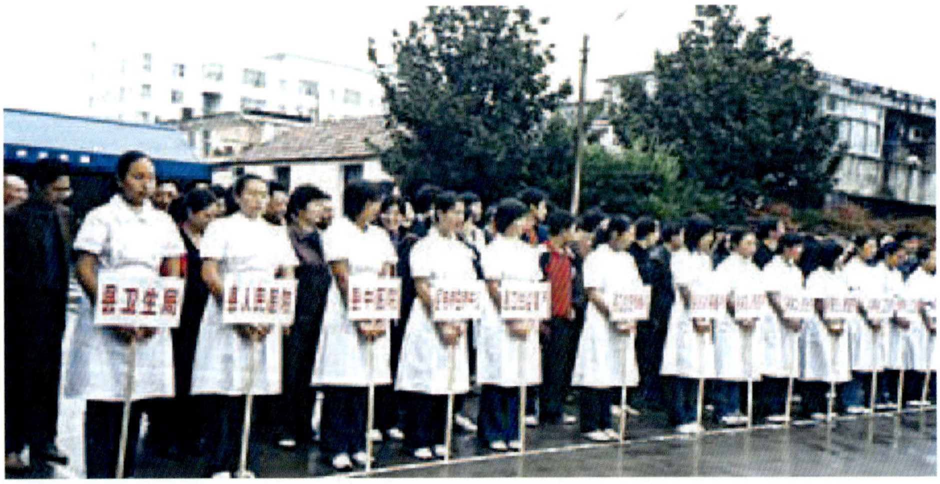

2006 年 11 月 25 日，县卫生系统第四届文化艺术节举行 （县卫生局提供）

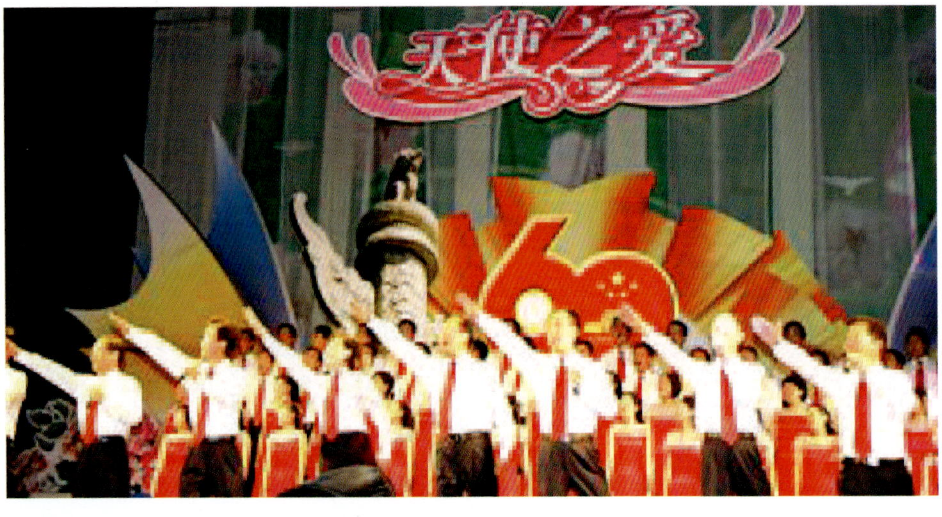

2007 年 11 月，县卫生系统第五届文化节《天使之爱》表演（县卫生局提供）

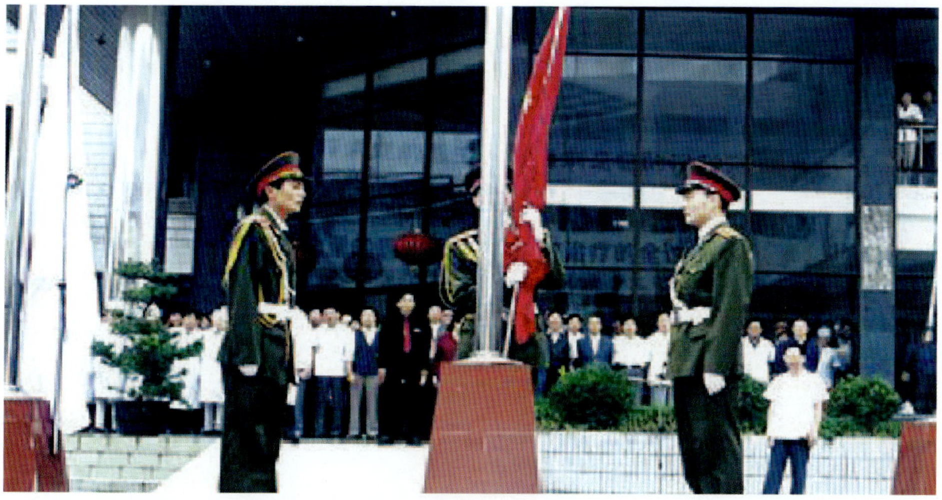

2000 年 10 月 1 日，县人民医院举行升旗仪式　（县人民医院提供）

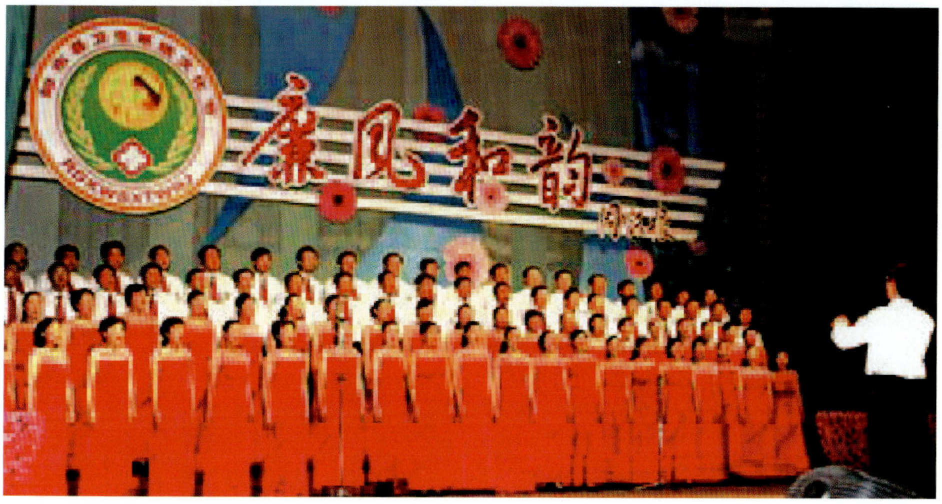

2007 年 11 月 8 日，县卫生系统第五届文化节颁奖晚会（县卫生局提供）

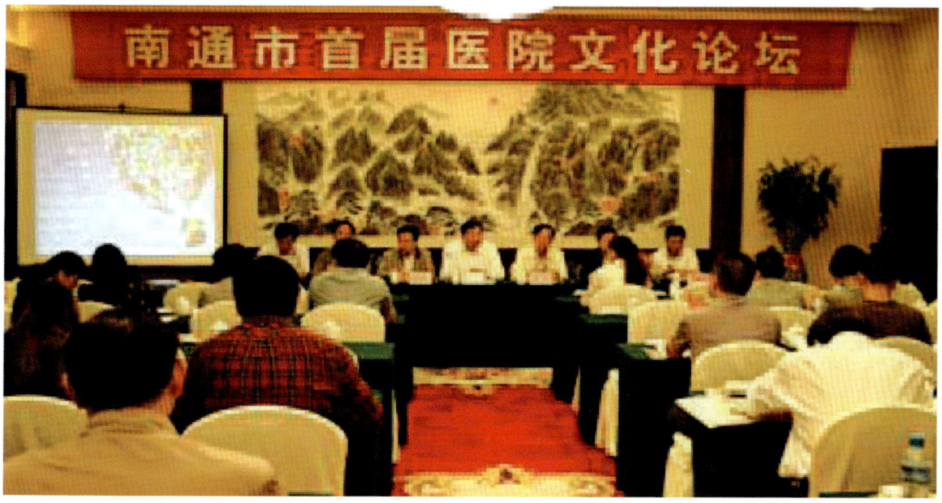

2010 年 9 月 21 日，“南通市首届医院文化论坛”在县举行（县中医院提供）

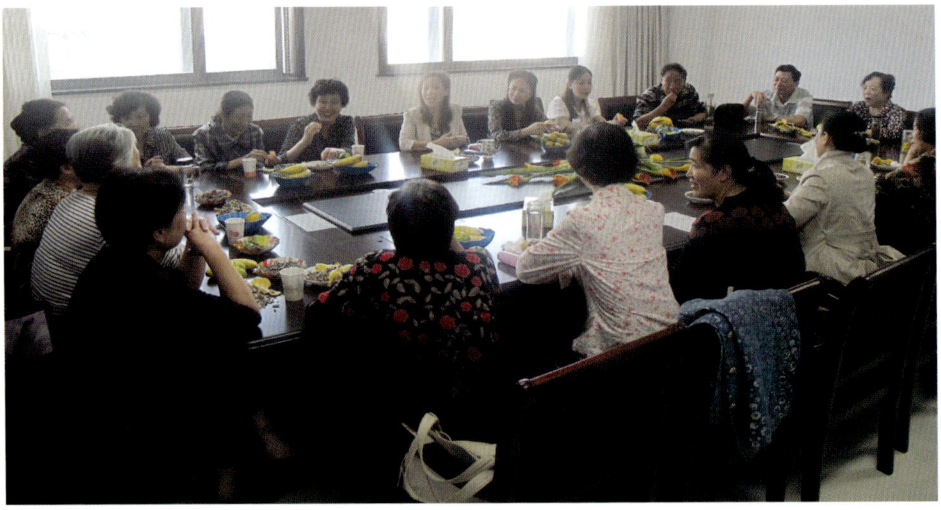

2008 年 10 月，县妇幼保健所举行老职工座谈会　（县妇幼保健所提供）

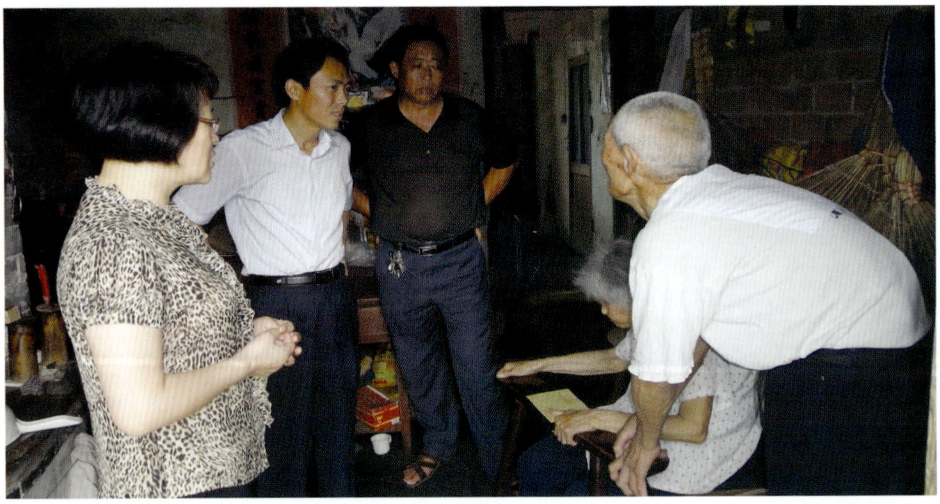

2009 年 10 月，县卫生局领导走访居家养老者　　（县卫生局提供）

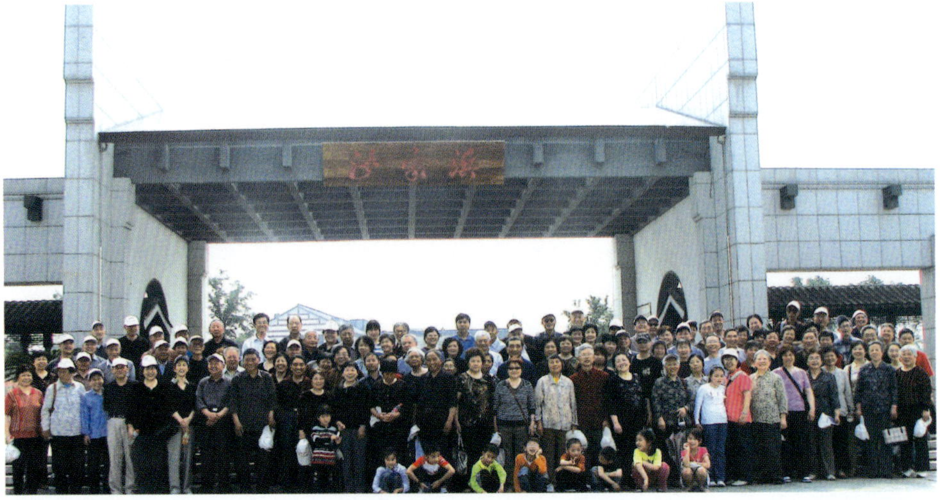

2010 年 6 月，县人民医院离退休人员参观抗日旧址沙家浜（县人民医院摄）

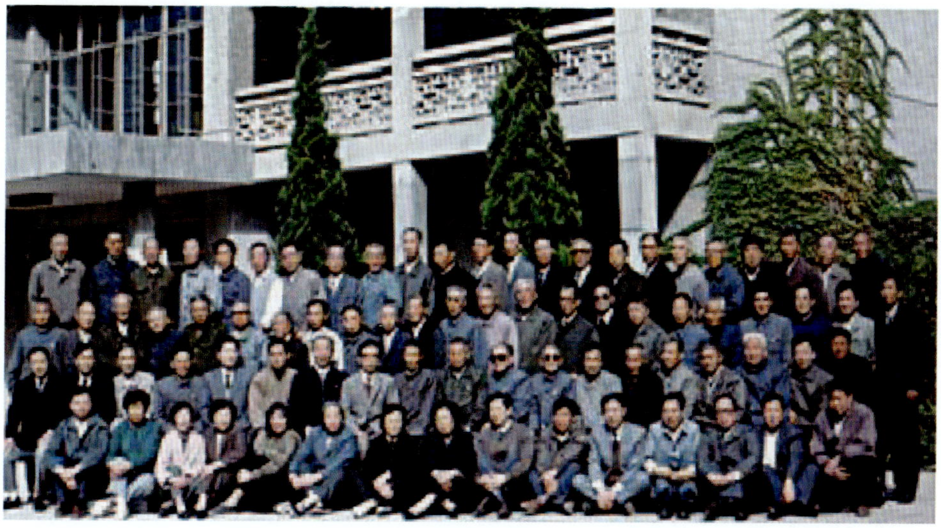

1993 年重阳节，县卫生局举行老干部工作“三先”表彰大会（卫生局提供）

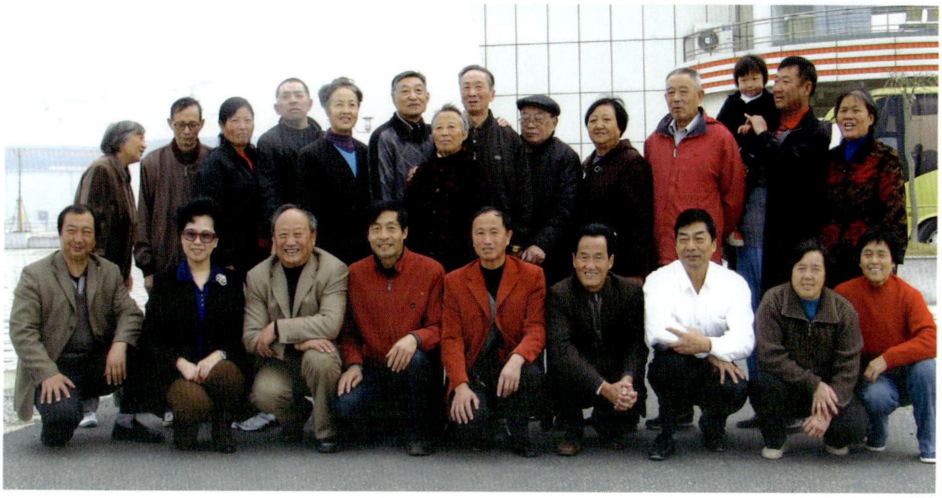

2009 年重阳节，县卫生进修学校老职工参观洋口港（县卫生进修学校提供）

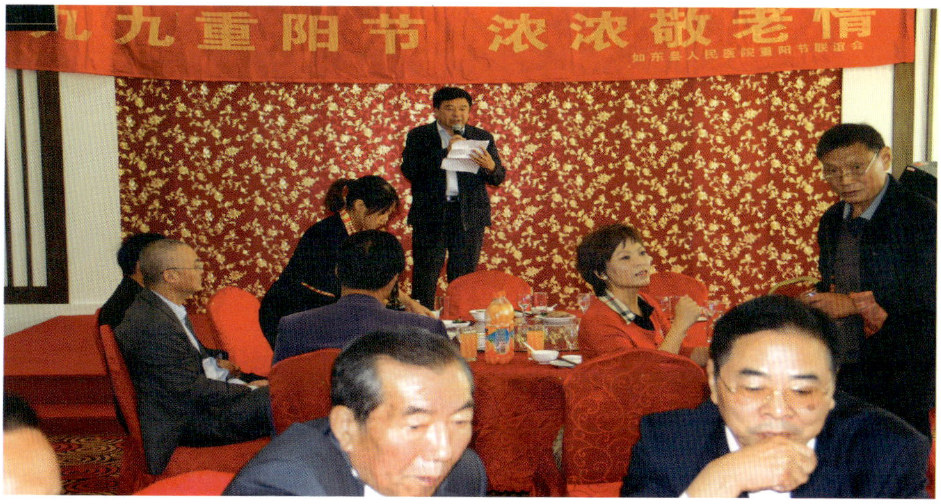

2010 年重阳节，县人民医院举行“九九重阳节，浓浓敬老情”茶话会

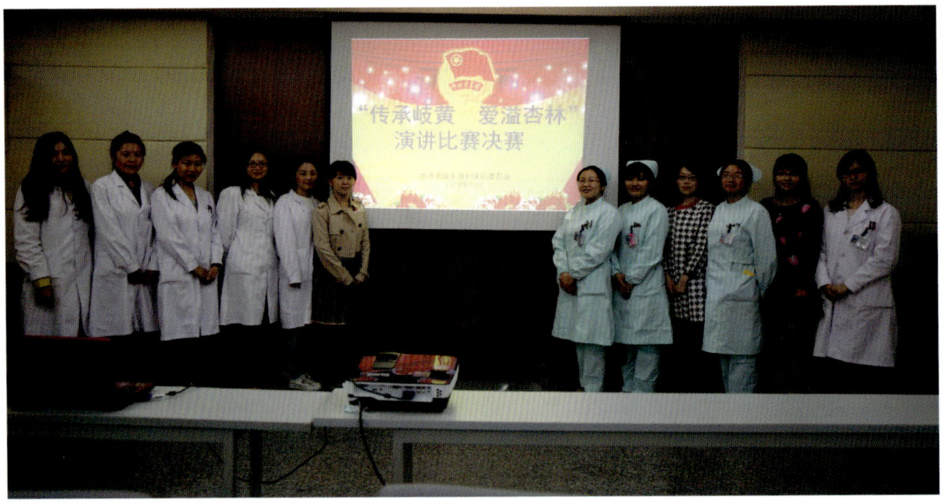

2009 年 10 月 28 日，县中医院举行“传承岐黄，爱溢杏林”演讲会（县中医院摄）

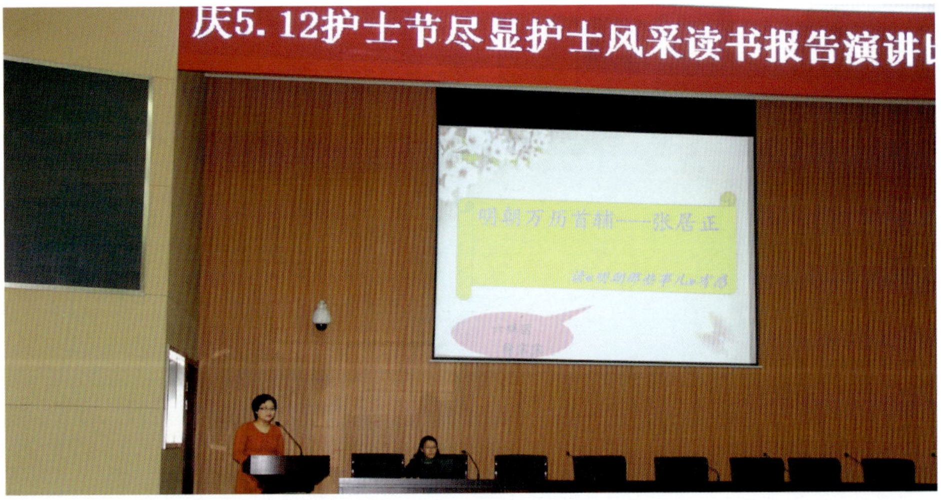

2010 年 5 月 9 日，县人民医院举行“护士风采”读书报告会（县人民医院提供）

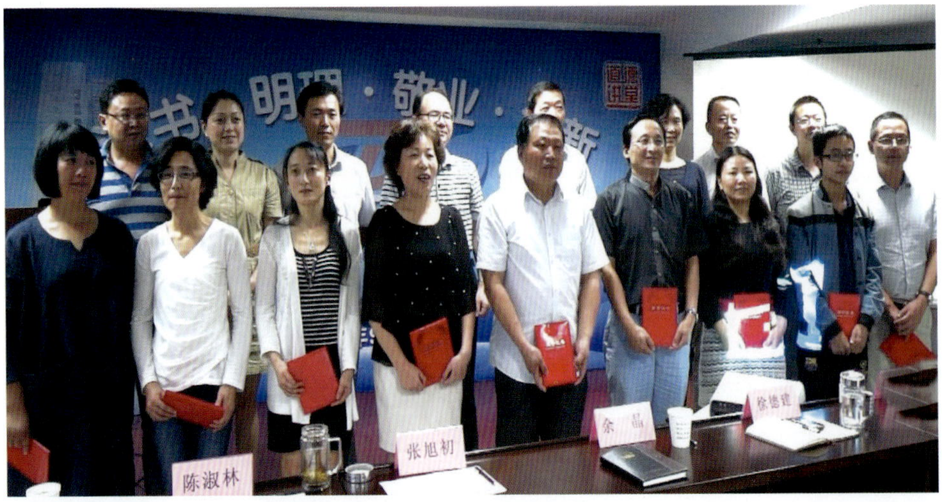

2010 年 10 月，县疾病预防控制中心举行“读书·明理·敬业·创新”演讲会

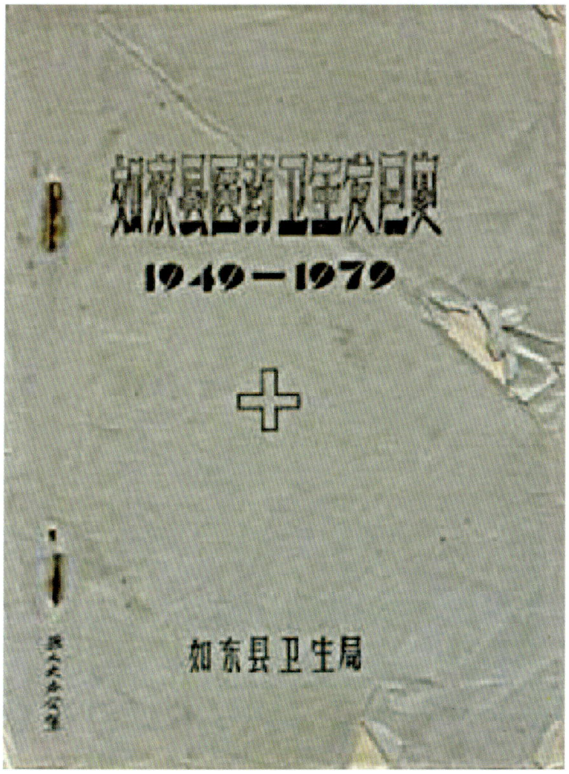

《如东县医药卫生发展史》
（1983 年 6 月）

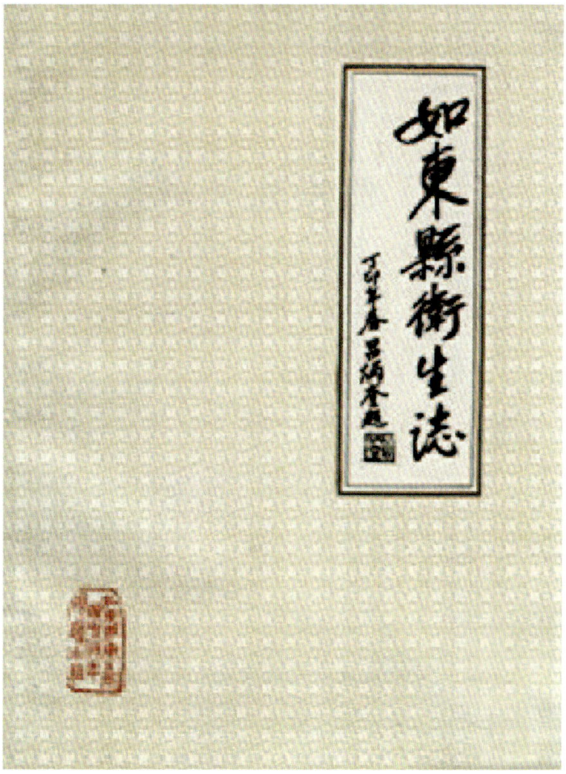

《 如东县卫生志》
（1991 年 12 月）

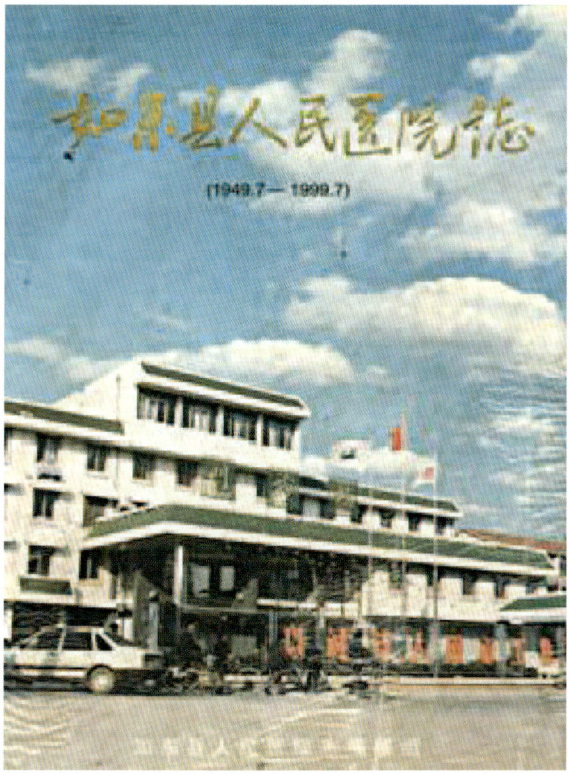

《如东县人民医院志》
（1999 年 12 月）

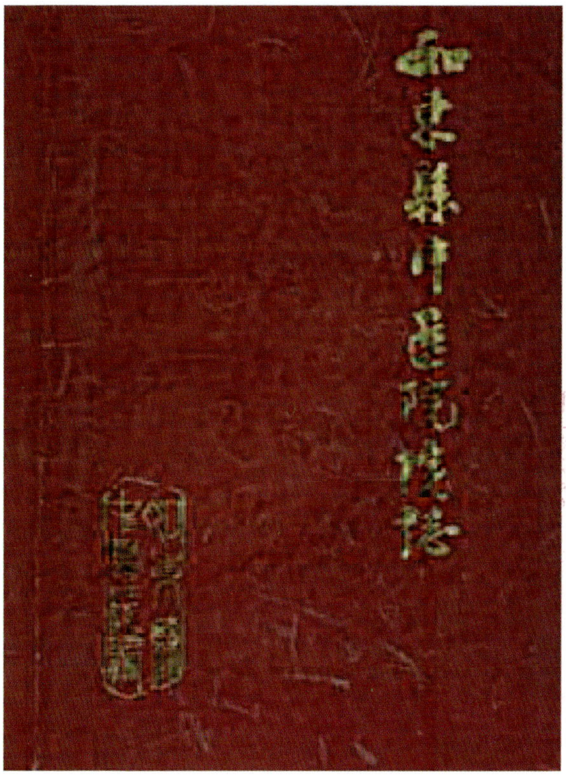

《如东县中医院志》
（1998 年 10 月）

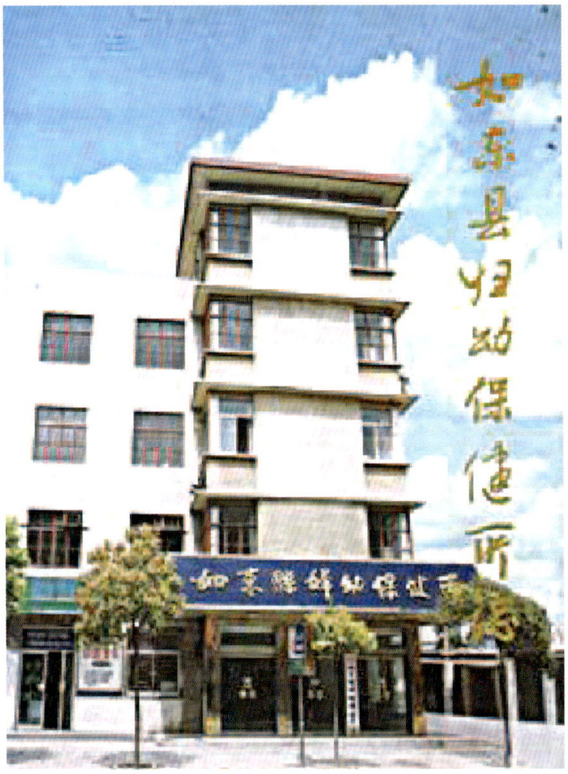

《如东县妇幼保健所志》
（2003 年 9 月）

《如东县第三人民医院志》
（1996 年 10 月）

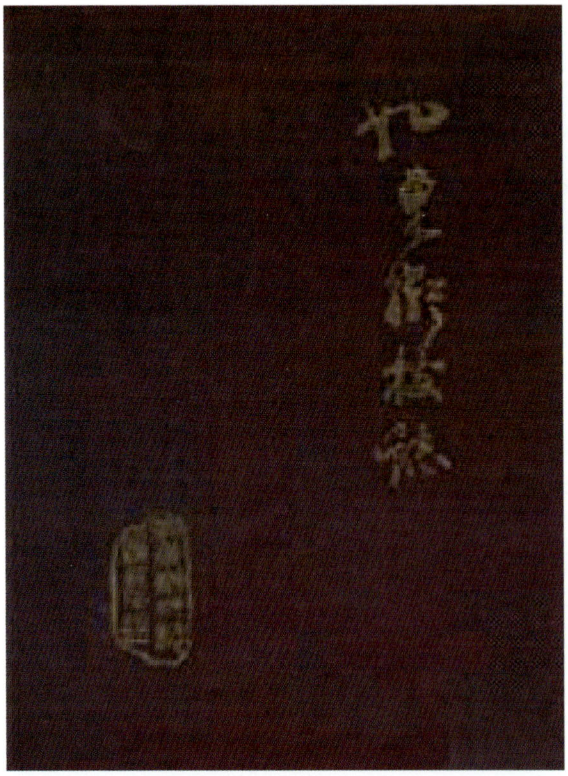

《如东县卫生进修学校志》
（1998 年 9 月）

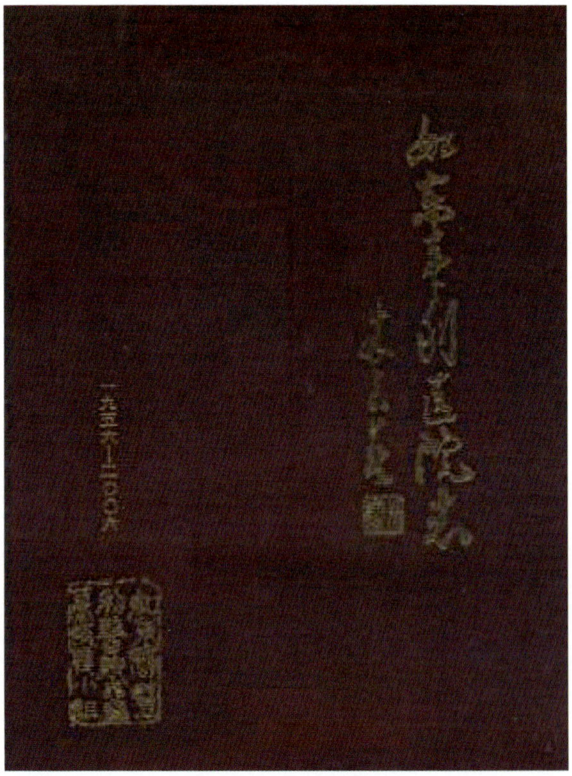

《如东县丰利医院志》
（2006 年 9 月）

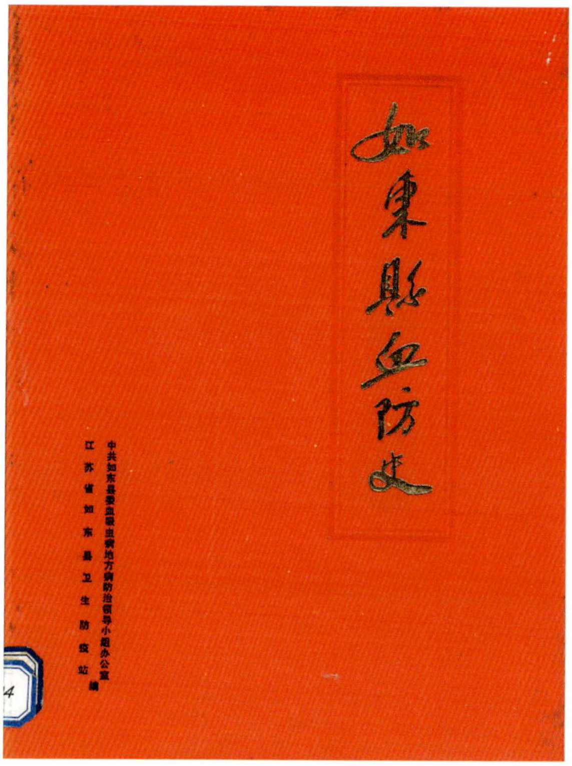

《如东县血防史》
（1991 年 3 月）

《如东县中医院志》
（2010 年 12 月）

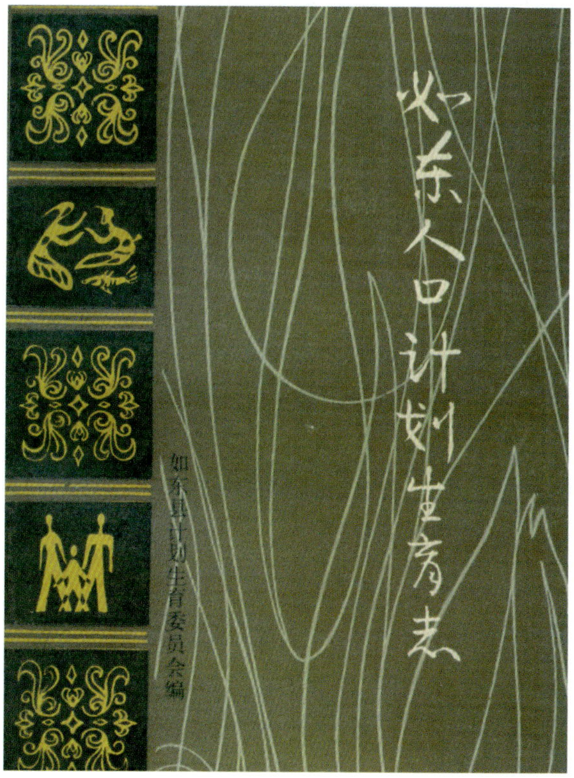

《如东县人口计划生育志》
（1991 年 3 月）

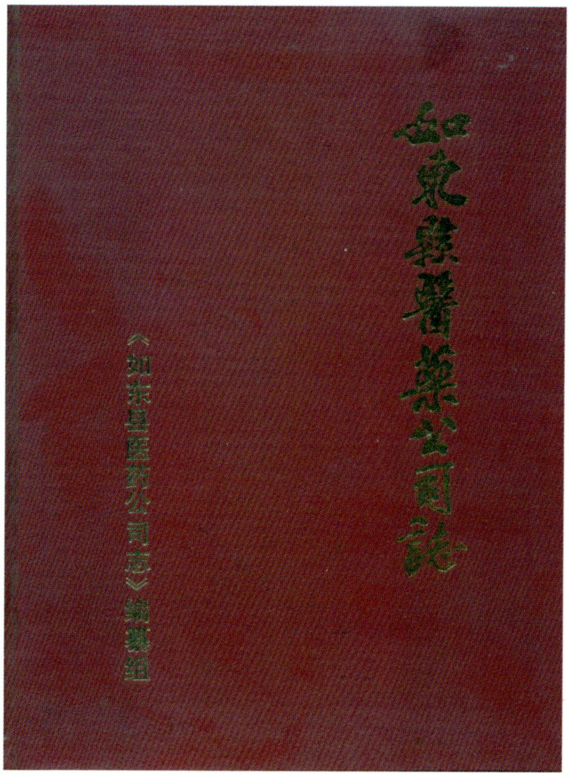

《如东县医药公司志》
（1991 年 3 月）

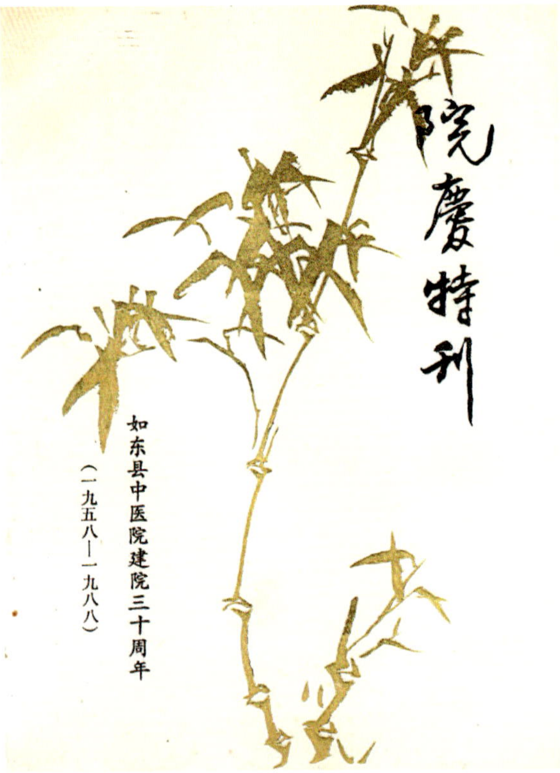
院慶特刊

如东县中医院建院三十周年

（一九五八—一九八八）

《如东县中医院院庆特刊》
（1988 年 8 月）

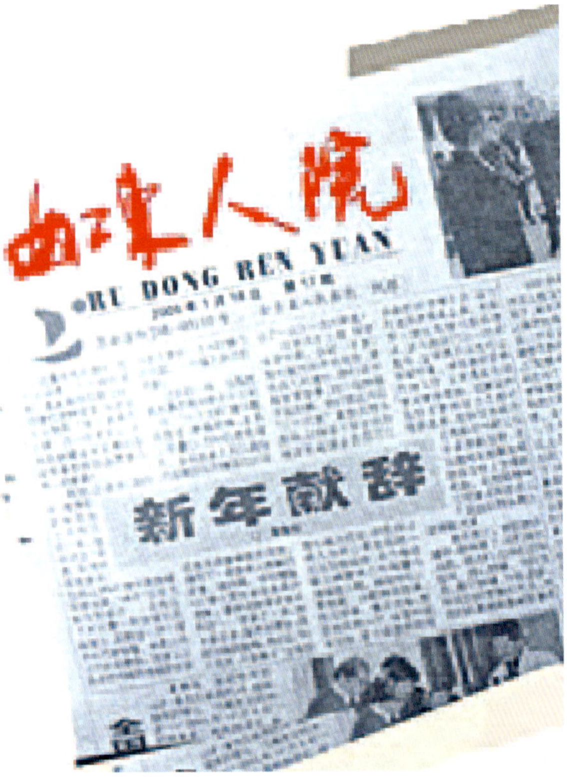
如东人院

RU DONG REN YUAN

新年献辞

《如东县人民医院院报》
（1999 年 7 月）

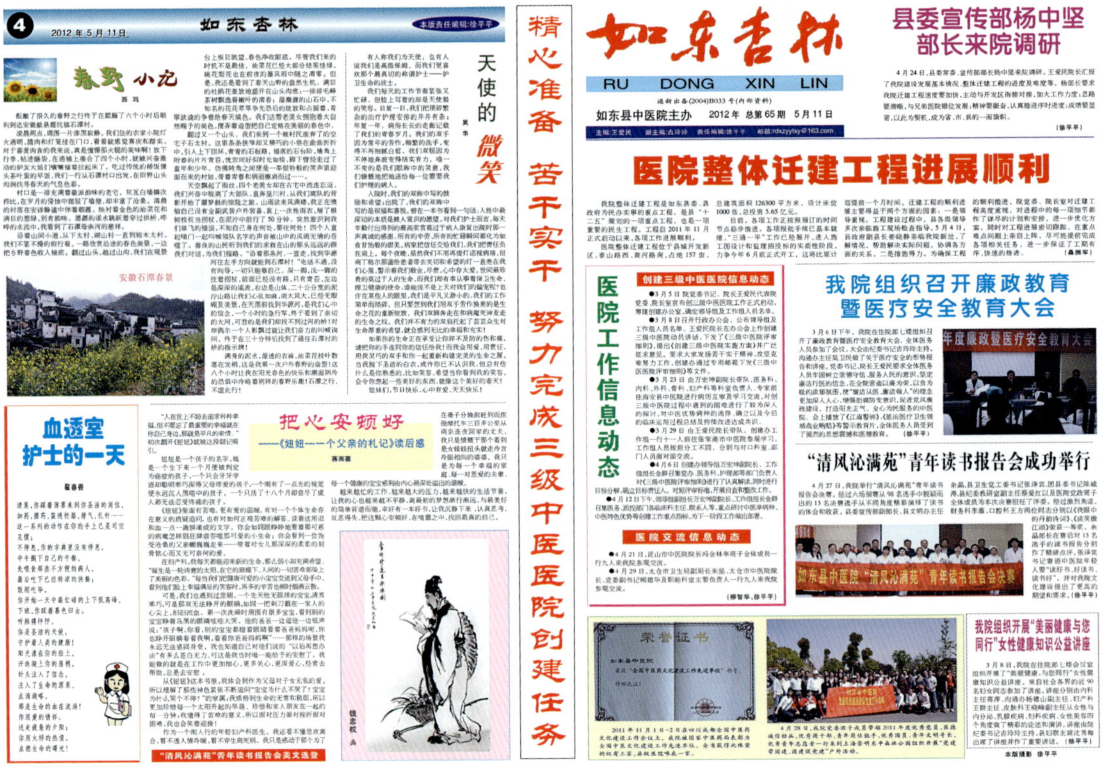
4　2012 年 5 月 11 日　如东杏林

春野小记

安徽石潭春景

天使的微笑

血透室护士的一天

把心安顿好
——《姐姐——一个父亲的札记》读后感

“清风沁满苑”青年读书报告会美文选登

精心准备　苦干实干　努力完成三级中医医院创建任务

如东杏林

RU DONG XIN LIN

如东县中医院主办　2012 年　总第 65 期　5 月 11 日

县委宣传部杨中坚部长来院调研

医院整体迁建工程进展顺利

医院工作信息动态

创建三级中医医院信息动态

医院交流信息动态

我院组织召开廉政教育暨医疗安全教育大会

“清风沁满苑”青年读书报告会成功举行

荣誉证书

我院组织开展“美丽健康与您同行”女性健康知识公益讲座

《如东县中医院院报》
（1999 年 10 月）

如东县人民医院《生命之舟》院徽创作说明

《圣经·创世纪》载，上帝灭世时，义人挪亚遵上帝之意，制造长方木矩形大船，并带全家和留种的一切动物避入。劫难后，一只飞鸽衔来一缕青枝，人们知道大难已过，兴奋地走向未来。西方文学家常以方舟作为避难处所的象征。

《生命之舟》，意为运用飞鸽衔来青枝制造的医院绿色风舟，满载着渴望健康生活的人们，向着太阳升起的地方破浪前进。

确定时间：1999 年 3 月

如东县中医院《维护健康》院徽创作说明

院徽由针灸针和沸腾向上的蛇形图案组成“中”字和两侧的中草药图案，表示中医和医疗，也象征中医院奋勇争先、勇创一流的精神。汉语拼音“如东”所写“RD”和下方海鸥图案组成中医院住院新楼侧面图形和南黄海地方特色。整个院徽为圆形象征中医院精神：“团结”、“奉献”、“廉洁”、“敬业”；色彩为黄、绿两色，黄色代表“祖国医学”、绿色代表“维护健康”。

确定时间：2004 年 12 月

如东县双甸镇中心卫生院《托起太阳》院徽创作说明

1、此图由一个“双”字和一个变形的“Y”组成，意为“双甸医院”。
2、画面由两个人构成，显得有生机和活力。
3、红的太阳表示生命，二人合力高举，意为“托起生命的太阳”，彰显医院救死扶伤的宗旨。
4、黄色代表金光大道，代表双甸医院前进的道路是辉煌的。
确定时间：2009 年 12 月

Matang Hospital

如东县马塘医院《博爱之心》院徽创作说明

标志以高度流畅、具有律动感和穿透力的图形，组合成一个灵动的人，体现医院“以人为本”的根本宗旨，彰显马塘医院蓬勃的生机活力，契合其锐意发展、不断登攀、追求卓越的精神理念；由字母“y”抽象成的心形图案，既体现了医务工作者对病患的博爱之心，又寓含着马塘医院人对事业的执著心，对工作的责任心；字母“m”既象是昂首腾飞的龙，又象是众人划浆的舟，寓意全院职工团结一致，齐心协力共创美好前程的豪情和气魄；字母“m”和“y”既包含于“马塘医院”的汉语拼音中，又组成了英语单词“my（我的）”，寓含着马塘医既是马塘人民自己的医院，也是马塘医院人自己的医院，病人得到的是满意的服务，职工得到的是良好的发展。 彩为黄、绿两色，黄色代表“祖国医学”、绿色代表“维护健康”。

确定时间：2009 年 12 月

如东县第三人民医院《展翅飞翔》院徽
确定时间：2009 年 12 月

如东县第四人民医院《真诚奉献》院徽
确定时间：2010 年 12 月

如东县丰利医院《奉献爱心》院徽
确定时间：2006 年 8 月

如东县医药公司《健康之桥》标志
确定时间：1991 年 5 月

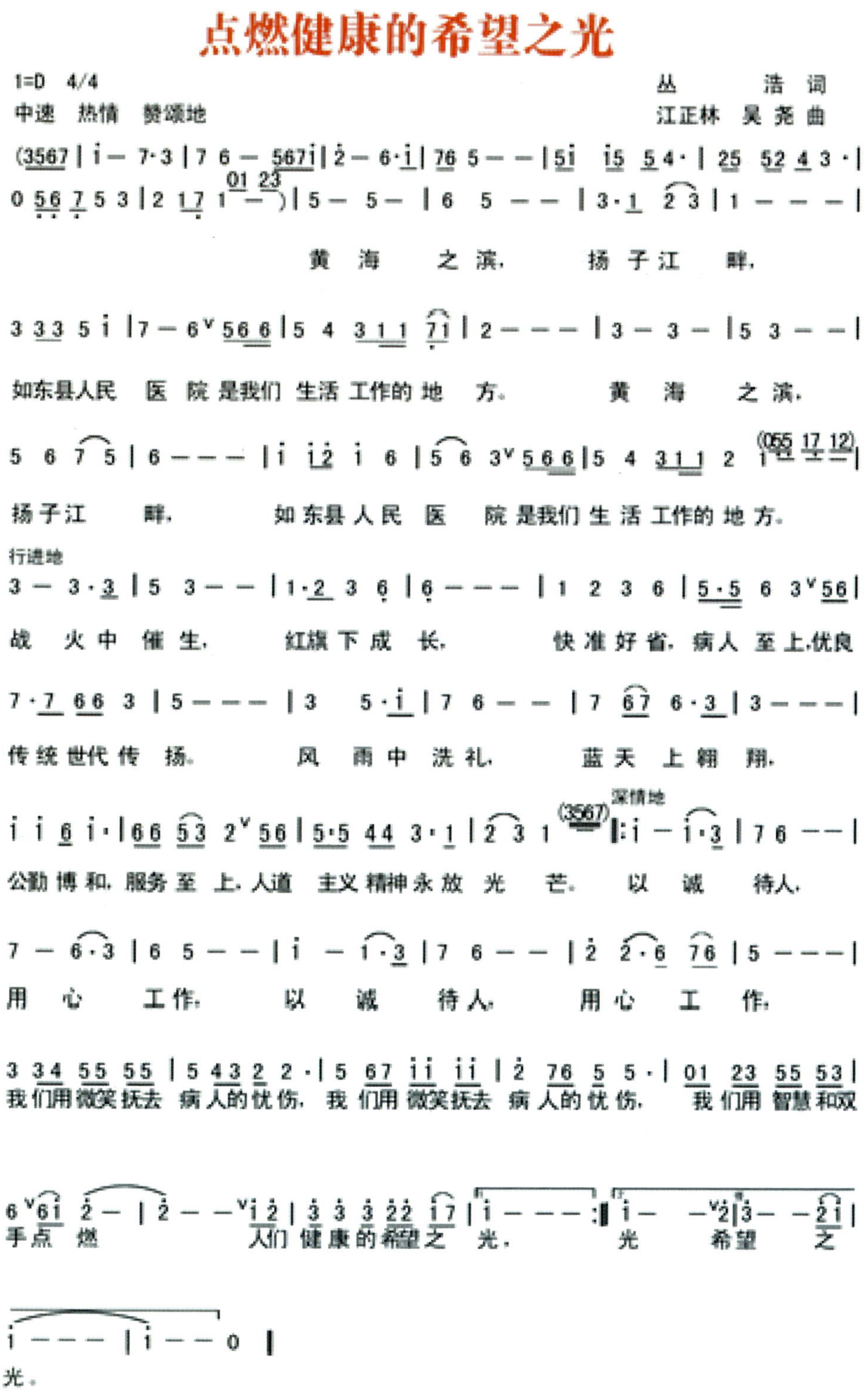

1999 年 3 月，县人民医院院歌《点燃健康的希望之光》

圣洁的白云

——如东县中医院院歌

1=♭B 2/4

戈 成 词
沈蒲生 曲

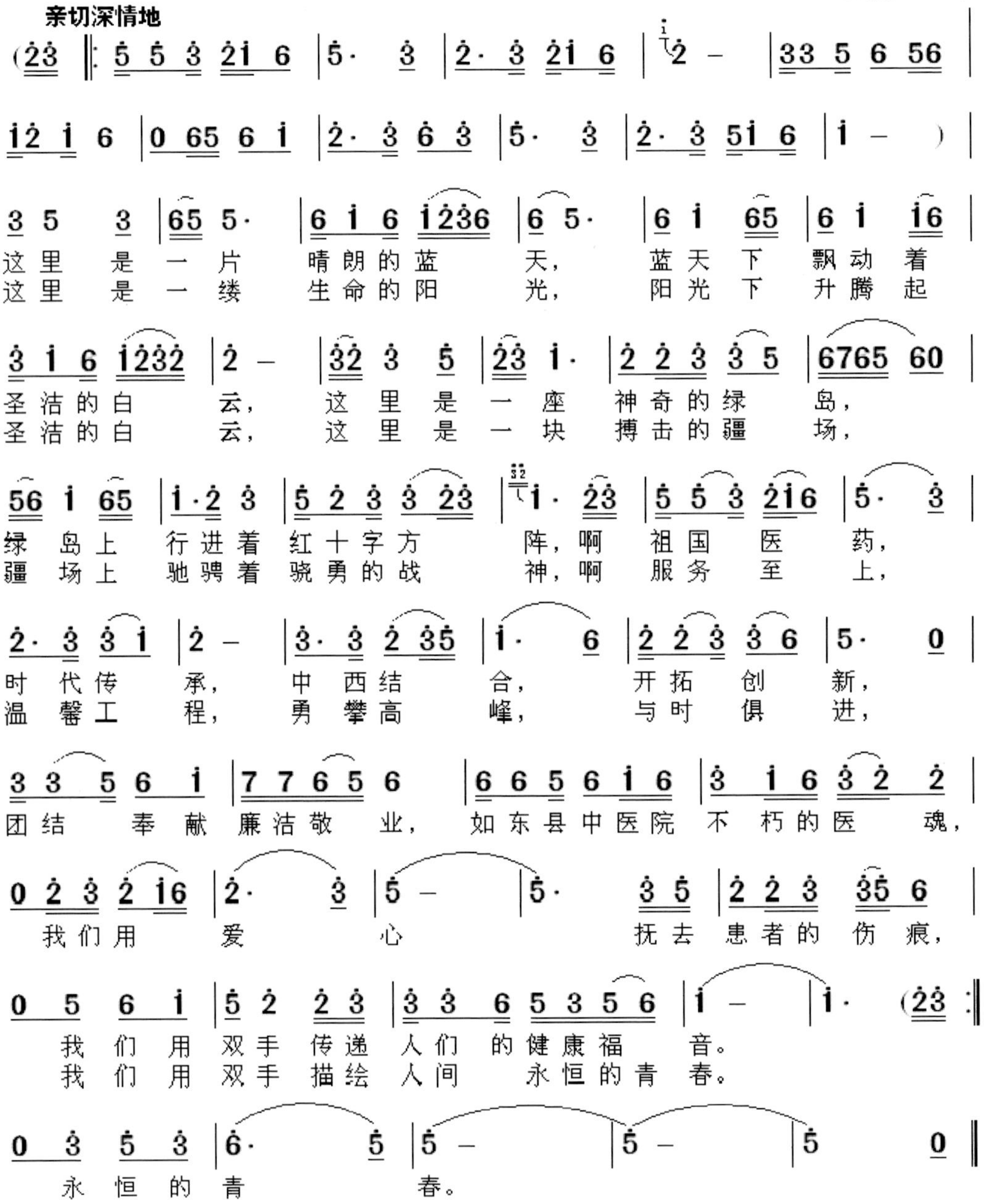

2007年12月，县中医院院歌《圣洁的白云》

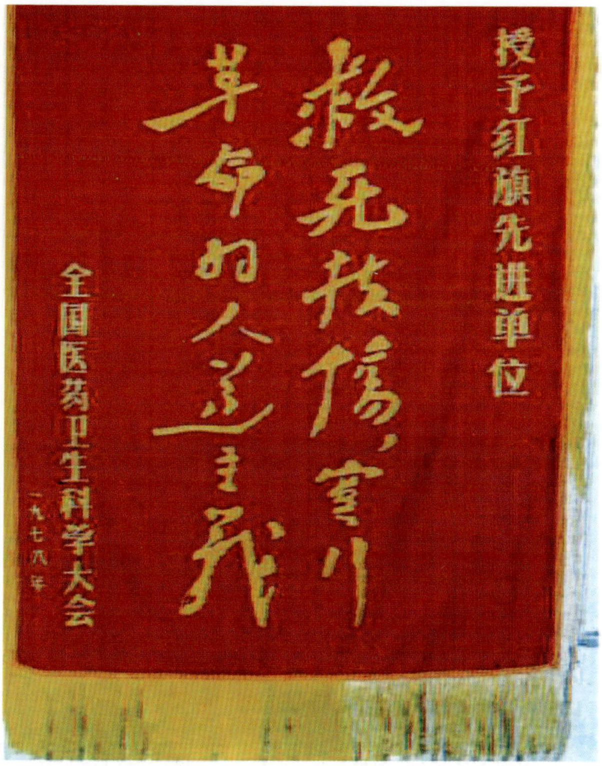

1978 年，如东县获“全国医药卫生红旗先进单位” 称号

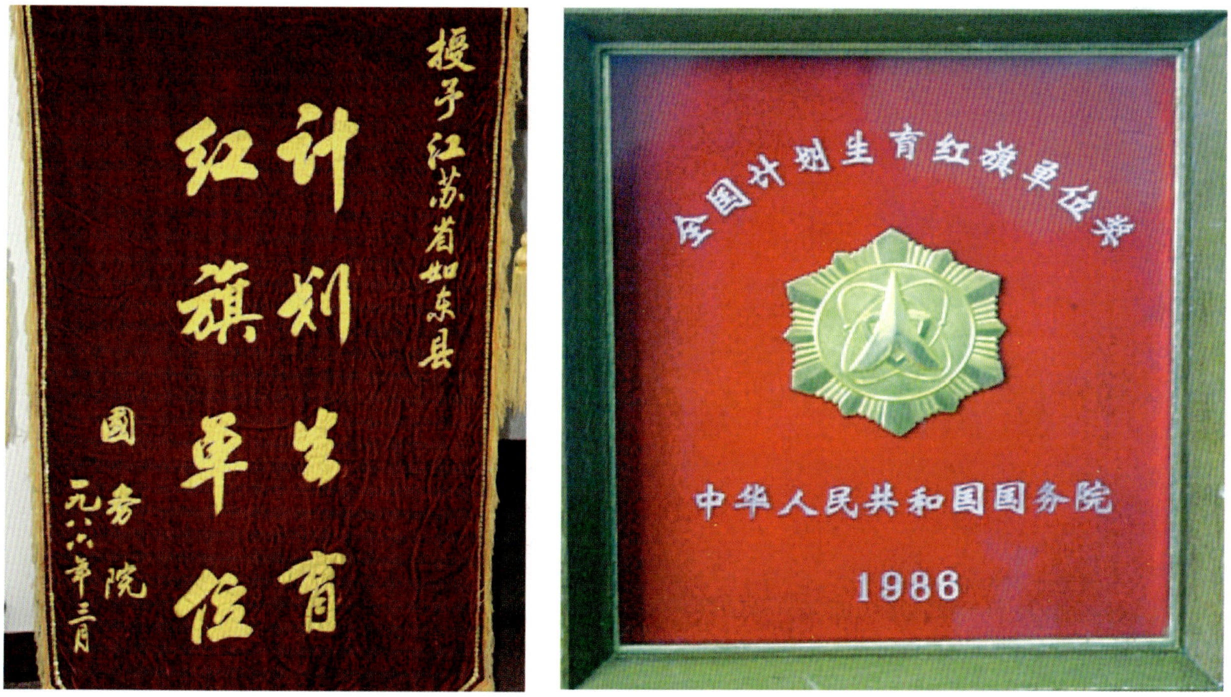

1986 年 3 月，如东县获“全国计划生育红旗先进单位” 称号

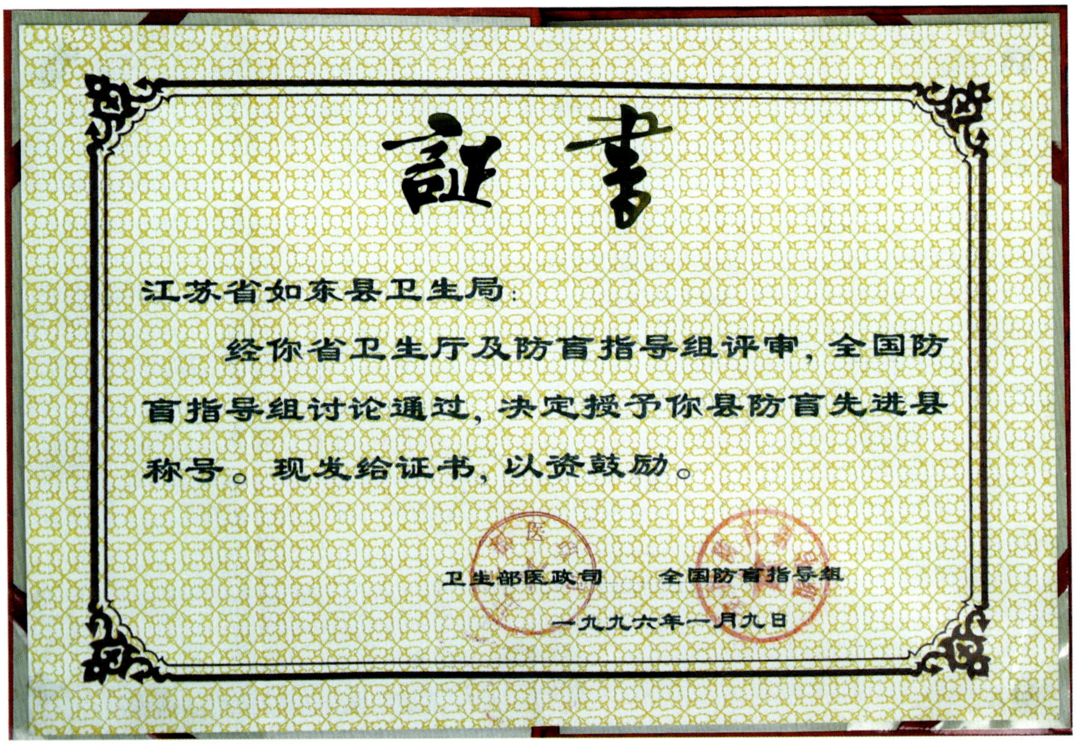

1996 年 1 月 9 日，如东县获“全国防盲先进县”称号

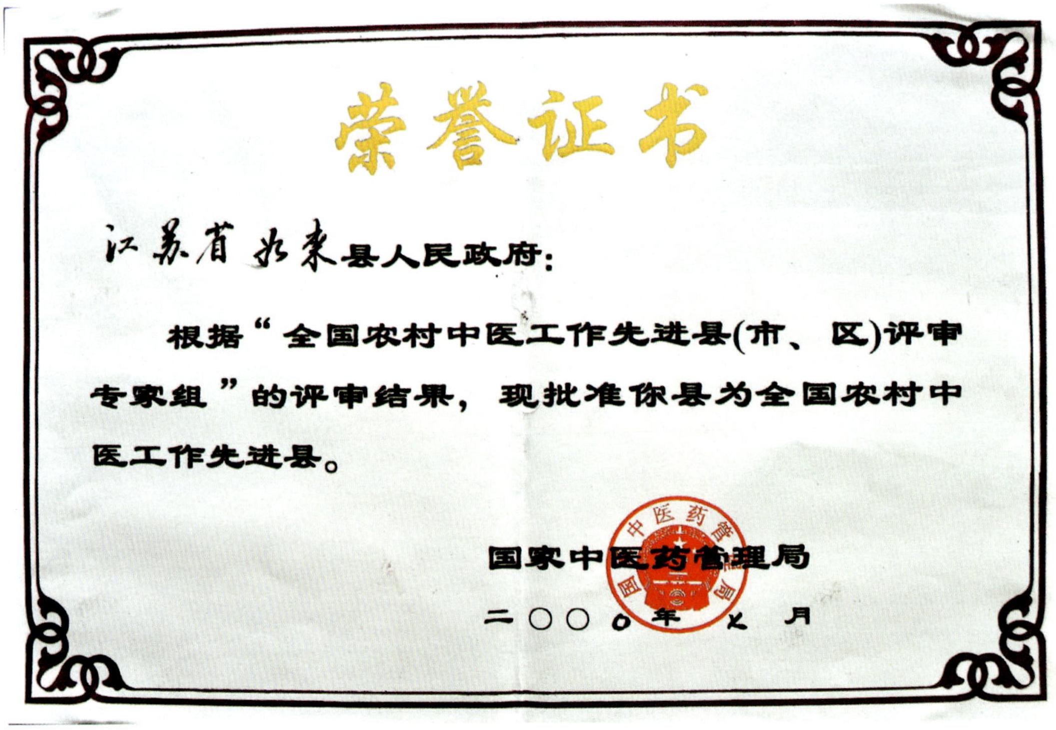

2000 年 7 月，如东县获“全国农村中医工作先进县” 称号

序　一

如东，南迎长江，东濒黄海，是一个崛起于江海平原的苏中大县，经济繁荣，文化昌盛。在此土地上，如东医学卫生事业亦有优良的传统。

如东卫生的文字记载，始于东晋南北朝。明代隆庆弘治年间乡医渐多，双甸名医任生《秘方集解》《临症审视》应是如东历史上的最早医学专著，名誉四方，长久流传。清朝末年，欧风东移，西医传入。民国年间，渐多诊所，亦兴医院。资料显示，1949年9月，如东有300多名医务工作者，这当然远远不能满足社会和人民的卫生需要。

1949年10月1日，中华人民共和国成立以后，如东卫生全面开创，渐成事业，缺医少药渐成历史，城乡卫生水平和人民健康水平均有大幅度提高，取得令人瞩目的成就。对于上述历史过程，第一部《如东县卫生志》曾详细记载。

1986年以来，如东卫生事业长足发展，房屋建设、仪器设备、组织机构、人员队伍、诊疗方式、服务思想、管理手段等各个方面都有较大的改善和提升。三级医疗卫生网络全面巩固，疾病预防控制、爱国卫生、妇幼保健、合作医疗、农村中医、卫生监督、医疗服务、职业道德和卫生文化等各项工作均有很大成就，有的闻名全国，有的获得世界卫生组织、联合国儿童基金会官员的肯定和赞扬。

不懈坚持，多元探索。引以为荣的既具共性又显个性的如东卫生现象，曾经影响全国，亦将影响未来。

面向未来，世事纷繁，任重道远。站在历史的新起点，如东卫生工作面临着新的机遇和挑战，肩负着更为艰巨的历史任务。

前有古人，后有来者。相信如东县卫生工作的来者，一定会勇往直前、不辱使命，一定能出色完成各项医疗卫生工作任务，为如东经济社会的快速发展、如东人民的身心健康作出新的更大贡献。如东卫生事业的明天一定更加美好。

珍爱这一历史，尊重这一历史过程中所有人们的卫生劳动，我们决定启动新一轮《如东县卫生志》编纂，存功绩于史册，录过错于帛卷，必将垂之久远，昭之未来。相信未来的人们能够从中获得所需。

本轮《如东县卫生志》编纂历经6年，现框架已就，封稿付印在即。这既是如东县卫生发展历史上的一件盛事，又是如东县卫生发展历程中的一个起点。

这部《如东县卫生志》以数百万文字记述过程，千余帧图片加强佐证，反映历史风貌，体现时代特征，凸显卫生主题，符合史志规范。完成如此浩大工程实为不易，编纂工作同仁为此付出许多艰辛劳动，值此作序机会深表敬意。向所有曾经为如东人民的身心健康和如东卫生事业的健康发展付出辛勤劳动的人们表示崇高的敬意。

遵嘱命笔，且以数言为序。

张泽宾

2011年10月

（作者系如东县卫生局局长）

序二

《如东县卫生志》发排付印在即。这是如东卫生发展史上的一件大事,可喜可贺,可颂可祝。

如东卫生与如东社会同启并行,迄今已有数千年的历史,其间留下了难以计数的杏林探索者足迹。这些足迹坚定深刻、永不磨灭。历版《如皋县志》均曾精要记载。当然,对其系统的专业记载,还是中华人民共和国成立以后的事情。

1978年10月至1983年6月间,县卫生局编纂《如东县医药卫生发展史》(1949年—1979年),以8万余字的篇幅记述了如东县1979年9月30日前的卫生行政、人民保健、爱国卫生、医学科学研究发展状况。《如东县医药卫生发展史》未作序,未后记,未举大事,未列编纂人员。经考证,《如东县医药卫生发展史》由陈耀主持开启,后由张昆、康靖领导传承,并由蔡紫尘、陆剑铭全程执笔编纂。

《如东县医药卫生发展史》《如东县卫生志》,史事翔实,脉络清楚,资料弥足珍贵。作为来者,大家读后得益颇多,十分感佩。

2006年6月15日,县卫生局启动新一轮《如东县卫生志》编纂,经历了多个编纂阶段。初为《如东县卫生志续志》编纂,记录1986年1月1日—2007年12月31日间如东县卫生事业发展历程。2009年7月6日,县卫生局决定改《如东县卫生志续志》为《如东县卫生志》,记录2007年12月31日前如东县卫生事业发展历程。2012年6月15日,县卫生局决定《如东县卫生志》编纂下限改断至2010年12月31日。

史志编纂是一项学术性、专业性极强的系统工程。本轮《如东县卫生志》编纂人员以辩证唯物主义和历史唯物主义为指导,以国务院《地方志工作条例》为规范,着眼时代特征和行业特色,殚精竭虑,秉笔直书，以机构设置、卫生资源、爱国卫生、疾病预防控制、卫生监督、妇幼卫生、医疗、医政、医科文化、镇域卫生、卫生荣誉、人物等12编56章248节 2600目174545万字节，如实地记述了如东县卫生各个系统和专业工作中的一切正确与错误、成功与失败、卓越与平凡。史料真实系统弥足珍贵，记述详实客观直接，文风朴实简洁，读来令人清新兴奋。相信未来的人们能够从曾经的过程中吸取经验和教训，获得灵感和睿智，激发冲动和热情，进而以百倍的信心、千倍的努力，向着更加高远的未来阔步前进。

《如东县卫生志》今已封稿，送出版社审编付梓在即，值此机会，我谨代表如东县卫生局向所有始终关心、支持和直接从事本《如东县卫生志》编纂工作的领导、专家、学者、同仁表示衷心感谢。向所有曾经为如东人民的身心健康和如东卫生事业的健康发展付出辛勤劳动的人们表示崇高的敬意。

且掩卷，是为序。

张旭初

2013年12月

（作者系如东县卫生局局长）

凡 例

一、本《如东县卫生志》以辩证唯物主义和历史唯物主义为指导，记述如东卫生的历史和现状。

二、本志以“资治、教化、存史”为编纂考量，仅实录，不评论。

三、本志记述如东县域内掘港、岔河、栟茶、丰利、马塘、双甸、苴镇、大豫、长沙、洋口、河口、袁庄、新店、曹埠等14个镇的卫生工作历史和现状。详今略古，上限溯源，因事而异，下限断至2010年12月31日。

四、本志采用述、记、志、传、图、表、录等体裁。按属归编，以类立卷。志为主，录为辅。图照集中与分散相结合，表格随文设置。《续记》随附，方便《续志》。要事截至适度，图文止于付梓。

五、本志以序开篇，以述接继，以记为经，以志为纬，以传为翼，图表随文，录以殿后。编末记载编纂过程和编纂资料来源。

六、大事记以编年体为主，辅以纪事本末体。

七、本志按编（栏）、章、节、大目、目、子目、子子目层次编排，编（栏）、章、节直称。大目以一、二、三为序；目以（一）（二）（三）为序；子目以1.2.3.为序；子子目以（1）（2）（3）为序或编排体现；● 为并列。编（栏）、章、节、大目入目录。

八、本志人物收录方法：机构荣誉人物以任职或获奖时间为序。同一时间，以行文为序。列传简介人物收录方法：本籍为主，兼顾外籍；逝者传略，生者简介；以出生时间为序。主要收录：

历版《如皋县志》见志知名医卫人物；

1991年版《如东县卫生志》列传、简介、简表人物；

乡镇联合诊所副所长及其以上医疗卫生机构正、副职人员；

获市人民政府（级）及其以上领导机关表彰人员；

副主任医师(级)及其以上专业技术职称人员;

支部委员会及其以上中共党组织正、副书记;

总支部委员会及其以上共青团组织正、副书记;

工会组织正、副主席;

妇女组织正、副主任;

卫生团体正、副职人员;

历届县人民委员会委员、县政协委员;

医疗卫生单位离休人员;

医卫界其他知名人士。

九、本志历史朝代沿用旧称,采用年号加公元纪年法记载。1949年10月1日后,均公元纪年,方便起见,公元元年后不冠公元。

十、本志行文用字一律以1988年国家语言文字工作委员会、国家新闻出版署发布的《现代汉语通用字表》为依据。对地名等仍用原繁体字或异体字。

十一、本志统计数字和计量单位的使用,分别遵循1983年12月10日颁布的《中华人民共和国统计法》和1984年3月4日颁布的《中华人民共和国法定计量单位》的有关规定。全县性统计数字,以如东县统计局公布的数字为准,部门性统计数字以部门统计资料为准。

十二、本志资料来源广泛,均经审定核定后载入,一般不说明出处。

目　　录

（上册）

第三编 爱国卫生

第四编 疾病预防控制

第五编 卫生监督

第六编 妇幼保健

第七编　医　疗

总 述

一

如东县，旧称“如皋县东乡”，原为如皋县东乡，历史追溯遥远。初为扬州海域人称扶海的沙洲，故后人亦有人将“扶海洲”作为“如东县”的替代名词。东晋•义熙7年（411年）析置建县。民国29年（1940年）10月，中国国民革命军新编第四军一师三旅东进，如皋县分县，西乡名“如西县”、东乡名“如皋县”，东乡下辖掘港、掘东、马塘、丰利、滨海、岔河、双甸、栟茶、白蒲9个区。

如东县，上隶江苏省南通市，地理坐标：位于北纬32°12′—32°36′、东经120°42′—121°22′。地处江苏省东南部、南通市北部。东临黄海，南望长江，与通州市接壤，西与如皋市为邻，北与海安县毗连。县境西起袁庄镇曹家庄西端，东止如东盐场东堤，东西宽为68公里。南起掘港镇朱家园南河，北止栟茶镇新垦区，南北长为46公里。全境陆地面积1872平方公里，海域6000余平方公里。海岸线长106公里。

民国34年（1945年）9月，如皋县东乡更名“如东县”，如西县复名“如皋县”。12月，县下辖掘东、掘港、马塘、苴镇、丰利、丰苴、丰马、栟茶、双甸、景安、双南、岔河、汤园、柴湾、雪岸、丁东16个区。

1951年春，如东县下辖掘港、掘东、掘长、苴镇、卫海、丰利、栟茶、栟北、靖海、双甸、景安、桐本、岔河、汤园、丁埝、蒲东16个区。

2010年12月，如东县下辖栟茶、洋口、丰利、苴镇、长沙、大豫、掘港、马塘、曹埠、岔河、新店、双甸、河口、袁庄14个镇及34个社区居民委员会、208个村民委员会。全县计有耕地面积1044平方公里（合10.44万公顷）。户籍人口1062972人。

二

如东医学与如东社会同始随行，东晋南北朝（公元317年～589年）间，如东已有坊医。元代（1279年～1368年），如东已有“黑风保赤丸”秘方流传。明•洪武十七年（1384年），县置医学训科，设官员一人。县置医学训科是县医学行政管理机构，基本工作职能有7项，表明其时医学发展已到一定阶段，需要建立一个专门机构遂行专业管理，而人们习惯将其视为如东医学卫生事业的发端。

明•隆庆至万历（1567年～1619年）年间，如东中医中药逐步发展，时有名医张伯仁，少精医术，行医济世。明•隆庆六年(1572年),官方征集民夫1200余人,由于瘟疫流行,征夫染病而死过半。得知后,张氏主动请官救治,均获生返乡。明代掘港儒医管日坤为管氏十世孙,曾著《医学精理》数卷。

进入清代后更有:精于幼科双甸名医任大枢、擅长儿科的双甸名医任学淳、擅治痘症的双甸名医丛礼后(1685年生)、著有《秘方集解》《临症审视》的双甸名医任生、曾著《医学指南》的掘港名医管士傑(1666年生)、重刊《医学穷源》《痘科秘传》的岔河名医汤世质(1744年生)等。其后,清代中叶,战事减少,社会相对稳定,随着经济文化的繁荣,如东中医有所发展,中医内、外、妇、儿、痘、针、疯等专业分科较为明确,流传着"印家的嗓子、王家的疮、欧家的眼睛、钱家的跌打损伤"的民谣和青蒿虫丸、鹭鸪涎丸、滚心丹、黄升、康绿等秘方。知名医生有蔡榕、任剑萍、薛保田、丛鸣凤、冯蒙求、汤述曾、佘廷桢、吴芬、吴嵚、印文中、王大和、钱岳山、欧阳福保等。薛保田还曾应召赴京为慈禧太后诊98天,后书《北行日记》,记述历程。医学著作有任庆辰《临证验牙》、汤潜的《针灸秘传》《自病全案》、吴杏桥的《吴氏喉科》《北行日记》等。

民国初年,西医西药传入如东。民国2年(1913年),如东人相信并接受种牛痘。民国4年(1015年),举办掘港疗养院。民国5年(1916年),举办掘港中西医局。民国10年(1021年),举办栟茶紫东医院。其后相继举办掘港寿民医院、岔河惠生医院、岔河泽民医院、岔河同德医院、掘港仲华医院、丰利公立医院、马塘秀生医院、蒲东仁安医院、掘港国梁医院、马塘光华医院、丰利大华医院、马塘光斗医院、马塘笃因医院、掘东公益医院、马塘泰来医院等。这些医院机构,虽然规模不大,但为人们的生活提供了新的条件和方式,亦为后来西医西药的发展培养了人才、提供了经验。

民国3年(1914年),国民党要人汪大燮等主张"废去旧去"。民国18年(1929年)2月,国民党中央委员会通过余岩等重提的《废止旧医,以扫除医事卫生之障碍案》(即废止中医案)。消息传出后,社会各界强烈反对。丰利名中医吴杏桥赴如城参加签署《如皋中医公会发起人呈文》,丰利名中医王我春、马久襄发表《上中医医学公会刍》反对《废止中医案》。经过各界20多年抗争,终获胜利。

民国27年(1938年)3月,侵华日军占领如城镇,无恶不作,肆掠如皋东乡、西乡,如皋县立医院被迫东迁,辗转7个月,落户东乡马塘镇。新近举办的西医医院及公路沿线的中医诊所相继关闭。不甘屈服的如东医者随同如东人民奋起反抗。3名医者为国捐躯,在抗日战场牺牲。后又有28名医者在解放战争和抗美援朝战场上牺牲。为表彰他们的丰功伟绩,1958年,中央人民政府追认他们为烈士。

民国29年(1940年)10月,中国国民革命军新编第四军1师3旅挺进苏北,进驻掘港,开辟如皋东乡抗日新战场。战争间隙,其后方医院曾为驻地群众提供良好的医疗卫生服务。民国31年(19412年) 1月,新编第四军1师3旅举办"苏中四分区卫生学校",首期学员20人,其中不少是如东青年,学习时间6个月,结业后,直接编入战斗部队,参加战场救护。后来这所学校更名为"华东九分区卫生学校",直至离境参加渡江战役。全国解放以后,大约有20余名苏中四分区卫生学校、华东九分区卫生学校学员转业如东县卫生系统,成为如东县卫生界的专家、学者和领导干部。

民国38年(1949年)2月23日,如东县全境解放,持续10年有余的两场战争,给如东的社会经济生活造成的破坏十分巨大,原本就十分薄弱的医学卫生事业更是灾近灭顶,广大劳动人民贫病交加,缺医少药,处境十分悲惨,人均生命平均期望值仅有36岁。

三

1949年10月1日，中华人民共和国成立，如东县医学卫生事业进入了百废待举的历史新时期。1950年，县政府召开全县卫生工作会议，贯彻中央“面向工农兵、预防为主、团结中西医”卫生工作三大原则，制定卫生工作整体规划。1951年6月，建立“如东县人民政府卫生科”，为县卫生行政机构。其后5年间，建立区卫生所5所、乡镇联合诊所182所、县妇幼保健所1所、新法接生站13个、托儿所23个。建立“如东县医务工作者协会”及其14个分会。1956年4月，建立县卫生防疫站。其后5年间，相继建立县节育工作委员会、县民办中医院、县卫生学校、县民办制药厂、县职工疗养院、县麻风病防沾所、人民公社医院44所。召开“全县卫生代表大会”“全县种痘劳模大会”。1960年5月，县人民医院代表出席全国文教卫生群英大会。12月，全县有医疗卫生机构82个（县直医疗卫生单位8个、区卫生所和医院8个、人民公社医院44个、其他医疗卫生机构21个），卫生床位1192张，卫生人员1663人，全县医疗卫生工作架构已具雏形。

20世纪60年代，贯彻“调整、巩固、充实、提高”的八字方针，加强基层医疗卫生建设，共渡时艰。撤销县职工疗养院、县卫生学校。43所“人民公社医院”改称为“人民公社民办医院”。开展浮肿病、消瘦病、子宫下垂病普查，建立浮肿病、消病防治站。开展农村合作医疗。培养赤脚医生，建立生产大队医务室。加强农村医疗服务，“人民公社民办医院”改称“人民公社中心联合诊所”。1966年11月，“人民公社中心联合诊所”改称“人民公社卫生院”。1969年7月，撤销县卫生局、县卫生防疫站、县妇幼保健所，建立县卫生服务站；撤销县中医院，县级医疗卫生单位1/3人员充实基层医疗卫生单位。10月，786个生产大队建卫生室，恢复县中医院建制。1970年12月，全县有医疗卫生机构886个（县直医疗卫生单位3个、区卫生所或医院7个、人民公社中心联合诊所54个、生产大队卫生室786个、其他医疗卫生机构96个），卫生床位1666张，卫生人员3733人，覆盖全县的医疗卫生网络初步形成。

20世纪70年代，坚持面向基层的工作方针，将医疗卫生重点放在农村。1971年2月，建立县革命委员会卫生局、县卫生防疫站、县卫生服务站保健组。其后，整顿农村合作医疗，社办队管全复盖，健全县区社队组织，大力开展计划生育宣传教育活动。全县统一安排，3年1个周期，开展妇女病普查防治。举办赤脚医生培训班，提高生产大队卫生室能力。贯彻卫生部《农村人民公社卫生院暂行条例》，加强人民公社卫生院建设管理。争取省、地、县、社财政支持，为卫生院配备放射线机，卫生室配备医药箱。1971年11月，如东县获“全国计划生育先进单位”称号。1973年12月，恢复建立县妇幼保健所。1974年10月，县赤脚医生代表赴阿根廷首都布宜诺斯艾利斯出席第十四届国际儿科学会年会，并宣读论文。1975年1月，建立县岔河赤脚医生大学。8月，7所“区卫生院”改称“区医院”，重建7所“区卫生所”。1976年12月，建立县新医大学。1977年11月，“全国妇幼卫生工作现场经验交流会”在如东召开。1978年6月，县革命委员会卫生局局长出席“全国医药卫生科学大会”，获“全国医药卫生红旗单位”称号。1980年10月，联合国儿童基金会官员和非洲西部7国考察团考察如东妇幼卫生工作。12月，全县有医疗卫生机构928个（县直医疗卫生单位10个、区卫生所和医院7个、人民公社医院54个、生产大队卫生室763个、其他医疗卫生机构94个），卫生床位2064张，卫生人员4770人，覆盖全县的医疗卫生网络不断完善。

20世纪80年代，贯彻全国医药卫生科学大会精神，加强医疗卫生工作基础建设。1981年2月，转发国务院批转卫生部《关于合理解决赤脚医生补助问题的通知》。后相继转发《个体开业医生暂行管理办法》《医院工作条例试行草案》《医院工作制度试行草案》《医院工作人员职试行草案》整顿医院工作秩序。1982年，开展“文明礼貌月”、“五讲四美”活动。其后开展“文明单位”“文明医院”“文明医务室”活动。制订职业道德规范，提供优质服务。43个单位评为“文明单位”、3所医院评为“江苏省文明医院”（含文明中医院、文明保健所各1所）、33所医院评为“南通市文明医院”（卫生院28所、文明卫校1所）、7个医务室评为“南通市文明医务室”。1983年，“人民公社卫生院”改称“乡镇卫生院”“生产大队卫生室”改称“村卫生室”。建立知识分子工作领导小组，落实知识分子政策，调动知识分子工作积极性。按照联合国儿童基会和卫生部要求开展妇幼卫生示范县建设（全国10县），翌年2月28日至3月2日，联合国儿童基金会顾问卡尔·依·泰勒教授到县考察指导。卫生部《妇幼工作条例》颁布后，工作更为规范，顺利完成示范县建设任务。1984年，推行院（站、所、校）负责制和目标责任制。改革干部人事制度，推行以干部聘任制、人事代理制、全员聘用制、绩效工资制为主要内容的管理体制。1986年，如东县获“全国计划生育红旗单位”称号。1989年6月，如东县获“全国计划免疫工作先进县”称号。1990年12月，全县有医疗卫生机构916个（县直医疗卫生单位10个、中心卫生院8个、乡镇卫院46个、村卫生室632个、其他医疗卫生机构220个），卫生床位2291张，卫生人员4585人（副高级职称24人、中级职称472人），覆盖全县的医疗卫生网络趋于完善。

20世纪90年代，实施科教兴卫战略，增强如东卫生续航能力。对照卫生部制定的医院分等标准，开展等级医院评审活动，2所医院定为“二级甲等医院”、5所中心卫生院定为“一级甲等中心卫生院”、26所乡镇卫生院定为“一级甲等乡镇卫生院”。开展残疾人“三项康复”工作，1993年3月如东县获“全国防盲工作先进县”称号。持续开展消灭血吸病工作，1993年11月如东县获“全国消灭血吸病先进县”称号。广泛开展“2000年人人享有初级卫生保健”创建活动，1996年11月如东县获“全国农村初级卫生保健合格县”称号。开展爱婴医院创建活动，1998年4月如东县获“江苏省爱婴工作先进县”称号。加强农村中医建设，2000年8月如东县获“全国农村中医工作先进县”称号。开展危房改造活动，新建68幢卫生业务楼。2000年12月，全县有医疗卫生机构589个（县直医疗卫生单位10个、中心卫生院8个、乡镇卫生院38个、村卫生室336个、其他医疗卫生机构197个），卫生床位2291张，卫生人员4798人（正高级职称15人、副高级职称78人、中级职称967人）。

21世纪初叶，突出发展第一要务理念，如东卫生进入现代化建设历史新时期。进入21世纪后，如东卫生相继撤销县卫生防疫站、县皮肤病防治所，建立县疾病控制中心、县卫生监督所；撤销区级卫生管理机构，建立镇卫生所；撤销村卫生室，建立村社区卫生服务站，组建镇社区卫生服务中心。遵循市场法则，多元兴卫，出售乡镇卫生院，改制民营，社会资本驻入卫生。开通管道，银行资本参与卫生基础建设。实施战略布局，丰利医院、县卫生局、县疾病预防控制中心、县如幼保健所、县第三人民医院实行整体搬迁。县人民医院、马塘医院、苴镇中心卫生院、兵房中心卫生院亦有较大扩建。依法兴卫、科学管控，切实加强爱国卫生、疾病预防控制、卫生监督、妇幼保健、计划生育、医学教育和新型农村合作医疗工作，均获较好进展。转换理念，实现服务思想现代化、医疗队伍现代化、医院建筑现代化、医疗设备现代化、诊疗技术现代化、科室设置现代化、管理方式现代化、后勤保障现代化，现代化医院建设迈出新步伐。2010年12月，全县有医疗卫生机构491个（县直医疗卫生单位9个、中心卫生院8个、民营医院37个、社区卫生服务站249个、其他医疗卫生机构188个），卫生床位2648张（县级医院1090张、中心卫生院604张、其他医院954张），卫生人员5026人（正高级职称43人、副高级职称285人、中级职称1247人），建筑面积36万平方米，建筑价值20013万元，医疗设备28828万元，卫生总资产130154万元，净资产66437万元。

公元前2070～公元2010年如皋县建置沿革表

表1-1

公　元	历史时期		年　号	建置名称	隶　属	
前2070年～前1100年	夏　商				扬州之域	
前1100年～前771年	周	西周		海　阳		
前770年～前221年		东周		海　阳		
前585年～前476年		春秋时代	吴王寿梦元年至夫差二十年	郧	吴　国	
前476年～前333年			吴王夫差末年至楚威王七年		越　国	
前333年～前221年		战国时代	楚威王七年至负刍五年	海　阳	楚国广陵郡	
前221年～前209年	秦		秦始皇二十六年至二世元年		九江郡	
前208年～前196年	秦末汉初		秦二世二年至汉高祖十一年		东　楚 西　楚	东阳郡
前195年～前154年	汉	西汉	汉高帝十二年至景帝三年	海　陵	吴王刘濞封地	
前154年～前118年			汉景帝三年至武帝元狩五年		江都国	
前117年～前107年			汉元狩六年至元封四年	海陵县	广陵国 临淮郡	
前106年～8年			汉元封五年至新初始元年		徐州郡	
8年～24年		新莽	新初始元年至更始二年	亭　间	淮平郡	
25年～41年		东汉	汉建武元年至十七年	东阳郡	淮平郡	
42年～57年			汉建武十八年至中元二年	海陵县	广陵郡	
58年～72年			汉永平元年至十五年		广陵国	
72年～212年			汉永平十五年至建安十七年	海陵县	下邳国	
213年～241年	三　国		东汉建安十八年至魏正始二年	（县　废）	魏	
241年～279年			东吴赤乌四年至天纪三年	海陵县	东　吴	

续表1-1

公元	历史时期		年号	建置名称	隶属	
280年～410年	西晋		晋太康元年至义熙六年	海阳县 海陵县	文陵郡	
411年～420年	东晋		东晋义熙七年至元熙二年	如皋县	南兖州	山阳郡
420年～479年	南朝	宋	宋永初元年至异明三年			广陵太守
480年～502年		齐	齐建元元年至中兴二年			海陵郡
502年～550年		梁	梁天监元年至大宝元年			
550年～573年	北朝	齐	齐天保元年至武平四年	如皋县	东广州	
573年～579年	南朝	陈	陈太建五年至十一年	如皋县	南兖州	海陵郡
579年～589年	北朝	周	周大象元年至隋开皇九年	如皋县	吴州	
589年～618年	隋朝		隋开皇九年至大业十四年	宁海县	扬州	江都郡
619年～626年	唐朝		唐武德二年至九年	吴陵县 海陵县	吴州 邗州 扬州	
627年～830年			唐贞观元年至太和四年	海陵县 海安县	淮南道	广陵郡 扬州
831年～927年			唐太和五年至杨吴乾贞元年	如皋场	淮南节度使	扬州 海陵县
928年～937年	五代十国	吴	杨吴乾贞二年至天祚三年	如皋场	江都府	海陵制置院海陵县
937年～951年		南唐	南唐异元元年至保大九年		东都	泰州
952年～957年			南唐保大十年至十五年	如皋县		
958年～967年		后周	后周显德五年至乾德五年	如皋县	大都	泰州军
967年～1126年	北宋		宋乾德五年至靖康元年	如皋县	淮南道 淮南东路	泰州军
1127年～1277年	南宋		宋建炎元年至景炎二年	如皋县	淮南东路	泰州军 通泰镇抚使

续表1-1

公 元	历史时期	年 号	建置名称	隶 属	
1277年～1284年	元 朝	宋景炎二年至元至元二十一年	如皋县	泰州路总管府	
1285年～1368年		元至元二十二年至至正二十八年		河南江北中书省	扬州路
1368年～1644年	明 朝	明洪武元年至崇祯十七年	如皋县	直隶中书省 南 京	扬州府
1645年～1667年	清 朝	清顺治二年至康熙六年	如皋县	江南省	泰 州
1667年～1724年		清康熙六年至雍正二年		江苏省	
1724年～1911年		清雍正二年至宣统三年		江 苏布政使	通 州
1912年～1913年	中华民国	民国元年至2年	如皋县	江苏省	苏常道
1914年～1933年		民国2年至22			淮扬道
1933年～1940年		民国22年至29年			第四行政督察区专员公署
1940年7月～1940年10月		民国29年7月～10月	如皋县	苏北临时行政委员会	中共如皋中心县委
1940年～1941年		民国29年至30年	如皋行署		
1941年～1945年		民国30年至34年	如皋县		第四行政区专员公署
194年～51949年		民国34年至38年	如东县	苏 中行政公署	第二行政区专员公署
1949年～1950年	中华人民共和国		如东县	苏 北行政公署	泰州行政区专员公署
1950年～1952年					南通行政区专员公署
1953年～1968年				江苏省	南通专区专员公署
1968年～1980年					南通专区革命委员会
1980年～1983年					南通地区行政公署
1983年～					南通市人民政府

大 事 记

夏

禹元年(约公元前2070年)

是年,如东县为扬州辖域。《尚书. 禹贡》载:禹治水后,全国划为冀、兖、青、徐、扬、荆、豫、梁、雍等九州。

西 周

武王元年(公元前1046年)

是年,如东县属楚海阳邑地。

春 秋

吴王寿梦元年(公元前585年)

是年,如东县名郧,又名发阳、发繇口、发繇亭(故址今立发桥),属吴国。

吴王夫差末年(公元前476年)

是年,如东县属越国。

战　国

楚威王七年(公元前333年)

是年,如皋县名海阳,隶属于楚国广陵郡。

秦

始皇帝(嬴政)二十六年(公元前221年)

是年,如皋县隶属于九江郡。时全国36郡。

二世二年(公元前208年)

是年,如皋县隶属于东楚东阳郡。

西　汉

高祖十一年(公元前196年)

是年,如皋县隶属于西楚东阳郡。

高祖十二年(公元前195年)

是年,如皋县名海陵,隶属于吴王刘濞封地。

景帝三年(公元前154年)

是年,如皋县名海陵,隶属于江都国。

元狩六年(公元前117年)

是年,如皋县名海陵县,隶属于广陵国。

元封四年(公元前107年)

是年,如皋县隶属于临淮郡。

元封五年(公元前106年)

是年,如皋县隶属于徐州郡。

新初始元年(公元8年)

是年,如皋县名亭间,隶属于淮平郡。

东 汉

建武元年(25年)

是年,如皋县名东阳县,隶属于淮平郡。

建武十八年(42年)

是年,如皋县名海陵县,隶属于广陵郡。

永平元年(58年)

是年,如皋县隶属于广陵国。

永平十五年(72年)

是年,如皋县隶属于下邳国。

建安十八年(213年)

是年,县废,如皋县隶属于魏。

三 国

东吴赤乌四年(241年)

是年,吴主孙亮以吕岱(广陵人)为大司马,复置海陵县,隶属于东吴。

西 晋

太康元年(280年)

是年,如东县名海阳县,隶属于文陵郡。

东 晋

义熙六年(410年)

是年,如东县域名海陵县,隶属于文陵郡。

义熙七年(411年)

是年,分广陵郡而析置建陵、宁海、如皋、临江、蒲涛5县。

● 县名如皋,隶属于南兖州山阳郡。据《太平寰宇记》载:县西北百五十步有如皋港,港侧有如皋村,县因而得名。

元熙二年(420年)

是年,如皋县隶属于南兖州广陵太守。

南北朝

齐建元元年(480年)

是年,如皋县隶属于南兖州海陵郡。

齐天保元年(550年)

是年,如皋县隶属于东广州。

齐建元元年(480年)

是年,如皋县隶属于南兖州海陵郡。

陈太建五年(573年)

是年,如皋县隶属于南兖州海陵郡。

周大象元年(579年)

是年,如皋县隶属丁吴州。

隋

开皇九年(589年)

是年,如皋县并入宁海县,隶属于扬州总管府。

大业十四年(605年)

是年,扬州总管府改为江都郡。

唐

武德二年(619年)

是年,如皋县名吴陵县,隶属于吴州,后改隶属于邗州。

武德九年(626年)

是年,如皋县名海陵县,隶属于邗州,后改隶属于扬州。

贞观元年(627年)

是年,全国分十道,如皋县为淮南道广陵郡,名宁海县。

太和四年(830年)

是年,如皋县名海安县,隶属于淮南道扬州。

太和五年(831年)

是年,如皋县名如皋场,隶属于淮南节度使扬州。

开成三年(838年)

7月,日本国遣圆仁僧等人来唐学法,在如皋县掘港庭国清寺小住15日后,水路西向如皋城。县令、判官、兵马使、录事等7人在西池寺南江桥前相迎。僧人因肚里不和，未能依礼登岸，县人即分批登船相见。

杨吴乾贞元年(927年)

是年，如皋县隶属于淮南节度使海陵县。

五　代

杨吴乾贞二年(928年)

是年，如皋县隶属于江都府海陵制置院海陵县。

南唐太保十年(937年)

是年，升如皋场为如皋县，仍隶属于东都泰州。

南唐昇元元年(952年)

是年，如皋县隶属于东都泰州。

后周显德五年(958年)

是年，如皋县隶属于大都泰州军。

北　宋

乾德五年(967年)

是年，如皋县隶属于淮南道泰州军。

靖康元年(1126年)

是年，如皋县隶属于淮南东路泰州军。

南 宋

建炎元年(1127年)

是年,如皋县隶属于淮南东路通泰镇抚使。

绍兴三年(1133年)

是年,大旱灾,疫病流行。

景炎二年(1277年)

是年,如皋县隶属于泰州路总管府。

元

至元二十二年(1285年)

是年,如皋县隶属于河南江北中书省扬州路。

明

洪武元年(1368年)

是年,如皋县直隶中书省扬州府。

是年,全县(今如皋县、如东县)9237户,34640人。

洪武十七年(1384年)

是年,建立"如皋县医学训科",位县治东,设官员1人。县对个体医疗机构的建立行批准制度,凡申请开诊者,均需经医学训科考试合格后,方行开诊。县衙依据规定赋予医学训科驱赶游医的权限。

弘治十四年(1501年)

春至秋,大旱,疫。

嘉靖三十三年(1554年)

3月,倭寇40余人海上入侵如皋县掘港,焚掠马塘、丛家坝,屯聚丁堰,直逼如皋城。如皋主簿阎士奇率乡民抵御,斩倭3人、活捉1人。天黑,倭寇退出。

是年,大旱,疫。

清

顺治二年(1645年)

是年,如皋县隶属于江南省泰州。

康熙六年(1667年)

是年,如皋县隶属于江苏省泰州。

康熙三十三年(1694年)

是年,"掘港育婴堂"开业,由掘港场人冯辰、郭宗义、章之彩等创办,收婴20人、乳妇20人。

雍正二年(1724年)

是年,如皋县隶属于江苏布政使通州。

乾隆四年(1739年)

夏,大疫。

乾隆十五年(1750年)

夏,大疫。

乾隆二十一年(1756年)

夏,大疫,凡户无免者。

乾隆二十四年(1759年)

夏,大旱,蝗灾。大疫,凡户无免者。

乾隆五十年(1785年)

夏,大疫。

乾隆五十一年(1786年)

春,大旱,至六月始雨,饥,大疫。

嘉庆十五年(1810年)

是年,“掘港场同仁堂”开业,该堂由里人王有芳、杨彩田等创办。

道光元年(1821年)

夏,秋,大疫,日毙数十人。

道光二十二年(1842年)

是年,“栟茶存婴所”开业,限存婴40人,存婴费每月400文。

咸丰三年(1853年)

是年,如皋县痧症流行,任大枢以独特治痧医术,救活很多幼儿。

咸丰七年(1857年)

是年,“薛家庄公善堂”开业。

同治四年(1865年)

是年,“马塘育婴堂”开业,亦称马塘接婴所。育婴堂由邑人赵瀛国创办,里人刘伟、邓恒等奉劝捐收婴。

同治六年(1867年)

是年,“丰利场保婴会”开业,由丰利季士纯、刘存翰、何宝田等人创办。

同治九年(1870年)

是年,“双甸同任堂”开业,址设双甸南镇海寺。

光绪六年(1880年)

7月,丁堰名中医薛宝田(字心农),时任浙江鹾尹,应召启程为慈禧太后诊病,历时98天。

光绪八年(1882年)

是年,“马塘保婴局”开业,址设马塘镇祖师庙内。

● “丰利场保婴会”更名“丰利场保婴局”。

光绪十四年(1888年)

秋,旱,大疫。

光绪十六年(1890年)

是年,“岔河保婴局”开业,保婴局由里人曹溥、许志祖、钟麟捐创,址设文昌宫内,丛永循、丛永徽主持。

● “马塘保婴局”并入马塘育婴堂。

光绪二十八年(1902年)

3月,倭寇海上入侵如皋县掘港,焚掠马塘、丛家坝。

秋,旱,大疫流行,染者多毙。

是年,“栟茶施药局”开业,亦名施药所。

宣统三年(1911年)

11月23日,废置“如皋县医学训科”。

是日,“如皋县警察所”负责如皋县卫生行政文书颁布。

中华民国

民国元年(1912年)

是年,如皋县隶属于江苏省苏常道。

民国2年(1913年)

9月26日,“如皋医学研究会”成立,60余人与会,公举会长储星远,副会长张兰卮,并出版《医学旬报》。

民国3年(1914年)

是年,苏鹤臣代表医学界赴沪参加京沪医药救亡请愿团请愿。

● 如皋县隶属于江苏省淮扬道。

● 县府(公署)直管医学卫生,县警察所负责卫生行政文书公布传递。

民国4年(1915年)

6月,“掘港疗养院”开业,由海门人徐亦篱创办。

7月22日,“掘港医学研究会”成立,陈巽伯、季少三任会长、副会长,会员数十人。

民国5年(1916年)

是年,“掘港中西医局”开诊,由医师夏士龙创办。

民国6年(1917年)

是年,成立"如皋县红十字会"。

民国9年(1920年)

夏,"马塘医学卫生研究会"成立。

民国10年(1921年)

是年,"栟茶紫东医院"开诊。医院由赵紫东举办。

民国11年(1922年)

是年,国民政府内务部颁布《管理医士规则》(简称27条),上海中医界创建江苏省中医学会与之斗争。沙元炳发表《宣言》支持。

● "如皋县中医学会公会"成立,公举会长汪子策,副会长苏鹤臣,并推苏鹤臣为赴沪代表,加入江苏省中医学会。

民国12年(1923年)

6月,如皋县中医学会公会分会评议员李慰仙、严禹门、陈爱棠、高桐生、丛班侯、王祖尧等创刊《如皋医学报》月刊,袁庄人吴慕陶为编辑之一,马塘周筱斋、掘港季少山等文章发表。

是年,"掘港寿民医院"开诊,址设掘港镇西街,医院由院长郭信五举办。

民国13年(1924年)

是年,"岔河惠生医院"开诊,址设岔河镇,医院由院长丛定远举办。

民国16年(1927年)

夏,掘港霍乱流行,最多一天死17人。

是年,"岔河泽民医院"开诊,址设岔河镇,医院由院长张泽民举办,

● "岔河同德医院"开诊,址设岔河镇,医院由院长许如金举办。

● "掘港仲华医院"开诊,址设掘港镇西街,医院由留日医师院长陈仲华举办。

民国17年(1928年)

9月,县卫生行政机构改为"如皋县公安局"。

是年,县卫生行政机构改为"如皋县政府第一科(民政科)"。

民国18年(1929年)

3月,国民政府卫生部召开中央卫生会议,余严等人提出的"废止旧医"提案获得通过,如皋中医公会发表《警各医界同志》宣言书,推派代表赴沪参加全国医药团体"三•一七"集会,赴京请愿。

5月,如皋中医学会分会假座育德堂召开第七届常年大会,改"分会"为"如皋县中医协会",到会300

余人，陈爱堂为常务主席。

12月，全国医药团体总联合会联合全国17个行政省及南洋华侨医药团体，在上海集会组织进京请愿，如皋中医协会发表《宣言》支持，并推派2名代表赴沪出席。

是年，国民政府设中央卫生部，要求县设卫生局隶属县政府。

● 丰利晚清秀才名医王我春、马久襄上书《上中医医学公会刍言》，坚决反对是年2月国民政府中央卫生会议通过的余严等人的《废止中医案》。

● “丰利公立医院”开诊，址设丰利镇祖师庙内，医院由丰利镇知名中医和绅士募款2000银元举办，院长欧阳福保。

民国19年(1930年)

12月，陈爱堂独资编纂《如皋医学报五周汇编》，封面为韩国钧所署，内有上海名流王一亭等题词和序。

民国20年(1931年)

2月，县中医协会依据人民团体组织法改称为“如皋县国医分会”。

9月，建“如皋县立医院”，址如城中禅寺。

是年，栟茶霍乱流行，病死近百。

● 丰利霍乱、天花流行。

民国21年(1932年)

是年，掘港霍乱流行。

民国22年(1933年)

是年，如皋县隶属于江苏省第四行政督察区专员公署。

● “马塘秀生医院”开诊，址设马塘镇中市，医院由院长仲登俊举办。

● “蒲东仁安医院”开诊，址设白蒲区蒲东镇，医院由院长晋伯衡举办。

是年末，医院经费年报：岔河惠生医院1500元(法币)、岔河泽民医院1600元(法币)、岔河同德医院1200元(法币)、丰利公立医院1992元(法币)、蒲东仁安医院500元(法币)，5所医院合有经费6792元(法币)。掘港寿民、掘港仲华、马塘秀生、栟茶紫东4所医院经费栏未填报。

民国23年(1934年)

6月，“如皋县禁烟委员会”成立，设戒烟所。

民国24年(1935年)

是年，“掘港国梁医院”开诊。医院由留法医学博士陈国梁创办。

民国25年(1936年)

秋，丰利、马塘等区恶性疟疾流行，染者6万余人，死者5000余人。县防疫委员会及慈济会组织巡回诊疗队，分成7组赴疫区施诊。

10月6日，南通行政公署成立“江苏省第四区通如临时防疫委员会”，组队赴马塘等恶性疟疾流行疫区施诊。

10月，旅沪通如崇海同乡会亦商请南洋医院院长顾南群等组成“苏北救护队”赴马塘等恶性疟疾流行疫区施诊。

是年，“马塘光华医院”开诊。医院由季明光、黄国华举办。

民国26年(1937年)

秋，“如皋同仁医院”迁栟茶镇(时为东台县)。

是年，“丰利大华医院”开诊。医院由西医徐迺堂创办。

● 如皋县红十字会建6个“县红十字救护站”。

民国27年(1938年)

3月18日，日本侵略军梅咩文夫部100余人占领如皋城。

● “如皋县立医院”随如皋县政府退却转移。

6月7日，日本侵略军柴田部自如城出动，经丁堰向东“扫荡”，如皋县常备第二团在崔港河一带阻击，击毁日本侵略军卡车1辆，毙伤日军30余人后溃散。如皋县立医院和冯石乡群众参加伤员抢救转移和物资转运。

● 日本侵略军柴田部在石甸、崔港河一带烧、杀、抢，至7月16日，计烧毁房屋2345间、杀死群众21名、抢走猪牛30余头。冯石乡群众医工进行不同方式反抗并救人灭火。

10月，“如皋县立医院”随如皋县政府迁至马塘镇前街仁和桥王家祠堂。

是年，“栟茶紫东医院”关闭。

● “丰利大华医院”关闭。

● “掘港寿民医院”关闭。

● “岔河同德医院”关闭。

● “马塘秀生医院”关闭。

● “蒲东仁安医院”关闭。

● “南通乐仁医院”迁入马塘镇。

民国28年(1939年)

5月，如皋县政府县长薛承宗颁发禁烟令。

● 建立“如皋县烟民感化训练班”，时间2个月，址设马塘镇南街关帝庙内。

初秋，掘港镇登革热流行，少有幸免，历时月余，预后尚好，死2人。

9月13日，日本侵略军战机轰炸掘港，炸死2人，炸伤1人。掘港地区医人群众参加抢救。

是年，“南通乐仁医院”迁离马塘镇。

● “马塘笃因医院”开诊。医院由王笃因举办。

● “马塘光斗医院”开诊。医院由石光斗举办。

民国29年(1940年)

7月，如皋县隶属苏北临时行政委员会。

秋,“掘东公益医院”开诊。医院由施公衡等人举办。

10月,原如皋县划为如西(开始称如皋县西南行政公署)、如皋两县。自白蒲经丁埝至柴湾的运盐河一线为界,以西为如西县,以东为如皋县。叶胥朝任如皋县长。

● 如皋县辖9个区:掘港区、掘东区、马塘区、丰利区、滨海区、岔河区、双甸区、栟茶区、白蒲区。

● 县卫生行政机构改为“如皋县(抗日民主)政府民政科”。

● 县抗日民主政府接管医院。“如皋县立医院”改为“如皋县立(抗日民主)政府医院”。

● 如皋县国民政府东迁兵房镇,改“掘东公益医院”为“如皋县立医院”。史称“如皋县立(掘东)医院”。

是年,如皋县红十字会停办。

民国30年(1941年)

2月21日,日伪军5000余人由扬州、高邮、黄桥、如皋等地同时出动,占领海安、东台、泰州等地,“扫荡”马塘、掘港等地。如皋县(抗日民主)政府立医院随县(抗日民主)政府开展抗日游击战争。

8月,如皋县上隶苏中第四行政区,下辖23个区:掘南区、掘北区、掘东区、马南区、马北区、掘马南区、掘马北区、丰东区、丰中区、丰中东区、丰西区、栟南区、栟北区、栟茶区、双南区、双北区、丁东区、岔南区、岔北区、白蒲区、双蒲区、西南区、滨海区。

10月,建立“如皋县双岔北区卫生委员会”。

民国31年(1942年)

1月,中国国民革命军新编第四军苏中军区第四军分区建立“卫生部”、“后方医院”、“卫生学校”。

4月15日,中国国民革命军新编第四军一师三旅一部进攻白蒲镇歼灭伪军特务团大部,烧毁日军掠夺苏北经济的大本营江北公司。白蒲地区医工群众参加了伤员抢救转移和物资转运等战地工作。

7月7日,苏中四分区行政公署通令各县严格限期禁毒,限令自是年8月1日至翌年2月1日一律戒绝,违者处罚。

9月,县民间助产师刘淑贞穿越日伪封锁线,前往丰利东乡为中国国民革命军新编第四军一师三旅政治委员吉洛(姬鹏飞)夫人许寒冰接生,产一女婴。

是年,侵华日军大扫荡,“如皋县立(掘东)医院”遣散。

● “如皋同仁医院”迁离栟茶镇。

民国32年(1943年)

3月,全县春荒,饥民有10余万人。一部分农村地区出现饥民“吃大户”现象。县、区、乡各级救荒委员会发放公粮23万多公斤,并开展以工代赈、生产自救运动。

4月,县下辖辖12个区:掘东区、掘马南区、掘马北区、丰东区、丰掘区、丰西区、栟茶区、栟丰区、双岔北区、西南区、白蒲区、丁东区。

9月25日,东台县栟茶南部划归如皋县,与丰西区合并为“栟丰区”。

10月1日,东台县立发区划归如皋县,与丁东区合并为“城东区”。

民国33年(1944年)

1月,县政府在丰东、丁东等区重点乡开始进行废除保甲制,建立新乡制,民选乡、村干部的试点工作。

2月25日，如皋县汤园地区划归南通县，与通西地区合为一体。

5月19日夜至20日清晨，苏中军区特务4团攻克童家甸据点，毙俘伪军29人、炸毁碉堡5个、缴获机枪1挺。并包围自南通前来增援的12名日军，3名逃跑，小队长以下9名被歼。童家甸地区群众医者参加了战地后方勤务。

6月22日拂晓前，侵华日军加藤中队100余人及伪26师400余人轻车奔袭如中地区进犯耙齿凌一带，追击地方抗日武装力量，适逢中国国民革命军新编第四军1师3旅7团自东台汤家洋南下遭遇耙齿凌，激战两小时，击毙日军加藤中队长以下100余人、伪军100余人，生俘日军14余人、伪军200余人。7团牺牲93人。栟茶双甸第地医工民众闻讯后赶前抢救搬动伤员。

6月26日，苏中军区特务团在如皋县警卫团和群众医工的配合下强攻南坎镇，伪军1个连全部投降，日军1个小分队12人全部烧死，驻掘港日军丹木中队长一行13人驰援，在南坎附近被全部击毙。

民国34年(1945年)

7月，栟茶籍医务者曹显贵于栟茶龙王口就义。

9月，“如皋县(抗日民主)政府门诊部”集体转入“中国国民革命军新编第四军苏中军区第四军分区后方医院”。

● “如皋县”更名为“如东县”，东台县栟茶区划属如东县。

● “如皋县(抗日民主)政府民政科”改称“如东县(民主)政府民政科”。

● 建立“如东县人民医院”，址设马塘镇。

10月，“中国国民革命军新编第四军苏中军区第四军分区卫生部”改称“中国人民解放军华中军区第九军分区卫生部”“中国国民革命军新编第四军苏中军区第四军分区后方医院”改称“中国人民解放军华中军区第九军分区后方医院”“中国国民革命军新编第四军苏中军区第四军分区卫生学校”改称“中国人民解放军华中军区第九军分区卫生学校”。

12月，县下辖16个区:掘东区、掘港区、马塘区、苴镇区、丰利区、丰苴区、丰马区、栟茶区、双甸区、景安区、双南区、岔河区、汤园区、柴湾区、雪岸区、丁东区。

是年，“马塘笃因医院”关闭。

● 据不完全统计，在抗日战争中，全县被日伪军烧去1328家，计3900余间房屋，杀害平民582人，遭抢劫1万多户。

● 光荣籍医务者顾正轩于战场牺牲。

民国35年(1946年)

1月6日，国民党军队重新占领马塘镇，县人民医院随县(民主)政府、县警卫团北迁马塘串场河北农村，无固定居所，参加游击战争。

夏，霍乱流行。

7月，丰西籍医务者张家琛泰兴宣家堡战斗牺牲。

8月，是月，掘港籍医院者刘继昌海安战斗牺牲。

9月，如皋县国民政府建立“如皋县卫生院”，如皋县卫生院负责全县卫生行政兼办医事。如皋县国民政府第一科(民政科)不再兼管全县卫生行政工作。

秋，紫石县(今海安县)货管局与如皋县柴湾区财税机关合并，成立如东县城东财经分局，下设李庄袁庄雪岸等3个税务所。

11月，五义籍医务者缪明新汤园战斗牺牲。

是年，“马塘光华医院”关闭。

● “马塘光斗医院”关闭。

● 丁店籍医务者殷冲于战场牺牲。

● 五义籍医务者徐卫国皋南战役牺牲。

● 如皋县卫生院公布：全县开业卫生人员164人，其中医师17人、助产师2人、镶牙3人、中医伪142人。中西药商23人，其中中西药房6人、中药房17人。

民国36年(1947年)

1月，县下辖15个区：掘东区、掘长区、沿海区、掘港区、掘马北区、桐本区、苴丰区、苴镇区、栟丰区、栟茶区、栟北区、景安区、汤园区、岔南区、城东区和掘港办事处。

2月，汤园区划属通如行署。

4月26日，建立“景安区人民医院”。

5月，栟茶籍医务者许达元于栟茶南堡就义。

7月，华丰地区70余名群众在六斧头反抗国民党军队扫荡中受伤，中国人民解放军华中军区第九军分区卫生部部长周申晋赶往组织抢救。

● 掘东地区民间医生施公衡、顾黛、蔡紫尘等人组建“利民联合诊所”，抢救受伤群众。

● “掘东区医生联合会”成立，发起人施公衡。

● “汤园地区医药合作社”成立，由汤园地区部分医生组成，发起人朱秀成。

是年，“掘港仲华医院”关闭。

● “掘港国梁医院”关闭。

● 古坝籍医务者姚建为抢救伤员，输血感染而牺牲。

● 光荣籍医务者季本攸于衮州战斗牺牲。

● 河口籍医务者丁年增于海安角斜战斗牺牲。

民国37年(1948年)

3月13日，中国人民解放军华中华中野战军第11纵队92团(叶挺团)冒着大雨狂风，远道跋涉，逼近掘港，进入阵地。次日进入街道，全歼国民党第21师1个营。经两日猛攻，于15日16时攻克国民党军队土山核心工事。此战计歼敌2000余人，缴获82炮2门重机枪3挺、轻机枪30余挺、长短枪500余支。解放掘港战斗中计有35000多民工医工群众支援作战。

3月，“掘港卫生所”开诊，由尤兵、朱硕如、周新伍等人联合举办。

4月，凌河籍医务者徐家余于战场牺牲。

5月，建立“掘长区医生联合会”。

8月，丰西籍医务者姚荣万于如皋加力战斗牺牲。

是年，国民政府卫生部下发《医院诊所管理规则》，规定：设置病室、收治病人为医院，医院需配备医师2名、药师(药剂生)1人。医院、诊所申请开诊者均需县政府考试合格，核发许可证后，方行开诊。

● 如皋县卫生院公布：民国36年至37年(1947至1948年)间，经过申报如皋县国民政府甄别批准，89名个体医生开业。

● 县人民医院随县(民主)政府、县警卫团迁至丰利东张家棚(今张家园)。

● 据不完全统计，在解放战争中，全县被国民党军队及“还乡团”烧去2683家，计6990多间房屋，杀害干部、群众2042人，抢去耕牛1022头，粮食13万多担，衣服2万多件。

● “马塘泰来医院”开诊。由朱泰来夫妇举办。

● “南通地区专员公署干部疗养所”建立。址设苴丰区暖阁庄。

● 五义籍医务者肖永和于淮海战役牺牲。

● 丁店籍医务者黄风超于淮海战役牺牲。

● 双甸籍医务者陈盛发于余东战斗牺牲。

● 洋口籍医务者翟保生于沭阳战斗牺牲。

● 丰西籍医务者石增发于黄桥战斗牺牲。

民国38年（1949年）

1月28日，驻白蒲国民党军队撤向南通，如东县全境解放。

1月，丰利籍医务者徐伟国于淮海战役牺牲。

● 如东籍医务者万九同于淮海战役牺牲。

2月2日，南通城解放，中国人民解放军华中军区第九军分区卫生部随军入城。旋改称“中国人民解放军南通军事管制委员会卫生处”。

2月，如东县上隶苏皖边区第九行政区，旋改称苏北行署南通行政区。

● 通如行署撤销，汤园区、蒲东区划属如东县。

3月，县人民医院随县（民主）政府复迁马塘镇。

● “景安区人民医院”改称“如东县警卫团第二疗养所”。

● “马塘新民医院”开诊。由张仲仁、咸仲实、冒青云共同举办。

4月，如东县动员17165名常备民工参加支援渡江战役，县人民医院部分医务人员编入中国人民解放军第34军担架团医务室，参加渡江战役。

● 岔南籍医务者查学庆渡江战役牺牲。

● 沿南籍医务者缪五万战场牺牲。

7月，“如东县人民医院”改称“如东县（民主）政府门诊室”。

● 南坎籍医务者黄德英于嘉兴战斗牺牲。

● 岔河籍医务者丁诚于苏州因公牺牲。

8月11日，全县划15个区：掘港区、掘东区、掘长区、沿海区、苴镇区、丰利区、栟茶区、栟北区、景安区、丁埝区、蒲东区、双甸区、岔河区、汤园区、桐本区和大乡105个，小乡46个，大镇1个，小镇8个，计1218个村，210617户，747737人，耕地1924106亩。

9月，“马塘泰来医院”关闭。

● 南通地区专员公署干部疗养所迁入南通城，改称“南通中心卫生院”。

中华人民共和国

1949年

10月1日，“如东县（民主）政府门诊室”改称“如东县政府门诊室”。

● “如东县(民主)政府民政科”改称“如东县政府民政科”。县卫生行政日常工作由县政府民政科主持。

10月,建立“汤园区医生联合会”。

● 五义籍医务者马如生于厦门战斗牺牲。

● 童店籍医务者沈有仁于厦门战斗牺牲。

● 南坎籍医务者龚洪亮于厦门病故。

11月,建立2所“区医生联合会”:

建立“桐本区医生联合会”;

建立“掘港区医生联合会”。

是年,县内“育婴堂”等慈善机构关闭,参加各乡“救济院”组建。

1950年

1月,县政府召开“第一次全县卫生工作会议”,传达1949年9月中央军委卫生工作会议精神。副县长曹旭出席并讲话。出席会议代表;高云鹏、季汉源、时弘道、冒青云、施济生、姚九江、王玉材、秦震东、蔡民之、施文周、姜天龙、陈佶卿、孙福民、叶成之、张仲仁等。

● “丰利新民医院”开诊。由冒青云、虞竹溪等人举办。

3月,“如东县政府门诊室”改称“如东县立人民医院”。

● “马塘新民医院”关闭,集体进入县立人民医院。

● 建立“中共如东县供销卫生支部委员会”,县供销社、县政府卫生院各设1个党小组。

6月,“如东县立人民医院”改称“如东县卫生院”。

● 县卫生院为县卫生行政机构。

● 县政府民政科不再负责全县卫生行政工作。

● 县卫生院推行“新法接生”,举办“改造旧产婆培训班”,首批学员18人。

7月17日,苏北行署通知:“专区级医院”改为“江苏省××专区中心卫生院”,“县、市级医院”改为“××县(市)卫生院”。

7月,建立“丰利区医生联合会”。

8月,如东县上隶江苏省南通区。

● 建立“栟北区医生联合会”。

9月,建立4所“区医生联合会”,即:

建立“栟茶区医生联合会”;

建立“靖海区医生联合会”;

建立“蒲东区医生联合会”;

建立“苴镇区医生联合会”。

10月,县人民政府召开“第二次全县卫生工作会议”,贯彻苏北军区《积极防治血吸虫病,开展群众卫生防疫运动通令》。

11月,建立“岔河区医生联合会”。

12月,县人民政府召开“第三次全县卫生工作会议”,贯彻8月举行的全国卫生工作会议精神,执行“面向工农兵、预防为主、团结中西医”的三大工作原则,通过《建立县卫生科、区卫生所的决议》。

● 建立“景安区医生联合会”。

是年,完成卫生资源普查。全县共有中医536人,西医95人,中药人员240人,西药人员57人,医院

6所，诊所87所。

1951年

1月9日，县委召开结束土改工作会议，在全县颁发土地证。

1月，县下辖16个区：掘港区、掘东区、掘长区、苴镇区、卫海区、丰利区、栟茶区、栟北区、靖海区、双甸区、景安区、桐本区、岔河区、汤园区、丁埝区、蒲东区。

春，建立“掘港区卫生所”。

● 新店籍医务者吴兴权于朝鲜战场牺牲。

4月，建立“中共如东县卫生院支部委员会”。

● 建立3所“区医生联合会”：

建立“沿海区医生联合会”；

建立“双甸区医生联合会”；

建立“丁埝区医生联合会”。

6月30日，县人民政府卫生科转发华东军政委员会卫生部转发中央人民政府政务院颁布《关于改善各级学校学生健康状况决定》，并随发“执行办法”。

6月，建立“如东县人民政府卫生科”，为县卫生行政机构。

● 县卫生院不再负责全县卫生行政工作。

● 县卫生院在“六一”儿童节期间为383名学校儿童和65名私塾儿童作体格检查。

8月22日，建立4所“区卫生所”：

建立“蒲东区卫生所”；

建立“苴镇区卫生所”；

建立“景安区卫生所”；

建立“桐本区卫生所”。

9月11日，县人民政府卫生科转发华东军政委员会《关于组建联合医院、联合诊所的指示》。

9月，“沿海区医生联合会”改称“卫海区医生联合会”。

11月，县人民政府卫生科、县卫生院迁至掘港镇。

● “掘港卫生所”关闭，集体进入县卫生院。

12月初，县人民政府召开“全县种痘劳模大会”，表彰300余名种痘劳模。春秋两季全县种痘563582人次。

12月12日，建立“如东县医务工作者协会”。

12月下旬，撤销“掘港区卫生所”。

是年，县卫生院举办3期“新法接生培训班”，培训学员55人。

● “丰利新民医院”关闭。

● “栟茶大众医院”开诊。

1952年

1月，增设古坝、雪岸、马塘、掘郊4个区。

● 建立4所“区医生联合会”，即：

建立“古坝区医生联合会”；

建立“雪岸区医生联合会”；

建立“马塘区医生联合会”；

建立“掘郊区医生联合会”。

3月下旬，美国军用飞机在邻县海安潼口、立发、西场、仇湖、曲圹等区上空散布异常昆虫，影响如东县。

3月，建立4所“区卫生所”，即：

建立“栟茶区卫生所”；

建立“岔河区卫生所”；

建立“丁堰区卫生所”；

建立“卫海区卫生所”。

4月22日，县人民政府卫生科下发《关于学校保健员训练总结》。

● “岔河惠民医院”关闭。

● “岔河泽民医院”关闭。

● 建立“如东县防疫委员会”，嗣后更名为“如东县爱国卫生运动委员会”。

● 建立“如东县防疫大队”，由县卫生院防疫股人员组成。

● 全县开展以消灭“四害”为中心的爱国卫生运动。

5月，全县接受鼠疫预防接种注射231240人次。举办“防疫训练班”两期，500多名医生、校长、教师参加学习。

6月7日，县人民政府转发卫生部《关于县以下卫生基层组织系统编制及任务的规定》。

秋，县卫生院及区卫生所共同组织灾区巡回医疗队，赴马塘、尊三、古坝、岔河、双甸等地巡回医疗。

8月，“桐本区卫生所”改称“马塘区卫生所”。

撤销“景安区卫协分会”，并入双甸区卫协分会。

9月，撤销2所“区卫协分会”，即：

撤销“古坝区卫协分会”，并入岔河区卫协分会；

撤销“靖海区卫协分会”，并入栟茶区卫协分会。

10月，建立“如东县医务工会”，县人民政府卫生科、县卫生院和部分区卫生所参加组建，会员50人，设组织、劳保、文教、财务委员。

● 建立“如东县公费医疗预防实施管理委员会”。

● 建立“如东县药品检查管理委员会”。

● 建立“新法接生站”13个。

● 举办“学校管理员训练班”。

● 举办“新法接生员训练班”。

● 建立23个“托儿所”。

12月，“栟茶大众医院”关闭。

● 县卫生院妇产科陈丹开始施行人工流产手术。

是年，建立“共青团如东县卫生院分支部委员会”，为“共青团如东县直属机关支部委员会第八分支部”。

1953年

1月，如东县上隶南通地区。

3月，县首次为征集新兵作健康体检。

4月，建立“如东县妇幼保健站”。

6月27日，县抽调医务工作者分成三支巡回医疗队，前往景安、雪岸、栟茶、古坝、丰利等灾区作巡回医疗。组建蛔虫病防治组，赴景安区查治蛔虫病。

6月，“如东县卫生院”改称“如东县人民政府卫生院”。

11月，通过人口普查和选民登记，全县核定总人口为892455人，选民536664人。

是年，县人民政府转发政务院颁布《医师暂行条例》《中医师暂行条例》。苏北行署卫生局下发《医师、中医师办证暂行办法》《苏北卫生人员申请办证暂行办法》。

1954年

1月6日，全县2000人以上市镇粮食实行计划供应。

2月，20所“区医生联合会”改称“区卫协分会”，即：

“蒲东区医生联合会”改称“蒲东区卫协分会”；

“丁埝区医生联合会”改称“丁埝区卫协分会”；

“雪岸区医生联合会”改称“雪岸区卫协分会”；

“岔河区医生联合会”改称“岔河区卫协分会”；

“汤园区医生联合会”改称“汤园区卫协分会”；

“双甸区医生联合会”改称“双甸区卫协分会”；

“景安区医生联合会”改称“景安区卫协分会”；

“栟茶区医生联合会”改称“栟茶区卫协分会”；

“栟北区医生联合会”改称“栟北区卫协分会”；

“靖海区医生联合会”改称“靖海区卫协分会”；

“古坝区医生联合会”改称“古坝区卫协分会”；

“丰利区医生联合会”改称“丰利区卫协分会”；

“苴镇区医生联合会”改称“苴镇区卫协分会”；

“马塘区医生联合会”改称“马塘区卫协分会”；

“桐本区医生联合会”改称“桐本区卫协分会”；

“掘港区医生联合会”改称“掘港区卫协分会”；

“掘郊区医生联合会”改称“掘郊区卫协分会”；

“掘长区医生联合会”改称“掘长区卫协分会”；

“掘东区医生联合会”改称“掘东区卫协分会”；

“卫海区医生联合会”改称“卫海区卫协分会”。

3月，县卫生院一年期医生培训班结业。

4月，暴雨成灾，全县组织14个“巡回医疗队”，分赴56个受灾区为灾民提供免费治疗。

8月24日，县人民政府卫生科转发江苏省卫生厅《关于医士的权利及义务的规定》。

9月18日，蒲东、丁埝“区卫生所”和蒲东、丁埝、雪岸“区卫协分会”及白蒲、斜港、薛曹、新姚、平桥、平楼、林东、红园、丁埝、东城、土刘、宗城、朝阳、丁北、骏发、冯石、斗争、合兴、长胜、雪洪20个“乡镇联合诊所”划属如皋县。丁埝、蒲东、雪岸三区人口为14万余人。

9月，全县抽调41名医务工作者分成12个“医疗小分队”，分赴6个受灾区巡回医疗。

11月，县召开“中医代表座谈会”。

● 建立“如东县中医药学术研究中心小组”。

● 建立“古坳、任港河工程指挥部卫生科”，30多名医务人员为民工提供防治病医疗服务。

12月20日，县人民政府卫生科转发华东区卫生部《公立医院工作人员休假请假暂行办法》。

是年，县下辖景安、双甸、岔河、汤园、马塘、桐本、掘郊、掘东、掘长、苴镇、卫海、丰利、栟茶、栟北14个区及162个“乡(镇)联合诊所”负责1179个行政村和38条街道的卫生工作，即：

景安区所属：景南、景安、袁南、花园、达富、环凌、直夫、桂林、凤园、万灵、幸福、陈庄、毅夫、兴隆、先民15个“乡(镇)联合诊所”负责104个村医疗卫生工作；

双甸区所属：双甸、双北、双南、石北、石坝、鹤井、石甸、三桥、田季、洋涨、宗奎、复兴、沿港、铁果、花石、丛坝16个“乡(镇)联合诊所”负责111个村、3个街道医疗卫生工作；

岔河区所属：岔河镇、陈皋、钱塘、其国、平肖、岔北、新兴、马扬、古吴、锦成、联港11个“乡(镇)联合诊所”负责102个村、5个街道医疗卫生工作；

汤园区所属：顾茂、民主、虹桥、红星、新西、芳根、翻身、烈士、建设、民富、五窑、四港、庭贵、新庵、国强15个“乡(镇)联合诊所”负责92个村医疗卫生工作；

马塘区所属：马塘镇、前进、胜利、潮桥、尊三、坚决、新沿、凌民、马北、王元10个“乡(镇)联合诊所”负责79个村、6个街道医疗卫生工作；

桐本区所属：上漫、下漫、提南、应泉、孙窑、三沿、毕杨、惕庵8个“乡(镇)联合诊所”负责52个村医疗卫生工作；

掘郊区所属：虹元、苏云、三民、五六总、芳泉、银杏、余荡、港南、和春9个“乡(镇)联合诊所”负责85个村医疗卫生工作；

掘东区所属：镇东、镇西、新中、强丰、徐征、利民、新丰、大同、王荃、新生、新余、华丰12个“乡(镇)联合诊所”负责89个村、1个街道医疗卫生工作；

掘长区所属：埘中、长沙、丁杨、秀岩、新华、杨於、如华、南坎、圩北9个“乡(镇)联合诊所”负责63个村医疗卫生工作；

卫海区所属：建海、堤乡、北坎、海滨、环港、环东、鸿余7个“乡(镇)联合诊所”负责33个村医疗卫生工作；

苴镇区所属：东宁、四明、福亮、新建、沿堤、东屏、苴镇、保林、三邻、四桥10个“乡(镇)联合诊所”负责74个村、1个街道医疗卫生工作；

丰利区所属：丰利镇、光荣、古坳、双德、甜港、五义、玉龙、观东、新利、石屏、团结11个“乡(镇)联合诊所”负责106个村、3个街道医疗卫生工作；

栟茶区所属：栟茶镇、海辰、赵港、溇河、横港、于港、栟北、德贵、张黄、高林、宏连、蔡庄、秀贞、洋口14个“乡(镇)联合诊所”负责116个村、9个街道医疗卫生工作；

栟北区所属：浒溇、新联、旧场、富滩、新平、沿海、联合、启新、浒北、西洋、新园、新洋、临海、新合14个“乡(镇)联合诊所”负责73个村医疗卫生工作；

1955年

2月1日，建立“栟茶运河工程指挥部”，下设1所“工地医院”、7个“大队卫生站”。

2月24日，县人民政府卫生科转发江苏省卫生厅转发国家《关于工矿企业医疗卫生组织机构设置办法》和《关于加快工业卫生工作工业部门与地方卫生工业部门的分工暂行办法》。

2月25日，县人民政府卫生科转发江苏省卫生厅《关于同意卫生院设中医科暂缓设中药室的通知》。

5月3日，县人民政府卫生科转发江苏省卫生厅《转发本省财政厅、税务局关于统一规定私人医院、诊所、药铺的纳税规定》。

6月3日，县人民政府卫生科转发江苏省卫生厅《关于社会医师带徒问题的规定》。

6月上旬，景安区西部发现首例脊髓前角灰白质炎，继而流行，各区均设“脊髓前角灰白质炎防治站”。

7月，撤销“卫海区卫协分会”，并入苴镇区卫协分会。

● “卫海区卫生所”改称“北坎卫生所”。

8月27日，建立“如东县爱国卫生运动委员会办公室”，与县人民政府卫生科合署。

12月，“如东县人民政府卫生科”改称“如东县人民委员会卫生科”。

● “如东县人民政府卫生院”改称“如东县卫生院”。

是年，全县发生脊髓前角灰白质炎500例，病死136例，留有麻痹后遗症者占患者总数的44%左右。

1956年

1月，建立“丰利区卫生所”。

2月，撤销4所“区卫协分会”，即：

撤销“栟北区卫协分会”并入栟茶区卫协分会；

撤销“马塘区卫协分会”并入桐本区卫协分会；

撤销“掘长区卫协分会”并入掘东区卫协分会；

撤销“汤园区卫协分会”并入岔河区卫协分会。

3月25日，建立“双甸区卫生所”。

3月，建立“中共如东县委员会地方病防治办公室”。

4月5日，县人民委员会卫生科转发卫生部《关于试行卫生人员在职业务教育暂行办法（草案）的通知》。

4月18日，县人民委员会卫生科转发江苏省卫生厅《转发中华人民共和国卫生部关于人工流产及绝育手术的通知》。

4月26日，县人民委员会（56）第196号通知要点如下：

建立“如东县卫生防疫站”；

撤销“如东县卫生院防疫股和如东县防疫大队”；

“如东县卫生院”改称“如东县人民医院”；

“如东县妇幼保健站”改称“如东县妇幼保健所”；

“栟茶区卫生所”改称“栟茶区医院”；

建立“掘东区卫生所”；

建立“掘郊区卫生所”。

● “景安区卫生所”改称“袁庄卫生所”，其卫生行政工作划归双甸区卫生所、医疗人员在袁庄卫生所工作。

● 撤销“中共如东县卫生院支部委员会”，建立“中共如东县人民医院支部委员会”，县人民医院、县卫生防疫站、县妇幼保健所3个单位合建各设1个党小组。

● 建立“脊髓前角灰白质炎防治站”，地址掘港南芳泉庙内。

7月26日，县人民委员会下发《关于公费医疗若干问题的通知》。

7月29日，县召开“如东县卫生技术人员代表大会”，169名代表出席，其中中医103人，西医42人，兽医1人，中药工作人员4人，卫生行政人员13人，会期5天，8月2日闭幕。

7月，县举办“江苏省中医学校针灸速成训练班”（第25班），学员68人。

● 由县科普协会、县防疫站、县文化馆、县保健所4个单位配合，在掘港区下漫、余荡、银杏、应泉4个乡进行了科普展览。

8月1日，举行“如东县卫生工作者协会会员代表大会”，增选12名委员。

8月6日，县人民委员会卫生科转发江苏省卫生厅《关于开展避孕工作的意见》。

8月，县卫生人员工资由“供给制”改为“工资制”，70%以上的职工工资得到提级。

10月，由县科普协会、县防疫站、县文化馆、县保健所四个单位配合，巡回了9个区10个镇，展览内容有除四害、新法接生、传染病预防等并有模型图片、标本，其中最吸引群众的就是新法接生标本，历时一个多月，参观人数42990人。

12月4日，县人民委员会办公室印发县人民委员会卫生科《关于目前联合诊所存在问题的报告》。

12月，县卫生协会在马塘举办“中医进修班”，学员400人。

是年，县人民委员会卫生科、卫生协会联合举办“如东县中医学习班”，由各区卫生所、医院、卫协分会组织有师资水平的名老中医分点施教传医，计有学员208人。

● 县人民医院开始对迫切要求绝育的多子女妇女施行输卵管结扎手术。

● 建立“如东县医药材公司工会”。

● 由县科普协会主办卫生讲座，县保健所负责讲演，内容为避孕知识、滴虫性阴道炎防治、避孕知识，宣传8次受听人数1764人。广播6次传到各区。

1957年

1月22日，县人民委员会卫生科转发江苏省卫生厅《关于联合诊所转正过程中几个具体问题》。

1月28日，县人民委员会卫生科下发《如东县联合诊所工作情况》。

3月7日，县人民委员会下发《关于西医和接生员不准带徒问题的通知》。

3月，建立5所“镇清洁管理所”，即：

建立“掘港镇清洁管理所”；

建立“栟茶镇清洁管理所”；

建立“马塘镇清洁管理所”；

建立“丰利镇清洁管理所”；

建立“岔河镇清洁管理所”。

春，整顿“联合诊所”。

4月2日，县人民委员会卫生科上报《关于整顿联合诊所工作的综合报告》。

6月20日，县人民委员会下发《关于转发<工厂安全卫生管理实施细则>的通知》。

6月24日，县人民委员会转发《工厂安全卫生规模实施细则的通知》。

6月，县人民委员会卫生科负责全县计划生育工作，建立“如东县节育工作委员会”，县妇幼保健所为“办公室”单位。址设掘港镇地藏桥外（县人民医院住院部旧址）。

8月，县人民医院成功实施首例肺切除术。

8月，马塘中学毕业生聚餐发生食物中毒176例。

秋，“南通市市镇卫生现场会议”在马塘镇举行，南通专署副专员陈可春主持会议。

9月，浒澪西北部与海安县交界处查出钉螺。

9月，撤销“掘郊区卫生所”“掘郊区卫协分会”。

10月26日，县人民委员会卫生科下发《关于联合诊所和中医带徒问题的通知》。

10月，县人民委员会颁发《如东县联合医疗机构和个体开业医务人员暂行管理办法》。

12月7日，县人民委员会卫生科下发《如东县联合医疗机构和个体开业医务人员管理暂行办法》。

12月20日，县人民委员会卫生科下发《联合诊所所长会议总结》。

是年，县卫生科举办巡回展览，用图片、幻灯、模型宣传生殖生理知识、避孕知识、新法接生知识；宣传少生、间隔生育的好处，开始推广用避孕套、子宫帽、节育环、安全期避孕等措施，展览每到一区，各乡均组织千余人前往参观。

● 全县训练节育宣传员125人，购买药具11161件，接受绝育手术的有男性81人，女性16人。

1958年

3月23日，建立“如东县医药公司”，其由县商业局划属县卫生科管理。

3月26日，县人民委员会卫生科转发卫生部《联合医院、联合诊所暨联合保健站组织管理章程》。

4月12日，6所“区卫生所”改称“卫生所”、1所“区医院”改称“医院”，即：

“苴镇区卫生所”改称“苴镇卫生所”；

“栟本区卫生所”改称“栟本卫生所”；

“岔河区卫生所”改称“岔河卫生所”；

“丰利区卫生所”改称“丰利卫生所”；

“双甸区卫生所”改称“双甸卫生所”；

“掘东区卫生所”改称“掘东卫生所”；

“栟茶区医院”改称“栟茶医院”。

4月，撤销6所“区卫协分会”并入“卫生所”，即：

撤销“岔河区卫协分会”并入岔河卫生所；

撤销“双甸区卫协分会”并入双甸卫生所；

撤销“苴镇区卫协分会”并入苴镇卫生所；

撤销“掘东区卫协分会”并入掘东卫生所；

撤销“栟茶区卫协分会”并入栟茶卫生所；

撤销“栟本区卫协分会”并入栟本卫生所。

5月，建立“如东县除五害指挥部”，旋更名为“如东县除害灭病工作领导小组”。

8月6日，县人民委员会卫生科主持召开“市镇清洁管理工作会议”。

8月21日，建立“如东县民办制药厂”。

8月28日，建立“如东县民办中医院”。

10月6日，建立“如东县卫生学校”；

● 撤销“如东县人民医院初级卫生人员培训班”。

10月10日，“如东县除害灭病工作领导小组”更名为“中共如东县委血吸虫病和地方病防治领导小组”。

● 建立“如东县除四害总指挥部”。

10月11日，江苏省卫生厅下发《关于建立人民公社卫生组织的的意见》。

10月中旬，全县开展西医学习中医活动。

10月，县人民委员会卫生科与县委宣传部合署办公。

● 全县推行妇女经期、孕期、产期、哺乳期劳动保护制度。

● 建立39所“人民公社医院”，即：

建立“掘港人民公社医院”；

建立“和春人民公社医院”；

建立“应泉人民公社医院”；

建立“杨於人民公社医院”；

建立“徐征人民公社医院”；
建立“大豫人民公社医院”；
建立“巩王人民公社医院”；
建立“苴镇人民公社医院”；
建立“华丰人民公社医院”；
建立“长沙人民公社医院”；
建立“北坎人民公社医院”；
建立“卫海人民公社医院”；
建立“福亮人民公社医院”；
建立“四明人民公社医院”；
建立“环港人民公社医院”；
建立“光荣人民公社医院”；
建立“五义人民公社医院”；
建立“栟茶人民公社医院”；
建立“宏林人民公社医院”；
建立“德贵人民公社医院”；
建立“浒澪人民公社医院”；
建立“直夫人民公社医院”；
建立“旧场人民公社医院”；
建立“火箭人民公社医院”；
建立“景安人民公社医院”；
建立“达富人民公社医院”；
建立“先民人民公社医院”；
建立“石甸人民公社医院”；
建立“庭贵人民公社医院”；
建立“古坝人民公社医院”；
建立“岔北人民公社医院”；
建立“岔南人民公社医院”；
建立“芳根人民公社医院”；
建立“顾茂人民公社医院”；
建立“沿河人民公社医院”；
建立“尊三人民公社医院”；
建立“潮桥人民公社医院”；
建立“惕庵人民公社医院”；
建立“苏云人民公社医院”。

- 撤销87所“联合诊所”、8所“分诊所”、20所“门诊室”，其人员分别参加相关“人民公社医院”组建。
- “火箭人民公社医院”改称“宗奎人民公社医院”。
- 建立“江苏省国营掘港农场医院”，属江苏省农垦厅和县人民委员会卫生科双重领导。
- 建立“如东县棉场卫生所”。
- 全县建有42个“人民公社”，计辖450个“生产大队”、3582个“生产队”。

12月,“掘东卫生所”改称“兵房卫生所”。

● “栟茶医院”改称“栟茶地区医院”。

● 建立“共青团如东县直属机关卫生支部委员会”,由县人民医院、县卫生防疫站、县妇幼保健所、县医药公司、县中医院5个单位合建。

● 全县结合生产,结合除五害,广泛开展了宣传活动,受到教育149605人。

● 建立计划生育技术指导门诊9处,训练节育宣传员4000余人。

● 县人民医院汤成华、县卫生防疫站李新兰获“江苏省先进卫生工作者”称号。

是年,中华人民共和国中央人民政府主席毛泽东签发向许达元、肖永和、曹显贵、殷冲、顾正轩、徐卫国、查学庆、缪五万、姚荣万、姚建、刘丕芝、于宣根、杨廷贵、张家琛、刘继昌、徐伟国、万九同、马如生、黄风超、吴兴权、季本攸、丁年增、陈盛发、徐家余、沈有仁、龚洪亮、翟保生、黄德英、缪明新、石增发、丁诚等医务卫生者烈士亲属颁发《纪念证》。

1959年

1月,建立“如东县职工疗养院”。

● 5所“人民公社医院”重组,即:

“环港人民公社医院”与“丰利镇联合诊所”合建为“丰利人民公社医院”;

“岔南人民公社医院”与“岔河镇联合诊所”合建为“岔河人民公社医院”;

“沿河人民公社医院”与“马塘镇联合诊所”合建为“桐本人民公社医院”;

“德贵人民公社医院”与“栟茶镇联合诊所”合建为“栟茶人民公社医院”;

“苴镇人民公社医院”并入“福亮人民公社医院”。

● 撤销4所“联合诊所”、4所“门诊室”,其人员分别参加相关“人民公社医院”组建。

● 7所“人民公社医院”更名,即:

“杨於人民公社医院”改称“九总人民公社医院”;

“徐征人民公社医院”改称“兵房人民公社医院”;

“芳根人民公社医院”改称“汤园人民公社医院”;

“顾茂人民公社医院”改称“新店人民公社医院”;

“达富人民公社医院”改称“袁庄人民公社医院”;

“宗奎人民公社医院”改称“双甸人民公社医院”;

“惕庵人民公社医院”改称“孙窑人民公社医院”。

4月中旬,南通专区寄生虫病防治所派员检查双甸人民公社浮肿病发病原因。

4月,“旧场人民公社医院”划属海安县。

5月12日,县人民委员会下发《关于做好公共食堂卫生工作的通知》。

5月23日,“如东县民办中医院”改称“如东县中医院”,为全民所有制单位。

5月,3所“人民公社民办医院”分建,即:

“掘港人民公社医院”分建为“掘港镇人民公社医院”“掘郊人民公社医院”;

“栟茶人民公社医院”分建为“栟茶镇人民公社医院”“德贵人民公社医院”;

“桐本人民公社医院”分建为“马塘镇人民公社医院”“桐本人民公社医院”。

● 建立县、公社、大队“浮肿病防治办公室”,重点公社建立“浮肿病治疗站”。

6月下旬,全县普查麻风病。

夏,全县16个“农村药房”与“人民公社医院”合并,实行医药合一。

9月5日，县批准1505人赴新疆参加社会主义建设。

9月，“岔河区卫生所”改称“岔河地区医院”。

10月，全县开展妇科病检查，查出子宫脱垂3556人。

12月10日，建立“如东县麻风病防治所”，址设掘港镇。

● 撤销“北坎卫生所”，并入苴镇区卫生所。

12月31日，县人民委员会卫生科下发《如东县个体开业医务人员暂行管理办法(草案)》。

12月，建立3个“西药批发部”，即：

建立“栟茶西药批发部”；

建立“岔河西药批发部”；

建立“丰利西药批发部”。

● 县人民委员会卫生科召开“县医学科学技术经验交流大会”。

1960年

3月27日，全县第二批支边人员计5513人，东赴新疆呼图壁县、巴里坤县和石河子农坊落户，支援边疆建设。

4月21日，“全县教育、文化、卫生、体育先进工作代表大会”开幕。

4月，县麻风病防治所迁至北坎人民公社小港村，接受军队移交营房32间，政府批拨土地100亩，开放床位60张。

5月19日，县人民委员会下发《关于加强粪便厕所管理和粪池无害处理办法的通知》。

5月，县人民医院缪德龙出席“全国文教卫生群英会”，获“全国先进工作者”称号。

7月，兵房、巩王、大豫等人民公社一天发生农药中毒247人，及时抢救，未有死亡。

秋，县卫生学校医士班第一期学生毕业。

8月4日-5日，全县普降大暴雨，雨量平均达500毫米，大部分地区受涝，灾情严重。

8月，“岔河人民公社医院”分建为“岔河镇人民公社医院”“岔南人民公社医院”。

● 涝灾地区，疟疾流行，患症2.3万余人。

9月，“德贵人民公社医院”分建为“洋口人民公社医院”“德贵人民公社医院”。

10月，“直夫人民公社医院”分建为“于港人民公社医院”“直夫人民公社医院”。

● 县人民医院住院大楼落成，内设病床180张。

11月，全县43所 “人民公社医院”改称“人民公社民办医院”。

12月，“福亮人民公社民办医院”分建为“苴镇人民公社民办医院”“福亮人民公社民办医院”。

● 县人民医院缪德龙、张森高、殷德清、黄道六获“江苏省先进工作者”称号。

是年，全县种植中药材500亩，计有370个品种。

● 同心社办小学、掘郊公社六大队幼儿园获“全国儿童工作先进集体”称号。

1961年

1月10日，“丰利区卫生所”改称“丰利地区医院”。

春，全县各区、社及大队集中治疗浮肿病、子宫脱垂病人。

4月，4所“卫生所”改称“区卫生所”，即：

“苴镇卫生所”改称“苴镇区卫生所”；

“桐本卫生所”改称“桐本区卫生所”；

"双甸卫生所"改称"双甸区卫生所";

"兵房卫生所"改称"掘东区卫生所"。

5月,"桐本区卫生所"改称"马塘区卫生所"。

6月10日,县人民委员会卫生科转发江苏省卫生厅《关于调整农村人民公社卫生组织的通知》。

6月26日,县人民委员会卫生科转发南通专员公署卫生科《关于调整农村基层卫生组织意见》(试行)。

8月,全县发生浮肿病和消瘦病44987人,死亡556人,查出子宫脱垂7463人,妇女闭经16839人,小儿营养不良6737人。

11月24日,全县计有定量人口45479人,已下放3750人。

是年,全县培训抗疟送药员4664人,服抗疟药者286025人。

● 县"首期中医学习班"73名学员结业。结业后直接进入人民公社民办医院。

1962年

1月,2所"人民公社民办医院"分建,即:

"五义人民公社民办医院"分建为"华严庵人民公社民办医院""五义人民公社民办医院";

"丰利人民公社民办医院"分建为"丰利镇人民公社民办医院""春海人民公社民办医院""环港人民公社民办医院"。

"华严庵人民公社民办医院"改称"丰西人民公社民办医院"。

2月,"古坝人民公社民办医院"分建为"岔东人民公社民办医院""古坝人民公社民办医院"。

3月,"孙窑人民公社民办医院"分建为"曹埠人民公社民办医院""孙窑人民公社民办医院"。

春,县第二期"中医学习班"开学。

5月,建立"环镇人民公社民办医院"。

6月,全县全民和集体所有制医疗卫生单位精减工作人员207人。

8月3日,县人民委员会卫生科转发卫生部《农村联合医疗机构和开业医生暂行管理办法(草案)》。

8月,恢复建立"掘港区卫生所"(不开展医疗业务)。

10月7日,建立"如东县防疫指挥部",下设"办公室"。

11月9日,县人民委员会(62)第20号通知决定:开展医疗业务的"区卫生所"改称"地区医院",重建"区卫生所",每所3人(所长、防疫、妇儿保健各1人),附设在地区医院内办公,负责所在地区卫生管理工作。

3所"区卫生所"改称"地区医院",即:

"双甸区卫生所"改称"双甸地区医院";

"苴镇区卫生所"改称"苴镇地区医院";

"马塘区卫生所"改称"马塘地区医院"。

重建6所"区卫生所",即:

重建"栟茶区卫生所";

重建"双甸区卫生所";

重建"丰利区卫生所";

重建"苴镇区卫生所";

重建"马塘区卫生所";

重建"岔河区卫生所"。

● "袁庄卫生所"改称"袁庄地区医院",为全民所有制单位。

● 全县44所“人民公社民办医院”改称“人民公社中心联合诊所”。

是年，全县查出浮肿、消瘦、小儿营养不良病院46742人，病死24 人。

1963年

1月，撤销“如东县职工疗养院”，并入县人民医院。

2月22日，县人民委员会卫生科转发江苏省卫生厅《江苏省开业医卫人员暂行管理办法（草案）》及研究试行的通知。

4月3日，县人民委员会卫生科转发江苏省卫生厅《关于各类卫生事业机构设置和人员编制的意见》。

4月27日至29日，县在岔河镇召开计划生育工作汇报会，出席会议的有卫生、妇女干部和部分公社管委会干部共36人。

5月，县中医院、马塘地区医院、苴镇地区医院、双甸地区医院、县医药公司加工场由“全民所有制”改为“集体所有制”。

夏，县东部地区发现伤寒病例1187例。

7月22日，县转发省人委《关于禁止麻风病人外流的通知》。

8月1日，“如东县节育工作委员会” 改称“如东县计划生育工作委员会”，设立“如东县计划生育工作委员会办公室”。县11个部门负责人兼委员。县人民委员会卫生科为办公室单位。

9月4日，县召开“全县计划生育工作会议”。出席会议的有行政干部和技术人员。南京工人医院泌尿科刘正确、妇产科杨怀恭医师到县作节育手术示范教学。

9月6日，县人民委员会卫生科转发卫生部《医院工作条例（草案）》。

9月28日，县召开“全县卫生工作者代表大会”。

11月2日，县人民委员会卫生科转发江苏省卫生厅《医疗事故和医疗差错处理办法（草案）的通知》。

11月，建立“国营洋口农场卫生所”，为“江苏省民政厅”举办主管。

12月30日，县人民委员会卫生科、商业局联合转发江苏省轻化工业厅、商业厅、卫生厅《关于药政管理的若干规定（草案）》。

是年，县举办“西医进修班”“助产员训练班”“计划生育技术骨干训练班”“中心联合诊所会计训练班”各1期，“传染病防治训练班”5期。

● 建立“如东县人民医院中医院工会”。

1964年

1月29日，县人民委员会卫生科下发《关于规定县、区医院外科手术范围的通知》。

3月4日，撤销“如东县掘港镇制药加工场”。

3月27日，县人民委员会下发《如东县区政工作规划》。

3月，建立“如东县基层卫生工会”，县人民委员会卫生科、区卫生所、地区医院参加组建。

春，全县脑膜炎流行，死亡多人，经救治，病情得以控制。

5月，栟茶镇清管所成功实施防蛆、防蝇、防臭“三防”厕所措施。

7月21日，县医药公司及栟茶医药批发部、岔河医药批发部划归为县商业局管理。

7月，全国第二次人口普查，本县组织3453人的人口普查队伍，于1日至4日正式设站登记。全县总人口为879799人，其中女性为427340人。

● 建立“如东县血防领导小组”。

● 县设立4个“港口疾病预防控制站”，即：

设立“南港疾病预防控制站”；

设立“环港疾病预防控制站”；

设立“北坎疾病预防控制站”；

设立“东凌疾病预防控制站”。

● 南通专署在栟茶区医院召开“南通市勤俭办院现场会”，奖励栟茶区医院人民币5000元。

8月12日，县人民委员会召开“全县计划生育工作会议”。

12月30日，县人民委员会卫生科下发《关于制止西医带徒的通知》。

是年，建立“中共如东县医药公司支部委员会”。

● 县人民委员会卫生科组织传达贯彻国务院下发《全国1963～1972年科学技术发展规划》。

1965年

春，全县脑膜炎流行。

4月，全县组织54个预防“2号病”突击队，设立109个“肠道门诊室”。

● 全县建立“临时性脑膜炎医疗站”32个。

● 全县脑膜炎发病6678例，死亡338人。

5月，县卫生系统开展“学、赶、帮”服务竞赛活动。

● 县人民医院和岔河地区医院、栟茶地区医院组织197名医务人员前往农村开展巡回医疗工作。

6月14日，县人民委员会下发《关于整顿输血组织，加强输血管理的通知》。

7月～8月，县组织各区妇幼保健人员对全县放置节育环的妇女进行随访。

9月，建立4所“人民公社中心联合诊所”，即：

建立“东凌渔业人民公社中心联合诊所”；

建立“北坎渔业人民公社中心联合诊所”；

建立“环港渔业人民公社中心联合诊所”；

建立“南港海业人民公社中心联合诊所”。

● 21所“人民公社中心联合诊所”和1所“区卫生所”、2所“地区医院”更名，即：

“和春人民公社中心联合诊所”更名为“同甸人民公社中心联合诊所”；

“应泉人民公社中心联合诊所”更名为“饮泉人民公社中心联合诊所”；

“大豫人民公社中心联合诊所”更名为“南坎人民公社中心联合诊所”；

“巩王人民公社中心联合诊所”更名为“大同人民公社中心联合诊所”；

“华丰人民公社中心联合诊所”更名为“花丰人民公社中心联合诊所”；

“苴镇人民公社中心联合诊所”更名为“坚镇人民公社中心联合诊所”；

“福亮人民公社中心联合诊所”更名为“新光人民公社中心联合诊所”；

“四明人民公社中心联合诊所”更名为“凌河人民公社中心联合诊所”；

“春海人民公社中心联合诊所”更名为“石屏人民公社中心联合诊所”；

“宏林人民公社中心联合诊所”更名为“新林人民公社中心联合诊所”；

“德贵人民公社中心联合诊所”更名为“靖海人民公社中心联合诊所”；

“直夫人民公社中心联合诊所”更名为“河口人民公社中心联合诊所”；

“景安人民公社中心联合诊所”更名为“新乐人民公社中心联合诊所”；

“袁庄人民公社中心联合诊所”更名为“南漖人民公社中心联合诊所”；

“先民人民公社中心联合诊所”更名为“沿南人民公社中心联合诊所”；
“庭贵人民公社中心联合诊所”更名为“石桥人民公社中心联合诊所”；
“桐本人民公社中心联合诊所”更名为“沿河人民公社中心联合诊所”；
“尊三人民公社中心联合诊所”更名为“凌民人民公社中心联合诊所”；
“孙窑人民公社中心联合诊所”更名为“新窑人民公社中心联合诊所”；
“曹埠人民公社中心联合诊所”更名为“潮埠人民公社中心联合诊所”；
“苏云人民公社中心联合诊所”更名为“环北人民公社中心联合诊所”；
“苴镇地区医院”更名为“坚镇地区医院”；
“苴镇区卫生所”更名为“坚镇区卫生所”；
“袁庄地区医院”更名为“南滘地区医院”。

秋，县人民医院高景昭、邱展等医师赴南通县金沙作男女绝育术操作示范。

10月，南通专区在栟茶地区医院召开“南通专区医院工作现场会”。

秋冬，全县开展预防脑膜炎“四基本”活动，户户开窗，通风透气，移风易俗。

年底，南通地区计划生育技术经验交流会在县召开，并作节制生育技术指导。

是年，建立“中共如东县卫生支部委员会”，县人民委员会卫生科、县卫生防疫站、县妇幼保健所3个单位各设1个党小组。

● 南通市医疗队到如东巡回医疗，在光荣、石屏、新光、岔南、新店、孙窑、靖海等公社做节育手术。

1966年

3月，“如东县计划生育委员会”改称 “中共如东县计划生育委员会”，设“办公室”，14个单位领导任委员，县人民委员会卫生科为办公室单位。

4月，县部分地区脑膜炎流行。

4月，县人民委员会卫生科科长康靖参加“江苏省卫生检查团”，前往河北省保定、天津市唐山等地区检查爱国卫生工作。

5月，卫生部防疫司处长郭仪到县检查工作。

7月12日，县人民委员会卫生科下发《关于中医学员回乡参加农业生产的通知》。

8月9日，县召开“全县‘2号病’防治工作电话会议”。

9月27日，县计划生育委员会、县财政局、县卫生科发出《关于计划生育经费开支问题的联合通知》对收费标准，免费范围，免费手续以及职工施行各种节育、绝育手术的休息时间都作了具体规定。四项手术免费范围包括城乡居民群众施行男、女绝育结扎术，放取环或人工流产所需的手术费、挂号费、检验费、X光透视费、医药费、住院费一律免收。

11月，全县54所“人民公社中心联合诊所”改名为“人民公社卫生院”。

12月，建立“如东县人民委员会卫生科文化革命领导小组”。

● “中国人民解放军江苏省军区守备第70 团卫生队”迁入掘港镇。

● 卫生科要求从县至公社医院开设计划生育指导门诊，妇女部门和卫生部门配合，普遍开展计划生育宣传动员工作。

1967年

1月21日，镇清管所由镇人民委员会和县人民委员会卫生科双重领导，清管所为集体所有制单位。

4月，县人民武装部生产办公室发出《关于进一步开展计划生育工作的通知》。

5月20日，县召开“全县卫生工作会议”，会议由中国人民解放军如东县人民武装部生产办公室主持。

5月22日，恢复建立“如东县爱国卫生运动委员会”，下设“如东县爱国卫生运动委员会办公室”。

5月，建立“区医院生产领导组”、“人民公社卫生院生产领导组”。

6月24日，撤销“如东县人民委员会卫生科”。

● 建立“如东县人民武装部生产办公室卫生组”。

夏，县人民武装部生产办公室卫生组在北坎公社召开节育手术经验交流会，组织有关医生进行手术操作示范。出席会议的有全县各区社医院外科医生、妇幼卫生人员共200多人。

7月，“县人民委员会卫生科计划生育办公室”改称“县人民武装部生产办公室卫生组计划生育办公室”，专职工作人员 1人。

8月17日，县人民武装部生产办公室卫生组转发江苏省卫生厅《加强大输液的生产供应和旧瓶回收工作的通知》。

9月9日，县人民武装部生产办公室卫生组转发南通专署卫生局《关于印发药政工作会议纪要的通知》。

冬，县人民武装部生产办公室卫生组高云鹏出席“全国卫生工作会议”，受到毛泽东主席等国家领导人接见。

11月18日，县人民武装部转发省军管会生产委员会《对当计划生育工作的意见》的通知。

12月，召开“全县卫生系统学习毛主席劳作积极分子代表大会”。

1968年

2月12日～17日，南通地区卫生局在岔东人民公社二大队召开现场会。出席会议的有省、地、市、县军管会(人武部)生产办公室负责人。

4月26日，“如东县人民武装部生产办公室卫生组”更名为“如东县革命委员会卫生组”。

4月，“如东县棉场卫生所”改称“江苏省国营如东棉场卫生所”，由江苏省农垦局接管。

● 全县各级医疗单位成立“革命委员会”或“革命领导组”。

5月16日，召开“全县爱国卫生运动誓师大会”。

6月19日，建立“如东县人民医院革命委员会”。

6月22日，6所“区卫生所”与6所“地区医院”合并，改称“区卫生院”，即：

“栟茶区卫生所”“栟茶地区医院”合并为“栟茶区卫生院”；

“岔河区卫生所”“岔河地区医院”合并为“岔河区卫生院”；

“双甸区卫生所”“双甸地区医院”合并为“双甸区卫生院”；

“丰利区卫生所”“丰利地区医院”合并为“丰利区卫生院”；

“马塘区卫生所”“马塘地区医院”合并为“马塘区卫生院”；

“坚镇区卫生所”“坚镇地区医院”合并为“坚镇区卫生院”。

9月，2所“人民公社卫生院”更名，即：

“石桥人民公社卫生院”改称“红旗人民公社卫生院”；

“汤园人民公社卫生院”改称“永红人民公社卫生院”。

是年，避孕药由过去的收费出售改为免费供应，免费施行节育手术。

1969年

3月，“国营掘港农场医院”改称“中国人民解放军江苏生产建设兵团4师21团医院”。

4月，县举办“赤脚医生培训班”，培训大队不脱产医务人员。

6月，江苏省国营如东棉场卫生所由中国人民解放军江苏省生产建设兵团第四师独立第6营接管。

7月，“如东县革命委员会卫生组”改称“如东县卫生服务站革命委员会”。

● 撤销“如东县卫生防疫站”。

● 撤销“如东县妇幼保健所”，

● 建立“如东县卫生服务站革命委员会防保组”。

● 撤销“如东县中医院”，留10名医务人员并入县人民医院中医科，其余人员下放基层医疗卫生单位。

● 恢复建立“如东县制药厂”，隶属于县医药公司。

10月，恢复“如东县中医院”建制，建立“如东县中医院革命委员会”。

● 建立“大队卫生室”495个，培训“赤脚医生”1006人。

秋，县医务人员与中国人民解放军南京军区守备第70 团卫生队共建“军民新医疗法医疗队”，在环镇地区开展医疗活动。

11月，“中国人民解放军江苏省军区守备第70团卫生队”改称“中国人民解放军南京军区守备第2团卫生队”。

是年，全县44个人民公社实行合作医疗。

● 县人民医院陈金荣出席“江苏省职代会代表大会”。

1970年

4月，县卫生服务站革命委员会召开“军民新医疗法工作会议”。

6月，县革命委员会开展卫生工作检查，130名卫生人员参加。

9月初，江苏省卫生局和省计划生育办公室在岔河区召开计划生育工作现场会，出席会议的有省、地、市、县计划生育工作者150多人。省血防领导小组副组长夏凤珠到会作总结。

9月28日，江苏县革命委员会下发《关于秋冬季进一步贯彻落实中共中央中发〔1970〕49号文件的意见》。

10月10日，江苏省革命委员会血防领导小组印发《关于省计划生育工作座谈会的情况报告》。

10月24日～27日，江苏省卫生局和省计划生育办公室在岔河区举办计划生育干部培训班，在岔河区召开，全省各专、市血防(除害灭病)办公室分管计划生育工作的人员，部分县、社和省属单位代表共42人参加。

11月24日，县革命委员决定从拼茶、丰利两区迁移8600人到新垦区落户。

是年，县开展妇女病普查治疗工作，计普查成年妇女15296人。

● 县举办“卫生工作成就巡回展览”。

● 栟茶镇“公共厕所卫生”“街巷卫生”“食品卫生”“居民户卫生”等4幅照片入选“江苏省农业学大寨展览馆”展览。

● 全县普查血吸虫病，血检874329人。

● 各区举办“赤脚医生培训班”，计8期，培训赤脚医388人。

1971年

2月15日，“如东县卫生服务站革命委员会”改称“如东县革命委员会卫生局”。

● 恢复建立“如东县卫生防疫站”。

● “如东县卫生服务站革命委员会防保组”改称“如东县卫生服务站革命委员会保健组”。

3月9日，《人民日报》登载报道全县普查妇女病的文章。

4月4日，建立“如东县医药公司革命委员会”。

4月29日，县革命委员会卫生局转发南通地区革命委员会《关于转发南通地区计划生育工作座谈会纪要的通知》。

4月，“如东县医药公司”分建为“如东县制药厂”“如东县医药公司”。

5月，卫生部妇幼卫生司前司长栗秀真到县检查计划生育、妇幼保健工作。

6月，全县妇女干部计400人参观了长沙公社一、二、三大队幼儿班。

7月，撤销“中共如东县卫生科卫生防疫站支部委员会”。

● 建立“中共如东县卫生局支部委员会”。

● 建立“中共如东县防保支部委员会”。

8月24日，县革命委员会政工组下发《关于全面整顿合作医疗的意见》。

9月20日，县革委会下发《充分做好迎接全国计划生育妇幼保健工作座谈会议准备工作的意见》(东革[71]字第73号)。

10月，卫生部军管会副主任阎钧到县检查计划生育与卫生工作，并到岔河、栟茶等地考察。

11月16日～24日，卫生部军管会在如东举办全国13个省市计划生育工作经验交流学习班。出席会议的有湖南、广东、山西、山东、陕西、浙江、河北、江苏、辽宁、四川、安徽等省和北京、上海市的代表共38人。卫生部军管会副主任阎钧到会讲话，并考察了岔河、拼茶等地，卫生部妇幼卫生前司长栗秀真主持会议。

11月16日～25日，江苏省计划生育工作会议在如东召开。出席会议的有全省各地区、市、县卫生部门负责人和省属单位的代表共112人，列席代表30人，和全国13省、市会议代表一起参观了岔北、岔南、长沙三个公社的计划生育和幼托工作现场。

11月，如东县获“全国计划生育先进单位”称号。

是年，县举办“女赤脚医生培训班”，计1期，时间20天，培训女赤脚医生50人。

1972年

3月3日，河北省隆化县卫生局10人到县参观计划生育工作。

3月，县革命委员会卫生局建“计划生育组”，专职工作人员4人。

5月，县委常委、县革委会副主任潘辉明、县革命委员会卫生局负责人马恩兴带领县计划生育参观团一行20人赴河北省乐亭县参观学习。

5月，“全县城镇卫生工作现场会议”在栟茶镇召开。

● 岔河医院副院长虞进作为江苏省特邀代表，出席在上海国际和平妇幼保健院召开的全国计划生育技术措施学习班。

秋，国务院计划生育领导小组办公室副主任林佳楣、节育技术组负责人苏群、于静华等到如东检查计划生育工作。

冬，县革命委员会卫生局负责人马恩兴、计划生育组马荣飚应山东省计划生育办公室邀请，赴山东省潍坊参加会议，介绍如东县开展计划生育工作的经验。

是年，拼茶医院缪永山医生设计的输卵管结扎手术器械“球钩”在上海“全国计划生育技术会议”上交流推广。

● 县举办“女赤脚医生培训班”1期，时间10天，培训女赤脚医生36人。

1973年

1月22日，南通地区革命委员会在县召开“南通地区计划生育与妇幼卫生工作现场会”。

4月18日，卫生部军管会《计划生育工作简报》第九期，刊载《如东县普及幼儿班的经验》。

4月18日～22日，南通地区卫生局在如东县召开全区计划生育和妇幼卫生工作会议。参加会议的有各县计划生育办公室负责人和各有关医疗单位的妇产科医生、中药工等59人。

4月，栟茶镇清洁管理所所长金福昌出席“江苏省卫生先进单位代表大会”。

● 栟茶镇、浒澪镇获“江苏省卫生先进单位”称号。

5月15日，南通地区革命委员会在栟茶镇召开“南通地区除害灭病工作现场会”。

5月底，国务院计划生育领导小组办公室主任栗秀真及副主任林佳楣到如东视察计划生育、妇幼保健工作。

5月，建立“中共如东县中医院支部委员会”。

夏，县卫生防疫站与掘港镇清洁管理所成功设计打成小水井。

10月22日，“中共如东县计划生育委员会” 改称“如东县计划生育领导小组”。设“办公室”，为常设机构(二级局)，专职工作人员4人。

12月1日，恢复建立“如东县妇幼保健所”，撤销“如东县卫生服务站革命委员会保健组”。

12月19日～22日，县革命委员会在马塘召开计划生育、妇幼卫生工作会议。各区社及有关单位负责人、妇幼卫生人员共242人出席会议。

是年，全县开展肿瘤发病调查，计抽样调查114735人。

1974年

2月，全县各人民公社卫生院皆配1名专职和1名兼职卫生防疫医生。

3月28日，“国营洋口农场卫生所”改称“洋口农场卫生院”，划属县革命委员会卫生局领导。

4月3日，县委、县革委会召开全县卫生工作者代表会议，出席会议的有241位代表。

6月20日，恢复建立“如东县公费医疗预防实施管理委员会”。

6月下旬～7月底，全县进行人口抽样统计调查。共查80个农业大队、4个渔业大队，计111100多人，受查人数占当年总人口的10.59%，主要调查了1973年的人口年龄构成情况、男女人数、出生死亡情况以及育龄妇女的结婚、生育状况。进行人口出生测算，制定了1976-1985年及至2000年的全县人口出生规划。

7月9日，南通医学院在县举办“在职检验人员培训班”。

7月，全县始行运用阴道脱落细胞检验技术开展宫颈癌普查普治工作。

● 建立“如东县血吸虫病和地方病防治办公室”，为非独立办公机构，由县卫生防疫站兼职。

8月25日，县革命委员会下发《关于落实加强市镇粪便垃圾管理的通知》。

8月，县建立“节育手术并发症会诊鉴定小组”。

9月10日～21日，岔河地区医院在“全省节育手术并发症防治经验交流会”上作经验交流。

10月3日～9日，县赤脚医生任乃秀赴阿根廷首都布宜诺斯艾利斯出席第十四届国际儿科学会年会，并宣读论文。

10月20日，县制药厂划属县工业局领导。

10月，卫生部妇幼卫生司司长林佳楣到县视察妇幼保健工作。

12月19日，建立“如东县计划生育技术研究指导组”。

是年，全县54所“人民公社卫生院”设卫生床位1167张，747个大队建立“卫生室”。

● 栟茶镇清洁管理所试建成5座沼气池。

● 县人民医院获“江苏省针刺麻醉先进集体”称号。

1975年

1月5日，建立“如东县岔河赤脚医生大学”。

3月25日，“掘东区卫生所”改称“掘东区卫生院”。

春，江苏省卫生局局长盛立、省卫生防疫站站长江淑人到栟茶镇考察工作。

4月11日，江苏省卫生局在县召开“全省农村防治子宫脱垂和新法接生工作座谈会”。

5月27日，县革命委员会副主任潘辉明出席“全国卫生工作会议”，并以“如东县大力开展妇幼保健工作”为题作大会发言。

5月，撤销“中国人民解放军南京军区守备第2团卫生队”。

● 建立“中国人民解放军南通军分区如东守备营卫生所”。

6月，建立“中共如东县卫生局核心小组”。

建立“中共如东县岔河赤脚医生大学总支部委员会”。

8月22日，7所“区卫生院”改称“区医院”，即：

“栟茶区卫生院”改称“栟茶区医院”；

“丰利区卫生院”改称“丰利区医院”；

“坚镇区卫生院”改称“坚镇区医院”；

“马塘区卫生院”改称“马塘区医院”；

“岔河区卫生院”改称“岔河区医院”；

“双甸区卫生院”改称“双甸区医院”；

“掘东区卫生院”改称“掘东区医院”。

● 重建7所“区卫生所”，即：

重建“栟茶区卫生所”；

重建“丰利区卫生所”；

重建“坚镇区卫生所”；

重建“马塘区卫生所”；

重建“岔河区卫生所”；

重建“双甸区卫生所”；

重建“掘东区卫生所”。

8月，县人民医院五官科作同种异体角膜移植成功。

● 全县各区相继举办“赤脚医生大学短培训期班”。

● “江苏省国营如东棉场卫生所”划属江苏省农垦局。

9月10日，县革命委员会卫生局下发《关于试行人民公社卫生院工作制度的通知》。

10月，“中国人民解放军江苏生产建设兵团4师21团医院”改称“国营掘港农场医院”。

11月16日，县革命委员会卫生局副局长陈耀赴湖北省应城县出席“全国新法接生现场座谈会”。

11月30日，县革命委员会卫生局下发《关于加强输血管理的通知》。

12月17日，县革命委员会卫生局下发《关于试行如东县合作医疗管理暂行规定》的通知。

12月31日，“洋口农场卫生院”改称“国营洋口农场医院”，划属江苏省民政厅领导。

1976年

春，国务院计划生育领导小组办公室副主任于旺在江苏省计划生育办公室副主任佘孟仁、南通地区计划生育领导小组副组长王克辛陪同下，检查如东计划生育工作。

4月，国务院计划生育领导小组办公室副主任刘庆山到如东检查指导计划生育工作。

5月7日，建立“海洋渔业卫生所”。

5月8日～9日，县委召开十个公社计划生育工作座谈会。出席对象：沿南、新店、新乐、卫海、沿河、环北、浒澪、石屏、北坎、南坎等公社的负责人。

5月20日，卫生部委托长春电影制片厂到县拍摄《婴儿喂养》科教影片。

7月5日，南通地区贫下中农协会、南通地区卫生局转发《如东县环镇人民公社贫下中农管理卫生事业试行办法》。

8月10日，县革命委员会下发《如东县赤脚医生工作纪要》。

9月10日，县革命委员会卫生局下发《关于试行我县赤脚医生大学教学大纲和教育计划的通知》。

10月22日，撤销“如东县计划生育领导小组”。建立“如东县革命委员会计划生育办公室”。与县革命委员会卫生局合署办公，专职工作人员 4人。

12月20日，南通地区在县召开“南通地区妇幼保健、幼儿教育经验交流会”。

12月，建立“如东县新医大学”，由县革命委员会卫生局委托县中医院举办。

● 建立“如东县人民医院卫生学校”。

年底，县计划生育办公室倪毓嘉出席在北京召开的第三次全国计划生育工作汇报会。代表受到党和国家领导人的接见并合影留念。

是年，撤销“南澪地区医院”，并入双甸区医院。

● 县医药公司试种天麻成功。

● 县达到“江苏省基本消灭血吸虫病标准”。

1977年

3月9日，县妇幼保健所所长刘承德出席“全国13个省市自治区农村儿童保健工作座谈会”。

3月，县中医院副院长咸仲石、岔河区医院副院长虞进，赴河南省驻马店地区给受水灾丧子的育龄妇女作输卵管吻合术300多例。

● 掘港区卫生所林锦云、县卫生防疫站柯士驯、双甸人民公社卫生院郑远如、红旗人民公社卫生院张洁、岔南人民公社卫生院徐超获“南通地区‘血防’工作先进个人”称号。

4月，县局部地区流行性脑膜炎暴发流行。

● 启东县肝癌防治研究所到县，对兵房人民公社社员饮水中的微量元素和有机氯残留进行检测。

● 县人民医院实施1例不全断肢再植术成功。

5月5日，县革命委员会卫生局下发《如东县中医继承工作座谈会纪要》。

5月16日，县委组织部批准 6名党员担任区医院党支部书记、副书记。

6月1日～17日，“江苏省计划生育、妇幼卫生、幼托工作先进集体、先进个人代表大会”在如东召开。会议代表1323人。中共江苏省委第一书记许家屯、国务院计划生育领导小组办公室副主任林佳楣到会讲话。

6月，掘港镇塑料厂、掘港镇人民公社、环镇人民公社7大队、新乐人民公社16大队、长沙人民公社1大队、新光人民公社15大队、双甸人民公社15大队、新乐人民公社16大队、新店人民公社、岔南人民公社、南坎人民公社卫生院获“江苏省计划生育先进单位”称号。

● 县计划生育、妇幼卫生、托幼工作人员单永丽、杨翠萍、任乃秀、许悦兰、季方珍、吴建华、卢福珍、张惠英、张福美获“江苏省计划生育、妇幼卫生、托幼工作先进个人”称号。

7月，县计划生育办公室编印《初中计划生育讲座》(试行本)，由县教育局分发至有关学校试用。

8月，江苏省卫生防疫站站长江淑人到县指导工作。

10月，《北京周报》记者钟琴到县采访计划生育工作。

11月20日～12月1日，“全国妇幼卫生工作现场经验交流会”在如东召开。会议由林佳楣主持，栗秀真代表卫生部党组致开幕词。中共江苏省委常委、省革命委员会副主任周泽致祝词。卫生部副部长钱信忠到会讲话。各省、市、自治区卫生行政部门190名代表参加会议，其中有傣、彝、苗、藏、回、维吾尔、满、蒙、朝鲜、纳西、锡伯、汉等12个民族代表。代表们参观了如东县20多个工作现场。

1978年

1月1日，建立“如东县药品检验所”。

1月10日，国务院领导小组办公室主办《计划生育简报》第一期刊载《如东县制订人口规划的做法和体会》，并加编者按。

1月，江苏省卫生生厅下发《江苏省医院工作暂行条例》。

3月15日，县革命委员会卫生局下发《关于开展公社卫生院及合作医疗整顿工作意见》。

3月，县妇幼保健所季建华获“江苏省三八红旗手”称号。

4月，县人民医院缪德龙、范崇珍、仲树芳获“江苏省先进工作者”称号。

5月3日，建立“如东县医学会”。

6月1日，县革命委员会卫生局局长缪培出席“全国医药卫生科学大会”。

● 如东县获“全国医药卫生红旗单位”称号。

6月9日，江苏省卫生厅转发卫生部《全国农村人民公社卫生院暂行条例(草案)》。

6月15日～20日，江苏省计划生育领导小组副组长夏凤珠、江苏省计划生育办公室副主任佘孟等7人到新店、岔南、凌河、苴镇、掘港镇、新窑等人民公社专题调研如东县计划生育工作。

7月16日，县革命委员会印发《关于计划生育工作若干问题的暂行规定》，规定了对终身只生一个孩子的夫妇实行奖励。

7月24日，县级机关召开全县首次奖励独生子女夫妇发奖大会，各区、社书记参加了大会，为全县做好奖励只生一孩工作作了样子。

7月30日，国务院颁发《药政管理条例》。

8月13日，国务院颁发《麻醉药品管理条例》。

8月19日，“江苏省农村儿童保健工作经验交流会议”在县召开。

8月22日，撤销“人民公社卫生院革命领导组”，恢复“院长负责制”。

8月，县计划生育办公室主任陈耀出席江苏省在兴化县召开的计划生育工作会议，作会议发言。

9月中旬，由县委常委、县革命委员会副主任潘辉明和县计划生育办公室主任陈耀带队的“如东县计划生育参观团”去吉林和龙县、北京通县参观学习。

9月下旬，县计划生育办公室薛德英、刘银去北京参加第一次全国人口理论讨论会。刘银在会议发言。

9月24日，县妇幼保健所所长刘承德出席“全国17省市儿童保健试点工作交流会议”，作大会交流。

10月，县妇幼保健所朱树人出席“全国第七届儿科学术会议”。

● 新疆乌鲁木齐市计划生育委员会一行10人来县考察计划生育工作一周。

● 全县1212名中初级医药卫生技术人员参加卫生职称考试。

● 县妇幼保健所编撰《农村儿童保健》一书，由人民出版社出版，第一次印刷21万册，由全国新华书店发行。

● 建立"如东县医药卫生发展史编纂办公室"。

●《北京周报》第14、15、16期刊登了如东县的计划生育工作情况，标题为《介绍一个县的计划生育》。

11月24日上午，来如东检查计划生育、妇幼保健工作的国务院计划生育办公室副主任林佳楣到县计划生育专职干部训练班看望并讲话。

11月，县妇幼保健所季建华出席"江苏省科学技术先进代表大会"。

● 如东县获"江苏省计划生育先进县"称号。

● 县妇幼保健所获"江苏省先进妇幼保健所"称号。

12月，栟茶镇清洁管理所作为特邀代表出席"全国环境卫生工作会议"。

● "如东县新医大学"改称"如东县新医学校"。

● 栟茶镇获"江苏省卫生先进单位"称号。

● 撤销"中共如东县卫生局核心小组"，建立"中共如东县卫生局党组"。

是年，县卫生防疫站、县妇幼保健所、丰利区医院、岔河赤脚医生大学、兵房人民公社卫生院、于港人民公社卫生院获"江苏省先进集体"称号。

● 县卫生工作人员仲树芳、缪德龙、范崇珍、姚九江、王咸和、章奇、张玉宽、郑远如、陈昌风、朱兆英、陈友山、韩恩荣、杨锡林、胡碧英、葛正平、李淑萍、吴庆高、胡敦芳获"江苏省先进工作者"称号。

1979年

1月，县新医学校学员结业，学校停办。

3月1日，县革命委员会卫生局等4家单位联合下发《如东县食品卫生管理试行规定》。

3月14日，县革命委员会卫生局下发《人民公社卫生院建制、制度、人员职责(暂行稿)》。

3月25日，全县以区为单位对1358名赤脚医生进行业务技术考试。1124名合格。

4月19日，撤销"如东县人民医院革命委员会"，恢复"院长负责制"。

● 撤销"如东县中医院革命委员会"，恢复"院长负责制"。

5月21日，县革命委员会卫生局上报《关于人民公社卫生院正式工作人员中农业户口转为定量或定销粮的请示报告》。

5月，建立"如东县环境保护领导小组"。

● 县中医院共青团支部获"江苏省新长征突击队"称号。

9月2日，县革命委员会卫生局转发卫生部《关于加强护理工作的意见》。

9月4日，撤销"海洋渔业卫生所"。

10月5日，撤销"区卫生院革命领导组"，恢复"院长负责制"。

10月，全县为20多万1～12岁儿童免费送服驱蛔药。

11月13日，县妇幼保健所所长刘承德出席"全国儿童保健工作座谈会"。

11月18日，县革命委员会卫生局转发江苏省《计划生育手术条例》。

11月22日，卫生部妇幼卫生司司长林佳楣、江苏省卫生厅副厅长夏凤珠视察新光、岔河镇、丰利镇等人民公社儿童保健教育工作。

11月，建立4个“地区医院工会”，即：

建立“岔河地区医院工会”；

建立“栟茶地区医院工会”；

建立“丰利地区医院工会”；

建立“双甸地区医院工会”。

● 县革命委员会卫生局转发《江苏省医药卫生科学研究计划暂行管理办法》、《江苏省医药卫生科学技术研究成果鉴定、管理暂行细则》、《江苏省省级医药卫生科技成果评选参考标准》。

● 县中医院团支部获“全国新长征突击队”称号。

是年，全国81个省市代表团到县参观交流妇幼卫生工作。

● 全县普查钩虫3421人，妇女宫颈剖片检查35306人。

1980年

1月，县革命委员会卫生局下发《如东县医药卫生科技成果评选标准》。

2月3日，撤销“如东县医药公司革命委员会”，恢复“经理负责制”。

2月，建立“中共如东县人民医院党组”。

4月11日，全县1969～1972年参加工作的赤脚医生中技水平考试，382人参加，合格125人。

4月15日，县革命委员会卫生局下发《如东县卫生局文件档案管理工作意见》。

4月，全县1969～1972年参加工作的赤脚医生中技水平补考，257人参加，全部合格。

8月，全县1972～1976年参加工作的赤脚医生中技水平考试，848人参加，合格775人。

9月6日～16日，江苏新闻电影制片厂摄制组来如东拍摄《只生一个好》。

9月，建立“如东县环境保护办公室”。

10月25日，联合国儿童基会官员和非洲西部7国代表团到县考察妇幼卫生工作。

11月4日，县革命委员会卫生局下发《关于举办赤脚医生训练班的通知》。

11月15日，建立“如东县精神病防治院”，址设洋口闸。

11月23日，县妇幼保健所刘承德、王妙生出席“全国19省市农村儿童保健总结会议”，宣读《如东县新光人民公社儿保科研试点总结报告》。

11月24日，如东县获“江苏省计划生育先进县”称号。

● 县革命委员会、凌河人民公社、新店人民公社、岔南人民公社11 大队、新乐人民公社16大队、北渔人民公社黄海大队、县中医院获“江苏省计划生育先进集体”称号。县计划生育工作人员江静、冷德裕、石泰媛、蔡炳忠、季方珍获“江苏省计划生育先进工作者”称号。

11月，县代表出席“江苏省计划生育先进集体和先进个人代表大会”。

● 全县开展“卫生安全月”活动。

12月，县举办“赤脚医生提高班”，计1期，时间20天，培训赤脚医生105人。

是年，县计划生育办公室获“江苏省计划生育先进单位”称号。

● 县人民医院江静获“江苏省先进工作者”称号。

1981年

1月18日～20日，县革命委员会召开如东县计划生育先进集体、先进个人代表会议，出席会议的先进集体128个，先进个人121人，各区、社分管领导和计划生育专职干部列席了会议。

2月27日，国务院批转卫生部《关于合理解决赤脚医生补助问题的通知》。

3月13日，撤销“如东县岔河赤脚医生大学”。

撤销“中共如东县岔河赤脚医生大学总支部委员会”。

3月16日，江苏省卫生厅颁发《江苏省个体开业医生暂行管理办法的通知》。

3月25日，全县卫生系统开展“文明礼貌”活动。

4月，“如东县革命委员会卫生局”更名为“如东县卫生局”。

4月，县计划生育办公室独立办公。

6月7日，江苏省副省长宫维桢到县调查文教卫生事业单位情况。

6月15日，县工商局、卫生局下发《关于转发〈江苏省个体开业医生暂行管理办法〉的通知》。

6月10日，全县各医疗机构为1494名离退休干部作健康体检。

6月17日，县妇幼保健所副所长季建华出席“全国城乡托儿所保教工作经验交流会”。

6月18日，县人民医院成功实施1例脑肿瘤摘除手术。

6月20日，岔河医药批发部、双甸医药批发部、栟茶医药批发部和岔河集体医药商店、栟茶集体医药商店划归县医药公司管理。

6月，建立“共青团如东县卫生局总支部委员会”。

● 建立“共青团如东县人民医院总支部委员会”。

● 建立“如东县栟茶镇试剂中心”。

7月10日～20日，北京计划生育宣传中心到县拍摄计划生育干部队伍建设的电视录像《光荣的使命》。

7月，南通医学院卫生系10名学生到栟茶镇清洁管理所实习除“四害”工作，历时15天。

● 13所“人民公社卫生院”、1所“区卫生所”、1所“区医院”更名，即：

“同甸人民公社卫生院”更名为“童店人民公社卫生院”；

“大同人民公社卫生院”更名为“丁店人民公社卫生院”；

“花丰人民公社卫生院”更名为“华丰人民公社卫生院”；

“坚镇人民公社卫生院”更名为“苴镇人民公社卫生院”；

“环港人民公社卫生院”更名为“环农人民公社卫生院”；

“新乐人民公社卫生院”更名为“景安人民公社卫生院”；

“南漾人民公社卫生院”更名为“袁庄人民公社卫生院”；

“红旗人民公社卫生院”更名为“双南人民公社卫生院”；

“永红人民公社卫生院”更名为“汤园人民公社卫生院”；

“沿河人民公社卫生院”更名为“桐本人民公社卫生院”；

“新窑人民公社卫生院”更名为“孙窑人民公社卫生院”；

“潮埠人民公社卫生院”更名为“曹埠人民公社卫生院”；

“北坎渔业人民公社卫生院”更名为“北渔人民公社卫生院”；

“坚镇区卫生所”更名为“苴镇区卫生所”；

“坚镇区医院”更名为“苴镇区医院”。

9月1日，“如东县人民政府计划生育办公室”不再负责全县人口控制工作。

9月9日，“国营洋口农场医院”更名为“洋口农场卫生所”，划归县卫生局领导。

●《人民日报》第一版刊登《如东县举行农村人口科学讨论会，探讨实行责任制后怎样搞好计划生育》的报导。《光明日报》《新华日报》等以显著位置转载了这条新闻。

9月，5所“镇人民公社卫生院”更名为“镇卫生院”，即：

“掘港镇人民公社卫生院”更名为“掘港镇卫生院”；

“丰利镇人民公社卫生院”更名为“丰利镇卫生院”；

“栟茶镇人民公社卫生院”更名为“栟茶镇卫生院”；

“岔河镇人民公社卫生院”更名为“岔河镇卫生院”；

“马塘镇人民公社卫生院”更名为“马塘镇卫生院”。

10月15日～19日，县卫生局副局长康靖出席“江苏省农村卫生工作会议”，并作大会介绍。

10月20日～25日，南通地区行政公署副专员陈元礼、南通地区计划生育办公室副主任施祖亨等到县了解计划生育情况。

11月2日，县医学会张胜、妇幼保健所张佩鸣出席“江苏省医药卫生科普工作表彰大会”。

11月18日，县计划生育办公室与县劳动局联合转发《江苏省劳动局、江苏省计划生育办公室关于终身无子女、独生子女的职工退休后多大年龄可以加发退休金的复函的通知》。

11月，岔南公社计划生育专干镇余保、苴镇专干王登山应邀赴广西梧州、桂林地区，介绍本单位计划生育工作经验和怎样做好计划生育专职干部的体会。

12月13日，联合国人口基金会、计划生育委员会赠拨给如东县一辆宣传车，并配有录像机、电影机、幻灯机等现代化的宣传设备。

12月31日，县卫生局等6部门下发《关于发放如东县食品卫生合格证条件(试行)的联合通知》。

是年，县妇幼保健所获“江苏省医药卫生科普工作先进单位”称号。

● 如东县被联合国儿童基金会和卫生部列为妇幼卫生合作项目的十个示范县之一。

● 栟茶镇爱卫会、县卫生防疫站、孙窑人民公社卫生院获“江苏省先进卫生集体”称号。

● 全县有掘港、掘东、苴镇、丰利、栟茶、双甸、岔河、马塘等8个区，掘港、丰利、栟茶、岔河、马塘5个县属镇、44个农村人民公社、4个渔业人民公社、763个生产大队、7085个生产队和729个相当于生产队的单位。

1982年

1月，撤销“中共如东县卫生局党组”，建立“中共如东县卫生局总支部委员会”。

● 撤销“中共如东县岔河赤脚医生大学总支部委员会”。

2月4日，中共南通地委副书记唐真寿、地区计划生育办公室副主任施祖亨到县了解计划生育工作情况，去凌河、新光两公社作实地调查。

2月撤销“中共如东县人民医院党组”，建立“中共如东县人民医院总支部委员会”。

● 撤销“中共如东县人民医院支部委员会”，建立“中共如东县人民医院内科支部委员会”、“中共如东县人民医院外科支部委员会”“中共如东县人民医院门诊支部委员会”“中共如东县人民医院总务支部委员会”。

● 建立“如东县中医院工会”。

3月28日～31日，南京计划生育干部培训中心倪毓嘉等到县了解计划生育管理情况，在县计划生育办公室、凌河、掘港镇分别召开座谈会。

4月14日，国家计划生育委员会副主任周伯萍到县检查计划生育和妇幼卫生工作。

4月17日，中共南通地委副书记唐真寿到县传达赴日本考察的情况，并对县计划生育、妇幼卫生、托幼事业三项工作提出了具体要求和意见。

5月3日，撤销“如东县人民医院卫生学校”。

● 建立“如东县卫生进修学校”。

● 建立“如东县妇幼卫生进修学校”。

5月,建立“中共如东县精神病防治院支部委员会”。隶属于洋口人民公社党委。

6月3日,县卫生局下发《关于加强输血管理工作的通知》。

6月25日,县人民政府下发《关于颁发〈如东县食品卫生管理奖惩规定(试行)〉的通知》。

7月26日~8月6日,县卫生局副局长康靖率领部分区、人民公社卫生院负责人到江阴、靖江两县,学习人民公社卫生院基本建设经验。

7月,建立“中共如东县皮肤病防治所支部委员会”,隶属于北坎人民公社党委。

8月3日~5日,南通地区行署副专员陈元礼、县委副书记陈德璜分别去曹埠、饮泉、古坝、凌河、新店等公社召开座谈会,检查了解计划生育工作情况,为参加全国计划生育工作会议作准备。

8月6日,县委副书记陈德璜参加全国计划生育工作会议,作会议发言。

8月,全县卫生系统开展“优质医疗服务百日赛”活动。

● 建立“如东县公费医疗预防实施管理委员会办公室”,与县卫生局合署。

2月~8月间,县委组织部先后批准29个区、乡卫生院建立党支部,批准31名党员担任党支部书记、副书记。

9月11日~14日,江苏省计划生育委员会副主任夏凤珠以及钱如生、裴重骏和南通地区计划生育办公室副主任施祖亨等人到县了解宣传贯彻中央11号文件的情况以及联产到劳责任制实行后计划生育工作碰到的新问题、采取的新办法。

9月29日,南通地区行署签发《关于同意将如东县人民政府计划生育办公室改为如东县计划生育委员会的批复》。

11月15日,县委、县人民政府办公室发出《关于颁发如东县计划生育实施细则的通知》。

11月22日,建立“如东县计划生育宣传指导站”。

11月28日,县妇幼保健所获“江苏省儿童少年工作先进集体”称号。

11月30日,县妇幼保健所《农村儿童保健组织形式、工作内容与方法》一题获“南通地区科研四等奖”。

11月,栟茶镇爱国卫生运动委员会、县卫生防疫站、孙窑人民公社卫生院获“江苏省卫生先进集体”称号。

● 县中医院获“江苏省计划生育先进单位”称号。

● 县计划生育工作人员缪兰芳、季方珍、李佩珊、姚汉祥、蔡炳忠、于文良获“江苏省计划生育先进工作者”称号。

是年,全县1538名赤脚医生经过考试全部合格,其中426人达到中技水平。

● 县医人张荣、卖药人、吴元庆、任大枢、任学淳、吴芬传列《江苏历代医人志》。

● 县人民医院仲树芳、县中医院姚九江、栟茶区医院杨芝兰、双甸人民公社卫生院汪梅丽、景安人民公社卫生院周昌德、岔北人民公社卫生院丛斌远、岔河区医院沈美云获“江苏省优秀卫生工作者”称号。

1983年

1月12日,景安人民公社小镇大队被列为江苏省钩虫病防治试点单位,其钩虫感染率已从1981年的82%下降到38%。

1月15日,如东县为“全国妇幼卫生示范县”(首批十个)之一。

1月17日~19日,江苏省计划生育委员会夏凤珠、裴重骏一行8人到于港、袁庄人民公社了解计划生育宣传月活动开展情况。

1月28日,《新华日报》第一版发表记者巴镇纬采写的如东县开展计划生育工作通讯,题为《计划生育战线上的一面红旗》。并短评:《关键在于提高农民的自觉性》。

2月20日,县人民医院谢小石、妇幼保健所刘承德出席“全国首批十个妇幼卫生示范县综合合作方案讨论会”。

2月,岔北人民公社妇女主任季方珍获“江苏省劳动模范”称号。

4月15日,国家计划生育委员会办公厅主任梁济民、全国人大常委会法制委员会有关人员到如东向基层干部群众征求计划生育工作立法等问题的意见。

4月29日,县卫生局转发《江苏省卫生系统科技档案工作实施细则》。

4月,县卫生防疫站在苴镇地区查出铅中毒。

5月,岔南人民公社幼儿园获“全国少年儿童工作先进集体”称号。

● 县中医院蔡平、县人民医院仲树芳获“南通市劳动模范”称号。

6月,县卫生局制定下发《如东县卫生局机关各类人员岗位责任制(试行)》。

6月26日,县举办“首届卫生美术摄影展览”。

6月27日~7月1日,“江苏省计划生育工作如东现场会”召开,副省长杨永沂在会讲话。

6月31日,江苏省人民政府副省长杨泳沂视察县直医疗卫生单位。

6月,《如东县医药卫生发展史》蜡刻油印。

7月1日,双甸、岔河、丰利、栟茶地区遭龙卷风袭击,1471人受伤,11人死亡,700多名医护人员参加抢救。

7月28日,全县部分医疗单位试行浮动工资制度。

7月,“掘东区医院”和“兵房人民公社卫生院”合并为“兵房中心卫生院”。

9月中旬,县人民政府先后在兵房、桐本、汤园等地召开“合作医疗座谈会”。

9月,全县48所“人民公社卫生院”更名为“乡卫生院”。

● 如东县上隶南通市。

12月2日,县人民政府下发《县卫生局〈关于办好农村合作医疗意见〉的通知》。

12月9日,县纪律检查委员会、县卫生局联合下发《关于对工厂、企业保健站(医务室)整顿验收的通知》。

12月25日,全国政协副主席费孝通、常委钱伟长、罗涵先等40多人视察栟茶镇卫生工作。

是年,丰利区卫生所石太媛获“江苏省先进工作者”称号。

1984年

1月,“如东县人民政府计划生育办公室”改称 “如东县计划生育委员会”。

2月28日~3月2日,联合国儿童基金会顾问卡尔•依•泰勒教授偕夫人考察县妇幼卫生工作。

2月,撤销“中共如东县卫生局总支部委员会”,建立“中共如东县卫生局委员会”。

● 县人民政府、岔河区、丰利区、掘港镇、掘郊乡、饮泉乡、九总乡、苴镇乡、新光乡、东凌乡、北坎乡、卫海乡、孙窑乡、曹埠乡、桐本乡、凌民乡、马塘镇、环镇乡、环北乡、凌河乡、石屏乡、光荣乡、五义乡、环农乡、丰西乡、环渔乡、丰利镇、岔河镇、岔北乡、岔南乡、汤园乡、新店乡、袁庄乡、栟茶镇、浒澪乡、南渔乡、掘港农场、洋口农场、如东农场、狼山鸡种鸡场、稻麦原种场获“南通市计划生育工作先进集体”称号。

3月1日,“集镇清洁管理所”划属县城乡建设环境保护局管理。

3月19日，县妇幼保健所副所长张佩鸣出席“全国首批十个妇幼卫生示范县情报资料工作讨论会”。

3月22日，江苏省计划生育科研所有关专家到岔南、岔东、环北、环镇等乡进行复方十八甲口服长效避孕药的配方调查，历时两周。

4月2日，县节育技术指导组在县人民医院对全县168名病残儿进行体格检查。

5月19日，全县400多名离退休干部、县级机关各单位负责人及少年儿童代表，在掘港举行全国第一个县级关心下一代协会成立大会。吴运铎、王遐芳等应邀出席。

6月20日，撤销“如东县妇幼卫生进修学校”，并入县卫生进修学校。

6月，东凌乡卫生院民主选举院长。

9月10日，“如东县麻风病防治所”更名为“如东县皮肤病防治所”。

10月11日～13日，南通市卫生局在县召开“南通市医院业务技术建设经验交流会”，新店乡卫生院作现况汇报。

10月，撤销“马塘镇卫生院”，并入马塘区医院。

11月7日，县人民政府下发209号文件，明确乡（镇）卫生院为大集体性质。

11月上旬，县人大常委考察栟茶、丰利、新店、汤园等乡（镇）卫生院建设。

11月12日～18日，县卫生局领导及各股负责人赴宜兴、江阴等县考察卫生改革工作。

11月27日，建立“如东县结核病防治所”。

11月28日～30日，县举办首期区乡镇场计划生育分管领导培训班，班上邀请南京妇幼保健院名誉院长陈嘉政教授讲“优生学”，上海社科院人口研究室助理研究员杨舒讲“两种生产理论”，上海华师大讲师胡崇庆讲“世界人口动态”。

12月1日，县妇幼保健所刘承德、顾美芳出席“全国第一、二批30个示范县情报资料工作讨论会”。

12月5日～8日，南通市计划生育委员会在县召开会议，推广栟茶区节育经费承包试点的经验。

12月18日，栟茶镇环境卫生管理所所长徐国民出席“江苏省小城镇建设管理学习研究班”，并作工作汇报。

12月30日，江苏省计划生育委员会副主任戴硕吾到县调研。

12月，“洋口农场卫生所”更名为“如东县精神病防治院洋口农场门诊部”。

● 撤销“共青团如东县卫生局总支委员会”，建立“共青团如东县卫生局委员会”。

是年，县卫生局获“全国卫生事业现状抽样定点调查先进单位”称号。

● 县卫生防疫站获“全国计划免疫工作先进单位”称号。

● 县人民医院获“江苏省计划生育工作先进集体”称号。

● 县人民医院获“江苏省卫生统计工作先进集体”称号。

● 县精神病防治院获“南通市文明单位”称号。

● 县卫生局对区、乡两级医院领导班子进行考察考核。

● 全县400余人被犬咬伤，2人死于狂犬病，灭犬28153只。

1985年

1月，建立《如东县卫生志》编纂办公室。

2月8日～13日，江苏省计划生育委员会副主任胡善瑾、政策研究处副处长佘孟仁一行7人到县作完善具体生育政策试点调查。

3月19日～22日，江苏省计划生育委员会人事处处长周道中等到县了解基层计划生育干部队伍建设情况。

3月，县人民医院获"江苏省病案统计工作先进集体"称号。

5月22日，"如东县计划生育宣传指导站"更名为"如东县计划生育指导站"。

5月，县中医院蔡平、岔北乡卫生院蔡明珍获"南通市劳动模范"称号。

6月20日~7月1日，县卫生局率县直医疗卫生单位领导赴广东省新会县、山水县及福建省蒲田县参观学习。

6月，县卫生局康靖获"南通市优秀共产党员"称号。

7月12日，联合国儿童基金会总部高级卫生官员苏珊·科尔金博士考察县妇幼卫生示范县建设工作。

7月，县人大常委视察全县《中华人民共和国食品卫生法》执行情况。

● 全县实行药品生产、经营、制剂单位许可证制度。

●《人民画报》以《让孩子健康成长》为题刊登县开展儿童保健工作成就照片8幅。

10月，撤销"中共如东县防保支部委员会"。

建立"中共如东县防疫站支部委员会"。

● 建立"中共如东县妇幼保健所支部委员会"。

11月16日～12月2日，县卫生局副局长黄京龙赴瑞典、丹麦、瑞士等国家考察妇幼保健工作。

12月11日，如东县获"全国计划免疫先进县"称号。

● 县妇幼保健所获"江苏省少年儿童工作先进集体"称号。

12月14日，县妇幼保健所《农村儿童保健组织形式、工作内容与方法》一题获"卫生部乙级科技成果"奖。

12月23日～29日，南通市计划生育工作研讨会在县召开，参观凌河乡现场。

12月28日，江苏省计划生育委员会原副主任夏凤珠到县计划生育委员会看望工作人员，县召开茶话会，南通市计划生育委员会主任张月成、副主任施祖亨一同参加。

12月，全县计有8个区、5个镇、48个乡、6个场，即：

掘港区下辖掘港镇、掘郊乡、童店乡、饮泉乡、九总乡、国营掘港农场、如东狼山种鸡场；

掘东区下辖兵房乡、南坎乡、丁店乡、华丰乡、东凌乡、如东农场、如东盐场；

苴镇区下辖苴镇乡、长沙乡、北坎乡、卫海乡、新光乡、北渔乡；

丰利区下辖丰利镇、凌河乡、石屏乡、光荣乡、五义乡、丰西乡、环农乡、环港渔业乡、洋口农场；

栟茶区下辖栟茶镇、新林乡、洋口乡、靖海乡、浒澪乡、于港乡、河口乡、南港渔业乡、如东林场；

双甸区下辖双甸乡、景安乡、袁庄乡、沿南乡、石甸乡、双南乡；

岔河区下辖岔河镇、岔东乡、古坝乡、岔北乡、岔南乡、汤园乡、新店乡；

马塘区下辖马塘镇、桐本乡、凌民乡、潮桥乡、孙窑乡、曹埠乡、环镇乡、环北乡。

是年，县、镇、乡区医院均建老干部病房。

● 国务院转发卫生部《关于卫生工作改革的请示报告》。

● 全县卫生系统职工工资进行改革。

● 县卫生局获"全国计划生育工作先进集体"称号。

● 县卫生局获"南通市征兵工作先进单位"称号。

● 县中医院获"江苏省文明中医院"称号。

● 县卫生防疫站获"南通市先进集体"称号。

● 县卫生防疫站获"江苏省卫生宣传工作先进单位"称号。

● 县卫生防疫站寄防科获“江苏省血防、寄防工作先进集体”称号。

● 县卫生防疫站柯士驯获“全国防治血吸虫病先进工作者”称号。

● 县妇幼保健所获“江苏省儿童少年工作先进集体”称号。

● 县妇幼保健所获“江苏省卫生工作先进集体”称号。

● 县妇幼保健所张佩鸣获“全国儿童少年先进工作者”称号。

● 县精神病防治院获“南通市绿化先进单位”称号。

● 县卫生防疫人员蔡光华、戴朝江、柯士驯、邱瑞满、曹汉钧、花永政、张洁获“江苏省血地防工作先进个人”称号。

● 如东县获“全国计划生育红旗单位”称号。

● 凌河乡、岔南乡、曹埠乡、饮泉乡、新光乡、石屏乡、五义乡、汤园乡、北渔乡、掘港镇、栟茶镇、岔河地区医院、县计划生育委员会、县卫生局、县人民广播电台、县建筑安装总公司、县纺织丝绸工业公司、马塘化肥厂获“全国计划生育先进集体 ”称号。

● 县计划生育工作人员季方珍、郑文德、李佩珊、姚汉祥、缪兰芳、戴银清、汪梅丽获“全国计划生育工作先进个人”称号。

1986年

1月，撤销“岔东乡卫生院”，并入岔河镇卫生院。

1月22日，县卫生局下发《如东县农村卫生室暂行管理条例(草案)》。

2月1日，县医药公司归属县计划委员会，县医药公司支部委员会划属县计划委员会党组管理。

3月1日，《中国农民报》头版头条刊登:《破除“多子多福”旧思想，树立生男生女都一样的新观念，如东县农村人口由增长型变为稳定型》。

● 县卫生系统召开“思想政治工作会议”，开展向人民好医生潘恩良和本系统先进集体、先进个人学习的活动。

3月16日，“掘港镇卫生院”与“掘郊乡卫生院”合并为“掘港中心卫生院”。

3月20日，召开“全县医学科技工作卫生系统竞赛授奖大会”。

● 县卫生局下发《如东县医学科技奖励试行办法》。

3月，如东县获“全国计划生育红旗单位”称号。

● 凌河乡、岔南乡、曹埠乡、饮泉乡、新光乡、石屏乡、五义乡、汤园乡、北渔乡、掘港镇、栟茶镇、岔河地区医院、县计划生育委员会、县卫生局、县人民广播电台、县建筑安装总公司、县纺织丝绸工业公司、马塘化肥厂获“全国计划生育先进集体 ”称号。

● 县计划生育工作人员季方珍、郑文德、李佩珊、姚汉祥、缪兰芳、戴银清、汪梅丽获“全国计划生育工作先进个人”称号。

● 2所“乡卫生院”更名为“镇卫生院”，即：

“双甸乡卫生院”更名为“双甸镇卫生院”;

“苴镇乡卫生院”更名为“苴镇卫生院”。

4月1日，上海电影制片厂许金邦、毕立奎、王苏江、刘福年等到县采访，创作计划生育电视剧。

4月10日，县人民医院、栟茶区医院、袁庄乡卫生院推行“院长负责制试点”。

4月，县人民医院、县中医院荣获“江苏省文明医院”称号。

5月9日，江苏省卫生防疫站防疫科主管检验师胡勤南到县中医院检查肠道门诊工作。

5月，县妇幼保健所获“江苏省儿少工作先进集体”称号。

6月3日，加拿大广播电影公司受联合国儿童基金会委托，到新光、岔南、双甸等乡镇拍摄儿童保健电视系列片。

6月15日，建立“如东县疗养所”。

6月，县人院外科党支部、县中医院党支部获“南通市先进党支部”称号。

● 县卫生局康靖获“南通市优秀共产党员”称号。

7月9日，江苏省卫生厅副厅长张华强、中医处处长张锦清到县中医院视察工作。

7月20日～23日，江苏省计划生育委员会副主任周海珍到丰西、新光、岔南等乡调研计划生育。

8月5日，县卫生局下发《区级医院和一类乡卫生院文明医院检查评比标准》。

9月，县人民医院李家澄获“江苏省征兵招飞工作模范”称号。

10月25日，县委、县政府发出《如东计划生育若干规定》。

11月22日，全国中医学会副秘书长肖含、卫生部防疫司司长郭仪到县中医院、县卫生防疫站等单位考察工作。

● 上海电影制片厂电视连续剧《幸福交响曲》摄制组大部分人员来县。南通市委、市政府和市委宣传部、市计生委负责同志来县参加《幸福交响曲》开拍典礼。

11月，袁庄乡卫生院获“南通市乡镇卫生院先进单位”称号。

12月20日，“如东县卫生工作者协会”更名为“如东县基层卫生工作者协会”。

● 建立“如东县卫生系统思想政治工作研究会”。

● 县人民政府发文批准，县中医院恢复全民所有制，原有人员性质不变。

12月，如东县获“江苏省计划生育工作先进单位”称号。

● 马塘区、岔南乡、曹埠乡、丰西乡、苴镇、栟茶镇、如东县中学、县人民广播电台、县人民医院、县化肥厂获“江苏省计划生育先进单位称号。

是年，吴竹云、陆身群、许凤英、马如珍、季建华、朱聪、胡亚珍获“全国计划生育先进个人”称号。

● 县卫生局获“江苏省第六届科普宣传周先进集体”称号。

● 县卫生协会获“江苏省先进农村卫生协会”称号。

● 县人民医院获“江苏县文明医院”称号。

● 县妇幼保健所获“江苏县文明妇幼保健所”称号。

● 县妇幼保健所获“江苏省少年儿童工作先进集体”称号。

● 县中医院、县精神病防治院、新光乡卫生院获“南通市文明单位”称号。

● 县人民医院、县中医院获“南通市文明医院”称号。

1987年

1月6日，8所“区卫生所”撤销，原卫生所人员原则并入当地“区医院”，房产除掘港区卫生所划归县药检所外，其余原则并入当地区医院。即：

撤销“掘港区卫生所”并入掘港中心卫生院；

撤销“掘东区卫生所”并入兵房中心卫生院；

撤销“苴镇区卫生所”并入苴镇区医院；

撤销“丰利区卫生所”并入丰利区医院；

撤销“栟茶区卫生所”并入栟茶区医院；

撤销“双甸区卫生所”并入双甸区医院；

撤销“岔河区卫生所”并入岔河区医院；

撤销“马塘区卫生所”并入马塘区医院。

1月16日，南通市卫生局局长张肖敏等到县精神病防治院检查工作。

1月17日，江苏省妇幼卫生示范县省协调组、技术指导组一行10人，在省卫生厅副厅长陈萍带领下，对县妇幼卫生示范项目进行评审。南通市副市长杨正东等出席评审总结会。

1月21日，6所“区医院”更名，即：

“双甸区医院”更名为“双甸中心卫生院”；

“苴镇区医院”更名为“苴镇中心卫生院”；

“栟茶区医院”更名为“栟茶医院”；

“岔河区医院”更名为“岔河医院”；

“丰利区医院”更名为“丰利医院”；

“马塘区医院”更名为“马塘医院”。

1月22日，县卫生局发出通知：各区医院（中心卫生院）成立由医药政、防疫、妇幼人员组成的卫生组，原则承担原卫生所的工作，并由各区医院（中心卫生院）安排人员兼管面上财务工作。

2月13日，县编委发文批准建立“如东县医药卫生学会办公室”，负责医学会日常工作。

2月16日～18日，南通市计划生育委员会与上海电影制片总公司合拍的、以如东计划生育工作为素材的三集电视连续剧《幸福交响曲》在中央电视台一套播放。

2月，饮泉乡、新光乡、长沙乡、北坎乡、北渔乡；光荣乡、五义乡、环农乡、环渔乡、环镇乡、环北乡、凌民乡、潮桥乡、古坝乡、丰利镇、栟茶镇、双甸镇、凌河乡、丰西乡、石屏乡、河口乡、南渔乡、岔南乡、汤园乡、新店乡、孙窑乡、曹埠乡、马塘镇、桐本乡、掘港镇、苴镇、掘港农场、洋口农场、县卫生局、县广电局、县计划生育委员会、县妇联、县建筑公司、县航运公司获“南通市计划生育工作先进集体”称号；县计划生育工作人员娄群红、张嘉飞、周杰、杨士平、康传银、江静、邱洪振、桑万贵、陆亚平、徐兵、尹金莲、黄梅英、陈建国、朱海明、吴素兰、刘建玉、张兰芳、吴集芳获“南通市计划生育先进个人”称号。

3月7日，岔北乡卫生院蔡明珍获“全国卫生文明先进工作者”称号。

3月，撤销“如东县疗养所”，并入县人民医院。

● 建立“中共如东县计划生育委员会党组”。

● 建立“中共如东县计划生育委员会机关党支部”。

4月19日，江苏省卫生厅副厅长刘洪琪等一行3人到县考察卫生工作。

4月28日，中国儿童发展中心顾问、中华医学会副会长林佳楣、国家计划生育委员会顾问栗秀贞、中国儿童发展中心副主任余国膺等一行到考察县计划生育、妇幼保健和儿童教育工作。

5月2日，县卫生局抽调药学技术人员205人，组成3个层次的药品质量检查组，对全县803家药品生产、经营、使用单位及个人，进行为期10天的大检查，检查覆盖率达86.5%。共查出假劣药品542种次，其中有一乡卫生院变质西药达6种、假劣中药材8种。

5月，“全县医学科技工作大会”在县卫生局三楼会议室举行。

6月1日，县中医院、县精神病防治院、新光乡卫生院被评为“南通市1986年度文明单位”。

6月8日，国家海洋局副局长钱志宏视察县卫生防疫站等单位。

6月，全县49个乡镇恢复农村合作医疗制度。

● 县卫生局在饮泉乡卫生院进行“母子保健保偿合同制试点”。

7月1日，南通市人民政府副市长王湛等一行考察县农村合作医疗、基层卫生组织建设等工作。

7月10日，县人民政府批准岔南、桐本、曹埠3个乡卫生院首批试行“以乡为主，县乡分工管理”的新体制。

7月20日，江苏省副省长杨泳沂、省办公厅副主任潘春材、省卫生厅副厅长刘洪祺等视察县妇幼保健、基层卫生组织和医院改革工作。

7月28日，成立“如东县卫生系统职称改革领导小组”。

8月5日，县人民医院获“江苏省文明医院”称号。

8月15日，《健康报》以“情暖病人心” 为题，报道县中医院重视医德医风建设的事迹。

8月22日，县妇幼保健所获“江苏省文明妇幼保健所”称号；县计划生育委员会刘银华获“1986年度省妇幼卫生先进个人”称号。

8月25日，县委、县政府联合发出《关于切实采取措施，加强计划生育管理的意见》（东发[1987]27号）。

8月28日，县人民政府召开“农村卫生改革工作会议”，进一步推进乡（镇）卫生院领导体制改革。副县长吴剑坤出席并讲话。

9月8日，县经委、县财办、县卫生局联合下发《关于办好工厂、企业卫生机构的意见》。

9月24日，江苏省卫生厅厅长陈家震等视察本县部分卫生机构和医疗单位的工作。

9月，江苏省卫生厅副厅长张国义、省防疫站站长等对本县急性肠道传染病的防治工作进行检查和指导。

● 县人民医院缪德龙、李家澄获“全国征兵工作荣誉证书获得者”称号。

10月20日，县人民政府下发《如东县个体开业医务人员暂行管理办法》。

10月22日，县计划生育委员会副主任、计划生育协会会长杨其智参加中国计生协会代表团应邀赴日本访问考察，历时半个月，考察访问期间，他还与日本友人交流了本县开展计划生育工作的情况。

10月23日，南通市卫生局局长张肖敏等一行6人到栟茶医院检查了解医院改革情况。

10月，县卫生局获“全国卫生事业现状抽样定点调查先进集体”称号。

11月8日，全国妇幼卫生示范县小儿肺炎急救训练班假座县人民医院举办。6省2市代表听取首都儿科研究所等专家讲课。

11月15日，全国第6次妇幼卫生示范县小儿肺炎科研协作会在县人民医院召开。

11月20日，县卫生局、县基层卫协会联合下发《如东县农村卫生室暂行管理办法》。

11月21日，南通市卫生局局长张肖敏等对县药检所进行工作考评。

11月，县人民医院蒋月芬获“江苏省卫生统计先进个人”称号。

12月1日，县药品检验所获“全国先进药检所”称号。

12月25日，县编委办发文，同意县公费医疗预防实施管理委员会办公室为“股级事业单位”，编制3人，直属县卫生局领导。

12月26日，县召开纪念开展计划生育30周年大会。国家计划生育委员会发来贺信。发来贺信、贺电的还有国家计划生育委员会顾问栗秀真、中国儿童发展中心顾问林佳楣和江苏省计划生育协会、江苏省人口学会等。江苏省顾问委员会副主任周泽出席会议并讲话。出席会议的还有江苏省副省长杨永沂。大会向全县680名长期从事计划生育工作人员颁发奖金和荣誉证书。

是年，县人民医院蒋月芬获“江苏省卫生统计工作先进个人”称号。

● 建立“中共如东县人民医院行政支部委员会”。

● 县中医院获“1986～1987年江苏县文明中医院”称号。

● 县妇幼保健所、栟茶医院获“南通市文明单位”称号。

● 县人民医院、县中医院获“南通市文明医院”称号。

● 栟茶医院、县精神病防治院、袁庄乡卫生院、于港乡卫生院获“南通市文明卫生院”称号。

1988年

1月14日,联合国儿童基金会中国办事处官员曾冬漉等在卫生部有关领导陪同下到县视察妇幼卫生示范县工作。

1月15日,《中国计划生育报》头版刊登该报记者范之钢撰写的长篇通讯,题为《这位不寻常的女性——记江苏省如东县韦庄村原妇女主任吴集芳的事迹》,并发表编辑文章:《赞美你——吴集芳》。

1月18日,《中国计划生育报》二版刊登“向热爱计划生育工作的吴集芳学习”的报道。

1月19日,县中医院获“江苏省级文明医院”称号。

1月22日,县药检所获“江苏省级文明药检所”称号。

1月24日,新华日报第四版刊登《“参”在关键,“谋”得及时——全国计划生育红旗单位如东县采访记》一文,介绍县计生委为党委、政府当好参谋的经验。

1月,县人民医院获“江苏省文明医院”称号。

2月12日,《中国计划生育报》二版刊登由该报记者范之钢撰写的长篇通讯《如东效应》,介绍县人口生产与经济社会协调发展的经验做法。

2月中旬,南渔乡急性菌痢暴发流行,600余人感染。县卫生防疫站查明原因,控制疫情。

3月10日,县卫生局、县乡镇企业局联合转发卫生部、农牧渔业部《乡镇企业劳动卫生管理办法》。

3月12日,县卫生局批转栟茶医院《深化医院改革试行方案》。

3月21日,县委、县政府转发县委宣传部、计生委、司法局、民政局、卫生局、总工会、团县委、妇联8个部门《关于进一步加强晚婚晚育宣传,从严控制人口增长的意见》的通知。

3月,《中国计划生育报》二版刊登通讯《话中见真情——桐本乡的人们谈生儿育女》。

● 县人民医院李金秀获“江苏省三八红旗手”称号。

4月2日～4日,江苏省计划生育委员会计生委科技处孙常领、董光华到县调查降低计外怀孕率的情况,走访了曹埠、丰西、环北等三个乡,他们对三个乡的做法表示赞赏。

4月6日,县卫生局等9家单位联合主办的《健康教育》报创刊,卫生部部长陈敏章为该报题写报名。

4月7日,栟茶医院获“全国文明卫生改革先进集体”称号。

4月10日,掘东地区发现首例性病病人。

4月12日,建立“如东县中医学会”。中华全国中医学会理事、南通市政协副主席朱良春主任医师作专题学术报告。

4月17日～21日,岔北乡妇女主任、全国计划生育协会理事季方珍赴京出席中国计划生育协会二届理事会三次会议。

4月19日～23日,县计划生育指导站站长任乃秀去新沂县参加江苏省计划生育委员会召开的“宫内节育器研讨会”,会上任乃秀作了题为“加强科学管理,降低计划外怀孕率”的介绍。

4月20日,县卫生局印发《药品管理检查员职责》。

4月29日,丰利医院购置1台500毫安 X光机。

4月,由联合国人口教育基金会和国家教委联合举办的全国中学人口教育小论文竞赛评选揭晓,如东县中学项晓东获二等奖,彭建、冒桂平、曹海燕获三等奖,薛海青获纪念奖。

● 县计划生育委员会获“江苏省先进集体”称号。

5月3日,县人民政府批转《关于加强我县精神病防治工作的意见》。

● 县卫生局转发江苏省卫生厅《关于强化药品监督检验的若干规定》。

5月7日,南通市卫生局局长张肖敏等到县检查卫生改革工作。

5月9日，中央电视台2台专题报道县药品检验所贯彻《中华人民共和国药品管理法》查处游医药贩的情况。

5月10日，全县乡镇卫生院管理体制改革交接工作结束，并纳入“以乡为主，县乡分级管理”的轨道。

5月12日，县人民医院李金秀获“全国模范护士”称号。

5月13日，县人民政府转发江苏省人民政府颁发的《江苏省个体开业医务人员管理办法》。

5月15日，县人民医院院长钱惟成、书记傅真明等一行8人到盐城市第一人民医院、宿迁县人民医院、泰州市第二人民医院参观学习改革经验。

● 县职称改革领导小组办公室发出通知，公布首批卫生技术高、中级职务任职资格人员名单，其中具备副主任医(药)师任职资格有13人，具备卫生技术中级职务任职资格有170人。

5月20日，县人民政府召开县人民医院住院楼及传染科楼问题的县长办公会议。

5月，县人民医院高景昭、县第二人民医院邱洪振、县计划生育委员会杨其智获“南通市劳动模范”称号。

6月9日，南通市人大常委会副秘书长黄德明、科教文卫委员会主任沈春生及南通市卫生局局长张肖敏等一行到县视察卫生改革工作。

6月29日，“南通市医院药剂整顿工作会议”在县召开，县人民医院作介绍。

6月30日，县卫生局转发卫生部《关于进一步深化文明医院建设的几点意见》。

● “南通市精神病防治工作会议”在县召开。县精神病防治院作题为“试行科室承包，探索企业化管理之路”的经验介绍。

● 县卫生局进行为期1个月的调查登记，全县共有中医药人员595人，其中卫生系统内在职中医人员366人、中药人员182人、借用中医人员16人、留用中药人员13人，系统外卫生单位及个体中医人员18人。

6月，全县开始“试行医疗保偿制度”。县卫生局与各级医院全面签订“年度目标责任制”，保证创建和评定文明单位的质量。

● 县妇幼保健所、县计划生育指导站组织力量，集中十二天时间，对县人民医院、马塘医院、栟茶医院及南坎、华丰、童店、北渔、洋口、石甸、双甸、岔南、孙窑等乡卫生院共十二个单位进行了手术质量和服务态度调查。

● 建立“如东县卫生工业公司”。

7月7日，县卫生局印发《如东县药品编码目录》。

7月13日，撤销“栟茶镇卫生院”，并入栟茶医院。

● 县药品检验所获“全国执行《药品管理法》先进集体”称号。

● 马塘医院石祥银获“江苏省执行《药品管理法》先进工作者”称号。

7月16日，“南通市实施计划免疫保偿制度现场会”在县召开。

7月26日，2所“医院”更名，即：

“岔河医院”更名为“如东县第二人民医院”；

“栟茶医院”更名为“如东县第三人民医院”。

● 县卫生局制定下发《如东县卫生系统“百日双优竞赛”验收评比细则》。

7月29日，江苏省卫生厅副厅长张国义、南通市卫生局局长张肖敏等到县检查肠道传染病防治工作。

7月，建立“中共如东县药品检验所支部委员会”。

10月9日，县卫生局副局长张佩金出席“第四届亚洲农村医学暨初级卫生保健会议”，并在大会上作

“合作医疗在初级卫生保健中的作用”发言。

10月20日，县中医院举办建院30周年庆祝活动。中央顾问委员会委员、中华全国中医学会会长崔月犁发来贺电，中央顾问委员会常委、国务院港澳办公室主任姬鹏飞，卫生部部长陈敏章，全国人大常委、北京中医学院名誉院长董建华等领导寄来题词。

10月21日，县人民政府召开“全县中医药工作会议”。南京中医学院院长周仲瑛教授等应邀出席会议并讲座。

10月，县卫生局、县人民医院获“南通市卫生统计工作先进集体”称号。

● 县人民医院获“南通市‘百日双优’竞赛优胜单位”称号。

11月15日，县人民政府办转发江苏省人民政府颁发的《江苏省游医药贩管理办法》。

11月20日，县妇幼保健所所长在卫生部妇幼司项目办公室召开的“妇幼卫生服务调查与经济研究科研协作会议”会上作了试点调查的工作汇报。会议决定1989年各妇幼卫生示范县按各县调查模式进行。

11月，县人民医院获“全国新生儿出生缺陷监测先进单位”称号。

12月22日，海门县卫生局局长等一行20人到县第三人民医院了解医院改革和管理工作。

● 加拿大安略省政府事务部国际关系理论政策顾问朱亚丽到县考察计划生育工作，并参观了掘港镇及掘西村，走访了独生子女户。

12月26日，南通市政协主席唐真寿、副主席朱良春等一行对县精神病防治工作进行调查。

12月，掘港中心卫生院、洋口乡卫生院获“南通市计划免疫传染病工作先进单位”称号。

是年，全县卫生系统实行院长任期目标责任制。

● 撤销“苴镇卫生院”，并入苴镇中心卫生院。

● 县人民医院获“1987～1988年江苏县文明医院”称号。

● 县药品检验所获“江苏县文明药品检验所”称号。

● 县人民医院、县妇幼保健所获“南通市文明单位”称号。

● 县卫生进修学校获“1987～1988年南通市文明卫生学校”称号。

● 岔南乡第六村、潮桥乡吴尖村、凌河乡天堂村、双甸镇蒋庄村、浒澪乡浒澪村、兵房镇丰荡村、掘港镇红星村、新光乡冯荡村获“南通市文明村卫生室”称号。

1989年

1月20日，“如东县基层卫生工作者协会”更名为“ 如东县卫生协会”。

1月26日，撤销“丰利镇卫生院”，并入丰利医院。

●《光明日报》二版刊登县计划生育委员会许建采写的报道:《用改革办法解决计划生育中的新问题，如东县十年经济翻两番，人口少生二十万》。

2月20日，县卫生局编印《如东名老中医经验集》，收集了陈朗清、姚九江、季汉源、陈道权、季少三、咸儿康、王玉材等7位老中医的医案、医话、医论。

3月3日，县皮肤病防治所获“江苏省皮防工作先进单位”称号。

3月15日，江苏省卫生厅药政管理局局长袁冰等视察县药品检验所工作，检查县制药厂等生产经营状况。

3月，县卫生防疫站获“全国计划免疫工作先进单位”称号。

● 县妇幼保健所获“南通市三八红旗集体”称号。

● 县卫生防疫站、汤园乡政府获“南通市血防工作先进集体”称号。

4月，建立“如东县人民医院工会”。

● 建立“如东县卫生进修学校工会”。

● 县计划生育委员会获“全国2‰生育节育抽样调查先进集体”称号。

● 掘港镇、丰利镇、马塘镇、童店乡、饮泉乡、九总乡、华丰乡、苴镇、长沙乡、新光乡、北坎乡、卫海乡、北渔乡、凌河乡、石屏乡、光荣乡、丰西乡、环港乡、新林乡、于港乡、河口乡、洋口乡、靖海乡、南渔乡、双南乡、古坝乡、岔北乡、汤园乡、新店乡、桐本乡、潮桥乡、孙窑乡、曹埠乡、环镇乡、环北乡、掘港农场、稻麦原种场、狼山鸡种鸡场、如东盐场获“南通市计划生育工作先进集体”称号。

5月2日，县卫生局下发《关于加强计划免疫接种门诊规范的通知》。

5月6日，县卫生局增设药政股。

5月8日，建立8所“片卫生所”，即：

建立“掘港片卫生所”；
建立“掘东片卫生所”；
建立“苴镇片卫生所”；
建立“丰利片卫生所”；
建立“栟茶片卫生所”；
建立“双甸片卫生所”；
建立“岔河片卫生所”；
建立“马塘片卫生所”。

● 县人事局同意8所“片卫生所”与中心级卫生院一套班子两块牌子，为全民事业单位。

● 南通市人民政府副市长王湛一行5人到县检查了解螺情和灭螺质量。

5月13日，县妇幼保健所获“江苏省文明妇幼保健所”称号。

5月22日，县卫生局组织防保、医疗等部门相关人员到盐城市、东台市、淮阴市等地参观考察医疗防保工作。

5月23日～25日，扬州市计划生育委员会一行16人到县参观计划生育统计规划工作。

5月24日，如东县获“全国计划免疫先进县”称号。

● 县卫生防疫站蔡光华获“全国血防和地方病防治先进个人”称号。

5月27日，建立“如东县医药市场管理领导小组”。

6月5日，县人民政府印发《关于整顿医药市场秩序的通知》。

6月8日，县人民医院院长钱惟成等一行17人到南通市第一人民医院学习改革经验。

6月13日，县人民医院荣获“江苏省文明医院”称号。

6月21日，县人民政府批转《如东县残疾人“三项康复”工作实施方案》。

6月22日，饮泉乡标灯村发生全县当年首例“2号病”病人。

6月29日，县人民政府召开“全县医药市场整顿工作会议”。

7月14日，南通县人民政府副县长张秀兰、卫生局局长彭自勤带领有关乡镇卫生院领导人员一行16人，到南坎乡考察防保体制改革工作及村卫生室建设情况。

● 县人民政府办公室、县经济体制改革办公室转发县财政局、县卫生局、县公费医疗办公室《加强公费医疗管理试行办法》。

7月24日，县卫生局下发《关于执行规范格式处方的通知》。

● 县卫生局、县城乡建设委员会联合下发《关于进一步加强自来水卫生管理工作的通知》。

● 凌河乡计划生育助理陆亚萍获“南通市优秀共产党员”称号。

8月3日，县经济委员会、县卫生局联合转发南通市卫生局《关于加强医疗卫生单位药品采购管理工作的通知》。

8月5日，县卫生局下发《关于加强输血机构建设和整顿献血工作的通知》。

8月7日，根据通政办发〔1989〕65号文件和县长办公会议精神，县卫生局公布符合“农转非”条件的211名卫技人员名单。

8月8日，“南通市社会医疗机构整顿验收现场会”在县召开。

8月27日，县人民医院召开“医德医风社会监督评议会”，县政府、县政协有关领导参加评议。

8月29日，县卫生局下发《如东县享受合作(保险)医疗人员自费范围》。

● 县卫生局转发南通市卫生局《关于加强对医务人员外出会诊手术管理的通知》。

9月16日，县西部地区遭受龙卷风、暴雨袭击，形成严重灾情。双甸中心卫生院闻讯成立抢救领导小组，奔赴灾区实施抢救。县人民医院、县中医院也组队参与抢救医治伤病员。

9月17日，县卫生防疫站到沿南乡进行防疫消毒工作。

● 县长徐守盛、县卫生局局长吴爱祥前往沿南乡察看灾情，检查救治工作。

9月18日，“南通市精神病流行病学调查现场会”在县召开。

9月22日，县卫生局下发《关于调整医疗保偿金集资标准的通知》。

9月，县计划生育干部王庭娥获“全国计划生育协会先进工作者”称号。

10月27日，恢复建立“如东县红十字会”，工作机构为“如东县红十字会办公室”，股级单位，编制1人，与县卫生局合署办公。时有团体会员175个，个人会员96253人。

11月4日，县人民政府公布《个体开业医务人员违章行政处罚暂行办法》，加强对个体开业医务人员的管理。

11月8日～9日，国家计划生育委员会宣教司沈国祥司长、设备处钱理统处长在江苏省计生委宣教处钱如生处长、南通市计生委施祖亨副主任的陪同下，专程到县检查视察计划生育宣传教育工作，并走访了新光、凌河、石屏乡的干部群众。

11月10日，县文化馆举行“陈明朗画展”。卫生部原部长崔月犁为画展题词。

11月18日，县中医院、县人民医院、县卫生防疫站齐获“南通市‘百日双优竞赛’先进单位”称号。

11月28日，县卫生局吴爱祥、缪银发获“江苏省丝虫病防治工作先进个人”称号。

11月，县广播电台获“江苏省计划生育宣传工作一等奖”。

● 光荣乡卫生院、南坎乡卫生院获“南通市计划免疫传染病工作先进单位”称号。

12月11日，县卫生局、劳动局、公安局、粮食局联合发出通知，决定对卫生系统退休职工子女55人补办顶替户口互换手续。

12月14日，南通电视台播放上海市计划生育宣传教育分中心拍摄的电视片《如东之路——如东县计划生育工作纪实》。

12月20日，应县人民政府邀请，山西省人民医院特派主治医师张久良、王怀秀来到县指导施行输精管药物注射栓堵节育新技术。

12月22日，县人民政府发文批转县计生委、保险公司《关于全县推行计划生育系列保险的报告》。

12月，范文淑、邓丽华、许茂珍、陆亚萍、许桂凤、徐兵、钱设、李国平、徐海频、曹育珍、林国华、周德获“江苏省计划生育先进工作者”称号。

● 金福高、严平、徐桂兰、郁红、孙振岐、周爱云、花淑芬、吴爱云、张福英、姚淑芳、薛兰生、赵焕新获“全国计划生育先进工作者”称号。

是年，如东县获“全国计划免疫先进县”称号。

● 县中医院获“1988～1989年江苏县文明中医院”称号。

● 县妇幼保健所获“江苏县文明妇幼保健所”称号。

● 县人民医院、县中医院、县卫生防疫站、县妇幼保健所、县精神病防治院、县第三人民医院、新光乡卫生院获“南通市文明单位”称号。

● 县人民医院获“南通市‘百日双优’竞赛优胜单位”称号。

● 县人民医院、县中医院获“1988～1989年南通市文明医院”称号。

● 县精神病防治院、丰利医院、新光乡卫生院、光荣乡卫生院、袁庄乡卫生院、汤园乡卫生院、于港乡卫生院、潮桥乡卫生院获“1988～1989年南通市文明卫生院”称号。

1990年

1月2日，南通市卫生局组织的“1989年文明医院检查”结果揭晓，县人民医院总分居全市综合医院之首。

1月17日，“南通市8所县综合医院文明建设协作组”假座县人民医院成立。

1月21日，县人民医院妇产科成功抢救一例因羊水栓塞并发DIC(弥散性血管内凝血)的垂危产妇。

1月22日，江苏省20所卫生进修学校校长到县卫生进修学校参观考察。

● 县建立“母婴保健保偿基金”。

1月27日，双甸中心卫生院成功抢救1名处于休克状态的宫外孕患者。

● 县人民医院专家在心电图监护下为1名原患冠心病、房颤的老年患者施行胆囊切除术，术中患者突发室速，经及时采取果断的抢救措施，使患者转危为安。

1月，“南通市卫生系统思想政治工作研究会第二届年会”在县举行。

2月22日，县卫生局制定下发《关于母婴保健保偿基金管理办法》。

2月27日，县卫生防疫站蔡光华、县药品检验所曹妙丰获“全国卫生文明先进工作者”称号。

2月，县卫生局获“南通市征兵体检工作先进单位”称号。

3月1日，县中医院获“江苏县文明中医院”称号。

3月5日，县卫生局转发卫生部《关于加强医疗单位药品采购管理工作的通知》。

3月13日，县人民政府召开“初级卫生保健工作会议”。

3月，县药品检验所获“南通市产品质量检验计量认证优胜单位”称号。

4月6日，县卫生局转发江苏省卫生厅妇幼保健处《关于再次重申严禁用医疗技术鉴定胎儿性别的紧急通知》。

4月，建立“如东县卫生防疫站工会”。

5月10日，县卫生局委党、县卫生局联合下发《关于加强廉政建设的几项规定》。

5月17日，南通市人民政府副市长王湛带领市农工部、市卫生局等有关部门负责人到县考察卫生工作。

5月19日，县人民医院召开“庆祝建院40周年大会”。

6月2日，县药品检验所获“江苏省文明药品检验所”称号。

6月10日，泗阳县卫生局参观团一行16人由副县长郑德富带队到县考察基层卫生工作。

6月19日，县卫生局转发江苏省卫生厅《卫生院、基层医院(一级医院)标准》。

6月25日，县卫生局“人秘股”“监察股”更名为“人事监察股”“秘书股”。

6月，县人民医院管维玲、县中医院胡金萍获“南通市卫生统计先进个人”称号。

● 县人民医院管维玲获“南通市卫生财务先进工作者”称号。

7月14日，江苏省卫生厅副厅长张国义率领省政府血防工作检查团到新店、汤园两乡检查血防工作。

7月22日，国际报告文学研究会会员、政协南通市文史办公室主任祖丁远，中国作家协会会员、作协江苏分会专业作家龚德到县采写报告文学《一场控制人口大战凯旋记》。

8月21日，县人民政府召开“全县农村卫生‘一无两有’工作会议”，提出在3—5年内做到乡乡医院无危房、村村有科学管理的合作医疗、有合格的村卫生室。

9月5日，县卫生局组成“一无两有”工作组，深入基层指导工作。

9月25日，广西省卫生厅医教处处长陈友年带队卫生教育考察团一行12人，访问县卫生进修学校。

10月12日，县人民政府召开“全县秋季义务查螺动员大会”。

10月15日，南通市卫生局、市卫生协会发出《关于批转〈如东县乡村保健医生（员）养老保险工作实施意见〉的通知》，推广县对村级卫生组织的管理经验。

10月，如东县获“江苏省基本消灭麻风病达标县”称号。

● 靖海乡卫生院、潮桥乡卫生院获“南通市计划免疫传染病工作先进集体”称号。

11月9日，县卫生局增设“社会卫生股”。

11月20日，江苏省卫生厅在县召开“江苏省基本消灭麻风病达标验收试点现场会”，30多名专家开展全面检查和现场考核。

11月，卫生部副部长、全国卫生系统思想政治工作研究会会长胡熙明在全国卫生系统思想政治工作研究会年会工作报告中对县卫生系统思想政治工作予以肯定和赞扬。

● 如东县人民政府获“全国计划生育先进集体”称号。

● 县计划生育协会获“全国计划生育协会先进集体”称号。

12月15日，县药品检验所通过市技术监督局的产品质量检验计量认证评审。

12月，建立“如东县红十字血站”。

是年，县人民医院、县中医院、县卫生防疫站、县妇幼保健所获“南通市文明单位”称号。

● 县人民医院获“1989～1990年江苏省文明医院”称号。

● 县妇幼保健所获“江苏省文明保健所”称号。

● 县药品检验所获“江苏省文明药品检验所”称号。

1991年

1月2日，江苏省文明医院检查组到县人民医院检查验收。

1月20日，南通市卫生局局长张肖敏等到县视察农村卫生“一无两有”（无危房、有专业队伍、有医疗设备）工作。

1月22日，建立“如东县初级卫生保健委员会”。

2月5日，县卫生局缪五宏获“江苏省卫生统计工作先进个人”称号。

● “南通市计划免疫规范化门诊现场会”在潮桥乡召开。

2月6日，县药品检验所曹妙丰获“全国贯彻实施《药品管理法》先进工作者”称号。

2月10日，中共南通市委副书记李明勋、副市长徐相林等视察靖海乡姜河村卫生室。

● 南通市人民政府市长徐燕到曹埠乡卫生院了解危房情况。

2月13日，县卫生防疫站按规定报出的25项水质检测结果，全部符合国家质控要求，其中有11项检测结果与标本值完全一致。

2月，县卫生局胡荫越获“江苏省卫生系统计财工作先进个人”称号。

3月13日，县卫生局下发《关于1991年度区卫生所考核标准的通知》。

3月18日～19日，江苏省计划生育学校在县召开管理专业88级毕业实习带教工作经验交流会，江苏省计划生育委员会宣教处处长钱如生及太仓、昆山、宜兴、常熟、大丰等市县计划生育委员会分管领导、带教老师参加会议。

● 县计划生育委员会副主任徐政权、县计划生育指导站站长任乃秀赴无锡参加“江苏省推广节育新技术试点县工作会议”。

3月23日，召开“全县医学科技工作卫生系统竞赛授奖大会”。

3月25日，县卫生局李介玉获“全国普及儿童计划免疫先进个人”称号。

3月26日～30日，江苏省计划生育委员会在县召开“江苏省1990年计划生育统计年报汇审会议”。各市负责规划统计工作的主任、科长及统计工作人员参加会议。

3月，县妇幼保健所获“南通市‘百面红旗’集体”称号。

● 县人民医院获“南通市白内障复明先进集体”称号。

● 县人民医院崔金娣获“南通市白内障复明先进工作者”称号。

● 南坎乡卫生院获“南通市计划免疫传染病管理先进集体”称号。

● 凌河乡计划生育协会、岔北乡三丛庄村、县计划生育协会获“江苏省计划生育协会先进集体”称号。

● 县计划生育工作人员杨其智、王庭娥获“江苏省计划生育协会先进工作者”称号。

● 县计划生育工作人员季承明、顾瑞基、汤偶芳获“江苏省计划生育协会先进个人”称号。

● 县卫生局傅真义、马塘医院王立坤、县人民医院崔金娣、县人民医院傅兰获“南通市残废人‘三康’先进个人”称号。

4月8日，县卫生局下发《关于下发卫生工作三项改革意见》。

4月16日～18日，中国优生优育协会会长、计划生育协会副会长林佳楣，中国计划生育协会首席顾问栗秀真和江苏省计划生育委员会前副主任夏凤珠一行在省、市有关领导的陪同下，到县指导工作。

4月18日，县卫生局胡荫越获“全国卫生系统计财工作先进个人”称号。

4月，县卫生局李介玉获“全国儿童计划免疫先进个人”称号。

● 县人民医院江静、高景昭、县第三人民医院徐定山获“南通市劳动模范”称号。

5月10日～11日，江苏省人大组织省人大代表到县视察计划生育工作。

5月19日，江苏省药政局局长陈振飞视察县药检所、县医药公司、县生化制药总厂、县人民医院等单位。

5月18日～20日，中宣部、国家计划生育委员会组织的省际计划生育宣传教育检查组（江苏、河南、宁夏）到县检查计划生育宣传教育工作，参观新光乡，听取介绍。

5月22日，《中国青年报》头版头条消息：如东县农民生育观发生可喜变化，7000多对夫妇自愿放弃二胎指标。

5月，县中医院钱忠权、王秋霖获“江苏省青年中医奖励基金奖”。

6月5日，“南通市儿麻后遗症手术矫治现场会”在马塘医院举行。

6月20日，县皮肤病防治所迁址掘港镇。

6月22日，全县卫生系统2817人参加《中华人民共和国专利法》和《中华人民共和国技术合同法》普及教育考试。

6月，建立“中共如东县皮肤病防治所支部委员会”。

7月12日，8所“片卫生所”更名为“区卫生所”，即：

“掘港片卫生所”更名为“掘港区卫生所”；

“掘东片卫生所”更名为“掘东区卫生所”；

“苴镇片卫生所”更名为“苴镇区卫生所”；

“丰利片卫生所”更名为“丰利区卫生所”；

“栟茶片卫生所”更名为“栟茶区卫生所”；

“双甸片卫生所”更名为“双甸区卫生所”；

“岔河片卫生所”更名为“岔河区卫生所”；

“马塘片卫生所”更名为“马塘区卫生所”。

7月18日，县第三人民医院徐定山获“全国百名优秀乡镇卫生院院长”称号。

● 县人民政府举行“县人民医院基建项目论证会”。会议决定新建门诊楼，原门诊楼部分改作急诊用房。

7月19日，县卫生系统思想政治工作研究会会长丛浩出席“全国卫生系统思想政治工作研究会基层建设研讨会”，并作大会发言。

7月21日～23日，县卫生局、县医学会、县药品检验所联合举办《药品管理检查员培训班》，109名学员参加培训。

7月，撤销“岔河镇卫生院”，并入县第二人民医院。

8月1日，县政协召开常委会，讨论研究全县农村改水规划和实施步骤。

8月8日，由卫生部、中央电视台在县联合摄制的“预防农药中毒”科教片，在“卫生与健康”栏目中播出。

9月3日，县人民政府召开“村卫生室整顿建设现场会”，参观饮泉乡现场。

9月，县计划生育委员会获“全国计划生育宣传工作先进集体”称号。

● 县计划生育工作人员陈祥仁、沈玮娟、葛坤山、孙翠华、徐玉芬、王戴跃、倪亚如、潘遂高、马建华、花松建、李国平、王士友、顾俊玲、朱亚娥、邱玉如、陆修民、冯锦萍、张霞、赵进全、徐海频、许小梅、孙美凤、高淑芬、刘德均、蒋斌、潘希雄、钱设、章新建、李九明、林国华、宫向阳、周锦华获“南通市‘七五’期间计划生育先进工作者”称号。

● 凌河乡获“南通市计划生育工作先进集体”称号。

● 凌河乡、光荣乡、丰西乡、石屏乡、华丰乡、新光乡、长沙乡、古坝乡、岔北乡、桐本乡、孙窑乡、马塘镇、掘港镇、栟茶镇、双甸镇、掘港农场、如东农场、县计划生育委员会、县卫生局、县计划生育指导站、县纺织丝绸公司获“南通市‘七五’期间计划生育先进集体”称号。

10月12日，县人民政府副县长吴剑坤率领县政府办公室、县卫生局和医疗卫生、药品生产等部门领导、专家组成的参观团一行25人赴苏州地区参观药检所和制药厂，并交流经验。

10月20日～21日，国家计划生育委员会副主任杨魁孚，由江苏省计划生育委员会副主任周道中和南通市人民政府副市长李炎、南通市计划生育委员会主任张月成陪同，到县检查计划生育工作。

10月25日，县卫生局局长张佩金带领各区卫生所及部分镇有关领导一行22人赴海安县角斜镇参观村卫生室整顿建设工作。

11月15日～16日，国家计划生育委员会规划统计司司长张二力带领山东、湖南、河南、甘肃、江苏等省计划生育委员会政策规划部门的负责同志一行10人到县考察，深入到掘港镇和凌河乡，同干部群众一起，座谈了解基层人口计划管理的做法。

11月18日，县中医院获“江苏省文明医院”称号。

11月20日～23日，县卫生局在举办会计培训班，学习江苏省财政厅、卫生厅《乡镇卫生院财会管理办法》《乡镇卫生院会计制度》，84人参加培训。

11月25日，县人民医院500毫安光机安装调试成功，可交付使用。

12月，汤园乡卫生院花永政获“全国血吸虫防治先进个人”称号。

12月，岔南乡卫生院姚美云获“江苏省卫生系统救灾防病先进个人”称号。

● 潮桥乡、凌河乡、于港乡、新光乡、袁庄乡、九总乡、石甸乡、汤园乡获“南通市农村卫生‘一无两有’先进乡镇”称号。

● 县妇幼保健所获“南通市百面红旗集体”称号。

● 凌河乡计划生育助理陆亚萍获“江苏省劳动模范”称号。

●《如东县卫生志》付印。下限至1985年12月。

● 县计划生育委员会获“江苏省计划生育先进集体”称号。

是年，县人民医院获“江苏省文明医院”称号。

● 县人民医院、县中医院、县卫生防疫站、县妇幼保健所、县第三人民医院、新光乡卫生院获“南通市文明单位”称号。

● 县人民医院、县中医院获“1990～1991年南通市文明医院”称号。

● 县第二人民医院、县第三人民医院、丰利医院、马塘医院、苴镇中心卫生院、光荣乡卫生院、岔北乡卫生院、岔南乡卫生院、童店乡卫生院、凌河乡卫生院、河口乡卫生院、于港乡卫生院、丰西乡卫生院、南坎乡卫生院、新光乡卫生院、汤园乡卫生院、潮桥乡卫生院、袁庄乡卫生院获“1990～1991年南通市文明卫生院”称号。

● 县卫生进修学校获“1990～1991年南通市文明卫生学校”称号。

● 县酒厂、县化工厂、县农药厂、县针织总厂、县无线电厂、县通用机械厂、环镇缫丝厂等卫生所(保健站)获“南通市文明厂校医务室”称号。

1992年

1月23日，全县卫生系统2700名技术人员获《中华人民共和国专利法》、《中华人民共和国技术合同法》考核合格证书。

1月26日，南通市人大视察团一行到县皮肤病防治所慰问工作人员和住院病人，纪念“国际麻风病节”。

2月11日，县委、县人民政府召开联席会议，审议通过《如东县实现2000年人人享有初级卫生保健概略规划》。

2月25日，常州市卫生局局长陈龙山一行14人，到县参观学习麻风病达标验收经验及石甸乡卫生院麻风康复医疗等工作。

4月15日，县卫生局傅真义获“江苏省抗洪救灾先进个人”称号。

4月20日，县卫生局在县第二人民医院举行“岗位学雷锋现场表彰大会”。

5月14日，县卫生局承办“江苏省第四届医学科普学术研讨会”。

5月21日，县人民医院承办“江苏省第五届中西医结合急腹症年会”。

5月23日，县政协、农工部、初级卫生保健办公室一行7人赴江西省宜丰县参观学习农村改厕工作。

5月23日～25日，国家计划生育委员会规划统计司副司长陈胜利、统计处处长赵璇及江苏省计划生育委员会政策规划处处长张春延等一行5人到县检查考察了凌河、丰西乡的计划生育规划及统计的实施情况。

5月，人民日报记者吴艾笑、新华社记者于长洪、国家计划生育委员会宣教司张雷到岔南、新光、丰西乡采访，召开群众座谈会。

6月，撤销“中共如东县中医院支部委员会”，建立“中共如东县中医院总支部委员会”（未获授批准发展党员权利）。

● 建立“中共如东县中医院大内科支部委员会”“中共如东县中医院大外科支部委员会”“中共如东县中医院行政后勤支部委员会”“中共如东县中医院离退休支部委员会”。

7月1日～2日，昆山县、安徽省天长县计划生育委员会到县参观计划生育工作。

7月2日～12日，县计划生育委员会陶捷赴山东烟台参加联合国P17项目规划培训班。

7月27日，县卫生系统思想政治工作研究会获“全国卫生系统先进基层思想政治工作研究会”称号。本县选送的《抓素质、重实践、靠协同》获“全国卫生‘奇星杯’优秀论文奖”荣誉证书。

7月，建立“如东县健康教育所”。

9月2日，“南通市输血检验工作会议”在县召开，推广县“三统一管理”经验。

10月21日，县卫生局召开纪念“世界传统医药日”会议。

10月30日，全县有456个村卫生室达到“南通市甲级村卫生室标准”。

12月26日，国家计划生育委员会主任彭珮云在江苏省计划生育委员会主任周海珍、办公室主任杨立航、南通市人民政府副市长李炎、南通市计划生育委员会主任张月成等陪同下，到县检查视察计划生育工作。

12月27日，江苏省卫生厅副厅长张肖敏、政策法规处处长吕美行到县了解卫生改革工作情况。

是年，建立“中共如东县人民医院离退休支部委员会”。

● 县人民医院、县中医院、县卫生防疫站、县妇幼保健所、县第三人民医院、新光乡卫生院获“南通市文明单位”称号。

1993年

1月15日，县卫生局召开“县及中心级医疗卫生单位负责人会议”，提出在县卫生系统开展“医疗安全月”活动。

1月20日，县卫生局召开“药政工作会议”。

1月，县卫生局聘请县律师事务所2位律师为卫生系统内涉法事件的兼职律师，进行法律咨询服务。

● 各乡镇推行“妇幼保健保偿制”。

● 撤销“如东县卫生工业公司”。

3月4日，县皮肤病防治所获“江苏省皮防工作先进集体”称号。

3月15日，县爱国卫生运动委员会办公室李耀获“江苏省农村改水工作先进个人”称号。

3月24日，“如东县精神病防治院”更名为“如东县第四人民医院”。

● 撤销“中共如东县精神病防治院支部委员会”，建立“中共如东县第四人民医院支部委员会”。

3月26日，县第三人民医院举行住院大楼扩建基建座谈会。

5月13日，县人民医院成功施行人工晶体植入术。

5月，如东县达到“江苏省消灭血吸虫病标准”。

6月14日，江苏省卫生厅副厅长张国义到县了解肠道传染病防治工作。

6月23日，县人民政府下发《关于医疗卫生单位深化改革的意见》。

6月25日，县卫生局转发《关于印发〈进一步扩大医院自主权的暂行规定〉的通知》。

6月28日，全县部分地区遭受龙卷风、暴雨袭击。卫生系统23个单位受灾遭损。

● 县人民政府颁布《如东县计划生育实施办法》。

7月14日，县人民政府转发《关于印发〈如东县公费医疗管理试行办法〉的通知》。

● 县卫生局、财政局、公费医疗办公室联合下发《关于加强公费医疗管理的实施意见》

● 县卫生防疫站召开纪念《中华人民共和国食品卫生法》颁发实施10周年座谈会。

7月15日，县卫生局转发《关于印发〈卫生系统文明单位标准〉的通知》。

7月，县卫生系统评定首轮专业技术拔尖人才。

● 县乡村医生冒仲如、姚九莲、秦新华、从远林、任善桂获"全国优秀乡村医生"称号。

8月5日，全县遭受特大暴雨袭击。县卫生局组织人员分三路赴重点灾区了解灾情，现场指导抗灾自救及灾后疾病防治工作。

8月24日，县人民政府副县长与南通市卫生局签订"关于利用世界银行贷款执行血吸虫病控制项目协议书"。

8月，丰西乡华严村获"江苏省计划生育协会先进集体"称号，钱大忠、陈思云、顾忠兰获"江苏省计划生育协会先进工作者"称号。

9月8日，县初级卫生保健委员会下发《合作医疗保健制度模式》的通知。

9月9日，县初级卫生保健委员会下发《关于推行乡村卫生组织一体化管理若干问题的意见》。

9月20日，汤园乡发现一例外省"进"入的多菌型麻风病人。

10月10日，县卫生局党委、县卫生局联合下发《关于印发〈如东县卫生局机关干部廉洁自律规定〉的通知》。

10月31日，县人民医院领导偕部分职能科室负责人一行赴南京军区总院参观学习。

11月4日，县卫生防疫站获"全国卫生防疫防治工作先进集体"称号，县卫生防疫站徐治获"全国卫生防疫防治工作先进集体"称号。

11月5日，县人民医院院长李介玉出席南京"国际医院管理会议"。

11月17日，如东县获"全国消灭血吸虫病先进县"称号，县卫生局张佩金获"全国血防先进工作者"称号。

12月12日，县中医院钱忠权获"江苏省中医药系统先进工作者"称号。

12月23日，县人民政府印发《如东县社会医疗卫生机构管理暂行办法》。

12月下旬，栟茶镇内发生伤寒90多例，县第三人民医院辟出专室收治、隔离，控制了疫情。

是年，4所"医院"评定为"等级医院"，即：

丰利医院评定为"一级甲等中心卫生院"；

潮桥乡卫生院评定为"一级甲等乡镇卫生院"；

袁庄乡卫生院评定为"一级甲等乡镇卫生院"；

新光乡卫生院评定为"一级甲等乡镇卫生院"。

1994年

1月2日，县药品检验所微机应用软件GNTP调试成功，为江苏省首家应用微机管理的县级所。

1月8日，县卫生防疫站徐治获"全省优秀食品卫生监督员"称号。

1月10日，南通市卫生局在兵房中心卫生院召开"乡村卫生组织一体化管理工作座谈会"，市内各县卫生局分管副局长与会。

1月11日，淮安市卫生局局长吴洪春等一行15人到县参观乡村卫生组织一体化管理模式和妇幼保健工作。

1月12日，县人民政府发出《关于进一步加强我县医药市场管理的通知》。

● 县委、县人民政府下发(1994)2号《关于创建计划生育工作模范乡镇和合格村的决定》。

1月20日，县人民医院购进NXS100Y型遥控透视X射线机，是日起正式使用。

1月25日，县皮肤病防治所获"江苏省皮肤病防治工作先进单位"，县皮肤病防治所张瑾获"1993年江苏省皮防工作先进个人"称号。

1月，县卫生防疫站李秀兰、冒本正、朱宝根、傅国森获"江苏省卫生防疫防治工作先进个人"称号。

● 县人民医院成为"南通医学院教学实习医院"。

● 县卫生局徐益林获"江苏省农村卫生三项建设先进个人"称号。

3月17日，县卫生局下发《关于统一在职人员参加有关学习费用报销标准的通知》。

3月，县皮肤病防治所获"江苏省皮防工作先进集体"称号。

4月8日，县人民医院购进CRF全身CT扫描机，今起试运行。

4月24日，江苏省药政管理局局长袁冰一行到县了解药政药检工作，结果满意。

5月5日，县人民医院领导及有关中层干部一行36人到泰兴市和宝应县人民医院参观学习创建等级医院经验。

5月9日，县第二人民医院集资购置德产SONOCINESI—250型B超机，价值21.5万元。

5月11日，县人民医院有关领导及科室负责人一行37人到东台市和县人民医院参观学习创建等级医院经验。

5月25日，县人民政府发出《关于进一步加强医疗安全工作的通知》，防范医疗事故，保障病员医疗安全。

6月1日，县卫生局下发《关于实行全县输血工作"三统一"的通知》。

6月5日～6日，江苏省计划生育委员会副主任陈美英、规统处副处长孙靖华一行4人到县检查村级基础管理和微机试点工作，参观了凌河、丰西乡的计生工作和服务站建设。

6月9日，南通市卫生局局长吴爱祥一行4人到县视察卫生改革和第三产业情况。

6月15日，县人民政府印发"县卫生局关于《院长负责制实施意见》的通知"，对领导机构设置、党政工职权的划分、党政重大问题的决策等作出规定。

6月，县卫生系统自1993年10月起，实行现行工资制度改革。

● 中共如东县中医院总支部委员会获授批准发展党员权利。

7月20日，县政府办公室转发县卫生局《关于做好夏秋季肠道传染病防治和加强食品卫生管理意见的通知》。

8月7日，全县发现当年首例"2号病"病人，病人系浙江舟山市渔民，及时进行医疗处理。

8月8日，县卫生局缪五宏获"全国首次第三产业普查先进个人"称号。

8月10日，江苏省卫生厅副厅长、省中医管理局局长张华强到县中医院检查调研。

8月20日，"徐洪刚式战士"赵冬翔返乡途中与歹徒搏斗负重伤，经家乡靖海乡卫生院全力抢救脱险。

8月26日，县卫生系统开展争创"信得过医院"和"十佳白衣战士"活动。

8月29日，县编委发出批复，明确县中医院为副科级建制。

8月，建立"中共如东县卫生局委员会办公室"，简称"党委办"。

9月8日，南通市人大科教文卫委员会、市法制局、市卫生局联合监察执行组对县贯彻执行《中华人民共和国传染病防治法》进行检查。

9月13日～14日，江苏省计划生育委员会主任陈惠仁、副主任陈美英率办公室、科技处、宣传处、规统处一行7人在南通市计划生育委员会市计生委主任吴晓春、副主任何启文的陪同下，到县检查指导工作。

9月14日，县卫生局转发《关于下发〈如东县医疗安全保偿金使用管理办法(修订)〉的通知》。

9月23日，江苏省乡镇卫生院药品代购工作会议在如东县召开，省卫生厅副厅长张华强到会提出药品代购工作具体要求。

9月23日～24日，国家计划生育委员会规统司司长张二力、计算机中心主任杜月春在江苏省计划生育委员会办公室主任兼规统处处长张春延及科长陈友华等的陪同下到县对育龄妇女信息管理系统的运行情况进行了检查指导。

9月27日，县卫生局设置“纪检监察室”。

10月12日，县人民医院季汉源、县中医院陈幼清、县中医院姚九江获“江苏省名中医”称号。

11月5日，县人民政府办公室发出常务会议纪要，同意县第四人民医院从洋口迁至掘港。

11月，县人民医院李莉获“全国计划生育手术万例无事故先进个人”称号。

12月，“河口乡卫生院”更名为“河口镇卫生院”。

● 县中医院工作人员徐正本获“江苏省中医药系统先进工作者”称号。

是年，县人民医院从远凤获“江苏省老干部工作先进个人”称号。

● 6所“医院”评定为“等级医院”，即：

县第三人民医院评定为“一级甲等中心卫生院”；

马塘医院评定为“一级甲等中心卫生院”；

南坎乡卫生院评定为“一级甲等乡镇卫生院”；

孙窑乡卫生院评定为“一级甲等乡镇卫生院”；

曹埠乡卫生院评定为“一级甲等乡镇卫生院”；

岔北乡卫生院评定为“一级甲等乡镇卫生院”。

● 县人民医院、县中医院、县卫生防疫站、县第三人民医院、新光乡卫生院获“1993～1994年南通市文明单位”称号。

1995年

1月9日，《人民日报》的《情暖弱女心》，报道县人民医院1994年精心医治“巨型橡皮腿”患者邵亚红及捐款济困的先进事迹。

1月21日，县人民医院与南通医学院签订建立教学医院协议书。

1月，县卫生局 获“江苏省第六届科普宣传周先进集体”称号。

● 北渔乡获“南通市计划生育工作先进乡(镇)”称号。

2月20日，南通市卫生局在县召开“全市妇幼卫生工作会议”，会议代表考察潮桥乡卫生院的妇幼工作。

2月21日，撤销“桐本乡卫生院”，并入马塘医院。

3月28日～29日，江苏省人大常委会科教文卫委员会主任陈家震等一行4人在南通市人大常委会副主任沈瑞芬陪同下到县视察计划生育工作，征求修改《江苏省计划生育工作条例》的意见，并深入到马塘镇、北渔乡座谈了解计生工作情况。

3月，5所“乡卫生院”更名为“镇卫生院”，2所“乡卫生院”、1所“区卫生所”撤销，即：

“长沙乡卫生院”更名为“长沙镇卫生院”；

“凌河乡卫生院”更名为“凌河镇卫生院”；

“古坝乡卫生院”更名为“古坝镇卫生院”；

“新店乡卫生院”更名为“新店镇卫生院”；

“浒澪乡卫生院”更名为“浒澪镇卫生院”。

撤销“北坎乡卫生院”，为长沙镇卫生院“北坎分院”；

撤销“卫海乡卫生院”，为长沙镇卫生院“卫海分院”。

撤销“苴镇区卫生所”，并入掘港区卫生所。

●“区卫生所机构”独立建制。

4月，县卫生防疫站获“南通市卫生防疫先进集体”称号。

4月，县药品检验所曹妙丰获“南通市劳动模范”称号。

5月15日，世界卫生组织国际化学品安全规划署官员普前来斯汀那博士在卫生部劳研所专家陪同下到县作“安全使用农药和农药中毒的诊断和治疗”的讲学。

5月16日，县卫生局发出《关于下发〈如东县饮食业卫生许可证发放标准〉的通知》。

5月19日，撤销3所“乡卫生院”，即：

撤销“丰西乡卫生院”，为丰利医院“丰西分院”；

撤销“五义乡卫生院”，为丰利医院“五义分院”；

撤销“靖海乡卫生院”，为如东县第三人民医院“靖海分院”。

5月20日，“江苏省疾控实验室计量认证评审会”在县举行。

5月29日，县妇幼保健所获“江苏省妇幼卫生工作先进集体”称号。

● 县药品检验所获“江苏省执行《药品管理法》先进集体”称号，杨玉成、姜福明获“南通市执行《药品管理法》先进个人”称号。

5月30日，江苏省卫生厅防疫局局长丁琼等一行6人到县检查肠道传染病防治工作。

5月30日～31日，县卫生局举办“《医疗机构管理条例》学习班”，108人参加。

6月26日，县人民医院举行“门诊楼落成庆典暨南通医学院教学医院揭牌”仪式。

6月，建立“中共如东县第三人民医院总支部委员会”。

● 撤销4所“乡卫生院”，即：

撤销“光荣乡卫生院”，为洋口乡卫生院“光荣分院”；

撤销“环北乡卫生院”，并入环镇乡卫生院；

撤销“环农乡卫生院”“环港渔业乡卫生院”，合并为“环渔乡卫生院”。

● 县中医院获“江苏省卫生行风先进集体”称号。

7月6日，县卫生防疫站发出《关于下发〈如东县熟肉制品业卫生许可发放基本标准〉的通知》。

8月4日，江苏省卫生厅副厅长唐维新等一行4人到县考察乡村卫生组织一体化管理情况并考察南坎乡圩北卫生室。

8月8日，县卫生局发出《转发省卫生厅〈关于禁止医疗卫生服务中不规范行为的通知〉的通知》。是月16日，县卫生局下发《关于进一步加强卫生事业基本建设管理，规范建筑行为的通知》。

● 县卫生局授予县中医院“党风廉政建设先进集体”称号。

8月27日，建立“如东县农村饮水改造工程领导组”。

9月，“石甸乡卫生院”更名为“石甸镇卫生院”。

● 县第四人民医院迁至掘港镇。

● “如东县精神病防治院洋口农场门诊部”更名为“洋口农场卫生所”。

10月25日，“南通市县级以上医院检验管理工作会议”在县召开。

11月2日，通州市卫生局局长彭自勤等一行11人到县参观农村初级卫生保健工作，走访新光乡初级卫生保健工作现场。

9月9日,江苏省计划生育委员会副主任马伯生一行3人到县检查指导工作,考察了新店乡计划生育工作。

9月16日,南通市第一人民医院党委书记缪旭东等一行7人到县参观交流医德医风建设情况。

9月,县中医院购用美产APEGEF—CX彩色超声多普勒,投入使用。

● 县妇幼保健所鲍德泉获"全国妇幼卫生工作先进工作者"称号。

● 县妇幼保健所获"江苏省妇幼卫生先进集体"称号。

● 县卫生局获"南通市拥军优属先进单位"称号。

12月8日,县中医院"门诊楼落成庆典暨彩超正式开机"仪式举行,江苏省中医管理局、南京中医药大学电贺。

12月18日,县人民医院评定为为"二级甲等医院"。

12月21日,县中医院评定为"二级甲等中医院"。

12月30日,县中医院获"江苏省卫生行风先进集体"称号。

12月,县卫生防疫站徐春林、秦鸣完成"农村饮水卫生监测"课题,获"1994年卫生部科技进步二等奖"。

● 县计划生育委员会吴亚萍获"全国计划生育协会先进个人"称号。

● 于港乡计划生育协会获"全国计划生育协会先进集体"称号。

● 内蒙古赤峰市红山区中医院在卫生局局长刘达祥带领下一行4人到县中医院交流参观。

是年,县妇幼保健所鲍德泉获"全国妇幼卫生工作先进工作者"称号。

● 县卫生防疫站评定为"一等卫生防疫站"。

● 16所"医院"评定为"等级医院",即:

县第二人民医院评定为"一级甲等中心卫生院";
苴镇中心卫生院评定为"一级甲等中心卫生院";
靖海乡卫生院评定为"一级甲等乡镇卫生院";
光荣乡卫生院评定为"一级甲等乡镇卫生院";
双南乡卫生院评定为"一级甲等乡镇卫生院";
丰西乡卫生院评定为"一级甲等乡镇卫生院";
洋口乡卫生院评定为"一级甲等乡镇卫生院";
岔南乡卫生院评定为"一级甲等乡镇卫生院";
汤园乡卫生院评定为"一级甲等乡镇卫生院";
长沙镇卫生院评定为"一级甲等乡镇卫生院";
浒澪镇卫生院评定为"一级甲等乡镇卫生院";
凌民乡卫生院评定为"一级甲等乡镇卫生院";
北坎乡卫生院评定为"一级甲等乡镇卫生院";
于港乡卫生院评定为"一级甲等乡镇卫生院";
凌河镇卫生院评定为"一级甲等乡镇卫生院";
石甸镇卫生院评定为"一级甲等乡镇卫生院"。

1996年

1月9日,如东县获"全国防盲先进县"称号。

1月，县卫生防疫站孙德全获“江苏省血吸虫病防治先进个人”称号。

3月18日，县卫生局查处南通神怡制药公司生产劣质诺氟沙星葡萄糖注射液违法问题，没收劣药及违法所得资金，并罚款。

3月21日，海门市人大常委会副主任谭柏霓、卫生局局长杨松贤等一行10人到县参观初保工作。

3月23日，县政府办公室批转县计划生育委员会《关于加强婚育管理，严格制止早婚早育的意见》。

3月30日，县卫生局党委发出《关于印发中共如东县卫生局委员会议事规则等规章制度的通知》。

3月，县中医院院长徐定山等一行5人前往镇江市中医院参观访问。

● 县爱卫办、兵房镇人民政府、双甸镇自来水厂获“南通市农村改水工作先进集体”称号。

4月1日，撤销8所“区卫生所”，并入所在中心级卫生院，即：

撤销“岔河区卫生所”并入县第二人民医院；

撤销“栟茶区卫生所”并入县第三人民医院；

撤销“丰利区卫生所”并入丰利医院；

撤销“马塘区卫生所”并入马塘医院；

撤销“掘港区卫生所”并入掘港中心卫生院；

撤销“掘东区卫生所”并入兵房中心卫生院；

撤销“苴镇区卫生所”并入苴镇中心卫生院；

撤销“双甸区卫生所”并入双甸中心卫生院。

4月10日，县人民政府建立“振兴中医工作领导小组”。

4月23日，全国计划生育知情选择节育措施试点工作研讨会在南通市举行。国家计划生育委员会财药司副司长刘旭东以及出席会议的上海、广东、浙江、山东、江苏、大连等省、市计划生育委员会领导，科技处、药具站负责人共50多人到县考察知情选择试点单位凌河乡。

4月25日，江苏省计划生育委员会抽查凌民乡计划生育财务管理情况。

4月，如东县获“江苏省计划生育工作先进县”称号。

● 县计划生育工作人员县计划生育委员会、县卫生局获“江苏省计划生育系统先进集体”称号。

● 县计划生育工作人员张振国、陈秀珍获“江苏省计划生育先进个人 ”称号。

● 县计划生育工作人员徐海频获“江苏省计划生育系统先进工作者”称号。

● 县计划生育工作人员张平、花淑芬、施卫东获“江苏省计划生育先进个人”称号。

● 县计划生育工作人员丁慰祖、茅桂元、陆生保、方娟、施建飞获“南通市“八五”农村改水工作先进个人”称号。

5月15日，北京市计划生育科研所教授刘云嵘一行6人到凌河、岔南乡和马塘镇考察计划生育工作。

5月16日，县卫生局发出《关于印发〈如东县卫生系统医务人员行为准则〉(十不准)的通知》。

● 县卫生局发出《关于治理药品回扣问题的实施意见》。

5月22日，“南通市成人中专学校管理工作现场会”在县卫生进修学校召开。

5月，县计划生育工作人员吴亚萍、徐朝凤、邢永、陈凤芳、任乃秀、朱红根、沙建萍、沈洪源、顾建海、黄灿明、徐红、缪亚辉、周献成、范文淑、杨爱英、周翠兰、毛圣建、季瑞芳、方学明、石明华、张群凤、顾秀芳、严金莲、邵银凤、朱邦和获“南通市‘八五’期间计划生育先进工作者”称号。

6月4日，县卫生协会获“江苏省先进农村卫生协会”称号。

6月24日，县人民医院购置美产RA—1000型全自动生化分析仪，价值66万元。

6月29日，县中医院钱忠权获“江苏省优秀共产党员”称号。

7月2日，南通市人大常委会副主任沈瑞芬等一行9人到县视察农村初级卫生保健工作。

7月5日，江阴市卫生局局长王生祥等一行39人到县参观学习乡村卫生组织一体化管理经验，考察潮桥、凌河两乡。

7月10日，南通市人民政府在县召开“南通市计划生育综合管理现场会”。

7月，县人民医院仲树芳获“南通市优秀共产党员”称号。

8月15日，县卫生协会获“全国先进县(市)卫协会”称号。

8月20日，县卫生局发出《关于在全县重新设立7个卫生区划的决定》，以片组建中心卫生院卫生督导组。即：

建立“如东县第二人民医院卫生督导组”；

建立“如东县第三人民医院卫生督导组”；

建立“丰利医院卫生督导组”；

建立“马塘医院卫生督导组”；

建立“掘港中心卫生院卫生督导组”；

建立“兵房中心卫生院卫生督导组”；

建立“双甸中心卫生院卫生督导组”。

● 县卫生局发出《关于中心卫生院对乡镇卫生院管理职能的局长办公会议纪要》。

8月28日，县人民医院院长徐定山赴镇江地区句容、丹阳两县考察医改工作。

8月，县人民医院、县中医院获得由中华人民共和国卫生部、联合国儿童基金会、世界卫生组织主授的“爱婴医院”称号。

9月28日，“双甸中心卫生院”“双甸镇卫生院”合并为“双甸镇中心卫生院”。

10月1日，建立“如东县人民医院红十字急救中心”。

10月24日，卫生部基层卫生处处长张朝阳率国家农村初级卫生保健审评组一行7人到县审评。

10月，县计划生育委员会获“江苏省先进集体”称号，县计划生育委员会葛坤山获“江苏省计划生育省级优秀信息员”称号。

11月22日，如东县获“全国农村初级卫生保健合格县(市)”称号。

11月25日，“世界卫生组织亚太区中国江苏省结核病控制如东示范区项目”在县启动，计划1998年底结束。这是该组织首次在中国进行的示范项目，被列为这一项目全国仅有4个县。

11月，县人民医院获“全国防盲先进县承办先进单位”称号。

12月6日，国家结核病控制中心主任戴元生等一行4人到光荣乡对结核病人的治病用药进行访视指导。

12月19日，县编委批复，同意明确县卫生防疫站相当于副科级建制。

12月25日，县人民政府发出《关于印发〈如东县医疗机构设置规划〉的通知》。

12月26日，江苏省高教委、南京中医药大学教学召开“实习工作经验交流会”，县中医院作专题介绍，并获“江苏省高校实习基地”铜牌。

12月，“上海医科大学血液流变学研究中心心脑血管病如东防治分中心”在县中医院成立。

● “如东县红十字血站”更名为“如东县中心血库”。

● 撤销7个“中心卫生院卫生督导组”，建立5个“片卫生督导组”，即：

撤销“如东县第二人民医院卫生督导组”；

撤销“如东县第三人民医院卫生督导组”；

撤销“丰利医院卫生督导组”；

撤销“马塘医院卫生督导组”；

撤销“掘港中心卫生院卫生督导组”；

撤销“兵房中心卫生院卫生督导组”；

撤销“双甸中心卫生院卫生督导组”。

建立“西南片卫生督导组”（岔河、双甸为一片，县第二人民医院卫生督导组）；

建立“西北片卫生督导组”（栟茶片，县第三人民医院卫生督导组）；

建立“北片卫生督导组”（丰利片，丰利医院卫生督导组）；

建立“南片卫生督导组”（掘港、苴镇为一片，掘港中心卫生院卫生督导组）；

建立“东片卫生督导组”（兵房片，兵房中心卫生院卫生督导组）。

● 县人民医院仲树芳获“江苏省劳动模范”称号。

是年，县人民医院获“全国创建防盲先进县工作先进集体”称号。

● 县卫生防疫站孙德全获“全国防治血吸虫病先进个人”称号。

●《如东县第三人民医院志》付印。

● 4所“医院”评定为“等级医院”，即：

掘港中心卫生院评定为“一级甲等中心卫生院”；

兵房中心卫生院评定为“一级甲等中心卫生院”；

新店镇卫生院评定为“一级甲等乡镇卫生院”；

河口镇卫生院评定为“一级甲等乡镇卫生院”。

● 县中医院、县卫生防疫站、县第三人民医院、马塘医院、石甸乡卫生院获“1995～1996年南通市文明单位”称号。

1997年

1月15日，县政府办公室在相关通知中确定：县卫生局内设办公室、人事科、医政科（中医科、药政科）、计划财务科、卫生监督科等职能科室，挂县爱国卫生运动委员会办公室牌子（初保办、血防办），另设纪检组（监察室）。

1月19日，世界卫生组织亚太区办事处官员安东一博士、中国结核病控制中心办公室副主任黎霞、中国防疫协会副秘书长邹级谦等一行7人，对“如东县结核病控制示范区”工作进行监督检查。

1月24日，县人民医院仲树芳获“江苏省优秀知识分子”称号。

● 县人民政府办公室发出《转发〈如东县创建爱婴县实施方案〉的通知》。

1月27日，“南通市卫生防疫工作会议”在县召开。

3月3日，县人民政府召开“如东县初级卫生保健工作会议”。

3月24日，县卫生局党委、县卫生局联合发出《关于印发〈如东县卫生局机关干部廉洁自律规定〉的通知》。

3月，如东县获“全国防盲工作先进县”称号。

4月1日，撤销“如东县公费医疗预防实施管理委员会”，参加组建“如东县公费医疗保障管理中心”。

4月30日，县编委批复，同意掘港中心卫生院增挂“如东县护理医院”牌子，为全民所有制事业单位。

5月28日，县人民政府副县长丁慰祖、县卫生局局长张佩金等访问上海第二军医大学。

5月30日，江苏省卫生厅副厅长张华强、市卫生局局长吴爱祥等一行4人到县视察农村中医工作。

6月30日，县编委批复，“如东县公费医疗预防实施管理委员会办公室”从县卫生局内划出，参加组建县公费医疗保障管理中心。

6月，如东县获“南通市计划生育工作一等奖”。

● 凌河乡、掘港镇获“南通市计划生育工作先进乡(镇)”称号。

7月18日，中国药科大学校长吴晓明、副校长张效联等到县考察药检所工作。

7月，县人民医院获“南通市大中专毕业生就业工作先进集体”称号。

● 曹埠乡卫生院张瑜获“南通市优秀共产党员”称号。

● 县人民医院获“南通市创建文明卫生行业示范单位”称号。

8月20日，县人民医院购置美产An4增强彩色B超机，正式启用。

8月25日，县皮肤病防治所性病实验室引进美国先进技术，开展衣原体检测。

8月26日，建立“如东县口腔病防治所”。

9月1日，泗阳县卫生局局长曹志清等一行10人到县卫生防疫站交流创建等级卫生防疫站的工作。

9月2日，县委副书记张桂英、县人大常委会副主任潘金环、县政府副县长丁慰祖、县政协副主席吴剑坤、县卫生局局长张佩金及县人民医院主要领导一行赴海安、泰兴、江阴市人民医院进行建设形势考察学习。

9月12日，如东县达到“江苏省农村中医工作试点县标准”。

10月，“江苏省国营如东棉场卫生所”更名为“江苏省国营如东棉场医院”。

10月，县人民医院仲树芳、县卫生防疫站孙德全获“南通市优秀知识分子”称号。

11月20日，如东县达到“基本消灭麻风病标准”。

11月，南通市人民政府副市长季金虎，视察县中医院工作及医疗制度改革。

12月26日，如东县获“江苏省农村中医工作先进县”称号。

是年，县委办公室、县政府办公室下发《关于发展和完善农村合作医疗的通知》。

● 5所“医院”评定为“等级医院”，即：

国营掘港农场医院评定为“一级甲等中心卫生院”；

丁店乡卫生院评定为“一级甲等乡镇卫生院”；

北渔乡卫生院评定为“一级甲等乡镇卫生院”；

新林乡卫生院评定为“一级甲等乡镇卫生院”；

浒澪镇卫生院评定为“一级甲等乡镇卫生院”。

1998年

1月13日，卫生部结核病控制中心主任宋文虎等一行到县督导检查结核病控制示范项目工作情况。

1月18日，县人民医院领导和中层干部一行48人赴海安县人民医院参观学习。

1月，县卫生局邱瑞满获“全国普及阶段初级卫生保健先进个人”称号。

3月4日，如东县获“江苏省爱婴县”称号。

5月14日，溧阳市、句容市先后组队在副局长带领下到县参观乡村卫生组织一体化管理，并实地视察南坎等乡的管理模式。

5月，县人民医院获“南通市创建爱婴市工作先进单位”称号。

● 县人民政府印发《关于依法规范婚前检查的通知》。

● 获得“母婴保健技术服务执行许可证”的县妇幼保健所负责全县婚前检查工作。

● 县计划生育工作人员徐海频获“南通市劳动模范”称号。

6月1日，新林乡冒仲如被评为“全国模范乡村医生”，环镇乡许荣峰、新光乡沈玉萍、马塘镇宋桂华被评为“全国优秀乡村医生”。

9月，县计划生育工作人员葛富根获“江苏省计划生育宣传品发行工作先进个人”称号。

8月，县人民医院获“南通市文明单位创建文明示范点”称号。

9月7日，南通市计划委员会批复，县人民医院住院楼建筑面积为1.2万平方米，总投资2492万元。

9月18日，《如东卫校志》付印。

9月，全国优生协会会长林佳楣到县视察3岁以下儿童早期教育工作。

10月22日，县中医院王爱民、王秋霖获“江苏省中医药科技先进工作者”称号。

10月29日，南通市公安局、卫生局一行到县检查麻醉药品管理工作，并调查马塘医院、苴镇中心卫生院。

10月，《如东县中医院志》付印。

11月19日，灌云县卫生局局长苏云峰等一行33人到县参观乡村卫生组织一体化管理，并考察南坎、潮桥两乡的管理情况。

11月，县计划生育委员会获“全国计划生育先进集体”称号。

12月23日，成立“如东县‘110’社会联办‘120’救护领导小组”。

12月，如东县获“江苏省放射卫生示范县创建先进县”称号。

是年，县卫生局发出《如东县家庭病床管理办法》《如东县关于加强医疗协作联合体管理的规定》，对家庭病床和医疗协作联合体的管理作出明确规定。

● 县中医院、县卫生防疫站、县卫生进修学校、县第三人民医院、马塘医院、石甸乡卫生院获“1997～1998年南通市文明单位”称号。

● 县皮肤病防治所姚世平获“江苏省皮防工作先进个人”称号。

1999年

1月1日，县卫生系统全面推行工资总额与经济效益、社会效益考核挂钩。单位职工工资总额、效益工资与经济效益指标、事业发展指标考核挂钩。

2月12日，县人民政府发出《关于公布首批农村中医工作合格镇的通知》。

3月1日，如东县获“江苏省农村初级卫生保健工作先进县”称号，县卫生局张佩金被评为“江苏省卫生系统先进工作者”。

3月8日，县人民政府召开“全县农村饮用水改造工作会议”，贯彻县人大常委会《关于加快农村饮用水改造工程的决议》，开展创建省市级“先进农村水厂”活动，表彰全县农村饮用水改造工作先进集体和先进个人。

3月11日，县人民政府印发《1999年度农村饮水改造工程目标任务的通知》。

3月，潮桥乡、凌河乡、凌民乡获“南通市计划生育工作先进乡(镇)”称号。

4月1日，县卫生系统推行“一次申告待岗制度”，并对实施对象、范围、程序、办法作出规定。

4月8日，县人民政府召开“全县初保工作会议”，孙窑乡、景安乡、长沙镇、凌河镇在会上分别介绍乡村医生“一体化”管理、农村改水、合作医疗等方面经验。

4月28日，县人民政府办公室转发《南通市村卫生室管理暂行办法》。

4月，建立“如东县卫生局工会”。

● 建立“如东县人口和计划生育委员会工会”。

● 掘港镇开展了一次巩固性灭鼠灭蟑活动，在400多人工作队伍协调下，条包块管，条块结合，分解责任，统一指挥。

5月9日，江苏省卫生厅副厅长张肖敏视察县人民医院住院楼建设工作。

5月11日，县人民医院一行6人赴南通市第一人民医院学习办院报经验。

5月18日，县内发生特大交通事故，县人民医院动员百名医护人员投入抢救，135分钟内抢救、收治重伤员8人，清创、缝合轻伤员25人。

6月26日，县第四人民医院综合门诊楼正式开诊。

6月27日，县人民医院院长曹显明赴广东清远市人民医院参观学习。

6月30日，县卫生局召开“全县妇幼保健信息系统动员大会议”。

6月下旬，县卫生局印发《如东县妇幼保健信息系统建设实施方案》。

6月，经南通市爱卫会考核验收，掘港镇获“灭鼠灭蟑先进县城”称号。

7月1日，县人民政府下发《关于深化卫生改革的意见》。

7月20日，撤销“中共如东县人民医院总支部委员会”，建立“中共如东县人民医院委员会”。

● 建立“中共如东县人民医院委员会办公室”。

8月12日，县人民政府印发《如东县区域卫生规划》。

8月，撤销“共青团如东县人民医院总支部委员会”，建立“共青团如东县人民医院委员会”。

10月，《如东县人民医院志》付印。

11月20日，全县开展由县人民政府办公室牵头，县委宣传部、新闻媒体、合作医疗办公室、各乡镇政府共同参与的“合作医疗宣传月”活动。

11月22日，县人民政府颁发《如东县农村合作医疗保险管理暂行办法》和《如东县农村合作医疗保险县级大病统筹资金实施细则》，从2000年1月1日执行。

11月，县人民医院张建兴获“南通市老干部工作先进个人”称号。

是年，县人民政府制定年度《中医工作计划》和《中医药人员培训计划》，开展创建“农村中医合格乡镇”活动。

2000年

1月7日，县人大常委会作出《关于巩固和完善农村合作医疗制度的决议》，统一实行大病统筹，缓解和防止农民因病致贫。

1月13日，县卫生局、县妇幼保健所、县卫生防疫站、潮桥乡卫生院获“南通市初级卫生保健工作先进集体”称号。

1月19日，县计划经济委员会发出批复，原则同意县人民医院基本建设规划。

3月1日，县卫生局徐宗泉、县中医院张旭初、马塘医院吴益民获“江苏省农村中医工作先进工作者”称号。

3月9日，县委、县政府召开全县初级卫生保健工作暨合作医疗县级大病统筹会议。

3月20日，5所“乡卫生院”更名为“镇卫生院”，即：

“曹埠乡卫生院”更名为“曹埠镇卫生院”；

“新林乡卫生院”更名为“新林镇卫生院”；

“沿南乡卫生院”更名为“沿南镇卫生院”；

“袁庄乡卫生院”更名为“袁庄镇卫生院”；

“景安乡卫生院”更名为“景安镇卫生院”。

3月21日，2所“乡卫生院”更名为“镇卫生院”，即：

“南坎乡卫生院”更名为“大豫镇卫生院”；

“童店乡卫生院”更名为“城南镇卫生院”。

3月29日，县人民政府印发《如东县城镇职工基本医疗保险实施办法(试行)》及其“大病互助医疗保险暂行办法”。

4月6日，县人民政府召开“职工医疗保险工作会议”，决定从4月1日始实施全国统一的城镇职工基本医疗保险制度。

4月18日，东凌乡东港村获“江苏省卫生村”称号。

4月26日，县机构编制委员会下发《关于调整部分乡镇卫生院的通知》(东编[2000]16号)，18所乡镇卫生院撤销，即：

撤销“岔南乡卫生院”，为县第二人民医院“岔南分院”

撤销“岔北乡卫生院”，为县第二人民医院“岔北分院”；

撤销“浒澪镇卫生院”，为县第三人民医院“浒澪分院”；

撤销“潮桥乡卫生院”，为马塘医院“潮桥分院”；

撤销“九总乡卫生院”，为掘港中心卫生院“九总分院”；

撤销“环镇乡卫生院”，为掘港中心卫生院其“环镇分院”；

撤销“双南乡卫生院”、为双甸镇中心卫生院“双南分院”；

撤销“石甸镇卫生院”，为双甸镇中心卫生院“石甸分院”；

撤销“新光乡卫生院”，并入苴镇中心卫生院；

撤销“汤园乡卫生院”，为新店镇卫生院“汤园分院”；

撤销“华丰乡卫生院”，为城南镇卫生院“华丰分院”；

撤销“东凌乡卫生院”，为大豫镇卫生院“东凌分院”；

撤销“北渔乡卫生院”，为长沙镇卫生院“北渔分院”；

撤销“于港乡卫生院”，为河口镇卫生院“于港分院”；

撤销“环渔乡卫生院”“石屏乡卫生院”，建立“环港镇卫生院”、环港镇卫生院“环渔分院”；

撤销“南渔乡卫生院”“洋口乡卫生院”，建立“洋口镇卫生院”、洋口镇卫生院“南渔分院”；

洋口乡卫生院“光荣分院” 更名为洋口镇卫生院“光荣分院”。

5月1日，全县启动劳动模范享受优惠医疗待遇的“为劳模服务”工程，发放专用医疗保健优惠卡。

5月16日，国家中医药管理局处长查德带领农村中医工作先进县专家评审组一行12人，对县创建“全国农村中医工作先进县(市)”工作进行考核验收，通过了评审。

7月1日，县人民政府下发《关于深化卫生改革的意见》。

7月，如东县获“全国农村中医工作先进县”称号。

8月9日，县卫生系统“温馨服务工程”全面启动。

8月25日，县人民政府下发《关于2001年农村合作医疗工作的意见》，提出总的要求，包括办医模式、资金筹集等要求。

9月22日，县委、县政府开展农村合作医疗送温暖活动，县四套班子领导及农经、财政、卫生等部门领导，分赴大豫镇、马塘镇和孙窑乡给享受合作医疗县级大病补偿的农民送达大病补偿金。

9月26日，县人民政府第23次常务会议通过《如东县医疗机构产权制度改革试点意见》。

9月30日，县人民政府印发《公民献血暂行办法》。

9月，县人民医院成为“江苏省职工医科大学实习医院”。

● 县计划生育工作人员范文淑获“全国乡(镇.街道)优秀计划生育工作者”称号；戴秀云获“全国村(居)委会优秀计划生育工作者”称号；葛炳娥获“全国优秀计划生育中心户组长”称号。

● 如东县获“全国县级计划生育三为主先进单位 ”称号。

10月8日，县人民政府印发《公民献血暂行办法实施细则》。

10月上旬，饮泉乡通过“南通市初保合格乡镇”审评，并获省初保委确认。至此，如东县在全省率先实现“初保合格乡镇”覆盖率100%的目标。

10月27日，县人民医院举行“江苏职工医科大学教学医院”揭牌仪式。

10月，长沙镇、县计划生育指导站获“全国婚育新风进万家活动先进单位”称号。

12月，“中国人民解放军南通军分区如东守备营卫生所”撤销。

● 建立“如东县人民医院妇女委员会”。

● 建立“丰利医院妇女委员会”。

是年，全县启动卫生系统体制改革，部分医院试行职工民主选举或招聘院领导，试行管理人员聘用制。全系统职工通过双向选择、公平竞争、择优上岗，各级医疗单位分流人员达450多人。

● 县中医院、县卫生防疫站、县卫生进修学校、县第三人民医院、马塘医院获“1999～2000年南通市文明单位”称号。

2001年

1月24日，中共江苏省委常委徐守盛视察县人民医院。

1月，建立“如东县卫生局妇女委员会”。

● 县卫生局、县妇幼保健所、县卫生防疫站、潮桥乡卫生院获“南通市卫生保健工作先进集体”称号；县卫生局陆生保、县卫生防疫站贾建华、县卫生防疫站樊天妹、县第四人民医院姚世平、马塘医院蔡美华、曹埠乡卫生院王咸震、凌河乡卫生院梅德生获“南通市预防保健工作先进个人”称号。

2月15日，县卫生局发出《关于对有害作业单位职业卫生实施分级管理的通知》。

2月19日，县卫生局发出《关于印发〈如东县医学重点学科建设管理办法〉和〈如东县医学重点人才培养工作管理办法〉的通知》。

2月20日，县人民政府印发《如东县2001年度农村饮水改造工程目标任务通知》。

3月1日，县人民医院购置日产1000毫安数字X光机启用。

3月14日，县卫生局发出《关于印发〈如东县事业单位工作人员年度考核评分标准〉的通知》。

3月19日，县卫生局发出《关于下发〈如东县社区卫生服务站验收标准〉和〈如东县甲级村卫生室验收评分标准〉的通知》。

3月28日，县卫生局转发国家药品监督管理局《关于人用狂犬病疫苗销售使用截止期限的通知》。

3月29日，由县人民政府副县长王栋云带队，县人大、政协、人事、卫生、财政、体改办等部门领导一行11人赴辽宁海城参观学习卫生产权制度改革经验。

3月，县卫生局获“南通市农村改水先进集体”称号。

4月，县计划生育工作人员葛坤山获“南通市劳动模范”称号。

5月14日，县卫生局发出《关于贯彻实施〈江苏省公民临床用血交互助保证金管理办法〉的意见》。

5月25日，城南镇卫生院、双甸镇中心卫生院获“南通市九五期间血吸虫病、碘缺乏病防治工作先进集体”称号；县卫生局管图华、防疫站缪宝华获“南通市九五期间血吸虫病、碘缺乏病防治工作先进个人”称号。

5月29日，县人民政府召开“全县卫生行风建设工作会议”，会上印发《关于实施行业作风建设责任制的意见》。

5月，县第二人民医院刘桂平、县卫生局管图华、县卫生防疫站孙德全、县人民医院季学军、长沙镇卫海村卫生室王少林获“南通市血吸虫病防治工作先进个人”称号。

● 全县机动车驾驶员进行现场救护培训。取得“现场救护培训合格证”将成为取得机动车驾驶证的必备条件。

● 县计划生育委员会获“江苏省计划生育系统先进集体”称号。

● 县计划生育工作人员吴亚萍、顾雪莲获“江苏省计划生育系统先进工作者”称号。

● 县计划生育工作人员刘德军、冯锦萍、冒圣建获“江苏省计划生育优秀工作者”称号。

● 县计划生育工作人员金瑞明、杨建彬获“江苏省计划生育先进个人”称号。

● 县卫生局、县民政局、县计划生育委员会、县广电局、掘港镇、马塘镇、丰利镇、河口镇、环港镇、岔河镇计划生育服务站、大豫镇计划生育服务站、苴镇计划生育服务站、城南镇洋岸村获“南通市计划生育工作先进集体”称号。

● 县计划生育工作人员鲍国余、徐春林、薛广明、徐宗泉、曹俊荣、戴莉群、徐卫华、陶捷、朱建华、徐朝凤、葛坤山、郭云霞、樊天红、桑圣林、徐海频、韩玉彬、朱邦和、贾宗美、徐向阳、周翠兰、顾华、彭小丽、陈贵泉、陆亚萍、盛小梅、张国英、朱亚娥、高红霞、王海燕、关卫东、李辉琴、杨云霞、黄祝芳、陈永兰获“南通市“九五”期间计划生育先进工作者”称号。

● 县卫生防疫站、城南镇卫生院、双甸镇中心卫生院获“南通市血吸虫病碘缺乏症防治先进集体”称号。

● 县卫生局徐宗泉、县卫生防疫站缪宝华、县卫生防疫站孙德全、掘港中心卫生院张德华、县第二人民医院刘桂平、县卫生局傅真义、县卫生防疫站杨宏斌获“南通市“九五”血吸虫病防治工作先进个人”称号。

● 县卫生局徐宗泉、刘晓燕、李耀获“南通市“九五”农村改水工作先进个人”称号。

6月12日，全县乡镇卫生院产权转让实行试点。凌河镇卫生院、凌民乡卫生院成为试点乡镇。

6月26日，县卫生局发出《关于转发〈南通市霍乱防治工作技术规定〉的通知》。

6月28日，县人民政府印发《如东县医疗机构产权制度改革暂行办法》《如东县基层预防保健体制改革暂行办法》。

6月29日，县人民政府召开“医疗卫生机构产权制度改革电视动员大会”。

6月，如东县获“江苏省计划生育工作示范县”称号。

7月10日，县人民政府办公室发文组建“如东县医疗卫生机构产权制度改革领导组”。

7月，县卫生防疫站康卫宁、县人民医院李莉获“南通市优秀共产党员”称号。

8月，建立“共青团如东县中医院委员会”。

9月15日，县人民政府发出通知，明确县卫生局职能配置、内设机构和人员编制，局内设办公室（政策法规科）、人事科、医政科（中医科）、社会卫生科，行政编制16个（其中县爱卫办行政编制1个），行政附属编制1个。

9月26日，撤销“如东县卫生局药政科”，参加组建“南通市如东药品监督管理局”。

● 撤销“如东县药品检验所”，参加组建“南通市如东药品检验所”。

10月26日，县人民政府办公室转发《如东县农村社区卫生服务站建设标准（试行）》。

10月，全县41所乡镇（场）卫生院及其“分院”改制民营，即：

“掘港中心卫生院环镇分院”更名为“普济医院”；

“掘港中心卫生院九总分院”更名为“九总医院”；

“城南镇卫生院”更名为“城南医院”；

“城南镇卫生院华丰分院”更名为“华丰医院”；

“丁店乡卫生院”更名为“丁店医院”；

"大豫镇卫生院"更名为"大豫医院";
"大豫镇卫生院东凌分院"更名为"东凌医院";
"长沙镇卫生院"更名为"长沙医院";
"长沙镇卫生院北渔分院"更名为"北渔医院";
"长沙镇卫生院北坎分院"更名为"北坎医院";
"长沙镇卫生院卫海分院"更名为"卫海医院";
"洋口镇卫生院"更名为"洋口医院";
"洋口镇卫生院光荣分院"更名为"光荣医院";
"南渔乡卫生院"更名为"南渔医院";
"新林镇卫生院"更名为"新林医院";
"丰利医院五义分院"更名为"五义医院";
"丰利医院丰西分院"更名为"丰西医院";
"凌河镇卫生院"更名为"凌河医院";
"环港镇卫生院"更名为"环港医院";
"环港镇卫生院环渔分院" 更名为"环渔医院";
"河口镇卫生院"更名为"河口医院";
河口镇卫生院"于港分院"更名为"于港医院";
"景安镇卫生院"更名为"景安医院";
"如东县第三人民医院靖海分院"更名为"靖海医院";
"如东县第三人民医院浒澪分院"更名为"浒澪医院";
"沿南镇卫生院"更名为"沿南医院";
"袁庄镇卫生院"更名为"袁庄镇医院";
"双甸镇中心卫生院石甸分院"更名为"石甸医院";
"双甸镇中心卫生院双南分院"更名为"双南医院";
"如东县第二人民医院岔南分院"更名为"岔南健民骨科医院";
"古坝镇卫生院"更名为"古坝医院";
"如东县第二人民医院岔北分院"更名为"岔北医院";
"新店镇卫生院"更名为"新店医院";
"新店镇卫生院汤园分院"更名为"新店镇汤园医院";
"曹埠镇卫生院"更名为"曹埠医院";
"饮泉乡卫生院"更名为"饮泉医院";
"孙窑乡卫生院"更名为"孙窑医院";
"马塘医院"潮桥分院"更名为"潮桥医院";
"凌民乡卫生院"更名为"凌民医院";
"国营掘港农场医院"更名为"掘港农场医院";
"国营如东棉场医院"更名为"如东棉场医院"。

● 县计划生育指导站、长沙镇获"全国县级计划生育三为主先进单位"称号,唐新建获"全国婚育新风进万家活动先进个人"称号。

● 浒澪乡人民政府获"南通市农村初级卫生保健工作先进集体"称号。

11月9日,县中医院住院大楼举行奠基仪式,该工程建筑面积1.14万元平方米。

11月11日，撤销5个“片卫生督导组”，即：

撤销“西南片卫生督导组”；

撤销“西北片卫生督导组”；

撤销“北片卫生督导组”；

撤销“南片卫生督导组”；

撤销“东片卫生督导组”。

11月12日，建立20 所“镇卫生所”，即：

建立“掘港镇卫生所”；

建立“城南镇卫生所”；

建立“兵房镇卫生所”；

建立“大豫镇卫生所”；

建立“马塘镇卫生所”；

建立“曹埠镇卫生所”；

建立“岔河镇卫生所”；

建立“新店镇卫生所”；

建立“双甸镇卫生所”；

建立“景安镇卫生所”；

建立“河口镇卫生所”；

建立“袁庄镇卫生所”；

建立“沿南镇卫生所”；

建立“苴镇卫生所”；

建立“长沙镇卫生所”；

建立“丰利镇卫生所”；

建立“环港镇卫生所”；

建立“栟茶镇卫生所”；

建立“新林镇卫生所”；

建立“洋口镇卫生所”。

11月21日，如东县获“江苏省农村学校卫生先进县”称号。

11月27日，县卫生局举办“首期民营医院院长培训班”。

11月，苴镇卫生所季本如、岔河镇卫生所虞海琴获“江苏省寄生虫病防治工作先进个人”称号。

12月25日，县人大常委会印发《关于医疗卫生体制改革的审议意见》。

12月26日，县人民医院获“江苏省临床检验先进集体”称号。

12月，全县下辖栟茶、洋口、丰利、苴镇、长沙、大豫、兵房、掘港、马塘、曹埠、岔河、新店、双甸、河口、袁庄、沿南、景安、新林、环港、城南20个镇和国营掘港农场、如东县狼山种鸡场、如东农场、如东盐场、洋口农场、如东县林场6个场及324个村民委员会、1个街道办事处、72个居委会。

● 建立“中共如东县计划生育委员会机关总支部”。

● 建立“中共如东县计划生育指导站党支部”。

是年，县卫生系统举办“馨风颂”巡回演讲，800多人与会。

● 县人民医院获“江苏省临床免疫成绩优秀单位”称号。

● 县人民医院获“江苏省医疗卫生(质量服务环境)标兵示范医院”称号。

● 县人民医院翟建国获"江苏省委党校优秀学员"称号。

● 县人民医院姜建玉获"南通市冬季征兵工作先进个人"称号。

2002年

1月5日,"全县农村社区卫生服务站建设暨农村合作医疗工作会议"在马塘召开。

3月19日,2所"镇卫生所"撤销,即:

撤销"新林镇卫生所",并入洋口镇卫生所;

撤销"环港镇卫生所",并入丰利镇卫生所。

3月,全县18所卫生所计有员工132人。

● 建立"中共如东县卫生局纪律检查委员会"。

4月12日,县人民政府发出《关于进一步深化中心级以上医院人事分配制度改革的建议》。

4月17日,如东县"'关爱生命,投资健康'农村改水与合作医疗图片巡回展"在掘港镇首展。

4月26日,县人民政府办公室转发《如东县农村社区卫生服务站管理暂行办法》。

4月29日,县卫生局发出《关于印发〈如东县民营医疗机构经营规范(试行)〉的通知》。

6月2日,县人民政府发出《关于深化县属卫生事业单位改革的实施意见》。

6月中下旬,全县各医疗单位进行人事制度改革,员工竞聘竞争上岗,少数分流或内部退养。

6月30日,县编委发出文件,县人民医院建制为正科级事业机构。

7月2日,县卫生局发出《关于县属事业单位专业技术人员岗位竞争、评聘分开的实施意见》。

8月30日,县人民政府印发《如东县镇卫生所建设标准(试行)》《如东县属卫生事业单位分配制度改革的指导意见》。

10月18日,县卫生局转发江苏省卫生厅《关于印发〈江苏省医院分级管理规范(暂行)〉和〈江苏省临床各专科手术分类(暂行)的通知〉的通知》。

10月25日,县人民政府印发《如东县农村合作医疗保险管理办法》。

10月28日,县人民政府印发《如东县农村合作医疗保险管理办法实施细则》。

11月1日,县委县政府召开"全县农村合作医疗保险工作电视会议"。

12月26日,建立"如东县农村合作医疗保险管理办公室",与县卫生协会办公室合署。

12月,县中医院、县卫生进修学校、石甸医院获"2001～2002年南通市文明单位"称号。

是年,县卫生进修学校建立如东县卫生培训中心。

2003年

3月18日,县人事局、卫生局联合发文,印发《关于疾病预防控制体制改革中竞争上岗和人员分流的实施办法》。

3月21日,县人民政府召开"全县医疗机构药品集中招标采购工作会议"。

3月28日,撤销"如东县卫生防疫站"。

● 建立"如东县卫生监督所"。

● 建立"如东县疾病预防控制中心"。

3月30日,全县14家医疗单位进行首次药品招标。

3月31日,县编委发文确定,县卫生监督所为副科级建制、行政管理型事业单位,县疾病预防控制中心为副科级建制、社会公益型事业单位。

3月,撤销"如东县皮肤病防治所",并入县第四人民医院。

● 3所“镇卫生所”撤销，即：
撤销“城南镇卫生所”，并入掘港镇卫生所；
撤销“沿南镇卫生所”，并入袁庄镇卫生所；
撤销“景安镇卫生所”，并入河口镇卫生所。
● 撤销“中共如东县卫生防疫站支部委员会”。
● 建立“中共如东县疾病预防控制中心支部委员会”。
● 建立“中共如东县卫生监督所支部委员会”。
● 撤销“中共如东县皮肤病防治所支部委员会”，并入中共如东县第四人民医院支部委员会。
● 县人民医院获“全国维护消费者权益先进集体”称号。

4月8日，建立“如东县防治非典型性肺炎专家指导组”。

4月22日，县委、县政府召开“全县‘非典’防治工作会议”。

4月，岔河镇、马塘镇获“南通市计划生育工作先进集体”称号。
● 县中医院丁蔚获“南通市劳动模范”称号。
● 如东县获“南通市计划生育工作一等奖”。

5月15日，县“防非”指挥部印发《如东县农村非典型性肺炎防治工作方案》。

5月20日，县委、县政府召开“全县‘非典’防治工作电视会议”。

6月11日，双甸镇陈勇、大豫镇杨晓晴获“全国优秀乡村医生”称号。

6月，县人民医院获“江苏省爱国卫生先进集体”称号。

7月2日，县第二人民医院增挂“如东县肿瘤医院”牌子。

● 县人民政府办公室印发《如东县2003年农村合作医疗保险县级大额费用保险统筹金及社区卫生服务站创建目标任务》。

7月9日，县卫生局发出《关于建立如东县卫生系统预防职务犯罪工作领导小组的通知》，领导小组由17人组成。

7月20日，县卫生局发出《关于医疗机构建立预防保健科的通知》。

8月6日，县卫生局召开“农村合作医疗暨社区卫生服务站建设工作会议”。

8月11日，县卫生局发出《关于表彰全县卫生系统防治非典型性肺炎工作先进集体和先进个人的决定》，表彰了20家先进集体、84名先进个人。

8月12日，县卫生局发出《关于印发〈如东县民营医院手术室建设标准〉的通知》。

8月18日，县转发市关心下一代、妇联、卫生局联合下发的《关于开展消除碘缺乏危害健康教育“三进”活动的实施方案》。

8月21日，县人民政府发出《如东县新型农村合作医疗制度实施方案》。

8月28日，县卫生局发出《关于印发〈全县卫生系统民主评议政风行风工作实施方案〉的通知》。

● 县卫生局相继印发《关于成立如东县非典型性肺炎防治领导小组及其办事机构的通知》、《关于建立如东县传染性非典型肺炎应急救治队的通知》、《关于建立如东县传染性非典型肺炎技术指导组的通知》等6个文件，将防“非典”工作纳入长效管理。

8月，县卫生局获“南通市非典防治工作先进集体”称号。
● 县卫生局徐宗泉获“江苏省卫生系统抗非典先进个人”称号。

9月1日，县人民政府下发《关于印发如东县城镇饮用水二次供水管理办法的通知》。

9月4日，县卫生局印发《关于使用门诊日志的通知》。

9月28日，县人民政府发出《关于下达全县农村改水工作任务的通知》。

9月30日，县人大常委会通过并发出《关于进一步加强农村初级卫生保健工作的决议》。

9月，《如东县妇幼保健所志》付印。

10月21日，如东县开通“皮防”（麻风）网络。

10月，县卫生系统徐宗泉、邱瑞满、姚炳荣等在“国家人口与计生委科技司对在国家‘九五’重点科技攻关课题《避孕药长期应用安全性研究》”中取得突出贡献奖。

● “岔南健民骨科医院”更名为“岔南医院”。

● 县中医院王爱民获“江苏省优秀青年中医药工作者”称号。

11月24日，县卫生系统首届文化节闭幕。

12月29日，县人民政府下发《如东县新型农村合作医疗管理办法（试行）》，并召开“全县推进新型农村合作医疗电视（电话）会议”。

12月，如东县通过南通市卫生城市考核组验收。

● 县计划生育协会朱红根获“全国计生协会先进工作者”称号。

是年，县卫生局制定下发《如东县2003年腹泻病防治方案》《如东县创建文明城市健康教育知识简明读本》。

● 县卫生局印发《加强社区卫生服务站安全管理的通知》和《如东县健康教育示范区实施方案》。

● 县人民政府办公室印发县物价局等部门的《关于在全县医疗机构推行价费公示制、查询制、清单制实施意见》《新型农村合作医疗基金征收管理办法》《民营医院经营管理规范》《镇卫生所工作职能、任务和管理体制》。

● 县人民医院检验科获“江苏省群众经济技术创新工程示范岗”称号。

2004年

3月26日，建立“中共如东县人民医院纪律检查委员会”。

3月，岔河镇计划生育协会、掘港镇计划生育协会获“江苏省计划生育协会工作先进集体”称号。

● 县卫生局获“南通市爱国卫生先进集体”称号。

● 县卫生局获“南通市农村卫生工作先进集体”称号。

4月6日，县人民政府召开全“县爱卫会全委扩大会议暨血地防工作会议”，副县长孙建忠作工作报告。

4月10日，县卫生局下发《关于印发〈如东县2005年霍乱预防控制方案〉的通知》。

4月20日，县卫生局下发《关于印发〈关于2005年民主评议政风行风工作实施方案〉的通知》。

4月30日，县人民政府召开“全县医疗卫生工作会议”，局长张泽宾作工作报告。

4月，如东县获“南通市计划生育工作一等奖”。

● 岔河镇计划生育协会、掘港镇计划生育协会获“江苏省计划生育协会工作先进集体”称号。

● 掘港镇获“南通市计划生育工作先进集体”称号。

● 县人民医院检验科获“江苏省临床检验质量管理优良奖”称号。

5月8日，县卫生局、人事局联合下发《关于印发〈如东县卫生专业技术人员继续教育暂行办法〉的通知》。

5月9日，县编委发文，同意将“如东县农村合作医疗保险管理办公室”更名为“如东县新型农村合作医疗管理委员会办公室”，定编5个。

5月10日，县卫生局下发《关于做好创建省人口和计划生育示范县验收工作的通知》。

5月11日，县卫生局印发《关于聘请卫生行风建设特邀监督员的决定》。

● 县卫生局印发《关于启动艾滋病网络信息系统和在艾滋病病毒感染者及艾滋病病人中筛查结核病的通知》。

6月1日，县人民政府办转发《如东县农村社区卫生服务站管理细则(试行)》。

6月20日，县卫生局下发《关于转发省卫生厅、省中医药局〈关于进一步加强农村中医药工作实施意见的通知〉的通知》。

6月25日，根据国务院颁发的《乡村医生从业管理条例》，对全县符合条件的864名乡村医生进行首次执业注册。

7月9日，县卫生局召开“如东县卫生行风建设工作会议”，百名医学专家发出《为维护医学之圣洁倡议书》。

7月28日，县卫生局发文建立“如东县艾滋病防治工作专家组”，专家组由9人组成。

8月，岔河镇计划生育协会、掘港镇计划生育协会获“江苏省计划生育协会先进集体”称号。

9月，县人民医院沈南森获“全国医院文化建设先进个人”称号。

10月14日，县卫生局印发《如东县卫生事业发展“十一五”规划编制工作方案》。

● 如东县通过江苏省创卫生城市验收。

10月，县人民医院季学军、县疾病预防控制中心孙德全获“南通市(非典)防治工作先进个人”称号。

11月17日，县委、县政府召开“全县新型农村合作医疗电视会议”。

11月，“掘港农场医院”更名为“新区医院”。

● “如东县中心血库”更名为“南通市红十字血站如东分站”。

● 县卫生局张泽宾获“江苏省农村卫生工作先进个人”称号。

● 县计划生育委员会徐海军获“全国人口和计划生育系统作风建设先进个人”称号。

● 瞿冲获“江苏省人口和计划生育系统作风建设先进个人”。

12月31日，县卫生局发出《关于4起医疗事故的情况通报》，要求各单位，采取坚实措施，确保医疗安全。

12月，县人口和计划生育委员会、县广电局、岔河镇、马塘镇获“江苏省婚育新风进万家活动先进集体”称号。

● 沈洪源、贾宗美获“江苏省计划生育协会工作先进工作者”称号。

● 郑建芸、钱梅芳、周平、桑盛富、於海风、袁静、邱志君、唐烽荣、丁亚萍、姚淑珍获“江苏省婚育新风进万家活动先进个人”称号。

● 县人民医院缪延浩获“南通市为祖国统一作贡献先进个人”称号。

是年，县出台《如东县加快发展民营医疗机构的意见》。

● 县人民医院与县人才服务中心签约，实行护理人员租赁合同制。

● 县人民医院徐燕红获“江苏省三八红旗手”称号。

● 如东县发现首例艾滋病病毒感染者病例。

●“东凌医院”并入大豫医院。

● 双甸镇中心卫生院评定为“一级甲等中心卫生院”。

● 县人民医院、县中医院、县卫生监督所、县疾病预防控制中心、县卫生进修学校、马塘医院获“1999～2000年南通市文明单位”称号。

● 县卫生局、县人民医院、县中医院、县卫生监督所、县疾病预防控制中心、县卫生进修学校、马塘医院获“2003～2004年南通市文明单位”称号。

2005年

1月17日，县卫生局下发《关于印发如东县结核病防治机构和综合医疗机构合作实施现代结核病控制策略项目实施计划的通知》，建立三级防痨网络，实行报结核病有奖制度。

1月，县人民医院沈南森获“江苏省政工培训先进个人”称号。

3月1日，县卫生局转发南通市卫生局《关于印发南通市乡镇(街道)儿童保健门诊规范化建设标准的通知》。

3月23日，南通市卫生局确认第二人民医院、第三人民医院为“市二级综合医院”。

4月10日，县卫生局下发《关于印发如东县2005年霍乱预防控制方案的通知》。

4月20日，县卫生局制定下发《关于组建农村社区卫生服务中心的实施方案(试行)》。

● 县卫生局下发《关于印发〈关于2005年民主评议政风行风工作实施方案〉的通知》。

4月，县人民医院沈南森、县人口和计划生育委员会葛坤山获“南通市劳动模范”称号。

5月8日，县卫生局、人事局联合下发《关于印发如东县卫生专业技术人员继续教育暂行办法的通知》。

5月9日，县卫生局印发《关于下发“文明机构”创建活动实施细则的通知》。

5月10日，县卫生局下发《关于做好创建省人口和计划生育示范县验收工作的通知》。

5月11日，县卫生局印发《关于聘请卫生行风建设特邀监督员的决定》。

● 县卫生局印发《关于启动艾滋病网络信息系统和在艾滋病病毒感染者及艾滋病病人中筛查结核病的通知》。

● 撤销“如东县计划生育委员会”，建立“如东县人口和计划生育委员会”。

5月20日，县人口和计划生育委员会址迁掘港镇通海路9号。

5月，撤销“中共如东县计划生育委员会党组”，建立“中共如东县人口和计划生育委员会党组”。

● 撤销“中共如东县计划生育委员会机关党总支部”，建立“中共如东县人口和计划生育委员会党总支部”。

● 撤销“中共如东县计划生育委员会机关党支部”，建立“中共如东县人口和计划生育委员会党支部”。

6月1日，县新型农村合作医疗管理委员会办公室计算机信息管理中心与15个镇合作医疗管理办公室55家医疗机构成功联网。

6月10日，县卫生局下发《关于印发加强县管医疗卫生机构合作专科(项目)管理意见的通知》。

6月27日，县卫生局下发《关于利用新型农村合作医疗管理系统报告传染病疫情的通知》。

6月30日，县卫生局印发《关于2005年纠正医药购销和医疗服务中不正之风专项治理工作实施意见》。

6月，县计划生育指导站获“全国人口计生系统药具工作先进集体”称号。

7月4日，县卫生局印发卫生部和省卫生厅、市卫生局《关于加强医疗机构财务部门管理职能、规范经济核算与分配管理的规定的通知》。

7月5日，县卫生局下发《关于全县农村社区卫生服务站2005年度年检情况通报》。

7月11日，县卫生局、科技局、公安局、监察局、人口和计划生育委员会、工商行政管理局联合下发《关于印发如东县打击非法行政专项行动实施方案的通知》。

7月14日，县卫生局下发《关于印发以病人为中心、以提高医疗服务质量为主题的医院管理年活动方案的通知》。

8月8日，县卫生局下发《关于切实加强人感染猪链球菌病预防控制工作的紧急通知》。

8月12日，县卫生局下发《关于在全县卫生系统开展生命畅通工程活动的通知》。

8月下旬～10月底，县卫生系统为68万农民开展免费体检。

9月6日，县卫生局下发《关于进一步明确结核病痰涂片检查点的通知》。

9月19日，县卫生局发文同意县人民医院设置床位增至500张。

9月21日，县物价局、卫生局联合下发《关于公布医疗单位病房床位等级收费标准的通知》。

11月2日，县卫生局下发《关于印发如东县肺结核病报病追踪和督导管理费发放实施办法的通知》。

11月9日，全国人大常委会委员、科教文卫委员会委员、中国工程院院士王永琰，全国人大教科文卫委员会人口卫生体育室主任任守森一行就全国农民享受初级卫生保健立法前期准备到县调研。

11月14日，县卫生局印发《如东县流行性感冒和人感染高致病性禽流感预防控制工作方案与应急预案的通知》。

11月15日，县卫生局下发《关于开展规范化接种门诊达标验收工作的通知》。

● 县卫生局转发《南通市计划免疫规范化接种门诊标准》。

11月，建立15个“镇社区卫生服务中心”，即：

建立“掘港镇社区卫生服务中心”；
建立“马塘镇社区卫生服务中心”；
建立“曹埠镇社区卫生服务中心”；
建立“岔河镇社区卫生服务中心”；
建立“新店镇社区卫生服务中心”；
建立“双甸镇社区卫生服务中心”；
建立“袁庄镇社区卫生服务中心”；
建立“河口镇社区卫生服务中心”；
建立“栟茶镇社区卫生服务中心”；
建立“洋口镇社区卫生服务中心”；
建立“丰利镇社区卫生服务中心”；
建立“苴镇镇社区卫生服务中心”；
建立“长沙镇社区卫生服务中心”；
建立“大豫镇社区卫生服务中心”；
建立“兵房镇社区卫生服务中心”。

● 马塘镇获“2001～2005年全国婚育新风进万家活动先进单位”称号；县人口和计划生育委员会钱梅芳获“2001～2005年全国婚育新风进万家活动先进个人”称号。

12月，如东县获“全国计划生育优质服务先进县”称号，县人口和计划生育委员会郑建芸获“全国计划生育协会优秀志愿者”称号。

12月，掘港镇余荡计划生育协会获“全国计划生育协会工作先进单位”称号。

● 县人民医院孙娅获“江苏省文明职工”称号。

是年，2所“医院”评定为“等级医院”，即：

县第二人民医院评定为“二级乙等综合医院”；
县第三人民医院评定为“二级乙等综合医院”。

● 县人民医院获“江苏省价格诚信展示单位”称号。

● 县人民医院获“2004～2005年南通市事业单位管理先进集体”称号。

2006年

1月2日，县人民政府办公室印发《如东县新型农村合作医疗管理办法（试行）的通知》。

1月6日，县卫生局下发《如东县农村社区卫生服务站输液管理办法（试行）的通知》。

1月23日，县编委同意县卫生局增设“卫生监督与疾病控制科”。

● 撤销“中共如东县卫生局委员会”，建立“中共如东县委卫生工作委员会”。

● 撤销“中共如东县委卫生纪律检查委员会”，建立“中共如东县委卫生纪律检查工作委员会”。

● 建立“中共如东县卫生局总支部委员会”。

● 县卫生局、县合管办获“南通市农村卫生工作先进集体”称号。

● 县人口和计划生育协会获“江苏省人口和计划生育志愿者‘零距离’服务活动先进集体”称号。

● 县人口和计划生育工作人员骆维萍、窦建芹获“江苏省人口和计划生育志愿者‘零距离’服务活动先进个人”称号。

2月15日，县卫生党工委、县卫生局下发《关于加强廉政文化建设的实施意见》。

2月22日，江苏省卫生厅副厅长姜锡梅等一行5人，到县考察调研农村新型合作医疗和社区卫生服务站建设工作。

2月28日，县卫生局决定在全县范围内开展“创建示范社区卫生服务站活动”。

● 县人民政府发出《关于推行全县城乡居民医疗保障制度全覆盖和红十字医疗救助工作的实施意见》。

2月，撤销“共青团如东县卫生局委员会”，建立“共青团如东县委卫生工作委员会”。

4月3日，县卫生党工委下发《关于加强卫生人才工作的意见》。

4月10日，县卫生局下发通知，组织对乡村医生执业情况进行考核。

4月11日，县卫生局制定下发《洋口港海上实施安全事故医疗救治应急预案》。

4月28日，县人民政府下发《关于推行全县城乡居民医疗保障制度全覆盖和红十字医疗救助工作的实施意见》。

4月29日，县人民政府转发县红十字等部门联合制定的《如东县红十字医疗救助资金管理暂行办法的通知》。

● 县人民政府办转发县红十字会等部门《如东县红十字医疗救助资金管理暂行办法》。

● 县人民政府下发《如东县城镇居民住院医疗统筹管理暂行办法》。

4月，县人民医院获“2004-2005年南通市结对帮扶帮扶对象先进集体”称号。

● 县人口和计划生育工作人员李辉琴获“全国人口和计划生育科技工作先进个人”称号。

5月3日，县卫生工作人员汤晓燕获“江苏省五一劳动奖章” 一枚。

5月6日，县卫生局下发《如东县农民健康工程实施方案》。

5月12日，县疾控中心通过省职业卫生技术服务机构资质评审。

5月18日，县卫生局制定下发《如东县破坏性地震医疗救助和疾病预防控制应急预案（试行）的通知》。

5月20日，江苏省纪委原副书记陈章浩率省委第二巡视组到县调研卫生工作。

6月10日，江苏省文学艺术界联合会主席顾浩，省委宣传部副部长周世康带领省人大代表、省直机关南通组到县调研农村医疗卫生工作。

6月24日，县委办、政府办联合发文，建立“如东县农村新五件实事工作领导小组”，组建“农民健康工程指挥部”，陈建华兼任指挥，张泽宾兼任常务副指挥。

6月25日，县人民政府办公室印发《如东县农民健康工程实施方案》，并作为农村新五件实施工程之一，《如东县农民健康工程考评办法》一同下发。

6月，县人民政府、县卫生局、县财政局、县水务局、马塘镇人民政府、大豫镇人民政府、袁庄镇人民政府、曹埠镇人民政府、掘港镇人民政府、马塘自来水有限责任公司、双甸镇双南自来水厂、双甸镇高前村获“南通市农村改水工作先进集体”称号。

● 县卫生监督所获“江苏省卫生监督工作先进集体”称号。

● 县卫生局朱建华获“南通市农村改水工作先进个人”称号。

8月8日，县委组织部与县卫生局联合出台《切实加强农民健康工程组织领导工作的意见》。

8月10日，县红十字会会长、副会长一行5人前往马塘、掘港、曹埠等镇慰问遭龙卷风、冰雹、暴雨袭击的受灾群众，发放赈灾粮、救助款。这次灾害造成4伤1亡、多幢房屋倒塌。

8月16日，县卫生局召开“《如东县卫生志》编纂动员会议”。

8月23日，县卫生局举行“白求恩式卫生工作者”事迹演讲会。

8月24日，县卫生局印发《如东县基本公共卫生服务项目实施方案》《如东县农村卫生服务体系建设实施方案》。

8月25日，县人民政府印发《如东县新型农村合作医疗管理办法(试行)》。

8月26日，县人民政府召开“县爱国卫生运动委员会全委扩大会议暨农村改厕推进会”。

8月30日，县人民政府召开“农民健康工程推进会”，各镇政府向县政府递交农民健康工程目标责任书。

9月8日，江苏省卫生监督稽查组到县检查卫生行政许可工作。

9月14日，《南通日报》A2版以《新型农村合作医疗普及如东78万农民》为题介绍县合作医疗工作开展情况。

● 县人口和计划生育委员会陶捷、骆宏丽获“全省人口和计划生育先进工作者”称号。

● 县人口和计划生育工作人员季宝兰获“江苏省人口计生系统“新时期最可爱的人”称号。

● 县人口和计划生育工作人员朱卫民获“江苏省人口和计划生育先进工作者”称号。

10月8日，南通市人大常委会副主任刘长城等一行到县检查贯彻执行《江苏省初级卫生保健条例》情况。

10月11日，县人民政府副县长陈建华、县卫生局局长张泽宾等一行9人前往海安县考察学习农村社区卫生服务站建设工作。

10月14日，《南通日报》A1版以《“健康工程”情系如东农民》为题，介绍县农民健康工程建设的推进情况。

10月29日，《新华日报》A1版以《如东：健康工程让百万农民笑开颜》为题介绍了县农民健康工程工作开展情况。

10月，掘港镇计划生育中心服务站获“全国人口和计划生育系统先进集体”称号。县人口和计划生育委员会江金泉获“全国部分农村计生家庭奖励扶助工作先进个人”称号。

12月20日，丰利医院举行医院乔迁仪式。

●《如东县丰利医院志》首发。

12月，县卫生监督所获“江苏省卫生监督工作先进集体”称号。

● 县人口和计划生育委员会葛坤山获“南通市劳动模范”称号。

● 县人口和计划生育委员会、县计划生育指导站、掘港镇计划生育中心服务站、兵房镇计划生育中心服务站、马塘镇计划生育中心服务站、丰利镇计划生育中心服务站、岔河镇计划生育中心服务站、曹埠计划生育服务站、袁庄计划生育服务站、掘港镇、县卫生局、县财政局获“南通市计划生育工作先进集体”称号，县人口和计划生育工作人员贾小勇、顾　洛、汤爱军、顾溯溯、江金泉、张季红、贾忠美、顾达旗、夏爱红、叶兰芳获“南通市违法生育专项治理行动先进个人”称号。

● 县卫生局、县人民医院、县中医院、县卫生监督所、县疾病预防控制中心、县卫生进修学校、马塘医院获“2005～2006年南通市文明单位”称号。

2007年

1月26日，县卫生局制定下发《如东县人感染高致病性禽流感医疗卫生应急预案》。

1月30日，县人民医院沈南森荣获“江苏省卫生行风先进个人”称号。

2月8日，县卫生局下发《关于组织开展“十佳社区卫生服务站”“优秀乡村医生”评选活动的通知》。

2月10日，“县红十字会2007年大病医疗救助款发放仪式”在县卫生局举行，全县已有70人得到30万元的红十字医疗救助，其中得到1万元以上救助款的有5人。

2月13日，“县农民健康工程远程医学培训会诊中心”在县中医院挂牌成立。

2月15日，县卫生局下发《关于做好出国劳务返乡人员艾滋病毒抗体筛查和咨询工作的通知》。

2月25日，县卫生局、县教育局、县物价局联合下发《关于做好2007年学校卫生工作的通知》，对照《江苏省健康促进学校评价标准》，开展健康促进学校创建活动。

2月，县卫生局获“南通市事故抢险救援工作先进单位”称号。

● 县疾病预防控制中心获“南通市血吸虫病防治先进集体”称号。

3月12日，马塘医院被确定为“南通市双拥工作基层示范点”。

3月21日，撤销“洋口农场卫生所”并入“丰利医院”。

3月22日，县卫生局制定下发2007年《如东县疟疾防治工作方案》、《如东县肠道蠕虫病防治工作方案》。

3月26日，县卫生局下发《关于进一步加强民营医院建设与管理的意见》。

3月29日，县卫生局制定的《如东县“放心酒店”建设工作实施方案》下发实施。

3月，中共如东县委下发《关于调整部分县级机关党组织设置及其隶属关系的实施意见》，撤销卫生党委，建立卫生党工委（将人院党委、中医院党总支委托其管理），负责领导驻县城医疗卫生单位党的工作，指导全县医院（包括民营医院）党的工作（原隶属各镇的医院党组织关系不变），新设置的卫生局机关党总支归县级机关党工委管理（原隶属卫生局党委的党组织归卫生党工委管理）。

4月3日，县卫生局下发《关于转发〈省卫生厅关于学习和落实“医德医风规范”的意见〉的通知》。

4月4日，县卫生局制定下发《如东县创建和谐医院活动实施方案》。

4月6日，由南通大学医学院和县卫生局联合举办的“首届临床医学研究生班”在县卫生进修学校举行开学典礼，首届研究生班学员30人。

4月18日，县人民政府召开“全县农民健康工程推进暨社区卫生服务站建设管理观摩会”，100多人参加会议，与会人员参观了苴镇、丰利等镇部分示范社区卫生服务站的建设。

4月24日，县卫生局转发《南通市卫生局关于进一步加强托幼机构卫生保健监管工作的通知》。

4月，县卫生监督所获“江苏省精神文明建设工作先进单位”称号。

5月10日，县卫生局下发《关于聘任村（社区）健康教育辅导员的通知》，全县计聘请246名健康教育辅导员。

5月11日，县卫生局举行“5·12”护士节护理操作竞赛。

5月23日，县卫生监督所所长康卫宁作为特邀代表出席“江苏省卫生监督工作会议”，并作大会介绍。

5月30日，县卫生局下发《如东县食物中毒事件医疗卫生应急处理预案(试行)》。

5月，县卫生监督所获“江苏省创建文明单位先进集体”称号。

6月4日，县卫生局下发《关于印发〈如东县医疗卫生机构灾害事故防范和应急处置预案(试行)〉》。

6月7日，成立县卫生系统创先争优活动领导组，下发《关于在全县卫生系统深入开展创先争优活动的实施方案》，在全系统全面部署开展创先争优活动。

6月11日，县卫生局转发国务院6部委《2007年纠正医药网和医疗服务中不正之风专项治理工作实施意见的通知》。

● 县卫生局、县人民政府纠正行业不正之风办公室印发《无红包医院考核验收实施办法》和《无红包医院考核验收评分细则》。

6月14日，县卫生局举办“医疗机构监督员培训班”。

6月19日，县卫生局下发《关于切实加强麻风病监测工作的通知》。

6月30日，县卫生局选送的《女子十六乐坊》表演节目，代表南通市卫生系统参加“江苏省卫生厅主办的《党旗下的天使》文艺汇报演出获好评。

7月10日，县疾病预防控制中心召开“全县麻风病监督工作会议”。

7月，县人民医院神经外科成为“南通市重点专科”。

8月10日，县人民政府下发《关于印发如东县医疗机构设置规划的通知》。

8月20日，“县人民医院肿瘤病房楼落成暨直线加速器启用仪式”在医院举行。该楼建筑面积5320平方米，投资5000万元；直线加速器总值900万元，其中主机692.9万元。

8月22日，丰利医院增署“如东县职业病应急救治救护中心”。

8月24日，江苏省卫生厅基层卫生与妇幼保健处处长夏迎秋等一行3人到苴镇凤阳、刘埠等示范社区卫生服务站和丰利镇社区卫生服务中心考察调研。

8月26日，县人民医院、县中医院和县委宣传部、县文化局共同举办《杏林之夜》大型文艺晚会。

9月11日，县人民政府下发《关于印发如东县卫生事业“十一五”规划的通知》。

9月12日，县卫生局下发《关于转发卫生部办公厅印发的结核病防治工作“五率”相关技术方案的通知》。

10月20日，县人民政府召开“全县中医药工作会议”，表彰10名优秀青年中医药工作者。

10月31日，县人民政府办公室转发县卫生局、财政局、劳动和社会保障局《关于我县乡村医生参加养老保险的实施方案的通知》。

11月6日，经县编委批复，县中医院升格为正科级建制事业单位。

11月22日，县卫生系统思想政治工作研究会召开年会，交流政工论文42篇，评选表彰政工论文52篇。

11月，撤销“中共如东县中医院总支部委员会”，建立“中共如东县中医院委员会”。

● 建立“中共如东县中医院纪律检查委员会”。

● 建立“中共如东县中医院委员会办公室”。

12月8日～9日，江苏省卫生厅农村基本公共卫生服务项目考核组在处长姜仑带领下，一行7人对县农村公共卫生服务工作进行考核，抽查了马塘镇，并深入该镇潮北村察看公共卫生服务建设情况。

12月28日，韩国釜山文化代表团访问县人民医院和县中医院，并签协作协议。

12月，栟茶镇竹园社区卫生服务站沈志相获“全国优秀乡村医生”称号。

● 县人口和计划生育委员会顾洛获“全国人口和计划生育协会先进志愿者”称号。

● 马塘镇马丰人口和计划生育协会获“全国人口和计划生育协会先进集体”称号。

● 县人口和计划生育工作人员龚尹斌、任先军获“全国人口和计划生育协会优秀会长”称号。

● 县人口和计划生育工作人员陶捷、骆宏丽获“全省人口和计划生育先进工作者”称号；

● 县人口和计划生育工作人员洋口镇斜港村人口和计划生育协会获“江苏省人口和计划生育协会工作先进会员组”称号。

● 县人口和计划生育工作人员尹淑宜获“江苏省人口和计划生育协会优秀会长”称号。

● 县人口和计划生育工作人员周华获“江苏省人口和计划生育协会优秀会员”称号。

● 县人口和计划生育工作人员陈婵获“江苏省人口和计划生育协会优秀志愿者”称号。

● 县人民医院袁兵获“南通市征兵工作先进个人”称号。

是年，全县划为栟茶镇、洋口镇、丰利镇、苴镇、长沙镇、大豫镇、兵房镇、掘港镇、马塘镇、曹埠镇、岔河镇、新店镇、双甸镇、河口镇、袁庄镇等15个镇，34个社区居民委员会，208个村民委员会。全县计有耕地面积1044平方公里(合10.44万公顷)。户籍人口1062972人，当年出生5929人、死亡8672人。人口出生率为5.52‰、死亡率为8.07‰，人口自然增长率为-2.56‰。

2008年

1月20日，县疾病预防控制中心冒明建获“江苏省职业病防治工作先进个人”称号。

1月，县卫生监督所获“江苏省卫生许可文明服务窗口”称号。

● 县人民医院王三杰获“江苏省医疗计量工作先进个人”称号。

● 建立“如东县卫生系统爱心天使服务队”，设县卫生局机关、县人民医院、县中医院、县疾病预防与控制中心，县卫生监督所、县妇幼保健所、县卫生进修学校、县第四人民医院八支分队，队员360人。

● 如东县获“江苏省人口和计划生育工作示范县”称号。

2月18日，县作家协会、县诗词学会举行“丛浩作品研讨会”。

2月28日，海门市疾病预防控制中心郁新森主任等一行8人到县疾病预防控制中心交流工作。

2月，县卫生监督所获“江苏省卫生监督工作先进集体”称号，县卫生监督所康卫宁获“江苏省卫生监督工作先进个人”称号。

3月18日，县卫生局召开“创建农民健康工程先进县推进会”。

3月24日，县卫生局在文峰大世界广场开展“3·24”世界防治结核病日现场咨询和义诊活动。

3月，县卫生局获“南通市卫生防病与应急工作先进集体”。

4月2日，县卫生局召开“全县卫生防病与应急培训工作会议”。

4月9日，县人民政府召开“全县农村改厕工作会议”。

4月14日，县卫生局举办“全县预防接种专业培训班”。

4月22日，县卫生局召开“全县卫生警示教育会议”。

4月29日，县委、县人民政府举办“‘和谐旋律’颁奖晚会暨‘两型共建’启动仪式”，县人民医院“120”急救绿色通道获“县十佳人民满意服务品牌”称号。

4月，县卫生局张泽宾的勤廉事迹入选南通市《廉政风采公务员篇》一书。

● 县人民医院康小平获“南通市劳动模范”称号。

5月15日，县卫生局、县盐务管理局有关领导在亚萍广场参加“第十五届碘缺乏病日”宣传咨询活动，开展“千家万户送碘盐活动如东启动仪式”。

● 南通市司法鉴定检查组检查县人民医院司法鉴定所工作。

5月16日，县卫生局举办“全县疟原虫镜检及痰结核菌检查培训班”。

5月17日，县卫生局组织医务骨干参加县“科普宣传周活动”。

5月18日，县卫生局转发《南通市示范儿童保健门诊建设标准》，组织各镇卫生所开展示范化儿保门诊创建活动。

5月19日，县红十字会在掘港镇三元世纪城举行“掘港镇三元社区博爱超市”启动仪式。

5月20日，江苏省人民政府常务副省长黄莉新视察县人民医院，南通市委书记罗一铭、县委书记周周铁根陪同。

5月26日，《新民晚报》刊登县卫生局党工委办公室李剑芳通讯稿《爱心传灾区、天使募真情》。

5月30日，县卫生局、教育局、工商局等单位组织开展“世界无烟日”宣传活动。

5月，县卫生系统职工募捐款物50余万元、街头募捐21万元、党员缴纳特殊党费8.46万元，支援“5·12”四川汶川大地震灾区群众。县卫生监督所缪海兵赴川，为灾区群众防病。

● 县卫生局机关、县人院、县中医院、县疾病预防与控制中心、县卫生监督所、县卫生进修学校被评为“2006～2007年度南通市文明单位”。

● 县卫生局机关徐应兰作为2008年北京奥运会火炬护跑手，为南通境内的火炬传递护跑。

● 县人民医院吉玲玲获“江苏省新长征突击手”称号。

6月6日，县人民医院和县癌友康复协会联合举办“如东县人民医院康馨俱乐部爱友会员暨如东县第二届抗癌明星联谊会”，南通市癌友康复协会会长徐惠和来自全县各地的癌症患者代表100多人出席联谊会。

6月12日，县人民政府召开“全县文明城市复核暨环境整治推进会”。

6月16日～18日，县人民医院开展“庆七一、迎奥运”系列体育活动，百名医护人员参加。

6月18日，江苏省疾病预防控制中心副主任医师周任忠检查县伤寒监测和霍乱防治工作。

6月24日，共青团南通市委举办“青春·文明·建功”演讲比赛，县人民医院陈玲玲《让青春在圣洁中绽放》参赛。

6月25日，新疆维吾尔族自治区伊犁哈萨自治州人口和计划生育委员会孙辉到县考察人口和计划生育工作。

6月，丰利医院成为南通体臣卫生学校实习基地。

7月3日，县卫生局组织人员参加县“美化家园”万人大行动启动仪式。

7月18日～19日，县卫生系统开展“第六届文化艺术节”活动。

7月，岔河镇人口和计划生育协会兴发村第二会员小组、马塘镇人口和计划生育中心服务站获“江苏省人口和计划生育科技工作先进集体”称号。

● 县人口和计划生育工作人员周卫、陆美娟、陈海琴、瞿晓芳、刘志慧、蒋春峰获“江苏省人口和计划生育科技工作先进个人”称号。

8月4日，县卫生局召开“全县结核病防治管理信息化工程工作会议”。

8月6日，县卫生局举办“新农合管理专题培训”活动。

8月14日，县卫生局召开“全县慢病管理培训会议”。

8月16日，国家生态镇检查组到栟茶镇检查工作，重点检查县第三人民医院污水及废弃物的处理，均达国家标准。

8月21日，南通市卫生局对县第三人民医院检验科爱滋病初筛实验室资质认证检查，通过资质认证。

8月，县人民医院团委获“江苏省五四红旗团委创建单位”称号。

● 马塘医院出席“南通市双拥工作表彰大会”，获“南通市双拥工作先进单位”称号。

● 县中医院花红兵被确定为“全国名老中医药专家学术经验继承人培养对象”。

9月6日，县中医院 “如东县残疾儿童康复中心”揭牌。

9月16日，县卫生局参加“全国学校卫生工作电视电话会议”。

9月，县启动突发公共卫生事件应急机制，应急“9·16”婴幼儿问题奶粉事件，调查3周岁以内婴幼儿15483例，各级医疗单位筛查婴幼儿12886例，其中发现有症状、体征及B超诊断阳性患儿1164例，住院13例，未发现误诊、漏诊事件，未发生患儿死亡事件。

10月8日，县卫生局到慢病监测点马塘镇马东村开展“高血压日”宣传活动。

10月17日，加拿大拉瓦尔大学医学院肿瘤研究中心博士生导师王昌秫访问县人民医院。

10月，丰利医院“益气温经化瘀治疗慢性盆腔炎”项目获“南通市科研三等奖”。

● 县卫生工作人员康树英、花红林、丁卫霞、蔡奈萍、顾旭杰入选南通市《江海春风·卫生卷》。

11月26日9时，县卫生局召开“全县手足口病防治工作紧急会议”。

11月27日，县卫生局召开“全县艾滋病防治工作会议”。

12月1日，县卫生局、县红十字会办公室、县妇联、县计生委、县团委、县疾病预防控制中心等单位主办“世界艾滋病日”宣传活动，县人民政府副县长姜晓静等参加。

12月，如东县获“江苏省无偿献血先进县”称号。

● 县人民医院佘晓春获“江苏省卫生系统先进工作者”称号。

● 县人民医院孙娅获“江苏省博爱勋章获得者”称号。

● 县卫生局获“江苏省新型农村合作医疗管理先进单位”称号。

● 马塘医院获“江苏省医疗卫生机构计量工作先进单位”称号。

● 马塘镇人口和计划生育中心服务站获“江苏省人口和计划生育科技工作先进集体”称号。

● 县人口和计划生育委员会、县监察局获“南通市人口和计划生育工作先进集体”称号。

● 县人口和计划生育工作人员贾小勇、顾洛、汤爱军、顾溯溯、江金泉、张季红、夏爱红、卜其银、钱建铭、钱艺、徐泉、周平、顾林海、龚尹斌、徐晓玲、沈滨、郭武存、任乃秀、何永华、冒圣建、朱亚娥、贾忠美、曹育珍、韩玉彬、许晓梅、周翠兰、顾达旗、盛小梅、曹继红、王珍、叶兰芳、于梅、周小芬、徐琴、徐旭东、张继红、李培、曹恰获“南通市违法生育专项治理行动先进个人”称号。

是年，全县有各类医疗机构458个，其中一级以上医疗机构49个，社区卫生服务站249个，个体医疗机构87个。共有床位2389张，平均每千人拥有床位2.70张。共有卫生技术人员次，出院病人数6.42万人次，病床使用率63.51%，危重病人抢救成功率92.29%。

● 县人民医院、马塘医院获“2007～2008年南通市文明单位”称号。

2009年

2月，县疾病预防控制中心夏建华获“江苏省疾病预防控制工作先进个人”称号。

2月，县人民医院康小平获“南通市医德医风标兵”称号。

3月15日，县卫生局召开“全县麻疹疫苗强化免疫培训会议”。

3月17日，县人民政府召开“全县农村改厕工作现场会”。

3月21日，县人民医院特邀华中科技大学同济医院管理研究所所长、美国医疗机构联合委员会国际部标准专家、卫生部医疗机构标准委员会委员王华教授到院讲座。

3月24日，县卫生局在亚萍广场门前举行“3·24”世界防治结核病日义诊咨询活动。副县长姜晓静、县卫生局张泽宾参加活动。随后姜县长一行到掘港双语小学麻疹强化免疫接种点视察。

3月，丰利医院与南京迪安检验中心开启项目合作工程。

● 县卫生局获“如东县2008年度机关文化建设先进集体”称号。

4月4日,全国政协副主席李金华视察县第三人民医院整体迁建工程工地。

4月7日,县卫生局组织医疗专家走上街头,开展“世界卫生日”专题活动。

4月10日,县中医院皮肤科被评为“南通市重点中医专科”。

4月11日,县卫生局发文组织开展全县孕妇产前筛查工作。

4月25日,县卫生局、县疾病预防控制中心等在文化广场开展“预防接种日”宣传活动。

5月2日,县卫生局召开“全县甲型H1N1流感防控工作会议”。

5月3日,县人民医院姚炳荣获“江苏省五一劳动奖章”一枚。

5月5日,“大豫镇卫生所”“兵房镇卫生所”合并为“大豫镇卫生所”。

5月6日,县政府召开“全县甲型H1N1流感防控联席会议”,卫生、教育、公安、农业、宣传、交通、财政、外经、食品药品监管、工商、外办等部门的分管负责人出席会议,副县长姜晓静到会指示。

5月10日,县人民医院特邀中国康复研究中心研究员、经营管理部主任、中国全科医学研究与发展中心主任吴春容教授到院作题为《医院快速发展策略》的专题讲座。

5月11日,县卫生局开展“全国防灾减灾日”宣传活动。

5月21日,县卫生局印发《如东县卫生系统计划生育药械市场专项整治行动实施方案》。

5月,县卫生局召开卫生系统创建文明卫生城市推进大会。

6月3日,县卫生局召开“全县爱国卫生工作会议”。

6月6日,县卫生局开展“全国爱眼日”宣传咨询活动。

6月9日,县红十字会文峰在大世界举行“人道满如东、博爱在心中”启动仪式。

6月11日,县人民医院和东南大学附属重大医院合作建立的“东南大学附属中大医院如东心血管病诊治中心”挂牌成立。

6月16日,洋口港施工现场发生人员伤亡事件,县卫生局启动应急预案,成立救治指挥组和专家组。县人民医院、县中医院组织精干医技力量现场抢救。

6月23日,县卫生局、县教育局联合发文,公布新一轮评审后《如东县卫生保健评审达标幼儿园》,45家幼儿园卫生保健评审达标。

● 江苏省爱卫办、省疾病预防控制中心、南通市爱卫办有关领导到县检查改厕和饮用水监测工作。

8月2日,南通市人大常委会副主任汤桑林视察县人民医院。

8月8日,县卫生局组织人员参加“全民健身日”暨千人健身大游园活动。

8月17日,根据《乡村医生从业管理条例》,对全县836名乡村医生进行执业再注册。

8月27日,江苏省卫生厅确定《全省农村妇女宫颈癌和乳腺癌检查项目三年试点县》,如东县为第一轮三年试点县之一(全省13个县市)。

8月,马塘医院音乐快板《算好廉政账》代表县卫生系统参加南通市卫生系统文艺调演,获第三名。

● 县人民医院获“江苏省医学计量工作先进单位”称号。

9月23日,县卫生局举办“天使之爱”演讲比赛活动。

9月27日,“如东县120急救网络启动仪式”在县人民医院举行,副县长姜晓静等县领导出席了仪式。

9月30日,县卫生局举行“天使之爱“文艺汇演。

10月26日,县人民医院举行建院60周年“生命之舟”大型文艺展演活动。

10月27日,县卫生局、教育局印发《如东县7岁以下儿童视力筛查工作方案》,全面实施儿童视力筛查。

10月,马塘医院与常青村成功签订了原常青冷冻厂地块1.6亩地为期30年的租赁协议。

11月,县卫生局张泽宾获“南通市第四届‘廉洁奉公’公务员标兵”称号。

12月16日，县人民医院在新门急诊综合大楼建设现场举行奠基仪式。县委、县人大、县政府、县政协领导出席奠基仪式，和县级机关相关部门负责人以及县直医疗单位负责人出席。门急诊综合楼建筑面积32000平方米，预计投资9000万元。

12月，县卫生系统获“南通市文明行业”称号。县卫生监督所、县疾病预防控制中心、县第四人民医院县四院、县人民医院、县中医院 、县卫生进修学校获“南通市文明单位”称号。

● 县疾病预防控制中心冒明建获“江苏省突发化学中毒事件卫生应急处置培训演练先进个人”称号。

是年，全县共有各类医疗机构456个，其中一级以上医疗机构51个，社区卫生服务站244个，个体医疗机构92个。共有床位2393张，平均每千人拥有床位2.70张。共有卫生技术人员4538人，其中乡村医生764人，平均每千人拥有4.32人。

● 县卫生系统爱心天使服务队多次慰问洋口镇敬老院孤寡老人及王鸭、杨欗园等8个村的困难户、贫困户、“三老 ”优抚对象。

● 县卫生局获“南通市文明行业”称号。

● 县人民医院获“江苏省儿童工作公益之星”称号。

2010年

1月8日，南通市卫生局、市政府纠风办组成的“无红包医院”复查评估组一行5人到县人民医院检查“无红包医院”创建工作。

1月9日，“辉瑞抗感染高峰论坛”在县人民医院举行，主题为《抗生素的合理使用》、《病理讨论》。南通市50人参加会议。

1月13日，南通市疾控中心急传科朱平科长等一行5人到县人民医院开展传染病专项检查。

1月11日～13日，江苏省传染病监测工作年会在县金蛤岛度假村举行。

1月25日，县人民政府召开“全县农村改厕工作会议”。

1月，县卫生党工委荣获“2010年度南通市宣传和思想政治工作先进集体””称号。

2月，县人民医院团委获“江苏省五四红旗团委”称号。

3月1日，江苏省卫生厅检查组一行3人到县人民医院开展血液净化技术准入现场审核检查工作。

3月6日～7日，江苏省卫生专家组对县疾病预防控制中心进行实验室资质认定复评审。

3月10日，南通市疾病预防控制中心一行11人到县疾病预防控制中心对口交流工作。

3月，县人民医院孙娅获“江苏省优秀志愿者”称号。

● 县中医院获“如东县归侨服务先进集体”称号。

● 马塘医院缪克明获“江苏省第四届优秀基层中医药工作者”称号。

4月1日，江苏省卫生厅社妇处主任徐柏荣带专家组对县重大妇幼卫生项目落实情况督查。

4月16日，南通市疾病预防控制中心科长丁桂生到县督导血防查螺工作。

4月24日，县人民医院特邀中国卫生法学会常务理事、中国医院协会自律维权部副主任郑雪倩教授到院作“医疗纠纷的防范与处理”专题讲座。

5月8日，县卫生局与南通人民广播电视台新闻综合频率联合举办“杏林春风暖民心”的户外直播。

5月10日，《江海晚报》刊登县卫生局“小荷已露尖尖角——记成长中的如东县卫生系统爱心天使服务队”通讯。

5月13日，县人民医院护士长沈建英参加县委宣传部、团县委、县文广传媒中心、县青年联合会举办的“火红青春映党旗、服务发展当先锋”全县践行新时期如东精神青年典型事迹报告会。

5月14日，“卫生部、国家教育部预防接种证查验工作调研活动”在县举行。

5月26日,江苏省爱卫办专家陈晓进、郑浩一行8人到县督查农村生活饮用水监督监测和农村改厕工作。

5月27日,县人民政府召开第29次常务会议,会议同意县中医院整体迁至县城新区。

5月,县卫生系统在洋口镇启动以"送医疗、送经济、送项目、送温暖、送服务"为主要内容的百户农民脱贫攻坚。

6月7日,受卫生部委托,上海市卫生局医政处一行4人到县第三人民医院,对南通市第一人民医院支援卫生工程项目进行督导检查。

6月15日,县卫生系统思想政治工作研究会获"江苏省卫生系统优秀政促会"称号。

6月,县卫生局下发《如东县卫生事业发展第十二个五年规划》。

8月25日,江苏省疾病预防控制中心到县检查职业病防治工作。

9月1日,县卫生党工委发文,表彰14篇新时期如东精神主题的征文。

9月21日,"县卫生系统安全生产暨消防培训'四个能力'现场会"在县人民医院会议室召开。县卫生局局长张泽宾、副局长陈建权、县公安局消防大队教导员王献及卫生系统150人出席。

9月,县卫生局获"江苏省'诉讼对接'工作先进单位"称号。

10月,举办县卫生系统第八届文化节,管晓飞、胡佳伟获"护理操作比赛一等奖";县第二人民医院获"乒乓球比赛团体第一名",张卉和王栋分别获得"女子、男子单打第一名";县人院、县第四人民医院、县卫生监督所、县卫生进修学校、县中医院、苴镇中心卫生院荣获"诗歌朗诵比赛综合金奖"。

10月17日,美国加州富乐敦州立大学国际拓展部国际学术交流亚洲部主任薛亚萍访问双甸镇中心卫生院。

11月8日,南通市人民政府市长丁大卫视察县第三人民医院基建工地。

11月17日,马塘医院住院大楼奠基,预计投资1200万元,土建工程5000平米。

12月1日,县卫生局、县人口和计划生育委员会、县妇女联合会、共青团县委、县疾病预防控制中心在亚萍广场门前举行"12·1世界艾滋病日"义诊咨询活动。

12月15日 ,南通市卫生局专家组对丰利医院等级医院创建进行调研评估。

12月18日,县中医院"轩岐馆"开馆,江苏省卫生厅副厅长兼中医药管理局局长陈亦江、国医大师周仲英、朱良春和县委书记周铁根共同为轩岐馆揭牌。

12月,如东县获"江苏省自强模范扶残助残先进单位"称号。

● 如东县获"江苏省残疾人社区康复先进县"称号。

● 如东县获"全国第二批白内障无障碍县"称号。

● 县卫生监督所、县人民医院120急救服务中心获"江苏省巾帼文明示范岗"称号。

● 县疾病预防控制中心获"江苏省农村饮用水监测工作先进集体"称号。

● 县卫生监督所获"江苏省农村饮用水监测工作先进集体"称号、许庆忠获"江苏省优秀卫生监督员"称号。

● 县人民医院管晓飞获"江苏省优质护理服务先进个人"称号。

● 双甸镇中心卫生院通过南通市一级甲等中心卫生院(二期)复核评审。

● 县第四人民医院获"南通市文明单位"称号。

是年,全县共有各类医疗机构463个,其中一级以上医疗机构52个,社区卫生服务站240个,个体医疗机构166个。共有床位2664张,平均每千人拥有床位2.75张。共有卫生技术人员4649人,其中乡村医生752人,平均每千人拥有4.30人。

第一编　组织机构

综　述

如东县卫生机构设置较早，门类亦多，随行政区划变更而变更。

东晋·义熙七年（公元411年）建县，境内存在如皋、蒲涛、临江3个县建制。如皋县下辖3个乡，乡名无考。

唐·太和五年（831年）析海陵5个乡置如皋场。按唐制100户设里，5里为乡。共领5乡、25里。乡名无考。

南唐·太保十年（937年）升如皋场为如皋县，仍辖5乡、25里。

宋代（960～1279年），辖4乡，乡下设保，城区设坊。

元代（1279～1368年），改保为社，余同宋制。乡名及保（社）、坊数均缺载。

明代（1368～1644年）全县分设城厢、江宁乡、安定乡、沿海乡、赤岸乡。以110户设里，分设38里，合灶（即盐灶）户6里，共辖44里。城厢2坊6里：东厢1里、西厢1里、南厢1里、北厢1里、清泰坊1里、平泰坊1里。江宁乡4都9里：十二都3里、十四都2里、十五都3里、十六都1里。安定乡4都7里：九都2里、十七都3里、十九都1里、二十都1里。沿海乡4都9里：一都3里、三都1里、四都2里、六都3里。赤岸乡4都7里：七都2里、八都1里、二十一都3里、二十三都1里。

清·康熙十年（1671年），按田地置都、图。全县设16都、32图。

清·雍正六年（1728年），改都、图为乡、都、里，全县辖4乡、16都、32里，其附郭者别为4厢、4里，合灶户6里，共42里。4厢4里：东厢一里，西厢一里，南厢一里，北厢一里。4乡：江宁乡辖4都9里，十二都一里、二里、三里，十四都一里、二里，十五都一里、二里、三里、四里，十六都一里；安定乡辖4都7里，九都一里，十七都一里、二里、三里，十九都一里，二十都三里、五里；赤岸乡辖4都7里，七都一里、二里、四里，八都一里，二十一都一里、二里，二十三都一里。沿海乡辖4都9里，一都三里、四里、十里，三都一里、二里、三里，六都一里、四里、六里。灶户6里：一都一里、二里、五里、六里，三都二里、三里。

清·宣统二年（1910年），实行城乡自治制，城厢改城市，余为乡，设白蒲、卢港、掘港、马塘、双甸、东陈、磨头、丁堰、石庄、江安、镇涛、车马湖、丰利、岔河、苴镇、立发、李堡等17乡。市乡设自治公所，选举成立议事会和董事会，下领地保。

民国2年（1913年），改城乡制为以户口为标准的市、乡制，辖区人口在4万以上的称市，不足4万的称乡。全县依此标准划分，辖6市12乡。6市为：城市、白蒲、卢港、掘港、马塘、双甸。12乡为：东陈、磨头、丁堰、石庄、江安、镇涛、车马湖、丰利、岔河、苴镇、立发、李堡。

民国3年（1914年），辖13市5乡。13市为：城市、东陈、白蒲、双甸、马塘、丰利、岔河、掘港、磨头、车马湖、石庄、卢港、李堡。5乡为：丁堰、苴镇、镇涛、江安、立发。是年2月，取消市、乡自治公所和议董两会，改设助理员办事处。

民国12年（1923年），恢复市乡自治会，成立议、董两会。

民国16年（1927年）12月16日，改设市、乡行政局。

民国17年（1928年）6月，实行村（街）、闾、邻制。11月，委派各村村长、村副。

民国18年（1929年）6月，国民政府颁布《县组织法》规定："各县按户口及地方情形分割若干区，每区以10乡镇至50乡镇组织之。百户以下之村庄地方为乡，百户以上之街市地方为镇。乡镇居民以25户为闾，5户为邻"。8月11日，如皋县政府公布，将原18市、乡改为18区：城市为第一区，东陈市为第二区，丁堰乡为第三区，白蒲市为第四区，双甸市为第五区，岔河市为第六区，马塘市为第七区，丰利市为第八区，掘港市为第九区，苴镇乡为第十区，磨头市为第十一区，车马湖市为第十二区，石庄市为第十三区，镇涛乡为第十四区，江安乡为第十五区，卢港市为第十六区，立发乡为第十七区，李堡市为第十八区。按面积、人口及市镇大小将18个区，分成甲、乙、丙、丁4个等级，即：第一、九、十六区为甲等区，第四、五、八、十八区为乙等区，第二、六、七、十一、十二、十三、十四、十五区为丙等区，第三、十七区为丁等区。建区以后，以原行政局改建为区公所，同时划分487乡、61镇、10668闾、53329邻。乡设乡公所、镇设公所。

民国23年（1934年）3月，民国政府推行保甲制，以10户为甲，10甲为保（城区25甲为保）。区、乡、镇划分亦有变化，规定"各县区数最少5区，最多15区""各县乡镇区域之划分，以每乡镇500户至1000户为原则"。如皋县政府于次年6月16日发布划并区乡镇布告，将18个区划并为15个区，撤去第二区东陈、第十区苴镇、第十四区镇涛，分别并入丁堰、丰利、车马湖，另将原车马湖区龙游河西5个乡划属石庄。新划的15个区为：第一区城区、第二区丁堰、第三区白蒲、第四区双甸、第五区岔河、第六区马塘、第七区丰利、第八区掘港、第九区磨头、第十区车镇、第十一区石庄、第十二区江安、第十三区卢港、第十四区立发、第十五区李堡。原548个乡、镇，合并为240个乡、42个镇。

民国24年（1935年）1月，全县保甲编制完成，设3078个保、30891个甲。

1934年如皋县乡镇区划表

表1-2 单位：个

区划	所辖乡镇、保甲数				所辖乡镇名
	镇数	乡数	保数	甲数	
第一区（城区）	10	19	361	3909	迎春镇 锦绣镇 丰乐镇 党治镇 坝桥镇 宏济镇 陆桥镇 普济镇 柴湾镇 万寿镇 普渡乡 仙鹤乡 大娄乡 马塘乡 福缘乡 平明乡 安定乡 宗岱乡 石塘乡 郎庄乡 陆窑乡 蒲东乡 野林乡 太平乡 元通乡 鹿门乡 周庄乡 庆余乡 邓园乡
第二区（丁堰）	3	22	210	2077	丁堰镇 东陈镇 薛洪镇 马凌乡 薛蔡乡 蒋坞乡 薛杭乡 徐汪乡 李冯乡 念曹乡 施夹乡 丁吴乡 冯九乡 花倪乡 明石乡 宗陈乡 土刘乡 娄吴乡 小龙乡 许陈乡 骆臣乡 刘庄乡 石郭乡 徐老庄乡 顾邵丁乡
第三区（白蒲）	2	14	186	1873	蒲北镇 林梓镇 红园乡 雪曹乡 兴姚乡 新庵乡 高甸乡 费江乡 佳姚乡 橙曹乡 月港乡 葭塘乡 奚斜乡 善坝乡 官杨乡 姜园乡
第四区（双甸）	2	14	188	1889	双甸镇 石甸镇 宗刘乡 石坝乡 东周乡 郑薛乡 袁庄乡 徐曹乡 葛兜乡 洋涨乡 铁果乡 田季乡 斜桥乡 孙吴乡 杨木乡 丛坝乡
第五区（岔河）	1	12	148	1476	岔河镇 星堡乡 金陈乡 杨曹乡 汤花乡 季祝乡 曹汤乡 永施乡 白石乡 佘肖乡 地徐乡 平吴乡 白宫乡
第六区（马塘）	4	10	170	1712	马塘镇 潮桥镇 沙村镇 曹埠镇 堤南乡 孙窑乡 三和乡 里仁乡 元兴乡 达德乡 盐河乡 七里乡 王袁乡 陈家乡

续表1-2 单位:个

区划	所辖乡镇、保甲数				所辖乡镇名
	镇数	乡数	保数	甲数	
第七区（丰利）	2	27	295	2926	丰利镇 古坝镇 苴镇乡 桑龙乡 玉安乡 双德乡 古坳乡 花严乡 川合乡 观土乡 滨海乡 东龙乡 双东乡 普延乡 新良乡 东河乡 山市乡 沿岸乡 河北乡 窑河乡 育才乡 社庙乡 吴许乡 新兴乡 姚坞乡 新甸乡 丁陈乡 凌北乡 界岸乡
第八区（掘港）	4	16	330	3318	盐垣镇 碧霞镇 长沙镇 北坎镇 上漫乡 下漫乡 洋岸乡 华丰乡 银杏乡 余荡乡 南坎乡 环芳乡 三民乡 虹元乡 八总乡 九总乡 大豫乡 六七总乡 大豫南乡 大豫北乡
第九区（磨头）	1	15	137	1375	磨头镇 大明乡 钱长乡 章王乡 贾屋乡 徐石乡 陈户乡 秀荡乡 大兴乡 马练乡 高石乡 芸房乡 左郇乡 陈邵乡 桃园乡 天堡乡
第十区（车镇）	3	20	221	2149	薛窑镇 李桥镇 花园乡 文庄乡 长庄乡 朱楼乡 范湖乡 朱庄乡 郭园乡 三义乡 郑蔡乡 龙舌乡 一甲乡 北园乡 扒头乡 中心乡 营房乡 税圩乡 新村乡 东平乡 白雁桥乡 下驾原镇 车马湖乡
第十一区（石庄）	4	15	173	1679	石北镇 石南镇 新生镇 张黄镇 龙潭乡 永隆乡 砖桥乡 楼房乡 空田乡 唐家乡 大腰乡 海圩乡 郝李乡 钱庄乡 陈家乡 吴窑乡 何庄乡 永安乡 沈天井乡
第十二区（江安）	2	8	123	1227	西柴镇 严黄镇 陈堡乡 马曹乡 燕桥乡 朝燕乡 周丁乡 陆桥乡 北园乡 百新乡
第十三区（卢港）		17	225	2190	卢港乡 簿湾乡 袁横乡 大石乡 鄂西乡 刘黄乡 高蒋乡 卢杨乡 芹界乡 朱夏乡 搬经乡 晓尼乡 桥堡乡 倪港乡 谢李乡 加马乡 梅冯乡
第十四区（立发）	1	12	136	1339	立发镇 东屏乡 长安乡 镇海乡 古河乡 树人乡 周济乡 南阳乡 里仁乡 玉树乡 太平乡 净土乡 三民乡
第十五区（李堡）	3	19	175	1752	李堡镇 丁所镇 西场镇 陆堑乡 戚庄乡 风井乡 陈庄乡 楼基乡 储洋乡 曹园乡 蒋庄乡 朱庄乡 杨庄乡 池旺乡 赵墩乡 何园乡 周庵乡 云龙乡 牌楼乡 李庄乡 沧浪乡 桑周乡

民国27年(1938年)3月,国民政府如皋县政府迁至如皋东乡后,直接管辖东北部9个区。

民国29年(1940年)10月,中国国民革命军新编第四军苏北指挥部第三纵队东进后,分“如皋县”为“如皋县”“如西县”,以白蒲经丁埝至柴湾运盐河为界,河西地区划属为“如西县”,“如皋县”位于运盐河以东,下辖掘港、掘东、马塘、丰利、滨海、岔河、双甸、栟茶、白蒲9个区。

民国30年(1941年)8月,县下辖掘南、掘北、掘东、马南、马北、掘马南、掘马北、丰东、丰中、丰中东、丰西、栟南、栟北、栟茶、双南、双北、丁东、岔南、岔北、白蒲、双蒲、西南、滨海23个区。

民国32年(1943年)4月,如皋县下辖掘东、掘马南、掘马北、丰东、丰掘、丰西、栟茶、栟丰、双岔北、西南、白蒲、丁东12个区。

民国34年(1945年)9月,“如西县”复名“如皋县”,原“如皋县”更名为“如东县”,东台县栟茶区划属如东县。12月,如东县下辖掘东、掘港、马塘、苴镇、丰利、丰苴、丰马、栟茶、双甸、景安、双南、岔河、汤园、柴湾、雪岸、丁东16个区。

民国36年(1947年)1月,如东县设掘东、掘长、沿海、掘港办事处、掘港、掘马北、桐本、苴丰、苴镇、栟丰、栟茶、栟北、景安、汤园、岔南、城东16个区。2月,汤园区划属通如行署。其后,汤园区分为汤园区、蒲东区。

民国38年(1949年)2月,通如行署撤销,旋改称"苏北行署南通行政区"。汤园区、蒲东区划属如东县。12月,如东县下辖丁埝、蒲东、景安、双甸、栟茶、栟北、丰利、苴镇、掘港、掘东、掘长、沿海、桐本、岔河、汤园15个区。

1951年春,如东县下辖掘港、掘东、掘长、苴镇、卫海、丰利、栟茶、栟北、靖海、双甸、景安、桐本、岔河、汤园、丁埝、蒲东16个区。

1952年,如东县增设古坝、雪岸、马塘、掘郊4个区。

1954年9月,蒲东、丁埝、雪岸3个区划属如皋县。蒲东区所辖庭贵、国强、新庵3个乡划属汤园区,丁埝区所辖沿港、花石2乡划属双甸区,毅夫乡划属景安区,雪岸区所辖万灵、兴隆、先民、陈庄、幸福5个乡划属景安区。12月,如东县下辖景安、双甸、岔河、汤园、马塘、桐本、掘郊、掘东、掘长、苴镇、卫海、丰利、栟茶、栟北14个区、162个乡(镇)、1179个行政村和38条街道。

1954年如东县乡镇区划表

表1-3　　　　单位:个、条

区　别	乡镇别	村数	街道数
景安区	景南乡 景安乡 袁南乡 花园乡 达富乡 环凌乡 直夫乡 桂林乡 凤园乡 万灵乡 幸福乡 陈庄乡 毅夫乡 兴隆乡 先民乡	104	
双甸区	双甸镇 双北乡 双南乡 石北乡 石坝乡 鹤井乡 石甸乡 三桥乡 田季乡 洋涨乡 宗奎乡 复兴乡 沿港乡 铁果乡 花石乡 丛坝乡	111	3
岔河区	岔河镇 陈皋乡 钱塘乡 其国乡 平肖乡 岔北乡 新兴乡 马扬乡 古吴乡 锦成 联港乡	102	5
汤园区	顾茂乡 民主乡 虹桥乡 红星乡 新西乡 芳根乡 翻身乡 烈士乡 建设乡 民富乡 五窑乡 四港乡 庭贵乡 新庵乡 国强乡	92	
马塘区	马塘镇 前进乡 胜利乡 潮桥乡 尊三乡 坚决乡 新沿乡 凌民乡 马北乡 王元乡	79	6
桐本区	上漫乡 下漫乡 提南乡 应泉乡 孙窑乡 三沿乡 毕杨乡 惕庵乡	52	
掘郊区	虹元乡 苏云乡 三民乡 芳泉乡 银杏乡 余荡乡 港南乡 和春乡 五六总乡	85	
掘东区	镇东乡 镇西乡 新中乡 强丰乡 徐征乡 利民乡 新丰乡 大同乡 王荃乡 新生乡 新余乡 华丰乡	89	1
掘长区	坿中乡 长沙乡 丁杨乡 秀岩乡 新华乡 杨於乡 如华乡 南坎乡 圩北乡	63	
卫海区	建海乡 堤北乡 北坎乡 海滨乡 环港乡 环东乡 鸿余乡	33	
苴镇区	东宁乡 四明乡 福亮乡 新建乡 沿堤乡 东屏乡 苴镇乡 保林乡 三邻乡 四桥乡	74	1
丰利区	丰利镇 光荣乡 古坳乡 双德乡 甜港乡 五义乡 玉龙乡 观东乡 新利乡 石屏乡 团结乡	106	3
栟茶区	栟茶镇 海辰乡 赵港乡 滘河乡 横港乡 于港乡 栟北乡 德贵乡 张黄乡 高林乡 宏连乡 蔡庄乡 秀贞乡 洋口乡	116	9
栟北区	浒滘乡 新联乡 旧场乡 富滩乡 新平乡 沿海乡 联合乡 启新乡 浒北乡 西洋乡 新园乡 新洋乡 临海乡 新合乡	73	
县　城(掘港镇)	胜利街 冲锋街 解放街 竹厂街 刘鑫街 新兴街 王彭街 映皋街 繁荣街 三桥街		10

1958年10月,全县建42个人民公社,计辖450个生产大队、3582个生产队。

1959年5月,县"旧场人民公社医院"划属"海安县"。

1981年,全县设有掘港、掘东、苴镇、丰利、栟茶、双甸、岔河、马塘8个区,掘港、丰利、栟茶、岔河、马塘5个县属镇、44个农村人民公社、4个渔业人民公社、763个生产大队、7085个生产队和729个相当于生产队的单位。

1985年12月，全县设有8个区，计有5个镇、48个乡、6个场。卫生机构有县卫生局1个、区卫生所8个、县直医疗单位5个、县直卫生单位5个、县直卫生团体2个、中心卫生院7所、乡镇卫生院52所、村卫生室719个、医务室51个、诊所111个。

1985年如东县乡镇(场)区划表

表1-4

区　别	乡镇(场)别
掘港区	掘港镇 掘郊乡 童店乡 饮泉乡 九总乡 国营掘港农场 如东县狼山种鸡场
掘东区	兵房乡 南坎乡 丁店乡 华丰乡 东凌乡 如东农场 如东盐场
苴镇区	苴镇乡 长沙乡 北坎乡 卫海乡 新光乡 北渔乡
丰利区	丰利镇 凌河乡 石屏乡 光荣乡 五义乡 丰西乡 环农乡 环港渔业乡 洋口农场
栟茶区	栟茶镇 新林乡 洋口乡 靖海乡 浒澪乡 于港乡 河口乡 南港渔业乡 如东林场
双甸区	双甸乡 景安乡 袁庄乡 沿南乡 石甸乡 双南乡
岔河区	岔河镇 岔东乡 古坝乡 岔北乡 岔南乡 汤园乡 新店乡
马塘区	马塘镇 桐本乡 凌民乡 潮桥乡 孙窑乡 曹埠乡 环镇乡 环北乡

2001年12月，全县下辖栟茶、洋口、丰利、苴镇、长沙、大豫、兵房、掘港、马塘、曹埠、岔河、新店、双甸、河口、袁庄、沿南、景安、新林、环港、城南20个镇，计有国营掘港农场、县狼山种鸡场、如东农场、如东盐场、洋口农场、县林场6个场和324个村民委员会及1个街道办事处、72个居委会。

2010年12月，全县划为栟茶、洋口、丰利、苴镇、长沙、大豫、掘港、马塘、曹埠、岔河、新店、双甸、河口、袁庄14个镇，有34个社区居民委员会、208个村民委员会。卫生机构有县卫生局1个、镇卫生所14个、县直医疗单位4个、县直卫生单位4个、县直卫生团体4个、中心卫生院8所、改制医院38所、社区卫生服务站240个、医务室91个、诊所77个。

第一章　领导机关

概　述

东晋·义熙七年(411年)，“如皋县”建立，领导全县卫生工作机关为“如皋县衙”。

民国元年(1912年)1月，领导全县卫生工作机关为“如皋县政府”。

1949年10月，领导全县卫生工作机关为“如东县政府”。

1950年8月，领导全县卫生工作机关为“如东县人民政府”。

1955年12月，领导全县卫生工作机关为“如东县人民委员会”。

1968年4月，领导全县卫生工作机关为“如东县革命委员会”。

1981年5月，领导全县卫生工作机关为“如东县人民政府”。

2010年12月，领导全县卫生工作的机关为：中共如东县委、如东县人大常委会、如东县人民政府、政协如东县委员会，市级业务主管机关为南通市卫生局，县专门卫生工作管理委员会为如东县爱国卫生运动委员会、如东县人口和计划生育委员会、如东县血吸虫病和地方病防治工作领导组、如东县新型农村合作医疗管理委员会。

第一节 县政党机关

如皋县内先后出现“中国共产党”组织、“中国国民党”组织、“汪伪国民党”组织。

1926～1941年中共如皋县委机关负责人更迭表

表1-5

机构名称	职 务	姓 名	籍 贯	任 期
中共如皋独立支部	书 记	陆景槐	江苏如皋	1926.09～1927.03
中共如皋独立支部	书 记	王盈朝	江苏如东	1927.03～1927.07
中共如皋县委员会	书 记	王盈朝	江苏如东	1927.07～1928.05
中共如皋县委员会	书 记	吴亚苏	江苏如东	1928.07～1928.11
中共如皋县委员会	书 记	徐芳德	江苏如皋	1928.11～1929.01
中共如皋县委员会	书 记	汤士伦	江苏如皋	1929.02～1929.06
中共如皋县委员会	书 记	韩铁心	江苏海安	1929.06～1930.05
中共如皋县委员会	书 记	于 咸	江苏如皋	1930.05～1930.06
如皋县行动委员会	负责人	穆子奇 曹 斌	江苏如皋	1930.07～1930.08
中共如皋县委员会	书 记	穆子奇	江苏如皋	1930.11～1931.03
中共如皋县委员会	书 记	于 咸	江苏如皋	1931 春～1931.08
中共如泰县委员会	书 记	吴汝连	江苏如皋	1932.02～1933.04
中共如皋中心县委员会	书 记	钟 民		1940.09～1941.01

1941～2010年中共如东县委机关负责人更迭表

表1-6

机关名称	负责人更迭
中国共产党如皋县委员会 （1941.01～1945.09）	书 记：陈国权1941.01～1941.09 谢克东1941.09～1943.01 赵毓华1943.01～1943.07 王野翔1943.07～1945.09
中国共产党如东县委员会 （1945.09～1949.10）	书 记：林德明1945.09～1947.01 王野翔1947.01～1947.08 朱溪东1947.08～1948.01 林德明1948.01～1948.09 王太祥1948.09～1949.10
中国共产党如东县委员会 （1949.10～1966.05）	书 记：张德义1949.10～1951.08 周冶农1951.08～1951.12 唐国法1951.12～1953.01 唐国法1953.01～1954.08 王冠军1954.08～1955.07

续表1-6

机关名称	负责人更选
中国共产党如东县委员会 （1949.10～1966.05）	书　记：王一峰　1955.07～1959.04 王一峰　1959.04～1962.10　（第一书记） 徐兆元　1961.01～1962.10　（第二书记） 徐兆元　1962.10～1966.05
中共如东县革命委员会核心小组 （1969.07～1971.01）	书　记：董士奎　1969.07～1970.02　（组　长） 曹兴中　1970.06～1970.08　（组　长） 邵　章　1970.08～1970.12　（组　长）
中国共产党如东县委员会 （1971.01～　　　）	书　记：邵　章　1971.01～1975.04 缪叔平　1975.04～1977.09 孙维经　1977.09～1984.01 陆明钰　1984.07～1985.10 徐湘林　1985.10～1990.03 徐守盛　1990.03～1991.12 汤桑林　1991.12～1999.12 严长俊　1999.12～2006.06 周铁根　2006.06～

中国国民党县党部

1926～1949年中国国民党如皋县党部负责人更迭表

表1-7

机关名称	负责人更迭
国民党如皋县党务筹备委员会 （1926.04～1927.01）	委　员：陆景槐 王盈朝 季　云 马健伯 汤克祚
国民党如皋县党部 （1927.01～1949.01）	负责人：陆景槐 1927.01～1928.04 党务指导员：季忠琢、李济华 特派员：成昌五 党务指导员：董肖苏 1928.04～1929.02 第一届执监委员会　1929.02～1929.10 党务整理委员会　1929.10～1930.10 第二届执监委员会　1930.10～1931.10 第三届执监委员会　1931.10～1938.11 书记长：季瞻北 1938.11～1940.04 张万勤 1940.04～1941.12 俞时中 1941.12～1946.10 何伯仁 1946.10～1947.04 周　庠 1947.04～1949.01

汪伪国民党县党部

1940～1945年汪伪国民党如皋县党部负责人更迭表

表1-8

机关名称	负责人更迭
汪伪国民党如皋县筹备委员会 （1940.02～1941.04）	主　　任：何　龙 1940.02～1941.02 冯丙乙 1941.02～1941.04

续表1-8

机关名称	负责人更迭
汪伪国民党如皋县党部 （1941.04～1945.09）	主任委员：冯丙乙 1941.04～1941.08 李景范 1941.08～1941.11 程荫庭 1941.11～1942.02 宋永祥 1942.02～1942.06 林毅之 1942.06～1943 沈书忱 1943　～1943.09 陆　海 1943.09～1944.09 任继高 1944.09～1945.09

第二节　县权力机关

民国30年（1941年），建立如皋县权力机构。2010年12月31日。

1941～2010年如东县权力机关负责人更迭表

表1-9

机关名称	负责人更迭
如皋县抗日根据地参政会 （1941.05～1945.09）	会　长：叶胥朝　1941.05～1945.09
如东县各界人民代表会议常务委员会 （1950.01～1956.10）	主　任：张德义　1950.01～1951.03 唐国法　1951.05～1956.10
如东县人大常委会 （1981.05～　　）	主　任：缪正谷　1981.05～1984.03 孙维经　1984.03～1985.06 顾永乐　1985.06～1993.02 汤桑林　1993.02～2001.01 张桂英　2001.01～

第三节　县行政机关

东晋·义熙七年（411年），设如皋县，截至宋代县行政机关资料欠缺。

990～1189年如皋县宋代县令更迭表

表1-10

任职时间	姓　名	籍　贯
淳化～至道年间（990～997年）	胡令仪	河南开封
景德年间（1004～1007年）	钱　冶	江苏武进
景德年间（1004～1007年）	钱　勰	浙江临安
大中祥符年间（1008～1016年）	曾易占	云南建昌
庆历年间（1041～1048年）	许　元	安徽宣城
皇祐年间（1049～1053年）	赵　朴	浙江衢州
淳熙年间（1174～1189年）	赵善瓘	
淳熙年间（1174～1189年）	耿　汉	

1341～1367年如皋县元代县令更迭表

表1-11

任职时间	姓　名	任　职
至正(1341～1367年)年间	陆仲高	县　尹
至正(1341～1367年)年间	朱省二	县　尹

1389～1639年如皋县明代知县更迭表

表1-12

任职时间	姓　名	籍　贯	任职时间	姓　名	籍　贯
洪武元年(1368年)	宋行简		洪武三十一年(1398年)	李　光	浙江永嘉
洪武三年(1370年)	王　稷		建文元年(1399年)	史　搢	河　北
洪武四年(1371年)	谢得民		建文四年(1402年)	朱崇德	江西永丰
洪武七年(1374年)	李　衡	山东陵县	建文四年(1402年)	王　琛	湖北崇阳
洪武十一年(1378年)	刘国衡		建文四年(1402年)	黎天佑	江西余干
洪武十二年(1379年)	王思直		永乐十年(1412年)	张　徽	山西绛州
洪武十三年(1380年)	徐　成		永乐十七年(1419年)	张　敬	河　北
洪武十四年(1381年)	周公鼎	江西吉水	永乐二十年(1422年)	甘从修	江西丰城
洪武十六年(1383年)	安　定	山　东	宣德四年(1429年)	梁　温	山东濮州
洪武十八年(1385年)	杨　凯		宣德六年(1431年)	吴　复	浙　江
洪武十八年(1385年)	辛　革		正统二年(1437年)	曹　立	山东临清
洪武二十二年(1389年)	马　融	陕西金川	正统十三年(1448年)	方用宁	浙江鄞县
洪武二十五年(1392年)	李德进	山东恩县	景泰四年(1453年)	贺　庆	山东德州
洪武二十六年(1393年)	赵守信		天顺八年(1464年)	易　恒	广东吴川
洪武二十七年(1394年)	李　让	河南胙城	成化二年(1466年)	周　礼	湖北应城
洪武二十九年(1396年)	张敬祖		成化四年(1468年)	王　伦	江西安福
洪武三十年(1397年)	唐　彝		成化七年(1471年)	蔡　彝	
洪武三十一年(1398年)	郭　敬	山东德平	成化十一年(1475年)	向　翀	四川通江

续表1-12

任职时间	姓　名	籍　贯	任职时间	姓　名	籍　贯
成化十三年（1477年）	姚　祯	浙江乌程	嘉靖二十六年（1547年）	王　珽	浙江诸暨
成化十七年（1481年）	胡　昂	河北定兴	嘉靖二十九年（1550年）	陈　雍	江西泰和
成化二十一年（1485年）	张　善	山东历城	嘉靖三十五年（1556年）	陈　道	广东南海
弘治四年（1491年）	刘文宠		嘉靖三十八年（1559年）	童蒙吉	浙江临安
弘治十年（1497年）	郭　秀	河南汤阴	嘉靖四十二年（1563年）	仇　灵	山西长治
弘治十二年（1499年）	马　清	河　北	嘉靖四十四年（1565年）	嵇　钿	浙江德清
弘治十八年（1505年）	赵　高	山西平定	隆庆三年（1569年）	佘国玺	广东揭阳
正德元年（1506年）	刘　竑	广东阳江	隆庆五年（1571年）	孔宏盛	山东曲阜
正德五年（1510年）	田惟佑	浙江肖山	隆庆六年（1572年）	唐邦佐	浙江兰溪
正德八年（1513年）	陶　楫	广　西	万历元年（1573年）	郑人逵	福建闽县
正德十年（1515年）	王世臣	山东昌邑	万历六年（1578年）	宋国相	山东滨州
正德十二年（1517年）	杨齐贤	云南安宁	万历八年（1580年）	高　瀛	浙江鄞县
正德十六年（1521年）	徐　相	江西都昌	万历十一年（1583年）	马　晨	
嘉靖三年（1524年）	梁乔升	广东顺德	万历十二年（1584年）	倪　章	浙江余姚
嘉靖八年（1529年）	吴宗元	江西金溪	万历十五年（1587年）	刘贞一	河南通许
嘉靖十一年（1532年）	张　仕	湖南来阳	万历十八年（1590年）	针　惠	山东济宁
嘉靖十三年（1534年）	刘永准	河　北	万历二十年（1593年）	王以蒙	福建延平
嘉靖十五年（1536年）	许廷章	河　北	万历二十四年（1596年）	陈　涣	浙江临海
嘉靖十六年（1537年）	陈大壮	河南洛阳	万历二十五年（1597年）	陈天季	江西崇仁
嘉靖十八年（1539年）	黎尧勋	四川乐至	万历二十七年（1599年）	张　星	湖北蕲州
嘉靖二十年（1541年）	刘一中	江西泰和	万历三十二年（1604年）	陈文进	福建惠安
嘉靖二十三年（1544年）	刘　本	江西万安	万历三十七年（1609年）	张　藩	

续表1-12

任职时间	姓　名	籍　贯	任职时间	姓　名	籍　贯
万历三十七年（1609年）	宋文昌	河南商城	崇祯六年（1633年）	高名衡	山东沂水
万历三十八年（1610年）	周承恩	湖南武冈	崇祯六年（1633年）	杨观吉	福建诏安
万历四十二年（1614年）	李廷材	广　东	崇祯八年（1635年）	郑腾云	福建福清
万历四十五年（1617年）	熊奋渭	河南商城	崇祯十二年（1639年）	成　德	山西灌州
泰昌元年（1620年）	李衷纯	浙江秀水	崇祯十二年（1639年）	林中桂	福建蒲田
天启五年（1625年）	王珍锡	陕西咸宁	崇祯十二年（1639年）	王　𡶛	山东长山
崇祯三年（1630年）	吴宏功	湖北江陵	崇祯十二年（1639年）	李丹衷	浙江嘉兴

1724～1911年如皋县清代知县更迭表

表1-13

任职时间	姓　名	籍　贯	任职时间	姓　名	籍　贯
顺治二年（1645年）	马御辇	陕　西	康熙三十一年（1692年）	催绳武	山西蒲州
顺治二年（1645年）	朱邦政	江苏宿迁	康熙三十四年（1695年）	赵昌标	浙江山阴
顺治三年（1646年）	殷应寅	山东滕县	康熙三十六年（1697年）	周鼎鉴	
顺治五年（1648年）	陈秉彝	辽　宁	康熙五十八年（1719年）	陈文海	福建永安
顺治十年（1653年）	李　朴	湖　南	雍正元年（1723年）	蒋依锦	广西灌县
顺治十三年（1656年）	崔凤宾		雍正二年（1724年）	曹　枢	浙江桐乡
顺治十六年（1659年）	李振奇	河南商水	雍正四年（1726年）	丁　铨	
康熙元年（1662年）	范承先	辽宁沈阳	雍正七年（1729年）	彭履仁	湖北孝感
康熙八年（1669年）	李文秀	河　北	雍正十一年（1733年）	冯国祺	浙　江
康熙十二年（1673年）	高　瑚		雍正十三年（1735年）	丁元正	湖南衡阳
康熙十六年（1677年）	赵宏化	山西寿阳	乾隆三年（1738年）	邹廷模	浙江仁和
康熙二十年（1681年）	卢　綖	湖北黄安	乾隆七年（1742年）	李光泗	湖北荆门
康熙二十六年（1687年）	董廷荣		乾隆九年（1744年）	汪亮卿	安徽歙县
康熙二十九年（1690年）	王所取	四　川	乾隆十一年（1746年）	赵廷健	陕西富平

续表1-13

任职时间	姓　名	籍　贯	任职时间	姓　名	籍　贯
乾隆十二年（1747年）	郑见龙	浙江淳安	嘉庆四年（1799年）	朱锡舜	
乾隆十六年（1751年）	王　纬		嘉庆六年（1801年）	杨受廷	山东历城
乾隆十六年（1751年）	李　棠	河　北	嘉庆六年（1801年）	王清汉	河南洛阳
乾隆十六年（1751年）	张朝鉴	福建晋江	嘉庆九年（1804年）	姚风楷	山东钜野
乾隆十七年（1752年）	陈　琨	浙江宁海	嘉庆十年（1805年）	左元镇	河　北
乾隆二十年（1755年）	章纯儒	广东登海	嘉庆十三年（1808年）	侯维藩	陕西神木
乾隆二十年（1755年）	杨曹敏	浙江开化	嘉庆十三年（1808年）	左元镇	河　北
乾隆二十一年（1756年）	李　蛟	广东嘉应	嘉庆十三年（1808年）	郑其忠	贵州石阡
乾隆二十一年（1756年）	何廷模	浙江仁和	嘉庆十四年（1809年）	左元镇	河　北
乾隆二十六年（1761年）	张起风	浙江海盐	嘉庆十五年（1810年）	曹　约	安徽歙县
乾隆三十一年（1766年）	黄　佑	河　北	嘉庆十五年（1810年）	左元镇	河　北
乾隆三十一年（1766年）	王　浩	广东乐会	嘉庆十六年（1811年）	杨受廷	山东历城
乾隆三十二年（1767年）	施　谋	浙江仁和	嘉庆十六年（1811年）	孟肇纪	云南昆明
乾隆三十二年（1767年）	庄拔萃	福建晋江	嘉庆十七年（1812年）	赵庭椿	浙江山阴
乾隆三十二年（1767年）	陈占选	福建蒲田	嘉庆十九年（1814年）	田如芬	山西交城
乾隆三十二年（1767年）	崔正音	河　北	嘉庆二十年（1815年）	赵庭椿	浙江山阴
乾隆三十五年（1770年）	陈　英		嘉庆二十年（1815年）	王风翥	山东费县
乾隆五十九年（1794年）	张致钧	安徽宣城	嘉庆二十一年（1816年）	陈玉成	广东东莞
乾隆六十年（1795年）	张驾山	浙江仁和	嘉庆二十一年（1816年）	刘大烈	安徽巢县
嘉庆三年（1798年）	安纯仁	贵州安化	嘉庆二十一年（1816年）	沈　涛	浙江嘉兴
嘉庆三年（1798年）	方观鲤	安徽桐城	嘉庆二十二年（1817年）	贺崇禧	山东历城
嘉庆四年（1799年）	廖鸣球	广东河源	嘉庆二十二年（1818年）	托克托布	

续表1-13

任职时间	姓　名	籍　贯	任职时间	姓　名	籍　贯
道光元年（1821年）	胡　杰		道光二十八年（1848年）	马云鹤	云南蒙化
道光四年（1824年）	托克托布		道光二十九年（1849年）	马云鹤	云南蒙化
道光五年（1825年）	宁云程	山东宁阳	道光二十九年（1849年）	陈敦诰	浙江嘉兴
道光六年（1826年）	李士森	山东章邱	咸丰元年（1851年）	谢范卿	江西南康
道光六年（1826年）	王学洋	四　川	咸丰元年（1851年）	马云鹤	云南蒙化
道光七年（1827年）	秦颐龄	山西风台	咸丰五年（1855年）	李守诚	江西宜黄
道光七年（1827年）	王善业	浙江钱塘	咸丰六年（1856年）	上官夔	陕西乾州
道光八年（1828年）	张泰清	浙江永嘉	咸丰十年（1860年）	徐　锟	浙江德清
道光八年（1828年）	王善业	浙江钱塘	同治元年（1862年）	张肄孟	四川巴县
道光十年（1830年）	冯思澄	浙江山阴	同治二年（1863年）	周际霖	贵州贵阳
道光十一年（1831年）	范仕义	云南保山	同治三年（1864年）	李振黉	安徽舒城
道光十二年（1832年）	徐　森	安徽桐城	同治六年（1867年）	周际霖	贵州贵阳
道光十二年（1832年）	范仕义	云南保山	同治十二年（1873年）	胡维藩	安　徽
道光十三年（1833年）	李　蓴	湖南湘乡	光绪元年（1875年）	周际霖	贵州贵阳
道光十五年（1835年）	范仕义	云南保山	光绪三年（1877年）	朱廷球	安　徽
道光十九年（1839年）	孙炳炜	浙江仁和	光绪五年（1879年）	周际霖	贵州贵阳
道光二十一年（1841年）	范仕义	云南保山	光绪七年（1881年）	刘廷镜	广　东
道光二十三年（1843年）	王庆瑞	河　北	光绪八年（1882年）	杨春芬	四　川
道光二十三年（1843年）	范仕义	云南保山	光绪十四年（1888年）	黄本第	湖　南
道光二十四年（1844年）	杨维藩	福建连城	光绪十五年（1889年）	林之蘅	浙　江
道光二十四年（1844年）	白联元	山西平定	光绪十六年（1890年）	莫炳琪	湖　南
道光二十七年（1847年）	顾鸣奎	浙江肖山	光绪十七年（1891年）	罗先觉	湖　北

续表1-13

任职时间	姓 名	籍 贯	任职时间	姓 名	籍 贯
光绪十八年（1892年）	梅 采		光绪二十六年（1900年）	秦炳礼	湖 南
光绪十八年（1892年）	童秉厚	浙 江	光绪二十七年（1901年）	单儒绅	山 西
光绪十八年（1892年）	罗琼章		光绪二十八年（1902年）	陈崇煌	
光绪十九年（1893年）	葛毓清	山 东	光绪二十九年（1903年）	单儒绅	山 西
光绪二十一年（1895年）	龙 璋	湖 南	光绪三十年（1904年）	胡廷琛	安徽徽州
光绪二十三年（1897年）	单儒绅	山 西	光绪三十一年（1905年）	周景涛	福 建
光绪二十四年（1898年）	胡廷琛	安徽徽州	宣统元年（1909年）	郭曾程	福 建
光绪二十五年（1899年）	张存彝	湖 南	清宣统三年（1911年）	沙元炳	江苏如皋

1912～1940年如皋县知事（县长）更迭表

表1-14

任职时间	姓 名	籍 贯	职 官	任职时间	姓 名	籍 贯	职 官
民国元年（1912年）1月	沙元炳	江苏如皋	民政长	民国18年（1929年）7月	文钦明	湖南醴陵	县 长
民国元年（1912年）2月	李大年	安 徽	民政长	民国17年（1929年）11月	刘昌言	四川成都	县 长
民国2年（1913年）	刘 焕	安徽凤阳	知 事	民国19年（1930年）4月	张 烽	四川巴县	县 长
民国5年（1916年）	陆振声	江苏吴县	知 事	民国19年（1930年）5月	钱佐伊	上 海	县 长
民国6年（1917年）	刘式譔	天 津	知 事	民国22年（1933年）	赵镜源	贵州清镇	县 长
民国11年（1922年）	沈陈棨	浙江余姚	知 事	民国22年（1933年）8月	林立山	江苏丹阳	县 长（代）
民国13年（1924年）	周 焘	湖南长沙	知 事	民国23年（1934年）6月	章 骏	江苏吴县	县 长
民国14年（1925年）	王鸿翱	江苏吴县	知 事（代）	民国25年（1936年）8月	张渊扬	江苏句容	县 长
民国15年（1926年）	周 焘	湖南长沙	知 事	民国27年（1938年）1月	李承霖	江苏泰兴	县 长
民国16年（1927年）6月	乐济安	江 西	县 长	民国27年（1938年）夏	温培楠	江 西	县 长
民国16年（1927年）8月	叶庆生	江苏吴县	县 长（代）	民国28年（1939年）秋	吴卫久	江苏泗阳	县 长
民国16年（1927年）9月	章遵时		县 长（代）	民国28年（1939年）冬	薛承宗	江苏如皋	县 长
民国16年（1927年）10月	王浩然	浙江萧县	县 长	民国29年（1940年）8月	梁灵光	福建永春	县 长
民国17年（1928年）10月	江辅勤	浙江奉化	县 长				

1938～1944年如皋县汪伪政权县长(署长)更迭表

表1-15

任职时间	姓　名	籍　贯	职　官	备　注
民国27年(1938年)12月	于志文	江苏如皋	县知事	
民国28年(1939年)夏	于志文	江苏如皋	县　长	
民国30年(1941年)	冯叔鸾	河北涿州	县　长	
民国31年(1942年)	夏　震	江苏句容	县　长	
民国33年(1944年)秋	赵简子	江苏如皋	署　长	清乡特别区公署长权力相当于伪县长

1940～1949年如皋(东)县民主政权县长更迭表

表1-16

机关名称	主要领导和分管卫生领导更迭
如皋县抗日民主政府 民国29年11月至民国34年9月 (1940.11～1945.09)	县　长:叶胥朝1940.11～1945.09
如东县民主政府 民国34年9月至民国38年9月 (1945.09～1949.09)	县　长:钱静人1945.09～1945.11　(代) 钱静人1945.11～1946.08 邹　强1946.08～1948.01 徐可琴1948.01～1949.09

1949～2010年如东县人民政府领导人更迭表

表1-17

机关名称	主要领导和分管卫生领导更迭
如东县政府 (1949.10～1950.08) 如东县人民政府 (1950.08～1955.12) 如东县人民委员会 (1955.12～1968.04)	县　长:徐可琴1949.10～1950.11 魏志田1950.11～1954.11 缪正谷1954.11～1962.01 徐兆元1962.01～1963.09 缪叔平1963.09～1965.05 孙维金1965.05～1968.04 副县长:曹　旭1949.10～1951.07 冷德厚1955.12～1960.05 徐　来1960.05～1965.04 冷德厚1965.04～1966.02 陈伯陶1966.02～1968.04
如东县革命委员会 (1968.04～1981.05)	主　任:苗福昌1968.04～1970.02 邵　章1971.04～1975.03 缪淑平1975.03～1977.09 孙维金1977.09～1981.05 副主任:陈伯陶1968.04～1971.04 潘辉明1971.04～1981.05

续表1-17

机关名称	主要领导和分管卫生领导更迭
如东县人民政府 （1981.05～　　）	县　长：翁明富1981.05～1983.03 徐湘林1983.03～1986.03 徐守盛1986.03～1990.03 汤桑林1990.03～1991.12 张毓余1991.12～1992.03（代） 张毓余1992.03～1997.12 陈其林1997.12～1998.01（代） 陈其林1998.01～2001.11 沈振新2000.12～2001.01（代） 沈振新2001.01～2002.12 詹立风2002.12～2003.01（代） 詹立风2003.01～ 副县长：冯祖安1981.05～1983.03 吴剑坤1983.03～1993.03 丁慰祖1993.03～1998.01 王栋云1998.01～2003.01 孙建忠2003.01～2005.08 陈建华2005.08～2007.11 陶　燕2007.11～2007.12 翁晓云2007.12～2008.03 姜晓静2008.03～

第四节　县政协机关

1956年10月，建立如东县政协机构。

1956～2010年政协如东县委员会负责人更迭表

表1-18

机关名称	负责人更迭
政协如东县委员会 （1956.10～　　）	主　席：王一峰1956.10～1966.02 徐兆元1966.02～1968.04 王冠军1981.04～1984.03 翁明富1984.03～1985.06 陈德璜1985.06～1991.01 顾和章1991.01～2001.01 翁士豪2001.01～2007.12 徐建华2007.12～

第五节　地市卫生机关

1950年3月，县上级卫生主管部门为“南通专署民政处卫生科”。

1951年3月，为“南通专署卫生科”。

1952年10月，为“南通专署文教科”。

1953年6月，为“南通专署卫生科”。

1962年8月，为“南通专署文教卫生处”。

1963年2月，为“南通专署卫生局”。

1968年，为“南通地区革命委员会生产指挥组卫生组”。

1978年，为“南通地区革命委员会卫生局”。

1980年3月，为“南通地区行政公署卫生局”。

1982年12月至今，为“南通市卫生局”。

1950～2010年南通地市卫生机关负责人更迭表

表1-19

机关名称	负责人更迭
南通专署民政处卫生科 (1950.03～1951.03)	负责人：施公衡1950.03～1951.03
南通专署卫生科 (1951.03～1952.10)	科　长：翟公衡1951.03～1952.05
南通专署文教科 (1952.10～1953.06)	科　长：王启宇1952.10～1953.05
南通专署卫生科 (1953.06～1962.08)	科　长：沙　戈1953.06～1954　（副科长） 沙　戈1954　～1955.03 陆济社1955.03～1959　（副科长） 王克章1959　～1962.08
南通专署文教卫生处 (1962.08～1963.02)	处　长：王克辛1962.08～1963.02
南通专署卫生局 (1963.02～1968　)	局　长：王克辛1963.02～1968
南通地区革命委员会生产指挥组卫生组 (1968　～1978　)	组　长：唐剑秋1968　～1970　（副组长） 何克勋1970　～1978
南通地区革命委员会卫生局 (1978　～1980.03)	局　长：朱仕远1978　～1980.03
南通地区行政公署卫生局 (1980.03～1982.12)	局　长：王克辛1980.03～1982.12 唐剑秋1982.12～1983.04　（副局长）
南通市卫生局 (1982.12～　　)	局　长：孙　皓1983.04～1984.01 张肖敏1984.01～1992.08 黄京龙1992.08～1993.04　（副局长） 吴爱祥1993.04～2001.10 蒋志群2001.10～

第六节　县专门卫生管委会

如东县专门管委会有：县爱国卫生运动委员会、县人口与计划生育委员会、县公费医疗预防实施管理委员会、县委血吸虫病和地方病防治领导小组、县新型农村合作医疗管理委员会。

县专门卫生管委会选介：

如东县爱国卫生运动委员会

【地址】如东县掘港镇黄海路17号

【邮编】226400

【沿革】1952年4月，“如东县防疫委员会”建立。旋规范名称“如东县爱国卫生运动委员会”。

1955年8月27日，“如东县爱国卫生运动委员会办公室”建立，与县人民政府卫生科合署。地址设幸福路1号县人民政府大院内。

1957年8月，址迁掘港镇通海桥外江海西路18号，与县人民委员会卫生科、县卫生工作者协会、县卫生防疫站、县妇幼保健所、掘港区卫生所合署。11月，迁回幸福路1号县人民政府大院内。

1967年6月，停止运行，相关工作由县卫生服务站革命委员会代行。

1968年4月，复建“如东县爱国卫生运动委员会”及“办公室”，与县卫生局合署，址设七秀巷5号。

1975年，址迁县卫生防疫站院内。

1989年，址迁掘港镇黄海路17号与县卫生局合署。

2010年12月，办公室编制2人。

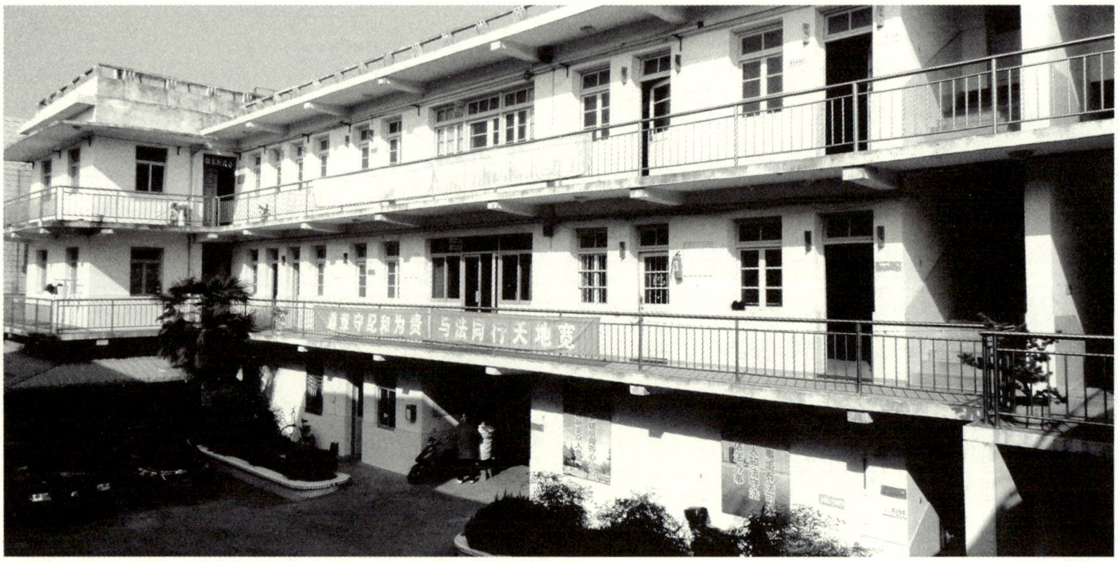

1979年，掘港镇黄海路17号办公楼二楼 （2011年3月4日县卫生志编纂办公室摄）

1952～2010年如东县爱国卫生运动委员会领导人更迭表

表1-20

机构名称	人员更迭
如东县防疫委员会 （1952.04～1952.04） 如东县爱国卫生运动委员会 （1952.04～ ）	主　任：魏志田1952.04～1954.11 缪正谷1954.11～1957.02 缪叔平1957.02～1957.12 缪正谷1957.12～1960.05 徐　来1960.05～1965.04 冷德厚1965.04～1966.02 陈伯陶1966.02～1967.06 陈伯陶1968.04～1976.10

续表1-20

机构名称	人员更迭
如东县防疫委员会 （1952.04～1952.04） 如东县爱国卫生运动委员会 （1952.04～　　）	主　任：潘辉明 1976.10～1981.05 冯祖安 1981.05～1983.03 吴剑坤 1983.03～1993.03 丁慰祖 1993.03～1998.01 王栋云 1998.01～2003.01 孙建忠 2003.01～2005.08 陈建华 2005.08～2007.11 陶　燕 2007.11～2007.12 翁晓云 2007.12～2008.03 姜晓静 2008.03～
如东县防疫委员会 （1952.04～1952.04） 如东县爱国卫生运动委员会 （1952.04～　　）	副主任：陆济社 1952.09～1955.04 施克勤 1956.06～1959.12 张冠南 1960.11～1967.06 缪　培 1968.04～1978.07 陈　耀 1978.07～1979.03 张　昆 1979.03～1982.12 康　靖 1982.12～1985.09 吴爱祥 1985.09～1990.06 张佩金 1990.06～2001.03 张泽宾 2001.03～

1958～2010年县爱国卫生运动委员会办公室工作人员更迭表

表1-21

机构名称	领导人员更迭
县爱国卫生运动委员会办公室 （1958.08～　　）	主　任：缪　储 1955.08～1963　（兼） 张冠南 1963.春～1964　（兼） 施克勤 1964　～1967.04 缪　培 1968.04～1977.03　（兼） 陈明池 1977.03～1978.12 吴爱祥 1978.12～1983.04 黄京龙 1983.04～1985.10 吴爱祥 1985.10～1990.06 李介玉 1990.09～1993.05 陆生保 1995.03～1996.11 刘晓燕 1996.11～2007.11 张旭初 2007.11～ 副主任：高云鹏 1955.08～1958 姚　兢 1955.08～1958 施克勤 1956　～1959　（兼） 王咸中 1978.12～1983.03 孙同政 1982.04～1985.03 李　耀 1985.03～2001.09 沙春智 1994.11～1996.06 邱瑞满 1996.01～2001.08 王跃成 2001.09～2002.07 朱建华 2002.07～2009.01 缪兴波 2009.01～ 办事员：宋兰玉 1998.06～2002.10 周晓梅 1994.06～1999.06 缪兴波 2004.03～2006.03

如东县人口和计划生育委员会

【地址】如东县掘港镇通海路9号

【邮编】226400

【沿革】1957年6月，县人民委员会卫生科负责全县计划生育工作，建立“如东县节育工作委员会”，县妇幼保健所为“办公室”单位。址设掘港镇地藏桥外（县人民医院住院部旧址）。8月，址迁掘港镇通海桥外江海西路18号，与县人民委员会卫生科、县卫生工作者协会、县妇幼保健所、县卫生防疫站、掘郊区卫生所等合署办公，时有平房6～8间，约100平方米。

1963年8月1日，改称“如东县计划生育委员会”，11个单位领导兼任委员，县人民委员会卫生科为“办公室”单位。

1966年3月，改称 “中共如东县计划生育委员会”，14个单位领导兼任委员，县人民委员会卫生科为“办公室”单位。

1967年7月，“如东县人民委员会卫生科计划生育办公室”改称“如东县人民武装部生产办公室卫生组计划生育办公室”，专职工作人员1人。

1972年3月，县革命委员会卫生局建“计划生育组”，专职工作人员4人。

1973年10月22日，“中共如东县计划生育委员会” 改称“如东县计划生育领导小组”。设“办公室”，为常设机构（二级局），专职工作人员4人。

1976年 10月22日，撤销“如东县计划生育领导小组”，建立“如东县革命委员会计划生育办公室”。与县革命委员会卫生局合署办公，专职工作人员4人。

1977年11月，独立址办公，址设掘港镇江海西路2号（18 号）。

1980年，设：人秘组、业务组、宣传组、后勤组。

1981年4月，改称“如东县人民政府计划生育办公室”（二级局），独立办公。9月1日，县人民政府计划生育办公室不再负责全县人口控制工作。

1982年1月，址迁掘港镇通海路7号。

1984年1月，改称“如东县计划生育委员会”。

2005年5月20日，改称“如东县人口和计划生育委员会”。址迁掘港镇通海路9号。

2010年12月，土地总面积1000平方米，建筑总面积1200平方米，主要建筑价值20万元；设备总价值15万元，总资产40万元，流动资产万元、固定资产35万元、净资产40万元、负债0万元。计有职工15人，设：办公室、政策法规科、规划统计科、科学技术科、宣传教育科等。

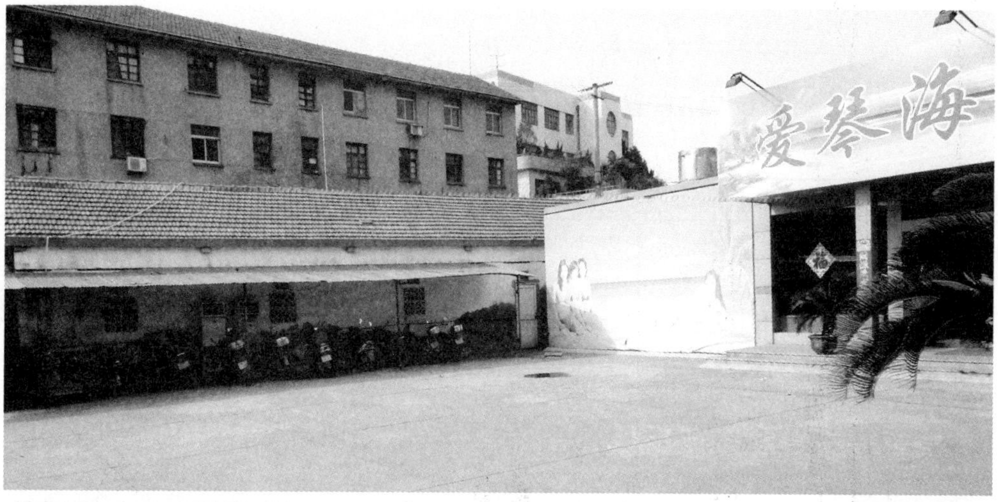

1957年6月，掘港镇地藏桥外办公房址　(2011年3月15日县卫生志编纂办公室摄)

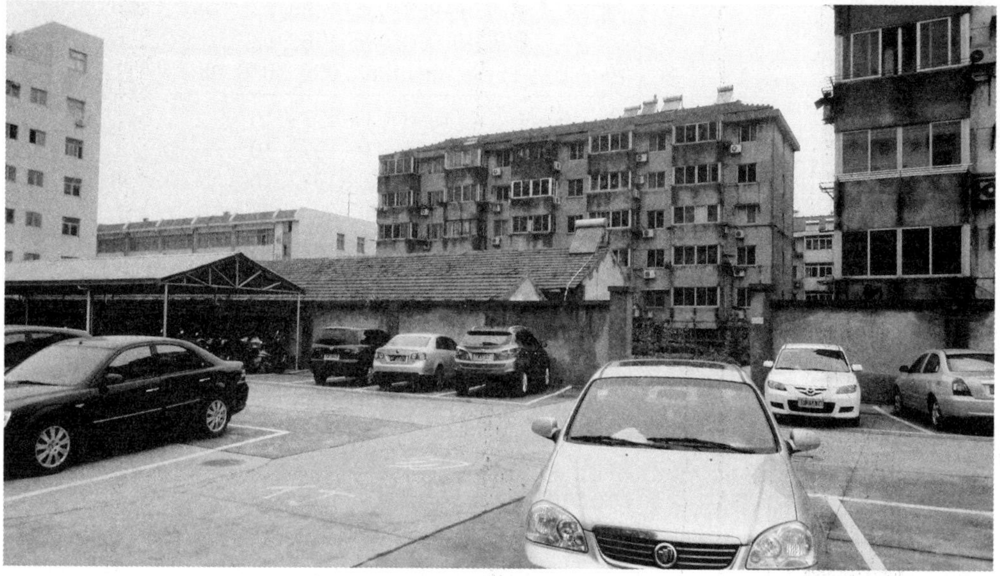

1957年8月，掘港镇江海西路办公房址　(2011年3月15日县卫生志编纂办公室摄)

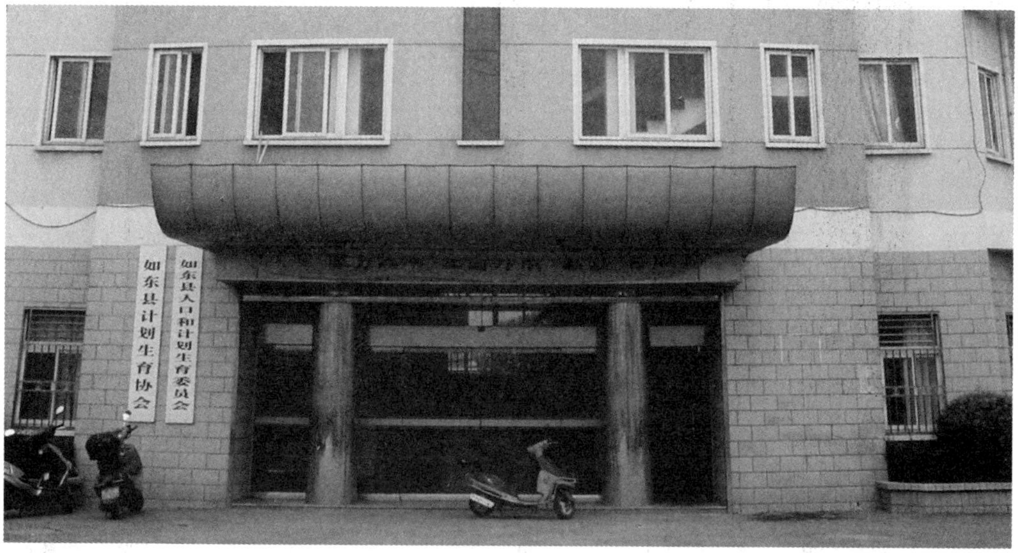

1982年1月，掘港镇通海路7号址办公楼　(2011年3月15日县卫生志编纂办公室摄)

1957～2010年如东县人口和计划生育委员会领导人员更迭表

表1-22

机构名称	人员更迭
如东县节育工作委员会 （1957.06～1963.08）	主　任:施克勤1957.06～1959.12 裴封五1960.08～1960.11（未到职） 张冠南1960.11～1963.08 副主任:施楚生1957.08～1962.08 姚　兢1957.08～1960秋 朱秀成1960.06～1962.08 陆济社1963.01～1963.08 办公室主任:王　建1957.06～1961 蔡　玲1962　～1963.08
如东县计划生育委员会 （1963.08～1966.03）	主　任:徐　来1963.08～1966.03 副主任:洪越山1963.08～1966.03 张冠南1963.08～1966.03 办公室主任:张冠南1963.08～1966.03
中共如东县计划生育委员会 （1966.03～1973.10）	主　任:王　新1966.03～1973.10 副主任:徐　来1966.03～1973.10 洪越山1966.03～1973.10 办公室主任:康　靖1966.03～1973.10
如东县计划生育领导小组 （1973.10～1976.10）	组　长:陶忠明1973.10～1975.03 陈伯陶1975.03～1976.10 办公室主任:缪　培1973.10～1974.04 康　靖1974.04～1976.10 陈　耀1976.10～1976.10 办公室副主任:倪毓嘉1973.10～1976.10 杨其智1973.10～1976.10
如东县革命委员会计划生育办公室 （1976.10～1981.04） 如东县人民政府计划生育办公室 （1981.04～1982.09）	主　任:陈　耀1976.10～1981.09 杨其智1981.09～1984.01 副主任:倪毓嘉1976.10～1979.07 杨其智1976.10～1981.09 刘　玺1979.07～1982.08 周长信1979.10～1981.03 薛德英1981.09～1982.09 任乃秀1981.11～1982.08
如东县计划生育委员会 （1982.09～2005.05） 如东县人口和计划生育委员会 （2005.05～　　　）	主　任:吴剑坤1984.01～1987.03 陶忠明1987.03～1988.03 陈祥仁1988.03～1994.05 吴亚萍1994.05～2001.09 沈　斌2001.09～2005.01 顾　洛2005.01～2008.12 万继红2008.12～ 副主任:杨其智1984.01～1994.05 薛德英1984.01～1986.01 杨兴章1984.01～1985.03 黄京龙1984.01～1985.09 吴亚萍1985.03～1994.05 陶忠明1985.11～1987.03 李介玉1985.09～1994.04 陈祥仁1987.03～1988.03

续表1-22

机构名称	人员更迭
如东县计划生育委员会（1982.09～2005.05） 如东县人口与计划生育委员会（2005.05～　　　）	副主任：叶正林1987.03～2001.04 徐政权1988.03～1996.06 张振国1989.01～2000.04 徐宗泉1994.04～2004.04 李介玉1996.06～1996.12 陶　捷1996.12～2005.08 郑建芸2001.04～2005.08 徐海军2001.09～2005.08　（纪检组长） 严永春2000.04～2001.10 刘晓燕2004.04～2009.01 陶　捷2005.08～　（纪检组长） 汤爱军2005.08～2008.10　（纪检组长） 郑建芸2005.08～2010.01 徐海军2005.08～ 郭武存2005.08～2006.03 管图华2006.03～ 顾溯溯2007.01～ 张旭初2009.01～ 刘桂林2008.10～ 2010.01 孙海鹏2010.01～　（纪检组长） 彭小丽2010.12～

1984～2010年人口和计划生育委员会办公室工作人员更迭表

表1-23

机构名称	领导人员更迭
人秘股（1984.06～1986.05） 综合股（1986.05～1997.12）	股　长：薛德英1984.06～1993.04 葛坤山1993.04～1997.12　（副股长） 副股长：郑建芸1995.01～1997.12
办公室（1997.12～　　　）	主　任：李佩珊1997.12～2001.09 葛坤山2001.09～2009.08 费蕴枫2009.08～ 副主任：陈凤芳1997.12～2009.08 葛坤山1997.12～2001.09 郑建芸1997.12～1998.11 沈洪源2001.09～ 费蕴枫2007.04～2009.08

1984～2010年人口和计划生育委员会政策规划统计工作人员更迭表

表1-24

机构名称	领导人员更迭
业务股财务股（1984.06～1986.05） 政策规划股（1986.05～1997.12）	股　长：沈玮娟1984.06～1995.01 朱建华1995.01～1997.12　（副股长）

续表1-24

机构名称	领导人员更迭
政策法规科 （1997.12～2001.09） 政策规划统计 （2001.09～ ）	科　长：朱建华1997.12～2002.07 江金泉2002.07～2009.08 冯正国2009.08～ 副科长：邢　永1997.12～2001.03 李　晴2001.09～

1984～2010年人口和计划生育委员会宣传教育科工作人员更迭表

表1-25

机构名称	领导人员更迭
宣传技术指导股 （1984.06～1986.05） 宣传教育股 （1986.05～1997.12）	股　长：陈祥志1984.06～1991.04 徐朝凤1991.04～1997.12（副股长）
宣传教育科 （1997.12～ ）	科　长：徐朝凤1997.12～2001.09 钱梅芳2001.03～2001.09 钱梅芳2001.09～2009.06 骆宏丽2009.06～2009.08 周　卫2009.08～

1997～2010年人口和计划生育委员会科学技术科工作人员更迭表

表1-26

机构名称	领导人员更迭
科学技术科 （1997.12～ ）	科　长：任乃秀1997.12～2001.09（兼） 周　卫2001.09～2007.04（副科长） 周　卫2007.04～2009.08 骆宏丽2009.08～

中共如东县委血吸虫病和地方病防治领导小组

【地址】如东县掘港镇江海路4号

【邮编】226400

【沿革】1958年3月2日，如东县人民委员会办公室下发血吸虫病防治工作文件。5月，建立“如东县除五害指挥部”，旋更名为“如东县除害灭病工作领导小组”。10月，县血吸虫病防治工作会议在栟茶区公所举行。除害灭病工作领导小组更名为“中共如东县委血吸虫病和地方病防治领导小组”。

1974年7月，建立“如东县血吸虫病和地方病防治办公室”，为非独立办公机构，由县卫生防疫站兼职。址设掘港镇七秀巷5号。

1975年，址迁掘港镇江海西路现址。

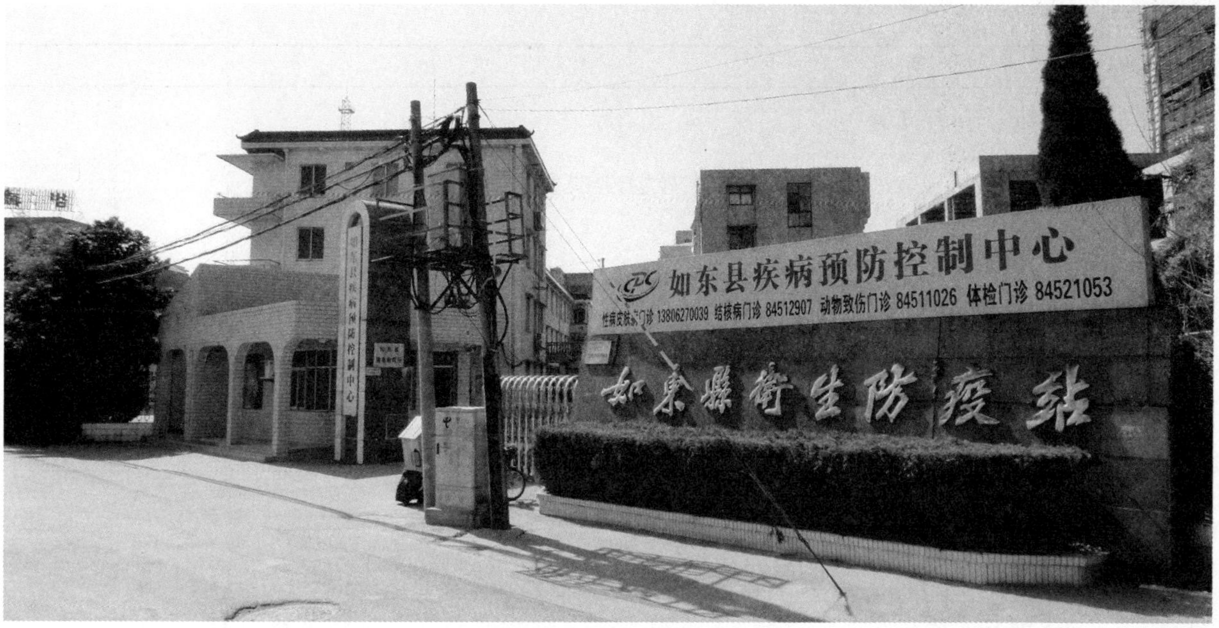

1975年，掘港镇江海西路4号办公室　　(2011年3月7日县卫生志编纂办公室摄)

1958～2010年中共如东县委血吸虫病和地方病防治领导小组成员更迭表

表1-27

建立年月	组　成　人　员
1958.05	组　长:缪正谷 副组长:陈家修 季承祥 成　员:施克勤 姚 兢 朱秀成 张冠华 王婉兰
1962.09	组　长:徐兆元 副组长:徐　来 倪　达 张冠南 成　员:唐连生 居群贵 徐家庚 季墩阜 张圣金 杨玉林 沈 辉 周汉城 孙云英
1964.12	组　长:徐　来 副组长:陆济社 成　员:洪越山 施克勤 吴金山 孙炳贵
1970.08	组　长:陈伯陶 副组长:马恩兴 吴敦学 成　员:凌继忠 戴朝江 蔡炳珩 邵福元 姚家宾 朱正东 时锦福 符庆发 常秀松 钱春山
1974.07	组　长:潘辉明 副组长:张　昆 赵　银 缪　培 成　员:吴敦学 高云鹏 周治平 办公室主任:高云鹏
1977.06	组　长:潘辉明 副组长:王　煊 缪　培 马志坚 成　员:管怀诗 徐长辉 徐永才 施文明 顾　明 杨玉林 吴爱祥 办公室主任:徐永才 副主任:陈明池
1982.01	组　长:傅宝山 副组长:冯祖安 张　昆 成　员:徐长辉 杨忠达 徐世林 姚　克 吴爱祥 办公室主任:吴爱祥

续表1-27

建立年月	组 成 人 员
1984.05	组　长:陈德璜 副组长:吴剑坤 成　员:杨宗达 施长友 施文明 顾惕夫 吴爱祥 办公室主任:吴爱祥 副主任:蔡光华
1986.03	组　长:张毓余 副组长:吴剑坤 成　员:杨宗达 屈　群 吴学福 李介玉 肖正福 郑碧玉 办公室主任:李介玉 副主任:蔡光华
1994.03	组　长:丁慰祖 副组长:张佩金 徐功和 成　员:张文山 冯志田 沈华平 杨福如 马连忠 韩　斌 陆生保 办公室主任:陆生保 副主任:孙德全
1998.03	组　长:王栋云 副组长:张佩金 冷　昕 杨曹明 申爱民 成　员:钱　勇 桑圣权 季　如 韩　斌 陈启明 陈福俊 袁林泉 黄锡军 陆生保 办公室主任:陆生保 副主任:孙德全 付真义
2004.04	组　长:孙建忠 副组长:钱剑铭 张泽宾 季　峰 曹爱民 成　员:周建国 桑圣权 邵新良 刘崇国 袁继华 沈卫华 单志清 沈　健 王苏永 管图华 办公室主任:管图华 办公室副主任:孙德全、邱瑞满 夏建华
2006.03	组　长:陈建华2005.08～2007.11 陶　燕2007.11～2007.12 翁晓云2007.12～2008.03 姜晓静2008.03～ 副组长:钱剑铭 张泽宾 余　晶 曹春明 成　员:周建国 张昌海 邵新良 于建华 袁继华 沈卫华 单志清 张健君 王苏永 张德聿 办公室主任:张德聿 办公室副主任:陈淑林 朱建华 夏建华

如东县公费医疗预防实施管理委员会

【地址】如东县掘港镇黄海路17号

【邮编】226400

【沿革】1952年10月,建立“如东县公费医疗预防实施管理委员会”。县人民政府分管财政工作副县长任主任,日常工作由县卫生科人员负责。

1974年6月20日,建立县公费医疗办公室,配专职人员2人。址设掘港镇七秀巷5号。

1979年,迁至黄海路57号。

1982年8月,设立“如东县公费医疗预防实施管理委员会办公室”,股级建制。

1997年4月1日，县公费医疗预防实施管理委员会办公室撤销，参加组建"如东县职工医疗保障管理中心"。

1952～1979年如东县公费医疗预防实施管理委员会领导更迭表

表1-28

机构名称		人员更迭	
如东县公费医疗预防实施管理委员会（1952.10～1997.03）		主　任：黄家齐 1984.03～1993.07 徐　琢 1993.07～1997.04 副主任：张　昆 1982.08～1982.12 康　靖 1982.12～1985.09 吴爱祥 1985.09～1990.06 张佩金 1990.06～1997.04	
	办公室（1982.06～1997.04）	主　任：施国银 1982.08～1993.04 唐　明 1993.04～1997.04	（副主任） （副主任）

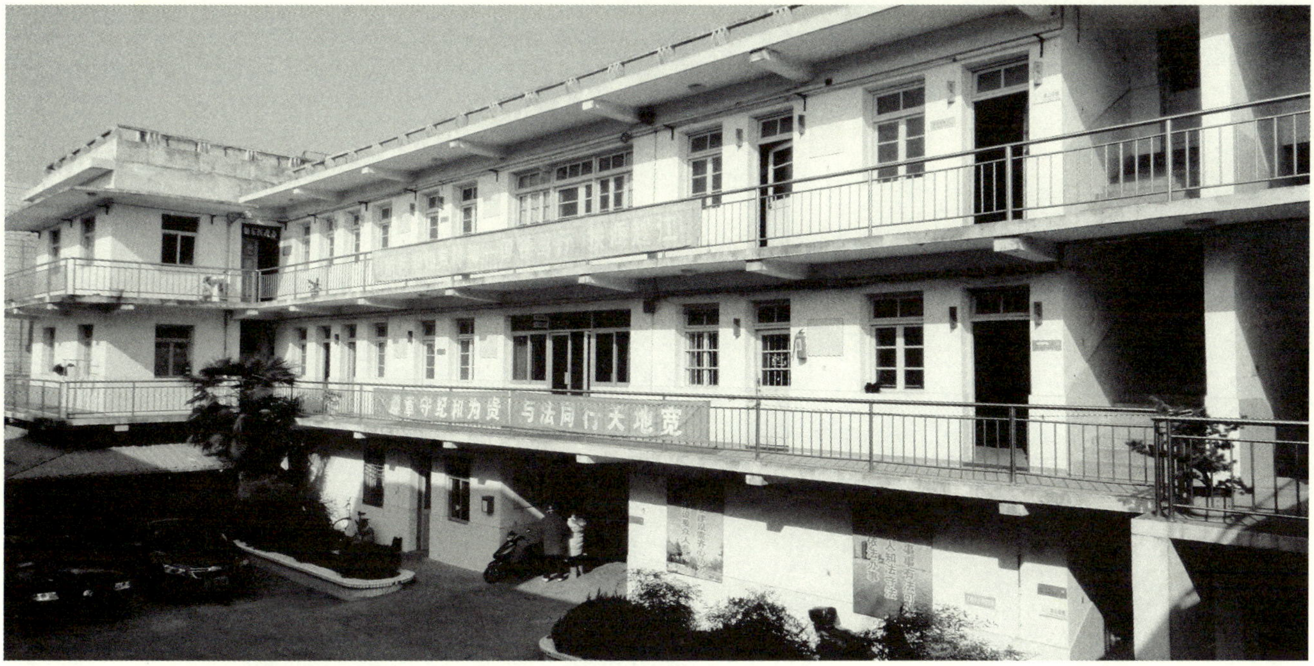

1979年，掘港镇黄海路51号二楼办公室　（2011年3月4日县卫生志编纂办公室摄）

如东县新型农村合作医疗管理委员会

【地址】如东县掘港镇黄海路17号

【邮编】226400

【沿革】1986年12月，建立"如东县农村合作医疗保险管理领导组"。

1999年12月29日，"如东县农村合作医疗保险管理办公室"挂牌在县卫生局医政科。

2002年12月26日，建立"如东县农村合作医疗管理委员会"，设"办公室"，与县卫生协会办公室合署，为全民事业性质，相当股级建制，核定事业编制3人，经费渠道为差额拨款。

2004年5月9日，办公室编制人员增至5人。12月9日，办公室编制人员增至7人。

2003年12月，更名为“如东县新型农村合作医疗管理委员会”。

2010年12月，办公室编制人员增至9人。

2002～2010年如东县新型农村合作医疗管理委员会人员更迭表

表1-29

机构名称	人员更迭
如东县农村合作医疗管理委员会 （2002.12～2003.12）	主　任：王栋云2002.12～2003.01 孙建忠2003.01～2003.12 副主任：张泽宾2002.12～2003.12 办公室主任：刘晓燕2002.12～2003.12 副　主　任：邱瑞满2002.12～2003.12
如东县新型农村合作医疗管理委员会 （2003.12～　　　　）	主　任：詹立风2003.12～ 副主任：单晓明2003.12～2006.08 孙建忠2003.12～2006.08 陈建华2006.08～2007.11 陶　燕2007.11～2007.12 翁晓云2007.12～2008.03 姜晓静2008.03～
县新型农村合作医疗管理委员会办公室 （2003.12～　　　　）	主　任：张泽宾2003.12～ 副主任：邱瑞满2003.12～ 刘晓燕2003.12～2009.01 办事员：卢海梅2003.02～ 周利红2003.09～ 沈　锋2003.12～ 韶　彬2004.04～ 朱明明2006.01～ 李家蓉2003.12～2009.01 夏鹏南2010.01～ 周　军2003.12～ 成步祥2003.12～2010.01

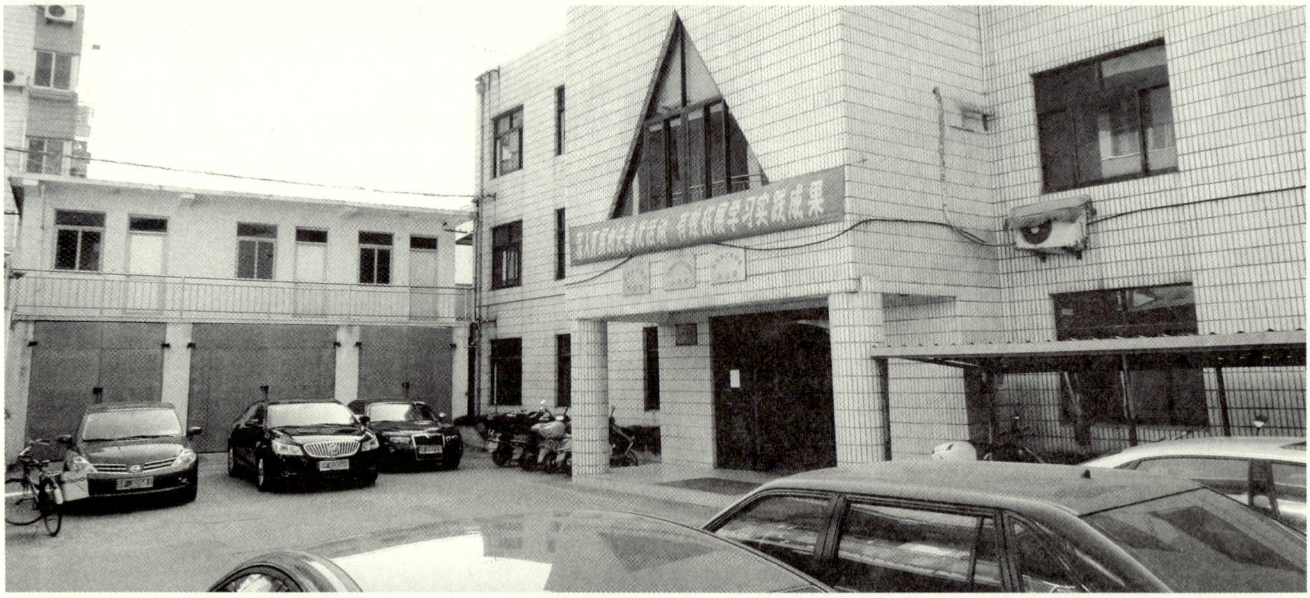

2002年2月，掘港镇黄海路17号办公楼一楼办公室　　（2011年3月4日县卫生志编纂办公室摄）

第二章　行政机构

概　述

明•洪武十七年(1384年),建立“县医学训科”,这是见于史志的最早县级医学卫生行政机构。1951年,建立“区卫生所”,区卫生所为区域性医学卫生行政机构,几度变更,随着区一级区划取销,区卫生所相应撤销。1950年,乡镇卫生行政工作由乡镇联合诊所受乡镇领导委派下代行,后由乡镇卫生院代行。2001年,建立“镇卫生所”,镇卫生所为镇卫生行政机构。1969年建立“生产大队卫生室”,亦承担卫生行政交办任务,后相继改称“村卫生室”“村社区卫生服务站”。2010年,县级卫生行政机构为卫生局,镇级卫生行政机构为14个卫生所,村级卫生管理组织为249个社区卫生服务站。

第一节　县级卫生行政机构

明•洪武十七年(1384年),建立“如皋县医学训科”,位县治东,基本职能有7项。清•宣统三年(1911年)11月23日,医学训科废置,由“如皋县警察所”负责全县卫生行政文书颁布,具体工作由卫生院负责。适逢战乱,卫生行政归属数度改变。1951年,建“如东县人民政府卫生科”。其后,机构名称曾多改变,然机构自身一直沿袭。2010年,如东县卫生行政机构名“如东县卫生局”。

1384～1950年如东县县卫生行政机构领导人员更迭表

表2-1

机构名称	领导人更迭
如皋县医学训科 (1384　～1911.11)	资料不全 末任医官苏鹤臣
如皋县警察所 (1911.11～1928.09)	资料不全
如皋县公安局 (1928.09～1928.12)	资料不全
如皋县政府第一科(民政科) (1928.12～1940.10)	资料不全
如皋县政府民政科(国统区) (1940.10～1945.09) 如皋县政府(抗日民主政府)民政科(解放区) 1940.10～1945.09)	国统区负责人资料不全 解放区 科　长:蔡　迪 1940.10～1941.03 盛新民 1941.夏～1944
如皋县政府民政科(国统区) (1945.09～1946.09) 如东县(民主)政府民政科(解放区) (1945.09～1946.09)	国统区负责人资料不全 解放区 科　长:周治农 1945.09～1946.09

续表2-1

机构名称	领导人更迭
如皋县卫生院(国统区) (1946.09～1949.02) 如东县人民医院(解放区) (1946.09～1949.07)	国统区负责人资料不全 解放区 院　长:邹　强 1949.09～1948.01　(兼) 徐可琴 1948.01～1949.07　(兼)
如东县(民主)政府民政科 (1949.07～1949.10)	科　长:杨吉人 1949.07～1950.03
如东县政府民政科 (1949.10～1950.03)	科　长:杨吉人 1949.10～1950.03
如东县立人民医院 (1950.03～1950.06)	院　长:杨吉人 1950.03～1950.06　(兼)
如东县卫生院 (1950.06～1951.06)	院　长:徐可琴 1950.06～1950.11　(兼) 魏志田 1950.11～1951.04　(兼) 姚　兢 1951.04～1951.06 副院长:沈　谦 1950.06～1951.06

民国35年(1946年)9月1日至1949年2月23日,国民党统治区如皋县卫生院为全县卫生行政机构兼办医疗事务。解放区如东县(民主)政府民政科负责解放区动员民工抢救伤员,如东县人民医院负责解放区统治区卫生行政机构兼办医疗事务。

如东县卫生局

【地址】如东县掘港镇黄海路17号

【邮编】226400

【沿革】1951年6月,建立“如东县人民政府卫生科”,址设马塘镇丰和路预备巷县人民政府大院内,时有沈谦、姜长龄2名工作人员,负责全县卫生行政工作。11月,址迁掘港镇幸福路1号县人民政府大院内。

1952年8月,县人民政府卫生科有陆济社、高云鹏、胡荫越、姜长龄、沈谦5名工作人员,科长、医政、药政、防保、会计各1人。

1955年12月,更名为“如东县人民委员会卫生科”。

1957年8月,址迁掘港镇通海桥外江海西路18 号,与“如东县卫生工作者协会”“如东县卫生防疫站”“如东县妇幼保健所”“掘郊区卫生所”合署办公。11月,迁回幸福路1号县人民政府大院内。

1958年10月,与“中共如东县委宣传部”合署办公。

1967年6月24日,更名为“如东县人民武装部生产办公室卫生组”,址迁掘港镇黄海路七秀巷10号,不久迁入七秀巷5号,有平房办公室8间,负责全县卫生行政、医疗、预防、妇幼保健、计划生育等工作。

1968年4月26日,更名为“如东县革命委员会卫生组”,负责“县卫生科”“县卫训班”“县卫协会”“县爱国卫生运动委员会办公室”“县计划生育办公室”“县公费医疗预防实施管理委员会办公室”等项工作,时有工作人员10人。

1969年7月,更名为“如东县人民卫生服务站革命委员会”,设政工组、业务组、计财组。

1971年2月15日,更名为"如东县革命委员会卫生局",设"人秘股""业务股""计财股"3个股,后增设"卫生革命组"。时有工作人员17人。

1975年,县爱国卫生运动委员会办公室址迁县卫生防疫站院内办公。

1977年11月,县计划生育办公室迁出独立办公。

1978年10月,建立"如东县医学卫生发展史编纂办公室"。

1979年,址迁黄海路51号。建有一栋3层办公楼,800平方米。

1981年4月,更名为"如东县卫生局",下设医政股、人秘股、计财股。县爱国卫生运动委员办公室、县计划生育办公室、县公费医疗预防实施管理委员会办公室常设卫生局内。

1982年8月,增设"监察股"。

1983年6月,撤销"《如东县医学卫生发展史》编纂办公室"。12月,县计划生育办公室不再挂靠,另建 "如东县计划生育委员会"。

1984年12月,医政股更名为"医药管理股"。

1985年1月,建立《如东县卫生志》编纂办公室。12月,卫生局编制23人,分设人秘股、医药管理股、监察股、计财股等工作部门。

1989年5月,增设医政股、药政股,撤销医药管理股。11月,建立"如东县红十字会办公室",编制1人,挂靠卫生局办公。

1990年10月,人秘股、监察股改称人事监察股、秘书股。

1991年2月,增设"社会卫生股"。12月,撤销"《如东县卫生志》编纂办公室"。

1994年9月,增设"监察室","人事监察股"更名为"人事股"。12月,地址黄海路"51号"改为"17号"。

1997年1月,"秘书股"改称 "办公室"。是月,撤"股"改"科",共下设办公室(政策法规科)、人事科、医政科(中医科)、药政科、计财科、社会卫生科、监察室等科室。4月,县公费医疗预防实施管理委员会办公室整体划出,并入如东县职工医疗保障管理中心。

2001年3月,撤销"计财科",相关业务主体工作划属"如东县会计中心",部分工作由办公室"经管员室"完成。12月,药政科整体划出,成立南通如东食品药品监督管理局。6月,建立"如东县医药卫生体制改革办公室"。

2002年10月,建立如东县药品招标采购办公室。12月,附设"如东县农村合作医疗办公室"。

2006年2月,增设卫生监督与疾病控制科。7月,建立如东县卫生志编纂办公室。

2007年3月,建立如东县农村改厕办公室。

2009年9月,建立财务审计科。

2010年12月30日,社会卫生科改为"基层卫生与妇幼保健科",办公室增挂"政策法规科、信息科",医政科增挂"中医管理科、科技教育科",疾病防控与卫生监督科增挂"食品安全综合协调科、卫生应急办公室"。12月31日,县卫生局编制14名,土地总面积1742平方米,建筑总面积1783平方米,主要建筑价值58万元,有1.9万平方米的"公共卫生中心"在建。卫生设备总价值292万元,卫生总资产805万元,其中流动资产398万元、固定资产350万元、净资产428万元,负债377万元。

编制工作部门有:办公室(政策法规科、信息科)、人事科、医政科(中医管理科、科技教育科)、派驻监察室、基层卫生与妇幼保健科、疾病防控与卫生监督科(食品安全综合协调科、卫生应急办公室)、财务审计科等。

合署办公工作部门有:县卫生协会办公室、县医学会办公室、县爱国卫生运动委员会办公室、县红十字会办公室、县新型农村合作医疗办公室。

临时工作部门有：县药品招标采购办公室、县医药卫生体制改革办公室、县农村改厕办公室、《如东县卫生志》编纂办公室等。

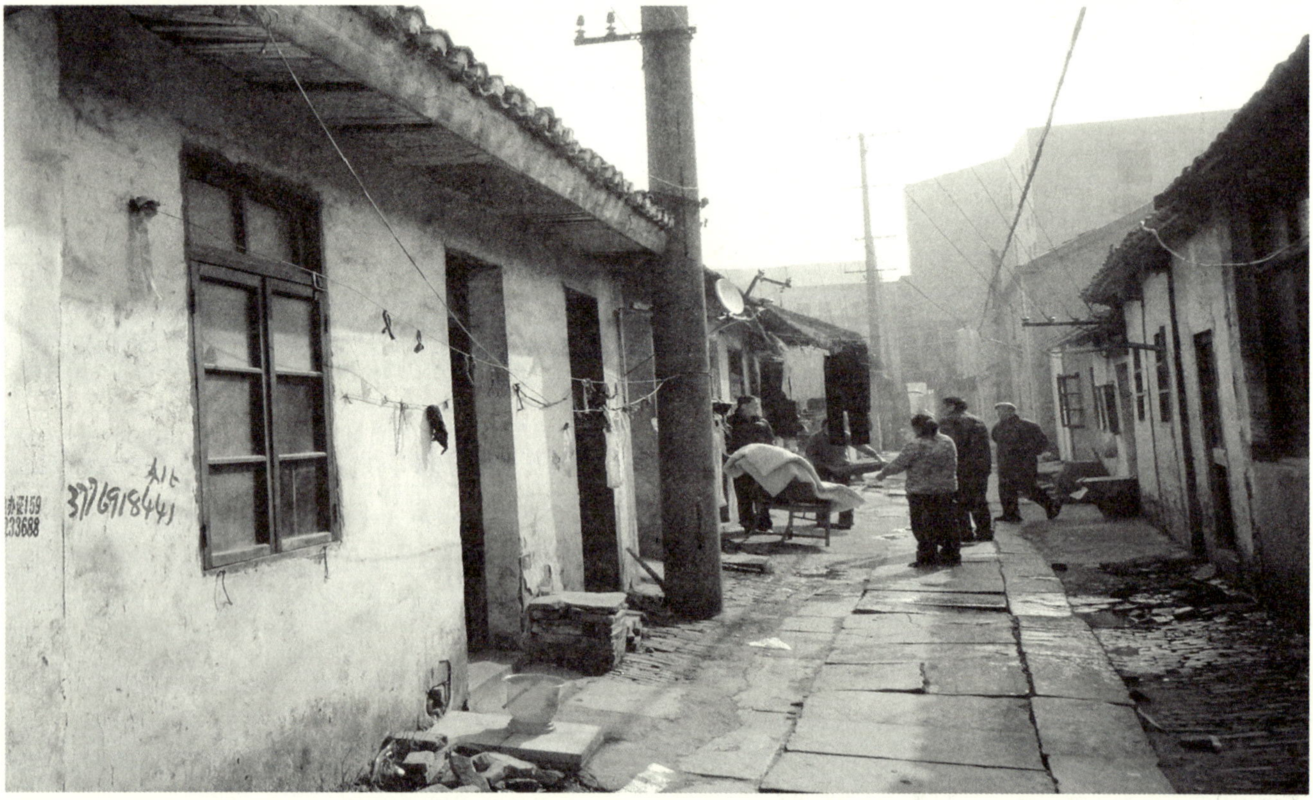

1951年6月，马塘镇丰和路预备巷办公房址　　（2011年3月2日县卫生志编纂办公室摄）

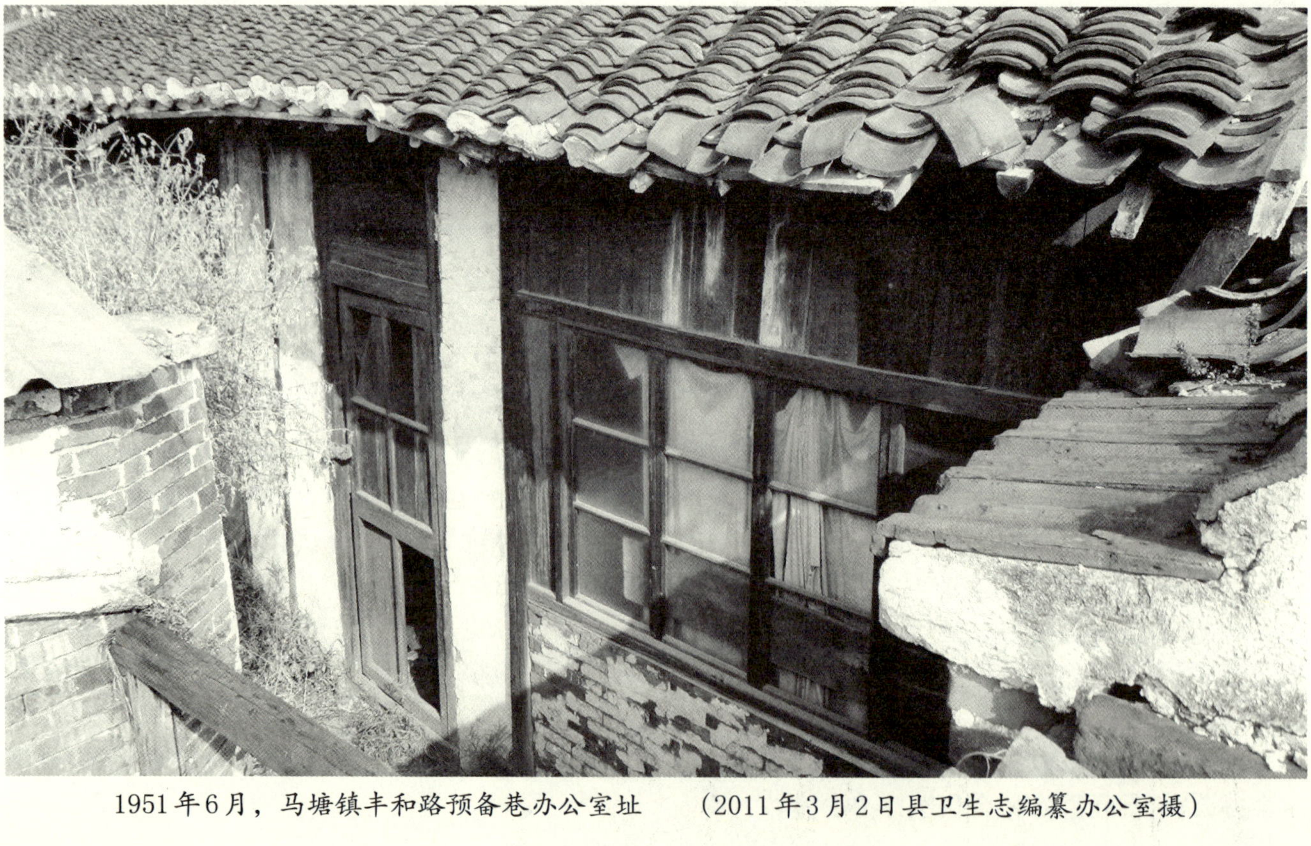

1951年6月，马塘镇丰和路预备巷办公室址　　（2011年3月2日县卫生志编纂办公室摄）

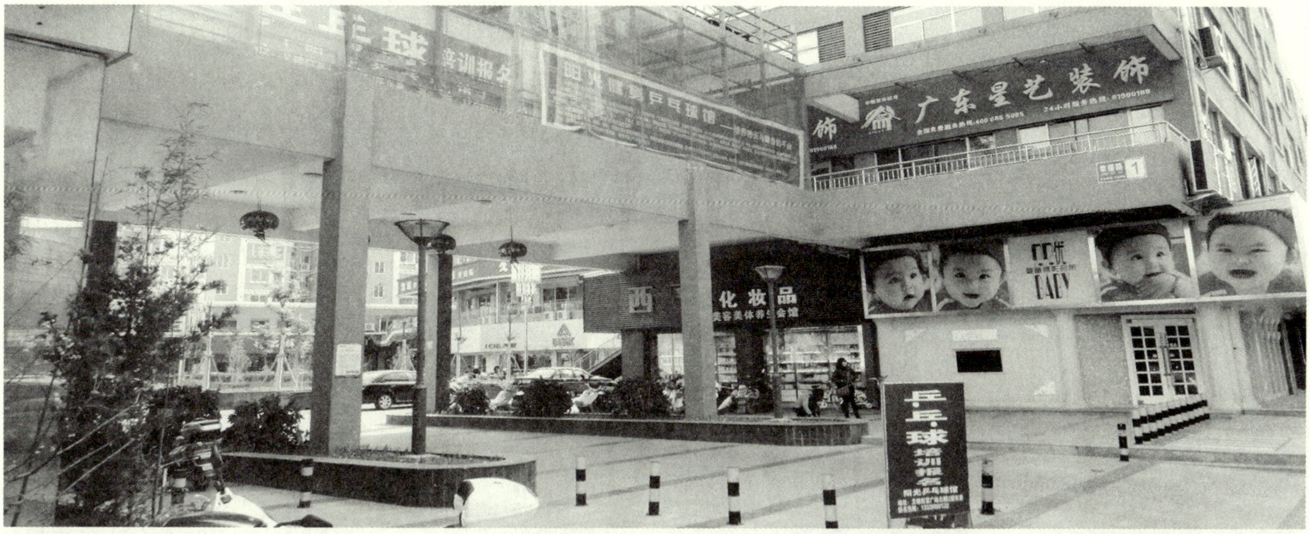

1951年11月,掘港镇幸福路1号办公房址　　(2011年3月15日县卫生志编纂办公室摄)

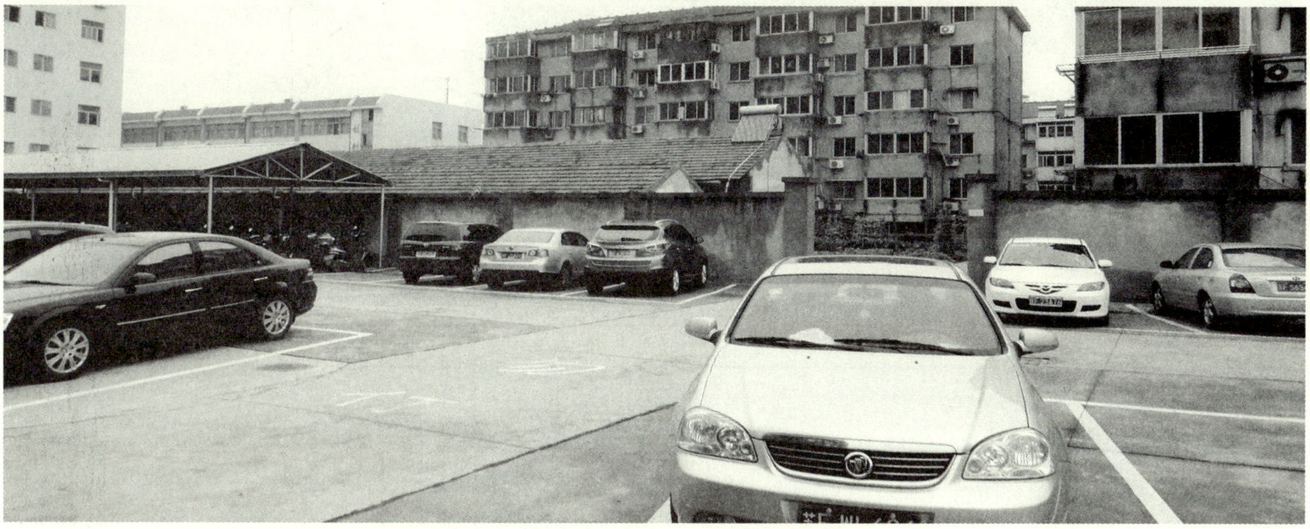
1957年8月,掘港镇通海桥外江海西路办公房址　　(2011年3月15日县卫生志编纂办公室摄)

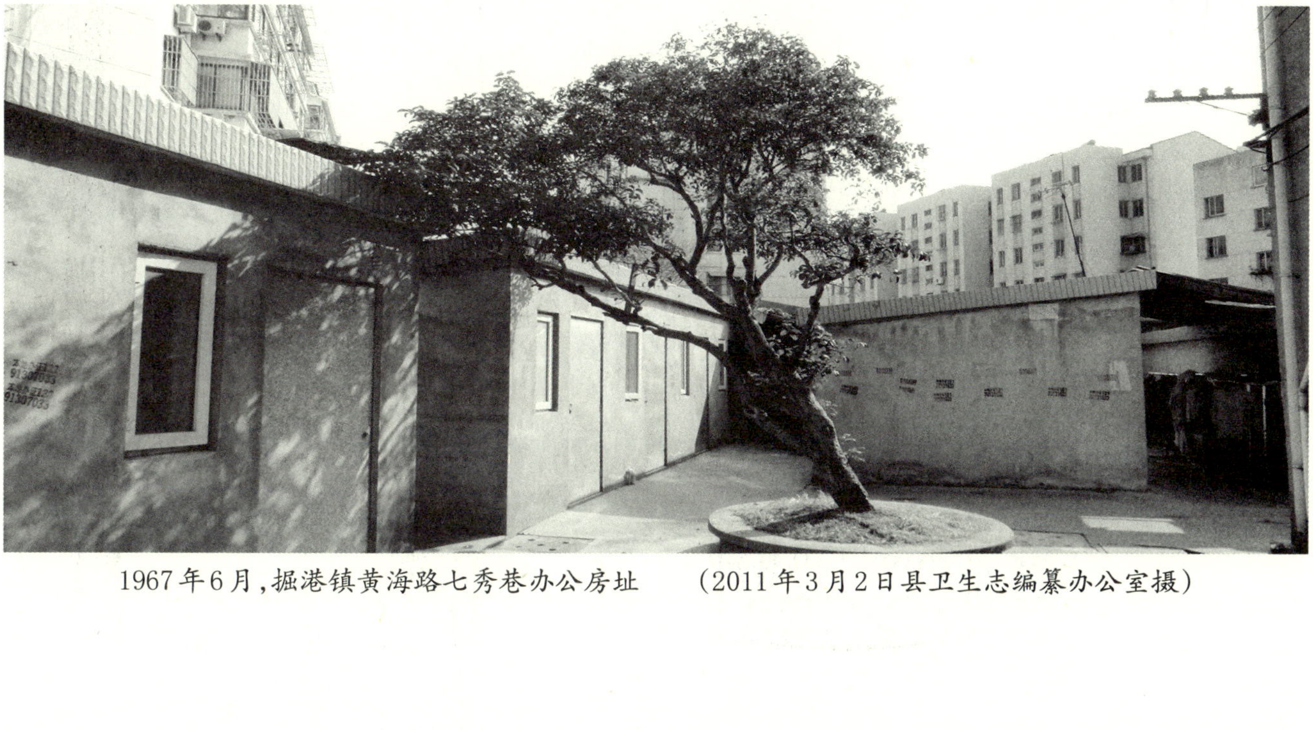
1967年6月,掘港镇黄海路七秀巷办公房址　　(2011年3月2日县卫生志编纂办公室摄)

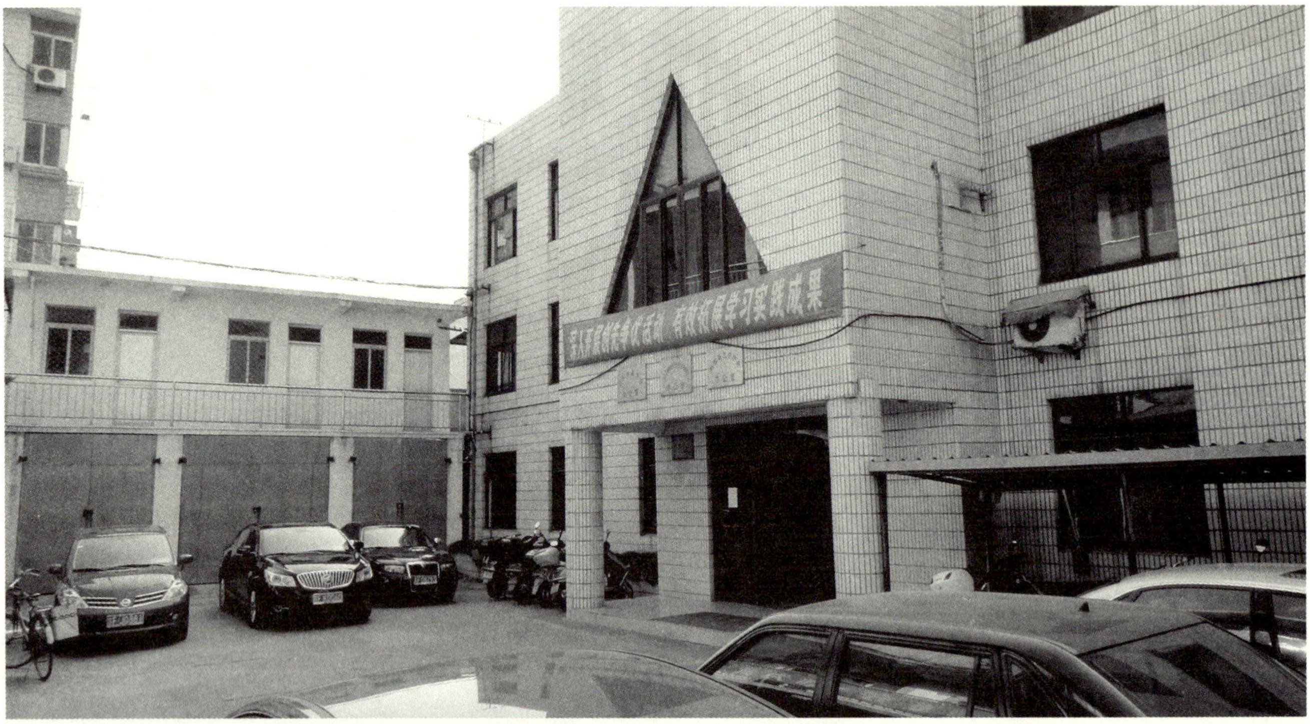

1996年，掘港镇黄海路17号办公楼　　(2011年3月4日县卫生志编纂办公室摄)

1951～2010年如东县卫生局领导人员更迭表

表2-2

机构名称	领导人更迭
如东县人民政府卫生科 (1951.06～1955.02) 如东县人民委员会卫生科 (1955.02～1967.06)	科　长:沈　谦1951.06～1951.08　(召集人) 沈　谦1951.08～1952.09　(副科长) 陆济社1952.09～1955.04 张　杰1955.04～1956.06　(科　员) 施克勤1956.06～1959.12 裴封五1960.08～1960.11　(未到职) 张冠南1960.11～1967.06 副科长:施楚生1957.08～1962.08 姚　兢1957.08～1960.06 朱秀成1960.06～1962.08 陆济社1963.01～1967.06 康　靖1965.04～1967.06
如东县人民武装部 生产办公室卫生组 (1967.06～1969.05)	组　长:曹兴福1967.09～1968.04 高云鹏1968.04～1968.09　(召集人) 副组长:康　靖1967.06～1968.04
如东县卫生服务站革命委员会 (1969.05～1971.02)	主　任:高云鹏1968.05～1971.02　(副主任) 副主任:周长信1969.11～1971.02 马恩兴1970.01～1971.02　(第一副主任) 周吉胜1970.06～1971.02
如东县革命委员会卫生局 (1971.02～1981.04)	局　长:缪　培1972.06～1974.04　(第一局长) 樊　凯1973.03～1974.02 缪　培1974.02～1978.07

续表2-2

机构名称	领导人更迭
如东县革命委员会卫生局 (1971.02～1981.04)	局　长:陈　耀1978.07～1979.03　(副局长) 张　昆1979.03～1982.12 副局长:马恩兴1971.02～1973.10 高云鹏1971.02～1971.10 周吉胜1974.02～1975.03 陈　耀1974.02～1981.07 陆忠法1975.10～1978.10 徐永才1976.06～1980.09 任乃秀1978.10～1981.04 陆济社1978.10～1981.04 吴爱祥1978.12～1981.04 陈明池1979.04～1981.04 周长信1979.10～1981.04 康　靖1981.01～1981.04
如东县卫生局 (1981.04～　　　)	局　长:张　昆1981.04～1982.12 康　靖1982.12～1985.09 吴爱祥1985.09～1990.06 张佩金1990.06～2001.03 张泽宾2001.03～ 副局长:任乃秀1981.04～1981.11 陆济社1981.04～1982.02 吴爱祥1981.04～1985.08 陈明池1981.04～1984.01 康　靖1981.04～1982.12 陈德山1983.03～1984.01 黄京龙1983.04～1985.10 张佩金1985.10～1990.06 李介玉1985.10～1994.05 傅真明1988.08～1999.05 张盛举1990.07～1998.12 陆生保1992.09～1998.12 徐宗泉1993.03～2004.02　(正　科) 刘晓燕1996.11～1998.12　(局长助理) 曹显明1998.04～1999.01 管图华1998.11～2006.01 张泽宾1998.06～1999.01　(挂　职) 张泽宾1999.01～2001.03 朱新华1999.11～2010.01　(挂　职) 曹妙丰2001.02～2001.09　(挂　职) 刘晓燕2003.02～2009.01 曹显明2004.03～2007.01　(挂　职) 张旭初2006.01～ 张德聿2006.01～　(正　科) 汤晓燕2007.11～ 缪　彬2007.11～ 苏　灿2008.06～2008.12　(挂　职) 黄仲勇2008.08～2008.09　(挂　职) 陈建权2010.01～　(正　科) (以下为非领导职务任职人员): 局长级调研员:康　靖1985.09～1989.06 副局长级调研员:周长信1985.12～1989.06

续表2-2

机构名称	领导人更迭
如东县卫生局 （1981.04～　　　　）	副局长级调研员：陈德山1985.12～1989.06 陈明池1984.01～1990. 主任科员：张佩金2001.03～2001.09 徐政权2001.03～2002.03 徐宗泉2004.03～2010.10 曹显明2007.01～ 康宜华2007.01～ 副主任科员：陆生保1999.01～2002.10 张盛举1999.01～2002.09 傅真明2000.01～2001.09 王跃成2006.01～ 邱瑞满2007.10～ 刘晓燕2009.01～

1951～1971年卫生科（组、站）工作人员更迭表

表2-3

机构名称	领导人员更迭
卫生科（组、站） （1951.06～1971.02）	科　员：李富生1951.　～1952. 李世普1951.　～1954. 高云鹏1952.　～1956.　（主任科员） 姜长龄1952.　～1954.　（代　理） 韩青山1955.　～1956. 谢　甡1955.　～1958. 陈志明1956.　～1959. 张　杰1956.　～1957. 蔡光华1956.　～1968. 黄家荣1960.　～1962. 季林熙1962.　～1963.　（代　理） 高云鹏1963.　～1968. 陈志明1965.　～1971.02

1990～2010年卫生局办公室工作人员更迭表

表2-4

机构名称	领导人员更迭
秘书股 （1990.12～1997.01）	股　长：谢承钧1990.10～1997.04
办公室 （1997.04～　　　　）	主　任：谢承钧1997.04～2000.09 黄利民2000.09～2003.08 缪兴波2006.03～ 副主任：黄利民1997.10～2000.08 缪兴波2003.09～2006.03 葛锡兵2009.07～ 办事员：鲍海平1976.03～　（代　理） 宋兰玉1986.10--1998.06 缪宝迎1988.10～1990.10　（代　理） 厉新梅1991.09～　（代　理） 丛昌发1991.09～1996.10　（代　理）

续表2-4

机构名称	领导人员更迭
办公室 （1997.04～　　　）	办事员：施　泉1991.09～ 陆　杰1996.10～　（代　理） 石青梅1997.02～　（代　理） 韶　彬1999.02～2002.12　（代　理） 李桂萍2001.03～2009.09　（代　理） 卢海梅2001.03～2002.07　（代　理） 周丽红2002.07～2009.09　（代　理） 王海燕1998.06～2003.08　（代　理） 施江斌2003.08～　（代　理） 缪　兵2005.10～　（代　理） 葛锡兵2006.11～2009.07

1971～2010年卫生局人事科工作人员更迭表

表2-5

机构名称	领导人员更迭
人秘股 （1971.02～1990.10） 人事监察股 （1990.12～1991.02） 人事股 （1991.02～1994.09）	股　长：李新兰1971.02～1974　（副股长） 周治平1974　～1979 李新兰1979　～1990.10 张伯新1991.12～1997.04 副股长：李新兰1974.　～1979 赵木元1980　～1981 张伯新1984.　～1991.12 钱梅芳1990.10～1997.04 余　芸1991.12～1994.09 任惠敏1997.01～1997.04 办事员：唐正群1982.03～1994.12 刘晓燕1990.02～1996.06
人事科 （1997.04～　　　）	科　长：张伯新1997.04～2001.09 余　芸2001.09～2009.06 张　俊2009.06～ 副科长：任惠敏1997.04～2009.06 余　芸2001.04～2001.09 黄耀东2009.07～ 科　员：周晓梅1998.06～1999.06　（代　理） 顾　敏2006.01～　（代　理） 黄耀东2007.12～2009.07

1971～2010年卫生局医政科工作人员更迭表

表2-6

机构名称	领导人员更迭
业务股 （1971.02～1981.　） 医政股 （1981.　～1985.12） 医药管理股 （1985.12～1989.05） 医政股 （1989.05～1997.01）	股　长：陈志明1971.02～1981 张佩金1981　～1985.10 鲍德泉1985.10～1988.02 谢承钧1989.01～1990.10 傅真义1991.01～1994.04 江金泉1994.04～1997.04

续表2-6

机构名称	领导人员更迭
业务股 （1971.02～1981. ） 医政股 （1981. ～1985.12） 医药管理股 （1985.12～1989.05） 医政股 （1989.05～1997.01）	副股长：郭　泉 1971 ～1978 张佩金 1979 ～1981 傅真明 1982 ～1983 黄金龙 1982 ～1983 鲍德泉 1983 ～1985 陆道益 1984. ～1986.08 傅真义 1984 ～1994.03 李介玉 1984 ～1985 谢承钧 1988.02～1989.12 孙德全 1988.06～1989.01 曹妙丰 1989.01～1989.01 傅真义 1989.07～1990.12 江金泉 1991.02～1997.04 王跃成 1994.12～1997.04 办事员：尤姚娜 1986.12～1989.12 张旭初 1989.12～1993.12 （代 理）
医政科 （1997.01～ ）	科　长：江金泉 1997.04～2002.07 王跃成 2002.07～ 副科长：王跃成 1997.04～2002.07 王银华 2005.08～ 科　员：丛秀美 1996.10～2000.12 （代 理） 张艳梅 2004.03～ （代 理）

1971～2010年卫生局财务审计科工作人员更迭表

表2-7

机构名称	领导人员更迭
计财股 （1971.02～1997.01	股　长：胡荫越 1974 ～1984 （主 持） 胡荫越 1984 ～1992.03 缪五宏 1992.03～1997.04 副股长：陈汉云 1974 ～1975 缪五宏 1982 ～1992.03 徐益林 1987.11～1997.04
计财科 （1997.01～2001.03 ）	科　长：余　芸 1997.04～2001.03 科　员：徐应兰 1986.12～1992.03 卢海梅 1989.01～2001.03 （代 理）
经管员办公室 （2001.03 ～2009.09）	同“办公室”
财务审计科 （ 2009.09 ～ ）	科　长：刘丛军 2009.09～ 科　员：李桂萍 2009.09～ （代 理） 周丽红 2009.09～ （代 理）

1991～2010年卫生局基层卫生与妇幼保健科工作人员更迭表

表2-8

机构名称	领导人员更迭
社会卫生股 (1991.02～1997.01)	股　长:陆生保1991.02～1994.03 傅真义1994.03～1997.04
社会卫生科 (1997.01～2010.12)	科　长:傅真义1997.04～2001.09 邱瑞满2001.09～2010.12 副科长:刘建华2009.07～2010.12 科　员:刘建华2006.11～2009.07
基层卫生与妇幼保健科 (2010.12～　　　)	科　长:邱瑞满2010.12～ 副科长:刘建华2010.12～

1984～2001年卫生局药政科工作人员更迭表

表2-9

机构名称	领导人员更迭
医药管理股 (1984.12～1989.05)	同医政科、医药管理股
药政股 (1989.05～1997.01)	股　长:曹妙丰1989.01～1997.04
药政科 (1997.01～2001.12)	科　长:曹妙丰1997.04～2001.12

2006～2010年卫生局疾病防控与卫生监督科工作人员更迭表

表2-10

机构名称	领导人员更迭
卫生监督与疾病预防控制科 (2006.04～　　　)	科　长:朱建华2006.04～

1962～2010年卫生局监察室工作人员更迭表

表2-11

机构名称	领导人员更迭
监察股 (1982.　～1991.02)	股　长:季崇德1982～1991.02
人事监察股 (1991.02～1994.09)	同人事科、人事监察股
监察室(纪检室合署) (1994.09～　　　)	主　任:丛　浩1994.04～1996.05　(兼) 周晓梅2000.06～2007.11 谢　杰2008.11～ 副主任:唐正群1994.12～1997.06 周晓梅1999.06～2000.06

2002～2010年卫生局药品招标采购办公室工作人员更迭

表2-12

机构名称	人员更迭
药品招标采购办公室 （2002.10～　　　）	主　任：王跃成2002.12～（兼） 副主任：王银华2005.08～（兼） 办事员：杨晓娟2002.11～2008.12（代　理） 孙玉涵2002.12～（代　理）

第二节　区级卫生行政机构

民国23年（1934年）3月，全县划作15个行政区。民国29年（1940年）10月，分县后，全县下辖掘港区、马塘区、岔河区、双甸区、滨海区5个行政区。1949年10月，全县下辖掘港区、掘东区、掘长区、苴镇区、沿海区、丰利区、栟茶区、栟北区、双甸区、景安区、岔河区、汤园区、桐本区、丁埝区、蒲东区15个区。1952年1月，全县下辖掘港区、掘东区、掘长区、苴镇区、卫海区、丰利区、栟茶区、栟北区、双甸区、景安区、岔河区、汤园区、桐本区、丁埝区、蒲东区、靖海区、古坝区、雪岸区、马塘区、掘郊区20个区。1955年7月，全县下辖掘东区、掘长区、苴镇区、丰利区、栟茶区、栟北区、双甸区、景安区、岔河区、汤园区、桐本区、马塘区、掘郊区13个区。1996年4月，区级卫生行政机构撤销。

1934～1996年如东县区级行政机构沿革表

表2-13

年　度	机构名称
1934.03	第二行政区（丁堰）第三行政区（白蒲）第四行政区（双甸）第五行政（岔河）第六行政区（马塘）第七行政区（丰利） 第八行政区（掘港）
1940.10	掘港区　马塘区　岔河区　双甸区　滨海区
1949.10	掘港区　掘东区　掘长区　苴镇区　沿海区　丰利区　栟茶区　栟北区 双甸区　景安区　岔河区　汤园区　桐本区　丁埝区　蒲东区
1951.09	掘港区　掘东区　掘长区　苴镇区　卫海区　丰利区　栟茶区　栟北区 双甸区　景安区　岔河区　汤园区　桐本区　丁埝区　蒲东区　靖海区 建　立　靖海区　沿海区改称卫海区
1952.01	掘港区　掘东区　掘长区　苴镇区　卫海区　丰利区　栟茶区　栟北区 双甸区　景安区　岔河区　汤园区　桐本区　丁埝区　蒲东区　靖海区 古坝区　雪岸区　马塘区　掘郊区 建　立：古坝区　雪岸区　马塘区　掘郊区
1954.09	掘东区　掘长区　苴镇区　卫海区　丰利区　栟茶区　栟北区　双甸区 景安区　岔河区　汤园区　桐本区　马塘区　掘郊区 撤　销　掘港区　古坝区　靖海区　蒲东区　丁埝区　雪岸区
1955.07	掘东区　掘长区　苴镇区　丰利区　栟茶区　栟北区　双甸区　景安区 岔河区　汤园区　桐本区　马塘区　掘郊区 撤　销：卫海区
1958.04	掘东指导组　苴镇指导组　丰利指导组　栟茶指导组　双甸指导组 岔河指导组　桐本区指导组　撤销："区"，建立："指导组"

续表2-13

年　度	机构名称
1961.04	掘东区　苴镇区　丰利区　栟茶区　双甸区　岔河区　马塘区 撤　销：指导组
1962.08	掘东区　苴镇区　丰利区　栟茶区　双甸区　岔河区　马塘区　掘港区
1987.01	撤　销：掘东区　苴镇区　丰利区　栟茶区　双甸区　岔河区　马塘区　掘港区
1989.05	掘东片　苴镇片　丰利片　栟茶片　双甸片　岔河片　马塘片　掘港片
1991.07	掘东区　苴镇区　丰利区　栟茶区　双甸区　岔河区　马塘区　掘港区
1995.03	掘东区　丰利区　栟茶区　双甸区　岔河区　马塘区　掘港区 撤　销：苴镇区
1996.04	撤　销：掘东区　丰利区　栟茶区　双甸区　岔河区　马塘区　掘港区

区级卫生行政机构沿革

1949年10月，全县各区政府设文卫助理一名，兼管区域内卫生行政工作，具体工作由区医生联合会(区卫协分会)承办。1951年，建区卫生所，为区域卫生行政机构。其后几度变更。1996年，撤销。2001年11月前，由镇卫生督导组负责区域卫生行政管理工作。

1949～2001年如东县区(片)卫生行政机构设置

表2-14

年 度	机构名称
1949.10～1950.12	如东县各区政府设文卫助理一名，兼管区域内卫生行政工作，具体工作由区医生联合会(区卫协分会)承办
1950.12～1951.12	掘东区医生联合会　掘长区医生联合会　汤园区医生联合会　桐本区医生联合会 掘港区医生联合会　丰利区医生联合会　栟北区医生联合会　栟茶区医生联合会 靖海区医生联合会　蒲东区医生联合会　苴镇区医生联合会　岔河区医生联合会 景安区医生联合会
1951.12～1952.12	掘港区卫生所　蒲东区卫生所　苴镇区卫生所　景安区卫生所 掘东区医生联合会　掘长区医生联合会　汤园区医生联合会　桐本区医生联合会 掘港区医生联合会　丰利区医生联合会　栟北区医生联合会　栟茶区医生联合会 靖海区医生联合会　蒲东区医生联合会　苴镇区医生联合会　岔河区医生联合会 景安区医生联合会　沿海区医生联合会　双甸区医生联合会　丁埝区医生联合会
1952.12～1958.04	蒲东区卫生所　苴镇区卫生所　景安区卫生所　栟茶区卫生所　岔河区卫生所 卫海区卫生所　丁堰区卫生所 掘东区医生联合会　掘长区医生联合会　汤园区医生联合会　桐本区医生联合会 掘港区医生联合会　丰利区医生联合会　栟北区医生联合会　栟茶区医生联合会 靖海区医生联合会　蒲东区医生联合会　苴镇区医生联合会　岔河区医生联合会 景安区医生联合会　卫海区医生联合会　双甸区医生联合会　丁埝区医生联合会 古坝区医生联合会　雪岸区医生联合会　马塘区医生联合会　掘郊区医生联合会
1958.04～1962.11	苴镇卫生所　桐本卫生所　岔河卫生所　丰利卫生所　双甸卫生所　掘东卫生所 掘郊卫生所　栟茶医院
1962.11～1965.09	栟茶区卫生所　双甸区卫生所　丰利区卫生所　苴镇区卫生所　马塘区卫生所 岔河区卫生所　掘港区卫生所　掘东区卫生所
1965.09～1968.06	栟茶区卫生所　双甸区卫生所　丰利区卫生所　坚镇区卫生所　马塘区卫生所 岔河区卫生所　掘港区卫生所　掘东区卫生所

续表2-14

年度	机构名称
1968.06～1976.05	栟茶区卫生院 岔河区卫生院 双甸区卫生院 丰利区卫生院 马塘区卫生院 坚镇区卫生院 掘港区卫生所 掘东区卫生所
1976.05～1979.09	栟茶区卫生所 丰利区卫生所 坚镇区卫生所 马塘区卫生所 岔河区卫生所 双甸区卫生所 掘东区卫生所 掘港区卫生所 海洋渔业卫生所
1979.09～1981.07	栟茶区卫生所 丰利区卫生所 坚镇区卫生所 马塘区卫生所 岔河区卫生所 双甸区卫生所 掘东区卫生所 掘港区卫生所
1981.07～1987.01	栟茶区卫生所 丰利区卫生所 苴镇区卫生所 马塘区卫生所 岔河区卫生所 双甸区卫生所 掘东区卫生所 掘港区卫生所
1987.01～1987.01	掘港中心卫生院 兵房中心卫生院 苴镇区医院 丰利区医院 栟茶区医院 双甸区医院 岔河区医院 马塘区医院

区卫生行政机构选介：

1951年12月如东县区医生联合会

表2-15　　单位：人

机构名称	建立时间	会员数			非会员数			医生总数		
			中医	西医		中医	西医		中医	西医
掘东区医生联合会	1947.08	51	48	3	9	8	1	58	51	6
掘长区医生联合会	1948.05	25	23	2	6	6		31	29	2
汤园区医生联合会	1949.10	33	33		4	4		37	37	
掘港区医生联合会	1949.11	74	57	17	7	7		81	64	17
桐本区医生联合会	1949.11	76	61	15				76	61	15
丰利区医生联合会	1950.07	56	50	6				56	50	6
栟北区医生联合会	1950.08	49	36	13	1		1	50	36	14
苴镇区医生联合会	1950.09	51	50	1	6	6		57	56	1
栟茶区医生联合会 靖海区医生联合会	1950.09	49	36	13	1		1	50	36	14
蒲东区医生联合会	1950.09	57	47	10	12	12		69	59	10
岔河区医生联合会	1950.11	58	46	12	12	4	8	70	50	20
景安区医生联合会	1950.12	52	42	10				52	42	10
双甸区医生联合会	1951.04	54	35	19				54	35	19
丁埝区医生联合会	1951.04	51	45	6				51	45	6
沿海区医生联合会	1951.04	6	5	1				6	5	1
全县		742	614	128	56	45	11	798	742	56

掘港区卫生所

【地址】如东县掘港镇公共路17号

【邮编】226400

【沿革】1951年春，建立“掘港区卫生所”，址设掘港镇竖街口。时有工作人员5人，负责和春乡、银杏乡、港南乡、余荡乡、芳泉乡、下漫乡、苏云乡、五总乡、应泉乡、虹元乡、上漫乡、三民乡12个乡和掘港镇的卫生行政及医疗服务工作。11月撤销。

1956年4月26日，建立“掘郊区卫生所”，址设掘港镇竖街口。时有工作人员5人，负责芳泉乡、港南乡、余荡乡、苏云乡、虹元乡、三民乡、五六总乡、和春乡、银杏乡9个乡的卫生行政和医疗服务工作。9月，掘港镇卫生行政工作划属。

1957年8月，址迁掘港镇通海桥外江海西路18号，与县人民委员卫生科、县卫生工作者协会、县卫生防疫站、县妇幼保健所合署办公。9月，撤销“掘郊区卫生所”。

1962年8月，恢复建立“掘港区卫生所”（不开展医疗业务），址设掘港镇蒋家桥。时有工作人员5名，负责掘港镇人民公社、掘郊人民公社、和春人民公社、应泉人民公社等人民公社的卫生行政工作。

1982年，址迁烟墩桥东南古宾南巷18号。

1985年12月，时有工作人员4人，负责掘港镇、童店乡、饮泉乡、九总乡、掘港农场等乡镇场的卫生行政工作。

1987年1月，撤销“掘港区卫生所”，并入“掘港中心卫生院”，全区卫生行政工作由掘港中心卫生院负责。

1989年5月8日，建立“掘港片卫生所”，与掘港中心卫生院一套班子两块牌子。

1991年7月12日，改称为“掘港区卫生所”，址迁掘港镇公共路17号。

1995年3月，苴镇区卫生所撤销，并入掘港区卫生所。苴镇、新光乡、长沙乡、北坎乡、卫海乡、北渔乡等乡镇卫生行政工作划入。机构独立建制。

1996年4月1日，“掘港区卫生所”撤销，并入掘港中心卫生院，全区卫生行政工作由掘港中心卫生院负责。8月20日，建立“掘港中心卫生院卫生督导组”，负责全区卫生行政工作督导。12月，撤销“掘港中心卫生院卫生督导组”，建立“南片卫生督导组”（掘港中心卫生院卫生督导组），马塘镇、孙窑乡、曹埠乡、环镇乡等乡镇划入督导。

2001年11月11日，“南片卫生督导组”（掘港中心卫生院卫生督导组）撤销。

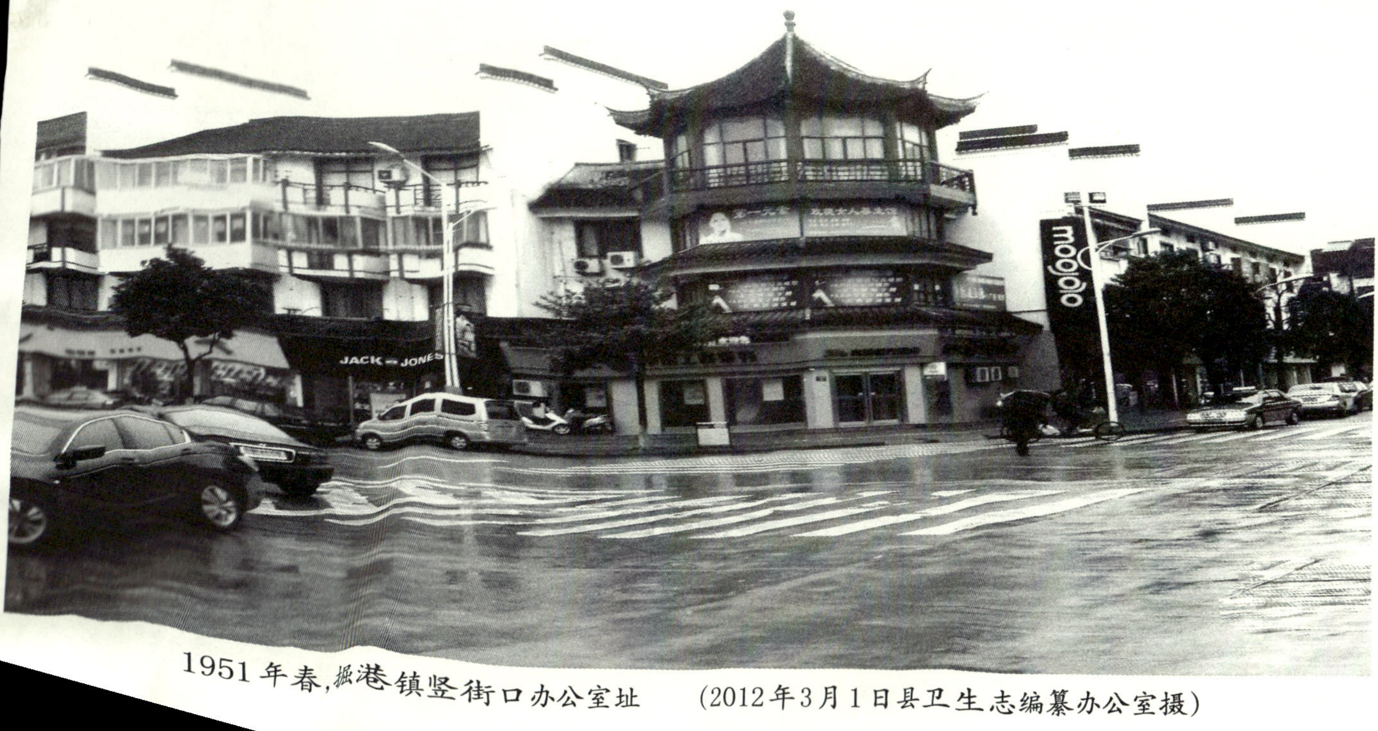

1951年春，掘港镇竖街口办公室址　（2012年3月1日县卫生志编纂办公室摄）

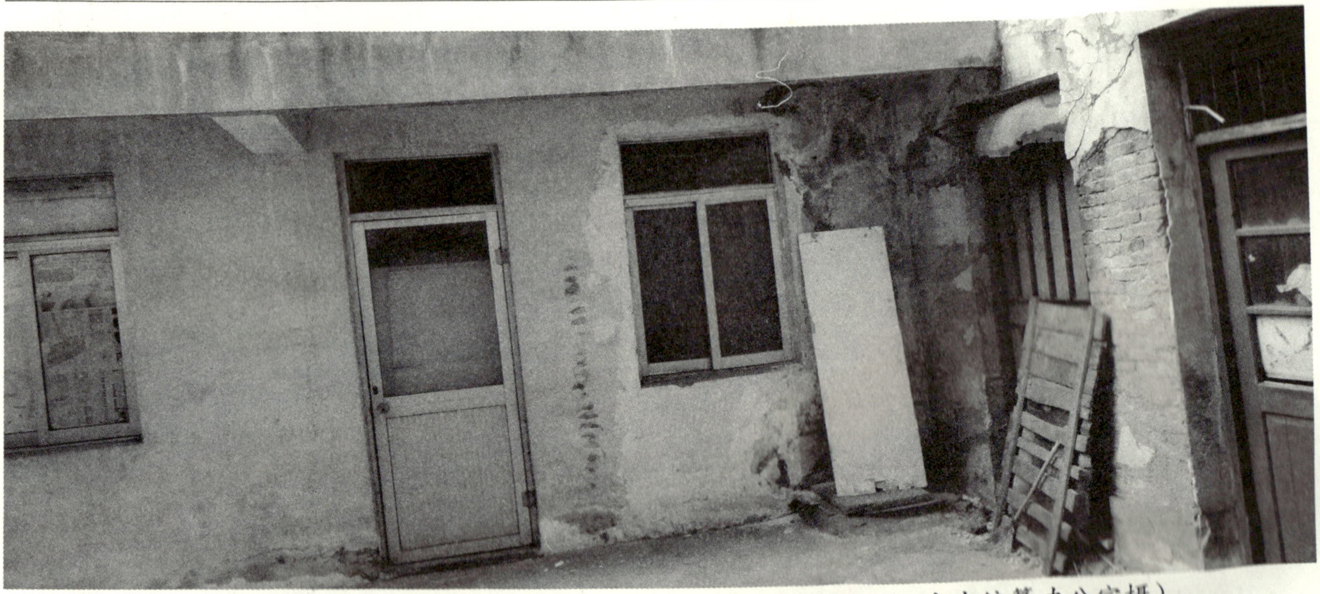

1962年8月，掘港镇蒋家桥办公室　　（2011年3月15日县卫生志编纂办公室摄）

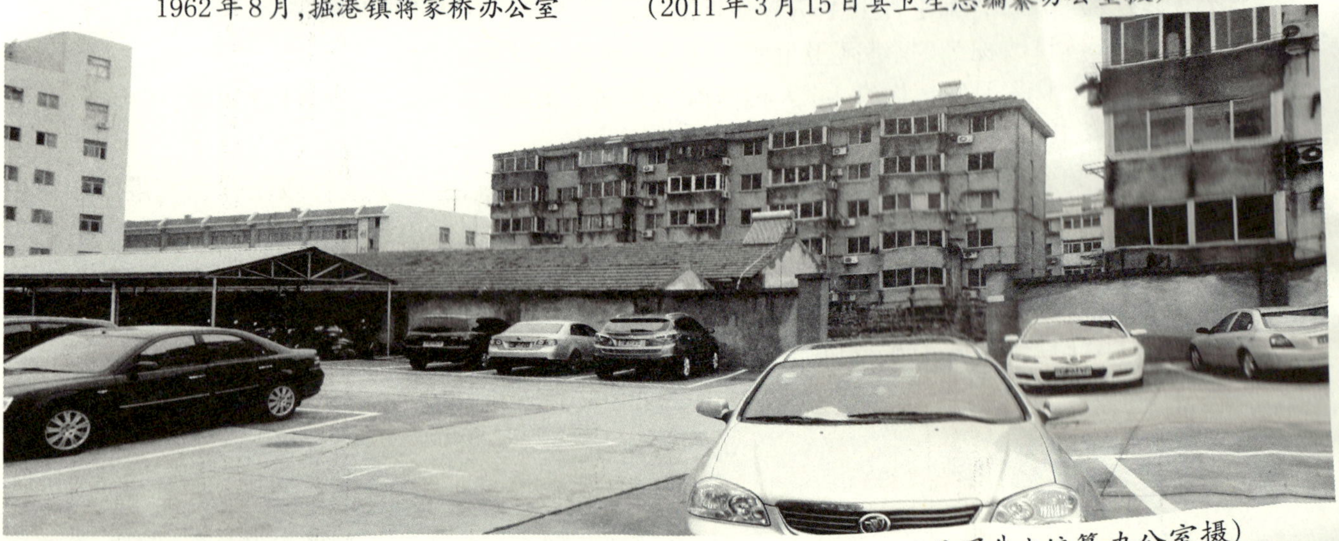

1957年8月，掘港镇江海西路18 号办公室址　　（2011年3月15日县卫生志编纂办公室摄）

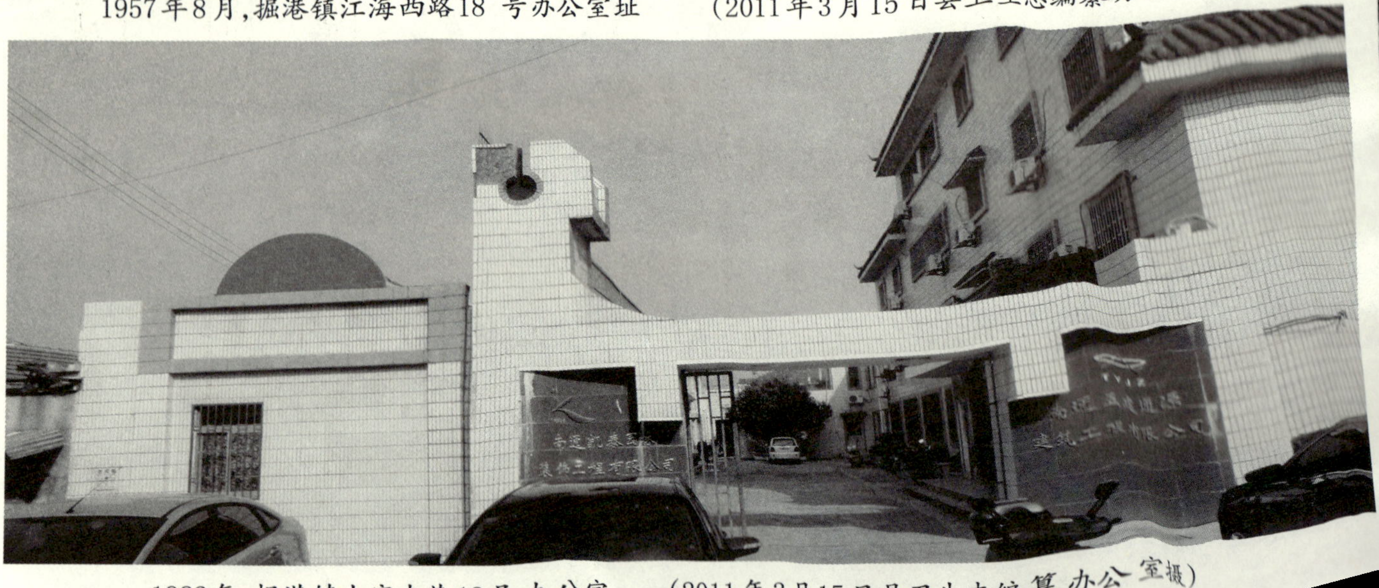

1982年，掘港镇古宾南巷18号办公室　　（2011年3月15日县卫生志编纂办公室摄）

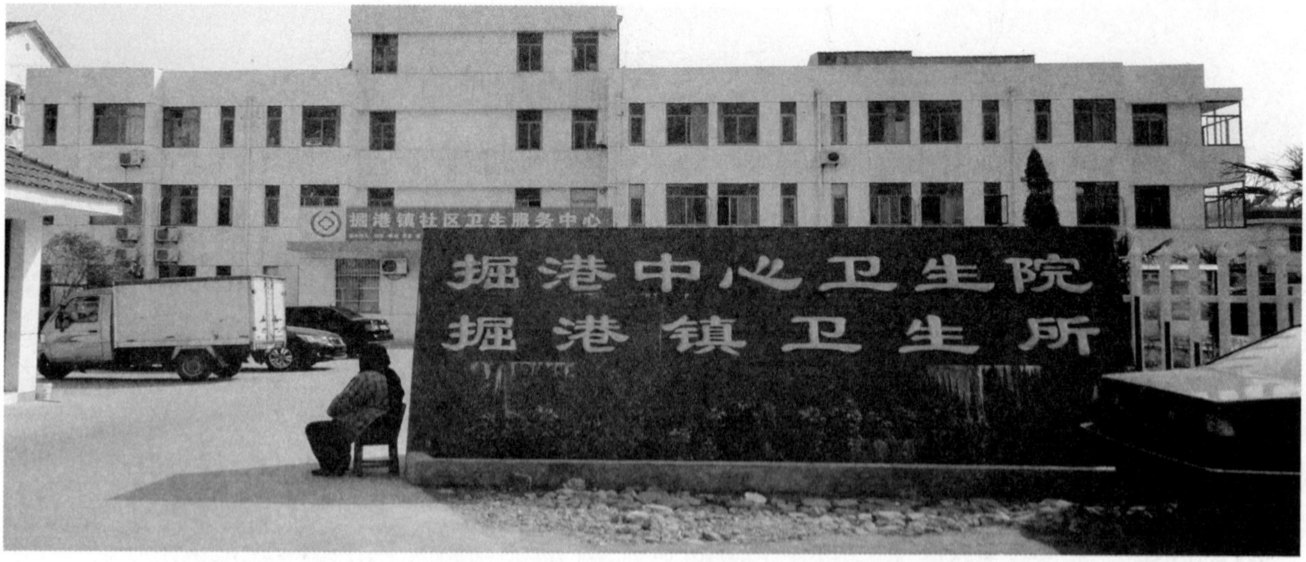

1989年5月，掘港镇公共路17号办公楼　　（2011年3月15日县卫生志编纂办公室摄）

1951～2001年掘港区卫生所领导人更迭表

表2-16

机构名称	领导人更迭
掘港区卫生所 （1951年春～1951.11）	所　长：高云鹏1951春　～1951.11
掘郊区卫生所 （1956.04～1957.09）	所　长：李富生1956.05～1957.01 徐守赴1957.01～1957.09
掘港区卫生所 （1962.08～1987.01）	所　长：黄家荣1962.08～1965 秦广田1965　～1970 符秀英1970　～1982　（副所长） 林锦云1982　～1987.01 副所长：孙同政1963　～1966 林锦云1973　～1982 傅真义1982　～1984
掘港中心卫生院 （1987.01～1989.05） 掘港片卫生所 （1989.05～1991.07）	参见掘港中心卫生院
掘港区卫生所 （1991.07～1996.04）	所　长：朱丙涛1991.07～1993.06　（院长兼） 石　林1993.06～1995.03　（院长兼） 季本如1995.03～1996.04 副所长：朱希平1991.07～1996.04
掘港中心卫生院 （1996.04～1996.08） 掘港中心卫生院卫生督导组 （1996.08～1996.12） 南片卫生督导组 （掘港中心卫生院卫生督导组） （1996.12～2001.11）	参见掘港中心卫生院

马塘区卫生所

【地址】如东县马塘镇仁和南路88号

【邮编】226401

【沿革】1951年8月22日，建立“桐本区卫生所”，址设马塘镇仁和桥南准提庵内。时有张仲仁、朱泰来、朱驹、赵富莲、潘秦三等5名职工，负责马北乡、王袁乡、凌民乡、尊三乡、陈家乡、潮桥乡、坚决乡、胜利乡、毕杨乡、孙窑乡、堤南乡、惕庵乡、三沿乡、新沿乡14个乡和马塘镇的卫生行政和医疗服务工作。

1958年4月12日，改称为“桐本卫生所”。

1961年4月，改称为“桐本区卫生所”。5月，改称为“马塘区卫生所”。

1962年11月9日，改称为“马塘地区医院”。是日，重建“马塘区卫生所”，时有所长、防疫、妇儿保健各1人，负责全区卫生行政工作。

1968年6月22日，“马塘区卫生所”“马塘地区医院”合并为“马塘区卫生院 ”，全区卫生行政工作由马塘区卫生院负责。

1975年8月22日，改称为“马塘区医院”。重建“马塘区卫生所”，址设市河东路28号。

1985年12月，有工作人员4人，负责马塘镇、孙窑乡、曹埠乡、潮桥乡、凌民乡、环北乡、环镇乡、桐本乡等乡镇的卫生工作。

1987年1月6日，卫生所撤销，并入马塘区医院，卫生行政工作由马塘区医院负责。

1989年5月8日，建立“马塘片卫生所”，与马塘医院一套班子两块牌子。

1991年7月12日，改称为“马塘区卫生所”。

1995年3月，机构独立建制。

1996年4月1日，撤销，并入马塘医院，全区卫生行政工作由马塘医院负责。8月20日，建立“马塘医院卫生督导组”。12月，“马塘医院卫生督导组” 撤销。

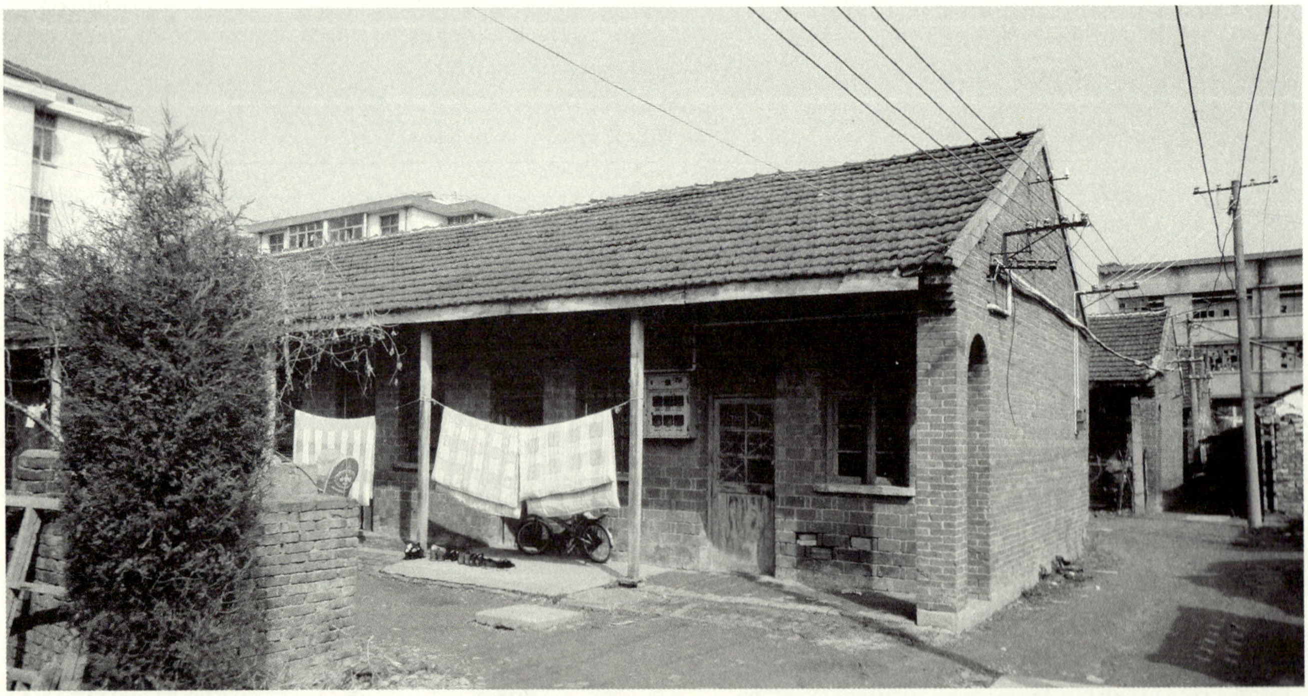

1951年8月，马塘镇准提庵内办公室　　(2011年3月2日县卫生志编纂办公室摄)

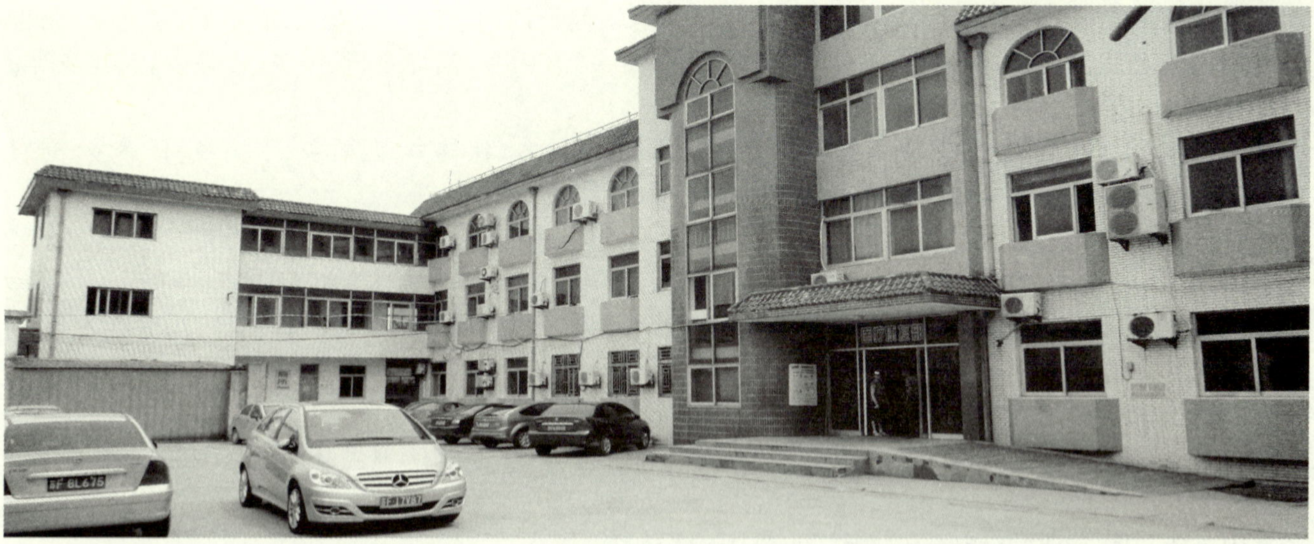

1989年5月，马塘镇仁和南路办公楼 （2011年7月8日县卫生志编纂办公室摄）

1951～1996年马塘区卫生所领导人更迭表

表2-17

机构名称	领导人更迭
桐本区卫生所 （1951.08～1958.04） 桐本卫生所 （1958.04～1961.04） 桐本区卫生所 1961.04～1961.05） 马塘区卫生所 （1961.05～1962.11）	所　长：张仲仁 1951.08～1956.04 （副所长） 江恒茂 1956.04～1957 （副所长） 李富生 1957 ～1959 顾裕龙 1959 ～1961.08 （副所长）
马塘区卫生所 （1975.08～1987.01）	所　长：秦广田 1975.08～1987.01 副所长：石祥银 1976 ～1987.01
马塘医院 （1987.01～1989.05） 马塘片卫生所 （1989.05～1991.07）	参见“马塘医院”
马塘区卫生所 （1991.07～1996.04）	所　长：姜炳春 1991.07～1996.02 （院长兼） 张贵陈 1996.02～1996.04 （院长兼） 副所长：石祥银 1991.07～1995.03 翟修填 1995.03～1996.04
马塘医院 （1996.04～1996.08） 马塘医院卫生督导组 （1996.08～1996.12）	参见“马塘医院”

苴镇区卫生所

【地址】如东县苴镇西街河南

【邮编】226409

【沿革】1951年8月,"苴镇区卫生所"建立,址设苴镇西街河南。时有姜天龙、周星五、黄光陆、张也珍、刘加新5名职工,负责保林乡、三邻乡、四桥乡、东屏乡、苴镇乡、沿堤乡、长沙乡、福亮乡、新建乡等9个乡的卫生行政和医疗服务工作。

1957年9月,负责鸿余乡、堤北乡、福亮乡、三邻乡、长沙乡、保林乡、四桥乡、丁杨乡、杨於乡、秀岩乡、苴镇乡11个乡的卫生行政和医疗服务工作。

1958年4月12日,改称为"苴镇卫生所"。

1961年4月,改称为"苴镇区卫生所"

1962年11月9日,改称为"苴镇地区医院"重建"苴镇区卫生所",时有所长、防疫、妇儿保健各1人,负责全区卫生行政工作。

1965年9月,改称为"坚镇区卫生所"。

1968年6月22日,"坚镇区卫生所""坚镇地区医院"合并为"坚镇区卫生院",全区卫生行政工作由坚镇区卫生院负责。

1975年8月,重建"坚镇区卫生所",址设苴镇晓桥南。

1981年7月,更名为"苴镇区卫生所"。

1985年12月,工作人员3人,负责苴镇、新光乡、长沙乡、北坎乡、卫海乡、北渔乡等乡镇卫生工作。

1987年1月6日,"苴镇区卫生所"撤销,并入苴镇区医院,全区卫生行政工作由苴镇区医院负责。是月21日,"苴镇区医院"改称为"苴镇中心卫生院"。

1989年5月8日,建立"苴镇片卫生所",与苴镇中心卫生院一套班子两块牌子,址设二车口。

1991年7月,改称为"苴镇区卫生所"。

1995年3月,"苴镇区卫生所"撤销,并入"掘港区卫生所"。

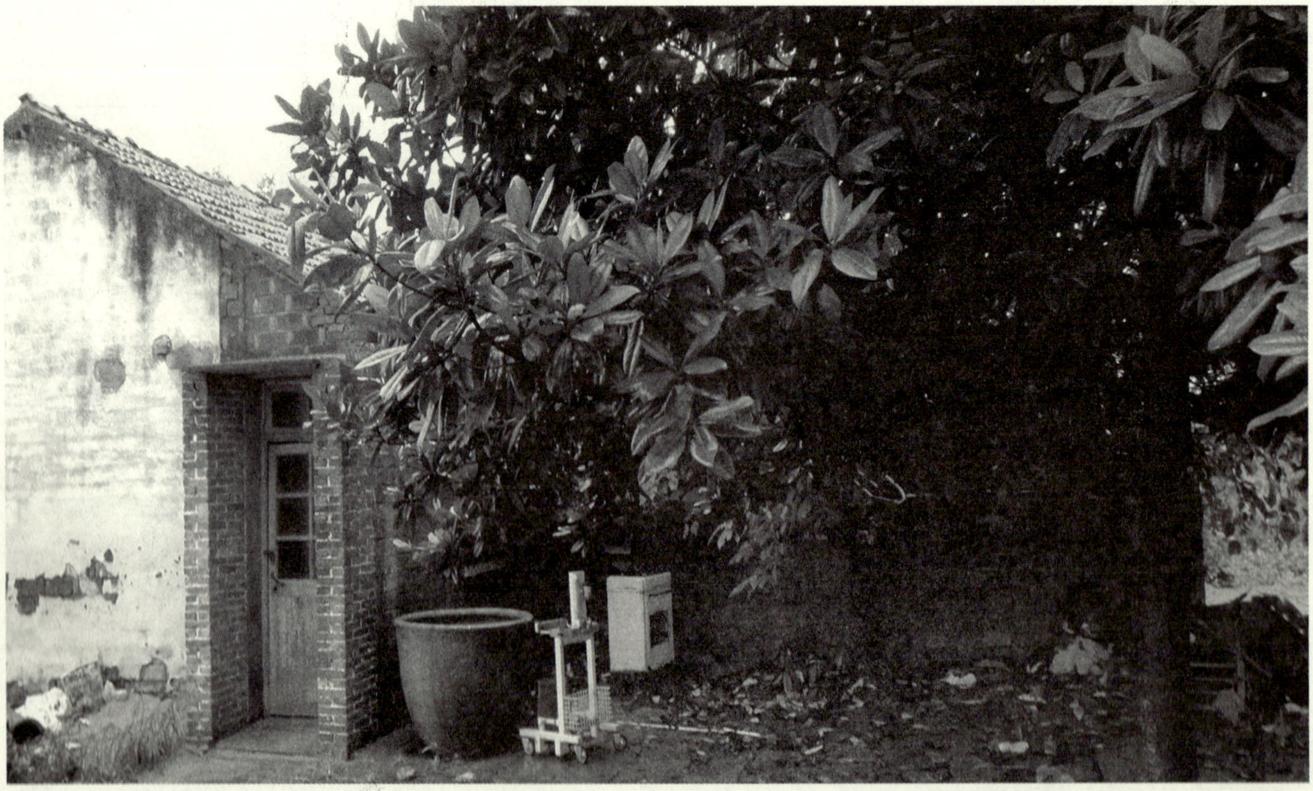

1951年8月,苴镇西街河南办公室　　(2011年7月5日县卫生志编纂办公室摄)

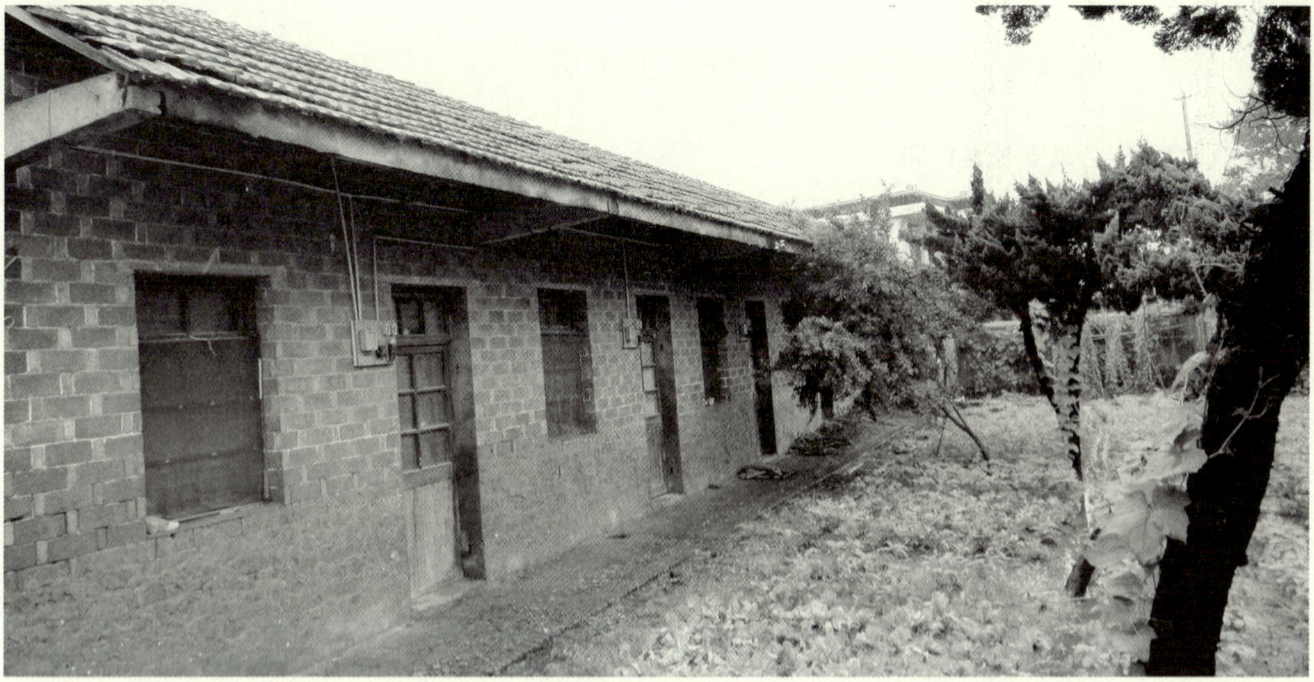

1981年7月，苴镇二车口办公室　（2011年7月5日县卫生志编纂办公室摄）

1951～1995年苴镇区卫生所领导人更迭表

表2-18

机构名称	领导人更迭
苴镇区卫生所 （1951.08～1958.04） 苴镇卫生所 （1958.04～1961.04） 苴镇区卫生所 （1961.04～1962.11） 苴镇区卫生所（重建） （1962.11～1965.09） 坚镇区卫生所 （1965.09～1968.08）	所　长：姜天龙 1951.08～1952（副所长） 李富生 1952～1954（副所长） 李世普 1954～1955 夏福然 1955～1957（副所长） 金建农 1957～1959（副所长） 杨其智 1959～1961.08（副所长）
坚镇区卫生院 （1968.08～1975.08）	参见“苴镇中心卫生院”
坚镇区卫生所 （1975.08～1981.07） 苴镇区卫生所 （1981.07～1987.01）	所　长：陈茂源 1975.08～1976 钱　达 1976～1979 陆允家 1979～1987.01 副所长：洪永山 1976～1982 谢　甡 1979～1984 刘鹏银 1986.02～1987.01
苴镇中心卫生院 （1987.01～1989.05） 苴镇片卫生所 （1989.05～1991.07）	参见“苴镇中心卫生院”
苴镇区卫生所 （1991.07～1995.03）	所　长：季本如 1991.07～1995.03

景安区卫生所

【地址】如东县景安乡恺仁庙

【邮编】

【沿革】1951年8月,“景安区卫生所”建立,址设恺仁庙,时有赵文虎、朱慎五、徐国光、缪永三、周科术5名职工。负责袁南乡、景南乡、桂林乡、陈庄乡、花园乡、达富乡、幸福乡、万灵乡、直夫乡、环凌乡、景安乡12个乡的卫生行政和医疗服务工作。

1954年9月,原雪岸区的万灵乡、兴隆乡、先民乡、陈庄乡、幸福乡5个乡和丁堰区的毅夫乡卫生行政和医疗服务工作划属景安区卫生所。址迁袁庄镇。

1956年4月,辖区卫生行政工作划属双甸区卫生所。原工作机构更名为“袁庄卫生所”,辖区医疗工作由原机构中的医疗人员负责。

1951~1956年景安区卫生所领导人更迭表

表2-19

机构名称	领导人更迭
景安区卫生所 (1951.08~1956.04)	所　长:赵文虎 1951.08~1951.12　(副所长) 骆柳堂 1951.12~1956.04　(副所长)

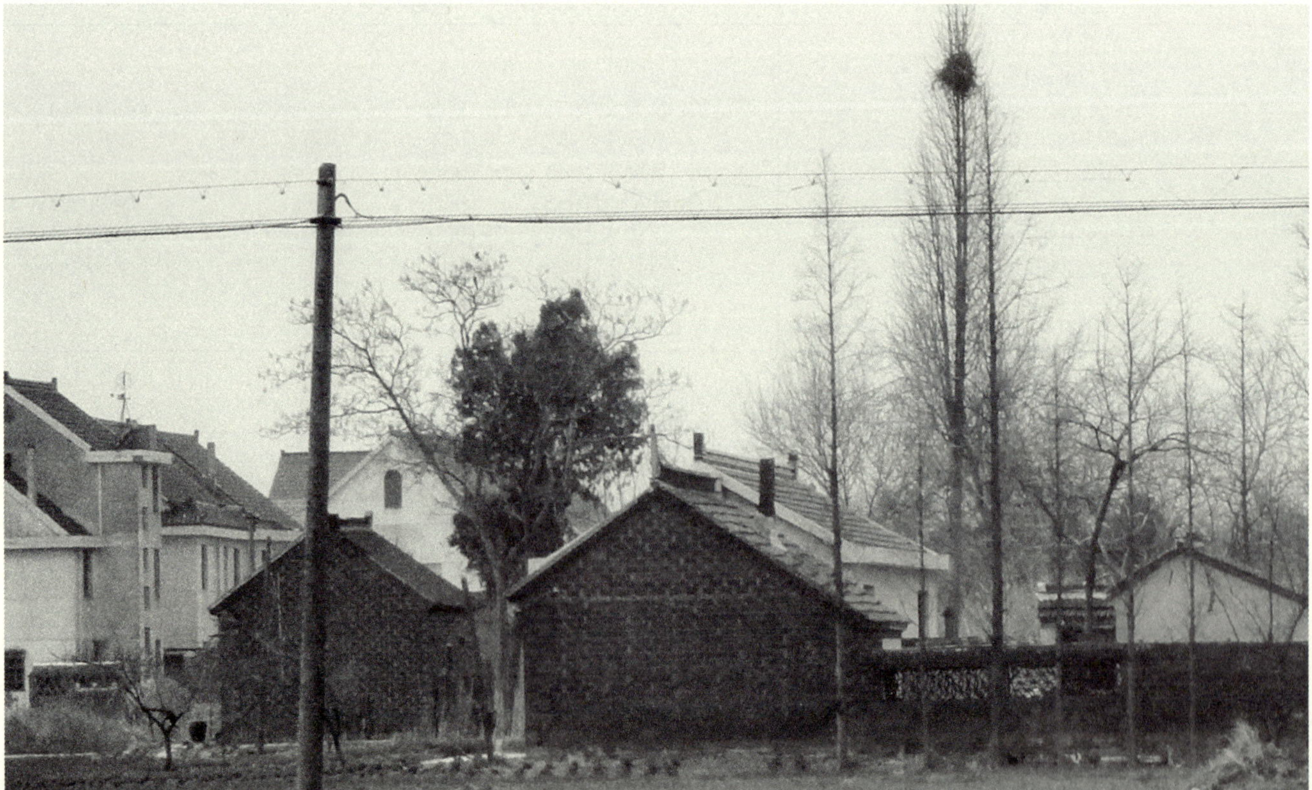

1951年8月,景安乡恺仁庙办公用房址　(2011年3月10日县卫生志编纂办公室摄)

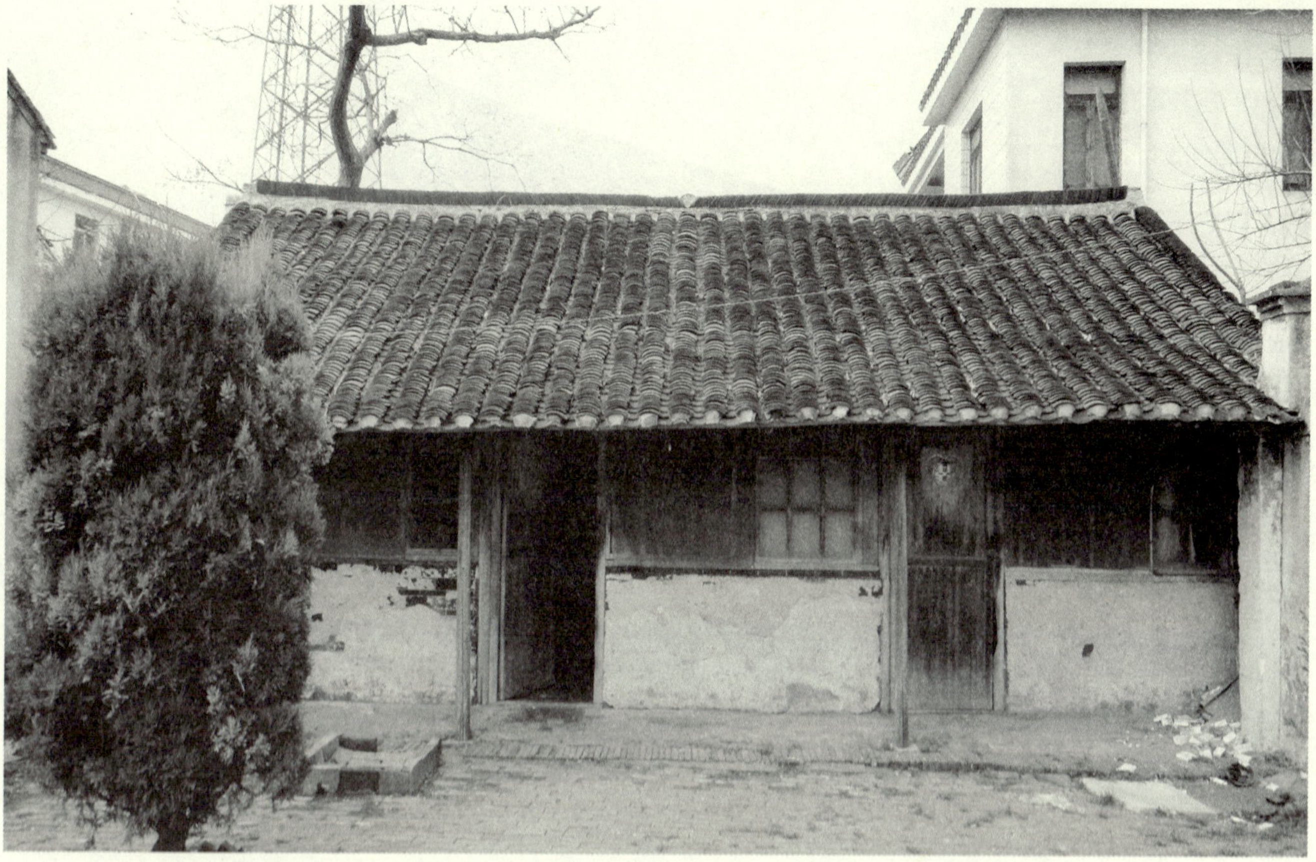

1954年9月，袁庄镇袁家庄办公室址 （2011年3月9日县卫生志编纂办公室摄）

卫海区卫生所

【地址】如东县卫海乡何家灶

【邮编】

【沿革】1952年3月，建立“卫海区卫生所”，先驻何家灶，后址北坎街。时有姜天龙、管开谦、张文言、金建农、朱子平5名职工，负责滨海乡、堤北乡、鸿余乡、南坎乡等4个乡的卫生行政管理和医疗服务工作。8月，负责南坎乡、北坎乡、滨海乡、建海乡、鸿余乡、环东乡、堤北乡等7个乡的卫生行政和医疗服务工作。

1955年7月，改称为“北坎卫生所”。

1959年12月10日，“北坎卫生所”撤销。

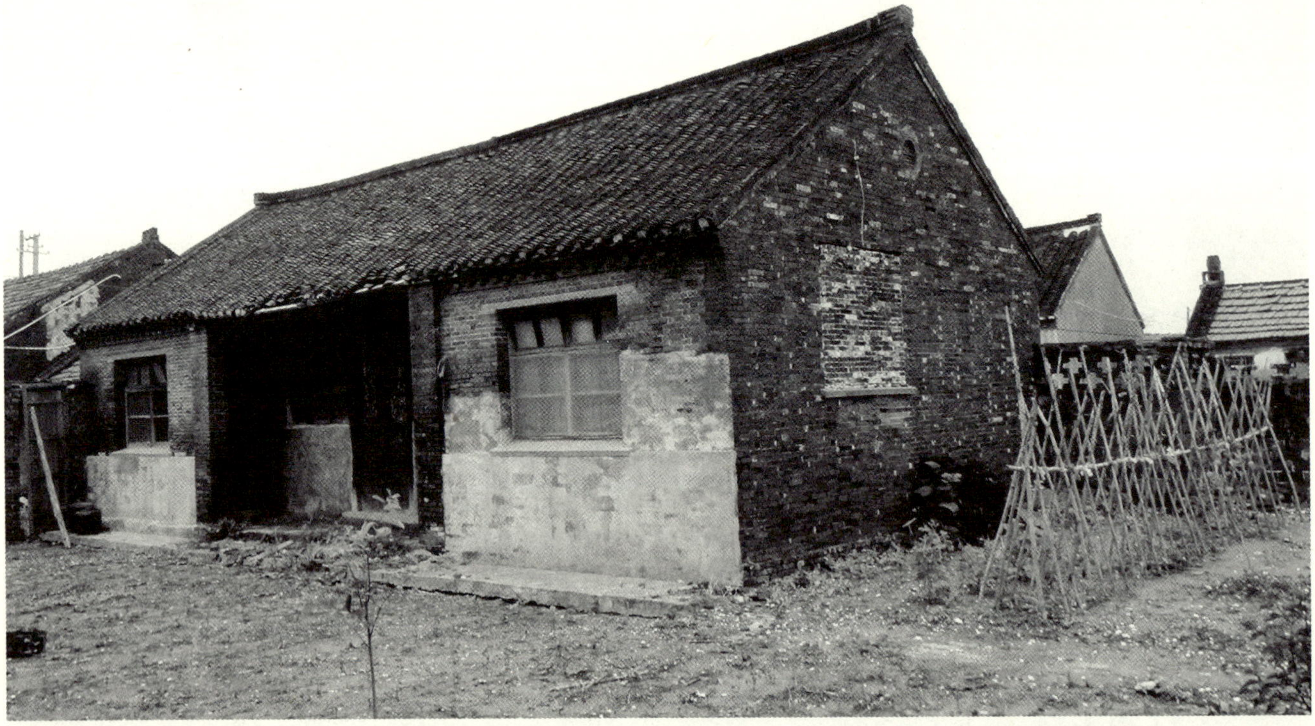

1952年3月，北坎乡北坎街办公室　　（2011年7月6日县卫生志编纂办公室摄）

1952～1959年卫海区卫生所领导人更迭表

表2-20

机构名称	领导人更迭
卫海区卫生所 （1952.03～1955.07） 北坎卫生所 （1955.07～1959.12）	所　长 姜天龙1952.03～1956.01　（副所长） 陈朝秀1956.01～1959.12　（副所长）

蒲东区卫生所

【地址】如皋县白蒲镇中心街

【邮编】

【沿革】1951年8月，建立"蒲东区卫生所"，址设白蒲镇中心街。时有工作人员5人，负责庭贵乡、国强乡、新庵乡、斜港乡、薛曹乡、新姚乡、平桥乡、平楼乡、林东乡、红园乡10个乡和白蒲镇的卫生行政管理和医疗服务工作。是年底，增加"新乡"。

1954年9月18日，划属"如皋县"，原辖庭贵乡、国强乡、新庵乡划属"汤园区"，同隶岔河区卫生所管理。

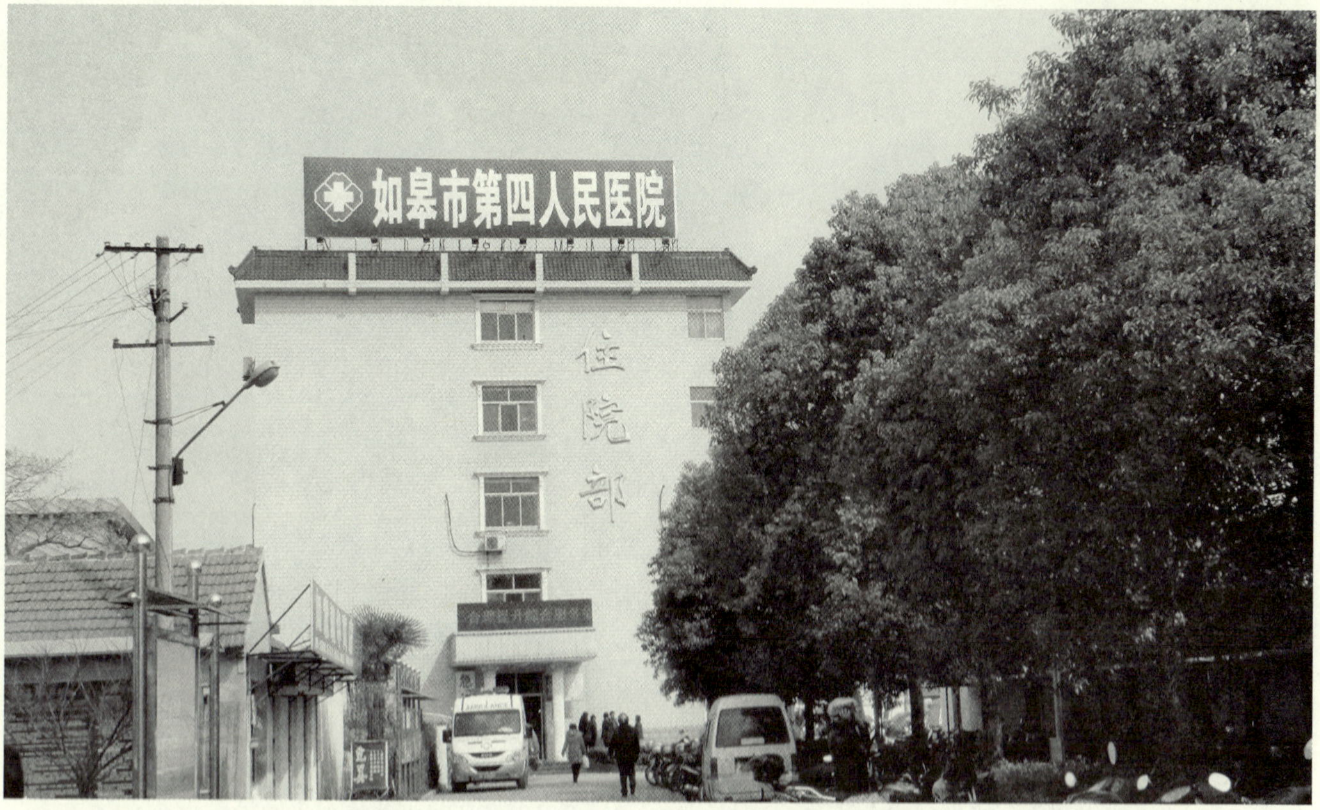

1951年8月，白蒲镇中心街办公室址　　(2011年3月9日县卫生志编纂办公室摄)

1951～1954年蒲东区卫生所领导人更迭表

表2-21

机构名称	领导人更迭
蒲东区卫生所 (1951.08～1954.09)	所　长:刘克剑1951.08～1954.09　(副所长)

丁堰区卫生所

【地址】如皋县丁埝镇中心街

【邮编】

【沿革】1952年3月，建立"丁埝区卫生所"，址设丁埝镇中心街址。时有吴世成、蔡光华、严镇、朱洛民、戴顺英5名工作人员，负责上刘乡、宗陈乡、朝阳乡、丁北乡、骏发乡、冯石乡、花石乡、毅夫乡、先民乡、兴隆乡、斗争乡、合兴乡、长胜乡、雪洪乡14个乡和丁埝镇、东陈镇的卫生行政和医疗服务工作。8月22日，由丁埝区的东陈镇、先民乡、兴隆乡、斗争乡、合兴乡、雪洪乡和景安区的万灵乡、陈庄乡、幸福乡等乡镇组建"雪岸区"，其卫生行政和医疗服务工作仍归丁埝区卫生所负责。

1954年9月18日，随行政划属如皋县。沿港乡、花石乡、毅夫乡、兴隆乡、先民乡划属双甸区和景安区。

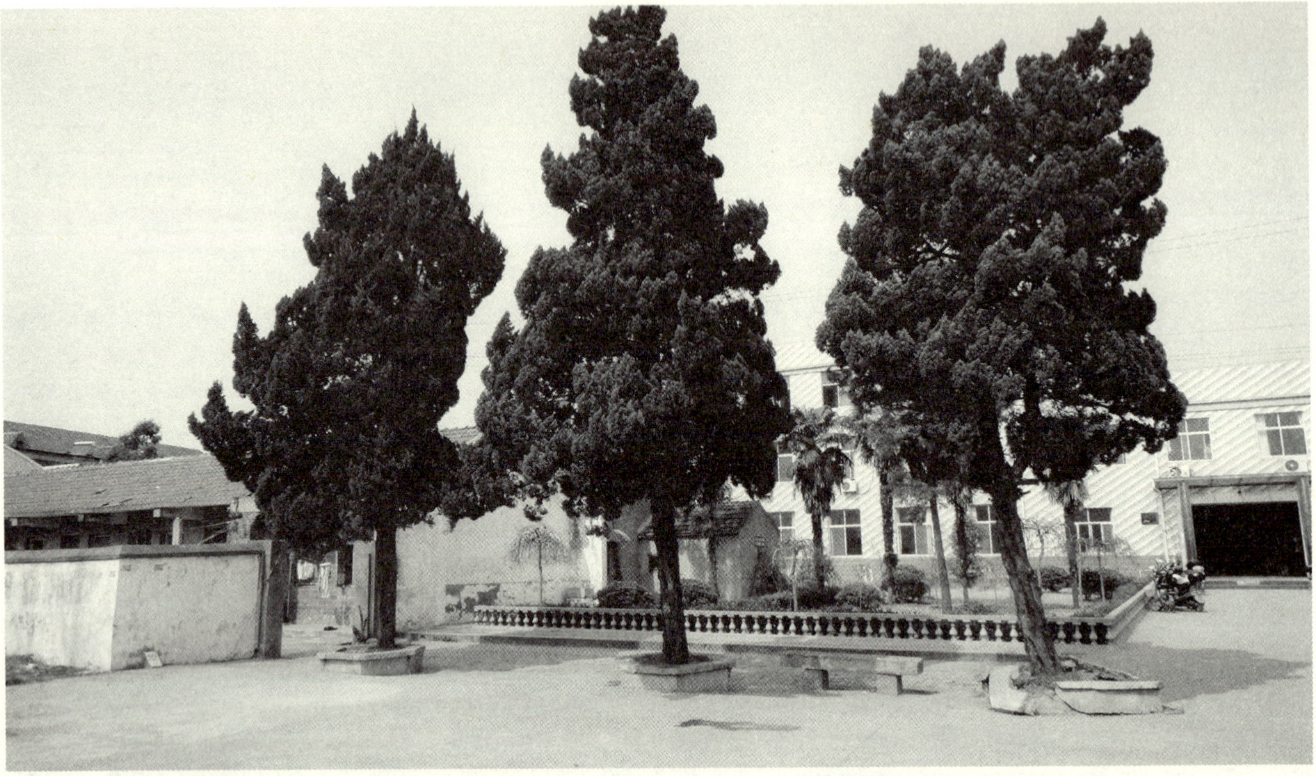

1952年3月，丁埝镇中心街办公室址　（2011年3月9日县卫生志编纂办公室摄）

1952～1954年丁埝区卫生所领导人更迭表

表2-22

机构名称	领导人更迭
丁埝区卫生所 （1952.03～1954.09）	所　长：吴世成1952.03～1954.09　（副所长）

岔河区卫生所

【地址】如东县岔河镇交通西路32号

【邮编】226403

【沿革】1952年3月，建立“岔河区卫生所”，址设岔河镇西街土地庙西。时有蔡民之、于海乔、丛班候、石泰媛、吴哲清5名职工，负责陈皋乡、斗争乡、古吴乡、岔北乡、新兴乡、钱唐乡、马杨乡、平肖乡8个乡和岔河镇的卫生行政和医疗服务。同时负责汤园区的建设乡、民立乡、芳根乡、红星乡、五窑乡、四港乡、虹桥乡、新西乡、翻身乡、烈士乡、顾茂乡12个乡的卫生行政和医疗服务工作。

1954年9月，蒲东区划属如皋县后，增加负责蒲东区划属汤园区的庭贵乡、国强乡、新庵乡等3个乡和古坝区的锦成、古吴、马杨等3个乡的卫生行政和医疗服务工作。

1957年9月，负责古吴乡、蔡庄乡、马杨乡、平肖乡、岔北乡、新兴乡、其国乡、陈皋乡、建设乡、芳根乡、红星乡、顾茂等13个乡和岔河镇的卫生行政和医疗服务。

1958年4月12日，改称为“岔河卫生所”。

1959年9月，改称为“岔河地区医院”，全区卫生行政管理工作由岔河地区医院负责。

1962年11月9日，重建“岔河区卫生所”，址设岔洋大桥西首(交通西路32号现址)。

1968年8月，“岔河区卫生所”“岔河地区医院”合并为“岔河区卫生院”，全区卫生行政管理工作由岔河区卫生院负责。

1975年8月22日，“岔河区卫生院”改称为“岔河区医院”，重建“岔河区卫生所”。

1985年12月，有工作人员4人，负责岔河镇、岔南乡、古坝乡、岔北乡、汤园乡、新店乡等乡镇的卫生工作。

1987年1月6日，“岔河区卫生所”撤销，并入岔河区医院，全区卫生行政管理工作由岔河区医院负责。是月21日，“岔河区医院”改称为“岔河医院”。

1988年7月26日，“岔河医院”改称为“如东县第二人民医院”。

1989年5月8日，建立“岔河片卫生所”，与如东县第二人民医院一套班子两块牌子。

1991年7月12日，改称为“岔河区卫生所”，地址由岔河镇西首迁至岔河镇交通路33号。

1995年3月，机构独立建制。

1996年4月1日，“岔河区卫生所”撤销，并入如东县第二人民医院，全区卫生行政管理工作由如东县第二人民医院负责。8月20日，建立“如东县第二人民医院卫生督导组”，负责全区卫生行政督导工作。12月，撤销“如东县第二人民医院卫生督导组”，建立“西南片卫生督导组”(如东县第二人民医院卫生督导组)，双甸镇、潮桥乡、石甸乡、双南乡等乡镇划属督导管理工作。

2001年11月11日，“西南片卫生督导组”(如东县第二人民医院卫生督导组)撤销。

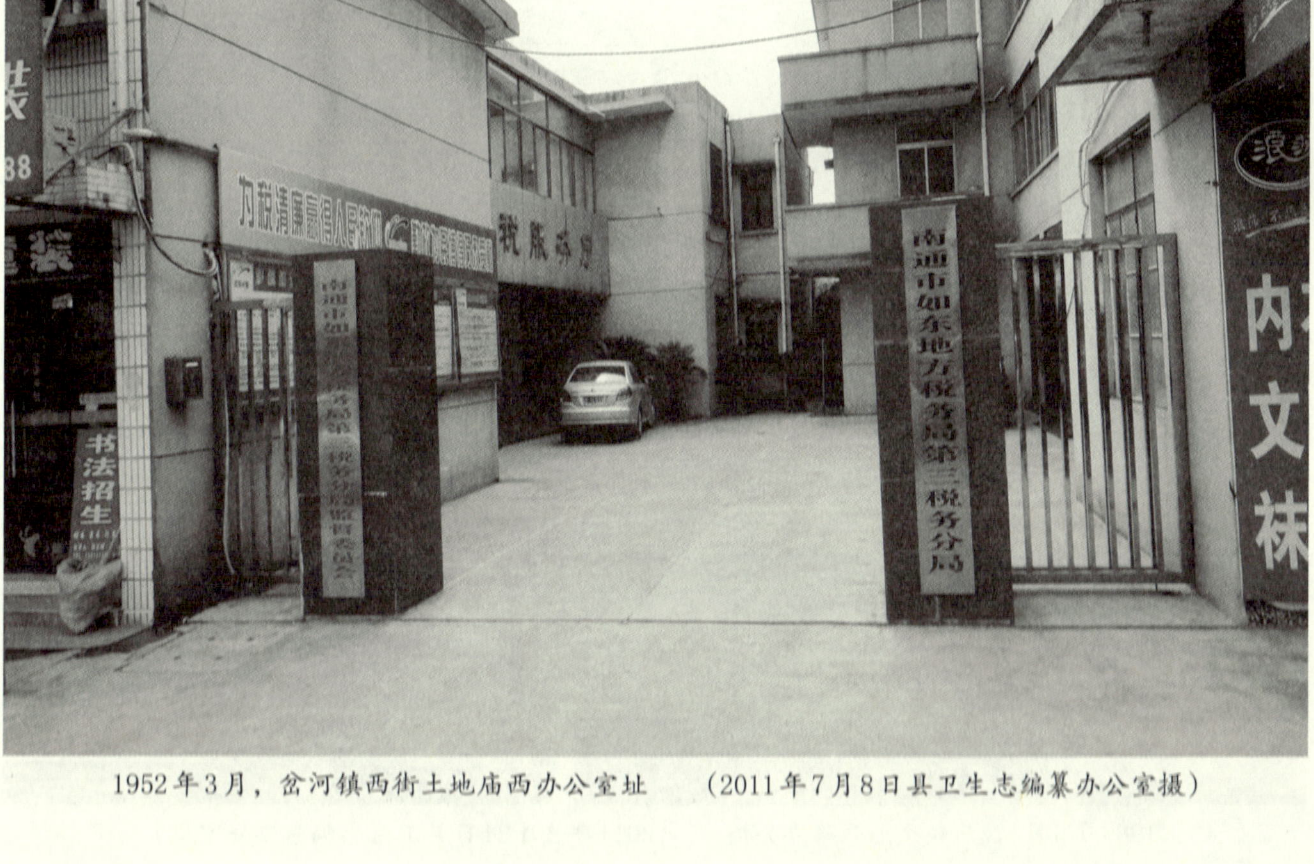

1952年3月，岔河镇西街土地庙西办公室址　　(2011年7月8日县卫生志编纂办公室摄)

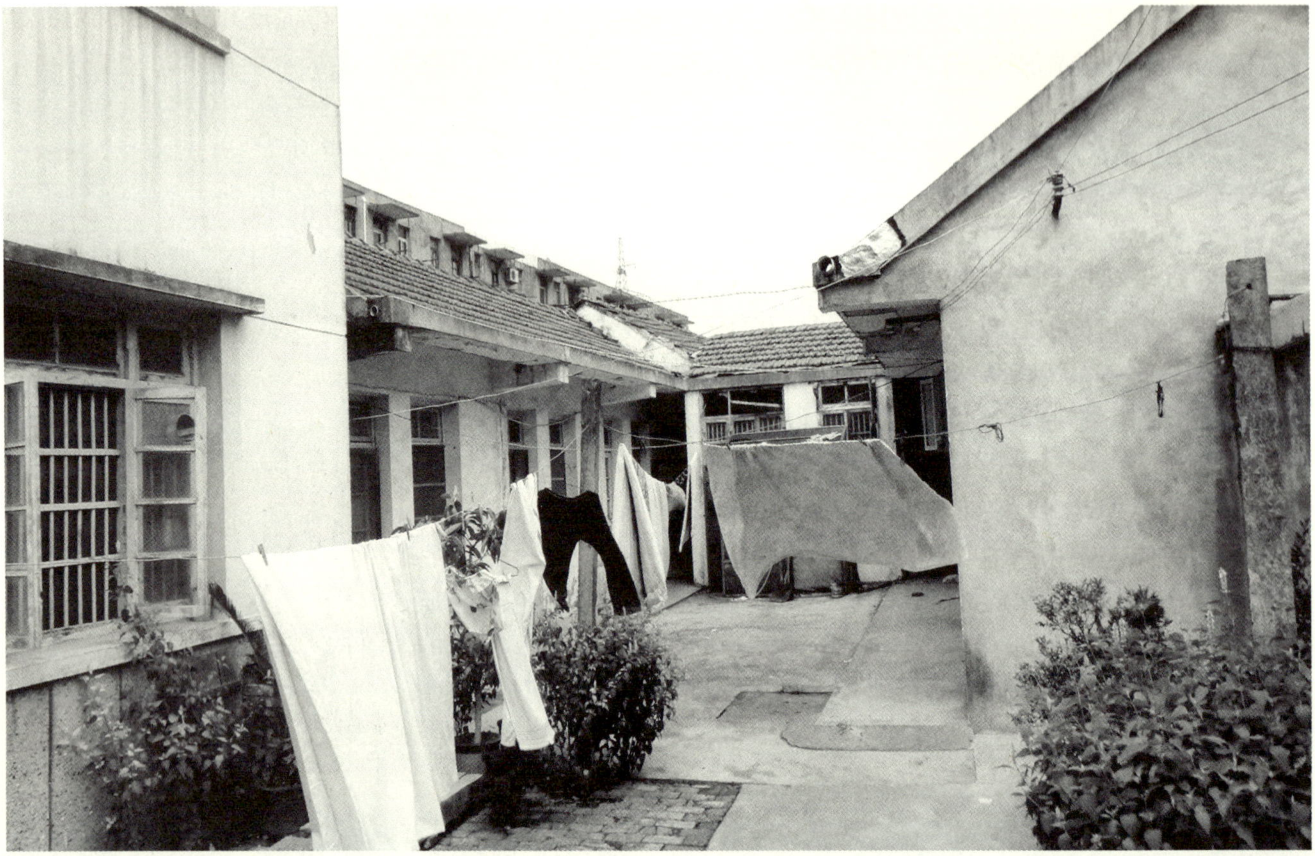

1962年11月，岔河镇岔洋大桥西首办公室　　(2011年7月8日县卫生志编纂办公室摄)

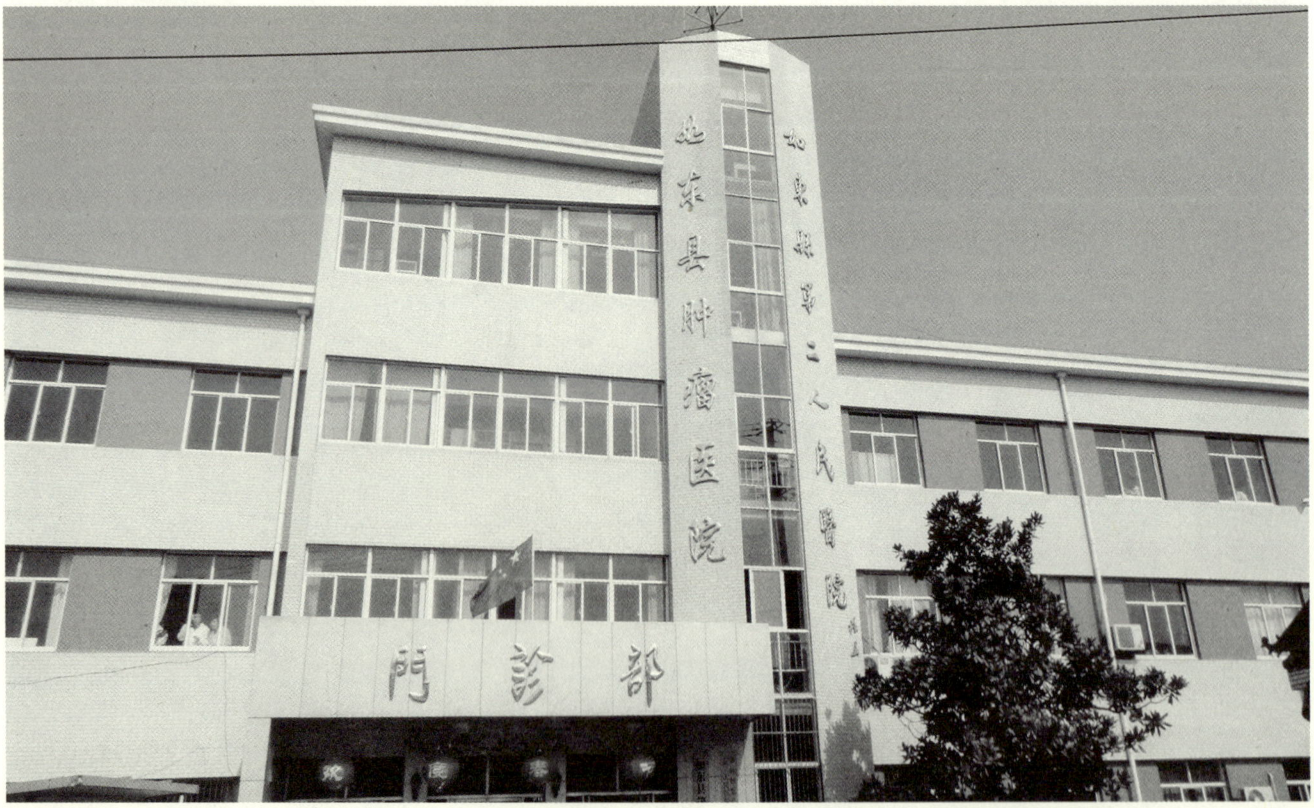

1989年5月,岔河镇交通西路办公楼　　(2011年2月24日县卫生志编纂办公室摄)

1952～2001年岔河区卫生所领导人更迭表

表2-23

机构名称	领导人更迭
岔河区卫生所 （1952.03～1958.04） 岔河卫生所 （1958.04～1959.09）	所 长：蔡民之1952.03～1954 （副所长） 李富生1954 ～1955 李世普1955 ～1956.04 徐可实1956.04～1957 （副所长） 吴哲清1956.12～1959.09 （副所长） 副所长：陈宝兰1956 ～1957
岔河区医院 （1959.09～1962.11）	参见“如东县第二人民医院”
岔河区卫生所 （1962.11～1968.08）	所 长：戴朝江1962.11～1964 郭 泉1964 ～1968.08 （副所长）
岔河区卫生院 （1968.08～1975.08）	参见“如东县第二人民医院
岔河区卫生所 （1975.08～1987.01）	所 长：徐 斌1975.08～1987.01
岔河区医院 （1987.01～1987.01） 岔河医院 （1987.01～1988.07） 如东县第二人民医院 （1988.07～1989.05） 岔河片卫生所 （1989.05～1991.07）	参见“如东县第二人民医院”
岔河区卫生所 （1991.07～1996.04）	所 长：邱洪振1991.07～1995.09 （院长兼） 刘桂萍1995.09～1996.04 副所长：石 林1991.06～1993.06 刘桂萍1993.06～1995.09
如东县第二人民医院 （1996.04～1996.08） 如东县第二人民医院卫生督导组 （1996.08～1996.12） 西南片卫生督导组 （如东县第二人民医院卫生督导组） （1996.12～2001.11）	参见“如东县第二人民医院”

栟茶区卫生所

【地址】如东县栟茶镇忆农桥

【邮编】226406

【沿革】1952年3月，建立“栟茶区卫生所”，址设栟茶镇西街。时有袁斌、曹修廉、吴镇、顾中坚、陈璜5名职工，负责滗河乡、秀贞乡、宏连乡、蔡庄乡、横港乡、栟北乡、高林乡、赵港乡、于港乡、海辰乡、张黄乡、德贵乡12个乡和栟茶镇的卫生行政和医疗服务工作。

1953年，址迁栟茶镇北街。

1954年9月，原靖海区的洋口乡和原古坝区的蔡庄乡、秀贞乡卫生行政管理划属。

1956年4月26日，更名为“栟茶区医院”，全区卫生行政管理由栟茶区医院负责。1957年9月，负责旧场乡、洋口乡、启新乡、浒澪乡、栟北乡、富滩乡、德贵乡、高林乡、直夫乡、于港乡、宏连乡12个乡和栟茶镇的卫生行政工作。

1958年4月12日，“栟茶区医院”改称为“栟茶地区医院”。

1962年11月9日，重建“栟茶区卫生所”，附设“栟茶地区医院”，时有所长、防疫、妇儿保健各1人，负责全区卫生管理工作。

1968年4月22日，“栟茶区卫生所”“栟茶地区医院”合并为“栟茶区卫生院”，全区卫生行政管理工作由栟茶区卫生院负责。

1975年8月22日，重建“栟茶区卫生所”。“栟茶区卫生院”改称为“栟茶区医院”。

1985年12月，有工作人员4人，负责栟茶镇、靖海乡、洋口乡、新林乡、河口乡、于港乡、浒澪乡、南渔乡等乡镇的卫生工作。

1987年1月6日，“栟茶区卫生所”撤销，并入栟茶区医院，全区卫生行政管理工作由栟茶区医院负责。是月21日，“栟茶区医院”改称为“栟茶医院”。

1988年7月26日，“栟茶医院”改称为“如东县第三人民医院”。

1989年5月8日，建立“栟茶片卫生所”，与县第三人民医院一套班子两块牌子。

1991年7月12日，改称为“栟茶区卫生所”，址设医院巷13号。

1995年3月，机构独立建制，址设栟茶镇新建西路5号。

1996年4月1日，“栟茶区卫生所”撤销，并入县第三人民医院，全区卫生行政管理工作由县第三人民医院负责。8月20日，建立“如东县第三人民医院卫生督导组”，负责全区卫生行政督导管理工作。12月，撤销“如东县第三人民医院卫生督导组”，建立“西北片卫生督导组”（如东县第三人民医院卫生督导组），沿南乡、袁庄乡、景安乡等乡镇划入督导管理。

2001年11月11日，“西北片卫生督导组”（如东县第三人民医院卫生督导组）撤销。

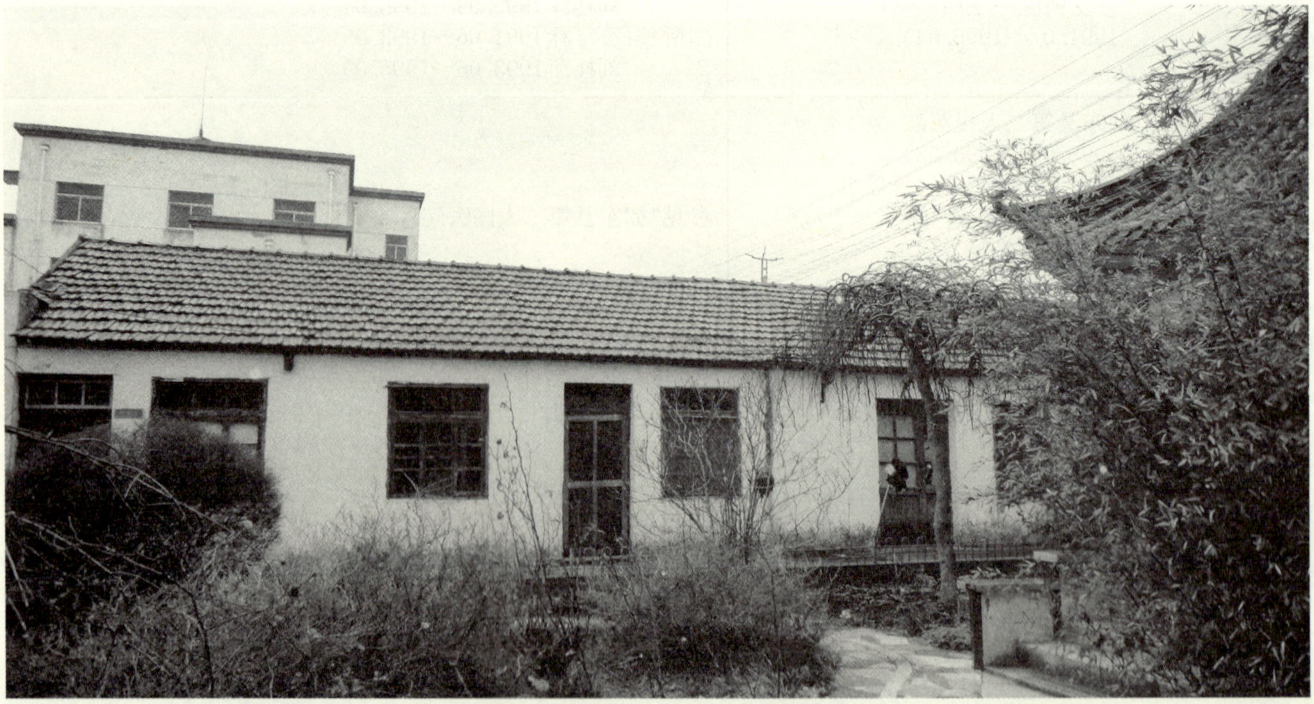

1952年3月，栟茶镇忆农桥北办公室　　（2011年3月1日县卫生志编纂办公室摄）

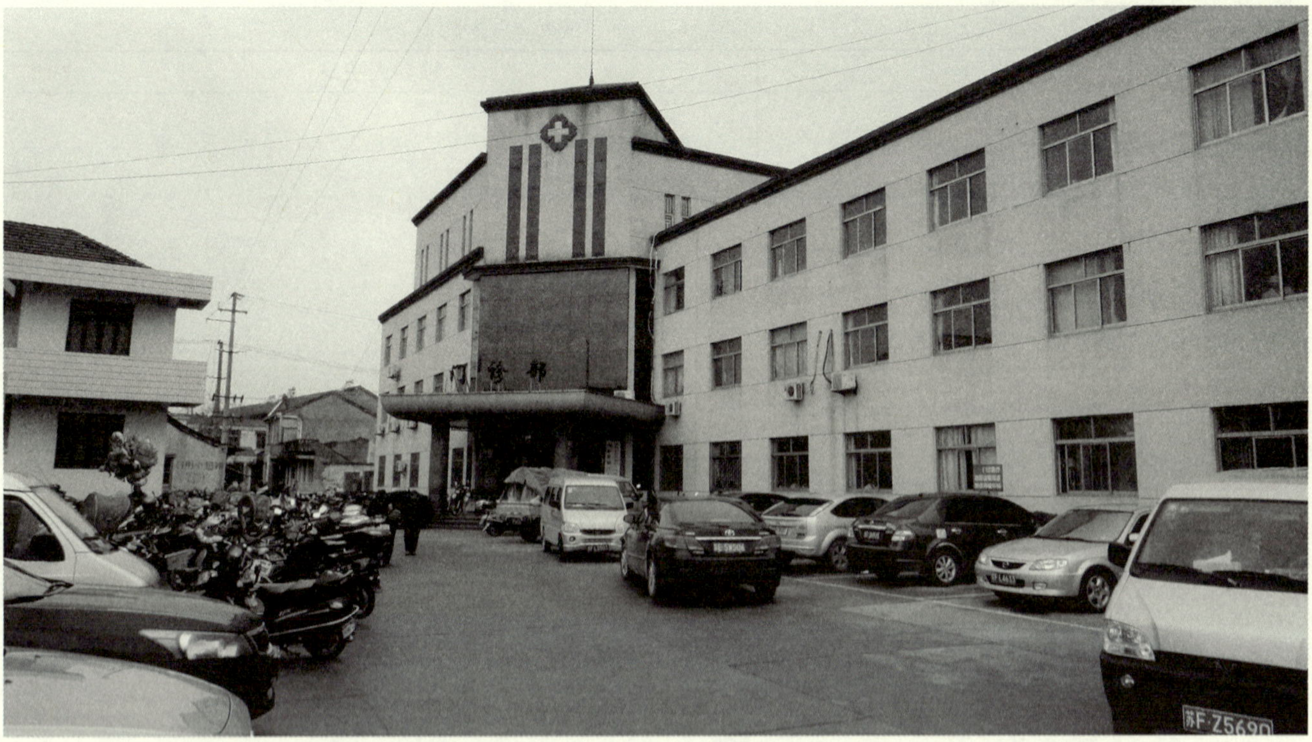

1987年1月，栟茶镇医院卷办公室　（2011年3月1日县卫生志编纂办公室摄）

1952～1987年栟茶区卫生所领导人更迭表

表2-24

机构名称	领导人更迭
栟茶区卫生所 （1952.03～1956.04）	所　长：袁　斌 1952.03～1953　（副所长） 蔡光华 1953　～1955　（副所长） 李富生 1955　～1956.04 副所长：蔡光华 1955　～1956.04
栟茶区医院 （1956.04～1958.04） 栟茶递区医院 （1958.04～1962.11）	参见“如东县第三人民医院”
栟茶区卫生所 （1962.11～1968.04）	所　长：徐　斌 1962.11～1968.04
栟茶区卫生院 （1968.04～1975.08）	参见“如东县第三人民医院”
栟茶区卫生所 （1975.08～1987.01）	所　长：陈汉云 1975.08～1976　（副所长） 郭　泉 1978　～1979　（副所长） 郭　泉 1979　～1980 杨　俊 1980　～1984　（副所长） 王友山 1984　～1986.02　（副所长） 曹显明 1986.02～1987.01　（副所长） 副所长：孙福民 1979　～1984.07

续表2-24

机构名称	领导人更迭
栟茶区医院 （1987.01～1987.01） 栟茶医院 （1987.01～1988.07） 如东县第三人民医院 （1988.07～1989.05） 栟茶片卫生所 （1989.05～1991.07）	参见“如东县第三人民医院”
栟茶区卫生所 （1991.07～1996.04）	所　长：徐定山1991.07～1991.11　（院长兼） 曹显明1991.07～1993.03 徐　静1993.03～1996.04
如东县第三人民医院 （1996.04～1996.08） 如东县第三人民医院卫生督导组 （1996.08～1996.12） 西北片卫生督导组 （如东县第三人民医院卫生督导组） （1996.12～2001.11）	参见“如东县第三人民医院”

丰利区卫生所

【地址】如东县丰利镇宫家花园

【邮编】226408

【沿革】1956年1月，建立“丰利区卫生所”，址设将军巷内。时有姜天龙等6名职工，负责光荣乡、观东乡、石屏乡、团结乡、新利乡、甜港乡、玉龙乡、五义乡、丰利镇9个乡镇的卫生行政和医疗工作。

1957年9月，负责环港乡、环东乡、光荣乡、观东乡、石屏乡、东宁乡、五义乡、高林乡、秀珍乡、双德乡、玉龙乡、新利乡、四明乡13个乡和丰利镇的卫生行政和医疗服务工作。

1958年4月12日，“丰利区卫生所”改称“丰利卫生所”。

1961年1月10日，所改院，“丰利区卫生所”改称“丰利地区医院”，“丰利区医院”负责全区卫生行政工作。

1962年11月9日，重建“丰利区卫生所”，附设丰利地区医院，时有所长、防疫、妇儿保健各1人，负责全区卫生管理工作。

1967年，址迁宫家花园。

1968年6月22日，“丰利区卫生所”“丰利地区医院”合并为“丰利区卫生院”，丰利区卫生院负责全区卫生行政工作。

1975年8月22日，“丰利区卫生院”改称“丰利区医院”，重建“丰利区卫生所”。

1985年12月，有工作人员3人，负责丰利镇、石屏乡、凌河乡、光荣乡、五义乡、丰西乡、环农乡、环渔乡、洋口农场等乡镇场的卫生行政工作。

1987年1月6日，丰利区卫生所并入丰利区医院，丰利区卫生院负责全区卫生行政工作。

是月21日，“丰利区医院”改称“丰利医院”。

1989年5月8日，建立“丰利片卫生所”，与丰利医院一套班子两块牌子。

1991年7月12日，“丰利片卫生所”改称“丰利区卫生所”。

1995年3月，“丰利区卫生所”为独立机构。

1996年4月1日，撤销“丰利区卫生所”并入丰利医院。丰利区医院负责全区卫生行政工作。8月20日，建立“丰利医院卫生督导组”。负责全区卫生行政督导工作。12月，撤销“丰利医院卫生督导组”。建立“北片卫生督导组”（丰利医院卫生督导组）凌民乡、新光乡、苴镇镇等乡镇划入督导管理。

2001年11月11日，撤销“北片卫生督导组”（丰利医院卫生督导组）。

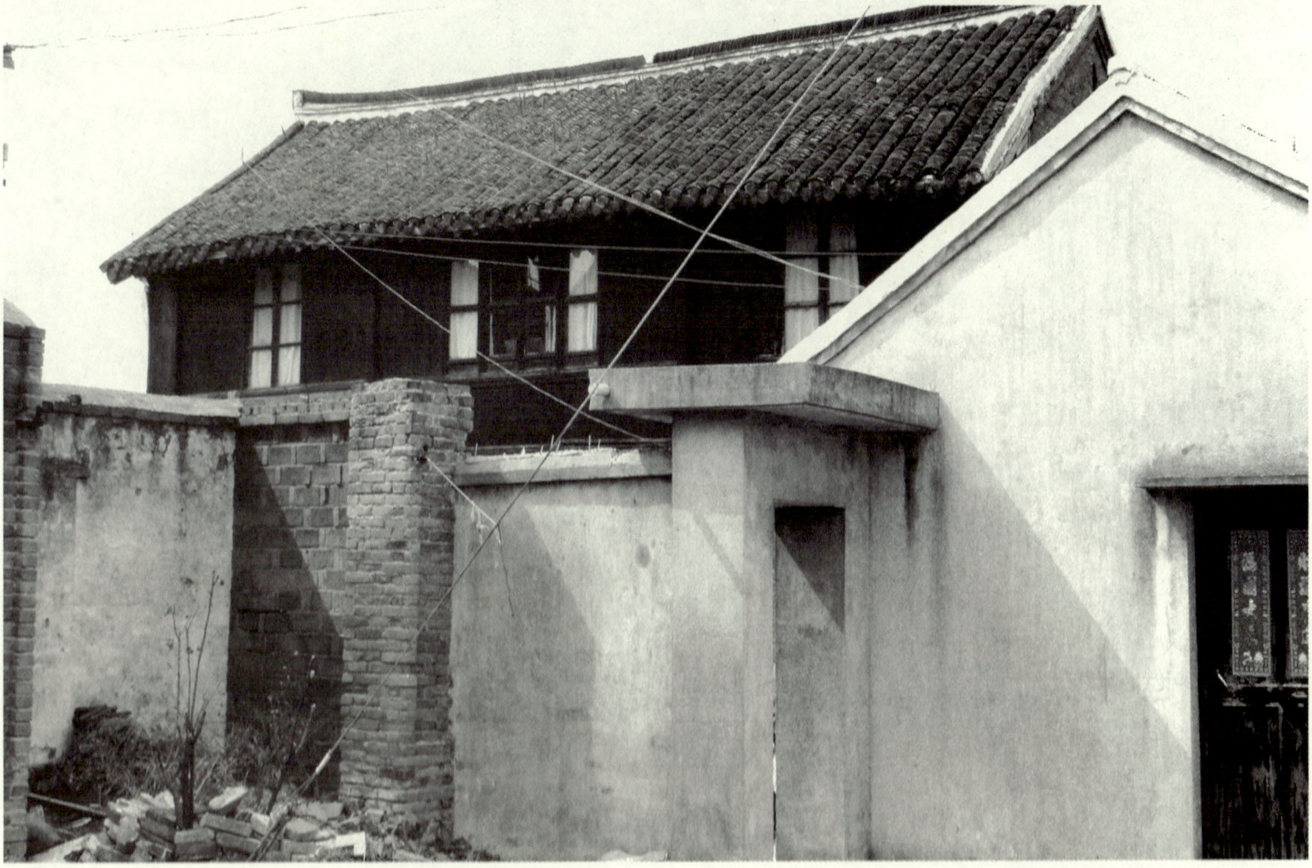

1956年1月，丰利镇将军巷内办公室　（2011年3月8日县卫生志编纂办公室摄）

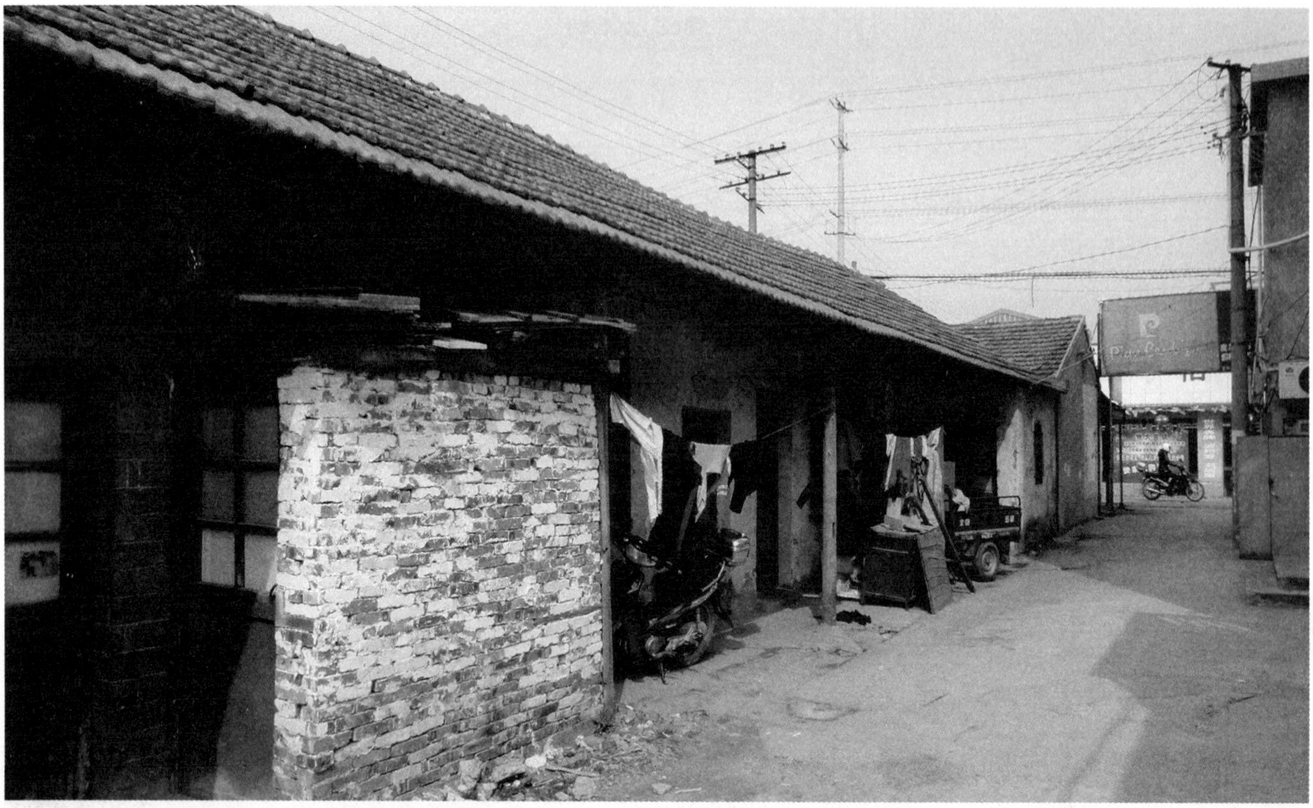

1967年，丰利镇宫家花园内办公室　（2011年3月8日县卫生志编纂办公室摄）

1956～2001年丰利区卫生所领导人更迭表

表2-25

机构名称	领导人更迭
丰利区卫生所 （1956.01～1958.04） 丰利卫生所 （1958.04～1961.01）	所　长:徐守赴1956.01 ～1956.04 郁联俊1956.04 ～1957 江恒茂1957 ～1958 （副所长） 谢　甡1958 ～1960 吴哲清1960 ～1961.01 （副所长） 副所长:姜天龙1956.01 ～1956.03
丰利地区医院 （1961.01～1962.11）	参见“丰利医院”
丰利区卫生所 （1962.11～1968.06）	所　长:陈源茂1961.01 ～1968.08 副所长:杨其智1963 ～1966
丰利区卫生院 （1968.06～1975.08）	参见丰利医院”
丰利区卫生所 （1975.08～1987.01）	所　长:陈　健1975.08 ～1978 吴维礼1978 ～1979 吴哲清1979 ～1981 （副所长） 朱志祥1981 ～1985 （副所长） 朱志祥1985 ～1987.01 副所长:赵木元1975 ～1978

续表2-25

机构名称	领导人更迭
丰利区医院 （1987.01～1987.01） 丰利医院 （1987.01～1989.05） 丰利片卫生所 （1989.05～1991.07）	参见“丰利医院”
丰利区卫生所 （1991.07～1996.04）	所　长：朱志祥1991.07～1995.06 张家祥1995.06～1996.04 副所长：张家祥1991.07～1995.06
丰利医院 （1996.04～1996.08） 丰利医院卫生督导组 （1996.08～1996.12） 北片卫生督导组 （丰利医院卫生督导组） （1996.12～2001.11）	参见“丰利医院”

双甸区卫生所

【地址】如东县双甸镇西街

【邮编】226404

【沿革】1956年3月25日，建立“双甸区卫生所”，址设双甸镇西街老白果树西院内。时有夏福然、傅国森、张国英、吴盈、于海桥5名工作人员，负责双南乡、丛坝乡、石坝乡、鹤井乡、石甸乡、石北乡、田季乡、三桥乡、洋涨乡、双北乡、宗奎乡、复兴乡12个乡和双甸镇的卫生行政和医疗服务工作。

1957年9月，“景安区卫生所”撤销并入，负责达富乡、景安乡、海辰乡、毅夫乡、铁果乡、洋涨乡、锦成乡、石北乡、双北乡、宗奎乡、鹤井乡、庭贵乡、幸福乡、先民乡15个乡和双甸镇的卫生行政和医疗服务工作。

1958年4月12日，“双甸区卫生所”改称“双甸卫生所”。

1961年4月，“双甸卫生所”改称“双甸区卫生所”。

1962年11月9日，所改院，“双甸区卫生所”改称“双甸地区医院”，重建“双甸区卫生所”，附设双甸地区医院。时有所长、防疫、妇儿保健各1人，负责全区卫生管理工作。

1968年6月22日，“双甸区卫生所”“双甸地区医院”合并为“双甸区卫生院”。双甸区卫生院负责全区卫生行政工作。

1975年8月22日，“双甸区卫生院”改称“双甸区医院”，重建“双甸区卫生所”。

1985年12月，有工作人员4人，负责双甸镇、双南乡、石甸乡、沿南乡、袁庄乡、景安乡等乡镇的卫生行政工作。

1987年1月6日，撤销“双甸区卫生所”并入双甸区医院，双甸区医院负责全区卫生行政工作。是月21日，“双甸区医院”改称“双甸中心卫生院”。

1989年5月8日，建立“双甸片卫生所”，与双甸中心卫生院一套班子两块牌子。址设双甸镇江海路400号。

1991年7月12日,“双甸片卫生所”改称“双甸区卫生所”。

1995年3月,“双甸区卫生所”为独立机构。

1996年4月,撤销“双甸区卫生所”并入双甸中心卫生院。双甸区卫生院负责全区卫生行政工作。8月20日,建立“双甸中心卫生院卫生督导组” 。“双甸中心卫生院卫生督导组”负责全区卫生行政督导工作。12月,撤销“双甸中心卫生院卫生督导组”。

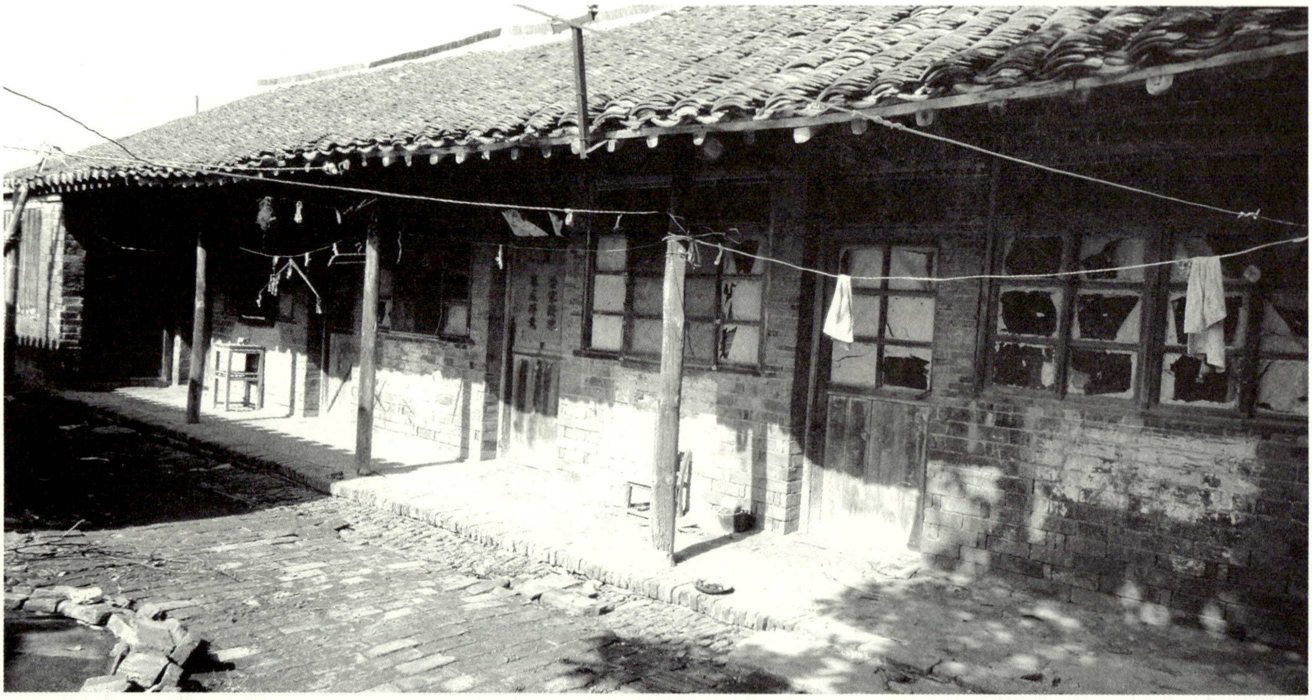

1956年3月,双甸镇西街西院办公室　　(2011年2月22日县卫生志编纂办公室摄)

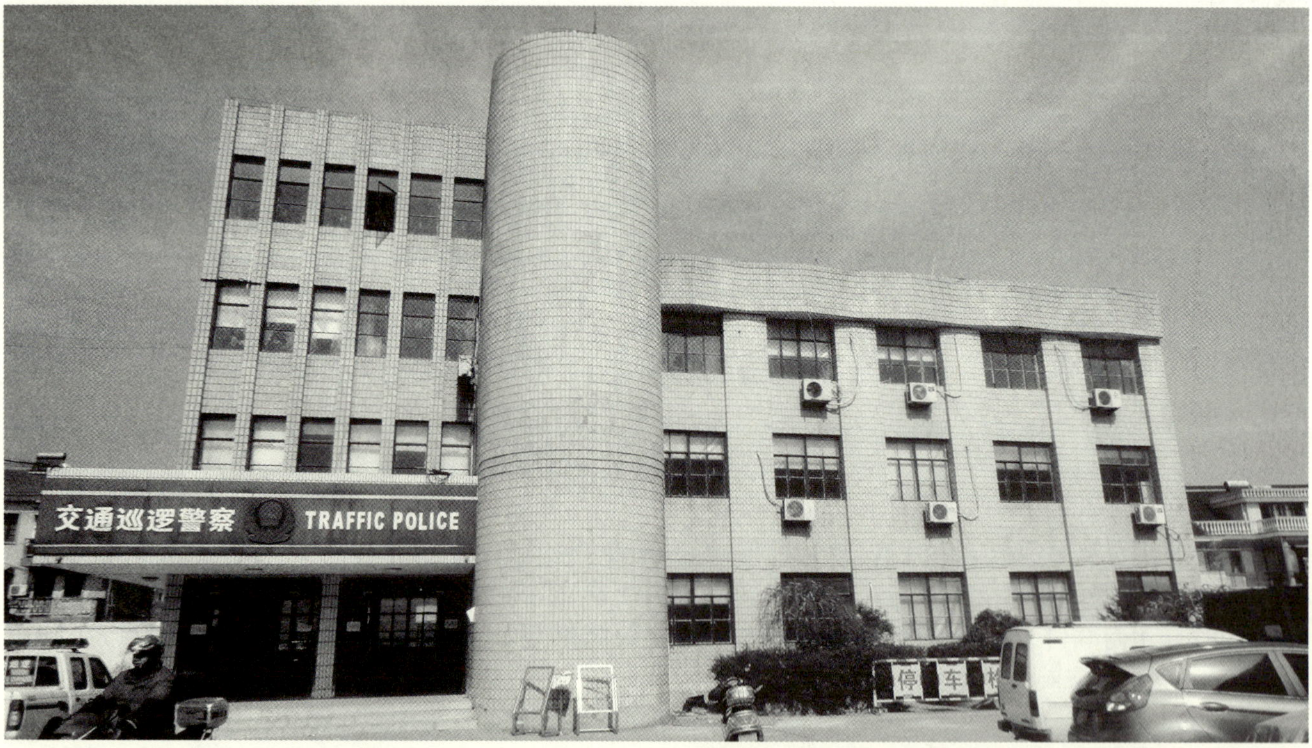

1989年5月,双甸镇江海路 400号办公楼　　(2011年2月22日县卫生志编纂办公室摄)

1956～1996年双甸区卫生所领导人更迭表

表2-26

机构名称	领导人更迭
双甸区卫生所（1956.03～1958.04） 双甸卫生所（1958.04 ～1961.04） 双甸区卫生所（1961.04 ～1962.11） 双甸区卫生所(重建)（1962.11～1968.06	所　长:夏福然1956.03～1957.09　（副所长） 骆柳堂1957.09～1959　（副所长） 周祥太1959　～1961　（副所长） 顾裕龙1961　～1961.08　（副所长）
双甸区卫生院（1968.06～1975.08）	参见“双甸中心卫生院”
双甸区卫生所（1975.08～1987.01）	所　长:陆允家1975.08～1979 赵九龄1979　～1984　（副所长） 周泉林1984　～1987.01 副所长:赵九龄1975　～1979 周泉林1980　～1984
双甸区医院（1987.01～1987.01） 双甸中心卫生院（1987.01～1989.05） 双甸片卫生所（1989.05～1991.07）	参见“ 双甸中心卫生院”
双甸区卫生所（1991.07～1996.04）	所　长:徐湘声1991.07～1995.12　（院长兼） 周泉林1995.12～1996.04　（院长兼） 副所长:周泉林1991.07～1995.12　（所长级）
双甸中心卫生院（1996.04～1996.08） 双甸中心卫生院卫生督导组（1996.08～1996.12）	参见“双甸中心卫生院”

掘东区卫生所

【地址】如东县兵房镇团结巷3号

【邮编】226412

【沿革】1956年5月，建立“掘东区卫生所”，址设新民乡。时有工作人员3人，负责镇东乡、镇西乡、强丰乡、新中乡、徐征乡、利民乡、新民乡、新丰乡、王荃乡、大同乡、新生乡、新余乡、华丰乡13个乡的卫生行政和医疗服务工作。

1957年9月，址设徐征乡，负责附中乡、北坎乡、南坎乡、豫北乡、镇东乡、新中乡、新生乡、徐征乡、新民乡、华丰乡、王荃乡11个乡的卫生工作。

1958年4月12日，改称为“掘东卫生所”。12月，改称为“兵房卫生所”，址设兵房镇团结巷3号。

1961年4月，改称为“掘东卫生所”。

1975年3月25日，改称为“掘东区卫生院”，全区卫生行政工作由掘东区卫生院负责。8月22日，改称为“掘东区医院”。重建“掘东区卫生所”，址设兵房镇团结巷3号，负责兵房人民公社、南坎人民公社、大同人民公社、华丰人民公社、九总人民公社等人民公社卫生工作。

1985年12月，有工作人员3人，负责兵房镇、丁店乡、南坎乡、东凌乡、华丰乡、如东农场等乡镇场的卫生工作。

1987年1月6日，并入兵房中心卫生院，全区卫生行政工作由兵房中心卫生院负责。

1989年5月8日，建立“掘东片卫生所”，与兵房中心卫生院一套班子两块牌子。

1991年7月12日，改称为“掘东区卫生所”。

1995年3月，机构独立建制。

1996年4月1日，“掘东区卫生所”撤销，并入兵房中心卫生院，全区卫生行政工作由兵房中心卫生院负责。8月20日，建立“兵房中心卫生院卫生督导组”，负责全区卫生行政督导工作。12月，撤销“兵房中心卫生院卫生督导组”，建立“东片卫生督导组”（兵房中心卫生院卫生督导组），长沙乡、北坎乡、卫海乡、北渔乡等乡镇划入督导管理。

2001年11月11日，“东片卫生督导组”（兵房中心卫生院卫生督导组）撤销。

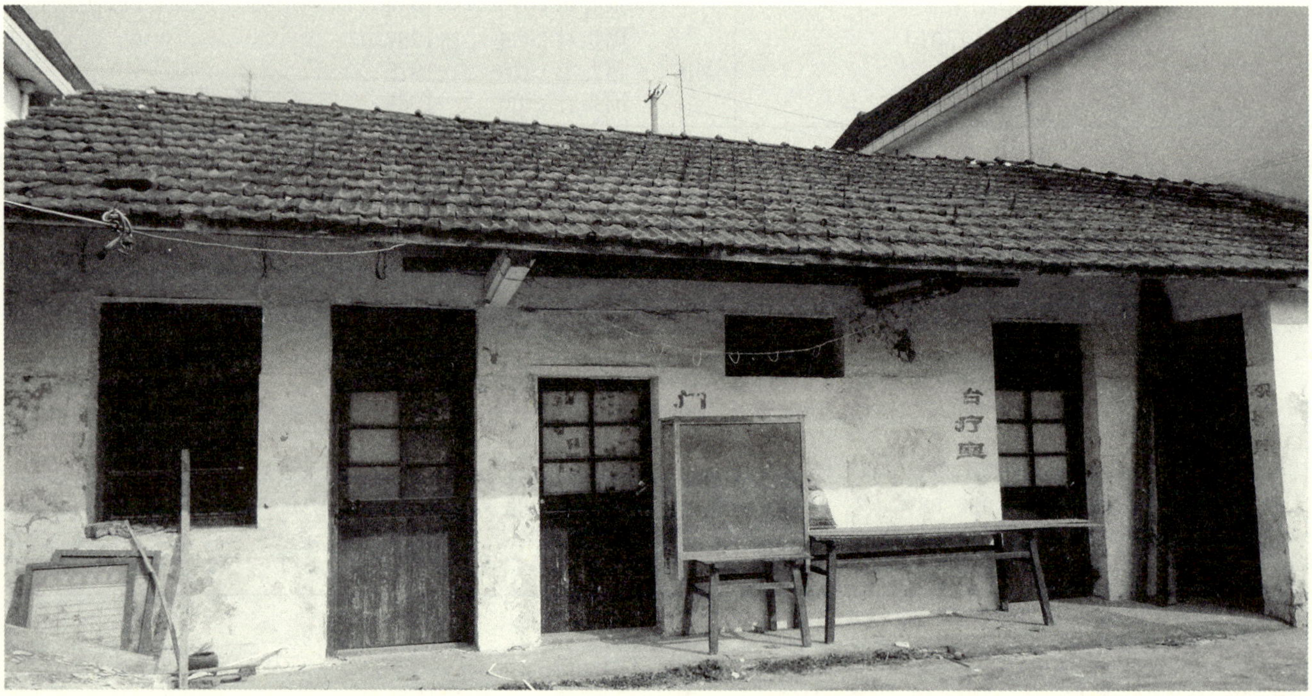

1956年5月，兵房镇团结巷办公室　　（2011年3月3日县卫生志编纂办公室摄）

1956～2001年掘东区卫生所领导人更迭表

表2-27

机构名称	领导人更迭
掘东区卫生所 （1956.05～1958.04） 掘东卫生所 （1958.04～1958.12） 兵房卫生所 （1958.12～1961.04） 掘东区卫生所 （1961.04～1975.03）	所　长：徐守赴1956.04 ～1957.01 徐国柱1957.01 ～1959 （副所长） 龚正元1959 ～1972 （副所长） 朱文杰1972 ～1975.03 副所长：姜天龙1956.04 ～1956.05 施楚生1973 ～1982

续表2-27

机构名称	领导人更迭
掘东区卫生院 （1975.03～1975.08）	参见“兵房中心卫生院”
掘东区卫生所 （1975.08～1987.01）	所　长：朱文杰1975.08～1983 李介玉1983　～1984.07　（副所长） 张明光1984.07～1987.01
兵房中心卫生院 （1987.01～1989.05） 掘东片卫生所 （1989.05～1991.07）	参见“兵房中心卫生院”
掘东区卫生所 （1991.07～1996.04）	所　长：陈福林1991.07～1995.09 张明光1995.09～1996.04 副所长：张明光1991.07～1995.09 王雨卉1995.09～1996.04

海洋渔业卫生所

【地址】如东县洋口闸东首堤岸北

【邮编】

【沿革】1976年5月7日，建立“海洋渔业卫生所”，址设洋口闸东首堤岸北。时有工作人员4人，负责南港渔业人民公社、环港渔业人民公社、北坎渔业人民公社3个人民公社的卫生行政和医疗服务工作。

1979年9月4日，“海洋渔业卫生所”撤销。

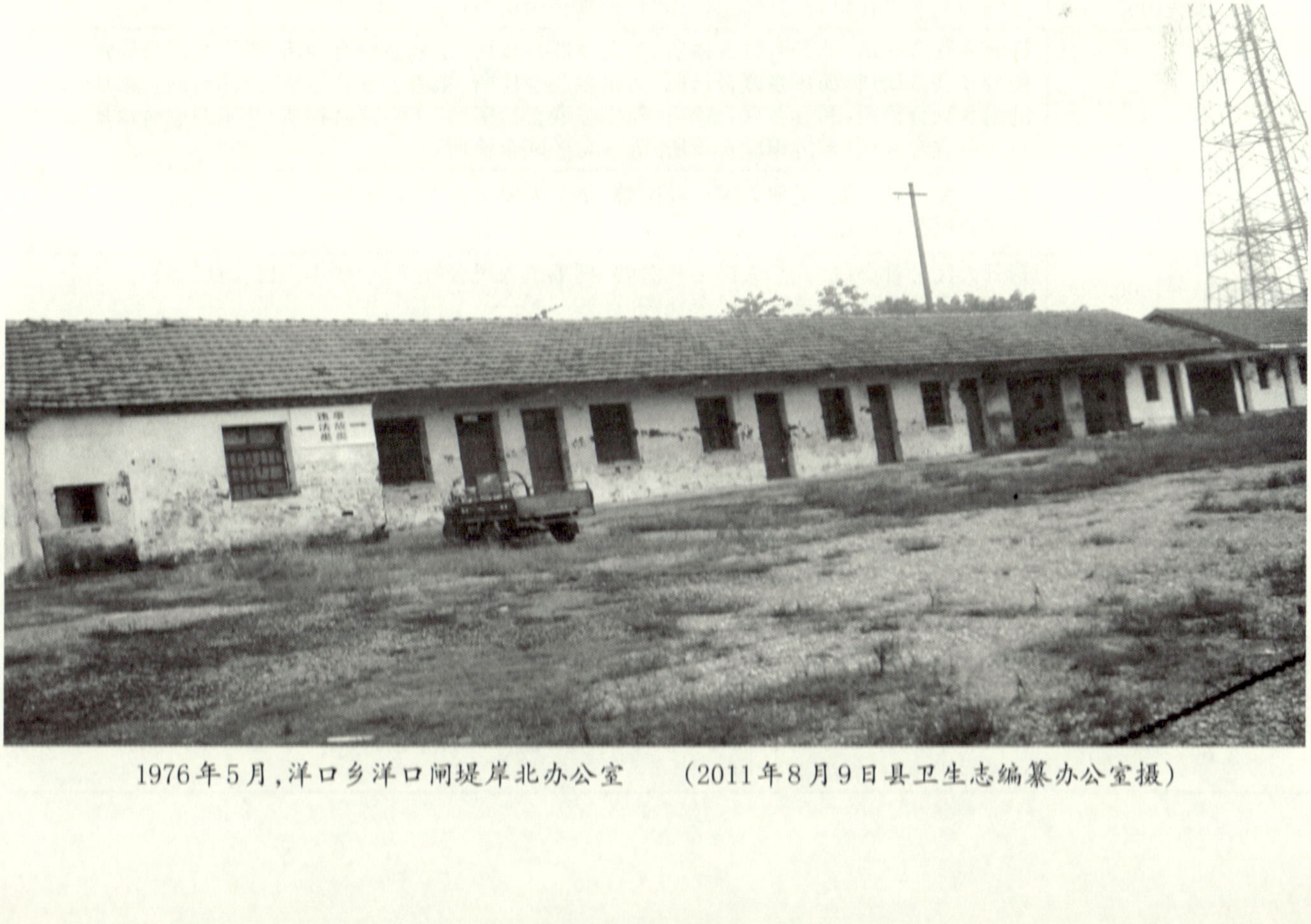

1976年5月，洋口乡洋口闸堤岸北办公室　（2011年8月9日县卫生志编纂办公室摄）

1976～1979年海洋渔业卫生所领导人更迭表

表2-28

机构名称	领导人更迭
海洋渔业卫生所 （1976.05～1979.09）	所　长：孙同政1976.05～1979.09　（副所长） 副所长：陈汉云1977　～1979.09

第三节　镇级卫生行政机构

民国23年（1934年），全县计有282个乡（镇），其中镇42个，乡240个。其时，乡（镇）级卫生行政工作如何开展未见资料记载。1949年10月1日，全县下辖182个乡（镇），其中镇9个，乡173个。各乡（镇）卫生行政工作由乡（镇）文卫主任负责，具体工作由“乡镇联合诊所”承办。后改为乡镇卫生院负责兼施行政管理。2001年11月12日，全县建立20个“镇卫生所”，负责各镇卫生行政和预防保健工作。2010年12月31日，全县计有掘港、大豫、长沙、洋口、苴镇、丰利、河口、栟茶、袁庄、双甸、岔河、新店、马塘、曹埠14个镇卫生所，计有工作人员147人。

镇卫生行政机构选介：

1949～2010年掘港镇卫生行政主管工作机构

表2-29

年　度	机构名称
1949.10～1952.12	乡（镇）文卫主任负责，具体工作由“乡镇联合诊所”承办
1952.12～1958.01	虹元乡联合诊所　苏云乡联合诊所　三民乡联合诊所　丁杨乡联合诊所　秀岩乡联合诊所　杨於乡联合诊所　如华乡联合诊所　芳泉乡联合诊所　银杏乡联合诊所　余荡乡联合诊所　港南乡联合诊所　和春乡联合诊所　新生乡联合诊所　新丰乡联合诊所　华丰乡联合诊所　新余乡联合诊所　掘港镇联合诊所　五六总乡联合诊所
1958.10～1959.01	掘港人民公社医院　杨於人民公社医院　华丰人民公社医院　和春人民公社医院　苏云人民公社医院
1959.01～1960.11	掘郊人民公社医院　九总人民公社医院　掘港镇人民公社医院　华丰人民公社医院　和春人民公社医院　苏云人民公社医院
1960.11～1962.11	掘郊人民公社民办医院　九总人民公社民办医院　华丰人民公社民办医院　和春人民公社民办医院　苏云人民公社民办医院　掘港镇人民公社民办医院
1962.11～1966.11	掘郊人民公社中心联合诊所　九总人民公社中心联合诊所　华丰人民公社中心联合诊所　和春人民公社中心联合诊所　苏云人民公社中心联合诊所　环镇人民公社中心联合诊所　掘港镇人民公社中心联合诊所
1966.11～1981.09	掘郊人民公社中心联合诊所　九总人民公社中心联合诊所　花丰人民公社中心联合诊所　同甸人民公社中心联合诊所　环北人民公社中心联合诊所　环镇人民公社中心联合诊所　掘港镇人民公社中心联合诊所
1981.09～1983.09	掘郊人民公社卫生院　九总人民公社卫生院　花丰人民公社卫生院　同甸人民公社卫生院　环北人民公社卫生院　环镇人民公社卫生院　掘港镇人民公社卫生院
1983.09～1986.01	掘郊乡人民公社卫生院　九总乡卫生院　童店乡公社卫生院　华丰乡卫生院　环北乡卫生院　环镇乡卫生院　掘港镇卫生院

续表2-29

年　度	机构名称
1986.01～1991.07	掘郊乡卫生院 九总乡卫生院 华丰乡卫生院 童店乡卫生院 环镇乡卫生院 环北乡卫生院 掘港镇卫生院
1991.07～1995.03	九总乡卫生院 华丰乡卫生院 童店乡卫生院 环镇乡卫生院 环北乡卫生院 掘港中心卫生院
1995.03～2001.11	掘港中心卫生院 九总乡卫生院 华丰乡卫生院 童店乡卫生院 环镇乡卫生院
2000.04～2001.11	掘港中心卫生院 城南镇卫生院
2001.11～2003.03	掘港镇卫生所 城南镇卫生所
2003.03～	掘港镇卫生所

掘港镇卫生所

【地址】如东县掘港镇公共路17号

【邮编】226400

【沿革】2001年11月12日，建立“掘港镇卫生所”，址设掘港镇公共路17号，时有工作人员17人，负责芳泉、掘西、新光、联丰、余荡、三桥、港南、二桥、宾东、六总、堤南、五总、北场、长岸、秀岩、潮墩、如华、蔡墩、八总、丁杨、七总、虹桥、晓河、环桥、十里墩、陈高、二河、江庄、虹元、肖桥30个村及关西、友好、团结、三元、民主、新建、城北、城东、盐垣、古池、城南、南市、灯塔、青园、城西、桃园、碧霞、通海、九总、环南、兴环21个居民委员会的卫生行政和预防保健工作。

2003年3月，“城南镇卫生所”撤销并入，野营角、银北、银杏、三河、童南、周店、童西、洋岸、洋角、华闸、丁字岸、新富、晒盐场、沙南、新丰、天星16个村及童家店、华丰坝2个居民委员会的卫生行政和预防保健工作相应划归。

2010年12月，有工作人员19人，土地面积500平方米，建筑面积400平方米，卫生总资产60万元，其中流动资产10万元、固定资产50万元、净资产60万元。卫生设备总价值35万元，其中医疗专业设备10万元，图书装备及其他通用设备25万元，负责芳泉、掘西、新光、余荡、三桥、港南、宾东、六总、五总、北场、潮墩、如华、八总、丁杨、晓河、虹桥、陈高、十里墩、虹元、江庄、肖桥、丁字岸、晒盐场、沙南、新丰、天星、周店、银杏、三河、洋岸、野营角31个村和友好、三元、盐垣、新建会、范堤、港南、灯塔、古池、碧霞、民主、通海、青园、九总、环北、环镇、童店、华丰17个居民委员会及新区开发区的永新、振新、兴新社区的卫生行政和预防保健工作。

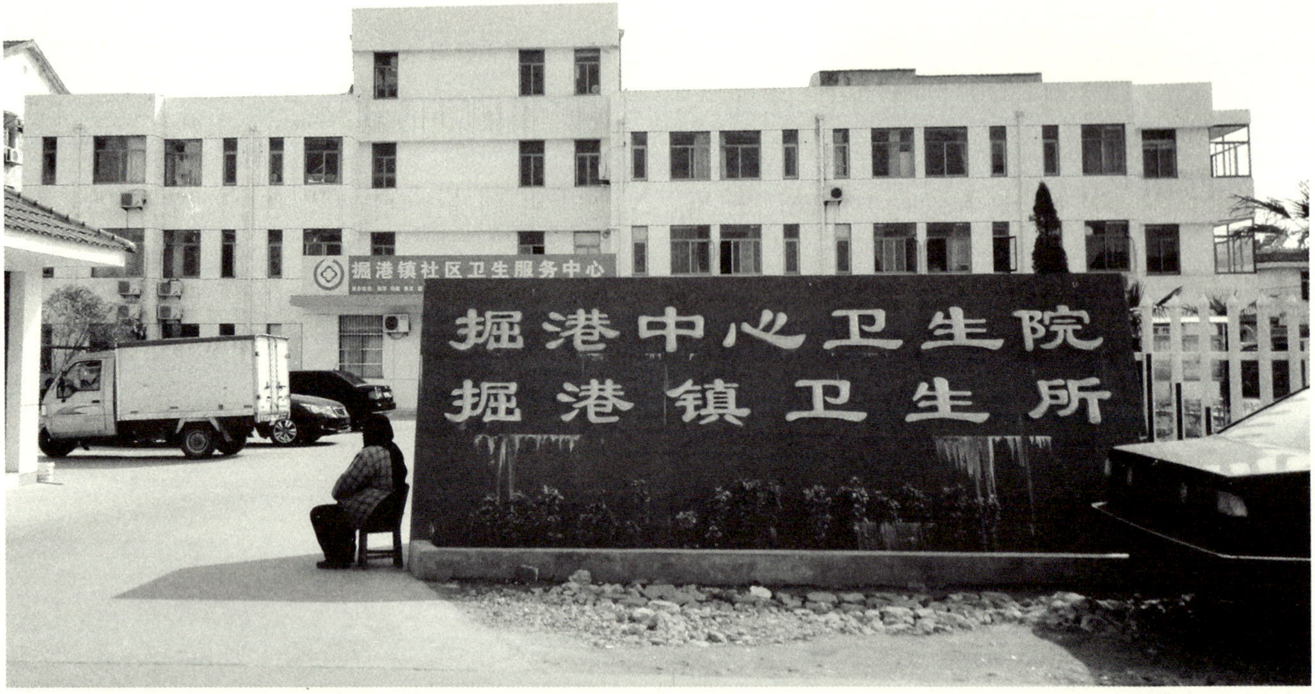

2001年11月，掘港镇公共路17号办公楼　　(2011年3月15日县卫生志编纂办公室摄)

2001～2010年掘港镇卫生所领导人员更迭表

表2-30

机构名称	领导人更迭
掘港镇卫生所 (2001.11～　　　　)	所　长:朱希平2001.11～2009.01 吴银山2009.01～ 副所长:朱鹏飞2003.03～ 吴银山2007.01～2009.01 缪慧蓉2009.01～

城南镇卫生所

【地址】如东县城南镇童家店居委会

【邮编】226400

【沿革】2001年11月12日，“城南镇卫生所”建立，址设城南镇童家店居委会，时有工作人员6名，负责野营角、银北、银杏、三河、童南、周店、童西、洋岸、洋角、华闸、丁字岸、新富、晒盐场、沙南、新丰、天星16个村及童家店、华丰坝2个居民委员会的卫生行政和预防保健工作。

2003年3月，“城南镇卫生所”撤销，并入“掘港镇卫生所”。野营角、银北、银杏、三河、童南、周店、童西、洋岸、洋角、华闸、丁字岸、新富、晒盐场、沙南、新丰、天星16个村及童家、华丰坝2个居民委员会的卫生行政和预防保健工作相应划属掘港镇。

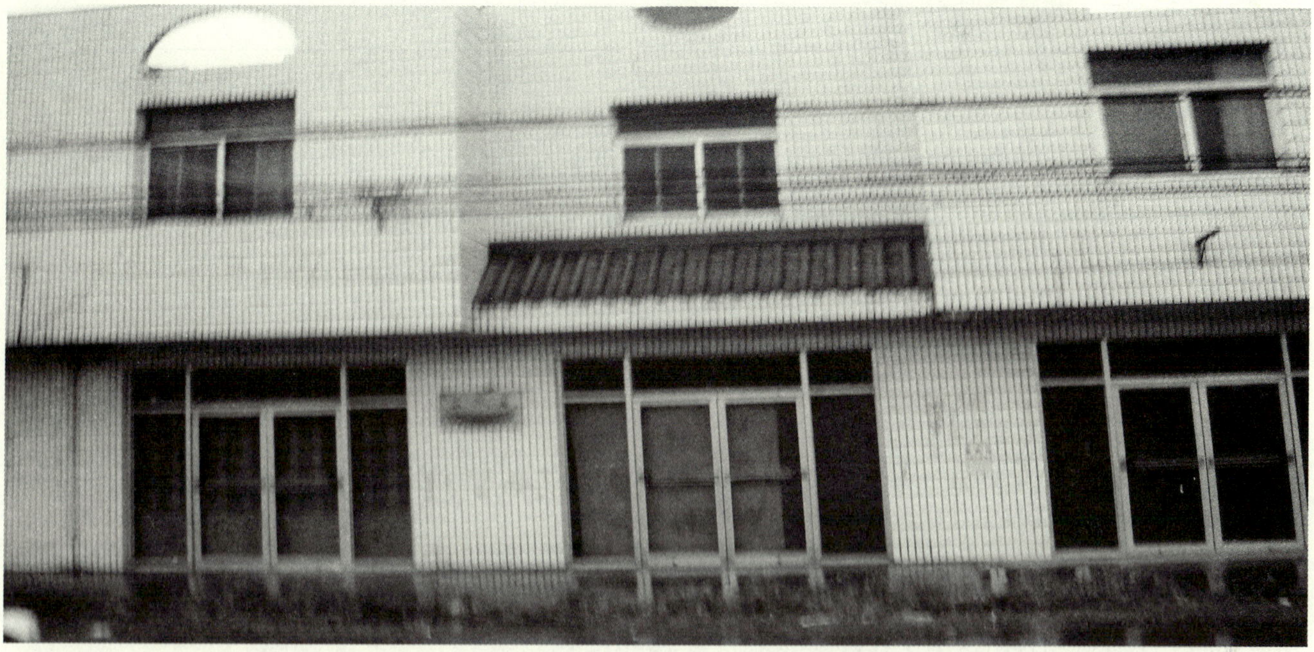

2001年11月，城南镇童家店办公楼　　（2011年7月13日县卫生志编纂办公室摄）

2001～2003年城南镇卫生所领导人员更迭表

表2-31

机构名称	领导人更迭
城南镇卫生所 （2001.11～2003.03）	所　长：周玉平 2001.11～2003.03　（兼）

1949～2010年岔河镇卫生行政主管工作机构

表2-32

年　度	机构名称
1949.10～1952.12	乡（镇）文卫主任负责，具体工作由"乡镇联合诊所"承办。
1952.12～1958.01	岔河镇联合诊所 陈皋乡联合诊所 钱塘乡联合诊所 其国乡联合诊所 平肖乡联合诊所 岔北乡联合诊所 新兴乡联合诊所 马扬乡联合诊所 古吴乡联合诊所
1958.10～1959.01	岔南人民公社医院 古坝人民公社医院 岔北人民公社医院
1959.01～1960.11	岔河人民公社医院 古坝人民公社医院 岔北人民公社医院
1960.11～1962.11	古坝人民公社民办医院 岔南人民公社民办医院 岔北人民公社民办医院 岔河镇人民公社民办医院
1962.11～1966.11	岔东人民公社中心联合诊所 古坝人民公社中心联合诊所 岔南人民公社中心联合诊所 岔北人民公社中心联合诊所 岔河镇人民公社中心联合诊所
1966.11～1981.09	岔东人民公社卫生院 岔北人民公社卫生院 古坝人民公社卫生院 岔南人民公社卫生院 岔河镇人民公社卫生院
1981.09～1983.09	岔东人民公社卫生院 岔北人民公社卫生院 古坝人民公社卫生院 岔南人民公社卫生院 岔河镇卫生院
1983.09～1986.01	岔河镇卫生院 岔北乡卫生院 岔南乡卫生院 古坝乡卫生院 岔东乡卫生院
1986.01～1991.07	岔河镇卫生院 岔北乡卫生院 岔南乡卫生院 古坝乡卫生院

续表2-32

年 度	机构名称
1991.07～1995.03	如东县第二人民医院 岔北乡卫生院 岔南乡卫生院 古坝乡卫生院
1995.03～2001.11	如东县第二人民医院 古坝镇卫生院 岔北乡卫生院 岔南乡卫生院
2000.04～2001.11	如东县第二人民医院 古坝镇卫生院
2001.11～	岔河镇卫生所

岔河镇卫生所

【地址】如东县岔河镇交通西路33号

【邮编】226403

【沿革】2001年11月12日，“岔河镇卫生所”建立，址设岔河镇交通西路33号，时有工作人员9人，负责振兴、汤桥、南桥、金河、金桥、兴发、金发、龙发、兴河、银河、新坝、新桥、振河、新港、兴北、古北、玉林、陆港、启秀、坝东、三联、龙凤、坝南23个村和燕川、七井、兴坞、新春、镇北、其国、古坝居民委员7个居民委员会的卫生行政和预防保健工作。

2010年12月，有工作人员11人，土地面积210平方米，建筑面积200平方米。卫生总资产15万元，其中流动资产5万元、固定资产10万元、净资产15万元，未负债。卫生设备总价值5万元，其中医疗专业设备3万元，图书装备及其他通用设备2万元。负责振兴、汤桥、南桥、金河、金桥、兴发、金发、龙发、兴河、银河、新坝、新桥、振河、兴北、新港、古北、陆港、启秀、坝东、三联、龙凤、玉林、坝南23个村和燕川、迎春2个社区及镇北、其国、古坝3个居民委员会的卫生行政和预防保健工作。

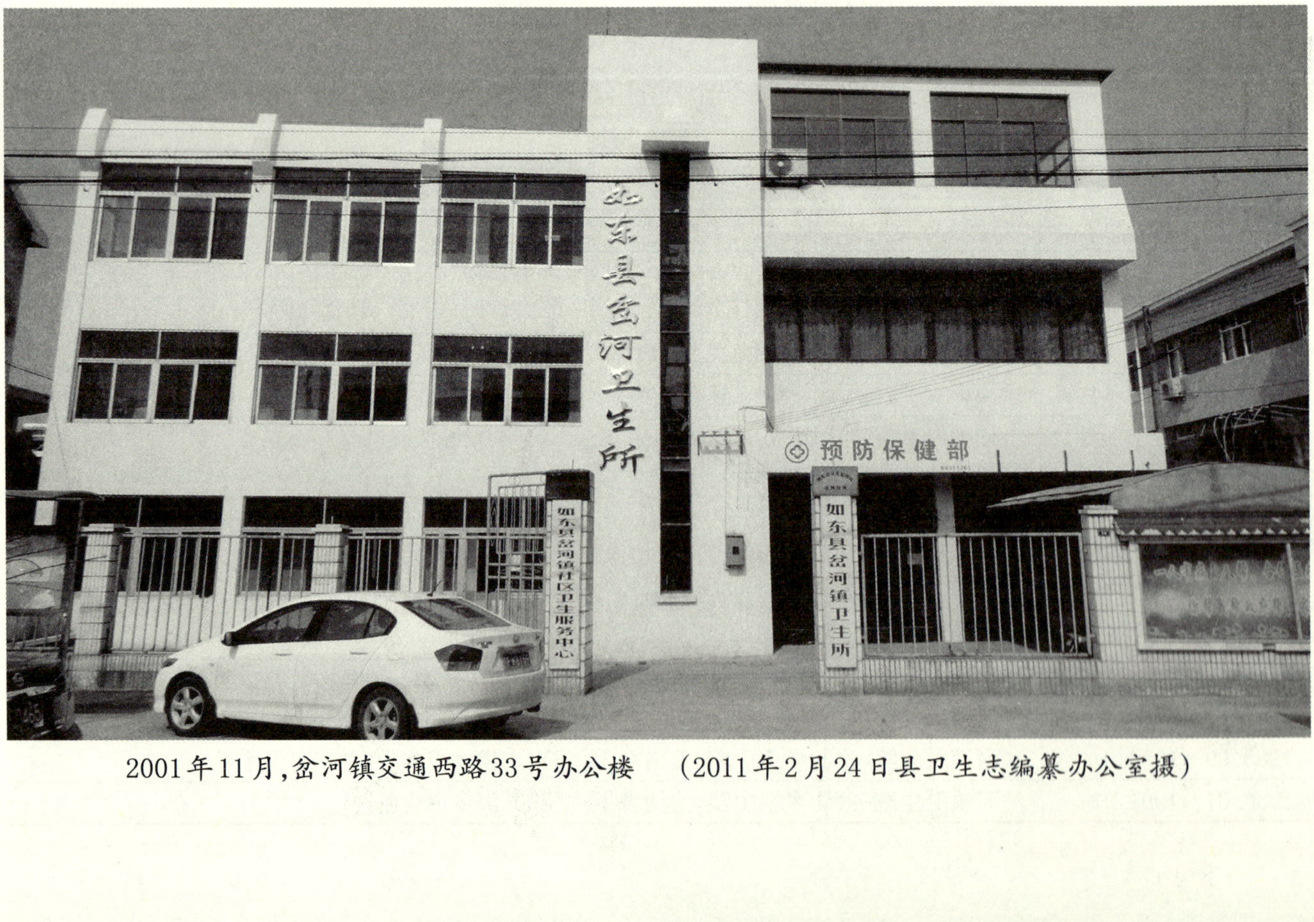

2001年11月，岔河镇交通西路33号办公楼 （2011年2月24日县卫生志编纂办公室摄）

2001～2010年岔河镇卫生所领导人员更迭表

表2-33

机构名称	领导人更迭
岔河镇卫生所 （2001.11～　　　）	所　长：刘桂萍2001.11～2007.01 　　　　虞海琴2007.01～ 副所长：虞海琴2004.10～2007.01 副所长：季芝燕2009.01～

1949～2010年栟茶镇卫生行政主管工作机构

表2-34

年　度	机构名称
1949.10～1952.12	乡(镇)文卫主任负责，具体工作由“乡镇联合诊所”承办。
1952.12～1958.10	栟茶镇联合诊所　栟北乡联合诊所　德贵乡联合诊所　张黄乡联合诊所 浒澪乡联合诊所　新联乡联合诊所　旧场乡联合诊所　新平乡联合诊所 沿海乡联合诊所　联合乡联合诊所　启新乡联合诊所　浒北乡联合诊所 西洋乡联合诊所
1958.10～1959.05	栟茶人民公社医院　德贵人民公社医院　浒澪人民公社医院
1959.05～1960.11	栟茶镇人民公社医院　德贵人民公社医院　浒澪人民公社医院
1960.11～1962.11	栟茶镇人民公社民办医院　德贵人民公社民办医院　浒澪人民公社民办医院
1962.11～1966.11	德贵人民公社中心联合诊所　栟茶镇人民公社中心联合诊所 浒澪人民公社中心联合诊所
1966.11～1981.09	栟茶镇人民公社卫生院　浒澪人民公社卫生院　靖海人民公社卫生院
1981.09～1983.09	栟茶镇卫生院　浒澪人民公社卫生院　靖海人民公社卫生院
1983.09～1988.07	栟茶镇卫生院　浒澪乡卫生院　靖海乡卫生院
1988.07～1995.0	如东县第三人民医院　浒澪乡卫生院　靖海乡卫生院
1995.05～2000.04	如东县第三人民医院　浒澪镇卫生院
2000.04～2001.11	如东县第三人民医院
2001.11～	栟茶镇卫生所

栟茶镇卫生所

【地址】如东县栟茶镇浒澪村

【邮编】226406

【沿革】2001年11月12日，“栟茶镇卫生所”建立，址设栟茶镇浒澪村，时有工作人员7人，负责陈湾、大窑、新庄、杨堡、竹园、浒澪、兴凌、兴镇、江安、双港、兴灶、三星、洋堡、港村、三园、栟南16个村及怀诚、凌曹、鸿祝、港头、浒澪5个居民委员会的卫生行政和预防保健工作。

2010年12月，有工作人员9人，土地面积140平方米，建筑面积220平方米。卫生总资产20万元，其中流动资产2万元、固定资产18万元、净资产20万元，未负债。卫生设备总价值8万元，其中医疗专业设备5万元，图书装备及其他通用设备3万元。负责港头、兴镇、江安、双港、浒澪、竹园、新庄、大窑、兴凌、杨堡、三星、兴灶、三园、栟南、洋堡、陈湾16个村及茗海社区及浒澪、港头2个居民委员会的卫生行政和预防保健工作。

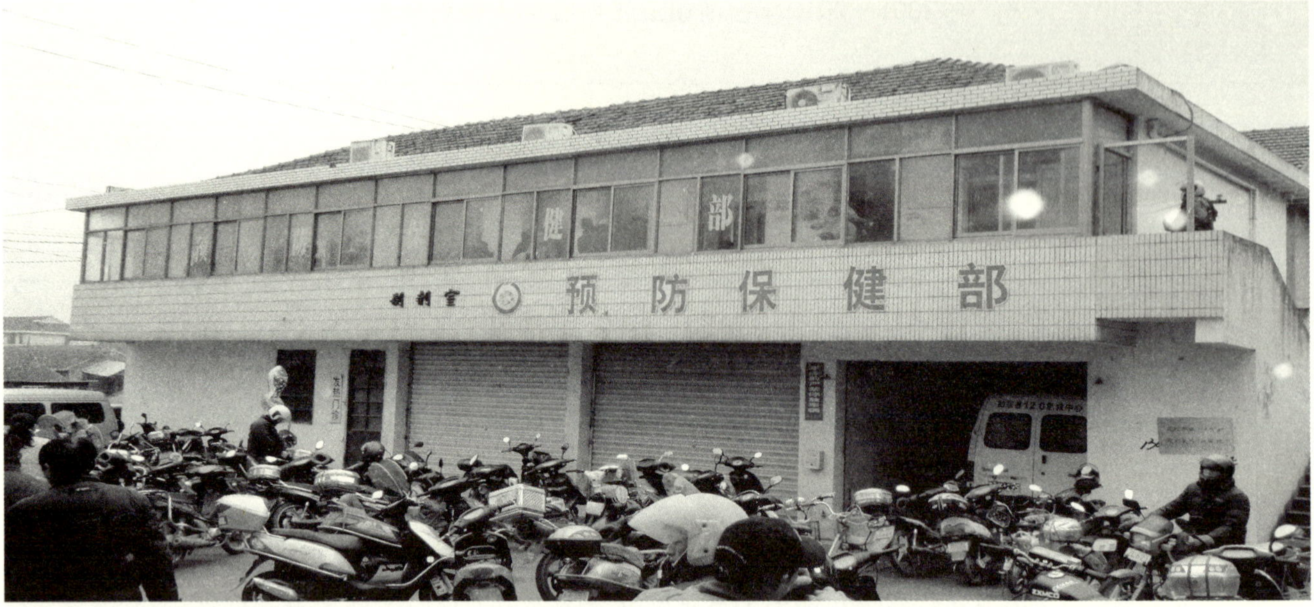

2001年1月，栟茶镇浒澪村办公楼　　（2011年3月1日县卫生志编纂办公室摄）

2001～2010年栟茶镇卫生所领导人员更迭表

表2-35

机构名称	领导人更迭
栟茶镇卫生所 （2001.11～　　　）	所　长：徐　静2001.11～2008.05 徐　丽2008.05～2009.01　（副所长） 姜亚东2009.01～ 副所长：徐　丽2007.01～

1949～2010年丰利镇卫生行政主管工作机构

表2-36

年　度	机构名称
1949.10～1952.12	乡（镇）文卫主任负责，具体工作由“乡镇联合诊所”承办
1952.12～1958.10	丰利镇联合诊所 双德乡联合诊所 五义乡联合诊所 玉龙乡联合诊所 临海乡联合诊所 观东乡联合诊所 新利乡联合诊所 石屏乡联合诊所 东屏乡联合诊所 四明乡联合诊所 团结乡联合诊所 环港乡联合诊所 环东乡联合诊所
1958.10～1959.01	四明人民公社医院 五义人民公社医院 环港人民公社医院
1959.01～1960.11	丰利人民公社医院 四明人民公社医院 五义人民公社医院
1960.11～1962.01	四明人民公社民办医院 五义人民公社民办医院 丰利人民公社民办医院
1962.01～1962.11	五义人民公社民办医院 华严庵人民公社民办医院 春海人民公社民办医院 环港人民公社民办医院 丰利镇人民公社民办医院
1965.09～1966.11	五义人民公社中心联合诊所 丰西人民公社中心联合诊所 环港人民公社中心联合诊所 凌河人民公社中心联合诊所 石屏人民公社中心联合诊所 丰利镇人民公社中心联合诊所 环港渔业人民公社中心联合诊所
1966.11～1981.09	五义人民公社卫生院 丰西人民公社卫生院 石屏人民公社卫生院 环港人民公社卫生院 丰利镇人民公社卫生院 凌河人民公社卫生院 环港渔业人民公社卫生院

续表2-36

年　度	机构名称
1981.09～1983.09	五义人民公社卫生院 丰西人民公社卫生院 凌河人民公社卫生院 石屏人民公社卫生院 环港人民公社卫生院 环农人民公社卫生院 丰利镇卫生院 环港渔业人民公社卫生院
1983.09～1989.01	五义乡卫生院 丰西乡卫生院 凌河乡卫生院 环港渔业乡卫生院 石屏乡卫生院 环农乡卫生院 丰利镇卫生院
1989.01～1995.06	五义乡卫生院 丰西乡卫生院 凌河乡卫生院 环港渔业乡卫生院 环农乡卫生院 石屏乡卫生院 丰利医院
1995.06～2000.04	丰利医院　凌河镇卫生院　石屏乡卫生院　环渔乡卫生院
2000.04～2000.10	丰利医院　凌河镇卫生院　环港镇卫生院
2000.10～2001.01	丰利医院
2001.11～2002.03	丰利镇卫生所 环港镇卫生所
2002.03～	丰利镇卫生所

丰利镇卫生所

【地址】如东县丰利镇镇政府东首

【邮编】226408

【沿革】2001年11月12日，“丰利镇卫生所”建立，址设丰利镇镇政府西首，时有工作人员12人，负责古丰、周桥、土园、花园桥、华严、玉窑、双沟门、陈葛庄、家庙桥、凹桥、龙口、徐庄、月河、新河口、九和、双灰山16个村和学林、松泉、虹桥3个居民委员会的卫生行政和预防保健工作。

2003年3月，“环港镇卫生所”并入，南宁、包场、钱庄、兴南、张家园、环堤、兴东、四总、海防、临海、港东、古墩、光荣、九龙口14个村和新园居民委员会的工作相应划属。

2010年12月，有工作人员17人，土地面积560平方米，建筑面积400平方米。卫生总资产31万元，其中流动资产1万元、固定资产30万元、净资产31万元，未负债。卫生设备总价值10万元，其中医疗专业设备7万元，图书装备及其他通用设备3万元。负责周桥、花园桥、家庙桥、凹桥、陈葛庄、华严、玉窑、双沟门、龙口、月河、九和、双灰山、包场、南宁、兴南、光荣、环渔、环农、环堤、张家园20个村及古枫社区、古丰居民委员会的卫生行政和预防保健工作。

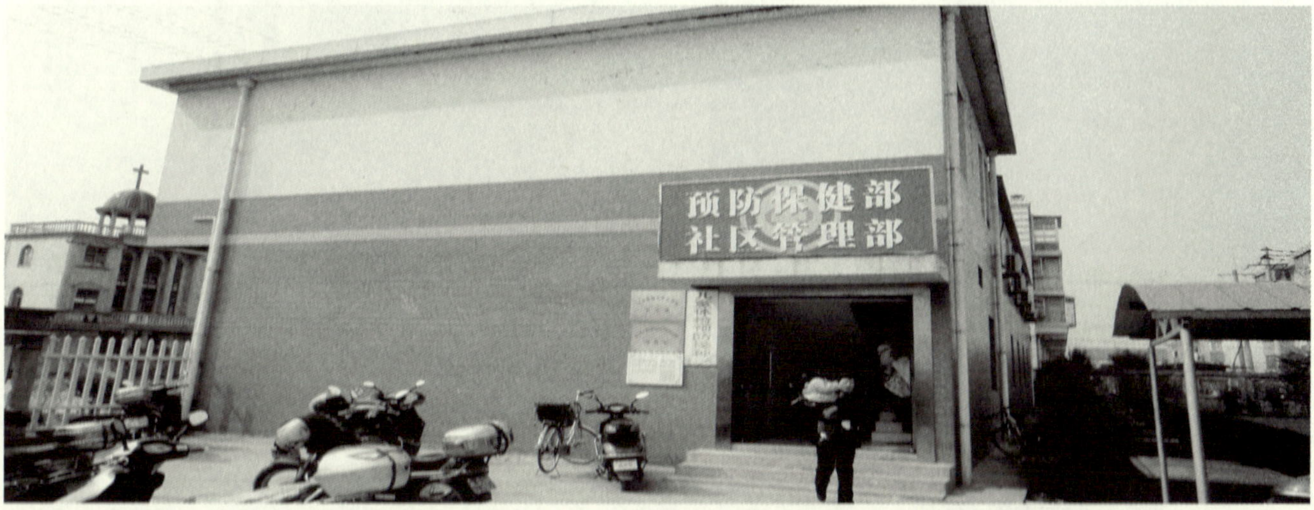

2001年11月，丰利镇镇政府东首办公楼　　（2011年3月8日县卫生志编纂办公室摄）

2001～2010年丰利镇卫生所领导人员更迭表

表2-37

机构名称	领导人更迭
丰利镇卫生所 （2001.11～ ）	所　长：吴　彪2001.11～ 副所长：袁光明2003.03～2004.10 於卫东2008.05～

环港镇卫生所

【地址】如东县环港镇新园居委会

【邮编】226408

【沿革】2001年11月12日，“环港镇卫生所”建立，址设环港镇新园居委会，时有工作人员5人，负责南宁、包场、钱庄、兴南、张家园、环堤、兴东、四总、海防、临海、港东、古墩、光荣、九龙口14个村及新园居民委员会的卫生行政和预防保健工作。

2003年3月，“环港镇卫生所”撤销，并入“丰利镇卫生所”。南宁、包场、钱庄、兴南、张家园、环堤、兴东、四总、海防、临海、港东、古墩、光荣、九龙口14个村及新园居民委员会的卫生行政和预防保健工作相应划属丰利镇。

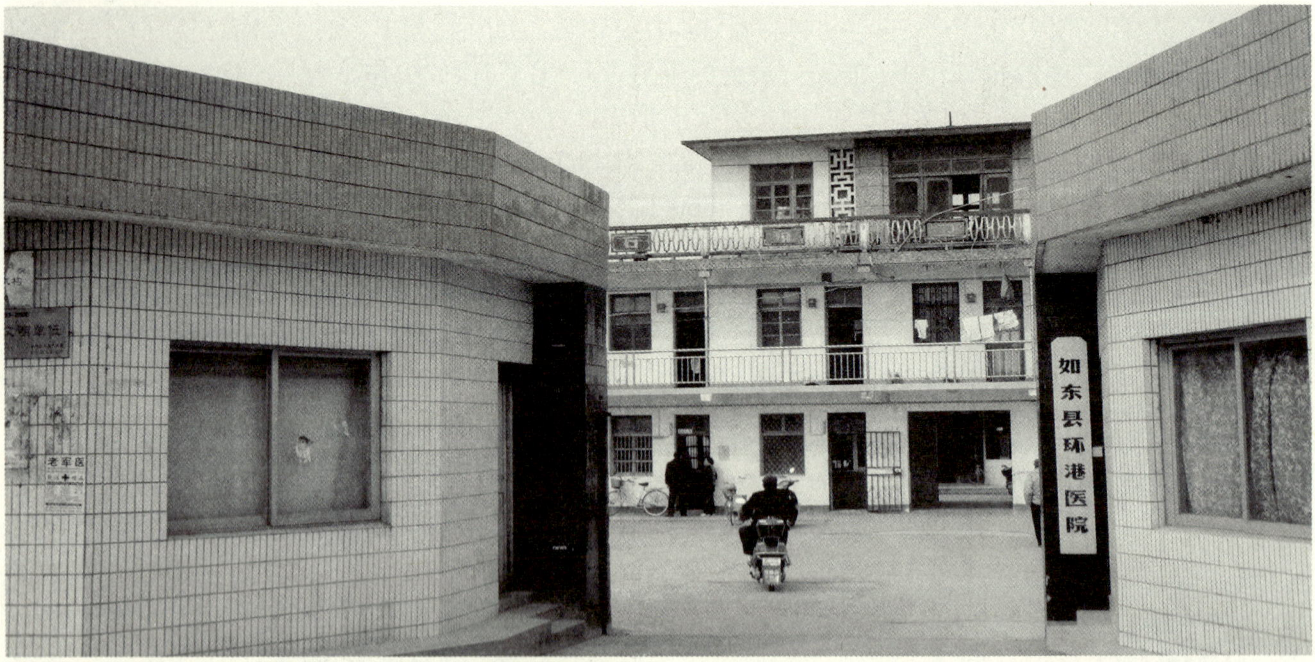

2001年11月，环港镇新园居委会办公楼　　（2011年3月8日县卫生志编纂办公室摄）

2001～2003年环港镇卫生所领导人员更迭表

表2-38

机构名称	领导人更迭
环港镇卫生所 （2001.11～2003.03）	所　长：袁光明2001.11～2003.03

1949～2010年马塘镇卫生行政主管工作机构

表2-39

年　度	机构名称
1949.10～1952.12	乡(镇)文卫主任负责,具体工作由"乡镇联合诊所"承办
1952.12～1958.10	马塘镇联合诊所 前进乡联合诊所 胜利乡联合诊所 潮桥乡联合诊所 尊三乡联合诊所 坚决乡联合诊所 新沿乡联合诊所 凌民乡联合诊所 三沿乡联合诊所 马北乡联合诊所 王元乡联合诊所
1958.10～1959.05	沿河人民公社医院 尊三人民公社医院 潮桥人民公社医
1959.05～1960.11	桐本人民公社医院 尊三人民公社医院 马塘镇人民公社医院 潮桥人民公社医
1960.11～1962.11	桐本人民公社民办医院 尊三人民公社民办医院 马塘镇人民公社民办医院 潮桥人民公社民办医院
1962.11～1965.09	桐本人民公社中心联合诊所 马塘镇人民公社中心联合诊所 尊三人民公社中心联合诊所 潮桥人民公社中心联合诊所
1965.09～1966.11	沿河人民公社中心联合诊所 马塘镇人民公社中心联合诊所 凌民人民公社中心联合诊所 潮桥人民公社中心联合诊所
1966.11～1981.09	沿河人民公社卫生院 凌民人民公社卫生院 马塘镇人民公社卫生院 潮桥人民公社卫生院
1981.09～1983.09	桐本人民公社卫生院 凌民人民公社卫生院 马塘镇卫生院 潮桥人民公社卫生院
1983.09～1984.10	马塘镇卫生院 桐本乡卫生院 凌民乡卫生院 潮桥乡卫生院
1984.10～1995.02	马塘医院 桐本乡卫生院 凌民乡卫生院 潮桥乡卫生院
1995.02～2000.04	马塘医院 凌民乡卫生院 潮桥乡卫生院
2000.04～2000.10	马塘医院 凌民乡卫生院
2000.10～2001.11	马塘医院
2001.11～	马塘镇卫生所

马塘镇卫生所

【地址】如东县马塘镇市河西路

【邮编】226401

【沿革】2001年11月12日,"马塘镇卫生所"建立,址设马塘镇市河西路,时有工作人员9人,负责七里镇、马东、马西、马南、马北、陶林、三沿、长路、常青、蔡渡、江桥、管窑、亚苏、潮南、王渡、八角井、马丰、喻港、三里墩、王长庄、许楼、沙庄、桃园、银杏、葛庄、徐庄27个村及仁和街、晓塘街、丰和街、骥渚街、潮桥街、群田街、凌民街的卫生行政和预防保健工作。

2010年12月,有工作人员11人,占地面积260平方米,建筑面积220平方米。卫生总资产9万元,其中流动资产1万元、固定资产8万元、净资产9万元,未负债。卫生设备总价值4万元,其中医疗专业设备2万元,图书装备及其他通用设备2万元。负责长路、七里镇、马南、王渡、马西、潮南、马东、马北、马丰、蔡渡、潮北、亚苏、许楼、桃园、沙庄、尊三、徐庄17个村及市河居民委员会的卫生行政和预防保健工作。

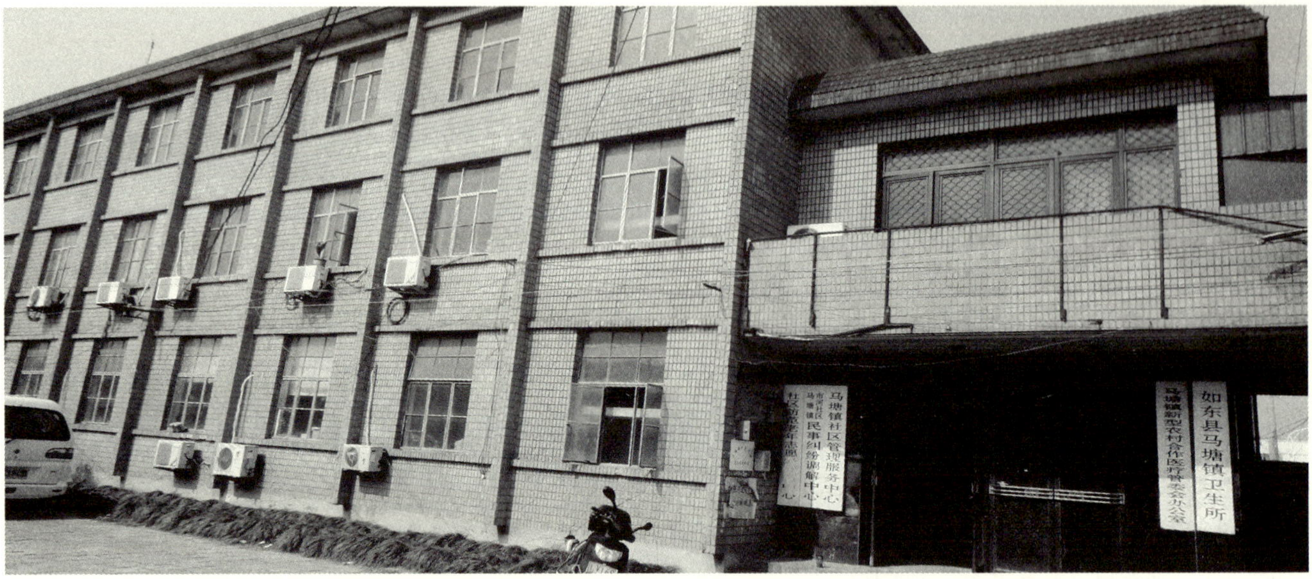

2001年11月，马塘镇市河西路办公楼 （2011年3月2日县卫生志编纂办公室摄）

2001～2010年马塘镇卫生所领导人员更迭表

表2-40

机构名称	领导人更迭
马塘镇卫生所 （2001.11～ ）	所　长：吴余祝2001.11～2004.10 陈锦明2004.10～ 副所长：陈锦明2003.08～2004.10 缪管建2009.01～

1949～2010年苴镇卫生行政主管工作机构

表2-41

年　度	机构名称
1949.10～1952.12	乡（镇）文卫主任负责，具体工作由“乡镇联合诊所”承办
1952.12～1958.10	东宁乡联合诊所 福亮乡联合诊所 新建乡联合诊所 沿堤乡联合诊所 苴镇乡联合诊所 保林乡联合诊所
1958.10～1959.01	苴镇人民公社医院 福亮人民公社医院
1959.01～1960.11	福亮人民公社医院
1960.11～1962.11	苴镇人民公社民办医院 福亮人民公社民办医院
1962.11～1965.09	苴镇人民公社中心联合诊所 福亮人民公社中心联合诊所
1965.09～1966.11	坚镇人民公社中心联合诊所 新光人民公社中心联合诊所
1966.11～1981.07	坚镇人民公社卫生院 新光人民公社卫生院
1981.07～1983.09	苴镇人民公社卫生院 新光人民公社卫生院
1983.09～1986.03	苴镇乡卫生院 新光乡卫生院
1986.03～1988.12	苴镇镇卫生院 新光乡卫生院
1988.12～2000.04	苴镇中心卫生院 新光乡卫生院
2000.04～2001.11	苴镇中心卫生院
2001.11～	苴镇卫生所

苴镇卫生所

【地址】如东县苴镇新光蔡家桥

【邮编】226409

【沿革】2001年11月12日，“苴镇卫生所”建立，址设苴镇晓桥路11号，时有工作人员5人，负责蔡桥、凤阳、黄竹园、九巷、杨井、管家园、刘埠、徐路、暖阁、金凤、冯店、王潭、季园、何丫、近海、环东村16个村及原种、东海、养殖3个工区的卫生行政和预防保健工作。

2002 年12月，址迁苴镇新光蔡家桥址。

2010年12月，有工作人员7人，土地面积200平方米，建筑面积180平方米。卫生总资产13万元，其中流动资产1万元、固定资产12万元、净资产13万元，未负债。卫生设备总价值4万元，其中医疗专业设备2万元，图书装备及其他通用设备2万元。负责蔡桥、凤阳、刘埠、九阳、王潭、金凤、何丫、近海、环东9个村及晓桥居民委员会的卫生行政和预防保健工作。

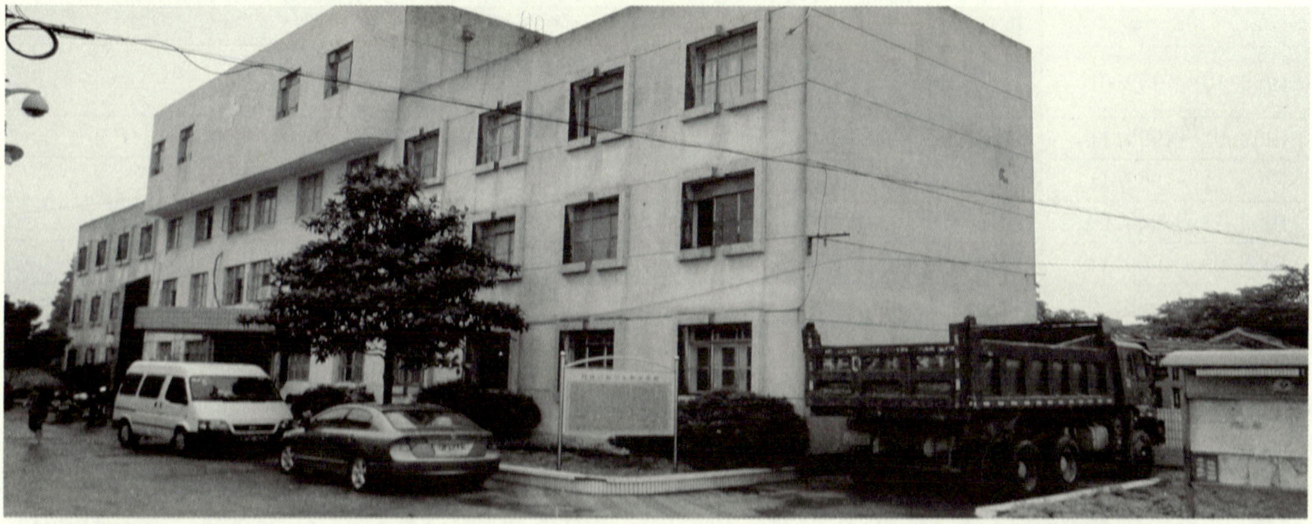

2001年11月，苴镇晓桥路办公楼　（2011年7月5日县卫生志编纂办公室摄）

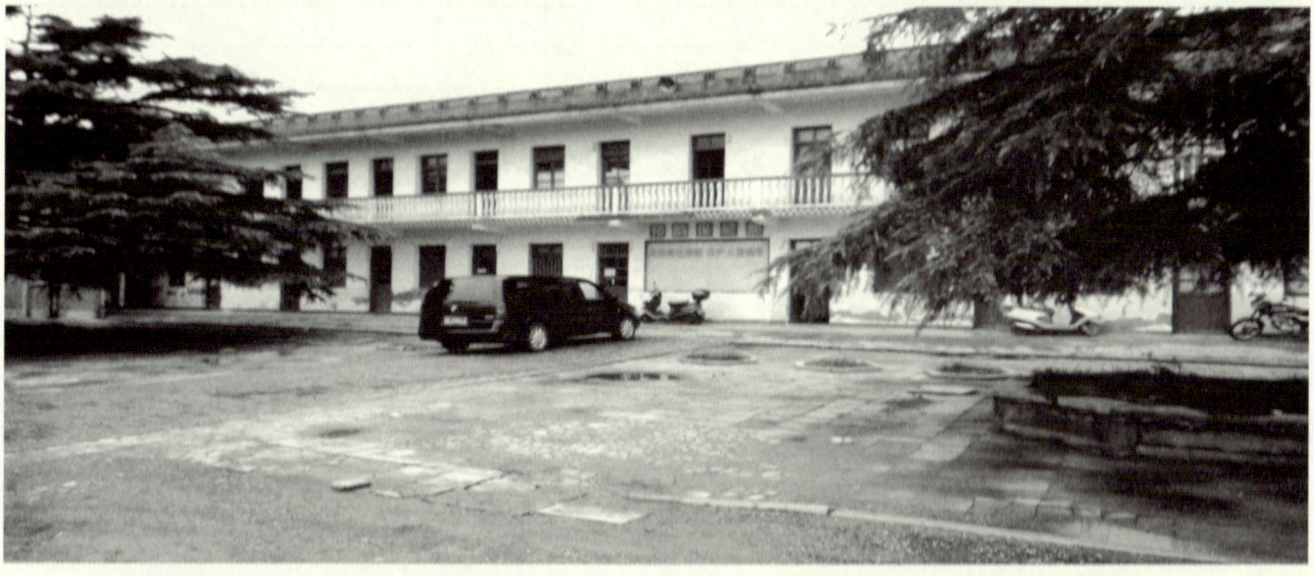

2002年12月，苴镇新光蔡家桥办公楼　（2011年7月5日县卫生志编纂办公室摄）

2001～2010年苴镇卫生所领导人员更迭表

表2-42

机构名称	领导人更迭
苴镇卫生所 （2001.11～　　　　）	所　长：谌元林2001.11～2007.01 朱庆生2007.01～ 副所长：徐小军2009.01～

1949～2010年双甸镇卫生行政主管工作机构

表2-43

年　度	机构名称
1949.10～1952.12	乡（镇）文卫主任负责，具体工作由"乡镇联合诊所"承办
1952.12～1958.10	双甸镇联合诊所 双北乡联合诊所 双南乡联合诊所 石北乡联合诊所 石坝乡联合诊所 鹤井乡联合诊所 石甸乡联合诊所 田季乡联合诊所 宗奎乡联合诊所 复兴乡联合诊所 花石乡联合诊所 庭贵乡联合诊所 丛坝乡联合诊所
1958.10～1959.01	火箭人民公社医院 石甸人民公社医院 庭贵人民公社医院 是月"火箭人民公社医院"改称"宗奎人民公社医院"
1959.01～1960.11	双甸人民公社医院 石甸人民公社医院 庭贵人民公社医院
1960.11～1962.11	双甸人民公社民办医院 石甸人民公社民办医院 庭贵人民公社民办医院
1962.11～1965.09	双甸人民公社中心联合诊所 石甸人民公社中心联合诊所 庭贵人民公社中心联合诊所
1965.09～1966.11	双甸人民公社中心联合诊所 石甸人民公社中心联合诊所 石桥人民公社中心联合诊所
1966.11～1968.09	双甸人民公社卫生院 石甸人民公社卫生院 石桥人民公社卫生院
1968.09～1981.07	双甸人民公社卫生院 石甸人民公社卫生院 红旗人民公社卫生院
1981.07～1983.09	双甸人民公社卫生院 石甸人民公社卫生院 双南人民公社卫生院
1983.09～1986.03	双甸乡卫生院 石甸乡卫生院 双南乡卫生院
1986.03～1995.09	双甸镇卫生院 石甸乡卫生院 双南乡卫生院
1995.09～1996.09	双甸镇卫生院 石甸镇卫生院 双南乡卫生院
1996.09～2000.04	双甸镇中心卫生院 石甸镇卫生院 双南乡卫生院
2000.04～2001.11	双甸镇中心卫生院
2001.11～	双甸镇卫生所

双甸镇卫生所

【地址】如东县双甸镇江海西路170号

【邮编】226404

【沿革】2001年11月12日，"双甸镇卫生所"建立，址设双甸镇江海西路170号，时有工作人员9人，负责曙光、倪张、田季、振兴、高前、中心、宗奎、镇北、伯元、镇东、丛家坝、任庄、德银、白庙、锡伍、东阳庙、石坝、周店、鹤井、香张、石南21个村及星光、石甸、双南3个居民委员会的卫生行政和预防保健工作。

2010年12月，有工作人员11人，土地面积200平方米，建筑面积650平方米。卫生总资产50万元，其中流动资产5万元、固定资产45万元、净资产50万元，未负债。卫生设备总价值15万元，其中医疗专业设备10万元，图书装备及其他通用设备5万元。负责曙光、张庄、田季、高前、宗奎、中心、伯元、镇东、丛家坝、德银、锡伍、镇南、鹤井、石南14个村及石甸、星光、双南3个居民委员会的卫生行政和预防保健工作。

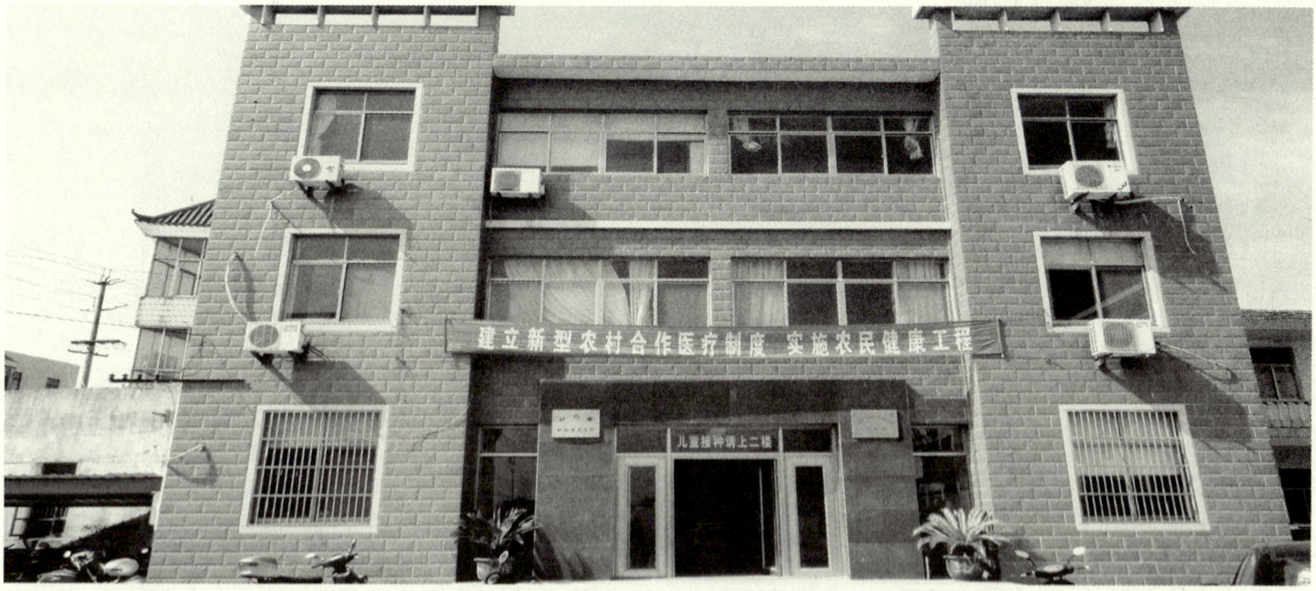

2001年11月，双甸镇江海西路170号办公楼　（2011年2月22日县卫生志编纂办公室摄）

2001～2010年双甸镇卫生所领导人员更迭表

表2-44

机构名称	领导人更迭
双甸镇卫生所 （2001.11～　　　）	所　长：郑　骏2001.11～ 副所长：李爱东2008.05～ 　　　　刘伟峰2009.01～

1949～2010年大豫镇卫生行政主管工作机构

表2-45

年　度	机构名称
1949.10～1952.12	乡（镇）文卫主任负责，具体工作由"乡镇联合诊所"承办
1952.12～1958.10	新中乡联合诊所 强丰乡联合诊所 徐征乡联合诊所 利民乡联合诊所 大同乡联合诊所 王荃乡联合诊所 镇东乡联合诊所 镇西乡联合诊所 南坎乡联合诊所 圩北乡联合诊所
1958.10～1959.01	徐征人民公社医院 巩王人民公社医院 大豫人民公社医院
1959.01～1960.11	兵房人民公社医院 巩王人民公社医院 大豫人民公社医院
1960.11～1962.11	兵房人民公社民办医院 巩王人民公社民办医院 大豫人民公社民办医院
1962.11～1965.09	兵房人民公社中心联合诊所 巩王人民公社中心联合诊所 大豫人民公社中心联合诊所
1965.09～1966.11	兵房人民公社中心联合诊所 大同人民公社中心联合诊所 南坎人民公社中心联合诊所 东凌渔业人民公社中心联合诊所
1966.11～1981.07	兵房人民公社卫生院 大同人民公社卫生院 南坎人民公社卫生院 东凌渔业人民公社卫生院 掘东地区医院
1981.07～1983.07	兵房人民公社卫生院 丁店人民公社卫生院 南坎人民公社卫生院 东凌渔业人民公社卫生院 掘东地区医院
1983.07～2001.11	兵房中心卫生院 丁店乡卫生院 南坎乡卫生院 东凌渔业乡卫生院
2000.04～2001.11	兵房中心卫生院 大豫镇卫生院
2001.11～2009.05	兵房镇卫生所 大豫镇卫生所
2009.05～	大豫镇卫生所

大豫镇卫生所

【地址】如东县兵房镇健康路61号

【邮编】226422

【沿革】2001年11月12日，"大豫镇卫生所"建立，址设大豫镇张謇南路，时有工作人员6人，负责兵港、东港、东凌、止马洼、坎西、南坎、凌边、豫北、香台、凌窑、亭海、周墩、豫东、茂青、豫新、新建、凌港、九龙19个村及大豫、南坎、东凌3个居民委员会的卫生行政和预防保健工作。

2009年5月5日，"大豫镇卫生所"、"兵房镇卫生所"合并为"大豫镇卫生所"。址设兵房镇健康路61号，计有工作人员12人，负责大同、巩王、丁家店、伯安、闸东、东安闸、马家店、徐征、强民、一门闸、止马洼、香台、周墩、豫村、凌港、九龙、东港17个村及兵房、南坎、大豫、东凌4个居民委员会的卫生行政和预防保健工作。

2010年12月，有工作人员16人，土地面积220平方米，建筑面积210平方米。卫生总资产8万元，其中流动资产1万元、固定资产7万元、净资产8万元，未负债。卫生设备总价值3万元，其中医疗专业设备2万元，图书装备1万元。负责大同、巩王、丁家店、伯安、闸东、东安闸、马家店、徐征、强民、一门闸、止马洼、香台、周墩、豫东、凌港、九龙、东港17个村及兵房、南坎、大豫、东凌4个居民委员会的卫生行政和预防保健工作。

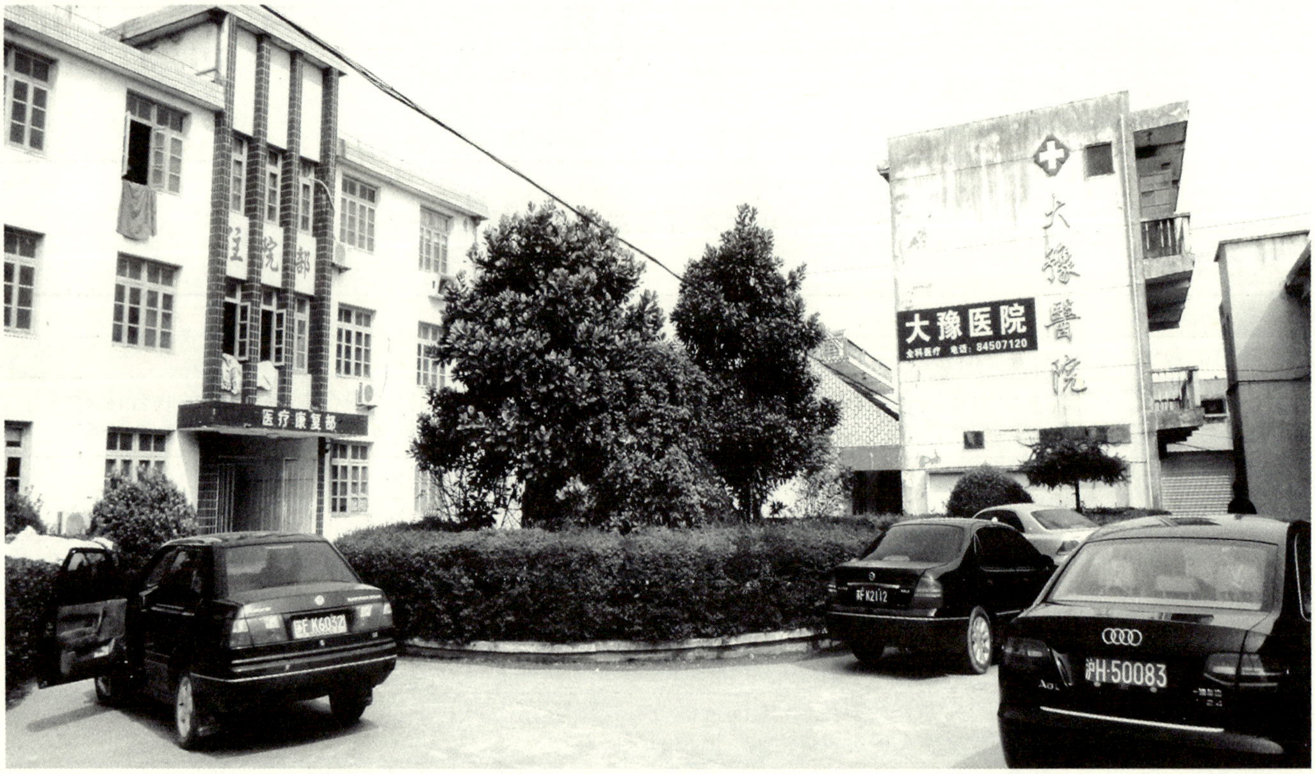

2001年11月，大豫镇张謇南路办公楼　　（2011年3月3日县卫生志编纂办公室摄）

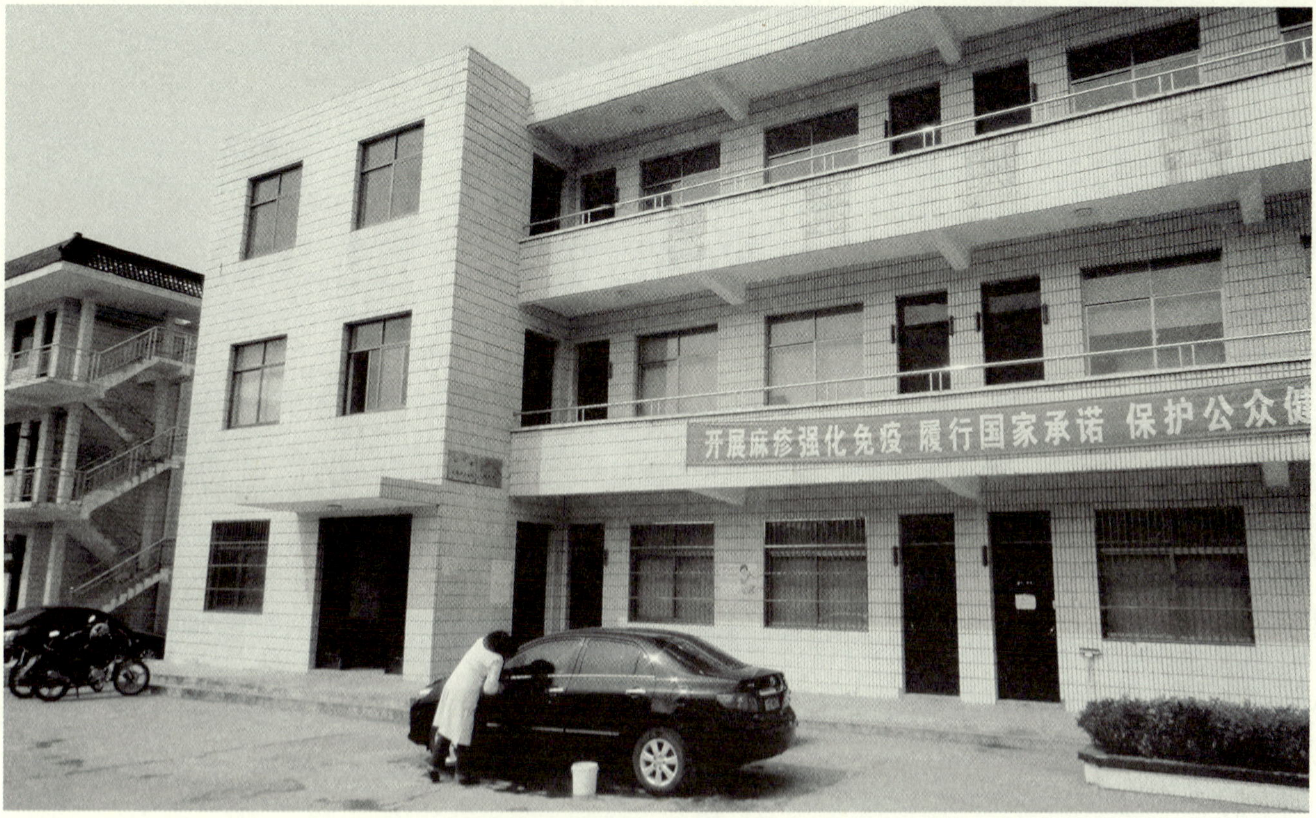

2009年5月，大豫镇健康路办公楼　　（2011年3月3日县卫生志编纂办公室摄）

2001～2010年大豫镇卫生所领导人员更迭表

表2-46

机构名称	领导人更迭
大豫镇卫生所 （2001.11～2009.05）	所　长：罗恩杰2001.11～2007.03 丁　霞2007.03～2007.08　（副所长） 罗恩杰2007.08～2009.05　（协理员）
大豫镇卫生所 （2009.05～　　）	所　长：王雨卉2009.05～ 副所长：秦红波2009.05～ 平姝丽2009.12～

兵房镇卫生所

【地址】如东县兵房镇健康路61号

【邮编】226412

【沿革】2001年11月12日，"兵房镇卫生所"建立，址设兵房镇健康路61号，时有工作人员7人，负责豫丰、大同、王荃、毛竹桥、港闸、协和、伯安、闸东、海盐、马安、新南、保田、徐征、东海、安民、培新、兵港、闸丰、兵郊19个村及兵房、丁店、大同3个居民委员会的卫生行政和预防保健工作。

2009年5月5日，"大豫镇卫生所""兵房镇卫生所"合并为"大豫镇卫生所"。址设兵房镇健康路61号。

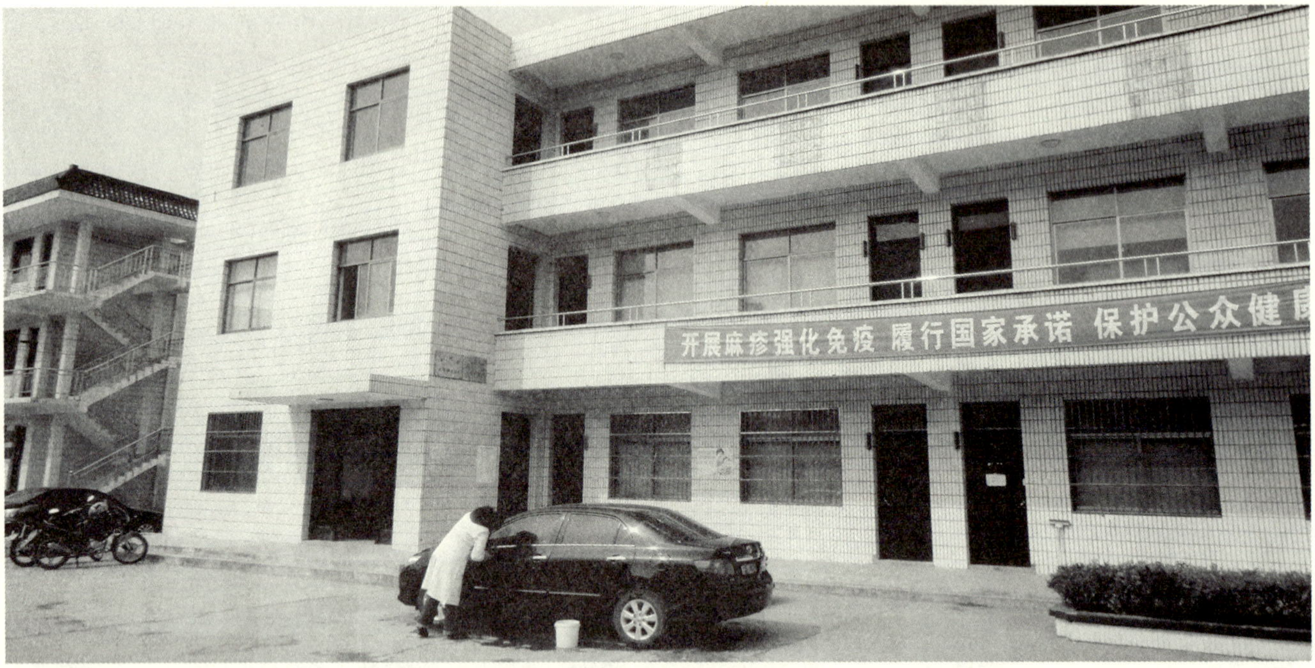

2001年11月,兵房镇健康路办公楼 (2011年3月3日县卫生志编纂办公室摄)

2001～2009年兵房镇卫生所领导人员更迭表

表2-47

机构名称	领导人更迭
兵房镇卫生所 (2001.11～2009.05)	所 长:王雨卉2001.11～2009.05 副所长:秦红波2008.05～2009.05

1949～2001年长沙镇卫生行政主管工作机构

表2-48

年 度	机构名称
1949.10～1952.12	乡(镇)文卫主任负责,具体工作由"乡镇联合诊所"承办
1952.12～1958.10	坍中乡联合诊所 长沙乡联合诊所 建海乡联合诊所 北坎乡联合诊所 海滨乡联合诊所 堤北乡联合诊所 鸿余乡联合诊所 新华乡联合诊所 三邻乡联合诊所 四桥乡联合诊所
1958.10～1960.11	长沙人民公社医院 北坎人民公社医院 卫海人民公社医院
1960.11～1962.11	长沙人民公社民办医院 北坎人民公社民办医院 卫海人民公社民办医院
1962.11～1965.09	长沙人民公社中心联合诊所 北坎人民公社中心联合诊所 卫海人民公社中心联合诊所
1965.09～1966.11	长沙人民公社中心联合诊所 北坎人民公社中心联合诊所 卫海人民公社中心联合诊所 北坎渔业人民公社中心联合诊所
1966.11～1981.07	长沙人民公社卫生院 北坎人民公社卫生院 卫海人民公社卫生院 北坎渔业人民公社卫生院
1981.07～1983.07	长沙人民公社卫生院 北坎人民公社卫生院 卫海人民公社卫生院 北渔人民公社卫生院
1983.07～1995.03	长沙乡卫生院 北坎乡卫生院 卫海乡卫生院 北渔乡卫生院
1995.03～2000.04	长沙镇卫生院 北渔乡卫生院
2000.04～2001.11	长沙镇卫生院
2001.11～	长沙镇卫生所

长沙镇卫生所

【地址】如东县长沙镇长沙居委会

【邮编】226413

【沿革】2001年11月12日，“长沙镇卫生所”建立，址设北渔水利站，后迁长沙镇长沙居委会，时有工作人员6人，负责长盛、张何、陈福、芦村、新园、兴海、陆河、古灶、堤北、长北、长东、兴港、长南、双桥、环坎、盐垦、富阳、滨海、黄海、三民、河灶21个村及北坎、长沙、北渔3个居民委员会的卫生行政和预防保健工作。

2010年12月，有工作人员7人，土地面积200平方米，建筑面积200平方米。卫生总资产12万元，其中流动资产2万元、固定资产10万元、净资产12万元，未负债。卫生设备总价值5万元，其中医疗专业设备3万元，图书装备及其他通用设备2万元。负责陆河、长堤、富盐、滨海、黄海、三民、北坎、港城、四桥、卫海10个村及长沙居民委员会的卫生行政和预防保健工作。

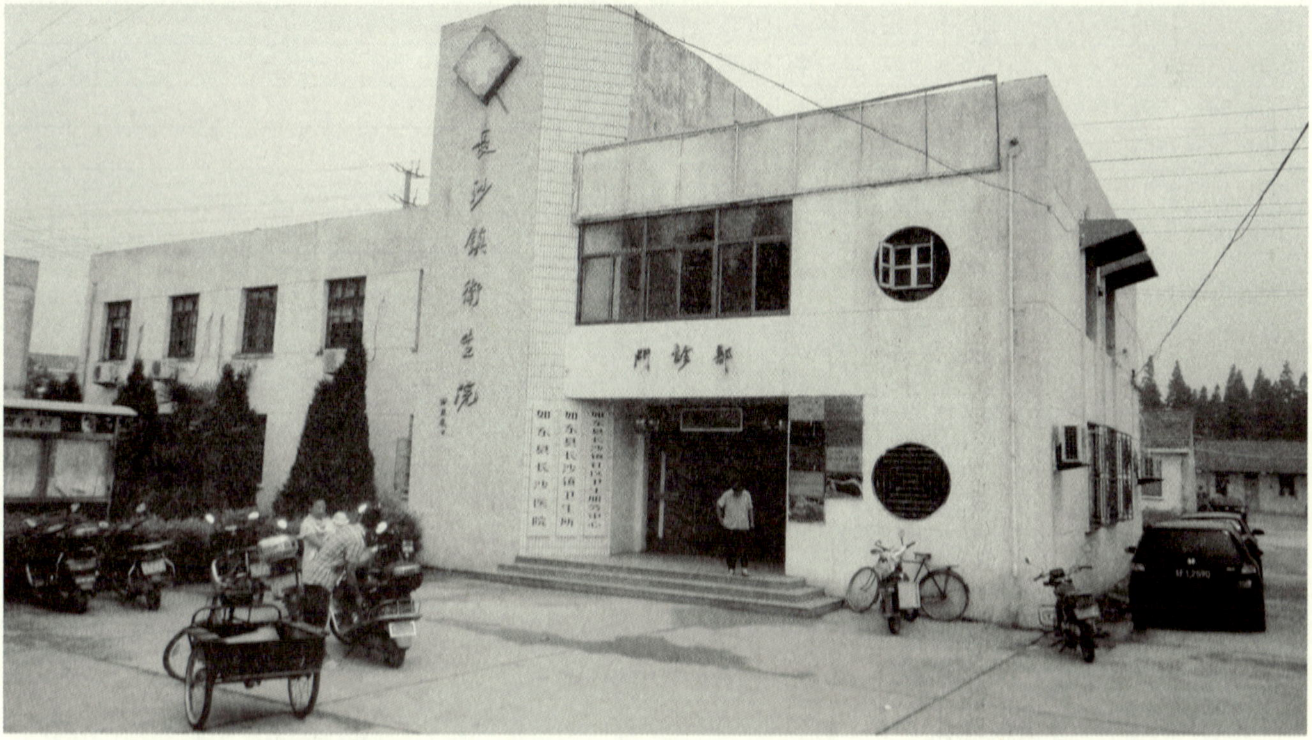

2001年11月，长沙镇长沙居委会办公楼　(2011年7月6日县卫生志编纂办公室摄)

2001～2010年长沙镇卫生所领导人员更迭表

表2-49

机构名称	领导人更迭
长沙镇卫生所 (2001.11～　　　)	所　长：张　霞2001.11～2003.03　(兼) 朱庆生2003.03～2007.01 谌元林2007.01～2008.05 成卫明2008.05～ 副所长：平姝丽2007.12～2009.12 姜小卫2009.12～

1949～2010年洋口镇卫生行政主管工作机构

表2-50

年 度	机构名称
1949.10～1952.12	乡(镇)文卫主任负责,具体工作由"乡镇联合诊所"承办
1952.12～1958.10	甜港乡联合诊所 光荣乡联合诊所 古坳乡联合诊所 洋口乡联合诊所 高林乡联合诊所 宏连乡联合诊所 秀贞乡联合诊所 新园乡联合诊所 新洋乡联合诊所 新合乡联合诊所
1958.10～1959.01	光荣人民公社医院 宏林人民公社医院 德贵人民公社医院
1959.01～1960.09	光荣人民公社医院 宏林人民公社医院 栟茶人民公社医院
1960.09～1960.11	光荣人民公社医院 宏林人民公社医院 洋口人民公社医院
1965.09～1966.11	光荣人民公社中心联合诊所 新林人民公社中心联合诊所 洋口人民公社中心联合诊所 南港海业人民公社中心联合诊所。
1966.11～1983.09	光荣人民公社卫生院 新林人民公社卫生院 洋口人民公社卫生院 南港海业人民公社卫生院
1983.09～1995.06	光荣乡卫生院 新林乡卫生院 洋口乡卫生院 南港海业乡卫生院
1995.06～2000.04	新林乡卫生院 洋口乡卫生院 南港海业乡卫生院
2000.04～2001.03	洋口镇卫生院 新林乡卫生院
2001.03～2001.11	洋口镇卫生院 新林镇卫生院
2001.11～2002.03	洋口镇卫生所 新林镇卫生所
2002.03～	洋口镇卫生所

洋口镇卫生所

【地址】如东县洋口镇洋口中路65号

【邮编】226407

【沿革】2001年11月12日,"洋口镇卫生所"建立,址设洋口镇洋口中路65号,时有工作人员6人,负责浒路、甜港、古坳、联庄、池塘头、新坝、同文、闸西、双灶、万龙、斜港、新洋、环西、潮港、双墩、刘环16个村及小洋口居民委员会的卫生行政和预防保健工作。

2003年3月,"新林镇卫生所"并入,楼窑、王鸭、杨栋园、油坊口、六份头、张棣、三江口、香橡树8个村及周新庄居民委员会的卫生行政和预防保健工作相应划入。

2010年12月,有工作人员13人,土地面积150平方米,建筑面积150平方米。卫生总资产30万元,其中流动资产10万元、固定资产20万元、净资产30万元,未负债。卫生设备总价值5万元,其中医疗专业设备3万元,图书装备及其他通用设备2万元。负责浒路、甜港、古坳、耿庄、新坝、双灶、闸西、池塘头、斜港、同文、潮港、双墩、刘环、楼窑、六份头、三江口、王鸭、香橡树、张埭、油坊口、杨楝园、周新庄22个村的卫生行政和预防保健工作。

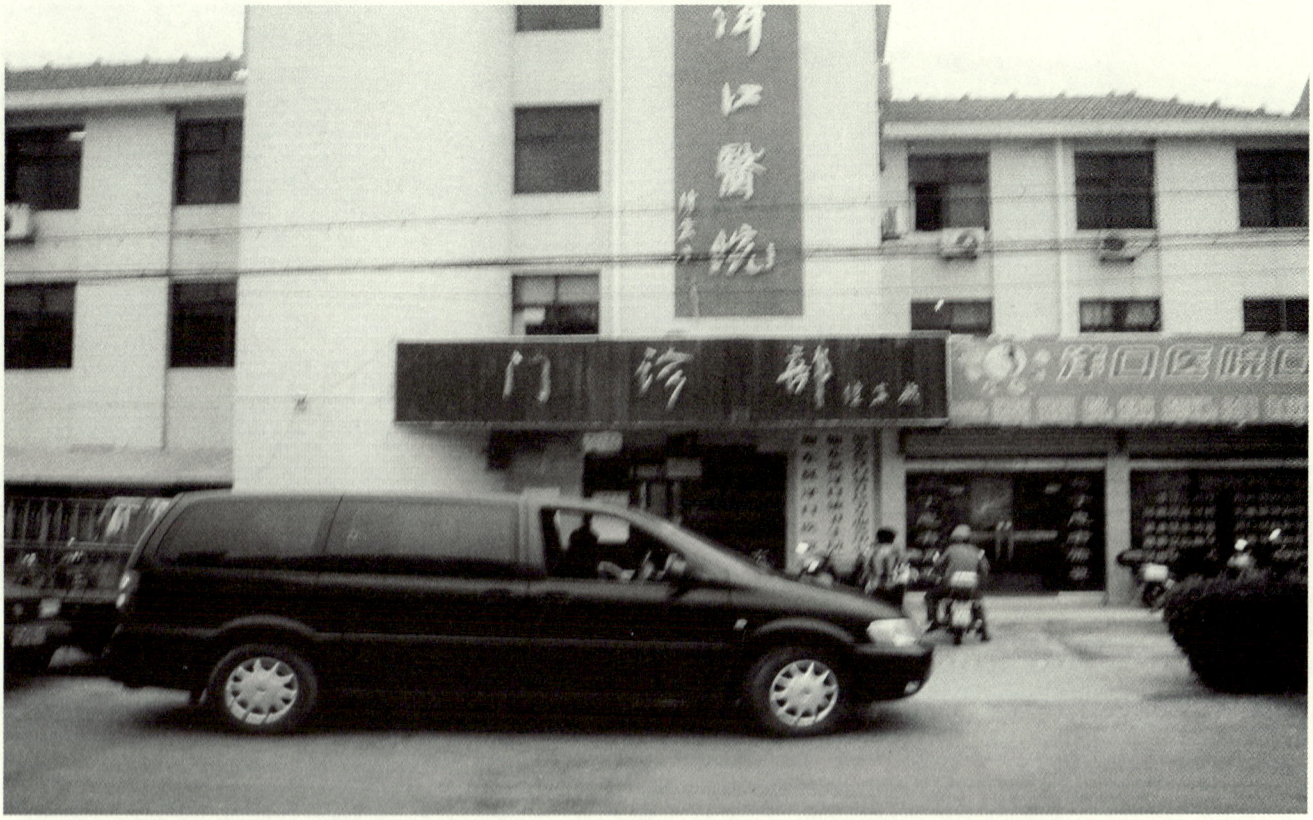

2001年11月，洋口镇洋口中路65号办公楼　（2011年8月9日县卫生志编纂办公室摄）

2001～2010年洋口镇卫生所领导人员更迭表

表2-51

机构名称	领导人更迭
洋口镇卫生所 （2001.11～　　　　）	所　长：李海兵2001.11～2003.03　（副所长） 李海兵2003.03～ 副所长：顾亚萍2003.03～2007.01 姜亚东2007.01～2009.01 徐　军2009.01～

新林镇卫生所

【地址】如东县新林镇周新庄居委会

【邮编】226407

【沿革】2001年11月12日，“新林镇卫生所”建立，址设新林镇周新庄居委会，时有工作人员5人，负责楼窑、王鸭、杨栋园、油坊口、六份头、张埭、三江口、香椽树8个村及周新庄的卫生行政和预防保健工作。

2003年3月，“新林镇卫生所”撤销，并入“洋口镇卫生所”。楼窑、王鸭、杨栋园、油坊口、六份头、张埭、三江口、香椽树8个村及周新庄居民委员会的卫生行政和预防保健工作相应划属洋口镇。

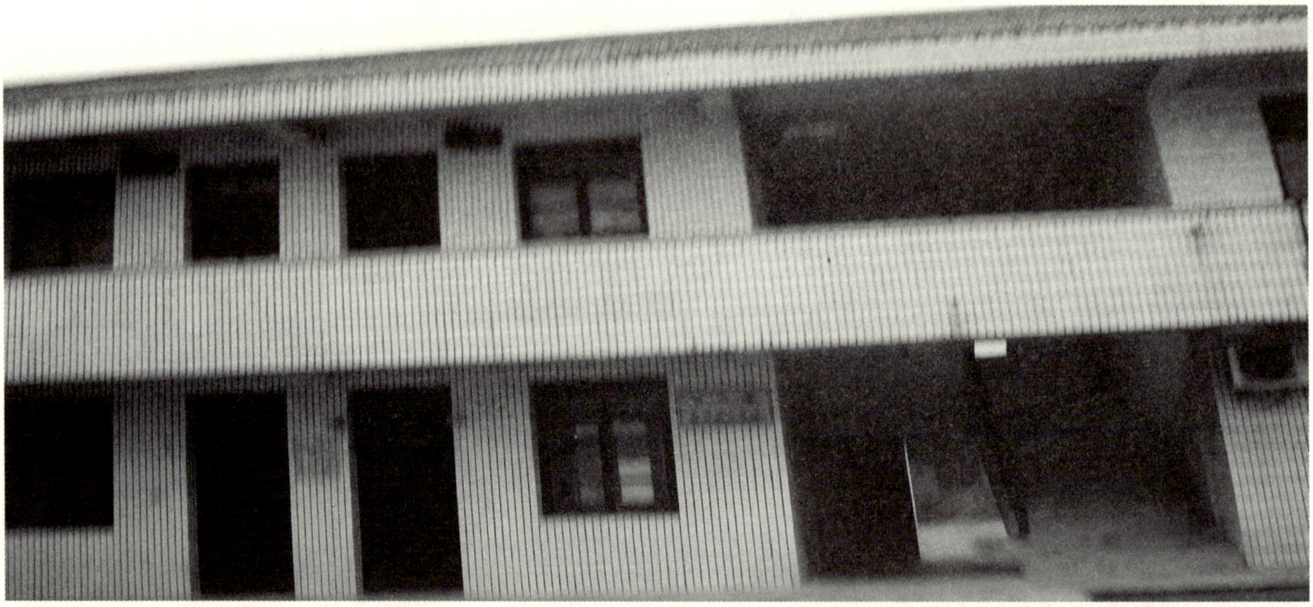

2001年11月，新林镇周新庄办公楼　（2011年8月9日县卫生志编纂办公室摄）

2001～2003年新林镇卫生所领导人员更迭表

表2-52

机构名称	领导人更迭
新林镇卫生所 （2001.11～2003.03）	所　长：顾亚萍2001.11～2003.03　（副所长）

1949～2010年河口镇卫生行政主管工作机构

表2-53

年　度	机构名称
1949.10～1952.12	乡（镇）文卫主任负责，具体工作由“乡镇联合诊所”承办
1952.12～1958.10	蔡庄乡联合诊所 漗河乡联合诊所 富滩乡联合诊所 于港乡联合诊所 海辰乡联合诊所 景南乡联合诊所 景安乡联合诊所 直夫乡联合诊所 洋涨乡联合诊所 锦成乡联合诊所 联港乡联合诊所 赵港乡联合诊所 横港乡联合诊所 三桥乡联合诊所
1958.10～1960.10	直夫人民公社医院 景安人民公社医院
1960.10～1960.11	直夫人民公社医院 景安人民公社医院 于港人民公社医院
1960.11～1962.11	直夫人民公社民办医院　安人民公社民办医院 于港人民公社民办医院
1962.11～1965.09	直夫人民公社中心联合诊所 景安人民公社中心联合诊所 于港人民公社中心联合诊所
1965.09～1966.11	河口人民公社中心联合诊所 新乐人民公社中心联合诊所 于港人民公社中心联合诊所
1966.11～1981.07	河口人民公社卫生院 新乐人民公社卫生院 于港人民公社卫生院
1981.07～1983.09	河口人民公社卫生院 景安人民公社卫生院 于港人民公社卫生院
1983.09～1994.12	河口乡卫生院 景安乡卫生院 于港乡卫生院
1994.12～2000.04	河口镇卫生院 景安乡卫生院 于港乡卫生院
2000.04～2001.11	河口镇卫生院 景安镇卫生院
2001.11～2003.03	河口镇卫生所 景安镇卫生所
2003.03～	河口镇卫生所

河口镇卫生所

【地址】如东县河口镇府前路

【邮编】226463

【沿革】2001年11月12日，“河口镇卫生所”建立，址设河口镇府前路，时有工作人员6人，负责五里坊、关口、龙坝、潆河、小潆、荷园、吴埝、黄裕桥、十里桥、七里缺、赵港11个村及花园头、沙港2个居民委员会的卫生行政和预防保健工作。

2003年3月，“景安镇卫生所”并入，景安镇的烈士陵、双港、景西、太阳庙、中天、景南、江红、锦成8个村及立新桥居民委员会的卫生行政和预防保健工作相应划属。

2010年12月，有工作人员13人，土地面积380平方米，建筑面积380平方米。卫生总资产12万元，其中流动资产5万元、固定资产7万元、净资产12万元，未负债。卫生设备总价值3万元，其中医疗专业设备2万元，图书装备及其他通用设备1万元。负责黄裕桥、十里桥、关口、中天、龙坝、潆河、荷村、小潆、烈士陵、太阳庙、双港、锦成12个村及花园头、立新桥2个居民委员会的卫生行政和预防保健工作。

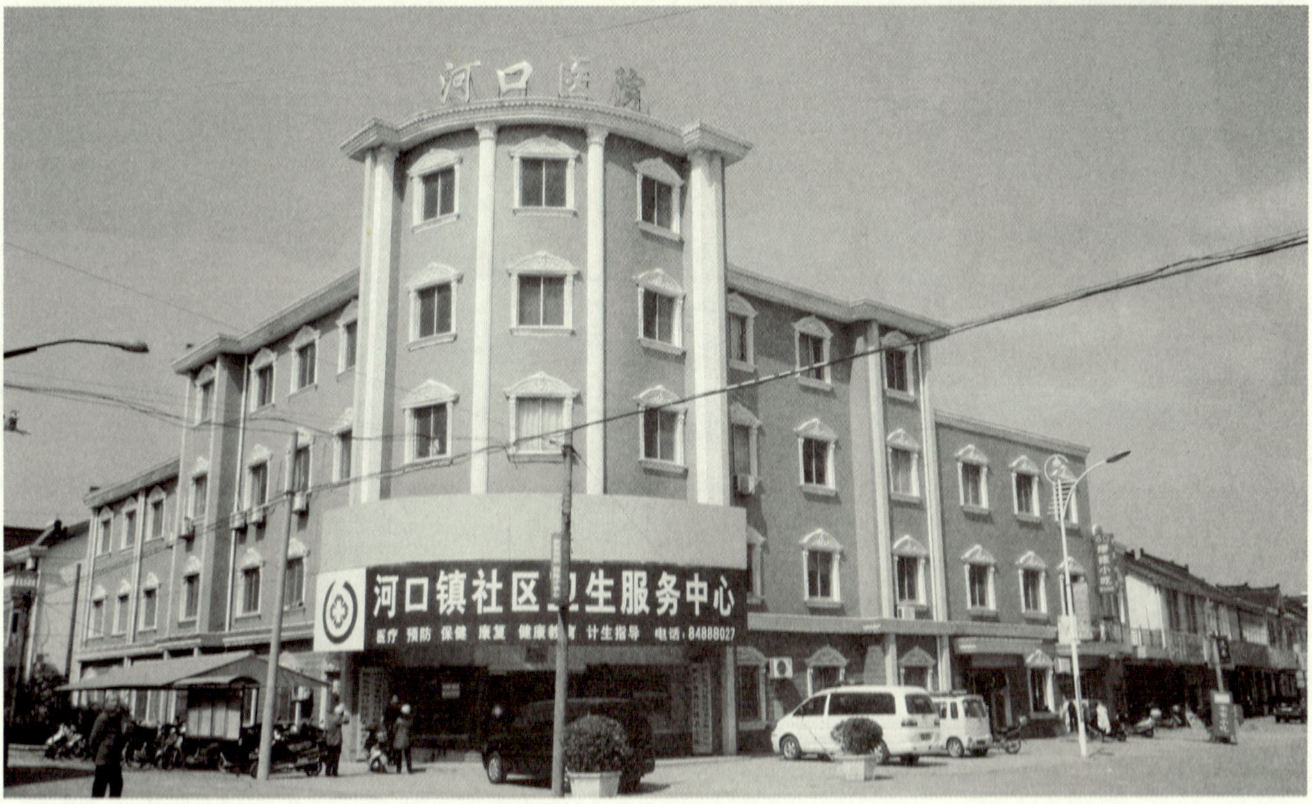

2001年11月，河口镇府前路办公楼　（2011年3月10日县卫生志编纂办公室摄）

2001～2010年河口镇卫生所领导人员更迭表

表2-54

机构名称	领导人更迭
河口镇卫生所 （2001.11～　　　）	所　长：李爱军2001.11～ 副所长：李金芝2003.03～2007.01 　　　　顾亚萍2007.01～

景安镇卫生所

【地址】如东县景安镇立新桥居委会

【邮编】226463

【沿革】2001年11月12日,"景安镇卫生所"建立,址设景安镇立新桥居委会,时有工作人员5人,负责烈士陵、双港、景西、太阳庙、中兴、景南、江红、锦成8个村及立新桥居民委员会的卫生行政和预防保健工作。

2003年3月,"景安镇卫生所"撤销,并入"河口镇卫生所"。烈士陵、双港、景西、太阳庙、中兴、景南、江红、锦成8个村及立新桥居民委员会的卫生行政和预防保健工作相应划属河口镇。

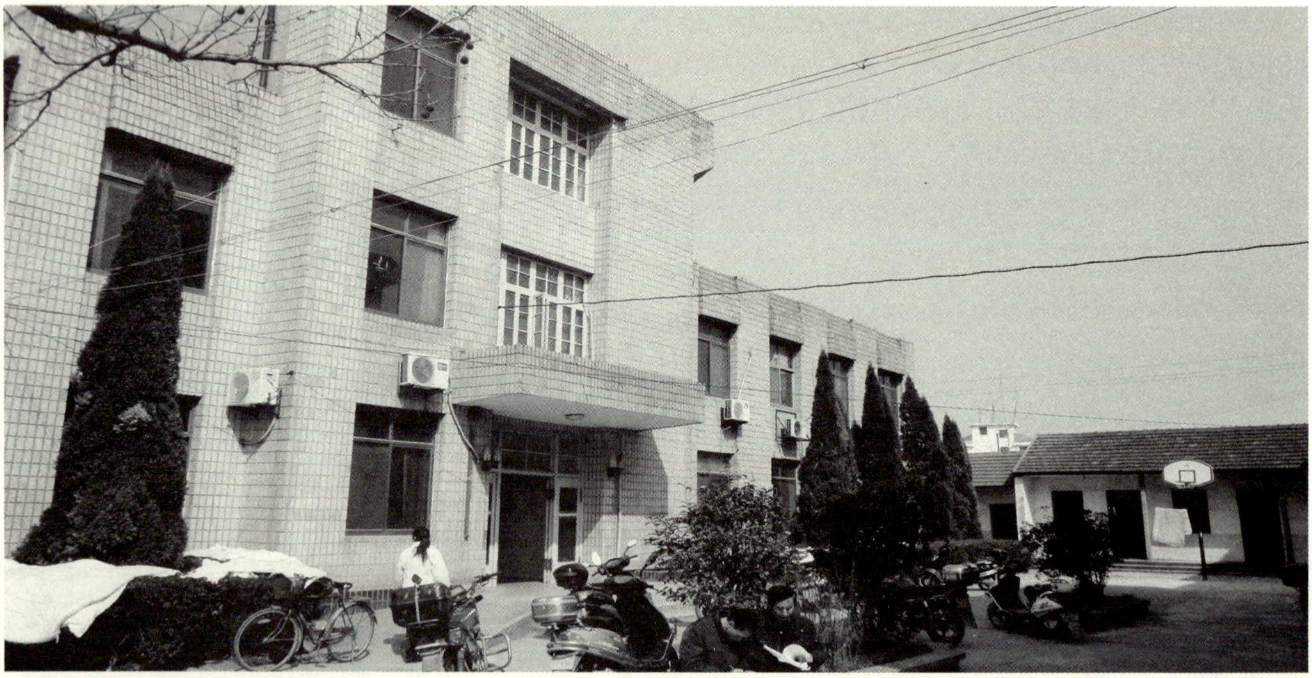

2001年11月,景安镇立新桥办公楼　　(2011年3月10日县卫生志编纂办公室摄)

2001～2010年景安镇卫生所领导人员更迭表

表2-55

机构名称	领导人更迭
景安镇卫生所 (2001.11～2003.03)	所　长:李金芝2001.11～2003.03

1949～2010年袁庄镇卫生行政主管工作机构

表2-56

年　度	机构名称
1949.10～1952.12	乡(镇)文卫主任负责,具体工作由"乡镇联合诊所"承办
1952.12～1958.10	袁南乡联合诊所 花园乡联合诊所 达富乡联合诊所 环凌乡联合诊所 桂林乡联合诊所 凤园乡联合诊所 万灵乡联合诊所 幸福乡联合诊所 陈庄乡联合诊所 毅夫乡联合诊所 兴隆乡联合诊所 沿港乡联合诊所 铁果乡联合诊所 先民乡联合诊所

续表2-56

年　度	机构名称
1958.10～1959.01	达富人民公社医院 先民人民公社医院
1959.01～1960.11	袁庄人民公社医院 先民人民公社医院
1960.11～1962.11	袁庄人民公社民办医院 先民人民公社民办医院
1962.11～1965.09	袁庄人民公社中心联合诊所 先民人民公社中心联合诊所
1965.09～1966.11	南澪人民公社中心联合诊所 沿南人民公社中心联合诊所
1966.11～1981.07	南澪人民公社卫生院 沿南人民公社卫生院
1981.07～1983.09	袁庄人民公社卫生院 沿南人民公社卫生院
1983.09～2000.04	袁庄乡卫生院 沿南乡卫生院
2000.04～2001.11	袁庄镇卫生院 沿南镇卫生院
2001.11～2003.03	袁庄镇卫生所 沿南镇卫生所
2003.03～	袁庄镇卫生所

袁庄镇卫生所

【地址】如东县袁庄镇小袁庄村

【邮编】226405

【沿革】2001年11月12日，“袁庄镇卫生所”建立，址设袁庄镇大袁庄村，时有工作人员9人，负责时桥、蔡庄、铁果门、大袁庄、小袁庄、孙庄、海河滩7个村及袁海居民委员会的卫生行政和预防保健工作。

2003年3月，“沿南镇卫生所”并入，朱庄、濮桥、姚庄、康庄、戴庄、沿南、竹园、李庄、赵港9个村的卫生行政和预防保健工作相应划属。

2010年12月，有工作人员10人，土地面积250平方米，建筑面积290平方米。卫生总资产20万元，其中流动资产1万元、固定资产19万元、净资产20万元，未负债。卫生设备总价值5万元，其中医疗专业设备3万元，图书装备及其他通用设备2万元。负责铁果门、大袁庄、时桥、海河滩、小康、朱庄、濮桥、孙村、戴南、竹园、赵港11个村的卫生行政和预防保健工作。

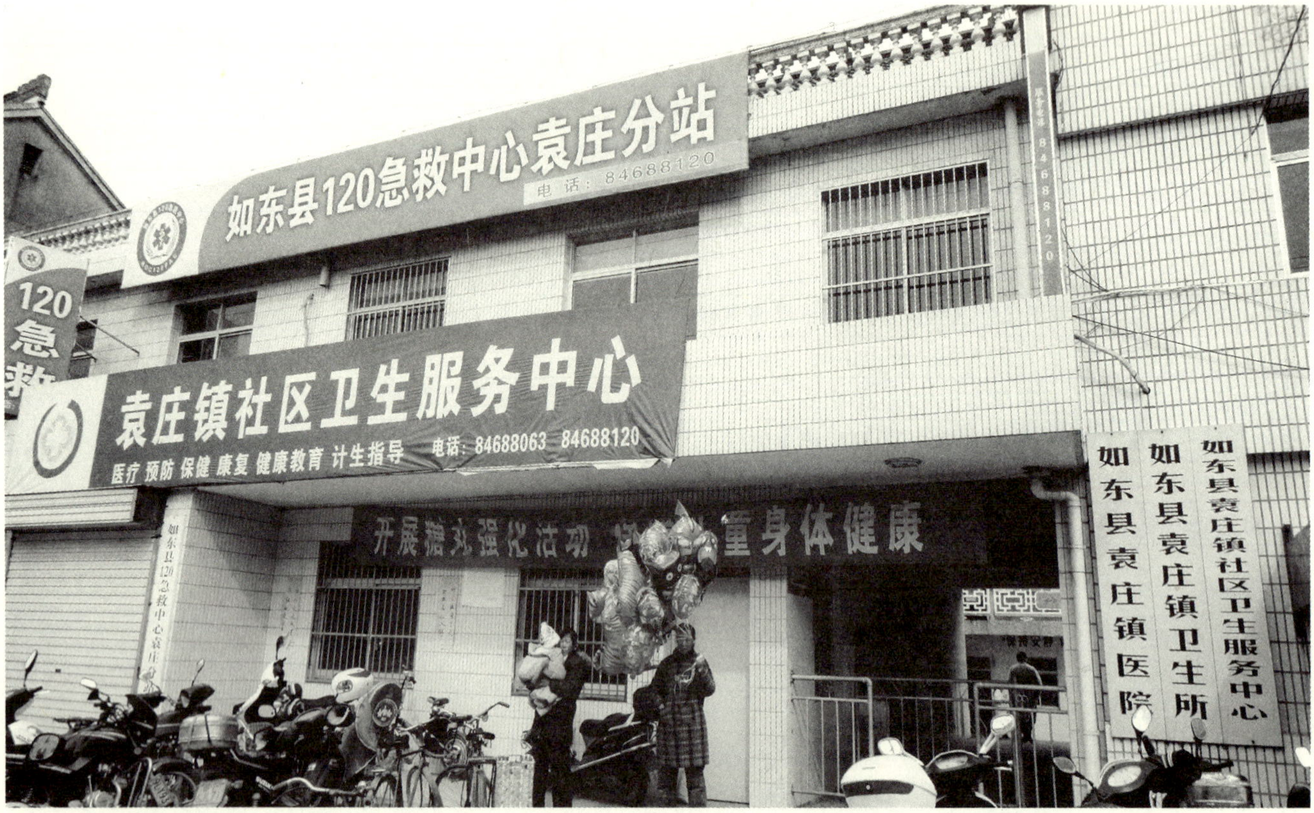

2001年11月，袁庄镇小袁庄村办公楼　　（2011年3月9日县卫生志编纂办公室摄）

2001～2010年袁庄镇卫生所领导人员更迭表

表2-57

机构名称	领导人更迭
袁庄镇卫生所 （2001.11～　　）	所　长：冯志元2001.11～2003.03 李可铭2003.03～2005.10 冯志元2005.10～2007.01（副所长） 袁其峰2007.01～ 副所长：冯志元2003.03～2005.10 袁其峰2005.10～2007.01 李　然2009.01～

沿南镇卫生所

【地址】如东县沿南镇沿南镇先民路35号

【邮编】226405

【沿革】2001年11月12日，“沿南镇卫生所”建立，址设沿南镇先民路35号，时有工作人员5人，负责朱庄、濮桥、姚庄、康庄、竹园、戴庄、沿南、李庄、赵港9个村的卫生行政和预防保健工作。

2003年3月，“沿南镇卫生所”撤销，并入“袁庄镇卫生所”。朱庄、濮桥、姚村、康庄、竹园、戴庄、沿南、李庄、赵港9个村的卫生行政和预防保健工作相应划属袁庄镇。

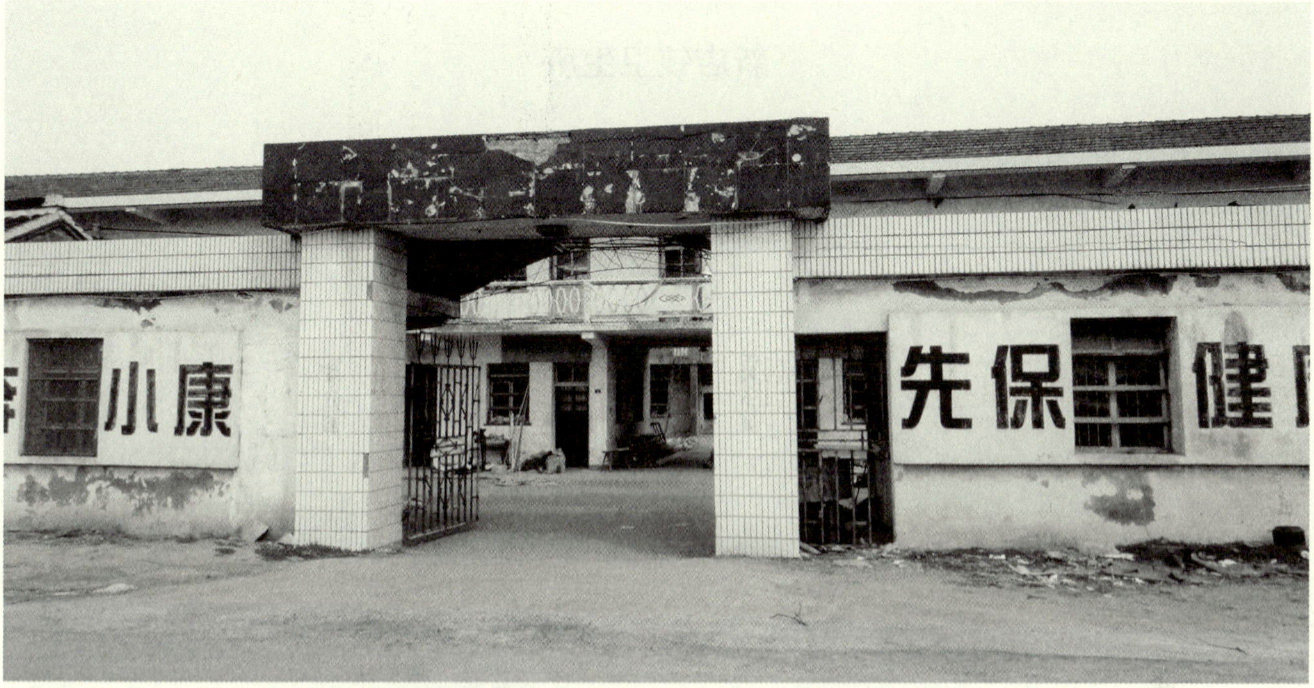

2001年11月，沿南镇先民路35号所办公房　（2011年3月9日县卫生志编纂办公室摄）

2001～2010年沿南镇卫生所领导人员更迭表

表2-58

机构名称	领导人更迭
沿南镇卫生所 （2001.11～2003.03）	所　长：李可铭 2001.11～2003.03

1949～2010年新店镇卫生行政主管工作机构

表2-59

年　度	机构名称
1949.10～1952.12	乡（镇）文卫主任负责，具体工作由"乡镇联合诊所"承办
1952.12～1958.10	顾茂乡联合诊所　民主乡联合诊所　虹桥乡联合诊所　红星乡联合诊所　新西乡联合诊所　芳根乡联合诊所　翻身乡联合诊所　烈士乡联合诊所　建设乡联合诊所　民富乡联合诊所　五窑乡联合诊所　四港乡联合诊所　新庵乡联合诊所　国强乡联合诊所
1958.10～1959.01	芳根人民公社医院　顾茂人民公社医院
1959.01～1960.11	汤园人民公社医院　新店人民公社医院
1960.11～1962.11	汤园人民公社民办医院　新店人民公社民办医院
1962.11～1966.11	汤园人民公社中心联合诊所　新店人民公社中心联合诊所
1966.11～1968.09	汤园人民公社卫生院　新店人民公社卫生院
1968.09～1981.07	永红人民公社卫生院　新店人民公社卫生院
1981.07～1983.09	汤园人民公社卫生院　新店人民公社卫生院
1983.09～1995.03	汤园乡卫生院　新店乡卫生院
1995.03～2000.04	汤园乡卫生院　新店镇卫生院
2000.04～2001.11	新店镇卫生院
2001.11～	新店镇卫生所

新店镇卫生所

【地址】如东县新店镇通洋路76号

【邮编】226432

【沿革】2001年11月12日,“新店镇卫生所”建立,址设新店镇通洋路76号,时有工作人员8人,负责顾高桥、曹庵、胡港、祝套、园北、月池、新联、双丰闸、深河、三角渡、孙桥、双虹桥12个村及新店、汤园2个居民委员会的卫生行政和预防保健工作。

2010年12月,有工作人员7人,土地面积500平方米,建筑面积300平方米。卫生总资产36万元,其中流动资产1万元、固定资产35万元、净资产36万元,未负债。卫生设备总价值22万元,其中医疗专业设备10万元,图书装备及其他通用设备12万元。负责顾高桥、曹庵、胡港、祝套、月池、新联、深河、孙桥、三角渡、双虹桥10个村及新店、汤园2个居民委员会的卫生行政和预防保健工作。

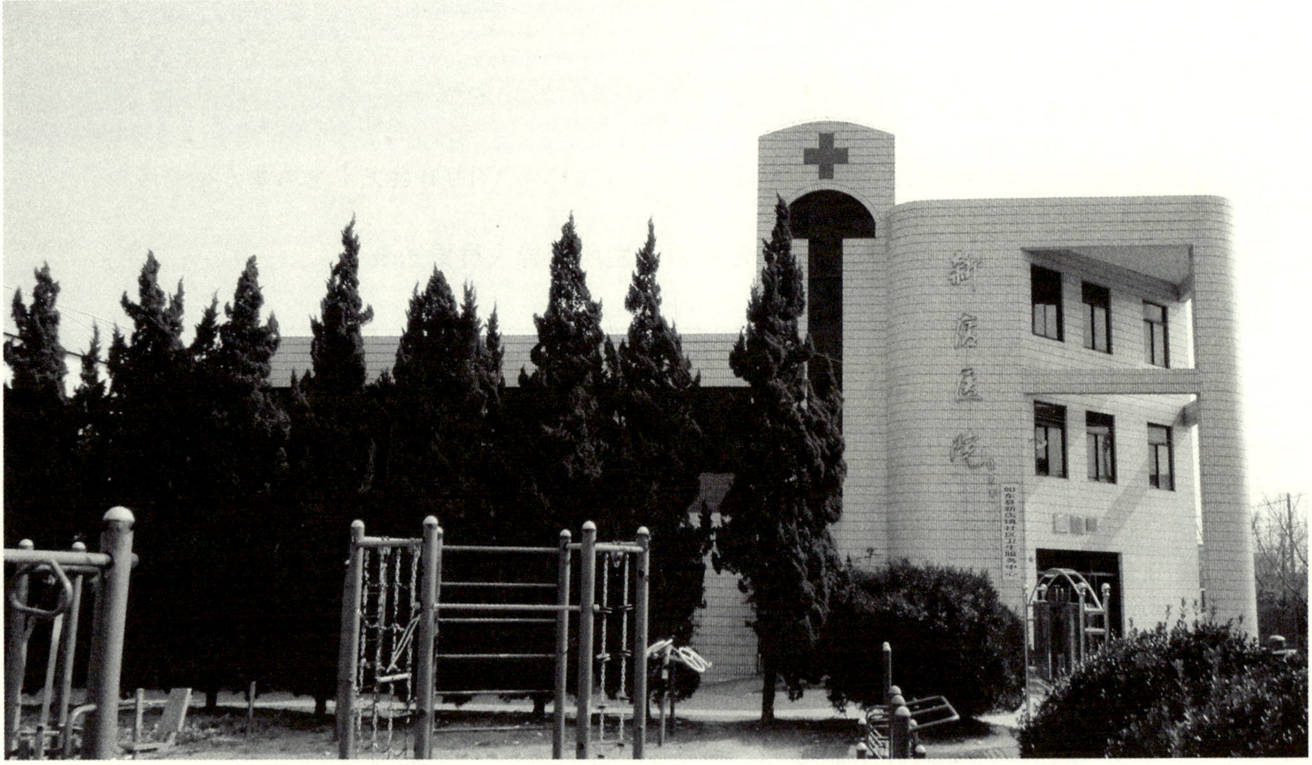

2001年11月,新店镇通洋路76号办公楼　　(2011年2月23日县卫生志编纂办公室摄)

2001～2010年新店镇卫生所领导人员更迭表

表2-60

机构名称	领导人更迭
新店镇卫生所 (2001.11～　　　)	所　长:严宏俊2001.11～ 副所长:顾春燕2008.05～

1949～2010年曹埠镇卫生行政主管工作机构

表2-61

年　度	机构名称
1949.10～1952.12	乡(镇)文卫主任负责，具体工作由“乡镇联合诊所”承办
1952.12～1958.10	上漫乡联合诊所 下漫乡联合诊所 提南乡联合诊所 应泉乡联合诊所 孙窑乡联合诊所 毕杨乡联合诊所 惕庵乡联合诊所
1958.10～1959.01	应泉人民公社医院 惕庵人民公社医院
1959.01～1960.11	应泉人民公社医院 孙窑人民公社医院
1960.11～1962.03	应泉人民公社民办医院 孙窑人民公社民办医院
1962.03～1962.11	应泉人民公社民办医院 孙窑人民公社民办医院 曹埠人民公社民办医院
1962.11～1965.09	应泉人民公社中心联合诊所 孙窑人民公社中心联合诊所 曹埠人民公社中心联合诊所
1965.09～1966.11	饮泉人民公社中心联合诊所 新窑人民公社中心联合诊所 潮埠人民公社中心联合诊所
1966.11～1981.07	饮泉人民公社卫生院 新窑人民公社卫生院 潮埠人民公社卫生院
1966.11～1981.07	饮泉人民公社卫生院 新窑人民公社卫生院 潮埠人民公社卫生院
1981.07～1983.09	饮泉人民公社卫生院 孙窑人民公社卫生院 曹埠人民公社卫生院
1983.09～2001.03	饮泉乡卫生院 孙窑乡卫生院 曹埠乡卫生院
2001.03～2001.11	饮泉乡卫生院 孙窑乡卫生院 曹埠镇卫生院
2001.11～	曹埠镇卫生所

曹埠镇卫生所

【地址】如东县曹埠镇曹埠中路26号

【邮编】226402

【沿革】2001年11月12日，“曹埠镇卫生所”建立，址设曹埠中路26号，时有工作人员7人，负责甜水村、圩岸村、应泉村、墩北村、下漫村、上漫村、江园村、埠南村、跨岸村、埠北村、埠西村、小埠、窑潭、排南、冯桥、直港16个村及曹埠、放长边、孙窑3个居民委员会的卫生行政和预防保健工作。

2010年12月，有工作人员8人，土地面积200平方米，建筑面积200平方米。卫生总资产11万元，其中流动资产1万元、固定资产10万元、净资产11万元，未负债。卫生设备总价值4万元，其中医疗专业设备2万元，图书装备及其他通用设备2万元。负责下漫、应泉、甜水、跨岸、直港、冯桥6个村及堤南、上漫、孙窑3个社区的卫生行政和预防保健工作。

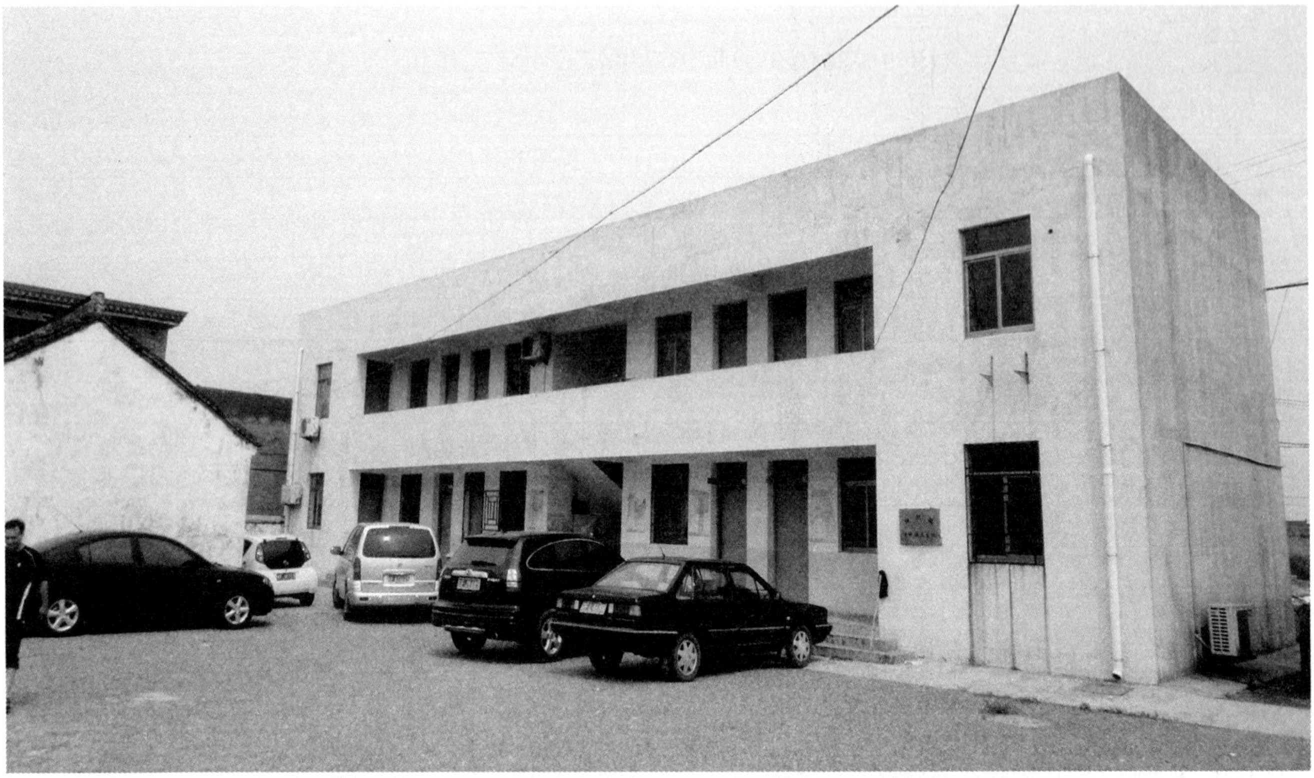

2001年11月，曹埠镇曹埠中路26号办公楼　　(2011年7月8日县卫生志编纂办公室摄)

2001～2010年曹埠镇卫生所领导人员更迭表

表2-62

机构名称	领导人更迭
曹埠镇卫生所 (2001.11～　　　)	所　长：孙艳丽2001.11～ 副所长：成卫明2007.01～2008.04 　　　王　陈2009.01～

第四节　村级卫生管理机构

1949年10月，全县各村配备一名兼职卫生员。

1958年10月，“村卫生员”更名为“生产队卫生员”，全县计有生产大队450个、生产队3582个。

1959年，全县培训生产队卫生员及大队接生员共6165人。

1965年，全县生产队保健员6675人。

1966年，全县配备兼职卫生员4210人。

1969年4月，建立“生产大队卫生室”，全县配有1006名赤脚医生(不脱产的乡村医生)。

1976年12月，全县有763个生产大队卫生室，配有1723名赤脚医生(其中男性828人，女性895人)、生产大队卫生员7919人，生产大队接生员237人。

1980年12月，全县计有763个生产大队卫生室，配有1600名赤脚医生(其中男性782人，女性818人)、生产大队卫生员7682人，生产大队接生员220人。

1983年9月，“生产大队卫生室”更名为“村卫生室”。

1985年，卫生部决定，对“赤脚医生”进行考核，凡经考核达到相当于医士水平的，改称“乡村医生”，达不到这一水平的改称“卫生员”。12月，全县计有1275人（男性652人，女性623人）参加考试考核。结果核定乡村医生481人，乡村保健员794人。

1990年12月，全县有村委会数802个，居委会数46个。建村（居）卫生室848个（村委会卫生室802个、居委会卫生室46个），乡村保健医生992人。

1995年12月，全县有村委会数803个，居委会数22个。建村（居）卫生室825个（村委会卫生室803个、居委会卫生室22个），乡村保健医生956人。

2000年12月，全县有村卫生室562个（村委会卫生室497个、居委会卫生室65个），乡村保健医生1080人。

2001年1月5日，“村卫生室”更名为“农村社区卫生服务站”。

2005年12月，全县有农村社区卫生服务站335个（村委会卫生室281个、居委会卫生室54个），乡村保健医生944人。

2010年12月，全县有村（居）委会262个（村委会215个、居委会47个），村民小组5681个，社区卫生服务站249个（农村社区卫生服务站240个、城区社区卫生服务站9个）。计有：工作人员889人，其中，执业（助理）医师76人、注册护士5人、乡村医生808人；土地总面积48000平方米，建筑总面积48000平方米，主要建筑价值3120万元；卫生设备总价值3116万元，其中医疗专业设备2036万元，图书装备及其他通用设备1080万元；卫生总资产6480万元，其中流动资产244万元、固定资产6236万元、净资产6480万元。社区卫生服务站负责所在社区范围内的预防、保健、健康教育、计划生育技术指导、医疗和康复等“六位一体”服务工作。是年，总诊疗901096人次，其中急诊76799人次、健康体检46444人次。

1950～1985年如东县村级卫生管理机构情况表

表2-63　　　　单位：个、人

年度	村委会数	居委会数	总　数	男	女	村卫生员	村接生员
1950							
1951							55
1952							
1953							
1954	1179	38					
1955							
1956							
1957							
1958	450						
1959						6165	
1960							
1961							
1962							
1963							
1964							
1965						6675	
1966						4210	
1967							

续表2-63　　单位:个、人

年度	村委会数	居委会数	总　数	男	女	村卫生员	村接生员
1968							
1969			1006				
1970			930	720	210	7195	
1971			1147	608	539	7372	
1972			1157	609	548	7106	
1973			1072	532	540	7176	325
1974			1274	635	639	7941	335
1975			1469	700	769	7761	261
1976	763		1723	828	895	7919	237
1977	763		1779	861	918	7914	243
1978	763		1679	798	881	7922	253
1979	763		1611	786	825	7860	207
1980	763		1600	782	818	7682	220
1981	763		1551	759	792	7285	150
1982			1520	742	778	7208	150
1983	799		1465	715	750	7258	145
1984			1411	710	701	5967	98
1985	788		1275	652	794	5794	623

1986～2010年如东县村级卫生管理机构情况表

表2-64　　单位:个、人

年度	村(居)委会数	居委会数	卫生室数	卫生组织人员总数	执业(助理)医师	注册护士	乡村医生	村民小组
1986	807	41	848	981			981	
1987	794	44	838	854			854	
1988	791	37	828	847			847	
1989	792	43	835	781			781	
1990	802	46	848	792			792	
1991	806	41	847	830			830	
1992	804	35	839	870			870	
1993	805	26	831	868			868	
1994	805	26	831	860			860	
1995	803	22	825	956			956	
1996	801	22	823	960			960	
1997	758	22	780	1025			1025	
1998	730	25	745	924			924	
1999	504	26	518	1020			1020	
2000	497	65	562	1080			1080	
2001	324	62	324	991			991	

续表2-64　　单位：个、人

年度	村(居)委会数	居委会数	卫生室数	卫生组织人员总数	执业(助理)医师	注册护士	乡村医生	村民小组
2002	324	59	324	945			945	
2003	311	57	368	950			950	
2004	306	56	362	946	70	12	864	
2005	281	54	335	944	69	11	864	
2006	255	53	308	905	82	15	808	
2007	265	47		899	76	17	806	5756
2008	263	46		925	76	10	839	5723
2009	262	46		922	76	10	835	5722
2010	262	47		889	76	5	808	5681

1977年如东县生产大队卫生室情况表

表2-65　　单位：人

镇别	人民公社别	卫生室名称		1977年乡村医生数		负责人	备注
		村名	大队名	总数	女		
掘港	掘港镇	王彭	蔬菜	2	2	朱文兰	
		二港桥	民主	3	1	吴永祥	
	掘郊乡	红星	红星	2	1	张忠	
		窑埠	红旗	3	1	陶志达	
		原种	元种	2	2	何平	
		新建	新建	1	1	刘生群	
		新垦	新垦	1	1	董福英	
		新光	新光	3	2	李勇	
		虹南	一	3	2	陈秀峰	
		湾南	二	3	3	沈如英	
		芳泉	三	2	1	张式	
		芳东	四	3	2	陈道生	
		双沙河	五	4	3	高忠安	
		联丰	六	5	3	王中其	
		港南	七	2	1	黄永莲	
		庆丰	八	3	1	吴国祥	
		大港桥	九	2	1	曹永清	
		六总	十	3	2	申忠英	
		周园	十一	2	1	顾明杨	
		掘九	十二	3	3	李秀萍	
		堤南	十三	3	1	沈步元	
		五总	十四	3	2	周维康	
		掘西	十五	4	2	朱正华	
		宾东	十六	3	1	陈祖泉	

续表2-65

单位:人

镇 别	人民公社别	卫生室名称		1977年乡村医生数		负责人	备 注
		村 名	大队名	总 数	女		
掘 港		经编	十七	3	1	王新明	
		石桥	十八	3		张圣宏	
		环河	十九	2	2	徐桂芳	
		青园	二十	2	1	沈兰美	
		果园	果园	1	1	曹国珍	
		余荡	前进	2	1	吴朝发	
		灯塔	灯塔	3	2	宋为民	
		三桥	曙光	3	1	蔡 祥	
	童店(同甸)	野营角	一	3	2	陈海林	
		银堤	二	3	1	王树成	
		银南	三	6	3	季金美	
		环水	四	1	1	石红莲	
		扣弯	五	2	1	朱益新	
		川界	六	5	4	徐达富	
		双川	七	3	2	江建美	
		丁北	八	3	1	严海平	
		童南	九	3	1	季本华	
		岸北	十	2	1	施桂英	
		洋东	十一	3	1	陈志明	
		通衢	十二	2	2	管怀群	
		四总敦	十三	3	2	唐建华	
		童北	十四	3	2	施国美	
		帅口	十五	2	1	曹志秀	
		四联	十六	2	1	张美英	
		三河	十七	2	1	陈晓萌	
		香坛	十八	1		施朝贵	
		凌中	十九	3	2	顾宪云	
		三角	二十	2	1	王国芳	
		六引	团结	2	1	徐 云	
		牛场	洋岸	3	1	王惠仁	
		新垦	新垦	1		吴文泉	
	九总	川鸾	一	1	1	陈 萍	
		忠武	二	1	1	顾金风	
		钱花	三	3	1	王育林	
		七总	四	2	1	张友才	
		鱼庙	五	2	1	於淑平	
		高盐	六	2	1	秦志泉	
		长岸	七	3	2	陈亮建	
		潮墩	八	2	1	周 兵	

续表2-65　　单位:人

镇别	人民公社别	卫生室名称		1977年乡村医生数		负责人	备注
		村名	大队名	总数	女		
掘港		三友	十	1		季学言	
		葛埠	十一	1	1	叶德泉	
		盐中	十二	1	1	王英	
		八总	十三	2		夏春泉	
		丁杨	丁杨	3	2	陈国祥	
		如华	如华	2	1	何贵山	
		秀岩	秀岩	3	2	朱克勤	
		杨於	杨於	2	1	夏春如	
		新垦	新垦	1	1	蒋海泉	
	华丰(花丰)	华闸	一	3	1	沈兵	
		丁字岸	二	3	1	江祝林	
		华南	三	2	1	陈兰珍	
		新富	四	3	1	俞胜娥	
		六副头	五	3	2	王正国	
		晒盐场	六	4	1	魏德泉	
		犁丰	七	3	2	朱国泉	
		沙南	八	2	1	朱剑云	
		环岸	九	3	1	魏秀芳	
		海洼	十	2	1	张勇胜	
		永新	永新	2	1	高介昌	
		新丰	新丰	2	1	张素珍	
		新圩	新圩	1		沙声兵	
		农科	农科	1		马忠泉	
	环北	祁家陵	一	2	1	许荣峰	
		宏丰	二	2	1	陈金福	
		新陈	三	3	2	吴恩英	
		李井	四	2	1	杨福林	
		湾坝	五	2	2	陈云	
		陈高	六	3	2	张丽琴	
		高汪	七	2	1	金泉	
		陈马	八	2	1	唐利富	
		长刘	九	2	1	周鹤云	
		江庄	十	2	2	林鹤平	
		三元宫	十一	2	2	王美芳	
		万何	十二	2	2	潘松珍	
	环北	二河	十三	2	1	张发英	
		周陵	十四	2	1	王咸玉	
		肖桥	十五	2	1	沈爱山	
		苏尖	十六	2	1	周宗英	

续表2-65 单位:人

镇别	人民公社别	卫生室名称		1977年乡村医生数		负责人	备注
		村名	大队名	总数	女		
掘港		杨窑	十七	2	1	范德智	
	环镇	环南	一	2	1	肖永娥	
		晓河	二	1	1	应鹤云	
		丁字街	三	1		张立群	
		十里墩	四	3	2	刘益芳	
		张彭	五	3	2	朱金英	
		高杨	六	2	1	王福年	
		虹桥	七	3	1	陈忠兴	
		南河湾	八	2	1	钱金春	
		环桥	九	2	1	孙济民	
		乐群	十	3	3	傅爱云	
大豫	兵房	海丰	一	3	2	王汉石	
		邻盐	二	3	1	黄志云	
		马店	三	3	2	王锦贤	
		东安	四	3	1	崔志飞	
		新民	五	3	2	陈元清	
		兵南	六	3	1	沈怀官	
		保田	七	3	1	陆亚新	
		徐征	八	3	1	沈竟成	
		双闸	九	3	1	龚志达	
		东安闸	十	3	1	姜振莲	
		海凌	十一	3	2	沈南平	
		安北	十二	3	2	陆海兵	
		强民	十三	3	1	黄继祥	
		新谊	十四	3	2	吴亚平	
		培德	十五	3	1	顾静章	
		兵北	十六	3	2	张秀英	
		双港	十七	3	1	范建如	
		一门闸	十八	3	1	许汉兵	
		丰荡	十九	3	1	张桂如	
		兵郊	二十	2	2	盛松芳	
		兵房新垦	二十一	3	2	宋学新	
	丁店(大同)	豫丰	一	2	1	徐汉石	
		大同	二	3	1	袁瑞中	
		通如桥	三	3	1	蒋金浩	
		丰港	四	2	1	周善新	
		王荃	五	2	1	殷庆红	
		荃东	六	2	1	施文贤	
		毛竹桥	七	3	1	陈金标	

续表2-65 单位:人

镇别	人民公社别	卫生室名称		1977年乡村医生数		负责人	备注
		村名	大队名	总数	女		
大豫		港闸	八	3	1	许成芳	
		芦苇港	九	3	1	马水池	
		协和	十	2		黄敬冲	
		营房桥	十一	3	1	龚正昌	
		伯安	十二	1		叶平	
		磨墩	十三	3	1	施亚芹	
		三门闸	十四	2	1	邱庭芳	
	东凌	东凌		2	1	周娟	
		东洋	东安	1		夏春新	
		兵港	东升	1		何建平	
		东陵养殖场	东陵养殖场	1		顾根玲	
		新港养殖场	新港养殖场	1		沈国祥	
	南坎	止马洼	一	3	2	杨晓琴	
	南坎	坎西	二	3	1	罗济民	
		南坎	三	4	2	马慎才	
		凌边	四	3	1	李美如	
		圩北	五	3	2	曾锡娥	
		鲍桥	六	4	1	周志兵	
		凌窑	七	4	2	陆汉昌	
		亭海	八	4	1	朴正田	
		周墩	九	2	1	薛金荣	
		豫东	十	3	1	季永琴	
		茂清	十一	3	2	许素平	
		育新	十二	3	1	何济平	
		牛桥	十三	2	1	刁秀兰	
		团结	团结	2	1	邱怀琴	
		新兴	新兴	3	2	黄玉芳	
		齐心	齐心	2	1	史玉章	
		新垦	新垦	2		张炳勇	
曹埠	饮泉(应泉)	金桥	一	3	2	孟鹤泉	
		界港	二	2	1	管荣美	
		王园	三	3	2	朱美如	
		范店	四	2	1	何永海	
		龙潭	五	2	2	季祖建	
		圩岸	六	2	1	傅国均	
		甜水	七	2	2	张红英	
		高路	八	3	2	李福金	
		青墩	九	2	2	高海如	
		上漫	十	2	1	蔡金苏	

续表2-65　　　　单位:人

镇别	人民公社别	卫生室名称		1977年乡村医生数		负责人	备注
		村名	大队名	总数	女		
曹埠		吕湾	十一	2	1	王建平	
		标灯	十二	3	2	江美兰	
		饮南	十三	2	1	喻国良	
		雁头	十四	2	1	顾凤琴	
		下漫	十五	2	1	钱锦余	
		墩东	十六	2	2	陈凤英	
		饮泉新垦	新垦	1		葛有义	
	孙窑(新窑)	小埠	一	2	1	徐瑞清	
		九川	二	2	1	张修连	
		中联	三	2	1	徐欣木	
		汪渡	四	3	2	葛兰英	
		窑谭	五	2	1	黄　云	
		排南	六	3	2	李美云	
		冯桥	七	2	1	王宝新	
		尖坝	八	2	1	张国美	
		直港	九	2	1	金志刚	
		新河桥	十	2	1	孙世沛	
		跃港	十一	2	1	蒋爱云	
		荡河	十二	2	1	吴　杰	
	曹埠(潮埠)	双北	一	3	1	严鹤荣	
		江园	二	2	1	杨淑云	
		长三节	三	3	1	绍正荣	
		鲍墩	四	2	1	张素平	
		埠南	五	2	1	王跃成	
		岸角	六	3	1	葛汉青	
		二总	七	2	1	蒋建华	
		跨岸	八	3	1	高锦成	
		六总桥	九	2	1	蒋桂学	
		埠北	十	3	2	周保祥	
		盐灶	十一	3	1	吴光明	
		古岸	十二	2	2	陈兰英	
苴镇	苴镇(坚镇)	王潭	一	1	1	邵秀兰	
		顾庄	二	2		丁　云	
		苴西	三	2	1	蔡丙莲	
		季园	四	2	1	季本兰	
		冯曹	五	2	1	邵正海	
		金凤	六	3	1	陈敦付	
		沙桥	七	3	1	张海成	
		冯店	八	3	2	袁友铭	

续表2-65 单位:人

镇别	人民公社别	卫生室名称		1977年乡村医生数		负责人	备注
		村名	大队名	总数	女		
苴镇		丁秦	九	2	1	秦德奎	
	新光	蔡桥	一	2	2	左平	
		土庄	二	2	1	季本新	
		凤阳	三	2	1	李联彬	
		黄竹园	四	4	1	冯秋付	
		刘埠	五	2	1	丁宏高	
		管家园	六	3	2	严斌	
		里仁	七	2	1	杨淑琴	
		吉冯	八	2		徐永洲	
		徐路	九	2	1	朱祥德	
		暖阁	十	2	1	张宗会	
		东新庄	十一	2	1	任保权	
		夏庄	十二	2	2	张敦秀	
		丁庄	十三	2	1	季本宏	
		杨井	十四	2	1	徐基明	
		九巷	十五	2	2	胡敦芳	
		十河	十六	2	2	圣徐	
		八园	十七	1		张德余	
		东凌桥	十八	2	1	陆昌桂	
		冯荡	十九	2	1	沈玉平	
		戴舍	二十	3	1	桑合芳	
		石冯	二十一	2	1	黄先培	
		工厂	工厂	2		姚福珍	
长沙	卫海	夹河	一、红兵	1	1	顾井章	
		利民	二、红忠	3	1	王琪	
		卫海闸	三、红武	2	1	梁获楼	
		堤北	六、红卫	1	1	蔡亚南	
		建海	七、红旗	1	1	姜素珍	
		贫垦	八、红星	2	1	张育才	
	北坎	长路	一	2	1	吴允如	
		双桥	二	2	1	陆勤	
		路西	三	3	1	唐宝明	
		小港	四	2	1	葛金祥	
		鱼鳞桥	五	2	1	李德平	
		环坎	六	2	1	顾如	
		盐村	七	2	1	张桂权	
		路东	八	2	1	蔡亚平	
		十三总	九	2	1	张明	
		双南	双南	2	2	何鑫	

续表2-65　　单位:人

镇别	人民公社别	卫生室名称		1977年乡村医生数		负责人	备注
		村名	大队名	总数	女		
长沙		三八	三八	2		康春权	
		市正	市正	1		冯松林	
	北渔	黄海	黄海	2	2	郭敦平	
		滨海	同心	1	1	吴素兰	
		近海	长沙	1		陆达泉	
		何灶	三民	2	1	葛金林	
		东海	爱国	2	1	汪士兰	
		河港	坚镇	2	1	季敦美	
		海滨	海滨	1	1	周　平	
	长沙	古灶	一	3	1	葛美玲	
		长南	二	2	1	潘　勇	
		何埠	三	2	1	郭永娜	
		陈福	四	3	2	耿松福	
		郁湾	五	2	1	陈定山	
		芦河	六	3	2	戴长玉	
		芦荡	七	3	1	杨广泉	
		窑园	八	2	1	周兴美	
		陆河	九	2	1	谢承钧	
		田园	十	3	1	陈先明	
		张桥	十一	3	1	任道兰	
		环背	十二	2	1	许　云	
		长沙镇	长沙镇	1	1	张秀平	
		砖瓦厂	砖瓦厂	1		陈金忠	
丰利	丰利镇	蔬菜	蔬菜	2	2	阚德珍	
	石屏	船板桥	一	2	1	王　斌	
		龚庄	二	3	1	徐志顺	
		炳山	三	2	1	徐宝莲	
		普济庄	四	2	2	徐　兰	
		五总庄	五	2	1	吴明桂	
		钱庄	六	3	1	徐训元	
		俞冯	七	3		许长林	
		包庄	八	2	2	秦桂秀	
		九总桥	九	2	1	葛一田	
		陈腰庄	十	2	1	许道明	
		九龙口	十一	2	1	李金莲	
		周桥	十二	2	2	何殿平	
		沿港	十三	2		刘十均	
		冯庄	十四	2	1	陆如泉	
		许桥	十五	2	1	许　平	

续表2-65 单位:人

镇别	人民公社别	卫生室名称		1977年乡村医生数		负责人	备注
		村名	大队名	总数	女		
丰利		范桥	十六	2	1	严世德	
		包场	十七	2	1	戴先珍	
		环堤	十八	2	1	汪太平	
		贾墩	十九	2	1	尹桂芳	
		新庄	二十	2	1	陈永芳	
		徐家腰庄	垦区	2	1	季美华	
		小戚家庄	砖瓦厂	1	1	曹翠银	
		渡船口桥		2		何杰	
	环农						
	环港	如环	红旗	2	1	徐永德	
		海防	海防	2	1	徐维如	
		三总	团结	2	1	季洪玉	
		当家	当家	2	1	曹宏	
	凌河	三江	一	2	1	腾广元	
		桑长庄	二	2	1	冯日昇	
		顺成	三	2	1	顾平	
		洗马池	四	2	1	陈昌秀	
		丰南	五	2	1	黄明	
		月河	六	2	1	陈美宏	
	凌河	新河	七	2	1	沙美芳	
		天堂	八	2	1	韩良成	
		九和	九	2	1	王翠娥	
		石庄	十	2	1	杨宝元	
		陆港	十一	3	1	周发林	
		双灰山	十二	3	1	任善桂	
		钱家大场	农科所	1		王发祥	
		管家庄桥	垦区	1		钱长林	
	五义	花园桥	一	2	1	季林	
		俞庄	二	2	1	张笃芬	
		椿树庙	三	2	1	马本山	
		於家营	四	2		刘亚明	
		砖桥	五	1	1	刘平	
		凹桥	六	3	1	沈坤	
		草圩	七	2	1	於建国	
		鞠池	八	2	1	周介群	
		双窑	九	2		叶国民	
		陈葛庄	十	2	1	孙德兰	
		双榉树	十一	2	1	纪来芳	
		家庙桥	十二	2	1	纪成平	

续表2-65 单位:人

镇 别	人民公社别	卫生室名称		1977年乡村医生数		负责人	备 注
		村 名	大队名	总 数	女		
丰 利		包家尖	十三	2	1	薛德山	
		哑巴池	十四	2	1	顾银芳	
		光荣	十五	1		陈金华	
	丰西	登丰	一	2	1	傅一梅	
		华严	二	2	1	张笃明	
		龙潭桥	三	2	1	龚桂芳	
		启秀	四	2	1	马福珍	
		陈池	五	2	1	周啸峰	
		双沟门	六	2	1	葛善兰	
		斜庄	七	2	1	陈丛福	
		玉窑	八	2	1	石秀如	
		吉庄	九	2	1	杨季兰	
		韦庄	十	2	1	周林书	
		陈庄	十一	3	1	桑乃元	
		前姚庄	十二	3	1	杨德琴	
		庆华	庆华	1	1	黄美银	
		环港	幸福	1		冯小春	
	环渔	海洋	海洋	1	1	陈玉珍	
		临海	先进	1	1	桑乃平	
		港东	环南	1	1	王保英	
		环东	红星	1	1	罗桂珍	
		环西	胜利	1	1	冯 梅	
马 塘	马塘镇	蔬菜	蔬菜	3	2	冯小兰	
	桐本(沿河)	七里镇	一	2	1	安若兰	
		张湾	二	3	2	陈永富	
		丁家渡	三	2	1	丁宝如	
		陶林	四	2	1	钱 华	
		双渡	五	2	2	郁美云	
		群田	六	2	1	吴桂芳	
		马南	七	3	2	周克明	
		园桥	八	3	1	顾永娇	
		盐东	九	3	1	李成月	
		三沿	十	2	1	陈宏芳	
		新沿	十一	2	1	朱 建	
		奚庄	十二	3	2	曹金兰	
		马北	十三	3	2	陈 静	
		高桥	十四	3	2	陈金凤	
		一里墩	十五	2	1	朱桂如	
		严墩	十六	2	2	王秀云	

续表2-65

单位:人

镇别	人民公社别	卫生室名称		1977年乡村医生数		负责人	备注
		村名	大队名	总数	女		
马塘		丁河	十七	2	1	沈偶云	
	潮桥	蔡渡	一	2	1	赵秀兰	
		江桥	二	2	1	吉善芝	
		潮北	三	2	1	张从艳	
		斗姆宫	四	2	1	陈金连	
		管窑	五	3	1	张淑芳	
	潮桥	虎池	六	3	2	刘珍	
		南荡	七	2	1	孙桂林	
		孔庄	八	2	2	陈美兰	
		沿港	九	3	1	秦新华	
		殷桥	十	3	1	蒋正华	
		前葛	十一	2	1	傅春连	
		亚苏	十二	2	1	蔡逢山	
		八角井	十三	3	1	陆如松	
		王渡	十四	3	2	施如连	
		吴尖	十五	4	2	高松泉	
		公学	十六	3	1	陈建国	
		花鱼池	十七	3	2	张娟华	
		严桥	十八	1		曹俊	
		高乐桥	十九	2	1	肖雪芹	
		潮南	二十	3	2	许亚兰	
		西窑	二十一	2	1	朱国成	
		金鹤	二十二	2	1	刘海泉	
		通园桥	二十三	3	2	许爱琴	
		千步港	二十四	2	1	黄金涛	
		三里墩	二十五	3	1	赵淑南	
		陈冯	二十六	2	2	严冬兰	
		喻港	二十七	2	1	黄兰英	
		高园	二十八	2	1	陈宝田	
	凌民	徐庄	一	3	2	徐兰	
		龙口	二	3	2	徐善华	
		段庄	三	3	2	陈如珍	
		葛庄	四	3	2	周美兰	
		北菱	五	3	2	陈桂兰	
		三厂	六	3	2	秦孝英	
		李桥	七	3	1	陈永泉	
		吴家陵	八	3	1	吴庆高	
		张店	九	3	1	袁光明	
		高渡	十	3	1	桑之明	

续表2-65　　单位:人

镇别	人民公社别	卫生室名称		1977年乡村医生数		负责人	备注
		村名	大队名	总数	女		
岔河		桃园	十一	3	1	罗敦如	
	凌民	许楼	十二	3	1	朱新生	
		王长庄	十三	3	2	王兆美	
		三邻	十四	2	1	吴美英	
		袁家缺	十五	3	2	陈昌群	
		天良	十六	3	1	陈亚萍	
		万寿	十七	3	2	戴　飞	
		杨木桥	十八	3	2	王国英	
		沙庄	十九	3	1	徐　建	
		黄杨	二十	2	1	施金兰	
		红旗	红旗	1		王述明	
	岔东	金园	一	2	1	曹新才	
		曹河	二	3	2	张　美	
		三里桥	三	1	1	吴国建	
		洪庄	四	3	2	顾永梅	
		金东	五	2	1	许　建	
		张堡	六	2	1	陈　军	
		缪庄	七	2	2	赵桂兰	
		葛桑	八	2	1	赵秀松	
	岔南	凤凰	一	3	1	吴光涛	
		白马庙	二	3	1	赵爱平	
		查池	三	2	1	陈玉兰	
		洪箭	四	2	1	葛桂凤	
		龙泉	五	3	2	吴秀芳	
		燕河	六	3	1	赵秀芳	
		杨码	七	3	1	朱汉成	
		马红桥	八	2	2	曹淑芳	
		汤墩	九	2	2	周桂芬	
		长桥	十	3	2	张美英	
		中心	十一	2	2	邵春云	
		燕南	十二	2	1	顾福品	
		堡南	十三	3	1	何新泉	
		绿池	十四	2	1	冒德山	
		东窑	十五	3	1	马丽华	
	岔南	渡南	十六	2	1	杨　玲	
		宋桥	十七	2	1	刘铁山	
		筏桥	十八	2	1	曹爱武	
		白水桥	十九	2	1	陈文华	
	岔北	土山	一	3	2	曹德秀	

续表2-65　　　　单位:人

镇别	人民公社别	卫生室名称		1977年乡村医生数		负责人	备注
		村名	大队名	总数	女		
岔河		横港	二	3	1	刘祝森	
		王环	三	3	2	肖　明	
		毛店	四	2	2	孙成凤	
		解洼	五	3	1	谢贵生	
		马庄	六	3	1	蔡美银	
		三丛庄	七	1	1	杨翠平	
		五里墩	八	3	1	房秀梅	
		任港	九	2	1	周德义	
		花鱼堤	十	2	1	张道元	
		新池	十一	2	1	石太福	
		复兴	十二	3	1	钱长胜	
		宫桥	十三	2	1	杨祝华	
		赵庄	十四	2	1	林锦芳	
		成之	十五	2	1	徐　敏	
		宋庄	十六	3	1	缪　杰	
		万庄	十七	2	1	钱长林	
		五谷树	十八	3	2	王素珍	
		董塔	十九	3		缪龙华	
	古坝	园新	一	3	1	孙炳田	
		坞西	二	2	1	蔡瑞英	
		六村	三	2	1	严德明	
		北河	四	2	1	徐正学	
		坝东	五	2	1	刘桂英	
		陆马	六	3	2	吴淑芬	
		丛港	七	2	2	高玉兰	
		仇庄	八	2	1	蔡如山	
		王池	九	2	1	许金如	
		堤南	十	2	1	葛新美	
		龙凤	十一	2	2	陈　梅	
	古坝	三村	十二	3	1	徐四华	
		三庄	十三	3	1	张兰英	
		佘港	十四	2	1	於九兰	
		许甸	十五	2	1	王登林	
		农科所	农科所	1	1	张　琴	
	岔河镇	菜园	菜园	1	1	叶美琴	
新店	新店	新西	一	2	1	曹爱云	
		新南	二	2	1	王韵林	
		双丰闸	三	2	1	陆秀丽	
		夹路	四	3	1	朱美云	

续表2-65　　单位:人

镇 别	人民公社别	卫生室名称		1977年乡村医生数		负责人	备 注
		村 名	大队名	总 数	女		
新 店		砂石井	五	2	1	徐 超	
		益民	六	2	1	严新明	
		深河	七	2	1	刘 佩	
		三角渡	八	2	1	李淑华	
		北窑	九	2	1	佘淑云	
		方谭	十	2	1	陈淑云	
		丰字河	十一	3	2	陈 忠	
		新桥	十二	2	1	曹 建	
		孙桥	十三	3	2	吉亚玲	
		新中	十四	2	1	张 健	
		双虹桥	十五	3	2	秦兰英	
		鹤颈湾	十六	3	2	李镜明	
		垛桥	十七	2	1	沙建国	
		月池	十八	2	1	吴翠娥	
		北新桥	十九	2	2	曹 云	
		新联	二十	1		彭宏军	
		墩港	新红	1	1	季兰芳	
		新店新垦	新垦	1	1	顾美华	
	汤园(永红)	祝套	一	3	1	朱永健	
		水墩	二	1	1	朱洁芬	
		园北					
		曹庄	四	3	1	丛济华	
		陆桥	五	2	1	周克均	
	汤园(永红)	张港	六	3	1	曹林国	
		胡港	七	3	2	朱德才	
		顾高桥	八	3	1	陈国标	
		钱桥	九	2	1	石树泉	
		郭庄	十	2		陈炳坤	
		弯港	十一	3	2	季 骥	
		长田	十二	3	2	顾跃平	
		古园	十三	3	1	袁荣泉	
		刘滩	十四	2	1	朱建成	
栟 茶	栟茶镇	大同	大同	2	2	缪春兰	
	靖海	弯河	一	2	1	缪祖荣	
		新园	二	2	1	徐 静	
		洋港	三	2	1	徐亚平	
		解堡	四	3	1	刘承生	
		港头	五	2	1	缪玉生	
		向荣	六	2	1	吴方玉	

续表2-65　　单位:人

镇别	人民公社别	卫生室名称		1977年乡村医生数		负责人	备注
		村名	大队名	总数	女		
栟茶		姚埭	七	1	1	钱稳英	
		栟北	八	2	1	汤正才	
		南港	九	2	1	戴凤珠	
		港西	十	2	1	张志高	
		姜埭	十一	3	1	张宏林	
		姜河	十二	2	2	陈兰秀	
		十字路	十三	2	1	杨　正	
		五灶港	十四	2	2	杨秀梅	
		安舵港	十五	2	2	康兴凤	
		蔡杨	十六	2	1	缪义华	
		太平	十七	2	1	王　进	
		杨弯	十八	2	1	杨九才	
		东垦	东垦	1	1	缪进芳	
		中垦	中垦	1	1	张秀兰	
		西垦	西垦	2	1	沈十同	
		农科	农科	1	1	汤秀梅	
	浒澪	三里渡	二	3	2	尹林芳	
		西洋	三	2	1	陈永秀	
		竹园	四	2	2	谭云芳	
		浒澪	五	3	3	王志凤	
		浒东	六	1	1	高　娟	
		杨堡	七	3	2	王成凤	
		浒北	八	2	1	缪兴如	
		小窑	九	2	1	沈　林	
		下洋	十	2	1	张宜秀	
		陈湾	十一	3	1	赵正云	
		大窑	十二	2	2	郑梅芳	
		临河	十三	2	1	缪国珍	
		马场	十四	2	1	沈十芳	
		双新庄	十五	2	1	钱金付	
		单庄	十六	2	1	康桂兰	
		唐庄	十七	3	1	钱金波	
		来福桥	十八	2	1	杨正兰	
		垦区	垦区	3	1	郑存根	
洋口	光荣	刘庄	一	2	1	刘建华	
		蓬树	二	2	1	於玉轩	
		井园	三	2	1	唐桂莲	
		甜港	四	2	1	於维芳	
		潘庄	五	2	1	张笃英	

续表2-65 单位:人

镇别	人民公社别	卫生室名称		1977年乡村医生数		负责人	备注
		村名	大队名	总数	女		
洋口		滩口	六	1		桑芝林	
		双马	七	2	1	於绪兰	
		浒路	八	2	1	陈太珍	
		於荡	九	2	1	孙国发	
		耿庄	十	2	1	肖林芳	
		百合庄	十一	2	1	陈昌英	
		土园	十二	2	1	冯恒山	
		古坳	十三	2	1	吴均堂	
		垦区	垦区	2	2	於善兰	
	洋口	洋窑	一	2	1	缪爱珍	
		周于	二	2	1	缪三福	
		闸西	三	1	1	王端云	
	洋口	池塘头	四	2	1	缪亚梅	
		范园	五	2	1	尤宝义	
		斗安	六	3	1	缪二华	
		老庄	七	2	1	李九和	
		五尖	八	1		翟银山	
		陆滩	九	2	1	缪　芳	
		童桥	十	3	1	蔡秀萍	
		新坝	十一	2		刘　鹏	
		涵港	十二	1	1	符　梅	
		汤北	十三	2	1	周晓梅	
		同文	十四	3	2	葛正平	
		五原	十五	3	2	张秀珍	
		农科站	农科站	2	1	唐昌奎	
		垦1	垦1	1	1	丁惠平	
		垦2	垦2	1		缪德勤	
		垦3	垦3	1		符学田	
	新林	楼窑	一	2		刘克新	
		杨楝园	二	2	1	黄广生	
		平桥	三	3	1	缪四华	
		坳西	四	3	1	王恺明	
		戴园	五	2	1	陈友山	
		六份头	六	2	1	张汉明	
		张周	七	2	1	沈九兰	
		三江口	八	3	2	徐桂林	
		旗杆	九	3	3	符银芳	
		香掾树	十	2	1	李存芳	
		凌北	十一	2	1	缪龙珍	

续表2-65　　　　单位:人

镇别	人民公社别	卫生室名称		1977年乡村医生数		负责人	备注
		村名	大队名	总数	女		
洋口		高码头	十二	1	1	王桂珍	
		王鸭	十三	3	2	刘克芳	
		严庄	十四	2	1	沈建如	
		张一	十五	2		冒仲如	
		新港	十六	2	1	周览龙	
		周新庄	十七	2	1	林树凌	
		龙津	十八	2	1	缪文良	
	新林	符庄	十九	2	1	周祝琴	
		张埭	二十	4	1	张高忠	
		油坊口	二十二	2	1	沈九梅	
		陆舍	二十三	2	1	张　兰	
		顾新庄	二十四	2	1	缪　林	
		海堤	海堤	1		缪福如	
	南渔	前进	前进	1	1	刘文英	
		万龙	红旗	1	1	康秀凤	
		斜港	先锋	1	1	蔡秀平	
		通海	通海			蔡晋青	
		洋灶	阳照	1	1	缪亚兰	
		新洋	新洋	1		张桂平	
袁庄	袁庄(南滘)	大袁庄	一	3	2	任乃秀	
		时桥	二	2	1	蒋　明	
		赵家窑	三	2	1	赵连珠	
		薛桥	四	3	2	薛国山	
		蔡庄	五	2	1	季宜芳	
		智礼	六	1		朱开林	
		陆家凌	七	2	1	袁春梅	
		地藏殿	八	2	1	陈志芳	
		铁果门	九	2	1	从昌莲	
		高庄	十	2	1	朱维圣	
		魏庄	十一	3	1	冯志元	
		罗辗头	十二	3	1	从远来	
		孙庄	十三	2	1	冒本发	
		曹楼	十四	3	1	姜金友	
		界东	十五	2	1	刘俊华	
		东康庄	十六	2	1	吴功裕	
		施庄	十七	2	1	冒　萍	
		骆家环	十八	2	1	康　平	
		草场头	十九	2	2	冯志云	
		小袁庄	二十	3	1	骆海涛	

续表2-65　　单位:人

镇别	人民公社别	卫生室名称		1977年乡村医生数		负责人	备注
		村名	大队名	总数	女		
袁庄		十灶园	二十一	2	1	冯梅芳	
	袁庄(南滘)	海河滩	二十二	2	1	冒　杰	
	沿南	朱庄	一	2	1	张伯林	
		苏港	二	2	1	吴国平	
		腰庄	三	2	1	符红莲	
		姚庄	四	3	1	黄祝林	
		袁码头	五	3	1	宦爱芳	
		双石桥	六	2	1	徐相琪	
		白桥	七	2	1	康宜往	
		曹方	八	2	2	黄桂芳	
		西康庄	九	3	1	李　平	
		前康庄	十	2	1	毕　俊	
		长竹园	十一	2	1	康　锋	
		康庄	十二	2	1	符永柏	
		戴庄	十三	2	1	缪爱忠	
		沈腰庄	十四	1		丁学山	
		井儿庄	十五	2	1	徐相田	
		沿南	十六	3	1	顾培春	
		庄桥	十七	2	1	康　成	
		居家湾	十八	2	1	俞文光	
		濮庄	十九	2	1	张益民	
		刘兴庄	二十	3		喻三凤	
		李庄	二十一	1		李炳山	
		范家堑	二十二	2	1	李炳荣	
		斜缪庄	二十三	2		叶希桂	
		江虹桥	二十四	2	1	李宗发	
河口	河口	吴埝	一	2	1	刘佩松	
		周港	二	1		丛福余	
		黄福桥	三	2	1	曹连斌	
		双庙	四	2	1	蔡正芳	
		叶庒	五	2	1	缪素梅	
		陈桥	六	2	1	陈金龙	
		滩河口	七	2		叶守平	
		徐楼	八	2	2	颜桂兰	
		十里桥	九	2	1	许金余	
	河口	十字桥	十	2	1	缪兰萍	
		十里缺	十一	3	1	徐守成	
		唐港	十三	2	2	顾用芳	
		赵港	十四	2	1	徐秀平	

续表2-65　　单位:人

镇别	人民公社别	卫生室名称		1977年乡村医生数		负责人	备注
		村名	大队名	总数	女		
河口		裕富	十五	3	2	季秀银	
		河口垦区	垦区	2	1	缪冬宏	
		农科站	农科站	2	1	李月芳	
	于港	长池岸	一	3	2	刘井兰	
		符堑	二	2	1	马云程	
		关口	三	3	2	李绍珍	
		畈心	四	3	2	徐长纳	
		竹巢	五	2	2	陈秀芳	
		孔厦	六	3		王南山	
		顺港	七	2	1	缪五圣	
		小澪	八	2	1	徐正银	
		澪中	九	3	1	管松如	
		龙坝	十	2		仇正龙	
		沙滩	十一	3	2	徐希宏	
		大澪	十二	3	2	蔡丙生	
		道士庄	十三	2	1	刘井余	
		棉园	十四	2	1	薛长如	
		五里坊	十五	2	2	缪良秀	
		高墩	十六	2		严启龙	
		荷园	十七	4	3	吴秀芳	
	景安(新乐)	烈士陵	一	3	1	吴玉兰	
		开芝庄	二	2	1	从远林	
		大镇港	三	2	1	钱德芳	
		黄叶桥	四	2	1	孙炳福	
		大陈庄	五	2	1	刘国安	
		安乐桥	六	2	1	孙国祥	
		油坊头	七	2	1	戴六全	
		佘桥	八	2	1	佘志远	
		桑南	九	3	1	吴功梅	
	景安(新乐)	尤庄	十	2	1	周远祥	
		冯楼	十一	3	3	贾冬一	
		复兴庵	十二	2		孙同义	
		林庄	十三	3	1	林井兰	
		陶庄	十四	2	1	王德林	
		洋涨庵	十五	2		曹跃进	
		路窑	十六	2	1	朱永祥	
		葛家兜	十七	2	1	孙正良	
		柴港	十八	3	2	王永同	
		高码桥	十九	2	1	孙习朋	

续表2-65　　单位:人

镇 别	人民公社别	卫生室名称		1977年乡村医生数		负责人	备 注
		村 名	大队名	总 数	女		
河 口		老管嘴	二十	3	1	朱吉祝	
		小镇港	二十一	2	1	缪爱成	
		正园	二十二	1		李金芝	
		景南	二十三	1	1	张志凤	
双 甸	双甸	街前	一	2	1	任凤仙	
		殷前	二	2	1	钱 侦	
		蒋庄	三	2	1	丛启林	
		田季庄	四	2	1	贾中莲	
		吴庄	五	3	2	吴明华	
		陈桥口	七	3	2	刘 美	
		栀杆桥	八	2	1	吴秀芳	
		前冯庄	九	2	1	戴 武	
		浦利头	十	2	1	戴立新	
		小冯庄	十一	2	1	张爱平	
		杨庄	十二	2	1	徐兴仁	
		唐桥	十三	2	1	陆梅英	
		栾庄	十四	2	1	顾永珍	
		镇西	十五	2	1	解国泉	
		蒋圩	十六	2	1	胡美云	
		莲花池	十七	2	1	顾春梅	
		苏园	十八	2	1	郑 梅	
		陆家缺	十九	2	1	孙光华	

社区卫生服务站

2001年1月5日,全县“村卫生室”562个(其中村委会卫生室497个、其中居委会卫生室65个)更名为“农村社区卫生服务站”。有乡村保健医生991人。负责所在社区范围内的预防、保健、健康教育、计划生育技术指导、医疗和康复等“六位一体”服务工作。

2010年12月,全县有社区卫生服务站251个,(农村社区卫生服务站243个、城区社区卫生服务站8个),工作人员889人,其中,执业(助理)医师76人、注册护士5人、乡村医生808人。

2001～2010年如东县社区卫生服务站人员情况表

表2-66　　单位:个、人

年 度	村(居)委会数	居委会数	卫生室数	卫生组织人员总数	执业(助理)医师	注册护士	乡村医生	村民小组
2001	324	62	324	991			991	
2002	324	59	324	945			945	
2003	311	57	368	950			950	

续表2-66　　单位:个、人

年 度	村(居)委会数	居委会数	卫生室数	卫生组织人员总数	执业(助理)医师	注册护士	乡村医生	村民小组
2004	306	56	362	946	70	12	864	
2005	281	54	335	944	69	11	864	
2006	255	53	308	905	82	15	808	
2007	265	47	240	899	76	17	806	5756
2008	263	46	243	925	76	10	839	5723
2009	262	46	246	922	76	10	835	5722
2010	262	47	251	889	76	5	808	5681

2010年如东县社区卫生服务站情况表

表2-67　　单位:人

医疗机构名称	地 址	邮政编码	服务区人口数	卫 生人员数	负责人
掘港镇蔡墩社区卫生服务站	掘港镇如华村	226400	5350	3	田 芬
掘港镇丁杨社区卫生服务站	掘港镇丁杨村14组	226400	1964	2	王晓军
掘港镇虹桥社区卫生服务站	掘港镇虹桥村	226400	3782	5	刘宏春
掘港镇联丰社区卫生服务站	掘港镇余荡村29组	226400	2509	3	马季清
掘港镇沙南社区卫生服务站	掘港镇沙南村	226400	3445	5	朱国泉
掘港镇童西社区卫生服务站	掘港镇周店村	226400	6611	6	唐建华
掘港镇秀岩社区卫生服务站	掘港镇潮墩村	226400	5773	2	易德泉
掘港镇银北社区卫生服务站	掘港镇银杏村	226400	4822	5	管永生
掘港镇长岸社区卫生服务站	掘港镇丁杨村	226400	2375	3	袁海峰
掘港镇丁字岸社区卫生服务站	掘港镇天星村	226400	4652	4	龚 平
掘港镇虹元社区卫生服务站	掘港镇虹元村	226400	4837	6	陈金福
掘港镇七总社区卫生服务站	掘港镇六总村	226400	6462	4	王育林
掘港镇胜利街社区卫生服务站	掘港镇晓河村	226400	3647	6	沈亚清
掘港镇五总社区卫生服务站	掘港镇五总村	226400	5412	4	周维康
掘港镇洋岸社区卫生服务站	掘港镇洋岸村	226400	3089	4	曹玉蟾
掘港镇余荡社区卫生服务站	掘港镇余荡村	226400	3211	4	季 洪
掘港镇北场社区卫生服务站	掘港镇北场村	226400	2663	3	孙亚娟
掘港镇陈高社区卫生服务站	掘港镇陈高村	226400	4251	5	徐晓燕
掘港镇江庄社区卫生服务站	掘港镇江庄村	226400	3666	4	朱明辉
掘港镇三河社区卫生服务站	掘港镇三河村	226400	3673	6	曹玉兵
掘港镇范堤社区卫生服务站	掘港镇范堤北路	226400	1024	3	姜 新
掘港镇十二排社区卫生服务站	掘港镇丁字岸村	226400	5380	4	江祝林
掘港镇肖桥社区卫生服务站	掘港镇肖桥村	226400	2762	4	范德智
掘港镇洋角社区卫生服务站	掘港镇洋岸村	226400	3944	6	季忠祥
掘港镇宾东社区卫生服务站	掘港镇宾东村	226400	4270	4	顾国章
掘港镇大桥社区卫生服务站	掘港镇晒盐场村	226400	2622	4	陈 健
掘港镇芳泉社区卫生服务站	掘港镇芳泉村	226400	2690	4	张 式

续表2-67 单位:人

医疗机构名称	地　址	邮政编码	服务区人口数	卫 生人员数	负责人
掘港镇掘西社区卫生服务站	掘港镇掘西村	226400	4521	4	朱正华
掘港镇三桥社区卫生服务站	掘港镇三桥村	226400	3958	3	蒋东琴
掘港镇十里墩社区卫生服务站	掘港镇十里墩村	226400	3673	4	曹美红
掘港镇新富社区卫生服务站	掘港镇新丰村	226400	4912	4	季根泉
掘港镇野营角社区卫生服务站	掘港镇野营角村	226400	3752	4	石银朱
掘港镇八总社区卫生服务站	掘港镇八总村	226400	3458	3	周文华
掘港镇碧霞社区卫生服务站	掘港镇碧霞南路	226400	33900	12	申茂泉
掘港镇扶海洲社区卫生服务站	掘港镇人民南路	226400	25890	12	陈湘君
掘港镇范公堤社区卫生服务站	掘港镇范公堤路	226400	25790	15	蔡亚红
掘港镇三元社区卫生服务站	掘港镇弹琴路	226400	5742	3	蔡守梅
掘港镇城西社区卫生服务站	掘港镇江海西路	226400	4531	3	徐蕴玉
掘港镇灯塔社区卫生服务站	掘港镇友谊路	226400	7436	3	曹海霞
掘港镇青园社区卫生服务站	掘港镇青园路	226400	5713	3	吴海峰
掘港镇通海社区卫生服务站	掘港镇通海路	226400	4615	3	刘　洪
岔河镇新坝社区卫生服务站	岔河镇新坝村	226403	3677	3	钱恒益
岔河镇古北社区卫生服务站	岔河镇古北村	226403	3412	3	王登林
岔河镇龙凤社区卫生服务站	岔河镇龙凤村	226403	2627	3	冒向荣
岔河镇新桥社区卫生服务站	岔河镇新桥村	226403	3663	4	蔡正山
岔河镇兴河社区卫生服务站	岔河镇兴河村	226403	1126	2	肖友梅
岔河镇坝东社区卫生服务站	岔河镇坝东村	226403	2449	3	左松泉
岔河镇金发社区卫生服务站	岔河镇金发村	226403	3395	3	朱卫东
岔河镇陆港社区卫生服务站	岔河镇陆港村	226403	2856	3	王明才
岔河镇汤桥社区卫生服务站	岔河镇汤桥村	226403	2371	3	黄　梅
岔河镇坝南社区卫生服务站	岔河镇坝南村	226403	2042	3	徐亚萍
岔河镇金河社区卫生服务站	岔河镇金河村	226403	4212	3	赵卫红
岔河镇三联社区卫生服务站	岔河镇三联村	226403	2825	3	张亚兵
岔河镇南桥社区卫生服务站	岔河镇南桥村	226403	3025	3	于雪梅
岔河镇启秀社区卫生服务站	岔河镇启秀村	226403	3185	2	顾永权
岔河镇岔东社区卫生服务站	岔河镇金桥村	226403	3900	2	张海兵
岔河镇银河社区卫生服务站	岔河镇银河村	226403	2657	3	徐婷婷
岔河镇玉林社区卫生服务站	岔河镇玉林村	226403	2309	2	蔡福如
岔河镇新港社区卫生服务站	岔河镇新港村	226403	3506	2	肖　明
岔河镇兴发社区卫生服务站	岔河镇兴发村	226403	2942	3	朱建军
岔河镇振兴社区卫生服务站	岔河镇振兴村	226403	3389	3	姚九莲
岔河镇兴北社区卫生服务站	岔河镇兴北村	226403	2506	3	张汉泉
岔河镇龙发社区卫生服务站	岔河镇龙发村	226403	2435	3	周建梅
岔河镇振河社区卫生服务站	岔河镇振河村	226403	4392	3	叶美华
岔河镇燕川社区卫生服务站	岔河镇交通东路	226403	8651	3	陈丽云
栟茶镇浒澪社区卫生服务站	栟茶镇浒澪村	226406	3256	2	沈剑锋

续表2-67　　单位:人

医疗机构名称	地　址	邮政编码	服务区人口数	卫生人员数	负责人
栟茶镇江安社区卫生服务站	栟茶镇江安村	226406	2973	4	张宏林
栟茶镇新庄社区卫生服务站	栟茶镇新庄村	226406	5039	4	陈建祥
栟茶镇杨堡社区卫生服务站	栟茶镇杨堡村	226406	3702	4	缪　平
栟茶镇拼南社区卫生服务站	栟茶镇拼南村	226406	2693	2	薛海峰
栟茶镇南沙社区卫生服务站	栟茶镇镇区	226406	11423	4	潘海建
栟茶镇兴凌社区卫生服务站	栟茶镇兴凌村	226406	2942	3	周昌明
栟茶镇洋堡社区卫生服务站	栟茶镇杨堡村	226406	2093	2	潘金明
栟茶镇陈湾社区卫生服务站	栟茶镇陈湾村	226406	5087	4	陈宝元
栟茶镇三星社区卫生服务站	栟茶镇三星村	226406	3318	3	汤正才
栟茶镇兴灶社区卫生服务站	栟茶镇兴灶村	226406	2222	3	任柳青
栟茶镇竹园社区卫生服务站	栟茶镇竹园村	226406	3091	3	沈志相
栟茶镇港头社区卫生服务站	栟茶镇港头村	226406	3928	4	缪祖荣
栟茶镇双港社区卫生服务站	栟茶镇双港村	226406	3551	3	杨立新
栟茶镇兴镇社区卫生服务站	栟茶镇兴镇村	226406	3885	4	王　云
丰利镇双沟门社区卫生服务站	丰利镇双沟门村	226408	2641	3	孙跃华
丰利镇兴东社区卫生服务站	丰利镇周桥村	226408	4989	3	魏海涛
丰利镇光荣社区卫生服务站	丰利镇光荣村	226408	2663	3	陈金华
丰利镇凹桥社区卫生服务站	丰利镇凹桥村	226408	4100	3	陆昌来
丰利镇包场社区卫生服务站	丰利镇包场村	226408	2941	3	於　辉
丰利镇张家园社区卫生服务站	丰利镇张家园村	226408	3799	3	李　忠
丰利镇九和社区卫生服务站	丰利镇九和村	226408	3506	3	戴仕华
丰利镇双灰山社区卫生服务站	丰利镇双灰山村	226408	3035	4	周发林
丰利镇唐桥社区卫生服务站	丰利镇龙口村	226408	4917	4	任善桂
丰利镇联合社区卫生服务站	丰利镇月河村	226408	4567	4	韩良成
丰利镇徐庄社区卫生服务站	丰利镇月河村	226408	5415	4	袁红梅
丰利镇古枫社区卫生服务站	丰利镇周桥村	226408	5400	4	陈鸿彬
丰利镇环渔社区卫生服务站	丰利镇环渔村	226408	5912	3	严世德
丰利镇玉窑社区卫生服务站	丰利镇玉窑村	226408	3648	4	吉美琴
丰利镇环堤社区卫生服务站	丰利镇环堤村	226408	3228	3	汪太平
丰利镇九龙口社区卫生服务站	丰利镇环堤村	226408	3343	3	陈五权
丰利镇南宁社区卫生服务站	丰利镇南宁村	226408	5318	3	徐传山
丰利镇双德社区卫生服务站	丰利镇陈葛庄村	226408	3000	3	石祚梅
丰利镇陈葛庄社区卫生服务站	丰利镇陈葛庄村	226408	3072	3	於拥军
丰利镇家庙桥社区卫生服务站	丰利镇家庙桥村	226408	5407	4	刘亚琴
马塘镇亚苏社区卫生服务站	马塘镇亚苏村	226401	3306	4	吕小庆
马塘镇潮北社区卫生服务站	马塘镇潮北村	226401	4217	4	宋太坤
马塘镇蔡渡社区卫生服务站	马塘镇蔡渡村	226401	4066	4	宋桂华
马塘镇马丰社区卫生服务站	马塘镇马丰村	226401	4361	4	马小平
马塘镇马西社区卫生服务站	马塘镇马西村	226401	4970	4	范新兰

续表2-67 单位:人

医疗机构名称	地　址	邮政编码	服务区人口数	卫生人员数	负责人
马塘镇马西社区卫生服务站	马塘镇马西村	226401	4970	4	范新兰
马塘镇王渡社区卫生服务站	马塘镇王渡村	226401	4691	5	刘海泉
马塘镇潮南社区卫生服务站	马塘镇潮南村	226401	2795	4	肖雪琴
马塘镇马南社区卫生服务站	马塘镇马南村	226401	3553	5	朱　建
马塘镇长路社区卫生服务站	马塘镇长路村	226401	3906	3	钱　锋
马塘镇七里镇社区卫生服务站	马塘镇七里镇村	226401	2313	5	丁国飞
马塘镇马东社区卫生服务站	马塘镇马东村	226401	2947	3	丁宝如
马塘镇马北社区卫生服务站	马塘镇马北村	226401	4454	4	罗墩美
马塘镇许楼社区卫生服务站	马塘镇许楼村	226401	2892	2	杨恩林
马塘镇凌南社区卫生服务站	马塘镇许楼村	226401	2804	3	钱　华
马塘镇沙庄社区卫生服务站	马塘镇沙庄村	226401	3880	4	石建军
马塘镇徐庄社区卫生服务站	马塘镇徐庄村	226401	4050	4	黄国兵
马塘镇尊三社区卫生服务站	马塘镇尊三村	226401	3915	4	陈建国
马塘镇桃园社区卫生服务站	马塘镇桃园村	226401	3308	4	蒋乾均
双甸镇锡伍社区卫生服务站	双甸镇锡伍村	226404	4186	4	杨　勇
双甸镇高前社区卫生服务站	双甸镇高前村	226404	4427	2	钱志恒
双甸镇曙北社区卫生服务站	双甸镇曙光村	226404	3452	3	黄　莹
双甸镇镇南社区卫生服务站	双甸镇镇南村	226404	3816	4	解建中
双甸镇伯元社区卫生服务站	双甸镇伯元村	226404	3600	4	朱　凤
双甸镇鹤井社区卫生服务站	双甸镇鹤井村	226404	3776	3	张诗友
双甸镇曙南社区卫生服务站	双甸镇曙光村	226404	2662	4	朱春明
双甸镇星光社区卫生服务站	双甸镇星光居委会	226404	7201	3	苏爱美
双甸镇中心社区卫生服务站	双甸镇中心村	226404	4289	4	冯素林
双甸镇从家坝社区卫生服务站	双甸镇从坝村	226404	4052	3	孙　坚
双甸镇石居社区卫生服务站	双甸镇石甸居委会	226404	1968	4	许波麟
双甸镇双南社区卫生服务站	双甸镇双南居委会	226404	6566	3	赵爱华
双甸镇张庄社区卫生服务站	双甸镇石甸居委会	226404	4530	4	吴功元
双甸镇宗奎社区卫生服务站	双甸镇宗奎村	226404	3862	3	冯启军
双甸镇德银社区卫生服务站	双甸镇德银村	226404	3969	3	丛燕舞
双甸镇石南社区卫生服务站	双甸镇石南村	226404	3810	4	钱金华
双甸镇田季社区卫生服务站	双甸镇田季村	226404	3847	6	康　凯
双甸镇镇东社区卫生服务站	双甸镇镇东村	226404	2832	3	刘春晖
苴镇季园社区卫生服务站	苴镇季园村	226409	5639	7	陈桂华
苴镇蔡桥社区卫生服务站	苴镇蔡桥村	226409	2932	5	严厚林
苴镇九阳社区卫生服务站	苴镇九阳村	226409	4280	4	周梅霞
苴镇凤阳社区卫生服务站	苴镇凤阳村	226409	5045	6	李联彬
苴镇刘埠社区卫生服务站	苴镇刘埠村	226409	5235	5	高兴明
苴镇何丫社区卫生服务站	苴镇何丫村	226409	2210	4	葛友义
苴镇王潭社区卫生服务站	苴镇王潭村	226409	6389	5	丁寿明

续表2-67 单位:人

医疗机构名称	地　址	邮政编码	服务区人口数	卫生人员数	负责人
大豫镇丁家店社区卫生服务站	大豫镇丁家店	226412	4000	3	张汉冲
大豫镇马家店社区卫生服务站	大豫镇马家	226412	6400	5	盛利华
大豫镇徐征社区卫生服务站	大豫镇徐征村	226412	4781	4	沈　霞
大豫镇豫新社区卫生服务站	大豫镇豫新村	226422	3603	3	周建华
大豫镇伯安社区卫生服务站	大豫镇伯安村	226412	4009	3	顾　祥
大豫镇东安闸社区卫生服务站	大豫镇东安闸村	226412	6812	3	陆咏美
大豫镇南坎社区卫生服务站	大豫镇南坎街	226422	4219	3	曾永兵
大豫镇一门闸社区卫生服务站	大豫镇一门闸村	226412	5650	4	薛　勇
大豫镇闸东社区卫生服务站	大豫镇闸东村	226412	2868	2	张　燕
大豫镇兵居社区卫生服务站	大豫镇兵居村	226412	5650	3	周　伟
大豫镇巩王社区卫生服务站	大豫镇巩王村	226412	6839	4	柏　华
大豫镇强民社区卫生服务站	大豫镇强民村	226412	6956	5	张正飞
大豫镇豫北社区卫生服务站	大豫镇豫北村	226422	5798	5	袁乃新
大豫镇镇东社区卫生服务站	大豫镇周墩村	226422	3928	3	顾薛兵
大豫镇大同社区卫生服务站	大豫镇大同村	226412	3200	3	陆建平
大豫镇坎西社区卫生服务站	大豫镇坎西村	226422	4333	3	夏　娟
大豫镇新东社区卫生服务站	大豫镇周墩村	226422	3501	3	黄建忠
大豫镇豫东社区卫生服务站	大豫镇豫东村	226422	3603	3	陆卫东
大豫镇止马洼社区卫生服务站	大豫镇止马洼村	226422	3299	3	陈　刚
大豫镇海盐社区卫生服务站	大豫镇东安闸村	226412	3200	3	李劲松
大豫镇九龙社区卫生服务站	大豫镇九龙村	226422	2800	3	王文军
大豫镇六虎桥社区卫生服务站	大豫镇南坎社区	226422	2805	3	陆雪梅
大豫镇通如桥社区卫生服务站	大豫镇大同村	226412	3200	3	孙　燕
大豫镇港闸社区卫生服务站	大豫镇丁家店村	226412	4000	3	黄亚冲
长沙镇张何社区卫生服务站	长沙镇四桥村	226413	1986	3	季小青
长沙镇长堤社区卫生服务站	长沙镇长堤村	226413	5895	4	王少林
长沙镇富盐社区卫生服务站	长沙镇富盐村	226413	2801	3	陈自力
长沙镇长南社区卫生服务站	长沙镇长南村	226413	3768	3	郁宏英
长沙镇陆河社区卫生服务站	长沙镇陆河村	226413	5887	6	杨广泉
长沙镇双桥社区卫生服务站	长沙镇双桥村	226413	6741	4	顾　兵
长沙镇兴港社区卫生服务站	长沙镇兴港村	226413	4640	4	张　明
长沙镇四桥社区卫生服务站	长沙镇四桥村	226413	2921	5	陈定山
长沙镇黄海社区卫生服务站	长沙镇黄海村	226413	3735	4	季从林
洋口镇潮港社区卫生服务站	洋口镇潮港村	226407	3102	3	张继红
洋口镇六份头社区卫生服务站	洋口镇六份头村	226407	3591	4	张焕明
洋口镇双灶社区卫生服务站	洋口镇双灶村	226407	2485	3	于惠萍
洋口镇新坝社区卫生服务站	洋口镇新坝村	226407	4845	5	李九和
洋口镇张埭社区卫生服务站	洋口镇张埭村	226407	2511	4	张春燕
洋口镇池塘头社区卫生服务站	洋口镇池塘头村	226407	3419	4	林　云

续表2-67　　　　单位:人

医疗机构名称	地　址	邮政编码	服务区人口数	卫生人员数	负责人
洋口镇楼窑社区卫生服务站	洋口镇楼窑村	226407	3502	3	缪四华
洋口镇王鸭社区卫生服务站	洋口镇王鸭村	226407	2102	3	缪瑞良
洋口镇油坊口社区卫生服务站	洋口镇油坊口村	226407	2321	3	于冬山
洋口镇中心桥社区卫生服务站	洋口镇浒路村	226407	4306	3	王建梅
洋口镇耿庄社区卫生服务站	洋口镇耿庄村	226407	3420	3	於玉轩
洋口镇三江口社区卫生服务站	洋口镇三江口村	226407	4032	2	周祝琴
洋口镇香橼树社区卫生服务站	洋口镇香橼树村	226407	2369	3	朱苏建
洋口镇闸西社区卫生服务站	洋口镇闸西村	226407	4530	4	缪春梅
洋口镇古坳社区卫生服务站	洋口镇古坳村	226407	2925	3	刘建华
洋口镇十八总社区卫生服务站	洋口镇浒路村	226407	3837	3	桑芝林
洋口镇斜港社区卫生服务站	洋口镇斜港村	226407	4121	3	蔡俊卿
洋口镇杨楝园社区卫生服务站	洋口镇杨楝园村	226407	3765	3	冒仲如
洋口镇同文社区卫生服务站	洋口镇同文村	226407	2284	3	符小丽
洋口镇周新庄社区卫生服务站	洋口镇周新庄村	226407	4468	5	周贤龙
洋口镇刘环社区卫生服务站	洋口镇刘环村	226407	3331	3	罗建兰
如东县林场卫生室	如东县林场	226407	519	1	王志琴
河口镇花园头社区卫生服务站	河口镇花园头居委会	226463	4225	3	康建军
河口镇联港社区卫生服务站	河口镇锦成村	226463	2868	3	缪德明
河口镇龙坝社区卫生服务站	河口镇龙坝村	226463	3688	4	曹兴明
河口镇小溇社区卫生服务站	河口镇小溇村	226463	3265	4	彭国辉
河口镇关口社区卫生服务站	河口镇关口村	226463	4000	3	冒本兰
河口镇黄裕桥社区卫生服务站	河口镇十里桥村	226463	3200	4	曹德群
河口镇烈士陵社区卫生服务站	河口镇烈士陵村	226463	3567	5	从远林
河口镇十里桥社区卫生服务站	河口镇十里桥村	226463	3408	4	张永东
河口镇中天社区卫生服务站	河口镇中天村	226463	5735	4	朱扣华
河口镇太阳庙社区卫生服务站	河口镇太阳庙村	226463	4256	3	孙美华
河口镇锦成社区卫生服务站	河口镇锦成村	226463	4465	5	朱吉祝
河口镇双港社区卫生服务站	河口镇双港村	226463	3630	5	缪爱成
河口镇荷园社区卫生服务站	河口镇荷园村	226463	2442	3	蔡　飞
河口镇立新桥社区卫生服务站	河口镇立新桥居	226463	5544	5	周远祥
河口镇溇河社区卫生服务站	河口镇溇河村	226463	2868	4	王南山
河口镇五里坊社区卫生服务站	河口镇关口村	226463	2243	3	缪　云
袁庄镇李庄社区卫生服务站	袁庄镇赵港村	226405	3756	3	李宗俊
袁庄镇小袁庄社区卫生服务站	袁庄镇小康村	226405	2869	3	骆亚军
袁庄镇大袁庄社区卫生服务站	袁庄镇大袁庄村	226405	4721	4	从远来
袁庄镇濮桥社区卫生服务站	袁庄镇濮桥村	226405	3188	3	康贻往
袁庄镇沿南社区卫生服务站	袁庄镇戴南村	226405	2930	3	沈十田
袁庄镇戴庄社区卫生服务站	袁庄镇戴南村	226405	2920	3	缪永东
袁庄镇时桥社区卫生服务站	袁庄镇时桥村	226405	5533	4	赵苏明

续表2-67　　单位：人

医疗机构名称	地　址	邮政编码	服务区人口数	卫　生人员数	负责人
袁庄镇朱庄社区卫生服务站	袁庄镇朱庄村	226405	4423	4	石永建
袁庄镇康庄社区卫生服务站	袁庄镇小康村	226405	2860	3	康贻春
袁庄镇孙庄社区卫生服务站	袁庄镇孙庄村	226405	4127	4	姜金友
袁庄镇竹园社区卫生服务站	袁庄镇竹园村	226405	4573	5	陈建兵
袁庄镇赵港社区卫生服务站	袁庄镇赵港村	226405	3750	4	符小东
袁庄镇铁果门社区卫生服务站	袁庄镇铁果门村	226405	4758	5	贾海燕
袁庄镇海河滩社区卫生服务站	袁庄镇海河滩村	226405	4341	4	康　杰
袁庄镇姚庄社区卫生服务站	袁庄镇濮桥村	226405	3000	3	周　瑾
新店镇深河社区卫生服务站	新店镇深河村	226432	2947	3	贾　季
新店镇曹庵社区卫生服务站	新店镇曹庵村	226432	3637	4	蒋淑英
新店镇双虹桥社区卫生服务站	新店镇双虹桥村	226432	2760	3	张　建
新店镇新联社区卫生服务站	新店镇新联村	226432	1803	4	彭宏军
新店镇顾高桥社区卫生服务站	新店镇顾高桥村	226432	2148	2	陈国标
新店镇孙桥社区卫生服务站	新店镇孙桥村	226432	3348	4	周亚华
新店镇月池社区卫生服务站	新店镇月池村	226432	2689	3	沙亚洲
新店镇胡港社区卫生服务站	新店镇胡港村	226432	3154	4	曹志祥
新店镇汤居社区卫生服务站	新店镇汤园居委会	226432	4923	4	孙花蕾
新店镇祝套社区卫生服务站	新店镇祝套村	226432	3647	4	朱光明
新店镇三角渡社区卫生服务站	新店镇三角渡村	226432	2055	4	陈淑云
新店镇新居社区卫生服务站	新店镇居委会	226432	4113	2	秦兰英
曹埠镇下漫社区卫生服务站	曹埠镇下漫村	226402	4501	5	王新民
曹埠镇江园社区卫生服务站	曹埠镇江园村	226402	4102	4	王锦新
曹埠镇小埠社区卫生服务站	曹埠镇小埠村	226402	5872	4	朱松平
曹埠镇埠北社区卫生服务站	曹埠镇埠北村	226402	3510	3	何　兵
曹埠镇上漫社区卫生服务站	曹埠镇上漫村	226402	7002	7	管怀琴
曹埠镇应泉社区卫生服务站	曹埠镇应泉村	226402	4300	4	沈　超
曹埠镇埠西社区卫生服务站	曹埠镇埠西村	226402	3530	4	陈长新
曹埠镇甜水社区卫生服务站	曹埠镇甜水村	226402	5610	5	傅国均
曹埠镇荡河社区卫生服务站	曹埠镇直港村	226402	5201	5	吴　杰
曹埠镇中心社区卫生服务站	曹埠镇中心村	226402	4671	3	王宏兵

第五节　军队卫生行政机构

1938～1949年如东县军队卫生行政部门

表2-68

机构名称	镇　别	军事负责人
国民政府江苏省保安第一旅卫生部 （1938.05～1941.04）	马塘镇	旅长　薛承宇 詹长佑

续表2-68

机构名称	镇　别	军事负责人
国民政府江苏省保安第二旅卫生部 (1939～1939)	掘港镇	旅 长　张 骥 陈 仪
国民政府江苏省保安第三旅卫生部 (1938.05～1938年底)	掘港镇	旅 长　张炳昱
国民政府江苏省保安第四旅卫生部 (1938～1938)	掘港镇	旅 长　何克强
国民政府江苏省保安第五旅卫生部 (1938～1938)	掘港镇	旅 长　孙信孚
国民政府江苏省保安第十旅卫生部 (1938～1941.09)	掘港镇	旅 长　张能忍
国民政府江苏省保安第十纵队卫生部 (1940～1940.12)	掘港镇	司令员 徐承德
国民政府第一绥靖伍整绎第四十九师卫生科 (1946.12～1947.08)	掘港镇 马塘镇 岔河镇 栟茶镇	师 长　王铁汉
国民政府第一绥靖伍整绎第二十一师卫生科 (1947～1948)	掘港镇	师 长
汪伪政府苏皖地区绥靖第五师卫生科 (1941～1941.12)	掘港镇	师 长
汪伪政府苏皖地区绥靖第七师卫生科 (1941～1941.12)	掘港镇	师 长 施亚夫 (中共地下)
汪伪政府苏皖地区绥靖第二集团第三十二师卫生科 (1942.01～1943.03)	掘港镇	师 长　徐昌南
国民革命军新编第四军第一师第三旅卫生部 国民革命军新编第四军苏中军区第四分区卫生部 (1940.03-1945.09)	栟茶镇　掘港镇 马塘镇　丁埝镇	司令员　陶 勇 旅　长　陶 勇 卫生部长　周申晋
中国人民解放军苏皖军区第九分区卫生部 (1946.08～1949. 02)	苴　镇	司令员 梁灵光 卫生部长 周申晋
江苏省第四行政区自卫游击队指挥部卫生部 (1940.10～1941.03)	掘港镇	指 挥　季 方

第三章　医疗机构

概　述

如东县最早的医疗机构为个体中医诊所，其历史追溯甚远。

如东县地处海防，加之战争爆发，曾有封建朝廷军队医院、民国政府军队医院、侵华日军军队医院、汪伪政权军队医院、人民革命军队医院进出。其中人民革命军队医院中包括中国工农红军第十四军部队医院、中国国民革命军新编第四军苏北指挥部一师三旅后方医院、中国人民解放军苏皖军区第九分区后方医院等。这些军队医院随着战争的结束、和平的实现，陆续撤离。

民国4年(1915年)6月后，全县相继建立(迁入)掘港疗养院、掘港中西医局、栟茶紫东医院、掘港寿民医院、岔河惠生医院、岔河同德医院、掘港仲华医院、丰利公立医院、马塘秀生医院、蒲东仁安医院、掘港国梁医院、马塘光华医院、如皋同仁医院、丰利大华医院、南通乐仁医院、马塘笃因医院、马塘光斗医院、掘东公益医院、马塘新民医院、掘港卫生所、马塘泰来医院、丰利新民医院、栟茶大众医院。这些医院，规模较小，仅设观察床位，举办时间亦短。

民国27年(1938年)3月，“如皋县立医院”随如皋县政府迁至马塘镇。后相继建立(迁入)“如皋县(抗日民主)政府门诊部”“如皋县双岔北区卫生委员会”“如东县人民医院”“如东县景安区人民医院”“南通中心卫生院”(迁入)等县直属医疗机构。

1949年10月1日后，全县相继组建162个联合诊所、63所医院、83个医务室、753个村卫生室、249个社区卫生服务站、15个社区卫生服务中心、15个计划生育服务站，建成覆盖全县的三级医疗服务网络。

2010年12月，全县的主要医疗服务网络机构：

县级医疗服务网络由县人民医院、县中医院、县第四人民医院、县计划生育服务站、县疾病预防控制中心、县妇幼保健所组成，其中，县人民医院负责提供综合医疗服务，县中医院负责提供中医综合医疗服务，县第四人民医院、县计划生育服务站、县疾病预防控制中心、县妇幼保健所负责提供专科疾病医疗服务。

镇级医疗服务网络由掘港镇社区卫生服务中心、岔河镇社区卫生服务中心、栟茶镇社区卫生服务中心、丰利镇社区卫生服务中心、马塘镇社区卫生服务中心、苴镇镇社区卫生服务中心、双甸镇社区卫生服务中心、大豫镇社区卫生服务中心、长沙镇社区卫生服务中心、洋口镇社区卫生服务中心、河口镇社区卫生服务中心、袁庄镇社区卫生服务中心、新店镇社区卫生服务中心、曹埠镇社区卫生服务中心组成。

镇级社区卫生服务中心由掘港镇卫生所、掘港中心卫生院、岔河镇卫生所、县第二人民医院、栟茶镇卫生所、县第三人民医院、丰利镇卫生所、丰利医院、马塘镇卫生所、马塘医院、苴镇镇卫生所、苴镇中心卫生院、双甸镇卫生所、双甸镇中心卫生院、大豫镇卫生所、兵房中心卫生院、长沙镇卫生所、长沙医院、洋口镇卫生所、洋口医院、河口镇卫生所、河口医院、袁庄镇卫生所、袁庄医院、新店镇卫生所、新店医院、曹埠镇卫生所、饮泉医院组成。城南、曹埠、九总、普济、丁店、华丰、北坎、卫海、环港、凌河、五义、丰西、环渔、靖海、新林、浒澪、于港、南渔、双南、景安、石甸、沿南、岔南、古坝、岔北、孙窑、潮桥、凌民、汤园、新区、棉场等民办非营利性医院、镇计划生育服务站提供协同性医疗服务。

村级医疗服务网络由240个农村社区卫生服务站、9个城区社区卫生服务站、73个医务室组成，91个私营诊所(门诊部)依据医疗市场需求提供互补性医疗服务。

本志分节记述诊所、医务室、卫生室、计生站、门诊室、卫生所、医院。

第一节　个体诊所

如东县最早的医疗机构为中医诊所，其历史追溯甚远。

元代(1206～1368年)，白衣二真人的“头风黑神验方”已备受推崇。

明•洪武十七年(1384年)，县衙建医学训科以治中医诊所。

明•万历(1573～1720年)年间，全县民间中医增至300余个。

民国16年(1927年)，西医进入如东县。首见医院名称。

民国36年(1947年)7月后，全县个体诊所陆续参加“联合诊所”。

1958年10月后，联合诊所、个体诊所陆续参加“人民公社医院”。

2010年12月，全县有“诊所”77个，其中包括“门诊部”4个。

个体诊所选介：

晚清民国年间如东县知名中医诊所情况表

表3-1

地区名称	知名中医诊所名称
掘　港	俞政权 冯日樵 陈巽伯 季祝三 夏士龙 沈慕周 彭一心 刘可美 季少山 陈朗清 马伯道 马玉卿
马　塘	吴吉人 陈淦清 咸琴孙 刘兰波 王大和 钱岳山 王叔宜 徐宗权 杨鸿钧 周筱斋 王棣华 李慰仙 董杏农 咸儿康 张荛轩
岔　河	姚少峰 张西垣 杨　彪 张寿之 陈志良 王维岳 姚寿仁 曹鲁伯 丛班侯 戴维石
双　甸	任大枢 任　生 佘幼田 佘牟屏 佘惠田 丛幼亭 吴少轩 葛葶薪 丛薪伯 贾杏南 韩道煜
丰　利	吴杏桥 王我春 印福章 欧阳福保 马久骧 吴寿安
栟　茶	许佩兰 孙莘农 毛佩臣 徐祖臣 徐风仁 章筱岑 章子岑 于　稳 周发仁 印骏子 吴益甲 蔡观明 孙佩伸 尤适均 缪俊德 陆怡之 王君玉 刘少轩 蔡祖基 德善和尚 惠泉和尚
苴　镇	赵振新 黄志仁 葛善耕
掘　东	施伯文 陈理簧 吴尚贤 施友仁

1958年前后如东县个体诊所情况表

表3-2

乡　别	私诊名称	开诊时间	闭诊时间
掘港镇	丁祝成(1910年生)诊所	1928年	1956年加入联合诊所
	俞仲宽(1907年生)诊所	1925年	1951年加入联合诊所
	伊西元(1927年生)诊所	1945年	1947年加入联合诊所
	黄声扬(1929年生)诊所	1946年	1956年加入联合诊所
	高　明(1923年生)诊所	1940年	1950年加入联合诊所
	高　利(1932年生)诊所	1950年	1956年加入联合诊所
九　总	吴坤山(1935年生)诊所	1953年	1955年加入联合诊所
	朱桂凡(1933年生)诊所	1950年	1952年加入联合诊所
	汪德民(1925年生)诊所	1943年	1948年加入联合诊所
饮　泉	何文朝(1935年生)诊所	1953年	1954年加入联合诊所
	徐有戴(1934年生)诊所	1952年	1957年加入联合诊所
	包一山(1929年生)诊所	1948年	1954年加入联合诊所
	包九南(1935年生)诊所	1953年	1956年加入联合诊所
	杨友才(1937年生)诊所	1955年	1957年加入联合诊所
童　甸	花力山(1931年生)诊所	1950年	1953年加入联合诊所
	朱宣明(1936年生)诊所	1954年	1956年加入联合诊所
庭　贵	包连卿(1909年生)诊所	1927年	1952年加入联合诊所
	张卿云(1912年生)诊所	1930年	1952年加入联合诊所
	宗序爵(1916年生)诊所	1934年	1953年加入联合诊所
	宗良庭(1927年生)诊所	1949年	1949年加入联合诊所
	冯纸艺(1931年生)诊所	1950年	1956年加入联合诊所
	江继房(1937年生)诊所	1955年	1958年加入公社医院

续表3-2

乡　别	私诊名称	开诊时间	闭诊时间
庭　贵	徐有戴(1935年生)诊所	1955年	1958年加入公社医院
	冯广林(1913年生)诊所	1931年	1952年加入联合诊所
大同、丁店	施文同(1920年生)诊所	1938年	1956年加入联合诊所
	陆土英(1907年生)诊所	1927年	1950年加入联合诊所
	黄若星(1919年生)诊所	1937年	1953年加入联合诊所
	倪若祥(1931年生)诊所	1950年	1952年加入联合诊所
	倪若祥(1931年生)诊所	1950年	1952年加入联合诊所
兵　房	龚振祥(1935年生)诊所	1953年	1958年加入公社医院
	常　玉(1922年生)诊所	1941年	1958年加入公社医院
	徐亚新(1936年生)诊所	1952年	1952年加入联合诊所
	王德昌(1930年生)诊所	1948年	1952年加入联合诊所
	潘玉山(1922年生)诊所	1948年	1952年加入联合诊所
	龚志芳(1934年生)诊所	1952年	1954年加入联合诊所
	汤品朝(1929年生)诊所	1948年	1952年加入联合诊所
	施亚君(1932年生)诊所	1950年	1956年加入联合诊所
	林　彬(1929年生)诊所	1948年	1958年加入公社医院
	田惠相(1928年生)诊所	1948年	1951年加入联合诊所
南　坎	吕永吉(1929年生)诊所	1946年	1948年加入联合诊所
	陆志坤(1926年生)诊所	1944年	1950年加入联合诊所
	王金荣(1915年生)诊所	1934年	1950年加入联合诊所
	袁英三(1925年生)诊所	1944年	1958年加入公社医院
	陈玉明(1927年生)诊所	1944年	1957年加入联合诊所
	李友才(1927年生)诊所	1944年	1958年加入公社医院
	施包中(1935年生)诊所	1952年	1959年加入公社医院
	许明山(1933年生)诊所	1952年	1956年加入联合诊所
	顾玉章(1924年生)诊所	1943年	1955年加入联合诊所
	周九思(1933年生)诊所	1952年	1950年加入联合诊所
	杨再康(1928年生)诊所	1944年	1951年加入联合诊所
华　丰	黄先知(1920年生)诊所	1943年	1954年加入联合诊所
	张春兰(1929年生)诊所	1945年	1949年加入联合诊所
	宇振维(1929年生)诊所	1945年	1952年加入联合诊所
景　安	朱子仪(1930年生)诊所	1947年	1951年加入联合诊所
	尤平章(1916年生)诊所	1935年	1958年加入公社医院
	杨若章(1897年生)诊所	1927年	1952年加入联合诊所
袁　庄	吴志明(1930年生)诊所	1948年	1958年加入公社医院
	曹廉成(1926年生)诊所	1945年	1956年加入联合诊所
	缪永祥(1918年生)诊所	1938年	1955年加入联合诊所
沿　南	许永基(1935年生)诊所	1953年	1955年加入联合诊所
	从祝三(1932年生)诊所	1950年	1958年加入公社医院
石　甸	张圣云(1931年生)中医	1950年	1958年加入公社医院

续表3-2

乡　别	私诊名称	开诊时间	闭诊时间
石　甸	许春山(1913年生)中医	1934年	1958年加入公社医院
	端　植(1912年生)中医	1931年	
	申启富(1935年生)诊所	1952年	1958年加入公社医院
	章有标(1921年生)诊所	1940年	1954年加入联合诊所
	徐加如(1929年生)诊所	1947年	1955年加入联合诊所
河　口	张继先(1925年生)诊所	1943年	1953年加入联合诊所
靖　海	姜冲平(1933年生)诊所	1951年	1954年加入联合诊所
	葛仁勋(1929年生)诊所	1947年	1953年加入联合诊所
新　林	张继孚(1930年生)诊所	1947年	1949年加入联合诊所
	沈树林(1928年生)诊所	1947年	1956年加入联合诊所
	王胜学(1930年生)诊所	1947年	1956年加入联合诊所
	徐希珍(女,1932年生)诊所	1949年	1952年加入联合诊所
	虞公使(1926年生)诊所	1947年	1952年加入联合诊所
洋　口	缪加珍(1933年生)诊所	1950年	1955年加入联合诊所
	徐　千(1923年生)诊所	1945年	1954年加入联合诊所
东　凌	顾　杰(1936年生)诊所	1953年	1954年加入联合诊所
	潘介昌(1912年生)诊所	1941年	1947年加入联合诊所
北　坎	朱立明(1936年生)诊所	1952年	1952年加入联合诊所
	刘国才(1929年生)诊所	1946年	1947年加入联合诊所
	孙　惠(1933年生)诊所	1947年	1947年加入联合诊所
环　港	于　承(1930年生)诊所	1947年	1948年加入联合诊所
	邵明程(1935年生)诊所	1954年	1956年加入联合诊所
	沙　利(1935年生)诊所	1954年	1959年加入公社医院
南　渔	蔡子山(1932年生)诊所	1947年	1947年加入联合诊所
饮　泉	吴康成(1916年生)诊所	1936年	1951年加入联合诊所
苴　镇	葛姜耕(1907年生)诊所	1928年	1950年加入联合诊所
花　丰	曹孚林(1933年生)诊所	1952年	1956年加入联合诊所
	张应泉(1935年生)诊所	1952年	1953年加入联合诊所
	徐　德(1933年生)诊所	1952年	1956年加入联合诊所
	朱桂珍(1926年生)诊所	1950年	1952年加入联合诊所
北　坎	朱立璜(1927年生)诊所	1951年	1957年加入联合诊所
丰　利	徐宝权(1916年生)诊所	1937年	1971年加入公社医院
	伍宝生(1923年生)诊所	1942年	1956年加入联合诊所
丰　西	张辛康(1930年生)诊所	1950年	1953年加入联合诊所
	张　普(1935年生)诊所	1952年	1953年加入联合诊所
五　义	於　凯(1928年生)诊所	1947年	1947年加入联合诊所
石　甸	徐加如(1929年生)诊所	1947年	1955年加入联合诊所
岔　南	吴　鑫(1932年生)诊所	1950年	1955年加入联合诊所
	王余吉(1932年生)诊所	1948年	1948年加入联合诊所
	汤永珍(女,1920年生)诊所	1941年	1958年加入公社医院

续表3-2

乡 别	私诊名称	开诊时间	闭诊时间
岔 东	唐志祥(1931年生)诊所	1947年	1947年加入联合诊所
	季德胜(1898年生)诊所	1936年	1938年春离开
永 红	严 爵(1929年生)诊所	1948年	1957年加入联合诊所
	花永欧(1935年生)诊所	1954年	1958年加入公社医院
新 店	季镜如(1924年生)诊所	1948年	1952年加入联合诊所
古 坝	顾亚夫(1936年生)诊所	1954年	1958年加入公社医院
马 塘	成继本(1928年生)诊所	1947年	1956年加入联合诊所
	刘志霞(1932年生)诊所	1946年	1946年加入联合诊所
环 镇	杨继贵(1927年生)诊所	1946年	1955年加入联合诊所
	朱进珊(1912年生)诊所	1934年	1947年加入联合诊所
	高世孚(1916年生)诊所	1934年	1954年加入联合诊所
环 北	仲春芽(女,1924年生)诊所	1945年	1958年加入公社医院
	高 相(1925年生)诊所	1944年	1955年加入联合诊所
	陈金生(1922年生)诊所	1944年	1956年加入联合诊所
凌 民	王观明(1932年生)诊所	1951年	1952年加入联合诊所
曹 埠	何士豪(1918年生)诊所	1939年	1956年加入联合诊所
	周其昌(1929年生)诊所	1947年	1948年加入联合诊所
浒 澪	章有干(1921年生)诊所	1940年	1953年加入联合诊所
	张广林(1913年生)诊所	1934年	1952年加入联合诊所
	张亚卿(1915年生)诊所	1927年	1952年加入联合诊所
双 甸	陈甫卿(1890年生)诊所	民 国	1956年并入联合诊所
	刘跃门(1890年生)诊所	民 国	1956年并入联合诊所
	曹新良(1911年生)诊所	民 国	1956年并入联合诊所
	袁汉卿(1893年生)诊所	清 代	1956年并入联合诊所
	徐立贤(1890年生)诊所	清 代	1956年并入联合诊所
	任乐善(1911年生)诊所	清 代	1956年并入联合诊所
	路程如(1931年生)诊所	民 国	1956年并入联合诊所
	吴兴田(1908年生)诊所	民 国	1956年并入联合诊所
	潘志咸(1908年生)诊所	民 国	1956年并入联合诊所
	冯西宇(1914年生)诊所	民 国	1956年并入联合诊所
潮 桥	曹子灵(1911年生)诊所	民 国	1952年并入联合诊所

1986年如东县诊所（111个）情况表

表3-3

镇 别	诊室名称
掘港镇(28个)	刘志奎口腔、钱锡泉中医针灸推拿、王桂明口腔、掘刘家珍口腔、沈世德中医推拿、徐可龙口腔、沙邱徐口腔、王树春中医内科、王桂斌口腔、王树成中医针灸、刘明权口腔、陆志平口腔、吴春朋皮肤病、徐亚飞口腔、周菊梅口腔所、九夏银松口腔、陈玉霞口腔、蔡亚梅中医皮肤、端传仪中医推拿、周秀琴口腔、高雷红中医推拿、王志娥口腔、徐德林口腔、陆金跃口腔、蔡华口腔、施新华中医蛇医、周曹兵骨伤科、孙济民中西医内科

续表3-3

镇　别	诊室名称
岔河镇（5个）	缪君口腔、许波涛口腔、徐惊乐口腔、缪建明口腔、李一航口腔
马塘镇（6个）	范广仁皮肤科、施洪军口腔、葛美口腔、王行明口腔、陈洪口腔、黄亚东口腔
大豫镇（21个）	蔡孝鼎口腔、高友良口腔、张介乔口腔、陈美华口腔、高建忠口腔、许岗口腔、朱伯泉口腔、季云宝口腔、吴连平口腔、张伟伟口腔、季欣英针灸推拿、徐惠南口腔、周琴针灸推拿、李守慈中医推拿、朱信兵中医伤科推拿、邱洪标伤科、邱振标伤科、薛刚推拿 钱菊针灸推拿、周云生口腔、陆修荣中医肛肠科、
曹埠镇（5个）	葛晓剑口腔、葛德云口腔、丁建国口腔、冯志维口腔、蒋建和口腔
新店镇（2个）	鲍德平口腔、葛德建口腔
双甸镇（4个）	董春余口腔、倪斌口腔、张崇宏中医儿科、宗正荣口腔
袁庄镇（4个）	冒乃如中医内科、康凯小型外科、缪成义口腔、薛玉龙皮肤科
苴　镇（2个）	顾选友口腔、陈亚军口腔
长沙镇（8个）	张斌口腔、陆顺祥口腔、陈思冲口腔、陆伟口腔、北仇卫平口腔、喻华口腔、喻平口腔、唐宝权口腔
丰利镇（8个）	杨勇口腔、洪美媛中医针灸、陈昌东口腔、陈玉山口腔、沈九如皮肤口腔、张笃义口腔、马海琴口腔、陈少华口腔
栟茶镇（6个）	殷生富中医伤科、杨正中医内科、王七贤口腔、缪佩口腔、赵伯平口腔、林兴凤口腔
洋口镇（4个）	翟保林中医内科、王新山中医针灸、徐继室口腔、蔡守华口腔
河口镇（7个）	蔡斌中医针灸、王银山口腔、杨书农中医针灸、河口徐春阳口腔、缪四春口腔、戴建明口腔、王保祥中医内科

1996年如东县诊所（73个）情况表

表3-4

镇　别	诊室名称
掘港镇（17个）	王树春中医、孙济民中西医、时光中医推拿、沙印徐口腔、徐可龙口腔、夏银松口腔、沈世德中医、王光娥口腔、陆钱跃口腔、高雷红推拿、朱伟忠中医推拿、郭鑫中医、曹周兵中医、吴春朋皮肤病、蒋建和口腔、陆志平口腔、刘明权口腔
大豫镇（18个）	张伟文中医伤科、蔡孝鼎口腔、施新华蛇伤、吴志平口腔、许刚口腔、季欣英诊所、邱振东中医伤科、邱洪林中医、高建忠口腔、徐惠南口腔、徐政东中医、高爱明口腔、周琴针灸推拿、朱倍兵中医、周元生诊所、陆修荣中医、钱菊中医推拿、朱伯泉口腔
马塘镇（6个）	王树成中医推拿、葛美口腔、黄亚东口腔、陈洪口腔、马花广红皮肤病（中医）、高爱明口腔
曹埠镇（4个）	蔡亚梅皮肤科、徐亚飞口腔、葛晓刚口腔、冯志伟口腔
岔河镇（4个）	许波涛口腔、朱小锋口腔、徐惊乐口腔、缪君口腔

续表3-4

镇　别	诊室名称
新店镇	
双甸镇（3个）	解国光中医骨伤科、张崇宏中医儿科、樊永娟口腔
袁庄镇（2个）	康凯小外科、薛玉龙皮肤科
苴　镇（1个）	喻华口腔、
长沙镇（4个）	仇卫平口腔、陆顺祥口腔、陆伟口腔、喻平口腔
丰利镇（2个）	陈昌东口腔、马海琴口腔
栟茶镇（4个）	孙健中医、季一航口腔、薛俊明镶牙、赵伯平口腔
洋口镇（2个）	蔡守华口腔、王新山针灸
河口镇（6个）	缪四春口腔中医推拿、王银山口腔、蔡斌中医、王士口腔、戴建明口腔、王保祥中医内科

2010年如东县个体诊所（73个）情况表

表3-5

医疗机构	地　　址	邮政编码	诊疗项目
高雷红推拿诊所	掘港镇人民南路	226400	推　拿
王桂斌口腔诊所	掘港镇江海中路8号楼	226400	口腔科
沈世德中医诊所	掘港镇日晖西路19号	226400	针炙推拿
孙济民中西医结合诊所	掘港镇环桥村	226400	内　科
刘明权口腔诊所	掘港镇城南居委会长安路27号	226400	口腔科
郭鑫中医诊所	掘港镇人民南路105号	226400	中医推拿
周菊梅口腔诊所	掘港镇范堤路59-5号	226400	口腔科
曹周兵中医诊所	掘港镇新丰村6组	226400	中医骨伤科
鑫鑫口腔诊所	掘港镇弹琴路66号	226400	口腔科
李记便民诊所	掘港镇范堤南路30号	226400	内　科
同业苑内科诊所	掘港镇人民南路89号	226400	内　科
同寿康门诊	掘港镇日晖西路2号	226400	全　科
昆仑诊所	掘港镇芳泉路8号	226400	内　科
南市诊所	掘港镇弹琴路76号	226400	内　科
虹桥中医诊所	掘港镇友谊西路38号	226400	中　医
亚明内科诊所	掘港镇西街293号	226400	内　科
天一便民诊所	掘港镇日晖路（天一学校对面）	226400	内　科
王家园内科诊所	掘港镇江庄村28组	226400	内　科
单大夫口腔诊所	掘港镇日晖东路1 号	226400	口腔科
花苑中医诊所	掘港镇花苑小区	226400	中医内科

续表3-5

医疗机构	地　址	邮政编码	诊疗项目
朱伯泉口腔诊所	掘港镇青园南路8-2号	226400	口腔科
平民中医诊所	掘港镇香阁里大街树人小区	226400	中医内科
周建国口腔诊所	掘港镇人民南路89号	226400	口腔科
李志刚口腔诊所	掘港镇江海中路38号	226400	口腔科
钱菊中医诊所	大豫镇豫中街11号	226422	中　医
蔡桥中医内科诊所	苴镇蔡桥居委会东首	226409	中医内科
张红军事诊所	马塘镇潮桥工贸路	226401	内　科
王兆雄内科诊所	马塘镇王长庄村4组	226401	内　科
黄亚东口腔诊所	马塘镇马西村	226401	口腔科
高爱明牙科诊所	马塘镇建设路2号	226401	口腔科
陈氏儿科诊所	马塘镇马丰村6组	226401	中　医
万康中医诊所	马塘镇马东村二组	226401	中医内科
丁建国口腔诊所	曹埠镇孙窑农民街	226402	口腔科
徐亚飞口腔诊所	曹埠镇饮泉农民街89号	226402	口腔科
康民诊所	曹埠镇埠中路213号	226402	内　科
鞠松林中医诊所	丰利镇松泉街	226408	中　医
李东口腔诊所	丰利镇环农农民街	226408	口腔科
洪美媛中医诊所	丰利镇劳动路17号	226408	中　医
周延中医诊所	丰利镇双灰山村1组	226408	中　医
万麟口腔诊所	丰利镇新建西路	226408	口腔科
玉龙内科诊所	丰利镇丰西农民街	226408	内　科
永红内科诊所	丰利镇环渔农民街	226408	内　科
福源中医内科诊所	丰利镇双沟门村8组	226408	中医内科
慧慈诊所	丰利镇通海路18号	226408	妇　科
钱维口腔诊所	洋口镇洋口闸东首	226407	口腔科
蔡守华口腔诊所	洋口镇洋口中路72号	226407	口腔科
百姓诊所	洋口镇杨楝园村村委会	226407	内　科
德艳内科诊所	岔河镇古坝居委会	226403	内　科
百草堂诊所	岔河镇交通西路5号	226403	中医内科
仁和中医诊所	岔河镇交通西路	226403	中医针灸推拿
盲人中医推拿诊所	岔河镇交通东路92号102室	226403	中医推拿(盲人)
新明诊所	岔河镇其国桥力神路26号	226403	内　科
旭如妇科诊所	双甸镇中心路	226404	妇　科
王军内科诊所	双甸镇星光居委会18组	226404	内　科
福林内科诊所	双甸镇双南人民街4号	226404	内　科
双甸欣石诊所	双甸镇百兴路80号	226404	外　科
樊氏口腔诊所	双甸镇	226404	口　腔
薛玉龙皮肤病诊所	袁庄镇小袁庄村6组	226405	皮肤科
刘勇五官科诊所	袁庄镇新建路农民街	226405	五官科
赵义萍内科诊所	栟茶镇浒澪居委会振兴路42号	226406	内　科

续表3-5

医疗机构	地　址	邮政编码	诊疗项目
吴吉口腔诊所	栟茶镇浒澪人民路	226406	口腔科
啄木鸟口腔诊所	栟茶镇中市街65号	226406	口腔科
金华中医诊所	栟茶镇中市街65号	226406	中医科
为民内科诊所	栟茶镇浒澪振新路18号	226406	内　科
杨正中医内科诊所	栟茶镇双港村11组	226406	中医内科
如东县剑锋诊所	栟茶镇浒澪居委会	226406	外　科
李伯龙儿科诊所	双甸镇星光居委会	226404	儿　科
韩益斌中医诊所	河口镇立新桥居委会8组	226463	中　医
葛昆仑中医诊所	河口镇烈士陵村3组	226463	中医科
炳福百信外科诊所	河口镇锦成村28组	226463	外　科
陈中内科诊所	新店镇孙桥村	226432	内　科
利群(中西医结合)诊所	新店镇飞跃路72号	226432	中西医结合科
潮桥第一诊所	马塘镇潮桥居委会拥军路	226415	内　科

2010年如东县门诊部(4个)情况表

表3-6

名　称	地　址	邮政编码	诊 疗 项 目
长城门诊部	掘港镇江海西路66号	226400	内、外、妇、中医、儿、五官
华山门诊部	掘港镇青园北路16号	226400	内、外、妇、中医、儿、五官
博爱门诊部	掘港镇青园南路46号	226400	内、外、妇、儿、中医、五官
长海门诊部	掘港镇友谊东路71-8号	226400	内、外、妇、儿、中医、五官

第二节　医务室

1949年12月，如东县盐场建立医务室。其后，全县较大规模的中小学校、工厂企业和敬老院亦相继建立医务室。医务室为学校企事业单位内设机构，主要负责所在单位职工的健康教育、预防保健、医疗服务和卫生管理工作。

1955年2月24日，县卫生科转发江苏省卫生厅转发国家《关于工矿企业医疗卫生组织机构设置办法》和《关于加快工业卫生工作工业部门与地方卫生工业部门的分工暂行办法》。

1959年，全县有医务室19个。

1983年12月9日，县计划委员会、县卫生局联合下发《关于对工厂、企业保健站(医务室)整顿验收的通知》。

1985年，全县计有医务室52个。

1986年3月，县卫生局制定下发《如东县厂校文明医务室建设标准》和《如东县厂校文明医务室考核评比细则》，开展争创文明厂校医务室活动。

1987年9月8日，县经委、县财办、县卫生局联合发出《关于办好工厂、企业卫生机构的意见》。

1990年4月15日，县经委、县财办、县总工会、县卫生局联合发出《关于进一步加强企事业单位医疗卫生机构管理的通知》，要求进一步加强管理建设，努力提高保健工作水平。

1991年2月18日，县高级中学、县教师进修学校、县栟茶中学、县实施幼儿园等四个医务室获授“如东县学校文明卫生室”称号。5月14日，南通市卫生局、卫生协会在县举行厂校医务室建设现场会，县酒厂、县化工厂、县农药厂、县针织总厂、县无线电厂、县通用机械厂、环镇缫丝厂等7所卫生所保健室被评为“南通市1990年度文明厂企医疗卫生单位”。

1995年，全县计有医务室73个。

2001年，按照国家卫生部等4部委要求，县对医务室进行审核发证，全县112所医务室核定为非营利性医务室。

2010年12月，全县非营利性医务室90所，从业人员274人（其中执业医师126人、注册护士78人）。

医务室选介：

1985年如东县医务室（52个）情况表

表3-7

镇　别	医务室名称
掘港镇	掘港农场医院　如东稻麦原种场医务室　如东鸡场医务室 掘港轧花厂医务室　如东棉机厂医务室　如东缫丝厂医务室 县轧钢厂医务室　县石油机械二厂医务室　县通用机构厂医务室 掘港砖瓦厂医务室　县印刷厂医务室　如东酒厂医务室 县委党校医务室　如东中学医务室　县教师进修学校医务室 县聋哑学校医务室　掘港中学医务室　县实验幼儿园医务室 掘港小学医务室　县机床厂医务室　县黄油枪厂医务室 县经编厂医务室　县船厂医务室　县交通水泥厂医务室 县船运公司医务室　县服装厂医务室　县建工局予制场医务室县建工局二工程队医务室
大豫镇	如东农场医务室　如东盐场医务室　兵房轧花厂医务室　兵房中学医务室
洋口镇	如东林场医务室
苴　镇	县棉花原种场医务室　苴镇中学医务室　新光砖瓦厂医务室
丰利镇	丰利轧花厂医务室　丰利伐门厂医务室　丰利中学医务室
栟茶镇	县石油机械厂医务室　县染织厂医务室　栟茶中学医务室
马塘镇	县农药厂医务室　县化肥厂医务室　马塘中学医务室
双甸镇	双甸轧花厂医务室　县棉纺厂医务室　双甸中学医务室
岔河镇	岔河轧花厂医务室　岔河缫丝厂医务室　岔河中学医务室

1995年如东县医务室情况表

表3-8

镇　别	医务室名称
掘港镇	掘港农场医院　如东中学医务室　掘港中学医务室 县教师进修学校医务室　掘港小学医务室　县实验幼儿园医务室 县委党校医务室　掘港油米厂医务室　县水泥厂医务室 县酒厂医务室　县供电局医务室　县轧钢厂医务室 县砖瓦厂医务室　县无线电厂医务室　县印刷厂医务室 县农业推广中心医务室　县老干部活动中心医务室　宾山小学医务室 掘港轧花厂医务室　南通市五建二分司医务室　县针织总厂医务室 县水泥制品厂医务室　县制鞋总厂医务室　县工艺鞋帽厂医务室 县航运公司医务室　县交通水泥厂医务室　县船舶修造厂医务室

续表3-8

镇　别	医务室名称			
掘港镇	县黄油枪厂医务室	县通用机构厂医务室	县服装厂医务室	
	县稻麦原种场医务室	县畜牧良种场医务室	县建材机械厂医务室	
	县加弹针织厂医务室	县棉机修配厂医务室	县水产食品厂医务室	
	南通市建安五公司三分公司医务室	东海毛纺织厂医务室		
	掘港砖瓦厂医务室	掘港镇南市居委会医务室	县毛巾厂医务室	
	县第一建材厂医务室	县常青实业公司医务室	县棉织厂医务室	
	县电大医务室医务室	县无线电元件三厂医务室	县日化厂医务室	
	县第二丝织厂医务室	县塑料工艺编织厂医务室	县第一纺织厂医务室	
	环镇缫丝厂医务室	环北砖瓦厂医务室		
大豫镇	如东盐场医务室	如东农场医务室	兵房中学医务室	
	县机床厂医务室	兵房轧花厂医务室	大同砖瓦厂医务室	
	兵房棉纺厂医务室	南坎砖瓦厂医务室	南坎水泥厂医务室	
	南坎化工厂医务室			
马塘镇	县化肥厂医务室	南通缸套厂医务室	县化工厂医务室	
	县农药厂医务室	马塘中学医务室	县棉花良种厂医务室	
	马塘小学医务室	县轻工机构厂医务室	县制革厂医务室	
	县麻纺织厂医务室	县针织内衣厂医务室	桐本砖瓦厂医务室	
	南通市东力羽绒皮件厂医务室		潮桥砖瓦厂医务室	
	县麻纺厂医务室	县化工设备厂医务室	县纺织机械厂医务室	
	凌民砖瓦厂医务室			
曹埠镇	饮泉砖瓦厂医务室	孙窑乡办厂医务室	曹埠砖瓦厂医务室	
岔河镇	岔河中学医务室	岔河油米厂医务室	县缫丝厂医务室	
	县丝织厂医务室	岔河轧花厂医务室	县铁链厂医务室	
	岔北砖瓦厂医务室	岔南砖瓦厂医务室		
新店镇	汤园砖瓦厂医务室			
双甸镇	双甸中学医务室	县纺织厂医务室	双甸轧花厂医务室	双南缫丝厂医务室
袁庄镇	县工艺网具厂医务室	沿南砖瓦厂医务室		
苴　镇	县棉花原种场医务室	新光砖瓦厂二厂医务室	新光砖瓦厂医务室	
	县渔船机械修造厂医务室	县水产养殖场刘埠5场医务室		
	县对虾综合养殖场医务室			
丰利镇	如东生物化学总厂医务室	丰利中学医务室	丰利阀门厂医务室	
	石屏砖瓦厂医务室	丰利轧花厂医务室		
栟茶镇	栟茶中学医务室	栟茶小学医务室	县石油机械厂医务室	
	县染织厂医务室	南通栟北联合开发公司医务室		
	栟茶轧花厂医务室	靖海砖瓦厂医务室		
洋口镇	县林场医务室	洋口砖瓦厂医务室	南港渔船修造厂医务室	
河口镇	于港缫瓦厂医务室			

2010年如东县学校医务室情况表

表3-9

医疗机构名称	地 址	邮政编码	诊疗项目
江苏省如东高级中学卫生站	掘港镇香阁里大街	226403	全科医疗
江苏省栟茶高级中学医务室	栟茶镇卫海路97号	226406	全科医疗
江苏省如东第一职业高级中学卫生站	掘港镇日晖西路87号	226400	全科医疗
江苏省如东第一职业高级中学卫生站	掘港镇原种村	226400	全科医疗
如东县掘港中学卫生站	掘港镇古池路25号	226400	全科医疗
如东县掘港天一学校卫生站	掘港镇日晖东路1号	226400	全科医疗
如东县实验中学医务室	掘港镇黄海西路	226400	全科医疗
如东县马塘中学卫生站	马塘镇仁和北路15号	226401	全科医疗
马塘小学卫生站	马塘镇市河东路18号	226401	全科医疗
丰利中学卫生室	丰利镇新建西路99号	226408	全科医疗
栟茶小学卫生室	栟茶镇中市街37号	226406	全科医疗
岔河中学卫生站	岔河镇燕坞北区1号	226403	全科医疗
双甸高级中学医务室	双甸镇百兴路11号	226404	全科医疗
如东县兵房中学医务室	兵房镇兵房中学内	226412	全科医疗

2010年如东县企业医务室情况表

表3-10

医疗机构名称	地 址	邮政编码	诊疗项目
如东县狼山鸡种鸡场医务室	掘港镇狼山鸡种鸡场场部	226400	全科医疗
如东县棉织厂卫生站	掘港镇弹琴路39号	226400	全科医疗
江苏东升艾克科技有限公司医务室	掘港镇掘兵路122号	226400	全科医疗
南通海天建材有限公司卫生站	掘港镇陵园路49号	226400	全科医疗
南通海天建材有限公司南厂卫生站	掘港镇人民南路3号	226400	全科医疗
江苏如东通用机械有限公司卫生站	掘港镇人民南路201号	226400	全科医疗
江苏新海花啤酒有限公司卫生所	掘港镇弹琴路2号	226400	全科医疗
江苏黄海汽配股份有限公司医务室	掘港镇人民南路203号	226400	全科医疗
日新印刷有限公司卫生站	掘港镇通海路29号	226400	全科医疗
新环建材有限责任公司卫生室	掘港镇陈高村	226400	全科医疗
江苏戴园集团掘港建材公司卫生站	掘港镇余荡村18组	226400	全科医疗
江苏省电力公司如东供电公司医务室	掘港镇江海西路14号	226400	全科医疗
江苏东方明珠粮油实业公司卫生室	掘港镇江海东路8号	226400	全科医疗
南通鹏鑫编织工艺公司医务室	掘港镇范堤南路25号	226400	全科医疗
南通市茧丝绸公司环北缫丝厂卫生站	掘港镇环镇敬老院东	226414	全科医疗
南通龙腾机械有限责任公司医务室	掘港镇朝阳路17号	226400	全科医疗
南通银源纺织有限公司卫生室	掘港镇范堤路	226400	全科医疗
金源帽业有限公司卫生室	掘港镇兴发路39号	226400	全科医疗
环镇缫丝厂卫生室	掘港镇晓河村8组	226414	全科医疗
南京医药南通健桥有限公司医务室	掘港镇人民南路38号	226400	内 科
江苏新象股份有限公司医务室	马塘镇建设路42号	226401	全科医疗
江苏快达农化股份有限公司医务室	马塘镇建设路2号	226401	全科医疗

续表3-10

医疗机构名称	地　址	邮政编码	诊疗项目
江苏省黄海实业股份公司卫生站	马塘镇仁和南路86号	226401	全科医疗
南通建民化工有限公司卫生站	马塘镇市河西路33号	226401	全科医疗
江苏海通化工有限责任公司医务室	马塘镇建设路40号	226401	全科医疗
南通市东力羽绒皮件厂卫生站	马塘镇马南村5组	226401	全科医疗
洋口砖瓦厂卫生室	洋口镇闸西村14组	226407	全科医疗
南通市置业公司如东分公司医务室	洋口镇洋口大道黄海三路	226407	全科医疗
南通万盛棉业有限公司卫生站	栟茶镇虹桥路70号	226406	全科医疗
江苏如石机械有限公司医务室	栟茶镇卫海北路60号	226406	全科医疗
银河工业园区卫生站	岔河镇银河村	226403	全科医疗
华发建材有限责任公司卫生站	岔河镇汤桥村	226403	全科医疗
铁链厂卫生站	岔河镇通洋路	226403	全科医疗
苏通茧丝绸有限公司卫生站	岔河镇西大街13号	226403	全科医疗
南通越洋集团有限公司卫生室	岔河镇振河村	226403	全科医疗
汤园砖瓦厂卫生站	新店镇汤园人民路42号	226432	全科医疗
南通贝拉维拉针织时装公司医务室	双甸镇石甸居委会8号	226404	全科医疗
双甸棉业有限公司医务室	双甸镇江海西路40号	226404	全科医疗
江海棉业有限责任公司医务室	兵房镇人民路43号	226412	预防保健
南通天时实业有限公司卫生室	苴镇临海路67号	226409	全科医疗

2010年如东县医院外设医务室情况表

表3-11

医疗机构名称	地　址	邮政编码	诊疗项目
普济医院虹元诊所	掘港镇江庄村	226400	内　科
掘港中心卫生院北郊诊所	掘港镇鸡场桥北侧	226400	全科医疗
马塘医院桐本门诊部	马塘镇丁河村	226401	内、外、妇、传染
丰利医院第二门诊部	丰利镇松泉街44号	226408	内、外、中医、口腔
丰利医院虹桥诊所	丰利镇新建西路5号	226408	内　科
五义医院凹桥诊所	丰利镇凹桥村	226408	内　科
环渔医院环港门诊	丰利镇港东村	226408	内、外科
丰利医院临港诊所	洋口镇双墩村12组	226407	内、外科
洋口医院二十二总诊所	洋口镇二十二总	226407	内　科
县第二人民医院第一诊所	岔河镇通洋路14号	226403	内　科
石甸医院田季诊所	双甸镇田季村8组	226404	中医内科
石甸医院花桥诊所	双甸镇曙光村2组	226404	外　科
苴镇中心卫生院新光门诊部	苴镇八园村11组	226409	内、外、妇、儿、中医
苴镇中心卫生院刘埠诊所	如东县苴镇刘埠	226409	全科医疗
长沙镇医院第一诊所	长沙镇东首	226413	(全科医疗)、口腔科
长沙镇医院第二诊所	长沙镇	226413	全科医疗
长沙镇医院北渔分院	长沙镇三民村东首	226413	内外、五官、中医、
长沙镇医院张桥分院	长沙镇张河村	226413	内科、外科、妇科、儿科

续表3-11

医疗机构名称	地　址	邮政编码	诊疗项目
北坎医院长盛诊所	长沙镇长盛村	226413	中医科、内科
北坎医院镇东诊所	长沙镇北坎居委会	226413	内　科
北坎医院六虎桥诊所	长沙镇环坎村	226413	内　科
大豫医院东凌分院	大豫镇东凌黄海路	226422	内、外、妇、儿

2010年如东县部门单位医务室情况表

表3-12

医疗机构名称	地　址	邮政编码	诊疗项目
掘港老年人服务中心卫生室	掘港镇兴环居委会	226400	全科医疗
掘港敬老院卫生室	掘港镇城北居委会158号	226400	全科医疗
掘港镇敬老院第一分院卫生室	掘港镇九总农民街西首	226491	全科医疗
掘港镇华丰敬老院卫生室	掘港镇华丰敬老院内	226423	全科医疗
马塘镇敬老院卫生室	马塘镇敬老院内	226401	全科医疗
丰利镇敬老院卫生室(五义)	丰利镇家庙桥村2组	226408	全科医疗
丰利镇环港敬老院卫生室	丰利镇环港敬老院内	226408	全科医疗
岔河镇第四敬老院卫生室	岔河镇坝南村4组	226403	全科医疗
双甸镇敬老院卫生站	双甸镇双南居委会	226404	全科医疗
苴镇敬老院卫生室	苴镇九阳村	226409	全科医疗
长沙镇敬老院卫生室	长沙镇兴海村	226413	全科医疗
如东县棉花原种场医务室	棉花原种场场部	226400	全科医疗
国营如东农场卫生所	农场人民路2号	226400	全科医疗

第三节　村卫生室

1969年1月，如东县始建“村卫生室”，时称“大队卫生室”。

2002年1月，“村卫生室”更名为“农村社区卫生服务站”。

2010年12月，全县有村社区卫生服务站240个，此外还有9个城区社区卫生服务站，拥有工作人员889人，其中，执业(助理)医师76人、注册护士5人、乡村医生808人。土地总面积48000平方米，建筑总面积48000平方米，主要建筑价值3120万元；卫生设备总加之3116万元，其中医疗专业设备2036万元，图书装备及其他通用设备1080万元；卫生总资产6480万元，其中流动资产244万元、固定资产6236万元、净资产万元，设有门诊、药房、治疗、观察及预防保健、康复、计生技术指导室，提供村级全科医疗、预防保健服务。详见“行政机构第四节”。

第四节　镇计划生育服务站

1994年，如东县部分乡镇建立“计划生育服务站”。

2010年12月，全县14个镇计划生育服务站拥有土地面积10000平方米，建筑面积12000平方米，建筑价值720万元，专业设备802万元，计生总资产1600万元，职工95人，执业(助理)医师31人，开展计划生育门诊服务。

1994～2010年如东县计划生育服务站简表

表3-13　　单位:平方米、万元、人

名　称	地　址	邮　编	建立时间(年)	建筑面积	固定资产		职工人数		
					总数	设备	总数	执业医师	其他人员
掘港镇	友谊东路2号	226400	1994	800	500	100	16	4	8
丰利镇	镇政府东首	226408	2000				7	4	2
双甸镇	江海西路76号	226404	2000	800			10	2	4
岔河镇	交通西路	226403	1994	550			8	2	4
马塘镇	市河西路	226401	1994	700			8	6	1
栟茶镇	浒澪村	226406	1994				4	1	2
兵房镇	健康路61号	226412	2000				3	1	1
苴　镇	新光蔡家桥	226409	2000				4	1	2
大豫镇	张謇南路	226422	2000				4	2	1
长沙镇	长沙居委会	226413	2000				3	1	1
洋口镇	洋口中路65号	226407	2000				6	2	2
河口镇	府前路	226463	2000				7	2	3
袁庄镇	大袁庄村	226405	2000				5	1	2
新店镇	通洋路76号	226432	2000				5	1	2

1994～2010年如东县计划生育服务站领导人更迭

表3-14

机构名称	领导人更迭
掘港镇计划生育服务站 (1994～　)	站　长:盛小梅 副站长:桑盛富、张小艳、季祝君
(丰利镇计划生育服务站 (2000～　)	站　长:宋仪芹、黄艳丽 副站长:花金兰
双甸镇计划生育服务站 (1994～　)	站　长:桑德轩 副站长:李　建、贾亚丽
岔河镇计划生育服务站 (1994～　)	站　长:李辉琴、张季红 副站长:李　培、张兴建
马塘镇计划生育服务站 (1994～　)	站　长:于　梅 副站长:褚　梅、薛　霞
栟茶镇计划生育服务站 (1994～　)	站　长:王　珍
兵房镇计划生育服务站 (2000～　)	站　长:张虞慧 副站长:曹　怡
苴镇计划生育服务站 (2000～　)	站　长:潘爱俭 副站长:姜拥军 曹海建

续表3-14

机构名称	领导人更迭
大豫镇计划生育服务站 ((2000～)	站　长:张艳华　　　　(副站长)
长沙镇计划生育服务站 (1994～)	站　长:顾周卫 副站长:李　霞、唐顺兰
洋口镇计划生育服务站 (2000～)	站　长:於海风
河口镇计划生育服务站 (2000～)	站　长:叶兰芳 副站长:郭伶俐
袁庄镇计划生育服务站 (2000～)	站　长:冒圣建
新店镇计划生育服务站 (2000～)	站　长:曹继红 副站长:邵　梅
曹埠镇计划生育服务站 (2000～)	站　长:张荣清 副站长:张海华、张晶晶

第五节　医　院

1949年10月1日,中华人民共和国成立前,如东县境内院主要是军队医院和私立规模较小医院,政府举办医院仅如皋县立医院,如东县人民医院,如东县景安区人民医院。1949年12月,全县仅有如东县立医院和几所较小私立医陵。后逐步发展,形成复盖全县的县、中心镇、乡镇三级医院网络,基本满足了全县人民的医疗服务需求。县级医院由县人民医院、县中医院、县第四人民医院等组成。县人民医院负责提供综合性医疗服务,县中医院负责提供综合性中医服务,县第四人民中医院负责提供专科性综合性医疗服务,县疾病预防控制中心县妇幼保健所等负责提供协助性医疗服务。8所中心卫生院负责区域性综合医疗服务。14个社区卫生服务中心负负责提供基础性医疗服务。其他医院机构负责提供补充性医疗服务。2010年12月,全县51所医院卫生院(县级4所、中心级8所、乡镇级39所);编制床位2648张(县级1090张、中心级604张、乡镇级954所);卫生人员3297人(县级1377人、中心级986人、乡镇级934人);卫生建筑总价值14718万元(县级9219万元、中心级3076万无、乡镇级2423万无);医疗设备总价值28885万元(县级18585万元、中心级5300万元、乡镇级5000万元);门急诊诊疗3830467人次(县级687901人次、中心级475738人次、乡镇级523682人次);入院者87819人次(县级39547人次、中心级20352人次、乡镇级28920人次);

一、私立医院

民国4年(1915年)6月,建立掘港疗养院。民22年(1933年)末,岔河惠生、岔河泽民、岔河同德、丰利公立、蒲东仁安5所医院有经费6792元(法币),掘港寿民、掘港仲华、马塘秀生、栟茶紫东(时隶东台县)4所医院经费未填报。时如皋全县有14所医院,其中11所医院有经费35792元(法币)。民国27年(1938年)日军入侵如皋东乡后,大多数医院被迫关闭。民国34年(1945年)入侵日军无条件投降后,民间又兴建多所医院。1950年3月～1952年3月间,县内私立医院相继关闭。

私立医院选介：

掘港疗养院

民国4年(1915年)6月,“掘港疗养院”开业,由海门人徐亦篱创办。后自行关闭。

掘港中西医局

民国5年(1916年),“掘港中西医局”开诊,由医师夏士龙创办。后自行关闭。

栟茶紫东医院

民国10年(1921年),“栟茶紫东医院”开诊。医院由南通专科学校毕业生赵紫东举办,址设栟茶镇北街。学生有葛其德等,民国27年(1938年)自行关闭。

掘港寿民医院

民国12年(1923年),“掘港寿民医院”开诊,址设掘港镇,院长郭信五。民国27年(1938年),日军入侵如皋东乡后关闭。

岔河惠生医院

民国13年(1924年),“岔河惠生医院”开诊,址设岔河镇,医院由从定远举办,经费1500元(法币),医院从定远,后任院长从班侯,学生有石太媛、许悦兰、程福徐、汤成华等。1952年3月关闭。

岔河泽民医院

民国16年(1927年),“岔河泽民医院”开诊,址设岔河镇,由张泽民举办,经费1600元(法币),院长张泽民,后蔡民之接任。1952年3月关闭。

岔河同德医院

民国16年(1927年),“岔河同德医院”开诊,址设岔河镇,经费1200元(法币),院长许如金。民国27年(1938年),日军入侵如皋东乡后关闭。

掘港仲华医院

民国16年(1927年),“掘港仲华医院”开诊。址设掘港镇西街。由留学日本国医师陈仲华回国创办,专内科,学生有孙德璇、管吉余、季汉澄、徐鸿鹄等人。民国36年(1947年)关闭。

丰利公立医院

民国18年(1929年),“丰利公立医院”开诊,址设丰利镇祖师庙内,这是一所由丰利镇知名中医和绅士募款2000银元,举办的民间医院。欧阳福保任院长。民国22年(1933年)经费1992元(法币),后由欧阳似愚任院长、吴寿安任中医主任、徐克明任西医主任。民国27年(1938年),日军入侵如皋东乡后关闭。

如皋同仁医院

民国21年(1932年)7月,“如皋同仁医院”建立,址设如皋城内长巷。民国26年(1937年)秋,迁入栟茶镇，时有胡伯兰、丁志中、胡晋侯等医师。民国31年(1942年)迁离栟茶镇。

马塘秀生医院

民国22年(1933年)，“马塘秀生医院”开诊，址设马塘镇中市，院长仲登俊。民国27年(1938年)，日军入侵如皋东乡后关闭。

蒲东仁安医院

民国22年(1933年)，“蒲东仁安医院”开诊，址设白蒲区蒲东镇，经费500元(法币)，医院由院长晋伯衡举办。民国27年(1938年)，日军入侵如皋东乡后关闭。

掘港国梁医院

民国24年(1935年)，“掘港国梁医院”开诊。址设掘港镇西街。设病床20余张，能施行下腹部及难产、切肢等手术，由留学法国医学博士蔡国梁创办。学生有葛志成、金建侬、张文言、朱硕如、袁英三等。民国36年(1947年)关闭。

马塘光华医院

民国25年(1936年)民国25年(1936年)，“马塘光华医院”开诊。址设马塘镇碧霞山下养老院，由南通医学专科学校毕业生季明光、黄国华共同创办，季明光任院长，学生有姚延、咸仲实、冒青云、朱念生、周崇等。民国35年(1946年)关闭。

丰利大华医院

民国26年(1937年)，“丰利大华医院”开诊，医院由西医徐迺堂创办，址设丰利镇，徐迺堂任院长。民国27年(1938年)关闭。

南通乐仁医院

民国27年(1938年)，“南通乐仁医院”迁入如东县，址设马塘镇预备巷北首于成之私宅，为尹乐仁私有并任院长，由西医石光斗主内科、西医王笃因主外科和妇产科。民国28年(1939年)，迁回。

马塘光斗医院

民国28年(1939年)，“马塘光斗医院”开诊，址设马塘镇。由上海同德医学毕业生石光斗创办，设内、外、妇产科。学生有马启贞、王砚民、高国相、高世学、邱美珠等人。民国35年(1946年)关闭。

马塘笃因医院

民国28年(1939年)，“马塘笃因医院”开诊。设内、外、妇产科。由上海同德医学院毕业生王笃因创办，址设马塘镇南街陈树斋宅。学生有朱泰来、赵富琏、陈忠义、芦仁安等人。王笃因任院长。民国34年(1945年)关闭。

掘东公益医院

民国29年(1940年)，“掘东公益医院”开诊，址设兵房镇南协和仓，医院由施公衡等举办，施公衡任院长。“如皋县政府”转移至掘东区，接受该院，改称 “如皋县立(掘东)医院”。民国31年(1942年)，日军大扫荡时，该院奉命遣散。

马塘泰来医院

民国37年(1948年)春，“马塘泰来医院”开诊，址设马塘镇。医院由朱泰来夫妇创办，学生有王兰等2人。民国38年(1949年)9月关闭。

掘港卫生所

民国37年(1948年)3月，“掘港卫生所”开诊，卫生所由尤兵、朱硕如、周新伍等人联合举办。址设掘港镇南街市公路。学员有李家澄、李家祥等。尤兵任所长。1951年11月关闭，集体并入“如东县卫生院”。

马塘新民医院

民国38年(1949年)3月，“马塘新民医院”开诊，址设马塘镇。医院由张仲仁、咸仲实、冒青云共同创办，张仲仁任院长。后冒青云退出，夏福然进入。1950年3月关闭，集体并入“如东县政府卫生院”。

丰利新民医院

1950年，“丰利新民医院”开诊，址设丰利镇。由冒青云、虞竹溪2人合办。1951年底关闭。

栟茶大众医院

1950年，“栟茶大众医院” 开诊，址设“同仁医院”旧址(后为栟茶剧场办公室)。医院由3名中医、1名西医集体创办，1951年关闭后，各自开诊。

二、乡镇卫生院

1952年12月，全县182所乡镇均建联合诊所，共有卫生人员987人，为各乡镇人民提供基础性医疗服务。1958年，以乡镇联合诊所为基础组建“人民公社医院”。1960年12月，“人民公社医院”改称“人民公社民办医院”。全县44所人民公社民办医院编制卫生床位922张，卫生人员1332人。1962年11月，全县44所“人民公社民办医院”改称“人民公社中心联合诊所”。1965年12月，全县44所人民公社中心联合诊所计有卫生床位1002张，卫生人员1569人。1966年11月，全县54所“人民公社中心联合诊所”改称“人民公社卫生院”。1970年12月，全县54所“人民公社卫生院”计有卫生床位1082张，卫生人员1749人，3所农场医院(卫生所)计有卫生人员28人。1981年9月，5所“镇人民公社卫生院”改称“镇卫生院”。1983年9月，全县48所“人民公社卫生院”改称“乡卫生院”。1985年12月，全县52所乡镇卫生院编制卫生床位1284张，卫生人员1533人，卫生建筑总价值412万元，医疗设备总价值82万元。2000年，全县37所乡镇卫生院改制民营，编制卫生床位1144张，卫生人员1288人，卫生建筑总价值2513万元，医疗设备总价值906万元。2010年12月，全县39 所改制医院编制卫生床位954张、卫生人员934人、建筑价值2423万元、医疗专业设备2161万元、总资产13225万元、门急诊诊疗523682人次、出院者28920人次。

乡镇卫生院选介：

乡镇联合诊所

民国36年(1947年)7月，掘东区70多名群众在华丰坝南六副头抗暴斗争中受伤，中国人民解放军苏皖军区第九分区卫生部长周申晋闻讯后，迅速赶赴，动员施公衡、顾黛、蔡紫尘等个体诊所医生组成“利民乡联合诊所”，抢救伤员，这是如东县第一个联合诊所。利民乡联合诊所实行“集体经营、自负盈亏、死分活值、按劳分配”的管理方式。

1949年10月，苏北行署卫生局推广联合诊所管理方式。

1950年12月，全县有联合诊所87所。

1952年4月，全县各乡镇在“政府领导、自愿结合、民主管理、集体经营”的原则下，相继建立联合诊所。12月，全县计有“联合诊所”182所。

1954年9月18日，蒲东、丁埝、雪岸3区所属白蒲镇、斜港、薛曹、新姚、平桥、平楼、林东、红园、丁埝镇、东城镇、土刘、宗城、朝阳、丁北、骏发、冯石、斗争、合兴、长胜、雪洪20所“乡(镇)联合诊所”划属如皋县。12月，全县下辖景安、双甸、岔河、汤园、马塘、桐本、掘郊、掘东、掘长、苴镇、卫海、丰利、栟茶、栟北14个区，162个所“乡(镇)联合诊所”负责1179个行政村和38条街道的卫生工作。

1958年6月，全县有91所联合诊所、8所分诊所、34所门诊室。参加联合诊所人员558人，其中，西医90人、中医307人、中西医结合医生47人、针灸医生22人、助产员25人，专职会计18人、专职调剂员41人。8月，掘港镇联合诊所参加县民办中医院的组建。10月，撤销87所联合诊所、8所分诊所、20所门诊室，其人员分别参加相关人民公社医院组建。翌年1月，全县撤销4个联合诊所、4个门诊室，分别参加相关人民公社医院组建。

1947～1959年如东县联合诊所领导人员更迭表

表3-15　　　　单位：人

名　称	建立时间	人 数	负责人	转入单位名称
余　荡	1952	8	高文法、陈学容	1958年10月掘港人民公社医院
五六总	1953	5	李德均	
港　南	1955	4	高文法	
野　营	1955	4	邢正廉	
三　民	1957	3	高　琴	
丁　杨	1952	4	张衡明	1958年10月杨於人民公社医院
秀　岩	1952	5	戴子琰	
杨　於	1952	5	夏子善	
于　港	1952	4	徐正明	1958年10月直夫人民公社医院
直　夫	1952	8	缪德来	
海　辰	1952	6	蔡国钧、潘　杰	
蔡　庄	1952	5	顾亚夫	
双　北	1952	8	冯西宇	1958年10月火箭人民公社医院
宗　奎	1952	8	凌之如	
双　甸	1952	3		
景　安	1952	11		1958年10月7日景安人民公社医院

续表3-15　　　　单位:人

名　称	建立时间	人 数	负责人	转入单位名称
洋　涨	1952	5		1958年10月7日景安人民公社医院
锦　成	1952	4	朱子平、杨宪章	1958年10月7日景安人民公社医院
毅　夫	1952	2	蔡昇轩	1958年10月22日达富人民公社医院
达　富	1952	7	徐长法、丛远如	
铁　果	1952	4	袁孝三	
石　北	1952	5	丛伯廷　贾　绍	1958年10月石甸人民公社医院
鹤　井	1952	6	陆啟椿	
先　民	1952	8	居春国	1958年11月先民人民公社医院
桂　林	1952	11	顾培国、丛保昌	
幸　福	1952	10	许正根	
庭　贵	1952	5	张卿云	1958年9月26日庭贵人民公社医院
丛　坝	1952	4	房福田	
陈　皋	1952	7	汤永珍	1958年11月10日岔南人民公社医院
其　国	1952	3	陈其伟	
古　吴	1952	6	刘秉之	1958年10月古坝人民公社医院
马　杨	1952	7		
新　兴	1952	6		
岔　北	1952	6	陈佑卿	1958年11月16日岔北人民公社医院
平　肖	1952	5	杨泽人	
蔡　庄	1952	5		
芳　根	1952	4	施小岩	1958年11月10日芳根人民公社医院
建　设	1952	8	丁志远、花占梅	
红星利群	1947	6	秦震东	1958年12月20日顾茂人民公社医院
顾　茂	1952	4	单维新	
三　沿	1958	4	杨德贵	1958年9月29日沿河人民公社医院
马　北	1952	5	陈吕林、施　杨	
王　元	1952	7	孙致中	1958年12月7日尊三人民公社医院
尊　三	1952	5	杨龙棠	
胜　利	1952	6	王济生、钱秀峰	1958年8月27日潮桥人民公社医院
潮　桥	1952	6		
潮桥保健	1952	4	秦　艇	
惕　庵	1952	11	施济生	1958年12月1日惕庵人民公社医院
孙　窑	1952	11		
堤　南	1952	4	王济之	
毕　杨	1952	3		
苏　云	1952	5	孙济民、祁子旺	1958年12月10日苏云人民公社医院
虹　元	1952	7	祁伯衡	
苏　虹	1952	6	李希雷	
银　杏	1952	10	黄　舫、陈建璜	1958年12月31日和春人民公社医院

续表3-15 单位:人

名称	建立时间	人数	负责人	转入单位名称
和春	1952	8	陶步高	1958年12月31日和春人民公社医院
上漫	1952	10	吴康成	1958年11月12日应泉人民公社医院
应泉	1952	8	朱莲洲	
利民	1947	3	施公衡	1952年新民(利民)联合诊所
新中	1952	9	龚广春、许公策	1958年10月兵房人民公社医院
徐征	1952	6	潘介昌、佐如英	
新民	1952	10	陆志聪、施文周	
镇东	1952	8	薛文宰、陆仲春	1958年8月30日大豫人民公社医院
南坎	1952	6	王金荣	
圩北	1952	4	陆剑铭	
王茎	1952	10	黄德刚、柏子余	1958年11月4日巩王人民公社医院
华丰	1952	7	龚志芳、倪广祥	1958年9月8日华丰人民公社医院
新生	1952	8	孙鸿恩、张春芳	
四桥	1952	4	徐德	1958年11月12日长沙人民公社医院
三邻	1952	8	陈万元	
长沙	1952	5	徐小林	
附中	1952	4	袁正新	1958年10月22日北坎人民公社医院
北坎	1952		金健农	
滨海	1952			
新华	1952			
鸿余	1952	4	徐万领	1958年10月17日卫海人民公社医院
堤北	1952	4	朱连成	
保林	1952	5	季瞿学	1958年10月6日福亮人民公社医院
苴镇	1952	6	朱正钢	
福亮	1952	5	朱家俊	
新利	1952	9	吴秀峰	1958年10月四明人民公社医院
四明	1952	7	袁洲平	
石屏	1952	4	陈五生	1958年12月2日环港人民公社医院
东宁	1952	7	刘丙林	
环港	1952			
光荣	1952	4	顾维成	1958年10日光荣人民公社医院
观东	1952			
五义	1952	6	徐培芝	1958年12月10日五义人民公社医院
双德	1952	6	於凯	
玉龙	1952	6	孙年康	
高林	1952	4	孙德林	1958年12月20日宏林人民公社医院
宏连	1952	5	周树芸、缪志仁	
秀贞	1952	5	周科术	

续表3-15　　单位:人

名　称	建立时间	人 数	负责人	转入单位名称
德　贵	1952	6	缪静波、葛　春	1958年11月22日德贵人民公社医院
洋　口	1952	6	缪家瑞、于杰璜	
靖　海	1952			1958年11月22日德贵人民公社医院
栟　北	1952	5	缪惠甫	1958年10月栟茶人民公社医院
栟　茶	1952	5		
启　新	1952	6	葛仁勋	
西　洋	1952	8	缪毅芝、丛志仁	1958年12月22日浒澪人民公社医院
浒　澪	1952	7	章有桢	
丰　利	1952	8	欧阳觉生	1959年1月丰利人民公社医院
马　塘	1952	5	孙　鑫	1959年1月桐本人民公社医院
三　元	1952	6		
旧　场	1952	12	张耀北	1958年12月20日旧场人民公社医院
富　滩	1952	5	张启铭、芇云轩	
掘　港	1952	14	吉家言、陈国权、季汉源*	1958年8月县中医院
白蒲镇	1952	4		1954年9月划属如皋县
斜　港	1952	3		
薛　曹	1952	3		
新　姚	1952	3		
平　桥	1952	3		
平　楼	1952	3		
林　东	1952	3		
红　园	1952	3		
丁埝镇	1952	4		
东城镇	1952	4		
土　刘	1952	3		
宗　城	1952	3		
朝　阳	1952	3		
丁　北	1952	3		
骏　发	1952	3		
冯　石	1952	3		
斗　争	1952	3		
合　兴	1952	3		
长　胜	1952	3		
雪　洪	1952	3		

注:“*”为副所长。

掘港镇卫生院

【地址】如东县掘港镇江海中路33号

【邮编】226400

【沿革】1958年10月，以“港南乡联合诊所”“余荡乡联合诊所”“新民乡联合诊所”“五六总乡联合诊所”为基础，组建“掘港人民公社医院”，址设掘港镇蟛儿场。时有职工48人，其中医技人员32人。卫生床位40张。

1959年5月，分建为“掘港镇人民公社医院”“掘郊人民公社医院”。本院名为“掘港镇人民公社医院”。原址。时有职工24人，其中医技人员16人。卫生床位20张。

1960年11月，更名为“掘港镇人民公社民办医院”，址迁蒋家桥。

1962年11月，更名为“掘港镇人民公社中心联合诊所”。

1966年，更名为“掘港镇人民公社卫生院”。

1968年4月，成立“掘港镇人民公社卫生院革命领导组”。

1976年12月，医院职工70人。

1978年8月22日，撤销“掘港镇人民公社卫生院革命领导组”，恢复“院长负责制”。

1981年9月，更名为“掘港镇卫生院”。

1985年12月，医院职工46人，卫生床位30张，固定资产14万元，净资产20万元。

1986年3月16日，与“掘郊乡卫生院”合建“掘港中心卫生院”。

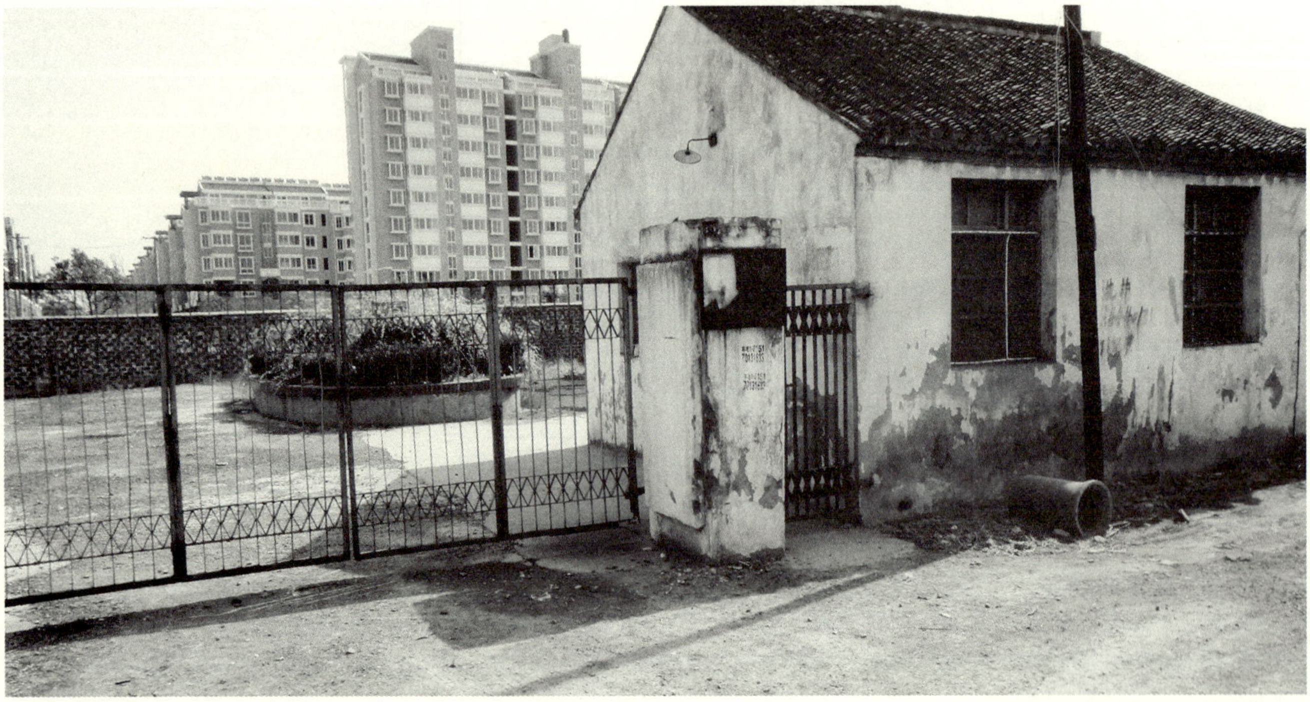

1958年10月，掘港人民公社蟛儿场医疗办公房址　（2011年3月15日县卫生志编纂办公室摄）

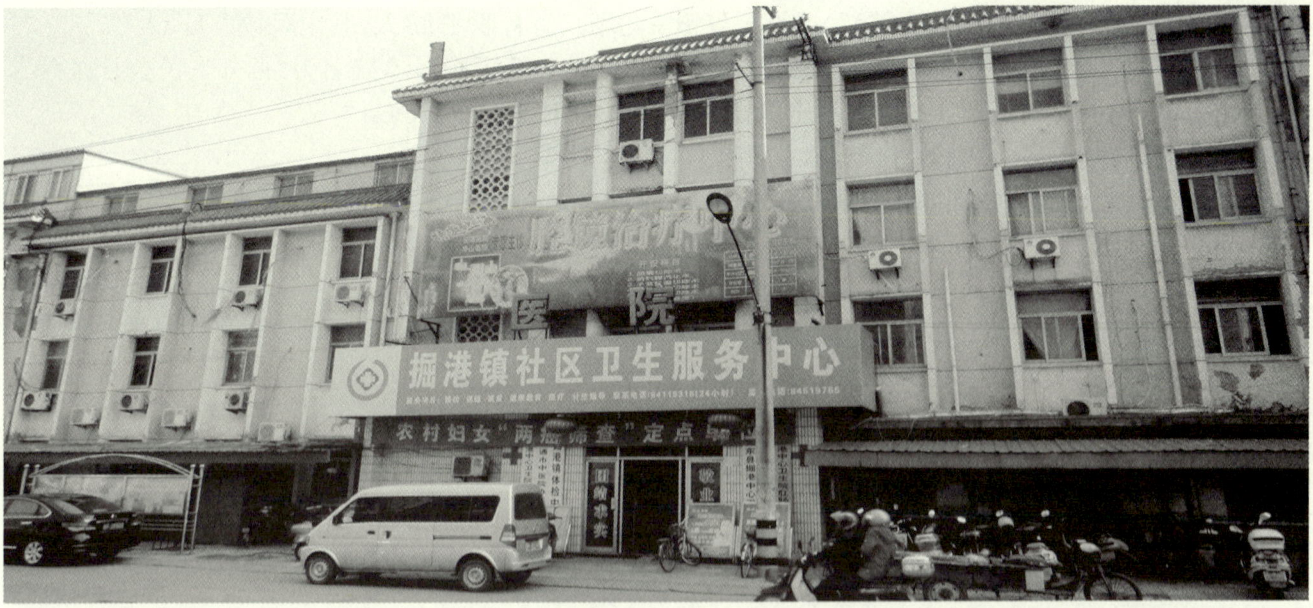

1960年11月，掘港镇江海中路医疗办公楼　　(2011年3月15日县卫生志编纂办公室摄)

1958～1986年掘港镇卫生院领导人员更迭

表3-16

机构名称	领导人更迭
掘港人民公社医院 (1958.10～1959.05) 掘港镇人民公社医院 (1959.05～1960.11) 掘港镇人民公社民办医院 (1960.11～1962.11)	院　长：陆祥林 1958.10～1962.11 副院长：杨俊贤 1958.10～1960.11
掘港镇人民公社中心联合诊所 (1962.11～1966.11)	主　任：陆祥林 1962.11～1966.11
掘港镇人民公社卫生院 (1966.11～1968.04)	院　长：汤致中 1966.11～1968.04
掘港镇人民公社卫生院革命领导组 (1968.04～1978.08)	组　长：陈增祥 1968.04～1978.08 副组长：徐慎成 1968.04～1978.08 汤致中 1968.04～1978.08
掘港镇人民公社卫生院 (1978.08～1983.09) 掘港镇卫生院 (1981.09～1986.03)	院　长：陈增祥 1978.08～1983.09 汤致中 1983.09～1986.03 副院长：汤致中 1978.08～1983.09 徐慎成 1978.08～1983.09 朱丙涛 1983.09～1986.03

掘郊乡卫生院

【地址】如东县掘港镇公共路17号

【邮编】226400

【沿革】1958年10月，以“港南乡联合诊所”“余荡乡联合诊所”“新民乡联合诊所”“五六总乡联合诊所”为基础，组建“掘港人民公社医院”，址设掘港镇蟳儿场。时有职工48人，其中医技人员32人。

1959年5月，分建为“掘港镇人民公社医院”“掘郊人民公社医院”，本院名为“掘郊人民公社医院”，址设掘港镇公共路。时有职工24人，其中医技人员16人。卫生床位20张。

1960年11月，更名为“掘郊人民公社民办医院”。

1962年11月，更名为“掘郊人民公社中心联合诊所”。

1966年11月，更名为“掘郊人民公社卫生院”。

1968年4月，成立“掘郊人民公社卫生院革命领导组”。

1976年12月，医院职工71人。

1978年8月22日，撤销“掘郊人民公社卫生院革命领导组”，恢复“院长负责制”。

1983年9月，更名为“掘郊乡卫生院”。

1985年12月，医院职工43人，卫生床位30张，固定资产14万元，净资产19万元。

1986年3月16日，与“掘港镇卫生院”合建“掘港中心卫生院”。

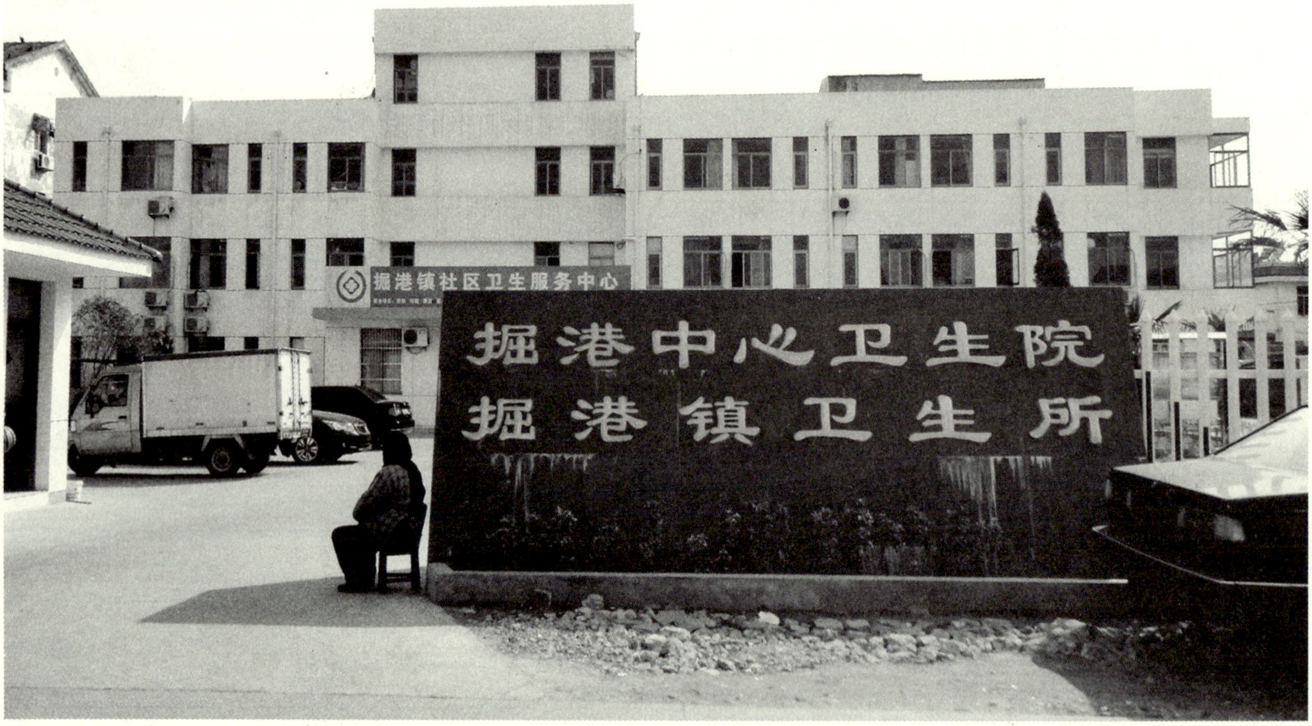

1960年11月，掘港镇公共路医疗办公楼　　（2011年3月15日县卫生志编纂办公室摄）

1958～1986年掘郊乡卫生院领导人员更迭

表3-17

机构名称	领导人更迭
掘港人民公社医院 （1958.10～1959.05） 掘郊人民公社医院 （1959.05～1960.11） 掘郊人民公社民办医院 （1960.11～1962.11）	院　长：陆祥林 1958.10～1959.05 陶　平 1959.05～1962.11 副院长：杨俊贤 1958.10～1959.05

续表3-17

机构名称	领导人更迭
掘郊人民公社中心联合诊所 （1962.11～1966.11）	主　任：陶　平1962.11～1966.11
掘郊人民公社卫生院 （1966.11～1968.04）	院　长：陶　平1966.11～1968.04
掘郊人民公社卫生院革命领导组 （1968.04～1978.08）	组　长：周　旭1968.04～1978.08 副组长：桑万贵1968.04～1978.08 黄声扬1976.04～1978.08
掘郊人民公社卫生院 （1978.08～1983.09） 掘郊乡卫生院 （1983.09～1986.03）	院　长：周　旭1978.08～1983.09 吴剑祥1983.09～1986.03 副院长：桑万贵1978.08～1983.09 黄声扬1978.08～1983.09 李　勇1983.09～1986.03

九总医院

【地址】如东县掘港镇如华村14组

【邮编】226400

【沿革】1958年10月，以“丁杨乡联合诊所”（4名职工）、“杨於乡联合诊所”（5名职工）、“秀岩乡联合诊所”（5名职工）为基础，组建“杨於人民公社医院”，址设九总庙。时有职工23人，其中医技人员16人，卫生床位20张。

1959年1月，更名为“九总人民公社医院”。

1960年11月，更名为“九总人民公社民办医院”。

1962年11月，更名为“九总人民公社中心联合诊所”。

1966年11月，更名为“九总人民公社卫生院”。

1968年4月，成立“九总人民公社卫生院革命领导组”。

1976年12月，医院职工43人。

1978年8月22日，撤销“九总人民公社卫生院革命领导组”，恢复“院长负责制”。

1983年9月，更名为“九总乡卫生院”。

1985年12月，卫生床位28张，职工30人，建筑面积918平方米，固定资产8万元，净资产16万元。

1991年12月，编制床位27张，职工37人。

2000年4月26日，撤销“九总乡卫生院”，为掘港中心卫生院“九总分院”。12月，医院床位25张，职工28人，固定资产43万元。

2001年10月，改制民营，更名为“九总医院”。

2010年12月，医院开放卫生床位25张（内科15张，儿科10张）；土地总面积6600平方米，建筑总面积3729平方米，主要建筑价值69万元；卫生设备总价值15万元，其中医疗专业设备9万元，图书装备及其他通用设备6万元；卫生总资产150万元，其中流动资产66万元、固定资产84万元、净资产112万元。有职工21人，其中卫生专业技术人员17人。

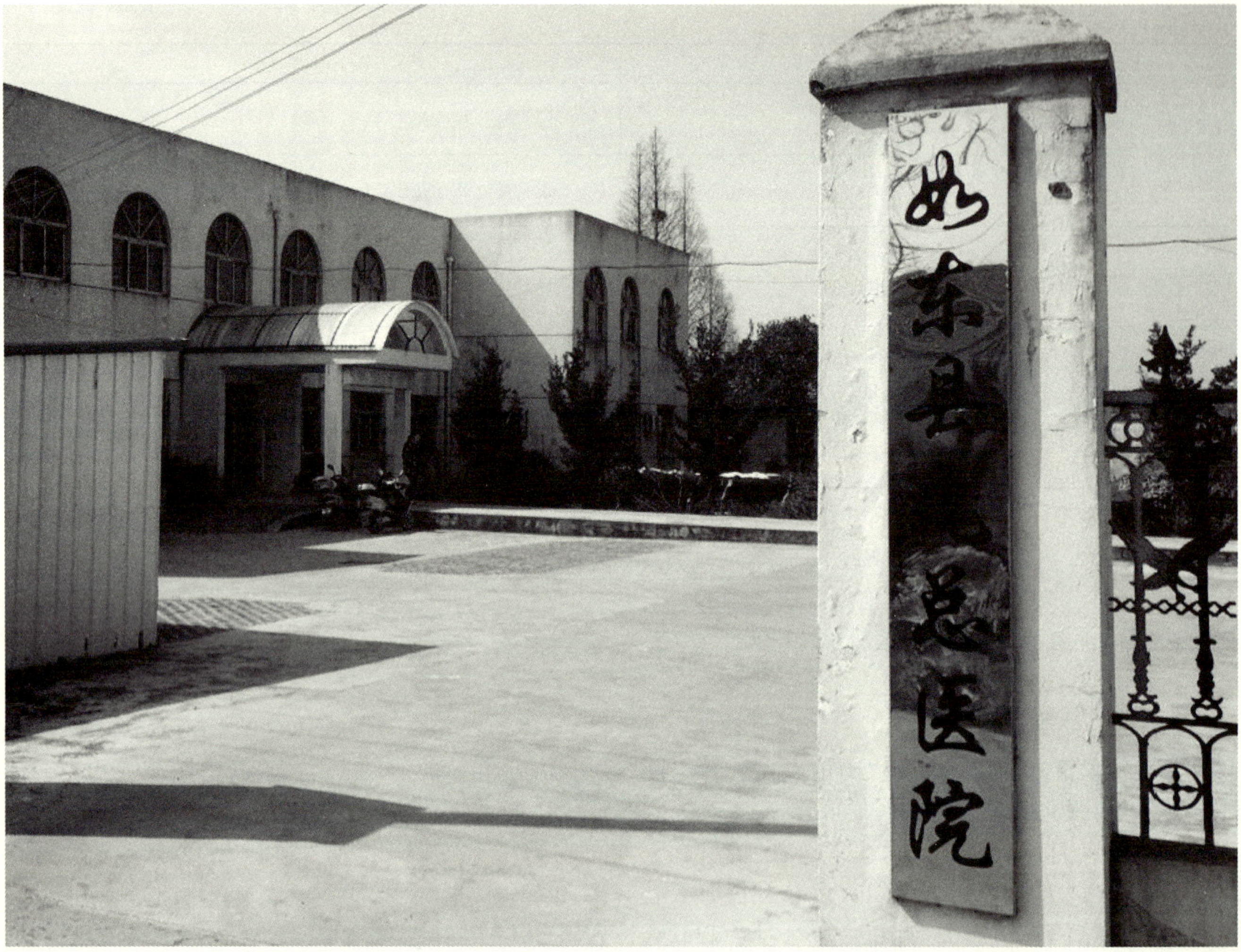

1958年10月，掘港镇九总庙址医疗办公楼　　(2011年7月13日县卫生志编纂办公室摄)

1958～2010年九总医院领导人员更迭

表3-18

机构名称	领导人更迭
杨於人民公社医院 (1958.10～1959.01) 九总人民公社医院 (1959.01～1960.11) 九总人民公社民办医院 (1960.11～1962.11)	院　长:王立新1958.10～1962.11
九总人民公社中心联合诊所 (1962.11～1966.11)	主　任:王立新1962.11～1966.11
九总人民公社卫生院 (1966.11～1968.04)	院　长:陈中灿1966.11～1968.04
九总人民公社卫生院革命领导组 (1968.04～1978.08)	组　长:袁志佩1968.04～1978.08 副组长:李维郁1968.04～1978.08

续表3-18

机构名称	领导人更迭
九总人民公社卫生院 （1978.08～1983.09） 九总乡卫生院 （1983.09～2000.04） 掘港中心卫生院九总分院 （2000.04～2001.10） 九总医院 （2001.10～　　）	院　长：袁志佩1978.08～1983.09 李维郁1983.09～1999.08 徐　平1998.09～2001.10 张瑞斌2001.10～2003.12 管仲华2003.12～ 副院长：李维郁1978.08～1983.09 张玉宽1986.09～2000.04

城南医院

【地址】如东县掘港镇童店人民路37号

【邮编】226400

【沿革】1958年10月，以“和春乡联合诊所”8名职工、“银杏乡联合诊所”10名职工为骨干，组建“和春人民公社医院”，址设童家店。时有职工28人，其中医技19人，床位20张。

1960年11月，更名为“和春人民公社民办医院”。

1962年11月，更名为“和春人民公社中心联合诊所”。

1965年9月，更名为“同甸人民公社民办医院”。

1966年11月，更名为“同甸人民公社卫生院”。

1968年4月，成立“同甸人民公社卫生院革命领导组”。

1976年12月，医院职工52人。

1978年8月22日，撤销“同甸人民公社卫生院革命领导组”，恢复“院长负责制”。

1981年7月，更名为“童店人民公社卫生院”。

1983年9月，更名为“童店乡卫生院”。

1985年12月，卫生床位35张，职工43人，建筑面积1044平方米，固定资产7万元。

1991年12月，卫生床位32张，职工44人。

1995年，评定为“一级甲等乡镇卫生院”。

2000年3月21日，改称“城南镇卫生院”。4月26日，撤销“华丰乡卫生院”，为本院的分院。12月，卫生床位28张，职工35人，固定资产116万元，净资产116万元。

2001年10月，改制民营，更名为“城南医院”“华丰分院”同时划出。

2010年12月，医院开放卫生床位28张（内科14张，外科8张，妇产科6张）；土地总面积4968平方米，建筑总面积5798平方米，主要建筑价值82万元；卫生设备总价值38万元，其中医疗专业设备22万元，图书装备16万元；卫生总资产232万元，其中流动资产112万元、固定资产120万元、净资产187万元。有职工26人，其中卫生专业技术人员21人。

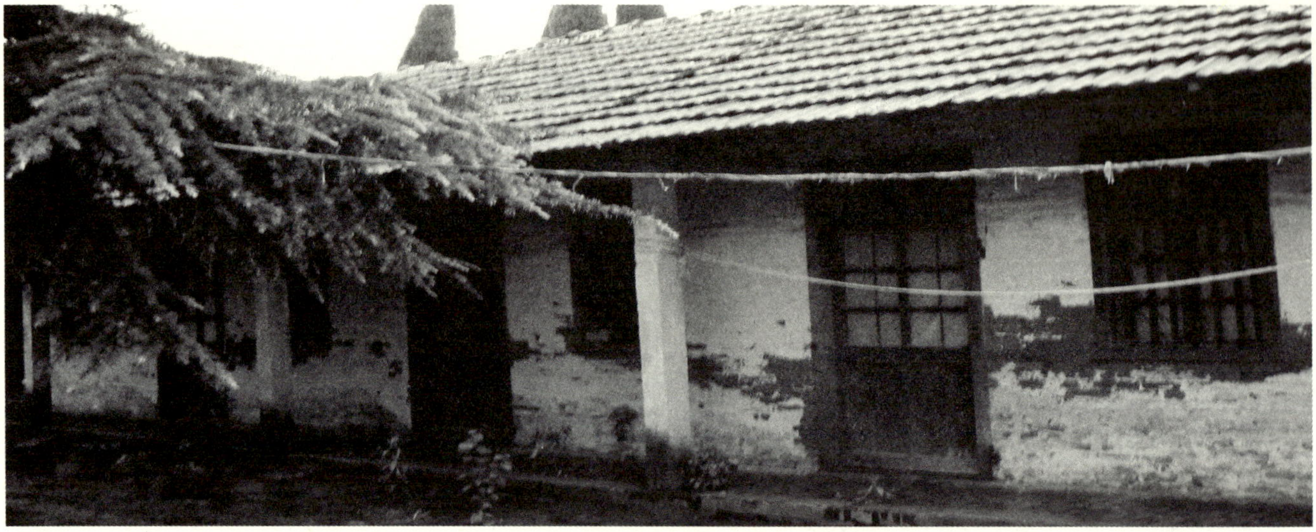

1958年10月,掘港镇童家店医疗办公房　　（2011年7月13日县卫生志编纂办公室摄）

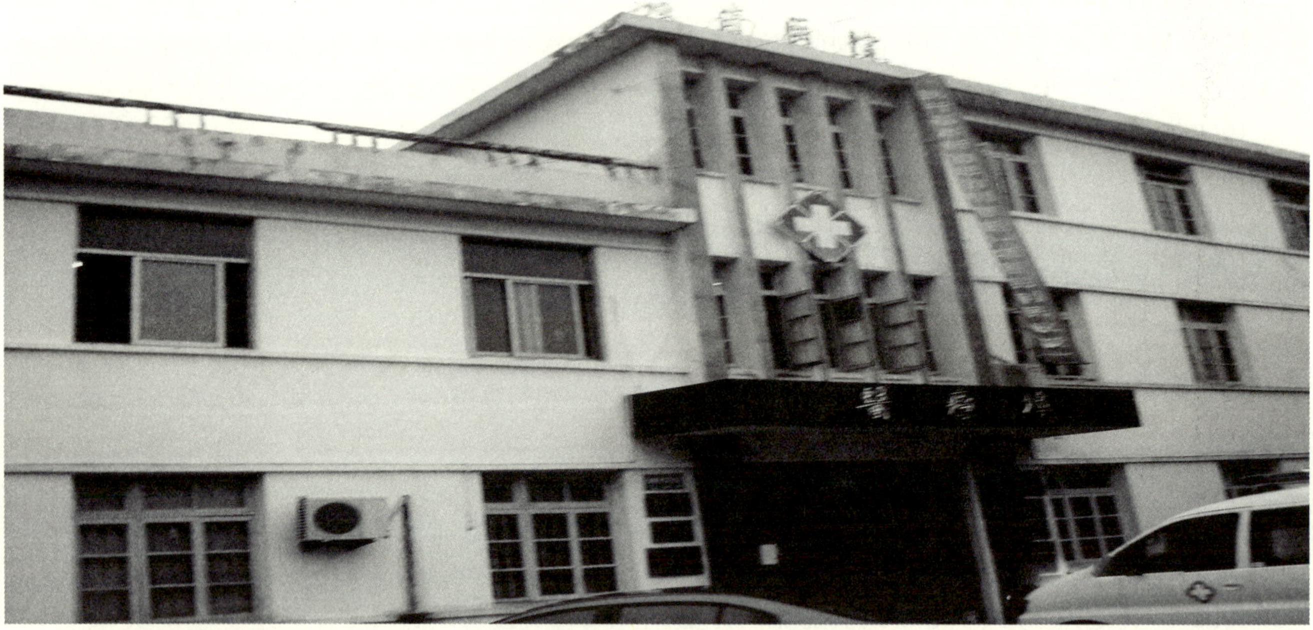

1986年12月,掘港镇童店人民路37号医疗办公楼　（2011年7月13日县卫生志编纂办公室摄）

1958～2010年城南医院领导人员更迭

表3-19

机构名称	领导人更迭
和春人民公社医院 （1958.10～1960.11） 和春人民公社民办医院 （1960.11～1962.11）	院　长:张国华1958.10～1962.11
和春人民公社中心联合诊所 （1962.11～1965.09） 同甸人民公社中心联合诊所 （1965.09～1966.11）	主　任:张国华1962.11～1966.11

续表3-19

机构名称	领导人更迭
同甸人民公社卫生院 （1966.11～1968.04）	院　长：张国华1966.11～1968.04
同甸人民公社卫生院革命领导组 （1968.04～1978.08）	组　长：张国华1968.04～1978.08 副组长：花立山1968.04～1978.08
同甸人民公社卫生院 （1978.08～1981.09） 童店人民公社卫生院 （1981.09～1983.09） 童店乡卫生院 （1983.09～2000.04） 城南镇卫生院 （2000.04～2001.10） 城南医院 （2001.10～　　　　）	院　长：张国华1978.08～1981.12 花立山1981.12～1984.10 陈永龙1984.10～ 副院长：花立山1978.08～1981.12 朱炳南1998.05～2001.10 王正国2000.04～2001.10　（院长级） 奚秀忠2001.02～2001.10

华丰医院

【地址】如东县掘港镇童华路35号

【邮编】226400

【沿革】1958年10月，以“华丰乡联合诊所”7名职工、“新生乡联合诊所”8名职工为骨干，组建“华丰人民公社医院”，址设华丰坝。时人员23人，其中医技16人。卫生床位20张。

1960年11月，更名为“华丰人民公社民办医院”。

1962年11月，更名为“华丰人民公社中心联合诊所”。

1965年9月，更名为“花丰人民公社中心联合诊所”。

1966年11月，更名为“花丰人民公社卫生院”。

1968年4月，成立“花丰人民公社卫生院革命领导组”。

1976年12月，医院职工50人。

1978年8月22日，撤销“花丰人民公社卫生院革命领导组”，恢复“院长负责制”。

1983年8月，更名为“华丰人民公社卫生院”。9月，更名为“华丰乡卫生院”。

1985年12月，卫生床位30张，职工41人，建筑面积2269平方米，固定资产9万元，净资产11万元。

1991年12月，卫生床位28张，职工40人。

2000年4月26日，撤销“华丰乡卫生院”，为城南镇卫生院“华丰分院”。12月，医院床位30张，职工31名，固定资产136万元，净资产158万元。

2001年10月，改制民营，更名为“华丰医院”。

2010年12月，医院开放卫生床位24张（内科9张，外科12张，儿科3张）；土地总面积3000平方米，建筑总面积3300平方米，建筑价值38万元；设备总价值100万元，其中医疗专业设备68万元，图书装备32万元；卫生总资产169万元，其中流动资产31万元、固定资产138万元、净资产169万元。有职工25人，其中卫生专业技术人员18人。

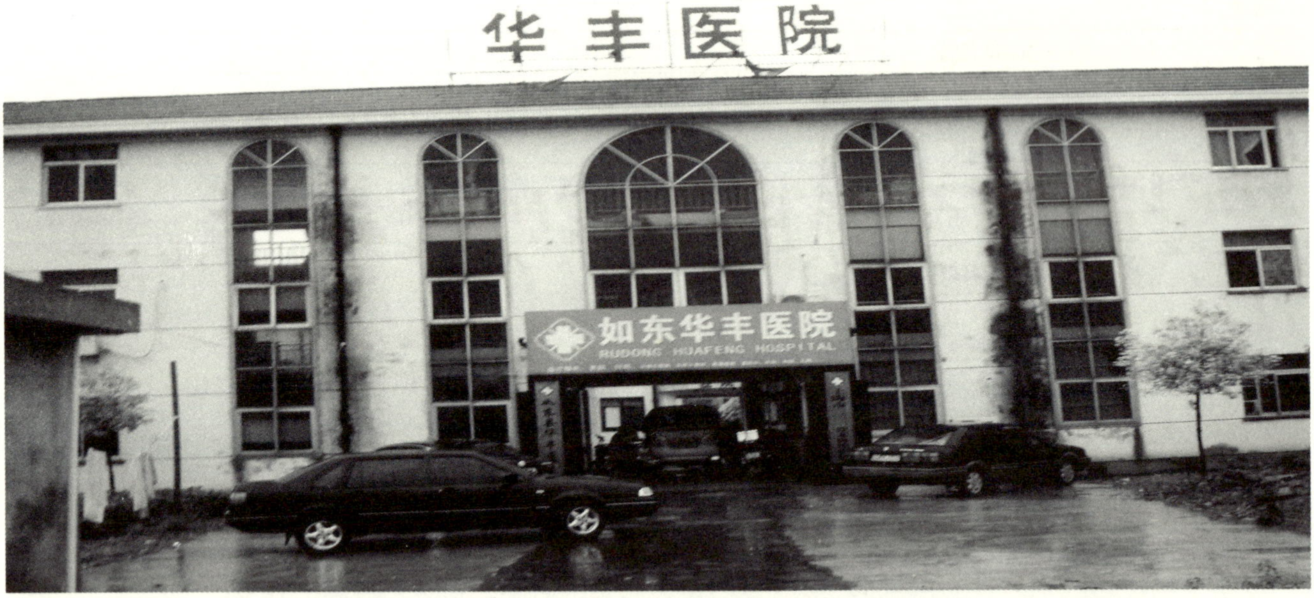

1958年10月，掘港镇华丰坝办公楼　　（2011年7月13日县卫生志编纂办公室摄）

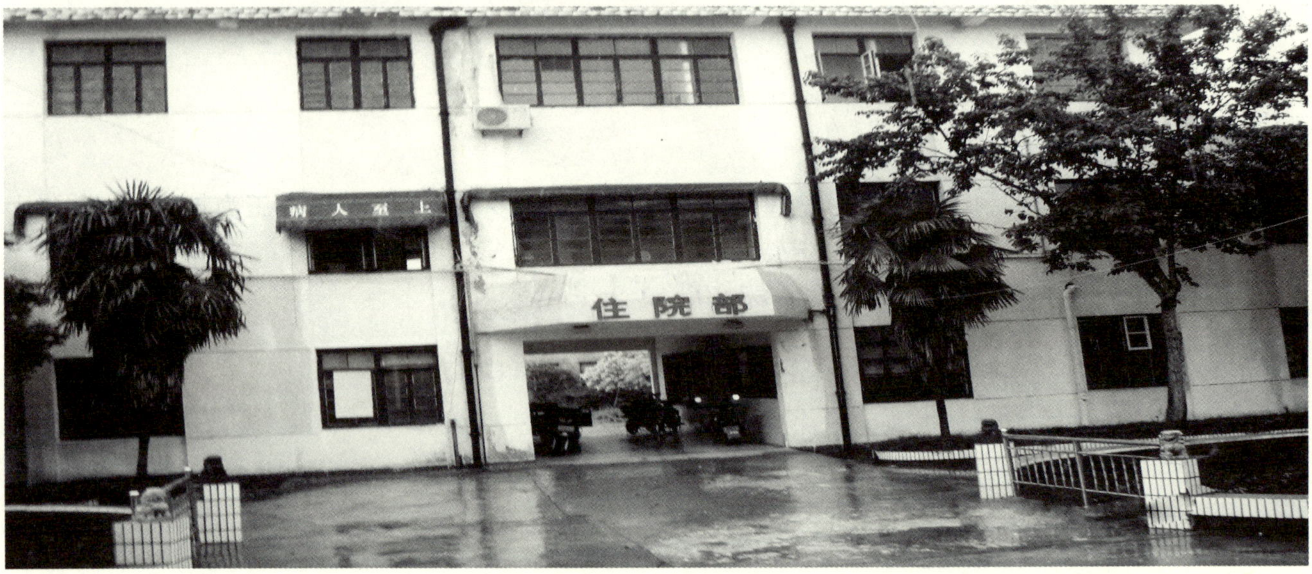

1991年12月，掘港镇华丰坝建医疗楼　　（2011年7月13日县卫生志编纂办公室摄）

1958～2010年华丰医院领导人员更迭

表3-20

机构名称	领导人更迭
华丰人民公社医院 （1958.10～1960.11） 华丰人民公社民办医院 （1960.11～1962.11）	院　长：吴振兴 1958.10～1962.11 副院长：倪广祥 1958.10～1962.11 龚正芳 1958.10～1962.11
华丰人民公社中心联合诊所 （1962.11～1965.09） 花丰人民公社中心联合诊所 （1965.09～1966.11）	主　任：余圣有 1962.11～1966.11

续表3-20

机构名称	领导人更迭
花丰人民公社卫生院 （1966.11～1968.04）	院　长：余圣有1966.11～1968.04
花丰人民公社卫生院革命领导组 （1968.04～1978.08）	组　长：张卓清1968.04～1978.08 副组长：顾士乔1968.04～1978.08
花丰人民公社卫生院 （1978.08～1983.08） 华丰人民公社卫生院 （1983.08～1983.09） 华丰乡卫生院 （1983.09～2000.04） 城南镇卫生院华丰分院 （2000.04～2001.10） 华丰医院 （2001.10～　　　）	院　长：张卓清1978.08～1983.09 王正国1983.09～2000.04 黄　忠2000.04～2003.01 朱晓东2003.01～ 副院长：顾士乔1978.08～1983.09 张卓清1983.09～1998.10 罗恩杰1984.12～2000.04 沙正兴1998.10～2000.04

环北乡卫生院

【地址】如东县环北乡万寿庵

【邮编】226400

【沿革】1958年10月，以“苏云乡联合诊所”5名职工、“虹元乡联合诊所”7名职工为骨干，组建“苏云人民公社医院”，址设万寿庵。时有职工18人，其中医技人员12人。卫生床位20张。

1960年11月，更名为“苏云人民公社民办医院”。

1962年11月，更名为“苏云人民公社中心联合诊所”。

1965年9月，更名为“环北人民公社中心联合诊所”。

1966年11月，更名为“环北人民公社卫生院”。

1968年4月，成立“环北人民公社卫生院革命领导组”。

1976年12月，医院职工37人。

1978年8月22日，撤销“环北人民公社卫生院革命领导组”，恢复“院长负责制”。

1983年9月，更名为“环北乡卫生院”。

1985年12月，卫生床位23张，职工26人，建筑面积1712平方米，固定资产8万元，净资产8万元。

1990年12月，卫生床位32张，职工30人，建筑面积1962平方米，固定资产14万元，净资产28万元。

1995年6月，撤销“环北乡卫生院”，并入环镇乡卫生院。

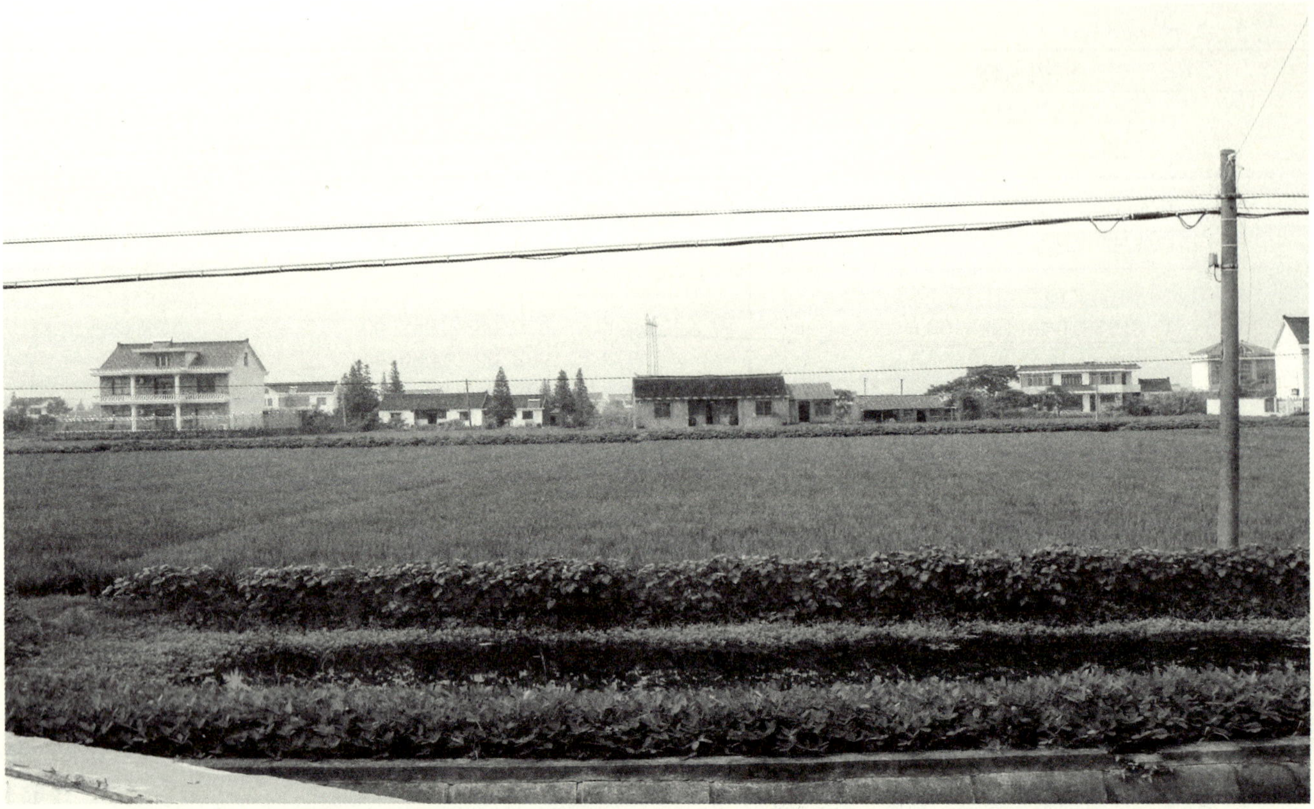

1958年10月，环北乡万寿庵医疗办公房址　　(2011年8月9日县卫生志编纂办公室摄)

1958～1995年环北乡卫生院领导人员更迭

表3-21

机构名称	领导人更迭
苏云人民公社医院 (1958.10～1960.11) 苏云人民公社民办医院 (1960.11～1962.11)	院　长:朱天自 1958.10～1962.11
苏云人民公社中心联合诊所 (1962.11～1965.09) 环北人民公社中心联合诊所 (1965.09～1966.11)	主　任:刘德富 1962.11～1966.11
环北人民公社卫生院 (1966.11～1968.04)	院　长:刘德富 1966.11～1968.04
环北人民公社卫生院革命领导组 (1968.04～1978.08)	组　长:刘德富 1968.04～1978.08
环北人民公社卫生院 (1978.08～1983.09) 环北乡卫生院 (1983.09～1995.06)	院　长:刘德富 1978.08～1986.12 刘振珣 1986.12--1991.04 马　笃 1991.04～1994.09 朱俊扬 1994.09～1995.06 副院长:张银涛 1978.08～1995.06 刘振珣 1991.04～1991.12

普济医院

【地址】如东县掘港镇兴环居委会

【邮编】226400

【沿革】1962年5月，以“苏云人民公社民办医院”（部分）、“桐本人民公社民办医院”（部分）科室人员，组建“环镇人民公社民办医院”，址设环镇。时有职工15人，其中医技人员10人。卫生床位15张。11月，更名为“环镇人民公社中心联合诊所”。

1966年11月，更名为“环镇人民公社卫生院”。

1968年4月，成立“环镇人民公社卫生院革命领导组”。

1976年12月，医院职工25人。

1978年8月22日，撤销“环镇人民公社卫生院革命领导组”，恢复“院长负责制”。

1983年9月，更名为“环镇乡卫生院”。

1985年12月，卫生床位12张，职工14人，建筑面积1012平方米，固定资产6万元，净资产6万元。

1991年12月，卫生床位12张，职工21人。

1995年6月，“环北乡卫生院” 撤销，并入本院。

2000年4月26日，撤销“环镇乡卫生院”，为掘港中心卫生院“环镇分院”。12月，医院床位39张，职工38名，固定资产53万元，净资产53万元。

2001年10月，改制民营，更名为“普济医院”。

2010年12月，医院开放卫生床位39张（内科17张，外科16张，妇产科6张）；土地总面积6660平方米，建筑总面积5000平方米，主要建筑价值40万元；卫生设备总价值34万元，其中医疗专业设备22万元，图书装备及其他通用设备12万元；卫生总资产166万元，其中流动资产67万元、固定资产99万元、净资产161万元、负债5万元。有职工28人，其中卫生专业技术人员24人。

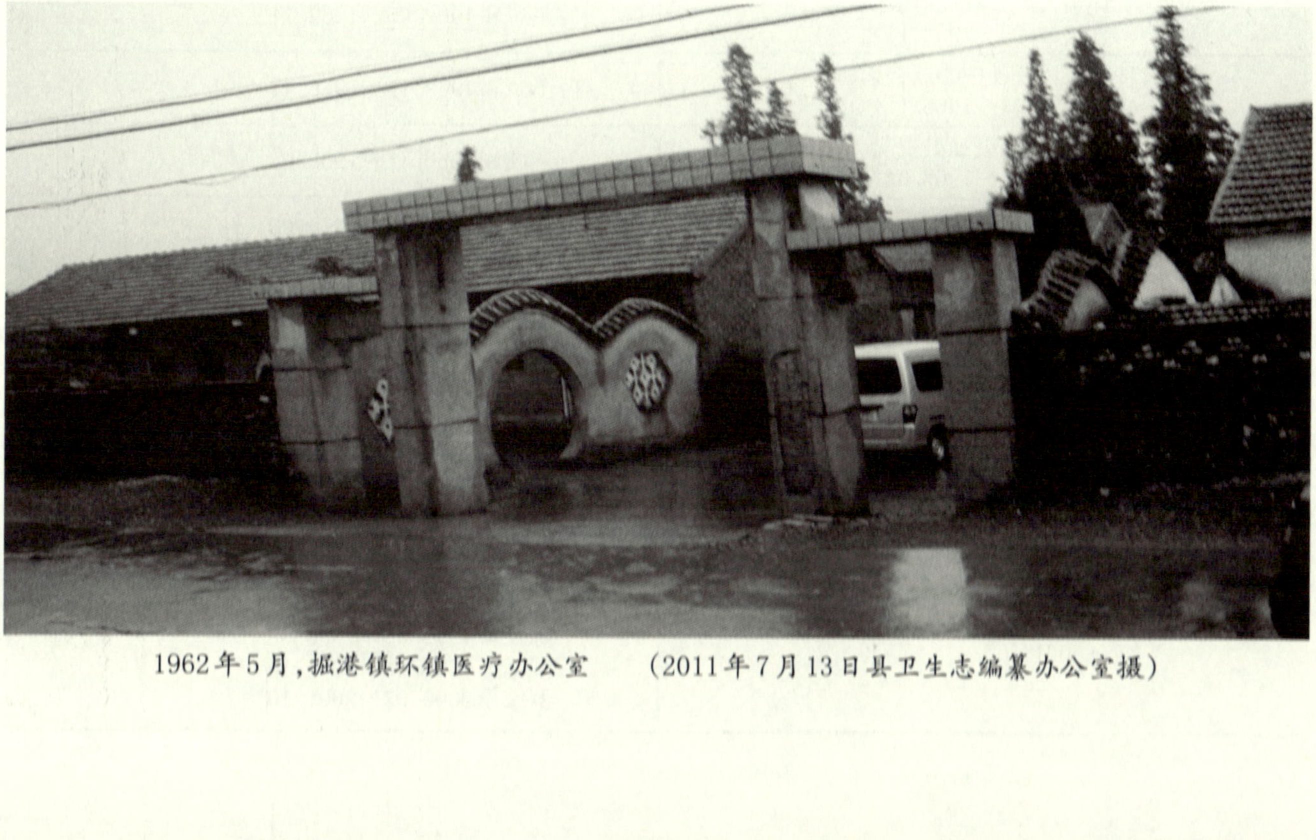

1962年5月，掘港镇环镇医疗办公室　　（2011年7月13日县卫生志编纂办公室摄）

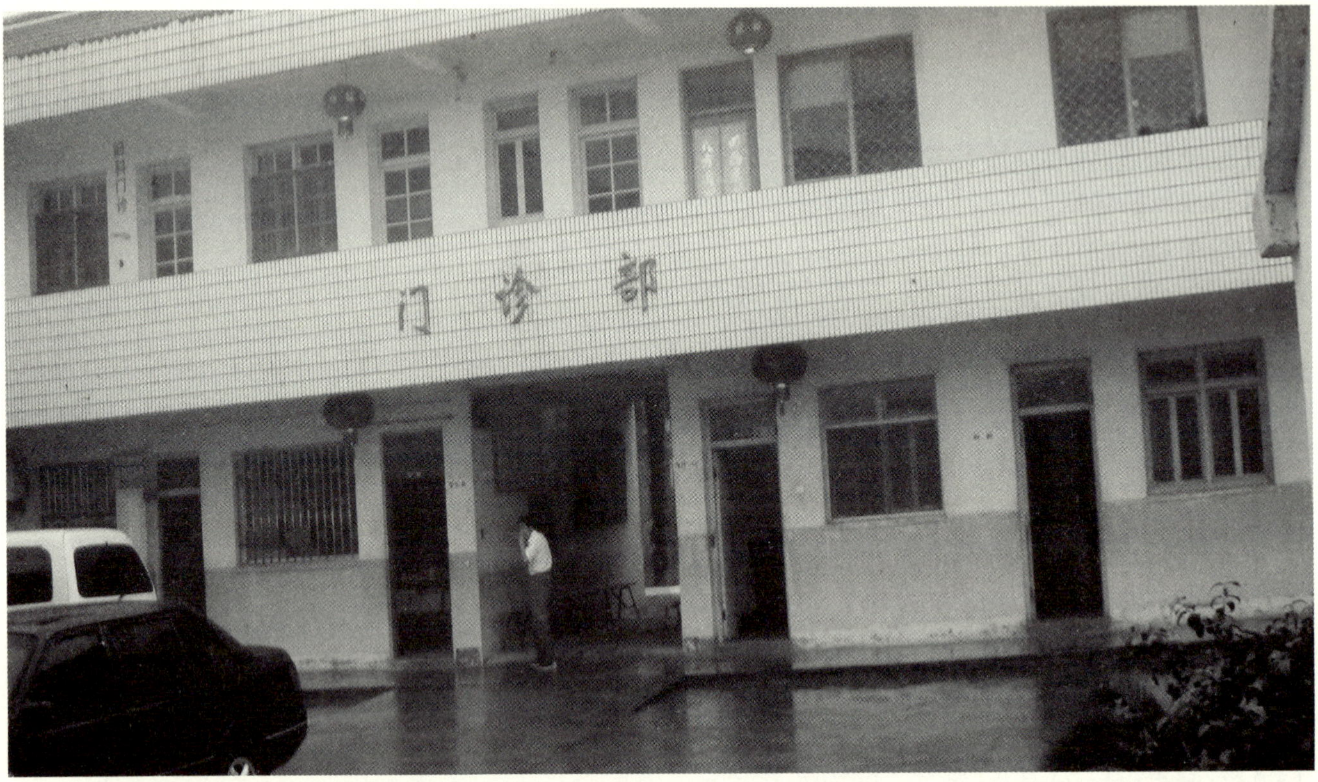

2000年12月，掘港镇兴环居委会医疗办公楼　　（2011年7月13日县卫生志编纂办公室摄）

1962～2010年普济医院领导人员更迭

表3-22

机构名称	领导人更迭
环镇人民公社民办医院 （1962.05～1962.11）	院　长：王咸和 1962.05～1962.11
环镇人民公社中心联合诊所 （1962.11～1966.11）	主　任：王咸和 1962.11～1966.11
环镇人民公社卫生院 （1966.11～1968.04）	院　长：王咸和 1966.11～1968.04
环镇人民公社卫生院革命领导组 （1968.04～1978.08）	组　长：王咸和 1968.04～1976.06 徐宝山 1976.06～1978.08 副组长：徐宝山 1968.04～1976.06 王咸和 1976.06～1978.08
环镇人民公社卫生院 （1978.08～1983.09） 环镇乡卫生院 （1983.09～2000.04） 掘港中心卫生院环镇分院 （2000.04～2001.10） 普济医院 （2001.10～　　　）	院　长：徐宝山 1978.08～1984.10 张德彩 1984.10～1998.06 严　斌 1998.06～2000.02 姚金岩 2000.02～2001.10　（副院长） 高　胜 2001.10～ 副院长：王咸和 1978.08～1984.10 杨德贵 1978.08～1979.10 姚金岩 1995.06～2000.02 陈立新 1998.06～1999.05 戴兆彭 2000.02～2001.10 罗宗泉 2000.02～2001.10

岔南医院

【地址】如东县岔河镇其国东路25号

【邮编】226403

【沿革】1958年10月，以"其国乡联合诊所"3名职工、"陈皋乡联合诊所"2名职工为骨干，组建"岔南人民公社医院"，址设其国桥桥西路北。时有工作人员22人，其中医技人员13人，卫生床位20张。

1959年1月，与"岔河镇联合诊所"合建为"岔河人民公社医院"，卫生床位30张。

1960年8月，分建为"岔河镇人民公社医院""岔南人民公社医院"。本院为"岔南人民公社医院"，原址，卫生床位20张。11月，更名为"岔南人民公社民办医院"。

1962年11月，更名为"岔南人民公社中心联合诊所"。

1966年11月，更名为"岔南人民公社卫生院"。迁址汤家庄。

1968年4月，成立"岔南人民公社卫生院革命领导组"。

1976年12月，医院职工39人。

1978年8月22日，撤销"岔南人民公社卫生院革命领导组"，恢复"院长负责制"。

1983年9月，更名为"岔南乡卫生院"。

1985年12月，卫生床位27张，职工33人，固定资产12万元，净资产19万元。

1991年12月，卫生床位27张，职工37人。

1995年，评定为"一级甲等乡镇卫生院"。

2000年4月26日，撤销"岔南乡卫生院"，为如东县第二人民医院"岔南分院"。12月，医院床位25张，职工31人，固定资产153万元，净资产153万元。

2001年10月，改制民营，更名为"岔南健民骨科医院"。

2003年，更名为"岔南医院"。

2010年12月，医院开放卫生床位25张（内科12张，外科10张，妇产科3张）；土地总面积5924平方米，建筑总面积3922平方米，主要建筑价值63万元；卫生设备总价值17万元，其中医疗专业设备9万元，图书装备8万元；卫生总资产108万元，其中流动资产28万元、固定资产80万元、净资产90万元、负债18万元。有职工19人，其中专业技术人员14人。

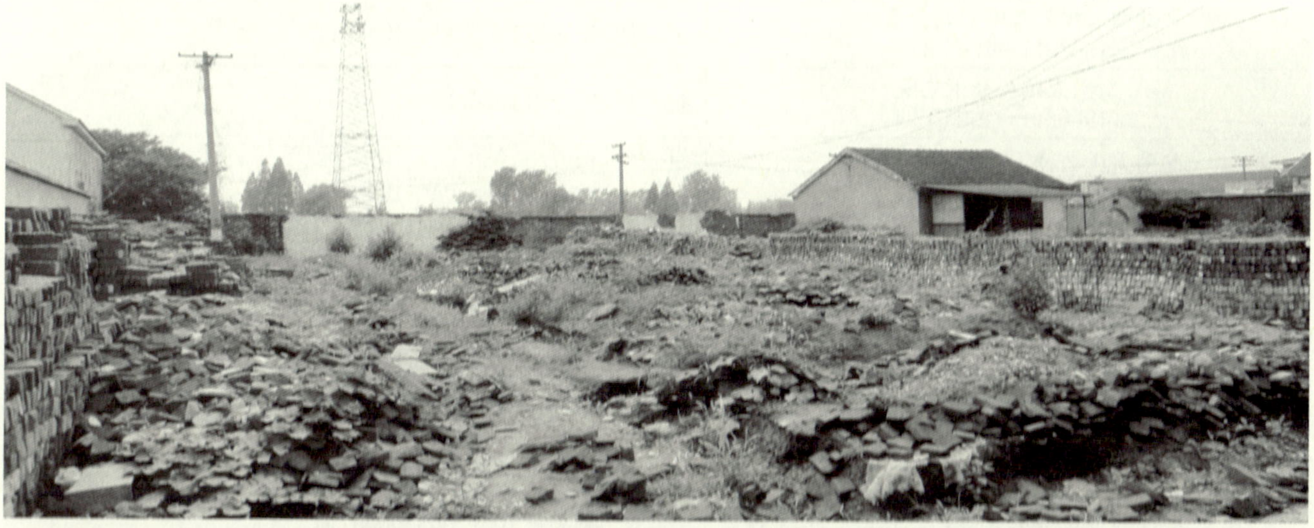

1958年10月，岔南乡其国桥桥西路北医疗办公房址　　（2011年7月8日县卫生志编纂办公室摄）

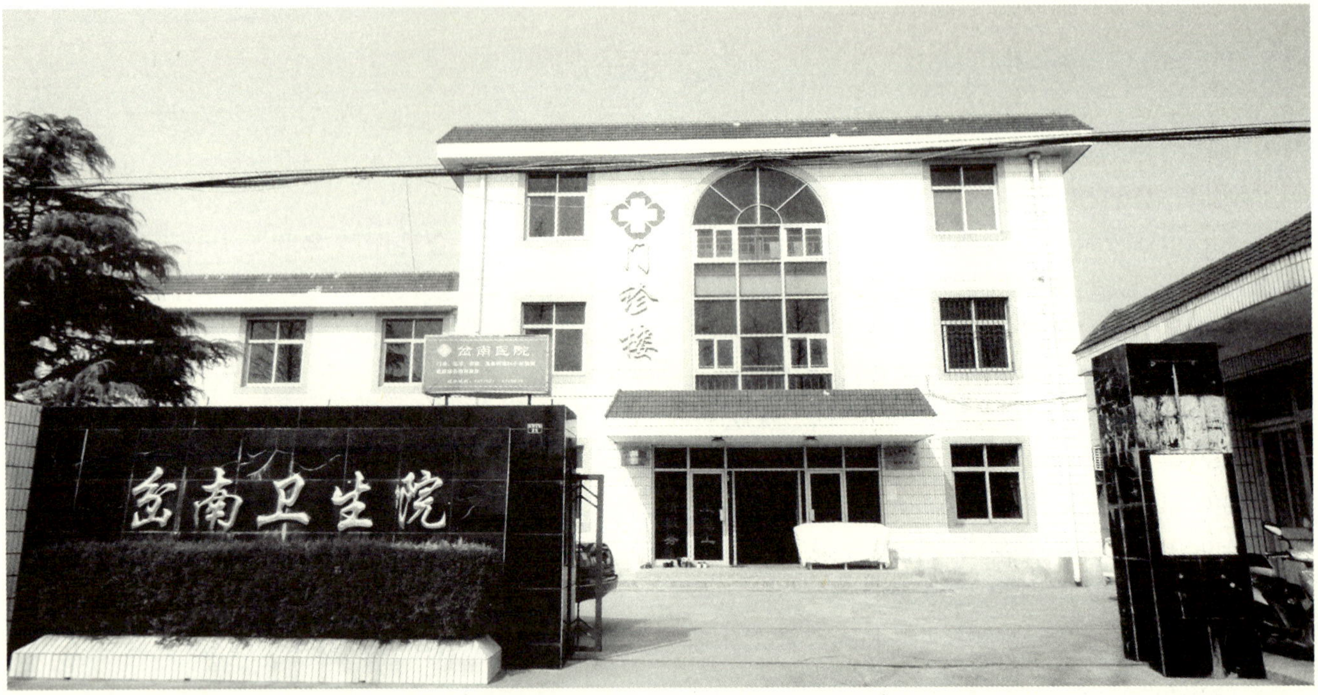

1999年12月，岔河镇汤家庄医疗办公楼　　(2011年2月24日县卫生志编纂办公室摄)

1958～2010年岔南医院领导人员更迭

表3-23

机构名称	领导人更迭
岔南人民公社医院 (1958.10～1959.01) 岔河人民公社医院 (1959.01～1960.08) 岔南人民公社医院 (1960.08～1960.11) 岔南人民公社民办医院 (1960.11～1962.11)	院　长：杨应忠1958.10～1962.11
岔南人民公社中心联合诊所 (1962.11～1966.11)	主　任：杨应忠1962.11～1966.11
岔南人民公社卫生院 (1966.11～1983.09)	院　长：杨应忠1966.11～1968.04
岔南人民公社卫生院革命领导组 (1968.04～1978.08)	组　长：杨应忠1968.04～1978.08 副组长：姚美云1968.04～1978.08
岔南人民公社卫生院 (1978.08～1983.09) 岔南乡卫生院 (1983.09～2000.04) 如东县第二人民医院岔南分院 (2000.04～2001.10) 岔南健民骨科医院 (2001.10～2003.03) 岔南医院 (2003.03～　　)	院　长：杨应忠1978.08～1981.12 姚美云1981.12～1985.12　(副院长) 姚美云1985.12～1998.09 刘建中1998.09～2001.10 范建明2001.10～2003.03 吴苏桦2003.03～ 副院长：姚美云1978.08～1985.12 杨　淼1985.09～1998.09 范建明1998.09～2000.04 施元贵1998.09～2000.04

岔北医院

【地址】如东县岔河镇河滨路7号

【邮编】226403

【沿革】1958年10月，以“蔡庄乡联合诊所”5名职工、“平肖乡联合诊所”5名职工、“岔北乡联合诊所”6名职工为骨干，组建“岔北人民公社医院”，址设丛家庄。时有工作人员33人，其中医技人员22人，卫生床位20张。

1960年11月，更名为“岔北人民公社民办医院”。

1962年11月，更名为“岔北人民公社中心联合诊所”。

1966年11月，更名为“岔北人民公社卫生院”。

1968年4月，成立“岔北人民公社卫生院革命领导组”。

1976年12月，医院职工45人。

1978年8月22日，撤销“岔北人民公社卫生院革命领导组”，恢复“院长负责制”。

1983年9月，更名为“岔北乡卫生院”。

1985年12月，卫生床位35张，职工44人，建筑面积1304平方米，固定资产10万元，净资产15万元。

1991年12月，卫生床位38张，职工43人。

1994年，评定为“一级甲等乡镇卫生院”。

2000年4月26日，撤销“岔北乡卫生院”，为如东县第二人民医院“岔北分院”。12月，卫生床位32张，职工34人，固定资产138万元，净资产138万元。

2001年10月，改制民营，更名为“岔北医院”。

2010年12月，医院开放卫生床位32张内科14张，外科10张，妇产科8张)；土地总面积3560平方米，建筑总面积3266平方米，主要建筑价值76万元；卫生设备总价值44万元，其中医疗专业设备28万元，图书装备及其他通用设备16万元；卫生总资产168万元，其中流动资产48万元、固定资产120万元、净资产140万元、负债28万元。有职工29人，其中卫生专业技术人员24人。

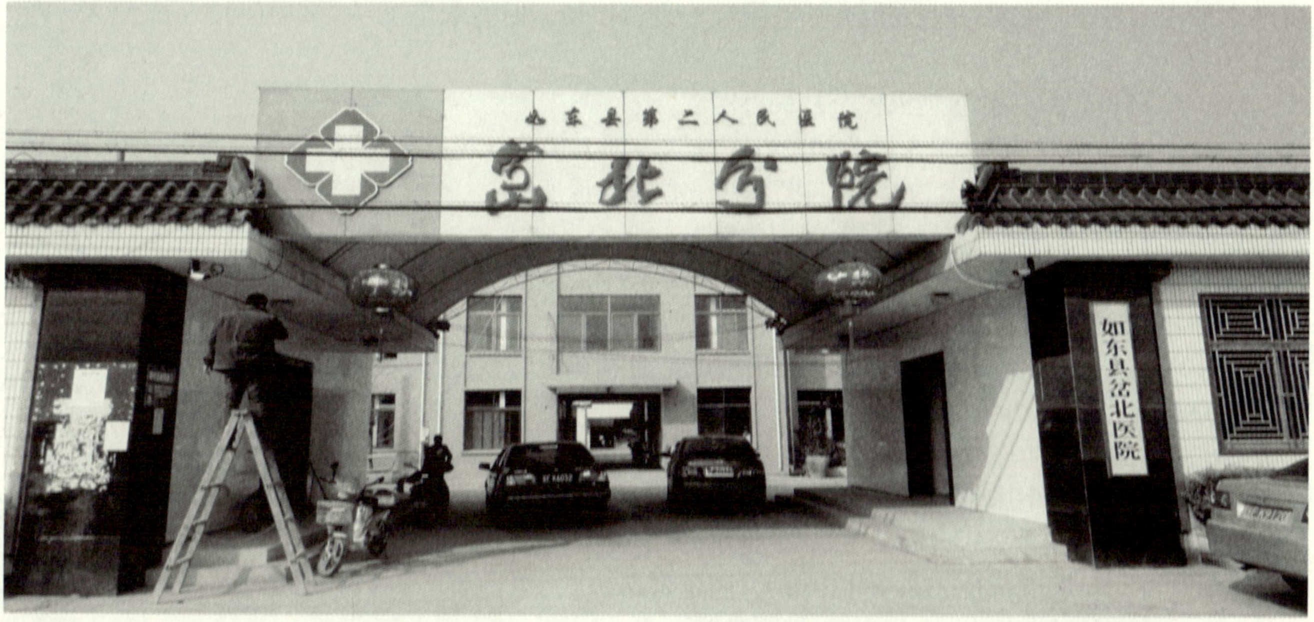

1958年10月，岔河镇丛家庄医疗办公房　　（2011年2月24日县卫生志编纂办公室摄）

1958～2010年岔北医院领导人员更迭

表3-24

机构名称	领导人更迭
岔北人民公社医院 （1958.10～1960.11） 岔北人民公社民办医院 （1960.11～1962.11）	院　长：李张明1958.10～1962.11
岔北人民公社中心联合诊所 （1962.11～1966.11）	主　任：李张明1962.11～1966.11
岔北人民公社卫生院 （1966.11～1968.04）	院　长：李张明1966.11～1968.04
岔北人民公社卫生院革命领导组 （1968.04～1978.08）	组　长：李张明1968.04～1978.08
岔北人民公社卫生院 （1978.08～1983.09） 岔北乡卫生院 （1983.09～2000.04） 如东县第二人民医院岔北分院 （2000.04～2001.10） 岔北医院 （2001.10～　　）	院　长：李张明1978.08～1991.04 余　彬1991.04～2001.10 缪德富2001.10～2003.12 徐跃华2003.12～ 副院长：丛斌远1988.01～2000.04 蔡秉慈1988.01～1991.04 戴伍建2001.10～

古坝医院

【地址】如东县岔河镇古坝通洋路18号

【邮编】226403

【沿革】1958年10月，以“古吴乡联合诊所”6名职工、“马杨乡联合诊所”7名职工、“新兴乡联合诊所”6名职工为骨干，组建“古坝人民公社医院”，址设古坝镇。时有职工32人，其中医技人员23人，卫生床位20张。

1960年11月，更名为“古坝人民公社民办医院”。

1962年2月，分建为“岔东人民公社民办医院”“古坝人民公社民办医院”。本院名为“古坝人民公社民办医院”，原址。11月，更名为“古坝人民公社中心联合诊所”。

1966年11月，更名为“古坝人民公社卫生院”。

1968年4月，成立“古坝人民公社卫生院革命领导组”。

1976年12月，医院职工36人。

1978年8月22日，撤销“古坝人民公社卫生院革命领导组”，恢复“院长负责制”。

1983年9月，更名为“古坝乡卫生院”。

1985年12月，卫生床位28张，职工33人，建筑面积1830平方米，固定资产13万元，净资产23万元。

1991年12月，卫生床位28张，职工36人。

1995年3月，更名为“古坝镇卫生院”。是年，评定为“一级甲等乡镇卫生院”。

2000年12月，医院床位25张，职工35人，固定资产71万元，净资产138万元。

2001年10月，改制民营，更名为“古坝医院”。

2010年12月，医院开放卫生床位25张（内科11张，外科7张，妇产科7张）；土地总面积3389平方米，建筑总面积2960平方米，主要建筑价值71万元；卫生设备总价值73万元，其中医疗专业设备45万元，图书装备及其他通用设备28万元；卫生总资产272万元，其中流动资产128万元、固定资产144万元、净资产272万元。有职工20人，其中卫生专业技术人员16人。

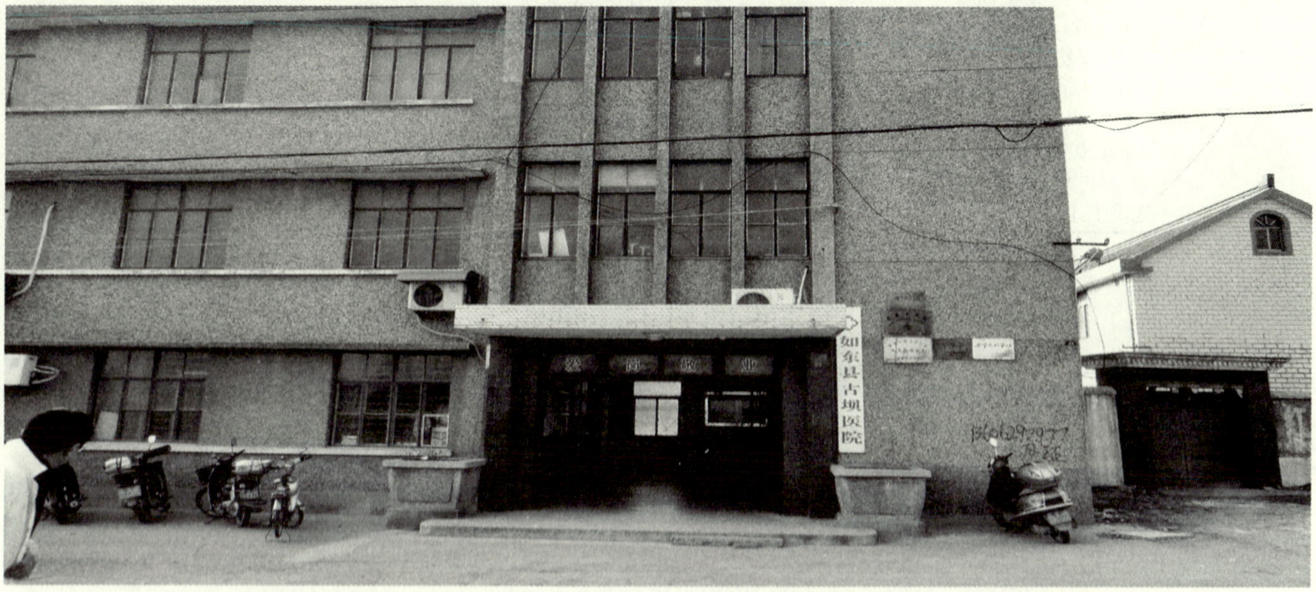

1958年10月，岔河镇古坝通洋路医疗办公楼　　（2011年2月24日县卫生志编纂办公室摄）

1958～2010年古坝医院领导人员更迭

表3-25

机构名称	领导人更迭
古坝人民公社医院 （1958.10～1960.11） 古坝人民公社民办医院 （1960.11～1962.11）	院　长：刘秉之 1958.10～1959.10 张学龙 1959.10～1960.10 徐振华 1960.10～1962.11
古坝人民公社中心联合诊所 （1962.11～1966.11）	主　任：徐振华 1962.11～1966.11
古坝人民公社卫生院 （1966.11～1968.04）	院　长：徐振华 1966.11～1968.04
古坝人民公社卫生院革命领导组 （1968.04～1978.08）	组　长：徐振华 1968.04～1975.05 潘生泉 1975.05～1978.08
古坝人民公社医院 （1958.10～1960.11） 古坝人民公社民办医院 （1960.11～1962.11）	院　长：刘秉之 1958.10～1959.10 张学龙 1959.10～1960.10 徐振华 1960.10～1962.11
古坝人民公社中心联合诊所 （1962.11～1966.11）	主　任：徐振华 1962.11～1966.11
古坝人民公社卫生院 （1966.11～1968.04）	院　长：徐振华 1966.11～1968.04
古坝人民公社卫生院革命领导组 （1968.04～1978.08）	组　长：徐振华 1968.04～1975.05 潘生泉 1975.05～1978.08

续表3-25

机构名称	领导人更迭
古坝人民公社卫生院 （1978.08～1983.09） 古坝乡卫生院 （1983.09～1995.03） 古坝镇卫生院 （1995.03～2001.03） 如东县第二人民医院古坝分院 （2001.03～2001.10） 古坝医院 （2001.10～　　　）	院　长：潘生泉1978.08～1984.10 许金秀1984.10～1998.06 朱卫兵1998.06～2005.05 缪　军2005.05～ 副院长：杨友朋1981　　～1988 陈德林1984.10～1987.05 丛斌远1986.10～1988.01 曹德泉1988.06～2000.12 缪小兵2005.07～

岔河镇卫生院

【地址】如东县岔河镇中巷口

【邮编】226403

【沿革】1959年1月，“岔河镇联合诊所”与“岔南人民公社医院”共同组建“岔河人民公社医院”，址设其国桥桥西路北，卫生床位30张。

1960年8月，分建为“岔河镇人民公社医院”“岔南人民公社医院”。本院名为“岔河镇人民公社医院”，址设中巷口，卫生床位30张。11月，更名为“岔河镇人民公社民办医院”。

1962年11月，更名为“岔河镇人民公社中心联合诊所”。

1966年11月，更名为“岔河镇人民公社卫生院”。

1968年4月，成立“卫生院革命领导组”。

1976年12月，医院职工18人。

1978年8月22日，撤销“岔河镇人民公社卫生院革命领导组”，恢复“院长负责制”。

1981年9月，更名为“岔河镇卫生院”。

1985年12月，建筑面积1377平方米，卫生床位12张，职工28人，固定资产10万元，净资产18万元。1986年1月，“岔东乡卫生院”，并入本院。

1988年7月，撤销“岔河镇卫生院”，并入如东县第二人民医院。

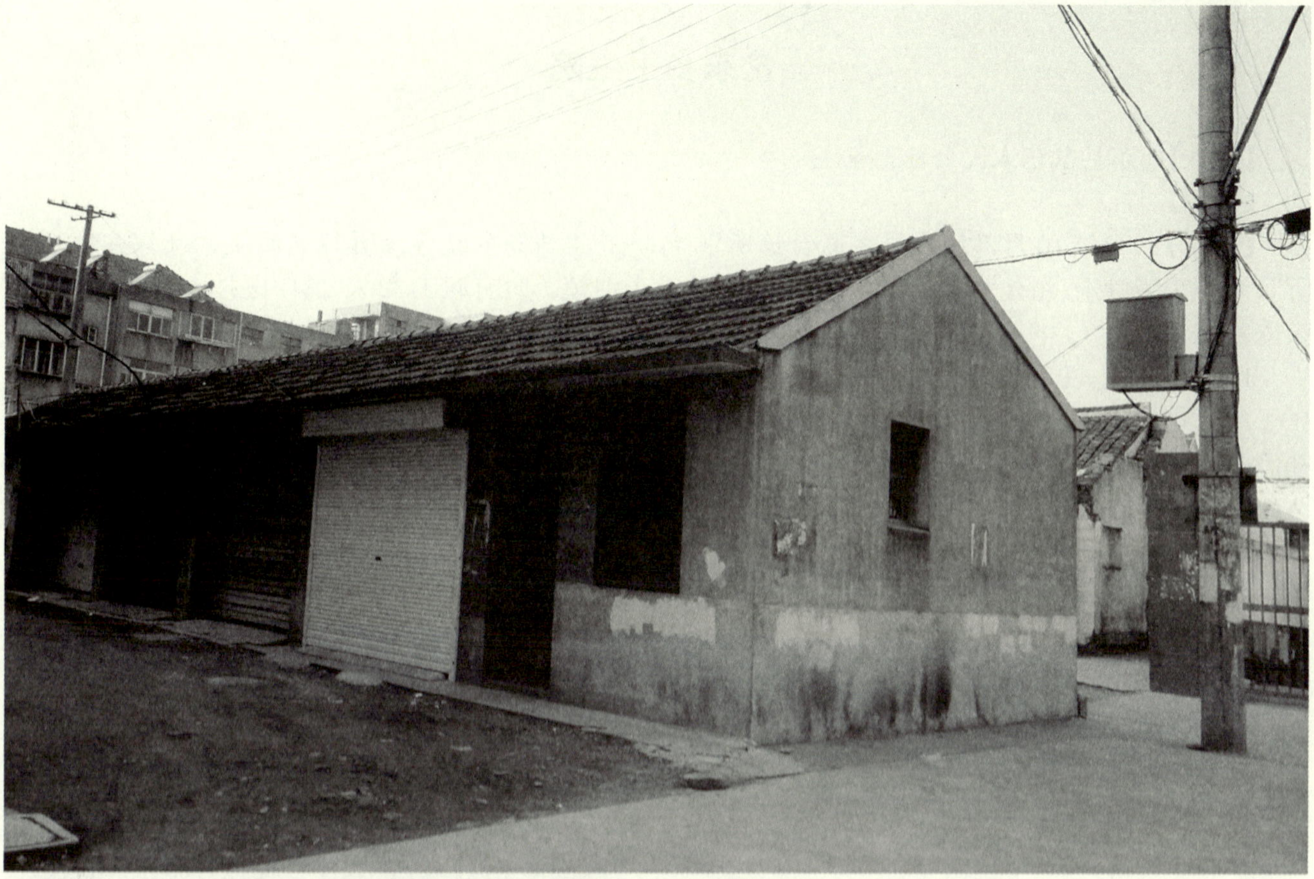

1960年8月，岔河镇中巷口医疗办公室　　(2011年2月24日县卫生志编纂办公室摄)

1959～1988年岔河镇卫生院领导人员更迭

表3-26

机构名称	领导人更迭
岔河人民公社医院 （1959.01～1960.08） 岔河镇人民公社医院 （1960.08～1960.11） 岔河镇人民公社民办医院 （1960.11～1962.11）	院　长：杨立忠 1959.01～1961.08 林锦云 1961.08～1962.11　（兼）
岔河镇人民公社中心联合诊所 （1962.11～1966.11）	主　任：林锦云 1962.11～1966.11　（兼）
岔河镇人民公社卫生院 （1966.11～1968.04）	院　长：李广盛 1966.11～1968.04
岔河镇人民公社卫生院革命领导组 （1968.04～1978.08）	组　长：李广盛 1968.04～1978.08 曹洁云 1968.04～1978.08
岔河镇人民公社卫生院 （1978.08～1983.09） 岔河镇卫生院 （1983.09～1988.07）	院　长：李光盛 1978.08～1981.12 曹洁云 1981.12～1986.01　（副院长） 张达道 1986.01～1988.07 副院长：曹洁云 1978.08～1988.07 陈春法 1986.01～1988.07

岔东乡卫生院

【地址】如东县岔东人民公社王家庄

【邮编】

【沿革】1958年10月，以“古吴乡联合诊所”6名职工、“马杨乡联合诊所”7名职工、“新兴乡联合诊所”6名职工为骨干，组建“古坝人民公社医院”，址设古坝镇。时有职工32人，其中医技人员23人，卫生床位20张。

1960年11月，更名为“古坝人民公社民办医院”。

1962年2月，分建为“岔东人民公社民办医院”、“古坝人民公社民办医院”。本院名为“岔东人民公社民办医院”，址设王家庄。时有职工8人，其中医技人员5人，卫生床位10张。11月，更名为“岔东人民公社中心联合诊所”。

1966年11月，更名为“岔东人民公社卫生院”。

1968年4月，成立“岔东人民公社卫生院革命领导组”。

1976年12月，医院职工18人。

1978年8月22日，撤销“岔东人民公社卫生院革命领导组”，恢复“院长负责制”。

1983年9月，更名为“岔东乡卫生院”。

1986年1月，撤销“岔东乡卫生院”，并入岔河镇卫生院。时有职工8人，其中医技人员5人，卫生床位10张。

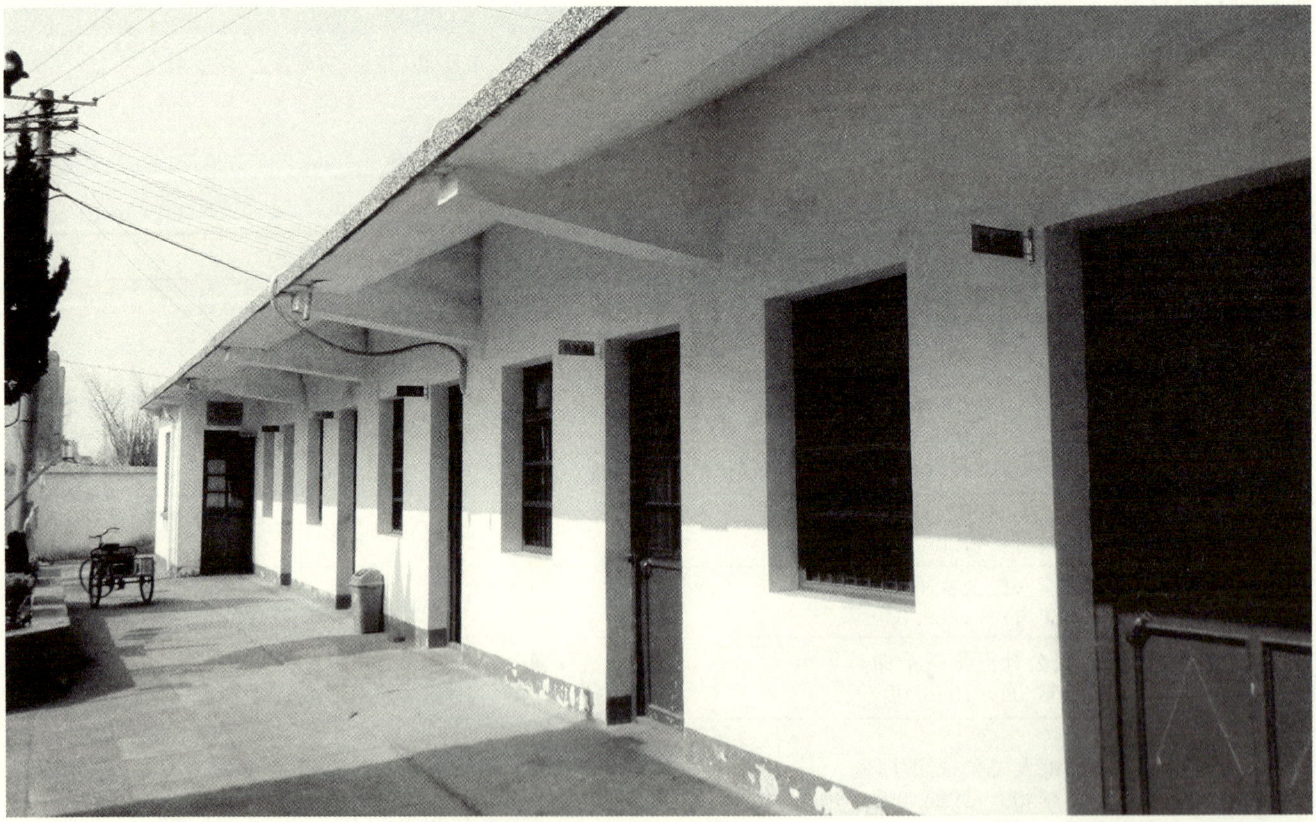

1962年2月，岔东乡王家庄医疗办公房　　(2011年2月24日县卫生志编纂办公室摄)

1958～1986年岔东乡卫生院领导人员更迭

表3-27

机构名称	领导人更迭	
古坝人民公社医院 （1958.10～1960.11） 古坝人民公社民办医院 （1960.11～1962.02） 岔东人民公社民办医院 （1962.02～1962.11）	院　长：刘秉之1958.10～1959.10 张学龙1959.10～1960.10 徐振华1960.10～1962.02 曹金泉1962.02～1962.11	 （兼）
岔东人民公社中心联合诊所 （1962.11～1966.11）	主　任：尹金莲1962.11～1966.11	（兼）
岔东人民公社卫生院 （1966.11～1968.04）	院　长：张　健1966.11～1968.04 副院长：陆明江1966.11～1968.04	（负责人）
岔东人民公社卫生院革命领导组 （1968.04～1978.08）	组　长：张必海1968.04～1975.05 徐振华1975.05～1978.08 副组长：陈春法1972.04～1978.08	
岔东人民公社卫生院 （1978.08～1983.09） 岔东乡卫生院 （1983.09～1986.01）	院　长：徐振华1978.08～1982.02 陈春法1982.02～1983.08 张达道1983.08～1986.01 副院长：陈春法1978.08～1986.01	 （副院长）

靖海医院

【地址】如东县栟茶镇港头村港北路5号

【邮编】226406

【沿革】1958年10月，以“靖海乡联合诊所”6名职工、“德贵乡联合诊所”6名职工、“洋口联合诊所”6名职工及个体医生为基础，组建“德贵人民公社医院”，址设港头村。时有职工26人，其中医技人员18人，卫生床位20张。

1959年1月，“德贵人民公社医院”“栟茶镇联合诊所”合建为“栟茶人民公社医院”，卫生床位30张。5月，分建为“栟茶镇人民公社医院”“德贵人民公社医院”。本院名为“德贵人民公社医院”，原址。卫生床位30张。

1960年9月，分建为“洋口人民公社医院”“德贵人民公社医院”。本院名为“德贵人民公社医院”，原址。卫生床位20张。

1960年11月，更名为“德贵人民公社民办医院”。

1962年9月，更名为“德贵人民公社中心联合诊所”。

1965年9月，更名为“靖海人民公社中心联合诊所”。

1966年11月，更名为“靖海人民公社卫生院”。

1968年4月，成立“靖海人民公社卫生院革命领导组”。

1976年12月，医院职工36人。

1978年8月22日，撤销“靖海人民公社卫生院革命领导组”，恢复“院长负责制”。

1983年9月，更名为“靖海乡卫生院”。

1985年12月，卫生床位48张，职工33人，建筑面积1400平方米，固定资产9万元。

1991年12月，卫生床位29张，职工35人。

1995年3月19日，撤销，为县第三人民医院“靖海分院”。为“一级甲等乡镇卫生院”。

2000年12月，卫生床位30张，职工31人，固定资产58万元，净资产60万元。

2001年10月，改制民营，更名为“靖海医院”。

2010年12月，医院开放卫生床位30张（内科20张，外科10张）；土地总面积5200平方米，建筑总面积1280平方米，建筑价值68万元；卫生设备总价值48万元，其中医疗专业设备30万元，图书装备及其他通用设备18万元；卫生总资产162万元，其中流动资产46万元、固定资产116万元、净资产150万元。有职工28人，其中卫生专业技术人员22人。

1958～2010年靖海医院领导人员更迭

表3-28

机构名称	领导人更迭
德贵人民公社医院 （1958.10～1959.01） 栟茶人民公社医院 （1959.01～1959.05） 德贵人民公社医院 （1959.05～1960.11） 德贵人民公社民办医院 （1960.11～1962.09）	院　长：于九和1958.10～1959.05 缪祖仁1959.05～1962.11
德贵人民公社中心联合诊所 （1962.09～1965.09） 靖海人民公社中心联合诊所 （1965.09～1966.11）	主　任：缪祖仁1962.11～1966.11
靖海人民公社卫生院 （1966.11～1968.04）	院　长：王及仁1966.11～1968.04
靖海人民公社卫生院革命领导组 （1968.04～1978.08）	组　长：缪进修1968.04～1970.04 张志艮1970.04～1978.08
靖海人民公社卫生院 （1978.08～1983.09） 靖海乡卫生院 （1983.09～1995.03） 如东县第三人民医院靖海分院 （1995.03～2001.10） 靖海医院 （2001.10～　　）	院　长：张志艮1978.08～1986.08 朱兆英1986.08～1989.06 季本华1989.06～1990.10 缪　诚1990.10～1995.06 张昌山1995.06～2001.10 周刘峰2001.10～ 副院长：缪正才1978.08～1981.12 张昌山1989.06～1995.06 吴美军2001.10～

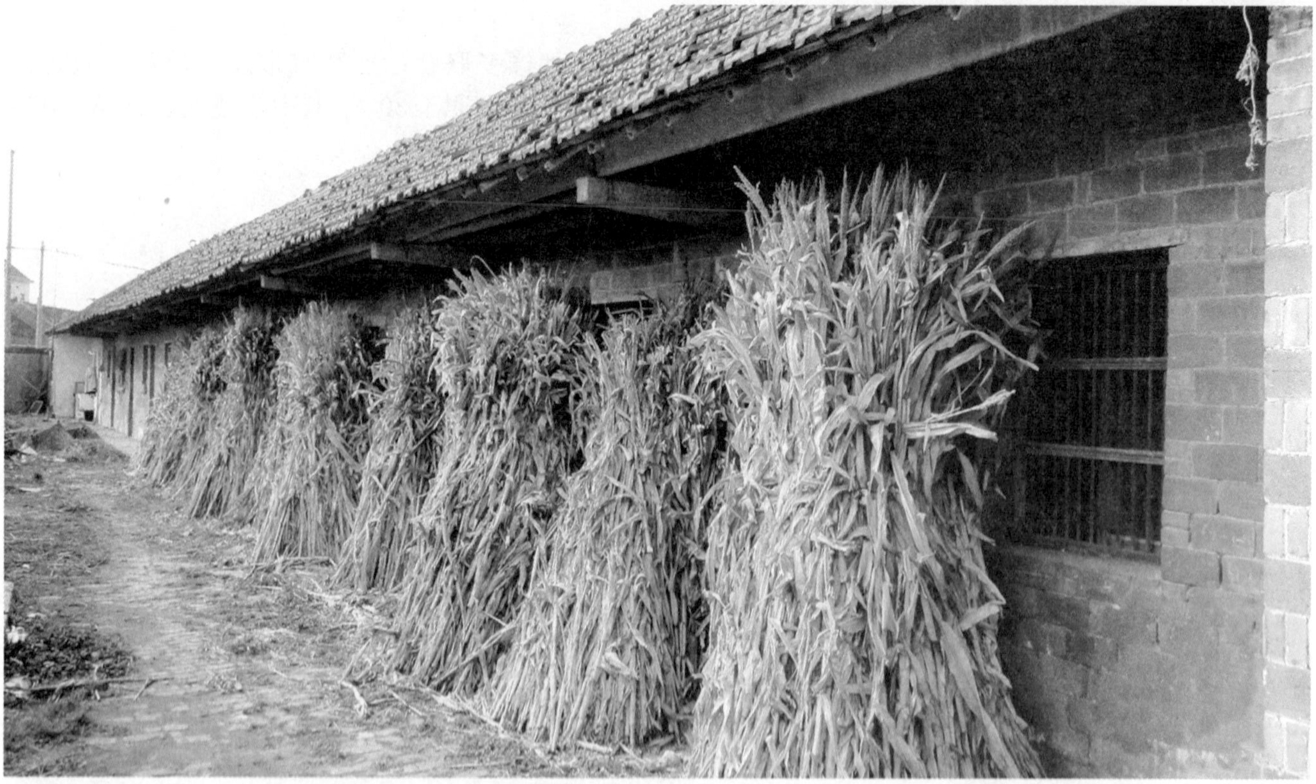

1958年10月，栟茶镇港头村医疗办公房　　（2011年3月1日县卫生志编纂办公室摄）

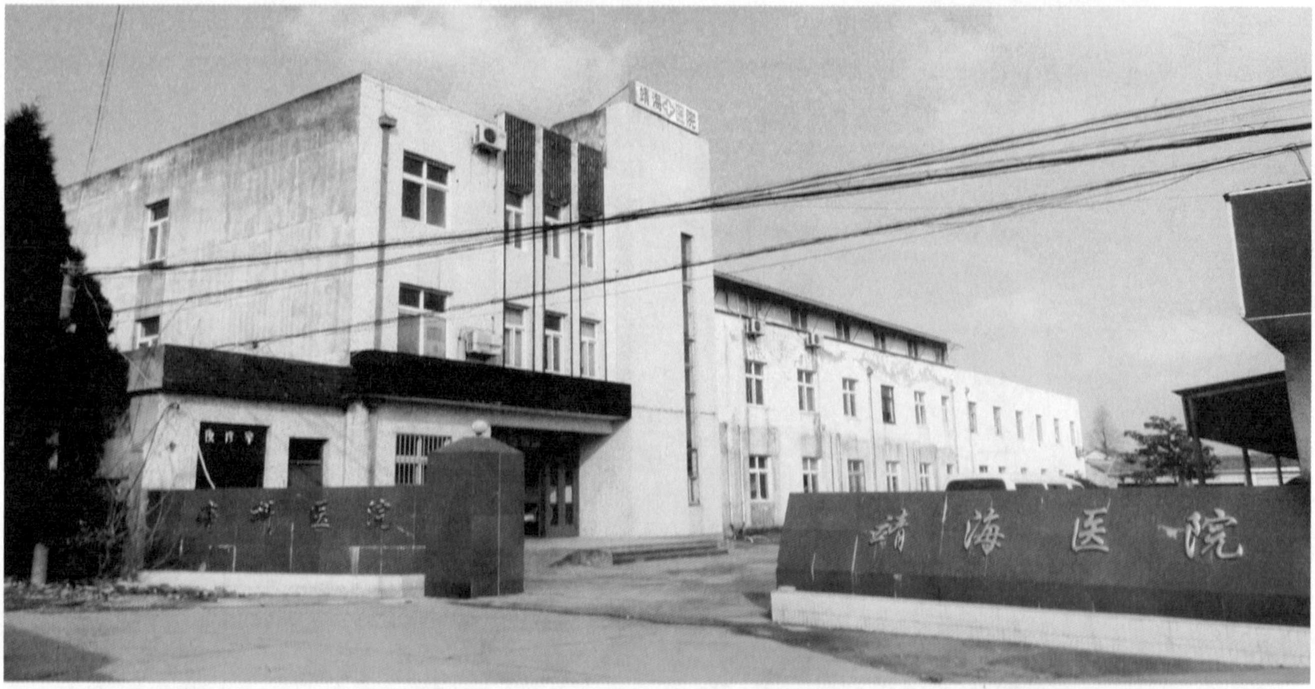

1993年2月，栟茶镇港头村医疗办公楼　　（2011年3月1日县卫生志编纂办公室摄）

浒澪医院

【地址】如东县栟茶镇浒澪人民路55号

【邮编】226406

【沿革】1958年10月，以“富滩乡联合诊所”5名职工、“西洋乡联合诊所”8名职工、“浒澪乡联合诊所”7名职工为骨干，组建“浒澪人民公社医院”，址设浒澪镇。时有职工30人，其中医技人员20人，卫生床位20张。

1960年11月，“浒澪人民公社医院”更名为“浒澪人民公社民办医院”。

1962年9月，“浒澪人民公社民办医院”更名为“浒澪人民公社中心联合诊所”。

1966年11月，“浒澪人民公社中心联合诊所”更名为“浒澪人民公社卫生院”。

1968年4月，成立“浒澪人民公社卫生院革命领导组”。

1976年12月，医院职工34人。

1978年8月22日，撤销“浒澪人民公社卫生院革命领导组”，恢复“院长负责制”。

1983年9月，“浒澪人民公社卫生院”更名为“浒澪乡卫生院”。

1985年12月，卫生床位37张，职工31人，建筑面积1784平方米，固定资产11万元，净资产21万元。

1991年12月，卫生床位29张，职工31人。

1995年3月，“浒澪乡卫生院”更名为“浒澪镇卫生院”。

1997年，“浒澪镇卫生院”评定为“一级甲等乡镇卫生院”。

2000年4月26日，撤销“浒澪镇卫生院”，并入“如东县第三人民医院”，为其分院，名“如东县第三人民医院浒澪分院”。12月，卫生床位26张，职工25人，固定字产89万元，净资产73万元。

2001年10月，改制民营，“如东县第三人民医院浒澪分院”更名“浒澪医院”。

2010年12月，医院开放卫生床位25张(内科15张，外科10张)；土地总面积1980平方米，建筑总面积2150平方米，主要建筑价值98万元；卫生设备总价值31万元，其中医疗专业设备18万元，图书装备及其他通用设备13万元；卫生总资产171万元，其中流动资产42万元、固定资产129万元、净资产139万元。有职工23人，其中卫生专业技术人员21人。

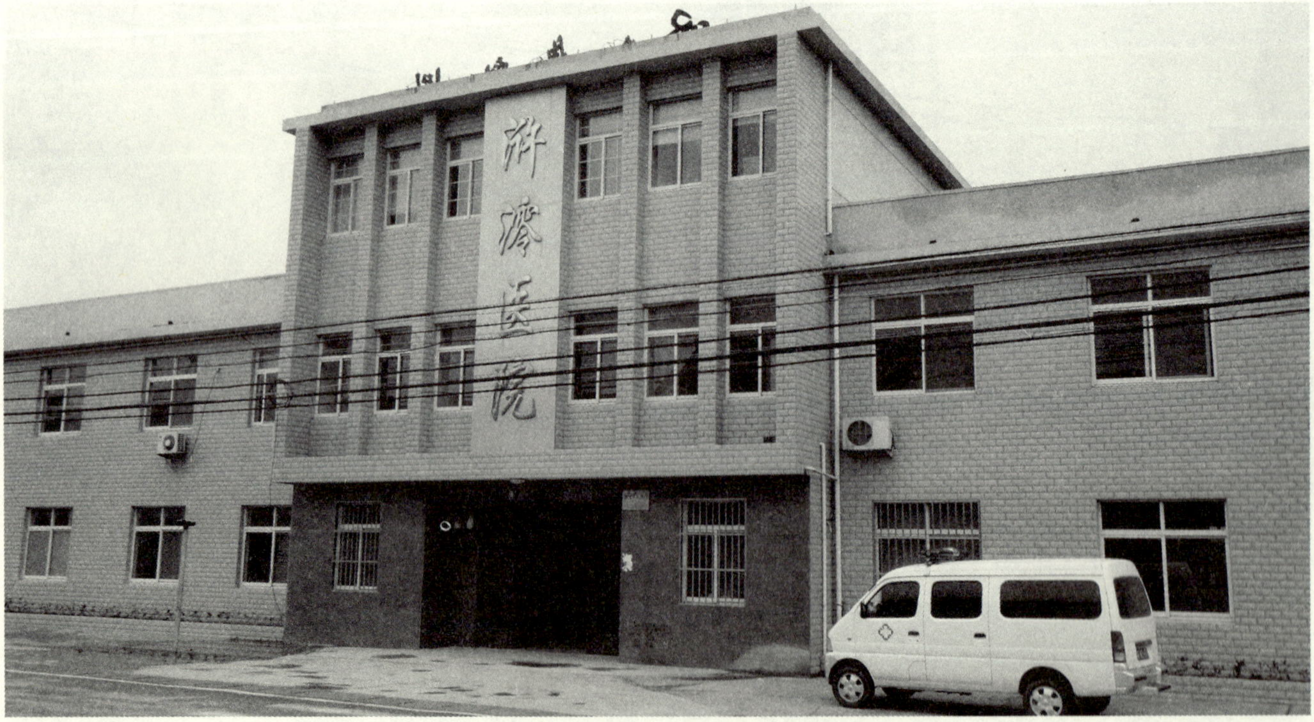

1958年12月，栟茶镇浒澪人民路医疗办公楼　　(2011年3月1日县卫生志编纂办公室摄)

1958～2010年浒澪医院领导人员更迭

表3-29

机构名称	领导人更迭
浒澪人民公社医院 （1958.10～1960.11） 浒澪人民公社民办医院 （1960.11～1962.11）	院　长：陈八福1958.10～1962.11（兼） 副院长：章有桢1958.10～1962.11
浒澪人民公社中心联合诊所 （1962.11～1966.11）	主　任：章有桢1962.11～1966.11
浒澪人民公社卫生院 （1966.11～1968.04）	院　长：章有桢1966.11～1968.04
浒澪人民公社卫生院革命领导组 （1968.04～1978.08）	组　长：蔡美才1968.04～1978.08（副组长）
浒澪人民公社卫生院 （1978.08～1983.09） 浒澪乡卫生院 （1983.09～1995.03） 浒澪镇卫生院 （1995.03～2000.04） 如东县第三人民医院浒澪分院 （2000.04～2001.10） 浒澪医院 （2001.10～　　　）	院　长：蔡美才1978.09～1983.12（副院长） 季本华1983.12～1989.06 徐　静1989.06～1990.10 季本华1990.10～1993.04 杨旭光1993.05～2000.06 杨春生2000.06～2001.10 赵旭东2001.10～ 副院长：章有桢1978.09～1984.12 杨旭光1991.12～1993.05 周刘峰1993.05～2000.04 钱　鸿1985.12～1991.12 沈一圣1998.10～2006.04 季联群2001.10～2000.04 杨一华2006.04～

栟茶镇卫生院

【地址】如东县栟茶镇卫海路60号

【邮编】226406

【沿革】1959年1月，以“栟茶镇联合诊所”5名职工、“德贵人民公社医院”为基础，组建“栟茶人民公社医院”，址设港头村，卫生床位30张。5月，“分建为“栟茶镇人民公社医院”“德贵人民公社医院”。本院名为“栟茶镇人民公社医院”，址设栟茶镇卫海路，卫生床位10张。

1960年11月，更名为“栟茶镇人民公社民办医院”。

1962年9月，更名为“栟茶镇人民公社中心联合诊所”。

1966年11月，更名为“栟茶镇人民公社卫生院”。

1968年4月，成立“栟茶镇人民公社卫生院革命领导组”。

1976年12月，医院职工33人。

1978年8月22日，撤销“栟茶镇人民公社卫生院革命领导组”，恢复“院长负责制”。

1981年9月，更名为“栟茶镇卫生院”。

1985年12月，建筑面积478平方米，卫生床位10张，职工28人，固定资产5万元，净资产26万元。

1988年7月13日，撤销“栟茶镇卫生院”，并入栟茶医院。

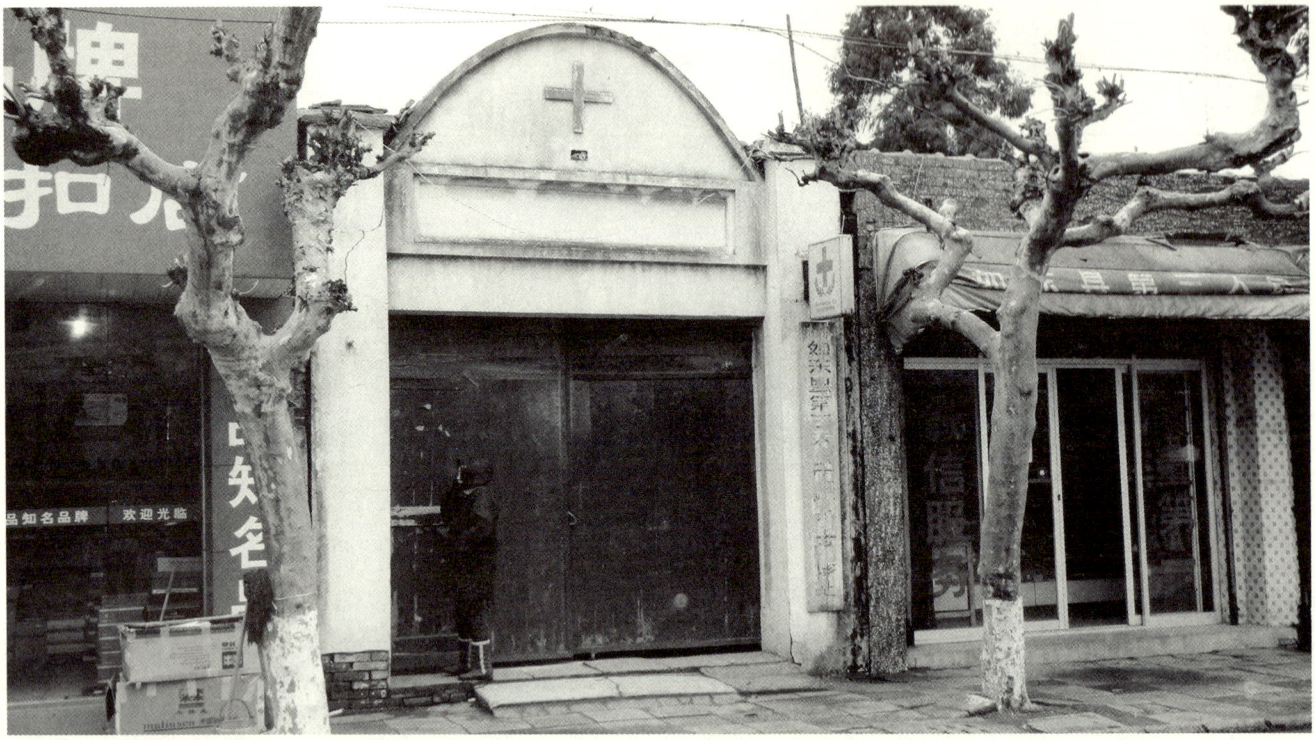

1959年5月，栟茶镇卫海路址医疗办公房　　（2011年3月1日县卫生志编纂办公室摄）

1959～1988年栟茶镇卫生院领导人员更迭

表3-30

机构名称	领导人更迭
栟茶人民公社医院 （1959.01～1959.05）	院　长：缪祖仁1959.01～1959.05
栟茶镇人民公社医院 （1959.05～1960.11） 栟茶镇人民公社民办医院 （1960.11～1962.09）	院　长：张　明1959.05～1962.11
栟茶镇人民公社中心联合诊所 （1962.09～1966.11）	主　任：张　明1962.11～1966.11
栟茶镇人民公社卫生院 （1966.11～1968.04）	院　长：张　明1966.11～1968.04
栟茶镇人民公社卫生院革命领导组 （1968.04～1978.08）	组　长：张　明1968.04～1978.08 副组长：徐　镶1968.04～1978.08 张绍珍1968.04～1978.08
栟茶镇人民公社卫生院革命领导组 （1968.04～1978.08）	组　长：张　明1968.04～1978.08 副组长：徐　镶1968.04～1978.08 张绍珍1968.04～1978.08
栟茶镇人民公社卫生院 （1978.08～1981.09） 栟茶镇卫生院 （1981.09～1988.07）	院　长：张　明1978.08～1983.09 徐　骧1983.09～1986.11 吕福儒1986.11～1988.07（副院长） 副院长：张绍珍1978.08～1988.07 张　明1983.09～1988.07 徐　骧1986.11～1988.07

旧场人民公社医院

【地址】如东县旧场人民公社

【邮编】

【沿革】1958年10月，以"旧场联合诊所"张耀北、葛仁勋等12名职工、"富滩乡联合诊所"张启铭、戴云轩等5名职工及部分社会医生为骨干，组建"旧场人民公社医院"，址设旧场。时有职工32人，其中医技人员20人，卫生床位20张。

1959年4月，划属海安县。

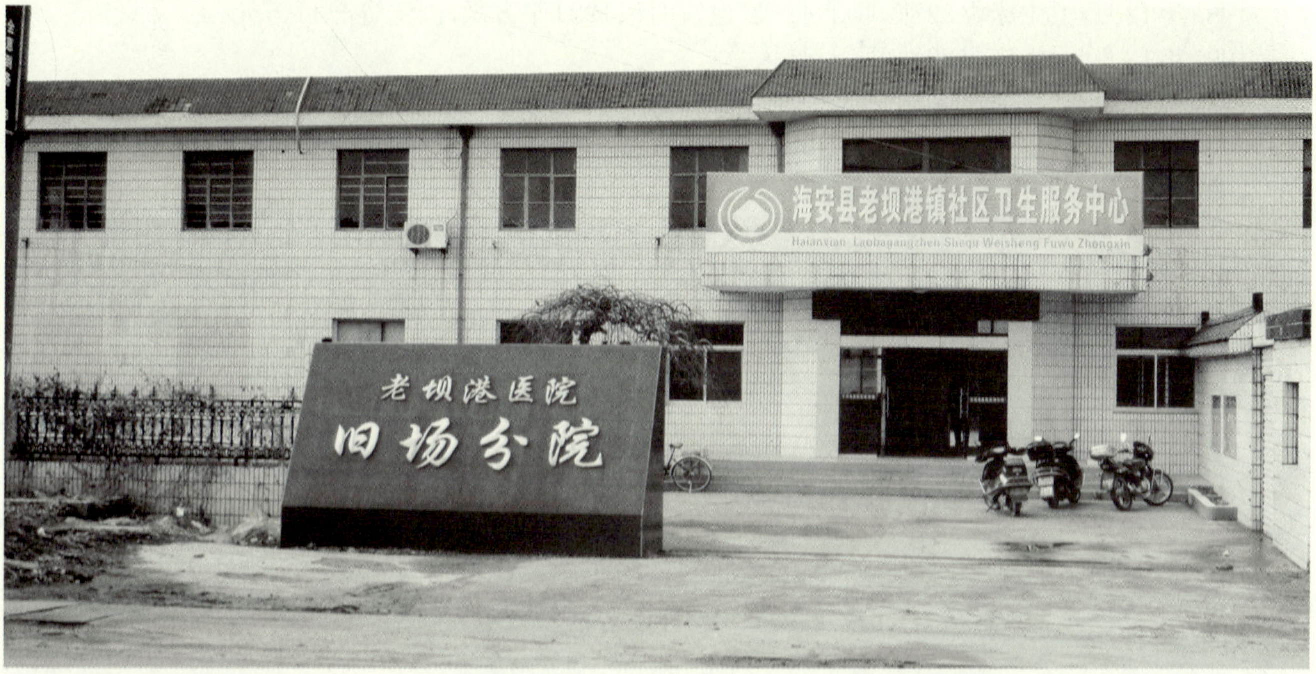

1958年10月，老坝港镇址医疗办公楼　　（2011年3月1日县卫生志编纂办公室摄）

1958～1959年旧场人民公社医院领导人员更迭

表3-31

机构名称	领导人更迭
旧场人民公社医院 （1958.10～1959.04）	院　长：许秀勇1958.10～1959.04 副院长：张耀北1958.10～1959.04 　　　　张启铭1958.10～1959.04

凌民医院

【地址】如东县马塘镇徐庄村

【邮编】226401

【沿革】1958年10月，以"王元乡联合诊所"6名职工、"凌民乡联合诊所"5名职工、"尊三乡联合诊所"5名职工为骨干，组建"尊三人民公社医院"，址设许家楼。时有职工18人，其中医技人员12人，卫生床位20张。

1960年11月，更名为“尊三人民公社民办医院”。

1962年11月，更名为“尊三人民公社中心联合诊所”。址迁沙家庄。

1965年9月，更名为“凌民人民公社中心联合诊所”。

1966年11月，更名为“凌民人民公社卫生院”。址迁徐家庄。

1968年4月，成立“凌民人民公社卫生院革命领导组”。

1976年12月，医院职工51人。

1978年8月22日，撤销“凌民人民公社卫生院革命领导组”，恢复“院长负责制”。

1983年9月，更名为“凌民乡卫生院”。

1985年12月，卫生床位32张，职工41人，建筑面积1224平方米，固定资产11万元。

1991年12月，卫生床位29张，职工41人。

1995年12月，评定为“一级甲等乡镇卫生院”。

2000年12月，卫生床位24张，职工36人，固定资产156万元，净资产156万元。

2001年6月，改制民营，更名为“凌民医院”。

2010年12月， 医院开放卫生床位24张（内科12张，外科12张）；土地总面积4300平方米，建筑总面积2927平方米，主要建筑价值78万元；卫生设备总价值57万元，其中医疗专业设备32万元，图书装备及其他通用设备25万元；卫生总资产233万元，其中流动资产98万元、固定资产135万元、净资产223万元。有职工25人，其中卫生专业技术人员21人。

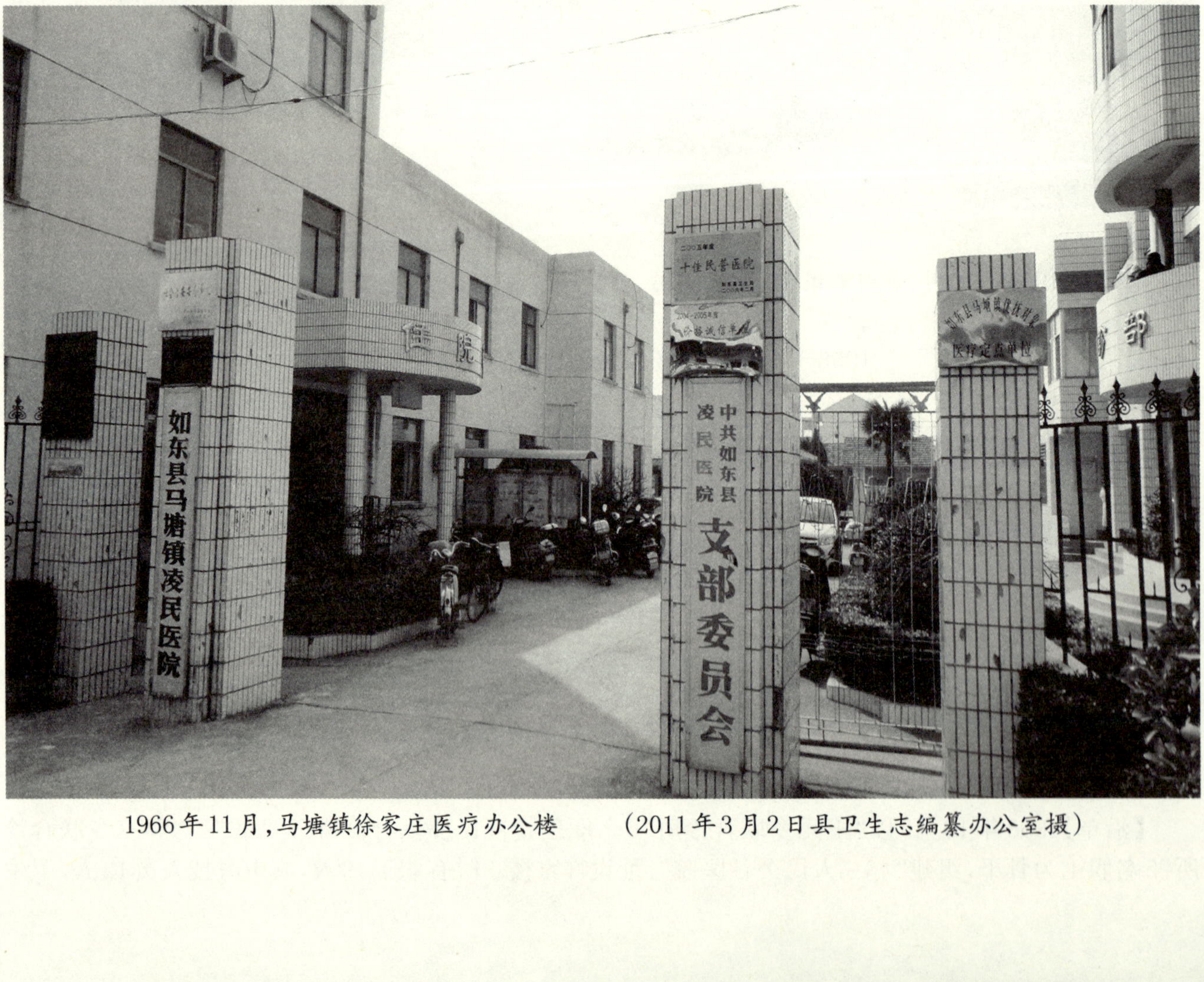

1966年11月，马塘镇徐家庄医疗办公楼　　（2011年3月2日县卫生志编纂办公室摄）

1958～2010年凌民医院领导人员更迭

表3-32

机构名称	领导人更迭
尊三人民公社医院 （1958.10～1960.11） 尊三人民公社民办医院 （1960.11～1962.11）	院　长：杨振忠 1958.10～1962.11
尊三人民公社中心联合诊所 （1962.11～1965.09） 凌民人民公社中心联合诊所 （1965.09～1966.11）	主　任：沈　俊 1962.11～1966.11
凌民人民公社卫生院 （1966.11～1968.04）	院　长：沈　俊 1966.11～1968.04
凌民人民公社卫生院革命领导组 （1968.04～1978.08）	组　长：殷德清 1968.04～1978.08
凌民人民公社卫生院 （1978.08～1983.09） 凌民乡卫生院 （1983.09～2001.06） 凌民医院 （2001.06～　　　）	院　长：殷德清 1978.08～1984.04 吴维贤 1984.04～1997.11 袁光明 1997.11～2001.06 许建辉 2001.06～ 副院长：郭碧儒 1985.10～1996.04 葛加如 1996.04～2001.06 袁光明 1996.04～1997.11 郭碧儒 2001.06～

潮桥医院

【地址】如东县马塘镇潮桥居委会拥军路12号

【邮编】226401

【沿革】1958年10月，以“胜利乡联合诊所”6名职工、“潮桥乡联合诊所”4名职工、“潮桥乡保健室”6名职工为骨干，组建“潮桥人民公社医院”，址设潮桥镇中巷口。时有职工24人，其中医技人员17人，卫生床位20张。

1960年11月，更名为“潮桥人民公社民办医院”。

1962年11月，更名为“潮桥人民公社中心联合诊所”。

1966年11月，更名为“潮桥人民公社卫生院”。址迁潮桥拥军路

1968年4月，成立“卫生院革命领导组”。

1976年12月，医院职工54人。

1978年8月22日，撤销“卫生院革命领导组”，恢复“院长负责制”。

1983年9月，更名为“潮桥乡卫生院”。

1985年12月，卫生床位38张，职工40人，建筑面积2575平方米，固定资产11万元。

1991年12月，卫生床位36张，职工42人。

1993年，评定为“一级甲等乡镇卫生院”。

2000年4月26日，撤销“潮桥乡卫生院”，为马塘医院“潮桥分院”。

2000年12月，医院床位30张，职工36人，固定资产137万元，净资产137万元。

2001年10月，改制民营，更名为“潮桥医院”。

2010年12月，医院开放卫生床位30张(内科15张，外科7张，妇产科8张)；土地总面积4395平方米，建筑总面积4381平方米，主要建筑价值100万元；卫生设备总价值80万元，其中医疗专业设备52万元，图书设备28万元；卫生总资产206万元，其中流动资产26万元、固定资产180万元、净资产186万元。有职工24人，其中卫生专业技术人员19人。

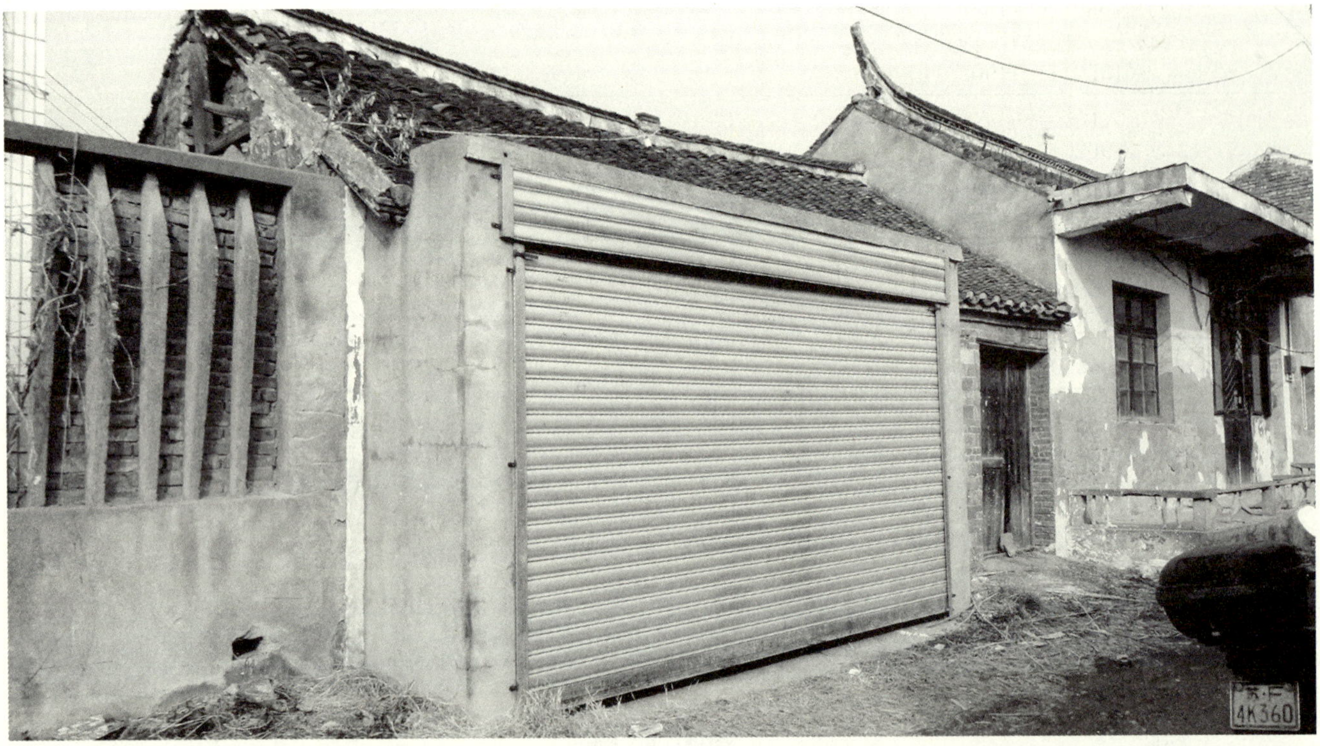

1958年10月，马塘镇潮桥中巷口医疗办公房　　(2011年3月2日县卫生志编纂办公室摄)

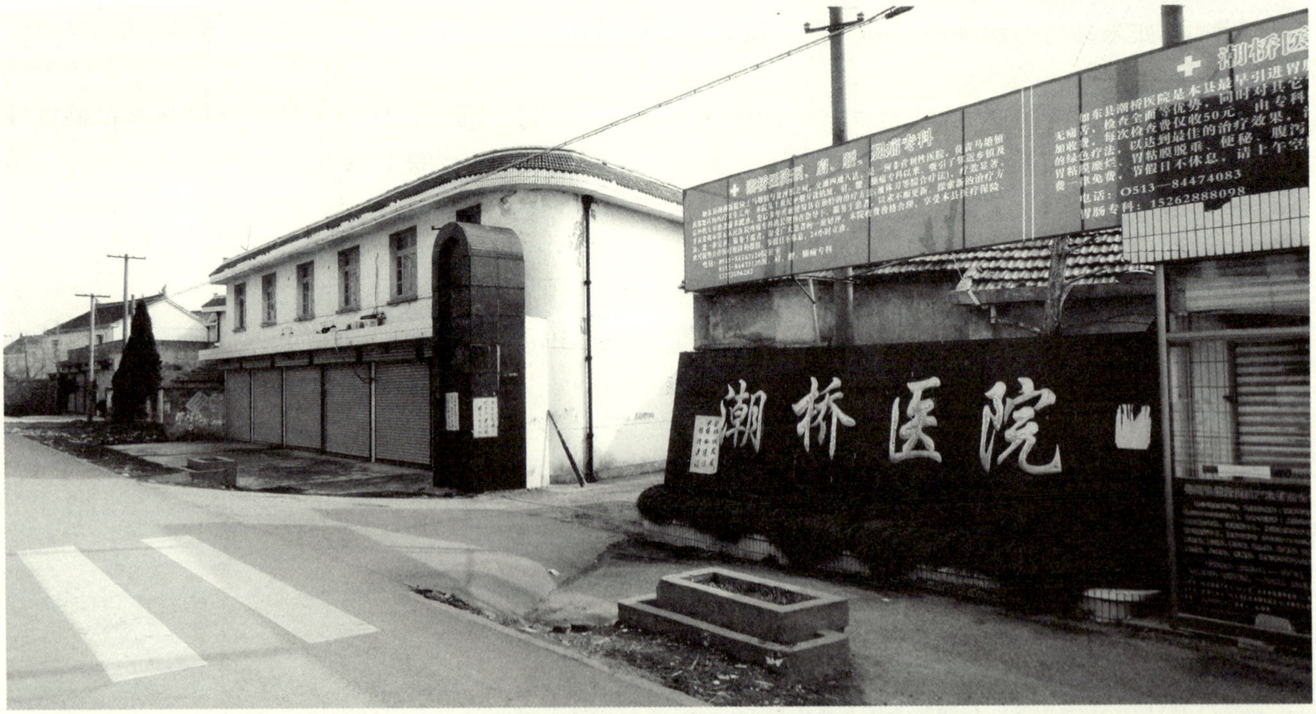

1966年11月，马塘镇潮桥居委会拥军路址医疗办公房　(2011年3月2日县卫生志编纂办公室摄)

1958～2010年潮桥医院领导人员更迭

表3-33

机构名称	领导人更迭
潮桥人民公社医院 （1958.10～1960.11） 潮桥人民公社民办医院 （1960.11～1962.11）	院　长：殷德清1958.10～1960 张进山1960.　～1962.11
潮桥人民公社中心联合诊所 （1962.11～1966.11）	主　任：张进山1962.11～1966.11
潮桥人民公社卫生院 （1966.11～1968.04）	院　长：沈　俊1966.11～1968.04
潮桥人民公社卫生院革命领导组 （1968.04～1978.08）	组　长：薛兰新1968.04～1978.08
潮桥人民公社卫生院 （1978.08～1983.09） 潮桥乡卫生院 （1983.09～2000.04） 马塘医院潮桥分院 （2000.04～2001.10） 潮桥医院 （2001.10～　　　）	院　长：薛兰新1978.08～1987.05 孔　云1987.05～2007.12 冒加华2007.12～ 副院长：成宏富1987.05～2001.10

桐本乡卫生院

【地址】如东县马塘镇七里镇村7组

【邮编】226401

【沿革】1958年10月，以“马北乡联合诊所”5名职工、“三沿乡联合诊所”4名职工为骨干，组建“沿河人民公社医院”，址设七里镇牌桥楼。时有职工15人，其中医技人员10人，卫生床位20张。

1959年1月，“沿河人民公社医院”“马塘镇联合诊所”合建为“桐本人民公社医院”。时有职工23人，其中医技人员15人，卫生床位30张。5月，分建为“马塘镇人民公社医院”“桐本人民公社医院”。本院名为“桐本人民公社医院”，原址，卫生床位20张。

1960年11月，更名为“桐本人民公社民办医院”。

1962年11月，更名为“桐本人民公社中心联合诊所”。

1965年9月，更名为“沿河人民公社中心联合诊所”。

1966年11月，更名为“沿河人民公社卫生院”。址迁马塘镇农药厂桥南。

1968年4月，成立“沿河人民公社卫生院革命领导组”。

1976年12月，医院职工37人。

1978年8月22日，撤销“沿河人民公社卫生院革命领导组”，恢复“院长负责制”。

1981年7月，更名为“桐本人民公社卫生院”。

1983年9月，更名为“桐本乡卫生院”。

1985年12月，建筑面积1025平方米，卫生床位26张，职工32人，固定资产7万元。

1990年12月，建筑面积1621平方米，卫生床位16张，职工35人，固定资产18万元。

1995年2月21日，撤销“桐本乡卫生院”，并入马塘医院。

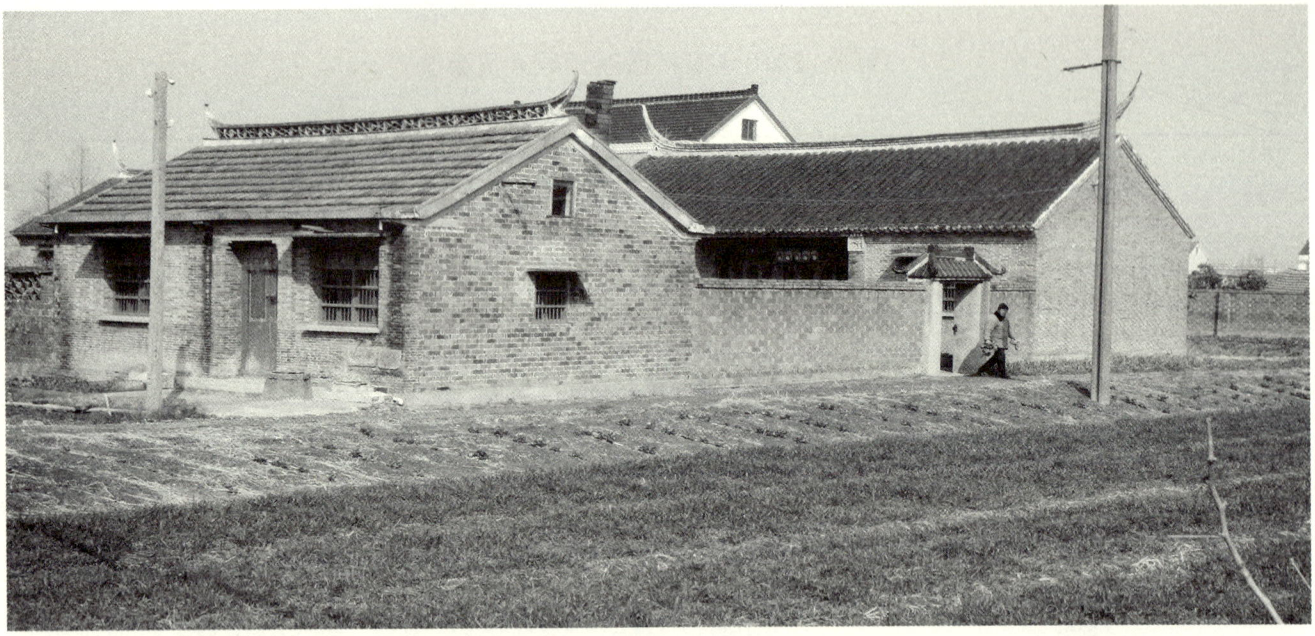

1958年10月，马塘镇七里镇牌桥楼医疗办公房址　　（2011年3月2日县卫生志编纂办公室摄）

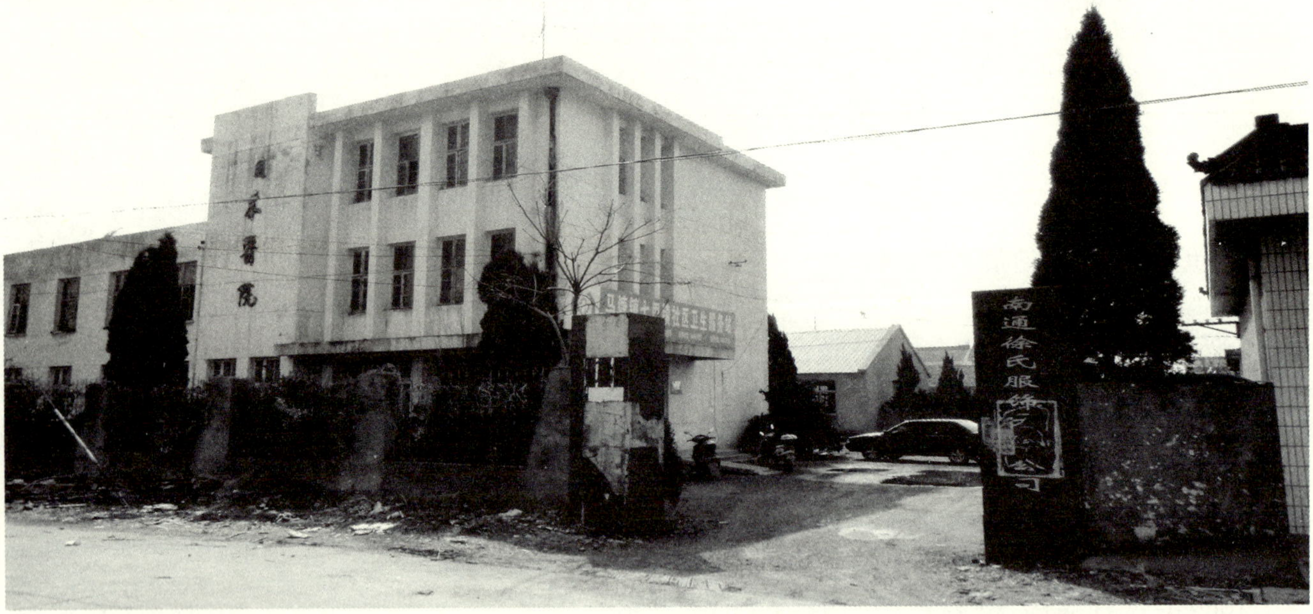

1966年11月，马塘镇七里镇农药厂河南医疗办公楼　　（2011年3月2日县卫生志编纂办公室摄）

1958～1995年桐本乡卫生院领导人员更迭

表3-34

机构名称	领导人更迭
沿河人民公社医院 （1958.10～1959.01） 桐本人民公社医院 （1959.01～1960.11） 桐本人民公社民办医院 （1960.11～1962.11）	院　长：王　超1958.10～1960.12 杨德贵1960.12～1962.11

续表3-34

机构名称	领导人更迭
桐本人民公社中心联合诊所 （1962.11～1965.09） 沿河人民公社中心联合诊所 （1965.09～1966.11）	主　任：王　超1962.11～1966.11
沿河人民公社卫生院 （1966.11～1968.04）	院　长：杨德贵1966.11～1968.04
沿河人民公社卫生院革命领导组 （1968.04～1978.08）	组　长：杨德贵1968.04～1972.04 曹春锦1972.44～1974.05 张秀涛1974.05～1974.08 薛志彬1974.08～1978.08 副组长：蔡　联1968.04～1978.08
沿河人民公社卫生院 （1978.08～1981.07） 桐本人民公社卫生院 （1981.07～1983.09） 桐本乡卫生院 （1983.09～1995.02）	院　长：薛志彬1978.08～1984.11 蔡　联1984.11～1987.05 曹春锦1987.05～1995.02 副院长：陈锦明1984.11～1995.02 薛志彬1992.11～1995.02

马塘镇卫生院

【地址】如东县马塘镇仁和桥

【邮编】

【沿革】1959年1月，“沿河人民公社医院”“马塘镇联合诊所”合建为“桐本人民公社医院”。时有职工23人，其中医技人员15人，卫生床位30张。5月，分建为“马塘镇人民公社医院”“桐本人民公社医院”。本院名“马塘镇人民公社医院”，址设马塘镇仁和桥，卫生床位15张。

1960年11月，更名为“马塘人民公社民办医院”。

1962年11月，更名为“马塘镇人民公社中心联合诊所”。

1966年11月，更名为“马塘镇人民公社卫生院”。

1968年4月，成立“卫生院革命领导组”。

1976年12月，医院职工28人。

1978年8月22日，撤销“马塘镇人民公社卫生院革命领导组”，恢复“院长负责制”。

1981年9月，更名为“马塘镇卫生院”。

1984年10月，撤销“马塘镇卫生院”，并入马塘区医院，卫生床位20张，职工28人。

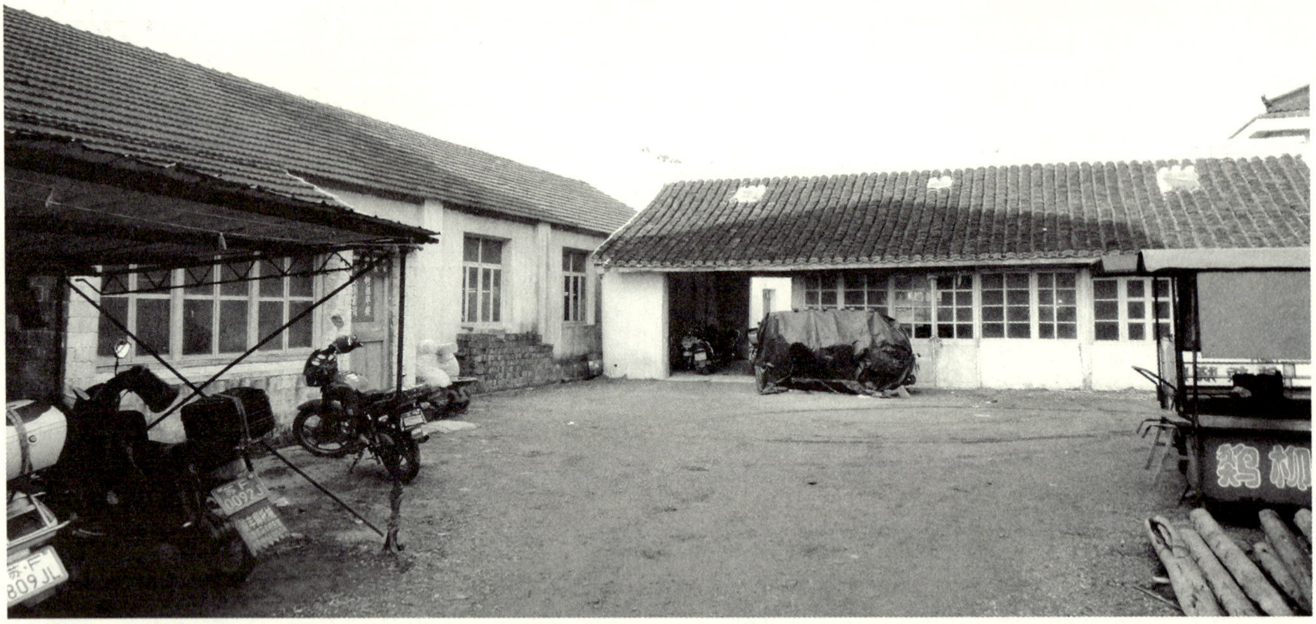

1959年1月，马塘镇仁和桥医疗办公房　（2011年3月2日县卫生志编纂办公摄）

1959～1984年马塘镇卫生院领导人员更迭

表3-35

机构名称	领导人更迭
桐本人民公社医院 （1959.01～1959.05）	院　长：王　超1959.01～1959.05
马塘镇人民公社医院 （1959.05～1960.11） 马塘镇人民公社民办医院 （1960.11～1962.11）	院　长：咸德本1959.05～1962.11
马塘镇人民公社中心联合诊所 （1962.11～1966.11）	主　任：咸德本1962.11～1966.11
马塘镇人民公社卫生院 （1966.11～1968.04）	院　长：咸德本1966.11～1968.04
马塘镇人民公社卫生院革命领导组 （1968.04～1978.08）	组　长：咸德本1968.04～1971.02 徐宝生1971.02～1972.01 曹春锦1972.01～1978.08 副组长：于守元1975.08～1978.08
马塘镇人民公社卫生院 （1978.08～1981.09） 马塘镇卫生院 （1981.09～1984.10）	院　长：曹春锦1978.08～1984.10 副院长：于守元1978.08～1984.10

凌河医院

【地址】如东县丰利镇四明路3号

【邮编】226408

【沿革】1958年10月，以“新利乡联合诊所”9名职工、“四明乡联合诊所”7名职工为骨干，组建“四明人民公社医院”，址设徐家庄。时有职工19人，其中医技13人，卫生床位20张。

1960年11月，更名为“四明人民公社民办医院”。

1962年11月，更名为“四明人民公社中心联合诊所”。

1965年9月，更名为“凌河人民公社中心联合诊所”。

1966年11月，更名为“凌河人民公社卫生院”。

1968年4月，成立“凌河人民公社卫生院革命领导组”。

1976年12月，医院职工33人。

1978年8月22日，撤销“凌河人民公社卫生院革命领导组”，恢复“院长负责制”。

1983年9月，更名为“凌河乡卫生院”。

1985年12月，卫生床位24张，职工28人，建筑面积1237平方米，固定资产12万元。

1991年12月，卫生床位19张，职工33人。

1995年3月，更名为“凌河镇卫生院”。是年，评定为“一级甲等乡镇卫生院”。

2000年12月，医院卫生床位20张，职工25人，固定资产86万元，净资产101万元。

2001年6月，改制民营，更名为“凌河医院”。

2010年12月，医院开放卫生床位24张(内科12张，外科12张)；土地总面积1200平方米，建筑总面积2342平方米，主要建筑价值51万元；卫生设备总价值39万元，其中医疗专业设备22万元，图书装备及其他通用设备17万元；卫生总资产120万元，其中流动资产30万元、固定资产90万元、净资产120万元。有职工19人，其中卫生专业技术人员15人。

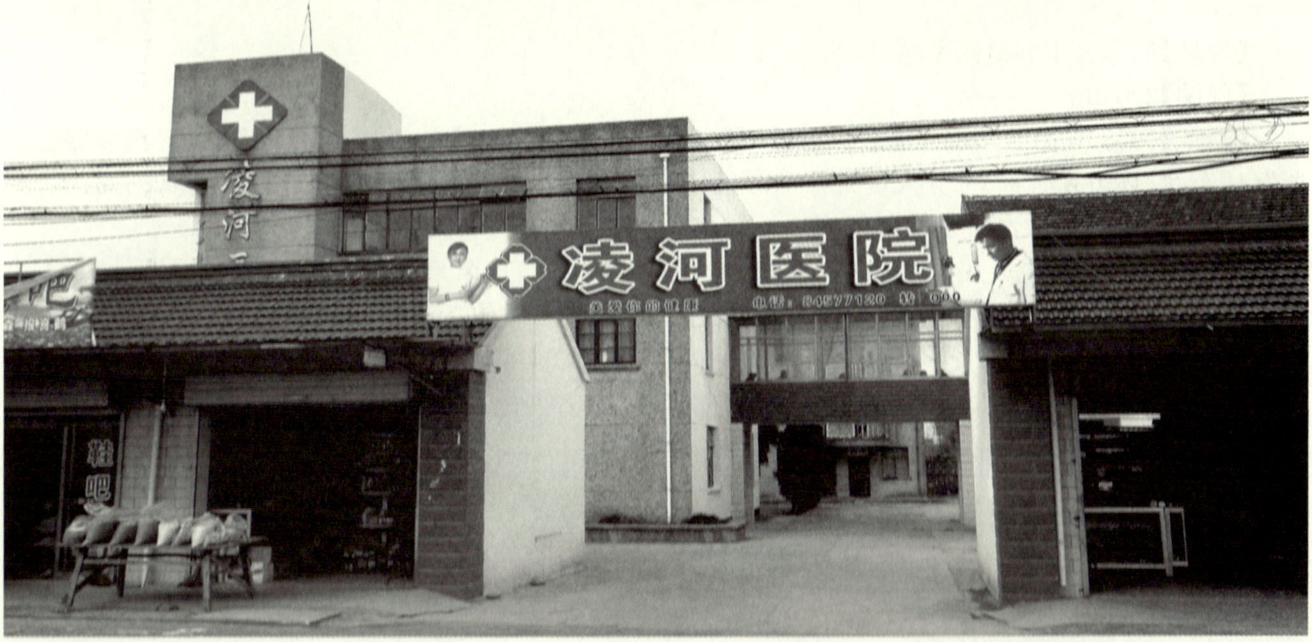

1958年10月，丰利镇徐家庄办公楼　　(2011年3月8日县卫生志编纂办公室摄)

1958～2010年凌河医院领导人员更迭

表3-36

机构名称	领导人更迭
四明人民公社医院 （1958.10～1960.11） 四明人民公社民办医院 （1960.11～1962.11）	院　长:袁洲平1958.10～1962.11 副院长:徐　泉1958.10～1962.11
四明人民公社中心联合诊所 （1962.11～1965.09） 凌河人民公社中心联合诊所 （1965.09～1966.11）	主　任:谢　林1962.11～1964.08 吴集春1964.08～1966.11
凌河人民公社卫生院 （1966.11～1968.04）	院　长:王承忠1966.11～1968.04
凌河人民公社卫生院革命领导组 （1968.04～1978.08）	组　长:袁鼎操1968.04～1978.08 副组长:朱德余1968.04～1978.08
凌河人民公社卫生院 （1978.08～1983.09） 凌河乡卫生院 （1983.09～1995.03） 凌河镇卫生院 （1995.03～2001.06） 凌河医院 （2001.06～　　）	院　长:袁鼎操1978.08～1982.02 朱德余1982.02～1998.09 吴　彪1997.09～1998.08　（副院长） 吴　彪1998.09～2001.06 杨美琴2001.06～ 副院长:朱德余1978.12～1998.09 陈金明1996.08～ 黄　明1998.09～2001.06 陈吾俊2001.06～

环港医院

【地址】如东县丰利镇张家园 11组

【邮编】226408

【沿革】1958年10月,以“春海乡联合诊所”11名职工(石屏乡、观东乡、东宁乡合称)、“环港乡联合诊所”(环东乡、环港乡合称)部分人员为骨干,组建“环港人民公社医院”,址设九总桥。时有职工24人,其中医技人员15人,卫生床位20张。

1959年1月,“环港人民公社医院”“丰利镇联合诊所”(职工8名)合建为“丰利人民公社医院”,卫生床位30张。

1960年11月,更名为“丰利人民公社民办医院”。

1962年1月,分建为“丰利镇人民公社民办医院”“春海人民公社民办医院”“环港人民公社民办医院”。本院名为“春海人民公社民办医院”,原址,卫生床位20张。11月,更名为“春海人民公社中心联合诊所”。

1965年9月,更名为“石屏人民公社中心联合诊所”。

1966年11月,更名为“石屏人民公社卫生院”。

1968年4月,成立“石屏人民公社卫生院革命领导组”。

1976年12月,医院职工39人。

1978年8月22日，撤销“石屏人民公社卫生院革命领导组”，恢复“院长负责制”。

1983年9月，更名为“石屏乡卫生院”。

1985年12月，卫生床位35张，职工31人，建筑面积1387平方米，固定资产12万元。

1991年12月，卫生床位26张，职工35人。

2000年4月26日，撤销“环渔乡卫生院”、“石屏乡卫生院”，建立“环港镇卫生院”。12月，医院床位20张，职工31人，固定资产198万元，净资产198万元。

2001年10月，改制民营，更名为“环港医院”。

2010年12月，医院开放卫生床位25张（内科13张，外科8张，妇产科4张）；土地总面积4212平方米，建筑总面积3084平方米，主要建筑价值66万元；卫生设备总价值70万元，其中医疗专业设备42万元，图书装备及其他通用设备28万元；卫生总资产184万元，其中流动资产48万元、固定资产136万元、净资产173万元。有职工30人，其中卫生专业技术人员25人。

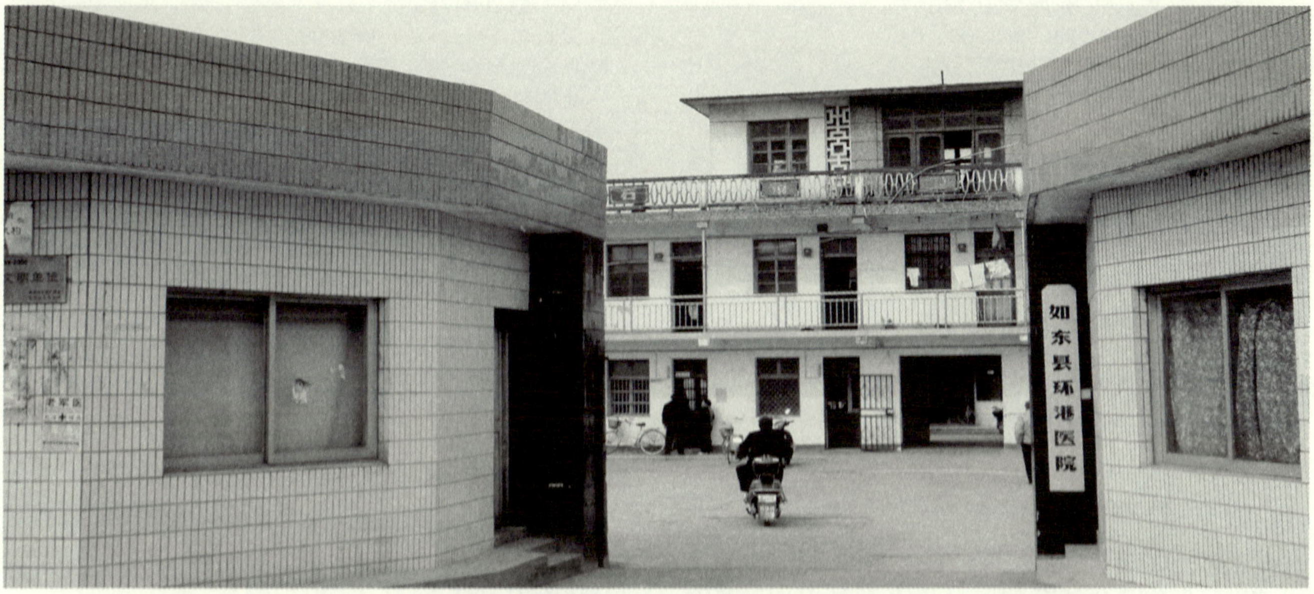

1958年10月，丰利镇九总桥医疗办公楼　　（2011年3月8日县卫生志编纂办公室摄）

1958～2010年环港医院领导人员更迭

表3-37

机构名称	领导人更迭
环港人民公社医院（1958.10～1959.01） 丰利人民公社医院（1959.01～1960.11） 丰利人民公社民办医院（1960.11～1962.01）	院　长：刘丙林 1958.10～1962.01
春海人民公社民办医院（1962.01～1962.11）	院　长：刘丙林 1962.01～1962.11
春海人民公社中心联合诊所（1962.11～1965.09） 石屏人民公社中心联合诊所（1965.09～1966.11）	主　任：陈五生 1962.11～1966.11

续表3-37

机构名称	领导人更迭
石屏人民公社卫生院 （1966.11～1968.04）	院　长：陈五生1966.11～1968.04
石屏人民公社卫生院革命领导组 （1968.04～1978.08）	组　长：王鹤声1968.04～1973.12 卞甫成1973.12～1975.06 钱永和1975.06～1976.12 於长生1976.12～1978.08
石屏人民公社卫生院 （1978.08～1983.09） 石屏乡卫生院 （1983.09～2000.04） 环港镇卫生院 （2000.04～2001.10） 环港医院 （2001.10～　　）	院　长：於长生1978.08～1982.12 王金富1982.12～1983.09 陈金如1983.09～1984.09 袁鼎操1984.09～2004.12 周　彪2004.12～ 副院长：於长生1985.12～1989.08 陈金如1994.07～2001.10 吴明桂1998.09～2001.10 吴光华2000.04～2001.10　（院长级） 陈　政2000.04～2001.10 何　杰2004.12 ～ 陈　严2008.12 ～

环农乡卫生院

【地址】如东县丰利镇当家村1组

【邮编】226408

【沿革】1958年10月，以“春海乡联合诊所”11名职工（原“石屏乡联合诊所”“观东乡联合诊所”“东宁乡联合诊所”合称）、“环港乡联合诊所”（原“环东乡联合诊所”“环港乡联合诊所”合称）部分人员为骨干，组建“环港人民公社医院”，址设九总桥。时有职工24人，其中医技人员15人，卫生床位20张。

1959年1月，“环港人民公社医院”“丰利镇联合诊所”（职工8人），合建为“丰利人民公社医院”，卫生床位30张。

1960年11月，更名为“丰利人民公社民办医院”。

1962年1月，分建为“丰利镇人民公社民办医院”“春海人民公社民办医院”“环港人民公社民办医院”。本院名为“环港人民公社民办医院”，址设当家村，卫生床位10张。11月，更名为“环港人民公社中心联合诊所”。

1965年9月，分建为“环港人民公社中心联合诊所”“环港渔业人民公社中心联合诊所”。本院名为“环港人民公社中心联合诊所”，原址，卫生床位10张。

1966年11月，更名为“环港人民公社卫生院”。

1968年4月，成立“环港人民公社卫生院革命领导组”。

1976年12月，医院职工10人。

1978年8月22日，撤销“环港人民公社卫生院革命领导组”，恢复“院长负责制”。

1981年7月，更名为“环农人民公社卫生院”。

1983年9月，更名为“环农乡卫生院”。

1985年12月，卫生床位10张，职工12人，建筑面积387平方米，固定资产2万元，净资产5万元。

1995年6月,撤销“环农乡卫生院”,并入环港渔业乡卫生院。卫生床位10张,职工12人 ,建筑面积387平方米,固定资产2万元,净资产5万元。

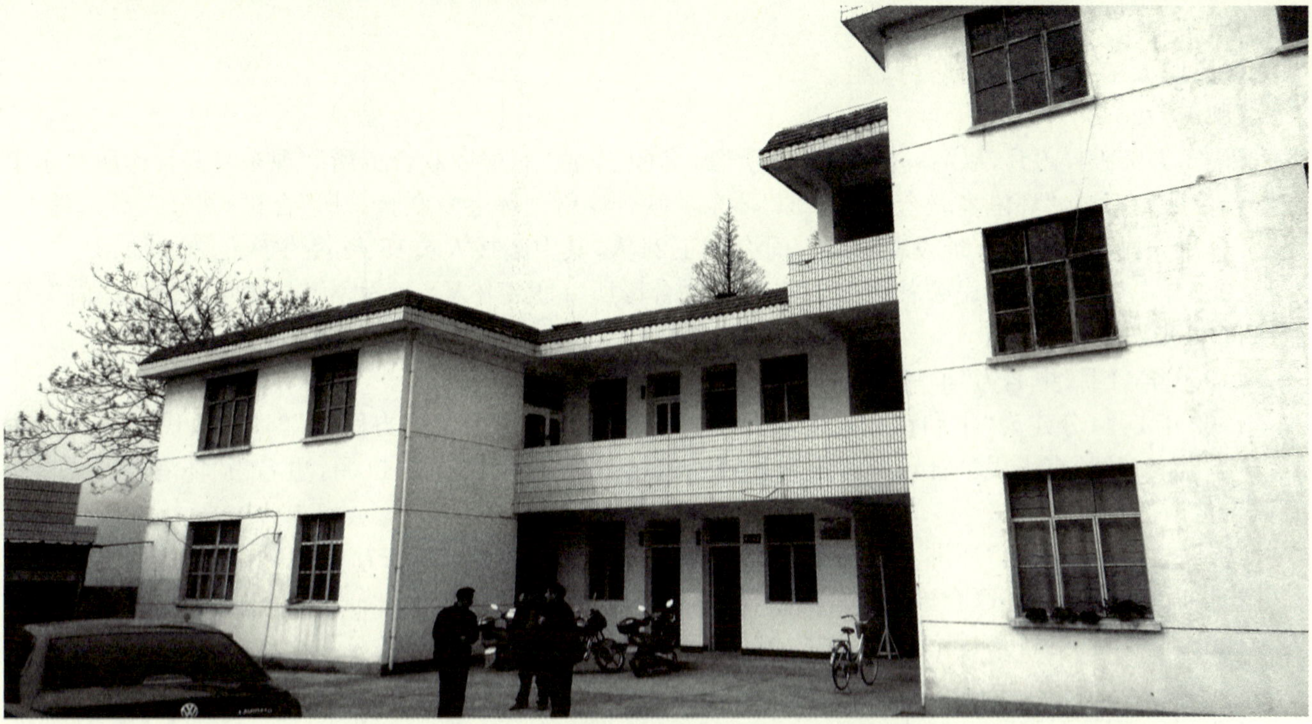

1962年1月,丰利镇当家村医疗办公楼　　(2011年3月8日县卫生志编纂办公室摄)

1958～1995年环农乡卫生院领导人员更迭

表3-38

机构名称	领导人更迭
环港人民公社医院 (1958.10～1959.01) 丰利人民公社医院 (1959.01～1960.11) 丰利人民公社民办医院 (1960.11～1962.01)	院　长:刘丙林 1958.10～1962.01
环港人民公社民办医院 (1962.01～1962.11)	院　长:马贵山 1962.01～1962.11
环港人民公社中心联合诊所 (1962.11～1966.11)	主　任:马贵山 1962.11～1966.11
环港人民公社卫生院 (1966.11～1968.04)	院　长:马贵山 1966.11～1968.04 副院长:丁志森 1965.09～1968.04
环港人民公社卫生院革命领导组 (1968.04～1978.08)	组　长:马贵山 1968.04～1973.12 副组长:丁志森 1968.04～1978.08
环港人民公社卫生院 (1978.08～1981.07) 环农人民公社卫生院 (1981.07～1983.09) 环农乡卫生院 (1983.09～1995.06)	院　长:马贵山 1978.08～1984.01 石征朗 1984.01～1995.06 副院长:丁志森 1978.08～1979.09 石征朗 1979.09～1984.01

环渔医院

【地址】如东县丰利镇海防村1组

【邮编】226408

【沿革】1958年10月，以“春海乡联合诊所”11名职工（原“石屏乡联合诊所”“观东乡联合诊所”“东宁乡联合诊所”合称）、“环港乡联合诊所”（原“环东乡联合诊所”“环港乡联合诊所”合称）部分人员为骨干，组建“环港人民公社医院”，址设九总桥。时有职工24人，其中医技人员15人，卫生床位20张。

1959年1月，“环港人民公社医院”“丰利镇联合诊所”（职工8人），合建为“丰利人民公社医院”，卫生床位30张。

11960年11月，更名为“丰利人民公社民办医院”。

1962年1月，分建为“丰利镇人民公社民办医院”“春海人民公社民办医院”“环港人民公社民办医院”。本院名为“环港人民公社民办医院”，址设当家村，卫生床位10张。11月，更名为“环港人民公社中心联合诊所”。

1965年9月，分建为“环港人民公社中心联合诊所”“环港渔业人民公社中心联合诊所”。本院名为“环港渔业人民公社中心联合诊所”，址设三岸角，卫生床位10张。

1966年11月，更名为“环港渔业人民公社卫生院”。

1968年4月，成立“环港人民公社卫生院革命领导组”。

1976年12月，医院职工11人。

1978年8月22日，撤销“卫生院革命领导组”。

1983年9月，更名“环港渔业乡卫生院”。

1985年12月，医院未设床位，职工5人，建筑面积270平方米，固定资产2万元。

1995年6月，“环农乡卫生院”并入，更名为“环渔乡卫生院”，址设当家村。12月，医院床位8张，职工21人，建筑面积1994平方米，固定资产52万元，净资产57万元。

2000年4月26日，撤销“环渔乡卫生院”“石屏乡卫生院”，建立“环港镇卫生院”。本院为环港镇卫生院“环渔分院”，原址。

2001年10月，改制民营，更名为“环渔医院”。医院床位8张，职工6人，固定资产55万元，净资产65万元，土地面积2400平方米，建筑面积1451平方米。

2010年12月，医院开放卫生床位8张（内科4张，外科4张）；土地总面积2977平方米，建筑总面积1451平方米，主要建筑价值29万元；卫生设备总价值46万元，其中医疗专业设备31万元，图书装备及其他通用设备15万元；卫生总资产117万元，其中流动资产42万元、固定资产75万元、净资产75万元、负债42万元。有职工9人，其中专业技术人员8人。

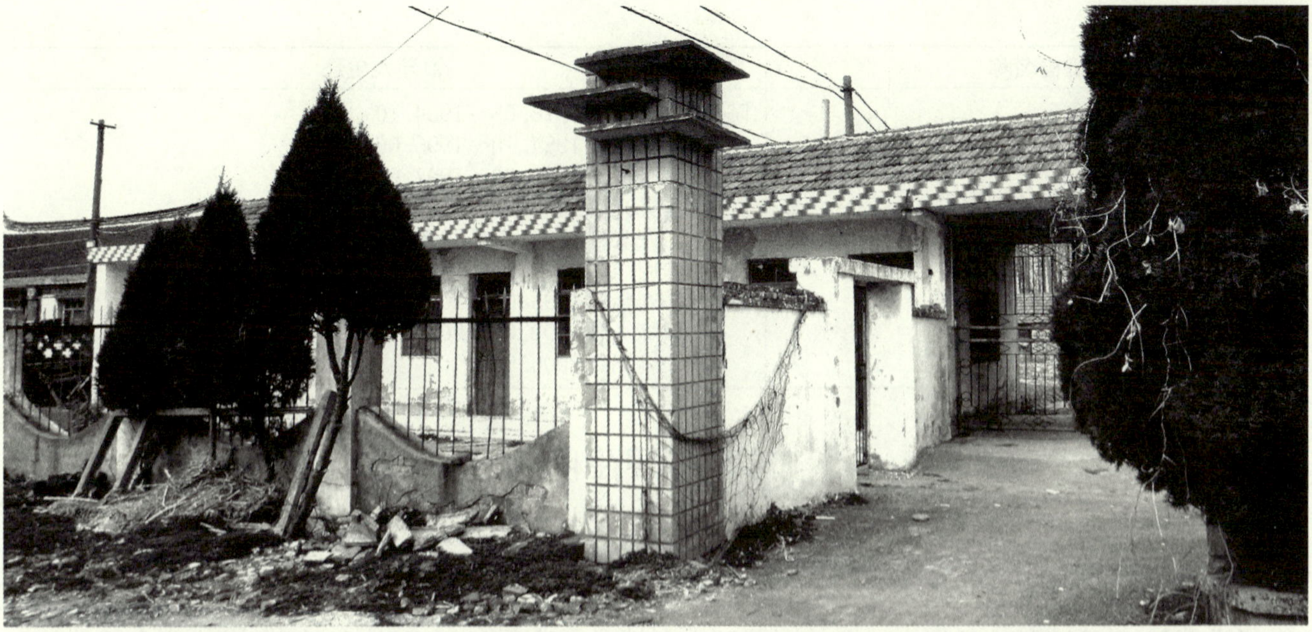

1965年9月，丰利镇环渔三岸角医疗办公房　　(2011年3月8日县卫生志编纂办公室摄)

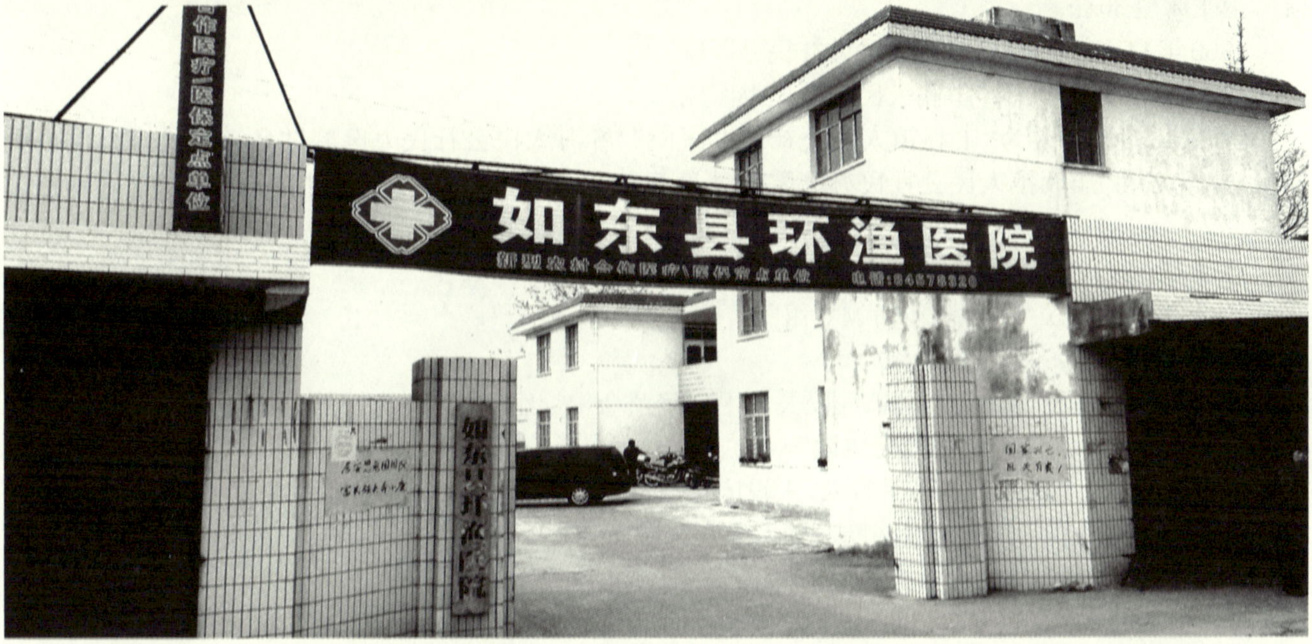

1995年6月，丰利镇环渔海防村医疗办公楼　(2011年3月8日县卫生志编纂办公室摄)

1965～2010年环渔医院领导人员更迭

表3-39

机构名称	领导人更迭
环港渔业人民公社中心联合诊所 (1965.09～1966.11)	主　任:于承鳌1965.09～1966.11
环港渔业人民公社卫生院 (1966.11～1968.04)	院　长:于承鳌1966.11～1968.04
环港渔业人民公社卫生院革命领导组 (1968.04～1978.08)	组　长:于承鳌1968.04～1978.08

续表3-39

机构名称	领导人更迭
环港渔业人民公社卫生院 （1978.08～1983.09） 环港渔业乡卫生院 （1983.09～2000.04） 环港镇卫生院环渔分院 （2000.04～2001.10） 环渔医院 （2001.10～ ）	院　长：于承鳌1978.08～1984.10 刘金兰1984.10～1995.06 石征朗1995.06～1997.03 吴光华1997.03～2004.12 许永红2004.12～2006.01 周　彪2006.01～ 副院长：刘金兰1995.06～2001.10 陈　政1992.03～2001.10 姚锦萍2006.01～

丰利镇卫生院

【地址】如东县丰利镇紫泉街

【邮编】226408

【沿革】1959年1月，“环港人民公社医院”“丰利镇联合诊所”（职工8名），合建为“丰利人民公社医院”，卫生床位30张。

1960年11月，更名为“丰利人民公社民办医院”。

1960年11月，更名为“丰利人民公社民办医院”。

1962年1月，分建为“丰利镇人民公社民办医院”“春海人民公社民办医院”“环港人民公社民办医院”。本院名为“丰利镇人民公社民办医院”，址设紫泉街。11月，更名为“丰利镇人民公社中心联合诊所”。

1966年11月，更名为“丰利镇人民公社卫生院”。

1968年4月，成立“卫生院革命领导组”。

1976年12月，医院职工33人。

1978年8月22日，撤销“丰利镇人民公社卫生院革命领导组”，恢复“院长负责制”。

1983年9月，更名为“丰利镇卫生院”。

1985年12月，建筑面积404平方米，未设床位，职工28人，固定资产7万元。

1989年1月，撤销“丰利镇卫生院”，并入丰利医院。

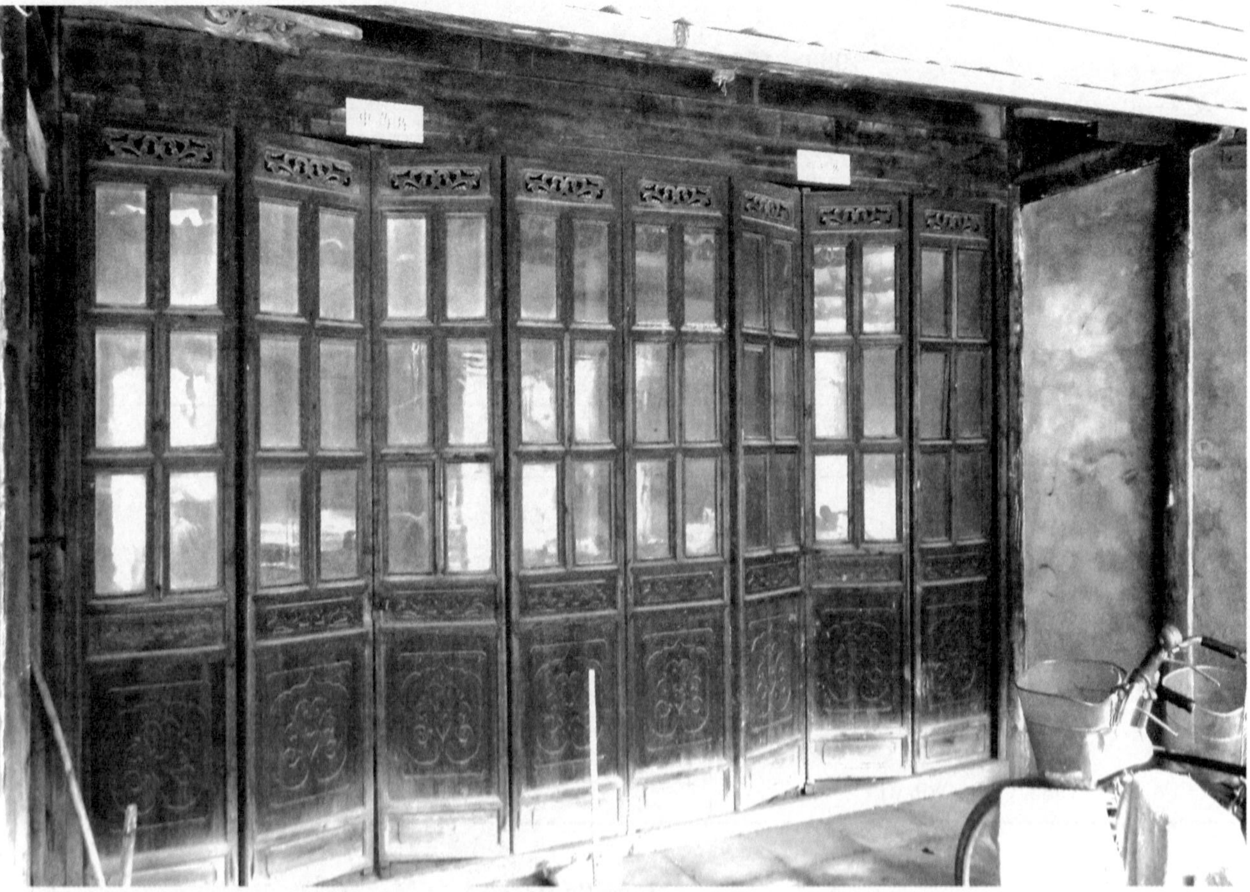

1962年1月，丰利镇松泉街医疗办公房　　（2011年3月8日县卫生志编纂办公室摄）

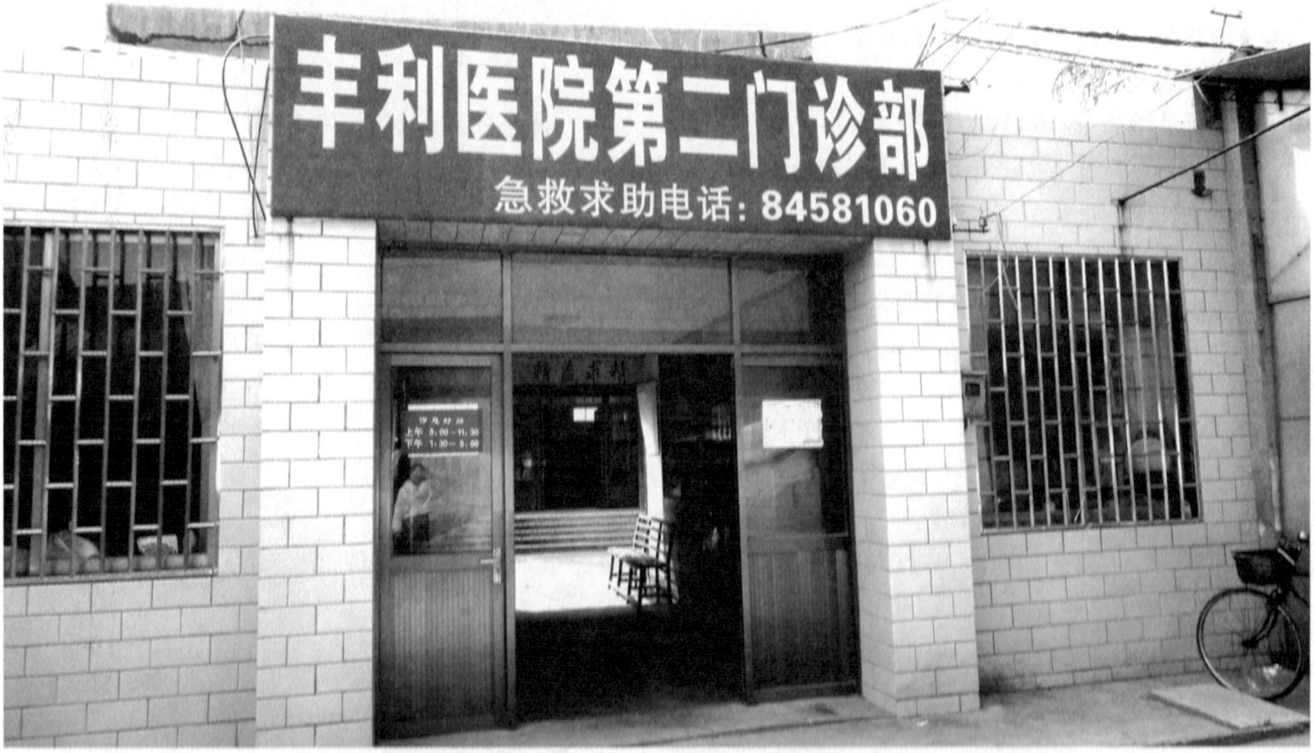

1983年9月，丰利镇松泉街医疗办公房　　（2011年3月8日县卫生志编纂办公室摄）

1959～1989年丰利镇卫生院领导人员更迭

表3-40

机构名称	领导人更迭
丰利人民公社医院 （1959.01～1960.11） 丰利人民公社民办医院 （1960.11～1962.01）	院　长：刘丙林1959.01～1962.01
丰利镇人民公社民办医院 （1962.01～1962.11）	院　长：於绪元1962.01～1962.11
丰利镇人民公社中心联合诊所 （1962.11～1966.11）	主　任：於绪元1962.11～1966.11
丰利镇人民公社卫生院 （1966.11～1968.04）	院　长：於绪元1966.11～1968.04
丰利镇人民公社卫生院革命领导组 （1968.04～1978.08）	组　长：於绪元1968.04～1978.08 副组长：俞文琪1968.04～1978.08 徐必生1968.04～1978.08
丰利镇人民公社卫生院 （1978.08～1983.09） 丰利镇卫生院 （1983.09～1989.01）	院　长：於绪元1978.08～1989.01 副院长：俞文琪1978.08～1984.10 徐必生1978.08～1984.10 王承忠1984.10～1989.01

丰西医院

【地址】如东县丰利镇华严村6组

【邮编】226408

【沿革】1958年10月，以“双德乡联合诊所”6名职工、“玉龙乡联合诊所”6名职工、“五义乡联合诊所”6名职工为骨干，组建“五义人民公社医院”，址设华严庵。时有职工28人，其中医技人员18人，卫生床位20张。

1960年11月，更名为“五义人民公社民办医院”。

1962年1月，分建为“华严庵人民公社民办医院”“五义人民公社民办医院”。本院名为“华严庵人民公社民办医院”，原址，卫生床位20张。是月，更名为“丰西人民公社民办医院”。11月，更名为“丰西人民公社中心联合诊所”。

1966年11月，更名为“丰西人民公社卫生院”。

1968年4月，成立“丰西人民公社卫生院革命领导组”。

1976年12月，医院职工32人。

1978年8月22日，撤销“丰西人民公社卫生院革命领导组”，恢复“院长负责制”。

1983年9月，更名为“丰西乡卫生院”。

1985年12月，医院床位20张，职工25人，建筑面积1120平方米，固定资产6万元。

1991年12月，卫生床位16张，职工25人。

1995年3月，撤销，为丰利医院“丰西分院”。定为“一级甲等乡镇卫生院”。

2000年12月，医院床位15张，职工15人，固定资产103万元，净资产103万元。

2001年10月，改制民营，更名为“丰西医院”。

2010年12月，医院开放卫生床位15张(内科10张，外科5张)；土地总面积4695平方米，建筑总面积2523平方米，建筑价值58万元；卫生设备总价值68万元，其中医疗专业设备38万元，图书装备及其他通用设备20万元；卫生总资产194万元，其中流动资产68万元、固定资产126万元、净资产162万元。有职工15人，其中卫生专业技术人员13人。

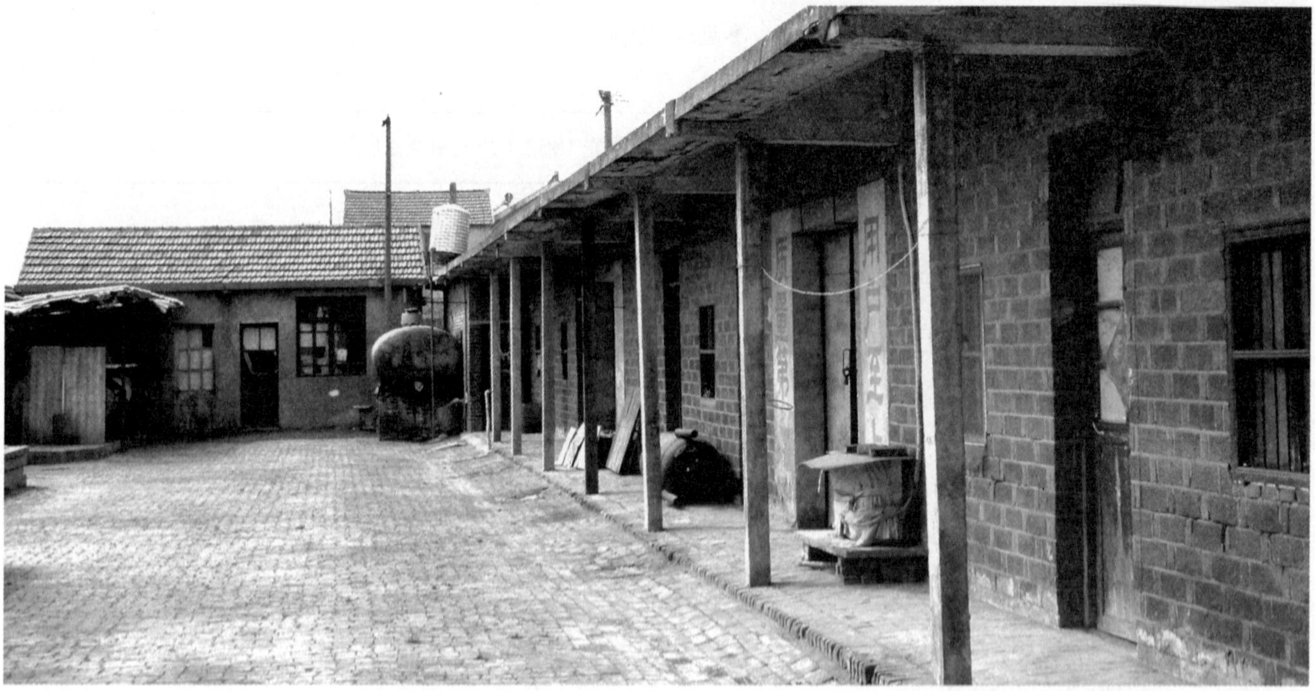

1958年10月，丰利镇华严庵医疗办公房 (2011年3月8日县卫生志编纂办公室摄)

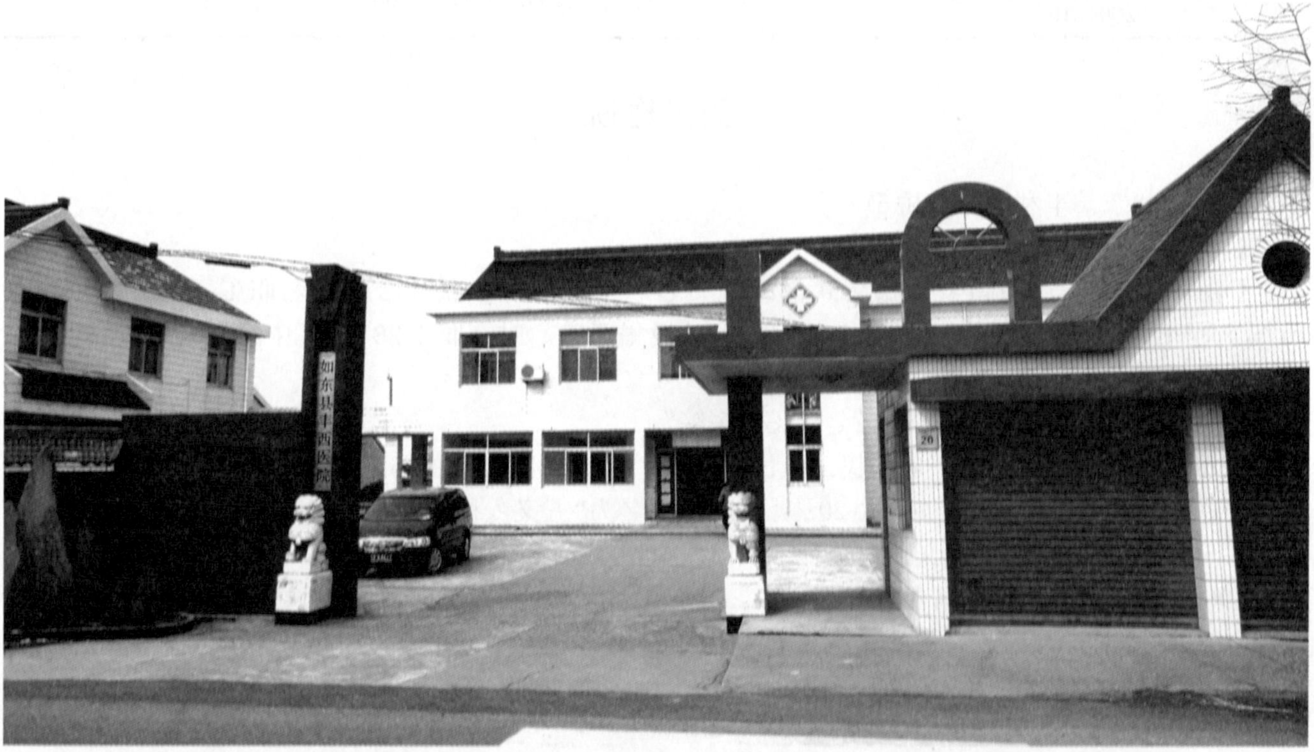

1985年12月，丰利镇华严村医疗办公楼 (2011年3月8日县卫生志编纂办公室摄)

1958～2010年丰西医院领导人员更迭

表3-41

机构名称	领导人更迭
五义人民公社医院 (1958.10～1960.11) 五义人民公社民办医院 (1960.11～1962.01)	参见五义医院
华严庵(丰西)人民公社民办医院 (1962.01～1962.11)	院　长:姚茂先1962.01～1962.11
丰西人民公社中心联合诊所 (1962.11～1966.11)	主　任:姚茂先1962.11～1966.11
丰西人民公社卫生院 (1966.11～1968.04)	院　长;姚茂先1966.11～1968.04
丰西人民公社卫生院革命领导组 (1968.04～1978.08)	组　长:姚茂先1968.04～1973 缪文华1973　～1976 姚茂先1976　～1978.08　(副组长) 副组长:姚茂先1973　～1976 吴岳林1968.04～1978.08
丰西人民公社卫生院 (1978.08～1983.09) 丰西乡卫生院 (1983.09～1995.03) 丰利医院丰西分院 (1995.03～2001.10) 丰西医院 (2001.10～　)	院　长:姚茂先1978.08～1983.09　(副院长) 姚茂先1983.09～1984.10 佘海如1984.10～1987.05　(副院长) 周啸峰1987.05～1995.04 李海银1995.04～ 副院长:李银海1984.10～1995.04 石宝华1984.10～1987.05

五义医院

【地址】如东县丰利镇家庙桥512号

【邮编】226408

【沿革】1958年10月,以“双德乡联合诊所”6名职工、“玉龙乡联合诊所”6名职工、“五义乡联合诊所”6名职工为骨干,组建“五义人民公社医院”,址设华严庵。时有职工28人,其中医技人员18人,卫生床位20张。

1960年11月,更名为“五义人民公社民办医院”。

1962年1月,分建为“华严庵人民公社民办医院”“五义人民公社民办医院”。本院名为“五义人民公社民办医院”,址迁家庙桥,卫生床位20张。11月,更名为“五义人民公社中心联合诊所”。

1966年11月,更名为“五义人民公社卫生院”。

1968年4月,成立“卫生院革命领导组”。

1976年12月,医院职工30人。

1978年8月22日,撤销“卫生院革命领导组”。

1983年9月,更名为“五义乡卫生院”。

1985年12月,医院床位20张,职工25人,建筑面积1288平方米,固定资产8万元。

1991年12月，卫生床位16张，职工27人。

1995年3月，撤销“五义乡卫生院”，为丰利医院“五义分院”。

2000年12月，医院床位16张，职工20人，固定资产87万元，净资产65万元。

2001年10月，改制民营，更名为“五义医院”。

2010年12月，医院开放卫生床位15张(内科7张，外科8张)；土地总面积1008平方米，建筑总面积1926平方米，主要建筑价值46万元；卫生设备总价值51万元，其中医疗专业设备36万元，图书装备15万元；卫生总资产170万元，其中流动资产73万元、固定资产97万元、净资产108万元、负债62万元。有职工18人，其中卫生专业技术人员13人。

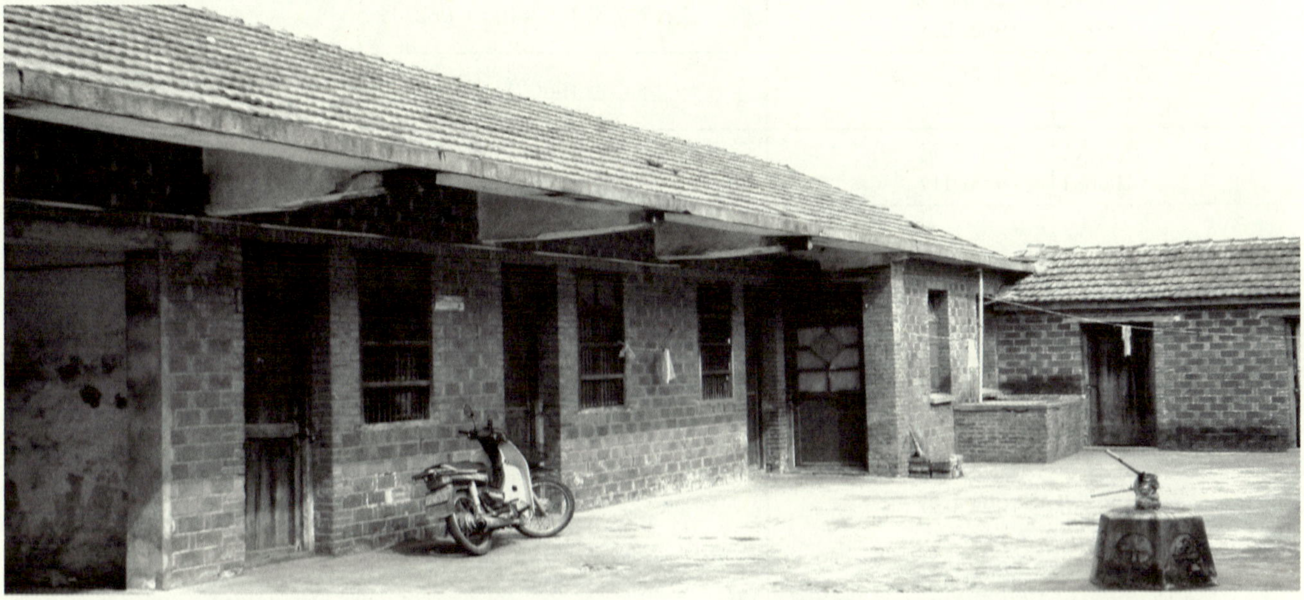

1962年1月，丰利镇家庙桥医疗办公房　　(2011年3月8日县卫生志编纂办公室摄)

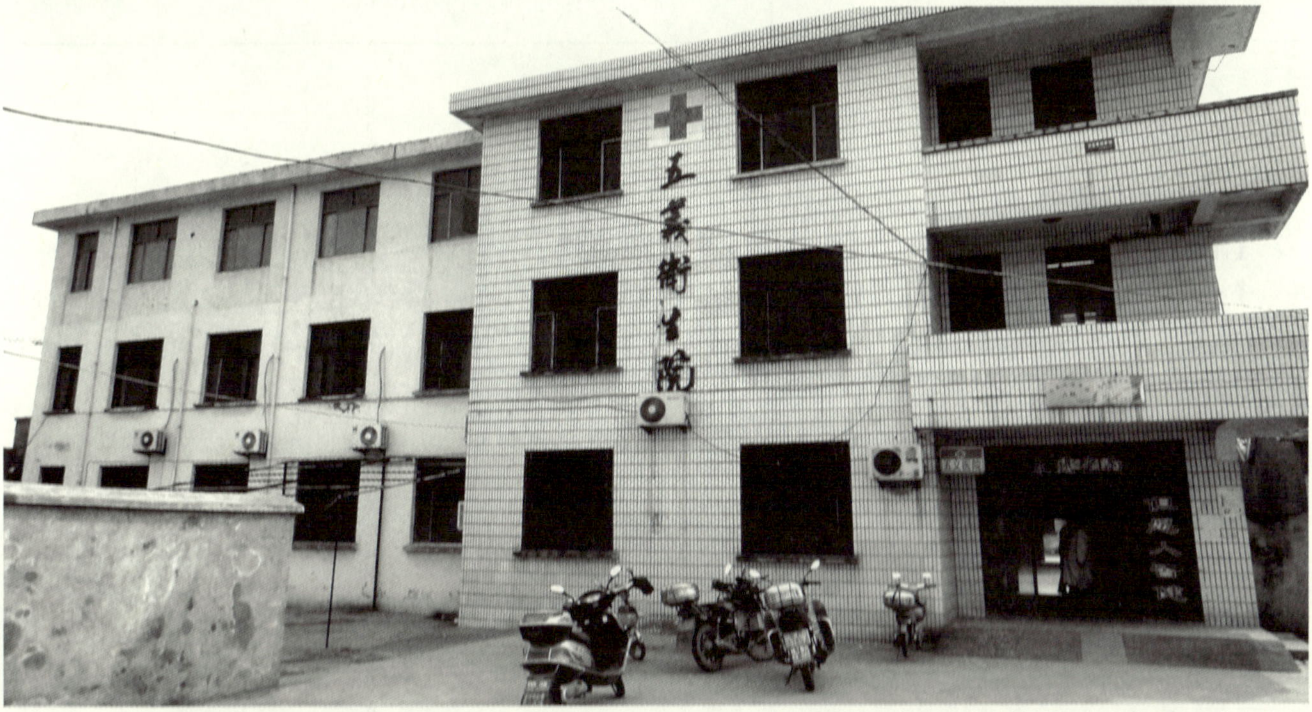

1994年12月，丰利镇家庙桥医疗办公楼　　(2011年3月8日县卫生志编纂办公室摄)

1958～2010年五义医院领导人员更迭

表3-42

机构名称	领导人更迭
五义人民公社医院 （1958.10～1960.11） 五义人民公社民办医院 （1960.11～1962.01）	院　长：姚茂先1958.10～1962.01 副院长：陈立贵1958.10～1962.01
五义人民公社民办医院 （1962.01～1962.11）	院　长：陈立贵1962.01～1962.11
五义人民公社中心联合诊所 （1962.11～1966.11）	主　任：陈立贵1962.11～1966.11
五义人民公社卫生院 （1966.11～1968.04）	院　长：陈立贵1966.11～1968.04 副院长：徐培之1966.11～1968.04
五义人民公社卫生院革命领导组 （1968.04～1978.08）	组　长：陈立贵1968.04～1971.02 於　进1971.02～1973.01 朱志华1973.01～1976.03 副组长：缪俊宏1968.04～1978.08
五义人民公社卫生院 （1978.08～1983.09） 五义乡卫生院 （1983.09～1995.03） 丰利医院五义分院 （1995.03～2001.10） 五义医院 （2001.10～　　　）	院　长：曹林圯1978.08～1992.06 缪俊宏1992.06～1999.03 周九珍1999.03～2001.10 张　进2001.10～2002.02 王金山2002.02～2004.07 钱学明2004.07～2005.11 朱明明2005.11～ 副院长：缪俊宏1978.08～1992.06 周九珍1992.06～1995.04

石甸医院

【地址】如东县双甸镇石甸人民路38号

【邮编】226404

【沿革】1958年10月，以“鹤井乡联合诊所”5名职工、“石北乡联合诊所”8名职工、“铁果乡联合诊所”2名职工为骨干，组建“石甸人民公社医院”，址设石甸桥北。时有工作人员27人，其中医疗人员18人，卫生床位20张。

1960年11月，更名为“石甸人民公社民办医院”。

1962年11月，更名为“石甸人民公社中心联合诊所”。

1966年11月，更名为“石甸人民公社卫生院”。

1968年4月，成立“石甸人民公社卫生院革命领导组”。

1976年12月，医院职工41人。

1978年8月22日，撤销“石甸人民公社卫生院革命领导组”，恢复“院长负责制”。

1978年，迁址人民路38号。

1983年9月，更名为“石甸乡卫生院”。

1985年12月，医院床位35张，职工32人，建筑面积1860平方米，固定资产12万元。

1991年12月，卫生床位28张，职工33人。

1995年9月，更名为“石甸镇卫生院”。是年，评定为“一级甲等乡镇卫生院”。

2000年4月26日，撤销“石甸镇卫生院”，为双甸镇中心卫生院“石甸分院”。12月，医院床位31张，职工37人，固定资产148万元，净资产148万元。

2001年10月，改制民营，更名为“石甸医院”。

2010年12月，医院开放卫生床位31张（内科10张，外科18张，儿科3张）；土地总面积3600平方米，建筑总面积4747平方米，主要建筑价值90万元；卫生设备总价值64万元，其中医疗专业设备38万元，图书装备及其他通用设备26万元；卫生总资产210万元，其中流动资产56万元、固定资产154万元、净资产155万元。有职工31人，其中卫生专业技术人员24人。

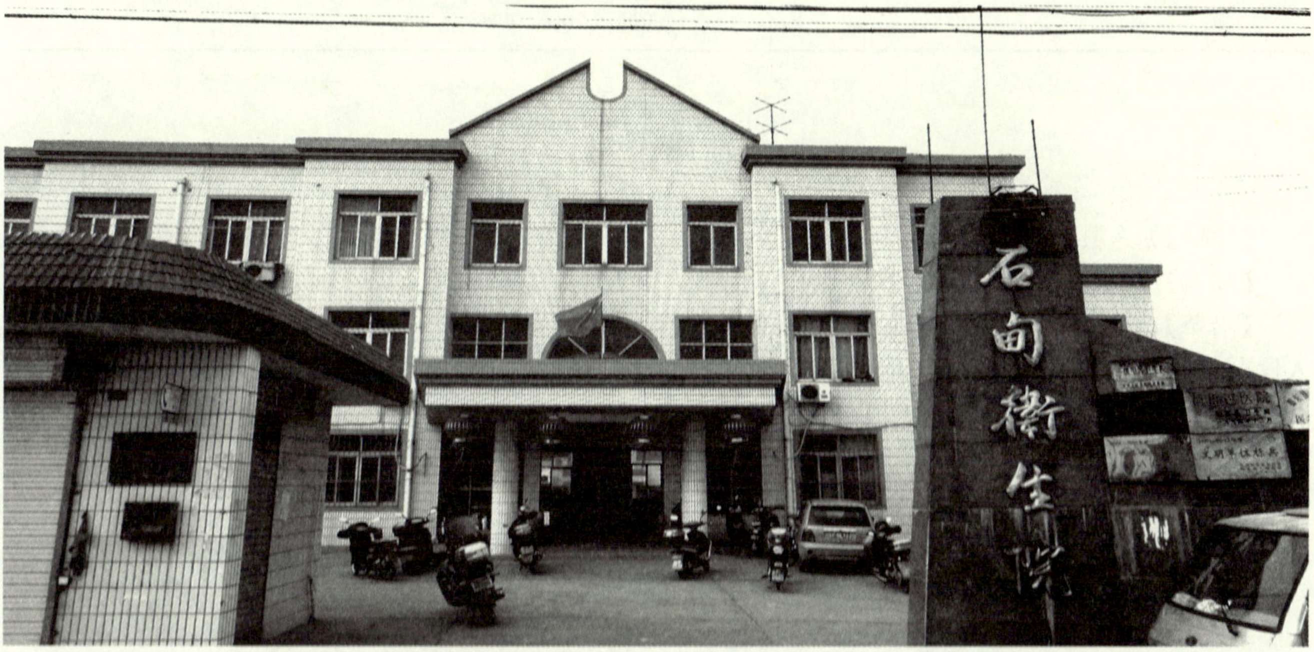

1978年12月，双甸镇石甸人民路医疗办公楼　　（2011年2月22日县卫生志编纂办公室摄）

1958～2010年石甸医院领导人员更迭

表3-43

机构名称	领导人更迭
石甸人民公社医院 （1958.10～1960.11） 石甸人民公社民办医院 （1960.11～1962.11）	院　长：从远奎1958.10～1959.11 徐守桐1959.11～1962.11 副院长：俞子栋1958.10～1959.11
石甸人民公社中心联合诊所 （1962.11～1966.11）	主　任：徐守桐1962.11～1966.11
石甸人民公社卫生院 （1966.11～1968.04）	院　长：徐守桐1966.11～1968.04
石甸人民公社卫生院革命领导组 （1968.04～1978.08）	组　长：徐云溪1968.04～1968.11 俞如林1968.11～1969.06 殷时余1969.06～1978.08

续表3-43

机构名称	领导人更迭
石甸乡卫生院 （1983.09～1995.09） 石甸镇卫生院 （1995.09～2000.04） 双甸镇中心卫生院石甸分院 （2000.04～2001.10） 石甸医院 （2001.10～　　　）	院　长：殷时余1978.08～1988.05 冒云祥1988.05～2001.10 张必成2001.10～ 副院长：陈　健1978.08～1998.08 冒锦庭1992.02～1998.09 缪　忠1995.05～1998.09 张必成1998.03～2000.05 孙丙福1998.10～1999.10 陶义华1999.11～2001.08 缪周红2001.10～ 吴建山2006.09～ 汤拥政2006.09～

双南医院

【地址】如东县双甸镇双南居委会

【邮编】226404

【沿革】1958年10月，以“从坝乡联合诊所”4名职工、“庭贵乡联合诊所”5名职工为骨干，组建“庭贵人民公社医院”，址设五里庙　。时有职工16人，其中医技职工11人，卫生床位20张。

1960年11月，更名为“庭贵人民公社民办医院”。

1962年11月，更名为“庭贵人民公社中心联合诊所”。

1965年9月，更名为“石桥人民公社中心联合诊所”。

1966年11月，更名为“石桥人民公社卫生院”。

1968年4月，成立“石桥人民公社卫生院革命领导组”。

1969年9月，“石桥人民公社卫生院革命领导组”更名为“红旗人民公社卫生院革命领导组”。

1976年12月，医院职工40人。

1978年8月22日，撤销“红旗人民公社卫生院革命领导组”，恢复“院长负责制”。

1981年7月，更名为“双南人民公社卫生院”。

1983年9月，更名为“双南乡卫生院”。

1985年12月，卫生床位29张，职工20人，建筑面积1100平方米，固定资产9万元。

1990年，迁址双南居委会。

1991年12月，卫生床位23张，职工31人。

1995年，评定为“一级甲等乡镇卫生院”。

2000年4月26日，撤销“双南乡卫生院”，为双甸镇中心卫生院“双南分院”。12月，医院床位23张，职工30人，固定资产82万元，净资产81万元。

2001年10月，改制民营，更名为“双南医院”。

2010年12月，医院开放卫生床位23张（内科10张，外科7张，妇产科6张）；土地总面积3680平方米，建筑总面积1888平方米，主要建筑价值30万元；卫生设备总价值30万元，其中医疗专业设备12万元，图书装备及其他通用设备14万元；卫生总资产102万元，其中流动资产42万元、固定资产60万元、净资产88万元。有职工20人，其中卫生专业技术人员16人。

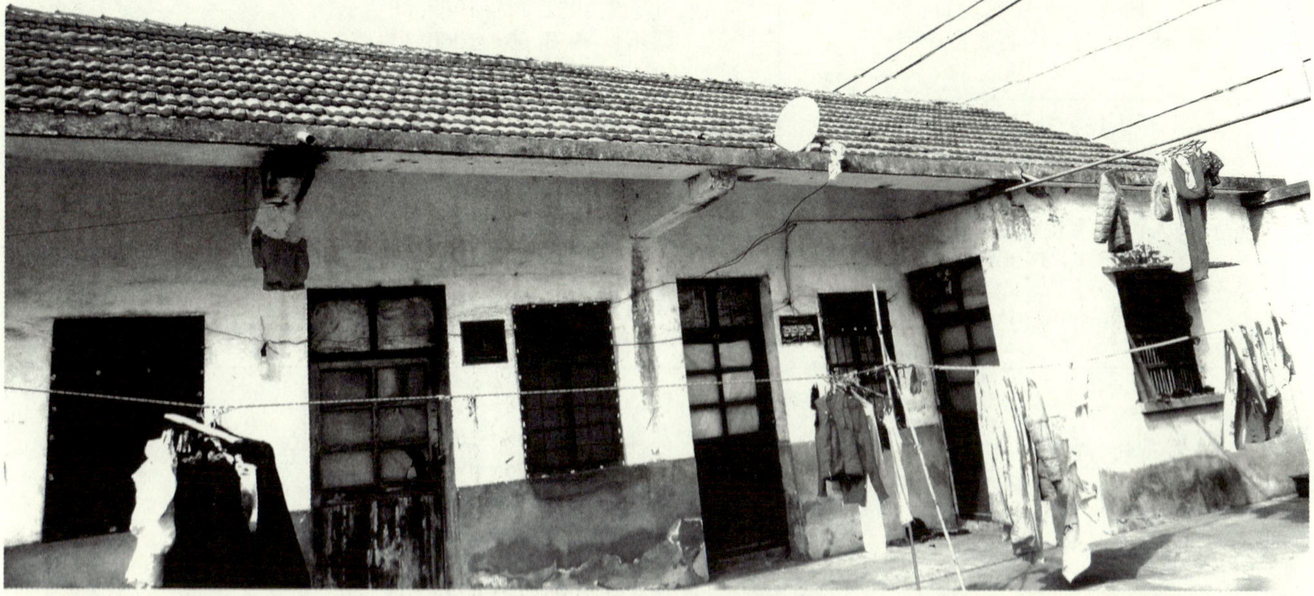

1958年10月，双甸镇五里庙医疗办公房址　　（2011年2月22日县卫生志编纂办公室摄）

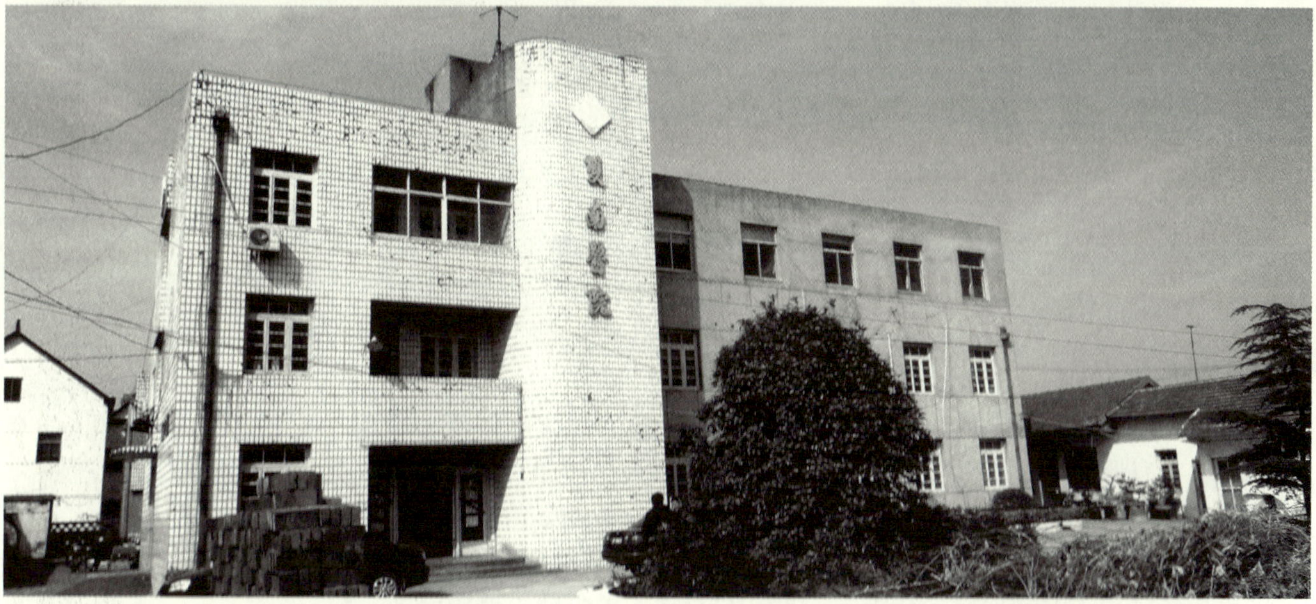

1990年，双甸镇双南居委会址医疗办公楼　　（2011年2月22日县卫生志编纂办公室摄）

1958～2010年双南医院领导人员更迭

表3-44

机构名称	领导人更迭
庭贵人民公社医院 （1958.10～1960.11） 庭贵人民公社民办医院 （1958.10～1960.11）	院　长：张如山1958.10～1961.06 刘家先1961.06～1962.11

续表3-44

机构名称	领导人更迭
庭贵人民公社中心联合诊所 （1962.11～1965.09） 石桥人民公社中心联合诊所 （1965.09～1966.11）	主　任：刘家先1962.11～1963.06 缪祖仁1963.06～1966.11
石桥人民公社卫生院 （1966.11～1968.04）	院　长：缪祖仁1963.06～1968.07
石桥人民公社卫生院革命领导组 （1968.04～1969.09） 红旗人民公社卫生院革命领导组 （1969.09～1978.08）	组　长：缪祖仁1968.04～1968.07 曹春锦1968.07～1972 钱德昌1972　～1976.06 顾培国1976.06～1978.08 副组长：房福田1972　～1976
红旗人民公社卫生院 （1978.08～1981.07） 双南人民公社卫生院 （1981.07～1983.09） 双南乡卫生院 （1983.09～2000.04） 双甸镇中心卫生院双南分院 （2000.04～2001.10） 双南医院 （2001.10～　　）	院　长：钱德昌1978.08～1984.08 从龙华1984.08～1986.08（副院长） 朱开银1986.08～1987.12（副院长） 朱开银1987.12～1989.08 周金林1989.09～2002.10 陶义华2002.10～2003.12 周志勇2003.12～2006.08 陈绍俊2006.08～ 副院长：熊文福1984.10～1987.12 从龙华1986.12～1987.12 陶义华1996.05～2000.04 从忠远1987.12～1998.09 张必成1999.10～2000.10

双甸镇卫生院

【地址】如东县双甸镇江海西路36号

【邮编】226404

【沿革】1958年10月，以“双北乡联合诊所”8名职工、“宗奎乡联合诊所”8名职工、“双甸镇联合诊所”3名职工为骨干，组建“火箭人民公社医院”，随后“火箭人民公社医院”更名为“宗奎人民公社医院”，址设双甸镇。时有职工29人，其中医技19人，卫生床位20张。

1959年1月，“宗奎人民公社医院”更名为“双甸人民公社医院”。

1960年11月，“双甸人民公社医院”更名为“双甸人民公社民办医院”。

1962年11月，“双甸人民公社民办医院”更名为“双甸人民公社中心联合诊所”。

1966年11月，“双甸人民公社中心联合诊所”更名“双甸人民公社卫生院”。

1968年4月，成立“双甸人民公社卫生院革命领导组”。

1976年12月，医院职工32人。

1978年8月22日，撤销“双甸人民公社卫生院革命领导组”，恢复“院长负责制”

1983年9月，“双甸人民公社卫生院”更名为“双甸乡卫生院”。

1985年12月，卫生床位36张，职工34人，建筑面积1520平方米，固定资产8万元。

1986年3月，“双甸乡卫生院”更名为“双甸镇卫生院”。

1991年12月，卫生床位36张，职工38人。

1995年9月，“双甸镇卫生院”“双甸中心卫生院”合建为“双甸镇中心卫生院”。

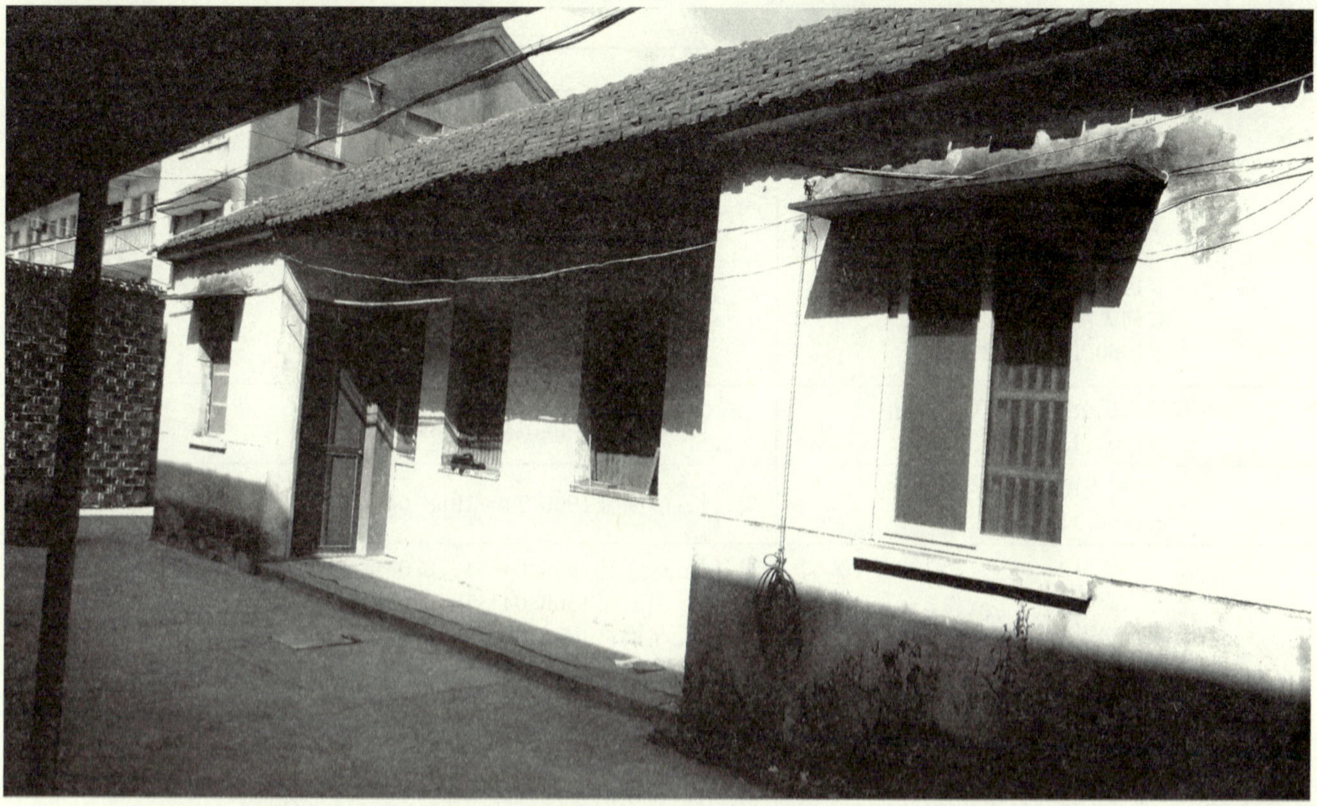

1958年10月，双甸镇江海西路医疗房　　(2011年2月22日编纂办公室摄)

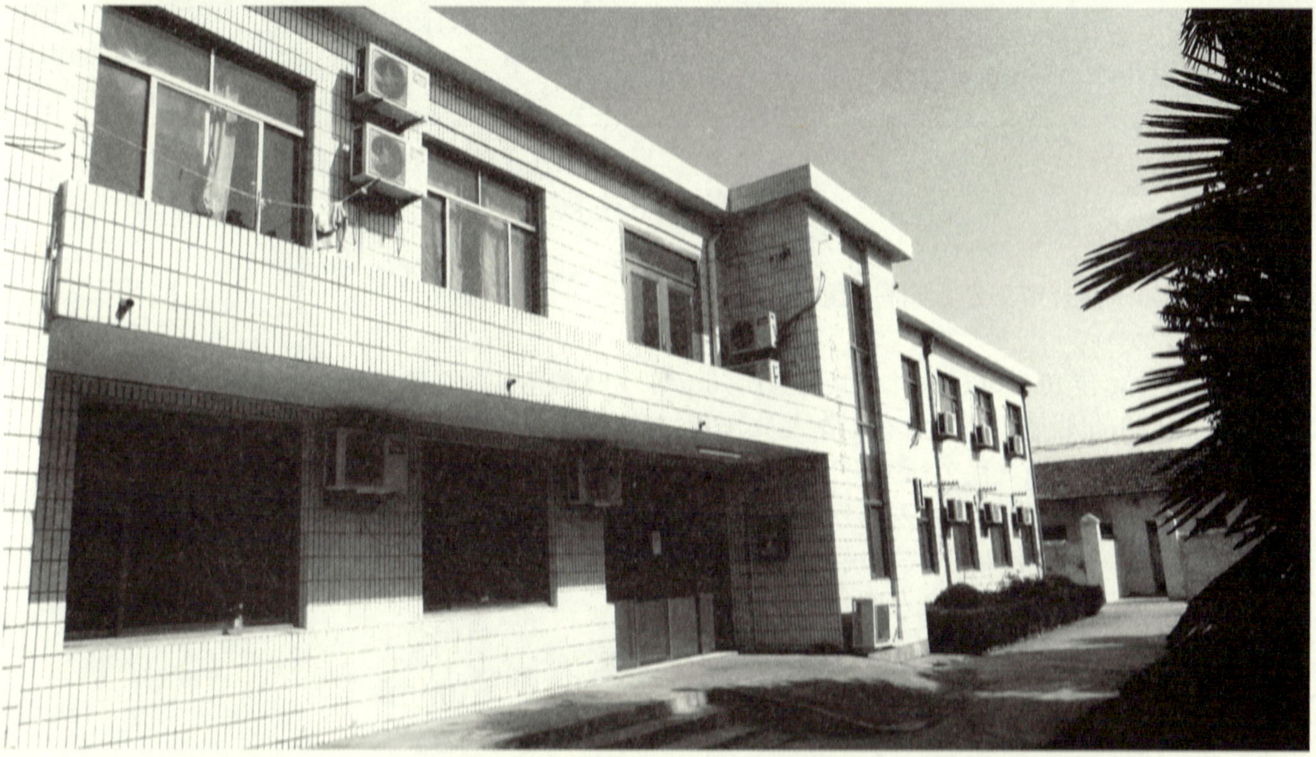

1966年11月，双甸镇江海西路办公楼　　(2011年2月22日编纂办公室摄)

1958～1995年双甸镇卫生院领导人员更迭

表3-45

机构名称	领导人更迭
火箭人民公社医院 (1958.10～1958.10) 宗奎人民公社医院 (1958.10～1959.01) 双甸人民公社医院 (1959.01～1960.11) 双甸人民公社民办医院 (1960.11～1962.11)	院　长:石宗原1958.10～1960.04 吴功成1960.04～1961.03 潘同仁1961.03～1962.11
双甸人民公社中心联合诊所 (1962.11～1966.11)	主　任:薛国金1962.11～1966.11
双甸人民公社卫生院 (1966.11～1968.04)	院　长:薛国金1966.11～1968.04
双甸人民公社卫生院革命领导组 (1968.04～1978.08)	组　长:徐守赴1968.04～1973.06 (第一组长) 吴名富1968.04～1973.06 丛德富1973.06～1975.12 徐守桐1975.12～1976.05 (第一副组长) 徐守桐1976.05～1978.08 副组长:郑有如1975.12～1978.08
双甸人民公社卫生院 (1978.08～1983.09) 双甸镇卫生院 (1983.09～1995.09)	院　长:徐守桐1978.08～1994.04 陈志谷1994.04～1996.10 副院长:郑远如1978.08～1983.03 陈志谷1993.01～1994.04 郑　俊1994.04～1995.09 (院长助理) 张　平1994.04～1995.09 (院长助理)

新光乡卫生院

【地址】如东县苴镇新光八园村1组

【邮编】226412

【沿革】1958年10月,以"保林乡联合诊所"5名职工、"福亮乡联合诊所"5名职工为骨干,组建"福亮人民公社医院",址设蔡家桥。时有工作人员16人,其中医技人员12人,床位20张。

1959年1月,"苴镇人民公社医院"并入,为福亮人民公社医院分院,址设冯家店。

1960年11月,更名为"福亮人民公社民办医院"。12月,分建为"苴镇人民公社民办医院""福亮人民公社民办医院"。本院名为"福亮人民公社民办医院",原址,卫生床位20张。

1962年11月,更名为"福亮人民公社中心联合诊所"。

1965年9月,更名为"新光人民公社中心联合诊所"。

1966年11月,更名为"新光人民公社卫生院"。

1968年4月,成立"卫生院革命领导组"。

1976年12月,医院职工34人。

1978年8月22日，撤销“卫生院革命领导组”。

1983年9月，更名为“新光乡卫生院”。

1985年12月，卫生床位31张，职工27人，建筑面积1115平方米，固定资产12万元。

1991年12月，卫生床位31张，职工38人。

1993年，评定为“一级甲等乡镇卫生院”。

1995年12月，床位31张，职工43人，建筑面积3088平方米，固定资产21万元。

2000年4月26日，撤销“新光乡卫生院”，并入苴镇中心卫生院。

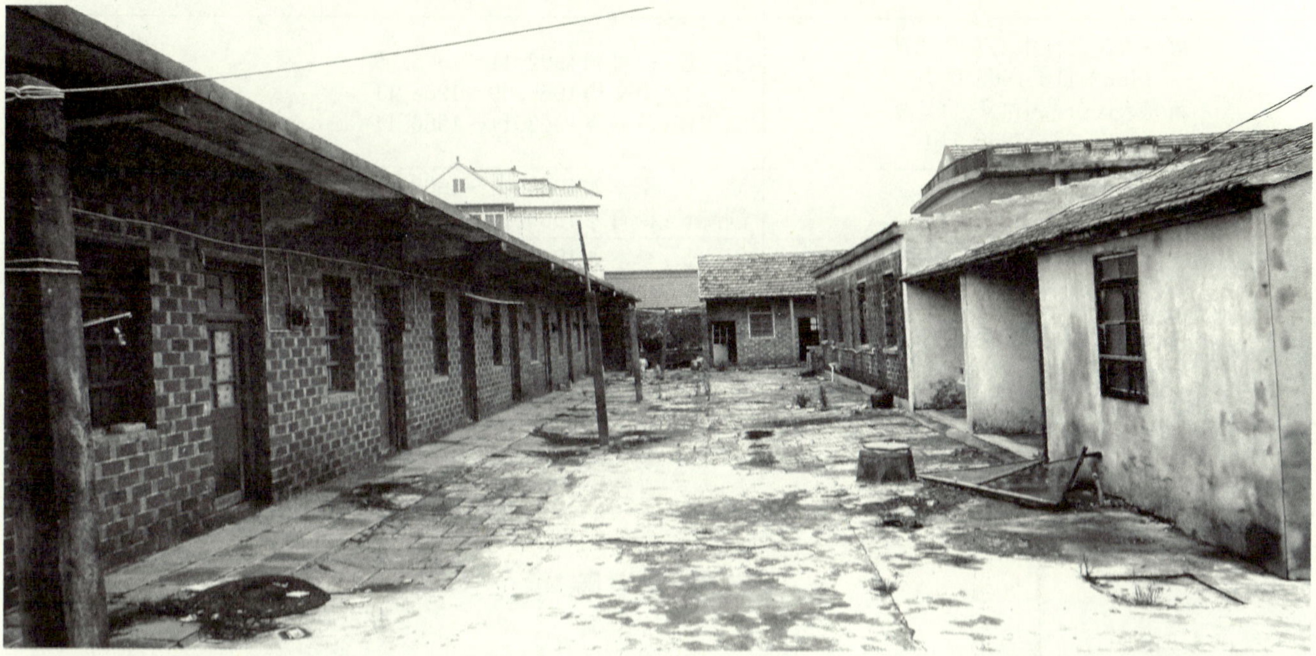

1958年10月，苴镇新光蔡家桥医疗用房　（2011年7月5日县卫生志编纂办公室摄）

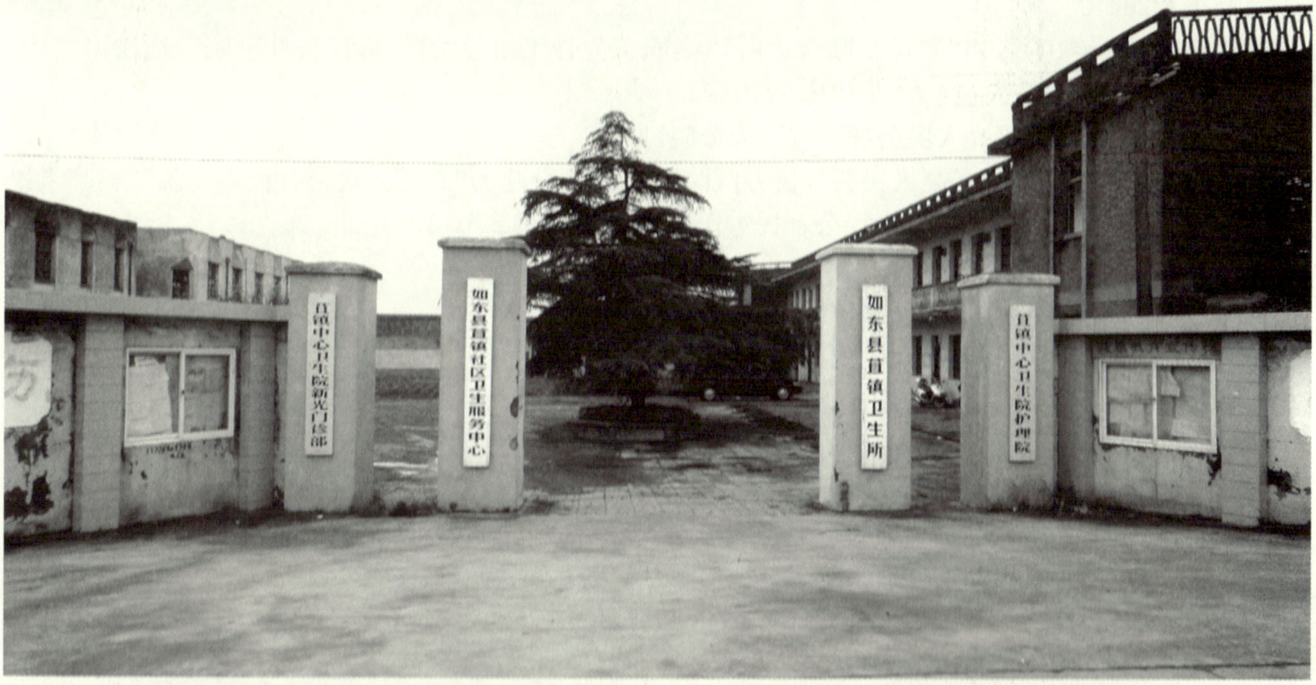

1991年12月，苴镇新光蔡家桥办公楼　（2011年7月5日县卫生志编纂办公室摄）

1958～2000年新光乡卫生院领导人员更迭

表3-46

机构名称	领导人更迭
福亮人民公社医院 （1958.10～1960.11） 福亮人民公社民办医院 （1960.11～1962.11）	院　长：徐可领1958.10～1962.11 副院长：唐正山1958.10～1960.09 黄振声1958.10～1962.11
福亮人民公社中心联合诊所 （1962.11～1965.09） 新光人民公社中心联合诊所 （1965.09～1966.11）	主　任：徐可领1962.11～1965.09 李文华1965.09～1966.11 副主任：黄振声1962.11～1966.11
新光人民公社卫生院 （1966.11～1968.04）	院　长：季本如1966.11～1968.04 副院长：杨有才1966.11～1968.04
新光人民公社卫生院革命领导组 （1968.04～1978.03）	组　长：季本如1968.04～1978.03 副组长：李生明1968.04～1978.08
新光人民公社卫生院 （1978.03～1983.09） 新光乡卫生院 （1983.09～2000.04）	院　长：季本如1978.08～1989.02 李生明1986.02～2000.04 副院长：李生明1978.08～1986.02 季本泉1986.02～1998.09 杨美红2000.03～2000.04 严　斌1996.05～1998.06

苴镇卫生院

【地址】如东县苴镇二车口。

【邮编】226412

【沿革】1958年10月，以“苴镇乡联合诊所”3名职工为骨干组建“苴镇人民公社医院”，址设冯家店。时有工作人员8人，卫技人员5人，卫生床位10张。

1959年1月，并入“福亮人民公社医院”，为分院，原址。

1960年11月，更名为“福亮人民公社民办医院”。12月，分建为“苴镇人民公社民办医院”“福亮人民公社民办医院”。本院名为“苴镇人民公社民办医院”，迁址苴镇二车口。

1962年11月，更名为“苴镇人民公社中心联合诊所”。

1965年9月，更名为“坚镇人民公社中心联合诊所”。

1966年11月，更名为“坚镇人民公社卫生院”。

1968年4月，成立“坚镇人民公社卫生院革命领导组”。

1976年12月，医院职工35人。

1978年8月22日，撤销“坚镇人民公社卫生院革命领导组”，恢复“院长负责制”。

1981年7月，更名为“苴镇人民公社卫生院”。

1983年9月，更名为“苴镇乡卫生院”。

1985年12月，建筑面积810平方米，卫生床位20张，职工26人，固定资产7万元。

1986年3月，更名为“苴镇卫生院”。

1988年，并入苴镇中心卫生院。

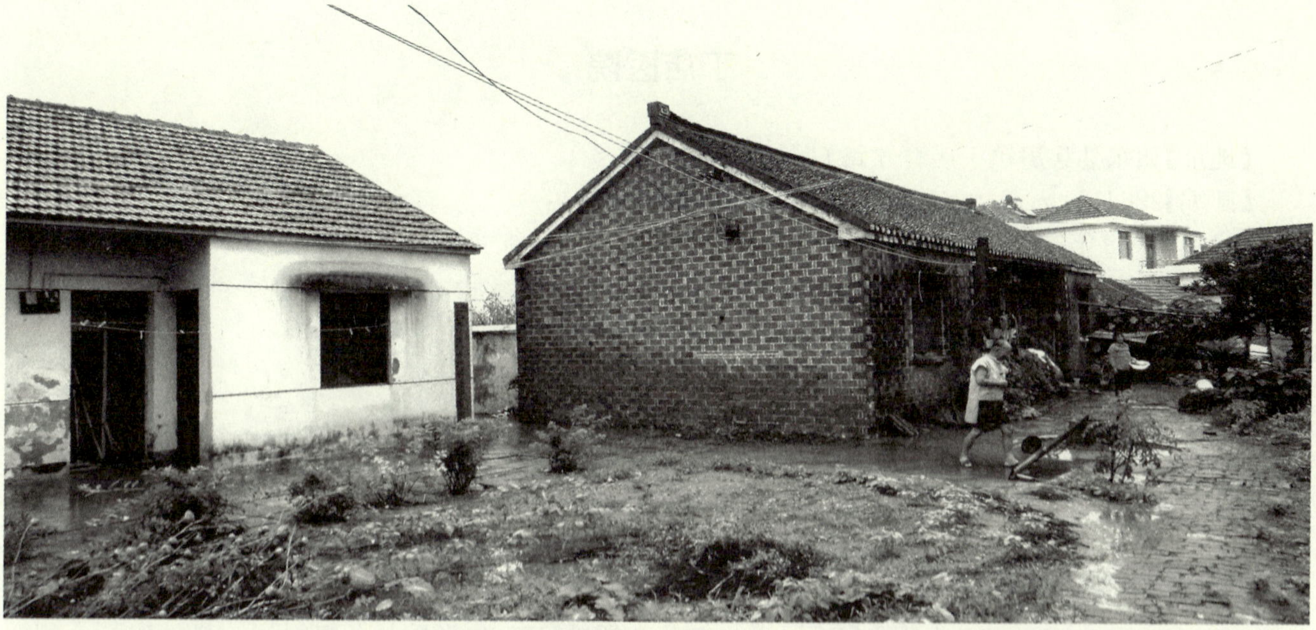

1960年11月，苴镇二车口医疗办公用房　　（2011年7月5日县卫生志编纂办公室摄）

1958～1988年苴镇卫生院领导人员更迭

表3-47

机构名称	领导人更迭
苴镇人民公社医院 （1958.10～1959.01）	院　长：陆永龙 1958.10～1959.01
福亮人民公社医院 （1959.01～1960.11） 福亮人民公社民办医院 （1960.11～1960.12）	分院长：陆永龙 1959.01～1960.12
苴镇人民公社民办医院 （1960.12～1962.11）	院　长：陆永龙 1960.12～1962.11
苴镇人民公社中心联合诊所 （1962.11～1965.09） 坚镇人民公社中心联合诊所 （1965.09～1966.11）	主　任：陆永龙 1962.11～1966.11
坚镇人民公社卫生院 （1966.11～1968.04）	院　长：陆永龙 1966.11～1968.04
坚镇人民公社卫生院革命领导组 （1968.04～1978.08）	组　长：陆永龙 1968.04～1978.08 副组长：张　瑶 1968.04～1978.08 孙学连 1968.04～1978.08
坚镇人民公社卫生院 （1978.08～1981.07） 苴镇人民公社卫生院 （1981.09～1983.09） 苴镇乡卫生院 （1983.09～1986.03） 苴镇卫生院 （1986.03～1988.　）	院　长：陆永龙 1978.08～1983.09 刘家捷 1983.09～1988.09 副院长：张　瑶 1978.08～1983.09 孙学连 1978.08～1983.09 傅笃泉 1983.09～1988.09

丁店医院

【地址】如东县兵房镇丁店育才路11号

【邮编】226412

【沿革】1958年10月，以“王荃乡联合诊所”10名职工、“徐征乡联合诊所”6名职工、“新民乡联合诊所”5名职工（部分）为骨干，组建“巩王人民公社医院”，址设丁家店。时有工作人员36人，其中医生20人。

1960年11月，“巩王人民公社医院”更名为“巩王人民公社民办医院”。

1962年11月，“巩王人民公社民办医院”更名为“巩王人民公社中心联合诊所”。

1965年9月，“巩王人民公社中心联合诊所”更名为“大同人民公社中心联合诊所”。

1966年11月，“大同人民公社中心联合诊所”更名为“大同人民公社卫生院”。

1968年4月，成立“大同人民公社卫生院革命领导组”。

1976年12月，医院职工65人。

1978年8月22日，撤销“大同人民公社卫生院革命领导组”，恢复“院长负责制”。

1981年7月，“大同人民公社卫生院”更名为“丁店人民公社卫生院”。

1983年9月，“丁店人民公社卫生院”更名为“丁店乡卫生院”。

1985年12月，医院床位40张，职工51人，建筑面积2078平方米，固定资产13万元，净资产20万元。

1991年12月，卫生床位33张，职工51人。

1997年，“丁店乡卫生院”评定为“一级甲等乡镇卫生院”。

200年12月，医院床位30张，职工40人，固定资产141万元，净资产125万元。

2001年10月，改制民营，“丁店乡卫生院”更名为“丁店医院”。

2010年12月，医院开放卫生床位28张（内科10张，外科10张，妇产科8张）；土地总面积11250平方米，建筑总面积3016平方米，主要建筑价值68万元；卫生设备总价值73万元，其中医疗专业设备48万元，图书装备及其他通用设备25万元；卫生总资产219万元，其中流动资产78万元、固定资产141万元、净资产151万元。有职工24人，其中卫生专业技术人员19人。

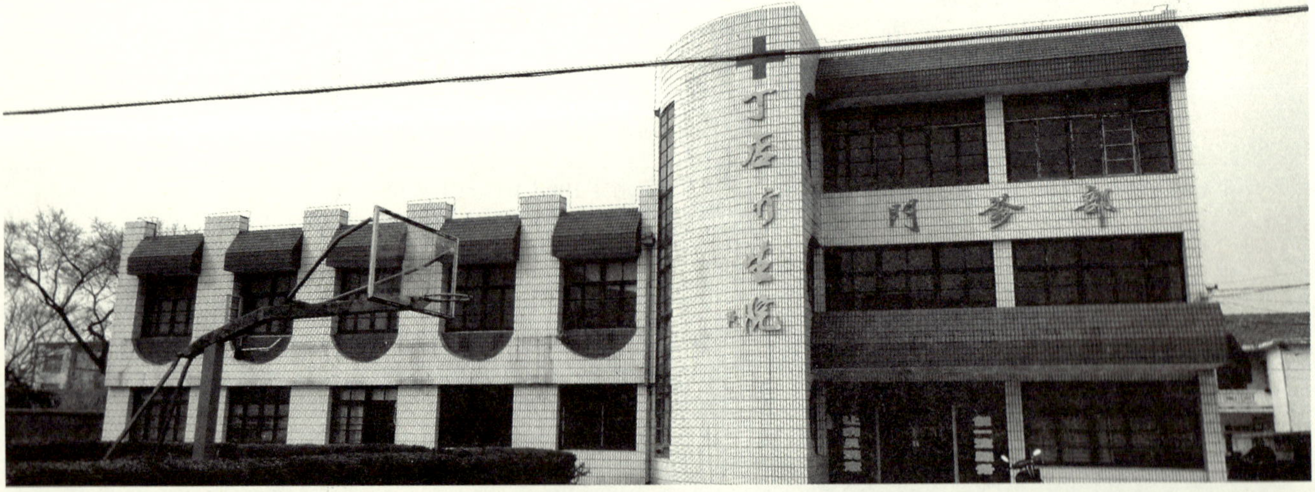

1958年10月，大豫镇丁家店医疗办公楼　　（2011年3月3日县卫生志编纂办公室摄）

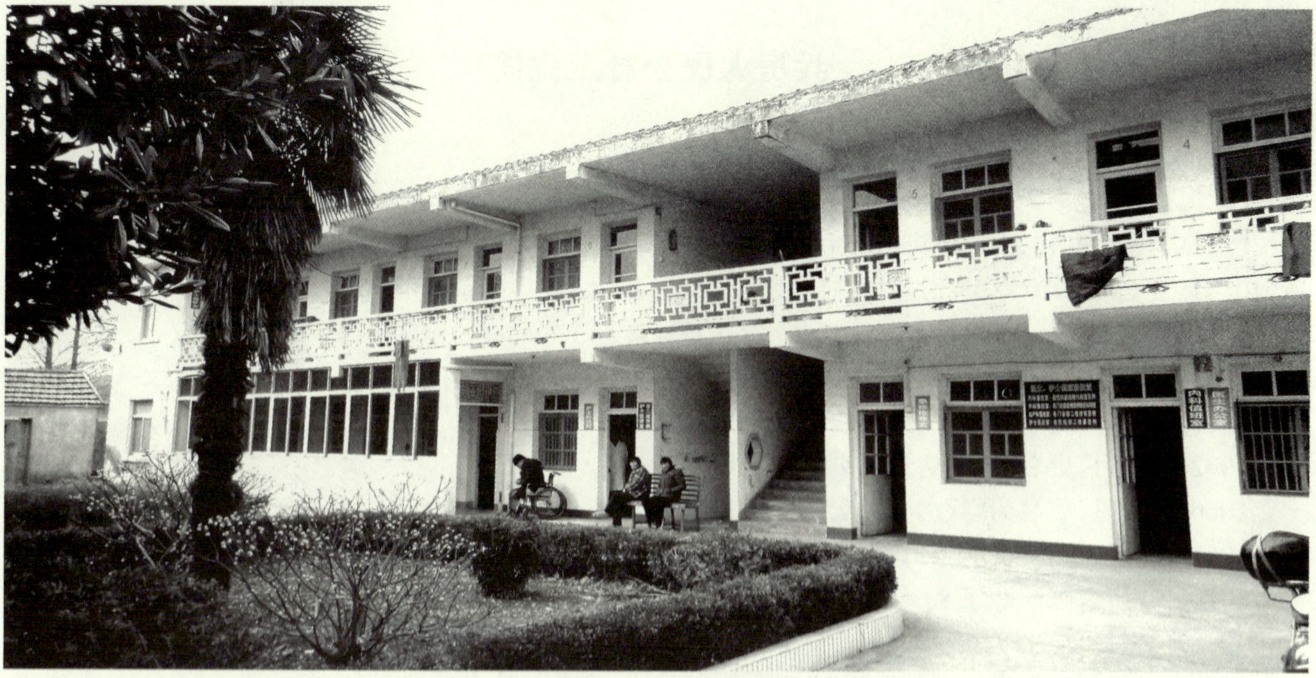

1994年，大豫镇丁家店医疗办公楼　　（2011年3月3日县卫生志编纂办公室摄）

1958～2010年丁店医院领导人员更迭

表3-48

机构名称	领导人更迭
巩王人民公社医院 （1958.10～1960.11） 巩王人民公社民办医院 （1960.11～1962.11）	院　长：朱云階1958.10～1962.11 副院长：潘介昌1958.10～1962.11
巩王人民公社中心联合诊所 （1962.11～1965.09） 大同人民公社中心联合诊所 （1965.11～1966.11）	主　任：朱云階1962.11～1966.11 副主任：潘介昌1962.11～1966.11
大同人民公社卫生院 （1966.11～1968.04）	院　长：朱云階1966.11～1968.04 副院长：潘介昌1966.11～1968.04
大同人民公社卫生院革命领导组 （1968.04～1978.08）	组　长：蔡　斌1968.04～1978.08 副组长：徐文康1968.04～1978.08
大同人民公社卫生院 （1978.08～1981.07） 丁店人民公社卫生院 （1981.07～1983.09） 丁店乡卫生院 （1983.09～2001.10） 丁店医院 （2001.10～　　　）	院　长：蔡　斌1978.09～1985.12 卜九富1985.12～1990.12 秦德贤1990.12～1993.03 殷锦红1993.03～1995.02　（副院长） 宋允松1995.02～1997.11 郁　鑫2000.01～2001.10 李建中2001.10～ 副院长：徐文康1978.09～1984.10 蔡　斌1991.09～1994.09 殷锦红1995.02～2001.10 沙正兴1995.02～1998.10

兵房人民公社卫生院

【地址】如东县兵房人民公社新谊村

【邮编】226412

【沿革】1958年10月，以“新中乡联合诊所”9名职工、“徐征乡联合诊所”6名职工、“新民乡联合诊所”10名职工（部分）为骨干，组建“徐征人民公社医院”，址设兵房镇。时有职工30人，其中医技人员20人，卫生床位20张。

1959年1月，更名为“兵房人民公社医院”。

1960年11月，更名为“兵房人民公社民办医院”。

1962年11月，更名为“兵房人民公社中心联合诊所”。

1966年11月，更名为“兵房人民公社卫生院”。

1968年4月，成立“兵房人民公社卫生院革命领导组”。

1976年12月，医院职工80人。

1978年8月22日，撤销“兵房人民公社卫生院革命领导组”，恢复“院长负责制”。

1983年7月，与“掘东区医院”合建为“兵房中心卫生院”。

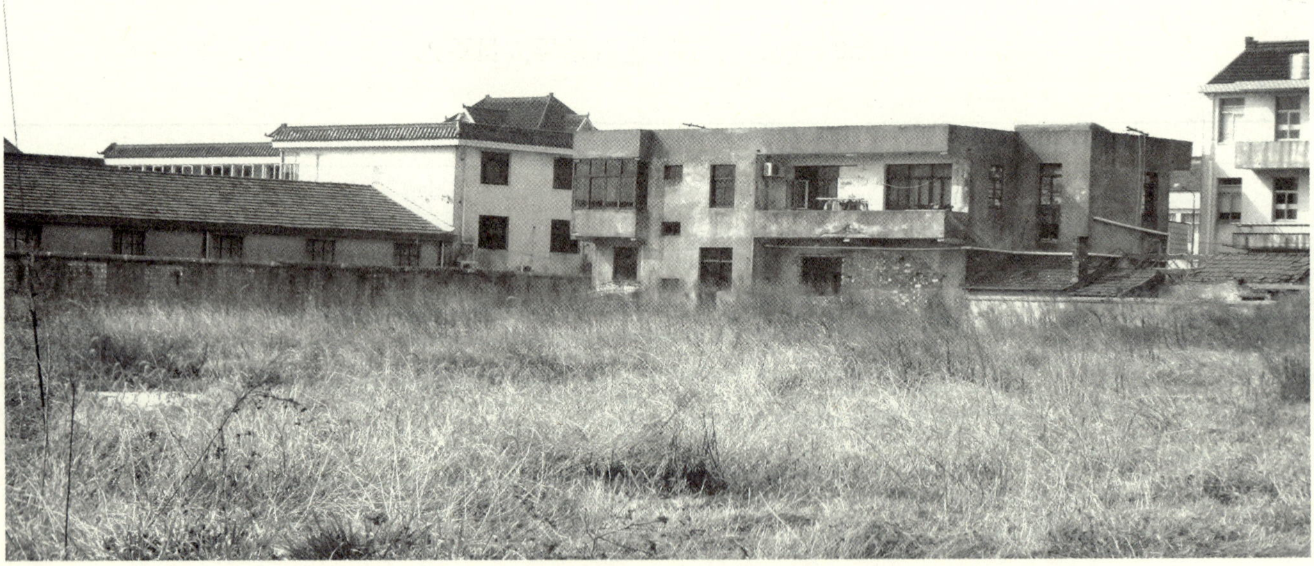

1958年10月，兵房镇新谊村医疗办公址　（2011年3月3日县卫生志编纂办公室摄）

1958～1983年兵房人民公社卫生院领导人员更迭

表3-49

机构名称	领导人更迭
徐征人民公社医院 （1958.10～1959.01） 兵房人民公社医院 （1959.01～1960.11） 兵房人民公社民办医院 （1960.11～1962.11）	院　长：陆志聪1958.10～1962.11

续表3-49

机构名称	领导人更迭
兵房人民公社中心联合诊所 （1962.11～1966.11）	主　任：陆志聪 1962.11～1966.11
兵房人民公社卫生院 （1966.11～1968.04）	院　长：陆志聪 1966.11～1968.04
兵房人民公社卫生院革命领导组 （1968.04～1978.08）	组　长：陆志聪 1968.04～1972.10 秦德贤 1972.10～1978.08
兵房人民公社卫生院 （1978.08～1983.07）	院　长：秦德贤 1978.08～1983.07

大豫医院

【地址】如东县大豫镇张骞南路10号

【邮编】226422

【沿革】1958年10月，以“镇东乡联合诊所”8名职工、“南坎乡联合诊所”6名职工、“豫北乡联合诊所”4名职工为骨干，组建“大豫人民公社医院”，址设大豫镇。时有职工28人，其中卫技人员20人，卫生床位20张。

1960年11月，更名为“大豫人民公社民办医院”。

1962年11月，更名为“大豫人民公社中心联合诊所”。

1965年9月，更名为“南坎人民公社中心联合诊所”。

1966年11月，更名为“南坎人民公社卫生院”。

1968年4月，成立“南坎人民公社卫生院革命领导组”。

1976年12月，医院职工69人。

1978年8月22日，撤销“南坎人民公社卫生院革命领导组”，恢复“院长负责制”。

1983年9月，更名为“南坎乡卫生院”。

1985年12月，卫生床位42张，职工63人，建筑面积2268平方米，固定资产12万元。

1991年12月，卫生床位46张，职工62人。

1994年，评定为“一级甲等乡镇卫生院”。

2000年4月26日，更名为“大豫镇卫生院”。撤销“东凌乡卫生院”，为本院分院。12月，医院床位42张，职工63人，固定资产125万元，净资产207万元。

2001年10月，改制民营，为“大豫医院”。“东凌分院”划出。

2004年，东凌医院并入。

2010年12月，医院开放卫生床位38张（内科20张，外科10张，妇产科8张）；土地总面积2535平方米，建筑总面积5000平方米，主要建筑价值65万元；卫生设备总价值193万元，其中医疗专业设备132万元，图书装备61万元；卫生总资产338万元，其中流动资产80万元、固定资产258万元、净资产338万元，有职工39人，其中卫生专业技术人员35人。

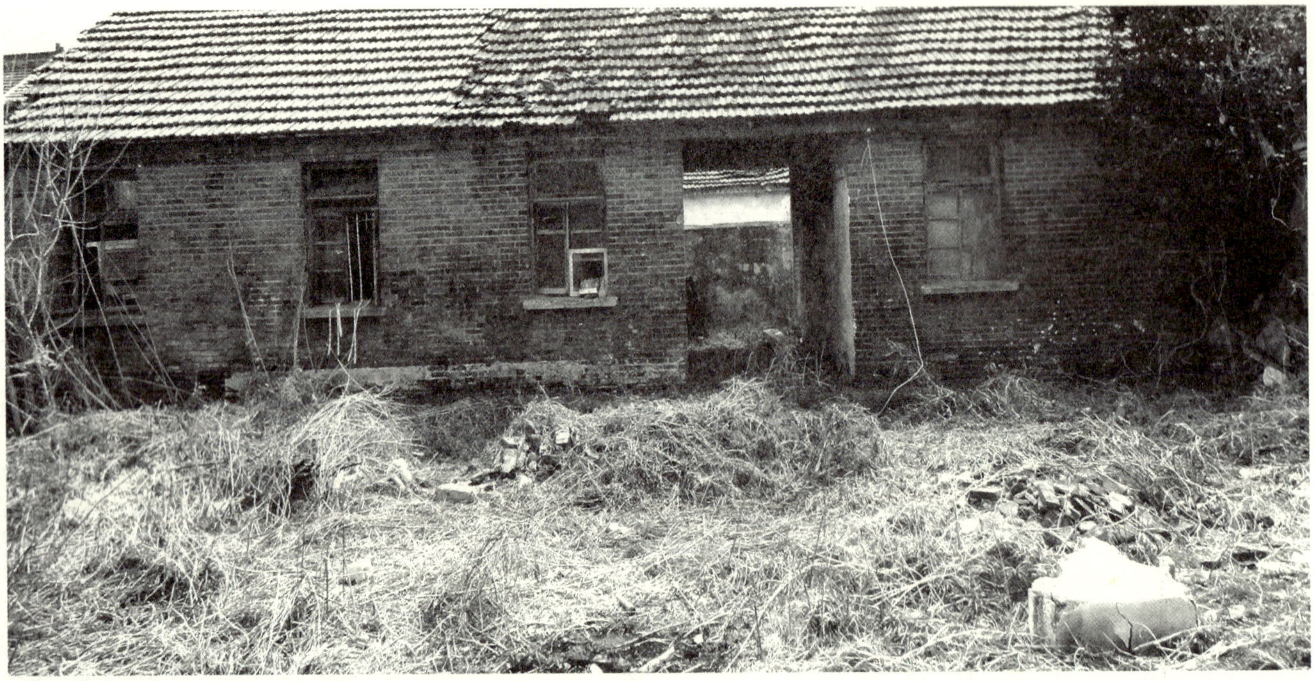

1958年10月，大豫镇南坎张謇南路医疗办公房　　（2011年3月3日县卫生志编纂办公室摄）

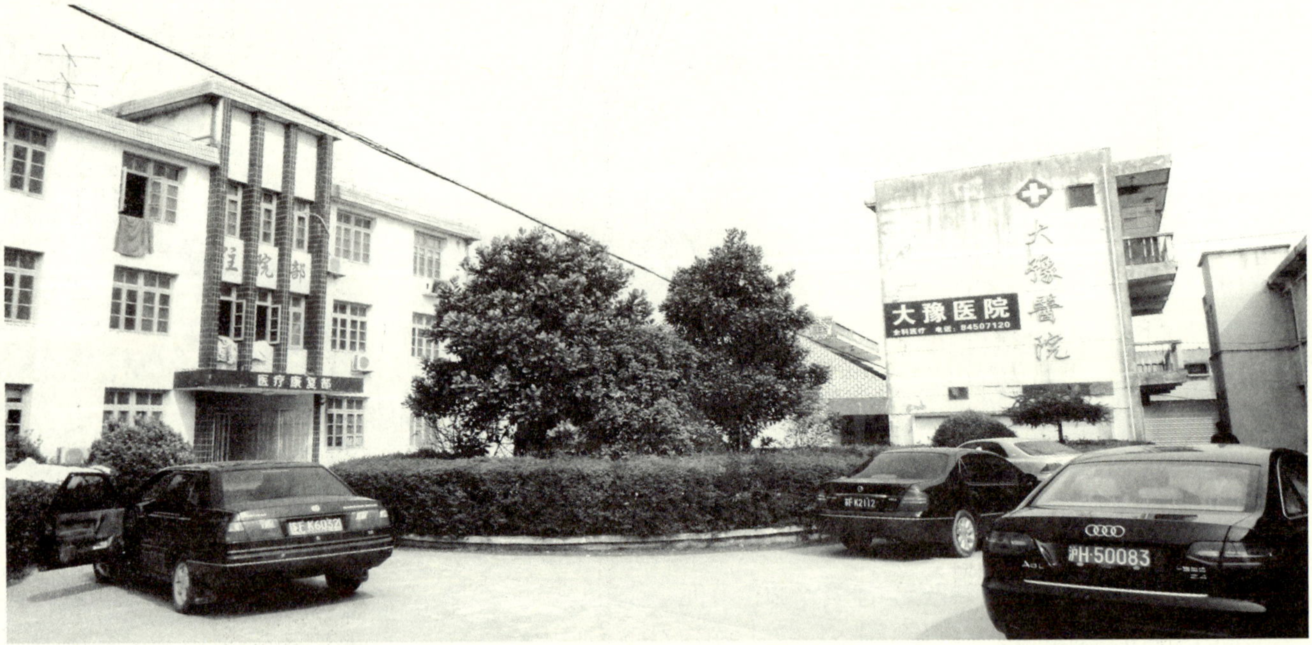

1991年12月，大豫镇张謇南路医疗办公楼　　（2011年3月3日县卫生志编纂办公室摄）

1958～2010年大豫医院领导人员更迭

表3-50

机构名称	领导人更迭
大豫人民公社医院 （1958.10～1960.11） 大豫人民公社民办医院 （1960.11～1962.11）	院　长：薛文宰 1958.10～1962.11 张云茂 1960.04～1965.09

续表3-50

机构名称	领导人更迭
大豫人民公社中心联合诊所 （1962.11～1965.09） 南坎人民公社中心联合诊所 （1965.09～1966.11）	主　任：薛文宰 1962.11～1966.11
南坎人民公社卫生院 （1966.11～1968.04）	院　长：吕永吉 1966.11～1968.04
南坎人民公社卫生院革命领导组 （1968.04～1978.08）	组　长：吕永吉 1968.04～1978.08 副组长：朱士达 1968.04～1978.08 陆志聪 1968.04～1978.08
南坎人民公社卫生院 （1978.08～1983.09） 南坎乡卫生院 （1983.09～2000.04） 大豫镇卫生院 （2000.04～2001.10） 大豫医院 （2001.10～　　）	院　长：吕永吉 1978.08～1984.12 张建平 1984.12～2001.10 吕　斌 2001.10～ 副院长：朱士达 1978.08～1984.12 陆志聪 1978.08～1984.12 周志明 1978.08～1984.07 刘士忠 1979.10～1980.08 李兴昌 1987.03～1989.12 薛金荣 1984.12～1991.09 陈崇熙 1991.04～2001.10 洪光明 2000.04～2001.10 罗恩杰 2000.04～2001.10 薛金荣 2000.04～2001.10　（院长级）

东凌医院

【地址】如东县大豫镇东安闸

【邮编】226422

【沿革】1965年9月，抽调“兵房人民公社中心联合诊所”、“南坎人民公社中心联合诊所”、“大同人民公社中心联合诊所”部分人员，组建“东凌渔业人民公社中心联合诊所”，址设东安闸。时有职工9人，其中医技人员6人，卫生床位10张。

1966年11月，更名“东凌渔业人民公社卫生院”。

1968年4月，成立“东凌渔业人民公社卫生院革命领导组”。

1976年，医院有职工12人。

1978年8月22日，撤销“东凌渔业人民公社卫生院革命领导组”，恢复“院长负责制”。

1983年9月，更名“东凌渔业乡卫生院”。

1985年12月，医院职工9人，固定资产2万元。

1991年12月，卫生床位2张，职工9人。

2000年4月26日，撤销“东凌渔业乡卫生院”，为大豫镇卫生院“东凌分院”。

2001月10月，改制民营，更名“东凌医院”。

2004年4月，并入大豫医院，时有床位12张，职工20人，固定资产35万元，净资产34万元。

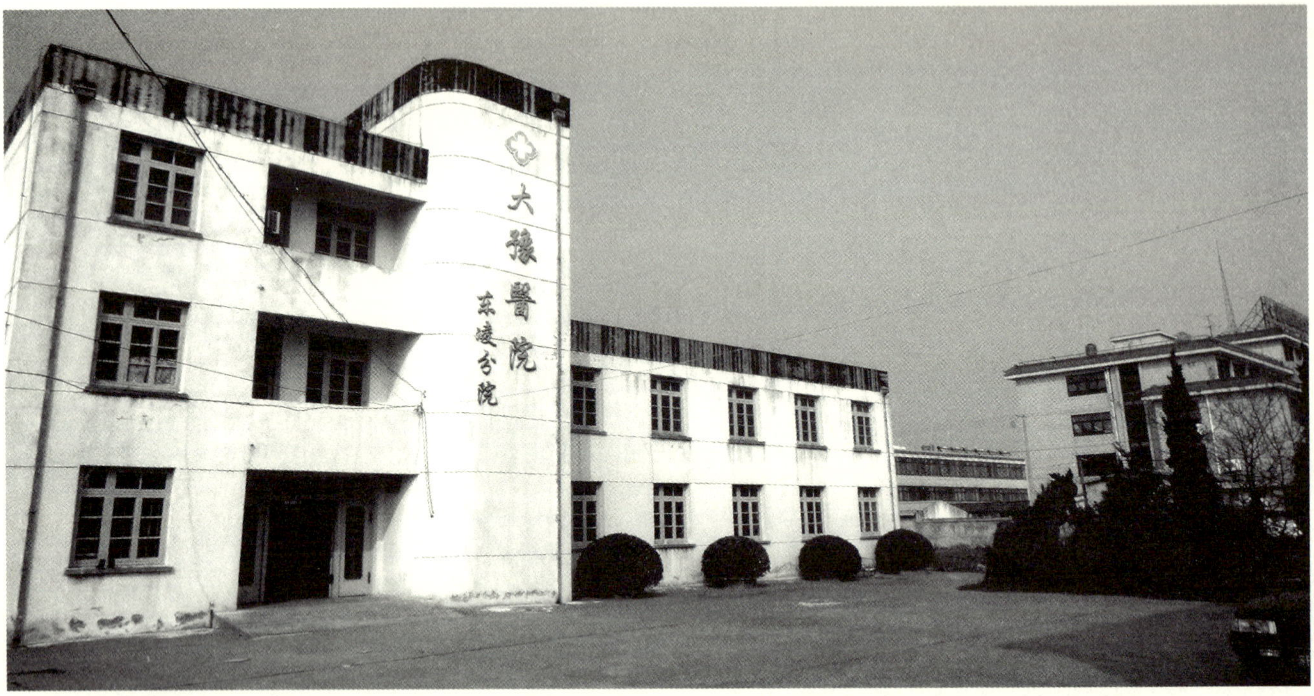

1965年9月，大豫镇东安闸医疗办公楼　　（2011年3月3日县卫生志编纂办公室摄）

1965～2004年东凌医院领导人员更迭

表3-51

机构名称	领导人更迭
东凌渔业人民公社中心联合诊所 （1965.09～1966.11）	主　任：潘介昌 1965.09～1966.11
东凌渔业人民公社卫生院 （1966.11～1968.04）	院　长：潘介昌 1966.11～1968.04
东凌渔业人民公社卫生院革命领导组 （1968.04～1978.08）	组　长：潘介昌 1968.04～1978.08
东凌渔业人民公社卫生院 （1978.08～1983.09） 东凌渔业乡卫生院 （1983.09～2000.04） 大豫镇卫生院东凌分院 （2000.04～2001.10） 东凌医院 （2001.10～2004.04）	院　长：蔡　斌 1978.12～1991.09 薛金荣 1991.09～2004.04 副院长：卜九富 1991.09～1994.12 洪光明 1994.12～2000.04 陈崇熙 2001.10～2004.04 洪光明 2001.10～2004.04

长沙医院

【地址】如东县长沙镇范堤新路49号

【邮编】226413

【沿革】1958年10月，以“长沙乡联合诊所”5名职工、“四桥乡联合诊所”4名职工、“三邻乡联合诊所”8名职工为骨干，组建“长沙人民公社医院”，址设张何村。时有工作人员26人，其中医技人员18人，卫生床位20张。

1966年11月,更名为“长沙人民公社卫生院”。

1968年4月,成立“长沙人民公社卫生院革命领导组”。

1976年12月,医院职工33人。

1978年8月22日,撤销“卫生院革命领导组”。

1983年9月,更名为“长沙乡卫生院”。

1985年12月,卫生床位20张,职工25人,建筑面积918平方米,固定资产8万元。

1991年12月,卫生床位22张,职工31人。址迁范堤新路。

1995年3月,更名为“长沙镇卫生院”。撤销“北坎乡卫生院”“卫海乡卫生院”,分别为本院分院。是年,评定为“一级甲等乡镇卫生院”。

2000年4月26日,撤销“北渔乡卫生院”,为本院分院。12月,医院床位20张,职工29人,固定资产102万元,净资产128万元。

2001年10月,改制民营,更名为“长沙医院”。北坎分院、卫海分院、北渔分院均划出。

2010年12月,医院开放卫生床位20张(内科9张,外科6张,妇产科5张);土地总面积21000平方米,建筑总面积2984平方米,主要建筑价值88万元;卫生设备总价值76万元,其中医疗专业设备76万元,图书装备28万元;卫生总资产272万元,其中流动资产108万元、固定资产164万元、净资产202万元。有职工29人,其中卫生专业技术人员23人。

1958～2010年长沙医院领导人员更迭

表3-52

机构名称	领导人更迭
长沙人民公社医院 (1958.10～1960.11) 长沙人民公社民办医院 (1960.11～1962.11)	院　长:金德胜1958.10～1959.01　(兼) 张立清1958.11～1962.11 副院长:徐　德1958.11～1962.11
长沙人民公社中心联合诊所 (1962.11～1966.11)	主　任:张立清1962.11～1966.11 副主任:徐　德1962.11～1966.11
长沙人民公社卫生院 (1966.11～1968.04)	院　长:石敦慈1966.11～1968.04
长沙人民公社卫生院革命领导组 (1968.04～1978.08)	组　长:石敦慈1968.04～1978.08
长沙人民公社卫生院 (1978.08～1983.09) 长沙乡卫生院 (1983.09～1995.03) 长沙镇卫生院 (1995.03～2001.10) 长沙医院 (2001.10～　　　)	院　长:石敦慈1978.08～1995.03 金征亮1995.03～2001.10 姜志钧2001.10～ 副院长:曹学林1978.08～1985.08 费乃泉1985.12～1995.01 沈伯刚1995.01～2001.10 陆达泉1995.09～2001.10 石敦慈1998.09～2001.10 袁晔华1999.09～2001.10 陈　聪2000.04～2001.10　(院长级) 季从林2000.04～2001.10

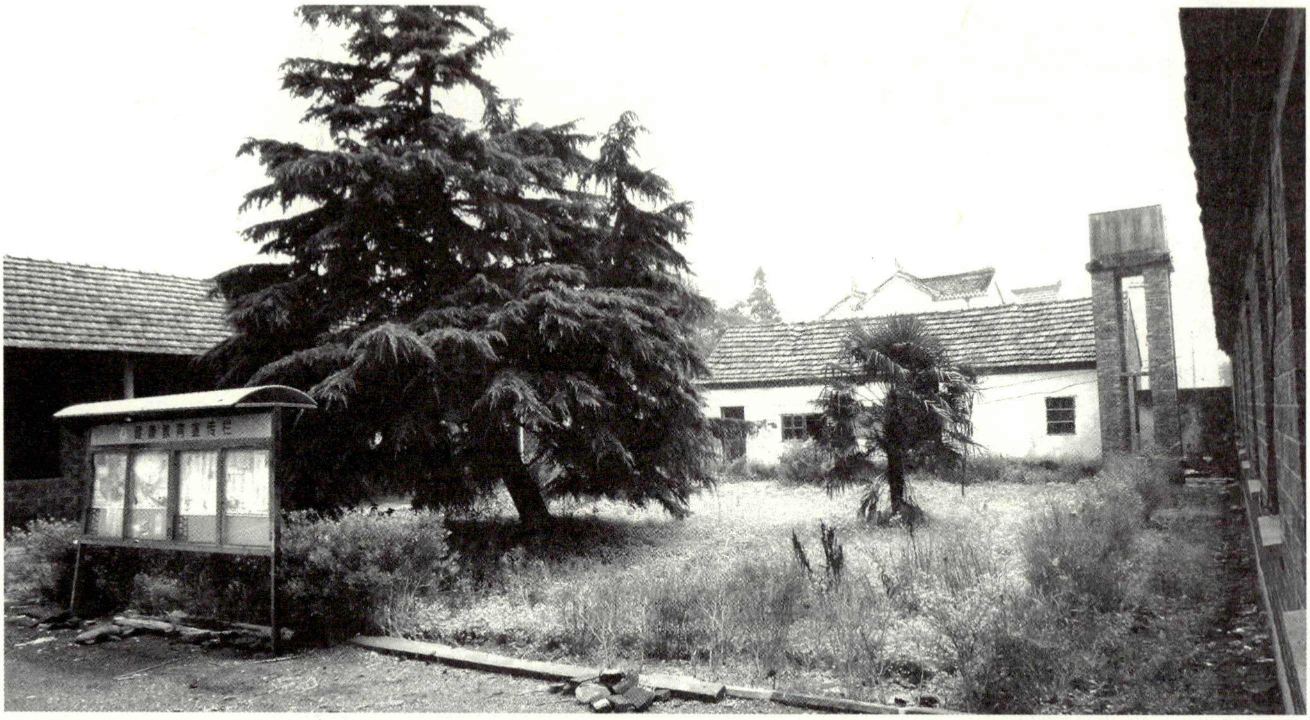

1958年10月，长沙镇张何医疗办公房　　（2011年7月6日县卫生志编纂办公室摄）

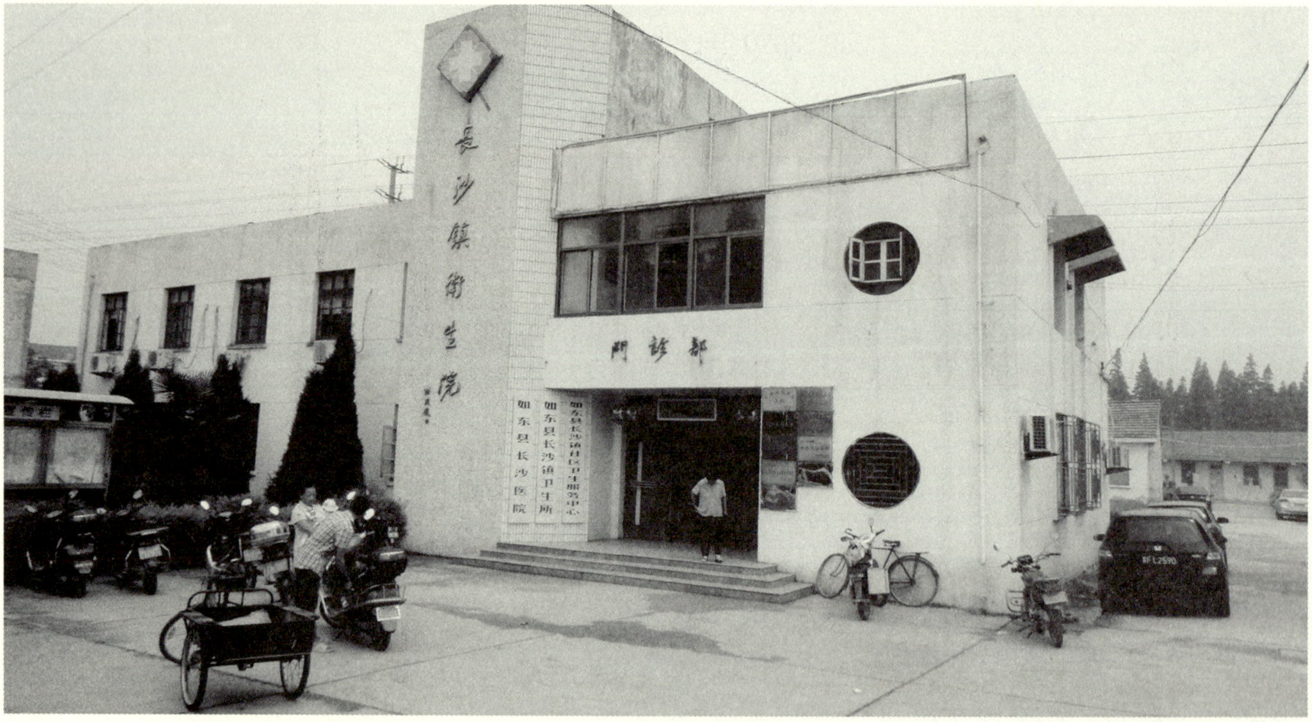

1999年12月，长沙镇范堤新路医疗办公楼　　（2011年7月6日县卫生志编纂办公室摄）

北坎医院

【地址】如东县长沙镇北坎居委会

【邮编】226413

【沿革】1958年10月，以“北坎乡联合诊所”“滨海乡联合诊所”“附中乡联合诊所”“新华乡联合诊所”(部分)为基础，组建“北坎人民公社医院”，址设北坎镇，。时有工作人员26人，其中医技人员18人，卫生床位20张。

1960年11月，更名为“北坎人民公社民办医院”。

1962年11月，更名为“北坎人民公社中心联合诊所”。

1966年11月，更名为“北坎人民公社卫生院”。址迁北坎居委会。

1968年4月，成立“北坎人民公社卫生院革命领导组”。

1976年12月，医院职工29人。

1978年8月22日，撤销“北坎人民公社卫生院革命领导组”，恢复“院长负责制”。

1983年9月，更名为“北坎乡卫生院”。

1985年12月，医院床位20张，职工23人，建筑面积1134平方米，固定资产6万元。

1991年12月，卫生床位21张，职工23人。

1995年3月，撤销“北坎乡卫生院”，为长沙镇卫生院“北坎分院”。是年，评定为“一级甲等乡镇卫生院”。

2000年12月，卫生床位13张，职工16人，固定资产68万元，净资产68万元。

2001年10月，改制民营，更名为“北坎医院”。

2010年12月，医院开放卫生床位13张(内科6张，外科7张)；土地总面积4000平方米，建筑总面积2122平方米，主要建筑价值40万元；卫生设备总价值68万元，其中医疗专业设备46万元，图书装备及其他通用设备22万元；卫生总资产160万元，其中流动资产52万元、固定资产108万元、净资产160万元。有职工15人，其中卫生专业技术人员12人。

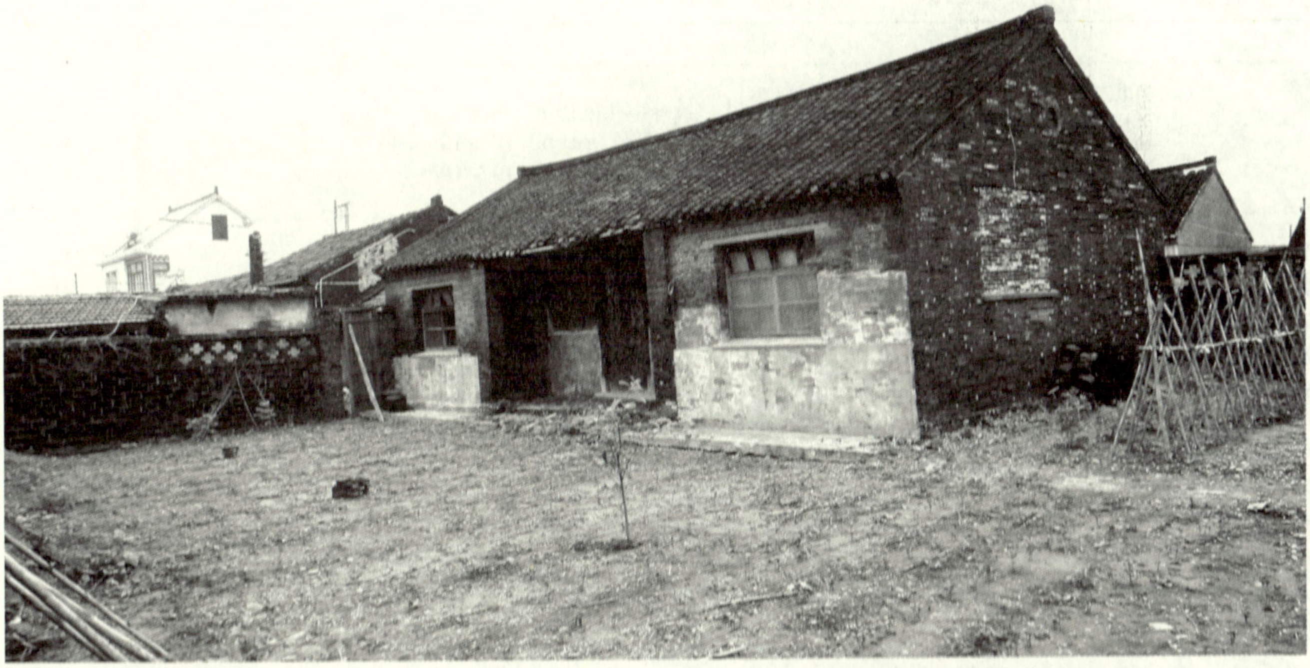

1958年10月，长沙镇北坎街医疗办公房　　(2011年7月6日县卫生志编纂办公室摄)

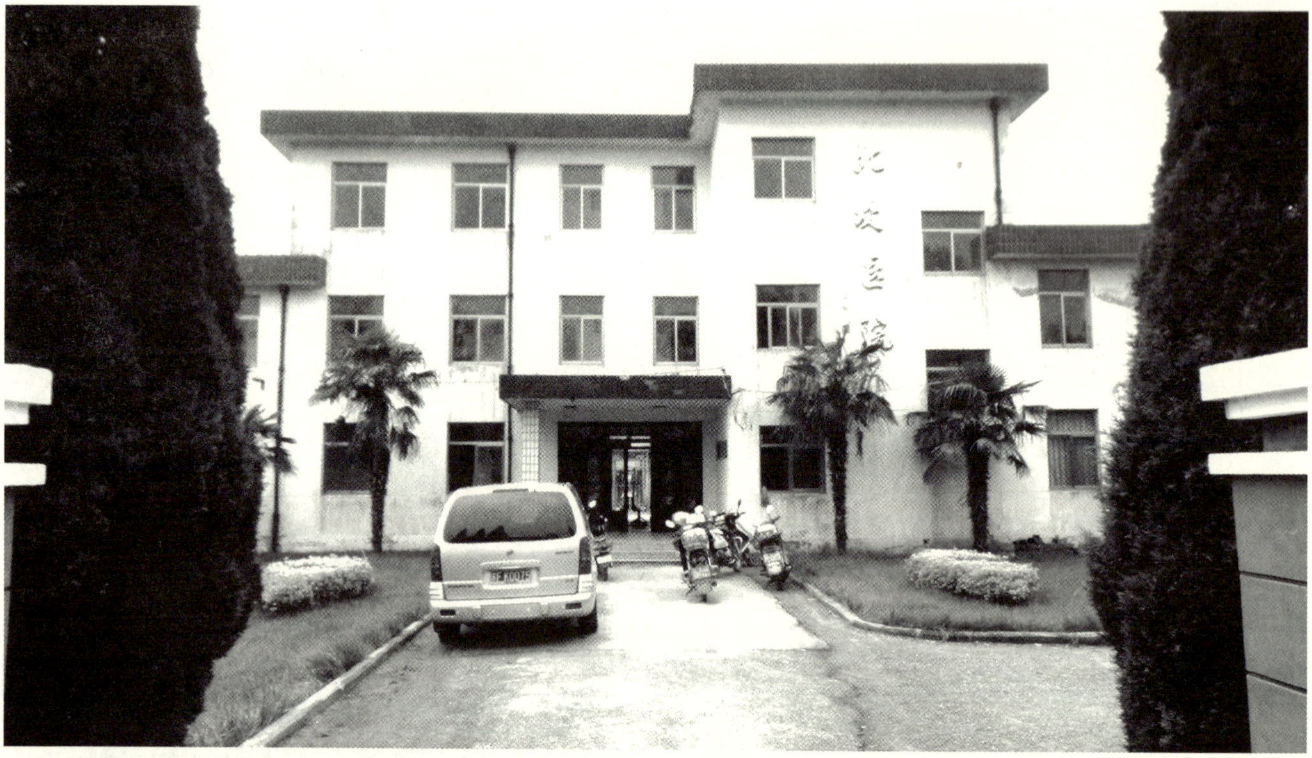

1991年12月,长沙镇北坎居委会医疗办公楼　　（2011年7月6日县卫生志编纂办公室摄）

1958～2010年北坎医院领导人员更迭

表3-53

机构名称	领导人更迭
北坎人民公社医院 （1958.10～1960.11） 北坎人民公社民办医院 （1960.11～1962.11）	院　长:陈朝秀1958.10～1959.12　（兼） 　　　袁政新1959.12～1962.11　（负责人） 副院长:朱立成1958.10～1959　（业务负责人）
北坎人民公社中心联合诊所 （1962.11～1966.11）	主　任:任志联1962.11～1966.11 副主任:袁政新1962.11～1966.11
北坎人民公社卫生院 （1966.11～1968.04）	院　长:任志联1966.11～1968.04 副院长:韩恩荣1966.11～1968.04
北坎人民公社卫生院革命领导组 （1968.04～1978.08）	组　长:任志联1968.04～1969 　　　刘士忠1969.11～1975 　　　费乃泉1975.11～1978.08 副组长:韩恩荣1968.04～1978.08
北坎人民公社卫生院 （1978.08～1983.09） 北坎乡卫生院 （1983.03～1995.03） 长沙镇卫生院北坎分院 （1995.03～2001.10） 北坎医院 （2001.10～　　）	院　长:费乃泉1975　～1982.11 　　　方慎宜1982.11～1984.06 　　　金征亮1984.06～ 副院长:韩恩荣1978.08～1983.09 　　　袁晔华1999.09～

卫海医院

【地址】如东县长沙镇兴海村南首

【邮编】226413

【沿革】1958年10月，以“鸿余乡联合诊所”4名职工、“堤北乡联合诊所”4名职工为骨干，组建“卫海人民公社医院”，址设王家潭。时有工作人员12人，其中医技8人，床位10张。

1960年11月，更名为“卫海人民公社民办医院”。

1962年11月，更名为“卫海人民公社中心联合诊所”。

1966年11月，更名为“卫海人民公社卫生院”。

1968年4月，成立“卫海人民公社卫生院革命领导组”。

1976年12月，医院职工15人。

1978年8月22日，撤销“卫海人民公社卫生院革命领导组”，恢复“院长负责制”。

1983年9月，更名为“卫海乡卫生院”。址迁兴海村南首。

1985年12月，卫生床位10张，职工11人，建筑面积590平方米，固定资产4万元。

1991年12月，卫生床位6张，职工9人。

1995年3月，撤销“卫海乡卫生院”，为长沙镇卫生院“卫海分院”。

2000年12月，医院床位6张，职工6人，固定资产13万元，净资产14万元。

2001年10月，改制民营，更名为“卫海医院”。

2010年12月，医院开放卫生床位4张（内科3张，外科1张）；土地总面积300平方米，建筑总面积1066平方米，主要建筑价值40万元；卫生设备总价值63万元，其中医疗专业设备42万元，图书装备及其他通用设备21万元；卫生总资产25万元，其中流动资产5万元、固定资产20万元、净资产20万元。有职工6人，其中卫生专业技术人员5人。

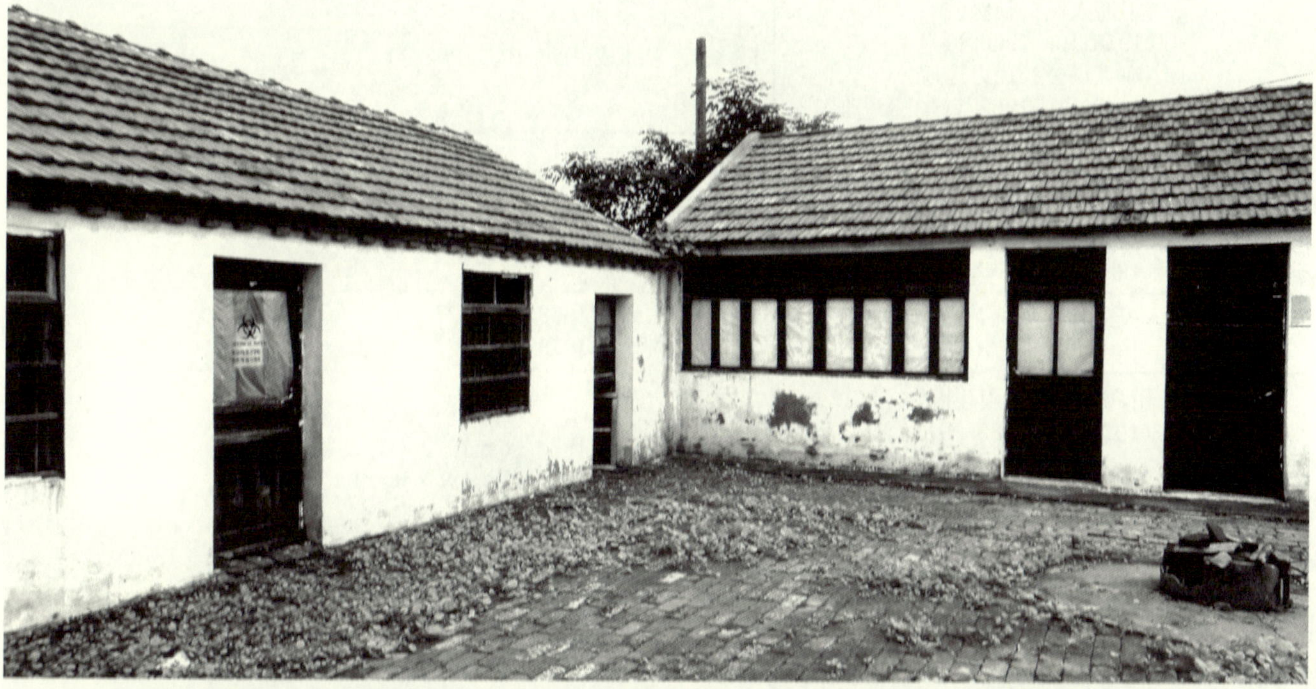

1958年10月，长沙镇王家潭医疗办公房　　（2011年7月6日县卫生志编纂办公室摄）

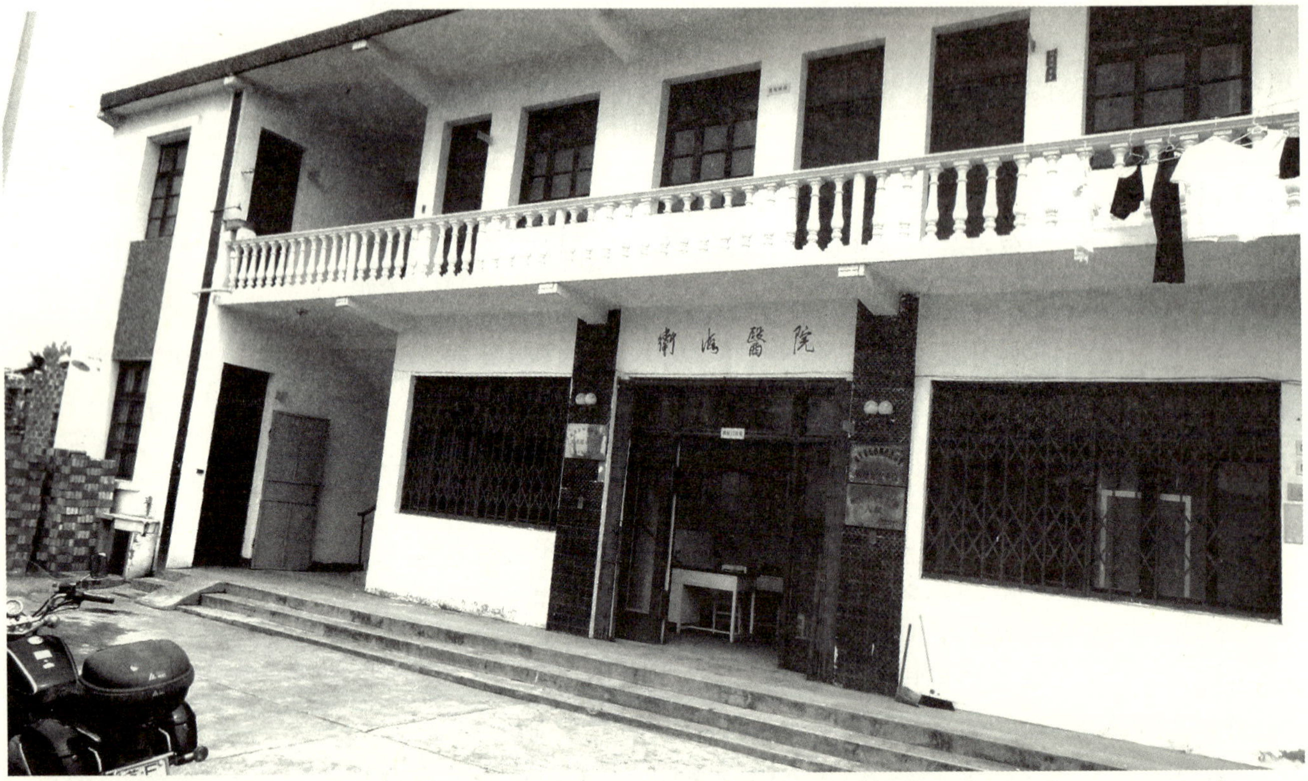

1983年9月，长沙镇兴海村医疗办公楼　　（2011年7月6日县卫生志编纂办公室摄）

1958～2010年卫海医院领导人员更迭

表3-54

机构名称	领导人更迭
卫海人民公社医院 （1958.10～1960.11） 卫海人民公社民办医院 （1960.11～1962.11）	院　长：朱连成1958.10～1962.11
卫海人民公社中心联合诊所 （1962.11～1966.11）	主　任：朱连成1962.11～1966.11
卫海人民公社卫生院 （1966.11～1968.04）	院　长：朱连成1966.11～1968.04
卫海人民公社卫生院革命领导组 （1968.04～1978.08）	组　长：朱连成1968.04～1975.08 刘士忠1975.08～1978.08
卫海人民公社卫生院 （1978.08～1983.09） 卫海乡卫生院 （1983.09～1995.03） 长沙镇卫生院卫海分院 （1995.03～2001.10） 卫海医院 （2001.10～　　　）	院　长：刘士忠1978.08～1979.10 任志联1979.10～1988.05 陆达泉1988.05～ 副院长：姜志钧1978.08～1981.12 陆达泉1985.12～1988.05

北渔医院

【地址】如东县长沙镇三民村

【邮编】226413

【沿革】1965年9月，由“卫海人民公社中心联合诊所”“北坎人民公社中心联合诊所”“新光人民公社中心联合诊所”“长沙人民公社中心联合诊所”“苴镇人民公社中心联合诊所”抽调人员组建“北坎渔业人民公社中心联合诊所”，址设长沙港。时有职工10人，其中医技人员7人，卫生床位10张。

1966年11月，更名为“北坎渔业人民公社卫生院”。

1968年4月，成立“北坎渔业人民公社卫生院革命领导组”。

1976年12月，医院职工19人。

1978年8月22日，撤销“北坎渔业人民公社卫生院革命领导组”，恢复“院长负责制”。

1983年9月，更名为“北坎渔业乡卫生院”。

1985年12月，卫生床位10张，职工12人，建筑面积989平方米，固定资产7万元，净资产15万元。

1991年12月，卫生床位10张，职工19人。

1995年12月，卫生床位10张，职工19人，建筑面积2418平方米，固定资产83万元。

1997年，评定为“一级甲等乡镇卫生院”。

2000年4月26日，撤销“北坎渔业乡卫生院”，为长沙镇卫生院“北渔分院”。

2001年10月，改制民营，更名“北渔医院。

2006年10月，并入长沙医院。

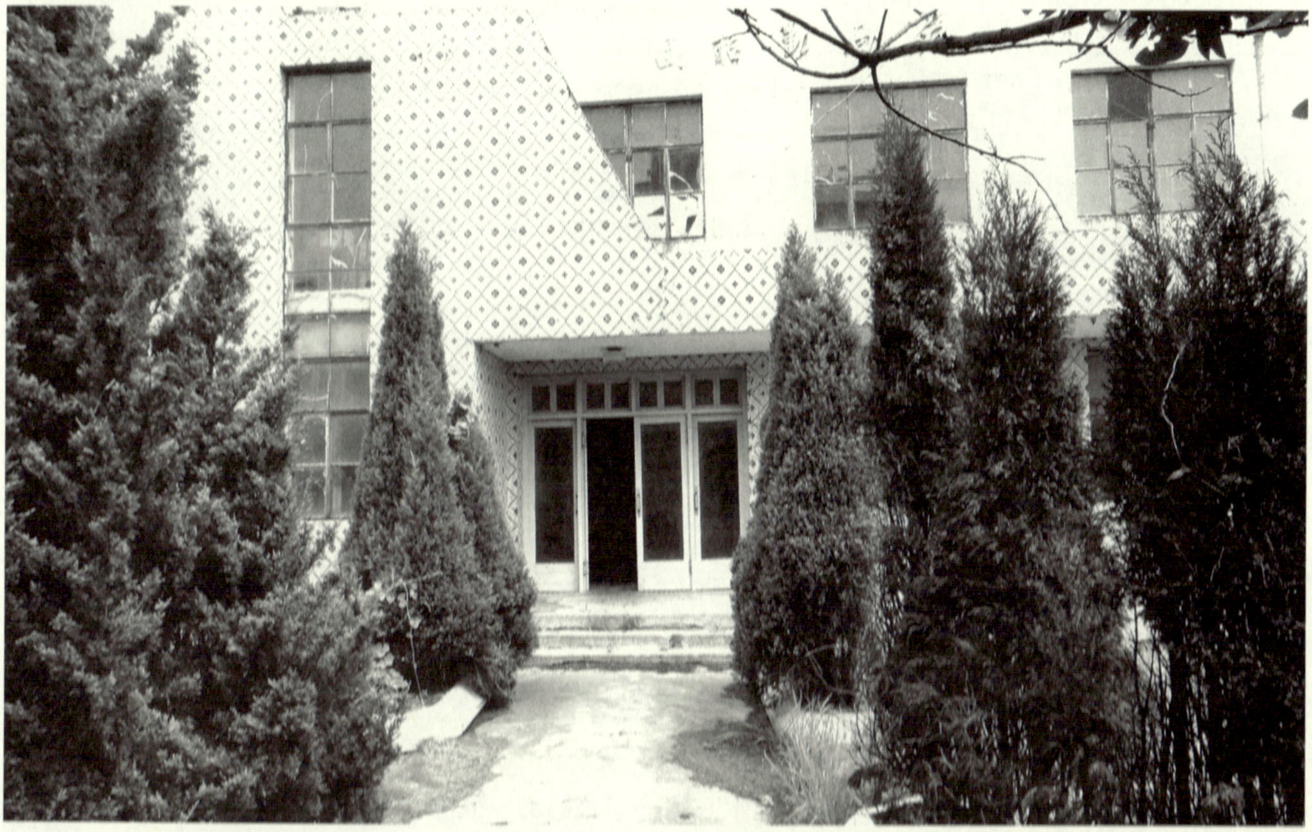

1965年9月，长沙镇长沙港医疗办公楼　　（2011年7月6日县卫生志编纂办公室摄）

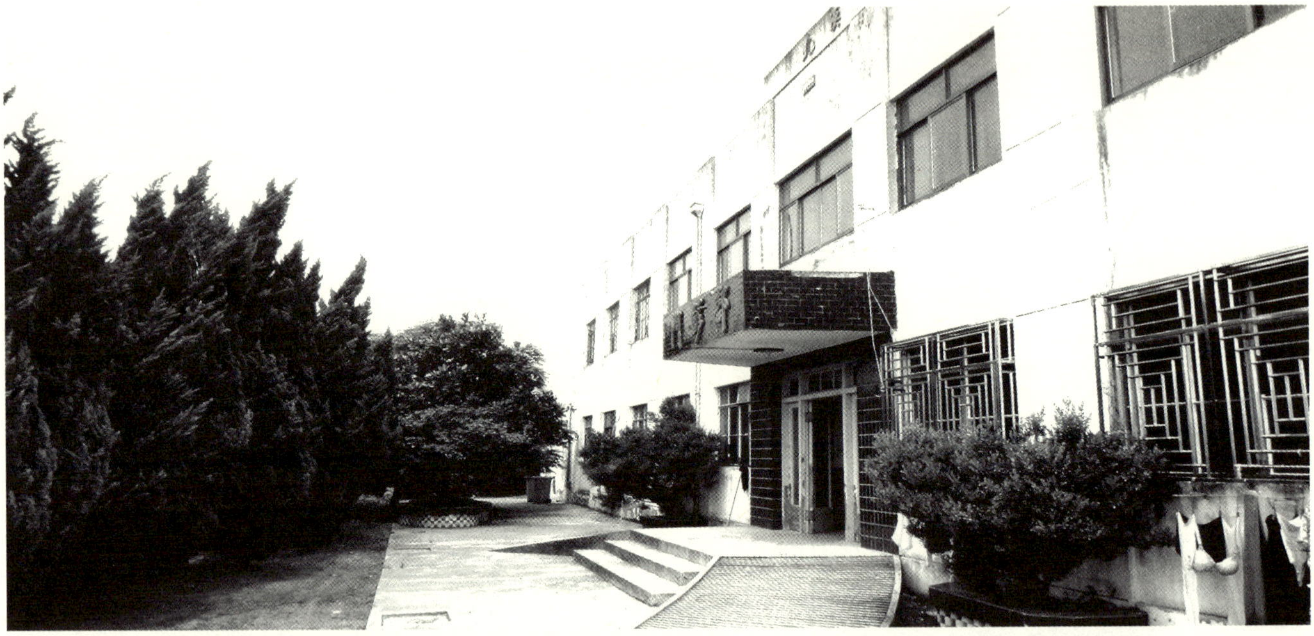

1991年12月，长沙镇长沙港医疗办公楼　　（2011年7月6日县卫生志编纂办公室摄）

1965～2006年北渔医院领导人员更迭

表3-55

机构名称	领导人更迭
北坎渔业人民公社中心联合诊所 （1965.09～1966.11）	主　任：于守元1965.09～1966.11
北坎渔业人民公社卫生院 （1966.11～1968.04）	院　长：于守元1966.11～1968.04
北坎渔业人民公社卫生院革命领导组 （1968.04～1978.08）	组　长：于守元1968.04～1975.08 张松林1975.08～1978.08　（副组长） 副组长：潘介昌1968.04～1976.09
北坎渔业人民公社卫生院 （1978.08～1983.09） 北坎渔业乡卫生院 （1983.09～2000.04） 长沙镇卫生院北渔分院 （2000.04～2001.10） 北渔医院 （2001.10～2006.10）	院　长：张松林1978.08～1994.08 陈　聪1994.08～2001.10 季从林2001.10～2006.10 副院长：陈　聪1992.01～1994.08 姜志均1981.12～1992.05

洋口医院

【地址】如东县洋口镇闸西村3组

【邮编】226407

【沿革】1958年10月，以“靖海乡联合诊所”6名职工、“德贵乡联合诊所”6名职工、“洋口联合诊所”6名职工及个体医院为基础，组“建德贵人民公社医院”，址设港头村。时有职工26人，其中医技人员18

人，卫生床位20张。

1959年1月，“建德贵人民公社医院”“栟茶镇联合诊所”（职工5名）合建为“栟茶人民公社医院”，卫生床位30张。5月，分建为“栟茶镇人民公社医院”“德贵人民公社医院”。本院名为“德贵人民公社医院”，卫生床位20张。

1960年9月，分建为“洋口人民公社医院”“德贵人民公社医院”。本院名为“洋口人民公社医院”，址设十四总。11月，更名“洋口人民公社民办医院”。

1962年11月，更名为“洋口人民公社中心联合诊所”。

1966年11月，更名为“洋口人民公社卫生院”。

1968年4月，成立“卫生院革命领导组”。

1976年12月，医院职工31人。

1978年8月22日，撤销“洋口人民公社卫生院革命领导组”，恢复“院长负责制”。

1983年9月，更名为“洋口乡卫生院”。

1985年12月，卫生床位48张，职工42人，建筑面积1690平方米，固定资产9万元。

1991年12月，卫生床位29张，职工32人。

1995年6月，撤销“光荣乡卫生院”，为本院分院。12月，医院床位28张，职工36人，固定资产156万元，净资产126万元。

2000年4月26日，撤销“南渔乡卫生院”“洋口乡卫生院”，建立“洋口镇卫生院”。南渔乡卫生院为“洋口镇卫生院南渔分院”“洋口乡卫生院光荣分院”更名为“洋口镇卫生院光荣分院”。

2001年10月，改制民营，更名为“洋口医院”。“光荣分院”“南渔分院”划出。

2010年12月，医院开放卫生床位33张（内科18张，外科10张，妇产科5张）；土地总面积5600平方米，建筑总面积2436平方米，主要建筑价值82万元；卫生设备总价值68万元，其中医疗专业设备42万元，图书装备26万元；卫生总资产212万元，其中流动资产62万元、固定资产150万元、净资产176万元。有职工32人，其中专业技术人员26人。

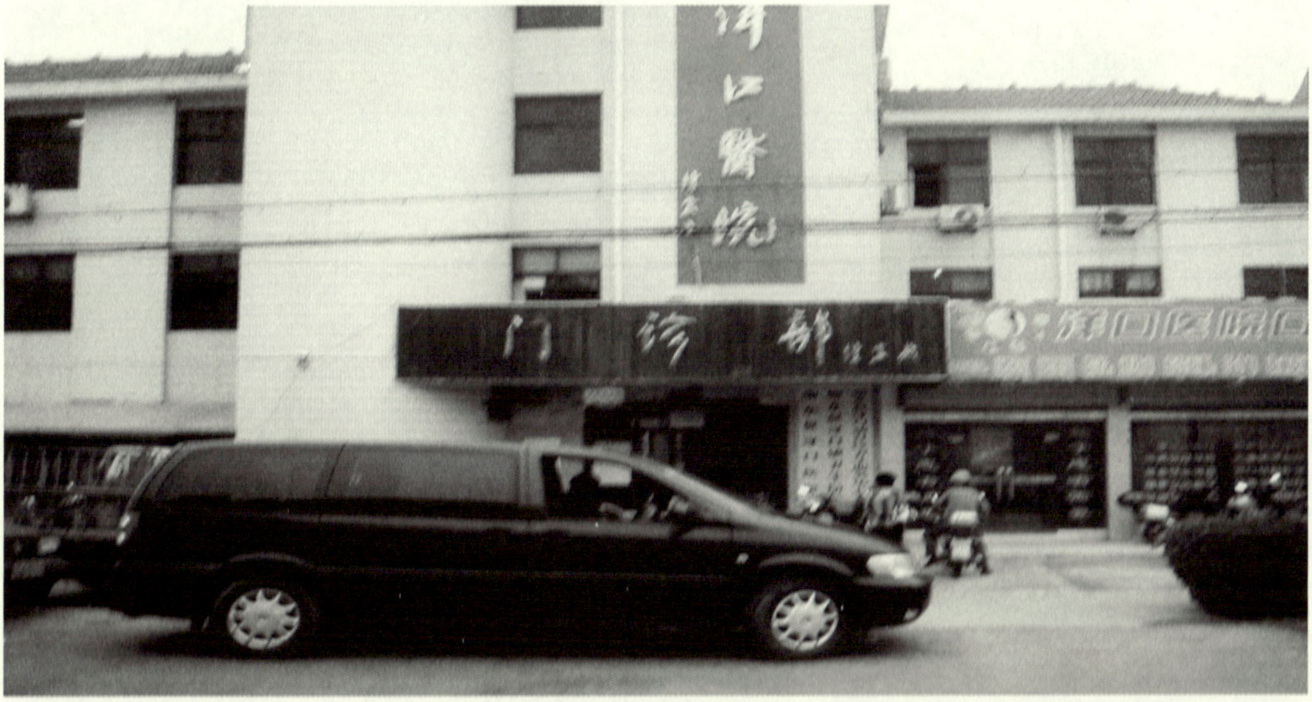

1958年10月，洋口镇闸西村3组医疗办公楼　　（2011年8月9日县卫生志编纂办公室摄）

1958～2010年洋口医院领导人员更迭

表3-56

机构名称	领导人更迭
德贵人民公社医院 （1958.10～1959.01） 栟茶人民公社医院 （1959.01～1959.05） 德贵人民公社医院 （1959.05～1960.09） 洋口人民公社医院 （1960.09～1960.11） 洋口人民公社民办医院 （1960.11～1962.11）	院　长：于九和1958.10～1959.05 缪嘉瑞1959.05～1962.11
洋口人民公社中心联合诊所 （1962.11～1966.11）	主　任：缪嘉瑞1962.11～1966.11
洋口人民公社卫生院 （1966.11～1968.04）	院　长：于九和1966.11～1968.04
洋口人民公社卫生院革命领导组 （1968.04～1978.08）	组　长：于九和1968.04～1972.02 于绍香1972.02～1975.02 缪　华1975.02～1978.08
洋口人民公社卫生院 （1978.08～1983.09） 洋口乡卫生院 （1983.09～1999.04） 洋口镇卫生院 （1999.04～2001.10） 洋口医院 （2001.10～　　）	院　长：缪　华1978.08～1984.10 翟秉泽1984.10～1995.08 于义华1995.08～2001.10 朱　林2001.10～ 副院长：徐子山1989.03～1993.07 朱　林1995.08～2001.10 姚十田1999.03～2001.10（院长级） 徐缪如1999.03～2001.10 沈九明2000.04～2001.10

光荣医院

【地址】如东县洋口镇甜港村9组

【邮编】226407

【沿革】1958年10月，以“光荣乡联合诊所”4名职工、“观东乡联合诊所”部分人员为骨干，组建“光荣人民公社医院”，址设下马庄。时有职工15人，其中医技人员9人，卫生床位20张。

1960年11月，更名为“光荣人民公社民办医院”。

1962年11月，更名为“光荣人民公社中心联合诊所”。

1966年11月，更名为“光荣人民公社卫生院”。

1968年4月，成立“光荣人民公社卫生院革命领导组”。

1976年12月，医院职工35人。

1978年8月22日，撤销“光荣人民公社卫生院革命领导组”，恢复“院长负责制”。

1983年9月，更名为“光荣乡卫生院”。

1985年12月，卫生床位22张，职工31人，建筑面积1190平方米，固定资产9万元，净资产11万元。

1991年12月，卫生床位20张，职工31人。

1995年3月，撤销“光荣乡卫生院”，为洋口乡卫生院 “光荣分院”。是年，评定为“一级甲等乡镇卫生院”。

2000年4月26日，更名为“洋口镇卫生院光荣分院”。12月，医院床位20张，职工24人，固定资产73万元。

2001年10月，改制民营，更名为“光荣医院”。

2010年12月，医院开放卫生床位20张(内科13张，外科7张)；土地总面积4005平方米，建筑总面积2580平方米，主要建筑价值57万元；卫生设备总价值43万元，其中医疗专业设备29万元，图书装备及其他通用设备14万元；卫生总资产142万元，其中流动资产42万元、固定资产100万元、净资产142万元。有职工19人，其中卫生专业技术人员17人。

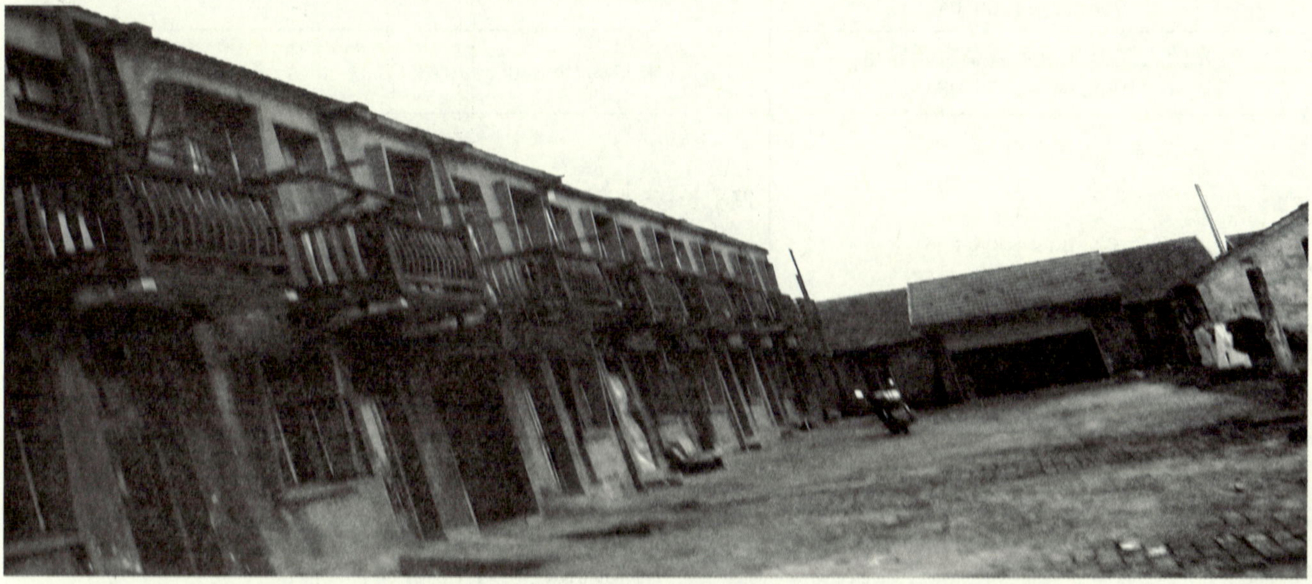

1958年10月，洋口镇下马庄医疗办公房　　(2011年8月9日县卫生志编纂办公室摄)

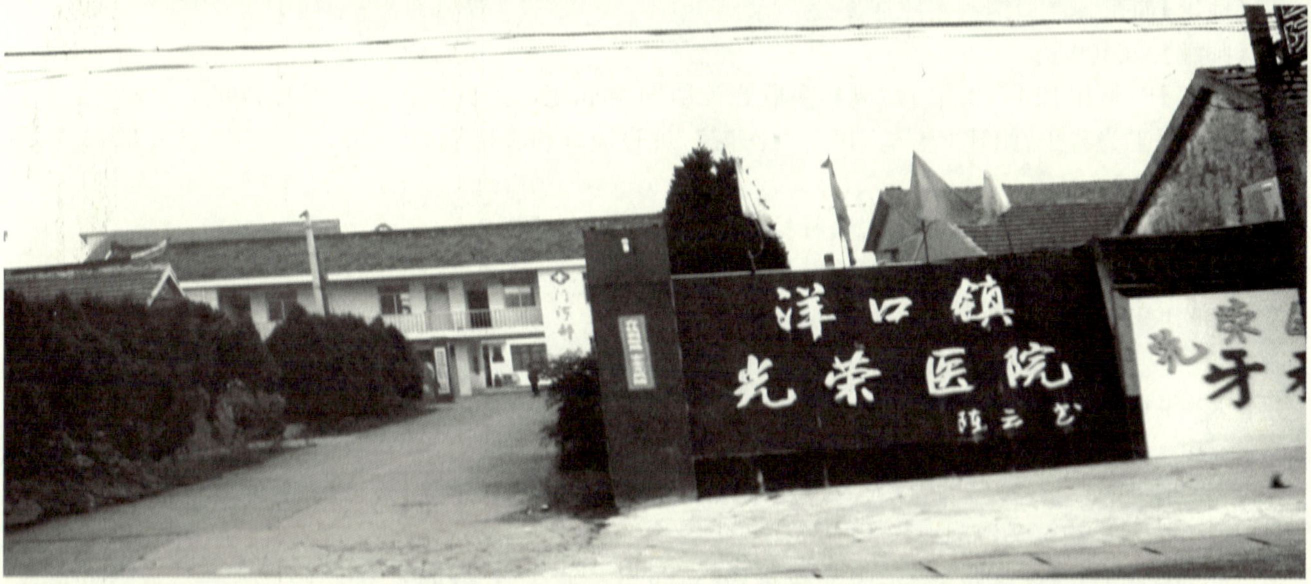

1993年12月，洋口镇甜港村9组医疗办公楼　　(2011年8月9日县卫生志编纂办公室摄)

1958～2010年光荣医院领导人员更迭

表3-57

机构名称	领导人更迭
光荣人民公社医院 （1958.10～1960.11） 光荣人民公社民办医院 （1960.11～1962.11）	院　长：陆　平1958.10～1960.11 朱兆英1960.11～1962.11
光荣人民公社中心联合诊所 （1962.11～1966.11）	主　任：朱兆英1962.11～1966.11
光荣人民公社卫生院 （1966.11～1968.04）	院　长：朱兆英1966.11～1968.04
光荣人民公社卫生院革命领导组 （1968.04～1978.08）	组　长：朱兆英1968.04～1978.08
光荣人民公社卫生院 （1978.08～1983.09） 光荣乡卫生院 （1983.09～1995.03） 洋口乡卫生院光荣分院 （1995.03～2000.04） 洋口镇卫生院光荣分院 （2000.04～2001.10） 光荣医院 （2001.10～　　）	院　长：朱兆英1978.08～1986.07 马本智1986.07～1990.03（副院长） 姚十田1990.03～1999.03（副院长） 姚十田1999.03～ 副院长：姚十田1986.08～1990.03 马本智1990.03～1992.03 徐缪如1992.03～1999.03

新林医院

【地址】如东县洋口镇周新庄居委会

【邮编】226409

【沿革】1958年12月20日，以“高林乡联合诊所”4名职工、“秀贞乡联合诊所”5名职工、“宏连乡联合诊所”5名职工为骨干，组建“宏林人民公社医院”，址设凌北村。时有职工20人，其中医技人员14人，卫生床位20张。

1960年11月，更名为“宏林人民公社民办医院”。

1962年11月，更名为“宏林人民公社中心联合诊所”。

1965年9月，更名为“新林人民公社中心联合诊所”。

1966年11月，更名为“新林人民公社卫生院”。

1968年4月，成立“新林人民公社卫生院革命领导组”。

1976年12月，医院职工52人。

1978年8月22日，撤销“新林人民公社卫生院革命领导组”，恢复“院长负责制”。

1983年9月，更名为“新林乡卫生院”。

1985年12月，卫生床位48张，职工42人，建筑面积2392平方米，固定资产8万元。

1991年12月，卫生床位45张，职工48人。

1997年，评定为“一级甲等乡镇卫生院”。

2000年12月，医院床位34张，职工38人，固定资产120万元，净资产120万元。

2000年3月，更名为“新林镇卫生院”。

2001年10月，改制民营，更名为“新林医院”。

2010年12月，医院开放卫生床位34张（内科18张，外科11张，妇产科5张）；土地总面积1900平方米，建筑总面积2640平方米，主要建筑价值35万元；卫生设备总价值75万元，其中医疗专业设备48万元，图书装备27万元；卫生总资产220万元，其中流动资产110万元、固定资产110万元、净资产160万元。有职工29人，其中卫生专业技术人员23人。

1958～2010年新林医院领导人员更迭

表3-58

机构名称	领导人更迭
宏林人民公社医院 （1958.10～1960.11） 宏林人民公社民办医院 （1960.11～1962.11）	院　长：孙德林 1958.10～1962.11
宏林人民公社中心联合诊所 （1962.11～1965.09） 新林人民公社中心联合诊所 （1965.09～1966.11）	主　任：孙德林 1962.11～1966.11
新林人民公社卫生院 （1966.11～1968.04）	院　长：缪二准 1966.11～1968.04
新林人民公社卫生院革命领导组 （1968.04～1978.08）	组　长：缪二准 1968.04～1978.08
新林人民公社卫生院 （1978.08～1983.09） 新林乡卫生院 （1983.09～2000.03） 新林镇卫生院 （2000.03～2001.10） 新林医院 （2001.10～　　）	院　长：缪二准 1978.08～1993.05 周俊鹏 1993.05～2001.03 宫卫东 2001.03～2001.10 缪　均 2001.10～ 副院长：王　彬 1994.08～2001.03 吴建明 1994.08～1998.10 顾亚萍 2001.03～2001.10 刘　春 2001.03～2001.10

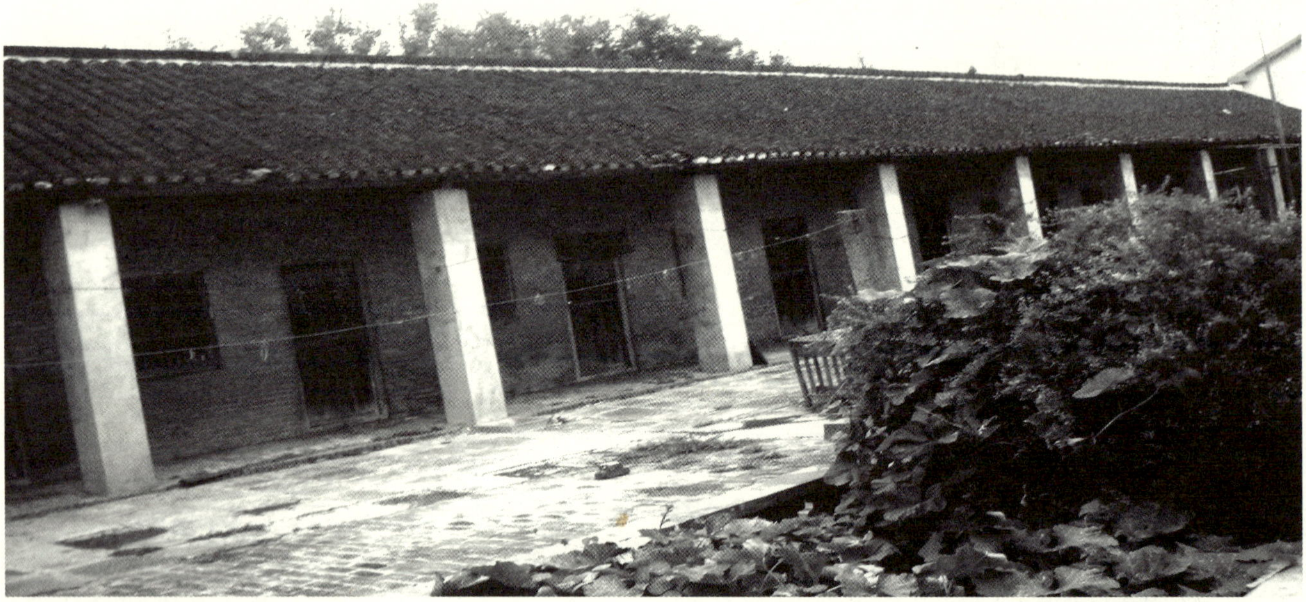

1958年12月，洋口镇凌北村医疗办公房　　（2011年8月9日县卫生志编纂办公室摄）

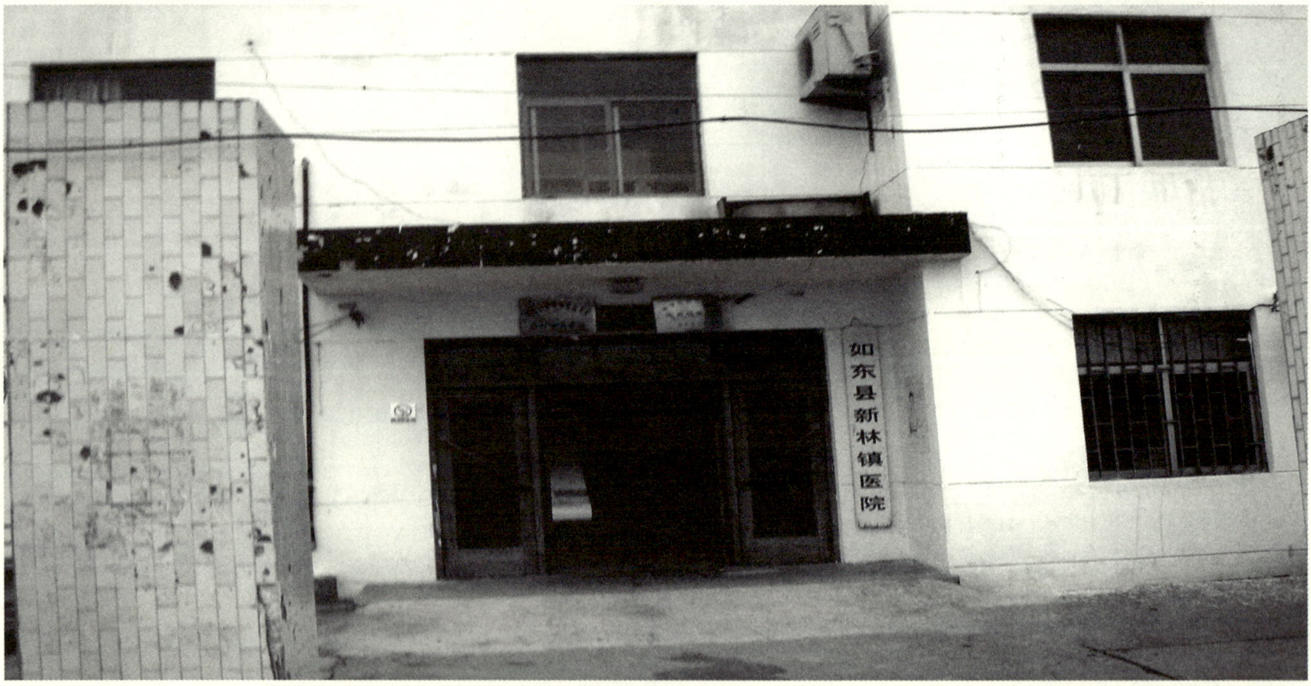

1986年12月，洋口镇周新庄居委会医疗办公楼　　（2011年8月9日县卫生志编纂办公室摄）

南渔医院

【地址】如东县洋口镇斜港闸

【邮编】226407

【沿革】1965年9月，以“靖海人民公社中心联合诊所”“洋口人民公社中心联合诊所”“浒澪人民公社中心联合诊所”抽调查人员为基础，组建“南港渔业人民公社中心联合诊所”，址设斜港闸。时有职工29人，其中医技人员6人，卫生床位10张。

1966年11月，更名为“南港渔业人民公社卫生院”。

1968年4月，成立“南港渔业人民公社卫生院革命领导组”。

1976年12月，医院职工15人。

1978年8月22日，撤销“南港渔业人民公社卫生院革命领导组”，恢复“院长负责制”。

1983年9月，更名为“南渔乡卫生院”。

1985年12月，医院床位10张，职工13人，建筑面积660平方米，固定资产4万元。

1991年12月，卫生床位10张，职工12人。

2000年4月26日，撤销“南渔乡卫生院”“洋口乡卫生院”，建立“洋口镇卫生院”，南渔乡卫生院更名为“洋口镇卫生院南渔分院”。12月，医院床位7张，职工13人，固定资产26万元，净资产26万元。

2001年10月，改制民营，更名为“南渔医院。

2010年12月，　医院开放卫生床位10张（内科6张，外科4张）；土地总面积900平方米，建筑总面积1300平方米，建筑价值40万元；卫生设备总价值20万元，其中医疗专业设备12万元，图书装备及其他通用设备12万元；卫生总资产万元，其中流动资产万元、固定资产60万元、净资产60万元。有职工10人，其中卫生专业技术人员8人。

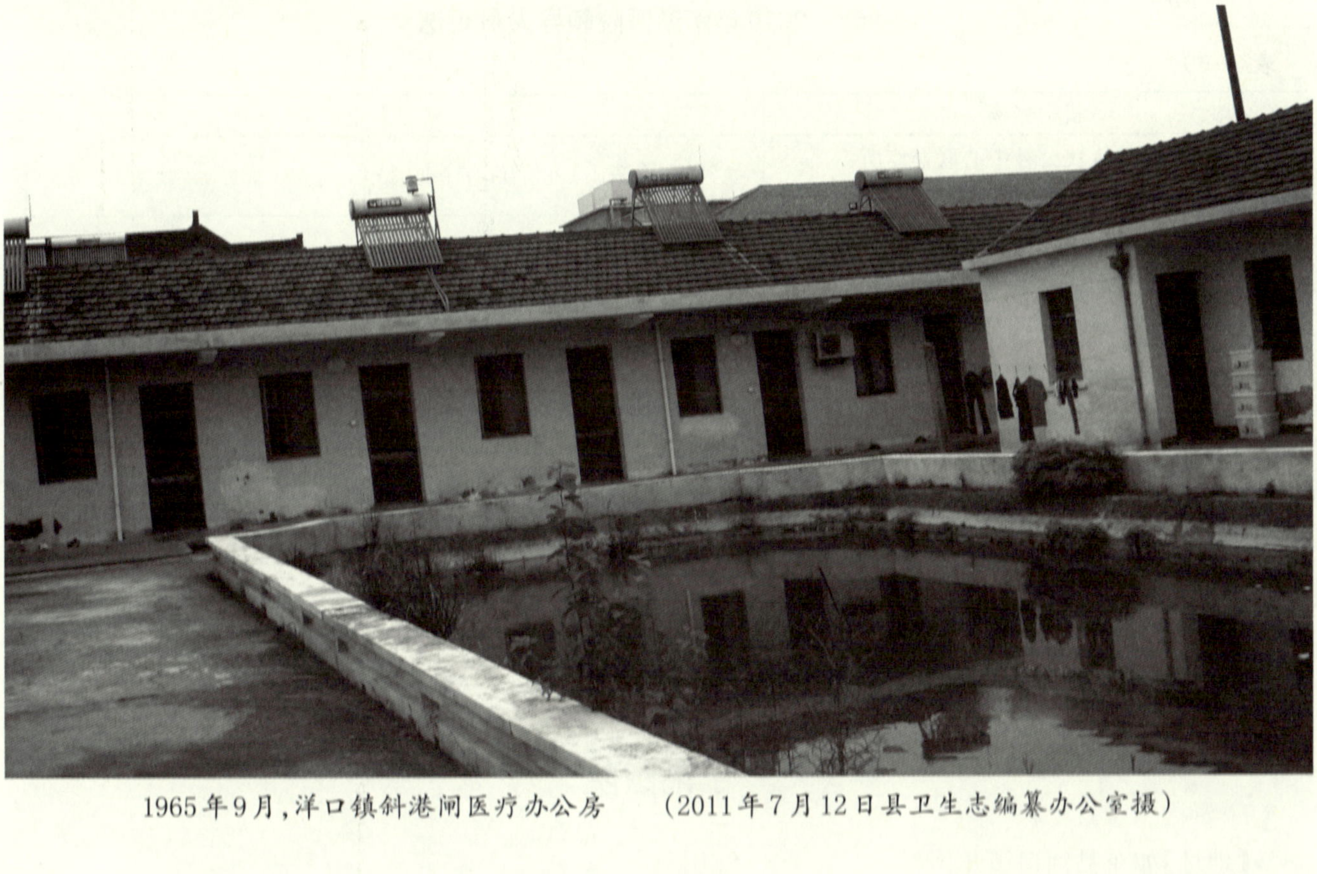

1965年9月，洋口镇斜港闸医疗办公房　　（2011年7月12日县卫生志编纂办公室摄）

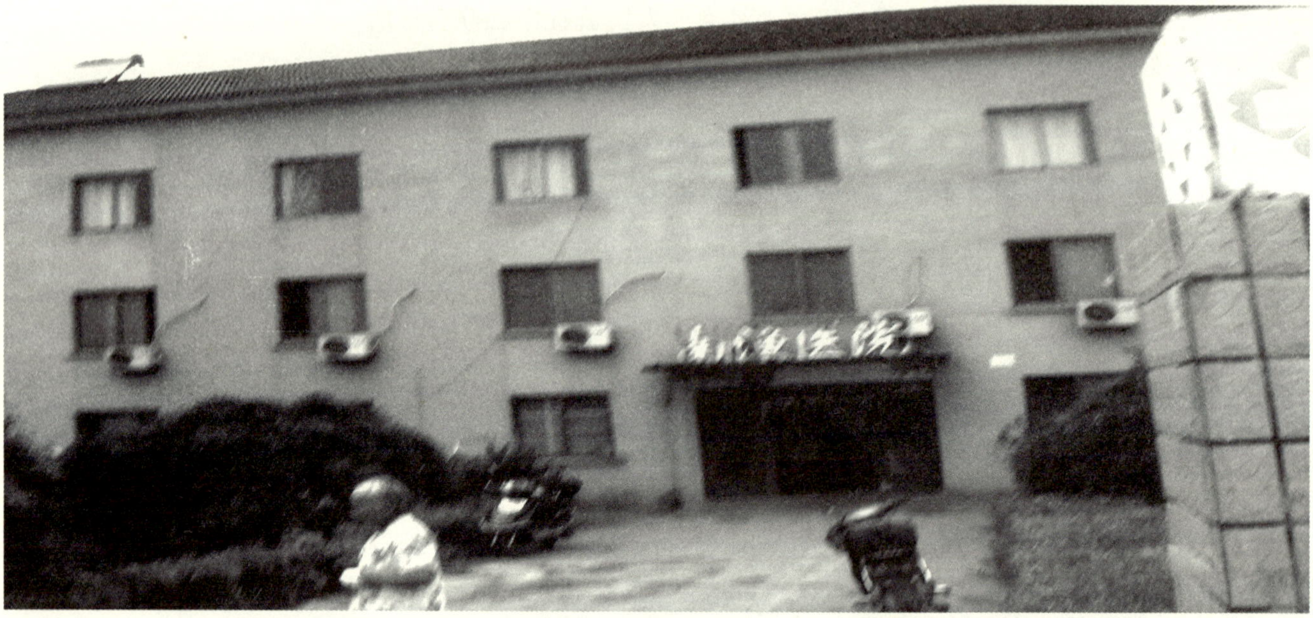

1990年，洋口镇斜港闸医疗办公楼　　（2011年7月12日县卫生志编纂办公室摄）

1965～2010年南渔医院领导人员更迭

表3-59

机构名称	领导人更迭
南港渔业人民公社中心联合诊所 （1965.09～1966.11）	主　任：徐子山1965.09～1966.11
南港渔业人民公社卫生院 （1966.11～1968.04）	院　长：徐子山1966.11～1968.04
南港渔业人民公社卫生院革命领导组 （1968.04～1978.08）	组　长：徐子山1968.04～1978.08
南港渔业人民公社卫生院 （1978.08～1983.09） 南渔渔业乡卫生院 （1983.09～2000.04） 洋口镇卫生院南渔分院 （2000.04～2001.10） 南渔医院 （2001.10～　　　　）	院　长：徐子山1978.08～1987.04 沈澄洋1987.04～1989.03（副院长） 管维方1989.03～1993.07 徐子山1993.07～1998.03（副院长） 沈九明1998.03～2001.10 任柳青2001.10～2002.12 沈平生2002.12～2007.07 缪秋如2007.07～

于港医院

【地址】如东县河口镇龙坝村

【邮编】226460

【沿革】1958年10月，以“直夫乡联合诊所”（4名职工）、“于港乡联合诊所”（8名职工）、“海辰乡联合诊所”（6名职工）、“蔡庄乡联合诊所”（5名职工）为基础，组建“直夫人民公社医院”，址设蔡家楼。时有职工35人，其中医技人员24人，卫生床位20张。

1960年10月，分建为“于港人民公社医院”“直夫人民公社医院”。本院名为“于港人民公社医院”，原址，卫生床位20张。11月，更名为“于港人民公社民办医院”。

1962年11月，更名为“于港人民公社中心联合诊所”。

1966年11月，更名为“于港人民公社卫生院”。迁址龙坝村。

1968年4月，成立“卫生院革命领导组”。

1976年12月，医院职工36人。迁址龙坝南村。

1978年8月22日，撤销“卫生院革命领导组”。1983年9月，更名为“于港乡卫生院”。

1985年12月，卫生床位38张，职工36人，固定资产9万元。

1991年12月，编制床位38名，职工40人。1995年，评定为“一级甲等乡镇卫生院”。

2000年4月26日，撤销“于港乡卫生院”，为河口镇卫生院“于港分院”。12月，医院床位25张，职工34人，建筑面积982平方米，固定资产88万元，净资产11万元。

2001年10月，改制民营，更名为“于港医院”。

2010年12月，医院开放卫生床位25张（内科15张，外科10张）；土地总面积4000平方米，建筑总面积2000平方米，主要建筑价值84万元；卫生设备总价值51万元，其中医疗专业设备35万元，图书装备及其他通用设备16万元；卫生总资产183万元，其中流动资产48万元、固定资产135万元、净资产156万元。有职工25人，其中专业技术人员19人。

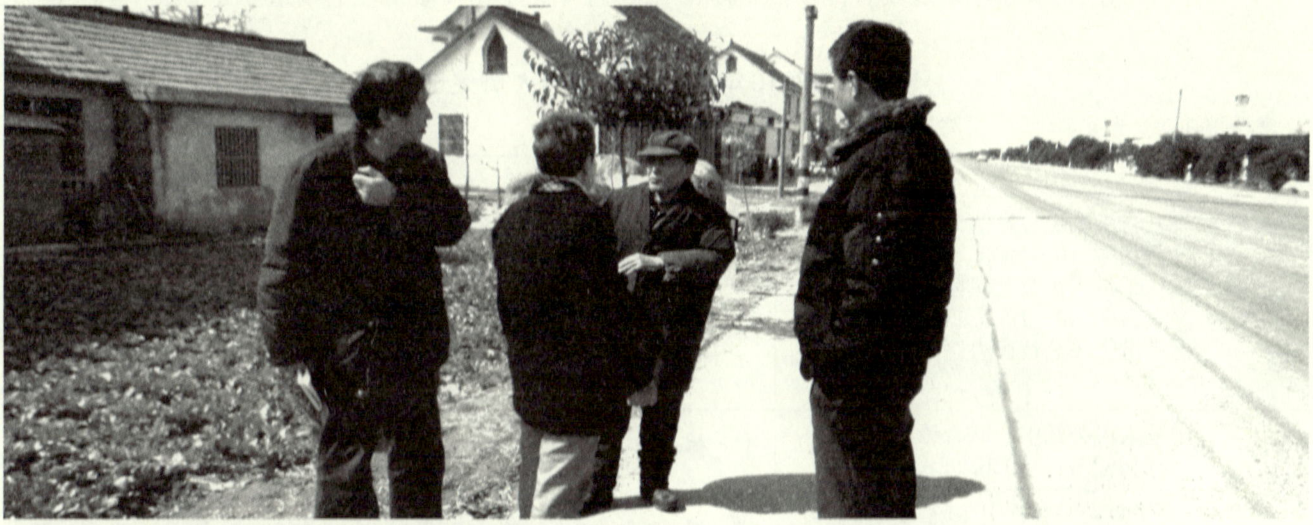

1958年10月，河口镇蔡家楼址　　（2011年3月10日县卫生志编纂办公室摄摄）

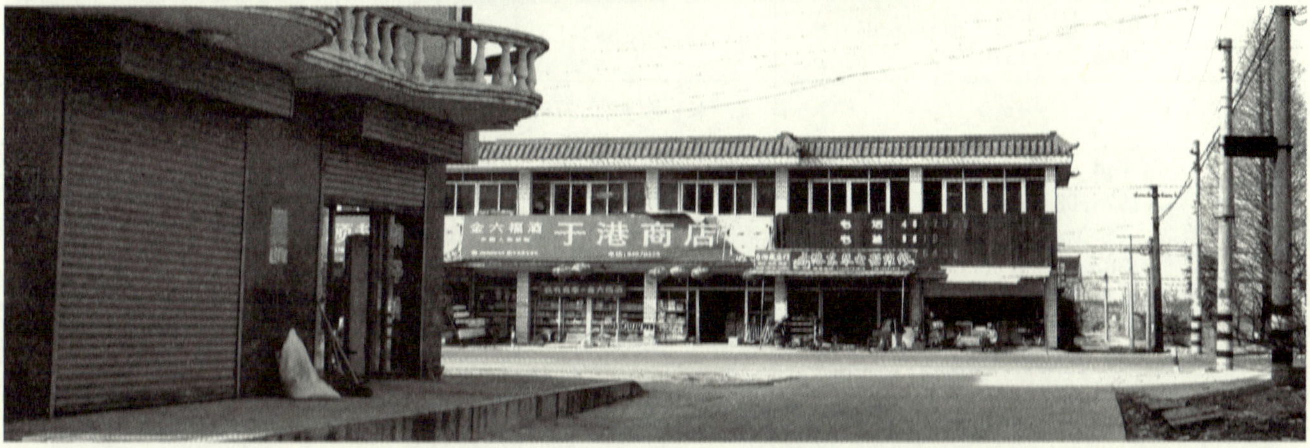

1966年，河口镇于港龙坝村北址　　（2011年3月10日县卫生志编纂办公室摄）

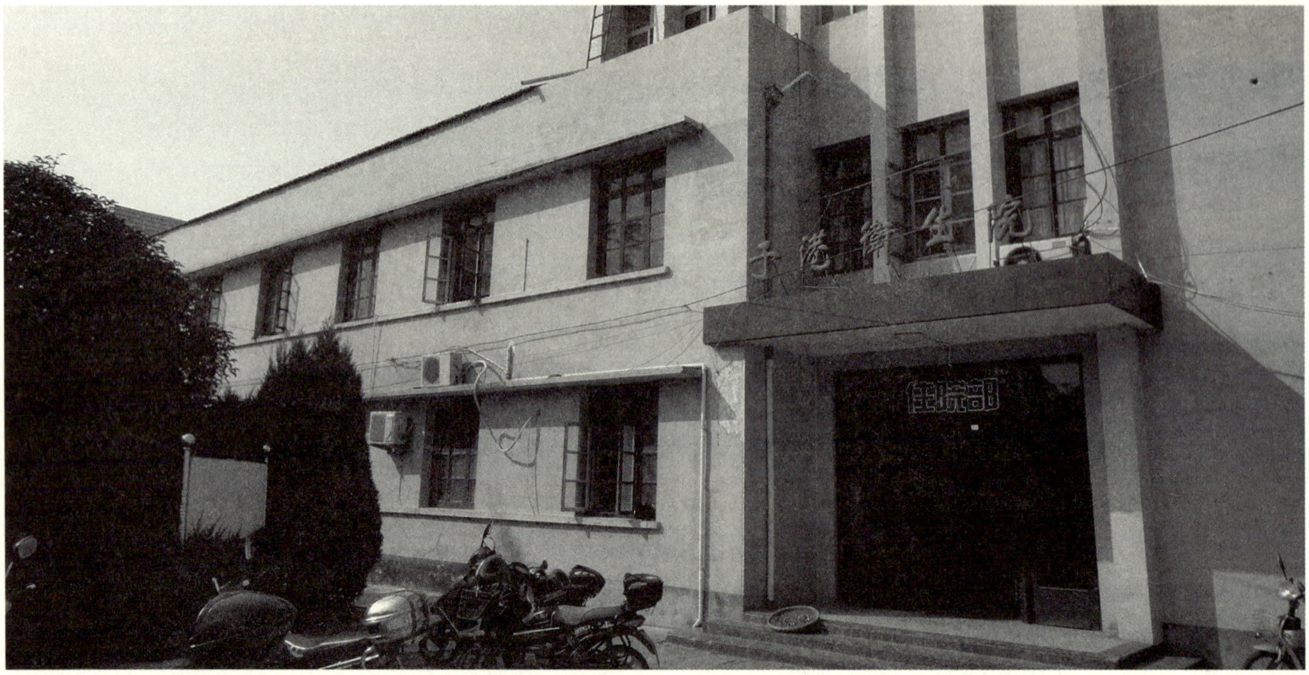

1976年,河口镇于港龙坝村医疗办公楼　　(2011年3月10日县卫生志编纂办公室摄)

1958～2010年于港医院领导人员更迭

表3-60

机构名称	领导人更迭
直夫人民公社医院 (1958.10～1960.10) 于港人民公社医院 (1960.10～1960.11) 于港人民公社民办医院 (1960.11～1962.11)	院　长:缪玉峰 1958.10～1960.10 陈石玉 1960.10～1962.11 副院长:张德先 1958.10～1962.11
于港人民公社中心联合诊所 (1962.11～1966.11)	主　任:陈石玉　1962.11～1966.11
于港人民公社卫生院 (1966.11～1968.04)	院　长:缪进学 1966.11～1968.04　(副院长)
于港人民公社卫生院革命领导组 (1968.04～1978.08)	组　长:缪进学 1968.04～1978.08　(副组长)
于港人民公社卫生院 (1978.08～1983.09) 于港乡卫生院 (1983.09～2000.04) 河口镇卫生院于港分院 (2000.04～2001.10) 于港医院 (2001.10～　)	院　长:缪进学 1978.08～1983.09 徐湘声 1983.09～1988.06 缪福庆 1988.06～1993.05 朱连壁 1993.05～1996.10 缪　忠 1996.10～2004.10 刘　辉 2004.101～ 副院长:蔡国钧 1966.11～1992 05 朱连壁 1986.08～1993.05 缪　忠 1994.10～1996.10 吴建明 1998.10～2000.04 缪小建 2007.12～ 赵　龙 2007.12～

河口医院

【地址】如东县河口镇府前路43 号

【邮编】226463

【沿革】1958年10月，以“直夫乡联合诊所”（4名职工）、“于港乡联合诊所”（8名职工）、“海辰乡联合诊所”（6名职工）、“蔡庄乡联合诊所”（5名职工）为基础，组建“直夫人民公社医院”，址设蔡家楼。时有职工35人，其中医技人员24人，卫生床位20张。

1960年10月，分建为“于港人民公社医院”“直夫人民公社医院”。本院名为“直夫人民公社医院”，迁址府前路 20号，卫生床位20张。11月，更名为“直夫人民公社民办医院”。

1962年11月，更名为“直夫人民公社中心联合诊所”。

1965年9月，更名为“河口人民公社中心联合诊所”。

1966年11月，更名为“河口人民公社卫生院”。迁址府前路43号。

1968年4月，成立“河口人民公社卫生院革命领导组”。

1976年12月，医院职工39人。

1978年8月22日，撤销“河口人民公社卫生院革命领导组”，恢复“院长负责制”。

1983年9月，更名为“河口乡卫生院”。

1985年12月，卫生床位26张，职工33人，建筑面积1526平方米，固定资产9万元，净资产9万元。

1991年12月，编制床位27张，职工37人。

1994年12月，更名为“河口镇卫生院”。

1996年，评定为“一级甲等乡镇卫生院”。

2000年4月，“于港乡卫生院”撤销，为本院分院。

2000年12月，医院床位21张，职工32人，固定资产120万元。

2001年10月，改制民营，更名为“河口医院”。“于港分院”划出。

2010年12月，医院开放卫生床位21张（内科9张，外科8张，妇产科4张）；土地总面积4000平方米，建筑总面积1797平方米，主要建筑价值20万元；卫生设备总价值109万元，其中医疗专业设备71万元，图书装备及其他通用设备38万元；卫生总资产199万元，其中流动资产70万元、固定资产129万元、净资产129万元。有职工21人，其中卫生专业技术人员17人。

1958～2010年河口医院领导人员更迭

表3-61

机构名称	领导人更迭
直夫人民公社医院 （1958.10～1960.11） 直夫人民公社民办医院 （1960.11～1962.11）	院　长：缪玉峰1958.10～1962.11 副院长：张德先1958.10～1960.11
直夫人民公社中心联合诊所 （1962.11～1965.09） 河口人民公社中心联合诊所 （1965.09～1966.11）	主　任：薛本初1962.11～1966.11

续表3-61

机构名称	领导人更迭
河口人民公社卫生院 （1966.11～1968.04）	院　长：缪志宏 1966.11～1968.04
河口人民公社卫生院革命领导组 （1968.04～1978.08）	组　长：缪志宏 1968.04～1978.08
河口人民公社卫生院 （1978.08～1983.09） 河口乡卫生院 （1983.09～1994.12） 河口镇卫生院 （1994.12～2001.10） 河口医院 （2001.10～　　　）	院　长：缪志宏 1978.09～ 副院长：朱连璧 1985.12～1986.08 缪　忠 2000.04～2001.10　（院长级） 吴建明 2000.04～2001.10 缪　均 2000.04～2001.10 缪国庆 2001.10～

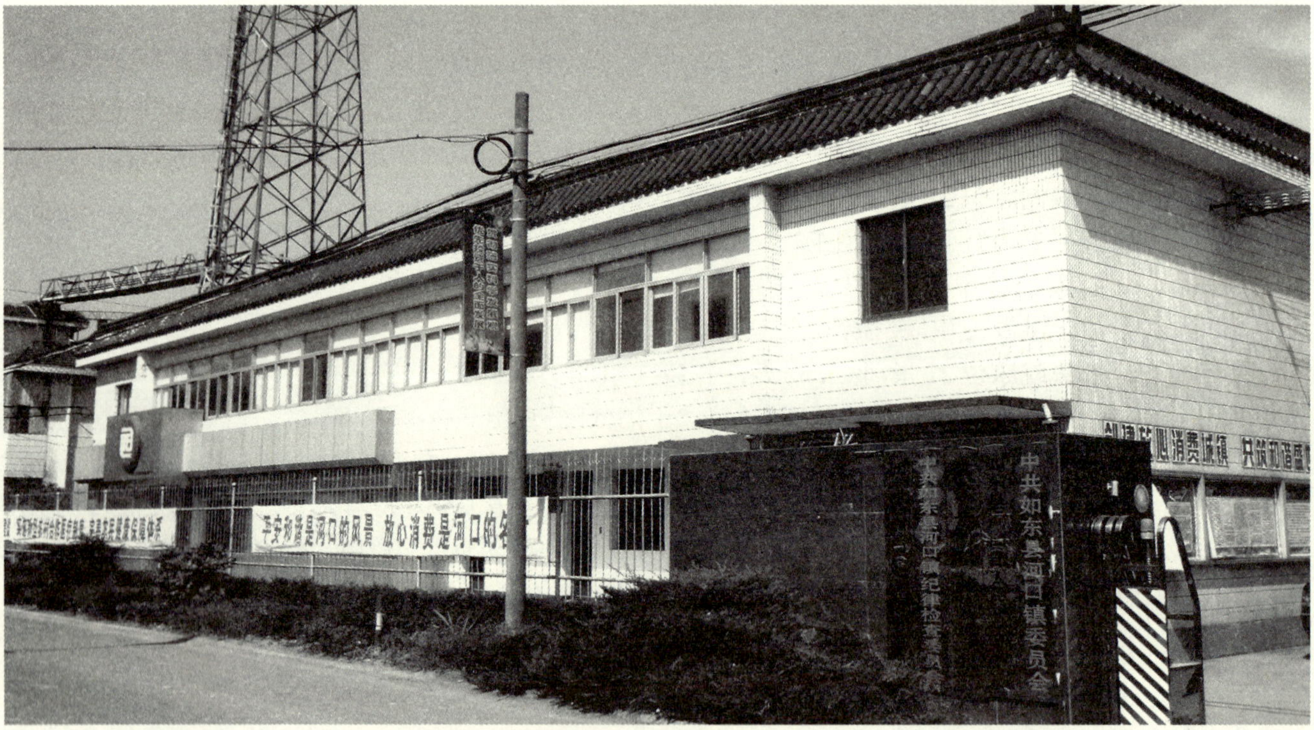

1960年10月，河口镇府前路医疗办公楼址　　（2011年3月10日县卫生志编纂办公室摄）

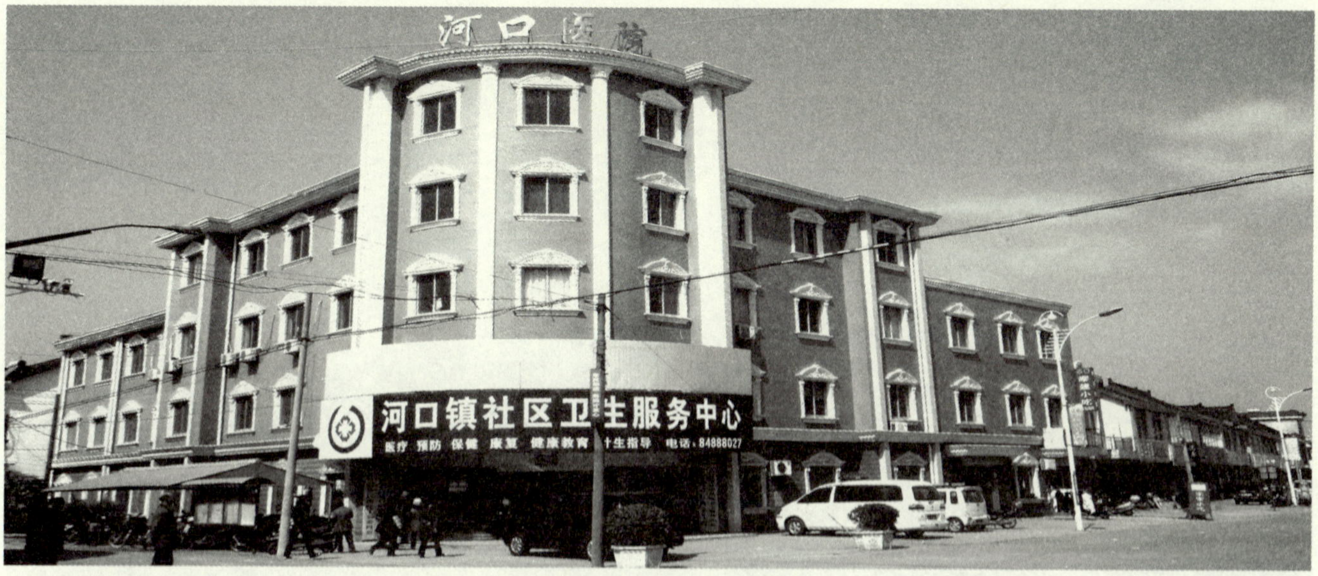

1966年11月，河口镇府前路43 号医疗办公楼　　(2011年3月10日县卫生志编纂办公室摄)

景安医院

【地址】如东县河口镇人民北路20 号

【邮编】226441

【沿革】1958年10月，以“景安乡联合诊所”11名职工、“洋张乡联合诊所”5名职工、“锦成乡联合诊所”4名职工为骨干，组建“景安人民公社医院”，址设缪家庄。时有职工36人，其中医技人员22人，卫生床位20张。

1960年11月，更名为“景安人民公社民办医院”。

1962年11月，更名为“景安人民公社中心联合诊所”。

1965年9月，更名为“新乐人民公社中心联合诊所”。

1966年11月，更名为“新乐人民公社卫生院”。址迁立新桥。

1968年4月，成立“新乐人民公社卫生院革命领导组”。

1976年12月，医院职工46人。

1978年8月22日，撤销“新乐人民公社卫生院革命领导组”，恢复“院长负责制”。

1981年7月，更名为“景安人民公社卫生院”。

1983年9月，更名为“景安乡卫生院”。

1985年12月，卫生床位38张，职工39人，建筑面积1904平方米，固定资产11万元。

1991年12月，卫生床位29张，职工44人。

2000年12月，医院床位32张，职工28人，固定资产141万元。

2001年3月，更名为“景安镇卫生院”。

2001年10月，改制民营，更名为“景安医院”。

2010年12月，医院开放卫生床位28张(内科14张，外科8张，妇产科6张)；土地总面积6660平方米，建筑总面积3508平方米，主要建筑价值92万元；卫生设备总价值58万元，其中医疗专业设备38万元，图书装备20万元；卫生总资产216万元，其中流动资产66万元、固定资产150万元、净资产216万元。有职工29人，其中卫生专业技术人员25人。

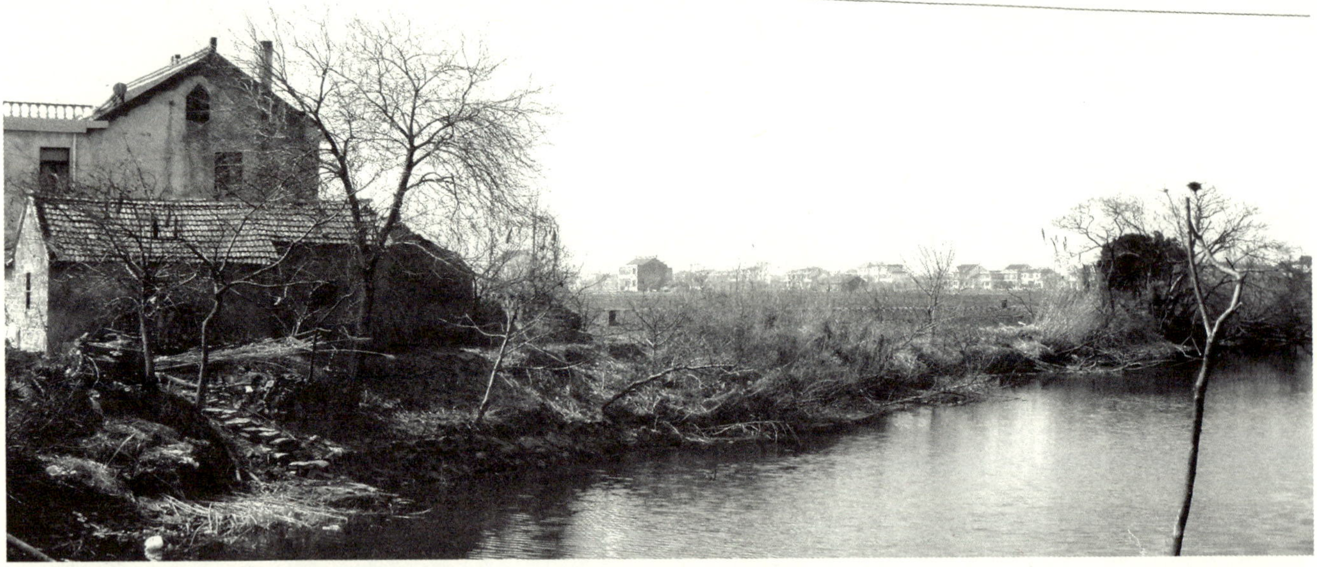

1958年10月，河口镇景安缪家庄医疗办公房址　　(2011年3月10日县卫生志编纂办公室摄摄)

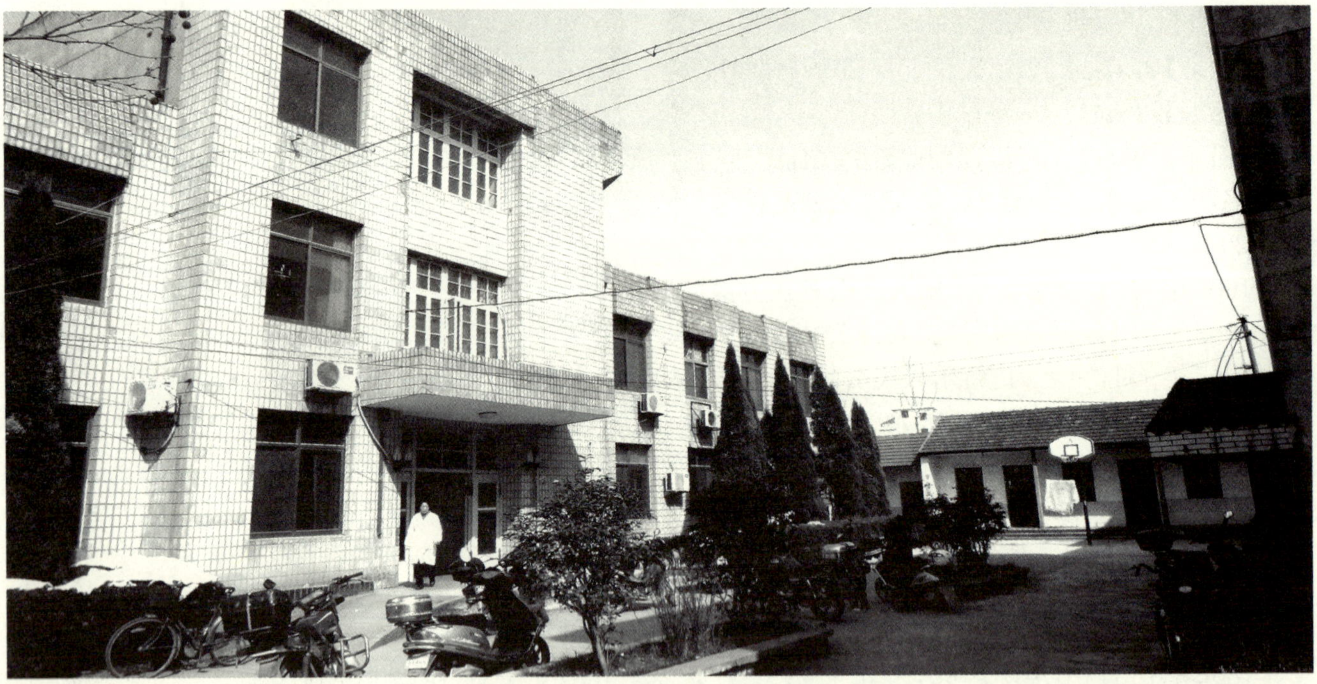

1966年11月,河口镇景安人民北路立新桥医疗办公楼　(2011年3月10日县卫生志编纂办公室摄)

1958～2010年景安医院领导班子更迭

表3-62

机构名称	领导人更迭
景安人民公社医院 (1958.10～1960.11) 景安人民公社民办医院 (1960.11～1962.11)	院　长:缪寿柏1958.10～1962.11 副院长:朱子平1958.10～1962.11

续表3-62

机构名称	领导人更迭
景安人民公社中心联合诊所 （1962.11～1965.09） 新乐人民公社中心联合诊所 （1965.09～1966.11）	主　任：吴功德1962.11～1966.11 副主任：朱子平1962.11～1968.04 缪寿柏1962.11～1968.04
新乐人民公社卫生院 （1966.11～1968.04）	院　长：吴功德1966.11～1968.04 副院长：朱子平1966.11～1968.04 缪寿柏1962.11～1968.04
景安人民公社医院 （1958.10～1960.11） 景安人民公社民办医院 （1960.11～1962.11）	院　长：缪寿柏1958.10～1962.11 副院长：朱子平1958.10～1962.11
景安人民公社中心联合诊所 （1962.11～1965.09） 新乐人民公社中心联合诊所 （1965.09～1966.11）	主　任：吴功德1962.11～1966.11 副主任：朱子平1962.11～1968.04 缪寿柏1962.11～1968.04
新乐人民公社卫生院 （1966.11～1968.04）	院　长：吴功德1966.11～1968.04 副院长：朱子平1966.11～1968.04 缪寿柏1962.11～1968.04
新乐人民公社卫生院革命领导组 （1968.04～1978.08）	组　长：吴功德1968.04～1978.08 副组长：朱子平1968.04～1978.08 缪寿柏1968.04～1978.08
新乐人民公社卫生院 （1978.08～1981.07） 景安人民公社卫生院 （1981.07～1983.09） 景安乡卫生院 （1983.09～2001.03） 景安镇卫生院 （2001.03～2001.10） 景安医院 （2001.10～　　　）	院　长：吴功德1978.08～1983.09 吴新谋1983.09～1986.10 李金芝1986.10～1990.12 蔡秉慈1990.12～1996.11 李金芝1992.09～1996.11 缪翼翅1996.11～1999.10 李金芝1999.10～2001.10 钱德芳2001.10～2007.12 吴　峰2007.12～ 副院长：朱子平1978.08～1983.09 缪寿柏1978.08～1983.09 朱开银1985.12～1986.08 吴新谋1986.08～1999.10 李金芝1996.11～1999.10 缪翼翅1996.03～1996.11 张时礼1996.03～1998.10
景安乡卫生院 （1983.09～2001.03） 景安镇卫生院 （2001.03～2001.10） 景安医院 （2001.10～　　　）	副院长：孙丙福1996.03～1998.10 张必成1998.09～1999.10 周爱红2007.12～ 李　阳2007.12～ 周小平2007.12～

袁庄镇医院

【地址】如东县袁庄镇人民中路40号

【邮编】226405

【沿革】1958年10月，以“达富乡联合诊所”7名职工、“毅夫乡联合诊所”2名职工、“铁果乡联合诊所”4名职工为骨干，组建“达富人民公社医院”。行政区址设十灶园，医疗区址设地藏殿，时有职工20人，其中医技人员14人，卫生床位20张。

1959年1月，更名为“袁庄人民公社医院”。

1960年11月，更名为“袁庄人民公社民办医院”。

1962年11月，更名为“袁庄人民公社中心联合诊所”。迁址人民中路。

1965年9月，更名为“南漛人民公社中心联合诊所”。

1966年11月，更名为“南漛人民公社卫生院”。迁址人民中路40号

1968年4月，成立“南漛人民公社卫生院革命领导组”。

1976年12月，医院职工42人。

1978年8月22日，撤销“南漛人民公社卫生院革命领导组”，恢复“院长负责制”。

1981年7月，更名为“袁庄人民公社卫生院”。

1983年9月，更名为“袁庄乡卫生院”。

1985年12月，卫生床位40张，职工46人，建筑面积2425平方米，固定资产12万元。

1991年12月，卫生床位37张，职工51人。

1993年，评定为“一级甲等乡镇卫生院”。

2000年12月，卫生床位30张，职工32人，固定资产152万元，净资产152万元。

2001年3月，更名为“袁庄镇卫生院”。10月，改制民营，更名为“袁庄镇医院”。

2010年12月，医院开放卫生床位30张(内科14张，外科8张，妇产科8张)；土地总面积4880平方米，建筑总面积3853平方米，主要建筑价值91万元；卫生设备总价值75万元，其中医疗专业设备44万元，图书装备31万元；卫生总资产212万元，其中流动资产46万元、固定资产166万元、净资产194万元。有职工31人，其中卫生专业技术人员27人。

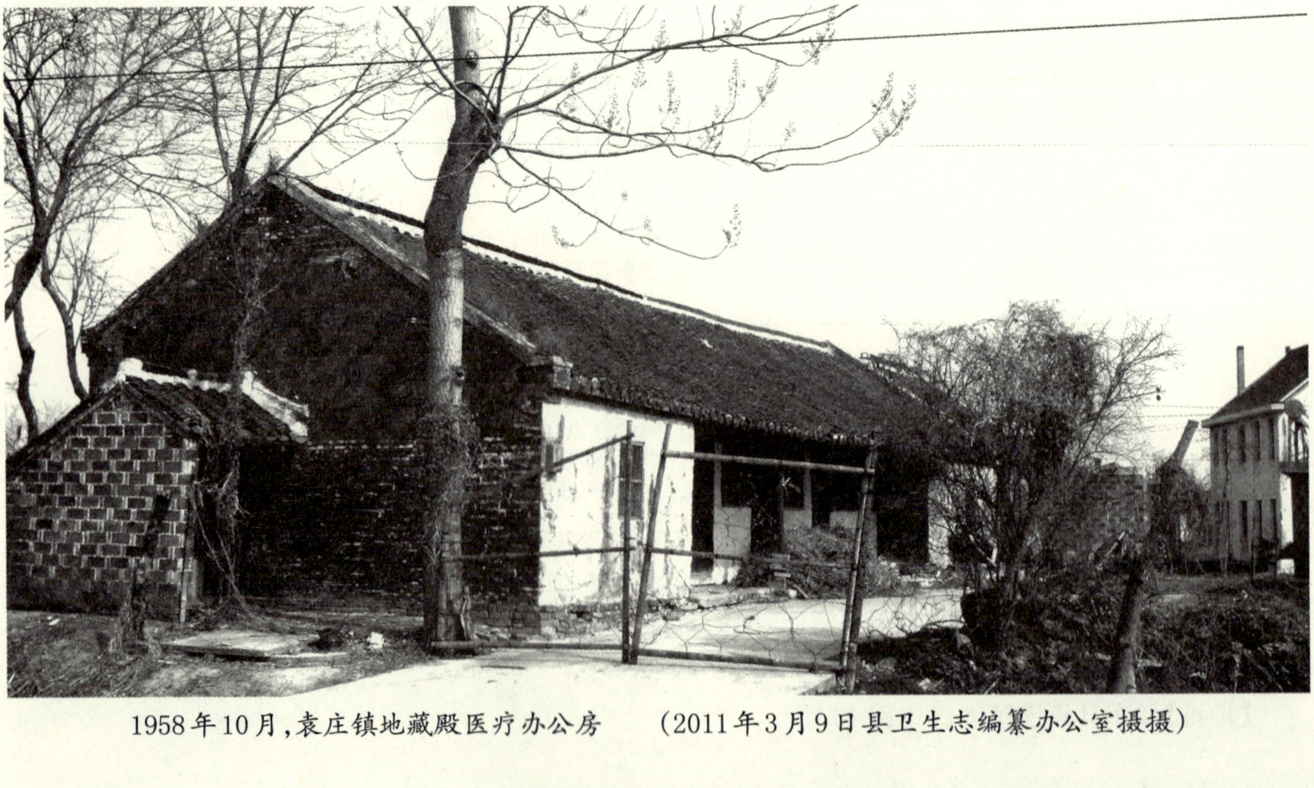

1958年10月，袁庄镇地藏殿医疗办公房　　(2011年3月9日县卫生志编纂办公室摄摄)

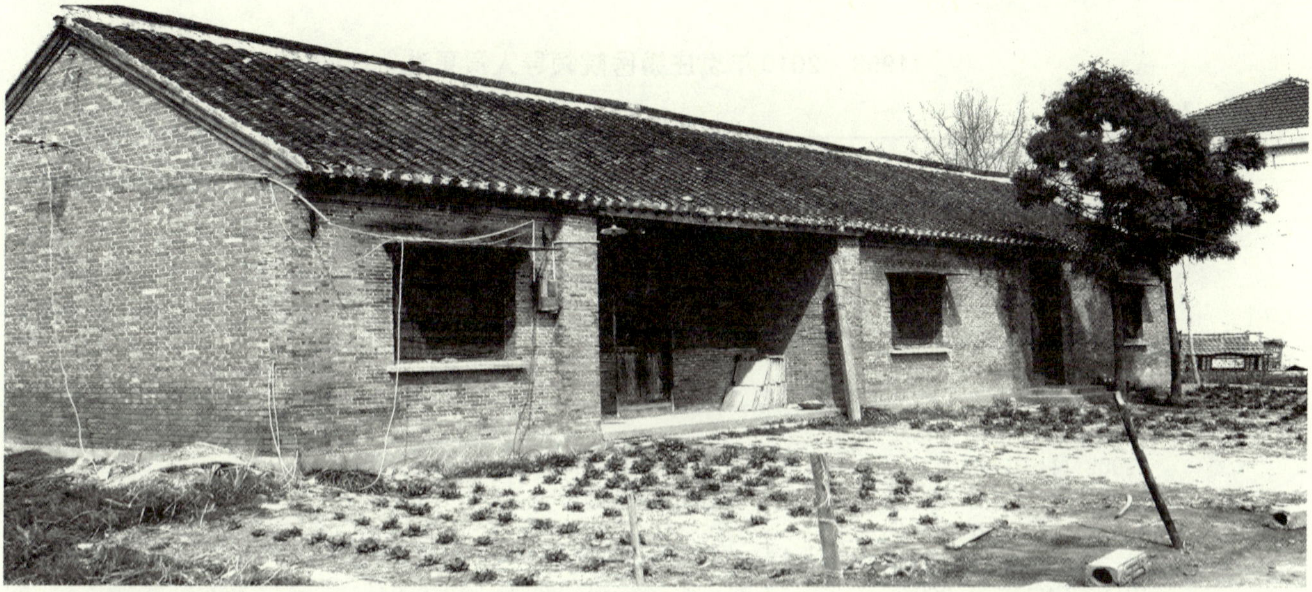

1958年10月，袁庄镇十灶园行政办公用房址　　（2011年3月9日县卫生志编纂办公室摄摄）

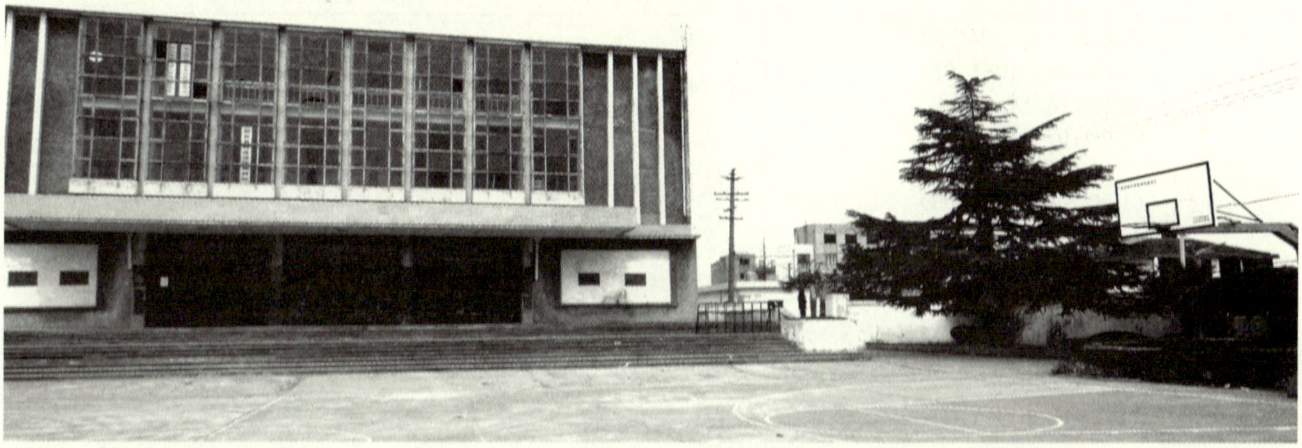

1962年11月，袁庄镇人民中路医疗办公房址　　（2011年3月9日县卫生志编纂办公室摄摄）。

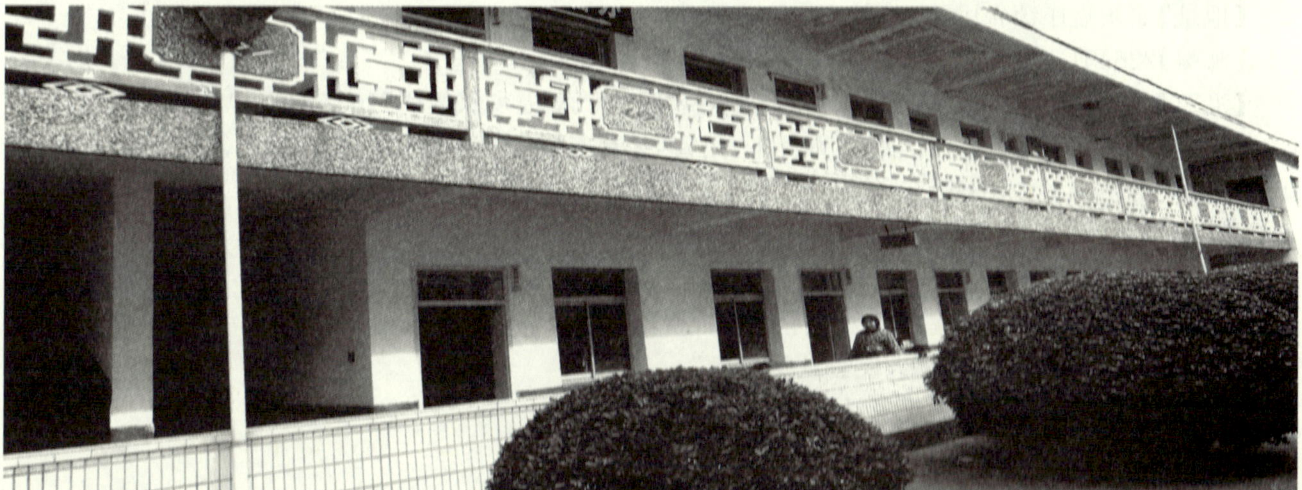

1966年11月，袁庄镇人民中路40 号医疗办公楼　　（2011年3月9日县卫生志编纂办公室摄摄）

1958～2010年袁庄镇医院领导人员更迭

表3-63

机构名称	领导人更迭
达富人民公社医院 （1958.10～1959.01） 袁庄人民公社医院 （1959.01～1960.11） 袁庄人民公社民办医院 （1960.11～1962.11）	院　长：陈文山1958.10～1962.11 副院长：郑远如1958.10～1962.11（代）
袁庄人民公社中心联合诊所 （1962.11～1965.09） 南漆人民公社中心联合诊所 （1965.09～1966.11）	主　任：骆柳堂1962.11～1965.09 顾善道1965.09～1966.11
南漆人民公社卫生院 （1966.11～1968.04）	院　长：郑远如1966.11～1968.04
南漆人民公社卫生院革命领导组 （1968.04～1978.08）	组　长：缪玉芳1968.04～1978.08 副组长：朱开银1968.04～1978.08
南漆人民公社卫生院 （1978.08～1981.07） 袁庄人民公社卫生院 （1981.07～1983.09） 袁庄乡卫生院 （1983.09～2001.03） 袁庄镇卫生院 （2001.03～2001.10） 袁庄镇医院 （2001.10～　）	院　长：缪玉芳1978.08～1984.10 黄吉生1984.10～2001.10 韩家杰2001.10～ 副院长：朱开银1981.07～1985.12 郑远如1985.12～1991. 冯志元1987.09～2001.10 韩加杰1992.09～2001.10

沿南医院

【地址】如东袁庄镇先民路35号

【邮编】226451

【沿革】1958年10月，以“先民乡联合诊所”8名职工、“幸福乡保健所”10名职工、“居家湾联合诊所”4名职工、“桂林乡联合诊所11名职工为骨干，组建“先民人民公社医院”，址设白家桥。时有职工39人，其中医技人员29人，卫生床位20张。

1960年11月，更名为“先民人民公社民办医院”。

1962年11月，更名为“先民人民公社中心联合诊所”。

1965年9月，更名为“沿南人民公社中心联合诊所”。

1966年11月，更名为“沿南人民公社卫生院”。

1968年4月，成立“沿南人民公社卫生院革命领导组”。

1976年12月，医院职工61人。

1978年8月22日，撤销“卫生院革命领导组”。

1983年9月，更名为“沿南乡卫生院”。

1985年12月，卫生床位40张，职工57人，建筑面积1140平方米，固定资产10万元。

1991年12月，卫生床位36张，职工68人。

2000年12月，医院床位35张，职工37人，固定资产83万元，净资产83万元。

2001年3月，更名为“沿南镇卫生院”。10月，改制民营，更名为“沿南医院。

2010年12月，医院开放卫生床位35张（内科15张，外科10张，妇产科10张），土地总面积5085平方米，建筑总面积7984平方米，主要建筑价值68万元；卫生设备总价值29万元，其中医疗专业设备18万元，图书装备及其他通用设备11万元；卫生总资产183万元，其中流动资产86万元、固定资产97万元、净资产183万元、负债0万元。有职工32人，其中卫生专业技术人员27人。

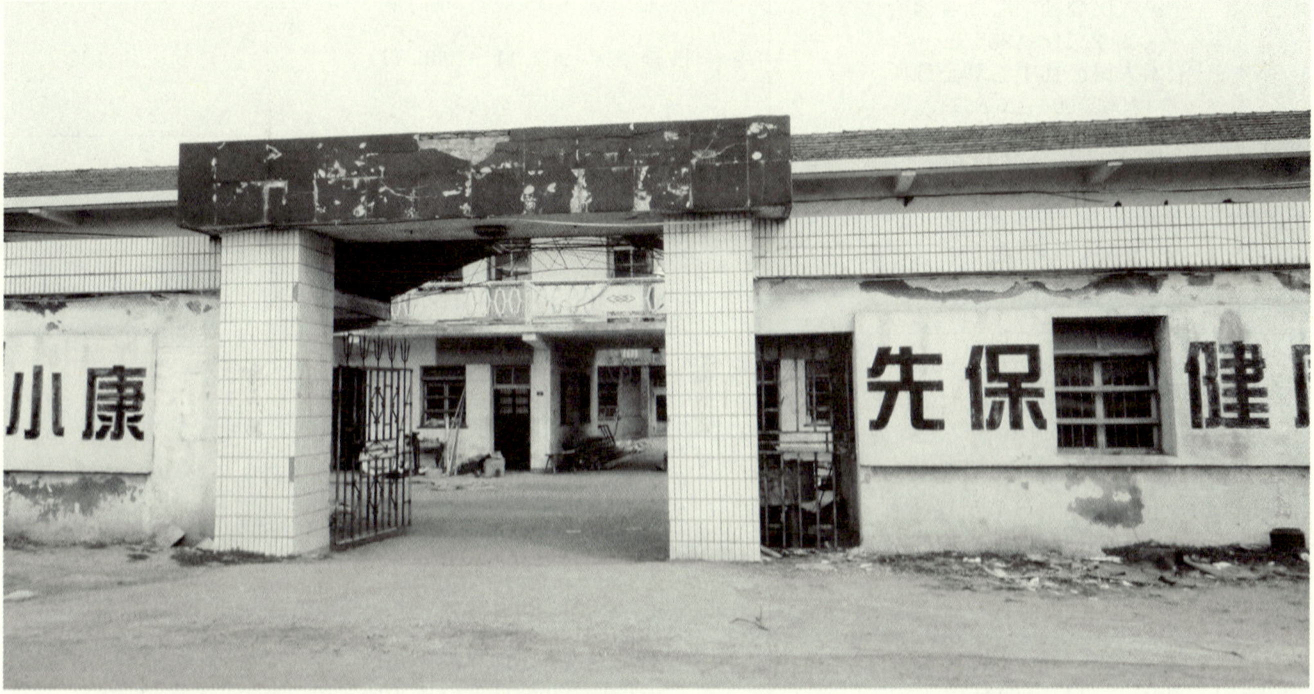

1958年1月，袁庄镇沿南白家桥医疗办公房　　（2011年3月9日县卫生志编纂办公室摄）

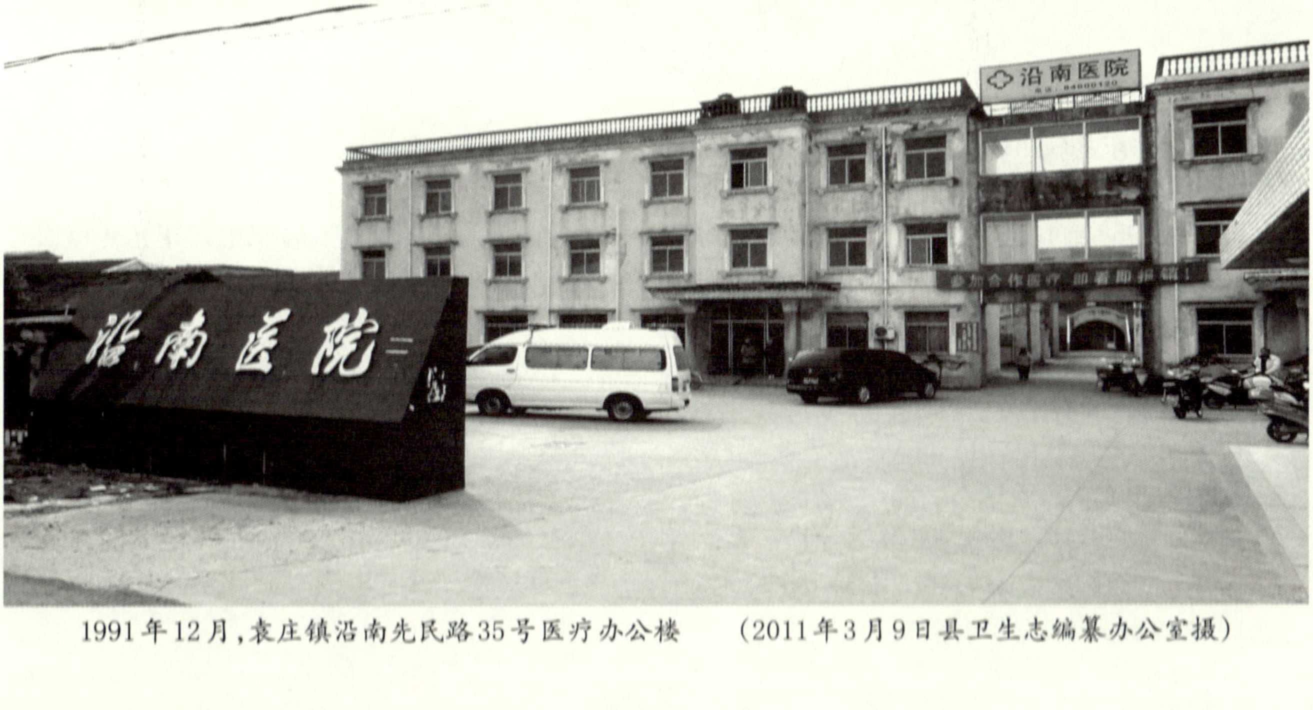

1991年12月，袁庄镇沿南先民路35号医疗办公楼　　（2011年3月9日县卫生志编纂办公室摄）

1958～2010年沿南医院领导人员更迭

表3-64

机构名称	领导人更迭
先民人民公社医院 （1958.10～1960.11） 先民人民公社民办医院 （1960.11～1962.11）	院　长：蔡炳义1958.10～1962.11 副院长：顾培国1958.10～1962.11
先民人民公社中心联合诊所 （1962.11～1965.09） 沿南人民公社中心联合诊所 （1965.09～1966.11）	主　任：顾培国1962.11～1966.11
沿南人民公社卫生院 （1966.11～1968.04）	院　长：顾培国1966.11～1968.04
沿南人民公社卫生院革命领导组 （1968.04～1978.08）	组　长：蔡　德1968.04～1973.06 王友山1973.06～1976.06 康　益1976.06～1978.08
沿南人民公社卫生院 （1978.08～1983.09） 沿南乡卫生院 （1983.09～2001.03） 沿南镇卫生院 （2001.03～2001.10） 沿南医院 （2001.10～　　）	院　长：康　益1978.08～1981.09 顾培国1981.09～1987.06 缪加新1987.06～1990.04 俞文光1990.04～1998.03 李可铭1998.03～2001.10 施年芳2001.10～ 副院长：俞文光1987.06～1990.04 缪加新1985.12～1987.06 孔令权1990.04～1998.03 缪庆元1998.03～2001.10 居正骥1998.03～2001.10

新店医院

【地址】如东县新店镇通洋路110号

【邮编】226432

【沿革】1958年10月，以“顾茂乡联合诊所”4名职工、“红星乡联合诊所”6名职工、“毕杨乡联合诊所”3名职工为骨干，组建“顾茂人民公社医院”，址设原新店镇（现如东宝宝集团公司）。时有职工21人，其中医技人员13人，卫生床位20张。

1959年1月，更名为“新店人民公社医院”。

1960年11月，更名为“新店人民公社民办医院”。

1962年11月，更名为“新店人民公社中心联合诊所”。

1966年11月，更名为“新店人民公社卫生院”。

1968年4月，成立“新店人民公社卫生院革命领导组”。

1976年12月，医院职工40人。

1977年，址迁新店乡刘家窑。

1978年8月22日，撤销“新店人民公社卫生院革命领导组”，恢复“院长负责制”。

1983年9月，更名为“新店乡卫生院”。

1985年12月，卫生床位29张，职工35人，建筑面积1818平方米，固定资产10万元，净资产16万元。

1991年12月，卫生床位27张，职工38人。

1994年，址迁新店镇通洋路110号现址。

1995年3月，更名为“新店镇卫生院”。

1996年，评定为“一级甲等乡镇卫生院”。

2000年4月26日，撤销“汤园乡卫生院”，为本院分院。12月，医院床位22张，职工28人，固定资产98万元，净资产103万元。

2001年10月，改制民营，更名为“新店医院”。“汤园分院”划出。

2010年12月，医院开放卫生床位22张(内科12张，外科6张，妇产科4张)；土地总面积6600平方米，建筑总面积2287平方米，主要建筑价值59万元；卫生设备总价值62万元，其中医疗专业设备38万元，图书装备及其他通用设备24万元；卫生总资产179万元，其中流动资产58万元、固定资产121万元、净资产131万元。有职工17人，其中卫生专业技术人员13人。

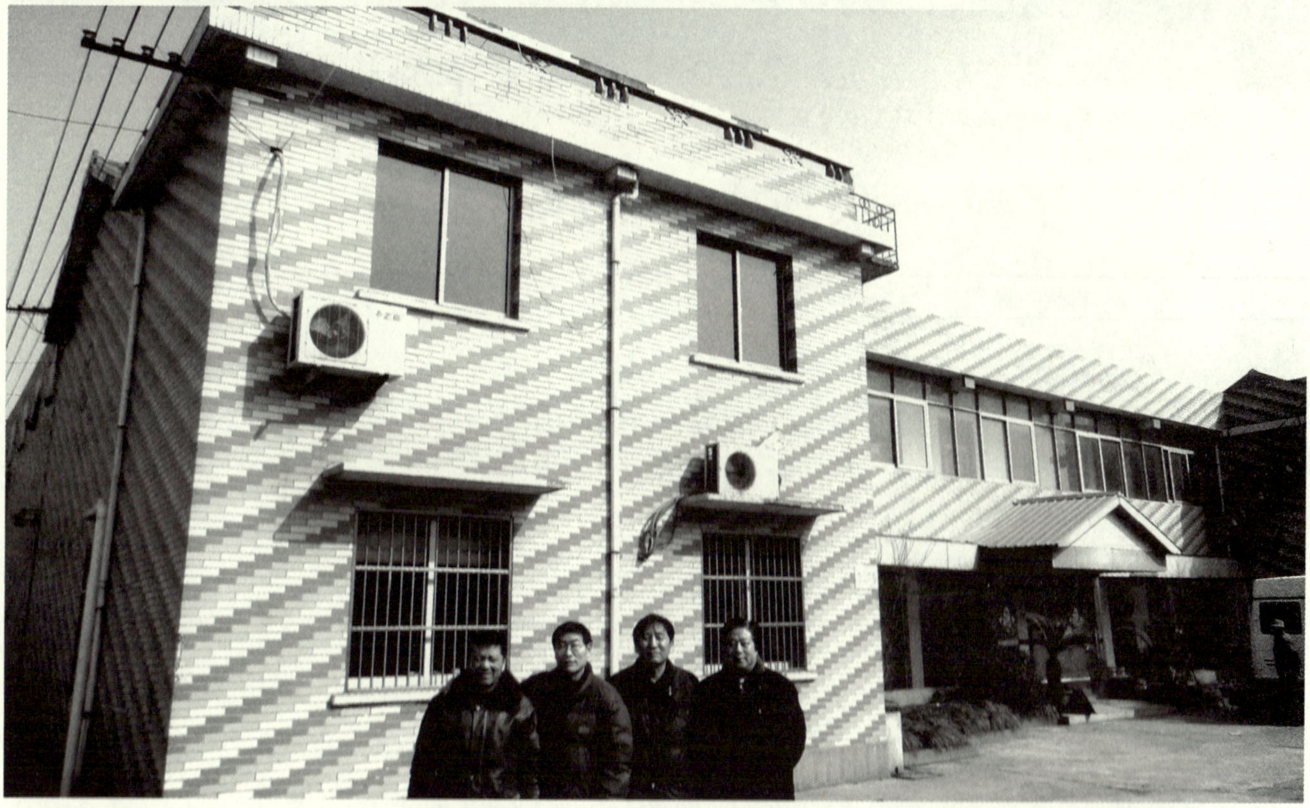

1977年，新店镇刘家窑医疗办公楼址　　(2011年2月23日、县卫生志编纂办公室摄)

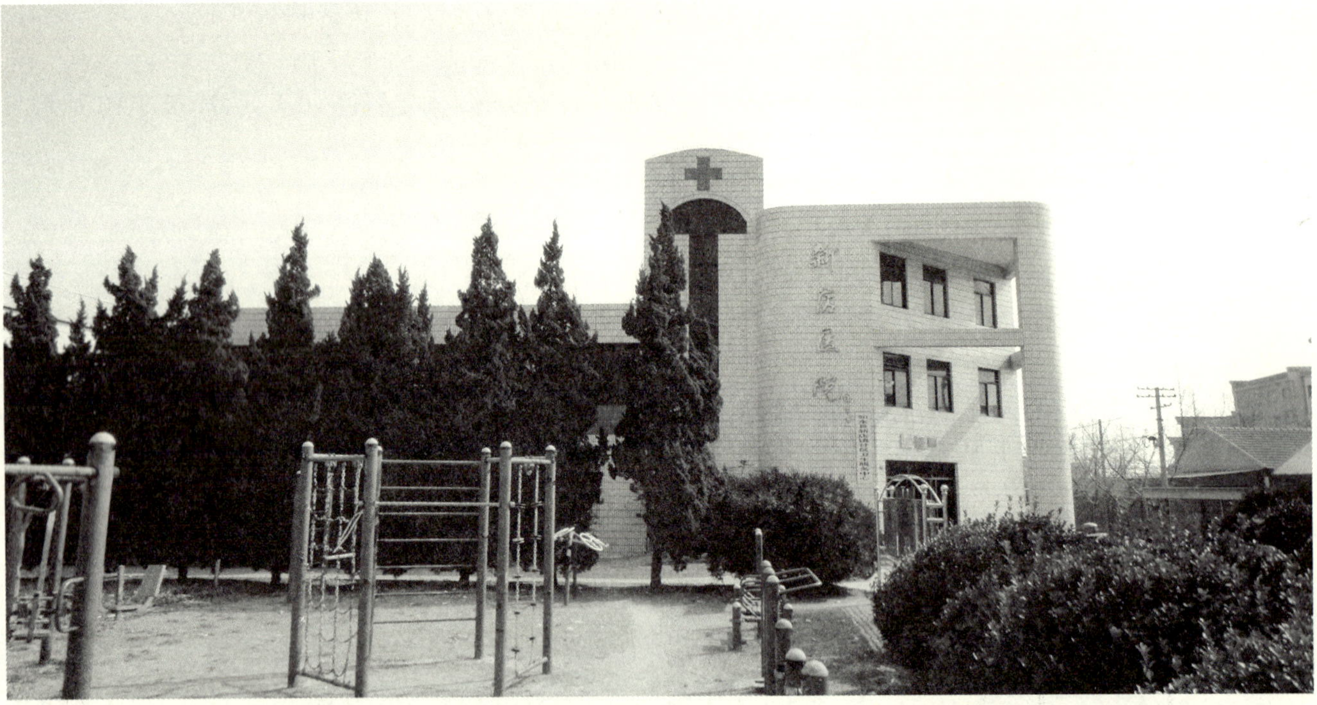

1994年12月，新店镇通洋路110号医疗办公楼　　(2011年2月23日县卫生志编纂办公室摄、)

1958～2010年新店医院领导人员更迭

表3-65

机构名称	领导人更迭
顾茂人民公社医院 (1958.10～1959.01) 新店人民公社医院 (1959.01～1960.11) 新店人民公社民办医院 (1960.11～1962.11)	院　长:杨长高1958.10～1962.11
新店人民公社中心联合诊所 (1962.11～1966.11)	主　任:杨长高1962.11～1966.11
新店人民公社卫生院 (1966.11～1968.04)	院　长:杨长高1966.11～1968.04
新店人民公社卫生院革命领导组 (1968.04～1978.08)	组　长:杨长高1968.04～1978.08 副组长:周淑芬1968.04～1978.08 季镜如1968.04～1978.08
新店人民公社卫生院 (1978.08～1983.09) 新店乡卫生院 (1983.09～1995.03) 新店镇卫生院 (1995.03～2001.10) 新店医院 (2001.10～　　)	院　长:杨长高1978.08～1990.12 严秀兰1990.12～1993.12(副院长) 严秀兰1993.12～1996.10 徐　超1996.10～1998.09 陈福君1998.09～2000.04 杨兴国2000.04～2000.05 吴余祝2000.05～2001.10 李镜明2001.10～2002.11 邵松华2002.11～

续表3-65

机构名称	领导人更迭
新店人民公社卫生院 （1978.08～1983.09） 新店乡卫生院 （1983.09～1995.03） 新店镇卫生院 （1995.03～2001.10） 新店医院 （2001.10～　　　）	副院长：周淑芬1978.08～1990.12 季镜如1978.08～1990.12 朱竹峰1985.12～1990.12 朱新华1985.12～1987.05 严秀兰1985.12～1990.12 徐　超1990.12～1998.09 单国余1998.09～2000.05 严新明1998.09～2000.05 孙建华2000.04～2000.05 严宏俊2000.05～2001.10 陈祖斌2000.05～2001.10 顾金标2002.11～

新店镇汤园医院

【地址】如东县新店镇汤园居委会

【邮编】226432

【沿革】1958年10月，以“芳根乡联合诊所”4名职工、“建设乡联合诊所”8名职工为骨干，组建“芳根人民公社医院”，址设汤家园。时有职工18人，其中医技人员12人，床位20张。

1959年1月，更名为“汤园人民公社医院”。

1960年11月，更名为“汤园人民公社民办医院”。

1962年11月，更名为“汤园人民公社中心联合诊所”。

1966年11月，更名为“汤园人民公社卫生院”。

1968年3月，更名为“永红人民公社卫生院”。

1968年4月，成立“卫生院革命领导组”。

1976年12月，医院职工34人。

1978年8月22日，撤销“永红人民公社卫生院革命领导组”，恢复“院长负责制”。

1981年7月，“永红人民公社卫生院”更名为“汤园人民公社卫生院”。

1983年9月，更名为“汤园乡卫生院”。

1985年12月，卫生床位25张，职工27人，建筑面积1386平方米，固定资产11万元。

1991年12月，卫生床位25张，职工34人。

1995年，评定为“一级甲等乡镇卫生院”。

2000年4月26日，撤销“汤园乡卫生院”，为新店镇卫生院“汤园分院”。12月，医院床位22张，职工30人，固定资产82万元，净资产85万元。

2001年10月，改制民营，更名为“新店镇汤园医院”。

2010年12月，医院开放卫生床位22张（内科10张，外科6张，妇产科6张）；土地总面积3000平方米，建筑总面积3472平方米，主要建筑价值75万元；卫生设备总价值35万元，其中医疗专业设备21万元，图书装备14万元；卫生总资产185万元，其中流动资产75万元、固定资产110万元、净资产120万元。有职工27人，其中卫生专业技术人员21人。

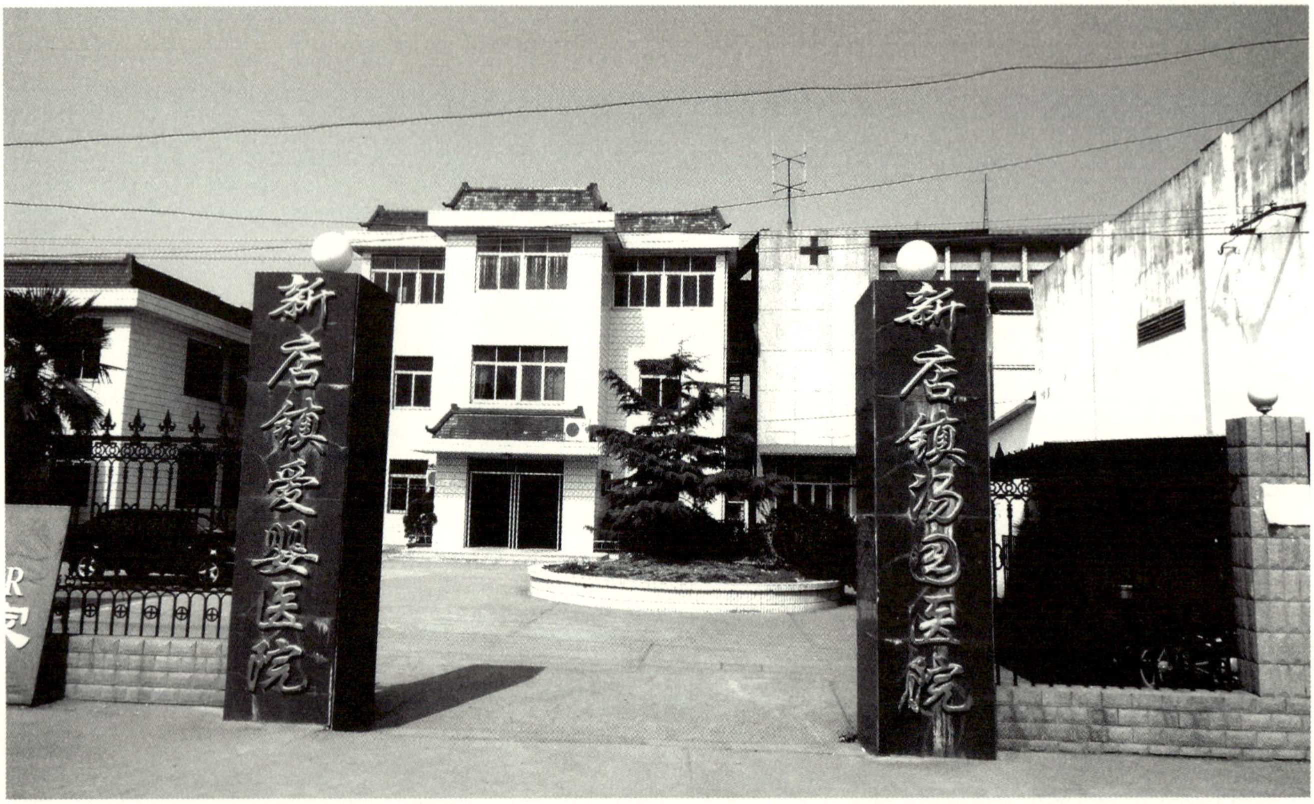

1958年10月，新店镇汤园居委会医疗办公楼　　(2011年2月23日县卫生志编纂办公室摄)

1958～2010年汤园医院领导人员更迭

表3-66

机构名称	领导人更迭
芳根人民公社医院 (1958.10～1959.01) 汤园人民公社医院 (1959.01～1960.11) 汤园人民公社民办医院 (1960.11～1962.11)	院　长:严　爵 1958.10～1960.06 杨长林 1960.06～1962.11 副院长:季福成 1962.03～1962.11
汤园人民公社中心联合诊所 (1962.11～1966.11)	主　任:杨长林 1962.11～1966.11 副主任:季福成 1962.11～1966.11
汤园人民公社中心联合诊所 (1962.11～1966.11)	主　任:杨长林 1962.11～1966.11 副主任:季福成 1962.11～1966.11
汤园人民公社卫生院 (1966.11～1968.03) 永红人民公社卫生院 (1968.03～1968.04)	院　长:杨长林 1966.11～1968.04 副院长:季福成 1966.11～1968.04
永红人民公社卫生院革命领导组 (1968.04～1978.08)	组　长:杨长林 1968.04～1978.08 副组长:张达道 1968.04～1975.01 杨兴国 1968.04～1978.08

续表3-66

机构名称	领导人更迭
永红人民公社卫生院 （1978.08～1981.07） 汤园人民公社卫生院 （1981.07～1983.09） 汤园乡卫生院 （1983.09～2000.04） 新店镇卫生院汤园分院 （2000.04～2001.10） 新店镇汤园医院 （2001.10～　　　）	院　长：杨长林1978.08～1984.10 杨兴国1984.10～2001.10 孙建华2001.10～2003.12 杨兴国2003.12～ 副院长：张达道1978.08～1984.10 孙建华1998.09～2000.04 严宏俊2000.04～2001.10 杨兴国2001.10～2003.12 杨玉明2003.12～ 陈祖斌2005.12～

孙窑医院

【地址】如东县曹埠镇孙窑街人民路59号

【邮编】226402

【沿革】1958年10月，以“堤南乡联合诊所”4名职工、“孙窑联合诊所”11名职工、“毕杨乡联合诊所”3名职工、“惕庵乡联合诊所”11名职工为骨干，组建“惕庵人民公社医院”，址设孙家窑。时有职工29人，其中医技人员27人，卫生床位20张。

1959年1月，更名为“孙窑人民公社医院”。

1960年11月，更名为“孙窑人民公社民办医院”。

1962年3月，分建为“曹埠人民公社民办医院”“孙窑人民公社民办医院”。本院名为“孙窑人民公社民办医院”，原址。11月，更名为“孙窑人民公社中心联合诊所”。

1965年9月，更名为“新窑人民公社中心联合诊所”。

1966年11月，更名为“新窑人民公社卫生院”。

1968年4月，成立“新窑人民公社卫生院革命领导组”。

1976年12月，医院职工29人。

1978年8月22日，撤销“新窑人民公社卫生院革命领导组”，恢复“院长负责制”。

1981年7月，更名为“孙窑人民公社卫生院”。

1983年9月，更名为“孙窑乡卫生院”。

1985年12月，卫生床位21张，职工25人，建筑面积1288平方米，固定资产12万元，净资产19万元。

1991年12月，卫生床位21张，职工32人。

1994年，评定为“一级甲等乡镇卫生院”。

2000年12月，医院床位20张，职工31人，固定资产120万元，净资产120万元。

2001年10月，改制民营，更名为“孙窑医院”。

2010年12月，医院开放卫生床位20张（内科10张，外科8张，妇产科2张）；土地总面积2778平方米，建筑总面积2780平方米，主要建筑价值32万元；卫生设备总价值45万元，其中医疗专业设备30万元，图书装备及其他通用设备15万元；卫生总资产167万元，其中流动资产90万元、固定资产77万元、净资产127万元。有职工19人，其中卫生专业技术人员15人。

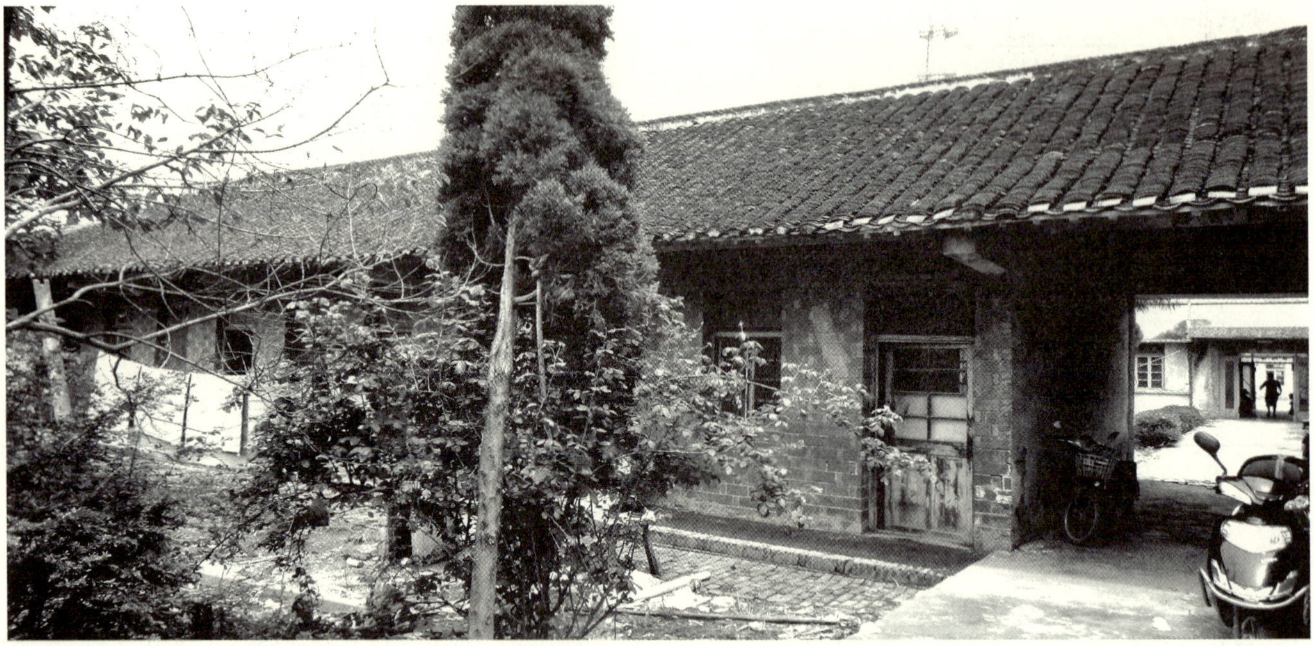

1958年10月，曹埠镇孙家窑医疗办公房　　（2011年7月8日县卫生志编纂办公室摄）

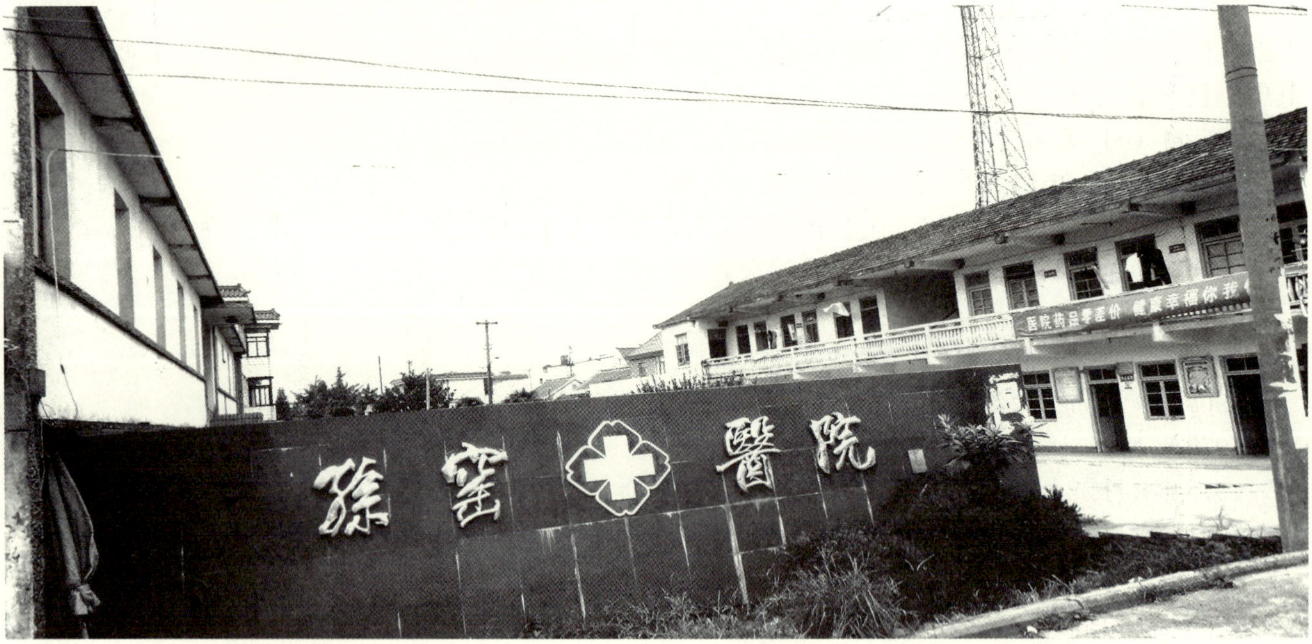

1991年12月，曹埠镇孙窑街人民路医疗办公楼　（2011年7月8日县卫生志编纂办公室摄）

1958～2010年孙窑医院领导人员更迭

表3-67

机构名称	领导人更迭
惕庵人民公社医院 （1958.10～1959.01） 孙窑人民公社医院 （1959.01～1960.11） 孙窑人民公社民办医院 （1960.11～1962.09）	院　长：施济生1958.10～1962.11

续表3-67

机构名称	领导人更迭
孙窑人民公社中心联合诊所 （1962.09～1965.09） 新窑人民公社中心联合诊所 （1965.09～1966.11）	主 任：施济生1962.11～1966.11
新窑人民公社卫生院 （1966.11～1968.04）	院 长：施济生1966.11～1968.04
新窑人民公社卫生院革命领导组 （1968.04～1978.08）	组 长：杨锡林1968.04～1978.08 副组长：金树人1968.04～1978.08
新窑人民公社卫生院 （1978.08～1981.07） 孙窑人民公社卫生院 （1981.07～1983.09） 孙窑乡卫生院 （1983.09～2001.10） 孙窑医院 （2001.10～ ）	院 长：杨锡林1978.08～1987.06 丁益明1987.06～1992.03 （副院长） 王旭东1992.03～2001.10 尹向阳2001.10～2004.02 朱学林2004.02～ 副院长：金树人1978.08～1987.06 尹向阳1987.06～2001.10 王旭东1988.10～1992.03 丁益明1998.09～2001.10

曹埠医院

【地址】如东县曹埠镇埠中路22号

【邮编】226402

【沿革】1958年10月，以“堤南乡联合诊所”4名职工、“孙窑联合诊所”11名职工、“毕杨乡联合诊所”3名职工、“惕庵乡联合诊所”11名职工为骨干，组建“惕庵人民公社医院”，址设孙家窑。时有职工29人，其中医技人员27人，卫生床位20张。

1959年1月，更名为“孙窑人民公社医院”。

1960年11月，更名为“孙窑人民公社民办医院”。

1962年3月，分建为“曹埠人民公社民办医院”“孙窑人民公社民办医院”。本院名为“曹埠人民公社民办医院”，址设曹埠镇。11月，更名为“曹埠人民公社中心联合诊所”。

1965年9月，更名为“潮埠人民公社中心联合诊所”。

1966年11月，更名为“潮埠人民公社卫生院”。

1968年4月，成立“潮埠人民公社卫生院革命领导组”。

1976年12，医院职工33人。

1978年8月22日，撤销“潮埠人民公社卫生院革命领导组”，恢复“院长负责制”

1981年7月，更名为“曹埠人民公社卫生院”。

1983年9月，更名为“曹埠乡卫生院”。

1985年12月，卫生床位23张，职工26人，建筑面积1221平方米，固定资产11.2万元，净资产11万元，总资产22.2万元。

1991年12月，卫生床位32张，职工38人。

1994年，评定为“一级甲等乡镇卫生院”。

2000年3月，更名为“曹埠镇卫生院”。12月，床位20张，职工27人，固定资产98万元，净资产98万元。

2001年10月，改制民营，更名为“曹埠医院”。

2010年12月，医院开放卫生床位20张（内科8张，外科8张，妇产科4张）；土地总面积4600平方米，建筑总面积2750平方米，主要建筑价值66万元；卫生设备总价值34万元，其中医疗专业设备21万元，图书装备13万元；卫生总资产130万元，其中流动资产30万元、固定资产100万元、净资产101万元。有职工23人，其中卫生专业技术人员18人。

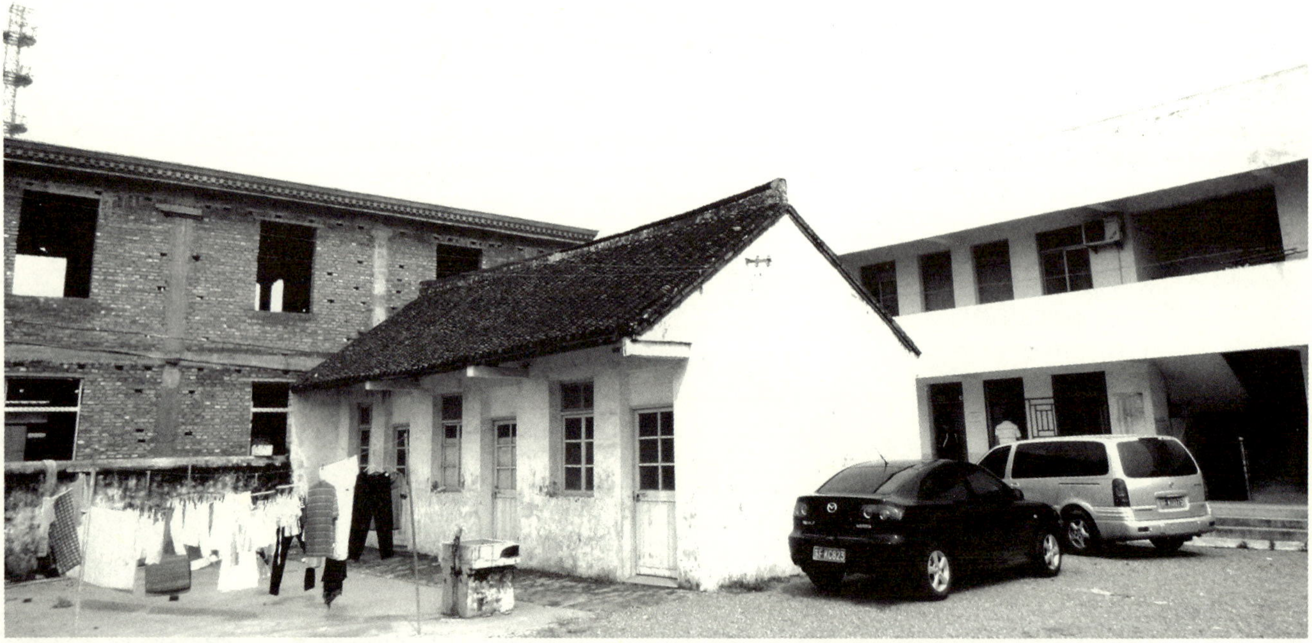

1962年3月，曹埠镇埠中路医疗办公房　　（2011年7月8日县卫生志编纂办公室摄）

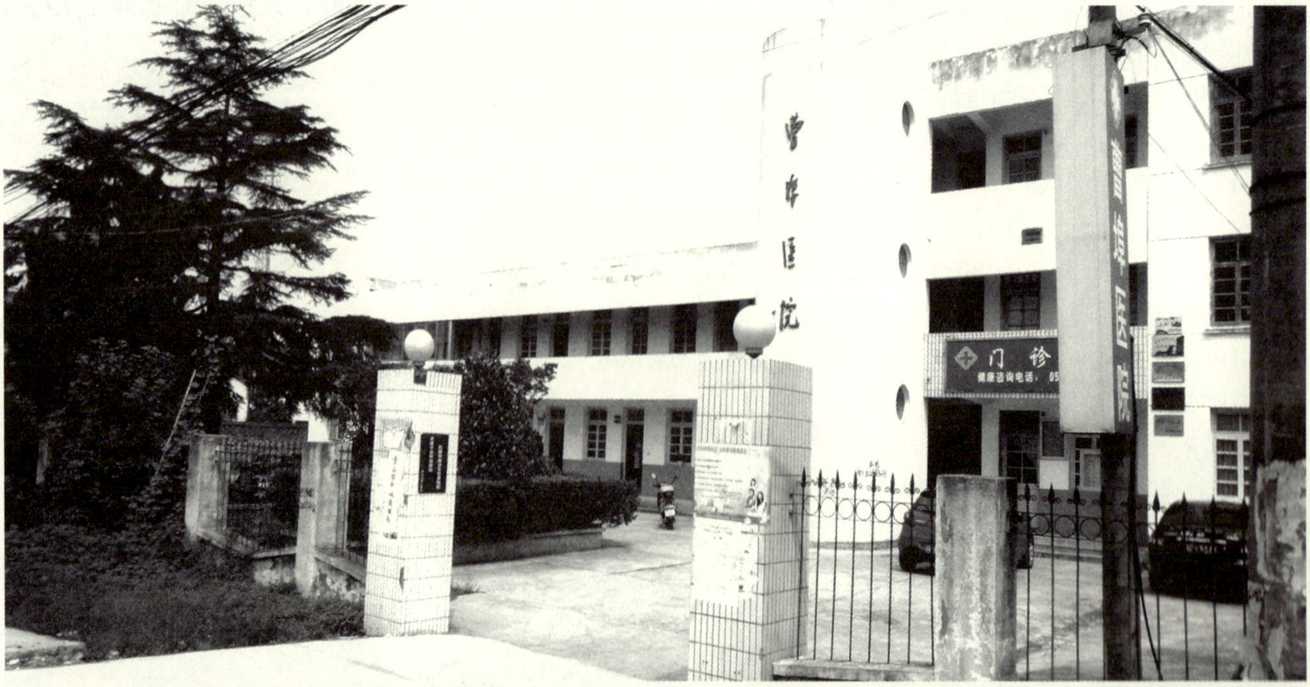

1991年12月，曹埠镇埠中路医疗办公楼　　（2011年6月21日县卫生志编纂办公室摄）

1958～2010年曹埠医院领导人员更迭

表3-68

机构名称	领导人更迭
惕庵人民公社医院 （1958.10～1959.01） 孙窑人民公社医院 （1959.01～1960.11） 孙窑人民公社民办医院 （1960.11～1962.03）	分院长：张仲炘 1958.10～1962.03
曹埠人民公社民办医院 （1962.03～1962.11）	院　长：张仲炘 1962.03～1962.11
曹埠人民公社中心联合诊所 （1962.11～1965.09） 潮埠人民公社中心联合诊所 （1965.09～1966.11）	主　任：张　瑜 1962.11～1966.11
潮埠人民公社卫生院 （1966.11～1968.04）	院　长：张　瑜 1966.11～1968.04
潮埠人民公社卫生院革命领导组 （1968.04～1978.04）	组　长：张　瑜 1968.04～1972.01 杨晓成 1972.01～1973.02 杨梓云 1973.02～1974.05 张　瑜 1974.05～1978.08
潮埠人民公社卫生院 （1978.08～1981.07） 曹埠人民公社卫生院 （1981.07～1983.09） 曹埠乡卫生院 （1983.09～2000.03） 曹埠镇卫生院 （2000.03～2001.10） 曹埠医院 （2001.10～　　　）	院　长：张　瑜 1978.08～1998.12 葛忠宁 1998.12～2001.10 陈晓明 2001.10～ 副院长：陈士文 1983.01～1993.12 顾美华 1998.09～2001.10

饮泉医院

【地址】如东县曹埠镇放场路3号

【邮编】226402

【沿革】1958年10月，以“上漫乡联合诊所”10名职工、“应泉乡联合诊所”8名职工、“三沿乡联合诊所”2名职工为骨干，组建“应泉人民公社医院”，址设放场边路。时有工作人员27人，其中医技人员19人，卫生床位20张。

1960年11月，更名为“应泉人民公社民办医院”。

1962年11月，更名为“应泉人民公社中心联合诊所”。

1965年9月，更名为“饮泉人民公社中心联合诊所”。

1966年11月，更名为“饮泉人民公社卫生院”。

1968年4月，成立“饮泉人民公社卫生院革命领导组”。

1976年12月，医院职工45人。

1978年8月22日，撤销“饮泉人民公社卫生院革命领导组”，恢复“院长负责制”。

1983年9月，更名为“饮泉乡卫生院”。

1985年12月，卫生床位36张，建筑面积1170平方米，职工30名，固定资产9万元。

1991年12月，卫生床位25张，职工31人。

2000年，卫生床位22张，职工30人，固定资产105万元。

2001年10月，改制民营，更名为“饮泉医院”。

2010年12月，医院开放卫生床位22张（内科14张，外科8张）；土地总面积6625平方米，建筑总面积1918平方米，主要建筑价值66万元；卫生设备总价值44万元，其中医疗专业设备31万元，图书装备及其他通用设备13万元；卫生总资产145万元，其中流动资产35万元、固定资产110万元、净资产145万元。有职工卫生人员28人，其中卫生专业技术人员24人。

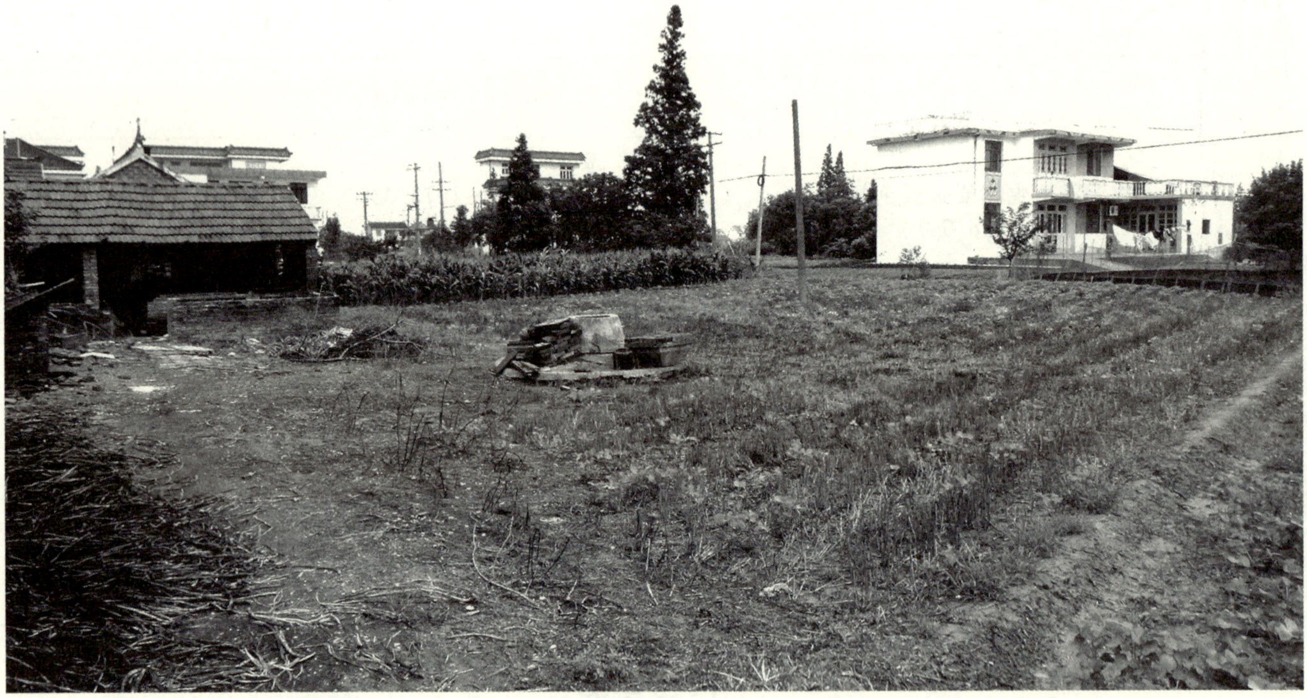

1958年10月，曹埠镇放场边路医疗办公房址　　（2011年7月8日县卫生志编纂办公室摄）

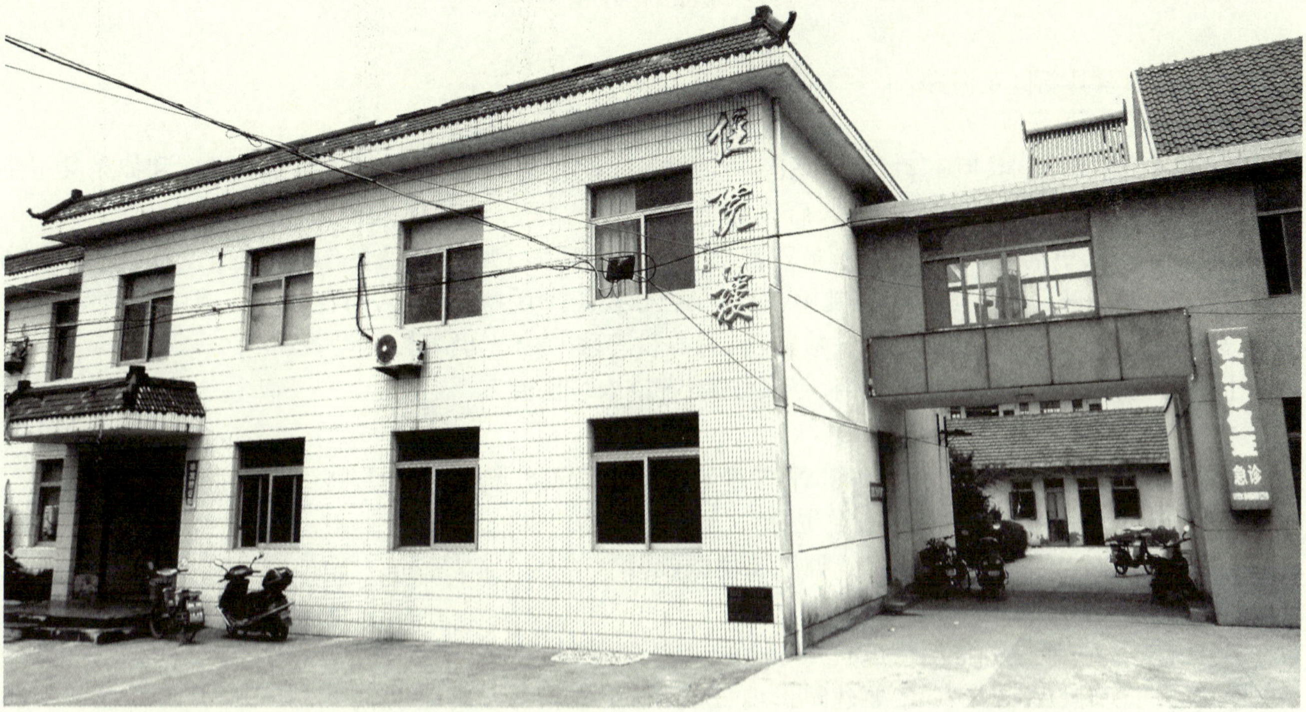

1966年11月，曹埠镇放场边路医疗办公楼　　（2011年6月21日县卫生志编纂办公室摄）

1958～2010年饮泉医院领导人员更迭

表3-69

机构名称	领导人更迭
应泉人民公社医院 (1958.10～1960.11) 应泉人民公社民办医院 (1960.11～1962.11)	院　长：傅广悦 1958.10～1962.11 副院长：吴康成 1958.10～1962.11
应泉人民公社中心联合诊所 (1962.11～1965.09) 饮泉人民公社中心联合诊所 (1965.09～1966.11)	主　任：吴康成 1962.11～1966.11
饮泉人民公社卫生院 (1966.11～1968.04)	院　长：吴康成 1966.11～1968.04
饮泉人民公社卫生院革命领导组 (1968.04～1978.08)	组　长：何文朝 1968.04～1978.08 副组长：徐有戴 1968.04～1978.08
饮泉人民公社卫生院 (1978.08～1983.09) 饮泉乡卫生院 (1983.09～2001.10) 饮泉医院 (2001.10～　　　)	院　长：何文朝 1978.08～1982.08 徐宝山 1982.08～2004.08 何卫民 2004.08～ 副院长：徐有戴 1978.08～1982.08 包九南 1975.10～1985.10 马　笃 1985.12～1991.04 吴希华 1990.09～2001.10 何祝成 1998.09～2001.10

新区医院

【地址】如东县新区黄海路

【邮编】226400

【沿革】1958年10月,"国营掘港农场医院"建立,址设掘港农场现址,属江苏省农垦厅和如东县卫生科双重领导。初有民房1间,医生1人,后设卫生床位10张,医务人员16人。

1969年3月,更名为"中国人民解放军江苏生产建设兵团4师21团医院"。新建门诊部、住院部、宿舍区3000余平方米。职工60多人,其中部队军医20余人,大中城市插队知青多人。建中共党支部、共青团支部、职代会,设防保科、业务科、放射科、总务科等,拥有X光机等检查设备。

1975年10月,生产建设兵团撤销,复名"国营掘港农场医院"。

1978年,新建1600平方米门诊楼。

1985年12月,医院土地面积10695平方米,建筑面积2718平方米,职工48人,床位45张。

1997年,评定为"一级甲等中心卫生院"。

2001年10月,改制民营,更名为"掘港农场医院"。

2004年11月,更名为"新区医院"。

2010年12月,医院开放卫生床位45张(内科20张,外科15张,妇产科10张);土地总面积8000平方米,建筑总面积12600平方米,主要建筑价值78万元;卫生设备总价值35万元,其中医疗专业设备21万元,图书装备及其他通用设备14万元;卫生总资产163万元,其中流动资产50万元、固定资产113万元、净资产163万元。有职工44人,其中卫生专业技术人员42人,副高级职称1人、中级职称20人。

1958～2010年新区医院领导人更迭

表3-70

机构名称	领导人更迭
国营掘港农场医院 (1958.10～1969.03)	
江苏生产建设兵团4师21团医院 (1969.03～1975.10)	
国营掘港农场医院 (1975.10～2001.10) 掘港农场医院 (2001.10～2004.11) 新区医院 (2004.11～　　　)	院　长:吕洪生1985.01～1997.01 耿建喜1997.01～2000.12 陈　斌2000.12～ 副院长:耿建喜1985.01～1997.01 肖士章1996.01～1997.02 陈　斌1999.01～2000.12 陈新涛1999.01～

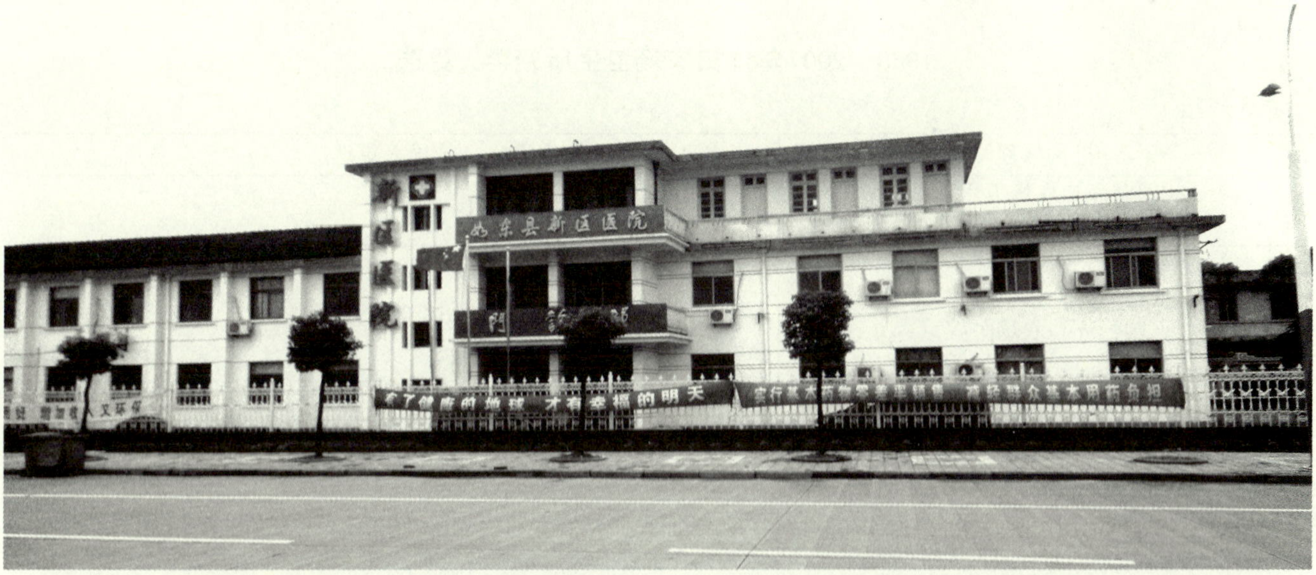

1958年10月，掘港镇农场医疗办公楼　　　（2011年7月5日县卫生志编纂办公室摄）

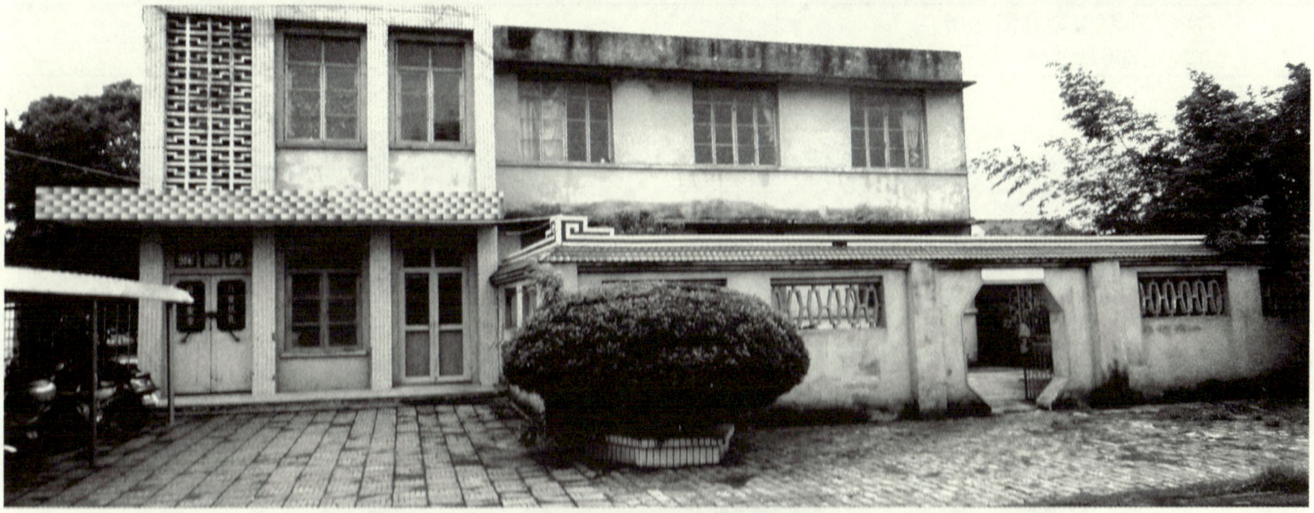

1999年12月，掘港镇农场医疗办公楼　　　（2011年7月5日县卫生志编纂办公室摄）

洋口农场卫生所

【地址】如东县洋口农场洋口闸东首

【邮编】226408

【沿革】1963年11月，“国营洋口农场卫生所”建立，址设洋口闸东首。时有工作人员8人，为江苏省民政厅举办主管。

1974年3月28日，划属如东县卫生局领导，更名为“洋口农场卫生院”。

1975年12月31日，划属江苏省民政厅领导，更名为“国营洋口农场医院”。

1981年9月9日，划属“如东县卫生局”领导，更名为“洋口农场卫生所”。

1986年1月，并入如东县精神病防治院为“如东县精神病防治院洋口农场门诊部”。

1995年9月，与如东县精神病防治院分离，更名为“洋口农场卫生所”。

2007年3月21日，撤销，并入丰利医院，更名为“丰利医院临诊所”。时有工作人员8人。

1963～2007年洋口农场卫生所领导人更迭

表3-71

机构名称	领导人更迭
国营洋口农场卫生所 （1963.11～1974.03）	所　长：江　云1963.11～1974.03
洋口农场卫生院 （1974.03～1975.12） 国营洋口农场医院 （1975.12～1981.09）	院　长：江　云1974.03～1981.09
洋口农场卫生所 （1981.09～1984.12）	所　长：江　云1981.09～1982.12 孙　云1982.12～1983.10 祝建华1983.10～1984.12
如东县精神病防治院洋口农场门诊部 （1984.12～1995.09）	主　任：石　林1984.12～1995.09
洋口农场卫生所 （1995.09～2007.03）	所　长：佘步仁1995.09～1996.09（副所长） 佘步仁1996.09～2007.03
丰利医院临港诊所 （2007.03～　　）	

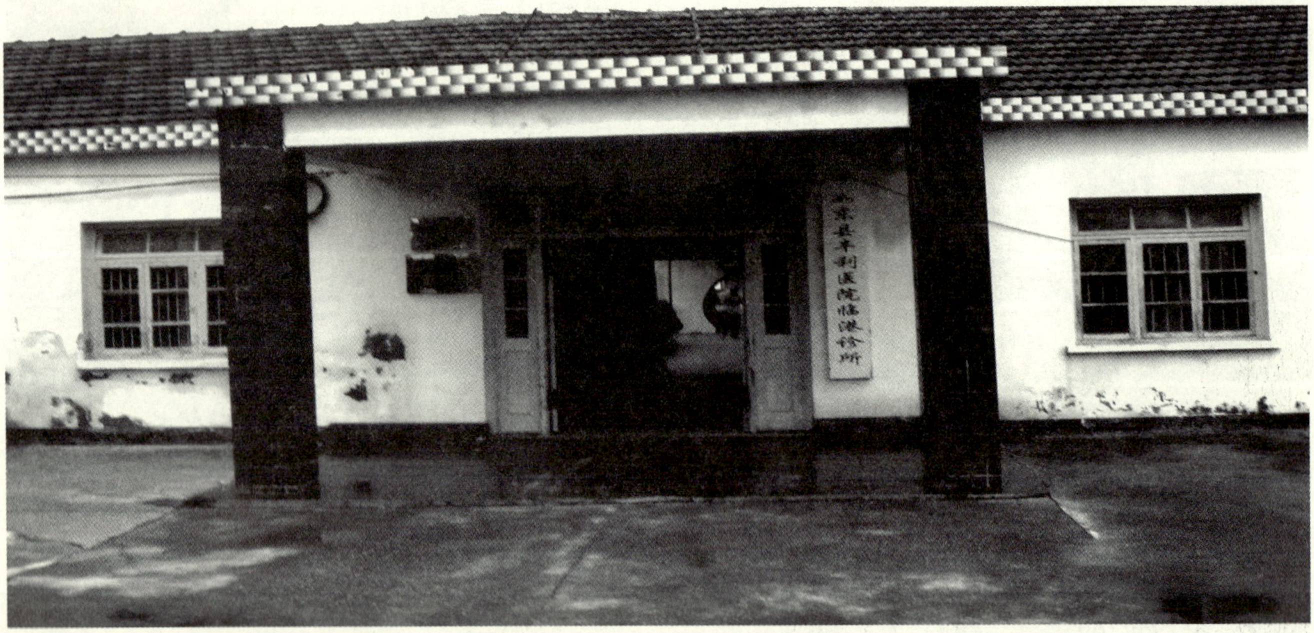

1963年11月，洋口镇洋口闸址医疗办公楼　　（2011年7月12日县卫生志编纂办公室摄）

棉场医院

【地址】如东县大豫镇人民路2 号

【邮编】226422

【沿革】1958年10月，“如东县棉场卫生所”建立，址设大豫镇东郊。时有工作人员3人。1968年4月，更名为“江苏省国营如东棉场卫生所”，由江苏省农垦局接管。

1969年6月,改由中国人民解放军江苏省生产建设兵团第四师独立第六营接管。

1975年8月,改由江苏省农垦局接管。

1997年10月,更名为“国营如东棉场医院”。时有职工21人,设床位24张。

2001年10月,改制民营,更名为“如东棉场医院”。

2010年12月,医院有职工16人,其中医技人员9人,床位24张,固定资产60万元,净资产62万元,土地面积 4000平方米,建筑面积1200平方米。主要设备有X光机、B超等,设医护科、总务科、内科、外科、妇产科、放射科、检验科、功能科等科室。

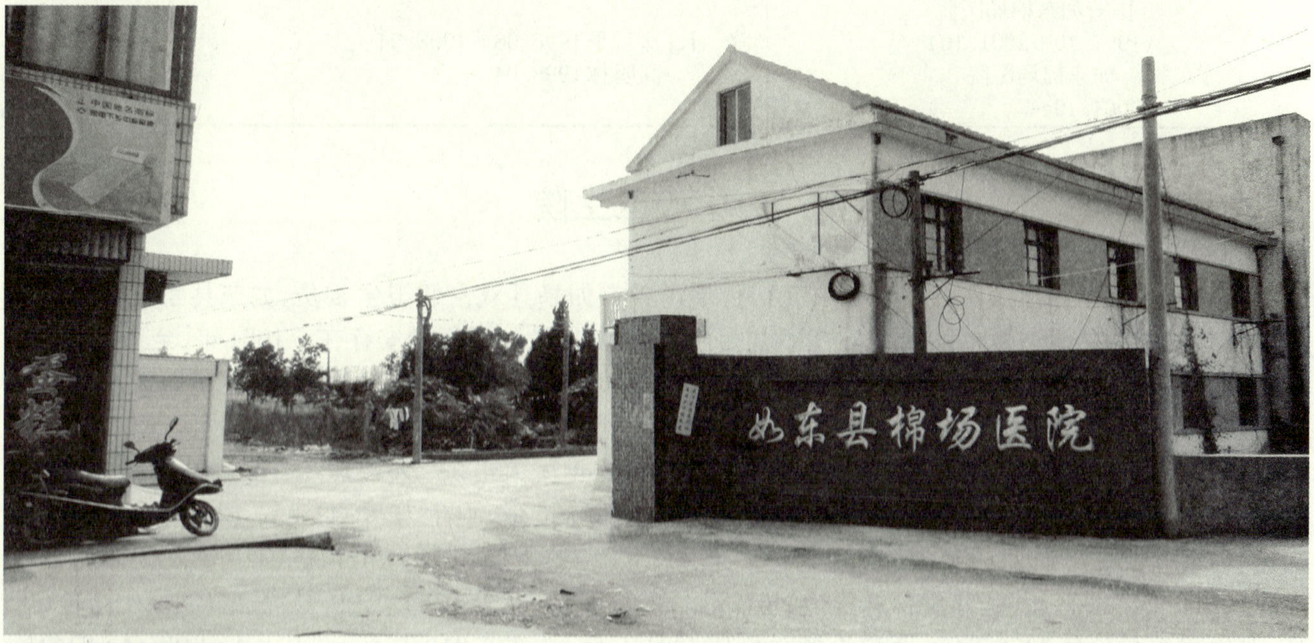

1958年10月,大豫镇东郊医疗办公楼　　(2011年3月3日县卫生志编纂办公室摄)

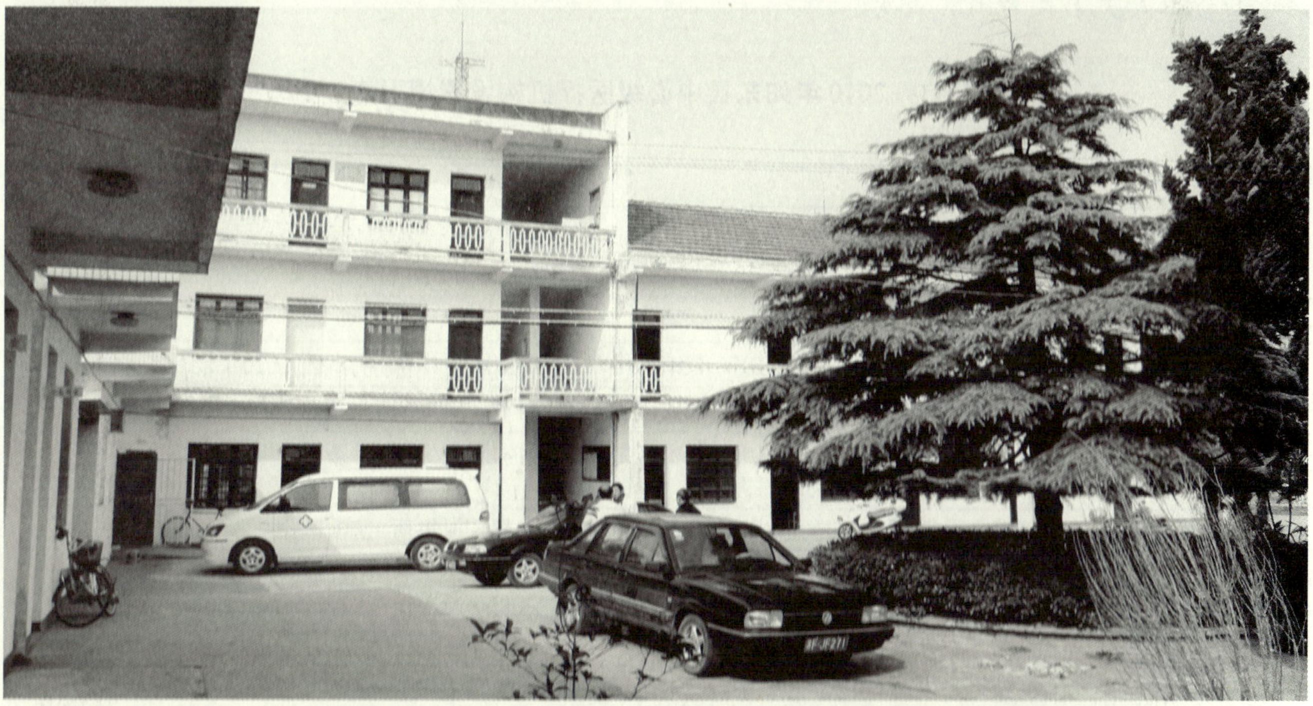

1999年12月,大豫镇东郊医疗办公楼　　(2011年3月3日县卫生志编纂办公室摄)

1958～2010年国营如东棉场医院领导人更迭

表3-72

机构名称	领导人更迭
如东县棉场卫生所 （1958.10～1968.04） 国营如东棉场卫生所 （1968.04～1997.10）	所　长：顾学祥 1958.10～1986.12 戚康生 1986.12～1995.12 徐　平 1995.12～1996.06
国营如东棉场医院 （1997.10～2001.10） 如东棉场医院 （2001.10～　　　）	院　长：徐　平 1996.06～1998.04 高明林 1998.04～

三、中心卫生院

中心卫生院本指区级医院。1949年10月，境内曾有如皋县双岔北卫生委员、如东县景安区人民医院。前者因无支撑而遣散，后者固编入军队进而参加渡江战役而不复景安存在。1951年，全县4个区建卫生所，为所在区人民提供服务计有卫生人员20人。“所”改“院”1962年12月，全县7地区医院编制卫生床位200张，有卫生人员189人。1968年6月22日，6所“区卫生所”与6所“地区医院”合并，改称“区卫生院”。1970年12月，全县7所卫生院编制卫生床位240张，卫生人员359人。1975年8月22日，7所“区卫生院”改称“区医院”。12月，全县7区医院编制卫生床位350张，卫生人员411人。1987年1月，“区医院”改称“中心卫生院”。1990年12月，全县8所中心卫生院编制卫生床位577张，有卫生人员895人，卫生建筑总价值512万元，医疗设备总价值78万元。2010年12月，全县8所中心卫生院编制卫生床位604张，卫生建筑总价值3076万元，医疗设备总价值5301万元，总资产21040万元，卫生人员986人，门急诊诊疗475738人次，出院者8150人次。

1941～2010年如东县中心级医疗机构设置情况表

表3-73

年　度	机构名称
1941.　～1944	双岔北区卫生委员会，
1947.04～1949.03	景安区人民医院　1949 年3月编入县警卫团第二疗养所
1951.春～1951.08	掘港区卫生所
1951.08～1951.12	掘港区卫生所 蒲东区卫生所 苴镇区卫生所 景安区卫生所 桐本区卫生所
1951.12～1952.03	蒲东区卫生所 苴镇区卫生所 景安区卫生所 桐本区卫生所
1952.03～1954.09	蒲东区卫生所 苴镇区卫生所 景安区卫生所 桐本区卫生所 栟茶区卫生所 岔河区卫生所 丁堰区卫生所 卫海区卫生所
1954.09～1955.07	苴镇区卫生所 景安区卫生所 桐本区卫生所 栟茶区卫生所 岔河区卫生所 卫海区卫生所
1955.07～1956.01	苴镇区卫生所 景安区卫生所 桐本区卫生所 栟茶区卫生所 岔河区卫生所 北坎卫生所
1956.01～1956.03	苴镇区卫生所 景安区卫生所 桐本区卫生所 栟茶区卫生所 岔河区卫生所 北坎区卫生所 丰利区卫生所
1956.03～1956.04	苴镇区卫生所 景安区卫生所 桐本区卫生所 栟茶区卫生所 岔河区卫生所 丰利区卫生所 双甸区卫生所 北坎卫生所

续表3-73

年　度	机构名称
1956.04～1958.04	栟茶区医院 苴镇区卫生所 桐本区卫生所 岔河区卫生所 丰利区卫生所 双甸区卫生所 掘东区卫生所 掘郊区卫生所 袁庄卫生所 北坎卫生所
1958.04～1959.12	栟茶区医院 苴镇区卫生所 桐本区卫生所 岔河区卫生所 丰利区卫生所 双甸区卫生所 掘东区卫生所 掘郊区卫生所 袁庄卫生所 北坎卫生所
1958.04～1959.09	栟茶地区医院 苴镇卫生所 桐本卫生所 岔河卫生所 丰利卫生所 双甸卫生所 掘东卫生所 袁庄卫生所 北坎卫生所
1959.09～1959.12	栟茶地区医院 岔河地区医院 苴镇卫生所 桐本卫生所 丰利卫生所 双甸卫生所 掘东卫生所 掘郊卫生所 袁庄卫生所 北坎卫生所
1959.12～1961.01	栟茶地区医院 岔河地区医院 丰利地区医院 苴镇卫生所 桐本卫生所 双甸卫生所 掘东卫生所 袁庄卫生所
1961.04～1961.05	栟茶区医院 岔河区医院 丰利区医院 苴镇区卫生所 桐本区卫生所 双甸区卫生所 掘东区卫生所 袁庄卫生所
1961.05～1962.11	栟茶区医院 岔河区医院 丰利区医院 苴镇区卫生所 马塘区卫生所 双甸区卫生所 掘东区卫生所 袁庄卫生所
1962.11～1965.09	栟茶区医院 岔河区医院 丰利区医院 双甸区医院 苴镇区医院 马塘区医院 袁庄地区医院 掘东区卫生所
1965.09～1968.06	栟茶区医院 岔河区医院 丰利区医院 双甸区医院 坚镇区医院 马塘区医院 南濤地区医院 掘东区卫生所
1968.06～1975.03	栟茶区卫生院 岔河区卫生院 双甸区卫生院 丰利区卫生院 马塘区卫生院 坚镇区卫生院 掘东区卫生所 南濤地区医院
1975.03～1975.08	栟茶区卫生院 岔河区卫生院 双甸区卫生院 丰利区卫生院 马塘区卫生院 坚镇区卫生院 掘东区卫生院 南濤地区医院
1975.08～1976.12	栟茶区医院 岔河区医院 双甸区医院 丰利区医院 马塘区医院 坚镇区医院 掘东区医院 南濤地区医院
1976.12～1981.07	栟茶区医院 岔河区医院 双甸区医院 丰利区医院 马塘区院 坚镇区医院 掘东区医院
1981.07～1983.07	栟茶区医院 岔河区医院 双甸区医院 丰利区医院 马塘区医院 苴镇区医院 掘东区医院
1983.07～1986.03	栟茶区医院 岔河区医院 双甸区医院 丰利区医院 马塘区医院 苴镇区医院 兵房中心卫生院
1986.03～1987.01	栟茶区医院 岔河区医院 双甸区医院 丰利区医院 马塘区医院 苴镇区医院 兵房中心卫生院 掘港中心卫生院
1987.01～1988.07	栟茶医院 岔河医院 丰利医院 马塘医院 苴镇中心卫生院 兵房中心卫生院 掘港中心卫生院 双甸中心卫生院
1988.07～1996.09	县第二人民医院 县第三人民医院 丰利医院 马塘医院 苴镇中心卫生院 兵房中心卫生院 掘港中心卫生院 双甸中心卫生院
1996.09～	县第二人民医院 县第三人民医院 丰利医院 马塘医院 苴镇中心卫生院 兵房中心卫生院 掘港中心卫生院 双甸镇中心卫生院

中心卫生院选介：

双岔北区卫生委员会

民国30年（1941年），如皋县双岔北区抗日民立政府组建“如皋县双岔北区卫生委员会”，尤来政任主任，吴绍九、王家扬（中共双岔北区委书记）任副主任，成员为地方绅士和医药界人士，下设医疗、施药、总务三股。经费由总务股出面筹募，委员会为游击战争中伤病员和贫病群众免费治疗。

民国33年（1944年），因经费不足遣散。

景安区人民医院

民国36年（1947年）4月27日，“景安区人民医院”建立，址设景安烈士陵园薛友宗宅。医院由如东县景安区民立政府组建，刘保太（中共景安区委书记）兼任中共景安区人民医院党支部第一书记，姚兢任党支部书记，叶成之任院长，医生有赵宗盾、李培栽、吴振、姜年等。学员有缪德龙、蔡玲、金开生、刘加梅等。医院负责城东、景安、栟丰3个区9个游击区队伤员和当地群众的抢救治疗任务。

民国38年（1949年）3月，更名为“如东县警卫团第二疗养所”。4月，编入“中国人民解放军华中军区第九军分区后方医院第三医疗室”。其后，随军离境参加渡江战役南下。

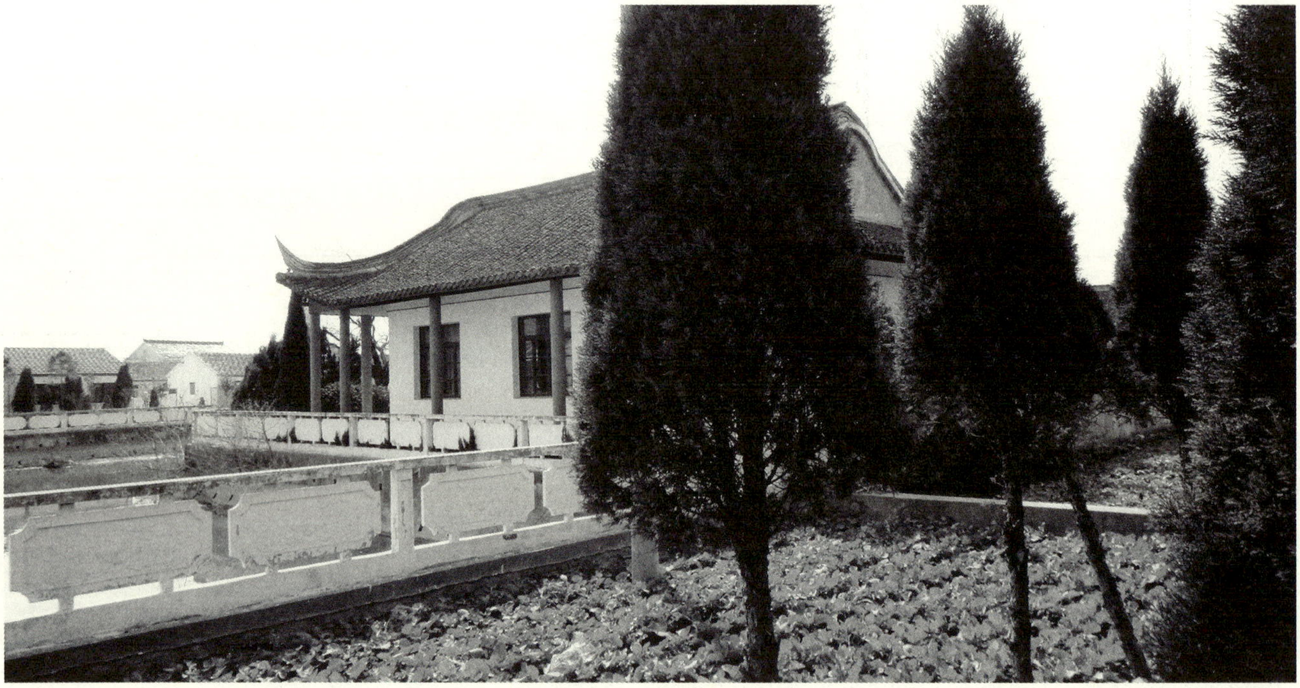

1947年4月，景安乡景安烈士陵园薛友宗宅东址　　（2011年3月10日邓咏梅摄）

掘港区卫生所

1951年春，“掘港区卫生所”建立，11月撤销。

1956年4月26日，“掘郊区卫生所”建立。

1960年12月，“掘郊区卫生所”撤销。

1962年11月9日，恢复建立“掘港区卫生所”（不开展医疗业务）。

1996年4月1日，撤销“掘港区卫生所”。

参见第二章第二节“掘港区卫生所”。

马塘医院

【地址】如东县马塘镇市河东路28号

【邮编】226401

【沿革】1951年8月22日，“桐本区卫生所”建立，址设马塘镇人和桥南准提巷。时有张仲仁、朱泰来、朱驹、赵富莲、潘奏三5名职工，负责全区卫生管理和医疗服务工作。

1958年4月12日，改称为“桐本卫生所”。

1961年4月，改称为“桐本区卫生所”。5月，改称为“马塘区卫生所”。

1962年11月9日，改称为“马塘地区医院”，设内科、外科、妇产科、化验室等科室。职工24人，卫生床位20张。重建“马塘区卫生所”，时有所长、防疫、妇儿保健各1人，负责全区卫生行政工作。附设在地区医院内办公。

1965年，卫生床位30张。

1968年4月，成立“马塘地区医院革命领导组”。6月22日，“马塘区卫生所”“马塘地区医院” 合并为“马塘区卫生院”，负责全区卫生行政及医疗工作。“马塘地区医院革命领导组”改称“马塘区卫生院革命领导组”。

1971年，址迁马塘镇南粮库西(马塘镇仁和南路88号)。

1975年8月22日，重建“马塘区卫生所”“马塘区卫生院”改称“马塘区医院”，不再负责全区卫生行政工作。“马塘区卫生院革命领导组”改称“马塘区医院革命领导组”。卫生床位50张。

1976年12月，医院职工79人。

1977年12月，建立“医院精神病科” 。

1979年10月5日，撤销“马塘区医院革命领导组”，恢复“院长制”。

1980年10月，“马塘区医院精神病科”划出，参加“如东县精神病防治院”组建。

1984年10月，马塘镇卫生院并入马塘区医院。

1985年12月，医院床位54张，职工111人，土地面积7920平方米，建筑面积2206平方米，固定资产28万元，净资产41万元。主要医疗设备有200毫安X光机、A型超声波诊断仪、心电图机等。医院建党团支部，临床科室设内科、外科、妇产科、中医科、五管科、医技科室设放射科、检验科、B超室等。

1987年1月6日，马塘区卫生所并入马塘区医院，医院负责全区卫生行政工作。1月21日，“马塘区医院”更名为“马塘医院”。8月，址迁马塘镇市河东路28号。

1989年5月8日，建立“马塘片卫生所”，与本院一套班子、两块牌子。

1990年，医院床位增至80张。

1991年7月12日，“马塘片卫生所”改称“马塘区卫生所”。医院不再负责全区卫生行政工作。

1994年，评定为“一级甲等中心卫生院”。

1995年2月21日，“桐本乡卫生院”撤销，并入马塘医院。医院床位调至100张。

1996年4月1日，“马塘区卫生所”撤销，并入本院，医院负责全区卫生行政及医疗工作。8月20日，建立“马塘医院卫生督导组”，负责全区卫生行政督导工作。12月，撤销“马塘医院卫生督导组”。

2000年4月26日，“潮桥乡卫生院”撤销，为本院分院，名“潮桥分院”。

2001年10月，“潮桥分院”划出，改制民营，名“潮桥医院”。

2004年7月，马塘医院与南通瑞慈医院建立技术协作关系。

2010年12月，医院开放卫生床位80张(内科30张、外科26张、妇产科18张、眼科2张、耳鼻咽喉4

张)；土地总面积17980平方米，建筑总面积10480平方米，主要建筑价值363万元；卫生设备总价值1129万元，其中医疗专业设备765万元，图书装备及其他通用设备364万元；卫生总资产2594万元，其中流动资产1102万元、固定资产1492万元、净资产1248万元。有职工144人，其中卫生专业技术人员116人(医师42人、护士35人)，中级职称36人。主要医疗设备有CT机、500毫安X光机、B型超声诊断仪、全自动生化分析仪等。职能科室设办公室、医务科、防保科、护理部、总务科、财务科等；临床科室设内科、外科、妇产科、五官科、中医科等；医技科室设放射科、检验科、病理科、B超室、药剂科、手术室、供应室等；病房设大内科病区、大外科病区。2010年门诊诊疗66763人次，入院者2363人、住院者手术984人次、出院者占用总床日数14072个。

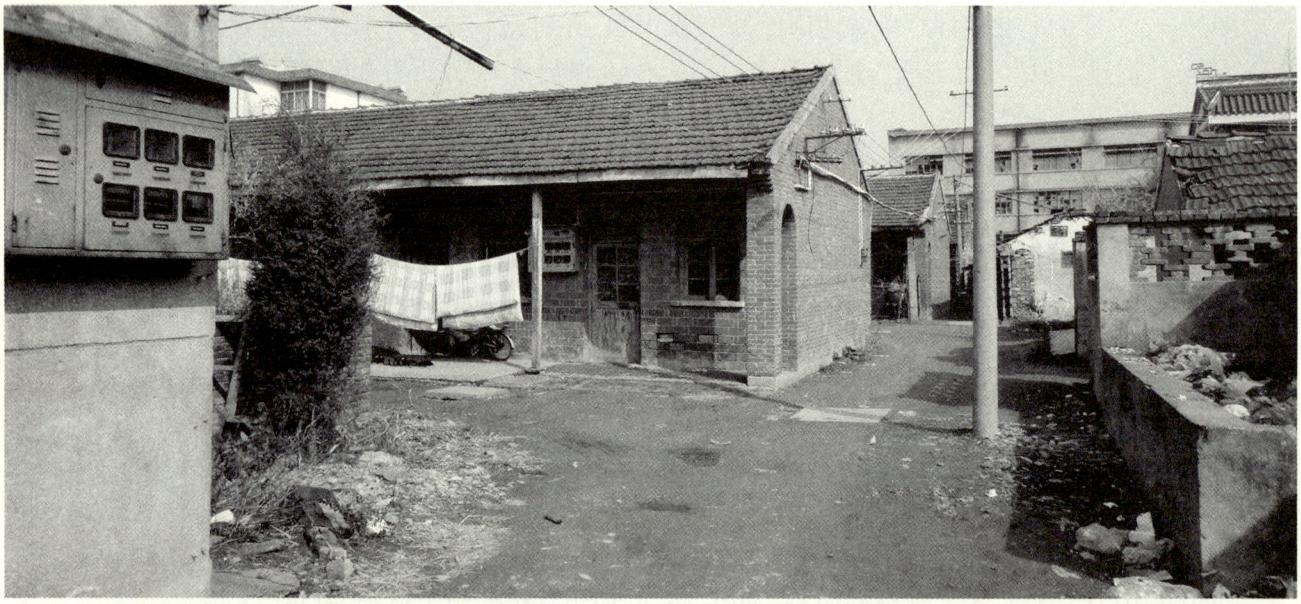

1951年8月，马塘镇仁和南路医疗办公房　　(2011年3月2日县卫生志编纂办公室摄)

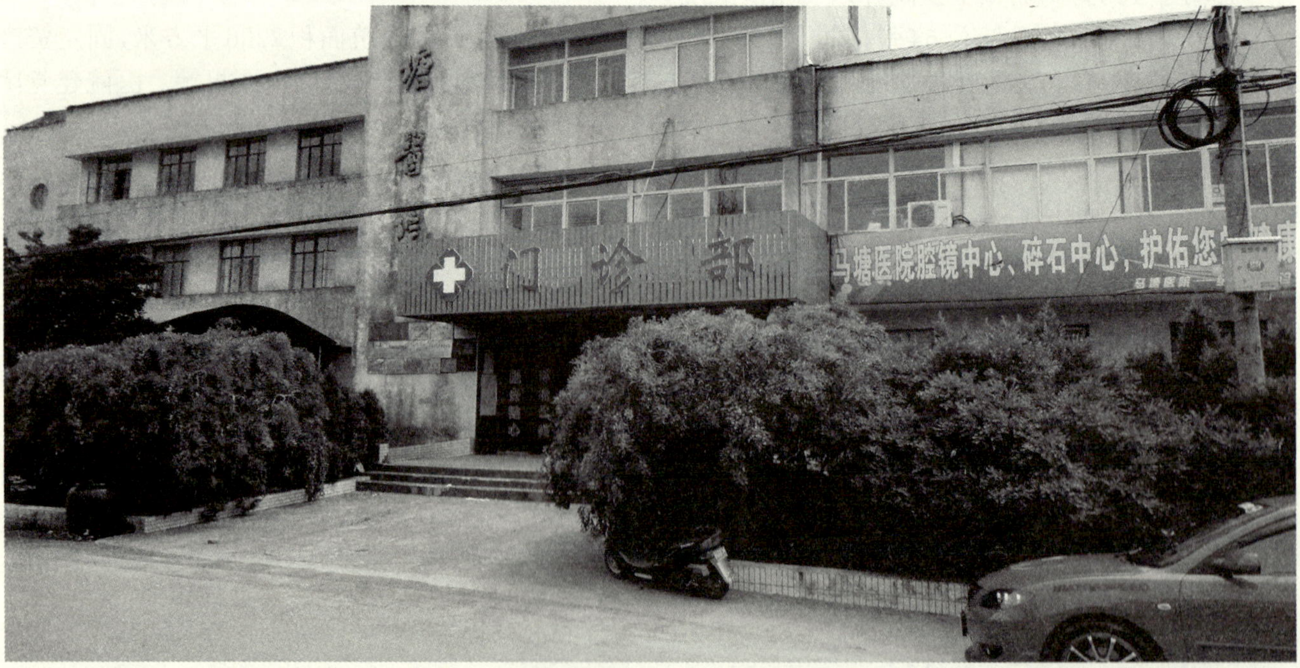

1986年12月，马塘镇市河东路28号医疗办公楼　　(2011年3月2日县卫生志编纂办公室摄)

1951～2010年马塘医院领导人更迭

表3-74

机构名称	领导人员更迭
桐本区卫生所 （1951.08～1958.04） 桐本卫生所 （1958.04～1961.04） 桐本区卫生所 （1961.04～1961.05） 马塘区卫生所 （1961.05～1962.11）	所　长：张仲仁1951.08～1956.04（副所长） 江恒茂1956.04～1957（副所长） 李富生1957　～1959 顾裕龙1959　～1961.08（副所长）
马塘地区医院 （1962.11～1968.04）	院　长：夏福然1961.08～1963（副院长） 谢　甡1963　～1965 洪永珊1965　～1968.04
马塘地区医院革命领导组 （1968.04～1968.06） 马塘区卫生院革命领导组 （1968.06～1975.08） 马塘区医院革命领导组 （1975.08～1979.10）	组　长：周祥泰1968.04～1970 秦广田1970　～1979.10 副组长：王志明1968.04～1976 徐希鹏1973　～1979.10
马塘区医院 （1979.10～1987.01） 马塘医院 （1987.01～　　）	院　长：秦广田1979.10～1980 郭　泉1980　～1984.10 姜炳春1984.10～1994.12 张贵陈1994.12～1999.01 缪小平1999.01～2000.09 杨　剑2000.09～2002.06 於　建2002.06～2003.08 吴余祝2003.08～ 副院长：徐希鹏1979.10～1984 张祖乐1981.08～1982.08 翟修填1982.04～2000.3 石祥银1984.10～1986.02 王立坤1986.02～2000.07 石祥银1987.01～1989.03（所长级） 张达道1989.07～1992.06 杨　剑1992.06～2000.08 张贵陈1994.12～1995.02 陈锦明1995.02～1997.10（院长助理） 陈锦明1997.11～2000.09 曹建华1998.06～2000.07（院长助理） 陈立新1999.05～2000.09（助理未到职） 曹建华2000.07～2002.06 葛小燕2000.09～2002.11 姚秀梅2002.06～2009.07 张建新2002.07～2003.07（院长助理） 张建新2003.07～2009.01 赵尊俊2007.01～ 许南山2009.01～ 金　伟2009.01～（院长助理） 协理员：姜炳春1994.12～1999.01（院长级） 翟修填2000.03～2002.06（副院长级） 王立坤2000.07～2006.12（副院长级） 杨　剑2002.06～2007.03（院长级） 姚秀梅2009.08～（副院长级）

苴镇中心卫生院

【地址】如东县苴镇镇晓桥路11号

【邮编】226409

【沿革】1951年8月22日，“苴镇区卫生所”建立，址设苴镇西街河南。时有姜天龙、周星五、黄光陆、张世珍、刘家新5名职工，负责全区卫生管理和医疗服务。

1958年4月12日，改称“苴镇卫生所”。

1961年4月，改称“苴镇区卫生所”。

1962年11月9日，改称为“苴镇地区医院”，医院设内科、外科、妇产科、化验室等科室。职工24人，卫生床位20张。重建“苴镇区卫生所”，时有所长、防疫、妇儿保健各1人，负责全区卫生行政工作。附设在地区医院内办公。

1963年，转为集体所有制。

1965年9月，改称为“坚镇地区医院”，卫生床位30张。

1968年4月，成立“坚镇地区医院革命领导组”。6月22日，与坚镇区卫生所合并为“坚镇区卫生院”，负责全区卫生行政及医疗工作。“坚镇地区医院革命领导组”改称“坚镇区卫生院革命领导组”。

1975年8月22日，重建“坚镇区卫生所”。“坚镇区卫生院”改称“坚镇区医院”，不再负责全区卫生行政工作。“坚镇区卫生院革命领导组”改称“坚镇区医院革命领导组”。卫生床位50张。

1976年12月，医院职工53人。

1979年10月5日，撤销“坚镇区医院革命领导组”，恢复“院长制”。

1981年7月，更名为“苴镇区医院”。

1985年12月，医院床位64张，职工87人。土地面积14833平方米，建筑面积7741平方米。固定资产439万元，净资产563万元。主要医疗设备有200毫安X光机、A型超声诊断仪、心电图机等。医院设党团支部；临床科室设内科、外科、儿科、妇产科、五管科等；医技科室设放射科、化验室、中西药房、理疗室、心超室等。

1987年1月6日，苴镇区卫生所并入本院，医院负责全区卫生行政及医疗工作。1月21日，更名为“苴镇中心卫生院”。

1988年，苴镇卫生院，并入本院。

1989年5月8日，建立“苴镇片卫生所”，与本院一套班子、两块牌子。

1991年7月12日，改称“苴镇区卫生所”。医院不再负责全区卫生行政工作。

1995年，评定为“一级甲等中心卫生院”。

2000年4月26日，新光乡卫生院并入本院。

2010年12月，医院开放卫生床位64张（内科30张、外科25张、妇产科9张）；土地总面积14833平方米，建筑总面积7741平方米，主要建筑价值132万元；卫生设备总价值480万元，其中医疗专业设备382万元，图书装备及其他通用设备98万元；卫生总资产1688万元，其中流动资产1076万元、固定资产612万元、净资产776万元。有职工61人，其中卫生专业技术人员52人（医师25人、护士15人），副高级职称1人，中级职称25人。主要医疗设备有300毫安X光机、B型超声诊断仪、心电监护仪等。职能科室设办公室、医务科、医技科、门诊部、护理部、急诊科、财务科、总务科等；临床科室设内科、外科、妇产科、五官科、中医科、针灸科等；医技科室设放射科、检验科、病理科、B超室、心电图室、胃镜室、彩色多普勒室、药剂科、手术室、供应室等；病区1个。2010年门诊诊疗人次25863人次，入院者876人、住院者手术271人次、出院者占用总床日数5234个。

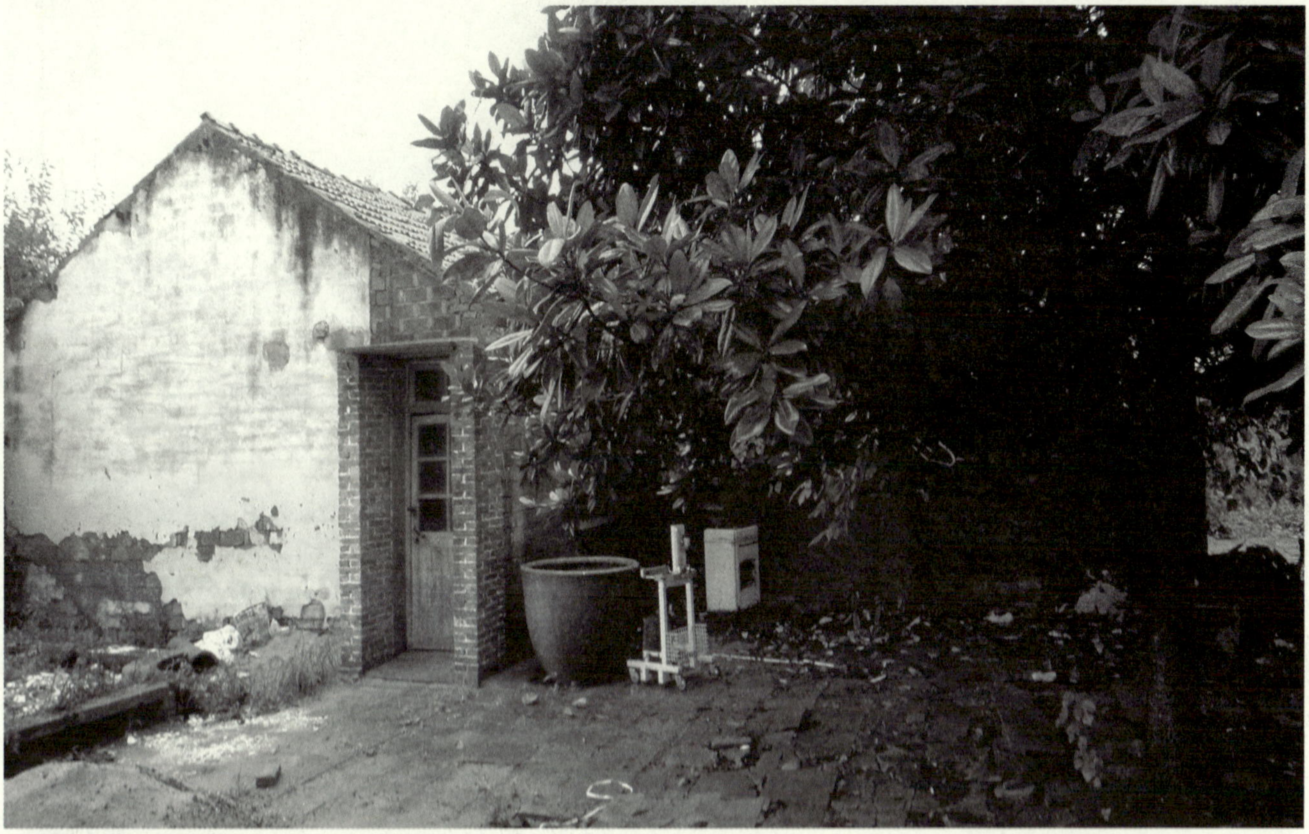

1951年8月，苴镇西街河南办公室　　（2011年7月5日县卫生志编纂办公室摄）

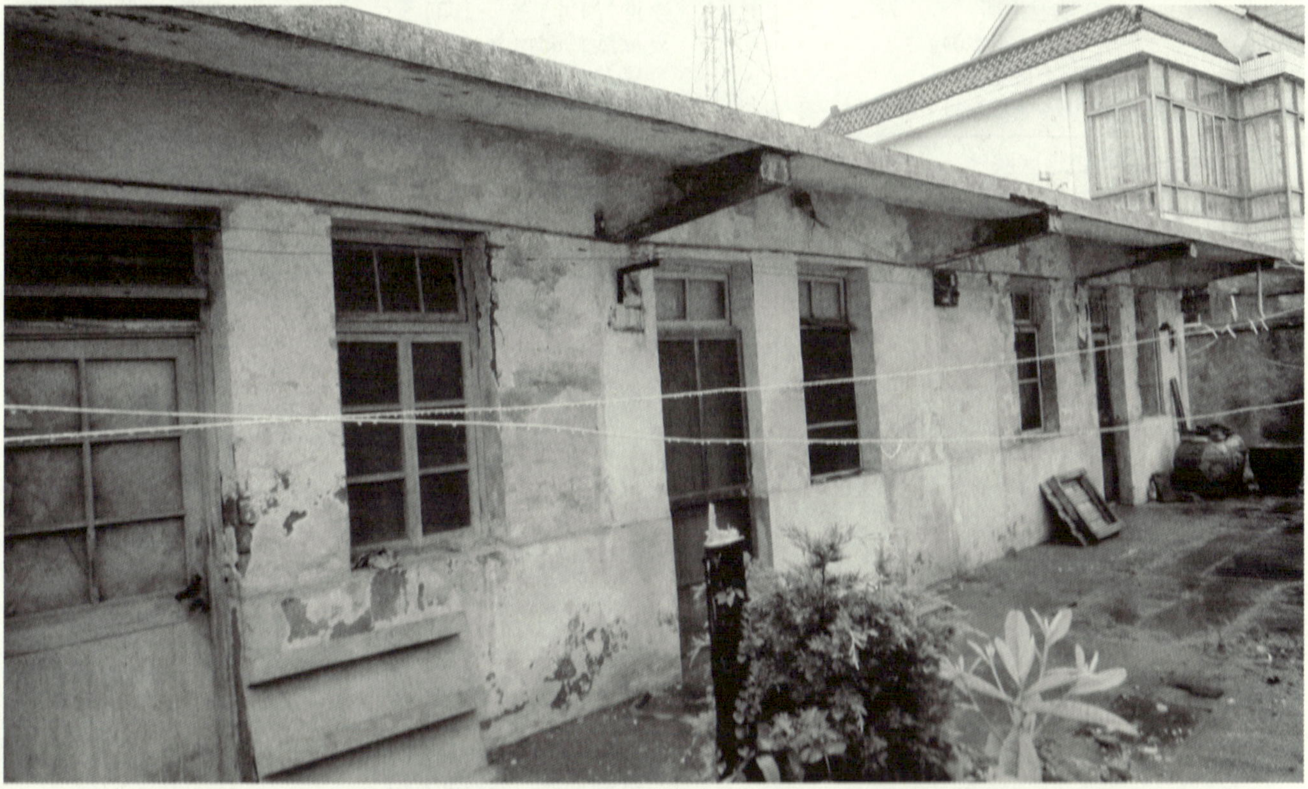

1981年7月，苴镇晓桥路医疗办公房　　（2011年7月5日县卫生志编纂办公室摄）

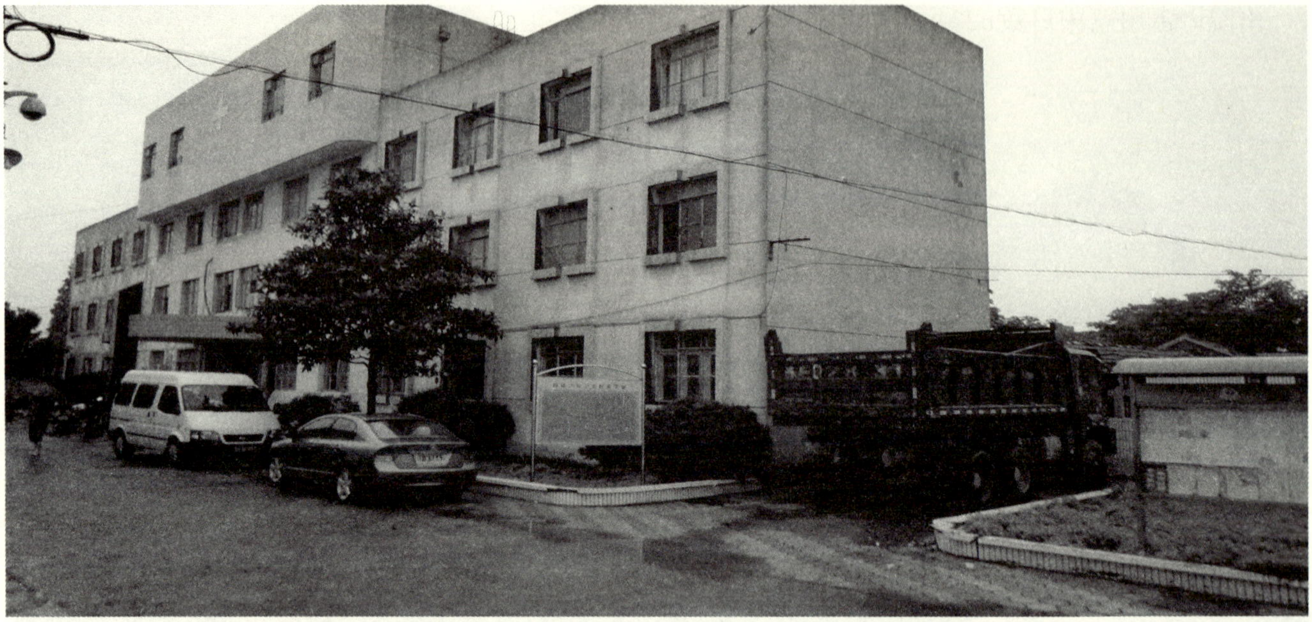

1991年7月，苴镇晓桥路11号医疗办公楼　　（2011年7月5日县卫生志编纂办公室摄）

1951～2010年苴镇中心卫生院领导人更迭

表3-75

机构名称	领导人员更迭
苴镇区卫生所 （1951.08～1958.04） 苴镇卫生所 （1958.04～1961.04） 苴镇区卫生所 （1961.04～1962.11）	所　长：姜天龙1951.08～1952　（副所长） 李富生1952　～1954　（副所长） 李世普1954　～1955 夏福然1955　～1957　（副所长） 金建农1957　～1959　（副所长） 杨其智1959　～1962.11　（副所长）
苴镇地区医院 （1962.11～1965.09） 坚镇地区医院 （1965.09～1968.04）	院　长：洪永珊1962.11～1965 夏福然1965　～1968.04
坚镇地区医院革命领导组 （1968.04～1968.06） 坚镇区卫生院革命领导组 1968.06～1975.08） 坚镇区医院革命领导组 1975.08～1979.10）	组　长：马友林1968.04～1970 朱文杰1970　～1972 陈源礼1972　～1975 钱　达1975　～1979.10 副组长：谢　甡1970　～1978.08 沈　谦1975　～1978.08 郁联俊1975　～1978.08 罗云华1976.04～1978.08
坚镇区医院 （1979.10～1981.07） 苴镇区医院 （1981.07～1987.01）	院　长：陆允家1979.10～1987.01 副院长：夏福然1965　～1968 沈　谦1978　～1984 郁联俊1978　～1979 罗云华1978　～1987.01 刘鹏银1987.01～1987.01

续表3-75

机构名称	领导人员更迭
坚镇区医院 （1979.10～1981.07） 苴镇区医院 （1981.07～1987.01） 苴镇中心卫生院 （1987.01～　　　）	院　长：陆允家 1987.01～1987.05 罗云华 1987.01～1996.07 季本如 1996.07～1997.07 汪利华 1997.07～2002.02 李生明 2002.02～2002.06　（副院长） 李生明 2002.06～2004.12 徐宗泉 2004.12～2005.09　（兼管理组长） 袁光明 2005.09～2007.01 陈湘林 2007.01～2009.01　（副院长） 袁亚东 2009.01～ 副院长：夏福然 1965　～1968 沈　谦 1978　～1984 郁联俊 1978　～1979 罗云华 1978　～1987.05 刘鹏银 1987.01～1996. 刘家捷 1987.05～1996. 季本如 1992.06～1996.07 周　华 1994.05～2003.12 汪利华 1996.12～1997.07 何永华 1996.12～1999.06 李生明 2000.11～2002.02 杨美红 2001.04～2002.06　（院长助理） 袁亚东 2004.02～2005.09　（院长助理） 杨美红 2002.06～2009.07 陈明星 2004.12～2005.09　（执行院长） 桑拥军 2004.12～2005.09　（管理成员） 袁亚东 2005.09～2009.01 朱亚红 2009.01～

南濠（袁庄）地区医院

【地址】如东县景安乡恺仁庙

【邮编】

【沿革】1951年8月，“景安区卫生所”建立，址设恺仁庙。时有赵文虎、朱慎五、徐国光、缪永三、周科术5名职工。负责全区卫生管理和医疗服务工作。

1956年4月，址迁袁家庄，更名为“袁庄卫生所”，卫生行政工作划属“双甸区卫生所”，医疗人员在袁庄卫生所工作。

1962年11月9日，更名为“袁庄地区医院”，为全民所有制单位。职工24人，卫生床位20张。

1965年9月，更名为“南濠地区医院”。

1968年4月，建立“南濠地区医院革命领导组”。

1976年12月，“南濠地区医院”撤销，并入双甸区医院。职工24人，卫生床位20张。

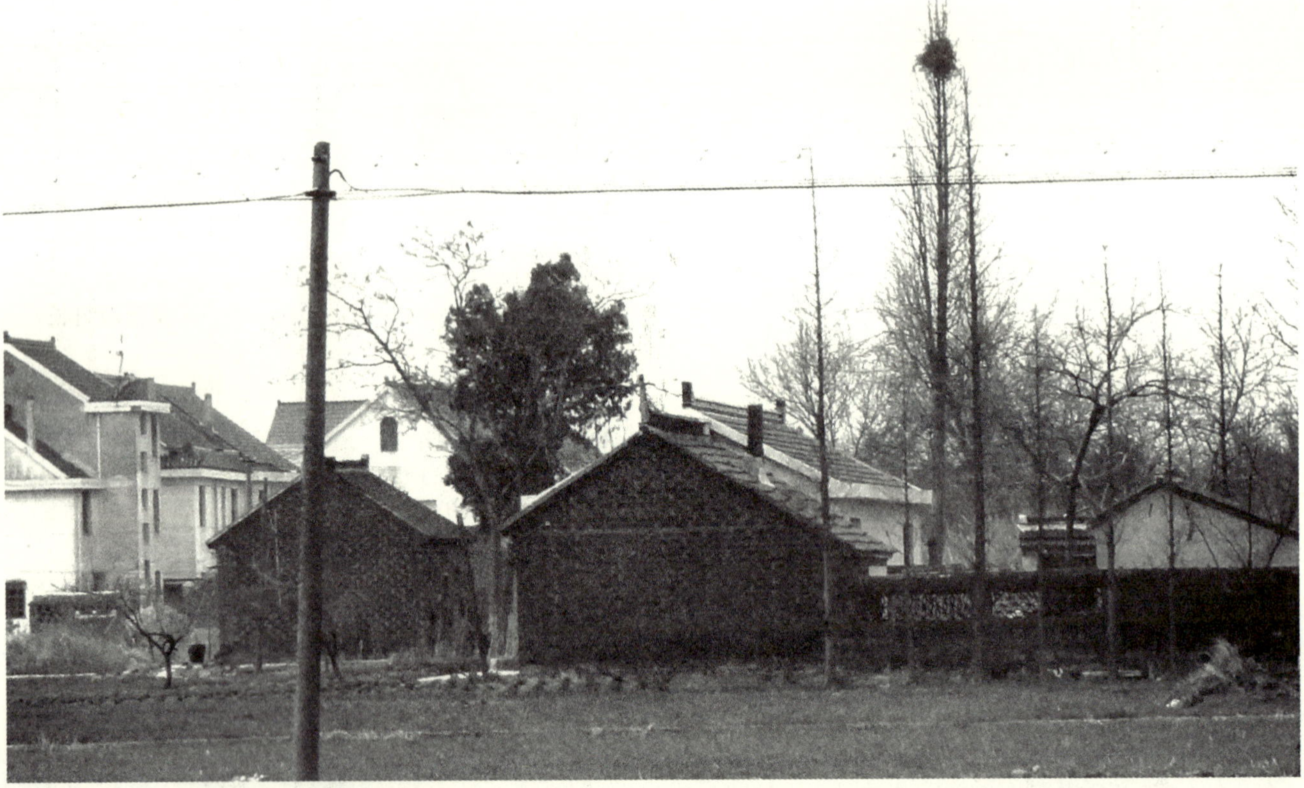

1951年8月,景安乡恺仁庙医疗办公房址　　(2011年3月10日县卫生志编纂办公室摄)

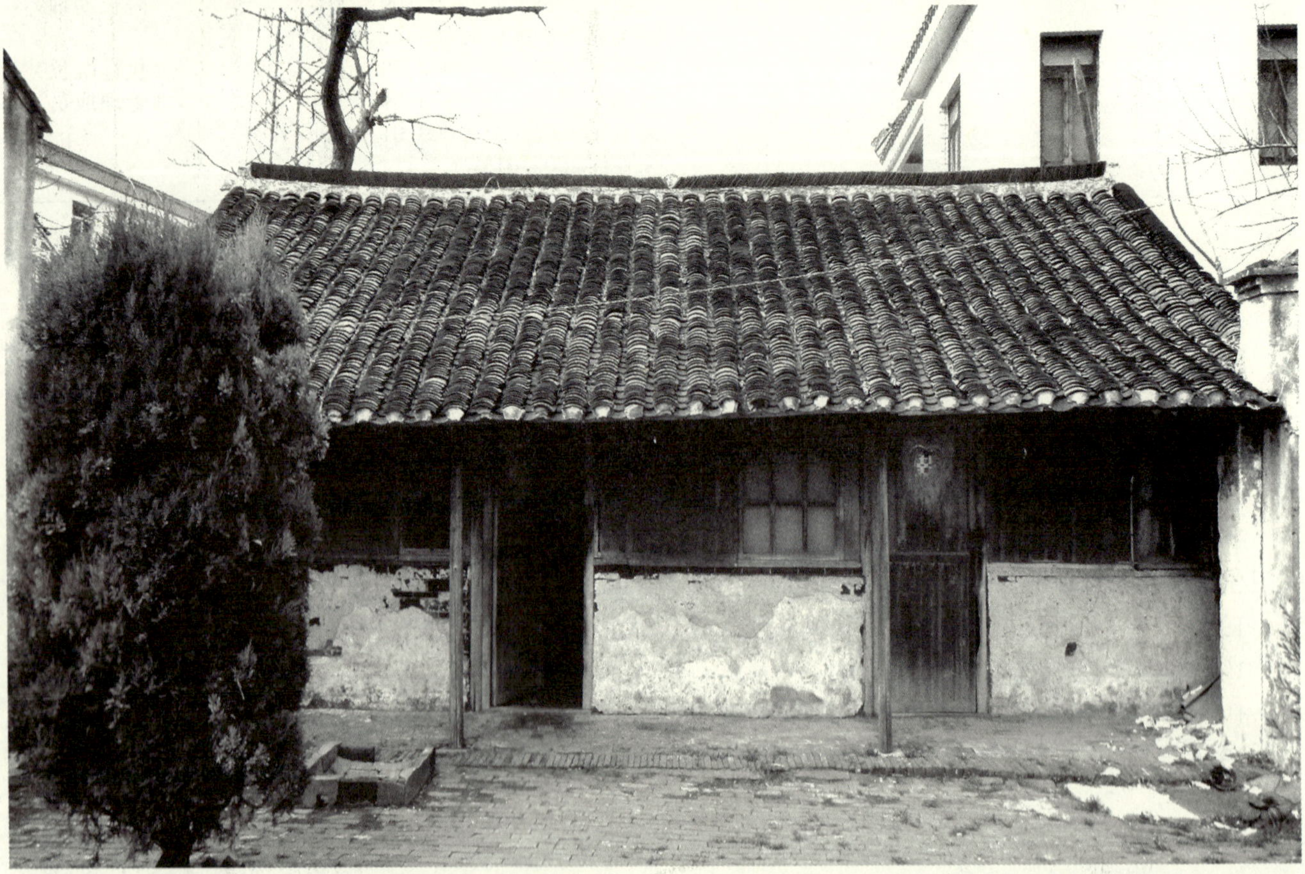

1956年4月,袁庄镇袁家庄医疗办公室　　(2011年3月9日县卫生志编纂办公室摄)

1951～1976年南澪(袁庄)地区医院领导人更迭

表3-76

机构名称	领导人员更迭
景安区卫生所 (1951.08～1956.04) 袁庄卫生所 (1956.04～1962.11)	所　长:赵文虎1951.08～1951.12　(副所长) 顾善道1961.08～1962.11 副所长:骆柳堂1951.12～1956.04 孙同政1961.08～1962.11 黄道六1961.08～1962.11
袁庄地区医院 (1962.11～1965.09) 南澪地区医院 (1965.09～1968.04)	院　长:顾善道1962.11～1963.11 仇宗尧1963.11～1968.04 副院长:孙同政1962.11～1963.09 黄道六1962.11～1968.06 吴哲清1962.11～1965.07
南澪地区医院革命领导组 (1968.04～1976.12)	组　长:仇宗尧1968.04～1970.03 骆柳堂1970.03～1976.12 副组长:周祥太1970.09～1973.07

卫海区卫生所

1952年3月,建立"卫海区卫生所"。

1956年5月,改称为"北坎区卫生所"。

1959年12月10日,"北坎区卫生所"撤销。

参见第二章第二节"卫海区卫生所"。

蒲东区卫生所

1951年8月,建立"蒲东区卫生所"。

1954年9月18日,划属如皋县,今为"如皋市白蒲中心卫生院"。

参见第二章第二节"蒲东区卫生所"。

丁埝区卫生所

1952年3月,建立"丁埝区卫生所。

1954年9月18日,划属如皋县,今为"如皋市丁埝中心卫生院"。

参见第二章第二节"丁埝区卫生所"。

如东县第二人民医院

【地址】如东县岔河镇交通西路32号

【邮编】226403

【沿革】1952年3月，“岔河区卫生所”建立，址设岔河镇西街土地庙西，时有蔡民之、于海桥、丛班侯、石泰媛、吴哲清5名职工，负责全区卫生管理和医疗服务。

1958年4月12日，改称为“岔河卫生所”。

1959年9月，更名为“岔河地区医院”，医疗为主，同时负责全区卫生行政工作。医院有平房31间（其中租凭27间）。设内科、外科、妇产科、五官科、化验室、放射科，职工24人，卫生床位30张。

1961年，住院部迁至岔洋大桥西首（现址）。

1962年11月9日，重建“岔河区卫生所”，工作人员3人（所长、防疫、妇儿保健各1人），负责全区卫生管理工作，附设在地区医院内办公。

1965年，卫生床位30张。

1968年4月，成立“岔河地区医院革命领导组” 6月22日，“岔河区卫生所”“岔河地区医院”合并为“岔河区卫生院”，医院负责全区卫生行政及医疗工作。“岔河地区医院革命领导组”改称“岔河区卫生院革命领导组”。

1975年8月22日，重建“岔河区卫生所”。“岔河区卫生院”改称“岔河区医院”，医院不再负责全区卫生行政工作。“岔河区卫生院革命领导组” 改称“岔河区医院革命领导组”。卫生床位50张。

1976年12月，医院职工81人。

1979年10月5日，撤销“岔河区医院革命领导组”，恢复“院长制”。

1985年12月，医院床位75张，职工91人（其中中级职称2人）。土地面积9436平方米，建筑面积5352平方米，固定资产42万元，净资产66万元。主要医疗设备有200毫安X光机、A型超声诊断仪、心电图机等。临床科室设有内科、外科、中医科、妇产科、五官科，医技科室设化验室、放射科、理疗科、心超室、B超室、制剂室、注射室、中药房、西药房、手术室等。

1987年1月6日，岔河区卫生所并入岔河区医院，医院负责全区卫生行政及医疗工作。1月21日，更名为“岔河医院”。

1988年7月26日，更名为“如东县第二人民医院”。

1989年5月8日，建立“岔河片卫生所”，与本院一套班子、两块牌子。5月，医院床位增至90张。

1991年6月，组建“如东县第二人民医院红十字会”。7月12日，“岔河片卫生所”改称“岔河区卫生所”，医院不再负责全区卫生行政工作。7月，“岔河镇卫生院”撤销，并入本院。11月，建立“如东县第二人民医院工会”。

1993年，医院床位增至100张。

1995年，评定为“一级甲等中心卫生院”。

1996年4月1日，岔河区卫生所并入本院，医院负责全区卫生行政及医疗工作。8月20日，建立“如东县第二人民医院卫生督导组”，负责全区卫生行政督导工作。12月，“如东县第二人民医院卫生督导组” 撤销，建立“西南片卫生督导组”（如东县第二人民医院卫生督导组）。

2000年1月，增设肿瘤科。4月26日，撤销“岔南乡卫生院”“岔北乡卫生院”，均为本院分院，分别名为“岔南分院”“岔北分院”。

2001年 9月，医院床位调至100张。“岔南分院”“岔北分院”划出，改制民营，分别更名为“岔南医院”“岔北医院”。11月11日，“西南片卫生督导组”（如东县第二人民医院卫生督导组）撤销。

2005年，评定为“二级乙等综合医院”。

2010年12月，医院开放卫生床位100张（内科30张、外科34张、妇产科22张、眼科2张、耳鼻咽喉2张、肿瘤科10张）；土地总面积14383平方米，建筑总面积8099平方米，主要建筑价值448万元；卫生设备总价值1399万元，其中医疗专业设备962万元，图书装备及其他通用设备437万元；卫生总资产3756万元，其中流动资产1909万元、固定资产1847万元、净资产1645万元。有职工164人，其中卫生专业技术人员135人（医师51人、护士54人），副高级职称9人，中级职称53人。主要医疗设备有CT机、钴60治疗机、彩色脉冲多普勒超声诊断仪等。单位建党支部、团支部、工会、妇委会，职能科室设办公室、医务科、护理部、总务科、财务科、药剂科等；临床科室设：内科、外科、妇产科、中医康复科、五官科、儿科、肿瘤科等；医技科室设影像科、检验科、病理科、功能科、内镜室、药剂科、手术室、供应室等；病区3个。是年，门诊诊疗90707人次，入院者2504人、住院者手术1085人次、出院者占用总床日数19467个。

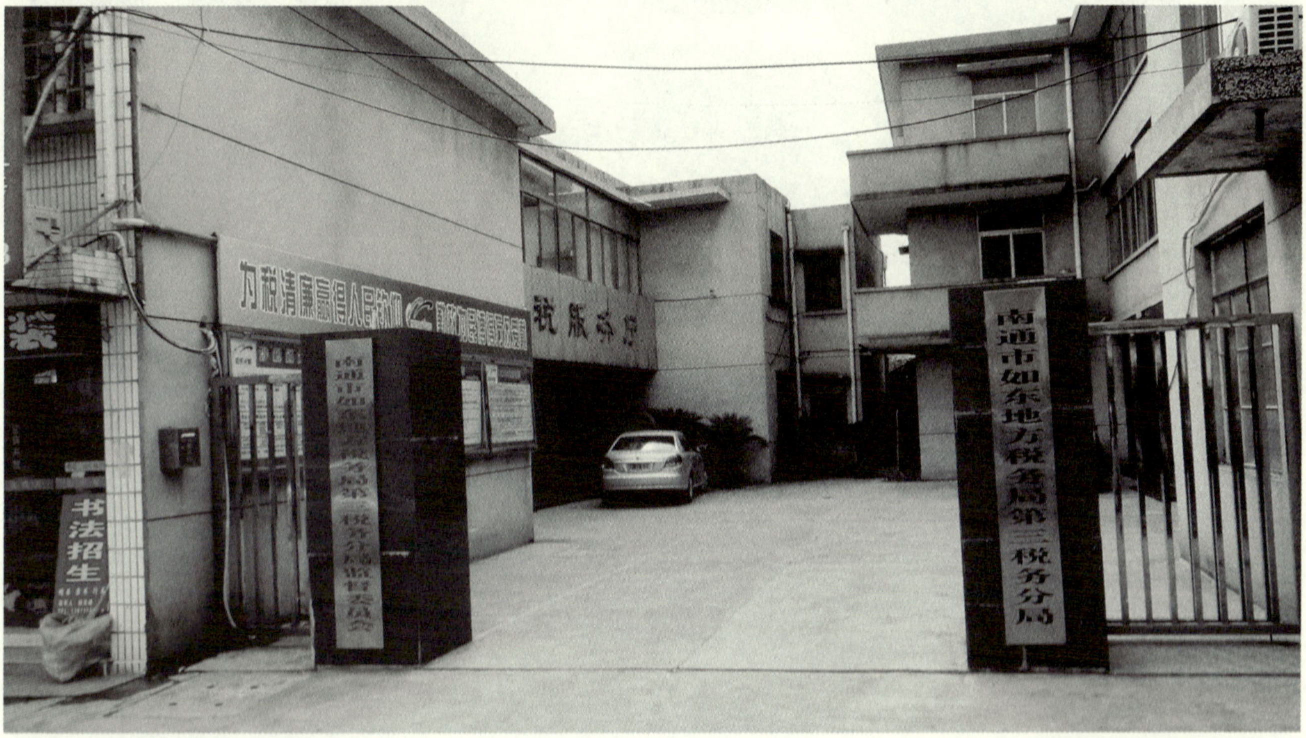

1952年3月，岔河镇西街土地庙西医疗办公房址　　（2011年7月8日县卫生志编纂办公室摄）

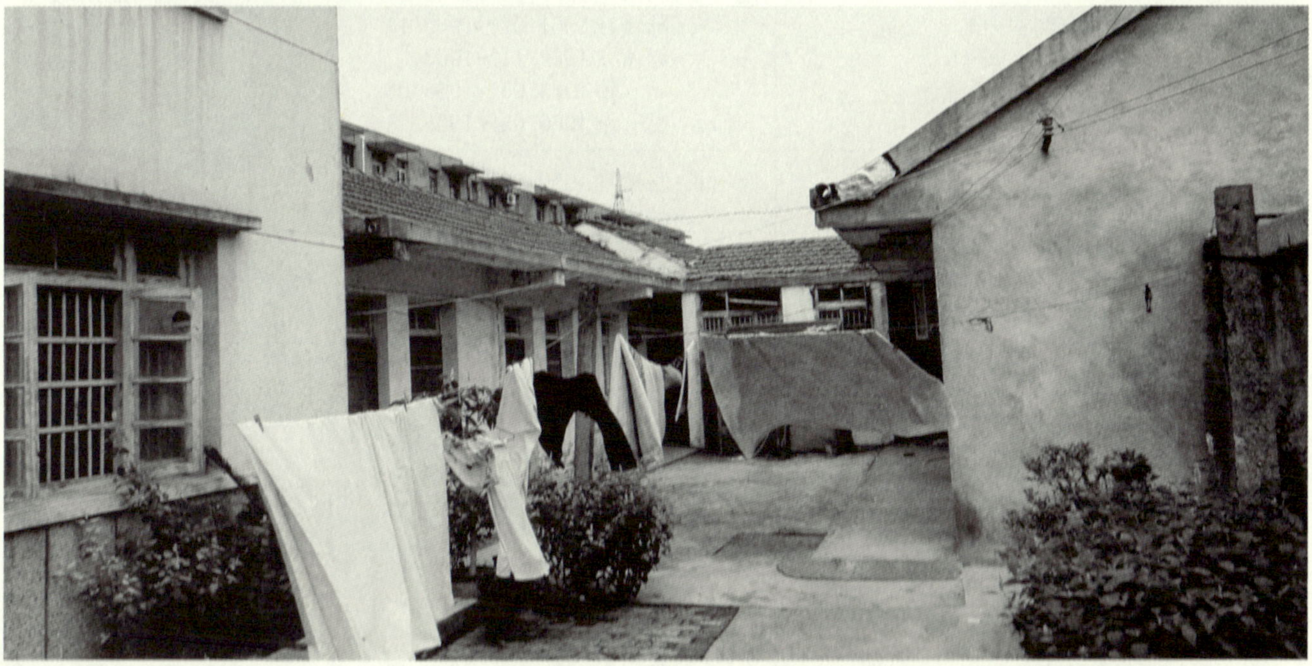

1961年，岔河镇交通西路医疗办公房　　（2011年2月24日县卫生志编纂办公室摄）

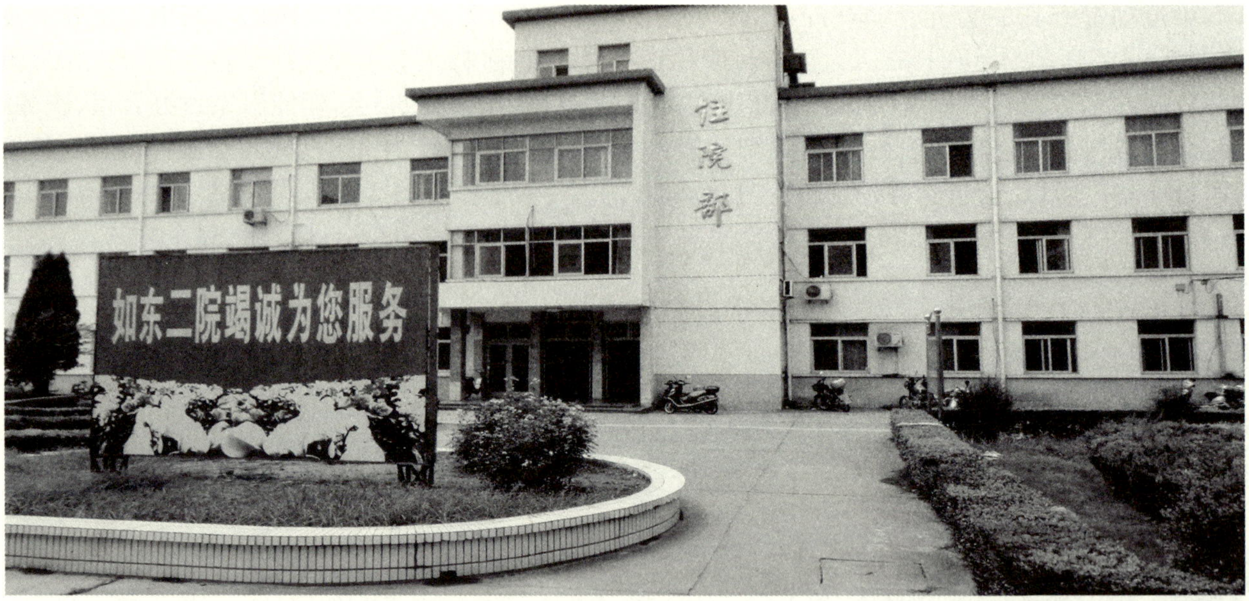

1985年12月，岔河镇交通西路32号医疗办公楼　　（2011年2月24日县卫生志编纂办公室摄）

1952～2010年如东县第二人民医院领导人更迭

表3-77

机构名称	领导人员更迭
岔河区卫生所 （1952.03～1958.04） 岔河卫生所 （1958.04～1959.09）	所　长：蔡民之1952.03～1954　（副所长） 李富生1954　～1955 李世普1955　～1956.04 徐可实1956.04～1959.09 副所长：陈宝兰1955　～1956
岔河地区医院 （1959.09　～1968.04）	院　长：骆柳堂1959.09～1961.07　（副所长） 陆济社1961　07～1962.11 赵木元1962.11～1963 耿　琳1963.05～1966.05 虞　进1966.05～1968.04
岔河地区医院 （1959.09　～1968.04）	院　长：骆柳堂1959.09～1961.07　（副所长） 陆济社1961　07～1962.11 赵木元1962.11～1963 耿　琳1963　～1966 虞　进1966　～1968.04
“岔河地区医院革命领导组” （196.048～1968.06） 岔河区卫生院革命领导组 （1968.06～1975.08） 岔河区医院革命领导组 （1975.08～1979.10）	组　长：虞　进1968.04～1970　（副组长） 徐可文1970　～1973 陈　健1973　～1975 周善培1975　～1978 李培栽1978　～1979.10 副组长：施宝英1968　～1979.10 虞　进1970　～1979.10 徐　斌1971　～1979.10 周能武1972　～1975 张　杰1973　～1979.10

续表3-77

机构名称	领导人员更迭
岔河区医院 （1979.10～1987.01） 岔河医院 （1987.01～1988.07）	院　长：李培栽1979.10～1980 迪　勇1980.09～1984.09 邱洪振1984.09～1988.07 副院长：随唯东1985.12～1988.07 黄晓平1985.12～1987.01 沈美云1986.02～1988.07
如东县第二人民医院 （1988.07～　　　）	院　长：李培栽1979.10～1980.09 迪　勇1980.09～1984.09 邱洪振1988.07～1996.07 徐湘声1996.07～1999.01 王跃成1999.01～2001.10　（挂　职） 顾海军2001.10～2003.06　（副院长） 顾海军2003.06～ 副院长：随唯东1988.07～1989.07 黄晓平1988.07～2001.01 沈美云1988.07～1999.08 许庆忠1995.08～1997.03 刘桂萍1996.04～2002.03 丁志军1997.05～2009.02 顾海军2001.04～2001.10　（院长助理） 桑九高2002.06～2003.08　（院长助理） 於　建2003.08～ 桑九高2003.08～2007.06 王锦林2009.01～

如东县第三人民医院

【地址】如东县栟茶镇亿农桥北医院巷13号

【邮编】226406

【沿革】1952年3月，“栟茶区卫生所”建立，址设栟茶镇西街。时有袁斌、曹修廉、吴镇、顾中坚、陈璞5名职工，负责全区卫生管理和医疗服务。

1953年，址迁栟茶镇北街。

1955年，址迁栟茶忆农桥北（现址）。

1956年4月26日，更名为“栟茶区医院”，医疗为主，同时负责全区卫生行政工作。时医院有平房10余间，职工24人，卫生床位20张，设内科、外科、化验室等科室。

1958年4月12日，改称为“栟茶地区医院”。

1959年，卫生床位30张。

1962年11月9日，重建“栟茶区卫生所”，附设在地区医院内办公。

1965年，卫生床位30张。

1968年4月，成立“医院革命领导组”。6月22日，与“栟茶区卫生所”合并为“栟茶区卫生院”，负责全区卫生行政及医疗工作。

1975年8月22日，重建“栟茶区卫生所”。“栟茶区卫生院”改称“栟茶区医院”，不再负责全区卫生行政工作。卫生床位50张。

1976年12月，医院职工70人。

1979年10月5日，撤销“医院革命领导组”，恢复“院长制”。

1985年12月，医院床位90张，职工89人，建筑面积8805平方米，固定资产42万元，净资产79万元。主要医疗设备有200毫安X光机，A型超声诊断仪。心电图面等。职能科室设护理部、医务科、门诊部。建党支部、工会、共青团支部。临床科室设内科、儿科、外科、妇产科、中医科、五官科。医技科室设药剂科、放射科、检验科、病理科、心超室、制剂室。

1987年1月6日，栟茶区卫生所并入栟茶区医院，医院负责全区卫生行政及医疗工作。21日，更名为“栟茶医院”。

1988年7月13日，栟茶镇卫生院并入栟茶医院，设为“第二门诊部”、“中西成药零售门市部”。增设“婚检科”。7月26日，更名为“如东县第三人民医院”。

1989年4月，栟茶镇政府将原政府用房有偿转让医院。5月8日，建立“栟茶片卫生所”，与本院一套班子、两块牌子。是年，增设“口腔科”，撤销“第二门诊部”。医院床位增至110张。

1991年，增设胃镜室。7月12日，“栟茶片卫生所”改称“栟茶区卫生所”，医院不再负责全区卫生行政工作。是年，增设“胃镜室”。

1993年，增设“信息科”。

1994年，评定为“一级甲等中心卫生院”。

1995年5月19日，“靖海乡卫生院” 撤销，为本院分院，名“靖海分院”。是年，建立“中共如东县第三人民医院总支委员会”。医院床位增至100张。

1996年4月1日，“栟茶区卫生所” 撤销，并入本院，医院负责全区卫生行政及医疗工作。8月20日，建立“如东县第三人民医院卫生督导组”，负责全区卫生行政督导工作。12月，“如东县第三人民医院卫生督导组”撤销，建立“西北片卫生督导组”(如东县第三人民医院卫生督导组)。

2000年4月26日，“浒澪镇卫生院” 撤销，为本院分院，名“浒澪分院”。4月，医院增设CT室。

2001年10月，“靖海分院”“浒澪分院”划出，改制民营，分别更名为“靖海医院”“浒澪医院”。11月11日，“西北片卫生督导组”(如东县第三人民医院卫生督导组)撤销。

2002年，增设“后勤服务中心。医院床位调为120张。

2003年，增设“预防保健科。

2004年，开设“脑外科”、“胸外科”、“泌尿外科”。

2005年，评定为“二级乙等综合医院”。

2010年12月，卫生床位120张(内科44张，外科38张、妇产科25张、眼科2张，耳鼻咽喉2张，)；土地总面积10881平方米，建筑面积9733平方米，主要建筑价值495万元；卫生设备总价值1227万元，其中医疗专业设备804万元，图书装备423万元；卫生总资产3767万元，其中流动资产2045万元、固定资产1722万元、净资产1916万元。有职工179人，其中卫生专业技术人员148人(医师58人、护士57人)，副高级职称13人，中级职称45人，主要医疗设备有CT机、500毫安X光机、彩色脉冲多普勒超声诊断仪、全自动生化分析仪等。单位建党总支部、团支部、工会、妇委会。职能科室设办公室、人事劳资科、信息科、医务科、感染管理科、科教科、政工科、护理部、设备科、财务科、总务科、保卫科、预防保健科、中医管理科等：临床科室设内科、儿科、外科、妇产科、五官科、中医科、麻醉科等；医技科室设放射科、检验科、病理科、B超室、胃镜室、心电图室、CT室、药剂科、手术室、供应室等；病区4个。拥有CT机、500毫安X光机、彩色B超等大型医疗设备。2010年门诊诊疗91206人次，入院者2796人、住院者手术956人次、出院者占用总床日数21849个。

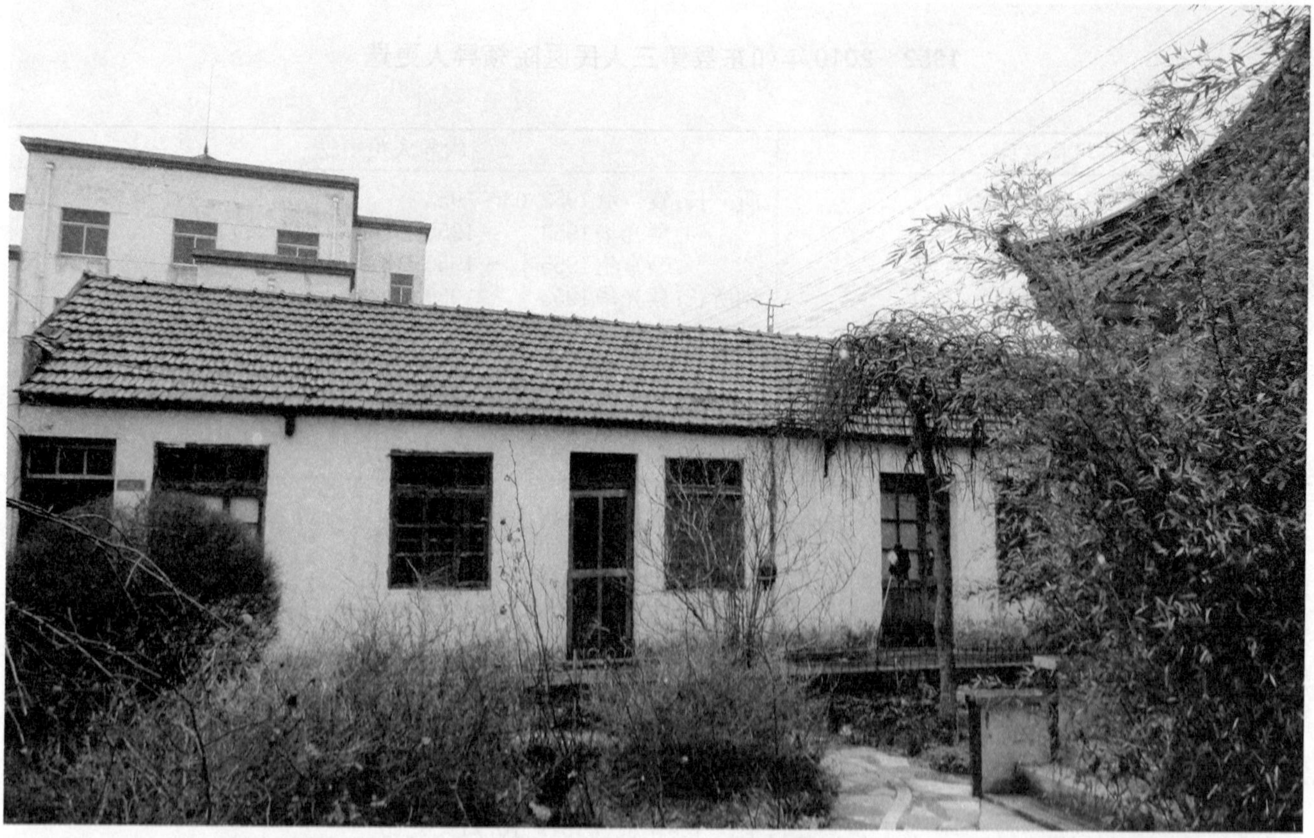

1952年3月，栟茶镇亿农桥北巷医疗办公房　　（2011年3月1日县卫生志编纂办公室摄）

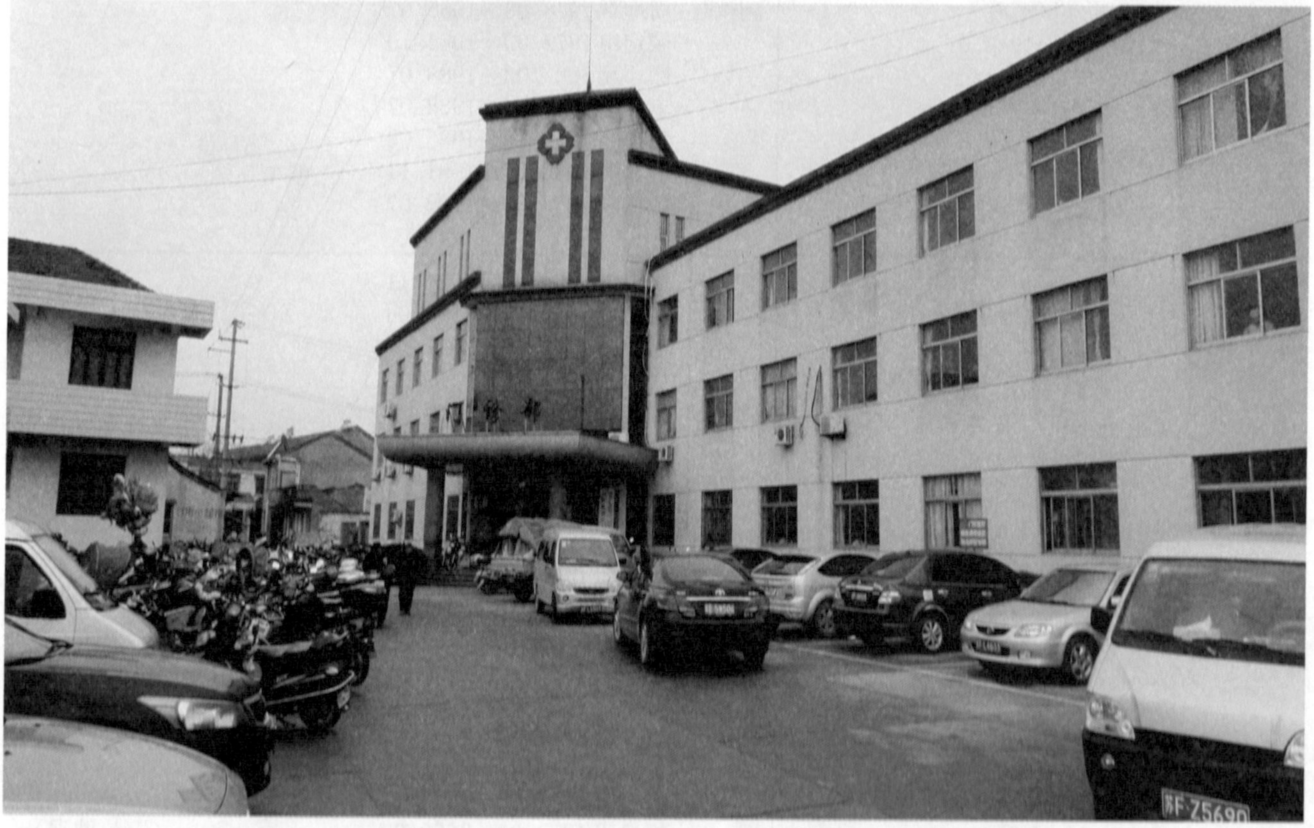

1985年12月，栟茶镇亿农桥北医院巷13号医疗办公楼。　（2011年3月1日县卫生志编纂办公室摄）

1952～2010年如东县第三人民医院领导人更迭

表3-78

机构名称	领导人员更迭
栟茶区卫生所 （1952.03～1956.04）	所　长:袁　斌1952.03～1953　（副所长） 蔡光华1953　～1955　（副所长） 李富生1955　～1956.04 副所长:蔡光华1955　～1956.04
栟茶区医院 （1956.04～1958.04） 栟茶地区医院 （1958.04～1968.04）	院　长:李世普1956.06～1968.06 副院长:咸仲实1956.04～1957.01 赵林森1956.04～1957.07 马友林1962　～1963
栟茶地区医院革命领导组 （1968.04～1968.061） 栟茶区卫生院革命领导组 （1968.06～1975.08） 栟茶区医院革命领导组 （1975.08～1979.10）	组　长:徐　斌1968.04～1970 康　靖1970　～1974 周善培1974　～1975 李世普1975　～1979.10 副组长:徐希鹏1968.04～1973 李世普1969　～1975 赵林森1970　～1978.08 朱启汉1975.07～1978.08
栟茶区医院 （1979.10～1987.01） 栟茶医院 （1987.01～1988.07）	院　长:李世普1979.10～1984.10 徐定山1984.10～1988.07 副院长:周远章1978.08～1988.07 徐定山1979.09～1984.10 徐　斌1987.03～1988.07 王友山1984.10～1988.07 孙福明1984.12～1986.03 曹显明1988.07～1991.11 戴铁生1988.07～1988.07
如东县第三人民医院 （1988.07～　　　）	院　长:徐定山1988.07～1991.11 曹显明1991.11～1998.04 王学政1998.04～2007.01 徐希平2007.01～ 副院长:赵林森1988.07～1984.10 周远章1988.07～1994.05 徐定山1988.07～1984.10 徐　斌1988.07～1991.04 王友山1988.07～1989.05 孙福明1988.07～1986.03 曹显明1988.07～1991.11 戴铁生1988.07～1998.11 王学政1989.11～1998.04 符学剑1994.05～2002.07 缪小平1995.07～1997.09　（院长助理） 徐　静1996.04～2002.03 缪小平1997.09～1999.01 徐希平1999.01～2000.03　（院长助理）

续表3-78

机构名称	领导人员更迭
如东县第三人民医院 （1988.07～　　　）	副院长：吴侦明2001.11～2002.06　（院长助理） 杨春生2001.11～2002.03　（院长助理） 徐希平2002.06～2007.01 吴侦明2002.06～2007.01 宫卫东2003.03～2004.06　（院长助理） 缪兆林2003.03～2004.07　（院长助理） 宫卫东2004.06～2009.07 缪兆林2004.07～ 杨春生2007.01～2009.02 顾春华2009.01～2010.12　（院长助理） 顾春华2010.12～ 康承佑2010.12～　（院长助理） 协理员：孙福明1985.12～1986.03 王友山1989.05～1991.07 周远章1994.05～1999.08 戴铁生1998.11～2001.06 符学剑2002.07～ 王学政2007.04～

丰利医院

【地址】如东县丰利镇北花园

【邮编】226408

【沿革】1956年1月，“丰利区卫生所”建立，址设丰利镇将军巷。时有姜天龙等6名职工，负责全区卫生管理和医疗服务。

1958年4月12日，改称为“丰利卫生所”。12月，改称为“丰利区卫生所”。

1961年1月10日，更名为“丰利地区医院”，医疗为主，同时负责全区卫生行政工作。时，医院租用房屋22间，卫生床位20张，职工22人，医院设内科、外科、妇产科、化验室、中药房等科室。

1962年11月9日，重建“丰利区卫生所”，工作人员3人（所长、防疫、妇儿保健各1人），负责全区卫生管理工作，附设在地区医院内办公。

1965年，卫生床位30张。

1967年，址迁丰利镇宫家花园。

1968年4月，成立“丰利地区医院革命领导组”。6月22日，与“丰利区卫生所”合并为“丰利区卫生院”，负责全区卫生行政工作。“丰利地区医院革命领导组” 改称“丰利区卫生院革命领导组”。

1975年8月22日，重建“丰利区卫生所”。“丰利区卫生院”改称“丰利区医院”，不再负责全区卫生行政工作。“丰利区卫生院革命领导组” 改称“丰利区医院革命领导组”。卫生床位50张。

1976年，医院职工47人。

1979年10月5日，撤销“丰利区医院革命领导组”，恢复“院长制”。

1985年12月，医院土地面积6680平方米，建筑面积3430平方米，固定资产33万元，净资产44万元，床位63张，职工83人。主要医疗设备有200毫安X光机、A型超声波诊断仪、心电图机等。医院职能科室设门诊部、住院部、后勤部，建有新一届工会、党团支部，临床科室设内科、外科、妇产科、儿科、中医科、五官科、皮肤科、针灸推拿科、肛肠科。医技科室设化验室、药房、放射科、心电图室。

1987年1月6日，“丰利区卫生所”撤销，并入丰利区医院，医院负责全区卫生行政及医疗工作。是月21日，“丰利区医院”更名为“丰利医院”。是年，开设“B超室”。

1989年 1月26日，“丰利镇卫生院”撤销，并入本院。5月8日，建立“丰利片卫生所”，与本院一套班子两块牌子。

1990年，医院召开首届“职代会”。

1991年2月，组建“如东县红十字丰利医院红十字分会”。7月12日，“丰利片卫生所”改称“丰利区卫生所”。医院不再负责全区卫生行政工作。

1992年11月，组建新一届职代会。

1993年，评定为“一级甲等中心卫生院”。

1995年5月19日，“丰西乡卫生院”“五义乡卫生院”撤销，为本院分院，分别名为“丰西分院”“五义分院”。

1996年4月1日，丰利区卫生所并入本院，医院负责全区卫生行政及医疗工作。8月20日，建立“丰利医院卫生督导组”，负责全区卫生行政督导工作。12月，撤销“丰利医院卫生督导组”，建立“北片卫生督导组”(丰利医院卫生督导组)。

2001年10月，“丰西分院”“五义分院”划出，改制民营，分别更名为“丰西医院”“五义医院”。11月11日，“北片卫生督导组”(丰利医院卫生督导组)撤销。

2003年，医院购置CT机、彩超，建立相应科室。

2004年，医院新置电子胃镜，设室启用。

2005年，医院增设医务科、医技科、药剂科、护理部、急诊科、虹桥诊所、丰利大药房。医技科室增设检验科、病理科、药剂科、专家门诊室。病房设大外科病区、大内科病区。

2006年，迁现址。开放卫生床位70张。

2007年3月21日，“洋口农场卫生所”撤销，并入本院。

2010年12月，医院开放卫生床位70张(内科30张、外科20张、妇产科10张，口腔科5张)；土地总面积14163平方米，建筑总面积12000平方米，主要建筑价值1142万元；卫生设备总价值2468万元，其中医疗专业设1840万元，图书装备及其他通用设备628万元；卫生总资产4278万元，其中流动资产618万元、固定资产3610万元、净资产1605万元。有职工155人，其中卫生专业技术人员121人(医师42人、护士37人)，副高级职称7人，中级职称38人，主要大型医疗设备有，CT机、500毫安X光机、彩色脉冲多普勒超声诊断仪、B型超声诊断仪。医院职能科室设办公室、医务科、护理部、感染管理科、财务科、总务科等；临床科室设内科、外科、妇产科、皮肤科、五官科、医技科、急诊科等；医技科室设：放射科、检验科、病理科、药剂科(丰利大药房)、手术室、供应室等；病房设大外科病区、大内科病区。2010年门诊诊疗86650人次，入院者2363人、住院者手术434人次、出院者占用总床日数19653个。

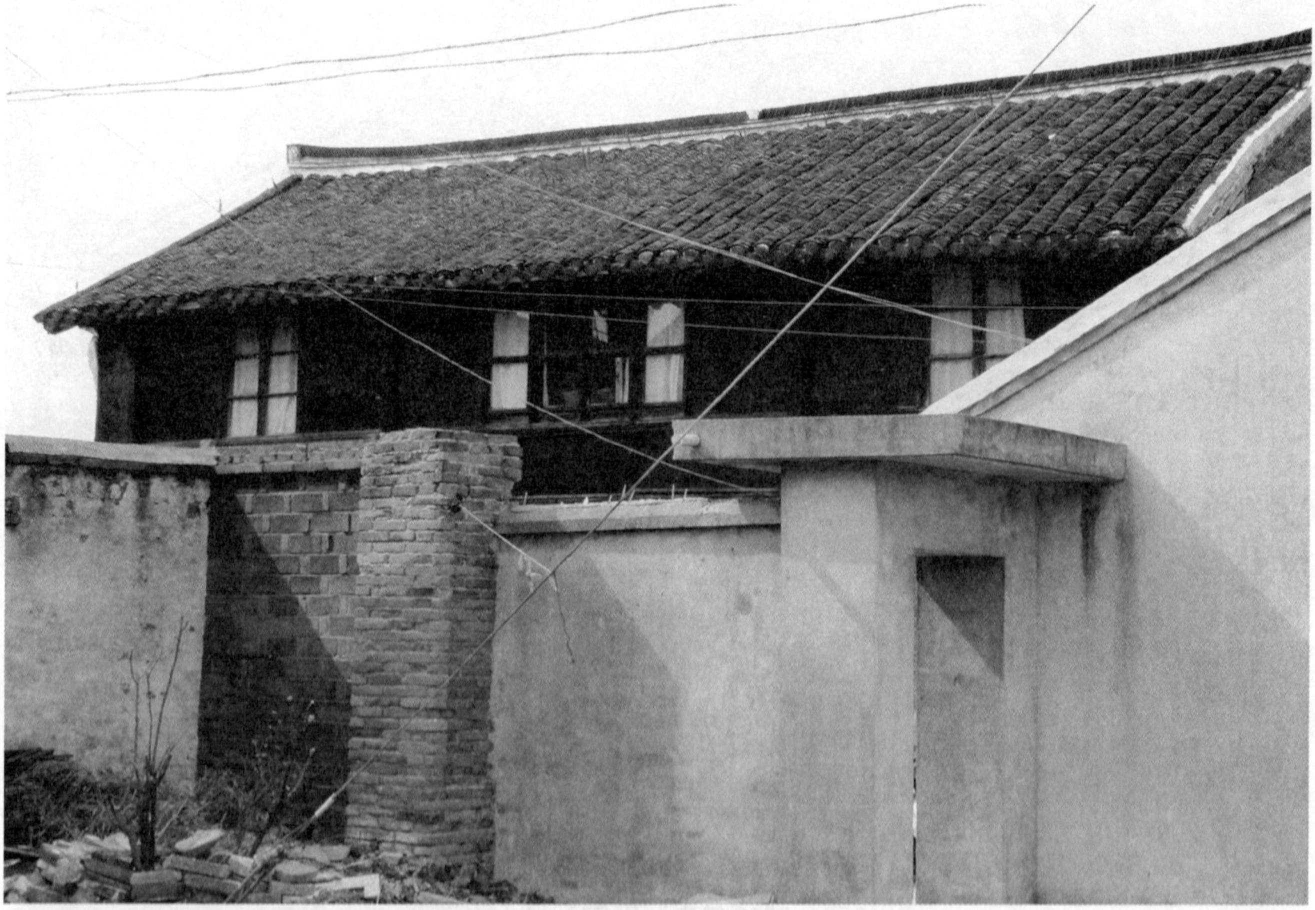

1956年1月，丰利镇将军巷医疗办公房 （2011年3月8日县卫生志编纂办公室摄）

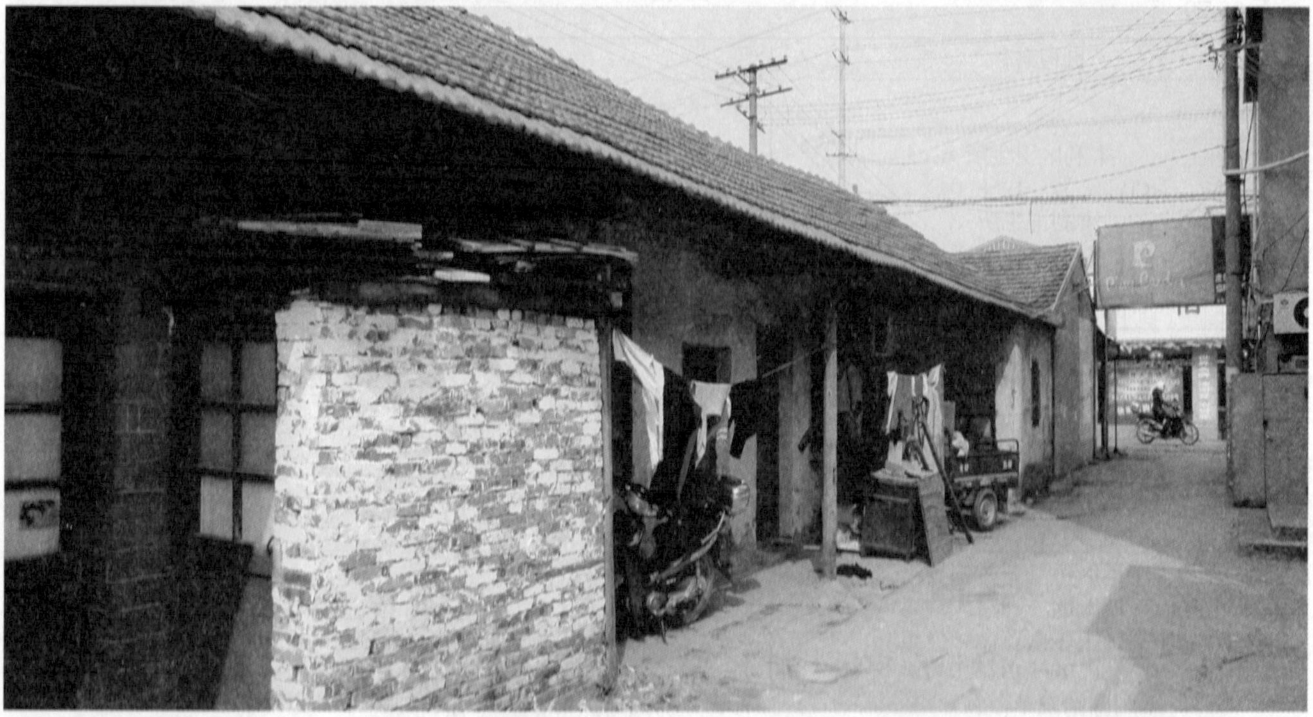

1967年12月，丰利镇宫家花园医疗办公房 （2011年3月8日县卫生志编纂办公室摄）

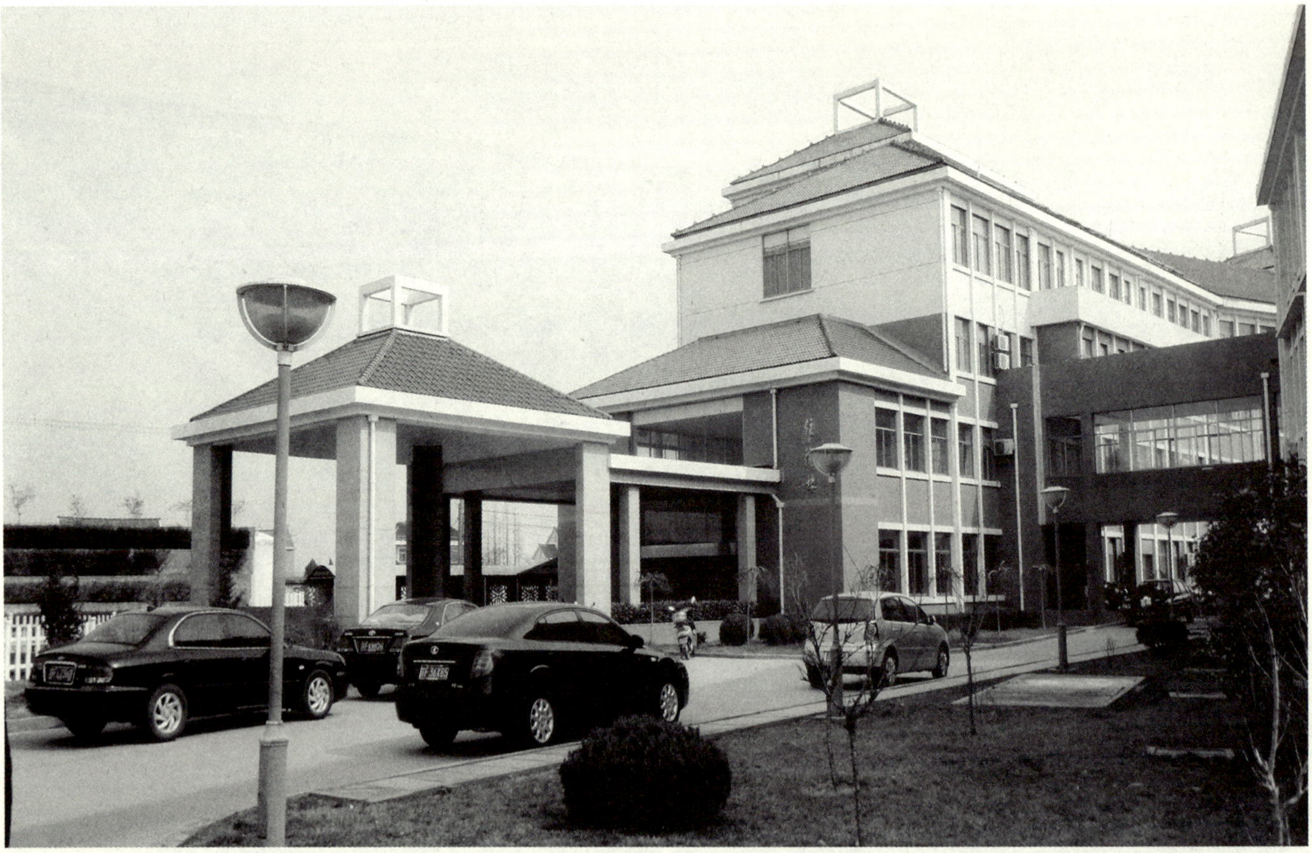

2006年12月,丰利镇花园桥新区医疗办公楼　　(2011年3月8日县卫生志编纂办公室摄)

1956～2010年丰利医院领导人更迭

表3-79

机构名称	领导人员更迭
丰利区卫生所 (1956.01～1958.04) 丰利卫生所 (1958.04～1961.01)	所　长:徐守赴1956.01～1956.04 郁联俊1956.04～1957 江恒茂1957　～1958　(副所长) 谢　牲1958　～1960 吴哲清1960　～1961.01　(副所长) 副所长:姜天龙1956.01～1956.03
丰利地区医院 (1961.01～1968.04)	院　长:吴哲清1961.01～1962.11　(副院长) 陆济社1962.11～1963 王玉材1963　～1968.04　(副院长) 副院长:王玉材1961.01～1963 孙同政1966　～1968.04
丰利地区医院革命领导组 (1968.04～1968.06) 丰利区卫生院革命领导组 (1968.06～1975.08) 丰利区医院革命领导组 (1975.08～1979.10)	组　长:郁联俊1968.06～1969　(副组长) 徐清藩1969　～1975 陈　健1975　～1978 副组长:郁联俊1969　～1975 马友林1970　～1975

续表3-79

机构名称	领导人员更迭
丰利地区医院革命领导组（1968.04～1968.06） 丰利区卫生院革命领导组（1968.06～1975.08） 丰利区医院革命领导组（1975.08～1979.10）	副组长：徐清藩1975　～1979.10 仇宗尧1972　～1974 昝衡芳1973　～1974 吴　筠1974　～1976 赵木元1975　～1977 朱启汉1977.08～1977.11
丰利区医院（1979.10～1987.01）	院　长：吴维礼1979.10～1984.12 朱志祥1984.12～1987.01 副院长：徐清藩1979.10～1980 仰健雄1981.　～1985.12 朱志祥1984.12～1984 张祖乐1985.12～1987.01
丰利医院（1987.01～　　）	院　长：朱志祥1987.01～1998.11 周啸峰1998.11～2007.01 吴侦明2007.01～ 副院长：张祖乐1987.01～1995. 张家祥1987.01～2001.01 周啸峰1995.04～1998.11 周贤桂1991.11～2000.07 陈湘林1997.09～2007.01 于丛葛1999.05～1999.08（院长助理） 秦定阳2002.06～ 陆亚平2005.10～2007.05 沙美芳2009.01～

双甸镇中心卫生院

【地址】如东县双甸镇江海路170号

【邮编】226404

【沿革】1956年3月16日，“双甸区卫生所”建立，址设双甸镇西街，时有夏福然、傅国森、张国英、吴盈、于海桥5名工作人员，负责全区卫生管理和医疗服务。4月，“景安区卫生所”卫生行政工作划属。

1958年4月12日，改称为“双甸卫生所”。

1961年4月，改称为“双甸区卫生所”。

1962年11月9日，改称为“双甸地区医院”。医院设内科、外科、妇产科、化验室等科室，职工21人名，卫生床位20张。重建“双甸区卫生所”，时有所长、防疫、妇儿保健各1人，负责全区卫生行政工作，附设在地区医院内办公。

1965年，卫生床位30张。

1968年4月，成立“双甸地区医院革命领导组”。6月22日，与“双甸区卫生所”合并为“双甸区卫生院”，负责全与区卫生行政及医疗工作。“双甸地区医院革命领导组” 改称“双甸区卫生院革命领导组”。

1973年，址迁双甸镇江海路 400号。

1975年8月22日，重建“双甸区卫生所”。“双甸区卫生院”改称“双甸区医院”，医院不再负责全区卫生行政工作。“双甸区卫生院革命领导组” 改称“双甸区医院革命领导组”。

1976年12月，南陵地区医院并入。是年卫生床位50张、医院职工50人。

1979年10月5日，撤销“双甸区医院革命领导组”，恢复“院长制”。

1985年12月，医院床位60张，职工63人，固定资产18万元，净资产25万元。主要医疗设备有200毫安X光机、A型超声诊断仪、心电图机等。职能科室设医务科、护理部、药械科，建有工会。临床科室设内科、外科、妇产科、中医科、五官科、针灸推拿科，专科科室设骨科、口腔科。医技科室设放射科、检验科、手术室、B超室、胃镜室、心电图室。

1987年1月6日，双甸区卫生所并入双甸区医院，医院负责全区卫生行政及医疗工作。1月21日，“双甸区医院”更名为“双甸中心卫生院”。

1989年5月8日，建立“双甸片卫生所”，与双甸中心卫生院一套班子、两块牌子。

1991年7月12日，“片卫生所”改称“区卫生所”，医院不再负责全区卫生行政工作。

1996年4月1日，双甸区卫生所并入双甸中心卫生院，医院负责全区卫生行政及医疗工作。8月20日，建立“双甸中心卫生院督导组”，负责全区卫生行政督导工作。9月28日，“双甸中心卫生院”“双甸镇卫生院”合并为“双甸镇中心卫生院”。“双甸中心卫生院督导组” 改称“双甸镇中心卫生院督导组”。增设“肛肠科”“病理科”“彩超室”“碎石室”。专科科室设“疼痛科”“糖尿病专科”“心血管专科”。址设双甸镇江海路170号。开放卫生床位70张。12月，撤销“双甸镇中心卫生院卫生督导组”。

1999年8月，新门诊楼落成。11月，原门诊楼等房产与县交通警察大队房产估价调换。

2000年4月26日，“双南乡卫生院”“石甸镇卫生院”撤销，为本院分院，分别名为“双南分院”“石甸分院”。

2001年10月，“双南分院”“石甸分院”划出，改制民营。

2004年3月，CT机调试成功，彩色B超机启用。是年，评定为“一级甲等中心卫生院”。

2010年12月， 医院开放卫生床位70张（内科30张、外科20张、妇产科20张）；土地总面积12061平方米，建筑总面积6503平方米，主要建筑价值158万元；卫生设备总价值887万元，其中医疗专业设备608万元，图书装备及其他通用设备279万元；卫生总资产2033万元，其中流动资产988万元、固定资产1045万元、净资产563万元。有职工92人，其中卫生专业技术人员78人（医师35人、护士16人），副高级职称1人，中级职称30人。主要医疗设备有CT机、500毫安X光机、遥控胃肠机、彩色B型超声诊断仪、全自动升化分析仪等。医院职能科室设办公室、医务科、医技科、护理部、财务科、总务科等；临床科室设：内科、儿科、外科、妇产科、五官科、中医科、麻醉科等；放射科、CT室、检验科、B超室、心电图室、药剂科、手术室、供应室等；病区1个。2010年门诊诊疗41836人次，入院者1287人、住院者手术411人次、出院者占用总床日数9948个。

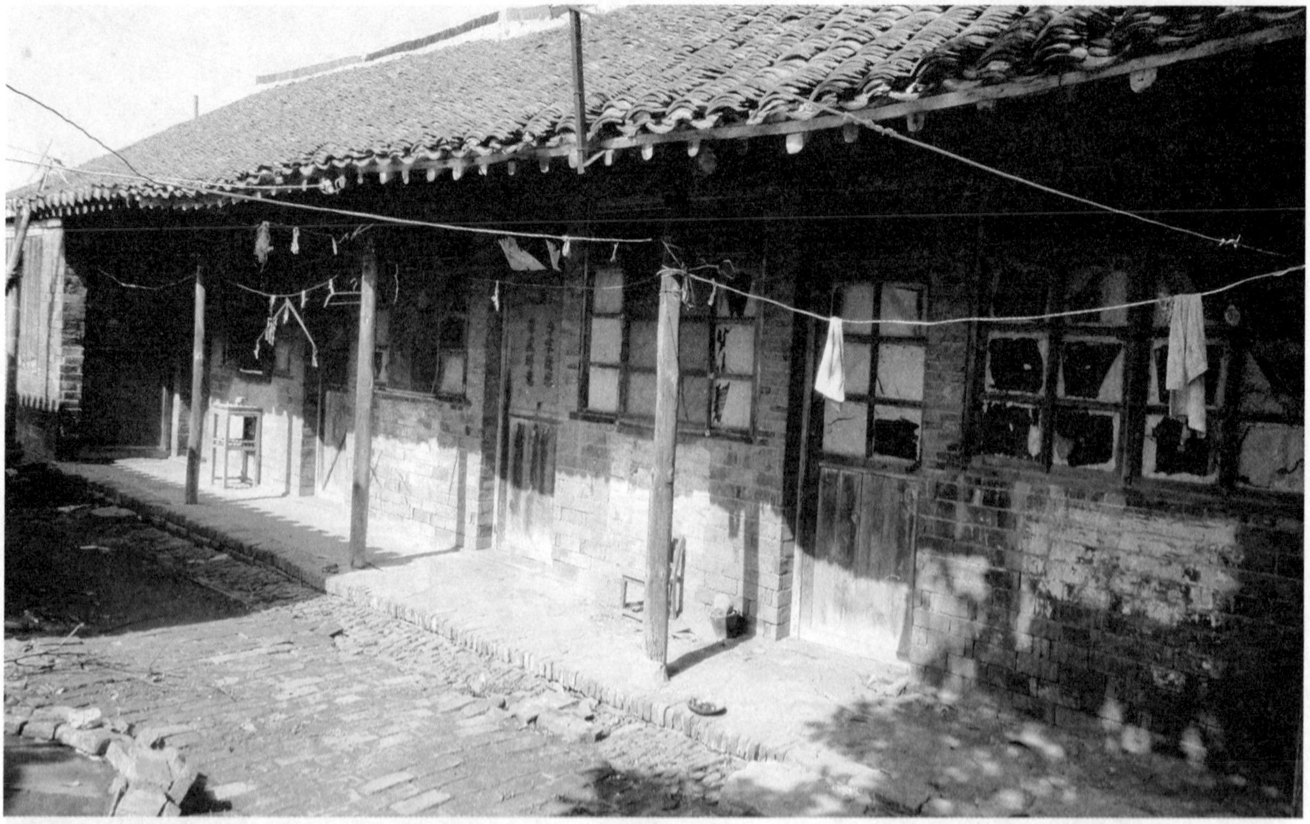

1956年3月,双向镇西街医疗办公室 (2011年2月22日县卫生志编纂办公室摄)

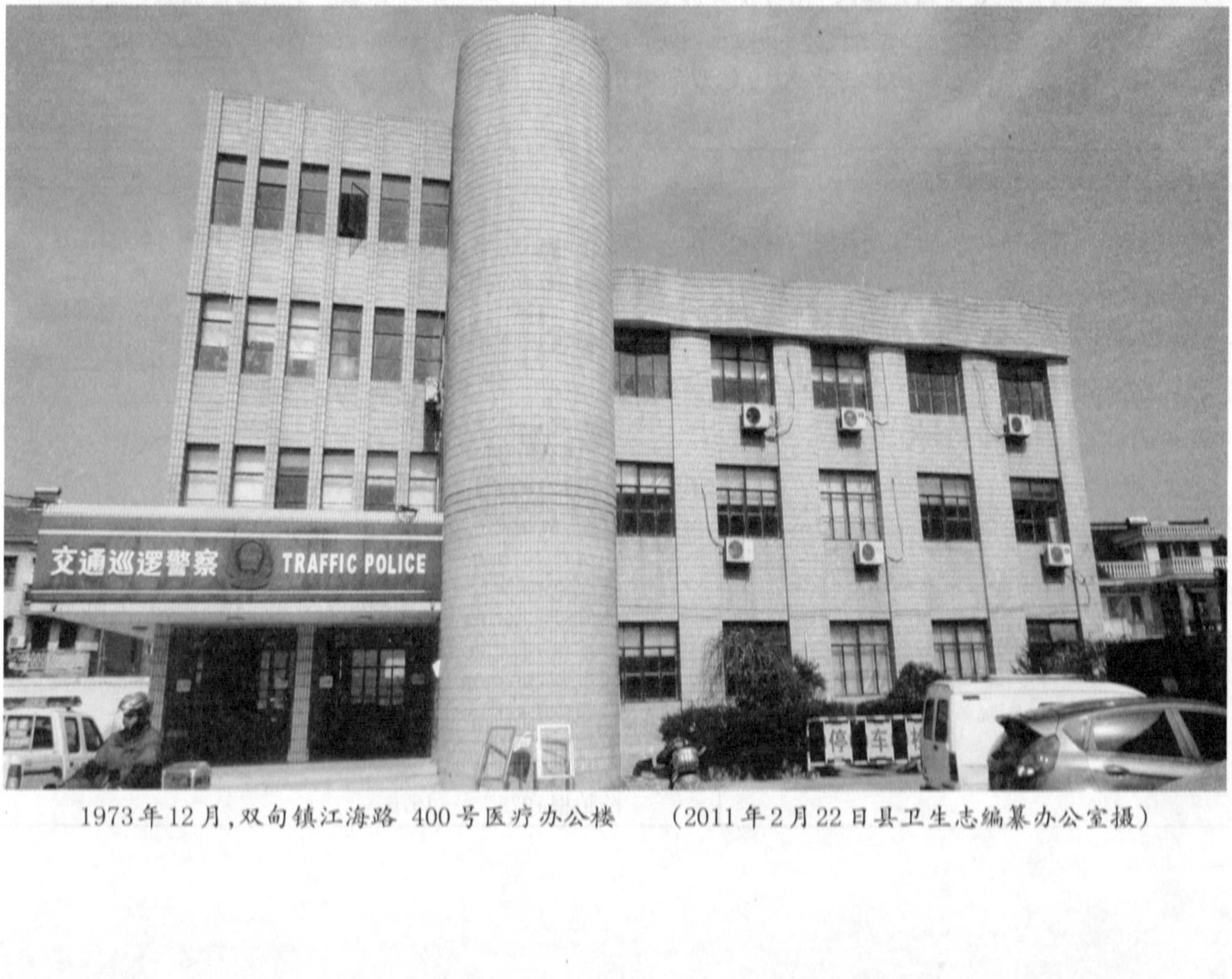

1973年12月,双向镇江海路 400号医疗办公楼 (2011年2月22日县卫生志编纂办公室摄)

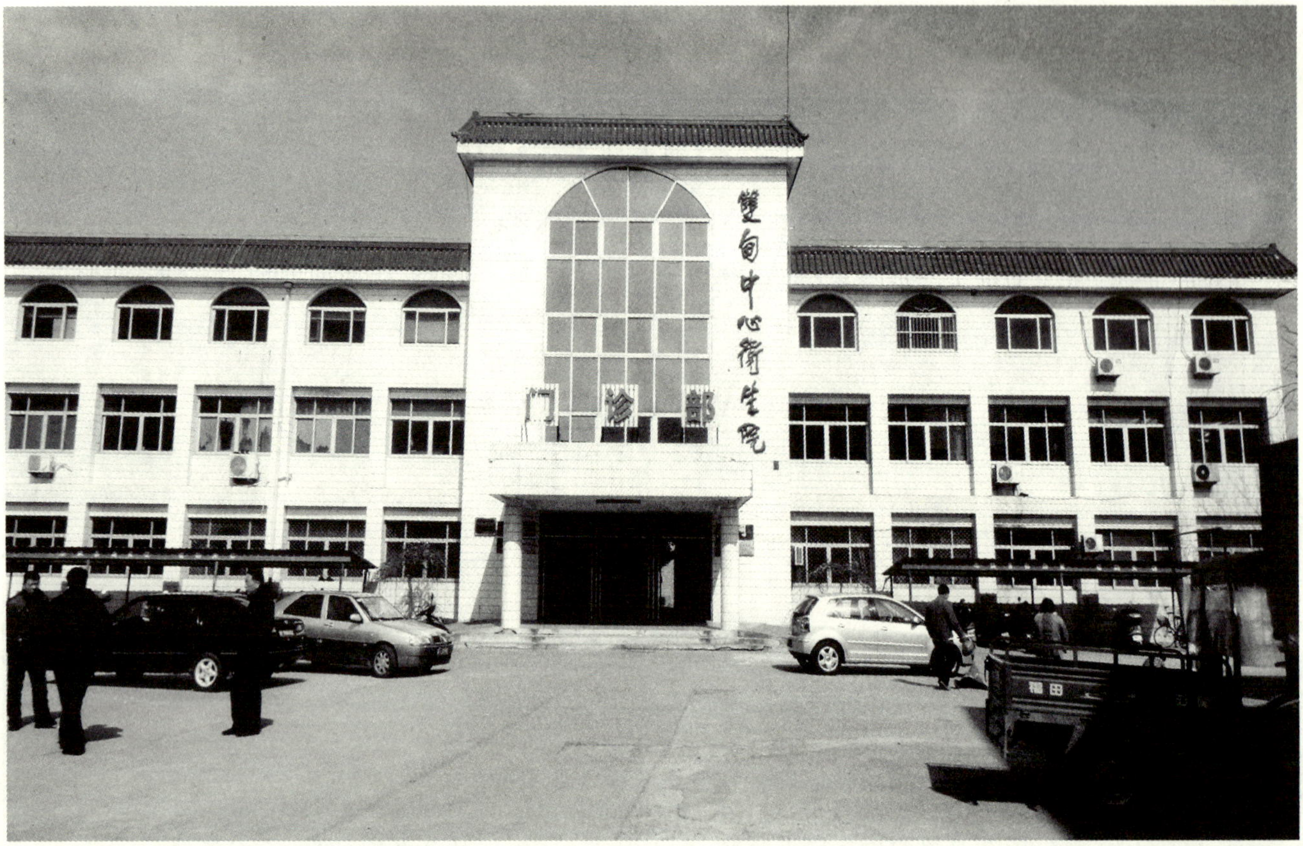

1996年12月，双甸镇江海路170号医疗办公楼　　(2011年2月22日县卫生志编纂办公室摄)

1956～2010年双甸镇中心卫生院领导人更迭

表3-80

机构名称	领导人员更迭
双甸区卫生所 (1956.03～1958.04) 双甸卫生所 (1958.04～1961.04) 双甸区卫生所 (1961.04～1962.11)	所　长：夏福然1956.03～1957.09　(副所长) 骆柳堂1957.09～1959　(副所长) 周祥太1959　～1961　(副所长) 顾福龙1961　～1962.11　(副所长)
双甸地区医院 (1962.11～1968.06)	院　长：顾福龙1962.11～1965 谢　甠1965　～1968.06 副院长：沙洪勋1966　～1968.06
双甸地区医院革命领导组 (1968.04～1968.04) 双甸区卫生院革命领导组 (1968.06～1979.春) 双甸区医院革命领导组 (1979.春～1979.10)	组　长：骆柳堂1968.04～1970.04 邓树声1970.04～1975 陆允家1975　～1978.08 骆柳堂1978.08～1979 06　(负责人) 夏福然1979.06～1979.10 副组长：沙洪勋1968.06～1969　(第一副组长) 戴铁生1968　～1970 石祥银1971　～1976 王友山1974　～1979.10 陈柏根1975　～1976

续表3-80

机构名称	领导人员更迭
双甸区医院 （1979.10～1987.01） 双甸中心卫生院 （1987.01～1996.10）	院　　长：夏福然 1979.10～1981.12 吴哲清 1981.12～1984.12 杨太峰 1984.12～1986.02　（副院长） 李伯龙 1986.02～1988.07　（副院长） 徐湘声 1988.06～1995.12 周泉林 1995.12～1996.10 副 院 长：顾善道 1979.10～1984 王友山 1979.10～1980 李伯龙 1988.07～1993.06 周泉林 1987.01～1988.11　（所长级） 周邦全 1987.08～1988.07 葛如才 1988.11～1990.04 张贵陈 1993.06～1994.12 潘建华 1994.05～1996.10 陈志谷 1996.10～1996.10
双甸镇中心卫生院 （1996.10～　　）	院　　长：周泉林 1996.10～1997.05 徐爱民 1997.05～2001.08 郑　骏 2001.08～2002.03 杨春生 2002.03～2004.07　（代院长） 杨春生 2004.07～2007.01 张　平 2007.01～　（副院长） 副 院 长：潘建华 1996.10～2009.07 陈志谷 1996.10～1997.05 徐爱民 1996.10～1997.05　（院长助理） 郑　骏 1996.10～1997.05　（院长助理） 张　平 1996.10～1998.06　（院长助理） 郑　骏 1997.05～2001.08 张　平 1998.06～2007.01 李　勇 2004.09～2006.12　（院长助理） 李　勇 2006.12～ 戴哲明 2009.01～

兵房中心卫生院

【地址】如东县兵房镇健康路61号

【邮编】226412

【沿革】1956年4月26日，建立“掘东区卫生所”，址设新民乡。时有工作人员3人，负责镇东乡、镇西乡、强丰乡、新中乡、徐征乡、利民乡、新民乡、新丰乡、王荃乡、大同乡、新生乡、新余乡、华丰乡13个乡的卫生行政和医疗服务工作。

1957年9月，址设徐征乡，负责附中乡、北坎乡、南坎乡、豫北乡、镇东乡、新中乡、新生乡、徐征乡、新民乡、华丰乡、王荃乡11个乡的卫生工作。

1958年4月12日，更名为“掘东卫生所”。12月，更名为“兵房卫生所”。址设兵房镇团结巷3号。

1961年4月，又更名为“掘东卫生所”。

1975年3月25日，改称为“掘东区卫生院”，址设兵房镇健康路，为全民所有制单位，医疗为主，同时负责全区卫生行政工作。时，医院设内科、外科、妇产科。职工50人，卫生床位50张。8月22日，重建“掘东区卫生所”“掘东区卫生院”改称“掘东区医院”，不再负责全区卫生行政工作。

1983年7月，与“兵房人民公社卫生院”合并为“兵房中心卫生院”。址设兵房镇西首。

1985年12月，医院床位70张，职工108人，土地面积9370平方米，建筑面积2660平方米（平房180间），固定资产38万元，净资产63万元。主要医疗设备有200毫安X光机、A型超声波诊断仪、心电图机等。职能科室设门诊部、住院部、护理部。临床科室设有内科、外科、妇产科、中医科、五官科、皮肤科、理疗科、眼科、妇儿防保等科，医技科室设放射科、心超室、化验室、中西药房等，能开展区级医院要求开展的项目。

1987年1月6日，“掘东区卫生所” 撤销，并入本院，医院负责全区卫生行政及医疗工作。

1989年5月8日，建立“掘东片卫生所”，与本院一套班子两块牌子。

1990年，增设“传染科”。建“医用服装厂”。5月，以医用服装厂为基础上附设“如东县五金电器厂”。

1991年7月12日，“掘东片卫生所”改称“掘东区卫生所”医院不再负责全区卫生行政工作。是年，增设痔瘘科、心电图室、B超室、计免门诊室、药剂科、制剂室、后勤供应室、中西药品销售门市部。床位调至80张。

1996年4月1日，掘东区卫生所并入本院，医院负责全区卫生行政及医疗工作。8月20日，建立“兵房中心卫生院卫生督导组”，负责全区卫生行政督导工作。12月，“兵房中心卫生院卫生督导组” 撤销，建立“东片卫生督导组”（兵房中心卫生院卫生督导组）。是年，评定为“一级甲等中心卫生院”。

1997年，床位调为50张。

2001年11月11日，“东片卫生督导组”（兵房中心卫生院卫生督导组）撤销。

2010年12月，医院开放卫生床位50张（内科16张，外科20张，妇产科14张）；土地总面积9010平方米，建筑总面积7650平方米，主要建筑价值168万元；卫生设备总价值386万元，其中医疗专业设备288万元，图书装备及其他通用设备万元；卫生总资产1413万元，其中流动资产859万元、固定资产554万元、净资产392万元。有职工97人，其中卫生专业技术人员79人（医师36人，护士13人），中级职称17人。主要医疗设备有200毫安X光机、B型超声诊断仪、心电监护仪等。医院职能科室设办公室、医务科、护理部、感染管理科、财务科、总务科；临床科室设内科、外科、妇产科、皮肤科、五官科、眼科、理疗科等；医技科室设放射科、检验科、心超、功能室、胃镜室、药剂科、手术室、供应室等。病区1个。2010年门诊诊疗人次34337人次，入院者891人、住院者手术419人次、出院者占用总床日数6380个。

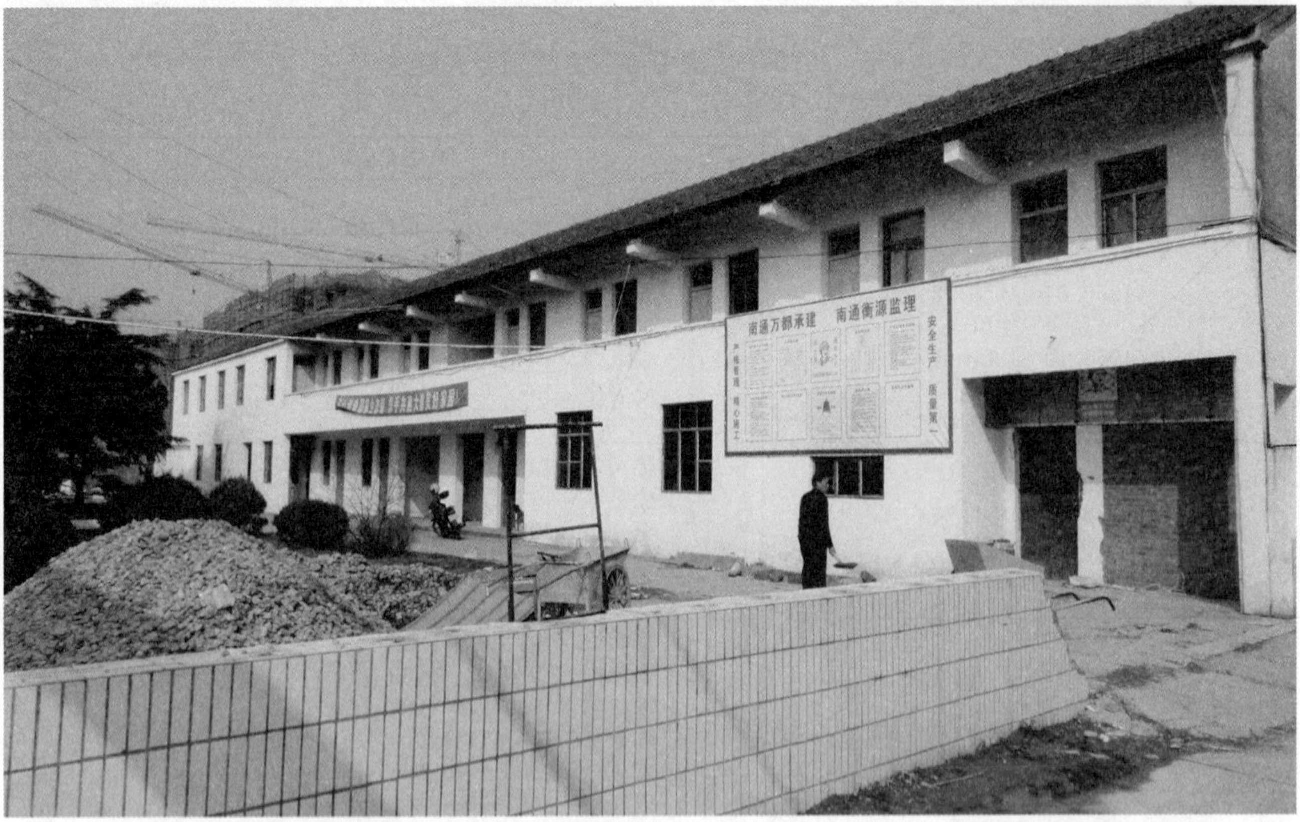

1956年4月，兵房镇健康路61号医疗办公楼　　（2011年3月3日县卫生志编纂办公室摄）

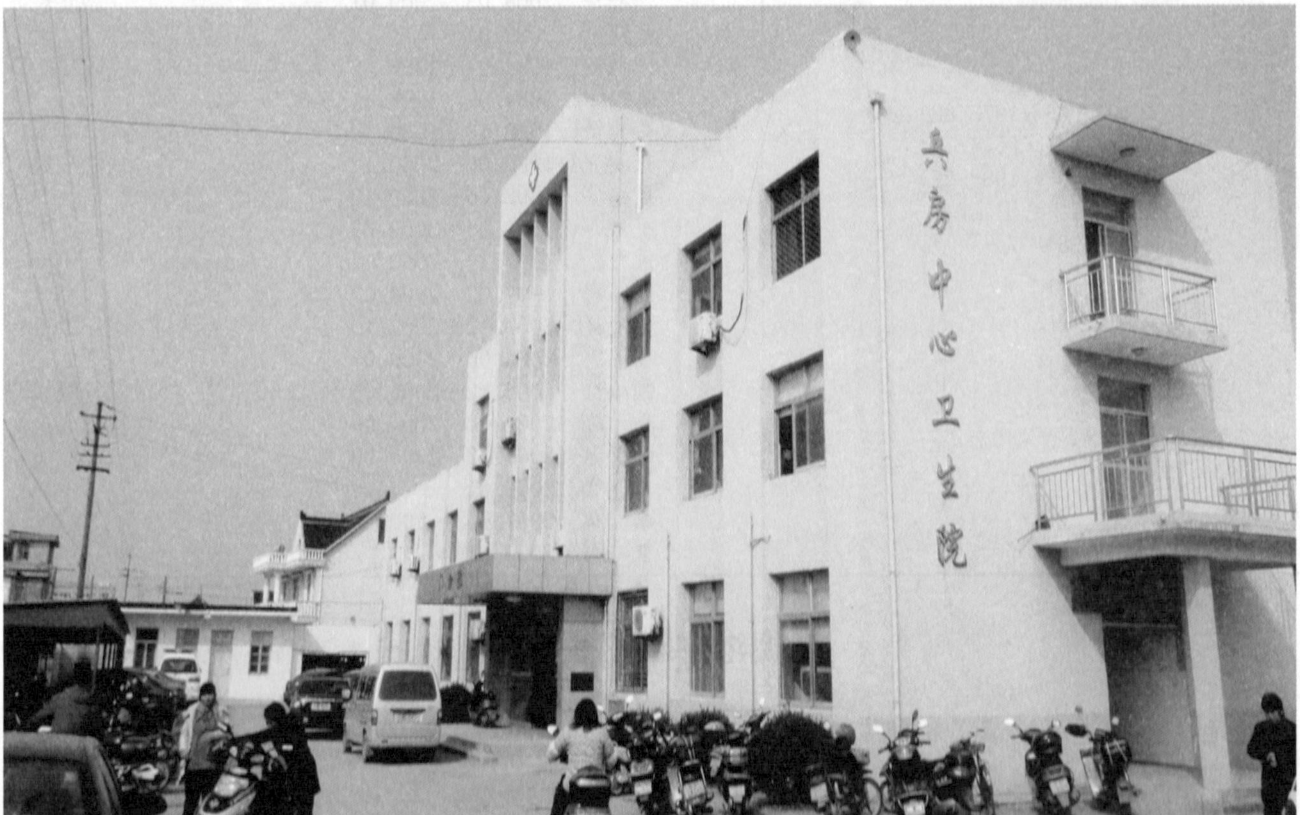

1996年12月，兵房镇健康路61号医疗办公楼　　（2011年3月3日县卫生志编纂办公室摄）

1956～2010年兵房中心卫生院领导人更迭

表3-81

机构名称	领导人员更迭
掘东区卫生所 （1956.04～1958.04） 掘东卫生所 （1958.04～1958.12） 兵房卫生所 （1958.12～1961.04） 掘东区卫生所 （1961.04～1975.03）	所　长：徐守赴　1956 04～1957.01 徐国柱　1957.01～1959　（副所长） 龚正元　1959　～1972　（副所长） 朱文杰　1972　～1975.03 副所长：姜天龙　1956.04～1956.05 施楚生　1973　～1982
掘东区卫生院 （1975.03～1975.08） 掘东区医院 （1975.08～1984.07）	院　长：滕川才　1975.03～1979.12　（负责人） 徐金石　1979.12～1980 李介玉　1980　～1982　（副院长） 陈祖涛　1982　～1984.07　（副院长） 副院长：陈祖涛　1979.12～1982
掘东区卫生院 （1975.03～1975.08） 掘东区医院 （1975.08～1984.07） 兵房中心卫生院 （1984.07～　）	院　长：张明光　1984.07～1986.02 宋允松　1986.02～1989.10 陈福林　1989.10～1998.11 陈松平　1998.11～2000.12 施正东　2000.12～2004.12 朱新华　2004.12～2005.09　（兼组长） 顾承红　2005.09～2008.03 李鑫华　2008.03～2009.01　（副院长） 张建新　2009.01～ 副院长：宋允松　1984.07～1986.02 陈松平　1984.07～1998.11 秦德贤　1986.10～1990.10 张明光　1987.06～2000.12　（院长级） 夏建华　1992.06～2000.12 王雨卉　1993.04～2002.03 宋允松　1997.11～2000.12 郁　鑫　1997.02～2000.01 曹正祥　2000.12～2002.10 陆卫忠　2002.06～2009.07 顾承红　2004.12～2005.09　（执行院长） 高　峰　2004.12～2005.09　（管理成员） 许汉斌　2004.12～2005.09　（管理成员） 李鑫华　2007.01～ 李　军　2007.05.～2009.01　（院长助理） 李　军　2009.01～

掘港中心卫生院

【地址】如东县掘港镇江海中路33号

【邮编】226400

【沿革】1958年10月，以“港南乡联合诊所”“余荡乡联合诊所”“新民乡联合诊所”“五六总乡联合诊所”为基础，组建“掘港人民公社医院”，址设掘港镇蟛儿场。时有职工48人，其中医技人员32人。

1959年5月，“掘港人民公社医院”分建为“掘港镇人民公社医院”“掘郊人民公社医院”。

1960年，“掘港镇人民公社医院”更名为“掘港镇人民公社民办医院”“掘郊人民公社医院”更名为“掘郊人民公社民办医院”。

1962年11月，“掘港镇人民公社民办医院”更名为“掘港镇人民公社中心联合诊所”“掘郊人民公社民办医院”更名为“掘郊人民公社中心联合诊所”。

1966年11月，“掘港镇人民公社中心联合诊所”更名为“掘港镇人民公社卫生院”“掘郊人民公社中心联合诊所”更名为“掘郊人民公社卫生院”。

1981年8月，“掘港镇人民公社卫生院”更名为“掘港镇卫生院”。

1983年9月，“掘郊人民公社卫生院”更名为“掘郊乡卫生院”。

1985年12月，主要医疗设备有50毫安X光机、A型超声诊断仪、心电图机等。

1986年3月16日，“掘港镇卫生院”“掘郊乡卫生院合”并后，更名为“掘港中心卫生院”，其时，门诊部设掘港镇江海中路33号，住院部设掘港镇公共路17号。其中医院床位60张，职工78人，固定资产28万元，净资产39万元。职能科室设医务科、后勤总务科等，临床科室有内科、外科、妇产科、肛肠科、五官科、理疗科、口腔科(另设)，医技科室有手术室、放射科、检验科、心电图室、B超室、彩超室、中西药库、供应室。在掘港镇镇区内设药品零售门市部。

1987年1月6日，掘港区卫生所并入掘港中心卫生院。医院负责全区卫生行政工作。

1989年5月8日，建立“掘港片卫生所”，与掘港中心卫生院一套班子两块牌子。

1991年7月12日，“掘港片卫生所”改称“掘港区卫生所”。医院不再负责全区卫生行政工作。

1996年4月1日，掘港区卫生所并入掘港中心卫生院。医院负责全区卫生行政工作。8月20日，建立“掘港中心卫生院卫生督导组”。负责全区卫生行政督导工作。12月，撤销“掘港中心卫生院卫生督导组”。建立“南片卫生督导组”(掘港中心卫生院卫生督导组)。

1995年，以牙科为基础组建“如东县牙病防治所”。

1996年，评定为“一级甲等中心卫生院”。

1997年3月，增设护理医院。撤销口腔科，挂牌“如东县口腔病防治所”。

2000年，增设腹腔内窥镜专科。4月26日，九总乡卫生院、环镇乡卫生院并入，名“掘港中心卫生院九总分院”“掘港中心卫生院环镇分院”。

2001年10月，“九总分院”“环镇分院”划出，改制民营。11月11日，撤销“南片卫生督导组”(掘港中心卫生院卫生督导组)。是年，医院药品零售第二门市部撤销。

2002年1月，撤销防保科。

2003年6月，“如东县口腔病防治所”解体。

2010 年12月，医院开放卫生床位50张(内科25张，外科17张，妇产科8张)；土地总面积6150平方米，建筑总面积3011平方米，主要建筑价值170万元；卫生设备总价值272万元，其中医疗专业设备173万元，图书装备及其他通用设备99万元；卫生总资产1511万元，其中流动资产1069万元、固定资产442万元、净资产455万元。有职工80人，其中卫生专业技术人员69人(医师39人，护士18人)。主要医疗设备有200毫安X光机、彩色脉冲多普勒超声诊断仪、全自动升化分析仪等。医院职能科室设办公室、医务科、护理部、总务科、财务科；临床科室设内科、外科、妇产科、中医科、针灸科、五官科；医技科室设放射科、检验科、心超室、手术室、药房等；病房设大内科病区、大外科病区。2010年门诊诊疗31213人次，入院者622人、住院者手术483人次、出院者占用总床日数4317个。

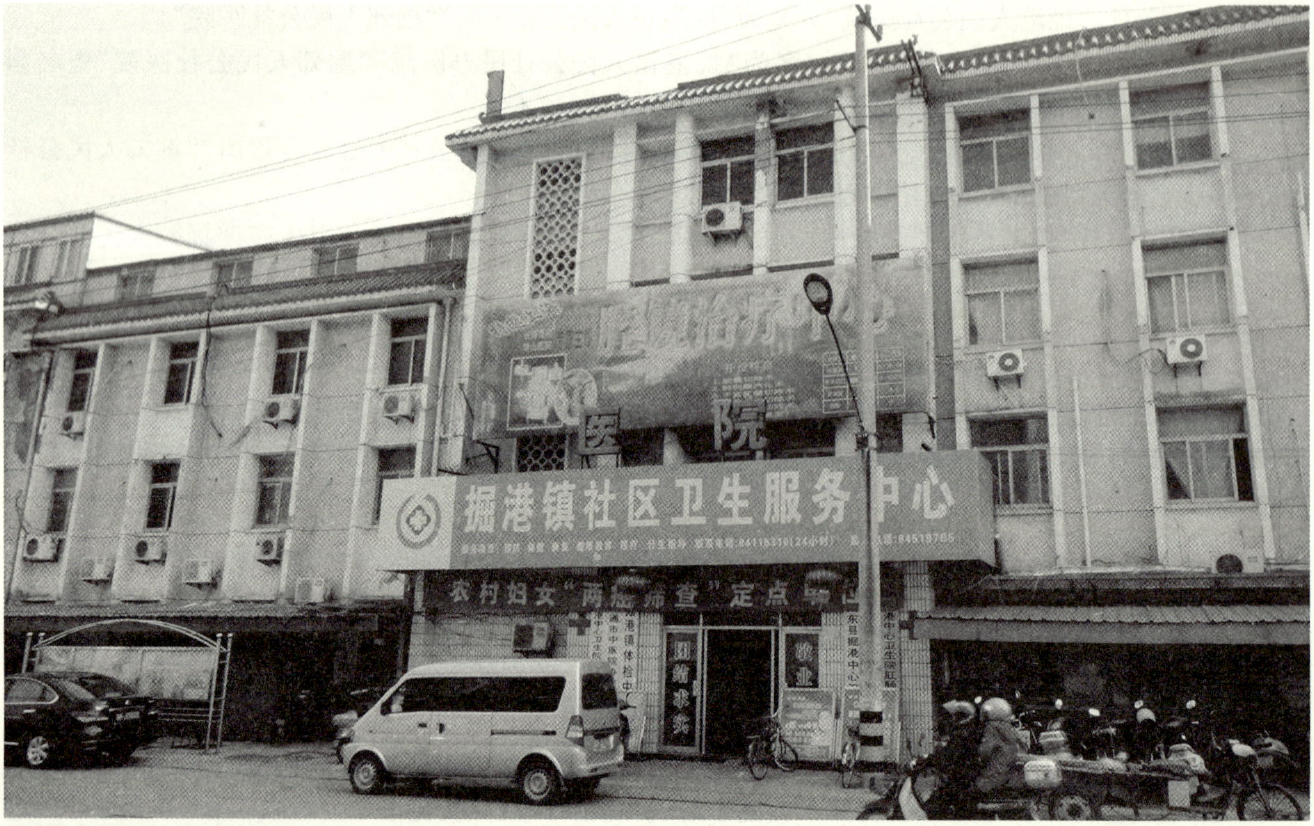

1986年3月,掘港镇江海中路33号医疗办公楼　　（2011年6月21日县卫生志编纂办公室摄）

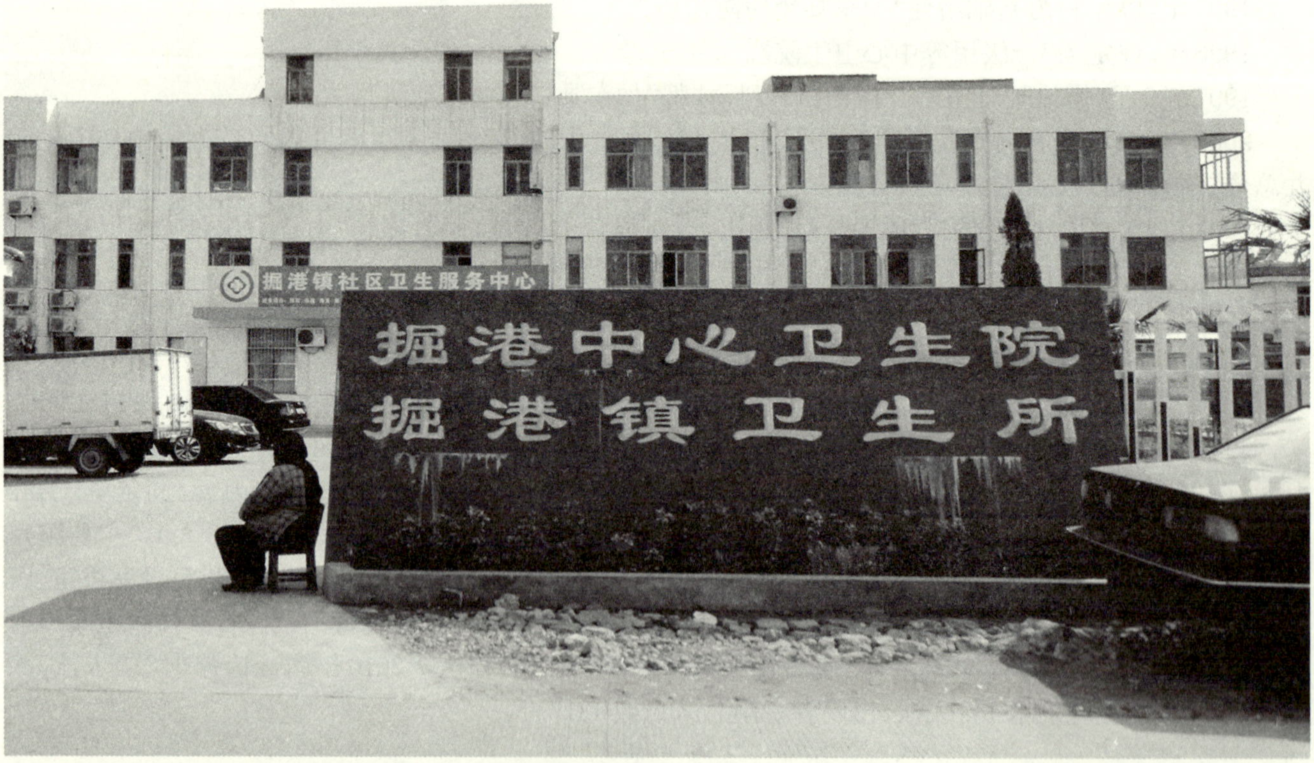

1986年3月,掘港镇公共路17号医疗办公楼　　（2011年6月21日县卫生志编纂办公室摄）

1958～2010年掘港中心卫生院领导人更迭

表3-82

机构名称	领导人员更迭
掘港人民公社医院 （1958.03～1959.05） 掘港（镇、郊）人民公社医院 （1959.05～1960.　） 掘港（镇、郊）人民公社民办医院 （1960.　～1962.11） 掘港（镇、郊）人民公社中心联合诊所 （1962.11～1966.11） 掘港（镇、郊）人民公社卫生院 （1966.11～1983.09） 掘港（镇、乡）卫生院 （1983.09～1986.03）	参见掘港镇卫生院、掘郊乡卫生院
掘港中心卫生院 （1986.03～　　）	院　长：汤致中1985.12～1989.01 朱丙涛1989.01～1993.07（副院长） 石　林1993.07～1998.11 陈福林1998.11～2003.06 徐海峰2003.07～2005.09 刘　洪2005.09～2007.01 袁光明2007.01～2009.01 张孙新2009.01～2011.09 副院长：朱丙涛1985.12～1989.01 李　勇1986.03～1999.08 张德华1990.10～2002.01 成步祥1987.10～2002.01 吴剑祥1999.09～ 徐海峰2000.07～2003.07 张美云2000.07～2007.01 桑拥军2005.09～2007.01 张孙新2007.01～2009.01 朱海峰2010.12～2011.09（院长助理） 缪　刚2010.12～2011.09（院长助理） 协理员：成步祥2002.01～（院长级） 张德华2002.01～ 陈福林2003.06～2007.08（院长级）

四、镇社区卫生服务中心

2005年11月，建立15个“镇社区卫生服务中心”：

建立“掘港镇社区卫生服务中心”，由“掘港镇卫生所”“掘港中心卫生院”组建；

建立“岔河镇社区卫生服务中心”，由“岔河镇卫生所”“县第二人民医院”组建；

建立“栟茶镇社区卫生服务中心”，由“栟茶镇卫生所”“县第三人民医院”组建；

建立“丰利镇社区卫生服务中心”，由“丰利镇卫生所”“丰利医院”组建；

建立“马塘镇社区卫生服务中心”，由“马塘镇卫生所”“马塘医院”组建；

建立“苴镇镇社区卫生服务中心”，由“苴镇镇卫生所”“苴镇中心卫生院”组建

建立“双甸镇社区卫生服务中心”，由“双甸镇卫生所”“双甸镇中心卫生院”组建；

建立“兵房镇社区卫生服务中心”，由“兵房镇卫生所”“兵房中心卫生院”组建；

建立“大豫镇社区卫生服务中心”，由“大豫镇卫生所”“大豫医院”组建；

建立“长沙镇社区卫生服务中心”，由“长沙镇卫生所”“长沙医院”组建；

建立“河口镇社区卫生服务中心”，由“河口镇卫生所”“河口医院”组建；

建立“洋口镇社区卫生服务中心”，由“洋口镇卫生所”“洋口医院”组建；

建立“袁庄镇社区卫生服务中心”，由“袁庄镇卫生所”“袁庄医院”组建；

建立“新店镇社区卫生服务中心”，由“新店镇卫生所”“新店医院”组建；

建立“曹埠镇社区卫生服务中心”，由“曹埠镇卫生所”“饮泉医院”组建。

2009年5月5日，撤销2个“镇社区卫生服务中心”建立1个“镇社区卫生服务中心”：

撤销“大豫镇社区卫生服务中心”；

撤销“兵房镇社区卫生服务中心”。

建立“大豫镇社区卫生服务中心”，由“大豫镇卫生所”“兵房中心卫生院”组建。

2010年12月，全县有掘港、岔河、栟茶、丰利、马塘、苴镇、双甸、大豫、长沙、洋口、河口、袁庄、新店、曹埠12个“镇社区卫生服务中心”“镇社区卫生服务中心” 开放卫生床位。床位802张，有职工1222人，固定资产13213万元(其中卫生所441万元)，净资产10763万元(其中卫生所521万元)，社区卫生服务中心设有综合办公室、预防保健部、医疗康复部、社区管理部，发挥社区卫生服务机构预防、保健、基本医疗、健康教育、计划生育技术指导、康复等“六位一体”功能。是年，“社区卫生服务中心”门诊诊疗580607人次，入院者20124人、住院者手术5830人次、出院者占用总床日数128214个。辖区内育龄妇女161494人，0～7岁儿童32294人，60岁以上老人176545人，“慢三病人”105455人，法定传染病报告2691人，精神病管理6124人，残疾人康复管理22466人。

镇社区卫生服务中心选介：

掘港镇社区卫生服务中心

【地址】如东县掘港镇公共路17号

【邮编】226400

【沿革】2005年11月，“掘港镇社区卫生服务中心”建立，由“掘港镇卫生所”“掘港中心卫生院组”组建而成。服务48个村(居)，服务面积261.30平方公里，服务人口20.79万人，服务站33个。

2010年12月，有职工99人(其中卫生所19人)，固定资产457万元(其中卫生所50万元)，净资产500万元(其中卫生所50万元)，医院床位50张。门诊诊疗31213人次，入院者622人次、住院者手术483人次、出院者占用总床日数4317个。辖区内育龄妇女45427人，0～7岁儿童7988人，60岁以上老人51125人，“慢三病人”21525人，法定传染病报告1095人，精神病管理659人，残疾人康复管理1480人。(参见“掘港镇卫生所”和“掘港中心卫生院”)

2005～2010年掘港镇社区卫生服务中心领导人更迭

表3-83

机构名称	领导人更迭
掘港镇社区卫生服务中心（2005.08～　　）	主　任：朱希平 2005.08～2008.05 吴银山 2008.05～ 副主任：张美云 2005.08～ 朱鹏飞 2005.08～ 吴剑祥 2008.05～

岔河镇社区卫生服务中心

【地址】如东县岔河镇交通西路33号

【邮编】226412

【沿革】2005年11月，“岔河镇社区卫生服务中心”建立，由“岔河镇卫生所”“如东县第二人民医院”组建而成。服务24个村(居)，服务面积40.70平方公里，服务人口8.61万人，服务站24个。

2010年12月，有职工175人(其中卫生所11人)，固定资产1867万元(其中卫生所20万元)，净资产1660万元(其中卫生所15万元)，医院床位100张。门诊诊疗90707人次，入院者2504人次、住院者手术1085人次、出院者占用总床日数19467个。辖区内育龄妇女16241人，0～7岁儿童2877人，60岁以上老人20095人，“慢三病人”18116人，法定传染病报告146人，精神病管理506人，残疾人康复管理2595人。(参见“岔河镇卫生所”和“如东县第二人民医院”

2005～2010年岔河镇社区服务卫生中心领导人更迭

表3-84

机构名称	领导人更迭
岔河镇社区卫生服务中心（2006.07～　　）	主　任：刘桂萍 2006.07～2007.01 虞海琴 2007.01～ 副主任：於　建 2006.07～ 虞海琴 2006.07～2007.01 李爱东 2008.05～

栟茶镇社区卫生服务中心

【地址】如东县栟茶镇浒澪村

【邮编】226406

【沿革】2005年11月，“栟茶镇社区卫生服务中心”建立，由“栟茶镇卫生所”“如东县第三人民医院”组建而成。服务18个村(居)，服务面积95.80平方公里，服务人口5.90万人，服务站15个。

2010年12月，有职工186人(其中卫生所9人)，固定资产1747万元(其中卫生所25万元)，净资产1941万元(其中卫生所25万元)，医院床位120张。门诊诊疗91206人次，入院者2796人次、住院者手术956人次、出院者占用总床日数21849个。辖区内育龄妇女4950人，0～7岁儿童1798人，60岁以上老人13772人，“慢三病人”8120人，法定传染病报告281人，精神病管理404人，残疾人康复管理2550人。(参见“栟茶镇卫生所”和“如东县第三人民医院”）

2005～2010年栟茶镇社区服务卫生中心领导人更迭

表3-85

机构名称	领导人更迭
栟茶镇社区卫生服务中心 （2005.12～　　　）	主　任:徐　静 2005.12～ 　　　　徐　丽 2008.05～2009.01　（副主任） 　　　　姜亚东 2009.01～ 副主任:缪兆林 2005.12～ 　　　　姜亚东 2005.12～2009.01

马塘镇社区卫生服务中心

【地址】如东县马塘镇市河西路

【邮编】226401

【沿革】2005年11月，“马塘镇社区卫生服务中心”建立，由“马塘镇卫生所”“马塘医院”组建而成。服务18个村(居)，服务面积142.70平方公里，服务人口8.59万人，服务站18个。

2010年12月，有职工156人(其中卫生所11人)，固定资产1512万元(其中卫生所20万元)，净资产1263万元(其中卫生所15万元)。医院床位110张。门诊诊疗66763人次，入院者2363人次、住院者手术984人次、出院者占用总床日数14072个。辖区内育龄妇女11879人，0～7岁儿童2941人，60岁以上老人21223人，“慢三病人”11073人，法定传染病报告263人，精神病管理620人，残疾人康复管理3102名。(参见“马塘镇卫生所”和“马塘医院”)

2005～2010年马塘镇社区服务卫生中心领导人更迭

表3-86

机构名称	领导人更迭
马塘镇社区卫生服务中心 （2005.08～　　　）	主　任:陈锦明2005.08～ 副主任:姚秀梅2005.08～2009.07 　　　　赵尊俊2009.07～

丰利镇社区卫生服务中心

【地址】如东县丰利镇新区

【邮编】226408

【沿革】2005年11月，“丰利镇社区卫生服务中心”建立，由“丰利镇卫生所”“丰利医院”组建而成。服务19个村(居)，服务面积154.40平方公里，服务人口8.65万人，服务站20个。

2010年12月，有职工169人(其中卫生所14人)，固定资产3650万元(其中卫生所40万元)，净资产1136万元(其中卫生所35万元)，医院床位70张。门诊诊疗86650人次，入院者2363人次、住院者手术434人次、出院者占用总床日数19653个。辖区内育龄妇女12912名，0～7岁儿童2461人，60岁以上老人22408名，“慢三病人”9050人，法定传染病报告158人，精神病管理562人，残疾人康复管理1224人。

（参见“丰利镇卫生所”、“丰利医院”）

2005～2010年丰利镇社区服务卫生中心领导人更迭

表3-87

机构名称	领导人更迭
丰利镇社区卫生服务中心 （2005.11～　　　）	主　任：吴　彪 2005.11～ 副主任：陆亚萍 2005.11～2008.05 沙美芳 2008.05～ 於卫东 2008.05～

苴镇镇社区卫生服务中心

【地址】如东县苴镇镇晓桥路11号

【邮编】226409

【沿革】2005年11月，“苴镇镇社区卫生服务中心”建立，由“苴镇镇卫生所”“苴镇中心卫生院”组建而成。服务10个村（居），服务面积110.00平方公里，服务人口3.94万人，服务站7个。

2010年12月，有职工68人（其中卫生所7人），固定资产632万元（其中卫生所20万元），净资产791万元（其中卫生所15万元）。医院床位64张。门诊诊疗人次25863人次，入院者876人次、住院者手术271人次、出院者占用总床日数5234个。辖区内育龄妇女8479人，0～7岁儿童1164人，60岁以上老人1108人，“慢三病人”2504人，法定传染病报告91人，精神病管理284人，残疾人康复管理984人。（参见“苴镇卫生所”“苴镇中心卫生院”）。

2005～2010年苴镇镇社区服务卫生中心领导人更迭

表3-88

机构名称	领导人更迭
苴镇镇社区卫生服务中心 （2005.12～　　　）	主　任：谌元林2005.12～ 朱庆生2007.01～ 副主任：杨美红2005.12～2009.07 朱亚红2009.07～

双甸镇社区卫生服务中心

【地址】如东县双甸镇江海西路36号

【邮编】226404

【沿革】2005年11月，“双甸镇社区卫生服务中心”建立，由“双甸镇卫生所”“双甸镇中心卫生院”组建而成。服务17个村（居），服务面积120.60平方公里，服务人口7.64万人，服务站17个。

2010年12月，有职工103人（其中卫生所11人），固定资产1100万元（其中卫生所55万元），净资产613万元（其中卫生所50万元）。医院床位70张。门诊诊疗41836人次，入院者1287人次、住院者手术411人次、出院者占用总床日数9948个。辖区内育龄妇女7753人，0～7岁儿童2164人，60岁以上老人1208人，“慢三病人”4502人，法定传染病报告92人，精神病管理282人，残疾人康复管理1224人。

（参见“双甸镇卫生所”“双甸镇中心卫生院”）

2005～2010年双甸镇社区服务卫生中心领导人更迭

表3-89

机构名称	领导人更迭
双甸镇社区卫生服务中心 （2005.04～　　　）	主　任：郑　骏　2005.12～ 副主任：张　平　2005.12～2008.05 　　　　李　勇　2008.05～

兵房镇社区卫生服务中心

【地址】如东县兵房镇健康路60号

【邮编】226412

【沿革】2005年11月，“兵房镇社区卫生服务中心”建立，由“兵房镇卫生所”“兵房中心卫生院”组建而成。服务11个村(居)，服务面积110.60平方公里，服务人口6.69万人，服务站11个。

2009年5月5日，“大豫镇社区卫生服务中心”“兵房镇社区卫生服务中心”合并为“大豫镇社区卫生服务中心”。

2005～2010年兵房镇社区服务卫生中心领导人更迭

表3-90

机构名称	领导人更迭
兵房镇社区卫生服务中心 （2005.11～　　　）	主　任：王雨卉　2005.11～2009.05 副主任：施振东　2005.11～2008.05 　　　　陆卫忠　2007.12～2008.05 　　　　秦红波　2008.05～2009.05

大豫镇社区卫生服务中心

【地址】如东县大豫镇

【邮编】226422

【沿革】2005年11月，“大豫镇社区卫生服务中心”建立，由“大豫镇卫生所”“大豫医院”组建。服务10个村(居)，服务面积102.00平方公里，服务人口4.22万人，服务站10个。

2009年5月5日，“大豫镇社区卫生服务中心”“兵房镇社区卫生服务中心”合并为“大豫镇社区卫生服务中心”，由“大豫镇卫生所”、“兵房中心卫生院”组建而成。有职工109名，服务21个村(居)，服务面积212平方公里，服务人口10.92万人，服务站21个。

2010年12月，有职工113人(其中卫生所16人)，固定资产584万元(其中卫生所30万元)，净资产563万元(其中卫生所25万元)。医院床位50张。门诊诊疗人次34337人次，
入院者891人次、住院者手术419人次、出院者占用总床日数6380个。辖区内育龄妇女7500名，0～7岁儿童1235人，60岁以上老人5081人，“慢三病人”2947人，法定传染病报告51人，精神病管理274人，残疾人康复管理1255人。(参见“大豫镇卫生所”“大豫医院”)

2005～2010年大豫镇社区服务卫生中心领导人更迭

表3-91

机构名称	领导人更迭
大豫镇社区卫生服务中心 （2005.08～　　　）	主　任：罗恩杰 2005.08～2007.03 丁　霞 2007.03～2007.08 罗恩杰 2007.08～2009.05 王雨卉 2009.05～ 副主任：吕　斌 2005.08～2009.05 陈崇熙 2005.08～2009.05 丁　霞 2005.08～2007.03 秦红波 2009.05～

长沙镇社区卫生服务中心

【地址】如东县长沙镇

【邮编】226413

【沿革】2005年11月，“长沙镇社区卫生服务中心”建立，由“长沙镇卫生所”“长沙医院”组建而成。服务10村（居），服务面积95.00平方公里，服务人口3.83万人，服务站8个。

2010年12月，有职工36人（其中卫生所7人），固定资产2338万元（其中卫生所20万元），净资产323万元（其中卫生所15万元），医院床位20张。门诊诊疗18866人次，入院者1292人次、住院者手术132人次、出院者占用总床日1968个。辖区内育龄妇女6358人，0～7岁儿童1245人，60岁以上老人9034名，“慢三病人”86人，法定传染病报告52人，精神病管理336人，残疾人康复管理910人。（参见“长沙镇卫生所”“长沙医院”）

2005～2010年长沙镇社区服务卫生中心领导人更迭

表3-92

机构名称	领导人更迭
长沙镇社区卫生服务中心 （2005.11～　　　）	主　任：朱庆生 2005.11～2007.01 谌元林 2007.01～2008.05 成卫明 2008.05～ 副主任：姜志钧 2005.11～2008.05 孙　惠 2008.05～ 平姝丽 2008.05～

洋口镇社区卫生服务中心

【地址】如东县洋口镇洋口中路65号

【邮编】226407

【沿革】2005年11月，“洋口镇社区卫生服务中心”建立，由“洋口镇卫生所”“洋口医院”组建成。服务22个村（居），服务面积125.83平方公里，服务人口7.5063人，服务站21个。

2010年12月，有职工45人（其中卫生所13人），固定资产358万元（其中卫生所40万元），净资产298

万元(其中卫生所30万元)。医院床位33张。门诊诊疗18508人次,入院者1665人次、住院者手术597人次、出院者占用总床日数9821个。辖区内育龄妇女8310名,0~7岁儿童2089人,60岁以上老人8172人,"慢三病人"8224人,法定传染病报告116人,精神病管理512人,残疾人康复管理1757人。(参见"洋口镇卫生所""洋口医院")

2005~2010年洋口镇社区服务卫生中心领导人更迭

表3-93

机构名称	领导人更迭
洋口镇社区卫生服务中心 (2005.12~　　　)	主　任:李海兵　2005.12~ 副主任:朱　林　2005.12~ 顾亚萍　2005.12~2008.05 姜亚东　2008.05~

河口镇社区卫生服务中心

【地址】如东县河口镇府前路

【邮编】226463

【沿革】2005年11月,"洋口镇社区卫生服务中心"建立,由"洋口镇卫生所""洋口医院"组建成。服务14个村(居),服务面积130.20平方公里,服务人口6.11万人,服务站14个。

2010年12月,有职工34人(其中卫生所13人),固定资产192万元(其中卫生所15万元),净资产227万元(其中卫生所15万元)。医院床位21张。门诊诊疗13970人次,入院者1207人次、住院者手术513人次、出院者占用总床日数3437个。辖区内育龄妇女8397人,0~7岁儿童2069人,60岁以上老人7011人,"慢三病人"6809人,法定传染病报告73人,精神病管理520人,残疾人康复管理1776人。(参见河口镇卫生所和河口医院)

2005~2010年河口镇社区服务卫生中心领导人更迭

表3-94

机构名称	领导人更迭
河口镇社区卫生服务中心 (2006.07~　　　)	主　任:李爱军　2006.07~ 副主任:李金芝　2006.07~2008.05 缪志宏　2006.07~ 顾亚萍　2008.05~

袁庄镇社区卫生服务中心

【地址】如东县袁庄镇

【邮编】226405

【沿革】2005年11月,"袁庄镇社区卫生服务中心"建立,由"袁庄镇卫生所""袁庄医院"组建成。服务11个村(居),服务面积97.20平方公里,服务人口6.11万人,服务站14个。

2010年12月,有职工43人(其中卫生所12人),固定资产316万元(其中卫生所25万元),净资产316

万元(其中卫生所20万元),医院床位30张。门诊诊疗19505人次,入院者1802人次、住院者手术354人次、出院者占用总床日数5043个。辖区内育龄妇女8597人,0～7岁儿童1851人,60岁以上老人5219人,“慢三病人”3020人,法定传染病报告81人,精神病管理532人,残疾人康复管理877人。(参见“袁庄镇卫生所”“袁庄医院”)

2005～2010年袁庄镇社区服务卫生中心领导人更迭

表3-95

机构名称	领导人更迭
袁庄镇社区卫生服务中心 (2006.10～　　　)	主　任:袁其峰 2006.10～ 副主任:韩家杰 2006.10～ 韩国军 2008.05～

新店镇社区卫生服务中心

【地址】如东县新店镇

【邮编】226432

【沿革】2005年11月,“新店镇社区卫生服务中心”建立,由“新店镇卫生所”“新店医院”组建成。服务12个村(居),服务面积80.70平方公里,服务人口3.98万人,服务站13个。

2010年年12月,有职工37人(其中卫生所7人),固定资产224万元(其中卫生所41万元),净资产236万元(其中卫生所36万元),医院床位22张。门诊诊疗18642人次,入院者1331人次、住院者手术353人次、出院者占用总床日数3077个。辖区内育龄妇女6270人,0～7岁儿童1062名,60岁以上老人4200人,“慢三病人”1326人,法定传染病报告63人,精神病管理313人,残疾人康复管理928人。(参见“新店镇卫生所”“新店医院”)

2005～2010年新店镇社区服务卫生中心领导人更迭

表3-96

机构名称	领导人更迭
新店镇社区卫生服务中心 (2005.11～　　　)	主　任:严宏俊 2005.11～ 副主任:邵松华 2005.11～ 顾金标 2005.11～ 顾春燕 2008.05～

曹埠镇社区卫生服务中心

【地址】如东县曹埠镇放场路3号

【邮编】226402

【沿革】2005年11月,“曹埠镇社区卫生服务中心”建立,由“曹埠镇卫生所”“曹埠医院”组建而成。服务9个村(居),服务面积92.50平方公里,服务人口5.00万人,服务站10个。

2010年12月,有职工36人(其中卫生所8人),固定资产181万元(其中卫生所20万元),净资产226万元(其中卫生所15万元),医院床位22张。门诊诊疗22541人次,入院者1488人次、住院者手术303人次、出院者占用总床日数3984个。辖区内育龄妇女8421人,0～7岁儿童1340人,60岁以上老人6889人,“慢三病人”5883人,法定传染病报告129人,精神病管理320人,残疾人康复管理1785人。(参见“曹埠镇卫生所”“曹埠医院”)

2005～2010年曹埠镇社区服务卫生中心领导人更迭

表3-97

机构名称	领导人更迭
曹埠镇社区卫生服务中心 (2005.11～)	主　任:孙艳丽 2005.11～ 副主任:何卫民 2005.11～ 成卫明 2005.11～2008.05

五、县直属医院

民国27(1938年)3月,如皋县立医院随如皋县政府迁至马塘镇。后内相继建立(迁入)“如皋县(抗日民主)政府门诊部。民国34年(1938年)9月建“如东县人民医院”。1950年12月,仅有县级医院1所,编制卫生床位30张,卫生人员22人。1958年8月,建立“如东县民办中医院”。建立1959年1月,“如东县麻风病防治所”1980年10月,“如东县精神病防治院”。1982年4月,“如东县计划生育宣传指导站”。1985年12月,共有县级医院5所,编制卫生床位484张,卫生人员693人。卫生建筑总价值317万元;医疗设备总价值71万元。2010年12月,共有县级医院4所,编制卫生床位1090张,卫生人员1377人,卫生建筑总价值9219万元,医疗设备总价值18192万元,总资产82201万元,门急诊诊疗服务总数为687901人次,出院者38547人次。

1938～2010年如东县直属医疗机构设置情况

表3-98

年　度	机构名称
1938.03～1940.10	如皋县立医院(马塘)
1940.10～1941.08	如皋县(抗日民主)立医院 如皋县立医院(掘东)
1941.08～1945.09	如皋县(抗日民主)政府门诊部
1945.09～1948	如东县人民医院
1948　～1949.07	如东县人民医院 南通地区专员公署干部疗养所
1949.07～1949.10	县民主政府门诊室
1949.10～1950.03	县政府门诊室
1950.03～1950.06	县立人民医院
1950.06～1953.04	县卫生院
1953.04～1953.06	县卫生院 县妇幼保健站
1953.06～1955.12	县人民政府卫生院 县妇幼保健站
1955.12～1956.04	县卫生院 县妇幼保健站
1956.04～1958.08	县人民医院 县妇幼保健所 县卫生防疫站
1958.08～1959.01	县人民医院 县妇幼保健所 县卫生防疫站 县民办中医院
1959.01～1959.05	县人民医院 县妇幼保健所 县卫生防疫站 县民办中医院 县职工疗养院
1959.05～1959.12	县人民医院 县妇幼保健所 县卫生防疫站 县中医院 县职工疗养院

续表3-98

年　度	机构名称
1959.12～1963.01	县人民医院 县妇幼保健所 县卫生防疫站 县中医院 县职工疗养院 县麻风病防治所
1963.01～1969.07	县人民医院 县妇幼保健所 县卫生防疫站 县中医院 县麻风病防治所
1969.07～1969.10	县人民服务卫生站 县人民医院 县麻风病防治所
1969.10～1971.02	县人民服务卫生站 县人民医院 县中医院 县麻风病防治所
1971.02～1973.12	县人民服务卫生站 县人民医院 县中医院 县麻风病防治所 县卫生防疫站
1973.12～1980.11	县人民医院 县中医院 县麻风病防治所 县卫生防疫站 县妇幼保健所
1980.11～1982.06	县人民医院 县中医院 县卫生防疫站 县妇幼保健所 县麻风病防治所 县精神病防治院
1982.06～1984.09	县人民医院 县中医院 县卫生防疫站 县妇幼保健所 县麻风病防治所 县精神病防治院 县计划生育宣传指导站
1984.09～1984.11	县人民医院 县中医院 县卫生防疫站 县妇幼保健所 县皮肤病防治所 县精神病防治院 县计划生育宣传指导站
1984.11～1986.06	县人民医院 县中医院 县卫生防疫站 县妇幼保健所 县皮肤病防治所 县精神病防治院 县计划生育宣传指导站 县结核病防治所
1986.06～1987.03	县人民医院 县中医院 县卫生防疫站 县妇幼保健所 县疗养所 县皮肤病防治所 县精神病防治院 县计划生育宣传指导站 县结核病防治所
1987.03～1995.09	县人民医院 县中医院 县卫生防疫站 县妇幼保健所 县皮肤病防治所 县精神病防治院 县计划生育宣传指导站 县结核病防治所
1995.09～2003.03	县人民医院 县中医院 县卫生防疫站 县妇幼保健所 县皮肤病防治所 县第四人民医院 县计划生育宣传指导站 县结核病防治所
2003.03～	县人民医院 县中医院 县第四人民医院 县疾病预防控制中心 县妇幼保健所 县计划生育宣传指导站 县结核病防治所

县直属医院选介：

如皋县立医院

【地址】如皋县马塘镇马塘镇河西前街王家祠堂

【邮编】

【沿革】民国20年(1931年)9月,"如皋县立医院"建立,医院由如皋县国民政府举办,址设如城镇闽中会馆,后移至中禅寺,配有医生、护士、助产士及勤杂人员,备有显微镜、高压消毒器械等。

民国27年(1938年)3月,日本侵略军占领如城后,医院随如皋县国民政府东迁,10月址设马塘镇河西前街王家祠堂内。吴卫久任县长时,张海仁任院长。薛承宗接任县长后,先后由丁致中、季明光任院长。

民国29年(1940年)10月,中国国民革命军新编第四军东进后,如皋县(抗日民主)政府接管医院,史称"如皋县立(抗日民主)政府医院",址设马塘镇河西前街仁和堂王家祠堂内。是月,如皋县国民政府东迁兵房镇,接受"掘东公益医院",将之改称为"如皋县立医院"。史称"如皋县立(掘东)医院"。

民国30年(1941年)8月13日,日军大扫荡时,"如皋县立(抗日民主)政府医院"奉命遣散,部分人昆明组建"如皋县(抗日民兵)政府门诊部"。

民国31年(1942年),日军东侵掘东后,"如皋县立(掘东)医院"奉命遣散。

如皋县立医院地址更迁

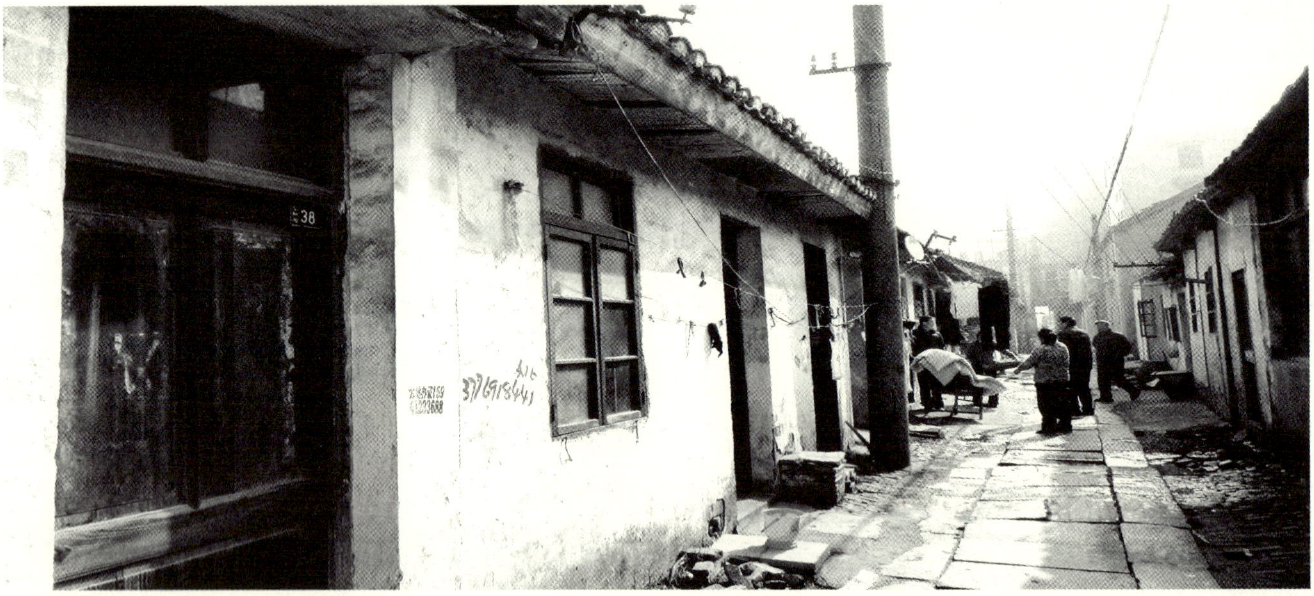

1938年10月，马塘镇河西前街王家祠堂址　　(2011年3月2日县卫生志编纂办公室摄)

如皋县(抗日民主)政府门诊部

【地址】如皋县马塘镇河西前街王家祠堂

【邮编】

【沿革】民国20年(1931年)9月，“如皋县立医院”建立，医院由如皋县国民政府举办，址设如城镇闽中会馆，后移至中禅寺，配有医生、护士、助产士及勤杂人员，备有显微镜、高压消毒器械等。

民国27年(1938年)3月，日本侵略军占领如城后，医院随如皋县国民政府东迁马塘镇，址设马塘镇河西前街王家祠堂内。吴卫久任县长时，张海仁任院长。薛承宗接任县长后，先后由丁致中、季明光任院长。

民国29年(1940年)10月，新四军东进后，如皋县(抗日民主)政府接管医院，史称“如皋县立(抗日民主)政府医院”，址设马塘镇河西前街仁和堂王家祠堂内。

民国30年(1941年)8月13日，日军大扫荡时，“如皋县立(抗日民主)政府医院”遣散，姚延等骨干医护人员携带医疗器械转移农村，建立“如皋县(抗日民主)政府门诊部”，随以叶胥朝为县长的如皋县(抗日民主)政府行动，医治抗日伤病员，活跃于丰利花市街、高家兜、长潦荒田、顾家新庄一带。

民国34年(1945年)8月，“如皋县(抗日民主)政府门诊部”集体转入“中国国民革命军新编第四军苏中军区第四军分区后方医院”。

如东县人民医院

【地址】如东县掘港镇江海西路2号。

【邮编】226400

【沿革】民国34年(1945年)9月，建立“如东县人民医院”，址设马塘镇仁和桥南首预备巷内。医院由如东县(抗日民主)政府举办，院长由县长钱静人兼任，由县(抗日民主)政府秘书室直接管理，医生有黄世科、何尔平、何尔祥、孙德旋、姜天龙等人。

民国36年(1947年)1月6日，国民党军队重新占领马塘镇，医院与“如东县警卫团卫生队”随县(抗日民主)政府北迁马塘串场河北沙家庄桃园农村，无固定居所，共同承担战时医疗救护任务。

民国36年(1947年)，医院址迁丰利镇张家园。

民国38年(1949年)3月，医院随县(抗日民主)政府复迁马塘镇仁和桥南首预备巷内，部分人员参加渡江战役。7月，改称为“如东县(抗日民主)政府门诊室”，主任由县(抗日民主)政府办公室秘书周逸樵兼任，医生有孙德旋、袁斌、陆平等人。其时有门诊室2间，约30平方米，资金3000万元(旧币)，合人民币3000元。

1949年10月1日，改称为“如东县政府门诊室”。10月，叶成之、薛其敬等医生先期调进，练习生金开生、缪德龙、刘加梅随叶成之老师同进。其后，朱石如、薛其彬、黄德珍、陈丹、吴桂林、晏亚、姚云、樊士芳、周俊、鲁纯、陈韻、沈谦等人相继调进。

1950年3月，改称为“如东县立人民医院”，址设马塘镇理教公所印心堂，直属县政府民政科，民政科科长杨吉人兼院长。其时有职工16人，练习生3人，房屋15间，卫生床位10张，开外科手术室1个。内设院长室、医务主任、总务主任等科室。3月，“马塘新民医院”(私人联合举办)3名人员集体并入。6月，改称为“如东县卫生院”，直隶如东县政府，县长徐可琴兼任卫生院院长，是全县唯一的一所综合性医疗卫生行政机构，除开展医疗业务外，同时承担全县卫生行政、疫病预防控制、卫生监督、妇幼保健、医学教育等多项任务。其时，卫生院有职工22人，练习生3人，房屋30张，卫生床位30张。内设医疗预防股、卫生防疫股、总务股、初级卫生人员培训组。10月，举行全县卫生工作会议，推进乡镇联合诊所建设。11月，新任县长魏志田兼任院长。12月，举行全县卫生工作会议，贯彻全国“面向工农兵、预防为主、团结中西医”卫生工作三大原则，通过建立县卫生科、区卫生所的决议。

1951年4月，有职工22人，另有练习生3人，中共党员12人，建立“中共如东县卫生院支部委员会”，县长不再兼任院长。6月，沈谦等人调出，参加“如东县人民政府卫生科”组建，卫生院不再负责全县卫生行政工作。7月，张仲仁、潘奏三等人调出，参加“桐本区卫生所”组建。10月，计有职工22人，练习生3人，卫生床位30张，科室人员适度调整。

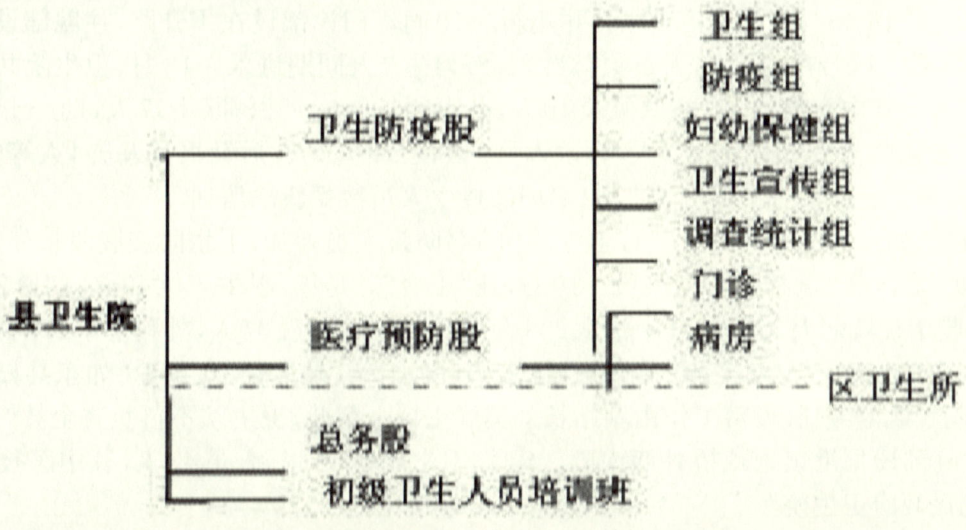

图1-1　1950年如东县卫生院行政管理网络图

1951年10月如东县卫生院建筑、设备、人员情况表

表3-99　　　　单位:间、张、只、人

项目			数量
建筑	手术室		1间
	病房	间数	7间
		床位	30张
	内科诊室		1间
	外科诊室		1间
	挂号室		1间
	办公室		2间
	炊事房		2间
	寝室		9间
设备	器械室		1组
	高压消毒器		1只
	手术床		1张
	外科刀包		1只
人员(名)	院长		1
	指导员		1
	医师		2
	医士		4
	助产士		1
	护士		1
	药剂人员		2
	事务员		2
	挂号员		1
	会计		1
	会计员		1
	勤杂人员		5

1951年11月,址迁掘港镇 ,接受房产50间,并建新房10间。门诊部设在平升路,住院部设在地藏桥外。“掘港卫生所”(私人联合举办)3名人员集体并入,练习生2人同期进入。12月,卫生院共有职工30人,另有练习生3人。其中女性11人,中共党员10人,共青团员6人,西医师(士)7人,助产士6人,护理员1人,防疫员3人,化验员2人,药剂员2人,行政人员2人,会计员3人,后勤事务人员4人等(临时勤杂人员未计)。是年,举办新法接生培训班3期,82名旧法接生人员接受新法培训。

1952年4月,组建“如东县卫生防疫大队”,卫生院内5名防疫人员参加,卫生防疫股股长任大队长,举办防疫培训班2期,培训522名社会防疫人员。10月,建“工会”。是年,卫生床位40张,门诊25625人次,出诊1134人次,收治住院病人395人,其中治愈238人,死亡12人,留院37人,外科手术177台次。

1953年4月,卫生院以助产士刘美静、黄德彬、钱文娟、高淑芳5人为骨干,组建“如东县妇幼保健站”,站长由卫生院院长姚競兼任,日常工作由副站长刘美静主持。至此,卫生院不再负责全县妇幼卫生工作任务。6月,住院部迁掘港镇地藏桥外西南隅。8月,卫生床位45张,人员47人,其中医技人员27人。改称“如东县人民政府卫生院”。

1955年12月,人员增至60人,其中,中共党员13人,卫技人员38人。职能科室3个,临床科室3个,医技科室3个。改称“如东县卫生院”。

1956年4月26日，改称“如东县人民医院”。撤“股”改“科”，设“内科”“外科”“总务科”，时设卫生床位80张，有职工69人。医院防疫人员赵林森、赵宗盾、徐守赴、周俊等参加“如东县卫生防疫站”组建。至此，医院不再负责全县的疾病预防控制、卫生监督工作。“医院防疫股”和院内组织的“如东县防疫大队”相应撤销。

1958年8月28日，医院中医科陈朗清、季汉源医师参加“如东县民办中医院”组建，副院长陆忠法兼任如东县民办中医院院长。10月28日，“如东县卫生学校”建立，至此，医院不再负责全县医学教育工作。

1959年3月，住院部址迁掘港镇通海桥外现址。

1962年1月，卫生床位180张。

1965年3月，医院整体迁入江海西路(现址)。

1968年6月9日，成立“如东县人民医院革命委员会”。

1969年7月，撤销“如东县中医院”，留10名医务人员并入医院中医科，其余人员下放基层医疗卫生单位。

1974年，“如东县卫生干部训练班”撤销，建立“如东县人民医院卫校”。

1975年1月，卫生床位250张，职工170人。

1976年12月，“如东县人民医院卫校”改称“如东县人民医院卫生学校”。

1979年4月19日，“如东县人民医院革命委员会”撤销。

1980年2月，建立“中共如东县人民医院党组”。

1981年1月，卫生床位270张，职工298人。

1982年2月，“中共如东县人民医院党组”撤销，建立“中共如东县人民医院总支委员会”。建立“大内科党支部”“大外科党支部”“门诊党支部”“后勤党支部”。5月3日，“如东县人民医院卫生学校”整体划出，更名为“如东县卫生进修学校”。

1985年9月，建“激光室”。12月，有职工390人，其中副高级职称3人，中级职称14人，土地面积54661平方米，建筑面积19013平方米，主要医疗设备有400毫安X光机，B型超声诊断仪等，固定资产265万元，净资产374万元。医院党团组织均为总支部建制，党总支下设大内科、大外科、门诊和后勤等4个党支部。职能科室建有办公室、医务科(辖护理部、门诊部)，临床科室有内科、外科、妇产科、儿科、传染科、中医科、五官科、保健科等；医技科室有检验科(含血库)、药械科、心电图室、超声波(A、B、M)室、内窥镜室、脑电图室、营养室，专科门诊设血液内科、神经内科、心血管内科、消化内科、呼吸内科、骨科、胸外科、泌尿外科、神经外科、针灸推拿室、计划生育咨询室、妇科、产科、眼科、耳鼻喉科、口腔科、，设病区7个。

1986年6月15日，“如东县疗养院”建立，设于医院内，由医院人员负责组建管理。

1987年2月，“如东县疗养院”撤销，并入本院。6月，增设“门诊部”“行政党支部”。11月，增设“家庭病床科”。始开“专家门诊”。

1988年1月，编制卫生床位340张。

1989年1月，“护理部”独立设置。是年，重建“如东县人民医院工会”。

1990年4月，增建“感染管理科”。8月，增建“如东县人民医院红十字会”。12月，医院血库更名为“如东县红十字血站”，为县“股级事业单位”，仍由医院管理。

1991年3月，增建“预防保健科”、“功能科”。

1992年5月，增建“男科”，后增建“老干部党支部”。

1995年7月，增设“康复理疗科”。

1993年，冠“如东县红十字医院”。

1994年11月，建立“肾脏内科”“急诊科”“CT”室。“如东县临床检验中心”成立。

1995年9月，设“信息科”。是年，评定为“二级甲等医院”。

1996年10月，开通“国际通用电话120”，建立“如东县红十字急救中心”。

1997年，独立设置“保卫科”，增建“肿瘤科”。

1998年，增设“2个病区”。

1999年3月，“医疗器械科”更名为“设备科”，“医务科”改为“医教科”。4月，“预防保健科”与“感染管理科”合署办公，增设“高压氧舱科”“糖尿病联合诊室”。7月20日，“中共如东县人民医院总支部委员会”更名为“中共如东县人民医院委员会”，增建“党委办公室”。7月，医院为正科级行政建制单位。9月，“共青团如东县人民医院总支部委员会”更名为“共青团如东县人民医院委员会”。12月，医院成为“南通大学医学院教学医院”“江苏职工医科大学教学医院”。

2004年，医院编制卫生床位450张，新增3个病区，增设肿瘤诊治中心、眼科中心、消化内窥镜诊治中心、介入诊治中心、腹腔镜肝病中心等。9月，“中共如东县人民医院纪律检查委员会”成立。

2005年，卫生床位500张。

2007年8月，建立医院“放疗中心”，新增“2个病区”。

2008年，卫生床位600张。

2010年12月，卫生床位680张（内科186张、外科218张、妇产科68张、儿科48张、眼科23张、耳鼻咽喉23张、口腔科4张、传染科42张、肿瘤科68张）；土地总面积55014平方米，建筑总面积30452平方米，主要建筑价值6362万元；卫生设备总价值15870万元，其中医疗专业设备10356万元，图书装备及通用设备5514万元；卫生总资产61424万元，其中流动资产39192万元、固定资产22232万元、净资产25874万元。有职工783人，其中卫生专业技术人637人（医师223人、护士312人），正高级职称20人、副高级职称78人、中级职称280人；医院建党委、团委、工会、妇委会，职能科室设办公室（改革办）、党委办公室、人事科、医教科、护理部、感染管理科、信息科、门诊部、监察室、财务科、设备科、动力科、总务科、基建科、基建维修办公室、保卫科等；临床科室设内科、（血液、心血管、消化、呼吸、神经、内分泌）、外科（普外、骨外、胸外、泌尿外、神经外、灼伤外）、妇产科（妇科、产科、计生咨询、手术室）、儿科、传染科、中医科、眼科、耳鼻喉科、口腔科、肿瘤科、麻醉科等；医技科室设影像科（放射科、CT室、直线加速器室、核磁共振室）、检验科（核医学科）、功能科、病理科、膳食科、药剂科、手术室、供应室、血库等；分设病区18个。拥有直线加速器、核磁共振，1000毫安X光机，彩色B超，全自动生化分析仪等。2010年门诊诊疗36393人次，入院24336人、住院病人手术8096人次、出院者占用总床日数243658个。

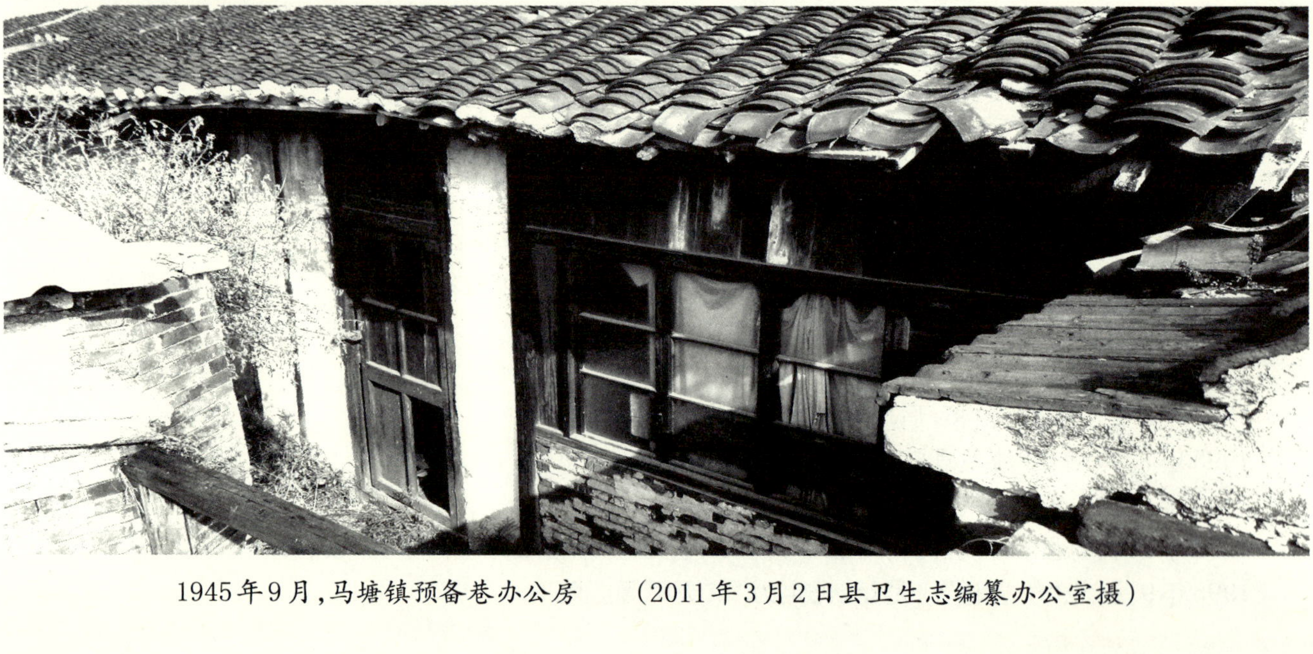

1945年9月，马塘镇预备巷办公房　　（2011年3月2日县卫生志编纂办公室摄）

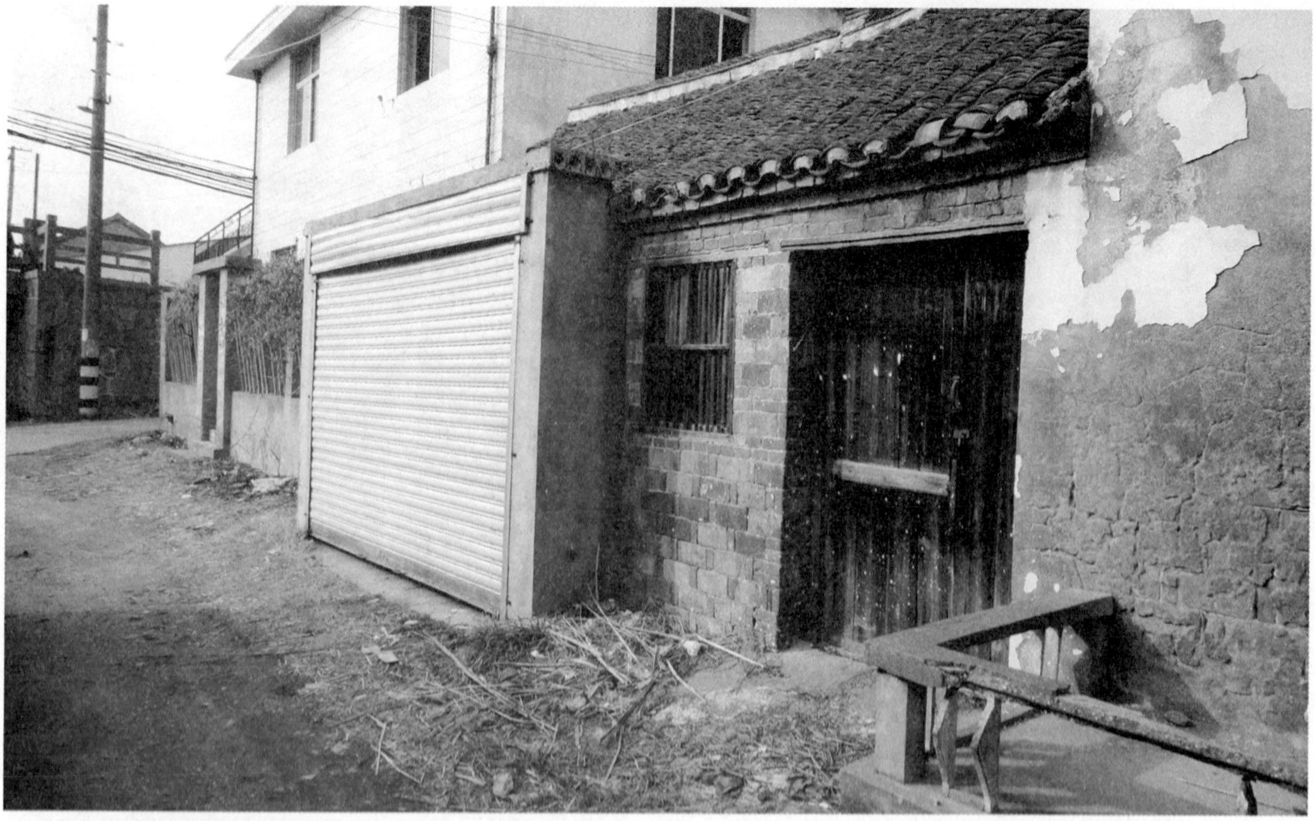

1947年1月，凌民沙家庄桃园医疗办公房　　(2011年3月2日县卫生志编纂办公室摄)

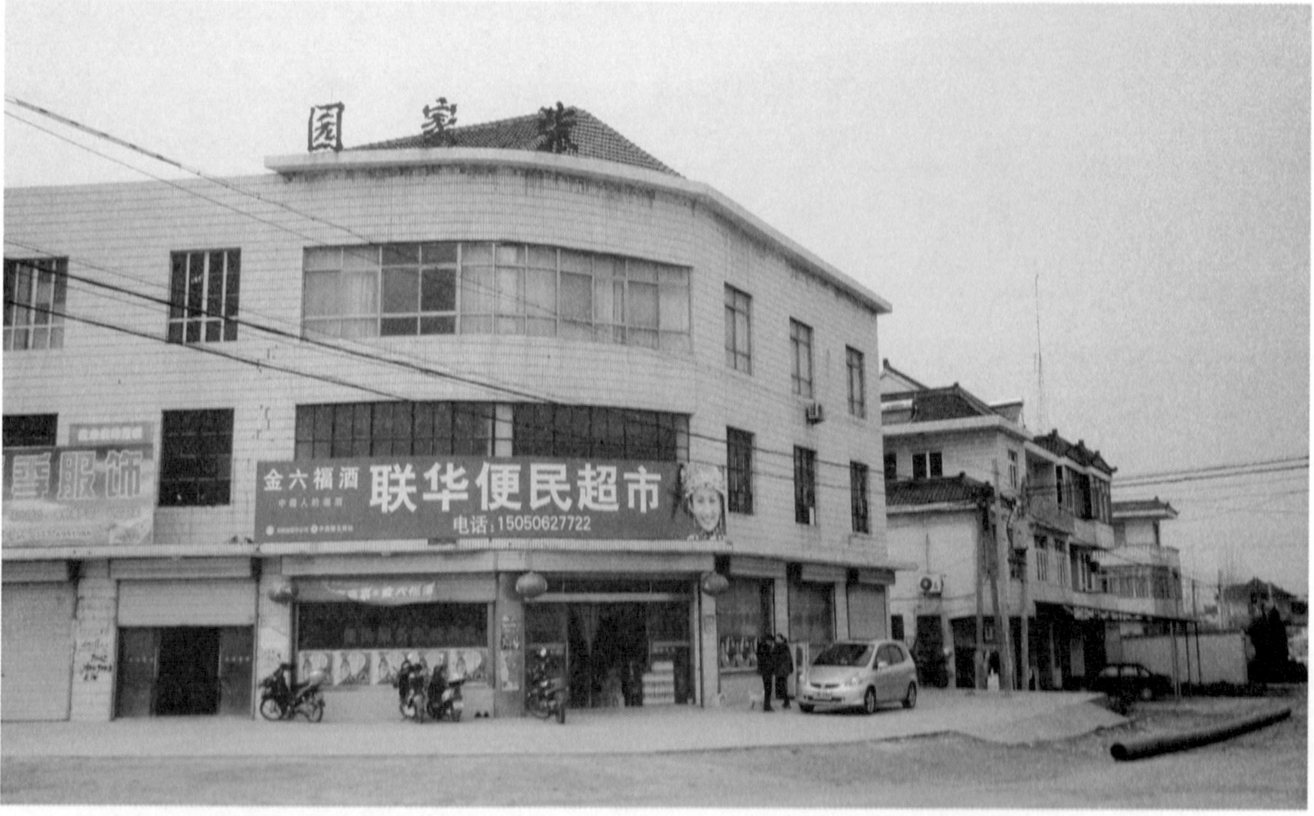

1947年，丰利镇张家园医疗办公房址　　(2011年3月8日县卫生志编纂办公室摄)

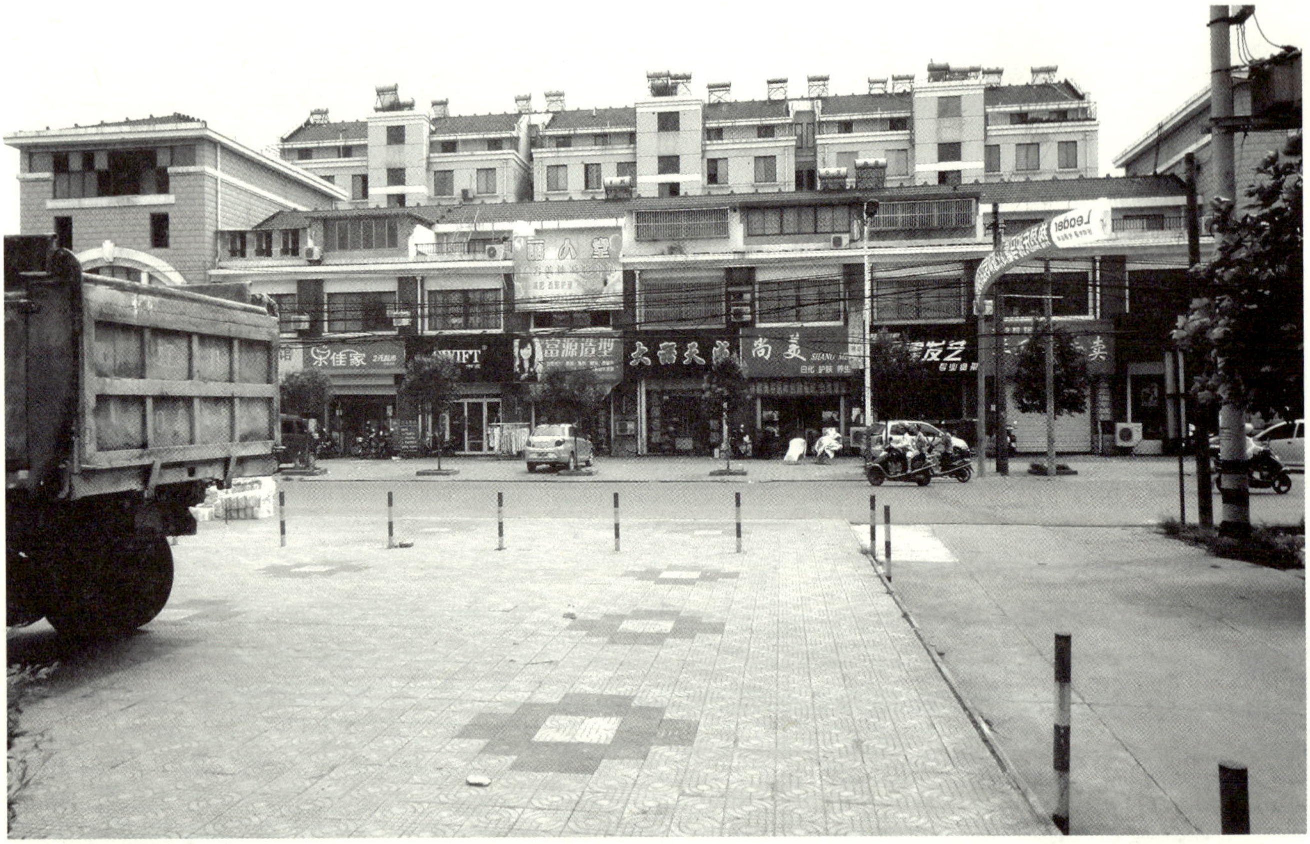

1950年3月,马塘镇理教公所印心堂医疗办公房址　　(2011年7月8日卫生志编纂办公室摄)

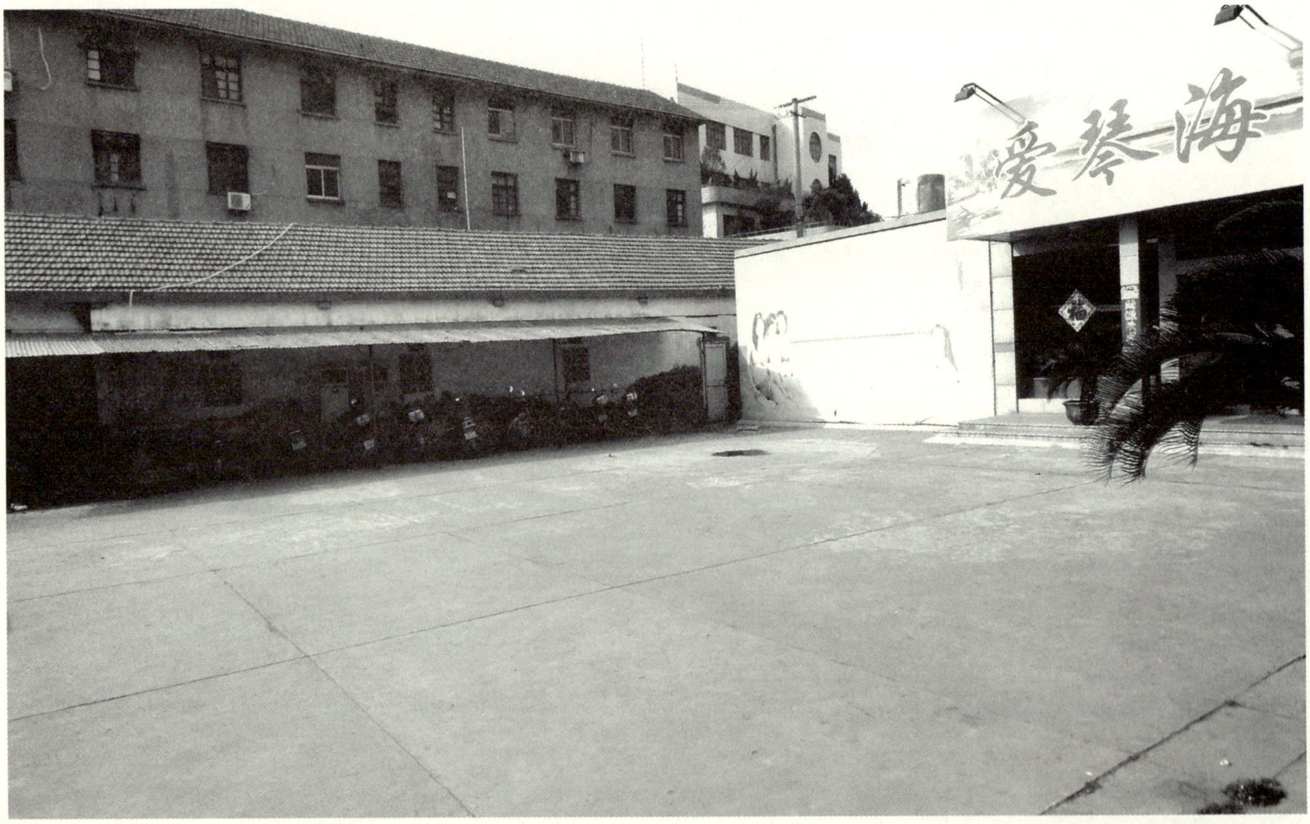

1951年11月,掘港镇地藏桥外医疗办公房址　　(2011年3月15日县卫生志编纂办公室摄)

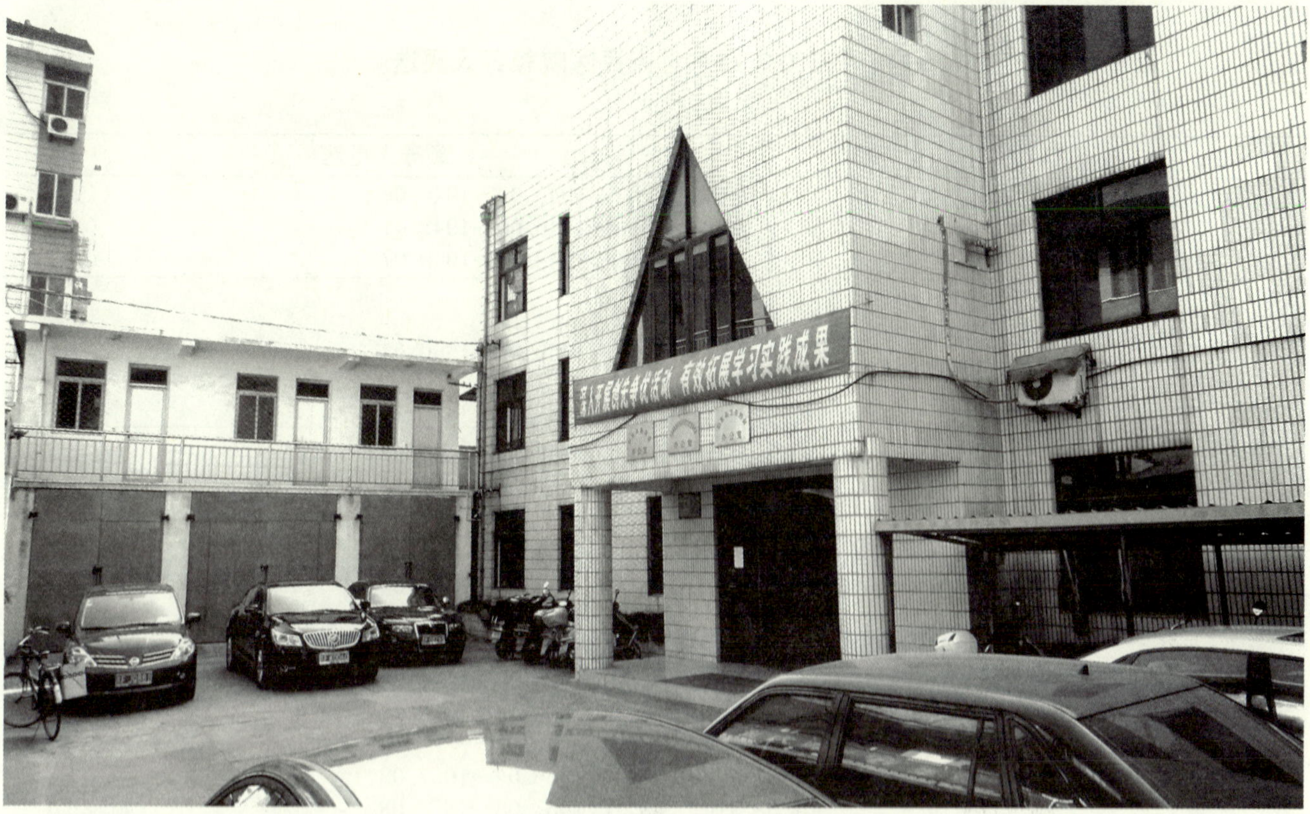

1951年11月，掘港镇平升路医疗办公房址　（2011年3月4日县卫生志编纂办公室摄）

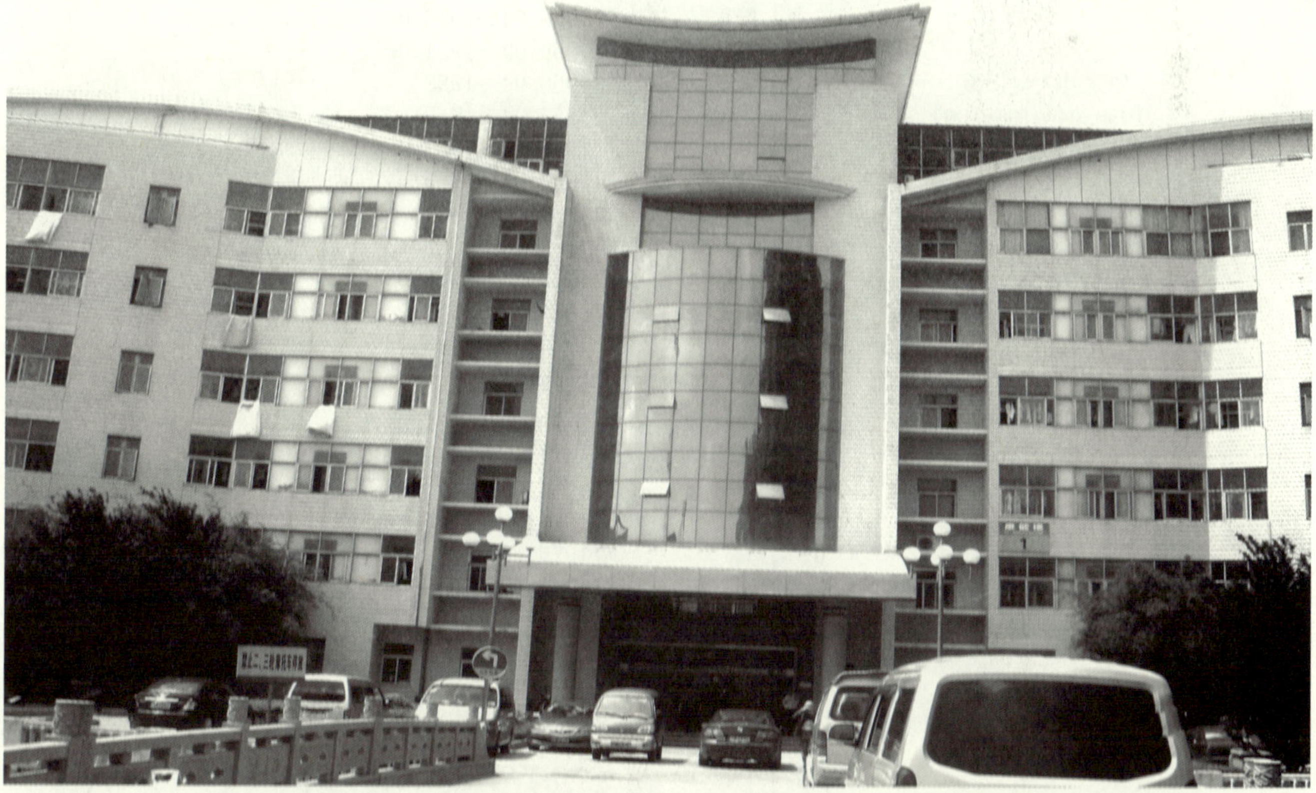

1965年3月，掘港镇江海西路医疗办公楼　（2011年6月20日县卫生志编纂办公室摄）

1945～2010年如东县人民医院领导人更迭

表3-100

机构名称	领导人更迭
如东县人民医院 （1945.09～1949.07）	院　长：钱静人1945.09～1946.08（兼） 邹　强1946.08～1948.01（兼） 徐可琴1948.01～1949.07（兼）
如东县(民主)政府门诊室 （1949.07～1949.10） 如东县政府门诊室 （1949.10～1950.03）	主　任：周逸樵1949.07～1950.03（兼）
如东县立人民医院 （1950.03～1950.06） 如东县卫生院 （1950.06～1953.06） 如东县人民政府卫生院 （1953.06～1955.12） 如东县卫生院 （1955.12～1956.04）	院　长：杨吉人1950.03～1950.06（兼） 徐可琴1950.06～1950.11（兼） 魏志田1950.11～1951.04（兼） 姚　竞1951.04～1956.04 指导员：施克勤1951.04～1956.04 副院长：沈　谦1950.02～1951.06 耿　林1954　～1956.04 叶成之1956　～1956.04 施楚生1956　～1956.04
如东县人民医院 （1956.04～1968.06）	院　长：姚　竞1956.04～1957.08 陆忠法1957.08～1958.08（副院长） 张奇源1958.08～1962.01（代院长） 吴桂林1962.01～1965.01 徐可文1965.01～1968.06 指导员：施克勤1956.04～1956.06 副院长：沈　谦1950.02～1951.06 耿　林1956.04～1958 叶成之1956.04～1958 施楚生1956.04～1957 张奇源1962.01～1965 姚　竞1962　～1964 吴功端1962　～1963 徐可文1962　～1965.01 陈朗清1964　～1968.04 缪德龙1965　～1968.04
如东县人民医院革命委员会 （1968.06～1979.04）	主　任：缪怀智1968.06～1971.07 阙飞鹄1971.07～1972.09 陈令仪1972.09～1973.06 陆忠法1973.06～1975.10 康　靖1975.10～1979.04 副主任：谢小石1969　～1979.04 黄琢民1971　～1979.04 陆忠发1972　～1973.06（第一副主任） 缪德龙1973　～1979.04 康　靖1974　～1975.10 陈德山1974　～1979.04 管　建1978　～1979.04

续表3-100

机构名称	领导人更迭
如东县人民医院 （1979.04～　　　）	院　长：陈德山 1979.04～1985.03 钱惟成 1985.03～1992.08 李介玉 1992.08～1996.05 徐定山 1996.05～1999.01 曹显明 1999.01～2004.03 季学军 2004.03～ 副院长：缪德龙 1979.04～1992.02 谢小石 1979.04～1984 管　建 1979.04～1981 季汉源 1979　～1985 金　枢 1979　～1985.03 钱惟成 1981　～1985.03 崔　银 1982　～1985.03 傅真明 1983　～1985.03 张建兴 1985.　～2001.03 丛昌如 1986.02～1996.05 韩建彬 1988.01～1996.01 林绍富 1990.02～1991.10 徐定山 1991.11～1994.05 沈南森 1996.05～ 季学军 1996.03～1999.01　（院长助理） 莫德林 1996.12～2001.06 季学军 1999.01～2004.03 邢巨星 2001.06～2008.12 陈松平 2002.06～2007.12 王鹤兵 2007.07～ 姚亚南 2009.01～ 以下为非实职级职务： 院长级协理员：　徐定山 1999.01～2001.03 院党委书记级协理员：丛　浩 2002.01～2008.12 副院长级协理员：　金　枢 1985.03～1990.07 崔　银 1985.03～1993.09 丛昌如 1996.05～2002.11 张建兴 2001.03～2005.10 副院长级干部：　丁建林 2002.06～ 副科级职员：　陈松平 2007.12～ 邢巨星 2008.12～

南通中心卫生院

民国37年（1948年），南通地区专员公署于苴丰区暖角庄设“南通专区干部疗养所”。

民国38年（1949年）2月2日，疗养所随中国人民解放军华中军区第九军分区迁入南通城，扩建为“南通中心卫生院”，床位100张。

如东县妇幼保健所

【地址】如东县掘港镇江海中路38号

【邮编】226400

【沿革】1953年4月,“如东县妇幼保健站”建立。

1956年4月26日,改称为“如东县妇幼保健所”。

2010年12月,有土地面积3000平方米,建筑面积1498平方米,建筑价值27万元。

卫生设备127万元,卫生总资产204万元,职工28人,执业(助理)医师18人,未设床位,开设妇科、产科、儿科门诊。

详见卫生机构第二节“如东县妇幼保健所”。

如东县疾病预防控制中心

【地址】掘港镇江海西路10号

【邮编】226400

【沿革】1956年4月26日,“如东县卫生防疫站”建立。

2003年3月28日,撤销“如东县卫生防疫站”,建立“如东县疾病预防控制中心”。

2010年12月,有土地面积6093平方米,建筑面积4736平方米,建筑价值213万元,卫生设备552万元,卫生总资产1285万元,职工62人,执业(助理)医师40人,未设床位,开设性病科、结核病科、动物咬伤科门诊。

详见卫生机构第一节“如东县疾病预防控制中心”。

如东县中医院

【地址】如东县掘港镇江海中路50号

【邮编】226400

【沿革】1958年8月28日,以“如东县人民医院中医科”陈朗清、季汉源和“掘港联合诊所”陈国权、季少三、朱梓亭、周星五、丁祝成、田一清、陈文标、陈道权、于仲宽、刘培根、郭振、高铸、陈耀祖、孙福民等为骨干,组建“如东县民办中医院”,址设掘港镇砖桥西,门诊设“中医科”“针灸科”,住院部设在交通巷内,时有平房15间,设床位20张、职工22人(其中医技人员18人),院长由县人民医院院长兼任。

1959年5月23日,改称为“如东县中医院”,转为全民所有制单位性质。

1960年3月,增设“门诊外科”“小儿科”,职工增至27人,床位增至30张。全年门诊53744人次,出诊1860人次,住院132人,出院131人,死亡率0.9%。

1961年,址迁掘港镇市公路49号,住院部迁地藏桥外县人民医院住院部旧址。

1963年5月,医院转为集体所有制单位性质。12月,住院部撤销。

1969年 7月,“如东县中医院”撤销,留10名医务人员并入县人民医院中医科,其余人员下放基层医疗卫生单位。10月,恢复“如东县中医院”建制,建立“县中医院革命委员会”。

1972年10月,恢复住院部,设卫生床位50张,人员45人。

1973年5月，建立“中共如东县中医院支部委员会”。

1975年10月，迁入江海中路(现址)，卫生床位100张。

1979年4月19日，撤销“如东县中医院革命委员会”，恢复“院长负责制”。

1985年12月，医院有职工209人，其中副主任医师1人，主治医师8人，住院床位增至100张，建筑面积6899平方米，主要医疗设备有200毫安X光机、心电图机、B型超声诊断仪等。固定资产80万元，净资产102万元。医院建党、团支部和工会组织，行政设医教股、保健股，总务股、财务股。临床设内科、外科、中医科、妇科、儿科、针灸科、推拿科、气功科、骨伤科、皮肤科、痔瘘科、五官科、妇科等，医技设药械科、检验科、病理科、放射科、心电超声科等。病区2个。

1986年12月，恢复全民所有制性质。

1992年6月，建立“中共如东县中医院总支部委员会”(未授发展党员权利)。

1994年6月，中共如东县中医院总支部委员会获授发展党员权利。

1995年2月，卫生床位160张。门诊楼建成。是年，评定为“二级甲等中医院”。

1996年明确副科级建制单位。

2004年，增设“精神专科”。

2006年，建“重症监护病房”。

2007年11月，为正科级建制单位。12月23日，“中共如东县中医院总支委员会”撤销，建立“中共如东县中医院委员会”“中共如东县中医院纪律检查委员会”“共青团如东县中医院委员会”。

2008年，卫生床位300张。

2010年12月，医院开放卫生床位 160张(内科106张、外科84张、妇产科34张、儿科9张、眼科15张、骨伤科21张、肛肠科16张、推拿科7张、其他8张)；土地总面积21200平方米，建筑总面积25700平方米，主要建筑价值2591万元；卫生设备总价值8494万元，其中医疗专业设备6246万元，图书装备2248万元；卫生总资产18934万元，其中流动资产6518万元、固定资产11085万元、净资产11006万元。有职工441人，其中卫生专业技术人员360人(医师125人、护士153人)，正高级职称8人，副高级职称21人，中级职称106人，主要设备有CT机、500毫安X光机、彩色脉冲多普勒超声诊断仪、全自动生化分析仪等。医院建党委、纪委、团委、工会、妇委会，职能科室设考核办公室、医院办公室、医务科、护理部、预防保健科、感染管理科、总务科、设备科、财务科等；临床科室设内科、儿科、推拿科、妇产科、外科、骨伤科、肛肠科、眼科、耳鼻喉科、皮肤科、麻醉科、急诊科；医技科室设放射科、检验科、病理科、功能科、药剂科、手术室、供应室等；病区4个。是年门诊诊疗229064人次，入院12358人、住院病人手术5769人次、出院者占用总床日数101219个。

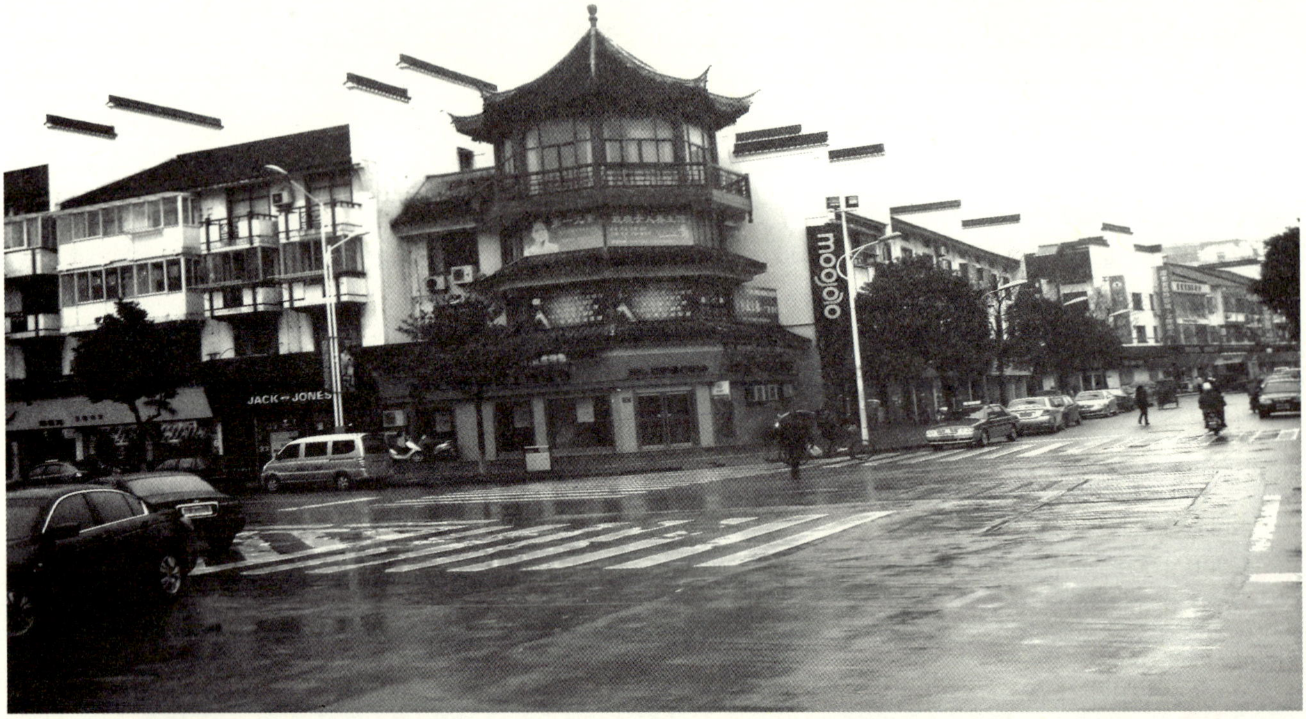

1958年8月，掘港镇砖桥西门诊部址　　（2012年3月1日县卫生志编纂办公室摄）

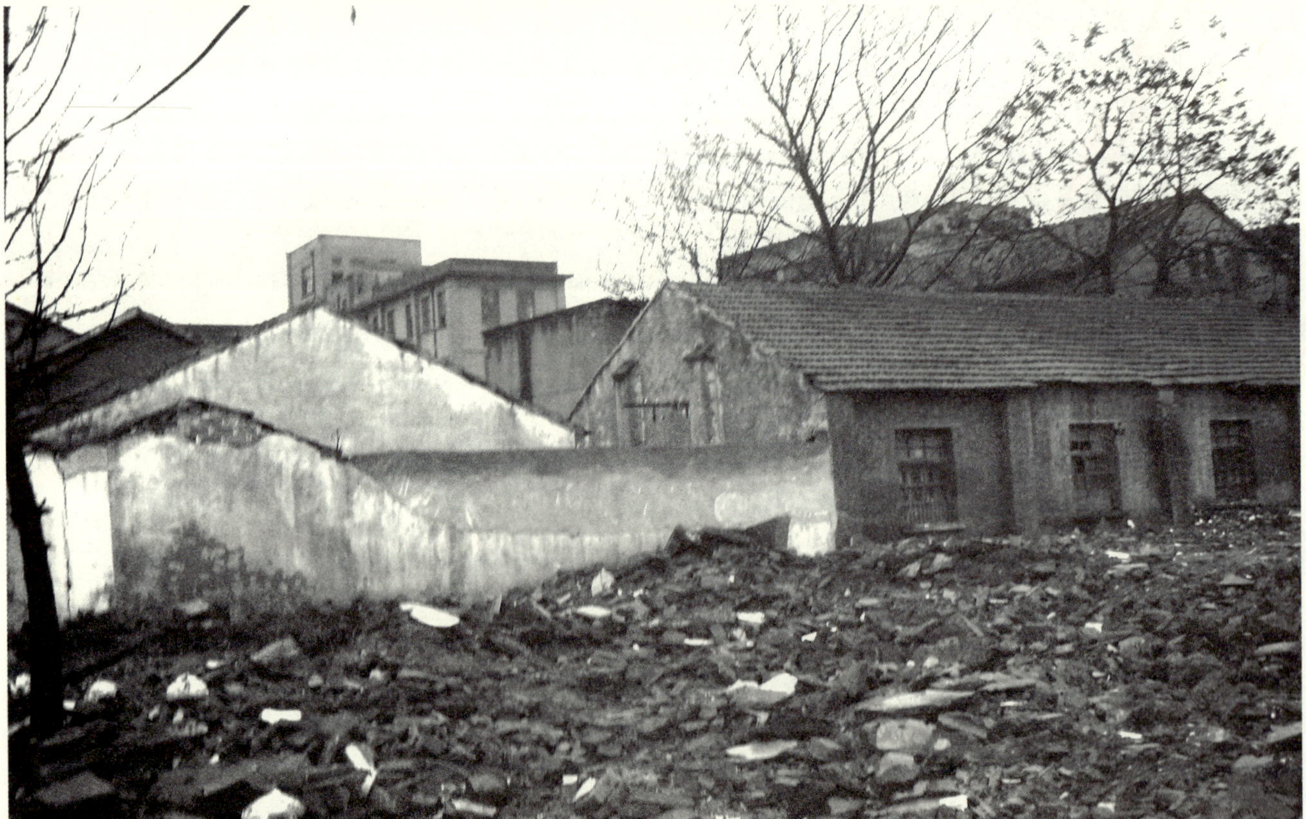

1958年8月，掘港镇交通巷内住院部址　　（2012年3月1日县卫生志编纂办公室摄）

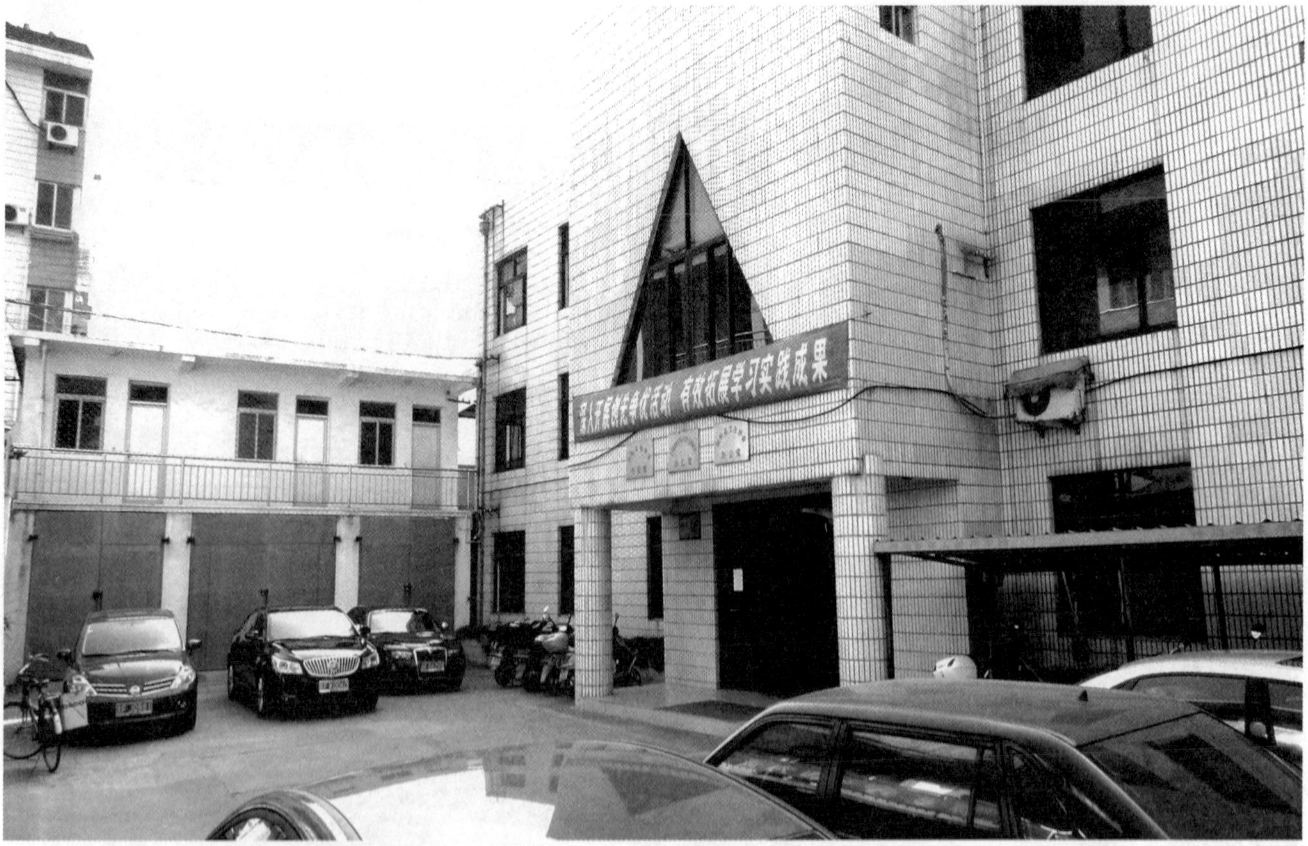

1961年，掘港镇市公路门诊部址　　(2011年3月4日县卫生志编纂办公室摄)

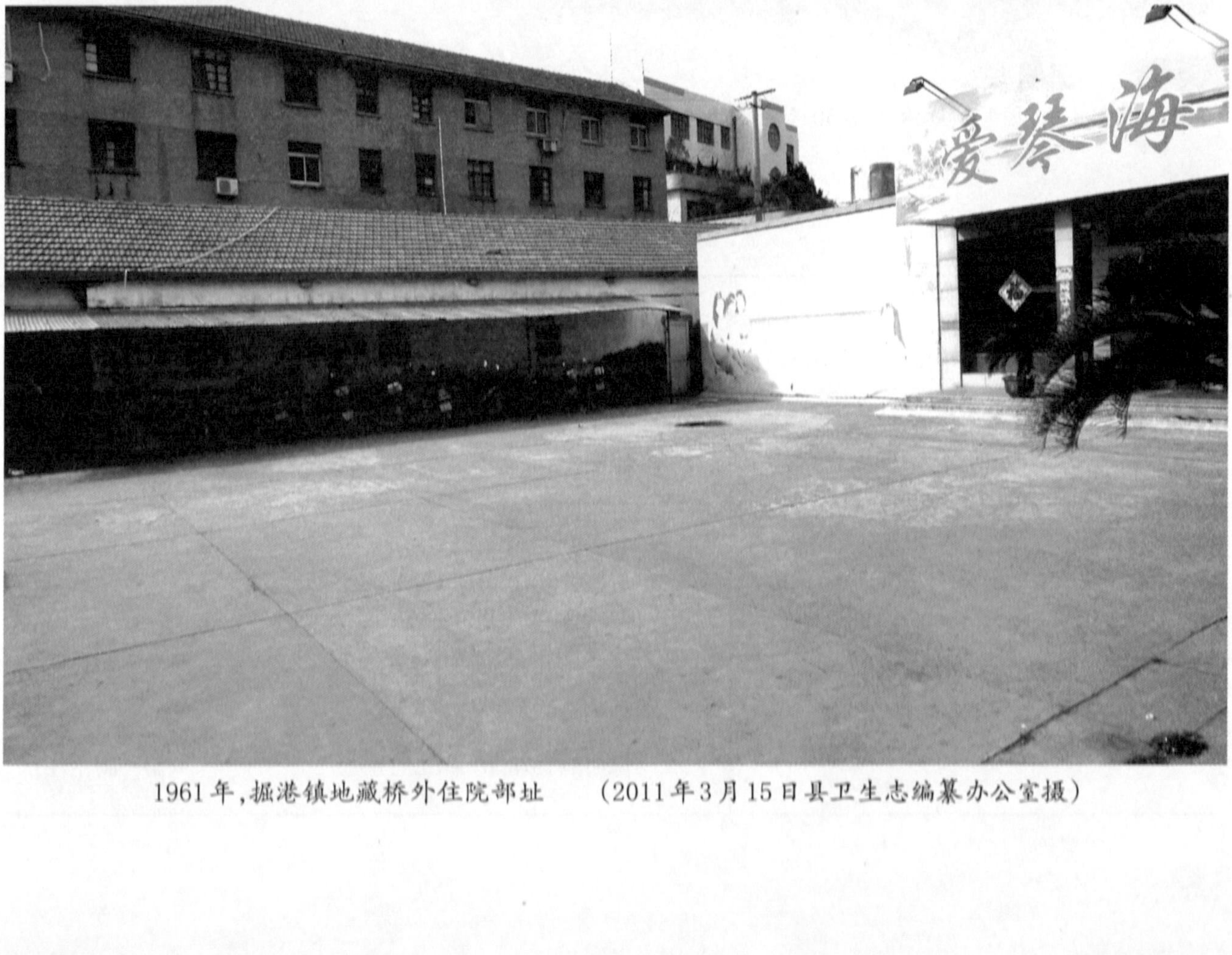

1961年，掘港镇地藏桥外住院部址　　(2011年3月15日县卫生志编纂办公室摄)

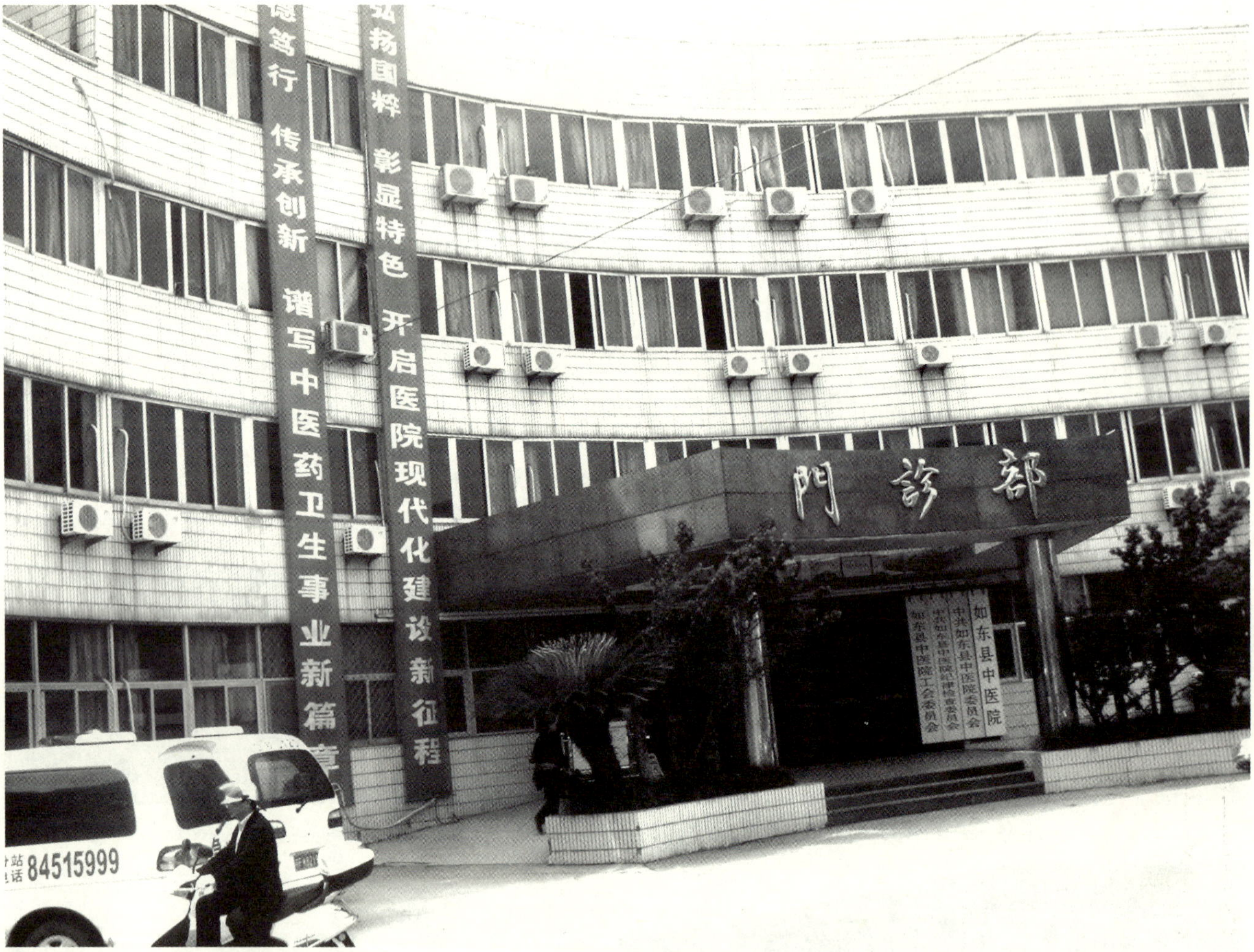

1994年，掘港镇江海中路50号医疗办公楼　　(2011年6月20日县卫生志编纂办公室摄)

1958～2010年如东县中医院领导人更迭

表3-101

机构名称	领导人更迭
如东县民办中医院 (1958.08～1959.05) 如东县中医院 (1959.05～1969.10)	院　长：陆忠法1958.08～1958.09　(兼) 张奇源1958.09～1962.01　(兼) 朱文杰1962.01～1969.10 副院长：陈志明1959　～1962.10 陈朗清1962.01～1966
如东县中医院革命委员会 (1969.10～1979.04)	主　任：蔡锦友1969.10～1970 唐连生1970　～1973.06 陆济社1973.06～1978.10 徐可文1978.10～1979.04　(副主任) 副主任：袁汉祥1970　～1979.04 陆济社1973.03～1973.07 徐可文1973.08～1978.10 陈明池1976.01～1977.05　(第一副主任)

续表3-101

机构名称	领导人更迭
如东县中医院 （1979.04～　　　　）	院　长：仇宗尧 1979.04～1981.03 周长信 1981.03～1985.03 张盛举 1985.03～1990.07 施德均 1990.07～1994.05 徐定山 1994.05～1996.05 张泽宾 1996.05～1999.01 张贵陈 1999.01～ 副院长：徐可文 1979.04～1983 袁汉祥 1979.04～1985.03 姚九江 1979.04～1985.03 咸仲实 1979.04～1985.03 季林杰 1979.11～1980.09 张盛举 1982.12～1985.03 沙洪勋 1985.03～1994.05 葛八银 1985.03～1985.10　（院长助理） 葛八银 1985.10～1994.06 张泽宾 1989.07～1996.05 陶文标 1992.03～1994.05 张达道 1994.05～1997.12 王爱民 1994.05～ 张旭初 1996.03～1999.12　（院长助理） 丁建林 1996.12～2001.06 张旭初 1999.12～2006.01 莫德林 2001.06～ 姚亚南 2007.12～2009.01 陈立新 2007.06～ 周建华 2009.01～ 非实职领导职务： 协理员：　咸仲实 1985.03～1990.10 沙洪勋 1994.05～1999.12 张达道 1997.12～2002.07 副科级职员：葛正明 2006.01～

如东县职工疗养院

【地址】如东县掘港镇江海西路18 号

【邮编】

【沿革】1959年1月，以“如东县人民医院”医务人员为骨干，组建“如东县职工疗养院”，址设掘港镇江海西路18号。时有工作人员8人，建筑面积800余平方米)，疗养床位20张。

1963 年1月，“如东县职工疗养院”撤销，并入县人民医院。

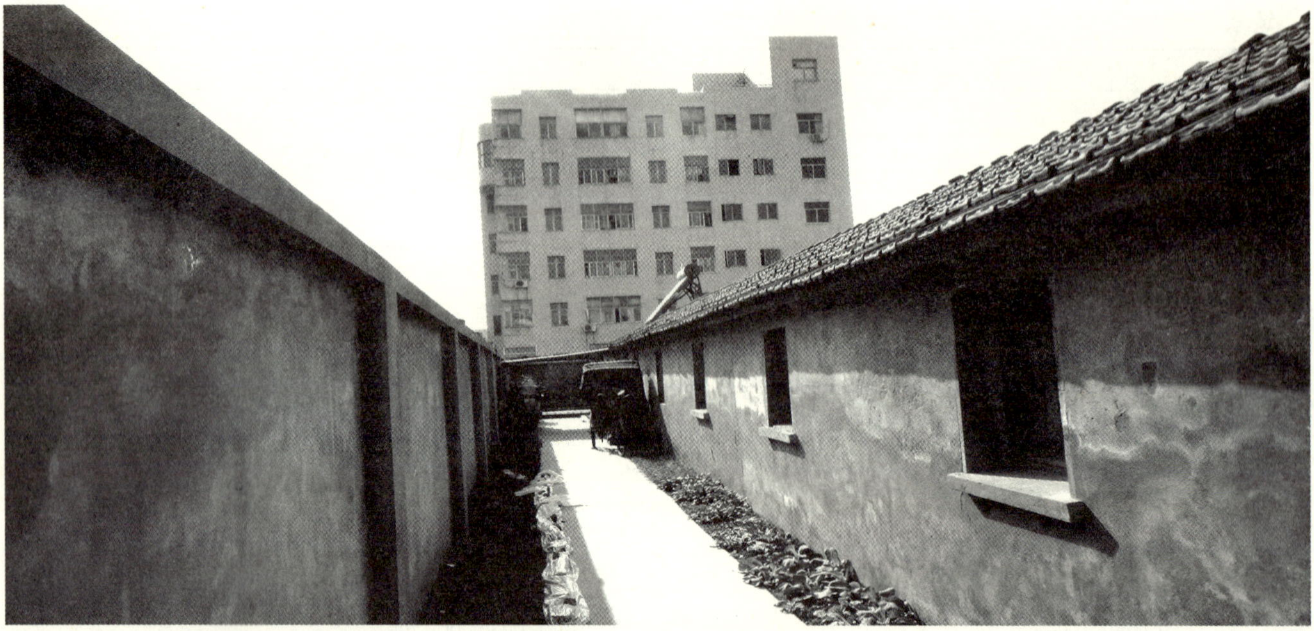

1959年1 月，掘港镇江海西路疗养房址　　(2011年3月15日县卫生志编纂办公室摄)

1959～1963年如东县职工疗养院领导人更迭

表3-102

机构名称	领导人更迭
如东县职工疗养院 (1959.01～1963.01)	院　长：张有志1959.01～1960.01 吴桂林1960.01～1963.01

如东县皮肤病防治所

【地址】如东县掘港镇掘兵路120号

【邮编】226400

【沿革】1959年12月10日，抽调陈朝秀、虞竹溪等3人组建“如东县麻风病防治所”，址设掘港镇西街三义阁东巷2号(县卫生防疫站院内)，为全民事业单位。

1960年4月，址迁北坎乡小港村5组。接收政府划拨集体土地100亩，部队移交营房32间(营房占地4亩)，设卫生床位60张，收治麻风病52人，政府划拨集体土地供力所能及患者种植农副产品，以减轻患者家庭困难。

1966年，卫生床位108张。

1973年，卫生床位218张。

1978年12月，计有房屋132间，合2757平方米，工作人员12人。

1984年9月，改称为“如东县皮肤病防治所”。

1985年8月，掘港镇卫生院内附设“皮肤病门诊室”。12月，有土地面积104亩，平房114间，合2875平方米，主要设备有50毫安X光机、脑电图机、光学显微镜，固定资产16万元，净资产16万元。工作人员9人(其中医师3人、医士1人)。

1991年6月，址迁掘港镇掘兵路120号，设“门诊部”“住院部”。

1993年，增建“皮肤(性病)”“病理”“UV～N理疗”“皮肤真菌”“免疫”“性病(艾滋病)麻风病实验室”“皮肤科药制剂室”及相应的“皮肤性病研究室”。

2003年3月，撤销并入县第四人民医院，时有职工22人。主要医疗设备有500毫安X光机、彩色脉冲多普勒超声诊断仪、B 型超声诊断仪等。固定资产84万元，净资产84万元。

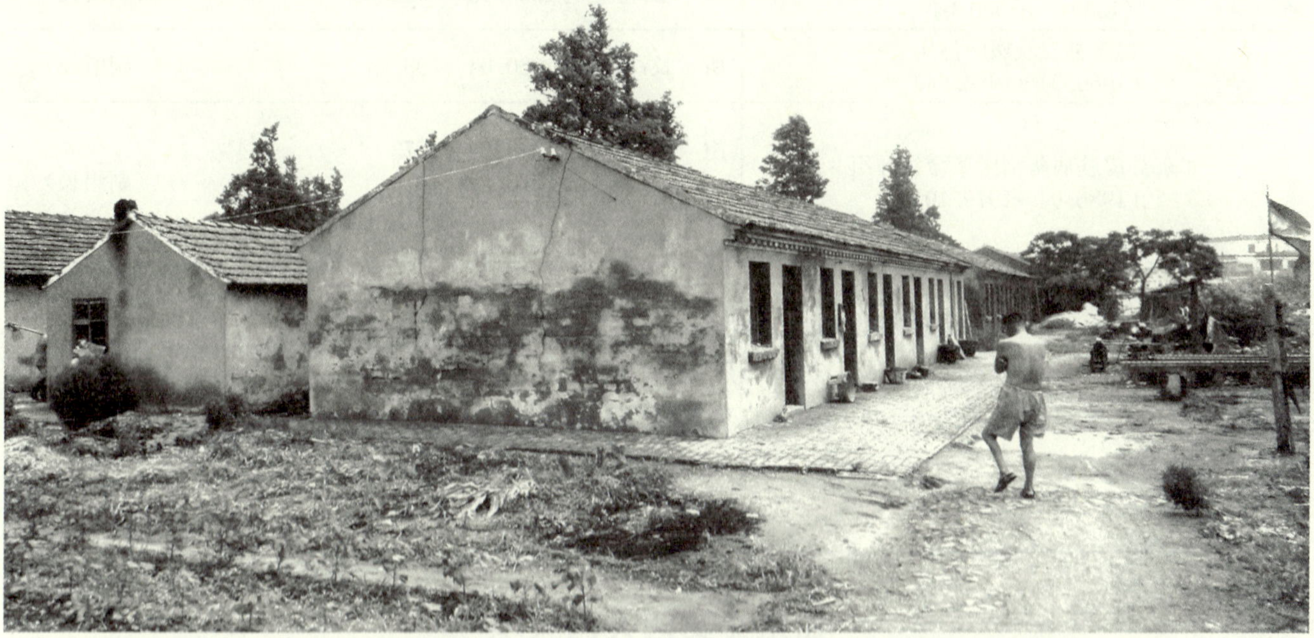

1960年4月，长沙乡小港村医疗办公房　(2011年7月6日县卫生志编纂办公室摄)

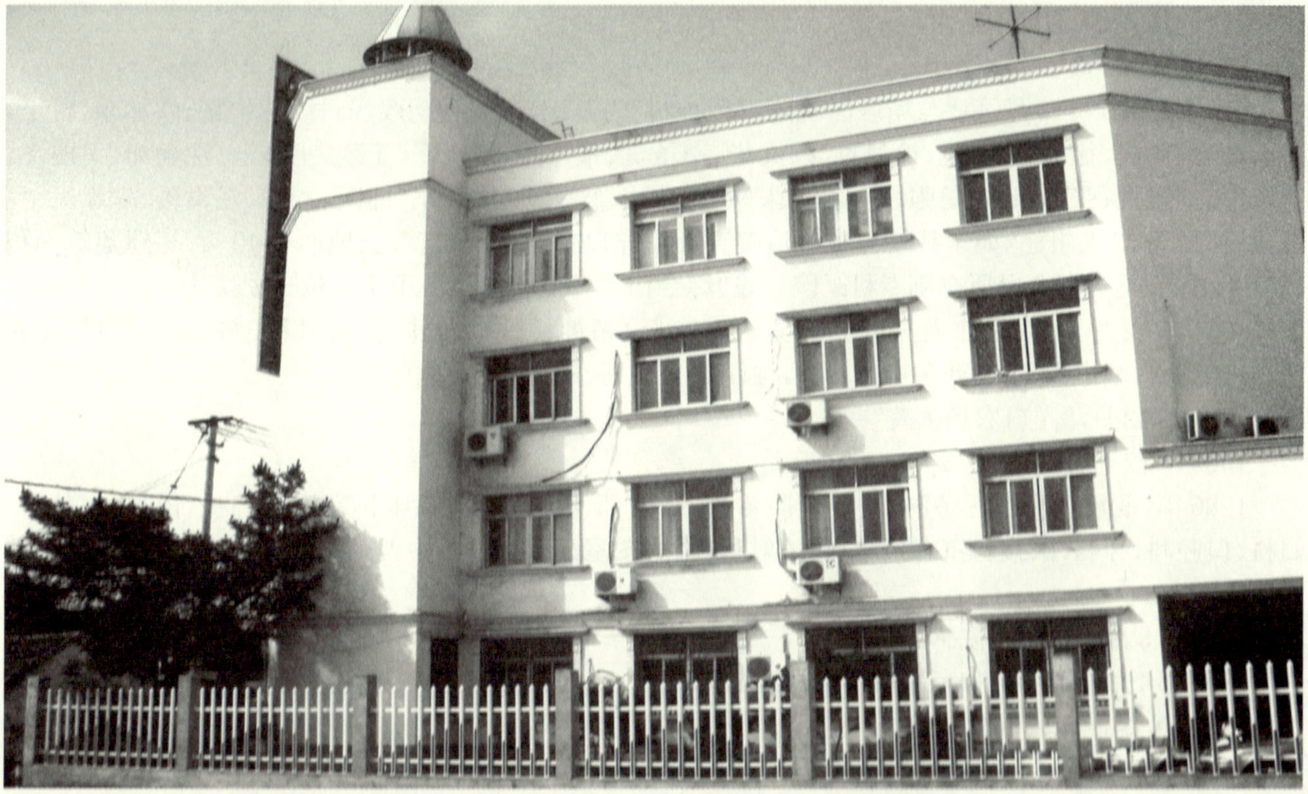

1991年6月，掘港镇掘兵路120号医疗办公楼　(2011年6月20日县卫生志编纂办公室摄)

1959～2003年如东县皮肤病防治所领导人更迭

表3-103

机构名称	领导人更迭
如东县麻风病防治所 （1959　～1960.04）	所　长：陈朝秀1959.12～1960.04　（副所长）
如东县皮肤病防治所 （1960.04～1986.04）	所　长：陈朝秀1960.04～198.04　（副所长）
如东县皮肤病防治所革命领导组 （1986.04～1979.10）	组　长：陈朝秀1968.04～1973 洪永珊1973　～1975　（副组长） 龚正元1975　～1979.10　（负责长）
如东县皮肤病防治所 （1979.10～2003.03）	所　长：龚正元1979.10～1979.12　（副所长） 龚正元1978　～1979 虞竹溪1979.12～1985　（副所长） 张　瑾1985　～1990.11　（副所长） 张　瑾1990.11～1997.04 姚世平1997.04～2003.03 副所长：姚世平1992.06～1997.04

如东县第四人民医院

【地址】如东县掘港镇芳泉路3号

【邮编】226400

【沿革】1980年10月，以“马塘区医院附设精神科”为基础，抽调孙同政、石林、苏中德、缪林森、曹平、谢承均、张德成、徐林、葛家达、徐显英、缪文华、李圣贵、张竹萍、曹晓平、王瑛、王婉淑；沈菊如、尹丽飞、王金莲、刘佩兰、张群明、王勇强、王俊华、朱建英、丛戎、解丛进、沈红军、邱阳、周华、汤聿俊、朱新民、吴国建、孙鹏飞33人组建“如东县精神病防治院”，址设洋口乡洋口闸东首，土地面积40亩，房屋建筑面积4651平方米，是一所全民所有制专科医院。设“综合门诊”“专科病房”，卫生床位80张。

1981年12月，医院工作人员增至31人，门诊部设精神科、内科、外科、放射科、妇产科、牙科、化验室、心电图室、脑电图室、中西药房等科室，住院部按性别、病情分3个病区。

1984年12月，“洋口农场医院”并入。

1985年12月，医院固定资产44.91万元。

1986年，职能科室设医务科、精神病防治科、护理部、档案室等，临床科室设精神科、内科、小外科、妇科、口腔科、牙科，医技科室有检验科、放射科、心电图室、脑电图室、中西药房。住院部设精神病区、普通病区。

1992年5月，增设“医院感染管理科”。

1993年4月，改称为“如东县第四人民医院”。

1995年，编制床位调整60张。

1996年8月，址迁掘港镇芳泉路现址。10月，增设“脑电地形图室”。

1998年5月，增设“B超室”。

1999年7月，增设“产科”。12月，增署“如东县开发区医院”。

2003年3月，“如东县皮肤病防治所”并入，增署“如东县皮肤病专科医院”。4月，增设“皮肤疑难病科”“皮肤病科”“内科”“儿科”“大外科”“男性科”“女性科”“激光治疗室”“UN室”。8月，增设“预防保健科”。

2004年1月，增设“信息公关科”“肛肠科”“病理科”“艾滋病实验室”。4月，增设“骨科”。7月，增设“心理咨询科”。11月，增设“精防办公室”。

2010年12月，医院开放卫生床位100张(精神科)；土地总面积16714平方米，建筑总面积3976平方米，主要建筑价值266万元；卫生设备总价值675万元，其中医疗专业设备428万元，图书装备及其他通用设备247万元；卫生总资产1813万元，其中流动资产865万元、固定资产941万元、净资产1264万元。有职工129人，其中卫生专业技术人员98人(医师43人、护士31人)，副高级职称3人、中级职称22人。主要设备脑病生理治疗机、钾钠氯锂自动分析仪、彩色B超、光电心电图机。医院建党支部、团支部、工会、妇委会。职能科室设：院长办公室、医务科、护理部、总务科、财务科、药剂科、市场信息科，临床科室设有精神科、皮肤科、内科、外科、妇产科、儿科、肛肠科、骨科、口腔科、性病科、肝病科、心理咨询科、手术室，医技科室设有检验科、放射科、胃镜室、B超室、脑电地形图室、心电图室，职能科室设办公室、医务科、护理部、总务科、财务科、信息科等；病区 2个。2010年门诊诊疗57661人次，入院1147人、住院病人手术403人次、出院者占用总床日数28276个。

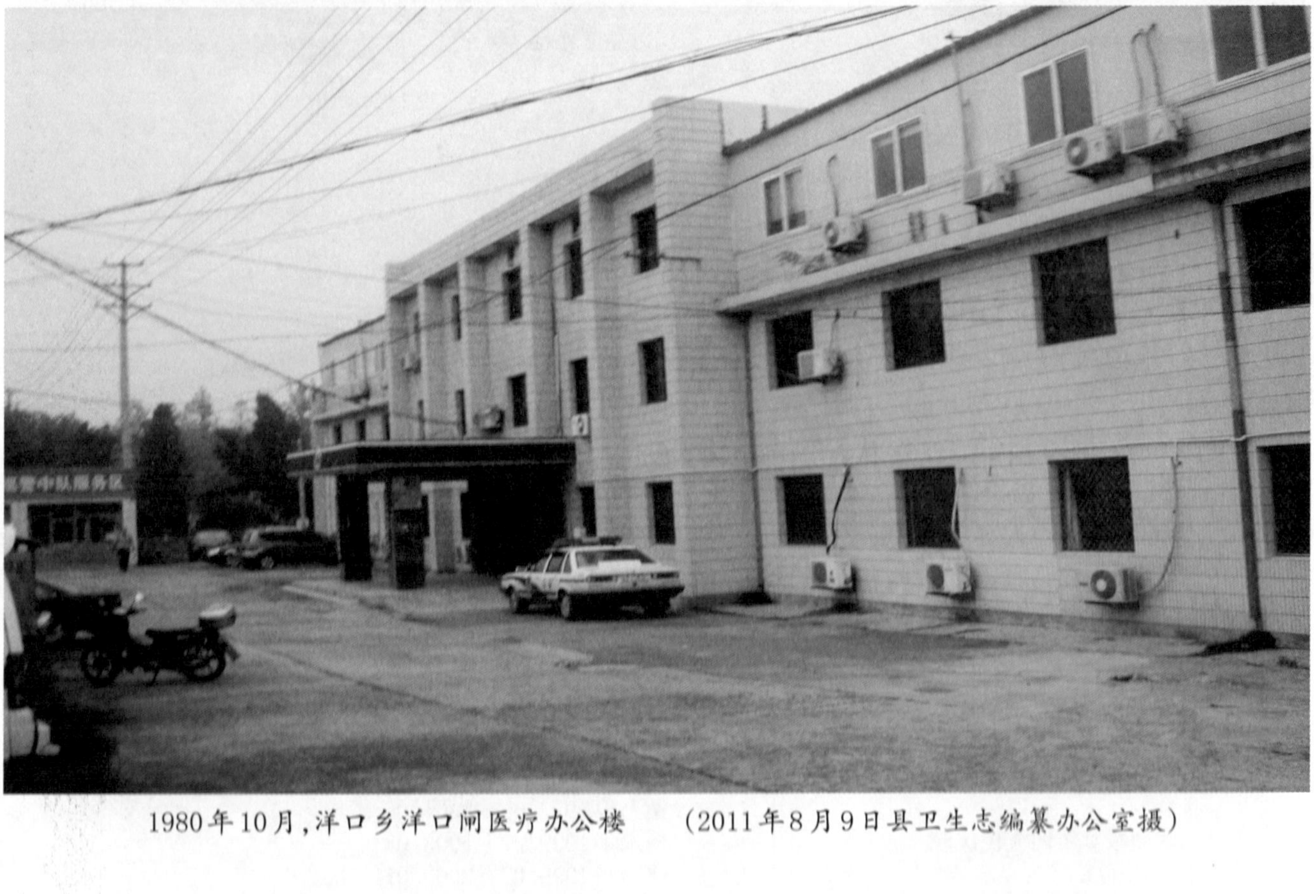

1980年10月，洋口乡洋口闸医疗办公楼　（2011年8月9日县卫生志编纂办公室摄）

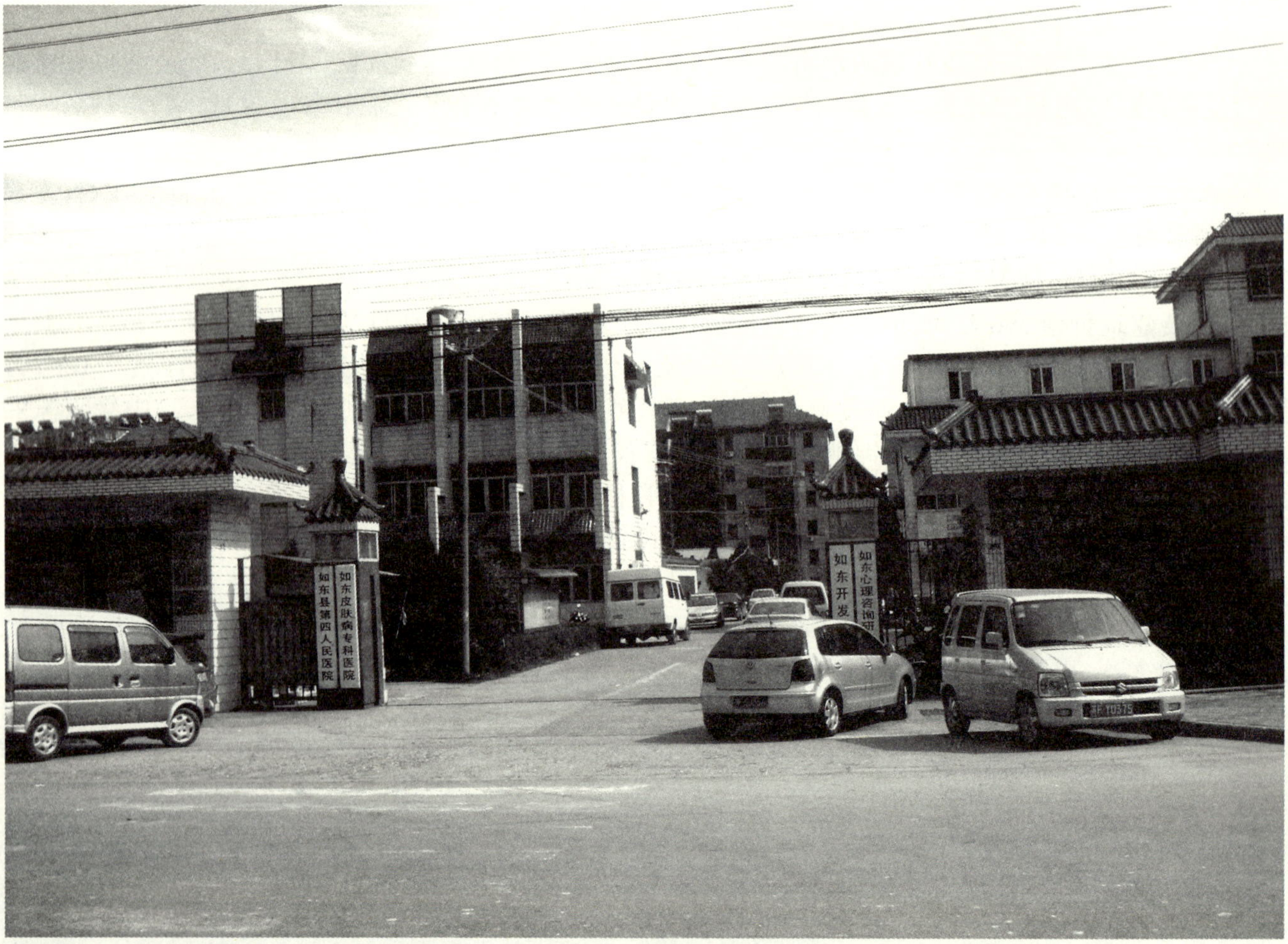

1996年8月，掘港镇芳泉路医疗办公楼　　（2011年6月20日县卫生志编纂办公室摄）

1980～2010年如东县第四人民医院领导人更迭

表3-104

机构名称	领导人更迭
如东县精神病防治院 （1980.10～1993.04） 如东县第四人民医院 （1993.04～　　　）	院　长：孙同政 1980.10～1983　（副院长） 石　林 1983　～1991.06 房福才 1991.02～1993.02　（副院长） 房福才 1993.02～1996.07 罗云华 1996.07～2002.06 桑乃俊 2002.06～2003.03　（副院长） 姚世平 2003.03～ 副院长：石　林 1980.10～1983 房福才 1990.07～1991.06 桑乃俊 1992.06～2004.06 何永华 1999.07～2003.08 沈秀华 1999.07～2009.07 周俊成 2007.01～ 杨　连 2007.01～ 缪丽华 2009.01～ 李正华 2010.12～　（院长助理）

如东县计划生育指导站

【地址】如东县掘港镇通海路7号

【邮编】226400

【沿革】1982年9月,“如东县计划生育宣传指导站”建立,其为“如东县计划生育委员会”的一个工作科室,址设掘港镇江海西路2号,主要从事计生宣传和技术指导。11月22日,县政府同意建立“如东县计划生育宣传指导站”,编制13人。

1985年5月22日,改称为“如东县计划生育指导站”。

1988年3月,址设掘港镇通海路现址。建筑面积1300平方米,职工增至23人,计生床位10张,主要设备50毫安X光机,心电图机等。设计划生育四项手术门诊室、手术室、计划生育药具室等业务科室。

2010年12月,开放计生床位10张;土地总面积680平方米,建筑总面积1330平方米,主要建筑价值26万元;卫生设备总价值24万元,其中医疗专业设备20万元,图书装备及其他通用设备4万元;卫生总资产73万元,其中流动资产23万元、固定资产50万元、净资产73万元、负债0万元。有职工24人,其中卫生专业技术人员17人,副高级职称2人,中级职称11人,专业技术人员17人;主要设备有B型超声诊断仪、心电图、自动生化分析仪、血球计数仪、乳腺检查仪、儿童智力测定仪;指导站建党支部。职能科室设:办公室、计划生育科、生殖保健科、药具药剂科、不孕不育科、手术室、B超室、乳房检查室。

1982～2010年如东县计划生育指导站领导人更迭

表3-105

机构名称	领导人更迭
如东县计划生育宣传指导站 (1982.03～1982.11)	站　长:杨其智1982.06～1982.12 任乃秀1982.12～1996.03 朱红根1996.03～1997.11　(副站长) 任乃秀1997.11～2001.12 桑乃萍2001.12～2002.06　(副站长) 缪晓红2002.06～2002.12　(副站长) 张廷芳2002.12～2003.06　(副站长) 何永华2003.06～2007.01 张美云2007.01～ 副站长:陈於鸣1985.11～1986.05 陈凤芳1986.05～1988.03 康传富1986.05～1988.03 朱红根1988.03～1996.03 陈有清1991.06～2000.12 桑乃萍1997.11～2003.12 缪晓红2001.12～2003.12 张廷芳2001.12～ 陈小琴2003.12～ 何永华2007.01～ 陈辉琴2009.09～
如东县计划生育技术指导站 (1982.11～　　　)	

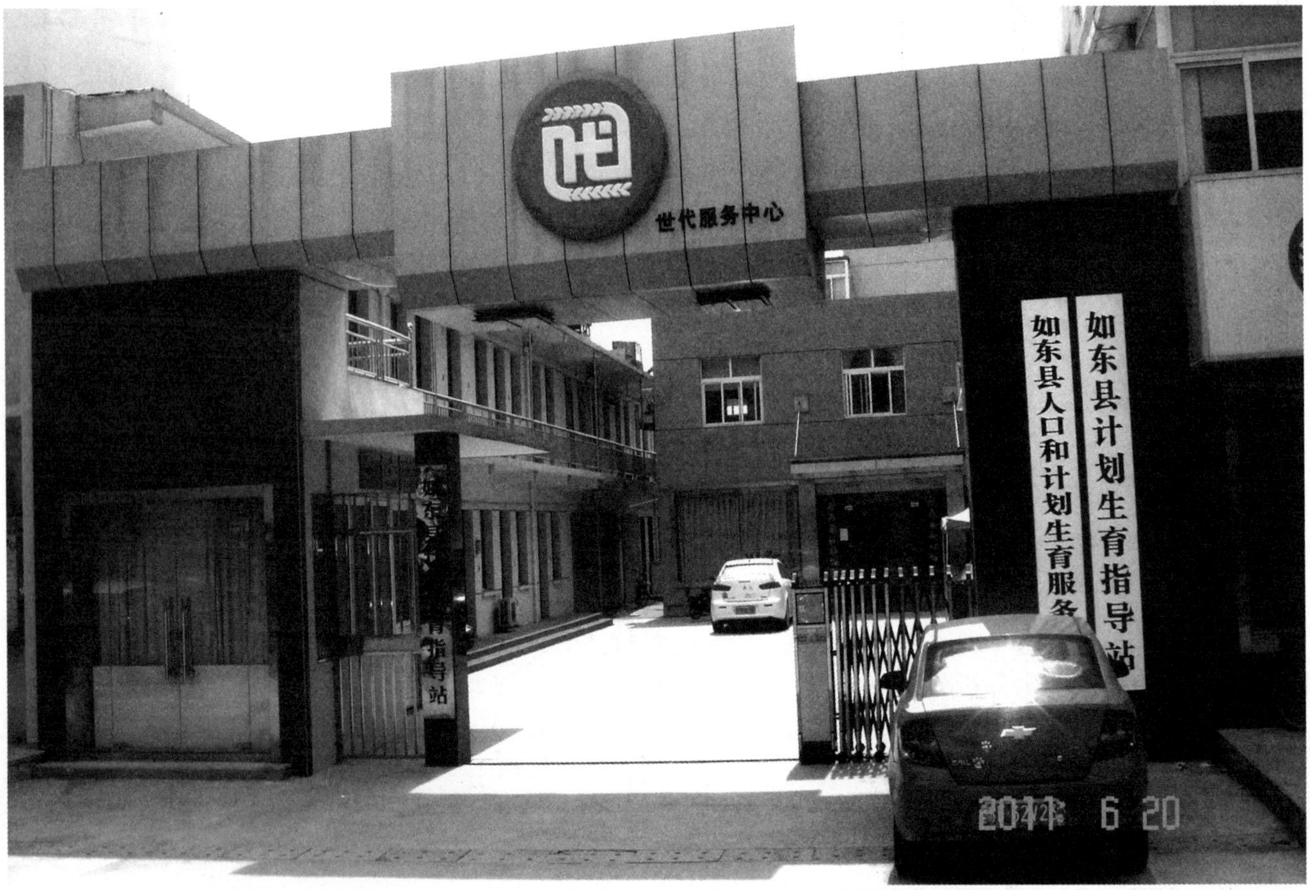

1982年3月，掘港镇通海路医疗办公楼　　(2011年6月20日县卫生志编纂办公室摄)

如东县结核病防治所

【地址】掘港镇江海西路10号

【邮编】226400

【沿革】1984年11月27日，建立“如东县结核病防治所”。

2010年12月，有工作人员7人，(正高级职称1人、副高级职称1人、中级职称3人)，建筑面积100平方米，主要设备400毫安X光机1台。详见卫生机构第一节。

如东县疗养所

【地址】如东县掘港镇江海西路18号

【邮编】226400

【沿革】1986年6月15日，“如东县疗养所”建立，址设掘港镇江海西路18号，时有工作人员8人，建筑面积1932平方米(其中疗养房1832平方米，食堂100平方米)，疗养床位20张。举办两期，每期3个月。

1987年2月，并入县人民医院，为其“老干部病房”。

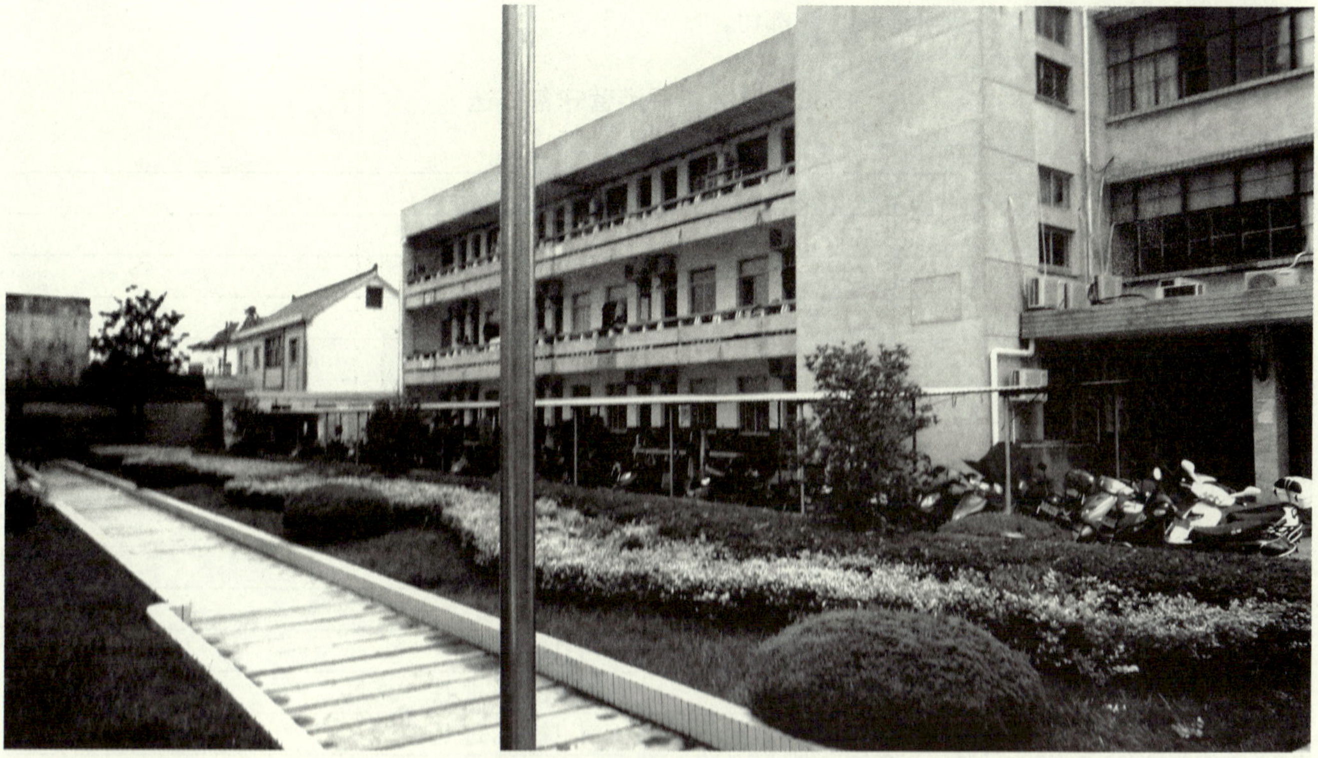

1986年5月，掘港镇江海西路18 号医疗办公楼址　　（2011年7月5日县卫生志编纂办公室摄）

1986～1987年如东县疗养所领导人更迭

表3-106

机构名称	领导人更迭
如东县疗养所 （1986.06～1987.03）	所　长：丛昌如1986.06～1987.03　（兼） 副所长：虞家福1986.06～1987.03

六、军队医院

明·洪武二年（1369年），县境内始见驻军部队医院（机构），后相继出现明清朝廷军队医院、国民政府军队医院、汪伪政府军队医院和中国共产党领导下的中国工农红军部队医院、中国国民革命军新编第四军部队医院、中国人民解放军部队医院。随着战争结束、和平的发展，县境内的军队医院（机构）已成历史，然不能忽视。

军队医院选介：

（一）明清朝廷军队医院选介：

如皋县掘港守备营医务所

明·洪武二年（1369年），“如皋县掘港守备营”建立，址设掘港镇国清寺北，领兵1300余人，分东西二营，内设医务所。明·嘉靖三十七年（1558年）张寿松任守备。清·雍正十年（1732年），赵如加任都司。

清•光绪三年(1877年),龚云恺、徐长胜任都司。

1558～1724年掘港营守备更迭

表3-107

任职时间	姓　名	备　注
1558年(明•嘉靖三十七年)	张寿松	
1559年(明•嘉靖三十八年)	杨　缙	武平卫人,进士
1560年(明•嘉靖三十九年)	王　楹	湖南溉阳卫人,进士
1561年(明•嘉靖四十年)	赵继先	凤阳卫指挥
1563年(明•嘉靖四十二年)	张维奕	河南陈州卫,千户
1564年(明•嘉靖四十三年)	吴　郁	盐城所指挥
1567年(明•隆庆元年)	周　桐	扬州卫中所百户
1568年(明•隆庆二年)	赵良翰	盐城所百户
1569年(明•隆庆三年)	张梦徵	山东济宁卫指挥
1571年(明•隆庆五年)	祁民表	寿州卫指挥
1575年(明•万历三年)	张　宏　朱同泰	扬州卫指挥
1576年(明•万历4年)	檀武臣	建德卫镇抚,进士
1580年(明•万历八年)	王廷臣	大河卫镇抚,进士
1584年(明•万历十二年)	杨　令	久安卫镇抚
1585年(明•万历十三年)	俞咨益	福建泉州卫百户
1587年(明•万历十五年)	姚汝忠	龙骧卫指挥
1589年(明•万历十七年)	徐包卿	浙江绍兴卫镇抚,进士
1590年(明•万历十八年)	冯时雨	湖南荆州卫指挥
1593年(明•万历二十一年)	黄希贤	苏州卫百户
1594年(明•万历二十二年)	黄元吉　杨允恭	安徽卫指挥,苏州人
1596年(明•万历二十四年)	袁应戟	兴华所卫抚,解元、进士
1597年(明•万历二十五年)	翟绍先	凤阳中卫指挥
1600年(明•万历二十八年)	韩学文	湖南长沙卫指挥,进士
1602年(明•万历三十年)	马绍援	金山卫指挥,进士
1603年(明•万历三十一年)	金世英	浙江绍兴卫指挥,进士
1605年(明•万历三十三年)	赵　廷	皇陵卫千户,进士
1608年(明•万历三十六年)	王扬德	浙江会稽人,进士
1609年(明•万历三十七年)	管达藩	徐州左卫指挥,进士
1616年(明•万历四十四年)	赵千驷	南京留守后卫百户,进士
1640年(明•崇祯十三年)	丁承聘　董国事	
1644年(清•顺治元年)	陈元魁	韶山人,亦战功援狼山左营、署掘港事
1645年(清•顺治二年)	任登第　张志诚	四川人,进士镶白旗人
1647年(清•顺治四年)	金　彪	直隶顺天府人,进人
1651年(清•顺治八年)	宁文保	镶白旗人
1684年(清•康熙二十三年)	满见龙	直隶宣化府人,举人
1688年(清•康熙二十七年)	张　起	卫京卫人
1698年(清•康熙三十六年)	张维翰	

续表3-107

任职时间	姓 名	备 注
1699年(清·康熙三十七年)	王 正	山西人
1701年(清·康熙四十年)	杨允恭 熊启昌	湖南武昌人
1717年(清·康熙五十六年)	丁应举 李逢春	通州人、通州人
1719年(清·康熙五十八年)	饶抡元	宁国府人
1724年(清·雍正二年)	马如虎 杜朝京	通州人、广东人

1732～1877年掘港营都司更迭

表3-108

任职时间	姓 名	备 注
1732年(清·雍正十年)	赵加如	通州人
1734年(清·雍正十二年)	杨炳纯 蔡士元	正黄旗人,举人
1735年(清·雍正十三年)	何 林	浙江义乌人,举人
1736年(清·乾隆元年)	郭公汉	广州府人
1739年(清·乾隆四年)	杨天柱	通州人
1740年(清·乾隆五年)	丁国相	松江府人
1741年(清·乾隆六年)	黄 金 陈士豪 钱 通	福建人 苏州府常熟人 太仓州崇明人
1743年(清·乾隆八年)	陈奇策	陕西人
1744年(清·乾隆九年)	孙志宏	通州人
1745年(清·乾隆十年)	沈 胜	崇明县人
1746年(清·乾隆十一年)	钱 选 李大伦 陈正熙	保定府人 广东春江协副将 福建人
1747年(清·乾隆十二年)	冯 水 马锡侯 黄 金	松江府人 陕西人 福建人
1749年(清·乾隆十四年)	曹文正 黄 鹍	松江府人、江南崇明人
1751年(清·乾隆十六年)	钱 通	崇明县人,行伍复伍
1753年(清·乾隆十八年)	汤云龙	泰州人,行伍
1754年(清·乾隆十九年)	徐 沣	崇明人,武生
1755年(清·乾隆二十年)	马勇忠	以左营守备署
1756年(清·乾隆二十一年)	徐 洋 金永昌	再任,崇明人。 行伍
1759年(清·乾隆二十四年)	沈 德 吴 涟	以右营守备署 崇明人,行伍
1760年(清·乾隆二十五年)	杨鼎元	
1762年(清·乾隆二十七年)	黄维隆	崇明人,行伍
1764年(清·乾隆二十九年)	陈永福	

续表3-108

任职时间	姓　名	备　注
1765年(清·乾隆三十年)	许廷福	江都人,行伍
1768年(清·乾隆三十三年)	许文贵	福建泉州人,行伍
1771年(清·乾隆三十六年)	成　瑜	
1773年(清·乾隆三十八年)	童天柱	
1775年(清·乾隆四十年)	刘　德	吴县人,行伍
1776年(清·乾隆四十一年)	吴邦翰 王良骏	崇明人, 行伍
1779年(清·乾隆四十一年)	许连甲 冯建功	左营守备署 右营守备署
1780年(清·乾隆四十五年)	王良骏	复任
1782年(清·乾隆四十七年)	童　升 黄　振	浙江瑞安人,行伍 崇明人,行伍
1789年(清·乾隆五十四年)	鞠应蛟	南汇人,行伍
1791年(清·乾隆五十六年)	程攀柱	南汇人,行举
1793年(清·乾隆五十八年)	王志冲	长洲人,行伍
1795年(清·乾隆六十年)	毛文钦	
1797年(清·嘉庆二年)	叶国昌	宝山人,行伍
1798年(清·嘉庆三年)	王佩玉	
1799年(清·嘉庆四年)	曹松龄	浙江平湖人,行伍
1800年(清·嘉庆五年)	刘天禄	崇明人,行伍
1801年(清·嘉庆六年)	毛源河	浙江人,举人
1805年(清·嘉庆十年)	严承泰 赵瑞	浙江人 行伍
1807年(清·嘉庆十二年)	陈　堂 陈廷栋	崇明人,行伍; 松江人,由营升千总
1812年(清·嘉庆十七年)	满　瑾	江宁人,行伍
1813年(清·嘉庆十八年)	徐天柱	在任
1814年(清·嘉庆十九年)	马安正	江宁人,行伍
1815年(清·嘉庆二十年)	徐天柱	在任
1816年(清·嘉庆二十一年)	徐世雄	宝山人,行伍
1819年(清·嘉庆二十四年)	钟锦文	华亭人,去骑射
1823年(清·道光三年)	俞大铨	宝山人,武生
1826年(清·道光六年)	易占奎 陈宗岳	静海乡人,武举 宝山人,行伍
1830年(清·道光十年)	周维藩	崇明人,行伍
1832年(清·道光十二年)	杨定元	通州人,行伍
1834年(清·道光十四年)	施元凤	崇明人,行伍署事
1835年(清·道光十五年)	吴联魁　施元凤	通州人,武举;　再任
1836年(清·道光十六年)	周世荣	松江人,武生
1838年(清·道光十八年)	周明扬	江苏宝山人,行伍
1840年(清·道光二十年)	武魁林 陈　忠	通州人,武举; 江苏太仓人,行伍署事

续表3-108

任职时间	姓　名	备　注
1841年(清·道光二十一年)	张鸿达 汤清瑞	崇明人,行伍; 江苏通州人,行伍署事
1844年(清·道光二十四年)	施元敏	江苏宝山人,行伍
1845年(清·道光二十五年)	续　林 陈施华	满洲人,署事; 崇明人,行伍
1848年(清·道光二十八年)	周建勋	云骑尉世职署事
1849年(清·道光二十九年)	陈其恕	安徽泗洲人,行伍
1850年(清·道光三十年)	魏镇邦 陈其恕	宝山人,行伍; 再任
1856年(清·咸丰六年)	景又春 张步清	河南商城人,行伍; 江苏通州人,行伍署事
1863年(清·同治二年)	徐克明 安天魁	江苏江都人, 行伍署事
1865年(清·同治四年)	高连超	江苏通州人,行伍
1868年(清·同治七年)	刘传愈	湖北汉阳人,武生署事
1869年(清·同治八年)	周鼎铭、 钱秉直	添浚守备、江苏崇明人,行伍署事; 添浚掘港营游击、山东人,行伍
1870年(清·同治九年)	周鼎来	江苏崇明人,行伍
1872年(清·同治十一年)	黄国安　周鼎来	
1877年(清·光绪三年)	龚云恺　徐长胜	

(二)国民政府军队医院选介:

国民政府江苏省保安第一旅医院

民国27年(1938年)5月,“国民政府江苏省保安第一旅”进驻马塘镇,辖2个团及医院1000余人。

民国30年(1941年)4月1日,遭“中国国民革命军新编第四军第一师第三旅第八团”在“如皋警卫团”、“南通警卫团”配合下将其主力歼灭。旅长薛承宗、副旅长詹长佑(1940年12月代旅长)、童韬。

国民政府江苏省保安第二旅医院

民国27年(1938年),国民政府“江苏省保安第一旅”1000余人驻掘港,后移驻宝应。旅长张骥、后陈仪。

国民政府江苏省保安第三旅医院

民国27年(1938年),国民政府“江苏省保安第三旅”2000余人驻掘港镇,后移驻兴化。旅长张炳星、副旅长胥金城。

国民政府江苏省保安第四旅医院

民国27年(1938年),国民政府“江苏省保安第四旅”2000余人驻掘港镇。

民国29年(1940年),黄桥战役中,遭“中国国民革命军新编第四军”歼灭。旅长何克谦、副旅长梁骥。

国民政府江苏省保安第五旅医院

民国27年(1938年),国民政府“江苏省保安第五旅”驻掘港镇,后编入“中国国民革命军第八十九军”离境。旅长孙信孚、副旅长陈士江。

国民政府江苏省保安第十旅医院

民国27年(1938年),国民政府“江苏省保安第十旅”1000余人驻掘港镇。

民国29年(1940年)企图投降日军,遭“中国国民革命军新编第四军”歼灭。旅长张新忍、副旅长杜银。

国民政府江苏省保安第三纵队医院

民国27年(1938年),国民政府“江苏省保安第三纵队”,亦称“国民政府苏皖地区游击指挥部第六纵队”1400余人驻掘港镇,后移驻石港。

民国29年(1940年),该纵队偷袭驻掘港镇“中国国民革命军新编第四军第三纵队司令部”和“江苏省第四区游击指挥部”,遭新编第四军反击,后被追歼于启东县汇龙镇。司令员徐承德只身逃窜崇明援敌,后在悦来镇被新四军击毙。

国民政府第一绥靖区整编第四十九师医院

民国35年(1946年),“国民政府第一绥靖区整编第四十九师”(原国民党第四十九军)驻掘港、马塘、岔河、栟茶等地。

民国36年(1947年)6月,离境赴东北。师长王铁汉。

国民政府第一绥靖区整编第二十一师医院

“国民政府第一绥靖区整编第21师第146旅”及两个营驻掘港镇。

民国37年(1948年)离境。

（三）汪伪政府军队医院选介：

苏皖地区绥靖第五师医院

民国30年（1941年））9月，汪伪政府“苏皖地区绥靖第五师第四团”进驻掘港，师部设石庄。

民国31年（1942年）2月，遭汪伪第三十四师缴械后离境。团长刘鹏举。

苏皖边区绥靖第七师医院

民国30年（1941年））9月，汪伪政府“苏皖边区绥靖第七师”1300余人驻掘港镇。12月，在丰利双灰山战斗中，被“中国国民革命军新编第四军”重创。师长施亚夫、第一旅长蔡桂庆、师直特务团长袁振卿。

苏皖边区绥靖第二集团军第三十二师医院

民国31年（1942年）1月，汪伪政府“苏皖边区绥靖第二集团军第三十二师”1700余人驻掘港镇。

民国32年（1943年）3月，被改编保安大队分驻各县。师长徐召南、副师长陈浩天、第六十三旅旅长陈浩天（兼）、第一二五团团长高宋权。

苏皖边区绥靖第五集团军第二十二师医院

民国32年（1943年）4月，汪伪政府“苏皖边区绥靖第五集团军第二十二师”分驻掘港、丁埝一线，担任守卫封锁竹离任务。

民国34年（1945年）9月1日，被中国国民革命军新编第四军歼灭。

如皋县自卫团常备二团卫生队

民国31年（1942年）9月，汪伪政府“如皋县自卫团常备二团”建立，原为伪如皋县第八区（掘港）自卫队。团长陈懋清。下辖4个营及卫生队，驻掘港镇。

如皋县特别区保安大队卫生所

民国32年（1943年）3月，汪伪政府“如皋县特别区保安大队”成立，原为伪如皋县警卫总队，全队500余人，大队长前为万宝善，后为朱开治兼任。下辖5个中队及卫生所，分驻白蒲、丁埝、双甸、马塘、曹埠、环镇、掘港一线。大队部驻马塘伪特别区公所。

(四)人民军队医院选介:

红军第十四军二师二大队卫生队

民国19年(1930年)7月,“中国工农红军第14军2师2大队”在县华丰当地开展革命武装斗争活动。大队长陈宗恒。

苏中四分区后方医院

民国29年(1940年)10月中旬,“中国国民革命军新编第四军苏北指挥部第三纵队后方医院”参加黄桥战斗后,开进县栟茶镇。11月3日,第三纵队2000余人驻掘港镇国清寺。

民国30年(1941年)1月25日,改称“中国国民革命军新编第四军一师三旅后方医院”。

民国31年(1942年)1月,改称为“中国国民革命军新编第四军苏中军区第四军分区后方医院”,隶属于四分区卫生部。

民国34年(1945年)8月,“如皋县(抗日民主)政府门诊部”集体转入。10月,改称“中国人民解放军华中军区第九军分区后方医院”,由九分区卫生部直接管辖,下设两个手术队,一个疗养队。每队约40人左右。手术队随军,疗养队设于栟茶海滨一带;另九分区所指挥的如东、南通、启东、海门、崇明各县警卫团,均设有卫生队,各营设卫生所、连队配卫生员。

民国38年(1949年)2月2日,南通城解放,随军入城;改称“中国人民解放军华中军区南通军分区疗养所”。

1940～1945年苏中四分区后方医院领导人更迭

表3-109

机构名称	领导人更迭
中国国民革命军新编第四军苏北指挥部第三纵队后方医院 (1940.10～1941.01)	司令员:陶　勇1940.10～1940.11 院　长:周申晋1940.10～1941.01
中国国民革命军新编第四军第一师第三旅后方医院 (1941.01～1942.01)	旅　长:陶　勇1940.11～1944.12 院　长:周申晋1941.01～1942.01
中国国民革命军新编第四军苏中军区第四军分区后方医院 (1942.01～1945.10) 中国人民解放军华中军区第九军分区后方医院 (1945.10～1949.02)	司令员:梁灵光1944.12～1949.02 院　长:周申晋1942.01～1949.02
中国国民革命军新编第四军苏北指挥部第三纵队后方医院 (1940.10～1941.01) 中国国民革命军新编第四军第一师第三旅后方医院 (1941.01～1942.01) 中国国民革命军新编第四军苏中军区第四军分区后方医院 (1942.01～1945.10) 中国人民解放军华中军区第九军分区后方医院 (1945.10～1949.02)	司令员:陶　勇1940.10～1940.11 旅　长:陶　勇1940.11～1944.12 司令员:梁灵光1944.12～1949.02 院　长:周申晋1940.10～1949.02

1940～1945年如皋县人民自卫队卫生机构

表3-110

卫生机构名称	区队负责人
如皋县人民自卫总队卫生院 （1940.10～1945.09）	陈茂辉、朱溪东、谢克东、钱静人、崔德耀
如中支队卫生所 （1941年底至1942年底）	王治平、姚家祁、薛　驹、赵　井、朱国成
掘港区大队卫生所 （1941.03～1941.05） 掘南区队卫生组 （1941.09～1942.12） 掘北区队卫生组 （1941.09～1942.12） 掘东区队卫生组 （1941.09～1945.08） 滨海区队卫生组 （1941.01～1943.春）	顾尔钥、朱国成、吴景安、戚剑南、钱静人、高　扬、何葆仁、钟　祥、鲍永禄、谢开田、李富生、巫云华、曹技衡、张　豪、王　凝、王　荃、吉　琳、许　克、高　扬、沈方辉、张　豪、黄子白、徐可琴
丰利区大队卫生组 （1941.夏～1941.08）	贾　霞
丰利区队卫生组 （1940.各～1942.12）	刘　泽、黄子祥、夏凤珠、顾文武、王太祥、沈　泓、巫云华、甘振国
丰中区队卫生组 （1941.08～1942.12）	朱振华、吴一里、洪鸣技、朱谷声
丰中东区对卫生组 （1943.春～1943.12）	吴一里、朱国成
丰西区队卫生组 （1941.03～1943.09）	花景影、蒋景杨、姚世横、许文书、顾文武、陈忠贤、张德义
栟茶区队卫生组 （1943.09～1945.09）	张德义、许文书、石　坚、周　旭
栟茶区队卫生组 （1940.10～1945.04）	徐静渔、仲　雷、周　旭、陆　进、冯　坚、林　琳、赵顺森、周治农、周逸焦、陆文彬、马署干
栟南区队卫生组 （1941.09～1942.11）	杨逸仙、于文博、陆文彬
栟兆区队卫生组 （1941.09～1942.11）	赵顺森、徐　文
双甸区队卫生组 （1941.春～1941.08）	朱文俊、顾永慧
双北区队卫生组 （1942.10～1942.12）	蔡　迪、缪伯良、魏志田
双岔北区队卫生组 （1943.01～1945.08）	于仲儒、钱　平、王家杨、魏志田、许布洛
双南区队卫生组 （1942.05～1942.12）	筱　晓、朱伯争、林德明、潘德宏
白蒲区队卫生组 （1941.01～1943.04）	蔡汉杰、许君昌、花介眉、魏十西、苏　展、朱伯明、林德明、童　毅、
丁东城东区卫生组 （1941.10～1945.08）	马尔嗜、吴骏鸣、李玉衡、钱　平、冯志远、陈汝明、缪忍妥、邵　宇、周志方、黄家瑞、林德明、林鹰千、麦光华、陈毅夫、赵纸明、冒品端

续表3-110

卫生机构名称	区队负责人
岔河区队卫生组 (1941.春～1941.08)	沈振王、朱伯争、陈惠文、缪　敏
岔北区队卫生组 (1941.08～1943.01)	杨硫芬、柳　青、丛金玲、刘　绝
岔南区队卫生组 (1942.05～1943.13)	魏仲阳、陈惠文、刘　绝
西南汤圆区队卫生组 (1943.春～1945.08)	蔡　进、倪有石、陈惠文、钱静人、赖木隆、汤　以、仲小宋 韩家影、陈　皋
马塘区队卫生组 (1941.04～1941.09)	蔡　迪、胡翠华、梁明靖、陈义芳
马南区队卫生组 (1941.08～1942.12)	曹　仲、蒲夏生　白桐本
马北区队卫生组 (1941.10～1942.12)	梁明靖、仲小宋、沙西林、许文书　陈义芳、顾点松
掘马南通本区队卫生组 (1943.01～1945.08)	白桐本、黄泰祥、丁　冲、俞杨安、朱国明、林　楷、林云霞、 陈　浩、黄　杰、邢志何、张　豪、刘培均
掘马北区队卫生组 (1943.01～1944.10)	仲小宋、钱静人、肖　信
丰掘区队卫生组 (1943.10～1945.08)	曹林横、潘道汤、方　杰、蒋云宽

崇启海常备旅卫生队

民国29年(1940年)底,“中国国民革命军崇启海常备旅”北上抗日,一度驻掘港,参加12月掘港保卫战。崇启海常备旅原为崇明抗日自卫队,旅长茅理,政治部主任韩金龙。其一团团长茅理(兼)、三团团长沈鼎法。一团、三团各设卫生队。

如东县海防团卫生队

民国30年(1941年)3月初,“中国国民革命军新编第四军第一师第三旅独立团”驻掘港留守处改编为“中国国民革命军苏中军区海防团”,团长朱坚、副团长顾秀华,辖第一、二、三大队及卫生队。

1945～1949年如东县人民自卫队卫生机构

表3-111

卫生机构名称	军政领导人
如东县人民自卫总队卫生队 (1945.10～1945.11)	钱静人、张征义、朱国成
如东县警卫团卫生队 (1945.11～1949.03)	
掘港区队卫生组(1945.10～1946.12)	潘逐汤、麦汝强、苏　云、陈　浩、洪秉奇、王冠军、徐　民、姜　杰
桐本区队卫生组(1946.12～1949.06)	唐锦华、顾　云、王冠军、巫云华、陈　彦、施国祥、张　豪、董云昌、 张圣淦
掘总区队卫生组(1948.08～1949.01)	朱良知、陈先孺、筱怀元、筱永甫、筱怀福

续表3-111

卫生机构名称	军政领导人
掘东区队卫生组(1948.09～1949.02)	朱伯辛、陆士南、夏圣华、费敦法、邵 房、吴品辛、卞正兰、陈组晓、缪三洋、黄福文
苴镇区队卫生组(1946.01～1947.02)	朱谷声、蔡春林、吴圣书、苏 云、洪秉奇、张 萍、徐可琴、陈开山
苴镇区队卫生组(1947.03～1949.03)	邱蔡林、桑本能、蔡春林、唐国法、骆纸鉴、陈永如、耿春福、李良知、张敏多、徐万元、傅学仁
沿海区队卫生组(1947.09～1949.06)	徐可琴、陈文翰、黄光明、顾德多
丰利区队卫生组(1945.11～1946.12)	蔡春林、於十银、蒋光宪、方 杰、杨 云、傅云翔、陈海山
栟茶区队卫生组(1946.11～1949.春)	顾现昌、朱 泽、曹杰贵、张玉生、陈庆堂、崔凤岗、孟锦标、康佳芳
双甸区队卫生组(1945.09～1946.10)	顾一平、魏志田、刘征林、杨 云、孙庭贵
景安区队卫生组(1946.01～1948.10)	陈汝明、李德文、骆纸鉴、康承俊、李德义、孙秉泰、魏志田、吴功祥、赵静峰、张奇伟、丛远奎、尤秉元、黄国源、陈利泉、张有稳
城东区队卫生组(1945.09～1949.02)	缪忍安、范钦山、杨文源、钱 泽、刘 俊、麦广文、何超俊
丁东区队卫生组(1948.02～1949.02)	严永祥、范存传
岔河区队卫生组(1945.09～1946.12)	李 忠、仲小宋、杨 云、巫云华、张国华、张怀强、吴 点
汤园区队卫生组(1945.09～1949春)	赵静峰、郭海波、李峰春、魏志辉、杨庆友、仲小宋、张德义、刘房祥、陈文斌、季德新、孙庭贵、徐金泉
岔南区队卫生组(1947.08～1949.02)	冯学如、赵洪程、薛金泉、王福海、杨 云、方均涛、凌龙生
浦东区队卫生组(1945.10～1946.12)	朱伯君、顾 明、巫云华、万 杰、唐国法、姚 尧、徐怀德
丰利区队卫生组(1946.12～1947.02)	杨吉人、蒋云宽、傅云翔
掘马区队卫生组(1947.02～1948.11)	傅云翔、蒋云宽、费 旭、赵许昂、陈桂春、王大宣

华中军区第九军分区团卫生队

“中国人民解放军华中军区第九军分区七团卫生队”(一):民国35年(1946年)10月10日,七团卫生队建立,辖3个营22个直属连及卫生队,团长王世仁、政治委员陈永斋。民国37年(1948年)7月,编为“中国人民解放军华东野战第十一纵队第三十三旅第九十八团”,离开如东。

“中国人民解放军华中军区第九军分区七团卫生队”(二):民国37年(1948年)11月20日,华中九分区以如东警卫团为基础组建第七团(二),内设卫生队,副政治委员汤以根、
政治部副主任吴一里、副参谋长杨勇伟。民国37年(1948年),编入主力部队离境作战。

“中国人民解放军华中军区第九军分区七团卫生队”(三): 民国38年(1949年)2月,华中九分区以通如支队为主,组建第七团(三),内设卫生队。团长钟志阶、副团长李海珊、副政治委员程鹏立、参谋长陆启明,后编入“中国人民解放军华东军区警备第八旅”离境。

“中国人民解放军华中军区第九军分区第八团卫生队”:民国36年(1947年)11月25日,华中九分区以分区特务营、东南警卫团3个连、如东警卫团3个连、南通警卫团1个连为基础,组建第八团,内设卫生队。八团团长沈坚如、副政治委员蒋峻基。后编入“中国人民解放军华东军区警备第八旅”离境。

“中国人民解放军华中军区第九军分区第九团卫生队”:民国37年(1948年)5月14日,华中九分区以如东警卫团3个连为第一营、东南警卫团3个连为第二营、分区特务营第1、2两个连及南通警卫营1个连为第三营,组建第九团,并建卫生队。九团副团长钟志阶、政治委员赵一德。后编入“中国人民解放军华东军区警备第八旅”离境。

如东警卫团卫生队

民国38年(1949年)5月,以“如东警卫团”余部改编为“如东警卫大队”,辖3个连及卫生所。大队长邓乃仁、政治委员王太祥、参谋长黄利国。

1950年7月,撤销。

第四章　卫生机构

概　述

明·洪武十七年(1384年),县衙建立“医学训科”,位县治东。这是如东县见于史志的最早医学行政机构、卫生管理机构。1982年建立县卫生防疫大队。后相继建立是妇幼保健站县卫生防疫站县卫生学建县药品检验所县血库等。这些机构以不同的专业角度从事社会卫生管理,服务医疗临床工作。1985年,全县5所县直卫生机构共有卫生人员218人,卫生建筑总价值182万元,卫生专业设备总价值19万元。1990年,全县4所县直卫生机构共有卫生人员190人,卫生建筑总价值241万元,卫生专业设备总价值269万元。2000年,全县4所县直卫生机构共有卫生人员196人,卫生建筑总价值428万元,卫生专业设备总价值765万元。2010年,全县4所县直卫生机构共有卫生人员193人,卫生建筑总价值520万元,卫生专业设备总价值1814万元。

第一节　疾病预防控制和卫生监督机构

明·洪武十七年(1384年),县衙建立“医学训科”,位县治东。亦从事卫生管工作。民国年间各大集镇配清道夫,隶警察所管理。1950年6月,建立“如东县卫生院防疫股”。1952年4月,建立“如东县防疫大队”。1956年4月26日,“如东县卫生院防疫股”和“如东县防疫大队”撤销,建立“如东县卫生防疫站”。1957年3月,建立掘港、栟茶、马塘、丰利、岔河等“镇清洁管理所”。1959年12月,建立“如东县麻风病防治所”。1980年10月,建立“如东县精神病防治院”。1984年3月1日,“镇清洁管理所”划属县城乡建设环境保护局管理。11日27日,建立“如东县结核病防治所”。2003年3月28日,“如东县卫生防疫站”撤销,建立“如东县卫生监督所”“如东县疾病预防控制中心”。2010年12月,全县计有县疾病预防控制中心、县卫生监督所、县结核病防治所、县健康教育所等4所疾病预防控制和卫生监督机构。

疾病预防控制和卫生监督机构选介:

如东县疾病预防控制中心

【地址】如东县掘港镇江海西路4号

【邮编】226400

【沿革】1956年4月26日，建立“如东县卫生防疫站”，址设掘港镇西街三义阁东巷2号，时有张仲仁、赵林森、虞竹溪、缪盈发、蔡民之、潘建国、包九南、王新道、陈志明、汤品朝、黄新吾、朱之屏、刘夕连、顾中坚、易白、许志仁、朱兆元17名职工。平房10间，约150平方米。设卫生、防疫、寄防、行政等4个组和1个检验室，基本职能是负责全县的疾病预防控制和卫生监督工作。

1957年8月，址迁掘港镇通海桥外江海西路18 号，与“如东县人民委员会卫生科”“如东县卫生工作者协会”“如东县妇幼保健所”“掘郊区卫生所”等合署办公，时有平房6～8间，合100平方米。

1958年，址迁掘港镇七秀巷5号，时有职工23人。

1969年7月，“如东县卫生防疫站”撤销，与同时撤销的“如东县妇幼保健所”合并为“如东县卫生服务站革命委员会防保组”，为其“防疫组”。

1971年2月15日，恢复建立“如东县卫生防疫站”。

1975年，址迁掘港镇江海西路（现址），建1100平方米防保大楼，防疫组用房800 平方米，妇幼保健组所用房210平方米。

1976年，职工34人。

1984年11月27日，建立“如东县结核病防治所”。

1985年12月，职工52人（其中主管医师1人、医师13人），土地面积6093平方米，建筑面积3235平方米，固定资产39万元，净资产50万元，建立党支部。职能科室有卫生科、防疫科、食品卫生科、寄防科、检验科、结防科、宣教科。

1989年，建立“老年保健科”。

1990年，组建“如东县眼镜卫生质量监督管理所”。

1992年7月，建立“如东县健康教育所”。

1994年，建立“消杀科”。

1995年，评定为“一等卫生防疫站”。

1996年，建立“财务科”“核算办公室”。12月，定为相当于副科级建制单位。

2002年12月，设有办公室、食品卫生科、环卫学卫科、劳卫放卫科、防疫科、寄防科、检验科、结防科、宣教科（健康教育所）等17个业务科室和动物咬伤、结核病、职业病等专病门诊。

2003年3月28日，“如东县卫生防疫站”撤销，分建为，“如东县疾病预防控制中心”“如东县卫生监督所”。本单位名为“如东县疾病预防控制中心”，是副科级建制单位。设有：党支部、工会、团支部；职能科室设有：办公室与质管科、财务科、传染病防控及计划免疫科、食品卫生与消毒杀虫科、四项卫生科（职业卫生、环境卫生、放射卫生、学校卫生）、门诊部与结核病防治科、血寄地慢病防控科、理化检验科、微生物检验科、健康教育所等。同时设有：结核病门诊、职业病门诊、动物咬伤门诊、艾滋病实验室、预防性健康检查中心、卫生检验检测中心。准予执业的诊疗科目有：预防保健、皮肤病、传染病、结核病、职业病、检验、影像，能开展食品、饮用水、涉水产品、化妆品、医疗用品、卫生用品、消毒样品及产品、医疗机构排污样品、公共场所、生产及生活和工作环境卫生检测与评价，寄生虫及螺旋体、细菌、立克次体、病毒相关检测。

2010年12月，有职工58人，其中卫生专业技术人员52人，正高级职称4人，副高级职称6人、中级职称26人；土地总面积6093平方米，建筑总面积4736平方米，主要建筑价值213万元；卫生设备总价值735万元，其中专业设备358万元，图书装备及其他通用设备377万元；卫生总资产1757万元，其中流动资产809万元、固定资产948万元、净资产1126万元。主要设备有：电脑45台（其中笔记本电脑4台，网络服务器2套）、空调32台、疾控车辆4辆、大型检测仪器44台（套）等，设备总价值计552万元。单位建有:党支部,团支部,工会;职能科室设有:办公室与质量管理科、财务总务科;业务科室设有:急性传染病与慢性病防制科、计划免疫科、结核病防治科、血吸虫病地方病寄生虫病防制科、食品卫生与消毒杀虫科;职业卫生与物检验科、微生物检验科、理化检验科、健康教育所等。

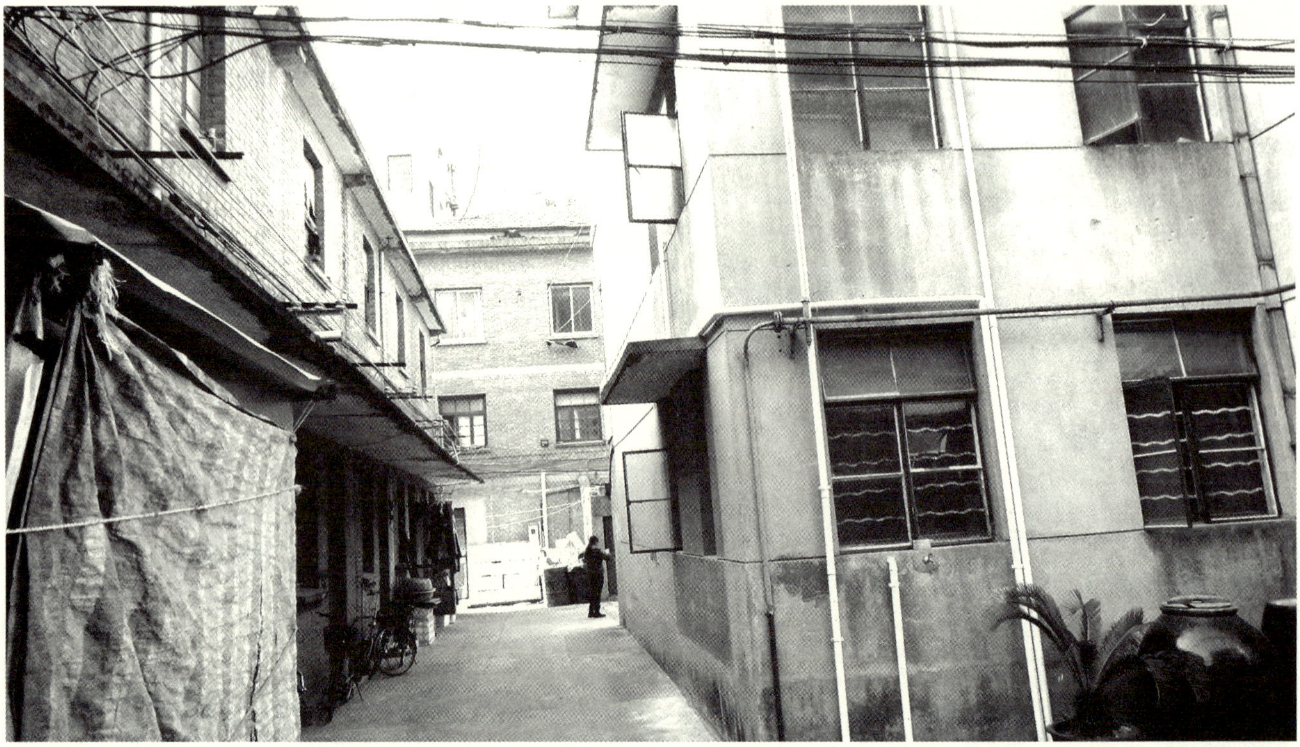

1956年4月,掘港镇 西街三义阁东巷办公房址　　(2011年3月15日县卫生志编纂办公室摄)

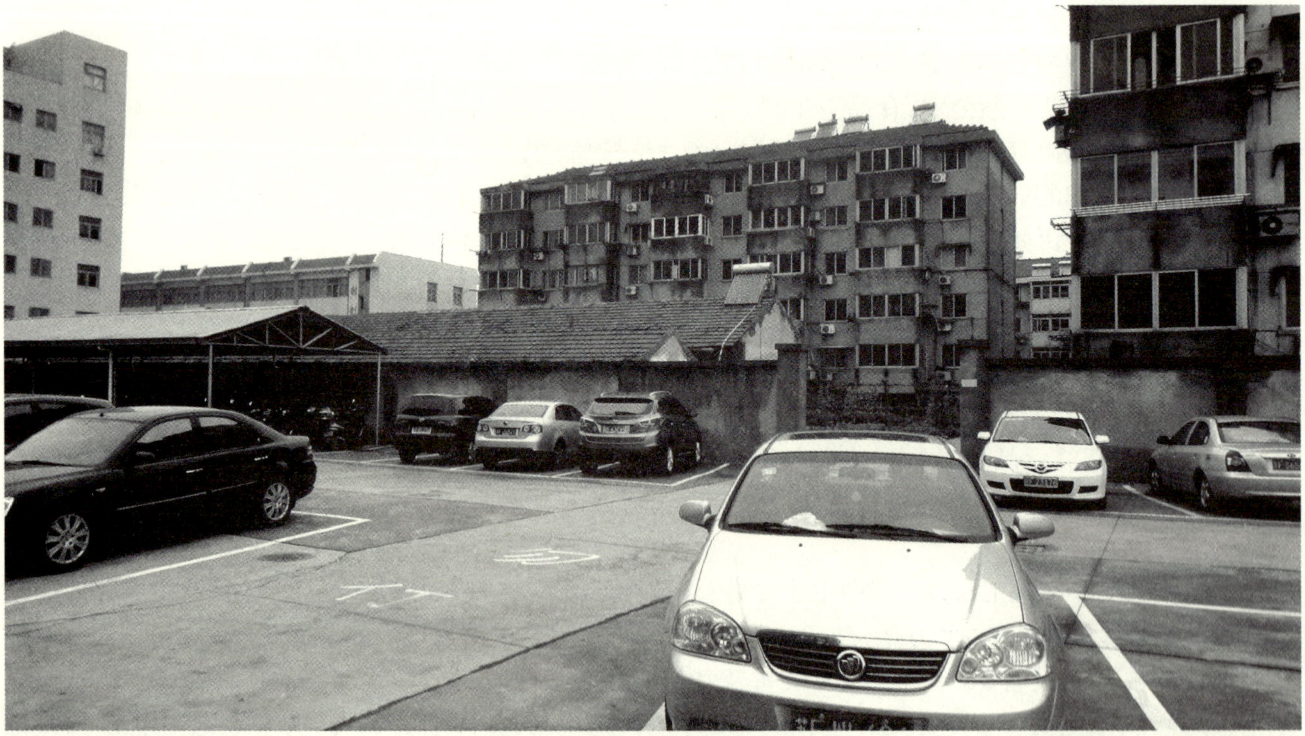

1957年8月,掘港镇江海西路18 号办公房址　　(2011年3月15日县卫生志编纂办公室摄)

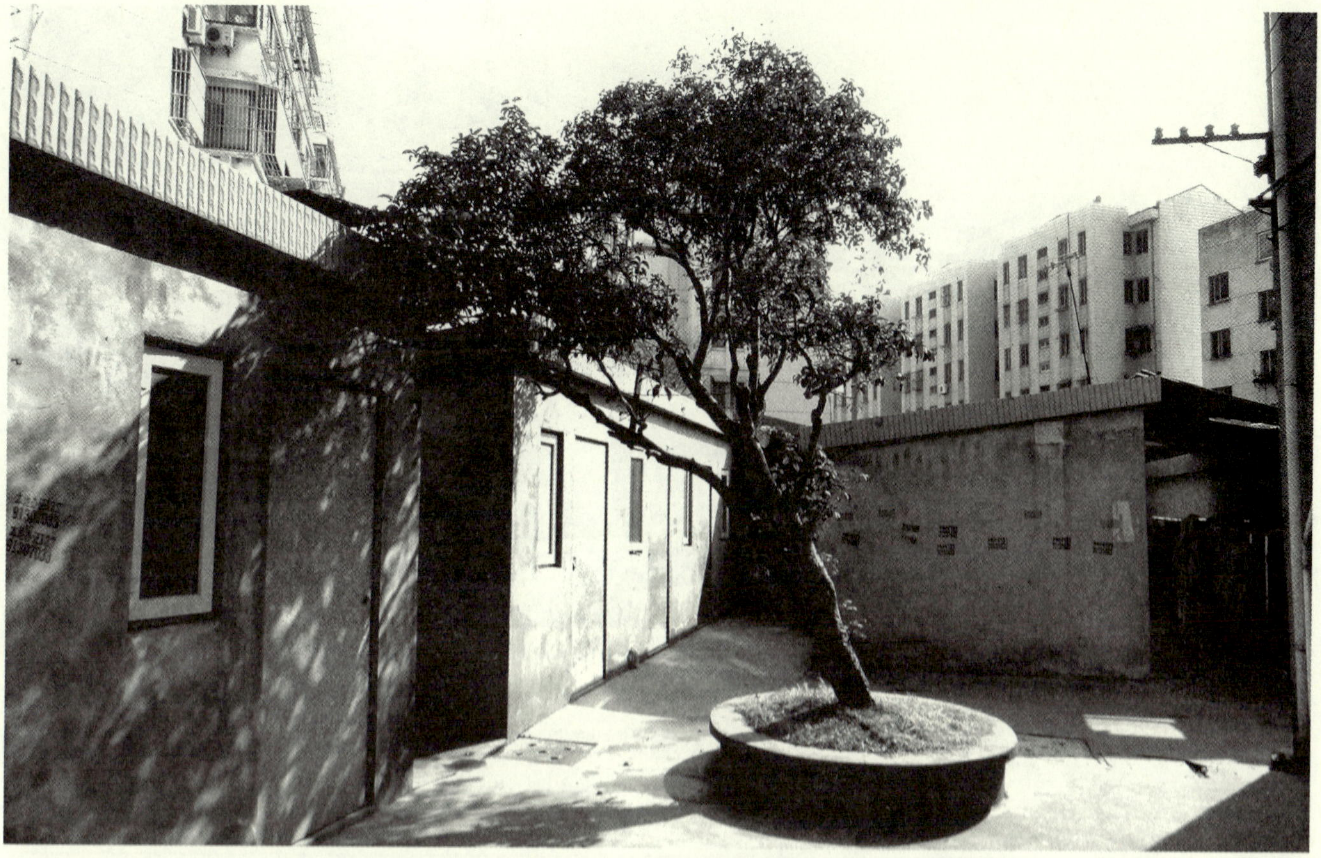

1958年，掘港镇七秀巷5号办公房址　　（2011年3月4日县卫生志编纂办公室摄）

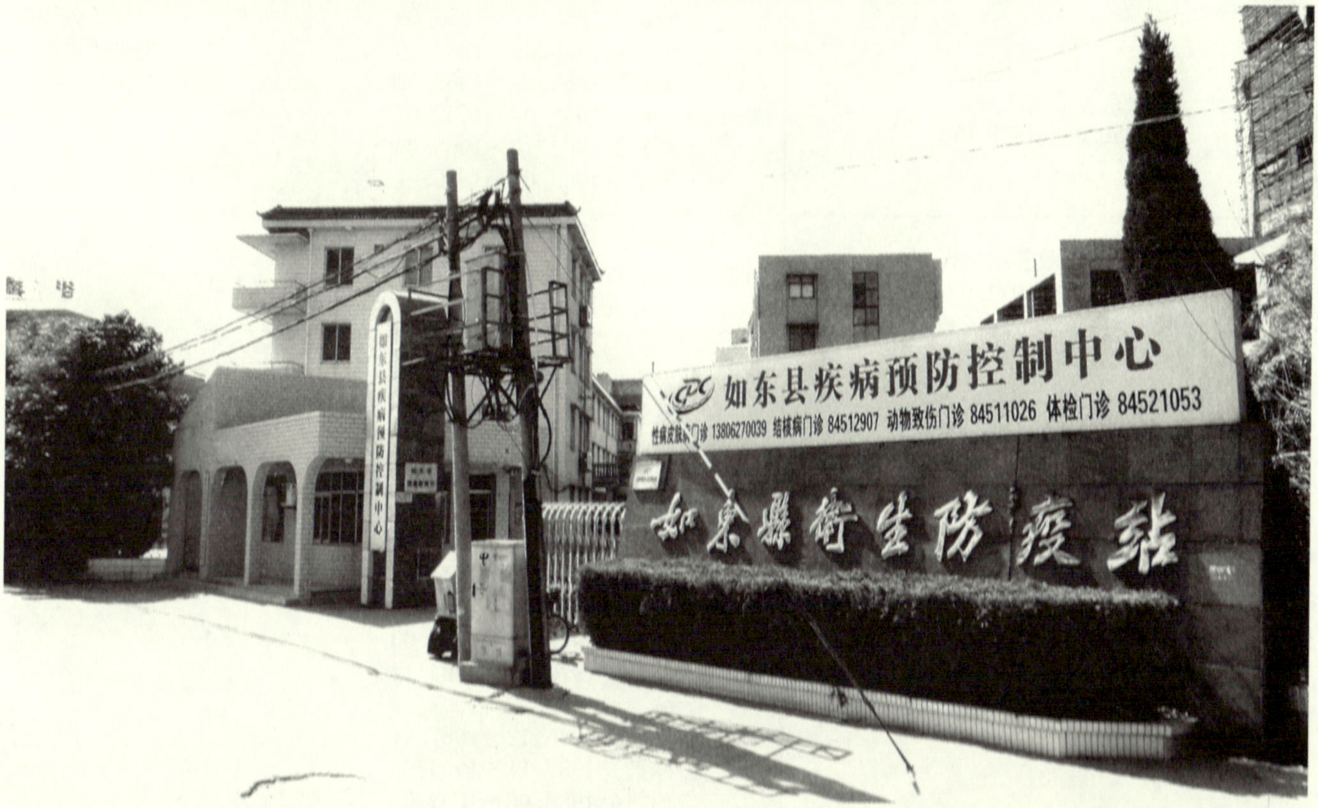

1975年，掘港镇江海西路4号办公楼　　（2011年3月7日县卫生志编纂办公室摄）

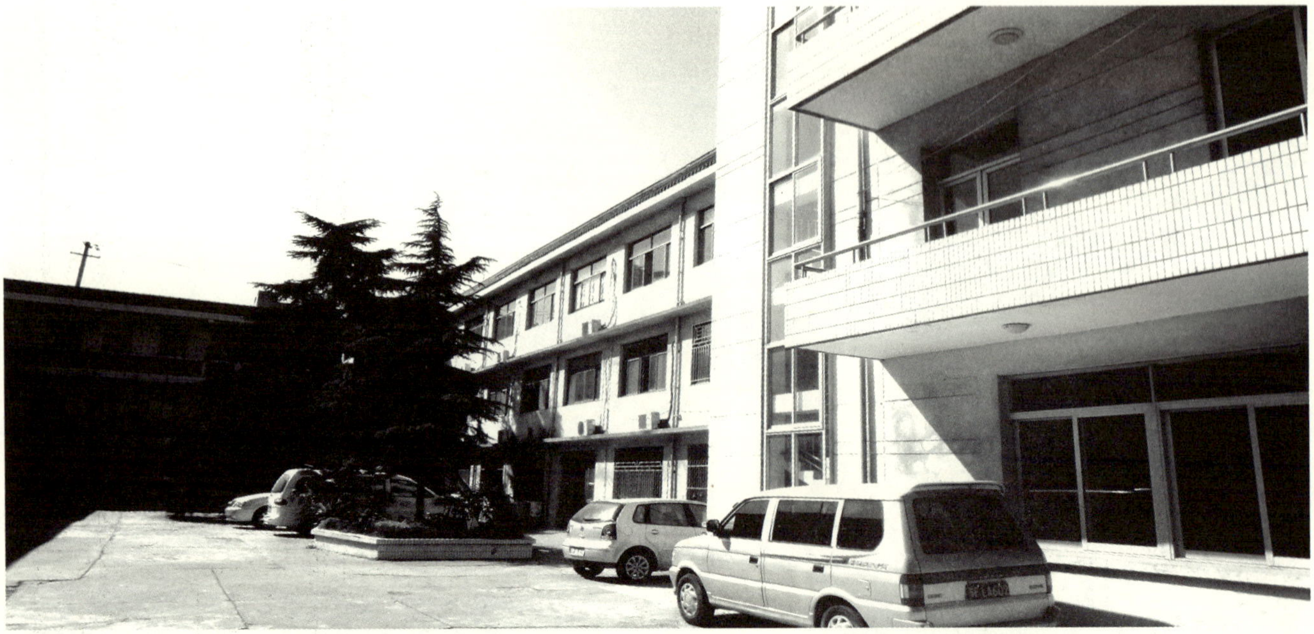

1975年，掘港镇江海西路4号办公楼　　（2011年3月7日县卫生志编纂办公室摄）

1956～2010年如东县疾病预防控制中心领导人更迭

表4-1

机构名称	领导人更迭
如东县卫生防疫站 （1956.04～1969.07）	站　长：张仲仁 1956.04～1956.07（副站长） 潘建国 1956.07～1956.09 张仲仁 1956.09～1962.10（副站长） 施克勤 1962.10～1969.07 副站长：赵林森 1956.04～1957.07 张仲仁 1962.10～1968.05 施楚生 1963.01～1969.07
如东县卫生服务站防保组 （1969.07～1971.02）	组　长：戴朝江 1969.07～1971.02 副组长：杨其智 1969.07～1971.02 符秀英 1969.07～1971.02
如东县卫生防疫站 （1971.02～2003.03）	站　长：周治平 1971.02～1976.10 吴爱祥 1976.10～1984.12 蔡光华 1984.12～1989.01（副站长） 蔡光华 1989.01～1993.02 孙德全 1993.02～2003.03 副站长：戴朝江 1971.02～1984.12 陈德山 1972.07～1974.12 吴爱祥 1975.08～1976.10 黄金龙 1979.04～1982.09 蔡光华 1979.04～1984.12 徐　治 1982.09～1997 徐益林 1986.12～1987.11 林景云 1987.11～1994.05 孙德全 1988.06～1993.02

续表4-1

机构名称	领导人更迭
如东县卫生防疫站 （1971.02～2003.03）	副站长：陈淑林 1994.05～2003.03 康卫宁 1994.06～2003.03 许庆忠 1997.03～1997.12（站长助理） 许庆忠 1997.12～2003.03 协理员：林景云 1994.05～1998.11
如东县疾病预防控制中心 （2003.03～　　）	主　任：孙德全 2003.03～2003.09（召集人） 孙德全 2003.09～2006.02 陈淑林 2006.02～ 副主任：陈淑林 2003.03～2006.12 陈志鳌 2003.04～2004.03 夏建华 2003.04～ 张建军 2007.06～ 万宏坤 2009.01～2012.01 副科级职员：孙德全 2006.02～

如东县卫生监督所

【地址】如东县掘港镇掘兵路120号

【邮编】226400

【沿革】1956年4月26日，建立“如东县卫生防疫站”，址设掘港镇西街三义阁东巷2号，时有张仲仁、赵林森、虞竹溪、缪盈发、蔡民之、潘建国、包九南、王新道、陈志明、汤品朝、黄新吾、朱之屏、刘夕连、顾中坚、易白、许志仁、朱兆元17名职工。平房10间，约150平方米。设卫生、防疫、寄防、行政等4个组和1个检验室，基本职能是负责全县的疾病预防控制和卫生监督工作。

1957年8月，址迁掘港镇通海桥外江海西路18号，与“如东县人民委员会卫生科”“如东县卫生工作者协会”“如东县妇幼保健所”“掘郊区卫生所”等合署办公，时有平房6～8间，合100平方米。

1958年，址迁掘港镇七秀巷5号，时有职工23人。

1969年7月，“如东县卫生防疫站”撤销，与同时撤销的“如东县妇幼保健所”合并为“如东县卫生服务站革命委员会防保组”，为其“防疫组”。

1971年2月15日，恢复建立“如东县卫生防疫站”。

1975年，址迁掘港镇江海西路（现址），建1100平方米防保大楼，防疫组用房800平方米，妇幼保健组所用房210平方米。

1976年，职工34人。

1984年11月27日，建立“如东县结核病防治所”。

1985年12月，职工52人（其中主管医师1人、医师13人），土地面积6093平方米，建筑面积3235平方米，固定资产39万元，净资产50万元，建立党支部。职能科室有卫生科、防疫科、食品卫生科、寄防科、检验科、结防科、宣教科。

1989年，建立“老年保健科”。

1990年，组建“如东县眼镜卫生质量监督管理所”。

1992年7月，建立“如东县健康教育所”。

1994年，建立“消杀科”。

1995年，评定为“一等卫生防疫站”。

1996年，建立“财务科”、“核算办公室”。12月，定为相当于副科级建制单位。

1990年，组建“如东县眼镜卫生质量监督管理所”。

1992年7月，建立“如东县健康教育所”。

1994年，建立“消杀科”。

1996年，建立“财务科”、“核算办公室”。12月，定为相当于副科级建制单位。

1995年，评定为“一等卫生防疫站”。

2002年12月，设有办公室、食品卫生科、环卫学卫科、劳卫放卫科、防疫科、寄防科、检验科、结防科、宣教科（健康教育所）等业务科室和动物咬伤、结核病、职业病等专病门诊。

2003年3月28日，“如东县卫生防疫站”撤销，分建为“如东县疾病预防控制中心”“如东县卫生监督所”。本单位名为“如东县卫生监督所”，是相当于副科级建制行政管理型事业单位，址迁掘港镇掘兵路120号。时有职工29人，其中副高级职称4人，中级职称8人。设有：党支部、团支部；行政科室设有：所长室、办公室（包括卫生许可审核）、卫生监督稽查科、食品卫生科、公卫职卫科、医疗卫生监督科。

2010年12月，有职工27人，其中卫生专业技术人员23人，正高级职称1人，副高级职称4人、中级职称17人；土地总面积499平方米，建筑总面积900平方米，主要建筑价值73万元；卫生设备总价值112万元，其中专业设备53万元，图书装备及其他通用设备59万元；卫生总资产185万元，其中流动资产15万元、固定资产170万元、净资产185万元。主要设备电脑15台，摄像机3台、汽车2等，快速检验车2台，监测仪器设备40余台等。单位建有：党支部、团支部；行政科室设有：所长室、办公室、稽查科、许可证审核科、卫生监督一科、卫生监督二科、卫生监督三科、卫生监督四科等。

1975年，掘港镇江海西路办公楼　　（2011年3月7日县卫生志编纂办公室摄）

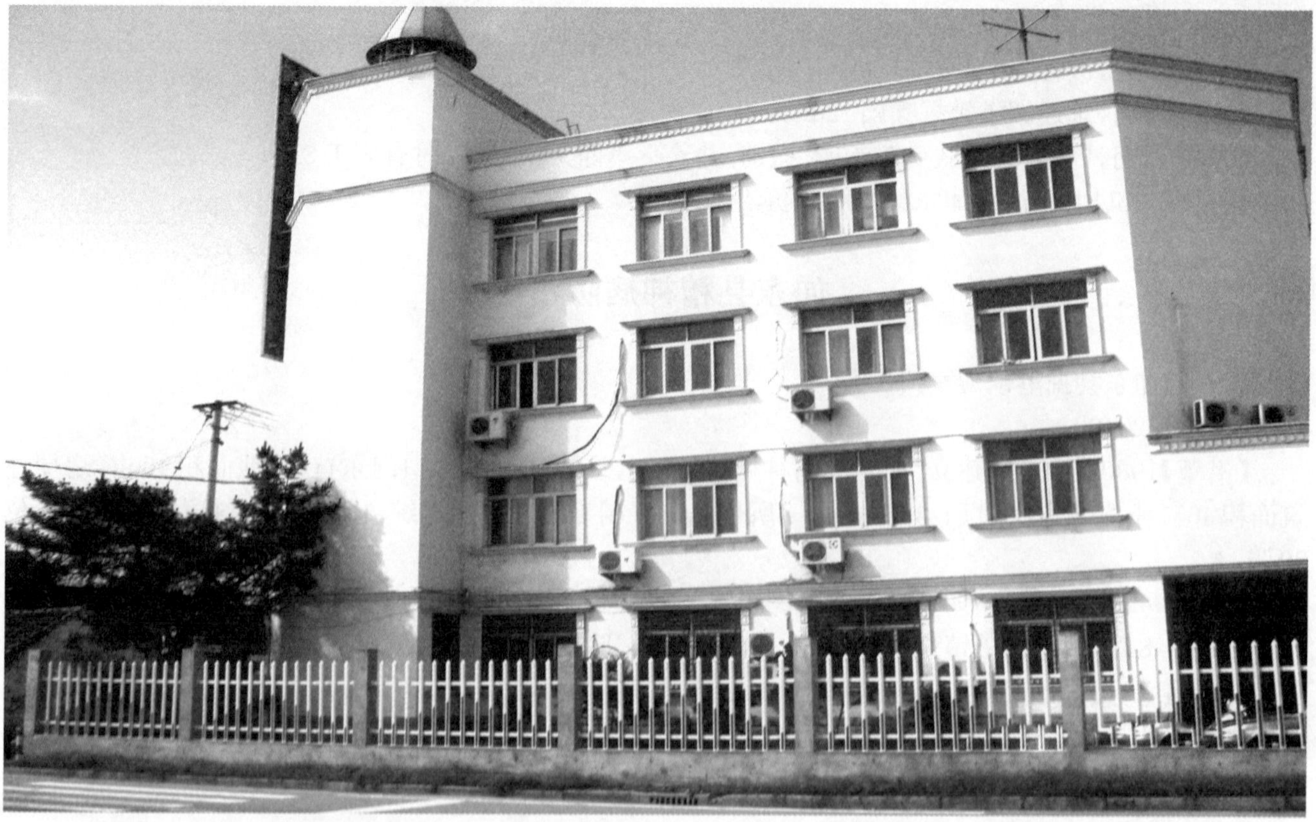

2003年3月，掘港镇掘兵路120号办公楼　　（2011年6月20日县卫生志编纂办公室摄）

1956～2010年如东县卫生监督所领导人更迭

表4-2

机构名称	领导人更迭
如东县卫生防疫站 （1956.04～2003.03）	参见如东县疾病预防控制中心
如东县卫生监督所 （2003.03～　　　）	所　长：康卫宁2003.03～2003.09　（召集人） 康卫宁2003.09～2007.12 缪卫宏2007.12～ 副所长：许庆忠2003.03～2003.09　（召集组成员） 许庆忠2003.09～ 顾雪峰2003.09～ 刘　洪2009.02～ 副科级职员：康卫宁2007.12～

如东县皮肤病防治所

【地址】如东县掘港镇掘兵路120号

【邮编】226400

【沿革】1959年12月10日，建立“如东县麻风病防治所”，址设掘港镇西街三义阁东巷2号（县卫生防疫站）院内。时有职工3人，为全民事业单位。

1960年4月，址迁北坎乡小港村5组。

1978年12月，有房屋132间，合2757平方米，工作人员12人。

1984年9月，改称为“如东县皮肤病防治所”。

1991年6月，址迁掘港镇掘兵路120号，设“门诊部”“住院部”。

2003年3月，“如东县皮肤病防治所”撤销，并入县第四人民医院，时有职工22人。

详见医疗机构第五节“如东县皮肤病防治所”。

如东县精神病防治院

【地址】如东县掘港镇芳泉路3号

【邮编】226400

【沿革】1980年10月，建立“如东县精神病防治院”，址设洋口乡洋口闸东首，土地面积40亩，房屋建筑面积4651平方米，时有职工33人。是一所全民所有制专科医院，设“综合门诊”“专科病房”，卫生床位80张。

1993年4月，改称为“如东县第四人民医院”。

1996年8月，址迁掘港镇芳泉路现址。10月，增设“脑电地形图室”。

2010年12月，医院床位60张，职工110人，其中正高级职称1人、副高级职称3人、中级职称22人。土地面积16714平方米，建筑面积3976平方米。固定资产671万元，净资产784万元。

详见医疗机构第五节“如东县第四人民医院”。

如东县结核病防治所

【地址】掘港镇江海西路10号

【邮编】226400

【沿革】1984年11月27日，建立“如东县结核病防治所”，为县卫生防疫站编制内机构，县卫生防疫站站长兼所长，址设掘港镇江海西路10号，时有工作人员4人，建筑面积100平方米，主要设备30毫安X光机1台。

2003年3月28日，“如东县卫生防疫站”撤销，建立“如东县疾病预防控制中心”，即为县疾病预防控制中心编制内机构。

2010年12月，有工作人员7人，（正高级职称1人、副高级职称1人、中级职称3人），建筑面积100平方米，主要设备400毫安X光机1台。

1984～2010年如东县结核病防治所领导人更迭

表4-3

机构名称	领导人更迭
如东县结核病防治所 （1984.11～　　）	所　长：吴爱祥1976.10～1984.12（兼） 蔡光华1984.12～1993.02（兼） 孙德全1993.02～2006.02（兼） 陈淑林2006.02～（兼）

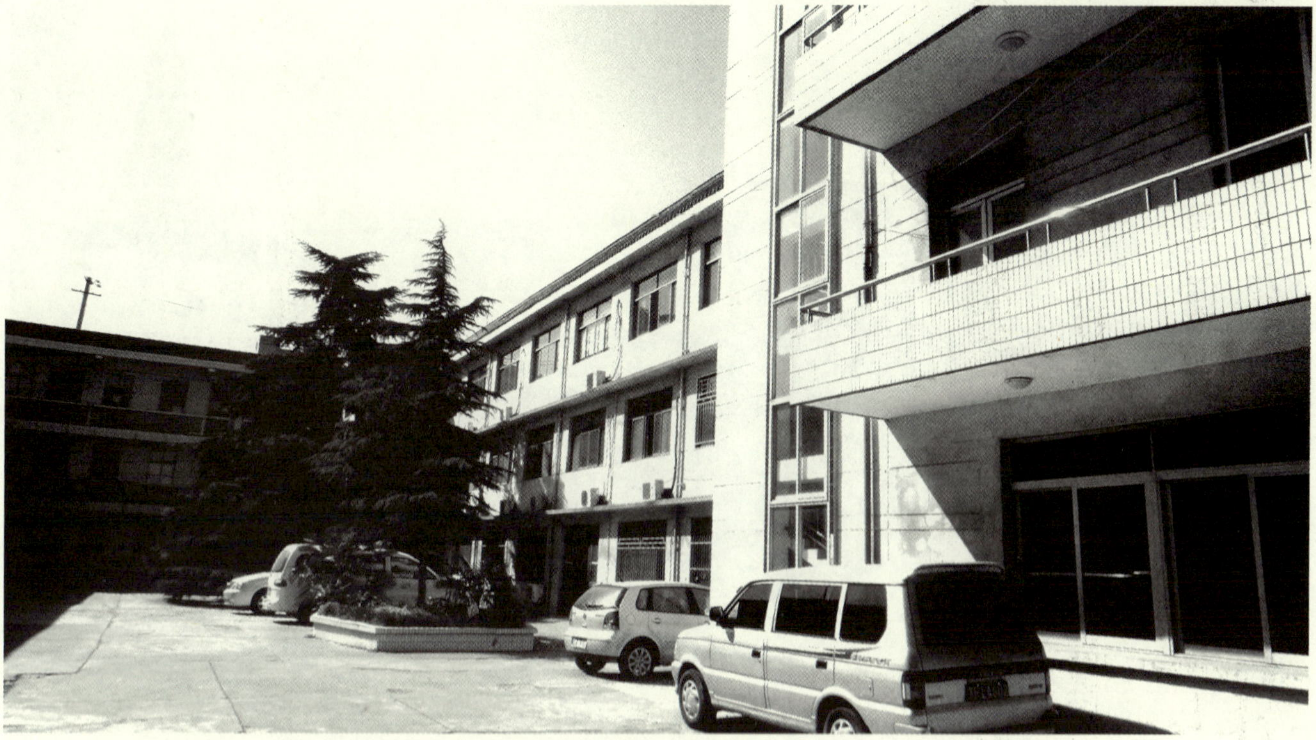

1984年11月，掘港镇江海西路医疗办公楼　　（2011年3月7日县卫生志编纂办公室摄）

如东县健康教育所

【地址】如东县掘港镇江海西路4号

【邮编】226400

【沿革】1992年7月，“如东县健康教育所”建立，为股级全民事业单位，与县卫生防疫站宣教科合署办公。

2003年3月，县卫生防疫站撤销后，与县疾病预防控制中心宣教科合署办公。

2010年12月，编制职工1人，仍与县疾病预防控制中心宣教科合署办公。

1992～2010年如东县健康教育所领导人更迭

表4-4

机构名称	领导人更迭
如东县健康教育所 （1992.07～　　）	所　长：蔡光华1992.07～1993.02　（兼） 孙德全1993.07～2004.03　（兼） 陈明朗2004.03～ 副所长：陈明朗1999.06～2004.03

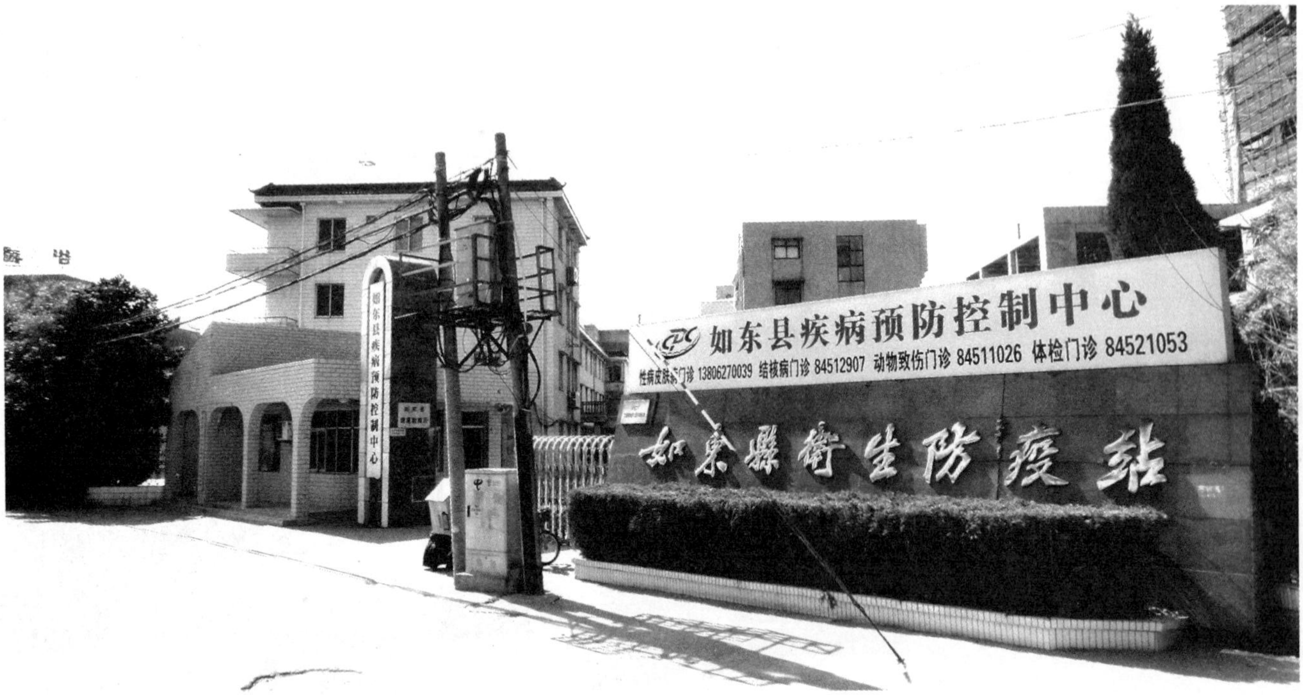

1992年7月，掘港镇江海西路4号办公楼　　(2011年3月7日县卫生志编纂办公室摄)

镇清洁管理所

1957年3月，全县建立掘港、栟茶、马塘、丰利、岔河等5所“镇清洁管理所”。8月6日，县卫生科召开第一次全县集镇清洁管理所所长会议。

1959年8月18日，县财政局、县卫生科联合颁发《如东县清洁管理所经费开支标准及管理办法》。

1964年，全县5大集镇清洁管理所计有工作人员83人，其中管理人员16人，清洁工77人，管1218个厕所。

1967年1月21日，县人民委员会下发文件，明确集镇清洁管理所由镇人民委员会和县人民委员会卫生科双重领导，镇人民委员会负责政治思想教育，县人民委员会卫生科负责业务领导，清洁管理所为集体所有制性质。

1984年3月1日，划属县城乡建设环境保护局管理。

1964年如东县五大集镇清洁管理所情况表

表4-5　　　　单位：人、个

镇别	职工			厕所			
	总数	行政人员	清洁工	总数	公厕数	单位厕数	居民户厕数
掘港	30	3	27	377	9	115	253
丰利	17	3	14	178	7	23	148
马塘	14	2	12	284	19	40	225
栟茶	17	5	12	315	11	72	232
岔河	15	3	12	64	34	20	10
合计	93	16	77	1218	80	270	858

第二节 妇幼保健机构

1950年3月,建立“如东县政府卫生院妇产科”。

1953年4月,建立“如东县妇幼保健站”。

1956年4月26日,“如东县妇幼保健站”改称“如东县妇幼保健所”。

1986年8月,“如东县计划生育技术研究指导组”改称“如东县计划生育指导站”。

2010年12月,全县有县妇幼保健所、县人民医院妇产科、县中医院妇产科、县计划生育指导站、县第二人民医院妇产科、县第三人民医院妇产科、县第四人民医院妇产科、中心卫生院妇产科、镇乡卫生院妇产科等专业机构。

1950年代如东县初私人接生所

表4-6

镇别	接生所名称	开诊时间	闭诊时间
掘港	张启南(女 1935年生)诊所	1955年	1958年
掘港	陈香兰(女 1937年生)诊所	1953年	1958年
童店	朱金琴(女 1936年生)诊所	1956年	1958年
新光	缪 娅(女 1932年生)诊所	1952年	1958年
饮泉	朱香英(女 1925年生)诊所	1952年	1958年
饮泉	吴振苏(女 1909年生)诊所	1952年	1958年
饮泉	葛义兰(女 1932年生)诊所	1958年	1958年
兵房	邢惠芳(女 1936年生)诊所	1954年	1958年
南坎	陆美琴(女 1927年生)诊所	1958年	1958年
花丰	季香芳(女 1934年生)诊所	1958年	1958年
花丰	龚静梅(女 1933年生)诊所	1958年	1958年
袁庄	吴孔兰(女 1930年生)诊所	1958年	1958年
袁庄	万金凤(女 1939年生)诊所	1957年	1958年
袁庄	康 福(女 1918年生)诊所	1958年	1958年
沿南	李 荷(女 1932年生)诊所	1956年	1958年
苴镇	李本兰(女 1931年生)诊所	1952年	1958年
长沙	郭玉英(女 1933年生)诊所	1952年	1958年
北坎	朱兆珍(女 1937年生)诊所	1956年	1958年
丰利	胡菊如(女 1928年生)诊所	1953年	1958年
五义	葛政英(女 1934年生)诊所	1952年	1958年
凌河	高美方(女 1936年生)诊所	1956年	1958年
岔河	殷德珍(女 1925年生)诊所	1956年	1958年
岔北	蔡明珍(女 1938年生)诊所	1958年	1958年
岔东	陈寄萍(女 1937年生)诊所	1952年	1958年
马塘	管仲如(女 1936年生)诊所	1957年	1958年
环北	黄玉华(女 1933年生)诊所	1954年	1958年
凌民	蔡秉娟(女 1936年生)诊所	1957年	1958年

续表4-6

镇 别	接生所名称	开诊时间	闭诊时间
凌 民	许明芬(女 1936年生)诊所	1959年	1958年
栟 茶	刘俊英(女 1930年生)诊所	1954年	1958年
于 港	曹正香(女 1937年生)诊所	1956年	1958年
靖 海	缪同玲(女 1930年生)诊所	1952年	1958年
栟 房	陈 璞(女 1932年生)诊所	1952年	1958年
苴 镇	张世珍(女 1926年生)诊所	1950年	1958年
岔 河	石泰媛(女 1933年生)诊所	1952年	1958年
景 安	李 平(女 1923年生)诊所	1951年	1958年
马 塘	赵富莲(女 1924年生)诊所	1951年	1958年
卫 海	张文言(女 1915年生)诊所	1952年	1958年
丁 埝	戴顺英(女 1923年生)诊所	1952年	1958年
蒲 东	袁映霞(女 1931年生)诊所	1952年	1958年
新 林	缪新莲(女 1933年生)诊所	1955年	1958年
新 林	缪祝梅(女 1921年生)诊所	1952年	1958年
新 林	严 萍(女 1935年生)诊所	1959年	1958年
马 塘	叶光香(女 1932年生)诊所	1956年	1958年
马 塘	黄德珍(女 1929年生)诊所	1949年	1958年
马 塘	刘美铮(女 1915年生)诊所	1952年	1958年
马 塘	陈 丹(女 1927年生)诊所	1949年	1958年
马 塘	钱文娟(女 1930年生)学校学生	1952年	1958年
马 塘	高淑芬(女 1921年生)学校学生	1952年	1958年

如东县妇幼保健所

【地址】如东县掘港镇江海中路38号

【邮编】226400

【沿革】1953年4月,“如东县妇幼保健站”建立,址设掘港镇陶家巷,时有刘美铮、黄德珍、陈丹、钱文娟、高淑芳5名助产士,站长由县卫生院院长姚兢兼任。

1955年,址迁掘港镇市公路72号。

1956年5月6日,更名为“如东县妇幼保健所”,编制职工8人。址迁地藏桥外(县人民医院住院部旧址)。

1957年8月,址迁掘港镇通海桥外江海西路18号,与“如东县人民委员会卫生科”“如东县卫生工作者协会”“如东县卫生防疫站”“掘郊区卫生所”等合署办公,时有平房6～8间,合100平方米。

1959年,址迁掘港镇西街三义阁东巷县干部招待所(青园北路34～8号办公楼址)。

1965年,址迁掘港镇七秀巷5号。

1969年7月,“如东县妇幼保健所”撤销,与同时撤销的“如东县卫生防疫站”合并为“如东县卫生服务站革命委员会防保组”,为其“保健组”。

1971年2月,“如东县卫生服务站革命委员会防保组”更名为“如东县卫生服务站革命委员会妇幼保健组”。

1973年12月1日，“如东县卫生服务站革命委员会妇幼保健组”撤销，恢复建立“如东县妇幼保健所”。

1975年，址迁掘港镇江海西路，建1100平方米防保大楼，县卫生防疫站用房800 平方米，县妇幼保健所用房210平方米。

1976年12月，职工21人。

1983年3月，址迁掘港镇蒋家桥(现址)。

1985年12月，计有职工26人，其中中级职称1人。职能科室设妇女保健组、儿童保健组、门诊部。门诊部的业务科室设妇女保健室、儿童保健室、检验科、病理科、药房。

1988年3月，门诊部增设“节育手术室”和“儿童智力测定室”。

1991年，增设“B超室”“心电图室”。6月，组建“如东县妇幼保健所红十字分会”。

1993年，增建“办公室”。

1998年，增设“婚前保健科”“健康教育信息科”。6月，增设“婚前保健室”“放射科”。

2002年，撤销“门诊部”，增设“生殖健康科”“功能科”。

2010年12月，有职工27人，其中正高级职称3人，副高级职称1人，中级职称12人，土地总面积3000平方米，建筑总面积1498平方米，主要建筑价值27万元；卫生设备总价值232万元，其中医疗专业设备128万元，图书装备及其他通用设备104万元；卫生总资产396万元，其中流动资产137万元、固定资产259万元、净资产375万元。单位建党支部团支部、科室设办公室、妇保科、儿保科、婚前保健科、健康教育科、生殖健康科、放射科、功能科、病理科、药房等。

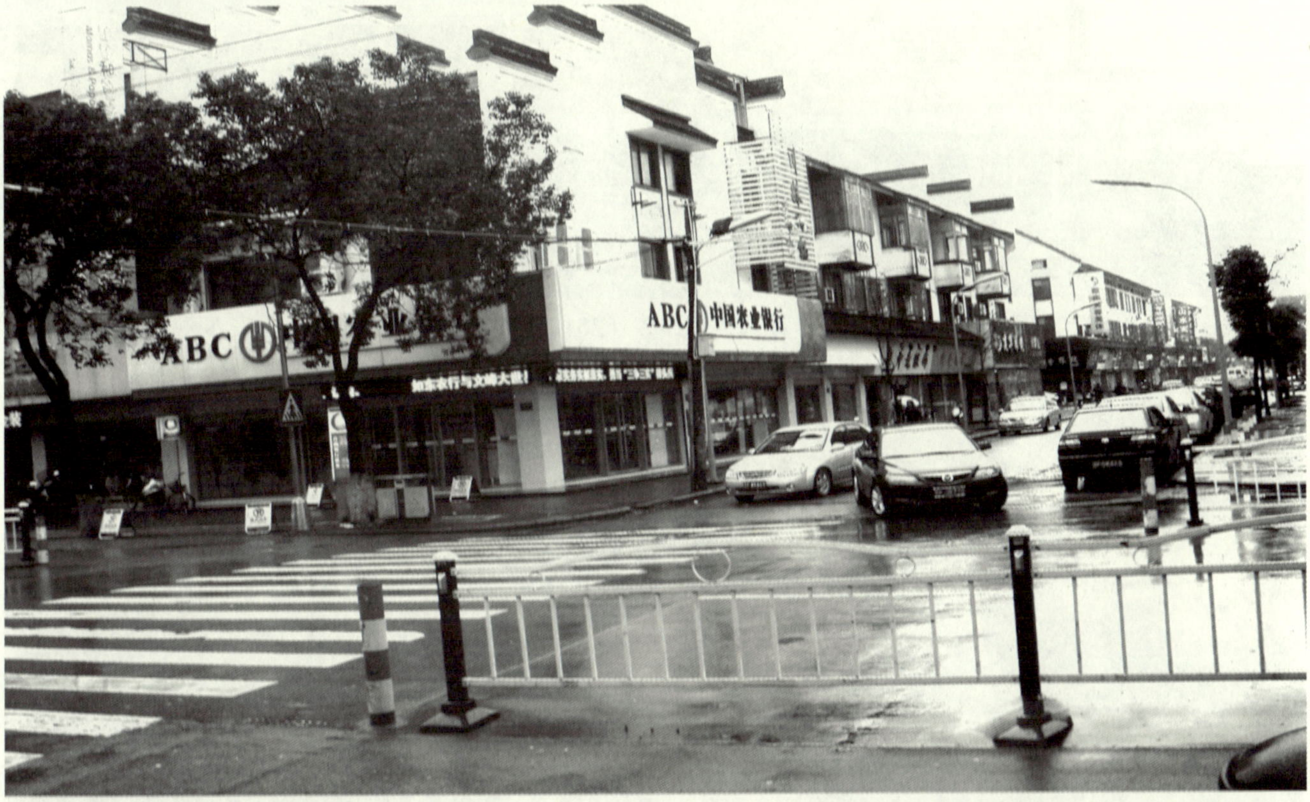

1955年，掘港镇市公路72号办公房址　　(2012年3月1日县卫生志编纂办公室摄)

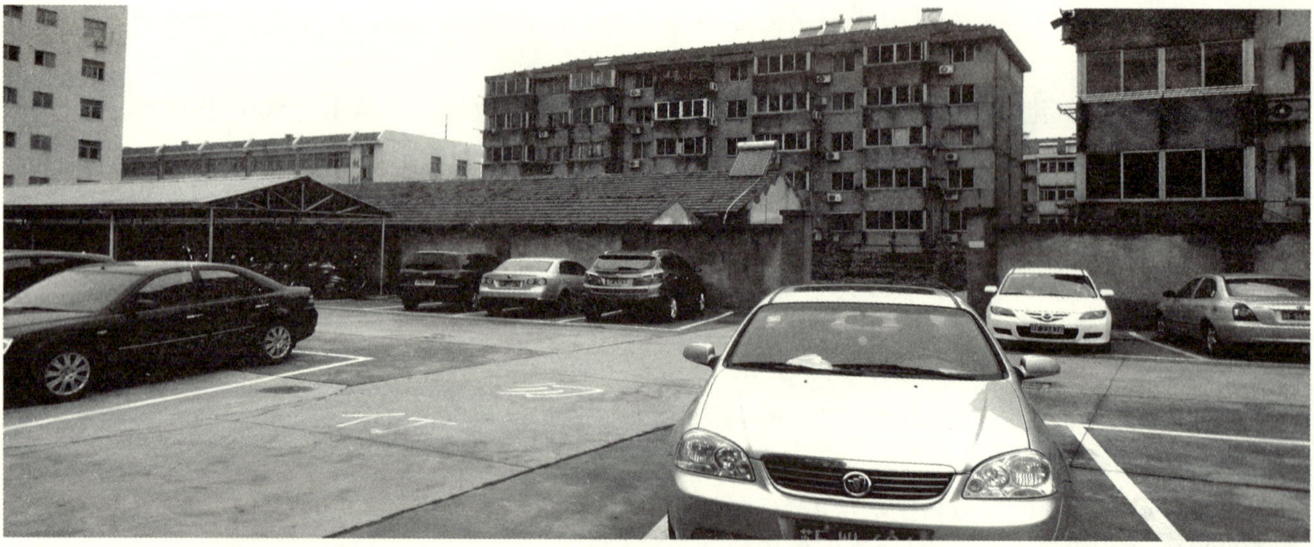

1957年8月，掘港镇通海桥外江海西路办公房址　　(2012年3月1日县卫生志编纂办公室摄)

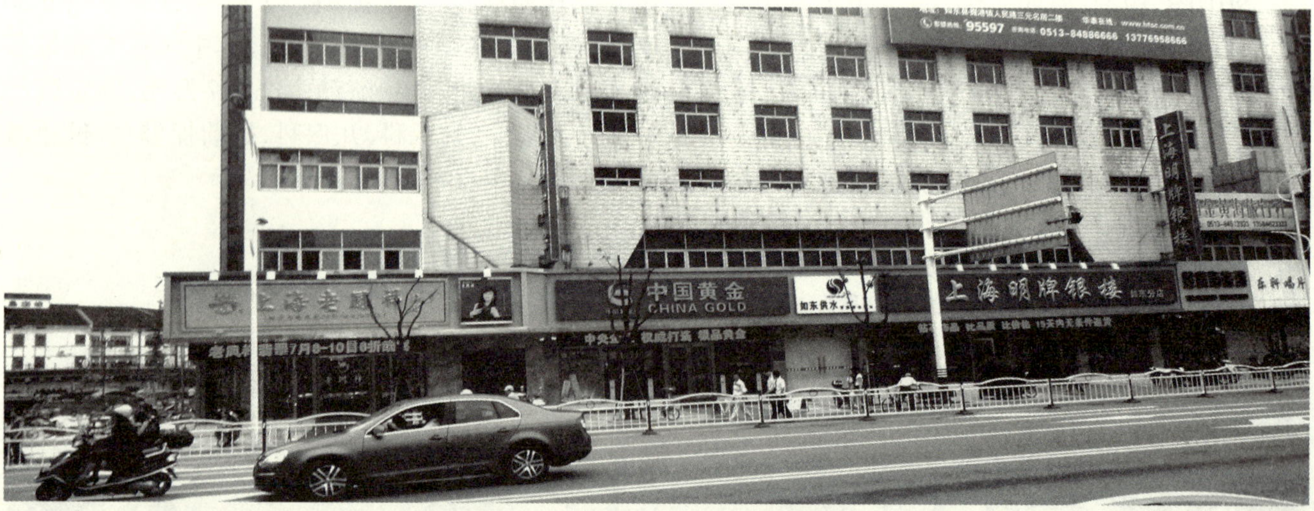

1959年，掘港镇西大街三义阁东巷办公房址　　(2011年6月20日县卫生志编纂办公室摄)

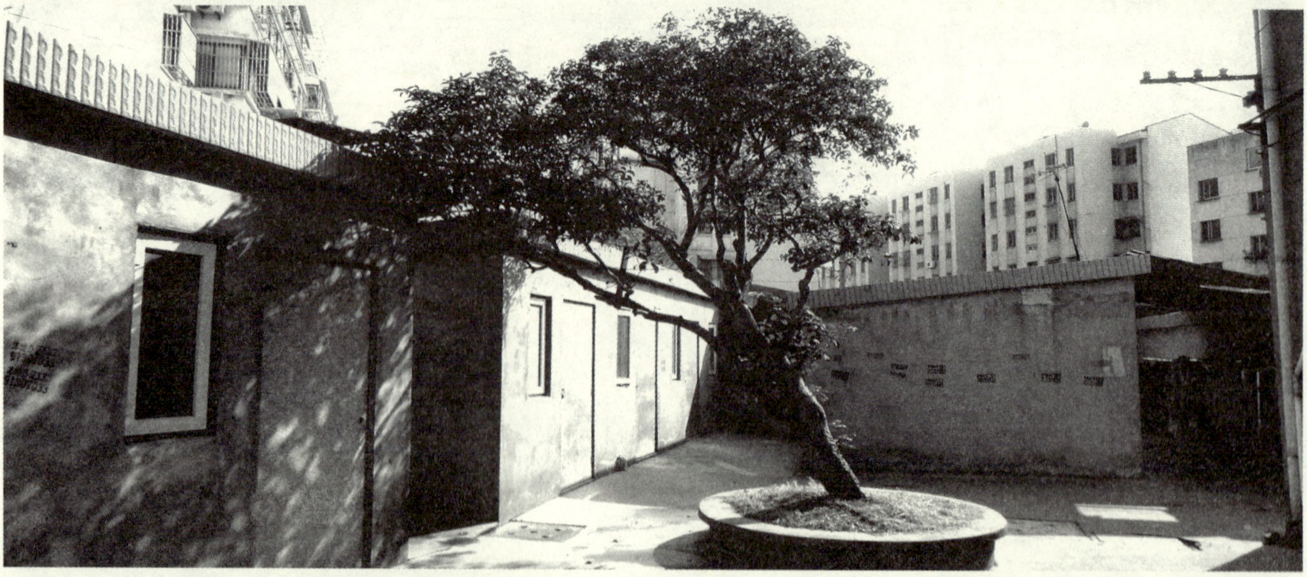

1965年，掘港镇七秀巷5号办公房址　　(2011年3月4日县卫生志编纂办公室摄)

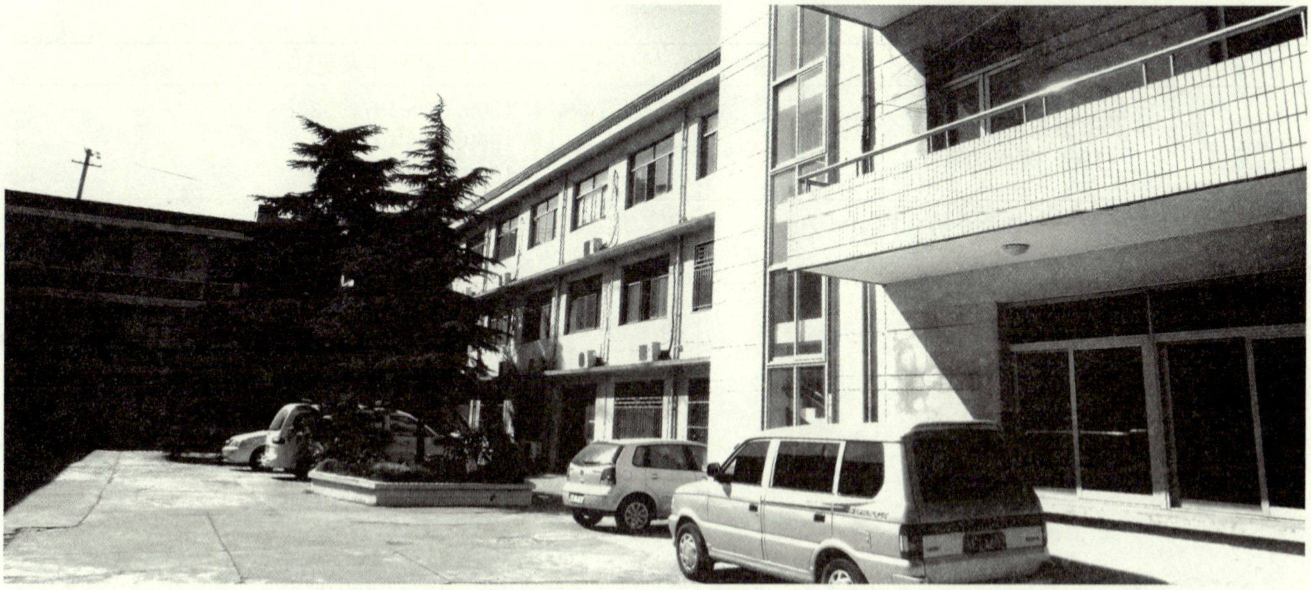

1975年，掘港镇江海西路4号办公楼　　（2011年3月7日县卫生志编纂办公室摄）

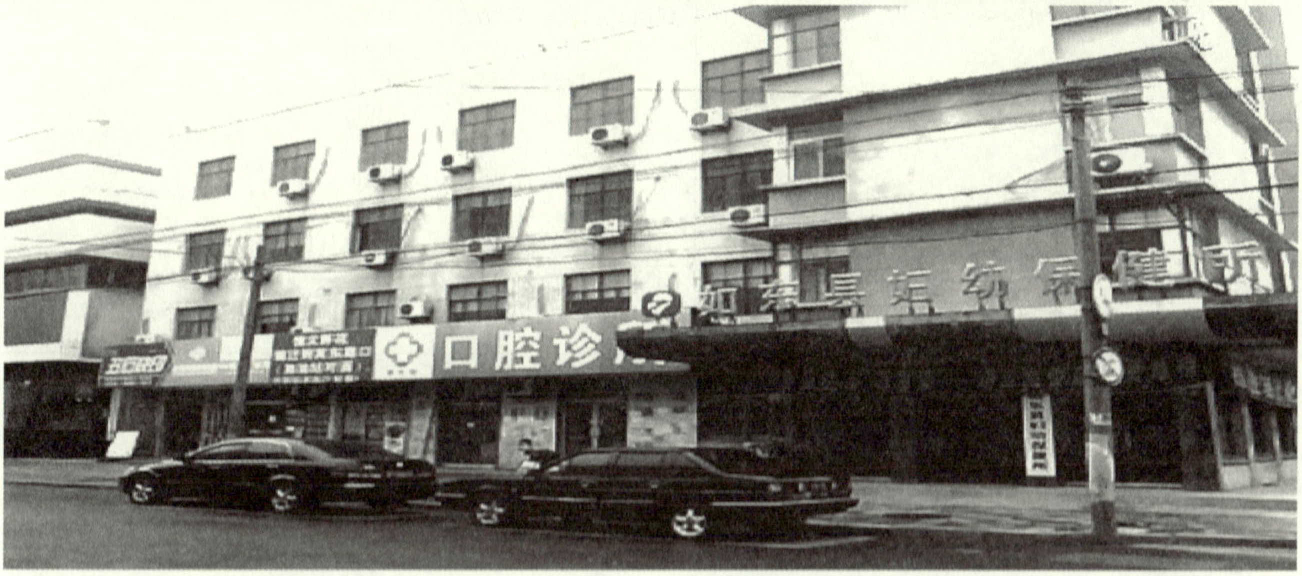

1983年3月，掘港镇江海中路38号办公楼　　（2011年3月15日县卫生志编纂办公室摄）

1953～2010年如东县妇幼保健所领导人更迭

表4-7

机构名称	领导人更迭
如东县妇幼保健站 （1953.04～1956.04）	站　长：姚　競1953.04～1956.04　（兼） 副站长：刘美铮1953.04～1956.04
如东县妇幼保健所 （1956.04～1969.07）	所　长：季建华1956.04～1956.09　（副所长） 王　建1956.09～1961 蔡　玲1962　～1965 陈彦藩1965　～1969.07 副所长：季建华1956.09～1957 陈石玉1959　～1960 符秀英1965　～1969.07

续表4-7

机构名称	领导人更迭
如东县卫生服务站革命委员会防保组 （1969.07～1971.02）	组　长：戴朝江 1969.07～1971.02 副组长：杨其智 1969.07～1971.02 　　　　符秀英 1969.07～1971.02
如东县卫生服务站革命委员会妇幼保健组 （1971.02～1973.12）	组　长：杨其智 1971.02～1973.12 副组长：符秀英 1971.02～1973.12
如东县妇幼保健所 （1973.12～　　　）	所　长：徐玉英 1973.12～1976　（副所长） 　　　　刘承德 1976　～1985 　　　　李介玉 1985　～1985 　　　　仰剑雄 1985.12～1990.05 　　　　鲍德泉 1990.05～2002.06 　　　　汪利华 2002.06～2003.06　（副所长） 　　　　汪利华 2003.08～2004.11 　　　　缪卫宏 2004.11～2007.12 　　　　吴春玫 2007.12～2009.02　（副所长） 　　　　吴春玫 2009.01～ 副所长：姚梅芳 1974　～1993 　　　　王金凤 1979　～1980 　　　　季建华 1980　～1985 　　　　张佩鸣 1982　～1985 　　　　王妙生 1985.12～1993.12 　　　　顾美芳 1994.01～2006.12 　　　　吴春玫 2000.12～2007.12 　　　　缪卫宏 2004.07～2004.11 　　　　李宗英 2009.01～ 　　　　朱爱琴 2009.01～

如东县计划生育指导站

【地址】如东县掘港镇通海路7号

【邮编】226400

【沿革】1982年9月，“如东县计划生育宣传指导站” 建立，其为“如东县计划生育委员会”的一个工作科室，址设掘港镇江海西路2号，主要从事计生宣传和技术指导。11月22日，县政府同意建立“如东县计划生育宣传指导站”，编制13人。

2010年12月，县计划生育指导站开放计生床位10张；土地总面积680平方米，建筑总面积1330平方米，主要建筑价值26万元；有职工24人，其中卫生专业技术人员17人，副高级职称2人，中级职称11人，专业技术人员17人；职能科室设：办公室、计划生育科、生殖保健科、药具药剂科、不孕不育科、手术室、B超室、乳房检查室。

详见医疗机构第五节 “如东县计划生育指导站”。

如东县乡镇计划生育服务站

1990年以后，如东县逐步在全县各乡镇建立计划生育服务站，开展避孕节育全程服务和生育保健服务。

1994年，全县计有42个乡镇建立了计划生育服务站，落实办公面积3000多平方米，投资40多万元购置了医疗器械和设备，村级建立了计划生育服务室730个，其中645个达标准。

1995年组织育龄妇女参加季度查38万人次，检查率达75.78%，其中B超透环7.96万人次，乳胶查早孕7.84万人次，其查出计外孕698例，环位异常1102例，妇科病5460例，并给予及时处理和治疗。

2001年，撤乡建镇后，全县15个镇全部建成了集宣传教育、门诊咨询、技术服务、信息管理等多功能于一体的综合服务阵地。通过检查验收各镇计生服务站均取得执业许可资格。

2003年建立岔河、马塘、掘港、兵房、丰利等5个镇计划生育中心服务站，拓展计划生育优质服务功能，并通过省、市计划生育验收。全县共配备卫技人员73人，达到医学大专学历的49人，其中执业（助理）医师14人，执业护士1人。在村级建立了244个与社区卫生服务站合二为一的计生服务室，做到四个有：即计生工作有一块宣传展板、一本台帐、一个咨询室或检查室，有一名兼职计生卫技人员，并配有人体健康秤。为村级开展随访服务，知情选择工程为主的技术服务提供了一个新平台。全县上下形成了一个比较完整的计划生育技术指导网络。

2010年12月，全县有15个镇计划生育服务站，土地总面积680平方米，建筑总面积1330平方米，主要建筑价值26万元；有职工88人，其中执业（助理）医师30人。

详见医疗机构第五节“如东县乡镇计划生育服务站”。

第三节　医学教育机构

民国31年（1942年）1月，“中国国民革命军新编第四军苏中军区第四军分区卫生学校”建立，简称“苏中四分区卫生学校”。民国34年（1945年）10月，“中国国民革命军新编第四军苏中军区第四军分区卫生学校”改称“中国人民解放军华中军区第九军分区卫生学校”，简称“华中九分区卫生学校”。民国38年（1949年）4月，“中国人民解放军华中军区第九军分区卫生学校”随部离境南下参加渡江战役。1950年 6月，举办“如东县卫生院初级卫生人员培训班”。1956年，举办“如东县中医学习班”。4月，“如东县卫生院初级卫生人员培训班”改称“如东县人民医院初级卫生人员培训班”。1958年10月6日，“如东县人民医院初级卫生人员培训班”撤销，建立“如东县卫生学校。1962年秋，“如东县卫生学校”撤销，建立“如东县卫生干部训练班”。1974年，“如东县卫生干部训练班”撤销，建立“如东县人民医院卫校”。1975年1月5日，建立“如东县岔河赤脚医生大学”。1976年12月，“如东县人民医院卫校”改称“如东县人民医院卫生学校”。12月，建立“如东县新医大学”。1978年12月，“如东县新医大学”改称“如东县新医学校”。1979年1月，“如东县新医学校”撤销。1981年3月13日，“如东县岔河赤脚医生大学撤销。1982年5月3日，“如东县人民医院卫生学校”撤销，建立“如东县卫生进修学校”“如东县妇幼卫生进修学校”。1984年6月20 日，“如东县妇幼卫生进修学校”撤销。2010年12月，县医学教育机构有：县卫生进修学校。

医学教育机构选介：

华中九分区卫生学校

民国29年（1940年）10月，中国国民革命军新编第四军一师三旅进驻如东县。

民国31年(1942年)1月,“中国国民革命军新编第四军苏中军区第四军分区卫生学校”建立,简称“苏中四分区卫生学校”。首批学员20余人,学习时间6个月,开设药理学、内科学及野战外科学等课程,教师由“苏中四分区卫生部”和“苏中四分区野战医院”相关人员担任。学员为部队战士和地方青年,毕业后直接进入部队从事战场救护工作。

民国34年(1945年)10月,改称为“中国人民解放军华中军区第九军分区卫生学校”简称“华中九分区卫生学校”。12月,增开设解剖学、生理学、微生物学、寄生虫学等课。

民国38年(1949年)4月,华中军区第九军分区卫生学校随部离境南下参加渡江战役。

1940～1949年华中九分区卫生学校领导人更迭

表4-8

机构名称	领导人更迭
苏中四分区卫生学校 (1941.01～1945.09) 华中九分区卫生学校 (1945.09～1949.04)	校　长:周晋申1942.01～1949.04

如东县卫生院初级卫生专业人员训练班

【地址】如东县掘港镇地藏桥外

【邮编】

【沿革】1950年6月,“如东县卫生院初级卫生人员训练班”举办,址马塘理教公所印心堂。

1951年11月,址迁掘港镇地藏桥外。

1956年4月,“如东县卫生院初级卫生人员训练班”撤销。

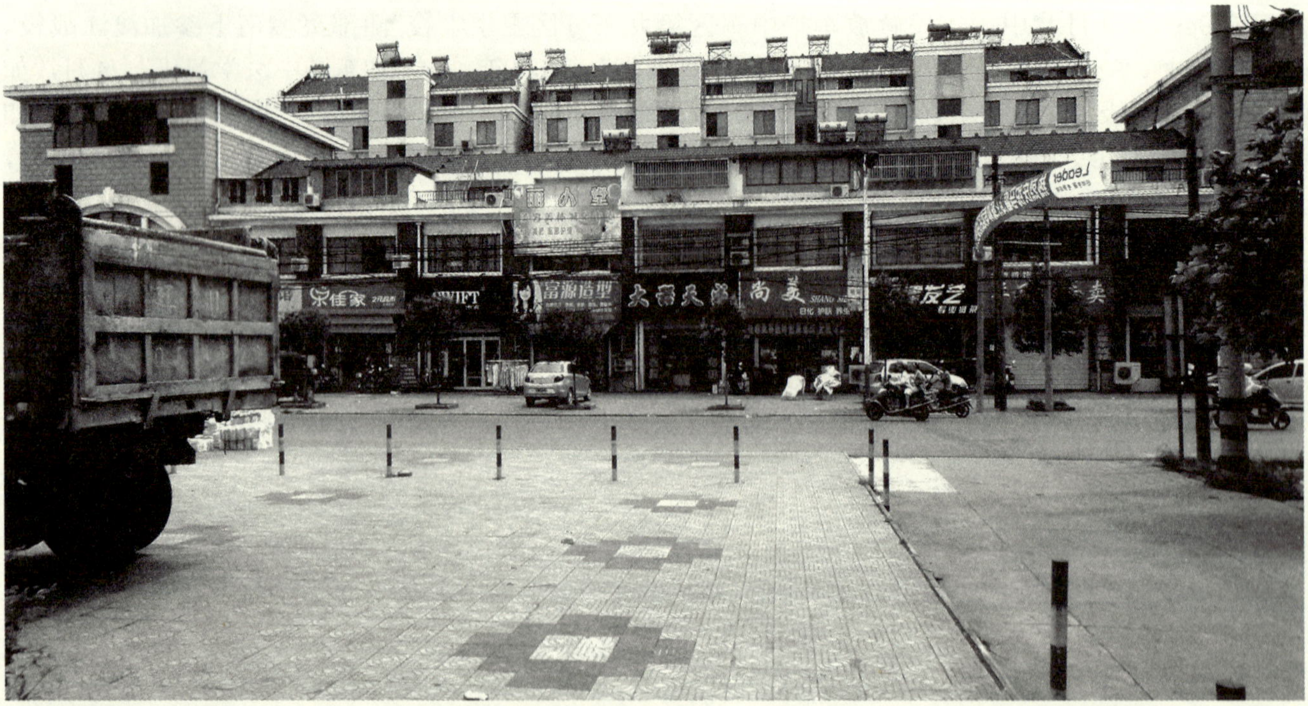

1950年6月～1951年11月　马塘镇理教公所教学用房址　(2011年7月8日县卫生志编纂办公室摄)

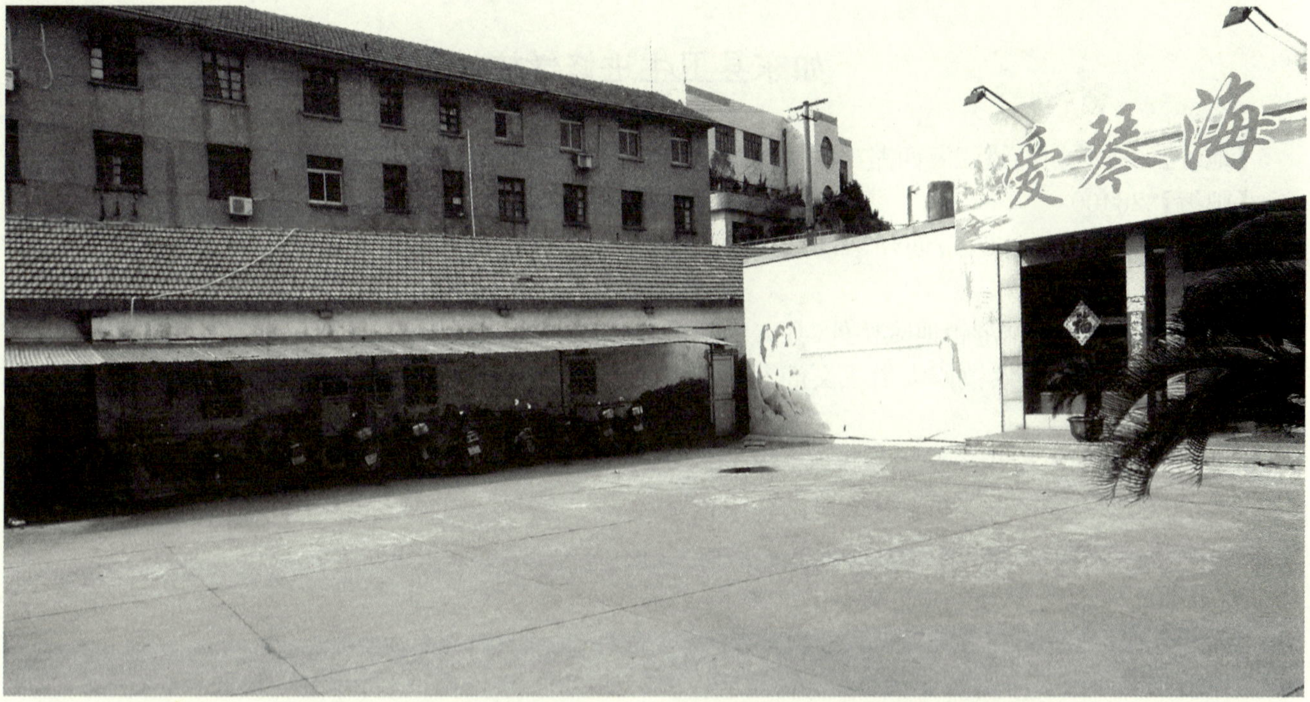

1951年11月，掘港镇地藏桥外教学用房址　　（2011年3月15日县卫生志编纂办公室摄）

1950～1956年如东县卫生院训练班领导人更迭

表4-9

机构名称	领导人更迭
如东县卫生院初级卫生人员训练班 （1950.06～1956.04）	主　任：沈　谦1950.06～1951.04 　　　　姚　兢1951.04～1956.04

如东县中医学习班

【地址】如东县掘港镇

【邮编】

【沿革】1956年6月，“如东县人民委员会卫生科”“如东县卫生协会”共同举办“如东县中医学习班”，区卫生院和卫协分会分别组织，所在区知名老中医分别带教培训或集中课堂教学实施，首批学员208人。

1961年，首批学员73人结业。

1962年，第二期中医学习班开学。

1964年，74名学员结业，“如东县中医学习班”停办。

1956～1962年如东县中医学习班领导人更迭

表4-10

机构名称	领导人更迭
如东县中医学习班 （1956.06～1962.12）	主　任：施克勤1956.06～1960.11 　　　　张冠南1960.11～1962.12

如东县卫生进修学校

【地址】如东县掘港镇江海西路6号

【邮编】226400

【沿革】1958年10月6日，创办“如东县卫生学校”，址设掘港镇西大街三义阁，时有工作人员3人，平房10余间。

1959年2月，址迁掘港镇地藏桥外（县人民医院原住院部内），有教室4间，解剖室1间。

1962年夏，址迁掘港镇西大街三义阁北（县干部招待所）。秋，“如东县卫生学校”撤销，建立“如东县卫生干部训练班”。

1974年，“如东县卫生干部训练班”撤销，更名为“如东县人民医院卫校”。

1976年12月，更名为 “如东县人民医院卫生学校”。

1982年5月3日，“如东县人民医院卫生学校”撤销，建立“如东县卫生进修学校”。

1984年6月20日，“如东县妇幼卫生进修学校”撤销，并入本校。

1985年12月，计有工作人员28人，其中中级职称2人，土地面积10695平方米，建筑面积2067平方米，固定资产35万元，净资产35万元。学校设党支部、团支部、学生会，职能科室设教导处、总务科。

1987年1月，增设“办公室”“学生科”。

1989年4月，建立“如东县卫生进修学校工会”。

1991年，增建“教研室”。

1995年5月，成立“如东县卫生进修学校万木春贸易公司”。

1996年8月，“教导处”改设“教务科”“学生科”。

1997年，增设“综合档案室”。5月，为“医疗医技类专业学习基地”。

2002年，增设“实训科”。

是年，增设“如东县卫生培训中心”。

2003年，建立“招生就业办公室”。

2005年8月，“教务科”改“教务处”，增设“政教处”“培训处”。

2010年12月，学校有职工35人，其中卫生专业技术人员7人，副高级职称7人，中级职称15人；土地总面积4152平方米，建筑总面积6712平方米，主要建筑价值149万元；卫生设备总价值458万元，其中医疗专业设备117万元，图书装备及其他通用设备341万元；卫生总资产1400万元，其中流动资产792万元、固定资产607万元、净资产634万元。单位建中共党支部、共青团总支委员会，行政设办公室、教务科、政教科、总务科、招就办公室、实训科、培训科、财务科等科室。

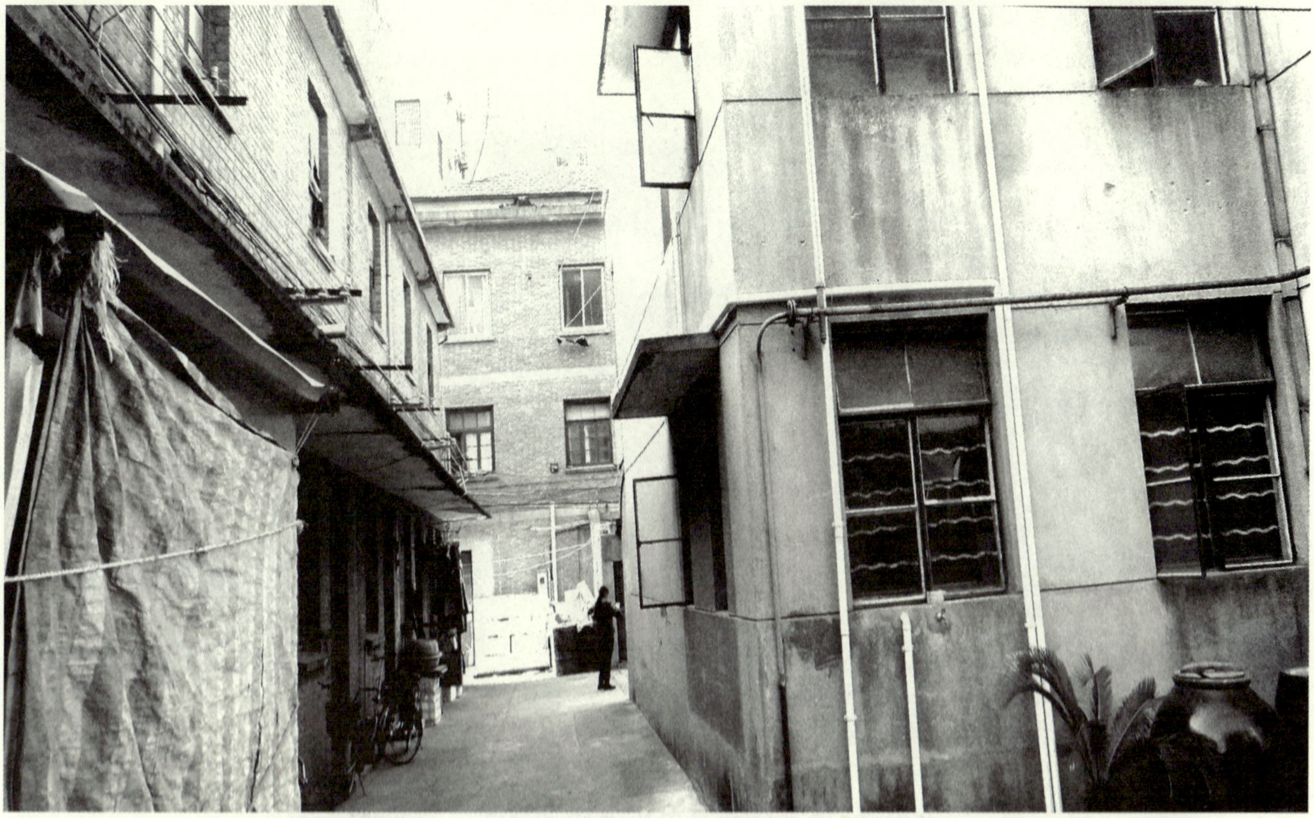

1958年10月，掘港镇西大街三义阁教学用房址　　（2011年3月15日县卫生志编纂办公室摄）

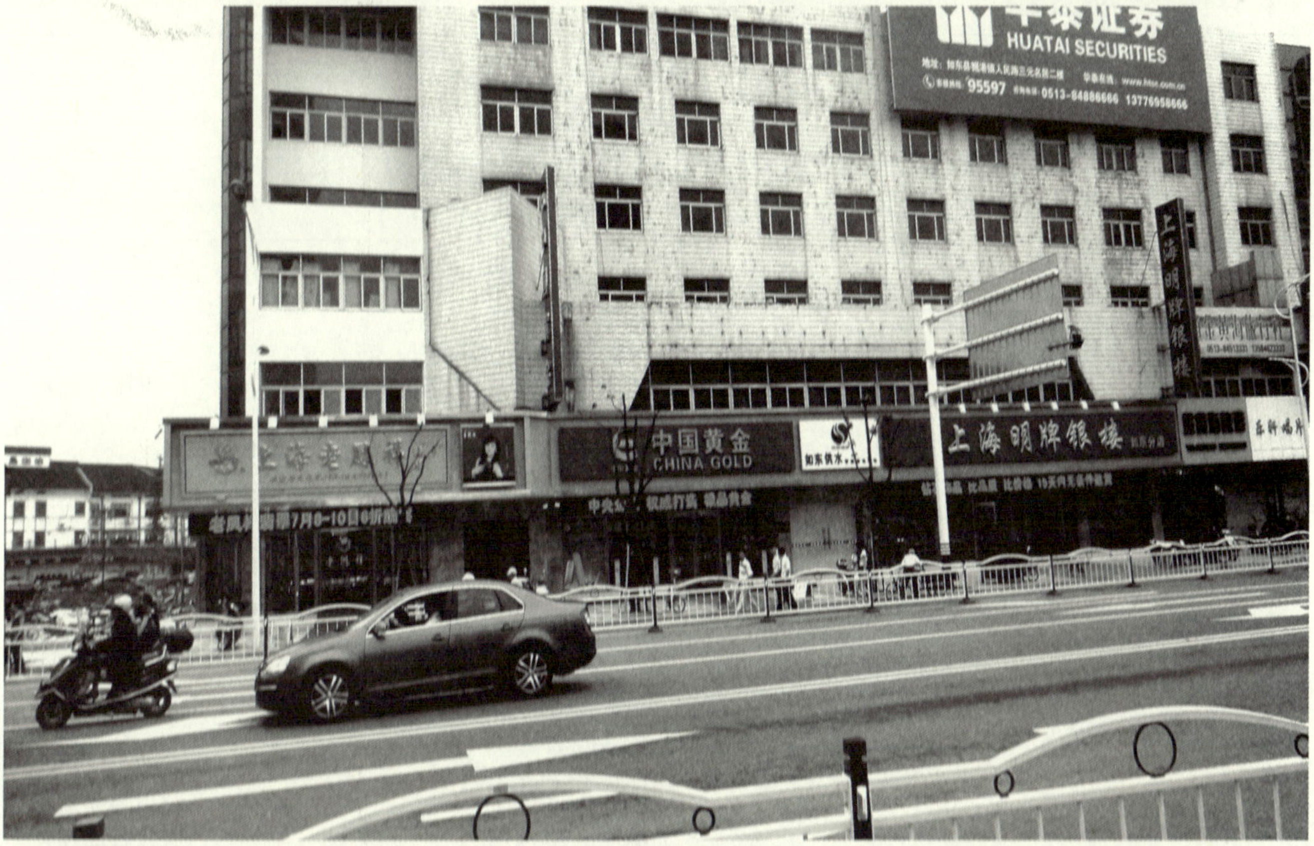

1959年2月，掘港镇西大街三义阁东巷教学用房址　　（2011年6月20日县卫生志编纂办公室摄）

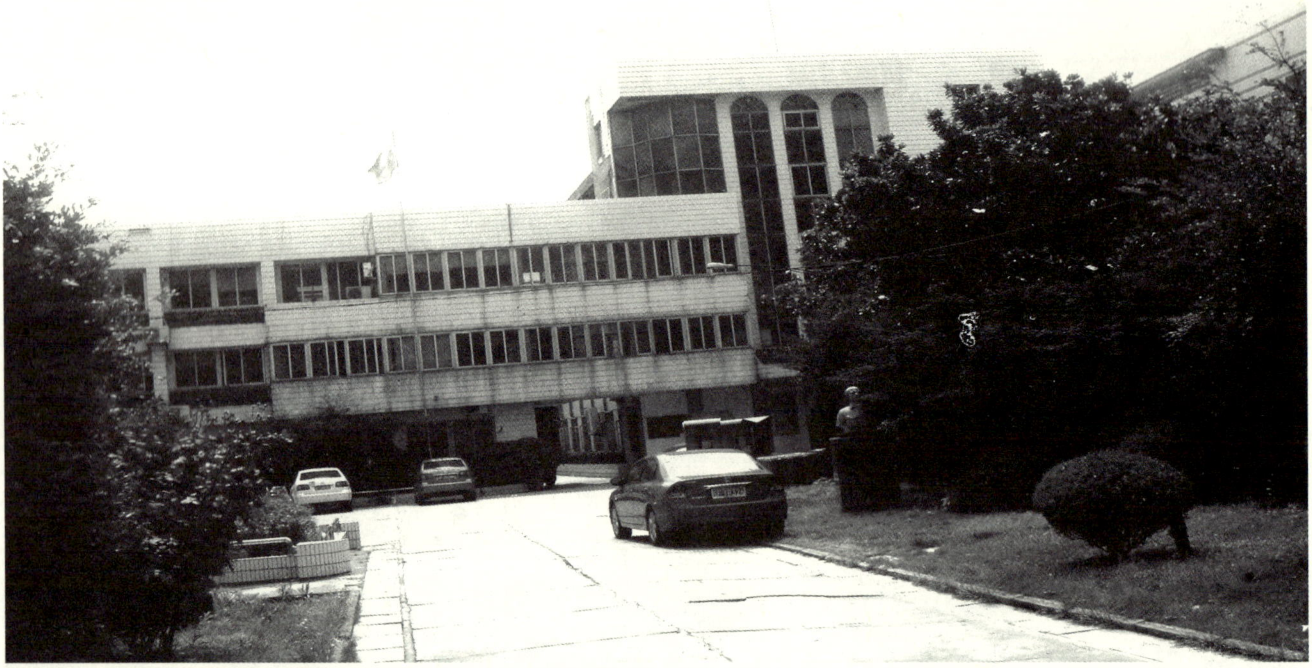

1982年5月国,掘港镇江海西路6号教学办公楼　（2011年6月20日县卫生志编纂办公室摄）

1958～2010年如东县卫生进修学校领导人更迭

表4-11

机构名称	领导人更迭
如东县卫生学校 （1958.11～1962.秋）	校　长:姚　競1958.11～1962　（兼）
如东县卫生干部训练班 （1962.秋～1974　）	主　任:张冠南1962　～1966　（兼） 副主任:陈清泉1965　～1976
如东县人民医院卫校 （1974　～1976.12） 如东县人民医院卫生学校 （1976.12～1982.05） 如东县卫生进修学校 （1982.05～　　）	校　长:康　靖1976　～1980　（兼） 季林杰1980　～1984 黄晓平1984　～1985 解慎传1985　～1988.10　（副校长） 解慎传1988.10～1994.05 朱新华1994.05～ 副校长:陈清泉1976　～1985 黄琢珉1979.04～1979.12 朱新华1990.12～1994.05 张达道1992.12～1994.05 陶文标1994.05～2002.05 沈建忠1997.09～2001.04 姚　云2002.06～2006.12 唐智胜2002.06～ 金燕梅2004.10～ 冯长华2009.12～ 季　亮2009.12～　（校长助理） 解　艳2009.12～　（校长助理）

续表4-11

机构名称	领导人更迭
如东县人民医院卫校 （1974　～1976.12） 如东县人民医院卫生学校 （1976.12～1982.05） 如东县卫生进修学校 （1982.05～　　　）	以下为非实职领导人员 协理员：陶文标2002.06～ 姚　云2007.01～ 谢贵生2007.01～ 黄　明2009.12～ 施　蓓2009.12～

如东县岔河赤脚医生大学

【地址】如东县岔河镇交通西路32号

【邮编】

【沿革】1975年1月，“如东县岔河赤脚医生大学”开办，址设岔河镇交通西路32号。学校由南通医学院与县卫生局共同举办，学制二年，社来社去，培训农村赤脚医生，前后3届，计164人。

1981年3月13日，“如东县岔河赤脚医生大学”撤销。

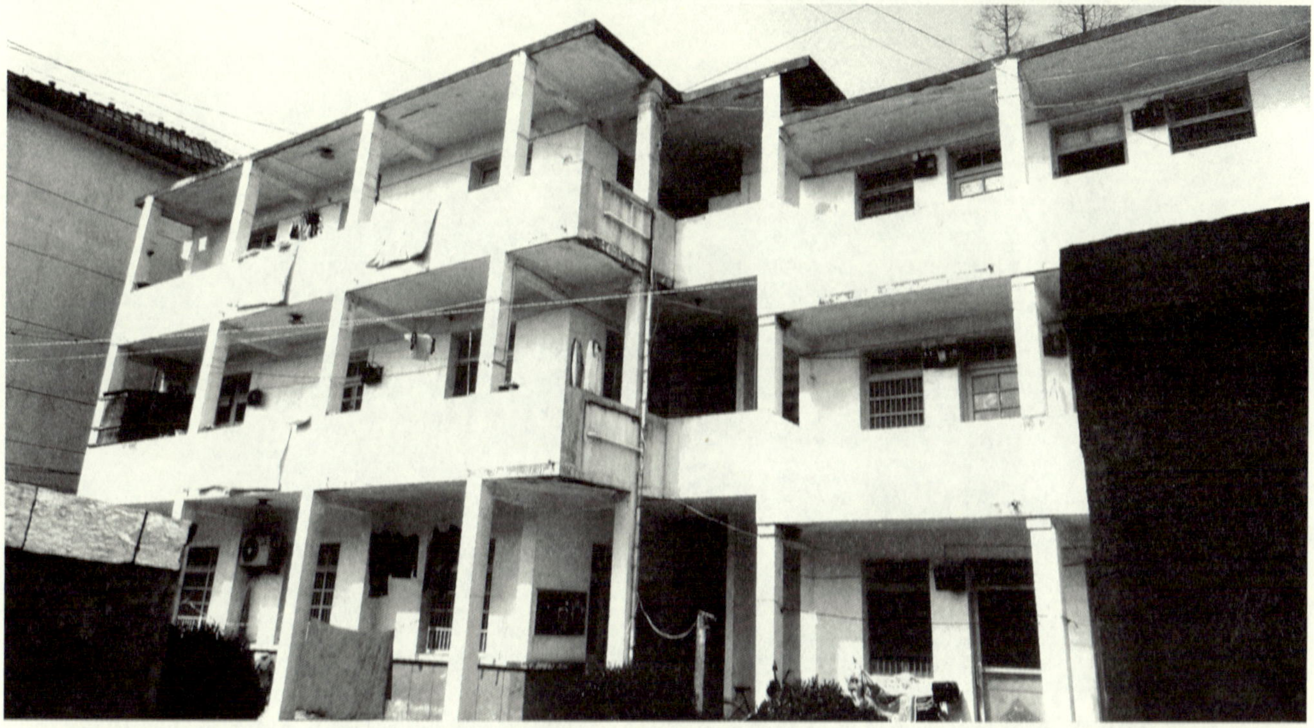

1975年1月，岔河镇交通西路32号医教办公楼　　（2011年2月24日县卫生志编纂办公室摄）

1975～1981年如东县岔河赤脚医生大学领导人更迭

表4-12

机构名称	领导人更迭
如东县岔河赤脚医生大学 （1975.01～1981.03）	校　长：施庭贵1975.01～1975.06　（兼） 薛道生1975.06～1981.03 副校长：张达道1975.01～1981.03

如东县新医学校

【地址】如东县掘港镇江海中路

【邮编】

【沿革】1976年12月,“如东县新医大学”开办,由县卫生局委托县中医院举办。

1978年12月,更名“如东县新医学校”。

1979年1月,学生结业,“如东县新医大学”停办。

1976～1979年如东县新医学校领导人更迭

表4-13

机构名称	领导人更迭
如东县新医大学 (1976.12～1978.12) 如东县新医学校 (1978.12～1979.01)	校　长:陆济社1976.12～1978.10 徐可文1978.10～1979.01

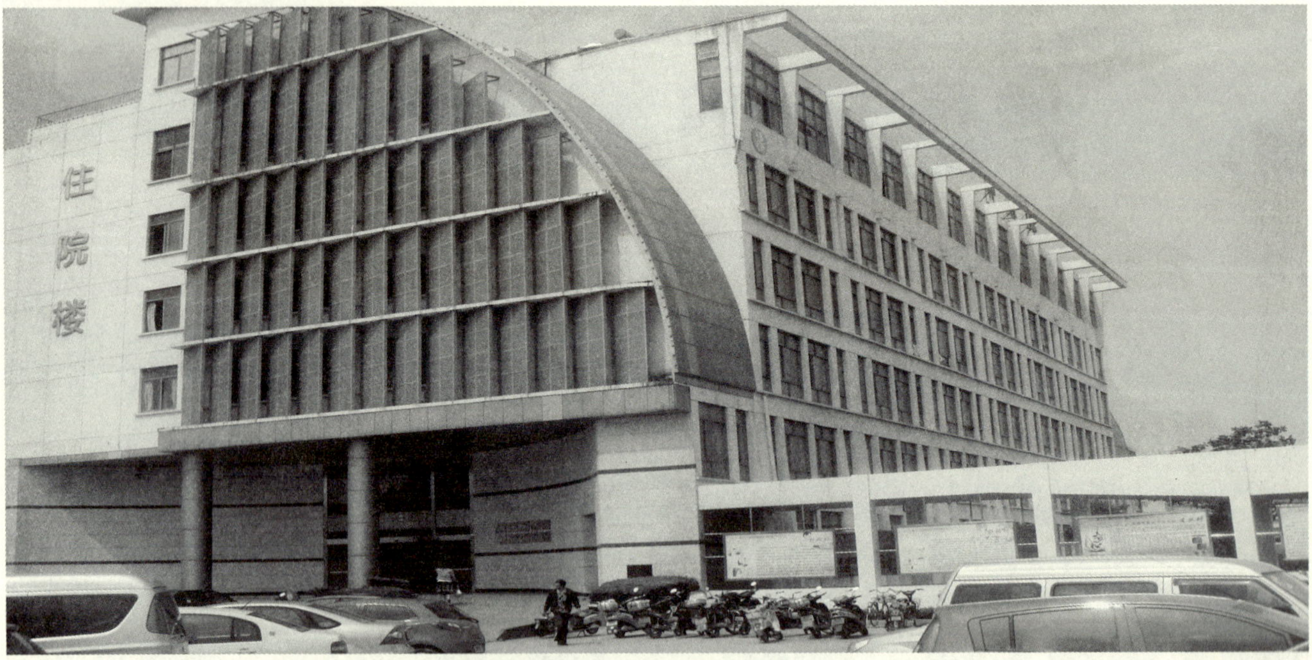

1976年12月,掘港镇江海中路医疗教学办公房址　　(2011年6月20日县卫生志编纂办公室摄)

如东县妇幼卫生进修学校

【地址】如东县岔河镇交通西路32号

【邮编】

【沿革】1982年5月3日,“如东县妇幼卫生进修学校”建立,址设岔河镇赤脚医生大学原址。

1984年6月20日,“如东县妇幼卫生进修学校”撤销,并入县卫生进修学校。

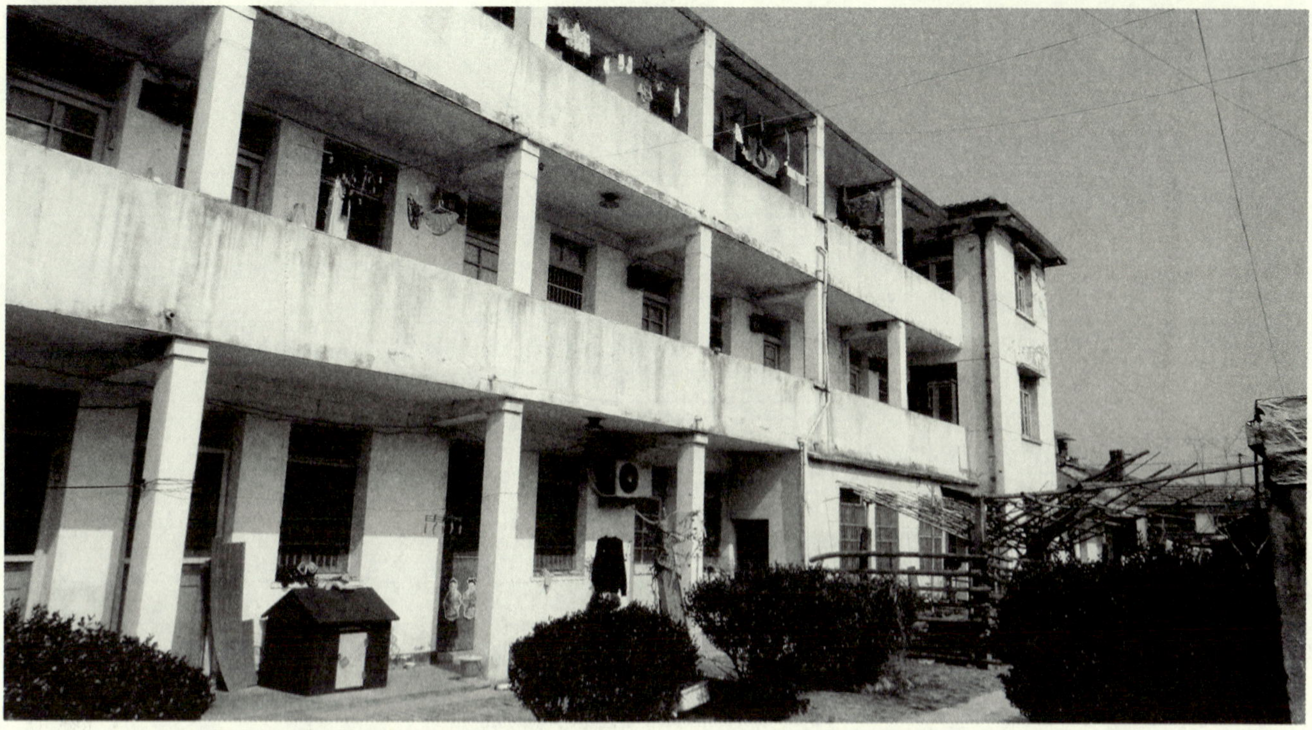

1982年5月，岔河镇交通西路教学办公楼　　（2011年2月24日县卫生志编纂办公室摄）

1982～1984年如东县妇幼卫生进修学校领导人更迭

表4-14

机构名称	领导人更迭
如东县妇幼卫生进修学校 （1982.05～1984.06）	校　长：虞　进 1982.05～1984.06　（副校长）

第四节　药业药检机构

民国38年（1949年）初，全县23个大小集镇计有中药店119爿、西药房8爿。其分布：掘港18爿、白蒲11爿、丁埝8爿、林梓4爿、东陈4爿、双甸9爿、岔河6爿、潮桥2爿、新店2爿、马塘9爿、孙窑2爿、丰利10爿、古坝1爿、浒澪4爿、栟茶13爿、苴镇7爿、长沙3爿、南坎2爿、北坎3爿、大豫2爿、兵房1爿、大同6爿。

1950年3月，县政府卫生院内设“中西药房”，其后相继建立的专科医院和地区医院亦均自建“中西药房”。

1956年，“如东县医药公司”建立，各区公司药房合营，组建14个药业合作商店。

1958年10月，各乡镇人民公社医院均设置“药房”，药业合作商店撤销并入。栟茶、岔河、丰利等3个药业合作商店除外。

1977年9月，建立“如东县药品检验室”。

1978年1月1日，“如东县药品检验室”改称“如东县药品检验所”。

1986年2月，县医药公司划出卫生系列，隶属县计划委员会。

2001年9月，县药品检验所划出，参加组建“南通市如东药品食品监督管理局”。

药业药检机构选介：

1949年如东县知名中药店

表4-15

地区别	中药店名称
掘港地区	田顺寿堂　钱介寿堂　郑德寿堂　钱太记堂　同 春 堂　怡和祝堂　怡和德堂　广 仁 堂　有 志 堂　戚人寿堂　宏 仁 堂　赵天和堂　冯存仁堂　泰 山 堂　李太和堂　天 生 堂　唐阜记堂　叶顺寿堂　王德生堂　马天生堂
马塘地区	郭太和堂　李万康堂　同德生堂　周人寿堂　泰和裕堂　太 和 堂　永康和堂　大德生堂　范仁寿堂　杨同生堂　陈九和堂　缪人和堂　李种善堂
岔河地区	叶太和堂　方泰山堂　恒春祥堂　方天寿堂　乾元德堂　杨松寿堂　蔡同德堂　李昌寿堂　长 春 堂　应和记堂　郑振记堂　德 生 堂
双甸地区	义生栈堂　永懋慎堂　天 寿 堂　太 安 堂　回 春 堂　春 和 堂
栟茶地区	卫 生 堂　普 济 堂　和 济 堂　万 福 堂　万 安 堂　仁 寿 堂　恒 生 堂　大 德 堂　太 平 堂　应天和堂
苴镇地区	东生生堂　西生生堂　良 心 堂　幸 福 堂　源 甡 堂
兵房地区	费存寿堂　大 生 堂　志诚药店　唐良记堂　杨同福堂　天 和 堂　罗寿康堂

1950年前后如东县私人药店

表4-16

乡镇别	私人药店名称	开店时间	闭店时间
掘　港	汪春泉(1918年生)药店	1948年	1958年
	冯春如(1940年生)药店	1956年	1958年
	丁宜君(1940年生)药店	1956年	1958年
	钱　骥(1936年生)药店	1956年	1958年
	冯玉鸣(1917年生)药店	1956年	1958年
	叶宣烈(1915年生)药店	1956年	1958年
	唐学政(1930年生)药店	1956年	1958年
	钱生辉(1915年生)药店	1956年	1958年
	钱丙林(1928年生)药店	1956年	1958年
	钱仁儒(1927年生)药店	1956年	1958年
	王翠凤(女 1929年生)药店	1956年	1958年
	唐仁儒(女 1920年生)药店	1956年	1958年
	高文法(1923年生)药店	1953年	1958年
	张济民(1913年生)药店	1956年	1958年
	王立骏(1917年生)药店	1956年	1958年
	张恒响(1919年生)药店	1954年	1958年
	石如山(1926年生)药店	1951年	1958年
	张兆万(1916年生)药店	1960年	1958年
	陈兴华(1917年生)药店	1956年	1958年
	朱茂林(1909年生)药店	1968年	1958年
花　丰	江锦华(1941年生)药店	1957年	1958年
	瞿洁云(1938年生)药店	1956年	1958年

续表4-16

乡镇别	私人药店名称	开店时间	闭店时间
兵　房	黄万福(1938年生)药店	1958年	1958年
	陈进文(1921年生)药店	1956年	1958年
	张永安(1927年生)药店	1952年	1958年
	袁德成(1934年生)药店	1958年	1958年
南　坎	吴长明(1935年生)药店	1956年	1958年
	陆　华(1931年生)药店	1956年	1958年
	张永明(1929年生)药店	1956年	1958年
	吴长美(1940年生)药店	1959年	1958年
新　光	张荣庆(1928年生)药店	1957年	1958年
	朱成林(1938年生)药店	1958年	1958年
	张玉祥(1919年生)药店	1958年	1958年
	从永宣(1919年生)药店	1956年	1958年
丁　店	钱伯涛(1936年生)药店	1959年	1958年
	朱藻党(1910年生)药店	1956年	1958年
	程志球(1939年生)药店	1956年	1958年
	朱云和(1920年生)药店	1956年	1958年
	沈官纸(1920年生)药店	1956年	1958年
	袁　彬(1928年生)药店	1954年	1958年
	施云玉(女 1924年生)药店	1958年	1958年
景　安	冒裕友(1908年生)药店	1958年	1958年
	葛仁美(女 1939年生)药店	1958年	1958年
袁　庄	刘　包(1939年生)药店	1957年	1958年
	刘元吉(1924年生)药店	1958年	1958年
	崔鹤年(1906年生)药店	1958年	1958年
	从远玲(女 1938年生)药店	1956年	1958年
	冒永富(1926年生)药店	1958年	1958年
沿　南	金鹤鸣(1911年生)药店	1959年	1958年
	顾　媛(女 1932年生)药店	1956年	1958年
	居正涛(1938年生)药店	1958年	1958年
双　甸	李宏甫(1894年生)药店	民国年间	1949年
	任保成(1880年生)药店	民国年间	1956年
	袁树荣(1929年生)药店	民国年间	1956年
	徐普卿(1895年生)药店	民国年间	1956年
	徐功臣(1913年生)药店	民国年间	1956年
	任乐善(1911年生)药店	民国年间	1956年
	庞祥福(1893年生)药店	民国年间	1956年
庭　贵	张荣庆(1928年生)药店	民国年间	1956年
	任伯坤(1902年生)药店	民国年间	1956年
	朱祥林(1919年生)药店	民国年间	1956年
	从永修(1918年生)药店	民国年间	1956年

续表4-16

乡镇别	私人药店名称	开店时间	闭店时间
庭　贵	祁祝君(1902年生)药店	民国年间	1956年
	任乃武(1926年生)药店	民国年间	1956年
	任国平(1929年生)药店	民国年间	1956年
	吴兴田(1908年生)药店	民国年间	1956年
北　坎	王洪河(1927年生)药店	1957年	1958年
卫　海	陆纯元(1921年生)药店	1957年	1958年
丰　利	陈桂芳(女 1929年生)药店	1953年	1958年
	缪　华(女 1926年生)药店	1953年	1958年
	叶贤佩(1910年生)药店	1953年	1958年
	王德祥(1912年生)药店	1953年	1958年
	阚立富(1923年生)药店	1953年	1958年
	张居余(1926年生)药店	1956年	1958年
	姜延辰(1892年生)药店	1953年	1958年
光　荣	马本芳(女 1943年生)药店	1953年	1958年
丰　西	于玉英(女 1917年生)药店	1953年	1958年
五　义	徐培美(1924年生)药店	1945年	1958年
	周八友(1935年生)药店	1955年	1958年
	张详林(1927年生)药店	1956年	1958年
凌　河	徐善碧(女 1935年生)药店	1953年	1958年
孙　窑	董金娜(女 1939年生)药店	1956年	1958年
东　陵	侯元芳(女 1938年生)药店	1958年	1958年
岔　北	周贤信(1931年生)药店	1952年	1958年
	杨德政(1917年生)药店	1960年	1958年
永　红	曹文光(1921年生)药店	1955年	1958年
	朱玉琴(女 1936年生)药店	1959年	1958年
新　店	吴启迪(1927年生)药店	1956年	1958年
	朱金堂(1917年生)药店	1956年	1958年
	朱济人(1931年生)药店	1956年	1958年
古　坝	方光化(1926年生)药店	1958年	1958年
马　塘	邓　漫(1932年生)药店	1956年	1958年
	施玉宝(女 1935年生)药店	1956年	1958年
沿　河	程松均(1941年生)药店	1958年	1958年
	高星若(1905年生)药店	1955年	1958年
潮　桥	李芬英(女 1934年生)药店	1956年	1958年
	陈士泉(1927年生)药店	1956年	1958年
	陈士耕(1931年生)药店	1956年	1958年
	蔡殿臣(1911年生)药店	1956年	1958年
	孔祥发(1913年生)药店	1955年	1958年
	郭可宏(女 1927年生)药店	1956年	1958年
石　甸	朱守思(1925年生)药店	1956年	1958年

续表4-16

乡镇别	私人药店名称	开店时间	闭店时间
石　甸	陆启春(1919年生)药店	1956年	1958年
	陈　蛊(1928年生)药店	1956年	1958年
凌　民	秦振祥(1917年生)药店	1958年	1958年
	高官乔(1916年生)药店	1958年	1958年
曹　埠	陈宏飞(1910年生)药店	1956年	1958年
	王　引(女 1933年生)药店	1956年	1958年
靖　海	解秀钢(1917年生)药店	1959年	1958年
新　林	吴向轩(1921年生)药店	1951年	1958年
掘　港	陈剑云(女 1941年生)药店	1956年	1958年
	李元诗(1936年生)药店	1956年	1958年
	徐永康(1931年生)药店	1954年	1958年

2010年如东县药店名单

表4-17

企业名称	地　址	经营范围
江苏健桥医药总公司宾山药房	掘港镇江海东路	化学制剂、中成药、中药
江苏健桥医药总公司友谊药房	掘港镇人民南路127号	化学制剂、中成药
江苏健桥医药总公司古池大药房	掘港镇人民南路38号	化学制剂、中成药、中药
江苏健桥医药总公司人民药房	掘港镇江海中呼53号	化学制剂、中成药
江苏健桥医药总公司黄海药房	掘港镇青园路18号	化学制剂、中成药
江苏健桥医药总公司亚细亚药房	掘港镇青园路30号	化学制剂、中成药、中药
江苏健桥医药总公司康泰药房	掘港镇黄海路8号	化学制剂、中成药
江苏健桥医药总公司青园药房	掘港镇江海中路水产楼	化学制剂、中成药、中药
如东县人民医院医药商店	掘港镇弹琴桥北首	化学制剂、中成药、中药
掘港县庆堂春药店	掘港镇汽车站南面	化学制剂、中成药
掘港县杏林大药店	掘港镇黄海路24号	化学制剂、中成药
掘港县民族药店	掘港镇人民路20号	化学制剂、中成药
掘港县神怡大药店	掘港镇青园路5号	化学制剂、中成药
掘港县新特医药商店	掘港镇宾山中路38号	化学制剂、中成药
掘港县康复药店	掘港镇江海西路150号	化学制剂、中成药
江苏健桥医药总公司文峰药房	掘港镇文峰大世界	化学制剂、中成药
掘港中心卫生院镇东药店	掘港镇宾山中路4号	化学制剂、中成药、中药
掘港中心卫生院强生大药房	掘港镇人民路	化学制剂、中成药、中药
掘港农场医院医药门市部	掘港农场中心路	化学制剂、中成药
城南镇供销社药店	掘港镇城南长安路8号	化学制剂、中成药
城南镇卫生院医药门市部	掘港镇城南人民路32号	化学制剂、中成药
掘港县维康药房	九总潮墩村	化学制剂、中成药
环镇供销社药店	环镇农民街	化学制剂、中成药
华丰卫生院医药门市部	华丰童华街8号	化学制剂、中成药

续表4-17

企业名称	地　址	经营范围
华丰供销社药店	华丰童华街西首	化学制剂、中成药
马塘新医药店	马塘镇市河西路17号	化学制剂、中成药
马塘车站药店	马塘汽车站	化学制剂、中成药
马塘医院医药零售门市部	马塘镇市河东路2号	化学制剂、中成药、中药
江苏健桥医药总公司仁和药店	马塘镇中心市场西门	化学制剂、中成药、中药
马塘康福药店	马塘镇二和北路	化学制剂、中成药
马塘东昌药店	马塘镇二和北路	化学制剂、中成药
马塘为民药店	马塘镇农民街	化学制剂、中成药
曹埠卫生院曹埠药店	曹埠镇埠中路66号	化学制剂、中成药
潮桥卫生院院药品零售部	马塘镇潮桥拥军路12号	化学制剂、中成药
凌民药店	马塘镇凌民集镇马丰路	化学制剂、中成药
凌杰药店	岔河镇交通路	化学制剂、中成药、中药
岔河镇第二人民医院医药门市部	岔河镇通洋路14号	化学制剂、中成药
岔河医药商店通洋门市部	岔河镇通洋路	化学制剂、中成药、中药
江苏健桥医药总公司岔河零售部	岔河镇交通路92号	化学制剂、中成药
岔河医药商店	岔河镇交通西路5号	化学制剂、中成药、中药
仁济堂药店	岔河镇兴北村一组	化学制剂、中成药
汤园供销社药店	新店镇汤园人民路22号	化学制剂、中成药
新店镇健康药店	新店镇汤园人民路181号	化学制剂、中成药
新店卫生院药店	新店镇通洋路34号	化学制剂、中成药
岔北医药商店	岔河镇岔北农民街	化学制剂、中成药
如东县岔南药店	岔河镇岔南农民街	化学制剂、中成药
岔南晨光药店	岔河镇岔南农民街	化学制剂、中成药
古坝天仙药店	岔河镇古坝十字桥	化学制剂、中成药
古坝药房	岔河镇古坝古镇路40号	化学制剂、中成药
古坝商业总店医药商店	岔河镇古坝兽医站对面	化学制剂、中成药
江苏健桥医药公司双甸零售部	双甸镇江海西路50号	化学制剂、中成药
双甸欣欣药店	双甸镇中心街8号	化学制剂、中成药、中药
双甸中心卫生院第一药店	双甸镇百兴路	化学制剂、中成药、中药
双甸中心卫生院第二药店	双甸镇江海西路	化学制剂、中成药
双甸中心卫生院医药门市部	双甸镇红星东路	化学制剂、中成药
双南康达药店	双南农民街26号	化学制剂、中成药
双东桥药店	双甸镇双东桥南首	化学制剂、中成药
双甸仁和堂药店	双甸镇石甸大桥北首	化学制剂、中成药、中药
石甸供销药店	双甸镇石甸人民路156号	化学制剂、中成药
沿南太和堂药店	袁庄镇沿南镇粮站门前	化学制剂、中成药、中药
沿南镇卫生院药品门市部	袁庄镇沿南镇北首	化学制剂、中成药
袁庄镇药店	袁庄镇袁庄中路40号	化学制剂、中成药
袁庄卫生院第二药店	袁庄镇东桥南首	化学制剂、中成药
景安药店	河田镇景安镇大桥西首	化学制剂、中成药

续表4-17

企业名称	地 址	经营范围
如东县第三人民医院新特药店	栟茶镇卫海路60号	化学制剂、中成药
栟茶卫生堂药店	栟茶镇中心街59号	化学制剂、中成药、中药
栟茶卫生堂药店门市部	栟茶镇卫海路	化学制剂、中成药
栟茶镇浒河药店	栟茶镇马场村七组	化学制剂、中成药
栟茶县浒澪药店	栟茶镇浒澪人民路55号	化学制剂、中成药
于港卫生院新于药店	河口镇关口村新于路口	化学制剂、中成药
靖海卫生院靖海药店	栟茶镇靖海东路9号	化学制剂、中成药
新林药店	洋口镇新林镇新林桥南	化学制剂、中成药
丰利健康药店	丰利镇新建东路	化学制剂、中成药
丰利医药商店	丰利镇松泉街35号	化学制剂、中成药、中药
丰利葆春堂药店	丰利镇通海路8号	化学制剂、中成药
丰利康寿药店	丰利镇新建路	化学制剂、中成药
丰利光明药店	丰利新建东路	化学制剂、中成药
丰利善春堂药店	丰利镇西环路	化学制剂、中成药
丰西分院健民药店	丰利镇光荣路2号	化学制剂、中成药
环港镇卫生院信誉药店	丰利镇环港镇屏丰路102号	化学制剂、中成药
环港镇万康堂药店	丰利镇环港镇石屏农民街	化学制剂、中成药
光荣医药商店	洋口镇双马村光荣集镇	化学制剂、中成药
洋口镇安康药店	洋口镇光荣古坳桥	化学制剂、中成药
丰利县凌河供销社医药商店	丰利镇凌河四明路14号	化学制剂、中成药
丰利县凌河医院医药门市部	丰利镇凌河九和村二组	化学制剂、中成药
丰利县兴辰药店	丰利镇环港镇港东村	化学制剂、中成药
苴镇临海药店	苴镇临海西路7号	化学制剂、中成药
苴镇振西医药商店	苴镇西首	化学制剂、中成药
苴镇宏华医药商店	苴镇新光蔡桥村五组	化学制剂、中成药
江苏健桥医药总公司新光药房	苴镇新光农贸市场	化学制剂、中成药
洋口镇卫生院药店	洋口镇洋口闸西首	化学制剂、中成药
洋口镇如东县君康医药商店	洋口闸东首	化学制剂、中成药
长沙镇康乐药店	长沙镇长市路8号	化学制剂、中成药
长沙商业公司益寿堂药店	长沙镇长洽路2号	化学制剂、中成药
长沙镇康宁药店	长沙镇北坎路	化学制剂、中成药
兵房普济堂药店	大豫镇人民南路22号	化学制剂、中成药、中药
东安药店	大豫镇东安镇	化学制剂、中成药
兵房中心卫生院医药门市部	大豫镇人民路53号	化学制剂、中成药
江苏健桥医药总公司兵房药房	大豫镇人民北路	化学制剂、中成药、中药
兵房供销社药店	大豫镇人民路5号	化学制剂、中成药
丁店医药门市部	大豫镇丁店丁达路4号	化学制剂、中成药
丁店卫生院药店	大豫镇丁店丁旺路14号	化学制剂、中成药
大豫镇南坎药店	大豫镇南坎	化学制剂、中成药
如东县大豫药店	大豫镇豫中街16号	化学制剂、中成药

如东县医药公司

【地址】如东县掘港镇友谊西路48号

【邮编】226400

【沿革】1956年5月，“中国药材公司江苏省如东县公司”建立，设经理室和人秘、业务、储运、计划财会等3个股。址设掘港镇东北大街30号，受南通市药材公司和县商业局双重领导。

1957年8月，与南通市药材公司联合组建“如东县医药文化用品公司”，行政由县人民委员卫生科领导，业务由南通市药材公司领导。公司设经理室、业务股、财务股。

1958年3月，更名为“如东县医药公司”。

1964年7月，划属县商业局领导。

1965年10月，更名为“如东县医药商店”。

1968年4月，成立“如东县医药商店革命委员会”。

1971年2月，划属县卫生服务站革命委员会领导，更名为“如东县医药公司”，“如东县医药商店革命委员会” 更名为“如东县医药公司革命委员会”，公司设党支部、经理室，下设西药科、中药科、计财科、后勤科。

1979年10月，撤销“如东县医药公司革命委员会”公司，恢复“经理制”，为省属企业，行政仍归县卫生局领导。

1986年2月1日，划属县计划与经济委员会领导。

1996年7月，经县经委同意，更名为“江苏健桥医药总公司”。

2001年，与“南京医药股份有限公司”改制重组。

2002年7月，正式挂牌，更名为“南京医药南通健桥有限公司”。改制后，公司注册资本800万元，其中南京医药股份有限公司出资520万元，占股本总额65%，公司25位自然人出资280万元，占35%。至此，国有资本全部从健桥公司退出。

2007年10月12日，公司物流中心配送大楼举行奠基仪式，地址由原来的掘港镇南公路27号迁至掘港镇友谊西路48号。

2010年12月，公司土地总面积2680平方米，建筑总面积2330平方米，主要建筑价值1260万元；注册资本1800万元，有职工72人，建党、团支部和工会组织。经理室，下设西药科、中药科、计财科、后勤科。

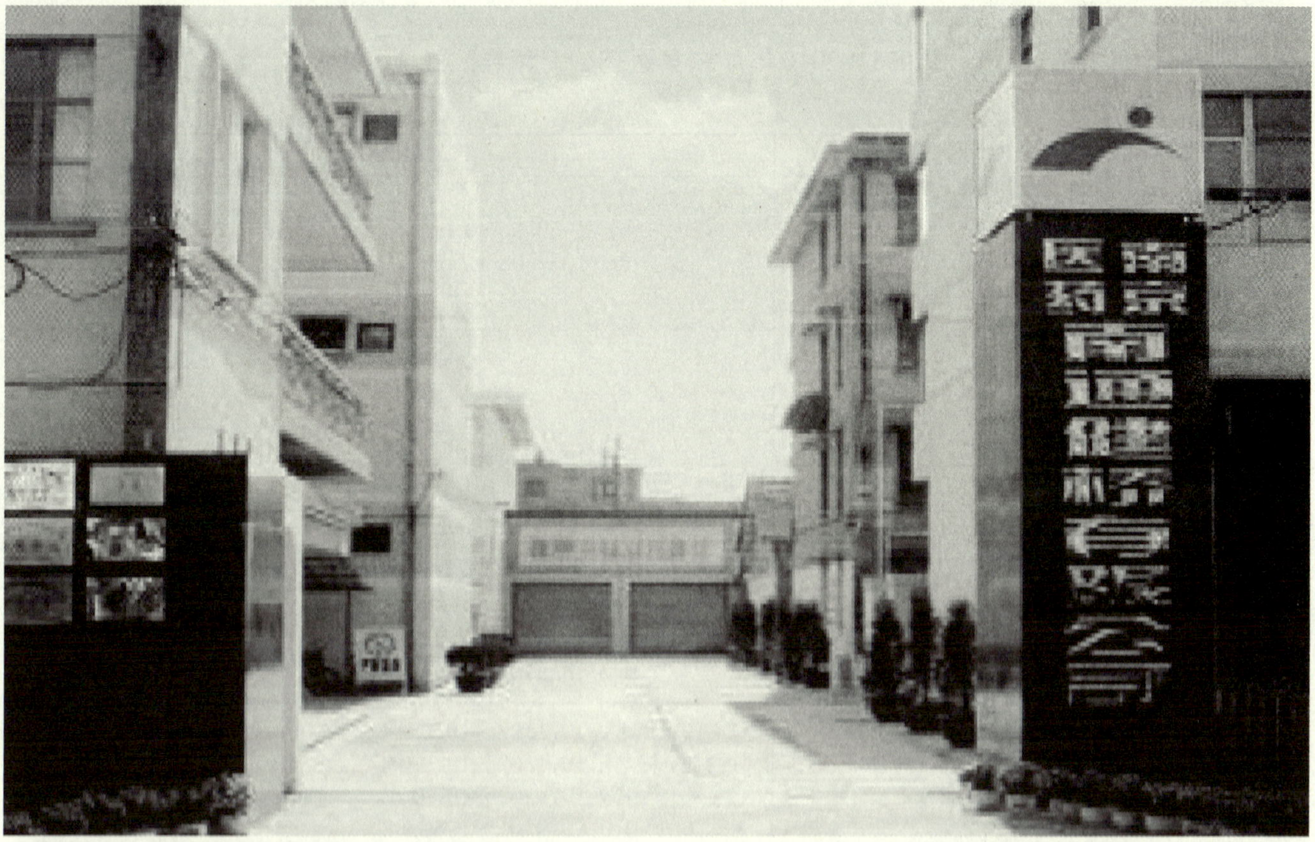

1956年5月，掘港镇东北大街30号办公楼　　(2011年3月21日县卫生志编纂办公室采集)

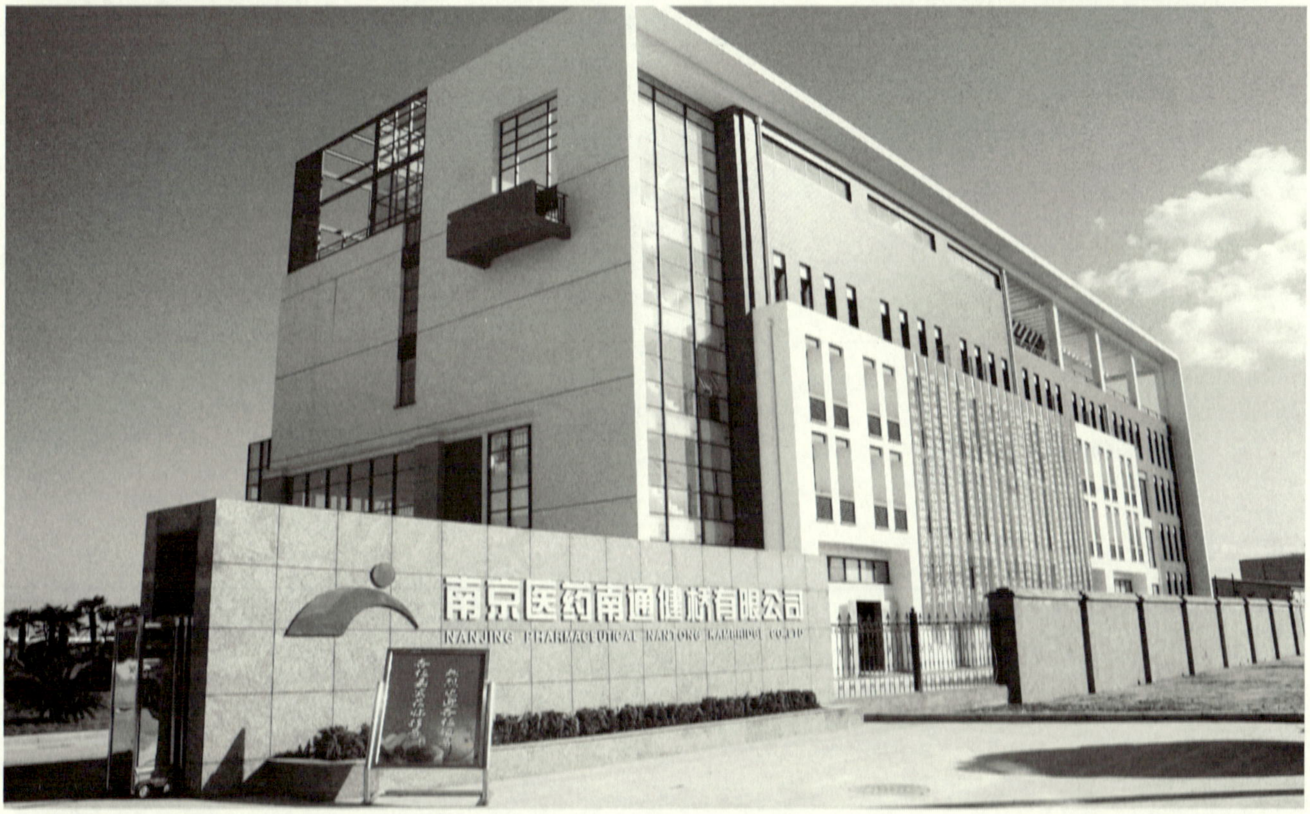

2010年12月，掘港镇友谊西路办公楼　　(2011年3月21日县卫生志编纂办公室采集)

1955～2010年如东县医药公司领导人更迭

表4-18

机构名称	领导人更迭
如东县合作联社药材经理意部 （1955.10～1956.05） 中国药材江苏省如东县公司 （1956.05～1957.08） 如东县医药文化用品公司 （1957.08～1958.03） 如东县医药公司 （1958.03～1965.10）	经　理:徐伯伟1956.02～1956.05 朱秀成1956.05～1957.08 丁昆荣1957.08～1958.03 朱秀成1958.03～1969.05 副经理:施海涛1955.10～1956.05 王家祥1956.09～1963.05 葛锦冬1956.09～1958.03 耿春福1957.08～1958.03 施克勤1961.04～1962.11 陈志明1961.11～1965.05
如东县医药商店 （1965.10～1969.05）	政府指导员:季文虎1965.07～1968.05 主　　任:季文虎1968.05～1969.05
如东县生活资料服务站医药经营组 （1969.05～1971.02）	组　长:季文虎1969.05～1971.02 副组长:朱秀乐1969.05～1971.02 丁建成1969.05～1971.02
如东县医药公司 （1971.02～1979.12）	主　任:缪怀智1971.02～1979.12 副主任:朱秀乐1971.02～1979.12 冯玉英1971.02～1979.12 施国银1979.01～1982.08
如东县医药公司 （1979.122～2002.07）	经　理:缪怀智1980.01～1981.10 李培栽1981.10～1984.10
如东县医药公司 （1979.122～2002.07）	经　理:吴　春1984.10～2002.07 副经理:朱秀乐1971.02～1992.05 冯玉英1980.01～1984.09 缪怀智1981.10～1984.02 张松华1992.05～2002.07 倪秀涛1987.08～2002.07 葛兆年1988.05～1999.01 缪　彬1994.12～1995.11 唐　泉1997.09～2002.07
南京医药南通健桥有限公司 （2002.08～　　　）	董事长:吴　春2002.08～ 总经理:靖　军2002.08～ 副总经理:张松华2002.08～ 倪秀涛2002.08～ 唐　泉2002.08～ 缪凌云2002.08～ 龚云霞2002.08～

如东县药品检验所

【地址】如东县掘港镇古宾南巷18号

【邮编】226400

【沿革】1977年9月，建立“如东县药品检验室”，址设掘港镇七秀巷10号，时有平房3间约60平方米，检验人员3人。

1978年1月1日，更名为“如东县药品检验所”，址设掘港镇七秀巷10号，时有平房9间约100平方米，检验人员3人。

1979年，增添检验设备，增加中药、化学、药品检验等项目，工作人员4人。

1985年12月，有职工4人，土地面积200平方米，建筑面积200平方米，固定资产2万元，净资产2万元。

1987年，址迁掘港镇古宾南巷8号。单位建党支部，业务分：技管科、化学科、生测科。

2001年9月，有职工13人，其中正高级职称1人、副高级职称3人、中级职称4人，土地面积900平方米，建筑面积1493平方米，固定资产179万元，净资产178万元。是月，“如东县药品检验所”撤销，参加组建“南通市如东药品检验所”。

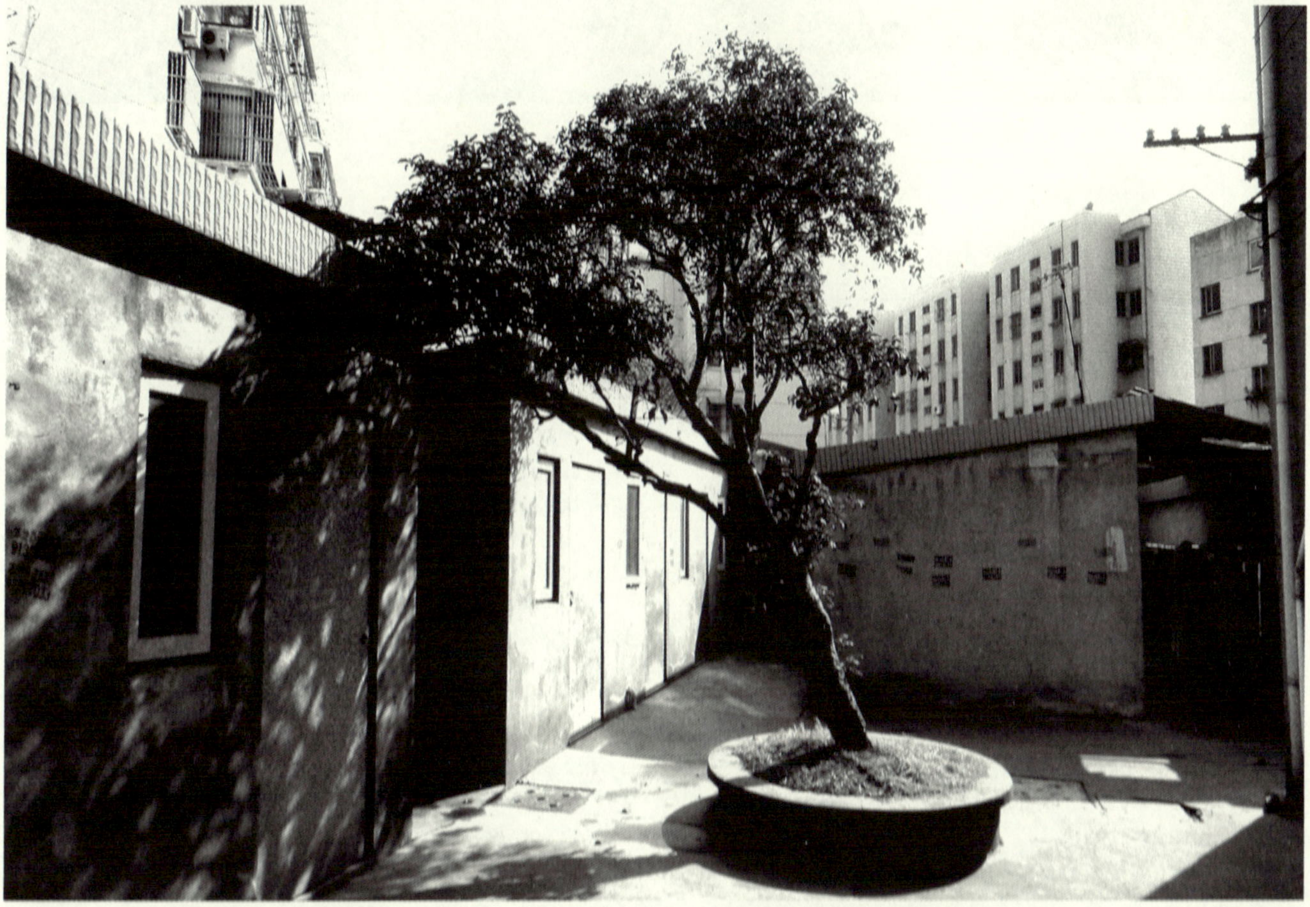

1977年9月，掘港镇七秀巷10号办公房址　　(2011年3月4日县卫生志编纂办公室摄)

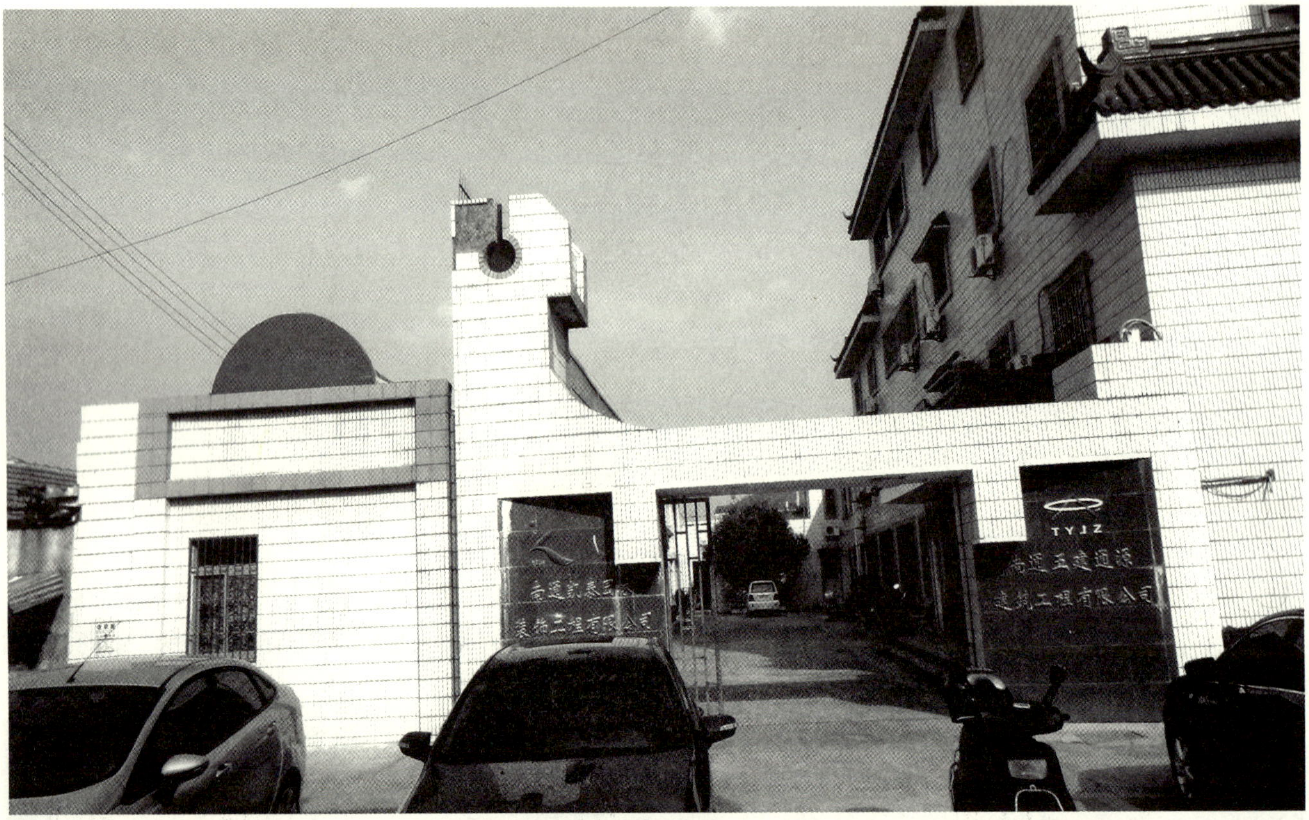

1987年,掘港镇古宾南巷办公楼　　(2011年3月21日县卫生志编纂办公室摄)

1977～2001年如东县药品检验所领导人更迭

表4-19

机构名称	领导人更迭	
如东县药品检验室 (1977.09～1977.12) 如东县药品检验所 (1977.09～2001.09)	所　长:陆道益1977.09～1986.11 林景云1987.01～1987.11 曹妙丰1986.11～1989.01 曹妙丰1989.01～2001.09 副所长:姜福明1989.01～2001.09 丁先林1995.01～2001.09 龚旭东1995.01～2001.09 吴松华1997.12～1999.06 吴松华1999.06～2001.09 赵爱平2000.10～2001.09	(负责人) (未到职) (副所长) (所长助理) (所长助理) (所长助理) (所长助理)

第五节　血液采供机构

1949年前,如东县没有血液采供机构。

1950年2月,县政府卫生院外科手术用血,组织职工、病员家属临时验血、采血、输血。

1985年6月,建立“如东县人民医院血库”。

1990年12月29日,“如东县人民医院血库”更名为“如东县红十字血站”。

1996年10月,"如东县红十字血站"更名为"如东县中心血库"。

2004年11月,"如东县红十字血库"更名为"南通市红十字血站如东分站"。

2010年12月,县血液采供机构名"南通市红十字血站如东分站"。

血液采供机构选介:

南通市红十字血站如东分站

【地址】如东县掘港镇江海西路2号

【邮编】226400

【沿革】1985年6月,建立"如东县人民医院血库",人员由医院检验科统一调配,基本任务是采血、贮血、配血,配有贮血冰箱、空调等基本设备装备。12月,血库固定工作人员5人。

1990年12月29日,更名为"如东县红十字血站",时固定资产24万元。

1996年10月,更名为"如东县中心血库"。

2004年11月,更名为"南通市红十字血站如东分站"。

2010年12月,有工作人员13人,其中副高级职称1人、中级职称6人,土地面积200平方米,建筑面积200平方米,分设办公室、招采组、检验组、护理组。

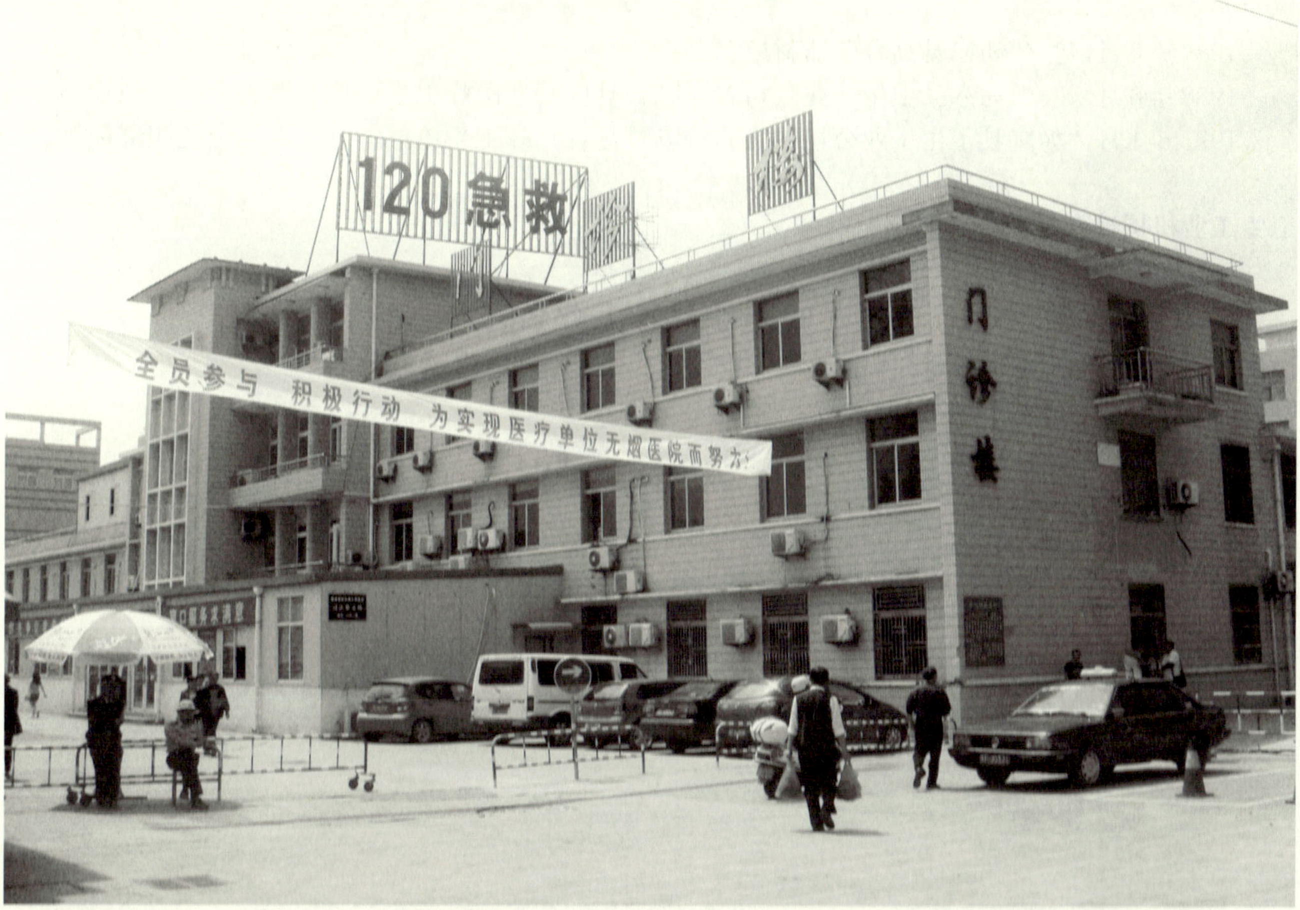

1990年12月,掘港镇江海西路2号血液采供办公楼 (2011年6月20日县卫生志编纂办公室摄)

1985～2010年南通市红十字血站如东分站领导人更迭

表4-20

机构名称	领导人更迭
如东县人民医院血库 （1985.06～1990.12）	主　任：缪桂芳1985.06～1986.08（副主任） 姜建玉1986.08～1991.01 副主任：叶　翥1985.06～1986.08
如东县红十字血站 （1990.12～1996）	站　长：潘成礼1991.03～1996.10（副站长）
如东县中心血库 （1996.10～2004.11）	主　任：潘成礼1996.10～2002.06 缪小平2002.06～2004.11 副主任：缪小平2000.11～2002.06 朱建云2002.06～2004.11
南通市红十字血站如东分站 （2004.11～　　　）	站　长：缪小平2004.11～ 副站长：朱建云2004.11～2007.08 曹　璐2004.11～

第六节　卫生工业机构

1987年6月，建立“如东县高分子器材厂”。

1988年6月，建立“如东县卫生工业公司”。其后，县内一些医疗卫生单位相继建立卫生企业。

1993年1月，“如东县卫生工业公司”撤销。其后，县各医疗卫生单位举办的卫生企业相继撤销。

卫生工业机构选介：

如东县卫生工业公司

【地址】如东县掘港镇黄海路17号

【邮编】226400

【沿革】1988年6月，建立“如东县卫生工业公司”，由县卫生局举办，为其编外临时机构。

1993年10月，“如东县卫生工业公司”撤销。

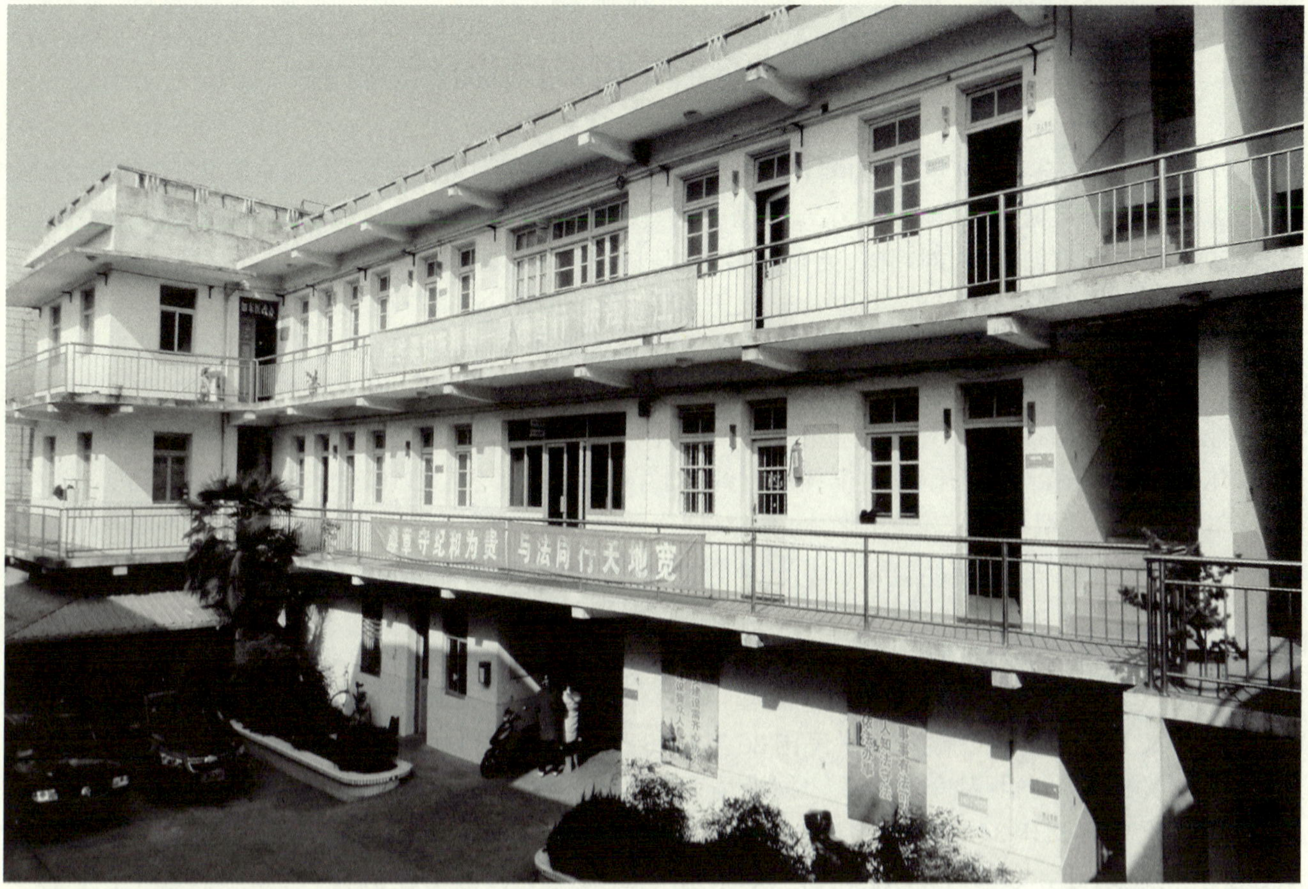

1988年6月，掘港镇黄海路17号办公楼　　(2011年3月4日县卫生志编纂办公室摄)

1988～1993年如东县卫生工业公司领导人更迭

表4-21

机构名称		领导人更迭
如东县卫生工业公司 (1988.06～1993.10)		经　理：秦德贤1988.06～1992.06 总经理：傅真明1992.06～1992.09　(兼) 余　芸1992.08～1993.02　(副总经理)
	三洋贸易公司	经　理：冒维林1992.08～1993.12
	高分子器材厂	厂　长：管新华1992.08～1993.12

1990年代如东县卫生单位举办企业

表4-22

企业名称	举办单位	举办时间	关闭时间
如东县高分子器材厂	如东县人民医院	1987年6月	1997年6月
如东县凯益公司	如东县人民医院	1992年2月	1995年
如东县中宝公司	如东县中医院	1992年	1996年
如东县万木春公司	如东县卫生进修学校	1992年	1996年
如东县福利厂	如东县第四人民医院	1990年	1996年
如东县服装厂	如东县兵房中心卫生院	1990年	1996年

第七节 医学慈善机构和红十字会

清•康熙三十三年(1694年),“掘港育婴堂”开业,由掘港场人冯辰、郭宗义、章之彩创立,收婴20人、乳妇20人名。清•乾隆十三年(1748年),马塘人赵军捐建“马塘育婴堂”,址设马塘镇东后街。清•乾隆十三年(1748年),里仁赵墉、刘邦樾、吴介椿捐建“马塘保育局”,址设马塘镇祖师庙内。清•嘉庆十五年(1810年),“掘港场同仁堂”开业,该堂由里人王有芳、杨彩田创办。清•道光二十二年(1842年),“栟茶存婴所”开业,限存婴40人,存婴费每月400文。清•道光二十二年(1842年),“栟茶保育局”创立,址设栟茶镇妙香庵内。清•咸丰七年(1857年),“薛家庄公善堂”开业。清•同治四年(1865年),“马塘育婴堂”开业,亦称“马塘接婴所”。育婴堂由邑人赵瀛国重建、里人刘伟、邓恒奉劝捐收婴。清•同治六年(1867年),“丰利场保婴局”开业,由丰利季士纯、刘存翰、何宝田等人创办。址丰利场城隍庙内。清•同治九年(1870年),“双甸同仁堂”开业,址设“双甸南镇海寺”。清•光绪八年(1882年),“马塘保婴局开业,址设马塘镇祖师庙内。清•光绪十五年(1889 年),潘荫东主持局务后,“丰利场保婴局”关闭。清•光绪十六年(1890年),通州分公司徐绍垣令“马塘保育局”归并“马塘育婴堂”。清•光绪十六年(1890年),“岔河保婴局”开业,保婴局由里人曹溥、许志祖、钟麟捐创,址设文昌宫内,丛永循、丛永徽主持。“马塘保婴局”并入“马塘育婴堂”。清•光绪二十八年(1902年),“栟茶施药局”开业,亦名“施药所”。民国6年(1917年),成立“如皋县红十字会”。民国26年(1937年),如皋县红十字会建6个“县红十字救护站”。民国27年(1938年),抗日战争爆发后,“掘港场育婴堂”“马塘育婴堂”关闭。民国29年(1940年),如皋县红十字会停办。民国34年(1945年),“岔河保育局”停办。1949年,如东县育婴堂等慈善机构关闭,参加各乡救济院组建。1989年10月27日,成立“如东县红十字会”,工作机构为“如东县红十字会办公室”,股级单位,编制1人,挂靠县卫生局办公。时有团体会员175个,个休会员96253人。2010年12月,全县有基层红十字组织149个,团体会员2767个,个体会员9.9万人。

医学慈善机构选介:

掘港场育婴堂

清•康熙三十三年(1694年),掘港场人冯辰、郭宗义、章之彩等共同创建“掘港场育婴堂”,址设掘港西街二贤祠东侧,后迁至火星庙,隶属“掘港救济院”,收婴儿20人,雇乳妇20人,月资2～3块大洋。另乳妈领婴在家喂养,长大后成为乳妈的子女或童养媳。

清•同治七年(1868年),场大使王汝金重修育婴堂,并捐俸银260两购买何家环民田35亩,以田租收入作经费。掘港一些富户亦多有捐助,从而添雇乳妈48人,收养婴儿增至68人。

马塘育婴堂

清•乾隆十三年 (1748年),马塘人赵军捐建“马塘育婴堂”,址设马塘镇东后街,有平瓦房19间。

清•同治四年(1865年),邑人赵瀛国主持重建,里人2伟、邓恒等奉知县周济霖之命劝捐田房,收养弃婴。多则80人,少则20人。

清•光绪十六年(1890年),“马塘保育局”并入。

民国27年(1938年),抗日战争爆发后,“马塘育婴堂”关闭。

马塘保育局

清·乾隆十三年（1748年），里仁赵墉、刘邦樾、吴介椿捐建"马塘保育局"，址设马塘镇祖师庙内。

清·光绪十六年(1890年)，通州分公司徐绍垣令"马塘保育局"归并"马塘育婴堂"，以原有田亩租息及各富户资助，收养弃婴。

掘港场同仁堂

嘉庆十五年(1810年，"掘港场同仁堂"开业，址设掘港镇同善桥北，该堂由里人王有芳、杨彩田等创办，由地方绅士叶永勋、郭叔良等董其事，经费由地方募捐筹集，施医、施药、施槥(小而薄的棺材)。冬季施粥，并有义诊，供乞丐栖身，"同仁堂"后并入"救济院"。

栟茶保育局

清·道光二十二年(1842年)，"栟茶保育局"创立，址设栟茶镇妙香庵内，定额收婴60人，额外则转送"如皋育婴堂"。隶属栟茶救济院。抗日战争胜利后，由民主政府接管，内战爆发后停办。

丰利场保婴局

清·同治六年(1867年)，丰利场人季士纯、刘存珍、何益田等创办"丰利场保婴会"，址丰利场城隍庙内。

清·光绪八年(1882年)，集捐资购虹桥南瓦屋数十间，更名为"丰利场保婴局"，收婴最多时近300人，常有奶妈5～6人，奶妈最多时40余人。

清·光绪十五年(1889年)，潘荫东主持局务后，"丰利场保婴局"关闭。

岔河保育局

清·光绪十六年(1890年)，由里人曹溥、许志祖、钟麟等捐创"岔河保育局"，址设岔河镇文昌宫内，由从永循、从永徽主持。

民国34年(1945年)，"岔河保育局"停办。

掘港时疫施诊所

民国16年(1927年)9月，霍乱流行，世界红十字会如皋分会组织临时时疫医院，聘请素有威望、经验丰富的中西医生驻院施诊，赠送药品，优惠贫民。每年夏季开办掘港防疫会、施医所、聘请当地中西医生义诊。原址后改建公益小学。

薛家庄公善堂

清·咸丰七年(1857年)，薛家庄公善堂创立。址设双甸镇薛家庄。何时停办不详。

双甸镇海寺同仁堂

清·同治九年(1870年)，双甸镇海寺同仁堂创立，址设双甸镇南镇海寺。附设石家店东三元宫，皆施医、施药、施棺，殓埋路浮。民国末年停办。

栟茶施药局

清•光绪28年(1902年),栟茶施药局创立,亦称施药所,施送时疫汤及丸散膏丹、药饵等,后停办。

栟茶同仁堂

民国25年(1936年),“栟茶同仁堂”创立,聘请陶俊时、章子苓、章顺源等驻堂义务施诊、施药,每年立夏开诊,重阳停止。

马塘同仁堂

《如皋县志》载,“马塘同仁堂”后并入“马塘公济局”,地址马塘碧霞山西南隅,每月放米、施粥、施槥等。

马塘公济局

《如皋县志》载,“马塘同仁堂” ,址设马塘镇碧霞山西南隅,按日放米、施粥、施槥。

如东县红十字会

【地址】如东县掘港镇黄海路17号

【邮编】226400

【沿革】民国6年(1917年),成立“如皋县红十字会”

民国26年(1937年),如皋县红十字会建6个“县红十字救护站”。

民国29年(1940年),如皋县红十字会停办。

1989年10月27日,恢复建立“如东县红十字会”,工作机构为“如东县红十字会办公室”,股级单位,编制1人,挂靠县卫生局办公。时有团体会员175个,个体会员96253人。

1993年8月,县人民医院冠名“如东县红十字医院”。

1996年10月,县人民医院建立“如东县红十字救护站”。

1998年11月,县中医院冠名“如东县红十字中医院”。

2010年10月,县红十字会为正科级建制事业单位。

2010年12月,全县有基层红十字组织149个,团体会员2767个,个体会员9.9万人。

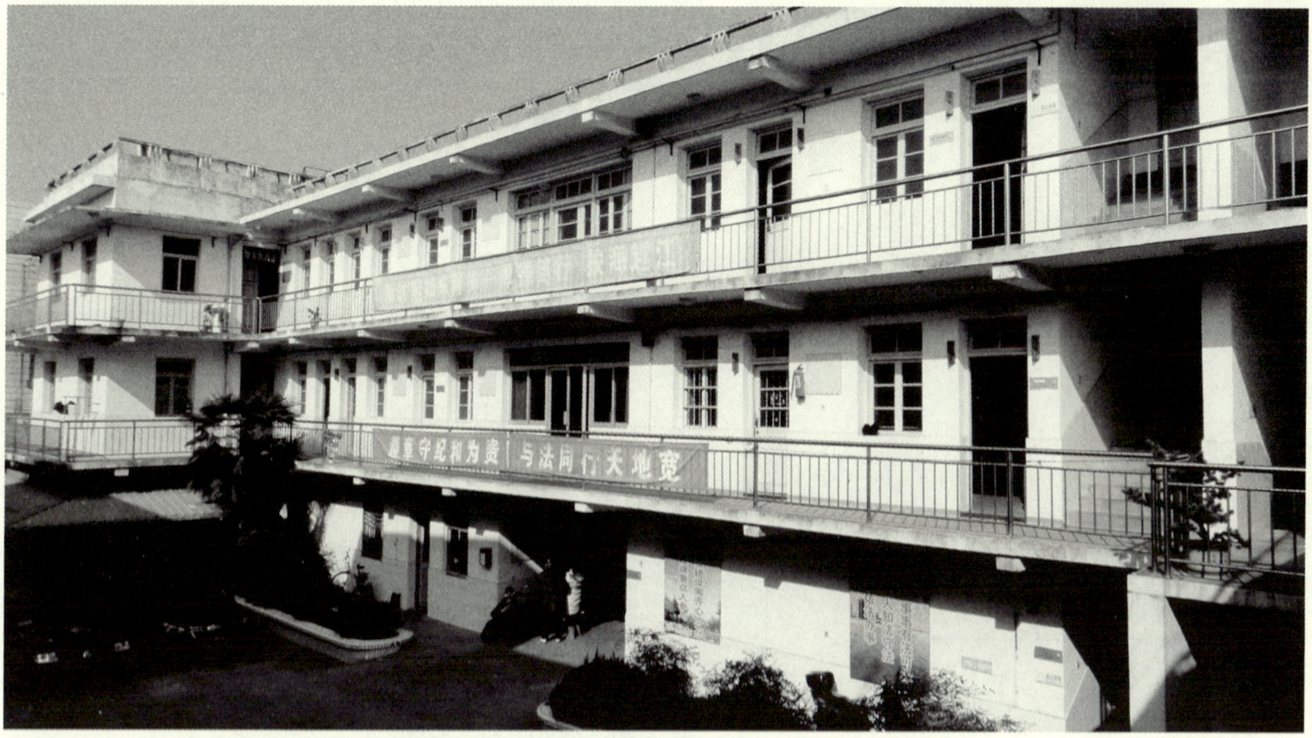

1989年10月，掘港镇黄海路17号办公室　　（2011年3月4日县卫生志编纂办公室摄）

1917～2010年如东县红十字会领导人员更迭表

表4-23

届　次	领导人员组成
如皋县红十字会 （1917　～1940　）	资料不全
如东县红十字会 （1989.10～　　　） 第一届 （1989.10～1994.12）	会　　长：吴剑坤 1989.10～1994.12 副 会 长：吴爱祥 1989.10～1994.12 郑碧玉 1989.10～1994.12 沙建华 1989.10～1994.12 韩　斌 1989.10～1994.12 秘 书 长：张佩金 1989.10～1994.12 副秘书长：傅真义 1989.10～1994.12
第二届 （1994.12～2000.10）	名誉会长：汤桑林 1994.12～2000.10 严长俊 1994.12～2000.10 顾　　问：吴剑坤 1994.12～2000.10 会　　长：丁慰祖 1994.12～2000.10 副 会 长：张佩金 1994.12～2000.10 沙建华 1994.12～2000.10 韩　斌 1994.12～2000.10 徐宗泉 1994.12～2000.10 王行龙 1994.12～2000.10 秘 书 长：傅真义 1994.12～1997.10 王跃成 1997.10～2000.10 副秘书长：谢锦明 1994.12～1997.10 宋兰玉 1994.12～1997.10

续表4-23

届　次	领导人员组成
第三届 （2000.10～2006.04）	顾　　问：吴剑坤2000.10～2006.04 会　　长：王栋云2000.10～2002.04 孙建忠2002.04～2005.08 陈建华2005.08～2006.04 副 会 长：张佩金2000.10～2006.04 沙建华2000.10～2006.04 韩　斌2000.10～2006.04 徐宗泉2000.10～2006.04 王行龙2000.10～2006.04 刘　宏2000.10～2006.04 钱　勇2000.10～2006.04 杨建民2000.10～2006.04 秘 书 长：王跃成2000.10～2002.10 宋兰玉2002.10～2006.04 副秘书长：宋兰玉2000.10～2002.10 王银华2005.11～2006.04
第四届 （2006.04～　　　　）	名誉会长：詹立风2006.04～ 会　　长：陈建华2006.04～2007.11 陶　燕2007.11～2007.12 翁晓云2007.12～2008.03 姜晓静2008.03～ 副 会 长：钱剑铭2006.04～ 张泽宾2006.04～ 从军革2006.04～ 朱成贵2006.04～ 汤晓燕2006.04～ 张旭初2006.04～ 秘 书 长：宋兰玉2006.04～2009.01 王银华2009.01～2010.10 季方亮2010.10～ 副秘书长：王银华2006.04～2009.01 高小松2009.01～

第五章　卫生团体

概　述

如东县卫生团体包括学术团体、协作团体和研究团体，本志分节记述。

第一节 学术团体

如东县学术研究可以追述到明代，掘港儒医管氏10世孙管日坤曾著《医学精理》数卷。进入清代后，双甸名医任生著《秘方集解》《临症审视》、掘港名医管士傑《医学指南》生）、岔河名医汤世质（重刊《医学穷源》《痘科秘传》。清代中后期双甸名医任庆辰著《临证验方》、汤潜名医著《针灸秘传》《自病全案》，丁堰名医著《北行日记》，丰利名医吴杏桥著《吴氏喉科》等。如东中医有所发展，中医内、外、妇、儿、痘、针、疯等专业分科较为明确，流传着“印家的嗓子，王家的疮，欧家的眼睛，钱家的跌打损伤”。民国2年（1913年），建立“如皋医学研究会”。民国4年（1915年）7月22日，建立“掘港医学研究会”。陈巽伯任会长，季少三任副会长，会员数9人。会址设掘港同仁堂。民国12年（1923年）建立“如皋县中医医学分会”，季少三当选如皋县中医医学分会评议员兼掘港区分会会长；从班侯当选如皋县中医医学分会评议员兼岔河区分会会长；欧阳福保当选如皋县中医医学分会会员兼丰利区分会会长；徐宗权、杨鸿钧分别当选如皋县中医医学分会马塘区分会正、副会长，周筱斋、王叔宜当选马塘区分会评议员。是年，如皋县中医医学分会会员“岔河区分会”13人、“双甸区分会”10人、“马塘区分会”29人。民国13（1924年），如皋县中医医学分会聘马塘区刘砚耕为特别会董。民国18年（1929年），“东台县第四区（栟茶区）医生分会”成立，选举赵紫东为理事长；陆性之、缪俊德、王君玉为副理事长。民国26年（1937年），战争爆发，医学分会停止活动，时掘港区近百人为如皋县中医医学分会员。1973年5月3月，建立“如东县医学会”。1981年8月，建立“如东县人口学会”。学术研究工作进入席态。

学术团体选介

如东县医学会

【地址】如东县掘港镇黄海路17号

【邮编】226400

【沿革】民国2年（1913年），建立“如皋医学研究会”。

民国26年（1937年），战争爆发，医学分会停止活动，时掘港区近百人为如皋县中医医学分会员。

1973年5月3月，建立“如东县医学会”，由县卫生局负责组建，址设掘港镇市公路49号，县卫生局大院内。以提名协商方法产生首届理事会。首届理事会由28人组成，设会长1人，副会长1人（后改称正副理事长），理事22人，秘书4人（兼职），并设顾问3人。

1979年5月，调整理事会成员。

1980年8月，调整理事会成员。

1978年至1985年，先后由高云鹏、徐永才、吴爱祥、康靖、黄京龙、张佩金任理事长、代理事长；先后由蔡紫尘任专职秘书、张胜任专职秘书、秘书长。学会专职干部1978年秋至1979年为2人，1980年1月为1人。

1983年2月6日，举行“如东县医学会会员代表大会”，出席代表90人，会议审议了理事会工作报告，通过了《如东县医学会章程》，选举产生第二届理事会，理事会由26人组成，其中理事长1人，副理事长4人，秘书长（秘书）1人，理事20人，设顾问3人，名誉理事2人。

1978年5月至1985年12月间，如东县医学会理事、顾问、名誉理事名单（以姓氏笔划为序）：仇宗尧、王玉才、叶翥、刘广秀、仲树芳、江静、邢光明、沈志凡、吴爱祥、张佩金、张盛举、张胜、陈朗请、陈清泉、陈道权、陈幼清、陈志明、陈兰萍、范崇珍、姚九江、姚士萍、柯士驯、咸仲实、杨成梯、徐永才、钱维成、钱芬、钱福林、倪国昌、袁汉祥、黄京龙、崔金娣、康靖、梅兰芬、高云鹏、高景昭、谢小石、鲍德泉、蒋春荣、蔡光华、蔡紫尘、缪德龙。学会下设“内科学组”“外科学组”“妇产科学组”“儿科学组”“五官科学组”“中医学组”“卫生防疫”“护理学组”“药剂学组”“中药学组”“麻醉学组”“检验学组”等13个学组。

1980年8月，增设“医院管理学组”。各学组设组长、副组长、秘书各1人。

1978年5月，有学会会员221人、1985年12月增至463人。

1978年5月至1985年12月间，先后举办学术讲座141次，6310人次参加，邀请外地专家讲学12次，举办市级以上学术活动4次，编印《老中医经验汇编》250册，发表学术论文40篇等。

1985年12月，医学会有会员463人，学会办编制3人，内设“内科学组”“外科学组”“妇产科学组”“儿科学组”“五官科学组”“中医学组”“中药学组”“防疫学组”“护理学组”“药剂学组”“麻醉学组”“放射学组”“检验学组”“医院管理学组”等14个学组。各学组设有组长、副组长、秘书。

1987年2月13日，建立“如东县医学会办公室”。

1988年4月12日，撤销“中医学组”，建立“如东县中医学会”。

2010年，有会员643人，设“内科学组”“外科学组”“妇产科学组”“儿科学组”“五官科学组”“中医学组”“疾控学组”“护理学组”“药剂学组”“麻醉学组”“放射学组”“影像学组”“检验学组”“急救学组”“医院管理学组”等15个学组。

1913～2010年如东县医学会会长、副会长、秘书长更迭

表5-1

团体名称	会长、副会长、秘书长更迭
如皋医学研究会 （1913 ～1937 ）	
如东县医学会 （1978.05～ ）	名誉理事长：张佩金1986.03～1989.03 李贻福1989.03～1995.02 吴爱祥1989.03～1995.02 康　靖1989.03～1995.02 理　事　长：高云鹏1978.05～1978.12 徐永才1978.12～1980.09 吴爱祥1980.09～1981.12 康　靖1981.12～1983.04 黄京龙1983.04～1985.10 张佩金1985.10～1989.03 傅真明1989.03～1995.02 徐宗泉1995.02～1999.06 张盛举1999.06～ （2003.12退休） 朱新华2003.12～ （分管） 副理事长：高景昭1986.03～1995.03 仲树芳1986.03～1999.06 姚士萍1989.03～1999.06 蔡光华1989.03～1995.02 张建兴1995.02～1999.06 张　胜1995.02～1999.06 （常务） 江金泉1999.06～ （2000.03调出） 蒋春荣1999.06～ （2003.12退休） 王爱民1999.06～ 秘　书　长：张　胜1987.02～ （2005.10退休） 副秘书长：江金泉1995.02～ （2000.03调出） 陈　沛1995.02～ （2006.08退休） 朱新华1995.02～ 张旭初1995.03～

续表5-1

团体名称	会长、副会长、秘书长更迭
如东县医学会 （1978.05～　　　）	办公室主任：张　胜 1987.02～2002.06 张孙新 2002.06～2007.01 李剑芳 2007.01～

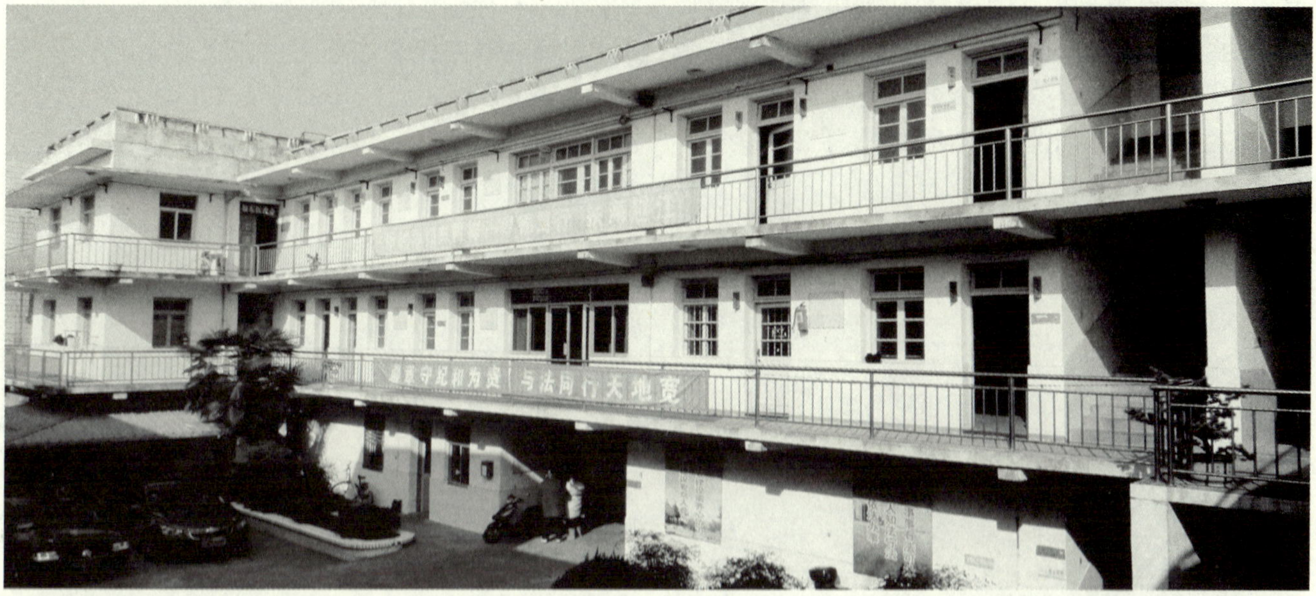

1979年12月，掘港镇黄海路17号办公室　　（2011年3月4日县卫生志编纂办公室摄）

如东县人口学会

【地址】如东县掘港镇通海路7号

【邮编】226400

【沿革】1981年8月28日，如东县人口学会召开第一次人口科学讨论会。9月9日，《人民日报》第一版刊登“如东县举行农村人口科学讨论会，探讨实行责任制后怎样搞好计划生育”报道。《光明日报》、《新华日报》等以显著位置转载了这条新闻。许多省市有关部门纷纷来人来函了解情况。12月22日，召开如东县第二次人口科学讨论会暨如东人口学会成立大会，出席会议的有人口学会会员和各区、社专职干部，共80余人。《人民日报》发表消息，全国农村县第一家建立的人口学会。县人口学会吸收热心人口科学宣传、教育、研究工作，具有一定文化水平、理论知识和实践经验的人员，承认会章，履行入会手续者为会员。学会成立时，吸收会员45人，会员中有县、区、公社的党政领导，有各部门热心宣传、普及人口科学的同志，有基层从事实际工作的计划生育干部。

1982年以来，县人口学会吸收新会员57人。县人口学会制订了学会章程。章程规定其活动宗旨是，在马列主义、毛泽东思想指导下，团结各有关部门的同志，坚持理论联系实际的原则，贯彻“百花齐放、百家争鸣’的方针，开展农村人口科学知识的宣传和普及，根据农村县特点，进行人口科学的学术研究活动，用人口理论指导、促进计划生育工作，为我国实现社会主义现代化作出贡献。县人口学会根据其宗旨和任务，大力开展了人口科学的宣传、普及、研究工作。先后组织了三次人口科学讨论会，收到论文百余篇。其中不少论文被《人口研究》《人口与经济》等学术刊物和《人民日报》《光明日报》《健康报》计划生育版等新闻单位录用，有的在江苏省和全国人口科学讨论会上交流。人口学会配合计划生育委员会、计划生育指导站，自1982年起，编印了计划生育小报——《人口与节育》，先后印发一百多万份，对于推进全县计划生育工作发挥了一定作用。

1989年3月29日，县人口学会召开第三届理事会和第五次人口普查研讨会，第三届理事会经改选，由杨其智、娄群红、薛德英、刘银、陈於鸣、陈祥志、葛坤山、刘广秀、仰剑雄、李桂琴、沈玮娟、任乃秀、张洲华、许建、徐朝凤等15位同志组成，杨其智任理事长，娄群红、薛德英、刘银同志任副理事长，陈於鸣任秘书长，陈祥志、葛坤山任副秘书长，并聘请县委宣传部李贻福、计生委主任陈祥仁为名誉理事长。与此同时，召开了人口科学研讨会，共收到研讨文章12篇，县中娄群红等四代表在会上交流了论文，受到与会者的好评。县人口学会的会员还先后参加了计划生育论文集《希望之光》(1992年)、《江海之光》(2004年)(均由中国人口出版社出版)的撰写工作。

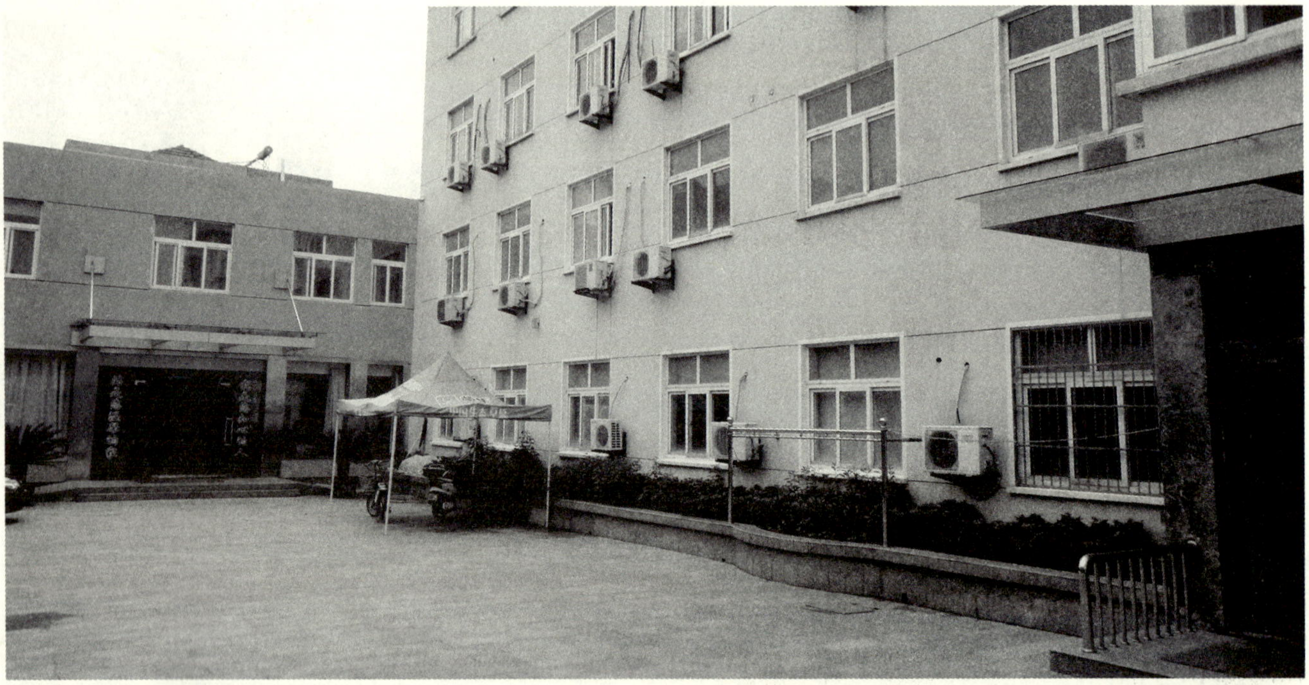

1982年12月，掘港镇通海路7号办公室　　(2011年6月20日县卫生志编纂办公室摄)

1981～2010年如东县人口学会领导人更迭

表5-2

机构名称	领导人更迭	
如东县人口学会 (1981.12～　　)	名誉理事长：李贻福1989.03～	(已退休)
	陈祥仁1989.03～	(已退休)
	理　事　长：杨其智1981.12～	(已退休)
	副 理 事 长：李贻福1981.12～1989.03	
	娄群红1981.12～	(已退休)
	康　靖1981.12～1989.03	
	薛德英1989.03～	(已退休)
	刘　银1989.03～	(已退休)
	秘　书　长：薛德英1981.12～1989.03	(秘书)
	陈於鸣1989.03～	(已退休)
	副 秘 书 长：陈祥志1989.03～	(已退休)
	葛坤山1989.03～	

第二节 协作团体

民国36年(1947年)8月，建立“掘东区医生联合会”。嗣更名“掘东区医生联合会”。民国37年(1948年)5月，建立“掘长区医生联合会。后各区相继建立“区医生联合会”。 1951年12月12日，召开“如东县医务工作者协会会员代表大会”，“如东县医务工作者协会”成立。协会动员会员走互助合作的道路，参加乡镇联合诊所的组建和人民公社医院的成立。1956年至1952年间，和县卫生科联合举办“如东县中医学习”，负责教学工作。1986年12月20日，改称“如东县基层卫生工作者协会”，后改称“如东县卫生协会”。1985年9月28日，建立“如东县人口和计划生育协会”。本节选介如东县卫生协会和如东县人口。

协作团体选介

如东县卫生协会

【地址】如东县掘港镇黄海路17号

【邮编】226400

【沿革】1951年12月12日，召开“如东县医务工作者协会会员代表大会”，“如东县医务工作者协会”成立。164名代表出席，选举产生了19人组成的委员会，蔡民之为主任委员；季汉源、钱一鸣为副主任委员；施济生、章有干为组织委员；时弘道、许志仁为宣传委员；施文同、张兼明为服务委员；冒青云、沈德明为研究委员；朱家俊、王玉材为总务委员；咸仲实、秦震东、金健农、管维泉、李梅庵、郁际云为委员。会务暂由县卫生科代理。址设掘港镇幸福路1号县人民政府大院内。负责县医协会以下建立区医协分会、乡镇设医协小组。全县计有医生798人，其中医生联合会会员742人，非医生联合会会员56人，按中西医分：中医659人，其中会员614人，非会员45人；西医139人，其中会员128人，非会员11人。各区医生联合会集体加入如东县医务工作者协会。各区联合章程，由筹委会讨论制定，会员大会通过，按请区政府批准施行。医生联合会宗旨：团结当地各种医务卫生人员，学习时政业务，提高思想觉悟和知识水平，树立为人民服务的观念，推广新民主主义医药卫生事业。医生联合会最高权力机构是会员大会，选举产生9～13名委员，组成委员会。委员会产生主任1人(一般由区政府民政股股长兼任)，副主任2人。委员会设秘书、宣教、学术、组织、调研、总务等组。经费来自会员缴纳的会员中和捐募费，用于办公和会员福利、学术研究等方面。医生联合会工作人员均为兼职，不付酬劳。

1951年如东县医生联合会情况表

表5-3　　　　单位：人

机构名称	建立时间	会员数			非会员数			医生总数		
			中医	西医		中医	西医		中医	西医
掘东区医生联合会	1947.08	51	48	3	9	8	1	58	51	6
掘长区医生联合会	1948.05	25	23	2	6	6		31	29	2
汤园区医生联合会	1949.10	33	33		4	4		37	37	
掘港区医生联合会	1949.11	74	57	17	7	7		81	64	17

续表5-3 单位:人

机构名称	建立时间	会员数			非会员数			医生总数		
			中医	西医		中医	西医		中医	西医
桐本区医生联合会	1949.11	76	61	15				76	61	15
丰利区医生联合会	1950.07	56	50	6				56	50	6
栟北区医生联合会	1950.08	49	36	13	1		1	50	36	14
苴镇区医生联合会	1950.09	51	50	1	6	6		57	56	1
栟茶区医生联合会	1950.09	49	36	13	1		1	50	36	14
蒲东区医生联合会	1950.09	57	47	10	12	12		69	59	10
岔河区医生联合会	1950.11	58	46	12	12	4	8	70	50	20
景安区医生联合会	1950.12	52	42	10				52	42	10
双甸区医生联合会	1951.04	54	35	19				54	35	19
丁埝区医生联合会	1951.04	51	45	6				51	45	6
沿海区医生联合会	1951.04	6	5	1				6	5	1
全 县		742	614	128	56	45	11	798	742	56

1954年2月,"如东县医务工作者协会"改称"如东县卫生工作者协会",下设蒲东区、丁埝区、雪岸区、岔河区、汤圆区、双甸区、景安区、栟茶区、栟北区、靖海区、古坝区、丰利区、苴镇区、马塘区、桐本区、掘港区、掘郊区、掘长区、掘东区、卫海区20个卫生协会分会。4月,设卫生协会办公室,周元吉任秘书,驻会办公。11月26日,召开全县中医代表座谈会,建立"如东县中医药学术研究中心小组",丛班侯、陈朗清、缪子成、季少三、戴维石、王棣华、王玉材为成员。

1956年8月1日,举行"如东县卫生工作者协会会员代表大会",109名代表出席。选举孙福民、周元吉、王健、王玉材、陆志明、张奕轩、丛班侯、黄道六、咸儿康、蔡桂五、陈仕卿、赵振新、许志仁13人为委员,孙福明为主任委员,周元吉为副主任委员兼秘书。

1957年8月,址迁掘港镇通海桥外江海西路18 号,与"如东县人民委员会卫生科""如东县妇幼保健所""如东县卫生防疫站""掘郊区卫生所"合署。11月,迁回幸福路1号县人民政府大院内。

1958年,人民公社化后,卫协会会员"集体加入人民公社医院"。

1963年9月28日,举行"如东县卫生工作者协会第二届会员代表大会",71名代表出席,选举陆济社为主任委员,孙福明为副主任委员。下设10个分会(8个区分会、2个县直分会)、49个公社分会、163个卫协小组。共有会员1163人,占全县医药卫生人员1561人的73.7%。其中国家集体机构工作的会员有1051人,个人开业会员有112人。

1964年,卫协会对1960~1962年招收的136名中医学徒进行考核,成绩较好者58人。刻印《季少山医话》1册,印发验方汇编3辑,医学科研资料4辑。

1967年活动停止。

1986年12月20日,恢复建立"如东县卫生工作者协会"称为"如东县基层卫生工作者协会",举行"如东县基层卫生工作者协会第一次会员代表大会",120名代表出席。会议通过《如东县基层卫生工作者协会章程》,聘请陈德山任名誉主任,选举张佩金、鲍德泉、陆生保、张明光、林锦云、刘朋银、张家祥、曹显明、周泉林、黄晓平、石祥银、徐湘声、李勇、吴维贤、马忠泉、王新民、季本新、任善桂、徐正华、薛艳红、杨　玲、褚梅、杨宝群、肖士章、杨亚平、缪宝迎、缪佩27人为委员会委员。张佩金任主任,鲍德泉、徐湘声、王新民、杨宝群为副主任,陆生保为办公室主任,缪宝迎为秘书。址设掘港镇黄海路51号会,后建立掘港、掘东、岔河、双甸、栟茶、丰利、苴镇、马塘8个卫生工作者协会分会,50个卫生工作者协会支会。

1989年1月18日，举行“如东县基层卫生工作者协会第二次会员代表大会”，100名代表出席，选举王新明、石祥银、石林、刘鹏银、仰剑雄、成步祥、任善桂、李耀、张佩金、张盛举、张瑾、张胜、张家祥、张明光、陆生保、周泉林、季本如、胡荫越、施德俊、钱惟成、黄晓平、康桂芳、徐相声、曹妙丰、曹显明、曹文全、杨宝群、杨玲、谢承钧、解慎传、鲍德泉、蔡光华、褚梅、缪宝迎、缪佩35人为委员。张佩金、鲍德泉、陆生保、缪宝迎、仰剑雄、张明光、季本如、康桂芳、曹妙丰、解慎传、蔡光华等11人为常务委员。张佩金任主任，鲍德泉任副主任，陆生保任办公室主任。1月20日，“如东县基层卫生工作者协会”更名为“如东县卫生协会”。4月24日组建“如东县乡村医生管理委员会”。5月20日分别组建“如东县学校卫生管理委员会”“如东县企事业卫生管理委员会”“如东县个体医生管理委员会”“如东县基层卫生管理工作委员会”。此时卫协会下设有5个“专门工作委员会”、8个“卫协分会”、50个“卫协支会”。9月30日，由县编制委员会核定县卫生协会事业编制3人。

1993年2月5日，举行“如东县卫生协会举行第三次会员代表大会”，93名代表出席。会议修改并通过了《如东县卫生协会章程》，选举王新民、王德云、孔云、石林、任善桂、孙德泉、孙炳余、成步祥、李耀、李生明、陆生保、邱瑞满、张明光、张家祥、张建平、张瑾、房福才、季本如、周泉林、施德俊、洪美媛、姚十田、徐亚飞、曹妙丰、曹显明、康桂芳、傅真义、鲍德泉、解慎传、蔡秀萍、缪五宏、翟修填、薛娴芳33人为委员。聘请张佩金为名誉主任，陆生保任主任，傅真义任副主任，邱瑞满任办公室主任，张德聿任办公室副主任。通过了5个工作委员会的组成人员，8个“卫协分会”改称“卫协区办事处”，50个“卫协支会”改称“卫协乡镇办事处”。

1998年1月10日，“如东县卫生协会举行第四次会员代表大会”，89名代表出席。选举王咸荣、王跃成、王德云、石林、丛远林、孙德泉、朱志祥、朱新华、成步祥、江金泉、刘桂萍、任善桂、余芸、李耀、李志刚、沈燕、沈玉平、陆生保、张家祥、张孙新、张灵芝、张明光、张泽宾、张贵陈、汪利华、杨晓晴、邱瑞满、陈福林、郑骏、罗云华、季本如、姚九莲、姚世平、冒仲如、洪美媛、施德俊、徐静、徐亚飞、徐定山、徐相声、徐爱明、徐蕴玉、耿建喜、秦新华、曹妙丰、曹显明、谢承钧、傅真义、鲍德泉、管怀民、翟修填、薛娴芳52人为理事。陆生保任会长，邱瑞满、傅真义、江金泉为副会长，邱瑞满兼秘书长，沈燕、张孙新为副秘书长。王跃成、成步祥、刘桂萍、孙德全、朱新华、余芸、李耀、张家祥、张明光、张泽宾、郑骏、季本如、徐静、徐定山、谢承钧、鲍德泉、翟修填为常务理事。下设4个专门工作委员会、8个中心办事处、50个乡镇办事处。3月9日，县机构编制委员会同意建立“如东县卫生协会办公室”，为如东县卫生协会日常机构，全民所有制事业性质，“股级建制”，原县卫协会3名事业编制划入县卫协会办公室，邱瑞满为办公室主任。

2000年3月10日 ，沈燕任协会办公室主任。

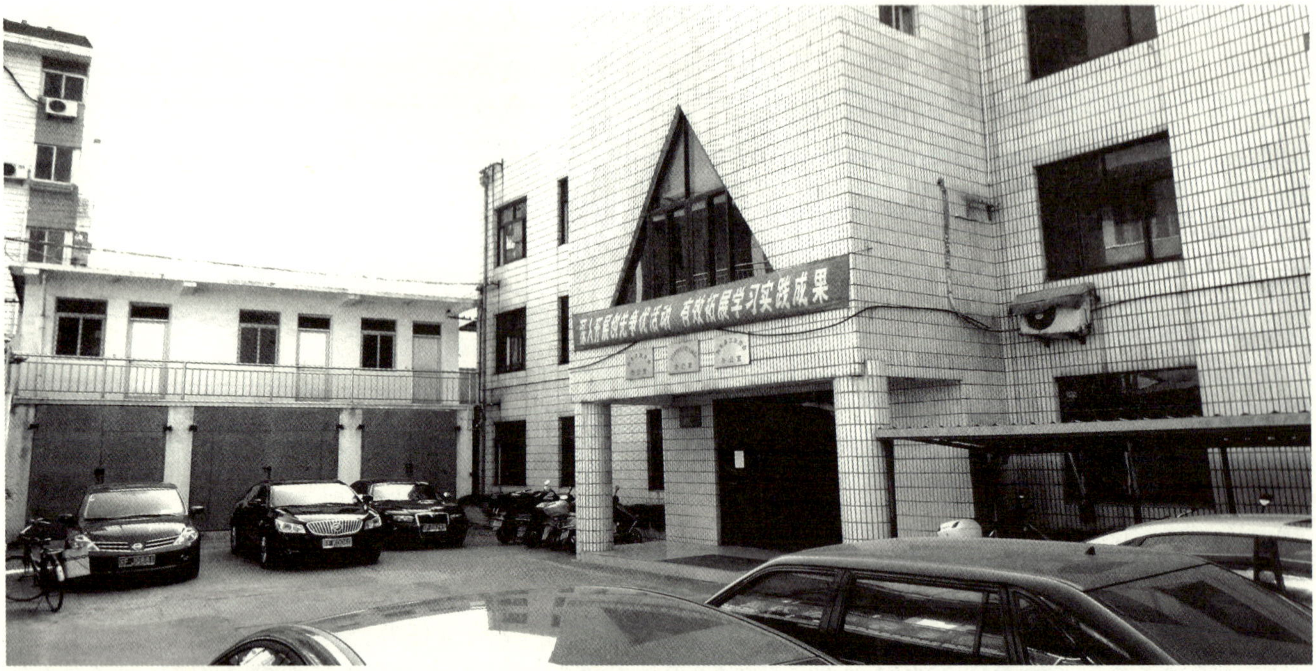

1996年，掘港镇黄海路17号办公楼　（2011年3月4日县卫生志编纂办公室摄）

1951～2010年如东县卫生协会会长、秘书长、办公室人员更迭

表5-4

团体名称	会长、副会长、秘书长更迭
如东县医务工作者协会 （1951.12～1954.02） 如东县卫生工作者协会 （1954.02～1986.12） 如东县基层卫生工作者协会 （1986.12～1989.01） 如东县卫生协会 （1989.01～　）	名誉主任：陈德山 1986.12～1993.02 名誉会长：张佩金 1993.02～1998.01 主　　任：蔡民之 1951.12～1956.08 孙福民 1956.08～1963.09 陆济社 1963.09～1986.12 张佩金 1986.12～1993.02 陆生保 1993.02～1998.01 会　　长：陆生保 1998.01～　（2002.10退休） 刘晓燕 2003.02～2007.11　（分管） 缪　彬 2007.11～　（分管） 副 主 任：季汉源 1951.12～1956.08 钱一鸣 1951.12～1956.08 周元吉 1956.08～1963.09 孙福明 1963.09～1986.12 鲍德泉 1986.12～1993.02 徐湘声 1986.12～1989.01 王新民 1986.12～1989.01 杨宝群 1986.12～1989.01 傅真义 1993.02～1998.01 副 会 长：邱瑞满 1998.01～ 傅真义 1998.01～　（2005.08退休） 江金泉 1998.01～　（2000.03调出） 秘 书 长：邱瑞满 1998.01～

续表5-4

团体名称	会长、副会长、秘书长更迭
如东县医务工作者协会 （1951.12～1954.02） 如东县卫生工作者协会 （1954.02～1986.12） 如东县基层卫生工作者协会 （1986.12～1989.01） 如东县卫生协会 （1989.01～　　）	副秘书长：沈　燕1998.01～ 张孙新1998.01～ 办公室主任：陆生保1986.12～1993.02 邱瑞满1993.02～2000.03 沈　燕2000.03～ 副　主　任：张德聿1993.02～1998.01 卢海梅2000.09～2002.03 办公室秘书：周元吉1954.02～1986.12 缪宝迎1986.12～1989.01 办　事　员：石青梅1996.01～ 李桂平1998.12～ 叶　生1995.12～　（未到岗）

如东县人口和计划生育协会

【地址】如东县掘港镇通海路7号

【邮编】226400

【沿革】1985年9月28日，如东县计划生育协会召开成立大会。计划生育协会系中国共产党领导下的群众性团体，其宗旨是：团结计划生育工作者及热心于计划生育工作的各界人士，为控制人口数量、提高人口素质，为促进社会主义现代化建设作出贡献。其任务是：协助党和政府积极开展计划生育的宣传、教育，促进计划生育工作的开展，普及优生优育和节育避孕的科学知识，组织全县性或专题性研讨会、报告会和人员培训活动，组织会员深入基层调查研究，向有关部门反映情况，提出建议，与有关部门协作，编印计划生育方面的宣传材料，开展各项有关的外事活动。计划生育协会吸收积极从事计划生育工作的专业人员和热心于计划生育工作的各界人士（承认会章，本人申请，由会员一人介绍，经协会或常务理事会批准）为会员。从事计划生育活动的有关组织和部门，经申请由协会或常务理事会批准，可成为团体会员；会员有选举权和被选举权，优先参加协会组织的有关活动，有权对协会工作提出批评、建议；会员、团体会员有执行决议、承担本协会分配的各项任务的义务；会员可以申请退会。被剥夺政治权利者，其会籍自然取消。会员代表大会是协会的最高权力机构，每三年举行一次，决定协会的工作方针和任务，审查理事会的工作报告，制订工作计划，修改会章和审议理事会提交的其它重大问题。选举协会理事。理事任期三年，可连选连任。县计划生育协会活动基金主要来源是地方财政和县计划生育委员会等有关部门的补助，个人或社会集团的捐赠，国际机构的资助。

1988年4月8日，召开第二次会员代表大会，选举产生了31人组成的首届理事会，9人组成常务理事。

1994年8月29日，召开第三次会员代表大会，选举产生了35人组成的首届理事会，9人组成常务理事。

1999年5月27日，召开第四次会员代表大会，选举产生了35人组成的首届理事会，9人组成常务理事。

2002年，县计划生育协会按照县属事业单位改革领导组统一部署和要求，顺利完成机构改革任务。县计划生育协会为社会团体，县属事业单位。经县编委核定，保留事业编制4名，内设秘书长、宣传教育干事、信息网络管理干事、民主监督、对外联络干事4个岗位。

如东县针对本县实行计划生育工作起步早，独生子女率高，节育手术并发症病人多等现状，2002年底，由计生协会牵头，对全县独生子女死亡户、伤残户及节育手术并发症等特困家庭进行了全面调查和摸底，2003年3月，县人口计生委、计生协在发动系统计划生育干部491人组建“亲情牵手”志愿者队伍的基础上，通过报纸、电台、电视台向全县发出倡议，各镇也都通过专题动员会、发放公开信等形式，呼吁全社会献出一片爱心，关注计划生育困难家庭。通过计生部门牵手帮扶典型事例的不断宣传，影响和带动社会各界都来关心、帮助计生特困家庭。经过几年的努力，目前全县“亲情牵手”零距离服务活动志愿者已由2003年的491人扩大到2569人，并与全县农村1224户计生困难家庭结成对子，正常开展帮扶活动。

从2003年开始，县计生协积极争取市、县、镇三级财力，截止到2006年县(含镇)先后出资182.29万元，为全县农村178户独生子女意外死亡家庭的306人办理了个人养老保险。同时，发放了“连心卡”，得到国家人口计生委副主任王国强的高度赞赏。已有10人除享受到每月50元的农村部分计划生育家庭奖励扶助金外，又能拿到每月90元的养老保险金;在与民政部门联合行文，将计生困难家庭优先纳入最低生活保障的基础上，2003、2004年先后出资22.82万元，对410户人均纯收入低于生活保障线的独生子女意外死亡、伤残和节育手术并发症病人家庭给予生活补助，每年年底由县四套班子领导，镇、村负责人和计生干部逐户上门进行慰问;为帮助特困家庭增强“造血”功能，2004、2005、2006年先后争取市人口计生委、市农业局出资3.5万元，为44户有生产自救能力的计生“空巢”家庭每户免费发放4只波尔山杂交羊，并为每户建立了由县、镇、村计生干部及兽医组成的帮扶小组，制作了帮扶联系牌，实行全程服务。

2005年5月20日，改称“如东县人口和计划生育协会”。

2010年12月，全县共建立各级计生协390个，其中乡镇级14个，村级267个，居委会37个，企事业单位70个，共有计生小组5019个，会员总数达95985人。

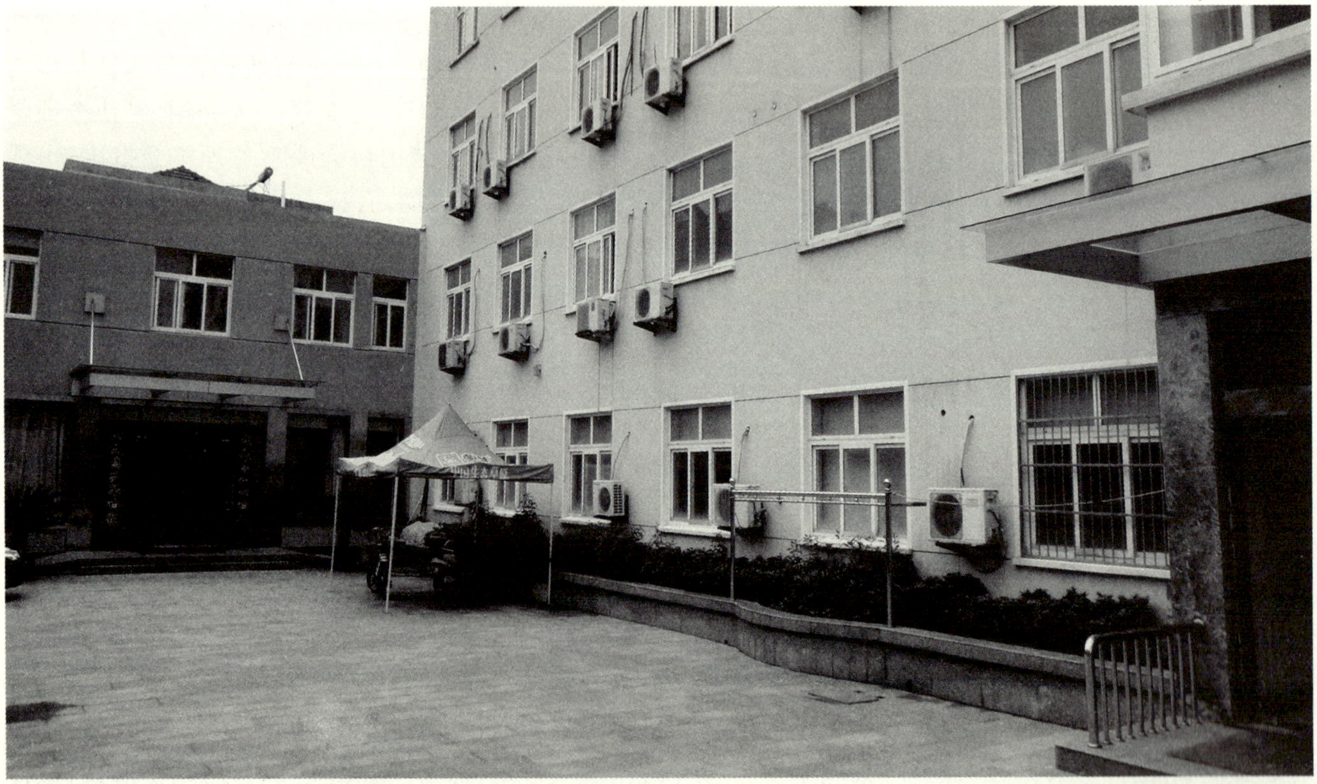

1982年1月，掘港镇通海路7号办公室　　(2011年6月20日县卫生志编纂办公室摄)

1985～2010年如东县人口和计划生育协会领导人更迭

表5-5

机构名称	领导人更迭
如东县计划生育协会 （1985.09～2005.05） 如东县人口与计划生育协会 （2005.05～　　　　）	名誉会长：陈德璜1988.04～1994.08 冯祖安1988.04～1994.08 吴剑坤1988.04～1994.08 陈祥仁1994.08～1999.05 杨其智1994.08～1999.05 陈德璜1999.05～（已退休） 杨兴章1999.05～（已退休） 会　　长：杨其智1985.09～1994.08 吴亚萍1994.08～1999.05 吴剑坤1999.05～（已退休） 副 会 长：薛德英1985.09～1994.08 季方珍1985.09～1994.08 吴亚萍1988.04～1994.08 李介玉1988.04～1994.08 沈玮娟1994.08～（已退休） 顾桂连1994.08～（已退休） 徐宗泉1994.08～（已退休） 吴亚萍1999.05～（已退休） 张振国1999.05～（已退休） 秘 书 长：镇保余1985.09～1994.08 徐朝凤1988.04～1994.08 沈洪源1994.08～1999.05 朱红根1999.05～ 副秘书长：沈玮娟1985.09～1994.08 成锡明1999.05～ 骆维萍1999.05～ 吴伟康1999.05～

第三节　研究团体

1986年12月29日，南通市卫生系统思想政治工作研究会如东分会成立。后县民政局社团登记名称为“如东县卫生系统思想政治工作研究会”。这是如东县卫生系统从事卫生从业者与社会医学卫生关系的学科研究的团体，本志选介。

研究团体选介

如东县卫生系统思想政治工作研究会

【地址】如东县掘港镇黄海路17号

【邮编】226400

【沿革】1986年12月29日，“如东县卫生系统思想政治工作研究会”成立，首批23名会员出席，选举吴爱祥、张佩金、李介玉、傅真明、张泽宾、葛如才、张凡生、郭泉等7人为理事，吴爱祥为理事长。

1988年12月25日，增补丛浩为副理事长。

1990年1月26日，举行“第二次代表会议”（列席南通市卫生系统思想政治工作第二届年会），时有会员72人，26人代表出席，选举丛浩、韩建彬、张泽宾、康卫宁、仰健雄、张凡生、曹妙丰、石林、张洪、邱洪振、徐定山、朱志祥、郭泉、周旭、陈福林、罗云华、葛如才、谢承钧、沙春智19人为理事。理事会选举丛浩、韩建彬、张泽宾、康卫宁、仰健雄、张凡生、曹妙丰、沙春智为常务理事，丛浩为会长，沙春智为秘书长。

1993年12月26日，举行“如东县卫生系统思想政治工作研究会第三次代表会议”（会员82人，出席代表33人，常务理事丛浩、韩建彬、张泽宾、谢承钧、康卫宁、鲍德泉、张凡生、曹妙丰、沈燕。张佩金任名誉会长，丛浩任会长，韩建彬、张泽宾、谢承钧为副会长。秘书长沈燕。

1996年12月，举行“如东县卫生系统思想政治工作研究会第四次代表会议”，名誉会长张佩金，会长徐政权，副会长丛浩、韩建彬、张泽宾、谢承钧，秘书长黄利民。

2001年3月，增补刘晓燕为副会长。

2003年5月，举行“如东县卫生系统思想政治工作研究会代表会议”，会长缪彬，副会长曹显明、葛正明、孙德全、康卫宁，秘书长李剑芳。

2007年11月，增补缪文龙为副会长。

2008年12月9日，举行“如东县卫生系统思想政治工作研究会代表会议”，常务理事缪文龙、沈南森、王爱民、陈淑林、缪丽华、吴春玫、杨爱平、李剑芳，会长缪文龙，副会长沈南森、王爱民、陈淑林。秘书长李剑芳。

2009年2月，增补万宏坤、许庆忠为副会长。

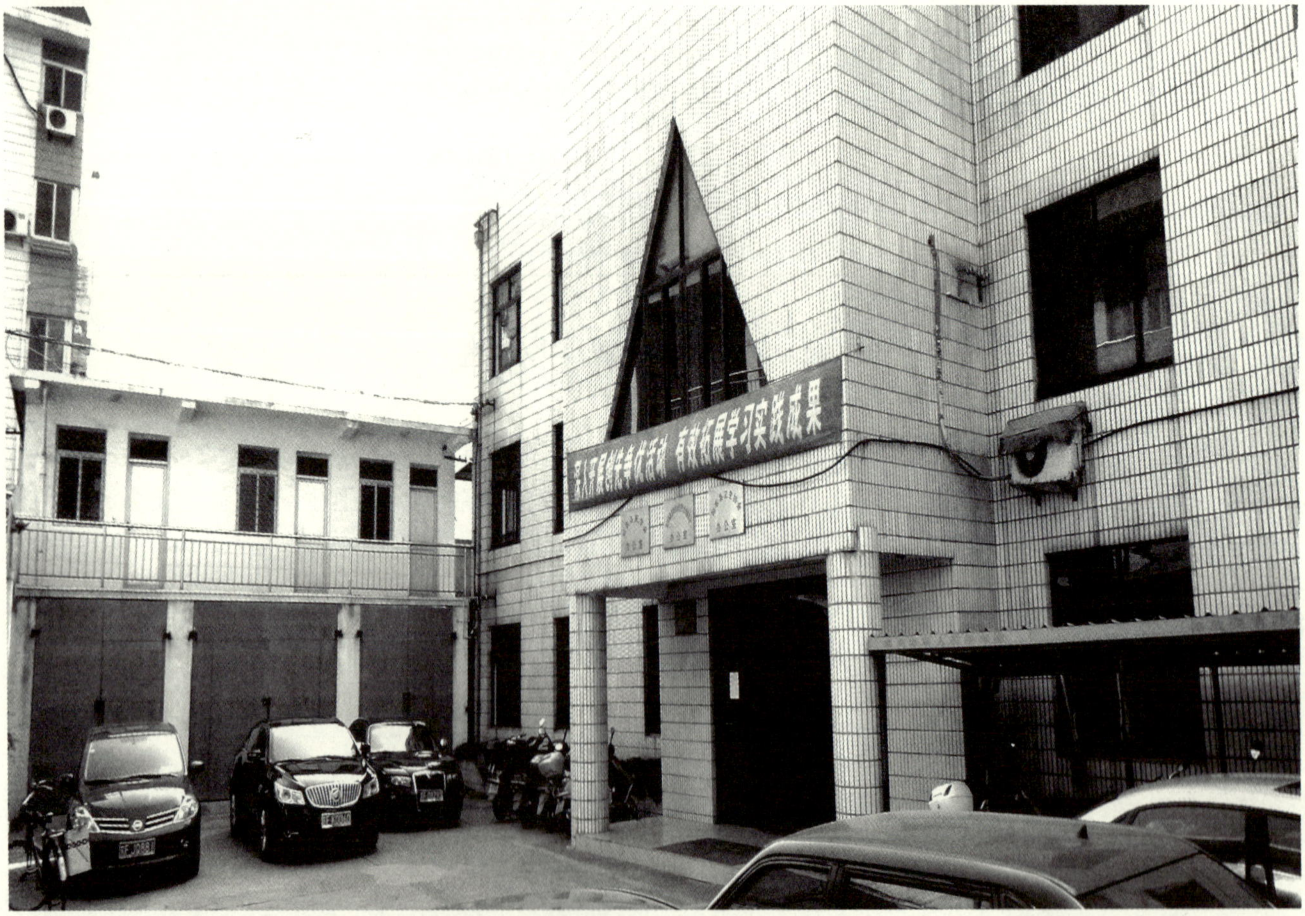

1986年12月，掘港镇黄海路17号办公楼　　（2011年3月4日县卫生志编纂办公室摄）

1986～2010年如东县思想政治工作研究会会长、秘书长更迭

表5-6

团体名称	会长、副会长、秘书长更迭
如东县思想政治工作研究会（1986.12～　　）	名誉会长：张佩金1993.12～2003.05 理 事 长：吴爱祥1986.12～1990.01 会　　长：丛　浩1990.01～1996.05 徐政权1996.05～2003.05 缪　彬2003.05～2007.11 缪文龙2007.11～ 副理事长：丛　浩1988.12～1990.01 副 会 长：韩建彬1993.12～2003.05 张泽宾1993.12～1996.12 谢承钧1993.12～2003.05 丛　浩1996.05～2003.05 曹显明2003.05～2006.06 葛正明2003.05～2006.01 孙德全2003.05～2008.12 康卫宁2003.05～2008.12 沈南森2006.06～ 王爱民2006.01～ 陈淑林2008.12～2009.02 万宏坤2009.02～ 许庆忠2009.02～ 秘 书 长：缪宝迎1989.01～1989.12 沙春智1990.01～1993.12 谢承钧1993.12～1994.06 刘晓燕1994.06～1997.03 沈　燕1997.03～2000.02 黄利民2000.02～2003.08 李剑芳2003.08～

第六章　党群组织

概　述

如东县卫生机构中的“中共党组织”“共青团组织”“工会组织”“妇女组织”体系完整，工作活跃，在卫生事业发展和卫生服务过程中发挥了很好作用，本志特辟专章分节介绍。

第一节　中共党组织

民国29年(1940年)10月，“中国国民革命军新编第四军苏北指挥部3纵队后方医院建有中共党组织。国36年(1947年)4月27日，景安区人民医院建中共党支部，第一书记刘保太、书记姚兢。1950年3月，建立供销卫生党支部，县供销社、县卫生院各1个党小组。1951年4月，建立县卫生院党支部。

1975年建县卫生局党的核心小组，1978年建县卫生局党组，1984年建县卫生局党委，2006年建县卫生党工委。2010年12月，县卫生局设党工委，县人民医院、县中医建党委，其他各医疗卫生单位均建党组织。

1941～1949年中共军队医院党组织领导人更迭

表6-1

机构名称	领导人更迭
中共苏中军区第4军分区后方医院支部委员会 （1941.01～1945.09） 中共华中军区第9军分区后方医院支部委员会 （1945.09～1949.04）	书　记：周申晋1941.01～1949.04
中共如东县景安区人民医院支部委员会 （1947.04～1949.03） 中共如东县警卫团第二疗养所支部委员会 （1949.03～1949.04） 中共华中军区第9军分区后方医院医疗室党支部 （1949.04～1949.04）	书　记：刘保太1947.04～1949.03 　　　　姚　競1947.04～1949.04

1975～2010年中共如东县委卫生工作委员会领导人更迭

表6-2

机构名称	领导人更迭
中共如东县卫生局核心小组 （1975.06～1978.12）	组　长：缪　培1975.06～1978.12 副组长：陆忠发1975.06～1978.10
中共如东县卫生局党组 （1978.12～1982.01）	书　记：陈　耀1978.12～1979.03　（副书记） 　　　　张　昆1979.03～1982.01 副书记：陈　耀1979.03～1982.01 　　　　康　靖1981.07～1982.01
中共如东县卫生局总支委员会 （1982.01～1984.02）	书　记：张　昆1982.01～1982.12 　　　　康　靖1982.12～1984.02 副书记：康　靖1982.01～1982.02
中共如东县卫生局委员会 （1984.02 ～2006.01） 第一届 （1984.02 ～1989.09） 第二届 （1989.09～1994.06） 第三届 （1994.06～2004.07） 第四届 （2004.07～2006.01）	书　记：康　靖1984.02～1985.08 　　　　吴爱祥1985.08～1990.06 　　　　张佩金1990.06～2001.0 　　　　张泽宾2001.03～2006.01 副书记：张佩金1985.08～1990.06 　　　　丛　浩1988.07～1996.05 　　　　徐政权1996.05～2001.03 　　　　张泽宾1998.05～2001.03 　　　　刘晓燕2001.03～2003.02 　　　　缪　彬2003.02～2006.01 委　员：康　靖1984.02～1989.09 　　　　吴爱祥1984.02～1990.06 　　　　黄金龙1984.02～1985.10 　　　　张佩金1985.08～2001.03 　　　　傅真明1985.08～2001.01 　　　　丛　浩1988.07～1996.05 　　　　李介玉1989.09～1994.06

续表6-2

机构名称	领导人更迭
中共如东县卫生局委员会 （1984.02 ～2006.01.26） 第一届 （1984.02 ～1989.09.26） 第二届 （1989.09.26～1994.06.08） 第三届 （1994.06.08～2004.07.19） 第四届 （2004.07.19～2006.01.26）	委　　员：张盛举1990.07～1999.01 徐宗泉1993.03～2004.03 刘晓燕1994.06～2006.01 徐政权1996.05～2001.03 康宜华1996.10～2006.01 曹显明1998.05～2006.01 张泽宾1998.05～2006.01 缪　彬2003.02～2006.01 管图华2004.07～2006.01 朱新华2004.07～2006.01 办公室主任：谢承钧1990.10～1994.06 刘晓燕1994.06～1997.03 沈　燕1997.03～2000.02　（副主任） 黄利民2000.02～2003.08
中共如东县委卫生工作委员会 （2006.01.26～　　　）	书　　记：张泽宾2006.01～ 副 书 记：缪　彬2006.01～2007.11 汤晓燕2007.11～2010.10 缪文龙2007.11～ 张旭初2010.10～ 委　　员：张泽宾2006.01～ 缪　彬2006.01～ 曹显明2006.01～2007.01 张德聿2006.01～ 朱新华2006.01～2010.01 刘晓燕2006.01～2009.01 康宜华2006.01～2007.01 张旭初2007.01～ 汤晓燕2007.11～ 缪文龙2007.11～ 办公室主任：李剑芳2006.01～

1994～2010年中共如东县卫生纪律检查工作委员会领导人更迭

表6-3

机构名称	领导人更迭
纪律检查室 （1994.04～1996.05）	主　任：丛　浩1994.04～1996.05
县纪委派驻卫生局纪律检查组 （1996.05～2002.03）	组　长：康宜华1996.11～2002.03
纪律检查工作委员会 （2002.03～　　　）	书　记：康宜华2006.02～2007.01 徐德建2007.01～ 纪律监察室主任：周晓梅2006.02～

1971～2010年中共如东县卫生局机关党组织领导人更迭

表6-4

机构名称	领导人更迭
县卫生局机关党支部 （1971.07～2006.02）	书　记：马恩兴 1971.07～1973.10（副书记） 陈　耀 1978.12～ 张佩金 1985.08～1988.08 从　浩 1988.08～1996.05 徐政权 1996.05～2001.03 刘晓燕 2001.03～2003.02 缪　彬 2003.02～2007.11 副书记：谢承钧 1991.03～2006.02
县卫生局机关党总支部 （2006.02～　　）	书　记：缪　彬 2003.02～2007.11 缪文龙 2007.11～ 副书记：李剑芳 2003.02～
党支部	书　记：缪　彬 2003.02～2007.11 缪文龙 2007.11～2008.02
党支部(1)	书　记：厉新梅 2008.02～
党支部(2)	书　记：王银华 2008.02～
党支部(离退休)	书　记：缪五宏 2008.02～

1951～2010年中共如东县人民医院委员会领导人更迭

表6-5

机构名称	领导人更迭
县卫生院支部 （1951.04～1956.041） 县人民医院党支部 （1956.04～1980.02）	书　记：姚　兢 1951.04～1957.08 陆忠法 1957.08～1958.09 吴桂林 1958.09～1961（副书记） 吴桂林 1961　～1962 吴功端 1962　～1963 徐可文 1963　～1965 缪怀智 1965　～1971 阙飞鹄 1971　～1972 陈令仪 1972　～1973 陆忠法 1973　～1975 康　靖 1975　～1980.02 副书记：施克勤 1951　～1956 吴桂林 1957.08～1958.09 张有志 1961.04～1962（兼） 黄琢珉 1971　～1975 康　靖 1975　～1975 管　建 1978　～1980.02
县人民医院党组 （1980.02～1982.02）	书　记：康　靖 1980.02～1981.02 陈德山 1981.02～1982.01 副书记：陈德山 1980.02～1981.02 管　建 1980.02～1981

续表6-5

机构名称	领导人更迭
县人民医院党总支部 （1982.02～1999.07）	书　记：陈德山1982.01～1985.03 傅真明1985.03～1988.08 韩建彬1990.02～1996.05 丛　浩1996.05～1999.07 副书记：傅真明1983　～1985.03 韩建彬1988.06～1990.02 施德均1990.02～1990.06 李介玉1992.10～1996.05 徐定山1996.05～1999.01 曹显明1999.01～1999.07
中共如东县人民医院委员会 （2002.07～　　　） 第一届 （1999.07.20～2002.07） 第二届 （2002.07～　　　）	书　记：丛　浩1999.07～2001.12 曹显明2002.07～2007.01 沈南森2007.05～ 副书记：曹显明1999.07～2002.07 季学军2002.03～ 缪文龙2004.03～2007.11 委　员：丛　浩1999.07～2001.12 曹显明1999.07～2007.01 张建兴1999.07～2000.05 沈南森1999.07～ 莫德林1999.07～2001.06 季学军1999.07～ 潘成礼1999.07～2002.07 邢巨星2002.07～ 陈松平2002.07～ 翟建国2002.07～ 吉玲玲2002.07～2009.01 缪文龙2004.03～2007.11 办公室主任：翟建国1999.07～2002.01　（副主任） 翟建国2002.01～2002.07 吉玲玲2002.07～2009.01 姜亚芳2009.01～
中共如东县人民医院纪律检查委员会 （2004.09～　　　）	书　记：沈南森2004.09～2007.06 缪文龙2007.06～2007.11 姚亚南2009.01～ 副书记：翟建国2004.09～
县人民医院内科党支部 （1980～　　　）	书　记：倪国昌1980　～1982 王　兰1982　～1989 施金龙1989　～2003.01 姜长勇2003.01～
县人民医院外科党支部 （1980～　　　）	书　记：范存珍1980　～1981　（副书记） 范存珍1981　～1992 李炳南1992　～2003.01 张良琴2003.01～ 副书记：徐　姚2003.06～

续表6-5

机构名称	领导人更迭
县人民医院门诊党支部 （1980～　　）	书　记：谢小石1980　～1987 潘成礼1987　～1989 邵志达1989　～1992 仲跻浩1992　～1996 潘成礼1996　～2003.01 缪文龙2003.01　～2006.09 陆如军2006.09～　（副书记）
县人民医院后勤党支部 （1980～　　）	书　记：施德余1980　～1981　（副书记） 姚瑞芝1981　～1987 丛昌如1987　～1989 虞家福1989　～1996 倪国才1996　～2010.03 冯　建2010.03～
县人民医院行政党支部 （1987～　　）	书　记：张建兴1987　～1989 倪国昌1989　～1992　（副书记） 沈南森1992　～2003.01 翟　明2003.01～
县人民医院离退休党支部 （1992～　　）	书　记：戴相如1992　～1996 崔　银1996　～2006.06 潘成礼2006.06～

1983～2010年中共如东县中医院委员会领导人更迭

表6-6

机构名称	领导人更迭
县中医院党支部 （1973.05～1992.06）	书　记：唐连生1973.05～1973.06 陆济社1973.06～1978.10 陈明池1976.01～1977.05　（第二书记） 周长信1981.03～1985.10 张泽宾1985.10～1992.06 副书记：仇宗尧1979.04～1981.03 张泽宾1985.03～1985.10
县中医院党总支部 （非授发展党员发展权利） （1992.06～1995.02） 县中医院党总支部 （1995.02～2007.12）	书　记：张泽宾1992.06～1996.05 韩建彬1996.05～1999.01 葛正明1999.01～2006.01 王爱民2006.01～2007.12 副书记：徐定山1994.05～1996.05 张泽宾1996.05～1999.01 张贵陈1999.01～2007.12
中共如东县中医院委员会 （2007.12～　　）	书　记：王爱民2007.12～ 副书记：张贵陈2007.12～ 委　员：姚亚南2007.12～ 莫德林2007.12～ 周晓梅2007.12～ 办公室主任：徐平平2007.12～

续表6-6

机构名称		领导人更迭
	县中医院纪律检查委员会（2007.12～　　）	书　记：周晓梅 2007.12～2009.01 吉玲玲 2009.01～
	县中医院行政后勤支部委员会（1992.06～　　）	书　记：陶文标 1992.06～1994.06 张达道 1994.06～2002.01 姚亚南 2002.01～
	县中医院大内科支部委员会（1992.06～　　）	书　记：陈幼清 1992.06～1996.02 王爱民 1996.02～2006.02 沈　林 2006.02～
	县中医院大外科支部委员会（1992.06～　　）	书　记：陆仕仁 1992.06～1994.06 钱忠权 1993.01～1994.01（代） 蔡　萍 1994.06～
	县中医院离退休人员支部委员会（1992.06～　　）	书　记：胡　芳 1992.06～1994.06 仇宗尧 1994.06～1996.06 陈幼清 1996.06～

1978～2010年中共如东县直属卫生单位党组织领导人更迭

表6-7

机构名称	领导人更迭
县防保组党支部（1978.12～1985.10）	书　记：戴朝江 1978.12～1984.12 康卫宁 1984.12～1985.10
县卫生防疫站党支部（1985.10～2003.03）	书　记：康卫宁 1985.10～2003.03
县疾病预防控制中心党支部（2003.03～　　）	书　记：孙德全 2003.03～2006.02 陈淑林 2006.02～2009.02 万宏坤 2009.02～2012.02 副书记：陈淑林 2003.03～2006.02
县卫生监督所党支部（2003.03～　　）	书　记：康卫宁 2003.03～2007.11 许庆忠 2009.02～ 副书记：刘　洪 2007.06～2009.02
县妇幼保健所党支部（1985.10～　　）	书　记：仲健雄 1985.10～1986.12（副书记） 仲健雄 1986.12～1990.05 鲍德泉 1990.05～2002.06 汪利华 2003.06～2004.11 吴春玫 2005.01～ 副书记：汪利华 2002.03～2003.06
县卫生进修学校党支部（1980.09～　　）	书　记：季林杰 1980.09～1984.12 黄晓平 1984.12～1985.10 张凡生 1985.10～1994.05 朱新华 1994.05～ 副书记：陈清泉 1980.09～1984.12 解真传 1992.04～1994.05 姚　云 1997.08～2002.05 谢贵生 2002.05～2006.12
县第四人民医院党支部（1982.05～　　）	书　记：石　林 1982.05～1992.03 房福才 1992.03～2006.03 副书记：张　谨 2003.03～2006.03 缪丽华 2006.03～

续表6-7

机构名称	领导人更迭
县药品检验所党支部 （1989.10～2001.09）	书　记：曹妙丰1989.10～2001.09 副书记：丁先林2000.02～2001.09
县皮肤病防治所党支部 （1982.07.28～2003.03）	书　记：龚正元1982.07～1985 张　谨1985.　～2003.03
县医药公司支部 （1964.7～1995.11） 健桥医药有限公司党总支部 （1995.12～　　）	书　记：季文虎1964.07～1968.03 缪怀智1976.08～1981.12 李培栽1981.12～1984.09 葛兆年1984.09～1995.11 吴　春1995.12～ 副书记：朱秀乐1976.08～1984.09 王德海1986.09～1990.10 葛兆年1995.12～1999.01
岔河赤脚医生大学党总支部 （1975.06～1981.03）	书　记：薛道根1975.06～1981.03 副书记：张达道1975.06～1977.06 任乃秀1977.06～1981.11
党支部 （1975.06～1981.03）	书　记：张达道1975.06～1981.03

1983～2010年中共如东县人口和计划生育委员会党组织领导人更迭

表6-8

机构名称	领导人更迭
中共如东县计划生育委员会党组 （1983.05～2005.05） 中共如东县人口和计划生育委员会党组 （2005.05～　　）	书　记：陶忠明1986.04～1988.03 陈祥仁1988.07～1994.05 吴亚萍1994.05～2001.09 沈　斌2001.09～2005.01 顾　洛2005.01～2009.01 万继红2009.01～ 副书记：陶忠明1985.10～1986.04 杨其智1983.05～1988.07 杨兴章1984.01～1985.03 陈祥仁1987.03～1988.07 徐政权1988.07～1996.05 严永春2000.04～2001.10
中共如东县计划生育委员会总支部 （2001.12～2005.05） 中共如东县人口和计划生育委员会总支部 （2005.05～　　）	书　记：陶　捷 2001.12～2010.10 徐海军 2010.10～
中共如东县计划生育委员会党支部 （1987.03～2005.05） 中共如东县人口和计划生育委员会党支部 （2005.05～　　）	书　记：吴亚萍1987.03～1994.05 陶　捷1996.12～2010.10

续表6-8

机构名称	领导人更迭
县计划生育指导站党支部 (2001.12～　)	书　记:任乃秀2001.12～2006.12 何永华2006.12～ 副书记:张庭芳2007.01～

1962～2010年中共如东县中心卫生院党组织领导人更迭

表6-9

机构名称	领导人更迭
县第二人民医院党支部 (1961.08～.　) 党支部名称参见第三章 第五节支(三)中心卫生院	书　记:陆济社1961.08～1962.11 赵木元1962.11～1963.05 耿　琳1963.05～1966 05 虞　进1966 05～1970　(副书记) 徐可文1970　～1973 陈　健1973　～1875. 周善培1975.　～1978 李培栽1978.　～1980 迪　勇1980.　～1982.05 徐　斌1982.05～1987.04 邱洪振1987.04～1994.12 沈美云1995.03～1999.03 王跃成1999.08～2001.10 丁志军2001.10～2009.01 於　建2009.01～ 副书记:虞　进1977.06～1979.10 徐　斌1977.06～ 邱洪振1982.05～1987.04 黄晓平1987.04～1991.07 沈美云1989.12～1995.
县第三人民医院党支部 (1962.11～1995.06) 备注:党支部名称参见第三章 第五节第(三)目"中心卫生院"	书　记:李世普1961.08～1968.06 徐　斌1968.06～1970 康　靖1970　～1974 周善培1974　～1975 李世普1975　～1984.10 杨　俊1984.10～1989.12 徐定山1989.12～1991.10 王学政1991.11～1992.01　(副书记) 曹显明1992.01～1995.05 副书记:康　靖1970.03～1974.04 郭　泉1978.09～1984.10 徐定山1985.07～1989.11 王学政1992.01～1995.05
县第三人民医院党总支部 (1995.06～　)	书　记:曹显明1995.06～1998.04 王学政1998.04～ 副书记:徐　静1996.10～2007.07

续表6-9

机构名称	领导人更迭
丰利医院党支部 （1961.08～　　） 备注：党支部名称参见第三章第五节第（三）目“中心卫生院”	书　记：吴哲清 1961.08～1962.11（副书记） 陆济社 1962.11～1963. 郁联俊 1963.　～1969（副书记） 徐清藩 1969.　～1976.07 陈　健 1976.07～1978.04 吴维礼 1982.05～1985.02 朱志祥 1985.02～1999.01 周啸峰 1999.01～2007.11 秦定杨 2007.11～ 副书记：仇宗尧 1973.06～1974.08 昝珩芳 1973.09～1974.10 张祖乐 1985.02～1995. 陈湘林 1999.01～2007.01
马塘医院党支部 （1961.08.～　　） 备注：党支部名称参见第三章第五节第（三）目“中心卫生院”	书　记：谢　甡 1961.08～1965 洪永珊 1965.　～1968.04 周祥泰 1968 04～1970.06 秦广田 1970.06～1980. 郭　泉 1980.　～1984.10 姜炳春 1984.10～1995.02 张贵陈 1995.02～1999.03 缪小平 1999.03～2000.08 孔　云 2000.10～2001.10 曹建华 2001.10～2002.10
掘港中心卫生院党支部 （1986.03～　　）	书　记：周　旭 1986.03～1991.07 朱丙涛 1993.07～1998.01 陈福林 1998.05～2005.06 刘　洪 2005.09～2007.01 张孙新 2007.01～ 副书记：成步祥 1987.01～2002.01
兵房中心卫生院党支部 （1982.05～　　）	书　记：陆志聪 1982.05～1987.04 李士新 1987.04～1989.12 陈福林 1989.12～2001.01 张明光 2004.03～2005.01 施正东 2005.01～2009.01 张建新 2009.01～
苴镇中心卫生院党支部 （1961.08～　　） 备注：党支部名称参见第三章第五节第（三）目“中心卫生院”	书　记：杨其智 1961.08～1962.11 洪永珊 1962.11～1968.04 乌友林 1968.04～1970 朱文杰 1970　～1972 陆源礼 1972.　～1975 钱　达 1975.　～1979.10 陆允家 1979.10～1990.12 季本如 1990.07～1997.07 汪利华 1997.07～2002.02 李生明 2002.02～2004.12

续表6-9

机构名称	领导人更迭
苴镇中心卫生院党支部 （1961.08～　　　） 备注：党支部名称参见第三章第五节第（三）目“中心卫生院”	袁光明2005.09～2007.01 陈湘林2007.01～2009.03 袁亚东2009.03～
双甸镇中心卫生院党支部 （1961.08～　　　） 备注：党支部名称参见第三章第五节第（三）目“中心卫生院”	书　记：徐守赴1961.08～1965 谢　甠1965　　～1968.06 骆柳堂1968.04～1970.04 邓树声1970.04～1975 陆允家1975　　～1978.08 骆柳堂1978.08～1980.05 葛如才1980.05～1990.10 徐湘声1990.10～1995.12 陈志谷1996.10～2000.05 郑　骏2000.05～2004.04 杨春生2004.05～2006.05 郑　骏2006.05～

1976～2010年中共如东县乡镇卫生院党组织领导人更迭

表6-10

党支部名称	领导人更迭
掘郊乡卫生院党支部 （1976.06～1986.03.01）	书　记：周　旭1982.04～1986.03　（副书记）
九总乡卫生院党支部 （1982.05～　　　）	书　记：袁志佩1982.05～1983.09 李维郁1983.09～1999.08 袁　清1999.08～
于港乡卫生院党支部 （1976.06～　　　）	书　记：缪进学1976.06～1983.09 徐湘声1983.09～1988.06 缪福庆1988.06～1993.05 朱连碧1993.05～1996.10 缪　忠1996.10～
河口乡卫生院党支部 （1976.06～　　　）	书　记：缪志宏1976.06～
双甸镇卫生院党支部 （1982.04～1995.09）	书　记：徐守桐1982.04～1995.09 副书记：路称如1982.04～1995.09
景安乡卫生院党支部 （1976.06～　　　）	书　记：缪寿柏1976.06～1983.09 吴功德1983.09～1992.01 吴新谋1992.01～1995.10 李金芝1995.10～2001.10 吴礼玉2001.10～
袁庄乡卫生院党支部 （1976.06～　　　）	书　记：吴玉芳1976.06～1982.07 顾善道1982.07～1985.12 黄吉生1985.12～

续表6-10

党支部名称	领导人更迭
石甸乡卫生院党支部 （1982.04.～2001.10）	书　记：殷时余 1982.04～1990.10 冒云祥 1990.10～2001.10
沿南乡卫生院党支部 （1976.06～　　　　）	书　记：康　益 1976.06～1982.04 顾培国 1982.04～1987.06 缪家新 1987.06～1990.04 俞文光 1990.04～1998.03 李可铭 1998.08～2001.12
双南乡卫生院党支部 （1982.04～2001.10）	书　记：钱德昌 1982.04～1986.08　（副书记） 朱开银 1986.08～1989.09 周金林 1989.09～2001.10
岔南乡卫生院党支部 （1976.06～　　　　）	书　记：姚美云 1976.06～1998.04 刘建中 1998.04～2000.04 范建明 2000.04～2003.10 花俊发 2003.10～2005.10 曹丽梅 2005.10～
古坝乡卫生院党支部 （1982.05.17～　　　　）	书　记：许金秀 1982.05～1998.06 朱卫兵 1998.06～
汤园乡卫生院党支部 （1976.06～　　　　）	书　记：杨长林 1976.06～1984.10 杨兴国 1984.10～
岔北乡卫生院党支部 （1976.06～　　　　）	书　记：李张明 1976.06～1991.04 余　彬 1991.04～2001.10 徐跃华 2001.10～
新店乡卫生院 （1976.06～　　　　）	书　记：杨长高 1976.06～1996.10 徐　超 1996.10～
桐本乡卫生院党支部 （1982.03.～1995.02）	书　记：薛志彬 1982.03～1987.05　（副书记） 曹春锦 1987.05～1995.02
凌民乡卫生院党支部、 （1982.4.24～　　　　）	书　记：殷德清 1982.04～1986.02　（副书记） 殷德清 1986.02～1996.04 吴维贤 1996.04～2001.10 许建辉 2001.10～
潮桥乡卫生院党支部 （1976.06～　　　　）	书　记：薛兰新 1976.06～1987.05 孔　云 1987.05～
孙窑乡卫生院党支部 （1982.05～　　　　）	书　记：杨锡林 1982.05～1987.06 王旭东 1987.06～2001.10 朱学林 2001.10～
曹埠乡卫生院党支部 （1982.05～　　　　）	书　记：张　瑜 1982.05～1998.12 何维明 1998.12～2001.10 陈晓明 2001.10～
环镇乡卫生院党支部 （1982.05～　　　　）	书　记：肖远林 1982.05～
童店乡卫生院党支部 （1982.05～　　　　）	书　记：花立山 1982.05～1984.10 陈永龙 1984.10～
饮泉乡卫生院党支部 （1982.05～　　　　）	书　记：何文朝 1982.05～1982.08 徐宝山 1982.08～

续表6-10

党支部名称	领导人更迭
南坎乡卫生院党支部 (1976.06～)	书 记:吕永吉1976.06～1984.12 朱亚炎1984.12～2000.04 薛金荣2000.04～
丁店乡卫生院党支部 (1976.06～)	书 记:蔡 斌1976.06～2002.02 邱玉如2002.02～
华丰乡卫生院党支部 (1976.06～)	书 记:张卓清1976.06～1999.02 王正国1999.02～
苴镇卫生院党支部 (1982.05～1988.09)	书 记:陆永龙1982.05～1988.09
长沙乡卫生院党支部 (1982.02.～)	书 记:石敦慈1982.03～1995.03 金征亮1995.03～2001.10 姜志钧2001.10～
北坎乡卫生院党支部 (1982.05～)	书 记:任志聪1982.05～1983.09 金征亮1983.09～
卫海乡卫生院党支部 (1982.05～1995.03)	书 记:刘士中1982.05～1983.09 任志聪1983.09～1988.05 陆达泉1988.05～1995.03
新光乡卫生院党支部 (1982.05～2000.04)	书 记:季本如1982.05～1989.12 李生明1989.12～2000.04
凌河乡卫生院党支部 (1982.05～)	书 记:朱德余1982.05～1998.09 钱生文1998.09～
石屏乡卫生院党支部 (1982.05.08～)	书 记:於长生1982.05～1989.08 袁鼎操1989.08～2004.12 周 彪2004.12～
光荣乡卫生院党支部 (1976.06～)	书 记:朱兆英1976.06～1987.05 姚十田1987.05～
五义乡卫生院党支部 (1982.02.27～)	书 记:曹林玑1982.02～1992.06 缪俊宏1992.06～2001.10 周九珍2001.10～
丰西乡卫生院党支部 (1976.06～)	书 记:姚茂先1976.06～1987.02 李海银1987.02～
新林乡卫生院党支部 (1976.06～)	书 记:缪二准1976.06～1995.03
靖海乡卫生院党支部 (1976.06～)	书 记:张子银1976.06～1989.06 缪 诚1990.10～1995.10 张昌山1995.10～
洋口乡卫生院党支部 (1982.03～)	书 记:缪 华1982.03～1984.10 翟秉泽1984.10～1995.08 于义华1995.08～2001.10 朱 林2001.10～
浒澪乡卫生院党支部 (1982.02～)	书 记:季本华1982.02～1984.02 (副书记) 季本华1984.02～1989.07 徐 静1989.07～1990.12 沈一圣1990.12～

续表6-10

党支部名称	领导人更迭
掘港农场医院党支部 （1985.01～2004.11） 新区医院党支部 （2004.11～ ）	书　记：吕洪生1985.01～1997.01 肖士章1997.01～
兵房人民公社卫生院党支部 （1976.06～1983.07）	书　记：秦德贤1976.06～1983.07

2002～2010年中共如东县镇卫生所党组织领导人更迭

表6-11

党支部名称	领导人更迭
掘港镇卫生所党支部 （2006.01 ～ ）	书　记：蔡创新2006.01～2009.09 吴银山2009.09～
岔河镇卫生所党支部 （2003.05 ～ ）	书　记：刘桂平2003.05～2007.05 虞海琴2007.05～
栟茶镇卫生所党支部 （2005.11 ～ ）	书　记：徐　静2005.11～ 副书记：徐　丽2007.01～
丰利镇卫生所党支部 （2003.04 ～ ）	书　记：吴　彪2003.04～
长沙镇卫生所党支部 （2004.06 ～ ）	书　记：朱庆生2004.06～2007.01 谌元林2007.01～2009.05 成卫明2009.05～
双甸镇卫生所党支部（非单独建支部） （2002.05 ～ ）	书　记：郑　骏2002.05～
苴镇卫生所党支部（非单独建支部） （2007.05 ～ ） 苴镇卫生所党支部 （2007.05 ～ ）	书　记：朱庆生2007.05～
袁庄镇卫生所党支部（非单独建支部） （2002.05 ～ ）	书　记：袁其峰2002.05～
兵房镇卫生所党支部 （2002.05 ～ ）	非单独建支部，在兵房机关支部。
大豫镇卫生所党支部 （2002.05 ～ ）	非单独建支部，在大豫机关支部。
洋口镇卫生所党支部 （2002.05 ～ ）	非单独建支部，在洋口镇机关支部。
河口镇卫生所党支部 （2002.05 ～ ）	非单独建支部，在河口医院支部。
新店镇卫生所党支部 （2002.05 ～ ）	非单独建支部，在新店镇政府二支部。
马塘镇卫生所党支部 （2002.05 ～ ）	非单独建支部，在马塘医院支部。
曹埠镇卫生所党支部 （2002.05 ～ ）	非单独建支部，在曹埠镇机关二支部。

中共党员队伍

1985年12月,县卫生党工委(时称县卫生局党委),所属单位计有职工1015人,党员223人,党员占职工总数21.97%。

按性别分:女性党员69人,占党员总数的30.94%。

按年龄分:35岁以下党员59人,占党员总数26.45%。36～45岁党员81人,占党员总数36.32%。46～54岁党员55人,占党员总数24.66%。55～59岁党员21人,占党员总数9.41%。60岁以上6人,占党员总数2.69%。

按学历分:大学本科学历党员40人,占党员总数17.93%,大学专科学历党员64人,占党员总数28.69%。高中、中专学历党员83人,占党员总数37.21%。初中及其以下学历党员30人,占党员总数13.45%。1986～2007年间,累计增加党员355人,其中发展新党员225名,调进党员130人;减少党员128名,其中调出党员91人,其他原因减少党员37人。

2007年12月,县卫生党工委所属单位有职工2180人,党员480人,占职工总数的21.99%。在职工职工党员312人,占职工总数14.29%、占党员总数65%。

按性别分:女性党员184人(其中在岗女职工122人),占党员总数38.33%(其中在岗女职工占25.41%)。

按年龄分:35岁以下党员74人(其中在岗职工70人),占党员总数15.41%(在岗职工占14.58%)。36～45岁党员93人(全部在岗)19.37%。46～54岁党员99人(其中在岗职工98人),占党员总数20.62%(其中在岗职工占20.41)。55～59岁54人(其中在岗职工46人),占党员总数11.25%(其中在岗职工占9.58%)。60岁以上党员160人(其中在岗职工5人)占党员总数33.33%(其中在岗职工占1.04%)。

按学历分:研究生学历党员6人(全部在岗),占党员总数1.25%,大学本科学历党员147人(其中在岗118人),占党员总数30.62%(其中在岗职工占24.58%。大学专科学历党员118人(其中在岗职工95人),占党员总数24.58%(其中在岗职工占19.79%),中专学历党员120人(其中在岗职工58人),占党员总数25%(其中在岗职工占1308%)。高中、中技学历党员41名(其中在岗职工24人),占党员总数8.54%(其中在岗职工占5%)初中及以下学历党员48人(其中在职职工11人),占党员总数10%(其中在职职工占2.99%)。

2010年12月,县卫生党工委所属单位有职工2375人,党员494人,占职工总数的20.08%。其中正高级职称22人副高级职称96人,中级职称138人。

1986～2010年中共如东县卫生党工委党员增减情况表

表6-12　　单位:人

年度	年初数		增加		减少		年末数	
		在职	发展	转进	转出	其他		在职
1985	223	215	6	8	24	2	211	195
1986	211	195	6	6	4	1	218	194
1987	218	194	8	5	3	1	227	174
1988	227	174	10	4	4	2	235	206
1989	235	206	8	5	3	1	244	209

续表6-12　　单位:人

年度	年初数		增加		减少		年末数	
		在职	发展	转进	转出	其他		在职
1990	244	209	8	4	4	1	251	213
1991	251	213	10	8	3	1	265	223
1992	265	223	8	2	2	1	272	226
1993	272	226	6	4	3	1	278	228
1994	278	228	8	3	3	1	285	231
1995	285	231	10	2	2	2	293	233
1996	293	233	11	14	3	1	314	251
1997	314	251	12	6	3	1	328	356
1998	328	256	15	5	2	2	344	275
1999	344	275	16	4	3	1	360	279
2000	360	279	15	6	2	1	378	284
2001	378	287	16	4	4	1	393	291
2002	393	291	15	4	3	2	407	295
2003	407	295	15	6	3	1	424	296
2004	424	296	10	4	4	10	424	294
2005	424	294	16	6	3	2	441	292
2006	441	292	18	8	2	1	464	303
2007	464	303	8	12	3	1	480	312
2008	480	312	16	8	14	4	486	316
2009	486	316	16	6	10	9	489	321
2010	489	321	18	8	13	8	494	326
合计	/	/	275	152	128	51	/	/

中共党员教育

1986年1月,县卫生局党委,要求各基层党组织继续坚持以党小组会,党支委会、党员大会和党课为主要内容的党日活动制度,统称“三会一课”,切实加强党员的教育管理。6月,县人民医院外科党支部、县中医院党支部获“中共南通市先进党支部”称号,县卫生局康靖获“南通市优秀共产党员”称号,县人民医院范存珍获“县优秀共产党员”称号。

1989年1月,县卫生局党委建立党委会、支部书记例会、党委民主生活会、党委成员工作联系点和述职报告等五项基本制度、党支部在“三会一课”基础上,增加了民主生活会、党费收缴公布和发展对象考察培养制度。6月30日,县卫生局吴爱祥、胡荫越获“县级机关优秀共产党员”称号。

1990年6月29日,县人民医院范存珍县获“县优秀党支部书记”称号,县卫生局张佩金获“县优秀共产党员”称号。是年,县卫生局党委始行党员联系户制度,开展群众性帮扶活动。

1991年2月18日,县人民医院范存珍县获“红旗标兵”称号。7月,县卫生防疫站党支部获“县先进基层党组织”称号,县人民医院仲树芳、县妇幼保健所鲍德泉、县中医院钱忠权获“县优秀共产党员”称号,县人民医院韩建彬获“县优秀党务工作者”称号。

1992年1月,县卫生局党委、县人民医院党总支始行党委(总支)中心组学习制度。

1994年12月，县卫生局党委所属各党组织开展民主评议党员制度。

1996年6月，县卫生系统共产党员实行亮牌上岗制度。6月，县中医院钱忠权获“江苏省优秀共产党党员“称号；7月，县人民医院仲树芳获“南通市委优秀共产党员“称号。

1997年1月，县卫生防疫站党支部获“县树创主题活动百佳党支部”称号，县卫生系统职工党员徐定山、张泽宾、邱瑞满获“县树创主题活动百佳共产党员”称号。是年，县卫生党委所属党委所属党委（总支）、支部开展讲学习，讲政治、讲正气系统教育活动。

1999年2月，县中医院党总支获“县先进党组织”称号。5月10日，县卫生局党委、卫生局联合下发《关于加强廉政建设的几项规定》，要求全体党员、干部和职工发扬艰苦奋斗的优良作风、秉公尽责、不谋私利、清正廉洁，并从七个方面作了具体规定。

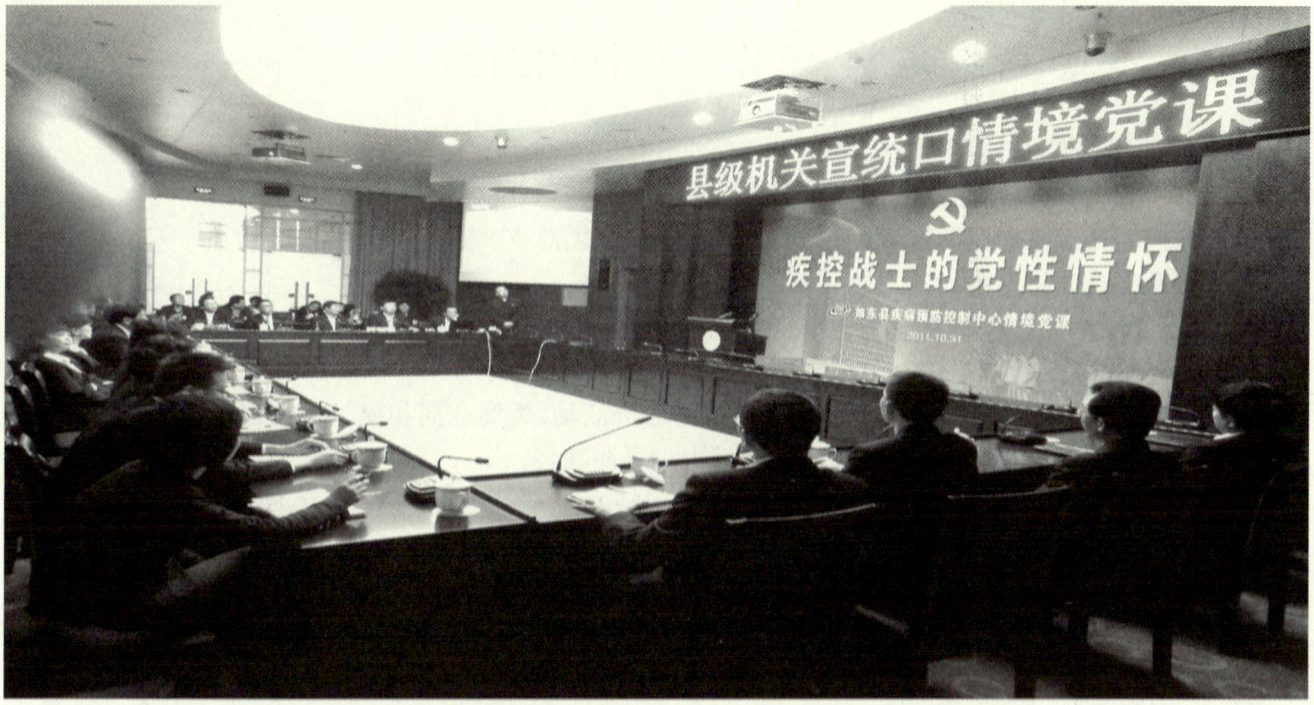

2011年6月21日，县级机关宣统口党课现场会　　（县卫生局摄）

2000年，县卫生局党委所属党组织广泛开展“三个代表”重要思想教育活动，县人民医院“争当先进文化忠实代表，加快现代化医院建设进程”的体会在全县学习交流会介绍后，为杂志录用。

2001年1月，县中医院党总支获“县创四好先进党组织”称号。3月，县卫生局党委获“县党建工作先进集体”称号。6月，县康卫宁、李莉获“南通市优秀共产党员”称号。

2002年2月，县卫生局党委“县党建工作先进集体”称号。

2003年2月，县卫生局党委分别获“县党建工作先进集体”“县思想政治工作先进集体”“县信息工作先进集体”称号，县卫生局党委获县“树形象、求满意、创佳绩主题活动先进集体”称号。

2004年，县县直医疗卫生单位212名共产党员参加无偿献血活动。

2005年6月，县卫生职工党员张泽宾、邱瑞满、康靖获“县优秀共产党员”称号。7月，县卫生局党委在县级机关支部书记会上介绍思想政治工作经验。

2006年2月，县卫生党工委获“县委党建工作先进集体”称号，6月，县卫生党工委获县“先进性教育先进集体”称号。县卫生监督所党支部获“县先进基层党组织”称号。

2007年6月，县卫生局李剑芳获“县先进性教育先进个人”称号。县卫生局张泽宾、邱瑞满、缪五宏获“县优秀共产党员”称号。7月，县卫生局党工委获“县先进基层党组织、县宣传信息报送与第一信号直播先进集体”称号，李剑芳同志被授予“先进个人”称号。

2008年2月，县卫生监督所黄爱萍获“如东县党员先进岗标兵”称号、县人民医院许卫兵获“如东县党建先锋岗”称号、县人民医院沈南森获“如东县宣传思想工作先进个人”称号。7月，县人民医院张正春获“如东县优秀共产党员”称号。

2009年2月，县人民医院党委获“如东县2008年度党建工作先进集体”称号。

2010年2月，县人民医院党委获“如东县党建工作（先导工程）先进集体”称号。12月，县人民医院沈南森获“南通市优秀党务工作者”称号。

2011年3月，县人民医院姚炳荣获“如东县十佳党员”称号。

第二节　共青团组织

1951年，县卫生院与税务局、工商联合会合建共青团支部。

1958年，县人民医院、卫生防疫站、妇幼保健所、医药公司、中医院合建共青团支部。

1977年，县建立县中医院团支部、岔河赤脚医生大学团总支。

1978年，县卫生进修学校建立团支部。

1980年10月，县卫生防疫站、妇幼保健所合建团支部。

1981年6月，县卫生局团总支、县人民医院团总支成立。

1986年4月，县中医院团支部开展老干部保健服务活动，为商业局和掘港镇离退休老干部建立健康保健档案。5月，县中医院团支部举办“红五月”青年联演晚会。

1987年5月，县中医院团支部与食品公司团支部结为友好团支部并举行联欢晚会。

1991年12月29日，县人民医院共青团组队参加县委宣传部、县文化局举办的史剧区片《周恩来》知识竞赛，获团体第三名。是年，县人民医院袁兵获“南通市优秀团员标兵”称号。

1992年1月，县人民医院团员青年参加“拾废献宝、勤俭兴县”活动，集资583.30元，捐献兴建青少年宫。

1993年12月26日，县人民医院团总支组队参加县团委举办的《纪念毛泽东诞辰100周年歌咏晚会》。是年，县卫生进修学校张武斌获“南通市优秀团员标兵”称号。

1994年1月28日，县卫生局委获如东县“红旗团委称号”、县卫生局刘晓燕获“如东县优秀共青团干部”称号。县人民医院陶云健、县卫生疫站刘洪获“南通市优秀团员标兵”称号。3月12日，县直医疗卫生单位80余名团员青年参加县城外环北路植树绿化活动。

1995年5月，县卫生局团委发动团员青年参加“希望工程有奖储蓄”活动，共储蓄25000元。10月，县卫生疫站黄利民获“如东县青年岗位标兵”称号。县卫生协会沈燕获“如东县青少年植树绿化工程先进个人”称号。

1996年4月，县人民医院职工许承梅出席共青团南通市第十三次代表大会。5月，县卫生协会沈燕获“南通市优秀共青团员”称号。6月，县中医院团员青年前往掘港镇敬老院义务体验、治病，县电视台专题报导。10月，县中医院团员青年为白血病小患者何佩文捐款1800元。

1997年1月，县卫生协会沈燕获“如东县优秀共青团干部”称号，县卫生疫站张建军获“如东县新长征突击手”称号，县卫生疫站刘洪获“如东县优秀青年志愿者”称号。4月5日，县卫生局团委组织团员青年前往县文化馆参加“红岩魂”革命烈士事迹图片展览。5月2日，县卫生局团委在县少年宫举办“五.四”联谊舞会。8月，县卫生局团委组织团员青年为希望工程捐款18800余元。10月，县卫生局团委组织青年志愿者服务队前住敬老院为老人义务体检。11月，县卫生局团委组织团委青年参加由青少年发展基金会和中国银行联合举办的“希望工程百元有奖储蓄”活动。

1998年1月，县卫生局团委获“如东县先进团委” 称号，县卫生疫站团支部“如东县先进团支部” 称号，县卫生协会沈燕获“如东县优秀共青团干部”称号。3月，县人民医院组织优秀团员和先进团干部前往苏州春游。

1999年5月4日，县卫生协会沈燕获“南通市新长征突击手”称号。10月5日，县卫生协会沈燕获“如东县十佳敬老好青年”称号。

2001年2月，县卫生疫站团支部“如东县先进团支部”称号，县卫生协会沈燕获“如东县优秀共青团干部”称号，县卫生疫站张建军获“如东县青年岗位能手”称号。

2002年1月，县卫生局委获如东县“红旗团委” 称号，县卫生协会沈燕获“如东县优秀共青团干部”称号。3月，吉玲玲当选为共青团如东县委员会委员。5月23日，县卫生职工吉玲玲、张建军、顾金红、张晶晶获“南通市卫生系统青年文明岗活动先进个人”称号。

2003年5月，县人民医院吉玲玲获“南通市十佳志愿者”称号，县疾病预防控制中心获“南通市青年文明岚”称号。

2004年7月，县疾病预防控制中心张建军获“南通市卫生系统青年岗位能手”称号。

2006年4月，县人民医院吉玲玲获“南通市新长征突击手”称号，县疾病预防控制中心获“县巾帼文明岗”称号。

2008年5月，县人民医院吉玲玲获“江苏省新长征突击手”称号，县疾病预防控制中心获“南通市巾帼文明岗”称号。

2010年12月，县国有卫生事业单位计有共青团员2152人，其中35岁以下团员青年951人，占职工总数的44.19%（职工总数2152人）。按性别分，女性693人，占团员青年总数的67.19%。按职称分：中级职称180人，占总数18.92%；初级职称693人，占总数67.19%；未聘专业技术职务132名，占总数13.8%。

1984～2010年共青团如东县卫生委员会领导人更迭

表6-13

共青团委名称	领导人更迭
共青团如东县卫生局委员会 （1984.12～2006.02） 共青团如东县委卫生工作委员会 （2006.02～　　　　）	书　记：叶　红 1984.12～1988.11　（副书记） 缪宝迎 1988.11～1994.11 刘晓燕 1994.11～1997.03 沈　燕 1997.03～2004.04 缪兴波 2004.04～ 副书记：朱俊扬 1984.12～1991.06 叶　红 1988.11～1991.06 陆如军 1991.06～1997.03 袁　兵 1991.06～1997.03 沈　燕 1994.11～1997.03

续表6-13

共青团委名称	领导人更迭
共青团如东县人民医院总支部委员会 （1982.09～1999.08） 共青团如东县人民医院委员会 （1999.09～　　　）	书　记：郭芬芳 1982　　～1985 许　红 1985　　～1986 叶　红 1986　　～1990 陆如军 1991　　～1993 缪文龙 1994　　～1999.05 陆　兵 1999.05～1999.08 吉玲玲 1999.08～2009.01 江亚芳 2009.01～ 副书记：王敦泉 1982　　～1985 顾　娟 1982　　～1985 康小平 1985　　～1986 陆如军 1986　　～1991
共青团如东县人民医院总支部委员会 （1982.09～1999.08） 共青团如东县人民医院委员会 （1999.09～　　　）	副书记：缪文龙 1991　　～1994 徐　燕 1994　　～1996 陆　兵 1997　　～1999.05 许承梅 1997　　～1999.05 吉玲玲 1998.05～1999.09 孙晓飞 2001.11～2007.08 江亚芳 2007.08～2009.01 季　伟 2007.08～
共青团如东县中医院委员会 （2001.08～　　　）	书　记：徐平平 2001.08～ 副书记：朱文婷 2001.08～2007.10 吴　洋 2001.08～2007.10 沈　巍 2007.10～ 曹玲玲 2007.10～
共青团如东县卫生学校总支部委员会 （1986.07～　　　）	书　记：姚　云 1986.07～1992.01 袁　斌 1992.01～1994.12 陶红燕 2003.10～2004.02　（副书记） 於琳琳 2004.02～2006.10　（副书记） 於琳琳 2006.10～ 副书记：陆　刚 1986.07～1989.06 张武斌 1990.01～1994.12 葛娥飞 1994.12～1997.03 成　飞 1997.03～2004.02 从小慧 2004.02～2006.10 韩　冰 2006.10～

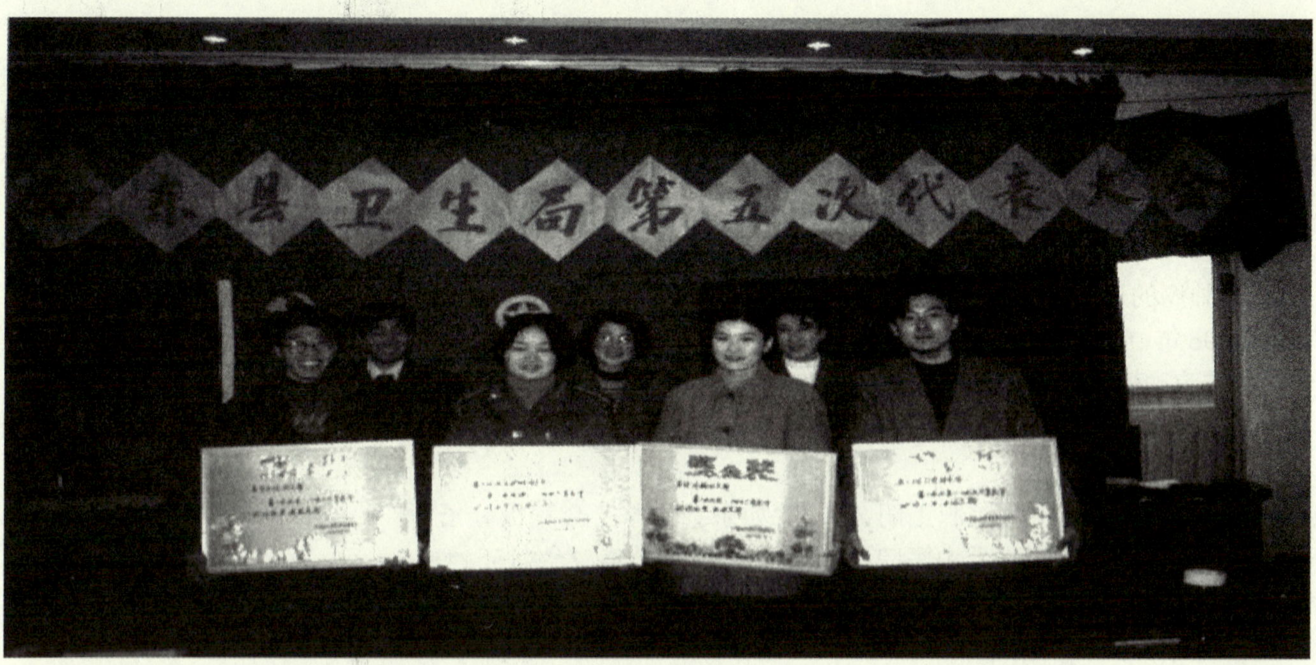

1997年3月20日，县卫生局团委举行代表大会　　（县卫生局团委摄）

第三节　工会组织

1952年10月，建立“如东县医务工会”，县卫生科、县卫生院和部分区卫生所参加组建，会员50人，设组织、劳保、文教、财务委员。

1956年，建立“如东县医药材公司工会”，县医药公司、县药材公司组建，会员26人。

1957年，建立“如东县医务工会”，县卫生科、县人民医院、区卫生所、地区医院、联合诊所参加组建，设生产、组织、宣传、女工、财务委员，会员144人。

1958年，“如东县医务工会” 参加组建单位有：县卫生科、县人民医院、县卫生防疫站、县妇幼保健所、县卫生进修学校、各区卫生所等17单位，会员170人。

1963年，建立“如东县人民医院中医院工会”，县人民医院、县中医院参加组建，会员123人，其中县人民医院94人，县中医院29人。

1964年3月，建立“如东县基层卫生工会”。县卫生科、区卫生所、地区医院参加组建。

1979年12月，建立“岔河地区医院工会”“栟茶地区医院工会”“丰利地区医院工会”“双甸地区医院工会”。

1982年2月，建立“如东县中医院工会”。

1986年4月，县中医院工会组织首届庆“五一”家庭运动会，20多个家庭参加竞赛。县卫生系统一些已经停止活动的工会组织相继或恢复活动。

1988年，县人民医院高景昭和县第二人民医院邱洪振获“南通市劳动模范”称号。

1989年4月，建立“如东县人民医院工会”“如东县卫生进修学校工会”。8月，县直医疗卫生单位500名工会会员参加县总工会建立庆祝活动。是年，县第三人民医院王学政获“南通市优秀工会积极分子”称号。

1990年，县第三人民医院工会获县“模范职工之家”称号。

1991年4月，县人民医院江静、县第三人民医院徐定山获“南通市劳动模范”称号。 建立“如东县卫生防疫站工会”。

1992年3月,县中医院蔡萍获“南通市优秀工会积极分子”称号。5月1日,县人民医院表演唱参加县总工会“五一”文艺调演,获好评,后参加县巡回演出。7月6日,县中医院召开职工代表大会审议《医院改革方案》。10月9日,县人民医院召开职代会,审议并通过《医院改革方案(试行)》。

1994年4月,县卫生职工曹妙丰获“南通市劳动模范”称号。

1995年1月,县中医院163名工会会员为县总工会设立的“特殊疾病康复互助会”捐款3586元,同时向身患肺癌的该院工会会员王菊芳捐款900元。

1996年10月,县人民医院组织工龄满30年老职工前往普陀山观光。12月,县人民医院仲树芳获“江苏省劳动模范”称号。

1997年4月,县人民医院职工王家乐出席南通市工会会员代表大会。11月,县人民医院工会共青团联合举办迎春文艺晚会。

1998年3月,县中医院职工胡金萍获“如东县优秀工会积极分子”称号,县中医院王菊芳获“县总工会五好家庭”称号。8月,县中医院向灾区捐款8210元整,衣物1554件。

1999年4月,建立“如东县卫生局工会”“如东县人口和计划生育委员会工会”。4月,县中医院蔡萍获“南通市优秀工会积极分子”称号。5月,县人民医院组织工龄满30年老职工28人,前往黄山观光。

2003年4月,县中医院丁蔚获“南通市劳动模范”称号。

2004年3月,县人民医院检验科获“江苏省群众性技术创新工程示范岗位”称号。

2005年4月,县人民医院职工沈南森获“南通市劳动模范”称号。9月,县中医院1名会员在县总工会举办的“四有”知识竞赛中获第一名。

2008年4月,县人民医院职工康小平获“南通市劳动模范”称号。9月,建立“如东县妇幼保健所工会”。

2010年12月,县建立卫生工会的单位有:县卫生局、县人民医院、县中医院、县疾病预防控制中心、县卫生监督所、县卫生进修学校、县第二人民医院、县第三人民医院、丰利医院、马塘医院、掘港中心卫生院、兵房中心卫生院、苴镇中心卫生院、双甸镇中心卫生院。建立工会组织的民营医院有:北坎医院、石甸医院等。

1952～2010年如东县卫生工会委员会领导人更迭

表6-14

工会名称	领导人更迭
如东县医务工会 (1952.10～1963　) (县卫生科、县卫生院、区卫生所) (1952.10～1958　) (县卫生科、县人民医院、县卫生防疫站、县妇幼保健所、县卫生学校、区卫生所17单位), (1958　～1963　)	主　席:薛其斌1952.10～1957 吴桂林1957　～1959.10 丛班侯1959.10～1961 徐六如1961　～1963 副主席:孙德璇1957　～1959 徐　汾1961　～1963 陈朗清1961　～1963
如东县人民医院中医院工会 (1963　～1966　)	主　席:徐六如1963　～1966 副主席:徐　汾1963　～1966 陈朗清1963　～1966

续表6-14

工会名称	领导人更迭
如东县人民医院工会 （1989　～　）	主　席：缪德龙1989　～1992 沈南森1992　～1994.10　（副主席） 王家乐1994.10～2000.02　（副主席） 沈南森2000.02～ 副主席：洪永珊1989　～1992　（常务） 李金秀1994.10～2000.02 陈　晶2000.02～2006.04 石　磊2000.02～
如东县基层卫生工会 （县卫生科、区卫生所、地区医院） （1964.03～1966　）	主　任：张冠南1964.03～1966 副主任：孙福明1964.03～1966 许志仁1964.03～1966
如东县卫生局工会 （1999.04～　）	主　席：徐政权1999.04～2003.02 缪　彬2003.02～ 副主席：宋兰玉1999.04～2003.02 沈　燕2003.02～
如东县人口与计划生育委员会工会 （1999.04～　）	主　席：陶　捷1999.04～
如东县中医院工会 （1982.02～　）	主　席：袁汉祥1982.02～1984.04 张盛举1984.04～1985.04 蔡　萍1985.04～ 副主席：陶文标1982.04～1994.05 程正子1985.04～1991 周凤英1991　～ 钱忠权1997.10～
如东县医药材公司工会 （县医药公司、县药材公司） （1956　～1966　） 如东县医药公司工会 （1973.12～　）	主　席：朱秀成1958　～1966 沈春林1973.12～1984.08 蔡金泉1984.08～1994.07 龚云霞1999.08～2002.06 倪秀涛2002.06～2003.11 龚云霞2003.11～ 副主席：邢光明1958　～1966 蔡金泉1973.11～1984.08 蔡金泉1994.08～1999.07
如东县卫生防疫站工会 （1990.12～1996.01） 如东县疾病控制中心工会 （2003.04～　）	主　席：林景云1990.12～1996.01 陈淑林1996.02～2003.03 主　席：陈淑林2003.04～2006.07 朱俊扬2006.08～
如东县卫生进修学校工会 （1999.04～　）	主　席：沈建忠1989.04～2001.04 刘振林2003.04～ 副主席：刘振林1989.04～2003.04
如东县妇幼保健所工会 （2007.06～　）	主　席：许唯薇2007.04～
如东县第二人民医院工会 （1979.12～　）	主　席：缪克芬1979.12～2000.02 骆世平2000.02～

续表6-14

工会名称	领导人更迭
如东县第三人民医院工会 （1979.12～ ）	主　席：周远章1979.12～1985.09 王学政1985.09～1990.12 符学剑1990.12～ 副主席：戴铁生1979.12～1985.09 杨太峰1979.12～1985.09 徐　骧1988.08～
丰利医院工会 （1961 ～ ）	主　任：王玉材1961 ～1966（副主席） 主　席：吴维礼1979.12～1986 张祖乐1986 ～1995 陈湘林1995 ～ 副主席：王玉材1980 ～1985 汪太群1986 ～ 於佩云1986 ～ 陈四林1986 ～
双甸镇中心卫生院 （1979.12～ ）	主　席：王友山1979.12～1980 杨玉成1980 ～1981 潘建华1981 ～ 副主席：潘建华1979 ～1981
石甸医院 （1999.04～ ）	主　席：孙　琴1999.04～
北坎医院 （2007.04～ ）	主　席：姚晓钰2007.04～

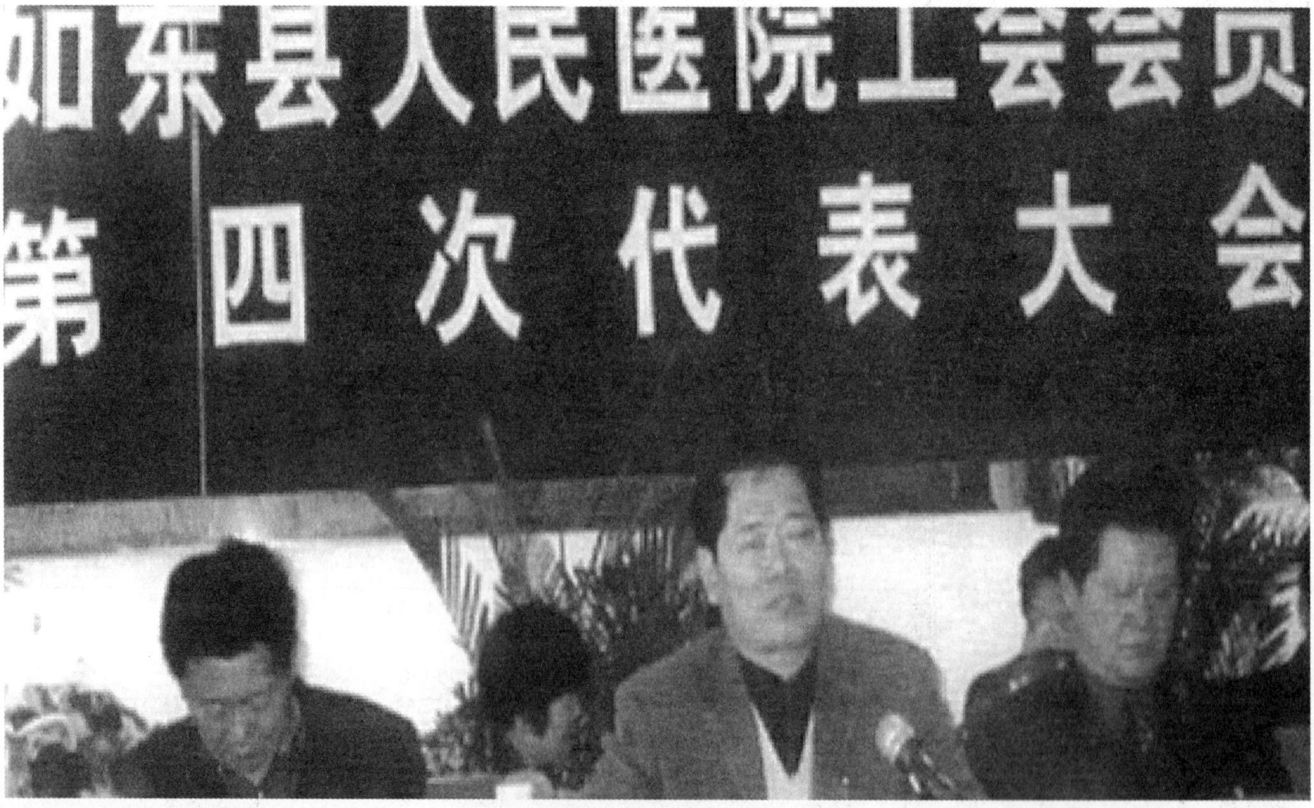

2006年4月20日，县人民医院举行工会会员代表大会　（县人民医院工会提供）

第四节　妇女组织

1957年，“如东县医务工会”设“女工委员”。

1958年，建立“县医务工会女工委员会”。

1963年，建立“县人民医院工会女工委员会”　。

1964年3月，建立“县基层卫生工会女工委员会”。

1979年12月，建立“岔河地区医院工会女工委员会”“栟茶地区医院工会女工委员会”“丰利地区医院工会女工委员会”“双甸地区医院工会女工委员会”。

1982年2月，建立“县中医院工会女工委员会”。

1985年12月，县卫生系统有女职工1514人，占职工总数的51.2%。

1986年，县卫生系统女职工广泛开展争当“三八”红旗手和模范优秀工作者活动。

1987年3月6日，县妇幼保健所获“南通市三八红旗先进集体”称号。3月6日，县卫生职工蔡明珍获“全国卫生文明先进工作者”称号。

1988年3月，县卫生职工刘广秀出席江苏省第七届人民代表大会。县人民医院李金秀获“全国优秀护士”称号。

1989年3月，县妇幼保健所获“南通市三八红旗先进集体”称号。12月，县卫生局表彰43个“五好家庭”。

1990年3月，县卫生局翌年表彰55个“五好家庭”。4月，建立“县人民医院工会女工委员会”“县卫生进修学校工会女工委员会”。县人民医院姚士萍获南通市“三八”红旗手称号。

1994年，县卫生防疫站康卫宁获“南通市三八红旗手”称号。

1995年，县卫生局刘晓燕获“南通市三八红旗手”称号。

1997年，县人民医院评选100个五好家庭，其后2年各评100个。

1998年，县中医院护理部获“南通市三八红旗先进集体”称号。

1999年4月，建立“县卫生局工会女工委员会”。

2000年12月，建立“县人民医院妇女委员会”“丰利医院妇女委员会”。

2001年1月，建立“如东县卫生局妇女委员会”。其后，各医疗卫生单位亦相继成立妇委会组织。县人民医院吴新华获南通市“三八”红旗手称号。

2003年，县卫生监督所先后获“南通市三八红旗先进集体”称号，岔河镇卫生所刘桂萍先后获得“南通市三八红旗手”称号。2月，县人民医院SARS临床观察病区荣获“南通市巾帼文明示范岗”称号。

2004年2月，县人民医院妇委会获“如东县妇女工作先进集体”称号。3月，县人民医院职工徐燕红获“江苏省三八红旗手”称号。县人民医院孙娅获“南通市十大魅力女性”称号，并获博爱勋章1枚，获“如东县三八红旗手”称号。

2006年9月，县妇联(东妇[2006]16号)授予县疾控中心微生物检验科“巾帼文明示范岗”称号。

2007年12月，全县国有卫生事业单位有女职工1379人，占职工总数的64.07%(职工总数为2152名)。中共党员193人，占女职工总数8.96%。按学历分：大学本科197人，占女职工总数14.29；大学专科581人，占女职工总数42.13%；中专497人，占女职工总数36.04%；高中及其以下104人，占女职工总数7.54%。按年龄分：35岁及其以下639人，占总数46.37%；36～40岁198人，占总数14.36%；41～45岁233人，占女职工总数16.70%；46～50岁151人，占女职工总数10.95%；51～54岁145人，占女职工总数10.51%；55以上13人，占女职工总数942%。按职称分：正高级职称15人，占女职工总数1.09%；副高级职称45人，占女职工总数3.26%；中级职称517人，占比37.49%，初级职称713人，占比51.70%，未聘职称89人，占比6.45%。

2008年5月，南通妇联（通妇协[2008]4号）授予县疾控中心微生物检验科“巾帼文明岗”称号。

2010年12月，县卫生系统内有“县卫生局妇女委员会”“县人民医院妇女委员会”“丰利医院妇女委员会”3个基层卫生“妇女委员会”、15个基层卫生“工会女工委员会”。在职女职工1397人，占在职职工总数的64.92%，高级职称人员176人，其中正高级职称27人，副高级职称149人。无专职工作人员。

2001～2010年如东县卫生妇女委员会领导人更迭

表6-15

妇委会名称	领导人更迭
如东县卫生局妇女委员会 （2001.03～　　）	主　任：余　芸2001.03～2007.10 　　　　厉新梅2007.10～
如东县人民医院妇女委员会 （2000.12～　　）	主　任：吴新华2000.12～ 副主任：唐芙蓉2000.12～ 　　　　李　燕2000.12～
丰利医院妇女委员会 （2000.12～　　）	主　任：於佩云2005.12～

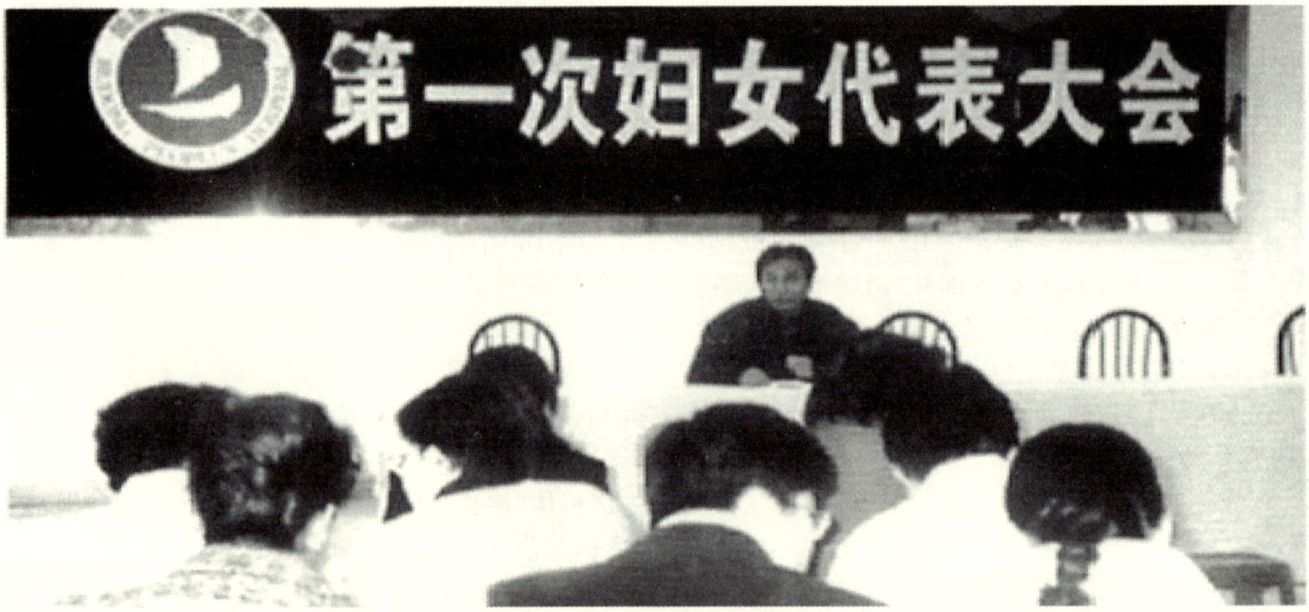

2000年12月26日，县人民医院举行妇女代表大会　　（县人民医院妇委会提供）

1988～2003年如东县卫生系统女江苏省人大代表一栏表

表6-16

姓　名	性 别	单位、职务	年 度	届　次
刘广秀	女	县人民医院儿科主任	1988	第七届
丁　蔚	女	县中医院药械科科长	2003	第十届

1983～2007年如东县卫生系统女南通市人大代表一栏表

表6-17

姓　名	性　别	单位职务	年　度	届　次
蔡　平	女	县中医院麻醉士	1983	第八届
汪梅丽	女	县双甸镇卫生院医师	1988	第九届
马　艳	女	县中医院总护士长	2002	第十二届
孙　娅	女	县人民医院档案员	2007	第十三届

1983～1990年如东县卫生系统女南通市政协委员一栏表

表6-18

姓　名	性　别	单位、职务	年　度	届　次
杨芝兰	女	栟茶地区医院医生	1983～1990	第五届、六届

1982～1987如东县卫生系统女中共如东县候补委员一栏表

表6-19

姓　名	性　别	单位职务	年　度	届　次
江　静	女	县人民医院妇产科主任	1982～1987	第六届、七届

1957～1966年如东县卫生系统女如东县人民委员会委员一栏表

表6-20

姓　名	性　别	单　位	年　度	届　次
徐　芬	女	县人民医院、中医院儿科医生	1957～1966	第二届、三届、四届、五届、六届

1954～2010年如东县卫生系统女县人大代表一栏表

表6-21

届　次	姓　名
第一届(1954～1957)	潘志咸
第二届(1957～1958)	徐　芬　刘淑贞　潘志咸
第三届(1958～1962)	潘志咸　徐　芬
第四届(1962～1964)	潘志咸　刘淑贞　徐　芬
第五届(1964～1966)	刘淑贞　徐　芬　潘志咸
第六届(1966～1966)	刘淑贞　潘志咸　徐　芬
第七届	因“文化大革命”未召开
第八届(1981～1986)	程凤川　朱兆英
第九届(1986～1987)	程凤川　朱兆英　朱桂玉
第十届(1987～1990)	刘广秀　陆秀玲　汪梅丽
第八届(1981～1986)	程凤川　朱兆英
第九届(1986～1987)	程凤川　朱兆英　朱桂玉
第十届(1987～1990)	刘广秀　陆秀玲　汪梅丽

续表6-21

届次	姓名
第十一届(1990～1993)	毛凤兰 陆秀玲 汪梅丽 万金凤 蔡明珍
第十二届(1993～1998)	陈晶 蔡素琴 陆秀玲 万金凤 汪美玲
第十三届(1998～2003)	黄琴 秦小定 陆秀玲
第十四届(2003～2007)	秦小定 王雨卉
第十五届(2007～)	缪晓梅 王雨卉

如东县卫生系统女县政协常委一栏表

表6-22

姓名	性别	单位、职务	年度	届次
徐芬	女	县中医院儿科医师	1981～1987	第六届、七届
姚士萍	女	县人民医院总护士长	1987～1990	第八届
钱进	女	丰利医院医生	1990～	第九届、十届
姜建玉	女	县人民医院 科主任	2007～	第十三届

1985～2010年如东县卫生系统女高级专家人才一栏表

表6-23

专业	正高级	副高级
内科	孙中云 从远凤 徐燕红	王兰 毛凤兰 李平 陈金荣 李毓 张佩殷 刘冬梅 顾俊 陈炜 黄爱梅 缪亚琴 邱崇芬 缪海燕 戴晓红 王小红 王淑娴 傅美华 李正华 陈海英 陆晓琴 邱燕霞 钱进 沈玉红 沙美芳 苏宝美 汤新梅 陈迎春 葛丽霞 吕建莉 葛平 张国霞
外科	周丽华	
妇产科	程凤川 刘春红 吴新华 张燕升 桑乃平	江静 陈桂兰 吴小平 李莉 施红 樊文婷 夏少姜 陈晓辉 陈亚萍 王群 季建华 徐亚琴 陈建美 符晓燕 葛小琴 蔡美华 葛晓燕 於佩云 许健 任乃秀 康爱琴
儿科	姚美玲 张木兰 顾美芳 吴春玫 张普如	刘广秀 郑琪 黄玲 汪雪梅 黄玲玲 蔡竹青 葛云 周萍
中医	杨晓华 蒋萍 陆雅芳	陈晓明 戴海艳 姚远 王娟 吴群梅 陆桂兰 陈昌秀 陈吾楠
传染科		许世群 俞凤英
口腔科	赵云霞	张良琴
眼科		崔金娣
耳鼻喉科		王胜君
五官科		马秀梅
麻醉科		陈永红
影像科		鲍梅
功能科	谢莲	张志娟 许洁心 季芳
检验科	江成萍	姜建玉 胡碧英 杨爱琴 朱爱民 鲍美兰 陆亚平
病理科		周雅能 姚秀芳
公共卫生	李秀兰	张爱红 徐亚红 缪平 陈雪琴 姜菊萍 黄爱萍

续表6-23

专业	正高级	副高级
药剂科	张　辉　丁　蔚	李桂荣　石明霞　汤　莉　张笃珍
教　育		陆雅莉　吴永慧　金燕梅　姚　云
管　理		唐芙蓉　李剑芳　陈　燕　康卫宁　王亚平　郭红梅　徐筱丽
护　理	沈建江　施爱芳　蒋　玲	姚士萍　陈　晶　曹　磊　丁冠云　李　燕　施惠萍　郭建萍　石利平　孙晓云　陈曹萍　金燕芳　潘秀云　吴　琼　季晓平　徐国芳　刘丽萍　马　艳　周秀华　邱玉红　袁　红　符　琴　周亚梅　陆红健　沈红英　王美凤　镇国琴　许亚琴　丁美玲　张　辉　朱继陈　缪晓梅　缪丽华　蔡　健　刘克芳　王　丽　花红林　赵桂红　徐亚英　叶　红　李　霞　缪冬玲　沈桂荣　张树梅　缪宝芳　缪丽华　缪亚玲　姚秀梅　陈海平　钱堂妹　朱明兰　徐亚辉　顾晓兰

1978～2010年如东县卫生系统妇女重要贡献人才表

表6-24

获奖级别	姓　名
全　国	蔡明珍　李金秀　李　莉　沈玉萍　宋桂萍　杨晓晴
省　级	蒋月芬　李金秀　沈美云　李秀兰　丛远凤　虞海琴　徐燕红
市　级	江　静　管维玲　胡金萍　崔金娣　傅　兰　樊天妹　蔡美华　刘晓燕　康卫宁　李　莉　刘桂萍　丁　蔚　周晓梅

1998～2010如东县卫生系统省、市学术研究骨干人员表

表6-25

团体级别	姓　名
南通市级学术团体研究骨干	刘晓燕　康卫宁
南通市新世纪科学技术带头人培养对象	丁　蔚

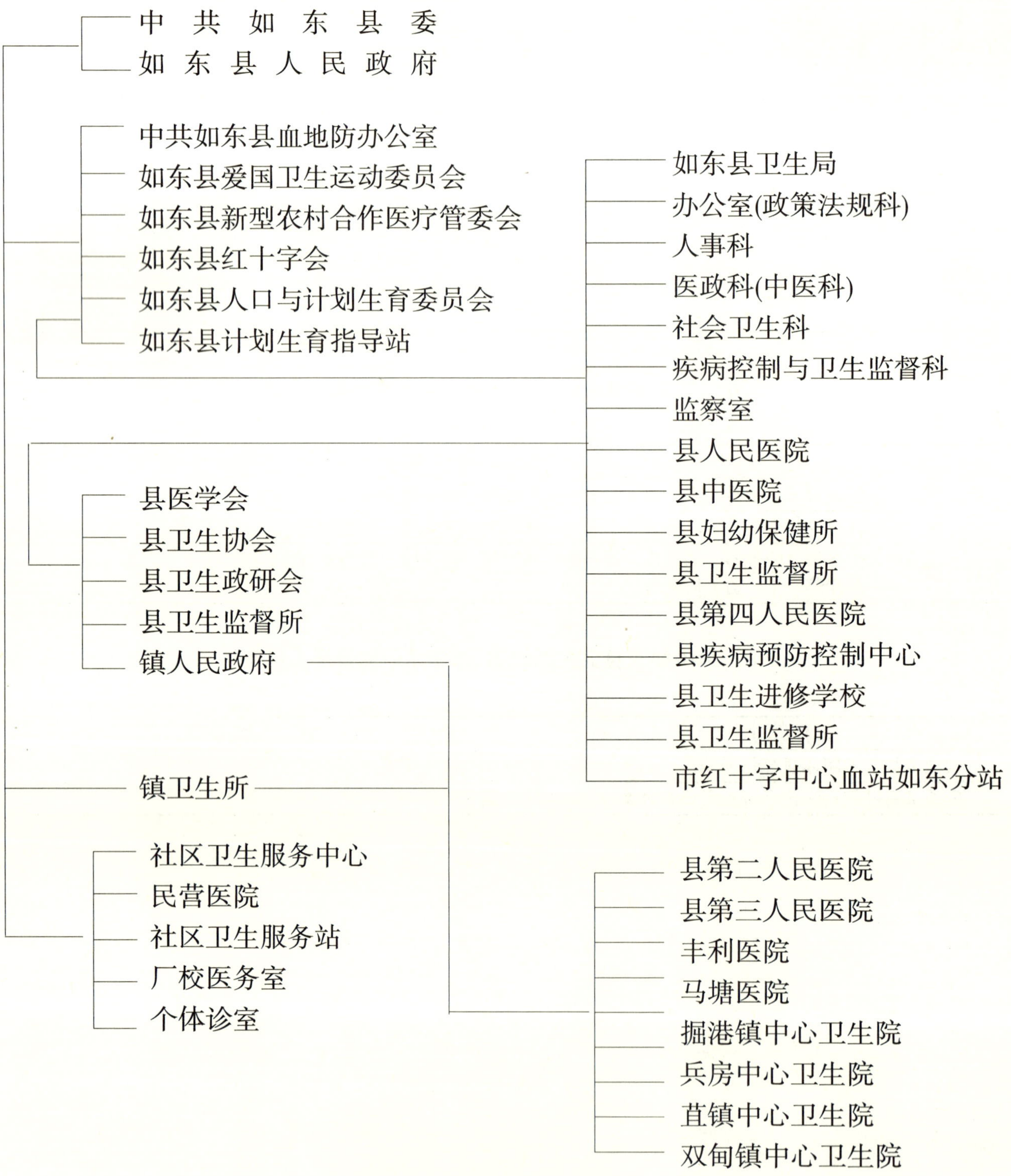

图 1-1　2010年12月如东县医疗卫生机构配置图

第二编　医卫资源

综　述

明•弘治年间(1486年～1505年),如东县境内有民间中医百余人。

民国4年(1915年),如东县境内建疗养院,设疗养床位。

民国22年(1933年),如东县境内有医院9所,设留院观察治疗床位。

1950年12月,全县总人口717856人,土地面积1800平方公里。行政设置:15个区、162个乡镇,1179个村级组织。有医疗卫生机构400所,编制卫生床位30张,卫生人员842人。

1952年,全县主要卫生资源有:卫生床位30张;卫生人员653人;卫生建筑1764平方米;卫生设备显微镜1台、高压消毒器1台、手术台1张等。固定资产49600元。

1955年12月,全县总人口792966人,行政设置:14个区、162个乡镇,1179个村(居)委会(居委会38个)。医疗卫生机构334所,编制卫生床位80张,卫生人员1260人。

1960年12月,全县总人口819738人,行政设置:14个区、41个乡镇,460个村(居)委会(居委会38个)。医疗卫生机构82所,编制卫生床位1192张,卫生人员1663人。

1965年12月,全县总人口916647人,医疗卫生机构105所,编制卫生床位1452张,卫生人员2199人。

1970年12月,全县总人口1027992人,医疗卫生机构886所,编制卫生床位1666张,卫生人员3733人。

1975年12月,全县总人口1060688人,医疗卫生机构894所,编制卫生床位1984张,卫生人员4484人。

1980年12月,全县总人口1078288人,医疗卫生机构928所,编制卫生床位2064张,卫生人员4770人。

1985年12月,全县总人口1090218人,土地总面积1872平方公里(其中耕地面积95960公顷),行政设置:53个乡镇,828个村级组织(其中村委会788个、居委会40个)。医疗卫生机构959所,编制卫生床位2244张,卫生人员4514人。卫生机构土地总面积为421545平方米(缩读42万平方米)、建筑总面积147154平方米(缩读14万平方米)。卫生建筑总价值为1203万元。全县卫生设备总价值261万元(医疗卫生专业设备232万元、图书通用设备29万元)。卫生机构卫生总资产16929706元(缩读1692万元)、净资产16929706元(缩读1692万元)、固定资产13190600元(缩读1319万元)。

1990年12月,全县总人口1127772人,土地总面积1872平方公里(其中耕地面积95718公顷);行政设置51个乡镇、802个村组织(村委会756个、居委会46个)。医疗卫生机构916所,编制卫生床位2291张,卫生人员4585人。卫生机构土地总面积430160平方米(缩读43万平方米)、建筑总面积178475平方米(缩读17万平方米)、建筑总价值2368万元。卫生设备总价值1080万元(医疗卫生专业设备577万元、图书通用设备503万元)。卫生机构净资产4018万元、固定资产计有3448万元。

1995年12月,全县总人口1134542人,土地总面积1872平方公里(其中耕地面积95405公顷);行政设置43个乡镇、803个村组织(村委会781个、居委会22个)。医疗卫生机构871所,编制卫生床位2281张,卫生人员4688人。卫生机构土地总面积438815平方米(缩读43万平方米)、建筑总面积227000平方米(缩读22万平方米)、建筑总价值4748万元、卫生设备总价值2739万元(医疗卫生专业设备1996万元、图书通用设备743万元)。卫生机构净资产为8803万元、固定资产计有7487万元。

2000年12月,全县总人口1114981人,土地总面积1873平方公里(其中耕地面积105333公顷);行政设置43个乡镇、497个村组织(村委会432个、居委会65个)。医疗卫生机构591所,编制卫生床位2291张,卫生人员4798人。全县卫生机构土地总面积439905平方米(缩读44万平方米)、建筑总面积228500平方米(缩读23万平方米)、建筑总价值6680万元。卫生设备总价值8141万元(医疗卫生专业设备4576万元、图书通用设备3565万元)。全县卫生机构净资产为19876万元、固定资产计有14821万元。

2005年12月,全县总人口1076786人,土地总面积1983平方公里(其中耕地面积104412公顷);行政设置15个镇、281个村组织(村委会227个、居委会54个)。医疗卫生机构491所,编制卫生床位2281张,卫生人员4853名。卫生机构土地总面积388804平方米(缩读39万平方米)、建筑总面积236700平方米(缩读24万平方米)、建筑总价值14239万元、设备总价值14939万元(医疗卫生专业设备10555万元、图书通用设备4384万元)。全县卫生机构净资产32368万元、固定资产计有29188万元。

2010年12月,全县总人口1048358人,土地总面积1873平方公里(其中耕地面积103069公顷);行政设置14个镇、262个村组织(村委会215个、居委会47个)。医疗卫生机构491所,编制卫生床位2646张,平均每千人拥有2.52张(2646/1048358),其中:县直卫生机构1110张,占40.83%(1596/2718);中心卫生院654张,占24.06%(654/2718);乡镇卫生院954张,占35.90%(954/2718)。全县5036名卫生人员,4665名拥有专业技术职称(正高级职称43人,副高级职称285人,中级职称1247人,初级职称2282人、乡村医生808人)。平均每千人拥有卫技人员4.29人(4505/1048358)、执业(助理)医师1.62人(1708/1048358)、注册护士0.92人(969/1048358)。全县卫生机构土地总面积445402平方米(缩读44万平方米)、建筑总面积330341平方米(缩读33万平方米)。建筑总价值20013万元、设备总价值39828万元(医疗卫生专业设备28828万元、图书通用设备11000万元)。全县卫生总资产130101万元,固定资产59841万元、净资产66477万元。

第七章　土地人口

概　述

1949年12月,全县15个区、162个乡镇、1179个村级组织。土地面积1800平方公里,人口69982人。全年出生10759人,死亡22457人,人口自然增长率-16.72‰。

1950年12月,全县总人口717856人,全年出生15585人,死亡24944人,人口自然增长率-13.37‰。

1955年12月,全县总人口792966人,全年出生17748人,死亡8781人,人口自然增长率11.46‰。

1960年12月,全县总人口819738人,全年出生14981人,死亡18465人,人口自然增长率-4.17‰。

1965年12月,全县总人口916647人,全年出生31373人,死亡8560人,人口自然增长率25.20‰。

1970年12月，全县总人口1027992人，全年出生24574人，死亡6963人，人口自然增长率17.31‰。

1975年12月，全县总人口1060688人，全年出生11503人，死亡7606人，人口自然增长率3.68‰。

1980年12月，全县总人口1078288人，全年出生9023人，死亡7211人，人口自然增长率1.68‰。

1985年12月，全县总人口1090218人，土地总面积1872平方公里（其中耕地面积95960公顷）；行政设置53个乡镇、828个村级组织（其中村委会788个、居委会40个）。

1990年12月，全县总人口1127772人，土地总面积1872平方公里（其中耕地面积95718公顷）；行政设置51个乡镇、802个村组织（村委会756个、居委会46个）。

1995年12月，全县总人口1134542人，土地总面积1872平方公里（其中耕地面积95405公顷）；行政设置43个乡镇、803个村组织（村委会781个、居委会22个）。

2000年12月，全县总人口1114981人，土地总面积1873平方公里（其中耕地面积105333公顷）；行政设置43个乡镇、497个村组织（村委会432个、居委会65个）。

2005年12月，全县总人口 1076786人，土地总面积1983平方公里（其中耕地面积104412公顷）；行政设置15个镇、281个村组织（村委会227个、居委会54个）。

2010年12月，全县总人口1048358人，土地总面积1873平方公里（其中耕地面积103069公顷）；行政设置14个镇、262个村组织（村委会215个、居委会47个），初步形成了与当今时代要求相适应的卫生工作新体制。

第一节　土　地

1949年12月，全县15个区、162个乡镇、1179个村级组织（村）。有土地总面积1800平方公里。

1954年12月，全县行政设置14个区、162个乡镇、1179个村组织（其中村委会1141个、居委会38个）。

1981年12月，全县行政设置8个区、53个乡镇、763个村组织。

1985年12月，全县行政设置53个乡镇，828个村级组织（其中村委会788个、居委会40个）。

1990年12月，全县土地总面积1872平方公里（其中耕地面积95718公顷）；行政设置51个乡镇、802个村组织（村委会756个、居委会46个）。土地总面积1872平方公里（其中耕地面积95960公顷）。

1995年12月，全县43个乡镇、803个村组织（村委会781个、居委会22个）。土地总面积1872平方公里（其中耕地面积95405公顷）。

2000年12月，全县43个乡镇、497个村组织（村委会432个、居委会65个）。土地总面积1873平方公里（其中耕地面积105333公顷）。

2005年12月，全县15个镇、281个村组织（村委会227个、居委会54个）。土地总面积1983平方公里（其中耕地面积104412公顷）。

2010年12月，全县14个镇、262个村组织（村委会215个、居委会47个）。土地总面积1873平方公里（其中耕地面积103069公顷）。

1949～2007年如东县区域行政设置情况表

表7-1　　单位：个、平方公里、公顷

年　度	区　数	乡镇数	村(居)委会数	居委会数	土地总面积	耕地面积
1949	15					

续表7-1　　　　单位：个、平方公里、公顷

年　度	区　数	乡镇数	村(居)委会数	居委会数	土地总面积	耕地面积
1951	16					
1952	20					
1954	14	162	1179	38		
1957	14					
1958	14	42	460	38		
1959	14	41				
1981	8	53	763			
1983	9	63	799			
1985	8	53	788	40	1872	95960
1986	8	51	807	41	1872	95900
1987		51	794	44	1872	95833
1988		51	791	37	1872	95807
1989		51	792	43	1872	95773
1990		51	802	46	1872	95718
1991		51	806	41	1872	95717
1992		51	804	35	1872	95606
1993		51	805	26	1872	95605
1994		51	805	26	1972	95604
1995		43	803	22	1872	95405
1996		43	801	22	1973	95405
1997		43	758	22	1873	95405
1998		42	730	25	1973	95405
1999		42	504	26	1873	95405
2000		26	497	65	1873	105333
2001		20	324	62	1873	105226
2002		20	324	59	1873	105225
2003		15	311	57	1873	104465
2004		15	306	56	1873	104465
2005		15	281	54	1983	104412
2006		15	255	53	1873	104321
2007		15	265	47	1873	103788
2008		15	263	46	1873	103666
2009		14	262	46	1873	103372
2010		14	262	47	1873	103069

第二节　人　口

概　述

西周（公元前1046年～公元前771年）之际，今如东成为陆海滨沙洲—“扶海洲”，逐步有人在这沙洲上从事盐业、渔业和农业生产。唐、宋（公元618～1279年）以后，晋、鲁、豫、皖以及南京、镇江、苏州、盐

皋地区，一些人为避战乱、逃灾荒或经商，纷纷到如皋东乡定居。

明·洪武元年(1368年)，全县(今如皋县、如东县)9237户，34640人。

民国2年(1913年)5月，如皋县署公布如皋东乡各市(不含栟茶地区)5.85万户(栟茶地区约2万余户)，32.40万人，平均每户5.54人，平均每平方公里约280人。

民国4年(1915年)后，沿海地区废灶兴垦，崇明、海门等地陆续迁入大批农户，于掘东等地定居。

民国24年(1935年)，如皋东乡(含栟茶地区)14.95万户，70.34万人，平均每户4.7人。此后因灾害迭现，战争连年，人口死亡率较高，外出人口亦多，故人口有所减少。

1949年，全县18.93万户，69.97万人，平均每户3.7人，平均每平方公里404人。

2010年，全县37.72万户，104.84万人，平均每平方公里560人。其中男51.86万人，女52.98万人；当年出生5755人，出生率为5.48‰，死亡1.03万人，死亡率为9.81‰，人口自然增长率-4.33‰。

一、人口来源

如东人口来源于外地移民，可谓五湖四海。

西周(公元前1046年～公元前771年)时期之前，“扶海洲”是古长江口北岸海域中长出来的一块沙洲，并无人类生存。

春秋(公元前771年～公元前476年)时期，吴越争霸，越王勾践(公元前497年～公元前465年王位)乘吴王夫差(公元前495年～公元前473年王位)北上大会中原诸侯(公元前482年)之际，起兵进攻吴都城。夫差被迫自中原回师，南返时“封其民于江淮之间”，成为这里有史书记载的江淮第一次移民。

秦汉(公元前1046年～公元前771年)之际，随着“扶海洲”不断向大陆伸延拓展，其西端与内陆接近，人类活动随之东移，从事渔猎或居住，成为如东最早的移民。

周·敬王四十四年(公元前476年)，越国灭吴。越王北渡淮水，会诸侯，称霸中国，同样，移民于江淮越。这时期，陆续渡海东迁到这里的移民，便是最早移居“扶海洲”的先民。秦朝统一中国后，大兴煮盐，而聚集的盐民，以及后来西汉时期广陵郡(今泰州)的吴王刘濞(公元前215年～公元前154年)“招致天下亡命，东煮海水为盐”，为如皋沿海地区“扶海洲”迁来的一批移民——盐丁，这些烧盐人便是如东两千多年烧盐业的先躯。

汉·建元元年(公元前140年)，武帝(公元前156年～公元前年87)即位后，又招募民众赴海滨煮盐。盐丁队伍开始发展壮大。此时，分布在浙江、福建的古越人后裔，或因内部各分支间的攻击，或因反抗汉朝统治失败，其部分族人先后迁居于江、淮地带。这些迁徒的后来者和先居者互相融合，终年以渔盐猎耕为生。到三国(220～281年)时，“扶海洲”西侧与大陆之间的夹江逐渐变窄，与大陆间的交通愈显方便，大陆向“扶海洲”移民就愈加频繁。至此，“扶海洲”上古先民成群，人丁日见兴旺。后因刘备、孙权全力与曹操抗争，江淮沦为战争之地。

三国·建安十八年(213年)，曹操(155～220年)恐滨江州县为孙权抢夺，迫使居民内移，“江淮之地，不居者数百里”，境内遂成一片旷野。江淮之间在三国时先属魏，后从东台至高邮以南属吴。

东吴·赤乌四年(241年)，大司马吕岱(160～256年)如皋丁堰人。三国时，掘港、丁堰为“扶海洲”东西两端)，广招乡民回归，淮夷之地渐次恢复生机。

西晋·武帝元年(281年)，平吴统一中国，外流的淮夷之民大批回迁。“永嘉之乱”后，北方异族入侵，中原地区因连年战乱和自然灾害，北方人大批南迁。晋“八王之乱”及五胡入中原时，一批又一批北方士族南下。

东晋·元熙元年(419年)，曾定居于河南、皖北一带的江西客家人，为原住民所不容，被迫南迁，其中一支进入江淮之地。其时，“扶海洲”已与大陆相接，人员往来迁居频繁。鲁人、客家人又成为如东历史上先民的重要来源。

唐代(618～907年)，建立皋东诸盐场，丰利建置最早，掘港、栟茶次之，马塘最后，来此定居者日益增多。

宋代(618～1279年)，曾将沿海盐场作为劳役之所，其犯人被流放到沿海盐场。

北宋(960～979年)初年，朝廷将被判死刑而获宽恕免死的罪犯发配到市境东南部沿海地区强制煮盐。《宋史》刑法三记载：“先是，犯死罪获贷者，多配隶登洲沙门岛及通州海岛”。据考，登州沙门岛在山东蓬莱县西北海中，通州海岛亦指“扶海洲”一带。

随着范公堤的修筑和串场河的开凿，盐业和渔业生产日益兴旺，居民安居乐业，民风和谐，对四方民众产生远大吸引力，陆续有人到此定居。

元·至正十三年(1353年)，东台白驹场盐民张士诚率众起义。(掘港镇)盐民中亦有呼应者。

元·至正十六年(1356年)，张士诚(1321～1367年)据守平江(苏州)，自立为王。朱元障(1328年～1398年)领兵苦战不克，直至元·至正二十七年(1367年)张士诚为朱元障所败并被俘。朱元璋为泄其怨，遂于明·洪武二十一年(1388年)驱逐大批苏州阊门一带百姓，流放至张士诚家乡及淮南各盐场，从事煎盐劳役。后又因“戍边屯兵”，陆续从苏州等地强迁没有土地的居民4000余户，到黄海之滨各地盐场充当烧盐煎丁，史称“洪武赶散”或“阊门赶散”。

明·永乐年间(1403～1424年)，因燕王朱棣(1360年～1424年)起兵反对建文帝(1396年～1400年帝位)，亦有苏、锡、镇、宁地区居民为避战乱，成批移民皋东。

明清(1388年～1911年)之际，皋东渔业盐业兴盛，滩涂陆续开发，物产丰富。掘港、丰利、栟茶等场人口聚集，市场繁荣，四方客商接踵而来，众多商号挂牌开业，促进市场繁荣。此时的如东有“小扬州”之称。当年外地客商在如东集镇经营范围逐步形成一种格局，流传有“徽商专卖茶烟锅蓆，晋商专营酱醋糟坊，江商经营茶食京货，赣商贩卖瓷漆竹木”之说。这些客商除来自相邻地区外，更多的是来自扬州、苏南、安徽，远道的则来自山西、陕西、广东。至清末仅掘港一地就有72家来自扬州的盐商。在皋东，主要有徽帮(来自安徽歙县、婺源、池州)、江帮(来自镇江、丹徒、句容、溧水)、晋帮(来自山西高平)。在这众多客商中，相当大的一部分后来都定居皋东。在清朝，除了经商来皋东的外，还有不少的是因躲战乱、避灾荒而迁移过来的，特别是太平天国年间镇江等地就有一大批难民迁至掘港。

清·康熙十一年(1672年)，海门县民被迫四迁，仅存2200人，海门县被裁为乡。失去家园的南通实业家张謇(1853～1926年)等人在如东境内沿海地区废灶兴垦，匡滩造田，先后成立大豫、华丰、益昌、复记4家垦殖公司，占地达1.30万公顷，公司招用一大批“沙里人”。这些“沙里人”成群北迁，数万之多。

民国(1911～1949年)初年，皋东沿海地区即现代的掘东地区尚有不少从启海过来的移民，当地人称之为“沙地人”或“沙里人”。其来源有二：一是宋初海门岛为长江北岸大县。14世纪中叶，全球气候变暖，海面上升，长江主泓北移，江口北岸崩坍。海门人四处外迁，其中有不少人迁到皋东沿海一带定居，已历数代。二是晚清时期和民国初年，民国八年(1919年)年，华丰公司就从崇明、启东、海门等地招来移民850户5000余人。据《江苏盐垦实况》所载：“承租佃户海门人约占60%，通、崇、启人占30%，其余为本地人”。

如东八方移民，各地至今还留下一些代表性的姓氏大族的履痕足迹。诸如：栟茶地区最大的四个姓氏，即一缪、二徐、三蔡、四于，都是宋元时期先后从别地迁居而来。据民国年间所编《栟茶史料》记载：“栟之著姓，大抵由远方迁来，最早为南宋，徐氏缪氏是也；次为元末，蔡氏于氏是也”。掘港先氏中的何、陈、管、顾四大家族。管氏家族系元·至正十七年(1357年)，为避战乱，举家渡江自常州武进迁徒掘港，以盐业为生，事业发达，子孙繁衍，生生不息。明末清初，有陈姓先人从盐城迁至掘港业医，何姓先人从南京江宁迁居掘港经商开店。在太平天国年间(1851～1864年)，镇江等就有一大批难民迁至掘港。据记载仅句容地便有汤、经、端、石、雍、苏、王等诸姓。丰利的於氏三兄弟，始于明乐初年，自江南避难至江北，在丰利乡间定居开垦，先后建立“於家庄”、“於家荡”、“於家园”等庄园，其后裔遍布于丰西十数里。丰利沿海灶民多半姓陆，石屏乡姓桑的颇多，光荣乡半数农民姓马，丰利镇不少居民则分别姓汪、徐、冯、刘、潘。其祖先大都是明、清时期从安徽及江南等地陆续迁居而来。如东到处都有的李氏、岔河汤氏、马塘张氏、双甸丛氏、苴镇季氏等家族，也多自宋元明清（960～1911年）期间陆续从外地迁来。

新中国成立后，一批又一批分配工作的客籍大中专毕业生到如东落户安家，他们遍及文教卫生、工农商贸等各个行业，成为如东知识分子、技术人员的中坚力量。

20世纪70年代，上海、崇明、南通等地的知青成批下乡插队，除后来部分返城外，一般都与当地人婚配，成家扎根。

20世纪80年代，随着改革开放的不断深入，人员来往更为频繁。在如东，有江西、安徽人卖瓷器、开茶庄的，有山东人卖老姜、炒粟子、卖水果的，有里下河地区的人来收废旧、卖斫糖的，有盐城、兴化、射阳、宝应人租地种菌菇现种现卖的，有重庆、四川人开火锅辣味馆的，有山西、甘肃、新疆人卖刀削面、拉面的等。他们往往先是租下摊位，开张营业，源源不断地运售着家乡名特产品，其后带着家小安家落户。

2001～2006年，如东先后迎来三峡库区移民1990人，成为新时期的新如东人。

1949年至2010年间，如东共有21个少数民族3456人因婚姻、工作调动，加入拥有104万人口的如东大家庭。

二、人口总量

明·洪武元年（1368年），全县（今如皋县、如东县）9237户，34640人。

明·成化八年（1465年），全县（今如皋县、如东县）3952户，16144人。

明·正德元年（1506年），全县（今如皋县、如东县）5921户，34897人。

明·天启元年（1621年），全县（今如皋县、如东县）9176户，40117人。

明·崇祯元年（1628年），全县（今如皋县、如东县）8895户，38337人。

民国2年（1913年）5月，如皋东乡各市（不含栟茶地区）5.85万户（栟茶地区约2万余户），32.40万人，平均每户5.54人，平均每平方公里约280人。

民国24年（1935年），如皋东乡（含栟茶地区）14.95万户，70.34万人，平均每户4.7人。

1949年，全县189396户，699682人，平均每户3.69人。

1953年第1次全国人口普查，如东县人口统计资料：全县总户数312270户，总人口892240人，其中，男459946人，占总人口的51.55%；女432294人，占总人口的48.45%。男女性别比为106.39。

1964年第2次全国人口普查，如东县人口统计资料：全县总户数312270户，总人口879799人，其中，男452459人，占总人口的51.43%；女427340人，占总人口的48.57%。男女性别比为105.87。

1982年第3次全国人口普查，如东县人口统计资料：全县总户数312270户，总人口1084264人，其中，男550328人，占总人口的50.75%；女533892人，占总人口的49.25%。男女性别比为103.07。

1990年第4次全国人口普查，全县总户数340900户，总人口1116318人，其中，男性563472人，占总人口50.48%；女性为552846人，占总人口49.52%，男女性别比为101.92。

2000年，第5次全国人口普查结果：全县总户数357907户，全县总人口1114981人，其中，男性557748人，占总人口50.02%；女性537233人，占总人口49.98%，男女性别比为96.14。

2010年，第6次全国人口普查结果：全县总户数346039户，全县总人口1048358人，其中，男性518600人，占总人口49.47%；女性529758人，占总人口50.53%，男女性别比为97.89。

1949～1985年如东县人口情况表

表7-2　　单位:人

年　度	人　口		出　生	死　亡	自然增长	
	总　数	男	总　数	总　数	人　数	自然增长率%
1949	699682	362434	10759	22457	-11698	-16.72
1950	717856		15585	24944	-9359	-13.37
1951	736327		19445	20397	-925	-1.29
1952	749212		24015	17956	6059	8.23
1953	757149		24823	17195	7628	10.18
1954	781920		34863	13468	21395	28.25
1955	792966		17748	8781	8967	11.46
1956	804191	416596	30120	18096	12024	15.16
1957	825226		29449	8594	20855	25.93
1958	830591		18510	7577	10933	13.24
1959	834643		16466	13223	3243	3.89
1960	819738	419009	14981	18465	-3484	-4.17
1961	827432		14408	11753	2655	3.22
1962	848361		22941	8803	14138	16.87
1963	870613		27547	7613	19934	23.31
1964	893711		28777	7561	21216	24.01
1965	916647	467673	31373	8560	22813	25.20
1966	940306		30356	7679	22677	24.42
1967	961063		28868	7228	21634	22.76
1968	981995		29226	7180	22046	22.67
1969	1006837		26144	6295	19849	19.96
1970	1027992	521372	24574	6963	17611	17.31
1971	1037365		18931	7724	11207	10.83
1972	1043314		12743	7259	5484	5.27
1973	1050047		13552	9496	6603	6.31
1974	1054604		12243	7314	4929	4.68
1975	1060688		11503	7606	3899	3.68
1976	1065315	542031	10770	7308	3462	3.26
1977	1070109		11212	7283	3929	3.68
1978	1074881		11891	6780	5111	4.77
1979	1076556		12081	7096	4976	4.63
1980	1078288	545585	9023	7211	1812	1.68
1981	1082390		12539	7459	5080	4.70
1982	1089297		12526	6964	5562	5.12
1983	1088984	552055	8527	7595	932	0.86
1984	1089616		10425	7432	2993	0.99
1985	1090218	553402	11034	7662	3372	0.99

1985～2010年如东县人口情况表

表7-3　　　　单位:人

年度	总人口		出生数		死亡数		人均寿命期望		
		男		男		男	(岁)	男	女
1985	1090218	553402	11034	5627	7662	4215	73.83	70.92	74.38
1986	1098153	557544	16991	8661	7799	4289	74.59	71.80	77.65
1987	1107550	562326	17872	9112	7719	4246	74.47	72.53	76.60
1988	1116179	566806	14938	7618	7572	4165	74.71	71.24	77.61
1989	1122478	569705	14576	7432	7775	4276	74.85	72.57	77.77
1990	1127772	571737	13970	7145	8010	4492	74.26	71.31	76.98
1991	1130374	571700	11665	5898	7723	4300	74.99	72.65	77.53
1992	1132093	572196	11728	6013	8426	4639	74.59	71.30	77.15
1993	1133062	573014	12023	6016	8237	4577	74.77	71.38	77.49
1994	1133081	572082	10853	5555	8689	4809	74.52	71.96	77.45
1995	1134542	572284	11164	5619	8527	4771	74.57	72.23	77.50
1996	1131990	569970	9291	4711	9134	5220	74.46	71.99	76.13
1997	1128993	567103	9276	5635	8373	4681	74.71	71.84	77.88
1998	1125201	564908	7952	3925	9567	5226	75.06	72.43	75.55
1999	1120908	561548	6451	3312	8787	4886	75.74	73.15	75.34
2000	1114981	557748	8179	4050	8608	4408	74.92	73.06	76.88
2001	1108937	554402	6199	3068	8550	4807	76.06	75.54	78.69
2002	1101057	549746	6162	3130	9227	5086	77.08	74.99	79.30
2003	1093583	545939	5677	2818	8940	4895	76.01	75.85	78.22
2004	1084645	540987	6220	3148	8497	4665	77.01	74.96	79.26
2005	1076786	536403	6128	3094	9045	5051	77.23	75.24	79.64
2006	1071384	540383	5929	3034	8672	4831	77.05	75.45	79.26
2007	1062972	527914	5210	2598	9435	5134	77.79	75.82	79.90
2008	1056734	524332	5268	2611	8414	4666	78.27	76.54	81.69
2009	1052981	521671	5705	2915	9357	5079	76.42	74.10	78.89
2010	1048358	518600	5755	2896	10311	5512	80.12	78.90	81.55

三、人口密度

民国初年,如皋东乡西部、中部地区人口密度比东部沿海地区人口密度高1倍左右。

20世纪20年代以后,虽然有大批移民迁居沿海地区,但其人口密度仍只及内地60%左右。

1949年,全县699682人,平均每平方公里404人。

1986年,全县1098153人,平均每平方公里624人。

2010年,全县1048358人,平均每平方公里560人。

1986年如东县人口分布和人口密度表

表7-4　　单位：平方公里、万户、万人

区　名	土地面积	总户数	总人口数	人口密度
总　计	1760	32.53	109.82	624
掘　港	218	4.84	15.35	704
掘　东	223	4.36	13.56	612
苴　镇	153	2.48	8.10	529
丰　利	175	3.48	11.54	660
栟　茶	235	4.68	15.50	702
双　甸	277	4.51	17.21	621
岔　河	230	3.70	12.85	559
马　塘	249	4.49	14.60	586

2010年如东县人口分布和人口密度表

表7-5　　单位：平方公里、万人

镇　名	土地面积	人口分布	密　度（人/平方公里）
全　县	1760.00		560
掘港镇	263.14	20.90	794
马塘镇	140.83	8.19	581
栟茶镇	95.70	5.72	597
岔河镇	141.63	8.29	585
丰利镇	140.37	8.23	586
双甸镇	112.33	7.29	648
苴镇镇	85.50	3.78	442
长沙镇	95.00	3.87	407
大豫镇	195.47	10.36	530
洋口镇	125.83	7.35	584
新店镇	80.69	3.80	470
曹埠镇	92.36	4.78	517
河口镇	116.10	6.39	550
袁庄镇	99.19	5.87	592

四、人口变动

（一）自然变动

1949～2010年，全县总计出生93.14万人，平均每年出生1.5万人，出生率为14.93%；死亡59.67万人，平均每年死亡9624人，死亡率为15.43‰；自然增长32.14万人，平均每年自然增长5183人，增长率为5.15%。1950～2010年（部分年份）人口自然变动情况见下表：

1955～2010年(部分)如东县人口自然变动情况一览表

表7-6 单位:人

年度	总人口(万人)	出生		死亡		自然增长	
		人数	出生率(‰)	人数	死亡率(‰)	人数	净增率(‰)
1955	80.80	19082	24.26	9417	11.97	9665	12.29
1960	81.90	15428	18.10	18465	22.30	-3037	-3.70
1965	91.67	31373	33.70	8560	9.20	22813	25.20
1970	102.80	24574	24.10	6963	6.90	17611	17.31
1975	106.06	11499	10.87	7600	7.18	3899	3.69
1980	107.83	9023	8.40	7211	6.90	1812	1.63
1985	109.02	11034	10.13	7662	7.04	3372	3.09
1990	112.78	13970	12.42	8101	7.20	5869	5.22
1995	113.46	11164	9.86	8527	7.52	2637	2.33
2000	111.50	8179	7.32	8608	7.70	-429	-0.38
2005	107.68	6128	5.67	9145	8.46	-3017	-2.79
2010	104.84	5755	5.78	10311	9.81	-4556	-4.34

(二)机械变动

1949～1986年,全县因迁居、婚嫁、服役、升学和工作调动等,迁入总人数为63.87万人,平均每年迁入1.68万人;迁出总人数为54.67万人,平均每年迁出1.44万人。38年中净增9.19万人,平均每年净增2419人。

1950年代,人口流动量较大。1949～1954年,因土地可以自由买卖,南通、启东、海门等地约19万农民迁入如东沿海地区定居务农,故1950年代平均每年迁入2.64万人。同时亦因服役、外地招工以及支援新疆建设等,平均每年迁出19380人。

1960年代,因遭遇严重自然灾害,人口迁移较少,平均每年迁入1.15万人,迁出9889人。

1970年代,因外地知识青年插队落户与返回原地,加之干部、职工工作调动增多,故平均每年迁入1.45万人,迁出亦有1.43万人。

1980～1986年,逐步转入正常的升学、分配和服役、退伍以及工作调动等,平均每年迁入1.24万人,迁出1.31万人。7年内净减少4662人,平均每年减少666人。

2001年5月19日,三峡库区重庆市云阳县故陵镇的农村外迁移民217户、1023人,来如东安排到掘港镇乡村落户。

2002年7月4日,云阳县仁和、黄石、龙角三个镇的移民167户、719人迁到如东落户生活。如东两批共接收重庆市云阳县农村外迁移民384户、1742人,落户安置在15个镇的261个行政村中。

2006年,因婚姻、出生,在如东落户的三峡移民家庭新增人口214人;因投亲靠友,如东农村村民家庭还接纳了三峡水库自主移民34人。三峡水库农村外迁移民总共达到1990人在如东安家落户。

2003～2010年,逐步转入正常的升学、分配和服役、退伍以及工作调动等,平均每年迁入6924人,迁出1.04万人。8年内净减少2.75万人,平均每年减少3432人。

(三)人口流动

1.外来人口

2010年,全县暂住人口2.16万人,其中男性1.25万人,女性0.91万人。从地区分布,省内0.93万人，省外1.23万人。从职业分布，务工0.95万人，经商0.33万人，服务业0.29万人，其他0.59万人。

2.外出人口

2005年，全县外出人口22.74万人，其中省内14.45万人，省外8.29万人，分别占63.5%和36.5%。从地区分布，外出省外主要为北京市、上海市、江苏省、安徽省、浙江省、广东省、福建省、广西壮族自治区等。从年龄分布，15至59岁年龄人口占94.2%，其中，16至44岁人口占90.2%。

1983～2010年如东县人口变动一览表

表7-7　　单位:人

年　度	出　生	死　亡	自然增长率‰	迁　入	迁　出	机械增长率‰
1983	8627	7595	0.95	8238	9639	-1.28
1984	7204	7406	-0.18	8900	9852	-0.87
1985	11034	7662	3.09	11287	12333	-0.96
1986	16991	7799	8.40	17204	18435	-1.12
1987	17872	7717	9.20	13769	14390	-0.56
1988	14938	7572	6.62	12380	11214	1.05
1989	14576	7775	6.07	14285	14829	-0.48
1990	13970	8101	5.21	11494	12058	-0.50
1991	11665	7723	3.49	8198	9400	-1.06
1992	11728	8426	2.91	9943	11461	-1.34
1993	12023	8237	3.34	11500	13818	-2.04
1994	10853	8689	1.91	9992	12698	-2.38
1995	11164	8527	2.32	10727	11847	-0.98
1996	9291	9134	0.14	10060	12351	-2.02
1997	9276	8373	0.79	13592	15524	-1.71
1998	7852	9567	-1.52	11230	14532	-2.93
1999	6451	8787	-2.07	9635	12552	-2.59
2000	8179	8608	-0.38	10233	13655	-3.05
2001	6199	8550	-2.11	9038	11256	-1.99
2002	6162	9272	-2.81	8603	9665	-0.96
2003	5677	8940	-2.97	5589	9839	-3.87
2004	6220	8497	-2.09	4959	11440	-5.95
2005	6128	9145	-2.79	4350	10155	-5.37
2006	5929	8672	-2.55	8194	10850	-2.47
2007	5210	9435	-3.96	7699	11903	-3.93
2008	5268	8414	-2.97	6726	10818	-2.91
2009	5705	9357	-3.46	7991	8092	-0.09
2010	5755	10311	-4.34	9882	9949	-0.06

五、人口年龄

14岁以下的少年儿童人口：

1964年，全县30.84万人，占总人口的35.05%。

1982年,全县23.54万人,占总人口的21.71%。

1990年,全县18.72万人,占总人口的16.77%。

2000年,全县17.67万人,占总人口的16.28%。

2010年,全县14.19万人,占总人口的13.53%。

15至49岁的青壮年人口:

1964年,全县42.32万人,占总人口的48.10%。

1982年,全县61.80万人,占总人口的56.99%。

1990年,全县65.37万人,占总人口的58.56%。

2000年,全县55.51万人,占总人口的51.14%。

2010年,全县45.92万人,占总人口的68.41%。

65岁以上老人:

1982年,全县8.41万人,占总人口的7.7%,其中90岁以上老人有752人,100岁以上老人有2人。

1990年,全县65岁以上老人为10.92万人,占总人口的9.78%,其中90岁以上老人有1414人,100岁以上老人有8人。

2000年,全县14.62万人,占总人口的13.47%,其中90岁以上老人有2724人,100岁以上老人有37人。

2010年,全县18.92万人,占总人口的18.04%,其中90岁以上老人有4791人,100岁以上老人有85人,老化指数为211.43%。85位百岁老人分布情况:掘港镇21人,大豫镇11人,洋口镇10人,马塘镇8人,岔河镇6人,栟茶镇、新店镇各5人,丰利镇、双甸镇各4人,曹埠镇、袁庄镇各3人,长沙镇、河口镇各2人,苴镇1人。

1992~2010年间4个年度如东县人口年龄一览表

表7-8　　单位:万人

年度	总人口年龄层次		0—14岁		15—64岁		65岁以上		
	人数	男	人数	男	人数	男	人数	男	平均岁
1982	108.43	55.03	23.54	12.10	76.47	39.06	8.41	3.88	31.70
1990	111.63	56.35	18.72	9.54	81.99	41.80	10.92	5.00	34.92
2000	108.55	53.21	17.67	8.92	76.25	37.46	14.62	6.83	39.84
2010	104.83	51.86	14.19	8.58	71.72	34.18	18.92	9.10	45.87

附:

2010年如东县百岁寿星名册

表7-9　　统计时点:2010年12月31日　单位:岁

序号	姓名	性别	实足年龄	地址
1	缪鹤芳	女	100	栟茶镇栟南村3组
2	葛桂莲	女	100	栟茶镇双池巷6号
3	徐正良	女	102	栟茶镇双港村17组
4	蔡美良	女	104	栟茶镇新庄村25组
5	张志仁	男	101	栟茶镇兴凌村11组
6	季德珍	女	103	曹埠镇堤南社区19组

续表7-9 单位：岁

序号	姓名	性别	实足年龄	地址
7	陆群珍	女	100	曹埠镇孙窑社区24组
8	江学珍	女	103	曹埠镇甜水村9组
9	吉鲍氏	女	101	岔河镇龙发村7组
10	吴集太	男	100	岔河镇坝南村2组
11	陈肖氏	女	100	岔河镇南桥村5组
12	缪如兰	女	102	岔河镇启秀村10组
13	徐正英	女	101	岔河镇新坝村17组
14	佘承基	男	102	岔河镇新港村9组
15	赵志芳	女	100	长沙镇港城村25组
16	邓绍君	女	100	长沙镇陆河村35组
17	张士兰	女	101	大豫香台北10组
18	季淑珍	女	104	大豫镇巩王村10组
19	王能芳	女	101	大豫镇马家店村26组
20	陈万英	女	103	大豫镇南坎社区1组
21	施惠珍	女	105	大豫镇强民村20组
22	倪士珍	男	101	大豫镇香台村5组
23	周九云	男	102	大豫镇一门闸村17组
24	徐可英	女	104	大豫镇止马洼村20组
25	刁秀英	女	100	大豫镇周墩村11组
26	吴田成	男	102	大豫镇周墩村19组
27	张国英	女	102	大豫镇周墩村19组
28	韩长英	女	101	丰利镇陈葛庄村16组
29	郭世银	男	101	丰利镇花园桥村2组
30	冒井兰	女	102	丰利镇华严村24组
31	张锡芳	女	100	丰利镇玉窑村15组
32	周其英	女	100	河口镇锦成村49组
33	钱学兰	女	104	河口镇十里桥村18组
34	朱金凤	女	100	苴镇凤阳村23组
35	杨立凤	女	101	掘港镇陈高村4组
36	张仁宇	女	100	掘港南街146号
37	钱宏英	女	100	掘港余荡村46组
38	刘福娴	女	102	掘港镇新光南路4号
39	徐张氏	女	102	掘港镇陈高村2组
40	仇文锁	女	100	掘港镇古池社区
41	管德英	女	100	掘港镇虹桥村1组
42	葛翠平	女	100	掘港镇虹桥村3组
43	张素琴	女	100	掘港镇虹元村36组
44	许素珍	女	100	掘港镇江庄村10组
45	季忠信	男	100	掘港镇江庄村28组
46	王殿安	男	100	掘港镇六总村11组

续表7-9 单位：岁

序号	姓名	性别	实足年龄	地址
47	桑合珍	女	104	掘港镇青园村6组
48	陆钱氏	女	106	掘港镇三桥村23组
49	奚配英	女	101	掘港镇沙南村9组
50	张素珍	女	101	掘港镇十里墩村18组
51	王兆英	女	104	掘港镇十里墩村22组
52	杨福南	女	103	掘港镇天星村6组
53	汤雪连	女	100	掘港镇新丰村10组
54	戴柏英	女	100	掘港镇洋岸村21组
55	黄元珍	女	100	掘港镇余荡村22组
56	沈冒氏	女	100	马塘镇潮北村7组
57	严张华	女	100	马塘镇潮南村4组
58	柯佳翠	女	100	马塘镇潮桥居委会双人巷2号
59	顾姚珍	女	102	马塘镇潮桥居委会中巷路
60	邓淑珍	女	101	马塘镇马丰村27组
61	蒋福芹	女	106	马塘镇马西村18组
62	阚陈氏	女	102	马塘镇马西村19组
63	刘玲珍	女	100	马塘镇市河社区天成东苑10－1
64	吴往英	女	104	双甸镇德银村22组
65	袁桂芳	女	108	双甸镇石甸居委会11组
66	汤德仁	男	100	双甸镇曙光村38组
67	陈秀英	女	100	双甸镇锡伍村16组
68	孟桂英	女	100	新店镇顾高桥村6组
69	杨张氏	女	100	新店镇深河村7组
70	王群英	女	101	新店镇孙桥村13组
71	肖玉珍	女	100	新店镇园北村15组
72	唐学贵	男	106	新店镇祝套村1组
73	缪祝兰	女	100	洋口镇池塘头村6组
74	宫长元	男	101	洋口镇池塘头村6组
75	王秀英	女	100	洋口镇耿庄村
76	刘元珍	女	101	洋口镇古坳村8组
77	赵春山	男	100	洋口镇斜港村1组
78	梅良必	男	102	洋口镇斜港村4组
79	葛善珍	女	100	洋口镇新坝村5组
80	刘帮瑞	女	103	洋口镇油坊口村7组
81	金桂英	女	104	洋口镇闸西村12组
82	周其秀	女	100	洋口镇周新庄村13组
83	李万英	女	102	袁庄镇大袁庄村5组
84	时华英	女	100	袁庄镇大袁庄村8组
85	汪友山	女	101	袁庄镇袁庄时桥7组

六、人口性别

1953年，全县总户数312270户，总人口892240人，其中，男459946人，占总人口的51.55%；女432294人，占总人口的48.45%。男女性别比为106.39。

1964年，全县总户数312270户，总人口879799人，其中，男452459人，占总人口的51.43%；女427340人，占总人口的48.57%。男女性别比为105.87。

1982年，全县总户数312270户，总人口1084264人，其中，男550328人，占总人口的50.75%；女533892人，占总人口的49.25%。男女性别比为103.07。

1990年，全县总户数340900户，总人口1116318人，其中，男563472人，占总人口50.48%；女为552846人，占总人口49.52%，男女性别比为101.92。

2000年，全县总户数357907户，全县总人口1085478人，其中，男532069人，占总人口49.02%；女553409人，占总人口50.98%，男女性别比为96.14。

2010年，全县总户数346039户，全县总人口1048358人，其中，男518600人，占总人口49.64%；女529758人，占总人口50.36%，男女性别比为97.89。

七、文化构成

1949年前，广大贫苦农民子弟能读书者仅十分之一二，青壮年文盲和半文盲达90%。新中国建立以后，随着教育事业日益发展，人口文化程度就逐步提高。从全国"二普"到"六普"资料相比较显示，如东总人口中具有小学以上文化程度的人口越来越多。

1985年，全县每千人中有大专毕业生2.63人，高中生(含在校生)88.57人，初中生(含在校生)249人，高小文化程度的405人。高小文化程度以上者占总人口的74.52%。

1986年，全县各类科学技术人员总数达9149人，其中自然科学人员4640人(工程技术人员占17.1%，农业技术人员占5.5%，卫生技术人员占51.8%，教学人员占25.6%)；1695人获得专业技术职称。

1990年，全县每千人中有大学毕业生(含本科)5.9人，高中生(含在校生)93人，初中生(含在校生)243人，小学文化程度以上者占总人口的69.73%。

2000年，全县每千人中有大学毕业生(含本科)15.7人，高中生(含在校生)119.3人，初中生(含在校生)312.7人，小学文化程度以上者占总人口的82.87%。

2010年，全县每千人中有大学毕业生(含本科)44.4人，高中生(含在校生)147.2人，初中生(含在校生)359.2人，小学文化程度以上者占总人口的89.14%。现专业技术人员有28880人，占在业人口的4.17%。

1964～2010年间5个年度如东县人口文化程度一览表

表7-10　　单位：人

年度	人数	大学	高中	初中	小学
1964	130555	835	6518	29169	94033
1982	643934	2397	85743	204345	351659
1990	778382	6566	103869	271260	396687
2000	899495	17060	129513	339376	413546
2010	887836	44234	146628	358141	338833

2000年，第五次全国人口普查结果：全县6周岁及（6周岁）以上人口中有小学及以上文化程度的人口为899495人，占全县常住人口的82.87%。其中，大学本科及以上文化程度3467人（研究生43人），每万人中31.9人；大学专科文化程度13593人，每万人中125.2人，比“四普”增加76.8人，增加1.6倍；中专文化程度18146人，每万人167.2人；高中文化程度111367人，每万人1026人，比“四普”增加175人，增长20.6%；初中文化程度33937人，每万人中3126.5人；小学文化程度413546人，每万人中4731人；不识字或识字很少人口内139497人，每万人中1276人。

2010年，在6周岁及（6周岁）以上人口中有小学及以上文化程度的人口为887836人，占全县常住人口的89.14%，比“五普”高6.27个百分点，占6周岁及（6周岁）以上人口的91.99%，比“五普”高出5.33个百分点。其中，大学本科及以上文化程度14219人（研究生387人），每万人中142.8人；大学专科文化程度43847人，每万人中454.3人；高中文化程度146628人，每万人中1472人；初中文化程度358141人，每万人中3595.9人；小学文化程度338833人，每万人中3402人；不识字或识字很少77313人，每万人中776人。

1990、2000、2010年如东县人口普查文化水平素质表

表7-11　　单位：人

文化程度	1990年	占(%)	2000年	占(%)	2010年	占(%)
研究生	—	—	43		387	0.04
大学本科	1158	0.11	3424	0.33	13832	1.43
大学专科	5408	0.53	13593	1.31	30015	3.11
高中(中专)	103869	10.10	129513	12.48	146628	15.19
初中	271260	26.39	339376	32.70	358141	37.11
小学	396687	38.59	413546	39.84	338833	35.11
不识字或很少	249562	24.28	138497	13.34	77313	8.01
合　计	1027944	100	1037992	100	965149	100

第四次人口普查（1990年7月1日零时）、第五次人口普查（2000年11月1日零时）、第六次人口普查（2010年11月1日零时）

八、民族构成

1949年前，如东居民都为汉族，后因婚姻及工作调动等原因，始有极少数回族、蒙古族等人口迁入。

1964年，全国第二次人口普查结果显示，全县少数民族人口仅有21人。

1982年全国第三次人口普查结果，少数民族增加到41人，其中回族20人，蒙古族10人，朝鲜族5人，满族3人，彝族和壮族各2人，维吾尔族1人。他们分布于14个镇、乡和农场。

2000年，全国第五次人口普查结果显示，全县有32个民族，与“四普”相比增加了18个民族。在全县常住人口中，汉族1081832人，占99.66%，少数民族3646人，比“四普”增加3554人，占0.34%。其中，蒙古族21人，回族48人，藏族9人，维吾尔族6人，苗族1310人，彝族44人，壮族60人，布依族73人，朝鲜族22人，满族20人，侗族1694人，瑶族42人，白族63人，土家族100人，哈尼族1人，傣族7人，黎族6人，傈僳族2人，畲族4人，高山族3人，水族74人，土族3人，达斡尔族4人，仫佬族6人，毛南族1人，仡佬族9人，普米族1人，鄂温克族1人，京族1人，独龙族1人，鄂伦春族2人，其他未识别民族8人。少数民族人口迅速增加，主要是改革开放扩大了民族间的交流，地区间经济发展的不平衡又促进了人口的流动，而婚姻的迁入则是全县少数民族人口增长的主要因素。

2010年,全国第六次人口普查结果显示,全县有32个民族,与"五普"相比未有增加。在全县常住人口中,汉族992527人,占99.65%,少数民族3456人,比"五普"减少190人,占0.35%。其中,蒙古族19人,回族86人,藏族9人,维吾尔族12人,苗族1199人,彝族75人,壮族103人,布依族96人,朝鲜族21人,满族28人,侗族1267人,瑶族37人,白族82人,土家族252人,哈尼族6人,傣族24人,黎族5人,傈僳族6人,佤族5人,畲族17人,水族61人,东乡族13人,景颇族4人,土族3人,达斡尔族1人,仫佬族5人,羌族4人,毛南族1人,仡佬族9人,怒族5人,外国人加入中国籍1人。

2000、2010年如东县"五普"、"六普"少数民族构成人数

表7-12　　单位:人

民　族	2000年全国第五次人口普查	2010年全国第六次人口普查
合　计	3646	3456
蒙古族	21	19
回　族	48	86
藏　族	9	9
维吾尔族	6	12
苗　族	1310	1199
彝　族	44	75
壮　族	60	103
布依族	73	96
朝鲜族	22	21
满　族	20	28
侗　族	1694	1267
瑶　族	42	37
白　族	63	82
土家族	100	252
哈尼族	1	6
傣　族	7	24
黎　族	6	5
傈僳族	2	6
畲　族	4	17
高山族	3	-
水　族	74	61
土　族	3	3
达尔族	4	-
仫佬族	6	5
毛南族	1	1
仡佬族	9	9
普米族	1	-

续表7-12　　单位:人

民　族	2000年全国第五次人口普查	2010年全国第六次人口普查
鄂温克族	1	-
京　族	1	-
独龙族	1	-
鄂伦春族	2	-
怒　族		5
佤　族		5
东乡族		13
景颇族		4
达斡尔族		1
羌　族		4
其他未识别民族	8	-
外国人加入中国籍		1

九、家庭构成

(一)婚姻

如东地区历来实行一夫一妻制,过去以“门当户对”作为择偶标准,以亲缘关系和血缘关系为主要媒介。民国29年(1940年)以前,农村一部分大地主和市镇一部分富户及国民党军政官员流行纳妾;19世纪40年代,纳妾现象逐步消失。农村约有三分之一的贫苦农民家庭到育婴堂或多子女贫苦农民家庭认领养女作童养媳;1951年以后,童养媳现象逐步消失。成年人结婚或离婚均按婚姻法履行登记、批准手续。

1949年以前,各个家庭婚姻的缔结大多由父母包办。1951年国家颁布婚姻法,实行婚姻自主,男女双方逐步以相貌、身体、年龄和经济条件、政治地位、文化水平等作为择偶标准。但父母包办强迫或买卖婚姻事件仍有发生。1959年全县2816对成年男女登记结婚,其中112对属包办强迫或买卖婚姻而未获批准结婚,占登记结婚数的4%。1978年全县7292对成年男女登记结婚,其中35对属包办强迫或买卖婚姻而未获批准结婚,占登记结婚数的0.4%。据1950年至1987年成年男女婚姻缔结途径的抽样调查,比例(%)如下:

1951～1987年如东县成年男女婚姻缔结途径抽样调查表

表7-13　　单位:对

类　别		结　婚　年　度			
		1951～1959	1960～1969	1970～1979	1980～1987
缔结途径	父母包办	40	25	17	4
	亲戚介绍	20	25	23	43
	朋友介绍	20	25	30	36
	自己认识	20	25	30	17

中华人民共和国成立以后，县内市镇居民和农村农民、渔民中男女之间的结缘关系差距较大。农民、渔民中以地缘和业缘关系结婚的为多，尤以渔村渔民为最。环港渔业乡海洋和南港渔业乡通海村89对中青年夫妇的结缘关系，地缘(业缘)关系达79对，占88.8%；亲缘关系为9对，血缘关系仅1对。

1981～1987年，县人民法院共受理离婚案件5778件，平均每年收理148件。20世纪50年代，平均每年离婚人数略低于全部平均人数。1959年，经人民法院批准离婚的125对夫妇中，感情不合的占75%，一方受虐待的占6%，重婚的占16%，还有82对夫妇经过各级组织调解，不再离婚。进入20世纪80年代，离婚人数逐年增加，由1980年的118对增加到1987年的366对，平均每年达220对。

2000～2010年如东县结婚、离婚人数统计表

表7-14 单位：对

年　度	2000	2001	2002	2003	2004	2005	2006	2007	2008	2009	2010
结　婚				2115	6650	5230	5516	5567	6880	6747	7651
离　婚	178	360	378	475	642	872	847	963	1004	1018	1167

2000年，全国第五次人口普查长表汇总资料显示：全县15周岁以上各种婚姻状况人口的比例分别是：未婚者占15周岁及(15周岁)以上人口(下同)的8.96%，比“四普”时的18.68%下降9.7个百分点，其中未婚男性占未婚人口的61.29%，未婚女性占38.71%。有配偶的人口占80.31%，比“四普”时的72.63%增加7.68个百分点。在已婚人口中，15－19周岁的人口占0.01%，比“四普”时的1.73%下降了0.57个千分点。早婚现象有所减少。丧偶人数占7.84%，比“四普”时的7.02%增加0.82个百分点，其中丧偶男性占29.75%，女性占70.25%。离婚人数占0.68%，比“四普”时的0.55%增加0.13个百分点，其中离婚男性占72.43%，女性占27.57%。

2010年，全国第六次人口普查长表汇总资料显示：全县15周岁以上各种婚姻状况人口的比例分别是：未婚者占15周岁及15周岁以上人口(下同)的10.8%，比“五普”时的8.96%下降1.94个百分点，其中未婚男性占未婚人口的56.14%，未婚女性占43.68%。有配偶的人口占79.61%，比“五普”时的80.31%减少0.71个百分点。在已婚人口中，15－19周岁的人口占0.016‰，比“五普”时的0.10‰下降了0.984个千分点。早婚现象大大减少。丧偶人数占8.6%，比“五普”时的7.84%增加0.76个百分点，其中男性占丧偶人数的28.63%，女性占71.3%。离婚人数占0.98%，比“五普”时的0.68%增加0.3个百分点，其中男性占离婚人数的61.11%，女性占38.89%。

(二)家庭

1. 家庭规模

如东地区一个家庭基本为一户。清末民初，除掘东地区外，城乡居民均以“三代同堂”、“四世同居”为荣，故家庭规模较大。

民国4年(1915年)，平均每户达5.54人。20世纪30年代以后，随着核心家庭不断增多，家庭规模不断缩小。

民国24年(1935年)，平均每户4.70人。

1949年，平均每户为3. 07人。

1987年，平均每户为3.38人。

2000年，全县家庭户354089户，与“四普”相比增加14424户，增长4.31%；平均每户人数3.02人，比“四普”时3.24人减少0.22人。其中，一人户32828户，占家庭总户数的9.27%；二人户97824户，占

27.63%；三人户125051户，占35.32%；四人户43866户，占12.39%；五人户40645户，占11.48%；六人户10615户，占2.99%；七人以上户3261户，占0.92%。家庭规模小型化，这是社会、政治、经济诸多因素共同作用的结果。随着经济的进一步发展，社会文明程度的进一步提高，人们的思想观念也发生了变化，许多青年人结婚后都希望自立门户，独立生活，致使两人、三人户越来越多。"五普"显示，两人、三人户占家庭户比重由"四普"的51.41%上升到62.95%，增加了11.54个百分点。

2010年，全县家庭户341107户，与"五普"相比减少12982户，减少5.11%；平均每户人数2.82人，比"五普"时3.02人减少0.2人。其中，一人户48290户，占家庭户总户数的14.16%；二人户114462户，占33.56%；三人户85153户，占24.96%；四人户47825户，占14.02%；五人户36062户，占10.57%；六人户72489户，占2.12%；七人户1578户，占0.46%；八人户353户，占0.10%；九人户83户，占0.02%；十人及以上户53户，占0.02%。"六普"显示：两人、三人户占家庭比重由"五普"的62.95%下降到58.52%，下降了4.43个百分点。

1949～2010年间如东县家庭规模表

表7-15　　单位：人

年　度	全县平均数	城镇平均数	农村平均数
1949	3.70	3.45	3.71
1956	3.86	4.49	3.84
1966	3.81	4.21	3.79
1976	3.62	4.19	3.61
1987	3.38	3.40	3.17
1990	3.27	3.62	3.19
2000	3.03	3.71	3.18
2010	3.29	3.82	3.16

2. 家庭结构

如东掘东地区各个家庭多从启东、海门迁居而来，历史上即形成子女一旦结婚，即与父母分家，组成核心家庭。其他地区也逐步趋向核心家庭化。1981年至1985年，马塘镇丰和居民委员会共有89对青年结婚，婚后与父母分家组成核心家庭的有51对，占57%，与父母一起组成直系家庭的和与父母兄嫂一起组成扩大家庭的各为19对，各占21.5%。1987年，分别对部分城镇、农村和渔村居民的家庭结构抽样调查，总计1964户，其比例（%）如下：

1987年如东县掘港镇居村家庭结构情况表

表7-16　　单位：户

调查单位	掘港镇民主居民委员会	掘港镇新光村	环渔渔业乡海洋村 南港渔业乡通海村
核心家庭	68.70	65.50	66.10
扩大家庭	0.70	/	24.00
直系家庭	10.50	8.00	8.30
独居	20.10	26.50	1.60

1983～2010年如东县独生子女率一览表

表7-17 单位:人

年　度	已婚育龄妇女人数	家庭只有一孩妇女人数	独生子女率%
1983	180283	78704	43.66
1984	195728	84504	43.17
1985	208016	95087	45.71
1986	216818	105481	48.65
1987	228104	119673	52.46
1988	239139	132314	55.33
1989	242582	141661	58.40
1990	251864	154050	61.16
1991	254692	163594	64.23
1992	261115	174981	67.01
1993	261502	182255	69.70
1994	266175	191578	71.97
1995	267027	200772	75.19
1996	268596	206869	77.02
1997	267692	212764	79.48
1998	265753	218947	82.39
1999	264549	224675	84.93
2000	262634	227856	86.76
2001	257416	227243	88.28
2002	243739	219363	90.00
2003	248435	223791	90.08
2004	242958	220313	90.68
2005	237983	216833	91.11
2006	215666	198315	91.95
2007	221784	204118	92.03
2008	217984	200271	91.87
2009	208330	190904	91.64
2010	206490	188591	91.33

十、城乡构成

1949年,全县总人口699682人,其中:农业人口677852人,占总人口96.88%。非农业人口城镇人口21830人,占总人口3.12%。

1985年,全县总人口1090218人,其中:农业人口943946人,占总人口86.58%。非农业人口146272人,占总人口13.42%。

2010年，全县总人口1048358人，其中：农业人口829799人，占总人口79.15%。非农业人口218559人，占总人口20.85%。

1949～2010年如东县人口城乡结构一览表

表7-18　　单位：人

年　度	县总人口	农业人口	占总人口比例%	非农业人口	占总人口比例%
1949	699682	677852	96.88	21830	3.12
1960	819738	778855	95.01	40883	3.99
1970	1027992	996661	96.95	31331	3.05
1980	1078288	1032185	95.72	46103	4.28
1985	1090218	943946	86.58	146272	13.42
1990	1127772	961940	85.30	165832	14.70
1995	1134542	952702	83.97	181840	16.03
2000	1114981	932624	83.64	182357	16.36
2005	1076786	888682	82.53	188104	17.47
2010	1048358	829799	79.15	218559	20.85

十一、姓氏构成

1986年，全县各户户主姓氏有373个。各户主姓氏数量分10个幅度排列如下：

15000户以上户主姓氏有2个：陈、张。

10000～15000户户主姓氏有3个：王、徐、缪。

5000～10000户户主姓氏有10个：李、周、吴、杨、朱、曹、顾、季、刘、陆。

2000～5000户户主姓氏有20个：赵、钱、孙、冯、沈、许、何、施、姜、葛、马、袁、唐、康、黄、高、蔡、管、丁、丛。

1000～2000户户主姓氏有21个：蒋、韩、秦、严、金、潘、花、薛、汤、于、姚、戴、宋、郭、胡、石、於、符、叶、桑、冒。

500～1000户户主姓氏有27个：魏、陶、谢、苏、范、俞、任、倪、殷、傅、余、肖、邵、汪、董、江、盛、林、邱、夏、田、郁、崔、吉、龚、翟、沙。

100～500户户主姓氏有64个：郑、褚、尤、吕、也、喻、章、奚、鼓、韦、方、鲍、史、费、罗、时、卞、孟、尹、祁、毛、成、茅、纪、祝、梁、杜、贾、路、童、梅、刁、骆、樊、凌、虞、万、卢、莫、房、宗、邓、单、洪、包、左、程、邢、翁、仲、宫、仇、印、白、申、濮、庄、瞿、欧、曾、鞠、商、佘、镇。

50～100户户主姓氏有27个：卫、华、邹、柏、鲁、柳、常、卜、穆、阮、娄、颜、应、杭、段、焦、候、栾、景、乔、双、谭、宦、易、居、查、展。

10～50户户主姓氏有58个：戚、窦、岑、贺、腾、毕、郝、邬、安、伍、元、平、臧、能、屈、项、闵、支、柯、昝、解、宣、诸、钮、裴、荣、惠、甄、储、巫、宁、厉、戎、武、司、韶、咸、闻、浦、茹、东、晁、冷、丰、关、岳、帅、牟、谌、保、浩、端木、欧阳、昌、羌、仁、星、练。

1～9户户主姓氏有136个：水、苗、凤、雷、齐、和、狄、明、庞、蓝、席、强、钟、霍、经、干、贲、嵇、封、芮、靳、井、富、谷、车、全、伊、甘、詹、束、薄、宿、蒲、卓、屠、胥、桂、边、扈、燕、冀、湿、柴、阎、艾、向、戈、廖、步、耿、满、匡、国、文、冠、阙、越、师、巩、聂、相、竺、公、汝、涂、海、亢、伯、年、庆、户、殳、卑、政、皮、宓、元、爰、直、天、沃、兆、征、佐、衡、菊、岩、堂、尼、落、随、赖、至、顺、绍、才、官、楼、诚、津、浴、宏、都、汁、问、稽、兰、木、形、威、尧、乐、多、组、邢、桃、超、开、未、孝、守、隋、旺、郡、西、维、委、歆、环、甫、业、恙、洁、潮、拜、杂。

各区主要姓氏分布

1986年，各区主要姓氏分布次序如下：

掘港区为一陈、二张、三王、四顾、五周、六曹、七徐、八朱、九吴、十管。

掘东区为一陈、二张、三王、四顾、五陆、六施、七徐、八曹、九朱、十季。

苴镇区为一陈、二季、三徐、四张、五刘、六王、七李、八陆、九葛、十朱。

丰利区为一陈、二徐、三王、四张、五桑、六陆、七刘、八周、九於、十石。

栟茶区为一缪、二张、三徐、四周、五蔡、六王、七蒋、八陈、九顾、十吴。

双甸区为一吴、二张、三缪、四李、五陈、六王、七徐、八孙、九刘、十丛。

岔河区为一徐、二陈、三朱、四王、五吴、六徐、七杨、八季、九曹、十周。

马塘区为一陈、二张、三徐、四王、五吴、六葛、七顾、八高、九曹、十杨。

十二、劳动人口

1949年，全县农业人口66.65万人，占总人口的95.3%，其中有整、半劳动力39.64万人，从事农业生产的占90%，从事盐业和渔业生产的占10%。非农业人口5.06万人，占总人口的4.7%，主要从事商业、工业、手工业和文教卫生事业，其中全民所有制干部、职工仅有2668人。

2005年，全县总从业人员63.41万人，占全县总人口的58.67%，其中，第一产业从业人员为19.46万人，占总从业人员的30.69%；第二产业从业人员为25.22万人，占总从业人员的39.77%；第三产业从业人员为18.73万人，占总从业人员的29.54%。在全县从业人员中，农村从业人员为53.54万人，占全县总从业人员的84.43%。

2010年统计资料表明：全县总从业人员69.17万人，占全县总人口的69.45%，全县经济活动人口为69.60万人，占总人口的69.88%，其中：

从事农、林、牧、渔业的20.56万人；从事采矿业的190人；

从事制造业的21.33万人；从事电力、燃气及水的生产和供应业的2890人；

从事建筑业的8.16万人；

从事交通运输、仓储和邮政业的2.19万人；

从事信息传输、计算机服务和软件业务的1610人；

从事批发和零售业8.16万人；从事住宿和餐饮业的1.87万人；

从事金融业的2930人；从事房地产业的1030人；

从事租赁和商务服务业的1600人；从事科学研究、技术服务和地质勘查业的590人；

从事水利、环境和公共设施管理业的1750人，居民服务和其他服务业的3.33万人；

从事教育的8940人；

从事卫生、社会保障和社会福利业的4840人；从事文化、体育和娱乐业的850人；

从事公共管理和社会组织的8570人；

从事第一产业（即农林牧渔业）的人口占29.55%；

从事第二产业（即工业、建筑业）的人口占42.81%；

从事第三产业的人口占27.04%。

城镇每百人中有71.99人在业，在业人口最多的为苴镇，占人口数的77.94%；全县非经济活动人口17.17万成年人中，在校学生3.35万人，料理家务的3.32万人，毕业后未工作的1110人，承包土地被征用的480人；离退休及其他人4.31万人。

2005、2010年如东县农村从业人员及其构成情况表

表7-19　　单位：人

行　业	2005年		2010年	
	在业人数	占在业%	在业人数	占在业%
一、第一产业	18.80	35.11	20.56	29.72
种植业	10.82	20.21	16.69	24.13
二、第二产业	21.59	40.33	29.79	43.07
工业	12.40	23.20	21.64	31.28
建筑业	9.17	17.13	8.15	11.78
三、第三产业	13.15	24.56	18.82	27.21
交通运输邮电仓储业	2.71	5.06	2.35	3.40
批发零售贸易住宿餐饮业	2.75	5.14	10.03	14.50
金融保险业	0.12	0.22	0.29	0.42
房地产社会服务业	0.86	1.61	3.59	5.19
卫生体育和社会福利业	0.18	0.34	0.49	0.71
教育文化艺术广播电视业	0.12	0.22	0.97	1.40
合计	53.54	100	69.17	100

第八章　机构床位

概　述

如东县医疗卫生机构历史追溯甚远。

元代（1279年～1368年），白衣二真人的“头风黑神验方”已备受推崇。

明·洪武十七年（1384年），全县医疗卫生机构计有：县医学训科1所、中医诊所以百计。

民国16年（1927年），全县医疗卫生机构计有：西医医院、民间中医诊所300所余，始有门诊观察室床位。

1950年12月，全县编制卫生床位30张，平均每千人拥有0.04张(30/717856)。

1960年12月，全县编制卫生床位1192张，平均每千人拥有1.45张(1192/819738)。

1970年12月，全县编制卫生床位1666张，平均每千人拥有1.62张(1666/1027992)。

1980年12月，全县编制卫生床位2064张，平均每千人拥有1.91张(2064/1078288)。

1990年12月，全县编制卫生床位2291张。平均每千人拥有2.03张(2291/1127772。

2000年12月，全县编制卫生床位2291张，平均每千人拥有2.05张(2291/1114981)。

2010年12月，全县编制卫生床位2648张，平均每千人拥有2.52张(2646/1048358)。

第一节　医疗机构配置

如东县医疗卫生机构历史追溯甚远。

元代（1279年～1368年），白衣二真人的“头风黑神验方”已备受推崇。

明·洪武十七年（1384年），全县医疗卫生机构有：县医学训科（卫生行政工作机构）1所、中医诊所以百计。明·万历（1573～1720年）年间，全县医疗卫生机构有：县医学训科（卫生行政工作机构）1所、民间中医诊所300所余。

康熙三十三年（1694年），全县医疗卫生机构有：县医学训科（卫生行政工作机构）1所、育婴堂1所、民间中医诊所300所余。

民国4年（1915年），全县医疗卫生机构有：疗养院1所、民间中医诊所300所余。

民国22年（1933年）末，全县所医院有9所医院经费未填报。

民国29年（1940年），全县医疗卫生机构有：县立医院2所、民间中医诊所300所余。

1950年12月，全县有医疗卫生机构400所，其中：县卫生院（县医疗卫生行政工作机构）1所、乡镇联合诊所87所、诊所312所。

1955年12月，全县有医疗卫生机构334所，其中：县直卫生单位2所（县人民委员会卫生科1所、县妇幼保健站1所）卫生、县直医疗单位（县卫生院）1所、区卫生所9所、乡镇联合诊所162所、诊所159所。

1960年12月，全县有医疗卫生机构82所，其中：县直卫生单位4所（县卫生科、县妇幼保健所、县卫生防疫站、县卫生学校）、县直医疗单位4所（县人民医院、县中医院、县职工疗养院、县麻风病防治所）、地区医疗机构7所（栟茶地区医院、岔河地区医院）、人民公社民办医院44所、农场医院卫生所3所、医务室诊19所。

1965年12月，全县有医疗卫生机构105所，其中：县直卫生单位3所（县卫生科、县妇幼保健所、县卫生防疫站）、县直医疗单位3所（县人民医院、县中医院、县麻风病防治所）、地区医疗卫生机构8所（栟茶地区医院、岔河地区医院、丰利地区医院、双甸地区医院、苴镇地区医院、马塘地区医院、袁庄地区医院）、区卫生所7所、人民公社中心联合诊所54所、农场医院卫生所3所、医务室诊22所。

1970年12月，全县有医疗卫生机构886所，其中：县直卫生单位1所（县卫生服务站）、县直医疗单位2所（县人民医院、县麻风病防治所）、地区医疗卫生机构7所（栟茶区卫生院、岔河区卫生院、丰利区卫生院、双甸区卫生院、苴镇区卫生院、马塘区卫生院、袁庄地区医院）、区卫生所1所、人民公社卫生院54所、农场医院卫生所3所、生产大队卫生室786所、医务室32所。

1975年12月，全县有医疗卫生机构894所，其中：县直卫生单位4所（县卫生局、县妇幼保健所、县卫生防疫站、县岔河赤脚医生大学）、县直医疗单位3所（县人民医院、县中医院、县麻风病防治所）、地区医疗卫生机构8所（栟茶区医院、岔河区医院、丰利区医院、双甸区医院、苴镇区医院、马塘区医院、掘东区医院、袁庄地区医院）、区卫生所8所、人民公社卫生院54所、农场医院卫生所3所、生产大队卫生室775所、医务室39所。

1980年12月，全县有医疗卫生机构928所，其中：县直卫生单位6所（县卫生局、县妇幼保健所、县卫生防疫站、县岔河赤脚医生大学、县医药公司、县药品检验所）、县直医疗单位4所（县人民医院、县中医院、县麻风病防治所、县精神病防治院）、地区医疗卫生机构7所（栟茶区医院、岔河区医院、丰利区医院、双甸区医院、苴镇区医院、马塘区医院、掘东区医院）、区卫生所8所、人民公社卫生院54所、农场医院卫生所3所、生产大队卫生室763所、医务室45所、诊所38所。

1985年12月，全县有医疗卫生机构959所，其中：县直卫生单位6所（县卫生局、县妇幼保健所、县卫生防疫站、县医药公司、县药品检验所、县卫生进修学校）、县直医疗单位5所（县人民医院、县中医院、县皮肤病防治所、县精神病防治院、县计划生育指导站）、地区医疗卫生机构7所（栟茶区医院、岔河区医院、丰利区医院、双甸区医院、苴镇区医院、马塘区医院、掘东区医院）、区卫生所8所、乡镇卫生院49所、农场医院卫生所3所、生产大队卫生室719所、医务室51所、诊所111所。

1990年12月，全县有医疗卫生机构916所，其中：县直卫生单位5所（县卫生局、县妇幼保健所、县卫生防疫站、县药品检验所、县卫生进修学校）、县直医疗单位5所（县人民医院、县中医院、县皮肤病防治所、县精神病防治院、县计划生育指导站）、地区医疗卫生机构8所（县第二人民医院、县第三人民医院、县第四人民医院、马塘医院、丰利医院、掘港中心卫生院、兵房中心卫生院、苴镇中心卫生院、双甸镇中心卫生院）、乡镇卫生院45所、农场医院卫生所3所、村卫生室632所、医务室124所、诊所92所。

1995年12月，全县有医疗卫生机构871所，其中：县直卫生单位5所（县卫生局、县妇幼保健所、县卫生防疫站、县药品检验所、县卫生进修学校）、县直医疗单位5所（县人民医院、县中医院、县皮肤病防治所、县第四人民医院、县计划生育指导站）、地区医疗卫生机构8所（县第二人民医院、县第三人民医院、县第四人民医院、马塘医院、丰利医院、掘港中心卫生院、兵房中心卫生院、苴镇中心卫生院、双甸镇中心卫生院）、区卫生所8所、乡镇卫生院39所、农场医院卫生所3所、村卫生室606所、医务室120所、诊所73所。

2000年12月，全县有医疗卫生机构591所，其中：县直卫生单位5所（县卫生局、县妇幼保健所、县卫生防疫站、县药品检验所、县卫生进修学校）、县直医疗单位5所（县人民医院、县中医院、县皮肤病防治所、县第四人民医院、县计划生育指导站）、地区医疗机构8所（县第二人民医院、县第三人民医院、县第四人民医院、马塘医院、丰利医院、掘港中心卫生院、兵房中心卫生院、苴镇中心卫生院、双甸镇中心卫生院）、乡镇卫生院21所、农场医院卫生所3所、村卫生室365所、医务室121所、诊所76所。

2005年12月，全县有医疗卫生机构492所，其中：县直卫生单位5所（县卫生局、县妇幼保健所、县卫生监督所、县疾病预防控制中心、县卫生进修学校）、县直医疗单位5所（县人民医院、县中医院、县第四人民医院、县计划生育指导站）、地区医疗卫生机构8所（县第二人民医院、县第三人民医院、县第四人民医院、马塘医院、丰利医院、掘港中心卫生院、兵房中心卫生院、苴镇中心卫生院、双甸镇中心卫生院）、镇卫生所15所、乡镇卫生院37所、农场医院卫生所3所、社区卫生服务站246所、医务室95所、诊所78所。

2010年12月，全县有医疗卫生机构491所，其中：县直卫生单位5所（县卫生局、县妇幼保健所、县卫生监督所、县疾病预防控制中心、县卫生进修学校）、县直医疗单位4所（县人民医院、县中医院、县第四人民医院、县计划生育指导站）、中心卫生院8所（县第二人民医院、县第三人民医院、县第四人民医院、马塘医院、丰利医院、掘港中心卫生院、兵房中心卫生院、苴镇中心卫生院、双甸镇中心卫生院）、（栟茶、洋口、丰利、苴镇、长沙、大豫、掘港、马塘、曹埠、岔河、新店、双甸、河口、袁庄）镇卫生所14所、乡镇农场卫生院39所、社区卫生服务站249所、医务室68所、诊所104所。

1950～1985年如东县医疗卫生机构配置情况表

表8-1　　　　单位：个

年度	总数	县直卫生单位	县直医疗单位	区卫生所/区医院	联合诊所/乡镇卫生院	其他医院	区卫生所	村卫生室	医务室	诊所
1949	600		1	22		6				571

续表8-1 单位:个

年度	总数	县直卫生单位	县直医疗单位	区卫生所/区医院	联合诊所/乡镇卫生院	其他医院	区卫生所	村卫生室	医务室	诊所
1950	400		1		87					312
1951	384	1	1	4	126					252
1952	409	1	1	8	182					217
1953	371	2	1	8	182					178
1954	337	2	1	6	162					166
1955	334	2	1	9	162					159
1956	261	3	1	9	162					86
1957	139	3	1	8	91					36
1958	89	4	2	8	5/39	3				28
1959	94	4	4	8	40	3			19	16
1960	82	4	4	8	44	3			19	
1961	82	4	4	8	44	3			19	
1962	97	3	3	7	50	3	7		22	
1963	97	3	3	7	50	3	7		22	
1964	97	3	3	7	50	3	7		22	
1965	104	3	3	7	54	3	7		22	
1966	104	3	3	7	54	3	7		25	
1967	104	3	3	7	54	3	7		25	
1968	101	3	3	7	54	3	1		28	
1969	887	1	3	7	54	3	1	786	32	
1970	886	1	2	7	54	3	1	786	32	
1971	891	2	3	7	54	3	1	786	35	
1972	891	2	3	7	54	3	1	786	35	
1973	885	3	3	7	54	3	1	775	37	
1974	886	3	3	7	54	3	1	775	38	
1975	894	5	3	8	54	3	8	775	39	
1976	886	6	3	7	54	3	9	763	39	
1977	886	6	3	7	54	3	9	763	41	
1978	888	7	3	7	54	3	9	763	42	
1979	915	6	3	7	54	3	8	763	42	29
1980	928	6	4	7	54	3	8	763	45	38
1981	889	3	4	7	54	3	8	719	45	46
1982	904	6	4	7	54	3	8	719	46	57
1983	916	6	4	7	53	3	8	719	46	69
1984	934	6	5	7	52	3	8	719	46	88
1985	962	6	5	7	52	3	8	719	51	111

1985～2010年如东县医疗卫生机构配置情况表

表8-2　　单位：个

年　度	总　数	县直卫生单位	县直医疗单位	中心卫生院	乡镇卫生院	其他医院	区/镇卫生所	卫生服务站	医务室	诊所和门诊部
1985	962	6	5	7	52	3	8	719	51	111
1986	938	5	5	8	49	3	8	683	68	109
1987	965	5	5	8	49	3	8	677	104	106
1988	952	5	5	8	47	3	/	663	118	102
1989	938	5	5	8	46	3	/	654	118	98
1990	916	5	5	8	46	3	/	632	124	92
1991	906	5	5	8	45	3	8	622	123	86
1992	896	5	5	8	45	3	8	618	121	82
1993	885	5	5	8	45	3	8	612	120	78
1994	879	5	5	8	45	3	8	608	120	76
1995	871	5	5	8	42	3	8	606	120	73
1996	855	5	5	8	41	3	7	591	121	74
1997	787	5	5	8	39	3	/	532	121	74
1998	693	5	5	8	38	3	/	436	123	75
1999	602	5	5	8	38	3	/	344	123	76
2000	591	5	5	8	38	3	/	335	121	76
2001	573	5	4	8	38	3	/	321	116	78
2002	589	5	4	8	38	3	20	321	112	78
2003	501	5	4	8	38	3	15	248	102	78
2004	494	5	4	8	37	3	15	247	97	78
2005	491	5	4	8	37	3	15	246	95	78
2006	489	5	4	8	37	3	15	245	96	77
2007	484	5	4	8	37	3	15	245	91	77
2008	502	5	4	8	37	2	15	246	81	104
2009	496	5	4	8	37	2	14	246	76	104
2010	491	5	4	8	37	2	14	249	68	104

第二节　卫生床位配置

民国17年(1928年)后，全县出现民间医院，始有门诊观察室床位。

1950年12月，全县编制卫生床位30张，平均每千人拥有0.04张(30/717856)，为县卫生院拥有。乡镇联合诊所观察室床位435张。

1955年12月，全县编制卫生床位80张，平均每千人拥有0.10张(80/792966)，为县卫生院拥有。区卫生所、乡镇联合诊所观察室床位855张。

1960年12月，全县编制卫生床位1192张，平均每千人拥有1.45张(1192/819738)，其中：县直医疗机构110张，中心卫生院60张，乡镇卫生院922张。区卫生所观察室床位35张。

1965年12月，全县编制卫生床位1452张，平均每千人拥有1.55张(1422/916647)，其中：县直医疗机构210张，中心卫生院240张，乡镇卫生机构1002张。

1970年12月，全县编制卫生床位1666张，平均每千人拥有1.62张（1666/1027992），其中：县直医疗机构210张，中心卫生院240张，乡镇卫生机构1216张。

1975年12月，全县编制卫生床位1984张，平均每千人拥有1.87张（1984/1060688），其中：县直医疗机构350张，中心卫生院350张，乡镇卫生机构1284张。

1980年12月，全县编制卫生床位2064张，平均每千人拥有1.91张（2064/1078288），其中：县直医疗机构430张，中心卫生院350张，乡镇卫生院1284张。

1985年12月，全县编制卫生床位2244张，平均每千人拥有2.09张（2244/1071384），其中：县直医疗机构484张，中心卫生院476张，乡镇卫生院1284张。

1990年12月，全县编制卫生床位2291张，平均每千人拥有2.03张（2291/1127772，其中：县直医疗机构530张，中心卫生院577张，乡镇卫生院1184张。

1995年12月，全县编制卫生床位2281张，平均每千人拥有2.01张（2281/1134542），其中：县直医疗机构530张，中心卫生院607张，乡镇卫生院1144张。

2000年12月，全县编制卫生床位2291张，平均每千人拥有2.05张（2291/1114981），其中：县直医疗机构570张，中心卫生院577张，乡镇卫生院1144张。

2005年12月，全县编制卫生床位2281张，平均每千人拥有2.12张（2281/1076786。其中：县直医疗机构730张，中心卫生院597张，乡镇卫生院954张。

2010年12月，全县编制卫生床位2648张，平均每千人拥有2.53张（2648/1048358）。其中：县直医疗机构1090张，中心卫生院604张，乡镇卫生院954张。

1950～1985年如东县卫生机构医疗床位配置情况表

表8-3　　　　单位：张

年　度	总床位	县医院	综合医院	中医院	专科医院	乡镇观察/床位	区所观察/区医院	联合观察/乡医院	每千人拥有
1950	30	30	30	/	/	435/	/	435/	0.04
1951	30	30	30	/	/	650/	20/	630/	0.04
1952	30	30	30	/	/	950/	40/	910/	0.04
1953	45	45	45	/	/	950/	40/	910/	0.05
1954	45	45	45	/	/	840/	30/	810/	0.05
1955	80	80	80	/	/	855/	45/	810/	0.10
1956	100	80	80	/	/	855/20	40/20	810/	0.12
1957	100	80	80	/	/	720/20	40/20	680/	1.21
1958	910	110	80	30	/	65/800	40/20	25/780	1.09
1959	1010	110	80	30	/	35/900	35/60	840	1.21
1960	1192	110	80	30	/	35/1082	35/60	922	1.45
1961	1192	110	80	30	/	30/1082	30/80	922	1.44
1962	1412	210	180	30	/	5/1202	5/200	1002	1.56
1963	1382	180	180	/	/	5/1202	5/200	1002	1.52
1964	1382	180	180	/	/	5/1202	5/200	1002	1.56
1965	1422	180	180	/	/	5/1242	5/240	1002	1.55

续表8-3　　单位:张

年　度	总床位	县医院	综合医院	中医院	专科医院	乡镇观察/床位	区所观察/区医院	联合观察/乡医院	每千人拥有
1966	1587	180	180	/	/	5/1407	5/240	1167	1.71
1967	1587	180	180	/	/	5/1407	5/240	1167	1.68
1968	1587	180	180	/	/	5/1407	5/240	1167	1.64
1969	1587	210	210	/	/	5/1407	5/240	1167	1.60
1970	1666	210	210	/	/	5/1456	5/240	1216	1.62
1971	1666	210	210	/	/	5/1456	5/240	1216	1.60
1972	1716	260	210	50	/	5/1456	5/240	1216	1.64
1973	1716	260	210	50	/	5/1456	5/240	1216	1.63
1974	1766	310	210	100	/	5/1456	5/240	1216	1.67
1975	198	350	250	100	/	1634	350	1284	1.87
1976	198	350	250	100	/	1634	350	1284	1.86
1977	1984	350	250	100	/	1634	350	1284	1.85
1978	1984	350	250	100	/	1634	350	1284	1.84
1979	1984	350	250	100	/	1634	350	1284	1.84
1980	2064	430	250	100	80	1634	350	1284	1.91
1981	2084	450	270	100	80	1634	350	1284	1.92
1982	2084	450	270	100	80	1634	350	1284	1.91
1983	2084	450	270	100	80	1634	350	1284	1.91
1984	2084	450	270	100	80	1634	350	1284	1.91
1985	2244	484	304	100	80	1760	476	1284	2.09

1985～2010年如东县卫生机构医疗床位配置情况表

表8-4　　单位:张

年　度	总床位	县医院	综合医院	中医院	专科医院	计生机构	乡镇医院	中心卫生院	乡　镇卫生院	每千人拥有床位
1985	2244	484	304	100	80		1760	476	1284	2.09
1986	2244	484	304	100	80		1760	536	1224	2.04
1987	2244	484	304	100	80		1760	536	1224	2.02
1988	2270	530	340	100	80	10	1740	536	1204	2.03
1989	2285	530	340	100	80	10	1755	551	1204	2.03
1990	2291	530	340	100	80	10	1761	577	1184	2.03
1991	2301	530	340	100	80	10	1771	587	1184	2.03
1992	2301	530	340	100	80	10	1771	587	1184	2.03
1993	2311	530	340	100	80	10	1781	597	1164	2.03
1994	2291	530	340	100	80	10	1761	597	1164	2.02
1995	2281	530	340	100	80	10	1751	607	1144	2.01
1996	2331	570	340	160	60	10	1761	617	1144	2.05
1997	2291	570	340	160	60	10	1721	577	1144	2.02

续表8-4

单位:张

年　度	总床位	县医院	综合医院	中医院	专科医院	计生机构	乡镇医院	中心卫生院	乡　镇卫生院	每千人拥有床位
1998	2291	570	340	160	60	10	1721	577	1144	2.03
1999	2291	570	340	160	60	10	1721	577	1144	2.04
2000	2291	570	340	160	60	10	1721	577	1144	2.03
2001	2291	570	340	160	60	10	1721	577	1144	2.06
2002	2291	570	340	160	60	10	1721	597	1124	2.08
2003	2281	630	400	160	60	10	1701	597	1004	2.08
2004	2261	680	450	160	60	10	1581	597	984	2.08
2005	2281	730	500	160	60	10	1551	597	954	2.12
2006	2288	730	500	160	60	10	1558	604	954	2.14
2007	2288	730	500	160	60	10	1558	604	954	2.32
2008	2468	910	600	200	100	10	1558	604	954	2.32
2009	2518	960	600	250	100	10	1558	604	954	2.39
2010	2648	1090	680	300	100	10	1558	604	954	2.43

1950～1985年如东县中心卫生院医疗床位配置情况表

表8-5

单位:张

年　度	观察/床位	岔河	栟茶	马塘	丰利	苴镇	双甸	兵房	掘港	南漨
1951～1951	10/	/	/	5/	/	5/	/	/	/	5/
1952～1956	25/	5/	5/	5/	/	5/	/	/	/	5/
1956～1958	35/20	5/	20	5/	5/	5/	5/	5/	/	5/
1959～1960	25/60	30	30	5/	5/	5/	5/	5/	/	5/
1961～1961	25/80	30	30	5/	20	5/	5/	5/	/	5/
1962～1964	200	50	50	20	20	20	5/20	5/	/	20
1965～1974	240	50	50	30	30	30	5/30	5/	/	20
1975～1975	350	50	50	50	50	50	30	50	/	20
1976～1984	350	50	50	50	50	50	50	50	/	/
1985～1985	476	75	90	54	63	64	60	70	/	/
1986～1988	536	75	90	54	63	64	60	70	60	/
1989～1989	551	90	90	54	63	64	60	70	60	/
1990～1990	577	90	90	80	63	64	60	70	60	/
1991～1992	587	90	90	80	63	64	60	80	60	/
1992～1994	597	100	90	80	63	64	60	80	60	/
1995～1995	607	100	100	80	63	64	60	80	60	/
1996～1996	617	100	100	80	63	64	70	80	60	/
1997～2001	577	100	100	80	63	64	70	50	50	/
2002～2005	597	100	120	80	63	64	70	50	50	/
2006～2009	604	100	120	80	70	64	70	50	50	/
2010～	604	100	120	80	70	64	70	50	50	/

1960～2010年如东县乡镇卫生院卫生床位配置表

表8-6 单位：张

镇名	1960	1970	1980	1990	2000	2005	2010
全　县	922	1216	1216	1284	1144	954	954
掘港镇	136	198	198	176	176	161	161
岔河镇	82	115	115	91	91	82	82
栟茶镇	68	99	99	88	76	55	55
马塘镇	62	99	99	89	76	54	54
丰利镇	96	89	89	91	99	87	87
双甸镇	69	91	91	118	73	54	54
苴　镇	49	76	76	83			
大豫镇	58	78	78	90	90	82	82
长沙镇	15	25	25	43	43	37	37
洋口镇	65	86	86	108	108	97	97
河口镇	62	68	68	84	84	74	74
袁庄镇	52	69	69	84	84	65	65
新店镇	53	53	53	66	66	44	44
曹埠镇	55	68	68	78	78	62	62

第三节　卫生床位分科

1950年初，全县卫生床位为综合床位，年底始分为内科床位、外科床位。

1951年，增妇科床位。

1960年，增传染科床位。

1962年，增儿科床位。

1980年，增精神科床位。

1985年，内科、外科增二级专科床位。

2010年12月，全县2648张医疗床位中，内科968张、外科797张、妇产科387张、儿科111张、中医科300张（中西医结合238张）、眼科51张、耳鼻喉科52张、口腔科15张、皮肤科11张、精神科60张、传染科66张、肿瘤科68张。

1985～2010年部分年度如东县医院分科床位情况统计表

表8-7 单位：张

科别＼年度	1985	1990	1995	2000	2005	2007	2010
合　计	2242	2279	2308	2210	2290	2290	2648
内　科	916	860	885	798	868	845	968
外　科	736	733	731	725	735	719	797
妇产科	324	324	320	311	301	309	387
儿　科	20	24	33	35	36	61	111
中医科	114	160	160	160	160	160	300

续表8-7 单位:张

科别＼年度	1985	1990	1995	2000	2005	2007	2010
传染科	25	71	71	60	60	42	66
眼　科	12	12	24	15	17	22	51
耳鼻喉科	11	11	19	22	23	23	52
口腔科	2	2	3	6	6	11	15
肿瘤科	0	0	0	16	19	48	68
精神科	80	80	60	60	60	60	60
皮肤科	2	2	2	2	2	2	11

2010年如东县卫生机构床位分科情况表

表8-8 单位:张

单位	床位总数	内科	外科	儿科	妇产科	眼科	耳鼻咽喉	口腔科	皮肤科	精神科	传染科	肿瘤科	中医科
全县	2648	968	797	111	387	51	52	15	11	60	66	68	62
县直医院	1090	271	266	88	118	42	42	8	9	60	66	58	62
县人民医院	680	186	216	48	58	22	22	4			66	58	
县中医院	300	70	40	40	40	20	20	4	4				62
县计划生育指导站	10				10								
县第四人民医院	100	15	10		10				5	60			
中心卫生院	604	225	202	7	132	9	10	7	2			10	
县第二人民医院	100	30	34		22	2	2					10	
县第三人民医院	120	44	38	7	25		4		2				
丰利医院	70	28	18		14	5		5					
马塘医院	80	22	30		20	2	4	2					
掘港中心卫生院	50	25	17		8								
兵房中心卫生院	50	16	20		14								
苴镇中心卫生院	64	30	25		9								
双甸镇中心卫生院	70	30	20		20								
乡镇医院	954	472	329	16	137								
九总医院	25	15		10									
城南医院	28	14	8		6								
华丰医院	24	9	12	3									
普济医院	39	17	16		6								
岔南医院	25	12	10		3								
岔北医院	32	14	10		8								
古坝医院	25	11	7		7								
靖海医院	30	20	10										
浒澪医院	25	15	10										

续表8-8 单位:张

单 位	床位总数	内科	外科	儿科	妇产科	眼科	耳鼻咽喉	口腔科	皮肤科	精神科	传染科	肿瘤科	中医科
五义医院	15	7	8										
丰西医院	15	10	5										
凌河医院	24	12	12										
环港医院	25	13	8		4								
环渔医院	8	4	4										
潮桥医院	30	15	7		8								
凌民医院	24	12	12										
双南医院	23	10	7		6								
石甸医院	31	10	18	3									
丁店医院	28	10	10		8								
大豫医院	38	20	10		8								
长沙医院	20	9	6		5								
北坎医院	13	6	7										
卫海医院	4	3	1										
洋口医院	33	18	10		5								
光荣医院	30	13	7										
新林医院	34	18	11		5								
河口医院	21	9	8		4								
于港医院	25	15	10										
景安医院	28	14	8		6								
袁庄医院	30	14	8		8								
沿南医院	35	15	10		10								
新店医院	22	12	6		4								
汤园医院	22	10	6		6								
曹埠医院	20	8	8		4								
饮泉医院	22	14	8										
孙窑医院	20	10	8		2								
新区医院	45	20	15		10								
棉场医院	16	8	4		4								

第九章 卫生人员

概 述

东晋南北朝(公元317～589年)年间,如东县境内有民间中医。

明•弘治年间(1486～1505年),如东县境内有民间中医百余人。

民国17年(1928年),全县有西医23人,其中西医医师8人,助产师5人,护士10人。

1949年12月,全县有卫生人员653人,其中中医人员536人、西医人员117人。每千人拥有卫生技术人员0.92人。

1950年12月,全县有卫生人员842人,其中卫技人员653人、行政人员91人、工勤人员98人。

1955年12月,全县有卫生人员1260人,其中卫技人员889人、行政人员189人、工勤人员182人。

1960年12月,全县有卫生人员1663人,其中卫技人员1166人、行政人员253人、工勤人员244人。

1965年12月,全县有卫生人员2199人,其中卫技人员1398人、行政人员432人、工勤人员369人。

1970年12月,全县有卫生人员3733人,其中卫技人员1662人、行政人员581人、工勤人员397人、乡村医生1093人。

1975年12月,全县有卫生人员4484人,其中卫技人员1969人、行政人员654人、工勤人员439人、乡村医生1469人。

1980年12月,全县有卫生人员4722人,其中卫技人员2294人、行政人员430人、工勤人员448人、乡村医生1550人。

1985年12月,全县卫生人员4514人,拥有专业技术职称1362人,其中副高级职称4人,中级职称29人,初级职称1329人。平均每千人拥有卫技人员1.65人(3075/1090218)、执业(助理)医师0.94人(1035/1090218)、注册护士0.37人(406/1090218)。

1990年12月,全县卫生人员4680人,拥有专业技术职称2081人,其中副高级职称24人,中级职称472人,初级职称1585人。平均每千拥有卫技人员1.95人(2995/1127772)、执业(助理)医师1.06人(1201/1127772)、注册护士0.47人(539/1127772)。

1995年12月,全县卫生人员4887人,拥有专业技术职称2453人,其中正高级职称5人,副高级职称44人,中级职称712人,初级职称1692人。平均每千人拥有医师(士)1.19人(1361/1134542)、拥有护士0.54人(621/1134542)、拥有卫生技术人员2.24人(3503/1134542)。

2000年12月,全县卫生人员4870人,拥有专业技术职称2992人,其中正高级职称15人,副高级职称78人,中级职称957人,初级职称1942人。平均每千人拥有卫技人员2.60人(3989/1114981)、执业(助理)医师1.32人(1480/1114981)、注册护士0.66人(742/1114981)。

2005年12月,全县卫生人员4874人,拥有专业技术职称3265人,其中正高级职称38人,副高级职称147人,中级职称1042人,初级职称2038人。平均每千人拥有医师(士)1.62人(1602/1076786)、拥有护士0.92人(859/1076786)、拥有卫生技术人员4.29人(4223/1076786)。

2010年12月,全县卫生人员5036人,拥有专业技术职称3857人,正高级职称43人,副高级职称285人,中级职称1247人,初级职称2282人。平均每千人拥有卫技人员4.29人(4505/1048358)、执业(助理)医师1.62人(1708/1048358)、注册护士0.92人(969/1048358)。

第一节　人员配置

1950年12月,全县卫生人员842人,其中:县卫生院22人,乡镇联合诊所508人,其他卫生机构312人。

1955年12月,全县卫生人员1250人,其中:县直卫生单位16人,县直医疗单位60人,中心卫生院45人,乡镇卫生院980人,其他卫生机构159人。

1960年12月,全县卫生人员1663人,其中:县直卫生单位51人,县直医疗单位156人,中心卫生院88人,乡镇卫生院1332人,其他卫生机构38人。

1965年12月，全县卫生人员2199人，其中：县直卫生单位62人，县直医疗单位225人，中心卫生院272人，乡镇卫生院1569人，其他卫生机构71人。

1970年12月，全县卫生人员3733人，其中：县直卫生单位73人，县直医疗单位345人，中心卫生院359人，乡镇卫生院1749人，村卫生室1093人，其他卫生机构114人。

1975年12月，全县卫生人员4484人，其中：县直卫生单位76人，县直医疗单位506人，中心卫生院411人，乡镇卫生院1889人，村卫生室1469人，其他卫生机构133人。

1980年12月，全县卫生人员4770人，其中：县直卫生单位148人，县直医疗单位618人，中心卫生院539人，乡镇卫生院1718人，村卫生室1550人，其他卫生机构197人。

1985年12月，全县卫生人员4514人，其中：县直卫生机构卫生人员218人，县直医疗单位卫生人员693人，中心卫生院卫生人员632人，乡镇卫生院卫生人员1533人，其他卫生机构卫生人员1438人。

1990年12月，全县卫生人员4585人，其中：县直卫生机构卫生人员190人，县直医疗单位卫生人员791人，中心卫生院卫生人员895人，乡镇卫生院卫生人员1505人，其他卫生机构卫生人员1204人。

1995年12月，全县卫生人员4688人，其中：县直卫生机构卫生人员195人，县直医疗单位卫生人员993人，中心卫生院卫生人员932人，乡镇卫生院卫生人员1395人，其他卫生机构卫生人员1173人。

2000年12月，全县卫生人员4798人，其中：县直卫生机构卫生人员196人，县直医疗单位卫生人员1066人，中心卫生院卫生人员956人，乡镇卫生院卫生人员1288人，其他卫生机构卫生人员1292人。

2005年12月，全县卫生人员4853人，其中：县直卫生机构卫生人员195人，县直医疗单位卫生人员1128人，中心卫生院卫生人员986人，乡镇卫生院卫生人员998人，其他卫生机构卫生人员1546人。

2010年12月，全县卫生人员5036人，其中：县直卫生机构卫生人员210人，县直医疗单位卫生人员1377人，中心卫生院卫生人员972人，乡镇卫生院卫生人员934人，其他卫生机构卫生人员1543人。

1950～1985年如东县卫生人员配置情况表

表9-1　　　　单位：人

年度	总数	县直卫生单位	县直医疗单位	中心卫生院	联合诊所/乡镇卫生院	其他医院	区卫生所	村卫生室	医务室	诊所
1949	653		15		32	35				571
1950	842		22		508					312
1951	1180	2	30	20	876					252
1952	1278	4	30	40	987					217
1953	1336	9	47	40	1062					178
1954	1356	15	56	30	1089					166
1955	1260	16	60	45	980					159
1956	1331	36	78	68	1063					86
1957	1344	43	95	68	1102					36
1958	1483	45	121	68	1202	19				28
1959	1617	48	151	88	1276	19			19	16
1960	1663	51	156	88	1332	19			19	
1961	1747	53	176	108	1371	19			19	
1962	1888	56	185	189	1396	19	21		22	
1963	1993	58	196	215	1453	28	21		22	

续表9-1　　单位:人

年度	总数	县直卫生单位	县直医疗单位	中心卫生院	联合诊所/乡镇卫生院	其他医院	区卫生所	村卫生室	医务室	诊所
1964	2096	62	212	241	1510	28	21		22	
1965	2199	62	225	272	1569	28	21		22	
1966	2299	62	257	297	1609	28	21		25	
1967	2372	62	286	302	1650	28	21		25	
1968	2464	68	309	328	1699	28	4		28	
1969	3577	68	328	346	1715	78	4	1006	32	
1970	3733	73	345	359	1749	78	4	1093	32	
1971	3872	73	377	379	1779	78	4	1147	35	
1972	3976	73	409	388	1832	78	4	1157	35	
1973	4090	76	442	395	1886	78	4	1172	37	
1974	4283	76	474	409	1930	78	4	1274	38	
1975	4484	76	506	411	1889	62	32	1469	39	
1976	4776	78	538	452	1838	62	46	1723	39	
1977	4840	78	572	478	1784	62	46	1779	41	
1978	4828	79	603	509	1742	62	46	1679	42	
1979	4828	139	610	523	1726	62	46	1651	42	29
1980	4770	148	618	539	1718	66	48	1550	45	38
1981	4758	158	625	556	1698	66	52	1513	45	46
1982	4747	184	632	583	1648	66	56	1480	46	57
1983	4706	198	648	598	1593	66	58	1425	46	69
1984	4705	216	662	619	1558	66	61	1389	46	88
1985	4514	218	693	632	1533	66	62	1275	51	111

1985～2010年如东县卫生人员配置情况表

表9-2　　单位:人

年度	总数	县直卫生单位	县直医疗单位	中心卫生院	乡镇和其他医院	区/镇卫生所	卫生服务站	医务室计生站	诊所和门诊部
1985	4514	218	693	632	1533	62	1275	52	111
1986	4414	138	731	722	1530	62	1068	52	111
1987	4462	147	746	747	1528	62	1068	53	111
1988	4490	168	778	810	1521		1058	54	101
1989	4521	182	785	832	1516		1050	61	95
1990	4585	190	791	895	1505		1042	64	98
1991	4655	196	803	909	1502	61	1030	68	86
1992	4665	194	832	916	1478	61	1030	71	83
1993	4669	194	852	922	1462	61	1029	71	78
1994	4682	195	875	925	1455	56	1028	72	76
1995	4688	195	993	932	1395		1027	73	73

续表9-2　　单位：人

1996	4698	196	995	942	1392		1026	74	73
1997	4721	195	999	948	1387		1025	85	82
1998	4724	195	1009	951	1355		1024	92	98
1999	4770	196	1056	955	1324		1020	118	101
2000	4798	196	1066	956	1288		1018	138	136
2001	4831	195	1082	963	1162	149	996	145	139
2002	4834	195	1092	965	1098	149	991	187	157
2003	4843	196	1110	971	1060	139	988	200	179
2004	4850	194	1119	978	1048	136	944	220	211
2005	4853	195	1128	986	998	132	984	223	207
2006	4854	194	1142	992	956	130	925	223	292
2007	4866	196	1166	996	908	128	896	278	298
2008	4869	195	1196	995	912	132	869	276	294
2009	4878	194	1295	994	926	139	835	256	239
2010	5036	210	1377	972	934	134	889	294	226

2010年如东县卫生机构人员编制情况表

表9-3　　单位：人

机　构	编制数	实有人数	超(缺)编数
县直卫生机构	212	210	-2
县卫生局	22	22	0
县卫生管委会机构	15	15	0
县卫生机关内事业单位	20	23	3
县疾病预防控制中心	62	58	-4
县卫生监督所	31	30	-1
县妇幼保健所	28	27	-1
县卫生进修学校	34	35	1
县人民医院	456	783	327
县中医院	232	441	209
县第四人民医院	85	129	44
县计划生育指导站	24	24	0
县第二人民医院	149	164	15
县第三人民医院	195	179	-16
丰利医院	148	155	7
马塘医院	147	144	-3
掘港中心卫生院	70	80	10
苴镇中心卫生院	49	61	12
兵房中心卫生院	95	97	2
双甸镇中心卫生院	95	92	-3
掘港卫生所	19	19	0

续表 9-3　　单位:人

机　构	编制数	实有人数	超(缺)编数
大豫卫生所	16	13	-3
丰利卫生所	14	12	-2
河口卫生所	13	11	-2
洋口卫生所	13	12	-1
袁庄卫生所	12	9	-3
双甸卫生所	11	11	0
岔河卫生所	11	10	-1
马塘卫生所	11	10	-1
栟茶卫生所	9	8	-1
曹埠卫生所	8	8	0
苴镇卫生所	7	7	0
新店卫生所	7	7	0
长沙卫生所	7	7	0
合　计	2108	2691	583

第二节　人员专业

1950年12月,全县有卫生人员842人,其中卫技人员653人、中医人员536人、西医人员117人。

1955年12月,全县有卫生人员1260人。

1960年12月,全县有卫生人员1351人,其中卫技人员1225人、行政人员140人、工勤人员46人。

1965年12月,全县有卫生人员1427人,其中卫技人员1264人、行政人员114人、工勤人员49人。

1970年12月,全县有卫生人员1700人,其中卫技人员1497人、行政人员133人、工勤人员70人、乡村医生930人,村卫生员7195人。

1975年12月,全县有卫生人员2352人,其中卫技人员1969人、行政人员224人、工勤人员159人、乡村医生1469人,村卫生员7761人,村接生员261人。

1980年12月,全县有卫生人员2818人,其中卫技人员2247人、行政人员303人、工勤人员268人、乡村医生1600人,村卫生员7682人,村接生员220人。

1985年12月,全县有卫生人员4514人(卫生技术人员3075人),其中医师(士)1035人、护士406人、药剂人员154人、检验人员74人、乡村医生1275人。其他卫生人员 131人。平均每千人拥有卫技人员1.65人(3075/1090218)、执业(助理)医师0.94人(1035/1090218)、注册护士0.37人(406/1090218)。

1990年12月,全县有卫生人员4680人(卫生技术人员2995人),其中医师(士)1201人、护士539人、药剂人员198人、检验人员144人、乡村医生792人。其他卫生人员151人。平均每千人拥有卫技人员1.95人(2995/1127772)、执业(助理)医师1.06人(1201/1127772)、注册护士0.47人(539/1127772)。

1995年12月,全县有卫生人员4887人(卫生技术人员3503人),其中医师(士)1361人、护士621人、药剂人员237人、检验人员142人、乡村医生956人。其他卫生人员186人。平均每千人拥有卫技人员2.24人(3503/1134542)、执业(助理)医师1.06人(1361/1134542)、注册护士0.47人(621/1134542)。

2000年12月,全县有卫生人员4870人(卫生技术人员3989人),其中医师(士)1480人、护士742人、药剂人员291人、检验人员175人、乡村医生1080人。其他卫生人员221人。平均每千人拥有卫技人员

2.60人(3989/1114981)、执业(助理)医师1.32人(1480/1114981)、注册护士0.66人(742/1114981)。

2005年12月,全县有卫生人员4874人(卫生技术人员4223人),其中医师(士)1602人、护士859人、药剂人员324人、检验人员193人、乡村医生984人。其他卫生人员261人。平均每千人拥有卫技人员4.29人(4223/1076786)、执业(助理)医师1.62人(1602/1076786)、注册护士0.92人(859/1076786)。3265人卫生人员拥有专业技术职称。

2010年12月,全县有卫生人员5036人(卫生技术人员4505人),其中执业(助理)医师1708人、注册护士969人、药剂人员335人、检验人员202人、其他卫技人员452人、乡村医生808人、其他卫生人员504人。平均每千人拥有卫技人员4.29人(4505/1048358)、执业(助理)医师1.62人(1708/1048358)、注册护士0.92人(969/1048358)。

卫生机构人员专业配置:县卫生单位执业(助理)医师98人(内科7人、外科4人、妇产科9人、儿科10人、中医科2人、放射科3人、公共卫生63人)、注册护士5人、药剂科3人、检验科13人、其他卫技人员7人。

县医疗单位执业(助理)医师392人(内科79人、外科71人、妇产科21人、儿科13人、传染科9人、中医科68人、眼科8人、耳鼻喉科13人、口腔科5人、皮肤科11人、精神科11人、麻醉科16人、放射科28人、功能科23人、病理科10人、其他6人)、注册护士500人、药剂科79人、检验科57人、其他卫技人员73人、其他卫生人员35人。

中心卫生院执业(助理)医师338人(内科88人、外科55人、妇产科53人、儿科7人、中医科31人、眼科耳鼻喉科26人、口腔科7人、皮肤科1人、精神科1人、麻醉科17人、放射科28人、功能科22人、其他10人)、注册护士245人、药剂人员114人、检验人员51人、其他卫技人员73人、其他卫生人员35人。

乡镇卫生院执业(助理)医师405人(内科84人、外科75人、妇产科74人、儿科1人、中医科16人、耳鼻喉科13人、口腔科1人、麻醉科37人、放射科41人、功能科43人、其他14人)、注册护士178人、药剂人员98人、检验人员60人、其他卫技人员3人、乡村医生人、其他卫生人员55人。

卫生所执业(助理)医师42人、注册护士15人、药剂人员14人、其他卫技人员38人、其他卫生人员14人。

门诊部执业(助理)医师11人(内科4人、外科4人、妇产科3人)、注册护士2人、药剂人员2人、检验人员4人、其他卫技人员3人、其他卫生人员2人。

医务室执业(助理)医师155人(内科77人、外科16人、妇产科11人、功能科4人)、注册护士18人、其他卫技人员13人、其他卫生人员12人。

诊所执业(助理)医师150人(内科42人、外科31人、妇产科9人、中医科42人、口腔科58人、皮肤科10人),注册护士18人、其他卫技人员13人、其他卫生人员12人。

卫生服务站执业(助理)医师76人、注册护士5人、乡村医生808人。

计划生育技术服务站执业(助理)医师30人(妇产科30人)、注册护士18人、检验人员14人。

1950~1985如东县年卫生人员专业情况表

表9-4　　单位:人

年度	卫生人员								村卫生员	接生员
	总数	医疗卫生机构人员				乡村医生				
		小计	卫技	行政	工勤	总数	男	女		
1949	653	653								
1950	842	842	653	91	98					
1951	1180	1180	915	136	129					

续表9-4 单位:人

年度	卫生人员								村卫生员	接生员
	总 数	医疗卫生机构人员				乡村医生				
		小 计	卫 技	行 政	工 勤	总 数	男	女		
1952	1278	1278	924	156	198					
1953	1336	1336	933	185	218					
1954	1356	1356	956	198	202					
1955	1260	1260	889	189	182					
1956	1331	1331	945	194	192					
1957	1344	1344	952	198	194					
1958	1483	1483	989	276	218					
1959	1617	1617	1086	278	253					
1960	1663	1663	1166	253	244					
1961	1747	1747	1225	267	255					
1962	1888	1888	1241	289	268					
1963	1993	1993	1334	312	347					
1964	2096	2096	1357	387	352					
1965	2199	2199	1398	432	369					
1966	2299	2299	1457	463	379					
1967	2372	2372	1491	513	368					
1968	2464	2464	1573	497	394					
1969	3577	2571	1598	576	397	1006	486	520		
1970	3733	2640	1662	581	397	1093	564	529	7195	
1971	3872	2725	1692	625	408	1147	598	539	7372	
1972	3976	2819	1760	645	414	1157	609	548	7106	
1973	4090	2918	1845	656	417	1172	632	540	7176	325
1974	4283	3009	1941	643	425	1274	635	639	7941	335
1975	4484	3062	1969	654	439	1469	700	769	7761	261
1976	4776	3053	1982	623	448	1723	828	895	7919	237
1977	4840	3061	1985	623	453	1779	861	918	7914	243
1978	4828	3149	2126	564	459	1679	798	881	7922	253
1979	4818	3167	2233	482	452	1651	786	825	7860	207
1980	4722	3172	2294	430	448	1550	782	818	7682	220
1981	4697	3184	2343	395	446	1513	759	792	7285	150
1982	4692	3192	2374	376	442	1500	742	778	7208	150
1983	4629	3204	2398	364	442	1425	715	750	7258	145
1984	4605	3216	2429	346	441	1389	710	701	5967	142
1985	4514	3239	2462	338	439	1275	652	794	5794	142

1986～2010年如东县卫生人员专业情况表

表9-5　　　　单位:人

年度	卫生全员数	卫技人员							其他人员	平均每千人		
			执业(助理)医师	注册护士	药剂人员	检验人员	其他卫技	乡村医生		医生	护士	卫技
1986	4414	2888	1078	448	171	79	131	981	1526	0.98	0.40	1.73
1987	4462	2821	1101	472	176	82	136	854	1641	0.99	0.42	1.77
1988	4490	2891	1132	498	182	91	141	847	1599	1.01	0.44	1.83
1989	4521	2899	1169	516	191	96	146	781	1622	1.04	0.45	1.88
1990	4680	2995	1201	539	198	114	151	792	1685	1.06	0.47	1.95
1991	4842	3097	1232	561	201	117	156	830	1745	1.08	0.49	2.00
1992	4866	3221	1261	588	213	127	162	870	1645	1.11	0.51	2.07
1993	4873	3285	1298	598	219	131	171	868	1588	1.14	0.52	2.13
1994	4892	3340	1329	612	225	135	179	860	1552	1.17	0.54	2.18
1995	4887	3503	1361	621	237	142	186	956	1384	1.19	0.54	2.24
1996	4823	3582	1381	656	246	148	191	960	1241	1.21	0.57	2.31
1997	4838	3717	1402	677	259	152	202	1025	1121	1.24	0.59	2.38
1998	4871	3692	1430	696	268	161	213	924	1179	1.27	0.61	2.46
1999	4861	3856	1450	719	279	169	219	1020	1005	1.29	0.64	2.53
2000	4870	3989	1480	742	291	175	221	1080	881	1.32	0.66	2.60
2001	4862	4027	1492	761	298	181	230	1065	835	1.34	0.68	2.67
2002	4845	4092	1511	789	304	183	241	1064	753	1.37	0.71	2.75
2003	4895	4189	1548	812	312	185	242	1090	706	1.41	0.74	2.83
2004	4890	4132	1591	839	316	191	251	944	758	1.46	0.77	2.93
2005	4874	4223	1602	859	324	193	261	984	651	1.48	0.79	3.00
2006	4834	4219	1643	881	327	201	262	905	615	1.53	0.82	3.09
2007	4866	4243	1613	903	335	198	298	896	623	1.51	0.84	3.99
2008	4869	4273	1606	933	327	199	369	839	626	1.51	0.88	4.04
2009	4878	4379	1609	959	324	199	413	835	599	1.52	0.91	4.15
2010	50106	4505	1708	969	335	202	452	808	511	1.62	0.92	4.29

2010年如东县卫生机构人员专业配置情况表

表9-6　　　　单位:人

单位	全县卫生总人数											
		卫生专业技术人员	执业(助理)医师	注册护士	药剂人员	检验人员	其他卫技人员	乡村医生	其他技术人员	管理人员	工勤人员	离退休人员
总计	5016	4505	1708	969	335	202	452	808	164	289	151	1731
县卫生单位	210	116	98	5	3	13			7		12	62

续表9-6　　单位:人

单位	全县卫生总人数	卫生专业技术人员							其他技术人员	管理人员	工勤人员	离退休人员
			执业(助理)医师	注册护士	药剂人员	检验人员	其他卫技人员	乡村医生				
县卫生局	22	3	2	1						18	1	
县疾病预防控制中心	58	51	40	1	1	12	5			5	2	33
县卫监督所	30	25	25							4	1	1
县妇幼保健所	27	22	18	1	2	1				4	1	13
县卫生进修学校	35	7	6	1					7	14	7	15
县医学会	2	2	1	1								
县卫协会	4	1	1						2			
卫生局内事业单位	32	5	5						7			
县医疗单位	1377	1112	403	500	79	57	73		35	109	125	311
县人民医院	783	637	223	312	40	36	26		26	62	58	186
县中医院	441	360	125	153	30	13	39		1	32	52	95
县第四人民医院	129	98	43	31	9	7	8		4	12	15	22
县计划生育指导站	24	17	12	4		1			4	3		8
中心卫生院	992	811	328	245	114	51	73		35	85	64	559
县第二人民医院	164	135	51	54	17	8	5		3	18	8	55
县第三人民医院	179	148	58	57	24	8	1		6	17	8	63
丰利医院	155	121	42	37	15	8	18		4	14	16	68
马塘医院	144	116	42	35	17	8	14		4	12	12	83
掘港中心卫生院	80	69	39	18	13	4	5		5	8	8	112
兵房中心卫生院	97	79	36	13	10	4	16		5	8	5	59
苴镇中心卫生院	61	52	25	15	5	5	6		4	3	2	60
双甸镇中心卫生院	92	78	35	16	13	6	8		4	5	5	59
乡镇医院	934	757	405	178	98	60	3		55	49	62	799
镇卫生所	147	109	42	15	14		38		14	38		
门诊部	30	22	11	2	2	4	3		2	6		
医务室	154	154	155	18			13		12			
诊　所	196	182	150	5	14		2			14		
卫生服务站	889	889	76	5				808				
计生服务站	88	80	30	5		14						

2010年如东县卫生机构(乡镇医院)人员分类配置情况表

表9-7　　单位:人

单　位	合计	卫生技术	医师	护士	药剂	检验	乡村医生	其他卫技	其他技术	管理	工勤	离退休
总　计	865	705	376	167	93	43		26		99	61	782

续表9-7　　单位:人

单　位	合计	卫生技术	医师	护士	药剂	检验	乡村医生	其他卫技	其他技术	管理	工勤	离退休
九总医院	21	17	9	4	2	2				2	2	28
华丰医院	25	18	11	3	1	1		2		4	3	30
普济医院	28	24	12	5	5	2				2	2	20
岔南医院	19	14	8	4	2					3	2	18
岔北医院	29	24	13	6	2	1		2		3	2	31
古坝医院	20	16	8	4	3			1		2	2	22
靖海医院	28	22	12	5	3	1		1		4	2	26
浒澪医院	23	21	10	5	4	1		1		2		14
五义医院	18	13	7	2	3	1				3	2	17
丰西医院	15	13	7	3	1	1		1		2		13
凌河医院	19	15	8	3	3			1		2	2	18
环港医院	30	25	13	6	5	1				3	2	18
环渔医院	9	8	4	3	1					1		3
潮桥医院	24	19	10	5	2	1		1		3	2	27
凌民医院	25	21	11	5	2	2		1		2	2	29
双南医院	20	16	8	4	2	1		1		2	2	22
石甸医院	31	24	14	7	2	1				4	3	21
丁店医院	24	19	10	4	2	1		2		3	2	1
大豫医院	39	35	20	7	2	5		1		4		43
长沙医院	29	23	12	5	4	2				4	2	28
北坎医院	15	12	7	3	2					3		14
卫海医院	6	5	2	1	1	1				1		8
洋口医院	32	26	14	5	3	2		2		4	2	18
光荣医院	19	17	8	3	5	1				2		15
新林医院	29	23	13	5	3	2				4	2	31
南渔医院	10	8	4	2	1	1				2		5
河口医院	21	17	9	5	2	1				2	2	20
于港医院	25	19	11	5	2	1				3	3	29
景安医院	29	25	13	7	2	2		1		2	2	17
袁庄医院	31	27	14	7	3	1		2		2	2	28
沿南医院	32	27	14	6	4	1		2		3	2	41
新店医院	17	13	7	4	2					2	2	20
汤园医院	27	21	12	5	2	1		1		4	2	16
曹埠医院	23	18	10	4	3	1				3	2	18
孙窑医院	19	15	8	4	2	1				2	2	16
饮泉医院	28	24	12	6	2	2		2		2	2	23
新区医院	44	42	23	11	5	2	1			1	1	17
棉场医院	15	14	6	4	2	1		1				

第三节 执业(助理)医师

1985年12月,全县有医师(士)1035人,其中西医师529人、中医415人、放射41人、其他医师(士)50人。

1990年12月,全县有医师(士)1201人,其中西医师722人、中医360人、放射58人、其他医师(士)61人。

1995年12月,全县有医师(士)1361人,其中西医师954人、中医263人、放射74人、其他医师(士)70人。

2000年12月,全县有医师(士)1480人,其中西医师1112人、中医203人、放射81人、其他医师(士)84人。

2005年12月,全县有医师(士)1602人,其中西医师1226人、中医186人、放射94人、其他医师(士)96人。

2010年12月,全县有执业(助理)医师1708人,其中内科415人、外科225人、妇产科217人、儿科40人、传染科9人、中医科156人、眼科8人、耳鼻喉科52人、口腔科71人、皮肤科22人、精神科12人、麻醉科70人、放射科100人、功能科92人、病理科10人、公共卫生77人、其他132人。

全县1708名执业(助理)医师配置:

县卫生单位执业(助理)医师98人,其中内科7人、外科4人、妇产科9人、儿科10人、中医科2人、放射科3人、公共卫生63人。

县医疗单位执业(助理)医师392人,其中内科79人、外科71人、妇产科21人、儿科13人、传染科9人、中医科68人、眼科8人、耳鼻喉科13人、口腔科5人、皮肤科11人、精神科11人、麻醉科16人、放射科28人、功能科23人、病理科10人、其他6人。

中心卫生院执业(助理)医师338人,其中内科88人、外科55人、妇产科53人、儿科7人、中医科31人、眼科耳鼻喉科26人、口腔科7人、皮肤科1人、精神科1人、麻醉科17人、放射科28人、功能科22人、其他10人。

乡镇医院新区医院镇执业(助理)医师405人,其中内科84人、外科75人、妇产科74人、儿科1人、中医科16人、耳鼻喉科13人、口腔科1人、麻醉科37人、放射科41人、功能科43人、其他14人。

卫生所执业(助理)医师42人。

门诊部执业(助理)医师11人,其中内科4人、外科4人、妇产科3人。

医务室执业(助理)医师155人,其中内科77人、外科16人、妇产科11人、功能科4人。

诊所执业(助理)医师150人,其中内科42人、外科31人、妇产科9人、中医科42人、口腔科58人、皮肤科10人。

卫生服务站执业(助理)医师76人。

计生服务站执业(助理)医师30人,其中妇产科30人。

2010年如东县执业(助理)医师分科情况表1

表9-8　　　　单位:人

单位	总数	内科	外科	妇产科	儿科	传染科	中医科	眼\耳鼻喉科	口腔科
全县	1708	415	225	181	40	9	156	60	71

续表 9-8

单位:人

单位	总数	内科	外科	妇产科	儿科	传染科	中医科	眼\耳鼻喉科	口腔科
县卫生单位	98	7	4	9	10		3		
县卫生局	7	1	1				3		
县卫监所	25								
县疾病预防控制中心	40	3							
县妇幼保健所	18			8	7			1	
县卫生进修学校	6	3	3						
县医学会	1								
县卫协会	1			1					
县医疗单位	413	79	71	21	13	9	68	21	5
县人民医院	223	64	54	13	10	9	9	12	5
县中医院	125	7	11	11	3		55	8	
县四人民医院	43	7	6	4			4	1	
县计划生育指导站	12	1		3					
中心卫生院	338	80	55	53	7		31	26	7
县二人民医院	51	9	8	8	2		5	4	2
县三人民医院	58	11	9	10	3		5	4	
丰利医院	42	10	8	6			4	2	2
马塘医院	42	10	7	9			4	3	
掘港中心卫生院	39	11	6	4	2		5	3	
兵房中心卫生院	36	11	5	5			3	3	1
苴镇中心卫生院	35	9	6	6			3	3	1
双甸镇中心卫生院	35	9	6	5			2	4	1
乡镇医院	382	78	71	71			16	13	
新区医院	23	6	4	3	1				1
镇卫生所	42	42							
门诊部	11	4	4	3					
医务室	155	77	16	11			7		
诊 所	150	42	31	9			42		58
卫生服务站	76								
计生服务站	30			30					

2010年度如东县执业(助理)医师分科情况表2

表 9-9

单位:人

单位	总数	皮肤科	精神科	麻醉科	放射科	功能科	病理科	公共卫生	其他
全 县	1708	22	12	70	100	92	10	77	132
县卫生单位	98				2			63	
县卫生局	7							2	
县卫监所	25							25	
县疾病预防控制中心	40				2			35	

续表9-9　　单位:人

单　位	总　数	皮肤科	精神科	麻醉科	放射科	功能科	病理科	公共卫生	其　他
县妇幼保健所	18				1	1			
县卫生进修学校	6								
县医学会	1							1	
县卫协会	1								
县医疗单位	413	11	11	16	28	23	10		6
县人民医院	223	3	2	9	16	11	6		
县中医院	125		1	5	10	10	4		
县四人民医院	43	8	8	2	2	1			
县计划生育指导站	12				1	1			6
中心卫生院	338	1	1	17	28	22		10	
县二人民医院	51	1		2	6	4			
县三人民医院	58			3	6	4		3	
丰利医院	42		1	2	3	3		1	
马塘医院	42			2	3	3		1	
掘港中心卫生院	39			2	3	2		1	
兵房中心卫生院	36			2	2	2		2	
苴镇中心卫生院	35			2	2	2		1	
双甸镇中心卫生院	35			2	3	2		1	
乡镇医院	382			36	38	41		12	
新区医院	23			1	3	2		2	
镇卫生所	42								
门诊部	11								
医务室	155					4			40
诊　所	150	10							
卫生服务站	76								76
计划生育服务站	30								

说明:1.中医科中含中西医结合25人;2.县人民医院眼科执业医师5人,县中医院眼科执业医师3人;3.其他中含预防保健86人,计划生育24人,全科38人,康复医学1人,美容医学1人。

第四节　人员学历

清代至民国年间,全县计有太学生、秀才、大学生、留学生、旧军队军医22人:

汤世质,清·乾隆九年(1744年)生,太学生。

汤述曾,清·乾隆二十年(1755年)生,太学生。

王我春,清·同治九年(1870年)生,秀才。

马久骧,清·同治十年(1871年)生,秀才。

欧阳福保,清·光绪元年(1875年)生,秀才。

蔡国梁,清·光绪十二年(1886年)生,留法医学博士。

王晓岚,清·光绪二十一年(1895年)生,日本东京帝国大学毕业,学士学位。

赵紫东，清·光绪二十一年(1895年)生，民国9年(1920年)毕业于南通医学专科学校。

胡维城，清·光绪二十二年(1896年)生，民国6年(1917年)南通医学专科学校，毕业后赴日本学习。

胡伯兰，清·光绪二十三年(1897年)生，民国6年(1917年)毕业于南通医学专门学校，后被选送千叶医院深造。

陈仲华，清·光绪二十三年(1897年)生。民国9年(1920年)，南通医学专科学校毕业(今南通医学院)，翌年留学日本。

丁　铭，清·光绪二十四年(1898年)4月生，民国6年(1917年)南通医学专科学校毕业，后赴日本三井病院实习。

姜天龙，清·光绪三十年(1904年)生，民国27年(1938年)任如皋县海防团军医。

石光斗，清·光绪三十一年(1906年)生，民国20年(1931年)上海同德医学院毕业(今上海市第二医学院)。

王笃因，清·光绪三十四年(1908年)生，民国23年(1934年)上海同德医学院毕业(今上海第二医学院)。

季明光，民国2年(1913年)1月生，南通医学专科学校毕业(今南通医学院)。丁义堂，民国5年(1916年)3月生，民国25年(1936年)12月后历任国民党87师522团3营军医、重庆第5陆军医院军医等职。

金健农，民国7年(1918年)12月生，民国37年(1938年)毕业于上海新中国医学院，民国38年(1939年)2月任国民政府江苏省保安第5旅10团军医等职。

陈继明，民国8年(1919年)生，大学文化，民国27年(1938年)毕业于上海中国医学院。

季汉源，民国9年生，民国27年(1938年)毕业于上海中国医学院。

周景科，民国15年(1926年)7月生，大学文化。

管靖，民国18年(1929年)7月生，民国29年(1940年)毕业于东京东亚高等学校，后专修太医科。民国34年(1945年)历任华东远大医学院助教兼翻译、华东科学院助理研究员、上海医院大学医务科干事。建大医学院教学翻译、中国国民革命军第八集团军第8师医务员等职。

1999年12月，全县卫生机构计有卫生技术人员3010人，其中：大学本科学历182人(医院159人)、大学专科学历428人(医院237人)、高中(中专)学历2400人(医院1080人)。

2010年12月，，全县卫生人员5036人，硕士生学位22人，占0.44%(22/5036)；研究生学历38人，占0.65%(38/5036)；大学本科学历857人，占17.02%(857/5036)；大学专科学历1644人，占32.64%(1644/5036)；中专学历1399人，占27.78%(1399/5036)；高中及以下学历1331人，占21.91%(1363/5036)。其中：

县直医疗卫生单位、中心卫生院、镇卫生所2691人：硕士生学位22人，占0.82%(22/2691)；研究生学历38人，占1.41%(38/2691)；大学本科学历788人，占29.28%(788/2691)；大学专科学历916人，占34.04%(916/2691)；中专学历585人，占21.74%(585/2691)；高中及以下学历364人，占12.71%(364/2691)。

乡镇卫生院934人：大学本科学历39人，占4.18%(39/934)；大学专科学历241人，占25.80%(241/934)；中专学历425人，占45.50%(425/934)；高中及以下学历229人，占24.52%(229/934)。

社区卫生服务站889人：大学本科学历1人，占0.11%(1/889)；大学专科学历28人，占3.15%(28/889)；中专学历251人，占28.23%(251/889)；高中及以下学历609人，占68.51%(609/889)。

其他卫生机构577人中：大学本科学历29人，占5.03%(29/577)；大学专科学历281人，占48.70%(281/577)；中专学历138人，占23.92%(138/577)；高中及以下学历129人，占22.35%(138/577)。

2010年如东县卫生事业单位专业技术人员学历情况表

表9-10 单位:人

项 目	合 计	研究生	本 科	大学专科	中 专	高中及以下
总 计	2691	38	788	916	585	364
正高级岗位四级	43	2	29	12		
副高级岗位七级	276	6	196	63	11	
中级岗位八级	6			2	4	
中级岗位十级	989		238	381	305	65
初级岗位十一级	5	1	1	1	2	
初级岗位十二级	749	18	233	262	108	128
初级岗位十三级	436	11	62	184	99	80
其 他	187		29	11	56	91

第五节 人员性别

2010年12月,全县卫生人员5036人,男性2240人,占44.48%(2240/5036);女性2796 人,占55.52%(2796/5036)。其中:县直医疗卫生单位、中心卫生院、镇卫生所2691人,男性973人,占36.16%(973/2691);女性1718人,占63.84%(973/2691);乡镇卫生院934人,男性519人,占55.56%(519/934);女性415人,占44.44%(415/2691);社区卫生服务站889人,男性499人,占56.13%(499/934);女性390人,占43.87%(390/2691);其他卫生机构527人,男性249人,占47.24%(249/527);女性278人,占52.76%(278/527)。

2010年如东县卫生事业单位人员基本情况表

表9-11 单位:人

项 目	合 计	女	少数民族	中共党员	硕士
总 计	2691	1718	1	542	22
正高级岗位四级	43	16		22	
副高级岗位七级	276	233		96	6
中级岗位八级	6	1			
中级岗位十级	989	602		232	12
初级岗位十一级	5	2			
初级岗位十二级	749	451		103	3
初级岗位十三级	436	305		83	
其 他	187	108	1	6	1

第六节 人员年龄

2010年12月,全县卫生事业单位(县直医疗卫生单位、中心卫生院、镇卫生所)有卫生人员2691

人。其中：

36岁以下1032人（高级岗位七级1人、中级岗位八级1人、中级岗位十级271人、初级岗位十一级2人、初级岗位十二级412人、初级岗位十三级264人、其他岗位81人），占38.35%（1032/2691）。

36岁～40岁632人（高级岗位七级49人、中级岗位八级1人、中级岗位十级321人、初级岗位十一级1人、初级岗位十二级157人、初级岗位十三级81人、其他岗位22人），占23.49%（632/2691）。

41岁～45岁376人（高级岗位四级5人、高级岗位七级99人、中级岗位八级1人、中级岗位十级136人、初级岗位十一级1人、初级岗位十二级68人、初级岗位十三级30人、其他岗位36人），占13.97%（376/2691）。

46岁～50岁310人（高级岗位四级14人、高级岗位七级80人、中级岗位八级1人、中级岗位十级128人、初级岗位十二级42人、初级岗位十三级22人、其他岗位13人），占11.52%（310/2691）。

51岁～54岁222人（高级岗位四级10人、高级岗位七级27人、中级岗位八级2人、中级岗位十级91人、初级岗位十二级44人、初级岗位十三级25人、其他岗位人23），占8.25%（222/2691）。

55岁～60岁129人（高级岗位四级14人、高级岗位七级20人、中级岗位十级42人、初级岗位十一级1人、初级岗位十二级26人、初级岗位十三级14人、其他岗位12人），占4.42%（129/2691）。

2010年如东县卫生事业单位专业技术人员年龄情况表

表9-12 单位：人

单 位	合 计	36岁以下	36～40岁	41～45岁	46～50岁	51～54岁	54岁以上
总 计	2691	1032	632	376	310	222	129
正高级岗位四级	43			5	14	10	14
副高级岗位七级	276	1	49	99	80	27	20
中级岗位八级	6	1	1	1	1	2	
中级岗位十级	989	271	321	136	128	91	42
初级岗位十一级	5	2	1	1			1
初级岗位十二级	749	412	157	68	42	44	26
初级岗位十三级	436	264	81	30	22	25	14
其 他	187	81	22	36	13	23	12

第七节 人员职称

1983年12月，全县3210人卫生人员中，拥有专业技术职称1267人。其中副高级职4人，中级职称33人，师级职称369人，士级职称861人。

1985年12月，全县4514人卫生人员中，拥有专业技术职称1362人。其中副高级职称4人，中级职称29人，初级职称1329人。

1990年12月，全县4680人卫生人员中，拥有专业技术职称2081人。其中副高级职称24人，中级职称472人，初级职称1585人。

1995年12月，全县4887人卫生人员中，拥有专业技术职称2453人。其中正高级职称5人，副高级职称44人，中级职称712人，初级职称1692人。

2000年12月，全县4870人卫生人员中，拥有专业技术职称2992人。其中正高级职称15人，副高级职称78人，中级职称957人，初级职称1942人。

2005年12月，全县4874人卫生人员，拥有专业技术职称3265人。其中正高级职称38人，副高级职称147人，中级职称1042人，初级职称2038人。

2010年12月，全县5036人卫生人员，拥有专业技术职称4665人，其中正高级职称43人，副高级职称285人，中级职称1247人，初级职称2282人、乡村医生808人。其中：县直医疗卫生单位、中心卫生院、镇卫生所卫生人员2693人（卫生技术人员2143人、会计人员113人、其他人员437人），拥有专业技术职称2665人（正高级职称43人、副高级职称276人、中级职称995人、初级职称1351人）；乡镇卫生院卫生人员934人，拥有专业技术职称774人（副高级职称9人、中级职称176人、初级职称589人）；其他机构卫生技术人员1411人，拥有专业技术职称1226人（中级职称76人、初级职称342人、乡村医生808人）。

1986～2010年如东县卫生人员专业技术职称情况表

表9-13　　单位：人

年度	卫生全员							
	总数	职称人员数					乡村医生	其他人员
			正高级	副高级	中级	初级		
1985	4514	1362		4	29	1329	1275	1877
1986	4414	1358		3	27	1328	1198	1858
1987	4462	1344		3	25	1316	1185	1933
1988	4490	1725	2	23	238	1462	1163	1602
1989	4521	1923		23	406	1494	1151	1447
1990	4680	2081		24	472	1585	1147	1452
1991	4842	2104	1	24	481	1598	1138	1600
1992	4866	2185	2	26	523	1634	1132	1549
1993	4873	2328	4	36	612	1676	1128	1417
1994	4892	2398	5	43	668	1682	1101	1393
1995	4887	2453	5	44	712	1692	1098	1336
1996	4823	2617	6	44	791	1776	1087	1119
1997	4838	2796	6	45	852	1893	1076	966
1998	4871	2954	14	46	912	1982	1071	846
1999	4861	2970	15	66	956	1933	1061	830
2000	4870	2992	15	78	957	1942	1056	822
2001	4862	3214	18	98	1141	1957	1042	606
2002	4845	3194	22	106	1078	1988	1038	613
2003	4895	3295	38	123	1122	2012	1021	579
2004	4890	3248	37	129	1053	2029	996	646
2005	4874	3265	38	147	1042	2038	984	625
2006	4834	3318	40	163	1063	2052	905	611

续表9-13　　　　单位:人

年　度	卫生全员							
	总　数	职称人员数					乡村医生	其他人员
			正高级	副高级	中　级	初　级		
2007	4866	3353	38	171	1080	2064	806	707
2008	4869	3367	45	176	1082	2059	839	663
2009	4878	3374	48	186	1084	2046	835	699
2010	5036	4665	43	285	1247	2282	808	371

1985年如东县三级医疗机构卫生技术人员构成情况表

表9-14　　　　单位:人

卫技职称(人)	全　县	县　级	中心级	乡镇级
合　计	2256	497	575	1184
副主任医师	4	4		
主(管)治医师	30	26	4	
中医师	104	41	29	34
西医师	321	83	83	155
护师	17	14	3	
中药师	12	4	3	5
西药师	11	6	3	2
检验师	2	2		
放射医师	15	6	6	3
其他技师	46	21	13	12
中医士	247	16	35	196
西医士	263	23	49	191
助产士	85	8	27	50
护士	326	158	127	41
中药士	98	11	12	75
西药士	33	10	10	13
放射技士	29	4	10	15
其他技士	85	17	33	35
士以下卫技人员	528	43	128	357

第八节　高级专家

1985年，全县有副主任医师4人。1986年，全县主任医师2人，副主任医师23人。2010年，全县有主任医师级43人，副主任医师级285人。至2010年，全县拥有高级专业技术职称433人(女性178人)，其中正高级专业技术职称90人(女性25人)，副高级专业技术职称343人(女性153人)。按专业分布：

内科专业拥有高级专业技术职称99人（女性31人），其中正高级专业技术职称12人（女性3人），副高级专业技术职称87人（女性28人）。

外科专业拥有高级专业技术职称58人（女性1人），其中正高级专业技术职称15人（女性1人），副高级专业技术职称43人。

妇产科专业拥有高级专业技术职称26人（女性5人），其中正高级专业技术职称5人（女性5人），副高级专业技术职称21人（女性20人）。

儿科专业拥有高级专业技术职称16人（女性11人），其中正高级专业技术职称5人（女性5人），副高级专业技术职称11人（女性6人）。

中医科专业拥有高级专业技术职称61人（女性11人），其中正高级专业技术职称18人（女性3人），副高级专业技术职称43人（女性8人）。

传染科专业拥有高级专业技术职称6人（女性2人），其中正高级专业技术职称1人，副高级专业技术职称5人（女性2人）。

口腔科专业拥有高级专业技术职称3人（女性2人），其中正高级专业技术职称1人（女性1人），副高级专业技术职称2人（女性1人）。

眼科专业拥有高级专业技术职称2人（女性1人），其中副高级专业技术职称（女性1人）。

耳鼻喉科专业拥有高级专业技术职称3人（女性1人），其中副高级专业技术职称3人（女性1人）。

五官科专业拥有高级专业技术职称4人（女性1人），其中副高级专业技术职称4人（女性1人）。

皮肤科专业拥有高级专业技术职称2人。

麻醉科专业拥有高级专业技术职称4人（女性1人），其中副高级专业技术职称4人（女性1人）。

影像科专业拥有高级专业技术职称7人（女性1人），其中正高级专业技术职称1人、副高级专业技术职称6人（女性1人）。

功能科专业拥有高级专业技术职称5人（女性4人），其中正高级专业技术职称2人（女性1人）、副高级专业技术职称3人（女性3人）。

检验科专业拥有高级专业技术职称10人（女性7人），其中正高级专业技术职称1人（女性1人）、副高级专业技术职称9人（女性6人）。

护理专业拥有高级专业技术职称55人（女性55人），其中正高级专业技术职称3人（女性3人）、副高级专业技术职称52人（女性52人）。

病理科专业拥有高级专业技术职称3人（女性2人），其中正高级专业技术职称1人、副高级专业技术职称2人（女性2人）。

公共卫生专业拥有高级专业技术职称23人（女性7人），其中正高级专业技术职称6人（女性1人）、副高级专业技术职称17人（女性6人）。

药剂科专业拥有高级专业技术职称19人（女性6人），其中正高级专业技术职称5人（女性2人）、副高级专业技术职称14人（女性4人）。

教育专业拥有高级专业技术职称10人（女性4人），其中副高级专业技术职称10人（女性4人）。

管理专业拥有高级专业技术职称16人（女性6人），其中副高级专业技术职称16人（女性6人）。

全县高级专业技术职称433人（女性178人）均20世纪出生，其中20世纪20年代出生5人（女性1人）、30年代出生31人（女性8人）、40年代出生66人（女性18人）、50年代出生112人（女性45人）、60年代出生162人（女性78人）、70年代出生57人（女性28人）。

1985～2010年如东县高级专业技术职称卫生人员情况表

表9-15

姓　名	性别	出生年月	资格认定时间	职　称	专　业	单　位
钱惟成	男	1937.04	1991.06.12	主任医师	内　科	县人民医院
仲树芳	男	1938.03	1993.03.01	主任医师	内　科	县人民医院
孙中云	女	1953.08	2002.08.30	主任医师	内　科	县人民医院
丛远凤	女	1947.09	2003.09.30	主任医师	内　科	县人民医院
康小平	男	1960.07	2003.09.30	主任医师	内　科	县人民医院
汤小苏	男	1958.03	2004.11.25	主任医师	内　科	县人民医院
陈松平	男	1954.11	2004.11.25	主任医师	内　科	县人民医院
徐燕红	女	1963.07	2005.11.16	主任医师	内　科	县人民医院
季学军	男	1962.10	2006.07.30	主任医师	内　科	县人民医院
高景昭	男	1938.04	1993.03.01	主任医师	外　科	县人民医院
张建兴	男	1945.07	1998.09.30	主任医师	外　科	县人民医院
施建斌	男	1943.08	1999.08.31	主任医师	外　科	县人民医院
孙　德	男	1942.10	2001.09.10	主任医师	外　科	县人民医院
石　磊	男	1958.05	2003.09.30	主任医师	外　科	县人民医院
周丽华	女	1954.09	2003.09.30	主任医师	外　科	县人民医院
王秀兵	男	1957.02	2004.11.25	主任医师	外　科	县人民医院
朱　健	男	1953.04	2004.11.25	主任医师	外　科	县人民医院
佘晓春	男	1963.04	2005.11.16	主任医师	外　科	县人民医院
张　驰	男	1961.11	2006.07.30	主任医师	外　科	县人民医院
程凤川	女	1946.11	2000.08.30	主任医师	妇产科	县人民医院
刘春红	女	1955.02	2002.08.30	主任医师	妇产科	县人民医院
吴新华	女	1958.07	2003.09.30	主任医师	妇产科	县人民医院
姚美玲	女	1955.05	2003.09.30	主任医师	儿　科	县人民医院
钱引坤	男	1955.10	2002.08.30	主任医师	传染科	县人民医院
赵云霞	女	1955.07	2003.09.30	主任医师	口腔科	县人民医院
季汉源	男	1920.06	1987.04.29	主任中医师	中医科	县人民医院
蒋春荣	男	1943.02	1998.09.30	主任中医师	中医科	县人民医院
陈　沛	男	1946.08	1998.09.30	主任中医师	中医科	县人民医院
仲跻浩	男	1945.01	2001.09.10	主任医师	放射科	县人民医院
谢　莲	女	1946.05	1998.09.30	主任医师	功能科	县人民医院
费国均	男	1951.12	2004.11.25	主任医师	功能科	县人民医院
陆道益	男	1937.04	1994.02.04	主任药师	药剂科	县人民医院
张　辉	女	1957.07	2004.11.25	主任药师	药剂科	县人民医院
张正春	男	1954.03	2003.09.30	主任医师	病理科	县人民医院
王鹤兵	男	1966.01	2009.12.20	主任医师	内　科	县人民医院
桑九高	男	1965.07	2009.12.20	主任医师	内　科	县人民医院
陈海洪	男	1965.04	2010.12.30	主任医师	内　科	县人民医院
袁　兵	男	1965.02	2010.12.30	主任医师	外　科	县人民医院

续表9-15

姓　名	性别	出生年月	资格认定时间	职　称	专　业	单　位
秦安明	男	1964.10	2010.12.30	主任医师	外　科	县人民医院
沈建江	女	1965.07	2010.12.30	主任护师	护　理	县人民医院
姚九江	男	1920.02	1988.04.29	主任中医师	中医科	县中医院
王爱民	男	1957.06	2000.08.30	主任中医师	中医科	县中医院
徐建忠	男	1958.01	2004.11.25	主任中医师	中医科	县中医院
金　群	男	1962.04	2004.11.25	主任中医师	中医科	县中医院
李建兵	男	1953.10	2005.11.16	主任中医师	中医科	县中医院
杨晓华	女	1954.03	2005.11.16	主任中医师	中医科	县中医院
丛远高	男	1965.09	2008.12.20	主任中医师	中医科	县中医院
顾松杰	男	1965.09	2009.12.20	主任中医师	中医科	县中医院
蒋　萍	女	1965.09	2009.12.20	主任中医师	中医科	县中医院
蔡抗援	男	1966.01	2009.12.20	主任中医师	中医科	县中医院
张金明	男	1965.04	2009.12.20	主任中医师	中医科	县中医院
许华清	男	1939.11	1994.02.04	主任医师	外　科	县中医院
赵纳驹	男	1941.10	2001.09.10	主任医师	外　科	县中医院
陆士仁	男	1950.03	2003.09.30	主任医师	外　科	县中医院
张燕升	女	1945.12	2002.08.30	主任医师	妇产科	县中医院
沈　林	男	1953.03	2003.09.30	主任药师	药剂科	县中医院
丁　蔚	女	1961.04	2004.11.25	主任中药师	药剂科	县中医院
徐　治	男	1941.09	1996.12.30	主任医师	公共卫生	县疾病预防控制中心
孙德全	男	1951.09	2001.09.10	主任医师	公共卫生	县疾病预防控制中心
孙锦泉	男	1948.02	2003.09.30	主任医师	公共卫生	县疾病预防控制中心
杨宏斌	男	1952.07	2003.09.30	主任医师	公共卫生	县疾病预防控制中心
江成萍	女	1954.07	2003.09.30	主任技师	检验科	县疾病预防控制中心
谢锦明	男	1952.10	2003.09.30	主任医师	公共卫生	县卫生监督所
李秀兰	女	1952.04	2003.09.30	主任医师	公共卫生	县卫生监督所
张木兰	女	1953.06	2002.08.30	主任医师	儿　科	县妇幼保健所
顾美芳	女	1953.08	2003.09.30	主任医师	儿　科	县妇幼保健所
吴春玫	女	1963.03	2006.07.30	主任医师	儿　科	县妇幼保健所
张普如	女	1950.06	2003.09.30	主任医师	儿　科	县妇幼保健所
鲍德泉	男	1945.12	2001.09.10	主任中医师	中医科	县妇幼保健所
施爱芳	女	1961.09	2010.12.30	社区主任护师	护　理	县第二人民医院
王秋林	男	1946.07	1998.09.30	主任中医师	中医科	县第四人民医院
陆雅芳	女	1952.12	2003.09.30	主任内医师	内　科	掘港中心卫生院
曹妙丰	男	1952.11	2001.09.10	主任药师	药检科	县药品检验所
桑乃平	女	1957.10	2009.12.20	主任医师	妇产科	县计划生育指导站
蒋　玲	女	1965.12	2010.12.30	社区主任护师	护　理	丰利医院
刘　均	男	1961.09	2008.12.20	主任中医师	中医科	丰利医院
吴爱祥	男	1944.04	1992.07.30	副主任医师	公共卫生	县卫生局
张佩金	男	1944.02	1992.07.30	副主任医师	内　科	县卫生局

续表9-15

姓　名	性别	出生年月	资格认定时间	职　　称	专　业	单　　位
张盛举	男	1943.04	1990.12.30	副主任中医师	中医科	县卫生局
张旭初	男	1963.10	2000.08.30	副主任中医师	中医科	县卫生局
曹显明	男	1951.09	2001.09.10	副主任医师	公共卫生	县卫生局
张　胜	男	1945.10	2002.08.30	副主任中医师	中医科	县医学会办公室
王　兰	女	1935.05	1988.04.29	副主任医师	内　科	县人民医院
倪国昌	男	1932.04	1988.04.29	副主任医师	内　科	县人民医院
蔡　飞	男	1933.10	1988.04.29	副主任医师	内　科	县人民医院
毛凤兰	女	1940.12	1990.12.30	副主任医师	内　科	县人民医院
施志祥	男	1938.11	1988.04.29	副主任医师	内　科	县人民医院
李　平	女	1939.12	1994.12.31	副主任医师	内　科	县人民医院
缪小平	男	1958.05	1996.12.30	副主任医师	内　科	县人民医院
花松茂	男	1950.01	1997.09.30	副主任医师	内　科	县人民医院
陈金荣	女	1948.05	1997.09.30	副主任医师	内　科	县人民医院
李　毓	女	1955.02	1997.09.30	副主任医师	内　科	县人民医院
姜长勇	男	1953.06	1997.09.30	副主任医师	内　科	县人民医院
施金龙	男	1944.10	2000.08.30	副主任医师	内　科	县人民医院
姚炳荣	男	1962.08	2000.08.30	副主任医师	内　科	县人民医院
徐爱明	男	1968.03	2007.10.30	副主任医师	内　科	县人民医院
张佩殷	女	1966.05	2007.10.30	副主任医师	内　科	县人民医院
葛正华	男	1970.04	2007.10.30	副主任医师	内　科	县人民医院
张　勇	男	1963.09	2001.09.10	副主任医师	内　科	县人民医院
徐　燃	男	1967.01	2005.11.16	副主任医师	内　科	县人民医院
许卫兵	男	1968.04	2006.07.30	副主任医师	内　科	县人民医院
刘冬梅	女	1972.12	2008.12.30	副主任医师	内　科	县人民医院
顾　俊	女	1969.11	2008.12.30	副主任医师	内　科	县人民医院
汪雪梅	女	1968.11	2008.12.30	副主任医师	儿　科	县人民医院
黄金平	男	1972.07	2009.12.20	副主任医师	内　科	县人民医院
陶云建	男	1973.09	2009.09.20	副主任医师	内　科	县人民医院
黄爱梅	女	1973.09	2009.09.20	副主任医师	内　科	县人民医院
陈　炜	女	1972.01	2010.12.30	副主任医师	内　科	县人民医院
沈冶军	男	1973.07	2010.12.30	副主任医师	内　科	县人民医院
邱　展	男	1939.02	1988.04.29	副主任医师	外　科	县人民医院
缪吾同	男	1938.08	1988.04.29	副主任医师	外　科	县人民医院
缪德龙	男	1932.04	1988.04.29	副主任医师	外　科	县人民医院
黄沛香	男	1946.06	1993.03.01	副主任医师	外　科	县人民医院
王宝林	男	1942.02	1995.12.30	副主任医师	外　科	县人民医院
邵志达	男	1943.09	1997.09.30	副主任医师	外　科	县人民医院
于桂泉	男	1952.09	1999.08.31	副主任医师	外　科	县人民医院
范　岗	男	1961.10	2000.08.30	副主任医师	外　科	县人民医院
李金林	男	1965.10	2003.09.30	副主任医师	外　科	县人民医院

续表9-15

姓　名	性别	出生年月	资格认定时间	职　　称	专　业	单　　位
姜海林	男	1965.11	2003.09.30	副主任医师	外　科	县人民医院
杨拥军	男	1968.01	2004.11.25	副主任医师	外　科	县人民医院
高志慧	男	1968.01	2005.11.16	副主任医师	外　科	县人民医院
缪国平	男	1967.03	2006.07.30	副主任医师	外　科	县人民医院
韩承志	男	1968.06	2006.07.30	副主任医师	外　科	县人民医院
陈勇军	男	1967.09	2007.07.30	副主任医师	外　科	县人民医院
葛　勇	男	1971.11	2008.12.30	副主任医师	外　科	县人民医院
吴卫星	男	1973.02	2009.12.20	副主任医师	外　科	县人民医院
昝志政	男	1973.02	2009.12 20	副主任医师	外　科	县人民医院
孙国明	男	1973.05	2010.12.30	副主任医师	外　科	县人民医院
江　静	女	1936.12	1988.04.29	副主任医师	妇产科	县人民医院
陈桂兰	女	1944.08	1993.10.30	副主任医师	妇产科	县人民医院
吴小平	女	1963.10	2001.09.10	副主任医师	妇产科	县人民医院
李　莉	女	1954.03	2002.08.30	副主任医师	妇产科	县人民医院
施　红	女	1968.10	2005.11.16	副主任医师	妇产科	县人民医院
樊文婷	女	1963.09	2005.11.16	副主任医师	妇产科	县人民医院
夏少姜	女	1967.09	2007.11.16	副主任医师	妇产科	县人民医院
陈晓辉	女	1964.11	2008.12.30	副主任医师	妇产科	县人民医院
刘广秀	女	1932.10	1988.04.29	副主任医师	儿　科	县人民医院
郑　琪	女	1942.02	1990.12.30	副主任医师	儿　科	县人民医院
陆　敏	男	1963.04	2002.08.30	副主任医师	儿　科	县人民医院
黄　玲	女	1964.09	2002.08.30	副主任医师	儿　科	县人民医院
赵忠宁	男	1961.10	2003.09.30	副主任医师	儿　科	县人民医院
黄玲玲	女	1969.03	2008.12 30	副主任医师	儿　科	县人民医院
李家澄	男	1934.02	1990.12.17	副主任医师	传染科	县人民医院
许世群	女	1953.10	1997.09.30	副主任医师	传染科	县人民医院
俞凤英	女	1951.10	1998.09.30	副主任医师	传染科	县人民医院
施洪成	男	1963.07	2002.08.30	副主任医师	传染科	县人民医院
诸国兵	男	1969.08	2010.12.30	副主任医师	传染科	县人民医院
秦　龙	男	1950.03	1999.08.31	副主任医师	皮肤科	县人民医院
崔金娣	女	1941.01	1994.12.31	副主任医师	眼　科	县人民医院
缪延浩	男	1962.11	2001.09.10	副主任医师	眼　科	县人民医院
王家乐	男	1941.10	1988.04.29	副主任医师	耳鼻喉科	县人民医院
陈亚权	男	1970.03	2005.11.16	副主任医师	耳鼻喉科	县人民医院
王胜君	女	1947 08	2002.08.30	副主任医师	耳鼻喉科	县人民医院
张良琴	女	1952.06	1997.09.30	副主任医师	口腔科	县人民医院
万宏坤	男	1969.10	2005.11.16	副主任医师	口腔科	县人民医院
缪永辉	男	1968.07	2005.11.16	副主任医师	麻醉科	县人民医院
仇惠斌	男	1969.01	2005.11.16	副主任医师	麻醉科	县人民医院
唐锦荣	男	1974.04	2009.12 20	副主任医师	麻醉科	县人民医院

续表9-15

姓 名	性别	出生年月	资格认定时间	职 称	专 业	单 位
陈永红	女	1974.03	2009.12.20	副主任技师	麻醉科	县人民医院
邢巨星	男	1956.12	1999.08.31	副主任中医师	中医科	县人民医院
张 鹏	男	1957.10	1999.08.31	副主任中医师	中医科	县人民医院
刁述言	男	1944.12	2001.09.10	副主任中医师	中医科	县人民医院
陈晓明	女	1966.11	2004.11.25	副主任中医师	中医科	县人民医院
缪亚琴	女	1969.03	2008.12 30	副主任中医师	中医科	县人民医院
周雅能	女	1941.12	1990.12.30	副主任医师	病理科	县人民医院
姚秀芳	女	1972.10	2010.12 30	副主任医师	病理科	县人民医院
姜建玉	女	1953.01	2001.09.10	副主任技师	检验科	县人民医院
张建忠	男	1973.09	2009.12 20	副主任医师	检验科	县人民医院
张志娟	女	1951.12	1997.09.30	副主任医师	功能科	县人民医院
严俊才	男	1933.08	1990.12.17	副主任医师	放射科	县人民医院
陈汉清	男	1946.08	1999.08.31	副主任医师	放射科	县人民医院
翟建山	男	1968.09	2009.12.20	副主任医师	放射科	县人民医院
符纪宁	男	1971.04	2009 12.20	副主任医师	放射科	县人民医院
李介玉	男	1942.12	1989.06.30	副主任医师	公共卫生	县人民医院
李桂荣	女	1932.09	1988.04.19	副主任药师	药剂科	县人民医院
姚士萍	女	1941.08	1994.02.04	副主任护师	护 理	县人民医院
陈 晶	女	1948.03	2000.08.30	副主任护师	护 理	县人民医院
曹 磊	女	1959.10	2002.08.30	副主任护师	护 理	县人民医院
丁冠云	女	1964.05	2004.11.25	副主任护师	护 理	县人民医院
李 燕	女	1962.12	2005.11.16	副主任护师	护 理	县人民医院
施惠萍	女	1957.08	2005.11.16	副主任护师	护 理	县人民医院
郭建萍	女	1964.10	2005.11.16	副主任护师	护 理	县人民医院
石利平	女	1965.10	2006.07.30	副主任护师	护 理	县人民医院
孙晓云	女	1966.01	2007.12.30	副主任护师	护 理	县人民医院
陈曹萍	女	1966.02	2009.12.20	副主任护师	护 理	县人民医院
金燕芳	女	1958.11	2009.12.20	副主任护师	护 理	县人民医院
潘秀云	女	1973.12	2010.12.30	副主任护师	护 理	县人民医院
吴 琼	女	1964.09	2010.12.30	副主任护师	护 理	县人民医院
季晓平	女	1963.04	2010.12.30	副主任护师	护 理	县人民医院
徐国芳	女	1969.03	2010.12.30	副主任护师	护 理	县人民医院
从 浩	男	1948.05	1995.10.26	高级政工师	管 理	县人民医院
徐定山	男	1941.02	1996.07.20	高级政工师	管 理	县人民医院
沈南森	男	1956.07	2000.08.28	高级政工师	管 理	县人民医院
翟建国	男	1955.05	2004.12.30	高级政工师	管 理	县人民医院
翟 明	男	1959 03	2009.12.20	高级政工师	管 理	县人民医院
唐芙蓉	女	1965 10	2009.12.20	高级政工师	管 理	县人民医院
王亚平	女	1966.03	2006.07.30	副研究员	管 理	县人民医院
金燕芳	女	1958.11	2006.07.30	副研究员	管 理	县人民医院

续表9-15

姓　名	性别	出生年月	资格认定时间	职　称	专　业	单　位
郭红梅	女	1965.12	2006.07.30	副研究员	管　理	县人民医院
朱复华	男	1941.12	1989.06.30	高级工程师	管　理	县人民医院
陈幼清	男	1936.06	1988.04.29	副主任中医师	中医科	县中医院
钱忠权	男	1946.12	1995.12.30	副主任中医师	中医科	县中医院
徐建忠	男	1958.11	1997.09.30	副主任中医师	中医科	县中医院
周　宁	男	1944.09	1997.09.30	副主任中医师	中医科	县中医院
陈　革	男	1949.09	1999.08.31	副主任中医师	中医科	县中医院
傅卫东	男	1953.02	2001.09.10	副主任中医师	中医科	县中医院
姚亚南	男	1958.07	2002.08.30	副主任中医师	中医科	县中医院
陈伟东	男	1960.11	2003.09.30	副主任中医师	中医科	县中医院
戴海艳	女	1954.12	2003.09.30	副主任中医师	中医科	县中医院
陈明新	男	1961.01	2003.09.30	副主任中医师	中医科	县中医院
姚　远	女	1955.11	2003.09.30	副主任中医师	中医科	县中医院
何建军	男	1958.04	2003.09.30	副主任中医师	中医科	县中医院
陈福林	男	1967.02	2004.11.25	副主任中医师	中医科	县中医院
周建华	男	1967.01	2005.11.16	副主任中医师	中医科	县中医院
顾建华	男	1970.03	2007.10.30	副主任中医师	中医科	县中医院
陈一峰	男	1971.11	2007.10.30	副主任中医师	中医科	县中医院
钱小蕾	男	1963.09	2001.09.10	副主任中医师	中医科	县中医院
陈亚兵	男	1970.02	2008.12.30	副主任中医师	中医科	县中医院
沈志生	男	1965.04	2008.12.30	副主任中医师	中医科	县中医院
吴群梅	女	1969.05	2010.12.30	副主任中医师	中医科	县中医院
王　娟	女	1969.07	2009.12.20	副主任中医师	中医科	县中医院
高玉祥	男	1970.06	2010.12 30	副主任中医师	中医科	县中医院
邱崇芬	女	1938.05	1990.12.17	副主任医师	内　科	县中医院
桑乃俊	男	1951.10	1997.09.30	副主任医师	内　科	县中医院
张贵陈	男	1956.08	2001.09.10	副主任医师	内　科	县中医院
李　宁	男	1957.04	2005.11.17	副主任医师	内　科	县中医院
缪海燕	女	1969.09	2009.12.20	副主任医师	内　科	县中医院
陆启如	男	1963.11	2009 12.20	副主任医师	内　科	县中医院
咸仲实	男	1929.08	1988.04.29	副主任医师	外　科	县中医院
陈立新	男	1966.12	2004.11.25	副主任医师	外　科	县中医院
柳智华	男	1966.10	2004.11.25	副主任医师	外　科	县中医院
陈亚萍	女	1953.06	2003.09.30	副主任医师	妇产科	县中医院
王　群	女	1967.07	2004.11.25	副主任医师	妇产科	县中医院
蔡竹青	男	1969.11	2007.10.30	副主任医师	儿　科	县中医院
许洁心	女	1961.11	2003.09.30	副主任医师	功能科	县中医院
胡碧英	女	1947.12	2002.08.30	副主任检验师	检验科	县中医院
江建国	男	1972.03	2008.12.30	副主任中药师	药剂科	县中医院
刘丽萍	女	1947.08	2002.08.30	副主任护师	护　理	县中医院

续表9-15

姓　名	性别	出生年月	资格认定时间	职　　称	专　业	单　　位
马　艳	女	1960.08	2003.09.30	副主任护师	护　理	县中医院
周秀华	女	1963.06	2005.11.16	副主任护师	护　理	县中医院
邱玉红	女	1965.04	2006.07.30	副主任护师	护　理	县中医院
袁　红	女	1971.12	2007.12.30	副主任护师	护　理	县中医院
符　琴	女	1971.03	2008 12 30	副主任护师	护　理	县中医院
周亚梅	女	1969.10	2008.12 30	副主任护师	护　理	县中医院
陆红健	女	1970.10	2008.12.30	副主任护师	护　理	县中医院
韩建彬	男	1943.09	1996.07.20	高级政工师	管　理	县中医院
陈明星	男	1957 12	2009.12.20	高级政工师	管　理	县中医院
陈　燕	女	1962 09	2009.12.20	高级政工师	管　理	县中医院
徐筱丽	女	1962.11	2006.08.11	高级统计师	管　理	县中医院
蔡光华	男	1932.10	1988.04.29	副主任医师	公共卫生	县疾病预防控制中心
柯士驯	男	1940.11	1996.12.30	副主任医师	公共卫生	县疾病预防控制中心
陈志鳌	男	1968.02	2003.09.30	副主任医师	公共卫生	县疾病预防控制中心
朱俊扬	男	1961.03	2003.09.30	副主任医师	公共卫生	县疾病预防控制中心
陈淑林	男	1961.10	2003.09.30	副主任医师	公共卫生	县疾病预防控制中心
朱宝根	男	1939.02	1996.12.30	副主任技师	检验科	县疾病预防控制中心
杨爱琴	女	1967.05	2007.12.30	副主任技师	检验科	县疾病预防控制中心
夏建华	男	1965.06	2008.12.30	副主任医师	公共卫生	县疾病预防控制中心
张爱红	女	1971.01	2008.12.30	副主任医师	公共卫生	县疾病预防控制中心
徐亚红	女	1968.04	2009.12.20	副主任技师	公共卫生	县疾病预防控制中心
缪　平	女	1966.11	2009.12.20	副主任医师	公共卫生	县疾病预防控制中心
陈雪琴	女	1976.12	2010.12.30	副主任医师	公共卫生	县疾病预防控制中心
陈明朗	男	1957.05	1999.08.30	副研究员	美　术	县疾病预防控制中心
姜菊萍	女	1952.10	1998.09.30	副主任医师	公共卫生	县卫生监督所
许庆忠	男	1962.08	2003.09.30	副主任医师	公共卫生	县卫生监督所
贾建华	男	1960.12	2003.09.30	副主任医师	公共卫生	县卫生监督所
黄爱萍	女	1967.05	2003.09.30	副主任医师	公共卫生	县卫生监督所
康卫宁	女	1957.08	2004.05.30	高级政工师	管　理	县卫生监督所
石明霞	女	1972.04	2010.12.30	副主任医师	药剂科	县卫生监督所
季建华	女	1929.11	1988.04.29	副主任医师	妇产科	县妇幼保健所
徐雅琴	女	1948.08	1997.09.30	副主任医师	妇产科	县妇幼保健所
葛　云	女	1950.07	1997.09.30	副主任医师	妇产科	县妇幼保健所
周　萍	女	1952.12	1998.09.30	副主任医师	儿　科	县妇幼保健所
康爱琴	女	1973.02	2010.12.30	副主任医师	妇产科	县妇幼保健所
解慎传	男	1939.12	1993.10.26	高级讲师	教　育	县卫生进修学校
朱新华	男	1956.01	1998.08.31	高级讲师	教　育	县卫生进修学校
陆雅莉	女	1962.07	1998.08.03	高级讲师	教　育	县卫生进修学校
陈德林	男	1947.03	1999.08.31	高级讲师	教　育	县卫生进修学校
谢贵生	男	1948.06	1999.08.31	高级讲师	教　育	县卫生进修学校

续表9-15

姓　名	性别	出生年月	资格认定时间	职　　称	专　业	单　　位
吴永慧	女	1955.07	2000.08.31	高级讲师	教　育	县卫生进修学校
金燕梅	女	1960.07	2001.09.30	高级讲师	教　育	县卫生进修学校
濮益周	男	1964.08	2004.11.25	高级讲师	教　育	县卫生进修学校
姚　云	女	1954.02	2006.08.31	高级讲师	教　育	县卫生进修学校
刘振林	男	1951.10	2007.12.30	高级讲师	教　育	县卫生进修学校
王森和	女	1936.10	1988.04.29	副主任医师	内　科	县第二人民医院
随唯东	男	1939.03	1988.04.29	副主任医师	内　科	县第二人民医院
陈春法	男	1947.01	2003.09.30	副主任医师	内　科	县第二人民医院
陈　忠	男	1962.07	2004.11.25	社区副主任医师	内　科	县第二人民医院
杨德军	男	1967.01	2004.11.25	副主任医师	内　科	县第二人民医院
戴晓红	女	1967.03	2004.11.25	副主任医师	内　科	县第二人民医院
叶德建	男	1972.08	2009.12.20	副主任医师	内　科	县第二人民医院
王小红	女	1972.04	2009.12.20	副主任医师	内　科	县第二人民医院
叶成之	男	1921.10	1987.04.29	副主任医师	外　科	县第二人民医院
肖季全	男	1941.12	1996.12.30	副主任医师	外　科	县第二人民医院
丁志军	男	1965.08	2003.09.30	副主任医师	外　科	县第二人民医院
於　建	男	1966.12	2004.11.25	副主任医师	外　科	县第二人民医院
顾海军	男	1966.09	2006.07.30	副主任医师	外　科	县第二人民医院
曹　兵	男	1972.01	2008.12.30	副主任医师	外　科	县第二人民医院
陈建美	女	1972.01	2009.12.20	副主任医师	妇产科	县第二人民医院
陈宝军	男	1966.02	2005.11.16	副主任医师	五官科	县第二人民医院
马秀梅	女	1970.03	2009.12.20	副主任医师	五官科	县第二人民医院
李　迎	男	1940.12	1999.08.31	副主任中医师	中医科	县第二人民医院
徐湘声	男	1941.10	1999.08.31	副主任中医师	中医科	县第二人民医院
曹正祥	男	1966.11	2005.11.16	副主任中医师	中医科	县第二人民医院
肖　利	男	1971.03	2008.12.30	副主任药师	药剂科	县第二人民医院
汤　莉	女	1975.11	2010.12.30	副主任药师	药剂科	县第二人民医院
顾　卫	男	1971.02	2010.12.30	社区副主任药师	药剂科	县第二人民医院
张玉泉	男	1962.12	2010.12.30	社区副主任中药师	药剂科	县第二人民医院
鲍美兰	女	1964.07	2010.12.30	社区副主任技师	检验科	县第二人民医院
朱爱民	女	1969.09	2010.12.30	社区副主任技师	检验科	县第二人民医院
沈红英	女	1964.08	2009.12 20	社区副主任护师	护　理	县第二人民医院
王美凤	女	1961.11	2009.12.20	社区副主任护师	护　理	县第二人民医院
镇国琴	女	1964.09	2009.12.20	社区副主任护师	护　理	县第二人民医院
许亚琴	女	1963.09	2010.12.30	社区副主任技师	护　理	县第二人民医院
丁美玲	女	1965.06	2010.12.30	社区副主任护师	护　理	县第二人民医院
张　辉	女	1969.11	2010.12.30	社区副主任护师	护　理	县第二人民医院
朱继陈	女	1963.11	2010.12.30	社区副主任护师	护　理	县第二人民医院
周留德	男	1942.12	1999.08.31	副主任医师	内　科	县第三人民医院
徐希平	男	1964.01	2003.09.30	副主任医师	内　科	县第三人民医院

续表9-15

姓　名	性别	出生年月	资格认定时间	职　称	专　业	单　位
王淑娴	女	1965.08	2003.09.30	副主任医师	内　科	县第三人民医院
顾春华	男	1967.08	2003.09.30	副主任医师	内　科	县第三人民医院
徐俊华	男	1966.03	2005.11.16	副主任医师	内　科	县第三人民医院
钱　忠	男	1967.01	2007.12.30	副主任医师	内　科	县第三人民医院
王文涛	男	1967.03	2008.12.30	副主任医师	内　科	县第三人民医院
沈志凡	男	1941.05	1998.09.30	副主任医师	外　科	县第三人民医院
徐卫泽	男	1956.05	2000.08.30	副主任医师	外　科	县第三人民医院
顾国林	男	1961.07	2003.09.30	副主任医师	外　科	县第三人民医院
缪兆林	男	1964.11	2007.12.30	副主任医师	外　科	县第三人民医院
姜亚军	男	1970.07	2009.12.20	副主任医师	外　科	县第三人民医院
陆桂兰	女	1939.03	1990.12.30	副主任中医师	中医科	县第三人民医院
董德明	男	1960.12	2001.09.10	副主任中医师	中医科	县第三人民医院
宫卫东	男	1963.03	2003.09.30	副主任中医师	中医科	县第三人民医院
徐小岩	男	1965.03	2005.11.16	副主任中医师	中医科	县第三人民医院
陈　辉	男	1967.04	2006.07.30	副主任医师	妇产科	县第三人民医院
符晓燕	女	1973.12	2010.12.30	副主任医师	妇产科	县第三人民医院
杨太峰	男	1940.12	2000.08.31	副主任医师	放射科	县第三人民医院
鲍　梅	女	1956.01	2001.09.10	副主任医师	放射科	县第三人民医院
季　芳	女	1952.02	2005.11.16	社区副主任医师	功能科	县第三人民医院
徐长益	男	1943.01	1998.09.30	副主任医师	五官科	县第三人民医院
姜　杰	男	1965.12	2010.12.30	社区副主任医师	五官科	县第三人民医院
缪晓梅	女	1964.08	2006.07.30	社区副主任护师	护　理	县第三人民医院
缪丽华	女	1956.08	2006.07.30	社区副主任护师	护　理	县第三人民医院
蔡　健	女	1955.11	2007.07.30	社区副主任护师	护　理	县第三人民医院
刘克芳	女	1963.11	2007.12.30	社区副主任护师	护　理	县第三人民医院
王　丽	女	1963.11	2008.12.30	副主任护师	护　理	县第三人民医院
花红林	女	1962.05	2008.12.30	社区副主任护师	护　理	县第三人民医院
赵桂红	女	1970.08	2008.12.30	社区副主任护师	护　理	县第三人民医院
徐亚英	女	1970.08	2009.12.20	社区副主任护师	护　理	县第三人民医院
叶　红	女	1969.11	2010.12.30	社区副主任护师	护　理	县第三人民医院
李　霞	女	1971.06	2010.12.30	社区副主任护师	护　理	县第三人民医院
缪冬玲	女	1970.01	2010.12.30	社区副主任护师	护　理	县第三人民医院
沈桂荣	女	1971.10	2010.12.30	社区副主任护师	护　理	县第三人民医院
张树梅	女	1960.06	2010.12.30	社区副主任医师	护　理	县第三人民医院
缪林森	男	1944.05	1998.09.30	副主任医师	内　科	县第四人民医院
傅美华	女	1956.10	2003.09.30	副主任医师	内　科	县第四人民医院
李正华	男	1972.06	2009.12.20	副主任医师	内　科	县第四人民医院
陈海英	女	1968.10	2010.12.30	副主任医师	内　科	县第四人民医院
葛小琴	女	1967.02	2009.12.20	副主任医师	妇产科	县第四人民医院
周俊成	男	1967.06	2005.11.16	副主任中医师	中医科	县第四人民医院

续表9-15

姓　名	性别	出生年月	资格认定时间	职　　称	专　业	单　　位
张　瑾	男	1950.11	1997.09.30	副主任医师	皮肤科	县第四人民医院
缪宝芳	女	1949.12	2003.09.30	副主任护师	护　理	县第四人民医院
缪丽华	女	1964.09	2006.07.30	副主任护师	护　理	县第四人民医院
陆晓琴	女	1966.09	2001.09.10	副主任医师	内　科	马塘医院
曹建华	男	1965.08	2001.09.10	副主任医师	内　科	马塘医院
张建新	男	1973.09	2008.12.30	副主任医师	内　科	马塘医院
邱燕霞	女	1974.08	2010.12.30	副主任医师	内　科	马塘医院
姜炳春	男	1939.02	1988.04.29	副主任医师	外　科	马塘医院
杨十俊	男	1973.09	2008.12.30	副主任医师	外　科	马塘医院
陈　建	男	1973.06	2010.12.30	副主任医师	外　科	马塘医院
蔡美华	女	1951.04	1996.12.30	副主任医师	妇产科	马塘医院
葛晓燕	女	1965.12	2001.09.10	副主任医师	妇产科	马塘医院
张笃珍	女	1950.01	1997.09.30	副主任药师	药剂科	马塘医院
许南山	男	1973.12	2010 12.30	社区副主任技师	检验科	马塘医院
缪亚玲	女	1960.05	2009.12.20	社区副主任护师	护　理	马塘医院
许南山	男	1973.12	2010 12.30	社区副主任技师	检验科	马塘医院
缪亚玲	女	1960.05	2009.12.20	社区副主任护师	护　理	马塘医院
姚秀梅	女	1966.01	2009.12.20	社区副主任护师	护　理	马塘医院
张祖乐	男	1943.12	1994.02.04	副主任医师	内　科	丰利医院
钱　进	女	1942.02	1994.12.31	副主任医师	内　科	丰利医院
汪太群	男	1952.07	1996.12.30	副主任医师	内　科	丰利医院
苏宝美	女	1956.08	1997.09.30	副主任医师	内　科	丰利医院
沈玉红	女	1964.01	2009.12.20	社区副主任医师	内　科	丰利医院
沙美芳	女	1967.01	2010.12.30	副主任医师	内　科	丰利医院
周拾泉	男	1972.10	2010.12.30	副主任医师	内　科	丰利医院
袁　凯	男	1950.11	1996.12.30	副主任医师	外　科	丰利医院
吴侦明	男	1964.04	2001.09.10	副主任医师	外　科	丰利医院
秦定阳	男	1963.05	2005.11.16	社区副主任医师	外　科	丰利医院
石太平	男	1962.12	2006.07.30	社区副主任医师	外　科	丰利医院
於佩云	女	1951.05	1997.09.30	副主任医师	妇产科	丰利医院
许　健	男	1963.09	2010.12.30	副主任医师	妇产科	丰利医院
殷竹泉	男	1972.12	2008.12.30	副主任中医师	中医科	丰利医院
陆亚平	女	1970 01	2008.12.30	副主任技师	检验科	丰利医院
徐文华	男	1964.09	2007.12.30	社区副主任药师	药剂科	丰利医院
蔡正军	男	1969.07	2009.12.20	社区副主任药师	药剂科	丰利医院
陈海平	女	1964.06	2006.07.30	社区副主任护师	护　理	丰利医院
钱堂美	女	1964.08	2008.12.30	社区副主任护师	护　理	丰利医院
朱明兰	女	1958.10,	2010.12.30	社区副主任护师	护　理	丰利医院
陈湘林	男	1970.07	2006.07.30	副主任医师	内　科	苴镇中心卫生院
陈昌秀	女	1956.04	1999.08.31	副主任中医师	中医科	苴镇中心卫生院

续表9-15

姓　名	性别	出生年月	资格认定时间	职　　称	专　业	单　　位
李　宁	男	1957.04	2005.11.16	副主任医师	内　科	掘港中心卫生院
吴剑祥	男	1957.09	1997.09.30	副主任医师	内　科	掘港中心卫生院
张雨时	男	1951.07	2001.09.10	副主任中医师	中医科	掘港中心卫生院
陈吾楠	女	1952.02	1995.08.30	副主任中医师	中医科	掘港中心卫生院
卞葛进	男	1955.11	1999.08.31	副主任医师	内　科	兵房中心卫生院
许汉兵	男	1947.09	1999.08.31	副主任医师	内　科	兵房中心卫生院
陆卫忠	男	1966.07	2003.09.30	副主任医师	外　科	兵房中心卫生院
徐亚辉	女	1968.02	2008.12.30	副主任护师	护　理	兵房中心卫生院
葛丽霞	女	1972.01	2009.12.20	副主任医师	内　科	双甸镇中心卫生院
张　平	男	1959.11	2010.12.30	社区副主任医师	内　科	双甸镇中心卫生院
沈亚宏	男	1966.01	2010.12.30	社区副主任医师	内　科	双甸镇中心卫生院
康　国	男	1951.09	1999.08.31	副主任医师	外　科	双甸镇中心卫生院
李伯龙	男	1944.05	1993.10.30	副主任医师	儿　科	双甸镇中心卫生院
顾晓兰	女	1964.07	2010.12.30	社区副主任护师	护　理	双甸镇中心卫生院
陈志云	男	1969.12	2009.12.20	社区副主任医师	内　科	掘港镇卫生所
汤新梅	女	1974.01	2009.12.20	副主任医师	内　科	掘港镇卫生所
高新冬	男	1970.12	2009.12 20	副主任医师	内　科	掘港镇卫生所
杨小娟	女	1971.01	2010.12.30	社区副主任药师	药剂科	掘港镇卫生所
陈迎春	女	1969.12	2009.12.20	社区副主任医师	内　科	丰利镇卫生所
陈锦明	男	1958.01	2009.12 20	社区副主任医师	内　科	马塘镇卫生所
陈崇熙	男	1955 11	2009.12.20	社区副主任医师	内　科	大豫医院
吕建莉	女	1969.12	2009.12.20	社区副主任医师	内　科	新区医院
徐际鸣	男	1969.12	2009.12.20	社区副主任医师	内　科	洋口医院
杨　森	男	1939.06	1998.09.30	副主任医师	内　科	岔南卫生院
余　彬	男	1942.10	1999.08.31	副主任医师	内　科	岔北卫生院
朱龙银	男	1955.09	2000.08.30	副主任医师	内　科	岔北卫生院
周　彪	男	1956.05	2000.08.30	副主任医师	内　科	环港卫生院
葛　平	女	1959.11	2004.11.25	社区副主任医师	内　科	河口镇医院
张国霞	女	1951.01	2004.11.25	副主任医师	内　科	新区医院
成宏富	男	1952.04	2000.08.30	副主任医师	外　科	潮桥卫生院
陶维礼	男	1938.06	1998.09.30	副主任中医师	中医科	岔南卫生院
张时礼	男	1942.11	1998.08.30	副主任中医师	中医科	景安卫生院
钱生文	男	1951.10	1997.09.30	副主任药师	药剂科	凌河卫生院
任乃秀	女	1951.03	2000.08.30	副主任医师	妇产科	县计划生育指导站
吴松华	男	1957.10	1998.09.30	副主任药师	药检科	县药品检验所
丁先林	男	1954.06	1999.08.31	副主任药师	药检科	县药品检验所
龚旭东	男	1961.11	1998.09.30	副主任中药师	药剂科	县药品检验所
吴　春	男	1948.03	2000.08.30	高级经济师	管　理	县医药公司

第十章 卫生建筑

概 述

1949年前，县卫生机构建筑未见资料明确记载。其时，私立医疗机构多为私有通用建筑，公立医疗机构租用民用建筑。

1952年12月，县公有卫生建筑1764平方米，价值4万元。

1985年12月，全县卫生机构土地总面积为421545平方米，缩读42万平方米、建筑总面积147154平方米，缩读15万平方米。建筑总价值为1203万元，其中县直卫生单位182万元，占15.12%(182/1203)；县直医疗单位317万元，占26.35%(317/1203)；中心卫生院253万元，占21.03%(253/1203)；乡镇医院412万元，占34.24%(412/1203)；其他卫生机构39万元，占3.24%(39/1203)。

1990年12月，全县卫生机构土地总面积430160平方米，缩读43万平方米，建筑总面积178475平方米，缩读18万平方米。建筑总价值为2368万元，其中县直卫生单位241万元，占10.17%(241/2368)；县直医疗单位653万元，占27.56%(653/2368)；中心卫生院512万元，占21.62%(512/2368)；乡镇医院866万元，占36.57%(866/2368)；其他卫生机构96万元，占4.05%(96/2368)。

1995年12月，全县卫生机构土地总面积438815平方米，缩读44万平方米，建筑总面积227000平方米，缩读23万平方米。建筑总价值为4748万元，其中县直卫生单位312万元，占6.57%(312/4748)；县直医疗单位1328万元，占27.96%(1328/4748)；中心卫生院991万元，占20. 87%(991/4748)；乡镇医院1893万元，占39.86%(1893/4748)；其他卫生机构224万元，占4.71%(224/4748)。

2000年12月，全县卫生机构土地总面积439905平方米，缩读44万平方米，建筑总面积228500平方米，缩读23万平方米。建筑总价值为6680万元，其中县直卫生单位428万元，占6.40%(428/6680)；县直医疗单位1980万元，占29.64%(1980/6680)；中心卫生院1445万元，占21.63%(1445/6680)；乡镇医院2513万元，占37.61%(2513/6680)；其他卫生机构314万元，占4.47%(314/6680)。

2005年12月，全县卫生机构土地总面积388804平方米，缩读,39万平方米，建筑总面积236700平方米，缩读24万平方米。建筑总价值为14239万元。其中县直卫生单位510万元，占3.65%(510/14239)；县直医疗单位7314万元，占51.36%(7314/14239)；中心卫生院1854万元，占13.02%(1854/14239)；乡镇医院2401万元，占16.86%(2401/14239)；其他卫生机构2160万元，占15.16%(2160/14239)。

2010年12月，全县卫生机构土地总面积445402平方米，缩读45万平方米，建筑总面积330341平方米，缩读33万平方米。建筑总价值为20013万元。其中县直卫生单位520万元，占2.59%(520/20013)；县直医疗单位9219万元，占46.06%(9219/20013)；中心卫生院3076万元，占15.37%(3076/20013)；乡镇医院2423万元，占12.10 %(2423/20013)；其他卫生机构3855万元，占24.99%(3855/20013)。

第一节 建筑面积

1950年，县卫生院接受房产31间，约合600平方米。

1952年，全县公有卫生建筑1764平方米。

1960年7月15日，县人民医院3375平方米住院楼破土动工。

1965年，县各地区医院、人民公社医院普建医疗用房约建14万平方米(平房)。

1985年12月，全县卫生机构土地总面积为421545平方米，缩读42万平方米、建筑总面积147154平方米，缩读15万平方米。其中：门急诊建筑29436平方米、病房建筑44128平方米、医技综合建筑7506平方米。

1990年12月，全县卫生机构土地总面积430160平方米，缩读43万平方米，建筑总面积178475平方米，缩读18万平方米。其中：门急诊建筑40600平方米，病房建筑54791平方米，医技综合建筑10516平方米。

1995年12月，全县卫生机构土地总面积438815平方米，缩读44万平方米，建筑总面积22.7万平方米，缩读23万平方米。其中：门急诊建筑52870平方米，病房建筑67400平方米，医技综合建筑13480平方米。

2000年12月，全县卫生机构土地总面积439905平方米，缩读44万平方米，建筑总面积228500平方米，缩读23万平方米。其中：门急诊建筑61696平方米，病房建筑78670平方米，医技综合建筑15612平方米。

2005年12月，全县卫生机构土地总面积388804平方米，缩读39万平方米，建筑总面积236700平方米，缩读24万平方米。其中：门急诊建筑61340平方米，病房建筑84720平方米，医技综合建筑33400平方米。

2010年12月，全县卫生机构土地总面积445402平方米，缩读45万平方米，建筑总面积330341平方米，缩读33万平方米。其中：门急诊建筑63869平方米，病房建筑85853平方米，医技综合建筑33400平方米。

1985～2010年如东县卫生机构建筑情况表

表10-1　　单位：平方米、万元

年　度	土地面积	建筑面积				建筑价值
			门急诊	病　房	医技综合	
1985	421545	147154	29436	44128	7506	1203
1986	421545	153326	34036	45128	9016	1297
1987	421060	157950	35036	48130	9016	1493
1988	421060	165000	35676	50130	9016	1667
1989	430160	174577	38676	51691	9016	1944
1990	430160	178475	40600	54791	10516	2368
1991	430815	201000	41520	59791	11316	2775
1992	430815	210000	46569	62791	11316	3087
1993	430815	220000	46569	64800	12980	3394
1994	438815	220000	49569	65400	13480	4136
1995	438815	227000	52870	67400	13480	4748
1996	428815	230000	53902	72400	14480	5198
1997	428815	240000	53902	74182	15494	5574
1998	428815	262300	56902	77290	15492	5947
1999	428815	270200	60096	77270	15612	6284
2000	439905	228500	61696	78670	15612	6680
2001	439905	228500	64196	78670	15612	6798

续表10-1　　　　单位:平方米、万元

年　度	土地面积	建筑面积				建筑价值
			门急诊	病　房	医技综合	
2002	439905	238700	64196	88670	25812	10767
2003	378238	236700	59396	93670	29812	11024
2004	388804	236700	59396	89612	32812	12388
2005	388804	236700	61340	84720	33400	14239
2006	388804	247611	63869	80533	33400	15329
2007	445402	330341	63869	85853	33400	19093
2008	466202	340341	64869	86853	35400	19331
2009	481602	350341	66869	86853	37400	19530
2010	586712	363329	69538	88535	38400	20013

第二节　建筑价值

1952年12月,全县卫生建筑价值4万元,绝大部分为县卫生院,区卫生所建筑价值数千元。

1985年12月,全县卫生建筑总价值为1203万元。其中县直卫生单位182万元,县直医疗单位317万元,中心卫生院253万元,乡镇医院412万元,其他卫生机构39万元。

1990年12月,全县卫生建筑总价值为2368万元。其中县直卫生单位241万元,县直医疗单位653万元,中心卫生院512万元,乡镇医院866万元,其他卫生机构96万元。

1995年12月,全县卫生建筑总价值为4748万元。其中县直卫生单位312万元,县直医疗单位1328万元,中心卫生院991万元,乡镇医院1893万元,其他卫生机构224万元。

2000年12月,全县卫生建筑总价值为6680万元。其中县直卫生单位428万元,县直医疗单位1980万元,中心卫生院1445万元,乡镇医院2513万元,其他卫生机构314万元。

2005年12月,全县卫生建筑总价值为14239万元。其中县直卫生单位510万元,县直医疗单位7314万元,中心卫生院1854万元,乡镇医院2401万元,其他卫生机构2160万元。

2010年12月,全县卫生建筑总价值为20013万元,缩读2亿元。其中县直卫生单位520万元,县直医疗单位9219万元,中心卫生院3076万元,乡镇医院2423万元,其他卫生机构3855万元。

1986～2010年如东县卫生机构建筑价值情况表

表10-2　　　　单位:万元

年　度	卫生建筑总价值	县直卫生单位	县直医疗单位	中心卫生院	乡镇卫生院	区/镇卫生所	社区卫生服务站	医务室	诊所、门诊部
1985	1058	182	317	253	267	4	25	5	5
1986	1197	184	353	258	360	4	25	5	8
1987	1493	186	437	321	496		25	8	20
1988	1667	188	488	362	563		28	8	30
1989	1944	188	520	462	696		28	10	40
1990	2368	241	653	512	866		40	10	46

续表10-2 单位:万元

年度	卫生建筑总价值	县直卫生单位	县直医疗单位	中心卫生院	乡镇卫生院	区/镇卫生所	社区卫生服务站	医务室	诊所、门诊部
1991	2775	246	702	680	1036	4	42	15	50
1992	3087	250	776	786	1147	4	48	20	56
1993	3394	255	952	810	1217	4	48	40	68
1994	4136	276	1322	854	1498	4	62	50	70
1995	4748	312	1328	991	1893	4	64	80	76
1996	5198	356	1684	1012	1906	4	66	90	80
1997	5574	368	1702	1143	2112		68	95	86
1998	5947	414	1748	1268	2252		73	100	92
1999	6284	416	1825	1382	2366		85	110	100
2000	6680	428	1980	1445	2513		88	120	106
2001	6798	432	2012	1465	2516		121	140	112
2002	10767	442	5382	1785	2386	30	472	150	120
2003	11024	500	5417	1812	2398	35	568	156	138
2004	12388	510	6232	1826	2400	60	1050	160	150
2005	14239	510	7314	1854	2401	90	1650	170	250
2006	15329	520	7519	1937	2403	120	2340	180	310
2007	19093	520	9219	3076	2423	185	3120	200	350
2008	19331	520	9219	3076	2423	185	3386	200	350
2009	19530	520	9219	3076	2423	185	3785	200	350
2010	20013	520	9219	3076	2423	185	4268	200	350

第三节 主要建筑

1985年12月,全县卫生机构楼房建筑6幢,总面积9385平方米。

2010年12月,全县卫生机构主要楼房建筑123幢,建筑总面积为166491平方米,总价值14012万元,其中门诊建筑45幢,病房建筑43幢,医技综合建筑35幢。

2010年如东县卫生机构土地和房屋建筑面积情况表

表10-3 单位:平方米、万元

卫生机构名称	土地面积	房屋建筑面积			其中:业务用房面积	建筑价值
		合计	购建房屋	租房		
全县	445402	330341	323913	4645	251833	19031
县直卫生单位	15987	15629	15629	0	13425	520
县卫生局	1742	1783	1783	0	1783	58
县疾病预防控制中心	6093	4736	4736	0	4197	213
县卫生监督所	1000	900	900	0	650	73

续表10-3　　　　单位:平方米、万元

卫生机构名称	土地面积	房屋建筑面积			其中:业务用房面积	建筑价值
		合　计	购建房屋	租　房		
县妇幼保健所	3000	1498	1498	0	1275	27
县卫生进修学校	4152	6712	6712	0	5520	149
县直医疗单位	93608	61458	61458	0	42986	9245
县人民医院	55014	30452	30452	0	30186	6362
县中医院	21200	25700	25700	0	8540	2591
县第四人民医院	16714	3976	3976	0	3260	266
县计划生育指导站	680	1330	1330	0	1000	26
中心卫生院	99461	65217	65217	0	48234	3076
县第二人民医院	14383	8099	8099	0	6166	448
县第三人民医院	10881	9733	9733	0	6897	495
丰利医院	14163	12000	12000	0	11000	1142
马塘医院	17980	10480	10480	0	6800	363
掘港中心卫生院	6150	3011	3011	0	1481	170
兵房中心卫生院	9010	7650	7650	0	4700	168
苴镇中心卫生院	14833	7741	7741	0	6700	132
双甸镇中心卫生院	12061	6503	6503	0	4490	158
镇卫生所	4230	4200	4200	0	3693	163
掘港镇卫生所	500	400	400	0	300	15
岔河镇卫生所	210	200	200	0	180	5
栟茶镇卫生所	140	220	220	0	200	10
丰利镇卫生所	560	400	400	0	400	20
马塘镇卫生所	260	220	220	0	200	4
苴镇卫生所	200	180	180	0	160	8
双甸镇卫生所	200	650	650	0	600	30
大豫镇卫生所	220	210	210	0	200	4
长沙镇卫生所	210	200	200	0	180	5
洋口镇卫生所	150	150	150	0	80	15
河口镇卫生所	380	380	380	0	300	4
袁庄镇卫生所	250	290	290	0	283	14
新店镇卫生所	500	300	300	0	260	13
洋口镇卫生所	150	150	150	0	80	15
河口镇卫生所	380	380	380	0	300	4
袁庄镇卫生所	250	290	290	0	283	14
新店镇卫生所	500	300	300	0	260	13
曹埠镇卫生所	200	200	200	0	150	6
乡镇和其他医院	175196	124767	124522	245	86178	2399
九总医院	6600	3729	3729	0	2443	69
城南医院	4968	5798	5798	0	2894	82

续表10-3　　　　单位:平方米、万元

卫生机构名称	土地面积	房屋建筑面积			其中:业务用房面积	建筑价值
		合　计	购建房屋	租　房		
华丰医院	3000	3300	3300	0	2010	38
普济医院	6660	5000	5000	0	3800	40
岔南医院	5924	3922	3922	0	2736	63
岔北医院	3560	3266	3266	0	2366	76
古坝医院	3389	2960	2960	0	2080	71
靖海医院	5200	1280	1280	0	800	68
浒澪医院	1980	2150	2150	0	1428	98
五义医院	1008	1926	1881	45	1146	46
丰西医院	4695	2523	2523	0	1662	58
凌河医院	1200	2342	2342	0	1483	51
环港医院	4212	3084	3084	0	2354	66
环渔医院	2977	1451	1451	0	996	29
潮桥医院	4395	4381	4381	0	2460	100
凌民医院	4300	2927	2927	0	1890	78
双南医院	3680	1888	1888	0	1288	30
石甸医院	3600	4747	4747	0	2333	90
丁店医院	11250	3016	3016	0	2137	68
大豫医院	2535	5000	4800	200	4200	65
长沙医院	21000	2984	2984	0	2023	88
北坎医院	4000	2122	2122	0	1742	40
卫海医院	300	1066	1066	0	581	40
洋口医院	5600	2436	2436	0	1669	82
光荣医院	4005	2580	2580	0	1440	57
新林医院	1900	2640	2640	0	1500	35
南渔医院	900	1300	1300	0	900	40
河口医院	4000	1797	1797	0	1364	20
环渔医院	2977	1451	1451	0	996	29
潮桥医院	4395	4381	4381	0	2460	100
凌民医院	4300	2927	2927	0	1890	78
双南医院	3680	1888	1888	0	1288	30
石甸医院	3600	4747	4747	0	2333	90
丁店医院	11250	3016	3016	0	2137	68
大豫医院	2535	5000	4800	200	4200	65
长沙医院	21000	2984	2984	0	2023	88
北坎医院	4000	2122	2122	0	1742	40
卫海医院	300	1066	1066	0	581	40
洋口医院	5600	2436	2436	0	1669	82
光荣医院	4005	2580	2580	0	1440	57

续表10-3 单位:平方米、万元

卫生机构名称	土地面积	房屋建筑面积			其中:业务用房面积	建筑价值
		合 计	购建房屋	租 房		
新林医院	1900	2640	2640	0	1500	35
南渔医院	900	1300	1300	0	900	40
河口医院	4000	1797	1797	0	1364	20
于港医院	4000	2000	2000	0	1500	84
景安医院	6660	3508	3508	0	2755	92
袁庄医院	4880	3853	3853	0	2616	91
沿南医院	5085	7984	7984	0	4520	68
新店医院	6600	2287	2287	0	1919	59
汤园医院	3000	3472	3472	0	2143	75
曹埠医院	4600	2750	2750	0	1607	66
孙窑医院	2778	2780	2780	0	1300	32
饮泉医院	6625	1918	1918	0	1493	66
新区医院	8000	12600	12600	0	12600	78
社区卫生服务站	48000	48000	48000	0	48000	3120
医务室	5000	5000	5000	0	5000	200
诊所、医学门诊部	5600	7400	3000	4400	7100	334

2010年如东县卫生机构主要建筑物一览表

表10-4 单位:平方米、万元

建筑物名称	总建筑面积	总造价	建成年份
县卫生局办公楼(1)	985	18	1979
县卫生局办公楼(2)	655	40	1993
县人民医院急诊(医技)楼	2791	54	1979
县人民医院老干部病房楼	1832	38	1984
县人民医院传染病房楼	1770	74	1990
县人民医院门诊楼	3500	180	1994
县人民医院制剂楼、食堂楼	1853	46	1998
县人民医院住院楼	13840	3400	2002
县人民医院肿瘤病房楼	5320	1700	2007
县中医院门诊楼	3317	365	1995
县中医院住院楼	11410	1900	2003
县中医院制剂楼	400	19	1992
县中医院门诊、住院综合楼	2500	18	1975
县疾病预防控制中心办公楼	1140	94	1975
县疾病预防控制中心检验楼	1664	113	1993
县卫生监督所办公楼	900	86	1991
县妇幼保健所综合楼	1275	25	1982
县第四人民医院门诊楼	1683	130	1999

续表10-4 单位:平方米、万元

建筑物名称	总建筑面积	总造价	建成年份
县第四人民医院精神病房楼	1493	109	1996
县卫生进修学校学生宿舍楼	1471	17	1979
县卫生进修学校实验楼	1236	38	1988
县卫生进修学校教学楼	580	14	1989
县卫生进修学校办公楼	542	66	1997
县第二人民医院住院楼	2414	161	1987
县第二人民医院门诊楼	2340	108	1990
县第二人民医院钴60机房	282	120	2000
县第三人民医院住院楼	2945	161	1994
县第三人民医院门诊楼	2554	152	2001
县第三人民医院CT楼	367	120	2000
丰利医院门诊楼	6409	642	2006
丰利医院住院楼	4970	497	2006
马塘医院住院楼	500	13	1986
马塘医院住院楼	2400	200	1998
马塘医院门诊楼	1707	132	1991
掘港中心卫生院住院楼	1500	120	1991
掘港中心卫生门诊楼	1500	50	1992
苴镇中心卫生院住院楼	1062	55	1986
苴镇中心卫生院门诊楼	1356	42	1990
苴镇中心卫生院制剂楼	200	14	2000
双甸镇中心卫生院门诊楼	1440	58	1989
双甸镇中心卫生门诊楼	1403	88	2000
兵房中心卫生院门诊楼	1400	43	1979
兵房中心卫生院住院楼	1493	123	1996
九总医院门诊楼	943	45	1990
九总医院住院楼	1100	48	1996
城南医院综合楼	1600	18	1986
华丰医院住院楼	997	21	1991
华丰医院门诊楼	1032	46	1995
普济医院住院楼	200	10	1993
普济医院门诊楼	1800	62	2000
岔南医院住院楼	810	31	1990
岔北医院门诊楼	822	35	1993
岔北医院住院楼	841	40	1989
古坝医院门诊楼	850	31	1994
古坝医院住院楼	1031	40	1994
靖海医院门诊楼	640	32	1991
靖海医院住院楼	640	29	1991
浒澪医院住院楼	552	28	1991

续表10-4　　　　单位:平方米、万元

建筑物名称	总建筑面积	总造价	建成年份
浒澪医院门诊楼	1042	72	1999
五义医院门诊楼	788	32	1995
五义医院住院楼	313	18	1995
丰西医院住院楼	660	30	1993
丰西医院门诊楼	358	25	2000
凌河医院住院楼	740	22	1997
凌河医院门诊楼	740	24	2000
环港医院住院楼	693	39	1995
环港医院门诊楼	889	25	1990
环渔医院综合楼	528	29	1994
潮桥医院门诊楼	646	18	1986
潮桥医院住院楼	921	14	1982
凌民医院住院楼	827	24	1992
凌民医院门诊楼	721	51	1998
双南医院住院楼	760	27	1992
双南医院门诊楼	880	36	1992
石甸医院住院楼	978	59	1997
石甸医院门诊楼	1255	121	2000
丁店医院住院楼	678	21	1988
丁店医院门诊楼	736	44	1995
大豫医院门诊楼	971	44	1985
大豫医院住院楼	1180	48	1991
大豫医院综合楼	600	21	2000
长沙医院住院楼	594	32	1990
长沙医院门诊楼	640	33	1990
长沙医院综合楼	800	23	1999
北坎医院门诊楼	820	41	1991
卫海医院门诊楼	200	10	1993
洋口医院住院楼	710	27	1987
洋口医院门诊楼	890	53	1995
光荣医院门诊楼	800	20	1989
光荣医院住院楼	1035	39	1993
新林医院综合楼	1335	35	1986
南渔医院综合楼	540	19	1990
河口医院综合楼	2000	200	2006
景安医院住院楼	800	40	1992
景安医院门诊楼	860	49	1998
于港医院住院楼	720	32	1989
于港医院门诊楼	540	50	1999
袁庄医院住院楼	108	22	1984

续表10-4　　单位：平方米、万元

建筑物名称	总建筑面积	总造价	建成年份
袁庄医院门诊楼	1534	67	1994
沿南医院综合楼	1000	68	1996
汤园医院门诊楼	863	16	1989
汤元医院住院楼	837	57	1995
新店医院住院楼	800	27	1988
新店医院门诊楼	960	30	1995
曹埠医院门诊楼	602	17	1992
曹埠医院住院楼	1005	47	1998
孙窑医院门诊楼	420	10	1976
孙窑医院住院楼	420	20	1986
饮泉医院门诊楼	688	33	1989
饮泉医院住院楼	805	31	1997
合　计	166491	14012	
县第三人民医院整体搬迁建筑	22300	7200	2008奠茎在建
县公共卫生大厦	19321	7000	2009奠茎在建
县人民医院门急诊综合楼	32000	9900	2009奠茎在建
马塘医院住院楼	5000	1200	2010奠茎在建
县中医院整体搬迁建筑	121630	71000	2010奠茎在建

第十一章　卫生设备

概　述

旧时，全县卫生机构设备无资料记载。

1950年，全县卫生设备为县卫生院仅有诊疗办公桌、凳、竹箔子、药橱、药柜子等卫生通用设备及高压消毒器、显微镜等医疗专业设备。

1952年12月，全县卫生设备总价值2万元左右（全县卫生固定资产为49600元）。

1985年12月，全县卫生设备总价值261万元（医疗卫生专业设备232万元、图书通用设备29万元）。其中：县直卫生单位19万元，占7.27%（19/261）；县直医疗机构72万元，占27.58%（72/261）；中心卫生院58万元，占22.22%（58/261）；乡镇卫生院73万元，占27.96%（73/261）；其他医疗卫生机构39万元，占14.94%（39/261）。

1990年12月，全县卫生设备总价值1080万元（医疗卫生专业设备577万元、图书通用设备503万元）。其中：县直卫生单位150万元，占13.88%（150/1080）；县直医疗机构282万元，占26.11%（282/1080）；中心卫生院206万元，占18.98%（206/1080）；乡镇卫生院308万元，占28.51%（308/1080）；其他医疗卫生机构134万元，占12.40%（134/1080）。

1995年12月，全县卫生设备总价值2739万元（医疗卫生专业设备1996万元、图书通用设备743万元）。其中：县直卫生单位269万元，占9.82%（269/2739）；县直医疗机构872万元，占31.83%（872/2739）；中心卫生院597万元，占21.79%（597/2739）；乡镇卫生院683万元，占24.93%（683/2739）；其他医疗卫生机构318万元，占11.61%(318/2739)。

2000年12月，全县卫生设备总价值8141万元(医疗卫生专业设备4576万元、图书通用设备3565万元)。其中：县直卫生单位765万元，占9.39%(765/8141)；县直医疗机构2719万元，占33.39%(2719/8141)；中心卫生院1694万元，占20.80%(1694/8141)；乡镇卫生院2276万元，占27.95%(2276/8141)；其他医疗卫生机构687万元，占8.43%(687/8141)。

2005年12月，全县卫生设备总价值14939万元(医疗卫生专业设备10555万元、图书通用设备4384万元)。其中：县直卫生单位1023万元，占6.84%(1023/14939)；县直医疗机构7178万元，占48. 04%(7178/14939)；中心卫生院3486万元，占23.33%(3486/14939)；乡镇卫生院2103万元，占14.07%(2103/14939)；其他医疗卫生机构1149万元，占7.69%(1149/14939)。

2010年12月，全县卫生设备总价值39828万元(医疗卫生专业设备28828万元、图书通用设备11000万元)。其中：县直卫生单位1814万元，占5.50%(1814/39828)；县直医疗机构18585万元，占52.41%(18585/39828)；中心卫生院8248万元，占23.13%(8248/39828)；乡镇卫生院5000万元，占14.02%(5000/39828)；其他医疗卫生机构4433万元，占12.43%(4433/39828)。

第一节 图书通用设备

1952年12月，全县卫生设备总价值2万元左右(全县卫生固定资产为49600元)。

1985年12月，全县卫生设备总价值261万元(医疗卫生专业设备232万元、图书通用设备29万元)。

1990年12月，全县卫生设备总价值1080万元(医疗卫生专业设备577万元、图书通用设备503万元)。

1995年12月，全县卫生设备总价值2739(医疗卫生专业设备1996万元、图书通用设备743万元)。

2000年12月，全县卫生设备总价值8141万元(医疗卫生专业设备4576万元、图书通用设备3565万元)。

2005年12月，全县卫生设备总价值14939万元(医疗卫生专业设备10555万元、图书通用设备4384万元)。

2010年12月，全县卫生设备总价值39828万元(医疗卫生专业设备28828万元、图书通用设备11000万元)。

1985～2010年如东县卫生机构图书通用设备情况表

表11-1 单位：万元

年度	全 县	县直卫生单位	县直医疗单位	中心卫生院	乡镇卫生院	区/镇卫生所	卫生服务站	医务室	诊所、门诊部
1985	261	19	72	58	73	8	20	4	7
1986	426	37	123	72	124	8	50	4	8
1987	506	39	154	89	150		58	6	10
1988	613	93	169	105	157		73	6	10
1989	889	117	251	172	232		97	10	10
1990	1080	150	282	206	308		106	16	12
1991	1354	157	396	220	408	8	131	22	12
1992	1508	185	432	242	452	8	151	26	12

续表11-1　　　　单位:万元

年度	全　县	县直卫生单位	县直医疗单位	中心卫生院	乡镇卫生院	区/镇卫生所	卫生服务站	医务室	诊所、门诊部
1993	1826	206	529	328	527	8	188	28	12
1994	2291	251	693	407	676	8	214	30	12
1995	2739	269	872	597	683	8	262	32	16
1996	3840	365	1095	1260	728	8	330	36	18
1997	4333	393	1288	1355	871		368	38	20
1998	5414	606	1704	1570	1045		421	42	26
1999	7642	683	2525	1666	2173		513	50	32
2000	8141	765	2719	1694	2276		597	52	38
2001	8356	798	3212	1763	1826		657	58	42
2002	9245	843	4271	1887	1405	40	686	65	48
2003	11202	891	5359	2269	1810	45	708	68	52
2004	12171	944	5366	2982	1900	56	780	70	73
2005	14939	1023	7178	3486	2103	68	881	80	120
2006	21162	1218	11943	3838	2959	72	900	90	142
2007	24234	1322	14290	4029	3284	81	960	100	168
2008	29169	1518	15359	5939	3838	140	1300	194	881
2009	34370	1693	16982	6982	4232	194	2044	284	1959
2010	39828	1814	18585	8248	5000	255	3116	346	2464

第二节　医疗专业设备

1950年初,全县仅县卫生院装备显微镜1台、高压消毒器1台、外科手术台1张、手术包1个。其他私立医疗机构多为中医诊所,医疗设备甚少。

1950～1960年代,全县增添了X光机、万能手术台、精密天平、检验等设备。

1970年代,县医疗器械主要由南通地区卫生局统一分配手术、检验、X光机、高压消毒器、中草药制剂等设备。

1980年初期,县区级医疗单位主要用自筹资金及国家部分补助经费购置仪器设备。人民公社卫生院则由县卫生局统筹医疗器械购置经费,统一购置医疗器械下发。

1980年代中期以后,县医疗机构设备由县卫生局确定范围,各医疗单位在其范围内自行制定采购计划,报批后自筹经费,组织采购,县财政视情适当专项补助。

1985年12月,全县卫生机构医疗设备总价值为232万元,其中:县直卫生单位19万元、县直医疗单位71万元、中心卫生院71万元、乡镇和其他医院82万元、其他医疗卫生机构17万元。主要医用设备有:400毫安X光机1台、300毫安X光机3台、其他X光机77台、心电图机49台、显微镜132台等。

1990年12月全县卫生机构医疗设备总价值为577万元,其中:县直卫生单位55万元、县直医疗单位196万元、中心卫生院78万元、乡镇和其他医院213万元、其他医疗卫生机构35万元。

1995年12月全县卫生机构医疗设备总价值为1996万元,其中:县直卫生单位67万元、县直医疗单位1148万元、中心卫生院214万元、乡镇和其他医院375万元、其他医疗卫生机构91万元。

2000年12月全县卫生机构医疗设备总价值为4576万元，其中：县直卫生单位176万元、县直医疗单位2373万元、中心卫生院953万元、乡镇和其他医院906万元、其他医疗卫生机构168万元。

2005年12月全县卫生机构医疗设备总价值为10555万元，其中：县直卫生单位460万元、县直医疗单位5574万元、中心卫生院2391万元、乡镇和其他医院1280万元、其他医疗卫生机构850万元。

2010年12月全县卫生机构医疗设备总价值为28828万元，其中：县直卫生单位603万元、县直医疗单位18192万元、中心卫生院5301万元、乡镇和其他医院2161万元、其他医疗卫生机构2571万元。主要医用设备有：医用电子直线加速器1台、医用磁共振成像仪1台、1000毫安X光机1台、彩色脉冲多普勒超声诊断仪8台、全自动生化分析仪9台、B型超声诊断仪62台、钴60治疗机1台等。

1986～2010年如东县卫生机构医疗专业设备总值情况表

表11-2　　　　　　　　　　　　　　　　　　　　　　　　　　单位：万元

年度	全县专业设备价值								
	全县	县直卫生单位	县直医疗单位	中心卫生院	乡镇卫生院	区/镇卫生所	卫生服务站	医务室	诊所、门诊部
1985	232	19	71	43	82	1	12	2	2
1986	322	26	91	52	136	1	12	2	2
1987	382	34	127	59	142		14	4	2
1988	429	44	147	60	158		14	4	2
1989	492	48	186	63	172		15	6	2
1990	577	55	196	78	213		25	8	2
1991	621	56	213	88	218	1	35	8	2
1992	814	58	369	110	223	1	40	10	3
1993	1026	61	487	127	285	1	50	12	3
1994	1545	65	849	178	375	1	60	14	3
1995	1996	67	1148	214	476	1	70	16	4
1996	2531	89	1492	281	572	1	72	20	4
1997	3076	110	1807	347	702		76	26	8
1998	3547	130	2086	401	800		88	32	10
1999	4153	146	2096	866	899		98	36	12
2000	4576	176	2373	953	906		112	38	18
2001	5405	200	2823	1206	958		128	48	42
2002	6569	286	3472	1296	1002	20	380	65	48
2003	7981	353	4457	1486	1085	20	460	68	52
2004	9099	384	4816	2030	1126	20	580	70	73
2005	10555	460	5574	2391	1280	30	620	80	120
2006	12756	500	7443	2536	1350	35	660	90	142
2007	13608	531	7843	2736	1510	40	680	100	168
2008	17502	538	10736	3236	1756	44	760	110	320
2009	20883	541	13126	3874	1976	46	860	115	346
2010	28828	603	18192	5301	2161	47	2036	120	368

1985年如东县医疗卫生单位主要设备情况表

表11-3　　单位:台、架

设备名称	单位	县人民医院	县中医院	县卫生防疫站	县妇幼保健所	县精神病防治院	县药品检验所	县皮肤病防治所	中心卫生院	乡镇卫生院	合 计
30毫安X光机	台	1		1					6	21	29
50毫安X光机	台	1			1			1	5	34	42
100毫安X光机	台									2	2
200毫安X光机	台	1							2		3
400毫安X光机	台	1									1
心电图机	台	3	2	1	1				12	30	49
超声心动仪	台	1									1
心脏监护仪	台	2							1		3
电动呼吸机	台	1							2		3
脑电图机	台	2				1					3
脑血流图仪	台	1									1
电动洗胃机	台	1							2	4	7
多普勒诊断仪	台	1									1
心脑除颤器	台	2									2
A型超声波诊断仪	台	2	1	1					8	23	35
B型超声波诊断仪	台	1	1		1				2		5
光学显微镜	架	10	3	20	5	1	2	1	25	66	133
病理切片机	台	1	1		1		1				4
血气分析仪	台				1						1
光电比色计	台	3	1		1	1	2		12	44	64
九孔无影灯	台	2									2
电动手术床	台	1									1
万能手术床	台	3	1						10	11	25
综合产床	台		1		1						2
牙科综合治疗机	台	1									1
手术显微镜	架	1									1
高频电刀	架	3							2		5
立式高压消毒器	只		1		1				16	39	57
卧式高压消毒器	只	5							1		6
麻醉机	只	4	1						2		7
电泳仪	只	2	1							1	4
电热干燥箱	只	4	1	3	1		3		13	38	63
电热水温箱	只	5	1	1	1	1	1		15	49	74
培养箱	只						2		4	11	17
恒温箱	只	4	1	2	1	1			10	22	41
电动离心机	只	5	1	1	1	1	1		15	49	74
电冰箱	只	11	2	6	3		2		18	45	87

续表11-3　　　　　　　　　　　　　　　　　　　　　　　　　　　　单位：台、架

设备名称	单位	县人民医院	县中医院	县卫生防疫站	县妇幼保健所	县精神病防治院	县药品检验所	县皮肤病防治所	中心卫生院	乡镇卫生院	合 计
分析天平	架	2	2	2	1		3		6	4	19
真空泵	只	2		1			1				4
旋光仪	只	1					2				3
紫外线分析仪	只						1				1
酸度计	只	3	1				2				6
塔式熏蒸仪器	只	3									3
净化操作台	只						1				2
霉菌培养箱	只	1					1				2
胎儿监护仪	只	1									1
早产婴儿箱	只	2			1						3
小儿生命监护仪	只	1									1
窗式空调机	只	5	1				2				8
氧气瓶	只	36	4		2				19	52	113
纤维胃镜	架	1									1
纤维支气管镜	架	1							4		5
食道镜	架	1									1
滚桶式洗衣机	台	2									2
脱水机	台	2									2
心脏程控刺激仪	台	1									1
循环功能测定仪	台	1									1
子宫内窥镜	台	1									1
酸标光度计	台	1									1
激光治疗仪	台	1									1
裂隙灯显微镜	台	1									1
阿尔析射仪	台						1	1			2
显微摄影仪	台						1	1			2
分光光度计	台	2		1			1		1		5

2010年如东县医院部分医疗设备拥有使用情况表

表11-4　　　　　　　　　　　　　　　　　　　　　　　　　　　　　　单位：台

单位名称	合计	800毫安及以上医用X线诊断机(含DSA)	500毫安至750毫安医用X线诊断机	医用磁共振成像设备(核磁)	彩色脉冲多普勒超声诊断仪	B型超声诊断仪	X线电子计算机断层扫描装置	超声心动图仪	60钴电子直线加速器	钴60治疗机	移动式X线诊断机
合　计		1	24	1	23	62	6	5		1	8
县人民医院		1	2	1	1	5	1				3
县中医院			2		2	4					1

续表11-4

单位:台

单位名称	合计	800毫安及以上医用X线诊断机(含DSA)	500毫安至750毫安医用X线诊断机	医用磁共振成像设备(核磁)	彩色脉冲多普勒超声诊断仪	B型超声诊断仪	X线电子计算机断层扫描装置	超声心动图仪	60钴电子直线加速器	钴60治疗机	移动式X线诊断机
县第四人民医院			1		1	1		1			1
县妇幼保健所					1	1					
县计划生育指导站											
县第二人民医院			2		1	1	2			1	1
县第三人民医院			1		1	2	1				1
丰利医院			1		1	1	1				
马塘医院			2		1	2	1				1
掘港中心卫生院					1	3		1			
苴镇中心卫生院					1	1					
双甸镇中心卫生院			1		1	1					
兵房中心卫生院						2					
九总医院						1					
城南医院						1					
华丰医院						1					
普济医院						1					
岔南医院						1					
岔北医院			1			1					
古坝医院						1					
靖海医院						1		1			
浒澪医院						1					
五义医院						1					
丰西医院			1			1					
凌河医院						1					
环港医院						2					
环渔医院											
潮桥医院			1			1					
凌民医院						1		1			
双南医院						1					
石甸医院			1			1					
丁店医院						1					
大豫医院			1			2					
长沙医院			1		1						
北坎医院					1						
卫海医院					1						
洋口医院					1						
光荣医院					1						

续表11-4

单位:台

单位名称	合计	800毫安及以上医用X线诊断机(含DSA)	500毫安至750毫安医用X线诊断机	医用磁共振成像设备(核磁)	彩色脉冲多普勒超声诊断仪	B型超声诊断仪	X线电子计算机断层扫描装置	超声心动图仪	60钴电子直线加速器	钴60治疗机	移动式X线诊断机
新林医院			1		1						
南渔医院			1		1						
河口医院			1		1						
于港医院					1						
景安医院			1		1						
袁庄医院			1		1						
沿南医院						1					
新店医院											
汤园医院						1					
曹埠医院						1					
孙窑医院						1					
饮泉医院						1					
新区医院			1			1					

2010年如东县医院部分医疗设备拥有使用情况表 2

表11-5

单位:台

单位名称	合计	全自动生化分析仪	血液酸碱气体分析仪	五分类血球	干式生化	特定蛋白测定仪	化学发光	全自动免疫	PCR	细菌培养分析	血流变
合　计		9	7	2		1	1				
县人民医院		2	2								
县中医院		1	2								
县第四人民医院											
县妇幼保健所				1							
县计划生育指导站											
县第二人民医院											
县第三人民医院		1									
丰利医院											
马塘医院		1		1		1	1				
掘港中心卫生院		1									
苴镇中心卫生院											
双甸镇中心卫生院											
兵房中心卫生院		1									
乡镇卫生院		2	2								

2010年如东县卫生机构万元以上专业设备配置情况表

表11-6 单位：万元

卫生机构名称	设备装备总价值	医疗专业设备	普通设备装备	万元以上设备总价值	万元以上设备总台件	50万元以下	50万元～100万元	100万元以上
全 县	39828	28828	11000	6284	1514	723	15	9
县直卫生单位	1289	344	892	491	49	49		
县卫生局	216		216	152	12	12		
县疾病预防控制中心	552	258	294	252	21	21		
县卫生监督所	53			9	6	6		2
县妇幼保健所	176	135	41	60	14	8		
县卫生进修学校	341		341	18	2	2		
县直医疗单位	25075	17050	8025	3371	227	215	9	3
县人民医院	15870	10356	5514	1941	61	55	3	3
县中医院	8494	6246	2248	1248	134	129	5	
县第四人民医院	675	428	247	174	28	27	1	
县计划生育指导站	36	20	16	8	4	4		
中心卫生院	8248	5822	2426	2414	236	224	6	6
县第二人民医院	1399	962	437	538	42	39	1	2
县第三人民医院	1227	804	423	542	45	41	2	2
丰利医院	2468	1840	628	412	29	28		1
马塘医院	1129	765	364	311	22	19	2	1
掘港中心卫生院	272	173	99	102	25	25		
兵房中心卫生院	386	288	98	46	18	18		
苴镇中心卫生院	480	382	98	157	30	30		
双甸镇中心卫生院	887	608	279	306	25	24	1	
镇卫生所	133	67	66	8	1			
掘港镇卫生所	35	10	25	8	1			
岔河镇卫生所	5	3	2					
栟茶镇卫生所	8	5	3					
丰利镇卫生所	10	7	3					
马塘镇卫生所	4	2	2					
苴镇镇卫生所	4	2	2					
双甸镇卫生所	15	10	5					
大豫镇卫生所	5	3	2					
长沙镇卫生所	5	3	2					
洋口镇卫生所	5	3	2					
河口镇卫生所	3	2	1					
袁庄镇卫生所	5	3	2					
新店镇卫生所	22	10	12					
曹埠镇卫生所	4	2	2					
乡镇和其他医院	5024	3655	1369		907	191		
九总医院	15	9	6		5	3		

续表11-6 单位:万元

卫生机构名称	设备装备总价值	医疗专业设备	普通设备装备	万元以上设备总价值	万元以上设备总台件	50万元以下	50万元～100万元	100万元以上
城南医院	38	22	16		14	7		
华丰医院	100	68	32		41	3		
普济医院	34	22	12		16	4		
岔南医院	17	9	8		8	5		
岔北医院	44	28	16		26	4		
古坝医院	73	45	28		12	2		
靖海医院	48	30	18		28	3		
浒澪医院	31	18	13		18	3		
五义医院	51	36	15		21	3		
丰西医院	68	38	20		36	5		
凌河医院	39	22	17		18	5		
环港医院	70	42	28		21	7		
环渔医院	46	31	15		8	1		
潮桥医院	80	52	28		32	5		
凌民医院	57	32	25		21	7		
双南医院	30	12	14		6	3		
石甸医院	64	38	26		21	9		
丁店医院	73	48	25		46	8		
大豫医院	193	132	61		68	6		
长沙医院	76	48	28		31	5		
北坎医院	68	46	22		26	8		
卫海医院	63	42	21		25	8		
洋口医院	68	42	26		32	8		
光荣医院	43	29	14		21	2		
新林医院	75	48	27		36	4		
南渔医院	20	12	8		6	4		
河口医院	109	71	38		52	3		
于港医院	51	35	16		21	5		
景安医院	58	38	20		39	10		
袁庄医院	75	44	31		24	8		
沿南医院	29	18	11		18	3		
新店医院	62	38	24		36	4		
汤园医院	35	21	14		18	5		
曹埠医院	34	21	13		12	5		
孙窑医院	45	30	15		16	5		
饮泉医院	44	31	13		16	5		
新区医院	35	21	14		12	6		
棉场医院	16	8	8		2	2		
社区卫生服务站	3116	2036	1080					

续表11-6　　　　单位:万元

卫生机构名称	设备装备总价值	医疗专业设备	普通设备装备	万元以上设备总价值	万元以上设备总台件	50万元以下	50万元～100万元	100万元以上
医务室	200	160	140					
诊所、医学门诊部	180	136	44		94	44		

2010年如东县医疗卫生机构万元以上设备情况表

表11-7　　　　单位:万元

机构分类	万元以上设备总价值(万元)	万元以上设备台数				
		合　计	10万元以下	10万元～49万元	50万元～99万元	100万元以上
总　　计	27182	2325	1914	326	49	36
一.医院	9766	674	536	102	21	15
综合医院	7103	452	336	91	11	14
中医医院	2340	178	164	4	9	1
专科医院	323	44	36	7	1	0
精神病医院	323	44	36	7	1	0
二.基层医疗卫生机构	6552	803	694	98	5	6
卫生院	6526	798	689	98	5	6
中心卫生院	4745	464	387	66	5	6
乡卫生院	1781	334	302	32	0	0
门诊部	26	5	5	0	0	0
综合门诊部	26	5	5	0	0	0
诊所.卫生所.医务室	0	0	0	0	0	0
诊所	0	0	0	0	0	0
卫生所、医务室	0	0	0	0	0	0
三.专业公共卫生机构	531	85	72	12	1	0
疾病预防控制中心	310	50	40	10	0	0
县属	310	50	40	10	0	0
其他	0	0	0	0	0	0
妇幼保健院(所、站)	180	15	11	3	1	0
县属	180	15	11	3	1	0
其他	0	0	0	0	0	0
妇幼保健所	180	15	11	3	1	0
卫生监督所(中心)	31	21	21	0	0	0
省属	0	0	0	0	0	0
省辖市(地区)属	0	0	0	0	0	0
地辖市属	0	0	0	0	0	0
县属	31	21	21	0	0	0
其他	0	0	0	0	0	0
四.其他卫生机构	18	2	2	0	0	0
医学在职培训机构	18	2	2	0	0	0

2010年如东县救护车辆统计表

表11-8　　单位：万元

单位名称	购置日期	救护车品牌/型号	类型	价值	车内设备配置
县人民医院	2001-11-07	依维柯J5037XJHN		20.00	1200救护车
县人民医院	2001-11-30	NJ5036XJH	A	20.00	担架、氧气瓶、吸引器、治疗柜、手担心电图等
县人民医院	2003-05-12	NJ5046XJH3	A	20.00	担架、氧气瓶、吸引器、治疗柜、手担心电图等
县人民医院	2003-05-18	NJ5046XJH3	A	20.00	担架、氧气瓶、吸引器、治疗柜、手担心电图等
县人民医院	2003-07-10	依维柯J5037XJHN		23.00	江苏省卫生厅捐赠
县人民医院	2003-10-08	依维柯J5037XJHN		20.00	1200救护车
县人民医院	2004-09-20	CQK5030XJH	A	23.00	担架、氧气瓶、吸引器、治疗柜、手担心电图等
县人民医院	2004-10-12	依维柯J5037XJHN		25.00	江苏省卫生厅捐赠
县人民医院	2005-12-01	依维柯J5037XJHN	A	22.00	担架、氧气瓶、吸引器、治疗柜、手担心电图等
县人民医院	2005-12-14	依维柯J5037XJHN		15.00	江苏省卫生厅捐赠
县人民医院	2005-12-14	依维柯J5037XJHN		22.00	江苏省卫生厅捐赠
县人民医院	2005-12-14	依维柯J5037XJHN		22.00	江苏省卫生厅捐赠
县人民医院	2005-12-15	SZY5042XJH	A	23.00	担架、氧气瓶、吸引器、治疗柜、手担心电图等
县人民医院	2005-12-16	依维柯J5037XJHN	A	22.00	担架、氧气瓶、吸引器、治疗柜、手担心电图等
县人民医院	2010-11-22	依维柯J5037XJHN		11.00	1200救护车
县中医院	1986-06-10	跃　进	A	8.00	担架、氧气瓶、急救箱
县中医院	1998-10-10	依维柯J5037XJHN	A	19.60	担架、氧气瓶、急救箱
县中医院	2003-07-15	全顺X5036XJHDM	A	19.00	担架、氧气瓶、急救箱
丰利医院	2006-12-17	瑞　丰	A	9.00	担架、氧气瓶、急救箱
丰利医院	2006-12-19	中顺SZS5023XJH	A	8.00	担架、氧气瓶、急救箱
马塘医院	2004-03-21	全　顺	A	19.00	担架、氧气瓶、急救箱
马塘医院	2006-12-15	瑞　丰	A	9.00	担架、氧气瓶、急救箱
马塘医院	2007-11-18	东风风行	A	10.00	担架、氧气瓶、急救箱
县第三人民医院	2003-12-31	全顺X5036XJHDM	A	17.60	担架、氧气瓶、急救箱等
县第二人民医院	2004-04-05	东南DN5020XJHCC	A	12.90	担架、氧气瓶、急救箱等
县第二人民医院	2006-12-22	江淮HFC5036XJH	A	8.60	担架、氧气瓶、急救箱等
普济医院	2007-02-18	东风LZ5026XJHQ	A	10.00	担架、氧气瓶、急救箱等
长沙医院	2007-06-21	东风LZ5026XJHQ	A	10.00	担架、氧气瓶、急救箱等
新林医院	2007-02-01	东风LZ5026XJHQ	A	10.00	担架、氧气瓶、急救箱等
河口医院	2007-06-11	东风LZ5026XJHQ	A	10.00	担架、氧气瓶、急救箱等
浒澪医院	2006-10-19	长　安	A	6.00	担架、氧气瓶、急救箱等
袁庄镇医院	2005-12-26	东南DN5020XJHCC	A	12.70	担架、氧气瓶、急救箱等
洋口医院	2004-04-09	金杯SY5031XJH	A	14.00	担架、氧气瓶、急救箱等
洋口医院	2006-03-11	长　安	A	5.00	担架、氧气瓶、急救箱等

续表11-8 单位:万元

单位名称	购置日期	救护车品牌/型号	类型	价值	车内设备配置
沿南医院	2004-06-01	金杯SY5031XJH	A	14.00	担架、氧气瓶、急救箱等
沿南医院	2007-11-17	东 风	A	6.70	担架、氧气瓶、急救箱等
双甸镇中心卫生院	2003-12-16	东南得利卡	A	13.80	担架、氧气瓶、急救箱等
双甸镇中心卫生院	2007-10-19	东风风行	A	10.80	担架、氧气瓶、急救箱等
石甸医院	1998-12-21	日本三菱L300	A	26.00	担架、氧气瓶、急救箱等

第十二章 卫生资产

概 述

民22年(1933年),如东县内5所医院有经费6792元(法币),4所医院经费未填报。

1952年12月,全县卫生固定资产计有49600元。

1985年12月,全县卫生机构卫生总资产,为16929706元。缩读1692万元。净资产计为16929706元。缩读1692万元,固定资产计有13190600元,缩读1319万元(卫生建筑总价值为1203万元、卫生设备总价值261万元)。

1990年12月,全县卫生机构净资产为4018万元,固定资产有3448万元(卫生建筑总价值为2368万元、卫生设备总价值1080万元),

1995年12月,全县卫生机构净资产为8803万元,固定资产有7487万元(卫生建筑总价值为4748万元、卫生设备总价值2739万元)。

2000年12月,全县卫生机构净资产为19876万元,固定资产有14821万元(卫生建筑总价值为6680万元、卫生设备总价值8141万元)。

2005年12月,全县卫生机构净资产为32368万元,固定资产有29188万元(卫生建筑总价值为14239万元、卫生设备总价值14939万元)。

2010年12月,全县卫生总资产130101万元,缩读13亿元;固定资产59841万元(卫生建筑总价值为20013万元、卫生设备总价值39828万元),缩读6亿元。净资产66477万元,缩读7亿元。

第一节 固定资产

民22年(1933年),如冻县内5所医院有经费6792元(法币),4所医院经费未填报。

1952年12月,全县卫生固定资产49600元。

1985年12月,全县卫生机构固定资产13190600元,缩读1319万元(卫生建筑总价值为1203万元、卫生设备总价值261万元),其中:县直卫生单位171万元、县直医疗单位345万元、中心卫生院254万元、乡镇卫生院471万元、其他卫生机构78万元。

1990年12月,全县卫生机构固定资产3448万元(卫生建筑总价值为2368万元、卫生设备总价值1080万元),其中:县直卫生单位391万元、县直医疗单位1063万元、中心卫生院590万元、乡镇卫生院

1174万元、其他卫生机构230万元。

1995年12月，全县卫生机构固定资产7487万元（卫生建筑总价值为4748万元、卫生设备总价值2739万元），其中：县直卫生单位581万元、县直医疗单位2583万元、中心卫生院1205万元、乡镇卫生院2576万元、其他卫生机构542万元。

2000年12月，全县卫生机构固定资产14821万元（卫生建筑总价值为6680万元、卫生设备总价值8141万元），其中：县直卫生单位1193万元、县直医疗单位5440万元、中心卫生院2398万元、乡镇卫生院4789万元、其他卫生机构1001万元。

2005年12月，全县卫生机构固定资产29188万元（卫生建筑总价值为14239万元、卫生设备总价值14939万元），其中：县直卫生单位1533万元、县直医疗单位15597万元、中心卫生院4245万元、乡镇卫生院4504万元、其他卫生机构3309万元。

2010年12月，全县卫生机构固定资产59841万元，（卫生建筑总价值为20013万元、卫生设备总价值39828万元），缩读6亿元。其中：县直卫生单位2334万元、县直医疗机构30923万元、中心卫生院11324万元、乡镇卫生院7423万元、其他医疗卫生机构7396万元。

1985～2010年如东县卫生机构固定资产情况表

表12-1　　单位：万元

年度	全县	县直卫生单位	县直医疗单位	中心卫生院	乡镇卫生院	区/镇卫生所	社区卫生服务站	医务室	诊所、门诊部
1985	1319	171	345	254	471	12	45	9	12
1986	1703	221	476	310	584	12	75	9	16
1987	1969	225	591	380	646		83	14	30
1988	2235	281	657	422	720		101	14	40
1989	2724	305	771	525	928		125	20	50
1990	3448	391	1063	590	1174		146	26	58
1991	3997	403	1098	768	1444	12	173	37	62
1992	4463	435	1208	896	1599	12	199	46	68
1993	5019	461	1481	937	1744	12	236	68	80
1994	6198	527	2015	1032	2174	12	276	80	82
1995	7487	581	2583	1205	2576	12	326	112	92
1996	8059	721	2779	1293	2634	12	396	126	98
1997	8899	761	2990	1490	2983		436	133	106
1998	10192	1020	3452	1669	3297		494	142	118
1999	13126	1099	4350	2248	4539		598	160	132
2000	14821	1193	5440	2398	4789		685	172	144
2001	15597	1230	6345	2671	4342		778	198	154
2002	19421	1285	9653	3081	3791	70	1158	215	168
2003	21443	1391	10776	3298	4208	80	1276	224	190
2004	23607	1454	11598	3856	4300	116	1830	230	223
2005	29188	1533	15597	4245	4504	158	2531	250	370
2006	35189	1738	19462	4473	5362	192	3240	270	452

续表12-1　　　　　　　　　　　　　　　　　　　　　　　　单位：万元

年　度	全　县	县直卫生单位	县直医疗单位	中心卫生院	乡镇卫生院	区/镇卫生所	社区卫生服务站	医务室	诊所、门诊部
2007	41462	1809	23108	7105	4502	296	3728	400	514
2008	47068	1969	23882	10079	5026	326	4586	440	780
2009	53222	2195	26774	11124	6105	358	5225	484	946
2010	59841	2334	30923	11324	7423	441	6236	546	614

1985～2010年如东县县直卫生单位固定资产统计表

表12-2　　　　　　　　　　　　　　　　　　　　　　　　单位：万元

年　度	合　计	县卫生局	县疾控制中心	县卫生监督所	县妇幼保健所	县卫生进修学校	县药品检验所
1985	154	31	39		47	35	2
1986	176	31	52		55	36	2
1987	185	32	55		55	37	6
1988	281	32	85		61	84	19
1989	305	32	92		70	87	24
1990	391	70	131		71	93	26
1991	403	73	134		72	95	29
1992	435	75	137		72	121	30
1993	461	75	159		72	122	33
1994	527	99	196		72	125	35
1995	581	126	209		76	132	38
1996	621	126	224		79	152	40
1997	761	136	254		84	207	80
1998	1020	158	379		88	225	170
1999	1099	169	418		90	251	171
2000	1281	172	436		92	402	179
2001	1335	186	460		100	410	179
2002	1178	202	450		103	423	
2003	1351	218	488		112	109	424
2004	1454	226	550		117	128	433
2005	1533	239	575		122	145	452
2006	1738	271	737		125	148	457
2007	1809	274	765		126	154	490
2008	1969	301	809		148	189	522
2009	2195	331	891		159	239	575
2010	2334	350	948		170	259	607

1985～2010年如东县县直医疗单位固定资产统计表

表12-3 单位：万元

年度	合计	县人民医院	县中医院	县第四人民医院	县计生指导站	县皮肤病防治所
1985	409	265	80	44	4	16
1986	476	312	91	45	12	16
1987	591	405	96	46	28	16
1988	542	340	106	51	29	16
1989	569	363	111	49	29	17
1990	1063	844	121	51	30	17
1991	889	646	127	55	32	29
1992	967	703	147	55	33	29
1993	1225	794	264	55	34	78
1994	1621	1270	181	56	35	79
1995	2583	2154	260	55	35	79
1996	3854	2522	1141	60	52	79
1997	4728	3164	1375	62	56	71
1998	6480	4507	1559	273	68	73
1999	8058	5873	1735	302	76	72
2000	8983	6464	2040	323	82	74
2001	10079	7358	2190	367	83	81
2002	11999	8593	2833	418	71	84
2003	13762	9756	3457	483	66	
2004	15779	10982	4202	533	62	
2005	17859	11689	5528	565	77	
2006	20301	12684	6949	593	75	
2007	21783	13570	7356	784	73	
2008	27647	17982	8599	989	77	
2009	32829	21789	9793	1168	79	
2010	38218	25864	11006	1265	83	

1985～2010年如东县中心卫生院固定资产统计表

表12-4 单位：万元

年度	中心卫生院合计	县第二人民医院	县第三人民医院	丰利医院	马塘医院	掘港中心卫生院	兵房中心卫生院	苴镇中心卫生院	双甸镇中心卫生院
1985	238	42	42	33	26	14	38	25	18
1986	360	73	60	51	46	29	49	30	22
1987	407	83	72	53	48	35	51	39	26
1988	467	92	80	68	68	38	51	42	28
1989	644	132	124	88	90	52	57	56	45

续表12-4　　　　单位:万元

年　度	中心卫生院合计	县第二人民医院	县第三人民医院	丰利医院	马塘医院	掘港中心卫生院	兵房中心卫生院	苴镇中心卫生院	双甸镇中心卫生院
1990	743	173	124	91	105	65	69	68	48
1991	899	241	139	95	132	70	82	86	54
1992	1028	251	146	98	156	85	118	109	65
1993	1138	284	186	100	169	91	120	111	77
1994	1261	301	196	101	184	107	123	127	122
1995	1588	330	298	185	265	120	129	131	130
1996	2272	409	604	288	301	146	168	133	223
1997	2468	412	627	413	314	160	180	138	224
1998	2838	472	654	437	475	172	208	180	240
1999	3048	486	718	448	500	209	216	206	265
2000	3139	486	771	448	500	209	218	223	284
2001	3228	501	771	457	504	212	218	272	293
2002	3672	564	841	475	549	238	259	343	403
2003	4081	616	917	508	640	305	260	359	476
2004	4808	938	1120	536	655	371	290	368	530
2005	5340	1253	1228	539	687	388	306	396	543
2006	5775	1272	1253	684	796	393	331	416	630
2007	7105	1309	1300	1787	865	407	344	439	654
2008	10079	1486	1455	3290	1206	426	476	486	1254
2009	11124	1712	1707	3442	1386	439	506	536	1396
2010	11324	1847	1722	3610	1492	442	554	612	1500

1985～2010年如东县乡镇卫生院固定资产情况一览表

表12-5　　　　单位:万元

单　位	1985年	1990年	1995年	2000年	2001年	2002年	2007年	2010年
小　计	440	1008	2423	4867	4448	3894	4502	7423
九总医院	8	8	39	43	78	95	84	74
城南医院	7	22	42	216	117	121	120	180
华丰医院	9	14	47	91	136	149	138	168
普济医院	6	13	37	53	48	41	99	76
岔南医院	12	24	67	153	162	137	80	248
岔北医院	10	51	86	138	170	140	120	260
古坝医院	13	25	64	71	133	116	144	176
靖海医院	9	11	21	58	85	98	116	194
浒澪医院	11	21	52	71	89	83	129	170
五义医院	8	15	32	65	87	55	97	165
丰西医院	6	15	50	103	124	61	126	144
凌河医院	12	43	58	101	86	72	90	177

续表12-5 单位:万元

单　位	1985年	1990年	1995年	2000年	2001年	2002年	2007年	2010年
环港医院	12	19	26	198	148	136	136	141
环渔医院	2	4	52	64	74	48	75	68
潮桥医院	11	39	57	137	134	118	180	144
凌民医院	11	33	52	156	125	140	135	242
双南医院	9	15	61	81	87	94	60	169
石甸医院	12	18	40	148	368	154	154	582
丁店医院	13	23	86	125	141	137	141	153
大豫医院	12	39	118	207	176	156	258	224
长沙医院	8	10	147	328	102	91	164	318
北坎医院	6	14	39	68	83	54	108	267
卫海医院	4	10	11	13	15	6	20	31
洋口医院	9	17	64	126	134	122	150	318
光荣医院	9	13	57	69	73	37	100	150
新林医院	8	29	52	120	110	127	110	206
南渔医院	4	24	26	26	27	15	60	66
河口医院	9	9	72	223	75	126	129	77
于港医院	9	34	64	88	115	131	135	184
景安医院	11	16	72	141	124	129	150	259
袁庄医院	12	33	99	152	150	165	166	291
沿南医院	10	21	69	83	159	216	97	431
新店医院	10	34	98	273	109	75	121	138
汤园医院	11	39	54	82	116	108	110	200
曹埠医院	11	34	34	98	88	91	100	170
孙窑医院	12	37	30	120	77	75	77	77
饮泉医院	9	9	51	132	105	101	110	161
新区医院	10	36	48	78	108	100	113	295
棉场医院								36
东凌医院	2	2	47	51	57	35		
北渔医院	7	24	83	74	53	29		
新光乡卫生院	12	21	72	103				
双甸镇卫生院	8	18	47					
环农乡卫生院	2	5						
岔河镇卫生院	3	10						
桐本乡卫生院	8	29						
环北乡卫生院	8	28						
掘郊乡卫生院	14							
苴镇镇卫生院	8							
丰利镇卫生院	8							
栟茶镇卫生院	5							

说明:2001年为评估数值,2002年为改制数值。

第二节　净资产

民22年(1933年),如冻县内5所医院有经费6792元(法币),4所医院经费未填报。

1952年12月,全县卫生净资产(固定资产)49600元。

1985年12月,全县卫生机构净资产16929706元,缩读1693万元。其中:县直卫生单位160万元,县直医疗单位541万元,中心卫生院365万元,乡镇卫生院548万元,其他医疗卫生机构77万元。

1990年12月,全县卫生机构净资产4018万元,其中:县直卫生单位为389万元,县直医疗单位1447万元,中心卫生院936万元,乡镇卫生院1016万元,其他医疗卫生机构230万元。

1995年12月,全县卫生机构净资产8803万元,其中:县直卫生单位为542万元,县直医疗单位3180万元,中心卫生院2098万元,乡镇卫生院2441万元,其他医疗卫生机构542万元。

2000年12月,全县卫生机构净资产19876万元,其中:县直卫生单位为1364万元,县直医疗单位8983万元,中心卫生院3757万元,乡镇卫生院4771万元,其他医疗卫生机构1001万元。

2005年12月,全县卫生机构净资产32368万元,其中:县直卫生单位为1474万元,县直医疗单位17859万元,中心卫生院5035万元,乡镇卫生院4681万元,其他医疗卫生机构3319万元。

2010年12月,全县卫生机构净资产66477万元,缩读7亿元。其中:县直卫生单位为2188万元,县直医疗单位38218万元,中心卫生院8747万元,乡镇卫生院8859万元,其他医疗卫生机构7499万元。

1985～2010年如东县卫生净资产情况表

表12-6　　单位:万元

年　度	全　县	县直卫生单位	县直医疗单位	中心卫生院	乡镇卫生院	镇卫生所	社区卫生站	医务室	诊所、门诊部
1985	1692	161	541	365	548	12	45	8	12
1986	1974	165	655	449	588	12	75	9	21
1987	2309	174	818	512	678		83	14	30
1988	2807	280	983	668	721		101	14	40
1989	3396	304	1220	809	868		125	20	50
1990	4018	389	1447	936	1016		146	26	58
1991	4830	401	1708	1183	1254	12	173	37	62
1992	5271	435	1766	1325	1420	12	199	46	68
1993	6093	560	2051	1484	1602	12	236	68	80
1994	6871	525	2331	1692	1873	12	276	80	82
1995	8803	542	3180	2098	2441	12	326	112	92
1996	10212	606	3854	2542	2578	12	396	126	98
1997	11818	756	4728	2845	2814		436	133	106
1998	14528	996	6480	3246	3052		494	142	118
1999	16770	1074	8058	3483	3265		598	160	132
2000	19876	1364	8983	3757	4771		685	172	144
2001	21032	1491	10079	4029	4303		778	198	154

续表12-6　　单位:万元

年度	全县	县直卫生单位	县直医疗单位	中心卫生院	乡镇卫生院	镇卫生所	社区卫生站	医务室	诊所、门诊部
2002	22602	1219	11999	4170	3833	70	928	215	168
2003	25496	1421	13762	4508	4083	80	1228	224	190
2004	28796	1538	15779	4768	4326	102	1830	230	223
2005	32368	1474	17859	5035	4681	168	2531	250	370
2006	36476	1753	20301	5419	4853	188	3240	270	452
2007	41292	1947	21783	6406	5794	343	3968	500	551
2008	50272	2019	27968	7343	6819	354	4796	624	619
2009	55969	2083	30859	7968	7689	359	5647	696	668
2010	66477	2188	38218	8747	8859	366	6035	746	718

1985～2010年如东县县直卫生单位净资产情况表

表12-7　　单位:万元

年度	县直卫生单位	县卫生局	县疾病预防控制中心	县卫生监督所	县妇幼保健所	县卫生进修学校	县药品检验所
1985	161	31	50		43	35	2
1986	165	31	52		44	36	2
1987	174	32	55		44	37	6
1988	280	32	85		61	84	18
1989	304	32	92		69	87	24
1990	389	70	130		71	93	25
1991	401	73	133		71	95	29
1992	435	75	136		73	121	30
1993	560	75	259		71	122	33
1994	525	99	196		72	124	34
1995	542	107	209		58	131	37
1996	606	126	223		66	152	39
1997	756	132	253		84	207	80
1998	996	136	378		88	225	169
1999	1074	145	418		90	250	171
2000	1364	257	436		92	401	178
2001	1491	343	460		100	410	178
2002	1219	243	450		103	423	
2003	1421	288	488	112	109	424	
2004	1538	292	550	116	147	433	
2005	1474	283	574	122	145	350	
2006	1753	304	750	122	147	430	

续表12-7　　单位:万元

年　度	县直卫生单位	县卫生局	县疾病预防控制中心	县卫生监督所	县妇幼保健所	县卫生进修学校	县药品检验所
2007	1947	306	811	126	197	507	
2008	2206	322	928	148	283	525	
2009	2564	397	1053	175	342	597	
2010	2748	428	1126	185	375	634	

1985～2010年如东县县直医疗单位净资产情况表

表12-8　　单位:万元

年　度	县直医疗单位	县人民医院	县中医院	县第四人民医院	县计生指导站	县皮肤病防治所
1985	541	374	102	44	5	16
1986	655	458	120	45	16	16
1986	655	458	120	45	16	16
1987	818	537	183	46	36	16
1988	983	626	254	49	38	16
1989	1220	739	373	50	41	17
1990	1447	862	474	51	43	17
1991	1708	989	593	53	44	29
1992	1766	1028	611	54	44	29
1993	2051	1136	737	55	45	78
1994	2331	1268	882	56	46	79
1995	3180	1931	1064	58	48	79
1996	3854	2522	1141	60	52	79
1997	4728	3164	1375	62	56	71
1998	6480	4507	1559	273	68	73
1999	8058	5873	1735	302	76	72
2000	8983	6464	2040	323	82	74
2001	10079	7358	2190	367	83	81
1996	3854	2522	1141	60	52	79
1997	4728	3164	1375	62	56	71
1998	6480	4507	1559	273	68	73
1999	8058	5873	1735	302	76	72
2000	8983	6464	2040	323	82	74
2001	10079	7358	2190	367	83	81
2002	11999	8593	2833	418	71	84
2002	11999	8593	2833	418	71	84
2003	13762	9756	3457	483	66	
2004	15779	10982	4202	533	62	

续表12-8 单位：万元

年　度	县直医疗单位	县人民医院	县中医院	县第四人民医院	县计生指导站	县皮肤病防治所
2005	17859	11689	5528	565	77	
2006	20301	12684	6949	593	75	
2007	21783	13570	7356	784	73	
2008	27647	17982	8599	989	77	
2009	32829	21789	9793	1168	79	
2010	38218	25864	11006	1265	83	

1985～2010年如东县中心卫生院净资产情况表

表12-9 单位：万元

年　度	中心卫生院	县第二人民医院	县第三人民医院	丰利医院	马塘医院	掘港中心卫生院	兵房中心卫生院	苴镇中心卫生院	双甸镇中心卫生院
1985	365	66	79	44	41	15	63	32	25
1986	449	76	86	48	59	43	67	44	26
1987	512	89	98	58	62	52	74	52	27
1988	668	117	136	74	84	79	79	68	31
1989	809	123	160	111	104	93	87	73	58
1990	936	139	176	123	123	123	99	86	67
1991	1183	269	185	131	172	138	116	95	77
1992	1325	291	205	144	201	125	163	114	82
1993	1484	316	255	152	213	134	207	116	91
1994	1692	335	358	187	224	144	218	120	106
1995	2098	389	486	260	333	147	221	126	136
1996	2542	462	579	386	393	161	213	130	218
1997	2845	530	679	425	418	165	206	157	265
1998	3246	582	763	486	543	186	222	166	298
1999	3483	608	853	521	572	196	234	178	321
2000	3757	636	928	563	610	212	231	218	359
2001	4029	668	968	693	626	219	229	228	398
2002	4170	715	991	708	649	221	218	256	412
2003	4508	832	1026	789	763	198	212	260	428
2004	4868	908	1045	859	872	257	216	269	442
2005	5335	954	1170	914	989	356	218	272	462
2006	5877	1081	1283	1076	1037	409	223	279	489
2007	6406	1179	1367	1150	895	450	392	563	410
2008	7212	1314	1623	1308	986	452	453	626	450
2009	7979	1508	1780	1486	1121	453	486	649	486
2010	8747	1645	1916	1605	1248	455	538	776	563

1985～2010年如东县乡镇卫生院净资产情况一览表

表12-10　　单位:万元

单　位	1985年	1990年	1999年	2000年	2001年	2002年	2007年	2010年
小　计	548	1016	2441	4771	4303	3833	5794	8859
九总医院	8	8	39	43	52	95	112	171
城南医院	7	23	42	116	117	121	187	285
华丰医院	11	14	47	158	136	149	169	258
普济医院	6	13	37	53	48	41	161	246
岔南医院	19	24	67	153	162	137	90	137
岔北医院	15	51	86	138	170	140	140	233
古坝医院	23	25	64	71	133	116	272	415
靖海医院	9	11	22	60	85	98	150	229
浒澪医院	21	21	52	73	89	83	139	212
五义医院	9	15	60	65	87	55	108	165
丰西医院	6	15	52	103	124	61	162	247
凌河医院	18	43	58	101	98	72	120	183
环港医院	17	19	26	198	149	136	173	264
环渔医院	2	4	52	66	74	48	75	114
潮桥医院	16	39	57	137	134	118	186	274
凌民医院	11	33	52	156	125	140	223	330
双南医院	9	15	61	81	87	94	88	134
石甸医院	14	18	40	148	368	154	155	236
丁店医院	20	23	86	125	141	137	151	230
大豫医院	16	39	118	207	176	156	338	516
长沙医院	8	10	147	128	102	91	202	308
北坎医院	6	14	15	68	83	54	160	244
卫海医院	4	11	12	14	15	6	20	30
洋口医院	9	17	64	126	134	122	176	268
光荣医院	11	13	59	145	73	37	142	216
新林医院	8	29	52	120	110	127	160	244
南渔医院	4	24	26	26	27	15	60	91
河口医院	9	9	72	223	75	136	139	212
于港医院	11	34	64	90	115	131	156	238
景安医院	15	16	72	141	124	129	216	330
袁庄医院	20	33	99	152	150	165	194	296
沿南医院	12	21	69	83	9	216	183	279
新店医院	16	34	98	103	109	75	131	200
汤园医院	11	39	54	85	116	116	120	173
曹埠医院	11	34	34	98	88	91	101	154
孙窑医院	19	37	30	120	77	75	127	184
饮泉医院	9	9	51	132	105	101	145	211
新区医院	15	42	56	85	126	148	163	249

续表12-10 单位:万元

单　位	1985年	1990年	1999年	2000年	2001年	2002年	2007年	2010年
东凌医院	2	2	47	51	57	34		
北渔医院	7	24	83	74	53	29		
新光乡卫生院	17	21	72	103				
双甸镇卫生院	11	18	47					
环农乡卫生院	2	5						
岔河镇卫生院	3	10						
桐本乡卫生院	8	29						
环北乡卫生院	8	28						
掘郊乡卫生院	14							
苴镇镇卫生院	8							
丰利镇卫生院	8							
栟茶镇卫生院	5							

注:2001年为评估数值,2002年为改制数值。

第三节　总资产

民22年(1933年),如冻县内5所医院有经费6792元(法币),4所医院经费未填报。

1952年12月,全县卫生总资产卫生(净资产、固定资产)49600元。

1985年12月,全县卫生机构卫生总资产16929706元。缩读1692万元。净资产计为16929706元。缩读1692万元(县直卫生单位160万元、县直医疗单位541万元、中心卫生院365万元、乡镇卫生院548万元、其他医疗卫生机构77万元)。固定资产计有13190600元,缩读1319万元(县直卫生单位171万元、县直医疗单位345万元、中心卫生院254万元、乡镇卫生院471万元、其他卫生机构78万元)。

1986年,银行资本逐渐介入,一些单位实行负债经营。

1990年12月,全县卫生机构净资产4018万元(县直卫生单位为389万元、县直医疗单位1447万元、中心卫生院936万元、乡镇卫生院1016万元、其他医疗卫生机构230万元),固定资产计有3320万元(县直卫生单位391万元、县直医疗单位935万元,中心卫生院590万元、乡镇卫生院1174万元、其他卫生机构230万元)。

1995年12月,全县卫生机构净资产8803万元(县直卫生单位为542万元、县直医疗单位3180万元、中心卫生院2098万元、乡镇卫生院2441万元、其他医疗卫生机构542万元),固定资产计有7104万元(县直卫生单位581万元、县直医疗单位2200万元、中心卫生院1205万元、乡镇卫生院2576万元、其他卫生机构542万元)。

2000年12月,全县卫生机构净资产19876万元(县直卫生单位为1364万元、县直医疗单位8983万元、中心卫生院3757万元、乡镇卫生院4771万元、其他医疗卫生机构1001万元),固定资产计有14080万元(县直卫生单位1193万元、县直医疗单位4699万元、中心卫生院2398万元、乡镇卫生院4789万元、其他卫生机构1001万元)。

2002年,乡镇卫生院改制,民间资本3833万元购买。

2005年12月,全县卫生机构净资产32368万元(县直卫生单位为1474万元、县直医疗单位17859万元、中心卫生院5035万元、乡镇卫生院4681万元、其他医疗卫生机构3319万元),固定资产计有28083元

(县直卫生单位1533万元、县直医疗单位14492万元、中心卫生院4245万元、乡镇卫生院4504万元、其他卫生机构3309万元)。

2010年12月,全县卫生机构净资产66477万元,其中:县直卫生单位为2188万元,县直医疗单位38218万元,中心卫生院8747万元,乡镇卫生院8859万元,其他医疗卫生机构7499万元。

全县卫生机构固定资产59841万元(卫生建筑总价值为20013万元、卫生设备总价值39828万元)。其中:县直卫生单位2334万元,县直医疗机构30923万元,中心卫生院11324万元,乡镇卫生院7423万元,其他医疗卫生机构7396万元。

全县卫生总资产130101万元,其中:公有资本534333万元(县直卫生单位总资产4543万元、县直医疗机构82201万元、中心卫生院21040万元、镇卫生所521万元、社区卫生服务站6480万元、医务室746万元),私有资本14107万元(乡镇卫生院13225万元、诊所医学门诊部882万元),银行资本62561万元。

2010年如东县卫生机构资产与负债表

表12-11　　　　　　　　　　　　　　　　　　　　　　　　单位:万元

机构分类	总资产			负债与净资产				
	合　计	流动资产	固定资产	负　债	净资产			
						事业基金	固定基金	专业基金
全　　县	130154	70402	59841	48241	66437	4388	57677	11063
县直卫生单位	4543	2055	2334	1793	2748	162	2349	158
县卫生局	805	398	350	377	428		350	
县疾病预防控制中心	1757	809	948	631	1126	109	948	68
县卫生监督所	185	15	170		185		185	
县妇幼保健所	396	137	259	20	375	37	259	79
县卫生进修学校	1400	792	607	765	634	16	607	10
县直医疗单位	82254	45590	30923	29579	38218	7101	27948	3132
县人民医院	61424	39192	18837	35550	25874	4961	15872	5004
县中医院	18934	6518	11085	7828	11006	1890	11084	1969
县第四人民医院	1813	865	941	548	1264	226	941	97
县计划生育指导站	83	23	60		73	23	50	
中心卫生院	21040	5115	11324	12293	8747	-5226	15858	4747
县第二人民医院	3756	1909	1847	2111	1645	-1013	2922	
县第三人民医院	3767	2045	1722	1851	1916	-856	2901	
丰利医院	4278	618	3610	2673	1605	-3332	3950	
马塘医院	2594	1102	1492	2673	1248	-828	1930	
掘港中心卫生院	1511	1069	442	1056	455	161	908	
兵房中心卫生院	1413	859	554	875	538	91	768	
苴镇中心卫生院	1688	1076	612	912	776	97	979	
双甸镇中心卫生院	2033	988	1045	1471	563	-512	1500	
镇卫生所	521	80	441		521	80	286	
掘港镇卫生所	60	10	70		60	10	70	
岔河镇卫生所	15	5	20		15	5	20	
栟茶镇卫生所	20	5	25		20	5	25	

续表12-11 单位:万元

机构分类	总资产			负债与净资产				
	合计	流动资产	固定资产	负债	净资产	事业基金	固定基金	专业基金
丰利镇卫生所	35	5	40		35	5	40	
马塘镇卫生所	15	5	20		15	5	20	
苴镇镇卫生所	15	5	20		15	5	20	
双甸镇卫生所	50	5	55		50	5	55	
大豫镇卫生所	25	5	30		25	5	30	
长沙镇卫生所	15	5	20		15	5	20	
洋口镇卫生所	30	10	40		30	10	40	
河口镇卫生所	15	5	15		15	5	15	
袁庄镇卫生所	20	5	25		20	5	25	
新店镇卫生所	36	5	41		36	5	41	
曹埠镇卫生所	15	5	20		15	5	20	
乡镇和其他医院	13225	5678	7423	4328	8859	1559	6797	586
九总医院	292	164	74	61	171	28	84	
城南医院	452	298	180	177	285	77	140	
华丰医院	329	97	168	61	258	31	138	
普济医院	323	166	76	67	246	87	94	
岔南医院	210	69	248	73	137	10	80	
岔北医院	327	119	260	94	233	20	120	
古坝医院	530	128	176	115	415	128	144	
靖海医院	315	114	194	86	229	34	216	
浒澪医院	333	104	170	121	212	10	229	
五义医院	331	181	165	62	165	21	197	
丰西医院	378	169	144	111	247	46	126	
凌河医院	234	74	177	51	183	30	190	
环港医院	358	119	141	94	264	47	136	
环渔医院	228	104	68	94	114		175	
潮桥医院	401	64	144	127	274	6	180	
凌民医院	454	244	242	10	330	88	135	
双南医院	199	104	169	55	134	28	60	
石甸医院	409	139	582	173	236	1	154	
丁店医院	427	294	153	177	230	10	141	
大豫医院	659	259	224	143	516	90	258	
长沙医院	530	268	318	202	308	58	164	
北坎医院	312	158	267	68	244	72	128	
卫海医院	48	12	31	18	30		20	
洋口医院	413	154	318	154	268	46	150	
光荣医院	276	104	150	60	216	42	100	

续表12-11　　　　单位:万元

机构分类	总资产			负债与净资产				
	合计	流动资产	固定资产	负债	净资产	事业基金	固定基金	专业基金
新林医院	429	273	206	175	244	70	110	
南渔医院	191	94	66	100	91		60	
河口医院	388	174	177	166	212	50	229	
于港医院	356	119	184	118	238	21	235	
景安医院	421	164	259	91	330	66	150	
袁庄医院	412	114	291	116	296	28	266	
沿南医院	356	214	431	77	279	86	197	
新店医院	349	144	183	149	200	10	121	
汤园医院	360	186	200	187	173	10	110	
曹埠医院	253	74	170	99	154	1	100	
孙窑医院	325	224	77	141	184	50	77	
饮泉医院	282	87	161	71	211	35	110	
新区医院	318	184	295	61	249	62	113	
棉场医院	53	17	36		53	17	36	
社区卫生服务站	6480	244	6236		6480	244	3279	2285
医务室	746	200	546		746	200	546	
诊所、医学门诊部	882	268	614	164	718	268	614	

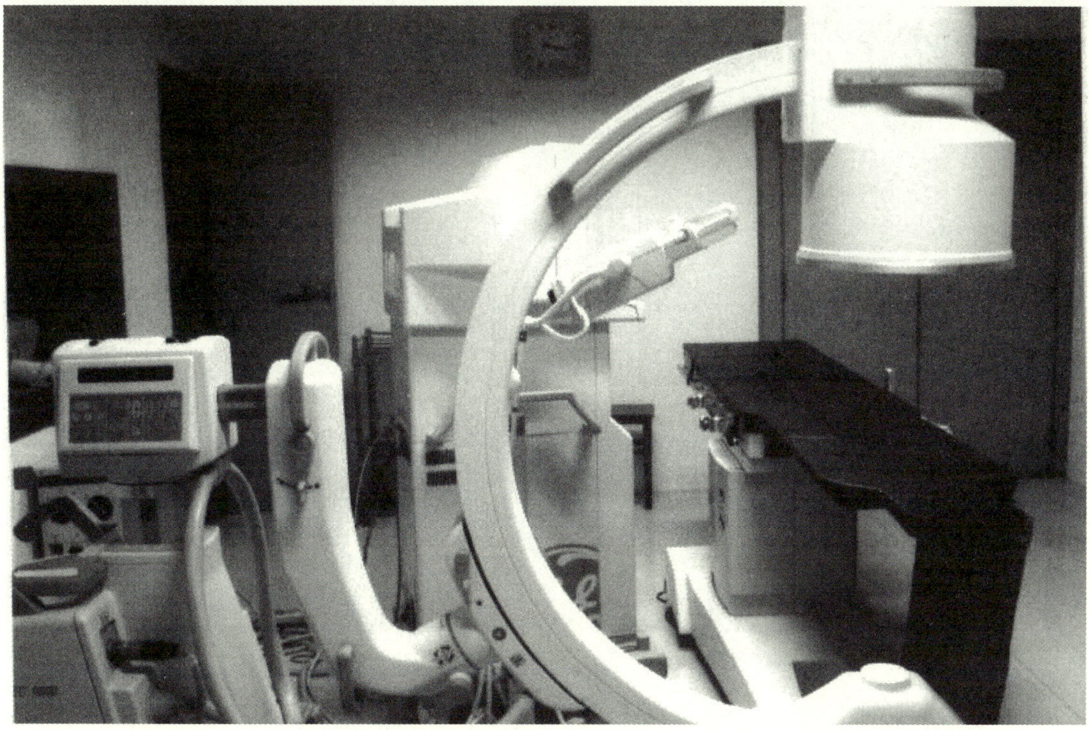

1998年10月,县人民医院购置C臂机　(2012年12月县人民医院提供)

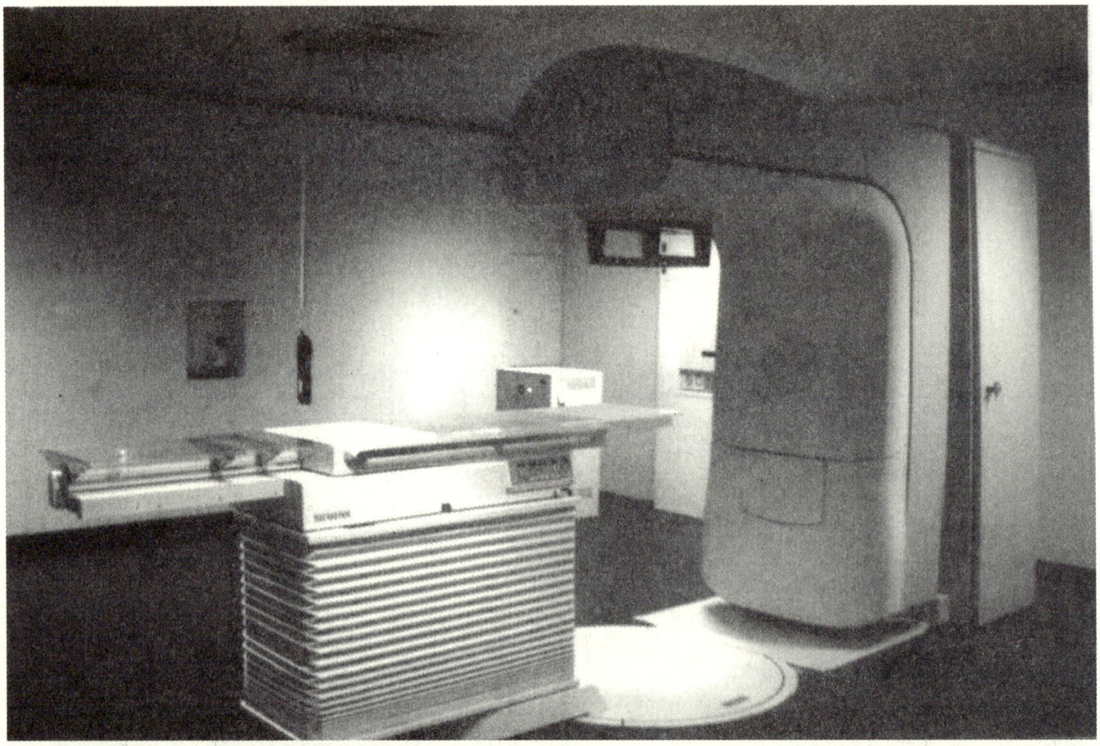

2006年8月，县人民医院购置核磁共振仪　(2012年12月县人民医院提供)

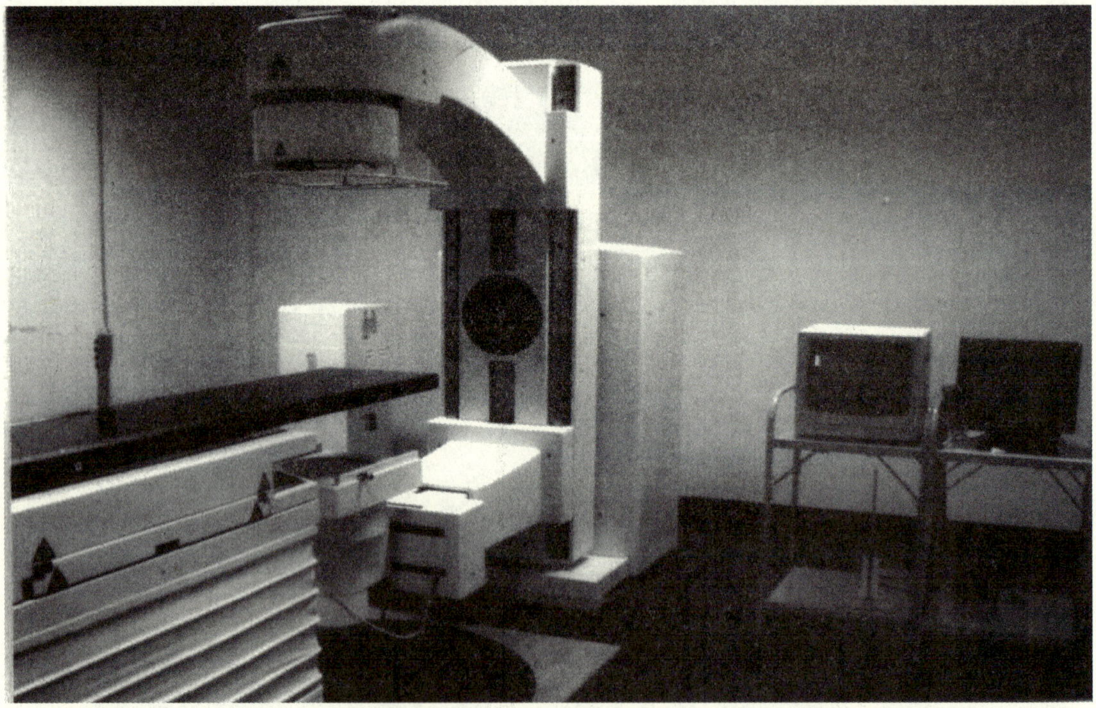

2009年12月，县人民医院配购置直线加速器　(2012年12月县人民医院提供)

第三编　爱国卫生

综　述

如东县民间素有讲卫生传统，沿袭春节前的“掸尘”习俗；端午节雄黄浸酒、艾叶浸沾酒的除“五毒”习俗；家有疫病患者，门前悬挂红布条示人莫入的习俗等。

旧时，县衙、县府设置专门机构主管城乡卫生。民国期间，掘港、马塘、岔河、丰利、栟茶等镇的卫生工作由当地警察所负责，警察所下配1～2名“清道夫”，专门负责主要街道的卫生清扫。

中华人民共和国成立后，如东县各级政府将城乡卫生管理列入工作日程。

1951年，县各镇成立“卫生委员会”，发动群众，开展卫生大扫除运动，通称“爱国卫生运动”。

1952年4月，成立“如东县防疫委员会”，后规范名称为“如东县爱国卫生运动委员会”，随后组织33545人参加卫生宣传，全县82206户家庭进行了卫生大扫除。

1986年，贯彻国务院《关于加强爱国卫生工作的决定》，坚持“政府组织、地方负责、部门协同、群众动手、科学管理”的工作方针，制定《如东县爱国卫生工作纲要》。其后，健康教育、卫生镇创建、病媒生物体防治、农村改水改厕等各项工作全面推进。

第十三章　城乡卫生管理

概　述

如东县城乡爱国卫生运动坚持以普及健康知识、创建卫生城镇和防治病媒生物体为主方针，各项爱国卫生工作有效展开，掘港镇获“江苏省卫生城市”称号，东凌乡东港村获“江苏省卫生村”称号，如东高级中学、栟茶高级中学、县第一职业中学、县人民医院、县马塘中学等获“江苏省爱国卫生工作先进集体”称号。

第一节　健康教育

旧时，如东县民间健康教育常多神话趣谈。

1949年10月，全县健康教育工作由县政府民政科负责。

1950年6月，全县健康教育工作由县卫生院防疫股负责。健康教育以“动员起来，讲究卫生，减少疾病，提高健康水平”为主轴，并与形势任务相结合。

1956年4月，全县健康教育工作由县卫生防疫站卫生组负责。

1979年12月，县卫生防疫站和县爱国卫生运动委员会办公室联合创办《讲卫生》小报，宣传卫生常识。

1986年，县爱国卫生运动委员会制定《如东县爱国卫生基本要求》，行文下发至各乡镇场及所有基层单位。

1987年2月19日～20日，南通市卫生防疫站在县召开“卫生宣教工作会议”，传达全国深圳卫生宣教工作会议精神，全年爱卫宣传健康教育以爱卫意识和健康科普为主要内容。

1988年，贯彻全国爱卫会和卫生部《关于结合第一个“世界无烟日”，开展劝阻吸烟活动的通知》精神，县印发5000份戒烟宣传材料，定制2000枚戒烟标版，下发县直及各乡镇场单位。县《科技致富报》刊登12篇文章配合宣传。4月6日，县卫生局等9家单位联办的《健康教育报》创刊，国家卫生部部长陈敏章题签报头，县卫生局副局长张佩金担任总编。

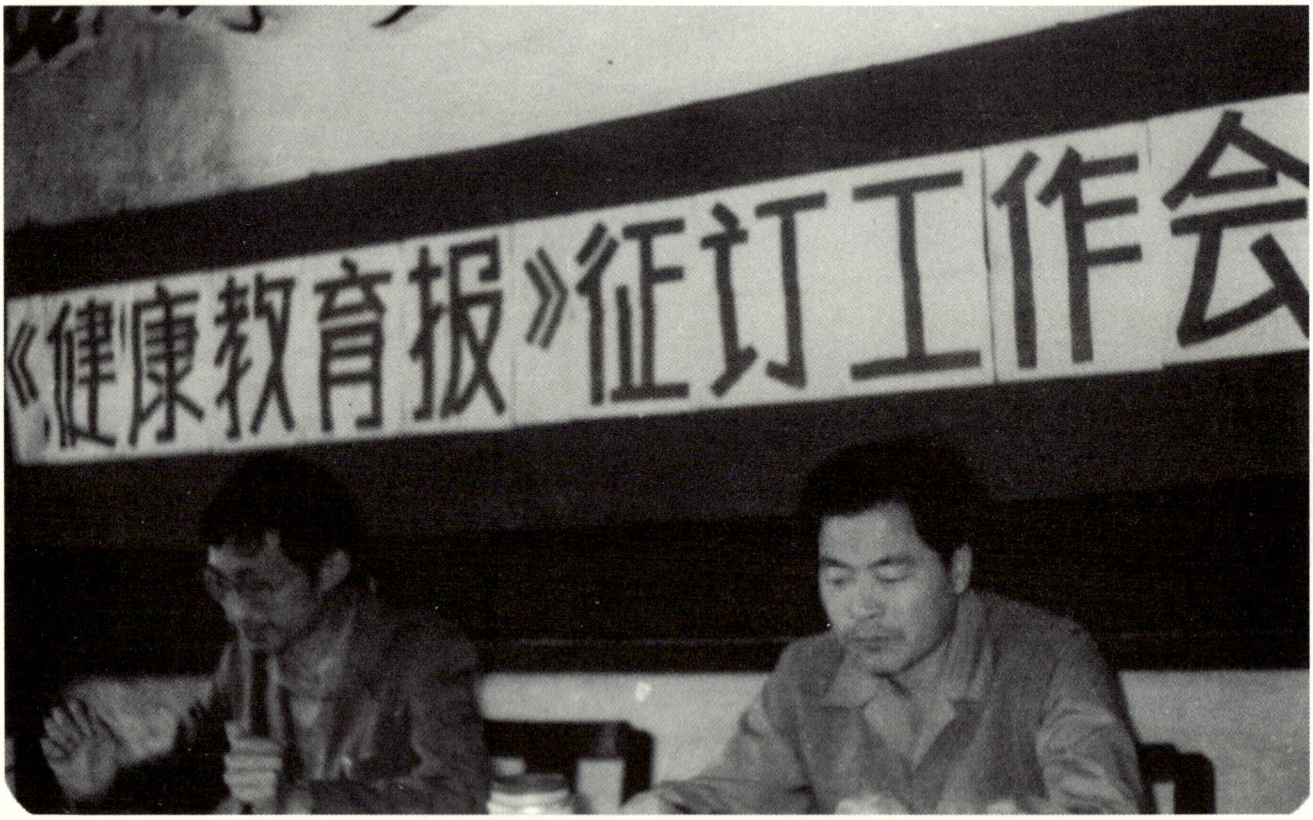

1988年4月6日，县卫生局举行“《健康教育报》征订工作会议” （县卫生局提供）

1989年4月，各地按照全国和省市爱卫会的部署，大力开展全国第一个“爱国卫生月”活动，广泛宣传卫生法规和卫生防病知识。10月17日，县爱卫会举行会议，对首次“爱国卫生月”活动进行总结交流，马塘医院等单位被评为县“爱国卫生月”活动先进集体，朱新兰等人被评为“县爱国卫生月活动先进个人”。

1990年，县爱卫会以“妇女与烟草”为主题开展爱国卫生和健康科普宣传教育活动，举办讲座16期，直接听众800余人，接待咨询2000余人，发放宣传材料5000余份。栟茶镇举行第二个“爱国卫生月”活动总结表彰大会，县第三人民医院等单位被评为“栟茶镇爱国卫生月活动先进集体”，王学政等人被评为“栟茶镇爱国卫生月活动先进个人”。是年，县卫生防疫站与中国卫生美术研究所等单位联合举办《全国首次卫生美术个人作品展——明朗书画展》，国家卫生部原部长崔月犁为其题词、中国卫生美术研究会副会长礼忠言为其撰前言。

1991年，特大洪涝灾害后，县爱卫会大力开展以“四不、三灭、一清理、一消毒”为主要内容的爱卫宣传活动，宣传引导群众做到：不喝生水、不吃腐烂变质食品和霉变粮食、不吃淹死或病死禽畜、不生吃海产品和水产品；灭蚊、灭蝇、灭鼠；清理环境；消毒饮用水和餐厨具。是年，县卫生防疫站傅国森任副主编的《科普佳作荟萃》由南京大学出版社出版。

1992年7月，建立“如东县健康教育所”，编制1人，和县卫生防疫站健康教育科联合办公，各乡镇健康教育组织与乡镇文化站联合办公。县医院、中心卫生院、乡卫生院建立健康教育组织，开展健康教育活动。

1994年，贯彻全国爱卫会《关于全国九亿农民健康教育的通知》，县爱卫会在环北、岔南、洋口等乡开展健康教育入户试点工作，其做法和经验得到市爱卫会的赞扬和推广。是年，县卫生防疫站傅国森等人参加编写的《现代生活中心理健康保健》一书，由人民军医出版社出版。

1995年，县卫生防疫站傅国森的科普作品《洪涝灾害后需防肠道传染病》获全国卫生报刊优秀卫生科普作品三等奖、县卫生防疫站陈明朗的科普美术作品《心理健康》获全国卫生报刊美术作品优秀奖。是年，28所学校被评为“无吸烟先进学校”。

1996年6月26日，县爱卫会、县初保办、县改水办、《如东日报》社、南通三株营销公司联合举办初级卫生保健知识竞赛，810余人参加竞赛，32人获等级奖、100人获纪念奖。

1998年，按照《全国卫生城市审评标准》，全县医院、中心卫生院、乡卫生院健全健康教育组织，开展健康教育活动。县卫生防疫站获“江苏省卫生宣传栏目评比优秀奖”。

1999年，县卫生防疫站陈明朗《卫生美术基础》专著由人民军医出版社出版，列国家科技新书目后获全国美术作品三等奖。是年，县建立社区健康教育示范区，培训居民9万多人，发放《居民健康教育知识读本》4500份。《如东日报》开辟《祝您健康》专版。结合创建初级卫生保健合格乡镇，继续开展农村健康教育和学校健康教育。经考核检查，学校健康教育开课率巩固在90%以上，居民健康知识率为94.9%、健康行为养成率为91.5%。开展控烟活动，发放禁烟标志5000份。南通大东有限公司等33家单位被评为县级无吸烟先进单位。

2001年25日4月，县举行爱国卫生月宣传咨询活动。

2002年4月12日，县卫生防疫站陈明朗、县中医院陈明星、县第二人民医院季学军获“南通市健康教育先进个人”称号。

2003年，县爱卫会印发40余万份卫生宣传材料，宣传“抗非”基本知识，配合抗击非典型性肺炎工作。

2005年，贯彻中央文明办、全国爱卫会、卫生部等10部委《关于开展“相约社区健康行”活动的通知》，县爱卫会、文明办、卫生局、广播电视局等单位联合开展“相约社区健康行活动”。12月，全面启动了以“学习科学、拥有健康、享受生活”为主要内容的“健康如东社区行”主题活动。

2006年，县贯彻《全国健康教育与健康促进工作规划纲要(2005～2010年)》精神，逐步完善适应县经济社会发展的健康教育与健康促进工作体系，动员全社会广泛开展以城镇居民和学校、医院、企业、公共场所及重点人群为基础的健康教育与健康促进活动，倡导全体公民养成科学文明、健康的生活习惯和方法。

2007年，按照全国“亿万农民健康促进行动”要求，县卫生局、爱卫办、健康教育所编印《居民健康知识简明读本》《健康教育处方》等宣传材料3.2万余份，下发全县农户家中，同时制作图片，组织宣传车队前往各镇宣传群众，直接接受宣传教育群众达5万余人次。

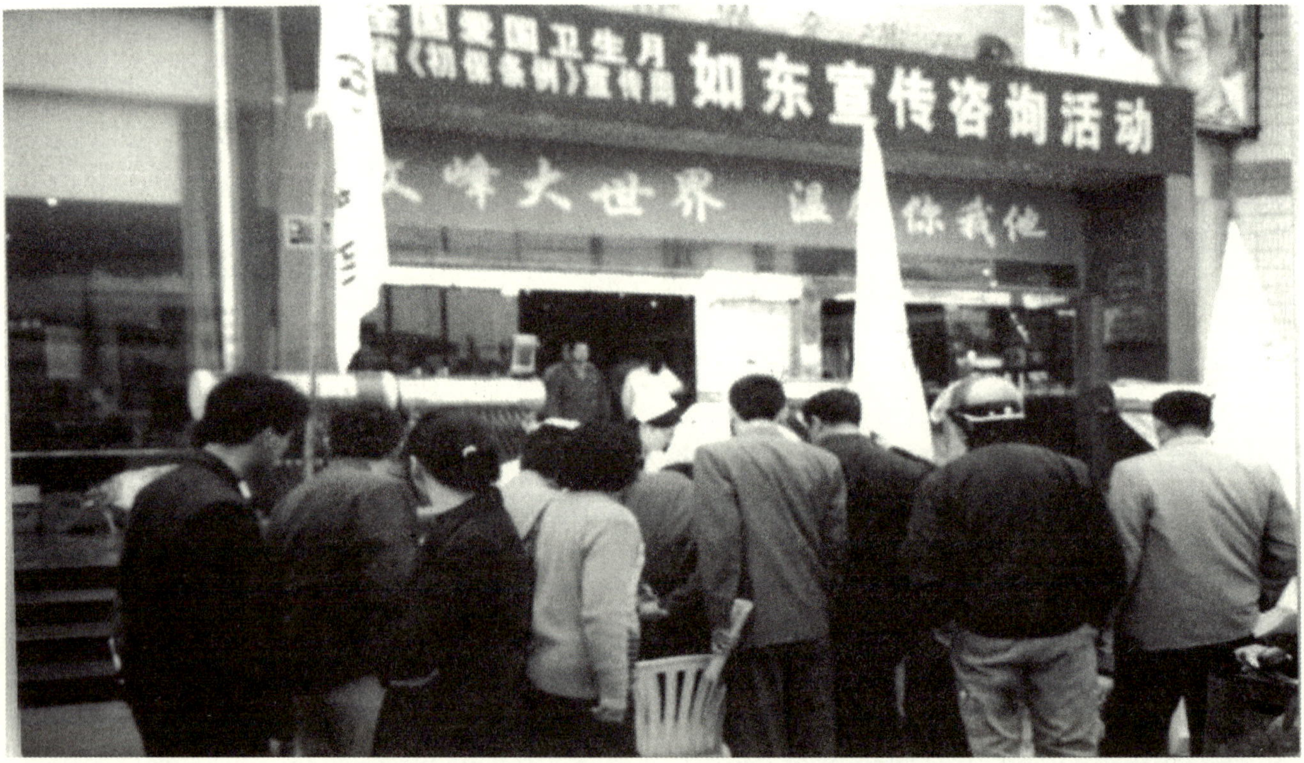

2001年4月25日，县卫生局举行“全国爱国卫生月如东宣传咨询活动” （县卫生局提供）

2008年2月18日，县卫生局召开“创建农民健康工程先进县推进会”。11月21～23日，南通市农民健康工程考评组到县考评“创建农民健康工程先进县”工作。12月10日，南通市爱卫办副主任孙融一行考评县检查“亿万农民健康促进行动”示范镇（大豫、岔河）工作。12月18日，南通市农民健康工程先进镇检查组到丰利、马塘镇检查。

2009年3月24日，县卫生局在亚萍广场门前举行的“3·24世界防治结核病日”义诊咨询活动。县人民政府副县长姜晓静，县卫生局张泽宾局长参加活动。随后姜晓静一行到掘港双语小学麻疹强化免疫接种点视察。6月3日，县卫生局召开“全县爱国卫生工作会议”。12月22日，南通市爱卫办副主任杨卫超等和市健康教育所有关人员检查丰利镇、洋口镇“亿万农民健康促进行动”示范镇创建工作。

2010年3月24日，县卫生局在文峰大世界广场开展“3.24世界防治结核病日”现场咨询和义诊活动。4月9日，县卫生局召开“全县农村改厕工作会议”。8月16日，国家生态镇检查组考评栟茶镇工作，重点检查县第三人民医院污水处理及废弃物处理，达到国家标准。

第二节　城镇卫生管理

旧时，县内：掘港、马塘、岔河、丰利、栟茶等镇设1～2名清道夫，清扫主要街道，隶属当地警察所。

1949年10月，县城镇卫生工作列入政府议事日程。

1951年4月，全县各镇成立“卫生委员会”，发动群众开展大扫除运动，迁移近水源的粪缸、粪池151个，粪缸加盖340个，建立垃圾箱75个。

1952年4月，建立“如东县防疫委员会”（后统一名称为“如东县爱国运动委员会”），各乡镇相继建立乡镇“防疫委员会”（后统一名称为“爱国卫生领导组”）。

1957年3月，建立掘港、马塘、岔河、丰利、栟茶等5所“镇清洁管理所”。8月6日，县卫生科召开第一次全县集镇清洁管理所所长会议。

1959年8月18日，县财政局、县卫生科联合颁发《如东县清洁管理所经费开支标准及管理办法》。

1964年，全县5大集镇清洁管理所有工作人员83人，其中管理人员16人，清洁工77人，管理1218个厕所。

1967年1月21日，县人民委员会下发文件，明确集镇清洁管理所由镇人民委员会和县人民委员会卫生科双重领导，镇人民委员会负责政治思想教育，县人民委员会卫生科负责业务领导，清洁管理所为集体所有制性质。

1984年3月1日，集镇清洁管理所划属县城乡建设环境保护局。其后，全县城乡相继开展以“五改建”“三管”“两管五改”“五讲四美三热爱”为主要内容的爱国卫生运动。

1986年元旦、春节等重要节日发动群众铲除杂草、平整道路、治理卫生死角，3月，县爱卫会会同县文明委在全县八大集镇开展以“优美环境、优良秩序、优质服务”为基本内容的创“三优”活动。在创“三优”活动中，各镇均以环境整治为先导和突破口。5月上旬，召开动员大会，其后开展5次卫生突击周活动，据不完全统计，出动2万余人次，治理卫生死角800多处，清运垃圾2000余吨，疏通下水阴井1000多处，环境面貌大为改观。

1987年，掘港镇参加南通市紫琅杯县城创“三优”竞赛活动。经过4次抽查和检查，在6县城中，掘港镇总分第二，获银杯奖。

1988年，掘港、岔河、栟茶、丰利、马塘、双甸、苴镇、兵房等 8大集镇创“三优”活动进一步深入，栟茶镇获南通市爱委会通报表彰。

1989年，贯彻国务院《关于加强爱国卫生运动工作的决定》和全国爱卫会《关于开展创建国家卫生城市活动的通知》精神，县爱卫会制定《如东县创建江苏省卫生城镇初步方案》，继续参加创“三优”的紫琅杯竞赛和争创爱国卫生先进集体等活动，促进卫生城镇的建设。

1991年，特大洪涝灾害发生后，按照江苏省卫生厅和省爱卫会《关于开展以救灾防病为重点的爱国卫生运动的通知》要求，县及时组织各乡镇开展一系列的卫生突击活动。据统计，全县计有15万人参加这一突击活动，其中县乡机关干部15000余人，重点治理环境300多处，清理卫生死角600多处，出动车辆100多辆次，运送垃圾6000多吨，疏通沟渠2万余米，下拨漂白粉5吨、漂白精片10万片，漂白精粉1.2吨、“84”消毒液300瓶，敌敌畏2吨，取得了大涝之后无大疫的成效。

1993年，县决定将创建卫生城市工作作为全县两个文明建设的重要内容，列入县委议程。5月中旬，县人民政府召开全县创建卫生城市的动员大会，大会强调要突出硬件建设方向，强化全民创建意识，全面启动旧城改造工程，开展卫生突击周运动。

1995年，县人民政府将卫生城市（镇）创建工作列入年度工作目标考核范围，县城及县内各镇相继组织“周末卫生日”“每月环境卫生日”等卫生突击活动，实行路段长责任制，对重要路段日常卫生保洁工作实行责任监督。

1996年，县政府在“富民强县、二次创业”的总体战略思想指导下，加快县城改造步伐，力争在5～8年之内，将掘港镇建成“省级卫生城市”，其他县属城镇也应成为“市级卫生城镇”。

2000年9月，县属镇以“千禧之年迎国庆”为契机，开展卫生突击周活动，着力解决部分地段脏乱差局面。

2003年，县人民政府以创建卫生城市为抓手，开展群众性卫生突击活动，结合“抗非典”形势，县爱卫办编印《如东县创建文明卫生城市健康知识简明读本》1万册。发放基层。

2004年，县开展卫生城市(镇)创建活动。10月，掘港镇通过“江苏省卫生城镇”验收。

2005年，掘港镇评定为“江苏省卫生城市”。

2006年，马塘镇、岔河镇启动创建“江苏省卫生城镇”工作机制；双甸镇、河口镇启动创建“南通市卫生城镇”工作机制。

2007年，孙德泉、陈明朗、许庆忠、朱建华、王毅敏、陈俊7人成为“江苏省创建卫生城市(镇)专家库成员”。

2008年6月12日，县人民政府召开“全县文明城市复核暨环境整治推进会”。

2009年6月23日，江苏省爱卫办、省疾病预防控制中心、南通市爱卫办有关领导到县检查改厕和饮用水监测工作。

2010年6月30日，县卫生局召开“卫生系统创建文明卫生城市推进大会”。

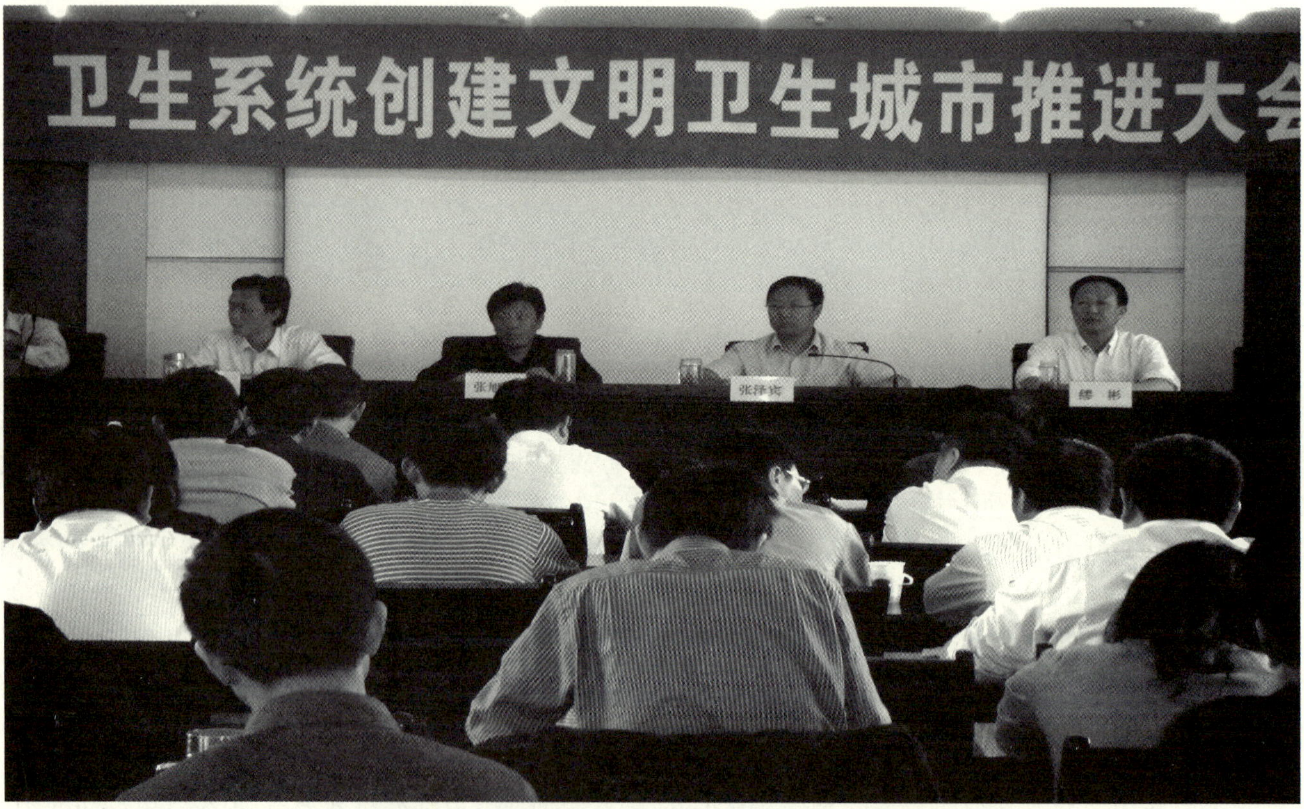

2009年6月，县卫生局召开“卫生系统创建文明卫生城市推进大会” (县卫生局提供)

第三节　乡村卫生管理

1949年10月，如东县各村配备一名兼职卫生员负责全村卫生管理。

1959年，全县各生产大队开展“清洁户”达标活动。

1969年4月，全县各生产大队建卫生室，负责全大队卫生管理。

1986年，全县各村开展“卫生户”达标活动。“卫生厕所”为达标重点内容。。

1990年3月，全县各村将饮用“卫生水”列入“卫生户”达标重点内容

1996年3月，全县各村开展创建“卫生村”活动。

2000年4月18日，东凌乡东港村获“江苏省卫生村”称号。

2003年6月2日，南通市农村卫生工作现场会在县召开。6月11日，双甸镇陈勇、大豫镇杨晓晴获“全国优秀乡村医生”称号。

2004年6月25日，根据国务院颁发的《乡村医生从业管理条例》，对全县符合条件的864名乡村医生进行首次执业注册。12月，掘港镇芳泉村、余荡村获“南通市卫生村”称号。

2005年7月5日，县卫生局下发《关于全县农村社区卫生服务站2005年度年检情况通报》。8月下旬至10月底，县卫生系统为68万农民开展免费体检。11月9日，全国人大常委会委员、科教文卫委员会委员、中国工程院院士王永琰和全国人大教科文卫委员会人口卫生体育室主任任守森一行视察县社区卫生服务站。

2006年1月6日，县卫生局下发《如东县农村社区卫生服务站输液管理办法(试行)的通知》。2月28日，县卫生局决定在全县范围内开展“创建示范社区卫生服务站活动”。

2007年7月8日，县卫生局下发《关于组织开展“十佳社区卫生服务站”“优秀乡村医生”评选活动的通知》。

2008年4月18日，县人民政府召开“全县农民健康工程推进暨社区卫生服务站建设管理观摩会”，100多人参加会议，与会人员参观了苴镇、丰利等镇部分示范社区卫生服务站的建设。12月，栟茶镇竹园社区卫生服务站沈志相获“全国优秀乡村医生”称号。

2009年3月18日，县卫生局召开“创建农民健康工程先进县推进会”。

2010年5月29日，南通市卫生局局长蒋志群、县人民政府副县长陈建华、县卫生局局长张译宾等检查苴镇凤阳社区卫生服务站工作。

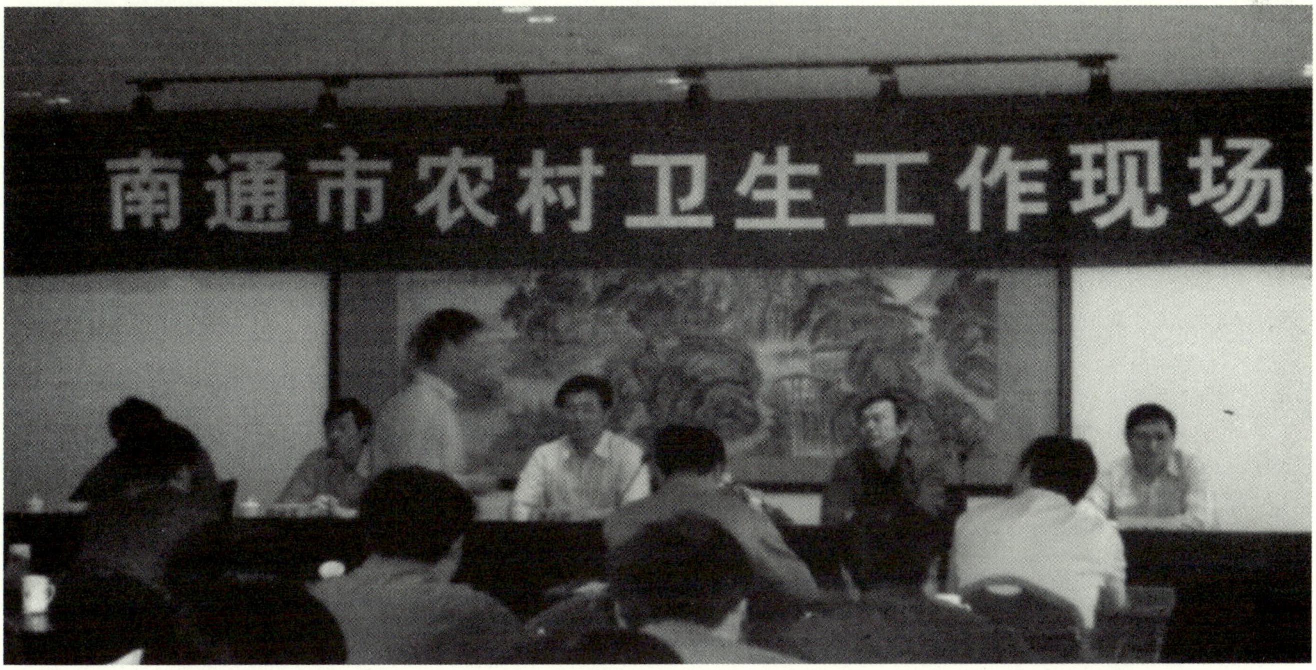

2003年6月2日，“南通市农村卫生工作现场会”在县召开 (县卫生局提供)

第四节 病媒生物防治

如东县城乡群众一向重视病媒生物防治。

1956～1958年间，全县城乡广泛开展了以“除四害”(老鼠、苍蝇、蚊虫、麻雀)为主要内容的爱国卫生运动。

1986年，全县的灭蝇工作以厕所为重点，并与改建卫生厕所相结合，以蝇蛆密度大小，作为能否达到卫生厕所标准化的重要参数，各乡村每年春夏都要集中喷药2～3次以扑杀蝇蛆。

1988年3月上旬，全县1500余名投药员分别在48个乡镇、710个村，28.8万多农户116万多间民房、150多万亩农田投放敌鼠钠盐138公斤、毒饵130余，吨农田灭鼠复盖率80%以上，灭鼠345余万只，获南通市爱国卫生运动委员会通报表扬。

1991年8月14日和8月24日，全县开展全民统一烟熏活动，经按固定点测定，9月蚊密度与前两年同期相比下降84.4%。

1992年，贯彻执行南通市政府办转发南通市爱卫会《关于开展创造一灭鼠工作先进城市活动的通知》和《南通市除四害工作管理暂行规定》，开展创建活动，县培训灭鼠技术人员8名，骨干150人，冬春两次投药2.5吨，经省市专业考评，粉迹法阳性率为0.47%，获得好评。

1993年8月1日～20日，全县共投放“691”灭蟑药物2万余包，凯素灵、奋斗呐等除害药200公斤，镇区灭蟑一次达标。

1997年，县灭鼠、灭蟑工作通过市级验收，进入市级先进行列。

1999年3月16日，掘港镇开展大规模巩固性灭鼠灭蟑活动，成立除“四害”工作领导组和技术指导组，建立了400多人的工作队伍。3月16日举行“县城灭鼠动员大会”。会后，全镇统一投药，取得显著成效。6月，南通市爱国卫生运动委员会组织验收，鼠密度和蟑密度均达到省级标准，掘港镇获“南通市灭鼠灭蟑先进县城”称号。

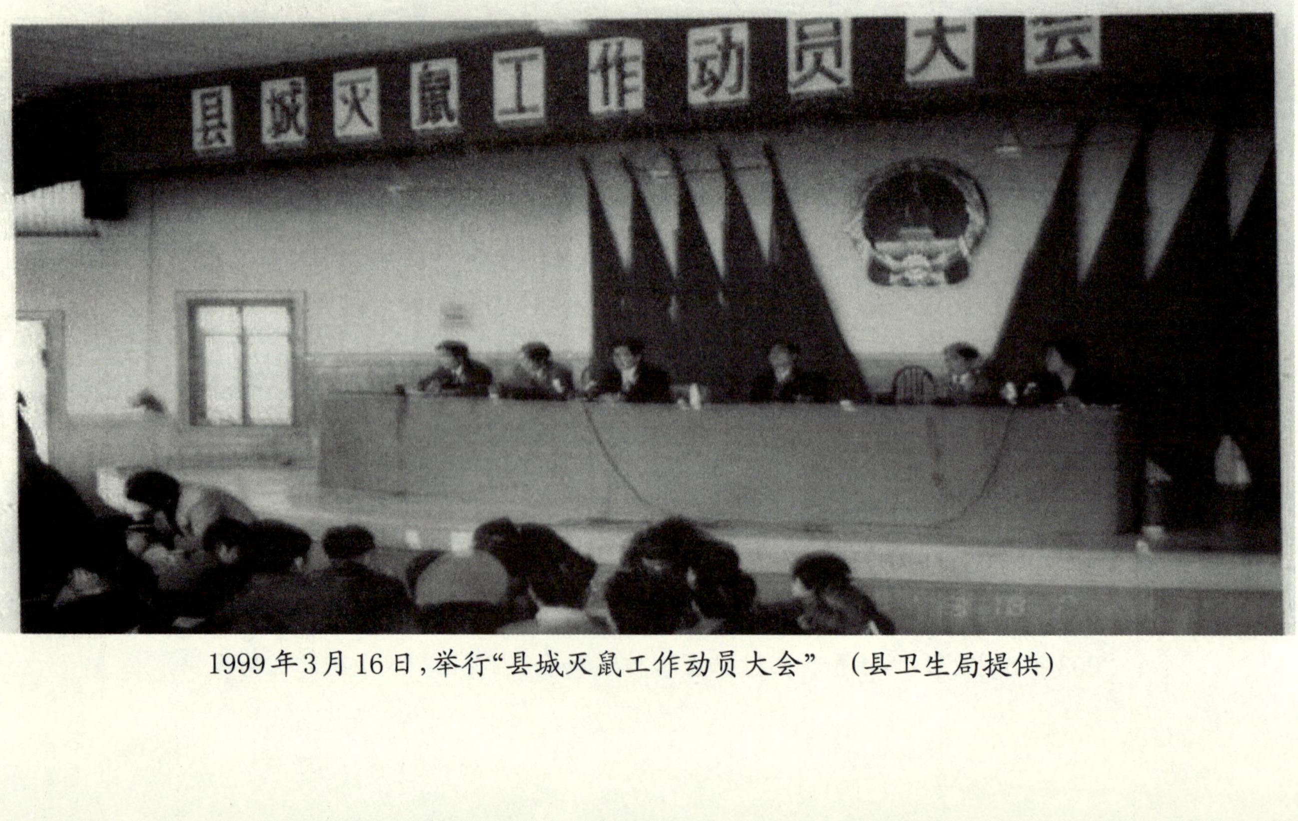

1999年3月16日，举行“县城灭鼠工作动员大会” (县卫生局提供)

2000年夏，掘港镇广泛开展群众性的灭蚊、灭蝇活动，6、7两个月喷洒灭蚊、灭蝇药水200公斤。11～12月，全城开展冬季灭鼠活动，一次性投放灭鼠药25万余包。

2001年，全县开展群众性爱国卫生运动，清除暴露垃圾3.9万余吨，清理蚊、蝇孳生地1.1万余处，投放灭鼠药2.7万包、灭蟑药1.8万包。是年，掘港镇除“四害”工作达到“国家级标准”。

2002年，掘港镇获“南通市除四害工作先进集体”称号。

2003年，县卫生城市创建指挥部下发《关于开展灭鼠、灭蟑、灭蝇活动的通知》，投放灭鼠药12.3万包，“691”灭蟑净3800包、奋斗呐40公斤。是年，掘港镇获“江苏省除四害工作先进集体”称号。

2006年，马塘、岔河、双甸、河口等镇以创建省市卫生城镇为契机，大力开展群众性的灭鼠、灭蟑、灭蚊、灭蝇活动，达到“省级验收标准”。

2009年6月10日～11日，县爱国卫生运动委员会组织组织县城“四害”密度调查。6月12日，掘港镇政府召开“县城除四害工作会议”，对与会人员作专题业务培训。

2010年12月，全县14个集镇一次性投药20余万包，开展冬季灭鼠活动。

第十四章　农村改水改厕

概　述

如东县农村改水改厕工程全面推进，1986年，继续推广小水井。1987年，启动自来水建设工程。1998年，启动引江供水工程。2007年，全面完成农村普及自来水工程。1986～2007年先后新建258120个卫生厕所，20530个无害化厕所，全县完成了省市赋予的农村改厕序时任务。

第一节　农村改水

旧时，如东县群众饮水一向自由选择、自主管理。农村群众饮沟塘水，集镇群众有的饮小水井水。

1949年10月，全县各级政府加强了对农村群众饮水的管理。

1950年，全县农村干部组织相关人员对村内沟塘逐塘评估，对可饮水塘插牌标志，要求村民自觉保护，不让牛畜洗刷、粪便流入。

1964年，中国人民解放军驻如东部队在北坎试打深水井一口。

1965年，全县农村推广使用小水井。

1967年，如东棉场试打深水井一口。

1980年6月，县卫生防疫站在25个人民公社进行氮含量调查，主要检测10年以上水井沟塘。

1986年，县继续推进农村饮用小水井建设工程。为加速推进，县制定奖励措施，农村农民新打一口水井，奖励200元，乡财政“减劳代奖”，每打1口水井，乡村减免3～5个义务工。全县普及小水井，农民不再饮用沟塘水。

1987年9月，县爱卫会在靖海垦区试打300米深水井一口，初步解决了渔盐民饮用水的困难，随后又在兵房、丁店等垦区扩大试点，取得成功。

1988年1月，县人大常委会通过《如东县饮用自来水工程决议》以后，县政府办公会议确定年内解决5万农村人口饮用自来水的工作目标。分管领导召开改水工作协调会，县爱卫会等11个工作部门联合制定9条优惠政策并发文实施。年底，6万农民喝上自来水。

1989年1月，县人大常委会审议县人民政府“关于农村改水进程报告”，将改水工作列入目标管理重要内容。

1990年3月，县人民政府召开卫生工作会议，将改水工作纳入实施初级卫生保健工作的重要内容。并行文重申贯彻县关于改水工作的9项优惠政策。

1991年3月，县人民政府在丁店、兵房两乡镇召开“全县农村改水工作现场会”，两乡镇经验在全县推广。

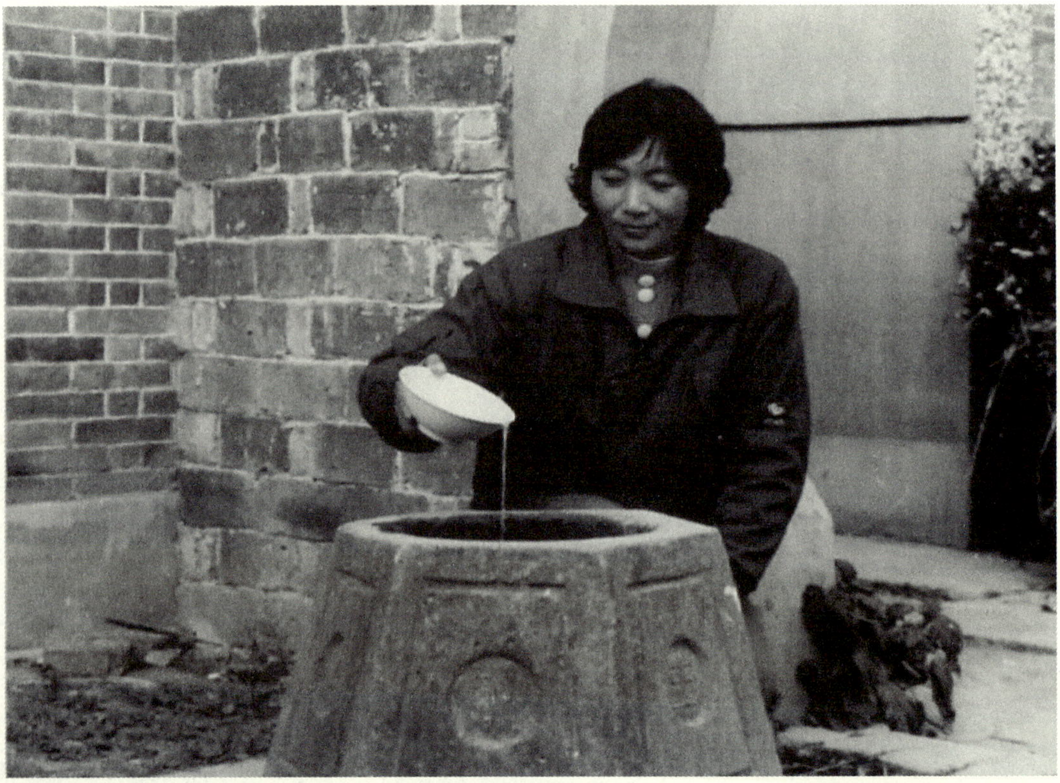

1991年4月，岔南乡村队卫生员为小水井消毒 （县卫生局提供）

1993年3月，县人民政府决定由县农工部5年政策划拨600万元，用于农村改水工程。4月15日，县爱卫会李耀获“江苏省农村改水工作先进个人”称号。5月16日，省爱卫办副主任郦书通到县了解沿海垦区农民饮用水改造工作。是年，全县农村自来水厂(站)增至36座。

1996年1月10日～11日，县改水工程组织举办农村改水工程培训班，各相关乡镇领导55人参加培训，培训会后，农村改水工程进入攻坚阶段。3月18日，县人民政府举行“全县农村改水工作会议”。4月30日，县爱卫办、兵房镇人民政府、双甸镇自来水厂获“南通市八五期间农村改水工作先进集体”称号，丁慰祖、茅桂元、陆生保、方娟、施建飞获“南通市八五期间农村改水先进个人”称号。

1998年，县人民政府启动引江供水工程。

1999年3月8日，县人民政府召开全县农村饮用水改造工作会议，贯彻县人大常委会《关于加快农村饮用水改造工程的决议》，开展创建省市级“先进农村水厂”活动，表彰全县农村饮用水改造工作先进集体和先进个人。是年，经省市考核，兵房镇等水厂被评为“江苏省先进农村水厂”，马塘自来水厂、岔河自来水厂、双甸自来水厂被评为“南通市先进农村水厂”。

2000年，全县新凿生活用深井3眼、新建水厂1座、新增二氧化氯设备4台套，新接通自来水自然村25个，全面完成全县九五期间改水工作任务。是年，掘港镇、童店乡等居(村)民喝上长江水。

2001年5月，县卫生局获"南通市'九五'期间农村改水工作先进集体"称号，县卫生局刘晓燕、县爱卫会李耀获"南通市'九五'期间改水工作先进个人"称号。

2002年，全县农村自来水受益人口达71.16万人，普及率92.2%。

2003年，河口镇自来水厂、双甸镇自来水厂获"江苏省先进农村水厂"称号。河口镇自来水厂、栟茶镇供水站通过市级标准验收，成为"南通市先进农村水厂"。

2004年，县采取综合措施，加强供水安全管理和农村水厂水质监测管理，丰利、苴镇、马塘等6家自来水厂增配二氧化氯消毒装置，供水质量明显提高。

2005年，全县农村自来水受益人口76.05万人，普及率97.5%。全面完成农村改水任务，率先通过省级验收。

2006年，按照卫生部《关于加强饮用水卫生安全保障工作的通知》精神，县人民政府制定下发《如东县农村供水管理暂行办法》，各地区、各部门认真贯彻、积极行动，长沙、大豫、曹埠、丰利、兵房、洋口等镇和经济开发区新增二氧化氯消毒装置10台套。各自来水厂继续开展争先创优活动，马塘自来水厂参加争创全国先进自来水厂活动。

2007年，全县新增二氧化氯消毒装置5台套。

2008年，南通市疾病预防控制中心一行到县检查饮用水监测工作。5月28日，县疾病预防控制中心人员参加"全市饮用水卫生专项监督检查培训会议"。

2009年3月12日～13日，县爱卫办副主任缪兴波、县疾病预防控制中心副主任张建军、科长石俊峰参加在南京召开的"江苏省农村生活饮用水水质卫生监测工作会议"。10月20日，县卫生局举办"全县集中式供水单位人员培训班"。集中对供水单位负责人及各镇卫生所分管水质监督监测人员进行培训。

2010年5月26日，江苏省爱卫办陈晓进、郑浩等一行8人到县督导检查农村生活饮用水监督监测和农村改厕工作。12月，县疾病预防控制中心获"江苏省农村饮用水监测工作先进集体"称号。

1986～2010年如东县农村改水情况统计表

表14-1　　　　单位：眼、座、台、千米、万元

年　度	深井累计	自来水厂累计		自来水管累计	受益总数	县以上财政当年投入
			净化装置			
1986						6
1987	3			8	1.02	10
1988	3	3		32	3.04	17
1989	3	13		50	6.44	30
1990	13	23		64	8.92	48
1991	13	36	11	94	12.78	64
1992	13	36	11	108	14.98	81
1993	17	40	15	126	17.94	219
1994	17	40	15	146	20.37	357
1995	17	40	15	176	23.93	489
1996	40	53	25	233	32.63	627
1997	40	53	25	293	35.64	765

续表14-1　　　　单位:眼、座、台、千米、万元

年　度	深井累计	自来水厂累计		自来水管累计	受益总数	县以上财政当年投入
			净化装置			
1998	74	53	25	313	37.68	780
1999	77	55	25	403	49.39	790
2000	80	57	35	664	57.94	803
2001	80	58	40	754	65.06	827
2002	80	62	44	804	71.16	841
2003	87	62	44	825	72.16	852
2004	87	62	50	833	74.05	861
2005	87	62	50	846	76.05	872
2006	87	65	65	846	77.46	338
2007	87	65	65	846	78.20	328
2008	117	67	70	950	98.80	450
2009	117	67	70	980	101.50	660
2010	117	67	75	1025	102.10	1026

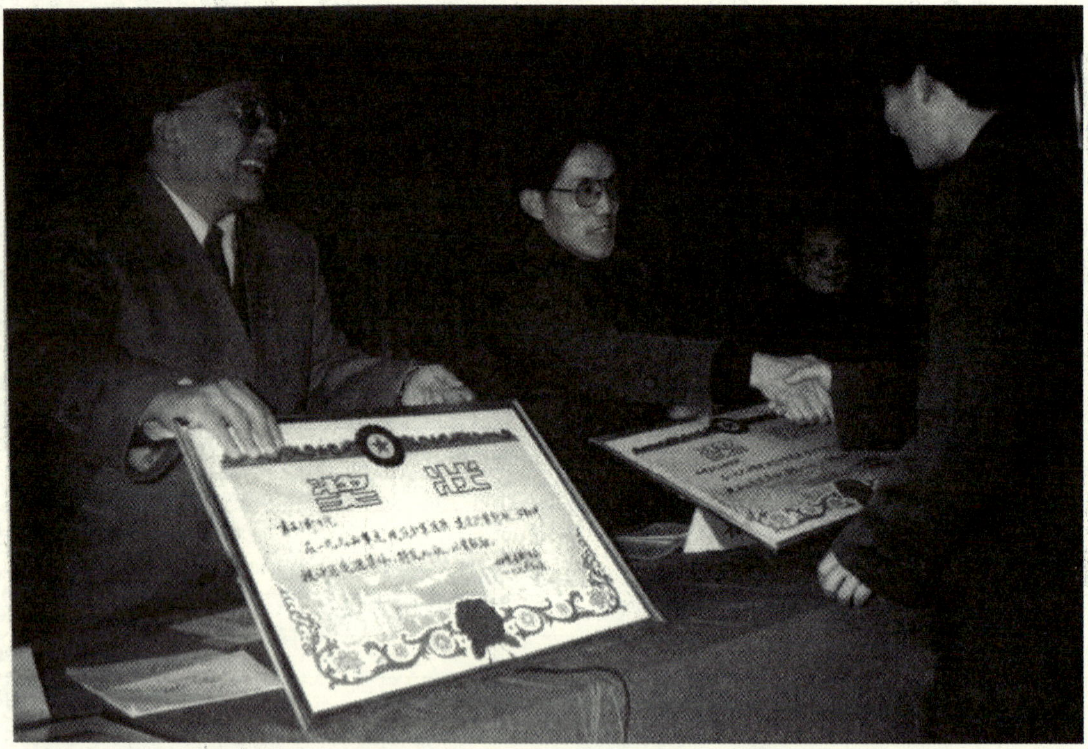

1996年3月8日,副县长丁慰祖(左一)、政协副主席吴剑坤(左二)在改水会议上颁奖

第二节　农村改厕

旧时,如东县农村厕所普遍简陋,厕所卫生亦多问题。

1949年10月,各级相继加强了农村厕所的管理、改良和改造。

1951年，全县迁移了151个污染水源的粪缸、粪池，并为340个露天粪缸作加盖处理。

1966年，全县试建190个瓮式贮粪池。

1986年，县农村厕所改造工作仍以改善厕所的卫生状况为主。全县有卫生厕所500个。

1990年年底，全县农村卫生厕所占厕所总数的46%。

1991年，县爱卫会分别在袁庄乡时楼村、双甸镇镇郊农村实施沼气式和三格式无害化厕所试点。是年，全县无害化厕所总数有82个。

1992年，县人民政府将农村厕所改造工作纳入初级卫生保健工作的考核范围，推广袁庄乡、双甸镇厕所改造工作的做法和经验。

1997年7月2日，县爱卫会印发《如东县农村改厕“九五”规划》，要求各乡镇场采取坚定措施加快改厕推进步伐，提高人民群众生活环境质量水平。

1999年，全县建成无害化厕所5100个。

2000年，县爱卫会会同县建设局共同发文，要求农村新建楼房要和无害化厕所建造同步设计、同步审批、同步施工、同步检验，并在双甸、岔河、马塘、掘港等镇试点实行。

2003年，县按照卫生城市建设标准，进一步完善县城改厕工作方案，改厕5000座，其中县城3250座。

2006年，江苏省下达如东县农村改厕4000座任务，其中政府指令项目2000座，面上改厕项目2000座。县爱卫办及时制定下发具体实施计划和验收考核办法，确保省市下达改厕工作任务完成。

2007年，县人民政府下拨40万元农村改厕专项资金，爱卫会制定出台《如东县农村改厕技术规范》，举办全县农村改厕技术培训班，40多人参加培训。培训期间，全体人员前往泰州市古溪镇顾庄村、如皋市吴窑镇、岔河镇参观考察，随后组织双甸、岔河、马塘、掘港等镇实施省农村改厕试点项目，完成2000座三格式无害化卫生户厕改造任务。经省改厕工作检查验收，全县4000座改造任务圆满完成。年底，县累计完成20530个无害化厕所。

2008年4月9日，县人民政府召开“全县农村改厕工作会议。

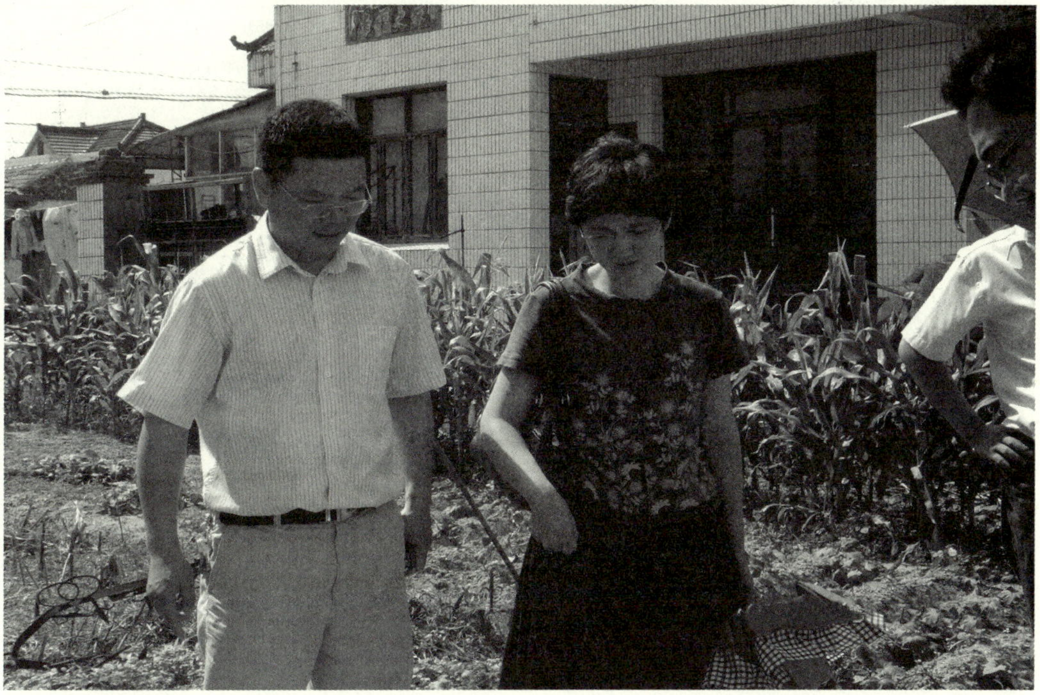

2009年6月23日，江苏省爱卫会负责人(中)检查县农村改厕工作

2009年3月17日，县人民政府召开“全县农村改厕工作现场会”。6月23日，江苏省爱卫会负责人检查验收如东县完成省人民政府农村改厕指令项目工作完成情况。8月13日，县人民政府姜晓静副县长、县卫生局张泽宾局长、县爱卫办缪文龙主任、缪兴波副主任等去河口镇、袁庄镇检查农村改厕工作。

2010年1月25日，县人民政府召开“全县农村改厕工作现场会”，副县长姜晓静讲话。全年省项目改厕任务25000座。

1986～2010年如东县农村改厕情况统计表

表14-2　　单位：户、座

年　度	全县总户数	农村户	卫生厕所	建无害化厕所	未改厕所
1986	373640	293060	500		292560
1987	373782	290900	1000		289900
1988	373890	290871	2000		288871
1989	374120	291301	3000		288301
1986	373640	293060	500		292560
1987	373782	290900	1000		289900
1988	373890	290871	2000		288871
1989	374120	291301	3000		288301
1990	374219	289436	4000		285436
1991	376335	288300	5526	82	282692
1992	381387	281630	7026	596	274604
1993	380715	279724	8526	872	266078
1994	380554	179136	10026	1072	256052
1995	382082	178963	11526	1392	243134
1996	377842	27740	23026	2872	231634
1997	375056	277800	34526	3691	220134
1998	377219	276010	46026	4982	208634
1999	379378	276120	60226	6492	194434
2000	380015	276120	71226	12492	183434
2001	383015	274300	111726	15592	163434
2002	381201	272921	152226	16872	143434
2003	381949	273001	164726	17126	124344
2004	381336	269403	199726	17632	109344
2005	380679	268300	242874	17986	93400
2006	380210	266000	258120	18038	88773
2007	377689	265820	258120	20530	86281
2008	378230	265179	274755	34681	72138
2009	378029	264213	283241	45048	61771
2010	377224	263897	305529	70458	36361

第四编　疾病预防控制

综　述

旧时，如东县范围内瘟疫流行，颇为猖獗，明·弘治十四年(1501年)至民国37年(1948年)的447年间，曾有23次较大规模的疫灾流行，主要疾病为天花、霍乱、白喉、流行性脑膜炎、疟疾等。

民国9年(1920年)秋，掘港、苴镇霍乱流行，掘港死亡300余人。

民国25年(1936年)秋，全县恶性疟疾大流行，患者20万，死亡愈万人。

民国期间，夏季瘟疫流行时，政府曾下"禁屠令"。

中华人民共和国成立后，如东县政府贯彻预防为主的方针，加强疾病预防控制。

1989年5月，获"全国计划免疫先进县"称号。

1993年11月，获"全国消灭血吸虫病先进县"称号。

2010年，20种法定报告传染性疾病发生2523例，成为"全国疾病预防控制工作先进县"。

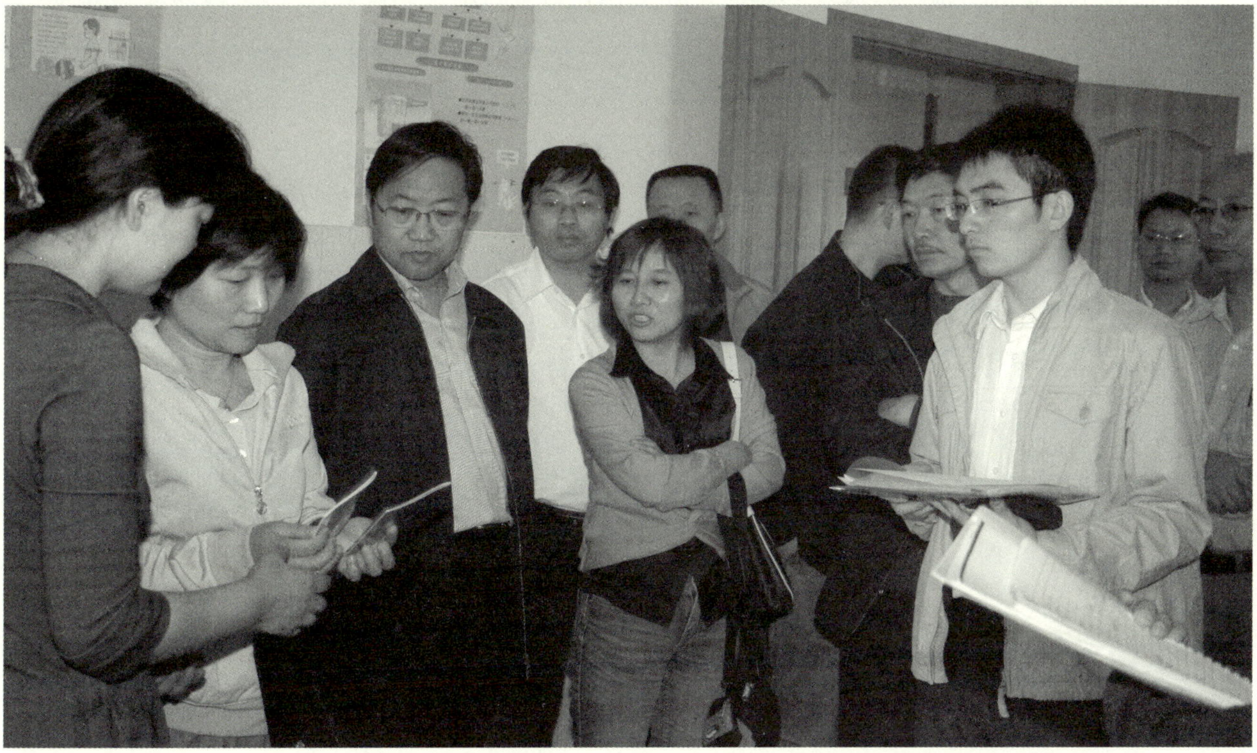

2010年5月14日，卫生部、教育部在县举行预防接种证查验工作调研　(县疾病预防控制中心摄)

第十五章 疾病预防控制资源

概 述

明·洪武十七年(1384年)县衙设医学训科,位县治东。

明清、民国年间,县各大集镇设清道夫(每镇1至2名,隶警察所)、时疫诊所等,从事卫生防疫类工作。

1950年6月,建立"如东县卫生院防疫股"。

1952年4月,建立如东县防疫大队。

1956年5月6日,建立"如东县卫生防疫站",与卫生监督机构同体, 拥有工作人员14人;平房建筑10间,约150平方米,仪器设备少量。

1985年12月,县卫生防疫站拥有工作人员52人,其中中级职称1人;业务用房建筑2533平方米,价值21万元,仪器设备18万元。

2003年3月28日,根据《县人民政府关于如东县卫生监督与疾病预防控制体制调整的批复》文件精神,撤销如东县卫生防疫站(含合署名办公的如东县健康教育所、结核病防治所),分设县疾病预防控制中心与县卫生监督所。3月31日,如东县机构编制委员会印发了《关于如东县疾病预防控制中心中心主要职责内设机构和人员编制的批复》。如东县疾病预防控制中心有工作人员61人,其中正高级职称4人、副高级职称4人、中级职称28人;房屋建筑4736平方米,价值213万元;仪器设备价值275万元。

2010年12月,县疾病预防控制中心拥有工作人员62人,其中正高级职称4人、副高级职称3人、中级职称35人;房屋建筑4736平方米,价值213万元;仪器设备价值552万元。基本保证了各项疾病预防控制任务的完成。

1956~2010年间部分年度如东县疾病预防控制资源情况表

表15-1　　单位:人、平方米、万元

年度	人员				建筑		设备价值	固定资产
		正高级职称	副高级职称	中级职称	面积	价值		
1956	14				150	不详	不详	不详
1985	52	0	0	1	2533	21	18	39
2003	61	4	4	28	4736	213	275	488
2010	62	4	3	35	4736	213	552	765

注:1956、1985年含卫生监督资源

第一节 疾病预防控制体系

明·洪武十七年(1384年),县疾病预防控制工作任务由县衙设医学训科组织医疗机构部份人员实施完成。

明、清、民国年间,各大集镇设1~2名清道夫(隶警察所)、时疫诊所等,从事卫生防疫类工作。

1950年6月，县疾病预防控制工作任务由县卫生院防疫股组织医疗机构部分人员实施完成。

1952年4月，县疾病预防控制工作任务由县防疫大队组织医疗机构部分人员实施完成。

1956年5月6日，县疾病预防控制专业机构成立。其时与卫生监督机构共体，称"如东县卫生防疫站"。与其相适应，各区卫生所建立疾病预防控制组（时称防疫组），各乡村疾病控制任务由各乡镇组织联合诊所医生实施完成。

1958年，乡村疾病预防控制工作任务，由各乡镇政府（时称人民公社）组织各乡镇卫生院疾病预防控制组人员实施完成。

1969年，县各村医务室建立后（时称大队医务室），各村疾病预防控制任务，由各村村民委员会组织村卫生室实施完成。

1985年12月，县初步建立了县、区、乡（镇）、村四级疾病预防控制网络。县级疾病预防控制网由县卫生防疫站主要承担，县级其他医疗卫生机构协助组成；区级疾病预防控制网，由8个区卫生所防疫组和中心卫生院相关部门组成；乡镇疾病预防控制网，由52所乡镇卫生院防疫组组成；村级疾病预防控制网，由719个村卫生室人员组成。

1987年1月，区卫生所撤销并入中心卫生院，区域疾病预防控制工作任务，由各中心卫生院防疫组承担。

1989年5月8日，建立8所"片卫生所"，与中心卫生院一套班子两块牌子，为全民事业单位。"片卫生所"承担区域疾病预防控制任务。

1991年7月12日，8所"片卫生所"更名为"区卫生所"，区域疾病预防控制任务，仍由区卫生所防疫组承担。

1996年4月，区卫生所撤销，区域疾病预防控制任务由各中心卫生院防疫组承担。

2002年1月，"村卫生室"更名为"社区卫生服务站"。

2002年3月，成立"镇卫生所"，各镇疾病预防控制工作任务各镇卫生所疾病预防控制组实施完成。

2003年3月，县疾病预防控制中心成立，县卫生监督机构分离，县卫生防疫站撤销。

2009年5月5日，大豫镇卫生所、兵房镇卫生所合并为"大豫镇卫生所"。

2010年12月，县建立起一张覆盖全县的县、镇、村疾病预防控制网络。

县级疾病预防控制网，由县疾病预防控制中心承担，并由其他县级医疗卫生机构协同组成。

镇级疾病预防控制网络由各镇卫生所疾病预防控制组组成。

村级疾病预防控制网，由240个社区卫生服务站人员组成。

第二节　疾病预防控制队伍

1956年5月6日，县疾病预防控制机构有工作人员14人（其中包括卫生监督人员，时统称卫生防疫人员）。

1985年12月，县疾病预防机构有工作人员52人（含卫生监督人员，时统称卫生防疫人员），其中中级职称1人、初级职称36人。

1990年12月，县疾病预防控制机构有工作人员81人（含卫生监督人员，时统称卫生防疫人员），其中副高级职称1人、中级职称19人、初级职称39人。

1995年12月，县疾病预防控制机构有工作人员87人（含卫生监督人员，时统称卫生防疫人员），其中高级职称1人、副高级职称4人、中级职称21人、初级职称52人。

2000年12月，县疾病预防控制机构有工作人员94人（含卫生监督人员，时统称卫生防疫人员），其中高级职称1人、副高级职称8人、中级职称24人、初级职称52人。

2002年12月，县疾病预防控制机构有工作人员92人（含卫生监督人员，时统称卫生防疫人员），其中正高级职称1人，副高级职称8人，中级职称43人、初级职称31人。

2003年3月，县疾病预防控制机构与卫生监督机构分离后，疾病预防控制中心有工作人员61人，其中正高级职称4人，副高级职称4人，中级职称28人、初级职称21人。

2005年12月，县疾病预防控制机构有工作人员63人，其中正高级职称4人，副高级职称3人，中级职称33人、初级职称19人。

2010年12月，县级疾病预防控制专职人员62人，卫生专业技术人员占94%，其中主任医（技）师3人、副主任医（技）师9人、主管（治）医（技）师24人、初级职称22人，内含县级专业技术拔尖人才和市级学科带头人2人。

1985～2010年如东县县级疾病预防控制人员统计表

表15-2　　单位：人

项目 / 年度	职工人数	其中卫技	正高职称	副高职称	主治级	初级	其他
1985	52	37			1	36	15
1986	57	44			1	43	11
1987	64	47		1	8	38	17
1988	60	51		1	12	38	9
1989	71	54		1	13	40	17
1990	81	59		1	19	39	22
1991	75	61		2	16	43	14
1992	77	63		2	23	38	14
1993	83	74		1	21	49	9
1994	84	71		2	25	44	13
1995	87	78	1	4	21	52	9
1996	87	76	1	4	20	55	7
1997	92	77	1	8	19	49	15
1998	96	83	1	7	18	57	13
1999	96	87	1	9	25	52	9
2000	94	85	1	8	24	52	9
2001	94	85	1	8	29	47	9
2002	92	83	1	8	43	31	9
2003	61	57	4	4	28	21	4
2004	61	57	4	3	28	22	4
2005	63	59	4	3	33	19	4
2006	62	58	4	3	33	18	4
2007	62	58	4	3	35	16	4
2008	62	58	3	5	32	18	4
2009	62	58	3	6	27	22	4
2010	62	58	3	9	24	22	4

第三节　疾病预防控制建筑

1956年5月6日，县疾病预防控制机构有平房四间，约150平方米，和卫生监督机构共用(下同)。

1975年房屋建筑增至1100平方米，价值9万元。

1985年12月，占地面积3376平方米，业务用房建筑面积2533平方米。

1993年4月，新建1664平方米的检验大楼。

1999年，新建479平方米冷库(含仓库)1幢。

2003年3月，县卫生监督机构分离，县疾病预防控制机构单独拥有办公楼4幢，共4736平方米，业务用房3525平方米，其中检验用房1664平方米，价值248万元。

2010年12月，县疾病预防控制中心拥有楼房4幢，建筑面积4736平方米，其中办公用房2533平方米，检验用房1664平方米，辅助用房539平方米。房屋总值213万元。

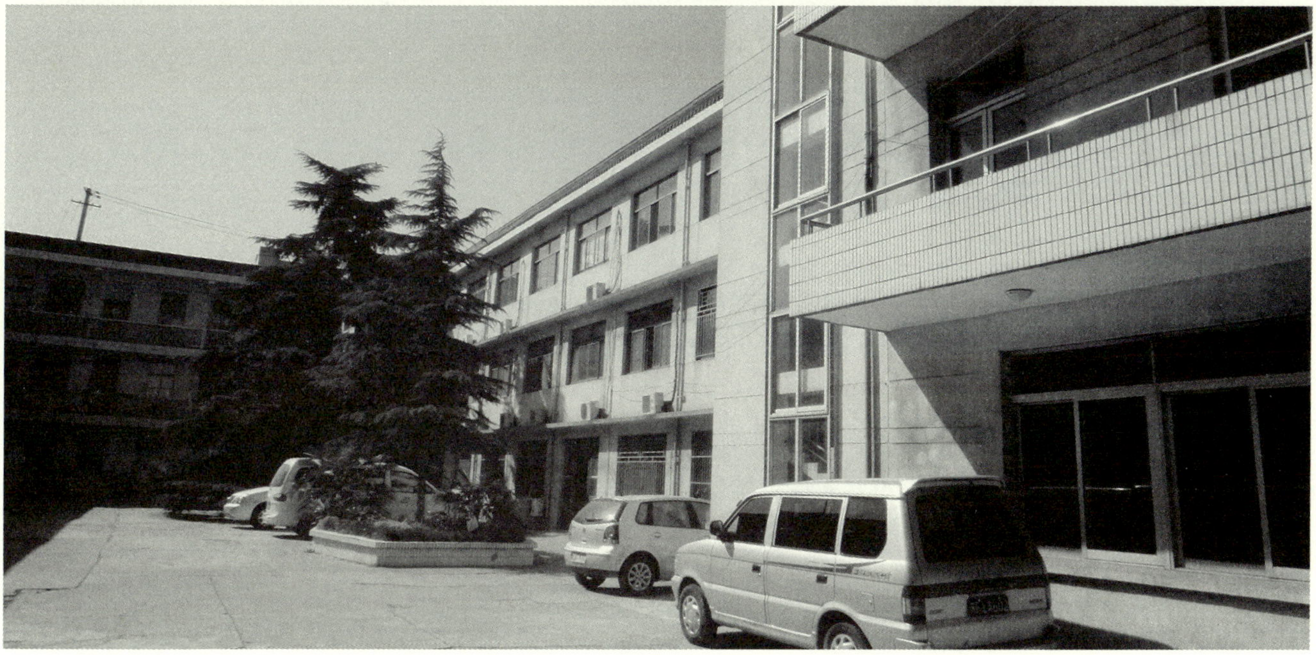

1982年，掘港镇江海西路4号医疗防疫保健办公楼　(2011年3月7日县卫生志编纂办公室摄)

第四节　疾病预防控制装备

1956年5月6日，县疾病预防控制设备甚少。

1985年12月，县疾病预防控制机构主要设备有：原子吸收分光光度计、气相色谱仪、恒温恒湿机等仪器，有防疫车2辆、卡车1辆、摩托车3辆，并建有冷藏室和配有卧式冰箱等设施，价值18万元。有固定资产39万元。

1992年，县疾病预防控制机构购置溶出分析仪、显微镜荧光装置。

1995年，县疾病预防控制机构购置全自动放射免疫 r-计数器、氢气发生器等仪器设备。

1994年，档案室达到市三级标准。同年购置了首台386电脑一台，开始了微电脑在县卫生防疫领域的应用。

2001年，购置AA-7003 全自动原子吸收分光光度计、半自动生化分析仪、电脑等大型固定资产。

2003年3月，县卫生两项体制分离后的县级疾病预防控制中心拥有电话12门、电脑18台、空调10台、疾控车辆2辆、大型检测仪器11台(套)，设备总价值275万元。

2005年，省卫生厅对县转移支付无偿下拨仪器设备156万元。

2010年12月，县疾病预防控制中心拥有：电脑45台(其中笔记本电脑4台，网络服务器2套)、空调32台、疾控车辆4辆、大型检测仪器44台(套)等，设备总价值计552万元。

2010年如东县疾病预防控制中心主要设备统计表

表15-3　　　　单位：台、辆

资产类别	资产名称	计量单位	数　量
办公类			89
	一体机	台	3
	程控交换机	套	3
	投影机	台	2
	笔记本电脑	台	18
	台式电脑	套	56
	数码复印机	台	2
	服务器	台	4
	防火墙	台	1
	数码相机	台	5
	照相机	台	4
交通类			6
	防疫车	辆	1
	疫情应急处理工作用车(依维柯)	辆	1
	疫情处理车/突发事件应急检测处理车	辆	1
	流动X光体检车	辆	1
	卫生监测车	辆	1
	疫苗运输车	辆	1
检验放射类			64
	全自动生化分析仪	台	1
	离子色谱仪	台	1
	液相色谱仪	台	1
	酶标分析仪	台	2
	原子荧光分光光度计	台	1
	高压灭菌器	台	3
	恒温培养箱	台	4
	生物安全柜	台	2
	微波消解器	台	1
	1/万电子天平	台	1
	10/万电子天平	台	2
	可见分光光度计	台	2
	一氧化碳测定仪	台	1

续表15-3　　单位:台、辆

资产类别	资产名称	计量单位	数　量
检验放射类	防护级X、Y射线剂量仪	台	1
	环境级x、y剂量率仪	台	1
	臭氧测定仪	台	1
	血球计数仪	台	1
	心电图机	台	2
	V计数器	台	1
	均质器	台	1
	半自动生化分析仪	台	1
	溶出分析仪	台	1
	电卧不锈钢内胆	台	1
	听力计	台	1
	细菌鉴定及药敏分析仪	台	1
	肺功能测定仪	台	1
	血液分析仪	台	1
	高心机	台	3
	尿分析仪	台	2
	超净工作台	台	2
	显微镜	台	5
	洗板机	台	2
	超级纯水机	台	1
	甲醛分析仪	台	1
	遥控透视X光机	台	1
	洗片机	台	1
	气相色谱仪	台	2
	原子吸收分光光度计	台	2
	拍片机及立式	台	1
	多功能透视摄影系统	台	1
	X光机	台	2
其他类		台	80

第五节　科室设置和技术发展

1956年5月,县疾病预防控制机构设防疫、寄防、检验等专业科室。防疫组负责流行病学调查、传染病防治、疫情资料汇集及消毒等工作。寄防组负责寄生虫病和地方病防治。检验室负责细菌学检验。

1986年后,县加强疾病预防控制、卫生监测、科研培训指导、卫生宣传教育等工作。从群体方面探讨疾病发生、发展和分布的规律,探索社会人群的疾病和健康的影响及其发展趋势,从而进行监督监测、预防、控制和消灭疾病,增进人民健康,延长人的寿命。县疾病预防控制机构设有防疫科、寄防科、结防科、宣教科、检验科等9个专业科室,并开设了结核病防治门诊、动物致伤门诊、从业人员体检门诊。

1992年7月,成立如东县健康教育所,与卫生防疫站宣教科合署办公。

1994年1月,组建消毒杀虫科。

1995年5月20日,江苏省疾控实验室计量认证评审会在县举行。

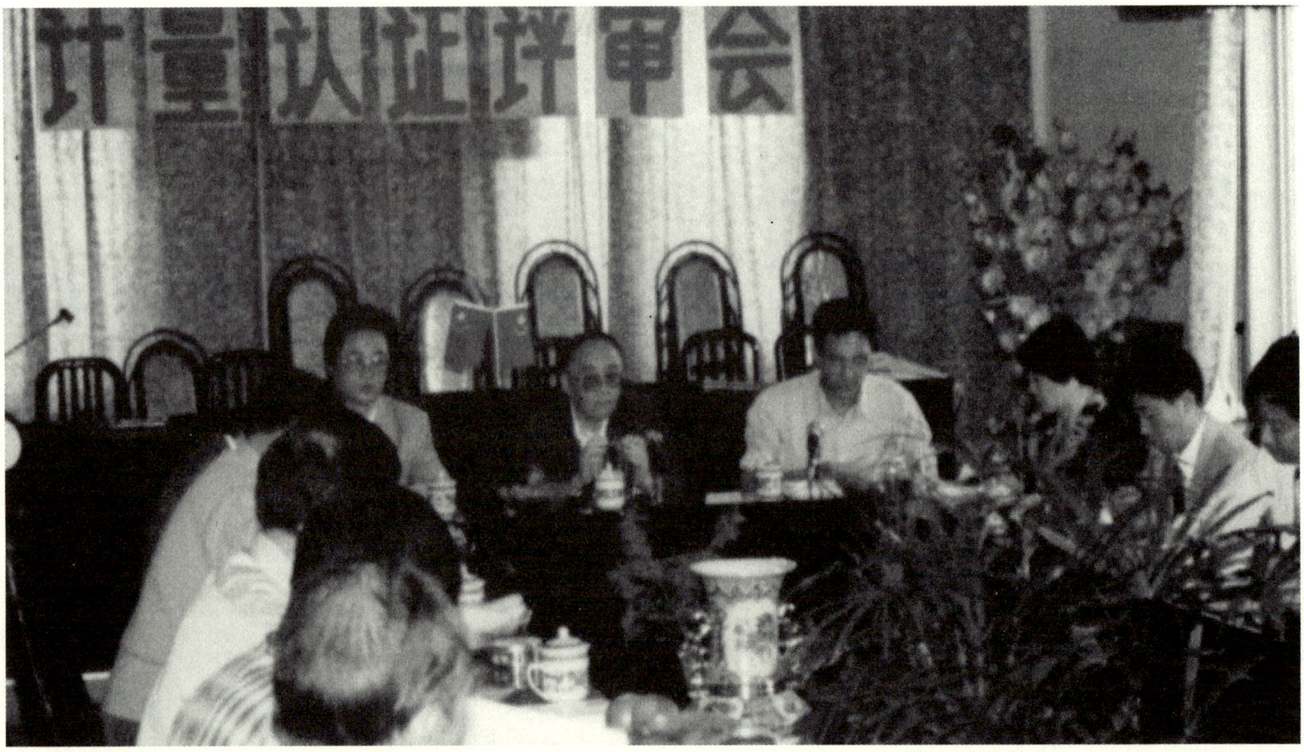

1995年5月20日,江苏省疾控实验室计量认证评审会在县举行 (县疾病预防控制中心提供)

2003年4月,县疾病预防控制中心成立时,设有急性传染病防控与免疫规划科、食品卫生与消毒杀虫一科、食品卫生与消毒杀虫二科、职业卫生(环境卫生、放射卫生、学校卫生)科、结核病防治科、血吸虫病(寄生虫病、地方病)防控科、理化检验科、微生物检验科、健康教育所、办公室与质量管理科及财务总务科11个科室,并开设了结核病防治门诊、动物致伤门诊、从业人员体检门诊、艾滋病咨询门诊及艾滋病初筛实验室等特色专科门诊和实验室。准予执业的诊疗科目有预防保健、皮肤病、传染病、结核病、职业病、检验、影像等。

2005年3月,将学校卫生单独划出设立学校卫生科。5月,县疾病预防控制中心获得省级职业卫生技术服务和职业健康检查资质,标志着该中心将在职业病危害因素、放射卫生检测与评价,建设项目职业病危害评价、对接触粉尘、化学物、外照射放射性、物理因素以及从事电工、压力容器、高处作业及机动车驾驶等劳动者的健康检查等方面依法履行应尽的职责。

2007年1月,县疾病预防控制中心的检验工作第二次通过了省实验室计量认证复评审,能依法开展食品、饮用水、涉水产品、化妆品、医疗用品、卫生用品、消毒产品、消毒样品、医疗机构排污样品、公共场所、生产、生活和工作环境卫生检测与评价,寄生虫、螺旋体、细菌、立克次体、病毒相关检测,职业病与地方病生化指标检测,狂犬病抗体测定,艾滋病初筛,健康体检和疾病监测等240多个检验项目。

2010年12月,县疾病预防控制中心检验科理化检测12022样品数、218853项次数,微生物检测63637样品数、108926项次数。

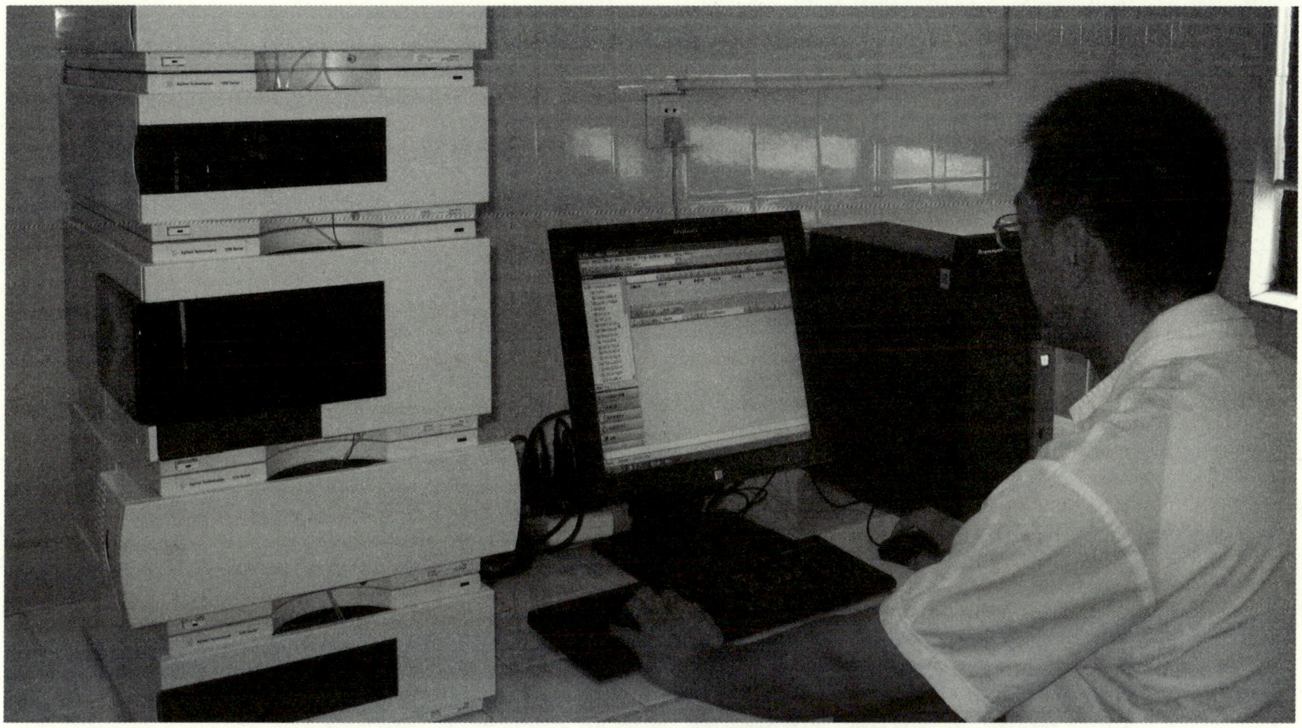

2010年,县疾病预防控制中心检验室　（县疾病预防控制中心提供）

1986～2010年如东县卫生检验检测项目统计表

表15-4　　　　单位:例、项次

年度	理化		微生物	
	样品数	项次数	样品数	项次数
1986	3521	4295	13305	31427
1987	4632	8246	14358	31976
1988	5168	14351	17682	32011
1989	5872	16182	19354	32272
1990	6396	17352	21096	32482
1991	8761	18269	28016	38843
1992	5994	12500	16722	33406
1993	6029	10721	17682	31512
1994	6132	9865	18912	28672
1995	5991	8669	19306	21289
1996	11282	18611	19981	32156
1997	11971	20382	20872	40672
1998	12863	21019	21654	41358
1999	13592	21803	22766	42231
2000	17181	26117	22511	40824
2001	10031	15677	27688	48275
2002	9588	14672	27108	45258
2003	5416	10491	26632	42726

续表15-4　　单位:例、项次

年 度	理　化		微生物	
	样品数	项次数	样品数	项次数
2004	7651	25320	31892	55129
2005	5687	17087	39601	62205
2006	5687	19491	44768	75698
2007	6922	22890	48618	88149
2008	10903	44231	54704	100103
2009	13314	215115	58464	100637
2010	12022	218853	63637	108926
合　计	212606	832209	717365	1238237

第十六章　疾病预防控制工作

概　述

旧时,县疾病预防控制主要是防止以天花、霍乱、白喉等恶性传染病的流行。《如皋县志》载,每年夏季,掘港镇都要开办掘港防疫会,施医所开展义诊,防止夏季疾病流行。

民国2年(1913年),县始行生物品预防接种。

1950年,县开始群众性查灭钉螺、防治血吸虫病活动。

1973年,县始开展慢性病预防控制工作。

1986年,县全面开展结核病和艾滋病预防控制工作。

1995年,县全面开展碘缺乏病预防控制工作。

2003年,县成功阻击非典型性肺炎的蔓延,全县0发生。

至2010年12月,如东县先后多次获得全国疾病预防控制先进县和先进集体称号,多人获得全国及省市疾病预防控制先进个人称号。

第一节　计划免疫

民国2年(1913年)1月,如东县开始布种牛痘,后逐步扩大。

1950年,全县363582人接受布种牛痘。

1951年,春秋两季全县种痘563582人次,占全县总人口的80%。其后,相继使用牛痘、霍乱、白喉、百日咳、痢疾、伤寒、流行性乙型脑炎、白喉破伤风二联、霍乱伤寒副伤寒甲乙四联、流行性脑膜炎、鼠疫菌苗等生物制品接种,完成接种数百万人次。12月初,县召开“全县种痘劳模大会”,表彰300余名“种痘劳模”。

1983年,全县各镇始行每月21日为计划免疫接种日。

1985年,如东县获“全国计划免疫先进县”称号。

1986年,全县8个中心卫生院、48个乡(镇)卫生院全部开设计划免疫接种门诊,完成各乡(镇)卫生院冰箱配备，成为江苏省计划免疫冷链先进县。

1987年，县制定相关制度，加强计划免疫门诊的规范管理，计划免疫质量效果进一步提高。10月8日～16日，南通市卫生局计划免疫传染病管理检查组一行7人到县检查，获全市6县总分第一名的成绩。是年，县卫生防疫站获“南通市1987年计划免疫传染病管理先进集体”称号。

1988年1月26～28日，召开全县卫生工作会议，决定出台试行计划免疫保偿制度。8月16日，南通市卫生局在县召开南通市计划免疫保偿制度实施现场会。10月23日，县建立如东县计划免疫保偿仲裁小组。

1989年，如东县获“全国计划免疫先进县”称号。

1990年，县对0～12周岁儿童进行9种疫苗的预防接种，完成基础免疫105312人次，加强免疫94413人次，“四苗”覆盖率达95%。

1991年，全县通过了第2个85%的评审工作。

1994年，全县所有乡(镇)推广实施基础免疫。

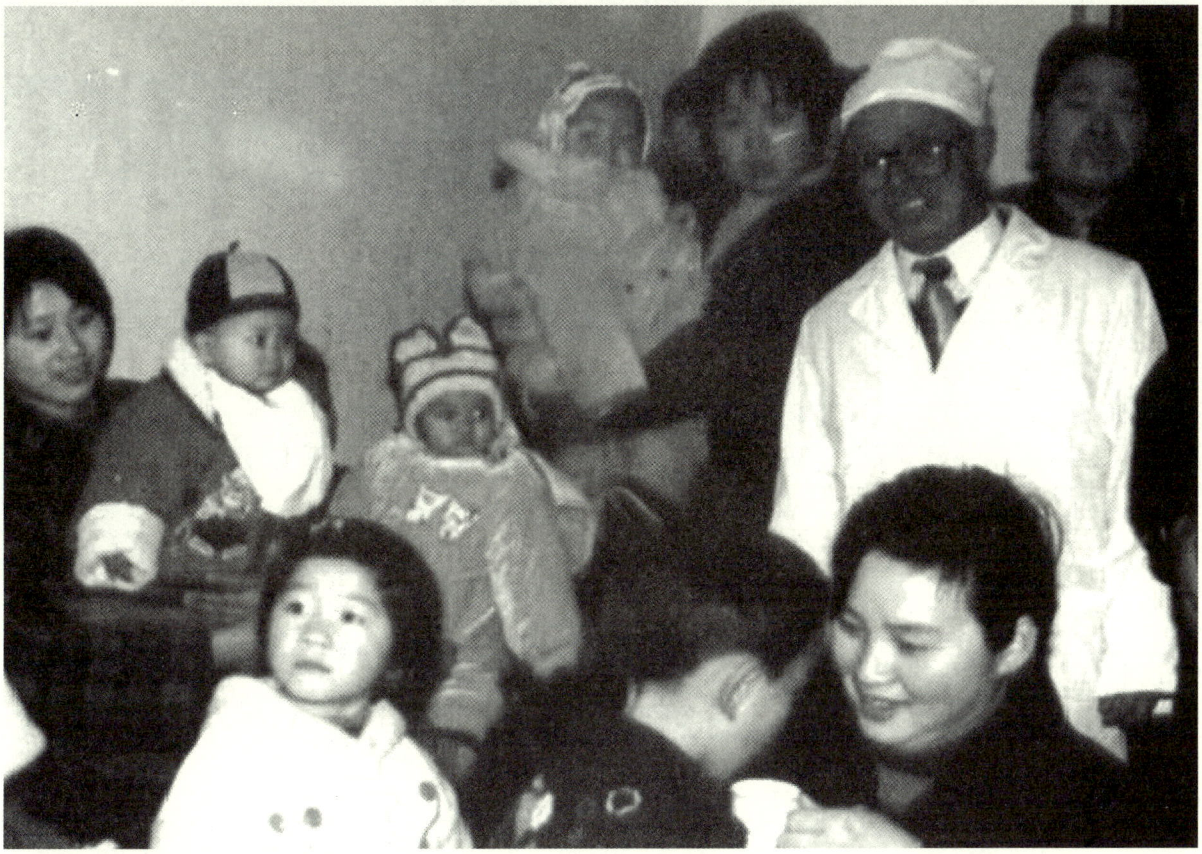

1997年3月，县人民政府副县长王栋云(前右三)喂儿童服糖丸 (县疾病预防控制中心提供)

1998年，县对各卫生院在1986年以前配备的冰箱全部更新。

1999年，全县计划免疫覆盖率保持95%以上。

2004年4月15日，县卫生局印发《关于调整如东县预防接种异常反应诊断小组成员的通知》，诊断小组由16名专家组成，卫生局局长张泽宾任组长。是年，对全县计划免疫检查考核，走访310名儿童，建卡率、建双卡率、建卡合格率均达100%；“四苗”覆盖率为99.7%，乙肝疫苗全程接种率99.7%，乙脑疫苗全程接种率96.6%，流脑疫苗全程接种率97.7%。

2005年，全面推广儿童免疫监测信息管理系统。年底，完成了乡镇级专业人员的培训和数据录入工作，条码发放和数据上报工作顺利开展。按照《南通市预防接种规范示范门诊标准》投入近400万元，全面加强了规范化门诊的建设，使预防接种门诊的硬件条件、管理水平、服务质量都有了很大提高。

2006年，全县15家镇卫生所的儿童计免接种门诊全部达到市规范化门诊标准，其中有四家达到示范门诊标准。计划免疫相关疾病发病率得到有效控制。

2007年4月25日，全县各医疗卫生单位以多种形式开展计划免疫宣传（全国预防接种日）活动。

2008年1月5日～6日。南通市疾病预防控制中心陶长余、凌剑等到县进行糖丸强化服苗督导。4月14日，县卫生局举办"全县预防接种专业培训班"。4月25日，县卫生局在新苗幼儿园门前广场举办"4.25预防接种日"宣传活动。6月6日，召开"全县计划免疫工作例会"。

2009年1月5日～6日，全县开展第二轮消灭脊灰强化服苗活动。3月12日，县疾病预防控制中心参加"全省麻疹疫苗强化免疫电视电话会议"。3月15日，召开"全县麻疹疫苗强化免疫培训会议"。3月16日，召开"麻疹疫苗强化免疫领导组成员单位会议"，副县长姜晓静出席会议，并对做好全县麻疹疫苗强化免疫工作提出明确要求。10月16日，南通市疾病预防控制中心凌剑等一行3人到县对乙肝查漏补种工作进行督导。10月23日，县疾病预防控制中心陈淑林、李亚军参加"南通市甲型H1N1流感疫苗接种电视电话会议"。11月3日，举办"甲型H1N1流感疫苗接种培训班"。

2010年5月14日，卫生部、教育部预防接种证查验工作调研活动在县举行。

1986～2010年如东县常规免疫接种情况表(一)

表16-1　　　　单位:人

年度	卡介苗		脊髓灰质炎疫苗		百白破混合制剂		精白	白破	精破
	初种	复种	基础	加强	基础	加强			
	完成数	完成数	完成数	完成数	完成数	完成数	完成数	完成数	完成数
1986	6785	/	/	/	4861	/	/	/	/
1987	6991	/	/	/	5138	/	/	/	/
1988	7832	/	/	/	4682	/	/	/	/
1989	8741	/	/	/	9812	/	/	/	/
1990	9774	21458	13342	11118	13342	13342	10052	12635	/
1991	12068	18528	13553	26229	13356	14457	9655	12322	/
1992	10325	21889	12694	27630	12049	13317	15221	12563	/
1993	11480	24313	12088	21888	12005	12883	17571	/	/
1994	10672	25797	13001	30484	12973	11322	17370	/	/
1995	10201	23632	10246	23209	10273	11006	15911	/	/
1996	8074	22124	8980	21993	9260	10065	16182	/	/
1997	7466	22987	7848	20184	7826	9244	5302	14236	8388
1998	6622	/	6917	8175	6891	8175	/	10591	/
1999	5786	/	5756	16440	5728	6821	/	10214	/
2000	5416	/	5590	14217	5567	6031	/	10128	/
2001	5320	/	5077	12499	4947	5202	/	9890	/
2002	5333	/	5102	10534	5062	4894	/	9516	/
2003	5160	/	5069	10430	5028	5039	/	8390	/

续表16-1　　　　　　　　　　　　　　　　　　　　　　　　　　单位:人

年　度	卡　介　苗		脊髓灰质炎疫苗		百白破混合制剂		精 白	白 破	精 破
	初 种	复 种	基 础	加 强	基 础	加 强	完成数	完成数	完成数
	完成数	完成数	完成数	完成数	完成数	完成数			
2004	5594	/	5526	10681	5374	5475	/	7256	/
2005	5365	/	5851	10925	5901	5474	/	6118	/
2006	5430	/	5393	10762	5339	5704	/	5826	/
2007	3947	/	3982	7551	4083	4299	/	5951	/
2008	3993		4430	7851	4826	4762		5982	
2009	3982		4299	7704	4681	4925		5594	
2010	3999		4365	7982	4551	4762		5851	

1951～1985年如东县预防接种情况表

表16-2　　　　　　　　　　　　　　　　　　　　　　　　　　　单位:人

年　度	伤寒三联	锡克氏试验	结核菌素试验	卡介苗		斑疹伤寒菌苗	百日咳菌苗	02菌苗	流脑菌苗	
	完成数	完　成	完　成	初　种	复　种	复　种	完　成	完　成	初　种	复　种
1952								43817		
1954	4000							21400		
1956	7326	5500			2659		473	142979		
1957	4484							13102		
1958	3500				3000		5000	14000		
1959	23853	253					8383	13070		
1960	30000				5938	10000	20000	317037		
1961	36435	11688				1336		15173		
1962	38592	1905				302		175224		
1963	58176					357		903862		
1964	103733							534233		
1965	5000							522763		
1966	4000							760000		
1967		2000						870000		
1968		14197						1328463		
1969								870000		
1970								50000		
1971	76744				5266		12637	581589		
1972	59677				314		42303	295724		
1973	25568						25249	21108		23384
1974	950						7771	957440		
1975	9173						60101	2157559		
1976	30630				115161		193658	930000		
1977	20000				119385			928339		79146

续表16-2　　　　单位:人

年　度	伤寒三联	锡克氏试验	结核菌素试验	卡介苗		斑疹伤寒菌苗	百日咳菌苗	02菌苗	流脑菌苗	
	完成数	完　成	完　成	初　种	复　种	复　种	完　成	完　成	初　种	复　种
1978					9314			872000		87578
1979			30630		253818			446477		226347
1980					8450			182604		170169
1981			8585		7945					98159
1982	15371		44364		29711				7978	16509
1983	220264	4042							12059	34227
1984	135214		50760		41643				7878	31833
1985	139218	200	259		40513				7921	32256

1951～1985年如东县预防接种情况表

表16-3　　　　单位:人

年　度	痘　苗	麻疹疫苗	乙脑疫苗		糖　丸	全程Ⅰ+Ⅱ型	精　白	精　破
	完成数	完成数	基础数	加强数	初种数	复种数	完成数	完成数
1951	363582						130	
1952	337649						2570	
1953	161501						4672	
1954	136400						5000	
1955	70000							
1956	106726						18000	
1957	245000			5764			11427	
1958	195000			3216			15000	
1959	227443			2800			60258	1000
1960	133338			6000			40000	6050
1961	90667			3596				5621
1962	25813			4449			24688	332
1963	44520			2988		29631	15714	715
1964	40000			5000		98474	8088	431
1965	39514					151490		
1966	770000					150000		55440
1967	50000	15000				50000	30000	30000
1968	40776					52750		236197
1969	50000	30000				60000	25000	
1970	6500	50000		20000		191000	35000	
1971	71577	44685		47307		568941	18372	84477
1972	708385	17864		11123		544301	42303	118547
1973	68771	42103		34163		212766	33675	94867
1974	21673	42922		124093		131004	6771	15756

续表16-3　　单位:人

年度	痘苗	麻疹疫苗	乙脑疫苗		糖丸	全程Ⅰ+Ⅱ型	精白	精破
	完成数	完成数	基础数	加强数	初种数	复种数	完成数	完成数
1975	29998	71875		110100			191065	100017
1976	44876			184791		439342	193658	193658
1977	28969	26245		190148		156304	11232	5531
1978	775294	24020		216356		82838	29348	25312
1979	23479	50286		72508		90573	34767	26175
1980	16588	35570		125794		45818	34167	20555
1981	7761	39067		59607		47730		
1982		21848	10447	27771	46833	12823	21237	
1983		12293	13772	40101	28666	12656	10337	12023
1984		7208	8519	39309	21323	7120	10438	
1985		11464	7785	41346	10328	27164	12358	9857

1986～2010年如东县常规免疫接种情况表(二)

表16-4　　单位:人

年度	麻疹		乙脑		流脑		乙肝疫苗	
	初种	复种	基础	加强	基础	加强	基础	加强
	完成数	完成数	完成数	完成数	完成数	完成数	完成数	完成数
1986	1782	/	/	/	13612	/	/	/
1987	2900	/	/	/	12817	/	/	/
1988	3846	/	/	/	13672	/	/	/
1989	5723	/	/	/	14156	/	/	/
1990	12890	13113	15500	60825	14204	34947		/
1991	13128	11241	14810	55647	13966	37766	3254	/
1992	12032	15049	12177	53108	14076	39803	6630	/
1993	11487	17636	12644	37238	12286	39752	9139	/
1994	10888	18001	10328	44393	11759	31421	9563	/
1995	10541	16137	10784	40144	10747	28193	10188	/
1996	9537	19194	10750	22269	10331	38312	9110	/
1997	7796	14236	8375	10219	8387	45345	7593	10953
1998	6825	10170	8080	20494	7808	11154	6856	10107
1999	5779	9628	6971	18989	6363	10234	5665	9803
2000	5707	8202	5741	17046	5746	9737	5572	8123
2001	4968	7268	5566	15230	5338	7729	4853	7268
2002	4971	5626	5201	12206	4940	5977	4964	5658
2003	4959	5390	5066	11877	4809	5410	5207	5118
2004	5244	5205	5061	10957	5054	5074	5467	5489
2005	5802	5283	5644	10571	5680	4273	5922	/
2006	5323	15254	5875	10527	5398	8472	5176	/

续表16-4　　　　　　　　　　　　　　　　　　　　　　　　　　　　单位:人

年度	麻疹		乙脑		流脑		乙肝疫苗	
	初种	复种	基础	加强	基础	加强	基础	加强
	完成数	完成数	完成数	完成数	完成数	完成数	完成数	完成数
2007	3863	4310	5082	10287	3698	5432	4231	/
2008	3875	4283	5287	10875	3922	5527	4398	
2009	3680	4644	5472	10283	3802	5571	4957	
2010	3922	4527	5273	10254	3680	5875	4205	

第二节　传染病预防控制

旧时,如东县范围内发生流行的主要传染病有:天花、霍乱、白喉、流行性脑脊髓膜炎、血吸虫病、乙型脑炎、麻疹、恶性疟疾等。

民国9年(1920年),掘港、苴镇等地霍乱流行,掘港死亡300多人。民国25年(1936年),双甸、岔河、马塘、掘港等地恶性疟疾大流行,后蔓延全县,患者20多万,病死愈万人。

1955年6月上旬,景安区西部发生9例脊髓前角灰白质炎后,全县14个区129个乡镇236个村(街道)共发病500例,其中死亡136例。

1950～1985年间,如东县发生的急性传染病有:天花、霍乱、副霍乱、白喉、流行性脑脊髓膜炎、麻疹、百日咳、猩红热、流感、伤寒、副伤寒、痢疾、脊髓灰白质炎、病毒性肝炎、流行性乙型脑炎、流行性出血热、狂犬病、急性感染性多发性神经根炎、疟疾、血吸虫、血丝虫、蛔虫、姜片虫、登革热25种。

1986年,贯彻卫生部《传染病管理实施细则》《中华人民共和国传染病管理办法》,县制定《如东县疫情报告制度》,培训疫情义务情报员,建立疫情报告网,每季编发一期地方疫情简报。

1992年,县按照国家《传染病防治法》要求,将传染病疫情报告纳入单位年度工作目标考核范围,实施划块负责、专账登记、专线报告。10月14～17日,省卫生厅《中华人民共和国传染病防治法》检查组一行6人来县检查后,对县卫生防疫站、县人民医院、县自来水公司、兵房中心卫生院、北坎乡卫生院等单位《传染病防治法》执行情况表示满意。

1993年11月,县卫生防疫站获"全国卫生防疫防治工作先进集体"称号、徐治获"全国卫生防疫工作先进个人"称号。

1994年,县开展病毒性肝炎"压春峰"工作,制定了病毒性肝炎"压春峰"工作行动计划,通过加强宣传教育、食品卫生管理、对密切接触者注射丙种球蛋白、对重点人群接种甲肝疫苗等措施,成功地抑制了肝炎的春季发病高峰。是年,与上年相比,肝炎疫情下降了72.57%。此后,病毒性肝炎"压春峰"行动成了一项每年都要开展的常规工作。

1997年,市-县传染病疫情联网。

2004年,县实现疫情和突发公共卫生事件网络直报,每季度进行一次传染病疫情漏报调查,对发病较多的肝炎,采取对爆发疫情调查处理、对献血者的筛选和接种乙肝疫苗阻断母婴传播等措施。

2007年,县卫生局制定《如东县传染病管理工作考核细则》。

2008年5月13日,县卫生局督查丰利镇、苴镇的手足口病防治工作落实情况。6月6日,南通市疾病预防控制中心急传科科长马平一行4人到县检查传染病疫情报告和霍乱防治工作。6月2～10日,根据县卫生局文件精神,县疾病预防控制中心组织对狂犬病疫苗指定接种单位动物致伤门诊进行考核验收。6月18日,江苏省疾病预防控制中心副主任医师周任忠到县检查伤寒监测和霍乱防治工作。12月

18日，南通市卫生局2008年度传染病、结核病防控工作年终考核检查组，由南通市疾控中心急传科长马平、结防科长顾欣荣等一行组成，到县检查传染病、结核病防控工作，抽查了县人民医院、县疾病预防控制中心、掘港镇、曹埠镇相关工作。

2009年3月14日，县疾病预防控制中心张红星、万倪红参加"南通市霍乱、手足口病等重大传染病防控业务工作会议"。5月6日，县政府召开"全县甲型H1N1流感防控联席会议"，卫生、教育、公安、农业、宣传、交通、财政、外经、食品药品监督、工商、外办等部门的分管负责人出席会议，副县长姜晓静到会指示。5月10日，南通市卫生局副局长王晓敏到县督查甲型H1N1流感防控工作。5月11日，县疾病预防控制中心陈淑林、陈明朗参加"全国卫生系统甲型H1N1流感防控电视电话会议"。6月，南通市卫生局对县传染病报告管理和重点传染病防控工作进行检查。11月3日，县卫生局"举办甲型H1N1流感疫苗接种培训班"。11月7～11日，县疾病预防控制中心对全县公安干警、交通公共服务人员、供电公共服务人员、中小学教职工、一线医务人员等重点人群接种甲型H1N1流感疫苗，共接种10835人次。

2010年11月，县疾病预防控制中心进行强化免疫督查。全县法定报告传染病2523例死亡6例，发病率239.52/10万。其中艾滋病3例、肝炎604例、甲型流感9例、狂犬病1例、痢疾58例、肺结核401例、伤寒4例、流脑1例、猩红热44例、淋病72例、梅毒201例、疟疾3例、流感2例、流腮17例、麻疹11例、急性结膜炎26例、手足口病1059例。

1986～2010年间，全县发生国家法定报告甲乙丙类传染病有霍乱、肝炎、痢疾、伤寒、流脑、猩红热、麻疹、百日咳、出血热、狂犬病、乙型脑炎、疟疾、淋病、梅毒、肺结核、腮腺炎、风疹、感染性腹泻、急性出血性结膜炎等。25年间，累计发病130023例，死亡119例，年平均发病率为507.07/10万。

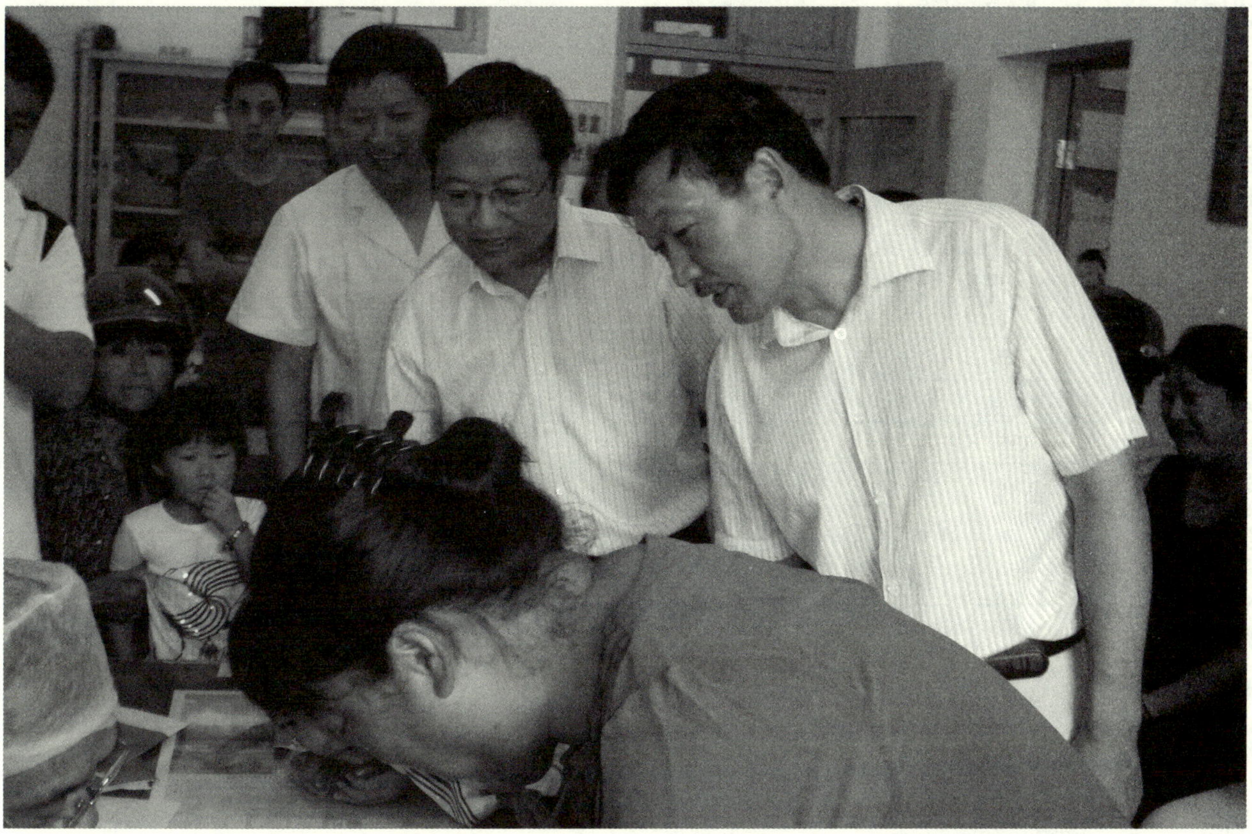

2010年11月，县疾病预防控制中心进行麻疹强化免疫督查 （县疾病预防控制中心提供）

1986～2010年如东县法定传染病发病情况汇总(一)

表16-5　　单位:人

年度	合计			流脑		百日咳		猩红热		伤寒	
	发病	死亡	发病率(0/10万)	发病	死亡	发病	死亡	发病	死亡	发病	死亡
1986	4994	3	456.07	48	1	64		88		423	
1987	6891	2	638.45	13	1	56		314		351	
1988	21003	0	1918.08	13		12		510		892	
1989	15125	4	1381.28	21	1	18		2763		692	
1990	14355	5	1310.96	3	1	12		1890		618	1
1991	14118	9	1289.32	2	2	19		2616	2	399	1
1992	5845	6	533.88	5		76		2209		337	
1993	9233	3	843.20	12		10		1477		1015	
1994	8249	1	753.33	7		1		788		1048	
1995	3052	2	278.72	9				606		470	
1996	1712	2	156.35	7		1		202		305	
1997	1776	2	162.19	1		7		76		211	
1998	1500	8	136.99	3				33		90	
1999	1721	2	157.17	2				70		126	
2000	1482	4	135.53	1				53		103	
2001	1136	2	103.74					27		90	
2002	1090	5	99.54	3				28		58	
2003	1039	3	94.89			1		7		45	
2004	2187	2	199.73	7	1			8		31	
2005	2171	22	198.26	2		1		8		30	
2006	1725	7	157.53					19		30	
2007	1619	9	150.43					52		14	
2008	2420	5	141.53					13		12	
2009	3057	5	124.73					14		13	
2010	2523	6	94.81					12		11	
合计	130023	119	507.07	159	7	278	0	13883	2	7414	2

1986～2010年如东县法定传染病发病情况汇总(二)

表16-6　　单位:人

年度	肝炎		乙脑		疟疾		霍乱	
	发病	死亡	发病	死亡	发病	死亡	发病	死亡
1986	945		6		467		179	
1987	2568	1	8		193		98	
1988	15803		16		71		100	
1989	7925		7	2	39		23	
1990	9434		7		41		3	

续表 16-6　　单位:人

年度	肝炎		乙脑		疟疾		霍乱	
	发病	死亡	发病	死亡	发病	死亡	发病	死亡
1991	9567		3		12			
1992	1848	1	3		5			
1993	4345	1			4			
1994	1192	1	1		5		30	
1995	757		1		3			
1996	761				7			
1997	592	1	2		6		9	
1998	448		3		4		3	
1999	667							
2000	609							
2001	544		5					
2002	515		1		4			
2003	441				5		1	
2004	753				6		3	
2005	563				5		5	
2006	490		1				1	
2007	439	0					1	
2008	507				5			
2009	622				4			
2010	604				4			
合计	62939	5	64	2	890	0	456	0

1986～2010年如东县法定传染病发病情况汇总(三)

表 16-7　　单位:人

年度	出血热		恙虫病		狂犬病		麻疹		梅毒	
	发病	死亡	发病	死亡	发病	死亡	发病	死亡	发病	死亡
1986										
1987	1		14							
1988			15							
1989	1	1	11							
1990	6				2	2	23	1		
1991	3				3	3	8			
1992	4				5	5	9			
1993	5				1	1	3			
1994	2						1			
1995	1				2	2	2		4	
1996					2	2	1			
1997	1				1	1	1		5	
1998	1				8	8			11	

续表16-7 单位:人

年度	出血热		恙虫病		狂犬病		麻疹		梅毒	
	发病	死亡	发病	死亡	发病	死亡	发病	死亡	发病	死亡
1999	1				2	2	1		21	
2000					4	4	3		19	
2001					2	2			10	
2002					4	4	44		4	
2003	1				3	3	12		8	
2004					1	1	9		55	
2005							45		48	
2006	1				1	1	9		78	
2007	6				2	2	7		161	
2008					1	1	48		315	
2009	6						30		223	
2010					1	1			201	
合计	40	1	40	0	45	45	256	1	1163	0

1986～2010年如东县法定传染病发病情况汇总(四)

表16-8 单位:人

年度	淋病		肺结核		腮腺炎		风疹		感染性腹泻		结膜炎	
	发病	死亡	发病	死亡	发病	死亡	发病	死亡	发病	死亡	发病	死亡
1986												
1987												
1988												
1989												
1990												
1991												
1992												
1993												
1994												
1995	143											
1996												
1997	130		336									
1998	194		391									
1999	191		476									
2000	133		401									
2001	77		253									
2002	45		271	1								
2003	37		366									
2004	229		990									
2005	139		1033	22	202		1		4			
2006	114		755	6	105				9		1	

续表16-8　　　　单位:人

年　度	淋　病		肺结核		腮腺炎		风　疹		感染性腹泻		结膜炎	
	发　病	死　亡	发　病	死　亡	发　病	死　亡	发　病	死　亡	发　病	死　亡	发　病	死　亡
2007	102		693	7	56				11	0	13	0
2008	104		746	3	76							
2009	89		508	5	13							
2010	72		401	4	17							
合　计	1799	0	7620	48	469	0	1	0	24	0	14	0

1950～1984年如东县各种传染病发病最高年份及发病率　(1/10万)

表16-9　　　　单位:例

传染病名称	最高发病年	发病率
白　　喉	1950	87.94
	1960	85.88
流行性脑膜炎	1965	728.52
麻　　疹	1974	422.12
百　日　咳	1959	250.65
	1975	196.85
猩　红　热	1979	69.58
	1980	74.65
流行性感冒	1958	13715.56
伤寒、副伤寒	1963	136.29
痢　　疾	1979	204.81
脊髓灰质炎	1955	62.55
传染性肝炎	1981	1495.64
乙型脑炎	1969	23.34
急性感染性多发性神经炎	1976	7.51
狂　犬　病	1984	0.27

第三节　血吸虫病预防控制

如东县为血吸虫病轻度流行区域,西部地区较为严重。

1950年,全县开展群众性的查螺防治工作。

1958年,全县开展普查普治血吸虫病人工作。10月,对查出的869例病人相应治疗。

1950～1985年间,全县累计查出有螺环境3139个条块,面积达455.3万平方米,流行区人口达55.2万余人。

1986年春　,全县查螺工日27554个、查螺面积606.18万平方米,发现有螺条块6个,有螺面积2376平方米。

1987年,全县使用查螺工作日11237个,查螺面积252.83万平方米,其中有螺条块4个、有螺面积2222平方米、当年改造面积928平方米。5月11日,南通市血防办公室春季灭螺质量检查组一行11人来县进行为期15天的抽查，对县灭螺工作表示满意。

1988年3月25日，县委、县政府批转县血防办、地防办领导组办公室《关于认真开展1988年血防查灭螺工作的报告》。实行发现钉螺有奖制度。4月10日，汤园乡郭庄村、胡港村先后发现钉螺，现场确认后，奖励发现者130元。5月21日，全县春季查灭螺工作结束。其间12个乡镇先后开展，新店、汤园、饮泉等乡查出5个有螺环境，面积1550平方米。

1989年2月27日，县卫生防疫站蔡光华获"全国血防和地方病防治工作先进个人"称号。10月12日，县政府在掘港镇召开"全县秋季学生义务查螺动员大会"。

1993年，县达到了国家消灭血吸虫病标准。其后转入巩固监测阶段，每年监测查螺1/3的流行村，并加大宣传力度。11月11日，如东县获"全国消灭血吸虫病先进县"称号、县卫生局张佩金获"全国血防工作先进个人"称号。

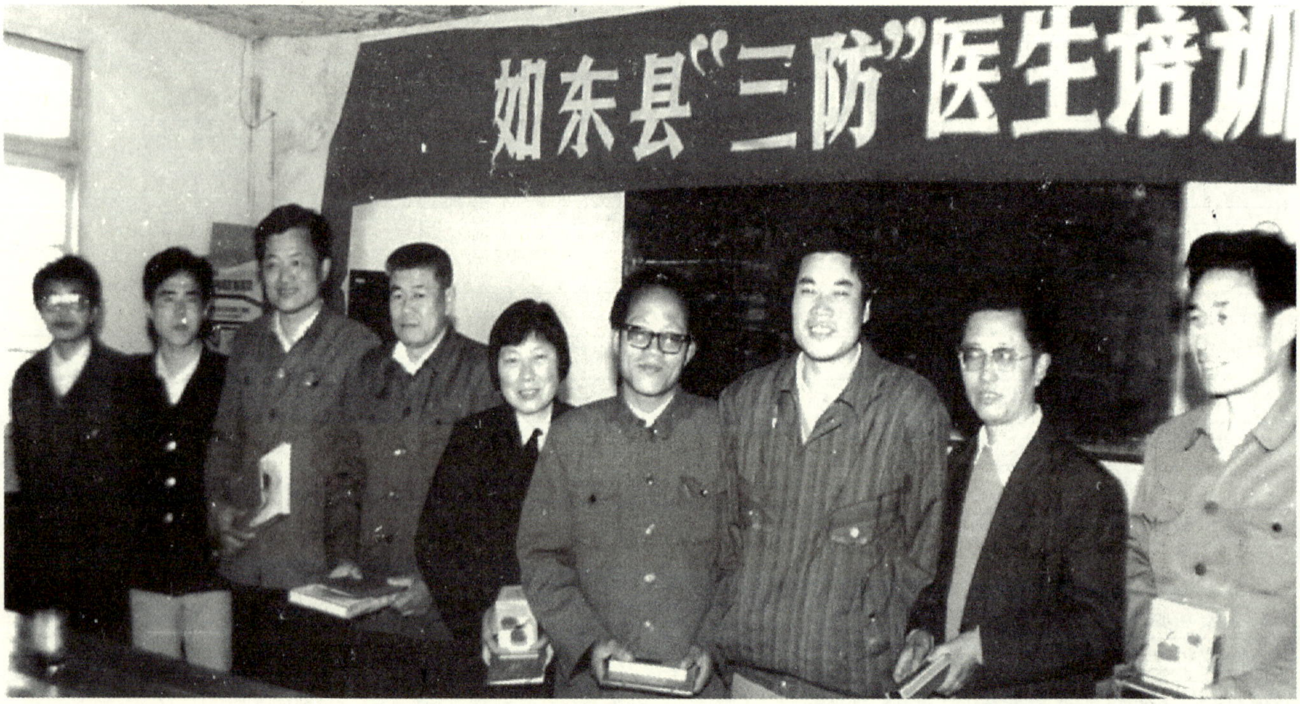

1993年5月，县卫生局举办乡村医生"三防"培训班　（县卫生局提供）

1994年，新店镇发现1个有螺条块，面积160㎡。

1996年12月，县卫生防疫站孙德全获"全国血防工作先进个人"称号。

1999年，袁庄镇发现1个有螺条块，面积330㎡。

2000年，双甸镇发现2个有螺条块，面积2577㎡。

2001年，掘港中心卫生院卫生督导组季本如、县第二人民医院卫生督导组虞海琴获"江苏省血吸虫病、地方病防治工作先进个人"称号。

2005年，贯彻江苏省政府办公厅《江苏省预防控制血吸虫病中长期规划(2005～2010年)》、江苏省血地防治领导小组《江苏省血防工作目标管理责任制度检查考核办法》，县人民政府相继制定《如东县预防控控制血吸虫病中长期规划(2005～2010年)》《如东县血防工作目标管理责任制检查考核办法》，并下发各地执行。

2008年4月17日～18日，南通市卫生局羌校君处长等一行8人到县现场督查春季查螺工作。

1986～2010年间，县累计查螺1305064个工日，查螺3531.88万平方米，发现有螺条块104个，累计有螺面积4630029平方米，累计改造有螺环境3987953平方米。县一直开展采用皮试过筛，对皮试阳性者再做环卵试验工作。每年查病人数2500余人，未查到在本地感染的病人；同时每年都对一定数量的耕牛进行检查，亦未发现阳性耕牛。24年间，本县累计查治血吸虫病144871人，皮试阳性9549人，其中病人2194人。

1958～1985年如东县治疗血吸虫病情况统计表

表16-10　　单位：人

年度	当年查出病人数	治疗情况									
		当年治疗病人数	其中				治疗方法				
			夹杂症	晚血	脾切	早中期	锑273	血防846	锑钾	吡喹酮	其他
1958	666	648	46	93		509			524		124
1959	257	394	10	17		367			338		56
1960	254	252		43		209			174		78
1961	12	467	67			400					467
1962	152	967		48		919			883		84
1963	151	165	72	7		86			75		90
1964	160	165				165					
1965	79	221			3	218		103	118		
1966	514	427	57			370		390	37		
1967	113	370		1		369		289	81		
1968	16	129				129					
1969	125	32				32					
1970	186	311	25		5	281					
1971	139	206	9	2		195	195	9			2
1972	255	212	33			179	179				
1973	194	192	41			151	151				
1974	75	76	8		1	67	67				
1975	29	34	7			27	27				
1976	5	4				4	4				
1977		1	1				1				
1978		74				74	74				
1979											
1980											
1981		3		3						3	
1982		28				28				28	
1983											
1984											
1985		4				4				4	
合计	3382	5382	376	214	9	4783	698	791	2230	35	901

1958～1985年如东县耕牛血吸虫病查治统计表

表16-11　　单位:头

年　度	粪检头数	阳性头数	阳性率(%)	治疗头数
1958	7418	7	0.094	
1959				
1960				
1961	27588	7	0.030	
1962				
1963				
1964				
1965	5660			
1966	1564	12	0.770	
1967	2615	1	0.038	
1968	862			
1969				
1970	1677			
1971	934	24	2.570	24
1972	2519	47	1.870	47
1973	2400	14	0.580	14
1974	1264	6	0.470	5
1975	2014	1	0.050	1
1976	1098			
1977	936			
1978				
1979	96			
1980				
1981	71			
1982				
1983				
1984				
1985				
合计	58716	119	0.200	91

1958～1985年如东县改变钉螺孳生环境统计表

表16-12　　单位:平方米

年　度	累计有螺面积	当年改造面积	累计改造面积	累计改造面积与累计有螺面积%
1958	1449867	78129	78129	5.39
1959	1465071	57105	135234	9.23
1960	1469585	13704	148938	10.13
1961	1495073	79238	228176	15.26
1962	1552791	148984	377160	24.29

续表16-12　　单位:平方米

年　度	累计有螺面积	当年改造面积	累计改造面积	累计改造面积与累计有螺面积%
1963	1611917	3888	381048	23.64
1964	2403182	76296	457344	19.03
1965	2617716	210644	667988	25.52
1966	2804082	233969	901957	47.37
1967	3121153	434623	1336580	42.82
1968	3221861	674244	2010824	62.41
1969	3373528	340403	2351227	69.70
1970	3482631	182658	2533885	72.76
1971	3569127	319321	2853206	79.94
1972	3897535	255204	3108410	79.73
1973	4247759	165082	3273492	77.06
1974	4362980	100191	3373683	77.33
1975	4404395	271977	3645660	82.77
1976	4416831	86080	3731740	84.49
1977	4435817	40795	3772535	85.05
1978	4473019	9653	3782188	84.58
1979	4481455	81943	3864131	86.22
1980	4493513	84840	3948971	87.88
1981	4511371	8464	3957435	87.72
1982	4546933	2516	3959951	87.09
1983	4549690	4696	3964647	87.14
1984	4552090		3964647	87.09
1985	4553330	1330	3965977	87.10

1958～1985年如东县查治血吸虫病情况表

表16-13　　单位:人

年　度	皮　试			粪　检		累计病人	
	人　数	阳性人数	阳性率%	总　数	阳性人数	总　数	治疗人数
1958				107485	666	666	648
1959	5271	180	3.41	232579	257	870	394
1960	21337	492	2.31	139142	254	452	252
1961	6000	92	0.15	400	12	964	467
1962				9999	152	1020	967
1963	82008	1786	2.18	4894	151	1059	165
1964				24469	160	1164	165
1965	7003	17	0.24	8032	79	1190	221
1966	227274	3965	1.74	51463	514	1452	427
1967	1102	33	2.99	9361	113	1529	370
1968	35637	1070	3.00	2127	16	1545	129

续表16-13　　　　单位:人

年　度	皮　试			粪　检		累计病人	
	人　数	阳性人数	阳性率%	总　数	阳性人数	总　数	治疗人数
1969				3967	125	1559	32
1970	135073	3955	2.93	6340	186	1744	311
1971	131730	2573	1.95	10516	139	1844	206
1972				103210	255	1962	212
1973	106911	1778	1.66	106307	194	2084	192
1974				55202	75	2136	76
1975				55003	29	2153	34
1976				80297	5	2154	4
1977				55711		2154	1
1978	18732	1020	5.45	54806		2154	74
1979	37251	1753	4.71	3377		2154	
1980	35583	379	1.10			2154	
1981	55296	1075	1.94	4126		2154	3
1982	17651	172	0.97			2154	28
1983	32060	1004	3.23			2154	
1984	10289	115	1.12			2154	
1985	22103	279	1.26			2154	4

1986～2010年如东县查螺及改变钉螺孳生环境情况统计表

表16-14　　　　单位:个、块、万平方米

年　度	查螺工日数	累计查螺面积	有螺条块	有螺面积	累计有螺面积	累计改造面积	累计改造面积与累计有螺面积(%)
1986	27554	606	4	0.20	455	397	87.20
1987	11237	859	4	0.20	456	397	87.06
1988	13258	1137	5	0.20	456	397	87.06
1989	15460	1477	26	2.50	456	399	87.50
1990	213291	6063	43	6.00	462	399	86.36
1991	424925	14562	16	1.00	463	399	86.18
1992	352330	21609	2	0.02	463	399	86.18
1993	73190	23073	0	0	463	399	86.18
1994	10410	25155	1	0.01	463	399	86.18
1995	24814	25651	0	0	463	399	86.18
1996	23431	26141	0	0	463	399	86.18
1997	21900	27263	0	0	463	399	86.18
1998	15161	28132	0	0	463	399	86.18
1999	11400	28976	1	0.03	463	399	86.18
2000	12145	29293	2	0.25	463	399	86.18
2001	8129	29647	0	0	463	399	86.18

续表16-14 单位:个、块、万平方米

年 度	查螺工日数	累计查螺面积	有螺条块	有螺面积	累计有螺面积	累计改造面积	累计改造面积与累计有螺面积(%)
2002	12218	29979	0	0	463	399	86.18
2003	10155	30322	0	0	463	399	86.18
2004	7542	30593	0	0	463	399	86.18
2005	6272	30864	0	0	463	399	86.18
2006	7291	31265	0	0	463	399	86.18
2007	5508	31534	0	0	463	399	86.18
2008	5239	30808	0				
2009	4918	31264	0			399	
2010	5339	31291	0			399	
合 计	1305064	474201	106	10.36	463	399	86.18

1986～2010年如东县查治血吸虫病检测情况表

表16-15 单位:人

年 度	皮 试			COPT阳性人数	粪 检		当年查出病人数	当年治疗病人数	累计病人数
	人 数	阳性人数	阳性率%		总 数	阳性人数			
1986	12090	141	1.170	5			5	5	2187
1987	11016								2187
1988	10568	8	0.076	4			4	8	2191
1989	6884								2191
1990	20647								2191
1991	10610	163	1.540	2			2	2	2193
1992	7949	92	1.160	4				4	2193
1993	2828	32	1.132						2193
1994	5987	93	1.550	3				3	2193
1995	8288	51	0.620						2193
1996	10501	47	0.450						2193
1997	10281	99	0.96	2				2	2193
1998	8888	116	1.310	1			1	1	2194
1999	6063	37	0.610						2194
2000	6151	72	1.170	1			1(外地)	1	2194
2001	2751	24	0.870						2194
2002	2557	39	1.530		39	0			2194
2003	2505	9	0.360		9	0			2194
2004	2506	50	1.990		50	0			2194
2005	2503	7	0.280		7	0			2194
2006	2002	3	0.150		3	0			2194
2007	2310	0	0	/	0	0	0	0	2194
2008	2481	0	0	/	0	0			

续表16-15　　单位:人

年　度	皮　试			COPT 阳性人数	粪　检		当年查出 病人数	当年治疗 病人数	累计 病人数
	人　数	阳性人数	阳性率%		总　数	阳性人数			
2009	2150	0	0	/	0	0	0		
2010	2309	1	0.040	/	1091	0			
合 计	150721	9551	0.630		1202	0	13	25	2194

注:2002年开始采用胶体染料试纸条法(DDIA)查病,DDIA阳性者再做粪检。

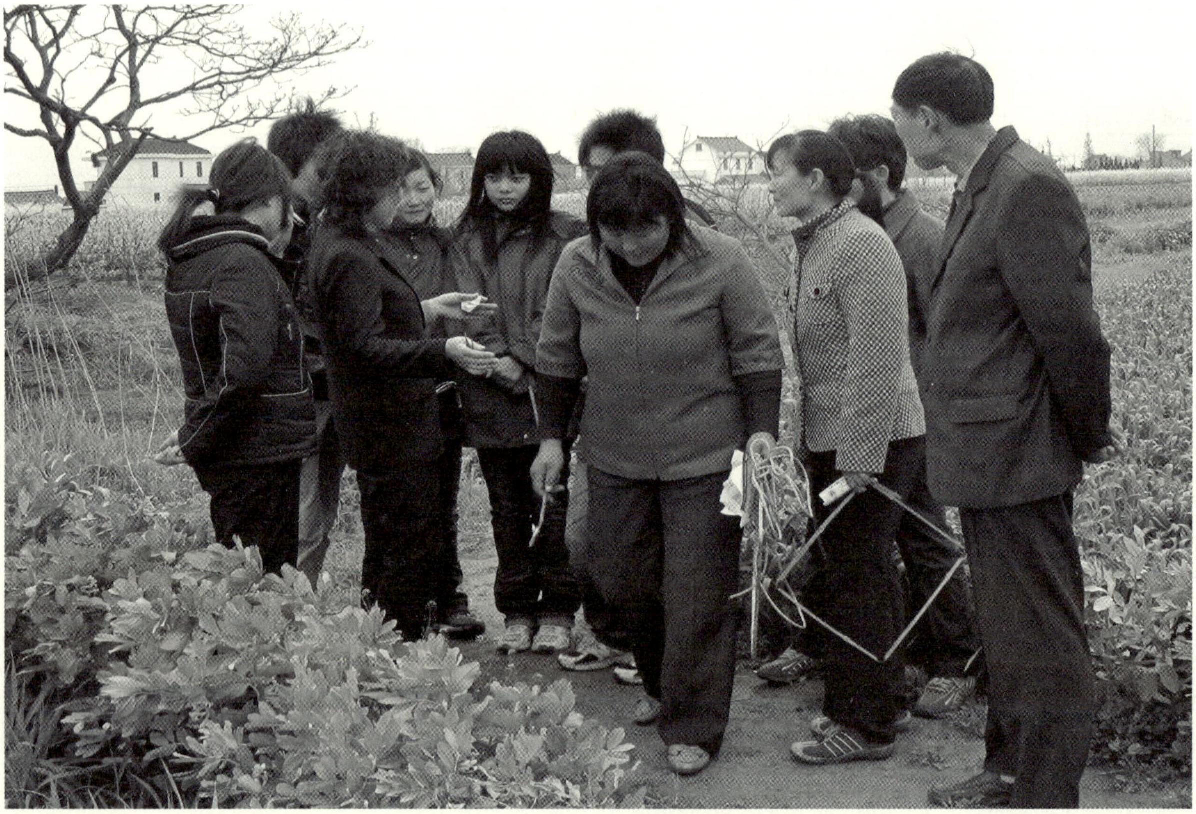

1988年5月21日,汤园乡查出有螺环境　(县疾病预防控制中心提供)

第四节　碘缺乏病预防控制

如东县主要地方病是碘缺乏病。

1995年12月,如东县依据1994年8月23日国务院颁发《食盐加碘消除碘缺乏病危害管理条例》(1994年10月1日起实施)和1995年3月南通市人民政府办公室下发《南通市2000年消除碘缺乏病实施方案》,制定《如东县2000年消除碘缺乏病实施方案》。医疗卫生单位开展新生儿脐带血TSH检测工作,对TSH>5mIU/L者,给予补碘治疗。通过食用加碘盐、补服碘油丸、加强健康教育等措施。

1996年6月,如东县开始实施全民食用碘盐,并对碘盐生产厂、零售商店、居民户定期进行盐碘定量检测。是年,碘盐合格率达90%。

1997年,全县开展了碘缺乏病病情监测,对8～10岁儿童甲肿率调查。

1998年,如东县通过“消除碘缺乏病市级考核验收”。

1999年，全县开展了碘缺乏病病情监测，结果显示8～10岁儿童甲肿率呈下降趋势，并稳定在5%以下。

1995～1999年，如东县对部分特需人群和重点人群补服碘油丸，5年共补碘38万人次。并利用每年的碘缺乏病宣传日，开展碘缺乏病宣传活动，提高广大群众对碘缺乏病的认识；为及时发现新生儿甲状腺功能低下症患儿。

2000年，如东县通过"消除碘缺乏病省级考核验收"，实现了消除碘缺乏病的目标。

2001年5月，县卫生局管图华、缪宝华获"南通市九五血吸虫、碘缺乏防治工作先进个人"称号。

2003年，全县开展了碘缺乏病病情监测，对部分8～10岁儿童和特需人群开展了尿碘调查。

2005年，全县开展了碘缺乏病病情监测，对部分8～10岁儿童和特需人群开展了尿碘调查，尿碘中位数均在150μg/L以上。

2008年5月15日，县卫生局、县盐务管理局有关领导在亚萍广场举行"第十五届碘缺乏病日"宣传咨询活动。开展"千家万户送碘盐活动如东启动仪式"。

2009年5月15日，县卫生局、县盐务管理局有关领导在亚萍广场举行"第十六届碘缺乏病日"宣传咨询活动。6月16～17日，南通市疾病预防控制疾控中心专业人员在县开展"南通市第六次碘缺乏病病情监测工作"。

2010年6月29日～7月9日，南通市疾控中心在长沙镇开展沿海居民碘摄入量调查工作。11月28日，南通市碘缺乏病考核组到县进行工作考核。

1995～2010年如东县碘缺乏病防治情况表

表16-16 单位：份、人

年度	新生儿甲低筛查			甲状腺触诊			尿碘检测		碘盐检测	
	检测份数	TSH > 5mIU/L人数	碘营养不良率(%)	人数	肿大数	肿大率(%)	人数	中位数(ug/L)	份数	合格率(%)
1995	6291	2499	39.70	40	3	7.50	12	176.00		
1996	6391	2449	38.31	200	20	10.00	60	202.00	250	84.00
1997	5472	1789	32.60	207	34	16.40	59	154.00	400	93.00
1998	4994	793	15.87	1260	37	2.94	360	208.90	400	98.00
1999	4317	1071	24.80	40	2	5.00	40	625.80	450	98.89
2000	4365	1122	25.70						450	98.67
2001	3582	582	16.20				44	301.70	468	98.72
2002	2338	248	10.61						504	98.21
2003	2532	300	11.80	210	2	1.00	48	241.50	504	98.02
2004	2656	186	7.00						504	98.61
2005	2717	259	9.50	160	8	5.00	95	226.00	504	98.81
2006	2885	38	1.32				85	223.00	441	98.64
2007	3338	75	2.25						396	98.98
2008	4354	34	0.78				100	330.00	288	99.65
2009	3975	14	0.35	160	3	1.87	190	320.00	288	96.80
2010	1942	10	0.51				104	305.00	288	100
合计	61969	11469	18.51	2277	109	4.79	1197		6135	97.63

第五节 疟疾病预防控制

如东县属间日疟低度流行区。

民国25年(1936年)秋,如东县恶性疟大流行,患者20万,病死万余人。10月6日,南通行政公署成立"江苏省第四区通如临时防疫委员会"组队赴疫区施诊。10月,"旅沪通如崇海同乡会"亦商请南洋医院院长顾南群等组成苏北救护队赴疫区施诊。

1960年8月,全县疟疾大流行,患者247048人,占总人口的30.13%。

1957～1985年的18年间,全县疟疾患者总数为1132017人。

1985年,全县的疟疾发病率达0.07%,发病人数801例。

1986年,县启动流行季节对"三热"病人检查疟原虫等措施,当年血检40914人。

1987年,县采取休止期根治、现症病人治疗复治,广泛开展宣传活动,动员群众使用蚊帐和驱蚊药品,尽量减少人蚊接触的机会,降低发病率。

1992年,县建立健全发热病人血检和疫情报告,对疟疾病人早发现、早报告、早治疗,使疟疾发病始终控制在较低水平。

1998年,县通过了江苏省卫生厅"基本消灭疟疾达标县"考核,成为南通市首家达到国家基本消灭疟疾标准的达标县。

2008年5月16日,县卫生局举办"全县疟原虫镜检及痰结核菌检查培训班"。5月27～28日,县疾病预防控制中心陈洪新参加"南通市疟原虫镜检技术培训班"培训。

2009年5月13日,县疾病预防控制中心组织对全县17个门诊镜检站、痰检点检验人员进行疟疾镜检、痰检技能培训。8月20日～21日南通市疫检中心举办了南通市痢疾镜检技能竞赛,如东代表队荣获团体第一名。9月23日,县疾病预防控制中心缪平去南通市疾病预防控制中心参加"全市2009年5～8月疟疾血片互审会议"。

2010年,全县人口数1048358人,血检3018人,血检率0.30%,阳性0人数,发病数3人(输入性)。

1957～1985年如东县疟疾发病情况统计表

表16-17　　单位:人

年　度	人口数	发病数	发病率%
1957	825226	20932	2.54
1958	830591	24456	2.94
1959	834643	84904	10.17
1960	819738	247048	30.13
1961	827432	235356	28.44
1962	848361	137820	16.24
1963	870913	62239	7.15
1964	893711	31291	3.50
1965	916647	21172	2.31
1966	940306	13918	1.48
1967	729630	4889	0.67
1968	981995	11000	1.12

续表16-17　　单位:人

年　度	人口数	发病数	发病率%
1969	1006837	5444	0.54
1970	1027992	6515	0.63
1971	1038246	24200	2.33
1972	1043314	46680	4.47
1973	1050047	59834	5.69
1974	1054904	52686	4.99
1975	1060588	17227	1.62
1976	1065315	5769	0.54
1977	1070109	2671	0.25
1978	1074981	1508	0.14
1979	1076556	1107	0.10
1980	1078288	1122	0.10
1981	1082390	1186	0.11
1982	1089297	995	0.09
1983	1088984	604	0.05
1984	1087849	760	0.06
1985	1090218	801	0.07

1986～2010年如东县疟原虫血检及疟疾发病情况统计表

表16-18　　单位:人

年　度	人口数	血检数	血检率(%)	阳性数	阳性率(%)	发病数	发病率(/万)
1986	1098153	40914	3.76	152	0.37	467	4.00
1987	1107550	46288	4.53	79	0.17	195	2.00
1988	1116179	35127	3.42	17	0.05	78	0.69
1989	1122478	34743	3.31	7	0.02	38	0.34
1990	1127772	28838	2.74	16	0.06	42	0.37
1991	1130374	30605	2.90	6	0.02	16	0.14
1992	1132093	22075	2.04	2	0.01	5	0.04
1993	113362	12613	1.19	2	0.02	4	0.04
1994	1133081	6613	0.63	5	0.08	4	0.04
1995	1134542	5297	0.56	4	0.08	3	0.03
1996	1131990	4582	0.42	2	0.04	7	0.06
1997	1128993	3733	0.34	2	0.05	5	0.04
1998	1125201	11004	1.05	4	0.04	4	0.04
1999	1120908	3490	0.33	1	0.03	1	0.01
2000	1114981	3434	0.31	1	0.03	1	0.01
2001	1108937	3224	0.30	1	0.03	1	0.01
2002	1101057	3197	0.29	2	0.06	4	0.04
2003	1093583	2814	0.25	2	0.07	4	0.04
2004	1084645	3034	0.32	0	0	6	0.05

续表16-18　　单位:人

年　度	人口数	血检数	血检率(%)	阳性数	阳性率(%)	发病数	发病率(/万)
2005	1076786	3228	0.30	2	0.06	5	0.05
2006	1071384	3153	0.30	0	0	0	0
2007	1062972	3129	0.30	0	0	0	0
2008	1056734	3103	0.30	0		0	
2009	1052981	3160	0.30	0		2(输入性)	
2010	1048358	3018	0.30	0		3(输入性)	
合计		317576		304	0.10	893	

第六节　结核病预防控制

“肺结核病”是如东县地区主要“慢性传染病”。

旧时,称“肺结核病”为“痨病”,久治不愈。

1984年11月,建立“如东县结核病防治所”,为“如东县卫生防疫站”编制内机构,卫生防疫站站长兼所长,时有工作人员4人,建筑面积100平方米,主要设备有30毫安X光机1台,开设有肺结核病专科门诊并负责全县社会性防痨工作的业务技术指导。

1986年,县人民医院、地区医院、人民公社医院收治肺结核病人。

1987年,建立“县、镇、村三级防痨网络”,对网络内所有成员及网络外的大部分结防工作参与人员分批逐级进行了多次结核病防治相关专业知识培训。

1988年,县建立结核病人追踪和归口管理制度。

1989年,县建立肺结核病的线索调查和在校学生的结核病筛查、对医疗机构结核病病人报告和转诊情况的检查、处理、通报制度,使全县结核病疫情得到有效控制。

1991年9月12日,贯彻卫生部《结核病防治管理办法》,制定《如东县结核病防治管理办法》。

1996年,如东县列为世界卫生组织西太区“中国江苏省结核病控制示范项目县”,开始实施“直接面视下短程督导化疗(DOTS)”的现代结核病控制策略,肺结核病人发现、诊断、报告、登记、治疗和管理工作更加规范。

2000年,县参加全国第四次结核病流行病学抽样调查,取得较好社会评价。

2003年3月28日,撤销“如东县卫生防疫站”,建立“如东县疾病预防控制中心”“如东县结核病防治所”,为县疾病预防控制中心编制内机构。

2005年,县以镇为单位DOTS覆盖率达100%,新发涂阳肺结核病人发现率超过70%,涂阳病人治愈率超过85%。

2006年,县疾病预防控制中心获“南通市结核病防治工作先进集体”称号。

2008年1月9日,南通市疾病预防控制中心结核病防治一行6人在顾欣荣科长带领下到县进行2007年度结核病防治工作年终考核检查。4月15～17日,县疾病预防控制中心徐衡参加“江苏省结核病转诊、追踪和专报培训会议”。5月17日,县疾病预防控制中心朱卫军、冯权、孙锦泉、樊天妹参加“南通市结核病药物耐药性监测培训班”。7月14日,县卫生局副局长张德聿、科长朱建华、县疾病预防控制中心夏建华、宋小军、张红星、李中建、朱卫军、冯权等一行8人参加“南通市结防管理信息化工程工作会议”。8月1日,南通市卫生局派员到县疾病预防控制中心结防科安装“基层结核病防治管理信息系统”软件,南通市疾病预防控制中心顾欣荣科长带领王小平、符剑、张哲等医师到县检查结核病防治管理资料。8月4日，县卫生局召开“全县结核病防治管理信息化工程工作会议”。会议期间，南通市疾病预防控制中心结防检查组检查了县人民医院、县中医院及兵房、马塘、双甸、拼茶等镇卫生所2008年结核病防治管理资料。

2009年2月25日，县疾病预防控制中心李中建、朱卫军、孙健参加“南通市2009年结核病防治工作暨新《指南》培训会议”。9月3日，南通市市卫生局结防工作检查组一行6人在顾欣荣科长带领下检查了县人民医院、县疾病预防控制中心并抽查了双甸镇、苴镇镇的结核病防治工作。

2010年12月，县结核病防治所有工作人员7人，(正高级职称1人、副高级职称1人、中级职称3人)，建筑面积100平方米，主要设备有400毫安X光机1台。是年，结核病门诊1460人、确诊382人，其中涂阳321人、涂阴61人。

1987～2010年的24年间，结核病门诊29530人、确诊13491人，其中涂阳5777人、涂阴7714人。

1987～2010年如东县肺结核病查治及结核病门诊量统计表

表16-19　　单位：人、例

年　度	结核病门诊病人数	确诊病人数	其中涂阳	其中涂阴
1987	1083	611	126	485
1988	986	626	156	470
1989	912	792	212	580
1990	878	917	239	678
1991	913	738	181	557
1992	1096	722	170	552
1993	1028	654	204	450
1994	1011	622	193	429
1995	958	647	174	473
1996	899	36	20	16
1997	1090	367	307	60
1998	1136	567	287	280
1999	1117	234	142	92
2000	1104	523	152	371
2001	1368	194	115	79
2002	1403	271	123	148
2003	1138	397	193	204
2004	1386	597	396	201
2005	1316	703	432	271
2006	1760	809	436	373
2007	2035	804	432	372
2008	1939	802	431	371
2009	1514	476	335	141
2010	1460	382	321	61
合　计	29530	13491	5777	7714

第七节 慢性病预防控制

如东县地区慢性非传染性疾病主要包括肿瘤、高血压、心脑血管疾病和糖尿病等。

1968～1972年，恶性肿瘤患者989人，占总人口94.79/10万。

1986年，恶性肿瘤病死亡列入专项统计。

2000年，县卫生防疫站成立慢病科，主要从事慢性非传染性疾病的预防控制和全县生命统计工作。4～7月，全县开展慢性病基线调查，组织并培训调查员200余人，登记调查人口11449人，据对6420名35岁以上应答者病史询问调查统计，人群中患慢性病的比例达53.49%（男性50.96%、女性53.94%），按累计患病人次计算，全县慢性病患病率达99.33%。

2003年3月，县卫生监督机构、县疾病预防控制机构分离，县疾病预防控制中心慢病科，主要从事慢性非传染性疾病的预防控制和全县生命统计工作。

2004年，县设立一个社区作为慢性病综合防治试点社区，试点人口3000余人，结合农村合作医疗参合农民健康体检工作和农民健康工程的要求，开展了形式多样的以控制吸烟、低盐、低脂饮食为主要内容的全人群健康教育工作。筛查血糖近500人，发现并确诊为糖尿病患者7人。开展血脂筛查300余人。继续落实高血压、糖尿病、肿瘤的健康干预措施，对目标人群进行系统管理。

2007年，全县60岁以上人群建立居民健康档案，建档率力争达90%以上。

2008年8月8日，县卫生局召开"全县慢病管理培训会议"。

1986～2010年间，全县恶性肿瘤病死亡49479人，其中膀胱癌569人、胃癌10735人、肝癌10674人、鼻咽癌314人、白血病1220人、肺癌7904人、宫颈癌1230人、食道癌6507人、肠癌6507人、妇性乳房癌805人、其他癌症7459人。

1968-1972年如东县恶性肿瘤死亡率变动表（1/10万）

表16-20　　单位：10万例

年度	肝癌	食道癌	胃癌	肠癌	肺癌	鼻咽癌	白血病	淋巴瘤	宫颈癌	乳腺癌	合计
1968	11.14	17.17	11.97	2.71	3.54	0.94	3.75	0.94	13.84	2.29	74.11
1969	12.33	15.77	14.35	3.64	3.34	0.71	3.64	1.52	13.74	2.93	79.33
1970	15.84	18.81	17.87	3.37	5.64	1.19	3.66	1.29	14.95	2.57	93.74
1971	17.00	20.36	18.44	2.81	6.69	1.36	5.92	1.36	13.10	3.09	103.23
1972	18.09	22.25	21.96	4.62	9.65	1.35	4.05	1.93	13.48	2.50	110.07
合计	15.07	19.01	17.02	3.43	5.70	1.11	4.21	1.40	13.82	2.80	96.60

1968-1972年如东县主要恶性肿瘤死亡率地区统计

表16-21　　单位：10万例

区别	食道癌	胃癌	肝癌	宫颈癌	肺癌	合计
掘港	10.56	24.78	14.07	10.86	7.19	91.13
掘东	9.32	30.36	29.57	4.34	11.07	111.79
苴镇	7.99	26.63	20.77	11.19	8.76	93.22
丰利	15.97	10.84	11.74	11.83	6.90	77.28
马塘	7.83	13.88	10.19	16.84	3.54	78.58

续表16-21　　　　单位:人

区　别	食道癌	胃　癌	肝　癌	宫颈癌	肺　癌	合　计
岔　河	13.47	10.02	10.15	16.26	5.75	74.08
栟　茶	39.93	15.14	13.96	15.04	3.13	108.04
双　甸	34.12	9.40	12.98	19.66	2.72	99.16

1973年1-3月如东县恶性肿瘤患病率

表16-22　　　　单位:人

肿瘤部位	患病数			患病率1/10万		
	男	女	计	男	女	计
肝 癌	19	13	32	3.00	2.51	3.07
食道癌	60	25	85	11.37	4.84	8.15
胃 癌	54	24	78	10.23	4.65	7.48
肠 癌	18	16	34	3.41	3.10	3.26
肺 癌	9	9	18	1.71	1.74	1.73
鼻咽癌	15	9	24	2.84	1.74	2.30
白血病	1	3	4	0.19	0.58	0.38
淋巴肉瘤	7	4	11	1.33	0.77	1.05
宫颈癌		430	430		83.28	41.21
乳 癌	1	121	122	0.19	23.44	11.69
合 计	184	654	838	48.69	141.77	94.79

1986～2010年如东县恶性肿瘤死亡情况统计表

表16-23　　　　单位:人

年　度	合　计	膀胱癌	胃　癌	肝　癌	鼻咽癌	白血病	肺　癌	宫颈癌	食道癌	肠　癌	女性乳房癌	其　他
1986	1788	～	462	342	18	49	206	107	292	100	23	189
1987	1913	21	474	386	10	51	222	108	287	106	28	220
1988	1772	13	440	373	7	49	201	44	267	60	22	296
1989	1921	26	510	395	9	75	213	34	275	58	25	301
1990	2078	38	507	435	4	58	240	49	284	66	39	358
1991	2059	24	513	415	14	52	245	38	312	68	26	352
1992	2219	24	491	506	10	70	273	35	321	70	32	387
1993	2168	27	496	448	15	56	280	59	349	51	35	352
1994	2212	22	506	481	10	50	287	73	323	60	48	352
1995	2295	34	543	494	12	57	348	78	294	80	37	318
1996	2316	34	476	501	18	59	340	92	333	96	41	326
1997	2329	17	525	497	19	51	352	93	357	92	34	292
1998	2350	25	512	466	15	47	408	74	315	107	47	334
1999	2449	34	534	516	12	56	412	64	314	94	44	369
2000	2379	25	497	572	24	45	372	72	292	110	43	327
2001	2167	32	447	500	18	34	413	16	260	92	35	320

续表16-23 单位：人

年度	合计	膀胱癌	胃癌	肝癌	鼻咽癌	白血病	肺癌	宫颈癌	食道癌	肠癌	女性乳房癌	其他
2002	2460	26	465	618	18	61	501	36	242	132	22	339
2003	2550	16	547	622	19	51	499	31	267	126	33	339
2004	2584	28	487	535	23	66	531	24	302	125	42	421
2005	2481	29	428	505	14	55	525	33	266	141	44	441
2006	2524	35	416	532	14	73	510	37	306	123	44	434
2007	2524	39	459	532	11	55	524	33	249	105	61	456
2008	2574	38	463	546	15	59	579	36	237	122	49	430
2009	2709	32	502	521	14	51	584	34	280	145	59	487
2010	2723	28	430	553	12	48	618	32	263	146	52	271
合计	55041	667	12142	12282	355	1378	9482	1332	7244	2410	965	8712

第八节 职业病预防控制

1961年，全县农药中毒280人次，兵房、大同人民公社一日发生农药中毒270人次。

1983年，全县发生农药中毒5026例，其中生产性中毒4656例、非生产性中毒370例。

1985年12月，县铅中毒职业病人主要由如东县中医院、马塘医院、孙窑医院等医疗单位收治。

1996年，建立"如东县职业病防治中心"，开始收治以铅中毒为主的职业病人，苯中毒、尘肺等职业病人转南通市卫生防疫站职业病防治院治疗。

1999年，县职业病防治中心停止收治职业病人，所有职业病人转南通市职业病防治院治疗。

1996～1999年间，县职业病观察对象或职业病人76人次。经治疗部分治愈，大部分病情好转或得到有效控制。

2002年，《职业病防治法》实施以来，如东县对1.2万余名接触职业病危害作业职工进行了职业健康检查，共查出职业病观察对象274人，疑似职业病人26人，病种以铅中毒、苯中毒为主。对所有职业病观察对象进行了定期复查和处理，疑似职业病人进行进一步检查诊断并转有关医疗单位进行治疗，进行职业病伤残鉴定，并转交劳动部门落实工伤保险待遇。

2007年8月22日，丰利医院增署"如东县职业病救护中心"，以加强区域性职业病救护工作。

2008年1月20日，县疾病预防控制中心冒明建获"江苏省职业病防治工作先进个人"称号。5月26日～6月1日，县疾病预防控制中心冒明建、陆顾峰去浙江绍兴参加"建设项目职业病危害评价与管理暨职业卫生监测新技术、方法培训班（国家级继续考核项目）"。

2009年9月26日～30日，县疾病预防控制中心陈淑林、孙德全去南京参加"江苏省职业病诊断鉴定专家库人员培训班"。

1986～2010年间，全县共发生农药中毒8293人次，死亡56人，其中生产性农药中毒2521人次，死亡3人。

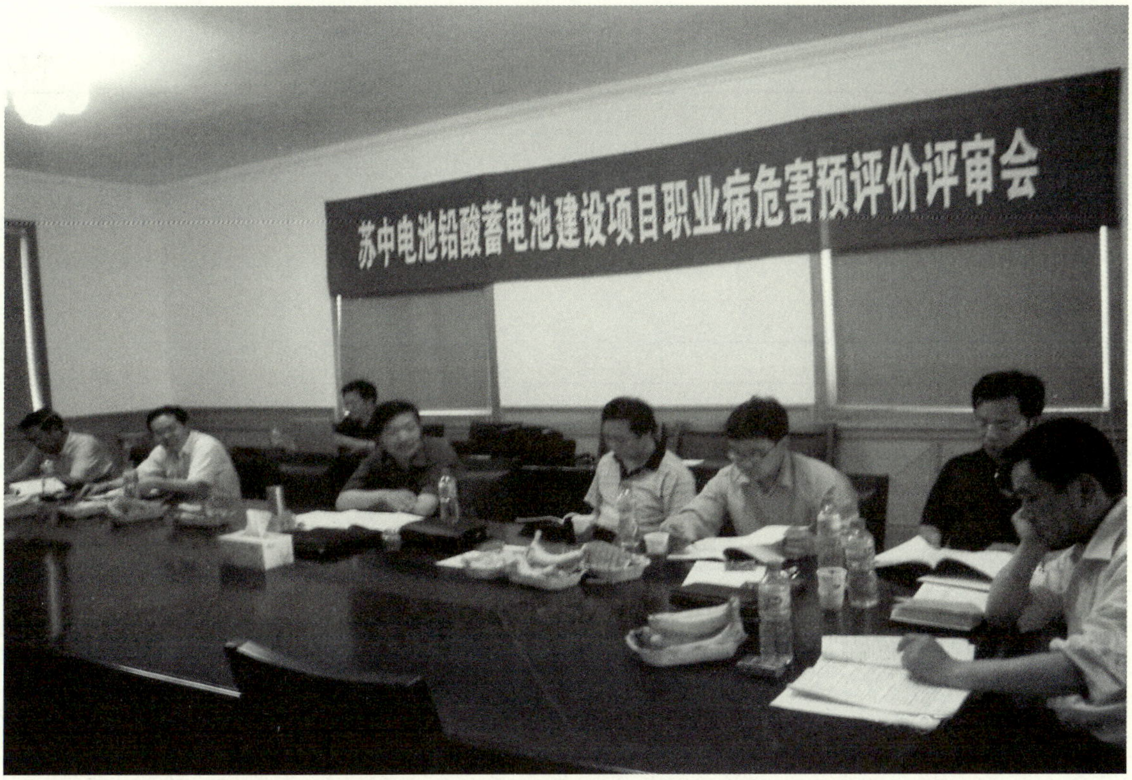

2007年5月21日，苏中职业病危害预评价评审会在县举行　（县疾病预防控制中心提供）

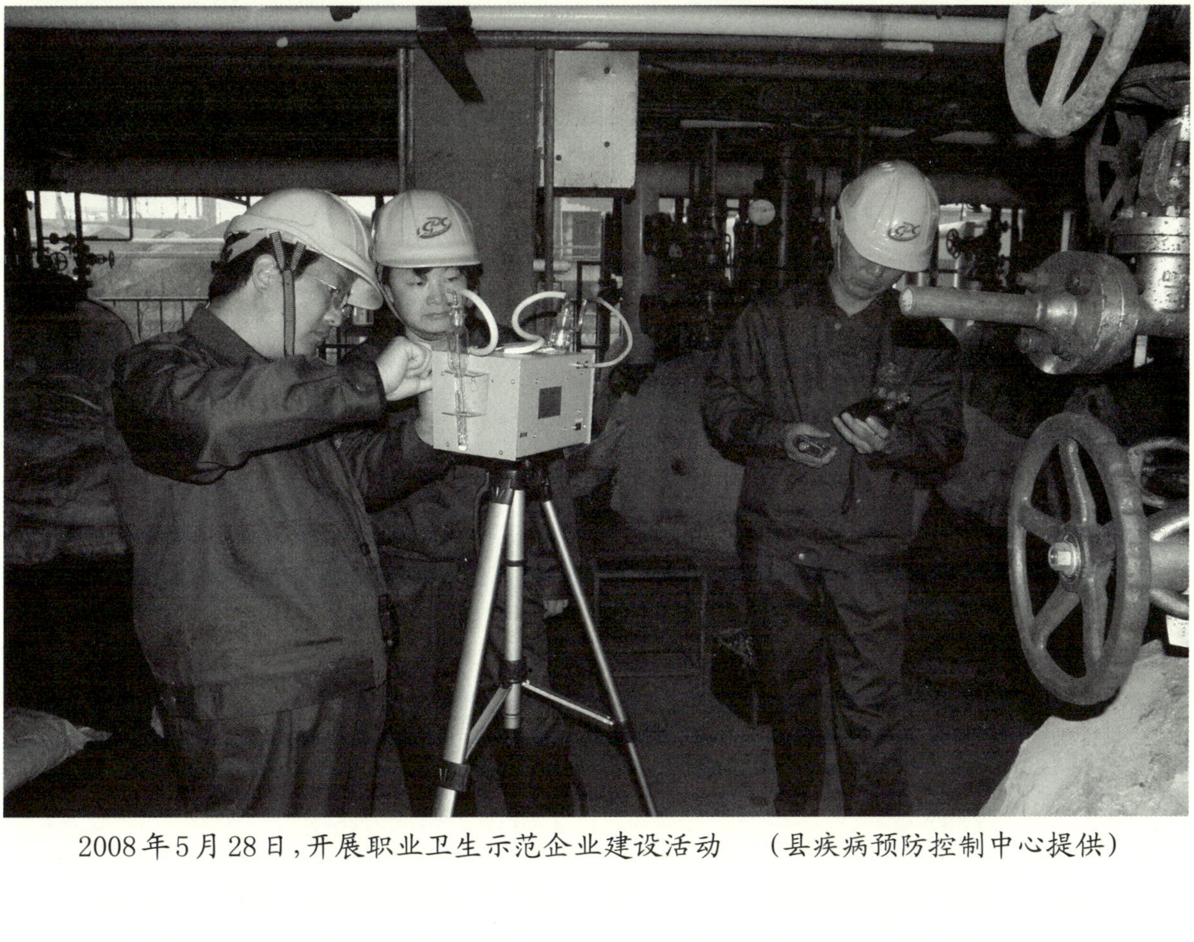

2008年5月28日，开展职业卫生示范企业建设活动　（县疾病预防控制中心提供）

1961～1985年如东县农药中毒情况表

表16-24　　单位:例

年度	生产性中毒		非生产性中毒		合计	
	患例	死例	患例	死例	患例	死例
1961	280				280	
1962	163	2			163	2
1963	163	259	2	2	165	261
1964	163	142	24	8	187	150
1965						
1966						
1967						
1968	13	2			13	2
1969						
1970						
1971						
1972						
1973	350	1			350	1
1974	55	1	65	21	120	22
1975	107	2	72	23	179	25
1976	92		44	18	131	18
1977	220	3	35	9	255	12
1978	616		76	22	692	22
1979	558	3	27	14	585	17
1980	1549	1	40	16	1589	17
1981	2803	6	216	62	3019	98
1982	2307		322	67	2629	67
1983	4656	8	370	91	5026	99
1984	2296	1	273	44	2569	45
1985	2116		184	3	2300	3

1985～2010年如东县农药中毒情况统计表

表16-25　　单位:例

年度	生产性中毒		非生产性中毒		中毒总数	
	中毒例数	死亡例数	中毒例数	死亡例数	中毒例数	死亡例数
1985	2116		184	3	2310	3
1986	1303		146	11	1449	11
1987	926	10	265	42	1191	52
1988	253	1	304	30	557	31
1989	309		479	68	788	68
1990	891		126	31	1017	31
1991	265		384	27	649	27

续表16-25　　单位:例

年　度	生产性中毒		非生产性中毒		中毒总数	
	中毒例数	死亡例数	中毒例数	死亡例数	中毒例数	死亡例数
1992	276		313		589	
1993	205		235		440	
1994	476		272		748	
1995	265		234		499	
1996	206		196		402	
1997	187		131		318	
1998	157		162		319	
1999	53		217		270	
2000	36		222		258	
2001	31		223		254	
2002	10		127		137	
2003	14		61	7	75	7
2004	25		56	5	81	5
2005	68		16		84	
2006	134		35	2	169	2
2007	46		43	2	89	2
2008	28		56		84	
2009	9		30		39	
2010	10		14		24	
合　计	6183	11	4347	225	10530	236

1986～2010年如东县食品卫生监测统计表

表16-26　　单位:人

年　度	食品卫生监测			食品卫生从业人员体检	
	采样数	合格数	合格率%	体检人数	发现不合格人数
1986	320	203	63.44	10874	66
1987	227	185	81.50	11857	134
1988	320	256	80.00	13868	124
1989	423	372	87.94	2827	81
1990	573	480	83.77	13534	275
1991	1942	1598	82.29	13525	314
1992	1277	1082	84.73	13640	48
1993	1071	865	80.77	12796	156
1994	1025	874	85.27	10949	138
1995	1041	887	85.21	11575	145
1996	1065	911	85.54	11223	129
1997	904	745	82.41	10062	72
1998	950	783	82.37	10701	40
1999	732	622	84.97	8948	40

续表16-26 单位:人

年　度	食品卫生监测			食品卫生从业人员体检	
	采样数	合格数	合格率%	体检人数	发现不合格人数
2000	769	652	84.79	9844	25
2001	723	612	84.65	10000	35
2002	761	646	84.89	8394	51
2003	1304	1060	79.10	10506	130
2004	2101	1513	72.00	12023	92
2005	1218	1047	85.96	11923	58
2006	1337	1138	85.12	12008	52
2007	1872	1354	86.72	12806	51
2008	1896	1645	86.76	12180	54
2009	1918	1665	86.86	12199	45
2010	1938	1683	86.89	12896	36
合　计	27707	22878	82.57	269638	2391

1978～1985年如东县食品行业人员健康检查情况统计表

表16-27 单位:人

年　度	应检人数	实检人数	受检率%	有碍食品卫生的疾病检出数	检出率%	因病调离原工种
1978	2246	2152	95.81	133	6.18	
1979	2152	1688	78.43	94	5.57	
1980	3006	2120	70.53	4	0.19	4
1981	5148	3987	77.44	11	0.28	11
1982	6088	5480	90.01	42	0.77	42
1983	6860	6292	91.72	58	0.92	58
1984	10274	9195	89.50	88	0.96	63
1985	14754	14501	98.30	80	0.55	80

1957～1985年如东县食物中毒情况表

表16-28 单位:起、人

年　度	中毒起数	其　中			就餐人数	中毒人数	中毒原因			死亡人数	死亡原因		
		细菌性	化学性	原因不明			细菌性	化学性	其他		有机磷	河豚鱼	原因不明
1957	2				723	199							
1961	5				725	150							
1962	1				205	43							
1964	1				310	140							
1965	1				44	24							
1977	5				300	61							
1979	2				181	129							
1981	2			2	88	17			17				

续表16-28　　　　单位:起、人

年　度	中毒起数	其　中			就餐人数	中毒人数	中毒原因			死亡人数	死亡原因		
		细菌性	化学性	原因不明			细菌性	化学性	其他		有机磷	河豚鱼	原因不明
1982	2	1	1		13	11	6	5		2	2		
1983	6			6	33	25			25	1			1
1984	6	2	3	1	289	130	84	22	24	5	5		
1985	6	5		1	79	59	42	6	17	4	3	1	

第九节　肠道蠕虫病预防控制

1989年，如东县根据《全国人体寄生虫分布调查计划》和调查实施细则的要求，在掘港镇掘西村、岔河镇燕南村、原卫海乡贫垦村、原南渔乡斜港村4个村中开展人体肠道寄生虫感染情况调查，共调查2020人，查出各种寄生虫感染者1480人，总感染率73.27%，查出的虫种有钩虫、蛔虫、鞭虫、蛲虫、长膜壳绦虫、结肠内阿米巴、溶组织内阿米巴、哈氏内阿米巴、布氏嗜碘阿米巴、蓝氏贾第鞭毛虫10种。

1994年，全县开展人群肠道蠕虫感染情况调查，后列为常规工作。

1995年，全县中、小学及幼儿园等重点人群中开展服药驱治肠道蠕虫工作，初始阶段采取一年两次的服药措施，当年单次服药人数在20万人左右，后持续集体服药驱虫治疗，使学生的肠道蠕虫感染率显著下降。

1999年，县在1994年调查村开展了第二次人体寄生虫分布调查，调查结果显示，调查点人群的肠道蠕虫感染率为10.3%，较10年前下降了85%。

2003年3月15日，县卫生局发出通知，要求认真贯彻《江苏省2003年肠道蠕虫病和弓形虫病防治工作方案》和《江苏省(市、区)级肠道线虫病控制标准及其考评方案》，将学龄前儿童、中小学生、职业学校学生纳入居民重点服药对象之列。学龄儿童和低年龄及学生家长列入防治服药对象，通过防治使全县人群中肠道蠕虫总感染率控制在10%左右。

2010年仍采取重点人群驱虫服药和肠道蠕虫感染监测调查相结合的措施。

2001～2010年，县每年按不同方位抽取3-5个镇，每镇1村，每村调查500人以上，共调查13265人，查出肠道蠕虫感染649人，总感染率4.58%，其中儿童蛲虫感染调查6928人，感染37人，感染率0.88%。

1986～2010年如东县肠道蠕虫病防治情况统计表

表16-29　　　　单位:人

年　度	驱虫人次数(万)	调查人数	感染人数	感染率(%)
1986	8.36	982	262	26.680
1987	12.12	1223	486	39.730
1988	16.32	1482	512	34.540
1989	18.31	2020	1480	73.270
1990	21.09	1872	622	33.220
1991	24.32	1982	707	35.670
1992	26.41	1736	690	39.740
1993	28.18	1643	851	51.790

续表16-29 单位:人

年　度	驱虫人次数(万)	调查人数	感染人数	感染率(%)
1994	31.00	1362	408	29.950
1995	40.10	1280	96	7.500
1996	25.00	1361	71	5.210
1997	16.30	1412	75	18.200
1998	18.54	1064	38	3.570
1999	12.60	1140	96	8.420
2000	13.42	1019	23	2.260
2001	14.34	1089	47	4.320
2002	15.36	1085	175	16.130
2003	16.69	4522	170	3.760
2004	16.00	2330	135	5.800
2005	12.00	2134	42	1.970
2006	11.40	2105	39	1.850
2007	10.80	2124	21	0.990
2008	10.30	2117	5	0.240
2009	9.59	1605	14	0.870
2010	8.10	1693	1	0.059
小 计	436.65	42385	7066	16.670

第十节　艾滋病预防控制

1986年,如东县制定艾滋病防治工作计划。

1988年2月8日～13日,县卫生局播放19场《艾滋病之谜》,1015人次观看。

2004年4月15日,县卫生局印发《关于加强在职卫生人员进行艾滋病等重点传染病防治知识培训的通知》。通知要求所有预防、保健、临床、医药、护技、检测、采供血人员、宣传教育和相关工勤人员及乡村医生、个体医生都要在2004年10月底前参加一次艾滋病等重点传染病防治知识的培训。4月30日,县卫生工作会议的与会人员,共同学习艾滋病防治的基本知识。6月1日正式实施《医务人员艾滋病职业暴露防护工作的指导原则》。7月,江苏省艾滋病防治工作会议后,县相继成立了由县人民政府副县长为组长的县艾滋病防治工作领导组,成员单位有县卫生局、县公安局、县教育局、县妇联等部委办局和群众团体;由县人民医院传染科主任、主任医师钱引坤为组长的县艾滋病防治工作专家组,成员由县人民医院内、外、妇、儿、检验、病理等相关科室的科主任担任;由县疾病预防控制中心主任、主任医师孙德全为组长的如东县艾滋病防治信息组,成员包括15个乡镇卫生所负责人,信息员由256个社区卫生服务站负责人担任。8月1日,县设立免费自愿咨询检测部门,免费抗病毒治疗信息网络,为艾滋病患者提供免费治疗等。8月后,县健康教育所、县红十字会、县公安局、县教育局、县文化局、县妇联等单位相继开展艾滋病知识宣传教育活动。

2005年,按照省公安厅、司法厅《艾滋病监测方案》规范要求,对既往有偿供血人员、劳动教养人员等9类人群的部分人员开展了艾滋病病毒抗体检查,先后20余人参加这一检查工作。10月27日,县中医院和疾病预防控制中心建成艾滋病检测初筛实验室。是年,县发现首例艾滋病毒感染者。

2007年年底，县累计发现4例艾滋病病毒感染者、1名艾滋病患者，全部获规范管理和治疗。

2008年7月17日，县疾病预防控制中心夏建华、张红星参加“南通市医疗机构艾滋病自愿咨询检测与性病诊断标准培训班”。7月20日，县疾病预防控制中心举办“全县二级以上医疗机构VCT和性病诊断培训班”。8月25～28日，县疾病预防控制中心夏建华、张红星、李中建、朱卫军、徐亚红参加江苏省疾病预防控制中心举办的“第五轮全球基金结核病项目结核病人中艾滋病病毒感染现状调查培训”会议。

2009年2月27～28日，县疾病预防控制中心张红星参加江苏省疾病预防控制中心举办的“江苏省中美艾滋病防治合作项目(GAP)综合管理培训班”。3月，县疾病预防控制中心工作人员带领艾滋病病毒患者和病人到市疾控中心进行CD4检测。7月6～8日，县疾病预防控制中心张红星参加省“中美艾滋病防治工作干预项目(GAP)2009年度工作会议”。8月18～20日，县疾病预防控制中心张爱红参加“江苏省2009年艾滋病防治数据质量评估暨性病疫情管理培训班”。

2010年9月22日，江苏省疾病预防控制中心冯晓英、胡海洋、陈金水，南通市疾病预防控制中心急传科马平一行4人到县检查艾滋病防治工作。10月24日，县疾病预防控制中心工作人员陪同艾滋病病毒感染者和病人到市疾控中心进行2009年第三次CD4细胞检测。11月27日，县艾滋病防治工作委员会会议在疾病预防控制中心召开，副县长、艾滋病防治工作委员会主任姜晓静到会讲话并看望本中心艾滋病防治和检验人员。12月1日，县卫生局、县计划生育委员会、县妇女联合会、县团委、县疾病预防控制中心等单位组织“世界艾滋病日”宣传咨询活动(亚萍国际广场)。

第十一节　重大疫情与公共卫生事件

2003年4月，新发传染病非典型肺炎(SARS)在广东等地发生后，县实施《如东县突发公共卫生事件应急预案》。

4月7日，县各界结合世界卫生日，在县城文峰大世界，举行了“为了下一代，远离非典型肺炎”的宣传活动；《南通日报-如东新闻》进行非典型肺炎防治工作专题报道，县电视台、县广播电台也制作了预防“非典”专版3期，健康教育专版每周1期，多次接受报社、电台、电视台的采访，印发了各类非典防治宣传资料42万余份。通过艰苦努力，全县非典型肺炎(SARS)病人和疑似病人零发生。

4月15日，县疾病预防控制中心组建了5个流行病学调查与消毒小组，先后对20多名可疑病人和非典病人接触者进行了流行病学调查，并对可能污染的环境进行终末消毒，对运输车辆进行预防性消毒，共出动280多人次，使用消毒剂500多公斤；刘埠医学观察站，对流行地区返乡人员及可疑病人密切接触者进行隔离观察，共留观400多人次，确保传染源不扩散。

6月5日、11日，县卫生局举办了“SARS流行病学调查与消毒”强化培训班和“农村卫生人员非典防治师资培训班”，分别有62人和55人参加，对各镇卫生所所长、卫生防疫人员、各有关医疗机构传染病诊疗人员进行了培训，扩大培训对象，两个月内先后举办(或参办)了12次大小培训班和讲座，受训人数达到1100多人次。

是年，全县90个单位获“抗击非典工作先进集体”称号，237名个人获“抗击非典工作先进工作者”称号，3名工作人员因工作不力受到党纪、政纪处分。女作家桑晓梅《坚信胜利》专著，记述了县抗击非典工作的整个过程。

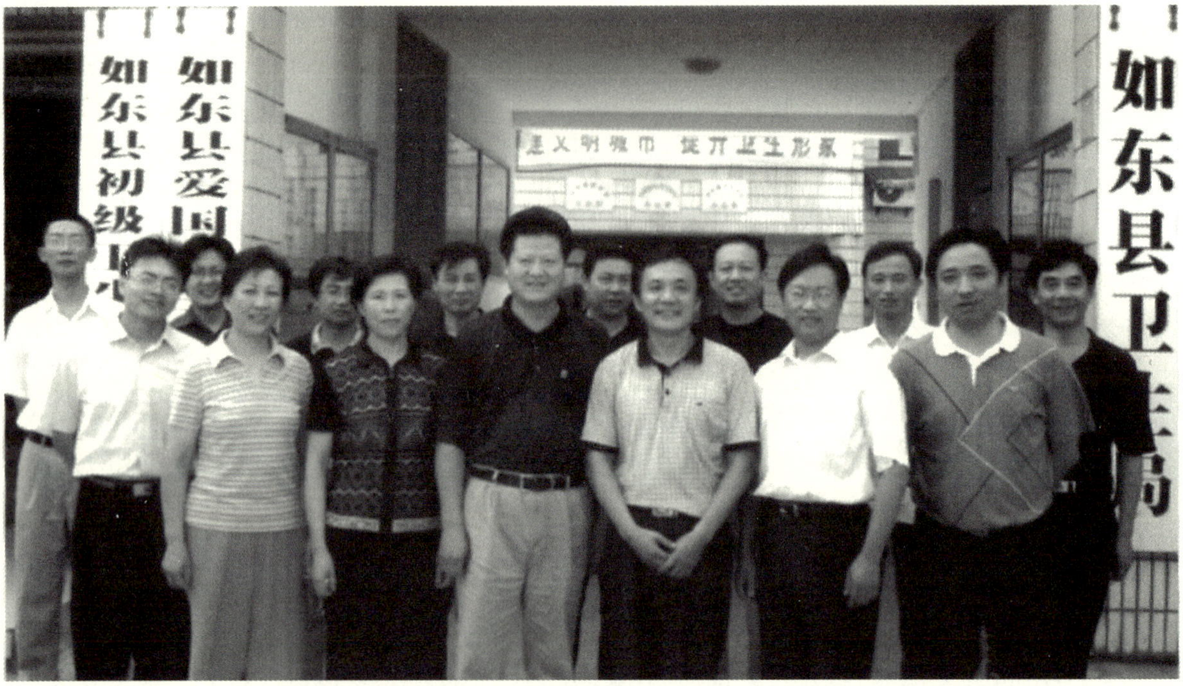

2003年4月15日，县防非指挥部举行抗击非典工作会议时合影　（县卫生局提供）

2003年如东县抗击非典先进个人名单（县以上）

表16-30

授奖部门	奖励名称	获奖者
江苏省人事厅 江苏省卫生厅	防治非典工作先进个人	徐宗泉
中共南通市委 南通市人民政府	防治非典工作先进个人	孙德全、季学军、王少林
南通市卫生局	防治非典工作先进个人	刘晓燕、王跃成、黄利民、曹显明、张旭初、李亚军、符新建、缪卫宏、唐智胜、施振东、徐希平、陈锦明、孙艳丽、吴　彪、季　燕、顾亚平、罗恩杰、谢新华、刘桂萍、袁其峰、严宏俊、张志琴、李爱军、薛金荣

2003年如东县抗击非典先进集体名单

表16-31

授奖部门	奖励名称	获奖者名单位
中共南通市委、南通市人民政府	防治非典工作先进集体	县卫生局
南通市卫生局	防治非典工作先进集体	县中医院、县第二人民医院、县第四人民医院、岔河镇卫生所、双甸镇卫生所、栟茶镇卫生所
中共如东县委 如东县人民政府	防治非典工作先进集体	县纪委（监察局）、县卫生局、县公安局、县交通局、县教育局、县计经委、如东经济开发区、县广电局、县工商局、县建管局、县供电公司、县人民医院、县公安局交巡警大队、县公安局治安大队、如东高级

续表16-31

授奖部门	奖励名称	获奖者名单位
中共如东县委 如东县人民政府	防治非典工作先进集体	中学、县疾控中心、县卫生监督所、掘港交管所、岔河镇、兵房镇、曹埠镇、新店镇、洋口镇、双甸镇、县第三人民医院、拼镇公安分局 栟茶镇三园村、洋口镇卫生所、洋口医院 苴镇公安分局、苴镇中心卫生院、苴镇九阳村、长沙镇兴海村、长沙镇北坎居委会、大豫镇卫生所 大豫镇南村、掘港镇卫生所、掘港镇街道办事处、城南医院、掘港镇虹桥村、兵房镇卫生所 兵房公安分局、兵房镇毛竹村、马塘镇卫生所、马塘医院、马塘镇沙庄村、凌河医院、丰利镇教管办、丰利镇张家园村、曹埠卫生所、曹埠镇派出所、岔河镇曙光建筑工程有限公司、岔河镇龙凤村、岔河镇金桥村、双甸公安分局、双甸镇中心卫生院、石甸医院、新店镇卫生所、新店镇月当池村、河口镇卫生所、河口镇、袁庄镇派出所、袁庄镇姚庄村

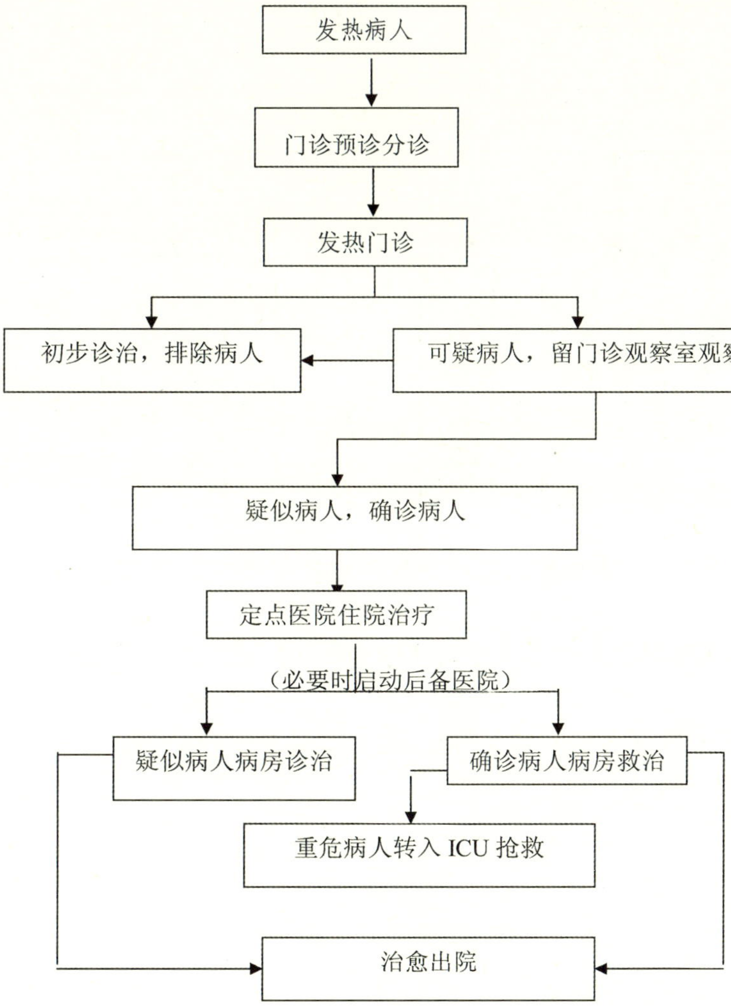

图4-1　如东县传染性非典型肺炎病人就诊流程图

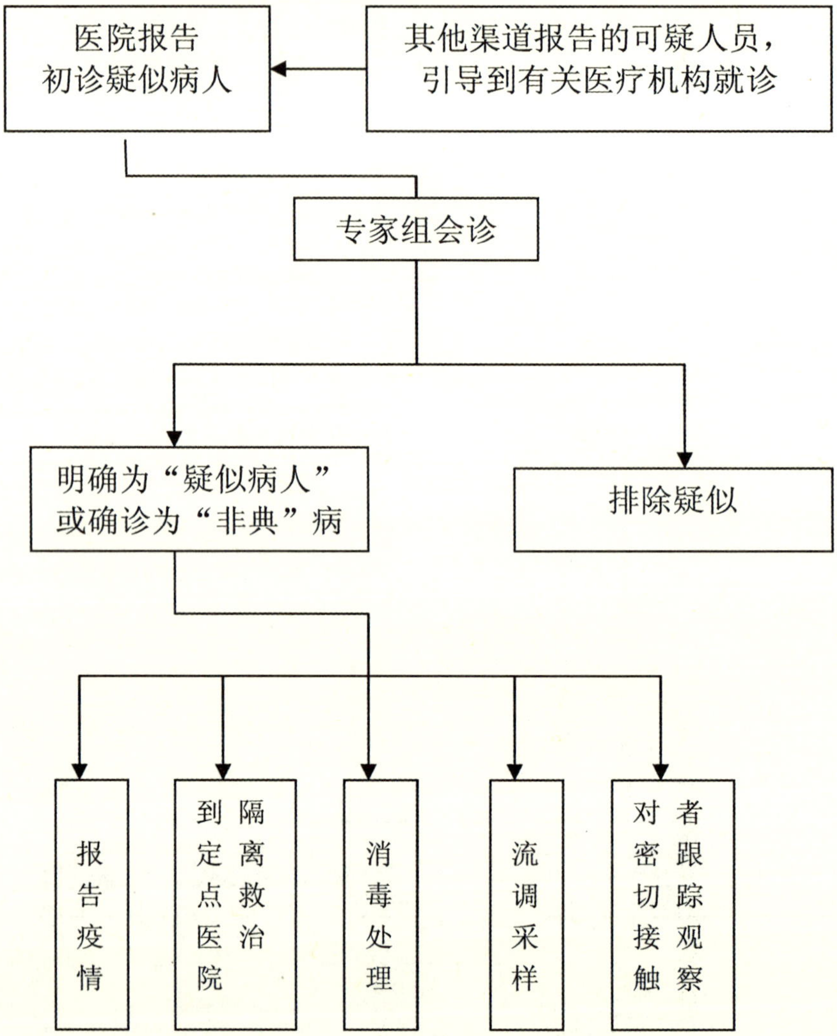

图4-2 如东县传染性非典型肺炎疫情控制流程图

1、初诊疑似病人，在报请专家组会诊的同时，应先进行隔离治疗。

2、专家组分省、市、县三级，须哪一级专家组会诊，视疫情而定。

3、疑似病人或确诊病人如需转院，必须使用专用救护车。

第五编　卫生监督

综　述

明·洪武十七年(1384年),县医学训科依据县衙赋予的“对所辖医生的开业有考核权和批准权,检查或取缔当地流医”权职,对辖区医疗机构遂行监察,后逐渐扩大。中华人民共和国成立后,县卫生检查工作逐渐步入正常。

1950年6月,县政府转发苏北行署卫生局印发《关于工厂卫生暂行条例》。

1951年2月,县人民政府下发《关于加强环境卫生工作的补充意见》。3月21日,县人民政府转发苏北行署卫生局《关于1951年学校卫生工作意见》,并附考核检查办法。

1956年4月,建立如东县卫生防疫站,其卫生监督工作在法律授权、卫生行权委托下运行。

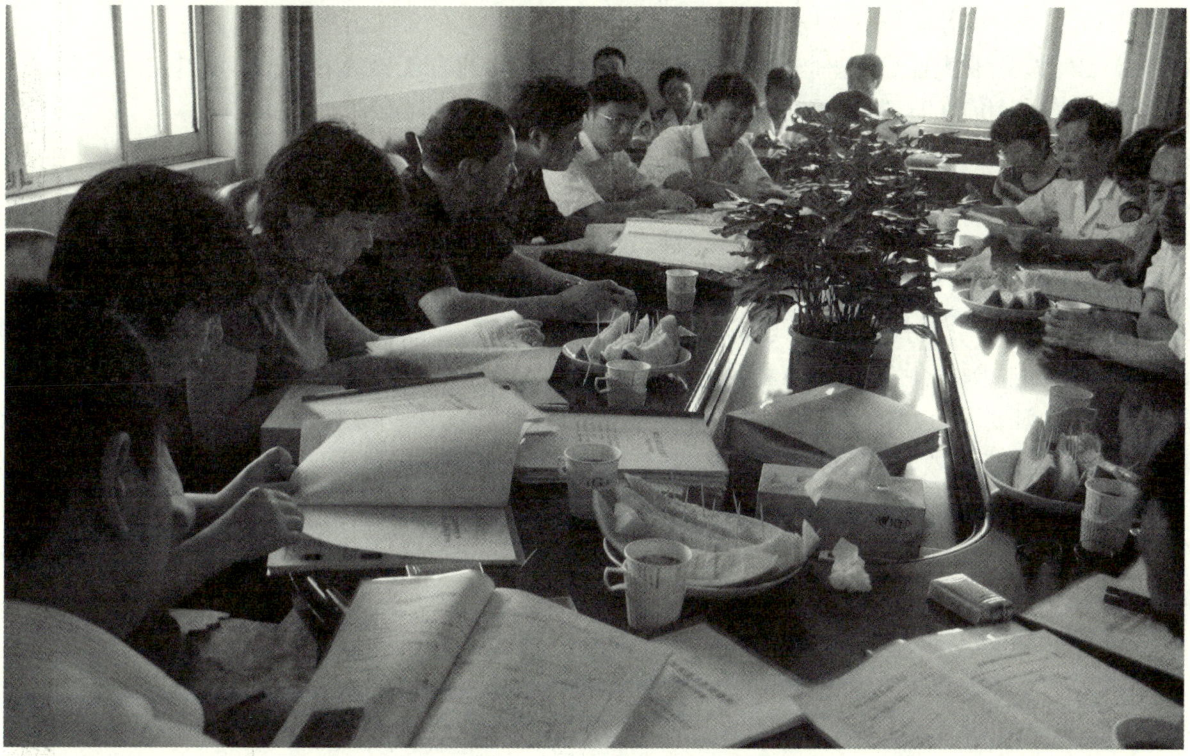

2007年6月,“江苏省卫生许可受理工作会议”在如东县召开　(县卫生监督所提供)

1998年12月，如东县获“江苏省放射卫生示范县创建先进县”称号。

2001年11月21日，如东县获“江苏省农村学校卫生先进县”称号。

2003年3月，县卫生监督机构与疾病预防控制机构分离，成立“如东县卫生监督所”，原如东县卫生防疫站撤销。址设掘港镇掘兵路120号。

2007年2月，县卫生监督所获“江苏省卫生监督工作先进集体”称号。6月，“江苏省卫生许可受理工作会议”在县召开。12月，县在用《医疗机构执业许可证》476份，其中公立医疗机构31份，民营医疗机构115份，社区卫生服务站240份，混合所有制医疗机构90份。

2010年12月，县在用《医疗机构执业许可证》486份，其中公立医疗机构31份，民营医疗机构115份，社区卫生服务站249份，混合所有制医疗机构91份。

第十七章　卫生监督资源

概　述

明·洪武十七年(1384年)，县医学训科依据县衙赋予的“对所辖医生的开业有考核权和批准权，检查或取缔当地流医”权职，对辖区医疗机构遂行监察，后逐渐扩大。

1949年10月1日，县卫生监督工作由如东县人民政府民政科负责。

1950年6月，县卫生监督工作由如东县卫生院负责。

1951年6月，县卫生监督工作由如东县人民政府卫生科(后更名如东县卫生局)负责。

1956年5月6日，县成立卫生监督机构，与疾病预防控制机构共同称“如东县卫生防疫站”。其时，拥有工作人员14人，平房建筑10间，约合150平方米。

1985年12月，县卫生监督机构与疾病预防控制机构共同拥有工作人员52人，其中中级职称1人；业务建筑2533平方米，价值21万元，仪器设备18万元。

2003年4月，县卫生监督机构与疾病预防控制机构分离，称“如东县卫生监督所”，拥有工作人员29人，其中副高级职称4人，中级职称20人；业务建筑900平方米，价值73万元；主要装备有电脑5台、卫生监督车1辆等，总价值39万元。县卫生监督所内设办公室(包括卫生许可审核)、卫生监督稽查科、食品卫生监督科、公卫职卫监督科、医疗卫生监督科。卫生许可审核科全科人员驻县行政服务中心办公。

2006年3月，县卫生监督所内设机构调整，设办公室(包括卫生监督稽查)、卫生监督一科、卫生监督二科、卫生监督三科、医疗卫生监督科及卫生许可审核科。

2007年1月，江苏省卫生厅按照卫生部标准配置的首批现场快速检测设备、行政执法装备抵卫生监督所。2月，县卫生监督所获“江苏省卫生监督工作先进集体”称号，康卫宁获“江苏省卫生监督工作先进个人”称号。7月，县卫生局在掘港、栟茶、岔河三个镇设立卫生监督分所，卫生监督体制逐步完善。县卫生监督所卫生监督设备总值为53万元，其中1000～10000元监督设备电脑15台、摄像机3台、汽车2辆等。

2008年1月，县卫生监督所获“江苏省卫生行政许可文明服务窗口”称号。

2010年12月，县卫生监督所许庆忠获“全省优秀卫生监督员”称号。拥有主任医师1人、副主任医(技)师5人、主管(治)医(技)师16人、初级职称2人。县卫生监督机构有县卫生监督所及掘港卫生监督分所、栟茶卫生监督分所、岔河卫生监督分所，三个卫生监督分所与当地卫生所合署办公。全县另有11个镇卫生所，每个卫生所有1～2名从事卫生监督工作的专业人员。县卫生监督所有电脑19台，传真机

2台、投影仪1台、一体机1台，摄像机、照相机、录音笔、打印机等29个，卫生监督车2辆，各种快检设备38台(套)。

1956～2010年如东县卫生监督资源情况表

表17-1　　单位：人、平方米、万元

年度	人员				建筑(万元)		设备价值	固定资产
		正高级职称	副高级职称	中级职称	面积	价值		
1956	14				150	不详	不详	不详
1985	52	0	0	1	2533	21	18	39
2003	29	0	4	20	900	73	39	111
2010	27	1	5	16	900	73	129	185

注：1956、1985年含疾病预防控制资源。

2010年如东县卫生监督主要设备情况表

表17-2　　单位：台、辆

类别	名称	单位	数量
管理类	电脑、传真机、投影仪、一体机、打印机	台	23
执法类	摄像机、照相机、录音笔等	台	25
交通类	卫生监督车	辆	2
其他类	食品、饮用水快速检测仪、空气五合一快速检测仪、农药测定仪、突发事件快检仪、照度计等	台	38

第一节　卫生监督体制

1956年前，县卫生监督工作属卫生行政范围。

1956年5月6日，县卫生监督机构成立后，获法律和县卫生局授权履行卫生监督、监测职责。职能部门为卫生科。

1986年，县卫生监督范围由食品卫生扩大到饮用水卫生、学校卫生和农业卫生。

1989年，县卫生监督机构增设食品卫生科，学校卫生、环境卫生、劳动卫生、公共场所卫生工作仍由卫生科承担。

1996年3月，县设如东县卫生局公共卫生监督办公室，办公地点在县卫生防疫站。

1997年，县卫生监督机构增设劳动卫生科。

1998年，县卫生监督机构撤销食品卫生科，设立食品卫生综合科、食品卫生监督一科、食品卫生监督二科、食品卫生监测科。

2003年4月，县卫生监督与疾病控制两项体制改革，县卫生防疫站被撤销，如东县卫生监督所成立，卫生监督、监测职责由县卫生监督所承担。县卫生监督所内设办公室(包括卫生许可审核)、卫生监督稽查科、食品卫生监督科、公卫职卫监督科、医疗卫生监督科。

2006年，县卫生监督所内设机构调整，设办公室(包括卫生监督稽查)、卫生监督一科、卫生监督二科、卫生监督三科、卫生监督四科及卫生许可审核科，卫生许可审核科全科人员驻县行政服务中心办公。

2010年12月，卫生监督机构有：县卫生监督所及掘港、拼茶、岔河三个卫生监督分所。三个卫生监督分所与当地卫生所合署办公。全县另有11个镇卫生所，每个卫生所有1～2名从事卫生监督工作的专业人员。

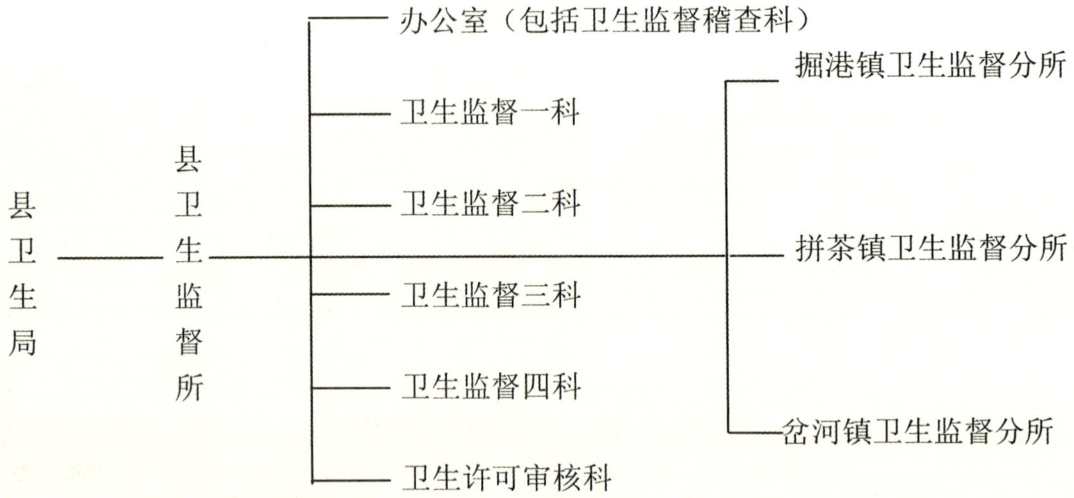

图5-1　2010年如东县卫生监督所体制示意图

第二节　卫生监督队伍

1956年5月6日，县卫生监督机构有工作人员14人（包括疾病预防控制人员，时统称卫生防疫人员）。

1985年12月，县卫生监督机构有工作人员52人（包括疾病预防控制人员，时统称卫生防疫人员），其中中级职称1人、初级职称36人。

1990年12月，县卫生监督机构有工作人员81人（包括疾病预防控制人员，时统称卫生防疫人员），其中副高级职称1人、中级职称19人、初级职称39人。

1995年12月，县卫生监督机构有工作人员87人（包括疾病预防控制人员，时统称卫生防疫人员），其中高级职称1人、副高级职称4人、中级职称21人、初级职称52人。

2000年12月，县卫生监督机构有工作人员94人（包括疾病预防控制人员，时统称卫生防疫人员），其中高级职称1人、副高级职称8人、中级职称24人、初级职称52人。

2002年12月，县卫生监督机构有92人（包括疾病预防控制人员，时统称卫生防疫人员），其中正高级职称1人，副高级职称8人，中级职称43人、初级职称31人。

2003年3月，县卫生监督机构与县疾病预防控制机构分离后，县卫生监督机构计有工作人员29人，其中副高级职称4人、中级职称20人、初级职称2人。

2005年12月，县卫生监督机构有工作人员30人，其中正高级职称2人，副高级职称5人，中级职称18人、初级职称5人。

2010年12月，县卫生监督机构有工作人员27人，卫生专业技术人员占94%，其中主任医（技）师1

人、副主任医(技)师5人、主管(治)医(技)师16人、初级职称2人。

2003～2010年如东县卫生监督人员情况表

表17-3　　单位:人

年度	总人数	正高级	副高级	中级	初级	其他
2003	29	0	4	20	2	3
2004	30	2	5	18	2	3
2005	30	2	4	18	2	4
2006	31	2	4	18	2	5
2007	29	1	4	17	2	5
2008	29	1	4	17	2	5
2009	27	1	4	17	2	3
2010	27	1	5	16	2	3

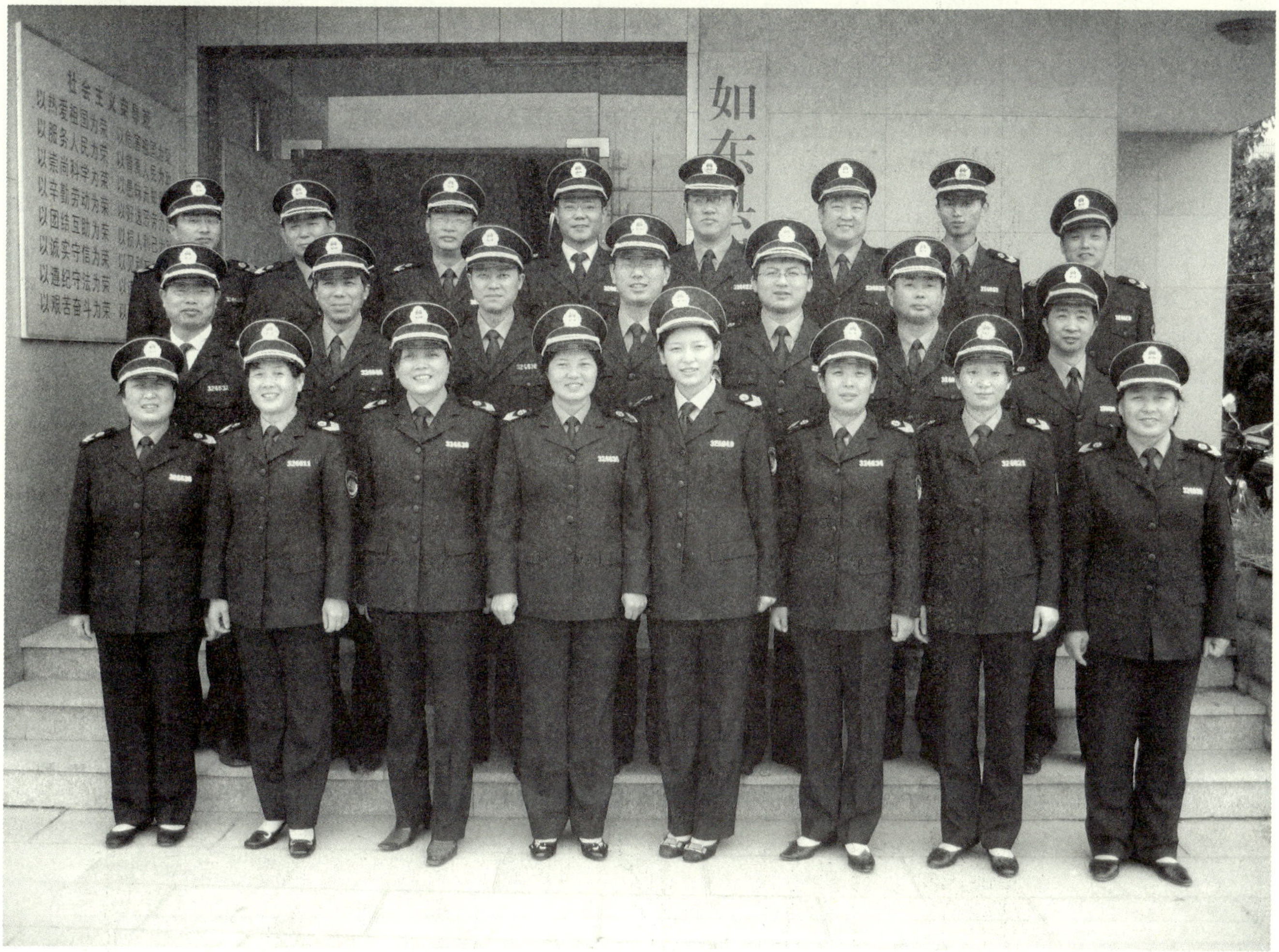

2003年8月,县卫生监督所工作人员合影　(县卫生监督所摄)

第十八章　卫生监督工作

概　述

1986年，县劳动卫生、食品卫生、学校卫生、放射卫生、公共场所卫生、医疗机构卫生等监督、监测工作全面推进。

2010年，县卫生稽查监督总户6085个、入户20540次、监测合格16312户次，占79.42%。受理举报45起，查处21起。培训11203人。全年办理卫生许可与医疗机构许可事项1624个。

第一节　卫生许可

1983年、1986年、1987年、1997年，依据相关卫生法律法规，如东县分别对辖区内食品生产经营单位、放射诊疗单位、公共场所和集中式供水单位实施卫生许可，由县卫生防疫站食品卫生科、卫生科具体承担。

1996年3月，县卫生局设公共卫生监督办公室，负责全县卫生许可工作，工作人员5人，地点设在县卫生防疫站内。

1998年1月，县公共卫生监督办公室撤销，县卫生防疫站内部机构调整，其中：卫生监督监测及许可工作由食品卫生综合科、食品卫生监督一、二、三科、劳动卫生科、环境卫生与学校卫生科承担，综合科负责卫生许可形式审查和制证，其他科室负责许可受理和现场审查。

2003年1月，县行政审批中心成立，县卫生局在该中心设立卫生许可窗口，负责全县卫生许可事项的咨询受理、形式审查、审批制证。首批进驻窗口4人，其中县卫生局分管局长为带班领导，另3人由县卫生防疫站派出。4月，县卫生监督与疾病控制两项体制改革，县卫生防疫站撤销，县卫生监督所成立，县行政审批中心卫生许可窗口，工作人员由县卫生监督所派出。6月，医疗机构执业许可工作纳入窗口管理，落实专人负责受理、报批与制证。

2006年4月，县卫生监督所科室调整，增设许可审核科并整建制进驻县行政服务中心(县行政审批中心更名)，卫生许可工作全程在窗口进行，窗口实行分管副局长、分管副所长双带班制。

2007年6月，“江苏省卫生许可工作现场会分会”在县召开。

2008年1月，县卫生监督所获“江苏省卫生许可文明服务窗口”称号。

2006年1月～2010年12月，窗口先后有32人次获县行政服务中心年度、季度先进个人，14人次获县政府记功、嘉奖、三八红旗手等称号，1人获市级先进个人，15次获窗口流动红旗，14次获部门优胜杯。

2004～2010年如东县卫生许可办件情况统计表

表18-1　　单位：份

年度	生产销售企业	餐饮业		公共场所		生活饮用水		放射诊疗	医疗机构	小计
	办证	新办证	核复	新办证	核复	新办证	复核	办证	办证	
2004	8221	864		239		20		1	48	9393
2005	8343	820		121		10		50	446	9790

续表18-1　　单位:份

年度	生产销售企业	餐饮业		公共场所		生活饮用水		放射诊疗	医疗机构	小计
	办证	新办证	核复	新办证	核复	新办证	复核	办证	办证	
2006	8410	831		235		20		48	436	9980
2007	8654	944	152	104	316	3	42	45	437	10697
2008	8674	820	257	212	172	23		46	489	10693
2009	8686	427	432	112	120	18	22	47	423	10287
2010		423	446	175	57	9	31	45	438	1624

注:2009年6月1日《食品安全法》实施,食品生产销售企业不再列入卫生许可范畴。

第二节　劳动卫生

1986年,县按照卫生部《关于加强防止砂尘和有毒物质危害工作的通知》,为县政府所属国营企业建立健全企业劳动卫生和职业病防治基础档案并为其职工进行健康体检。

1987年,县承担卫生部"混合农药中毒防治研究"攻关课题的现场工作。1月27日,江苏省卫生防疫站职业病防治所4名专家亲临指导,年底成功结题。12月31日,县卫生局、劳动局、工业局、乡镇企业局、总工会等单位按照《中华人民共和国尘肺病防治条例》要求,出台多项劳动卫生保护措施。

1988年3月10日,县卫生局、乡镇企业局联合转发卫生部和农、牧、渔业部《乡镇企业劳动卫生管理办法》,要求各单位加强劳动保护,改善劳动条件,共同搞好乡镇企业劳动卫生管理工作。是年,企业劳动卫生和职业病防治基础档案建立和体检范围扩大到所有国营和大集体企业。

1991年6月,卫生部、中央电视台联合摄制组在省市有关人员陪同下到潮桥、岔河两乡镇拍摄安全使用农药科教片,8月8日中央电视台卫生与健康栏目播出。

1991～1992年,卫生部劳研所研究员多次到如东双甸镇进行农药中毒科研调查。

1995年5月,世界卫生组织国际化学品安全规划署官员普来斯汀那博士在卫生部劳研所姚佩云、陈曙阳研究员陪同下到县作"安全使用农药和农药中毒的诊断与治疗"讲学。是年,县建立外资企业职业病防治基础档案,并为所属员工作职业健康检查。

1998年,县建立大型民营企业职业病防治基础档案,并为所属员工作职业健康检查。

1999～2000年,县承担卫生部劳研所国家级九五攻关课题"混配农药中毒的防治研究"现场工作,中国工程院院士何凤生、劳研所专家陈曙旸等到现场指导,该课题获首届中华医学科技二等奖,县参与人员获中华预防医学会表彰。

2002年,县先后举办企业负责人、卫生监测监督人员学习班,学习国务院《使用有毒物品作业场所劳动保护条例》、卫生部《建设项目职业病危害分类管理办法》和《职业健康管理办法》。

2005年1月17日,卫生部、国家安全监管局联合下发《关于职业卫生监督管理职责分工意见的通知》,就职业卫生监督管理职能调整与分工进行了明确,卫生部门负责用人单位职业健康监护情况的监督检查、建设项目职业病危害预评价审核、职业病防护设施设计卫生审查和竣工验收等职能,不再承担作业场所职业卫生监督检查等职能。是年,县制定标准和办法,开展职业卫生示范企业建设活动。

2008年5月5日～7日,联合国禁止化学性武器核查组对县快达农化公司进行检查。

2009年,全县对化工生产(含制药)、五金电镀、蓄电池生产、家具制造、制鞋等重点行业开展职业病专项整治。

2010年，县将职业病防治纳入县政府对各镇(区)安全生产目标管理考核。全县职业卫生建档企业计有156家，其他接尘企业21家、接毒企业121家、接触其他有害物质企业14家，劳动卫生体检5725人次，没有发现接尘、接毒患者、接触其他有毒物质患者。

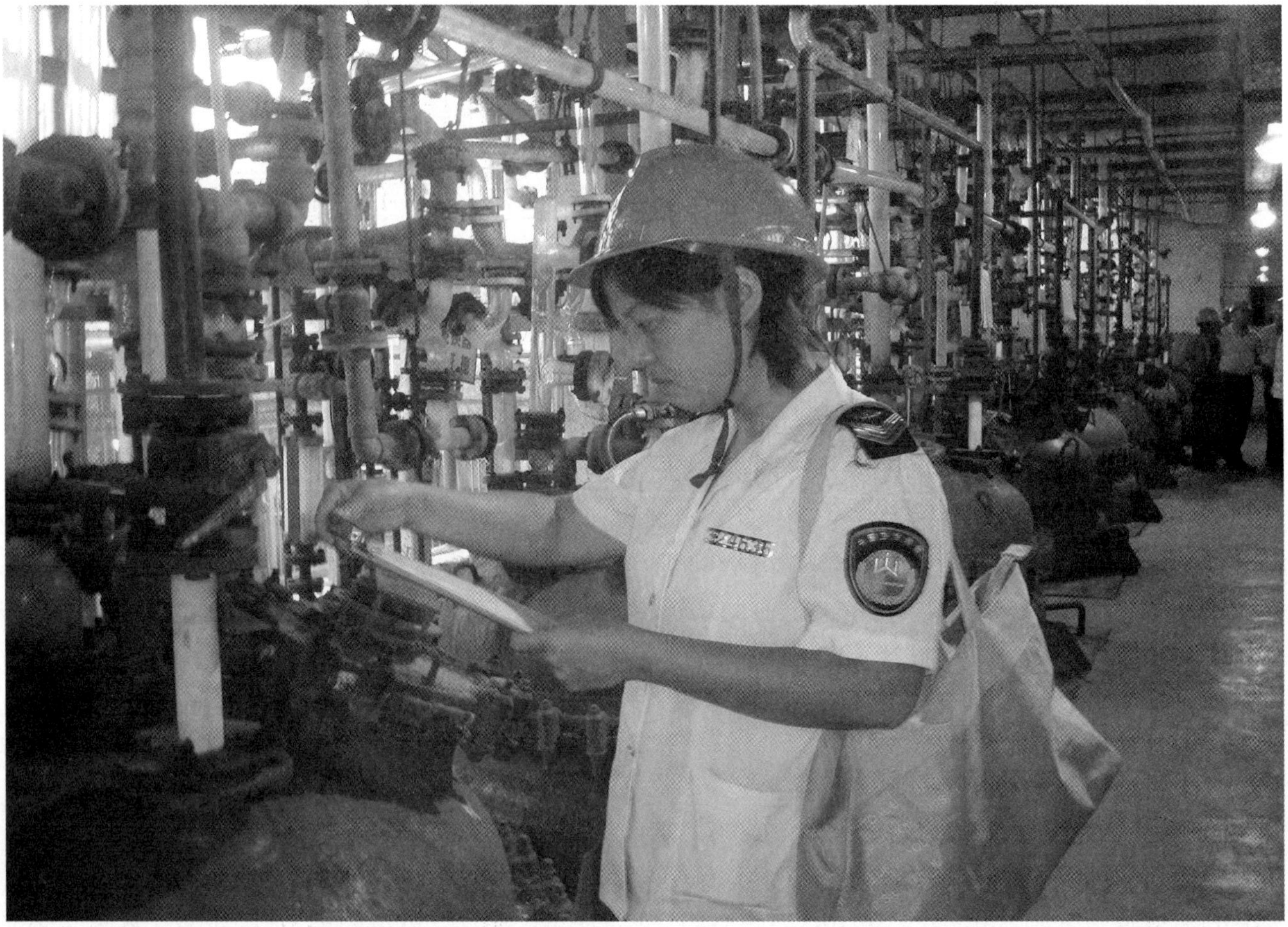

2007年8月7日，县卫生监督所开展"职业卫生服务进园区"活动 (县卫生监督所提供)

2003～2010年如东县建档企业劳动情况表

表18-2 单位:家、人

年度	企业				人员			
	总数	接尘	接毒	其他有害	总数	接尘	接毒	其他有害
2003	102	23	56	23	2350	317	1041	992
2004	86	13	41	32	3193	488	1330	1375
2005	87	13	42	32	11282	2981	3765	4536
2006	89	8	54	27	3556	492	1577	1487
2007	156	21	121	14	5725	813	4270	642
2008	148	21	113	14	5980	891	4536	553
2009	144	20	112	12	5748	848	4319	581
2010	156	21	121	14	5777	837	4375	565

第三节　食品卫生

1956年，县开展食品卫生管理监测。

1963年，县商业局、工业局、卫生局、供销社联合制定《如东县食品卫生管理试行规定》。

1984年，县为1034名个体经营食品者进行审批发证工作。

1986年7月10日，县卫生局召开《中华人民共和国食品卫生法（试行）》颁发学习讨论会，研究贯彻执行"食品卫生法（试行）"具体措施，随后，全县广泛开展"食品卫生法（试行）"，宣传活动，举办6期专题培训班，300余人参加培训。

1987年1月25日，县依据"食品卫生法（试行）"有关规定，公开销毁一批变质油酥食品。11月10日，江苏省执法检查团一行5人到县进行《食品卫生法（试行）》执法工作检查。

1988年4月26日～29日，县总工会、县卫生局、爱卫办联合举办食品卫生知识培训班，全县各招待所、企事业单位食堂、饭店、食品加工厂负责人参加培训。

1989年，县卫生防疫站成立食品卫生科。

1991年3月15日，卫生部《食品卫生监督程序》颁发后，县食品卫生台账资料实行微机化管理。

1993年7月，食品卫生科获南通市食品卫生工作先进集体称号。

1995年10月30日，县卫生局举办《中华人民共和国食品卫生法》颁布实施培训班，食品卫生监督人员和食品生产经营单位负责人参加学习。

2001年10月26日，《江苏省食品卫生条例》颁布实施后，县各食品生产经营单位均按《条例》要求修订单位和个人卫生守则。

2004年6月25日，南通市卫生监督所书记王咸钢、副所长周颖对县城首批申报餐饮业A级单位进行验收，县创建指挥部派员共同参加检查验收活动，新闻媒体进行了现场采访。

2005年，县开展纪念《中华人民共和国食品卫生法》颁布10周年宣传周活动，先后举办冷饮与纯净水单位、食品生产单位、餐饮单位、学校食堂等单位负责人培训班。3月12日，县卫生局、县工商行政管理局、县食品药品监督管理局联合开展假冒伪劣食品销毁活动，在城郊垃圾场共销毁肉松、奶粉、酱油、果冻等71个品种，价值约2万元。

2008年5月～10月，全县开展以"洁净餐具，清洁后厨"为主题的"放心酒店"创建活动。8月，县开展以保障中秋、国庆节日和北京奥运会期间食品安全为重点的"蓝盾三号"专项行动。

2009年，随着食品安全监管体制改革的推进，《食品卫生法》废止，《食品安全法》于6月1日正式施行，食品卫生工作实行分环节监管，卫生部门负责餐饮食品卫生监督管理工作，不再承担食品生产，流通等环节的监督职能。是年，开展了以餐饮业消费环节为主，以县管学校食堂、建筑工地食堂和旅游接待饭店为重点的打非打滥活动，先后出动卫生监督人员1268人次，督查864家1944户次。

2010年5月1日～10月31日，全县开展世博会期间餐饮、公共场所及饮用水卫生安全工作，确保了世博会期间公共卫生安全。8月，县卫生局与县建工局联合组织开展建筑工地食堂专项整治，对全县所有在建工地食堂进行了调查摸底，对洋口港大型工地食堂进行了督查。是年，开展餐饮服务环节食用油脂和一次性筷子安全监管工作，共查餐饮单位1089家，对查到的1800双不合格一次性筷子予以了没收销毁。

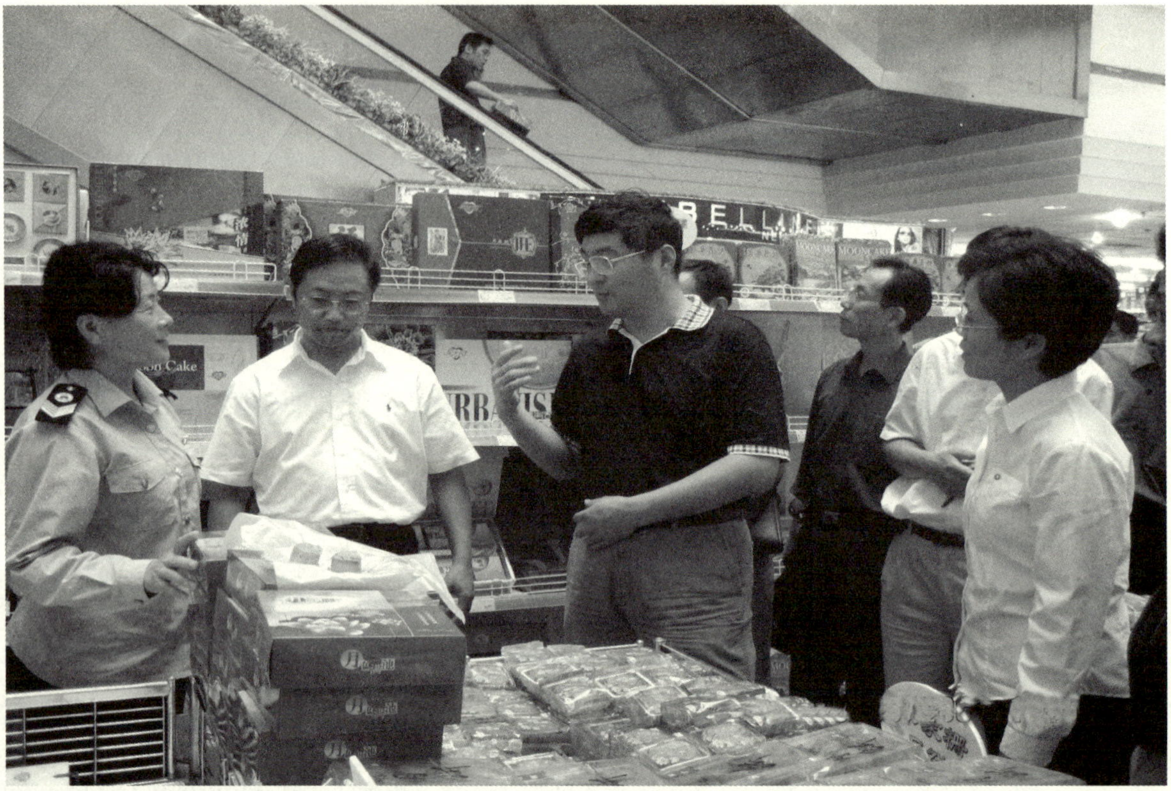

2006年9月28日，县人民政府副县长陈建华(左三)检查食品卫生 (县卫生监督所摄)

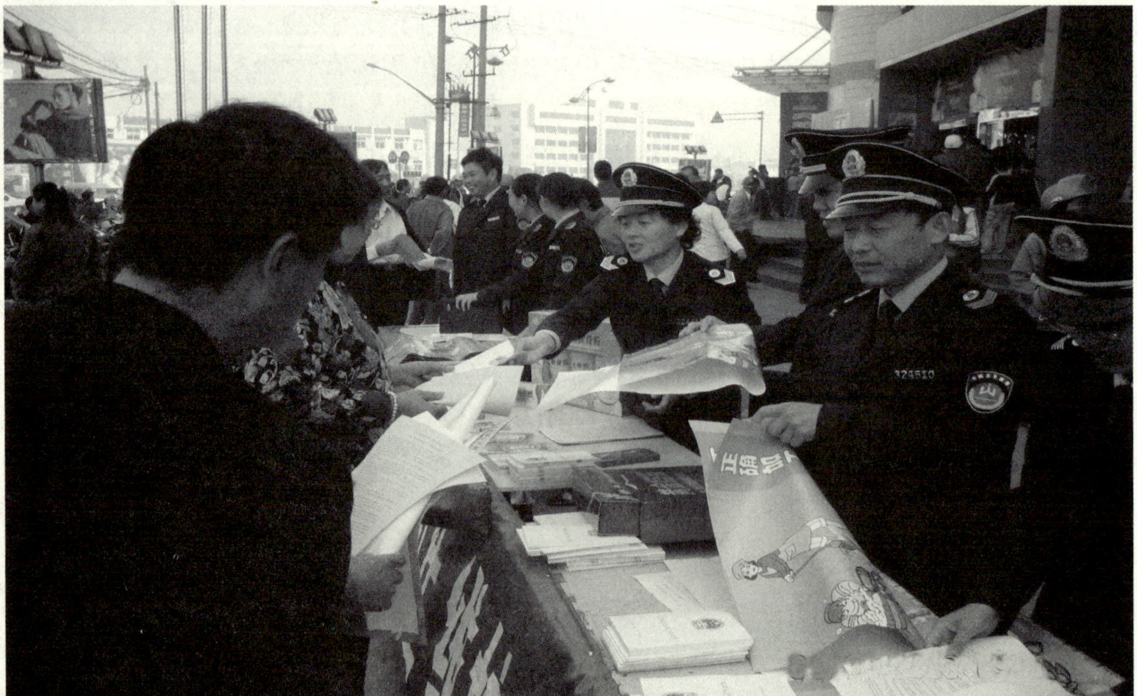

2006年4月11日，县开展《中华人民共和国食品卫生法》宣传周活动 (县卫生监督所摄)

2003～2010年如东县食品卫生监督情况表

表18-3 单位：次、人

年 度	重大活动食品卫生保障（次）	法律法规培训		立案查处违法案件（件）
		企业法定代表人培训（班次）	从业人员培训（人数）	
2003	10	3	2631	14
2004	8	3	1187	25
2005	19	4	2939	47
2006	14	3	2080	60
2007	10	2	2612	124
2008	8	2	3281	125
2009	15	3	1250	67
2010	12	2	1305	125

第四节 学校卫生

1956年，县始建学校卫生保证制度，较大规格学校相继建立学校医务室。

1979～1984年间，县对部分中小学和幼儿园进行定点健康调查，针对龋齿、沙眼、脊柱弯曲、蛔虫病等学生常见病采取防治措施，使患病率逐年下降。

1986年，县卫生局会同教育局等部门贯彻国务院10部委《保护学生视力工作实施办法（试行）》，加强中小学校保护学生视力工作的督导力度，对教室采光和学生用眼时间提出了具体要求。

1988年5月31日，县卫生局、教育局联合发出通知，要求各乡镇卫生院、各中小学认真做好肝炎、头虱及疥疮的防治工作。

1989年，县各中学及规模较大的小学均有专职卫生监督员，其他各校均有兼职卫生监督员。主要开展学生健康监测、近视眼监测以及肝炎、头虱、疥疮等防治工作。

1990年贯彻国务院《学校卫生工作条例》以及《江苏省眼镜卫生质量监督管理办法》，县卫生防疫站成立眼镜卫生质量监督管理所，加强眼镜市场管理。

1996年8月27日，卫生部《学生集体用餐卫生监督办法》颁发实施后，县对学校食堂卫生实行卫生许可证监督管理制度。

2000年6月，如东县通过全国农村学校卫生试点县的考核验收。

2001年11月，如东县获“江苏省农村学校卫生先进县”称号。

2002年9月20日，教育部《学校食堂与学生集体用餐卫生管理规定》和2003年9月21日江苏省卫生监督所《学校集体食堂卫生监督管理业务工作导则》发布后，县各学校严格加强食堂卫生的全程管理，严防食物中毒。

2004年3月17日～24日，县卫生局、教育局联合验收组对县直管学校36个食堂按照“食品卫生量化分级管理”要求进行现场验收，对非直管学校的46个食堂进行抽查。

2006年6月下旬，县卫生局、教育局组织三个检查组，对全县各类学校近200个食堂进行了专项检查和量化分级评定，通过多轮督查，185家C级以上食堂领取了卫生许可证。

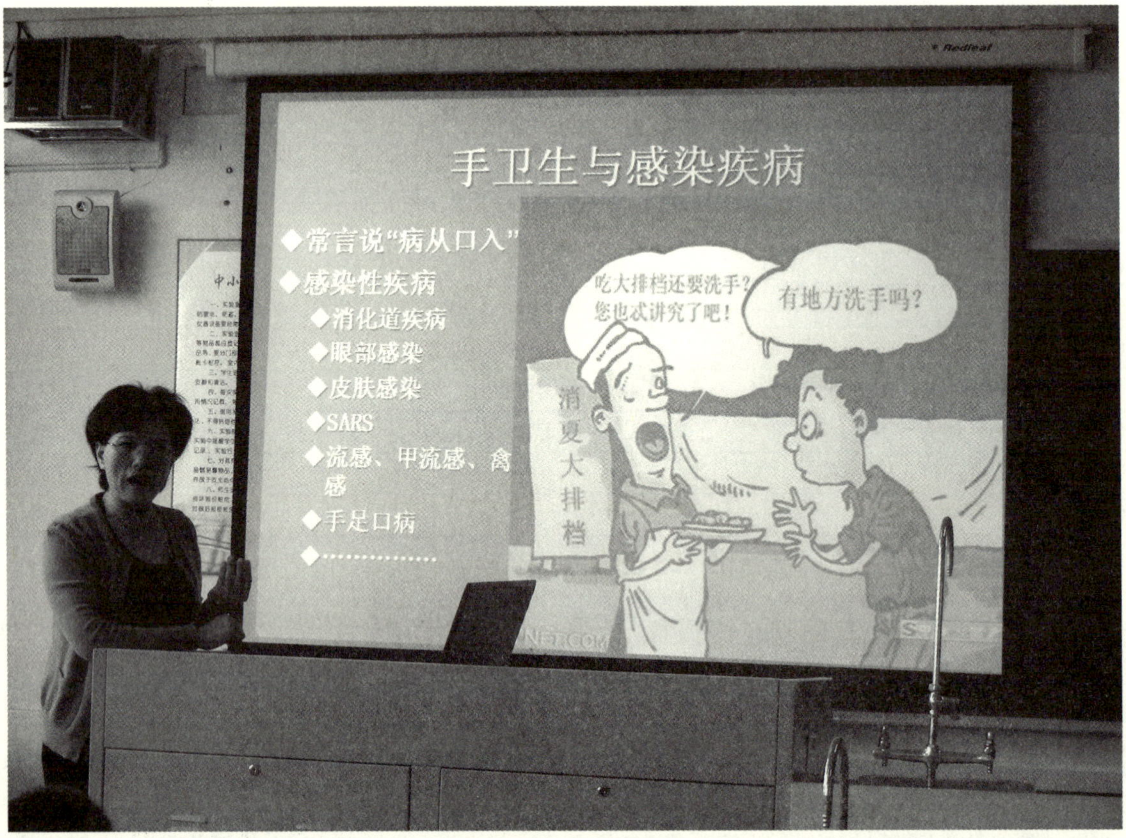

2006年10月13日，县卫生局举行纪念"世界洗手日"活动 （县卫生局提供）

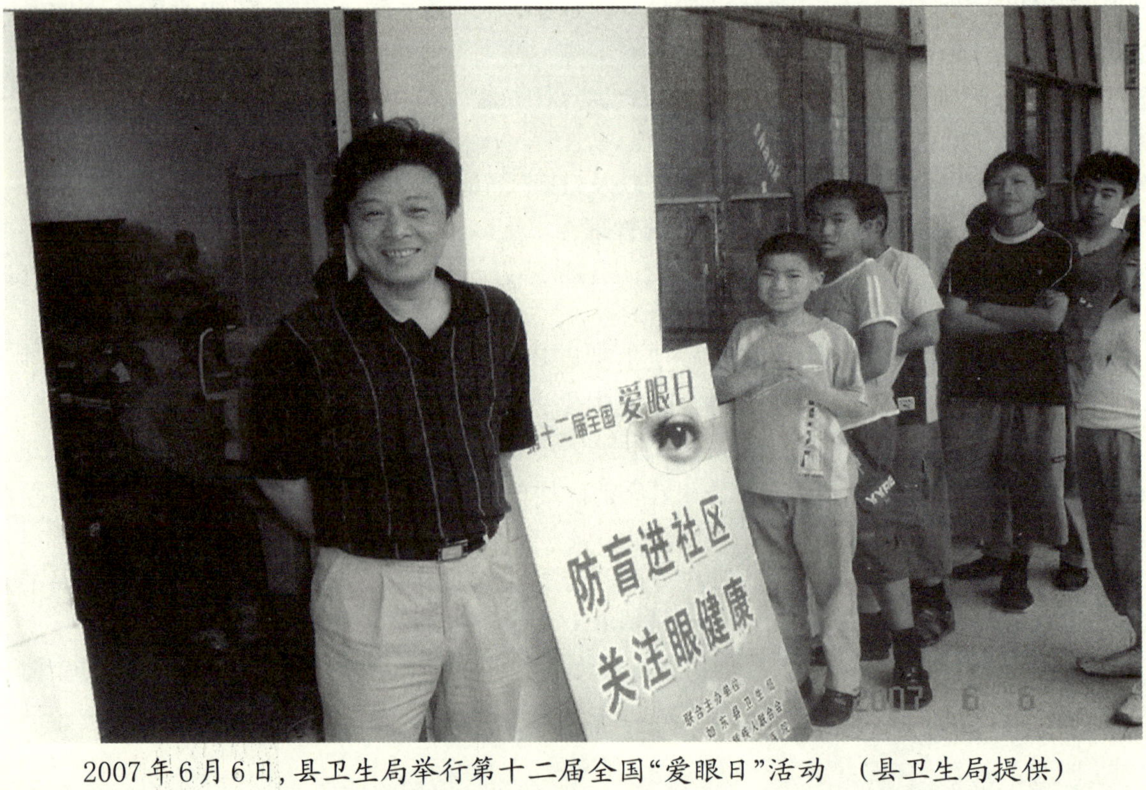

2007年6月6日，县卫生局举行第十二届全国"爱眼日"活动 （县卫生局提供）

2008年4月,根据南通市统一布署开展"蓝盾一号"专项行动,对全县144所学校的食堂、小卖部及周边食品店、餐饮店进行地毯式检查,共检查学校食堂120家、校办商店130家、学校周边商店及餐饮店167家,出动监督检查人员995人次、执法车287辆次,针对检查中发现的问题,下发《卫生监督意见书》,与各学校负责人签订《餐饮消费卫生安全承诺书》。"蓝盾一号"行动使全县校园及周边食品卫生整体状况有了很大改进。

2009年,与县教育局联合行动,分三个片对全县所有学校食堂工作人员进行集中培训,统一编制了培训教材,制作了介绍食堂先进管理经验的培训光碟,共培训学校食堂工作人员1250人,培训结束后,统一进行了考试。

2010年,全县开展学校食堂食品和饮用水卫生安全专项整治工作,学校卫生监督覆盖率100%,学校卫生合格率99%,学生健康档案合格率93%,学生头虱、疥疮等基本消灭,90%以上的学校食堂达到C级以上标准。

2000~2010年如东县学校食堂达标情况表

表18-4 单位:所

年 度	持《卫生许可证》食堂数	A 级	B 级	C 级	D 级
2000	186	94	60	17	15
2001	199	100	67	17	15
2002	234	118	85	16	15
2003	231	115	84	18	14
2004	218	110	81	13	14
2005	176	89	60	13	14
2006	217	116	76	12	13
2007	181	95	62	12	12
2008	181	96	65	10	10
2009	181	98	65	10	8
2010	178	99	66	8	5

第五节 放射卫生

一、同位素卫生

1986年,县医用同位素使用单位1个,工作人员2人,按照《放射性同位素工作卫生保护管理办法》实施监督监测,发放"江苏省放射性同位素许可登记证"。

2000年,医用同位素使用单位增至2个。

2010年,医用同位素使用单位2个,同位数使用工作人员11人,年总活度为169TBg。

二、放射卫生

1978年4月,卫生部《医用诊断X线机防护规定》下发后,县人民医院采用"管集屏"方法防护试行,然后逐步推广。

1983年1月，县卫生防疫站研制的“医用X光机简易防护装置”获南通地区科技成果四等奖。

1986年，县有医用X线诊断机使用单位58个、X线机90台、放射工作人员43人，按照国家卫生部《医用X线诊断机防护规定》要求，实行一机一卡制度，建档率100%，并按《江苏省医用X线诊断机使用许可证发放办法》，由省市专家测试后，申请颁发了“使用许可证”。

1989年10月24日，国务院《放射性同位素与射线装置放射防护条例》（简称《条例》）颁发后，县全面贯彻，向放射工作单位和放射工作人员发放《条例》200份，按照《条例》新要求进一步完善放射工作单位《使用许可证》制度。

1990年4月7日，江苏省卫生厅《江苏省放射工作人员证实施办法》颁发后，县举办培训班，对所有放射工作人员进行防护知识培训，考试合格后，审请颁发“江苏省放射工作人员证”，全县发证96份。

1994年，南通市组织6县（市）放射防护工作互查，县取得较好成绩。

1995年6月，如东县获“南通市放射卫生综合监督管理示范县”称号。7月，县购置FJ～427型热释放光个人剂量仪及辅助设备。8月，县成立以副县长丁慰祖为组长的县创建省级放射卫生防护综合监测管理示范县工作领导组。

1998年12月，如东县获“江苏省放射卫生示范县创建先进县”称号。

2004年4月，《放射性同位素与射线装置工作许可证》废止，重新检测合格后，县全面换发《放射工作卫生许可证》。

2008年，根据江苏省卫生监督所文件，开展医疗机构放射防护专项监督检查。

2009年，建立医疗机构放射装置卫生档案，同时开展放射防护专项检查。

2010年，县有43个医用诊断X线机使用单位，86个放射源（其中医用诊断79个，医用治疗3个，核医学4个），144名放射工作人员，按工种分：执业医师100人、执业技师44人，按岗位分：医用诊断127人、医用治疗12人、核医学5人。县疾病预防控制中心对辖区所有幅射源工作单位工作场所及环境各监督1次，其监测医用X线机98台，外照射监测1982点次，合格率99%，表面污染检测302点次，合格率100%，监测同时进行复检，对放射工作人员个人监测100人，全部建档，人均年剂量当量为1.82mSv。健康体检68人，发现白细胞异常1人，晶体点混浊1人。

第六节　公共场所、生活饮用水卫生

1987年4月1日，国务院《公共场所卫生管理条例》颁发后，县卫生局举办《公共场所卫生管理条例》培训班，全县卫生监督人员及各区卫生所负责人参加学习培训。

1988年1月始，对县政府所属招待所等公共场所进行监测监督工作试点。6月，对相关场所工作人员进行预防性健康体检。12月，经南通市培训考试并报省审批，县人民政府任命卫生防疫站李秀兰、徐治、康卫宁、贾建华、谢锦明、刘洪、徐春林等人为县首批公共场所卫生监督员。

1989年，县担任完成基本公共场所卫生情况调查。

1990年，县担任完成公共场所卫生监测工作全面开展。

1991年3月11日，卫生部《〈公共场所卫生管理条例〉实施细则》颁发后，县对照《细则》，规范公共场所卫生监测程序。

1992年1月，县人民政府《关于加强公共场所预防性卫生监督意见》下发后，全县公共场所卫生监督工作纳入正常性管理轨道。

1993年，县人民政府颁发《如东县高层房屋水箱清洁消毒具体规定》。对全县高层房屋水箱清洁消毒工作提出了具体要求。

1996年7月9日，建设部、卫生部《生活饮用水卫生监督管理办法》颁发后，县制定生活饮用水二次供水场所监管措施。

1997年，县始行《集中式供水卫生许可证》制度。

2000年，县开展公共场所卫生信得过单位评选活动。

2003年8月，县卫生监督执法人员对县城内14家纯净水生产企业现场卫生状况进行突击检查，并邀县电视台、广播电台记者随行采访报道。

2005年，县开展集中式供水单位普查，并对不符合卫生要求单位下发卫生监督意见书。

2006年，县对65家集中式供水单位进行全方位卫生监督检查，并把检查情况向当地政府书面通报。

2007年，县卫生局举办《公共场所卫生管理条例》学习班，同时开展《公共场所卫生管理条例》实施20周年成果展示和经验交流会等系列纪念活动。

2008年，开展沐浴场所、住宿场所专项整治，开展网吧、舞厅等公共场所排查工作，下发《关于开展集中式供水单位卫生安全隐患排查治理工作的紧急通知》，开展对全县集中式供水单位卫生安全隐患排查。会同水务、建设、环保等部门联合开展集中式供水单位检查。

2009年，开展美容美发业专项监督检查。组织召开全县集中式供水单位负责人培训班，编写集中式供水单位卫生管理档案。组织开展全县集中式供水单位专项检查，向县、镇两级政府通报检查情况。

2010年，推进公共场所卫生监督量化分级管理工作，对住宿业、游泳场所进行量化分级评定。下发《关于切实加强生活饮用水卫生监督监测工作的通知》。开展全县集中式供水单位专项检查，向县政府上报《2010年全县农村生活饮用水卫生安全监督监测情况的报告》。

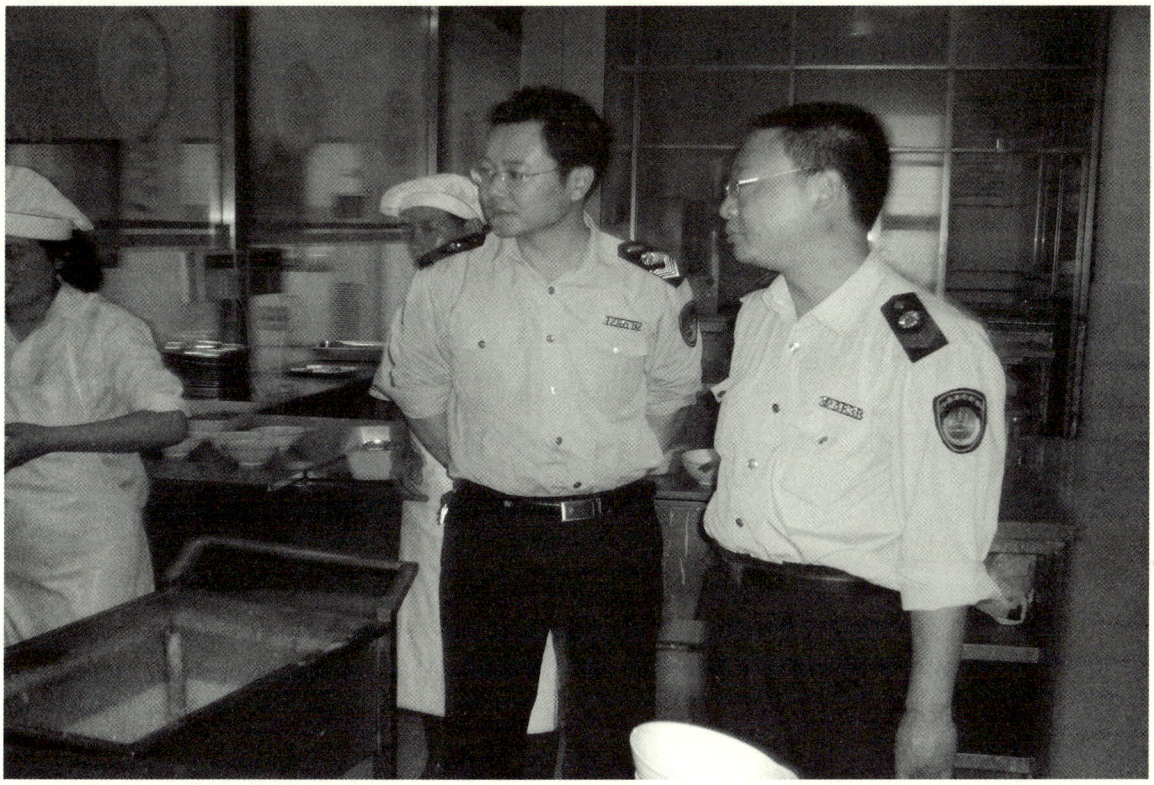

2008年5月27日，县卫生监督所开展高考卫生工作检查　（县卫生监督所提供）

1987～2010年如东县公场共所卫生监督情况表

表18-5 单位:次

年度	持《卫生许可证》数	监督		立案			
		入户次数	入户覆盖率%	立案数	停业整数	处罚	吊销《许可证》
1987	286	292	100	/	/	/	/
1988	312	328	100	7	1	1	5
1989	338	356	100	10	2		8
1990	346	382	100	10	1	3	6
1987	286	292	100	/	/	/	/
1988	312	328	100	7	1	1	5
1989	338	356	100	10	2		8
1990	346	382	100	10	1	3	6
1991	386	421	100	13	2	3	8
1992	412	426	100	8	4	2	2
1993	438	453	100	18	8	4	6
1994	441	462	100	17	7	2	8
1995	452	480	100	23	6	5	12
1996	459	462	100	20	5	6	9
1997	468	498	100	20	3	6	11
1998	482	512	100	22	5	5	12
1999	486	525	100	24	2	6	16
2000	492	536	100	25	3	4	18
2001	513	532	100	31	2	8	21
2002	498	520	100	29	4	5	20
2003	495	520	100	19	3	5	11
2004	493	532	100	22	2	4	16
2005	488	512	100	16	3	3	10
2006	482	536	100	25	3	2	20
2007	467	482	100	4	1	1	2
2008	435	870	100	38	—	18	—
2009	441	882	100	—	—	—	—
2010	449	894	100	1	—	1	—

1997～2010年如东县集中式供水卫生监督情况表

表18-6 单位:件、次

年度	使用许可证数	监督(件)		立案(件)			
		入户次数	入户覆盖率%	立案数	停业整数	处罚	吊销《许可证》
1997	20	40	100				
1998	22	75	100	2	1	1	
1999	28	77	100	4	1	3	

续表18-6 单位:件、次

年 度	使用许可证数	监 督(件)		立 案(件)			
		入户次数	入户覆盖率%	立案数	停业整数	处 罚	吊销《许可证》
2000	32	80	100	6		6	
2001	36	81	100	4	1	3	
2002	38	81	100	3		3	
2003	42	87	100	3	1	2	
2004	56	87	100	5	2	3	
2005	58	89	100	3	1	2	
2006	65	87	100	32		2	30
2007	35	87	100	1		1	
2008	34	140	100	0	—	—	—
2009	34	142	100	0	—	—	—
2010	32	138	100	0	—	—	—

第七节 医疗机构卫生监督管理

1986年,县依据国务院1951年颁布的《医院诊所管理暂行条例》,对医疗机构实行管理。

1994年2月26日,国务院《医疗机构管理条例》(1994年9月1日)正式实施,县卫生局举办《医疗机构管理条例》学习班3期,150余名医疗单位负责人参加。8月31日前核发《医疗机构执业许可证》82份。后定期不定期复检核检。

2003年4月,县卫生监督所设医疗卫生监督科,专门负责医疗机构监督管理。建立全县医疗机构管理档案,医疗机构监督管理常态化、制度化、规范化。

2004年,县依据《医疗机构管理条例》取缔4个非法行医机构。开展全县医疗机构消毒隔离制度执行情况专项监督检查。查处单位和个人非法经营预防用生物制品案件3起,共没收生物制品100多盒,价值近8000元。

2005年,县成立"如东县打击非法行医专项行动工作领导小组"。县卫生局将打击非法行医任务交予县卫生监督所。全年立案查处各类非法行医案件35件,其中取缔5家,责令改正35家,罚款4万余元,没收非法所得和药品器械价值人民币4万余元。

2006年,依据江苏省打击非法行医专项行动领导小组下发的《2006年打击非法行医专项行动工作计划》,在全县范围开展了代号为"飓风行动"的系列活动。经过整治,非法行医活动受到了一定程度的打击。

2007年,联合公安、媒体等多部门打击非法行医钉子户,效果显著。对14家手术室空气等采样检测不合格的单位进行了行政处罚,进一步加强了医院消毒管理。12月,首次对全县的厂、校医务室、个体诊所进行全面检查。是年,县在用"医疗机构执业许可证"476份,其中公立医疗机构31份,民营医疗机构115份,社区卫生服务站240份,混合所有制医疗机构90份。

2008年,第一次举办"如东县医疗市场监督管理培训班",编写了培训教材,培训对象为全县卫生监督员和各卫生所医疗服务监管人员。开展了以打击城乡结合部无证行医黑诊所为重点的"蓝盾二号"专项行动,进一步规范了全县医疗市场秩序。

2009年，开展了全县厂校医务室"医疗机构执业许可证"核查工作，注销了4家厂校医务室的《医疗机构执业许可证》。

2010年，加大对违法行医的查处力度，全年共立案医疗卫生监督类案件78起，其中非医师行医类案件37起(其中无证牙科25件)，乡村医生以家代室类案件21起。卫生部出台《传染病防治日常卫生监督工作规范》，明确县级以上地方人民政府卫生行政部门及其卫生监督机构开展传染病防治日常卫生监督的职责、内容及方法。针对上半年手足口病流行趋势，县卫生监督所对基层医疗机构滞留手足口病患者的情况进行了专项检查。

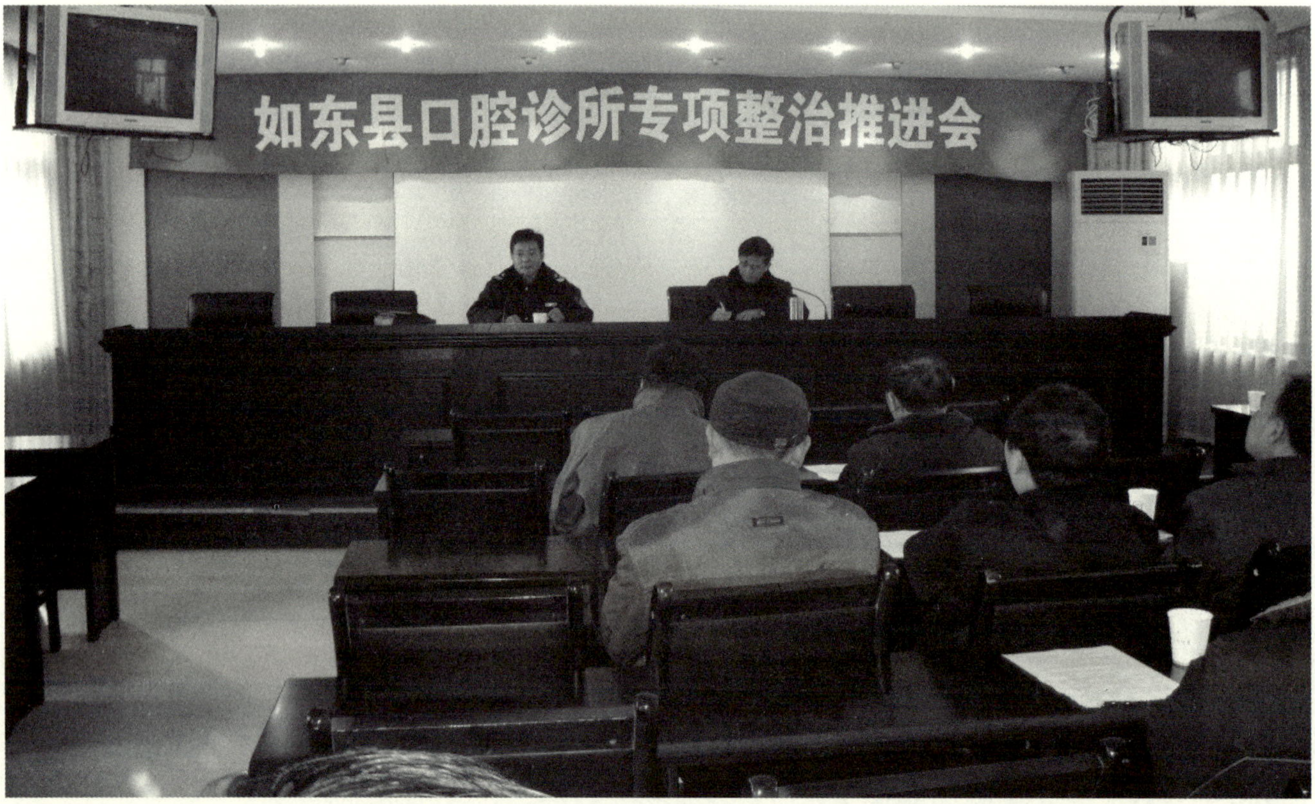

2010年3月20日，县卫生局召开"全县口腔诊所专项整治推进会议" (县卫生监督所提供)

第六编　妇幼保健

综　述

旧时，如东县妇女、婴幼儿童健康状况甚差，社会弃婴较多、妇幼常见病亦多。

1949年前，各乡镇均设保婴局、育婴堂收养弃婴。保婴局、育婴堂皆为社会慈善机构，难以解决儿童实质问题。全县有6名助产士，农村产妇生产，主要靠旧式接生婆接生。略知名接生婆仅10多人。妇女常见病诊断与治疗主要靠乡村中医妇科医生。

1950年3月，县立人民医院负责全县妇幼卫生工作。

1953年4月，建立“如东县妇幼保健站”，妇幼卫生工作纳入专业发展轨道。

1956年4月26日，县妇幼保健站改称“如东县妇幼保健所”。

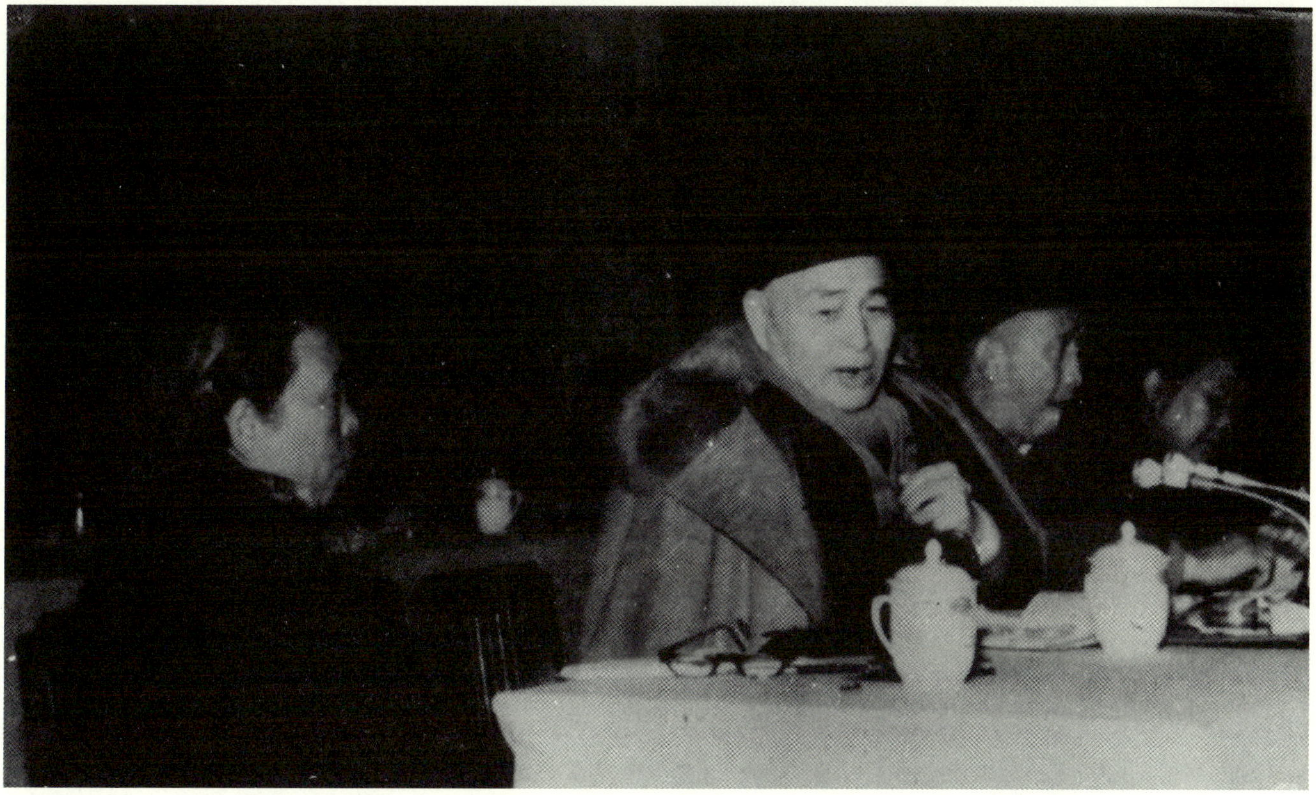

1977年11月20日，卫生部副部长钱信忠（左二）在“全国妇幼卫生如东现场会议”上讲话

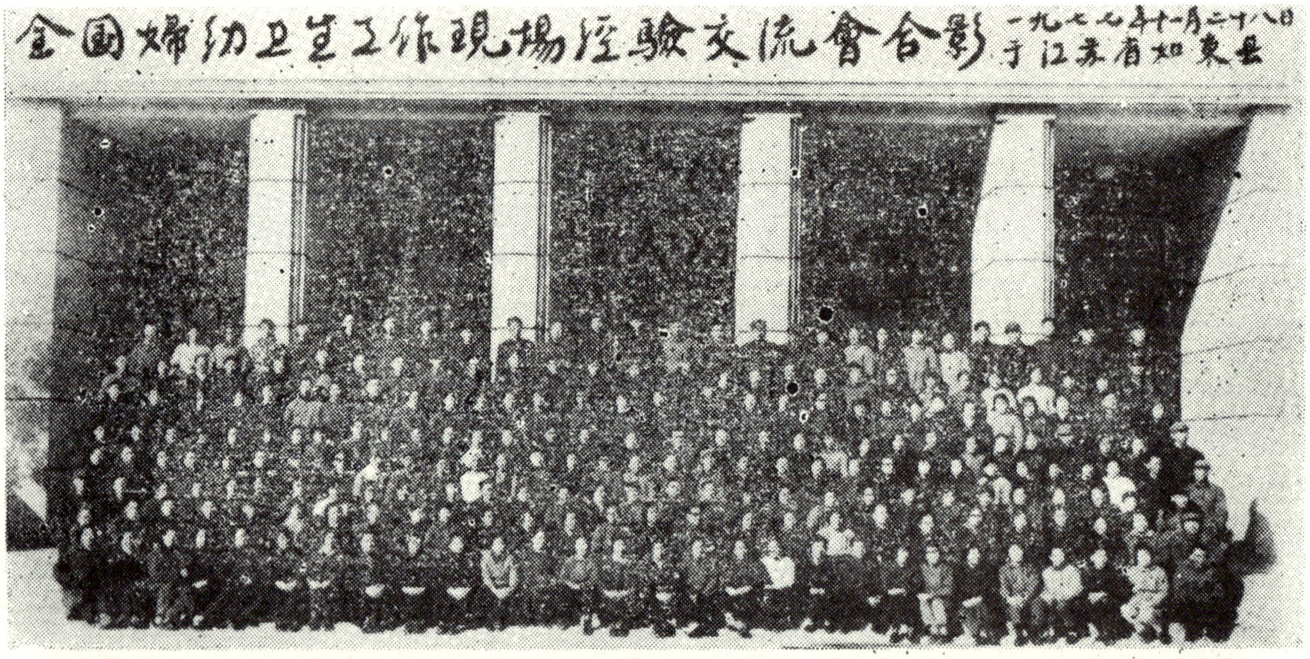

1977年11月28日，“全国妇幼卫生工作现场经验交流会议”代表在掘港镇合影 （县妇幼保健所）

1975年，县初步建立起覆盖全县的妇幼卫生网络。

1977年6月10日～17日，“江苏省计划生育、妇幼卫生幼托工作先进集体和先进个人代表大会”在县召开。11月20日～12月1日，“全国妇幼卫生工作现场经验交流会议”在掘港镇召开。

1982年，县成为全国首批10个妇幼卫生示范县之一。

1986年，按照卫生部《妇幼卫生工作条例》要求，启动妇幼卫生工作规范化建设工程。其后，县妇幼卫生工作全面推进，妇女儿童健康水平相应提高，全县及相关集体和个人获得国家及省市表彰。

1997年，如东县获“江苏省爱婴县”称号。

2006年，如东县为“中国十省农村7岁以下儿童体格发育调查研究”，全国40个样本县之一。

2009年，江苏省农村妇女宫颈癌与乳腺癌检查项目试点，将如东列为13个试点县之一。

2010年，按照全南通市统一部署，开展“江苏省农村妇女宫颈癌与乳腺癌检查项目试点”工作。

第十九章　妇幼保健资源

概　述

1953年4月，建立“如东县妇幼保健站”，时有工作人员8人，平房建筑100平方米。此外亦有数名助产士、数10名接生婆。

1985年12月，县妇幼保健所有工作人员26人，房屋建筑1849平方米，价值1万元的图书设备。全县有妇儿工作人员120人，乡村医生482人。

2010年12月，县妇幼保健所有工作人员28人，建筑工程1300平方米，价值190万元的图书设备。全县妇产科设床位387张，配专业医师222人。全县儿科设床位88张，配儿科专业医师40人。

第一节　妇幼保健体制

旧时，如东县有无妇幼卫生保健机构，资料无记载。

1950年3月，如东县妇幼卫生保健工作由县立人民医院组织实施，具体任务由各区卫生所包片完成。

1953年4月，建立“如东县妇幼保健站”，成为全县妇幼卫生保健工作管理的专业机构。在其前后，各乡建立接生站。

1956年4月26日，更名为“如东县妇幼保健所”。

1958年，各乡卫生院成立(其时称人民公社卫生院)，卫生院建立妇产科，各接生站自行归入乡卫生院。

1969年，各村建立卫生室，相应承担各村组的妇幼卫生保健任务。

1985年12月，覆盖全县的县、区、乡、村等四级妇幼卫生保健网络初步建立。县级妇幼卫生服务网由县妇幼保健所为主，并由县人民医院、县中医院、县计划生育指导站相协同组成；区级妇幼卫生保健网由8个区卫生所妇幼保健组为主，并由7个中心卫生院的妇产科、儿科相协同组成；乡级妇幼卫生保健网由52个乡镇卫生院防保组为主，并由各乡镇卫生院的妇产科及儿科组成；村级妇幼卫生保健网由719个村卫生室组成。

1987年，各区卫生所撤销后，各片妇幼保健任务由各中心卫生院承担。其后，卫生体制几度变化，妇幼卫生保健网络亦在变化中充实、加强和完善。

2010年12月，县建立起与形势和任务相适应的覆盖全县的县、镇、村等三级妇幼卫生保健网络。县级妇幼卫生保健网络由县妇幼保健所为主，县人民医院、县中医院、县计划生育指导站、县第四人民医院的妇产科、儿科组成；镇级妇幼卫生保健网络，由14个镇卫生所的妇幼保健组和14个社区卫生服务中心的妇产科、儿科为主，并由32个改制医院的妇产科、儿科为补充组成；村级妇幼卫生保健网络由240个农村社区卫生服务站组成。

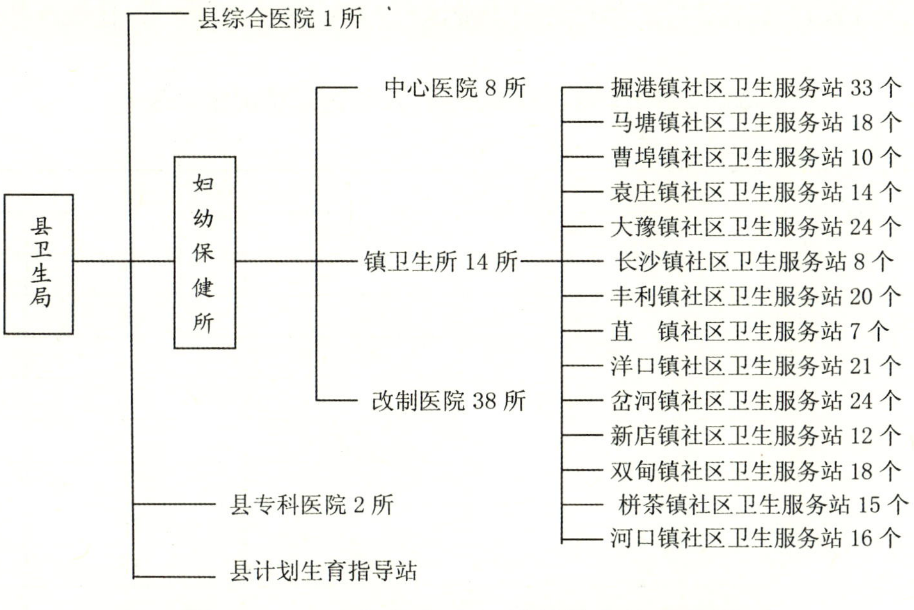

图6-1　2010年如东县妇幼保健网络示意图

第二节 妇幼保健队伍

1949年前，如东县妇幼卫生保健人员甚少，资料仅有助产士6人以及知名度较高旧式接生婆9人的记载。

1964年，县级中心卫生院有妇产科医师4人，助产士21人，49个乡镇卫生院有助产士76人。此外，区、乡卫生院配有儿科医生1～2人，全县村乡区（大队）还有接生员365人。

1985年12月，全县计有妇幼保健人员1275人，其中妇产科、儿科等专职人员120人，乡村医生482人、乡村卫生员794人。

2010年12月，全县妇产科设床位387张，配专业医师222人（主任医师3人、副主任医师13人、副主任中医师1人、主治医师121人、主治中医师3人、住院医师79人、中医师2人）。其中县人民医院妇产科设床位58张，配专业医师13人（主任医师2人、副主任医师6人、主治医师3人、住院医师2人）。县中医院妇产科中西医结合设床位40张，配中西医结合专业医师13人（副主任医师1人、副主任中医师1人、主治医师3人、主治中医师3人、住院医师3人、中医师2人）。县第四人民医院普通妇产科设床位10张，配专业医师4人（副主任医师1人、主治医师2人、住院医师1人）。县计生指导站设床位10张，配专业医师4人（主任医师1人、主治医师1人、住院医师2人）。中心卫生院妇产科设床位133张，配专业医师53人（副主任医师5人、主治医师31人、住院医师17人）。乡镇卫生院妇产科设床位136张，配专业医师71人（主治医师46人、住院医师25人）。县妇幼保健所妇产科专业医师8人（主治医师5人、住院医师3人）。其他医疗机构配妇产科专业医师56人（主治医师31人、医师25人）。全县儿科设床位88张（西医床位48张、中西医结合床位40张），配儿科专业医师40人（主任医师2人、主任中医师1人、副主任医师4人、副主任中医师2人、主治医师16人、主治中医师2人、住院医师12人、中医师1人）。其中县人民医院设儿科床位48张，配专业医师10人，其中主任医师1人、副主任医师4人、主治医师2人、住院医师3人。县中医院设中西结合床位张40张，配中西专业医师8人，其中主任中医师1人、副主任中医师2人、主治中医师2人。主治医师1人、中医师1人、医师1人。县妇幼保健所儿科专业医师10人（主任医师1人、主治医师5人、住院医师4人）。其他医疗机构配儿科专业医师12人（主治医师8人、住院医师4人）。

1985～2010年如东县妇产科、儿科医师情况统计表

表19-1 单位：人

年度＼项目	妇产科、儿科医师	正高级	副高级	中级	初级
1985	174			3	171
1986	176			4	172
1987	178			4	174
1988	180		3	6	171
1989	185		3	7	175
1990	187		4	8	175
1991	188		4	10	174
1992	190		4	18	168
1993	193		4	26	163
1994	196		4	32	160

续表19-1　　单位:人

年度＼项目	妇产科、儿科医师	正高级	副高级	中　级	初　级
1995	198		6	36	156
1996	199		7	42	150
1997	200		13	48	149
1998	203		17	58	128
1999	207		22	62	123
2000	208	1	23	68	118
2001	209	1	25	72	111
2002	211	4	28	76	103
2003	213	7	28	78	100
2004	218	11	29	84	94
2005	225	11	28	94	92
2006	226	11	28	96	91
2007	228	10	28	96	94
2008	239	10	29	106	94
2009	240	10	29	106	95
2010	257	11	30	109	107

第三节　妇幼保健装备

1985年12月,如东县妇幼保健所主要设备有:50毫安X光机、心电图机、B型超声波诊断仪、病理切片机、血气分析仪、万能产床、综合产床、光学显微镜等。总价值5万元。

2010年12月,如东县妇幼保健所新增主要设备有:电脑20台、面包车1辆以及黑白B超、X光机、儿童听力筛查仪等仪器设备总价值176万余元。

2010年如东县妇幼保健所主要设备情况表　(万元以上)

表19-2　　单位:台、辆

序 号	资产名称	计量单位	数　量
1	尿分析仪	德国拜耳50型	1
2	X光放射机	200μm	1
3	X光放射机	50μm	1
4	红外线乳腺诊断仪		1
5	血球计数仪	迈瑞公司BC-2000型	1
6	黑白B超	美国通用GE	1
7	耳声发射听力筛查仪	GIS-70型	1
8	儿童智商测试仪	美国NJ-12	1
9	儿童视力筛查仪	美国伟伦14011	
10	电子阴道镜	SCC	1
11	自动血液分析仪	MTN	1

续表19-2　　单位:台、辆

序 号	资产名称	计量单位	数　量
12	彩超	意大利百胜	1
13	胎儿监护仪		1
14	救护车		1

第四节　科室设置

1985年12月,县妇幼保健所设文书室、妇女保健组、儿童保健组、门诊部、总务科。

1993年,文书室更名办公室,组改科。

2010年12月,县妇幼保健所设群体保健科(基层指导组、健康教育组、信息管理组)、妇女保健科(围产期保健组、更年期保健组、妇女心理卫生组、妇女营养组、妇女病查治组)、儿童保健科(儿童普通保健组、儿童眼保健组、儿童耳鼻咽喉保健、儿童营养组、儿童心理卫生组)、生殖保健科(婚前保健、节育技术)、青春期保健科、口腔保健科、医技科(医学影像室、医学检验室、药事室)、财务后勤科、办公室9个一级科室,并按照上级工作要求设置相应的二级工作组。

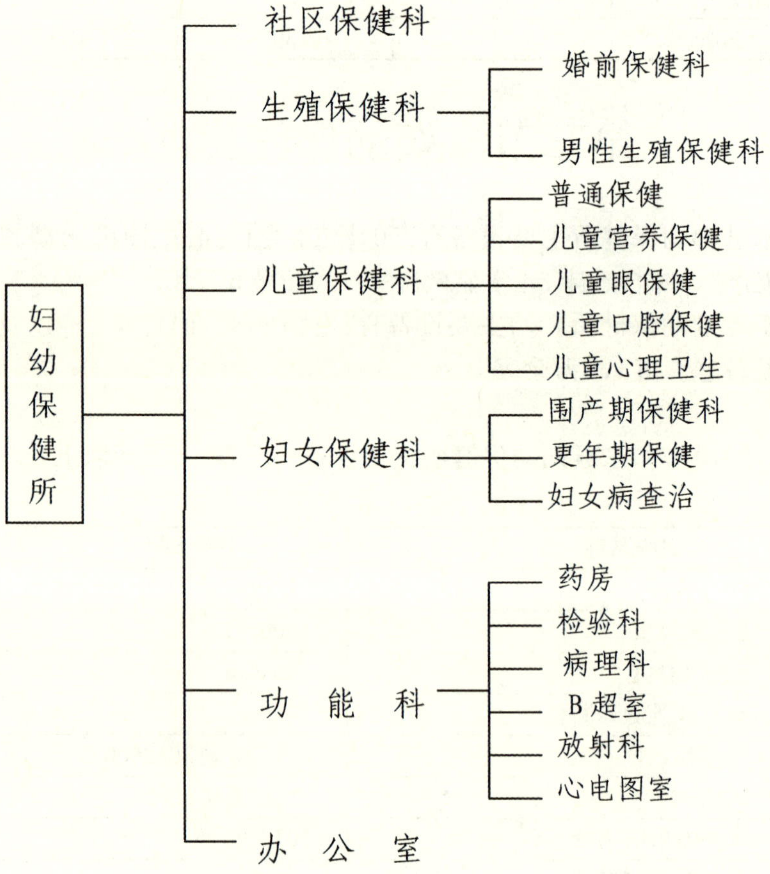

图6-2　2010年如东县妇幼保健所科室设置图

第二十章　妇女保健

概　述

旧时，如东县妇女卫生工作状况甚差。孕妇分娩主要靠旧式接生婆上门接生。妇科疾病主要依靠乡村中医妇科医生配药治疗。

1949年10月1日，中华人民共和国成立后，县妇女卫生工作逐步展开，孕产妇保健、妇女病查治、妇女劳动保护、计划生育技术服务、婚前医学检查、高危孕产妇管理和产妇死亡监测等工作均有较快进展并获较好社会效果。

2000～2010年，如东县基本公共卫生服务妇幼保健项目和重大妇幼卫生服务项目逐渐深入实施，母婴保健技术服务、爱婴医院、产科建设长效管理到位，各项妇幼卫生工作有序开展。

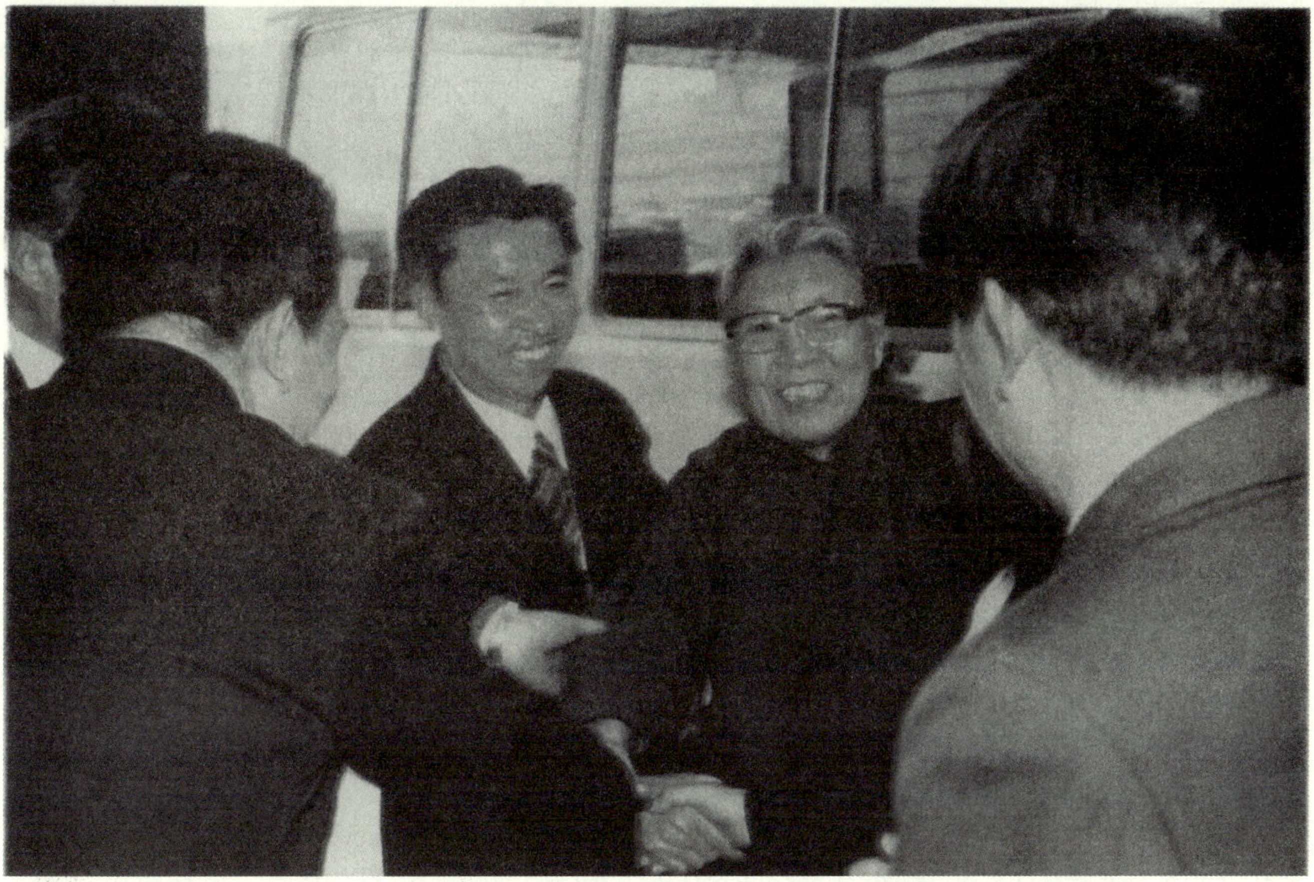

1987年4月28日，国家计划生育委员会顾问栗秀贞(左二)视察县妇幼保健所

第一节　孕产妇保健

1949年前，如东县有6名新法接生的助产士。绝大多数孕产妇均在家中分娩，由旧接生婆上门接

生，其风险甚大，产妇、新生儿死亡亦多。

1949年后，如东县逐步推广新法分娩。

1950年3月，县立人民医院配备5名助产士负责新法分娩技术的传授推广工作。

1951年，县卫生院举办3期新法接生技术培训班，73名旧接生婆接受培训，学习新法。

1953年，全县建立13个新法接生站。

1958年，全县建立251个农村产院，多数产妇住院分娩。

1964年，全县乡镇卫生院配备助产员74人，村队配备新法接生员365人，新法接生基本推开。

1985年12月，卫生部在首都儿科研究所举办首批“全国妇幼卫生示范县超声诊断学习班”，县妇幼保健所派员参加，并获得结业证书。随后，县妇幼保健所获得联合国儿童基金会援助的美国阿洛卡B超仪1台，开展产前B超诊断技术。

1986年，贯彻卫生部《全国农村孕产妇系统保健管理工作标准》，县妇幼保健所妇保门诊和各医院门诊妇产科开展早孕检查、产前5次检查，产后3次家访和常规家访。5月，县在新光乡蔡桥村、双甸乡杨庄村、新店乡月池村，开展孕产妇系统保健管理的试点工作。

1987年8月，卫生部颁布《全国城市围产保健管理办法(试行草案)》。全县实行住院分娩，取缔个体接生和村卫生室接生。

1988年，县全面启动医院妇产科规范化建设，改善产科的接生和住院的产科应急能力及工作质量。

1989年2月，县举办3期孕产妇系统保健理论知识培训班，学习卫生部颁布《农村孕产妇系统保健管理办法(试行)》，全县妇产、妇保人员培训结业成绩均合格以上。

1994年，县成立以妇产科和妇女保健专家组成的“县围产保健协作组”并定期举行会议，分析全县围产工作形势，针对存在问题，提出改进办法。全县始行围产期保健卡制度。

1995年6月1日，县开展健康咨询活动，广泛宣传《中华人民共和国母婴保健法》。

1996年6月，县妇幼保健所4名工作人员成为母婴保健法监督员。

1997年1月，全县统一使用公安部、卫生部统一印制的《出生医学证明》，对1996年1月1日后出生的小儿进行签发。12月，南通市组建“母婴保健医学技术鉴定委员会”，县妇幼保健所副所长顾美芳任副主任委员。是年，县为43个单位发放“母婴保健技术服务执业许可证”，其中，婚前保健单位1个、助产技术服务单位42个。经培训、考试考核，获得“母婴保健技术考核合格证书”246人，其中婚检医生18人、助产技术服务人员228人。

1998年3月，全县225人获得母婴保健技术服务(助产)考核合格证。是年，全县各村均达到国家下达的农村孕产妇系统保健管理的标准。

1999年4月，县妇幼保健所在南通市妇幼卫生工作会议上以“抓住保健工作重点，提高母婴健康水平”为题介绍了县妇幼保健所贯彻《中华人民共和国母婴保健法》的经验和做法。

2001年6月，县对岔河、河口、城南、长沙4个镇宣传贯彻《中华人民共和国母婴保健法》及婚前医学检查、助产技术服务工作进行考察检查。

2002年7月，县为213名助产(妇产)人员颁发《母婴保健技术考核合格证书》。11月，对全县43家申请从事助产技术服务的医院，对照《江苏省助产技术服务评审细则》进行复核评审，有34家医院首批获准开展此项工作，由县卫生局颁发“母婴保健技术服务执业许可证(助产)”。

2005年3月，县卫生局下发《关于公布助产技术服务执业许可单位的通知》，明确许可单位为29家医院(其中有6家医院不得剖宫产)，至10月通过验收获得许可35家；对尚未许可的医院提出了限期整改的要求。同时，根据上级要求，对全县163名计划生育技术服务人员考核换发了“计划生育技术服务合格证”。

2006年，县在对从事助产技术和计划生育技术服务的单位加强督查和指导的同时，结合《南通市一级医院妇女保健和妇产科建设标准》文件要求，认真部署落实。4月份，组织部分中心级卫生院和民营医院相关人员赴如皋参加了一级医院产科建设先行单位现场会，从人员配置、硬件设施、制度建设、配套建设等方面统一了建设要求。8月，县召开全县医院院长、妇产科负责人和各镇卫生所所长参加的产科建设推进会，参观了马塘医院、沿南医院两个现场。年底前建成5所，暂停助产技术服务的8所。

2007年，县加强高危孕产妇的筛查与管理，降低高危产妇的发生率，做好早孕建卡、产前检查及产前筛查、产后访视，大力推进产科标准化建设。11月，县卫生局发文"关于公布母婴保健技术服务评审合格单位的通知"公布评审合格单位25家(其中5家单位不可开展剖宫产)，换发"母婴保健技术服务执业许可证"。同时，根据统一参加省市考核考试情况，全县192名妇产(助产)人员合格。

2009年4月，县卫生局发文组织开展全县孕妇产前筛查工作。5月，县卫生局启动妇幼保健信息系统建设。

2010年3月，按照国家、省、市统一部署，全县组织实施农村孕产妇住院分娩补助、农村妇女增补叶酸预防神经管缺陷项目，并对2009年1月以后符合补助政策的住院分娩孕产妇进行回补。4月，新一轮换证前，增发6家至31家医院持证开展母婴保健技术服务。12月，新一轮评审换发"母婴保健技术服务执业许可证"，26家单位评审合格发证。

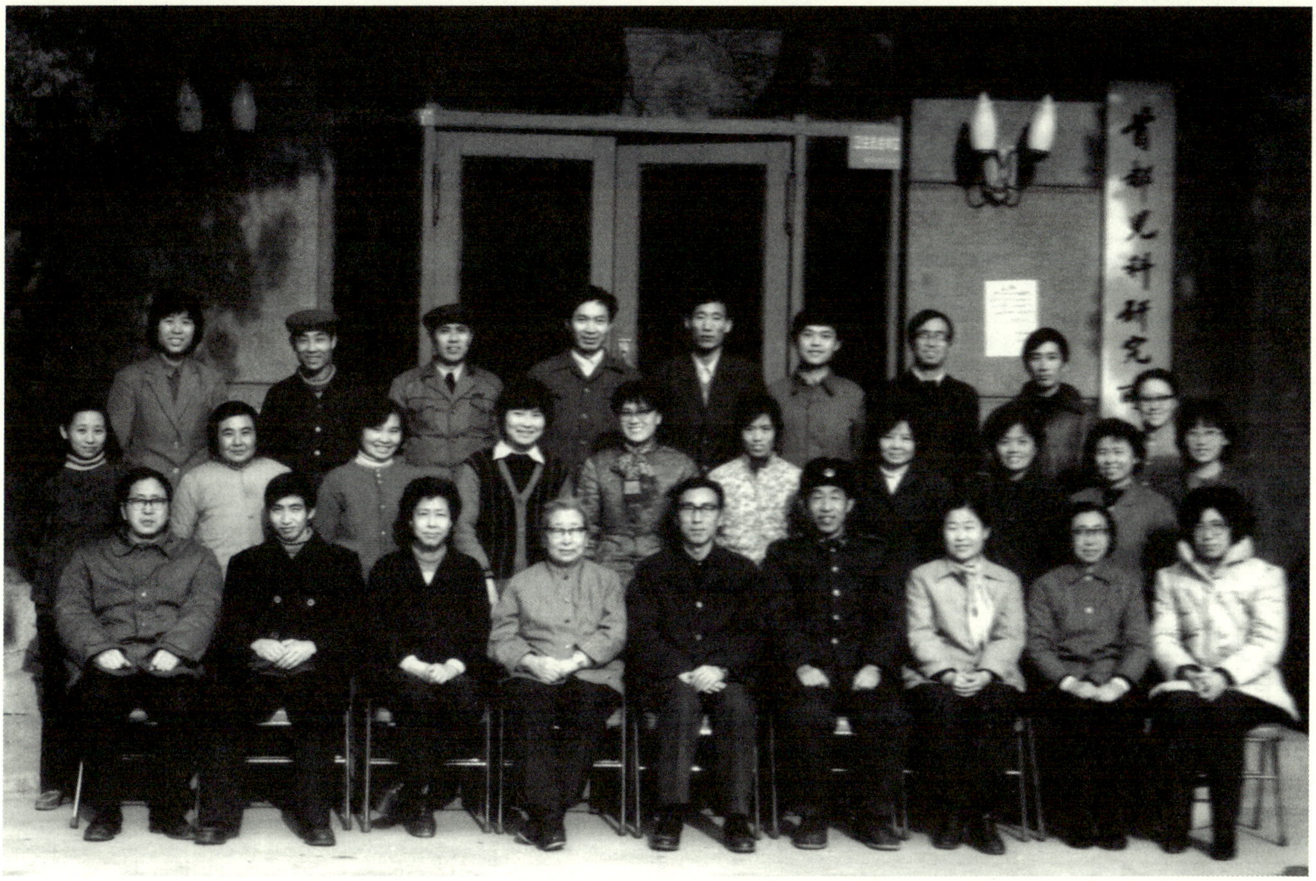

1985年12月21日，县妇幼保健所出席"全国妇幼卫生示范县超声诊断学习班"　(县妇幼保健所提供)

1963～1985年如东县新法接生情况统计表

表20-1　　　　单位:例

年　度	接生总数	新法接生数	新法接生率%
1963	33659	31208	92.71
1964	33273	30309	91.09
1973	13678	13110	95.84
1974	11747	11195	95.30
1975	11696	11382	97.31
1976	10546	10465	99.22
1977	10755	10730	99.76
1978	11487	11483	99.96
1979	11232	11224	99.93
1980	8921	8921	100
1981	11697	11696	99.99
1982	12420	12411	99.93
1983	8117	8116	99.99
1984	6831	6831	100
1985	9229	8960	99.97

1986～2010年如东县新法接生、科学接生统计表

表20-2　　　　单位:例

年　度	接生总数	新法接生数	新法接生率(%)	其中科学接生数	科学接生率(%)
1986	16524	16351	98.95	10899	65.96
1987	17706	17663	99.76	15766	89.05
1988	14702	14699	99.98	13939	94.81
1989	13947	13945	99.99	13111	94.01
1990	13703	13703	100	11203	81.76
1991	11759	11759	100	9609	81.72
1992	11939	11939	100	10448	87.51
1993	11274	11274	100	9854	87.40
1994	10364	10281	99.20	10281	99.20
1995	9911	9911	100	9010	90.91
1996	8371	8324	99.44	7938	94.83
1997	7705	7665	99.48	7428	96.40
1998	6341	6341	100	6138	97.81
1999	5714	5714	100	5653	98.93
2000	5391	5391	100	5338	99.02
2001	5164	5164	100	5164	100
2002	5233	5233	100	5233	100
2003	5066	5066	100	5066	100
2004	5373	5373	100	5373	100

续表20-2　　　　单位：例

年　度	接生总数	新法接生数	新法接生率(%)	其中科学接生数	科学接生率(%)
2005	4890	4890	100	4890	100
2006	4672	4672	100	4672	100
2007	4615	4615	100	4615	100
2008	4528	4528	100	4528	100
2009	4782	4782	100	4782	100
2010	5064	5064	100	5064	100
合计	214384	213998	99.82	175711	93.61

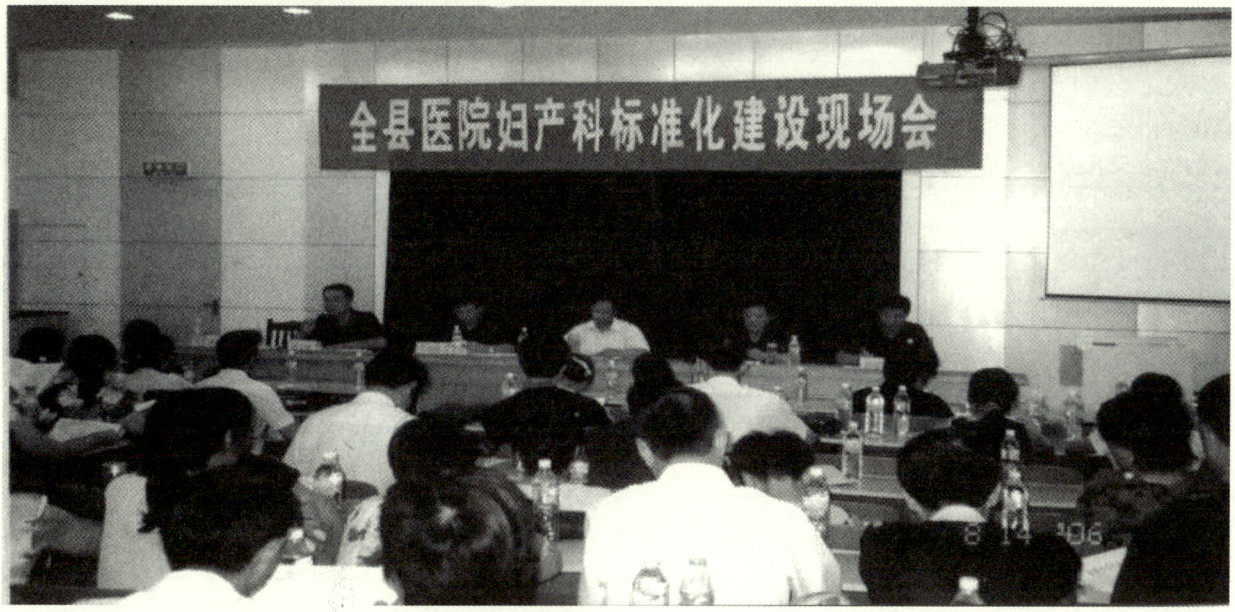

2006年8月14日，召开“全县医院妇产科标准化建设现场会”（县妇幼保健所提供）

1986～2010年如东县孕产妇系统保健管理统计表

表20-3　　　　单位：例次

年　份	早孕检查		产前检查5次上		住院分娩		产后家访3次		产后42天检查	
	人　数	占比(%)	人　数	占比(%)	人　数	占比(%)	人　数	占比(%)	人　数	占比(%)
1986	10389	63.53	11005	67.30	16059	98.20	14824	90.65	11288	69.03
1987	12563	70.95	12371	69.87	17388	98.20	16315	92.14	13550	76.53
1988	12024	81.78	12150	82.64	14616	99.42	13247	90.10	11750	79.92
1989	11429	81.95	11459	82.00	13857	99.35	12912	92.60	11095	79.57
1990	10344	75.49	11258	82.16	13656	99.66	12545	91.55	11042	80.58
1991	8771	74.59	9346	79.48	11753	99.95	10796	91.81	9478	80.60
1992	9357	78.37	10052	84.19	11935	99.97	11354	95.10	10219	85.59
1993	8477	75.19	9382	83.22	11270	99.96	10448	92.27	9678	85.84
1994	7595	73.28	8672	83.67	10363	99.99	9715	93.74	8668	83.64
1995	8013	80.85	8713	87.91	9911	100	9487	95.72	8588	83.18

续表20-3 单位:例次

年份	早孕检查		产前检查5次上		住院分娩		产后家访3次		产后42天检查	
	人数	占比(%)	人数	占比(%)	人数	占比(%)	人数	占比(%)	人数	占比(%)
1996	7672	92.17	7773	93.38	8323	99.99	7912	95.05	7521	90.37
1997	7176	93.62	7193	94.31	7569	100	7249	94.57	6968	88.08
1998	5950	93.13	6038	94.51	6341	100	5920	92.66	6076	88.97
1999	5290	92.58	5388	94.29	5714	100	5258	92.02	4733	82.83
2000	5083	94.29	5146	95.46	5391	100	5062	93.90	4622	85.74
2001	4984	96.51	4970	96.24	5164	100	4970	96.24	4235	82.01
2002	4951	94.61	5018	95.89	5233	100	4979	95.15	4720	90.20
2003	4839	95.16	4911	94.89	5066	100	4918	95.01	4783	94.41
2004	5128	94.98	4965	95.24	5373	100	5178	96.12	4924	91.64
2005	4595	96.01	4448	96.13	4890	100	4656	95.88	4498	91.98
2006	4389	95.23	4345	96.01	4672	100	4558	96.14	4365	93.43
2007	4278	95.88	4074	95.36	4615	100	4379	95.08	4201	91.03
2008	4528	95.98	4269	94.29	4528	100	4308	95.15	4164	91.98
2009	4782	96.13	4596	95.89	4782	100	4600	96.24	4313	90.20
2010	5064	95.75	4848	95.46	5064	100	4758	93.90	4360	91.64
合计	177671	85.98	157007	88.37	199159	99.76	186682	93.80	167002	85.24

1986～2010年如东县孕妇产前检查情况表

表20-4 单位:人

年度	孕产妇总数	产前检查	产前检查率(%)
1986	16524	16053	97.15
1987	17706	14366	81.14
1988	14702	13559	92.22
1989	13947	13332	95.59
1990	13703	11652	85.03
1991	11759	11460	97.48
1992	11939	11652	97.60
1993	11274	10950	96.47
1994	10364	10081	97.68
1995	9925	9794	98.68
1996	8371	8219	98.18
1997	7621	7501	98.42
1998	6341	6316	99.61
1999	5741	5686	99.51
2000	5391	5374	99.68
2001	5164	5120	99.15
2002	5233	5225	99.85
2003	5066	5065	99.98

续表20-4　　单位:人

年　度	孕产妇总数	产前检查	产前检查率(%)
2004	5373	5368	99.91
2005	4890	4890	100
2006	4672	4672	100
2007	4615	4602	99.72
2008	4620	4620	100
2009	4601	4601	100
2010	4622	4622	100
合计	214170	204786	95.37

第二节　妇女病普查和防治

1956年,如东县开始妇女病查治,重点是滴虫性阴道炎。

1959年,县妇女病查治,全县38个公社423个生产大队4023人受检,其中患子宫脱垂病3556人。

1970年4月,县在新光、岔南、苴镇乡镇开展妇女病普查试点。

1974年至1979年间,全县进行宫颈刮片检查605536人次,宫颈癌患者647人。

1986年,县启动妇女病普查工程。是年,全县应查妇女138112人,实查90519人,受检率为65.54%,查出患病者33760人,患病率为37.30%.接受治疗者33362人,治疗率98.83%。

1987年4月,县举办"阴道脱落细胞镜检"培训班3期,每期2天、全县112名镜检人员参加培训。

1988年,县开始在各乡镇组织普查的基础上,组织拉网普查,每年1/3乡镇,3年轮查1次,并对患者实施跟踪治疗。

1989年,县针对农村妇女滴虫性阴道炎较多的特点,举办"滴虫性阴道炎"防治保健讲座,提倡蹲厕和淋浴,提倡1人3巾,专人专巾。发放宣传材料1万余份,聆听讲座近200人。

1990年5月,县召开县级机关各部门分管负责人会议,部署普查普治工作。在县纺织厂建立女工保健模式工厂。是年县妇幼保健所医务人员在沿南乡进行妇女病普查并总结工作。

1991年4月,县卫生局、县妇女联合会召开全县妇女病查治工作会议。9月,县妇幼保健所组织力量在景安乡普查妇女病,受检率71.1%,患病率45.26%。在县化肥厂、农药厂、棉纺厂、南港渔网厂开展女工卫生保健的基本建设。

1992年5月,县邀请妇保专家举行性卫生知识讲座,提高妇女宫颈保健意识,300余人聆听讲座。是年县人民医院引用宫颈微波治疗宫颈糜烂新技术,取得成功。其后,这一技术为不少基层医院引用。

1994年,县举办艾滋病防治知识讲座。

1995年始,县将宫颈癌作为妇女病查治和预防保健工作的重点。

2000年后,县每年举办妇女病查治和预防保健知识讲座,并进一步加强妇产科和妇女保健人员业务培训,每年查治率均在70%以上。

2005年,认真组织实施每三年一轮的妇女病查治工作。

2007年初,举办了妇女病查治专题工作会议,进行了全面部署和业务培训。3月起,全县应查218500人,实查165067人,受检率75.55%,查出妇女病人数47840人,患病率28.98%,做到检查项目齐全,刮片率100%,确诊宫颈癌32例,乳腺癌2例,卵巢癌2例,患者均得到追踪治疗。

2009年8月，江苏省卫生厅确定《全省农村妇女宫颈癌和乳腺癌检查项目三年试点县》，县为第一轮三年试点县之一《全省13个县市》。全年完成12544人（指标任务12500人），确诊癌前病变20例、确诊宫颈癌12例、乳腺癌5例。

2010年4月1日，江苏省卫生厅社妇处主任徐柏荣带队对县重大妇幼卫生项目落实情况进行督查。全县检查29274人（指标任务28500人），发现宫颈癌前病变74例，确诊宫颈癌51例、乳腺癌11例，患者都得到进一步的诊治和追踪随访，彩超、钼靶、阴道镜及病理切片检查比例均达到或超过专项工作要求。该项工作以全省第二的名次在省卫生厅妇幼保健院所长会议上被提名表扬。

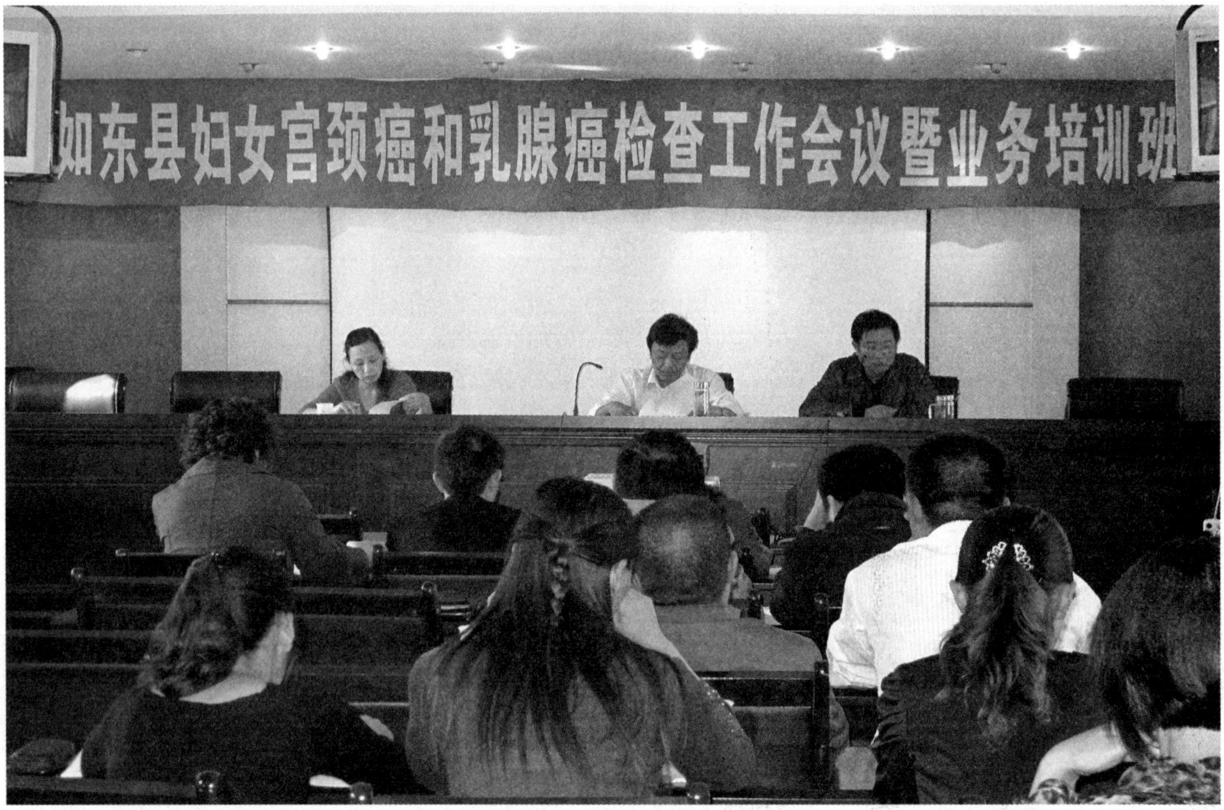

2009年10月23日，举办“全县妇女宫颈癌和乳腺癌检查工作会议暨业务培训班”

1970～1985年如东县妇女病查治情况统计表

表20-5 单位：人

年　度	应查妇女人数	实查妇女人数	受检率%	检查患病人数	患病率%	治疗人数	治疗率%
1970	227185	151296	66.60	95778	63.30	87075	90.00
1971	241834	117163	48.40	68421	58.40	63046	92.10
1972	205161	145589	70.90	73243	50.40	62061	84.70
1973	168779	106541	63.10	54879	51.50	52822	96.20
1974	183558	131349	71.60	77380	58.90	73534	95.00
1975	185914	124090	66.70	52879	42.60	47703	90.20
1976	179586	132690	73.80	45650	35.20	44509	97.50
1977	177784	139216	78.30	47880	34.30	46871	97.80

续表20-5

单位:人

年 度	应查妇女人数	实查妇女人数	受检率%	检查患病人数	患病率%	治疗人数	治疗率%
1978	195372	162080	82.96	54926	33.90	50819	92.50
1979	112045	88494	78.98	30910	34.90	29715	96.10
1980	177210	138590	78.21	49893	36.00	46346	92.89
1981	122010	56443	46.26	29809	52.81	29432	98.74
1982	111505	61594	55.24	30078	48.83	28842	95.89
1983	162201	88734	54.71	37238	41.97	37007	99.38
1984	100703	72567	72.06	29602	40.79	29251	98.81
1985	110004	50280	45.71	21108	41.98	20929	99.15

1986～2010年如东县妇女病查治情况统计表

表20-6

单位:人

年 度	应查妇女人数	实查妇女人数	受检率（%）	患病人数	患病率（%）	治疗人数	治疗率（%）
1986	138112	90519	65.54	33760	37.30	33362	98.83
1987	120389	60006	49.84	17422	29.03	17299	99.29
1988	75170	53900	71.70	17376	32.24	17319	99.67
1989	78941	50388	63.83	15722	31.20	15658	99.59
1990	116053	69739	60.09	28492	40.85	28373	99.58
1991	90662	70075	77.29	25846	36.88	58651	99.25
1992	81260	57254	70.46	23185	40.49	22918	98.25
1993	67390	49468	73.41	21976	44.42	21788	99.14
1994	81291	58898	72.45	25648	43.55	25546	99.60
1995	81782	55998	68.47	20721	37.00	20498	98.92
1996	84016	61115	65.00	17978	29.42	17763	98.80
1997	82150	53978	65.71	14728	27.29	14709	99.87
1998	121246	78827	65.01	22428	28.45	22381	99.79
1999	90064	59762	66.36	15501	25.94	15240	98.32
2000	99503	71815	72.17	17652	24.58	17578	99.58
2001	160216	115316	71.97	28051	24.32	27820	99.17
2002	220930	158818	71.89	38450	24.21	38063	98.99
2003	85888	49880	58.07	11719	23.49	11719	100
2004	98783	64603	65.39	16034	24.82	16034	100
2005	111679	79326	71.03	20353	25.66	20353	100
2006	173806	119590	68.81	30044	25.12	30044	100
2007	218500	165067	75.55	47840	28.98	47840	100
2008	46603	45703	98.07	5580	12.21	5580	100
2009	54895	53891	98.17	6369	11.82	6369	100
2010	60000	58954	98.26	6483	11.00	6483	100

1986～2010年如东县妇科防癌普查统计表

表20-7　　单位:人

年　度	宫颈刮片人数	患宫颈癌人数	患病率(/10万)
1986	47159	19	40.26
1987	27883	13	52.24
1988	31660	10	31.59
1989	26193	17	64.90
1990	56741	41	72.26
1991	68845	19	27.60
1992	56571	23	40.66
1993	49468	27	54.58
1994	58898	32	54.33
1995	55440	19	34.27
1996	61115	30	49.09
1997	53281	8	15.01
1998	78827	29	36.79
1999	59763	13	21.95
2000	71815	13	18.10
2001	43791	14	31.97
2002	15768	13	82.44
2003	49880	15	30.07
2004	64603	16	24.76
2005	79326	8	10.08
2006	119590	22	18.40
2007	165067	32	19.39
2008	150676	16	10.60
2009	176067	19	10.79
2010	150679	18	11.94

第三节　妇女劳动保护

1956年,如东县要求农业生产合作社重视月经期、妊娠期、产褥期和哺乳期间的劳动妇女的保护,做到:月经期不安排下水田劳动、妊娠期不安排过重劳动、产娠期不安排任务农活、哺乳期不安排远程农活。

1977年,县将妇女的“四期”劳动保护增加到“五期”,新增更年期妇女照顾轻微农活。

1983年,县制定《家庭妇女五期保健办法》,下发全县城乡家庭。

1986年始,县行文下发要求农村各家各户在生产劳动中做到“五期保健”,并要求妇女加强自我保护,继续贯彻执行《家庭妇女五期保健办法》。

1987年5月,县卫生局等部门联合发出《女职工保健暂行规定(试行草案)》。

1988年11月,县人民政府办公室转发《南通市女职工劳动保护暂行办法》。

1992年8月,县卫生局、劳动局、妇幼保健所等部门召开女工劳动保护工作座谈会,商讨女工劳动保护措施。

1998年，县为部分特困企业女职工进行妇女病查治。

2007年，县建立农村高龄妇女健康档案，纳入农民健康工程。

2010年，实现育龄妇女全面纳入妇女病查治范围，孕期保健服务按妇女保健和农民健康工程要求规范开展，全县每年组织4次以上妇幼保健业务培训，进一步强化妇女卫生健康宣教，深入基层和工厂企业开展妇女卫生知识讲座，大大提高妇女卫生健康水平和自我保护意识。

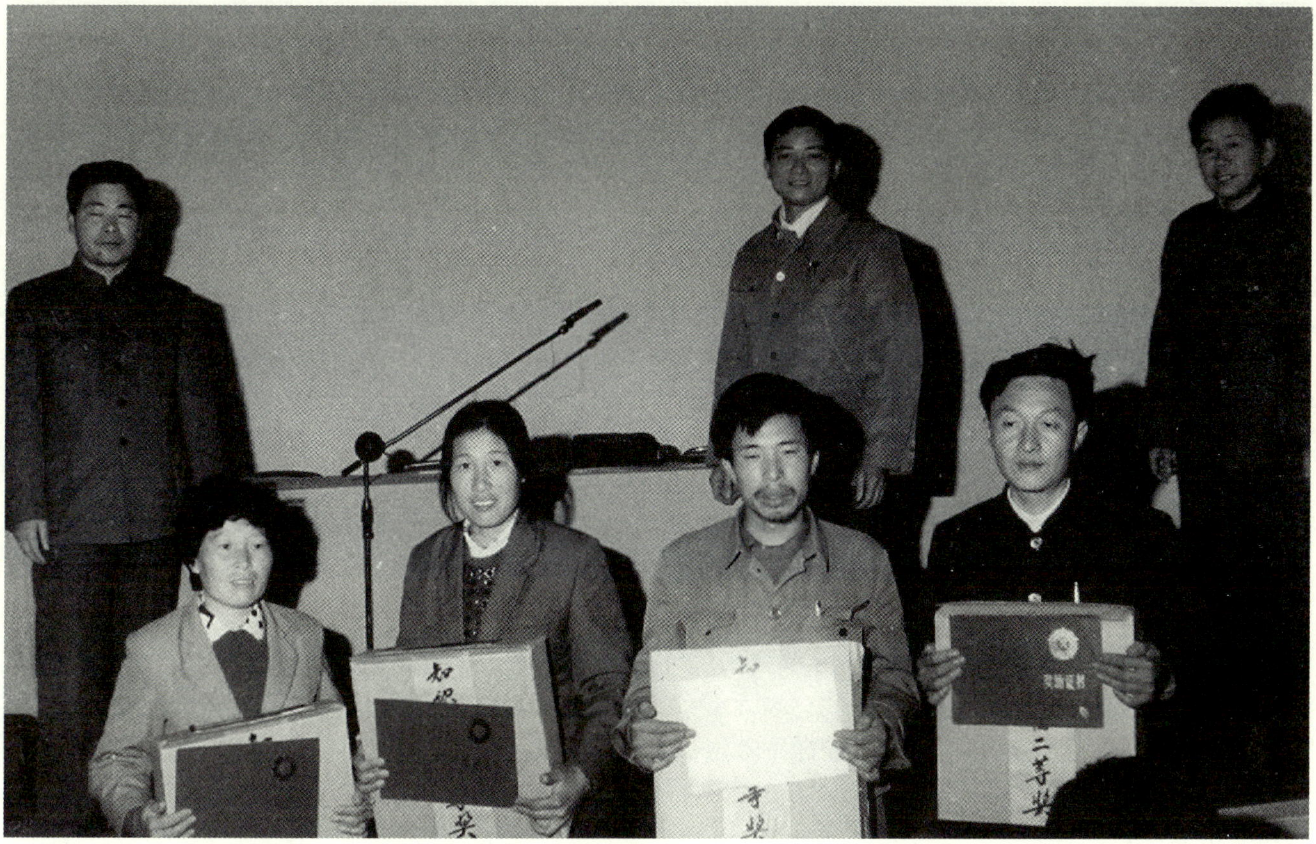

1991年11月，县卫生局举办妇女劳动保护知识培训班　（县妇幼保健所提供）

1986～2010年如东县妇幼保健培训情况表

表20-8　　　　单位：期、次、人

年　度	培训期数	培训人员	宣传次数	咨询人数	发放宣传材料数
1986	9	312	4	11365	21400
1987	3	224	6	10130	12430
1988	4	241	4	8315	13000
1989	4	225	5	6405	11900
1990	4	230	5	6310	8500
1991	2	115	3	4120	5000
1992	2	213	4	5030	6700
1993	1	65	3	4510	5120
1994	2	142	8	12420	7230

续表20-8 单位:期、次、人

年　度	培训期数	培训人员	宣传次数	咨询人数	发放宣传材料数
1995	4	236	8	11050	8020
1996	3	183	6	10210	8050
1997	6	295	6	11206	6000
1998	6	315	6	8540	6000
1999	7	328	6	8230	5800
2000	5	248	6	7540	8230
2001	6	299	4	7230	8050
2002	6	282	5	7120	8240
2003	8	254	7	7020	7850
2004	6	318	6	6840	7200
2005	6	312	6	6040	10100
2006	6	312	6	6040	8500
2007	5	275	4	5840	10200
2008	5	287	6	5984	10000
2009	5	279	6	6104	10000
2010	5	289	6	6148	10000

第四节　婚前医学检查

1973年,如东县在岔南乡(公社)进行婚前医学检查试点,对女方进行必要的体格检查。

1982年,县普遍开展婚前检查工作。

1986年,县妇幼保健所与县计划生育技术指导站联合发出《关于加强婚前体验工作的通知》。3月,印发卫生部《婚姻保健工作常规》,举办第一个婚前保健培训班。10月,县卫生局发文明确首批婚检单位和人员名单。

1991年9月,县卫生局、民政局正式向江苏省卫生厅申请开展婚前医学检查工作。

1993年12月,县举办婚前医学检查医生训练班,推动婚前医学检查工作,婚检医生与会。

1995年,县审核发放婚前体检医生合格证,首批获证的有男检医生82人、女检医生92人,其中妇幼保健所男检医生5人、女检医生10人。县人民医院、县中医院等单列。

1997年,县妇幼保健所5位医师获南通市卫生局颁发的婚前检查医师资格证书。

1998年2月,南通市卫生局婚前保健服务评审专家从人员、房屋、设备对县妇幼保健所婚前保健工作进行评审。县妇幼保健所被发“母婴保健技术服务执业许可证”。5月,县人民政府召开全县婚前保健工作会议。县人民政府办公室转发县民政局、县计划生育委员会、县卫生局、县妇女联合会《关于依法规范婚前医学检查工作意见的通知》,要求从6月1日起,县婚前医学检查工作统一由县妇幼保健所承担,暂在岔河、栟茶两地设点,由县妇幼保健所实行扎口管理。

1999年,县出席南通市婚前医学检查工作研讨会,作《加强婚前保健管理,努力提高服务质量》发言。10月,县民政局、卫生局发出《关于加强婚前医学检查工作管理的意见》。

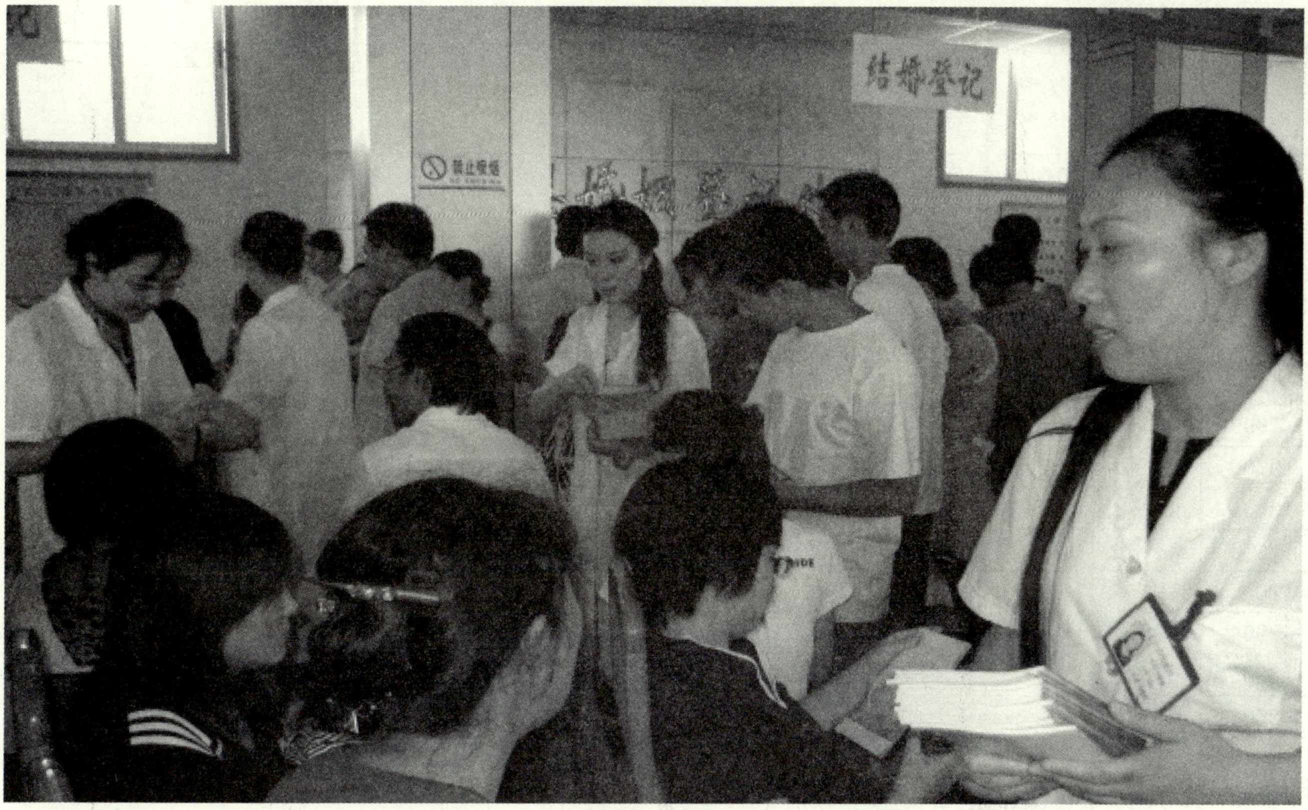

2008年8月8日,县妇幼保健所组织申请结婚人员参加婚前医学检查 (县妇幼保健所提供)

2001年7月,县妇幼保健所有关专业人员参加南通市婚前保健质量管理研讨会,作《加强婚前保健管理,提高工作质量》的交流。撤销岔河、栟茶下设点。

2002年,全县婚检近万人,婚检率达85%以上。

2003年,《婚姻登记条例》颁发后,取消强制婚检,婚检率剧降,年均不足1%,同期出生缺陷有所上升。

2010年12月,县政府组织卫生、民政、财政、妇联、计生、宣传等部门召开协调会,明确工作职责,落实专项经费,印发《如东县免费婚前医学检查工作实施方案》,从2011年1月起实现免费婚前医学检查。

1987～2010年如东县婚前医学检查情况表

表20-9 单位:人、例

年度	应检人员	实检人数	受检率%	患病人数					患病率%	暂缓结婚人数	不宜生育人数
				指定传染病	遗传性疾病	精神病	生殖系统病	内外科疾病			
1987	13072	8183	62.60	1	9		77	2	1.09	8	9
1988	12336	8892	72.10	42	9		31	3	0.96	8	0
1989	11903	7428	62.40	3	1		9	0	0.18	1	0
1990	11208	7504	66.95	3	5		45	3	0.75	2	4
1991	13276	7990	60.17	1	3		58	3	0.81	4	2
1992	12530	8798	70.22	1	0		21	1	0.26	4	0

续表20-9 单位:人、例

年　度	应检人员	实检人数	受检率%	患　病　人　数					患病率%	暂缓结婚人数	不宜生育人数
				指　定传染病	遗传性疾　病	精神病	生殖系统病	内外科疾　病			
1993	10784	7630	70.75	1	4		25	1	0.41	1	4
1994	10210	7486	73.32	/	/		40	/	0.53	0	0
1995	9434	7434	78.78	/	3		24	/	0.36	0	3
1996	7100	3136	44.17	/	/		3	4	0.22	0	0
1997	10822	5520	51.00	/	/		6	1	0.13	1	0
1998	12966	4168	32.15	19	/		156	35	5.04	147	0
1999	12614	9428	74.74	33	7	0	291	24	3.76	280	0
2000	11444	9795	85.59	45	4	1	889	56	10.15	385	1
2001	10312	8881	86.12	39	25	0	805	125	11.19	447	0
2002	11032	9511	86.21	61	6	1	555	68	8.11	382	4
2003	9166	6965	75.99	50	18		287	35	5.60	62	6
2004	17004	73	0.43		1		2	1	5.48		1
2005	11430	60	0.52				1	1	3.33	1	
2006	12826	63	0.49				1		1.59		
2007	11942	59	0.49				1		1.69		
2008	10942	65	0.59								
2009	11829	81	0.68								
2010	11782	95	0.80								

第五节　高危孕产妇管理和孕产妇死亡监测

如东县历年来重视孕产妇死亡监测。

1979年4月,县新光人民公社开展高危孕产妇专家管理试点工作。

1985年,全县计有高危孕产妇1416人。

1986年始,县对高危孕产妇实施专案管理,组织专家对高危孕产妇实施矫正治疗。全县有高危孕产妇2708人,管理2681人,专案管理率99%。

1990年,全县计有高危孕产妇3422人,管理3405人,专案管理率99.50%。

1993年,县卫生局下发专文,规范孕产妇死亡报告程序及监测工作要求,县妇幼保健所及各基层医院相对固定监测人员,按时填报孕产妇死亡监测报表及进行个案调查。

1994年,县参加全国30个省、市、自治区理孕产妇死亡监测研究,为全国集体二等奖的完成单位。

1995年,全县有高危孕产妇2481人,管理2481人,专案管理率100%。

2000年,全县有高危孕产妇3365人,管理3365人,专案管理率100%。

2005年,全县有高危孕产妇2080人,管理2080人,专案管理率100%。

2010年10月21日,县卫生局召开"如东县高危孕产妇及新生儿死亡病案研讨会"。是年,全县计有高危孕产妇1869人,管理1869人,专案管理率100%。

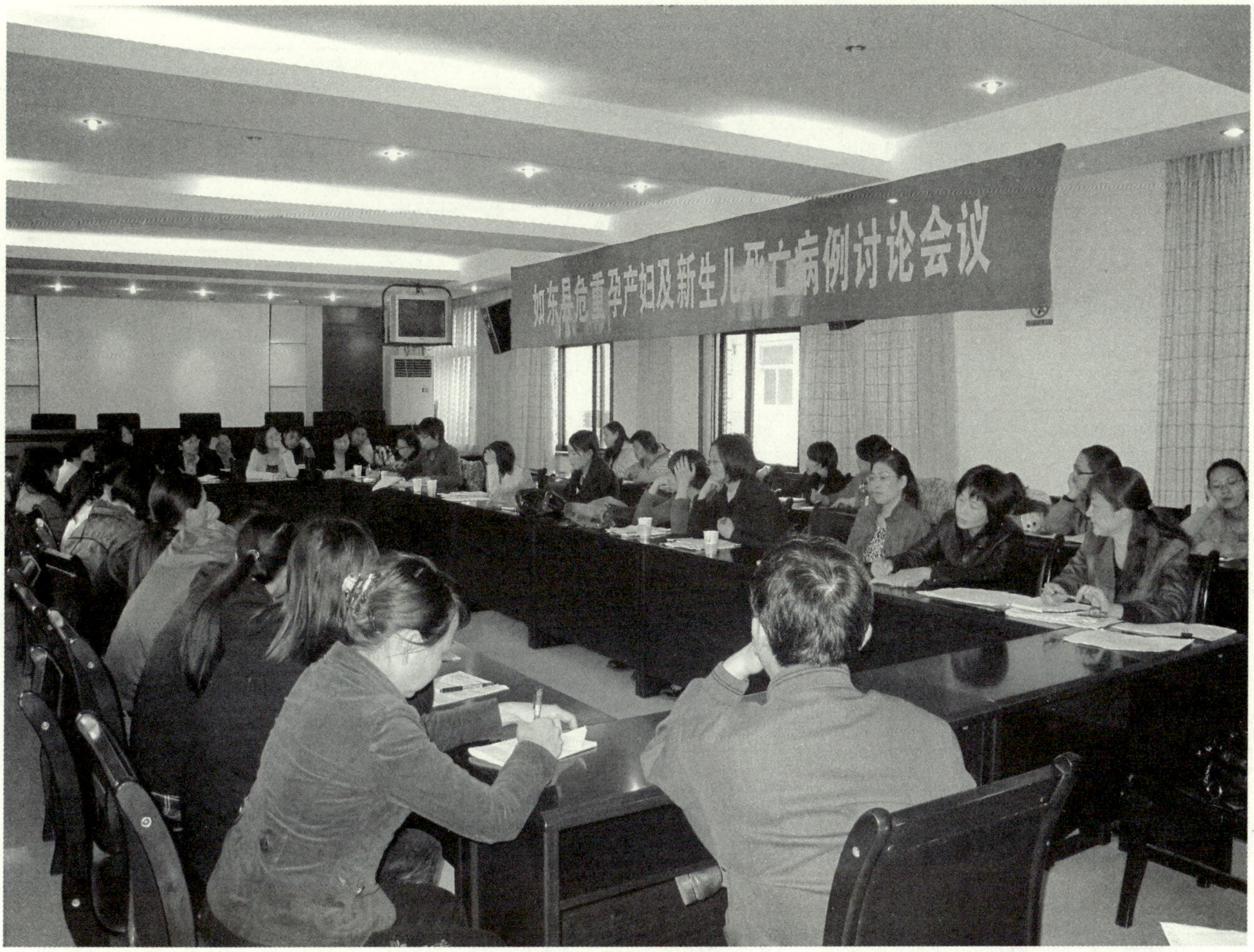

2010年10月21日,召开“如东县危重孕产妇及新生儿死亡病案讨论会议” (县妇幼保健所提供)

1986～2010年如东县高危重孕产妇专案管理情况表

表20-10 单位:人

年 度	高危孕妇人数	管理人数	专案管理率(%)	死 亡
1986	2708	2681	99.00	
1987	2760	2731	98.95	
1988	2359	2319	98.67	
1989	2428	2403	98.97	
1990	3422	3405	99.50	
1991	3393	3385	99.76	
1992	3355	3346	99.73	
1993	2735	2731	99.85	
1994	2548	2544	99.84	
1995	2481	2481	100	
1996	2517	2517	100	
1997	2693	2690	99.89	
1998	2127	2127	100	

续表20-10 单位:人

年 度	高危孕妇人数	管理人数	专案管理率(%)	死 亡
1999	2199	2199	100	
2000	3365	3365	100	
2001	1980	1980	100	
2002	1809	1809	100	
2003	3698	3698	100	
2004	2385	2385	100	
2005	2080	2080	100	
2006	1896	1896	100	
2007	1865	1865	100	
2008	1786	1786	100	
2009	1886	1886	100	
2010	1869	1869	100	
合计	62144	61978	99.73	

1986～2010年如东县孕产妇、围产儿死亡统计表

表20-11 单位:人

年 度	活产总数	孕产妇死亡		围产儿死亡数			围产儿死亡率(‰)
		人 数	死亡率(1/10万)	死 胎	死 产	生后7天内	
1986	16991	4	23.50	37	48	111	11.48
1987	17760	7	39.41	29	49	110	10.59
1988	14938	6	40.20	41	41	91	11.52
1989	14576	3	20.60	45	35	108	12.83
1990	13708	3	22.00	42	27	104	12.62
1991	11771	4	33.98	34	30	103	14.18
1992	11975	6	50.30	33	23	83	11.61
1993	11310	4	36.20	32	14	76	10.75
1994	10402	2	19.20	19	9	50	7.50
1995	9935	2	20.10	20	8	49	8.13
1996	8353	2	23.90	11	7	43	7.29
1997	7678	2	26.40	18	9	44	9.21
1998	6411	0	0	14	2	29	6.69
1999	5739	0	0	8	5	23	6.26
2000	5413	3	55.42	10	1	20	5.72
2001	5191	1	19.26	5	1	19	4.81
2002	5271	1	18.97	7	1	20	5.31
2003	5091	0	0	1	0	8	1.77
2004	5392	0	0	13	1	19	6.12
2005	4912	0	0	14	1	14	5.90
2006	4691	0	0	17	1	13	6.61

续表20-11　　单位:人

年 度	活产总数	孕产妇死亡		围产儿死亡数			围产儿死亡率(‰)
		人 数	死亡率(1/10万)	死 胎	死 产	生后7天内	
2007	4642	1	21.54	18	1	10	6.25
2008	4698	0	0	13	0	17	6.39
2009	4639	0	0	19	1	23	9.27
2010	4678	0	0	18	0	13	6.63

注:统计数据为上年12月至当年11月;2006至2010年统计数据为上年10月至当年9月。

第二十一章　儿童保健

概　述

旧时,如东县儿童卫生工作水平较低,社会弃婴较多,儿童疾病亦多。弃婴主要由乡镇保婴局收养,儿童疾病主要由农村中医儿科医生诊断施药。

中华人民共和国成立后,如东县儿童卫生工作逐步展开:儿童卫生保健、散居儿童卫生保健、集体儿童卫生保健,儿童生命监测等逐步细化,并获得较好社会效果获得多个集体和个人国家及省市表彰。

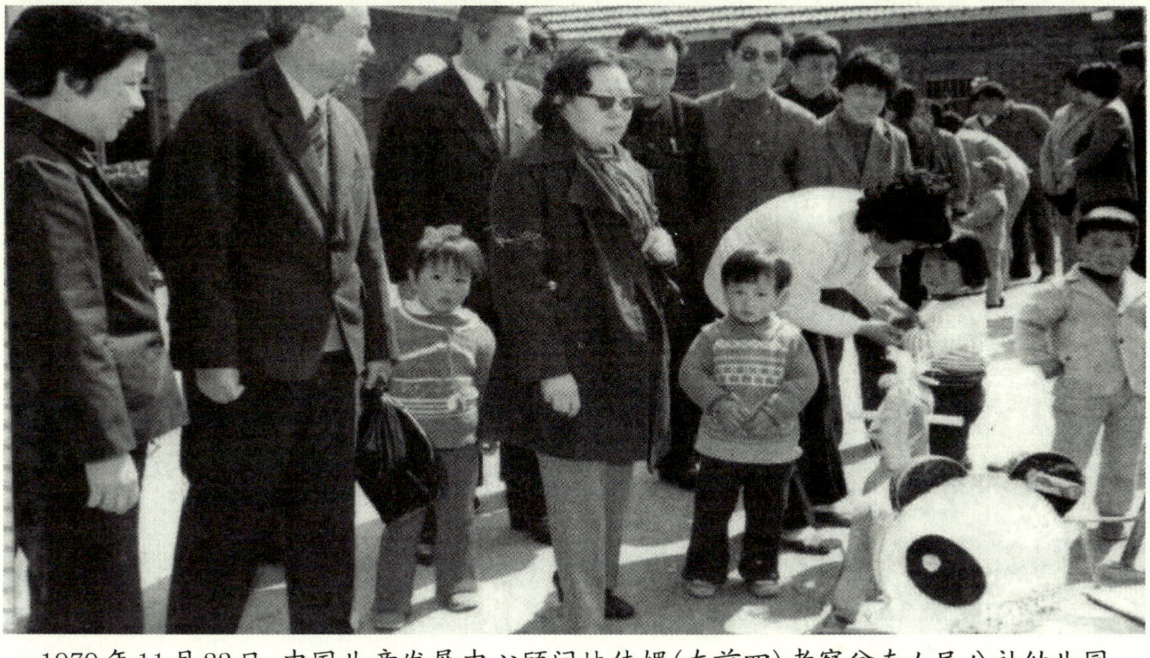

1979年11月22日,中国儿童发展中心顾问林佳媚(左前四)考察岔南人民公社幼儿园

第一节　儿童系统保健

1951年6月1日,县卫生人员以集镇为主开展在校儿童健康体检工作,体检448人。

1973年,县担任卫生人员对全县0～7岁集体、散居儿童进行健康体检。应检77916人,实检60972

人，体检率78.25%。患病者27507人，占45.10%。

1986年1月，县根据国家"八五"期间《中国儿童发展规划纲要》和全国儿童系统保健示范县创建要求，制定《如东县八五期间儿童发展规划》，并专文下发。6月1日前后，全县各医疗卫生单位组织医务工作者进行儿童健康体检，全年体检总儿童达63663人，发现患病者1510人，缺点者14969人。

1987年5月31日～6月2日，卫生部妇幼卫生司儿童处处长张德英、副处长张贞春到县考察儿童系统保健管理工作，访问了双南乡、岔南乡等乡卫生院、村卫生室、幼儿园及农户，并前往县人民医院了解先天畸形儿童监测科研工作的开展情况。

1988年1月，联合国儿童基金会中国办事处官员曾冬漉和卫生部妇幼卫生司项目办公室主任韩晓明到县视察妇幼卫生示范县儿科研工作。江苏省项目工作协调领导小组及南京医学院专家到县审评1987年项目建设工作。

1990年3月，由首都儿科研究所牵头的"中国儿童肺炎防治研究"如东项目组成员刘承德、仰剑雄、王妙生、周萍、张普如、吴春玫、许唯薇获得北京市科学技术评审委员会颁发的"北京市科学技术进步一等奖"。是年，县卫生局贯彻国家《90年代中国儿童发展规划纲要》，将"纲要"中43项纳入目标管理责任内容，层层分解，确保落实。

1995年，县全面完成《九五儿童发展规划纲要》中涉及卫生的16项工作指标。

2000年，县达到国家《90年代儿童促进发展纲要》全部工作指标。

2004年3月，县对5岁以下儿童进行了小儿佝偻病情况调查，共查儿童2000人，每岁年龄组400人，男童1103人，女童897人。按江苏省儿童保健中心"5岁以下儿童佝偻病防治方案"，采用骨碱性磷酸酶试纸，同时测定血红蛋白。调查结果，在2000名小儿中佝偻病发病381人，患病率19.05%，其中0～1岁组占74.28%，小儿贫血率为36.45%，肥胖儿童发生率为10.80%。

2005年3月20日，县下发《如东县规范化儿保门诊建设标准》通知，各儿保门诊总面积平均达90～110平方米，分智力筛查室、儿童活动室、健康教育室、儿童体检室和妇儿保办公室共5室的规范化门诊，10月份，市卫生局组织全市各县卫生局局长、保健所所长等领导在县大豫镇卫生所召开了现场会推广县的做法。

2006年春，卫生部妇幼保健和社区卫生司组织进行第二次"中国十省农村7岁以下儿童体格发育调查研究"，作为全国40个样本县之一，县妇幼保健所组建十余人的调查小组实施调查，副所长吴春玫任组长。6月27日～28日，县卫生局领导组织妇幼保健专业人员参加了全国"7岁以下儿童体格发育调查"培训，接受了全国十省农村7岁以下儿童体格发育调查的任务，认真制定了调查方案，根据经济条件好中差，确定大豫镇、掘港镇、丰利镇为样本镇。7月27日，由县卫生局召开调查工作动员会议。8月1日开始，历经28天，共查儿童2815例，初生儿61例，男童1344例，女童1249，抱养儿23例，早产、低体重、肥胖等138例。

2007年，县加强儿保门诊规范化建设长效管理，做好儿童常见病、多发病的防治，加强新生儿保健和体弱儿专案管理。认真做好儿童421健康体检、儿童生长发育监测，努力拓展新的服务项目，积极开展新生儿听力测查、儿童发育筛查等工作，切实提高儿童保健工作质量。

2008年，在乡镇儿童保健规范化门诊创建完成，切实加强长效管理的基础上，按南通市卫生局工作要求开展示范化儿童保健门诊创建，进一步整理完善镇卫生所儿保门诊各室规章制度、工作职责、宣教资料，提供给卫生所制作板块，美化服务环境，优化服务质量，发挥设置科室功能作用，利用县统一配置的妇幼专用电脑加强基础资料的信息化管理，提高儿童保健总体工作质量，为全南通市即将推行的妇幼保健工作信息平台建设打下基础。

2009年10月，县卫生局、教育局印发《如东县7岁以下儿童视力筛查工作方案》。是年，全县启动妇幼信息系统建设。

2010年，全县14个驻镇卫生所和县妇幼保健所均认真开展儿童保健门诊服务，各项服务内容规范，儿童保健管理率100%。

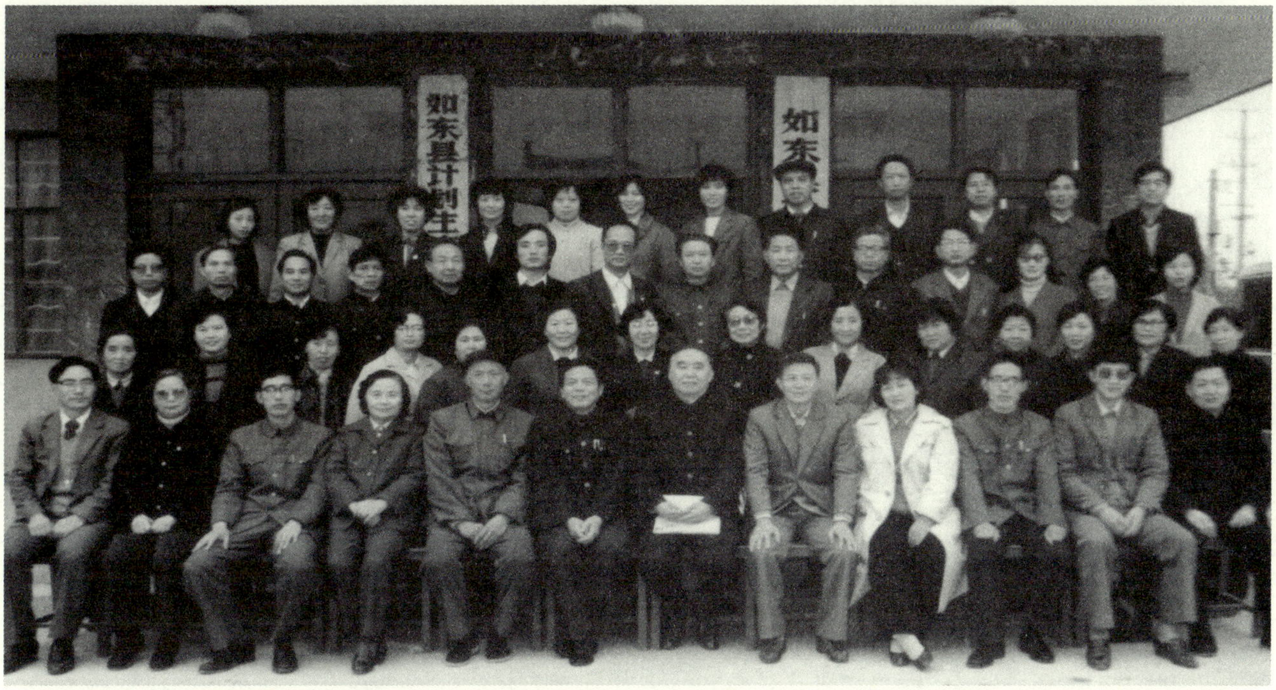

1987年11月15日，“全国妇幼卫生示范县工作建设如东现场会”在掘港镇召开　（县妇幼保健所摄）

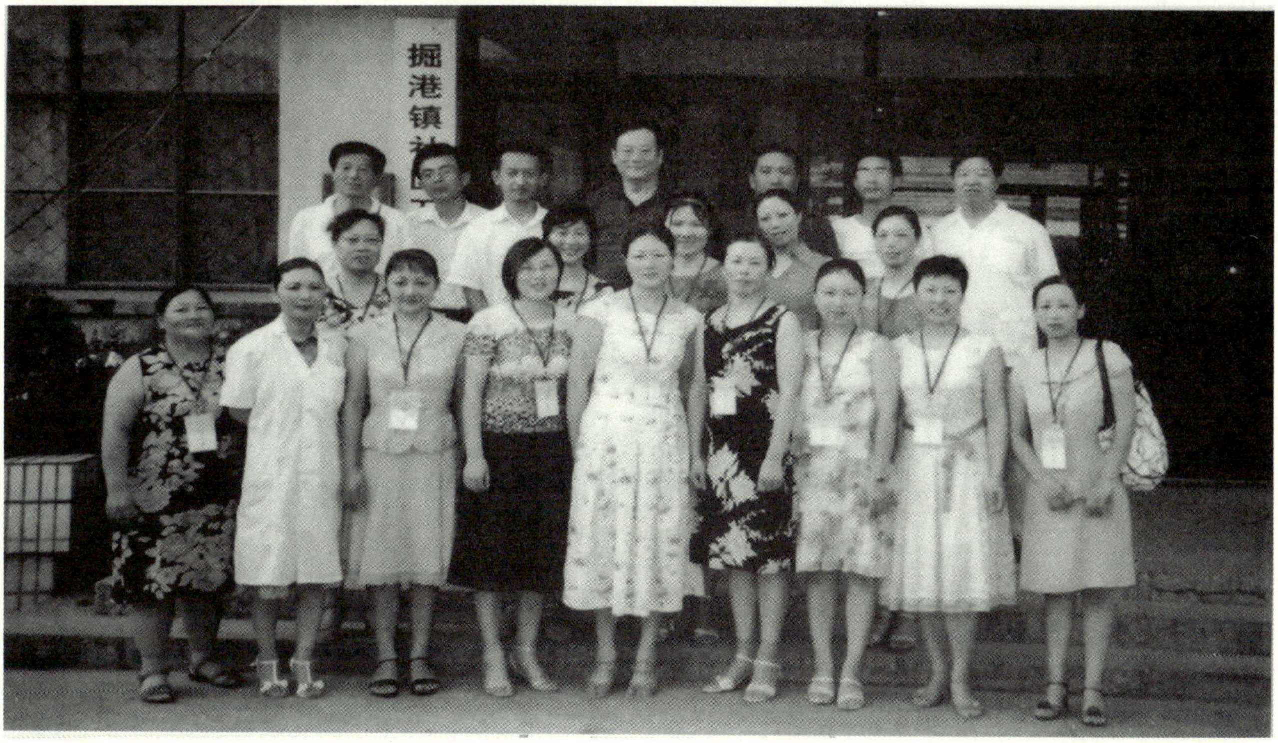

2006年6月28日，参加“全国十省农村7岁以下儿童体格发育调查如东项目组”　（县妇幼保健所摄）

1986～2010年如东县0～6岁儿童体检发育评价情况表

表21-1　　单位：人

年　度	身　长		体　重	
	均值以上人数	占比(%)	均值以上人数	占比(%)
1986	45616	71.65	48339	75.93
1987	51488	72.83	54519	77.12
1988	38695	45.44	34101	43.37
1989	38695	47.00	37049	45.00
1990	41024	47.77	48035	55.93
1991	46284	50.85	53733	59.03
1992	46046	46.92	51078	52.05
1993	43239	45.00	39846	51.00
1994	45849	54.04	39846	46.97
1995	46981	58.72	38744	48.42
1996	42728	58.10	34670	47.14
1997	27602	42.41	32390	49.77
1998	12998	43.47	16355	54.69
1999	31936	52.74	26128	43.15
2000	28660	51.00	25047	44.57
2001	20020	42.64	24722	51.22
2002	19545	43.32	25116	55.67
2003	19246	46.28	23340	56.13
2004	18695	49.92	21180	56.56
2005	19119	53.69	20714	58.17
2006	18686	52.93	20690	58.61
2007	21301	61.61	19407	56.13
2008	18944	58.06	20398	62.51
2009	19565	59.27	21234	64.32
2010	18944	58.06	20398	62.51

1986～2010年如东县0～6岁儿童保健管理情况统计表

表21-2　　单位：人

年　度	儿童数	建卡数	管理数	管理率(%)	3岁以下系统管理数	系统管理率(%)	五岁以下儿童中重度营养不良	
							人　数	占比(%)
1986	67964	65436	65436	96.28	17433	68.19	513	1.07
1987	76333	72134	72134	94.50	26218	74.44	527	0.94
1988	85826	84810	84810	98.82	32607	70.47	563	0.88
1989	88484	87120	87120	98.46	46678	93.82	548	0.78
1990	90623	88032	88032	97.14	44187	92.91	603	0.84
1991	97046	92406	92406	95.22	39272	86.60	623	0.86
1992	101364	95843	95843	94.55	37263	99.38	711	0.89
1993	99450	96258	96258	96.79	32164	94.31	705	0.88

续表21-2 单位:人

年 度	儿童数	建卡数	管理数	管理率(%)	3岁以下系统管理数	系统管理率(%)	五岁以下儿童中重度营养不良	
							人 数	占比(%)
1994	95854	93164	93164	97.19	30782	97.90	629	0.84
1995	88677	97541	97541	98.72	30782	98.82	521	0.81
1996	83879	82956	82956	98.90	26461	90.42	486	0.76
1997	76537	76017	76017	99.32	23094	89.42	482	0.86
1998	67414	67213	67213	99.70	19568	85.21	416	0.83
1999	62678	62678	62678	100	17902	89.36	408	0.82
2000	58966	58966	58966	100	14825	85.46	389	0.86
2001	48263	48263	48263	100	14162	85.01	268	0.71
2002	46548	46548	46548	100	13397	90.74	291	0.86
2003	40171	40171	40171	100	15480	90.47	145	0.99
2004	38112	38112	38112	100	15653	92.10	429	1.13
2005	36831	36831	36831	100	15496	91.86	299	1.16
2006	35843	35843	35843	100	14870	92.32	111	0.44
2007	36337	36337	36337	100	15183	93.46	205	0.80
2008	34557	34557	34083	98.63	13308	94.66	580	2.50
2009	34794	34794	33680	96.80	13537	93.19	632	2.72
2010	34808	34808	335224	96.31	14621	97.11	501	1.89

1986～2010年如东县0～6岁儿童体检情况表

表21-3 单位:人

年 度	儿童总数	体 检		患 病		缺 点	
		人 数	占比(%)	人 数	占比(%)	人 数	占比(%)
1986	67964	63663	93.67	1510	2.37	14969	23.51
1987	76333	70694	92.61	3333	4.17	14400	20.37
1988	85826	78627	91.61	3150	4.01	13542	17.22
1989	88484	82330	93.05	2728	3.31	13874	16.85
1990	90623	85872	94.76	2763	3.22	14243	16.59
1991	97046	91019	93.79	2853	3.13	16071	17.66
1992	101364	98149	96.83	2147	2.19	22861	23.29
1993	99450	95787	96.00	1933	0.10	26994	28.00
1994	95854	92016	96.00	1750	1.90	27743	30.15
1995	88677	84838	95.67	1492	1.76	25202	29.71
1996	83879	80015	95.67	1386	1.73	24756	30.94
1997	76537	73540	96.08	1406	1.91	22843	31.05
1998	67414	65086	96.55	1485	2.28	19891	30.56
1999	62678	60552	96.61	1507	2.49	16611	27.43
2000	58966	56199	95.31	1769	3.15	15578	27.22
2001	48263	46944	97.27	12417	25.73	列入疾病统计	

续表21-3　　单位:人

年　度	儿童总数	体　检		患　病		缺　点	
		人　数	占比(%)	人　数	占比(%)	人　数	占比(%)
2002	46548	45117	96.93	13335	29.56	列入疾病统计	
2003	43787	41585	95.00	13955	33.56		
2004	38944	37447	96.16	14244	38.04		
2005	37288	35608	95.49	12656	35.54		
2006	36542	35301	96.60	11624	32.93		
2007	35016	33750	96.38	12130	35.09		
2008	34314	32629	95.09	12287	37.66		
2009	34351	33012	96.10	11220	33.99		
2010	34644	33616	97.03	11807	35.12		

2003～2010年如东县儿童体检体重评价统计表

表21-4　　单位:千克

年　度	受检人数	体　重						
		下	中下	中-	中+	中上	上	均值以上
2003	41585	421	3417	14407	18328	4028	984	23340
2004	37447	576	2717	12974	16369	3808	1003	21180
2005	35608	442	2830	11622	15741	3875	1098	20714
2006	35301	169	2539	11903	15289	4199	1202	20690
2007	34573	286	2639	12241	14390	4259	758	19407
2008	32629	138	2252	9841	14544	4479	1375	20398
2009	33012	145	2082	9551	14637	5062	1535	21234
2010	33616	167	1952	9319	14789	5648	1741	22178

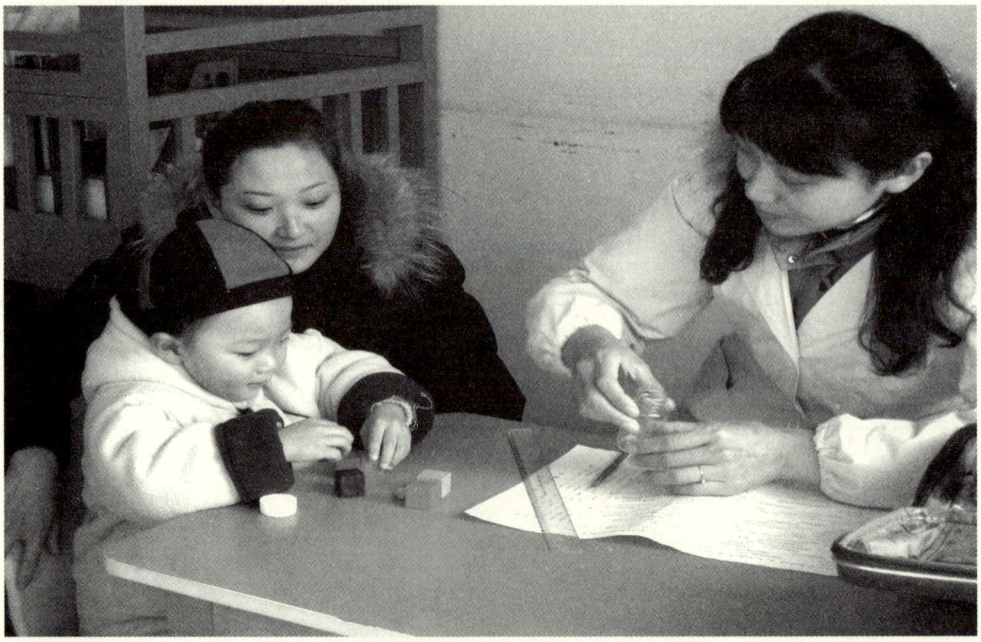

2005年11月2日,县妇幼保健所医师对6岁以下儿童进行体检发育评价

2003～2010年如东县儿童体检身长评价统计表

表21-5 单位:厘米

年 度	受检人数	身 长						
		下	中下	中-	中+	中上	上	均值以上
2003	41585	626	4675	17038	15021	3625	600	19246
2004	37447	537	3608	14607	14493	3628	574	18695
2005	35608	434	3204	12851	14409	3968	742	19119
2006	35301	286	3183	13146	14184	3878	624	18686
2007	34573	166	2241	10865	15323	4683	1295	21301
2008	32629	285	2525	10875	13798	4232	914	18944
2009	33012	257	2427	10763	13596	4961	1008	19565
2010	33616	198	2164	10459	13990	5683	1122	20795

2003～2010年如东县儿童健康检查疾病分类统计表1

表21-6 单位:人

年 度	上 感	支气管炎	腹 泻	先心病	营养不良	活动性佝偻病	皮肤病	隐 睾	疝 气	鞘膜积液
2004	496	134	84	54	573	827	89	9	12	8
2005	444	202	118	57	495	202	96	8	29	12
2006	557	145	113	47	215	170	80	6	22	19
2007	570	156	98	62	143	324	81	15	28	12
2008	535	231	149	65	892	669	182	11	28	24
2009	394	175	79	70	801	518	148	21	46	53
2010	355	116	92	75	881	449	124	35	57	46

2003～2010年如东县儿童健康检查疾病分类统计表2

表21-7 单位:人

年 度	龋 齿	轻度贫血	中度贫血	急性中耳炎	沙 眼	急性结膜炎	视力不良	谷丙转氨酶异常	表抗阳性	其 他
2004	6978	5048	74	5	440	28	32	1	16	313
2005	6310	4756	38	5	466	9	20		2	288
2006	5937	4776	57	5	351	21	34		5	302
2007	6233	4953	32	12	442	59	59	8	7	277
2008	5815	4850	53	11	524	36	44	1	24	447
2009	5192	5068	104	6	513	36	66	21	21	333
2010	5660	4402	85	9	493	35	150	1	7	416

第二节 散居儿童保健

1952年,县提出不要为新生儿挑马牙、不要为新生儿喂开口奶。

1979年,县在新光人民公社进行新生儿卫生保健工作试点。

1986年1月1日始，县推广新光乡农村儿保试点经验，开设儿保门诊的有40个乡镇卫生院，占总乡数78%，对0～2岁散居婴幼儿按“四二二”标准（0岁儿定期检查4次，其余均检查两次）实行系统保健管理，并全面推广。

1989年，县进一步提倡母乳喂养和产后6～12小时内开奶率，实行母婴同室。

1991年，县发动全社会普遍动员母乳喂养。

1993年始，县对0～2周岁的散居儿童实行四、二、一体检制度，即周岁以内儿童每季体检一次，1～2岁每半年体检1次，3周岁以上每年体检一次，一人一卡，专案建档。

1993年8月，县在开展“世界母乳喂养周”活动中，加强母乳喂养宣传教育。采用称量法进行营养评价、检查体格和饮食缺乏病，测定身长、体重、腹部脂肪厚度，血红蛋白含量，检查他们营养缺乏情况，指导家长让孩子吃饱吃足，推荐简易食谱。

1994年，县各级医院开展创建爱婴医院活动。县妇幼保健所印发爱婴医院十条标准以及母乳代用品销售管理办法1000份。县中心级和乡镇医疗单位共41家参加创建。

1995年10月，江苏省卫生厅组织爱婴医院评估组到县检查评估创建爱婴医院工作。

1996年，县中医院和丰利医院成为国家级爱婴医院。马塘医院成为省级爱婴医院。掘港、兵房中心卫生院、30个乡镇卫生院和掘港农场医院创建爱婴医院工作评估验收，按江苏省卫生厅标准，均获通过，成为市级爱婴医院。11月，如东县获“爱婴县”称号。

1997年2月，县成立爱婴县创建领导小组，副县长丁慰祖任组长。同时，成立创建爱婴县技术指导组，县妇幼保健所顾美芳任副组长。县制定并颁布《乡镇卫生院达到爱婴医院十条标准工作常规》。3月，县人民政府在全县初级卫生保健工作会议上部署创建工作，并在潮桥乡召开创建爱婴县现场会。5月，县妇幼保健所参与组织评审小组分别对苴镇、双甸镇进行评审。

1998年5月，县人民医院被评为创建爱婴县先进集体。

1999年，县卫生局转发江苏省卫生厅《关于加强爱婴医院管理工作的通知》，要求继续推进爱婴医院的建设进程。

2000年后，县制订《如东县医院母婴保健服务工作考核标准》，每年对各爱婴医院进行一至二次的督查，并将爱婴医院长效管理作为对各单位年度考核的重要内容。

2001年，县将散居体弱儿童管理列入年度指标考核，培训专兼职儿保医生指导家长科学喂养、护理和防治疾病。

2004年12月，全县使用耳声发射法对新生儿进行听力筛查，县妇幼保健所获得省级批准设立小儿听力筛查室。

2007年，县取消13个乡镇医院爱婴医院称号，爱婴医院由40个减少到27个（包含9个中心级以上医院）。

2009年，利用基本公共卫生服务经费，通过比较选定上海贝得能公司专题设计，为全县基层社区卫生服务站配备了以便携式婴儿电子秤为主要内容的母婴家访包255套，为改善人民群众基本医疗保健条件起到了积极的作用。是年，检查资料数据实现传统的保健服务手册、现代化的妇幼保健信息系统书面和电子化双重保存。

2010年，全县按照基本公共卫生服务妇幼保健项目和儿童系统保健管理要求，认真开展儿童421健康体检。

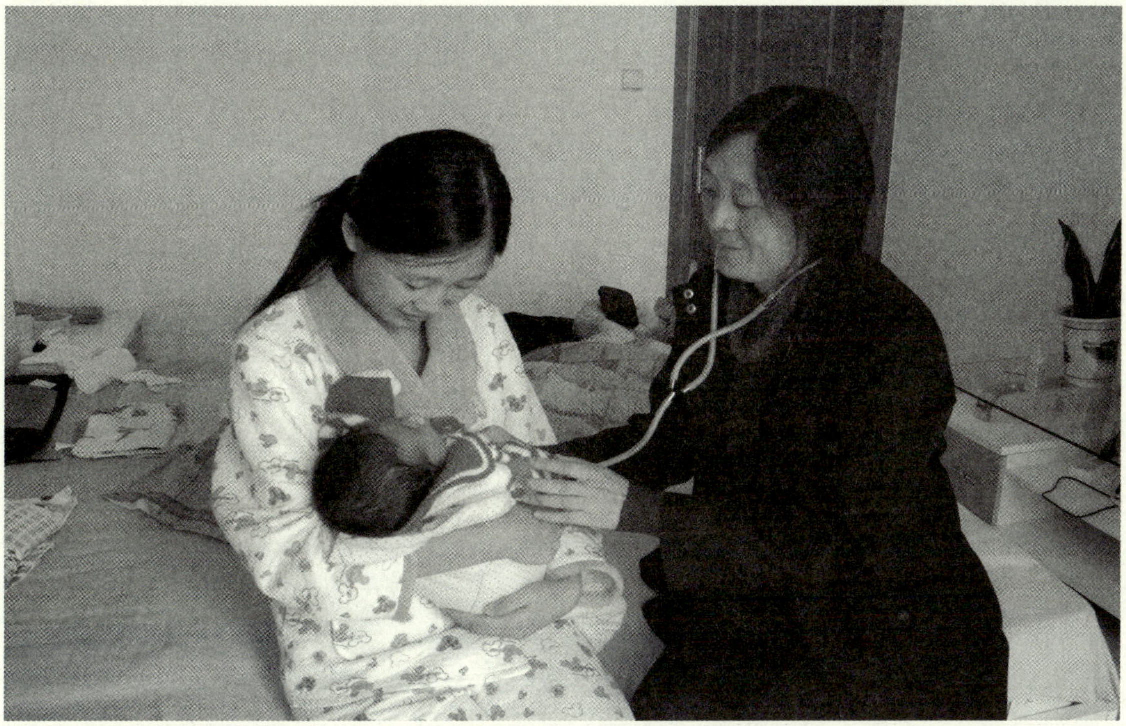

2010年10月27日，县妇幼保健所医师对产妇及新生儿进行家庭访视

1949～1985年如东县新生儿破伤风发病情况统计表

表21-8 单位：人

年 度	活产儿数	破伤风发病数	死亡数	发病率(‰)
1949	10866	2162		0.90
1952	23960	3594		0.40
1958	18558	415		0.12
1973	14367	10		0.69
1974	12243	2	2	0.16
1975	11504	1	1	0.09
1976	10770			
1977	11212			
1978	11790			
1979	11177	2	2	0.18
1980	8885	3	3	0.34
1981	11612	1	1	0.08
1982	12415	2	2	0.16
1983	8108			
1984	6795			
1985	10735			

1971～1985年如东县儿童中几种传染病发病率表(1/10万)

表21-9 单位:人

年　度	总人口数	流　脑	麻　疹	百日咳	白　喉	猩红热	灰质炎
1971	1037305	7.61	182.61	68.73	1.06		3.37
1972	1043413	4.40	839.63	171.66	0.86		3.35
1973	1050047	2.38	168.37	41.42	1.04	0.66	1.99
1974	1054904	4.55	422.12	76.02	0.66	4.83	8.72
1975	1061333	3.37	236.82	196.85	0.47	3.48	4.43
1976	1065315	24.68	76.50	28.25	0.28	3.09	0.84
1977	1070109	64.57	144.47	52.61	0.84	0.93	0.18
1978	1074881	18.04	156.38	17.95		2.51	
1979	1078553	8.93	82.48	26.79		69.58	
1980	1078288	17.71	268.94	53.79		74.65	
1981	1085086	21.75	161.27	35.11		14.75	
1982	1089297	25.61	5.97	37.76		16.15	
1983	1088984	14.51	2.75	10.56		10.47	
1984	1087849	6.80	1.84	4.87		6.89	
1985	1090218	3.30	4.76	3.39		3.76	

1951～1985年如东县儿童体检情况表

表21-10 单位:人

年　度	应检数	实检数	受检率%	患病数	患病率(%)
1951		448			
1956		790		657	
1960		10998			
1964		7007		3477	
1973	77916	60972	76.90	27507	45.10
1974	88626	66993	75.60	32214	48.10
1975	90141	81574	90.40	30030	36.80
1976	95779	86816	90.60	24154	27.80
1977	93151	81681	87.60	16613	20.30
1978	79936	72193	90.31	14395	19.94
1979	71614	64332	89.82	7851	12.21
1980	74643	65243	87.41	4518	6.92
1981	70202	32532	89.07	5109	8.17
1982	74490	68185	91.54	2921	4.28
1983	72301	65134	90.08	2850	4.38
1984	69948	62702	89.64	2226	3.55
1985	68693	61223	89.13	2011	3.28

1987～2010年如东县新生儿系统保健管理情况统计表

表21-11　　单位:人

年　度	应访视人数	实访视人数	家访三次人数	喂养方式			28天体重增减			患病人数	缺点人数
				纯母乳喂养	混合喂养	人工喂养	下降	不增	增重		
1987	17461	17123	16226	16185	823	115	12	33	16397	86	215
1988	14395	14174	13271	13019	1023	132	19	19	13693	123	146
1989	13826	13425	12886	12102	1189	134	9	15	13115	229	163
1990	13566	13262	12521	12041	1073	148	22	28	12865	337	329
1991	11658	11276	10822	9950	1163	163	16	13	10974	238	378
1992	11792	11513	10948	9897	1325	292	17	21	11255	196	284
1993	11143	10866	10511	9463	1146	208	8	21	10549	128	219
1994	10263	10057	9701	8894	990	140	20	35	9728	125	210
1995	9925	9882	9553	8718	753	157	11	14	9725	105	173
1996	8283	8043	7865	6736	407	95	14	14	7814	70	164
1997	7621	7406	7242	6977	349	98	12	13	7180	61	110
1998	6341	6157	5943	5850	252	84	7	6	5949	36	183
1999	5689	5502	5369	5194	240	54	13	15	5355	53	140
2000	5396	5059	4921	4750	251	64	9	8	5018	49	182
2001	5171	4909	4840	4674	183	52	5	6	4839	27	89
2002	5250	5015	4996	4754	209	52	3	4	4994	45	103
2003	5028	4869	4775	4665	174	479	4	3	4856	25	58
2004	5325	5126	5062	4993	118	59	2	7	5151	33	45
2005	4903	4737	4716	4581	107	41	3	4	4116	20	38
2006	4617	4523	4509	4369	123	48	2	10	4507	34	55
2007	4646	4541	4530	4251	258	87	51	2	4532	48	47
2008	4634	4525	4513	4230	321	83	2	4	4628		
2009	4634	4530	4511	4225	317	92	2	3	4629		
2010	4642	4514	4519	4207	356	99	5	3	4634		

1986～2010年如东县3岁内小儿系统保健管理情况表

表21-12　　单位:人

年　度	3岁内小儿总　数	系统管理乡　数	系统管理村　数	占总村数(%)	系统管理人　数	系统管理(%)
1986	25564	45	743	95	17433	68.19
1987	35220	50	781	99	26218	74.44
1988	46267	50	781	99	32607	70.47
1989	49752	50	781	99	46678	93.82
1990	47558	50	781	99	44187	92.91
1991	45349	50	781	99	39272	86.60
1992	37495	50	781	99	37263	99.38
1993	34103	50	781	99	32164	94.31

续表21-12　　单位:人

年　度	3岁内小儿总　数	系统管理乡　数	系统管理村　数	占总村数(%)	系统管理人　数	系统管理(%)
1994	33308	50	781	99	30782	97.90
1995	31149	50	781	99	30782	98.82
1996	29263	50	781	99	26461	90.42
1997	25825	50	781	99	23094	89.42
1998	22965	50	781	99	19568	85.21
1999	20043	50	781	99	17902	89.36
2000	17347	50	781	99	14825	85.46
2001	16660	20	305	100	14162	85.01
2002	14764	20	305	100	13397	90.74
2003	15854	15	311	100	15480	97.64
2004	14914	15	304	100	14440	96.82
2005	15053	15	281	100	14505	96.36
2006	14947	15	255	100	14497	96.99
2007	14696	15	268	100	14317	97.42
2008	14058	14	263	100	13308	94.66
2009	14526	14	262	100	13537	93.19
2010	15056	14	262	100	14621	97.11

第三节　集体儿童保健

1952年,县建农忙托儿所23个,收托儿童157人,保育员36人。

1958年,县建托儿所2982个、幼儿园1425个,农忙时90%以上的儿童可以入托入园。

1983年5月,县岔南乡(公社)幼儿园获“全国少年儿童工作先进集体”称号。

1986年,县各乡中心幼儿园普遍建立卫生保健10本台账,从晨间检查、食谱安排到玩具、器械消毒等均有记载。9月,县卫生局等部门联合转发《江苏省托儿所、幼儿园工作人员职业道德规范》。石屏乡鼓励个体户兴办家庭幼儿班,以适应农村发展新形势。

1987年,县幼儿园有708个班,幼儿教师1024人,前后20年,基本维持相当规模。

1989年6月,县卫生局、教育局、妇女联合会联合发出进一步加强入托入学管理工作的通知。县妇幼保健所等部门为学校儿童和聋哑儿童放映宣传科学育儿知识录像片。

1990年8月,县计划生育委员会、卫生局发出通知,要求进行托幼机构工作人员体检。嗣后,县妇幼保健所对掘港镇的托儿所、幼儿园的工作人员180人进行体检。

1991年,按江苏省教育、卫生部门的要求,县对幼儿园进行等级评审。

1993年6月,县贯彻市卫生局等部门加强托幼机构卫生保健工作意见。11月,县教育局发出补充意见。

1994年,全县在园儿童“六一”体检率达96.32%。

1996年6月,县卫生局、教育局发出关于进一步加强托幼机构卫生保健工作的意见。

1997年5月,县转发《卫生部托儿所、幼儿园卫生保健管理办法》。8月,经培训后给乡镇中心级以上幼儿园保健老师核发上岗证。保教人员体检率99.5%。

1998年12月，县对全县24所幼儿园开展“卫生保健合格标准”评估验收。

1999年3月，县卫生局颁发“托幼机构卫生保健合格证”，首批32家。

2000年6月，县组织全县二类幼儿园的卫生保健合格评估验收。

2004年，县卫生局、教育局联合下发《关于认真做好幼托机构卫生保健工作的通知》。

2006年3月15日，南通市托幼机构体弱儿管理工作现场会在县群力幼儿园召开，全县二类以上20多个幼儿园园主任和保健老师参加会议；群力幼儿园和县妇幼保健所交流发言。县托幼机构体弱儿管理规范化，系统化，在全市起到示范作用。5月上旬，县卫生局、教育局联合下发《进一步做好幼儿园儿童及工作人员健康体检工作的通知》。10月，南通市保健院来县进行体弱儿管理调研，在县城群力幼儿园、实验幼儿园开展DDST智力发育筛查，并举办儿童营养知识讲座。

2007年，县召开幼儿园园主任、保健老师会议，具体落实幼儿“六一”、入园体检和幼师健康体检工作。全县幼儿“六一”体检14464人，入园体检4848人，幼儿园工作人员体检1208人。4月，县卫生局、教育局联合转发了《南通市关于进一步加强托幼机构卫生保健监管工作的通知》，从健康体检工作、体弱儿管理和儿童常见病、多发病的防治、卫生保健管理等方面做好工作。

2008年，联合县教育局组织专题托幼机构卫生保健业务培训，通过考试发放了保健老师“上岗证”、儿保医生和保育员“结业证”，参加考试人员255人，合格率100%。

2009年，联合县教育局对全县托幼机构进行了评审验收，发文公布了评审合格单位45家，并发放了卫生保健合格证。10月，印发《如东县7岁以下儿童视力筛查工作方案》，召开专题会议部署7岁以下儿童视力筛查工作，特别是加强3～17岁集居儿童的筛查管理。

2010年，全县有计幼儿园50个、班级385个、幼儿14632人；托儿所50个、幼儿14232人；教师1282人、保健教师（专、兼）59人、保育员数257人。

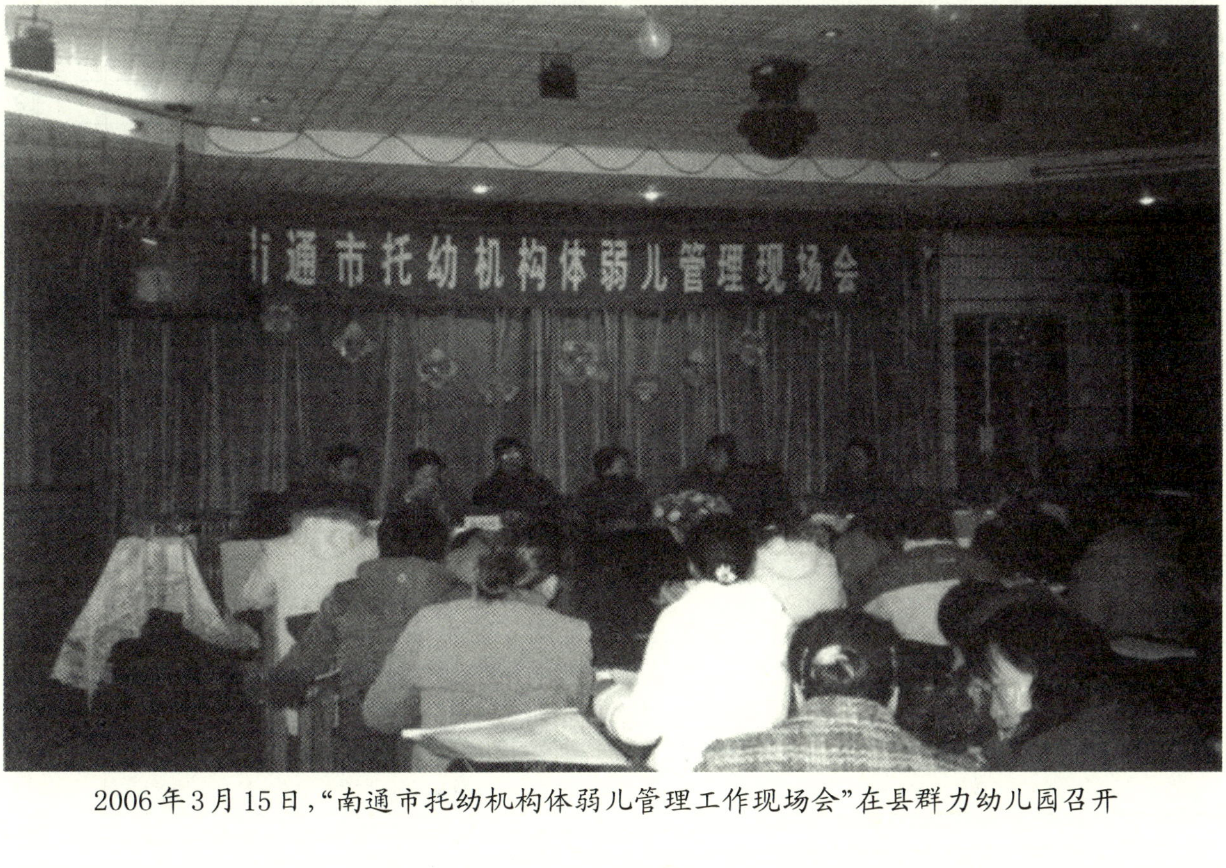

2006年3月15日，“南通市托幼机构体弱儿管理工作现场会”在县群力幼儿园召开

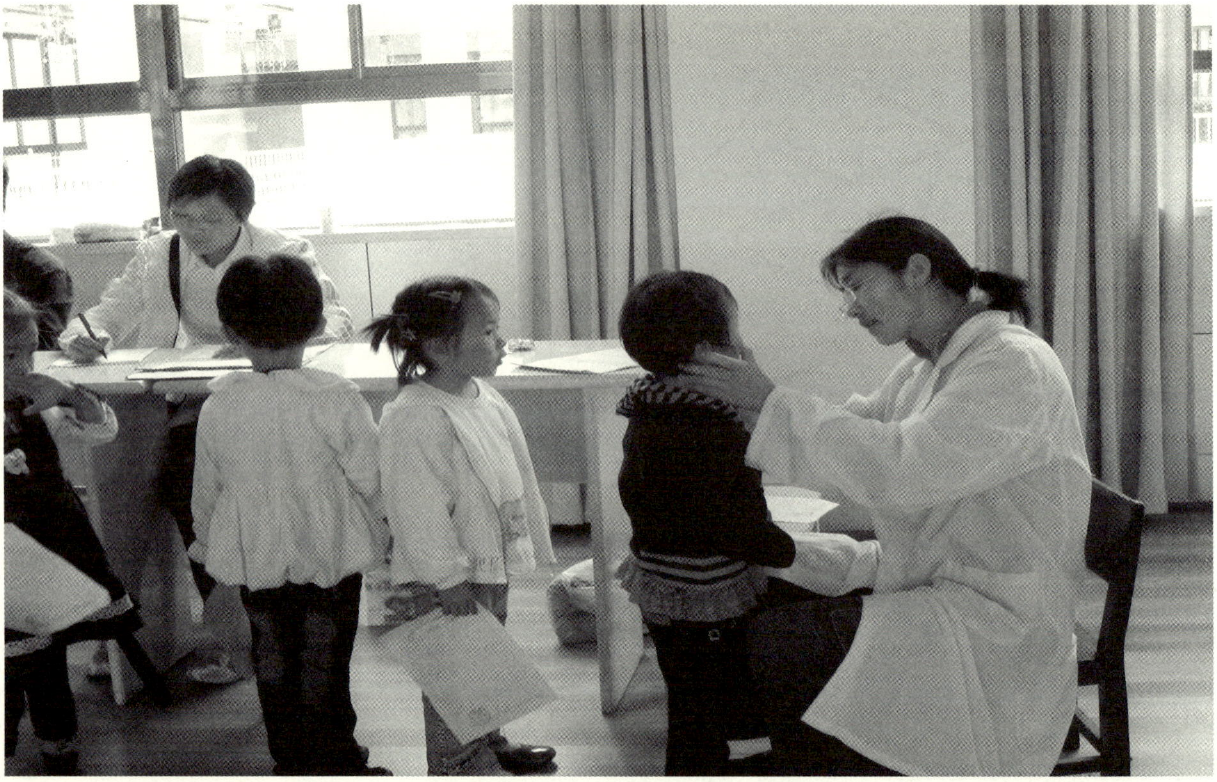

2007年5月，县妇幼保健所医师在县实验幼儿园开展“六一”儿童健康体检

1986～2010年如东县托儿所、幼儿园情况统计表

表21-13　　　　单位：个、人

年度	幼儿园			托儿所		教师数	保健教师数（专、兼）	保育员数
	机构数	班级数	幼儿数	机构数	幼儿数			
1986	236	765	25759	1678	12812	418	136	213
1987	218	708	21361	1482	12131	458	147	284
1988	218	695	20019	50	11822	536	128	308
1989	103	219	28673	62	11426	438	138	188
1990	467	690	22028	56	11378	542	457	183
1991	509	810	30494	60	11381	1152	107	172
1992	496	828	31953	56	11287	1270	532	177
1993	479	854	32707	52	11405	1362	525	162
1994	436	849	30070	50	11218	1121	205	204
1995	434	893	30506	19	11537	1189	99	173
1996	380	852	28219	13	11276	1126	141	192
1997	354	870	27927	18	11215	1111	44	205
1998	309	865	26027	26	11037	1206	89	171
1999	244	785	17475	30	11377	1185	106	150
2000	22	673	21037	34	11461	1462	163	149
2001	85	519	19085	35	11412	1144	31	140
2002	136	529	17819	37	11519	1320	20	142

续表21-14　　单位:个、人

年度	幼儿园			托儿所		教师数	保健教师数(专、兼)	保育员数
	机构数	班级数	幼儿数	机构数	幼儿数			
2003	42	191	17617	42	7617	605	46	63
2004	116	428	15224	116	15224	1139	102	110
2005	97	420	13778	97	13778	1113	82	93
2006	75	385	14124	52	7414	1119	69	120
2007	56	400	10909	56	10909	1208	59	204
2008	52	388	14248	52	14248	1256	60	249
2009	52	394	15048	52	15048	1245	54	228
2010	50	385	14632	50	14632	1282	59	257

2003～2010年如东县托儿机构卫生保健情况统计表

表21-14　　单位:个、人

年度	总数	机构类别				儿童		工作人员		
		市一类上	县一类	县二类	其他	总人数	体检人数	总人数	体检人数	保健老师人数
2003	42	9	10	22	1	7617	7617	591	591	46
2004	116	36	38	42	0	15224	15224	1139	1139	102
2005	97	19	28	50	0	13778	13778	1113	1113	93
2006	52	15	25	12	0	7414	7414	578	578	48
2007	75	41	12	3	0	10909	10909	1208	1208	59
2008	52	43	8	1	0	14248	14248	1256	1256	60
2009	52	43	5	1	0	15048	15048	1245	1245	54
2010	50	44	6	0	0	14632	14632	1282	1282	59

第四节　儿童生命监测

1965年,县开展儿童死亡统计。是年,县婴儿死亡率为46.37‰,新生儿死亡率为22.41‰。

1984年,县在南京医学院老师指导下,对1镇、7乡、1场的113个村、1019个村民小组的162551人口进行1981年至1983年内人口出生的围产儿、婴儿死因回顾性调查,其调查485112人,结果县出生率11.14‰、死亡率6.49‰、自然增长率4.65‰、婴儿死亡率24.99‰、围产儿死亡率22.39‰。

1985年,县围产儿死因排位为脐带因素、母亲合并症、新生儿窒息、早产、先天畸形、新生儿肺炎、新生儿硬肿症、闷死、先天不足等。而新生儿死因排位为新生儿窒息、肺炎、早产、先天畸形、闷死、硬肿症、颅内出血、黄疸等。婴儿死因排位为肺炎、先天畸形、腹泻、闷死、败血症、乙脑、营养不良、暴发性脑炎等。

1988年,县在婴儿死亡监测中发现前五位死因为:意外窒息、肺炎、早产、新生儿窒息、先天性心脏病,百分占比分别为21.99、19.15、8.16、7.80、7.09。

1991年,县新生儿死因排位为早产、新生儿窒息、肺炎、硬肿症、先天性畸形、闷死、败血症、意外死亡、颅内出血、先天性心脏病；婴儿死因则是肺炎、早产、闷死、新生儿窒息、先天性畸形、先天性心脏病、败血症、颅内出血、意外死亡等。

1993年起，县参与全省5岁以下儿童生命监测工作，县卫生局下发专项文件，规范婴儿死亡和5岁以下儿童死亡的报告程序及监测工作要求。县妇幼保健所和县内各医院（卫生院）相对固定监测人员，按时填报5岁以下儿童死亡个案表及监测报表，县妇幼保健所每年组织开展年度儿童死亡监测漏报调查，确保漏报率控制在10%之内。依据监测结果，针对小儿肺炎、小儿腹泻、新生儿疾病等5岁以下儿童主要死亡原因，指导基层和群众采取有效、经济、易行的适宜技术进行群体干预，如推行母乳喂养、科学育儿技术、小儿急性呼吸道感染病例管理和临床管理、腹泻儿童的口服补液治疗、小儿缺铁性贫血防治、佝偻病防治等技术的应用和推广，得到较好效果。县成立以儿科和儿童保健科专家组成的"县儿童保健协作组"定期召开会议，分析县儿童保健工作形势，针对存在问题，提出群体干预措施。同时，每年都要邀请全国及省市儿童专家莅临讲座，传授儿童保健科学新技术。5月，县按南通市卫生局通知要求，进一步做好0～4岁儿童残疾监测。

1984～2001年间，县5岁以下儿童死亡率显下降趋势，儿童的综合素质显上升趋势。

2002年起，全省实行孕产妇、婴幼儿系统保健和生命监测数据网络直报。

2009年，建立县围产期保健和儿童保健协作组，进一步明确"三网"监测工作职责和具体要求。

2010年，5岁以下儿童死亡率7.18‰，婴儿死亡率5.67‰，出生缺陷率3.93‰。

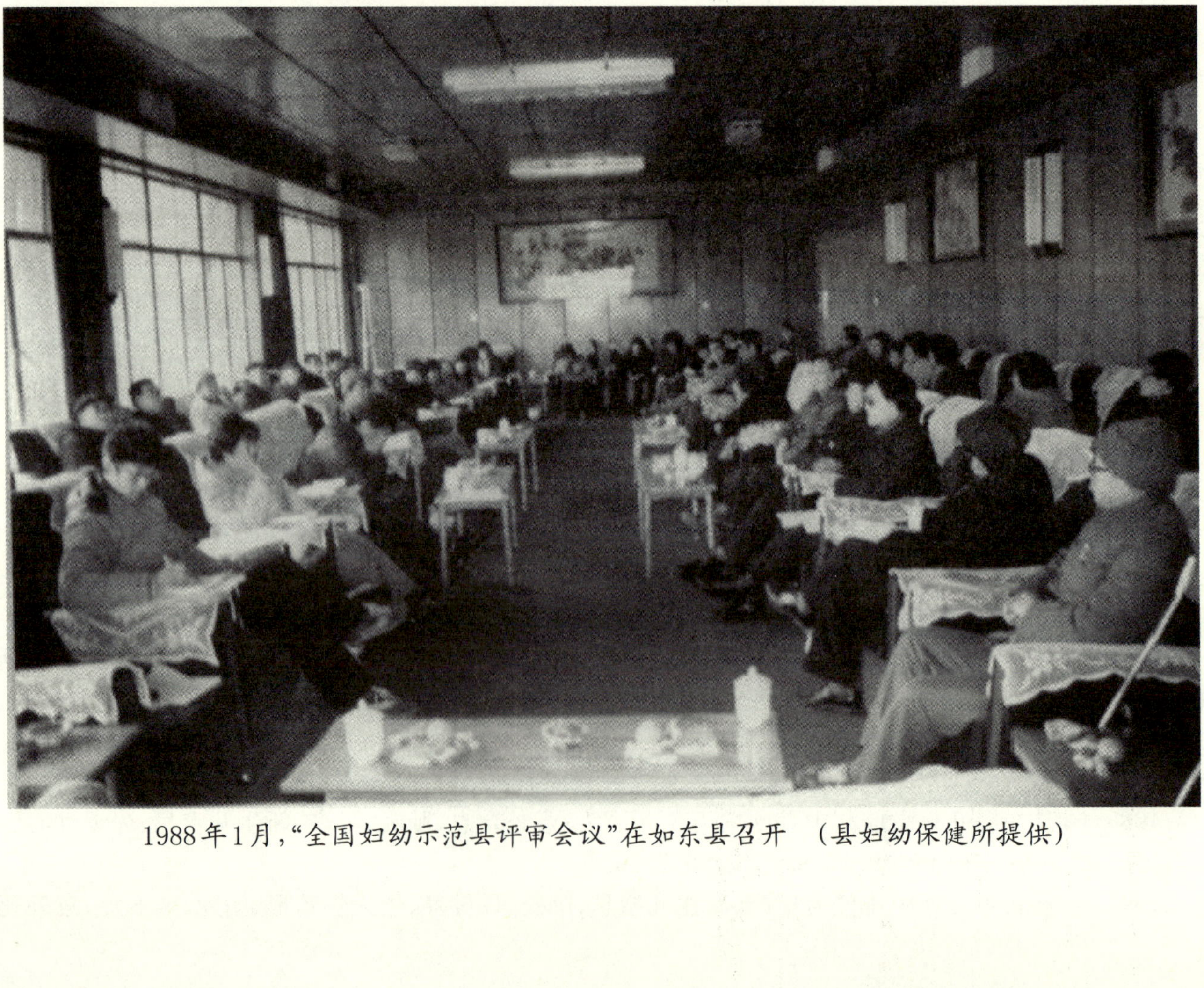

1988年1月，"全国妇幼示范县评审会议"在如东县召开　（县妇幼保健所提供）

1971～1985年如东县新生儿、婴儿、幼儿、产妇死亡率统计表

表21-15

年 度	新生儿(‰)	婴儿(‰)	幼儿(‰)	产妇(1/10万)
1971	17.70	34.21	4.52	
1972	23.15	39.51	4.38	
1973	19.75	33.89	3.13	
1974	18.30	32.97	2.55	
1975	13.95	24.38	1.94	
1976	15.28	30.84	1.41	
1977	15.61	29.55	1.64	
1978	10.71	21.59	1.44	
1979	7.45	18.21	1.67	
1980	8.75	25.25		
1981	11.50	23.07		34.43
1982	11.36	24.49		16.11
1983	10.32	23.34		24.67
1984	7.91	16.52		29.43
1985	8.25	15.41		9.32

1986～2010年如东县婴儿、新生儿死亡统计表

表21-16　　单位:人

年 度	活产总数	婴儿死亡数	婴儿死亡率(‰)	其中新生儿死亡数	新生儿死亡率(‰)	七天内新生儿死亡数	七天内新生儿死亡占新生儿死亡总数(%)
1986	16991	313	18.42	147	8.65	111	75.51
1987	17760	319	17.96	149	8.39	110	73.83
1988	14938	282	18.88	131	8.77	91	69.47
1989	14576	274	18.80	134	9.91	108	80.59
1990	13708	245	17.90	138	10.07	104	75.30
1991	11771	229	17.90	135	11.47	103	76.30
1992	11975	198	16.53	118	9.85	83	70.34
1993	11310	163	14.41	102	9.91	75	66.31
1994	10402	138	13.27	72	6.92	50	69.44
1995	10070	132	13.29	75	7.55	49	69.44
1996	8353	101	12.09	62	7.42	44	70.97
1997	7678	110	14.33	56	7.29	43	76.79
1998	6411	69	10.76	35	5.46	27	77.14
1999	5239	65	11.33	37	6.45	23	62.16
2000	5413	40	7.39	24	4.43	20	80.00
2001	5191	39	7.51	26	5.01	19	73.08
2002	5271	38	7.21	27	5.12	19	70.37
2003	5091	21	4.12	11	2.16	8	72.73
2004	5453	38	6.97	24	4.40	19	79.17

续表21-16 单位:人

年　度	活产总数	婴儿死亡数	婴儿死亡率(‰)	其中新生儿死亡数	新生儿死亡率(‰)	七天内新生儿死亡数	七天内新生儿死亡占新生儿死亡总数(%)
2005	4912	31	6.31	18	3.66	14	77.78
2006	4827	27	5.60	17	3.52	13	76.47
2007	4687	17	3.63	12	2.56	10	83.34
2008	4703	24	5.10	11	2.34	13	54.16
2009	5271	31	5.88	18	3.41	16	51.61
2010	5289	30	5.67	16	3.03	17	56.66

2003～2010年如东县活产及婴幼儿死亡统计表

表21-17 单位:人

年　度	活产数	婴　儿		5岁以下儿童	
		死亡数	死亡率(‰)	死亡数	死亡率(‰)
2003	5091	21	4.12	35	6.87
2004	5453	38	6.97	59	10.82
2005	4912	31	6.31	41	8.35
2006	4827	27	5.60	46	9.53
2007	4687	17	3.63	28	5.97
2008	4703	24	5.10	38	8.08
2009	5271	31	5.88	42	7.97
2010	5289	30	5.67	38	7.18

第二十二章　计划生育

概　述

1956年,县人民委员会卫生科印发传单,宣传避孕。

1957年6月,建立“如东县节育工作委员会”,区建“节育工作领导”、乡(镇、场)建“节育工作领导小组”、村设节育工作宣传员,形成计划生育工作体系。

1968年2月,“南通地区计划生育工作现场会”在如东召开。

1970年9月,“江苏省计划生育工作现场会”在县召开。

1971年11月,如东县获“全国计划生育先进单位”称号。

1973年1月22日,南通地区革命委员会在县召开“南通地区计划生育与妇幼卫生工作现场会”。

1977年6月1日至17日,“江苏省计划生育工作先进集体、先进个人代表大会”在如东召开。

1986年,如东县获“全国计划生育红旗单位”称号。全县计划生育率为99.77%,计划外怀孕率为2.06%,无多胎生育。全县符合照顾再生一孩有14000余户,其中有50%以上主动表示不再生育。

2001年6月,如东县获“江苏省计划生育工作示范县(市)”称号。

2006年，如东县获“全国计划生育优质服务先进县”称号。

2010年7月30日，县财政局、县人口和计划生育委员会联合出台《如东县计划生育世代服务中心专项基金使用管理办法》。

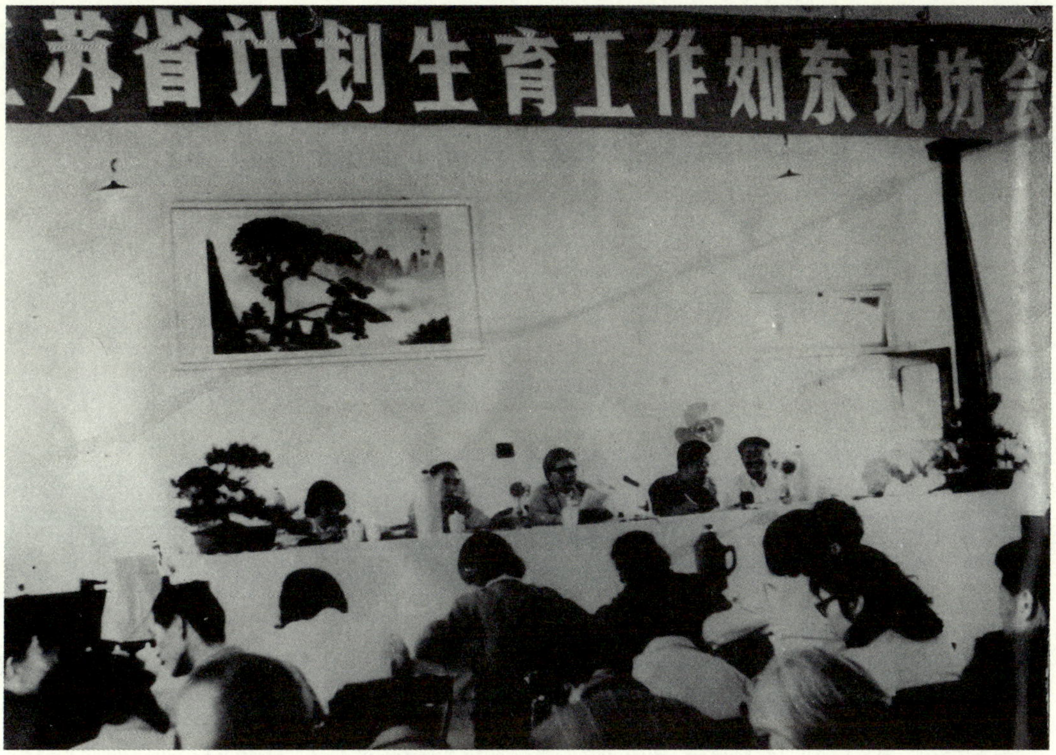

1970年9月初，“江苏省计划生育工作如东现场会”在县召开　（县卫生局提供）

第一节　计划生育工作体制

1957年6月，县人民委员会卫生科负责全县计划生育工作，建立“如东县节育工作委员会”，县妇幼保健所为“办公室单位”。区建“节育工作领导”、乡(镇、场)建“节育工作领导小组”、村设节育工作宣传员。

1963年8月1日，“如东县节育工作委员会”改称“如东县计划生育委员会”，县人民委员会卫生科为“办公室单位”。各区、人民公社建“计划生育委员会”、生产大队建“计划生育领导组”、生产队建“计划生育领导小组”。

1966年3月，改称 “中共如东县计划生育委员会”，县人民委员会卫生科为“办公室单位”。

1967年7月，“县人民委员会卫生科计划生育办公室”改称“县人民武装部生产办公室卫生组计划生育办公室”，专职工作人员1人。

1972年3月，县革命委员会卫生局建“计划生育组”，专职工作人员4人。

1973年10月22日，“中共如东县计划生育委员会” 改称“如东县计划生育领导小组”，设“办公室”，为常设机构(二级局)，专职工作人员4人。

1976年 10月22日，撤销“如东县计划生育领导小组”，建立“如东县革命委员会计划生育办公室”，与县革命委员会卫生局合署办公，专职工作人员4人。

1979年11月，全县配备区、社、镇、场计划生育专职干部。

1980年10月,县计划生育办公室设:人秘组、业务组、宣传组、后勤组。

1984年1月,"如东县人民政府计划生育办公室"改称 "如东县计划生育委员会"。6月,县计划生育委员会设置人秘股、业务股、财务股。

1986年5月,县计划生育委员会内设综合股、政策规划股、宣传教育股。

2005年5月20日,"如东县计划生育委员会"改称"如东县人口和计划生育委员会"。

2010年12月,县人口和计划生育委员会专职工作员工15人。

第二节 计划生育政策法规

如东县根据《中华人民共和国宪法》《中华人民共和国婚姻法》等有关法律、法规条款制定计划生育政策。晚婚晚育政策、少生政策、优生政策。

一、晚婚晚育政策

1980年9月,中共中央《关于控制我国人口增长问题致全体共产党员、共青团员的公开信》发表之后,如东县实施晚婚晚育政策。

1981年起实行的新《婚姻法》规定:"结婚年龄,男不得早于22周岁,女不得早于20周岁。晚婚晚育应予鼓励。"

1982年6月,中共江苏省委、省人民政府《关于贯彻执行中共中央、国务院〈关于进一步做好计划生育工作的指示〉的意见》明确:"按法定年龄推迟三年以上结婚为晚婚(即男25周岁,女23周岁)和妇女24周岁以上生育为晚育。" 11月,县委、县人民政府颁布的《如东县计划生育实施细则》中规定:青年必须实行晚婚晚育。男25周岁以上,女23周岁以上结婚为晚婚(男方超过30周岁可照顾女方一岁,女方超过26周岁;可照顾男方一至两岁),妇女24周岁以上生第一胎为晚育。

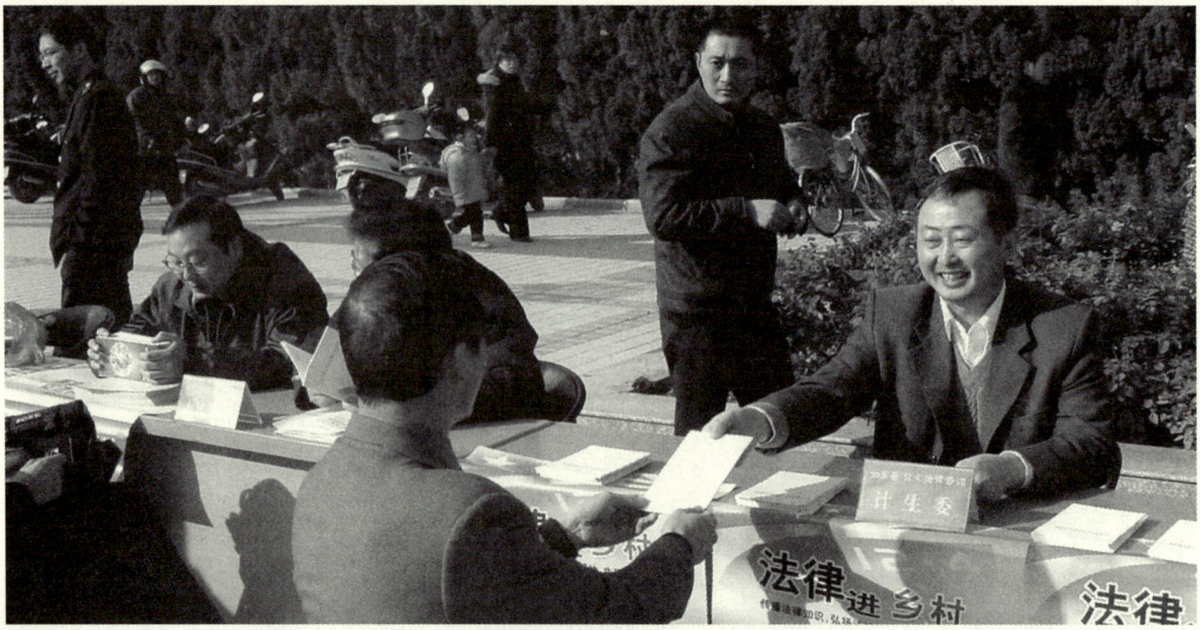

2008年6月26日,县人口和计划生育委员会开展人口和计划生育宣传活动

二、少生政策

1979年10月，江苏省革命委员会印发苏革发[1979]106号文件规定：对终身只生育一个孩子的夫妇要给予表扬和奖励。在生一个孩子以后，表示不再生育并落实有效的节育措施，经单位核实，报县、市计划生育部门审查，颁发《独生子女证》。

1980年底，独生子女领证数达44824个，领证率达97.37%，一胎率由1978年的71.24%上升到1980年的90%。

1982年，《南通市计划生育奖励和限制办法实施细则》下发执行。

1983年1月1日起，《独生子女证》的发放范围为：一对夫妇生了一个孩子后，表示终身不再生育，并落实有效节育措施者，可发给《独生子女证》。

1995年，《江苏省计划生育条例》规定：一对夫妻生育一个孩子后，自愿终身不再生育且落实有效节育措施的，可领取《独生子女证》，凭证享受优惠待遇。

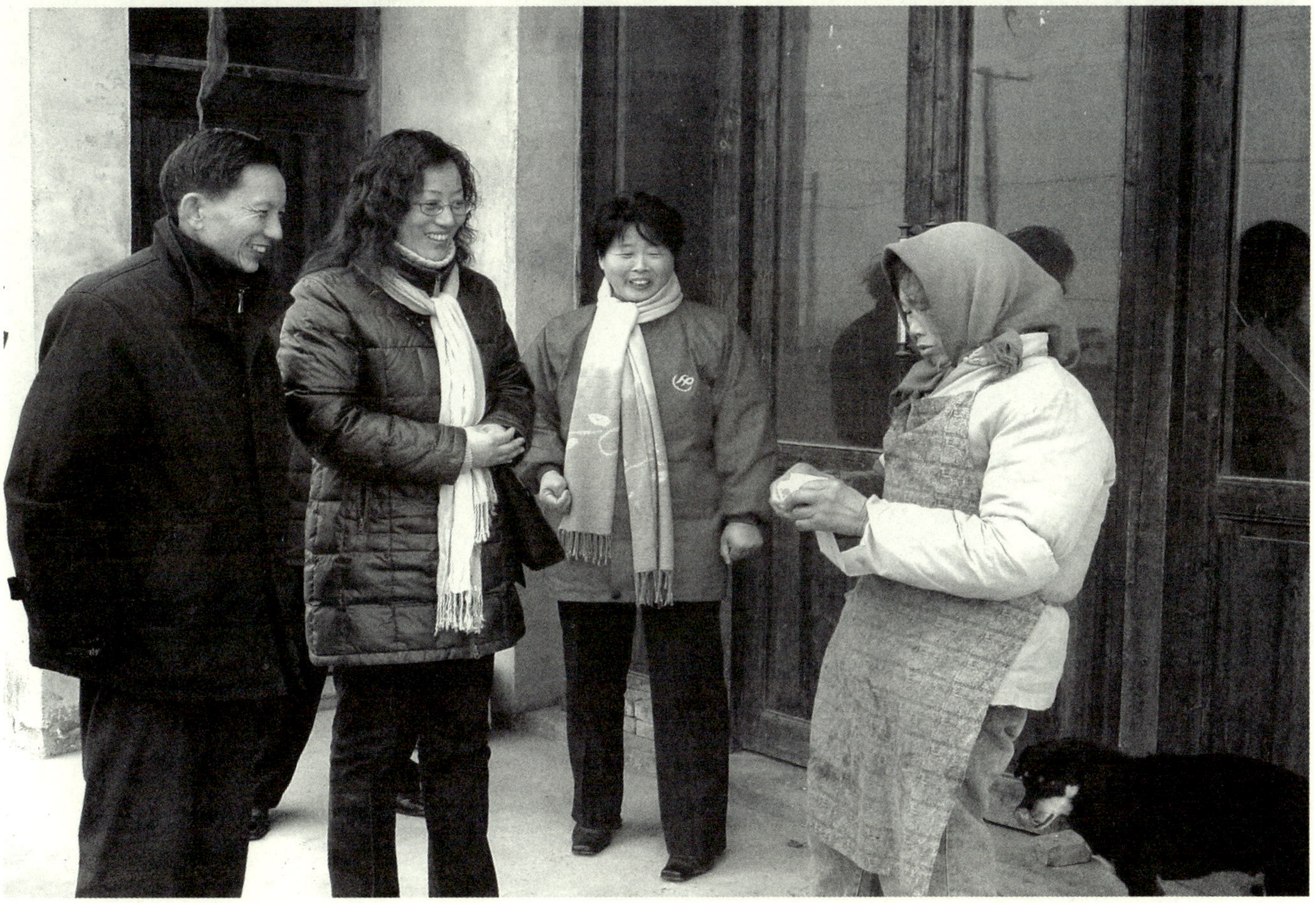

2004年12月16日，县人口和计划生育委员会机关人员访问计划生育手术要求者

三、优生政策

控制人口数量，提高人口素质，是国家计划生育工作中两个并重的主题。如东县在全面推行计划生

育的同时，还认真抓好优生优育工作。

1981年1月1日，实行的新《婚姻法》规定，有下列情况之一的，禁止结婚：1、直系血亲和三代以内的旁系血亲；2、患麻风病未经治愈或其他在医学上认为不应当结婚的疾病。如东县严格按照《婚姻法》的规定执行。

1986年10月，县委、县人民政府在《如东县计划生育若干规定》中规定：青年男女结婚生育应接受优生指导，进行婚前健康检查。凡《婚姻法》规定禁止结婚的对象不得办理结婚登记手续；凡患有某种遗传性疾病，可能严重影响后代的禁止生育。

1997年，县人口与计划生育委员会投资近20万元，引进了英国Progene全自动基因扩赠仪和成套服务于基因检测的设备，成立了南通市首家基因检测中心。该中心应用多聚酶链反应(PCR)新技术，模拟天然DNA复制过程，在体外快速特异地扩增DNA片段，可用于婚前染色体检查、产前诊断等优生服务。

2001年，贯彻落实中央《决定》([2000]8号文件)精神，启动“出生缺陷干预工程”。

2003年1月，县委宣传部和县计划生育委员会联合开展推进“出生缺陷干预工程”宣传月活动。

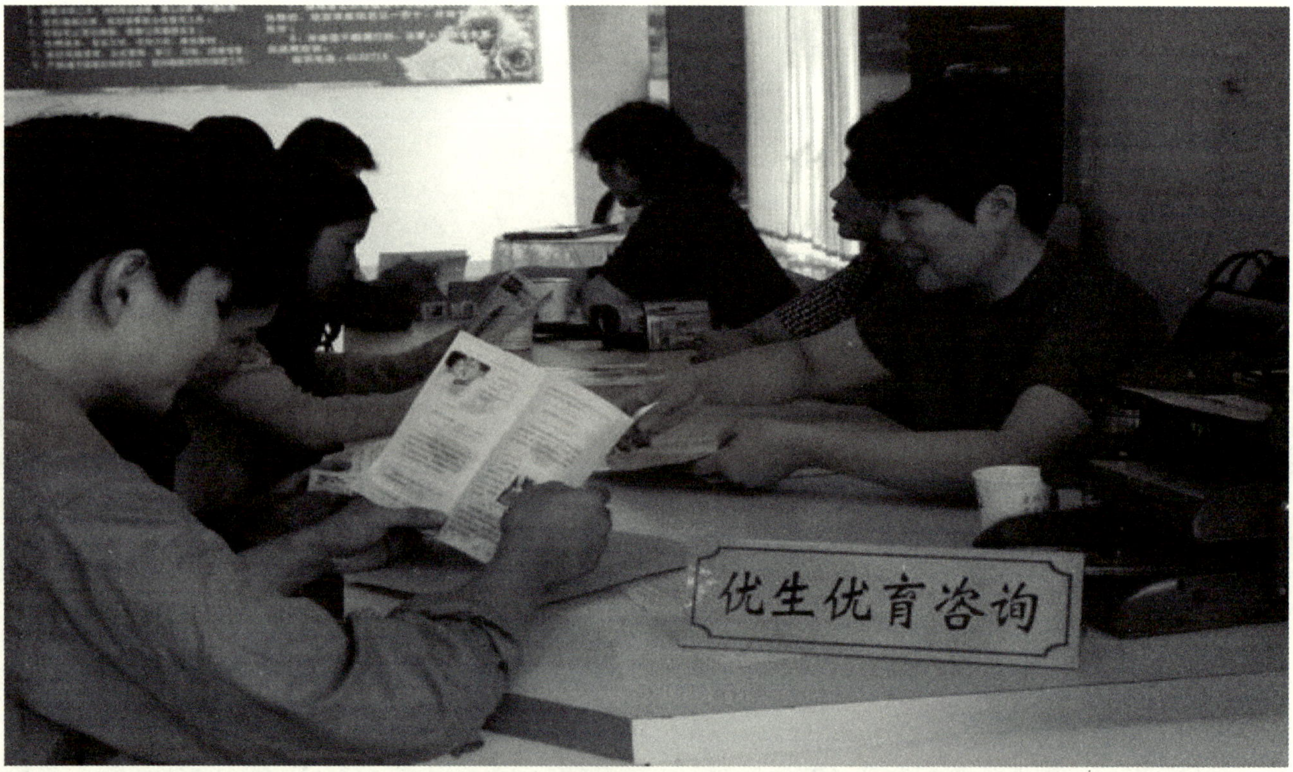

2006年6月26日，县人口和计划生育委员会开展优生优育宣传活动

第三节　计划生育组织领导

1956年，县人民委员会卫生科印发传单，宣传避孕。

1957年6月，县人民委员会卫生科负责全县计划生育工作，建立“如东县节育工作委员会”，县妇幼保健所为“办公室单位”。

1958年7月3日，县“第二个五年计划”卫生事业规划要求：县乡镇有节育委员会，工厂、机关、农业社有小组，层层建立领导机构，地区卫生所(院)和有条件的联合诊所、接生站，建立避孕技术指导室，做好技术指导和药具供应，并以乡镇为单位训练节育宣传员10000人。

1963年8月1日，“如东县节育工作委员会”改称“如东县计划生育委员会”，11个单位领导任委员，县人民委员会卫生科为“办公室单位”。是年，县委抽调妇联、妇幼保健所等单位的6名人员组成工作组，到县鞋帽厂进行计划生育试点，全厂248名职工中的节育对象均采取了各种节育措施。

1964年4月27日至29日，县在岔河镇召开计划生育工作汇报会，出席会议的有卫生、妇女干部和部分公社管委会干部共36人。

1966年3月，“如东县计划生育委员会”改称“中共如东县计划生育委员会”，14个单位领导任委员，县人民委员会卫生科为“办公室单位”。

1967年4月，县人民武装部生产办公室发出《关于进一步开展计划生育工作的通知》。7月，“县人民委员会卫生科计划生育办公室”改称“县人民武装部生产办公室卫生组计划生育办公室”，专职工作人员1人。11月18日，县人民武装部转发省军管会生产委员会《对当计划生育工作的意见》的通知。12月3日至5日，县计划生育委员会办公室、县妇女联合会、县卫生组、县团委联合召开计划生育政治工作会议。

1971年11月，如东县获“全国计划生育先进单位”称号。

1972年3月，县革命委员会卫生局建“计划生育组”，专职工作人员4人。

1973年9月18日～24日，县委召开扩大会议提出“积极提倡晚婚和计划生育，巩固和发展已有成绩，把县人口自然增长率稳定在6‰左右”的要求及今后计划生育工作的意见。10月22日，“中共如东县计划生育委员会” 改称“如东县计划生育领导小组”，设“办公室”，为常设机构（二级局），专职工作人员4人。各区、公社（场）、大队、生产队、企事业单位相应建立计划生育领导组织。12月19日～22日，县革命委员会在马塘召开计划生育、妇幼卫生工作会议。各区社及有关单位负责人、妇幼卫生人员共242人出席了会议。

1974年8月25日，县革命委员会印发《如东县1976～1985年人口出生规划》。

1976年5月8日～9日，县委召开十个公社计划生育工作座谈会。出席对象：沿南、新店、新乐、卫海、沿河、环北、浒澪、石屏、北坎、南坎公社的负责人。10月22日，撤销“如东县计划生育领导小组”。建立“如东县革命委员会计划生育办公室”，与县革命委员会卫生局合署办公，专职工作人员4人。

1977年6月，县计划生育、妇幼卫生、托幼工作人员单永丽、杨翠萍、任乃秀、许悦兰、季方珍、吴建华、卢福珍、张惠英、张福美获“全国计划生育.妇幼卫生.托幼工作先进个人”称号。11月，独立址办公，址设掘港镇江海西路2号。

1979年7月16日，县革命委员会印发《关于计划生育工作若干问题的暂行规定》，规定了对终身只生一个孩子的夫妇实行奖励。12月下旬，岔北公社一大队妇女主任季方珍作为计划生育先进典型被评为全国劳动模范，赴北京出席全国劳模授奖大会，荣获全国劳模证书和金质奖章。

1980年1月15日至17日，召开各区、社计划生育干部会议，全县统一建立计划生育一本帐。3月1日至6日，县革命委员会举办部分公社及县级机关计划生育专、兼职干部训练班，计45人。7月1日，县革命委员会发出《关于未按计划生育的小孩准予登记户口和对节育手术并发症、后遗症患者生活困难照顾问题的报告》。7月25日，县委《批转县计划生育办公室〈关于目前计划生育工作情况和今后意见的报告〉的通知》。10月1日，县委发出《关于认真学习、贯彻中共中央“公开信”通知》。10月4日，县计划生育办公室建立宣传、业务、后勤、人秘4个组，并确定负责人。11月，县计划生育工作人员江静、冷德裕、石泰媛、蔡炳忠、季方珍“江苏省先进工作者”称号。

1981年1月18日至20日，县革委会召开县计划生育先进集体、先进个人代表会议，出席会议的先进集体128个，先进个人121人，各区、社分管领导和计划生育专职干部列席了会议。4月21日，县革委会召开全县23个接待点工作会议。并到凌河、岔南公社看现场。4月，改称“如东县人民政府计划生育办公室”(二级局)，独立办公。5月26日，县委发出《关于组织学习陈慕华在省人口理论、规划统计经验交流会上的讲话的通知》。11月18日，县计划生育办公室与县劳动局联合转发《江苏省劳动局、江苏省计划生育办公室关于终身无子女、独生子女的职工退休后多大年龄可以加发退休金的复函的通知》。

1982年1月1日，团县委、县计划生育办公室、县文化馆联合举行了十四对新婚夫妇集体婚礼。2月21日，县政府召开计划生育专职干部先进代表会议，6名专职干部交流了经验。5月14日，县委转发《关于凌河公社加强计划生育工作领导的经验》。6月28日，县妇联、团委、卫生局、广播站及丰利、拼茶、苴镇等区妇联、团委、卫生所负责人在丰利召开计划生育协作会议。8月20日～22日，县政府召开落实节育措施工作会议，出席会议的有各区、社妇幼医生、专职干部计180人。10月8日，县委发出《关于进一步加强计划生育工作领导的通知》，明确了各部、委、办、局和区、社分管计划生育工作的领导干部名单。11月15日，县委、县人民政府发出《关于颁发如东县计划生育实施细则的通知》。11月22日，县政府发出《关于建立“如东县计划生育宣传指导站”的通知》。12月，缪兰芳、季方珍、李佩珊、姚汉祥、蔡炳忠、于文良获“江苏省计划生育先进工作者。

1983年2月，县计划生育工作人员季方珍获“江苏省劳动模范”称号。12月13日，县委召开第二次计划生育宣传月动员大会。县妇联、县卫生局、掘港镇、袁庄乡、岔南乡中心村五组、掘郊乡掘西村、南坎乡新丰村等代表在会上发言。各区分管领导、计划生育专职干部，各区妇女主任，区、乡文化站长及掘港镇各界代表近千人参加大会。

1984年1月，“如东县人民政府计划生育办公室”改称 “如东县计划生育委员会”。5月19日，全县400多名离退休干部、县级机关各单位负责人及少年儿童代表，在掘港举行全国第一个县级关心下一代协会成立大会，吴运铎、王遐芳等应邀出席。8月15～23日，全县各区先后对乡村妇女主作进行计划生育政策业务培训。县计划生育委员会统一编写印发讲义，统一拨给培训经费，统一派员协助。11月28日～30日，县举办首期区乡镇场计划生育分管领导培训班，班上邀请南京妇幼保健院名誉院长陈嘉政教授讲优生学，上海社科院人口研究室助理研究员杨舒讲两种生产理论，上海华师大讲师胡崇庆讲世界人口动态。

1985年6月17日～20日，县计划生育委员会分别在南渔、环北、兵房等三个乡的有关村进行生育意愿的调查。9月28日，县计划生育协会成立。

1986年3月，凌河乡、岔南乡、曹埠镇、饮泉乡、新光乡、石屏乡、五义乡、 汤园乡、北渔乡、掘港镇、栟茶镇、岔河地区医院、县计生委、县卫生局、县人民广播电台、县建筑安装总公司、县纺织丝绸工业公司、马塘化肥厂获“全国计划生育先进集体 ”称号。3月，县计划生育人员季方珍、郑文德、李佩珊、姚汉祥、缪兰芳、戴银清、汪梅丽获“全国计划生育工作先进个人”称号。10月25日，县委、县人民政府发出《如东计划生育若干规定》。12月，县计划生育人员吴竹云、陆身群、许凤英、马如珍、季建华、朱聪、胡亚珍获“全国计划生育先进个人”称号。

1987年2月，县计划生育人员娄群红、张嘉飞、周杰、杨士平、康传银、江静、邱洪振、桑万贵、陆亚平、徐兵、尹金莲、黄梅英、陈建国、朱海明、吴素兰、刘建玉、张兰芳、吴集芳获“南通市计划生育先进个人”称号。7月9日，县召开世界50亿人口日纪念大会。

1988年3月5日～10日，全县以片组织进行冬春宣传服务活动检查。

1989年7月，陆亚平获“南通市优秀共产党员”称号。8月16日，县人事局、县劳动局、县财政局、计划生育委员会转发南通市劳动人事局、财政局、计划生育委员会《关于计划生育专职干部职级待遇、发放岗位津贴的通知》的通知。9月，县计划生育工作人员王庭娥获“全国计划生育协会先进工作者”称号。12月，县计划生育工作人员范文淑、邓丽华、许茂珍、陆亚萍、许桂凤、徐兵、钱设、李国平、徐海频、曹育珍、林国华、周德获“江苏省计划生育先进工作者”称号。金福高、严平、徐桂兰、郁红、孙振岐、周爱云、花淑芬、吴爱云、张福英、姚淑芳、薛兰生、赵焕新获“全国计划生育先进工作者”称号。

1990年1月9日，县委、县人民政府召开各区计划生育分管领导、计划生育助理会议，交流冬春宣传服务活动情况。2月16日，县委、县人民政府办公室发出关于进行全县计划生育冬春宣传服务活动检查验收的通知。4月9日至10日，县计划生育委召开区乡助理革命化专题教育会议。5月19日，县计划生育委下发《区、乡、镇、场计划生育助理岗位职责考核办法》。6月16日，县委、县人民政府办公室转发县委农工部、县计划生育委、县保险公司、县财政局《关于实施计划生育系列保险的意见》的通知。11月，如东县人民政府获“全国计划生育先进集体”称号，县计划生育协会获“全国计划生育协会先进集体”称号，县计划生育委员会获“全国计划生育宣传工作先进集体”称号。

1991年3月，县计划生育工作人员杨其智、王庭娥获“江苏省计划生育协会先进工作者”称号，季承明、顾瑞基、汤偶芳获“江苏省计划生育协会先进个人”称号，陈祥仁、沈玮娟、葛坤山、孙翠华、徐玉芬、王戴跃、倪亚如、潘遂高、马建华、花松建、李国平、王士友、顾俊玲、朱亚娥、邱玉如、陆修民、冯锦萍、张霞、赵进全、徐海频、许小梅、孙美凤、高淑芬、刘德均、蒋斌、潘希雄、钱设、章新建、李九明、林国华、宫向阳、周锦华获“南通市“七五”期间计划生育先进工作者”称号。9月24日，县委、县政府召开全县计划生育工作电话会。12月，县计划生育工作人员陆亚萍获“江苏省劳动模范”称号。

1992年1月11日，县委、县人民政府在双南乡召开全县冬春计划生育宣传服务活动现场会。11月18日至23日，全县以区集中举办村级妇女主任培训班，全县近1300名村级妇女主任参加培训。12月21日，县委、县人民政府办公室下发关于转发《关于省各有关部门、群众团体计划生育工作职责分工的意见》的通知。

1993年2月18日，县计划生育委员会在河口乡召开全县计划生育工作现场会。5月6日，县计划生育委员会在双甸镇召开计划生育现场会。6月26日，县计划生育委员会下发关于印发《如东县乡(镇)、村级计划生育活动室管理规范》的通知。6月28日，县人民政府颁布《如东县计划生育实施办法》。7月31日，县计划生育委员会与县人事局联合下发《关于贯彻县委常委会议〈关于计划生育工作的会议纪要〉中有关问题的补充意见》。8月，县计划生育工作人员钱大忠、陈思云、顾忠兰获“江苏省计划生育协会先进工作者”称号。9月17日，县人民政府办公室下发《关于开展人口与计划生育目标管理执行情况抽样调查的通知》。

1994年1月27日～28日，县委、县人民政府举办全县计划生育技术培训班，妇产科医师共300多人参加了培训。2月，根据国务院(1993)41号文件和省政府(1993)128号文件精神，全县39名招聘的计划生育助理首批领到农转非户口准迁证。4月7日，县委、县政府办公室转发县计划生育委员会《关于加强对县批农转非农民和计划内合同工计划生育管理意见》的通知。4月26日，县计划生育委员会与县教育局联合下发关于加强人口与计划生育基础知识教育的通知。

1995年1月20日，县人民政府转发县计划生育委员会关于贯彻南通市流动人口计划生育管理实施办法的意见。2月，县计划生育委员会、县农工部、县财政局、县物价局、县审计局转发省委农工部等五个部门关于印发修订后的《江苏省计划外生育费管理办法》。3月10日，县计划生育委员会县、财政局、卫生局、物价局转发江苏省财政厅、卫生厅、物价局、计划生育委员会关于统一计划生育手术收费标准的通知。3月14日，县计划生育委员会与县民政局联合下发关于做好全县农村独生子女及其父母养老保险工作的通知。4月3日，县人民政府办公室转发县计划生育委员会等部门《关于切实加强〈生育证〉发放与管理的实施意见》。12月，于港乡计划生育协会获“全国计划生育协会先进集体”称号，县计划生育委员会吴亚萍获“全国计划生育协会先进个人”称号。

1996年2月15日，县计划生育委员会与财政局联合下发《关于加强计划外生育费征收管理工作的紧急通知》。4月3日，县机构编制委员会下发《关于建立乡镇计划生育服务站的通知》，全县核定乡镇计划生育服务站人员编制155个，其中B超服务人员39个。4月，县计划生育工作人员张振国、陈秀珍获“江苏省计划生育先进个人”称号，徐海频获“江苏省计划生育系统先进工作者”称号。张平、花淑芬、施卫东获“江苏省计划生育先进个人”称号。5月2日～10日，县计划生育委员会与县妇女联合会联合举办村级妇女主任培训班，新上岗的99名村级妇代会主任经培训考试，全部合格。5月，县计划生育工作人员吴亚萍、徐朝凤、邢永、陈凤芳、任乃秀、朱红根、沙建萍、沈洪源、顾建海、黄灿明、徐红、缪亚辉、周献成、范文淑、杨爱英、周翠兰、毛圣建、季瑞芳、方学明、石明华、张群凤、顾秀芳、严金莲、邵银凤、朱邦和获“南通市“八五”期间计划生育先进工作者”称号。10月，县计划生育工作人员葛坤山获“江苏省计划生育省级优秀信息员”称号。11月12日，县委办公室、县人民政府办公室转发县委农工部、县计生委《关于切实加强计划生育服务体系建设和计划生育统筹经费管理工作的意见》。11月13日，县人民政府办公室转发计生委、财政局、审计局、监察局《关于切实加强计划外生育费乡收县管和乡镇计划生育财务管理工作的意见》。

1997年3月29日，县计划生育委员会与县纪委、县监察局联合下发《关于做好清理党员、干部违反计划生育问题的通知》。5月13日至14日，县计划生育委员会举办全县48个现代化试点村妇女主任培训班。8月28日至29日，县计划生育委员会举办乡镇育龄妇女微机管理信息系统联网和统计人员培训班。

1998年2月25日，县计划生育委员会与县财政局联合下发《关于乡镇计划生育服务站收费统一纳入乡镇财政专户管理的通知》。4月3日，县计划生育委员会与县档案局联合下发《如东县乡镇计划生育档案管理暂行办法》。5月4日，县计划生育委员会与县财政局联合下发《关于开展计划生育系统财务检查的通知》。5月，县计划生育工作人员徐海频获“南通市劳动模范”称号。6月，县计划生育工作人员葛富根获“江苏省计划生育宣传品发行工作先进个人”称号。9月14日，县人民政府办公室转发江苏省计划生育委员会、监察厅、审计厅《关于开展计划生育费专项治理工作意见》的通知。11月，县计划生育委员会获“全国计划生育先进集体”称号。

1999年5月7日至21日，县计划生育委员会举办全县村级计生干部培训班，全县473名村计生干部分四批集中参加培训。8月20日，县委宣传部、县计划生育委员会联合下发开展婚育新风进万家实施意见。9月8日至10日，举办全县乡镇计划生育干部行政执法培训班。乡镇(场)计生助理、服务站全体人员共130人参加培训。10月12日，县人民政府副县长徐建华在世界60亿人口日发表广播电视讲话，要求全县广大干部群众严格控制人口增长，促进可持续发展。11月16日，县计划生育委员会与财政局联合下发关于贯彻实施《江苏省计划外生育经费管理办法》的意见。12月8日，县计划生育委员会下发《关于启用育龄妇女信息系统网络版和做好2000年人口计划工作》的通知。

2000年5月31日，县人民政府印发《如东县县城计划生育暂行管理办法》。5月，县计划生育委员会会同民政局、卫生局、公安局深入到各乡镇现场办公，办理收养证。9月15日，县计划生育委员会下发关于印发《如东县“九五”期间及2000年人口与计划生育目标管理责任制实施细则》的通知。9月，如东县获“全国县级计划生育三为主先进单位”称号，县计划生育工作人员范文淑获“全国乡(镇.街道)优秀计划生育工作者”称号，戴秀云获“全国村(居)委会优秀计划生育工作者”称号，葛炳娥获“全国优秀计划生育中心户组长”称号。

2001年5月，县计划生育工作人员吴亚萍获“江苏省计划生育系统先进工作者”称号，刘德军、冯锦萍、冒圣建获“江苏省计划生育优秀工作者”称号，金瑞明、杨建彬获“江苏省计划生育先进个人”称号，顾雪莲获“江苏省计划生育系统先进工作者”称号。鲍国余、徐春林、薛广明、徐宗泉、曹俊荣、戴莉群、徐卫华、陶捷、朱建华、徐朝凤、葛坤山、郭云霞、樊天红、桑圣林、徐海频、韩玉彬、朱邦和、贾宗美、徐向阳、周翠兰、顾华、彭小丽、陈贵泉、陆亚萍、盛小梅、张国英、朱亚娥、高红霞、王海燕、关卫东、李辉琴、杨云霞、黄祝芳、陈永兰获"南通市"九五"期间计划生育先进工作者"称号。10月，长沙镇、县计划生育指导站获"全国婚育新风进万家活动先进单位"称号，县计划生育工作人员唐新建获"全国婚育新风进万家活动先进个人"称号。

2002年1月30日，县计划生育委员会下发《关于做好2002年流动人口计划生育管理与服务工作的意见》。2月19日，县人民政府副县长王栋云发表电视讲话，要求各地、各部门认真按照全县统　部署，扎实开展好《人口与计划生育法》宣传月活动。2月25日，县委、县人民政府下发《关于"十五"期间继续开展争创省人口与计划生育示范县活动的意见》。4月2日，县人口和计划生育领导小组下发关于开展人口和计划生育工作争先创优评比活动的意见。4月9日，县人民政府办公室发出《关于建立县育龄妇女生殖道感染(RTI)综合防治工程领导组的通知》。4月10日，县人口和计划生育委员会印发《如东县计生委2001～2005年妇女发展规划细则》。4月16日，县人民政府召开实施生殖道感染综合防治工程动员会议。11月29日，县人民政府办公室下发《关于实施避孕节育与生殖保健服务系列工程的通知。

2003年1月28日，县人口和计划生育委员会与县卫生局联合转发南通市人口和计划生育委员会、卫生局《关于规范开展生殖道感染和其他妇科疾病综合防治工作的意见》。7月2日，县委农工办、县人口和计划生育委员会、县财政局、县民政局联合下发了《关于印发〈计划生育特困家庭调查核实和申报工作的说明〉的通知》的文。7月10日，县人民政府办公室下发了《关于转发〈如东县计划生育特困家庭救助实施办法(暂行)〉的通知》的文件。10月27日，"青少年性与生殖健康工程"观摩现场会，在县实验中学举行。会议要求各地要重视青少年性和生殖健康教育，大力普及科普知识，确保青少年健康成长。12月，县计划生育工作人员朱红根获"全国计生协会先进工作者"称号。

2004年11月，县计划生育工作人员徐海军获"全国人口和计划生育系统作风建设先进个人"称号，瞿冲获"江苏省人口和计划生育系统作风建设先进个人"称号。12月，县计划生育工作人员沈洪源、贾宗美获"江苏省计划生育协会工作先进工作者"称号，郑建芸、钱梅芳、周平、桑盛富、於海风获"江苏省婚育新风进万家活动先进个人"称号。袁静、邱志君、唐烽荣、丁亚萍、姚淑珍获"江苏省婚育新风进万家活动先进个人"称号。

2005年4月25日，县财政局、县人口和计划生育委员会联合下发《关于加强财政转移支付补助独生子女父母奖励经费管理的通知》。4月，县计划生育工作人员葛坤山获"南通市劳动模范"称号。6月，县计划生育指导站获"全国人口计生系统药具工作先进集体"称号。8月10日，县财政局、县人口和计划生育委员会发出《关于统筹如东县计划生育特困家庭救助养老保险金的通知》。11月，马塘镇获"2001～2005年全国婚育新风进万家活动先进单位"称号，县计划生育委员会钱梅芳获"全国婚育新风进万家活动先进个人"称号。12月，如东县获"全国计划生育优质服务先进县"称号，掘港镇余荡村计划生育协会获"全国计划生育协会工作先进单位"称号，郑建芸获"全国计划生育协会优秀志愿者"称号。

2006年1月，县计划生育工作人员骆维萍、窦建芹获"江苏省计划生育志愿者'零距离'服务活动先进个人"称号。2月10日，县人口和计划生育委员会发出《关于常年开展"三下乡"活动的通知》。4月，县计划生育工作人员李辉琴获"全国人口和计划生育科技工作先进个人"称号。7月18日，县委宣传部、县人口和计划生育委员会联合下发《关于全县深入开展婚育新风进万家活动"十一五"活动计划》。8月30日，县人口和计划生育委员会、县财政局联合发出《关于统筹如东县计划生育特困家庭救助养老保险金的通知》。9月，县计划生育工作人员陶捷、骆宏丽获"全省人口和计划生育先进工作者"称号，季宝兰获"江苏省人口计生系统"新时期最可爱的人"称号，朱卫民获"江苏省人口和计划生育先进工作者"称号。10月，县计划生育工作人员江金泉获"全国部分农村计生家庭奖励扶助工作先进个人"称号。11月，掘港镇计划生育中心服务站获"全国人口和计划生育系统先进集体"称号。12月，县计划生育工作人员卜其银、钱建铭、钱艺、徐泉、周平、顾林海、龚尹斌、徐晓玲、沈滨、郭武存、任乃秀、何永华、冒圣建、朱亚娥、贾忠美、曹育珍、韩玉彬、许晓梅、周翠兰、顾达旗、盛小梅、曹继红、王珍、叶兰芳、于梅、周小芬、徐琴、徐旭东、张继红、李培、曹怡获“南通市劳动模范”称号。

2007年4月30日，县人口和计划生育委员会下发《关于印发〈“弘扬新风正气，建设廉洁如东”主题教育活动实施方案〉的通知》。5月15日，县人口和计划生育委员会发出《关于印发〈开展“便民维权”主题教育活动的实施方案〉和〈便民维权措施〉的通知》。7月10日，县人口和计划生育委员会印发《关于开展“三联四送”主题活动的方案》、党员干部联户，送文化、送科技、送服务、送温暖到基层。12月，县计划生育工作人员顾洛获“全国计划生育协会先进志愿者”称号，龚尹斌、任先军、尹淑宜获“全国计划生育协会优秀会长”称号，马塘镇马丰村计划生育协会获“全国计划生育协会工作村先进集体”称号，尹淑宜获“江苏省计划生育协会优秀会长”称号，周华获“江苏省计划生育协会优秀会员”称号，陈婵获“江苏省计划生育协会优秀志愿者”称号。

2008年4月17日，县人口和计划生育委员会召开计生助理和计生服务站长参加创建省人口协调发展先进县工作点评会。6月6日，县人口和计划生育委员会召开全县村级计划生育基础管理规范化现场观摩会，全县15个镇计生助理、服务站长及相关工作人员实地参观了马塘镇马东村、兵房镇一门闸村社区卫生服务站开展避孕药具发放模式。6月30日，县人口和计划生育委员会召开村级计生图书角建设工作会议，部署村级计生图书角建设。与会人员参观了兵房镇一门闸村图书角的建设现场。据统计，全县236个村(居)已有110个村建立了计生图书角，并通过验收合格，本委赠送每村计生书籍三套，已赠送近2000本。7月，县人口和计划生育委员会关于《如东县生育意愿与生育行为研究调查报告》被评为2007～208年被南通人口网好作品一等奖。县计划生育工作人员周卫、陆美娟、陈海琴获“江苏省人口和计划生育科技工作先进个人”称号，瞿晓芳、刘志慧、蒋春峰获“江苏省人口和计划生育科技工作先进个人”称号。8月7日，县renm 政府召开持独生子女父母光荣证退休的企业职工一次性奖励协调会，县财政、税务、劳动保障、总工会、发改委、国资委、监察局等部门负责人参加协调会。12月，县计划生育工作人员贾小勇、顾洛、汤爱军、顾溯溯、江金泉、张季红、贾忠美、顾达旗、夏爱红、叶兰芳获“南通市违法生育专项治理行动先进个人”称号。

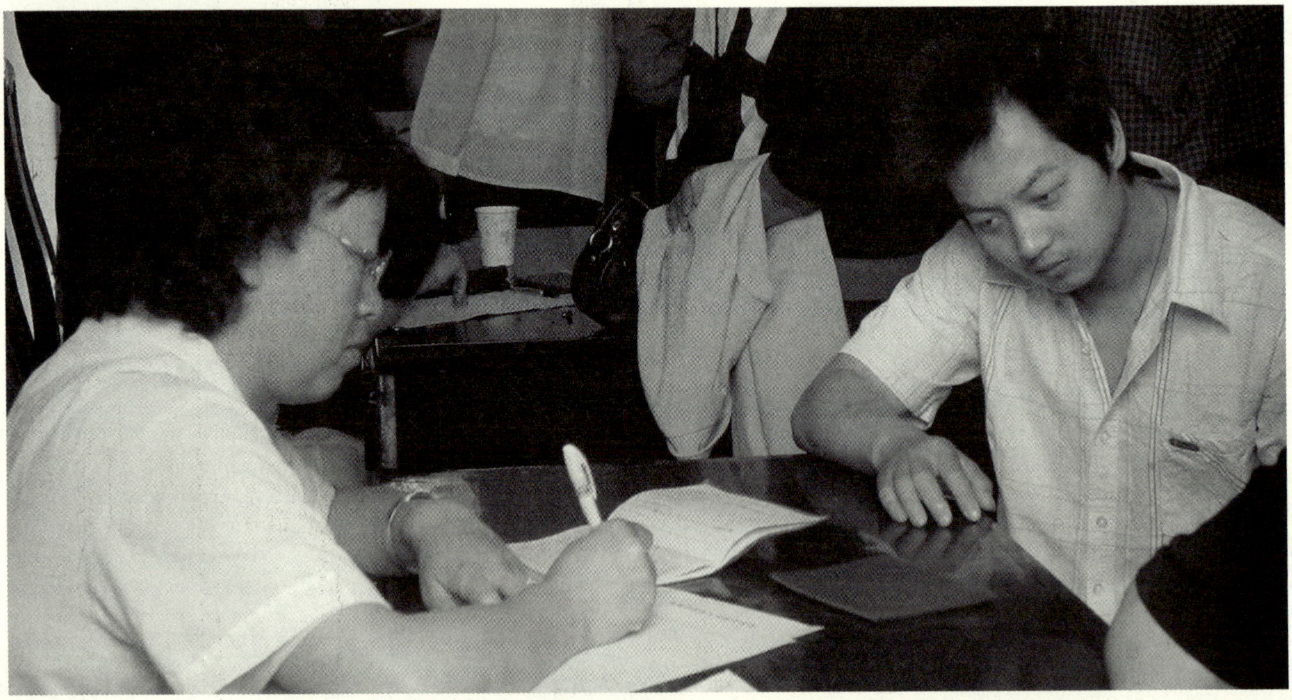

2008年6月26日，县人口和计划生育委员会举行独生子女伤残技术鉴定

2009年2月20日，县人口和计划生育委员会举办PADIS流动人口子系统操作员培训班，各镇负责流动人口工作的人员和统计人员参加了培训。3月13日，县人口与计划生育委员会印发《如东县人口计生委机关管理规范》，规范共分为总则，领导职责，效能建设，工作纪律及12项管理制度。4月2日，县人口与计划生育委员会召开全县避孕药具管理服务及不良反应监测工作会议。4月10日，全县召开世代服务协会同行暨计划生育系列保险推进会。

2010年4月20日，县人口和计划生育委员会下发关于实行妊娠初期妇女免费服用小剂量叶酸的意见。5月6日～7日，全县举办村(居)计划生育干部培训班，对全县257名村(居)计生干部进行了宣传教育。6月30日，县财政局与县人口和计划生育委员会联合出台《关于社会抚养费纳入财政预算后用于人口事业投入的暂行办法》，明确了投入方向和投入方式。7月20日，县人口和计划生育委员会举办《江苏省人口和计划生育综合信息平台》操作培训班。7月30日，县财政局与县人口和计划生育委员会联合出台《如东县计划生育世代服务中心建设专项资金使用管理办法》。

第四节　计划生育宣传教育

1956年7月，县人民委员会卫生科、县科普协会、县卫生防疫站、县文化馆、县妇幼保健所联合举办巡回展览，在掘港区下漫、余荡、银杏、应泉乡宣传节育工作，历时一个多月。10月，县人民委员会卫生科、县科普协会、县卫生防疫站、县文化馆、县妇幼保健所联合举办第二次巡回展览，巡回了9个区10个镇展览内容有除四害、新法接生、传染病预防等并有模型图片、标本，其中最吸引群众的就是新法接生标本，历时1个多月，参观人数42990人。是年，县科普协会主办卫生讲座8次，县妇幼保健所保健所负责讲演避孕知识、滴虫性阴道炎防治、避孕知识，县党训班干部、县机关干部、县轧花厂职工、掘港镇妇女1764人受听，内容避孕知识、滴虫性阴道炎防治、避孕知识。有线广播6次传到各区。全年销售阴茎套500多只，子宫帽8只。

1957年，县人民委员会卫生科、县科普协会、县卫生防疫站、县文化馆、县妇幼保健所先后举办联合举办讲座12次，听众1281人次，训练节育宣传员125人。大小会议宣传398次，听众26531人次。举办两次节育展览会，观众41668人。放幻灯18次，观众10450人。通过宣传，群众的认识提高了，购买避孕药具11161件，其中尤以阴茎套较受群众欢迎，三个季度计售出9492只，做绝育手术已有51例。是年，县人民委员会卫生科举办巡回展览，用图片、幻灯、模型宣传生殖生理知识、避孕知识、新法接生知识；宣传少生、间隔生育的好处，开始推广用避孕套、子宫帽、节育环、安全期避孕等措施，展览每到一区，各乡均组织千余人前往参观。全县训练节育宣传员125人，购买药具11161件，接受绝育手术的有男性81人，女性16人。

1958年春，桐本乡节育工作委员会在新星五社(农业合作社)开展节育工作试点，训练节育宣传员20人(每个生产队男女各一人)，宣传晚婚和避孕好处。全社213户783人，其中妇女365人，经过宣传，有28人要求避孕。

1963年8月1日，县委发出认真提倡晚婚，实行计划生育工作的通知。是年，县人民委员会卫生科、县妇联、县妇幼保健所等单位到县鞋帽厂进行计划生育试点，通过宣传发动，全厂248个职工中的节育对象均采取了各种节育措施。

1967年12月3日～5日，县计划生育委员会办公室、县妇女联合会、县人民委员会卫生科、县团委联合召开计划生育政治工作会议。

1968年2月12日～17日，南通地区卫生局在岔东公社2大队召开现场会。出席会议的有省、地、市、县军管会(人武部)生产办公室负责人，省、地卫生局有关负责人，全县各公社计划生育委员会和公社医院负责人，共375人出席了会议。岔东人民公社2大队干部带头演出宣传计划生育的节目。

1970年3月，贯彻中共中央(1970年)49号文件，全县各地用广播、黑板报、文艺演出等各种形式。

1971年4月5日，县委发出《关于当前计划生育工作的意见》，提出要大力开展宣传活动，把晚婚、计划生育变成群众的自觉行动。

1973年 4月18日，卫生部军管会《计划生育工作简报》第九期，刊载《如东县普及幼儿班的经验》一文，文中介绍如东县自1967年以来，由点到面，积极推广农村幼儿班，全县已有78%的生产队、以队或联队举办了4800多个幼儿班，入班幼儿55000多人，占幼儿总数的69%。

1974年4月3日，县委、县革命委员会召开“全县卫生工作者代表会议”，241名代表出席会议。

1975年8月，县革命委员会办公室编印出版第一期《计划生育宣传材料》。《人民画报》刊登如东县开展儿童保健工作成就的照片8幅，题为《让孩子健康成长》。

1976年8月，县计划生育办公室编印《计划生育干部训练课本》3万册。

1977年7月，县计划生育办公室编印《初中计划生育讲座》(试行本)，由县教育局分发至有关学校试用。

1978年1月10日，国务院领导小组办公室主办的《计划生育简报》第一期刊载《如东县制订人口规划的做法和体会》，并加编者按，推广如东的做法。5月24日至6月20日，中国人民大学人口口理论研究所侯文若、周清、邬沧萍、查瑞传4位专家到县来进行有关控制人口发展的调查研究，深入到基层社队走访座谈。10月，《北京周报》第14、15、16期刊登了如东县的计划生育工作情况，标题为《介绍一个县的计划生育》。

1979年7月24日，县级机关召开全县首次奖励独生子女夫妇发奖大会。

1980年12月7日，县计划生育办公室召开编写计划生育史料座谈会。

1981年5月21日至6月5日，江苏省电影制片厂摄制的《只生一个好》在县级机关及5个县属镇共放15个专场，受教育的观众达3万人次。7月10日～20日，北京计划生育宣传中心来拍摄本县计划生育干部队伍建设的电视录像《光荣的使命》。9月9日，《人民日报》第一版刊登《如东县举行农村人口科学讨论会，探讨实行责任制后怎样搞好计划生育》的报导。《光明日报》《新华日报》等以显著位置转载了这条新闻。12月20日，印制对联6万份和新婚夫妇贺年片2万份，赠送全县独生子女夫妇和新婚夫妇。

1982年 2月21日，县人民政府召开计划生育专职干部先进代表会议，给24名先进工作者发了奖，会上有6名专职干部交流了经验。

1983年1月28日，《新华日报》第一版发表记者巴镇纬采写的如东县开展计划生育工作通讯，题为《计划生育战线上的一面红旗》。《新华日报》还为此写了一篇短评:《关键在于提高农民的自觉性》。8月30日，上海计划生育宣教分中心来本县拍摄电视片《在这块绿色的土地上》。12月1日，《健康报》头版头条登载师为《如东县农村人口由增长型转变成稳定型》的文章。

1984年1月23日，县召开节育手术医务人员座谈会，总结交流宣传月期间开展计划生育手术的经验。2月，县计划生育委员会编印的介绍如东县计划生育战线新人新事的通讯。12月17日，县政府召开计划生育宣传教育活动广播动员大会。

1985年3月4日～10日，江苏省计划生育委员会宣教处以如东县的培训材料为基础，编写《基层计划生育干部培训材料》，发至村。5月30日，县举行“健、优、美”独生子女评选活动，全县135个幼儿获奖。9月2日，县委宣传部与县计划生育委员会联合发出关于纪念中共中央《公开信》发表五周年的通知。12月16日～18日，召开“县计划生育宣传服务活动动员大会”，区乡镇(场)和县直各单位分管领导、专兼职助理200多人参加大会。

1986年1月13日，“县计划生育宣传服务活动经验交流会”在拼茶镇召开。3月1日，《中国农民报》头版头条刊登关于如东县的报道：《破除“多子多福”旧思想，树立生男生女都一样的新观念，如东县农村人口由增长型变为稳定型》。3月15日，县计划生育委员会编印《基层计划生育干部培训材料》下发到各乡，以区部署，陆续进行村组计划生育干部培训。3月22日，县计划生育委员会与县广播电视局联合召开计划生育宣传报道工作会议。10月25日，上海电影制片厂电视连续剧《幸福交响曲》开拍典礼在如东举行。

1987年2月16日至18日，南通市计划生育委员会与上海电影制片总公司合拍的、以如东计划生育工作为素材的三集电视连续剧《幸福交响曲》在中央电视台一套播放。7月9日，县召开“世界50亿人口日纪念大会”。12月26日，县召开“纪念开展计划生育30周年大会”，大会向全县680名长期从事计划生育工作者颁发奖金和荣誉证书。

1988年1月15日，中国计划生育报头版刊登题为《这位不寻常的女性—记江苏省如东县韦庄村原妇女主任吴集芳的事迹》，并发表编辑文章：《赞美你——吴集芳》。1月18日，中国计划生育报二版刊登“向热爱计划生育工作的吴集芳学习”的报道。1月24日，新华日报第四版刊登《“参”在关键，“谋”得及时——全国计划生育红旗单位如东县采访记》一文，介绍如东县计生委为党委、政府当好参谋的经验。2月12日，中国计划生育报二版刊登由该报记者范之钢撰写的长篇通讯《如东效应》，介绍如东人口生产与经济社会协调发展的经验做法。4月25日，中国计划生育报三版刊登县中高二班学生项晓东撰写的人口教育小论文《提倡少生》。6月24日，中国计划生育报一版道：如东县妇联把计划生育工作当成份内事，积极主动配合计划生育部门做好工作，被评为县计划生育先进单位。10月14日，《中国人口报》二版报道《如东控制人口三十年，带来五大效益》。

1989年1月23日，江苏人民广播电台新闻节目报道本县改革十年计划生育所取得的成绩。1月26日，《光明日报》二版刊登许建采写的报道：《用改革办法解决计划生育中的新问题，如东县十年经济翻两番，人口少生二十万》。2月10日，南通日报一版报道：《卫海乡计划生育工作旧貌换新颜，过去一人挑担全县“老末”，如今众人沾手、全市先进》。2月27日，江苏电视台《江苏新闻》节目报道如东县加强对流动人员计划生育管理的做法。3月17日，据《中国人口报》报道，如东县被评为全国生育节育抽样调查先进单位。9月11日，据《中国人口报》报道：饮泉乡上漫村计划生育协会副会长王庭娥被评为全国计划生育协会先进工作者，受到中国计生协的表彰。9月25日，《中国人口报》报道：如东县引导农民转变婚育观念卓有成效，计划生育工作20年保持先进水平。9月30日，《人民日报》报道，如东20年人口只增8.56%，收入却增10倍。10月8日～21日，上海计划生育宣传教育分中心一行六人来到县拍摄反映全县计划生育工作的《如东之路》电视专题片。12月14日，南通电视台播放上海市计划生育宣传教育分中心拍摄的电视片《如东之路—如东县计划生育工作纪实》。

1990年3月1日，县委宣传部、县计划生育委员会、县教育局、县广播电视局围绕计划生育工作联合举办征文活动，6万多名中小学生参赛，岔北职业中学缪云等6人获一等奖。3月8日，南通日报头版刊登孙怡新、陈祥志报道：《如东县围绕计划生育工作，在中小学生中开展一封信活动》。7月27日，《新华日报》报道：如东县10年来在群众中广泛宣传贯彻中央《公开信》精神，使全县计划生育工作取得了令人瞩目的成绩。

1991年　5月14日，如东酒厂张雪松、掘港小学周婷参加市人口和计划生育知识演讲竞赛。5月22日，《中国青年报》头版头条消息：如东县农民生育观发生可喜变化，七千多对夫妇自愿放弃二胎指标。6月24日，《人民日报》三版刊登何雯文章，如东县把计生协的工作重心移向基层。

1992年6月19日，《中国人口报》刊登徐朝凤采写的计生协基层工作实例：丰西乡华严村计生协会在提高避孕节育有效率方面热诚服务。7月19日，《南通日报》第二版报道：如东县党员成为计生工作中坚，全县近4万名有生育能力的党员无一计外生育。9月24日，江苏电视台新闻节目播放如东县党员干部带头实行计划生育的报道。9月25日，中央电视台新闻联播节目报道如东县五万党员12年无超生的事迹。12月1日，《南通日报》二版报道：县计划生育委员会原副主任杨其智、县公安局原干部王经萍骑自行车，历时61天，行程2745公里，途经45个县(市)，宣传国策荣归故里。

1993年2月18日，《新华日报》头版报道：管理工作制度化，养老育小紧跟上，如东人口出生率全国最低。4月26日，县计划生育委员会与县教育局联合下发《关于加强人口和计划生育基础知识教育的通知》。6月26日，县计划生育委员会下发关于印发《如东县乡(镇)、村级计划生育活动室管理规范》的通知。

1994年3月5日，县计划生育委员会、县教育局联合下发《关于加强人口学校建设，深化双基教育的通知》。6月10日，县计划生育委员会举办通讯员培训班，《江海人口报》《如东报》有关编辑应邀作新闻采写讲座。

1995年8月5日，县委宣传部、县计划生育委员会联合召开座谈会，部署"三五"宣传活动。9月8日，县计划生育委员会、县教育局联合下发《关于开展中小学生给父母亲一封信征文竞赛活动的通知》。12月10日，全县中小学生人口与计划生育征文"给父母亲一封信"竞赛活动圆满结束，全县6万多名中小学生参加了征文竞赛。

1996年1月10日，县委、县人民政府办公室下发《关于在全县开展冬春计划生育宣传服务活动的通知》。9月27日，县计划生育委员会、县教育局联合举办人口学校教员授课比赛。10月20日，县计划生育委员会下发关于认真贯彻落实国家计生委的意见，决定从11月上旬至1997年2月底开展争创双优"百日竞赛"活动。

1997年6月9日，《南通日报》一版报道：《共产党员走在前面—如东县计划生育工作记事》。

1998年7月，县计划生育委员会印发5万份致全县未婚青年一封信，发给未婚青年。8月6日至8日，县计划生育委员会《全县乡镇人口和计划生育知识教员培训班》。

2000年1月7日，县计划生育委员会召开15个乡镇计生行风监督员座谈会。7月26日，县人口和计生工作领导小组组织对全县1189名在职公务员以及按照国家公务员制度管理的其他人员参加人口和计生知识考试，合格率达100%。

2001年6月25日，县计划生育委员会组织各镇计划生育干部深入到移民家中，送政策、送科技知识、送避孕药具。同时为245名育龄妇女建立了计划生育服务底册，人员信息卡片，为57名移民妇女提供了B超服务。11月11日，县委宣传部、县文明委办公室、县计划生育委员会、县卫生局等10家单位联合下发《关于全县深入开展婚育新风进万家活动的实施意见》。

2002年5月10日，召开"县计划生育宣传教育工作现场会"。7月30日，县委宣传部、县司法局、县计划生育委员会发出关于转发市委宣传部、市司法局、市计生委《关于在全市范围内开展〈中华人民共和国人口与计划生育法〉宣传月的通知》的通知。8月20日，县计划生育委员会印发《如东县开展人口与计划生育法宣传月实施方案》。

2003年1月，掘港镇30个村都建立计划生育村民自治管理体系。

2004年7月8日，县计划生育委员会、广电局联合发出《关于加强农村部分计划生育家庭奖励扶助工作宣传的通知》，并印发奖扶工作宣传方案和宣传提纲。

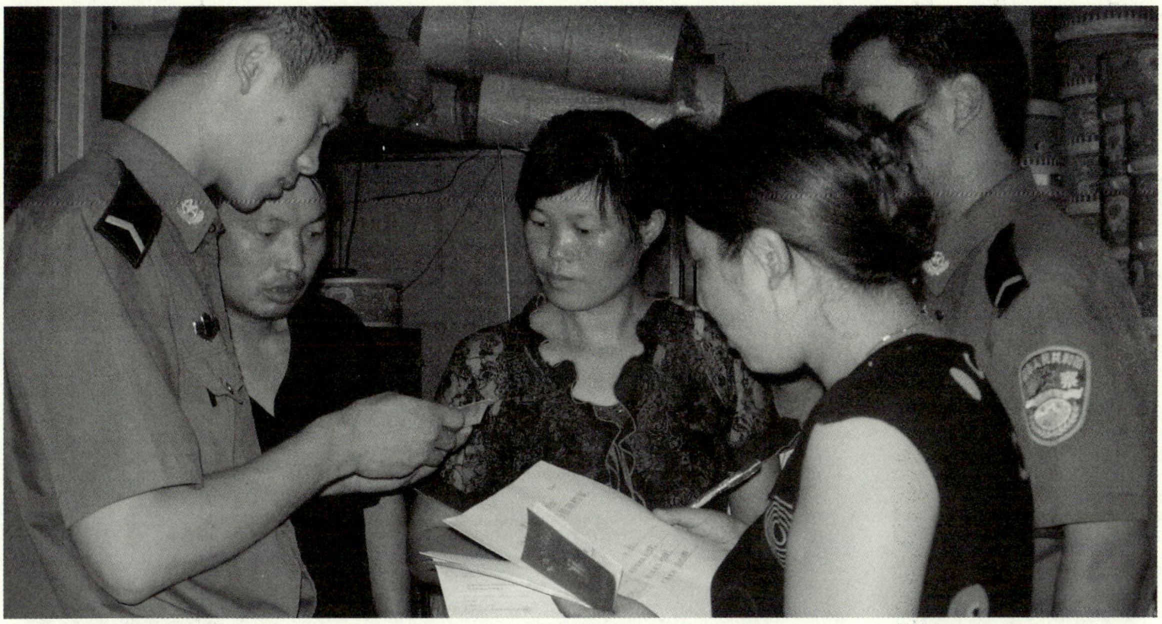

2004年8月26日，开展流动人口《计划生育证》项目检查　（县计划生育委员会摄）

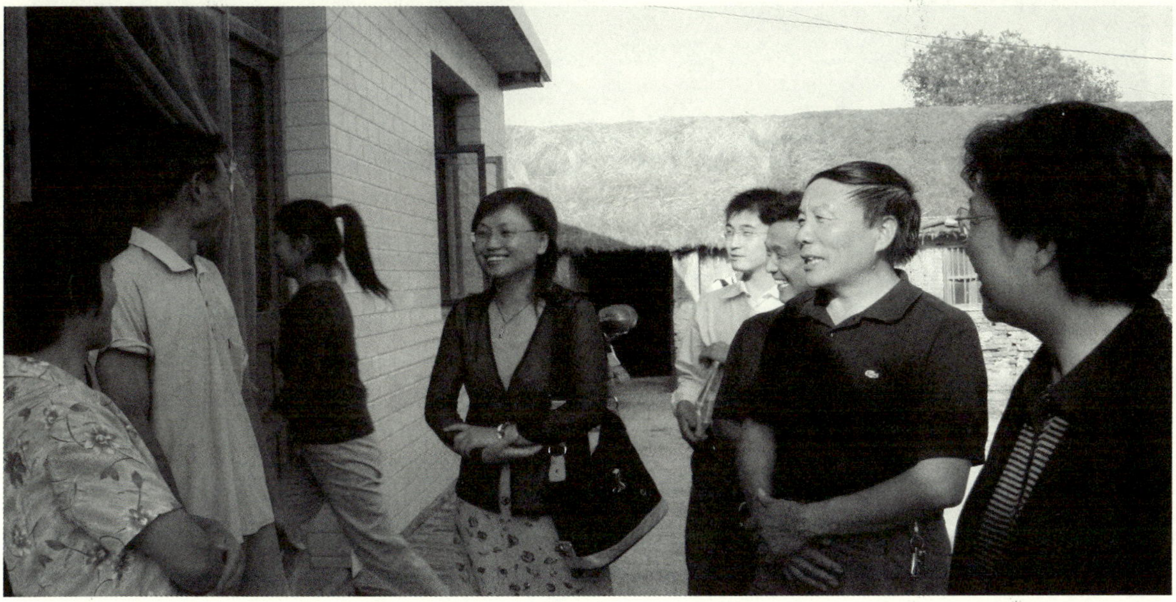

2006年9月27日，新华社记者在县采访人口和计划生育工作　（县人口和计划生育委员会摄）

2005年5月9日，拼茶镇召开《创建省人口和计划生育示范县迎接验收动员大会》，落实目标管理措施，各村向镇政府递交了《目标管理责任状》。5月29日，掘港镇计划生育协会结合科普宣传周在县城人民广场举办宣传、咨询、服务等活动，做到“四免费”，即：免费为育龄群众发放计生科普资料，免费咨询节育避孕知识，免费为育龄群众健康体格检查，免费发放避孕药具。接受免费咨询服务的育龄群众1000多人次。

2006年9月14日，县人口和计划生育委员会、县科协和掘港镇计生服务站结合全国科普行动日活动，在掘港镇三元河畔举行纪念如东计生五十周年大型实用生殖健康展览暨纪念“9·25”公开信发表26周年活动。

2007年4月4日，县人口和计划生育委员会组织全县计划生育宣传教育人员参观学习了掘港镇余荡村“计生驿站”—计划生育图书角。8月21日，县人口和计划生育委员会开展“创廉政文化，展计生风采”演讲比赛活动。全县各镇23名计划生育服务站站长和计划生育服务站宣传干部参加演讲比赛，长沙镇顾周卫获一等奖。

2008年5月15日，县人口和计划生育委员会开展向四川灾区捐款献爱心活动，共捐款6850元。6月30日，召开“县人口和计划生育村级计生图书角建设工作会议”。据统计，全县236个村(居)已有110个村建立了计生图书角，县人口和计划生育委员会赠送图书2000本。12月，县人口和计划生育委员会、县广播电台联合制作的专题片《老蔡家的幸福生活》获南通市广播类一等奖。

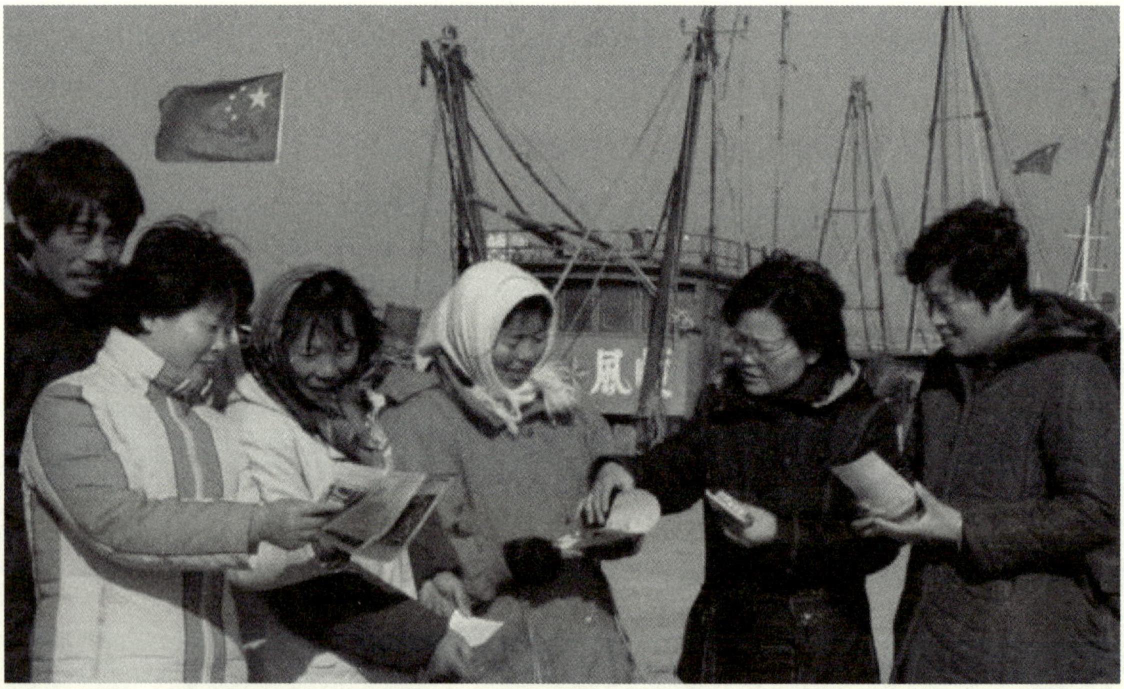

2007年12月，县人口和计划生育零距离服务志愿者港口咨询服务

2009年3月6日，县人口和计划生育委员会召开违法生育专项治理“百日行动“动员会议。3月20日，县人口和计划生育委员会开展为推进全县生育关怀亲情牵手零距离服务行动，34个成员单位分别与33个计生贫困家庭结对帮扶，进行特困救助、项目扶助、生产援助。

2010年5月13日，县政协医、卫、文、体委员专家到曹埠镇跨岸村开展计划生育技术指导服务活动，为村计生服务室赠送计生书籍50多本，发放避孕工具1000多只，计生宣传资料400多份。

第五节　计划生育工作交流

1965年秋，县人民医院高景昭、邱展等医师赴南通县金沙参加划生育工作示范交流会。

1972年5月，县革命委员会副主任潘辉明，县卫生服务站负责人马恩兴带领县计划生育参观团一行20人赴河北省乐亭县参观学习。冬，县卫生服务站负责人马恩兴、计划生育组马荣飏赴山东省潍坊参加会议，介绍如东县开展计划生育工作的经验。

1974年10月，县女赤脚医生任乃秀参加在阿根廷首都布宜诺斯艾利斯召开的国际儿科学会第十届年会，并在会上宣读了题为《赤脚医生活跃在儿童保健战线上》的论文。11月，县计划生育领导小组办公室副主任倪毓嘉参加全国计划生育统计学习班，作如东县计划生育办公室工作交流。12月，县计划生育办公室副主任杨其智、县妇幼保健所副所长季建华、县人民医院外科医师高景昭赴上海出席全国计划生育技术汇报交流会。年底，倪毓嘉出席全国避孕药鉴定会。

1975年秋，县计划生育办公室副主任杨其智等出席上海市避孕药具鉴定会议。11月27日，县革命委员会副主任王鑫参加江苏省计划生育工作会议，作《坚持党的基本路线，认真搞好计划生育工作》的发言。

1976年底，倪毓嘉出席在北京召开的第三次全国计划生育工作汇报会。代表受到党和国家领导的接见并合影留念。

1977年9月，县革命委员会副主任潘辉明、县计划生育办公室副主任倪毓嘉出席在北京召开的第四次全国计划生育工作汇报会。

1978年6月，县计划生育办公室陈恩堂赴扬州参加江苏省计划生育技术经验交流会。9月中旬，由县革命委员会副主任潘辉明，县计划生育办公室主任陈耀带队的县计划生育参观团赴吉林和龙县、北京通县参观学习。9月下旬，县计划生育办公室薛德英、刘银赴北京参加第一次全国人口理论讨论会，刘银作《对于人口问题的几点看法》发言。

1979年8月，县计划生育办公室主任陈耀出席江苏省在兴化县召开的计划生育工作会议，介绍如东“鼓励只生一孩”的经验。10月，新疆乌鲁木齐市计生委一行10人到县学习人口规划编制办法，在岔南公社实习一周。12月下旬，岔北公社1大队妇女主任季方珍赴北京出席全国劳模授奖大会，获全国劳模证书和金质奖章。

1980年11月，如东县中学副校长娄群红，参加江苏教育学院筹办的“中学人口教育师资培训班”，县各中学开设“人口教育课”。12月，县计划生育办公室杨其智、刘银赴四川成都参加第二次全国人口理论讨论会。

1981年4月27日，县计划生育办公室副主任杨其智、薛德英参加江苏省人口理论和统计学习班学习，在陈慕华副总理召开的座谈会上汇报了如东计划生育的情况。7月24日至28日，县计划生育办公室副主任杨其智等4人赴安徽省滁县地区参观联产到劳以后的计划生育工作。9月13日至27日，县计划生育副主任杨其智出席全国计划生育宣传工作第二协作组(华东地区)在福州召开的经验交流会。11月17日，刘银参加全国农村妇女生育率讨论会。11月25日，县计划生育办公室副主任刘玺赴北京参观为亚洲地区议员会议举办的计划生育展览。

1982年4月28日，县计划生育办公室组织各区专职干部、县人民医院、县中医院、妇幼保健所的医师等一行17人赴浙江省萧山县和江苏省太仓县参观学习。8月6日，县委副书记陈德璜参加全国计划生育工作会议，作《科学制定认真落实人口规划，提高计划生育工作水平》发言。

1983年5月20日，县计划生育委员会薛德英等3人赴北京国家计生委汇报如东15%人口抽样调查的工作情况。12月2日～8日，县计划生育委员会会计吴柔美作出席国家计划生育委员会、财政部在福建漳州召开的全国计划生育财务管理会议。

1984年4月8日，县计生委副主任杨兴章参加江苏省县级计划生育委员会主任研讨会，作《加强宣传教育，提高计划生育工作水平》发言。

1985年2月3日，县计划生育委员会宣教股长陈祥志赴扬州参加江苏省对外接待座谈会。5月，县中学副校长娄群红出席全国中学《人口教育及师资培训》项目工作会议，如东县中学被列入联合国人口活动基金会与我国教育部合作项目第二周期(1985～1989)的单位。10月20日～27日，杨其智赴山东省荣成县参加全国试点县南片协作会。11月29日～12月8日，县计生委副主任陶忠明赴扬州参加江苏省计划生育宣传教育改革工作会议。

1986年1月，县中学副校长娄群红赴北京参加全国人口教育经验交流会，作《面向社会实际，搞好人口教育》介绍，大会奖给收录机一台。如东县中学收到联合国人口活动基金会援助的“佳能”复印机一台，用于人口教育及师资培训。2月22日，县计划生育委员会副主任吴亚萍出席江苏省计划生育委员会宣教处召开的把计划生育列入精神文明建设的座谈会。3月8日，县张毓余、季方珍出席全国计生“双先会”代表大会。4月21日～5月15日，县计划生育委员会邢咏赴湖南省攸县参加全国试点县统计规划培训班。10月15日，县计划生育委员会党组书记陶忠明出席在张家港市召开的全国计划生育系统精神文明座谈会，作《加强精神文明，搞好宣传教育，潜移默化转变人们生育观》发言。10月16日，由县政协副主席冷德裕，县计划生育委员会副主任杨其智及机关部分同志，各区、乡(镇)助理71人组成的赴苏南参观团到太仓、苏州市郊和张家港市参观学习。12月6日～18日，县计划生育委员会副主任陶忠明赴四川什邡县参加南片协作组会议。

1987年10月22日，县计划生育委员会副主任杨其智参加中国计生协会代表团赴日本访问考察，历时半个月。

1988年11月28日，县计划生育委员会许建、於鸣赴建湖参加江苏省人口学会举办的“十三大人口问题论述”专题研讨会，宣读《从如东县人口发展趋势看到本世纪末对实现经济奋斗目标的影响》论文。

1989年5月23日～25日，扬州市计划生育委员会一行16人到县参观计划生育统计规划工作。7月1日至3日，县计划生育委员会副主任徐政权赴淮阴市参加全省计划生育宣传教育工作会议。11月1日至3日，县计划生育委员会宣教股股长陈祥志赴扬州参加江苏省计生委召开的编史会议，介绍编纂《如东人口计划生育志》体会。

1990年4月13日～18日，县计划生育指导站站长任乃秀赴京参加全国农村试点县出生监测工作会议。4月23日～27日，县计划生育委员会副主任徐政权赴无锡参加江苏省计划生育人事工作会议，并作了题为“《加强计划生育干部队伍建设，提高计划生育工作水平》发言。12月13日～16日，县计划生育委员会陈祥志赴无锡市参加江苏省人口志编纂工作研讨会，介绍《如东县人口计划生育志》编纂体会。

1991年3月19日，县计划生育委员会主任陈祥仁赴苏州市参加苏南、苏中计划生育工作研讨会。10月4日至8日，县计生协会会长杨其智赴扬州参加省计生协工作会议，并作了题为“发挥计生协会作用是提高计生工作水平的途径”的经验介绍。

1992年5月27日～29日，县计划生育委员会主任陈祥仁赴京参加国家计生委召开的《县、乡、村计划生育工作指南》研讨会。7月1日～2日，昆山县、安徽省天长县到县参观交流计划生育工作。听取了凌河乡党委副书记高元庭的介绍。7月2日～12日，县计划生育委员会副主任陶捷赴山东烟台参加联合国P17项目规划培训班。

1993年3月，县计划生育委员会副主任吴亚萍赴大丰县参加省计生学校毕业生实习带教会议，介绍带教经验。9月16日～17日，县长张毓余、县计划生育委员会主任陈祥仁赴京参加全国计划生育工作三为主经验交流会。

1994年7月18日～20日，县计划生育委员会副主任张振国、宣教股股长徐朝凤分别宣读了《建立微机管理信息系统，实现计划生育管理现代化》论文。11月9日，县计划生育协会会长吴亚萍、副会长沈玮娟、秘书长沈洪源参加市计生协工作研讨会。11月27日～30日，县计划生育委员会主任吴亚萍赴吴江市参加省计划生育服务工作座谈会，介绍了凌河、丰西乡计生服务站开展综合优质服务的做法。

1995年10月，江苏《人口理论与实践》第3期刊登吴亚萍、陈祥志、葛坤山《在改革中开拓前进》论文。

1996年6月，县计划生育委员会副主任张振国、政规股邢永、陈伟赴南京参加江苏省育龄妇女管理信息系统试点工作研讨会。《运用信息系统推进计生管理现代化的实践与思考》一文被评为二等奖。8月29日至30日，县计划生育委员会副主任张振国赴无锡市参加江苏省计划生育政策法规工作会议，作《坚持文明执法，巩固提高计划生育工作水平》介绍。9月18日～19日，县计划生育委员会主任吴亚萍随同市计生委考察团赴山东、辽宁省考察计划生育工作。11月18日，县计划生育会长吴亚萍、秘书长沈洪源赴市参加计划生育协会工作经验交流会，县计划生育协会和童店乡协会分别作题为《发挥基层计划生育协会作用，推动三结合工作深入发展》和《实施八大基地工程，服务广大育龄群众》。

1997年5月20日，国家计划生育委员会副主任蒋正华到县视察计划生育工作。5月28日至29日，国家"九五"重点科技攻关项目《避孕药长期应用安全性研究》协作组在县举办培训班。6月10日，"南通市乡镇计生服务站建设流动现场会"到县参观掘港镇、潮桥乡、沿南乡服务站建设。10月13日～18日，"南通市计划生育微机管理和优质服务培训班"在县举办。11月21日至26日，国家计划生育科研所教授刘云嵘到县对古坝、新店、潮桥等7个乡镇开展《避孕药长期应用安全性研究》课题的实施情况进行调查研究。

1998年4月9日，"南通市计划生育依法行政工作座谈会"在县举办。9月14日～15日，全国优生科学协会会长林佳楣到县视察。11月27日，"南通市计生服务站召开计划生育技术服务工作现场会"在潮桥乡举办。

1999年4月7日，江苏省计划生育委员会副主任杨立舫到曹埠、潮桥、凌民、凌河4个乡镇计生服务站进行考察。

2000年8月27日，江苏省计划生育委员会副主任杨立舫一行11人到县进行创建省计划生育示范县定性验收检查。

2001年1月15日～16日，江苏省计划生育示范县工作检查考核小组到县对"九五"计划生育目标管理执行情况进行考核验收。2月22日～24日，江苏省省计划生育委员会主任陈惠仁、副主任陈美英到县调研。

2002年4月26日～27日，江苏省计划生育委员会副主任张春延到县考察马塘镇、环港镇开展生殖道感染综合防治工程为重点的优质服务及婚育新风进万家、信息网络建设等情况。7月9日，"南通市计划生育优质服务推进会"环港镇召开。

2003年1月13日，南通市人民政府副市长季金虎率领市计划生育工作检查组到县检查考核计划生育工作目标管理责任制执行情况。2月18日，江苏省计划生育委员会主任顾琦、副主任王顺发一行20人到县马塘镇进行。3月1日，南京人口管理干部学院副院长孙晓明、人口学专家陶勃教授、冯九璋教授一行3人到县考察。10月1日，江苏省计划生育科研所所长李瑛带领省项目专家组一行6人到马塘镇、丰利镇对"十五"国家重点科技攻关课题《避孕节育新方法的监测与评估研究》的生殖健康基本情况调查和高血压干预调查进行验收。11月13日，国家计划生育委员会副主任赵白鸽到县视察计划生育工作。

2004年4月13日，"南通市扶助计划生育特困家庭养殖技术培训班"在县举行。5月27日，国家计划生育协会副会长李宏规到县考察。9月7日，江苏省财政厅领导到县调研农村部分计划生育家庭奖励扶助工作。

2005年3月6日，江苏省人口与计划生育委员会纪检监察室主任刘正荣到县调研农村部分计划生育家庭奖励扶助工作。4月18日，南通市人口和计划生育委员会、市农业局、市计划生育协会为如东16户计划生育空巢家庭送来48只波尔杂交山羊。7月19日，南京人口学院唐媛媛师生一行8人到县进行外出务工人员的子女教育、青少年思想教育专题研究。10月18日，江苏省人口和计划生育委员会纪检组长于洪军到县调研"亲情牵手"零距离服务活动。

2006年 6月10日，江苏省人口和计划生育协会副会长陈美英一行到县调研计划生育志愿者“亲情牵手”零距离服务活动。6月14日，南通市政协副主席杨柏林一行到县调研计划生育手术并发症病人生活补助发放工作。10月26日，国家人口和计划生育委员会避孕药具质量控制部部长张素英、药具质量控制处教授郑新生到县调研避孕药具使用管理情况。

2007年1月17日，中共江苏省委、省人民政府巡视组到县视察人口和计划生育工作。6月28日～7月1日，由中国社科院、北京大学、人民大学人口所组成的调研组到县对“生育意愿和生育行为研究”课题进行后续调研工作。8月29日上午，江苏省人口与计划生育委员会纪检组长顾翔等一行到县检查“便民维权”工作。

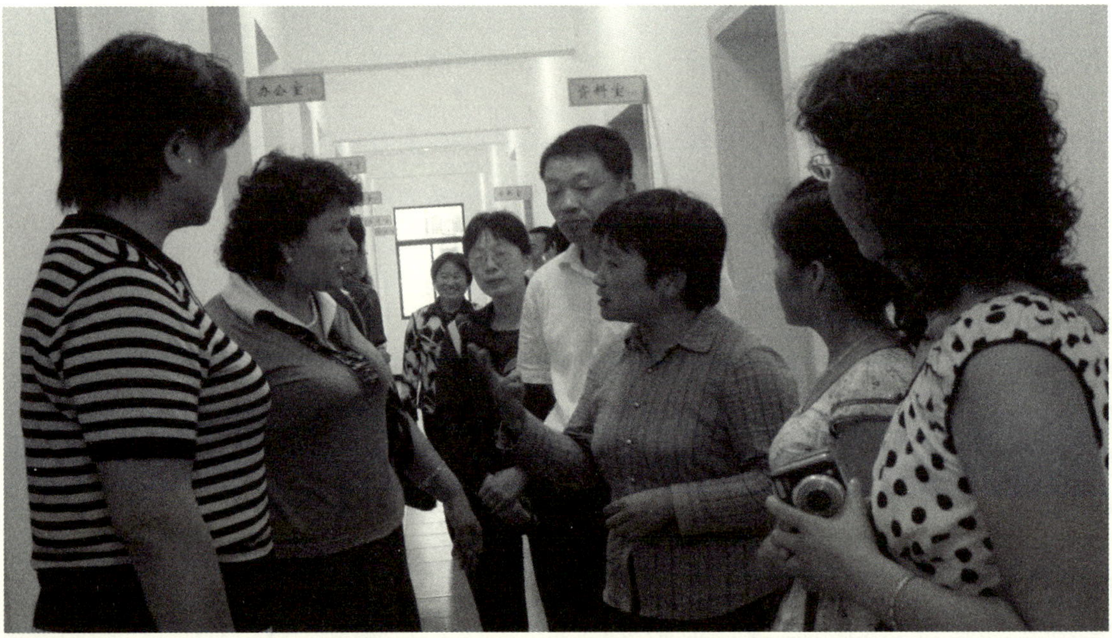

2008年6月25日，新疆伊犁哈萨克自治洲人口和计划生育委员会党组书记孙辉到县考察

2008年2月29日，“南通市人口和计划生育统计工作会议”在县举行。4月27日，国家人口和计划生育委员会办公厅信访处处长韩爱军、政策法规研究处处长周美林、中国计生协管理部财务设备处处长孙政深到如东调研计划生育手术并发症人员管理与服务的情况。6月25日，新疆维吾尔族自治区伊犁哈萨自治州人口和计划生育委员会孙辉到县考察人口和计划生育工作。

2009年3月7日，江苏省计划生育科研所专家到县对新增宫颈癌筛查项目单位丰利、曹埠、双甸3个镇近50名工作人员就已婚妇女宫颈癌筛查技术规范及人群随访研究进行系统的业务培训，并进行了现场互动式交流。

2010年5月6日，南通市人口和计划生育系统科学发展当先锋基层优秀人口和计划生育干部事迹报告会在我县会议中心举行。8月19日，江苏省人口和计划生育委员会副主任张春延到县调研镇人日和计划生育中心服务站、村社区人口和计划生育服务室工作。

第六节 计划生育技术服务

1952年，如东县少数再孕妇女主动要求中止妊娠。

1957年，县人民医院举办计划生育技术骨干培训班。培训7253人次。

1963年，全县各卫生所开设计划生育指导门诊，进行避孕指导，出售避孕套。

1964年，全县计有240名医师、医士、助产师从事计划生育手术工作。县级中心卫生院计有妇产科医师4人，助产士21人，49个乡镇卫生院有助产士76人。此外，区、乡卫生院配有儿科医生1～2人，全县村乡区（大队）还有接生员365人。

1965年7月至8月，县组织各区妇幼保健人员对全县放置节育环的妇女进行随访。

1966年，县卫生科要求从县至人民公社医院开设计划生育指导门诊。

1967年夏，县人民武装部生产办公室卫生组在北坎公社召开“全县节育手术经验交流会”，200余名妇幼卫生人员参加。

1968年，避孕药由过去的收费出售改为免费供应。

1972年5月，栟茶区医院缪永山医师出席在上海召开的全国计划生育会议，作经验交流。

1974年12月，县计划生育办公室副主任杨其智、县妇幼保健所副所长季建华、县人民医院外科医师高景昭赴上海出席“全国计划生育技术汇报交流会”。

1975年7月，县建立节育技术研究指导组，组长陈德山。县卫生局同时发出通知，要求各区、社建立节育技术指导小组。

1976年下半年，县卫生局主持对各区医院的四项节育手术医生进行政治、业务考核，对符合条件者发给合格证。

1977年3月，县中医院外科医师咸仲实、岔河区医院外科医师虞进、县人民医院外科医师邱展随队分赴河南省驻马店专区遂平县及江苏省徐州地区水灾区，为丧失子女的妇女提供输卵管吻合术服务300例。4月上旬，调整、充实县节育技术研究指导组。陈德山任组长，缪德龙、徐玉英、虞进任副组长。

1979年11月18日，县革命委员会卫生局转发《江苏省计划生育手术条例》。

1980年1月29日，召开“全县节育技术经验交流会”，出席会议的有各区、社卫生院院长、妇幼人员、妇外科医生共300多人。12月，县中医院获“江苏省计划生育先进单位”称号。

1981年1月21日～23日，县计划生育办公室与县卫生局联合召开“全县节育技术经验交流会”，出席会议的有各区、社妇幼人员，妇、外科医生125人。

1982年11月22日，建立“如东县计划生育宣传指导站”。12月，县中医院获“江苏省计划生育先进单位”称号。

1983年6月下旬，县卫生局局长康靖出席在县召开的“江苏省计划生育工作现场会”，介绍全县妇幼卫生配合计划生育工作经验。

1984年1月23日，召开“县节育手术医务人员座谈会”，总结交流宣传月期间开展计划生育手术的经验。

1985年 5月22日，“如东县计划生育宣传指导站”更名为“如东县计划生育指导站”。是年，县对领取《节育手术合格证》的人员进行复核，重新颁发证书144份。县妇产科设床位324张，配妇产科医师156人，其中主治医师1人。

1986年3月，县妇幼保健所季建华获“江苏省计划生育工作先进个人”称号。4月，县卫生局与县妇女联合会、县计划生育委员会等部门联办优生优育培训班。11月，县人民医院江静获“南通市计划生育先进工作者”称号。

1987年，县计划生育指导站开设计划生育手术门诊，有医护人员14人。

1989年，县参加全省（全省3个县参加）县级综合医院开展出生缺陷监测工作。

1990年，乡镇建立计生服务站，开展避孕节育全程服务和生育保健服务。

1992年6月，县卫生局与县教育局等部门联合开展优生优育咨询服务活动。10月，参与组织全县优生优育优教工程检查验收。

1993年，县重新换发《节育手术合格证》245人。

1994年12月，县人民医院李莉获"全国万例手术无事故先进个人"称号。全县42个乡镇建立了计划生育服务站，办公面积3000多平方米，投资40多万元购置了医疗器械和设备，村级建立了计划生育服务室730个，其中达标准的645个。

1995年，组织育龄妇女参加季度查38万人次，检查率达75.78%。

1998年，对90名新上妇幼工作岗位人员进行审核发证。

2000年，县下发《计划生育手术室建设标准》，并在县人民医院举办"计划生育手术室规范化建设现场会"。

2001年，全县15个镇全部建成了集宣传教育、门诊咨询、技术服务、信息管理等多功能于一体的综合服务阵地。通过检查验收各镇计生服务站均取得执业许可资格。

2002年，按照国务院颁发的《计划生育技术服务管理条例》，对全县50家医院的计划生育技术服务条件进行评审，有45家首批获准开展计划生育技术服务工作。对127名从事计划生育手术的医务人员进行了考试考核，127人合格，并颁发"计划生育技术服务合格证书"。

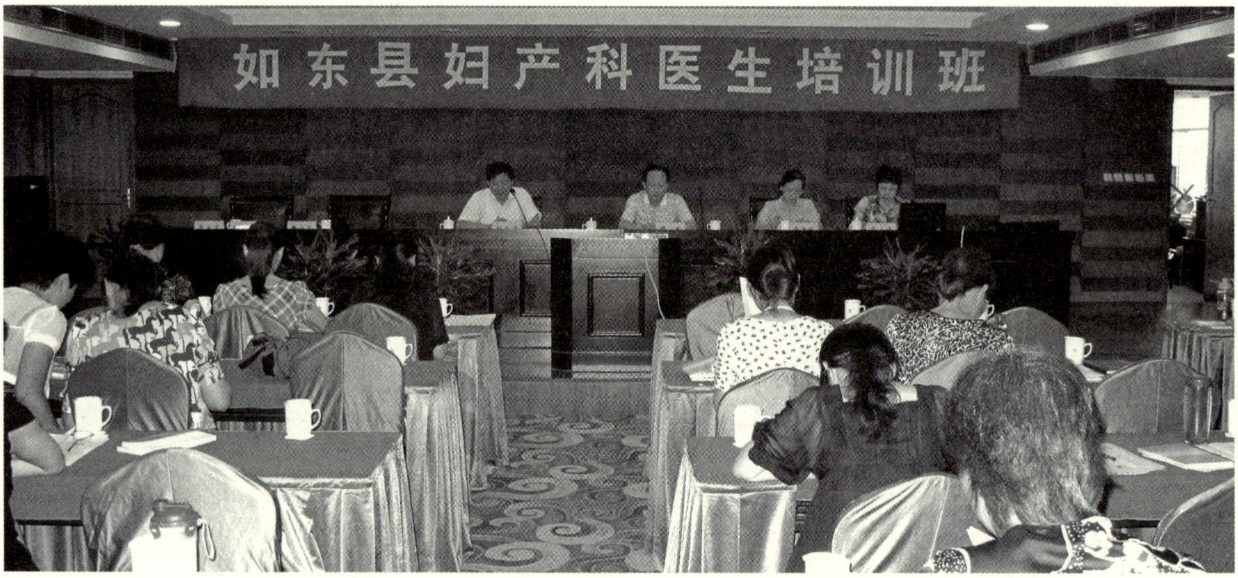

2007年3月，县卫生局举办"如东县妇产科医生业务培训班"（县妇幼保健所提供）

2003年10月，县卫生局经考核评审公布全县计划生育技术服务许可的单位45家医院。

2005年3月，县卫生局下发《关于公布计划生育技术服务合格人员名单的通知》，全县164人合格。

2007年，县对192名妇产科从事计划生育技术服务人员进行了考试考核合格，并颁发"计划生育技术服务合格证书"。

2009年5月，县卫生局印发《如东县卫生系统计划生育药械市场专项整治行动实施方案》。

2010年12月，全县妇产科设床位387张，配妇产科专医师222人（主任医师3人、副主任医师13人、副主任中医师1人、主治医师121人、主治中医师3人、住院医师79人、中医师2人）。

第七编 医 疗

综 述

东晋南北朝(316～460年)年间,如东县境内有民间中医。

明•弘治年间(1486～1505年),如东县境内有民间中医百余人。

民国4年(1915年),如东县境内建疗养院,设疗养床位。

民国22年(1933年),如东县境内有医院9所,设留院观察治疗床位。

1950年,县创办1所公立综合医院、87所联合诊所。

1958年,县创办1所中医医院和48所乡镇卫生所。

1960年,县创办6所地区医院。

1969年,县普建村卫生室。

1985年12月,县有医疗机构88个,初步形成县、区、乡、村四级医疗服务网络。

1986年后,县行政区划发生多次重大变更,医疗机构亦相应重组。

2001年,县乡镇卫生院改制民营。

2002年,县组建社区卫生服务站。

2005年,县组建社区卫生服务中心。

2010年12月,县有各型医疗机构476个,形成县、镇、村三级医疗服务网络:

县级医疗服务网由县综合医疗、县中医医院、县专科医院、县计划生育机构、县妇幼保健机构、县疾病预防控制机构组成。县综合医院负责为全县人民提供综合性医疗服务;县中医医院负责为全县群众提供以中医为主的综合性医疗服务;县专科医院负责为全县群众提供具有相应专业特色的医疗服务,县计划生育机构、县妇幼保健机构、县疾病预防控制机构负责为全县群众提供预防、保健、计划生育等咨询服务。

镇级医疗服务网络由镇社区卫生服务中心组成,各镇社区卫生服务中心由各镇中心卫生院或一所乡镇卫生院医院兼署。中心级医院负责为本区域内的群众提供常见病、多发病和部分疑难杂症的综合性医疗服务;乡镇卫生院负责为本区域内群众提供以常见病多发病为主要内容的基本医疗服务、康复服务和指导。

村级医疗服务网村社区卫生服务站组成,负责为村(居)民提供常见病、多发病和诊断明确的慢性病医疗康复性保健服务。其他社会医疗机构基本任务是为本区域内居民(单位员工)提供其他补充性医疗(预防保健)服务。

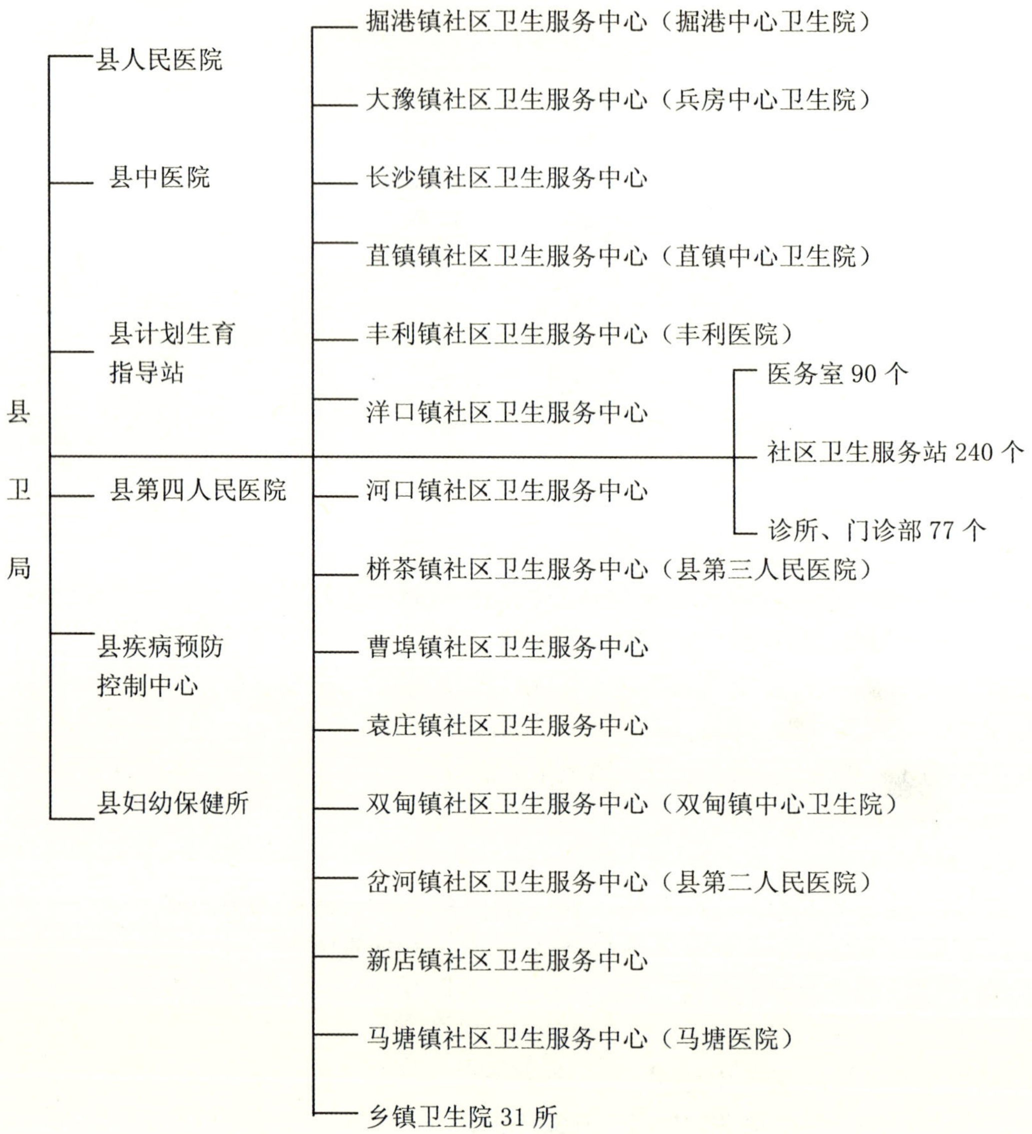

图7-1　2010年如东县三级医疗服务网络图

第二十三章　医疗队伍

概　述

全县最早医疗人员为坊间中医，萌生于东晋南北朝（316～460年）年间。

民国17年（1928年），全县有中医300余人、西医8人、助产师5人、护士10人。

1950年12月，全县有医务人员653人，其中：中医536人、西医117人（含医师、助产师、护士）。

1955年12月，全县有卫生人员1260人。

1960年12月，全县有卫生人员1351人，其中：卫技人员1225人、行政人员140人、工勤人员46人。

1965年12月，全县有卫生人员1427人，其中：卫技人员1264人、行政人员114人、工勤人员49人。

1970年12月，全县有卫生人员1700人，其中：卫技人员1497人、行政人员133人、工勤人员70人、乡村医生930人，村卫生员7195人。

1975年12月，全县有卫生人员2352人，其中：卫技人员1969人、行政人员224人、工勤人员159人、乡村医生1469人，村卫生员7761人，村接生员261人。

1980年12月，全县有卫生人员2818人，其中：卫技人员2247人、行政人员303人、工勤人员268人、乡村医生1600人，村卫生员7682人，村接生员220人。

1985年12月，全县有卫生人员4514人（卫生技术人员3075人），其中：医师（士）1035人、护士406人、药剂人员154人、检验人员74人、乡村医生1275人。其他卫生人员131人。拥有专业技术职称1362人，其中副高级职称4人，中级职称29人，初级职称1329人。

1990年12月，全县有卫生人员4680人（卫生技术人员2995人），其中：医师（士）1201人、护士539人、药剂人员198人、检验人员144人、乡村医生792人。其他卫生人员151人。拥有专业技术职称2081人，其中副高级职称24人，中级职称472人，初级职称1585人。

1995年12月，全县有卫生人员4887人（卫生技术人员3503人），其中：医师（士）1361人、护士621人、药剂人员237人、检验人员142人、乡村医生956人。其他卫生人员186人。拥有专业技术职称2453人，其中正高级职称5人，副高级职称44人，中级职称712人，初级职称1692人。

2000年12月，全县有卫生人员4870人（卫生技术人员3989人），其中：医师（士）1480人、护士742人、药剂人员291人、检验人员175人、乡村医生1080人。其他卫生人员221人。拥有专业技术职称2453人，其中正高级职称5人，副高级职称44人，中级职称712人，初级职称1692人。

2005年12月，全县有卫生人员4874人（卫生技术人员4223人），其中：医师（士）1602人、护士859人、药剂人员324人、检验人员193人、乡村医生984人。其他卫生人员261人。拥有专业技术职称3265人，其中正高级职称38人，副高级职称147人，中级职称1042人，初级职称2038人。

2010年12月，全县有卫生人员5036人（卫生技术人员4505人）。其中执业（助理）医师1708人、注册护士969人、药剂人员335人、检验人员202人、其他卫技人员452人、乡村医生808人、其他卫生人员504人。拥有专业技术职称3857人，其中正高级职称43人，副高级职称285人，中级职称1247人，初级职称2282人。卫生机构人员专业配置：县卫生单位执业（助理）医师98人（内科7人、外科4人、妇产科9人、儿科10人、中医科2人、放射科3人、公共卫生63人）、注册护士5人、药剂科3人、检验科13人、其他卫技人员7人；县医疗单位执业（助理）医师403人（内科79人、外科71人、妇产科21人、儿科13人、传染科9人、中医科68人、眼科8人、耳鼻喉科13人、口腔科5人、皮肤科11人、精神科11人、麻醉科16人、放射科28人、功能科23人、病理科10人、其他6人）、注册护士500人、药剂科79人、检验科57人、其他卫技人员73人、其他卫生人员35人；中心卫生院执业（助理）医师338人（内科88人、外科55人、妇产科53人、儿科7人、中医科31人、眼科耳鼻喉科26人、口腔科7人、皮肤科1人、精神科1人、麻醉科17人、放射科28人、功能科22人、其他10人）、注册护士245人、药剂人员114人、检验人员51人、其他卫技人员73人、其他卫生人员35人；乡镇卫生院执业（助理）医师405人（内科84人、外科75人、妇产科74人、儿科1人、中医科16人、耳鼻喉科13人、口腔科1人、麻醉科37人、放射科41人、功能科43人、其他14人）、注册护士178人、药剂人员98人、检验人员60人、其他卫技人员3人、其他卫生人员55人；卫生所执业（助理）医师42人、注册护士15人、药剂人员14人、其他卫技人员38人、其他卫生人员14人；门诊部执业（助理）医师11人（内科4人、外科4人、妇产科3人）、注册护士2人、药剂人员2人、检验人员4人、其他卫技人员3人、其他卫生人员2人；医务室执业（助理）医师155人（内科77人、外科16人、妇产科11人、功能科4人）、注册护士18人、其他卫技人员13人、其他卫生人员12人；诊所执业（助理）医师150人（内科42人、31儿科、妇产科9人、中医科42人、口腔科58人、皮肤科10人)、注册护士18人、其他卫技人员13人、其他卫生人员12人;卫生服务站执业(助理)医师76人、注册护士5人、乡村医生808人;计生服务站执业(助理)医师30人(妇产科30人)、注册护士18人、检验人员14人。

1985、2007年如东县医疗专业人员职称情况表

表23-1　　　　单位:人

科别	1985年				2007年				
	合计	副高级	中级	初级	合计	正高级	副高级	中级	初级
全县	1605	4	9	1592	2828	34	147	916	1731
内科	159	1	2	156	401	6	34	132	229
外科	70		2	68	203	7	22	66	108
妇产科	156		1	155	177	2	9	58	108
儿科	18		1	17	40	4	4	14	18
中医科	415	3	3	409	156	6	28	72	50
传染科	3			3	8	1	3	2	2
眼科	6			6	11		1	6	4
耳鼻喉科	8			8	52		3	14	35
口腔科	17			17	71	1	2	22	46
肿瘤科					9		2	3	4
精神科	5			5	12		2	4	6
皮肤科	5			5	22		3	7	12
麻醉科	65			65	70		2	22	46
检验科	116			116	158	1	2	48	107
影像科	44			44	100		3	33	64
功能科	8			8	92	1	3	36	52
病理科	3			3	10	1		5	4
药剂科	109			109	333	4	5	108	216
护理	406			406	903		19	264	620

2010年如东县医疗专业人员职称情况表

表23-2　　　　单位:人

科别	执业(助理)医师				
	合计	主任医师	副主任医师	主治医师	医师
全县	3130	45	235	1578	1272
内科	437	12	69	215	141
外科	256	10	29	136	80
妇产科	222	3	14	124	81
儿科	40	3	6	18	13
中医科	198	9	29	88	72
传染科	8	1	4	2	1
眼科	28		3	16	9

续表23-2 单位:人

科 别	执业(助理)医师				
	合 计	主任医师	副主任医师	主治医师	医 师
耳鼻喉科	49		3	29	17
口腔科	71	1	3	29	37
肿瘤科	9		2	3	4
精神科	12		2	7	3
皮肤科	22		1	12	8
麻醉科	70		3	31	36
检验科	202		6	118	78
放射科	100		3	53	44
功能科	92	1	1	49	41
病理科	10	1		4	5
药剂科	335	1	7	186	141
护 理	969	3	47	458	461

第一节 中医人员

全县中医历史悠久,源远流长。

元代白衣二真人(姓名失传)的“头风黑神方”已经流传。

明代弘治～万历年间,随着沿海煮盐业的兴起,县中医队伍较快扩大,达百余人。

晚清民国前期,县中医、走坊郎中已达三、四百人,知名中医近百人。

掘港地区:俞政权、冯日樵、陈巽伯、季祝三、夏士龙、沈慕周、彭一心、刘可美、季少山、陈朗清、马伯道、马玉卿。

马塘地区:吴吉人、陈淦清、咸琴孙、刘兰波、王大和、钱岳山、王叔宜、徐宗权、杨鸿钧、周筱斋、王棣华、李慰仙、董杏农、咸儿康、张荄轩。

岔河地区:姚少峰、张西垣、杨彪、张寿之、陈志良、王维岳、姚寿仁、曹鲁伯、丛班侯、戴维石。

双甸地区:任大枢、任生、佘幼田、佘牟屏、佘惠田、丛幼亭、吴少轩、葛荸薪、丛薪伯、贾杏南、韩道煜。

丰利地区:吴杏桥、王我春、印福章、欧阳福保、马久骧、吴寿安。

栟茶地区:许佩兰、孙莘农、毛佩臣、徐祖臣、徐风仁、章筱岑、章子岑、于稳、周发仁、印骏子、德善和尚、惠泉和尚、吴益甲、蔡观明、孙佩伸、尤适均、缪俊德、陆怡之、王君玉、刘少轩、蔡祖基。

苴镇地区:赵振新、黄志仁、葛善耕。

掘东地区:施伯文、陈理簧、吴尚贤、施友仁。

他们中尤以王大和的外科、钱岳山的伤科、印福章的喉科、欧阳福保的眼科等专科为优。民间流传称:印家的嗓子、王家的疮、欧家的眼睛、钱家的伤。姚少峰、冯日樵、佘幼田等中医,亦为乡里呼为“神医”“半仙”。吴益甲擅长太乙金钟、咸渭神针。

印福章住印家桥(石屏乡),祖传喉科,至印春山已有四代,主要秘方为“雄黄巴豆丸”。

外科王大和住韩家碾坊(凌民乡),传至王棣华已有八代,主要秘方是黄升。所用黄升都系秘制。每年除夕,将埋藏地下已过10年的去性黄升取出,同时再埋进一包新黄升,年年交替,循环不已。碾制时,掌握黄升要陈,碾制要细。使用时,掌握“提毒用大量、生肌用小量”的原则。治疮疡有奇效。

欧阳福保住丰利镇，晚清秀才，祖传眼科已四代，对中医眼科有独特见解，秘制眼药多种，以“八宝眼药”治目疾，疗效显著。

钱岳山住祝家关帝庙（凌民乡），伤科传至钱朗轩已有五代，擅长小夹板固定骨折、手法复位，祖传秘方为“铁箍散”。民国初年，钱朗轩曾施行“柳枝接骨”一例。

清至民国年间，县主要中医著作有：任生的《秘方集略》《临症审视》，蔡观明的《素问音》《平秘论》、《国医蠡测》《温湿警言》《孤桐馆医案》《习医札记》《医验杂记》，马久骧的《后墩真子医案》《得医德讲义》《本草春灯》，吴杏娇的《吴氏喉科》，缪俊德德《痘科学》，李慰仙的《培英轩医案医话》等。

民国18年（1929年）2月，国民党中央卫生委员会通过《废止旧医以扫除医药卫生障碍案》（即废止中医案），引起全国人民反对。县中医药联合研究会会长沙元炳呈送《如皋县中医药联合研究会宣言》。丰利名中医吴杏林、赵如城参加声援赴京请愿活动，参加签署《如皋县中医学公会发起人呈文》。欧阳福保、欧阳育璜、季少三、缪俊德等中医名流，撰文作稿，唤起社会舆论。丰利王我春、马久骧的《上中医学公会刍言》载于《如皋中医学报》民国18年（1929年）5月18日第12期。

民国22年（1933年），县掘港、丰利、岔河、马塘、双甸、栟茶等市镇相继成立“医药公会”或“中医公会”或“医生公会”。

1951年12月12日，县有中医659人，其中医协会会员614人，非会员45人。

1954年11月26日，县卫协会举行中医代表座谈会，32名知名老中医参加座谈。会议推选陈朗清、季少三、戴维石、王棣华、王玉材、缪德禄等组成“如东县中医学术研究中心小组”，指导全县学术研究。会后各区建立“中医研究小组”，定期学习交流，公开秘方。

1956年7月29日至31日，县人民委员会召开“如东县医务、卫生技术人员代表大会”，109名中医代表出席。

1958年，县组建中医院，各人民公社医院普建中医科，开中医门诊。

1959年春，县卫协会和县中医中药研究会，组织12名中医，将近年来献出的37450张验方秘方整理编印《如东县中医验方汇编》三辑、《如东县中医中药科研资料》四辑。其间，县中医院老中医季少三将家藏古籍经典、临床医籍、历代医案医话等千余册，无偿献给中医院。4月，县卫生科召开中医代表座谈会，56名老中医与会，共同学习《人民日报》1月25日关于“认真贯彻党的中医政策”的社论。

1960年，县中医院集体编著《中医常见疾病手册》《针灸必读》《中医临床经验汇编》等，印发全县医疗单位。

1962年，《江苏省中医学会论文选编》刊登县陈朗清的《胃病病机证治》、季少三的《对于瘟疫的几点体会》、咸儿康的《加味香砂胃苓散对小儿腹泻疗效的体会》三篇文章。《季少三医话》由县卫协会印发给全县医疗单位。

1963年，咸儿康编写《小儿病临床实践简介录》《秘方、验方、单方治疗小儿病临床实践简介录》。

1978年，县医学会编印《老中医经验汇编》和《中医学术交流集》，发给全县医疗单位。

1949～1985年，县知名中医有：掘港地区的季汉源、陈道权、陈继明、陆明德、夏子善、朱桂玉、钱朗轩、周星五，马塘地区的周仲瑛、王济之，岔河地区的任功牟、季福成、蔡郁文、陈其瑞、刘伯虞，双甸地区的黄道六、李梅菴、居春谷、许志仁、陈新甫、丛星伯，丰利地区的王玉材、王禹平、朱梓亭、印春山、耿中仁、徐培之、徐鸿浩、徐荫辉，栟茶地区的姚九江、刘家琛、缪乃强、张缄金、葛立柱、缪应国、周树之、于九和、缪伯伦，苴镇地区的谢宝书、朱正刚、朱正成、黄志仁，掘东地区的张文炳、陆剑铭、蔡紫尘。

1985年12月，县有中医415人，其中副主任中医师3人、主治中医师3人、中医师128人、中医士281人。县原有初中毕业以上文化、学中医中药3年以上的70人中医中药人员按照江苏省人事局、劳动局、卫生厅的规定，经考试确认为中专学历，发给学历证书，享受中专毕业待遇。

1986年7月16日，县中医院在南通市政府召开振兴中医工作会议上作经验交流。12月29日，县政府发文批准县中医院恢复全民所有制体制。

1987年4月7日，县卫生局受南通市卫生局委托，向县254名从事中医药工作30年的老中医、中药人员颁发荣誉证书。

1990年12月，全县有中医360人。

1992年6月，县中医院与环北乡卫生院就加强中医建设建立了挂钩帮扶关系。

1994年8月29日，县编委发文明确县中医院为副科级建制单位。

1995年3月23日～24日，县第三人民医院在南通市卫生局召开中医工作会议上作了题为《发扬中医特色，振兴中医事业》的经验介绍。4月18日，县召开初级卫生保健暨中医工作会议，推进创建工作。有关单位在会议上作了创建经验介绍。全县有中医263人。

参见第33章第1节《农村中医》。

第二节　中西医结合人员

1949年10月，根据南通市政府“把中西医结合，创立新医学、新药学作为医学发展的方向”所制定的一系列方针政策，在全县开展西学中、中学西、中西医结合，培养了一批中西医结合人才。

1958年12月，县240名西医分别学习中医。

1963年，县、区、公社举办各种中西医结合防治疾病讲座146次，400余人参加听讲，边听边学边用。

1970年，全县推行一根针、一把草、一双手、一个罐儿的新医疗法，举办“新医疗法训练班”，全县医务人员学习中西两套医术和新医疗法。

1976年12月，县卫生局委托中医院开办“新医大学”(后更名为“县中医院新医学校”)，学制2年，学生35人。

1979年4月，县卫生局举办“西医业余学习中医班”，全县参加学习的达1000余人。

1981年，县中医院从外地调进2名中西医结合主治医师。

1986～2010年间，全县普及中西医结合。

第三节　西医人员

全县西医始于20世纪初叶。

民国16年(1927年)留学日本国医师陈仲华返乡后在掘港西街开设仲华医院，专治内科疾病，应为县西医开始。

民国17年(1928年)，全县有医师8人、助产士5人。

1950年12月，全县有西医111人。

1985年12月，全县有西医(士)529人。其中副主任医师1人、主治医师27人、医师321人、医士190人。

1990年12月，全县有西医师(士)722人。其中副主任医师4人、主治医师27人、医师321人、医士190人。

1995年12月，全县有西医师(士)1098人。其中主任医师12人、副主任医师59人、主治医师385人、医师(士)642人。

2000年12月，全县有西医师（士）1112人。其中主任医师15人、副主任医师83人、主治医师438人、医师（士）576人。

2005年12月，全县有西医师（士）1226人。其中主任医师18人、副主任医师85人、主治医师435人、医师（士）688人。

2010年12月，全县有西医1552人。其中主任医师31人、副主任医师139人、主治医师632人、医师（士）750人。西医分科：内科437人（主任医师12人、副主任医师69人、主治医师215人、医师141人）；外科256人（主任医师10人、副主任医师29人、主治医师136人、医师80人）；妇产科222人（主任医师3人、副主任医师14人、主治医师124人、医师81人）；儿科40人（主任医师3人、副主任医师6人、主治医师18人、医师13人）；传染科8人（主任医师1人、副主任医师4人、主治医师2人、医师1人）；眼科28人（副主任医师3人、主治医师16人、医师9人）；耳鼻喉科49人（副主任医师3人、主治医师29人、医师17人）；口腔科71人（主任医师1人、副主任医师3人、主治医师29人、医师37人）；肿瘤科9人（主任医师1人、副主任医师2人、主治医师3人、医师3人）；精神科12人（副主任医师2人、主治医师7人、医师3人）；皮肤科22人（副主任医师1人、主治医师12人、医师9人）；麻醉科22人（副主任医师3人、主治医师31人、医师36人）。

第四节　医技人员

1949年10月后，全县医技人员逐渐与西医人员分离，形成医技专业队伍。

1985年12月，全县有医技人员168人，主要包括检验科人员74人，放射科人员41人，功能科人员49人，病理科4人。

1990年12月，全县有医技人员254人，主要包括检验科人员114人，放射科人员58人、功能科人员75人、病理科人员7人。

1995年12月，全县有医技人员307人，主要包括检验科人员142人，放射科人员74人、功能科83人、病理科人员8人。

2000年12月，全县有医技人员350人，主要包括检验科人员175人，放射科人员81人、功能科人员85人、病理科人员9人。

2005年12月，全县有医技人员384人，主要包括检验科人员193人，放射科人员94人、功能科人员88人、病理科人员9人。

2010年，全县有医技人员（检验科、放射科、功能科、病理科）404人，其中主任技师2人、副主任技师10人、主管技师224人、技师166人。检验科202人，其中副主任技师6人、主管技师118人、技师78人；放射科100人，其中副主任技师3人、主管技师53人、技师44人；功能科92人，其中主任技师1人、副主任技师1人、主管技师49人、技师41人；病理科10人，其中主任技师1人、主管技师4人、技师5人。

第五节　护理人员

民国17年（1928年），县有护理人员10人。

1950年3月，县立人民医院配有护理1人。

1954年，县人民政府卫生院接受扬州护士学校毕业生4人。

1977年，全县护理人员232人，其中：护师16人、护士121人；中专学历62人。

1985年12月，全县有护理人员454人，其中：护师17人、护士326人，初级护理人员111人；中专学历

128人。

1990年12月,全县有护理人员539人,其中:主管护师35人、护师142人、护士313人,初级护理人员49人。

1995年12月,全县有护理人员621人,其中:主管护师87人、护师181人、护士316人,初级护理人员37人。

2000年12月,全县有护理人员742人,其中:副主任护师2人、主管护师164人、护师228人、护士348人。

2005年12月,全县有护理人员859人,其中:副主任护师10人、主管护师252人、护师286人、护士311人。

2010年12月,全县有护理人员969人,其中:主任护师3人、副主任护师47人、主管护师458人、护师(士)461人。

2010年如东县注册护士情况表

表23-3 单位:人

单 位	人 数	注册护士			
		主任护师	副主任护师	主管护师	护师(士)
全 县	969	3	47	458	461
县直医院	500	1	21	314	164
县人民医院	312	1	13	199	99
县中医院	153		7	98	48
县第四人民医院	31		1	15	15
县计划生育指导站	4			2	2
中心卫生院	245	2	26	123	94
县第二人民医院	54	1	7	26	21
县第三人民医院	57		12	26	19
丰利医院	37	1	3	21	12
马塘医院	35		2	16	17
掘港中心卫生院	18			12	6
兵房中心卫生院	13		1	6	6
苴镇中心卫生院	15			8	7
双甸镇中心卫生院	16		1	8	7
其他医疗机构	224			21	203

第六节 中药人员

如东县中药与中医同始,亦有悠久历史。清乾隆版《如皋县志》:卖药人(姓名失传),“明万历年间卖药行医市场,救治其众。”双甸工医丛周南名列民国版《如皋县志》。清朝、民国年间亦有较快发展,出现一些百年老药店,更多知名药工。1949年10月前,县知名药工有:

掘港地区:张在郊、唐敬亭、陈瑜、唐仁儒、钱少山、曹钧、陈启祥、钱星辉、马瑞年、李兴诗、樊兴仁、朱振麟;

马塘地区:顾必成、邓愚、陈志金、陈志庚、李希尧、杨泽人、高观桥;

双甸地区:任伯坤、徐拱辰、崔鹤年;

岔河地区：曹兴昌、马饮泉、李佐恒；

栟茶地区：徐松甫、缪伯晨、缪邦藩、朱又贵、王宝善、顾及之；

丰利地区：姜延辰、王德祥、叶佩贤、吴集渠、邢光明；

苴镇地区：喻道四、陈忠林；

兵房地区：王杏林、朱藻堂。

1985年12月，全县有中药人员110人，其中中药师11人、中药士98人。

1990年12月，全县有中药人员108人。

1995年12月，全县有中药人员107人。

2000年12月，全县有中药人员105人。

2005年12月，全县有中药人员102人。

2007年12月，全县有中药人员101人。

2010年12月，全县有中药人员98人，其中主任中医师1人，副主任中医师1人，主管中医师35人，药师(士)61人。

第七节　西药人员

民国16年(1927年)，县始见西药人员。

1950年3月，县立人民医院配西药人员1人。其后，各县级、中心级、乡镇级医院(卫生院)相继选配西药人员。

1985年12月，全县有中西药人员154人。其中西药师11人，西药士33人。

1990年12月，全县有中西药人员198人。

1995年12月，全县有中西药人员237人。

2000年12月，全县有中西药人员291人。

2005年12月，全县有中西药人员324人。

2007年12月，全县有西药人员335人，其中，主任药师3人，副主任药师4人，主管药师173人，药师(士)155人。

2010年，12月全县有药剂(中药、西药)工作人员335人(主任药师1人、副主任药师7人、主管药师186人、药师141人)。其中县人民医院药剂工作人员40人(主任药师1人、主管药师24人、药师15人)、县中医院药剂工作人员30人(副主任药师1人、主管药师15人、药师14人)、县第四人民医院药剂工作人员9人(主治管师5人、药师4人)、中心卫生院药剂工作人员114人(副主任药师6人、主管药师66人、药师42人)、其他医疗机构药剂工作人员142人(主管药师76人、药师66人)。

第二十四章　医疗建筑设备

概　述

1949年10月前，如东县主要医疗建筑、医疗设备均无资料记载。

1952年，县主要医疗建筑约1万元，医疗设备少量。

1985年，全县卫生机构土地总面积为421545平方米，建筑总面积147154平方米，建筑总价值为1203万元。其中，主要医疗建筑面积为421545平方米，价值1121万元；医疗设备26.65万元。

1990年，全县卫生机构土地总面积430160平方米，建筑总面积178475平方米，建筑总价值为2368万元。其中，主要医疗建筑138151平方米，价值2868万元；医疗设备577.00万元。

1995年，全县卫生机构土地总面积438815平方米，建筑总面积227000平方米，建筑总价值为4748万元。其中，主要医疗建筑138151平方米，价值4748万元；医疗设备1996.00万元。

2000年，全县卫生机构土地总面积439905平方米，建筑总面积228500平方米，缩读22万平方米。建筑总价值为6680万元。其中，主要医疗建筑138151平方米，价值6680万元；医疗设备4576.00万元。

2005年，全县卫生机构土地总面积388804平方米，建筑总面积236700平方米，缩读23万平方米。筑总价值为14239万元。其中，主要医疗建筑138151平方米，价值14239万元；医疗设备10555.82万元。

2010年，全县卫生机构土地总面积445402平方米，建筑总面积330341平方米，建筑总价值为20013万元。其中，县主要医疗建筑总价值20013.00万元。医疗设备总价值为28828.00万元。

1928～2010年如东县医疗建筑、设备情况表

表23-4　　单位：万元

年度	医疗建筑	医疗设备
1949	无资料	无资料
1952	1.00	少量
1985	1121.00	26.65
1990	2368.00	577.00
1995	4748.00	1996.00
2000	6680.00	4576.00
2005	14239.00	10555.82
2010	20013.00	28828.00

第一节　医疗建筑

1949年前，县卫生机构建筑未见资料明确记载。其时，私立医疗机构多为私有通用建筑，公立医疗机构租用民用建筑。

1952年12月，县公有卫生建筑1764平方米，价值4万元。

1985年12月，全县卫生机构土地总面积为421545平方米，缩读42万平方米，建筑总面积147154平方米，缩读15万平方米。建筑总总价值为1203万元。其中县直医疗单位317万元，中心卫生院253万元，乡镇医院412万元，其他卫生机构39万元。

1990年12月，全县卫生机构土地总面积430160平方米，缩读43万平方米，建筑总面积178475平方米，缩读18万平方米。建筑总价值为2368万元。其中县直医疗单位653万元，中心卫生院512万元，乡镇医院866万元，其他卫生机构96万元。

1995年12月，全县卫生机构土地总面积438815平方米，缩读44万平方米，建筑总面积227000平方米，缩读22万平方米。建筑总价值为4748万元。其中县直医疗单位1328万元，中心卫生院991万元，乡镇医院1893万元，其他卫生机构224万元。

2000年12月，全县卫生机构土地总面积439905平方米，缩读44万平方米，建筑总面积228500平方米，缩读23万平方米。建筑总价值为6680万元。其中县直医疗单位1980万元，中心卫生院1445万元，乡镇医院2513万元，其他卫生机构314万元。

2005年12月，全县卫生机构土地总面积388804平方米，缩读39万平方米，建筑总面积236700平方米，缩读24万平方米。建筑总价值为14239万元。其中县直医疗单位7314万元，中心卫生院1854万元，乡镇医院2401万元，其他卫生机构2160万元。

2010年12月，全县卫生机构土地总面积445402平方米，缩读45万平方米，建筑总面积330341平方米，缩读33万平方米。建筑总价值为20013万元。其中县直医疗单位9219万元，中心卫生院3076万元，乡镇医院2423万元，其他卫生机构3855万元。其中门诊楼42幢、住院楼43幢、医技综合楼16幢，价值13496万元。

第二节　医疗设备

旧时，全县卫生机构设备无资料记载。

1950年，全县卫生设备为县卫生院仅有诊疗办公桌、凳、竹箔子、药橱、药柜子等卫生通用设备及高压消毒器、显微镜等医疗专业设备。

1952年12月，全县卫生设备总价值2万元左右(全县卫生固定资产为49600元)。

1985年12月，全县卫生设备总价值261万元(医疗卫生专业设备232万元、图书通用设备29万元)。其中：县直医疗机构72万元，中心卫生院58万元，乡镇卫生院73万元，其他医疗卫生机构39万元。县主要医疗设备有400毫安X光机1台、300毫安X光机1台，200毫安X光机12台，20～100毫安X光机74台、心电图机51台、超声心动仪1台、电动呼吸机3台、A型超声波诊断仪35台、A型超声波诊断仪5台、普通手术床54台、电动手术床1台、光学显微133架、设备总价值26.65万元。

1990年12月，全县卫生设备总价值1080万元(医疗卫生专业设备577万元、图书通用设备503万元)。其中：县直医疗机构282万元，中心卫生院206万元，乡镇卫生院308万元，其他医疗卫生机构134万元。

1992年，县第二人民医院购置全自动生化分析仪。

1994年，县人民医院购置全身CT。

1995年12月，全县卫生设备总价值2739万元(医疗卫生专业设备1996万元、图书通用设备743万元)。其中：县直医疗机构872万元，中心卫生院597万元，乡镇卫生院683万元，其他医疗卫生机构318万元。县中医院购置经颅彩色多普勒。

2000年12月，全县卫生设备总价值8141万元(医疗卫生专业设备4576万元、图书通用设备3565万元)。其中：县直医疗机构2719万元，中心卫生院1694万元，乡镇卫生院2276万元，其他医疗卫生机构687万元。

2001年，县人民医院购置核磁共振。

2005年8月，马塘医院购置日本进口东芝单排螺旋CT一台。12月，全县卫生设备总价值14939万元(医疗卫生专业设备10555万元、图书通用设备4384万元)。其中：县直医疗机构7178万元，中心卫生院3486万元，乡镇卫生院2103万元，其他医疗卫生机构1149万元。

2006年，县人民医院购置直线加速器。

2010年12月，全县卫生设备总价值39828万元(医疗卫生专业设备28828万元、图书通用设备11000

万元)。其中:县直卫生单位1814万元,县直医疗机构18585万元,中心卫生院8248万元,乡镇卫生院5000万元,其他医疗卫生机构4433万元。主要大型医用设备有:医用电子直线加速器1台、医用磁共振成像设备1台、1000毫安X光机1台、500毫安医用X线诊断机24台、60钴治疗机1台、彩色脉冲多普勒超声诊断仪8台、B型超声诊断仪62台、心电监护仪63台、X线电子计算机断层扫描装置6套、全自动生化分析仪9台、高压氧仓2台、人工肾透析装置4套等。设备总价值为12639.82万元。万元以上大型设备580件、其中50万元以下559件、50～100万元14件、100万元以上7件。

第二十五章　科室设置

概　述

20世纪50年代初期,县医院医务部(行政、后勤)、门诊部、住院部已经分开设置。20世纪80年代后勤、医技部逐渐向门诊部分离。

1986年后,县门诊、急诊设置逐渐分开。

1997年后,县救护工作逐渐和急诊分开。

2010年12月,县医院基本形成医务部、门诊部、急诊部、急救部、医技部、住院部的配置格局。

第一节　院务部

1950年3月,县立人民医院设院长室、医务主任、总务主任等科室。6月,设院长室、医务科、总务科等,后逐步发展。

1985年12月,县人民医院职能科室设办公室、医务科、护理部、总务科、财务科,县中医院职能科室设医教股、保健股、总务股、财务股。县专科医院和各中心卫生院设办公室、医务科、总务科。乡镇卫生院设一般医务组、防保组、总务组。

1986年以后,按照文明医院、等级医院建设要求,职能科室设置逐步完善规范。

2010年12月,县人民医院职能科室设置:院长室、书记室下辖院办公室(改革办)、党委办公室、纪检监察室(招标办公室)、团委办公室、工会办公室(俱乐部)、妇委会办公室、人事科、医教科(医疗质量管理科、预防保健科、科教科)、护理部、门诊部、感染管理科、财务科、设备科、动力科、保卫科、信息科、总务科、基建科、基建维修办公室、膳食科等。县中医院职能科室设置:院长室、书记室、院办公室(改革办)、党委办公室、监察室、人事科、医务科、护理部、感染管理科、预防保健科、财务科、总务科、动力科、医疗设备科、信息综合科。县专科医院和各中心卫生院普设办公室、医务科、护理部、总务科、财务科等。乡镇卫生院普设办公室、医务科、总务科等。

第二节　门诊部

1950年3月,县立人民医院建门诊部,址设马塘镇理教公所印心堂,门诊房10间,共约250平方米,实行分科门诊。全县87所乡(镇)联合诊所实行综合门诊。全县门诊585061人次。

1951年11月，县卫生院门诊部址迁掘港镇平升路，门诊房16间，建筑面积380平方米，全县4所区卫生所、126所乡（镇）联合诊所实行综合门诊。

1952年，县卫生院门诊分内科（儿科、中医科、传染科）、外科（妇产科、五官科）综合门诊。全县8所区卫生所、182所乡（镇）联合诊所实行综合门诊。

1956年4月，栟茶区医院建门诊部，门诊房2间，址设栟茶忆农桥北。

1958年8月，县民办中医院建门诊部，址设掘港镇砖桥西，门诊房2间，设中医科、针灸科，全县39所人民公社医院建门诊部。

1959年 9月，岔河地区医院建门诊部，址设岔河镇西街土地庙西。

1960年3月，县中医院门诊增设外科、小儿科，全县门诊1575602人次。

1961年1月，丰利地区医院建门诊部，址设丰利镇将军巷 。

1962年11月，马塘地区医院建门诊部，址设马塘镇市河东路28号。苴镇地区医院（苴镇中心卫生院）建门诊部，址设苴镇晓桥路。双甸地区医院（双甸镇中心卫生院）建门诊部，址设双甸镇西街。南漻地区医院建门诊部，址设袁家庄。

1964年3月，县中医院门诊部址迁掘港镇市公路49号。

1965年3月，县人民医院门诊部迁通海桥外现址。建门诊房屋24间，共约600平方米。

1970年，栟茶区医院建门诊房20间。全县门诊1627929人次。

1975年3月25日，掘东区卫生院建门诊部，址设兵房镇健康路。10月，县中医院门诊部迁入江海中路（现址）。

1979年，县人民医院建门诊楼1幢，建筑面积2179平方米。兵房中心卫生院建门诊楼1幢，建筑总面积1400平方米。

1980年10月，县精神病防治院建门诊部，址设洋口乡洋口闸东首。全县门诊2116034人次。

1985年12月，县各医院临床科室均在医院门诊部开设专门诊室，为病人群众提供诊疗服务。其时，县人民医院内科、外科、妇产科、儿科、中医科、传染科、五官科等7个临床专科在门诊开放25个普通诊室。县中医院设内科、儿科、外科、骨伤科、五官科、妇科、针灸推拿科。7个临床专科在门诊开设普通诊室。中心卫生院临床专科设内科、外科、妇产科，中医科、五官科。乡镇卫生院临床专科一般开设内科、外科、妇产科等。

1986年3月16日，掘港中心卫生院建住院部，址设掘港镇江海中路33号。栟茶区医院（县第三人民医院）建门诊楼1幢，建筑面积1200平方米。

1987年，县人民医院始建专病门诊。

1988年，县人民医院内、外、妇、儿始设专家门诊。

1989年，双甸中心卫生院建门诊楼1幢，建筑面积1440平方米。

1990年，县第二人民医院建门诊楼1幢，建筑面积2340平方米。苴镇中心卫生院建门诊楼1幢，建筑总面积1356平方米。全县门诊2854632人次。

1992年，掘港中心卫生建门诊楼1幢，建筑面积1500平方米。

1994年9月，县人民医院建筑面积3500平方米门诊楼落成，各科诊室自成独立单元。

1995年2月，县中医院门诊建门诊楼1幢，建筑面积3317平方米。

1996年，院外设点撤销。同年10月，远程专家会诊系统开通。

1999年，县第四人民医院建门诊楼1幢，建筑总面积1683平方米。

1998年，县人民医院始设简易门诊。马塘医院建门诊楼1幢，建筑面积1707平方米。

2000年，全县门诊2949982人次。

2006年，丰利医院建门诊楼1幢，建筑面积6409平方米。

2010年12月，县人民医院门诊临床科室设置：院长室（职能部门医教科、护理部、门诊部、感染管理科）下辖内科（血液、心血管、消化、呼吸、神经、内分泌、内窥镜室）、外科（普外、骨外、胸外、泌尿外、神经外、灼伤外、手术室）、妇产科（妇科、产科、计生咨询、妇科手术室、计生手术室）、儿科、传染科、中医科、眼科（视力科矫正室）、耳鼻喉科（听力监测室）、口腔科（口腔矫型室）、肿瘤科、麻醉科、家庭病床科等。计开设专家诊15个、专科诊室18个、普通诊室20个，简易诊室1个。县中医院医院门诊临床科室设置：内科、儿科、外科、妇产科、骨伤科、肛肠科、眼科、五官科、针灸推拿科9个一级临床专科和10个二级临床专科。中心卫生院一般有内科、外科、妇产科、中医科、五官科等一级临床专科，一些中心卫生院有骨伤、肝胆、肿瘤、肛肠等二级临床专科。乡镇卫生院一般开设内科、外科、妇产科临床专科，一些乡镇卫生院亦向专业特色方向发展。全县门诊楼45幢，建筑总面积69538平方米。是年，门诊3048367人次。

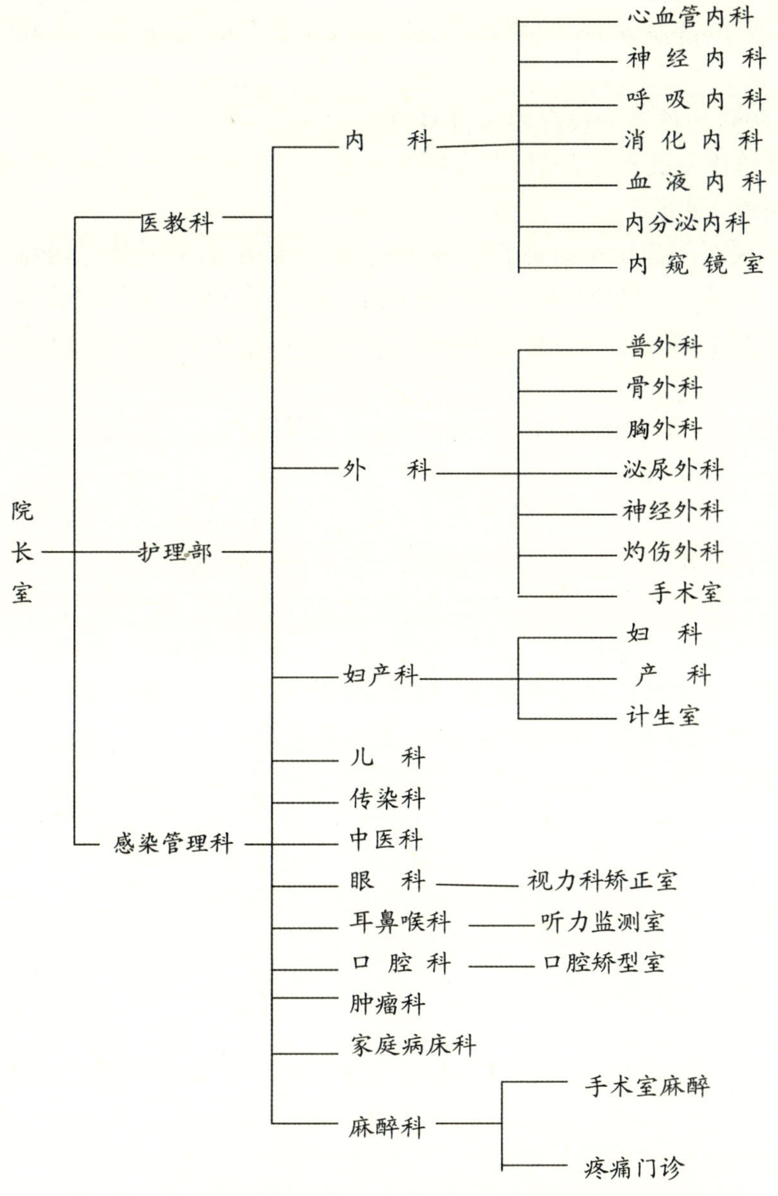

图7-2 2010年如东县人民医院门诊科室设置示意图

第三节 急诊部

20世纪50年代，县未设急诊科，急病就诊患者由各科医生分别接诊。

1964年1月，县人民医院始设急诊室，设急诊台3张，配护士3人，接诊由内、外科医师轮值。

1970年始，县人民医院急诊工作日益完善，增设了值班室、观察室，健全了交接班制度、危重病人记录制度和观察制度，配备了各种常用器械和抢救箱等。

1985年12月，县各级医院(卫生院)均设急诊。县人民医院建急诊室，其他医院急诊白天由门诊接诊，夜间由住院部接诊。

1986年，县人民医院急诊室医生7人，工人1人；急诊室分设医护办公室、抢救室、观察室、仓库等室间，配观察台5张，观察床14张。配备“五机”(人工呼吸机、心脏除颤仪、心电图机、自动洗胃机、电动吸引器)、“八包”(胸穿、腰穿、静脉切开、气管切开、输血、输液、导尿、小手术包)，制定颅内高压综合症等19种病症抢救常规。

1987年5月，县中医院急诊室分设观察床位10张。

1992年，县中医院急诊室改称急诊科，分设医生办公室、护士办公室、治疗室、抢救室、观察室、输液室，并设抢救床2张、观察床4张。

1994年11月，县人民医院急诊室改称急诊科，建急诊护士站、各科急诊室，抢救室、急诊ICU(后改称监护室)、观察室(床位15张)、输液室(输液椅20张)、仓库及急诊药房、急诊检验室、急诊收费处等。

1996年10月，县人民医院急诊科改称急救中心，观察床位增至20张，输液椅增至40张，并建搬动服务队。

1998年7月，县中医院急诊科改称急诊病区，配备人工呼吸机、心电图机、心电监护除颤仪、洗胃机、电动吸引器、超声雾化吸入仪、电针仪等。时有医师(士)5人，护士9人。

2007年12月，县人民医院、中医院急诊科装备较为齐全，品次较高，人员配备较强，县人民医院配工作人员29人、县中医院有工作人员17人。县内其他医院亦有较好发展基础。

2010年12月，县人民医院急诊部设置：院长室(职能部门医教科、护理部、门诊部、感染管理科)下辖急诊医疗(内科值班医师、外科值班医师、妇产科值班医师、儿科值班医师、眼科值班医师、耳鼻喉科值班医师、口腔科值班医师)、急诊医技(B型超声波、放射、检验、药房)、急诊抢救(抢救、监护、观察、输液)、急诊护理(抢救组、护理组)、急诊服务(急诊收费处、搬运服务队)。

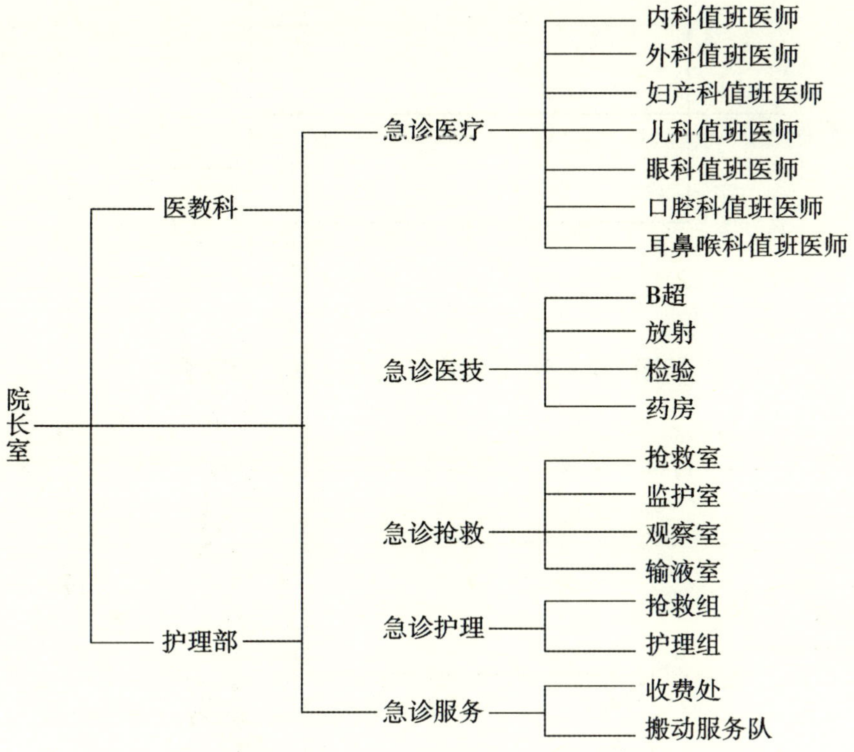

图7-3　2010年如东县人民医院急诊部设置示意图

第四节　急救部

20世纪50年代初，县未设医疗救护机构，院前救护任务由就近医疗机构按照指令或呼救赶赴抢救。

1964年1月，县人民医院急诊室成立后，兼任救护值班。

1986年，县卫生局进一步为其工作责任部门健全急救工作机制，全县各医疗单位相继成立急救工作领导组及1～2个抢救小组。急救工作领导组由单位领导和相关部门负责人员组成，抢救组由医疗、护士骨干和后勤人员组成。

1990年5月，县建立石甸红十字救护点、饮泉红十字救护点成立。

1996年10月1日，县人民医院红十字急救中心成立，国际通用“120”急救电话同时开通。

2006年4月11日，县卫生局制定下发《洋口港海上实施安全事故医疗救治应急预案》。5月18日，县卫生局制定下发《如东县破坏性地震医疗救助和疾病预防控制应急预案(试行)》。

2007年8月13日，县卫生局下发《关于印发如东县突发性公共卫生事件医疗救护应急预案的通知》。

2010年12月，县有急救中心1个，救护站6个，救护点41个，医疗救护网络覆盖全县，运转良好。县红十字救护中心救护车3辆值班，医师、护士各3人，24小时在班待发，随时赴救。

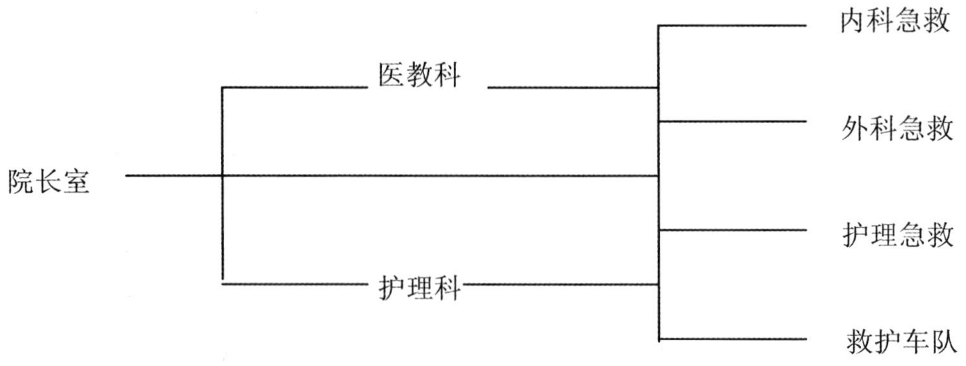

图7-4　2010年如东县120急救设置图

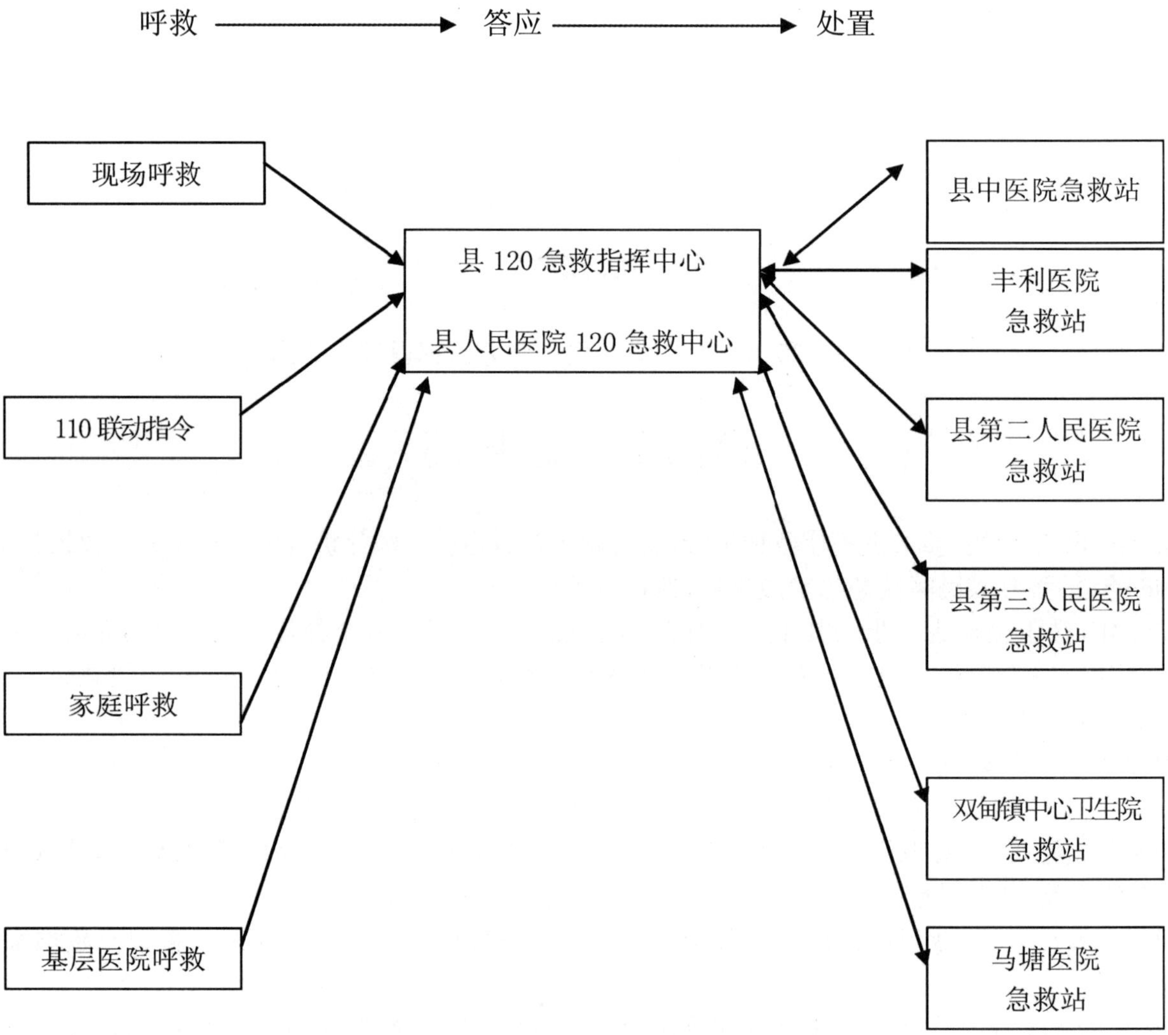

图7-5　2010年如东县120急救网络示意图

第五节　医技部

1950年3月，县立人民医院建手术室、药房，备显微镜1台、高压消毒器1台、外科手术台1张、手术包1个。全县87所乡(镇)联合诊所等其他私立医疗机构医疗设备甚少。

1951年，县卫生院购置德产EEL显微镜1架，建检验室。

1953年，县人民政府卫生院建透视室，配专职放射科医师。建病区药房。

1954年，县人民政府卫生院建消毒供应室。

1956年4月，栟茶区医院建化验室。

1958年，县人民医院购置膀胱镜、直肠镜。

1959年，县人民医院始建制剂室。

1961年9月，县人民医院建病理科，县人民医院建中药房、西药房。

1963年，县人民医院配置汕头产A型超声波机1台，开启超声波检查。栟茶区医院(县第三人民医院)建放射科。

1972年6月，县中医院始建制剂室。

1974年，栟茶区医院建心电图室。

1977年，栟茶区医院建病理科。

1979年10月，县中医院建病理科。

1984年，县人民医院建立营养室，并配专职营养师和营养厨师。

1985年6月，建立"如东县人民医院血库"。12月，县各医疗单位医技科室均有一定基础。县人民医院设有放射科、检验科、病理科、药械科、心超室、消毒供应室等。县中医院设有药械科、检验科、病理科、放射科、心电超声科、供应室等。中心卫生院一般设有放射科、检验室、药剂科、心超室等。乡镇卫生院一般开设放射室、检验室、药房等，部分乡镇卫生院亦有心超室等。

1986年，县人民医院启动核医学科建设。

1992年，县中医院建制剂楼1幢，建筑面积400平方米。

1995年5月，县中医院购进宁波产MG110/320双人高压氧舱1台，建高压氧舱工作站。

1998年，县人民医院建制剂楼、食堂楼1幢，建筑面积1853平方米。

1999年4月，县人民医院购进德国费森尤斯血液透析装置2套，床旁单泵1套，11月，县人民医院建6人舱高压氧舱工作站。

2000年，县第二人民医院建钴60机房1幢，建筑面积282平方米。县第三人民医院建CT楼1幢，建筑面积367平方米。苴镇中心卫生院建制剂楼1幢，建筑面积200平方米。

2007年，县人民医院建肿瘤病房楼1幢，建筑面积5320平方米。

2010年12月，县人民医院医技科室设置：院长室(职能部门医教科、护理部、门诊部、感染管理科)下辖影像科(放射科、介入治疗科、放疗科、CT室、直线加速器室、核磁共振室、病区放射科)、功能科(心电图室、超声波室、脑电图室、肺功能、胃电图室、经颅多普勒、病区室功能)、检验科(核医学科、血液检验室、体液检验室、病区检验室)、药剂科(门诊部西药房、门诊部中药房、药库、住院部药库、急诊药房、综合制剂室、中药制剂室)、病理科、血库、高压氧舱治疗室、血液净化室、消毒供应室、营养室等。县中医院设有影像科、功能科、检验科、病理科、药剂科、消毒供应科等5个一级医技专科，并有CT、放射、高压氧舱、药房、药库、制剂室等二级医技专科。中心卫生院普建放射、功能科、检验科、药剂科、消毒供应室。县第二人民医院、县第三人民医院、马塘医院、丰利医院、掘港镇中心卫生院、双甸镇中心卫生院建有CT室、县第二人民医院建有放疗室。乡镇卫生院普建放射、功能、检验、药剂等医技专科。

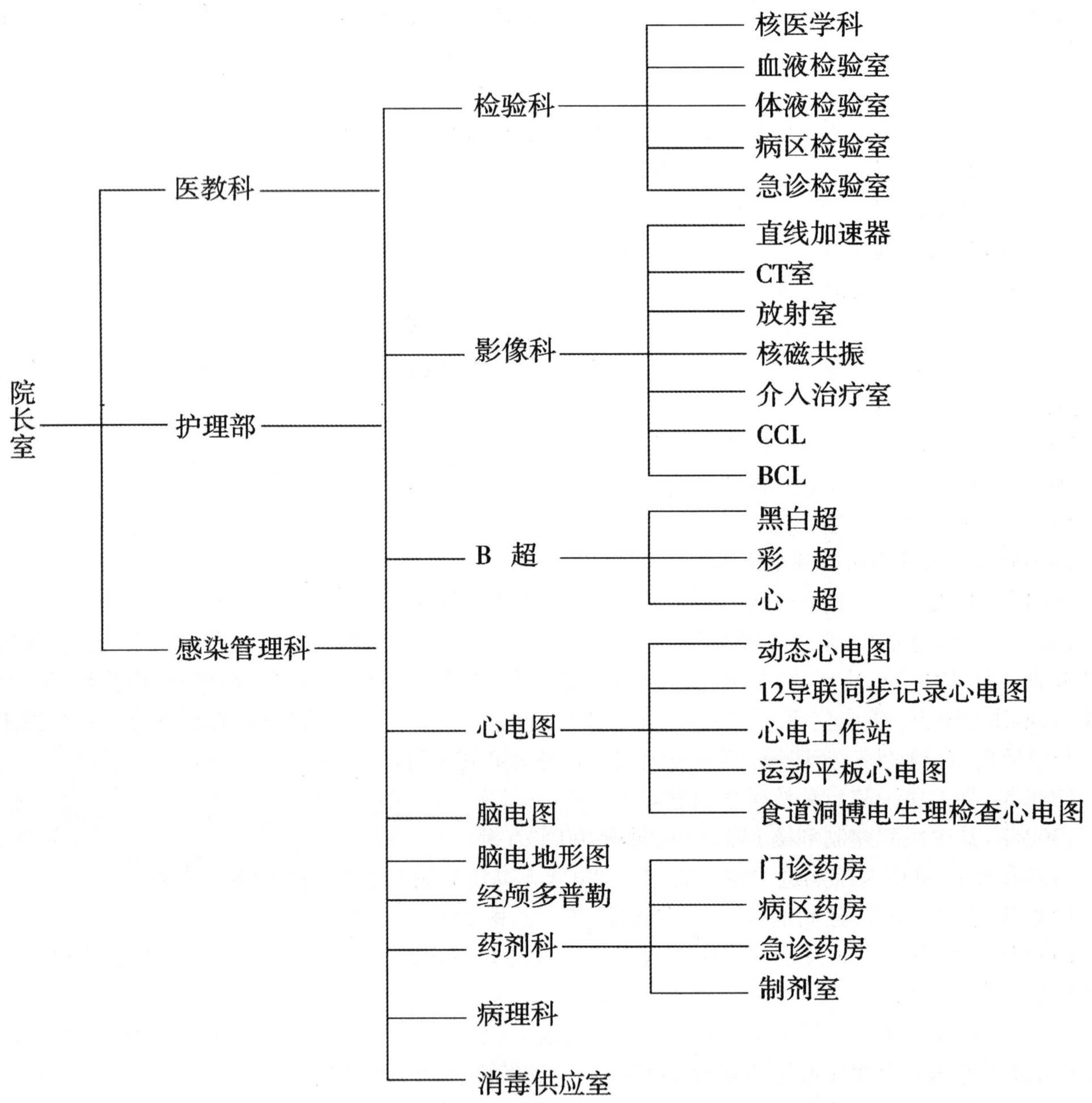

图7-6 2010年如东县人民医院医技科室设置示意图

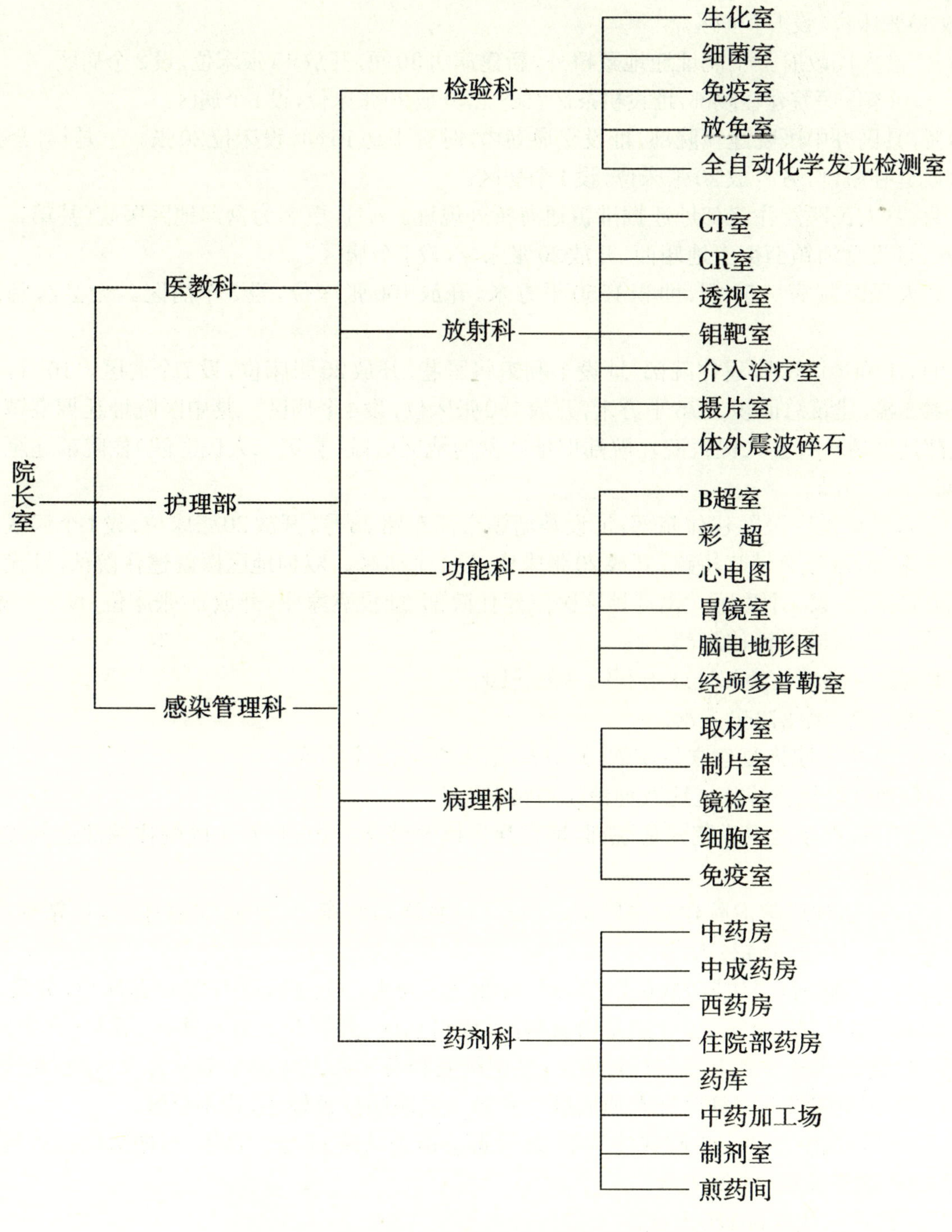

图7-7　2010年如东县中医院医技科室设置示意图

第六节　住院部

1950年3月，县立人民医院建住院部，址设马塘镇理教公所印心堂，房屋15间，卫生床位10张，开外科手术室1个。6月，开放15张床位，设1个病区。

1951年11月，县卫生院址迁掘港镇平升路，南街管家脾坊一侧掘港卫生所，接受房产50间，并建新房10间。开放30张床位，设1个病区。

1953年6月，县人民政府卫生院址迁地藏桥外，新建病房30间，开放45张床位，设2个病区。

1956年4月，栟茶区医院建住院部，址设栟茶忆农桥北，开放20张床位，设1个病区。

1958年8月，县民办中医院建住院部，址设交通巷内，时有平房15间，设床位20张。是年，全县39所人民公社医院建住院部，各开放20张床位，设1个病区。

1959年3月，县人民医院住院部址迁掘港镇通海桥外现址。9月，更名为岔河地区医院(县第二人民医院)建住院部，址设岔河镇西街土地庙西，开放20张床位，设1个病区。

1960年，县人民医院病房50间，面积1250平方米，开放100张床位，设3个病区。全县医院出院23595人次。

1961年1月，丰利地区医院建住院部，址设丰利镇将军巷，开放20张床位，设1个病区。10月，县人民医院建病房楼1幢，建筑总面积3575平方米，开放180张床位，设4个病区。县中医院址迁掘港镇市公路49号，住院部迁地藏桥外县人民医院住院部旧址。岔河地区医院(县第二人民医院)住院部迁至岔洋大桥西首(现址)。

1962年11月，马塘地区医院建住院部，址设马塘镇市河东路28号，开放20张床位，设1个病区。苴镇地区医院建住院部，址设苴镇晓桥路，开放20张床位，设1个病区。双甸地区医院建住院部，址设双甸镇西街，开放20张床位，设1个病区。南澪地区医院建住院部，址设袁家庄，开放20张床位，设1个病区。

1963年4月，县中医院撤销住院部。

1967年，丰利地区医院住院部址迁丰利镇宫家花园。

1970年，全县医院出院37356人次。

1972年10月，县中医院恢复建立住院部，开放50张床位，设2个病区。

1973年，双甸地区医院住院部址迁双甸镇江海路400号。

1975年3月25日，掘东区卫生院建住院部，址设兵房镇健康路。10月，县中医院住院部迁入江海中路(现址)，卫生床位100张。

1980年10月，县精神病防治院建立住院部，址设洋口乡洋口闸东首，开放80张床位，设精神病区、普通病区。全县医院出院者45424人次。

1985年12月，县各医院(卫生院)病房以综合及内外分区为主。全县医院有2244张床位，分设75个病区，县人民医院病房共建7个病区，分别是内科病区、外科病区、外科和五官科病区、儿科(含中医科)病区、妇产科病区、传染病区和老干部(内科)病区；县中医院和各中心卫生院全部分为大内科、大外科各1个病区，县精神病防治院设专科病区和普通病区。乡镇卫生院因规范较小，皆不分区。

1986年3月16日，掘港中心卫生院建住院部，址设掘港镇公共路17号。是年，马塘医院在市河南路28号建住院楼1幢，建筑面积500平方米。

1990年，全县医院出院者66126人次。

1995年，设县中医院设2个病区。县第三人民医院设3个病区。

1998年，县人民医院设9个病区。

1999年，县中医院设4个病区。是年，马塘医院建住院楼1幢，建筑面积2400平方米。

2000年，县第二人民医院设3个病区。全县医院出院者76403人次。

2001年，县人民医院设10个病区。

2004年，县人民医院设12个病区。

2005年，县中医院设5个病区。

2007年，县人民医院设14个病区。

2008年，县人民医院卫生床位600张，县中医院卫生床位300张。

2010年12月，县有81个病区、50个手术室，62张手术床。其中县人民医院住院部设置：院长室（职能部门医教科、护理部、感染管理科）下辖心血管内科病区、呼吸内科病区、肾脏内科病区、神精内科病区、血液净化室、儿科病区、传染科病区、骨科病区、普外胸外科病区、普外脑外科病区、普外泌尿外科病区、妇产科病区、五官科病区、化疗病区、放疗病区、ICU病区16个病区；县中医院病区6个；县第二人民医院、县第三人民医院各设3个病区；县第四人民医院、丰利医院、马塘医院、掘港中心卫生院、兵房中心卫生院、苴镇中心卫生院、双甸中心卫生院各2个病区。其他各医院均设1个病区。全县医院出院者81508人次。病房建筑43幢。建筑总面积88535平方米。

第七节 后勤部

1950年3月，县立人民医院设总务主任、事务员、挂号室、会计室、门房传达室、炊事房等科室岗位。建老虎灶。

1951年6月，县人民政府卫生科设会计室，负责全县卫生机构财务工作管理。年底，县卫生院始建病案统计室。

1952年7月，县卫生院门诊部挂号室安装电话1部，并由专人负责传呼。

1958年，县人民医院、县民办中医院、栟茶区医院、39所人民公社医院均建挂号室、会计室、门房传达室、炊事房、病员被服供应站、卫生被服洗涤房、病员食堂和职工食、堂太平间等科室岗位。

1960年，县人民医院建立图书室，藏书300余册。

1961年5月，县人民医院始建总机房，实行内部电话传呼。

1976年4月，县人民医院建浴室。

1970年，县人民医院建驾驶组。

1981年5月，县人民医院始建污水处理池，启用焚化炉。

1985年12月，全县医院后勤科室有：卫生服务提供站、卫生被服洗涤房、食堂、浴室、电话机房、车队、锅炉房、水电维修组、土木建筑维修组、污水污物处理站、花房绿化组、医院护卫队、会计室、挂号收费处、图书馆、档案室、俱乐部、托儿所、太平间等。

1986年12月，县卫生车队有各型车辆16辆（卫生特种车辆14辆），配专职驾驶16人。

1986年12月，县卫生车队有各型车辆16辆（卫生特种车辆14辆），配专职驾驶16人。

1987年，县中医院成立由5名职工组成的医院护卫队。

1998年10月，县人民医院组建搬运服务队。

2000年12月，县人民医院建立电梯操作组、中央空调管理维护组、供氧中心站、负压吸引中心、消防喷淋控制室。

2010年12月，全县医院后勤科室设置：院长室（职能部门总务科、财务科、基建科、基建维修办公室、信息科、设备科、动力科、膳食科、保卫科）下辖会计室、门诊挂号收费处、急诊收费处、住院收费处；医疗器械管理维修组、供氧中心站、吸引中心站、医疗器械库；水电管理维修组、锅炉房、中央空调管理维护组、电梯操作组；传达室、护卫队、消防喷淋控制室；图书室、病案统计室、阅览室、收发室、档案室、卫生信息技术管理维护组；卫生被服提供站、卫生被服洗涤房、车队、搬运服务队、环境卫生组、污水污物处理站、花房绿化组、太平间管理组；土木建筑维修组；营养室、病员食堂、职工食堂等。

第二十六章 职能科室

概 述

1950年3月，县立人民医院设医务主任、后勤主任。

1952年9月，县卫生院职能科室设医疗预防股、卫生防疫股、总务股、初级卫生人员培训组。

1985年12月，县人民医院职能科室建有办公室、医务科(辖护理部、门诊部)、总务科、财务科；县中医院职能科室设医教股、保健股、总务股、财务股。

2010年12月，医院职能科室设：

县人民医院设办公室(改革办)、党委办公室、考核审计科、人事科、医教科、护理部、感染管理科、信息科、门诊部、监察室、财务科、设备科、动力科、总务科、基建科、基建维修办公室、保卫科等；

县中医院设考核办公室、医院办公室、医务科、护理部、预防保健科、感染管理科、信息科、总务科、设备科、财务科等；

县第二人民医院设办公室、医务科、护理部、总务科、财务科等；

县第三人民医院设办公室、人事劳资科、信息科、医务科、感染管理科、科教科、政工科、护理部、设备科、财务科、总务科、保卫科、预防保健科、中医管理科等；

县第四人民医院设办公室、人事科、医务科、护理部、总务科、财务科、信息科等；

丰利医院职能科室设办公室、医务科、护理部、感染管理科、财务科、总务科等；

马塘医院设办公室、医务科、预防保健科、护理部、总务科、财务科等；

苴镇中心卫生院设办公室、医务科、医技科、门诊部、护理部、急诊科、财务科、总务科等；

双甸镇中心卫生院设办公室、医务科、医技科、护理部、财务科、总务科等；

兵房中心卫生院设办公室、医务科、护理部、感染管理科、财务科、总务科等；

掘港中心卫生院设办公室、医务科、护理部、总务科、财务科等。

第一节 办公室

1950年3月，县立人民医院副院长负责行政事务工作。

1960年，县人民医院建“院长办公室”，负责行政事务工作。

1971年2月15日，县卫生局建“人秘股”。行政事务工作由人秘股负责。

1975年6月，县人民医院撤销“院长办公室”，行政事务工作由“医院领导组”负责。

1977年，县人民医院办公室工作由政工组代替。

1981年3月，县中医院建“医院办公室”，负责行政事务工作。

1984年，县第三人民医院建“医院办公室”，负责行政事务工作。

1985年11月，县人民医院建“医院办公室”，负责行政事务工作。

1986年6月，县中医院撤销“医院办公室”，“院长室”负责行政事务工作。

1990年6月，县中医院建“医院办公室”，负责行政事务工作。

1990年10月，县卫生局建“秘书股”，负责行政事务工作。

1997年1月，县卫生局“秘书股”改称 “办公室”。

2010年12月，县卫生局、县人民医院、县中医院、县疾病预防控制中心、县卫生监督所、县妇幼保健所、县卫生进修学校、县第二人民医院、县第三人民医院、县第四人民医院、马塘医院、丰利医院、苴镇中心卫生院、掘港中心卫生院、兵房中心卫生院、双甸镇中心卫生院设医院办公室负责行政事务工作办理。

第二节 党团办公室

1990年10月，中共如东县卫生局委员会建“党委办公室”。

1999年7月，中共如东县人民医院委员会建“党委办公室”。

2007年12月，中共如东县中医院委员会建“党委办公室”。

2010年12月，县卫生党工委、县人民医院党委、县中医院党委设党委办公室。工会、共青团、妇委会临时挂靠工作部门科室办公。

第三节 人事科

1950年3月，县立人民医院人事工作由副院长负责。

1960年，县人民医院人事工作由院长办公室。

1971年2月15日，县卫生局建“人秘股”。

1975年6月，县人民医院建“人事政工科”，负责人事工作。

1983年8月，县人民医院“人事政工科”改称 “人事科”。

1985年11月，县人民医院撤销“人事科”，人事工作由医院办公室负责。

1989年，县第三人民医院建“政工科”，负责人事工作事务办理。

1990年10月，县卫生局“人秘股”改称“人事监察股”。

1993年4月，县人民医院建“人事政工科”，负责人事工作。

1994年3月，县中医院建人事科。9月，县卫生局“人事监察股”改称 “人事股”。

1996年9月，县第三人民医院建“人事劳资科”，负责人事劳资工作事务办理。

1997年1月，县卫生局“人事股”改称“人事科”。

1999年3月，县人民医院“人事政工科”改称 “人事科”。

2010年12月，县卫生局、县人民医院、县中医院、县第四人民医院人事工作由人事科负责，县第三人民医院人事工作由人事劳资科负责。县疾病预防控制中心、县卫生监督所、县妇幼保健所、县卫生进修学校、县第二人民医院、马塘医院、丰利医院、苴镇中心卫生院、掘港中心卫生院、兵房中心卫生院、双甸镇中心卫生院人事工作由医院办公室负责。

第四节 医务科

1950年3月，县立人民医院设“医务主任”，负责医务工作事务办理。

1952年9月，县卫生院建“医疗预防股”，负责医务工作事务办理。

1956年，县人民医院建“大内科”“大外科”，负责医务工作事务办理。

1971年2月15日，县卫生局建“业务股”，负责医务工作事务办理。

1977年7月，县人民医院建“医疗组”，负责医务工作事务办理。

1980年12月，县人民医院建“医教组”，负责医务工作事务办理。

1981年4月，县卫生局“业务股”改称“医政股”。是月，县中医院建“医疗组”。

1983年8月，县人民医院建“医务科”。

1984年12月，县卫生局“医政股”改称 “医药管理股”。

1985年4月，县中医“医疗组”改称“医教股”。

1986年，县第三人民医院建“医务科”。

1987年2月，县中医 “医教股”改称“医务科”。

1989年5月，县卫生局“医药管理股”改称“医政股”。

1999年3月，县人民医院“医务科”改称“医教科”。

1997年1月，县卫生局“医政股”改称“医政科(中医科)”。

2010年12月，县卫生局设医政科，县人民医院设医教科，县中医院、县疾病预防控制中心、县卫生监督所、县妇幼保健所、县卫生进修学校、县第二人民医院、县第三人民医院、县第四人民医院、马塘医院、丰利医院、苴镇中心卫生院、掘港中心卫生院、兵房中心卫生院、双甸镇中心卫生院设医务科，负责医务工作办理。

第五节　护理部

1950年3月，县立人民医院护理管理工作由医务主任负责。

1952年9月，县卫生院护理管理工作由医疗预防股负责。

1956年，县人民医院护理管理工作由大内科、大外科负责。

1977年7月，县人民医院护理管理工作由医疗组负责。

1980年12月，县人民医院护理管理工作由医教组负责。

1983年8月，县人民医院建“护理部”。

1984年12月，县卫生局医药管理股设护理专职工作人员。

1985年11月，县人民医院“护理部”改称“医务科护理部”。

1989年1月，县人民医院建“医务科护理部”改称“护理部。

1990年6月，县中医院建“护理部”。

2010年12月，县卫生局医政科设专职护理工作人员，县人民医院、县中医院县第二人民医院、县第三人民医院、县第四人民医院、马塘医院、丰利医院、苴镇中心卫生院、掘港中心卫生院、兵房中心卫生院、双甸镇中心卫生院设护理部(护理部主任、总护士长、护士长)负责护理工作事务办理。

第六节　感染管理科

1950年3月，县立人民医院感染管理工作由医务主任负责。

1952年9月，县卫生院感染管理工作由医疗预防股负责。

1956年，县人民医院感染管理工作由大内科、大外科负责。

1977年7月，县人民医院感染管理工作由医疗组负责。

1980年12月，县人民医院感染管理工作由医教组负责。

1983年8月，县人民医院设感染管理由护理部负责。

1984年12月，县卫生局感染管理工作医药管理股设由护理专职工作人员负责。

1985年11月，县人民医院感染管理工作由医务科护理部负责。

1989年1月，县人民医院感染管理工作护理部负责。

1990年4月，县人民医院建“感染管理科”。

2005年2月，县中医院建“感染管理科”。

2008年12月，县卫生局建“感染管理控制中心”。

2010年12月，县卫生局建设感染管理控制中心，县人民医院、县中医院、县第三人民医院、丰利医院、兵房中心卫生院设感染管理科。县第二人民医院、县第四人民医院、马塘医院、苴镇中心卫生院、掘港中心卫生院、双甸镇中心卫生院感染管理工作由医务科、护理部负责。

第七节 预防保健科

1950年3月，县立人民医院预防保健工作由医务主任负责。

1952年9月，县卫生院预防保健工作由医疗预防股、卫生防疫股负责。

1956年，县人民医院设预防保健工作由大内科、大外科负责。

1960年，县人民医院预防保健工作由院长办公室负责。

1977年7月，县人民医院预防保健工作由医疗组负责。

1980年12月，县人民医院预防保健工作由医教组负责。

1983年8月，县人民医院预防保健工作由医务科负责。

1985年4月，县中医院建“预防保健科”。11月，县人民医院预防保健工作由医务科护理部负责。

1989年1月，县人民医院预防保健工作由护理部负责。

1990年4月，县人民医院建“预防保健科”。

2010年12月，县卫生局预防保健工作由医政科负责。县人民医院、县中医院、县第三人民医院、马塘医院设预防保健科。县第二人民医院、县第四人民医院、丰利医院、苴镇中心卫生院、掘港中心卫生院、兵房中心卫生院、双甸镇中心卫生院预防保健工作由医务科负责。

第八节 门诊部

1950年3月，县立人民医院门诊管理工作由医务主任负责。

1952年9月，县卫生院门诊管理工作由医疗预防股负责。

1956年，县人民医院门诊管理工作由大内科、大外科负责。

1977年7月，县人民医院门诊管理工作由医疗组负责。

1980年12月，县人民医院门诊管理工作由医教组负责。

1981年1月，县中医院建“门诊部”。

1983年8月，县人民医院建“门诊部”。

1985年11月，县人民医院建“医务科门诊部”。

1987年6月，县人民医院建“门诊部”。

2010年12月，县人民医院、县中医院、县第二人民医院、县第三人民医院、县第四人民医院、马塘医院、丰利医院、苴镇中心卫生院、掘港中心卫生院、兵房中心卫生院、双甸镇中心卫生院门诊管理工作由医务科、门诊部负责。

第九节　信息科

1950年3月，县立人民医院信息工作由医务主任负责。

1952年9月，县卫生院信息工作由医疗预防股负责。

1956年，县人民医院信息工作由大内科、大外科负责。

1977年7月，县人民医院信息工作由医疗组负责。

1980年12月，县人民医院信息工作由医教组负责。

1983年8月，县人民医院信息工作由医务科负责。

1997年2月，县中医院建"信息科"。7月，县人民医院建"信息科"。

2010年12月，县人民医院、县中医院、县第三人民医院、县第四人民医院设信息科。县卫生局、县疾病预防控制中心、县卫生监督所、县妇幼保健所、县卫生进修学校、县第二人民医院、马塘医院、丰利医院、苴镇中心卫生院、掘港中心卫生院、兵房中心卫生院、双甸镇中心卫生院信息工作由办公室负责办理。

第十节　总务科

1950年3月，县立人民医院设"后勤主任"，负责后勤工作事务办理。

1952年9月，县卫生院建"总务股"，负责后勤工作事务办理。

1956年，县人民医院"总务股"改称"总务主任"。

1960年，县人民医院"总务主任"改称"总务科"。

1977年7月，县人民医院建"总务科"改称"总务组"。

1981年1月，县中医院建"后勤组"，负责后勤工作事务办理。

1983年8月，县人民医院"总务组"改称"总务科"。

1984年，县第三人民医院建"总务科"。

1990年9月，县中医院"后勤组"改称"总务科"。

2010年12月，县卫生局后勤（总务、动力、基建维修办公室）工作事务由办公室办理。县人民医院、县中医院、县疾病预防控制中心、县卫生监督所、县妇幼保健所、县卫生进修学校、县第二人民医院、县第三人民医院、县第四人民医院、马塘医院、丰利医院、苴镇中心卫生院、掘港中心卫生院、兵房中心卫生院、双甸镇中心卫生院后勤（总务、动力、基建维修办公室）工作事务由总务科办理。

第十一节　财务科

1950年3月，县立人民医院设"会计室"，隶属于县政府民政科。

1951年6月，县人民政府卫生科设"会计室"，负责全县卫生机构财务工作管理。

1952年9月，县卫生院建"总务股会计室"，负责财务工作管理。

1960年，县人民医院"总务股会计室"改称"总务科会计室"。

1971年2月15日，县卫生局建"财务股"。负责全县卫生机构财务工作事务办理。

1977年7月,县人民医院"总务科会计室"改称"总务组会计室"。

1983年8月,县人民医院"总务组会计室"改称"财务科"。

1984年,县第三人民医院建"财务科"。

1985年4月,县中医院建"财务股"。

1987年2月,县中医院"财务股"改称"财务科"。

1997年1月,县卫生局"财务股"改称"财务科"。

2001年9月,县卫生局撤销"财务科",业务主体工作划属"县会计中心",部分工作由办公室"经管员室"完成。

2009年9月,县卫生局建"财务审计科"。

2010年12月,县卫生局设财务审计科。县人民医院、县中医院、县疾病预防控制中心、县卫生监督所、县妇幼保健所、县卫生进修学校、县第二人民医院、县第三人民医院、县第四人民医院、马塘医院、丰利医院、苴镇中心卫生院、掘港中心卫生院、兵房中心卫生院、双甸镇中心卫生院设财务科。

第十二节 设备科

1950年3月,县立人民医院设备管理工作由医务主任、后勤主任负责办理。

1951年6月,县人民政府卫生科设会计室,负责全县卫生机构设备管理管理。

1952年9月,县卫生院设备管理工作由设医疗预防股、总务股负责管理。

1956年,县人民医院设备管理工作由大内科、大外科、总务主任负责。

1960年,县人民医院设备管理工作由大内科、大外科、总务科负责。

1977年7月,县人民医院设备管理工作由医疗组、总务组负责。

1980年12月,县人民医院设备管理工作由医教组、总务组负责。

1983年8月,县人民医院设备管理工作由医务科、总务科负责。

1993年4月,县人民医院建"药械医疗器械科"。

1994年3月,县中医院建"设备科"。

1999年3月,县人民医院"药械医疗器械科"改称"设备科"。

2010年12月,县卫生局设备管理工作由财务审计科负责。县人民医院、县中医院、县第三人民医院设备管理工作由设备科负责。县疾病预防控制中心、县卫生监督所、县妇幼保健所、县卫生进修学校、县第二人民医院、县第四人民医院、马塘医院、丰利医院、苴镇中心卫生院、掘港中心卫生院、兵房中心卫生院、双甸镇中心卫生院设备管理工作由总务科负责。

第十三节 保卫科

1950年3月,县立人民医院保卫工作由后勤主任负责办理。

1952年9月,县卫生院保卫工作由总务股负责管理。

1955年,县人民政府卫生院建保卫委员会,工作由总务股负责管理。

1956年,县人民医院保卫工作由保卫委员会、总务主任负责。

1960年,县人民医院保卫工作由保卫委员会、院长办公室负责。

1975年6月,县人民医院保卫工作由医院领导组负责。

1992年，县人民医院建“人事政工科保卫科”。

1992年，县人民医院“人事政工科保卫科”改称“保卫科”。

2010年12月，县人民医院保卫工作由保卫科负责。县卫生局、县中医院、县疾病预防控制中心、县卫生监督所、县妇幼保健所、县卫生进修学校、县第二人民医院、县第三人民医院、县第四人民医院、马塘医院、丰利医院、苴镇中心卫生院、掘港中心卫生院、兵房中心卫生院、双甸镇中心卫生院保卫工作由办公室负责。

第十四节　基建科

1950年3月，县立人民医院基建工作由后勤主任负责。

1952年9月，县卫生院基建工作由总务股负责。

1956年，县人民医院基建工作由总务主任负责。

1960年，县人民医院基建工作由总务科负责。

1977年7月，县人民医院基建工作由总务组负责。

1983年8月，县人民医院基建工作由设总务科负责。

1993年，县人民医院建“基建科”。

2010年12月，县人民医院基建工作由基建科负责。县卫生局、县中医院、县疾病预防控制中心、县卫生监督所、县妇幼保健所、县卫生进修学校、县第二人民医院、县第三人民医院、县第四人民医院、马塘医院、丰利医院、苴镇中心卫生院、掘港中心卫生院、兵房中心卫生院、双甸镇中心卫生院基建工作由总务科负责。

第十五节　监察室

1982年8月，县卫生局建“监察股”。

1990年10月，县卫生局建“人事监察股”。

1994年9月，县卫生局设建“监察室”(纪检室合署)。

2000年12月，县人民医院建“监察室”(纪检室合署)。

2007年12月，县中医院建监察室。

2010年12月，县卫生局、县人民医院监察工作由监察室(纪检室合署)负责。县中医院、县疾病预防控制中心、县卫生监督所、县妇幼保健所、县卫生进修学校、县第二人民医院、县第三人民医院、县第四人民医院、马塘医院、丰利医院、苴镇中心卫生院、掘港中心卫生院、兵房中心卫生院、双甸镇中心卫生院监察工作由办公室负责。

第二十七章　临床科室

概　述

东晋南北朝年间(316～460年)，县萌生中医。

20世纪初叶，县引进西医，时分内外科。

1951年11月，县卫生院妇产科自外科分出单列。

1953年，县人民政府卫生院传染科自内科分出单列。

1956年，县五官科自外科分出单列。

1958年3月，县儿科自内科分出单列。

1958年12月，县家庭病床科自内科分出单列。

1959年，县皮肤科自外科分出单列。

1980年10月，县精神科自内科分出单列。

1980年，县麻醉科自外科分出单列。

1985年12月，医院临床科室设：县人民医院设内科、外科、妇产科、儿科、传染科、中医科、五官科、保健科等；县中医院设内科、外科、中医科、妇科、儿科、针灸科、推拿科、气功科、骨伤科、皮肤科、痔瘘科、五官科、妇科等。

1993年，县眼科、耳鼻喉科、口腔科自五官科分出单列。

1997年10月，县肿瘤科自内科分出单列。

2000年12月，县放疗科自影像科分出单列。

2003年6月，县介入治疗科分出单列。

2010年12月，医院临床科室设：

县人民医院设内科（血液、心血管、消化、呼吸、神经、内分泌）、外科（普外、骨外、胸外、泌尿外、神经外、灼伤外）、妇产科（妇科、产科、计生咨询、手术室）、儿科、传染科、中医科、眼科、耳鼻喉科、口腔科、肿瘤科、麻醉科等；

县中医院设内科、儿科、推拿科、妇产科、外科、骨伤科、肛肠科、眼科、耳鼻喉科、皮肤科、麻醉科、急诊科；

县第二人民医院设内科、外科、妇产科、中医康复科、五官科、儿科、肿瘤科等；

县第三人民医院设内科、儿科、外科、妇产科、五官科、中医科、麻醉科等；

县第四人民医院设精神科、皮肤科、内科、外科、妇产科、儿科、肛肠科、骨科、口腔科、性病科、肝病科、心理咨询科等；

马塘医院设内科、外科、妇产科、五官科、中医科等；

苴镇中心卫生院设内科、外科、妇产科、五官科、中医科、针灸科等；

丰利医院设内科、外科、妇产科、皮肤科、五官科、医技科、急诊科等；

双甸镇中心卫生院设内科、儿科、外科、妇产科、五官科、中医科、麻醉科等；

兵房中心卫生院设内科、外科、妇产科、皮肤科、五官科、眼科、理疗科等；

掘港中心卫生院设内科、外科、妇产科、中医科、针灸科、五官科等。

2010年如东县床位、医师分科情况表

表27-1　　　　单位：张、人

科　别	床位（手术台）张	执业（助理）医师				
			主任医师	副主任医师	主治医师	医　师
内　科	968	437	12	69	215	141
外　科	797	256	10	29	136	80
妇产科	387	222	3	14	124	81
儿　科	111	40	3	6	18	13

续表27-1　　单位:张、人

科　别	床位(手术台)张	执业(助理)医师				
			主任医师	副主任医师	主治医师	医　师
中医科	62	198	9	29	88	72
传染科	66	8	1	4	2	1
眼　科	51	28		3	16	9
耳鼻喉科	52	49		3	29	17
口腔科	15	71	1	3	29	37
肿瘤科	68	9		2	3	4
精神科	60	12		2	7	3
皮肤科	11	22		1	12	8
麻醉科	(118)	70		3	31	36
合　计	2648(118)	1422	39	168	710	502

第一节　内　科

1950年3月,县内科多为综合病房;诊断器械简单,以听诊器为主,辅以三大常规检验和X光线透视等手段。收治病人一般以消化系统、呼吸系统及传染性疾病为主。

1953年,县人民政府卫生院传染科划出内科单列。

1958年5月,县人民医院儿科划出内科单列。

1959年后,县级医院内科开展添置中小型医疗设备。60年代,县人民医院内科开始应用胸腔穿刺、腹腔穿刺、骨髓穿刺等内科诊疗技术。70年代,县人民医院普遍开展静脉输液、输血、静脉给药等诊疗技术。

1985年12月,县计有内科床位786张,内科医师159人(副主任医师1人,主治医师2人)。其中,县人民医院有内科床位85张、内科医师20人(副主任医师1人,主治医师2人),能够对血液、心脏、呼吸、消化、肾脏等疾病系统实施综合性诊断和治疗。

1986年始,县人民医院内科二级专科相继发展。中心卫生院和乡镇卫生院内科多为综合病房,能够对农村常见内科病和多发内科病实施初步诊断和对症治疗。

2010年12月,全县有内科床位968张,内科医师437人(主任医师9人、主任中医师3人、副主任医师60人、副主任中医师9人、主治医师211人、主治中医师4人、住院医师138人、中医师3人)。其中,县人民医院设内科床位156张,配内科医师64人(主任医师9人、副主任医师21人、主治医师20人、住院医师14人)。县中医院设中西医结合内科床位张70张,配中西医结合专业医师29人(主任中医师3人、副主任中医师8人、主治中医师11人、中医师7人),(参见“第五节中医科”)。县第四人民医院普通内科床位15张,配专业医师7人(主治医师5人、医师2人),(参见“第十一节精神科”)。中心卫生院设内科床位265张,配内科医师80人(副主任医师31人、主治医师34人、住院医师15人)。乡镇卫生院设内科床位472张,配内科医师78人(副主任医师5人、主治医师48人、住院医师25人)。其他医疗机构配内科医师179人(副主任医师4人、主治医师97人、住院医师78人)。是年,门诊诊疗总人次352452人次(县直医疗机构118362人次、中心卫生院143055人次、乡镇卫生院142755人次)。

2010年度如东县内科情况表

表27-2　　　　单位:张、人

单　位	建立时间	床　位	人　数	执业(助理)医师			
				主任医师	副主任医师	主治医师	住院医师
全　县		968	437	12	69	215	141
县直医院		271	100	12	29	36	23
县人民医院	1950.03	186	64	9	21	20	14
县中医院	1959.09	70	29	3	8	11	7
县第四人民医院	1980.08	15	7			5	2
中心卫生院		225	80		31	34	15
县第二人民医院	1959.09	30	9		5	2	2
县第三人民医院	1956.04	44	11		6	3	2
丰利医院	1961.01	28	10		5	3	2
马塘医院	1962.11	22	10		3	5	2
掘港中心卫生院	1986.03	25	11		3	5	3
兵房中心卫生院	1975.03	16	11		2	6	3
苴镇中心卫生院	1962.11	30	9			6	3
双甸镇中心卫生院	1962.11	30	9		3	4	2
乡镇卫生院		472	78		5	48	25
其他医疗机构			179		4	97	78

一、血液内科

1980年,县人民医院内科采用COAP、PAP化疗方案,同时配合中药治疗白血病,取得一定成效。1981年,县人民医院内科开展淋巴结穿刺、脾穿刺、诊断恶阴、骨髂纤维化等少见血液病。

1985年12月,县人民医院设血液内科床位8张(固定性),配专业医师3人,其中主治医师2人。

1986年,县人民医院血液内科采用“DA”、“HA”方案对“急非淋”的治疗;采用“COPP”方案及“CHOP”方案对淋巴瘤化疗。

1987年,县人民医院血液内科开展对骨髓增生异常综合症的诊断与治疗。血液实验检查方法、常规项目均正常开展,如细胞组织化学染色、出凝血及溶血等检查,计40余项。后,逐步发展。

1988年,县人民医院血液内科采用维甲酸治疗早幼粒细胞白血病,取得90%以上的缓解率,并用维甲酸治疗MDS。

1990年,县人民医院血液内科开展“DCVP”方案治疗急淋。

1992年,县人民医院血液内科开展对慢粒的联合化疗。

1994年,县人民医院血液内科建立独立的血液病实验室,设床位14张。

1995年,县人民医院血液内科开展对难治性白血病的治疗,如“MA”、“EA”方案的应用。

1988～1996年,县人民医院血液内科仲树芳当选南通市第九、十届人大代表。

1996年12月,县人民医院血液内科仲树芳获“江苏省劳动模范”称号。

1997年1月24日,县人民医院血液内科仲树芳获“江苏省优秀知识分子”称号。7月,县人民医院血液内科仲树芳获“南通市优秀共产党员”称号。是年,南通市卫生局批准县人民医院血液内科为“南通市级重点临床建设专科”。

1988～2000年，县人民医院血液内科仲树芳为“如东县专业技术拔尖人才”。

2004年，县人民医院血液内科徐燕红获“江苏省‘三八’红旗手”称号。

2010年12月，县人民医院设血液内科床位25张，血液内科医师11人，其中主任医师2人、副主任医师3人、主治医师4人、医师2人，能对各种血液病均有较高的诊断率，对恶性血液病治疗亦有较高的缓解率。

二、心血管内科

1956年，县人民医院采用杜仲酊治疗高血压病，疗效显著。

1980年，县人民医院内科首次为病人安装临时人工起搏器，取得成功。

1981年，县人民医院内科开展脑电图、脑血流图检查项目，并购置超声心动图临床运用。

1984年，县人民医院心血管内科成为县人民医院重点建设专科。

1985年12月，县人民医院心血管专科设床位10张，配医师5人，其中副主任医师1人、主治医师4人。

1986年，县人民医院心血管内科相继购进融直流电复律、心电监护等功能于一体的心电除颤机、扇形B超、心脏程控刺激仪、循环功能测定仪、三导心电图机，创建CCU。

1983～1988年，县人民医院心血管内科钱惟成任南通市第八届人大代表。

1988年，县人民医院心血管内科对心肌梗塞、严重心律失常、顽固心衰进行心电监护和相应治疗，使心血管疾病住院死亡率大大下降。

1989年5月，县人民医院心血管内科钱惟成当选中共江苏省第七届党代表。是年，县人民医院心血管内科采用临时心脏起搏器，抢救成功数十例重症心肌炎、心肌梗塞所致的完全性房室传导阻滞、阿期综合症患者。

1990年，县人民医院心血管内科为2例病员首次安装埋藏式心脏起搏器，均获成功，恢复正常生活。

1991年，县人民医院心血管内科首次诊断出低血钾和自主神经功能不平衡所致的间歇依赖性尖端扭转性室速2例，发现左室突发性室速 2例，均抢救成功。正常开展直流电复律抢救危重心律失常患者。

1992年，县人民医院心血管内科自购进复律仪，对房扑、房颤、室速、室颤、AVRT、预激合并房颤、药物治疗无效的室上速等进行复律，均取得满意的效果。

1981年5月～1992年11月，县人民医院心血管内科钱惟成当选如东县第八、九、十、十一届人大常委会委员。

1993年，县人民医院心血管内科常规开展早期静脉内溶栓抢救急性心梗、脑栓塞均取得很好疗效。使用直立倾斜试验，诊断心脏血管抑制型晕厥10余例。

1995年，县人民医院心血管内科正常开展埋藏式心脏起搏器安装术，至2010年，成功安装120余例，没有一例失败，无任何并发症。

1996年，县人民医院心血管内科安装生理性起搏器6例(双腔起搏器)，均取得圆满成功。

1998年，县人民医院心血管内科康小平当选中共南通市第九次党代会代表。

2003～2005年，县人民医院心血管内科康小平被列为“南通市新世纪学术技术带头人”培养对象。

2005年后，县人民医院心血管内科开展冠状动脉介入诊疗技术，已成功进行冠状动脉造影，安装动脉支架植入30余例次，没有出现并发症。

2004～2006年，县人民医院心血管内科康小平被列为“如东县专业技术拔尖人才”。

2008年5月，县人民医院心血管内科康小平获“南通市劳动模范”称号。

2009年2月，县人民医院心血管内科康小平获“南通市医德医风标兵”称号。

2010年2月，县人民医院心血管内科设床位25张，配心血管医师11人，其中主任医师1人、副主任医师4人、主治医师4人、医师2人。

三、消化内科

1950年3月，县立人民医院内科正常收治消化内科常见病患者。

1953年，县人民政府卫生院采用组织疗法，治疗30例胃溃疡患者取得成效。

1954年，县人民政府卫生院采用自身血溶血疗法治疗6例胃溃疡患者取得较好效果。

1985年12月，县人民医院消化内科设床位10张，配医师3人。

1987年，县人民医院消化内科新增内镜微治疗仪1套，开展内镜下治疗消化道息肉、止血及上消化道狭窄，取得良好疗效。

1988年，县人民医院消化内科开展1分钟尿素酶试验诊断胃幽门弯曲菌感染，对指导上消化道溃疡、炎症的用药有重要意义。

1989年，县人民医院消化内科开展1秒钟穿刺检查，指导疑难肝病诊断。开展多巴胺、速尿腹腔内注射，治疗肝硬化顽固性腹水。

1991年，县人民医院消化内科开展动脉插管治疗肝癌、胰腺癌，取得一定疗效。

1992年，县人民医院消化内科开展序贯治疗肝硬化顽固性腹水，取得良好疗效。

1993年，县人民医院消化内科开展超声引导下肝癌内注射纯酒精治疗肝癌，肝脓肿内置管引流及冲洗治疗肝脓肿。

1994年，县人民医院消化内科采用综合治疗新技术治疗急性重症胰腺炎，成功率达95%以上。

1995年，县人民医院消化内科季学军获“南通市优秀大中专毕业生”称号。

1998年，南通市卫生局批准县人民医院消化内科为南通市重点临床专科。姜长勇等《纤维结肠镜对肠鞭虫的诊断研究》《大肠息肉内镜诊治及随访研究》均获南通市科技进步奖四等奖。

1999～2003年，县人民医院消化内科姜长勇被列为“如东县专业技术拔尖人才”。

2007～2009年，县人民医院消化内科季学军被列为“如东县专业技术拔尖人才”。

2010年12月，县人民医院消化内科设床位25张，配专业医师11人，其中主任医师2人、副主任医师3人、主治医师4人、医师2人。

四、神经内科

1956年，县人民医院采用自制五味子酊治疗神经衰弱，疗效较佳。1981年起，县人民医院神经内科医疗组运用脑电图、脑血管造影、脑血流图检查，对神经系统疾病进行诊断和鉴别诊断。

1985年12月，县人民医院神经内科医疗组相对固定，床位5张，专业医师2人。

1994年，县人民医院神经内科使用CT进行头颅、脊柱等检查，对中枢神经系统疾病的诊治水平明显提高。

2003年，县人民医院神经内科开展MRI、TCD及颅血管彩超等检查，对脑卒中及脊髓血管病变、多发性硬化等的诊断水平进一步提高。

2004年，县人民医院神经内科开展急性脑血管病规范治疗、脑梗死超早期溶栓抗凝治疗、重症脑出血床边微创血肿抽吸术、蛛网膜下腔出血脑积液置换术，通过DSA检查明确脑动脉病变进行相应治疗，抢救成功多例重症脑卒中患者。

2006年，开展对头昏、癫痫、帕金森氏病、老年性痴呆开展中西医结合治疗，疗效显著；对重症格林巴氏综合症、肌无力危象、癫痫持续状态及昏迷等重症患者的抢救成功率较高。

2010年12月，县人民医院神经内科设床位25张，配专业医师11人，其中主任医师1人、副主任医师4人、主治医师2人、医师2人。

五、呼吸内科

1950年3月，县立人民医院正常收治呼吸内科常见病患者。

1954年，县人民政府卫生院首次为1名肺结核患者施行人工气胸疗法，后获推广。

1962年，开展肺功能和基础代谢测定。

1984年，购进纤维气管镜1架，开展镜检。

1985年12月，县人民医院呼吸内科设床位15张，专业医师4人。

1986年，县人民医院呼吸内科采用肺泡灌洗技术治疗肺溃疡、支气管哮喘、慢性支气管急性发作、支气管内膜结核。

1987年，县人民医院呼吸内科开展经纤维支气管镜选择性支气管造影，对支气管扩张进行定位诊断及咯血病因诊断。

1988年，县人民医院呼吸内科新置血液分析仪1台，用于临床各种呼衰、水电酸碱失衡的诊断及指导治疗。

1989年，县人民医院呼吸内科开展肺癌药物化疗(包括全身、胸腔)，取得一定疗效。

1990年，县人民医院呼吸内科开展开展经皮肺活检，对肺周边型块影进行定性诊断。

1991年，县人民医院呼吸内科开展经纤维支气管镜加标准抗结核治疗支气管内膜结核，效果显著。

1992年，县人民医院呼吸内科开展用套管针经胸壁作胸腔闭式引流治疗难治性气胸、胸腔积液。

1990～1993年，县人民医院呼吸内科毛凤兰当选如东县人大代表。

1993年，县人民医院呼吸内科采用胸膜活检技术对胸腔病变进行定性诊断。

1994年，县人民医院呼吸内科丛远凤获“江苏省老干部工作先进工作者”称号。

1999～2000年，县人民医院呼吸内科丛远凤被列为“如东县专业技术拔尖人才”。

2010年12月，县人民医院呼吸内科设床位25张，配专业医师9人，其中主任医师1人、副主任医师4人、主治医师2人、医师2人。

六、肾内科

1958年，县人民医院内科成功抢救15人有机磷农药中毒病人。

1985年，县人民医院派员进修肾脏内科。

1986年，县人民医院肾内科医疗组常规诊治肾脏疾病，开展诊疗方案和典型病例的研究。

1989年，县人民医院肾内科医疗组开展肾囊封闭、肾衰竭抢救，肾脏内科逐渐形成。

1999年7月，县人民医院肾内科购置血液净化设备，创办血液净化中心，常规开展血液透析治疗急慢性肾功能衰竭。

2000年,县人民医院肾内科开展血液灌流、血液滤过、血液透析滤过、CRRT、腹水回输等技术,成功抢救了许多农药中毒和药物中毒、急性肾功能衰竭、急性肺水肿、高钾血症致阿斯综合症、坏死胰腺炎等致多脏器功能衰竭等。

2001年,县人民医院肾内科建血液净化中心。

2002年,县人民医院血液净化中心拥有6台血液透析机和1台血液透析滤过机。

2007年11月,县人民医院血液净化中心开展县内首例肾穿刺活组织检查。

2010年12月,县人民医院肾脏内科设床位25张,配专业医师8人,其中主任医师1人、副主任医师3人、主治医师2人、医师2人。

七、加强医疗科

1985年12月,县人民医院内科建ICU病室,对重症病人实行24小时监护治疗。

2002年10月22日,县人民医院内科建ICU病区,设重症监护病床6张、过渡床7张。

2003年,县人民医院内科建ICU病区,购置日本光电中央监护一套,可同时监护6床病人,中央台数据保存72小时。

2004年,县人民医院内科建ICU病区,购置美国鸟牌呼吸机3台,后添置一台Bennitt7600呼吸机、1套降温帽、2套全身控温设备等设备。监护床头设有来自血透室的反渗水路。ICU建科应用先进的危重病医学救治理念,成功救治多发伤、感染性休克、COPD合并呼吸衰竭、重症胰腺炎、各种情况下的DIC等多种病例,运用床边CRRT抢救多脏器功能不全,填补县该领域空白。5月,县人民医院设重症监护病区姚炳荣获"南通市十佳医生"称号。

2005年,县人民医院设重症监护病区姚炳荣获"南通市白求恩式医务工作者"称号。

2010年12月,县人民医院设重症监护病床6张,配专业医师5人,其中主任医师1人、副主任医师1人、主治医师2人、医师1人。

2010年如东县人民医院内科二级专科床位医师分布情况表

表27-3　　单位:人、张

科别	人数	正高	副高	中级	初级	床位
血液内科	11	2	3	4	2	30
心血管内科	11	1	4	4	2	30
消化内科	11	2	3	4	2	30
神经内科	9	1	3	2	3	30
呼吸内科	9	1	4	2	2	30
肾内科	8	1	3	2	2	30
加强医疗科	5	1	1	2	1	6
合计	64	9	21	20	14	186

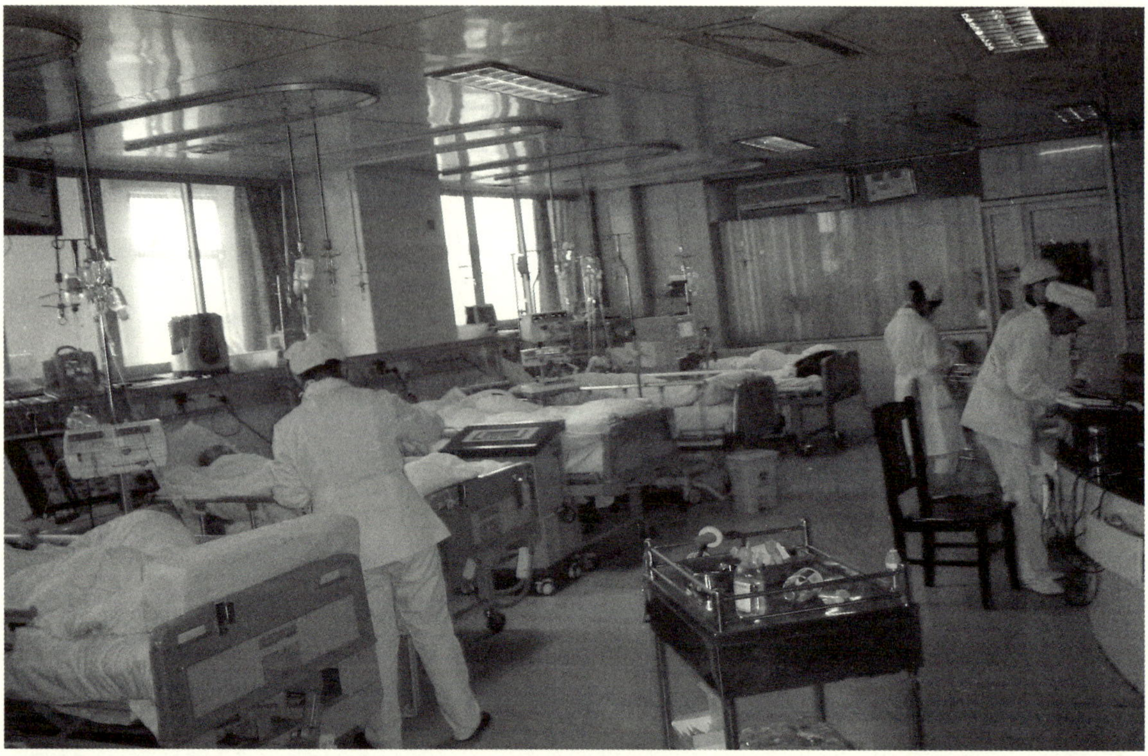

2002年10月，县人民医院设重症监护病房 （2012年3月1日县卫生志编纂办公室摄）

第二节 外 科

1950年3月，县立人民医院外科有手术镊、剪、钳等器械，可作一般性的切开排脓、清创、包扎、缝合等小手术。

1956年，县人民医院外科可作阑尾切除、疝修补、脾切除、膀胱结石切除等。

1960年，县人民医院外科可作较大腹部手术，如胃穿孔修补手术、肠部分切除术等。

1970年，县人民医院外科业务技术分工趋细，外科业务发展加快。

1985年12月，全县计有外科医师（士）70人，其中主治医师2人。各基层卫生院加强对农村外科常见病和多发病诊治的技术建设，能够独立完成阑尾炎切除术、疝修补术、体表肿瘤和异物摘除术、痔疮切除术及肛旁切开术等外科手术。其时，县人民医院外科较为发展，有外科医师（士）19人，其中主治医师3人，能够开展较高难度的普外科、胸外科、泌尿外科、神经外科、骨科等手术。

1986年后，县外科技术有了较大发展，县人民医院普外科、胸外科、泌尿外科、骨科、神经外科、灼伤外科等二级临床专科相继建成。中心卫生院、乡镇卫生院外科有相应发展，逐步形成各自的专科特色。

2010年12月，县外科设床位807张，配专业外科医师233人（主任医师8人、副主任医师27人、主治医师116人、住院医师82人）。其中，县人民医院外科设床位226张，配医师54人（主任医师8人、副主任医师11人、主治医师25人、住院医师10人）。县中医院设中西医结合外科床位40张，配中西医结合专业医师14人（主任医师2人、副主任医师2人、主治医师6人、住院医师4人），（参见“第五节中医科”）。县第四人民医院普通外科床位10张，配专业医师7人（主治医师4人、住院医师3人），（参见“第十一节精神科”）。中心卫生院外科设床位212张，配医师55人（副主任医师13人、主治医师21人、住院医师21人）。乡镇卫生院外科设床位329张，配医师71人（副主任医师3人、主治医师41人、住院医师25人）。

其他医疗机构配专业外科医师55人(主治医师29人、住院医师26人)。是年,门诊诊疗总人次202688人次(县直医疗机构102237人次、中心卫生院123395人次、乡镇卫生院130598人次)。

2010年度如东县外科情况表

表27-4　　　　单位:人、张

单　位	建立时间	床　位	人　数	执业(助理)医师			
				主任医师	副主任医师	主治医师	住院医师
全　县		807	233	8	27	116	82
县直医院		266	54	8	11	25	10
县人民医院	1950.03	226	54	8	11	25	10
县中医院	1960.03	40	14	2	2	6	4
县第四人民医院		10	7			4	3
中心卫生院		212	55		13	21	21
县第二人民医院	1959.09	34	8		2	4	2
县第三人民医院	1956.04	38	9		4	2	3
丰利医院	1961.01	18	8	3	2	3	
马塘医院	1962.11	30	7	2	2	3	
掘港中心卫生院	1986.03	17	6		4	2	
兵房中心卫生院	1975.03	20	5	1	2	2	
苴镇中心卫生院	1962.11	25	6	1	2	3	
双甸镇中心卫生院	1962.11	20	6		3	3	
乡镇卫生院		329	69		3	41	25
其他医疗机构			55			29	26

一、普外科

1950年3月,县立人民医院普外科施行数例阑尾炎切除术、疝修补术、卵巢囊肿切除术。

1960年,县人民医院普外科开展深静脉瘤切除术。

1980年,县人民医院普外科施行甲状腺癌根治术。

1985年,县人民医院普外科相继开展远端脾肾静脉分流术、胃癌扩大根治术、全胃切除空肠间置代胃术等。

1986年,县人民医院普外科使用监护仪及呼吸机,抢救严重多发伤,使成功率有较大幅度提高。

1987年,县人民医院普外科开展直肠癌根治、结肠套迭后结肠与原肛门部皮肤缝合术,使病人生活质量有所提高。开展右叶肝癌不规则肝叶切除、肝血管瘤切除。

1988年,县人民医院普外科开展较复杂的胆道手术,如剖肝取石、肝门部癌切除及各种术式的胆道内引流术。门脉高压症的治疗也从过去单一的胃底静脉结扎发展到门奇断流、脾肾分流、远端脾肾分流、联合断流等多种术式,使术后再出血率有明显降低。

1989年,县人民医院普外科开展术中肝动脉栓塞化疗、无水酒精肿瘤内注射、投药器埋藏肝动脉置管等方法,使晚期肝癌病人的生存时间有了延长。

1991年,县人民医院普外科开展1例巨块型肝癌患者投药器埋藏术后化疗时间达到1年半以上,为肝脏肿瘤的治疗开辟新的途径。

1994年,县人民医院普外科和灼伤外科合作,为一患巨大橡皮腿的女青年施行淋巴水肿增生组织切除游离植皮术,手术历时14小时,切除组织重达51公斤,取得成功,为国内外所罕见。

1997年,县人民医院普外科在长海医院支持和中国人民解放军第二军医大学腹腔镜专家的指导下,开展腹腔镜胆囊切除术。

1998年始,县人民医院普外科独立开展腹腔镜胆囊切除术这一手术。10月,马塘医院与南京医科大学第三附属医院合作引进进口腹腔镜全套设备,在南京医科大学教授的下,成功开展腹腔镜下胆囊切除术。

2004年,县人民医院普外科开展腹腔镜胆囊切除术400例。

2007～2009年,县人民医院普外科昝志政被列为"如东县专业技术拔尖人才"。

2008年,马塘医院引进胆道镜一台,正常开展微创下胆总管探查、胆道取石等手术。

2010年12月,县人民医院普外科床位24张,配专业医师5人,其中主任医师1人、副主任医师2人、主治医师1人。县人民医院普外科、马塘医院普外科正常开展经胆道镜取石。

二、胸外科

1951年,县卫生院外科首次开展胸腔穿刺引流术。

1961年,县人民医院胸外科为一缩窄性心包炎合并陈旧性脓胸患者施行肺纤维板剥离术。

1978年,县人民医院胸外科首次开展胃与食管分层吻合术。

1985年,县人民医院胸外科正常开展了食道-胃(肠)分层吻合术。是年,县人民医院胸外科设床位15张,配医师3人。

1986年,县人民医院胸外科开展经皮穿刺肺活检和慢性脓胸大网膜填塞手术。

1987年,县人民医院胸外科为一位上消化道化学灼伤的危重病人成功地施行全食道、胃切除、咽部与空肠吻合术,术后恢复良好。

1995年,县人民医院胸外科为出生23天的新生儿患先天性隔疝手术治疗,获得成功。

1996年,县人民医院胸外科开展胸腹联合手术挽救了很多胸腹联合伤、心脏刀刺伤等垂危病人。

1998年,县人民医院胸外科列为南通市重点建设专科。

1999年,县人民医院胸外科开展微创外科手术,如腋下小切口治疗自发性血、气胸及肺大泡切除术。

2001年,县人民医院胸外科与心内科配合开展冠状动脉支架置入术。

2002年,县人民医院胸外科张建兴被列为"如东县专业技术拔尖人才"。

2004年,县人民医院胸外科王秀兵被列为"如东县专业技术拔尖人才"。

2007年,县人民医院胸外科袁兵获"南通市征兵工作先进个人"称号。

2010年12月,县人民医院胸外科设床位24张,配专业医师7人,其中主任医师1人、副主任医师2人、主治医师2人。

三、泌尿外科

1950年,县卫生院泌尿外科开展包皮过长切除术。

1959年,县人民医院泌尿外科开展前列腺摘除术。

1982年，县人民医院泌尿外科施行肾上腺次全切除术。

1983年，县人民医院泌尿外科高景昭当选南通市政协委员。

1985年12月，县人民医院泌尿外科设床位15张，配专业医师3人，其中主治医师1人。

1986年，县人民医院泌尿外科开展腹膜后淋巴结清扫术，治疗睾丸恶性肿瘤。

1987年，县人民医院泌尿外科成功为1患膀胱外翻的6岁女童作全膀胱切除和回肠代膀胱术。

1988年5月，县人民医院泌尿外科高景昭获“南通市劳动模范”称号。是年，县人民医院泌尿外科开展肾旁10公斤巨大肿瘤切除术。

1989年，县人民医院泌尿外科高景昭被列为“如东县专业技术拔尖人才”。

1990年，县人民医院泌尿外科运用尿道套入牵引法治疗复杂性后尿道狭窄术，经膀胱镜粘膜下注射无水酒精治疗膀胱肿瘤等。

2001年，县人民医院泌尿外科石磊被列为“如东县专业技术拔尖人才”。

2002年，县人民医院泌尿外科石磊当选南通市第十二届人大代表。

2003年，县人民医院泌尿外科石磊被确定为“南通市新世纪科学技术带头人培养对象”。县人民医院泌尿外科石磊当选如东县第十四、十五届人大代表。

2004年，县人民医院泌尿外科开展腹腔镜下肾囊肿去顶减压术。

2005年，县人民医院泌尿外科开展经尿道膀胱肿瘤电切术。

2006年，县人民医院泌尿外科开展经尿道前列腺切除术。

2010年12月，县泌尿外科设床位48张，配专业医师8人，其中主任医师1人、副主任医师2人、主治医师3人。

四、骨 科

1950年3月，县立人民医院骨科开展骨折及关节脱臼复位石膏固定技术操作。

1959年，县人民医院骨科对股骨骨折、胫腓骨骨折、四肢骨折患者行整复内固定术。

1983年，县人民医院骨科开展人工股骨头置换术。

1985年12月，县人民医院骨科设床位28张，配专业医师5人，其中主治医师1人。

1987年10月8日，县人民医院骨科开展前路骨瓣植骨治疗股骨颈骨折，取得成功，有效地避免了伤员因骨股骨头骨折造成终身残废的后果。

1989年，县人民医院骨科以四肢骨关节、脊柱脊髓损伤，为主要临床工作。

1991年，县人民医院骨科采用国际先进的AO理论和技术治疗了大批的四肢、脊柱和骨盆骨折患者，取得了满意的疗效。

1993年，县人民医院骨科开展LISS、LCP、PFN、LPHP等微创内固定手术，提高了骨折的愈合率及手术的安全性，减少了感染等并发症的发生。

1995年，县人民医院骨科常规开展人工全髋置换术、脊柱滑脱后路复位内固定术、椎间盘突出髓核摘除术。

1999年，县人民医院骨科在上海长海医院骨科的技术支持下，独立开展数例颈椎前路和后路手术。交锁髓内钉治疗下肢骨折、持续高负压吸引技术在临床骨科的应用、闭合复位股骨近端髓内钉治疗股骨粗隆间骨折以及微创内固定技术在复杂骨折治疗中的应用先后获南通市卫生局优秀新技术项目二、三等奖。

2000年，县人民医院骨科拥有C型臂X线机、多功能骨科手术床、床边摄片机、多功能心电监护仪和

CMP功能康复治疗系统等多种先进设备。

2010年12月，县人民医院骨科设床位42张，配专业医师9人，其中主任医师2人、副主任医师2人、主治医师3人。

五、神经外科

1951年，县卫生院外科为1名患者作开颅检查。

1966年，县人民医院神经外科为1名脑疝形成患者施行硬脑膜血肿清除术。

1981年6月18日，县人民医院神经外科成功施行脑顶叶皮层肿瘤摘除术。

1985年12月，县人民医院神经外科设专业床位12张，专科医师3人，能独立施行头皮裂伤清创缝合、椎管探查等手术、施行大脑凸面肿瘤切除术等。

1994年4月，县人民医院首台CT机投入运用。开展脑积水、脑脓肿的手术治疗，12月，采用穿颅血肿清除术成功救治一高血压脑出血女性病例。

1995年12月，“经针穿刺硬脑膜外血肿清除术的临床应用研究”被立为江苏省科学技术委员会社会发展计划(指导性)项目。

1996年，县人民医院神经外科开展脑室肿瘤切除手术。

1997年，县人民医院神经外科开展镰旁肿瘤切除、矢旁肿瘤切除手术。

1998年，县人民医院神经外科开展颅底肿瘤切除、幕下肿瘤切除手术。

1999年7月，县人民医院获“全国颅内血肿微创清除技术临床应用推广先进单位”称号。

2000年，县人民医院神经外科开展脊髓肿瘤切除、动静脉畸形切除等手术。

2001年10月，县人民医院神经外科参研“十五”国家科技攻关计划项目“脑卒中规范化外科治疗技术推广应用研究”。11月，县人民医院神经外科“颅内血肿微创清除术”获南通市优秀医学新技术二等奖，县人民医院神经外科余晓春当选为江苏省颅内血肿微创清除技术协作组技术指导委员会委员。2001年，县人民医院神经外科余晓春被确定为“如东县专业技术拔尖人才”。

2002年4月，江苏省颅内血肿微创清除技术协作组参研卫生部科学研究基金项目“微创清除技术治疗颅内血肿效果及效益再评价研究”。

2003年1月，江苏省颅内血肿微创清除技术协作组余晓春获评“南通市医学重点人才”。县人民医院神经外科余晓春被确定为“南通市新世纪科学技术带头人”培养对象。

2004年5月，县人民医院移动式多功能数字减影血管造影机(DSA)正式投入运用。9月，全国脑血管病防治研究办公室确认县人民医院为颅内血肿微创清除术协作医院，并获第二届颅内血肿微创清除术推广应用二等奖。

2005年4月，县人民医院神经外科南通市科技计划项目“CT预测急性外伤性颅内血肿变化的研究”及“中西医结合治疗高血压脑出血”获准结题。5月6日，县人民医院神经外科采用球囊血管内栓塞术成功治疗外伤性海绵窦瘘(启东市南阳镇人，女性，40岁)。8月，县人民医院神经外科“单鼻孔经蝶垂体瘤切除术”获南通市优秀医学新技术二等奖。同月，南通市科技计划项目“外伤性脑脊液漏治疗体位的研究”通过验收。10月10日，县人民医院神经外科成功切除高位巨大骶骨脊索瘤。12月，南通市科技计划项目“深静脉留置针的细菌学监测及其护理对策”通过验收。

2006年3月，江苏省总工会确认县人民医院神经外科为“江苏省群众性经济技术创新工程示范岗”。6月，县人民医院神经外科国内首次报告改良硬膜网状切开术及头皮电刀切开术。7月，南通市卫生局确认为“南通市重点临床专科。10月5日，县人民医院神经外科采用明胶海绵血管内栓塞术成功治疗顽固性外伤性鼻出血，为南通市同级医院首例。10月15日，采用ONYX血管内栓塞术成功治疗硬脑膜动静脉瘘。是月，全国脑血管病防治研究办公室再次确认为颅内血肿微创清除术协作医院，并获第四届颅内血肿微创清除术推广应用二等奖。11月，县人民医院神经外科“标准外伤大骨瓣开颅术”获南通市优秀医学新技术三等奖。

2007年1月，县人民医院神经外科国内首次报告脑室引流+Ommaya埋置术治疗脑室出血。6月，县人民医院神经外科佘晓春被确定为“南通市226高层次人才培养工程首批中青年科学技术带头人”。

2010年12月，县人民医院设神经外科床位45张，配专业医师10人，其中主任医师2人、副主任医师1人、主治医师4人、硕士研究生(在读)2人。

六、灼伤病房

1968年，县人民医院始设灼伤床位12张，由外科人员负责。

1980年，县人民医院固定灼伤医师1人。

1985年12月，县人民医院设灼伤床位6张，配专业医师1人。是年，饮泉皮鞋厂失火，6人人员重伤，经10余次植皮后痊愈出院。

1986年来，县人民医院灼伤外科已有相应发展，能够收治一些大面积烧伤病人(小儿烧伤面积达30%，成人烧伤面积达90%)，创面采用包扎、暴露疗法，并施行削痂、切痂、植皮以及各部位的整形手术。

2010年12月，县人民医院灼伤外科设床位6张，配专业医师2人，其中主任医师1人、副主任医师1人。

2010年如东县人民医院外科分专科医生情况表

表27-5 单位:人、张

科 别	人 数	正 高	副 高	中 级	初 级	床 位
普外外	10	1	2	5	2	44
胸外科	11	2	2	5	2	44
泌尿外科	10	1	2	5	2	44
骨 科	10	1	2	5	2	44
神经外科	11	2	2	5	2	44
灼伤外科	2	1	1			6
合 计	54	8	11	25	10	226

第三节 妇产科

1950年3月，县立人民医院妇产科隶属于外科。

1951年11月，县卫生院设妇产科。

1985年12月，县医院妇产科设床位324张，配专业医师156人，其中主治医师1人。其时，县人民医师设床位36张，配专业医师9人，其中主治医师1人。

1986年，县医院妇产科技术有了较快发展，中心卫生院、乡镇卫生院妇产科能治疗常见妇科病、计划生育四项手术、子宫切除和难产手术、接生平产等。县人民医院业务水平较高，时有主治医师1人，住院医师5人并开设妇科病区、产科病区。

1986年以后，县各基层医院妇产科水平普遍提高，能治疗功能性子宫出血、生殖道炎症、妊娠中毒及产后病、痛经、经前综合征等。

1981年，县人民医院妇产科程凤川当选“如东县第八届人民代表大会代表”。

2010年12月，县妇产科设床位386张，配专业医师223人（主任医师3人、副主任医师13人、副主任中医师1人、主治医师121人、主治中医师4人、住院医师79人、中医师2人）。其中县人民医院妇产科设床位58张，配专业医师13人（主任医师2人、副主任医师6人、主治医师3人、住院医师2人）。县中医院妇产科中西医结合设床位40张，配中西医结合专业医师13人（副主任医师1人、副主任中医师1人、主治医师3人、主治中医师3人、住院医师3人、中医师2人）。（参见“第五节中医科”）。县第四人民医院普通妇产科设床位10张，配专业医师4人（副主任医师1人、主治医师2人、住院医师1人）。（参见“第十一节精神科”）。县计生指导站设床位10张，配专业医师4人（主任医师1人、主治医师1人、住院医师2人）。中心卫生院妇产科设床位133张，配专业医师54人（副主任医师5人、主治医师31人、住院医师18人）。乡镇卫生院妇产科设床位136张，配专业医师71人（主治医师46人、住院医师25人）。县妇幼保健所妇产科专业医师8人（主治医师5人、住院医师3人）。其他医疗机构配妇产科专业医师56人（主治医师31人、医师25人）。是年，门诊诊疗总人次345585人次（县直医疗机构155117人次、中心卫生院93674人次、乡镇卫生院96794人次）。

2010年如东县妇产科情况表

表27-6　　　　单位：张、人

单　位	建立时间	床　位	人　数	执业(助理)医师			
				主任医师	副主任医师	主治医师	住院医师
全　县		386	223	3	14	125	81
县直医院		118	42	3	9	17	13
县人民医院	1951.11	58	13	2	6	3	2
县中医院(中西医结合)	1973	40	13		2	6	5
县第四人民医院(普通)	1982.04	10	4		1	2	1
县计划生育指导站	1987.04	10	4	1		1	2
县妇幼保健所			8			5	3
中心卫生院		132	54		5	31	18
县第二人民医院	1959.09	22	8		1	5	2
县第三人民医院	1956.04	25	10		2	5	3
丰利医院	1961.01	14	6		1	3	2
马塘医院	1962.11	20	9		1	5	3
掘港中心卫生院	1986.03	8	4			3	1
兵房中心卫生院	1975.03	14	5			3	2
苴镇中心卫生院	1962.11	9	6			4	2
双甸镇中心卫生院	1962.11	20	5			3	2
乡镇卫生院		136	71			46	25
其他医疗机构			56			31	25

一、妇 科

1950年，县立人民医院妇科能够承担妇科常见病的诊断和治疗。

1956年，县人民医院妇产科可独立完成附件肿瘤摘除手术。

1975年，县人民医院妇产科开展宫颈癌盆腔清扫术。

1985年，县基层医院能完成常见妇科疾病的诊断治疗，独立进行普通妇科手术。县人民医院妇产科能成功经治所属疑难病症，抢救所属危重病人。后妇科技术较快发展。1986年，用新鲜羊膜代阴道壁，为一先天性无阴道患者成功地进行人工阴道手术。

1989年，县人民医院妇产科先后用乙状结肠代阴道，成功地为3例先天性无阴道患者进行人工阴道手术。

1992年，县人民医院妇产科为宫颈糜烂患者进行微波治疗。

1993年，县人民医院妇产科门诊开展对性病的诊治，应用药物加微波治疗淋病患者及外阴、阴道尖锐湿疣，治愈率为100%。

1996年，县人民医院妇产科开展筋膜下子宫全切除，改进对盆腔严重粘连的全子宫切除方法。

1997年，县人民医院妇产科开展宫外孕药物保守治疗，从MTX静脉点滴改进为单次肌注，获成功。

2003年，县人民医院妇产科运用内窥镜摘除子宫肌瘤手术，后范围扩大。

2004年，县人民医院妇产科开展输卵管吻合、阴道壁肿瘤切除手术。

2005年，县人民医院妇产科开展子宫广泛切除加盆腔淋巴结清扫术。

2006年，县人民医院妇产科开展乳癌术后去势术等手术。

2007年，县人民医院妇产科为97岁高龄患者成功摘除卵巢巨大肿瘤。

2010年，县人民医院妇产科开展手术1200例。

二、产 科

1950年3月，县立人民医院产科主要从事接产工作，可在外科医师参与下作帝王切开(古典式剖宫产)。

1952年，县卫生院产科试行无痛分娩后法，5例中3例效果较好。

1956年，县人民医院产科可单独进行部宫手术。

1985年，全县医院产科接产11034例，接男婴5627人、女婴5407人。

1986年以来，县人民医院产科相续添置了遥控胎儿监护仪、多普勒胎儿诊断仪、分娩止痛仪等，为胎儿的监护提供可靠依据。能开展各种难产手术、各种术式的剖宫产等。

1990年，县人民医院产科购置1台羊膜腔镜，并应用于产科，对胎儿宫内窘迫、胎膜早破、过期妊娠等临床诊断治疗工作。全县医院产科接产13970例，接男婴7145人、女婴6825人。

1994年，县人民医院产科推行腹壁横切口剖宫产术，这一术式具有切口美观、疤痕小、愈合快、住院时间短的优点。

1995年，县医院产科取消婴儿室，实行母婴同室。全县医院产科接产11164例，接男婴5619人、女婴5545人。

2000年，县人民医院产科开展无痛分娩术。全县医院产科接产8179例，接男婴4050人、女婴4129

人。

2005年，全县医院产科接产6128例，接男婴3094人、女婴3034人。

2010年，全县医院产科接产5755例，接男婴2896人、女婴2859人。

1985～2010年，全县医院产科接产230802例，接男婴122557人、女婴108245人。

三、计划生育科

1957年，县人民医院妇产科始行计划生育门诊服务。

1986年，县人民医院妇产科江静获“江苏省市计划生育先进工作者”称号。是年，全县计划生育手术放环10509例、取环8933例。

1987年，县各基层医院妇产科相继开展计划生育技术服务工作，县人民医院计划生育门诊手术室常年开展节育放环、取环手术。

1988年，县计划生育指导站开展门诊服务，并设床位10张，专门从事计划生育技术指导工作。

1991年，县人民医院妇产科江静获“南通市劳动模范”称号。

1992年，县人民医院始对孕期胎儿行心电监护。对早孕妇女开展药物流产术，以后根据药物的作用机理，用作辅助手段，扩大应用范围，如用于中孕钳刮术前、稽留性流产术前、死胎引产、足月妊娠及过期妊娠的催产。

1994年，县人民医院妇产科李莉获“全国万例手术无事故先进个人”称号。

1995年，全县计划生育手术放环14632例、取环13216例。

2000年，放环5439例、取环5923例。

2004年，县人民医院妇产科吴新华获“南通市巾帼先进个人”称号。

2005年，县人民医院妇产科吴新华获“南通市妇幼保健工作先进个人”称号。

2010年，全县计划生育手术放环5128例、取环4996例。

第四节　儿　科

1950年3月，县立人民医院儿科隶属于内科。

1958年5月，县人民医院始建儿科，设床位20张。

1970年后，县儿科医疗技术水平逐年提高，能够正确接治一些儿科常见疾病。

1985年12月，县设儿科床位20张，配专业医师18人。其时，县人民医院配儿科医师4人，其中主治医师1人。

1986年以来，儿科技术逐步提高，除能对儿科常见病、多发病实施正确的诊断和治疗外，对儿科常见急危重病例，如中毒、休克、新生儿窒息、急性肾炎、肾功能衰竭、心力衰竭、肺水肿、婴儿腹泻伴重度脱水酸中毒等，能及时作出正确救治，对儿科一些疑难病症，诸如小儿类风湿病、先天性肾上腺增生症、肾小管酸中毒、溶血性尿毒综合症、克汀病、勒雪氏病、艾文氏综合症、进行性肌营养不良以及新生儿肺透明膜、新生儿颅内出血、新生儿溶血症等，能及时做出诊断和治疗。

1987～1990年，县人民医院儿科刘广秀当选“如东县第十届人民代表大会代表”

1988～1993年，县人民医院儿科刘广秀当选“江苏省第七届人民代表大会代表”。

1990年3月，县人民医院儿科刘广秀参与的联合国儿童基金会中国儿童肺炎防治研究获项目一等奖。

2010年12月，县儿科设床位111张(西医床位张71张、中西医结合床位张40张)，配儿科专业医师40人(主任医师2人、主任中医师1人、副主任医师4人、副主任中医师2人、主治医师16人、主治中医师2人、住院医师12人、中医师1人)。县人民医院设儿科床位48张，配专业医师10人，其中主任医师1人、副主任医师4人、主治医师2人、住院医师3人。县中医院设中西结合床位张40张，配中西专业医师8人，其中主任中医师1人、副主任中医师2人、主治中医师2人、主治医师1人、中医师1人、医师1人。县妇幼保健所儿科专业医师10人(主任医师1人、主治医师5人、住院医师4人)。其他医疗机构配儿科专业医师12人(主治医师8人、住院医师4人)。是年，门诊诊疗总人次351235人次(县直医疗机构313677人次、中心卫生院18661人次、乡镇卫生院18897人次)。

2010年度如东县儿科情况表

表27-7 单位：张、人

单位	建立年度	床位	人数	执业(助理)医师			
				主任医师	副主任医师	主治医师	住院医师
全县		111	40	3	6	18	13
县人民医院	1958	48	10	1	4	2	3
县中医院中西	1960	40	8	1	2	3	2
县妇幼保健所			10	1		5	4
中心卫生院		7					
其他医院		16	12			8	4

第五节 中医科

如东县中医萌生于东晋南北朝年间。

20世纪50年代初期，中医人数增至536人。时6所综合医院均设中医科，多数中医或参加联合诊所，或自行执业。

1958年8月，建立县民办中医院。

1985年12月，县有中医415人(副主任医师3人、主治中医师3人、中医师128人、中医士281人)。县中医院有中医师(士)51人(副主任医师2人，主治医师2人)。其时，各乡镇卫生院和中心卫生院普建中医科，并设医院总床5%中医床位，基层卫生院中医科能够农村常见病、多发病作出初步的中医诊断和基本的中医治疗，县中医院以及县人民医院的中医科能为病人提供综合性中医服务。

1986年以来，基层卫生院中医逐渐向中西结合方向发展，有些卫生院逐渐消退，规定中医床位利用率亦逐渐降低，仅中医院中医特色得以保持，专科建设亦见发展。县人民医院中医科建设亦能保持较好水平。

1988年，县中医院张盛举被确定为“如东县专业技术拔尖人才”。

1997年，县中医院王爱民被确定为“南通市新世纪科学技术带头人培养对象”。

1999年，县中医院张泽宾、王爱民被确定为“如东县专业技术拔尖人才”。

2003年，县中医院姚亚南被确定为“南通市新世纪科学技术带头人培养对象”。

2004年，县中医院姚亚南被确定为“如东县专业技术拔尖人才”。县中医院金群、张旭初被确定为

“南通市新世纪科学技术带头人培养对象”。

2010年12月，县计有中医156人，主任中医师5人、副主任中医师28人、主治中医师72人。县中医院人数较多，共有中医44人、中西医结合医师41人（列西医统计），设床位160张，并开多个中医临床专业科室。

县有中医（中西医结合）床位300张，配专业医师198人（主任中医师8人、主任医师1人、副主任中医师26人、副主任医师3人、主治中医师72人、主治医师16人、住院医师22人、中医师50人）。其中县中医院设中医（中西医结合）床位300张，配专业医师97人（主任中医师7人、主任医师1人、副主任中医师15人、副主任医师3人、主治中医师24人、主治医师16人、中医师16人、住院医师22人）。县人民医院中医科配专业医师9人（副主任中医师2人、主治中医师4人、中医师3人）。其他医疗机构配专业医师92人（主任中医师1人、副主任中医师9人、主治中医师44人、中医师38人）。是年，门诊诊疗总人次142412人次（县直医疗机构47694人次、中心卫生院44360人次、乡镇卫生院7907人次）。

2010年度如东县中医科情况表

表27-8　　　　单位：张、人

单位	建立年度	床位	人数	执业（助理）医师			
				主任医师	副主任医师	主治医师	医师
全县		300	198	9	29	88	72
县中医院（合计）		300	97	8	18	40	31
内科		70	29	3	7	11	8
外科		40	14	2	1	6	5
妇产科		40	13		1	6	6
儿科		40	7	2	2	2	1
骨伤科		30	7	1	2	3	1
肛肠科		25	6		2	2	2
针灸科		3	3		1	1	1
推拿科		3	3			2	1
眼科	1960	20	4		1	2	1
耳鼻喉科	1960	20	4		1	2	1
口腔科	1960	5	4		1	2	1
皮肤科		4	3			2	1
县人民医院中医科			9		2	4	3
其他医院中医科			92	1	9	44	38

一、中医内科

1958年8月，县民办中医院内科设床位20张，配专业医师5人。

1985年12月，县中医院内科有中医师8人，其中副主任中医师2人，主治中医师2人，设床位50张，能够诊治内科常见病及肝病、肾病、脾胃病和疑难杂症。

1986年后，县中医院内科有了较大发展。

1993年4月，县中医院内科病区划出6张儿科床位。

1994年10月，县人民医院中医科季汉源、县中医院内科姚九江、县中医院内科陈幼清获“江苏省名中医”称号。

1995年5月，县中医院内科床位增至56张。

1996年2月，县中医院内科病床增至65张，内科水平亦有提高，能够以中医中药、中西医结合为主的方法治疗风湿、肺热、悬饮、血症、胸痹心痛、水肿、水臌、喘病、心悸、眩晕、中风、消竭、石淋、热淋、风湿痹等内科杂症。

2003年7月，县人民医院中医科蒋春荣、县中医院周宁、县中医院王爱民被确定为“南通市名中医”。

2006年，县中医院内科张旭初获“南通市新世纪科学技术学科带头人”称号。

2010年12月，县中医院中医内科设床位70张，配专业医师29名，其中主任中医师3人、副主任中医师7人、主治中医师11人、中医师8人。

二、中医外科

1960年3月，县中医院建中医外科，配专业医师1人。

1972年7月，县中医院外科床位20张，专业医师增至2人。

1985年12月，县中医院中医外科设床位30张，配专业中医师6人。能够运用中西医结合方法治疗外科疾病。

1986年至2010年间，县中医院外科技术逐步发展，能以中西医结合的方法治疗胆囊结石、胃溃疡、肠梗阻、阑尾炎、食道裂孔疝、尿道结石、常见肿瘤等外科常见病及一些疑难急重病症。

2010年12月，县中医院外科设床位40张，配专业中医师14人，其中主任医师1人、主任中医师1人、副主任中医师1人、主治医师5人、主治中医师1人、中医师5人。

三、中医妇科

1973年，县中医院建立中医妇产科，时有妇产科医师1人。

1975年10月，县中医中医妇产科设床位8张，配妇产科医师2人。

1985年12月，县中医院妇产科设床位14张，配妇产科医师3人，运用中医中药治疗一些妇科疾病。

1993年，县中医院妇产科与医院药剂科协作开展的科研课题《佐隐宁防治息隐药物流产后出血的临床应用研究》被列入江苏省科委社会发展科技指导性计划，获江苏省中医药科技进步二等奖。

2007年，县中医院王群妇产科被确定为“如东县专业技术拔尖人才”。

2010年12月，县中医院中医妇产科设床位40张，配专业医师13人，其中，副主任医师1人、主治医师5人、主治中医师1人、住院医师5人、中医师1人。

四、中医儿科

1961年3月，县中医院始设中医儿科门诊。

1981年7月，县设中西医结合儿科病床3张，配儿科医师1人。

1985年12月，县中医院中医儿科隶属于中医内科，收治一些小儿常见病、多发病，诸如小儿肺炎、小儿肠炎、小儿先天性心脏病等。

1992年4月，县中医院建中医儿科，并设病床8张，时有儿科中医师5人，其中主任中医师1人。

1994年，县中医院姚九江获“江苏省名中医”称号。

1995年5月始，开展以吸入疗法为主要方法的哮喘病规范治疗，通过200例临床观察取得较好疗效。

2003年，县中医院姚亚南获“南通市新世纪科学技术带头人培养对象”称号。

2010年12月，县中医院中医儿科设床位40张，其中新生儿床位2张，配专业医师7人，其中主任中医师2人、副主任中医师1人、副主任医师1人、主治中医师1人、主治医师1人、住院医师1人。

五、中医骨伤科

1980年2月，县民办中医院始建中医骨伤科门诊。

1985年12月，县民办中医院中医骨伤科有中医师2人，能够诊治常见的骨折、脱位、软组织损伤等病症。

1990年10月，江苏省中医管理局专项拨款5000元用于该科建设，随后，骨伤科拟定了《骨伤科“八五”发展规划》《骨伤科专业人才培养计划》《骨伤科带教计划》等。县中医院中医骨伤科设床位10张。

1996年，县中医院中医骨伤科相继开展“拢伸端托法整复肩关节脱位”“椅背整复科雷氏骨折”“点按下关穴口外整复下颌关节脱位”“硬纸壳固定治疗急性软组织扣伤”“提肩叩击治疗胸部岔气”“手法加固定治疗肱骨外上髁炎”“塑料管治疗小脚三头肌损伤”“手法治疗神经节段性腹痛”“旋转手法治疗难复型拇指掌指关节脱位”“低张性水肿的中医治疗”“补肾法治疗老年骨质疏松症”“夹板石膏交替固定法治疗肱骨干骨折”等新技术、新项目。并研制了“霎骨散”“1号伤药”“骨伤消肿合剂”“消炎解毒剂”“胸痛宁合剂”“肩腰痛擦剂”“五生通痹膏”等一系列骨伤消肿合剂。县中医院骨伤科床位增至15张，专业医师增至4人，钱忠权获“江苏省优秀共产党员”称号。

1997年12月，县中医院中医骨伤科钱忠权被确定为“南通市名中医”。

1999年，县中医院骨伤科钱忠权被确定为“如东县专业技术拔尖人才”。

2010年12月，县中医院中医骨伤科设床位30张，配专业医师7人，其中主任中医师1人，副主任中医师2人、主治中医师3人、中医师1人。

六、中医肛肠科

1975年10月，县中医院建中医痔瘘科，设床位5张，配专业医师1人。

1985年12月，县中医院肛肠科有中医师(士)3人，设床8张，能够开展肛瘘切开挂线术，脱肛注射术，肛裂切开松解术等，后一度停办。

1990年9月，县中医院肛肠科重建，有中医师3人，设床位13张。

1994年2月，县中医院肛肠科被认定为“南通市重点中医专科”。

1997年12月，县中医院中医骨伤科王秋霖被确定为“南通市名中医”。

1998年12月，县中医院肛肠科王秋霖当选为南通市政协委员。

2010年12月，县中医院肛肠科开放床位25张，配专业医师6人，其中副主任中医师2人、主治中医师2人、中医师2人。

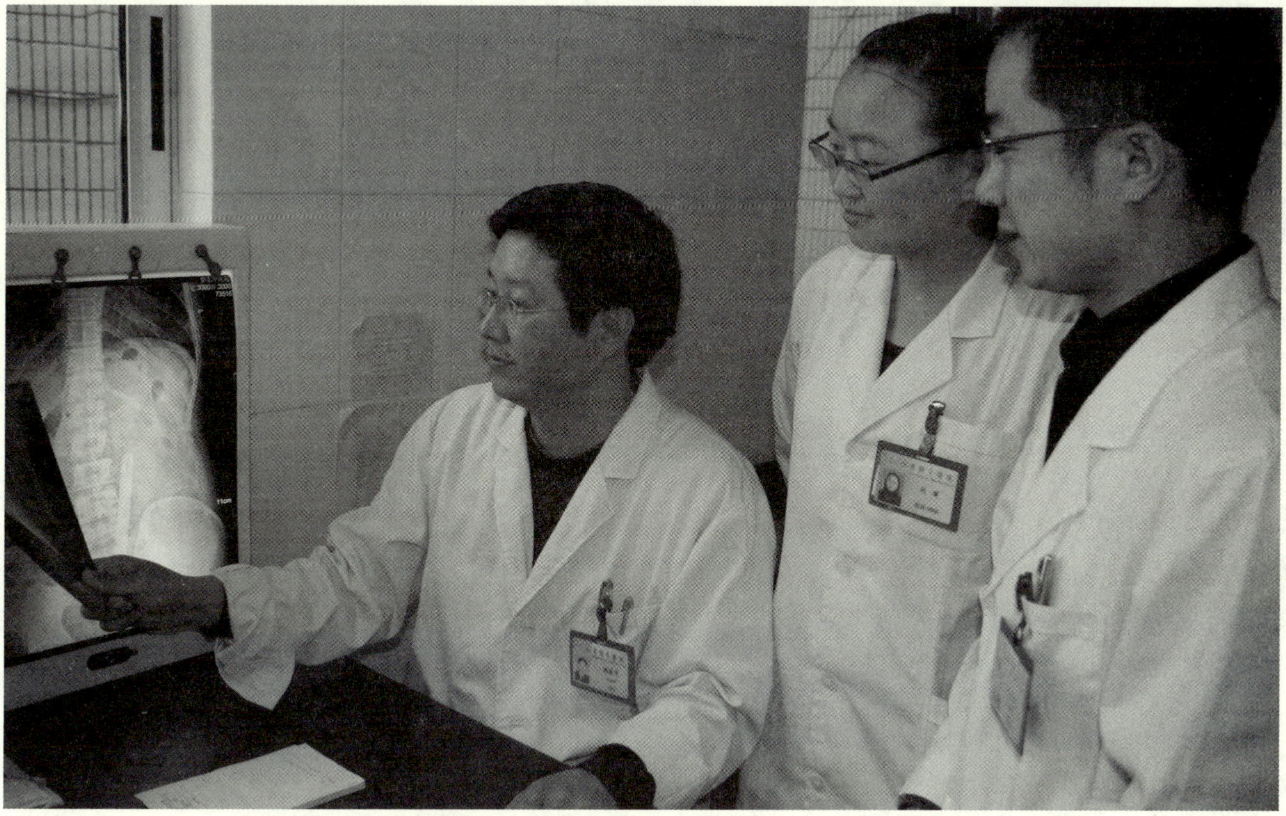

2009年5月,县中医院肛肠科科内带教 (县中医院提供)

七、针灸科

1958年8月,县民办中医院建针灸科,配针灸医师1名。

1985年12月,县民办中医院针灸医疗工作隶属于推拿科。

1990年9月,县中医院针灸自推拿科划出,独建针灸科,同时建立针灸科病房,并设床位5张。12月,通过江苏省中医药管理局专科建设检查验收。

1995年5月,县中医院针灸床位增至7张。

1996年2月,县中医院针灸床位增至10张。针灸科建立后,主要收治类风湿关节炎,中风后遗症,腰椎间盘突出症、梨状肌综合症等疑难杂症病人。

2005年6月,县中医院设小针刀门诊。

2010年12月,县中医院针灸科有针灸床位3张,配专业医师3人,其中副主任中医师1人、主治中医师1人、住院医师1人。

八、推拿科

1978年8月,县中医院建推拿科,设床位3张,配推拿医师2人。

1985年12月,县中医院推拿科有推拿医师2人,设治疗床3张,并有电动推拿器,按摩治疗仪,常规开展推拿理疗。

1986年以来，县中医院推拿科技术逐渐提高。

1988年，县中医院推拿科开展小儿推拿疗法。

1992年，县中医院推拿科购进广州市ATA～ID腰椎治疗自动牵引床1张，开展腰椎牵引治疗腰椎间盘突出症。

1992年，县中医院推拿科，能够运用推拿针刺疗法治疗坐骨神经痛、肩周炎、颈椎病增生症、小儿腹泻等病症。

2010年12月，县中医院推拿科有推拿床位3张，配专业医师3人，其中主治中医师2人、推拿医师1人。与此同时，县人民医院推拿科亦有同步发展，有推拿床位3张，推拿医师2人。

第六节　传染科

1950年3月，县立人民医院未设传染病科，传染病患者由内科收治，收治对象一般是呼吸道、肠道传染病患者。

1953年，县人民政府卫生院传染病病房和普通病房隔离，传染病房亦按病种隔离治疗。

1960年2月，县人民医院建立传染病区，设床位39张。传染病人收治、查房仍由内科医师负责。

1980年，县人民医院建立传染科。

1985年12月，县人民医院设传染科床位25张，配专业医师3人。其时，各乡镇卫生院和中心卫院院均设3～5张传染病科床位，其诊断与治疗由内科医师(士)负责。

1989年始，县各中心卫生院、乡镇卫生院发现传染病人均转到县人民医院传染科。

1990年5月，县人民医院传染病病房楼落成，设计床位90张，分建呼吸道传染病病区、消化道传染病病区。

2003年4月，县人民医院传染病病钱引坤获“南通市温馨服务标兵”称号。在抗击“非典”期间，县人民医院特设发热门诊、“非典”疑似病区，为成功击退“非典”做出贡献。

2004年12月，县人民医院成立肝病诊治中心，应用国内外先进技术和方法，开展各种肝炎病毒标记物检测、PCRHBV-DNA和乙肝病毒YMDD变异株检测、肝纤维指标测定，对乙型肝炎、肝硬化进行系统规范的抗病毒治疗，采用WLFHY-500型伟力电脑腹水超滤、浓缩回输系统治疗顽固性腹水。

2010年12月，县人民医院传染科有床位66张，执业医师8人，其中主任医师1人，副主任医师4人，主治医师2人、住院医师1人。

2010年度如东县传染科情况表

表27-9　　单位：张、人

单　位	建立年度	床　位	人　数	执业(助理)医师			
				主任医师	副主任医师	主治医师	住院医师
全　县		66	8	1	4	2	1
县人民医院	1953	66	8	1	4	2	1

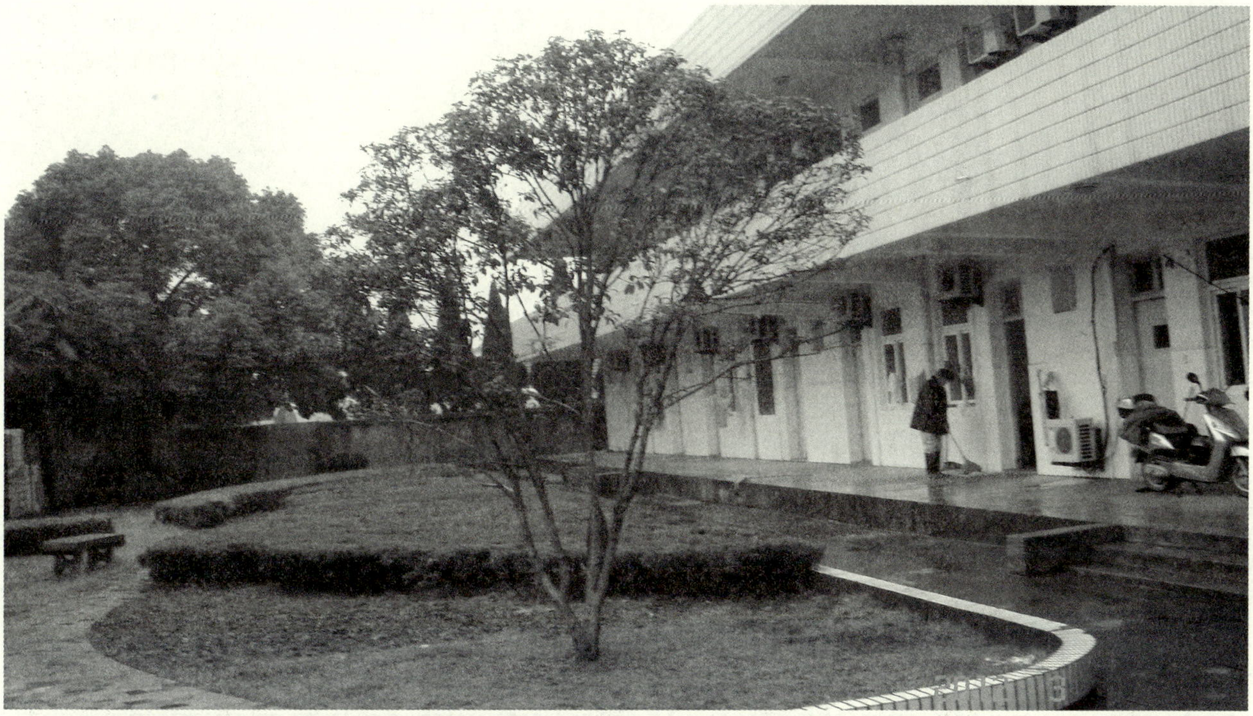

1990年，县人民医院建传染科医疗办公楼 （2012年3 月1日县卫生志编纂办公室摄）

第七节 眼 科

1950年3月，县立人民医院眼科与耳鼻喉科、口腔科统称五官科，隶属外科，能够开展眼球摘除等手术。

1956年，县人民医院眼科与耳鼻喉科、口腔科一同自外科划出，组建五官科。

1985年12月，县人民医院有眼科医师(士)6人，县中医院有眼医师(士)4人。

1986年后，县眼科相继开展了白内障囊内外摘除术、外眼整形术、球内异物取出术、网膜剥离术、泪囊摘除术、巩膜板层缩短术、抗青光眼巩膜双滤术等。是年，如东县获“全国先进防盲县”称号。

1991年3月，崔金娣获“南通市白内障复明先进工作者”称号。

1993年5月，县人民医院眼科独立建科。其后，相继添置了裂隙灯、数码裂隙灯、电脑验光仪、电动视野计、角膜屈光仪、角膜地形图、眼科A/B超、眼底照相机、电磁吸铁器、玻璃体切割机、高级手术显微镜等眼科设备。

1995年，县中医院建眼科。

2003～2005年，县人民医院缪延浩被确定为“南通市新世纪科学技术带头人培养对象”。

2006年，增添大型准分子激光治疗仪，眼科技术又有发展。开展白内障超声乳化+人工晶体植入术(1998年在全县率先开展)、视网膜脱离复位术(环扎+巩膜外加压)、各种眼外伤抢救、准分子激光治疗近视眼等多种复杂疑难手术以及鼻腔泪囊吻合术、上睑下垂矫正术、斜视矫正术等，对眼睑美容术(眼睑成形术、眼袋整形、去皱、垫高鼻梁)也积累了一定的临床经验。

2010年12月，县眼科设床位51张，配专业医师28名(副主任医师3人，主治医师15人、主治中医师1人、住院医师9人)。其中县人民医院眼科设床位23张，配专业医师6人(副主任医师1人、主治医师3人、住院医师2人)。县中医院眼科中西医结合设床位20张，配中西医结合专业医师4人(副主任医师1

人、主治医师1人、主治中医师1人、住院医师1人)。(参见“第五节中医科”)。中心卫生院眼科设床位9张,配专业医师6人(副主任医师1人、主治医师3人、住院医师2人)。其他医疗机构配眼科专业医师12人(主治医师8人、医师4人)。

2010年度如东县眼科情况表

表27-10 单位:张、人

单位	建立年度	床位	人数	执业(助理)医师			
				主任医师	副主任医师	主治医师	住院医师
全县		51	28		3	16	9
县直医院		42	10		2	5	3
县人民医院	1995	23	6		1	3	2
县中医院(中西)	1960	20	4		1	2	1
中心卫生院		9	6		1	3	2
县第二人民医院		2	2			1	1
丰利医院		5	2		1	1	
马塘医院		2	2			1	1
其他医疗机构			12			8	4

第八节 耳鼻喉科

1950年3月,县立人民医院耳鼻喉科与眼科、口腔科统称五官科,隶属外科,能够施行气管切开、颌下腺囊肿摘除等手术。

1956年,县耳鼻喉科与眼科、口腔科自外科划出,组建五官科。

1960年,县始设耳鼻喉专科诊室。

1985年12月,县有耳鼻喉科医师(士)8人,其中县人医院4人。

1986年以来,相继开展气管镜检查、食道镜检查、鼻前庭肿瘤切除术、上颌窦根治术、单纯扁桃体、鼻息肉摘除术、上颌窦肿瘤切除术、乙状窦探查术、右侧上颌骨全切除术等。

1993年,县人民医院建立耳鼻喉科。其后,耳鼻喉科技术有了较快发展,相继开展了会厌肿瘤切除术、脑脊液鼻漏修补术、鼻唇部纤维瘤切除术、舌根扁桃体活检、支撑喉镜下声带息肉摘除术、全喉或半喉切除术、腭咽成形术、耳显微手术等。

2000年12月,县耳鼻喉计设床位23张,配专业医师49人,其中副主任医师1人、主治医师14人。县人民医院耳鼻喉科设床位13张,配专业医师7人,其中副主任医师1人、主治医师2人。

2010年12月,县耳鼻喉科设床位52张,配专业医师49人(副主任医师3人,主治医师28人、主治中医师1人、住院医师17人)。其中县人民医院眼科设床位23张,配专业医师6人(副主任医师1人、主治医师3人、住院医师2人);县中医院眼科中西医结合设床位20张,配中西医结合专业医师4人(副主任医师1人、主治医师1人、主治中医师1人、住院医师1人),中心卫生院耳鼻喉科设床位10张,配专业医师6人(副主任医师1人、主治医师2人、住院医师3人)。其他医疗机构配眼科专业医师32人(主治医师22人、医师10人)。

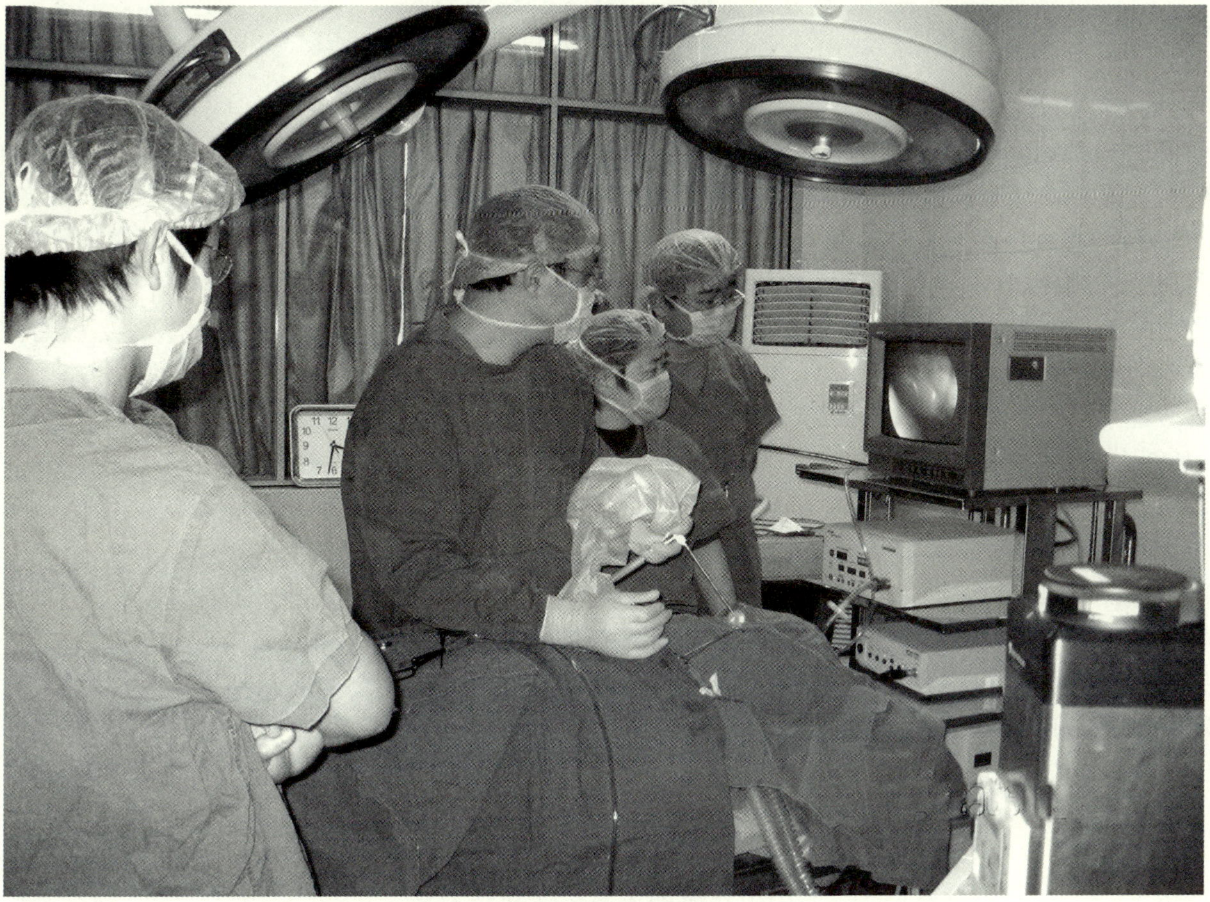

2006年2月24日，县中医院鼻内镜操作　（县卫生局提供）

2010年度如东县耳鼻喉科情况表

表27-11　　　　单位：张、人

单位	建立年度	床位	人数	执业（助理）医师			
				主任医师	副主任医师	主治医师	住院医师
全　县		52	49		3	29	17
县直医院		42	11		2	5	4
县人民医院	1995	23	6		1	3	2
县中医院（中西）	1960	20	4		1	2	1
中心卫生院		10	6		1	2	3
县第二人民医院		2	2		1		1
县第三人民医院		4	2			1	1
马塘医院		4	2			1	1
其他医院			32			22	10

第九节　口腔科

1950年3月，县立人民医院口腔科与眼科、耳鼻喉科统称五官科，隶属外科。

1956年，县口腔科与眼科、耳鼻喉科自外科划出建立五官科。

1959年，县口腔科开展拔牙、补牙等口腔手术。

1985年12月，县有口腔医师(士)17人，其中县人民医院3人。

1986年以来，相继开展手术拔牙、口腔颌面部良性肿瘤切除术、颌面部骨折内固定术等；成立口腔矫形室，开展各种牙列缺损部分义齿修复和无齿颌的全义齿修复。

1993年，县人民医院口腔科独立建科。相继购进进口、国产牙科综合治疗机、高速涡轮机各2台，普通牙钻机、光固化机、超声洁牙机各1台等。门诊正常开展口腔科各种诊疗工作，同时开展光固化、含银离子充填、窝沟封闭、青少年牙列不齐矫治。病区开展口腔颌面部各种中小手术，并在上级医院医生指导下成功地开展上、下颌骨肿瘤切除并颌骨截除术、下颌骨缺损即刻植骨术、口腔癌切除并颌颈联合根治术、颊癌切除洞穿性缺损颈部转移皮瓣修复术等，效果均好。

1995年，县中医院建口腔科。

1997年3月，掘港中心卫生院在原牙病防治所的基础上更名挂牌"如东县口腔病防治所"，编制6人，设牙科治疗床4张。

2010年12月，县口腔科设床位15张，配专业医师71人(主任医师1人、副主任医师3人、主治医师29人、住院医师38人)。其中县人民医院口腔科设床位4张，配专业医师5人(主任医师1人、副主任医师1人、主治医师1人、住院医师2人)。县中医院口腔设床位4张，配专业医师4人(副主任医师1人、主治医师2人、住院医师1人)。(参见"第五节中医科")。中心卫生院口腔科设床位7张，配专业医师4人(副主任医师1人、主治医师1人、住院医师2人)。其他医疗机构配口腔科专业医师57人(主治医师24人、住院医师33人)。

2010年度如东县口腔科情况表

表27-12　　单位:张、人

单位	建立年度	床位	人数	执业(助理)医师			
				主任医师	副主任医师	主治医师	住院医师
全县		15	71	1	3	29	38
县直医院		8	10		2	3	3
县人民医院	1995	4	5	1	1	1	2
县中医院中西	1960	4	4		1	2	1
中心卫生院		7	4		1	1	2
丰利医院		5	2		1		1
马塘医院		2	2			1	1
其他医疗机构			57			24	33

第十节　肿瘤科

1985年前，县肿瘤疾病分别由内科、外科、妇产科、五官科等科医师诊断治疗。

1986年以后，县人民医院、县第二人民医院等先后指定内科医师重点研究，成立肿瘤病医疗小组。

1997年10月，县人民医院组建肿瘤科，逐渐将分散各科肿瘤病人相对集中诊治。

2000年，县第二人民医院购置钴60治疗机，并增署"如东县肿瘤医院"，肿瘤病区病床增至41张。

2004年6月,县人民医院成立肿瘤诊治中心。

2010年12月,县人民医院肿瘤诊治中心大楼落成,直线加速器投入运行,运用移动东野照射技术、部分同中心照射技术,对肺癌、乳腺癌、鼻咽癌、脑瘤、乳癌肾脏肿瘤开展术前、术后放射。县肿瘤科设床位68张。配专业医师9人(副主任医师2人、主治医师3人、住院医师4人)。其中县人民医院肿瘤科设床位58张,配专业医师6人(副主任医师1人、主治医师2人、住院医师3人)。县第二人民医院肿瘤科设床位10张,配专业医师3人(副主任医师1人、主治医师1人、住院医师1人)。

2010年度如东县肿瘤科情况表

表27-13 单位:张、人

单位	建立年度	床位	人数	执业(助理)医师			
				主任医师	副主任医师	主治医师	医师
全县		68	9		2	3	4
县人民医院	1997	58	6		1	2	3
县第二人民医院	2000	10	3		1	1	1

第十一节 精神科

20世纪50年代初期,县精神病科患者由内科医师接诊治疗。

1980年10月,建立“如东县精神病防治院”,设床位80张,配专业医师4人。

1985年12月,精神病科医师增至5人,采用精神病科常规治疗方法进行诊断和治疗。

1993年4月,县精神病防治院更名为“如东县第四人民医院”。

1996年8月,县第四人民医院由洋口闸东首搬迁至掘港镇芳泉路3号,设置床位60张,后相继增设脑地形图室、B超室,提高精神病的诊断的科学水平。

2010年12月,县精神科设床位61张,配专业医师12人(副主任医师2人、主治医师7人、住院医师3人)。县第四人民医院精神科设床位60张,配专业医师8人(副主任医师1人、主治医师5人、住院医师2人)。

2010年度如东县精神科情况表

表27-14 单位:张、人

单位	建立年度	床位	人数	执业(助理)医师			
				主任医师	副主任医师	主治医师	住院医师
全县		61	12		2	7	3
县第四人民医院		60	8		1	5	2
县人民医院			2			1	1
县中医院			1		1		
丰利医院		1			1		

第十二节 皮肤科

1950年3月,县立人民医院皮肤科成为医院门诊科室,隶属于外科。

1959年，建立“如东县麻风病防治院”。

1984年，县麻风病防治院更名为“如东县皮肤病防治所”。

1985年12月，县皮肤病防治所有皮肤病医师(士)5人，主要对麻风病的诊断和治疗。

1986年，增加性病监测治疗的内容。此外，县人民医院及各中心卫生院亦有皮肤科门诊。

1987年以来，应用抗组织胺类药物、抗菌素、中成药、放射性治疗等方法治疗皮肤病，并进行病理检查，在诊断治疗红斑性狼疮、白癜风、血管瘤、皮肤肿瘤等方面技术均有进步。

1994年3月，县皮肤病防治所张瑾获“江苏省皮防工作先进个人”称号。

2002年，县中医院皮肤科运用“银康颗粒剂治疗寻常银屑病临床研究”获南通市科技进步三等奖、如东县科技进步二等奖。

2003年3月，县皮肤病防治所并入县第四人民医院。

2010年12月，县皮肤科设床位11张，配专业医师22人(副主任医师1人、主治医师12人、住院医师8人)。其中县人民医院配专业医师2人(副主任医师1人、主治医师1人)；县中医院设皮肤科床位4张，配专业医师3人(主治医师2人、住院医师1人)；县第三人民医院皮肤科床位2张，配专业医师2人(主治医师1人、住院医师1人)；县第四人民医院皮肤科床位5张，配专业医师8人(主治医师4人、住院医师4人)；其他医疗机构配专业医师6人(主治医师4人、住院医师2人)。

2010年度如东县皮肤科情况表

表27-15　　　　单位：张、人

单　位	建立时间	床　位	人　数	执业(助理)医师			
				主任医师	副主任医师	主治医师	住院医师
全　县		11	21		1	12	8
县人民医院	1997		2		1	1	
县中医院		4	3			2	1
县第三人民医院	2000	2	2			1	1
县第四人民医院		5	8			4	4
其他医疗机构			6			4	2

第十三节　麻醉科

1950年3月，县立人民医院外科手术麻醉先由外科医生兼任，后由手术室护士操作，其麻醉方法有局麻、腰麻及全麻。

1954年，县人民政府卫生院购置胸根化麻醉机1架，开展气管插管麻醉。

1957年，县人民医院设专职麻醉医师，开展硫笨妥纳加无水酒精静脉复合麻醉。

1985年12月，县有麻醉医师65人，各型手术台90张，其中，县人民医院4张，县中医院1张，中心卫生院共24张，乡镇卫生院共61张。

1986年后，县人民医院麻醉科先后开展氯氨酮分离麻醉、神经安定镇痛麻醉、椎管内联合麻醉、双枪支气管麻醉等。

1990年以后，将控制性降压麻醉技术应用临床部分手术及PCA技术、自体回输的应用。

2006年，始开疼痛门诊并收治住院病人。其间，县各医院麻醉科亦有相应发展。

2010年12月，县有各型手术台118张，配麻醉医师70人（副主任麻醉医师3人、主治麻醉医师31人、麻醉医师36人）。其中，县人民医院9张，配麻醉医师9人（副主任麻醉医师2人、主治麻醉医师6人、麻醉医师1人）；县中医院3张，配麻醉医师5人（主治麻醉医师2人、麻醉医师3人）；县第四人民医院2张，（主治麻醉医师1人、麻醉医师1人）；中心卫生院共24张，配麻醉医师17人（副主任麻醉医师1人、主治麻醉医师8人、麻醉医师8人）；乡镇卫生院80张，配麻醉科医师37人（主治麻醉医师14人、麻醉医师23人）。

如东县2010年度麻醉科情况表

表27-16　　单位：张、人

单　位	建立年度	手术台	人　数	执业（助理）医师			
				主任医师	副主任医师	主治医师	住院医师
全　县		118	70		3	31	36
县直医院		14	16		2	9	5
县人民医院	1951	9	9		2	6	1
县中医院	1973	3	5			2	3
县第四人民医院	1980.10	2	2			1	1
中心卫生院		24	17		1	8	8
县第二人民医院	1959.09	3	2			1	1
县第三人民医院	1956.04	3	3		1	1	1
丰利医院	1961.01	3	2			1	1
马塘医院	1962.11	3	2			1	1
掘港中心卫生院	1986.03	3	2			1	1
兵房中心卫生院	1975.03	3	2			1	1
苴镇中心卫生院	1962.11	3	2			1	1
双甸镇中心卫生院	1962.11	3	2			1	1
其他医疗机构		80	37			14	23

第十四节　介入治疗科

2003年6月，县人民医院购进GE9800C臂X线机，建立介入治疗科，正常开展介入治疗。

2010年，主要诊治对象为肝癌患者、妇科不孕症疾病患者、盘突出患者。治疗活动由影像科、内科、外科、妇产科医师协同完成。

第十五节　放疗科

2000年12月，县第二人民医院购置钴60治疗机，建立放疗科，治疗恶性肿瘤。

2007年7月，县人民医院医用电子直线加速器投入运行，治疗恶性肿瘤。县人民医院和第二人民医院放疗科人员均由影像科和肿瘤科医师共同组成。

2010年12月，放疗科有医师11人（副主任医师5人、主治医师6人），其中肿瘤科医师7人、影像科医师县人民医院5人。

第十六节　家庭病床科

1958年12月1日，县人民医院开设家庭病床。收治对象为居住掘港镇范围内的病员；经本院医师检查认为无须特殊治疗及护理、适宜住家庭病床者；曾经住院治疗、病情尚稳定或接近恢复但仍需继续治疗和疗养者；慢性病不符合医院收治对象尚须较长时间疗养者。家庭病床病员由医师负责诊治。查房次数视病情而定，一般每日1次或隔日1次，以下午为多，并经常带药上门。诊治后，以住院病历的格式进行记载。必要时，派护理、检验人员一同前往。

1985年6月，县重新制订《家庭病床管理办法》，在组织领导及人员配备、器械装备、管理制度（包括建撤床制度、病史书写制度、医嘱制度、查床制度、会诊转诊制度、护理工作制度、差错事故登记报告制度、病历保管制度、药品供应制度、收费制度）、考核办法、奖励及待遇、工作纪律等方面都作出明确规定。凡本镇范围内符合下列条件者，均可收住家庭病床：年老体弱行动不便或家中缺人照顾，到医院连续就医有困难者；慢性病、晚期恶性肿瘤患者；经住院治疗或急诊观察病情稳定后，仍需连续治疗者；其他适合在家庭治疗的病人。

1987年，县人民医院建立家庭病床科。

1991年，收治病人101人次。总撤床日数9804天。

1994年，收治病人52人次。总撤床日数8194天。

1997年，县家庭病床仅限于晚期癌症病人、中风后遗症、瘫痪或卧床不起的病人、骨折牵引病人、体质虚弱且患慢性疾病自行去医院确有困难的70周岁以上的老年病人。建床病员每一疗程不超过2个月，对医疗费用（定额）也作了相应规定。

2010年，县人民医院、县中医院、县第四人民医院、各中心卫生院均建家属病床，隶属内科、中医院科，行康复治疗。

第二十八章　护　理

概　述

民国17年（1928年），如东县境内医院有护士10人。1950年3月，县立人民医院始建护理制度。

1953年，县人民政府卫生院按照卫生部统一要求，陆续建立护理总则、护理规则和科室护理常规。1956年，县人民医院开始专科护理。1979年，《全国医院工作条例》颁发后，县医院护理工作实行“三化”管理，即病区管制度化、技术操作常规化、病区设置规范化。1980年，全县医院开展示范病区创建活动，加强“三基”培训，即基本理论、基本知识、基本技能训练。1986年后，全县医院从功能制转向责任制护理。

第一节　护理体制

1950年3月，县立人民医院护理沿袭旧时医院体制，护理由一线护士承担，管理由医务主任负责。

1958年，医院根据规模大小设护士长、护理组长、护理干事等。

1983年3月，县人民医院设护理部，配总护士长。

1986年，贯彻落实卫生部《关于加强护理工作的意见》，全县护理工作由功能制护理向责任制护理转变，为此县卫生局发出《关于加强护理责任，提高护理责量》的通知，修定了《一、二、二级护理标准》和《医院护理工作考核评分细则》，同时推行使用《护士长工作手册》，以记录护理工作的过程。

1987年，县卫生局配备专职护理干部，县、区、乡(镇)各级各类医院均有一名副院长主管护理工作，并建立明确的管理责任制。县人民医院实行护理部主任、科护士长、护士长三级责任制。县中医院、各中心卫生院实行总护士长、护士长负责制。其他医院均实行主管院长领导下的护士长负责制。

2010年12月，县人民医院、县中医院实行护理部主任(总护士长)、科护士长、护士长三级管理体制。其他医院实行护理部主任(总护士长)、护士长两级管理体制。医院(卫生院)设护理单元89个，其中县人民医院19个(其中病区15个)、县中医院9个(其中病区单元6个)、县计划生育指导站1个、县第二人民医院3个(病区单元2个)、县第三人民医院3个(病区单元2个)、县第四人民医院2个(病区单元1个)、马塘医院3个(病区单元1个)、丰利医院3个(病区单元2个)、掘港中心卫生院、兵房中心卫生院、苴镇中心卫生院、双甸中心卫生院各2个(均为病区护理单元统计)、镇卫生院及改制民营医院38个(均为病区护理单元统计)。

第二节 护理队伍

民国17年(1928年)，如东县境内医院有护士10人。

1950年3月，县立人民医院有护士1人。

1954年，县人民政府卫生院接受扬州护士学校毕业生4人。

1956年初，卫生部在《1956年到1957年全国卫生工作规划要点》(草案)中提出护士、助产士等卫生人员经过一定的进修可提升为“医师”，部分护士改行。9月，江苏省护士代表大会提出：“护士工作是医学科学的重要组成部分，护理工作应该专业化，既要不断提高质量，又要继续扩大队伍，以适应社会主义建设形势的需要。”其后，采取下列五条措施：一是制定下发了各级护理人员及助产人员的职责，明确了护士的分级，即护理部主任、总护士长、护士长、护士、护理员、护工。二是制定护士的晋级制度。

1985～2010年如东县护士情况统计表

表28-1 单位：人

年 度	护士总数	主任护师	副主任护师	主管护师	护 师	护 士	护理员
1985	454				17	326	111
1986	448				48	289	111
1987	472				66	304	102
1988	498			28	87	291	92
1989	516			33	138	247	98
1990	539			35	142	313	49
1991	561			42	154	319	46
1992	588			47	171	327	43
1993	598			56	173	328	41

续表28-1 单位:人

年 度	护士总数	主任护师	副主任护师	主管护师	护 师	护 士	护理员
1994	612			78	176	319	39
1995	621			87	181	316	37
1996	656			95	199	329	33
1997	677			112	216	331	18
1998	696			133	222	329	12
1999	719		1	156	226	336	
2000	742		2	164	228	348	
2001	761		3	185	224	349	
2002	789		4	213	236	336	
2003	812		6	222	256	328	
2004	839		8	246	264	321	
2005	859		10	252	286	311	
2006	881		12	258	298	313	
2007	903		19	261	312	311	
2008	933		26	322	272	313	
2009	959		32	383	232	312	
2010	969	3	47	458	225	236	

2010年度如东县注册护士情况表

表28-2 单位:个、人

单 位	建立年度	护理单元	人 数	注册护士			
				主任护师	副主任护师	主管护师	护师(士)
全 县		89	969	3	47	458	461
县直医院		31	500	1	21	314	164
县人民医院		20	312	1	13	199	99
县中医院		9	153		7	98	48
县第四人民医院		2	31		1	15	15
县疾病预防控制中心							
县计划生育指导站	1	4			2	2	
中心卫生院	20	245	2	26	123	94	
县第二人民医院	3	54	1	7	26	21	
县第三人民医院	3	57		12	26	19	
丰利医院	3	37	1	3	21	12	
马塘医院	3	35		2	16	17	
掘港中心卫生院	2	18			12	6	
兵房中心卫生院	2	13		1	6	6	
苴镇中心卫生院	2	15			8	7	
双甸镇中心卫生院	2	16		1	8	7	
其他医疗机构	38	224			21	203	

第三节　护理模式

1949年10月后，如东县护理工作相继实行功能制护理、责任制护理、整体护理三种“模式”。

一、功能制护理模式

20世纪80年代前期及其前，在“生物医学模式”的影响下，各级医院实施“以疾病为中心”的功能护理。即所有护理人员都参与每个病人的护理，按照病房工作内容分配护士，每个护士只负责完成其中一项工作，护士执行医嘱，打针发药、量体温、巡视病房等常规护理工作，很少考虑病人的心理、社会等方面的需求。

二、责任制护理模式

20世纪80年代初，随着医学模式从“生物医学模式”向“生物、心理、社会医学模式”的转变，对护理工作也提出新的要求。1980年，美籍华裔护理、教学博士李式鸾受国家邀请，在南京医学院全国第一届高级护理专修班担任护理课程讲授中，将“责任制护理”，这一新的护理模式引入到中国。1982年，全县各医院陆续试行。20世纪90年代，多数医院均行“责任制护理”，强调“以病人为中心”，由责任护士负责一组病人的身心方面的护理。责任护士是8小时工作24小时负责制。护理范围有了扩展，从单独的满足病人生理需要向满足病人生理、心理、社会方面需要而发展，护士心中有了“我的病人”，病人心中也有了“专管我的床位护士”的概念，护患关系更融给，护理工作的连续性和整体性得以提高，护士有了独立自主的护理功能，并利用自已的专业知识对患者疾病进行研究，处理患者问题更专业、更直接、更迅速，对自已的护理理论水平、专业技术水平提高也更快，很受病人和同行欢迎。但由于大多数医院护理人力资源缺乏，加之护士本身服务理念、素质还难以适应。后来，也有医院实行小组包干制护理，即将护士分成责任小组，每组由高龄护士担任组长，带领数名护士一起负责多名病人的护理，相互合作完成护理任务。

三、整体护理模式

20世纪90年代中期，由世界卫生组织顾问、美籍华裔护理博士袁剑云将“整体护理模式”引进中国，卫生部积极提倡开展整体护理的理论研究和临床实践。整体护理是“以病人为中心”，以现代护理观为指导，以护理程序为框架，为病人提供全方位的、系统的整体护理。1996年，县人民医院， 县中医院试行。内容包括建立病区护理工作哲理，健全标准护理工作计划、健康教育计划、护士行为评价标准和质量控制标准等。以护理程序为框架，对病人进行评估、诊断、计划、实施和评价，体现了护理工作动态服务理念的提升。2010年，县二级医院全面实行整体护理。

第四节　护理管理

本节护理管理包括：规章制度、护理常规、护理技术、护理服务、护理质量控制。

一、规章制度

1949年10月后，全县各医院在原有制度基础上，根据临床需要和工作中出现的问题，进行修改、补充，出台多项护理制度。

（1）、保护性医疗制度

1950年3月，县立人民医院实行保护性护理制度，其后全县各医院全面实行此项制度。

（2）、分级护理制度

1956年4月，县人民医院实行分级护理制度，其后全县各医院一直实行此项制度。分级护理：一般分为一、二、三级护理，每级护理均有其特定的内容。对入院的病人视病情的轻重缓急及其所需施护的程度，由医生开出医嘱定级，然后护士执行。并用不同颜色的标记标注于病人一览表及床头牌上。2010年12月，全县各医院仍全面实行此项制度。

（3）、岗位责任制度

岗位责任制的主要内容是护士长与护士、各班护士之间明确分工，各司其职，做到事事有人管，人人有专职。

（4）、护理查房制度

1980年，县人民医院开始护理查房制，是为带教护生而制定的。其后，逐步在各级医院推行，既满足与了护生和进修人员的教学需要，又对临床护理质量起到了监督检查的作用。护理查房起源于示教查房（后又称教学查房），后来又逐步实行了工作查房（包括护士长夜间总值班时的夜查房）及个案护理查房。

1966年，“文化大革命”发生后，实行医、护、工一条龙，一些护理制度遭到破坏。

1976年，经整顿，各项制度逐步恢复。

1979年，卫生部关于加强护理工作的通知发出后，重新修订完善各项规章制度、护理常规，护理工作走上正常轨道。

1992年，卫生部颁发《综合医院分级管理标准及评审办法》，全县各医院根据医院特点修订了本院的护理制度，包括各级护理人员的岗位责任制度；护理工作制度；查对制度；交接班制度；分级护理制度；执行医嘱制度；消毒隔离制度；护理文件书写制度；差错事故登记报告制度；抢救工作制度；药品、物品、器材管理制度；卫生宣教制度；伙食管理制度；病房管理制度；清洁卫生制度；探视陪伴制度；病人入院制度；保护性医疗制度；门诊、急诊、注射室、治疗室、手术室、临产室、婴儿室、供应室管理制度等。

1996年，县卫生局修定《护理文件书写质量标准》、《基础护理、特级护理、一级护理质量标准》、《护理交接班质量标准》、《护量查对制度执行质量标准》、《护理安全管理质量标准》、《整体护理病区护理质量标准》、《病房管理质量标准》、《门诊护理质量标准》、《急诊护理质量标准》以及《整体护理检查考核评分标准》等。

2005年，全国开展医院管理年活动，增订护理安全管理制度。

2010年，全国开展新一轮等级医院评审活动，全县各医院根据自已医院特点修订丁本院的护理管理制度。

二、护理常规

1950年3月，县立人民医院依据医院传统和社会通则，制定和开展一般护理常规。

1960年,县人民医院依据医院传统和社会通则,制定和开展专科护理常规。

1993年,根据等级医院评审要求,县人民医院护理部主任姚士萍主编并出版了《临床护理常规》。其护理操作常规主要包括:无菌技术、铺床、病人搬动、口腔护理、床上擦浴、床上洗头、鼻饲、氧气吸入、雾化吸入、吸痰、生命体征测量、冷热敷法、口服给药、各种注射法、静脉输液、灌肠、洗胃、女病人导尿、保护带的应用、穿脱隔离衣、心肺复苏、尸体料理等项目。每个项目以量化的方法从目的、评估、准备、流程、注意事项、评价等各个项目方面制定考核标准。各专科护理也有相应的基本操作常规。

2010年,全县各医疗单位统一使用江苏省护理学会2005年编写出版的《实用临床护理三基--操作篇》,作为训练和考核的标准。《实用临床护理三基--操作篇》是在原有22项基本操作的基础上增加了除颤、心电监护、呼吸机应用及手卫生法的操作。

三、护理技术

1986年5月12,县卫生局举行护理操作表演,作为庆祝首届"护士节"的系列内容之一。

1986年10月,参加南通市在海安县举行的中医护理技术操作比赛,县中医院护士缪剑影获第二名。

2003年,县人民医院护士李燕、郭建萍等人参加的《深静脉留置针的细菌学监测及护理对策》的科研课题,通过鉴定后获南通市科研成果奖。

2007年5月12日,县卫生局举行护士操作比武,县级、中心级医院26名护士参加,结果县人民医院管晓飞、县第二人民医院赵燕同获一等奖,13人获优秀奖。

2010年5月12日,县人民医院、县中医院、县第二人民医院、县第三人民医院、县第四人民医院及各中心卫生院均举行护理操作竞赛表演,以庆祝"护士节"。

2001～2007年如东县护理科研开展情况表

表28-3

科研名称(或护理新项目)	鉴定时间	获奖情况	备注
颅内血肿微创清除术	2001年	市二等奖	佘小春 孙 德 石利平
微波治疗慢性肥厚性鼻炎疗效观察	2002年	市三等奖	陈亚权 王家乐 丛光平
中药熏蒸疗法治疗前列腺炎的应用	2003年	县二等奖	张 鹏 邢巨星 施惠萍
中药熏蒸疗法治疗前列腺炎的应用	2003年	市三等奖	张 鹏 邢巨星 施惠萍
深静脉留置管封管液感染研究	2004年	市四等奖	徐 然 李 燕 郭建平
腰、硬膜外联合麻醉在下腹部及以下手术中的应用	2004年	市三等奖	缪永辉 仇惠斌 郭红梅
微创内固定技术在复杂骨折治疗中的应用	2005年	市二等奖	张 弛 葛 勇 李爱萍
标准外伤大骨瓣开颅术	2006年	市三等奖	佘小春 陈勇军 吴 琼
ONYX栓塞治疗脑动脉畸形	2007年	市二等奖	佘小春 王 震 吴 琼
脑室引流联合储液束埋置术治疗脑室出血	2007年	市三等奖	佘小春 陈勇军 吴 琼
经外周静脉穿刺置入中心静脉导管的临床应用及冰指加弹力绷带防止PICC术后出血	2007年	市三等奖	李 燕 陈云霞
颅骨微粒与胫骨骨屑一期再植的临床研究	2004年		蔡 健 缪小梅

四、护理服务

20世纪80年代初期及以前，县内护理模式主要是以疾病为中心的功能护理，提倡“四轻”（说话轻、走路轻、操作轻、开门轻）、“五勤”（脑勤、眼勤、耳勤、手勤、脚勤），营造清洁、舒适、安静的医疗环境。

20世纪80年代中期，在责任制理模式下，护理服务更注重人的糈神、心理、社会环境等诸多因素的护理，让患者得到更多的服务关怀。

20世纪90年代中期，等级医院创建活动中，实施以“满足服务对象身心需要，恢复健康” 为目栋的系统化整体护理模式，强调护理服务必须以病人为中心，高度尊重患者的生命价值、人格尊严和个人隐私，加强护患沟通。开展了对患者的健康教育，开展门诊、住院、出院患者满意度问卷调查，以收集患者的宝贵意见和建议，不断改进服务质量，逐步建立了出院患者“电话随访制度”，对出院患者进行电话随访，了解康复情况，予以康复指导，使护患关系更为融话。

20世纪90年代末，二级医院均配有电脑呼叫系统、免费为病人热饭莱的微波炉，病室逐步建有卫生间、淋浴器，配有电视机、电话等。解决了住院患者吃饭难、洗澡难，如厕难的“三难”问题。

21世纪初，二级医院逐步成立门诊“一站式”服务台，集中导医导诊、方便门诊、咨询服务、协调医患关系等服务。开展急诊绿色通道服务，为急诊病人抢救争取了宝贵的时间。

2004年，全县各医院相继开展了病区“一站式”服务，24小时为患者代聘护工、寻租车辆、筒单购物、免费提供针线等服务。患者入院后要求做到“服务七声、六多”，“服务七声”即患者进门有迎接声、进行护理有称呼声、操作失误有道歉声、患者合作有道谢声、遇到询问有应答声、接听电话有问候声、患者出院有送别声。“服务六多”即入院多介绍、操作多解释、晨间多问候、术前多安慰、术后多观察、出院多指导。推行了输液过程中的巡视服务制度，确保病人输液安全。

2005年，全国范围内开展“管理年”活动，全县各级医院在推行整体护理的基础上，营造医院的文化氛围，规范护理人员的仪表及言行举止，学习伦理学、社会学、心理学和美学知识，以满足病人需求为准则，创造“以人为本的就医环境”，坚持把追求社会效益、维护群众利益、构建和谐的医患关系放在第一位，优化服务流程，改善医院环境，开展温馨服务、零距离服务、零缺陷质量、零护理投诉等活动。制作色彩明快、图案醒目的防烫、防滑、防跌倒等人性化安全警示标识及药物过敏标识，对重病人和手术病人使用带以增强对病人的识别，使护理服务得到根本改善，护理内涵质量进一步堤高。

2010年，加强社区卫生服务中心和社区卫生服务站建设，全县10名护士在社区卫生服务站服务，成为预防、治疗、保健、健康教育的全科护士，送医、送药、送健康到社区、到家庭、到床头。

五、护理质量控制

2004年，县卫生局建立县护理质控中心，县人民医院和县中医院还加入南通市卫生局护理质控中心监控网络。网络监控内容包括护理管理、基础护理范围内26项护理质量标准。

2010年，南通市卫生局对县人民医院和县中医院多次护理质控抽查、检查均达标。县卫生局对县内其他医疗机构多次护理质控抽查、检查亦均达标。

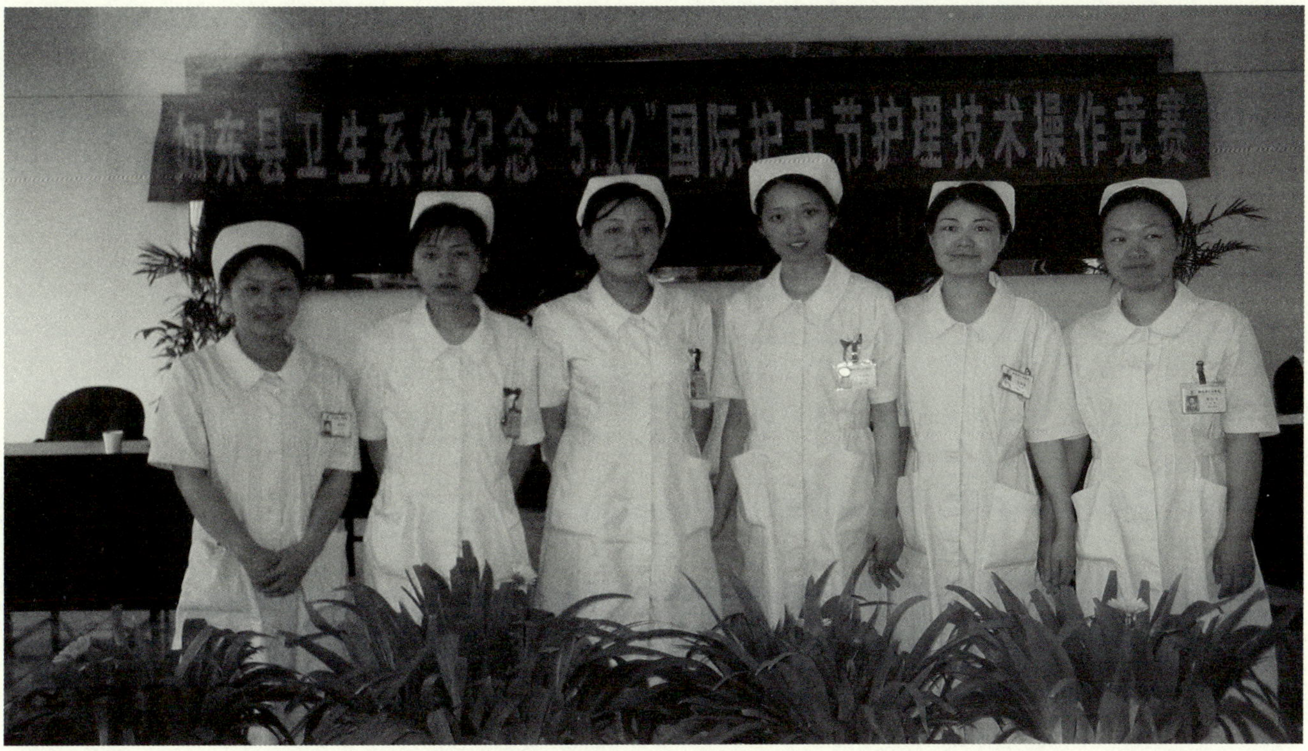

2005年5月12日，县卫生局举行护理操作比武 （县卫生局提供）

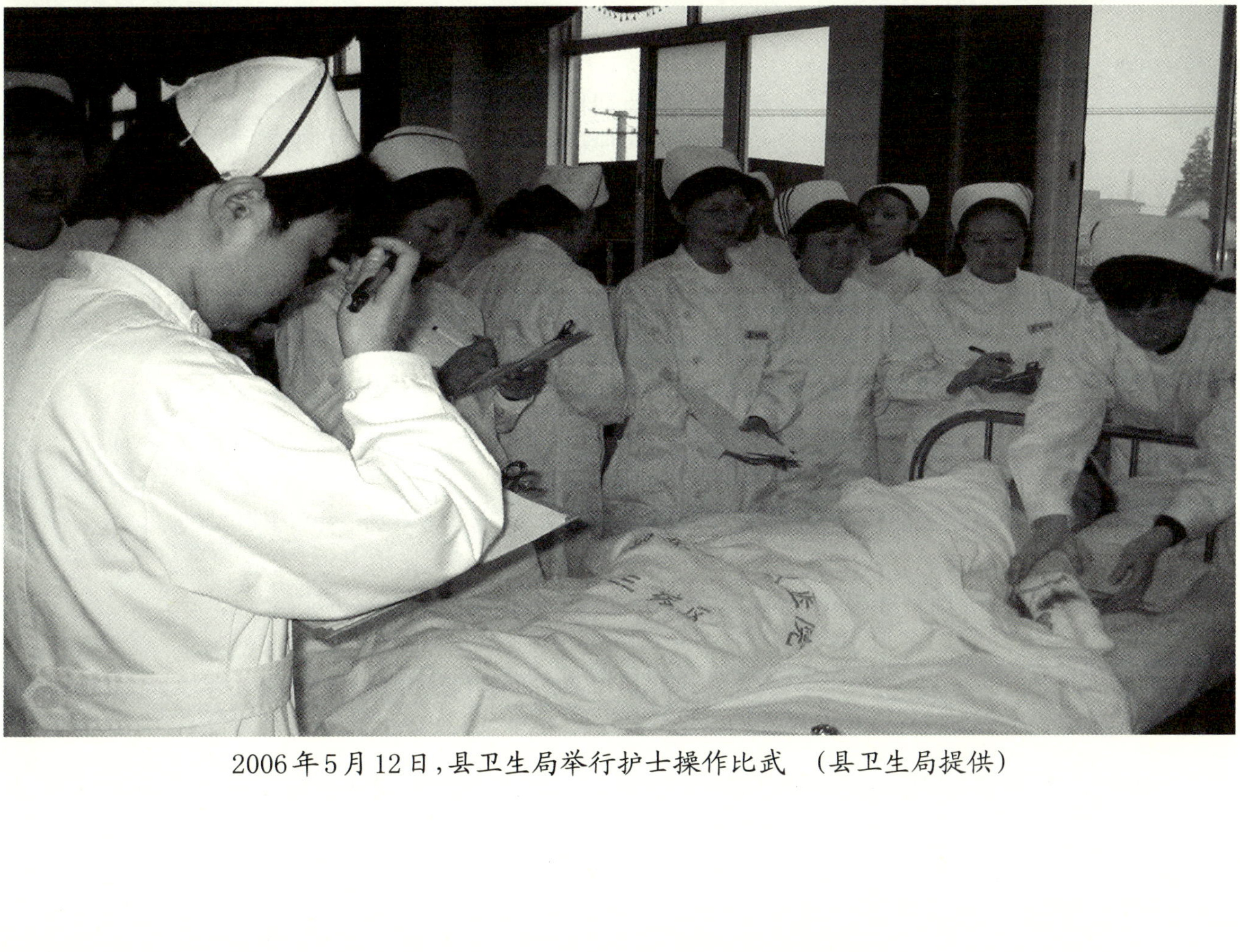

2006年5月12日，县卫生局举行护士操作比武 （县卫生局提供）

第二十九章　医技科室

概　述

1950年3月，县立人民医院设化验室、手术室、药房、药库、消毒房等。

1951年，县卫生院设透视室，配有专职放射科医师(士)。

1958年，县人民医院购置膀胱镜、直肠镜，其后，相继购置纤维胃镜、纤维结肠镜、纤维支气管镜、纤维十二指肠镜、宫腔镜、腹腔镜等。

1960年，县人民医院建检查科室。

1961年9月，县人民医院建病理科，配医师2人。

1984年，县人民医院建立营养室，并配专职营养师和营养厨师。

1985年12月，县医技科室设检验科、影像科、功能科、药剂科、病理科、手术室、内镜室、营养室、制剂室、消毒供应室等。

1986年，县人民医院启动核医学科建设，将检验科AFP双扩法改为放免自显影测定。

1995年5月，县中医院购进宁波产MG110/320双人高压氧舱1台，建高压氧舱工作站。

1999年4月，县人民医院购进德国费森尤斯血液透析装置2套，床旁单泵1套，建血液净化室。同年9月，县中医院购进血液透析装置1套，亦建血液净化室。

2010年12月，医院医技科室设：

县人民医院设影像科(放射科、CT室、直线加速器室、核磁共振室)、检验科(核医学科)、功能科、病理科、膳食科、药剂科、手术室、供应室、血库等。

县中医院设放射科、检验科、病理科、功能科、药剂科、手术室、供应室等。

县第二人民医院医技科室设影像科、检验科、病理科、功能科、内镜室、药剂科、手术室、供应室等。

县第三人民医院设放射科、检验科、病理科、B超室、胃镜室、心电图室、CT室、药剂科、手术室、供应室等。

县第四人民医院设放射科、检验科、胃镜室、B超室、脑电地形图室、心电图室、药剂科、供应室、手术室等。

马塘医院设放射科、检验科、病理科、B超室、药剂科、手术室、供应室等。

丰利医院设放射科、检验科、病理科、药剂科(丰利大药房)、手术室、供应室等。

苴镇中心卫生院设检验科、放射科、病理科、B超室、心电图室、胃镜室、彩色多普勒室、药剂科、手术室、供应室等。

双甸镇中心卫生院设放射科、CT室、检验科、B超室、心电图室、药剂科、手术室、供应室等。

兵房中心卫生院设放射科、检验科、心超、功能室、胃镜室、药剂科、手术室、供应室等。

掘港中心卫生院医技科室设放射科、检验科、心超室、药剂科、手术室、供应室。

第一节　检验科

1950年3月，县立人民医院购置德产EEL显微镜1架，始建化验室，可作生化反应、红白血球计数、血红蛋白、血沉、血型、大小便常规、尿糖、尿胆原、胆红质、妊娠反应等检查。

1956年4月,栟茶区医院、县妇幼保健所、县人民医院卫生防疫站建化验室。

1958年10月,人民公社医院建化验室。

1959年9月,岔河地区医院建化验室。

1960年,县中医院建化验室。

1961年1月,丰利地区医院建化验室。

1962年11月,马塘地区医院、苴镇地区医院、袁庄地区医院、双甸地区医院建化验室。

1975年3月,掘东区卫生院建化验室。是年,县检验科开展血脂分析、乙型肝炎表面抗原、免疫球蛋白、肝酶谱、心酶谱等检验项目。

1977年9月,县药品检验所建化验室。

1981年,县精神病防治院建化验室。

1985年12月,全县医疗卫生单位有主要检验设备467台(架、只)。其中县人民医院25台、县中医院6台、县卫生防疫站25台、县妇幼保健所8台、县精神病防治院4台、县皮肤病防治所1台、县药品检验所7台、县第二人民医院16台、县第三人民医院16台、丰利医院、16台、马塘医院13台、兵房中心卫生院13台、苴镇中心卫生院11台、双甸镇中心卫生院10台、乡镇卫生院274台。设备名称光学显微镜133架、血气分析仪1台、电热干燥箱63只、电热水温箱74只、培养箱17只、恒温箱41只、电动离心机74只。县医疗单位计有检验师(士、员)116人,其中,县人民医院13人,县中医院7人。

1986年,县人民医院检验科参加江苏省生物化学分析、钾等11个项目的室间质量评价活动,开展溶血性贫血检查,改进血脂分析、ASO测定的方法,AFP测定由双扩法改为放免显影。

1987年,县人民医院购进单管γ～计数仪用于放免测定,AFP自显影改为放免,开展CHE、CRP、USR、RF项目的测定。

1988年,县人民医院开展T3、T4、CEA、溶菌酶测定,其中溶菌酶测定填补市内空白。

1989年,开展甲肝抗体、抗HBc～IgM、C3、C4、B因子、CIC、IgD.E、唾液酸测定。

1990年,县人民医院购置902～钾钠分析仪,淘汰钾、钠比浊测定,改进为离子选择电极法,处于市内领先水平;开展ACP、转铁蛋白、KPTT测定。

1991年,县人民医院购置TC～703血细胞计数仪、尿液分析仪,红细胞、血红蛋白、白细胞、血小板计数由手工操作改为全自动计数,血常规由4项增至8项;尿液化学检查由手工改进为自动测定,开展尿液亚硝酸盐、血清锌、镁、铁、载脂蛋白、HDL～C、LDL～C测定。

1992年,县人民医院购进血气分析仪、AA～800全自动生化分析仪、血流变仪,生化检查基本实现由手工操作到全自动分析的过渡,开展血气分析、血液流变学分析、肌酸激酸同工酶测定,开展凝血活酶简易生成、优球蛋白溶解试验、尿结石分析、尿HCG酶法、抗核抗体、抗双链DNA抗体、乙肝DNA聚合酶、TSH测定。其后,购进F～800血细胞二分类自动计数仪,开展血细胞计数共15项。开展丙抗体测定、L型细菌培养。购进上海产智能血流凝集仪、电子天平、SN～682放射免疫r～计数仪、903钾钠分析仪,开展血小板抗体粘附和聚集试验、血小板因子Ⅲ、庚和戊型肝炎抗体、铁蛋白、分泌物淋病双球菌测定。购进美国泰尔康RA～1000F型全自动生化分析仪,开展Ⅳ型胶原、尿微量蛋白测定、伤寒抗体、结核抗体、肝促凝血活酶、a～糖苷酶试验、前S2抗原测定。购进美国原装进口酶标比色仪,开展EB病毒测定、抗ENA抗体、TSH测定、FT3、FT4测定。购进自清洗旋转式粘度仪,开展胆汁酸、恶性肿瘤生长因子、抗精子抗体、抗子宫内膜抗体、糖尿病一组测定,其中糖尿病一组和HA、LN测定分别获市卫生局优秀新技术项目奖三等奖。其间,其他医院检验科亦有相应发展。

2010年12月,县医疗单位拥有主要检验设备有:全自动生化分析仪9台(县人民医院2台,县中医院

1台、县第人民二医院1台、县第人民三医院1台、丰利医院1台、马塘医院1台、掘港中心卫生院1台、兵房中心卫生院1台)、血液酸碱分析仪7台等。配检验技师202人(副主任技师6人、主管技师118人、技师78人)。其中县人民医院检验技师36人(副主任技师2人、主管技师18人、技师16人)、县中医院检验技师13人(主管技师8人、技师5人)、县疾病预防控制中心检验技师12人(副主任技师1人、主管技师6人、技师5人)、县妇幼保健所检验技师1人(主管技师1人)、县第四人民医院检验技师7人(主管技师5人、技师2人)、县计生指导站主管技师1人、中心卫生院检验技师51人(副主任技师3人、主管技师27人、技师21人)、其他医疗机构检验技师81人(主管技师52人、技师29人)。

2010年如东县检验科情况表

表29-1 单位:人

单 位	建立时间	人 数	执业(助理)医师(人)			
			主任技师	副主任技师	主管技师	技 师
全 县		202		6	118	78
县直医院		70		3	39	28
县人民医院	1950	36		2	18	16
县中医院	1960	13			8	5
县疾病预防控制中心	1956.04	12		1	6	5
县妇幼保健所	1956.04	1			1	
县第四人民医院	1981	7			5	2
县计划生育指导站	1985.03	1			1	
中心卫生院		51		3	27	21
县第二人民医院	1959.09	8		2	3	3
县第三人民医院	1956.04	8			5	3
丰利医院	1961.11	8			5	3
马塘医院	1962.11	8		1	4	3
掘港中心卫生院	1986.03	4			2	2
兵房中心卫生院	1975.03	4			2	2
苴镇中心卫生院	1962.11	5			3	2
双甸镇中心卫生院	1962.11	6			3	3
其他医疗机构	1958.10	81			52	29

1985年如东县医疗卫生单位主要检验设备情况表

表29-2 单位:人、架、台、箱、只

设备名称	合 计	光学显微镜(架)	血气分析仪(台)	光电比色计(台)	电热干燥箱(只)	电热水温箱(只)	培养箱(只)	恒温箱(只)	电动离心机(只)
全 县	467	131	1	59	57	73	16	32	72
县人民医院	25	10		1	4	5			5
县中医院	6	3			1	1			1
县卫生防疫站	25	20			3	1			1
县妇幼保健所	8	5	1	1					1
县精神病防治院	4	1		1		1			1
县皮肤病防治所	1	1							

续　表29-2　　　　单位:人、架、台、箱、只

设备名称	合 计	光学显微镜(架)	血气分析仪(台)	光电比色计(台)	电热干燥箱(只)	电热水温箱(只)	培养箱(只)	恒温箱(只)	电动离心机(只)
县药品检验所	7				3	1	2		1
岔河区医院	16	4		2	2	3	1	2	2
栟茶区医院	15	4		2	2	2	1	2	2
丰利区医院	15	4		2	2	2	1	2	2
马塘区医院	13	4		2	2	2		1	2
兵房中心卫生院	12	3		2	2	2		1	2
苴镇区医院	10	3		1	1	2		1	2
双甸区医院	10	3		1	2	2		1	1
乡镇卫生院	274	66		44	33	49	11	22	49

2010年如东县医疗卫生单位主要检验设备情况表

表29-3　　　　单位:台

单位名称	全自动生化分析仪	血液酸碱气体分析仪	五分类血球	干式生化	特定蛋白测定仪	化学发光	全自动免疫	PCR	细菌培养分析	血流变
合　计	9	7								
县人民医院	2	2								
县中医院	1	2								
县第四人民医院										
县妇幼保健所										
县第二人民医院	1									
县第三人民医院	1	1								
丰利医院	1									
马塘医院	1									
掘港中心卫生院	1									
苴镇中心卫生院		1								
双甸镇中心卫生院		1								
兵房中心卫生院	1									
乡镇卫生院										

第二节　影像科

1951年,县卫生院设透视室,配有专职放射科医师。

1956年4月,栟茶区医院设透视室。县人民医院开展胃肠道透视、头颅摄片、胆囊造影等检查。

1958年10月,人民公社医院设透视室。

1959年9月,岔河地区医院设透视室。

1961年1月,丰利地区医院设透视室。

1962年11月,马塘地区医院、苴镇地区医院、袁庄地区医院、双甸地区医院设透视室。

1970年,县人民医院开展胃双重对比造影检查等。

1975年3月25日，掘东区卫生院设透视室。

1984年11月，县卫生防疫站设透视室。

1985年3月，县妇幼保健所设透视室。12月，全县各医疗单位普设放射科或透视室，有各型X光机79台，其中，400毫安X光机1台、200毫安X光机4台、100毫安X光机2台、50毫安X光机43台、30毫安X光机29台，配放射科医师（士）44人（县人民医院9人，县中医院6人。中心卫生院各配1～2人，乡镇卫生院多为兼职）。乡镇卫生院、县妇幼保健所、县卫生防疫站、县皮肤病防治所以30毫安X光机、50毫安X光机为主，主要开展透视业务。中心卫生院以200毫安X光机、50毫安X光机为主，主要开展透视、摄片业务。县人民医院以400毫安X光机、200毫安X光机为主，计有6台X光机，开展胸腹及四肢透视及摄片、头颅及脊柱摄片、全消化道钡餐、胆囊造影、肾盂造影等检查。

1988年，县中医院购进500毫安X光机，设透视室，开展椎管造影、胃结肠低张双重对比造影检查。

1991年，县人民医院购进500毫安双床双球管X光机1台，开展胸部、喉、颈椎、副鼻窦的断层摄片检查。

1994年，县人民医院首先建立CT室。其后，县中医院、县第二人民医院、县第三人民医院、丰利医院、马塘医院、双甸镇中心卫生院等相继建立CT 室。

1997年，县人民医院先后购进500毫安摄片机2台。

1998年，县人民医院开展经CT引导经皮肺穿刺活检等技术。

2001年，县人民医院购进岛津1000毫安胃肠机1台，专门用于胃肠检查。

2002年，县人民医院始建核磁共振室，开展核磁共振检查。

2003年，县人民医院购进GE9800C型臂X线机，正常开展介入治疗。

2010年12月，全县有800MA及以上医用X线诊断机（含DSA） 1台、500MA-750MA医用X线诊断机24台（县人民医院2台、县中医院2台、县第二人民医院2台、县第三人民医院1台、县第四人民医院1台、丰利医院1台、马塘医院2台、双甸镇中心卫生院1台、乡镇卫生院12台） 、医用磁共振成像设备（核磁） 1台（县人民医院1台）、X线电子计算机断层扫描装置6台（县人民医院1台、县第二人民人民医院1台、丰利医院1台、县第三人民医院1台、马塘医院1台、双甸镇中心卫生院1台）、医用电子直线加速器1台（县人民医院1台）、钴60治疗机1台（县第二人民医院1台）、移动式X线诊断机8台（县人民医院3台、县中医院1台、县第二人民医院1台、县第三人民医院1台、马塘医院2台）。配放射科医师101人（副主任医师3人、主治医师54人、医师44人）。其中县人民医放射科医师16人（副主任医师2 人、主治医师8人、医师6人），县中医院放射科医师10人（主治医师6人、医师4人）、县疾病预防控制中心放射科医师2人（主治医师2人）、县第四人民医院放射科医师2人（主治医师1人、医师1人）、县计生指导站放射科医师1人（主治医师1人）、中心卫生院放射科医师28人（副主任医师1人、主治医师11人、医师16人）、其他医疗机构放射科医师41人（主治医师24人、医师17人）。

2010年如东县放射科情况表

表29-4　　单位：人

单位	建立时间	人数	执业（助理）医师（人）			
			主任医师	副主任医师	主治医师	医师
全县		101		3	54	44
县直医院		32		2	19	11
县人民医院	1951	16		2	8	6
县中医院	1972	10			6	4
县第四人民医院	1986	2			1	1

续表29-4 单位:人

单 位	建立时间	人 数	执业(助理)医师(人)			
			主任医师	副主任医师	主治医师	医 师
县疾病预防控制中心	1984.11	2			2	
县妇幼保健所	1985.03	1			1	
县计划生育指导站	1986.03	1			1	
中心卫生院		28		1	11	16
县第二人民医院	1959.09	6			3	3
县第三人民医院	1956.04	6		1	2	3
丰利医院	1961.11	3			1	2
马塘医院	1962.11	3			1	2
掘港中心卫生院	1986.03	3			1	2
兵房中心卫生院	1975.03	2			1	1
苴镇中心卫生院	1962.11	2			1	1
双甸镇中心卫生院	1962.11	3			1	2
其他医疗机构	1958.10	41			24	17

1985年如东县医疗卫生单位主要放射设备情况表

表29-5 单位:台

单位名称	合 计	30毫安X光机	50毫安X光机	100毫安X光机	200毫安X光机	400毫安X光机
合 计	79	29	43	2	4	1
县人民医院	4	1	1		1	1
县中医院	3	1	1		1	
县卫生防疫站	1	1				
县妇幼保健所	1		1			
县精神病防治院						
县皮肤病防治所	1		1			
岔河区医院	2	1	1			
栟茶区医院	2	1	1			
丰利区医院	2	1			1	
马塘区医院	2	1	1			
苴镇区医院	1		1			
双甸区医院	2	1			1	
兵房中心卫生院	1		1			
乡镇卫生院	57	21	34	2		

如东县2010年医疗卫生单位主要检验设备情况表

表29-6 单位:台

单位名称	合 计	800MA及以上医用X线诊断机(含DSA)	500MA-750MA医用X线诊断机	医用磁共振成像设备(核磁)	X线电子计算机断层扫描装置	医用电子直线加速器	钴60治疗机	移动式X线诊断机
合 计	42	1	24	1	6	1	1	8

续表29-6　　单位:台

单位名称	合 计	800MA及以上医用X线诊断机(含DSA)	500MA-750MA医用X线诊断机	医用磁共振成像设备(核磁)	X线电子计算机断层扫描装置	医用电子直线加速器	钴60治疗机	移动式X线诊断机
县人民医院	9	1	2	1	1	1		3
县中医院	3		2					1
县第四人民医院	1		1					
县妇幼保健所								
县第二人民医院	5		2		1		1	1
县第三人民医院	3		1		1			1
丰利医院	2		1		1			
马塘医院	5		2		1			2
掘港中心卫生院								
苴镇中心卫生院								
双甸镇中心卫生院	2		1		1			
兵房中心卫生院								
乡镇卫生院	12		12					

第三节　功能科

1960年,县人民医院建检查科室。

1963年,县人民医院安置汕头产A型超声波机1台,开启超声波检查。

1965年,地区医院、人民公社中心联合诊所先后配置A型超声波机。

1968年,县医院、区卫生院、人民公社卫生院先后配置心电图机。

1981年,县人民医院购置M型超声心动图仪1台,开展M超心脏检查项目。

1985年5月,县中医院购置日本产阿洛卡55D-256B型超声诊断机,价值10万余元。是年,全县医疗卫生单位主要功能科设备98台(县人民医院13台、县中医院4台、县精神病防治院2台、县妇幼保健所1台、县第二人民医院2台、县第三人民医院2台、丰利医院2台、马塘医院2台、兵房中心卫生院1台、苴镇中心卫生院1台、双甸镇中心卫生院1台、乡镇卫生院68台)。其中:心电图机49台、超声心动仪1台、心脏监护仪台、脑电图机3台、脑血流图仪1台、多普勒诊断仪1台、A型超声波诊断仪35台、B型超声波诊断仪5台。

1986年以来,超声检查技术迅速发展,A超逐步淘汰,B型黑白超发展的同时彩超、心超亦同部发展。

1987年,县中医院购进胃电图仪1台,开展胃电图检查诊断项目。

1994年始,县人民医院购进美国产As～300肺功能机1台,开展肺功能检查。

1996年,县中医院购进北京产DYD～500B型脑电地型图1台。10月,县第四人民医院购进脑电地形图1台。

2004年,县人民医院购进经颅多普勒1台。

2010年12月,县有彩色脉冲多普勒超声诊断仪8台(县人民医院1台、县中医院2台、县第四人民医院1台、县第二医院1台、丰利医院1台、掘港中心卫生院1台、双甸镇中心卫生院1台)、脑血流图仪1台(县人民医院1台)、B型超声诊断仪62台(其中县人民医院1台、县中医院2台、县第四人民医院1台、县第二医院1台、丰利医院1台、掘港中心卫生院1台、双甸镇中心卫生院1台)、超声心动图仪5台等,配功能科医师92人(主任医师1人、副主任医师1人、主治医师49人、医师41人)。其中县人民医院功能科医师11人(主任医师1人、主治医师6人、医师4人)、县中医院功能科医师10人(副主任医师1人、主治医师5人、医师4人)、县第四人民医院功能科医师1人(主治医师1人)、中心卫生院功能科医师22人(主治医师12人、医师10人)、其他医疗机构功能科医师47人(主治医师24人、医师23人)。

2010年如东县功能科情况表

表29-7　　单位:人

单　位	建立年度	人　数	执业(助理)医师(人)			
			主任医师	副主任医师	主治医师	医　师
全　县		92	1	1	49	41
县直医院		23	1	1	13	8
县人民医院	1960	11	1		6	4
县中医院	1965	10		1	5	4
县第四人民医院		1			1	
县疾病预防控制中心	1965	1			1	
县计划生育指导站						
中心卫生院		22			12	10
县第二人民医院	1965	4			2	2
县第三人民医院	1965	3			2	1
丰利医院	1965	3			2	1
马塘医院	1965	2			1	1
掘港中心卫生院	1965	2			1	1
兵房中心卫生院	1965	2			1	1
苴镇中心卫生院	1965	2			1	1
双甸镇中心卫生院	1965	4			2	2
其他医疗机构	1965	47			24	23

1985年如东县医疗卫生单位主要功能科设备情况表

表29-8　　单位:台

设备名称	合　计	心电图机	超声心动仪	心脏监护仪	脑电图机	脑血流图仪	多普勒诊断仪	A型超声波诊断仪	B型超声波诊断仪
全　县	98	49	1	3	3	1	1	35	5
县人民医院	13	3	1	2	2	1	1	2	1
县中医院	4	2						1	1
县精神病防治院	2				1			1	
县妇幼保健所	1								1
岔河区医院	2			1				1	
栟茶区医院	2							1	1
丰利区医院	2							1	1
马塘区医院	1							1	
兵房中心卫生院	1							1	

续表29-8 单位：台

设备名称	合计	心电图机	超声心动仪	心脏监护仪	脑电图机	脑血流图仪	多普勒诊断仪	A型超声波诊断仪	B型超声波诊断仪
苴镇区医院	1							1	
双甸区医院	1							1	
乡镇卫生院	68	44						24	

2010年如东县医疗卫生单位主要功能科情况表

表29-9 单位：台

单位名称	合 计	彩色脉冲多普勒超声诊断仪	B型超声诊断仪	超声心动图仪
全 县	75	8	62	5
县人民医院	6	1	5	
县中医院	6	2	4	
县第四人民医院	3	1	1	1
县妇幼保健所	1		1	
县计划生育指导站				
县第二人民医院	2	1	1	
县第三人民医院	2		2	
丰利医院	2	1	1	
马塘医院	2		2	
掘港中心卫生院	5	1	3	1
兵房中心卫生院				
苴镇中心卫生院	1		1	
双甸镇中心卫生院	2	1	1	
乡镇中心卫生院	43		40	3

一、心电图室

1960年，县人民医院购置心电图机1台，开启心电图检查。

1984年，县开展食道心电图检查。

1985年12月，县有心电图机47台，其中县人民医院3台，县中医院2台。县人民医院、县中医能够对部分较为复杂的疑难心律失常作出正确的分析。

1986年后，心电技术有了迅速发展，县人民医院发展更为突出。购置泰州产FD～1型程控刺激仪，开展食道心房调搏心生理检查。购置的心电图有国产XDH～3型、日本产MIHONKOHDEN8821型心电图机、青岛～福田、FX102B、日本产6151型心电图机。购置日本产AK～631D型三道心电图机，开展同步三道联心电图记录、心音图及颈动脉搏动图检查。购置长春产24小时动态心电图机，24小时间断记录，可记录200段心电图，捕捉心律失常。购置苏州XD～2A型心电生理诊疗仪，除开展心脏电生理检查外，与内科医师一起进行经食道心室起搏成功，抢救一位III°A～VB病人。购置杭州产胎儿心电图机1台，开展胎儿心电图检查，筛选胎儿先天性心电异常，辅助诊断胎儿宫内窘迫等。购置美国产洛神动态电图机、动态血压仪各1台。

2010年12月，县中心级医院有各型心电图仪66台。

二、超声波室

1963年,县人民医院安置汕头产A型超声波机1台,开启超声波检查。

1981年,县人民医院购置M型超声心动图仪1台,开展M超心脏检查项目。

1985年12月,县医疗单位计有A型超声波诊断仪34台(其中县人民医院2台、县中医院1台、中心卫生院8台、乡镇卫生院23台),B超型声波诊断仪4台,其中县人民医院1台、县中医院1台、中心卫生院2台。其时,能够通过A型超声波诊断仪鉴别器官肿块、定位穿刺。通过B型超声波诊断仪诊断肝癌、妊娠、子宫肌瘤,葡萄胎等。

1986年后,超声检查技术迅速发展,A超逐步淘汰,B型黑白超发展的同时彩超、心超亦同部发展。县人民医院超声波发展较快,购进日本产EUB～40超声显象仪,开展M超、二维及脉冲Doppler超声心动图检查,开展B超检查,开展眼球、乳房、甲状腺、睾丸B超检查。

1997年,县人民医院购置美国产百胜Au～4彩超1台,配有心脏、腹部、浅表小器官及阴道4个探头,开展心脏、腹部彩超检查、阴道探头妇科检查、浅表小器官及周围血管检查等新项目。

2000年,县中医院购日本产东芝240B超机1台,进一步开展心脏二维、M型超声检查。

2010年12月,县中心级11所医疗单位有彩色脉冲多普勒超声波诊断仪8台,B型超声诊断仪23台。其中,县人医院彩色脉冲多普勒超声波诊断仪4台,B型超声波诊断仪4台。县中医院彩色脉冲多普勒超声波诊断仪2台、B型超声波诊断仪4台。此外,县内民营医院有B型超声波诊断仪38台。

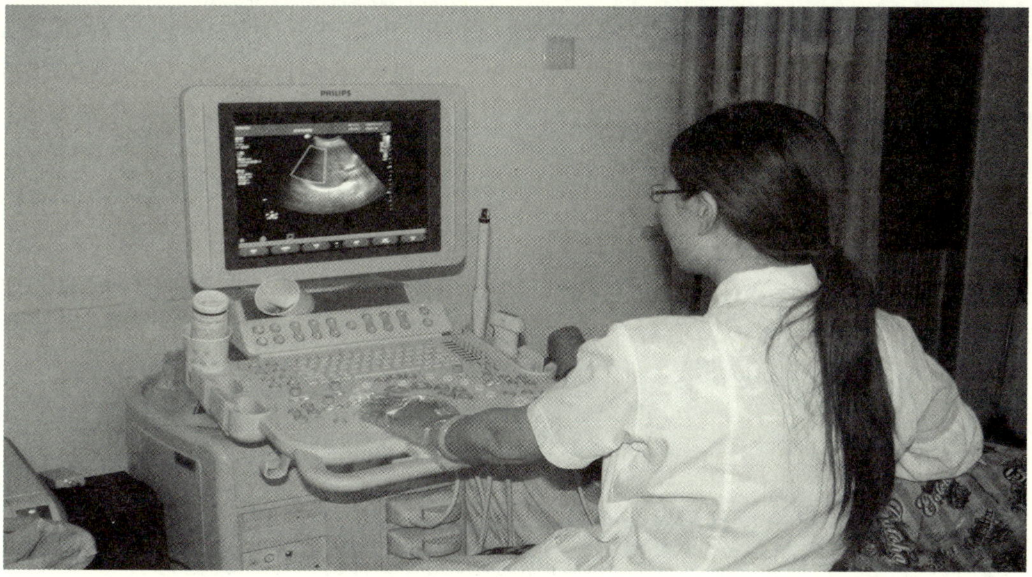

2000年9月,县中医院购置彩超 (县中医院提供)

三、脑电图室

1985年12月,县人民医院、县精神病防治院设脑电图室,开展脑电图检查业务。

1986年后相继发展,开展闪光刺激试验物、镁解眠药物诱发癫痫试验获得成功;购脑血流图仪1台,开展脑血流图和肝血流图检查;购进日本产光电14道脑电图机,开展特殊电极(蝶骨电极)检查和睡眠脑电图检查等新项目；购进北京太阳公司产脑地形图仪，开展脑地形图检查。

1996年，县中医院购进北京产DYD～500B型脑电地型图1台。

1996年10月，县第四人民医院购进脑电地形图1台。

2010年12月，县人民医院、县中医院、县第四人民医院均设脑电图室，开展脑电图检查业务。

四、肺功能室

1994年，县人民医院购进美国产As～300肺功能机1台，开展肺功能检查。

2010年12月，县人民医院、县中医院、县第二人民医院、县第三人民医院、县第四人民医院、丰利医院、马塘医院均设肺功能工作室，开展肺功能检查业务。

五、胃电图室

1987年，县中医院购进胃电图仪1台，开展胃电图检查诊断项目。

2010年12月，县人民医院、县中医院、县第二人民医院、县第三人民医院、丰利医院、马塘医院、双甸镇中心卫生院、兵房中心卫生院均设胃电图工作室，开展肺功能检查业务。

六、经颅多普勒室

2004年，县人民医院、县中医院购进经颅多普勒，利用超声多普勒效应来检测颅内脑底动脉环上各个主要动脉血流动力学及各血流生理参数的一项无创性脑血管疾病检查方法，它的临床应用范围有对脑血管疾病的诊断、对临床疾病的病因学诊断、对脑血管功能状态的评价、脑血管疾病诊疗前的疗效评价、脑血管动力学的监护。

2010年12月，县人民医院、县中医院、县第二人民医院、县第三人民医院、县第四人民医院、丰利医院、马塘医院、双甸镇中心卫生院、兵房中心卫生院、苴镇中心卫生院、掘港中心卫生院医院、长沙医院、北坎医院、卫海医院、洋口医院、光荣医院、新林医院、南渔医院、河口医院、于港医院、景安医院、袁庄医院、均设经颅多普勒工作室，开展专项检查业务。

七、乳腺诊断技术

1995年，县中医院购置彩色乳腺诊断仪1台，开展进行乳腺检查诊断项目。

1995年，县人民医院、县中医院、县第二人民医院、县第三人民医院开展进行乳腺检查诊断项目。

第四节　病理科

1961年9月，县人民医院建病理科配医师2人，购置恒温箱、干燥箱、手摇切片机、显微镜等设备，开展脱落细胞涂片、组织切片等诊断项目。

1979年10月，县中医院病理科，配医师1人，购置显微镜、电冰箱、切片机等检验设备。

1986年后，县人民医院、县中医院病理科的检验设备相继更新升级，病理检查范围也逐渐扩大。相继开展用于乳癌及其它肿瘤雌、孕激素受体(ER、PR)检测的免疫组织化学新技术项目，为临床对乳癌病人术后进行内分泌治疗提供重要依据。后成立免疫组化室，添置免疫组化技术全套设备和试剂，开展更多免疫组化检测项目。

2010年12月，县人民医院有病理科医师6人、技师1人，其中有主任医师1人、主治医师1人、主管技师1人。县中医院有病理科医师5人，其中主治医师2人。

2010年度如东县病理科情况表

表29-10　　单位:人

单　位	建立时间	床　位	人　数	执业(助理)医师			
				主任医师	副主任医师	主治医(技)师	医　师
县人民医院	1961.09		6	1		2	3
县中医院	1979.10		5			2	3
合　计			11	1		4	6

第五节　药剂科

1950年3月，县立人民医院始建西药房、药品库房。

1958年，县民办中医院始建西药房，其后各医院、卫生院相继建立药房、药库。

1985年12月，县有药剂人员286人，其中中药人员109人。其时，县人民医院、县中医院建药械科(股)，有工作人员2～3人；中心卫生院普建药剂科，有工作人员1～2人；乡镇卫生院由分管院长负责药剂管理工作。县人民医院、县中医院药械科(股)下设西药房、中药房、病区药房、药库、制剂室及医疗器械库等；县中心卫生院药剂科下设西药房、中药房、药库、制剂室；乡镇卫生院仅设中西药房药库。

1992年2月，县人民医院、县中医院的医疗器械工作划出药剂科。

1995年，县人医院增设急诊药房；1999年，县药剂科、药库、各药房一律实行微机化管理。

2010年12月，县有药剂工作人员335人，其中主任药师1人、主任中药师1人、副主任药师1人、主管药师156人。县人民医院药剂科有工作人员7人，县中医院药剂科3人，其他县级、中心级医院(卫生院)药剂科各有工作人员2～3人。

一、西药房、药库

1950年3月，县立人民医院始建医院药房。

1985年12月，县医院(卫生院)有医院药房、药库61个，配工作人员256人，其中县级41人，中心级57人，乡镇级158人。其时，县人民医院、县中医院设西药房、中药房、病区药房和药库；县专科医院和各中心卫生院设西药房、中药房和药库；乡镇卫生院设中西药房和药库。县人医院药房、药库规模较大，计有药剂工作人员16人，其中，门诊西药房6人，门诊中药房4人，病区药房3人，药库3人(会计1人)；各类剂型药品700多种，其中，门诊西药房500多种，门诊中药房200多种，病区药房也有500多种；药房年配方量235615张，其中，门诊药房117372张，病区药房118243张，药库药品日流通量4万元左右。1986年后，逐步发展。

1987年，全县各大医疗单位设置麻醉药品保险柜。

1993年，全县实行药品实行编码定位存放。

1995年，县人民医院设急诊药房，实行24小时值班；药库安装防盗设施和报警装置，创建安全药库，市公安局、卫生局颁发“安全药库”铜牌。

1996年1月1日，药库实行微机化管理。

1997年，建第二药房，更趋方便群众。

1998年，急诊药房安装防盗和报警系统装置。

1999年1月1日，门诊西药房、门诊中药房实行微机化管理；3月1日，急诊药房实行微机化管理；7月1日，病区药房实行微机化管理。

2010年，县人民医院药房、药库有各类剂型药品2270多种，其中西药2000多种、中成药270多种；药房年配方量190908张，其中门诊186359张、病房24549张；药库日流通量474万元。12月，全县有药剂工作人员335人（主任药师1人、副主任药师7人、主管药师186人、药师141人）。其中县人民医院药剂工作人员40人（主任药师1人、主管药师24人、药师15人）、县中医院药剂工作人员30人（副主任药师1人、主管药师15人、药师14人）、县第四人民医院药剂工作人员9人（主治管师5人、药师4人）、中心卫生院药剂工作人员114人（副主任药师6人、主管药师66人、药师42人）、其他医疗机构药剂工作人员142人（主管药师76人、药师66人）。

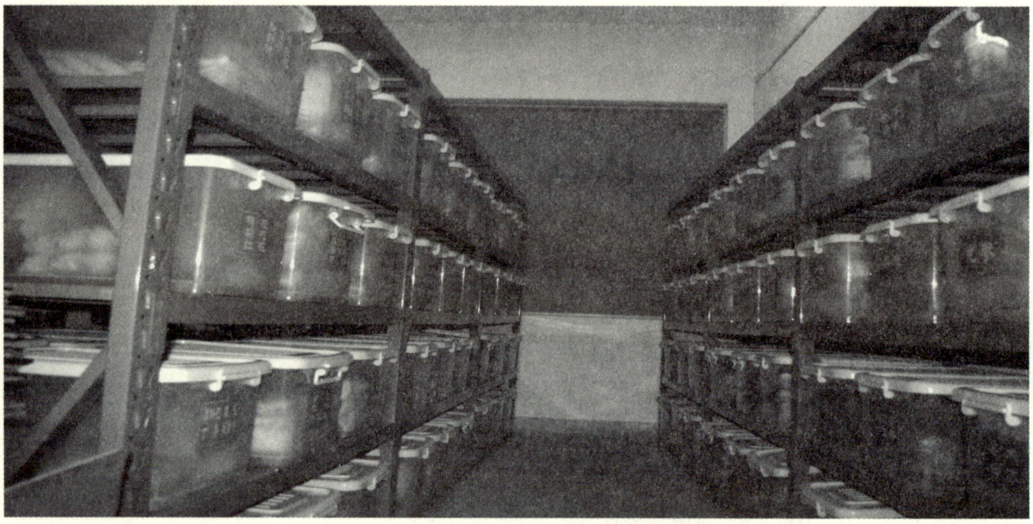

2009年12月，县中医院新药库启用　（县中医院提供）

2010年如东县药剂科情况表

表29-11　　单位：人

单　位	建立年度	床　位	人　数	执业(助理)医师			
				主任药师	副主任药师	主管药师	药　师
全　县			335	1	7	186	141
县直医院			79	1	1	44	33
县人民医院	1950		40	1		24	15
县中医院	1958.08		30		1	15	14
县第四人民医院	1980.10		9			5	4
中心卫生院			114		6	66	42

续表29-11 单位:人

单 位	建立年度	床 位	人 数	执业(助理)医师			
				主任药师	副主任药师	主管药师	药 师
县第二人民医院	1959.09		17		4	8	5
县第三人民医院	1956.04		24			17	7
丰利医院	1961.11		15		2	7	6
马塘医院	1962.11		17			11	6
掘港中心卫生院	1962.11		13			7	6
兵房中心卫生院	1975.03		10			6	4
苴镇中心卫生院	1962.11		5			3	2
双甸镇中心卫生院	1962.11		13			7	6
其他医疗机构	1958.10		142			76	66

2010年12月如东县医院药库存药目录

表29-12 单位:元

药品名称、规格	单位	零售价	药品名称、规格	单位	零售价
白芥子 1袋	袋	0.68	天花粉 1袋	袋	0.80
苦参 1袋	袋	0.53	五味子 1袋	袋	0.77
何首乌(制) 1袋	袋	1.01	石斛 1袋	袋	1.31
没药 1袋	袋	0.85	木瓜 1袋	袋	1.10
乳香(制) 1袋	袋	0.78	仙鹤草 1袋	袋	0.64
吴茱萸 1袋	袋	1.03	钩藤 1袋	袋	0.92
肉桂 1袋	袋	0.59	厚朴 1袋	袋	0.47
女贞子 1袋	袋	0.73	三七 1袋	袋	1.76
谷芽(炒) 1袋	袋	0.55	薄荷 1袋	袋	0.43
地黄(生) 1袋	袋	0.89	九香虫 1袋	袋	2.72
桔梗 1袋	袋	1.12	谷芽 1袋	袋	0.78
番泻叶 1袋	袋	0.80	贯众 1袋	袋	0.45
乌药 1袋	袋	0.84	木蝴蝶 1袋	袋	0.75
刘寄奴 1袋	袋	0.90	桑寄生 1袋	袋	1.16
锁阳 1袋	袋	0.88	蒲黄 1袋	袋	0.86
胖大海 1袋	袋	1.49	龙骨(锻) 1袋	袋	1.46
胆南星 1袋	袋	1.04	盐杜仲 10克*1袋	袋	1.36
灯心草 1袋	袋	0.50	天麻 1袋	袋	2.50
香附 1袋	袋	0.86	小蓟 1袋	袋	0.42
香附(醋) 1袋	袋	0.78	络石藤 1袋	袋	0.57
熟地黄 1袋	袋	1.00	川楝子 1袋	袋	0.53
地榆(炭) 1袋	袋	0.63	芡实 1袋	袋	0.88
玄参 1袋	袋	0.58	麻黄根 1袋	袋	0.54
葶苈子 1袋	袋	0.54	浮小麦 1袋	袋	0.78
人参 1袋	袋	3.42	浙贝母 1袋	袋	1.43
麦冬 1袋	袋	1.08	白芍(炒) 1袋	袋	1.31

续表29-12 单位:元

药品名称、规格	单位	零售价	药品名称、规格	单位	零售价
海风藤 1袋	袋	1.17	砂仁 1袋	袋	1.38
党参 1袋	袋	0.84	三棱 1袋	袋	0.72
橘红 1袋	袋	0.59	威灵仙 1袋	袋	0.84
蒲公英 1袋	袋	0.80	何首乌 1袋	袋	1.32
八月札 1袋	袋	0.87	穿心莲 1袋	袋	0.74
滑石 1袋	袋	0.49	瓜娄 1袋	袋	1.22
莲子 1袋	袋	0.88	浮萍 1袋	袋	0.68
白鲜皮 1袋	袋	0.85	石膏 1袋	袋	1.32
玉竹 1袋	袋	1.08	黄精 1袋	袋	0.86
青黛 1袋	袋	0.49	牛膝 1袋	袋	1.23
苍耳子 1袋	袋	0.50	前胡 1袋	袋	1.02
墨旱莲 1袋	袋	0.68	糯稻根 1袋	袋	1.34
半边莲 1袋	袋	0.87	石决明 1袋	袋	1.01
阿胶 1袋	袋	1.46	拳参 1袋	袋	0.63
银柴胡 1袋	袋	1.04	甘草 1袋	袋	0.42
鸡内金(炒) 1袋	袋	1.46	北沙参 1袋	袋	0.76
藁本 1袋	袋	0.88	紫苑 1袋	袋	1.89
白茅根 1袋	袋	0.82	莪术 1袋	袋	0.76
五加皮 1袋	袋	0.74	续断(炒) 1袋	袋	0.90
延胡索 1袋	袋	1.90	乌贼骨 1袋	袋	0.90
艾叶 1袋	袋	0.61	百合 1袋	袋	1.00
附子(制) 1袋	袋	0.77	紫苏子 1袋	袋	0.54
藿香 1袋	袋	0.74	王不留行 1袋	袋	0.72
全蝎 1袋	袋	5.51	茯神 1袋	袋	0.76
柴胡 1袋	袋	1.04	柿蒂 1袋	袋	0.76
菟丝子 1袋	袋	0.99	麻黄 1袋	袋	0.41
紫草 1袋	袋	1.42	淡豆豉 1袋	袋	0.68
地肤子 1袋	袋	0.57	葛根 1袋	袋	1.19
牡蛎 1袋	袋	0.88	益母草 1袋	袋	0.63
续断 1袋	袋	0.84	匾蓄 1袋	袋	0.80
牛蒡子(炒) 1袋	袋	0.88	川贝母 1袋	袋	1.88
当归 1袋	袋	0.89	黄药脂 1袋	袋	0.85
旋覆花 1袋	袋	0.31	山药 1袋	袋	1.17
远志 1袋	袋	1.28	瓜蒌皮 1袋	袋	1.47
茯苓 1袋	袋	0.68	莱菔子(炒) 1袋	袋	0.68
败酱草 1袋	袋	0.72	桂枝 1袋	袋	0.34
鸡骨草 1袋	袋	1.43	夜交藤 1袋	袋	0.57
桃仁 1袋	袋	1.27	白芷 1袋	袋	0.58
路路通 1袋	袋	0.53	蛤壳 1袋	袋	1.37
白花蛇舌草 1袋	袋	1.28	沉香粉 1袋	袋	2.21

续表29-12　　单位:元

药品名称、规格	单位	零售价	药品名称、规格	单位	零售价
石韦 1袋	袋	0.53	知母 1袋	袋	0.72
荔枝核 1袋	袋	0.69	猪苓 1袋	袋	1.65
白扁豆 1袋	袋	0.73	黄芪(蜜炙) 1袋	袋	1.43
郁李仁 1袋	袋	2.16	水蛭 1袋	袋	1.47
地榆 1袋	袋	0.86	红藤 1袋	袋	0.59
枇杷叶(蜜) 1袋	袋	1.39	鹿角霜 1袋	袋	3.30
龟甲(醋) 1袋	袋	13.86	川芎(炒) 1袋	袋	0.74
瘪桃干 1袋	袋	0.91	紫苏叶 1袋	袋	0.49
丝瓜络 1袋	袋	0.72	白前 1袋	袋	0.59
赤芍(炒) 1袋	袋	0.89	黄柏 1袋	袋	0.54
巴戟天 1袋	袋	1.69	紫石英 1袋	袋	0.88
栀子 1袋	袋	0.74	桑叶 1袋	袋	0.49
乌梅 1袋	袋	1.01	白芍 1袋	袋	1.17
薏苡仁(炒) 1袋	袋	1.03	山楂 1袋	袋	0.68
枳实 1袋	袋	0.63	青葙子 1袋	袋	0.77
杜仲 1袋	袋	1.60	补骨脂 1袋	袋	0.54
莱菔子 10g*1袋	袋	0.70	决明子 1袋	袋	0.73
车前子(炒) 1袋	袋	2.12	板蓝根 1袋	袋	0.90
蔓荆子 1袋	袋	0.72	狗脊 1袋	袋	0.65
红花 1袋	袋	1.53	沙苑子 1袋	袋	1.04
地骨皮 1袋	袋	0.79	龙齿 1袋	袋	2.38
木香 1包	袋	0.55	肉苁蓉 1袋	袋	2.63
天冬 1袋	袋	1.12	紫苏子(炒) 1袋	袋	0.84
山豆根 1袋	袋	0.72	秦皮 1袋	袋	0.49
紫菀(蜜) 1袋	袋	2.81	生地黄 1袋	袋	0.89
陈皮 1袋	袋	0.43	百部 1袋	袋	0.84
珍珠母 1袋	袋	1.53	黄芩 1袋	袋	0.88
花蕊石 1袋	袋	0.85	草乌(制) 10袋	袋	0.38
半枝莲 1袋	袋	0.88	使君子 1袋	袋	1.19
益智仁(炒) 1袋	袋	0.76	苎麻根 1袋	袋	0.58
半夏(法) 1袋	袋	1.76	灵芝 1袋	袋	0.92
豆蔻 1袋	袋	1.62	石菖蒲 1袋	袋	0.34
桑葚 1袋	袋	1.00	川乌(制) 1袋	袋	0.35
麻黄(炙) 1袋	袋	0.42	白及 1袋	袋	0.70
姜黄 1袋	袋	0.88	六神曲(炒) 1袋	袋	0.73
酸枣仁 1袋	袋	1.50	土鳖虫 1袋	袋	1.57
檀香 1袋	袋	2.35	磁石 1袋	袋	1.43
海桐皮 1袋	袋	0.72	牡蛎(锻) 1袋	袋	0.88
红景天 6g*10袋	盒	150.00	苦杏仁 1袋	袋	1.03
茯苓皮 1袋	袋	0.68	西洋参 1袋	袋	5.70

续表29-12 单位:元

药品名称、规格	单位	零售价	药品名称、规格	单位	零售价
玉米须 1袋	袋	1.76	鸡血藤 1袋	袋	0.93
荆芥 1袋	袋	0.53	南沙参 1袋	袋	0.68
蝉蜕 1袋	袋	0.86	羌活 1袋	袋	0.86
通草 1袋	袋	0.69	荷叶 1袋	袋	0.69
土茯苓 1袋	袋	0.84	黄芪 1袋	袋	0.97
防风 1袋	袋	1.31	炮姜 1袋	袋	0.59
诃子 1袋	袋	0.80	生地炭 1袋	袋	0.95
韭菜子 1袋	袋	0.84	半夏(姜) 1袋	袋	1.34
大蓟 1袋	袋	0.75	百部(蜜炙) 1袋	袋	1.03
萆薢 1袋	袋	0.55	鳖甲胶 1袋	袋	5.85
桑白皮 1袋	袋	0.65	地龙 1袋	袋	1.75
柏子仁 1袋	袋	1.31	青皮 1袋	袋	0.54
佛手 1袋	袋	3.16	生大黄 1袋	袋	0.42
枸杞子 1袋	袋	0.78	细辛 1袋	袋	0.68
丁香 1袋	袋	0.56	芒硝 1kg*1袋	袋	12.00
大腹皮 1袋	袋	0.72	防己 1袋	袋	1.03
垂盆草 1袋	袋	0.90	甘松 1袋	袋	0.94
丹参 1袋	袋	0.72	泽兰 1袋	袋	0.50
怀牛膝 1包	袋	1.23	连翘 1袋	袋	0.63
桑螵蛸(炒) 1袋	袋	1.49	延胡索(醋) 1袋	袋	1.57
金钱草 1袋	袋	1.03	龙胆草 1袋	袋	0.77
天竺黄 1袋	袋	1.77	瓜蒌子(净) 1袋	袋	0.92
槟榔 1袋	袋	0.93	紫苏梗 1袋	袋	0.73
太子参 1袋	袋	1.47	海金砂 1袋	袋	1.46
枳壳 1袋	袋	0.69	苍术 1袋	袋	0.68
茜草 1袋	袋	0.89	僵蚕 1袋	袋	1.66
五倍子 1袋	袋	1.89	瞿麦 1袋	袋	0.53
紫花地丁 1袋	袋	1.17	茵栀黄注射液 10ml*5支	盒	16.10
薤白 1袋	袋	0.79	地榆升白片 0.1g*40片	盒	30.50
山茱萸 1袋	袋	1.47	龙血竭胶囊 0.3g*48粒	盒	30.30
紫珠叶 1袋	袋	0.83	小儿清肺化痰泡腾片0.6g*32片	盒	25.50
代赭石 1袋	袋	1.16	百令胶囊 0.2g*60粒	盒	46.30
紫河车 1袋	袋	4.73	消栓通络胶囊 0.37g*36粒	盒	28.20
甘草(炙) 1袋	袋	0.38	独一味胶囊 0.3g*36粒	盒	34.20
藿香正气口服液 10ml*5支	盒	5.23	肝苏片 0.3g*90片	盒	37.90
脑安胶囊 0.4g*20粒	盒	28.00	血府逐瘀口服液 10ml*10支	盒	26.50
清淋颗粒 3g*10袋	盒	29.80	小儿腹泻宁泡腾颗粒 4g*6袋	合	32.60
绞股蓝总苷胶囊 0.06g*24粒	盒	27.95	复方麝香注射液 CO 10ml*1支	支	38.20
鼻渊通窍颗粒 15g*10袋	盒	24.30	复方鳖甲软肝片 0.5g*48片	盒	86.20
益母草软胶囊 0.5g*12粒	盒	37.70	消渴丸 30g*1瓶	盒	16.90

续表29-12　　单位:元

药品名称、规格	单位	零售价	药品名称、规格	单位	零售价
五加生化胶囊 0.4g*24粒	盒	39.20	前列康片 0.5g*60片	瓶	12.10
红景天颗粒 6g*10袋	盒	120.75	正柴胡饮颗粒 无糖 3g*10袋	盒	12.40
心达康胶囊 5mg*48片	盒	36.50	狗皮膏(改进型) 8cm*4.5cm*5贴	盒	30.50
小金丸 0.6g*12袋	盒	44.80	养血清脑颗粒 4g*9袋	盒	23.90
玄麦甘桔颗粒 5g*16袋	盒	14.30	排石颗粒 5g*6袋	盒	21.40
锡类散 1.5g*1瓶	盒	5.00	复方夏天无片 0.32g*42片	盒	32.60
乐频清丸(珍黄丸) 0.2g*24粒	盒	24.60	速效救心丸 0.04g*100粒	盒	19.10
华蟾素胶囊 0.25g*14粒	盒	279.00	康妇消炎栓 2.8g*9粒	盒	32.30
鳖甲煎丸 50克	盒	36.10	鼻咽清毒颗粒 10g*8袋	盒	13.70
银杏酮酯分散片 0.15g*24片	盒	80.70	枫蓼肠胃康分散片0.6g*36片	盒	44.20
蒲地蓝口服液 10ml*6支	盒	31.40	加味逍遥丸 6g*10袋	盒	8.05
心脑欣胶囊 0.5g*20粒	盒	24.30	益肾蠲痹丸 8g*12袋	盒	32.00
万应胶囊 0.3g*12粒	盒	24.60	苏子油软胶囊 0.5g*32粒	盒	46.80
宁泌泰胶囊 0.38g*36粒	盒	37.80	欣力康颗粒剂(无糖型) 6g*12包	盒	66.20
红花注射液 10ml*1支	支	21.70	丹参片 100片	盒	9.70
脉络通胶囊 0.42g*12粒	盒	30.00	复方熊胆滴眼液 12ml*1瓶	瓶	35.20
丹参片 100片	盒	9.70	珍菊降压片 0.25g*60片	盒	13.60
复方血栓通胶囊 0.5g*30粒	盒	26.90	参松养心胶囊 0.4g*36粒	盒	29.80
消炎利胆片 100片	瓶	5.70	石斛夜光丸 6g*10袋	盒	17.80
大活络胶囊 0.25g*36粒	盒	37.90	宁心宝胶囊 0.25g*24粒	盒	16.40
蜜炼川贝枇杷膏 150ml*1瓶	瓶	21.74	葛根汤颗粒 4g*9袋	盒	24.70
贞芪扶正颗粒(无糖型)5g*12袋	盒	51.60	克痒舒洗液 120ml*1瓶	瓶	28.20
补中益气颗粒 3g*9袋	盒	39.80	肾炎康复片 0.48g*45片	盒	26.00
西瓜霜润喉片 24片	盒	3.90	康复新液 100ml*1瓶	瓶	38.50
复方益肝灵片CO 0.021g*100片	瓶	25.50	强力枇杷露 180ml*1瓶	瓶	8.60
安神补脑液 10ml*10支	盒	12.00	润燥止痒胶囊 0.5g*24粒	盒	21.40
补血益母颗粒 12g*10袋	盒	25.80	消咳喘片 0.31g*48片	盒	22.80
如意金黄散 12g*10袋	盒	10.80	鲜竹沥 30ml*8支	盒	6.33
心脑欣丸(缩丸) 0.2g*50丸	盒	38.30	冠心丹参滴丸 0.04g*150粒	盒	32.20
冰连滴耳剂 8ml*1支	支	22.70	白芍总苷胶囊 0.3g*36粒	盒	48.40
云南白药创口贴 1.5cm*18袋	盒	36.00	枫蓼肠胃康分散片0.5g*36片	盒	43.20
急支糖浆 200ml*1瓶	盒	11.30	龙血竭胶囊 0.3g*36粒	盒	30.30
脑心通胶囊 0.4g*36粒	盒	29.20	清开灵颗粒 3g*9袋	盒	15.30
肾石通颗粒 15g*10袋	盒	24.20	红豆杉 2g*7包	袋	313.60
双黄连注射液 0.6g*1支	支	10.20	猴耳环消炎胶囊 0.4g*18粒	盒	28.50
热毒宁注射液 10ml*6支	盒	241.80	愈伤灵胶囊 0.3g*60粒	盒	29.80
枫蓼肠胃康颗粒 8g*9袋	盒	26.00	金嗓利咽丸 1瓶	盒	14.10
血栓通冻干粉针 100mg*1瓶	瓶	26.40	接骨七厘散 1.5g*6袋	盒	32.40
益血生胶囊 0.25g*36粒	盒	29.00	黄葵胶囊 0.5g*30粒	盒	36.90
心宝丸(浓缩丸) 60mg*20丸	盒	6.40	仙灵骨葆胶囊 0.5g*40粒	盒	33.00

续表29-12 单位:元

药品名称、规格	单位	零售价	药品名称、规格	单位	零售价
百乐眠胶囊 0.27g*24粒	盒	45.00	胃复春片 40片	盒	13.60
穿心莲胶囊 36粒	盒	8.60	返魂草颗粒 10g*9袋	盒	16.30
龙胆泻肝胶囊 0.25g*60粒	盒	39.50	冠心丹参滴丸 40mg*120粒	盒	25.50
洁尔阴 350ml*1瓶	瓶	30.00	益胆片 0.5g*36片	盒	23.20
湿润烧伤膏 40g*1支	支	24.80	返魂草颗粒 10g*12袋	盒	21.70
复方南星止痛膏 10cm/13cm*3贴*2袋	盒	41.50	冠心宁注射液 10ml*1支	支	18.50
参芪降糖颗粒 3g*10袋	盒	27.90	复方夏天无片 0.3g*36片	盒	28.00
天舒胶囊 0.34g*60粒	盒	52.50	参麦注射液 10ml*3支	盒	46.50
六味地黄丸 3g*200丸	盒	11.60	舒肝宁注射液 10ml*1支	支	32.90
丹黄祛瘀胶囊 0.4g*24粒	盒	30.10	麝香壮骨膏 5贴*2袋	盒	13.50
丹七软胶囊 0.6g*50粒	盒	59.00	通乳颗粒 5g*12袋	盒	75.20
消银颗粒 3.5g*10袋	盒	28.10	双唑泰泡腾片 10片	盒	34.30
板蓝根颗粒 10g*20袋	盒	4.20	雷公藤多甙片 10mg*100片	瓶	22.90
枣仁安神颗粒 5g*6袋	盒	10.90	心通口服液 10ml*6支	盒	9.90
消渴丸 52.5g*1瓶	瓶	28.50	克痒舒洗液 100ml*1瓶	瓶	25.50
胆宁片 0.36g*100片	瓶	21.00	活血止痛胶囊 0.5g*30粒	盒	29.00
一清胶囊 0.5g*20粒	盒	21.60	红花黄色素氯化钠注射液 80mg:0.9g/100ml*1瓶	瓶	147.00
生脉胶囊 0.3g*45粒	盒	41.40	夏枯草口服液 10ml*12支	盒	28.70
逐瘀通脉胶囊 0.2g*18粒	盒	33.54	正柴胡饮颗粒 5g*6袋	盒	9.80
固肠止泻丸 5g*12粒	盒	25.50	归芍调经片 0.22g*36片	盒	32.60
心痛康片 0.3g*60片	盒	42.60	产后康膏 350g*350g	盒	24.60
复方灵芝颗粒 5g*12袋	盒	52.20	天一止咳糖浆 120ml*1瓶	盒	12.10
泽桂癃爽胶囊 0.44g*24粒	盒	26.50	屏风生脉胶囊 0.33g*36粒	盒	33.80
如意金黄散 9g*10袋	盒	12.00	前列安通片 0.38g*48片	盒	27.20
麝香痔疮栓 12枚	盒	23.30	蓝芩口服液 10ml*12支	盒	39.50
平消片 0.24g*100片	瓶	66.20	妇科千金胶囊 0.4g*24粒	盒	26.70
晕可平糖浆 100ml*1瓶	瓶	5.30	血府逐瘀软胶囊 0.5g*24粒	盒	46.80
黄芪精口服液 10ml*10支	盒	13.80	小儿豉翘清热颗粒 2g*6袋	盒	30.00
正柴胡饮颗粒 10g*6袋	盒	9.00	丹参多酚酸盐 50mg*1瓶	瓶	67.40
艾迪注射液 10ml*1支	支	35.80	六味地黄软胶囊 0.38g*120粒	盒	63.30
茵栀黄颗粒 3g*10袋	盒	24.60	双黄连颗粒 5g*10袋	盒	16.10
血栓通冻干粉针 250mg*1瓶	瓶	57.00	清开灵胶囊 0.4g*24粒	盒	25.20
麝香壮骨膏 1贴/7cm*5片	袋	9.50	川黄口服液 10ml*6支	盒	23.00
脑立清胶囊 0.33g*36粒	盒	13.20	荷丹片 0.73g*36片	盒	49.00
丹参胶囊 0.28g*36粒	盒	32.80	裸花紫珠栓 1.4g*8粒	盒	31.10
复方南星止痛膏 10cm/13cm*4贴	盒	27.10	食积口服液 10ml*10支	盒	21.00
口炎清颗粒(无糖) 3g*10袋	盒	22.60	金胆片 0.33g*100片	盒	9.40

续表29-12 单位:元

药品名称、规格	单位	零售价	药品名称、规格	单位	零售价
复方丹参滴丸 27mg*180粒	盒	28.80	普乐安胶囊 0.375g*60粒	盒	8.60
接骨七厘片 0.3g*60片	盒	39.70	稳心颗粒 5g*9袋	盒	30.70
护肝片 0.36g*100片	瓶	17.50	骨刺片 60片	盒	5.80
金荞麦片 30片	盒	14.70	活力苏口服液 10ml*6支	盒	16.60
安宫牛黄丸 3g*1粒	盒	144.90	胃痛定 24片	盒	22.00
再造生血片 48片	盒	21.20	抗骨增生胶囊 0.35g*100粒	盒	38.10
乌鸡白凤片 0.5g*24片	盒	30.90	通心络胶囊 0.26g*30粒	盒	31.50
复方草珊瑚含片 16片	盒	4.50	康复新液 100ml*1瓶	瓶	44.30
消银颗粒 3.5g*12袋	盒	33.70	一清胶囊 0.5g*30粒	瓶	30.00
复方皂矾丸 0.2g*72粒	盒	64.00	金水宝胶囊 0.33g*63粒	瓶	44.90
银黄颗粒 2g*20袋	盒	22.30	迈之灵 0.15g*20片	盒	49.30
醒脑静注射液(天然麝香)5ml*1支	支	43.20	清开灵胶囊 0.25g*12粒	盒	8.30
参芪五味子片 0.25g*60片	盒	28.40	合生元儿童益生菌冲剂 5g*26袋	盒	140.00
楼莲胶囊 0.25g*40粒	盒	59.80	血塞通片 0.1g*24片	盒	20.30
归芍调经片 0.22g*40片	盒	28.90	裸花紫珠片 0.5g*24片	盒	24.80
舒血宁注射液 5ml*1支	支	22.90	复方沙棘籽油栓 2.7g*6粒	盒	28.80
利脑心胶囊 0.25g*36粒	盒	20.90	金刚藤胶囊 0.5g*60片	瓶	28.20
肠胃康颗粒 8g*6袋	盒	17.40	复方阿胶浆 20ml*12支	盒	34.90
雷公藤片 100片	盒	17.70	大柴胡颗粒 8g*6袋	盒	99.80
玉屏风颗粒 5g*15袋	盒	25.30	川芎清颗粒 10g*6袋	盒	34.70
虎驹乙肝胶囊 0.2g*45粒	盒	38.20	平消片 0.23g*100片	瓶	42.60
益肝灵片(胶囊) 38.5mg*100片	瓶	3.00	益血生胶囊 0.25g*36粒	盒	29.00
洁白胶囊 0.4g*24粒	盒	26.60	麻仁丸 60g*1瓶	盒	4.80
糖脉康颗粒 5g*10袋	盒	19.00	大补阴丸 60g*1瓶	瓶	13.20
利肝康片 0.2g*60片	瓶	25.50	健儿清解液 100ml*1瓶	瓶	20.70
清开灵颗粒 3g*12袋	盒	16.10	云南白药气雾剂 85g:30g*1盒	盒	34.50
护肝胶囊 0.35g*48粒	盒	7.50	荷丹片 0.73g*24片	盒	30.40
脉血康胶囊 0.25g*24粒	盒	29.80	逐瘀通脉胶囊 0.2g*24粒	盒	41.20
灯盏花素 20mg*1支	支	26.70	玉屏风胶囊 0.5g*20粒	盒	27.70
银杏叶片 12.9mg*24片	盒	36.40	康艾注射液2 10ml*1支	支	71.00
还少胶囊 0.42g*50粒	盒	48.20	通便灵胶囊 0.25g*30粒	盒	12.70
消炎利胆片(糖衣片) 100片	瓶	5.20	金嗓散结丸 1瓶	盒	14.00
鸦胆子油口服乳液 250ml*1瓶	瓶	151.00	八珍颗粒 3.5g*20袋	盒	38.10
止痛化癥片 0.3g*48片	盒	38.00	健儿清解液 120ml*1瓶	瓶	19.50
小金丸 0.6g*8袋	盒	34.40	裸花紫珠胶囊 0.4g*36粒	盒	30.60
桂枝茯苓胶囊 0.31g*100粒	盒	60.90	生脉注射液 50ml*1瓶	瓶	95.50
安宫止血颗粒 4g*12袋	盒	34.00	云南白药胶囊 0.25g*32粒	盒	40.00
双黄连口服液 10ml*10支	盒	9.78	片仔癀 3g*1粒	粒	276.00
活血止痛胶囊 0.25g*48粒	盒	23.00	新清宁胶囊 0.3g*28粒	盒	21.90

续表29-12　　单位:元

药品名称、规格	单位	零售价	药品名称、规格	单位	零售价
正柴胡饮颗粒 5g*10袋	盒	16.30	健胃消食口服液 10ml*6支	盒	29.60
牛黄降压片 0.5g*20片	盒	23.80	小儿感冒颗粒 12g*10袋	盒	20.15
脑安颗粒 1.2g*10袋	盒	57.60	王氏保赤丸 0.15g*20支	盒	26.40
肾炎片 80片	盒	25.60	季德胜蛇药片 0.4g*60片	盒	19.20
肾石通颗粒(无糖型) 4g*10袋	盒	25.40	咽立爽口含滴丸 0.025g*36粒	盒	9.00
金果饮 165ml*165ml	盒	10.35	虎力散胶囊 0.3g*8粒	盒	31.70
知柏地黄丸 3g*200丸	盒	10.90	地奥心血康胶囊 0.1g*20粒	盒	9.20
麝香保心丸 22.5mg*42粒	盒	23.60	口炎清颗粒 10g*6袋	盒	15.30
复方丹参滴丸 27mg*150粒	盒	25.00	祖师麻片 0.3g*54片	盒	35.00
醒脑静注射液 10ml*1支	支	61.00	八珍颗粒 3.5g*10袋	盒	34.40
血塞通 0.2g*1支	支	33.40	妇科止血灵 45片	盒	32.89
脑德生袋泡茶 4g*18袋	盒	41.40	贞芪扶正颗粒(无糖 5g*10袋	盒	49.90
补肾健脾口服液 10ml*10支	盒	23.00	妇科止血灵 0.31g*48片	盒	22.80
康妇消炎栓 2.8g*7枚	盒	32.30	心脑舒口服液 10ml*10支	盒	98.00
珍菊降压片 0.25g*48片	瓶	5.90	驱白巴布期片 0.5g*24片	盒	54.60
鲜益母草胶囊 24片	盒	58.70	红花黄色素针 50mg/42.5mg*1瓶	瓶	67.00
复方斑蝥胶囊 0.25g*60粒	盒	166.00	维血宁糖浆 250ml*1瓶	瓶	28.20
治糜灵泡腾片 0.65g*6片	盒	31.50	鸡眼胶布 6贴	盒	1.15
骨松宝胶囊 0.5g*24粒	盒	28.75	盘龙七片 0.3g*36片	盒	42.60
黄氏响声丸 0.133g*108粒	盒	20.90	复方土槿皮酊 15ml*1支	支	0.86
消癌平片 0.32g*72片	盒	65.40	黄柏胶囊 1g*36粒	盒	18.90
胃苏颗粒 5g*3袋	盒	8.70	散结镇痛胶囊 0.4g*30粒	盒	48.30
荔花鼻窦炎片 0.5g*45片	盒	49.40	乙肝健片 0.26g*120片	盒	42.10
肾炎安胶囊 0.3g*24粒	盒	32.60	板蓝根颗粒 5g*12袋	盒	4.00
八珍益母胶囊 0.28g*36粒	盒	25.70	宣肺止嗽合剂 120ml*1瓶	瓶	33.40
参芪十一味颗粒 2g*12袋	盒	40.30	霍胆片 48片	盒	41.40
鼻炎片 0.5g*36片	盒	27.20	银丹心泰滴丸 0.35g*200粒	盒	29.50
五加生化胶囊 0.4g*21粒	盒	46.00	马应龙麝香痔疮膏 20g*1支	支	16.70
银黄含化片 0.6g*24片	袋	6.10	脑震宁 10g*10袋	盒	28.10
普乐安胶囊 0.375g*120粒	瓶	20.60	致康胶囊 0.3g*24粒	盒	32.80
了哥王片 36片	盒	22.46	乳癖消片 0.67g*36片	盒	20.00
消炎利胆片(颗粒胶囊)CO 100片	瓶	8.10	糖脉康颗粒 5g*21袋	盒	37.50
强力康颗粒 5g*9袋	盒	47.20	乙肝解毒胶囊 0.25g*24粒	盒	14.80
喜炎平注射液 2ml/50mg*1支	支	27.60	薄芝糖肽注射液 5mg:1mg/2ml支	支	35.80
养血清脑颗粒 4g*15袋	盒	39.90	(迪赛片)胸腺肽肠溶片 5mg*15片	盒	39.80
醒脑再造胶囊 0.35g*36粒	盒	36.60	环孢素软胶囊 0.025g*50粒	盒	575.00
新癀片 0.32g*36片	盒	22.00	(奇莫欣)胸腺肽肠溶片20mg*10片	盒	48.90
克咳胶囊 0.3g*21粒	盒	20.90	胎盘多肽注射液 4ml*1支	支	93.30

续表29-12　　单位:元

药品名称、规格	单位	零售价	药品名称、规格	单位	零售价
核糖核酸II 50mg*1支	支	101.00	转化糖电解质 12.5g/250ml*1袋	袋	56.40
(奇莫欣)胸腺肽肠溶片5mg*12片	盒	39.40	50%葡萄糖注射液 10g/20ml*5支	盒	2.47
转移因子口服液 10mg:300ug/10ml*6支	盒	31.50	钠钾镁钙葡萄糖注射液500ml*1瓶	瓶	48.00
吗替麦考酚酯胶囊 0.25g*40粒	盒	685.00	0.9%/250ml 氯化钠注射液 2.25g/250ml*1瓶	瓶	3.20
小儿电解质补给注射液 0.223/3.75g/100ml*1瓶	瓶	20.60	甘油果糖注射液 25g/250ml*1支	支	44.70
腹膜透析液PD-2 2.5%/2000ml*1袋	袋	38.90	乳酸钠林格注射液 500ml*1瓶	瓶	4.60
10%浓氯化钠注射液1.0g/10ml*5支	盒	3.35	0.9%氯化钠注射液 90mg/10ml*支	盒	1.30
腹膜透析液(乳酸盐) 1.5g/2L*1袋	袋	38.90	碳酸氢钠注射液 250ml*1瓶	瓶	5.90
门冬氨酸钾镁注射液 10ml*5支	盒	1.90	灭菌注射用水 500ml*1瓶	瓶	1.80
转化糖注射液 25g/500ml*1瓶	瓶	120.00	氯化钾注射液 1g/10ml*5支	盒	1.95
氯化钠注射液(外用) 4.5g/500ml*1瓶	瓶	4.80	氯化钾注射液 1.0g/10ml*5支	盒	1.95
0.9%氯化钠注射液 0.90% 10ml*1支	支	1.50	转化糖针 12.5g*1瓶	瓶	61.80
5%/500ml 葡萄糖注射液 25g/500ml*1瓶	瓶	3.70	氯化钠注射液(外用) 4.5g/500ml*1瓶	瓶	5.70
氯化钾注射液 1g/10ml*1瓶	瓶	1.60	5%/250ml 葡萄糖注射液 12.5g/250ml*1瓶	瓶	2.60
0.9%/500ml 氯化钠注射液 4.5g/500ml*1瓶	瓶	3.60	糜蛋白酶 4000Iu*1支	支	3.20
10%/500ml 葡萄糖注射液 50g/500ml*1瓶	瓶	3.70	沙美特罗替卡松粉吸入剂 CO 50ug/500ug*1盒	盒	425.00
门冬氨酸钾镁注射液 10ml*5支	盒	2.40	沙丁胺醇气雾剂 CO 1.4g/0.02g*200喷	瓶	6.60
10%/250ml 葡萄糖注射液 25g/250ml*1瓶	瓶	3.10	氟替卡松鼻喷雾剂 50ug/120喷瓶	瓶	87.98
10%/100ml 葡萄糖注射液 10g/100ml*1瓶	瓶	2.10	氨溴索口服液 30mg/10ml*10支	盒	19.50
碳酸氢钠注射液12.5g/250ml*1瓶	瓶	1.90	可待因片 15mg*20片	瓶	9.50
0.9%/100ml 氯化钠注射液 0.9g/100ml*1瓶	瓶	2.50	氨溴索口服液 3.00% 100ml*1瓶	瓶	6.50
甘露聚糖肽 5mg*1瓶	瓶	77.10	氨溴索片 30mg*20片	盒	10.35
氯化钾缓释片 0.5g*24片	盒	6.00	乙酰半胱氨酸颗粒 0.2g*10袋	盒	23.10
氯化钾粉针 1.0g*1支	支	2.50	多索茶碱 0.3g*1瓶	瓶	51.20
氯化钠溶液(冲洗3000ml) 000ml*1袋	袋	23.60	二羟丙茶碱片 0.1g*100片	瓶	5.87
0.9%氯化钠注射液 0.09g/10ml*5支	盒	1.00	右美沙芬咀嚼片 15mg*16片	盒	26.00
5%/100ml 葡萄糖注射液 5.0g/100ml*1瓶	瓶	2.00	氨溴索 0.015g*1支	支	6.30
氯化钠溶液(冲洗 3000ml) 3000ml*1瓶	瓶	31.90	复方磷酸可待因口服溶液 10ml*15袋	盒	23.00
混合糖电解质注射液 500ml*1瓶	瓶	117.00	布地奈德混悬液 1mg/2ml*5支	袋	102.00
门冬氨酸钾镁粉针 2.0g*1支	支	16.30	沙丁胺醇气雾剂 100ug*200揿	瓶	22.80

续表29-12　　单位:元

药品名称、规格	单位	零售价
特布他林雾化液 5mg/2ml*20支	盒	131.00
沙美特罗替卡松粉吸入剂 CO 50ug/250ug*1盒	盒	269.00
溴己新片 8mg*100片	瓶	2.07
标准桃金娘油肠溶胶囊 300mg*10片	盒	27.50
氨溴索分散片 30mg*30片	盒	23.00
咳必清片(喷托维林) 25mg*100片	瓶	3.60
噻托溴铵粉吸入剂(附吸具) 18ug*10粒	盒	114.00
溴己新葡萄糖注射液 4mg:5g/100ml*1瓶	瓶	39.00
布地奈德粉吸入剂(普米克都保) 0.1mg*200吸*1支	支	117.00
氨溴索 0.03g*1支	支	11.70
氨溴索口服液 30mg/10ml*15支	盒	29.00
复方磷酸可待因溶液 150ml*1瓶	瓶	24.00
氨溴索注射液 30mg/4ml*1支	支	9.90
复方愈创木酚磺酸钾口服溶液 100ml*1瓶	瓶	5.40
班布特罗片 10mg*10片	盒	27.80
倍氯米松气雾剂 50ug/200喷*1瓶	瓶	46.00
布地奈德粉吸入剂 0.1mg*200吸*1支	支	107.83
异丙肾上腺素注射液 1mg/2ml*2支	盒	7.00
布地奈德鼻喷雾剂 64ug*120喷*1支	支	62.30
噻托溴铵粉吸入剂 18ug*10粒	盒	95.70
乙酰半胱氨酸片 0.2g*10片	盒	21.30
多索茶碱注射液 0.1g/10ml*1支	支	15.00
沙丁胺醇气雾剂(混悬型) 14g:20mg*1瓶	瓶	17.90
孟鲁司特钠咀嚼片 5mg*7片	盒	41.01
氨溴特罗口服液 150mg/100ml*瓶	瓶	24.20
沙丁胺醇片 2.4mg*100片	瓶	3.40
沙美特罗替卡松粉吸入剂 CO 50ug/100ug*1盒	盒	179.40
氨溴索 15mg*1支	支	6.90
特布他林片 2.5mg*20片	盒	8.30
氨茶碱片 0.1g*100片	瓶	2.30
氨茶碱注射液 0.25g/2ml*10支	盒	2.20
氨茶碱注射液 0.25g/10ml*5支	盒	4.00
多索茶碱 0.3g*1瓶	瓶	34.50
二甲双胍片 0.25g*60片	瓶	2.50
(50R)精蛋白锌重组赖辅胰岛素混合注射液 300U/3ml*1支	支	93.90
炔诺酮片 0.625mg*100片	瓶	5.20
氟他胺片 250mg*100片	盒	1,469.00
氢化可的松注射液 25mg/5ml*5支	盒	2.50
十一酸睾酮胶丸 0.04g*16片	盒	36.90
鲑鱼降钙素喷鼻剂 4400I/2ml*盒	盒	316.00
(25R)精蛋白锌重组赖辅胰岛素混合注射液 300U/3ml*1支	支	93.90
泼尼松片 5mg*100片	瓶	2.20
复方倍他米松 5mg+2mg/1ml*1支	支	48.90
绒促性素 2000u*10瓶	盒	63.00
瑞格列奈片 2mg*30片	盒	86.30
二甲双胍缓释片 500mg*30片	瓶	19.30
二甲双胍缓释片 0.25g*30片	盒	6.60
瑞格列奈片 0.5mg*60片	盒	43.50
格列苯脲片 2.5mg*100片	瓶	2.07
格列美脲片 2mg*10片	盒	16.60
米非司酮片 10mg*30片	盒	81.70
(甘舒霖50R)XT30/70混合重组人胰岛素注射液 300u/3ml*1支	支	67.90
阿仑膦酸钠片 10mg*7片	盒	19.20
格列齐特片 80mg*60片	盒	74.40
甲地孕酮分散片 0.04g*24片	盒	94.80
(诺和锐特充)门冬胰岛素注射液 300IU/3ml*1支	支	105.00
二甲双胍片 850mg*20片	盒	37.30
艾塞那肽注射液 5ug*1盒	盒	1,484.00
阿那曲唑片 1mg*14片	盒	671.00
(诺和灵N特充)精蛋白生物合成人胰岛素注射液 300IU/3ml*1支	支	80.00
米非司酮胶丸 5mg*15片	盒	56.70
格列吡嗪片 5mg*48片	盒	25.30
吡格列酮片 30mg*7片	盒	35.30
阿法骨化醇胶丸 0.25ug*30粒	盒	23.60
(诺和平笔芯)地特胰岛素注射液 300U/3ml*1盒	盒	244.00
骨肽 25mg*1瓶	瓶	64.40
甲巯咪唑片 5mg*100片	瓶	1.60
(诺和锐笔芯)门冬胰岛素注射液 300IU/3ml*1支	支	86.70
胰岛素注射液 400u/10ml*1支	支	11.80
阿仑膦酸钠片 70mg*1片	盒	75.80

续表29-12 单位:元

药品名称、规格	单位	零售价
甲状腺片 40mg*100片	盒	9.20
泼尼松龙注射液 5ml/0.125g*1瓶	瓶	2.07
地塞米松磷酸钠注射液 5mg/1ml*10支	盒	2.90
比卡鲁胺片 50mg*28片	盒	1,395.00
骨肽 10mg*1支	支	29.70
二甲双胍片 0.5g*20片	盒	29.20
己烯雌酚注射液 2mg/1ml*10支	盒	4.05
氢化泼尼松注射液 10mg/2ml*1支	支	26.00
(来得时)甘精胰岛素注射液 300u/3ml*1支	支	253.00
(诺和灵30R笔芯)精蛋白生物合成人胰岛素注射液 300IU/3ml*1支	支	63.00
米非司酮片 25mg*6片	盒	22.80
依帕司他片 0.05g*10粒	盒	50.60
(诺和灵N)精蛋白生物合成人胰岛素注射液 300IU/3ml*1支	支	64.40
甲泼尼龙片 4mg*30片	盒	34.10
甲泼尼龙琥珀酸钠 20mg*1瓶	瓶	13.00
地塞米松片 0.75mg*100片	瓶	4.43
甲睾酮片 5mg*100片	瓶	6.30
泼尼松片 5mg*100片	瓶	7.40
鲑降钙素注射液 50u/1ml*1支	支	55.70
左旋甲状腺素钠片 50ug*100片	盒	31.10
奥曲肽注射液 0.2mg/1ml*1支	支	135.00
氟他胺片 0.25g*50片	瓶	321.00
黄体酮胶囊 50mg*20粒	盒	36.00
氯米芬片 0.05g*10片	盒	17.60
托哌酮胶囊 50mg*24粒	盒	15.50
促皮质素 25u*10支	盒	79.00
甲泼尼龙琥珀酸钠 40mg*1瓶	瓶	13.00
精蛋白锌胰岛素注射液(30%)300u/3ml*1支	支	29.50
骨肽片 0.3g*36片	盒	33.40
奥曲肽注射液 0.1mg/1ml*5支	盒	684.50
二甲双胍缓释片 0.25g*20片	盒	7.70
雷洛昔芬片 60mg*7片	盒	56.90
(诺和锐30特充)门冬胰岛素30注射液 300IU/3ml*1支	支	105.00
黄体酮注射液 0.02g*10支	盒	3.45
曲安奈德注射液 0.05g/5ml*1瓶	瓶	9.10
溴隐亭片 2.5mg*30片	盒	137.00
格列吡嗪片 2.5mg*100片	盒	21.00
甲泼尼龙琥珀酸钠注射液 0.5g*1瓶	瓶	155.00
格列吡嗪片 5mg*60片	盒	15.40
甲泼尼龙琥珀酸钠注射液 40mg*1瓶	瓶	30.30
格列齐特缓释片 0.03g*30片	盒	56.90
骨化三醇胶丸 0.25ug*10粒	盒	68.80
丙硫氧嘧啶片 0.05g*100片	瓶	6.70
(甘舒霖30R)XT30/70混合重组人胰岛素注射液 300u/3ml*1支	支	51.50
(诺和锐30笔芯)门冬胰岛素30注射液 300IU/3ml*1支	支	90.30
苯甲酸雌二醇注射液 2mg/1ml*10支	盒	7.40
(诺和灵R笔芯)生物合成人胰岛素注射液 300IU/3ml*1支	支	64.40
格列吡嗪片 2.5mg*80片	盒	20.40
阿仑膦酸钠片 70mg*7片	盒	70.80
戊酸雌二醇片 1mg*21片	盒	33.30
丙硫氧嘧啶片(进口) 50mg*100片	瓶	43.70
阿卡波糖片 0.05g*30粒	盒	72.30
安宫黄体酮片 2mg*100片	瓶	5.30
罗格列酮钠片 4mg*7片	盒	39.10
二甲双胍片 0.25g*48片	盒	2.40
罗格列酮片 4mg*14片	盒	41.40
吡格列酮片 15mg*7片	盒	21.30
己烯雌酚片 0.5mg*100片	瓶	2.07
骨肽 50mg*1支	支	119.00
甲羟孕酮分散片 0.25g*15片	盒	94.50
奥曲肽粉针 0.1mg*1支	支	72.10
丙酸睾酮注射液 0.25g/1ml*10支	盒	6.90
洛索洛芬钠分散片 60mg*24片	盒	37.00
酚麻美敏片 CO 10片	盒	10.00
布洛芬混悬液 2g/100ml*1瓶	瓶	17.60
美洛昔康片 7.5mg*10片	盒	16.30
秋水仙碱片 0.5mg*20片	盒	6.90
安乃近注射液 2ml/0.5g*10支	盒	2.90
复方氯唑沙宗片 CO 0.375g*24片	盒	15.70
双扑伪麻片 12片	盒	11.50
阿司匹林双嘧达莫缓释片 CO 100mg/12.5mg*24片	盒	25.90
双氯芬酸钠缓释片 0.075g*10片	盒	26.70
复方氨酚烷胶囊 10粒	盒	8.10
酚麻美敏混悬液 100ml*1瓶	瓶	22.60
尼美舒利分散片 0.1g*10片	盒	18.80
双氯芬酸钠肠溶胶囊 50mg*20粒	盒	28.00
阿司匹林肠溶微粒胶囊 0.1g*10粒	盒	8.00
对乙酰氨基酚缓释片 650mg*18片	盒	18.40

续表29-12　单位:元

药品名称、规格	单位	零售价
对乙酰氨基酚混悬液 100ml*1瓶	瓶	18.70
别嘌醇片 0.1g*100片	瓶	5.40
阿司匹林肠溶片 0.025g*100片	瓶	1.73
布洛芬混悬液 1.2g/60ml*1瓶	瓶	7.50
复方氯唑沙宗分散片 24片	盒	17.50
复方对乙酰氨基酚片II CO 0.45g*10片	盒	7.00
秋水仙碱片 1mg*20片	盒	15.60
双氯芬酸二乙胺乳胶剂 20g*1支	盒	20.90
科洛曲片 75mg*8片	盒	36.50
阿司匹林肠溶胶囊 0.1g*30粒	盒	21.00
布洛芬片 0.1g*100片	瓶	1.68
双氯芬酸钠肠溶微粒胶囊 0.05g*10粒	盒	15.50
对乙酰氨基酚缓释片 0.65g*6片	盒	5.95
阿司匹林泡腾片 0.5g*10片	板	5.70
愈酚伪麻口服液 100ml*1瓶	瓶	19.60
拜阿司匹灵 0.1g*30片	盒	14.80
酚麻美敏片 co 20片	盒	20.60
地奥司明片 0.45g*20片	盒	33.50
精氨酸阿司匹林针 0.5g*1支	支	23.23
消炎痛栓 0.1g*10粒	盒	2.90
双氯芬酸钾片 0.025g*24片	盒	11.90
索米痛 100片	瓶	4.60
洛索洛芬片 0.06g*20片	盒	24.13
双氯芬酸钠双释放肠溶胶囊 75mg*10粒	盒	23.00
布洛芬缓释胶囊 0.3g*20粒	盒	15.20
利伐沙班片 10mg*5片	盒	496.00
奥沙普秦肠溶片 0.2g*16片	盒	29.40
尼美舒利胶囊 0.1g*20粒	盒	29.80
乙水杨胺片 0.25g*12片	盒	28.50
吲哚美辛肠溶片 0.025g*100片	盒	2.10
布洛芬混悬滴剂 0.6g/15ml*1瓶	瓶	8.50
西替利嗪片 10mg*5片	盒	20.20
异丙嗪注射液 0.05g/2ml*10支	盒	5.94
茶苯海明片 0.025g*30片	盒	2.40
氯雷他定糖浆 60ml*1瓶	瓶	36.40
酮替芬片 1mg*60片	瓶	3.30
异丙嗪注射液 25mg/1ml*10支	盒	2.90
氯雷他定分散片 10mg*6片	盒	19.80
赛庚啶片 2mg*100片	瓶	2.60
西替利嗪片 0.01g*12片	盒	10.50
西替利嗪分散片 10mg*12片	盒	13.60
异丙嗪注射液 50mg/2ml*10支	盒	3.10
枸地氯雷他定片 8.8mg*6片	盒	78.00
富马酸氯马斯汀口服液 8.04mg/60ml*1瓶	瓶	44.90
氯苯那敏片 4mg*100片	瓶	1.50
氯雷他定片 0.01g*6片	盒	21.20
肿瘤坏死因子受体II 12.5mg*1瓶	瓶	488.75
阿苯达唑 200mg*10片	盒	11.30
羟氯喹片 0.1g*14片	盒	37.95
左旋咪唑片 0.025g*100片	瓶	2.50
氟康唑片 0.05g*6片	盒	21.30
左氧氟沙星胶囊 0.1g*12粒	盒	10.40
他克莫司胶囊 0.5mg*50片	盒	765.00
阿昔洛韦片 0.1g*24片	盒	1.50
呋喃唑酮片 0.1g*100片	瓶	2.76
更昔洛韦针 250mg*1瓶	瓶	24.00
头孢克洛缓释片 0.375g*6片	盒	31.60
克林霉素注射液 0.6g/8ml*1支	支	28.90
(全泽复头孢地尼胶囊 0.1g*10粒	盒	106.00
头孢克肟分散片 50mg*18片	盒	39.50
甲硝唑氯化钠注射液 0.5g:2.25g/250ml*1瓶	瓶	2.30
头孢哌酮钠舒巴坦钠 2.25g*1支	支	20.20
红霉素粉针 0.25g/1瓶*1瓶	瓶	2.20
头孢尼西钠 0.5g*1瓶	瓶	44.90
奥硝唑氯化钠注射液 0.5g:0.9g/100ml*1袋	袋	39.00
拉氧头孢钠 0.25g*1支	支	40.00
头孢西丁钠 2g*1支	支	52.00
氯霉素注射液 2ml/0.25g*10支	盒	4.73
美洛西林钠 2.5g*1支	支	38.30
氧氟沙星片 0.1g*10粒	盒	13.20
依诺沙星葡萄糖酸注射液 0.2g支	支	61.20
克林霉素 0.6g*1支	支	26.90
头孢哌酮钠舒巴坦钠 1g*1瓶	瓶	80.30
硝呋太尔胶囊 0.1g*28粒	盒	45.50
阿莫西林胶囊 0.5g*24粒	盒	22.90
替考拉宁 0.2g/1瓶*1瓶	瓶	334.00
罗红霉素胶囊 0.15g*12粒	盒	23.20
头孢替安 1g*1支	支	53.30
甲砜霉素 0.25g*12粒	盒	56.60
头孢呋辛酯分散片 0.125g*24片	盒	49.50
阿莫西林舒巴坦匹酯胶囊 0.25g*12粒	盒	38.50

续表29-12 单位:元

药品名称、规格	单位	零售价
头孢呋辛钠 1.5g*1支	支	23.60
阿奇霉素粉剂 0.25g*1支	支	23.60
大蒜素胶囊 0.02g*24粒	盒	14.70
头孢匹胺 0.5g*1支	支	31.60
头孢克肟分散片 0.1g*8片	盒	30.70
利福平胶囊 0.15g*100粒	瓶	13.20
奥司他韦胶囊 75mg*10片	合	1680.00
克林霉素粉针 0.3g*1支	支	15.30
头孢克洛缓释片 0.375g*6片	盒	31.60
奥硝唑注射液 0.5g/10ml*1支	支	36.70
咪康唑乳膏 20g*1支	盒	13.70
阿昔洛韦针 250mg*1支	支	1.67
头孢米诺钠 1g*1支	支	41.50
阿莫西林钠克拉维酸钾 0.6g*1支	支	21.60
亚胺培南西司他丁钠 1g/1瓶*1瓶	瓶	182.00
哌拉西林钠舒巴坦钠4:1 2.5g/1支*1支	支	122.40
沙利度胺片 0.025g*20片	瓶	48.80
阿莫西林钠克拉维酸钾 1.2g*1支	支	36.80
哌拉西林钠他唑巴坦钠 1.25g*1支	支	81.00
阿莫西林钠克拉维酸钾 1.2g*1支	支	22.60
拉氧头孢钠 0.5g*1支	支	68.00
呋喃坦啶片 0.05g*100片	瓶	1.40
琥乙红霉素片 0.1g*24片	盒	3.80
氨苄西林钠/舒巴坦钠 1.5g*1瓶	瓶	9.60
硝呋太尔片 0.2g*10片	盒	47.00
溶菌酶肠溶片 10mg*100片	瓶	6.30
万古霉素 500mg*1支	支	144.00
头孢克肟干混悬剂 50mg*6袋	盒	16.40
哌拉西林钠他唑巴坦钠 1.125g/1瓶*1瓶	瓶	22.10
头孢匹胺 1.0g*1瓶	瓶	73.10
头孢硫脒 2g*1瓶	瓶	68.80
克林霉素磷酸脂葡萄糖注射液100ml/0.6g*1瓶	瓶	35.70
万古霉素 0.5g*1支	支	105.00
阿莫西林 0.25g*24粒	盒	14.90
葡萄糖酸依诺沙星 0.3g*1瓶	瓶	49.50
卡铂芬净针 50mg*1支	支	1960.00
头孢匹胺 0.5g*1支	支	41.30
左氧氟沙星注射液(非PVC膜)0.3g/100ml*1袋	袋	43.80
(西力欣)头孢呋辛钠 0.75g*瓶	瓶	33.50
头孢羟氨苄片 0.25g*24片	盒	18.40
泛昔洛韦分散片 0.25g*6片	盒	39.10
多西环素 0.1g*1支	支	56.40
阿莫西林钠舒巴坦钠 0.75g*1支	支	16.90
头孢西丁钠 1g*1瓶	瓶	31.60
头孢哌酮钠舒巴坦钠 1.5g*1支	支	13.40
羧苄西林钠 2g*1瓶	瓶	68.90
单磷酸阿糖腺苷 0.1g*1瓶	瓶	43.70
依诺沙星葡萄糖酸注射液 0.2g/100ml*1瓶	瓶	52.70
氯霉素胶囊 0.25g*100粒	盒	14.40
病毒唑 0.1g*100片	瓶	2.36
青霉胺片 0.125g*100片	瓶	97.75
头孢他啶 1g*1支	支	11.30
氟罗沙星注射液 10ml*1支	支	31.10
甲硝唑注射液 500mg/100ml*1瓶	瓶	2.50
夫西地酸钠 0.125g*1瓶	瓶	39.80
更昔洛韦注射液 50mg/2ml*4支	盒	24.40
大蒜素注射液 30mg/2ml*1支	支	14.20
依诺沙星葡萄糖酸注射液 0.3g瓶	瓶	48.30
头孢呋辛钠 2G*1支	支	30.50
头孢哌酮钠 1g*1支	支	29.80
加替沙星胶囊 0.2g*12粒	盒	31.10
制霉素片 50万u*100片	瓶	24.50
哌拉西林钠 0.5g/1支*1瓶	瓶	0.80
美洛西林钠 1g/1支*1支	支	19.00
氨苄西林钠/舒巴坦钠 3g*1瓶	瓶	18.30
阿奇霉素片 0.5g*3片	盒	69.40
头孢呋辛酯片 0.25g*12片	盒	37.40
头孢他啶粉针 0.75g*1支	支	10.40
利巴韦林片 0.1g*24片	盒	4.60
头孢曲松钠 1g/1支*1支	支	5.70
加替沙星分散片 0.2g*8片	盒	29.30
柳氮磺吡啶片 0.25g*60粒	盒	14.70
克拉霉素片 0.125g*12片	盒	27.50
头孢克洛分散片 0.125g*12片	盒	17.60
甲硝唑片 0.2g*21片	板	0.70
头孢尼西钠 1g*1支	支	102.00
司帕沙星片 0.1g*6片	盒	43.80
头孢呋辛钠 1.25g/1支*1支	支	21.80
头孢丙烯干混悬剂 0.125g*4袋	盒	17.60

续表29-12　　单位:元

药品名称、规格	单位	零售价	药品名称、规格	单位	零售价
头孢地尼分散片 50mg*6片	盒	29.00	克林霉素胶囊 0.15g*24粒	盒	9.90
阿莫西林钠克拉维酸钾 0.5g/0.1g*1瓶	瓶	11.30	利福喷丁胶囊 0.15g*20粒	盒	22.40
替硝唑氯化钠注射液(非PVC膜)0.4g/100ml*1袋	袋	8.30	伊曲康唑胶囊 0.1g*14粒	盒	66.40
头孢曲松钠他唑巴坦钠 1g*1支	支	113.00	头孢哌酮钠舒巴坦钠 1.5g*1瓶	瓶	79.70
阿奇霉素胶囊 0.25g*6粒	盒	64.66	哌拉西林钠舒巴坦钠 1.25g*1瓶	瓶	33.70
甲硝唑凝胶 5g*7支	盒	35.50	头孢替安 0.5瓶/1瓶*1瓶	瓶	31.40
头孢丙烯分散片 0.25g*6片	盒	36.80	依诺沙星注射液 2ml/0.1g*1支	支	33.00
琥乙红霉素片 0.125g*24片	盒	11.70	阿莫西林钠舒巴坦钠 1.5g*1瓶	瓶	30.70
氟康唑胶囊 150mg*1粒	粒	8.60	洛美沙星分散片 0.1g*24片	盒	18.90
替硝唑片 0.5g*8片	盒	2.60	地红霉素肠溶片 0.25g*6片	盒	48.80
吡嗪酰胺片 0.25g*100片	瓶	6.30	头孢唑肟钠 1g*1支	支	38.60
氟康唑注射液 0.2g/100ml*1瓶	瓶	12.90	甲硝唑注射液 0.5g/100ml*1瓶	瓶	4.10
头孢哌酮钠他唑巴坦钠 1g*1瓶	瓶	101.00	头孢呋辛钠 1.5g/1瓶*1瓶	瓶	25.10
头孢哌酮钠他唑巴坦钠 2g*1瓶	瓶	152.95	替硝唑注射液 0.8g/200ml*1瓶	瓶	7.90
头孢米诺钠 0.25g*1瓶	瓶	13.70	头孢呋辛酯分散片 0.125g*6片	盒	14.30
头孢氨苄缓释片 0.25g*20片	盒	19.10	阿奇霉素软胶囊 0.125g*20粒	盒	44.30
复方酮康唑发用洗剂 50g*1瓶	瓶	17.00	克拉霉素分散片 0.5g*6片	盒	37.80
左氧氟沙星分散片 0.1g*12片	盒	14.20	依替米星注射液 100mg/2ml*1支	支	45.70
阿昔洛韦注射液 0.25g/5ml*1支	支	0.90	头孢曲松钠 1g/1支*1支	支	3.47
比阿培南针 0.3g/1支*1支	支	275.00	利奈唑胺片 0.6g*10片	盒	4,523.00
头孢替唑钠 0.5g*1支	支	23.80	头孢哌酮钠舒巴坦钠 2g*1瓶	瓶	16.70
头孢米诺 1.0g*1瓶	瓶	111.00	头孢噻肟钠 3g/1瓶*1瓶	瓶	34.80
阿昔洛韦针 0.5g*1瓶	瓶	2.20	替硝唑片 0.5g*8片	盒	1.70
阿洛西林 1.5g*1瓶	瓶	23.00	头孢噻肟钠 2.0g/1瓶*1瓶	瓶	18.10
阿莫西林钠舒巴坦钠 3g*1瓶	瓶	54.70	伊曲康唑注射液 25ml/0.25g*1瓶	瓶	987.00
青霉素钠 160万iu*1瓶	瓶	0.28	阿昔洛韦针 0.25g*1瓶	瓶	2.40
头孢米诺 1.5g*1瓶	瓶	56.60	头孢克洛颗粒 0.125g*6袋	盒	9.60
替考拉宁 0.2g/1支*1支	支	198.00	甲硝唑片 0.2g*100片	瓶	3.68
万古霉素 1g*1瓶	瓶	175.00	亚胺培南西司他丁钠 1g/1瓶*1瓶	瓶	123.00
奥硝唑分散片 0.25g*16片	盒	33.40	美罗培南 0.5g*1支	支	126.00
苄星青霉素 120万u/1支*1支	支	4.80	克拉霉素缓释片 0.5g*3片	盒	26.30
头孢西丁钠 2g*1瓶	瓶	66.70	氨曲南粉针 0.5g*1支	支	37.30
头孢曲松钠 1g/1支*1支	支	65.70	诺氟沙星胶囊 0.1g*20粒	盒	1.15
头孢替安 1g*1瓶	瓶	53.40	阿奇霉素颗粒 0.25g*6袋	盒	17.20
多西环素肠溶胶囊 0.1g*10粒	盒	23.10	头孢硫脒 2g*1瓶	瓶	70.40
头孢唑肟钠 1g*1支	支	68.70	利巴韦林片 20mg*20片	盒	1.10
头孢唑肟钠 0.75g*1瓶	瓶	55.10	阿奇霉素粉针 0.25g*1支	支	41.00
阿莫西林舒巴坦匹酯片 0.5g*6片	盒	34.80	头孢匹罗 0.25g*1瓶	瓶	23.50
依替米星针 150mg*1支	支	71.90	头孢唑林钠 1g*1瓶	瓶	1.30
诺氟沙星胶囊 0.1g*60粒	盒	3.30	利福平针 0.45g*1瓶	瓶	48.30

续表29-12 单位:元

药品名称、规格	单位	零售价	药品名称、规格	单位	零售价
硫酸链霉素 1g/1瓶*1瓶	瓶	0.94	头孢克肟分散片 0.1g*12片	盒	45.40
头孢匹罗(溶媒结晶) 2g*1支	支	231.00	异烟肼注射液 0.1g/2ml*10支	盒	5.75
头孢唑肟钠 0.5g*1支	支	22.70	阿洛西林钠 2g*1瓶	瓶	21.90
聚肌胞注射液 2mg/2ml*10支	盒	3.38	头孢噻利 0.5g*1支	支	109.00
奥司他韦胶囊 75mg*2粒	盒	35.70	头孢匹罗 0.5g*1瓶	瓶	67.30
夫西地酸钠 0.5g/1支*1支	支	115.00	美洛西林钠 2g/1支*1支	支	32.30
氨曲南粉针 1g*1瓶	瓶	60.00	氟康唑氯化钠 0.2g/100ml*1瓶	瓶	12.90
头孢吡肟 0.5g*1支	支	30.80	加替沙星注射液 20ml/0.2g*1瓶	瓶	38.00
头孢他啶 0.5g*1支	支	27.10	五水头孢唑林钠 0.5g*1瓶	瓶	32.20
奥硝唑氯化钠注射液 0.5g/100ml*1瓶	瓶	24.20	氨曲南粉针 0.5g*1支	支	37.30
克拉霉素分散片 0.25g*6片	盒	34.00	乙胺丁醇片 0.25g*100片	瓶	15.10
头孢吡肟 0.5g*1支	支	30.80	左氧氟沙星注射液 0.1g/2ml*1支	支	12.20
阿奇霉素注射液 2ml/0.25g*1支	支	10.00	青霉素钠 400万u/1瓶*50瓶	瓶	1.60
氟罗沙星胶囊 0.1g*6粒	盒	10.70	阿莫西林钠克拉维酸钾分散片 187.5mg*12片	盒	26.30
门冬氨酸洛美沙星 0.1g*1支	支	17.50	更昔洛韦钠针 0.125g*1瓶	瓶	14.10
炎琥宁注射液 0.08g*1支	支	18.20	病毒唑针 100mg/1ml*10支	盒	3.34
氟罗沙星葡萄糖注射液 0.4g/200ml*1瓶	瓶	31.10	利奈唑胺 0.6g/300ml*1袋	袋	482.00
头孢哌酮钠他唑巴坦钠 2.5g*1支	支	194.00	头孢美唑钠 1g/1瓶*1瓶	瓶	47.30
异烟肼注射液 0.1g/2ml*10支	盒	3.57	氨曲南注射液 1g*1瓶	瓶	63.40
左氧氟沙星氯化钠注射液 0.3g/100ml*1瓶	瓶	38.80	更昔洛韦氯化钠注射液 0.25:2.25g/250ml*1瓶	瓶	26.80
奥硝唑分散片 0.25g*24片	盒	39.00	头孢他啶 1g/1瓶*1瓶	瓶	55.30
金刚烷胺片 100片	盒	6.90	替硝唑片 0.5g*8片	盒	2.30
罗红霉素缓释片 0.3g*7片	盒	29.30	美洛西林钠舒巴坦针 1.25g*1瓶	瓶	55.20
司帕沙星片 0.1g*10片	盒	31.90	头孢地秦钠 0.25g*1支	支	20.60
头孢噻肟钠舒巴坦钠 2.25g*1支	支	133.00	头孢地尼分散片 0.1g*6片	盒	49.30
环丙沙星片 0.25g*6片	盒	1.40	头孢吡肟 1.0g*1支	支	52.30
头孢米诺钠 1g*1支	支	41.50	哌拉西林钠他唑巴坦钠 4.5g*1支	支	63.90
万古霉素 0.5g*1支	支	105.00	利福喷丁胶囊 0.15g*20粒	盒	23.90
磺苄西林钠 2g*1瓶	瓶	63.80	左氧氟沙星注射液 100ml/0.3g*1瓶	瓶	39.80
头孢西丁钠 1g*1支	支	35.90	头孢地尼胶囊 0.1g*10粒	盒	62.10
环丙沙星氯化钠注射液 0.2g/100ml*1瓶	瓶	24.80	头孢替唑钠 1g*1支	支	35.00
头孢哌酮钠 1g*1瓶	瓶	5.00	炎琥宁注射液 0.2g*1支	支	37.00
加替沙星胶囊 0.2g*6粒	盒	22.43	氟康唑注射液 100ml/0.2g*1瓶	瓶	257.00
头孢尼西钠 1g*1支	支	51.10	阿米卡星注射液 0.2g/20万u*10支	盒	3.80
甲硝唑注射液 0.5g/100ml*1袋	袋	11.04	林可霉素注射液 0.6g/2ml*10支	盒	5.60
异烟肼片 0.1g*100片	瓶	3.68	单磷酸阿糖腺苷 0.1g*1支	支	35.70
头孢噻肟钠舒巴坦钠 1.5g*1瓶	瓶	97.20	美洛西林钠舒巴坦针 2.5g*1支	支	57.90
头孢曲松钠 0.5克*1瓶	瓶	28.50	庆大霉素注射液 2ml/8万u*10支	盒	3.70
头孢曲松钠 1g*1瓶	瓶	38.80	哌拉西林钠舒巴坦钠 1.5g*1支	支	38.70

续表29-12

单位:元

药品名称、规格	单位	零售价	药品名称、规格	单位	零售价
头孢硫脒 1g*1支	支	39.80	塞替派注射液 10mg/1ml*5支	盒	30.00
哌拉西林钠舒巴坦钠 2.5g*1支	支	57.20	红比霉素针 20mg/1支*1支	支	70.90
头孢美唑钠 0.5g*1支	支	27.80	雷替曲塞 2mg*1瓶	瓶	1,580.00
头孢匹胺 1g*1支	支	86.50	斑蝥酸钠注射液 0.1mg/2ml*1支	支	45.00
头孢地秦钠 2g*1支	支	99.70	甲氨蝶呤片 2.5mg*100片	瓶	19.20
头孢替安 0.5g*1支	支	31.40	曲妥珠单抗 440mg/20ml*1盒	盒	21,975.00
五水头孢唑林钠 1g*1支	支	52.20	表柔比星 10mg*5ml	支	130.00
阿莫西林钠舒巴坦钠 1.5g*1瓶	瓶	74.80	唑来膦酸 4mg*1支	支	1,215.00
(佳美舒)阿奇霉素肠溶胶囊 0.25g*6粒	盒	48.60	鸦胆子油乳注射液 10ml*1支	支	43.90
甲氧苄啶注射液 0.1g/2ml*1支	支	15.50	培美曲塞二钠 0.2g*1支	支	2,596.00
头孢他啶 0.5g/1.瓶*1瓶	瓶	6.60	帕洛诺司琼注射液 0.25mg/5ml*1支	支	411.00
厄洛替尼 150mg*7片	盒	4,284.00	培美曲塞二钠 0.5瓶*1瓶	瓶	13,397.00
放线菌素D 0.2mg*1瓶	瓶	19.60	氮芥注射液 5mg/1ml*5支	盒	27.50
吉西他滨 1g*1支	支	2,091.00	吉西他滨 0.2g*1瓶	瓶	512.00
托烷司琼粉针 2mg*1支	支	78.10	紫杉醇注射液 30mg/5ml*1支	支	366.00
紫杉醇注射液 0.1g/16.7ml*1支	支	1,014.00	卡莫氟片 0.05g*24片	盒	73.00
三氧化二砷针 10mg*1瓶	瓶	272.00	六甲蜜胺胶囊 0.1g*24粒	盒	277.00
他莫昔芬片 0.01g*60片	瓶	34.50	替加氟注射液 1g/20ml*1支	支	101.00
丝烈霉素针 2mg*1支	支	21.00	阿柔比星 0.02g*1支	支	120.80
氟尿嘧啶植入剂 0.1g*1支	支	447.00	奈达铂 50mg*1支	支	544.00
右丙亚胺 250mg*1盒	盒	517.00	香菇多糖注射液 1mg/2ml*1瓶	瓶	208.00
阿糖胞苷 0.1g*1支	支	55.20	来曲唑片 2.5mg*10片	盒	181.00
唑来膦酸 4mg*1支	支	588.00	依托泊苷胶囊 25mg*40粒	盒	974.00
昂丹司琼氯化钠注射液 8mg:0.45g/50ml*1袋	袋	54.40	昂丹司琼氯化钠注射液 100ml*1瓶	瓶	54.40
顺铂注射液 30mg/6ml*1支	支	26.10	氯膦酸二钠注射液 0.3g/5ml*1支	支	137.00
替莫唑胺胶囊 100mg*5片	盒	5,300.00	托扑替康 2mg*1支	支	139.00
阿糖胞苷 0.5g*1瓶	瓶	198.00	异环磷酰胺 1g*1支	支	111.00
华蟾素注射液 5ml*10支	盒	236.00	羟基脲片 0.5g*100片	瓶	72.10
氟尿嘧啶注射液 0.25g/10ml*5支	盒	10.50	去甲斑蝥素片 5mg*24片	盒	53.10
多西他赛注射液 40mg/1ml*1支	支	998.00	紫杉醇注射液 30mg/5ml*1瓶	瓶	282.00
环磷酰胺 0.2g/1支*1瓶	瓶	8.20	依那西普针 25mg*1支	支	2,535.00
多西他赛注射液 0.5ml*1瓶	瓶	1,980.00	替加氟注射液 0.5g/10ml*1支	支	63.71
多西他赛 0.02g*1支	支	673.00	亮丙瑞林微球 3.75mg*1瓶	瓶	2,059.00
吉西他滨 0.2g*1支	支	298.00	紫杉醇注射液 100mg/16.7ml*1瓶	瓶	775.00
阿扎司琼氯化钠注射液 100ml*1瓶	瓶	108.00	氟达拉滨 0.05g*1瓶	瓶	2,367.00
丝烈霉素 2mg*1瓶	瓶	9.37	香菇多糖注射液 1mg/2ml*1瓶	瓶	208.00
替尼泊苷注射液 0.05g/5ml*1支	支	180.00	甲磺酸托烷司琼注射液 6mg/2ml*1支	支	137.00
索拉非尼片 0.2g*60片	盒	25,075.00	氯膦酸二钠胶囊 0.4g*60粒	盒	1,149.00
替莫唑胺胶囊 50mg*7粒	盒	2,400.00	托烷司琼冻干粉针 2mg*1支	支	52.90
培美曲塞二钠 0.5g*1瓶	瓶	5,374.00	羟喜树碱注射液 5mg/2ml*1支	支	61.00

续表29-12 单位:元

药品名称、规格	单位	零售价	药品名称、规格	单位	零售价
丝烈霉素针 10mg*1瓶	瓶	87.80	替加氟注射液 0.5g/10ml*1支	支	59.50
格拉司琼注射液 1mg/1ml*1支	支	15.60	奥沙利铂 50mg*1支	盒	2,735.00
紫杉醇注射液 30mg/5ml*1支	支	1,527.00	帕米膦酸二钠 15mg*1支	支	205.00
司莫司汀胶囊 0.05g*5粒	盒	73.50	吡柔比星 0.01g*1瓶	瓶	186.00
长春瑞滨 0.015g*1支	支	372.00	米托蒽醌 2mg/2ml*1支	支	28.90
长春新碱 1mg*1支	支	10.90	卡铂 0.1g/10ml*1支	支	87.10
格拉司琼葡萄糖注射液 3mg/50ml*1瓶	瓶	42.90	多柔吡星 0.01g*1瓶	瓶	29.20
美司钠注射液 0.4g/4ml*1支	支	12.00	布桂嗪注射液 100mg/2ml*10支	盒	28.60
康莱特注射液 10g/100ml*1瓶	瓶	305.00	吗啡注射液 10mg/2ml*10支	盒	34.30
托烷司琼粉针 5mg/5ml*1支	支	138.00	芬太尼注射液 0.1mg/2ml*10支	盒	54.30
阿糖胞苷 0.1g*1支	支	14.20	利多卡因注射液 0.1g/5ml*5支	盒	1.04
高三尖杉酯碱注射液 1mg/1ml*10支	盒	45.00	顺苯阿曲库铵 5mg*1支	支	80.90
唑来膦酸 4mg/5ml*1支	支	1,625.00	左布比卡因注射液 50mg/10ml*1支	支	36.70
帕米膦酸二钠 0.03g/250ml*1袋	袋	414.00	罗哌卡因 119.2mg*1支	支	45.00
氨磷汀 0.5g*1支	支	560.00	左布比卡因注射液 37.5mg/5ml*1支	支	28.50
甲氨蝶呤 1.0g *1支	支	167.00	利多卡因注射液 0.1g/5ml*5支	盒	1.45
平阳霉素 8mg/1支*1支	支	108.00	罗哌卡因 75mg*1瓶	瓶	32.80
足叶乙甙粉针 0.1g *5支	盒	215.00	地佐辛注射液 5mg/1ml*1支	支	120.00
羟喜树碱注射液 5mg/2ml*1支	支	75.20	氯化琥珀胆碱 0.1g/2ml*5支	盒	13.50
消癌平注射液 20ml*1支	支	293.00	曲马多缓释片 0.1g*10片	盒	54.05
表柔比星 0.01g*1瓶	瓶	190.00	罗库溴铵注射液 50mg/5ml*1支	支	69.10
氟达拉滨 50mg*1瓶	瓶	1,175.00	芬太尼透皮贴剂 2.5mg*2贴	盒	146.00
达卡巴嗪 0.1g*1支	支	109.00	七氟烷 120ml*1瓶	瓶	988.00
卡培他滨片 0.5g*12片	盒	494.00	加巴喷丁 0.1g*50片	盒	46.20
奈达铂 10mg*1支	支	164.00	复方桔梗片 20片	盒	10.30
帕洛诺司琼注射液 0.25mg/5ml*1支	支	403.00	罗哌卡因 89.4mg*1支	支	46.60
替吉奥胶囊 20mg*42粒	盒	1,919.00	吗啡栓 20mg*6粒	盒	200.00
氟达拉滨 50mg*1瓶	瓶	1,170.00	丙泊酚注射液 200mg(安瓿/20ml*1瓶	瓶	35.70
依托泊苷注射液 0.1g/5ml*5支	盒	79.50	利多卡因注射液 10ml*5支	盒	2.65
异环磷酰胺 1.0g*1支	支	148.00	布桂嗪片 0.03g*20片	盒	6.70
紫杉醇注射液 30mg/5ml*1瓶	盒	1,443.00	丙泊酚注射液 0.2g/20ml*1支	支	47.50
长春瑞滨 0.01g/1ml*1支	支	252.00	(美丝康定)吗啡缓释片 30mg*10片	盒	101.14
甲氨蝶呤 5mg*1支	支	2.50	丙泊酚注射液 0.2g/20ml*1支	支	47.50
奥沙利铂甘露醇 0.1g/100ml*1瓶	盒	850.00	瑞芬太尼注射液 1mg*5支	盒	550.00
多西他赛注射液 40mg/1.0ml*1支	支	1,074.00	布比卡因 5ml*5zi支	盒	4.69
伊立替康 0.04g*1支	支	927.00	吗啡控释片 10mg*10片	盒	46.35
伊立替康 100mg*1瓶	瓶	1,788.00	羟考酮控释片 10mg*10片	盒	105.13
去甲斑蝥素钠 10mg*1支	支	25.10	丁卡因 0.05g*1瓶	瓶	21.60
唑来膦酸 4mg(附溶媒*1支	支	2,565.00	氯化琥珀胆碱 0.1g/1ml*2支	盒	6.00

续表29-12　　单位:元

药品名称、规格	单位	零售价	药品名称、规格	单位	零售价
(美菲康)吗啡缓释片 0.03g*10片	盒	93.40	去氨加压素注射液 4ug/1ml*1支	支	30.10
哌替定注射液 100mg/2ml*10支	盒	28.30	伊马替尼片 0.1g*60片	盒	12,015.00
维库溴铵 4mg*6支	盒	139.20	一次性精密过滤输液器 7号*1支	支	11.50
曲马多缓释片 0.1g*10片	盒	23.90	诺和针30G(针头) 7支	盒	17.00
氯胺酮注射液 0.1g/2ml*10支	盒	14.00	来德时针尖(7支装) 1支	支	2.80
丁丙诺啡注射液 0.3mg/1ml*10支	盒	119.20	诺和笔 1支	支	260.00
复方利多卡因乳膏 5.00% 10g*1支	支	71.80	石膏绷带 1卷	卷	9.70
			弹力绷带 1卷	卷	5.18
芬太尼透皮贴剂 4.2mg*5贴	盒	354.00	绷带 8*600*1卷	卷	1.95
药用碳片 0.3g*100片	瓶	31.60	高分子绷带 1卷	卷	109.25
20%/250ml 甘露醇注射液 50g/250ml*1瓶	瓶	9.30	粘贴造瘘袋 10片	袋	10.00
托拉塞米注射液 20mg/2ml*1支	支	36.10	碘液微型盖 1个	个	2.30
复方甘露醇注射液 37.5g/250ml*1袋	袋	19.60	医用笔式注射器 1支	支	201.00
20%/250ml 甘露醇注射液 50g/250ml*1袋	袋	9.70	一次性精密过滤输液器(单翼静脉针) 1支	支	17.25
呋塞米注射液 20mg/2ml*10支	盒	2.90	一次性避光输液器(单翼静脉针) 1支	支	31.60
去氨加压素注射液 4ug/1ml*1支	支	30.10	明胶海棉 1包	包	4.80
(保列治)非那雄胺片 5mg*10片	盒	72.20	一次性肛门袋 1只	只	3.52
托特罗定片 2mg*14片	盒	35.50	铝合金拐杖 1只	只	46.00
氢氯噻嗪片 0.025g*100片	瓶	0.78	万邦笔医用笔式注射器(自动笔) 1支	支	149.50
黄酮哌酯片 0.2g*15片	盒	14.20			
布美他尼注射液 1mg/2ml*1支	支	18.10	医用窥镜胶(肠镜润滑) 25ml*1支	支	15.50
螺内酯片 20mg*100片	瓶	10.20	氟比洛芬巴布膏 40mg*6贴	盒	110.40
托拉塞米注射液 10mg/2ml*1支	支	19.10	一次性精密避光输液器 1支	支	31.05
呋塞米片 0.02g*100片	瓶	3.27	体腔润滑剂 5ml*1支	支	24.15
复方甘露醇注射液 37.5g/250ml*1瓶	瓶	15.60	铝合金拐杖 1只	只	97.75
			一次性输液器(5.5号) 1支	支	1.00
(保法止)非那雄胺片 1mg*28片	盒	297.00	头皮针 1支	支	0.15
醋甲唑胺片 50mg*10片	盒	37.70	一次性输液器(5.5号) 1支	支	1.00
特拉唑嗪片 2mg*14片	盒	17.20	粘贴造瘘袋 30只	袋	45.00
地巴唑片 0.01g*100片	瓶	1.40	药刷 1支	支	0.20
西地那非片 100mg*1片	盒	127.70	东宝电子笔 300u*1支	支	220.50
20%/3000ml 甘露醇注射液 15g/3000ml*1袋	袋	34.40	口腔用一次性注射针 1支	支	1.00
非那雄胺分散片 5mg*10片	盒	44.60	方便袋(西小) 1只	只	0.10
特拉唑嗪片 2mg*28片	盒	29.30	方便袋(西大) 1只	只	0.20
爱普列特片 5mg*10片	盒	35.90	一次性输液器(7号) 1支	支	1.00
阿米洛利片 2.5mg*24片	盒	9.50	绷带 1卷	卷	2.39
螺内酯片 0.02g*100片	瓶	8.60	高分子绷带 1卷	卷	117.65
坦索罗辛缓释胶囊 0.2mg*10粒	盒	75.70	石膏棉纸 1卷	卷	2.05
去氨加压素片 0.1mg*30片	盒	207.00	左炔诺孕酮宫内节育系 20ug*1盒	盒	1,382.30
氨苯蝶啶片 50mg*100片	瓶	8.20	一次性输液器(7号) 1支	支	1.00
布美他尼 0.5mg*1瓶	瓶	12.70	笔式胰岛素注射器 1支	支	235.75

续表29-12 单位:元

药品名称、规格	单位	零售价	药品名称、规格	单位	零售价
一次性精密过滤输液器 3um*1支	支	23.00	苯扎氯铵溶液 150ml*1瓶	瓶	94.80
节育器 1支	支	69.00	钠石灰 4.5Kg*1桶	桶	680.00
钙石灰 4.5kg*1桶	桶	1,320.00	二甲苯 500ml*1瓶	瓶	21.85
二甲基硅油 1瓶	瓶	168.19	硼酸 30g*1包	包	0.79
甲醛 500g*1瓶	瓶	15.00	西尼地平胶囊 5mg*16粒	盒	39.90
消毒灵 20g*1袋	包	0.25	鼠神经生长因子 20ug*1瓶	瓶	213.00
酒精(消毒) 75.00% 500ml*1瓶	瓶	7.50	苯巴比妥钠注射液 0.1g/1ml*1支	支	3.70
器械消毒液 2500ml*1桶	桶	27.60	艾司唑仑片 1mg*100片	瓶	4.95
消毒片 100片	瓶	11.50	地西泮片 2.5mg*100粒	瓶	2.80
高锰酸钾抑菌剂 20g*1瓶	瓶	1.15	脑蛋白水解物 60mg*1支	支	54.60
白凡士林 500g*1瓶	瓶	11.50	神经节苷脂钠 40mg*1支	支	268.00
酒精 75.00% 500ml*1瓶	瓶	5.06	氯硝西泮片 2mg*100片	盒	11.73
酒精 95.00% 500ml*1瓶	瓶	5.46	丁咯地尔氯化钠注射液 0.1g/250ml*1袋	袋	25.10
硼酸 500g	袋	16.10	天麻素注射液 1 0.6g/5ml*1支	支	37.40
软皂 500g*1瓶	瓶	11.33	硫辛酸注射液 0.15g/6ml*1支	支	41.70
乳酸 500g*1瓶	瓶	39.10	(预冲式)依达拉奉注射液 30mg/20ml*1支	支	115.00
液状石蜡 500ml*1瓶	瓶	12.08	三磷酸胞苷二钠 40mg*1支	支	47.50
苏打粉 500g*1包	包	4.20	依达拉奉注射液 0.01g/5ml*1支	支	65.30
硫酸镁 500g*1袋	袋	3.00	神经节苷脂钠 20mg*5支	盒	675.00
盐酸AR 500ML*1瓶	瓶	8.57	茴拉西坦片 50mg*60片	盒	22.60
骨蜡 1盒	盒	356.50	乙酰谷酰胺注射液 0.6g/5ml*1支	支	37.10
苯扎氯铵贴 8片*20包	盒	44.80	甲钴胺粉针 0.5mg*1瓶	瓶	16.10
丙酮 500g*1瓶	瓶	20.70	小牛血去蛋白提取物 0.2g*1支	支	60.10
氯化钠(注射用) 1000g*1袋	袋	4.60	丙戊酸钠注射剂 0.4g*1支	支	124.00
苯扎氯铵贴 100片	盒	21.30	甲钴胺片 0.5mg*48片	盒	46.00
混悬硫酸钡 500g*1袋	袋	9.30	苯海索片 2mg*100片	瓶	4.03
无水乙醇 500ml*1 瓶	瓶	16.10	倍他司汀片 6mg*30片	盒	13.10
氯化钠 500g(AR)*1瓶	瓶	9.20	脑蛋白水解物 30.5mg*1支	支	32.30
过氧乙酸AB 500ml*2瓶	组	43.70	长春西汀 0.03g*1支	支	48.10
混悬硫酸钡 300g*1袋	袋	6.30	尼莫地平注射液 10mg/50ml*1瓶	瓶	41.20
氯酸钠 1吨	吨	11,466.00	尼莫地平注射液 0.02g/100ml*1瓶	瓶	67.10
无水乙醇 95.00% 2ml*1支	支	43.70	新斯的明注射液 1mg/2ml*10支	盒	44.23
松节油 500ml*1瓶	瓶	28.75	加兰他敏注射液 1mg/1ml*10支	盒	28.75
亚硝酸钠 500g*1瓶	瓶	17.25	洛贝林针 3mg/1ml*10支	盒	21.00
磷酸氢二钠 500g*1瓶	瓶	20.70	尼可刹米注射液 0.375g/1.5ml*10支	盒	9.70
磷酸二氢钠 500g*1瓶	瓶	20.24	乙酰谷酰胺注射液 0.3g/5ml*1支	支	21.80
甘油 500g*1瓶	瓶	26.00	三磷酸胞苷二钠 20mg/2ml*1支	支	27.60
正丁醇 500ml*1瓶	瓶	26.45	左乙拉西坦片 0.5g*30片	盒	302.00
酒精(AR) 95.00% 500ML*1瓶	瓶	11.50	尼莫地平片 0.02g*20片	盒	9.70
冰醋酸 500mlAR*1瓶	瓶	20.70	桂利嗪片 0.025g*100片	瓶	3.80
盐酸 1吨	吨	1,053.00			

续表29-12

单位:元

药品名称、规格	单位	零售价
吡啦西坦 0.4g*100片	瓶	5.10
神经节苷脂钠 20mg*1支	支	109.00
丙戊酸钠口服液 12g/300ml*1瓶	瓶	87.10
天麻素注射液 0.5g/5ml*1支	支	34.70
长春西汀注射液 10mg/2ml*1支	支	49.30
腺苷钴胺 1.5mg*1支	支	56.40
川芎嗪 40mg*1支	支	15.80
咪达唑仑注射液 0.01g/2ml*5支	盒	118.00
吡啦西坦注射液 20g/100ml*1瓶	瓶	47.80
肌氨肽苷针 3.5mg:0.5mg*1支	支	40.80
谷氨酸钠注射液 5.75g/20ml*5支	盒	9.50
咪达唑仑片 0.015g*10片	盒	30.10
丙戊酸钠注射剂 0.4mg*1支	支	151.80
肌氨肽苷针 17.5mg:2.5mg/10ml*1支	支	87.40
苯巴比妥片 0.03g*100片	盒	2.40
脑蛋白水解物 30mg*1支	支	44.80
脑苷肌肽针 2ml*1支	支	76.40
川芎嗪 0.1g*1支	支	43.70
佐匹克隆胶囊 5mg*12粒	盒	27.90
美解眠针 50mg/20ml*2支	盒	13.70
罂粟碱注射液 30mg/1ml*10支	盒	13.00
丁咯地尔 0.2g*1支	支	28.80
多巴丝肼片 0.25g*40片	盒	94.40
川芎嗪 80mg*1支	支	26.90
乙哌立松片 0.05g*20片	盒	35.10
氨酪酸 0.5g*1瓶	瓶	24.50
托吡酯胶囊 0.025g*60粒	瓶	109.00
晕复静片 0.1g*48片	盒	22.40
丙戊酸钠片 0.2g*100片	瓶	9.30
玻璃酸钠注射液(预灌式) 20mg/2ml*1支	支	136.07
复方吡拉西坦脑蛋白水解物 27片	盒	34.20
卡马西平片 0.2g*30片	盒	31.30
苯巴比妥钠注射液 0.1g*10支	盒	31.40
天麻素注射液 0.5g/5ml*1支	支	37.20
脑蛋白水解物 30.5mg*1支	支	32.30
卡左双多巴控释片 50mg/200mg*30片	盒	65.90
丙戊酸钠片 0.2g*100片	瓶	9.90
甲钴胺胶囊 0.5mg*30粒	盒	25.30
丙戊酸钠缓释片 0.2g*30片	盒	11.80
尼莫地平注射液 0.01g/50ml*1瓶	瓶	154.00

药品名称、规格	单位	零售价
苯妥英钠 0.25g*10支	盒	2.45
吡贝地尔缓释片 50mg*30片	盒	94.70
吡贝地尔缓释片 50mg*15片	盒	48.50
奥卡西平片 150mg*50片	盒	130.00
卡马西平片 0.1g*100片	瓶	4.75
苯妥英钠片 0.1g*100片	瓶	2.00
丙戊酸钠缓释片 0.5g*30片	盒	77.60
唑吡坦片 0.01g*20片	盒	64.40
石杉碱甲片 50ug*24片	盒	25.10
甲钴胺注射液 0.5mg/1ml*10支	盒	80.00
奥拉西坦注射液 1g/5ml*1支	支	75.90
巴氯芬片 10mg*30片	盒	101.00
地西泮注射液 10mg/2ml*10支	盒	3.22
三磷酸胞苷二钠 40mg*1支	支	56.30
三磷酸胞苷二钠 20mg*1支	支	32.50
维生素AD丸 20片(0-1岁)	盒	20.54
灭菌注射用水 5ml*50支	盒	7.00
维生素C粉针 0.5g*1支	支	2.70
水溶性维生素(1)粉针 1瓶	瓶	13.00
(智维保)脂溶性维生素II 1*1支	支	44.70
维生素K1注射液 0.01g/1ml*10支	盒	8.40
肌苷注射液 0.1g/2ml*10支	盒	2.50
维生素B12注射液 0.5mg*10支	盒	3.20
维生素B1注射液 0.1g/2ml*10支	盒	1.60
维生素E胶丸 0.1g*30粒(天然型)	盒	24.90
谷维素片 0.01g*100片	瓶	1.60
12种复合维生素 1支	支	211.00
维生素B12片 50ug*100片	瓶	1.70
蔗糖铁注射液 0.1g/5ml*1支	支	59.80
脂溶性维生素I CO 1支	支	56.40
肌苷粉针 0.4g*1支	支	7.20
赖氨肌醇维B12口服液 100ml*1瓶	瓶	27.70
复合维生素B片 100片	瓶	1.33
叶酸片 5mg*100片	瓶	1.67
烟酰胺片 100mg*100片	瓶	3.71
呋喃硫胺片 0.025g*100片	瓶	2.40
维生素AD胶丸 1000u*100粒	瓶	2.47
甲硫氨酸维B1注射液 40mg/2ml*1支	支	19.60
甲硫氨酸维B1粉针 200mg:20mg*1瓶	瓶	56.60
维生素B1片 0.01g*100片	瓶	1.35

续表29-12　　　　单位:元

药品名称、规格	单位	零售价
肌苷葡萄糖注射液 0.6g:5g/100ml*1瓶	瓶	16.00
维生素C泡腾片 1g*10片	盒	22.25
黄杨宁 0.5mg*100片	瓶	30.80
钙尔奇-D600咀嚼片 600mg*30片	瓶	28.90
维生素B1片 0.01g*100片	瓶	2.60
维生素B2片 5mg*100片	瓶	1.55
肌苷粉针 0.3g*1支	支	4.40
维生素B12片 25ug*100片	瓶	2.57
核黄素磷酸钠(VB2) 10mg*1支	支	47.50
维生素C片 0.1g*100片	瓶	2.93
脂溶性维生素II CO 1支	支	54.40
蔗糖铁注射液 100mg/5ml*1支	支	114.00
复方维生素B12溶液 25ml*1瓶	瓶	32.40
五维他口服液 500ml*1瓶	瓶	3.30
蔗糖铁注射液 0.1g/5ml*1支	支	77.10
肌苷片 0.2g*100片	瓶	4.10
甲硫氨酸维B1粉针 甲硫100mg VB10mg*1支	支	44.80
维生素B6粉针 0.2g*1支	支	5.10
维生素B6片 0.01g*100片	瓶	1.38
维生素C注射液 0.5g/2ml*10支	盒	2.53
亚硫酸氢钠甲萘醌注射液 4mg/1ml*10支	盒	2.87
葡萄糖酸钙注射液 1.0g/10ml*5支	盒	2.60
五维他口服液 100ml*1瓶	瓶	2.50
多种微量元素注射液 2ml*1支	支	25.80
水溶性维生素粉针 0.5g*1瓶	瓶	13.30
维生素B6片 10mg*100片	合	1.38
复方维生素(4) 2ml*1支	支	16.70
脂溶性维生素II/水溶性维生素 1瓶	盒	76.60
生长抑素 3mg*1支	支	682.00
双歧杆菌、嗜酸乳杆菌、肠球菌三联活菌胶囊 210mg*36粒	盒	40.00
辅酶Q10氯化钠注射液 5mg:2.25g*500ml	瓶	52.90
美沙拉嗪缓释片 500mg*100片	盒	696.12
(名正)阿德福韦酯胶囊 10mg*14粒	盒	174.00
恩替卡韦片 1mg*7片	盒	456.00
奥美拉唑钠 40mg(附专用*1支	支	68.30
拉米夫定片 0.1g*14片	盒	207.00
胸腺肽 100mg*1瓶	瓶	52.30
兰索拉唑片 0.03g*14片	盒	100.70
胸腺肽a1 1.6mg*1支	支	143.00
阿托品片 0.3mg*100片	瓶	0.86
山莨菪碱片 10mg*100片	瓶	6.20
甲氧氯普胺片 5mg*100片	瓶	0.92
埃索美拉唑肠溶片 0.04g*7片	盒	126.00
奥美拉唑钠肠溶片 0.02g*14片	盒	26.10
醋氨己酸锌胶囊 0.15g*24片	盒	37.90
铝碳酸镁片 0.5g*36片	盒	23.60
硫普罗宁 0.1g*1支	支	20.00
硫糖铝片 0.25g*100片	瓶	5.80
碳酸氢钠片 0.5g*100片	瓶	2.53
水飞蓟宾胶囊 35mg*20粒	盒	35.40
复方苯乙哌啶片 100片	瓶	5.20
洛哌丁胺胶囊 2mg*6粒	盒	5.00
乳果糖口服溶液 100ml/66.7g*1瓶	瓶	40.80
四联活菌片 0.5g*24片	盒	46.50
双歧杆菌、嗜酸乳杆菌、肠球菌三联活菌胶囊 0.21g*24粒	瓶	32.20
曲美布汀片 0.1g*30片	盒	23.60
辅酶Q10胶囊 0.01g*60粒	瓶	11.20
雷贝拉唑钠肠溶片 0.01g*14片	盒	79.10
雷贝拉唑钠肠溶胶囊 0.01g*6粒	盒	35.60
双环醇片 0.025g*18片	盒	97.50
(优贺丁)阿德福韦酯片 10mg*14片	盒	197.80
复方甘草酸苷胶囊 40粒	盒	54.50
金茵利胆胶囊 0.4g*48片	盒	36.80
奥替溴铵片 40mg*30片	盒	59.30
胸腺五肽 1mg*1支	支	142.37
甲氧氯普胺注射液 10mg/1ml*10支	盒	1.30
法莫替丁注射液 0.02g/2ml*1支	支	4.60
加贝酯 0.1g*1瓶	瓶	48.10
复方铝酸铋颗粒 CO 1.3g*24袋	盒	30.50
奥美拉唑钠肠溶片 10mg*28片	盒	10.80
泮托拉唑钠肠溶胶囊 20mg*14粒	盒	60.50
兰索拉唑肠溶胶囊 30mg*14粒	盒	95.30
米索前列醇 20ug*30片	盒	101.00
还原型谷胱甘肽 1.8g*1瓶	瓶	44.60
金茵利胆胶囊 0.4g*36粒	盒	40.00
水飞蓟宾葡甲胺片 0.05g*48片	盒	35.80
苦参碱葡萄糖注射液 0.1g/250ml*1瓶	瓶	36.70

续表29-12 单位:元

药品名称、规格	单位	零售价	药品名称、规格	单位	零售价
奥美拉唑钠 40mg*1支	支	143.00	复方雷尼替丁胶囊 0.22g*12粒	盒	24.70
联苯双酯滴丸 1.5mg*250粒	瓶	2.00	丁二磺酸腺苷蛋氨酸粉针 0.5G*5支	盒	339.50
奥美拉唑钠肠溶片 20mg*14片	盒	184.00	兰索拉唑 30mg*1瓶	瓶	113.00
艾普拉唑肠溶片 5mg*6片	盒	102.00	硫普罗宁注射液 0.2g/5ml*1支	支	26.80
甘草酸二铵肠溶胶囊 0.05g*24粒	盒	32.60	多烯磷脂酰胆碱注射液 232.5g/5ml*1支	支	25.50
乌司他丁针 10万u*1支	支	131.00	替普瑞酮胶囊 50mg*20粒	盒	31.10
亮菌甲素片 5mg*50片	瓶	16.40	亮菌甲素针 5mg*1支	支	39.10
复方铝酸铋颗粒 1.3g*18袋	盒	20.10	硫普罗宁肠溶胶囊 0.2g*12粒	盒	35.80
还原型谷胱甘肽 1.2g*1瓶	瓶	33.00	复方甘草甜素注射液 20ml*10支	盒	212.00
(优贺丁)阿德福韦酯片 10mg*14片	盒	161.00	磷酸铝凝胶 CO 20g/2.5g*6袋	盒	24.90
替比夫定 600mg*7片	盒	161.00	磷酸钠盐口服溶液 45ml*1瓶	瓶	86.10
蒙脱石散 3g*10包	盒	11.30	苦黄注射液 10ml*6支	盒	81.00
复方甘草酸苷片 CO 25mg*100片	盒	134.00	开塞露 20ml*1支	支	0.91
托尼萘酸片 75mg*20片	盒	32.50	生长抑素[14肽] 3mg*1支	支	227.70
联苯双酯滴丸 1.5mg*250粒	盒	3.00	双环醇片 25mg*9片	盒	43.60
曲昔匹特片 0.1g*12片	盒	33.90	促肝细胞生长素粉针 40mg*1支	支	24.50
熊去氧胆酸胶囊 0.25g*25粒	盒	251.00	水飞蓟素胶囊 0.14g*10粒	盒	45.20
(博路定)恩替卡韦片 0.5mg*7片	盒	263.00	西米替丁片 0.2g*100片	瓶	3.57
山莨菪碱注射液 0.01g/1ml*10支	盒	3.68	四联活菌片 0.5g*30片	盒	47.30
甘草酸二铵粉针 150mg*1支	支	13.90	枯草杆菌+肠球菌二联活菌 1包*15支	盒	24.50
酚酞片 100片	瓶	1.86	阿托品注射液 10mg/1ml*10支	盒	8.80
埃索美拉唑钠 40mg*1瓶	瓶	139.70	胃炎颗粒 5g*18袋	盒	18.90
铝镁加混悬液 15ml/1.5g*12支	盒	31.50	伊托必利颗粒 50mg*9袋	盒	36.00
匹维溴铵片 0.05g*15片	盒	35.50	曲美布汀分散片 0.1g*30片	盒	33.20
甲氧氯普胺片 5mg*100片	瓶	1.30	泮托拉唑钠 60mg*1瓶	瓶	98.60
小檗碱片 0.1g*100片	瓶	4.40	辅酶Q10氯化钠注射液 250ml*1瓶	瓶	41.80
促肝细胞生长素胶囊 50mg*12粒	盒	55.50	苦参素胶囊 0.1g*24粒	盒	47.70
胰酶胶囊 0.15g*20粒	盒	41.90	胸腺肽 0.06g*1支	支	33.10
复方铝酸铋胶囊 24粒	盒	21.40	小檗碱片 0.1g*40片	盒	3.50
苦参素片 0.1g*36片	盒	52.60	熊去氧胆酸片 0.05g*30片	瓶	9.00
雷贝拉唑钠肠溶胶囊 20mg*7粒	盒	65.20	生长抑素 3mg*1支	支	229.00
伊托必利分散片 50mg*12片	盒	24.50	复合消化酶胶囊 20粒	盒	39.20
复方甘草酸单铵 20ml*1支	支	2.40	泮托拉唑钠 60mg*1瓶	瓶	65.00
复方甘草酸苷针 20mg:10mg:*1瓶	瓶	15.20	多烯磷脂酰胆碱胶囊 228mg*24粒	盒	50.80
硫普罗宁 0.2g*1支	支	47.60	(贺维力)阿德福韦酯片 10mg*14粒	盒	278.30
甘草酸二铵注射液 50mg/10ml*5支	盒	20.00	复方甘草酸苷冻干粉针 40mg*1支	支	22.10
磷酸钠溶液 118ml*1瓶	瓶	49.00	开塞露 20ml*1只	只	0.46
复方甘草酸单胺 80mg*1支	支	56.30	复方胰酶片 24片	盒	35.70
多潘立酮片 0.01g*42片	盒	22.20	泮托拉唑钠 40mg*1支	支	55.20
胸腺肽注射液 1.6mg*2支	盒	1,510.00	茴三硫胶囊 0.025g*24粒	盒	38.30

续表29-12

单位:元

药品名称、规格	单位	零售价
西咪替丁注射液 0.2g/2ml*10支	盒	1.30
阿托品注射液 0.5mg/1ml*10支	盒	3.45
胸腺肽 80mg*1支	支	27.20
奥替溴铵片 40mg*20片	盒	30.90
泮托拉唑钠肠溶片 40mg*7片	盒	37.60
胶体果胶铋胶囊 0.1g*48粒	盒	38.50
铝碳酸镁片 0.5g*20片	盒	22.50
莫沙必利片 5mg*36片	盒	35.70
门冬氨酸鸟氨酸 2.5g*1瓶	瓶	43.00
异甘草酸镁 50mg/10ml*1支	支	42.80
雷尼替丁胶囊 0.15g*30粒	瓶	2.10
便塞停肠溶片 5mg*8片	瓶	9.30
奥美拉唑钠 60mg*1支	支	48.30
复方雷尼替丁片 12片	盒	24.70
(江西)恩替卡韦分散片 0.5mg*7片	盒	190.00
复方阿嗪米特肠溶片 20片	盒	37.10
米索前列醇片 0.2mg*3片	盒	7.00
美沙拉嗪肠溶片 0.5g*40片	盒	332.00
二甲硅油片 25mg*100片	瓶	2.07
复方嗜酸乳杆菌片 0.5g*18片	盒	44.10
亮菌甲素注射液 5mg/10ml*2支	盒	77.40
硫酸镁注射液 2.5g/10ml*5支	盒	1.95
精氨酸注射液 5.0g/20ml*1支	支	3.30
苦参素氯化钠注射液 0.6g/100ml*1袋	袋	30.50
还原型谷胱甘肽 0.9g*1支	支	29.30
苦参素葡萄糖注射液 0.6g/100ml*1瓶	瓶	30.10
脱氧核苷酸钠注射液 0.05g/2ml*1支	支	59.30
卡络磺钠氯化钠注射液 80mg/100ml*1瓶	瓶	51.80
氨甲环酸氯化钠注射液 1g:0.7g/100ml*1瓶	瓶	66.80
复方右旋糖酐40注射液 25g/250ml*1瓶	瓶	73.50
血凝酶 1KU*1支	支	47.50
肝素钠注射液 12500u/2ml*10支	盒	107.00
氨甲环酸粉针 0.5g*1支	支	19.80
鲨肝醇片 0.02g*100片	瓶	3.70
复合辅酶 100U*1支	支	104.00
氨太素片 0.2g*100片	瓶	4.60
氯吡格雷片 0.075g*7片	盒	147.00
二乙酰胺乙酸乙二胺注射液 0.4g/2ml*1支	支	24.70
利血生片 0.02g*48片	盒	43.00
肝素钠注射液 12500u/2ml*10支	盒	117.00
重组人粒细胞集落刺激因子注射液 150ug/0.6ml*1支	支	184.00
肾上腺色腙片 2.5mg*100片	瓶	1.96
氨甲苯酸片 0.25g*100片	瓶	16.68
右旋糖酐40葡萄糖注射液 500ml*1瓶	瓶	7.13
琥珀酸亚铁片 0.1g*20片	盒	27.10
高渗氯化钠羟乙基淀粉40 10.5/19g/250ml*1瓶	瓶	306.00
氢氯吡格雷片 25mg*20片	瓶	88.60
双嘧达莫片 0.025g*100片	瓶	3.60
羟乙基淀粉200/0.5氯化钠注射液(非PVC膜) 30g:4.5g/500ml*1袋	袋	108.00
肝素钠注射液(预充式)4250AXaIU/0.4ml*1支	支	65.80
重组人粒细胞集落刺激因子注射液 0.2mg*1支	支	212.00
纤溶酶注射液 100u/1ml*1瓶	瓶	79.00
羟乙基淀粉130/0.4氯化钠注射液 30g/500ml*1袋	袋	95.80
重组人粒细胞集落刺激因子注射液 125μg/0.5ml*1支	支	178.00
蚓激酶肠溶片 30万U*24片	盒	42.60
降纤酶 5U*1支	支	13.50
氨甲苯酸注射液 0.1g/10ml*5支	盒	4.89
氨基己酸注射液 2.0g/10ml*5支	盒	5.00
酚磺乙胺注射液 0.5g*10支	盒	3.70
血凝酶 2ku*1支	支	79.70
阿替普酶 50mg*1盒	盒	5,977.00
低分子肝素钙 4100AXaIU/0.4ml*1支	支	55.10
奥扎格雷钠 80mg*1支	支	49.50
辅酶A 100u*1支	支	0.78
肾上腺色腙注射液 0.01g/2ml*10支	盒	3.00
氨甲环酸粉针 1.0g*1支	支	31.60
氨甲环酸氯化钠注射液 0.5g/100ml*1瓶	瓶	39.10
血凝酶 1.0ku*5支	盒	243.00
二乙酰胺乙酸乙二胺注射液 200mg/2ml*1支	支	33.00
白眉蛇毒血凝酶 1IU*1支	支	43.40
右旋糖酐40葡萄糖注射液 50:20g/500ml*1瓶	瓶	10.20
右旋糖酐铁片 25mg*60片	盒	18.10
叶绿酸铜钠 20mg*24片	盒	27.00

续表29-12

单位:元

药品名称、规格	单位	零售价
凝血酶粉针 500u*1支	支	12.42
人凝血因子Ⅷ 200IU*1支	合	396.00
凝血酶粉针 500U*1支	支	15.00
西洛他唑胶囊 50mg*12粒	盒	49.30
西洛他唑片 50mg*12片	盒	68.90
华法林钠片(糖衣) 2.5mg*60片	盒	15.70
凝血酶粉针 500u*1支	支	8.60
肾上腺色腙注射液 5mg/2ml*10支	盒	3.00
重组人粒细胞集落刺激因子注射液 75ug/0.4ml*1支	支	111.00
蚓激酶肠溶胶囊 30万u*12粒	盒	20.10
琥珀酸亚铁片 0.1g*24片	盒	35.20
凝血酶粉针 500u*1支	支	13.76
尿激酶 10万U*1支	支	32.20
去铁胺针 500mg*1瓶	瓶	64.20
低分子肝素钙 5000iu*1支	支	60.50
琥珀酰明胶注射液 20g/500ml*1瓶	瓶	111.00
惠尔血(重组人粒细胞集落刺激因子注射液)75μg/0.3ml*1支	支	357.00
重组人粒细胞集落刺激因子注射液 100μg*1支	支	148.80
二乙酰胺乙酸乙二胺 0.4g*1支	支	68.00
尖吻蝮蛇血凝酶 1U*1瓶	瓶	166.00
氨甲环酸片 0.5g*100片	盒	252.00
硫唑嘌呤片 50mg*60片	盒	52.77
巴曲酶注射液 5BU/0.5ML*1支	支	247.00
尿激酶 1万u*1支	支	5.40
尿激酶 10万u*1支	支	36.20
聚桂醇 100mg/10ml*1支	支	610.00
叶绿素铜钠胶囊 20mg*50粒	盒	41.40
惠尔血(重组人粒细胞集落刺激因子注射液) 300ug/1.2ml*1支	支	935.00
尿激酶 10万U*1瓶	瓶	38.80
二乙酰胺乙酸乙二胺注射液 0.3g/5ml*1支	支	32.60
凝血酶粉针 500u*1支	支	12.42
鱼精蛋白注射液 0.05g/5ml*5支	盒	53.42
白蛋白 5g(20%*25ml)1瓶	瓶	229.00
白蛋白 5g/25ml*1瓶	瓶	229.00
人血白蛋白 20%/10g/50ml*1瓶	瓶	400.00
人血白蛋白 20%/10g/50ml*1瓶	瓶	390.00
人血白蛋白 20%/50ml*1瓶	瓶	420.00
丙球 0.3g/3ml*1支	支	25.88
人乙型肝炎免疫球蛋白 400iu*1支	支	448.50
人乙型肝炎免疫球蛋白 100IU*1支	支	143.75
静注人免疫球蛋白 2.5g*1瓶	瓶	575.00
静注人免疫球蛋白 2.5g*1瓶	瓶	625.00
聚乙二醇干扰素 a-2b 注射剂 80ug*1盒	盒	1,162.00
静注人免疫球蛋白 5.00% 2.5g*1瓶	瓶	644.00
人乙型肝炎免疫球蛋白 200IU/2ml*1瓶	瓶	299.00
重组人白介素-2注射液 100万IU/0.8ml*1支	支	137.00
马破伤风免疫球蛋白 1500IU*1支	支	36.50
人血白蛋白 5g*1支	支	209.00
人血白蛋白 5g/25ml*1瓶	瓶	209.00
乙肝疫苗 10ug*3支	盒	19.32
人血白蛋白 5.0g/50ml*1瓶	瓶	212.00
(预冲式)重组人干扰素 a2b 注射液 600万U*1支	支	71.90
乙肝疫苗针 60ug*1支	支	287.50
人血白蛋白 20%*5g/25ml*1瓶	瓶	229.00
白细胞介素-2 50万IU*1支	支	68.90
人破伤风免疫球蛋白 250IU/2.5ml*1支	支	109.25
人血白蛋白 20.00% 10g/50ml*1瓶	瓶	378.00
人破伤风免疫球蛋白 250IU/2.5ml*1支	支	107.00
静注人免疫球蛋白 5.00% 2.5g/50ml*1瓶	瓶	600.00
人乙型肝炎免疫球蛋白 200IU/2ml*1支	盒	391.00
静注人免疫球蛋白 2.5g*1瓶	瓶	615.00
静注人免疫球蛋白 2.5g*1支	支	600.00
卡介菌多糖核酸制剂 0.5mg/1ml*6支	盒	57.60
人血白蛋白 20.00% 10g/50ml*1瓶	瓶	390.00
重组人干扰素 a2b 注射液 300万IU/1ml*1支	支	33.40
α-干扰素 180μg*1支	支	1,241.00
人破伤风免疫球蛋白 250IU/2.5ml*1瓶	瓶	80.50
静注人免疫球蛋白 2.5g*1瓶	盒	362.25
凝血酶原复合物[因子Ⅱ Ⅶ Ⅸ Ⅹ] 300IU*1瓶	瓶	265.00
重组人红细胞生成素 3000IU*1支	支	43.70
α-干扰素 135ug/0.5ml*1支	支	1,079.00
人乙型肝炎免疫球蛋白200IU*1支	支	253.00

续表29-12 单位:元

药品名称、规格	单位	零售价	药品名称、规格	单位	零售价
人血白蛋白 5g*1瓶	瓶	232.00	果糖氯化钠注射液 12.5g/250ml*1瓶	瓶	42.10
人乙型肝炎免疫球蛋白100IU*1支	支	128.80	(吉加)厄贝沙坦片 0.15g*7片	盒	21.40
人乙型肝炎免疫球蛋白200IU*1支	支	402.50	艾司洛尔注射液 0.1g/1ml*1支	支	58.30
白蛋白 20%/25ml*1瓶	瓶	229.00	环磷腺苷 40mg*1支	支	21.30
重组人红细胞生成素 5000IU/1ml*1支	支	57.90	美托洛尔片 0.025g*20片	盒	8.00
人乙型肝炎免疫球蛋白 200IU*1瓶	瓶	379.50	多沙唑嗪片 2mg*12片	盒	24.70
重组人干扰素a2b注射液 100万IU*1	支	16.30	非诺贝特 0.2克*10片	盒	43.60
静注人免疫球蛋白 2.5g/50ml*1瓶	瓶	690.00	缬沙坦胶囊 80mg*7片	盒	22.10
重组人干扰素a2b注射液 300万/1ml*1支	支	50.60	硝苯地平控释片 0.03g*6片	盒	19.00
重组人干扰素a1b冻干粉针 10ug*1支	支	22.20	多巴酚丁胺注射液 0.02g/2ml*10支	盒	17.83
纤维蛋白原 0.5g*1瓶	瓶	402.50	胞磷胆碱钠胶囊 0.1g*12粒	盒	22.30
纤维蛋白原 0.5g*1支	支	402.50	氨氯地平片 5mg*14片	盒	29.50
白细胞介素-2 50万IU/1ml*1支	支	87.40	瑞舒伐他汀钙片 10mg*7片	盒	65.20
白细胞介素-2 50万IU*1瓶	瓶	82.85	阿托伐他汀钙片 10mg*7片	片	46.00
重组人血小板生成素 15000u*1支	支	1,275.00	酚妥拉明注射液 0.5g/2ml*10支	盒	9.50
乙肝疫苗针 10ug*3支	盒	19.32	环磷腺苷葡胺 60mg*1支	支	33.60
破伤风抗毒素针 1500U*1支	支	36.50	美托洛尔缓释片 47.5mg*7片	盒	18.70
重组人红细胞生成素 3000IU/0.6ml*1支	支	49.50	美托洛尔针 5mg*1支	支	41.60
重组人红细胞生成素 10000IU*1支	支	130.00	(安博维)厄贝沙坦片 0.15g*7片	盒	36.40
白细胞介素-11 3mg*5支	盒	1,445.00	赖诺普利胶囊 0.01g*14粒	盒	27.20
人乙型肝炎免疫球蛋白 200IU*1瓶	瓶	280.00	果糖注射液 12.5g/250ml*1袋	袋	34.70
重组人干扰素a2b注射液 500万U*1支	支	60.40	狄戈辛片 0.25mg*30片	盒	2.60
重组人干扰素a2b注射液 600IU*1支	支	81.70	胞磷胆碱钠注射液 0.25g/2ml*10支	盒	14.10
人血白蛋白 20.00% 5g*1支	支	225.00	普奈洛尔片 10mg*100片	瓶	1.38
重组人干扰素a2b注射液 300万IU*1支	支	43.90	普罗帕酮片 0.05g*100片	瓶	5.00
凝血酶原复合物[因子Ⅱ Ⅶ Ⅸ Ⅹ] 200IU*1瓶	瓶	195.50	卡托普利片 0.025g*100片	瓶	3.50
纤维蛋白原 0.5g*1瓶	瓶	402.50	氟桂利嗪胶囊 5mg*20粒	盒	25.90
(科素亚)氯沙坦钾片 0.05g*7片	盒	45.80	棓丙脂 60mg*1支	支	43.50
比索洛尔片 5mg*10片	盒	35.00	复方利血平 100片	瓶	3.50
利血平针 1ml*5支	盒	6.00	厄贝沙坦氢氯噻嗪片 150mg/12.5mg*7片	盒	37.60
伊布利特注射液 10ml/1mg*1瓶	瓶	692.00	可乐定片 75ug*100片	瓶	9.70
葛根素氯化钠注射液 0.5g/250ml*1瓶	瓶	28.80	(万爽力)曲美他嗪片 0.02g*30片	盒	54.50
坦洛新缓释胶囊 0.2mg*10粒	盒	35.70	(泽维尔)曲美他嗪片 20mg*30片	盒	36.60
普罗帕酮注射液 0.07g/20ml*5支	盒	32.50	(美卡素)替米沙坦片 0.08g*7片	盒	43.40
果糖注射液 12.5g/250ml*1瓶	瓶	42.50	替米沙坦片 20mg*28片	盒	35.50
			氨氯地平片 5mg*7片	盒	37.70
			羟苯磺酸钙胶囊 0.5g*20粒	盒	46.50
			酚妥拉明注射液 0.01g/1ml*5支	盒	35.42

续表29-12

单位:元

药品名称、规格	单位	零售价	药品名称、规格	单位	零售价
阿托伐他汀钙片 0.02g*7片	盒	76.30	胺碘酮注射液 0.15g/3ml*1支	支	30.40
阿魏酸钠片 0.05g*36片	盒	12.30	羟苯磺酸钙分散片 0.25g*24片	盒	42.70
氨氯地平分散片 5mg*7片	盒	19.70	依那普利分散片 5mg*24片	盒	24.40
(征之)辛伐他汀片 10mg*10片	盒	19.20	(依姆多)单硝酸异山梨酯缓释片 0.03g*7片	盒	14.30
辛伐他汀片 0.02g*7片	盒	24.20	前列地尔注射液 5ug/1ml*1支	支	71.60
银杏达莫注射液 10ml*1支	支	31.10	维拉帕米片 0.04g*30片	瓶	3.80
硝普钠针 50mg*1支	支	6.90	果糖粉针 12.5g*1支	支	34.70
阿替卡因肾上腺素注射液 1.7ml*50支	盒	423.20	利血平针 1mg/1ml*10支	盒	9.78
胞磷胆碱钠针 0.25g*1支	支	4.90	细辛脑注射液 8mg/2ml*1支	支	19.30
吲达帕胺缓释片 1.5mg*24片	盒	20.20	去甲肾上腺素注射液 2mg/1ml*10支	盒	47.00
缬沙坦胶囊 40mg*14粒	盒	23.00	果糖注射液 25g/250ml*1瓶	瓶	49.50
厄贝沙坦氢氯噻嗪片 150mg:12.5mg*7片	盒	21.60	前列地尔注射液 10ug/2ml*1支	支	123.00
缬沙坦氨氯地平片 80mg:5mg*7片	盒	60.90	非诺贝特胶囊(II) 0.1g*20粒	盒	35.70
普罗帕酮注射液 70mg/20ml*5支	盒	29.00	环磷腺苷葡胺 0.06g*1支	支	33.60
氟伐他汀钠胶囊 40mg*20粒	盒	79.80	维拉帕米针 5mg/2ml*5支	盒	5.52
瑞舒伐他汀钙片 10mg*7片	盒	55.20	阿托伐他汀钙片 10mg*7片	盒	31.20
卡维地洛片 12.5mg*14片	盒	17.00	七叶皂苷钠 0.01g*1支	支	23.10
环磷腺苷葡胺 90mg*1瓶	瓶	45.90	银杏叶提取物注射液 17.5mg/5ml*1支	支	29.10
缬沙坦氨氯地平片 80mg:5mg*7片	盒	63.80	依那普利片 0.01g*16片	盒	19.60
三磷酸腺苷二钠-氯化镁 100mg:32mg*1瓶	瓶	64.40	肾上腺素注射液 1mg/1ml*10支	盒	7.40
卡托普利片 12.5mg*20片	盒	22.10	非洛地平片 2.5mg*24片	盒	12.00
替米沙坦片 80mg*14片	盒	49.70	非洛地平缓释片 5mg*20片	盒	26.20
(新亚富舒)贝那普利片 10mg*14片	盒	32.00	缬沙坦胶囊 0.08g*7粒	盒	43.70
环磷腺苷 40mg*1支	支	21.30	坎地沙坦酯片 8mg*14片	盒	49.30
(缓宁)氯沙坦钾片 50mg*7片	盒	35.10	阿昔莫司胶囊 0.25g*30粒	盒	138.00
西格列汀片 100mg*7片	盒	69.70	氟伐他汀钠胶囊 0.04g*7粒	盒	33.70
丁苯酞 0.1g*24粒	盒	262.20	左旋氨氯地平片 2.5mg*14片	盒	53.20
前列地尔注射液 10μg/2ml*1支	支	123.00	(洛汀新)贝那普利片 0.01g*14片	盒	48.40
三磷酸腺苷二钠-氯化镁 100mg/32*1瓶	瓶	68.20	脂比妥 0.35g*30片	盒	7.70
氨氯地平阿托伐他汀钙片 5mg/10mg*7片	盒	69.80	果糖二磷酸钠注射液 10.0g/100ml*1瓶	瓶	118.00
二丁酰环磷腺苷 20mg*1瓶	瓶	55.70	培哚普利片 4mg*30片	盒	117.00
硝苯地平缓释片 10mg*50片	瓶	16.70	普伐他汀钠片 0.01g*12片	盒	30.30
苯扎贝特胶囊 0.2g*24粒	盒	39.10	单硝酸异山梨酯缓释片 0.04g*24片	盒	57.50
三磷酸腺甙二钠 20mg/2ml*10支	盒	1.78	硝酸异山梨酯片 5mg*100片	瓶	0.95
酚妥拉明注射液 1ml*5支	盒	9.25	硝苯地平片 0.01g*100片	瓶	1.00
毛花苷丙 0.4mg/2ml*5支	盒	18.40	维拉帕米缓释片 0.24g*10片	盒	29.40
羟苯磺酸钙片 0.5g*20片	盒	44.30	葛根素针 0.2g*1支	支	23.00
硝酸甘油注射液 5mg/1ml*10支	盒	12.00			

续表29-12

单位:元

药品名称、规格	单位	零售价
硝苯地平控释片 30mg*7片	盒	35.80
尼群地平片 0.01g*100片	瓶	4.50
地高辛片 0.25mg*100片	瓶	7.60
参芎葡萄糖注射液 100ml*1瓶	瓶	61.00
间羟胺注射液 10mg/1ml*2支	盒	10.40
多巴胺针 20mg/2ml*10支	盒	5.00
去甲肾上腺素注射液 2mg/1ml*2支	盒	12.00
肾上腺素注射液 1mg/1ml*2支	盒	3.80
葛根素葡萄糖注射液 0.3g/250ml*1瓶	瓶	21.30
葛根素葡萄糖注射液 0.5g/250ml*1袋	袋	32.80
胺碘酮片 0.2g*10片	盒	28.90
辛伐他汀胶囊 10mg*30粒	盒	46.00
拉贝洛尔注射液 50mg/10ml*1支	支	41.80
左卡尼汀粉针 0.5g*1支	支	34.80
左卡尼汀粉针 1.0g*1支	支	48.80
复方a-酮酸片 0.63g*100片	盒	290.00
复方氨基酸(18AAII) 8.50% 250ml*1瓶	瓶	32.30
左卡尼汀粉针 1g*1支	支	36.80
复方氨基酸(18AAII) 28.5g*250ml	瓶	44.40
木糖醇注射液 25g/500ml*1袋	袋	17.20
丙氨酰谷氨酰胺 10g*1瓶	瓶	126.00
肠内营养粉(AA) 80.4g*1袋	袋	91.00
复方氨基酸注射液(18AA-Ⅳ) 8.7g/250ml*1瓶	瓶	39.20
(百普力)短肽型肠内营养剂 500ml*1瓶	瓶	100.00
(能全力)肠内营养混悬液 500ml*1瓶	瓶	51.80
脂肪乳氨基酸(17)葡萄糖(11%)注射液 1440ml*1袋	袋	413.00
六合氨基酸 21.1g*250ml	瓶	9.30
中/长链脂肪乳注射液C8-24Ve 20%/250ml*1瓶	瓶	130.00
小儿复方氨基酸注射液 1.2g/20ml*5支	盒	141.50
复方氨基酸注射液(15)双肽 67g*500ml	瓶	650.00
中/长链脂肪乳注射液 10.00% 500ml*1瓶	瓶	99.80
复方氨基酸(18AAII)2 21.25g/250ml*1袋	袋	39.80
复方氨基酸(20AA) 50g/500ml*1瓶	瓶	112.00

药品名称、规格	单位	零售价
丙氨酰谷氨酰胺 20g*1瓶	瓶	215.00
复合磷酸氢钾注射液 2ml*1支	支	54.80
(康全力)肠内营养混悬液TPF-DM 0.75kcal/ml/1000ml*1袋	袋	280.00
左卡尼汀粉针 0.5g*1支	支	22.40
脂肪乳注射液(C14-24) 30.00% 250ml*1瓶	瓶	73.20
钆喷酸葡胺注射液 15ml*1瓶	瓶	215.00
碘佛醇注射液 33.9g/50ml*1瓶	瓶	182.00
碘化油注射液 10ml*1支	支	120.00
复方泛影葡胺注射液 15.2g/20ml*5支	盒	76.20
利凡诺针 50mg/2ml*10支	盒	4.60
典普罗胺 37g/100ml*1瓶	瓶	449.00
碘海醇注射液 30g/100ml*1瓶	瓶	282.00
二甲硅油散 2.5g*1瓶	瓶	36.30
氟西汀片 0.01g*14片	盒	33.90
米氮平片 30mg*10片	盒	137.50
坦度螺酮胶囊 5mg*16粒	盒	25.50
美金刚片 10mg*28片	盒	483.00
多奈哌齐片 5mg*7片	盒	174.00
喹硫平片 25mg*20片	盒	150.00
氟西汀分散片 0.02g*28片	盒	312.80
氟哌啶醇片 2mg*100片	瓶	9.20
文拉法辛缓释片 75mg*14片	盒	120.00
氯氮平片 0.025g*100片	瓶	1.90
氟哌利多针 5毫克/2毫升*5支	盒	10.50
氯丙嗪注射液 0.05g/2ml*10支	盒	5.75
西酞普兰片 20mg*14片	盒	162.00
曲唑酮 50mg*20片	盒	74.75
文拉法辛缓释胶囊 150mg*14片	盒	184.00
文拉法辛缓释胶囊 0.075g*14片	盒	134.60
奋乃静片 2mg*100片	瓶	2.90
氯丙嗪片 50mg*100片	瓶	5.50
硫必利片 100mg*100片	盒	10.90
氯丙嗪片 0.025g*100片	瓶	3.57
多塞平片 0.025g*100片	瓶	6.50
阿立哌唑片 5mg*10片	盒	108.43
奥氮平片 5mg*28片	盒	710.00
奥氮平片 0.01g*7片	盒	135.00
艾司西酞普兰片 10mg*7片	盒	129.00
喹硫平片 0.1g*30片	盒	61.10

续表29-12 单位:元

药品名称、规格	单位	零售价	药品名称、规格	单位	零售价
哌醋甲酯针 20mg*1支	支	7.60	亚甲蓝注射液 0.02g/2ml*5支	盒	69.00
丁螺环酮片 5mg*30片	盒	28.20	金银花露 340ml*1瓶	瓶	3.10
喹硫平片 0.2g*20片	盒	277.00	氧氟沙星滴眼液 0.015g/5ml*1盒	盒	18.00
氟哌噻吨美利曲辛 10.5mg*20片	盒	67.30	清凉油 3g*1盒	盒	1.78
氯丙嗪注射液 25mg/1ml*10支	盒	2.50	复方醋酸地塞米松软膏 20g*1支	支	8.10
文拉法辛缓释胶囊 150mg*14片	盒	179.00	他扎罗汀乳凝胶 30g*1支	支	45.00
泰尔登片 25mg*100片	瓶	8.10	双唑泰软膏 4g*2支	盒	17.80
阿米替林片 0.025g*100片	瓶	15.00	阿达帕林凝胶 15g*1支	支	22.40
清开灵颗粒(无糖) 1.5g*12袋	盒	21.60	甲硝唑呋喃唑酮栓 5粒	盒	23.80
麝香壮骨膏 5片*2袋	盒	6.80	左氧氟沙星滴耳液 5.00% 5ml*1支	支	25.10
血塞通 0.4g*1支	支	56.90	硝酸银无菌烧伤膏 50g*1支	支	29.00
生脉注射液 20ml*1支	支	26.20	纳络酮注射液 2mg/2ml*1支	支	42.90
丹参注射液 10ml*6支	盒	36.00	红霉素眼膏 2g*1支	支	0.75
黄芪注射液 10ml*1支	支	4.60	克林霉素磷酸脂阴道凝胶 5g:0.1g*1	盒	18.20
醒脑静注射液 5ml*1支	支	47.40	安达芬栓(a-2b) 10万IU*10粒	盒	46.50
舒血宁注射液 5ml*1支	支	36.10	林旦乳膏 1.00% 30g*1支	支	3.60
益母草注射液 1ml*1支	支	22.00	安达芬栓(a-2b) 10万iu*5粒	盒	25.90
小儿消积止咳口服液 10ml*6支	盒	14.10	氧氟沙星阴道泡腾片 0.1g*7粒	盒	19.00
参芪扶正注射液 250ML*1瓶	瓶	159.00	氧氟沙星阴道泡腾片 0.1g*7片	盒	19.00
灯盏花素 0.025g*1瓶	瓶	31.80	氧氟沙星眼膏 3.5*1支	支	28.40
参麦注射液 50ml*1瓶	瓶	95.70	复方丙酸氯倍他索软膏 10g*1支	支	25.50
参麦注射液 20ml*3支	盒	74.40	阴道用乳杆菌活菌胶囊 5粒	盒	34.00
丹参冻干粉针 0.4g*1支	支	48.20	妥布霉素地塞米松滴眼液 5ml*1支	支	37.30
血栓通注射液[含注射用冻干粉针] 0.15g*1支	支	36.80	复方七叶皂苷钠凝胶 20g*1支	支	31.50
振源胶囊 25mg*24粒	盒	36.60	乙酰吉他霉素含片 4mg*24片	盒	12.40
血必净注射液 10ml*1支	支	56.10	水扬酸软膏 5.00% 10g*1支	支	1.15
丹红注射液 10ml*1支	支	46.20	山莨菪碱滴眼液 4mg/8ml*1支	支	22.30
丹参酮IIA磺酸钠注射液 10mg/2ml*1支	支	19.00	氧氟沙星滴眼液 15mg/5ml*1支	支	22.00
生脉注射液 25ml*1支	支	35.50	亚叶酸钙片 0.015g*30片	瓶	125.00
参附注射液 10ml*1支	支	23.40	阿达帕林凝胶 15g*1支	支	44.80
疏血通注射液 2ml*1支	支	45.10	丙美卡因滴眼液 15ml*1支	支	40.20
亚叶酸钙粉针 0.2g*1支	支	32.70	磺胺嘧啶乳膏 1.00% 25g*1盒	盒	19.50
缩宫素注射液 5iu/1ml*6支	盒	75.60	特比萘芬片 0.125g*6片	盒	30.10
氟康唑滴眼液 25mg/5ml*1支	支	15.80	风油精 9g*1瓶	瓶	3.50
氟吗西尼注射液 0.2mg/2ml*1支	支	51.20	硫软膏 10.00% 25g*1瓶	瓶	4.20
红霉素软膏 10g*1支	支	1.00	缩宫素注射液 10u/1ml*10支	盒	4.50
硼酸冰片滴耳液 5ml*1支	支	1.38	缩宫素粉针 10u*1支	支	21.30
氟米龙 1mg/5ml*1支	盒	23.40	利多卡因胶浆 CO 10g/0.2g*6支	盒	53.96
依地酸钙钠注射液 1.0g/5ml*5支	盒	55.20	夫西地酸乳膏 5g/0.1g*1支	支	9.90

续表29-12 单位:元

药品名称、规格	单位	零售价
玻璃酸钠注射液 0.02g/2ml*1支	支	158.70
达克罗宁胶浆 0.1g/10ml*1支	支	32.20
左亚叶酸钙粉针 50mg*1瓶	瓶	201.00
左卡巴斯汀鼻喷剂 5mg/10ml*1支	支	34.25
紫药水 500ml*1瓶	瓶	5.29
炉甘石洗剂 100ml*1瓶	瓶	2.80
曲安奈德鼻喷雾剂 6.6g/6ml*1瓶	瓶	28.60
84消毒液 518g*1瓶	瓶	2.53
莫匹罗星软膏 5g*1支	支	14.10
聚维酮碘溶液 5g/100ml*1瓶	瓶	17.00
复方苦参水杨酸散 40g*3袋	盒	7.20
布林佐胺滴眼液 50mg/5ml*1支	支	88.80
妥布霉素滴眼液 24mg/8ml*1支	支	9.60
噻吗洛尔滴眼液 0.025g/5ml*1支	支	3.70
氨肽碘眼药水 5ml*2支	盒	20.50
戊乙奎醚 1mg/1ml*1支	支	64.60
硝酸咪康唑阴道用软胶囊 0.4g*6粒	盒	36.40
(贝复舒)重组牛碱性成纤维细胞生长因子滴眼液 21000u/5ml*1瓶	瓶	28.50
鱼石脂软膏 10g/1g*1支	支	1.20
玻璃酸钠注射液 25mg/2.5ml*1支	支	175.00
复方硫酸锌滴眼液 8ml*1支	支	10.00
他卡西醇软膏 10g*1支	支	50.10
卤米松乳膏 5g*1支	支	15.30
必舒膏 10g*1支	支	6.80
复方硝酸益康唑软膏 CO 20g*1支	盒	17.50
地塞米松软膏 20g/15mg*1支	支	9.50
联苯苄唑乳膏 10g/0.1g*1盒	盒	14.80
西地碘片 1.5mg*15片	盒	7.30
康瑞保软膏 10g*1支	支	53.10
他扎罗汀乳膏 30mg*1支	支	33.30
柳氮磺吡啶栓 0.5g*6粒	盒	25.20
纳络酮注射液 2mg/2ml*1支	支	6.00
聚甲酚磺醛阴道栓 0.09g*6粒	盒	24.10
咪康唑栓 0.2g*7枚	盒	18.70
色苷酸钠眼药水 8ml*1支	支	3.50
奈扑维滴眼液 10ml*1支	支	13.92
浓替硝唑含漱液 0.2g/100ml*1瓶	瓶	20.00
聚维酮碘溶液 12.5g/250ml*1瓶	瓶	18.80
足光散 40g*3袋	盒	3.80

药品名称、规格	单位	零售价
毛果芸香碱滴眼液 0.1g/5ml*1瓶	瓶	22.30
非尼拉敏 15ml*1盒	盒	20.10
左氧氟沙星滴眼液 24mg/8ml*1支	支	8.00
硫代硫酸钠 0.64g*1瓶	瓶	7.60
洛美沙星滴眼液 24mg/8ml*1支	支	11.00
奥布卡因滴眼液 80mg/20ml*1支	支	43.80
糠酸莫米松乳膏 5mg/5g*1支	支	16.30
维生素B12滴眼液 2mg/10ml*1支	支	20.30
羟糖甘滴眼液 5ml*1支	支	28.90
更昔洛韦滴眼液 8mg/8ml*1支	支	21.00
金霉素眼膏 0.50% 2g*1支	支	0.70
柳氮磺吡啶栓 0.5g*6枚	盒	32.00
妥布霉素地塞米松眼膏 3.5g*1支	支	39.00
垂体后叶注射液 6u/1ml*10支	盒	29.00
缩宫素注射液 10U/1ml*10支	盒	6.70
丹皮酚软膏 20g*1支	支	26.30
红霉素眼膏 0.50% 2g*2支	盒	1.74
四环素可的松眼膏 2g*1支	支	0.78
毛果芸香碱滴眼液 25mg/5ml*1支	支	14.70
阿托品眼用凝胶CO 2.5g/ 25mg*1支	支	19.70
阿昔洛韦眼药水 8mg/8ml*1支	支	0.81
复方硝酸益康唑软膏 CO 15g*1支	支	13.70
林旦乳膏 10g*1支	支	1.73
复方氟米松软膏 CO 15g*1支	支	23.40
多磺酸粘多糖乳膏 14g*1支	支	31.90
聚维酮碘伏 500ml*1瓶	瓶	17.30
碘酊 500ml*1瓶	瓶	12.65
聚维酮碘伏 60ml*1瓶	瓶	3.20
重组人表皮生长因子滴眼液 20000u/2ml*1支	瓶	22.30
复方托吡卡胺滴眼液 10ml*1支	支	31.90
水杨酸苯酚贴膏 0.2g*6贴	盒	0.80
托吡卡胺滴眼液 0.015g/6ml*1支	支	2.80
吡诺克辛钠滴眼液 0.8mg/15ml*1支	盒	3.50
氯霉素滴眼液 0.02g/8ml*1支	支	0.60
甲硝唑氯已定 170ml*1瓶	瓶	27.70
皮肤消毒液(小喷瓶) 50ml*1瓶	瓶	2.30
皮肤消毒液(压嘴型) 500ml*1瓶	瓶	12.65
84消毒液 450ml*1瓶	瓶	3.60

续表29-12 单位:元

药品名称、规格	单位	零售价
双氧水 3.00% 100ml*1瓶	瓶	1.00
喷昔洛韦乳膏 10g/0.1g*1支	支	15.80
呋麻滴鼻液 10ml*1支	支	2.07
妥布霉素滴眼液 15mg/5ml*1瓶	瓶	18.70
双氧水 3.00% 500ml*1瓶	瓶	4.00
卤米松乳膏 10g:5mg*1支	支	27.00
洛美沙星滴眼液(含玻璃酸钠) 24mg/8ml*1支	支	17.90
肝素钠软膏 20g*1支	支	13.20
复方氯己定含漱液 150ml*1瓶	瓶	6.60
纳络酮注射液 1mg/1ml*1支	支	27.00
(贝复剂)外用重组牛碱性细胞生长因子 63000Au/15ml*1瓶	瓶	40.50
氟吗西尼注射液 0.5mg/5ml*1支	支	95.20
二巯丙磺钠 125mg/2ml*10支	盒	172.50
西地碘片 1.5mg*24片	盒	4.70
普罗碘铵注射液 0.4g/2ml*10支	盒	9.00
丁酸氢化可的松乳膏 10g/0.01g*1支	支	11.90
红霉素眼膏 0.50% 2g:10mg*1支	支	0.44
利多卡因氯己定气雾剂 60g*1瓶	瓶	47.70
咪喹莫特乳膏 2g*1支	支	260.00
脲素霜 50g*1盒	盒	3.70
尿素软膏 10.00% 50g*1瓶	瓶	10.10
(民生)妥布霉素地塞米松滴眼液 15mg:5mg/5ml*1支	支	20.30
皮肤消毒液(便携型) 50ml*1瓶	瓶	5.75
氯解磷定注射液 0.5g/2ml*10支	盒	52.00
更昔洛韦眼用凝胶 5g/7.5mg*1支	支	26.00
硝呋太尔+制霉菌阴道软胶囊 6粒	盒	45.00
紫药水 40ml	瓶	2.80
纳美芬注射液 0.1mg/1ml*1支	支	297.00
亚叶酸钙注射液 0.1g/10ml*1支	支	57.30

二、中药房

1960年10月,县中医院建立中药房,其前设于西药房内。

1985年12月,县中医院药房药库计有药剂工作人员18人。其中,门诊西药房6人、门诊中药房6人、门诊中成药房2人、病区药房2人、药库2人。

1987年,县中医院药品库存为14.76万元。

1998年,县中医院药品库存增至150余万元。

1999年,全县各大医院药库药房实行微机化管理。

2010年12月,县中医院药房药库计有工作人员18人。其中,中药房8人、西药房8人,药库2人。药房各类剂型药品9000种,其中,中药200多种、西药700多种。药房年配方97041张,其中门诊84492张,病房12549张,药库药房月流通量175万元。县人民医院中(成)药房亦有一定规模,常年有4名中药师,各剂型中(成)药常年保持200余个。

1960～2010年如东县地产中药材目录

表29-13

苡仁	瓜蒌	山药	枸杞	菊花	龙胆	生地	芍药	丹皮	香橼
萱草	藿香	佩兰	薄荷	百合	紫苏	芥子	萆薢	荆芥	麦冬
桑椹	桑叶	桑白皮	夏枯草	地骨皮	芦根	荷藕	芡实	胡麻	蓖麻
薤白	淡竹叶	蒲草	半夏	牛膝	鹤虱	白芨	杏仁	桃仁	泽兰
青蒿	瞿麦	车前	夜合花	苦楝皮	守宫	蜈蚣	乌蛇	乌贼骨	牡蛎
海蛤壳	蛇胆	蟾蜍	蝉衣	牛蒡	葎草	马兜铃	虏子	金银花	毕拨
莱菔子	辛夷	葫芦巴	大青叶	天花粉	陈棕	马齿苋	麻仁	夜交苞	竹茹

续表29-13

鸡内金	龟板	鳖甲	刺猬皮	地龙	龙衣	万年青	金橘	月季花	竹沥
侧柏叶	柏子仁	女贞子	海带	地鳖虫	艾叶	大蒜	大蓟	生姜	草乌
藁本	芒硝	瓦松	凤仙花	凤凰衣	水蛭	虻虫	虻虫	土槿皮	麦芽
紫河车	石榴皮	决明子	扁豆	百草霜	绿豆	冬瓜子	柿蒂	冬瓜皮	谷芽
何首乌	鸡冠花	苍耳子	白茅根	鱼腥草	茜草	益母草	茵陈	西河柳	芫荽
赛空青又名青魚胆									

2010年如东县医院中成药目录

表29-14

阿味	川牛膝	黑芝麻	卷柏净	青龙齿	夏枯草	珠尔参片
巴戟天	川芎	红大戟片	决明子	清风藤	仙茅	苎麻根片
菝葜片	垂盆草	红旱莲片	苦参	全蝎	咸秋石	紫河车
白扁豆	春柴胡	红花	苦丁茶	肉苁蓉	香茹片	紫花地丁
白大川粉	瓷乳钵	厚朴	苦楝皮	肉桂	香橼片	紫杉
白茅根	次氯酸钠	葫芦巴	苦杏仁	三七	小茴香	棕榈子
白芍	刺蒺藜	虎杖	昆布片	桑螵蛸	辛夷	
白术	醋三棱	花椒	雷公藤	桑枝	雅胆子	
白苏子	醋乌梅	滑石粉	雷丸片	沙苑子	延胡索	
白薇	大枫子	化橘红	良姜片	砂仁	野菊花	
白药脂片	大蓟草片	怀牛膝	灵霄花	山奈	叶下珠	
白芷	当归	槐花	六月雪片	山楂	夜明砂	
百部	党参	槐米	漏芦片	山茱萸	益智仁	

2010年如东县医院中药目录

表29-15

板蓝根	地锦草片	槐米炭	芦荟	升麻	薏苡仁
碧桃干	地于炭	黄精	鹿角片	生地黄	茵陈
壁虎/天龙	丁香	黄芪	鹿衔草	生姜皮	淫羊藿
薄荷	冬葵子	黄芩	罗汉果	生枇杷叶片	银柴胡片
苍耳子	冬凌草片	火麻仁	络石藤	生茜草片	樱桃核
草篙本片	煅磁石	鸡血藤	马鞭草片	生桑白皮片	鱼腥草
草果	煅牡蛎	加工呈茄子	麦冬	生紫菀片	玉竹
草酸	鹅管石	加工大胡麻	蔓荆子	石菖蒲	郁金
草夕利	番泻叶	加工大茴香	没实子净	石斛	月季花
侧柏叶炭	防风	加工刀豆子	蒙花净	石榴皮	皂角刺
蝉衣	蜂房	加工佛手花	明矾	使君子	泽兰
炒白芍	芙蓉叶	加工黄药脂	母丁香净	首乌藤	泽泻
炒白术	茯苓	加工绿枚花	牡丹皮	水蛭	赭石
炒扁豆	茯苓皮	加工青葙子	木槿	苏霍香片	浙贝母
炒扁豆衣	茯神	建曲	木香	酸枣仁	珍珠母

续表29-15

炒苍术	腹水草	僵蚕	木贼草片	遂仁	制半夏
炒稻芽	干姜	降香	墓头茴片	太乙丹	制川乌
炒冬瓜子	甘草	焦山枝	南沙参	太子参	制附子
炒黑丑	高良姜	焦神曲	南竹子	天冬	制海马
炒黄芥子	葛根	绞股蓝	牛蒡子	天桨壳	制黄芩
炒僵蚕	蛤蚧	接骨木	女贞子	天麻	制南星片
炒橘核	功劳叶	金佛草	糯稻根片	天竹黄	制女贞子
炒蔓荆子	功劳子净	金果兰片	胖大海	葶苈子	制首乌
炒山药	枸桔梨片	金桔叶	炮山甲	土茯苓	制玄胡
炒苏子	贯众	金钱草	佩兰	土牛膝	制元胡
炒王不留行	鬼针草	金陀僧	芘麻子	菟丝子	制远志
炒益智仁	桂圆肉	金银花	片姜黄	乌梢蛇	炙白苏子
炒枳壳	桂枝	荆芥	蒲公英	乌药	炙鳖甲
沉香曲	海风藤	荆芥炭	荠菜花净	蜈蚣	炙冬花
陈皮	海金沙	韭菜子	千里光	五灵脂	炙龟板
赤芍	海马	桔梗	芡实	五味子	炙黄芪
赤石脂	海螵蛸	桔络净	茜草炭	西红花	炙马兜铃
楮实子	海桐皮	菊花	秦皮	菥冥片	炙马钱子
川贝母	海藻	瞿麦	青贝	细辛	炙紫菀

三、综合制剂室

1959年，县人民医院始建制剂室，配工作人员3人，成功试制氯化钠注射液，日产量15000毫升左右。

1972年6月，县中医院始建制剂室，配工作人员3人，生产蟾蜍注射液、当归注射液、蒲公英注射液等小型针剂。

1974年，县中医院制剂室因故停产。

1975年，县中医院重建制剂室。

1985年12月，县级、中心级医疗单位均设制剂室，有制剂人员38人，其中县人民医院、县中医院规模较大。其时，县人民医院制剂室有工作人员16人，其中主管药剂师1人，药剂师3人，药剂士2人，工人10人，并持制剂许可证，正常配制合剂70余种。

1986年，县人民医院恢复甘露醇、碳酸氢钠针剂生产。

1987年，县人民医院开发生产甲硝唑针，胃炎合剂、开塞露等。

1990年12月，县人民医院开辟大输液生产流水线。县人民医院、县中医院经江苏省卫生厅验收。

1993年，县人民医院制剂室实行企业化管理。

1998年5月，县人民医院暂停生产。县中医院建立如东县大自然保健品厂并获许可。1999年1月，县人民医院新制剂楼落成后，新大输液生产线、多效蒸馏水机、净化系统投入运行。

2001年，县人民医院大输液生产停止。其后，多种合剂生产陆续停止。继续生产的苏药制字药品有：水杨酸软膏、颠茄合剂、硼酸滴耳液、炉甘石薄荷脑洗剂、复方薄荷滴鼻液、复方间苯二酚洗剂、碘代钾溶液、麝香草酚滴耳液、硝酸毛果芸香碱滴眼液、呋喃西林溶液、氯柳酊、伤风止咳糖浆、苯酚滴耳液、碘酊、硫酸阿托品滴眼液、尿素霜、胃炎合剂20余种。是时有工作人员4人。

2010年12月,全县有制剂工作人员116人。

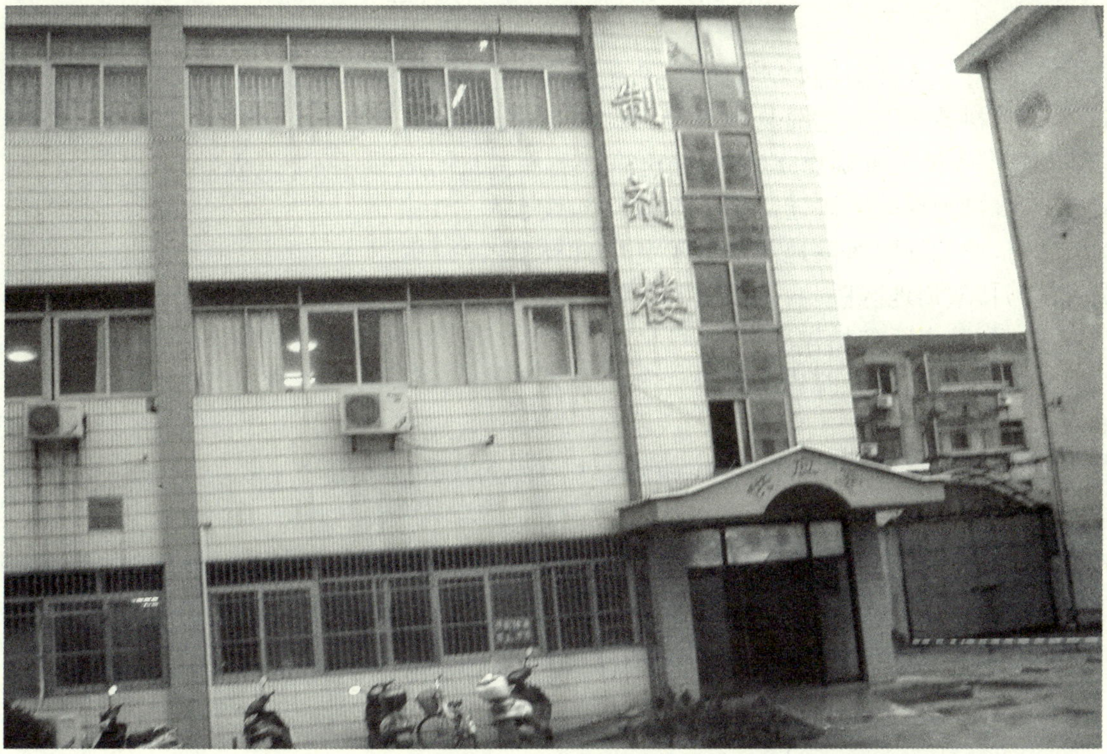

1999年1月,县人民医院新剂楼落成　　(2012年3月1日县卫生志编纂办公室摄)

四、中药制剂室

1985年,县级、中心级医院(卫生院)制剂室均有部分中药制剂生产。

1986年后,一直保持这一传统。县中医院制剂室,是全县较大制剂室之一,更以中药制剂为主。

2010年12月,县中医院制剂室有工作人员7人。在续中成药制剂有:枳木颗粒、鼻炎宁颗粒、佐隐宁颗粒、消风颗粒、三七胶囊、利咽合剂、镇咳糖浆、复方益母草膏、消疣合剂、骨伤消肿合剂、藿黄洗剂、洁阴洗剂、皮炎泡剂15种。在续西药制剂有:颠茄合剂、呋喃西林溶液、小儿呋麻滴鼻液、复方硼砂溶液、水杨酸软膏、炉甘石薄荷脑洗剂、硼酸滴耳液、胃炎合剂、尿素霜9种。

第六节　核医学科

1986年,县人民医院启动核医学科建设,将检验科AFP双扩法改为放免自显影测定。1987年,县人民医院购置上海产单管γ～计数仪1台,将AFP放免自显影测定改为放免γ～计数测定。

1989年,县人民医院引进开展HCG测定,数月后改进为β～HCG测定。其后相继开展T3、T4、CEA测定,开展乙肝DNA测定,开展乙肝DNA～P测定及新生儿TSH测定,开展HA、LN测定,开展IV型胶原测定,开展a～AFu测定,开展血清TSH放免测定,开展糖尿病1组(C肽、胰高糖素、胰岛素、胰岛素抗体)测定,开展游离T3、T4测定和尿微量白蛋白、β2～微球蛋白检测。

2010年12月,县人民医院核医学科有检验技师3名,其中主管技师3名(人员由检验科统一调配)。

第七节 手术室

1950年3月，县立人民医院始建简易手术室1个，配手术床1张，护理员兼勤杂工1名。

1956年4月，栟茶区医院建简易手术室1个，设手术台1张。

1958年，48个乡镇卫生院建立后，相继建简易手术室1个，各设手术床1张。

1959年9月，岔河地区医院建简易手术室1个，设手术台1张。

1961年1月，丰利地区医院建简易手术室1个，设手术台1张。

1962年11月，双甸地区医院、苴镇地区医院、马塘地区医院各建简易手术室1个。

1972年10月，县中医院始建手术室，设手术台1张。

1975年3月，掘东区卫生院建手术室1个，设手术台1张。

1985年12月，县有59个手术室，手术床62张(其中县人民医院3张、县中医院2张)，此外，县人民医院门诊部设外科小手术室、妇产科小手术室各1个。配置九孔无影灯2台(县人民医院2台)、电动手术床1台(县人民医院1台)、手术显微镜1架(县人民医院1架)、高频电刀5架(县人民医院3架、地区医院2架)、麻醉机7只。(万能手术床：县人民医院3台、县中医院1台、地区医院10台、乡镇卫生院11台)、手术显微镜1架(县人民医院1架)、高频电刀(县人民医院4只、县中医院1只、地区医院2只)、电泳仪4只(县人民医院2只、县中医院1只、乡镇卫生院1只)。

1985年如东县医疗卫生单位手术室主要设备情况表

表29-16

设备名称	单位	县人民医院	县中医院	地区医院	乡镇卫生院	合　计
九孔无影灯	台	2				2
电动手术床	台	1				1
万能手术床	台	3	1	10	11	25
手术显微镜	架	1				1
高频电刀	架	3		2		5
麻醉机	只	4	1	2		7
电泳仪	只	2	1		1	4

1986年3月，掘港中心卫生院建手术室1个，设手术台1张。10月，县精神病防治院建手术室1个，设手术台1张。

2010年12月，县有手术室51个，手术应76张，其中县人民医院7张，县中医院5张，县第二人民医院3张，县第三人民医院3张，县第四医院2张，丰利医院2张，马塘医院2张，掘港中心卫生院2张，苴镇中心卫生院2张，双甸镇中心卫生院2张、计划生育指导站、计生手术室1张，乡镇卫生院各1张。此外，县人民医院门诊外科手术室、门诊妇产科手术室、计生手术室亦有较好配备。手术室人员由麻醉科医师、外科医师、妇产科医师、眼科医师、耳鼻喉科医师、口腔科医师医师、护士组配。

第八节 内镜室

1958年，县人民医院购置膀胱镜、直肠镜，运用于医学临床检查。

2010年12月，全县医疗机构在用医学内镜有纤维胃镜、纤维结肠镜、纤维支气管镜、纤维十二指肠镜、宫腔镜、腹腔镜等。

一、纤维胃镜

1979年，县人民医院购置纤维胃镜1台，翌年开展胃镜检查活动。

1985年12月，县人民医院设胃镜室，拥有日本产奥林巴斯GIFK型纤维胃镜1台，每周检查3～4天。

1986年后多次更新，先后使用GIF～KZ、GIF～Q10、GIF～Q20、GIF～Q 30型奥林巴斯纤维胃镜。

1989年，马塘医院购进国产纤维胃镜一台，正常开展胃镜检查项目。

1992年11月，县中医院建立胃镜室，购进上海产XS～4型纤维胃镜。

1994年后，多次更新，先后使用日本产GIF～XQ30型、GIF～XQ40型纤维胃镜。

1998年10月，县人民医院开始使用日本产富士能电子胃镜。电子胃镜图像清晰度高，几无盲区，漏洞较少，使用灵活，病人痛苦较小，同时可拍摄彩色照片和录像，便于会诊，还可配治疗仪器，进行胃镜下治疗。县人民医院先后运用其摘除患者胃息肉、取出患者胃内1元面值硬币、金项链、假牙、鸡骨等异物，开展食道静脉曲张出血胃镜下治疗。

2004年，县人民医院开展无痛胃镜检查，不但大大减少受检者痛苦，而且提高了诊断质量。

2007年4月，县人民医院、县中医院开始无痛胃镜检查。纤维胃镜由消化内科医师操作，内窥镜室护士协同完成检查。

2010年12月，县人民医院、县中医院常规运用电子胃镜于临床医学检查和诒疗。

二、纤维支气管镜

1984年12月，县人民医院拥有日本产BF2TR纤维支气管镜一套，用于直视患者支气管及部分肺组织病变。

1986年，县人民医院逐步将支气管镜应用于治疗，先后开展经纤维支气管镜选择性支气管造影、经支气管镜灌洗结合滴注抗痨药物治疗支气管内膜结核等。

2010年12月，县人民医院、县第二人民医院、县第三人民医院常规使用纤维支气管镜于临床诊断治疗。纤维支气管镜由呼吸内科医师操作，内窥镜室护士协同完成检查治疗。

三、纤维结肠镜

1984年12月，县人民医院拥有日本产奥林巴期CF～IBW纤维肠镜1套，后3次更新。

1990年12月，县人民医院更新日本产奥林巴期CF～IBW纤维肠镜1套。

1998年12月，县人民医院更新日本产奥林巴期CF～IBW纤维肠镜1套。

2001年12月，县人民医院再次更新日本产奥林巴期CF～IBW纤维肠镜1套。

2006年12月，县人民医院再次更新日本产奥林巴期CF～IBW纤维肠镜1套。采用日本富士V99电子结肠镜，由单纯的检查逐步发展到开展内镜下治疗。

2010年12月，县人民医院、县中医院、县第二人民医院、县第三人民医院常规使用纤维肠镜于临床诊断治疗。纤维结肠镜由消化内科医师操作，内窥镜室护士协同完成结肠检查。

四、纤维十二指肠镜

2006年3月，县人民医院拥有日本产电子十二指肠镜，用于胰腺、胆道疾病的诊断治疗。

2008年，县人民医院开展逆行胰胆管造影、鼻胆管引流、乳头肌切开取石、胆管支架置入术等新技术，均获较好疗效。

2010年12月，县人民医院、县中医院、县第四人民医院使用电子十二指肠镜于医学临床。纤维十二指肠镜由泌尿外科医师操作，内窥镜护士协同完成检查。

五、膀胱镜

1958年，县人民医院购置金属膀胱镜1台，由泌尿外科医师不定期在手术室镜检。

1985年12月，县人民医院和1家中心卫生院已使用膀胱镜检查诊断膀胱疾病。

1990年，县级医院、中心卫生医院普遍使用金属膀胱镜。

1997年，县人民医院开展经膀胱镜下注射无水酒精治疗膀胱肿瘤取得成功。

2010年12月，县人民医院、县中医院、县第四人民医院、中心卫生医院、乡镇卫生院（改制）医院外科、妇产科普遍使用金属膀胱镜诊断、治疗膀胱疾病。

六、宫腔镜

1985年12月，县人民医院、县中医院已经开始借助宫腔镜检查妇女阴道、子宫炎症、结石、肿瘤及癌变等情况，为临床治疗提供直观依据。

1988年，宫腔镜广泛运用，成为各级医院妇产科的基本装备。

1990年，县人民医院妇产科开始运用宫腔镜摘除阴道、宫腔息肉等。

1992年，宫腔镜不仅用于检查，而且用于治疗。

2010年12月，宫腔镜成为县内医疗机构妇产科的基本装备，或用于检查，或用于治疗。

七、腹腔镜

1996年4月，县马塘医院在腹腔镜专家指导下施行腹腔镜切除胆囊手术。

1997年4月，中国人民解放军第85医院腹腔镜专家在县中医院成功为4例胆囊结石患者施行了腹腔镜切除手术。5月3月，县人民医院医生与中国人民解放军第二军医大学腹腔镜专家 联合为6例胆囊结石患者施行腹腔镜切除胆囊结石手术，获得成功。

1998年，掘港中心卫生院在外地专家约期施行腹腔镜切除胆囊手术。

1999年，县人民医院、县中医院、马塘医院等单位均能独立进行腹腔镜手术，手术范围逐步扩大到胆总管结石、阑尾炎等。

2003年，县人民医院引进硕士研究生，始开设腹腔镜门诊。是年，掘港镇中心卫生院亦建腹腔镜科。

2004年，县人民医院妇产科医师始为子宫肌瘤患者行腹腔镜摘除子宫肌瘤手术，并获成功。由于腹腔镜手术创伤小、疗程短、恢复快、费用廉、恢复快、费用少，故而颇受患者关注。

1998～2008年，县中医院妇产科累计腹腔手术3000例。

2010年12月，县人民医院、县中医院、马塘医院掘港中心卫生院妇产科均能独立进行腹腔镜手术。

第九节　高压氧舱治疗室

1995年5月，县中医院购进宁波产MG110/320双人高压氧舱1台，建立高压氧舱工作站。

1999年11月，县人民医院建6人舱高压氧舱工作站。两个高压氧舱工作站启用后，业务发展较快，成功开展对急性一氧化碳中毒、急性脑功能障碍、脑血栓形成、脊髓损伤和颅脑外伤治疗、突发性耳聋、急性眼底供血障碍、急性心肌梗塞、冠状动脉供血不足等疾病以及心肺复苏后的治疗。

2010年12月，县人民医院、县中医院高压氧舱工作站各配医师1名，护士1～3名。

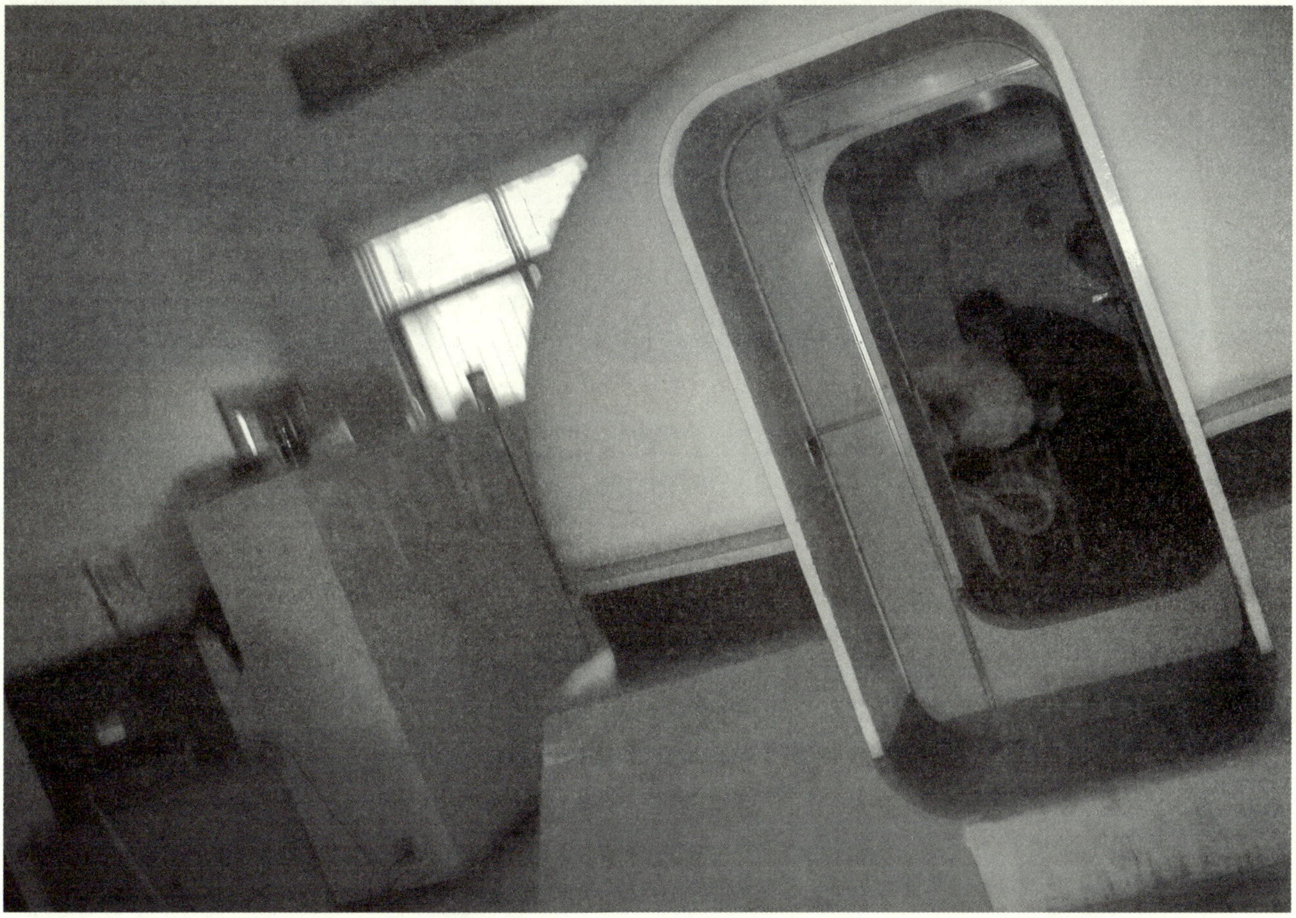

1999年11月，县人民医院建6人舱高压氧舱工作站启用　(2012年3月1日县卫生志编纂办公室摄)

第十节　血液净化室

1998年8月，县中医院购进德国费森尤斯血液透析装置1套、美国污水处理系统1套，开展治疗活动。

1999年4月，县人民医院购进德国费森尤斯血液透析装置2套，床旁单泵1套，始开血液净化治疗，依据尿毒症患者病情及经济承受能力每周血液净化2～3次。9月，县中医院购进血液透析装置1套，亦建血液净化室。血液净化的开展使县终末期肾病的救治迈上了新台阶，同时参与各科危重病人或多脏器功能不全的救治，使本地区危重病的救治水平进一步提高。

2010年12月，县有血液净化装置11套。其中，县人民医院血液净化装置有7套，县中医院4套。血液净化工作室医师由内科医师兼任；常设护士，县人民医院4人，县中医院3人。

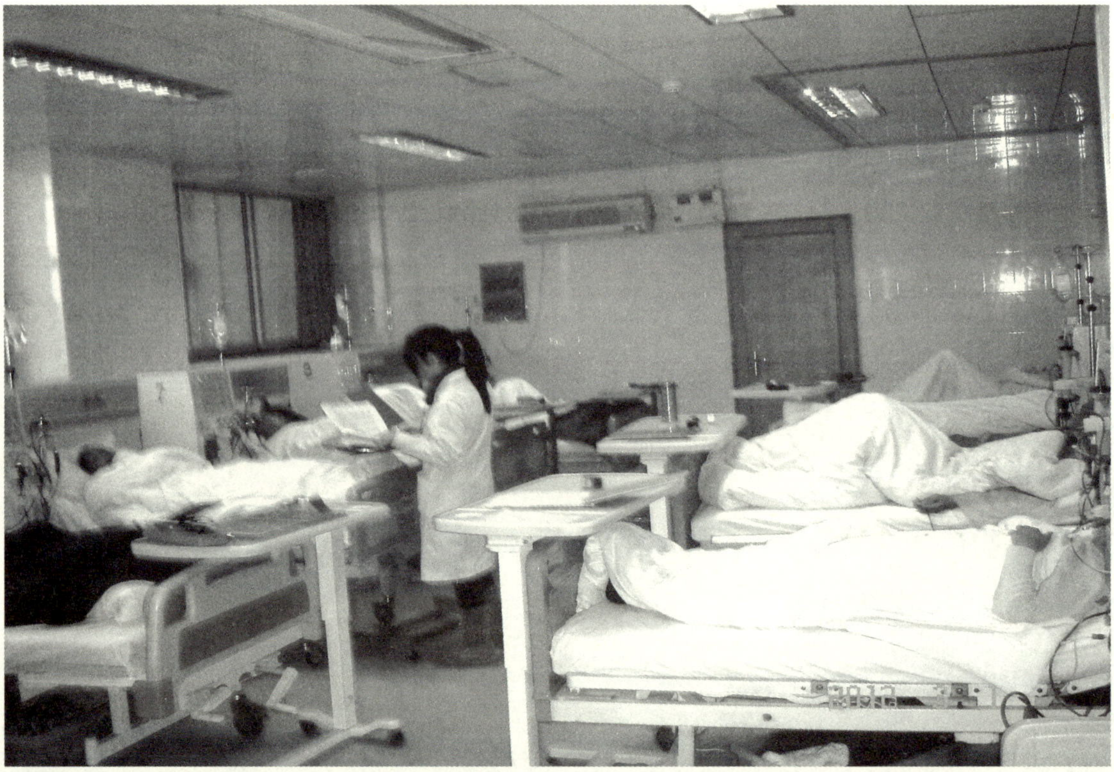

1999年4月，县人民医院血液透析设备启用　（2012年3月1日县卫生志编纂办公室摄）

第十一节　消毒供应室

1950年3月，县立人民医院对手术器械及敷料采用煮沸或笼蒸蒸气消毒，其后逐步发展完善。

1985年12月，县各医院、卫生院均建有消毒供应室，负责全院注射器、输血瓶、穿刺包、手套、手术器械、敷料等清洗、消毒灭菌及收发工作。乡镇卫生院普遍采用圆桶式高压消毒锅消毒，1人专职、1人兼职；中心卫生院普遍采用卧式高压消毒，专职人员2～3人。县人民医院有卧式消毒锅3台，配护士4人，工勤6人。县中医院有护理人员2人，工勤2人。

1989年3月，县中医院购进12千瓦卧式圆形压力蒸汽消毒锅1台。

1990年，县人民医院购置蒸馏器1台，预真空脉动蒸汽灭菌器1台。

1999年1月，县人民医院新消毒供应室建成投入使用，更新添置预真空脉动蒸汽灭菌器3台。

2010年12月，全县各级医疗机构的消毒供应室均通过质量验收，并获颁《合格证书》。县人民医院、县中医院消毒供应室各有护理工作人员5人。

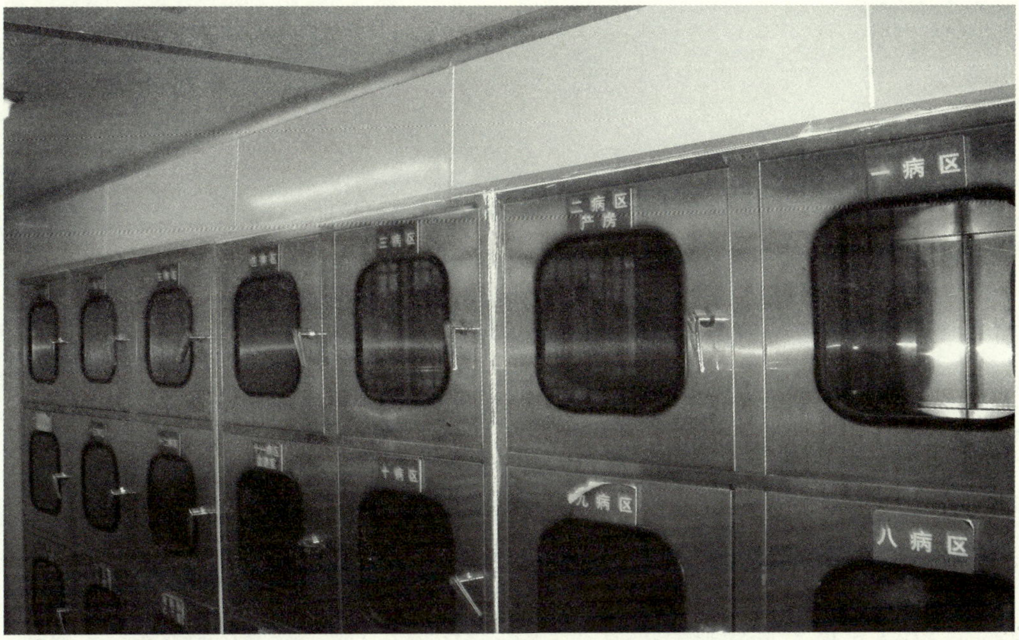

1999年1月，县人民医院重建消毒供应室　（2012年3月1日县卫生志编纂办公室摄）

第十二节　营养室

1950年3月，县立人民医院病员伙食由事务员听取病员及病员家属意见后到集市酌情采购，炊事员加工后送到病床前。

1984年，县人民医院建立营养室，并配专职营养师和营养厨师。营养室根据临床医嘱供应一般的治疗饮食和低盐、糖尿病、流食、半流食等特种饮食。

1985年，全县各医院、卫生院单位相继建立营养室制度，一般由医院食堂在营养护士指导下办理实施。病员就餐率达85%以上。

2000年，县人民医院、县中医院施行病员食堂小灶制度。病员及病员家属在营养护士指导下自由选择个案加工。

2010年12月，县人民医院营养室，配专职营养师，指导病员伙食品种选择和病员伙食烹调制作。县中医院及其他医院机构病员伙食则由护理部、护士总站、护士站排班承担。

2010年如东县医技科室人员配置情况表

表29-17　　单位：人

科　别	医技人员数				
		正高级	副高级	中　级	初　级
检验科	158	1	2	68	87
影像科	100	0	0	62	38
功能科	92	1	4	48	39
病理科	13	1	0	4	8
药剂科	335	2	1	156	176
合　计	698	5	7	338	348

第三十章　后勤班组

概　述

1950年3月，县立人民医院后勤工作由2名事务员、5名勤杂员负责。

1985年12月，县人民医院后勤科室有：卫生服务提供站、卫生被服洗涤房、食堂、浴室、电话机房、车队、锅炉房、水电维修组、土木建筑维修组、污水污物处理站、花房绿化组、医院护卫队、会计室、挂号收费处、图书馆、档案室、俱乐部、托儿所、太平间等。县中医院及其他县级医院、中心卫生院、乡镇卫生院后勤设置总体相似，但因规模原因，多有综合。

1986～2010年，县人民医院后勤相继增加电梯操作组、中央空调管理组、搬动服务队、供氧中心站、吸引中心站、医疗器械管理维修组、卫生信息技术管理维护组、消防喷淋控制室。县中医院及其他县级医院、中心卫生院亦有相应变化。

2010年12月，县人民医院后勤科室设置：置：院长室(职能部门总务科、财务科、基建科、基建维修办公室、信息科、设备科、动力科、膳食科、保卫科)下辖会计室、门诊挂号收费处 、急诊收费处 、住院收费处；医疗器械管理维修组、供氧中心站、吸引中心站、医疗器械库；水电管理维修组、锅炉房、中央空调管理维护组、电梯操作组；传达室、护卫队、消防喷淋控制室；图书室、病案统计室、阅览室、收发室、档案室、卫生信息技术管理维护组；卫生被服提供站、卫生被服洗涤房、车队、搬运服务队、环境卫生组、污水污物处理站、花房绿化组、太平间管理组；土木建筑维修组；营养室、病员食堂、职工食堂等。县中医院及其他县级医院、中心卫生院、乡镇卫生院后勤设置总体相似，但因规模原因，多有综合。

第一节　提供服务班组

1950年3月，县立人民医院后勤工作主要提供被服、伙食、开水等方面服务，勤杂员负责。

1985年12月，县人民医院、县中医院提供服务班组有：卫生被服提供站、卫生被服洗涤房、食堂、浴室、厕所、电话机房、车队、搬动服务队、锅炉房等。其他县级医院、中心卫生院、乡镇卫生院后勤提供服务班组设置总体相似，但因规模原因，多有综合。

2010年12月，县人民医院、县中医院提供服务班组有：卫生被服提供站、卫生被服洗涤房、食堂、浴室、厕所、电梯操作组、车队、搬动服务队、锅炉房。其他县级医院、中心卫生院、乡镇卫生院后勤提供服务班组设置总体相似，但因规模原因，多为综合。

一、卫生被服提供站

1950年3月，县立人民医院设卫生被服仓库，安排勤杂人员1人负责卫生被服管理洗涤，为住院病员和非病员提供1人1套的被服及蚊帐、草席、面盆、水瓶等配套用品服务。

1956年，栟茶区医院设卫生被服仓库。

1958年8月，县民办中医院39所人民公社医院设卫生被服仓库。

1985年12月，全县各医院均设卫生被服供应站，为住院病员和非病员提供1人1套的被服及蚊帐、草席、面盆、水瓶等配套用品服务。

2010年12月，全县医院卫生被服供应站计储备病员卫生被服4000套。其中，县人民医院1000套，县中医院400套。

二、卫生被服洗涤房

1950年3月，县立人民医院设洗涤房，安排勤杂人员1人，负责卫生被服洗涤管理。

1956年，栟茶区医院设洗涤房。

1958年8月，县民办中医院39所人民公社医院设洗涤房。

1978年，县人民医院建203平方米洗涤房1座。

1980年，县中医院建洗涤房2间，建筑面积40平方米，配洗衣机1台、脱水机1台、工作人员2人。

1985年12月，县人民医院洗衣机2台、脱水机2台、工作人员2人。全县医院单位均设卫生被服洗涤房，安排专人专职或兼职洗涤。

1990年，县人民医院安装50千克洗衣机各1台。

1992年，县中医院安装50千克洗衣机各1台。

2001年，县人民医院建500平方米洗涤中心1座。

2004年，县中医院建70平方米洗涤房1座。

2005年，县中医院实施社会化转型，由社会保洁公司承包办理。

2010年12月，县人民医院洗涤中心拥有50千克、70千克洗衣机各1台；1米、0.7米脱水机各1台；25千克烘干机1台，以及平烫机1台等。县中医院卫生被服洗涤管理，由社会保洁公司承包办理。其他医院卫生被服洗涤管理采用多样办法实施。

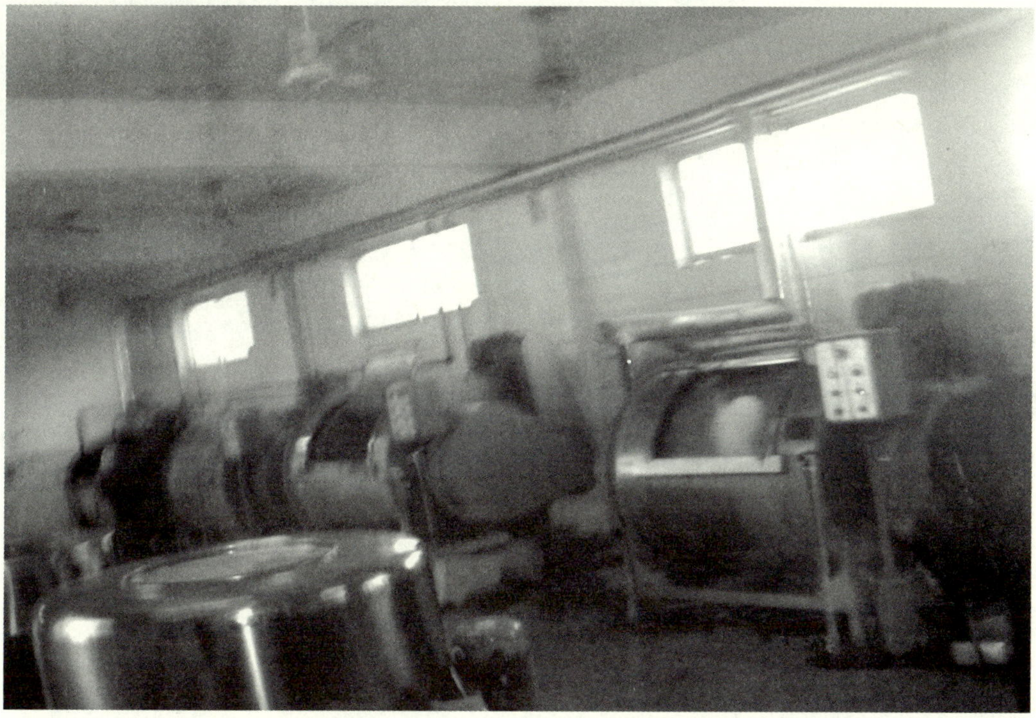

2001年，县人民医院建洗涤中心　（2012年3 月1日县卫生志编纂办公室摄）

三、医院食堂

1950年3月,县立人民医院建炊事房,房屋2间,炊事员1人、事务员1人,为病员、职工及其他相关人员提供就餐服务。87所乡(镇)联合诊所建炊事房,专人从事炊事工作,为病员、职工提供就餐服务。

1951年,县卫生院有炊事房炊事员2人、事务员1人。

1955年,县人民政府卫生院设食堂会计员1人。

1956年,栟茶区医院建医院食堂。

1958年8月,县卫生学校建学校有食堂炊事员2人、会计员1人。39所人民公社医院建医院食堂。县民办中医院病员、职工就餐由县人民医院、县卫生学校食堂提供。县卫生防疫站、县妇幼保健所职工就餐由县人民医院食堂提供。

1958年8月,县民办中医院建病员食堂。

1963年,县人民医院食堂饮用自来水。

1972年,县中医院建新病员食堂,炊事员、事务员5人。

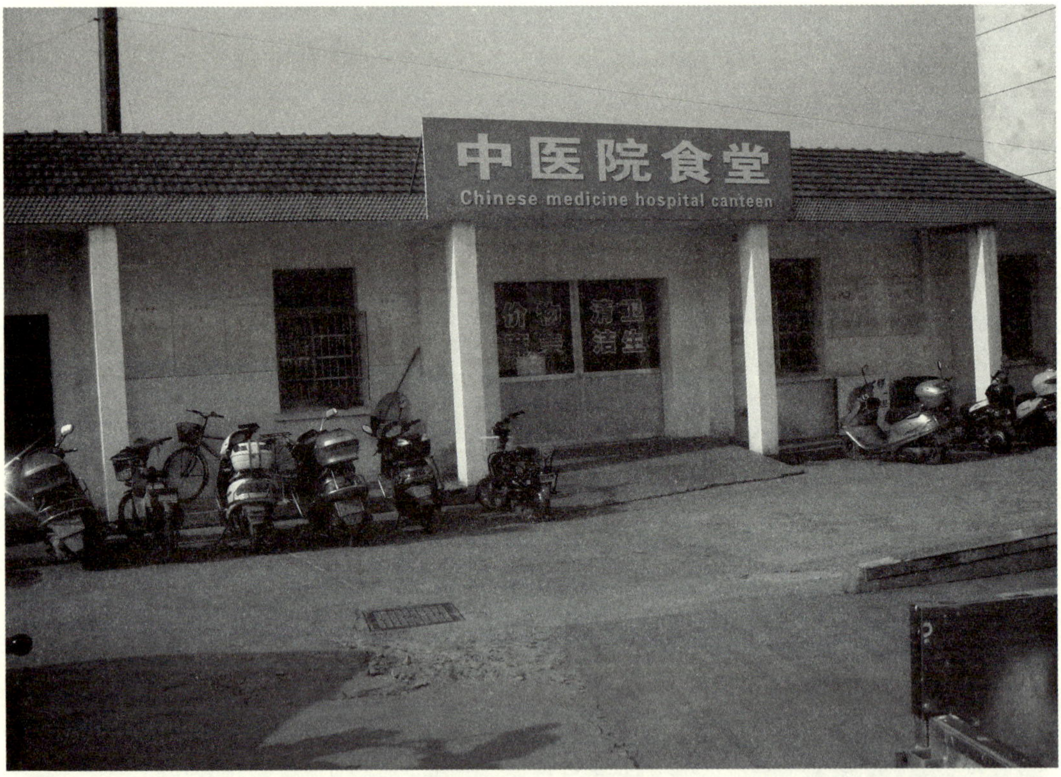

2001年,县中医院建病员和职工食堂 (2012年11月3日县卫生志编纂办公室摄)

1984年,县人民医院建100平方米老干部食堂。

1995年,县人民医院建病员食堂和职工食堂。

1997年,县卫生进修学校建430平方米食堂楼。

1998年,县人民医院建958平方米食堂楼。

2000年,各大医院均建病员食堂和职工食堂,为病员、职工及提供就餐便利。

2001年,县中医院食堂实施社会化转型,提供更为灵活多样的餐饮服务。

2003年,县中医院食堂迁址新建295平方米食堂房。

2005年,各医院食堂实施社会化转型,提供更为灵活多样的餐饮服务。

2006年,丰利医院食堂迁址新建食堂房。

2010年10月,县第三人民医院迁址新建食堂房。12月,县人民医院有食堂在编人员5人,县中医院有食堂在编人员1人,其他均为社会从业人员。

四、浴 室

1950年3月,县立人民医院老虎灶提供热水解决住院病人及医院工作人员洗浴问题。

1958年,县人民医院、县民办中医院、栟茶区医院、39所人民公社医院食堂提供热水解决住院病人及医院工作人员洗浴问题。

1976年4月,县人民医院建浴室,冬春季节每周开放两次,男女轮流沐浴。

1985年,县人民医院新建200平方米浴室楼,冬春季节每周开放两次,男女分浴。

1986年,县卫生防疫站建浴室,每周开放两次,男女分浴。

1997年,县人民医院病区淋浴室,定时供应热水。

2000年,县人民医院建病房浴室,每个病房均可沐浴。每天供应16个小时热水。

2003年12月,县中医院建病房浴室,16个小时热水沐浴。

2006年12月,丰利医院建病房浴室,16个小时热水沐浴。

2010年10月,县第三人民医院、马塘医院建病房浴室,16个小时热水沐浴。12月,县人民医院、县中医院、县第三人民医院、丰利医院、马塘医院建病房浴室,16个小时热水沐浴。县疾病预防控制中心浴室,每周开放两次,男女分浴。其他各医院病区淋浴室,定时供应热水。解决住院病人及医院工作人员的热水淋浴问题。其他单位亦以各种方法解决工作人员的热水洗浴问题。

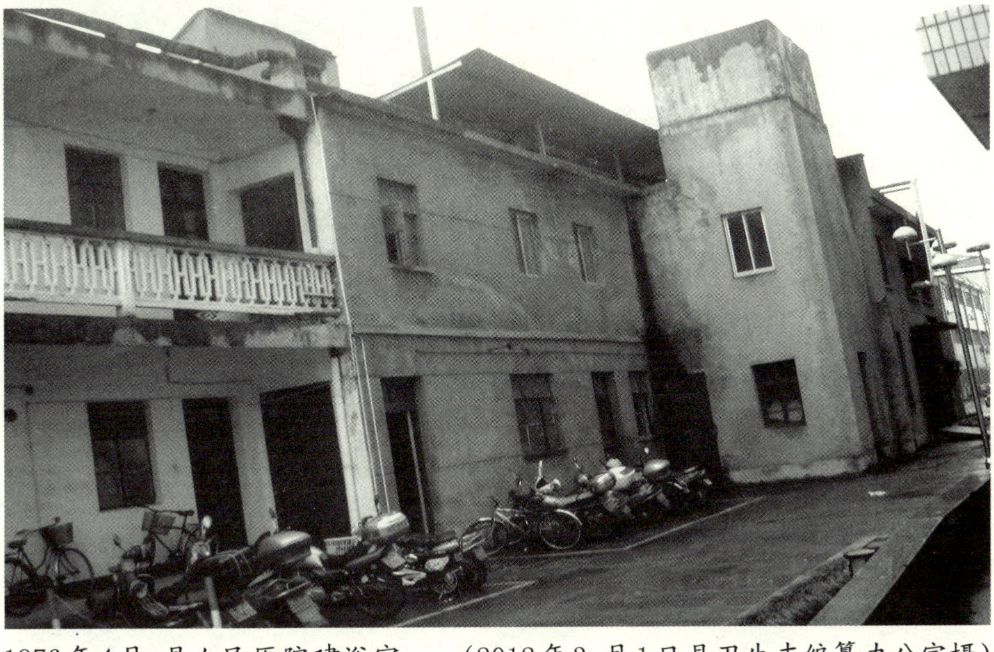

1976年4月,县人民医院建浴室 (2012年3 月1日县卫生志编纂办公室摄)

五、厕　所

1950年3月，县立人民医院建男女分开如厕厕所1座。87所乡（镇）联合诊所建男女轮流如厕厕所1座。

1959年，县人民医院建3557平方米3层住院楼，1层1座男女分开厕所。

1984年，县人民医院建1832平方米老干部病房楼，3层，造价38万元，1个病房1个厕所。

2002年，县人民医院建13840平方米住院楼，造价3400万元，1个病房1个厕所。

2003年，县中医院建11410平方米住院楼，造价1900万元，1个病房1个厕所。

2006年，丰利医院建4970平方米住院楼，造价497万元，1个病房1个厕所。

2009年，县第三人民医院，址迁栟茶镇外环北路4号，土地面积20400平方米，建筑面积22300平方米住院楼，投资7200万元。1个病房1个厕所。

2010年12月，全县医疗卫生单位均建1～2座男女分开厕所。县人民医院、县中医院、县第三人民医院、丰利医院、马塘医院住院楼1个病房1个厕所。住院楼1个病房1个厕所（在建）。其他楼房建筑1层1座男女分开厕所。

六、电话机房

1952年7月，县卫生院门诊部挂号室安装电话1部，并由专人负责传呼。

1961年5月，县人民医院始建总机房，设10门总机1台，实行内部电话传呼，并由工作人员轮值。其后，多次变迁。

1965年，县人民医院安装30门总机。

1981年，县人民医院安装50门总机。

1985年，县人民医院安装100门总机。

1994年，县人民医院安装144门全自动程控交换机。

1995年，县中医院安装内部程控电话。

1998年，县人民医院总机外线增至8条。

2000年12月，县人民医院所有床位办公场所均外线直拨。

2003年，县人民医院安装网络程控电话。县卫生局及其他医疗卫生单位电话发展亦有相同经历。

2010年12月，全部安装网络程控电话，直接上网沟通。

七、电梯操作组

2000年12月，县人民医院建立电梯操作组，工作人员配证上岗，服务乘员。

2003年12月，县中医院电梯操作人员配证上岗，服务乘员。

2009年12月，县第三人民医院电梯操作人员配证上岗，服务乘员。

2010年12月，县公共卫生中心（县卫生局、县红十字会、县疾病预防控制中心、县卫生监督所、县妇幼保健所、县医学会、县卫生协会、县卫生系统思想政治工作研究会、县爱国卫生运动委员会办公室、县血吸虫病地方病防治领导组办公室、县新型农村合作医疗管理委员会办公室、县食品安全委员会办公室、县结核病防治所、县健康教育所)在安垂直电梯3台,配工作人员1人;县人民医院拥有垂直电梯13台、自动扶梯4台,配工作人员6人;县中医院拥有垂直电梯1台,配工作人员1人;县第三人民医院拥有垂直电梯5台,配工作人员3人;马塘医院拥有垂直电梯3台,配工作人员2人。

八、中央空调管理组

2000年12月,县人民医院配维护操作人员4人,为全院病区提供空调服务。

2003年12月,县中医院先后建中央空调管理维护组,各配维护操作人员4人,为全院病区提供空调服务。

2010年12月,县卫生局、县人民医院、县中医院、县红十字会、县疾病预防控制中心、县卫生监督所、县妇幼保健所、县医学会、县卫生协会、县卫生系统思想政治工作研究会、县爱国卫生运动委员会办公室、县血吸虫病地方病防治领导组办公室、县新型农村合作医疗管理委员会办公室、县食品安全委员会办公室、县结核病防治所、县健康教育所均建中央空调。其他医疗卫生机构服务办公机构均配空调装备,基层医疗卫生机构的服务场所亦配挂壁或立式空调。

九、车　队

1950年3月,县立人民医院医生抢救病人以自行车出诊。

1966年,县人民医院配救护车1辆、专职驾驶员1人,以出诊医生抢救病人。

1970年,县人民医院配专职驾驶员2人,轮流值班出车抢救病人。

1974年,县人民医院配救护车2辆、专职驾驶员3人,轮流值班出车抢救病人。

1979年,县人民医院建驾驶组。

1982年,县中医院配救护车1辆、专职驾驶员1人,以出诊医生抢救病人。

1986年12月,县卫生车队有各型车辆16辆(卫生特种车辆14辆),配专职驾驶员16人。其中县卫生局在用车1辆,驾驶员1人,县人民医院在用车3辆,配专职驾驶员4人;县中医院在用车1辆,配专职驾驶员1人;县卫生防疫站在用车2辆,配专职驾驶员2人;妇幼保健所在用车1辆,配专职驾驶员1人。

1996年10月,县人民医院建各型车辆5辆、驾驶员7人,开通国际通用“120”急救电话。

2010年12月,县卫生车队有多型车辆68辆(卫生特种车48辆),其中县卫生局在用车5辆,专职驾驶员5人;县人民医院在用车8辆,专职驾驶员8人;县中医院在用车2辆,专职驾驶员2人,县卫生监督所在用车3辆,专职驾驶员3人;县疾病预防控制中心在用车4辆,专职驾驶员4人;县卫生进修学校在用车1辆,专职驾驶员1人;县第二人民医院在用车2辆,专职驾驶员2人;县第三人民医院在用车2辆,专职驾驶员2人;县第四人民医院在用车1辆,专职驾驶员1人。

十、搬动服务队

1950年3月,县立人民医院门急诊、住院部病人搬动由病人负责,医院工作人员提供协助。

1958年,县人民医院、县民办中医院、栟茶区医院、7所区卫生所、39所人民公社医院门急诊、住院部病人搬动由病人负责,医院工作人员提供协助。

1998年10月,县人民医院组建搬动服务队,设急诊部。搬动服务队雇员6人,配搬动服务担架、车辆，提供昼夜服务。

2010年12月，县人民医院组建搬动服务队雇员6人，县中医院、县第二人民医院、县第三人民医院、县第四人民医院、丰利医院、马塘医院、苴镇中心卫生院、兵房中心卫生院、掘港中心卫生院、双甸镇中心卫生院门急诊部均有搬动服务组或搬动服务员，配搬动服务担架、车辆，提供昼夜服务。其他医疗卫生机构亦以各种方法解决病人搬动服务。

十一、锅炉房

1950年3月，县立人民医院建老虎灶为病人和员工提供开水。

1958年，县人民医院、县民办中医院、栟茶区医院、7所区卫生所、39所人民公社医院老虎灶为病人和员工提供开水。

1963年8月，县人民医院购0.2吨锅炉1台，建锅炉房。

2002年，县中医院建病区开水炉，此前一直用老虎灶。

2003年7月，县中医院购4吨锅炉1台，建锅炉房。

2010年12月，县人民医院锅炉房拥有6吨、4吨锅炉各1台，配工作人员6人。县中医院拥有4吨锅炉1台，配工作人员3人。其他各医疗卫生单位均以各种方式为病人和员工提供开水、洗浴服务。

第二节　服务医疗班组

1951年1月，县卫生院手术室配备氧气瓶。

1965年，县人民医院妇产科配备负压瓶。

2010年12月，县人民医院、县中医院、县第三人民医院、丰利医院、马塘医院设供氧中心、负压吸引中心。其他医院机构24小时提供氧瓶、负压瓶保障服务。

一、供氧中心站

1951年1月，县卫生院手术室配备氧气瓶。

1964年1月，县人民医院急诊室配备氧气袋。

2000年12月，县人民医院建立供氧中心站，配3名工作人员，负责全院病区和手术室24小时供氧保障服务。

2004年11月，县中心医院建立供氧中心站，配3名工作人员，负责全院病区和手术室24小时供氧保障服务。

2006年12月，丰利医院建立供氧中心站，配3名工作人员，负责全院病区和手术室24小时供氧保障服务。

2009年12月，县第三人民医院建立供氧中心站，配3名工作人员，负责全院病区和手术室24小时供氧保障服务。

2010年12月，县人民医院、县中心医院、县第三人民医院、丰利医院、马塘医院供氧中心站各配3名工作人员负责全院病区和手术室24小时供氧保障服务。

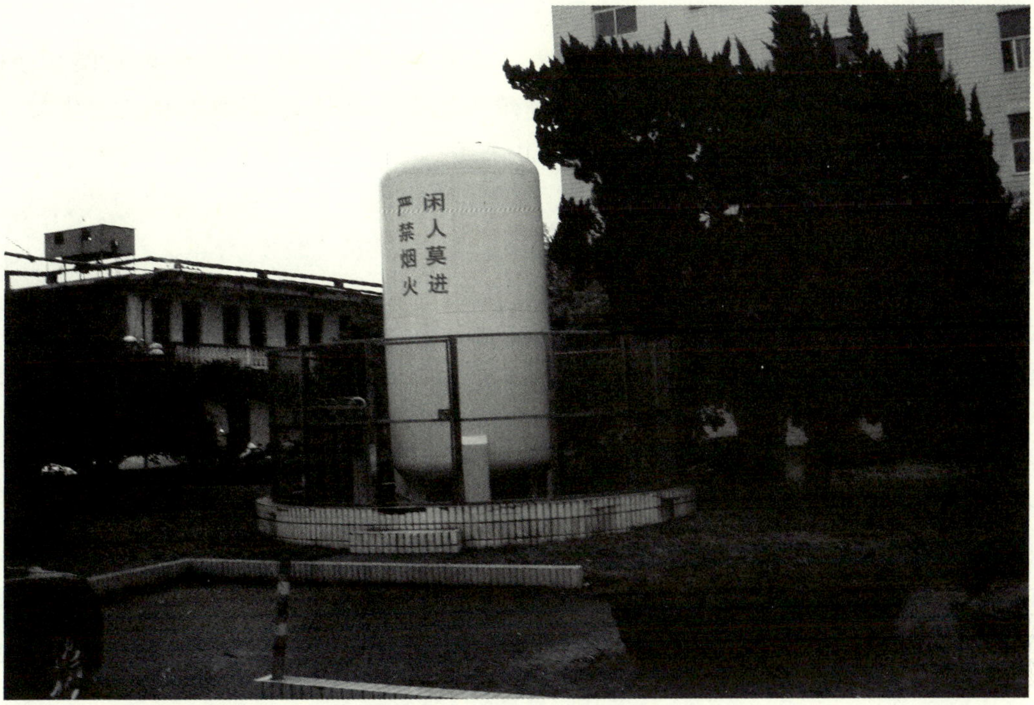

2000年12月,县人民医院建立供氧中心站 (2012年3月1日)

二、吸引中心站

1965年,县人民医院妇产科配备负压瓶。

2000年12月,县人民医院建立负压吸引中心,由供氧中心站工作人员兼职管理,24小时提供负压保障服务。

2004年11月,县中医院建立负压吸引中心,由供氧中心站工作人员兼职管理,24小时提供负压保障服务。

2006年12月,丰利医院建立负压吸引中心,由供氧中心站工作人员兼职管理,24小时提供负压保障服务。

2009年12月,县第三人民医院建立负压吸引中心,由供氧中心站工作人员兼职管理,24小时提供负压保障服务。

2010年12月,县人民医院、县中医院、县第三人民医院、丰利医院、马塘医院负压吸引中心由供氧中心站工作人员兼职管理,24小时提供负压保障服务。其他医院机构以负压瓶提供负压保障服务。

第三节 专业维修班组

1950年3月,县立人民医院饮用水照明管理、房屋建筑维修、医疗装备器材管理维护,由5名勤杂员负责。

1985年10月,县人民医院成立技术组,配8名专职管理维修人员。

1990年,县人民医院设医疗器械管理维修组,配专职人员3人。

1998年,县人民医院、县中医院相继成立医院信息技术管理维护组,由医院领导和信息工程专业人员组成，并和南通医用信息工程公司签约购买服务。

2010年12月，县人民医院、县中医院后勤设专业维修班组有：水电管理维修组、医疗器械管理维修组、卫生信息技术管理维护组、水电维修组、土木建筑维修组。其他县级医院、中心卫生院、乡镇卫生院等医疗卫生单位亦有相似设置，但因规模原因，多为综合。

一、水电管理维修组

1950年3月，县立人民医院饮用井水和油灯蜡烛照明管理维护由勤杂人员负责。

1953年，县人民政府卫生院安装两千瓦发电机1组，配1名电工，专职管理维修，每晚发电。

1953年，县人民政府卫生院配1名水工，专职负责自来水管理维修。

1975年，县中医院建配电间，配电工1人，专职水电管理维修。

1984年，县中医院安装30千瓦发电机1组。

1985年10月，县人民医院成立水电技术组，配8名专职管理维修人员。

1986年，各医疗卫生单位均配1～2名人员专(兼)职管理，维修事项雇请社会专业人员完成。

2010年12月，县人民医院配9名、县中医院配5名职工负责医院水电管理维修。其他医疗卫生单位均配1～2名人员专(兼)职管理，维修事项雇请社会专业人员完成。

二、医疗器械管理维修组

1950年3月，县立人民医院医疗器械管理维修由医疗防预防和后勤事务员共同负责。

1951年12月，县人民政府卫生院医疗器械管理维修由总务股专人负责。

1956年4月，县人民医院医疗器械管理维修由总务科专人负责。

1985年12月，县人民医院、县中医院及县内各级医疗机构医疗器械管理维修均由总务科专人负责。

1990年，县人民医院设医疗器械管理维修组，配专职人员3人。

2010年12月，县人民医院医疗器械管理维修组10人。县中医院及其他各大医疗单位的医疗器械管理维修人员亦有相应增加。

三、卫生信息技术管理维护组

1950年3月，县立人民医院信息工具资料管理维护由事务员、会计员共同负责。

1998年，县人民医院、县中医院相继成立医院信息技术管理维护组，由医院领导和信息工程专业人员组成，并和南通医用信息工程公司签约购买服务。

2000年，各医疗卫生机构相继参加省市卫生信息网络和县政府网络，实行信息联络。

2010年12月，县医疗卫生机构计有电脑1000多台，其中县卫生局38台、县人民医院169台、县中医院89台等。卫生信息技术工程普通问题单位专业管理组自行解决，信息工程难题实行购买信息技术服务。

四、土木建筑维修组

1950年3月，县立人民医院房屋建筑、床位、门窗桌凳由临时雇请社会工匠，包括木工、瓦工、油漆工等计时计件完成。

1985年12月，县人民医院、县中医院及县内各级医疗卫生机构土木土工程建筑维修均临时雇请社会工匠计时计件完成。

2010年12月，县人民医院基建维修人员经常保持5人左右，县中医院经常保持3人左右。其他医疗卫生单位亦有定期不定期的木工、瓦工、油漆工等管理维修。

第四节 环境保护班组

1950年3月，县立人民医院的环境卫生绿化、污水污物、保卫消防工作由医院5名勤杂人员分别承担。

1958年8月，县卫生科、县人民医院、县民办中医院、县卫生防疫站、县妇幼保健所、县卫生学校、县医药公司、枰茶区医院、7所区卫生所、39所人民公社医院均有专人负责单位环境卫生绿化、污水污物、保卫消防工作。

2010年12月，县卫生局、县人民医院、县中医院、县疾病预防控制中心、县卫生监督所、县妇幼保健所、县卫生进修学校、县第四人民医院、县计划生育服务站等全县医疗卫生单位的环境卫生、环境绿化、安全保卫、消防喷淋、污水污物处理等均有专门人员和部门承担。

一、环境卫生组

1950年3月，县立人民医院环境卫生管理工作由1名勤杂人员负责。

1985年12月，县各医疗卫生单位均有环境卫生管理人员，较大单位建环境卫生组。

2000年，县较大医疗卫生单位环境和病区等公共场所卫生实行社会化管理，购买服务，由社会保洁公司承包办理。

2010年12月，县卫生局、县人民医院、县中医院、县疾病预防控制中心、县卫生监督所、县妇幼保健所、县卫生进修学校、县第四人民医院、县计划生育服务站等单位医疗卫生位环境和病区等公共场所卫生实行社会化管理，购买服务，由保洁公司承包办理。其他较大医疗卫生单位的环境卫生单位环境卫生组承担。较小医疗卫生单位的环境卫生由单位专兼职环境卫生人员承担。

二、污水污物处理站

1950年3月，县立人民医院污水处理安排勤杂人员1人负责。

1981年5月，县人民医院建污水处理池，启用焚化炉。

1996年，县中医院购置无锡产污水处理设备。

2000年，全县医疗单位完成污水处理设备安装，有毒废物均入焚化炉焚烧处置。

2006年，县集中处理医疗单位有毒废物。

2008年8月16日，国家生态镇检查组来枰茶镇检查工作，重点检查县第三人民医院污水及废弃物的处理，均达国家标准。

2010年，全县医疗单位污水、有毒废物处理环境保护专业验收合格。

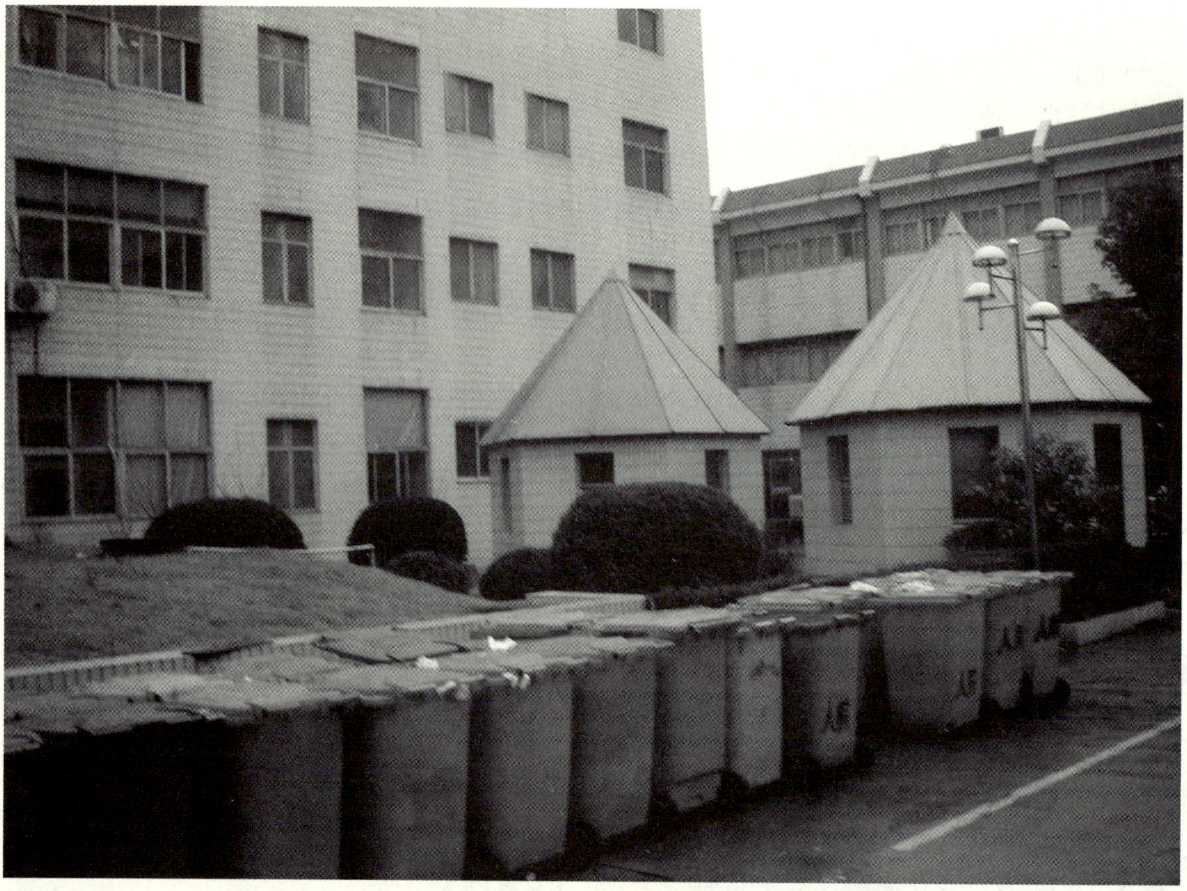

2000年12月,县人民医院污水处理设备 (2012年3 月1日县卫生志编纂办公室摄)

三、医院护卫队

1950年3月,县立人民医院设门房传达室,负责医院安全保卫工作。

1956年,栟茶区医院设门房传达室,负责医院安全保卫工作。

1958年8月,县民办中医院、39所人民公社医院设门房传达室,负责医院安全保卫工作。

1987年,县中医院成立由5名职工组成的医院护卫队,制服着装,巡回保卫。

1988年8月,县人民医院成立由6名职工组成的护卫队。

1999年,县各医疗卫生单位相继参加公安局警务区联防网络。

2002年,县人民医院、县中医院的安全保卫工作签约由县安全保卫公司负责。

2010年12月,县各医疗卫生单位参加公安局警务区联防网络。安全保卫工作签约由县安全保卫公司护院队负责。

四、消防喷淋控制室

1950年3月,县立人民医院建单位义务消防组,备消防沙、消防池、消防桶、消防铲等。

1985年12月,县各医疗卫生单位均建单位义务消防组,并配有一定数量的消防沙、消防池、消防桶、消防铲等。

1986年后，全县各医疗卫生单位多次进行单位消防集训，逐步配置消防栓、灭火机等。

2000年12月，县人民医院新病房大楼配置自动灭火系统、防烟排烟系统、火灾自动报警系统，并在病房大楼建消防控制室，配3名工作人员24小时值班。

2004年11月，县中医院新大楼病房配置自动灭火系统、防烟排烟系统、火灾自动报警系统，并在病房大楼建消防控制室，配工作人员24小时值班。

2006年12月，丰利医院新病房大楼配置自动灭火系统、防烟排烟系统、火灾自动报警系统，并在病房大楼建消防控制室，配工作人员24小时值班。

2009年12月，县第三人民医院新病房大楼配置自动灭火系统、防烟排烟系统、火灾自动报警系统，并在病房大楼建消防控制室，配工作人员24小时值班。

2010年12月，县卫生局、县人民医院、县中医院、县红十字会、县疾病预防控制中心、县卫生监督所、县妇幼保健所、县医学会、县卫生协会、县卫生系统思想政治工作研究会、县爱国卫生运动委员会办公室、县血吸虫病地方病防治领导组办公室、县新型农村合作医疗管理委员会办公室、县食品安全委员会办公室、县结核病防治所、县健康教育所、县第三人民医院、丰利医院、马塘医院配置自动灭火系统、防烟排烟系统、火灾自动报警系统，建消防控制室，配工作人员24小时值班。全县各医疗卫生单位均建单位义务消防组，配置消防栓、灭火机并配一定数量的消防沙、消防池、消防桶、消防铲等。

五、花房绿化组

1950年3月，县立人民医院绿化工作由医院勤杂工兼管。

1983年，县人民医院建花房，并配花工1人，负责医院绿化。

1992年后，全县各大医疗卫生单位相继邀请园林专家进行医院环境设计。

2010年12月，县卫生局、县人民医院、县中医院、县疾病预防控制中心、县卫生监督所、县妇幼保健所、县卫生进修学校、县第四人民医院、县计划生育服务站等单位绿化工作均由园林公司承包建设管理。其他医疗卫生单位绿化工作纳入单位整体规划，由总务后勤班组执行落实。

第五节 会计收费班组

1950年3月，县立人民医院设会计室，配1名会计、1名会计员。挂号室1个，配1名挂号员。

2010年12月，县计有独立卫生会计室58个，配会计员192人。收费挂号室132个，收费挂号员212人。

一、会计室

1950年3月，县立人民医院设会计室，配1名会计、1名会计员。

1958年8月，县卫生科、县人民医院、县民办中医院、县卫生防疫站、县妇幼保健所、县卫生学校、县医药公司、栟茶区医院、7所区卫生所、39所人民公社医院均设会计室，人数多少视规模而定，至少2名，或专职，或兼职。

1985年12月，全县有卫生会计室61个，配会计员97人。

2010年12月，县有独立卫生会计室58个，配会计员212人，其中县人民医院8人，县中医院5人。

二、挂号收费处

1950年3月，县立人民医院设挂号室，配1名挂号员，有事由会计员或其就近人员代办挂号。

1958年8月，县人民医院、县民办中医院、栟茶区医院、7所区卫生所、39所人民公社医院均设挂号室，人数多少视规模而定。

1986年后，县各医院的门诊挂号收费和住院收费均独立建制。

1993年，县人民医院建立急诊收费处。

1997年，县人民医院门诊部实行分楼层挂号收费。

1998年6月，县中医院启动微机收费程序。9月，县人民医院启动微机收费程序。

2000年1月1日，县医疗卫生单位收费全部进入微机程序。

2010年12月，县有挂号收费室123个，配挂号收费员200余人，其中县人民医院19人，县中医院13人，其他县级、中心级医疗单位收费中3～6人，乡镇卫生院收费员1～3人。

第六节　综合管理班组

1950年12月，县卫生院图书、档案由院长室、医疗预防股、卫生防股、总务股、初级人员培训班分别保管，文化活动在食堂举行，太平间由勤杂人员负责。

1951年12月，县卫生院始建病案统计室。

1960年，县人民医院建立图书室，藏书300余册。

1962年，县人民医院创办蓓蕾托儿所，雇保育员2人，入托儿童10人左右。

1985年12月，全县各医疗卫生单位均有较好的卫生文化基础设置。

1988年5月，县卫生局成立卫生工业公司。

2010年12月，全县各医疗卫生单位均有较好的图书馆、档案室、俱乐部。全县各医疗单位亦备太平间。

一、图书馆

1950年12月，县卫生院图书由院长室、医疗预防股、卫生防股、总务股、初级人员培训班分别保管。

1960年，县人民医院建立图书室，藏书300余册。

1978年2月，县中医院建立图书室，藏书360余册。

1998年，县中医院藏书1800余册。

1999年6月，县人民医院藏书6049册。

2010年12月，县级、中心级医疗卫生单位均有相当规模的图书馆，并由专职人员管理，县人民医院藏书10000余册，当年订阅报纸268份、杂志86种。县中医院藏书3000余册，当年订阅杂志46种、报纸15种188份，订阅费用30000余元。

二、档案室

1950年12月，县卫生院图书由院长室、医疗预防股、卫生防股、总务股、初级人员培训班分别保管。

1951年12月，县卫生院始建病案统计室。

1958年12月，县卫生科、县人民医院、县民办中医院、县卫生防疫站、县妇幼保健所、县卫生学校、县医药公司、栟茶区医院、7所区卫生所、39所人民公社医院均档案统计室。

1986年，县卫生档案室入档范围逐步由病案档案扩大到文书档案、会计档案、建筑档案等。

1995年，县卫生档案进入县档案馆保管。

1995～2007年的卫生档案基本实行数字化管理。

2010年12月，县卫生档案初步进入信息化档案管理阶段。

三、俱乐部

1950年12月，县卫生院文化活动在食堂举行。

1985年12月，县各医疗卫生单位均有较好的卫生文化基础设置。

1986年后，相继建立阅览室、灯光篮球场、排球场、羽毛球场子、乒乓球室、棋牌室、医院舞厅、卫生荣誉室等。

2002年，县卫生系统举行卫生文化节活动，卫生职工和住院就医者一同参加。

2010年，县卫生系统俱乐部卫生文化节活动，获县总工会、县群众文化工作系统较好评价。

四、托儿所

1962年，县人民医院创办蓓蕾托儿所，雇保育员2人，入托儿童10人左右。

1980年，县中医院创办如东县中医院蓓蕾托儿所，入托儿童6人。

1998年6月，县人民医院、县中医院蓓蕾托儿所关闭。

五、卫生企业

1987年6月，县人民医院与古坝镇商业总店联办“如东县高分子器材厂”后，县一些医疗卫生单位相继创办多家企业商店，主要有县人民医院的“如东凯益实业公司”、县中医院的“如东县中宝贸易责任有限公司”、县卫生进修学校的“如东县万木春责任有限公司”、县第四人民医院的“如东县塑料粒子福利厂”、兵房中心卫生院的“如东县卫生服务厂”及各种小卖部、便民商店等。

1988年5月，县卫生局成立卫生工业公司。

1989年，县卫生系统计有11家卫生企业(其中工厂4家、商店7家)、员工136名(其中单位职工22人、职工之家属子女31人、招聘员工90人)、投入总资金301314元(其中单位资金218190元、社会资金57000元，员工带资26124元)，上缴税务45350元、发放工资132385元、实现利润57321元，后逐渐转让、关闭。

1993年11月，县卫生工业公司撤销。

六、太平间

1950年3月，县立人民医院太平间平1名勤杂工负责。

1958年12月，县人民医院、县民办中医院、栟茶区医院、39所人民公社医院均设有太平间。

1976年月，县中医院建太平间，房屋1间，20平方米。

2010年12月，县人民医院有6个太平位，其中冰冻位2个，普通位4个，由专人管理，并提供相应的整形美容服务。

第三十一章　医疗业务

概　述

随着卫生事业的发展，人民生活水平的提高，对医疗卫生的需求日益增长，全县各级医院诊治病人数逐年增加，收治病种增多。

1950年，全县卫生机构门急诊诊疗服务总数为585061人次，出院者(留院观察)10620人次。

1952年，县卫生院门诊25625人次，初诊9623人次，复诊13119人次，儿科门诊919人次，儿科复诊836人次，出诊1134人次，入院395人次，治愈238人次，转院14人次，好转47人次，未愈33人次，自动出院14人次，死亡12人，留院37人。

1955年，全县卫生机构门急诊诊疗服务总数为933271人次，出院者(留院观察)18829人次。

1960年，全县卫生机构门急诊诊疗服务总数为1575602人次，出院者23595人次。

1965年，全县卫生机构门急诊诊疗服务总数为1495404人次，出院者34576人次。

1970年，全县卫生机构门急诊诊疗服务总数为1627929人次，出院者37356人次。

1975年，全县卫生机构门急诊诊疗服务总数为1908376人次，出院者41641人次。

1980年，全县卫生机构门急诊诊疗服务总数为1908376人次，出院者45424人次。

1985年，全县卫生机构门急诊诊疗服务总数为2707472人次，缩读270万人次，其中：门诊2613576人次(县级医院377274人次，区级医院292428人次，乡级卫生院1943874人次)、急诊31921人次(门急诊)观察室3148人次、健康检查58827人次。住院部实际开放总床日811030个，入院者54002人次(县级医院8880人次，区级医院12373人次，乡镇卫生院32587人次)。

1990年，全县卫生机构门急诊诊疗服务总数为2854632人次，缩读285万人次，其中：门诊2727855人次、急诊55877人次、(门急诊)观察室5894人次、健康检查65006人次。住院部实际开放总床日820155个，入院者66127人次，出院者66126人次，住院者手术11356人次，住院者实际占有床位562831床日。病床使用率68.62%(562831/820155)。病床周转25.04次。出院者平均住院8.51日。

1995年，全县卫生机构门急诊诊疗服务总数为2914649人次，缩读291万人次，其中：门诊2838067人次、急诊55347人次、(门急诊)观察室5534人次、健康检查15701人次。住院部实际开放总床日846070个，入院者72486人次，出院者72487人次，住院者手术17482人次，住院者实际占有床位570878床日。病床使用率67.47%(570878/846070)。病床周转24.62次。出院者平均住院7.87日。

2000年，全县卫生机构门急诊诊疗服务总数为2949982人次，缩读294万人次，其中：门诊2853712人次、急诊72081人次、(门急诊)观察室4982人次、健康检查19207人次。院部实际开放总床日806664个，入院者76403人次，出院者76403 人次，住院者手术22880人次，住院者实际占有床位579124床日。病床使用率71.79%(579124/806664)。病床周转25.98次。出院者平均住院7.57日。

2005年，全县卫生机构门急诊诊疗服务总数为2964101人次，缩读296万人次，其中：门诊2854455

人次、急诊69920人次、(门急诊)观察室13456人次、健康检查26270人次。住院部实际开放总床日817965个,入院者77892人次,出院者77891 人次,住院者手术24661人次,住院者实际占有床位594140床日。病床使用率72.63%(594140/817965)。病床周转26.50次。出院者平均住院7.62日。

2010年,全县卫生机构门急诊诊疗服务总数为3048367人次,缩读304万人次,其中:门诊2711875人次、急诊101945人次、(门急诊)观察室9534人次、健康检查225013人次。2010年门诊总人次中:内科门诊352452人次,占12.95%(352452/2721409);外科门诊202688人次,占7.44%(202688/2721409);妇产科门诊142373人次,占5.23%(142373/2721409);儿科门诊50952人次,占1.87%(50952/2721409);中医科门诊99961人次,占3.67%(99961/2721409,基层综合门诊1872983人次,占68.82%(1872983/2721409。住院部实际开放总床日965790个。入院者81507人次,出院者81508人次,住院者手术26942人次。住院者实际占有床位597427床日。病床使用率61.85%(597427/965790)。病床周转22.57次。出院者平均住院7.32日。

1985～2010 年间,全县医疗机构门急诊诊疗总数为75696561人次,缩读4801万人次。其中门诊72038225人次,占95.18%(72038225/75696561);急诊1727233人次,占2.28%(1727233/75696561);观察179046人次,占0.23%(179046/75696561);健康体检1752057人次,占2.31%(1752057/75696561)。住院部实际开放总床日20931787个。入院者1887953人次,出院者1887955人次,住院者手术483178人次。住院者实际占有床位14874161床日。病床使用率71.07%(14874161/20931787)。病床周转674.44次。出院者平均住院7.87日。

第一节 门(急)诊业务

1950年,全县卫生机构门急诊诊疗服务总数为585061人次,其中县卫生院(县人民医院)8309人次。

1955年,全县卫生机构门急诊诊疗服务总数为933271人次,其中县卫生院(县人民医院)门诊31557人次。

1960年,全县卫生机构门急诊诊疗服务总数为1575602人次,其中县人民医院门诊86618人次、县中医院门诊53744人次。

1965年,全县卫生机构门急诊诊疗服务总数为1495404人次,其中县人民医院门诊88964人次、县中医院门诊104040人次。

1970年,全县卫生机构门急诊诊疗服务总数为1627929人次,其中县人民医院93433人次)、出院5335人次(县人民医院出院5335人次。

1975年,全县卫生机构门急诊诊疗服务总数为1908376人次,其中县人民医院门诊112827人次、县中医院门诊60953人次。

1980年,全县卫生机构门急诊诊疗服务总数为1908376人次,其中县人民医院门诊142718人次、县中医院门诊119268人次。

1985年,全县卫生机构门急诊诊疗服务总数为2707472人次,缩读270万人次, 门诊2613576人次中:县直医疗机构占14.43%(377274/2613576)、中心卫生院占11.18%(292428/2613576)、乡镇卫生院占74.37%(1943874/2613576)、急诊31921人次、急诊31921人次、(门急诊)观察室3148人次、健康检查58827人次。

1990年,全县卫生机构门急诊诊疗服务总数为2854632人次,缩读285万人次,其中:门诊2727855人次、急诊55877人次、(门急诊)观察室5894人次、健康检查65006人次。

1995年，全县卫生机构门急诊诊疗服务总数为2914649人次，缩读291万人次，其中：门诊2838067人次、急诊55347人次、(门急诊)观察室5534人次、健康检查15701人次。

2000年，全县卫生机构门急诊诊疗服务总数为2949982人次，缩读294万人次，其中：门诊2853712人次、急诊72081人次、(门急诊)观察室4982人次、健康检查19207人次。

2005年，全县卫生机构门急诊诊疗服务总数为2964101人次，缩读296万人次，其中：门诊2854455人次、急诊69920人次、(门急诊)观察室13456人次、健康检查26270人次。

2010年，全县卫生机构门急诊诊疗服务总数为3048367人次，其中：门诊2711875人次、急诊101945人次、(门急诊)观察室9534人次、健康检查225013人次。

按门诊机构层级分：县直医疗机构占22.56%(687901/3048367)、中心卫生院占15.60%(475738/3048367)、乡镇卫生院占17.17%(523682/3048367)、社区卫生服务站占29.55%(901096/3048367)、卫生所、医务室占5.47%(166956/3048367)、诊所门诊部占9.61%(292994/3048367)缩读304万人次。

按门诊科别分：内科门诊352452人次，占11.56%(352452/3048367)；外科门诊202688人次，占6.65%(202688/3048367)；妇产科门诊345585人次，占11.34%(345585/3048367)；儿科门诊351235人次，占11.52%(50952/3048367)；中医科门诊142412人次，占4.67%(99961/3048367)，其他综合门诊2006447人次，占65.82%(2006447/3048367)。

1985～2010年，全县医疗机构门急诊诊疗总数为77269572人次，缩读7727万人次。其中门诊75542339人次，占门急诊诊疗总人数97.88%(75634526/77269572)；急诊人727233人次，占门急诊诊疗总人数2.23%(1727233/77269572)；观察179046人次，占急诊总人数10.36%(179046/1727233)；健康体检1752057人次，占门诊总人数2.31%(1752057/75542339)。

1950～1985年如东县医疗卫生机构门诊统计表

表31-1　　单位：人次

年　度	全县门诊急诊人次	县直医院	县人民医院	县中医院	其他县直医院	区卫生所/区医院	联合诊所/乡镇医院
1950	585061	8309	8309	/	/	/	576752
1951	696620	15333	15333	/	/	10662	670625
1952	1063876	26759	26759	/	/	21545	1015572
1953	1073559	29758	29758	/	/	21645	1022156
1954	1068027	28830	28830	/	/	16545	1022652
1955	933271	31557	31557	/	/	22652	879062
1956	1166788	44518	44518	/	/	231645	890625
1957	1201116	48842	48842	/	/	243647	908627
1958	1268360	81807	70354	11453	/	264787	921766
1959	1326772	125184	87108	38076	/	278627	922961
1960	1575602	142222	86618	55604	/	450753	982627
1961	1753521	148471	86911	61560	/	575398	1029652
1962	2891417	160907	87205	73702	/	928112	1802398
1963	2279027	167320	87798	79522	/	986502	1125205
1964	1447699	180177	88381	91796	/	102980	1164542
1965	1495404	193004	88964	104040	/	129802	1172598
1966	1612608	215350	117381	97969	/	137379	1259879
1967	1685833	241522	145726	95796	/	145354	1298966

续表31-1 单位:人次

年 度	全县门诊急诊人次	县直医院	县人民医院	县中医院	其他县直医院	区卫生所/区医院	联合诊所/乡镇医院
1968	1695974	228955	139376	89579	/	149729	1317290
1969	1593414	116906	116906	/	/	154054	1322454
1970	1627929	93433	93433	/	/	162215	1372281
1971	1641465	95354	95354	/	/	167228	1375883
1972	1778967	154653	96080	58555	/	170031	1454283
1973	1832702	164668	98728	65940	/	178319	1489715
1974	1860544	177518	110533	66985	/	185871	1497155
1975	1908376	173780	112827	60953	/	194565	1540031
1976	1912627	165444	100433	65011	/	204365	1542818
1977	1932366	167509	94281	73228	/	213442	1551415
1978	1978206	187700	99387	88313	/	223675	1566831
1979	2039904	217126	112086	105040	/	234461	1588317
1980	2116034	273314	142718	119268	11328	237537	1605183
1981	2179033	317224	133415	134000	49809	246517	1615292
1982	2248701	348695	146346	151237	51112	253724	1646282
1983	2310345	350668	144649	153643	52376	261712	1697965
1984	2358568	366891	152619	160809	53463	272478	1719199
1985	2645437	377274	157961	164316	54997	292428	1975735

1986～2010年如东县医疗机构门急诊业务情况统计表

表31-2 单位:人次

年 度	门急诊诊疗总人次				
		门诊人次	急诊人次	(门急诊)观察室人次	健康检查人次
1986	2804033	2713825	34809	3772	51627
1987	2811066	2710702	36441	6256	57667
1988	2825774	2705333	42143	9634	68664
1989	2843364	2734630	49067	9868	49799
1990	2854632	2727855	55877	5894	65006
1991	2855399	2737369	59292	6084	52654
1992	2872336	2795403	48744	6592	21597
1993	2863528	2791281	48966	6132	17149
1994	2869959	2790851	52356	5894	20858
1995	2914649	2838067	55347	5534	15701
1996	2924618	2844560	57198	5620	17240
1997	2943610	2862786	59843	5135	15846
1998	2946262	2847767	69466	4186	24843
1999	2947763	2858719	67211	4349	17484
2000	2949982	2853712	72081	4982	19207
2001	2952401	2853010	78055	4459	16877
2002	2953845	2857011	72982	5872	17980
2003	2955962	2862163	68461	6383	18955

续表31-2

单位:人次

年度	门急诊诊疗总人次				
		门诊人次	急诊人次	(门急诊)观察室人次	健康检查人次
2004	2963498	2863969	72214	10418	16897
2005	2964101	2854455	69920	13456	26270
2006	2970321	2852426	82054	9807	26034
2007	2972468	2649777	101945	7496	213250
2008	2984686	2631527	119450	8696	225013
2009	2996465	2635162	119445	9845	232013
2010	3048367	2711875	101945	9534	225013
合计	77269572	75542339	1727233	179046	1752057

2010年如东县医疗机构门诊营运情况表

表31-3

单位:人次

单位	门诊诊疗总人次	门诊、(门急诊)观察室人次						急诊人次	健康体检人次
			内科	外科	妇产科	儿科	中医		
合计	3048367	2721409	352452	202688	345585	351235	142412	101945	2674282
县直医疗机构	687901	658829	118362	1022307	155117	313677	47694	17889	227719
县人民医院	363931	359787	15892	956918	52625	41191	13159	14111	17569
县中医院	229064	225376	80431	44602	79194	268478	32971	3688	18900
县第四人民医院	57661	52383	22039	14536	13415	829	1564		5278
县疾病预防控制中心	24183	8221	1870	6351				90	15872
县妇幼保健所	6336	6336			3157	3179			
县计划生育指导站	6726	6726			6726				
中心卫生院	475738	426502	143055	123395	93674	18661	44360	18264	44660
县第二人民医院	90707	83178	26809	24065	21584	5857	4853	2655	7529
县第三人民医院	91206	82894	27550	24302	20675		10368	2527	8312
丰利医院	86650	80379	24204	19524	16260	10662	9629	5652	6271
马塘医院	66763	55955	16904	14350	11613		13088	1101	9707
掘港中心卫生院	31213	27159	11909	11007	2369	495	1352	2004	2050
兵房中心卫生院	34337	31423	10978	8975	6942	1647	1709	1182	2914
苴镇中心卫生院	33026	29253	10985	9685	7288		1259	1471	2302
双甸镇中心卫生院	41836	36261	13743	10901	6943		2102	1672	5575
乡镇卫生院	523682	439402	142755	130598	96794	18897	50358	22426	61854
九总医院	11728	8848	2955	1734	679	1167	2313	124	2761
城南医院	13329	11297	4702	2418	693	1171	1686	1050	982
华丰医院	8639	7174	4695	1106	1059	77	237	566	899
普济医院	13925	10565	4939	3443	1572	155	456	907	2453
岔北医院	11798	8500	3296	2434	1739	45	986	198	3100
岔南医院	10070	7920	4127	3509	1776		310	48	150
古坝医院	10342	10015	4152	3074	1159	0	72	106	221
靖海医院	11207	9351	4748	3781	1259	173	1390	176	1680
浒澪医院	12518	10821	4609	3698	1504	680	430	176	1521

续表31-3　　　　　　　　　　　　　　　　　　　　　　单位:人次

单　位	门诊诊疗总人次	门诊、(门急诊)观察室人次						急诊人次	健康体检人次
			内　科	外　科	妇产科	儿　科	中　医		
五义医院	7585	6586	3228	2098	1260	0	0	68	931
丰西医院	7774	6350	3075	2135	1140		0	189	1211
凌河医院	10894	8809	3130	2537	1976	0	1166	213	1872
环港医院	11289	9343	2601	2868	2458	584	832	165	1781
环渔医院	3360	3270	1622	1257	0		395	5	85
凌民医院	11337	9137	3920	2932	1510		775	645	1346
潮桥医院	10847	8221	3562	2640	1157	76	886	654	1972
双南医院	9665	7667	3773	2125	1291	148	330	237	1761
石甸医院	12074	10066	3986	2772	1452	772	1084	121	1882
大豫医院	12600	10480	4650	3150	1930	750	0	30	2090
丁店医院	11112	9146	4115	2706	1704	296	325	145	1821
长沙医院	8866	7520	4329	2234	957	0	0	65	1281
北坎医院	6660	5999	2411	2336	1252		0	105	556
卫海医院	1938	1740	601	487	176	331	145	26	172
洋口医院	12508	10728	4152	3839	2562	0	175	532	1248
光荣医院	8589	7472	2977	1683	1855	318	609	131	986
新林医院	12162	10489	3939	2870	1788	602	1288	532	1150
南渔医院	4861	4679	1961	1727	630	361	0	20	162
河口医院	10970	9665	3014	2775	1969	0	1907	433	872
于港医院	1945	9083	3873	2433	1173	0	1604	20	1842
景安医院	11947	10513	3730	2537	1046	362	2838	250	1184
袁庄医院	12505	9634	4068	2337	1743	1110	376	639	2232
沿南医院	14998	13252	4265	4190	3051	176	1746	190	1556
新店医院	8642	7619	4044	2288	12532	55	0	485	538
汤园医院	8983	7171	4348	1993	830	0	0	306	1506
曹埠医院	9577	8305	3193	2488	1895	873	1344	255	966
饮泉医院	11541	8522	3549	2349	1584	0	1040	896	2123
孙窑医院	9905	8430	3335	2355	1568	529	643	361	1124
新区医院	23414	20003	7331	8283	4393	0	0	196	3215
棉场医院	5716	5055	2411	1336	1252	55	0	156	505
社区卫生服务站	901096	450481	811557					43095	46444
门诊部	16677	16677						271	2174
诊　所	276317	271874							
卫生所、医务室	166956	166956							

第二节　急诊急救业务

1952年,县卫生院出诊抢救1134人次

1960年,县中医院出诊抢救1860人次。

1963年，全县卫生机构急诊3961人次、(门急诊)观察室226人次。其中：县人民医院急诊1386人次、观察室观察121人次、医务人员3486人次出诊抢救1044人次。

2010年，全县卫生机构急诊101945人次、(门急诊)观察室9534人次。其中：县人民医院急诊14111人次、观察室观察4723人次、医务人员9545人次出诊抢救2869人次。

1985～2010 年间，全县卫生机构急诊2057162人次、(门急诊)观察室254548人次。其中：县人民医院急诊492835人次、观察室观察136250人次、医务人员193549人次出诊抢救61410人次。

1963～2010年如东县急诊急救业务情况统计表

表31-4　　单位：人次

年　度	全县急诊人次	全县观察室人次	县人民医院急诊人次	县人民医院观察室病人数	县人民医院医务人员出诊抢救人次	县人民医院抢救病人数
1963	3961	226	1386	121	3486	1044
1964	4512	247	1476	138	5247	1776
1965	8496	496	4512	245	8406	2740
1966	8296	524	4084	296	12476	4069
1967	14306	585	5173	290	8523	2780
1968	15230	6396	5231	3235	7323	2431
1969	13299	6132	3960	3079	6396	2123
1970	13173	5678	3906	2991	5852	1896
1971	13906	5609	4306	2914	4307	1481
1972	13914	5431	4579	2841	2096	635
1973	14426	4143	4635	2306	1330	426
1974	14686	3686	4753	2143	654	192
1975	14975	4167	5064	2671	1686	557
1976	12143	3982	4263	1982	1438	484
1977	15098	2159	5509	1215	1143	300
1978	19121	3128	6540	1810	1215	304
1979	20085	2273	7085	1268	1268	413
1980	15128	2671	5146	1357	1514	462
1981	14651	3571	4748	1653	1689	575
1982	20910	4353	6831	2253	1753	583
1983	29819	4894	9454	2433	1688	523
1984	29854	5142	9447	2621	1362	422
1985	31861	3148	11796	2738	1669	549
1986	34809	3772	11469	2910	1558	523
1987	36441	6256	11285	3314	1319	440
1988	42143	9634	13196	3759	1128	334
1989	49067	9868	14827	3554	1482	450
1990	55877	5894	15028	3968	1596	518
1991	59292	6084	13236	3383	1584	531
1992	48744	6592	13283	3550	1755	559
1993	48966	6132	15236	3316	2038	686
1994	52356	5894	17654	3668	2116	697

续表31-4 单位:人次

年 度	全县急诊人次	全县观察室人次	县人民医院急诊人次	县人民医院观察室病人数	县人民医院医务人员出诊抢救人次	县人民医院抢救病人数
1995	55347	5534	12142	3768	2185	731
1996	57198	5620	15427	3318	2534	756
1997	59843	5135	15827	3276	4565	1292
1998	69466	4186	16550	2628	4746	1403
1999	67211	4349	16571	2282	5018	1513
2000	72081	4982	16694	2499	5186	1642
2001	78055	4459	16729	2466	5827	1775
2002	72982	5872	16843	3468	5782	1851
2003	68461	6383	16918	3918	6499	1969
2004	72214	10418	17434	5013	6693	2072
2005	69920	13456	17587	6345	6929	2158
2006	82054	9807	17634	4907	7221	2269
2007	101945	7496	17548	3980	7587	2405
2008	119450	8696	16848	4692	7869	2518
2009	119445	9845	15801	4945	8268	2684
2010	101945	9534	14111	4723	9545	2869
合计	2057162	254548	492835	136250	193549	61410

第三节 住院业务

1950年,全县医疗机构出院者(观察)10620人次,其中:县卫生院出院者155人次。

1952年,县卫生院入院395人次,治愈238人次,转院14人次,好转47人次,未愈33人次,自动出院14人次,死亡12人,留院37人。

1955年,全县医疗机构出院者(观察)18829人次,其中:县卫生院(县人民医院)出院者1519人次。

1960年,全县医疗机构出院者23595人次,其中:县人民医院出院者3633人次,县中出院者131人次(入院132人次,治愈73.00%,好转10.80%,自动出院16.20%,死亡0.90%)。

1965年,全县医疗机构出院者34576人次,其中:县人民医院出院者7002人次。

1970年,全县医疗机构出院者37356人次,其中:县人民医院出院者5335人次。

1975年,全县医疗机构出院者41641人次,其中:县人民医院出院者3889人次。县中出院者1285人次。

1980年,全县医疗机构出院者45424人次,其中:县人民医院出院者4376人次。县中出院者1423人次。

1985年,全县医疗机构住院部实际开放总床日811030个,入院者54002人次(县级医院8880人次,区级医院12373人次,乡镇卫生院32587人次),出院者54004人次,住院者手术7081人次,住院者实际占有床位499395床日。病床使用率61.56%(499395/811030)。病床周转22.46次。出院者平均住院9.24日。

1990年,全县医疗机构住院部实际开放总床日820155个,入院者66127人次,出院者66126人次,住院者手术11356人次,住院者实际占有床位562831床日。病床使用率68.62%(562831/820155)。病床周转25.04次。出院者平均住院8.51日。

1995年,全县医疗机构住院部实际开放总床日846070个,入院者72486人次,出院者72487人次,住院者手术17482人次，住院者实际占有床位570878床日。病床使用率67.47%(570878/846070)。病床周转24.62次。出院者平均住院7.87日。

2000年，全县医疗机构住院部实际开放总床日806664个，入院者76403人次，出院者76403 人次，住院者手术22880人次，住院者实际占有床位579124床日。病床使用率71.79%(579124/806664)。病床周转25.98次。出院者平均住院7.57日。

2005年，全县医疗机构住院部实际开放总床日817965个，入院者77892人次，出院者77891 人次，住院者手术24661人次，住院者实际占有床位594140床日。病床使用率72.63%(594140/817965)。病床周转26.50次。出院者平均住院7.62日。

2010年，全县医疗机构住院部实际开放总床日965790个。入院者81507人次，出院者8150人次，其中：县直医疗机构占47.29%(38547/81508)、中心卫生院占24.96%(20352/81508)、乡镇卫生院35.48%(28920/81508)；住院者手术26942人次、住院者实际占有床位597427床日、病床使用率61.85%(597427/965790)、病床周转22.57次、出院者平均住院7.32日。

1985～2010 年间，全县医疗机构住院部实际开放总床日20931787个。入院者1887953人次，出院者1887955人次，住院者手术483178人次。住院者实际占有床位14874161床日。病床使用率71.07%(14874161/20931787)。病床周转674.44次。出院者平均住院7.87日。

1950～1985年如东县医疗卫生机构出院统计表

表31-5 单位：人次

年　度	全县医疗卫生机构出院人次	县直医疗单位	县人民医院	县中医院	其他县直医疗单位	区卫生所观察/区医院	联合诊所观察/乡镇卫生院
1950	10620	155	155	/	/	/	10465/
1951	15778	206	206	/	/	468/	15104/
1952	21861	358	358	/	/	926/	20577/
1953	22166	557	557	/	/	952/	20657/
1954	21059	1014	1014	/	/	720/	19325/
1955	18829	1519	1519	/	/	985/	16352/
1956	19348	1906	1906	/	/	721/286	16435/
1957	19660	2089	2089	/	/	732/327	16521/
1958	21011	3025	2987	38	/	763/389	13622/3212
1959	21902	3740	3618	122	/	613/587	16962
1960	23595	3764	3633	131	/	537/1423	17871
1961	27089	5870	3656	234	/	587/1913	18719
1962	27729	4008	3671	337	/	468/3537	19716
1963	28742	3837	3697	140	/	4192	20423
1964	26009	5862	5862	/	/	4646	21363
1965	34576	7002	7002	/	/	5646	22128
1966	36769	7887	7887	/	/	5993	22889
1967	37702	7725	7725	/	/	6346	23631
1968	38200	7739	7739	/	/	6506	23955
1969	36256	2510	5510	/	/	6698	24048
1970	37356	5335	5335	/	/	7052	24969
1971	37537	5133	5133	/	/	7271	25133

续表31-5　　单位:人次

年 度	全县医疗卫生机构出院人次	县直医疗单位	县人民医院	县中医院	其他县直医疗单位	区卫生所观察/区医院	联合诊所观察/乡镇卫生院
1972	40422	5113	4955	158	/	7405	26404
1973	40273	5566	4194	1372	/	7755	26952
1974	40288	4937	3723	1214	/	8114	27237
1975	41641	5174	3889	1285	/	8459	28008
1976	41448	4229	3271	958	/	8892	28327
1977	42696	4934	3706	1228	/	9325	28437
1978	43050	4602	3469	1133	/	9725	28723
1979	44327	5249	3712	1537	/	10189	28889
1980	45424	5922	4376	1423	123	10318	29184
1981	46676	6577	4534	1585	458	10723	29376
1982	48561	7661	4932	2140	589	11018	29882
1983	49798	7555	4882	2033	640	11371	30872
1984	51181	8036	5296	1949	791	11887	31258
1985	53840	8880	6015	2042	823	12373	32587

1963～1985年如东县人民医院住院有关指标统计表

表31-6　　单位:张、床日、次

年 度	平均开放病床数	治愈率(%)	好转率(%)	病死率(%)	平均病床周转次数	病床使用率(%)	出院者平均住院日
1963	180	75.70	15.70	2.40	18.70	87.70	17.50
1964	180	77.50	14.70	2.50	28.70	89.70	15.70
1965	180	79.30	12.90	2.90	36.50	120.00	11.60
1966	258	75.90	15.70	2.10	28.50	94.60	11.50
1967	258	73.30	18.50	2.20	28.70	94.94	11.40
1968	258	70.10	20.80	3.20	29.90	95.60	11.30
1971	193	89.30	5.90	1.10	26.50	101.40	11.40
1973	198	56.80	—	3.20	21.20	84.40	11.10
1974	193	64.80	24.30	3.80	19.50	89.20	15.90
1975	200	67.80	31.90	3.10	19.70	94.60	17.20
1976	200	66.60	22.50	3.20	12.50	79.90	16.60
1977	234	64.90	24.10	2.90	16.70	75.30	16.40
1978	250	64.70	24.80	3.00	15.60	71.94	16.50
1979	250	68.70	21.70	3.10	17.10	73.00	16.00
1980	250	72.80	18.90	2.70	19.80	85.10	15.60
1981	250	74.20	17.10	2.70	20.30	89.30	16.10
1982	270	72.20	20.10	1.70	20.40	87.70	15.70
1983	270	70.90	21.70	1.30	19.70	85.20	16.00
1984	270	70.10	21.70	1.30	20.90	87.80	15.40
1985	290	74.30	20.80	1.10	20.20	80.80	14.50

1985～2010年如东县医疗机构住院业务情况表

表31-7　　单位：人次

年度	入院人数	出院人数				住院者手术人次
			治愈	好转	死亡	
1985	54002	54004	44656	7410	174	7081
1986	61973	61973	44630	7194	159	7961
1987	63896	63893	44697	7374	109	8972
1988	64917	64918	44796	10603	134	9281
1989	65167	65166	44805	9200	107	10325
1990	66127	66126	44852	10414	93	11356
1991	66779	66779	44956	11734	90	12821
1992	69289	69289	45065	9932	97	14568
1993	69536	69536	45337	8613	86	15726
1994	71771	71712	45580	8891	75	16925
1995	72486	72487	45987	9684	99	17482
1996	74423	74419	45994	9551	79	18732
1997	75411	75411	46017	8231	82	19929
1998	75858	75858	46712	9856	83	20154
1999	76089	76087	46723	10125	67	21519
2000	76403	76403	46953	8256	62	22880
2001	76953	76949	47142	10147	70	22919
2002	77234	77234	47249	8495	78	22928
2003	77422	77423	47323	12033	137	23490
2004	77452	77451	47865	12854	141	23915
2005	77892	77891	48002	14454	197	24661
2006	78097	78096	48037	15546	160	24965
2007	78286	78285	49310	18212	172	25436
2008	79455	79459	49495	24495	146	25969
2009	79528	79526	49656	27526	155	26242
2010	81507	81508	49920	30849	112	26942
合计	1887953	1887955	1189577	314269	2790	483178

1985～2010年度如东县医疗机构床位营运情况表

表31-8　　单位：张、床日、次

年度	床位利用					
	平均开放病床（张）	实际开放总床日	实际占用总床日	病床周转次数	病床使用率（%）	出院者平均住院日
1985	2222	811030	499270	22.46	61.56	9.24
1986	2244	819060	526678	23.46	64.30	8.51
1987	2246	819790	543864	24.21	66.34	9.54
1988	2182	798612	557181	25.46	69.76	8.58
1989	2272	829280	560583	24.67	67.59	8.60
1990	2247	820155	562831	25.04	68.62	8.51

续表31-8

单位:张、床日、次

年度	床位利用					
	平均开放病床(张)	实际开放总床日	实际占用总床日	病床周转次数	病床使用率(%)	出院者平均住院日
1991	2279	831835	566357	24.84	68.08	8.48
1992	2279	831835	568343	25.00	68.32	8.20
1993	2252	821980	569930	25.30	69.33	8.19
1994	2338	853370	570124	22.11	66.80	7.94
1995	2318	846070	570878	24.62	67.47	7.87
1996	2308	844728	572271	24.72	67.74	7.68
1997	2348	853370	572649	24.49	67.10	7.59
1998	2338	853370	573817	24.54	67.24	7.56
1999	2279	831835	573670	25.17	68.96	7.53
2000	2204	806664	579124	25.98	71.79	7.57
2001	2204	804460	580442	26.33	72.15	7.54
2002	2204	804460	581441	26.37	72.27	7.52
2003	2204	804460	583524	26.47	72.53	7.53
2004	2196	803736	588640	26.80	73.23	7.60
2005	2241	817965	594140	26.50	72.63	7.62
2006	2287	834755	594158	25.97	71.17	7.67
2007	2190	799350	594675	27.15	74.39	7.59
2008	2468	903288	595436	24.05	65.91	7.48
2009	2518	919070	596697	23.69	64.92	7.50
2010	2646	965790	597427	22.57	61.85	7.32
26年间	57310	20931787	14874161	674.44	71.07	7.87

2010年度如东县医疗机构住院服务情况表

表31-9

单位:人次

单位	入院	出院						住院病人手术
		总计	治愈	好转	未愈	死亡	其他	
总计	87819							29898
县直医院	38547							14686
县人民医院	24338	24338	12678	8575	1127	69	1889	8096
县中医院	12363	12363	4410	6881	410	10	652	5769
县第四人民医院	1296	1296	735	340	113	1	107	403
县计划生育指导站	550	550	418	124			8	418
中心卫生院	20352	20352	8107	9277	963	28	1091	5830
县第二人民医院	3338	3338	1481	1497	168		192	1085
县第三人民医院	3596	3596	1627	1485	176	8	300	956
丰利医院	3579	3579	1611	1484	171	1	305	434
马塘医院	3163	3163	1468	1495	166	2	32	984
掘港中心卫生院	1522	1522	637	772	61		52	483

续表31-9　　　　单位:人次

单位	入院	出院						住院病人手术
		总计	治愈	好转	未愈	死亡	其他	
兵房中心卫生院	1591	1591	711	776	69		35	419
苴镇中心卫生院	13576	1576	606	718	65	1	86	271
双甸镇中心卫生院	1987	1987	675	950	87	1	74	411
乡镇卫生院	28920	28920	20409	7722	335	8	446	9382
九总医院	713	713	512	196	1		4	
华丰医院	731	731	526	191	5	1	8	216
城南医院	847	847	587	234	15		11	251
普济医院	1221	1221	814	384	7		18	416
岔北医院	864	864	613	227	6		18	326
岔南医院	735	735	510	208	6		11	312
古坝医院	748	748	516	221	12		12	209
靖海医院	941	941	648	208	5		6	290
浒澪医院	512	512	361	129	10		12	194
五义医院	475	475	341	122	5	2	5	191
丰西医院	477	477	357	111	5		4	232
凌河医院	598	598	413	169	8		8	131
环港医院	761	761	576	163	10		12	181
环渔医院	263	263	187	68	2		6	81
潮桥医院	848	848	582	253	6		7	217
凌民医院	669	669	462	205	2			215
双南医院	649	649	462	171	8		8	205
石甸医院	962	962	639	304	12		7	315
丁店医院	885	885	613	248	12		12	212
大豫医院	1076	1076	718	324	12		22	198
长沙医院	620	620	426	181	6		7	132
北坎医院	466	466	325	130	4		7	165
卫海医院	151	151	105	40	3		3	11
光荣医院	695	695	514	163	6		12	318
洋口医院	1144	1144	796	294	23		31	597
新林医院	1019	1019	722	273	7		15	421
南渔医院	374	374	239	134		1		175
河口医院	635	635	463	158	7		7	315
景安医院	792	792	560	219	6		7	282
于港医院	721	721	534	142	22		23	209
袁庄医院	979	979	653	316	4		6	435
沿南医院	1331	1331	958	322	22	1	28	635
新店医院	710	710	524	153	11	1	21	353
汤园医院	717	717	531	175	6		5	318

续表31-9　　单位:人次

单　位	入　院	出　院						住院病人手术
		总　计	治　愈	好　转	未　愈	死　亡	其　他	
曹埠医院	650	650	469	148	11	1	21	313
孙窑医院	565	565	418	142	19		1	229
饮泉医院	652	652	481	152	14		5	303
新区医院	1242	1242	903	319	10	1	9	617
棉场医院	482	482	351	125	3		3	248

2010年度如东县医疗机构住院服务情况表2

表31-10　　单位:人次

单　位	住院危重病人抢救		治愈率%	好转率%	死亡率%	住院危重病人抢救成功率%	每日门急诊的入院
	总　计	其中:抢救成功					
总　计	1838	1726	57.02	39.10	0.14	93.90	240.60
县直医院	1082	1003	53.65	42.05	0.02	92.69	105.60
县人民医院	963	895	54.92	38.07	0.71	90.58	66.67
县中医院	112	102	63.14	32.60	0.06	91.67	33.87
县第四人民医院	7	6	56.71	26.23	0.09	90.00	3.55
县计划生育指导站			76.00	22.54			1.50
中心卫生院	387	367	54.69	34.53	0.91	94.83	55.75
县第二人民医院	57	57	54.73	38.74		100	9.14
县第三人民医院	127	119	45.58	46.01	0.29	93.70	9.85
丰利医院	2	2	41.39	46.45	0.04	100.00	9.80
马塘医院	99	8	53.78	40.23	0.51	88.89	8.66
掘港中心卫生院			65.69	13.17			4.16
兵房中心卫生院			64.84	30.80			4.35
苴镇中心卫生院	39	39	57.01	36.55	0.11	100	4.31
双甸镇中心卫生院	63	62	48.15	51.22	0.08	98.41	5.44
乡镇卫生院			70.57	26.70	0.02		79.23
九总医院	9	9	71.80	32.51			1.95
华丰医院	11	10	71.95	26.12	0.13	90.90	2.08
城南医院			69.30	27.62		100	2.32
普济医院	4	4	66.66	31.44			3.34
岔北医院	11	11	70.79	26.27		100	2.35
岔南医院	1	1	69.38	28.29		100	2.01
古坝医院			68.98	27.80			2.04
靖海医院	12	12	68.86	29.96		100	2.57
浒澪医院			70.50	25.19			1.40

续表31-10　　单位:人次

单　位	住院危重病人抢救		治愈率%	好转率%	死亡率%	住院危重病人抢救成功率%	每日门急诊的入院
	总　计	其中:抢救成功					
五义医院	16	14	71.78	25.68	0.42	87.50	1.30
丰西医院			74.84	25.15			1.30
凌河医院	4	4	69.06	28.26		100	1.63
环港医院			75.68	21.42			2.08
环渔医院			71.10	25.85			0.72
潮桥医院	10	10	68.63	29.83		100	2.32
凌民医院			69.05	30.64			1.83
双南医院			71.18	26.34			1.77
石甸医院			66.42	31.60			2.63
丁店医院	29	29	69.26	28.02		93.55	2.42
大豫医院	36	36	66.72	30.11		100	2.94
长沙医院			68.70	29.19			1.69
北坎医院	2	2	69.74	72.89		100	1.27
卫海医院	4	4	69.53	26.49		100	0.41
光荣医院			73.95	23.45			1.90
洋口医院	5	5	69.58	25.69			3.13
新林医院			70.85	26.79			2.79
南渔医院	14	13	70.90	35.82	0.26	92.85	1.02
河口医院	5	5	72.91	24.88		100	1.73
景安医院	18	18	70.70	27.65		100	2.16
于港医院			74.06	19.69			1.97
袁庄医院			66.25	32.27			2.68
沿南医院	29	28	72.72	24.19	0.07	96.55	3.64
新店医院	14	13	73.80	21.54	0.14	92.85	1.94
汤园医院			74.05	24.40			1.96
曹埠医院	22	21	72.15	22.76	0.15	95.45	1.78
孙窑医院			73.98	25.13			1.54
饮泉医院			73.77	23.31			1.78
新区医院	65	64	72.70	2.68	0.08	98.46	3.40
棉场医院			72.82	25.93			1.32

1952～1980年如东县人民医院住院病人疾病分类表

表31-11　　单位:例

项目年份		1952	1977	1978	1979	1980
总　计	1	372	3706	3469	3712	4376
①传染病小计	2	39	416	321	633	692

续表31-11 单位:例

项目年份		1952	1977	1978	1979	1980
流行性乙型脑炎	3		46	7	5	14
白 喉	4	1	1			
斑疹伤寒	5					
回归热	6					
痢 疾	7	2	47	66	136	49
伤寒及副伤寒	8	4	13	11	6	14
猩红热	9			1	26	13
流行性脑脊髓膜炎	10		15	13	18	16
麻 疹	11	2		39	33	21
脊髓灰质炎	12				2	2
百日咳	13		2	2	7	12
布氏杆菌病	14					
出血热	15		1			
传染性肝炎	16	1	99	131	156	299
流行性感冒	17	1	47	45	20	1
钩端螺旋体病	18					
流行性腮腺炎	19			2	6	
肺结核	20	21	59	92	67	61
结核性脑膜炎	21		3	4	3	4
肠结核及结核性腹膜炎	22		8	8	7	9
骨及关节结核	23		5	8	10	10
淋巴结核	24		3	6	4	2
其它结核病	25	6	14	15	4	11
②寄生虫病小计	26	9	41	65	36	45
疟 疾	27	5		1	1	1
血吸虫病	28					
丝虫病、蛔虫	29			58	33	40
钩虫病	30		3	6	1	4
③外伤小计	31	21	272	344	401	476
工业外伤计	32		140	38	27	32
骨 折	33		68	15	5	13
烧、烫伤	34		56	16	17	13
其他外伤计	35	51	132	306	374	444
骨 折	36	12	62	134	197	236
烧、烫伤	37		50	38	62	71
④中毒小计	38		16	8	19	29
工业中毒	39					
农业中毒	40		13		4	5
食物中毒	41		3	7	4	1
⑤肿瘤小计	42	31	363	332	364	413

续表31-11　　单位:例

项目年份		1952	1977	1978	1979	1980
恶性肿瘤	43	13	241	220	221	214
鼻咽癌	44		2			1
食管癌	45		9	9	7	12
胃　癌	46		80	54	50	73
肠　癌	47		10	18	26	12
肝　癌	48		22	21	18	19
肺　癌	49		15	17	12	8
乳腺癌	50		4	2	2	5
宫颈癌	51		18	15	16	18
绒毛膜上皮癌	52		1		2	
白血病	53		20	26	29	27
良性肿瘤计	54	18	122	112	159	199
脑瘤	55				5	10
⑥内分泌营养缺乏及代谢病小计	56		56	72	72	85
甲状腺机能亢进症	57		33	13	18	21
佝偻病	58					
糖尿病	59		14	7	14	15
⑦血液及造血器病小计	60		56	59	65	61
⑧精神病小计	61		5	1	8	8
精神分裂症	62		2			
⑨神经系病小计	63	12	43	62	22	48
⑩眼病小计	64	2	123	103	86	101
角膜疾病	65		19	8	13	19
青光眼	66		24	37	38	17
白内障	67	2	21	14	12	17
⑪耳病小计	68		21	10	15	14
⑫循环系统病小计	69	13	207	171	173	211
心脏病	70	13	8	102	69	97
风湿性心脏病	71		19	23	25	34
冠心病	72		36	38	25	48
高血压性心脏病	73		3	8	2	5
克山病	74					
肺心病	75		11	15	10	5
先天性心脏病	76		8	16	4	1
其他心脏病	77		14	2	3	
高血压	78		21	12	11	8
脑血管病	79		22	17	29	35
⑬呼吸道病小计	80	12	400	360	380	589
慢性支气管炎	81		32	33	36	62
支气管喘息	82		43	25	11	40

续表31-11 单位:例

项目年份		1952	1977	1978	1979	1980
肺气肿	83		13	10	1	
肺 炎	84		136	98	80	103
矽 肺	85					
⑭消化系病小计	86	38	772	855	837	949
急性胃肠炎	87	1	32	7	20	11
消化性溃疡	88	8	54	69	66	76
阑尾炎	89	9	186	187	169	148
疝 气	90	3	21	44	39	45
肠梗阻	91	1	107	79	84	82
肝硬变	92	1	20	32	22	21
胆囊炎及胆石症	93	1	170	145	116	137
⑮泌尿系病小计	94		99	101	116	151
肾 炎	95		35	32	48	40
肾盂炎	96		2	7	7	4
结石病	97		8	7	13	21
⑯男性生殖器病小计	98	2	47	43	41	35
⑰女性生殖器病小计	99	25	118	122	143	105
⑱妊娠分娩病产后病小计	100	21	458	130	135	170
⑲皮肤病小计	101	58	15	28	48	48
痈	102	47	6		1	1
皮 炎	103		3	1	6	1
⑳运动系病小计	104	8	30	39	45	71
风湿性关节炎	105	6	2	7		6
骨髓炎	106	2	17	5	8	11
大骨节病	107					
㉑先天畸形小计	108		1	4	14	15
㉒新生儿病小计	109		24	18	34	40
新生儿破伤风	110		1		3	2
早 产	111					
㉓其他病小计	112	51	123	21	25	

1981～1985年如东县人民医院住院病人疾病分类表2

表31-12 单位:例

项目年份		1981	1982	1983	1984	1985
总 计	1	4534	4932			
①传染病小计	2	708	695	668	651	530
流行性乙型脑炎	3	16	35	30	26	2
白 喉	4					
斑疹伤寒	5					
回归热	6					

续表31-12 单位:例

项目年份		1981	1982	1983	1984	1985
痢　疾	7	57	55	86	69	69
伤寒及副伤寒	8	8	48	57	43	26
猩红热	9	1	6	5	6	9
流行性脑脊髓膜炎	10	35	29	21	7	10
麻　疹	11	19	1			5
脊髓灰质炎	12	1				
百日咳	13	3	2	1	2	5
布氏杆菌病	14					
出血热	15	1				1
传染性肝炎	16	312	275	168	238	136
流行性感冒	17	15			2	1
钩端螺旋体病	18					
流行性腮腺炎	19		4			
肺结核	20	63	87	101	98	83
结核性脑膜炎	21	7	3	12	3	2
肠结核及结核性腹膜炎	22	5	4	4	3	12
骨及关节结核	23	16	9	4	3	
淋巴结核	24	4	8	2	5	
其它结核病	25	17	15	27	25	39
②寄生虫病小计	26	38	30	35	30	25
疟　疾	27		2			1
血吸虫病	28		1			
丝虫病、蛔虫	29	1(丝虫)	1(丝虫)			
钩虫病	30	1	2	2	1	
③外伤小计	31	446	458	525	545	579
工业外伤计	32	22	33	10	6	34
骨　折	33	8	10	2		4
烧、烫伤	34	7	8	5		14
其他外伤计	35	424	425	515	539	545
骨　折	36	205	212	268	282	271
烧、烫伤	37	54	66	51	78	52
④中毒小计	38	18	24	63	32	26
工业中毒	39					
农业中毒	40		2	3	11	3
食物中毒	41		1	2	1	
⑤肿瘤小计	42	409	446	518	571	551
恶性肿瘤	43	232	250	253	287	295
鼻咽癌	44				2	1
食管癌	45	3	9	10	22	14
胃　癌	46	61	80	74	97	97

续表31-12 单位:例

项目年份		1981	1982	1983	1984	1985
肠 癌	47	21	20	18	21	16
肝 癌	48	18	19	12	18	22
肺 癌	49	15	31	16	22	13
乳腺癌	50	2	1			
宫颈癌	51	18	15	1	2	2
绒毛膜上皮癌	52		1			
白血病	53	27	20	26	27	35
良性肿瘤计	54	177	196	265	284	256
脑 瘤	55	6	8	5	7	8
⑥内分泌营养缺乏及代谢病小计	56	9	87	85	84	63
甲状腺机能亢进症	57	19	31	28	17	11
佝偻病	58					
糖尿病	59	8	5	6	12	19
⑦血液及造血器病小计	60	60	85	71	59	60
⑧精神病小计	61	9	20	16	14	21
精神分裂症	62	2	1			2
⑨神经系病小计	63	43	36	27	31	25
⑩眼病小计	64	91	44	89	98	102
角膜疾病	65	20	8	19	16	23
青光眼	66	24	19	25	23	27
白内障	67	9	1	5	14	16
⑪耳病小计	68	14	8	12	31	17
⑫循环系统病小计	69	176	162	193	194	250
心脏病	70	71	71	70	67	92
风湿性心脏病	71	23	21	25	26	12
冠心病	72	30	35	40	24	38
高血压性心脏病	73	6	4			4
克山病	74					
肺心病	75	3			2	
先天性心脏病	76	5	4	2		
其他心脏病	77	4	7	3	15	38
高血压	78	11	5	22	21	31
脑血管病	79	29	32	36	14	26
⑬呼吸道病小计	80	615	668	598	660	619
慢性支气管炎	81	48	63	56	62	53
支气管喘息	82	38	35	40	26	19
肺气肿	83	1			1	
肺 炎	84	98	106	124	178	96
矽 肺	85	1	1	1	1	
⑭消化系病小计	86	1074	1019	989	1072	1192

续表31-12 单位:例

项目年份		1981	1982	1983	1984	1985
急性胃肠炎	87	6	8	17	24	46
消化性溃疡	88	119	74	58	124	99
阑尾炎	89	212	262	243	321	384
疝 气	90	36	41	47	47	49
肠梗阻	91	93	64	52	41	46
肝硬变	92	29	18	32	32	36
胆囊炎及胆石症	93	133	136	132	138	151
⑮泌尿系病小计	94	152	113	115	120	140
肾 炎	95	51	33	36	43	52
肾盂炎	96	16	6	5	10	6
结石病	97	14	20	24	26	29
⑯男性生殖器病小计	98	47	67	45	85	57
⑰女性生殖器病小计	99	75	84	69	50	62
⑱妊娠分娩病产后病小计	100	358	686	571	757	860
⑲皮肤病小计	101	42	46	62	63	31
痈	102	2	3	7	2	3
皮 炎	103	1	2	1	3	3
⑳运动系病小计	104	55	62	44	61	48
风湿性关节炎	105	5	2	3	5	4
骨髓炎	106	15	13	6	13	7
大骨节病	107					
㉑先天畸形小计	108	19	27	16	24	18
㉒新生儿病小计	109	47	54	61	50	99
新生儿破伤风	110		1		1	
早 产	111					
㉓其他病小计	112	19	11	10	14	40

如东县卫生志

（下册）

《如东县卫生志》编纂委员会　编

方志出版社
Publishing House of Local Records

目　录

（下册）

第八编　行政管理

第九编　医教文化

第十编 镇域卫生

第十一编　荣　誉

第十二编　人　物

附 录

续 记

编 末

索　引

第八编 行政管理

综 述

明·洪武十七年(1384年),县衙建立医学训科,位县治东,设官员1人。医学训科对个体医疗机构的建立行批准制度,凡申请开诊者,均需经医学训科考试合格后,方行开诊。县衙依据规定赋予医学训科驱赶游医的权限。

清·宣统三年(1911年)11月23日,医学训科废置,由"如皋县警察所"负责全县卫生行政文书颁布。

民国17年(1928年)9月,县卫生行政机构改为"如皋县公安局"。年底,改为"如皋县政府第一科(民政科)"。

1950年6月,"如东县卫生院"负责全县卫生行政工作。

1951年6月,建立"如东县人民政府卫生科",负责全县卫生行政工作。县卫生院不再负责全县卫生行政工作。

1955年12月,"如东县人民政府卫生科"改称为"如东县人民委员会卫生科"。

1967年6月24日,撤销"如东县人民委员会卫生科",建立"如东县人民武装部生产办公室卫生组"。

1968年4月26日,"如东县人民武装部生产办公室卫生组"改称为"如东县革命委员会卫生组"。

1969年7月,"如东县革命委员会卫生组"改称为"如东县人民卫生服务站革命委员会"。

1971年2月15日,"如东县人民卫生服务站革命委员会"改称为 "如东县革命委员会卫生局"。

1981年4月,"如东县革命委员会卫生局"改称为"如东县卫生局"。

中华人民共和国成立后,县卫生行政机关在加强卫生业务建设的同时,依照法律法规加强卫生行政管理,并渐成系统。本《如东县卫生志》以医疗机构管理、农村中医与初级卫生保健、药政与血液管理、人事管理与职称评定、合作医疗与公费医疗、总务财务、卫生文明建设、红十字活动为栏分章介绍。

第三十二章 医疗机构管理

概 述

明·洪武十七年(1384年),县衙建立医学训科,位县治东,设官员1人。县对申请开诊医疗机构的行批准制度，凡申请开诊者，均需经医学训科考试合格后，方行开诊。县衙依据规定赋予医学训科驱赶游医的权限。

民国18年（1929年），国民政府设中央卫生部，县设卫生局隶属县国民政府。

民国37年（1948年），江苏省国民政府卫生部下发《医院诊所管理规则》，规定：设置病室、收治病人为医院，医院需配备医师2人、药师（药剂生）1人。医院、诊所申请开诊者均需县政府考试合格，核发许可证后，方行开诊。

1950年1月，县政府召开第一次全县卫生工作会议，传达1949年9月中央军委卫生工作会议精神。副县长曹旭出席。6月30日，县卫生院转发《住院规则及减免优待条例》。7月17日，苏北行署通知："专区级医院"改为"江苏省××专区中心卫生院"，"县、市级医院"改为"××县（市）卫生院"。11月，中央卫生部下发《关于整顿全国医院的通知》。12月，县召开第三次全县卫生工作会议，贯彻8月举行的全国卫生工作会议精神，执行"面向工农兵、预防为主、团结中西医"的工作三大原则，通过建立县卫生科、区卫生所的决议。是年，全县87所乡（镇）联合诊所计有卫生人员508人，基层联合医疗机构人员招录以自主选择为原则。

1951年3月，政务院颁布《医院诊所管理暂行条例》。9月11日，县人民政府卫生科转发华东军政委员会《关于组建联合医院、联合诊所的指示》。

1952年6月7日，县人民政府转发卫生部颁布《关于县以下卫生基层组织系统编制及任务的规定》。12月，全县182所乡（镇）联合诊所计有卫生人员987人。

1953年，县人民政府转发政务院颁布《医师暂行条例》《中医师暂行条例》。苏北行署卫生局下发《医师、中医师办证暂行办法》《苏北卫生人员申请办证暂行办法》。

1954年8月24日，县卫生科转发江苏省政府卫生厅《关于医士的权利及义务的规定》。12月20日，县卫生科转发华东区卫生部《公立医院工作人员休假请假暂行办法》。

1955年2月24日，县人民政府卫生科转发江苏省卫生厅转发国家《关于工矿企业医疗卫生组织机构设置办法》和《关于加快工业卫生工作工业部门与地方卫生工业部门的分工暂行办法》。2月25日，县人民政府卫生科转发江苏省卫生厅《关于同意卫生院设中医科暂缓设中药室的通知》。5月3日，县人民政府卫生科转发江苏省卫生厅《转发本省财政厅、税务局关于统一规定私人医院、诊所、药铺的纳税规定》。6月3日，县人民政府卫生科转发江苏省卫生厅《关于社会医师带徒问题的规定》。12月，全县162所乡（镇）联合诊所计有卫生人员1089人。

1956年4月5日，县人民委员会卫生科转发卫生部《关于试行卫生人员在职业务教育暂行办法（草案）的通知》。4月18日，县人民委员会卫生科转发江苏省卫生厅《转发中华人民共和国卫生部关于人工流产及绝育手术的通知》。8月6日，县人民委员会卫生科转发江苏省卫生厅《关于开展避孕工作的意见》。8月，县卫生人员工资由"供给制"改为"工资制"，70%以上的职工工资得到提级。12月4日，县人民委员会办公室印发县人民委员会卫生科《关于目前联合诊所存在问题的报告》。

1957年1月22日，县人民委员会卫生科转发江苏省卫生厅《关于联合诊所转正过程中几个具体问题》。4月2日，县人民委员会卫生科上报《关于整顿联合诊所工作的综合报告》。6月20日，县人民委员会下发《关于转发〈工厂安全卫生管理实施细则〉的通知》。6月24日，县人民委员会转发《工厂安全卫生规模实施细则的通知》。10月26日，县人民委员会卫生科下发《关于联合诊所和中医带徒问题的通知》。12月7日，县人民委员会卫生科下发《如东县联合医疗机构和个体开业医务人员管理暂行办法》。

1958年3月26日，县人民委员会卫生科转发卫生部《联合医院、联合诊所暨联合保健站组织管理章程》。10月11日，江苏省卫生厅下发《关于建立人民公社卫生组织的的意见》。

1958、1959年，全县撤销91所乡（镇）联合诊所、8所分诊所、34所门诊室。有卫生人员558人，其中，西医90人、中医307人、中西医结合医生47人、针灸医生22人、助产员25人、专职会计18人、专职调剂员41人。其中大多数人员分别参加相关“人民公社医院”组建。

1960年11月，“人民公社医院”改称“人民公社民办医院”。12月，全县44所人民公社民办医院计有卫生床位922张。

1961年6月10日，县人民委员会卫生科转发江苏省卫生厅《关于调整农村人民公社卫生组织的通知》。6月26日，县人民委员会卫生科转发南通专署卫生科《关于调整农村基层卫生组织意见》（试行）。8月3日，县人民委员会卫生科转发卫生部《农村联合医疗机构和开业医生暂行管理办法（草案）》。

1962年8月3日，县卫生科转发卫生部《农村联合医疗机构和开业医生暂行管理办法（草案）》。11月9日，“双甸区卫生所”改称“双甸地区医院”，“苴镇区卫生所”改称“苴镇地区医院”，“马塘区卫生所”改称“马塘地区医院”，“袁庄卫生所”改称“袁庄地区医院”，为全民所有制单位。全县44所“人民公社民办医院”改称“人民公社中心联合诊所”。

1963年2月22日，县人民委员会卫生科转发江苏省卫生厅《江苏省开业医卫人员暂行管理办法（草案）》及研究试行的通知。4月3日，县人民委员会卫生科转发江苏省卫生厅《关于各类卫生事业机构设置和人员编制的意见》。9月6日，县人民委员会卫生科转发卫生部《医院工作条例〈草案〉》。11月2日，县人民委员会卫生科转发江苏省卫生厅《医疗事故和医疗差错处理办法（草案）的通知》。

1965年6月14日，县人民委员会下发《关于整顿输血组织，加强输血管理的通知》。

1967年5月，建立“医院、卫生院生产领导组”。8月17日，县人民武装部生产办公室卫生组转发江苏省卫生厅《加强大输液的生产供应和旧瓶回收工作的通知》。

1975年9月10日，县革命委员会卫生局下发《关于试行医院工作制度的通知》。11月30日，县革命委员会卫生局下发《关于加强输血管理的通知》。

1982年6月3日，县卫生局下发《关于加强输血管理工作的通知》。

1984年10月11日～13日，南通市卫生局在县召开“南通市医院业务技术建设经验交流会”，新店乡卫生院作现况汇报。12月5日～8日，南通市计划生育委员会在如东召开会议，推广拼茶区节育经费承包试点的经验。

1986年3月16日，掘港镇卫生院和掘郊乡卫生院合并，各乡镇重叠医疗机构相继合并。12月23日，县基层卫生工作者协会成立，协助县卫生局对社会医疗机构实施管理。

1987年9月8日，县经委、县财办、县卫生局联合发出《关于办好工厂、企业卫生机构的意见》。10月20日，县卫生局会同县工商行政管理局制定下发《如东县个体开业医疗人员暂行管理办法》。该《办法》明确：个体开业医疗机构是对社会主义卫生事业的有益补充，应予鼓励。同时也对开业资格、执业管理奖惩办法作出相应规定。

1992年，县人民政府办公室印发《关于转发〈如东县社会医疗机构管理暂行办法〉的通知》。县卫生局印发《如东县社会医疗机构复查验收标准》。这些“规定”“办法”的出台，促进了社会办医事业的发展。

1993年年，县卫生局根据国家工商行政管理局，卫生部〔1993〕16号令，对医疗广告实行审查。

1994年9月1日，《中华人民共和国医疗机构管理条例》开始实施，卫生部随同下发《医疗机构管理条例实施细则》《医疗机构设置规划指导原则》《医疗机构基本标准〈试行〉》等配套文件。其后，江苏省人民政府下发《江苏省医疗机构管理条例实施办法》，南通市人民政府下发《南通市医疗机构设置规定》。

1995年5月25日，县卫生局发出《关于建立如东县医疗机构监督管理办法和聘任监督员的通知》。5月30日～31日，县卫生局举办《医疗机构管理条例》学习班，全县各级各类医疗单位108名负责人参加学习。

1996年12月25日，县人民政府发出《关于印发〈如东县医疗机构设置规划〉的通知》。

1997年4月2日，县按照《南通市人民政府关于明确各级机构审批权限的通知》和《如东县医疗机构设置规划》对照《医疗机构管理条例》及其配套文件要求，启动医疗机构审批程序，为66个医疗机构进行了注册登记发证。

1998年，县卫生局发出《如东县家庭病床管理办法》《如东县关于加强医疗协作联合体管理的规定》，对家庭病床和医疗协作联合体的管理作出了明确规定。

2001年，根据卫生部等4部委《关于城镇医疗机构分类管理若干问题的意见》和省、市相关规定，县卫生局会同相关部门制定具体实施意见，后由医疗机构申报、卫生行政部门审核，县有非营利性医疗机构446所，营利性医疗机构20所。

2002年4月12日，县人民政府发出《关于进一步深化中心级以上医院人事分配制度改革的建议》。4月26日，县人民政府办转发《如东县农村社区卫生服务站管理暂行办法》。4月29日，县卫生局发出《关于印发〈如东县民营医疗机构经营规范（试行）〉的通知》。6月2日，县发出《关于深化县属卫生事业单位改革的实施意见》。7月2日，县卫生局发出《关于县属事业单位专业技术人员岗位竞争、评聘分开的实施意见》。8月30日，县卫生局发出《关于印发〈如东县镇卫生所建设标准化（试行）的通知〉》。10月18日，县卫生局转发省卫生厅《关于印发〈江苏省医院分级管理规范（暂行）和〈江苏省临床各专科手术分类（暂行）的通知〉的通知》。是年，实施《中华人民共和国执业医师法》，县卫生局先后为1511名执业助理（医师）注册登记和考试注册发证。

2005年6月10日，县卫生局下发《关于印发加强县管医疗卫生机构合作专科（项目）管理意见的通知》。7月4日，县卫生局印发卫生部（省卫生厅、市卫生局）《关于加强医疗机构财务部门管理职能、规范经济核算与分配管理的规定的通知》。8月12日，县卫生局下发《关于在全县卫生系统开展生命畅通工程活动的通知》。

2007年8月10日，县人民政府下发《关于印发如东县医疗机构设置规划的通知》。12月，全县计有各型医疗机构476所，执业（助理）医师1613人。

2010年12月，全县有各型医疗机构491所，执业（助理）医师执业（助理）医师1708人。

第一节 医院管理

民国18年（1929年），国民政府设中央卫生部，要求县设卫生局隶属于县国民政府。

民国27年（1938年）3月，“如皋县立医院”随如皋县政府迁至马塘镇。

民国29年（1940年）10月，新四军东进后，县抗日民主政府接管医院。医院解体分建，一名“如皋县立医院”，一名“如皋县（抗日民主）政府立医院”。

民国30年（1941年）8月13日，侵华日军占领马塘镇、兵房镇后，如皋县（抗日民主）政府立医院遣散，建立“如皋县（抗日民主）政府门诊部”。随县民主政府北迁马塘串场河北农村，无固定居所。

民国34年（1945年）8月，“如皋县（抗日民主）政府门诊部”集体转入“苏中军区第四军分区后方医院”。9月，建立“如东县人民医院”。

民国35年（1946年）9月，国民政府设如皋县卫生院，负责全县卫生行政和技术工作。

民国36年（1947年）1月6日，国民党军队重新占领马塘镇，县人民医院随县民主政府北迁马塘串场河北农村，无固定居所。

民国37年（1948年），江苏省国民政府卫生部下发《医院诊所管理规则》，规定：设置病室、收治病人为医院，医院需配备医师2人、药师（药剂生）1人。医院、诊所申请开诊者均需县政府考试合格，核发许可证后，方行开诊。是年，县人民医院随县民主政府、县警卫团迁至丰利东张家棚（今张家园）。建立“南通地区专员公署干部疗养所”，址设如东县苴丰区暖角庄。

民国38年（1949年）2月，“南通地区专员公署干部疗养所”迁南通城更名“南通中心卫生院”。7月，“如东县人民医院”改称“如东县民主政府门诊室”。

1950年1月，县政府召开第一次全县卫生工作会议，传达1949年9月中央军委卫生工作会议精神。副县长曹旭出席。出席会议代表；高云鹏、季汉源、时弘道、冒青云、施济生、姚九江、王玉材、秦震东、蔡民之、施文周、姜天龙、陈佶卿、孙福民、叶成之、张仲仁等。3月，“如东县政府门诊室”改称“如东县立人民医院”。6月，“如东县立人民医院”改称“如东县卫生院”。6月30日，县卫生院转发《住院规则及减免优待条例》。是年，全县87所乡（镇）联合诊所有卫生人员508人，基层联合医疗机构人员招录以自主选择为原则。

1952年6月7日，县人民政府转发卫生部颁布《关于县以下卫生基层组织系统编制及任务的规定》。12月，全县182所乡（镇）联合诊所有卫生人员987人。

1953年6月，“如东县卫生院”改称“如东县人民政府卫生院”。是年，县人民政府转发政务院颁布《医师暂行条例》《中医师暂行条例》。苏北行署卫生局下发《医师、中医师办证暂行办法》《苏北卫生人员申请办证暂行办法》

1954年8月24日，县卫生科转发江苏省政府卫生厅《关于医士的权利及义务的规定》。12月20日，县卫生科转发华东区卫生部《公立医院工作人员休假请假暂行办法》。

1955年2月24日，县人民政府卫生科转发江苏省卫生厅转发国家《关于工矿企业医疗卫生组织机构设置办法》和《关于加快工业卫生工作工业部门与地方卫生工业部门的分工暂行办法》。12月，全县162所乡（镇）联合诊所计有卫生人员1089人。“如东县人民政府卫生院”改称“如东县卫生院”。

1956年4月26日，“如东县卫生院”改称“如东县人民医院”，“栟茶区卫生所”改称“栟茶区医院”。

1957年1月22日，县人民委员会卫生科转发江苏省卫生厅《关于联合诊所转正过程中几个具体问题》。10月26日，县人民委员会卫生科下发《关于联合诊所和中医带徒问题的通知》。12月7日，县人民委员会卫生科下发《如东县联合医疗机构和个体开业医务人员管理暂行办法》。

1958年3月26日，县人民委员会卫生科转发卫生部《联合医院、联合诊所暨联合保健站组织管理章程》。8月28日，建立“如东县民办中医院”。10月11日，江苏省卫生厅下发《关于建立人民公社卫生组织的的意见》。

1958、1959年，全县撤销91所乡（镇）联合诊所、8所分诊所、34所门诊室。有卫生人员558人，其中，西医90人、中医307人、中西医结合医生47人、针灸医生22人、助产员25人、专职会计18人、专职调剂员41人。其大多数人员分别参加相关“人民公社医院”组建。

1959年1月，建立“如东县职工疗养院”。5月23日，“如东县民办中医院”改称“如东县中医院”，为全民所有制单位。9月，“岔河卫生所”改称“岔河医院”。

1960年11月，“人民公社医院”改称“人民公社民办医院”。12月，全县44所人民公社民办医院计有卫生床位922张。

1961年1月10日，“丰利卫生所”改称“丰利地区医院”。6月10日，县人民委员会卫生科转发江苏省卫生厅《关于调整农村人民公社卫生组织的通知》。

1962年8月3日，县卫生科转发卫生部《农村联合医疗机构和开业医生暂行管理办法（草案）》。11月9日，“双甸区卫生所”改称“双甸地区医院”，“苴镇区卫生所”改称“苴镇地区医院”，“马塘区卫生所”改称“马塘地区医院”，“袁庄卫生所”改称“袁庄地区医院”，为全民所有制单位。全县44所“人民公社民办医院”改称“人民公社中心联合诊所”。

1963年1月,撤销“如东县职工疗养院”并入“如东县人民医院”。2月22日,县人民委员会卫生科转发江苏省卫生厅《江苏省开业医卫人员暂行管理办法(草案)》及研究试行的通知。4月3日,县人民委员会卫生科转发江苏省卫生厅《关于各类卫生事业机构设置和人员编制的意见》。5月,县中医院、马塘区医院、苴镇区医院、双甸区医院由“全民所有制”单位改为“集体所有制”单位。

1964年,如东县中医学习班74名学员结业。后进入人民公社中心联合诊所。

1965年12月,全县人民公社中心联合诊所计有卫生床位1002张、卫生人员1569人。3所农场医院(卫生所)计有卫生人员28人。

1966年11月,全县54所“人民公社中心联合诊所”改称“人民公社卫生院”。

1968年4月,成立“地区医院革命领导组”。

1969年 7月,撤销“如东县中医院”,留10名医务人员并入“如东县人民医院”中医科,其余人员下放基层医疗卫生单位。10月,恢复“如东县中医院”建制,建立“如东县中医院革命委员会”。

1975年3月25日,“掘东区卫生所”改称“掘东区卫生院”。8月22日,7所“区卫生院”改称“区医院”。9月10日,县卫生局下发《关于试行医院工作制度的通知》。12月17日,县卫生局下发《关于试行人民公社卫生院工作制度的通知》。

1976年12月,“南滗地区医院”并入“双甸区医院”。

1979年3月14日,县卫生局下发《公社卫生院建制、制度、人员职责(暂行稿)》。5月21日,县卫生局上报《关于公社卫生院正式工作人员中农业户口转为定量或定销粮的请示报告》。9月2日,县卫生局转发国家卫生部《关于加强护理工作的意见》。

1980年11月15日,建立“如东县精神病防治院”。

1981年9月,5所“镇人民公社卫生院”改称“镇卫生院”。

1983年9月,全县48所“人民公社卫生院”改称“乡卫生院”。

1985年,国务院转发国家卫生部《关于卫生工作改革的请示报告》。

1986年3月16日,“掘港镇卫生院”“掘郊乡卫生院”合并为“掘港中心卫生院”。6月15日,建立“如东县疗养所”。

1987年3月,撤销“如东县疗养所”,并入“如东县人民医院”。9月8日,县经委、县财办、县卫生局联合发出《关于办好工厂、企业卫生机构的意见》。

1988年3月12日,县卫生局批转栟茶医院《深化医院改革试行方案》。7月26日,“岔河医院”改称“如东县第二人民医院”,“栟茶医院”改称“如东县第三人民医院”。

1993年3月24日,“如东县精神病防治院”改称“如东县第四人民医院”。

1996年5月16日,县卫生局发出《关于印发〈如东县卫生系统医务人员行为准则〉(十不准)的通知》《关于治理药品回扣问题的实施意见》。

1998年,县卫生局发出《如东县家庭病床管理办法》《如东县关于加强医疗协作联合体管理的规定》,对家庭病床和医疗协作联合体的管理作出了明确规定。

1999年7月1日,县人民政府下发《关于深化卫生改革的意见》。8月12日,县人民政府印发《关于如东县区域卫生规划》。

2001年2月19日,县卫生局发出《关于印发〈如东县医学重点学科建设管理办法〉和〈如东县医学重点人才培养工作管理办法〉的通知》。3月14日,县卫生局发出《关于印发〈如东县事业单位工作人员年度考核评分标准〉的通知》。6月12日,全县乡镇卫生院产权转让实行试点。凌河镇卫生院、凌民乡卫生院成为试点乡镇。6月28日,县人民政府印发《如东县医疗机构产权制度改革暂行办法》、《如东县基层预防保健体制改革暂行办法》。6月29日,县人民政府召开“医疗卫生机构产权制度改革电视动员大会”。7月10日，县人民政府办公室发文组建“如东县医疗卫生机构产权制度改革领导组”。10月，全县38所乡镇卫生院和2所农场医院改制为“民营非营利性医疗机构”(改制医院)。11月27日，县卫生局举办“首期民营医院院长培训班”。12月25日，县人大常委会印发《关于医疗卫生体制改革的审议意见》。是年，根据卫生部等4部委《关于城镇医疗机构分类管理》和省、市相关规定，县卫生局会同相关部门制定具体实施意见，后由医疗机构申报、卫生行政部门审核，县有非营利性医疗机构446所，营利性医疗机构20所。

2002年4月12日，县人民政府发出《关于进一步深化中心级以上医院人事分配制度改革的建议》。4月26日，县人民政府办转发《如东县农村社区卫生服务站管理暂行办法》。4月29日，县卫生局发出《关于印发〈如东县民营医疗机构经营规范(试行)〉的通知》。6月2日，县发出《关于深化县属卫生事业单位改革的实施意见》。7月2日，县卫生局发出《关于县属事业单位专业技术人员岗位竞争、评聘分开的实施意见》。10月18日，县卫生局转发省卫生厅《关于印发〈江苏省医院分级管理规范(暂行)和〈江苏省临床各专科手术分类(暂行)的通知〉的通知》。是年，实施《中华人民共和国执业医师法》，县卫生局先后为1511名执业助理(医师)注册登记和考试注册发证。

2005年6月10日，县卫生局下发《关于印发加强县管医疗卫生机构合作专科(项目)管理意见的通知》。7月4日，县卫生局印发卫生部(省卫生厅、市卫生局)《关于加强医疗机构财务部门管理职能、规范经济核算与分配管理的规定的通知》。8月12日，县卫生局下发《关于在全县卫生系统开展生命畅通工程活动的通知》。

2007年8月10日，县人民政府下发《关于印发如东县医疗机构设置规划的通知》(东政发[2007]59号)。12月，全县计有各型医疗机构476所，执业(助理)医师1613人。

2010年12月，全县有各型医疗机构491所，执业(助理)医师执业(助理)医师1708人。有医院51所，设卫生床2648张，配卫生人员3287人：改制医院39所，编制卫生床位954张，配置卫生人员934人；中心卫生院8所，编制卫生床位604张，配置卫生人员986人；县直医院4所，编制卫生床位1090张，配置卫生人员1377人。

一、医院运行机制

1954年10月，江苏省卫生厅下发《江苏省城市医院工作制度》，规范医院领导体制。

1957年，县人民医院、栟茶区医院成立“院务委员会”，制定组织章程。

1961年，江苏省卫生厅下发《江苏省医院工作暂行条例》(五十条)，医院实行党委(支部)集体领导下的院长为首的院务委员会负责制。

1968年，成立“地区医院革命领导组”“人民公社卫生院革命领导组”。6月19日，建立“如东县人民医院革命委员会”。

1969年10月，建立“如东县中医院革命委员会”。

1978年1月，江苏省革命委员会卫生局下发《江苏省医院工作暂行条例(修定稿)》，规定医院实行党委(支部)集体领导下的院长负责制。8月22日，撤销“人民公社卫生院革命领导组”，医院实行党委(支部)集体领导下的院长负责制。10月5日，撤销“区卫生院(医院)革命领导组”，医院实行党委(支部)集体领导下的院长负责制。

1979年4月19日，撤销县人民医院、中医院革命委员会，医院实行党委(支部)集体领导下的院长负责制。

1985年，县财政对各医院和卫生部门所有单位试行“分灶吃饭”的财务政策，即按编制床位、编制人数核定工资总额、并按核定总额分别计算拨款。

1986年4月1日，中共中央、国务院颁布《关于卫生改革与发展的决定》，明确提出完善院长负责制要求，县人民医院、栟茶区医院、袁庄乡卫生院推行院长负责制试点。院长负责制实行后，各单位中层干部一律自行任命，报局备案。是年，对县级医院实施总工资70%的差额拨款，基本建设、大型设备购置专项拨款。医院实行工资加奖金制度，奖金发放按“五定四考”结果分配，统称“五定四考一奖惩”。县卫生局对各医疗卫生单位实行“综合目标管理”，制定综合目标、评分细则，年终进行综合考核，根据考核积分核定奖金金额。

1987年2月20日，栟茶区医院实行院长负责制经验在江苏省卫生工作会议上介绍。县各级各类医院一律实行院长负责制，党委(支部)发挥医院政治核心作用。

1989年，县各级医院机构领导干部由任命制改为聘任制，一年一考核，2～3年一聘任。6月30日，县卫生局与各医疗卫生单位签订《年度目标责任书》。

1990年，县始建卫生后备人才库制度，单位正职1人2备，单位副职1人1备，后备干部实行3推3考，1备3年。是年，实施工资浮动制度，即员工以标准工资的百分之四十参加考核，加大考核力度和奖励的份额。

1991年7月18日，徐定山获“全国优秀乡镇卫生院院长”称号。

1994年6月15日，县卫生局制定《院长负责制实施意见》行文下发，规范管理行为。

1996年，县实行医院基本建设和大型设备购置主要由单位筹资、县政府适当资助制度。学习武汉同济医院经验，推行成本核算管理，县人民医院、县中医院等单位实行医院科室二级核算。

1997年，县第三人民医院、潮桥乡卫生院获“南通市事业管理工作先进单位”称号。

2000年，县实行卫生岗位公开，竞考上岗和聘前公示的制度。

2001年4月，县乡镇卫生院实施改制，政府退出，民间资本进入。县级中心级医疗单位，财政实行定额拨款，县级医院推行成本管理，并行三级成功核效。单位基建和大型医疗设备的购置，仅作规划控制。

2003年3月，县人民医院获“全国维护消费者权益先进集体”称号。

2010年3月，县人民医院获“南通市应急工作先进集体”。

二、医疗质量管理

(一)医疗制度

民国37年(1948年)，江苏省国民政府卫生部下发《医院诊所管理规则》，规定：设置病室、收治病人为医院，医院人员配备医师2人、药师(药剂生)1人。医院、诊所申请开诊者均需县政府考试合格，核发许可证后，方行开诊。

1950年11月，中央卫生部下发《关于整顿全国医院的通知》。

1951年3月，政务院颁布《医院诊所管理暂行条例》。县卫生院制定门诊工作制度、急诊工作制度、住院工作制度。

1953年，县人民政府转发政务院颁布《医师暂行条例》《中医师暂行条例》。苏北行署卫生局下发《医师、中医师办证暂行办法》《苏北卫生人员申请办证暂行办法》。

1954年8月24日，县卫生科转发江苏省卫生厅《关于医士的权利及义务的规定》。10月，江苏省卫生厅下发《江苏省城市医院工作制度》，规范医院领导体制、科室设置、管理制度。12月20日，县卫生科转发华东区卫生部《公立医院工作人员休假请假暂行办法》。

1957年，县人民医院、栟茶区医院成立院务委员会，制定组织章程，修定门诊工作制度、急诊工作制度、住院工作制度、出院工作制度、外出会诊制度、保护性医疗制度、交接班制度、危重病人记录制度、门诊观察制度、门诊病历自带制度、护理工作“五查对”制度等。

1958年，卫生部颁布《综合医院工作人员职责、工作制度》《县医院工作人员职责》。

1961年，江苏省卫生厅下发《江苏省医院工作暂行条例》（五十条），规范医院领导体制、科室设置、管理制度。

1962年3月，卫生部下发《关于改进医院工作若干问题的意见》，江苏省卫生厅颁布医院工作十项制度：查对制度、查房制度、值班与交接班制度、保护性医疗制度、病案讨论制度、病历书写制度、消毒隔离制度、手术申批制度、急诊抢救制度、中医工作制度等。

1978年1月，江苏省革命委员会卫生局下发《江苏省医院工作暂行条例（修定稿）》。6月9日，江苏省卫生厅转发卫生部《全国农村人民公社卫生院暂行条例（草案）》。7月30日，国务院颁发《医院工作条例试行（草案）》《医院工作制度试行（草案）》《医院工作人员职责试行（草案）》。

1980年，开展示范病区创建活动，主要完善交接班制度、三级查房制度、病案讨论制度、病历书写制度、会诊制度等。

1986年，县卫生局先后修定和实施了急诊科、麻醉科、影像科、病理科、手术室、婴儿室、消毒供应室等科室的管理建设规范。

1987年，县卫生局建立了局长室→医政股→医院的三级管理网络，制定了医院感染管理的标准、考核办法和相关制度，县人民医院、县中医院建立感染管理科专司管理，其他各医院也由护理部门担负此项责任，使医院传染病漏报率得到控制，降低了院内交叉感染事件的发生率。

1988年6月16日，县卫生局贯彻国务院《医疗事故处理办法》、卫生部《关于加强医疗安全、防止医疗事故发生的通知》。7月1日，在全县中心级医院对阑尾炎、腹股沟疝、肠梗阻、伤寒、风心、有机磷农药中毒等20种疾病推行全面质量控制。8月29日，县卫生局转发南通市卫生局《关于加强对医务人员外出会诊、手术管理的通知》，并作具体规定。经县政府批准成立县医疗事故技术鉴定委员会，钱惟成任主任委员。

1989年，县卫生局发文，要求各医疗单位认真学习《江苏省病历书写规范》（第二版），并于6月24日举行《病历书写规范》专题研讨。

1990年4月6日，县卫生局转发江苏省卫生厅《关于再次严禁用医疗技术鉴定胎儿性别的紧急通知》要求相关人员严格执行。4月12日～13日，县卫生局举行“护理文件书写规范研讨会”，57名护士长参加研讨。

1993年，县卫生局召开会议，贯彻卫生部《全国卫生统计工作管理办法》和南通市卫生局《关于卫生事业年报使用微机超级汇总的通知》，建立卫生统计网络系统，完善统计指标体系，从原始登记台账抓起，做到真实、准确、及时。

1994年9月14日，县卫生局制定下发《如东县医疗安全保险金管理使用管理办法（暂行）》，在全县各医院实行医疗保险制度，张建兴任医疗事故鉴定委员会主任委员。

1995年9月，县人民医院改病案统计室为信息科，县中医院及各中心级医院都配有专职统计人员，乡镇卫生院设兼职统计员。

1997年9月，县卫生局转发《南通市加强医疗安全管理暂行规定》，要求全体医务人员加强安全意识，加强管理，认真执行医疗法律、法规及操作规程和考核标准。按照卫生部颁发《全国卫生统计报表制度》填报卫生统计报表。

2002年9月1日，县按照《医疗事故处理条例》要求，撤销县医疗事故鉴定委员会，医疗事故技术鉴定工作由南通市医学会负责。

2005年7月22日，县卫生局举行《病历书写规范与医疗安全》专题研讨会，要求规范医疗行为，确保医疗安全。

2007年1月，县临床检验质控中心、护理质控中心相继成立。并和南通市质控中心联网操作。卫生统计信息以病案统计为主，对医院工作量，运营质量，社会经济效益情况等也作为一项经常性工作，提供数据给单位领导、报送上级作为领导决策依据。

2010年12月，县人民医院管晓飞获“江苏省优质护理服务先进个人”称号。

（二）医疗规范

1950年，医疗技术操作主要依据教科书为规范，控制医疗环节质量。通过上级医院进修学习，提高医疗技术质量。

1963年，解放军出版社出版《医疗护理操作常规》，全县医疗机构组织学习，制定操作常规。

1981年，江苏省卫生厅下发《江苏省疾病诊断、治疗、好转标准》《江苏省病历书写规范》（第一版）。

1987年，卫生部颁发《全国医院感染管理暂行办法》。

1989年，县卫生局发文，要求各医疗单位认真学习《江苏省病历书写规范》（第二版），并于6月24日举行《病历书写规范》专题研讨。

2000年，卫生部颁发《全国医院感染管理规范》。

2010年，全县医疗机构执行卫生部委托中华医学邀请50多个专业学科1000余名专家编写的2003年版《临床技术操作规范》，规范临床医务工作者诊断、治疗、护理行为。

三、医院创建活动

（一）文明医院创建活动

1981年3月25日，贯彻国务院颁发《医院工作条例试行（草案）》，全县卫生系统开展“文明礼貌”活动。

1982年，全县卫生系统开展“文明礼貌”活动。治理医院环境、秩序、服务。

1983年，开展“五讲、四美、三热爱”（讲文明、讲礼貌、讲卫生、讲秩序、讲道德；心灵美、语言美、行为美、环境美；热爱祖国、热爱社会主义、热爱共产党）和“文明医院”创建活动。

1984年，江苏省卫生厅下发《江苏省文明医院医院工作考核验收实施细则》，基本内容为“优美环境、优良秩序、优质服务、规范管理”。

1985年，县人民医院、县中医院获“江苏省级文明医院”称号。

1986年6月30日，县卫生局转发卫生部《关于进一步深化文明医院建设的几点意见》，并对文明医院创建活动提出了具体实施意见。开展“优质服务百日竞赛”活动。8月5日，县卫生局制定下发《如东县区医院和乡镇卫生院文明医院检查评比标准》，要求县各中心医院和乡镇卫生院也都相继参加南通市文明医院创建活动。

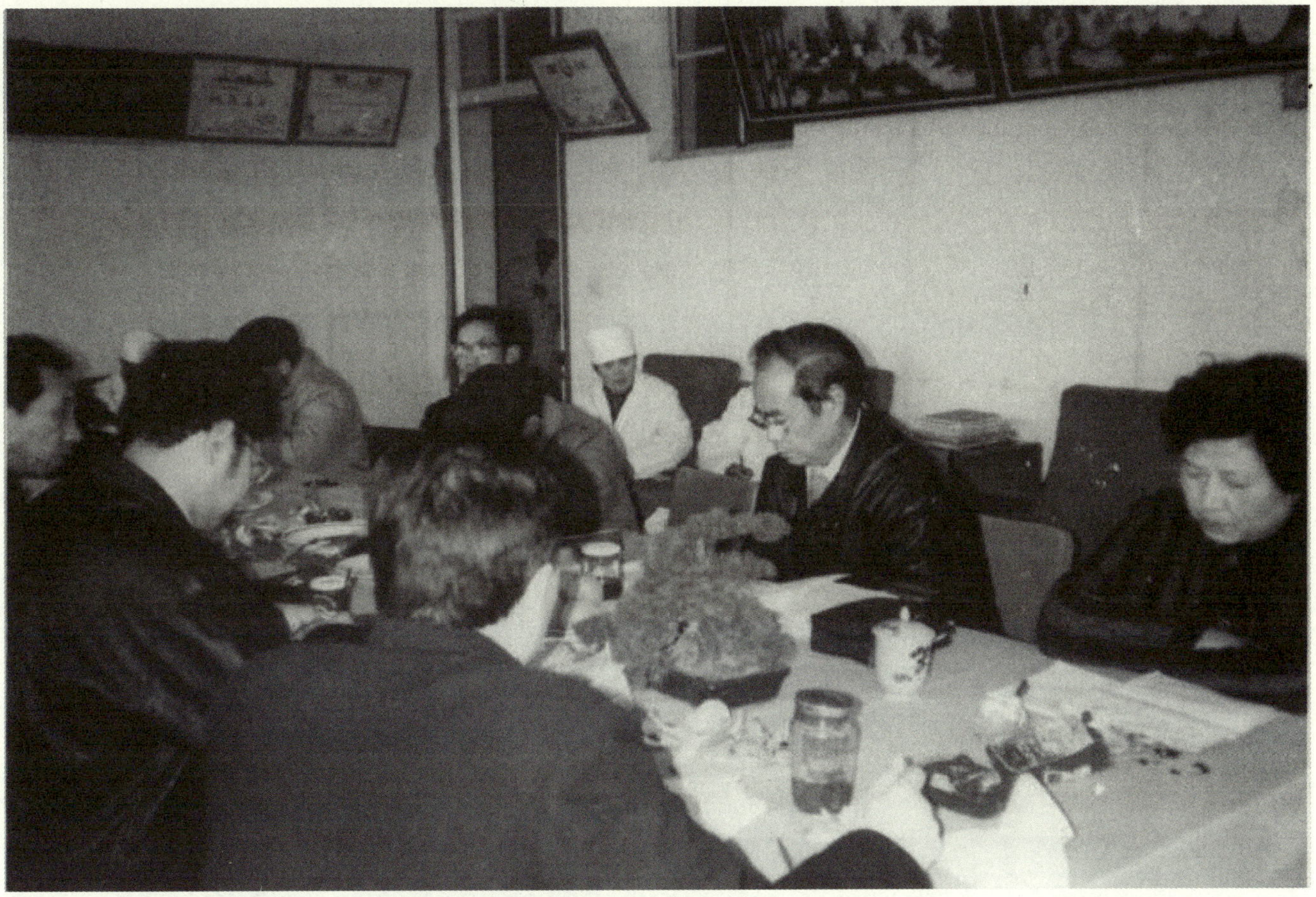

1987年3月，江苏省文明医院评审会议在县人民医院召开　　（县人民医院提供）

1988年1月，县中医院、县人民医院获“1987～1988年度江苏省级文明医院”称号。6月30日，县卫生局转发卫生部《关于进一步深化文明医院建设的几点意见》。

1989年5月13日，县人民医院、县人民医院获“1989～1990年度江苏省级文明医院”称号。

1990年 1月2日，南通市卫生局组织的“1989年文明医院”检查结果揭晓，县人民医院总分居全市综合医院之首。

1986～1991年度，县人民医院、县中医院获“南通市文明医院”称号。

1987年，拼茶医院、县精神病防治院、袁庄乡卫生院、于港乡卫生院获“南通市文明医院”称号。

1988～1989年度，县精神病防治院、丰利医院、新光乡卫生院、光荣乡卫生院、袁庄乡卫生院、汤园乡卫生院、于港乡卫生院、潮桥乡卫生院获“南通市文明医院”称号。

1990～1991年度，县第二人民医院、县第三人民医院、丰利医院、马塘医院、苴镇中心卫生院、光荣乡卫生院、岔北乡卫生院、岔南乡卫生院、童店乡卫生院、凌河乡卫生院、河口乡卫生院、于港乡卫生院、丰西乡卫生院、南坎乡卫生院、新光乡卫生院、汤园乡卫生院、潮桥乡卫生院、袁庄乡卫生院获“南通市文明医院”称号。

（二）等级医院创建活动

1989年11月，县按照卫生部《医院分级管理办法（试行草案）》和《实施医院分级管理的通知》，在全国各级各类医院中开展等级医院创建工作。

1992年，南通市卫生局下发《南通市一级乡镇（中心）卫生院评审标准》。全县乡镇（中心）卫生院参加等级医院创建活动。

1993年6月15日，县卫生局成立如东县等级医院初评委员会。在等级医院创建活动中，各单位对照标准，着力加强环境建设，设备投入，人才培养和规范管理。是年，丰利医院被评定为“一级甲等中心卫生院”，潮桥乡卫生院、袁庄乡卫生院、新光乡卫生院被评定为“一级甲等乡镇卫生院”。

1994年7月8日，县第三人民医院、马塘医院”被评定为“一级甲等中心卫生院”，南坎乡卫生院、孙窑乡卫生院、曹埠乡卫生院、岔北乡卫生院被评定为“一级甲等乡镇卫生院”。

1995年，县人民医院被评定为“二级甲等医院”，县中医院被评定为“二级甲等中医院”，县第二人民医院、苴镇中心卫生院”被评定为“一级甲等中心卫生院”，靖海乡卫生院、光荣乡卫生院、双南乡卫生院、丰西乡卫生院、洋口镇卫生院、岔南乡卫生院、汤园乡卫生院、长沙乡卫生院、浒澪镇卫生院、凌民乡卫生院、北坎乡卫生院、于港乡卫生院、凌河镇卫生院、石甸镇卫生院被评定为“一级甲等乡镇卫生院”；

1996年，掘港中心卫生院、兵房中心卫生院被评定为“一级甲等中心卫生院”，新店镇卫生院、河口镇卫生院”被评定为“一级甲等乡镇卫生院”。

1997年，国营掘港农场医院被评定为“一级甲等中心卫生院”，丁店乡卫生院、北渔乡卫生院、新林乡卫生院、浒澪镇卫生院”被评定为“一级甲等乡镇卫生院”。

2004年，双甸镇中心卫生院被评定为“一级甲等中心卫生院”。

2005年6月18日，县第二人民医院、县第三人民医院被评定为“二级乙等综合医院”。

2010年12月，全县二级甲等医院1所、二级甲等中医院1所、二级乙等综合医院2所、一级甲等中心卫生院7所、一级甲等乡镇卫生院24所。

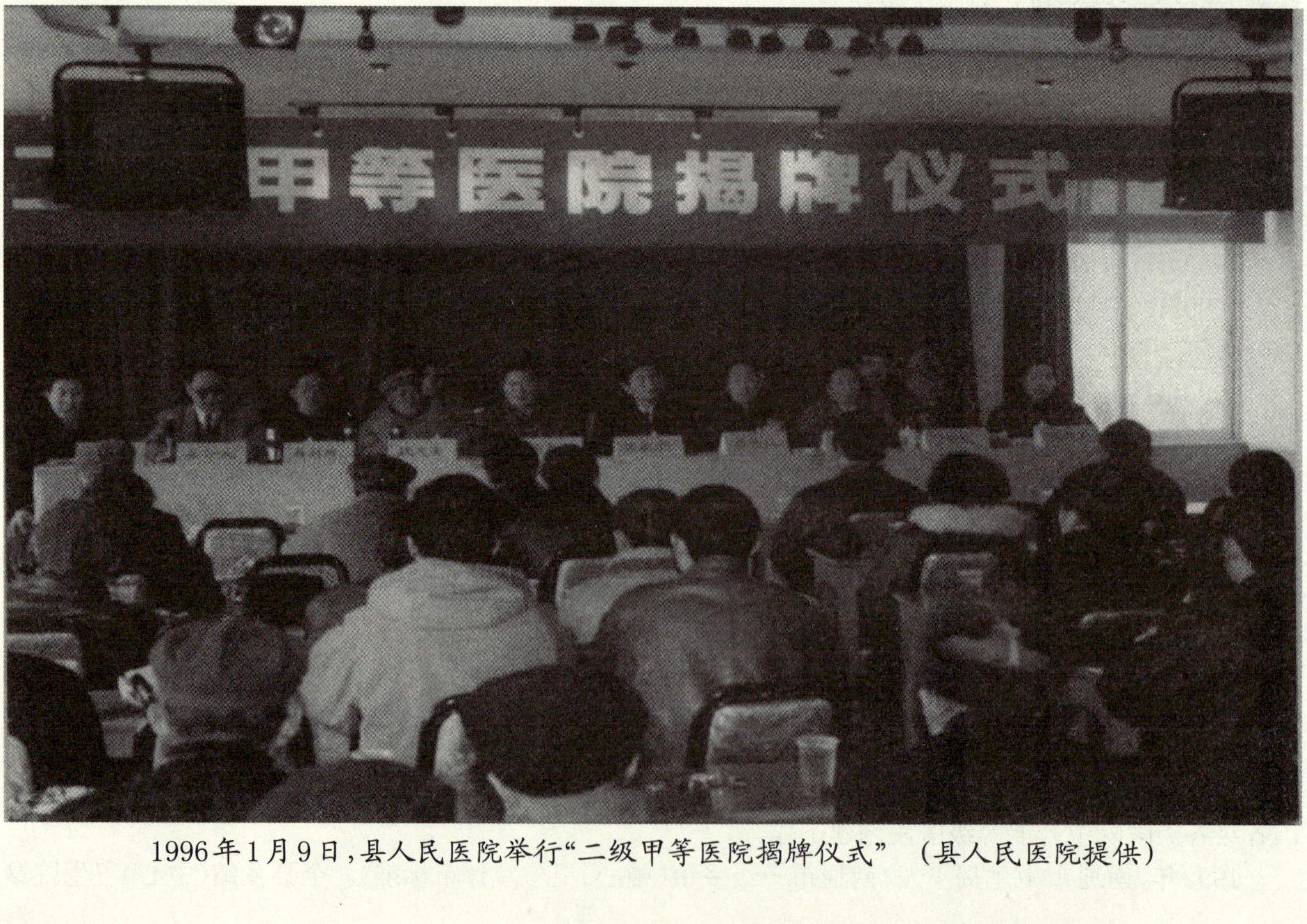

1996年1月9日，县人民医院举行“二级甲等医院揭牌仪式” （县人民医院提供）

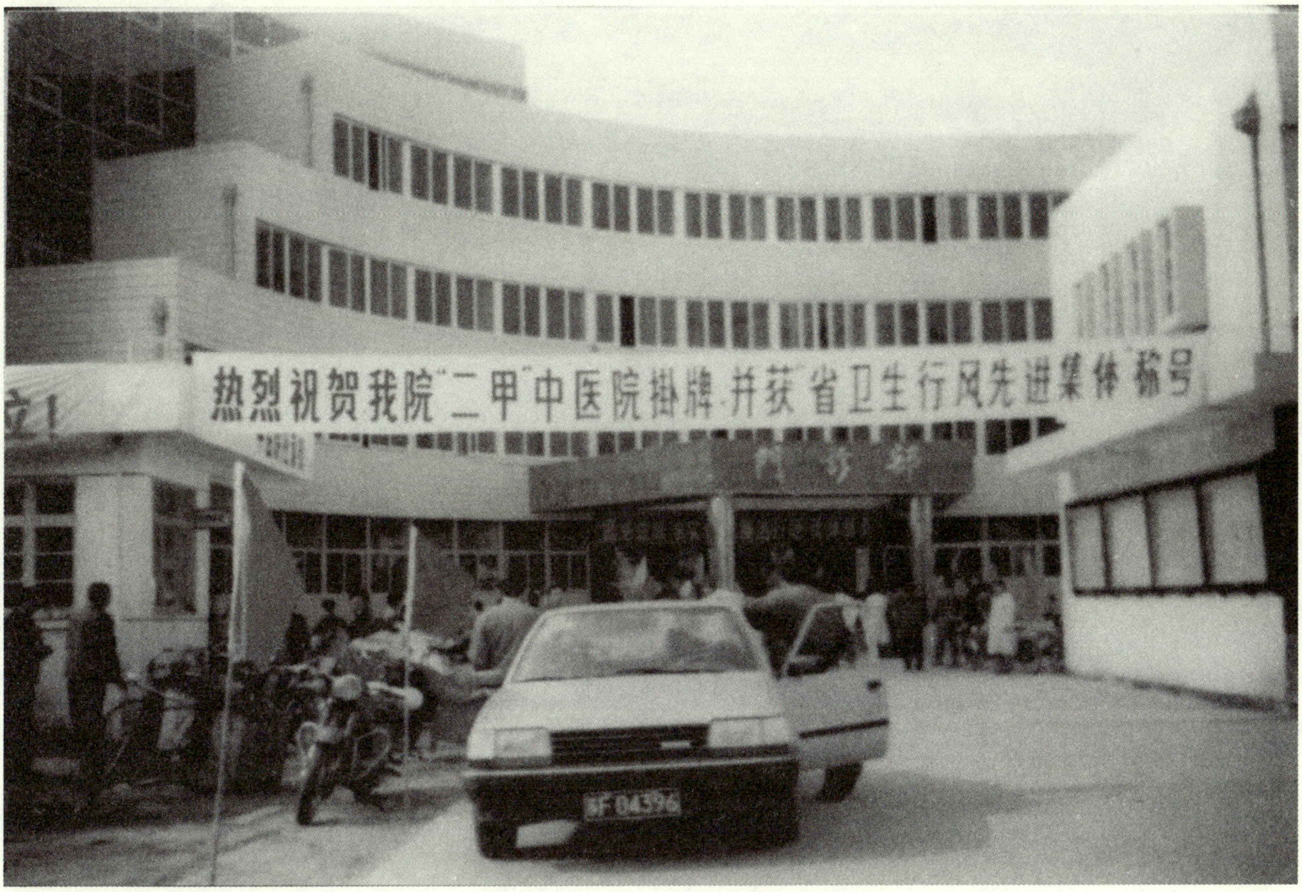

1996年1月,县中医院评为二级甲等中医院 (县中医院提供)

(三)医院管理年创建活动

1998年,县开展"十佳医院"创建活动。县中医院、县第三人民医院获"南通市十佳医院"称号。

1999年,县人民医院、县第二人民医院、洋口乡卫生院获"南通市十佳医院"称号,县卫生局获"2000~2001年度南通市十佳医院创建工作先进集体"称号。

2001年,江苏省卫生厅制定下发《江苏省基本现代化医院试行标准》。县人民医院、县中医院、县第二人民医院、县第三人民医院以及丰利医院、马塘医院等医院按照《江苏省基本现代化医院试行标准》提出的医院管理、医疗技术、人才技术、基础设施等7个方面的现代化要求,制定医院发展规划,并按规划序时实施,"十五"期间,各级各类医院的建筑设施、仪器装备、医疗技术、人员素质等整体水平均获提升,服务思想、管理方式亦均与时俱进。

2005年6月18日,县卫生局召开医院管理年建设动员大会,要求各医院对照卫生部《医院评价指南》要求,改善管理,提升服务。

2006年1月5日,县卫生局制定下发《如东县医院管理年考核细则》。努力推动医院建设。

2007年1月,县卫生局获"南通市2006年度医院管理年活动先进集体"称号,王跃成、王爱民、王学政获"南通市2006年度医院管理年活动先进个人"称号。

2008年5月15日,南通市司法鉴定检查组检查县人民医院司法鉴定所工作。

2010年12月15日 ,南通市卫生局专家组对丰利医院等级医院创建进行调研评估。

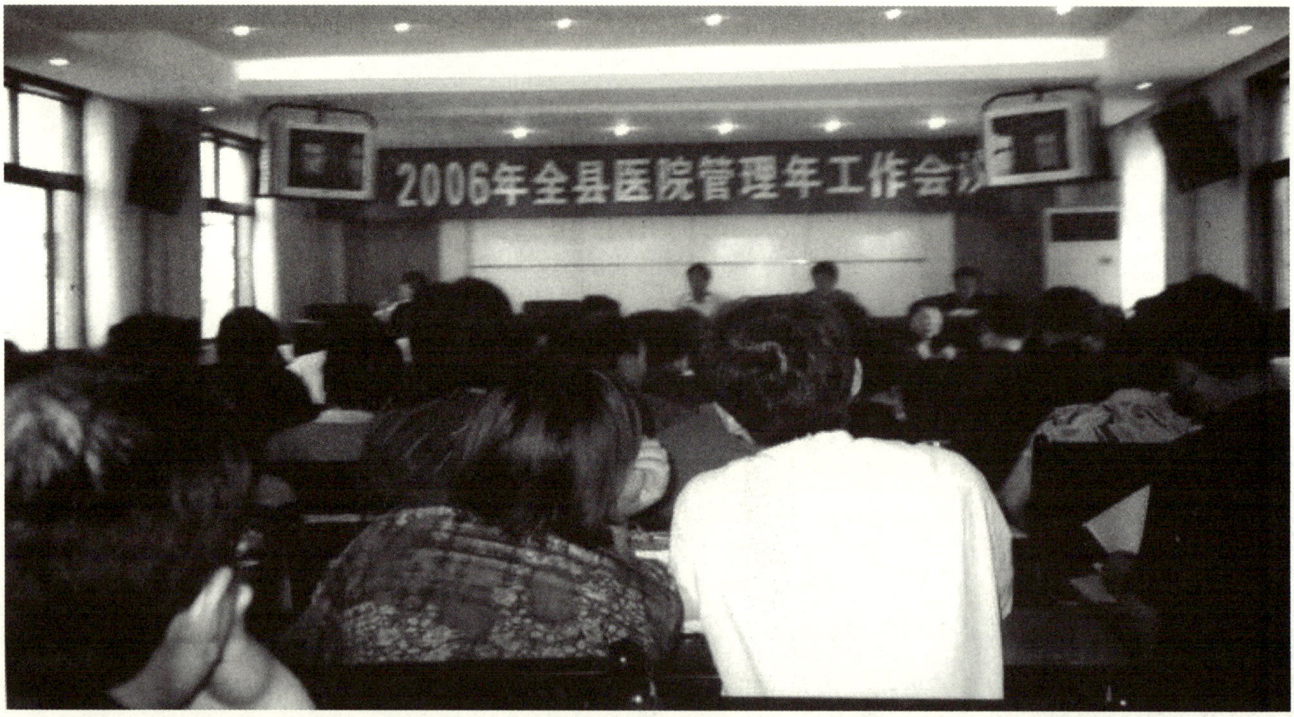

2006年1月5日，县卫生局召开“全县医院管理年工作会议” （县卫生局提供）

第二节 村级卫生服务机构管理

1949年10月，如东县各村配备一名兼职卫生员。

1951年，县卫生院举办3 期“新法接生培训班”，培训学员55人。推广新法接生后，将旧产婆培训改造为接生员。

1958年10月，“村卫生员”更名为“生产队卫生员”，全县有生产大队450个、生产队3582个。

1959年，县举办“生产队卫生员及大队接生员培训班”，培训6165名生产队卫生员及大队接生员。

1965年，县举办“生产队保健员培训班”，培训6675名“生产队保健员”。

1966年，县举办“生产队不脱产卫生员培训班”，培训生产队不脱产卫生员4210人。

1969年4月，建立“生产大队卫生室”，全县配有1006名赤脚医生(意为不脱产的乡村医生)。赤脚医生实行工分计酬制，高出同等劳动力10%工分计酬。赤脚医生在原大队卫生员的基础上产生。选择有一定文化水平、对卫生工作有兴趣的青年农民，由大队推荐，公社签署意见，区革命领导组批准，在区、社卫生院培训3至6个月，即为“赤脚医生”，参加防病、治病工作。

1970年，各区举办“赤脚医生培训班”，计8期，培训赤脚医生388人。

1971年，县举办“女赤脚医生培训班”，计1期，时间20天，培训女赤脚医生50人。

1972年，县举办“女赤脚医生培训班”，计1期，时间10天，培训女赤脚医生36人。

1975年，实行“三三轮换制”，要求赤脚医生轮流参加集体生产劳动，平均每人每年要有三分之一的时间劳动。同时，要求每个大队至少配备一名女赤脚医生，既会接生，又会做计划生育工作。至此，女赤脚医生逐步取代了接生员工作。

1976年8月10日，县革命委员会下发《如东县赤脚医生工作纪要》。9月10日，县卫生局下发《关于试行我县赤脚医生大学教学大纲和教育计划的通知》。12月，全县有763个生产大队卫生室，配有赤脚医生1723人(其中男性828人,女性895人)、生产队卫生员7919人。

1979年,全县1358名赤脚医生参加县考试,1124名合格。

1980年4月11日,县卫生局下发《关于组织赤脚医生中技水平考试的通知》,全县1969～1972年参加工作的赤脚医生382人参加考试,125人合格。5月,赤脚医生中技水平补考,257名参加,全合格。8月,全县1972～1976年参加工作的赤脚医生848名参加中技水平考试,275名合格。11月4日,县卫生局下发《关于举办赤脚医生训练班的通知》。

1981年2月27日,国务院批转卫生部《关于合理解决赤脚医生补助问题的通知》。12月,县举办"赤脚医生提高班",计1期,时间20天,培训赤脚医生105人。是年,全县有763个生产大队、7085生产队和729个相当于生产队的单位,配有生产大队赤脚医生1551人(男性759人,女性792人)、生产大队接生员150人、生产队卫生员7285人。

1975～1981年,县与南通医学院合办岔河赤脚医生大学,招办"赤脚医生(社来社去)班"3期,每期时间2年,3期共培训赤脚医生164人。

1982年以后,随着农村联产承包责任制的实行,赤脚医生报酬由工分制改为靠劳动和"三费一差"(即挂号费、出诊费、治疗费、药品批零差价)的收入。他们将业务收入上缴乡卫生院统一记账,由乡卫生院按照政治思想、服务态度、完成任务等方面考核评定,分配兑现。

1983年9月,"生产大队卫生室"更名"村卫生室"。全县赤脚医生报酬,除农业收入外,以"三费一差"为主(即挂号费、出诊费、治疗费和药品批零差价收入)。

1985年,卫生部决定,对"赤脚医生"进行考核,凡经考核达到相当于医士水平的,改称"乡村医生",达不到这一水平的改称"卫生员"。县卫生局根据上级要求,组织了对全体赤脚医生的考试考核,年底,全县通过考试考核的只有1275人(男性652人,女性623人)。其中,乡村医生481人,乡村保健员794人。

1986年,县卫生局制定《如东县文明村卫生室建设标准》(试行),行文下发,在全县开展文明村卫生室的创建评选活动。

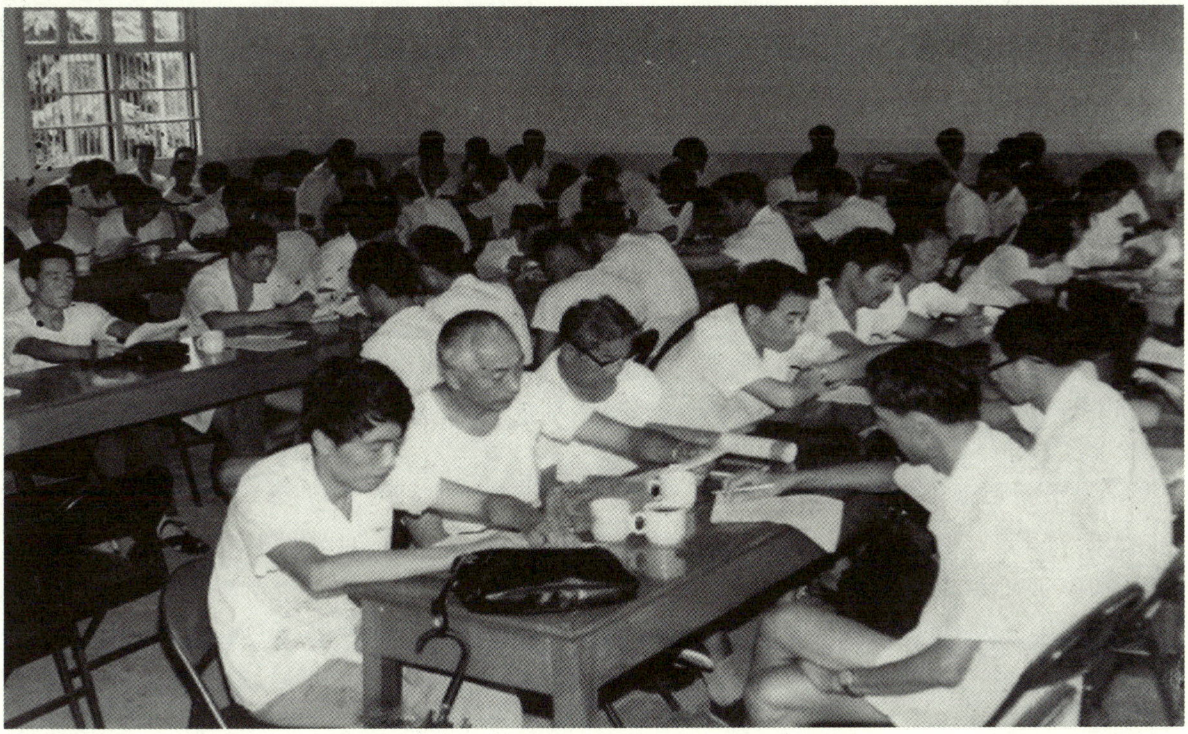

1991年5月5日,县卫生局召开"全县村卫生室整顿建设工作会议"　(县卫生局提供)

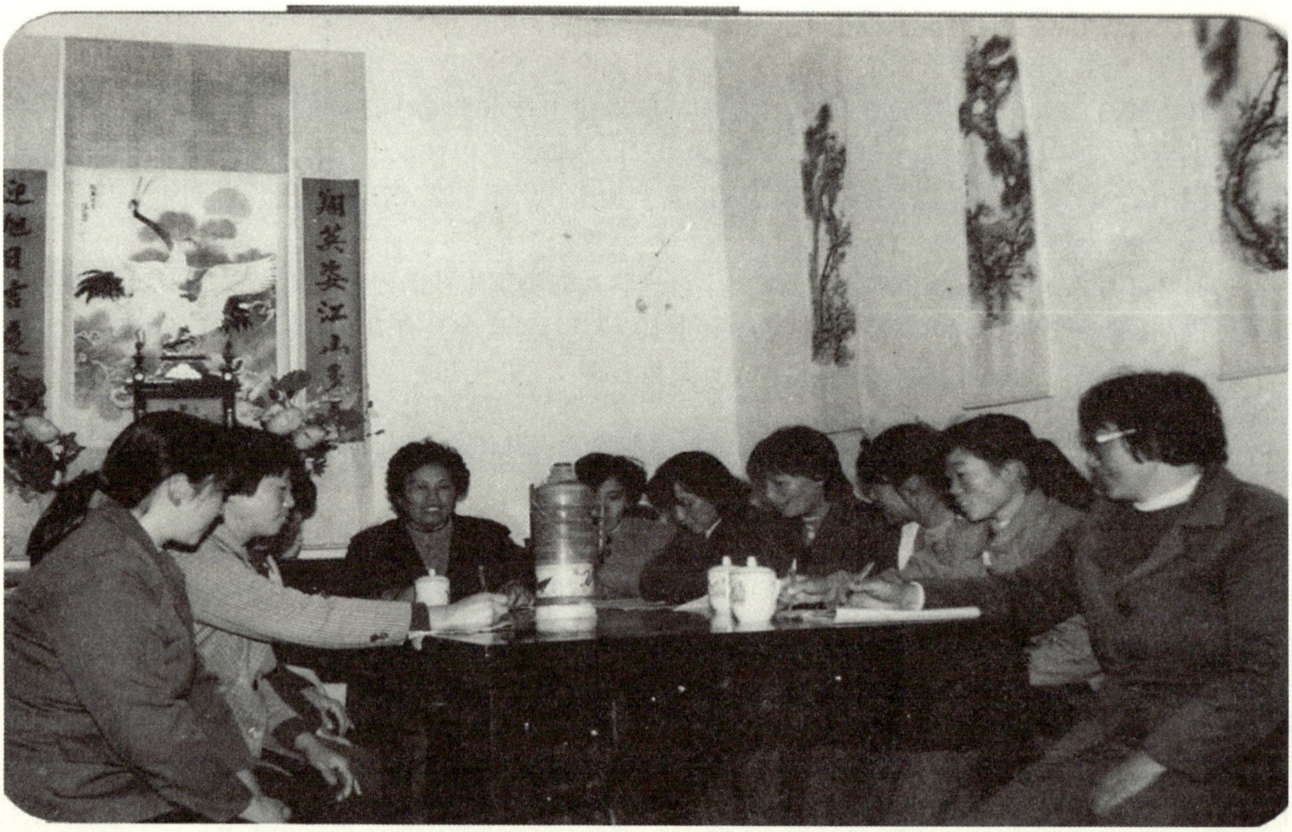

1992年4月，岔南乡卫生院举办村队卫生员培训班　(县卫生局提供)

1988年4月1日，岔南乡第6村卫生室、潮桥乡吴兴村卫生室、凌河乡天堂村卫生室、双甸镇蒋庄村卫生室、浒澪乡浒澪村卫生室、兵房镇丰荡村卫生室、掘港镇红星村卫生室、新光乡冯荡村卫生室等被评为“南通市文明村卫生室”。

1989年8月，县举办“乡村医生考试发证进修班”，时间14天，培训乡村医生105人。

1990年，县级文明村卫生室总数达412个。

1991年1月，县卫生局制定《如东县甲级村卫生室建设标准》(试行)并行文下发，在全县开展评选甲级村卫生室建设评审活动。5月5日，县卫生局召开村卫生室整顿建设工作会议，会后，组织17个卫生支农工作组帮助有关乡镇进行村卫生室整顿。11月19日，县卫生局在环北乡卫生院召开“甲级村卫生室”验收现场会，首批34个村卫生室评定为“甲级村卫生室”。

1992年6月25日，全县“甲级村卫生室”总数达369个。

1993年6月，县乡村医生冒仲如、姚九莲、秦新华、丛远林、任善桂获卫生部表彰为“全国优秀乡村医生”。9月9日，县初级卫生保健委员会下发《关于推行乡村卫生组织一体化管理若干问题的意见》，各村卫生室各乡卫生院实施一体化管理。

1995年8月4日，江苏省卫生厅副厅长唐维新一行4人到县考察，对乡村卫生组织一体化管理办法予以赞扬。其后，江阴市、溧阳市、句容市、灌云县等市县卫生局相继组织卫生考察团到县考察访问。

1997年8月，县举办“乡村保健医士班”1期，时间2个月，培训赤脚医生100人。

1998年6月1日，县乡村医生冒仲如获“全国模范乡村医生”称号，许荣峰、沈玉萍、宋桂华获“全国优秀乡村医生”称号。

2000年12月，全县有村卫生室562个(其中村委会卫生室497个、居委会卫生室65个)，乡村保健医生1080人。

2001年1月5日,"村卫生室"更名为"社区卫生服务站"。6月,县"村卫生室"开始改建为"村社区卫生服务站"。10月26日,县政府办下发《如东县农村社区卫生服务站建设标准》(试行)。

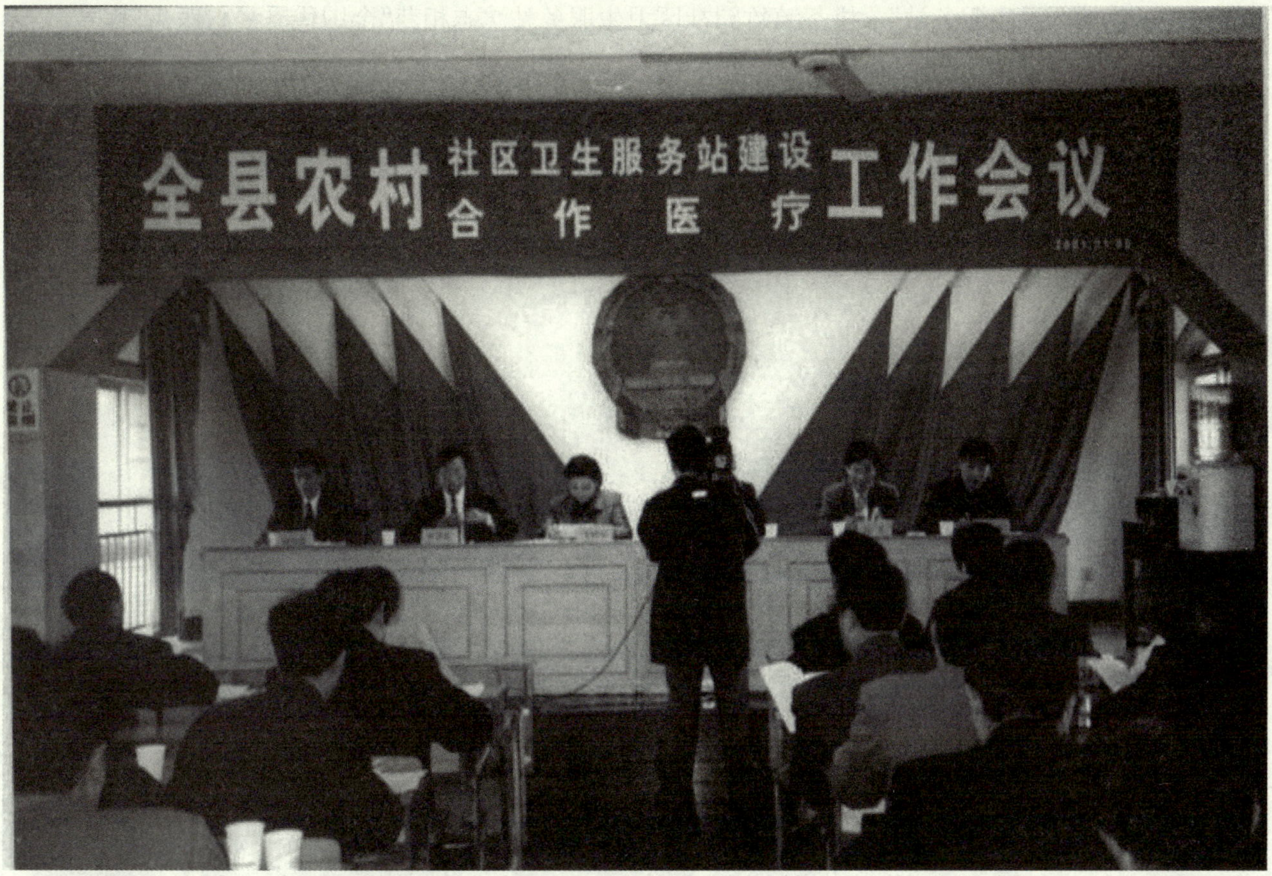

2001年11月5日,召开"全县农村卫生服务站建设暨合作医疗工作会议"(县卫生局提供)。

2002年2月26日,县人民政府办公室转发《如东县农村社区卫生服务站管理暂行办法》。

2003年6月11日,县乡村医生陈勇、杨晓晴获"全国优秀乡村医生"称号。12月26日,掘港镇古池社区卫生服务站获"南通市示范社区卫生服务站"称号。

2004年6月10日,县人民政府办公室转发《如东县农村社区卫生服务站管理实施细则》(试行)。8月,县举办"乡村保健医士班"1期,时间2个月,培训乡村保健医士205人。

2005年,县被列为"全省首批社区卫生服务试点县"。

2006年1月6日,县卫生局转发《如东县农村社区卫生服务站输液管理办法(试行)》,3月28日,县卫生局下发《关于开展创建示范社区卫生服务站活动的通知》。

2007年10月30日,县人民政府办公室转发县卫生局、财政局、劳动和社会保障局《关于我县乡村医生参加养老保险实施方案的通知》。《通知》规定第一类:对男60周岁、女55周岁以上的已办理退休手续的乡村医生,按每人每月150元加工龄1元/年补助,对照村退休干部相关政策县级给予镇级定额补助;第二类:男59～46周岁、女54～41周岁的乡村医生,按企业职工养老保险标准进行一次性趸缴保险费,补缴年限(达到法定退休年龄时必须缴足180个月),补缴标准3333元/人/年,其中县财政补贴540元/人/年,个人自负2793元/年;第三类:对于男45周岁、女40周岁以下的及第二类人员中续缴的乡村医生，按每年社会平均工资30%的标准缴纳，采取“三个一点”的办法解决，其中，乡村医生个人负担8%，其余部分在公共卫生服务专项资金乡村医生劳务报酬和用人单位提取管理费中支出，逐年缴纳养老保险；对于新进乡村医生队伍，已取得执业(助理)医师资格的者等同第三类人员对待。文件规定期限内，先后为714名在职乡村医生办理了养老保障手续，为415名退休的乡村医生发放了养老补助。12月，全县计有158个“示范社区卫生服务站”。栟茶镇竹园社区卫生服务站沈志相获“全国优秀乡村医生”称号。

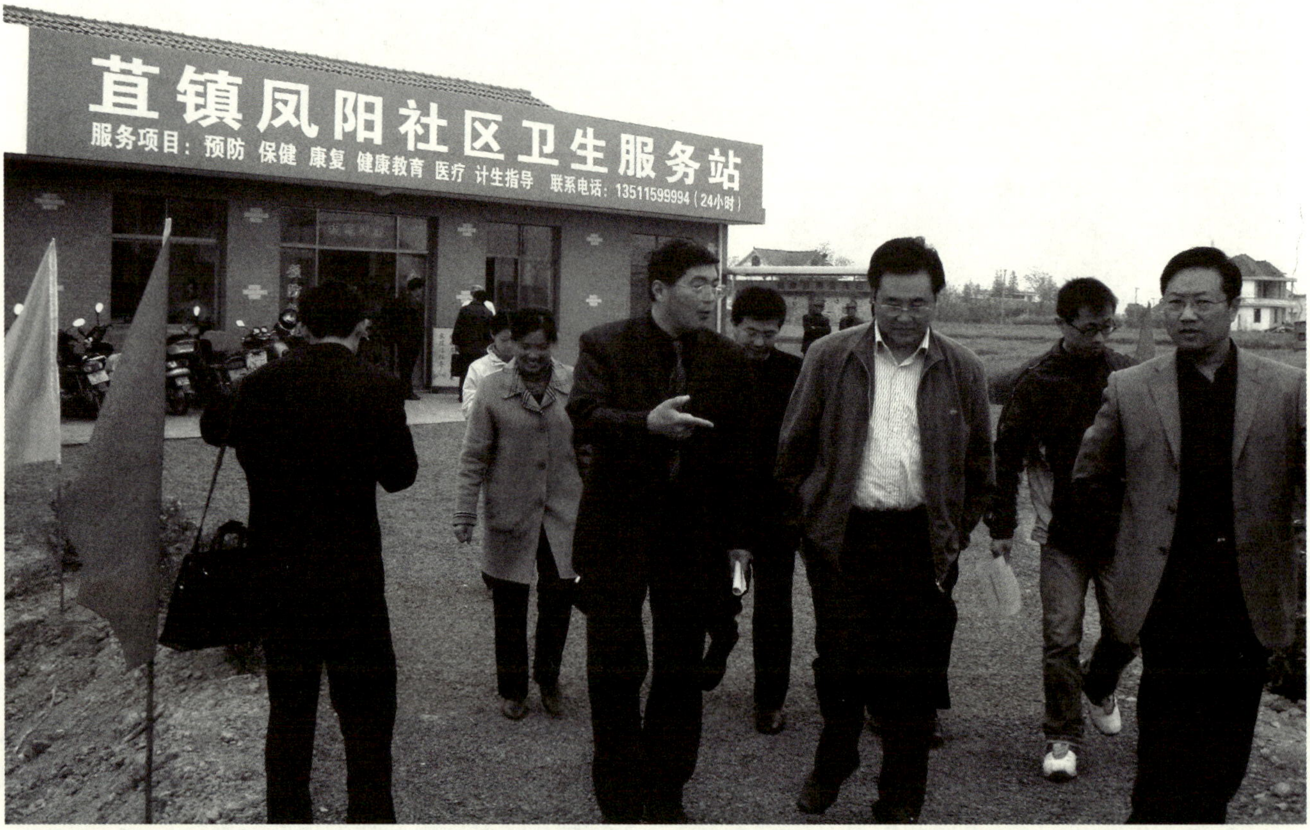

2010年5月29日，南通市卫生局、县人民政府领导检查苴镇凤阳社区卫生服务站　　（县卫生局摄）

2008年1月，县开始“社区卫生服务站标准化建设”工作，为社区卫生服务站配送电脑、票据式打印机、二维条码扫描抢、UPS、办公桌、椅、资料展示橱、药橱、侯诊椅、治疗台、日式平板床、方凳、床头柜、毁形器、出诊箱、油膏缸、贮槽、镊桶、消毒盘、方盘、便携式高压消毒锅、血压计、健康教育宣传专栏、床上用品、工作服，卫生服务站单价3000元。

2010年12月，全县“社区卫生服务站标准化建设”工作，配送设备总价732万元。12月，全县有村社区卫生服务站244个(此外还有9个城区社区卫生服务站)，工作人员889人(执业(助理)医师76人、注册护士5人、乡村医生808人。土地总面积4.8万平方米，建筑总面积4.8万平方米，主要建筑价值3120万元；卫生设备总价值3116万元，其中医疗专业设备2036万元，图书装备及其他通用设备1080万元；卫生总资产6480万元，其中流动资产244万元、固定资产6236万元、净资产万元，社区卫生服务站负责所在社区范围内的预防、保健、健康教育、计划生育技术指导、医疗和康复等“六位一体”服务工作。是年，总诊疗901096人次，其中急诊76799人次、健康体检46444人次。县上级拔款1220.86万元。

2008～2010年如东县配送社区卫生服务站设备名单及参考价格

表32-1　　单位:台、元

设备名称	单价	数量	总价
电脑	3800	1	3800
票据式打印机	2100	1	2100
二维条码扫描抢	1200	1	1200
UPS	500	1	500
办公桌	550	3	1650
椅	79	3	237
资料展示橱	450	1	450
药橱	560	2	1120
侯诊椅	240	2	480
治疗台	260	3	780
日式平板床	550	2	1100
方凳	50	5	250
床头柜	240	2	480
床头柜	450	1	450
出诊箱	40	1	40
油膏缸	15	4	60
贮槽	110	1	110
镊桶	35	3	105
消毒盘	73	1	73
方盘	73	1	73
便携式高压消毒锅	740	1	740
血压计	70	1	70
健康教育宣传专栏	2000	1	2000
床上用品	68	2	136
工作服	65	6	390
科室牌	16	18	288
制度牌	40	18	720
站外标识牌	2250	1	2250
肌注凳	60	1	60
输液椅、架	450	2	900
诊查床	420	1	420
处方架	120	1	120
电视机	1200	1	1200
DVD	300	1	300

第三节 医务室管理

1955年2月24日，县卫生科转发江苏省卫生厅转发国家《关于工矿企业医疗卫生组织机构设置办法》和《关于加快工业卫生工作工业部门与地方卫生工业部门的分工暂行办法》。

1983年12月9日，县纪律检查委员会、县卫生局联合下发《关于对工厂、企业保健站（医务室）整顿验收的通知》。

1986年3月，县卫生局制定下发《如东县厂校文明医务室建设标准》和《如东县厂校文明医务室考核评比细则》，广泛开展争创文明厂校医务室活动。

1987年9月8日，县经委、县财办、县卫生局联合发出《关于办好工厂、企业卫生机构的意见》。

1990年4月15日，县经委、县财办、县总工会、县卫生局联合发出《关于进一步加强企事业单位医疗卫生机构管理的通知》，要求进一步加强管理建设，努力提高保健工作水平。

1991年2月18日，县高级中学、县教师进修学校、县栟茶中学、县实施幼儿园等四个医务室获"如东县学校文明卫生室"称号。5月14日，南通市卫生局、卫生协会在县举行厂校医务室建设现场会，县酒厂、县化工厂、县农药厂、县针织总厂、县无线电厂、县通用机械厂、环镇缫丝厂等7所卫生所、保健室被评为"南通市1990年度文明厂企医疗卫生单位"。

2001年，县按照卫生部等4部委要求，对医务室进行审核发证，全县112所医务室核定为非营利性医务室。

2010年12月，全县90所医务室核定为非营利性医务室。

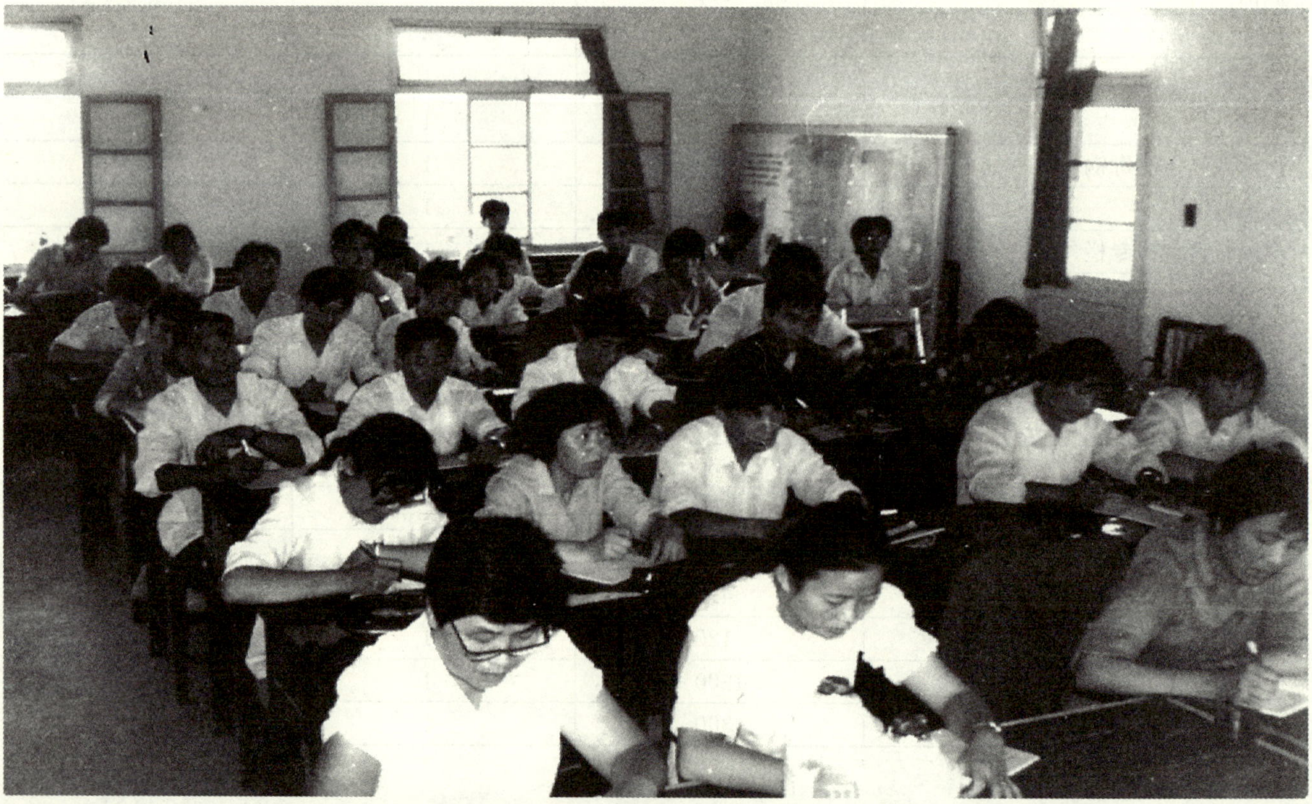

1991年6月，县卫生局举办"全县厂校医务室人员培训班" （县卫生局提供）

第四节 诊所管理

明·洪武十七年(1384年),县对个体医疗机构的建立行批准制度,凡申请开诊者,均需经医学训科考试合格后,方行开诊。县衙依据规定赋予医学训科驱赶游医的权限。

1951年9月11日,县卫生科转发华东军政委员会《关于组建联合医院、联合诊所的指示》。

1955年5月3日,县卫生科转发江苏省卫生厅《转发本省财政厅、税务局关于统一规定私人医院、诊所、药铺的纳税规定》。6月3日,县卫生科转发江苏省卫生厅《关于社会医师带徒问题的规定》。

1956年12月4日,县人民委员会转发县卫生科《关于目前联合诊所存在问题的报告》。

1957年1月22日,县卫生科转发江苏省卫生厅《关于联合诊所转正过程中几个具体问题》。1月28日,县卫生科下发《如东县联合诊所工作情况》。3月7日,县人民委员会下发《关于西医和接生员不准带徒问题的通知》。4月2日,县卫生科上报《关于整顿联合诊所工作的综合报告》。10月26日,县卫生科下发《关于联合诊所和中医带徒问题的通知》。12月7日,县卫生科下发《如东县联合医疗机构和个体开业医务人员管理暂行办法》。12月20日,县卫生科下发《联合诊所所长会议总结》。

1958年3月26日,县卫生科转发卫生部《联合医院、联合诊所暨联合保健站组织管理章程》。

1959年12月31日,县卫生科下发《如东县个体开业医务人员暂行管理办法(草案)》。

1962年8月3日,县卫生科转发卫生部《农村联合医疗机构和开业医生暂行管理办法(草案)》。

1963年2月22日,县卫生科转发江苏省卫生厅《江苏省开业医卫人员暂行管理办法(草案)》及研究试行的通知。

1981年6月15日,县工商局、卫生局下发关于转发《江苏省个体开业医生暂行管理办法》的通知。

1986年9月27日~29日,县卫生局对596名申请个体开业医生组织实践考试。10月20日,县卫生局制定下发《如东县个体开业医务人员暂行管理办法》。

1989年11月4日,县卫生局制定下发《如东县个体开业医务人员违章行政处罚暂行办法》。

1990年7月2日,县合格个体诊所95个。

2001年,按照卫生部等4部委要求,对诊所进行审核发证,全县78个个体诊所核定为营利性诊所。

2010年12月,全县营利性诊所、门诊部77所。

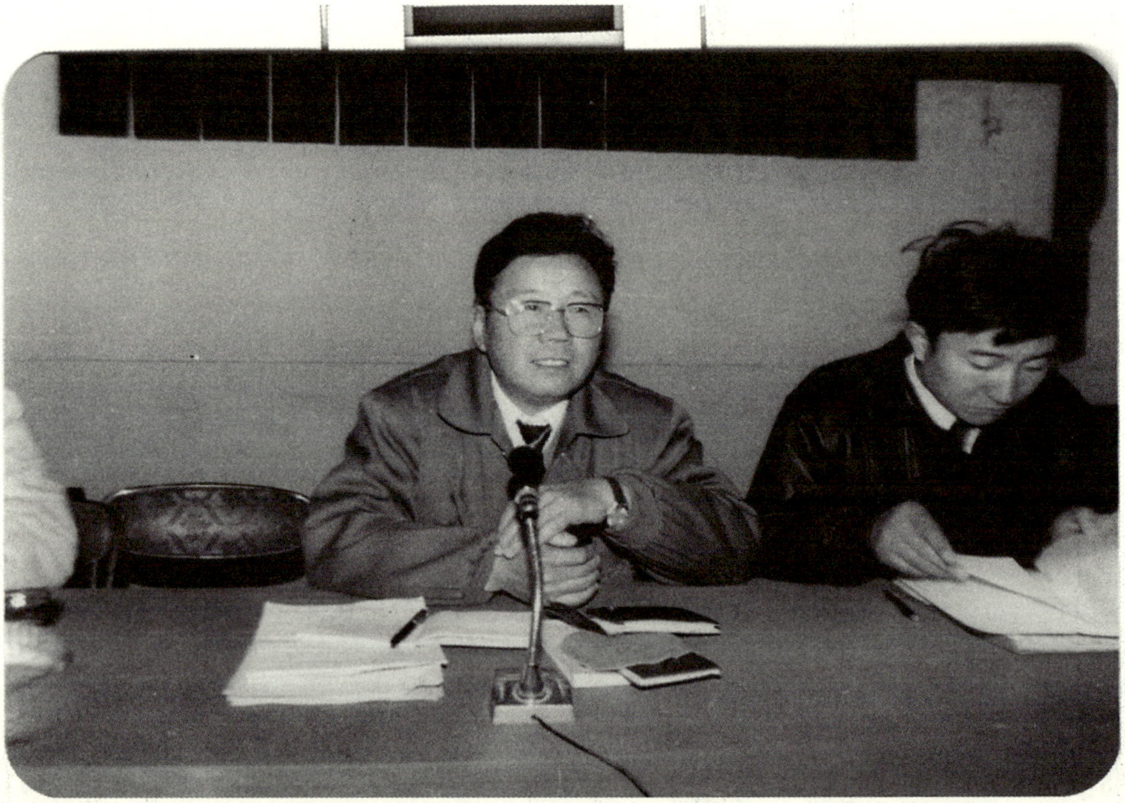

1992年1月，召开“如东县个体开业医务人员会议” （县卫生局提供）

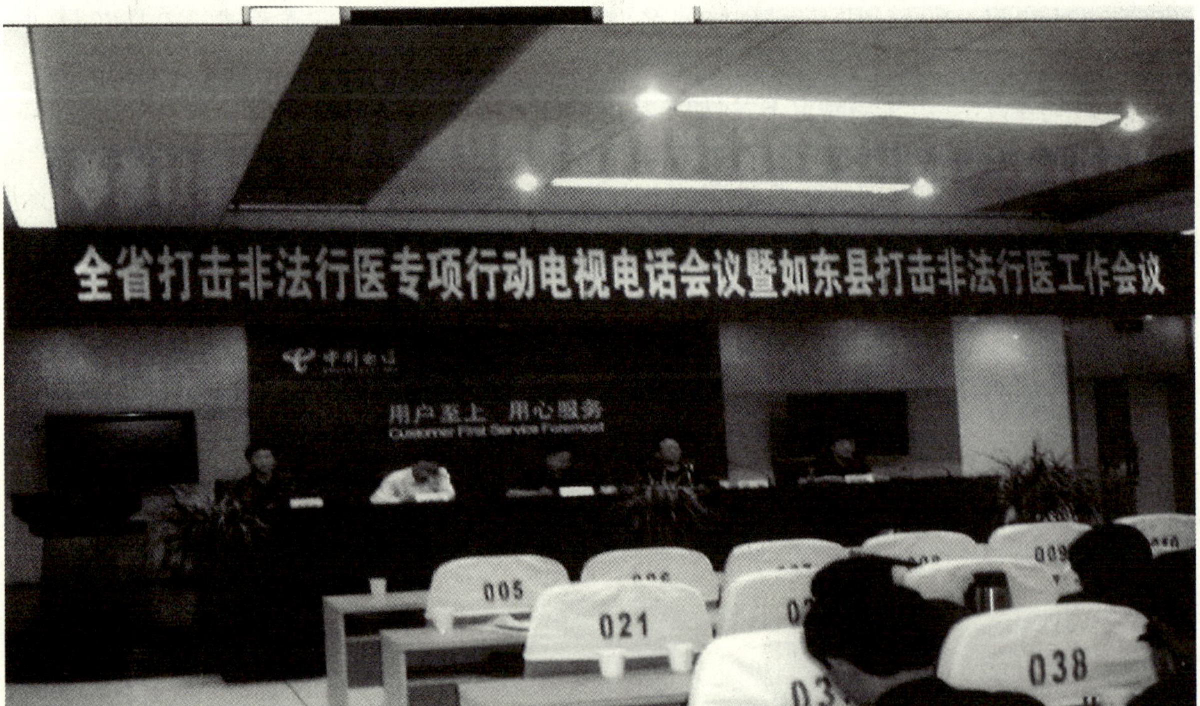

2007年6月4日，召开“全省打击非法行医专项行动电视电话暨如东县打击非法行医工作会议”

第三十三章　农村中医与初级卫生保健

概　述

1996年11月,如东县获"全国农村初级卫生保健工作合格县"称号。

2000年10月,如东县获"全国农村中医工作先进县"称号。

本《如东县卫生志》分节介绍农村中医、农村初级卫生保健工作。

第一节　农村中医

东晋南北朝年间,如东县坊间有中医。

明代万历年间,县中医较快发展,明清见志中医人员近百名。

1949年,县有中医300余人。

1954年11月26日,县卫协会举行中医代表座谈会,32名老中医出席。

1957年,县开展中医带徒活动。

1958年,县建立民办中医院,推广针灸疗法。

1985年12月,县有中医415人,其中副主任中医师3人,主治中医师3人,中医师128人,中医士281人。县70名中医中药人员按照江苏省人事局、劳动局、卫生厅的规定,经考试确认为中专学历,发给学历证书,享受中专毕业待遇。

1986年7月16日,县中医院在南通市政府召开的振兴中医工作会议上作经验交流。12月29日,县政府发文批准县中医院恢复全民所有制体制。

1987年4月7日,县为254名从事中医药工作30年的老中医、中药人员颁发荣誉证书。

1992年6月,县中医院与环北乡卫生院就加强中医建设建立了挂钩帮扶关系。

1994年8月29日,县编委发文明确县中医院为副科级建制单位。

1995年3月23日～24日,县第三人民医院在南通市卫生局召开中医工作会议上作了题为《发扬中医特色,振兴中医事业》的经验介绍。4月18日,县召开初级卫生保健暨中医工作会议,推进创建工作。有关单位在会议上作了创建经验介绍。

1996年1月10日,县人民政府办发出《关于建立振兴中医工作领导小组的通知》,丁慰祖任组长,张佩金任副组长,徐宗泉为成员兼办公室主任。8月21日,县人民政府召开第二次振兴中医工作组成人员会议,推进工作进程。9月24日,县卫生局在马塘医院召开全县农村中医工作现场观摩会,60多人出席会议。10月8日,县卫生局徐宗泉出席江苏省在常州召开的全省农村中医工作经验交流会,并以《弘扬祖国医药,争创全国农村中医工作先进县》为题,作了大会发言。

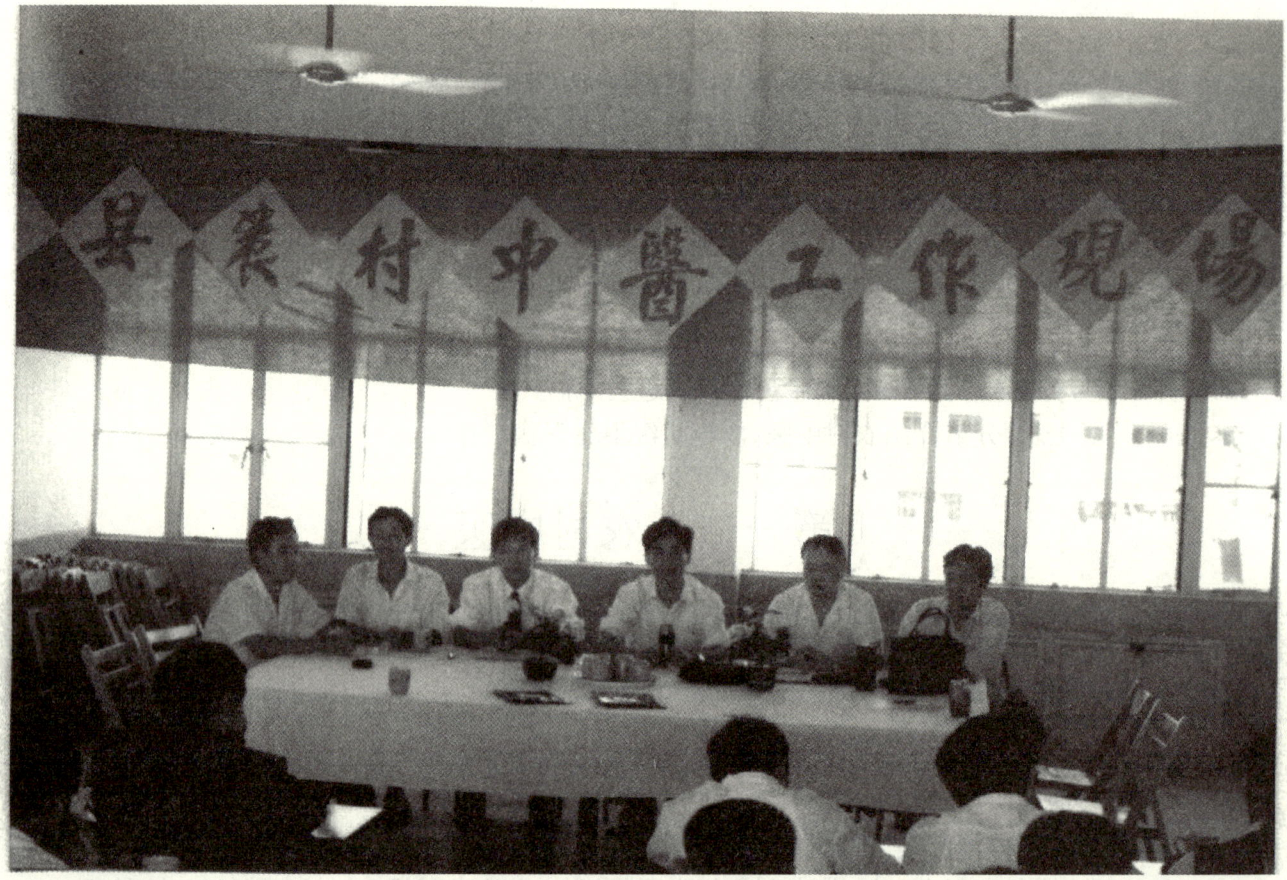

1996年9月24日，“全县农村中医工作现场会”在马塘医院召开　　（县卫生局提供）

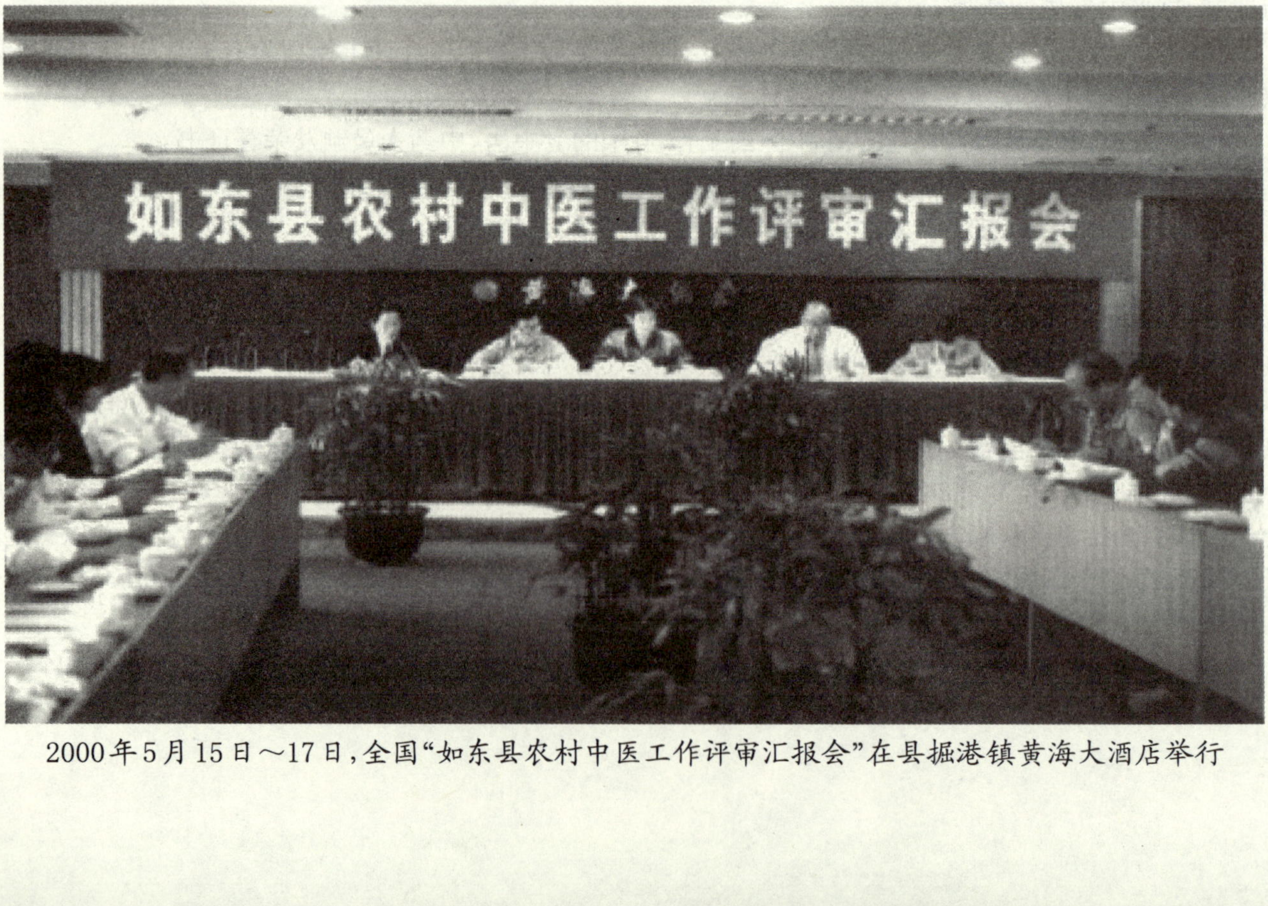

2000年5月15日～17日，全国“如东县农村中医工作评审汇报会”在县掘港镇黄海大酒店举行

1997年1月6日～8日，南通市卫生局副局长柯观一行对县创建农村中医工作先进县进行评审，结果满意。10月，泰州市卫生局一行5人，来县参观交流农村中医工作先进县创建工作。12月26日，如东县获“江苏省农村中医工作先进县”称号。

1998年6月，南通市卫生局确认马塘镇、南坎乡为“南通市农村中医工作示范乡”。

2000年5月15日～17日，全国创建农村中医工作先进县评审组一行12人在国家中医药管理局查德中处长的带领下，对县创建“全国农村中医工作先进县(市)”工作进行了考核验收。10月，如东县获“全国农村中医工作先进县”称号。

2001年2月7日，岔河镇、栟茶镇、双甸镇、凌河镇、凌民乡、沿南乡、袁庄乡、孙窑乡、曹埠乡、丁店乡10个乡镇获“南通市农村中医工作示范乡”称号。

2005年10月20日，县卫生局转发省卫生厅、省中医药管理局《关于进一步加强农村中医药工作实施意见的通知》，并提出具体实施意见。

2007年10月20日，县举行全县中医药工作会议，会议表彰县首届优秀青年中医药工作者10人。11月，县编委行文明确县中医正科级建制单位。12月，县计有中医156人，其中主任中医师10人，副主任中医师37人，主治中医师53人。

2008年8月，县中医院花红兵被确定为“全国名老中医药专家学术经验继承人培养对象”。

2009年4月10日，县中医院皮肤科被评为“南通市重点中医专科”。

2010年3月，马塘医院缪克明获“江苏省第四届优秀基层中医药工作者”称号。12月18日，县中医院”轩岐馆”开馆，江苏省卫生厅副厅长兼中医药管理局局长陈亦江、国医大师周仲英、朱良春和县委书记周铁根共同为轩岐馆揭牌。

1986～2010年如东县省市优秀中医工作者一览表

表33-1

年　度	江苏省优秀中医工作者	南通市优秀中医工作者
1993	钱忠权	
1994	※季汉源、※陈幼清、※姚九江	徐正本
1997		※王秋霖、※钱忠权
2000	徐宗泉、张旭初、吴益明	
2003	王爱民	※蒋春荣、※周　宁、※王爱民
2010	缪克明	

注：名前有※者为名中医

第二节　初级卫生保健

1977年5月，世界卫生组织提出2000年人人享有卫生保健战略目标时，县农村初级卫生保健工作已有较好基础。

1980年，中华人民共和国政府在第39届世界卫生大会上作出承诺后，县按照国家要求，制订初级卫生保健普及规划。

1986年3月，县举行卫生工作会议，提出要以初级卫生保健为龙头，切实做好各项农村卫生工作。

1987年7月4日，《江苏健康报》头版头条以《应行业管理之需，遵保健人员之心》介绍县推行初级卫生保健工作的做法。10月，《中国初级卫生保健》(第四期)系统介绍县初级卫生保健工作经验。

1988年3月，县卫生局等9个部门单位联合创办《健康教育》报。4月6日创刊，卫生部部长陈敏章题写报名，副县长吴剑坤题词：为2000年人人享受初级卫生保健工作而努力奋斗。作为窗口，《健康教育》报全面介绍初级卫生保健工作的相关知识和要求，及时推广全县各乡镇初级卫生保健工作经验。10月9日，县卫生局副局长张佩金出席在中国北京召开的“第四届亚洲农村医学暨初保卫生保健会议”，并在大会上作“合作医疗在初级卫生保健中的作用”发言。

1990年4月13日～14日，县召开初级卫生保健工作会议，副县长吴剑坤作《全民发动，同心同德为实现全县初级卫生保健战略目标而努力奋斗》报告，150多人出席，桐本、双甸、丁店、光荣、马塘、古坝6乡镇负责人作经验介绍。南通市卫生局副局长柯观出席会议并讲话。

1991年1月22日，建立如东县农村初级卫生保健委员会，副县长吴剑坤任主任委员，县委常委、宣传部部长李贻福、县卫生局局长张佩金、县政府办副主任徐功和任副主任委员，其后乡镇也相应建立组织，制定2000年人人享受初级卫生保健工作的工作规划。4月11日，县初级卫生保健委员会制订《如东县初级卫生保健1991～1997年概略规划》，成立9个工作委员会。5月28日，县初级卫生保健委员会发出《关于加强农村卫生保健工作的通知》。7月9日，县开展初保工作宣传月活动。

1992年2月21日，县政府下发《如东县实现“2000年人人享有卫生保健”概略规划》。2月21～22日，县召开第二次初保工作会议，160多人出席。5月，县初保办在岔北乡召开县初保评估总结现场会，推广岔北乡做法。6月10日，县初级卫生保健委员会，发出通知要求各地尽快恢复建立村民小组卫生员队伍，切实提高农村除害灭病工作质量。9月11日，县初保委召开《全县健康教育工作会议》对全县初级卫生保健教育工作全面部署，全县各乡镇130余人出席。

1993年5月2日，《江苏健康报》以《如东初保工作踏上新征程》为题报导如东县初保工作进展。6月3日，县人大发文，要求县政府切实提高宣传教育，巩固和发展农村合作医疗、加快改水改厕步伐，抓好医德医风教育的新突破，切实解决全县初级卫生保健工作面临的新困难和问题。9月9日，县初保委下发《关于推行乡村卫生组织一体化管理若干问题的意见》。

1994年11月22日～30日，县初保办对全县8个乡镇进行初保工作评估，结果4个乡镇已经达到2000年人人享有保健目标，4个乡镇基本达标。

1995年4月12日～15日，县卫生局和丁店乡政府在南通市“农村卫生三项建设暨初级卫生保健工作会议”上作经验介绍。4月18日，在县初级卫生保健暨中医工作会议上，县政府与各乡镇签订《初保目标责任状》，130多人出席。4月20日，县初保委员会成立县初保评审组，评审组由11人级成，卫生局局长张佩金任组长。8月28日～30日，市初保委一行6人对县初保工作进行评审，认为县初保工作已经达到“合格县”标准。9月5日，县召开初保评审情况通报会，要求切实工作，迎接省级评审。9月，县农村初级卫生保健工作通过省级评审，提前两年达到省合格县标准。10月，县代表华东6省1市顺利通过国家级评审验收。

1996年11月，如东县获“全国农村初级卫生保健工作合格县”称号。

1998年2月，县卫生局邱瑞满获“全国农村初级卫生保健工作先进个人”称号。

1999年3月1日，如东县获“江苏省农村初级卫生保健工作先进县”称号，县卫生局张佩金获“江苏省初保工作先进个人”称号。4月8日，县政府召开全县初级卫生保健工作会议，会议要求各地巩固初级卫生保健先进县成果，发展完善农村合作医疗制度，合理规划村卫生室布局，全面推进乡村卫生组织建设，加快农村改水改厕步伐，开展社区卫生服务，加强爱国卫生运动和预防保健工作，充分发挥中医在农村初保工作中的作用。孙窑、景安、长沙、凌河等乡镇分别介绍了农村初保工作经验。

2000年3月9日，县委、县人民政府召开初级卫生保健暨农村合作医疗县级大病统筹会议，副县长王栋云作了《加强领导、求真务实、整体推进、再创佳绩》的报告。10月上旬，县饮泉乡顺利通过了南通市初保委员会组织的初保合格乡镇评审专家组的评审，并获江苏省初保委确认。至此，县所有乡镇均达到省初保合格乡镇标准，在全省率先实现初保合格乡镇覆盖率100%的目标。

2001年1月，根据《江苏省农村初级卫生保健实施方案(2001～2010年)》和南通市初保实施方案(2001～2010年)，制订《如东县农村初级卫生保健实施方案》。

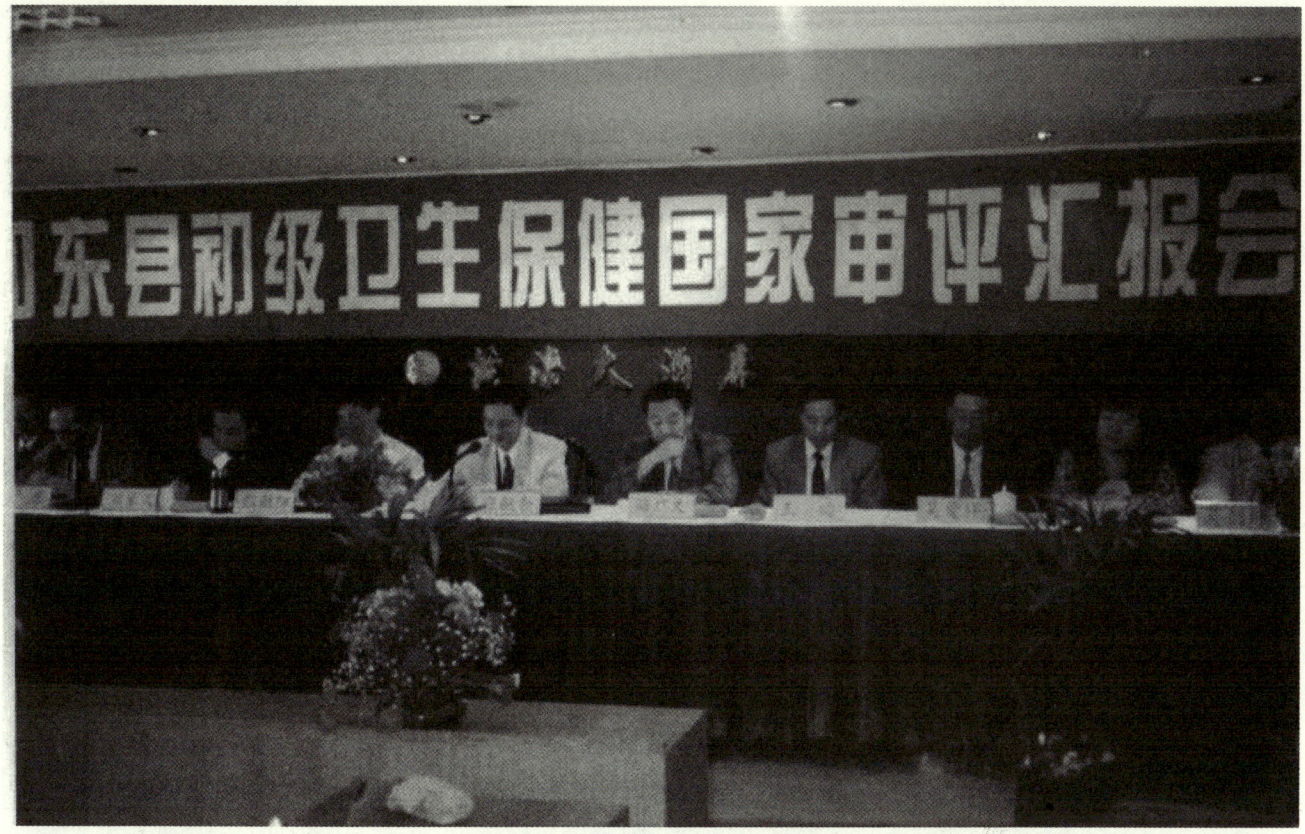

1996年10月24日，“如东县初级卫生保健国家评审汇报会”在掘港镇黄海大酒店举行

2002年，县初级卫生保健委员会举办第8期《江苏省初级卫生保健条例》讲习班，学习人员为各乡镇分管工作人员。

2003年，县人大组织部分县人大代表考察全县贯彻《江苏省初级卫生保健条例》情况后，于9月30日通过并发出《关于进一步加强农村初卫生保健工作的决议》。

2004年4月11日，江苏省初级卫生保健抽查组一行5人，在省卫生厅基妇处处长夏迎秋带领下对县进行初保先进县抽样，县卫生局张泽宾获“江苏省农村卫生工作先进个人”称号。

2005年8月下旬至10月底，县卫生系统职工为全县60万农民免费体检。

2006年2月28日，县召开社区卫生服务中心创建工作推进会。6月25日，县人民政府办公室将《如东县农民健康工程实施方案》作为农村新五件实施工程之一通知下发，《如东县农民健康工程考核办法》一同下发。7月24日，县委办、县人民政府办联合发文建立如东县农村新五件实施工作领导小组，组建农民健康工程指挥部。8月8日，县委组织部、县卫生局出台《切实加强农村健康工程组织领导工作的意见》。8月24日，县卫生局印发《如东县基本公共卫生服务项目实施方案》。8月30日，县政府召开农民健康工程推进会，各镇政府向县政府递交《农民健康工程目标责任书》。10月8日，南通市人大常委会副主任刘长安一行前往掘港、岔河等镇对《江苏省初级卫生保健条例》贯彻执行情况，作专项检查，结果满意。10月29日,《新华时报》以《如东:健康工程让百万农民笑颜》为题,介绍县农民健康工程推进情况。

2007年4月18日,召开“全县农民健康工程推进暨社区卫生服务站建设管理观摩会”,各镇机关各部门100多人参加会议,与会人员参观了苴镇、丰利等镇部分示范社区卫生服务站建设。12月8~9日,江苏省卫生厅农村基层公共卫生服务项目考察组一行7人对县考核。

2009年7月,卫生部等三部委联合印发了《关于促进基本公共卫生服务逐步均等化的意见》,全国范围内启动了建立居民健康档案、健康教育等9大类内容的基本公共卫生服务项目。

2010年年初,县被省卫生厅确定为全省居民健康档案试点县之一,4月27日,县政府组织召开了全县居民健康档案试点工作会议,县人民政府副县长姜晓静参加会议并对居民健康档案试点工作提出具体要求。

2010年7月1日,江苏省卫生厅农卫处主任潘睿带领省专家组对县居民健康档案试点工作开展中期评估,评估结果优秀。

2010年9月21日,全省农村居民健康档案规范化建设推进会在县召开,江苏省卫生厅农卫处处长姜仑主持会议,如东县在大会上作了交流发言。

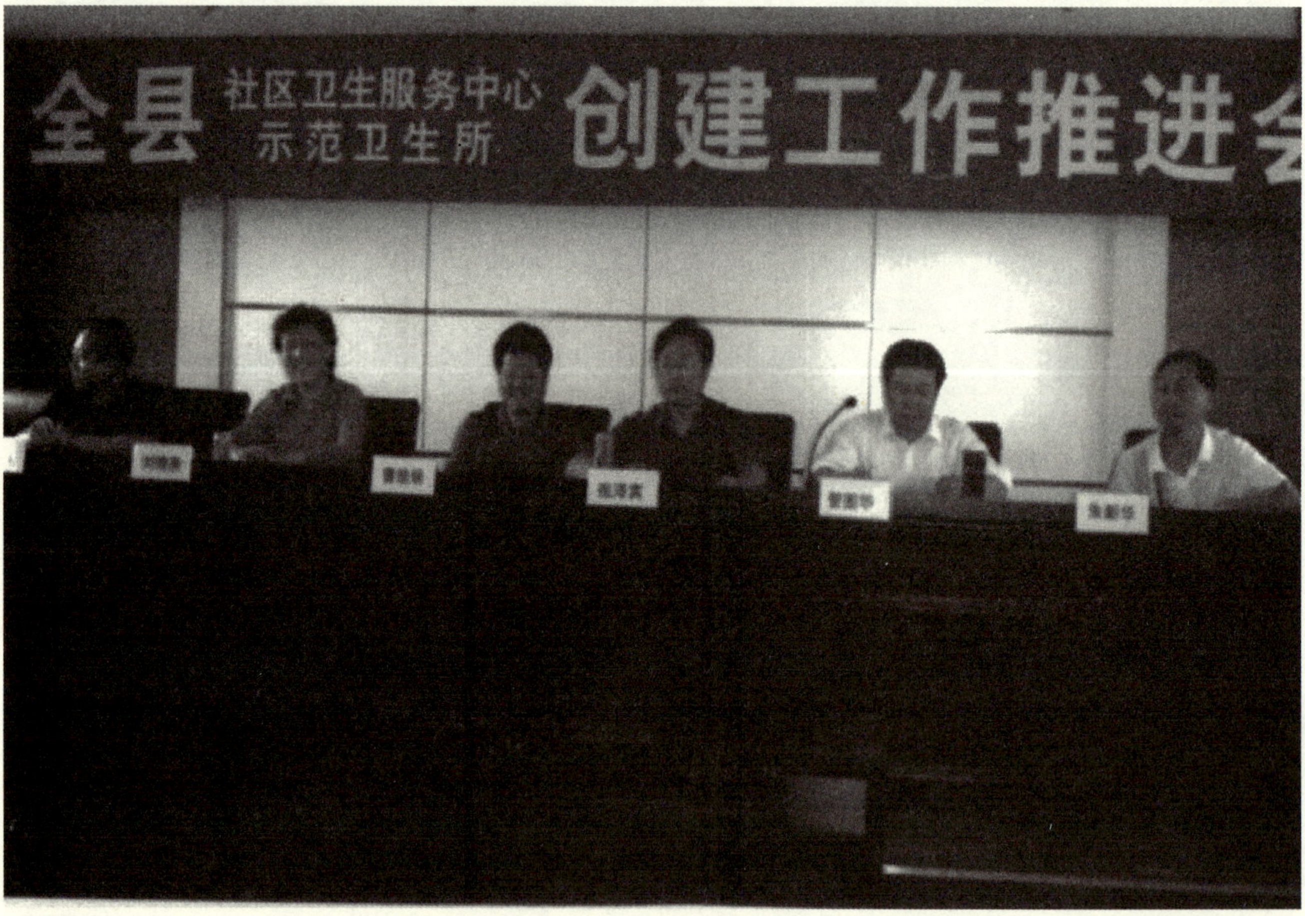

2006年6月25日,召开“全县社区卫生服务中心、示范卫生所创建工作推进会” (县卫生局提供)。

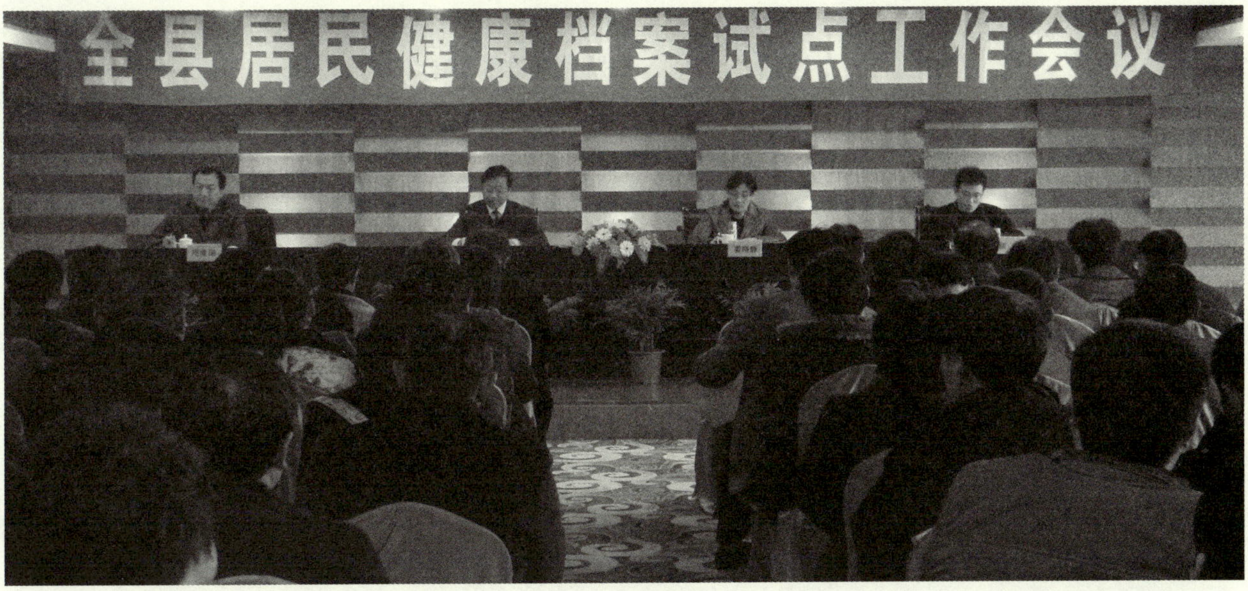

2010年4月27日,县人民政府召开“全县居民健康档案试点工作会议”　(县卫生局提供)

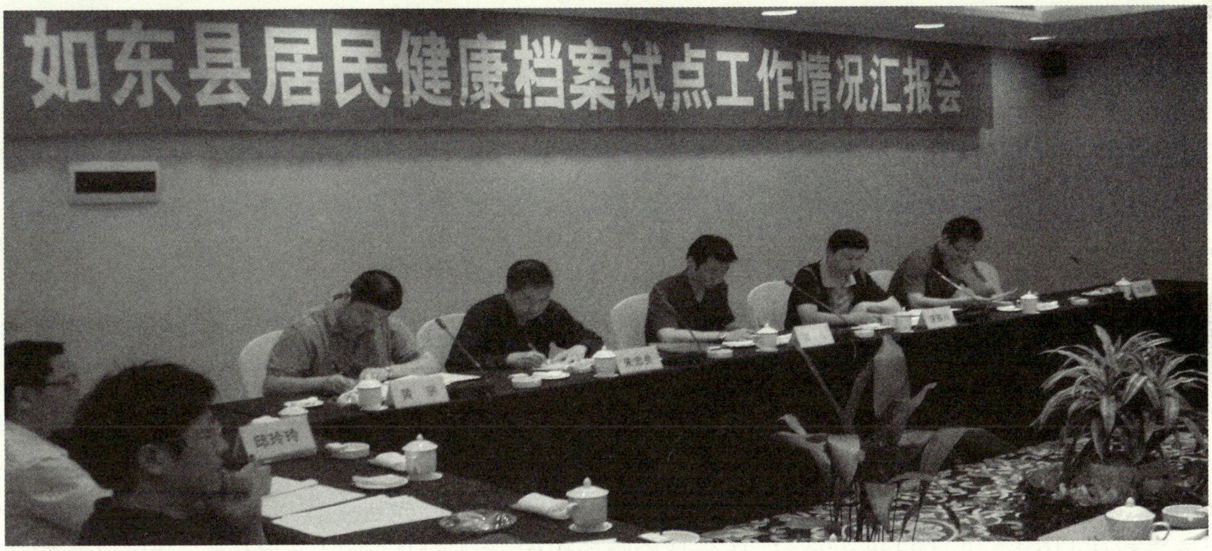

2010年7月1日,县卫生局召开“如东县居民健康档案试点工作情况汇报会”　(县卫生局提供)

第三十四章　药政与血液管理

概　述

1987年12月1日,县药品检验所获“全国先进药检所”称号。

2008年12月,如东县获“江苏省无偿献血先进县”称号。

本章分节介绍药政管理、献血管理工作。

第一节　药政管理

旧时，县药品监测监督工作是否开展，未见无资料记载。

1949年10月1日，县药品监测监督工作，由县卫生行政机关（县民政局）负责。

1951年11月，遵行苏北人民行政公署卫生局颁发的《苏北各级卫生机关药品管理规则》。

1977年9月，建立“如东县药品检验室”，负责县药品监督工作。

1978年，“如东县药品检验室”更名为“如东县药品检验所”。

1985年，全县有药品监督员3名，基层药品管理检查员38人。

1986年，县卫生局先后制订《如东县乡镇（中心）卫生院合格药房建设标准》《如东县村卫生室药品管理规定》，以确保群众用药安全，努力提高药品管理水平。

1987年5月2日～12日，县卫生局抽调205名药学技术人员，组成3个层次质量检查组，对全县803家药品生产、经营、使用单位及个人，进行了药品质量大检查，检查覆盖率达86.9%，计查出假劣药品542种次，价值2071.02元。

1987年7月1日～5日，县卫生局、医药公司、广播电台联合举办《药品管理法》实施二周年专题讲座。1月10日，县工商行政管理局、公安局、卫生局联合发出《关于加强个体医生及医药市场管理的联合通知》，对个体医生及医药市场提出了具体而切合实际的管理措施，县广播电台对通告内容作了报导。12月1日，县药品检验所获“全国先进药品检验所”称号。

1988年1月3日，县初建由73人组成的药品管理员队伍，经市卫生局批准，领取《江苏省药品管理检查证》，由其承担《中华人民共和国药品管理法》的执法任务。4月7日，县药品检验所荣获全国执行《中华人民共和国药品管理法》先进集体称号。4月8日，县药品检验所、卫生协会、工商行政管理局、广播电视局等举行联席会议，就如何进一步加强医药市场管理商定具体措施。4月20日晚，县药品检验所会同工商行政管理局、公安局、卫生协会和电视台对在掘港、马塘、岔河、双甸等地活动的游医药贩进行突击检查，没收全部假劣药品。4月22日，县药品检验所获江苏省1987年度文明药品检验所称号。5月9日，中央电视台二台专题报导县药品检验所认真贯彻执行《中华人民共和国药品管理法》，查处游医药贩的情况。7月7日，县卫生局发出通知，自8月1日起，在全县实行药品编码管理，随文下发《如东县药品编码目录》。7月13日，马塘医院石祥银获“江苏省执行《药品管理法》先进工作者”称号。9月8日，县药品管理员总数达110人。9月23日～24日，县药品检验所组织12人对县制药厂、日化厂、达康蜂乳制品厂、丽友日用化学品厂及县第三化工厂5家药品生产企业宣传《药品管理法》，各企业负责人、会计人员及相关人员参加听讲。

1989年4月19日～20日，县人大常委会主任顾永乐、副主任汤旭之等对县医药公司、制药厂、日用化工厂、县中医院、马塘医院及凌杰药店视察，对各单位贯彻《中华人民共和国药品管理法》工作表示满意。5月15日～16日，县卫生局举办《GMP〈药品生产质量管理规范〉》研讨会，县内药品生产企业的有关人员参加了研讨会。5月27日，县政府发出《关于建立药品市场管理领导小组的通知》，领导组由18人组成，副县长吴剑坤任组长。5月，县卫生局设药政股、医政股，医药管理股撤销。6月20日，县政府召开“县医药市场整顿工作会议”，医药市场管理领导小组成员、各医疗卫生单位、医药企业等相关单位和部门70多名负责人参加会议。

1989年4月，县卫生局对乡镇（中心）卫生院实行加强管理，始行《乡镇（中心）卫生院药房合格证》制度，4个1验收，4个2检证，推动了基层医疗单位药房建设的规范化进程。9月15日。江苏省卫生厅药政管理局局长、省药品检验所所长袁冰一行5人到县检查了县制药厂、国营蜂制品厂、高分子器材厂工作。

1990年4月17日，县药品检验所对全县各中药经营、使用单位的巴戟天、车前子两个品种进行普查，在新林、靖海、河口、石甸、双甸、孙窑等乡(镇)卫生院以及双甸中心卫生院、马塘医院、岔河医药商店、丰利医药商店、岔河批发部等11个单位发现假货，其中有8家的假巴戟天购自岔河批发部。6月1日，县药品检验所获"江苏省1989年度文明药品检验所"称号。

1991年2月6日，县药品检验所曹妙丰获"全国实施《药品管理法》先进工作者"称号。4月11日，县卫生局举行农村卫生室管理座谈会，18名代表对村卫生室的药品建账、基本装备、药品配备、消毒药品管理等方面的规定提出了建设性意见。6月8日，县卫生局发文，公布361名药品主管人员，87名麻醉药品保管人员和252名具有麻醉药品处方权医生名单。

1992年4月6日～5月26日，县药品检验人员对全县药品质量工作进行了历时50天的大检查。检查组先后检查246个单位、10.4万件药品，查出不合格药品185件。8月24～25日，县人大、县政府、县卫生局、县广播电视局、检验所联合组成打击假劣药品检查组对县医药公司、县制药厂、兵房中心卫生院、马塘医院、潮桥乡卫生院等单位进行检查。10月22日，县卫生局在三楼会议室举行"世界传统医药日"座谈会，中医药界知名20多人参加座谈。10月25日～27日，县卫生局对全县药品零售企业20多名营业人员进行培训考试，考试全部合格。

1993年10月27日，县卫生局在苴镇中心卫生院召开"示范药剂科"建设现场经验交流会，50多人参加会议，新光、潮桥、岔北等乡卫生院介绍了加强药剂工作规范化管理的做法与体会。

1995年5月20日，县历时两月的全县药品管理工作大检查结束，其间检查945个药品生产经营及医疗卫生单位，检查药品186282件，查出不合格药品245件，并查出若干违案件。同时对急救药品、药品采购渠道、销售登记制度及有关记录执行情况一并进行检查。

1996年4月18日，县卫生局就依法处罚假劣药案9件问题发出局长办公会议纪要，凡对法人或其他组织处以1000元以下的罚款或者警告的行政过罚，由执法人员当场作出处罚决定报股长决定；处以1000～5000元的处罚，报局分管副局长决定；处以5000元以上或责令停产停业，吊销证照的行政处罚，报局长办公会决定。4月24日，县药品检验所所长曹妙丰在县广播电台"逛市场"栏目中介绍县药品管理现状和查处假劣药品的基本情况。4月25日，县卫生局发出《关于对南通神怡制药有限公司生产的几个批号的诺氟沙星葡萄糖注射液含量偏高处理结果的函》，要求各地药政部门和广大用户继续对神怡产品给予支持和监督。4月27日，公安局采取联合行动，端掉古坝一贩药窝点以及查处苴镇金凤村村医私自购用假药的情况。5月10日，县电视台发表题为《斩断伸向村卫生室的黑手》新闻选评，报道县卫生局、工商行政管理局。11月26日，在县打假办的统一部署下，神怡制药有限公司相当于正品价格30.6816万元，计2.2560万盒的劣质胃炎冲剂与其他假劣商品被一起公开销毁。

1997年1月6日，县卫生局发文，公布取得麻醉处方权医生278人，其中：西药麻醉处方221人、中西结合麻醉处方46人，罂粟壳麻醉处方11人。11月18日，县卫生局假座潮桥乡政府举行《全县药品监督管理工作会议》，各医疗和卫生单位分管副院长、药政药检人员和药品监督员80多人出席，江苏省药学会副理事长袁冰、南通市卫生局药政处处长秦忆太，县人大常委会副主任潘金环、副县长丁慰祖，政协副主席吴剑坤以及卫生局局长张佩金等出席会议并讲话。12月，县卫生局"药政股"更名"药政科"。

2000年10月，县药品监督员增至12人，基层药检人员增至52人。执法水平亦有提高，做到执行规范化、监督程序化、检测标准化、资料档案化。

2001年 9月，县卫生局药政科划出，建立南通市如东药品监督管理局；县药品检验所同时划出，建立南通市如东药品检验所。

第二节　血液管理

1950年3月，县立人民医院卫生院外科开展临床需血，大多由医院职工自愿无偿献血，实行现采现输。

1953年6月，县人民政府卫生院组建献血队，需血时，专人去通知供血。

1956年，县人民医院献血员增至500人。

1975年8月，县人民医院设立采血室，并由医院为体检合格供血者发给献血卡。

1982年，县献血卡由县疾病预防控制中心(时称卫生防疫站)统一发放。

1985年，县人民医院检验科附设血库，血库内设采血组和检验组两个科室。

1986年，县临床用血，由县人民医院自行组织有偿采集，400余名供血者相对固定，并持“献血卡”制度。全县相对固定献血员800余人。按江苏省卫生厅规定，献血员每次献血前均进行血液6项检测，实行有偿献血。卫生部〔1983〕卫医字第35号文件下发后，建立“如东县中心血库”，隶属于县人民医院。

1987年，县推行义务献血，先后组织6批362人次参加义务献血。其中无偿献血301次。

1989年，按照统一要求，县编委批准筹建“如东县红十字血站”，为股级事业单位，编制6人，投资24万元，增购相应仪器、设备，按照国家标准要求，采取空气净化措施，获得省、市血液主管部门考核认可。8月5日，根据江苏省人民政府〔1984〕172号文规定，县卫生局发出“关于加强输血机构建设和整顿输血队伍的通知”对血源进行整顿，逐一核对献血员身份，剔除重卡50余份，统一换发《江苏省献血卡》1208份。是年，县卫生局拨款中心血库，建净化室购置贝克曼离心机，开始了成分血制作(浓缩红细胞、洗涤血小板、浓缩白细胞、新鲜冰冻血浆)。

1990年12月29日，“如东县红十字血站”正式挂牌运行。

1991年1月，县红十字血站潘成礼获“南通市卫生局血液管理工作先进个人”称号。是年，贯彻卫生部《关于加强输血工作管理的若干规定》，县认真执行规定中的有关事项，努力净化采供血市场，理顺相应关系。县内始行成份输血。

1992年9月2日～3日，县采血、供血、血源管理的工作经验在在南通市召开输血工作会议上介绍。是年增加了血液丙肝检测。是年，县召开“成份输血座谈会”，推动医院成份血应用。

1993年，贯彻《消毒管理办法》，县统一酶免检测规程。是年，为全面落实《血站基本标准》，县中心血库“质控室”建立，对工艺、卫生、设备、器材、血液进行质量检测。

1994年4月2日，成立“如东县献血办公室”，县卫生局局长张佩金任办公室主任。办公室由7人组成。6月1日，县卫生局发出《关于实行全县输血工作“三统一”的通知》规范血源管理，对献血员重新组织体检登记，换发卫生部统一样式的“献血证”。6月2日，县卫生局发出通知，表彰1993年度输血管理和推广成份输血工作先进集体，兵房中心卫生院、马塘医院、县第三人民医院等单位获得表彰。是年，县开展对合格血液进行用血前的复检。

1995年，按照卫生部《血站基本标准》和江苏省《〈采供血机构和血液管理办法〉》加强血站标准化建设，通过了省市采供血机构标准化建设评审验收，开展爱滋病筛查检测。编写中心血库全面质量管理文件。

1997年3月22日，县出现首例自愿无偿献血者。是年，陆续有78人自愿无偿献血。

1996年，“如东县红十字血站”更名为“如东县中心血库”。5月26日，江苏省卫生厅一行4人到县血站进行执业前评审验收，获得通过，并按江苏省下发《关于进一步加强血源管理工作的通知》精神，获血库执业许可证。

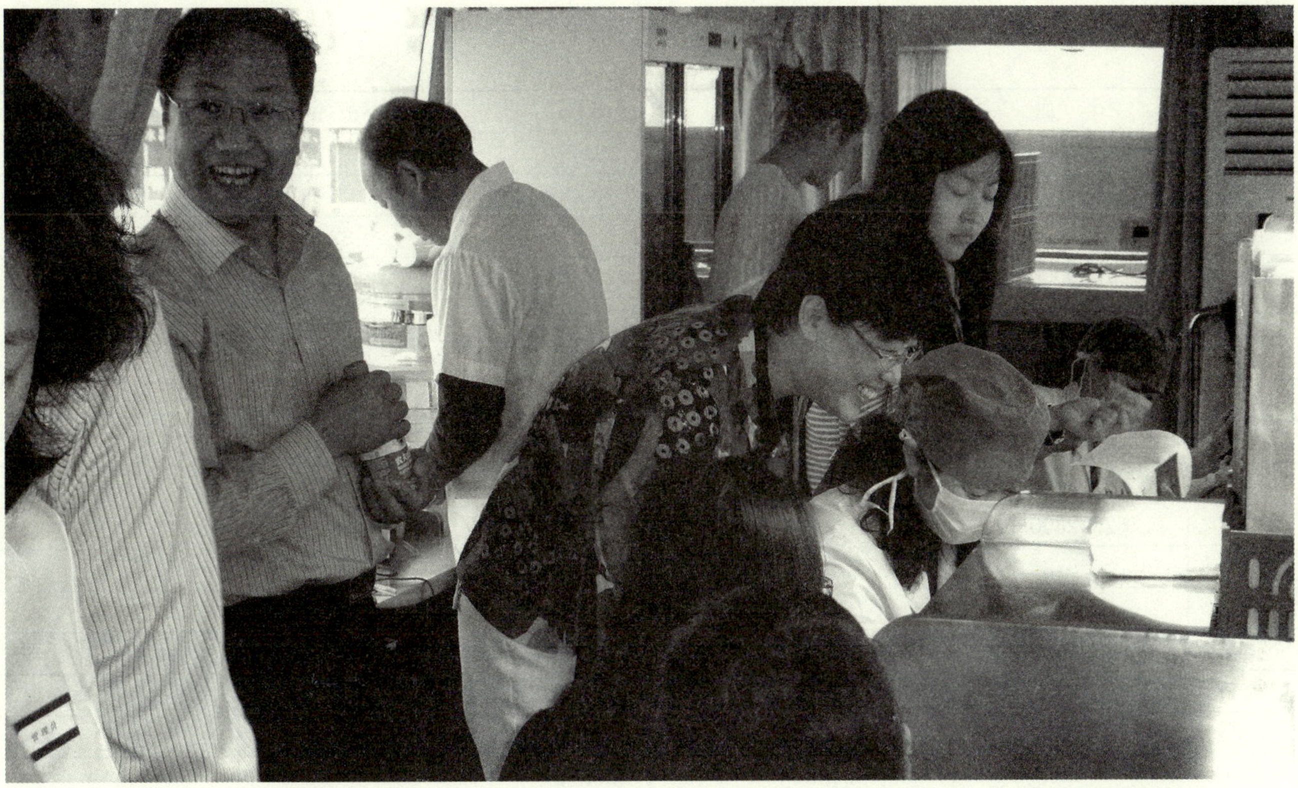

2008年5月26日，县人民政府副县长姜晓静(左三)检查无偿献血工作　(县卫生局提供)。

1998年，按照卫生部《血站管理办法(暂行)》要求，县中心血库建立健全相应的工作制度。翌年，通过验收。是年，统一按照《中华人民共和国献血法》管理。

1999年，县相继开发的血液成份新产品有单采血小板、冰冻血小板、冰冻红细胞、冷沉淀、去白血球红细胞。

2000年9月30日，县人民政府下发《如东县公民献血暂行办法》，县人民政府办公室发出《如东县公民献血暂行实施细则》。是年，县中心血库加入南通市中心血站血液检测核全面质量管理系统。

2001年4月19日，县召开公民献血领导小组会议，传达《江苏省公民临床用血及互助保证金管理办法》，决定自即日起，全县停止有偿献血，全面实行无偿献血。5月8日，县红十字会组织县城医疗单位医务人员24人参加无偿献血活动，共献血4800毫升。经县政府、县红十字会、县卫生局、县新闻媒体等多方面发动、宣传，各单位、部门领导带头，公民积极响应。

2001年，县无偿献血量已能满足临床用血。

2004年年底，按照江苏省文件精神，“如东县中心血库”更名为“南通市中心血站如东分站”。

2005年，县血液成份分离率达99.36%。

2007年年底，南通市中心血站如东分站有在编职工13人，其中，副高级职称1人，中级职称5人。主要专用设备有：采血车1辆、冰箱5台，血细胞单采仪1台、低温离血器3台等。

2008年12月，如东县获“江苏省无偿献血先进县”称号。

2010年12月，南通市中心血站如东分站有工作人员13人，其中，副高级职称1人，中级职称3人，土地面积200平方米，建筑面积200平方米，分设招采组、检验组、护理组。

1991～2000年度如东县供血情况表

表34-1　　单位:毫升

年度	全　血	血　浆	血球(u)	血小板(u)	冷沉淀(u)
1991	540800	157535	1111.00		
1992	892300	354560	1399.00		
1993	1131000	554005	2215.00	22	12
1994	1349000	360945	2786.00	18	16
1995	1688000	480340	2521.00	22	16
1996	1910000	582620	3215.00	23	14
1997	1987600	546980	3303.00	24	16
1998	2076200	616400	4194.00	825	12
1999	2183100	688200	4982.00	26	17
2000	2392300	785600	5735.00	28	18
2001	5738	778386	13172.70		
2002	5638	764825	12918.75		
2003	5500	746100	12812.00		
2004	7434	670220	13083.50		
2005	6470	815260	14421.75		
2006	6266	763650	17208.75		
2007	6422	886630	18563.70		
2008	15265	1886830	18683.75		
2009	15365	1972480	19248.50		
2010	16248	1980940	19804.00		

第三十五章　人事管理与职称评定

概　述

1986年，县卫生人事管理和职称评定工作纳入经常性工作轨道。

2010年12月，县国有事业单位有2410人（其中女性1462人），其中管理人员30人，专业技术人员2152人，技术工人196人。

第一节　人事调配

1950年，军转干部、复员军人调入卫生机构。基层联合医疗机构人员招录以自主选择为原则。

1952年6月7日，县人民政府转发卫生部《关于县以下卫生基层组织系统编制及任务的规定》。

1955年2月24日，县人民政府卫生科转发江苏省卫生厅转发国家《关于工矿企业医疗卫生组织机构设置办法》和《关于加快工业卫生工作工业部门与地方卫生工业部门的分工暂行办法》。

1957年1月22日，县人民委员会卫生科转发江苏省卫生厅《关于联合诊所转正过程中几个具体问题》。10月26日，县人民委员会卫生科下发《关于联合诊所和中医带徒问题的通知》。12月7日，县人民委员会卫生科下发《如东县联合医疗机构和个体开业医务人员管理暂行办法》。

1958年10月，撤销87所"联合诊所"、8所"分诊所"、20所"门诊室"，558名联合诊所卫生人员（西医90人、中医307人、中西医结合医生47人、针灸医生22人、助产员25人、专职会计18人、专职调剂员41人）分别参加相关"人民公社医院"组建。

1961年6月10日，县人民委员会卫生科转发江苏省卫生厅《关于调整农村人民公社卫生组织的通知》。县首期中医学习班73名学员结业结业后直接进入人民公社民办医院。

1962年秋，县卫生学校关闭，318名学生结业，进入人民公社医院。

1963年2月22日，县人民委员会卫生科转发江苏省卫生厅《江苏省开业医卫人员暂行管理办法（草案）》及研究试行的通知。4月3日，县人民委员会卫生科转发江苏省卫生厅《关于各类卫生事业机构设置和人员编制的意见》。

1964年，县中医学习班74名学员结业。后进入人民公社民办医院。

1969年4月，建立"生产大队卫生室"，全县配有1006名赤脚医生（意为不脱产的乡村医生）。7月，撤销"如东县中医院"，留10名医务人员并入县人民医院中医科，其余人员下放基层医疗卫生单位。

1975年1月～1981年3月，岔河赤脚医生大学3届164名社来社去赤脚医生进入医院，

1976年12月，全县有763个生产大队卫生室，配有1723名赤脚医生。

1985年，卫生部决定，对"赤脚医生"进行考核，凡经考核达到相当于医士水平的，改称"乡村医生"，达不到这一水平的改称"卫生员"。12月，全县有赤脚医生1275人（男性652人，女性623人）参加考试考核。其中乡村医生481人，乡村保健员794人。

1986年，县人事制度改革，干部系列职工采用聘任制，工人系列职工采用合同制。

1989年，县大中专毕业生分配，由指令分配改变为先由用人单位和毕业生本人双向选择，双向选择结束后，选择落实者由县卫生局联系安排。

1993年6月25日，县卫生局发出《进一步扩大医院自主权暂行规定》文件后，单位用人权限扩大，县卫生局仅作宏观控制。

1998年，县试行代理制。人事调整指令性质逐渐减少，自主选择逐渐增多。

2000年，县各单位通过人才市场补员。

2001年12月，县乡镇卫生院全面改制民营后，县卫生局对其人事不再管理。

2004年，县人民医院试行护士租赁制度。

2007年12月，县国有卫生事业单位在职职工2410人，其中：女性1544人，占总数64.07%；中共党员522人，占总数21.65%；硕士9人，占总数0.37%；研究生11人，占总数0.46%；大学本科486人，占总数20.16%；大学专科949人，占总数39.40%；中专761人，占总数31.59%；高中及以下201人，占总数8.36%；35岁及以下职工1011人，占总数41.95%；36～40岁职工339人，占总数14.07%；41～45岁职工376人，占总数15.61%；46～50岁职工319人，占总数13.24%；51～54岁职工247人，占总数10.26%；55以上职工118人，占总数4.92%。

2010年12月，县国有卫生事业单位在职职工2691人，男性973人，占36.16%（973/2691）；女性1718人，占63.84%（973/2691）；中共党员542人，占总数21.65%；硕士22人，占总数0.41%；正高级岗位四级43人（女性16人，中共党员22人），副高级岗位七级276人（女性233人，中共党员96人，硕士6人），中级岗位八级6人（女性1人），中级岗位十级989人（女性602人，中共党员232人，硕士16人），初级岗位十一级5人（女性2人），初级岗位十二级749人（女性451人，中共党员103人，硕士3人），初级岗位

十三级436人(女性305人,中共党员83人),其他187人(女性108人,中共党员6人,少数民族1人)。

1986～2010年,县卫生事业单位计增加员工3685人(学校毕业生2263人、军转干部52人、复员军人84人、招工308人、调入539人、其他439人),减少 3411人(自然减员1533人、调出448人、其他1430人)。

1986～2010年如东县卫生系统职工人数增减情况表

表35-1　　　　单位:人

年度	年末职工人数	增加								减少			
		小计	学校毕业生		军转干部	复员军人	招工	调入	其他	小计	自然减员	调出	其他
			高等	中等									
1986	2969	118	9	28	13	7	36	11	14	93.	61	20	12
1987	2994	121	10	41	12		18	18	21	85	79	6	
1988	3030	141	7	41	3	1	28	34	27	51	35	10	6
1989	3120	147	18	56	3	4	47	3	16	107	66	23	18
1990	3160	279	26	42	3	2	34	43	129	62	51	7	4
1991	3377	335	26	77	1	2	136	83	10	118	58	58	2
1992	3457	211	11	100	4	2	9	55	30	131	58	75	6
1993	3540	142	23	86		3		16	14	108	80	20	8
1994	3574	195	82		2	6		30	75	100	85	11	4
1995	3669	95	85			3		3	4	78	75	2	1
1996	3683	108	90			2		5	11	94	90	3	1
1997	3722	134	91			3		15	25	96	92	3	1
1998	3711	92	84		1	3		3	1	102	72	4	26
1999	3648	95	92			3				157	85	8	64
2000	3648	91	89			2				94	82		12
2001	2319	84	78			5			1	1408	35		1373
2002	2323	79	75			4				75	40	4	31
2003	2369	171	76			5		62	28	123	30	41	52
2004	2219	114	95			3		11	5	267	35	13	219
2005	2298	116	89			6			21	35	32		3
2006	2333	115	招录93			4		16	7	81	36	13	32
2007	2410	149	137		2	2		8		72	31	20	21
2008	2493	198	185		2	5		6		115	62	36	17
2009	2589	176	160		3	4		9		80	32	35	13
2010	2691	169	155		3	3		8		71	31	36	4
合计		3685	2263		52	84	308	539	439	3411	1533	448	1430

第二节　知识分子工作

1986年,县卫生局落实知识分子政策,为1名中级职称专业技术人员办理转干手续,为168名师级职称和具有高中及其以上文化程度且从事专业技术工作人员办理聘干手续。

1987年3月29日～30日，江苏省和南通市知识分子政策检查组一行6人到县专题检查卫生系统知识分子政策落实工作，先后在县卫生局、马塘医院座谈检查。5月11日，县卫生局举行纪念5.12国际护士节座谈会，15名护士代表参加座谈。5月12日，县各医院分别举行庆祝会议。

1988年1月，县人民医院职工刘广秀当选江苏省人大代表，县卫生职工仲树芳、汪梅丽当选南通市人大代表，杨芝兰、高景昭当选南通市政协委员。6月16日，县委知识分子工作领导小组成立，县卫生局副局长张佩金为成员。按照统一要求，县卫生局成立知识分子工作领导小组、局长吴爱祥任组长，张佩金任副组长。7月8日，县知识分子领导组公布1988～1990年度专业技术拔尖人才名单。县卫生系统7人名列其中(全县首批41人)。8月30日，县卫生局、教育局联合发出通知，要求于今年教师节前后，对全县所有教职工进行一次健康检查。10月，县卫生局按照县知识分子工作领导组要求，建立卫生系统知识分子人才库，人才库容纳了卫生系统获得中级职称以上的全部人才。县卫生人才库首批人才228人，其中正高级职称2人，副高级职称23人，中级职称203人。

1989年6月2日，县卫生局收到江苏省人事局、总工会发出“关于革命委员会表彰的卫生先进工作者属于省级先进工作者的通知，通知说：经省人民政府同意，1978年4月9～13日，县参加江苏省革命委员会在宁召开的江苏省卫生工作先进集体、先进工作者代表大会的1009名先进工作者为江苏省先进工作者(不含先进集体代表)，与江苏省劳动模范享受同等政治物质经济待遇。县卫生系统18名职工为上述对象。8月5日，县卫生局收到县人民政府办公室发出(1989)26号县长办公会议纪要。“纪要”提出，根据省人民政府苏政发(1988)37号和南通市人民政府办公室通政办发(1988)65号文件精神，凡1978年底前参加乡镇医疗卫生单位从事医疗卫生技术工作，被聘为“师”以上专业技术职务，现仍为农村户口的人员，一次性办理“农转非”手续。“纪要”还指出，为了能充分发挥集体性质女医务人员的作用，缓解现阶段乡镇卫生院卫技骨干紧缺的矛盾，对取得卫生技术职称的集体性质妇职工退休年龄执行55周岁，未取得职称者仍执行50周岁。

1989年8月7日，县卫生局为211名知识分子的配偶、子女办理农转非的手续。10月12日，县卫生局根据市卫生局关于“转发省厅《关于贯彻执行〈关于提高护士工资标准的实施办法〉的通知》，给500多名从事护理工作人员增加工资。

1990年3月1日，县人民医院出席南通市知识分子工作联络经验交流会。5月10日，县卫生局转发县委组织部、县人事局《关于县第二轮专业技术拔尖人才管理意见(试行)的通知》，要求各单位对照《意见》，做好拔尖人才工作。9月，县人民医院钱惟成当选江苏省医院管理学会的委员。

1991年4月21日，县卫生局接转县人事局电话通知：女性高级专家，凡身体健康，能坚持正常工作，本人自愿，离退休年龄可放宽到60周岁。从1991年4月起执行。

1993年7月20日，县卫生局党委、县卫生局联合发出《关于公布如东县卫生局第一轮专业技术拔尖人才名单的通知》，第一轮专业技术拔尖人才14人。

1995年5月5日，县12名护理人员获卫生部颁发的30年护龄荣誉证收和纪念章。7月，县卫生局获“如东县大中专毕业生工作先进单位”。县卫生工作者季学军、李燕、蔡抗美、杨爱琴、丁志军、吴侦明获“县优秀大中专毕业生”称号。9月27日，县中医院钱忠权为“南通市1994年度中青年专业技术拔尖人才”，获中共南通市委、南通市人民政府表彰。11月20日，县人民医院季学军获“南通市优秀大中专毕业生”称号。

1996年8月15日，县卫生局发出通知，公布县临床科室、医技科室、卫生防疫、中医中药等卫生专业学科带头人。8月27日，县卫生局党委、县卫生局发出通知，公布县局级第二轮专业技术拔尖人才14人。

1997年1月，县卫生职工仲树芳获“江苏省优秀知识分子”和“南通市优秀知识分子”称号。5月7日，县卫生局、县人民医院、县中医院为调整后的县知识分子设立工作联络点，县卫生防疫站孙德全为联络员。7月22日，县卫生系统孙德全、张木兰、王爱民为“南通市首批跨世纪学术、技术带头人培养对象”。7月，县人民医院获“南通市大中专毕业工作先进集体”称号。9月11日，县委在县影剧院举行先进事迹报道会，县人民医院仲树芳事迹在县演讲会介绍。9月23日，县人民医院出席南通市知识分子工作会议，并以《努力造就高素质的跨世纪人才队伍》为题大会介绍了做好知识分子工作经验。

1998年2月27日，县人民医院仲树芳为县科学技术进步奖评审委员会委员。

1986～2010年间，1000余名卫生工作者进入县卫生专业人才库，其中高级专家433人，获得市以上奖励91人，成为省、市级学术研究骨干12人，成为市、县、局专业技术拔尖人才100余人。

1985～2010年如东县卫生系统高级专家人才一栏表

表35-2

专　业	正高级	副高级
内　科	钱惟成 仲树芳 孙中云 丛远凤 康小平 汤小苏 陈松平 徐燕红 季学军 王鹤兵 桑九高 陈海洪	张佩金 王　兰 倪国昌 蔡　飞 毛凤兰 施志祥 李　平 缪小平 花松茂 陈金荣 李　毓 姜长勇 施金龙 姚炳荣 徐爱民 张佩殷 葛正华 张　勇 徐　燃 许卫兵 刘冬梅 顾　俊 黄金平 陈　炜 沈冶军 陶云建 黄爱梅 缪亚琴 邱崇芬 桑乃俊 张贵陈 李　宁 缪海燕 陆启如 王森和 随唯东 陈春法 陈　忠 杨德军 戴晓红 叶德建 王小红 周留德 徐希平 王淑娴 顾春华 徐俊华 钱　忠 王文涛 缪林森 傅美华 李正华 陈海英 陆晓琴 曹建华 张建新 邱燕霞 张祖乐 钱　进 沈玉红 沙美芳 周拾泉 汪太群 苏宝美 陈湘林 李　宁 吴剑祥 卞葛进 许汉兵 汤新梅 高新冬 陈志云 陈迎春 陈锦明 葛丽霞 张　平 沈亚宏 陈崇熙 吕建莉 徐际鸣 杨　淼 余　彬 朱龙银 周　彪 葛　平 张国霞
外　科	高景昭 张建兴 施建斌 孙　德 石　磊 周丽华 王秀兵 朱　健 佘晓春 张　驰 袁　兵 秦安明 许华清 赵纳驹 陆士仁	邱　展 缪吾同 缪德龙 黄沛香 王宝林 邵志达 于桂泉 李金林 姜海林 杨拥军 高志慧 缪国平 韩承志 陈勇军 葛　勇 吴卫星 昝志政 孙国明 范　岗 咸仲实 陈立新 柳智华 叶成之 肖季全 於　建 顾海军 曹　兵 沈志凡 徐卫泽 顾国林 姜亚军 姜炳春 杨十俊 陈　建 丁志军 袁　凯 吴侦明 秦定阳 石太平 陆卫忠 康　国 成宏富
妇产科	程凤川 刘春红 吴新华 张燕升 桑乃平	江　静 陈桂兰 吴小平 李　莉 施　红 樊文婷 夏少姜 陈晓辉 季建华 陈亚萍 王　群 徐雅琴 陈建美 陈　辉 符晓燕 葛小琴 蔡美华 葛晓燕 於佩云 许　健 任乃秀 康爱琴
儿　科	姚美玲 张木兰 顾美芳 吴春玫 张普如	刘广秀 郑　琪 陆　敏 黄　玲 赵忠宁 汪雪梅 黄玲玲 蔡竹青 葛　云 周　萍 李伯龙
中　医	季汉源 蒋春荣 陈　沛 姚九江 王爱民 徐建忠 金　群 李建兵 杨晓华 丛远高 顾松杰 蒋　萍 蔡抗援 张金明 鲍德泉 王秋林 陆雅芳 刘　均	张盛举 张旭初 张　胜 邢巨星 张　鹏 刁述言 陈晓明 陈幼清 钱忠权 徐建忠 周　宁 陈　革 傅卫东 姚亚南 陈伟东 戴海艳 陈明新 姚　远 何建军 陈福林 周建华 顾建华 陈一峰 陈亚兵 沈志生 王　娟 吴群梅 高玉祥 钱小蕾 李　迎 徐湘声 曹正祥 陆桂兰 董德明 宫卫东 徐小岩 周俊成 殷竹泉 陈昌秀 张雨时 陈吾楠 陶维礼 张时礼
传染科	钱引坤	李家澄 许世群 俞凤英 施洪成 诸国兵
口腔科	赵云霞	张良琴 万宏坤
眼　科		崔金娣 缪延浩
传染科	钱引坤	李家澄 许世群 俞凤英 施洪成 诸国兵
口腔科	赵云霞	张良琴 万宏坤
眼　科		崔金娣 缪延浩
耳鼻喉科		王家乐 陈亚权 王胜君
五官科		陈宝军 马秀梅 姜　杰
皮肤科		秦　龙 张　谨
麻醉科		缪永辉 仇惠斌 唐锦荣 陈永红

续表35-2

专 业	正高级	副高级
影像科	仲跻浩	严俊才 陈汉清 翟建山 符纪宁 杨太峰 鲍 梅
功能科	谢 莲 费国均	张志娟 许洁心 季 芳
检验科	江成萍	姜建玉 张建忠 胡碧英 朱宝根 杨爱琴 朱爱民 鲍美兰 许南山 陆亚平
护 理	沈建江 施爱芳 蒋 玲	姚士萍 陈 晶 曹 磊 丁冠云 李 燕 施惠萍 郭建萍 石利平 孙晓云 陈曹萍 金燕芳 潘秀云 吴 琼 季晓平 徐国芳 刘丽萍 马 艳 周秀华 邱玉红 袁 红 符 琴 周亚梅 陆红健 沈红英 王美凤 镇国琴 许亚琴 丁美玲 张 辉 朱继陈 缪晓梅 缪丽华 蔡 健 刘克芳 王 丽 花红林 赵桂红 徐亚英 叶 红 李 霞 缪冬玲 沈桂荣 张树梅 缪宝芳 缪丽华 缪亚玲 姚秀梅 陈海平 钱堂妹 朱明兰 徐亚辉 顾晓兰
病理科	张正春	周雅能 姚秀芳
公共卫生	徐 治 孙德全 孙锦泉 杨宏斌 谢锦明 李秀兰	吴爱祥 李介玉 曹显明 蔡光华 柯士驯 陈志鳌 朱俊扬 陈淑林 夏建华 张爱红 徐亚红 缪 平 陈雪琴 姜菊萍 许庆忠 贾建华 黄爱萍
药剂科	陆道蓝 张 辉 沈 林 丁 蔚 曹妙丰	李桂荣 江建国 石明霞 肖 利 汤 莉 顾 卫 张玉泉 张笃珍 徐文华 蔡正军 钱生文 吴松华 丁先林 龚旭东
教 育		解慎传 朱新华 陆雅莉 陈德林 谢贵生 吴永慧 金燕梅 濮益周 姚 云 刘振林
管 理		从 浩 徐定山 沈南森 翟建国 翟 明 唐芙蓉 李剑芳 韩建彬 陈明星 陈 燕 康卫宁 王亚平 郭红梅 徐筱丽 吴 春 朱复华

1986～2010年如东县卫生系统省、市学术研究骨干人员表

表35-3

团体级别	姓 名
江苏省学术团体研究骨干	王秋霖 王爱民 张旭初 孙德泉 吴爱祥 从 浩
南通市学术团体研究骨干	钱惟成 张建兴 徐政权 刘晓燕 缪 彬 徐宗泉 康卫宁

1986～2010年如东县卫生系统重要贡献人才表

表35-4

获奖级别	姓 名
全国先进个人	蔡明珍 李金秀 蔡光华 曹妙丰 胡荫越 李介玉 徐定山 徐 治 张佩金 缪五宏 李 莉 鲍德泉 孙德全 邱瑞满 冒仲如 许荣峰 沈玉萍 宋桂萍 陈 勇 杨晓晴
江苏省先进个人	李家澄 季建华 钱忠权 仲树芳 张佩金 张泽宾 徐宗泉 刘银华 蒋月芬 李金秀 石祥银 吴爱祥 缪银发 缪五宏 胡荫越 徐益林 沈美云 傅真义 李 耀 钱忠权 徐正本 王葆森 从 浩 李秀兰 冒本正 朱宝根 傅国森 徐 治 张 瑾 季汉源 陈幼清 姚九江 从远凤 仲树芳 王爱民 王秋霖 徐宗泉 张旭初 吴益民 季本如 虞海琴 康传书 徐燕红
南通市先进个人	江 静 康 靖 高景昭 邱洪振 管维玲 胡金萍 傅真义 王立坤 崔金娣 傅 兰 曹妙丰 陆生保 施建飞 仲树芳 张 瑜 贾建华 樊天妹 姚世平 蔡美华 王咸震 梅德生 管图华 缪宝华 徐宗泉 刘晓燕 李 耀 康卫宁 李 莉 刘桂萍 孙德全 季学军 王少林 丁 蔚 周晓梅 康宜华 徐定山

1988～2005年南通市新世纪科学技术带头人培养对象

表35-5

批次	姓　名	起止时间	认定部门
1	王爱民	1995～2005	南通市知识分子工作领导小组
2	陈明朗　余晓春　缪延浩　石　磊　康小平　陈志鳌　姚亚南	2003～2005	南通市知识分子工作领导小组
3	丁　蔚　金　群　张旭初	2004～2006	南通市知识分子工作领导小组

1988～2006年如东县专业技术拔尖人才

表35-6

批次	姓　名	起止时间	认定部门
1	钱惟成　缪德龙　高景昭　张盛举　徐定山　柯士训	1988～1990	如东县知识分子工作领导小组
2	钱惟成　缪德龙　仲树芳　高景昭	1991～1993	如东县知识分子工作领导小组
3	张建兴　高景昭　仲树芳　崔金娣　姚士萍	1994～1998	如东县知识分子工作领导小组
4	张建兴　仲树芳　姜长勇　从远凤　谢　莲　张泽宾 王爱民　钱忠权　王秋霖　孙德全	1999～2000	如东县知识分子工作领导小组
5	张建兴　余晓春　石　磊　姜长勇　姜建玉　王爱民 张旭初　钱忠权　丁　蔚　孙德全　陈明朗	2001～2003	如东县知识分子工作领导小组
6	王秀兵　石　磊　余晓春　姜建玉　费国均　康小平 王爱民　姚亚南　张旭初　孙德全	2004～2006	如东县知识分子工作领导小组

第三节　离退休人员工作

1985年12月，县卫生系统有离退休人员381人，其中离休干部39人。

1986年，县卫生局成立老干部（职工）工作领导组，建立健全活动日、情况通报和节假日慰问制度。

1987年，县开展老年保健宣传活动，县人民医院老干部病房，增加老年保健活动内容，其他各医疗单位的老干部病房设施进一步充实完美。11月21日，县政府召开老龄工作经验交流会，县卫生局副局长张佩金以《搞好老年医疗保健工作，保障老年人健康长寿》为题介绍发言。于港乡卫生院被评老年工作先进集体，获县政府表彰。

1989年，县卫生系统开展“热爱老干部（职工）、热爱老干部（职工）工作”活动，各单位普通建立老干部（职工）活动室，为其订阅《老年周报》等报纸杂志。是年，系统内符合离休条件人员全部办理离休手续，卫生系统内计有离休干部106人，后调进2人，总数增加到108人。

1991年，县卫生局要求各单位支持老干部（职工）就读老年大学，并为其报销就读费用。年底，县卫生局对所属各单位确保老干部政治待遇和生活待遇落实工作进行专项检查。老干部工作者唐正群、徐定山、徐守桐、邱洪振、随唯东、杨兴国、姚美云、杨剑等人获“县热爱老干部工作先进工作者”称号。

1992年，县卫生局、县人民医院支持钱芬举办个人书画展，其后，县人民医院退休职工李桂荣、何占梅、余冰等老职工相继举办个人书画展。12月，县人民医院成立离退休人员党支部。是年，县卫生系统在全体老干部中开展“保持革命晚节、保持优良传统”活动。

1993年10月26日，县卫生局举行《县卫生系统老干部工作“三先”表彰大会，会议通报表彰了康靖等10人评为“先进老干部”、唐正群等9人评为“先进老干部工作者”、县人民医院和县第二人民医院2个“老干部工作先进集体”。是年，县卫生局获“南通市老干部档案工作先进集体”称号。

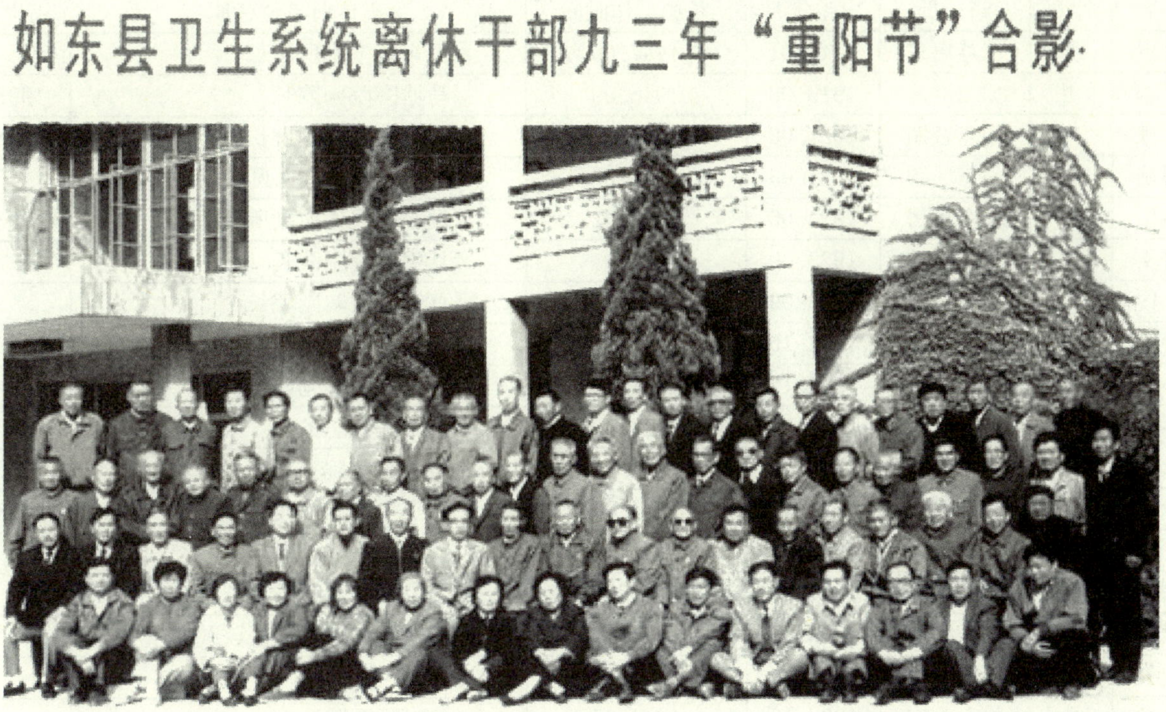

1993年10月26日，如东县卫生系统离休干部九三年“重阳节”合影　（县卫生局提供）

1994年，县卫生局组织老干部参加“六好家庭”创建活动，年底，县卫生防疫站戴朝江家庭被评为“南通市六好家庭”，县卫生局康靖家庭被评为“如东县六好家庭”。12月，县中医院成立离退休人员党支部。是年，县人民医院从远凤获“江苏省老干部工作先进个人”称号。

1995年3月，县卫生局组织6名老领导参加卫生改革和职业道德建设专项调研活动，为时20天。

1999年，县卫生系统老年长跑队组建。

2000年，县卫生局老职工徐应兰参加大连老年长跑比赛获银奖。

2004年5月，县人民医院组织离退休老职工16人，前往浙江宁波、杭州、嘉兴等地参观。

2005年12月，县卫生系统老科技工作者协会成立，首批会员35人。

2007年6月20日，县卫生局组织19名离退休老职工前往马塘镇参观“马塘英烈”和“抗日民主政府纪念碑”。10月16日，县卫生局组织45名老科技工作者前往南通参观苏通大桥，南通火车站，南通女子医院等地参观。12月，县卫生系统有离退休人员1289人，其中离休人员76人，县直属单位706人，乡镇单位583人。

2010年10月，县卫生局组织离退休人员参观洋口港。12月，县卫生系统计有离退休人员1731人，其中离休人员67人。按隶属层级分，县直属单位949人，乡镇单位782人。

1983～2010年如东县卫生系统离休人员一览表

表35-7

姓　名	性别	籍　贯	出生年月	参加工作时间	离休前单位任职	逝世备注
管　靖	男	江苏通州	1915.10	1945	县人民医院医师	
陆济社	男	如东古坝	1915.12	1941.01	县卫生局副局长	

续表35-7

姓　名	性别	籍　贯	出生年月	参加工作时间	离休前单位任职	逝世备注
朱文杰	男	江苏启东	1917.01	1947.09	掘东区卫生所所长	
周祥泰	男	如东沿南	1919.08	1946.09	马塘医院副院长	1996.01
沈　谦	男	如东苴镇	1921.08	1941.07	苴镇区医院副院长	1998.12
孙得旋	男	如东环镇	1921.08	1946.06	县中医院主治医师	
施楚生	男	如东兵房	1923.05	1946.02	掘东区卫生所副所长	1993.09
徐可文	男	如东掘港	1923.09	1942	县中医院副院长	
郁联俊	男	如东苴镇	1923.09	1944.01	苴镇区医院副院长	
顾善道	男	如东袁庄	1924.10	1948	南澪地区医院负责人	1989.02
谢小石	男	如东兵房	1924.12	1941.11	县人民医院副院长	
张学圣	男	江苏启东	1925.02	1948	县中医院总务	
李世普	男	如东苴镇	1925.07	1944.04	栟茶医院院长	1998.01
黄琢珉	男	如东长沙	1925.10	1944.06	县卫生进修学校副校长	1998.06
樊　恺	男	如东苴镇	1926.01	1946.01	苴镇区工委副书记	
仇宗尧	男	江苏启东	1926.01	1942.05	县中医院院长	
周景科	男	如东岔河	1926.09	1940.10	南通医学院附属医院医师	1990.08
陈宝兰	男	江苏响水	1926.10	1947.02	丰利医院医师	
丛监尤	男	如东景安	1926.10	1944.05	岔河区医院医师	
薛其彬	男	江苏如皋	1927.01	1946.04	县第二人民医院主治医师	2004.05
张　健	男	如东岔河	1927.01	1946.07	岔河区卫生所防疫医师	2004.05
江　连	男	如东岔北	1927.02	1948.02	县第二人民医院职工	1996.09
陈　斌	男	如东于港	1927.02	1944.05	县第三人民医院医师	2006.06
周　俊	男	如东南凌	1927.02	1946.08	袁庄乡卫生院干部	
黄家荣	男	如东兵房	1927.03	1947.12	掘东区卫生所干部	
滕川才	男	如东华丰	1927.03	1948.02	掘东区医院干部	
缪永山	男	如东沿南	1927.09	1946.08	县第三人民医院主治医师	2004.07
戴朝江	男	江苏建湖	1928.02	1944.06	县卫生防疫站副站长	
张　杰	男	如东古坝	1928.02	1942.02	岔河医院副院长	2000.09
陈德山	男	如东岔南	1928.03	1942.07	县卫生局副局长	
徐宝生	男	如东凌民	1928.05	1947.12	马塘医院职工	2002.12
赵林森	男	如东沿南	1928.05	1944.11	栟茶医院副院长	1997.12
孙同政	男	如东景安	1928.06	1947.09	县爱卫办副主任	2003.06
徐清藩	男	如东丰利	1928.06	1947.12	丰利区医院副院长	
徐金石	男	如东兵房	1928.07	1946.06	掘东区医院副院长	
刘　珍	女	江苏泰县	1928.11	1945.08	岔河医院护士	
单宗庭	男	如东孙窑	1928.12	1948.10	丰利区医院会计	
王能仁	男	如东丁店	1929.03	1949.02	县人民医院技工	
汪金玉	男	如东石甸	1929.03	1947.10	县人民医院司务长	
马友林	男	如东丰利	1929.03	1944.03	洋口农场医院院长	1998.06
吴哲清	男	如东孙窑	1929.04	1946.08	双甸区医院院长	2001.07
吴维礼	男	如东石屏	1929.04	1946.08	丰利区医院院长	1990.01

续表35-7

姓 名	性别	籍 贯	出生年月	参加工作时间	离休前单位任职	逝世备注
刘承德	男	如东沿南	1929.05	1947.11	县妇幼保健所所长	2004.12
姚瑞芝	男	如东长沙	1929.06	1946.06	县人民医院后勤党支部书记	1992.09
康 靖	男	如东栟茶	1929.06	1947.08	县卫生局局长	
刘德富	男	如东孙窑	1929.06	1947.10	县卫生进修学校总务	
徐立成	男	如东曹埠	1929.07	1946.01	县皮肤病防治所医师	
袁丽美	女	山东沂南	1929.07	1947.02	县人民医院护士	
虞承鳌	男	如东石屏	1929.08	1948.12	丰利医院干部	
周长信	男	山东肥城	1929.10	1945.04	县卫生局副局长	1997.09
陶 平	男	如东掘港	1929.10	1945.03	掘港区卫生所医师	
迪 勇	男	如东古坝	1929.11	1941.02	岔河医院院长	1999.02
叶国和	男	江苏泰兴	1929.11	1947.09	苴镇中心卫生院主治医师	
杨其儒	男	如东岔北	1929.11	1947.02	县中医院医师	
杨孝诚	男	如东华丰	1929.11	1948.06	华丰乡卫生院院长	1993.12
包瑞祥	男	如东大同	1929.12	1947.12	兵房中心卫生院院干部	2005.04
陈 连	男	如东岔南	1929.12	1946.01	岔河区医院干部	
赵九龄	男	如东石甸	1930.02	1947.11	双甸区卫生所副所长	
石树荣	男	如东石甸	1930.06	1948.03	县卫生防疫站主管药师	
金 枢	男	如东北坎	1930.07	1945.04	县人民医院副院长	
张荣奎	男	如东凌民	1930.07	1948.06	光荣乡卫生院院长	2003.12
陈明池	男	如东兵房	1930.08	1947.08	县卫生局副局长	
季林杰	男	如东新店	1930.08	1949.02	县卫生进修学校校长	
虞 进	男	如东古坝	1930.09	1946.08	岔河区医院副院长	
张国民	男	如东双甸	1930.10	1948.02	县人民医院职工	2003.12
陈 耀	男	如东环镇	1930.10	1949.03	县文联主席	
徐 芾	女	江苏如皋	1930.10	1949.09	栟茶医院	
谢 甡	男	江苏如皋	1930.11	2001.10	苴镇中心卫生院院长	2007.05
陆允家	男	如东北坎	1930.12	1947.01	苴镇中心卫生院党支部书记	
陈清泉	男	如东掘港	1930.12	1947.12	县卫生进修学校副校长	
陈达尊	男	如东新店	1930.12	1947.07	马塘医院医师	
章 奇	男	江苏如皋	1930.12	1949.05	岔河区卫生所主管医师	
陈 韵	女	如东掘港	1931.01	1946.10	县人民医院护师	
秦广田	男	如东兵房	1931.04	1947.07	马塘区卫生所所长	
王友山	男	如东沿南	1931.06	1947.10	栟茶区医院副院长	
杨光奎	男	如东凌民	1931.07	1948.02	马塘医院主治医师	
王卜义	男	如东马塘	1931.08	1946.08	县第三人民医院主治医师	
符秀英	女	如东景安	1931.08	1947.08	掘港区卫生所副所长	
朱秀华	女	江苏射阳	1931.10	1947.07	县人民医院中医士	
汤致中	男	如东掘港	1931.10	1949.05	掘港中心卫生院院长	
洪永珊	男	如东苴镇	1931.11	1948.02	县人民医院工会主席	
张必海	男	如东石甸	1932.01	1948.02	岔东乡卫生院院长	2003.03

续表35-7

姓　名	性别	籍　贯	出生年月	参加工作时间	离休前单位任职	逝世备注
冒　云	女	如东景安	1932.01	1947.10	县人民医院中医士	
郭　泉	男	如东凌民	1932.01	1947.09	马塘医院党支部书记	
薛国金	男	如东袁庄	1932.02	1946.07	县皮肤病防治所主治医师	
倪国昌	男	如东兵房	1932.03	1948.01	县人民医院医务科长	
秦德庄	女	如东兵房	1932.04	1947.03	县人民医院财务科科长	1997.02
吴友成	男	如东兵房	1932.04	1943.08	兵房中心卫生院干部	
李桂荣	女	山东荣城	1932.04	1948.07	县人民医院副主任药师	
顾林昶	男	如东大同	1932.05	1946.07	县人民医院主管药师	
杨伯盛	男	如东岔北	1932.08	1947.08	县人民医院司炉工	
张　明	男	如东栟茶	1932.08	1949.04	栟茶镇卫生院院长	
顾道生	男	如东丁店	1932.11	1948.02	县人民医院主管药师	
孙　慧	女	山东高密	1932.12	1947.02	北渔乡卫生院主管护师	
施国银	男	江苏海门	1933.01	1948.03	县公费医疗办公室副主任	
吴　均	男	如东岔北	1933.05	1947.01	县第二人民医院主治医师	2005.04
杨　俊	男	如东栟茶	1933.08	1946.08	县第三人民医院党支部书记	
刘家鑫	男	如东石屏	1933.08	1947.07	苴镇区卫生所干部	
崔　银	男	如东栟茶	1933.08	1947.10	县人民医院副院长	
石祥银	男	如东凌民	1933.09	1948.08	马塘区卫生所所长	2006.11
陈祖涛	男	如东兵房	1933.11	1948.05	掘东区医院副院长	
王　敏	男	如东九总	1933.12	1948.09	县中医院医师	
顾思传	女	江苏东如	1933.12	1949.05	县人民医院	
王新道	男	如东南坎	1934.01	1947.12	县人民医院医师	
季林熙	男	如东新店	1934.12	1949.01	县中医院医师	

第四节　职称评定

1979年，县按照卫生部(79)257号《卫生人员技术职称和晋升条例(试行)》和苏卫人(79)31号文件规定，启动卫生人员考试考核和职称评定工作。

1979～1983年，县先后有1266人晋升认定，其中副主任医师4人，主治医师33人，住院医师369人。

1987年7月28日，县卫生局成立如东县卫生系统职称改革工作领导组，领导组由5人组成，卫生局局长吴爱祥任组长。7月29日～30日，县卫生局召开卫生系统职称改革会议，全面部署县卫生系统职称改革工作，60人参加会议。8月17日，县经县职称工作改革领导小组批准，成立如东县卫生技术初级职称评审委员会，评审委员会由15人组成，卫生局副局长张佩金任主任委员，钱惟成、陈幼清任副主任委员，县卫生技术初级职称评审委员会负责县卫生系列初级职称的评审认定和中、高级职称评议推荐。

1989年3月1日，南通市职称改革领导小组批复，同意成立如东县卫生技术职称中级职务评审委员会，委员会由11人组成，吴爱祥任主任委员，钱惟成、陈幼清任副主任委员。

1990年7月18日，县卫生系列中级职称评审委员会主任委员由张佩金担任，负责县卫生系列中级职称的评审认定和县卫生系列高级职称的评议推荐。至此，县卫生系列的职称评审工作纳入正常性工作轨道。

2005年始，职称工作实行以考代评，县卫生系列初级职称和中级职称的工作相应停止，评审组织相应撤销。

1986～2010年间，县先后有90人晋升为正高级职称，343人晋升为副高级职称，1720人晋升为中级职称，5780人评定为初级职称。

2010年12月，全县5036名卫生人员，4665名拥有专业技术职称，其中，正高级职称43人，副高级职称285人，中级职称1247人，初级职称2282人、乡村医生808人。其中：县直医疗卫生单位、中心卫生院、镇卫生所卫生人员2691人（卫生技术人员2111人、会计人员113人、其他人员467人），2665名拥有专业技术职称（正高级职称43人、副高级职称276人、中级职称995人、初级职称1351人）；乡镇卫生院卫生人员934人，774名拥有专业技术职称（副高级职称9人、中级职称176人、初级职称589人）；其他机构卫生技术人员1411人，1226名拥有专业技术职称（中级职称76人、初级职称342人、乡村医生808人）。

1986～2010年如东县卫生人员职称晋升情况表

表35-8　单位:人

年　度	正高级	副高级	中　级	初　级	合　计
1986					
1987	2				2
1988		23	216	1929	2168
1989			174	199	373
1990		1	77	185	273
1991	1		5	68	74
1992		2	7	325	334
1993	2	12	56	259	329
1994	1	8	64	352	425
1995		7	96	331	434
1996	1	23	51	326	401
1997		32	83	242	357
1998	8	18	85	270	381
1999	1	21	83	490	595
2000	2	14	76	194	286
2001	6	16	4	10	36
2002	5	22	211	160	388
2003	18	24	82	90	214
2004	8	15	207	198	419
2005	4	22	38	61	125
2006	3	9	142	130	294
2007	3	13	83	77	168
2008	5	15			20
2009	8	23	49	54	134
2010	13	29	14	60	116
合计	90	343	1903	5980	8316

第三十六章　合作医疗与公费医疗

概　述

1986年来，县农村合作医疗与职工公费医疗较好发展。农村合作医疗经历恢复重组，多元筹资，多法实现的发展过程，今已覆盖全县农村，全体农村居民受益。职工公费医疗已于1997年4月1日整体划出。

第一节　农村合作医疗

如东县农村合作医疗开展较早。

1959年，全县农村普遍劳保医疗制度，医药费用由乡政府（时称人民公社）统筹安排，农村看病可以享受全部免费或部分免费待遇。

1960年秋，全县农村改为“谁看病谁负担”制度。

1968年，大同人民公社（现属兵房镇）参照湖北省长阳县东国公社做法，试办合作医疗。

1969年，全县44个人民公社实行合作医疗。

1975年12月，县卫生局颁发《如东县合作医疗暂行规定》。

1977年1月，县卫生局颁发《如东县集镇合作医疗管理暂行细则》。

1981年11月，县卫生局根据1980年4月卫生部、财政部、农业部、国家医药管理总局和全国供销合作社《农村合作医疗章程（试行）草案》，制定下发《如东县享受合作医疗人员自费药品范围》。

1985年12月，县部分乡（镇）合作医疗因故停办。

1986年，县人民政府大力推进，合作医疗工作形势有了改观。

1987年，全县参加合作医疗总人数达81.96万人，占人口总数的85.37%，统筹费用243.33万元，人均2～12元，统筹形式为合医不合药、合医合药、合防保3种形式。

1988年3月4日，《江苏健康报》以《人民医疗为人民办实事、合作医疗回报“如东大地”》为题介绍了县合作医疗工作恢复情况。

1990年，全县各乡镇普遍恢复建立合作医疗管理委员会，各村建立合作医疗管理小组，建立健全管理制度，确保合作医疗工作有序进行。其后，一些乡镇实行村筹村管，一些乡镇实行乡筹乡管。

1991年，全县参加农村合作医疗72万人，合医行政村覆盖率达88.9%，农业人口覆盖率89.79%。1月12日，《中国农村卫生事业管理》杂志以《如东合作医疗纳入法规管理》为题，介绍县合作医疗的管理办法。11月16日，县委、县政府召开农村合作医疗工作座谈会，提出新要求，51人参加座谈。

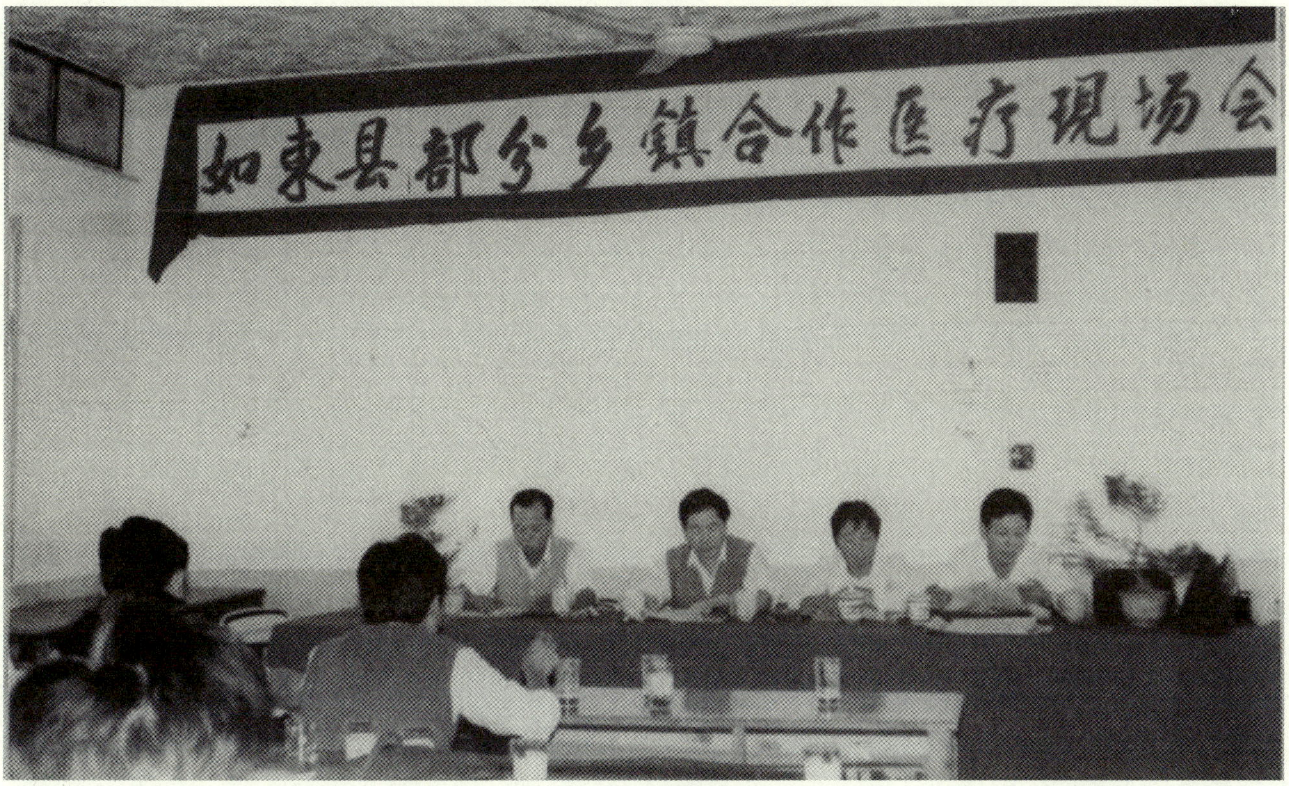

1991年11月16日，召开“如东县部分乡镇合作医疗现场会”（县卫生局提供）

1995年2月15日，县委农工部、县卫生局联合发出《关于加强农村合作医疗统筹费管理的通知》，要求切实加强合作医疗统筹费用管理。是年，县举办合作医疗的43个乡镇，覆盖率100%，行政村覆盖率为86.14%，人口覆盖率达85.5%，合作医疗三合覆盖率达74.16%。

1996年，全县合作医疗人口覆盖率为85.62%，行政村覆盖率95%。

1997年，县委办、政府办发出《关于发展和完善农村合作医疗的通知》。

1998年，县委宣传部、县卫生局、初保办及新闻媒体联合开展“合作医疗宣传月”活动。12月16日，县人民政府副县长王栋云、县卫生局局长张佩金前往丰利镇、洋口镇了解合作医疗工作情况，提出具体工作要求。

1999年1月，县人大常委会作出“关于巩固和完善农村合作医疗制度的决议”。是年，积极推行农村合作医疗保险制度。县合作医疗行政村覆盖率90.6%，其中三合行政村覆盖率71%，人口覆盖率85.5%。县合作医疗模式有三种：第一种是合医、合药、合防保的三合加大病保险，有33个乡镇，占78.57%；第二种是合医、合防保或合药、合防保的两合加大病保险，有6个乡镇，占14.29%；第三种是单纯大病保险，有3个乡镇，占7.14%。

2000年1月，县试行办大病统筹镇办传统合作医疗制度；县办大病统筹，主要解决5000元以上的大病补偿。镇办合作医疗主要解决5000元以内的基本医疗费补偿。县级大病统筹乡镇(场)26个，覆盖率96.3%，人口覆盖率90%，乡镇办合作医疗行政村覆盖率85.1%，其中三合(合医、合药、合防保)行政村覆盖率70.9%。9月22日，县委、县人民政府结合合作医疗宣传月活动，组织开展合作医疗保险县级大病统筹送温暖活动，县级及相关部门负责人分别到大豫镇、马塘镇、孙窑乡给享受合作医疗县级大病补偿的农民送大病补偿。全县首批6个乡镇、22名患者的县级大病统筹补偿款送到户头，其中8人补偿各达1万元。

2001年，县人民政府下发《当前农村合作医疗工作意见》《如东县农村合作医疗保险县级大病统筹资金管理实施细则》。县、镇两级办医。筹款34.04万元；大病统筹人口覆盖率65%。11个镇参加县级大病统筹，筹集资金97.5万元，县财政扶持资金20万元。12个镇场481人获大病统筹补偿金111.9万元，人均获补偿2326元。镇办合作医疗人口覆盖率50%。

2002年，县人民政府制定下发《如东县农村合作医疗保险管理办法》，明确实行县、镇、村三级办医和分级承担风险的办法，完善农村合作医疗大病统筹保险制度，县级大病统筹覆盖率达85%，13个镇实行县镇两级办医模式，参保人数达43.5万人，人口覆盖率50%。全县享受大额补偿799人次，其中万元以上28人。是年，参加县级大病统筹达72.4万人，占农渔业人口总数的76.67%，享受县级大病资金补偿的有878人，平均每人享受补偿2307.12元，其中享受1万元及以上补偿的有40人；镇办合作医疗人口覆盖率恢复到50%。

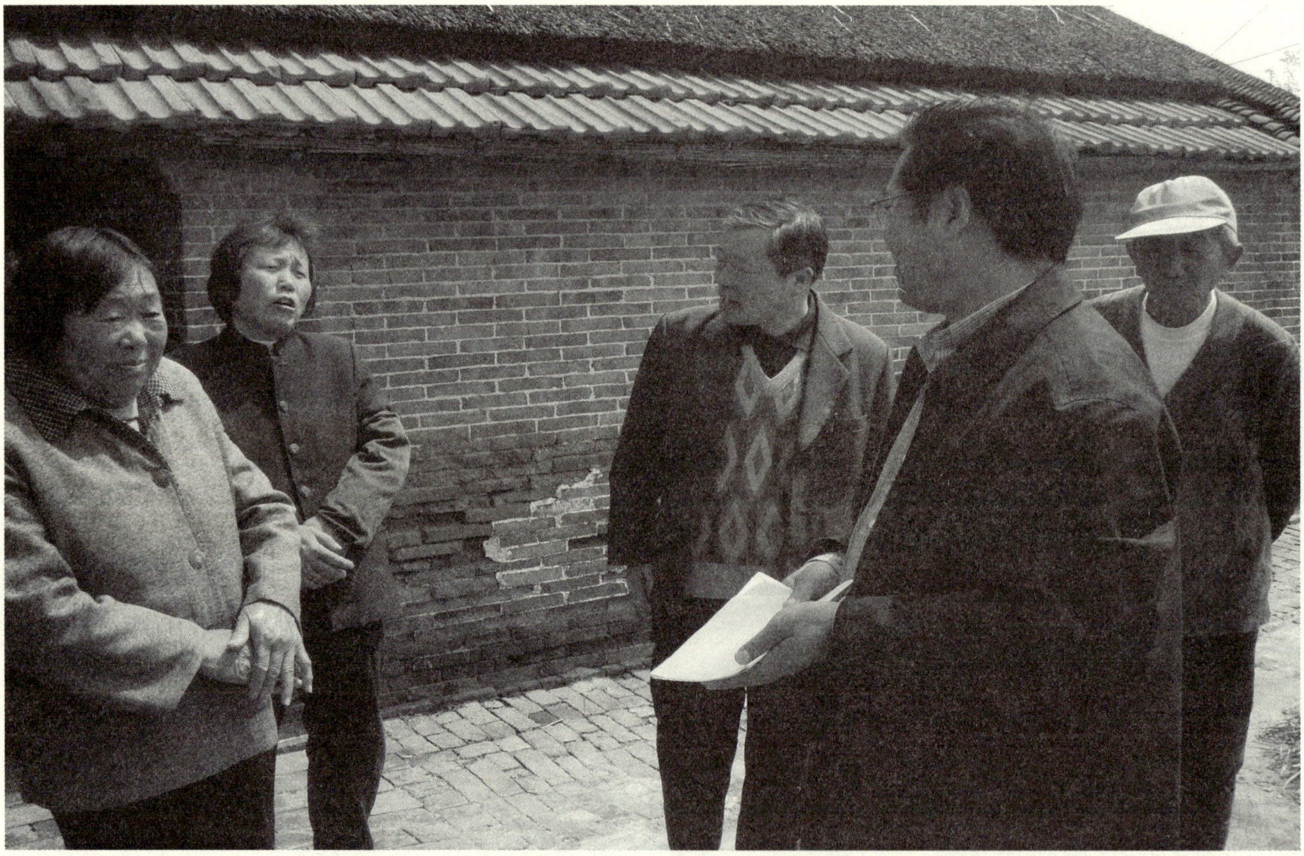

2006年12月26日，县新型农村合作医疗管理办公室人员访问参合者　（县卫生局提供）

2003年，县人民政府出台《农村合作医疗保险管理办法实施细则》，采取县镇村三级办医，筹资标准统一为人均13.5元(其中个人上交12元，农业税附加补1元，县财政部门补0.5元)，统一报销比例，管理统一办法。推行以大病统筹为主，兼办基本医疗保险的办医模式，县办大额费用医疗保险，镇办中额费用医疗保险，村办小额费用医疗保险，并印发《致全县合作医疗参保户的一封信》。8月，出台如东县新型农村合作医疗制度实施办法，探索建立新型农村合作医疗制度。12月，建立如东县新型农村合作医疗管理委员会，县长任主任委员、常务副县长、分管副县长任副主任委员，卫生局局长任办公室主任，负责日常工作处理，随后县政府下发关于建立新型农村合作医疗制度的实施意见和管理办法(试行)。是年，共筹集合作医疗资金693万元，覆盖率达64.2%，县级大病统筹覆盖率达90%。

2004年1月，县推行新型农村合作医疗制度。参加新型农村合作医疗人数为782316人，参合率85.48%，筹集参合基金2530.23万元，结报补偿人数263286人次，其中住院大病统筹结报5982人次，人均补偿1127.96元，享受大病补偿1万元以上64人，2万元以上14人，有1人享受封顶补偿3万元。

2005年，县参加人数783355人，参合率87.04%，筹集基金2546.51万元，住院结报17900人次，人均补偿696.44元，住院补偿受益面为2.3%。享受1万元以上补偿有54人，3万元补偿3人。

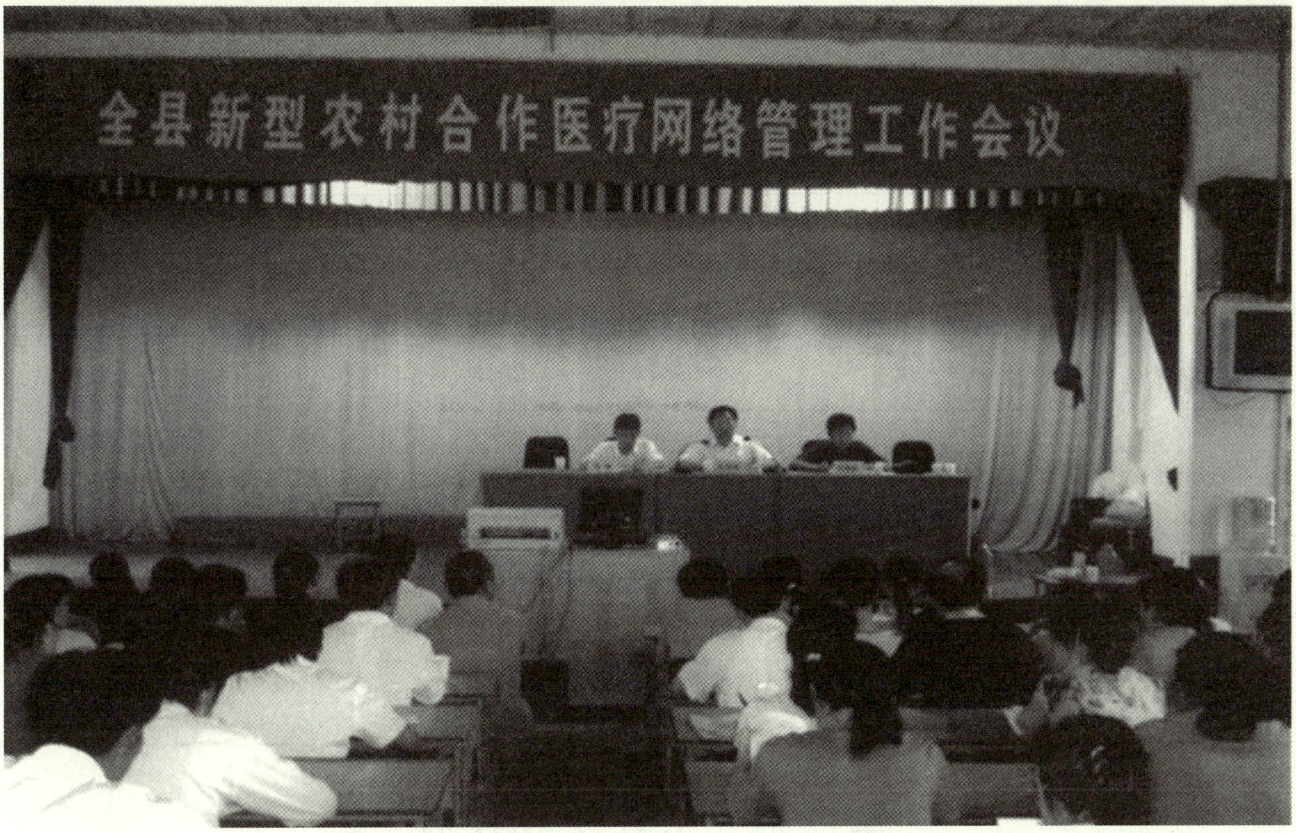

2007年1月1日，召开"全县新型农村合作医疗网络管理工作会议" (县卫生局提供)

2006年，全县参加人数777910人，参合率90.73%，筹集基金3904.93万元，支出基金3708.9万元，年资金使用率94.98%。其中普通门诊补偿532986人次，每人次平均补偿22元，慢性病门诊补偿4896人次，每人次平均补偿206元，门诊补偿受益面为68.5%。住院补偿25429人次，每人次平均补偿958.42元，享受1万元以上137人，2万元以上15人，3万元以上4人，3.5万元封顶补偿4人，住院补偿受益面3.27%，住院费用实际补偿比33.8%。8月，县政府调整补偿比例和结报手续，并对从1月1日至8月31日间住院参合者实行第二次补偿。享受二次补偿的有15722人次，共补偿414.3723万元。9月14日，《南通日报》A2版以《新型合作医疗惠及如东78万农民》为题，介绍了县合作医疗工作情况。12月，县政府投入40万元，为每位参合者制作二维条码卡，方便其就医和费用结报。

2007年1月1日，县启动二维条码卡制度。县外住院医药费可凭材料直接到镇合管办办理，由镇合管办初审后报县统办；提高七种慢性病的补偿限额和住院费的补偿比例。

2010年，全县参加合作医疗人数779107人，参合率100.00%，筹集基金13322.94万元，支出基金12245.42万元，年资金使用率91.91%。

2004～2010年如东县新型农村合作医疗资金统筹情况表

表36-1　　单位：万元

项目＼年度	2004	2005	2006	2007	2010
农民个人交费	938.77	939.55	1072.94	1613.15	2113.15
集体经济资助	78.23	78.38			
省财政拨款	783.00	1175.03	1945.00	1361.00	
市财政拨款	93.31	93.54	170.96	178.16	
县财政拨款	548.00	156.70	701.56	903.40	
镇财政拨款	78.23	78.39	155.58	162.35	
其他资金	10.68	24.91		35.59	
合　计	2530.23	2546.50	4046.04	4253.49	13322.94

如东县2004～2010年新型农村合作医疗资金支出情况表

表36-2　　单位：万元

项目＼年度	2004	2005	2006	2007	2010
大病基金支出	531.24	391.92	20.24		
基本医疗基金支出	284.79	649.69	253.49		
门诊支出		41.89	134.74	3335.79	
住院支出		732.28	2195.64	4522.88	
预防保健基金支出			7.87		
慢病基金支出			20.64	0.20	
合　计	816.03	1815.78	2632.62	7858.87	12245.42
收支结存	1714.20	730.73	1525.80	-3605.38	1077.52

第二节　职工公费医疗

1952年10月，执行中华人民共和国国务院1952年6月第47号《关于全国各级人民政府、党派、团体及所属事业单位的国家工作人员实行公费医疗预防的指示》，建立“如东县公费医疗预防实施管理委员会”。

1974年6月20日，县建立公费医疗办公室，配专职人员1～2人。

1986年，县职工公费医疗实行经费“按块分条，包干使用”，以享受对象每人每月二元五角的支出控制指标按季预拨各享受单位，年终结算，结余不上缴，超支原则上不补，在单位福利费中解决，特殊的经县公费公会同县财政局审核后，酌情补助。

1988年，县卫生局、财政局、劳动局联合下发文件，修订了公费（劳保）医疗药品报销范围，明确“健字”号类药品作自费的规定，以控制公费医疗支出的不合理增长。

1989年7月，县人民政府办公室、县体制改革办公室办联合批转《加强公费医疗管理试行办法》的通知，规定全额拨款单位人年指标100元，离、退休（含在乡二等乙级以上荣军）150元，包干使用，人年累超500元以上由县财政补助；在职人员门诊经费与个人挂钩，每月按年龄档次分别发给4元、5元、6元、7元的备用金，年备用金结余全奖，超过部分单位，个人各负担50%，但个人负担不超过年工资总额的5%。住院经费与医疗单位挂钩，以私费平均床日费为考核基数，按医院等级另加30%、25%、20%计算奖赔。同时规定门诊使用复式处方。经费拨付：乡镇由县财政局直拨，县级机关单位由公费办按月拨给。

1991年5月，县财政局、卫生局、公费办联合发文，规定在1989年制发的《加强公费医疗管理试行办法》的基础上，对在职人员实行门诊、住院经费与个人经济利益适当挂钩的办法，控制了在职人员公费医疗支出。

1993年7月，县人民政府颁发《如东县公费医疗管理试行办法》，试行“定额包干、定点医疗、合理负担和医院参与公费医疗管理”的办法，规定除在职人员发给门诊备用金外，退休(职)人员也按月发门诊备用金10元，在职人员按两个年龄档次分金额阶段的不同的负担比例，不封顶。退休人员负担到年退休金收入的5%，对单人年累计超500元、1000元、1500元及以上按60%、70%、80%分别给予补助。经费由各单位按月到定点医院结报，定点医院按季向公费办结报。年终公费办对医疗单位为结报所增加的工作量按包干人数进行补贴。对离休、在乡二等乙级以上荣军的医药费用，在规定报销范围内的，定期由各单位集中向县公费办报销。

1995年4月，县人民政府办发文，将公费医疗经费与现行财政体制一致，并调整纯县级行政单位年终单人累计大额补助的标准。

1997年4月1日，县公费医疗办公室整体并入县职工医疗保险管理中心。

1986～1997年如东县享受公费医疗人数及经费使用情况

表36-3　　单位:人、元

年度	年平均享受人数	国家实际支出(万元)	年人均享受(元)
1986	11811	132.50	112.18
1987	12878	165.61	128.60
1988	13740	254.16	184.98
1989	14141	310.84	219.82
1990	14844	383.87	258.60
1991	15551	432.11	244.87
1992	16245	564.90	347.77
1993	16821	815.25	484.66
1994	17329	1020.89	589.12
1995	19143	1416.00	739.70
1996	19979	1349.00	675.21
1997	19979	422.40	211.42

第三十七章　总务与财务

概　述

1950年3月，县立人民医院内设医疗预防股、卫生防疫股、总务股、初级卫生人员培训组。总务股内设事务员、挂号员、会计、会计员(临时勤杂人员未计)，负责卫生院后勤管理工作。6月，“如东县立人民医院”改称“如东县卫生院”，总务股负责全县卫生后勤管理工作。

1951年6月，“如东县人民政府卫生科” 建立，负责全县卫生行政工作。县卫生院总务股不再负责全县卫生后勤管理工作。

1955年12月，“如东县人民政府卫生科”更名为“如东县人民委员会卫生科”。

1967年6月24日，“如东县人民委员会卫生科”更名为“如东县人民武装部生产办公室卫生组”。

1968年4月26日，“如东县人民武装部生产办公室卫生组”更名为“如东县革命委员会卫生组”。

1969年7月，“如东县革命委员会卫生组”更名为“如东县人民卫生服务站革命委员会”，设“政工组”“业务组”“计财组”。县人民卫生服务站革命委员会计财组负责全县卫生后勤管理工作。

1981年4月，“如东县革命委员会卫生局”更名为“如东县卫生局”。

1997年1月，撤“股”改“科”，县卫生局“计财组股” 更名为 “计财组科”。

2001年3月，撤销“计财科”，相关业务主体划属“县会计中心”，部分划属“办公室经管员室”。

2009年9月，建立“财务审计科”。县卫生局办公室、财务审计科负责全县总务、财务等卫生后勤管理工作。

2010年12月，全县各级医疗卫生单位总务财务工作均行数字化管理。

第一节　总　务

1950年，县立人民医院内设医疗预防股、卫生防疫股、总务股、初级卫生人员培训组。总务股内设事务员负责后勤总务管理,洗衣房、食堂、环卫、保卫交由临时勤杂人员管理。

1985年，县各医疗卫生单位的洗衣房、食堂、环卫、保卫各项工作均由单位配员负责，并由总务部门统一管理。

1986年，县各医疗卫生单位实行工作量计算制度，并以工作量大小配备人员，然后加以考核。

1990年，县部分医疗单位总务后勤工作始行承包制度。

1997年，县中医院保卫工作，交由保安公司管理。

1998年，县人民医院的环境保洁工作交由保洁公司管理，其后，食堂、洗衣房等后勤工作相继和单位剥离，实现了后勤工作社会化管理。

本节分目介绍采购、基建工作其他后勤总务工作，参见第二十八章“后勤班组”。

一、采　购

1950年3月，县立人民医院物资采购工作由总务股负责办理。

1985年，县各医疗卫生单位物资采购工作由总务科、药剂科等相关业务部门负责办理，较小数额支出(县人民医院、县中医院1000元以下，其他单位500元以下)由分管财务领导审查批准，较大数额支出由集体研究决定，大额开支，需立专项上报审批。

1986年，县各医疗卫生单位采购业务经办部门趋向集中，数额控制有所放宽。

1989年，县人民医院分管院长批准权限为3000元以内，县中医院分管院长批准权限为1000元。

1990年，县卫生局转发国家卫生部《关于医疗单位药品采购管理工作的通知》，加强对药品采购工作实施专项治理。

1999年9月，县卫生局建立药品招标管理办公室，对全县各医疗单位的药品采购招标采购工作，实施专项管理。

2000年10月1日，县卫生系统推行药品联合采购制度，全面实施公开集中招标采购。11月10日，县政府、县政协组织提案委员会部分成员和提案人代表对县卫生局办理《关于建立乡镇卫生院药品采购公开制度等19项提案进行督查。县领导听取汇报后，给予充分肯定。

2001年4月，县卫生局及县直医疗卫生单位的物资采购工作均由县招标采购办公室管理。县人民医院大型物资采购实行委托采购管理，其他各医疗卫生单位的物资采购纳入当地乡镇政府办公室统一管理。

2003年12月，县卫生局药品采购管理办公室更名为药品招标采购办公室，办公室负责全县各医疗单位的药品采购工作实施统一招标。

2004年3月，县药品招标采购办公室第一次招标。药品采购，每季招标采购2次，每月补充招标采购1次。

2006年12月，县人民医院、县中医院相继成立医疗消耗药品招标采购工作办公室，并直接参加南通市卫生局药品招标采购。此外，各单位的基本建设及千元以上的采购工作亦采取招标竞价方式实施。县人民医院、县中医院自行组织。

2010年，全县卫生采购总额79660万元。其中：药品30474万元，占总数38.26%；医疗消耗28129万元，占总数35.31%；建筑修缮4389万元，占总数5.51%；图书设备12332万元，占总数15.48%；其他采购4336万元，占总数5.45%。

1986～2010年，全县卫生采购总额689593万元。其中：药品335238万元，占总数48.61%；医疗消耗207808万元，占总数30.13%；建筑修缮61089万元，占总数8.85%；图书设备63016万元，占总数9.13%；其他采购19458万元，占总数2.82%。

1985～2010年如东县卫生物资采购情况表

表37-1　　　　单位：万元

年　度	总数额	药　品	医疗消耗	建筑修缮	图书设备	其　他
1985	1745	746	612	206	102	74
1986	2677	1390	647	404	167	69
1987	3200	1595	722	515	106	84
1988	3203	1789	899	271	139	105
1989	4106	2176	1032	603	302	120
1990	4656	2398	1228	667	231	132
1991	6353	3737	1408	699	352	148
1992	8477	5473	2112	517	222	163
1993	10039	6012	2650	806	385	186
1994	11807	7008	3412	1212	543	213
1995	14937	8552	4468	1005	701	221
1996	17835	9106	5429	1855	1224	221
1997	18301	10164	6191	1015	674	257
1998	22224	12027	6977	1618	1284	318
1999	27265	13581	8028	2779	2480	388
2000	25421	14272	8524	1277	856	492

续表37-1　　单位:万元

年　度	总数额	药　品	医疗消耗	建筑修缮	图书设备	其　他
2001	27051	14561	9238	1429	1268	555
2002	34408	15670	9831	5631	1602	694
2003	32362	16564	10875	2231	1912	783
2004	33806	17280	11784	2651	1254	837
2005	41846	17854	12790	5002	3100	924
2006	48199	18854	13235	8141	6993	976
2007	46874	19254	14337	8211	4075	997
2008	59684	24543	18316	4056	9781	2988
2009	71939	28670	24954	4105	11033	3177
2010	79660	30474	28129	4389	12332	4336
合　计	689593	335238	207808	61089	63016	19458

二、基　建

1949年前,县卫生建筑未见资料明确记载。其时,私立医疗机构多为私有通用建筑,公立医疗机构多为租用民用建筑。

1949年7月,县民主政府门诊室有门诊室2间,约30平方米。

1950年3月,县立人民医院其马塘镇理教公所印心堂公房屋15间,12月,县卫生院接受房产31间,约合600平方米。

1951年11月,县卫生院址迁掘港镇,接受房产50间,并建新房10间。

1952年,县公有卫生建筑增至1764平方米。

1960年4月,县麻风病防治所接受政府划拨集体土地100亩,部队移交营房32间(营房占地4亩,划拨集体土地供力所能及患者种植农副产品)。7月15日,县人民医院3375平方米住院楼破土动工。

1960～1965年间,县各地区医院、人民公社医院普建医疗用房,面积一般2000平方米左右,全县约建14万平方米平房。

1965年,县各地区医院、人民公社医院普建医疗用房约建14万平方米平房。

1966年,县麻风病防治所、丰利医院、双甸医院、兵房、石甸、潮埠、花丰,南坎九总、岔北、岔南、南坎,人民公社中心联合诊所改造新建门诊、病房建筑。

1985年12月,县卫生机构土地总面积为421545平方米,缩读42万平方米,建筑总面积147154平方米,缩读14万平方米。其中:门急诊建筑29436平方米、病房建筑44128平方米、医技综合建筑7506平方米。卫生建筑总价值为1203万元。其中县直卫生单位182万元,占总数15.12%;县直医疗单位317万元,占26.35%;中心卫生院253万元,占总数21.03%;乡镇医院412万元,占总数34.24%;其他卫生机构39万元,占总数3.24%。

1986年,县卫生局组织卫生建筑普查组,对全县卫生建筑实行普查登记,经普查鉴定全县有危险房屋28431平方米,大多集中在中心卫生院和乡镇卫生院。

1987年1月,县卫生局成立危房改造工作领导组,制定危房改造工作规划并聘请专业人员负责督促实施。3月17日～18日,县卫生工作会议出台危房改造工作推进措施。主要措施:乡镇卫生院危房改造实行三个一点办法，即：县财政、乡政府、卫生院各三分之一；中心卫生院基建资金实行统筹由县卫生局统一管理，分批建设（俗称“打会”）；县级医疗卫生单位，自力更生，争取国家、省、市投入县成立卫生院危房改造工作领导组，副县长吴剑坤任组长，各乡镇也相继成立以分管副书记和分管副乡（镇）长为组长、卫生院院长为副组长的危房改造工作领导组。

1988年1月，县危房改造工作领导组出台危房改造工作流程图。10月，召开“一无两有”工作动员大会，全面推动危房改造、合作医疗和村卫生室建设，做到卫生院无危房、乡（镇）有合作医疗，村有卫生室。会后，兵房中心卫生院、长沙卫生院危房改造工作立即启动。

1990年8月21日，县政府举行“一无两有”工作会议。12月15日，县委、县政府在县委党校召开农村卫生“一无两有”工作总结会议，各区、乡主要负责出席会议。

1991年5月10日～11日，县“一无两有”工作经验在南通市政府召开“一无两有”工作座谈会中介绍。12月2日，县潮桥、凌河、于港、新光、袁庄、九总、石甸、于港等乡镇获南通市农村卫生一无两有工作先进乡镇称号。

1993年，县卫生局张盛举获南通市农村卫生“三项建设”先进个人称号。

1994年，县中心卫生院、乡镇卫生院危房改造任务基本完成，此前先后投入1700余万元新建楼房34幢，建筑总面积38036平方米。11月，徐益林获江苏省农村卫生“三项建设”先进个人称号。

1996年1月，县制定《如东县卫生发展“九五”规划和2010年远景目标》，将现代卫生建筑建设列为重要内容。8月16日，县人民医院举行《医院“九五”规划和2010年远景目标》论证会。

1999年1月，县人民医院13840平方米的病房楼工程正式启动。

2001年10月，县中医院11410平方米的病房楼奠基。

2006年7月，县丰利医院易地重建工程全面结束并于12月20日举行开诊仪式。

2007年5月20日，“县人民医院肿瘤病住院楼落成暨直线加速器启用仪式”在医院举行。该楼建筑面积5320平方米，投资5000万元；直线加速器总值900万元，其中主机692.9万元。12月4日，县人民政府举行“县第三人民医院整体搬迁论证会”。

2008年10月28日，县第三人民医院举行整体搬迁奠基仪式，预计投资7200万元，土地面积20400平方米，建筑面积建22300平方米。

2009年4月4日，全国政协副主席李金华视察县第三人民医院整体迁建工程工地。6月16日，举行县公共卫生大厦奠基仪式，预计投资7000万元，土地面积15000平方米，土建工程19321平方米。12月16日，县人民医院在新门急诊综合大楼建设现场举行奠基仪式。县委、县人大、县政府、县政协领导出席奠基仪式和县级机关相关部门负责人以及县直医疗单位负责人出席。门急诊综合楼建筑面积32000平方米，预计投资9000万元。

2010年11月17日，马塘医院住院楼奠基，预计投资1200万元，土建工程5000平方米。12月16日，县中医院举行新址奠基仪式，预计投资71000万元，土地面积104712平方米，建筑面积121630平方米。12月，县卫生机构土地总面积528916平方米，缩读52万平方米，建筑总面积353329平方米，缩读35万平方米。其中：门急诊建筑59396平方米，病房建筑118488平方米，医技综合建筑42904平方米。卫生建筑总价值为20013万元。其中县直卫生单位520万元，占总数2.72%；县直医疗单位9219万元，占48.28%；中心卫生院3076万元，占总数16.11%；乡镇医院2423万元，占总数12.69%；其他卫生机构4338万元，占总数20.19%。

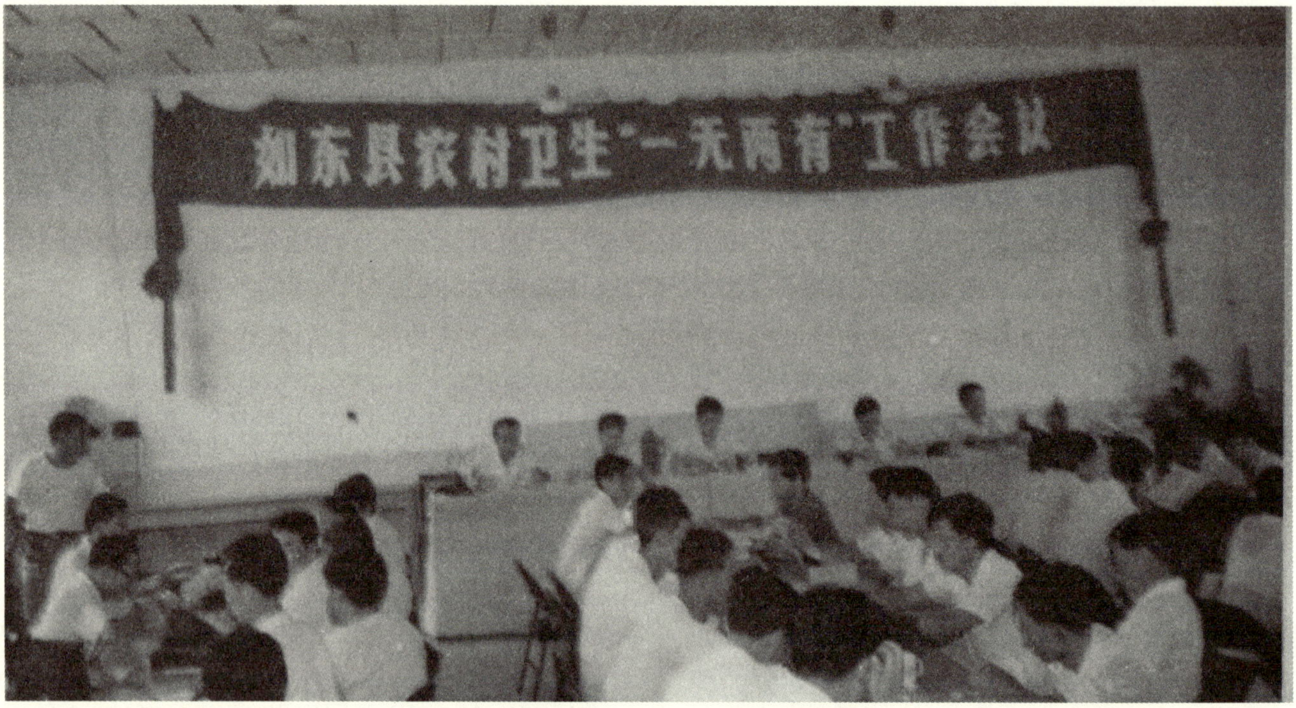

1990年8月21日,召开"如东县农村卫生'一无两有'工作会议" (县卫生局提供)

1986～2010年如东县卫生建筑情况表

表37-2 单位:平方米、万元

年 度	占地面积	建筑面积				建筑价值
			门急诊	病房	医技综合	
1985	421545	147154	29436	44128	7506	902
1986	421545	153326	34036	45128	9016	963
1987	421060	157950	35036	48130	9016	1002
1988	421060	165000	35676	50130	9016	1248
1989	430160	174577	38676	51691	9016	1311
1990	430160	178475	40600	54791	10516	1426
1991	430815	201000	41520	59791	11316	2077
1992	430815	210000	46569	62791	11316	2342
1993	430815	220000	46569	64800	12980	2929
1994	438815	220000	49569	65400	13480	3293
1995	438815	227000	52870	67400	13480	3788
1996	428815	230000	53902	72400	14480	4893
1997	428815	240000	53902	74182	15494	5311
1998	428815	262300	56902	77290	15492	6062
1999	428815	270200	60096	77270	15612	6458
2000	439905	228500	61696	78670	15612	7174
2001	439905	228500	64196	78670	15612	8204
2002	439905	238700	64196	88670	25812	11209

续表37-2 单位:平方米、万元

年 度	占地面积	建筑面积				建筑价值
			门急诊	病房	医技综合	
2003	378238	236700	59396	93670	29812	11836
2004	388804	236700	59396	89612	32812	11840
2005	388804	236700	61340	84720	33400	10895
2006	388804	247611	63869	80533	33400	11895
2007	388804	253131	63869	85853	33400	13595
2008	409204	276386	68386	93895	38853	19331
2009	424204	296805	71189	108585	39689	19530
2010	528916	353329	74588	118488	42904	20013

如东县卫生房屋建筑建设实施情况:

1949年7月,县民主政府门诊室有门诊室2间,约30平方米。

1950年,县卫生院接受房产31间,约合600平方米。

1951年,县卫生院房产50间,新建医疗房10间。

1952年,县公有卫生建筑增至1764平方米。

1960年,县人民医院建住院楼,面积3375平方米。

县麻风病防治所接受政府划拨集体土地100亩,部队移交营房32间 。

1965年,县地区医院、人民公社医院普建医疗用房约建14万平方米平房。

1966年,县麻风病防治所新建门诊住院综合房;

县芳泉庙脊髓前角灰白质炎防治站新建综合防治房;

丰利医院征地新建门诊住院综合房;

双甸医院新建门诊住院综合房;

兵房人民公社中心联合诊新建门诊住院综合房;

石甸人民公社中心联合诊新建门诊住院综合房;

潮埠人民公社中心联合诊新建门诊住院综合房;

花丰人民公社中心联合诊新建门诊住院综合房;

南坎人民公社中心联合诊新建门诊住院综合房;

九总人民公社中心联合诊新建门诊住院综合房;

岔北人民公社中心联合诊新建门诊住院综合房;

岔南人民公社中心联合诊新建门诊住院综合房。

1967年,光荣人民公社卫生院新建门诊住院综合房;

丰利区卫生院新建门诊住院综合房;

潮桥人民公社卫生院新建门诊住院综合房;

双甸区卫生院征地新建门诊住院综合房;

栟茶区卫生院新建门诊住院综合房;

洋口人民公社卫生院新建门诊住院综合房;

河口人民公社卫生院新建门诊住院综合房;

九总人民公社卫生院征地新建门诊住院综合房;

1968年，新店人民公社卫生院征地门诊住院综合房；
马塘区卫生院新建门诊住院综合房；
岔东人民公社卫生院征地门诊住院综合房；
汤园人民公社卫生院门诊住院综合房；
环镇人民公社卫生院新建门诊住院综合房；
长沙人民公社卫生院新建门诊住院综合房；
卫海人民公社卫生院新建门诊住院综合房；
古坝人民公社卫生院新建门诊住院综合房。
1975年，县卫生服务站建办公楼，面积11004平方米，造价94万元。
县中医院建门诊住院综合楼，面积2500平方米，造价18万元；
县人民医院建门诊楼；
县卫生防疫站征地建办公楼；
县岔河赤脚医生大学征地兴建；
丰西人民公社卫生院征地新建门诊住院综合房；
凌民人民公社卫生院征地新建门诊住院综合房；
海洋渔业卫生所征地兴建综合房；
掘东区卫生院征地新建门诊住院综合房；
岔河镇人民公社卫生院新建门诊住院综合房。
1976年，孙窑人民公社卫生院建门诊楼，面积420平方米，造价10万元；
县计划生育办公室征地新建办公室；
洋口人民公社卫生院征地新建门诊住院综合房；
县岔河赤脚医生大学新建教学楼；
掘港镇人民公社卫生院新建门诊住院综合房；
于港人民公社卫生院新建门诊住院综合房；
双甸区医院征地新建门诊住院综合房；
坚镇区医院新建。
1977年，新店人民公社卫生院征地新建门诊住院综合房。
1978年，环港人民公社卫生院征地新建门诊住院综合房；
兵房人民公社卫生院征地新建门诊住院综合房；
潮桥人民公社卫生院新建门诊住院综合房；
掘郊人民公社卫生院新建门诊住院综合房；
五义人民公社卫生院新建门诊住院综合房；
凌河人民公社卫生院新建门诊住院综合房；
九总人民公社卫生院新建综合房；
永红人民公社卫生院新建门诊住院综合房；
南坎人民公社卫生院新建门诊住院综合房；
洋口人民公社卫生院新建门诊综合房；
岔河区卫生院征地新建；
掘东区卫生所征地新建；
县人民医院征地；

1978年，坚人民公社卫生院征地；
长沙人民公社卫生院征地。
1979年，兵房中心卫生院建门诊楼，面积1400平方米，造价43万元；
县人民医院建急诊(医技)楼，面积2791平方米，造价54万元；
县卫生局建办公楼，面积985平方米，造价18万元；
县卫生进修学校建学生宿舍楼，面积1471平方米，造价17万元；
县精神病防治院征地；
洋口人民公社卫生院征地；
丰利区卫生院征地；
新窑人民公社卫生院征地；
石甸人民公社卫生院征地；
县人民医院新建食堂。
1980年，环港人民公社卫生院建门诊楼，面积889平方米，造价25万元；
丁店人民公社卫生院建住院楼，面积678平方米，造价21万元；
县精神病防治院新建门诊住院综合房。
1981年，掘港区区卫生所新建综合房；
丰利镇人民公社卫生院新建综合房；
光荣人民公社卫生院新建综合房；
袁庄人民公社卫生院新建综合房；
童甸人民公社卫生院征地新建综合房；
新店人民公社卫生院征地；
浒澪人民公社卫生院征地；
新光人民公社卫生院征地；
县人民医院新建制剂综合房。
1982年，潮桥人民公社卫生院建住院楼，面积921平方米，造价14万元；
县妇幼保健所建综合楼，面积1275平方米，造价25万元。
1984年，袁庄乡卫生院建住院楼，面积108平方米，造价22万元；
县人民医院建老干部病房楼，面积1832平方米，造价38万元。
1985年，大豫南坎乡卫生院建门诊楼，面积971平方米，造价44万元。
1986年，县精神病防治院新建门诊综合楼；
马塘医院迁址市河东路28号，征地8亩，新建门诊用房600平方米、住院楼一幢1130平方米，总造价18万元；
潮桥乡卫生院建门诊楼，面积646平方米，造价18万元；
苴镇中心卫生院建住院楼，面积1062平方米，造价55万元；
新林乡卫生院建综合楼，面积1335平方米，造价35万元；
童甸乡卫生院建综合楼，面积1600平方米，造价18万元；
孙窑乡卫生院医院建住院楼，面积420平方米，造价20万元。
1987年，县第二人民医院建住院楼，面积2414平方米，造价161万元；
洋口乡卫生院建住院楼，面积710平方米，造价27万元。
1988年，新店乡卫生院建住院楼，面积800平方米，造价27万元。

1988年，县卫生进修学校建实验楼，面积1236平方米，造价38万元。

1989年，县卫生进修学校建教学楼，面积580平方米，造价14万元；

于港乡卫生院建住院楼，面积720平方米，造价32万元；

曹埠乡卫生院建门诊楼，面积602平方米，造价17万元；

光荣乡卫生院建门诊楼，面积800平方米，造价20万元；

汤园乡卫生院建门诊楼，面积863平方米，造价16万元；

岔北乡卫生院医院建住院楼，面积841平方米，造价40万元。

1990年，岔南乡卫生院建住院楼，面积810平方米，造价31万元；

长沙乡卫生院建门诊楼，面积640平方米，造价33万元；

九总乡卫生院建门诊楼，面积943平方米，造价45万元；

县第二人民医院建门诊楼，面积2340平方米，造价108万元；

南渔乡卫生院建综合楼，面积540平方米造价19万元；

长沙乡卫生院建住院楼，面积594平方米，造价32万元；

县人民医院建传染病房楼，面积1770平方米，造价74万元。

1991年，掘港中心卫生院建住院楼，面积1500平方米，造价120万元；

马塘医院新建门诊楼一幢，面积1500平方米，造价50万元；

华丰乡卫生院建住院楼，面积997平方米，造价21万元；

南坎乡卫生院建住院楼，面积1180平方米，造价48万元；

靖海乡卫生院建门诊楼，面积640平方米，造价32万元；

北坎乡卫生院建门诊楼，面积820平方米，造价41万元；

县皮肤病防治所建综合楼，面积1140平方米，造价86万元；

浒澪乡卫生院建住院楼，面积552平方米，造价28万元；

靖海乡卫生院建住院楼，面积640平方米，造价29万元。

1992年，县中医院建制剂楼，面积400平方米，造价19万元；

景安乡卫生院建住院楼，面积800平方米，造价40万元；

双南乡卫生院医院建住院楼，面积760平方米，造价27万元；

掘港中心卫生院建门诊楼，面积1500平方米，造价50万元；

饮泉乡卫生院建门诊楼，面积688平方米，造价33万元；

双南乡卫生院建门诊楼，面积880平方米，造价36万元；

凌民乡卫生院建住院楼，面积827平方米，造价24万元。

1993年，环镇乡卫生院建住院楼，面积200平方米，造价10万元；

岔北乡卫生院建门诊楼，面积 1255平方米，造价35万元；

卫海乡卫生院建门诊楼，面积200平方米，造价10万元；

光荣乡卫生院建住院楼，面积1035平方米，造价39万元；

丰西乡卫生院建住院楼，面积660平方米，造价30万元；

县卫生局建办公楼，面积655平方米，造价40万元；

县卫生防疫站建检验楼，面积1664平方米，造价113万元。

1994年，县人民医院建门诊楼面积3500平方米，造价180万元；

袁庄乡卫生院建门诊楼，面积1534平方米，造价72万元

古坝镇卫生院建门诊楼，面积850平方米，造价31万元；

1994年，县第三人民医院建住院楼，面积2945平方米，造价161万元；
环渔乡卫生院建综合楼，面积528平方米，造价29万元；
古坝镇乡卫生院建住院楼，面积1031平方米，造价40万元；
汤园乡卫生院建住院楼，面积837平方米，造价57万元；
华丰乡卫生院建门诊楼，面积1032平方米，造价46万元；
1995年，丁店乡卫生院建门诊楼，面积736平方米，造价44万元；
县中医院建门诊楼，面积3317平方米，造价365万元；
洋口乡卫生院建门诊楼，面积890平方米，造价53万元；
五义乡卫生院建门诊楼，面积788平方米，造价32万元；
新店镇卫生院建门诊楼，面积960平方米，造价30万元；
环港乡卫生院建住院楼，面积693平方米，造价39万元；
五义乡卫生院建住院楼，面积313平方米，造价18万元。
1996年，县第四人民医院建精神病房楼，面积1493平方米，造价109万元；
兵房中心卫生院建住院楼，面积1493平方米，造价123万元；
沿南乡卫生院建综合楼，面积1000平方米，造价68万元；
九总乡卫生院医院住院楼，面积1100平方米，造价48万元。
1997年，饮泉乡卫生院建住院楼，面积805平方米，造价31万元；
凌河乡卫生院建住院楼，面积740平方米，造价22万元；
石甸镇卫生院建住院楼，面积978平方米，造价59万元；
县卫生进修学校建办公楼，面积542平方米，造价66万元；
县卫生进修学校建食堂，面积430平方米，造价4万元。
1998年，曹埠乡卫生院建住院楼，面积1005平方米，造价47万元；
凌民乡卫生院建门诊楼，面积721平方米，造价51万元；
景安医院建门诊楼面积860平方米，造价49万元；
县人民医院建制剂楼，面积1053平方米，造价26万元；
县人民医院建食堂楼，面积 800平方米，造价20万元；
马塘医院建住院楼，面积2400平方米，造价200万元。
1999年，县第四人民医院建门诊楼，面积1683平方米，造价130万元；
浒澪镇卫生院建门诊楼，面积1042平方米，造价67万元；
于港乡卫生院建门诊楼，面积540平方米，造价50万元；
岔南乡卫生院建门诊楼，面积970平方米，造价70万元；
长沙镇卫生院建综合楼，面积800平方米，造价23万元。
2000年，双甸镇中心卫生院建住院楼，面积1403平方米，88万元；
环镇乡卫生院建门诊楼，面积1800平方米，造价62万元；
凌河乡卫生院建门诊楼，面积740平方米，造价24万元；
丰西乡卫生院建门诊楼，面积358平方米，造价25万元；
石甸镇卫生院建门诊楼，面积822平方米，造价121万元；
县第二人民医院建钴60机房，面积282平方米，造价120万元；
县第三人民医院建CT楼，面积367平方米，造价120万元；
苴镇中心卫生院制剂楼，面积200平方米，造价14万元；

2000年，南坎镇卫生院建综合楼，面积600平方米，造价21万元。

2001年，县第三人民医院建门诊楼，面积2554平方米，造价152万元。

2002年，县人民医院建住院楼，面积13840平方米，造价3400万元。

2003年，县中医院建住院楼，面积11410平方米，造价1900万元；

社区卫生服务站，面积12000平方米，造价12000万元。

2004年，社区卫生服务站，面积12000平方米造价，12000万元。

2005年，社区卫生服务站，面积12000平方米，造价12000万元

2006年，丰利医院建门诊楼，面积6409平方米，造价642万元；

丰利医院建住院楼，面积4970平方米，造价497万元；

河口医院建综合楼，面积2000平方米，造价200万元；

社区卫生服务站，面积12000平方米，造价12000万元。

2007年，县人民医院建肿瘤病房楼，面积5320平方米，造价1700万元。

2008年，县第三人民医院新址医院（在建），预计投资7200万元，土地面积20400.平方米，建筑面积22300平方米。

2009年，县公共卫生大厦（在建），预计投资7000万元，土地面积15000平方米，建筑面积19321平方米。县人民医院在新门急诊综合大楼（在建），预计投资9000万元，建筑面积32000平方米。

2010年，马塘医院住院楼（在建），预计投资1200万元，土建工程5000平方米。县中医院举行新址医院（在建），预计投资71000万元，土地面积104712平方米，土建工程121630平方米。

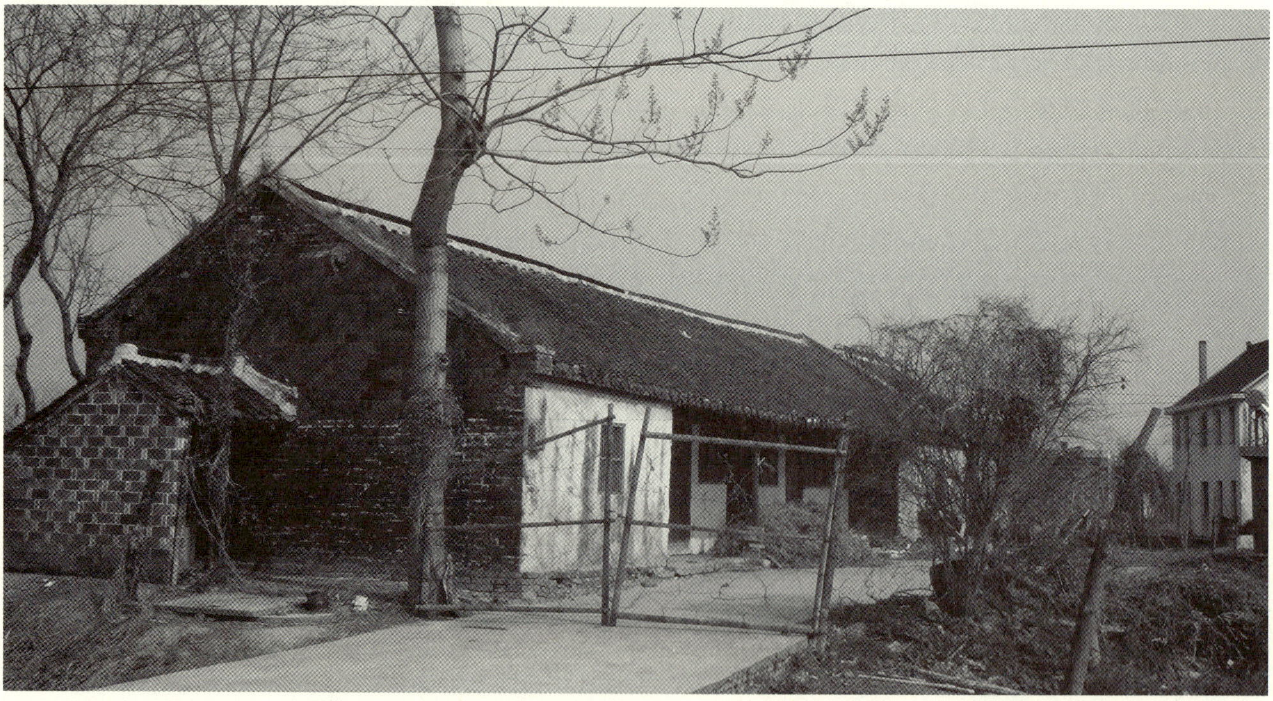

1940年，铁果门联合诊所地藏殿医疗用房　（2011年3月9日县卫生志编纂办公室摄）

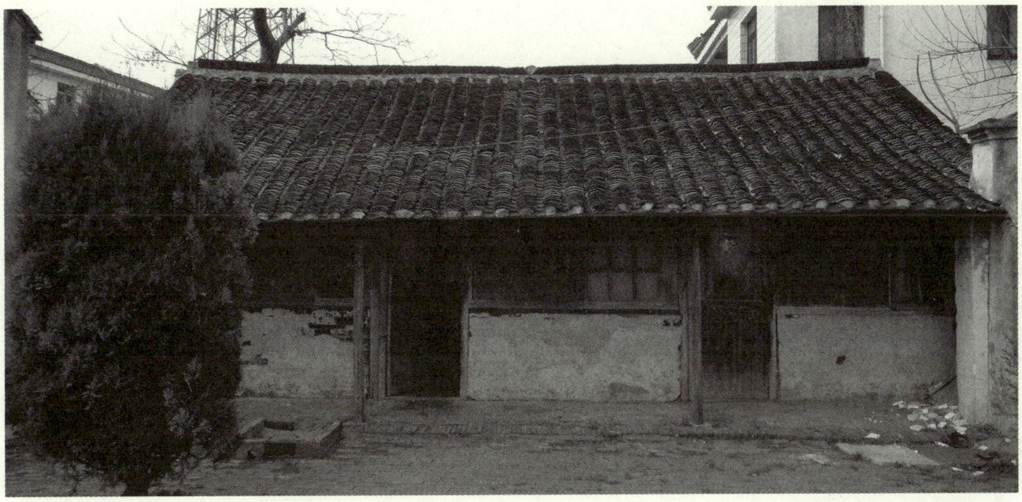

1950年代,袁庄卫生所医疗用房　(2011年3月9日县卫生志编纂办公室摄)

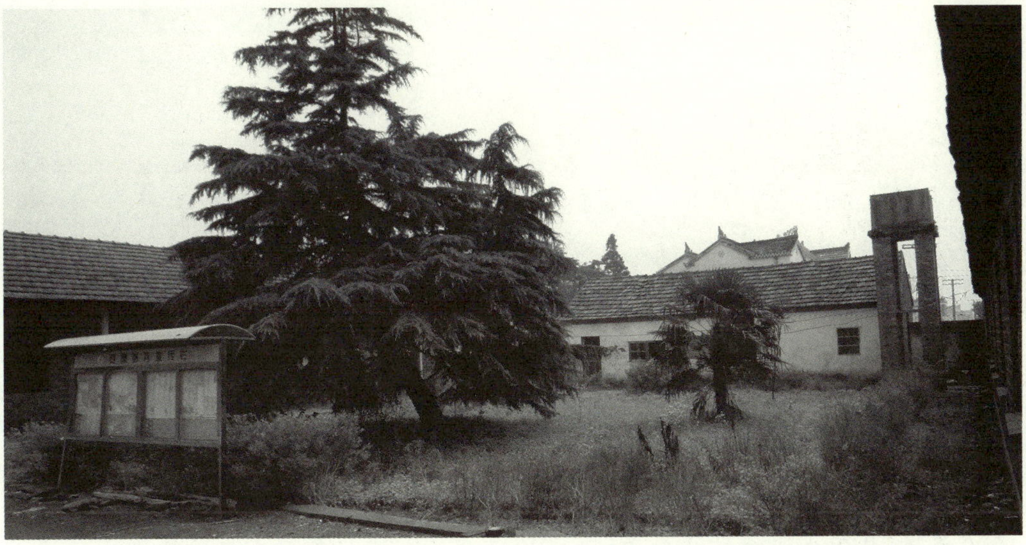

1960年代,长沙卫生院张何医疗用房　(2011年7月6日县卫生志编纂办公室摄)

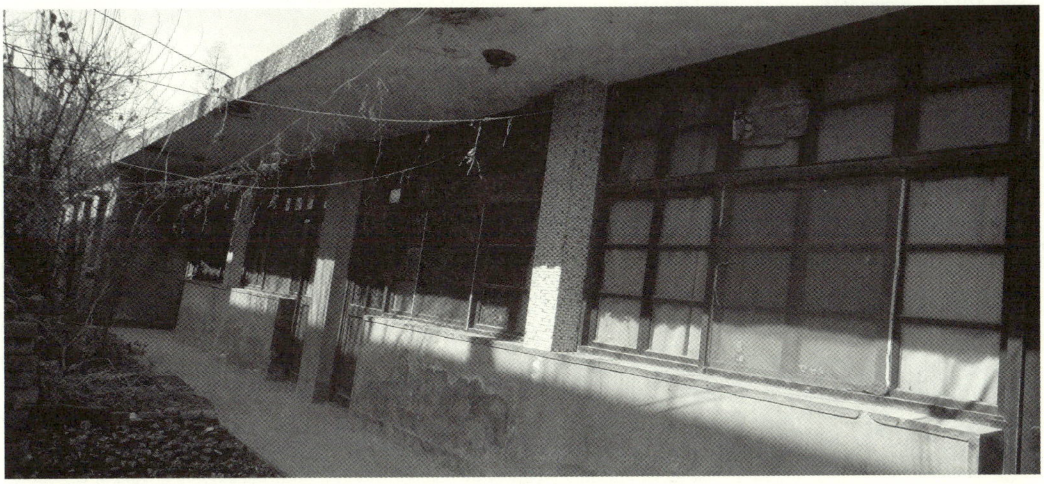

1970年代,双甸区医院办公用房　(2011年2月22日县卫生志编纂办公室摄)

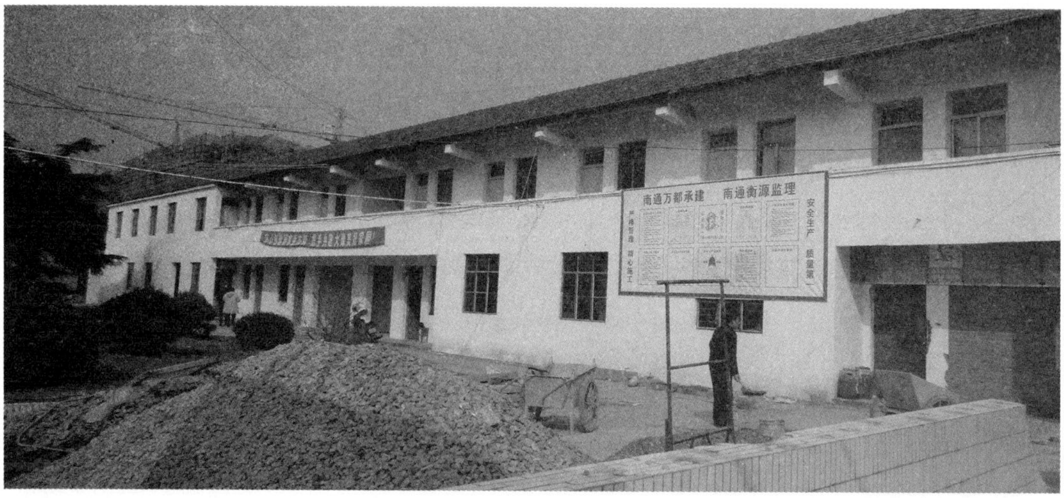

1980年代,兵房中心卫生院医疗办公楼　(2011年3月3日卫生志编纂办公室摄)

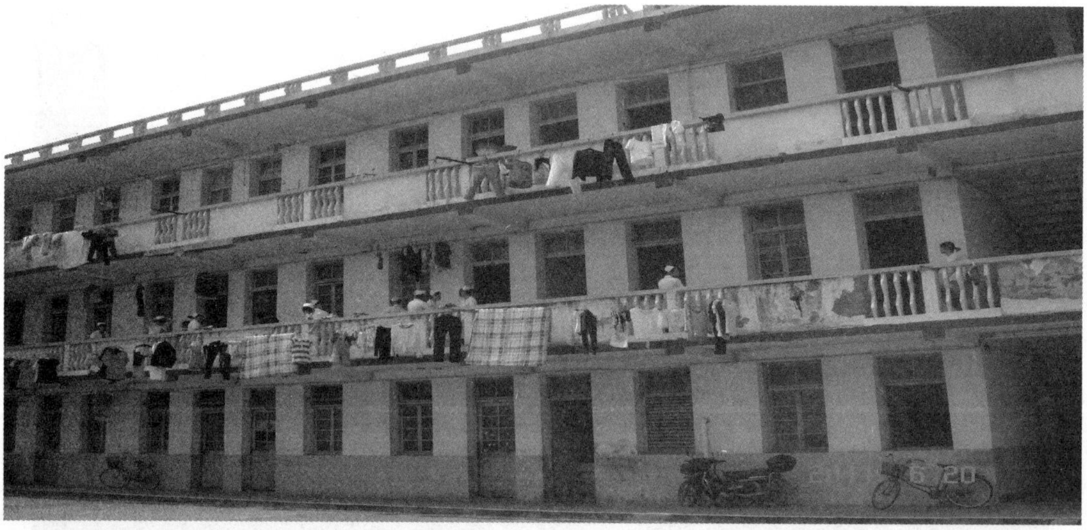

1990年代,县卫生进修学校教学楼　(2011年6月20日县卫生志编纂办公室摄)

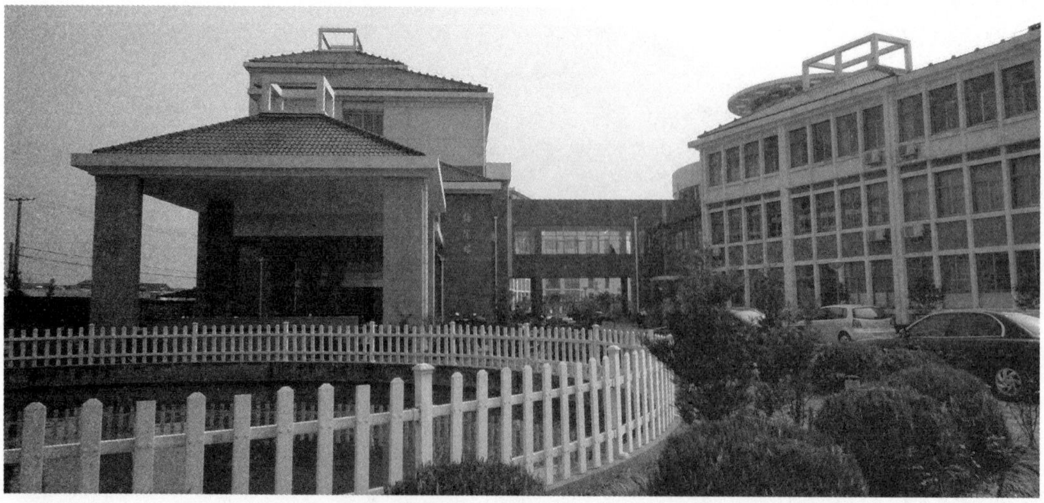

2006年,丰利医院北花园医疗办公楼　(2011年3月8日县卫生志编撰办公室摄)

第二节　财　务

1950年3月，县立人民医院设会计室，配1名会计、1名会计员。

1952年，乡(镇)联合诊所实行“独立核算、自负盈亏、民主管理”的财务管理制度。

1953年，江苏省卫生厅对各地、市、县下达卫生事业费，实行系统垂直管理。

1955年5月3日，县人民政府卫生科转发江苏省卫生厅《转发本省财政厅、税务局关于统一规定私人医院、诊所、药铺的纳税规定》。是年，江苏省下发《江苏省城市医院财务管理办法》，规定对医院实行“全额管理、差额补助”。

1956年，江苏省下发文件，规定对医院由实行“全额管理、差额补助”改为“全额管理、定额补助”。

1960年，江苏省下发文件，规定对医院由实行“全额管理、定额补助”改为“全额管理、定项补助”。江苏省卫生厅经费分配对各地、市、县卫生事业费指标，地方政府统筹安排，实行“统一领导、分级管理、条块结合、以块为主”的管理体制。

1973年，国务院科教组、卫生部、财政部发文规定对集体举办的农村人民公社卫生院实行“社办公助”，按集体人员工资的60%或正常支出(药品材料费不含)的35%，城镇集体举办卫生单位，按集体人员工资的50%由国家补助。全民人员在集体单位工作，其工资费用仍由国家支出。

1982年，江苏省人民政府对各地财政实行“划分收支、分级包干”的管理体制，卫生事业经费耳由省统管改为市、县(市)、区、乡(镇)三级财政管理。除防疫、血防、中医、医疗设备购置等部分专项业务经费仍由省直接下达外，其余经费由各级地方财政切块包干，重点补助人员，对基建、血防、改水改厕等由财政作为专项补助，列入卫生事业总经费。对全民所有制单位经费分配有两种，一种是对卫生防疫、妇幼保健、药品检验、卫生学校等公共卫生服务的单位实行全额预算管理，单位支出全部由财政拨款。年初核定预算，支出实报实销，年终结余上缴财政（1983年，改为预算包干，结余留下年使用）。另一类是对有一定业务收入的医疗机构，实行差额预算管理，即业务收入抵补业务支出，支出大于收入部分列入财政预算拨款，同时对大修、大购项目给预定额补助。

1972～1984年，国家对农村卫生院设备装备，由江苏省卫生厅统一购置分发给乡镇卫生院。

1986年，县医疗卫生事业单位的财务预算管理分为全额和差额两类，即对卫生防保教学等单位实行全额预算管理，单位的经费支出全部由国家预算拨款，其所实现的零星事业收入全部上缴财政或抵顶支出；对医疗单位实行“全额管理，定额(项)补助，结余留用”的预算管理办法，谓之差额预算管理，具体补助标准是以人员工资为基数：全民医院全民人员县级医院90%，中心级区医院80%左右，全民性质人员在集体所有制单位工作的按100%计，集体性质人员按工资的40～50%补助。核定单位补助额后，县卫生局预留30%作考核经费，年终检查各项工作达标的，可全部拿回甚至可超过预留数，反之得分低于百分制85分的单位将少拿回考核费；对中心级和乡镇卫生院还进行智力投资、大型修建的统筹统支，促进单位培养人才和集中资金加强农村卫生院硬件建设。

1988年2月，县卫生局举办培训班，专题学习卫生部、财政部联合制发的《医院财务管理办法》。

1989年1月1日，县财政对医院实行“全额管理，差额(定额、定项)补助，超支不补，结余留用”的预算管理办法。医院的各项收支均纳入预算内管理。全县医院预算收入中的财政补助收入测算依据改按工资额比例为按人员分级别及性质补助，即在职人员分单位级别(县、区、乡)全民人员，人年1200～1500元，集体人员年600～1000元，非在职人员亦按定额计，但离休人员远远高于退休人员。专项经费仅精神病防治院沿袭省财政“分灶吃饭”时固有的少量专项资金，其他医院皆无。乡镇卫生院预算补助，虽已按县乡财政级次拨付供给，但其补助额度仍由县卫生局测算，分年度会同财政下达卫生事业费支出控制指标。有关统筹、考核经费按既定办法进行。全额预算管理单位实行“收支两条线”，将事业收入列入财政资金编造预算，支出计划一经核定，不得突破，特殊情况超支需追加预算经批准实施，否则即是单位收入超额，也不得抵支。1月，县卫生局规定医院收支有结余按比例分配转入事业发展基金55%、福利基金15%，职工奖励基金25%、院长基金5%。

1992年1月1日，县卫生系统按照江苏省财政厅、卫生厅联合制发的《江苏省卫生院财务管理办法》管理乡镇卫生院经济。

1993年2月10日，县按照江苏省卫生厅、物价局《关于调整部分基本医疗收费标准的通知》执行，对挂号费、住院费、手术费、检验费适当提高，对核磁共振、震波碎石、CT等检查治疗费适当降低。通过调整，医院收入有所增加(附表)。是年，县人民政府下发《关于深化事业单位改革的意见》，明确对医院补助(除县精神病防治院)从1993年起改差额拨款单位为定额拨款单位。

1993年2月江苏省卫生厅、物价局调整部分基本医疗收费标准

表37-3　　单位：万元

调高项目	1992年收入	1993年收入	1993年比1992年增长(%)
挂号费	80	117	46.25
住院费	188	251	33.51
手术费	134	252	88.06
检验费	178	312	75.28

1999年1月1日起，县执行卫生部、财政部1998年11月颁发的《医院财务制度》。对医院实行“核定收支、定额或定项补助、超支不补、结余留用”的预算管理办法，医院所有收支全部纳入预算管理。自此，按财政预算级次，核定同级医院收支，给予定额补助。1月，县卫生局规定医院收入分为财政补助收入、上级补助收入、医疗收入、药品收入，其他收入五个方面，支出分为医疗支出、药品支出、其他支出，总收入减去总支出为结余，转入事业基金(不低于50%)、专用基金。

2001年3月29日，由县人民政府副县长王栋云带队，县人大、政协、人事、卫生、财政、体改办等部门领导一行11人赴辽宁海城参观学习卫生产权制度改革经验。10月，乡镇卫生院全面改制，乡镇财政停止预算补助。是年，县财政对县管医院预算补助有所压减，平均降幅20%。

2002年4月29日，县卫生局发出《关于印发〈如东县民营医疗机构经营规范(试行)〉的通知》。6月2日，县人民政府发出《关于深化县属卫生事业单位改革的实施意见》，行产权制度改革，所有权、经营权分开。8月30日，县人民政府印发《如东县属卫生事业单位分配制度改革的指导意见》。10月25日，县人民政府印发《如东县农村合作医疗保险管理办法》。10月28日，县人民政府印发《如东县农村合作医疗保险管理办法实施细则》。11月1日，县委县政府召开“全县农村合作医疗保险工作电视会议”。12月26日，建立“如东县农村合作医疗保险管理办公室”，与县卫生协会办公室合署。

2003年3月21日，县人民政府召开“全县医疗机构药品集中招标采购工作会议”。3月30日，全县14家医疗单位进行首次药品招标。7月2日，县人民政府办公室印发《如东县2003年农村合作医疗保险县级大额费用保险统筹金及社区卫生服务站创建目标任务》。

2004年12月29日，县人民政府下发《如东县新型农村合作医疗管理办法(试行)》，并召开“全县推进新型农村合作医疗电视(电话)会议”。12月，县人民政府办公室印发县物价局等部门的《关于在全县医疗机构推行价费公示制、查询制、清单制实施意见》《新型农村合作医疗基金征收管理办法》、《民营医院经营管理规范》。

2005年6月1日，县新型农村合作医疗管理委员会办公室计算机信息管理中心与15个镇合作医疗管理办公室55家医疗机构成功联网。7月4日，县卫生局印发卫生部(省卫生厅、市卫生局)《关于加强医疗机构财务部门管理职能、规范经济核算与分配管理的规定的通知》。9月21日，县物价局、卫生局联合下发《关于公布医疗单位病房床位等级收费标准的通知》。

2006年1月2日，县人民政府印发《如东县新型农村合作医疗管理办法(试行)的通知》。2月22日，江苏省卫生厅副厅长姜锡梅等一行5人，到县考察调研农村新型合作医疗和社区卫生服务站建设工作。

2007月28日，县人民政府下发《关于推行全县城乡居民医疗保障制度全覆盖和红十字医疗救助工作的实施意见》。4月29日，县人民政府转发县红十字等部门联合制定的《如东县红十字医疗救助资金管理暂行办法的通知》、县人民政府办转发县红十字会等部门《如东县红十字医疗救助资金管理暂行办法》、县人民政府下发《如东县城镇居民住院医疗统筹管理暂行办法》。

2008年3月26日，县卫生局下发《关于进一步加强民营医院建设与管理的意见》。10月31日，县人民政府办公室转发县卫生局、财政局、劳动和社会保障局《关于如东县乡村医生参加养老保险的实施方案的通知》。

2009年9月，县卫生局建立财务审计科。

2010年3月26日，召开县卫生系统财务工作会议，加强卫生财务建设。

一、会 计

1950年3月，县立人民医院设会计室，配会计1人、会计员1人。

1958年，全县4所县直卫生单位、2所县直医疗单位、8所地区医院、39所人民公社医院、5所乡镇联合诊所均设会计室。

1986年1月，县各级独立核算的医疗卫生单位68家，建有专门会计机构(财务科、会计室)的61家，设兼职会计人员的6家，代管记账1家。县有卫生会计人员97人，其中女性41人，具有中级技术职称1人。县卫生会计以单位资金变化情况反映概貌，不计期间盈亏，以资金来源-资金运用＝资金结存作为会计等式。

1987年4月13日～22日，县卫生局借座栟茶医院举办首次卫生系统食堂会计培训班，22人参学，10天时间。8月，县卫生局等46个单位获南通市会计档案清理、归档工作先进单位称号。

1988年，县卫生局举办会计培训班，贯彻执行《医院会计制度》(试行)，对医疗单位会计分两批进行培训，计112人参加。

1989年，县医院会会计人员配备按床位规模设定：床位49张以下2人；50～99张4～5人；100～199张6～7人。200～299张8～9人；300～399张10～11人。卫生单位会计按核算业务量设1～3人。收费人员按门诊量及开放床位配备。12月，县有卫生会计163人，其中女性78人，具有中级技术职称5人，大专学历11人，中专学历28人。医疗卫生单位会计主管人员需由单位提名，主管局财务、人事部门考核认可。一般会计人员也必须经过专业考试(核)发给会计证(从业资格证书)，方可上岗。县各级医疗卫生单位60家，设专门会计机构的53家，7家配有专职会计人员。县卫生会计以资金占用＝资金来源作为会计等式，共设46个总账(一级)科目，其间收支有余用着补充“周转金”和“待分配业务收支结余”，留给下年弥补亏损或滚存结余。亏损透支单位则赤字结转。

1990年4月，县卫生局在县皮防所举办乡镇卫生院会计(补员)训练班，10人参加，为期两周。

1991年11月20日～23日，县举行卫生会计培训班，贯彻江苏省财政厅、卫生厅制定的《江苏省卫生院会计制度》(试行)，84人参加培训，为期4天。

1995年，县对卫生会计实行两年一轮训制度。

1997年，全县有卫生会计人员183人，其中女性89人。

1998年11月～12月，县卫生局组织举办《医院会计制度》培训班，109人参加，为期4天。

1999年，县医疗卫生单位50家，都设有专门的会计机构。县卫生会计以资产－负债＝净资产的会计等式，设43个总账(一级)科目，当年收支盈亏，当年分配，进入事业基金和专用基金，形成单位净资产。

2001年，县财政核算方式改革，县直卫生事业单位及卫生局机关的会计事务处理统一进入县会计中心，单位设经办员(持有会计从业资格证书)办理收支业务，登记收支台账，其会计原始凭证全部报会计中心进行事务处理，形成的会计档案由中心保管。县管11家医院均设有财务科。4家县直卫生事业单位及卫生局设财务经管员室，部分职能并入县会计中心，39家民营医院有34家设会计室，配有专职会计人员。5家为兼职会计，办理经济收支事务。

2010年，组织县级、中心级医疗卫生单位财务负责人行财务互查。

二、审　计

1950年3月，县立人民医院财务由县政府组织审计。

1958年，全县4所县直卫生单位、2所县直医疗单位、8所地区医院、39所人民公社医院、5所乡镇联合诊所财务由县人民委员会组织审计。

1986年，县卫生系统内审工作与财务管理工作同时进行。

1997年9月，县人民医院门诊首先启用微机收费。是年，县卫生局贯彻卫生部《卫生系统内部审计工作规定》和江苏省卫生厅《内部审计暂行办法》。建立由分管局长任组长的内审组，县人民医院设专职审计人员，县中医院、县第四人民医院及各中心级医院也都配备兼职审计人员，将卫生内审工作作为医院经济管理的一个重要方面。

1991年3月14日，县卫生局胡荫越获卫生部全国卫生系统计财工作先进个人称号；5月18日获江苏省卫生厅、中医管理局省卫生计划财务先进个人。

1998年9月，县住院收费亦以微机操作，进而实行“日清单”制。县中医院投入18万元，购进电脑9台，改人工收费为电脑收费。第三人民医院等中心级医院也都先后实行电脑收费。

2000年1月，县人民医院财务科实行电脑处理会计事务。

2001年1月，县中医院实现会计电算化。

2002年10月，县医保定点医院全部联网结算。

2005年6月1日，县新型农村合作医疗实行联网结算。

2006年，县级、中心级医疗单位全面启动电算化工程。

2008年，县级、中心级医疗卫生单位实行财务互审。

2009年，对基建工程行项目审计。

2010年，对离任行政领导行离任审计。

三、经　费

(一)收入

旧时，县医疗卫生事项兴办开展，主要依靠开明绅士出资、社会贤达捐赠。县衙、县府着力推动，甚少出资兴办。

中华人民共和国成立后，县医疗卫生事业发展纳入整体规划，列入财政预算。

1985年，县财政卫生拨款318万元，占卫生总收入的19.43%。

1986年，银行资本进入医疗卫生市场。

2002年乡镇卫生院改制后，民间资本大量进入。县社区医疗卫生事业逐渐形成多元发展态势。

1. 卫生总收入

1986年，全县卫生总收入为3243万元，其中：县以上财政拨款371万元，占11.44%；乡镇财政投入61万元，占1.88%；乡村集体投入61万元，占1.88%；企事业单位及机关团体投入1万元，占0.03%；民间资本投入51万元，占1.57%；业务收入2488万元，占76.71%；银行资本210万元，占6.47%。

2010年，全县卫生总收入为156882万元，缩读15.68亿元。其中：县以上财政拨款6566万元（县财政拨款4242万元、县以上财政拨款2324万元），占4.18%；乡镇财政投入686万元，占4.37%；乡村集体投入139万元，占0.08%；企事业单位及机关团体投入564万元，占0.35%；民间资本投入232万元，占0.14%；业务收入78417万元，占49.98%；银行资本62561万元，占39.87%。

1986～2010年间，县卫生总收入930769万元，缩读93.08亿元。其中：县以上财政拨款47980万元，占5.51%；乡镇财政投入7694万元，占0.83%；乡村集体投入5707万元，占0.61%；企事业单位及机关团体投入3050万元，占0.33%；民间资本投入5148万元，占0.55%；业务收入704028万元，占75.64%；银行资本投入158162万元，占16.99%。

1985～2010年如东县卫生总收入情况表

表37-4　　单位：万元

年　度	总收入	县级以上拨款	乡镇投入	乡村投入	单位投入	民间资本	业务收入	银行资本
1985	1636	339					1318	
1986	3243	371	61	61	1	51	2488	210
1987	3303	433	118	17	7	16	3195	212
1988	3980	545	34	33	1	10	3886	214
1989	4391	607	137	49	11	11	4283	242
1990	4959	694	119	30	13	11	4871	253
1991	6880	743	155	53	25	5	6797	278
1992	10058	782	102	49	21	7	9953	349
1993	12130	1001	134	77	24	13	12031	376
1994	14439	1297	173	65	25	3	14325	414
1995	17436	1314	278	83	35	15	17363	434
1996	19193	1415	321	143	40	9	19166	486
1997	21163	1545	214	81	41	11	21085	562
1998	23757	1650	244	130	35	15	23600	694
1999	29148	1638	523	205	38	21	28905	848
2000	32560	2394	198	182	68	20	31725	1251
2001	34186	2199	100	171	84	16	33051	1925
2002	41604	1739	363	419	102	3833	35642	2315
2003	43140	1787	306	169	94	22	38551	5226

续表37-4　　单位：万元

年　度	总收入	县级以上拨款	乡镇投入	乡村投入	单位投入	民间资本	业务收入	银行资本
2004	47946	1962	486	539	120	52	41890	6399
2005	51524	2064	436	767	160	197	44055	7914
2006	57089	2347	437	925	182	109	46726	11599
2007	62087	2520	847	951	390	198	48002	14600
2008	106260	4535	566	176	436	102	61378	45129
2009	142938	4493	656	139	527	169	71325	51547
2010	156882	6566	686	193	564	232	78417	62561
合计	930769	46980	7694	5707	3050	5148	704028	158162

2. 县级以上财政拨款

1986年，县以上财政拨款卫生事业349万元，其中：县直卫生单位106万元，占30.37%；县直医疗单位104万元，占29.79%；中心卫生院64万元，占18.33%；乡镇卫生院75万元，占21.48%；其他单位（区/镇卫生所、社区卫生服务站、医务室、诊所、门诊部）22万元，占6.30%。

2010年，县以上财政拨款卫生事业6566万元，其中：县直卫生单位1636万元，占24.91 %；县直医疗单位370万元，占5.63%；中心卫生院1911万元，占29.10%；乡镇卫生院624万元，占9.50%；其他单位2021万元（镇卫生所716万元、社区卫生服务站1220万元、诊所85万元，占30.77%）。

1986～2010年间，县以上财政拨款卫生事业46980万元，其中：县直卫生单位17306万元，占36.84%；县直医疗单位9182万元，占19.54%；中心卫生院9556万元，占20.34%；乡镇卫生院4906万元，占10.44%；其他单位6030万元（镇卫生所1716万元、社区卫生服务站3874万元、诊所440万元），占12.83%。

1986～2010年如东县卫生事业拨款情况表

表37-5　　单位：万元

年　度	总拨款	县直卫生单位	县直医疗单位	中心卫生院	乡镇卫生院	其他单位
1985	339	69	102	59	86	21
1986	371	106	104	64	75	22
1987	433	120	123	76	82	32
1988	545	115	192	91	120	36
1989	607	123	226	70	145	43
1990	694	145	245	81	179	45
1991	743	182	259	94	198	48
1992	782	190	278	96	232	66
1993	1001	278	304	78	274	67
1994	1297	317	323	137	451	69
1995	1314	305	452	146	341	70
1996	1415	350	464	178	361	72
1997	1545	412	475	224	361	73
1998	1650	424	485	229	436	76

续表37-5　　单位:万元

年　度	总拨款	县直卫生单位	县直医疗单位	中心卫生院	乡镇卫生院	其他单位
1999	1638	593	545	416	461	78
2000	2394	676	470	489	480	79
2001	2199	724	427	498		80
2002	1739	816	433	408		82
2003	1787	964	373	367		83
2004	1962	1034	445	388		95
2005	2064	1246	388	328		102
2006	2347	1480	436	322		109
2007	2520	1640	466	291		123
2008	4535	1638	408	1269		1220
2009	4493	1636	389	1246		1220
2010	6566	1636	370	1911	624	2021
合计	46980	17306	9182	9556	4906	6030

其他单位:区/镇卫生所、社区卫生服务站、医务室、诊所、门诊部拨款,为卫生事业专项经费,购买实物配发。

3.卫生业务收入

1986年,全县卫生业务收入为2488万元,其中:县直卫生单位160万元,占6.43%;县直医疗单位962万元,占38.66%;中心卫生院416万元,占16.72%;乡镇卫生院881占35.40%;社区卫生服务站88万元,占3.845%;医务室5万元,占0.08%;诊所11万元,占0.20%。

2010年,全县卫生业务收入为78417万元,其中:县直卫生单位3419万元,占4.36%;县直医疗单位47018万元,占59.95%;中心卫生院15737万元,占20.06%;乡镇卫生院11765占15.00%;卫生所502万元,占1.47%;社区卫生服务站2792万元,占5.14%;医务室274万元,占0.46%;诊所门诊部1454万元,占0.56%。

1986～2010年间,全县卫生业务收入为704028万元,其中:县直卫生单位29441万元,占4.18%;县直医疗单位385920万元,占54.82%;中心卫生院134953万元,占19.17%;乡镇卫生院125008万元,占17.76%;镇卫生所2421万元,占0.34%;社区卫生服务站15161万元,占2.15%;医务室1243万元,占0.18%;诊所门诊部9881万元,占1.40%。

1986～2010年如东县卫生业务收入情况表

表37-6　　单位:万元

年　度	总收入	县直卫生单位	县直医疗单位	中心卫生院	乡镇卫生院	区/镇卫生所	社区卫生服务站	医务室	诊所、门诊部
1986	2488	160	962	416	881		61	2	6
1987	3195	186	1165	590	1110		88	5	11
1988	3886	196	1418	853	1255		93	6	21
1989	4283	216	1670	678	1514		96	8	30
1990	4871	247	1936	767	1701		125	9	32
1991	6797	297	3324	840	2050		151	12	40

续表37-6

单位:万元

年　度	总收入	县直卫生单位	县直医疗单位	中心卫生院	乡镇卫生院	区/镇卫生所	社区卫生服务站	医务室	诊所、门诊部
1992	9953	317	5734	941	2638		179	13	50
1993	12031	413	6803	1171	3251		185	15	75
1994	14325	464	8068	1623	3775		199	16	93
1995	17363	462	9922	2525	3958		218	17	125
1996	19166	520	10674	3021	4297		281	23	162
1997	21085	595	11873	3346	4651		302	24	185
1998	23600	676	13666	3523	5008		331	25	211
1999	28905	1053	16266	5068	5649		352	28	235
2000	31725	1178	17592	6519	5750		382	36	320
2001	33051	1274	18135	7046	5496		398	43	398
2002	35642	1436	19802	7633	5887		419	49	416
2003	38551	1646	21428	7869	6504	162	469	51	422
2004	41890	1779	23335	8635	6821	181	539	61	539
2005	44055	2041	23966	9358	6929	204	767	71	719
2006	46726	2333	24688	10067	7480	239	925	84	910
2007	48002	2509	24889	10339	7687	289	1295	93	981
2008	61378	2966	32509	12243	9802	371	2143	127	1217
2009	71325	3248	39358	14236	10259	473	2371	151	1229
2010	78417	3419	47018	15737	11765	502	2792	274	1454
合计	704028	29441	385920	134953	125008	2421	15161	1243	9881

（二）支　出

1. 卫生总支出

1985年，全县卫生总支出2129万元，其中：人员工资429万元，占20.15%；药品746万元，占35.04%；建筑修缮图书设备308万元，占14.47%；医疗消耗其他686万元，占32.22%。

2010年，全县卫生总支出10208万元，其中：人员工资22420万元，占21.96%；药品30474万元，占29.85%；建筑修缮图书设备16721万元，占16.38%；医疗消耗其他32465万元，占31.80%。

1985～2010年，全县卫生总支出866812万元，其中：人员工资174766万元，占20.16%；药品335238万元，占38.67%；建筑修缮图书设备124105万元，占14.32%；医疗消耗其他232703万元，占26.85%。

1985～2010年如东县卫生总支出统计表

表37-7

单位:万元

年　度	总数额	人员工资	药　品	医疗消耗	建筑修缮	图书设备	其　他
1985	2129	429	746	612	206	102	74
1986	3223	546	1390	647	404	167	69
1987	3869	669	1595	722	515	106	84

续表37-7　　单位:万元

年　度	总数额	人员工资	药　品	医疗消耗	建筑修缮	图书设备	其　他
1988	4061	858	1789	899	271	139	105
1989	5154	1035	2176	1032	603	302	120
1990	5930	1274	2398	1228	667	231	132
1991	7981	1628	3737	1408	699	352	148
1992	10558	2081	5473	2112	517	222	163
1993	12463	2424	6012	2650	806	385	186
1994	14968	3161	7008	3412	1212	543	213
1995	18380	3443	8552	4468	1005	701	221
1996	22017	4182	9106	5429	1855	1224	221
1997	23024	4723	10164	6191	1015	674	257
1998	27706	5482	12027	6977	1618	1284	318
1999	33877	6612	13581	8028	2779	2480	388
2000	32851	7430	14272	8524	1277	856	492
2001	34874	7823	14561	9238	1429	1268	555
2002	43438	9030	15670	9831	5631	1602	694
2003	43660	9298	16564	12872	2231	1912	783
2004	44194	10388	17280	11784	2651	1254	837
2005	53357	11511	17854	12790	5002	3100	924
2006	60405	12206	18854	13235	8141	6993	976
2007	79983	15009	24254	18437	8211	4075	997
2008	86358	17669	27543	24321	4056	9781	2988
2009	90272	18333	28670	24954	4105	11033	3177
2010	102080	22420	30474	28129	4389	12332	4336
合　计	866812	174766	335238	213245	61089	63016	19458

2. 人员工资支出

1985年,全县卫生人员工资总支出为429万元,其中:县直卫生单位21万元,占4.90%;县直医疗单位84万元,占19.58%;中心卫生院70万元,占16.31%;乡镇卫生院224,占52.21%;卫生所2万元,占0.47%;卫生室21万元,占4.90%;医务室2万元,占0.47%;诊5万元,占1.17%。

2010年,全县卫生人员工资总支出为22420万元,其中:县直卫生单位1181万元,占5.26%;县直医疗单位6296万元,占28.08%;中心卫生院5831万元,占26.00%;乡镇卫生院3614万元,占16.11%;卫生所556万元,占2.47%;卫生服务站1865万元,占8.31%;医务室362万元,占1.61%;诊所门诊部人员712万元,占3.17%。

1985～2010年间,全县卫生人员工资总支出174766万元,其中:县直卫生单位10309万元,占5.89%;县直医疗单位56873万元,占32.54%;中心卫生院42472万元,占24.30%;乡镇卫生院45175万元,占25.84%;卫生所2165万元,占1.23%;卫生服务站12070万元,占6.90%;医务室2028万元,占1.16%;诊所门诊部人员3674万元,占2.10%。

1985～2010年如东县卫生人员经费支出统计表

表37-8 单位:万元

年 度	合 计	县直卫生单位	县直医疗单位	中心卫生院	乡镇卫生院	卫生所	卫生服务站	医务室	诊 所	门诊部
1985	429	21	84	70	224	2	21	2	5	
1986	546	27	153	89	241	2	26	3	5	
1987	669	32	221	102	272		31	5	6	
1988	858	36	303	146	326		32	7	8	
1989	1035	44	421	156	350		44	8	12	
1990	1274	54	503	164	475		59	11	16	
1991	1628	56	660	192	614		78	17	21	
1992	2081	87	792	295	770	4	92	22	25	
1993	2424	103	855	324	970	4	114	25	29	
1994	3161	179	1006	427	1349	5	134	29	32	
1995	3443	184	1112	528	1403	5	146	30	35	
1996	4182	190	1324	668	1750	5	165	34	46	
1997	4723	202	1516	786	1929	5	179	41	65	
1998	5482	243	1769	965	2164		216	46	79	
1999	6612	318	1660	1420	2783		278	51	102	
2000	7430	420	1938	1795	2747		351	65	114	
2001	7823	482	2213	2351	2057		514	74	132	
2002	9030	524	2732	2708	2106		593	83	142	
2003	9298	582	2932	2425	2255	143	688	95	165	22
2004	10388	691	3984	2275	2210	156	759	103	181	29
2005	11511	785	4069	2875	2431	162	836	128	193	32
2006	12206	836	4116	2906	2688	178	1072	156	221	33
2007	14009	912	5080	3283	2958	186	1146	163	242	39
2006	16669	1032	5618	4524	3288	328	1290	201	337	51
2009	18333	1109	5931	5245	3425	416	1362	268	514	63
2010	22420	1181	6296	5831	3614	556	1865	362	629	83
合 计	174766	10309	56873	42472	45175	2165	12070	2028	3349	325

第三十八章 卫生文明建设

概 述

如东县卫生文明建设医教文化历史悠久，本《如东县卫生志》以卫生职业道德建设、文明集体为栏分节介绍。

第一节　卫生职业道德建设

如东县卫生职业道德传统以“仁爱救人”为核心特征、战时以“人道主义”为核心特征、当今以“一切为了人民的健康”为核心特征。

一、历史卫生职业道德

如东县卫生职业道德传统以“仁爱救人”为核心特证。

明代常山(今浙江常山)人张荣，字伯仁。明·嘉靖年间移居如皋。“少精岐黄术，人以疾请，投匕剂辄奏奇效”，不计酬。嘉靖三十八年(1559年)，倭寇入侵如皋，副使刘景韶带兵抗倭，征调张荣为军医。

明代卖药人。明·万历四十二年(1614年)卖药行医市场，救治甚众。

清·咸丰三年(1853年)，双甸地区痧症大行，双甸中医任大枢精幼科，救活儿童甚多，不计酬，邑人赠“保赤心诚”额。

民国25年(1936年)秋，丰利、马塘等区恶性疟疾流行，染者6万余人，死者5000余人。县防疫委员会及慈济会组织巡回诊疗队，分成7组赴疫区施诊。10月6日，南通行政公署成立“江苏省第四区通如临时防疫委员会”，组队赴疫区施诊。10月，旅沪通如崇海同乡会亦商请南洋医院院长顾南群等组成“苏北救护队”赴疫区施诊。

二、战时卫生职业道德

如东县战时卫生职业道德以“人道主义”为核心特证。

民国29年(1940年)10月，新四军东进后，如皋县(抗日民主)政府接管医院，史称“如皋县立(抗日民主)政府医院”，址设马塘镇河西前街仁和堂王家祠堂内。

民国30年(1941年)，如皋县双岔北区抗日民立政府组建“如皋县双岔北区卫生委员会”，下设医疗、施药、总务三股。经费由总务股出面筹募，委员会为游击战争中伤病员和贫病群众免费治疗。8月13日，日军大扫荡时，“如皋县立(抗日民主)政府医院”遣散，姚延等骨干医护人员携带医疗器械转移农村，建立“如皋县(抗日民主)政府门诊部”，随以叶胥朝为县长的如皋县(抗日民主)政府行动，医治抗日伤病员，活跃于丰利花市街、高家兜、长潦荒田、顾家新庄一带。

民国34年(1945年)8月，“如皋县(抗日民主)政府门诊部”集体转入“中国国民革命军新编第四军苏中军区第四军分区后方医院”。县内医务者曹显贵、杨廷贵在抗日战争中牺牲，成为烈士。

民国36年(1947年)1月6日，国民党军队重新占领马塘镇，县人民医院与县警卫团卫生队随县(民主)政府北迁马塘串场河北农村，无固定居所，共同承担战时医疗救护任务。4月27日，“景安区人民医院”建立，址设景安烈士陵园薛友宗宅。叶成之任院长，刘保泰党支部第一书记，姚兢任书记。医院负责城东、景安、栟丰等3个区9个游击区队伤员和当地群众的抢救治疗任务。7月，华丰地区70余名群众在六斧头反抗国民党军队扫荡中受伤，中国人民解放军华中军区第九军分区卫生部部长周申晋赶往组织抢救。掘东地区民间医生施公衡、顾黛、蔡紫尘等人组建“利民联合诊所”，抢救受伤群众。许达元、刘丕芝、肖永和、殷冲、顾正轩、徐卫国、查学庆、缪五万、姚荣万、张家琛、刘继昌、徐伟国、万九同、黄风超、季本攸、丁年增、陈盛发、徐家余、翟保生、黄德英、缪明新、石增发21名烈士为解放战争中牺牲的卫生工作者。姚建烈士为解放战争中为抢救伤员，输血感染而牺牲的卫生工作者。吴兴权烈士为朝鲜战场牺牲的卫生工作者。马如生、沈有仁、龚洪亮3名烈士为厦门战斗牺牲的卫生工作者。于宣根烈士为因公牺牲的卫生工作者。

三、当今卫生职业道德

如东县当今卫生职业道德以“一切为了人民的健康”为核心特征。

1950年1月，县政府召开“第一次全县卫生工作会议”，传达1949年9月中央军委卫生工作会议精神。县政府副县长曹旭出席并讲话。出席会议代表：高云鹏、季汉源、时弘道、冒青云、施济生、姚九江、王玉材、秦震东、蔡民之、施文周、姜天龙、陈佶卿、孙福民、叶成之、张仲仁等。10月，县政府召开“第二次全县卫生工作会议”，贯彻苏北军区《积极防治血吸虫病，开展群众卫生防疫运动通令》。12月，县政府召开“第三次全县卫生工作会议”，贯彻8月举行的全国卫生工作会议精神，执行“面向工农兵、预防为主、团结中西医”的三大工作原则，通过《建立县卫生科、区卫生所的决议》。

1951年6月30日，县人民政府卫生科转发华东军政委员会卫生部转发中央人民政府政务院颁布《关于改善各级学校学生健康状况决定》，并随发“执行办法”。12月初，县召开“全县种痘劳模大会”，表彰300余名种痘劳模。春秋两季全县种痘563582人次。

1952年秋，县卫生院及区卫生所共同组织灾区巡回医疗队，赴马塘、尊三、古坝、岔河、双甸等地巡回医疗。

1953年6月27日，县抽调医务工作者分成三支巡回医疗队，前往景安、雪岸、栟茶、古坝、丰利等灾区作巡回医疗。组建蛔虫病防治组，赴景安区查治蛔虫病。

1954年9月，全县抽调41名医务工作者分成12个“医疗小分队”，分赴6个受灾区巡回医疗。11月，县召开“中医代表座谈会”。建立“古坳、任港河工程指挥部卫生科”，30多名医务人员为民工提供防治病医疗服务。12月20日，县人民政府卫生科转发华东区卫生部《公立医院工作人员休假请假暂行办法》。

1956年4月5日，县人民委员会卫生科转发卫生部《关于试行卫生人员在职业务教育暂行办法(草案)的通知》。7月29日，县召开“如东县卫生技术人员代表大会”，169名代表出席，其中中医103人，西医42人，兽医1人，中药工作人员4人，卫生行政人员13人，会期5天，8月2日闭幕。

1963年2月22日，县人民委员会卫生科转发江苏省卫生厅《江苏省开业医卫人员暂行管理办法(草案)》及研究试行的通知。

1967年12月，召开“全县卫生系统学习毛主席著作积极分子代表大会”。

1969年秋，县医务人员与中国人民解放军南京军区守备第70团卫生队共建“军民新医疗法医疗队”，在环镇地区开展医疗活动。

1982年8月，全县卫生系统开展“优质医疗服务百日赛”活动。

1983年7月1日，双甸、岔河、丰利、栟茶地区遭龙卷风袭击，1471人受伤，11人死亡，700多名医护人员参加抢救。

1986年4月10日，县卫生局要求全县各医疗卫生单位一定要继续贯彻卫生部1981年颁发的《医院工作人员条例》，教育全体工作人员严守《人员守则》、恪守职业道德，建立工作规范，确保医院道德建设及各项工作健康有序进行，随后，县第三人民医院(原栟茶医院)制定“五定、四考一奖惩”的全员岗位责任制，全县各医疗卫生单位均将《医院工作人员守则》和《医院工作人员职责岗位》制作悬挂于科室显要位置。是年，县卫生系统继续开展创“三优”活动，着力解决环境脏、秩序乱、服务差的问题。

1987年3月13日，县第二人民医院获“十大窗口优质服务百日竞赛”优胜单位称号，县中医院、县妇幼保健所、县第三人民医院、双甸镇卫生院被评为先进单位。7月7日，县卫生局发出《关于加强医德教育，开展优质服务活动的通知》，决定自即日起集中两个月的时间，认真扎实地进行医德教育，大力开展优质服务活动，并提出五条切实有效的措施。

1988年7月16日，县卫生局召开“百日双优竞赛”动员大会，决定自7月中旬～10月中旬在全县卫生系统上下开展以赛院容院貌、工作秩序、仪容仪表、服务态度、医德医风和服务质量为主要内容的服务竞赛活动。特别是着手解决看病难(挂号、就诊、划价、缴费、取药、治疗反复排长队)和脸难看(服务态度差)的问题，明确规定看病排队不得超过15号。8月12日，栟茶片在新林乡卫生院召开“百日双优竞赛”活动交流会。9月12日～15日，县卫生局组织对“百日双优竞赛”工作进行抽查。12月，县卫生局发出1000份征求意见函，回收928份。其后，坚持每季发送200份行风调查函的制度。卫生部《医务人员医德规范及实施办法》、江苏省卫生厅《卫生工作者职业道德基本要求》和《医德医风建设管理实施办法》颁发后，县卫生局主动发文要求组织学习认真贯彻并排版印刷2000份分发基层张贴宣传。为强化宣传，县人民医院编印《文明行风与我同行》手册，将国家及省、市、县医院规范要求及单位职业道德建设的具体规定汇于其内，获得欢迎，县中医院举行《医德知识竞赛晚会》，努力强化员工恪守职业道德规范的意识。

1989年7月15日，县卫生局发出通知，决定自7月中旬起在全县系统上下开展第二个百日双优竞赛活动，此次，“百日双优”突出服务质量，号召系统上下争创“优质服务窗口”，争当“优质标兵”。10月12日，县卫生局在体育馆举行《天使心》演讲竞赛，13个集体和个人先进事迹获演讲介绍，县中医院以《白衣天使与天使心》为题介绍该院麻醉师蔡萍事迹的演讲获一等奖。蔡萍事迹后在南通市的演讲介绍中亦获好评。10月23日～30日，县卫生局组织对卫生系统“百日双优竞赛”活动进行检查验收。11月17日，南通市卫生局召开1989年度“百日双优竞赛”表彰大会，县中医院、人民医院、卫生防疫站获“优胜单位”称号，县中医院朱爱玲获“优质服务标兵”称号。11月27日，县卫生局召开1989年度“百日双优竞赛”表彰大会，县第二人民医院、丰利医院、袁庄医院获“优胜单位”称号，县第三人民医院内科、苴镇中心卫生院药剂科、南坎乡卫生院防保组等获“优质服务窗口”称号，20名医护员工获“优质服务标兵”称号。

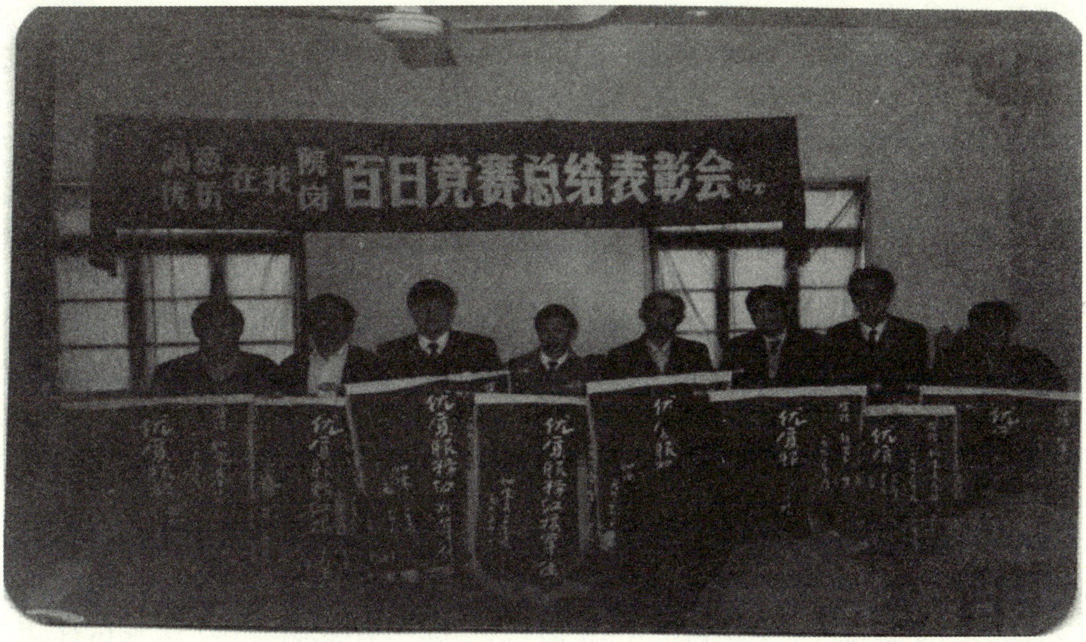

1989年11月27日，县卫生局召开“满意在我院、优质在我岗‘百日双优竞赛’表彰大会”

1990年3月8日～10日，县卫生系统开展学习雷锋、学习白求恩活动，县人民医院、县中医院、县卫生防疫站、县妇幼保健所、县第二人民医院、县第三人民医院、双甸中心卫生院等单位组织医护人员进行街头义诊活动，参加职工200余人，义诊2000多人次。4月2日至29日，县卫生局举行医德知识竞赛活动，全县774名职工参加，最后为17名成绩较佳者以等级奖励。5月10日制定下发《关于加强党风廉政建设的几项规定》，《如东县加强医德建设、端正卫生行风的若干规定（暂行）》，要求全体卫生工作者发扬优良传统、坚守道德规范，全心全意为人民健康服务。5月18日，县委宣传部、县直机关党委表彰“学雷锋、学焦裕禄、学先进”先进集体和个人，掘港中心卫生院为先进集体，县中医院蔡萍、掘港中心卫生院秦小定被评为先进个人，县卫生局丛浩、县人民医院韩建彬、掘港中心卫生院周旭为优秀组织者。7月，县卫生局总结宣传了身患癌症仍奉献的县人民医院妇产科医师范存珍事迹。10月20日，县卫生局举行《新风颂》文艺竞演，29个源于单位学习白求恩活动中涌现出的新人新事的创作节目在县卫生进修学校礼堂参加竞演，马塘医院介绍单位职工主动为垂危患者无偿献血的《血的奉献》女生小组唱和县中医院介绍单位在中秋之夜倾心抢救危重患者小品《中秋夜》同获一等奖。后《血的奉献》参加南通市卫生局《白求恩在我心中》演出，并获奖励。嗣后，县卫生局相继发出了《关于开展学习赵雪芳活动的意见》《关于开展学习吴登云活动的意见》。

1991年4月16日，县卫生局按照南通市卫生局的统一部署，制定下发《关于开展学习白求恩活动的意见》。6月，《南通日报》以《低谷中奋进》为题的中篇报导发表，报道县中医院党支部书记张泽宾。8月27日，县人民医院召开医德医风社会监督评议员会议。7月1日，县卫生局在县卫生进修学校礼堂召开“微笑、廉洁、优质”服务动员大会，突出人民群众普遍关注的服务态度服务作风和服务质量三大主题，200余人出席。8月31日，卫生局召开“三服务”活动经验交流会，县委、县政府、市卫生局领导出席讲话。10月9日，县卫生局转发市卫生局印发的《关于进一步加强卫生行风建设的倡议书》，要求各单位和广大医务人员积极响应倡议，从自身做起，以实际行动带头纠正行业不正之风。

1992年1月，县卫生局全面推广县人民医院为每一职工建一份医德档案袋，其后，并将有无医德档案袋，列入整体考核范围。3月4日，县人民医院党总支书记出席市卫生系统《加强医德医风建设展优质服务活动》专题研讨会，介绍医德教育管理经验。7月8日，县卫生局发出通知，决定七、八、九三个月在全县开展“满意在我院、优质在我岗”竞赛活动。9月12日，县卫生局组织的“医德医风知识竞赛”活动揭晓，兵房中心卫生院陆红健获一等奖，9人分获二、三等奖，县人民医院等4个单位获组织奖。

1993年1月15日，县卫生局举行春节期间精神文明和医疗安全会议，要求全体医院工作者提供更为便捷优质的医疗服务。4月20日，县卫生局在县第二人民医院召开现场表彰大会，授予县第二人民医院“岗位学雷锋先进集体”称号，并发奖金5000元。《南通日报》以《从死神手中夺回生命》为题介绍了该院的先进事迹。5月20日，《新华日报》以《向死神挑战》为题介绍县第二人民医院救治急重病的事迹。6月15日，县卫生局下发《关于开展三服务（微笑、廉洁、优质）活动的通知》，要求各单位规范医德行为，提高服务质量，改善服务态度，纠正行业不正之风。10月11日，《南通日报》以《马塘医院拒收“红包”二、三事》为题，介绍了马塘医院职业道德建设情况。10月13日，县人民医院21位正、副主任医师向全县发出《关于进一步加强医德医风建设的倡仪书》。11月10日，县卫生局组织的《医德知识竞赛》活动揭晓，县妇幼保健所李晓红、兵房中心卫生院周军获一等奖，6人获二等奖，10人获三等奖，20人获鼓励奖，3个单位获组织奖。

1994年7月1日，县卫生局决定开展第三个服务竞赛活动，下发“关于下发开展三服务（微笑、廉洁、优质）竞赛活动意见的通知”，对活动提出四点要求。7月6日，县卫生局在丰利医院召开“卫生系统行风建设经验交流会”，丰利医院等5个单位作了经验交流，县纪委等有关部门出席。8月16日，县卫生局召开《健康之夏》总结表彰会议，据函调，卫生行风满意度已超85%。11月17日，县卫生局举行《评选信得过医院和十佳白衣战士》新闻发布会，新闻及社会各界32人出席。会议公布11家信得过医院候选单位和21名候选个人。

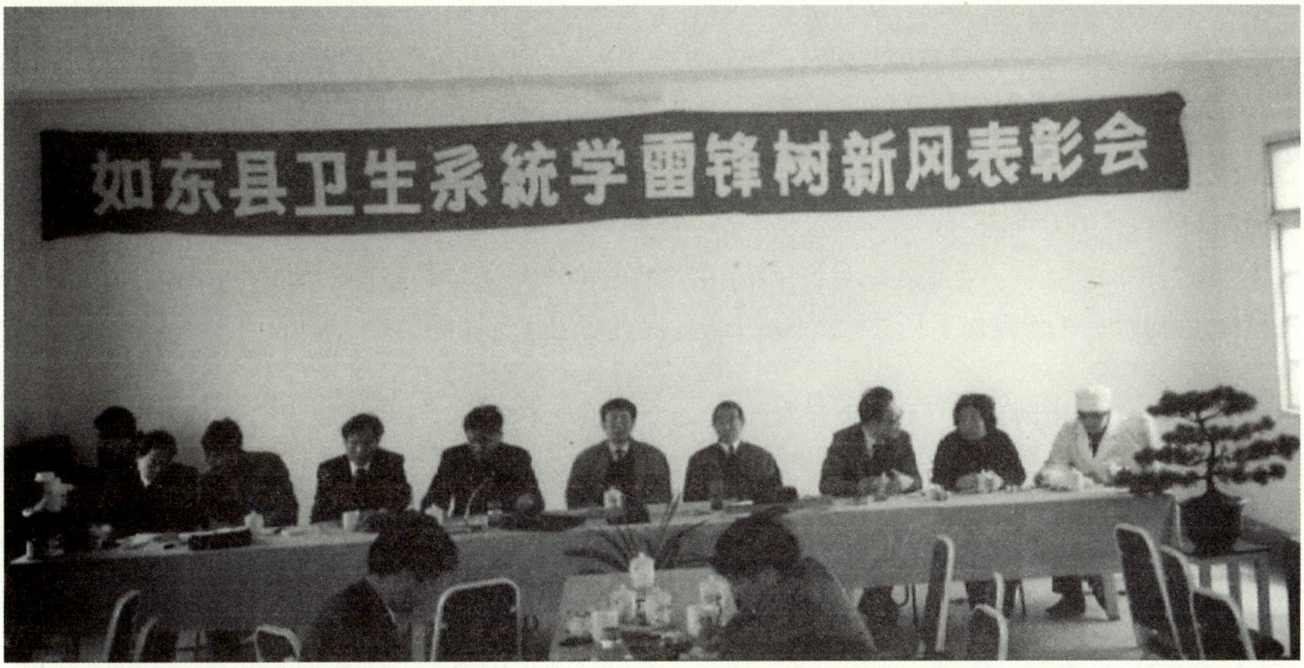

1993年4月20日，“如东县卫生系统学雷锋树新风表彰会”在县第二人民医院召开

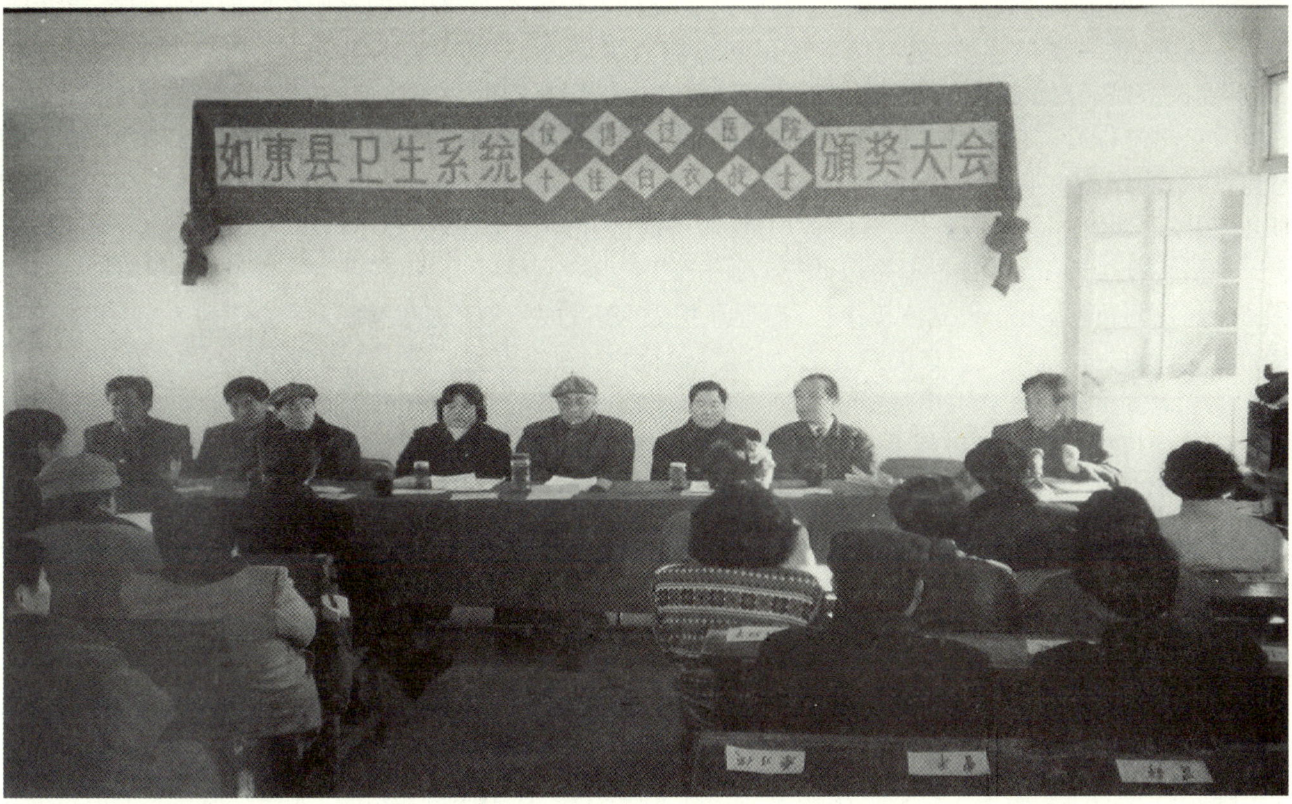

1995年2月17日，召开“如东县卫生系统信得过医院和十佳白衣战士颁奖大会”

1995年1月，县卫生局按照南通市卫生局的统一要求，在全县开展赵雪芳学习的活动。5月4日，县卫生局召开职业道德建设工作会议，下发《规范职业道德，建设行业新风》活动考核评估方案。嗣后，县卫生局将卫生部和省市卫生主管部门的相关文件规定汇编成册，下发基层组织学习，各单位还组织观看职业道德教育系列电视讲座，开展"假如我是一个病人"如何树立卫生工作者新形象"的大讨论。5月16日，县卫生局发出《关于开展争创"不收红包科室"、"不收红包医院(单位)活动的通知》已该通知对争创标准，考核测评及活动时间要求等方面作了具体规定。8月8日，县卫生局《转发省卫生厅〈关于禁止医疗服务中不规范行为的通知〉的通知》，要求各单位8月底前自查自纠，9月1日起严格执行，违者处罚。9月16日，县卫生局召开表彰大会授予县中医院"党风廉政建设先进集体"称号。10月28日，省卫生厅行风办主任杨正尧率领的职业道德建设检查组一行5人，对县人民医院进行了为期两天的明查暗访，认为县人民医院职业道德建设工作的指导思想明确，工作扎实有效，病员和职工满意度均在95%以上，结果满意，并对今后工作提出了指导性意见。12月，江苏省卫生厅授予县中医院"卫生行风先进集体"称号。

1996年3月，《中国卫生界》以《杏林清风》为题介绍了县中医院领导班子廉政纪事。5月15日，县卫生局在马塘医院举行"无红包医院"挂牌观摩现场会，号召全县各级医疗卫生单位，以马塘医院为榜样敢于自我加压，努力开创无红包医院建设新业绩。5月16日，县卫生局制定印发了《如东县卫生系统医务人员行为准则》，对卫生行风建设中的一些突出问题作出禁止性规定，简称《十个不准》。6月，《南通日报》《南通纪检》介绍了该院事迹。针对收受病家礼品"红包"以及中介费、提成费等不正之风的发生和漫延，卫生部发出《关于严禁向患者收受"红包"的通知》，江苏省卫生厅、南通市卫生局相继制定《江苏省关于廉洁行医的暂行规定》《江苏省医疗卫生工作人员违犯职业纪律的处理意见》《南通市关于加强卫生系统行风建设的若干规定(暂行)》。全县卫生系统认真贯彻卫生部、省卫生厅和市卫生局的文件精神。10月，县卫生职业道德建设工作进入第二周期，这一阶段工作重点是突出"四个服务"，即端正服务意志、增强服务思想、改善服务态度、提高服务质量和一切为了病人、一切方便服务、一切服务于病人。11月1日，县人民医院，开始实行社会服务承诺制度，系统公开单位各科室社会服务承诺内容(统称六、五、四、三服务承诺工程)。11月12日，县卫生局召开如东县第二周期职业道德建设动员大会，提出深入职业道德建设，努力塑造文明优质服务新形象，县政府、县纪委领导出席讲话。11月，县各单位或举行新闻发布会或开辟公示栏，公开服务内容，服务规范、服务时限和违诺责任，公开举报电话，承诺社会严加监督，这一举措称社会服务承诺，各单位以此自我加压，提高服务水平，提升服务质量。学习苏州第四人民医院经验，各单位门诊大厅设立值班主任，后逐渐扩大服务，成为门诊服务站，为群众提供"一站式"服务。参加南通市卫生系统十大窗口的竞赛活动后，各单位相继实行优质服务工作，群众满意度逐渐提高。12月4日，县政府纠风办、县卫生局授予马塘医院"无红包医院"。12月5日，县人民医院在县卫生进修学校礼堂举行精神文明建设誓师大会，会议对10位优质服务明星、10位优质服务先进个人、4个优质服务窗口和31名技术操作能手予以表彰，县委、县政府、县政协、县委宣传部、市卫生局领导出席讲话。

1997年4月23日，县卫生局在县第三人民医院召开卫生职业道德建设经验交流会，40多人参加会议，县第三人民医院、马塘医院、县中医院、县人民医院先后介绍经验，期间县委宣传部、县纪律检查委员会领导出席会议并讲话。7月10日，县人民医院被确定为南通市文明卫生行业建设示范点单位。是月24日，县委宣传部在县卫生防疫站召开精神文明建设示范单位负责人座谈会，县卫生局以《加强卫生职业道德建设，促进两个文明协调发展》为题作经验介绍。8月13日，县中心级以上医疗卫生单位绝大部分医务人员参加了在"文明与我同行"的签名活动，南通市10万人参加。8月14日，县卫生局在县第二人民医院召开创建文明卫生行业情况交流会。县人民医院、县中医院、县第二人民医院等8个单位介绍了经验。8月16日，县委、县政府召开精神文明建设工作会议，石甸乡卫生院在会上介绍了加强医院职业道德建设工作的经验。9月11日，县委在县影剧院举行先进事迹报告会，江苏省1996年度劳动模范、江苏省1997年度优秀知识分子、县人民医院主任医师仲树芳事迹作演讲介绍。10月30日，县精神文明建设指导委员会对县人民医院、县第三人民医院等单位精神文明示范单位创建工作进行检查。10月，县职业道德建设第二周期工作正式结束，文明卫生行业建设工作全面启动。县卫生局会同县文明办制定《如东县创建文明卫生行业活动实施意见》，明确提出2000年基本达到"行业作风优良、岗位服务规范、群众评价满意"的建设目标。12月15日，县卫生局表彰10名"十佳白衣天使""十佳优质服务标兵""十佳廉政建设好干部""十佳优质服务窗口"。

1998年5月20日，县卫生局聘请20名卫生行风监督评议员，并举行行风建设座谈会。7月23日，县人民医院创建市文明卫生行业示范点工作通过市级评审。

1999年1月1日，县普增查询系统，病员住院消费随时能查阅。2月1日，县人民医院文明卫生行业示范点工作经验在南通市文明行业建设总结大会上介绍。3月4日，县人民医院召开总结表彰大会，表彰6个先进集体和10个先进个人。3月，县卫生局召开文明卫生行业总结表彰大会，明确提出今后两年文明卫生行业建设的主要任务是围绕一个核心(职业道德建设)，抓好三项工作(便民措施、优质服务、专项治理)。4月1日，县卫生局在全县卫生系统推行一次申告待岗制度，对实施对象、范围、程序、办法等作出了明确规定。9月20日，县卫生局举行"医德医风先进事迹报告会"。

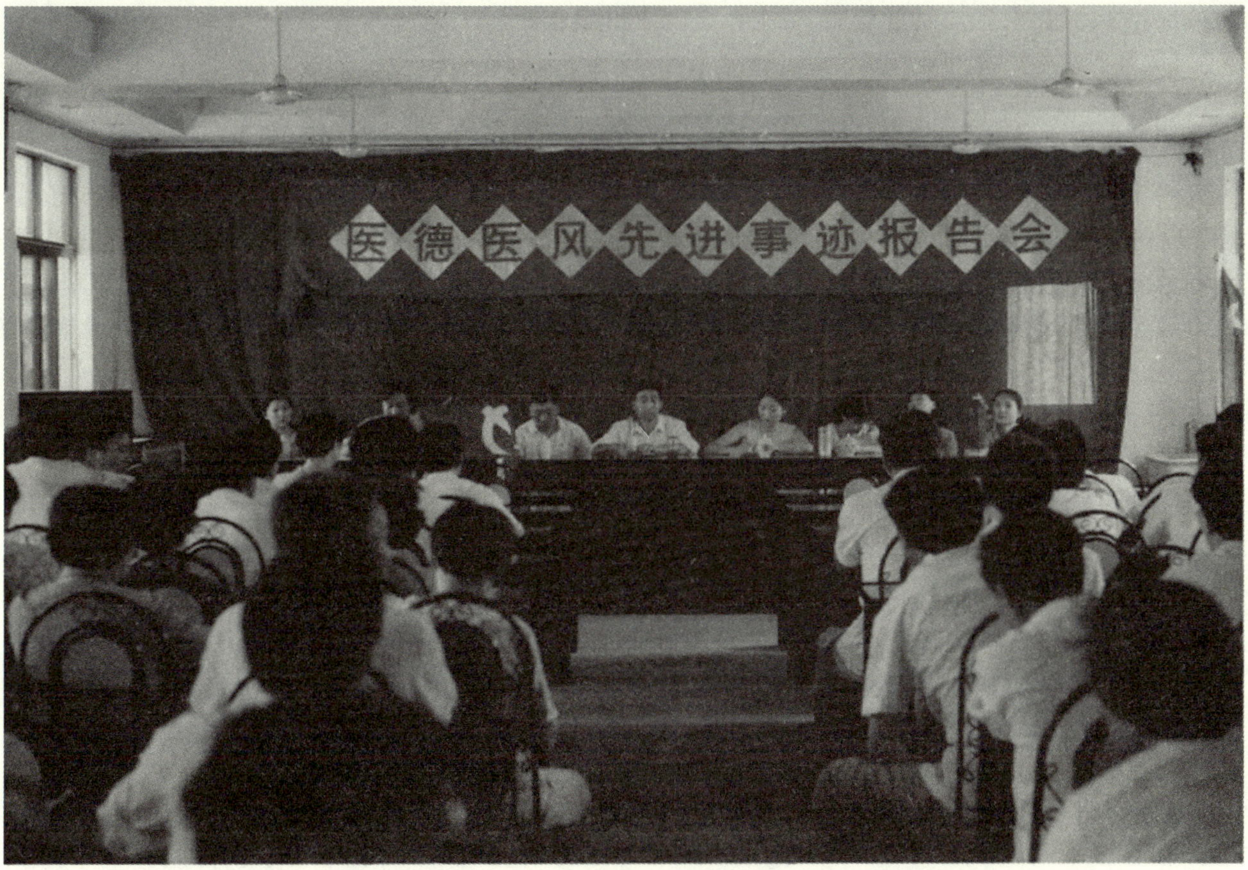

1999年9月20日，县卫生局举行"医德医风先进事迹报告会"　(县卫生局提供)

2000年7月10日，县卫生局决定举行第三个"百日双优竞赛活动，此次活动，突出社会公论，群众满意。7月24日，县卫生局召开"百日双优竞赛"活动汇报交流会。8月18日～24日，县卫生局组织对全县

10个县级中心级医疗单位“百日双优竞赛”活动进行检查。结果县中医院、县人民医院、县第三人民医院、马塘医院、丰利医院、双甸中心卫生院、县卫生防疫站等单位活动开展得比较深入，各项措施比较扎实。9月22日，县卫生局组织力量对全县卫生系统“百日双优竞赛”活动进行第二次检查，县人民医院、县中医院、县第二人民医院、县第三人民医院、丰利医院、马塘医院工作较好。马塘医院县内率先执行“住院病人费用一日清单制”，让患者明明白白消费，得到患者好评。

2001年1月1日，县卫生系统全面实施温馨服务工程，提出坚持以人为本，落实亲情服务，相继制定下发了《温馨服务工程实施方案》《温馨服务工程考核细则》。嗣后，多项检查推进，县人民医院三病区、县中医院检验科、县人民医院内科、县人民医院急救中心、县人民医院门诊收费处、县中医院儿科、县中医院急诊室护理单元、县中医院三病区护理单元、县人民医院八病区、县中医院手术室、县人民医院四病区、县人民医院急诊科、县人民医院检验科、县中医院五官科、县中医院妇产科、县人民医院七病区、县人民医院影像科、县人民医院急诊室收费处、县人民医院手术室、县中医院内科、县中医院肛肠科等先后获南通市温馨服务示范科室或先进科室称号。王建林、邱亚琴、钱引坤、陈明星、张驰、张荣勋等人荣获南通市温馨服务标兵称号。8月中下旬，县卫生局举办“馨风颂”巡回演讲，县人民医院主任医师仲树芳，县人民医院副主任医师姚炳荣，县中医院副主任中医师钱忠权、岔河镇卫生所所长刘桂平、郭福建和县第四人民医院精神病区等个人单位事迹作演讲介绍前后11场，参加800余人。11月，县人民医院主编的《医德规范综览》由国际文化出版公司出版，并由全国新华书店公开发行。

2002年2月，县卫生局发出通知，要求系统上下继续推进温馨服务建设工程。3月，县中医院相继制定下发《加强行风建设若干规定》、《进一步加强医院作风建设和优化服务环境工作的实施计划》。5月12日，县人民医院启动“天使之星”评选活动。县丰利医院启动“星级护士”评选活动。6月1日，县人民医院实行住院费用“一日两清”及“出院清单”制，让病员明白消费。

2003年8月28日，县卫生局印发《全县卫生系统民主评议政风行风工作实施案》评议。10月，县卫生局发出《关于举办“新人、新事、新风”演讲比赛的通知》。13人参加演讲竞赛，县卫生进修学校韩冰获一等奖。12月，县人民医院获全国维护消费者权益先进集体称号，县卫生监督所获市诚信文明单位。

2004年4月29日，县卫生局发文表彰11个“温馨服务示范科室”12名“温馨服务标兵”；通报表扬3个先进科室、21名先进个人。6月16日县卫生局下发《关于印发〈如东县医疗机构及医务人员向社会公开服务承诺〉的通知》，承诺内容计6项。7月9日，县卫生局召开全县卫生行风建设工作会议，会上宣传县百名医学专家向全县医务工作者发出的“为维护医学之圣洁”的倡议书。7月27日，县卫生局制定下发《2004年全县卫生系统民主评议政风行风工作实施意见》。9月7日，县卫生局转发南通市卫生局关于转发省卫生厅《关于进一步规范医疗服务行为纠正不正之风的通知》，通知要求，各级医疗卫生单位采取切实有效措施，重点解决将药品回扣、开单提成等现象。

2005年6月3日，县卫生局召开卫生系统警示教育大会。9月20日，县卫生局召开卫生系统职务犯罪预防警示教育大会。11月，市纪委《方圆》杂志在廉政风采栏目中刊登县卫生局张泽宾事迹。12月30日，县卫生局召开卫生系统节日廉政教育大会。县人民医院姚炳荣的事迹在“南通市卫生系统优秀共产党员暨白求恩式医务工作者先进事迹”报告会上作全市巡回演讲。

2006年5月18日，县卫生局召开卫生系统行风建设工作会议。6月22日，县卫生局召开卫生系统治理商业贿赂专项工作会议。7月14日，县卫生局召开卫生系统预防职务犯罪警示教育大会。8月11日，县卫生局召开机关作风建设推进会，提出“强化五种意识，树立五种形象”。9月25日，县卫生局召开卫生系统治理医药领域商业贿赂自查自纠阶段推进会。11月30日，县卫生局召开创建“无红包”医院推进会。

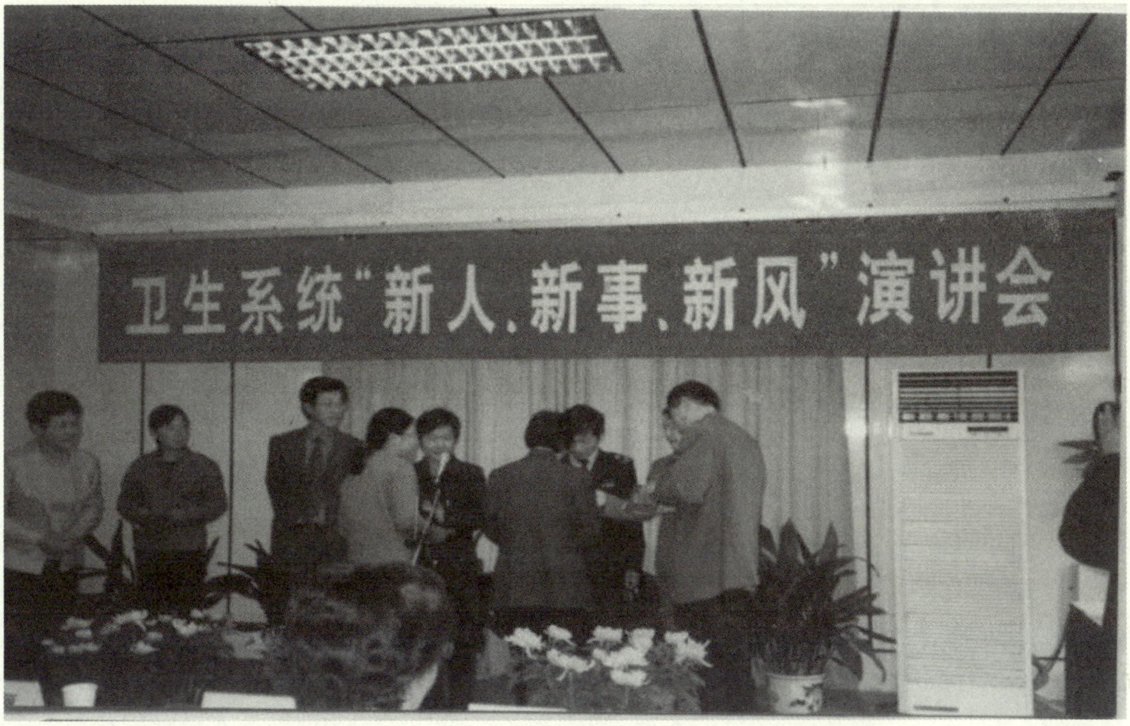

2003年10月20日，县卫生局召开"卫生系统'新人、新事、新风'演讲会"　(县卫生局提供)

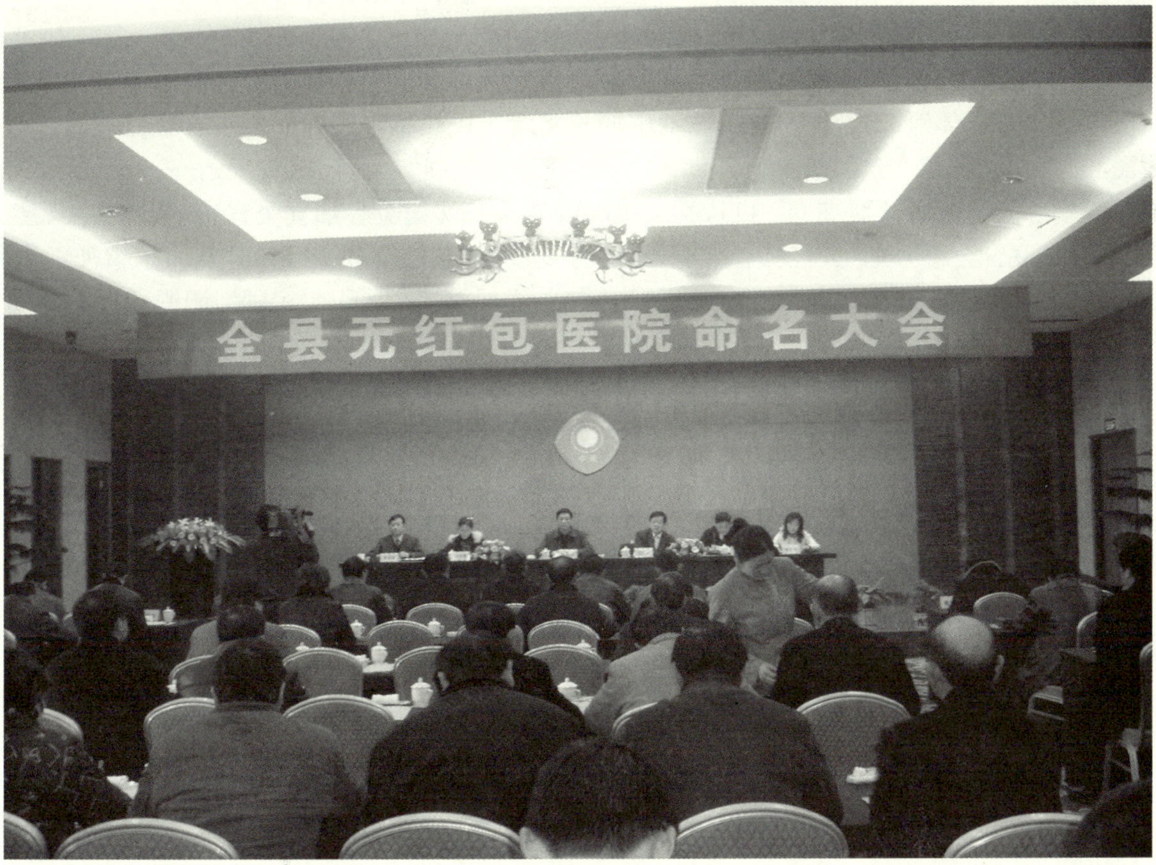

2008年3月5日，县卫生局召开"全县无红包医院命名大会"　(县卫生局提供)

2007年4月4日，县卫生局下发《关于如东县创建和谐医院活动实施方案》的通知。4月27日，县卫生局、县纠风办下发《关于印发〈2007年推进“无红包医院创建活动计划〉的通知》。6月11日，县卫生局转发省政府部门《关于贯彻国务纠风办等6部门委〈2007年纠正医药购销和医疗服务中不正之风专项治理工作实施意见〉的通知》的通知。12月，市卫生局、市行风办授予县人民医院、县中医院为南通市无红包医院称号。县第二人民医院、县第三人民医院、县第四人民医院、丰利医院、马塘医院、掘港中心卫生院、兵房中心卫生院、苴镇中心卫生院、双甸镇中心卫生院为2007年度县无红包医院。

2008年1月25日，县人民医院举行表彰大会，对“三十佳”获奖人员、四季度行风建设示范红旗单位、示范标兵和综合考核获奖科室进行了表彰。3月5日，县卫生局召开“全县无红包医院命名大会”，县人民医院、县中医院、县第二人民医院、县第三人民医院、县第四人民医院、丰利医院、马塘医院、掘港中心卫生院、苴镇中心卫生院、兵房中心卫生院、双甸镇中心卫生院11所获授“无红包医院”称号。5月12日，县人民医院团委组织“文明在行动”志愿服务队走进敬老院，为老人开展义诊活动。5月14日，县人民医院医院开展县级行风评议员座谈会。

2009年2月，县人民医院康小平获“南通市医德医风标兵”称号。3月，县卫生局获“如东县2008年度机关文化建设先进集体”称号。4月7日，县卫生局组织医疗专家走上街头，开展“世界卫生日”专题活动。8月8日，县卫生局组织人员参加“全民健身日”暨千人健身大游园活动。是月，马塘医院音乐快板《算好廉政账》代表县卫生系统参加南通市卫生系统文艺调演，荣获第三名。9月23日，县卫生局举办“天使之爱”演讲比赛活动。9月30日，县卫生局举行“天使之爱“文艺汇演。10月26日，县人民医院举行“生命之舟”大型文艺展演活动。11月，县卫生局张泽宾获“南通市第四届‘廉洁奉公’公务员标兵”称号。12月，县卫生系统获“南通市文明行业”称号。是年，县人民医院获“江苏省儿童工作公益之星”称号。

2010年1月8日，南通市卫生局、市政府纠风办组成的“无红包医院”复查评估组一行5人到县人民医院检查“无红包医院”创建工作。是月，县人民医院孙娅获“江苏省优秀志愿者”称号。县中医院获“如东县归侨服务先进集体”称号。5月8日，县卫生局与南通人民广播电视台新闻综合频率联合举办“杏林春风暖民心”的户外直播。5月10日，《江海晚报》刊登县卫生局“小荷已露尖尖角——记成长中的如东县卫生系统爱心天使服务队”。5月13日，县人民医院护士长沈建英参加县委宣传部、团县委、县文广传媒中心、县青年联合会举办的“火红青春映党旗、服务发展当先锋”全县践行新时期如东精神青年典型事迹报告会。5月，县卫生系统在洋口镇启动以“送医疗、送经济、送项目、送温暖、送服务”为主要内容的百户农民脱贫攻坚活动。8月15日，县卫生系统思想政治工作研究会获“江苏省卫生系统优秀政促会”称号9月1日，县卫生党工委发文，表彰14篇新时期如东精神主题的征文。10月，举办县卫生系统第八届文化节，管晓飞、胡佳伟获“护理操作比赛一等奖”；县第二人民医院获“乒乓球比赛团体第一名”，张卉和王栋分别获得“女子、男子单打第一名”；县人院、县第四人民医院、县卫生监督所、县卫生进修学校、县中医院、苴镇中心卫生院荣获“诗歌朗诵比赛综合金奖”。12月15日 ，县卫生监督所、县人民医院120急救服务中心获“江苏省巾帼文明示范岗”称号，县人民医院管晓飞获“江苏省优质护理服务先进个人”称号。

第二节　文明集体创建

一、挂钩共建

1986年，县卫生局与环北乡挂钩共建。

1989年，县卫生局与洋口乡挂钩共建。

1992年，县卫生局与光荣乡挂钩共建。

1994年，县卫生局与新林乡挂钩共建。

2001年1月29日，县卫生局全体党政领导以及县人民医院、县中医院、县卫生防疫站、县卫生进修学校、县药品检验所等单位的党政负责人，前往新林乡政府，听取新林乡党政主要介绍，并分头深入村组走访调查，听取群众意见，慰问贫困农民老人和子弟并捐款6000余元。

2002年1月21日，县卫生局及县直单位党政负责人一行11人赴新林镇开展“共富共建”活动，捐款5000余元。县卫生局党委获县“共富共建先进集体”称号。

2003年1月，县卫生局及直属单位15名党员干部赴新林乡杨楝园村，登门慰问贫困老党员30名，捐款6000余元，并组织谈心和体检活动。3月，县卫生局党委获县“共富共建”挂钩活动工作先进党组织称号。县卫生局党委获县“共富共建先进集体”称号。

2004年1月，县卫生党委16名党员代表赴洋口镇开展共富共建“一、二、三、四”工程。即向100名贫困老党员捐款合作医疗个人筹资款，慰问20名贫困老党员，每人100元一条棉被，向30位贫困户捐献人均100元的改水引导金，向敬老院每位老人送上四样春节慰问品。县卫生局党委获县“共富共建先进集体”称号。

2005年2月，县卫生局获县“全民创业挂钩帮扶工作先进集体”称号。

2006年，县卫生局党委获县“同富共建先进集体”称号。

2007年11月，县卫生局领导班子和5名中层干部挂钩镇的5个村中开展了“三天两夜”的调研活动，吃住在农家，深入了解农民群众对卫生工作的意见要求。12月，县卫生局获县“六进农家”助农惠农先进集体称号。

2008年1月20日，建立“如东县卫生系统爱心天使服务队”，设县卫生局机关、县人民医院、县中医院、县疾病预防与控制中心，县卫生监督所、县妇幼保健所、县卫生进修学校、县第四人民医院八支分队，队员360人。4月29日，县委、县政府举办“‘和谐旋律’颁奖晚会暨‘两型共建’启动仪式”，县人民医院“120”急救绿色通道获“县十佳人民满意服务品牌”称号。5月，县卫生系统职工募捐款物50余万元、街头募捐21万元、党员缴纳特殊党费8.46万元，支援“5•12”四川汶川大地震灾区群众。县卫生监督所缪海兵赴川，为灾区群众防病。6月6日，县人民医院和县癌友康复协会联合举办“如东县人民医院康馨俱乐部爱友会员暨如东县第二届抗癌明星联谊会”，南通市癌友康复协会会长徐惠和来自全县各地的癌症患者代表100多人出席联谊会。8月，马塘医院出席“南通市双拥工作表彰大会”，获“南通市双拥工作先进单位”称号。

2009年12月，县卫生系统获“南通市文明行业”称号。是年，县卫生系统爱心天使服务队多次慰问洋口镇敬老院孤寡老人及王鸭、杨楝园等8个村的困难户、贫困户、“三老 ”优抚对象。

2010年5月，县卫生系统在洋口镇启动以“送医疗、送经济、送项目、送温暖、送服务”为主要内容的百户农民脱贫攻坚“五送计划”。

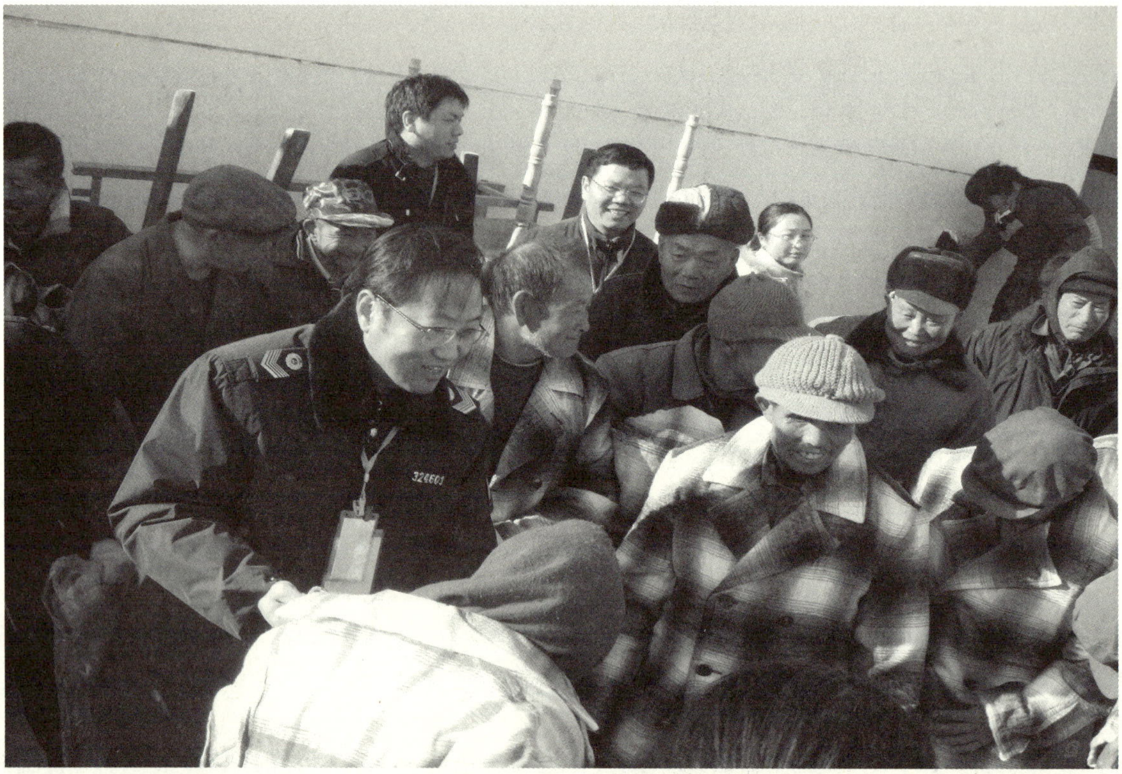

2000年1月26日，县卫生局局长张泽宾（左三）慰问新林贫困群众　（县卫生局提供）

二、文明单位创建

1986年，县卫生系统各单位继续开展文明单位创建活动，是年，县中医院、县卫生防疫站、县精神病防治医院、新光乡卫生院获"南通市文明单位"称号。

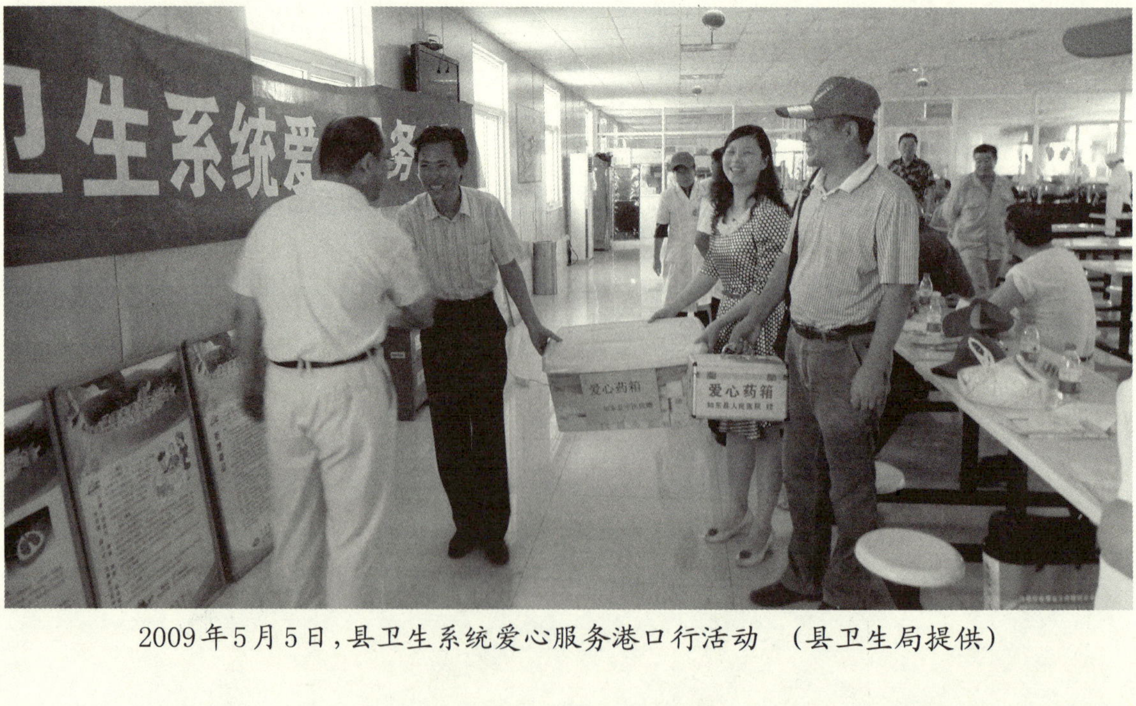

2009年5月5日，县卫生系统爱心服务港口行活动　（县卫生局提供）

1996年10月，中共中央《关于加强精神文明建设的决议》发表后，县人民医院、马塘医院制定单位《精神文明建设"九五"规划和"十五"目标》，县委、县政府确定为文明单位建设标兵单位，经验在县精神文明建设工作推进会介绍。

2007年3月，县卫生监督所获省2005～2006年度文明单位创建先进集体。

2008年1月，县卫生监督所获"江苏省卫生许可文明服务窗口"称号。7月3日，县卫生局组织人员参加县"美化家园"万人大行动启动仪式。

2009年5月，县卫生局召开卫生系统创建文明卫生城市推进大会。12月，县卫生系统获"南通市文明行业"称号。县卫生监督所、县疾病预防控制中心、县第四人民医院、县人民医院、县中医院 、县卫生进修学校获"南通市文明单位"称号。

2010年5月8日，县卫生局与南通人民广播电视台新闻综合频率联合举办"杏林春风暖民心"的户外直播。5月13日，县人民医院护士长沈建英参加县委宣传部、团县委、县文广传媒中心、县青年联合会举办的"火红青春映党旗、服务发展当先锋"全县践行新时期如东精神青年典型事迹报告会。是年，县第四人民医院获"2009～2010年南通市文明单位"称号。

1986～2010年如东县文明单位创建活动统计表

表38-1　　　　单位：个

<table>
<tr><th rowspan="2">年　度</th><th colspan="3">市文明单位</th><th colspan="3">县文明单位</th></tr>
<tr><th></th><th>县　直</th><th>乡　镇</th><th></th><th>县　直</th><th>乡　镇</th></tr>
<tr><td>1986</td><td>3</td><td>2</td><td>1</td><td>13</td><td>6</td><td>7</td></tr>
<tr><td>1987</td><td>2</td><td>1</td><td>1</td><td>19</td><td>6</td><td>13</td></tr>
<tr><td>1988</td><td>2</td><td>2</td><td></td><td>23</td><td>7</td><td>16</td></tr>
<tr><td>1989</td><td>7</td><td>5</td><td>2</td><td>23</td><td>7</td><td>16</td></tr>
<tr><td>1990</td><td>3</td><td>3</td><td></td><td>23</td><td>6</td><td>17</td></tr>
<tr><td>1991</td><td>6</td><td>4</td><td>2</td><td>24</td><td>6</td><td>18</td></tr>
<tr><td>1992</td><td>6</td><td>4</td><td>2</td><td>27</td><td>7</td><td>20</td></tr>
<tr><td>1993</td><td rowspan="2">5</td><td rowspan="2">3</td><td rowspan="2">2</td><td>24</td><td>6</td><td>18</td></tr>
<tr><td>1994</td><td>29</td><td>7</td><td>22</td></tr>
<tr><td>1995</td><td rowspan="2">5</td><td rowspan="2">2</td><td rowspan="2">3</td><td>28</td><td>6</td><td>22</td></tr>
<tr><td>1996</td><td>26</td><td>6</td><td>20</td></tr>
<tr><td>1997</td><td rowspan="2">6</td><td rowspan="2">3</td><td rowspan="2">3</td><td>31</td><td>7</td><td>24</td></tr>
<tr><td>1998</td><td>29</td><td>5</td><td>24</td></tr>
<tr><td>1999</td><td rowspan="2">5</td><td rowspan="2">3</td><td rowspan="2">2</td><td>19</td><td>6</td><td>13</td></tr>
<tr><td>2000</td><td>19</td><td>6</td><td>13</td></tr>
<tr><td>2001</td><td rowspan="2">3</td><td rowspan="2">2</td><td rowspan="2">1</td><td rowspan="2">19</td><td rowspan="2">7</td><td rowspan="2">12</td></tr>
<tr><td>2002</td></tr>
<tr><td>2003</td><td rowspan="2">5</td><td rowspan="2">5</td><td rowspan="2"></td><td rowspan="2">25</td><td rowspan="2">6</td><td rowspan="2">19</td></tr>
<tr><td>2004</td></tr>
<tr><td>2005</td><td rowspan="2">6</td><td rowspan="2">6</td><td rowspan="2"></td><td rowspan="2">22</td><td rowspan="2">7</td><td rowspan="2">15</td></tr>
<tr><td>2006</td></tr>
<tr><td>2007</td><td rowspan="2">6</td><td rowspan="2">6</td><td rowspan="2"></td><td></td><td></td><td></td></tr>
<tr><td>2008</td><td></td><td></td><td></td></tr>
<tr><td>2009</td><td rowspan="2">1</td><td rowspan="2">1</td><td rowspan="2"></td><td></td><td></td><td></td></tr>
<tr><td>2010</td><td></td><td></td><td></td></tr>
</table>

第三十九章 红十字活动

概 述

民国6年(1917年),建立如皋县红十字会,奉行战地救护、救死扶伤、扶危济困。

民国26(1937年),如皋县红十字会建6个“红十字办事处”。

民国29年(1940年),如皋县红十字会停办。

1989年10月27日,恢复建立县红十字会,围绕博爱系列工程(救援工程、生命工程、爱心工程),努力完成备灾、救灾、卫生救护和传播国际人道主义法四项核心任务。

2010年12月,县红十字会、县红十字医院、县红十字医院、南通市红十字血站如东分站、县人民医院红十字急救中心、6个救护站、41个救护点等救护点,红十字医疗救护网络覆盖全县。全县有11所中学、37所小学建立红十字会组织,红十字会员11.08万人。县红十字救护中心救护车3辆值班,医师、护士各3名24小时在班待发,随时赴救。全县6843名献血志愿者2010年无偿献血1980940毫升。

1999年～2010年,县红十字会用上级红十字会下拨的37.9万元的款物及自筹的25.9万多元资金救助3100多户家庭。

第一节 红十字会员

民国6年(1917年),建立“如皋县红十字会”

民国26年(1937年),如皋县红十字会建6个“县红十字救护站”。

民国29年(1940年),如皋县红十字会停办。

1989年10月27日,建立“如东县红十字会”,时有团体会员175个,个体会员96253人。

1995年底,全县100个中心初中、小学以上学校均建立红十字会组织,354个一般初中和村小均建立红十字小组。

2010年12月,全县有11所中学、37所小学建立红十字会组织,有会员11.08万人。

参见第一编第四章第七节“医学慈善机构”

1989～2010年如东县红十字会组织情况表

表39-1 单位:人

团体会员机构名称	团体会员机构址	邮政编码	1989年会员人数	2010年会员人数	1989年负责人	2010年负责人
县卫生局	掘港镇黄海路	226400	32	37	吴爱祥	张泽宾
县人民医院	掘港镇江海西路	226400	390	783	钱惟成	季学军
县中医院	掘港镇江海中路	226400	209	441	张盛举	张贵陈
县疾病预防控制中心	掘港镇江海西路	226400	52	52	蔡光华	陈淑林
县卫生监督所	掘港镇掘兵路	226400	2003	23	康卫宁	缪卫宏
县妇幼保健所	掘港镇江海中路	226400	26	27	仰剑雄	吴春玫
县卫生进修学校	掘港镇江海西路	226400	28	35	解慎传	朱新华

续表39-1 单位:人

团体会员机构名称	团体会员机构址	邮政编码	1989年会员人数	2010年会员人数	1989年负责人	2010年负责人
县第四人民医院	掘港镇芳泉路	226400	31	129	石　林	姚世平
县红十字血站	掘港镇江海西路	226400	5	13	潘成礼	缪小平
县计划生育指导站	掘港镇通海路	226400	23	24	任乃秀	张美云
县第二人民医院	岔河镇交通西路	226403	91	164	邱洪振	顾海军
县第三人民医院	栟茶镇亿农桥北	226406	89	179	徐定山	徐希平
丰利医院	丰利镇北花园	226408	83	155	朱志祥	吴侦明
马塘医院	马塘镇市河东路	226401	111	116	姜炳春	吴余祝
掘港中心卫生院	掘港镇江海中路	226400	78	80	朱丙涛	张孙新
双甸镇卫生所	双甸镇江海西路	226404	2001	11	郑　骏	郑　骏
大豫镇卫生所	兵房镇健康路	226422	2001	16	罗恩杰	王雨卉
长沙镇卫生所	长沙镇长沙路	226413	2001	7	朱庆生	成卫明
洋口镇卫生所	洋口镇洋口中路	226407	2001	13	李海兵	李海兵
河口镇卫生所	河口镇府前路	226463	2001	13	李爱军	李爱军
袁庄镇卫生所	袁庄镇大袁庄村	226405	2001	12	冯志元	袁其峰
新店镇卫生所	新店镇通洋路	226432	2001	7	严宏俊	严宏俊
曹埠镇卫生所	曹埠镇曹埠中路	226402	2001	8	孙艳丽	孙艳丽
村级卫生组织		226400	781	889		
九总医院	掘港镇如华村	226400	37	21	李维郁	管仲华
城南医院	掘港镇童店	226400	44	26	陈永龙	陈永龙
华丰医院	掘港镇童华路	226400	40	25	王正国	朱晓东
普济医院	掘港镇兴环	226400	21	28	张德彩	高　胜
岔南医院	岔河镇其国东路	226403	37	19	姚美云	吴苏桦
岔北医院	岔河镇河滨路	226403	43	29	李张明	徐跃华
古坝医院	岔河镇古坝	226403	36	20	许金秀	缪　军
靖海医院	栟茶镇港头村	226406	35	28	缪　诚	周刘峰
浒澪医院	栟茶镇浒澪	226406	31	23	季本华	赵旭东
凌民医院	马塘镇徐庄村	226401	41	25	吴维贤	许建辉
潮桥医院	马塘镇潮桥	226401	42	24	孔　云	冒加华
凌河医院	丰利镇四明路	226408	33	19	朱德余	杨美琴
环港医院	丰利镇张家园	226408	35	30	袁鼎操	周　彪
环渔医院	丰利镇海防村	226408	5	9	刘金兰	周　彪
丰西医院	丰利镇华严村	226408	25	15	周啸峰	李海银
五义医院	丰利镇家庙桥	226408	27	18	曹林圯	朱明明
石甸医院	双甸镇石甸	226404	33	31	冒云祥	张必成
双南医院	双甸镇双南	226404	31	20	周金林	陈绍俊
丁店医院	兵房镇丁店	226422	51	24	秦德贤	李建中
大豫医院	大豫镇张骞南路	226422	62	39	张建平	吕　斌
长沙医院	长沙镇范堤新路	226413	31	29	石敦慈	姜志钧
北坎医院	长沙镇北坎	226413	23	15	金征亮	金征亮
卫海医院	长沙镇兴海村	226413	9	6	陆达泉	陆达泉

续表39-1 单位:人

团体会员机构名称	团体会员机构址	邮政编码	1989年会员人数	2010年会员人数	1989年负责人	2010年负责人
北渔医院	长沙镇三民村	226413	19	200	张松林	季从林
洋口医院	洋口镇闸西村	226407	32	32	翟秉泽	朱　林
光荣医院	洋口镇甜港村	226407	31	19	姚十田	姚十田
新林医院	洋口镇周新庄	226409	48	29	缪二准	缪　均
南渔医院	洋口镇斜港闸	226407	12	10	管维方	缪秋如
于港医院	河口镇龙坝村	226460	40	25	缪福庆	刘　辉
河口医院	河口镇府前路	226463	37	21	缪志宏	缪志宏
景安医院	河口镇人民北路	226441	44	29	蔡秉慈	吴　峰
袁庄医院	袁庄镇人民中路	226405	51	31	黄吉生	韩家杰
沿南医院	袁庄镇先民路	226451	68	32	缪加新	施年芳
新店医院	新店镇通洋路	226432	38	17	杨长高	邵松华
汤园医院	新店镇汤园	226432	34	27	杨兴国	杨兴国
孙窑医院	曹埠镇孙窑街	226402	32	19	丁益明	朱学林
曹埠医院	曹埠镇埠中路	226402	38	23	张　瑜	陈晓明
饮泉医院	曹埠镇放场路	226401	31	28	徐宝山	何卫民
新区医院	新区黄海路	226400	48	44	吕洪生	陈　斌
如东棉场医院	大豫镇人民路	226422	21	9	戚康生	高明林
掘港区卫生所	掘港镇公共路	226400	4	1996撤销	朱丙涛	季本如
马塘区卫生所	马塘镇仁和南路	226401	4	1996撤销	姜炳春	张贵陈
苴镇区卫生所	苴镇西街河南	226409	4	1995撤销	季本如	季本如
岔河区卫生所	岔河镇交通西路	226403	4	1996撤销	邱洪振	刘桂萍
栟茶区卫生所	栟茶镇忆农桥	226406	4	1996撤销	徐定山	徐　静
丰利区卫生所	丰利镇宫家花园	226408	4	1996撤销	朱志祥	张家祥
双甸区卫生所	双甸镇西街	226404	4	1996撤销	徐湘声	周泉林
掘东区卫生所	兵房镇团结巷	226412	4	1996撤销	陈福林	张明光
县药品检验所	掘港镇古宾南巷	226400	2001年撤销	13	曹妙丰	曹妙丰
县皮肤病防治所	掘港镇掘兵路	226400	9	2003年撤销	张　瑾	姚世平
城南镇卫生所	城南镇童家店	226400	2001年建立	6	2003撤销	
环港镇卫生所	环港镇新园	226408	2001年建立	5	2003撤销	袁光明
兵房镇卫生所	兵房镇健康路	226412	2001年建立	7	2009撤销	王雨卉
新林医院	洋口镇周新庄	226409	2001年建立	5	2003撤销	顾亚萍
景安镇卫生所	景安镇立新桥	226463	2001年建立	5	2003撤销	李金芝
沿南镇卫生所	沿南镇先民路	226405	2001年建立	5	2003撤销	李可铭
环北乡卫生院	环北乡万寿庵	226400	30	1995年撤销	马　笃	朱俊扬
桐本乡卫生院	马塘镇七里镇	226401	35	1995年撤销	曹春锦	曹春锦
环农乡卫生院	丰利镇当家村	226408	12	1995年撤销	石征朗	石征朗
双甸镇卫生院	双甸镇江海西路	226404	38	1996年撤销	徐守桐	陈志谷
新光乡卫生院	苴镇新光八园村	226412	38	2000年撤销	李生明	李生明
东凌医院	大豫镇东安闸	226422	9	2004年撤销	薛金荣	薛金荣
洋口农场卫生所	洋口农场洋口闸	226400	8	2007年撤销	石　林	佘步仁

2010年如东县学校青少年红十字会团体会员情况表

表39-2 单位:人

团体会员机构名称	团体会员机构址	邮政编码	会员人数	联系人
河口镇教育办公室	河口镇政府	226441	3566	
童店小学	原童店镇	226400	416	
华丰小学	原华丰镇	226400	272	
县职业高中	掘港镇	226400	718	
洋口初中	洋口镇	226407	484	
光荣初中	原光荣镇	226407	236	
洋口小学	原洋口政府所在地	226407	473	
新林小学	原新林乡政府所在地	226407	376	
光荣小学	原光荣乡政府所在地	226407	475	
新店镇教办	新店镇政府所在地	226432	1298	
如东新区小学	原掘港农场部	226400	97	
袁庄镇教办	袁庄政府所在地	226405	2915	
如东第一职教	原石甸政府所在地	226404	3484	
掘港小学	掘港镇	226400	1978	
丰利镇教办	丰利政府所在地	226408	2987	
茗海中学	拼茶镇	226406	1531	
马塘小学	马塘政府所在地	226401	990	
环镇小学	原环镇政府所在地	226400	96	
石甸初中	原石甸政府所在地	226404	602	
马塘教办	马塘政府所在地	226401	2408	
掘港天一学校	掘港镇	226400	2708	
如东实验小学	掘港镇	226400	1904	刘亚琴
丰利中学	丰利镇	226408	1480	季培培
如东高级中学	掘港镇	226400	2943	姚红岩
宾山小学	掘港镇	226400	783	
曹埠镇教办	曹埠镇	226402	737	
拼茶镇教办	拼茶镇	226406	2269	
环北小学	原环北	226400	204	
大豫镇教办	原兵房镇	226412	2682	

第二节 红十字救护点

民国6年(1917年),成立“如皋县红十字会”。

民国26年(1937年),如皋县红十字会建6个“红十字办事处”。

民国29年(1940年),如皋县红十字会停办。

1989年10月27日,成立“如东县红十字会”。

1990年5月,建立石甸红十字救护点、饮泉红十字救护点为325、203国道、省道红十字救护点。12

月，建立“如东县红十字血站”。

1993年8月，县人民医院冠名“如东县红十字医院”。

1996年10月1日，县人民医院红十字急救中心成立，国际通用“120”急救电话同时开通。是月，县红十字血站更名为“如东县中心血库”。

1998年11月，县中医院冠名“如东县红十字中医院”。

1999年5月，建立县第二人民医院红十字救护点、石甸红十字救护点、饮泉红十字救护点。为325、203国道、省道红十字救护点。

2004年11月，“如东县中心血库”更名为“南通市红十字血站如东分站”。

2009年7月，撤销县第二人民医院红十字救护点、石甸红十字救护点、饮泉红十字救护点。为325、203国道、省道红十字救护点。

2010年12月，全县有县红十字会、县红十字人民医院、县红十字中医院、南通市红十字血站如东分站、县人民医院红十字急救中心、6个救护站、41个救护点等，红十字医疗救护网络覆盖全县。县红十字救护中心救护车3辆值班，医师、护士各3名24小时在班待发，随时赴救。

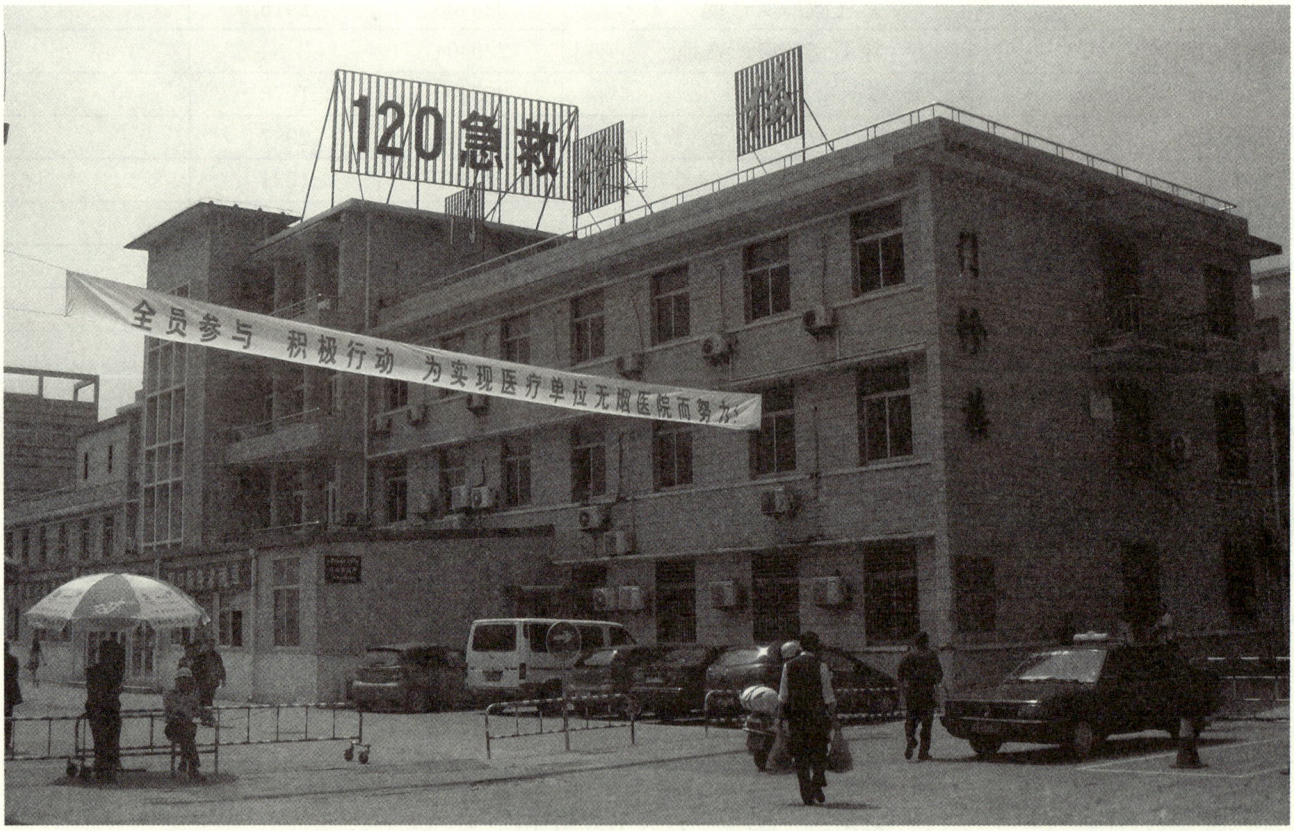

1996年10月，县人民医院建立“红十字急救中心” （2011年6月20日县卫生志编纂办公室摄）

第三节 红十字志愿者

1983年7月1日，双甸、岔河、丰利、栟茶地区遭龙卷风袭击，1471人受伤，11人死亡，700多名医护人员参加抢救。

1986年3月5日，县直属医疗卫生单位学雷锋小组共46人，在县人民大会堂举行义诊活动，接诊群众1200余人次。

1988年12月4日，县直医疗卫生单位团员结队前往县光荣院和掘港镇养老院为伤残荣军、孤寡老人义务体检，作为第一个世界志愿者活动日的行动响应。

1992年3月，县直医疗卫生单位院外义务诊断450余人，义务体检540余人，义务咨询720余人，义务药物喷喉8000余人次。

1993年3月5日～6日，县卫生局团委、县第二人民医院双甸中心卫生院分别组织“学雷锋义务、咨询服务队”，接待服务300余人。5月6日，县全境遭受历史罕见特大暴雨袭击，县卫生局组织人力分赴各地指导抗灾自救及灾后疾病防治工作。

1999年，建立“如东县红十字会志愿工作者委员会”。

2000年1月20日～24日，县卫生局、县红十字会联合组织县直医疗单位内、外、妇、儿、五官、中医、皮肤等专业副主任医师以上专家35人次前往汤园、丁店、饮泉等乡(镇)开展“送医疗技术下乡”活动，接待410人次、手术4例、发放宣传材料600余份，并为饮泉乡敬老院老人进行健康体验。

2007年12月，建立10个社区红十字服务站。

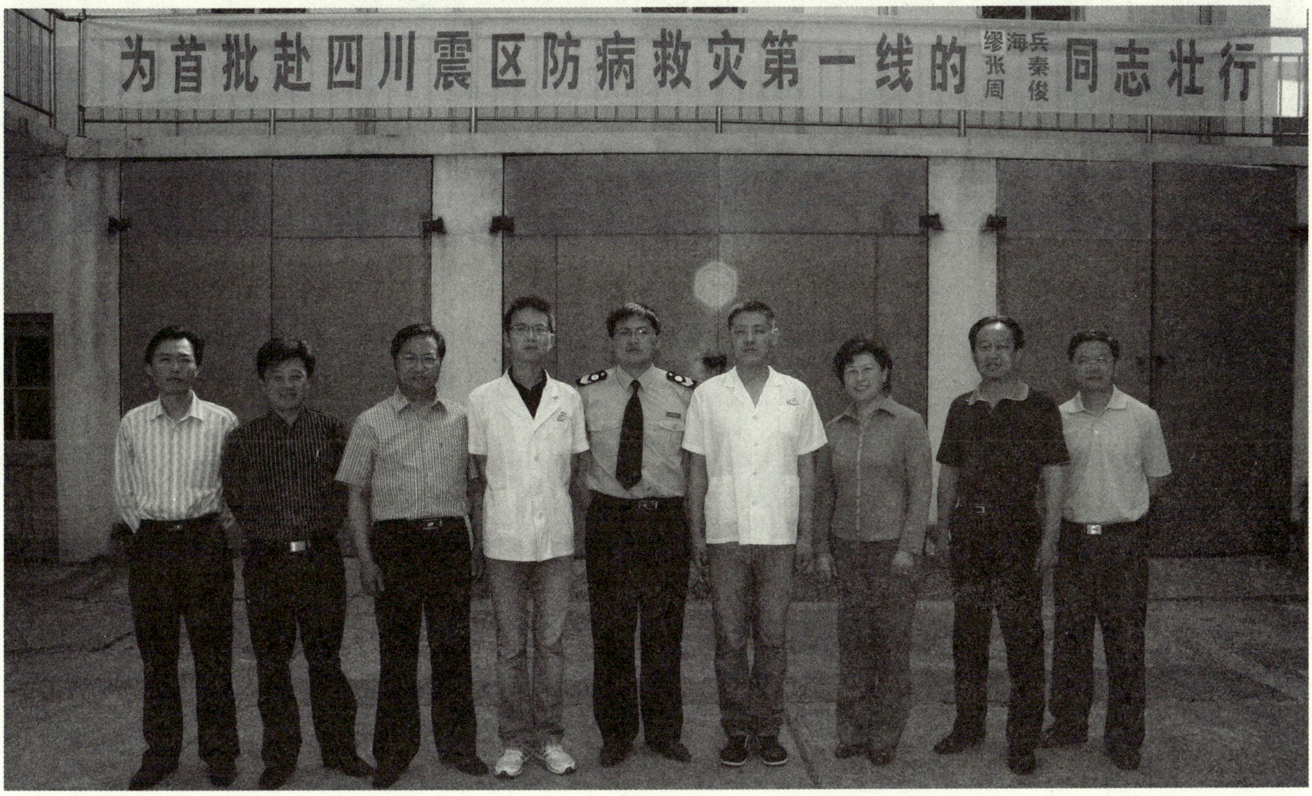

2008年5月21日，县卫生局领导为首批赴四川震区救灾第一线的志愿者壮行　(卫生局提供)

2008年1月，建立“如东县卫生系统爱心天使服务队”，设县卫生局机关、县人民医院、县中医院、县疾病预防与控制中心，县卫生监督所、县妇幼保健所、县卫生进修学校、县第四人民医院八支分队，队员360名。开展医疗服务“三进”(进镇、进村、进家庭)活动，并由县红十字会对部分特困患者免费赠送部分药品。5月21日，县卫生局领导为赴汶川大地震灾区救灾志愿者送行。

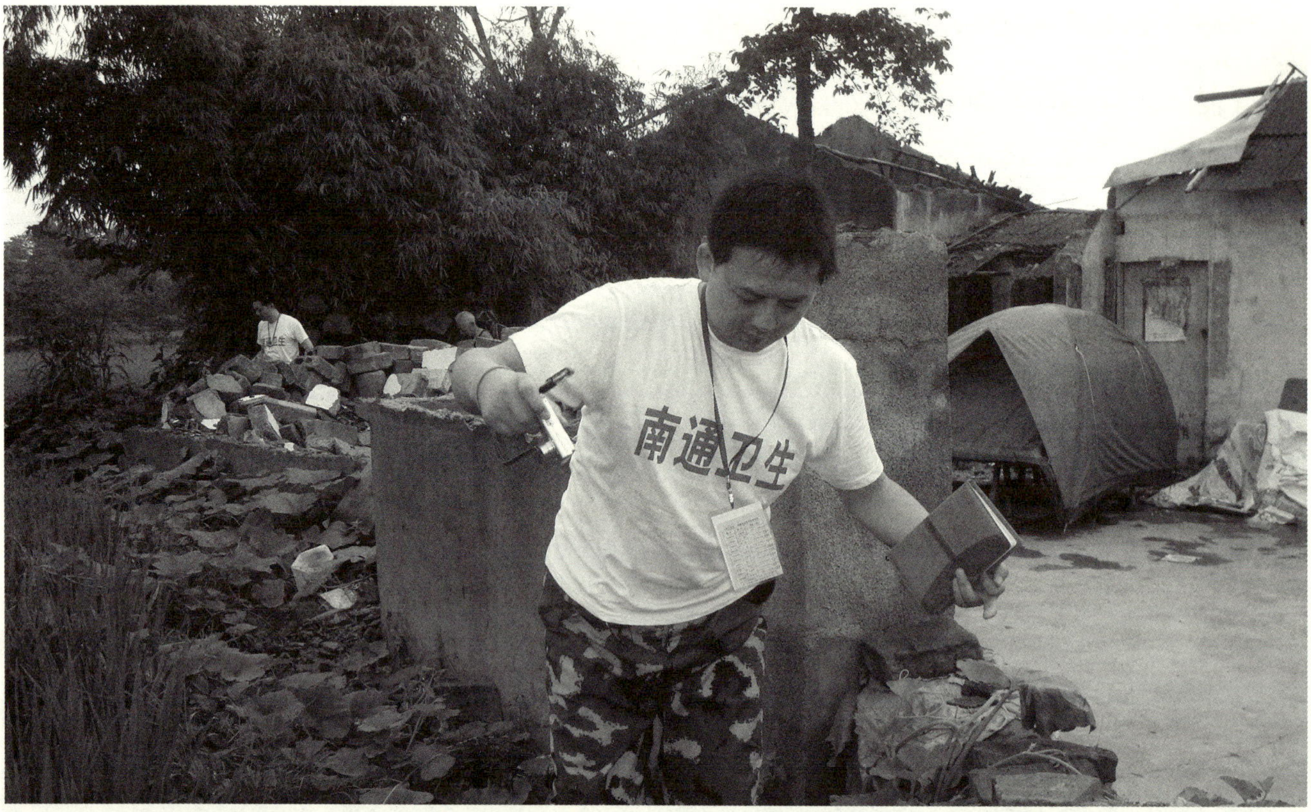

2008年8月20日，县红十字卫生志愿者在汶川大地震灾区 （县红十字会提供）

2009年，县卫生系统爱心天使服务队多次慰问洋口镇敬老院孤寡老人及王鸭、杨欄园等8个村的困难户、贫困户、“三老 ”优抚对象。基层红十字会结合实际开展以“三定一包”(定时间、定人员、定服务内容、包服务对象)为形式的红十字志愿服务活动，长期为社会上散居的孤老病残人提供服务。

2010年12月，全县共有注册志愿者117人，登记志愿者452人。

第四节 专项救灾募捐

1985年5月～7月，县善者参加“南通市红十字会援助非洲募捐活动”，捐款3元者，送“博爱纪念章”1枚。

1987年，大安兴岭火森林灾发生后，县卫生系统职工参加向灾区援助募捐活动。

1988年9月，县卫生系统职工参加“88” 国际体育援助募捐活动。

1989年9月16日，县西部地区遭受龙卷风、暴雨袭击，县人民医院、县中医院、县卫生防疫站、双甸中心卫生院等单位抢救小组急赴现场参加抢救，46名伤者经近两个月治疗后，康复出院。9月17日，县卫生防疫站到沿南乡进行防疫消毒工作。县长徐守盛、县卫生局局长吴爱祥前往沿南乡察看灾情，检查救治工作。

1991年12月23日，县红十字会前往灾区发放赈济灾民粮。

1998年8月，长江、松花江流域特大洪害发生后，县卫生系统职工向灾区人民捐款15万余元、衣物5000余件，其中县卫生局1852元，县人民医院17366元，县中医院10326元，县第三人民医院6793元。

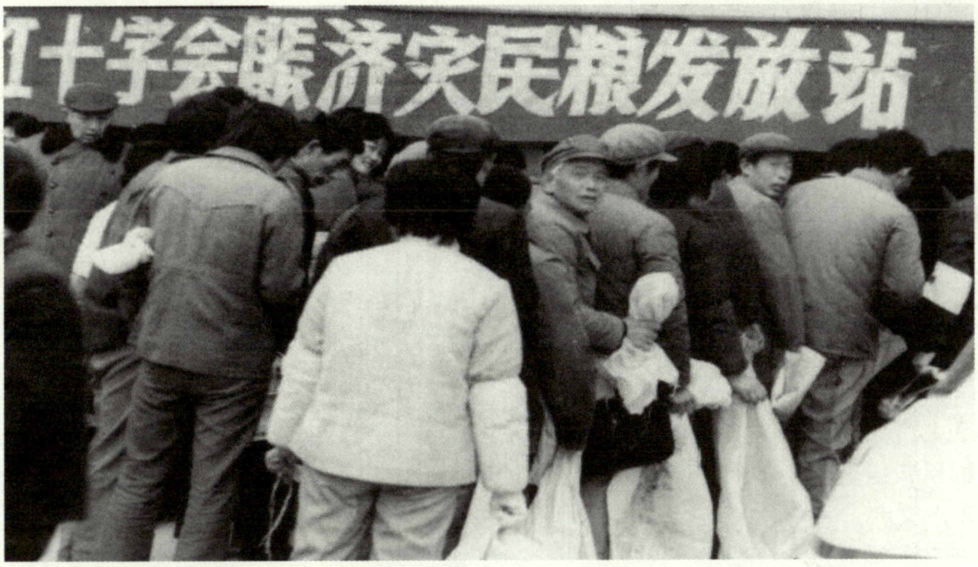

1991年12月23日，县红十字会发放赈济灾民粮　　（县红十字会提供）

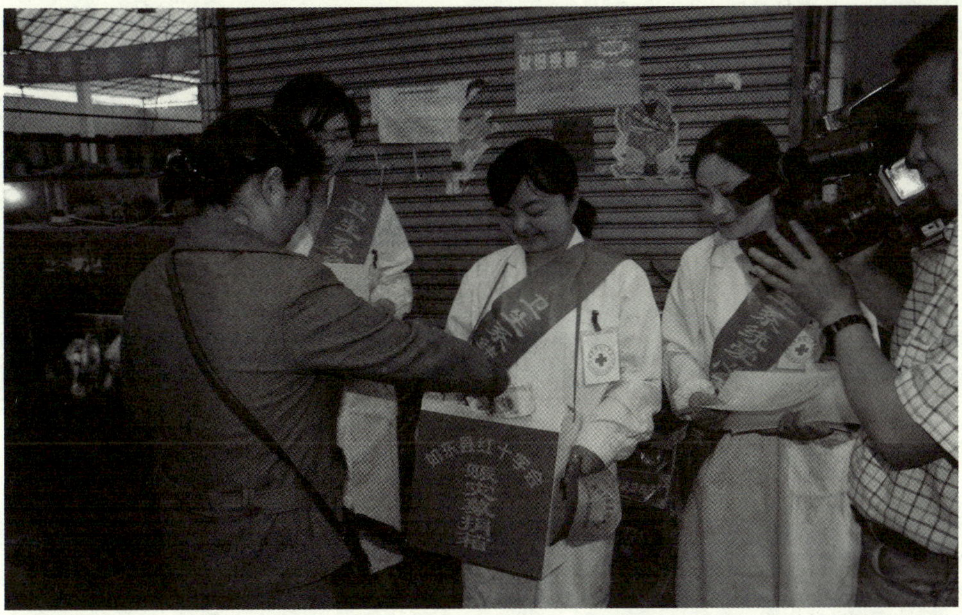

2008年5月20日，县卫生志愿者为汶川大地震灾区群众街头募捐

1999年9月1日，台湾花莲地区地震发生后，县红十字会开展向灾区援助募捐活动。

2001年2月，内蒙古锡林郭勒地区特大暴风雪灾发生后，县红十字会开展向灾区援助募捐活动。

2003年2月，新疆伽师地区地震发生后，县红十字会开展向灾区援助募捐活动。4月，为抗击“非典”募集现金13.11万元、物资折价10万元；将上级红十字会下拨和自筹资金购置的价值8万多元的医疗器材、防护用品等分发到有关医院。

2004年12月，印度洋海啸发生后，县红十字会开展向灾区援助募捐活动。

2008年是5月，县卫生系统职工募捐款物50余万元、街头募捐21万元、党员缴纳特殊党费8.46万元，支援四川汶川“5•12”大地震灾区群众。县卫生监督所缪海兵赴川，为灾区群众防病。

1998～2009年6月间，为长江、松花江流域洪灾区，台湾花莲地震灾区、内蒙古锡林郭勒特大暴风雪灾区、新疆伽师地震灾区、印度洋海啸灾区、四川汶川地震灾区等募集款物750万余元。

第五节　红十字博爱送万家活动

1999年春节前，县红十字会开展“红十字博爱送万家活动”。

2000年1月26日，县卫生局、县红十字会前往新林乡敬老院开展送温暖活动，计赠送棉被10条、棉衣22件，人民币1000元。

2008年，县红十字会开展“博爱在如东，人道万人捐”活动，募集善款31566元。

2009年，县红十字会开展“博爱在如东，人道万人捐”活动，募集善款475324元。

2010年，县红十字会开展“博爱在如东，人道万人捐”活动，募集善款956655元。

1999～2010年12月，县红十字会用上级红十字会下拨的37.9万元的款物及自筹的25.9万多元资金救助3100多户家庭。

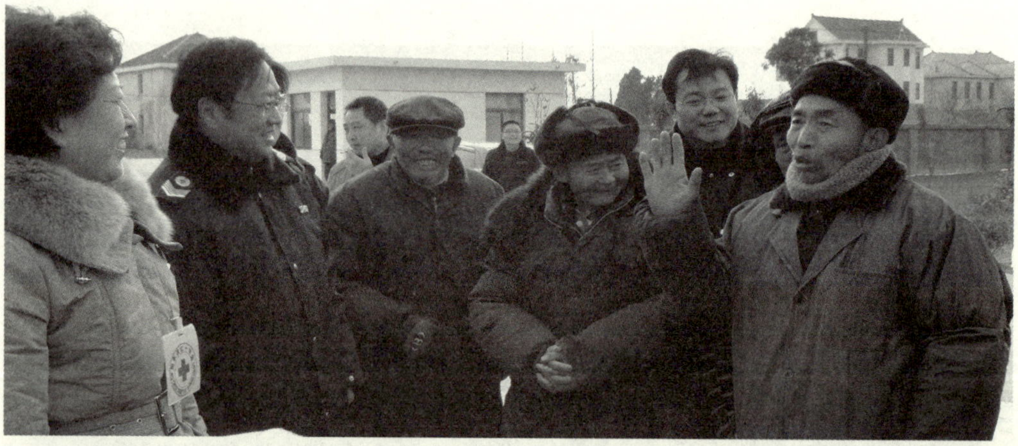

2009年1月，获县红十字会救助者发表感言　（县红十字会提供）

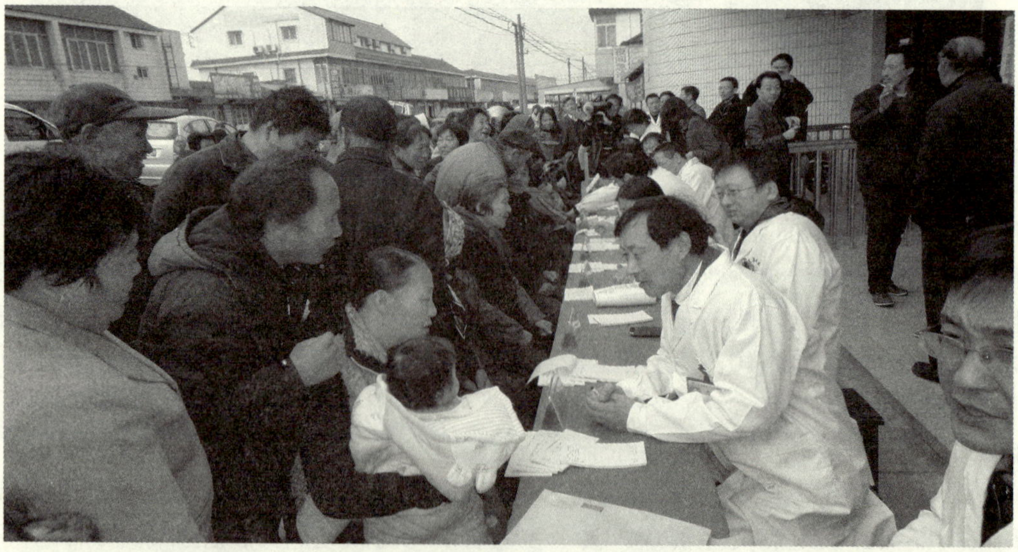

2008年3月，县卫生系统开展爱心天使服务队送医下乡　（县红十字会提供）

第六节　无偿献血

1950年，县外科开展临床需血，大多由医院职工自愿无偿献血，实行现采现输。

1987年，县推行义务献血，先后组织6批362人次参加义务献血。其中无偿献血301次。

1994年4月2日，成立“如东县献血办公室”，县卫生局局长张佩金任办公室主任。办公室由7人组成。

1997年3月22日，县出现首例自愿无偿献血者。嗣后，陆续有70多人自愿无偿献血。

2000年9月30日，县政府下发《如东县公民献血暂行办法》、县政府办公室发出《如东县公民献血暂行实施细则》。是年，县中心血库加入南通市中心血站血液检测核全面质量管理系统。

2001年5月8日，县红十字会组织县城医疗单位医务人员24人参加无偿献血活动，共献血4800毫升。

2004年11月3日，县卫生局召开“学习孙娅同志，倡导奉献精神”主题报告会，会上授予孙娅“卫生系统精神文明建设标兵”，主题会结束后，有医务工作者现场无偿献血。

2007年，全县6266名献血志愿者无偿献血1972480毫升。

2008年12月，如东县获“江苏省无偿献血先进县”称号。全县6422名献血志愿者无偿献血1886830毫升。

2009年，全县6828名献血志愿者无偿献血1972480毫升。

2010年，全县6843名献血志愿者无偿献血1980940毫升。

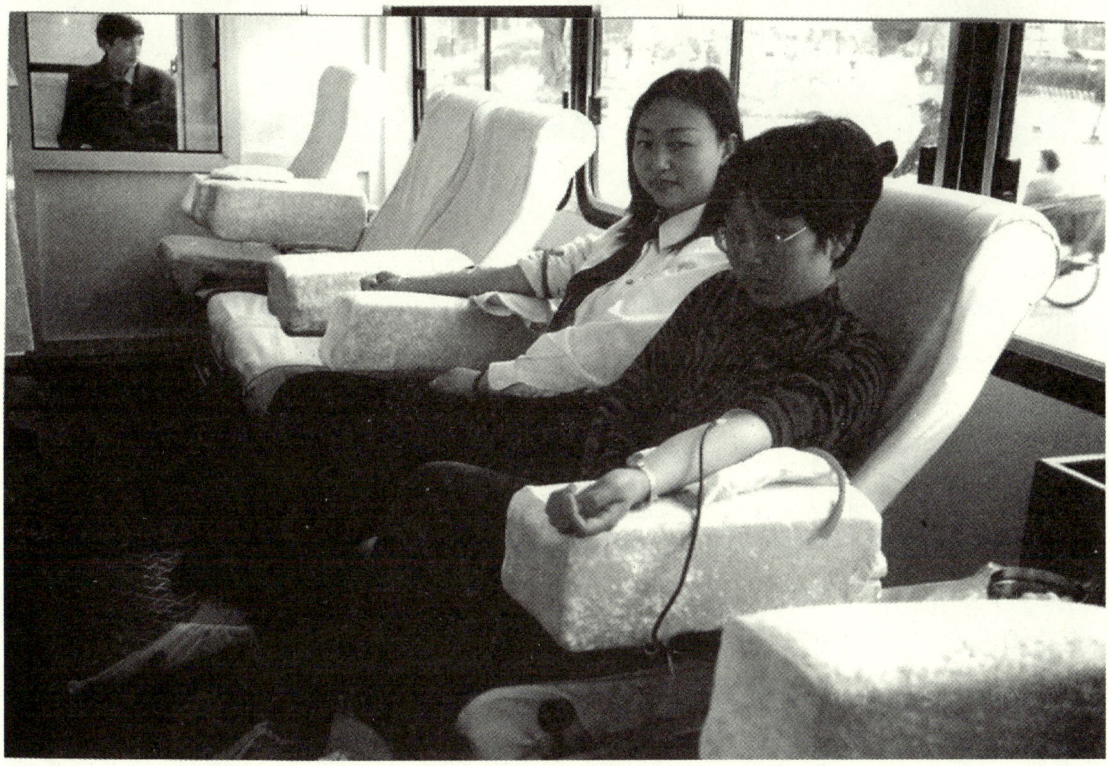

2000年4月30日，献血志愿者无偿献血　（县卫生局提供）。

第七节 捐赠造血干细胞

2002年，全县开展招募造血干细胞捐献志愿者活动，县红会通过媒体播放、刊登招募造血干细胞倡议书和有关捐献造血干细胞的科学知识，招募捐献志愿者。

2004年9月10日，县人民医院主管护师孙娅向淮安白血病患者魏秀华捐赠了72毫升的造血干细胞，成为南通市非血缘关系造血干细胞第一人。县卫生局发出表彰决定，号召全县医务工作者向孙娅学习，做一个无私奉献的白求恩式的医务工作者。11月3日，县卫生局召开“学习孙娅同志，倡导奉献精神”主题报告会会上授予孙娅“卫生系统精神文明建设标兵”称号。

2005年，孙娅获授“南通市十大魅力女性”“南通市文明职工”“南通市爱心使者”“南通市癌症康复爱心使者”称号并获“博爱勋章”1枚。

2010年12月，全县有517人成为造血干细胞捐献志愿者。

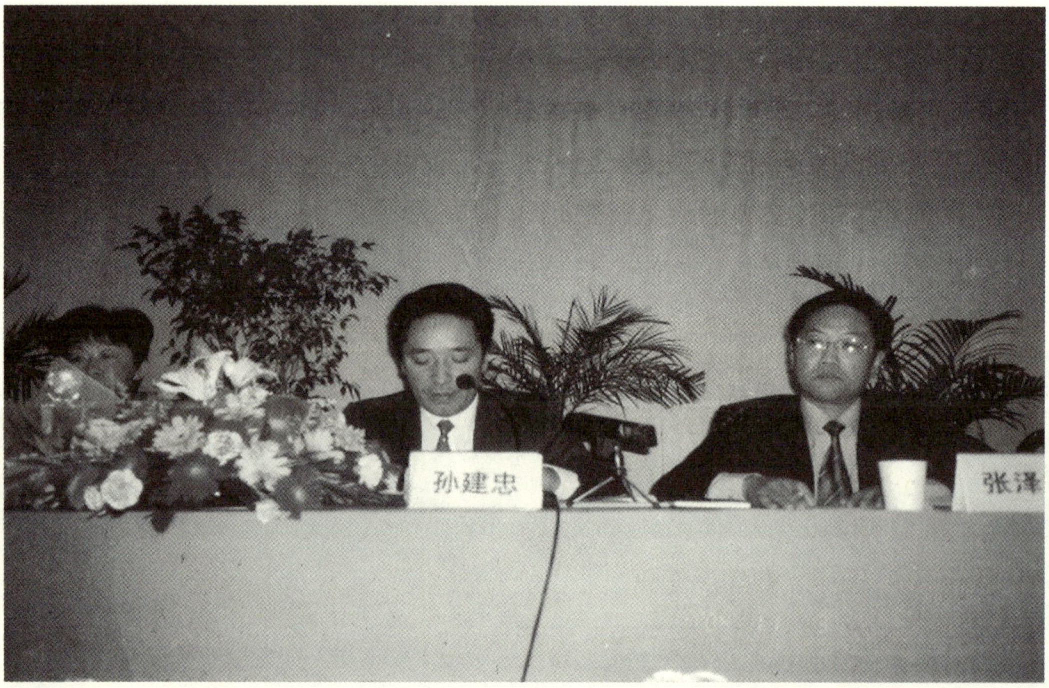

2004年11月3日，副县长孙建忠在表彰捐赠造血干细胞者孙娅大会上讲话

第八节 红十字大病医疗救助

2006年1月，县红十字会、县卫生局下发《关于做好特困人员〈医疗救助证〉发放、使用、管理工作的通知》，实施特困人员“七减七免”优惠政策。七减：大型医疗设备（CT、核磁共振、DSA、ECT、彩色B超、RET等）检查费减免20%、实验室（含检验、病理等）检查费减免15%住院床位费减免50%、手术费减免30%、治疗费（不含材料费）减免10%、空调和取暖费减免50%、血透治疗费减免25%。七免：普通门诊挂号费、院前急救费、针灸费、推拿费、住院诊疗费、院内会诊费、肌肉注射费。2月28日，县人民政府发出《关于推行全县城乡居民医疗保障制度全覆盖和红十字医疗救助工作的实施意见》。4月26日，县人民政府

召开《全县红十字大病医疗救助和城乡居民医疗保障制度全覆动员大会》。4月28日，县人民政府下发《关于推行全县城乡居民医疗保障制度全覆盖和红十字医疗救助工作的实施意见》。4月29日，县人民政府转发县红十字等部门联合制定的《如东县红十字医疗救助资金管理暂行办法的通知》。4月30日，县人民政府办转发县红十字会等部门《如东县红十字医疗救助资金管理暂行办法》。9月，建立"如东县红十字大病救助基金"。县人民政府拨付106万元资金注入"红十字人道救助基金"，专项用于红十字大病救助。

2007年，县人民政府拨付106万元资金注入"红十字人道救助基金"，专项用于红十字大病救助。

2008年，县人民政府拨付106万元资金注入"红十字人道救助基金"，专项用于红十字大病救助。

2009年，县人民政府拨付106万元资金注入"红十字人道救助基金"，专项用于红十字大病救助。

2010年，县人民政府拨付106万元资金注入"红十字人道救助基金"，专项用于红十字大病救助。

2006～2010年间，全县1000余名大病者获500～10000元"红十字人道救助金"。

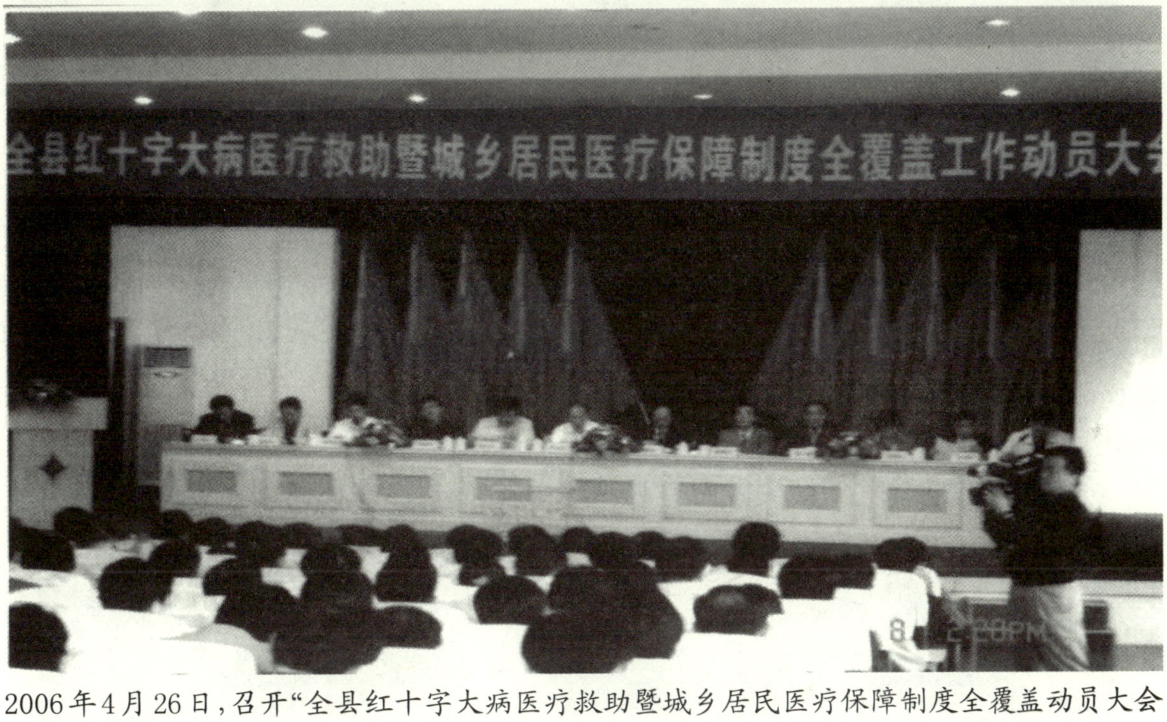

2006年4月26日，召开"全县红十字大病医疗救助暨城乡居民医疗保障制度全覆盖动员大会

第九节　红十字医疗救护训练

民国26年(1937年)，县红十字会6个"红十字办事处"举办短期训练班，开展战地救护训练。毕业后直接进入部队从事战场救护工作。

1990年5月20日，县红十字会在公安、交通、卫生等部门支持下，对企业安全员、公安干警和机动车驾驶员举办"红十字卫生救护训练培训班"，开展以"止血、包扎、固定、搬运"等外伤救护四项技术及现场心肺复苏术为主要内容的卫生救护培训。是年举办4期，培训1593人。

2004年，举办9期，培训3600人。

2007年，举办4期，培训1630人。

1990～2010年，举办69全县有2万余人次参加培训并领取合格证。

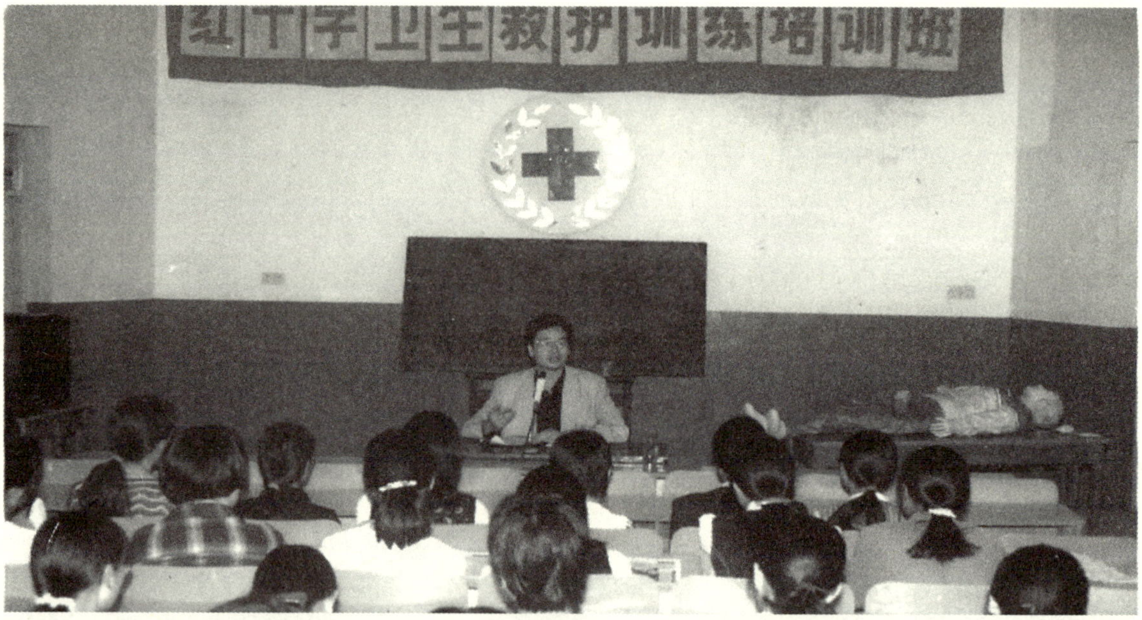

1990年5月20日，县红十字会举办“红十字卫生救护训练培训班” （县红十字会提供）

第十节 红十字青少年工作

1989年10月，建立县红十字会，教育系统团体12个，会员32693人。

1993年4月，成立县红十字会学校工作委员会（简称“学工委”）。全县中、小学均建立红十字会组织，有会员63269人。制定《如东县学校红十字会工作考核标准（试行）》，开展红十字夏令营，征文、演讲、绘画、书法、会务知识比赛，救护知识与技能竞赛等。

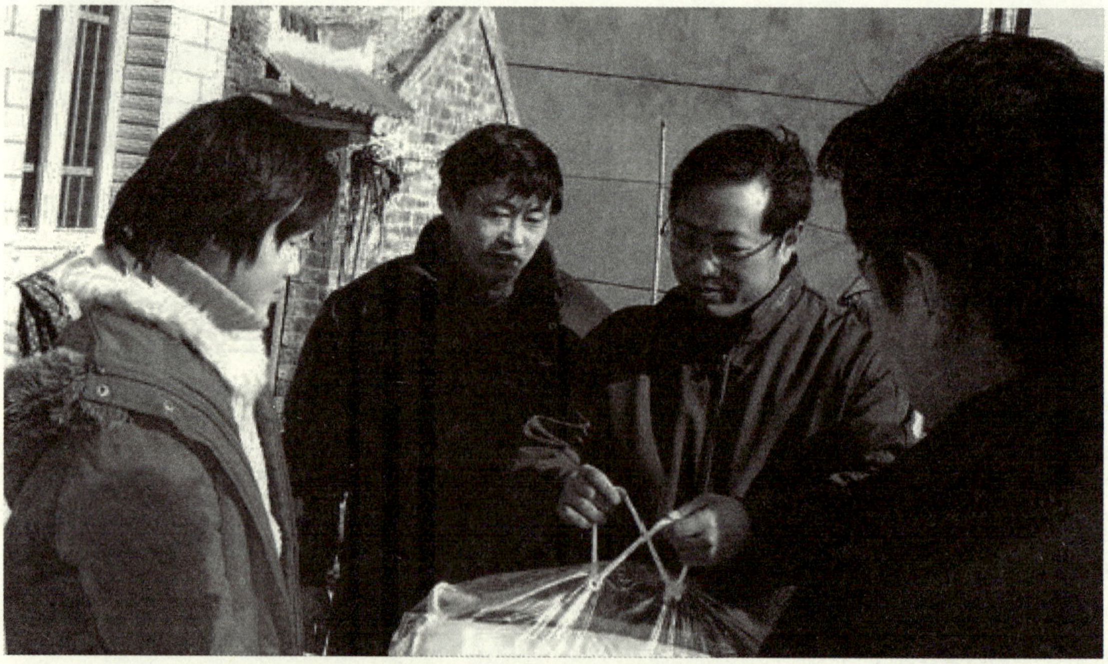

2007年1月14日，县红十字会领导看望救助特困学生 （县红十字会提供）

1996年，县红十字会学校工作委员会修订《如东县学校红十字会工作考核标准(试行)》。

2006年8月26日，县红十字会开展红十字助学活动，举行"红十字助学捐赠仪式"，42名特困学生获得捐赠。

2007年2月14日，县红十字会领导救助特困学生。

2006年8月～2010年12月间，3104名特困学生获得642.41万元的助学捐赠。

第十一节　红十字宣传活动

一、传播国际人道主义法

1999年，县红十字会举办国际人道主义法传播培训班，培训58名国际人道主义法传播者。

1999年至2008年8月间，举办国际人道主义法传播培训班5期，培训485名国际人道主义法传播者。

二、贯彻《中华人民共和国红十字会法》

1993年10月，《中华人民共和国红十字会法》颁布。县红十字会通过召开座谈会、开展街头宣传，举办知识竞赛、征文等形式，宣传《红十字会法》。

1994年10月，县红十字会参加中国红十字会组织的《红十字会法》知识竞赛，12人获竞赛纪念奖。

1996年，《中华人民共和国红十字标志使用办法》颁布实施。县红十字会开展清理、整顿滥用红十字标志现象活动。

1998年4月，国家卫生部颁布《中华人民共和国医疗卫生标志》。县红十字会、县卫生局联合下发《关于纠正滥用红十字标志的通知》，纠正滥用红十字标志46处。

2003年10月，《中华人民共和国红十字法》颁布实施10周年。县红十字会召开纪念座谈会。

三、纪念"5.8"世界红十字日

1990年5月8日，县红十字会举行纪念"5.8"世界红十字日座谈会。

1992年5月8日，县红十字会组织举行"人道—团结起来、共抗灾害"主题活动。

1995年5月8日，县红十字会组织举行"人人享有尊严，尊重妇女"主题活动。

1996年5月8日，县红十字会组织举行"学习、宣传、贯彻《红十字法》"主题活动。

1997年5月8日，县红十字会组织举行"集善款、做善事、博爱助人"主题活动。

1999年5月8日，县红十字会组织举行"人道的力量、迎接新际纪"主题活动。

2001年5月8日，县红十字会组织举行"备灾救助、展示人道力量"主题活动。

2002年5月8日，县红十字会组织举行"关爱生命，为中华骨髓资料库江苏分库募集基金"主题活动。

2002年5月8日，县红十字会组织举行"关爱生命，抗击非典，红十字在行动"主题活动。

2005年5月8日，县红十字会组织举行"关爱生命，关爱他人"主题活动。

2008年5月8日，县红十字会组织举行“博爱如东、和谐家园”主题活动。

2010年5月8日，县红十字会组织举行“人道满如东、博爱在心中”主题活动。

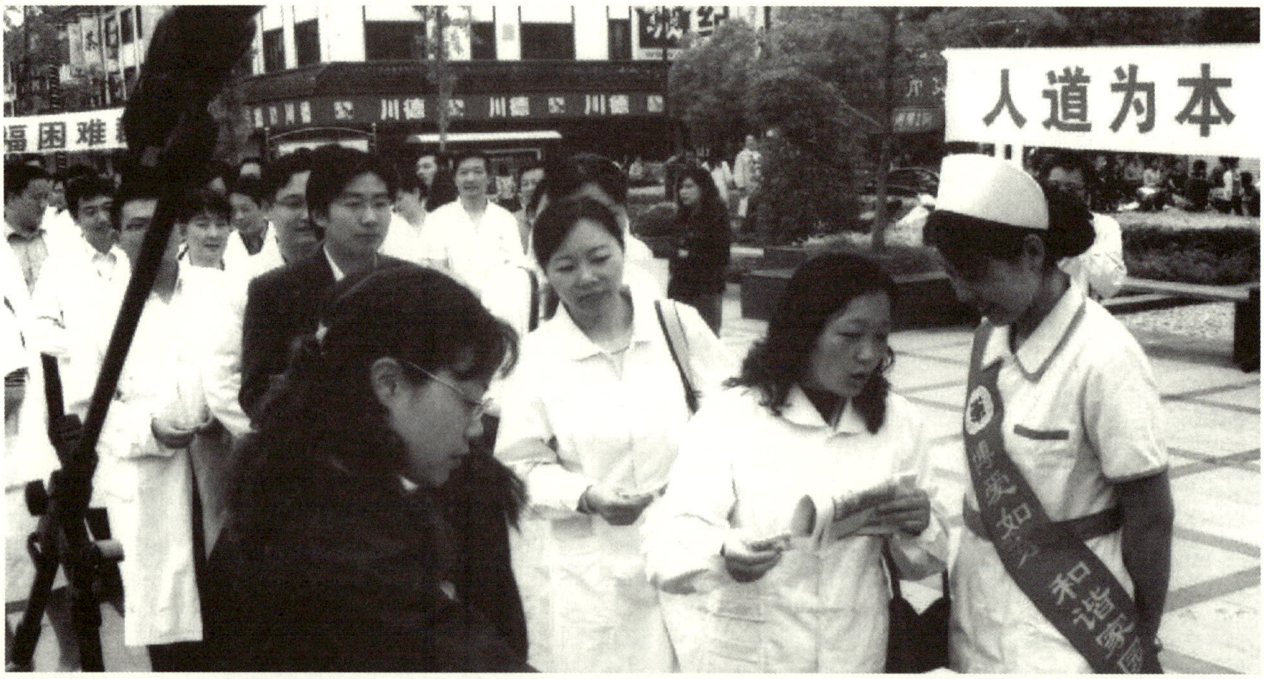

2008年5月，县红十字会举行“博爱如东、和谐家园”街头宣传　（县红十字会提供）

四、专项宣传活动

2003年4月，新发传染病非典型肺炎(SARS)在广东等地发生后，县实施《如东县突发公共卫生事件应急预案》。4月7日，县各界结合世界卫生日，在县城文峰大世界，举行了“为了下一代，远离非典型肺炎”的宣传活动；《南通日报-如东新闻》上进行了非典型肺炎防治工作专题报道，县电视台、县广播电台也制作了专题节目；在县卫生进修学校举行了针对医护人员及卫校学生防治非典型肺炎知识的专题讲座，对县人民医院医务人员进行了“非典”防治知识培训等等，此外还加强了与媒体的合作，与《如东日报》联合编印预防“非典”专版3期，健康教育专版每周1期，多次接受报社、电台、电视台的采访，印发了各类非典防治宣传资料42万余份。5月8日，县红十字会组织在县城文峰大世界举行“关爱生命，抗击非典，红十字在行动”。通过艰苦努力，全县非典型肺炎(SARS)病人和疑似病人零发生。

第九编　医教文化

综　述

如东县医教文化历史悠久，传统优良，本《如东县卫生志》以医学教育、卫生文化为栏分章介绍。

第四十章　医学教育

概　述

本《如东县卫生志》分节介绍如东县医学教育、医学科技沿革。

第一节　医学理论和医学临床教育

旧时，如东县医学教育的基本方式是父传子、师带徒和自学提高。清•道光十九年(1839年)《如皋县续志》：双甸余廷桢，字维周，“善岐黄”。次子瑶，“世其业”。民国18年(1929年)《如皋县志》：清代如皋名医吴嵚，字峰峰，诸生麟翔子，少读《内径》，易名投至双甸名医任生家，任将生平所著《秘方集解》《临症审视》诸书授之，后医术大进，名噪乡里。任剑萍，清代双甸人，为任庆辰之父，“懒于行医，专教子而更精”。任庆辰，字震甫，“精医，诊治立效”，著有《临证验方》。

民国16年(1927年)，如东县西医医院创办后，始临床带教。掘港国梁医院院长蔡国梁的学生有葛志成、金建侬、张文言、朱硕如、袁孝三等；马塘光华医院院长季明光的学生有姚延、咸仲实、冒青云、朱念生、周崇等；马塘光斗医院院长石光斗的学生有马启贞、王砚民、高国相、高世学、邱美珠等；马塘笃因医院院长王笃因的学生有朱泰来、赵富琏、陈忠义、芦仁安等；岔河惠民医院院长丛班侯的学生有石太媛、许悦兰、程福徐、汤成华等；马塘泰来医院院长朱泰来的学生有王兰等2人；掘港卫生所所长尤兵的学员有李家澄、李家祥等；如东县景安区人民医院院长叶成之的学员有缪德龙、蔡玲、金开生、刘加梅等。

民国29年(1940年)10月，“中国国民革命军新编第四军一师三旅”东进如东县，民国31年(1942年)1月，建立“苏中四分区卫生学校”，民国34年(1945年)10月，改称 “华中九分区卫生学校”。初开药理学、内科学、野战外科学等，后增开设解剖学、生理学、微生物学、寄生虫学等课程。首批学员20余名，学习时间6个月，毕业后编入野战医院或直接参加战场抢救。民国38年(1949年)4月，华中军区第九军分区卫生学校随部离境南下参加渡江战役。苏中四分区或华中九分区卫生学员中不少是如东籍。战争结束后，20余名曾经学员转业复员返乡或随配偶落户如东，成为如东医卫界的专家、学者或领导干部。

1949年10月，如东县医学教育继续发展。

一、学校教育

民国31年(1942年)1月，“中国国民革命军新编第四军苏中军区第四军分区卫生学校”建立，简称“苏中四分区卫生学校”。首批学员20余人，学习时间6个月，开设药理学、内科学及野战外科学等课程，教师由“苏中四分区卫生部”和“苏中四分区野战医院”相关人员担任。学员为部队战士和地方青年，毕业后直接进入部队从事战场救护工作。

民国34年(1945年)10月，“中国国民革命军新编第四军苏中军区第四军分区卫生学校”改称“中国人民解放军华中军区第九军分区卫生学校”简称“华中九分区卫生学校”。12月，增开设解剖学、生理学、微生物学、寄生虫学等课程。

民国38年(1949年)4月，“中国人民解放军华中军区第九军分区卫生学校”随部离境南下参加渡江战役。

1950年6月，“如东县卫生院初级卫生人员训练班”举办“改造旧产婆培训班”“新法接生培训班”3期，招生55人。

1952～1956年，县卫生院初级卫生人员训练班举办“学校保健指导员培训班”1期、“新法接生培训班”1期、“针灸培训班”1期、“联合诊所会计培训班”1期、“防疫培训班”1期。

1956年6月，县人民委员会卫生科、县卫生协会共同举办“如东县中医学习班”，区卫生院和卫协分会分别组织所在区知名老中医分别带教培训或集中课堂教学实施，首期学员208人。

1961年，县中医学习班首期学员73人结业。

1962年，县中医学习班第二期中医学习班开学。

1964年，县中医学习班74名学员结业，“中医学习班”停办。

1958年10月6日，创办“如东县卫生学校”，统招脱产医士班(3年制)、医士班(2年制)、护士班(2年制)、助产士班(2年制)。

1959年9月，县卫生学校计有统招脱产班4个：医士班(3年，学生50人)、护士班(2年，学生59人)、中级助产士班(2年，学生59人)、初级助产士班(2年，学生59人)

1962年秋，撤销“如东县卫生学校”，建立“如东县卫生干部训练班”。

1971年，有脱产班2个：护士专业班1个(学制6月，学员40人)、中药专业班(学制6月，学员40人)。

1974年，撤销“如东县卫生干部训练班”，并入“如东县人民医院”，更名为“如东县人民医院卫校”。开办1年脱产班4个：助产士班(社来社去)1个、妇幼医士班(社来社去)1个、医生复训班1个、护训班(社来社去)1个。

1975年1月，“如东县岔河赤脚医生大学”开办。学校由“南通医学院”与“如东县卫生局”共同举办，学制二年，社来社去，培训农村赤脚医生，前后3届学员164人。

1976年12月，“如东县人民医院卫校”改称“如东县人民医院卫生学校”。建立“如东县新医大学”。开办中医班(统招，社来社去)1个，学制2年，学生35人。

1978年12月，“如东县新医大学”改称“如东县新医学校”。“如东县人民医院卫校”更名为“如东县人民医院卫生学校”。

1982年5月3日，撤销“如东县人民医院卫生学校”，建立“如东县卫生进修学校”。

1982～1984年，县妇幼卫生进修学校举办“妇幼医士复训班”计2期。

1984年6月20日，撤销“如东县妇幼卫生进修学校”，并入“如东县卫生进修学校”。

1978～1985年，县人民医院卫生学校（县卫生进修学校）举办医士班、助产士班、妇产士班、护士班计5期。

1985年12月，县卫生进修学校在读长期班3个（2年制儿保医士班1个、3年制妇产专业班1个、3年制医士班1个）。

1987年1月，县卫生进修学校获“南通市就业培训先进集体”称号。

1988年2月，县卫生进修学校和如皋卫校职合举办医士班（3年制），招生67人。9月，县卫生进修学校与南通卫校联合举办4年制妇幼医士班、医士班各1个，各招新生50人。与中国人民解放军第二军医大学联合举办3年制护士班，招生59人；与南通医学院联合举办4年制临床医学班（夜大），招生42人。葛云、谢贵生获“南通市中等卫校先进教师”称号。

1998年8月，县卫生进修学校联合举办3年制计划生育专业班，招生50人。

1999年9月，县卫生进修学校与无锡医药学校联合举办3年制食品营养班，招生23人。

2001年9月，县卫生进修学校与徐州医学院联合举办3年制护理班，招生48人。10月，县卫生进修学校与江苏省职工医科大学联合举办1年半制药学专业证书班，招生42人；与苏州大学联合举办1年半学制临床专业证书班，招生42人。

2002年9月，县卫生进修学校与徐州医学院联合举办3年制全科医学班，招生100人。

2003年9月，县卫生进修学校与海安卫校联合举办3年制针灸推拿班，招生49人。

2004年9月，县卫生进修学校与江苏省针灸推解学校联合举办3年制护理班，招生65人；与南通大学联合举办3年制临床医学大专班，招生43人。

2005年9月，县卫生进修学校与泰州牧医学院联合举办5年制药检高职班，招生68人，与南京中医药大学联合举办3年制中药学班，招生25人。

2006年9月，县卫生进修学校与山东泰安卫校联合举办3年制护理班，招生198人，与南通体臣卫校联合举办3年制大专护理班，招生45人。

2007年4月，县卫生进修学校与南通大学联合举办2年制临床医学研究生班，招生24名。

2010年12月，县卫生进修学校有员工34名，教学人员8名。其中，高级讲师6名，讲师1名，助理讲师1名，另聘客座教授12名，客座副教授18名，客座讲师21名，客座助教16名。在读长期班25个，在校学生1617人。

1942～1949年苏中四分区（华中九分区）卫生学校招生办班教育情况表

表40-1　　单位：人、期

时　间	班　名	人　数	学　制	方　式	举　办
1942年1月～1945年10月	首期战场医学救护	学员为部队战士和地方青年20余人	每1期6个月	毕业后直接进入部队从事战场救护工作	苏中四分区卫生部 苏中四分区野战医院
1945年10月～1949年4月	战场医学救护	学员为部队战士和地方青年	每1期6个月	毕业后直接进入部队从事战场救护工作	华中九分区卫生部 华中九分区野战医院

1951～1956年如东县初级卫生人员训练班招生办班教育情况表

表40-2　　单位:人

时　间	班　名	人　数	学　制	学　历	方　式	举　办
1951年	改造旧产婆培训班 改造旧产婆培训班 新法接生培训班	18 19 18				县卫生院
1952年～1956年	学校保健指导员培训班。 新法接生培训班 针灸培训班 联合诊所会计培训班 防疫培训班					县卫生院

1956～1964年如东县中医学习班招生办班教育情况表

表40-3　　单位:人

时　间	班　名	人　数	学　制	学　历	方　式	举　办
1956年～1961年	首期中医学习班	开学208名 结业73名	2年			县卫生科 县卫生协会
1962年～1964年	第二期中医学习班	开学200名 结业74名				县卫生科 县卫生协会

1958～1959年如东县卫生学校招生办班教育情况表

表40-4　　单位:人

时　间	班　名	人　数	学　制	学　历	方　式	举　办
1958年9月	医士班(统招) 护士班(统招) 助产士班(统招)	40 40 32	3年 2年 2年	中　专	脱　产	县卫生学校
1959年9月	医士班(统招) 护士班(统招) 中级助产士班(统招) 初级助产士班(统招)	50 59 59 38	3年 2年 2年 2年	中　专	脱　产	县卫生学校

1971年如东县县卫生干部训练班招生办班教育情况表

表40-5　　单位:人

时　间	班　名	人　数	学　制	学　历	方　式	举　办
1971年	护士专业班 中药专业班	40 40	6月		脱　产	县卫生干部训练班

1974年如东县人民医院卫生学校招生办班教育情况表

表40-6　　单位：人

时　间	班　名	人　数	学　制	学　历	方　式	举　办
1974年	助产士班（社来社去） 妇幼医士班（社来社去） 医生复训班 护训班（社来社去）		1年		脱　产	县人民医院

1975～1977年如东县岔河赤脚医生大学招生办班教育情况表

表40-7　　单位：人

时　间	班　名	人　数	学　制	学　历	方　式	举　办
1975年	赤脚医生班（统招，社来社去）	55	2年	大　学	脱　产	县与南通医学院合办
1976年	赤脚医生班（统招，社来社去）	55	2年	大　学	脱　产	县与南通医学院合办
1977年	赤脚医生班（统招，社来社去）	54	2年	大　学	脱　产	县与南通医学院合办

1976年如东县新医大学招生办班教育情况表

表40-8　　单位：人

时　间	班　名	人　数	学　制	学　历	方　式	举　办
1976年12月	中医班（统招，社来社去）	35	2年	大　专	脱　产	县中医院

1962～1964年如东县妇幼卫生进修学校招生办班教育情况表

表40-9　　单位：人

时　间	班　名	人　数	学　制	学　历	方　式	举　办
1982年～1984年	妇幼医士复训班计2期					县妇幼卫生进修学校

1978～2010年如东县卫生进修学校招生办班教育情况表

表40-10　　单位：人

时　间	班　名	人　数	学　制	学　历	方　式	联　办
1978年～1985年	医士班 助产士班 妇产士班 护士班　　5期					
1978年～1985年	医士班 助产士班 妇产士班 护士班　　5期					

续表40-10 单位:人

时间	班名	人数	学制	学历	方式	联办
1986年2月	医士班(统招)	67	3年	中专	脱产	
1987年2月	医士班(内招)	47	3年	中专	脱产	
1987年9月	妇幼医士(统招)	51	4年	中专	脱产	
1988年9月	妇幼医士(统招)	50	4年	中专	脱产	
	医士班	50	4年	中专	脱产	
1989年2月	医士班(内招)	49	3年	中专	脱产	
1989年9月	妇幼医士班	50	4年	中专	脱产	
1989年	医士班(内招)	48	3年	中专	脱产	
1990年9月	乡村医士班(内招)	87	2年	中专	脱产	
	妇幼医士(统招)	50	4年	中专	脱产	
1991年9月	妇幼医士(统招)	51	4年	中专	脱产	
	乡村医士班	64	3年	中专	脱产	
1992年9月	妇幼医士(统招)	50	4年	中专	脱产	
	乡村医士班	107	2年	中专	脱产	
1994年2月	医士(内招)	44	3年	中专	脱产	
1994年9月	医士(内招)	39	3年	中专	脱产	
1995年9月	社区医学班(内招)	114	3年	中专	脱产	
	护士班	59	3年	中专	脱产	上海二军大
	临床医学(夜大)	47	4年	大专	业余	南通医学院
1996年	护士班	44	3年	中专	脱产	上海二军大
	临床检验班	63	2年	中专	脱产	全市
	临床医学(夜大)	42	3年	大专	业务	南通医学院
1997年9月	乡村保健医士	100	3年	中专	脱产	全省乡村医生
	护士班	100	3年	中专	脱产	上海二军大
1998年9月	护士班	100	3年	中专	脱产	上海二军大
	临床医学(夜大)	55	4年	中专	脱产	南通医学院招生
	计划生育专业班	50	3年	中专	脱产	扬医、县计生委
	乡村保健医士班	100	3年	中专	脱产	上海二军大
1999年9月	护理班	56	3年	中专	脱产	上海二军大
	食品营养班	23	3年	中专	脱产	无锡医药学校
2000年9月	餐旅服务与管理班	25	3年	中职	脱产	
	高级护理班	25	4年	中大专 连读	脱产	
	高级护理班	25	5年	中大专 连读	脱产	
	临床医学班	42	4年	大专	业余	南通医学院
	医药经营班	67	3年半	中职	业务	无锡医药学校
2001年9月	医学专科预科班	38	1年		脱产	
	制药经营班	23	3年	中职	脱产	无锡医药学校
	护理班	48	3年	中专	脱产	徐州医学院

续表40-10　　　　　　　　　　　　　　　　单位:人

时　间	班　名	人　数	学　制	学　历	方　式	联　办
2001年9月	临床医学(夜大)	46	4年	大　专	业　务	南通医学院
	药学班	21	4年	大　专	业　余	苏州大学
	全科医学班	100	3年	中　专	业　余	徐州医学院
2002年3月	后续专科班	141	1年半	大　专	业　余	江苏职业医科大学 南通医学院
2002年9月	后续专科班	86	1年半		业　余	江苏职业医科大学 南通医学院
2003年9月	电子班	24	3年	中　职	脱　产	无锡医药学校
	医药经营	191	3年	中　职	脱　产	
	针灸、推拿	21	3年	中　职	脱　产	海安卫校
2003年3月	药学班	13	3年	大　专	业　余	苏州大学
2004年9月	医药经营班	140	3年	中　职	脱　产	无锡医药学校等
	针推班	21	3年	中　职	脱　产	江苏省针灸推拿学校
	护理班	65	3年	中　专	脱　产	东海卫生学校
2004年3月	临床医学	43	3年	大　专	业　余	南通大学
2005年9月	药检高职班	68	5年	高　职	脱　产	泰州牧医学院
	药剂班	40	3年	中　专	脱　产	苏州医药学校
	药剂、针推班	16	3年	中　职	脱　产	苏州医药学校
2005年3月	临床班	38	3年	本　科	业　余	南通大学
	护理班	36	4年	大　专	业　余	南通大学
2006年3月	中药学班	25	3年	大　专	业　余	南京中医药大学
	中药学班	34	2年	大　专	脱　产	南京中医药大学
	药剂班	35	3年	中　专	脱　产	体臣卫校
	护理班	45	3年	大　专	脱　产	南京中医药大学
2007年3月	药学班	25	2年	大　专	脱　产	南京中医药大学
	护理班	24	4年	大　专	脱　产	
	药剂班	37	3年	中　专	脱　产	
	护理班	159	3年	中　专	脱　产	
	护士班	76	4年	中　专	脱　产	
	社区医学班	182	3年	中　专	脱　产	
2007年3月	护理班	10	4年	大　专	业　余	南通大学
	临床医学班	9	4年	大　专	业　务	南通大学
	临床医学班	32	4年	本　科	业　余	南通大学
2007年4月	临床医学班	24	2年	研究生	业　余	南通大学
2008年9月	护士班	76	4年	中　专	脱　产	
	药剂班	47	3年	中　专	脱　产	
	社区医学班	82	3年	中　专	脱　产	
2009年4月	护理班	24	4年	大　专	脱　产	
2010年4月	药剂班	35	3年	中　专	脱　产	体臣卫校

续表40-10 单位:人

时间	班名	人数	学制	学历	方式	联办
2010年4月	药学班	13	3年	大专	业余	苏州大学
	护理班	65	3年	中专	脱产	东海卫生学校
	护理班	36	4年	大专	业余	南通大学
	药剂班	40	3年	中专	脱产	苏州医药学校
	临床班	36	4年	大专	业余	南通大学

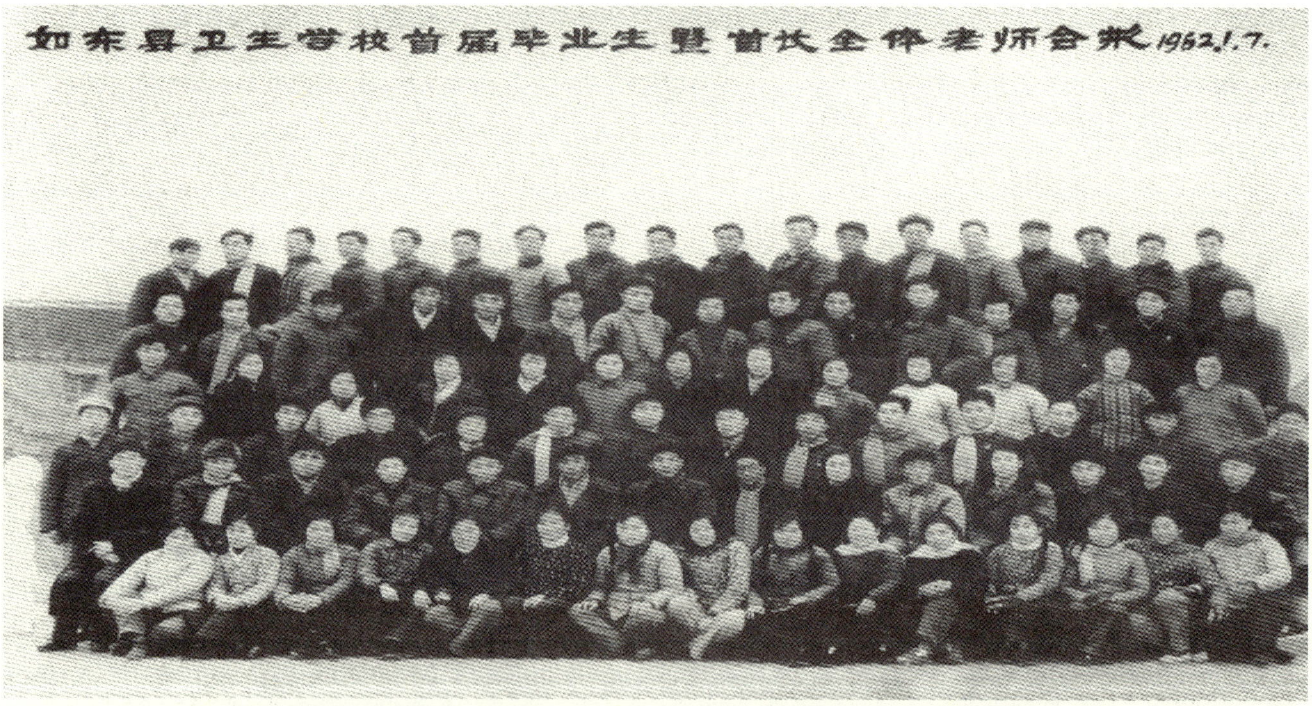

1962年1月7日，如东县卫生学校首届毕业生暨首长全体老师合影

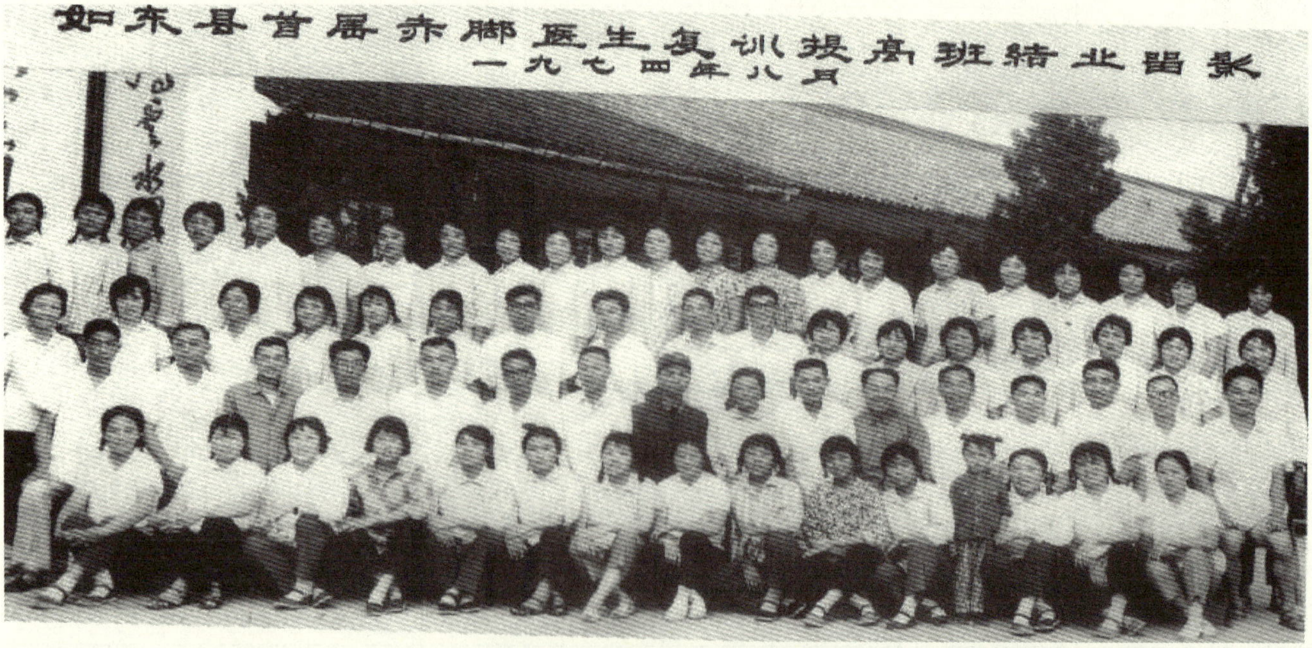

1974年8月，如东县首届赤脚医生复训提高班结业留影 （县卫生进修学校提供）

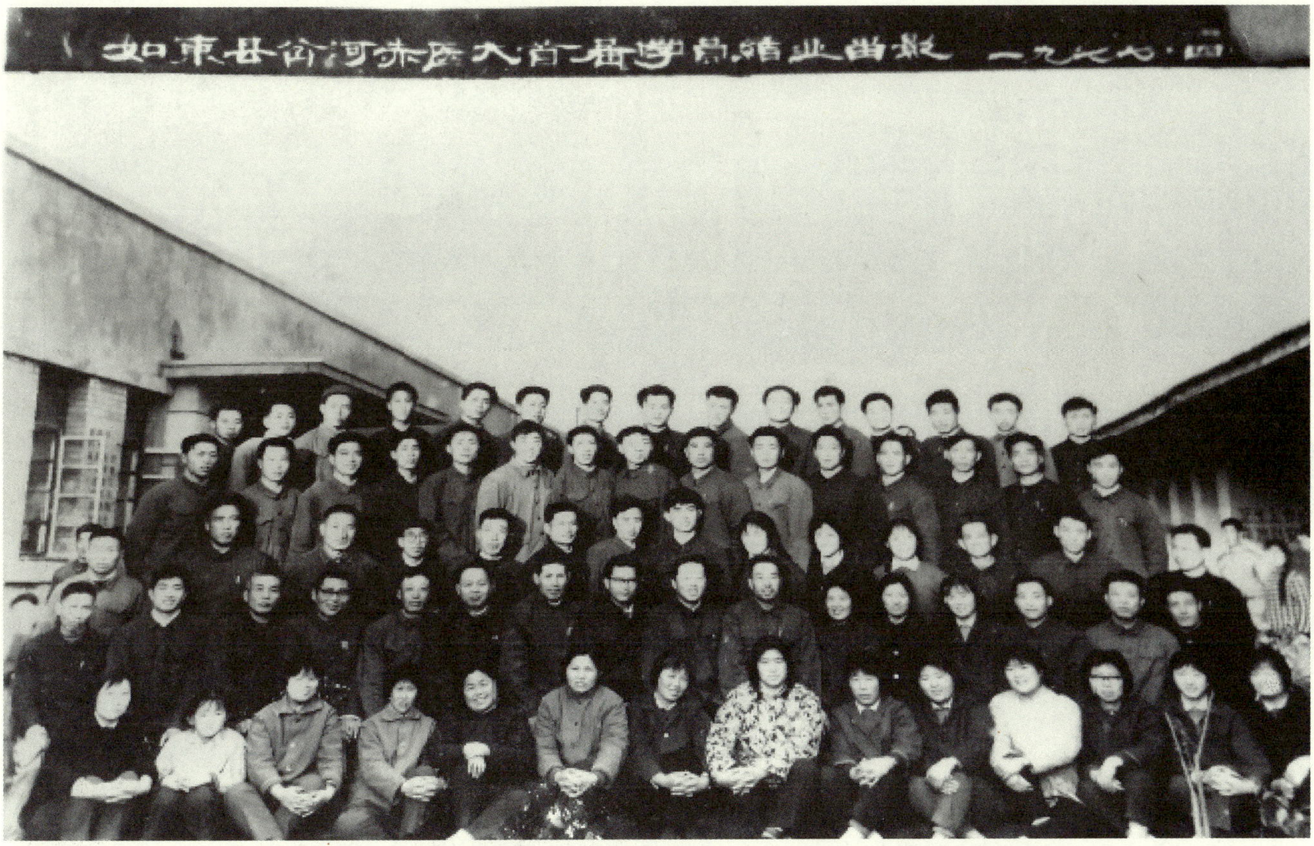

1977年4月，如东县岔河赤医大首届学员结业留影（县卫生局提供）

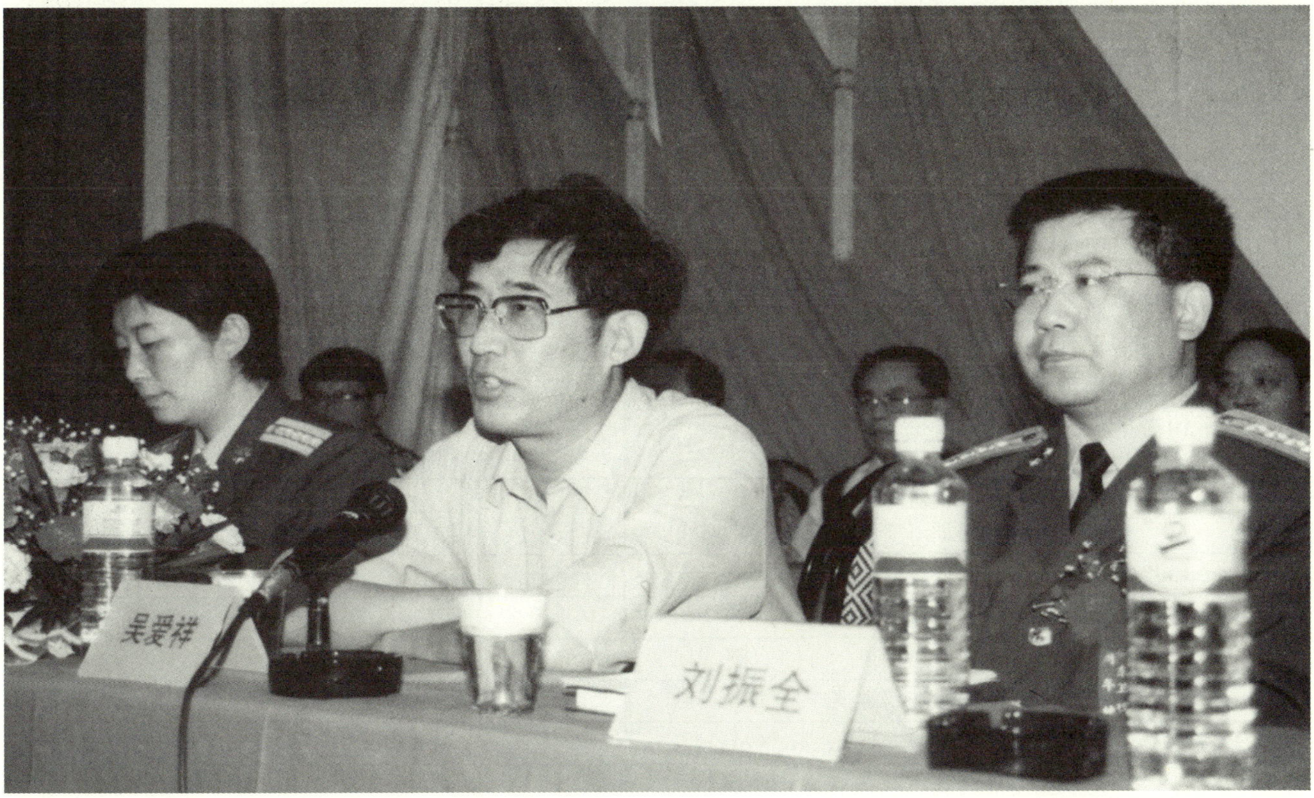

1998年10月8日，县卫生进修学校举行“庆祝建校五十周年”活动（县卫生进修学校提供）

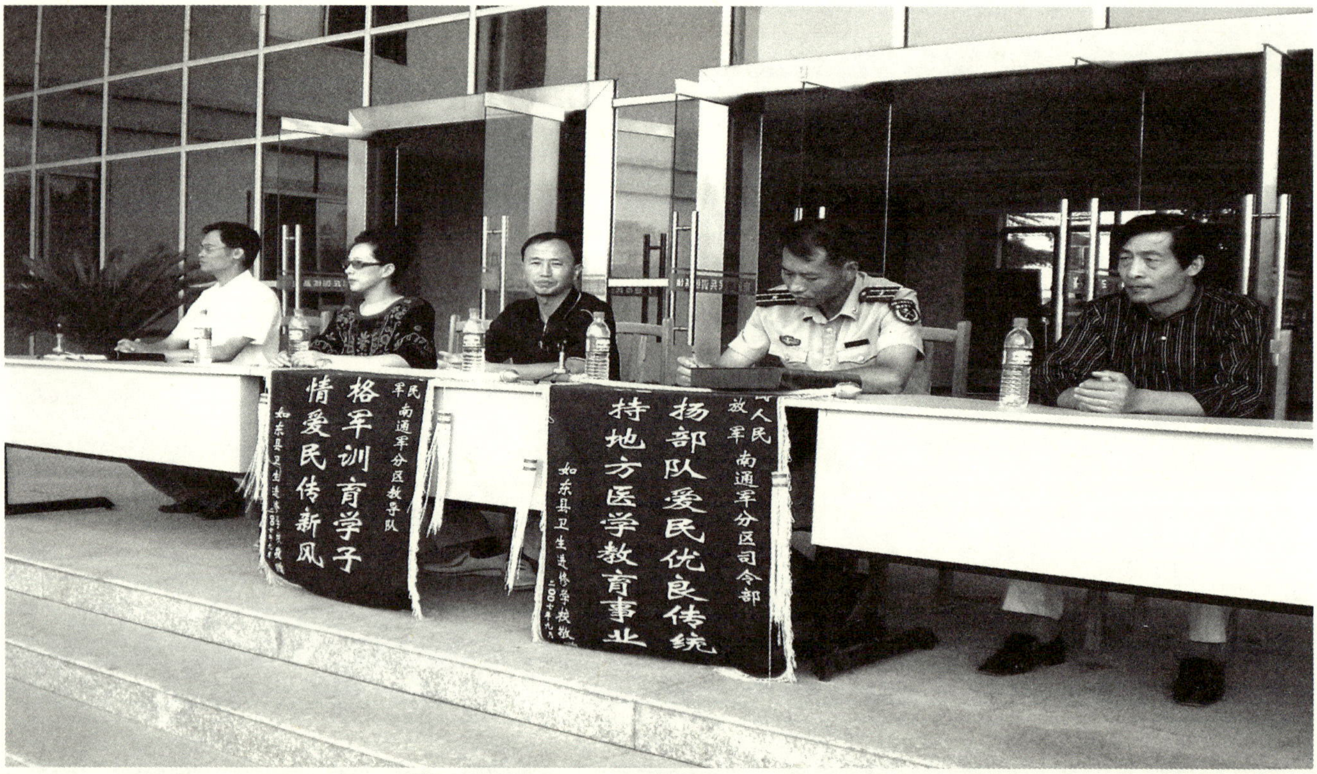

2005年9月，解放军培训医学生汇报表演　（县卫生进修学校摄）

二、在岗培训

1951～2010年间，如东县举办150个短期训练班，培训1万名卫生人员。

1951～2010年如东县卫生短期培训情况表

表40-11　单位：期、人

时　间	班　名	期　数	时　间	人　数
1951年～1982年	妇幼保健专业培训班 计划生育专业培训班	17	短　期	88
1952年～1982年	卫生防疫专业培训班	32	短　期	2540
1963年～1979年	内科专业进修班 外科专业进修班 五官科专业进修班	14	短　期	566
1954年～1982年	中医专业培训班 中药专业培训班	19		2466
1952年～1982年	其他卫生专业进修班	15		375
1958年	中医温课专业进修班			1000
1986年	食品卫生专业培训班		10天	2840
	护理（内招）专业培训班		1年	42
1987年	乡镇医生提高班		2个月	65
1988年	厂医专业培训班 校医专业培训班		1年	65

续表40-11 单位:期、人

时间	班名	期数	时间	人数
2008年	乡村医生专业培训班		2个月	205
2009年	公共卫生人员培训班		1年	196
2010年	驾驶员救护培训班		短期	2800
1989年	乡镇医生考试发证进修班		14天	105
	检验专业岗前培训班		6个月	17
	防疫专业岗前培训班		6个月	8
	护理专业岗前培训班		6个月	15
	药剂专业岗位培训班		6个月	25
1990年	就业培训班		3个月	50
	口腔医生提高班		7天	80
1992年	检验提高班		1年	24
	护理提高班		1年	28
1993年	厂医专业培训班 校医专业培训班		2个月	100
1994年	成人中专复习班专业培训班		2个月	40
1995年	成人中专复习班专业培训班		2个月	132
2000年	预防医学专业培训班		1年	50
2002年	药学专业培训班 护理专业培训班		1年半	227
2004年	乡村医生专业培训班		2个月	205
	驾驶员救护培训班		短期	3600
2005年	公共卫生人员培训班		1年	169
2006年	乡村医生培训班		1个月	195
	救护专业培训班		短期	4000
2007年	驾驶员救护培训班		短期	2600
2008年	驾驶员救护培训班		短期	2200
2009年	乡村医生培训班		1个月	182
2010年	乡村医生培训班		1个月	193

三、继续教育和临床进修

1986年,县卫生局将职工在职教育工作纳入综合考核目标体系,影响单位整体评价。

1992年7月,县卫生局转发江苏省卫生厅颁发《江苏省卫生系统临床住院医师继续教育暂行办法》。

1993年5月,县卫生局转发南遍市卫生局《关于加强卫生技术人员继续教育实施意见(暂行)》,制定下发《如东县卫生系统继续教育实施意见》,对各级各类在职卫技人员继续教育提出了明确的要求。实施意见包括3个附件:《专业技术人员继续医学教育证书》《住院医师培养考核实施细则》《青年护士业务技术训考核实施细则》

1994年,县卫生局全面推行专业技术人员继续教育证书制度。

1995年,县卫生局制定下发《如东县继续医学教育证书制度实施(暂行)办法》,将学时制改为学分制，把科研成果、新技术引进、论文发表、实习带教等项内容一并纳入继续教育的内容，同明确规定继续教育不合格者，不得申报中高级专业技术职务。

1998～2010年，县卫生系统持续实施江苏省卫生厅、人事厅《继续教育学分授予证书办法》，南通市卫生局、人事局《南通市卫生系统继续教育实施办法》。

1986～2010年如东县外出进修人员统计表

表40-11　　单位：人

时间	合计	人民医院	中医院	四院	二院	三院	丰利	马塘	双甸	苴镇	兵房	掘港	全额事业	乡镇医院	
														出县	县内
1986	43	3	2												
1987	48	4	3												
1988	21	3													
1989	28	14	3												
1990	34	3	6												
1991	63	2	3												
1992	63	1	2												
1993	63	3	3			6	1		1		2	1	2	9	35
1994	70	3	3	1	4	4	2		4		2	2	2	5	35
1995	63	3	3		4	9	5	1			4		4	7	26
1996	65	5	2	2	3	1	1	3		1	8	1	3	6	29
1997	76	3	3	2	2		3	1	4		2	4	1	13	38
1998	76	6	3	3	6		2	2	3	3	4	3	1	12	28
1999	74	4	1	1	4		12	2	3		4	4	1	12	27
2000	95	4	2	2	8	12	11	2	3	7	5	4	2	17	20
2001	79	3	4	3	3	4	4	6		5	5	5	1	12	24
2002	97	7	6	1	2	8	9	6	3	3	4	4	4	15	25
2003	55	6	10		3	1		3	2	3		4		7	16
2004	50	4	7		4	2	4	2	1		2	3	1	5	15
2005	54	5	6	1	4	1	2	5	1	4		3	2	3	18
2006	40	5	6		4	4	4	4	1	2	1	1	1	5	6
2007	24	2	2		1	1	4	8			1	1		1	3
2008	50	4	7		4	2	4	2	1		2	3	1	5	15
2009	54	5	6	1	4	1	2	5	1	4		3	2	3	18
2010	55	6	10		3	1		3	2	3		4		7	16

四、自学考试

1982年，如东县卫生局组织280名职工进行文化补课。8月，189名职工参加县考试。11月，县卫生局组织34名职工进行文化补课，时间1个月。12月，247名职工参加县考试。

1983～1984年，县卫生局举办文化补课班2期，时间3个月。100名职工参加。

1984年，县卫生局组织1968～1980年间参加工厂、学校卫生工作职工文化补课，业余补课半年。224名职工参加考试，186名合格，合格率83.04%。

1985年，县410名卫生职工参加文化补课考试，其中395名初中文化考试合格，获发初中文化水平证件，合格率96.30%。县卫生局获"县文化补课先进单位"称号。

1986年，县各医疗卫生单位对职工自学考试继续予以鼓励。

1989年，县卫生局规定职工自学获高一等学历者，奖励500元。

1996年，县科委、县财政局联合发文，按照中升专1000元、专升本2000元、本升研3000元、研究生升博士10000元、博士升博士后15000元标准奖励。

1986～2010年，县人民医院有182名职工完成了学历升级，其中中专升大专122人，大专升本科51人，本科考试研究生9人。县中医院有95名职工完成学历晋升，其中高中升专科9人，中专升大专61人，大专升本科25人。不完全统计，其间有586名职工晋升了学历，其中研究生19人(临床医学16人，预防医学2人，卫生管理1人)，本科182人，大专335人，中专58人。

2010年如东县硕士研究生情况表

表40-13

姓　名	性别	出生年月	硕　士 毕业时间	研究方向	职　称	职　称 认定时间	工作单位
成　飞	男	1974.06	2007.06	心胸外科	医　师	1999.09	县人民医院
洪如田	男	1973.04	2006.07	肾脏内科	医　师	2000.08	县人民医院
黄金平	男	1972.07	2006.07	普外科	主治医师	2001.12	县人民医院
符红宁	男	1971.04	2007.12	影像科	主治医师	2001.12	县人民医院
顾小卫	男	1971.07	2007.06	心血管内科	主治医师	2002.10	县人民医院
昝志政	男	1973.02	2003.07	普外科	主治医生	2004.06	县人民医院
朱　健	男	1973.06	2007.06	普外科	主治医师	2004.06	县人民医院
蔡丙华	男	1973.08	2007.06	普外科	主治医师	2004.06	县人民医院
孙琳婧	女	1979.12	2008.12	麻醉科	医　师	2004.12	县人民医院
陆圣华	男	1979.03	2008.12	骨外科	医　师	2004.12	县人民医院
王　俊	男	1981.12	2008.07	骨外科	医　师	2004.12	县人民医院
万宏坤	男	1969.10	2007.12	口腔科	副主任医师	2005.07	县人民医院
曹海峰	男	1982.01	2008.07	肿瘤内科	医　师	2005.12	县人民医院
许卫兵	男	1968.04	2008.06	消化内科	副主任医师	2006.07	县人民医院
吴余祝	男	1964.09	2007.07	卫生管理	助理研究员	2007.07	马塘医院
唐智胜	男	1958.10	2008.06	肾内科	主治医师	2008.11	县卫生进修学校
张爱红	女	1971.01	2008.06	流行病统计	副主任医师	2008.11	县疾控中心
陈雪琴	女	1976.12	2005.12	公共卫生	副主任医师	2010.11	县疾病预防控制中心

五、临床带教

如东县临床带教工作开展较早。

1950年,县卫生院带教实习生3人。

1958年,县人民医院带教进修生60人。

1961年,县人民医院带教实习生51人,县中医院带教实习生12人。

1985年12月,县人民医院、县中医院担负一些大中医学校实习生和县中心卫生院、乡镇卫生院进修生的临床带教任务。是年,县人民医院带教进修生27人,实习生58人,县中医院带教实习生8人。

1950～1985年,县人民医院、县中医院共进修生1240人,实习生3077人。

1986年,县人民医院、县中医院负责承担县内中心卫生院、乡镇卫生院进修人员带教,同时承担南通卫校、如皋卫校、泰州卫校、南通医学院、中国人民解放军第二军医大学等医学院校实习生带教任务。

1994年1月,县人民医院成为南通市医学院教学实习医院。

1999年5月,县人民医院5名主任医师被聘为兼职教授,9名副主任医师(级)被聘为兼职副教授、18名主任医师(级)被聘为兼职讲师。

2000年9月,县人民医院成为江苏省职工医科大学实习医院。

2010年12月,县人民医院、县中医院实习生主要来自江苏省职工医科大学、南京中医学大学、南通大学、体臣卫校等医学院校,进修生主要来自县内各中心卫生院、乡镇卫生院。

1950～1985年如东县带教进修生、实习生情况表

表40-14　　　　单位:人

时间	带教总人数						
		进修生			实习生		
			西医	中医		西医	中医
1950	3				3	3	
1951	3				3	3	
1952	3				3	3	
1953	3				3	3	
1958	60	60	60				
1959	20	20	20				
1960	46	46	46				
1961	63				63	51	12
1962	27	1	1		26	16	10
1963	1				1		1
1964	14				14		14
1965	10				10		10
1971	20	20	20				
1972	20	20	20				
1973							
1974	19	4	4		15	15	
1975	31				31	31	
1976	162	114		114	48		48
1977	120	29	29		91	60	31
1978	6				6		6

续表40-14 单位:人

时 间	带教总人数						
		进修生			实习生		
			西 医	中 医		西 医	中 医
1978	6				6		6
1979	65	24	24		41	26	15
1980	169	32	32		137	121	16
1981	100	21	21		79	69	10
1982	46	25	25		21	13	8
1983	124	20	20		104	94	10
1984	58	21	21		37	29	8
1985	92	26	26		66	58	8
合 计	1291	483	369	114	808	595	213

1986～2010年如东县带教进修生、实习生情况表

表40-15 单位:人

时 间	带教总人数						
		进修生			实习生		
			西 医	中 医		西 医	中 医
1986	63	23	23	0	40	30	10
1987	75	22	22	0	53	34	19
1988	61	23	21	2	38	30	8
1989	67	21	19	2	46	40	6
1990	119	25	22	3	94	86	8
1991	111	24	23	1	87	69	18
1992	98	32	30	2	66	58	8
1993	115	30	28	2	85	72	13
1994	161	34	32	2	127	120	7
1995	164	37	35	2	127	108	19
1996	178	37	35	2	141	110	31
1997	164	38	36	2	126	91	35
1998	106	33	30	3	73	48	25
1999	123	28	26	2	95	77	18
2000	115	27	25	2	88	76	12
2001	113	26	24	2	87	74	13
2002	116	26	23	3	90	76	14
2003	115	26	23	3	89	78	11
2004	110	24	22	2	86	77	9
2005	112	26	24	2	86	78	8
2006	119	27	25	2	92	82	10
2007	119	31	28	3	88	76	12

续表40-15　　单位:人

时　间	带教总人数						
		进修生			实习生		
			西　医	中　医		西　医	中　医
2008	160	37	35	2	123	110	13
2009	161	39	36	3	122	98	14
2010	152	33	30	3	119	108	11
合　计	3052	766	714	52	2286	1964	322

第二节　医学科技

如东县医学教育科技工作有着较长历史和优良传统。

旧时,如东县医学科技的基本方式是临床探索和交流。更有医学名家刻印医学专著。

明代掘港管氏十世孙儒医管日坤曾著《医学精理》数卷。

进入清代后,如东医学名家专著有:

双甸名医任生的《秘方集解》《临症审视》;

双甸名医任庆辰的《临证验牙》;

掘港名医管士傑著《医学指南》、撰《蠙山诗抄》;

岔河名医汤世质重刊王肯堂的《医学穷源》六卷、《痘科秘传》;

岔河名医汤潜的《针灸秘传》一卷、《自病全案》一卷;

岔河名医汤述的《重刊种痘心法补》;

马塘名医秦希白的《痘科秘传》一卷、《医学入门》;

丁埝名医薛保田的《北行日记》,记述历程。

晚清民国年间涌现出了不少医学名家专著:

凌民名医蔡观明的《素问音》《平秘论》《国医蠡测》《湿温警言》《孤桐馆医案》《习医札记》《医验杂记》;

丰利名医马久骧的《后嫩真子医案》《课医徒讲义》《本草春灯》;

丰利名医吴杏桥的《吴氏喉科》;

栟茶名医的《痘科学》;

潮桥名医的李慰仙著《培英轩医案医话》等。

1949年10月后,如东县医学科技继续开展。

1950年1月,县政府召开第一次全县卫生工作会议,传达1949年9月中央军委卫生工作会议精神。副县长曹旭出席。出席会议代表:高云鹏、季汉源、时弘道、冒青云、施济生、姚九江、王玉材、秦震东、蔡民之、施文周 姜天龙、陈估卿、孙福民、叶成之、张仲仁等。3月,县立人民医院负责全县医学科技工作,建立初级卫生人员培训班,推行“新法接生”,举办“改造旧产婆培训班”,首批学员18人。10月,县政府召开“第二次全县卫生工作会议”,贯彻苏北军区《积极防治血吸虫病,开展群众卫生防疫运动通令》,县卫生院防疫股开展血吸虫病防治工作研究。

1951年12月初,县人民政府召开“全县种痘劳模大会”,表彰300余名种痘劳模。春秋两季,全县种痘563582人次。

1952年4月，建立“如东县防疫委员会”，嗣后更名为“如东县爱国卫生运动委员会”。全县开展以消灭“四害”为中心的爱国卫生运动。5月，全县接受鼠疫预防接种注射231240人次。举办“防疫训练班”两期，500多名医生、校长、教师参加学习。

1953年4月，建立“如东县妇幼保健站”。6月，开展妇幼保健工作研究，组建蛔虫病防治组，赴景安区查治蛔虫病。

1954年11月，县召开“中医代表座谈会”，建立“如东县中医药学术研究中心小组”。

1955年6月上旬，景安区西部发现首例脊髓前角灰白质炎，继而流行，各区均设“脊髓前角灰白质炎防治站”，开展脊髓前角灰白质炎工作研究。

1956年3月，建立“中共如东县委员会地方病防治办公室”。4月26日，建立“如东县卫生防疫站”。开展研究卫生防疫工作。7月29日，贯彻中央“向科学技术进军”决定，召开“如东县卫生技术人员代表大会”，169名代表出席，其中中医103人，西医42人，兽医1人，中药工作人员4人，卫生行政人员13人，会期5天，8月2日闭幕。

1957年6月，建立“如东县节育工作委员会”，开展节制生育研究工作。

1959年，江苏省下发《江苏省医学科学技术发展纲要和主要科研草案》。12月10日，建立“如东县麻风病防治所”，开展麻风病防治研究工作。12月，南通专员公署召开“南通专署医学科学技术经验交流大会”。县人民委员会卫生科召开“县医学科学技术经验交流大会”。

1960年5月，缪德龙出席“全国文教卫生群英会”，获“全国先进工作者”称号。6月，缪德龙获“江苏省先进工作者”称号。

1961年8月，全县发生浮肿病和消瘦病44987人，死亡556人，开展浮肿病和消瘦病防治工作研究。是年，开展疟疾病防治工作研究，培训抗疟送药员4664名，服抗疟药者286025人。

1963年，举办5期“传染病防治训练班”，开展传染病防治研究工作。

1964年，国务院下发《全国1963～1972年科学技术发展规划》，县人民委员会卫生科组织传达贯彻。

1965年4月上旬，全县组织54个预防“2号病”、突击队，设立109个“肠道门诊室”，开展2号病”防治工作研究。4月，全县建立“临时性脑膜炎医疗站”32个，开展脑膜炎防治工作研究。年底，南通地区计划生育技术经验交流会在县召开，并作节制生育技术指导，

1969年，建立“生产大队卫生室”495个，培训“赤脚医生”1006人，开展农村社区卫生服务工作研究。

1971年11月16日～24日，卫生部军管会在如东举办全国13个省市计划生育工作经验交流学习班。出席会议的有湖南、广东、山西、山东、陕西、浙江、河北、江苏、辽宁、四川、安徽等省和北京、上海市的代表共38人。卫生部军管会副主任阎钧到会讲话，并视察了岔河、拼茶等地，卫生部妇幼卫生司长栗秀真主持了会议。

1972年，贯彻“全国科技工作会议”精神。县革命委员会卫生局组织老中医、老药工传经传方。是年，拼茶医院缪永山医生设计的输卵管结扎手术器械“球钩”在上海“全国计划生育技术会议”上交流推广。

1973年4月18日，卫生部军管会《计划生育工作简报》第九期，刊载《如东县普及幼儿班的经验》。4月18日～22日，南通地区卫生局在如东县召开全区计划生育和妇幼卫生工作会议。参加会议的有各县计划生育办公室负责人和各有关医疗单位的妇产科医生，中药工等59人。

1974年4月3日，县委、县革命委员会召开全县卫生工作者代表会议，出席会议的有241位代表。10月3日至9日，县赤脚医生任乃秀赴阿根廷首都布宜诺斯艾利斯出席第十四届国际儿科学会，并宣读论文。

1975年4月11日，江苏省卫生局在县召开“全省农村防治子宫脱垂和新法接生工作座谈会”。8月，县人民医院五官科作同种异体角膜移植成功。11月16日，县革命委员会卫生局副局长陈耀赴湖北省应

城县出席“全国新法接生现场座谈会”。

1976年3月9日，县妇幼保健所所长刘承德出席“全国13个省市自治区农村儿童保健工作座谈会”。3月，县中医院副院长咸仲石、岔河区医院副院长虞进，赴河南省驻马店地区给受水灾丧子的育龄妇女作输卵管吻合术300多例。12月20日，南通地区在县召开“南通地区妇幼保健、幼儿教育经验交流会”。

1977年11月20日～12月1日，“全国妇幼卫生工作现场经验交流会”在如东召开。

1978年6月1日，县革命委员会卫生局局长缪培出席“全国医药卫生科学大会”，县革命委员会卫生局获“全国医药卫生红旗单位”称号。10月，县妇幼保健所朱树人出席“全国第七届儿科学术会议”。县妇幼保健所编撰《农村儿童保健》一书，由人民出版社出版，第一次印刷21万册，由全国新华书店发行。11月，县妇幼保健所季建华出席“江苏省科学技术先进代表大会”。

1979年，全国81个省市代表团到县参观交流妇幼卫生工作。

1980年1月，县革命委员会卫生局下发《如东县医药卫生科技成果评选标准》。4月，全县1969～1972年参加工作的赤脚医生中技水平补考，257人参加，全部合格。

1981年6月17日，县妇幼保健所副所长季建华出席“全国城乡托儿所保教工作经验交流会”。7月18日，县人民医院成功实施1例脑肿瘤摘除手术。11月2日，县医学会张胜、妇幼保健所张佩鸣出席“江苏省医药卫生科普工作表彰大会”。

1983年6月27日～7月1日，“江苏省计划生育工作现场会”在县召开。

1984年10月11日～13日，南通市卫生局在县召开“南通市医院业务技术建设经验交流会”，新店乡卫生院作现况汇报。

1985年12月14日，县妇幼保健所《农村儿童保健组织形式、工作内容与方法》一题获“卫生部乙级科技成果”奖。

1986年，县卫生局获“江苏省第六届科普宣传周先进集体”称号。

1987年5月，“全县医学科技工作大会”在县卫生局三楼会议室举行。

1988年11月，县人民医院获“全国新生儿出生缺陷监测先进单位”称号。

1989年2月20日，县卫生局编印《如东名老中医经验集》，收集了陈朗清、姚九江、季汉源、陈道权、季少三、咸儿康、王玉材等7位老中医的医案、医话、医论。

1990年1月21日，县人民医院妇产科成功抢救一例因羊水栓塞并发DIC(弥散性血管内凝血)的垂危产妇。1月27日，双甸中心卫生院成功抢救1名处于休克状态的宫外孕患者。

1991年3月23日，召开“全县医学科技工作卫生系统竞赛授奖大会”。5月22日，全县卫生系统2817人参加《专利法》和《技术合同法》普及教育考试。5月，县中医院钱忠权、王秋霖获“江苏省青年中医奖励基金奖”。

1992年1月23日，全县卫生系统2700名技术人员获《专利法》、《技术合同法》考核合格证书。5月14日，县卫生局承办“江苏省第四届医学科普学术研讨会”。5月21日，县人民医院承办“江苏省第五届中西医结合急腹症年会”。

1993年7月，县卫生系统评定首轮专业技术拔尖人才。

1994年1月，县人民医院成为“南通市医学院教学实习医院”。11月，县人民医院李莉获“全国万例手术无事故先进个人”称号。

1995年1月21日，县人民医院与南通医学院签订建立教学医院协议书。1月，县卫生局 获“江苏省第六届科普宣传周先进集体”称号。

1996年1月，县卫生防疫站孙德全获“江苏省血吸虫病防治先进个人”称号。

1997年1月19日，世界卫生组织亚太区办事处官员安东一博士、中国结核病控制中心办公室副主任黎霞、中国防疫协会副秘书长邹级谦等一行7人，对“如东县结核病控制示范区”工作进行监督检查。

1998年10月22日，县中医院王爱民、王秋霖获“江苏省中医药科技先进工作者”称号。

2000年10月27日，县人民医院举行“江苏职工医科大学教学医院”揭牌仪式。

2001年1月19日，县卫生局发出《关于印发〈如东县医学重点学科建设管理办法〉和〈如东县医学重点人才培养工作管理办法〉的通知》。

2002年12月26日，县人民医院获“江苏省临床检验先进集体”称号。7月2日，县卫生局发出《关于县属事业单位专业技术人员岗位竞争、评聘分开的实施意见》。

2003年7月12日，县卫生局发出《关于印发〈如东县民营医院手术室建设标准〉的通知》。12月，县人民医院检验科获“江苏省群众经济技术创新工程示范岗”称号。

2004年5月8日，县卫生局、人事局联合下发《关于印发〈如东县卫生专业技术人员继续教育暂行办法〉的通知》。

2005年5月8日，县卫生局、人事局联合下发《关于印发如东县卫生专业技术人员继续教育暂行办法的通知》。

2007年4月6日，由南通大学医学院和县卫生局联合举办的“首届临床医学研究生班”在县卫生进修学校举行开学典礼，首届研究生班学员30名。7 月，县人民医院神经外科成为“南通市重点专科”。

2008年4月10日，县中医院皮肤科被评为“南通市重点中医专科”。12月，县人民医院佘晓春获“江苏省卫生系统先进工作者”称号。

2009年6月11日，县人民医院和东南大学附属重大医院合作建立的“东南大学附属中大医院如东心血管病诊治中心”挂牌成立。

2010年1月9日，“辉瑞抗感染高峰论坛”在县人民医院举行，主题为《抗生素的合理使用》、《病理讨论》。南通市50人参加会议。3月1日，江苏省卫生厅检查组一行3人到县人民医院开展血液净化技术准入现场审核检查工作。

一、科普宣传

1987年，县科普宣传教育以爱卫意识和健康科普为主要内容。

1988年，贯彻全国爱卫会和卫生部《关于结合第一个“世界无烟日”，开展劝阻吸烟活动的通知》精神，印发5000份戒烟宣传材料，定制2000枚戒烟标版，下发至县直及各乡镇场单位。县《科技致富报》刊登12篇文章配合宣传。

1990年，县以“妇女与烟草”为主题开展科普宣传教育活动，举办讲座16期，直接听众800余人，接待咨询2000余人，发放宣传材料5000余份。

1991年，县卫生防疫站傅国森任副主编的《科普佳作荟萃》由南京大学出版社出版。

1994年，傅国森等人参加编写的《现代生活中心理健康保健》一书，由人民军医出版社出版。

1994年10月，县卫生进修学校、县卫生防疫站获“南通市科普先进集体” 称号。

1996年9月，县卫生局获“南通市科普先进集体” 称号。

1997年5月，县卫生进修学校获“南通市科普先进集体” 称号。

1999年，县卫生防疫站陈明朗《卫生美术基础》专著由人民军医出版社出版，列国家科技新书目，获全国美术作品三等奖。

2001年10月，县卫生局、县人民医院、县卫生防疫站获“南通市科普先进集体” 称号。

2002年6月，县卫生局获“南通市科普先进集体” 称号。

2003年，印发40余万份卫生宣传材料，宣传“抗非”基本知识，配合抗击非典型性肺炎工作。

2003年5月7日，县各界结合世界卫生日，在县城文峰大世界，举行了“为了下一代，远离非典型肺炎”的宣传活动；《南通日报-如东新闻》上进行了非典型肺炎防治工作专题报道，县电视台、县广播电台也制作了专题节目。5月，在县卫生进修学校举行了针对医护人员及卫校学生防治非典型肺炎知识的专题讲座，对县人民医院医务人员进行了“非典”防治知识培训等，此外还加强了与媒体的合作，与《如东日报》联合编印预防“非典”专版3期，健康教育专版每周1期，多次接受报社、电台、电视台的采访，印发了各类非典防治宣传资料42万余份。

2004年8月，县健康教育所、县红十字会、县公安局、县教育局、县文化局、县妇联等单位相继开展艾滋病知识宣传教育活动。

2005年5月11日，县卫生局印发《关于启动艾滋病网络信息系统和在艾滋病病毒感染者及艾滋病病人中筛查结核病的通知》。

2006年3月24日，县卫生局在文峰大世界广场开展“3·24世界防治结核病日”现场咨询和义诊活动。10月8日，县卫生局到慢病监测点马塘镇马东村开展“高血压日”宣传活动。11月27日，县卫生局召开“全县艾滋病防治工作会议”。

2007年3月24日，县卫生局在亚萍广场门前举行“3·24世界防治结核病日”义诊咨询活动。副县长姜晓静、县卫生局张泽宾参加活动。随后姜晓静一行到掘港双语小学麻疹强化免疫接种点视察。4月25日，县卫生局、县疾病预防控制中心等在文化广场开展“预防接种日”宣传活动。

2008年5月11日，县卫生局开展“全国防灾减灾日”宣传活动。

2009年5月15日，县卫生局、县盐务管理局有关领导在亚萍广场举行“第十六届碘缺乏病日”宣传咨询活动。6月6日，县卫生局开展“全国爱眼日”宣传咨询活动。8月8日，县卫生局组织人员参加“全民健身日”暨千人健身大游园活动。

2010年12月1日，县卫生局、县人口和计划生育委员会、县妇女联合会、共青团县委、县疾病预防控制中心在亚萍广场门前举行“12·1世界艾滋病日”义诊咨询活动。

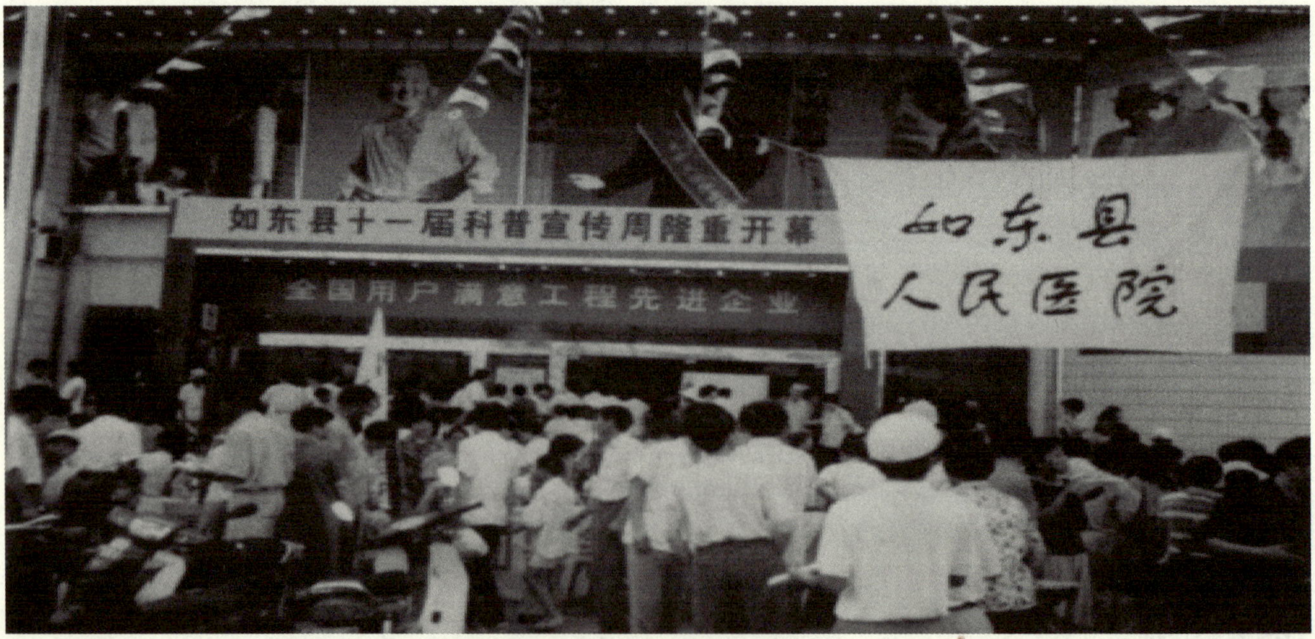

1996年，举行“如东县第十一届科普宣传周”活动　　(县卫生局提供)

二、学科建设

1950年6月，县卫生院分内科、外科。

1951年11月，县卫生院建"妇产科"。

1953年，县人民政府卫生院建"传染科"。

1954年11月，县人民政府卫生科召开"县中医代表座谈会"；建立"如东县中医药学术研究中心小组"。

1955年11月，县人民政府卫生院建"中医科"。

1956年7月29日，县人民委员会召开"如东县卫生技术人员代表大会"，169名代表出席，其中中医103人，西医42人，兽医1人，中药4人，卫生行政人员13人，会期5天，8月21日闭幕。县人民医院建"五官科"。

1958年3月，县人民医院建"儿科"。

1959年，县人民医院建"皮肤科"。

1969年4月，县卫生服务站革命委员会举办"军民新医疗法工作会议"。

1977年5月5日，县革命委员会卫生局下发《如东县中医继承工作座谈会纪要》。

1978年6月1日，县革命委员会卫生局局长缪培出席"全国医药卫生科学大会"，县卫生局获"全国医药卫生红旗单位"称号。

1980年10月，县人民医院建"麻醉科"。县精神病防治院建"精神科"。

1986年后相继发展建立临床二级专科。其中内科二级临床科室有血液内科、心血管内科、消化内科、神经内科、呼吸内科、肾内科、加强医疗科等；外科有普外科、胸外科、泌尿外科、骨科、神经外科、灼伤病房等；妇产科有妇科、产科、计划生育科等；中科有中医内科、中医外科、中医妇产科、中医儿科、中医骨伤科、中医肛肠科、针灸科、推拿科等。

1993年，县人民医院建"眼科""耳鼻喉科""口腔科"。

1994年，县中医院肛肠科通过南通市专科建设标准评定，并由南通市卫生局行文确认。

1996年8月16日，县卫生局下发专文公布52个医学专业学科、专业学科的带头人。其后，随着直线加速器、核磁共振、全身CT机、大型X光线机、彩色多普勒、全自动生化仪、高压氧舱、血液净化器等大中型医疗技术设备的投入使用，以及介入治疗、腹腔镜治疗等技术的应用，学科逐渐增多。

1997年10月，县人民医院建"肿瘤科"。

2000年12月，县人民医院建"放疗科"。

2003年6月，县人民医院建"介入治疗科"。

2010年12月，县有16个一级临床科室和24个二级临床科室、68个专业学科。

1994～2010年如东县建设市级临床重点专科情况表

表40-16

时　间	南通市临床重点专科	南通市临床重点建设专科
1994	县中医院肛肠科	
1997	县人民医院血液内科	
1998	县人民医院消化内科	县人民医院胸外科

续表40-16

时间	南通市临床重点专科	南通市临床重点建设专科
1999	县中医院胃伤科	
2006	县人民医院神经外科	县人民医院ICU病房
2009	县中医院皮肤科	
2010	县中医院肛肠科	

三、科研活动

课题研究

1986年以来，县开展52项医学科技课题研究活动，其中全国性课题项目3个、江苏省课题项目5个、南通市课题项目48个。

1986～2010年如东县医学科研课题情况表

表40-17

时间	课题(项目)名称	承担单位	承担人
1986	干扰素治疗急性感染性多发性神经根炎的治疗研究	县人民医院	神经内科
	发性xilk缺乏症的预防研究	县人民医院	儿科
	在校青年学生食道调博电生理检查研究	县人民医院	
1989	肝素胸腔注射治疗胸膜炎研究	县人民医院	
1990	“利得平”治疗伤寒研究	县人民医院	
1991	异烟肼治疗百日咳研究	县人民医院	
1992	脂质过氧化物检测研究(诊断病毒性肝炎)	县人民医院	
1993	白内障现代囊外摘除术+人工晶体值入术	县人民医院	崔金娣
	“尿舒通注射液治疗内痔”临床科研	县中医院	王秋霖
	痔疮遗传学的研究	县中医院	王秋霖
1994	单纯性、化脓性阑尾炎围手术期抗菌素使用时间的比较	县人民医院	高景昭
	性错人员艾兹病血清学清学调查研究	县皮肤病防治所	
	地方性淋病患者伴发衣原体、支原体感染的调查研究	县皮肤病防治所	
	地方性淋病患者耐青霉素的调查	县皮肤病防治所	
	宾山痔疮膏临床应用研究	县中医院	王秋霖
1995	血液冷沉淀研究	县红十字血站	潘成礼 张良
	经内镜岩波治疗消化道息肉研究	县人民医院	王建美 张丽华
	阑尾切口的抽线缝合研究	县人民医院	朱美琴
	经支气管镜滴入抗结核药治疗支气管内膜结核研究	县人民医院	毛凤兰

续表40-17

时　间	课题(项目)名称	承担单位	承担人
1995	经针穿刺硬脑膜外血肿清除术的临床应用与研究	县人民医院	孙　德
	猩红热流行病原菌菌种研究	县人民医院	姜建玉
	阴茎海绵体内注射血管活性药物诱发勃起的临床应用研究	县人民医院	张　鹏
	颅内血肿微创清除术研究	县人民医院	外　科
	铅中毒血液学改变临床研究	县人民医院	仲树芳
1996	如东县新生儿甲状腺功能低下症及碘营养不良的监测研究	县卫生防疫站	孙德全 康卫宁 朱宝根 柯士训 杨宏斌 季　群
	佐隐宁防治息隐药物流产后出血的临床应用与研究中药青黛在妇科的临床应用研究	县中医院	王爱民 丁　蔚 华兆新
	经纤维支气管镜滴注抗结核药治疗支气管内膜结核的研究	县人民医院	毛凤兰 从远凤
	交锁骨髓内钉治疗长管状骨骨折研究	县人民医院	骨　科
1997	低位硬膜外吗啡用于胸部手术的镇痛研究	县人民医院	麻醉科
	中药保健熏蒸仪的研制和应用研究	掘港中心卫生院	张雨时
	“男尔康”(暂名)肛门栓剂的研制	县人民医院	张　鹏
1998	消化道癌前期病变的追踪研究	县人民医院	季学军
	外伤性脑脊液漏体位治疗研究	县人民医院	
	肝炎病毒院内感染最佳监控的研究	县人民医院	金燕芳 姜建玉 金燕芳 姜建玉 张建兴 陈　沛 陈　晶
1999	医院环境卫生学调查及监控措施研究	县人民医院	张建兴
	肝炎病毒院内感染调查及监控方法研究	县人民医院	张建兴
	“活化饮袋泡茶”改善缺血性心血管血液流变学的临床应用研究	县中医院	张泽宾
	避孕药长效应用安全性研究	县中医院	张泽宾
	卫生美术在继续教育中宣传效果的研究	县中医院	张泽宾
2000	CT预测急性外伤性颅内血肿的变化研究	县人民医院	
	益气活血冲剂治疗骨质增生的研究	县人民医院	
	对高危人群联合检测血清、胃液TSGF、CA724及CEA早期诊断胃癌研究	县人民医院	
	中西结合治疗高血压脑出血研究	县人民医院	
	肾动脉栓塞加化疗在肾癌中的应用研究	县人民医院	
	深静脉留置针的细菌学监测及其护理对策研究	县人民医院	
2001	银康颗粒剂治疗寻常银屑病临床研究	县中医院	王爱民 陈明星 姚亚南

续表40-17

时　间	课题(项目)名称	承担单位	承担人
2003	ED与焦虑情绪相关性的研究		
2004	颅骨微粒一期再植的临床研究	县第三人民医院	
	消疣合剂治疗扁平疣的疗效评价与药学研究	县中医院	
2005	微创内固定技术在复杂骨折治疗中的作用	县人民医院	
2006	勃起功能障碍与焦虑相关性研究	县人民医院	
2007	单鼻孔经蝶垂体切除术	县人民医院	

四、研究成果

1986年,县医学科技研究活动取得多项成果:35项课题获成果奖,其中3项获全国性奖励,出版专著11部,发表论文10000余篇,获国家专利两个。

(一)获奖课题

1986～2005年如东县医学科研获奖课题情况表

表40-18

时　间	项目名称	奖励等级	获奖单位	承担人
1987	新生儿先天缺陷监测研究 (省主持项目)	1993年获全国科研成果三等奖	县人民医院 县第三人民医院	
1989	痔得宁栓治疗肛门病的临床实验研究	南通市政府四等奖 江苏省中医管理局二等奖 如东县科技成果一等奖	县中医院	王秋霖 丁　蔚
1991	陈朗清医疗经验集	如东县科技成果二等奖	县中医院	陈幼清 华兆新 陈　革
	水稻浅湿灌溉的综合研究与应用	如东县科技成果进步二等奖	县卫生防疫站	柯士驯
1992	肛门保健	如东县科技成果二等奖	县中医院	王秋霖
1994	农村饮水卫生监测	国家卫生部科技进步二等奖	县卫生防疫站	徐春林 秦　鸣
1995	纤维结肠镜对肠鞭虫病的诊断研究	南通市政府四等奖	县人民医院	姜长勇
	补摄提肛汤治疗老年性直肠脱垂临床研究	南通市卫生局新科技开发三等奖	县人民医院	陈　沛 季学军 邢巨星
1996	血清TV型胶原检测及临床价值探讨	南通市局新技术、新项目三等奖	县人民医院	姜建玉 钱引坤 朱建云
1997	实用中医临症研究	南通市科技情报二等奖 江苏省卫生系统成果三等奖	县人民医院	张　鹏 邢世星 陈　沛

续表40-18

时　间	项目名称	奖励等级	获奖单位	承担人
1997	肺复康汤治疗慢支、肺气肿临床研究	南通市科技成果三等奖	县人民医院	陈　沛
	新生儿甲状腺功能低下症及碘营养不良的监测研究	南通市卫生局优秀新技术二等奖	县卫生防疫站	
1998	糖尿病一组检测研究	南通市卫生局新技术、新项目三等奖	县人民医院	姜建玉
	佐隐宁防治息隐药物流产出血的临床应用研究	南通市科技三等奖	县中医院	王爱民 华兆新 丁　蔚
	疟疾控制措施的探索与应用研究	南通市科技三等奖	县卫生防疫站	柯士驯 陈洪新 孙德全 胡桂琴 缪　平
2001	避孕药长期应用安全卫生研究	国家级验收	县人民医院	姜建玉
	颅内血肿微创清除术	南通市卫生局优秀新技术二等奖	县人民医院	
	交锁髓内钉治疗长管状骨骨折	南通市卫生局优秀新技术三等奖	县人民医院	
2002	持续负压封闭引流装置的临床应用	南通市卫生局优秀新技术奖	县人民医院	
	微波治疗慢性肥厚性鼻炎疗效观察	南通市卫生局优秀新技术奖	县人民医院	
	老年柿石胃肠梗阻15例分析	全国医药卫生优秀成果三等奖	县人民医院	
2003	持续性血液滤过治疗MODS	南通市优秀新技术三等奖	县人民医院	姚炳荣
	中药熏蒸疗法治疗前列腺炎的应用	南通市优秀中医药项目三等奖 如东县科技进步二等奖	县人民医院	沈南森 施慧萍 邢巨星 吉玲玲
2004	胃必康颗粒剂治疗功能性消化不良	南通市优秀中医药项目二等奖	县中医院	
	“胰炎清”灌肠治疗急性胰腺炎临床与实践研究	南通市科技进步四等奖 如东县科技进步二等奖	县中医院	张旭初 丁　蔚 蔡　振 金　群 徐　丽
	颅骨微粒与胫骨骨屑一期再植的临床研究	如东县科技二等奖	县第三人民医院	缪兆林 季　芳 蔡　健 缪小梅 徐爱民
	骨伤消肿合剂治疗外伤性血肿	南通市优秀中医药项目三等奖	县中医院	
2005	微创内固定技术在复杂骨折治疗中的作用	南通市卫生局优秀新技术二等奖	县人民医院	张　驰
	单鼻孔经蝶垂体切除术	南通市卫生局优秀技术二等奖	县人民医院	佘晓春
	勃起功能障碍与焦虑相关性研究	江苏省级鉴定	县人民医院	张　鹏

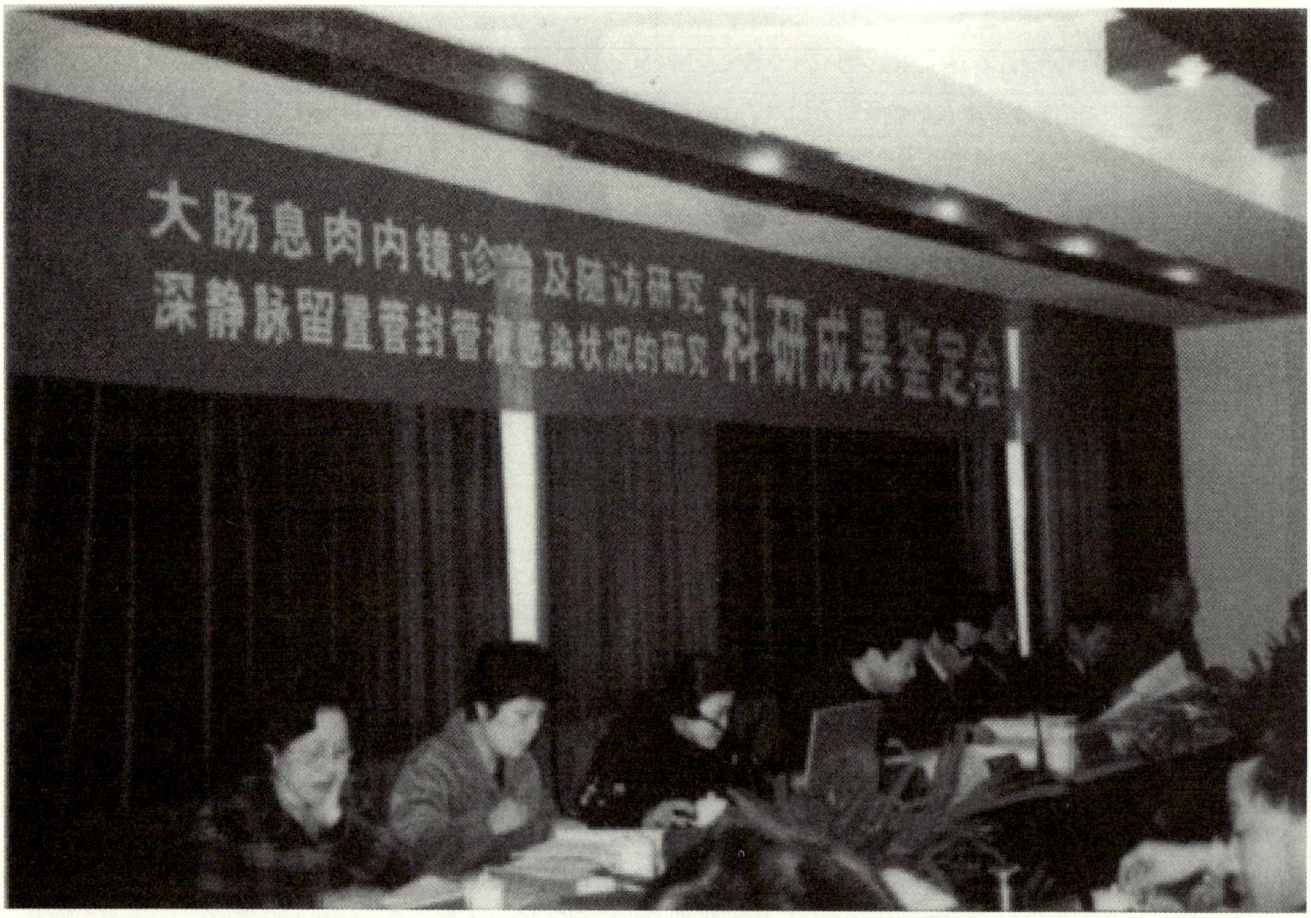

2007年9月，县医学会举行大肠息肉内镜诊站及预防研究等科研成果鉴定会　　（县卫生局提供）

（二）出版著作

出版医学专业著作11部。

1986～2010年如东县医学专业著作出版情况表

表40-19

时　间	著作名称	出版社名称	主　编	副主编
1990	肛肠保健	上海中医学院出版社	王秋霖	
1991	医疗单位药品管理	上海科技出版社	曹妙丰	
1993	临床护理常规	西南交通大学出版社	姚士萍 谈瑗声	洪祖军 曹　磊
1994	现代眼科手术操作技术	人民军医出版社		崔金娣
	解剖学与组织胚胎学试题精选	人民军医出版社	刘振林	朱新华 金燕梅
	现代生活的心理保健	人民军医出版		金燕梅
1995	实用中医临症手册	人民军医出版社	张　鹏 邢巨星	王爱民 陈　沛 张旭初 张泽宾

续表40-19

时 间	著作名称	出版社名称	主 编	副主编
1995	性知识100问	江苏科技出版社	张 鹏	
1997	生理学集题	南京大学出版社		陈德林
1998	医学考试题选	江苏科技出版社		朱新华
2001	医德规范综览	国际文化出版公司	丛 浩 曹显明	沈南森 季学军 邢巨星

(三)发表论文

1986年以来,县医学会各专业学组每年都要举行一次学术研讨活动,听取讲座,交流论文,年终评选优秀论文。各医疗卫生单位也制定相应政策,鼓励大家撰写论文,参加学术交流活动。县人民医院规定,初级职称人员每年可在市内参加1次学术活动,中级职称人员每年可在省内参加1次学术活动,高级职称人员可在全国范围内参加1次学术活动,发表专业论文10000余篇,其中62名主任医师在全国专业杂志发表论文200余篇,318名副主任医师(级)在省级以上杂志发表论文1000余篇,172名主治医师(级)在市级以上专业杂志发表论文3000余篇,5780名医师(级)在各型学术会议发表论文6000余篇。

(四)申请专利

1986～2010年如东县医学专利情况表

表40-20

专利权人	专利名称	专利号	专利证书号	专利公告日
宫卫东	尺骨外固定器	ZL0ZZ19470.3	540759	2003.03.05
张学军	一种胃炎组合药及制备方法	VS20051007285.0		2003.03.05

第四十一章 卫生文化

概 述

如东县卫生文化历史悠久,传统优良,1991年《如东县卫生志》曾以“艺文节”择要记载。本章以卫生文化建设、卫生文化活动、卫生文化交流为栏分节介绍。

第一节 文化建设

本节文化建设以卫生体制建设、卫生法规建设、医学传统建设为栏分目介绍。

一、卫生体制建设

明•洪武十七年(1384年),县衙设医学训科,位县治东,设官员1名。县对个体医疗机构的建立行批准制度,凡申请开诊者,均需经医学训科考试合格后,方行开诊。县衙依据规定赋予医学训科驱赶游医的权限。

清•康熙三十三年(1694年),“掘港育婴堂”开业,由掘港场人冯辰、郭宗义、章之彩等创办,收婴20人、乳妇20人。

清•嘉庆十五年(1810年),“掘港场同仁堂”开业,该堂由里人王有芳、杨彩田等创办。

清•道光二十二年(1842年),“栟茶存婴所”开业,限存婴40人,存婴费每月400文。

清•咸丰七年(1857年),双甸“薛家庄公善堂”开业。

清•同治四年(1865年),“马塘育婴堂”开业,亦称马塘接婴所。育婴堂由邑人赵瀛国创办,里人刘伟、邓恒等奉劝捐收婴。

清•同治六年(1867年),“丰利场保婴局”开业,由丰利季士纯、刘存翰、何宝田等人创办。

清•同治九年(1870年),“双甸同任堂”开业,址设双甸南镇海寺。

清•光绪八年(1882年),“马塘保婴局”开业,址设马塘镇祖师庙内。

清•光绪十六年(1890年),“岔河保婴局”开业,保婴局由里人曹溥、许志祖、钟麟捐创,址设文昌宫内,从永循、从永徽主持。是年,“马塘保婴局”并入“马塘育婴堂”。

清•光绪二十八年(1902年),“栟茶施药局”开业,亦名施药所。

清•宣统三年(1911年)11月23日,废置“如皋县医学训科”,时任卫生官员苏鹤臣。县卫生文书颁布由县警察所负责。

民国2年(1913年),“如皋医学研究会”成立,60余人与会,会长储星远。出版《医学旬报》。

民国3年(1914年),县府(公署)直管医学卫生,县警察所负责卫生行政文书公布传递。

民国4年(1915年)6月,“掘港疗养院”开业,由海门人徐亦篱创办。7月22日,“掘港医学研究会”成立,陈巽伯、季少三任会长、副会长,会员数十人。

民国5年(1916年),“掘港中西医局”开诊,由医师夏士龙创办。

民国9年(1920年)夏,“马塘医学卫生研究会”成立。

民国10年(1921年),“栟茶紫东医院”开诊。医院由赵紫东举办。

民国12年(1923年6月,《如皋医学报》创办。是年,“掘港寿民医院”开诊,院长郭信五举办。

民国13年(1924年),“岔河惠生医院”开诊,医院由从定远举办。“岔河泽民医院”开诊,院长张泽民举办。“岔河同德医院”开诊,院长许如金举办。

民国16年(1927年),“掘港仲华医院”开诊,由留学日本国医师陈仲华院长举办。

民国17年(1928年)9月,县卫生行政工作由县公安局负责。是年底,县卫生行政工作由县政府第一科(民政科)负责。

民国18年(1929年),“丰利公立医院”开诊,由丰利镇知名中医和绅士募款2000银元举办,欧阳福保任院长。

民国22年(1933年),“马塘秀生医院”开诊,院长仲登俊举办。“蒲东仁安医院”开诊,院长晋伯衡举办。

民国23年(1934年)6月,县禁烟委员会成立。

民国24年(1935年),“掘港国梁医院”开诊。医院由留法医学博士陈国梁创办。

民国25年(1936年),“马塘光华医院”开诊,医院由季明光、黄国华举办。

民国26年(1937年)秋,“如皋同仁医院”迁县栟茶镇(时为东台县)。“丰利大华医院”开诊,医院由西医徐迺堂创办。

民国27年(1938年)3月,“如皋县立医院”随如皋县政府迁至县马塘镇。是年,栟茶紫东医院、丰利大华医院、掘港寿民医院、岔河同德医院、马塘秀生医院、蒲东仁安医院关闭。南通乐仁医院”迁入马塘镇。

民国28年(1939年),“南通乐仁医院”迁离县马塘镇。“马塘笃因医院”开诊,院长王笃因举办。“马塘光斗医院”开诊,医长石光斗举办。

民国29年(1940年)10月,县卫生行政机构改为“如皋县(抗日民主)政府民政科”。“如皋县抗日民主政府”接管医院。“如皋县立医院”改为“如皋县(抗日民主政府)立医院”,“掘东公益医院”开诊,医院由施公衡等人举办。“掘东公益医院”改为“如皋县立(掘东)医院”。

民国30年(1941年)8月13日,日军占领县各大集镇,“如皋县(抗日民主政府)立医院”解体。建立“如皋县抗日民主政府门诊部”,姚延等人携医疗器械随县政府行动。10月,建立“如皋县双岔北区卫生委员会”。

民国31年(1942年)1月,建立“苏中四分区卫生部”“苏中四分区后方医院”“苏中四分区卫生学校”。是年,侵华日军大扫荡,如皋县立(掘东)医院遣散。“如皋同仁医院”迁离栟茶镇。

民国34年(1945年)8月,“如皋县抗日民主政府门诊部”集体转入“苏中军区第四军分区后方医院”。9月,建立“如东县人民医院”,址设马塘镇。“苏中四分区卫生部”改称“华中九分区卫生部”;“苏中四分区后方医院”改称“华中九分区后方医院”;“苏中四分区卫生学校”改称“华中九分区卫生学校”。是年,“马塘笃因医院”关闭。

民国35年(1946年)9月,如皋县国民政府建立“如皋县卫生院”,如皋县卫生院负责全县卫生行政兼办医事。如皋县国民政府第一科(民政科)不再兼管全县卫生行政工作。是年,马塘光华医院、马塘光斗医院关闭。

民国36年(1947年)1月6日,国民党军队重新占领马塘镇,县人民医院随县民主政府北迁马塘串场河北农村,无固定居所,与县警卫团卫生队共同承担战时医疗救护任务。3月,“马塘新民医院”开诊,医院由张仲仁、咸仲实、冒青云共同举办。4月26日,建立“景安区人民医院”。掘东地区民间医生施公衡、顾黛、蔡紫尘等人组建“利民联合诊所”,抢救受伤群众。“南通中心卫生院”迁入新光乡暖阁庄。8月,“掘东区医生联合会”成立,发起人施公衡。汤园地区部分医生组成“医药合作社”,发起人朱秀成。是年,掘港仲华医院、掘港国梁医院关闭。

民国37年(1948年)3月,“掘港卫生所”开诊,卫生所由尤兵、朱硕如、周新伍等人联合举办。是年,县人民医院随县民主政府、县警卫团迁至丰利东张家棚(今张家园)。“马塘泰来医院”开诊,医院由朱泰来夫妇举办。5月,建立“掘长区医生联合会”。

民国38年(1949年)2月2日,南通城解放,中国人民解放军华中军区第九军分区卫生部随军入城。旋改称中国人民解放军南通军事管制委员会卫生处。3月,县人民医院随县民主政府复迁马塘镇。是月,“如东县景安区人民医院”改称“如东县警卫团第二疗养所”。“马塘新民医院”开诊,医院由张仲仁、咸仲实、冒青云共同举办。7月,“如东县人民医院”改称“如东县民主政府门诊室”。9月,“马塘泰来医院”关闭。“南通中心卫生院”撤离县。

1949年10月1日,“如东县(民主)政府门诊室”改称“如东县政府门诊室”。“如东县(民主)政府民政科” 改称“如东县政府民政科”。县卫生行政日常工作由县政府民政科主持。10月,建立“汤园区医生联合会”。11月,建立栟本、掘港等2所“区医生联合会”。是年,全县“育婴堂”等慈善机构关闭,参加各乡“救济院”组建。

1950年1月,“丰利新民医院”开诊,医院由冒青云、虞竹溪等人举办。3月,“如东县政府门诊室”改称“如东县立人民医院”。“马塘新民医院”关闭,集体进入县政府卫生院。6月,“如东县立人民医院”改称“如东县卫生院”。县卫生院为县卫生行政机构,县政府民政科不再负责全县卫生行政工作。7月,建立“丰利区医生联合会”。8月,建立“栟北区医生联合会”。9月,建立栟茶、靖海、蒲东、苴镇4所“区医生联合会”。11月,建立“岔河区医生联合会”。12月,建立“景安区医生联合会”。

1951年1月,全县下辖掘港、掘东、掘长、苴镇、卫海、丰利、栟茶、栟北、靖海、双甸、景安、桐本、岔河、汤园、丁埝、蒲东16个区。春,建立“掘港区卫生所”。4月,建立沿海、双甸、丁埝3所“区医生联合会”。6月,建立“如东县人民政府卫生科”,为县卫生行政机构。县卫生院不再负责全县卫生行政工作。8月22日,建立蒲东、苴镇、景安、桐本4所“区卫生所”。9月,“沿海区医生联合会”改称“卫海区医生联合会”。11月,县人民政府卫生科、县卫生院迁至掘港镇。“掘港卫生所”关闭,集体进入县卫生院。12月12日,建立“如东县医务工作者协会”。12月下旬,撤销“掘港区卫生所”。是年,“丰利新民医院”关闭。“栟茶大众医院”开诊。

1952年1月,增设古坝、雪岸、马塘、掘郊4个区,建立古坝、雪岸、马塘、掘郊4所“区医生联合会”。3月,建立栟茶、岔河、丁堰、卫海4所“区卫生所”。“岔河惠民医院”关闭。“岔河泽民医院”关闭。4月,建立“如东县防疫委员会”,嗣后规范称谓为“如东县爱国卫生运动委员会”。建立“如东县防疫大队”,由县卫生院防疫股人员组成。10月,建立“如东县公费医疗预防实施管理委员会”。建立“如东县药品检查管理委员会”。建立“新法接生站”13个。建立23个“托儿所”。12月,“栟茶大众医院”关闭。

1953年4月,撤销“如东县卫生院妇幼保健组”。建立“如东县妇幼保健站”。6月,“如东县卫生院”改称“如东县人民政府卫生院”。是年,县人民政府转发政务院颁布《医师暂行条例》《中医师暂行条例》。苏北行署卫生局下发《医师、中医师办证暂行办法》《苏北卫生人员申请办证暂行办法》。

1954年2月,蒲东、丁埝、雪岸、岔河、汤园、双甸、景安、栟茶、栟北、靖海、古坝、丰利、苴镇、马塘、桐本、掘港、掘郊、掘长、掘东、卫海20所“区医生联合会”改称“区卫协分会”。8月,撤销“景安区卫协分会”并入“双甸区卫协分会”。9月18日,蒲东2所“区卫生所”和蒲东、雪岸3所“区卫协分会” 及白蒲镇、斜港乡、薛曹乡、新姚乡、平桥乡、平楼乡、林东乡、红园乡、丁埝镇、东城镇、土刘乡、宗城乡、朝阳乡、丁北乡、骏发乡、冯石乡、斗争乡、合兴乡、长胜乡、雪洪乡20个乡镇“联合诊所”划属如皋县。11月,建立古坳、任港河工程指挥部卫生科,30多名医务人员为民工提供防治病医疗服务。12月,全县下辖景安、双甸、岔河、汤园、马塘、桐本、掘郊、掘东、掘长、苴镇、卫海、丰利、栟茶、栟北14个区和162个乡(镇)联合诊所负责1179个行政村及38条街道的卫生工作。

景安区所属景南乡、景安乡、袁南乡、花园乡、达富乡、环凌乡、直夫乡、桂林乡、凤园乡、万灵乡、幸福乡、陈庄乡、毅夫乡、兴隆乡、先民乡15个联合诊所负责104个村。

双甸区所属双甸镇、双北乡、双南乡、石北乡、石坝乡、鹤井乡、石甸乡、三桥乡、田季乡、洋涨乡、宗奎乡、复兴乡、沿港乡、铁果乡、花石乡、丛坝乡16个联合诊所负责111个村、3个街道。

岔河区所属岔河镇、陈皋乡、钱塘乡、其国乡、平肖乡、岔北乡、新兴乡、马扬乡、古吴乡、锦成乡、联港乡11个联合诊所负责102个村、5个街道。

汤园区所属顾茂乡、民主乡、虹桥乡、红星乡、新西乡、芳根乡、翻身乡、烈士乡、建设乡、民富乡、五窑乡、四港乡、庭贵乡、新庵乡、国强乡15个联合诊所负责92个村。

马塘区所属马塘镇、前进乡、胜利乡、潮桥乡、尊三乡、坚决乡、新沿乡、凌民乡、马北乡、王元乡10个联合诊所负责79个村、6个街道。

桐本区所属上漫乡、下漫乡、提南乡、应泉乡、孙窑乡、三沿乡、毕杨乡、惕庵乡8个联合诊所负责52个村。

掘郊区所属虹元乡、苏云乡、三民乡、五六总乡、芳泉乡、银杏乡、余荡乡、港南乡、和春乡9个联合诊所负责85个村。

掘东区所属镇东乡、镇西乡、新中乡、强丰乡、徐征乡、利民乡、新丰乡、大同乡、王荃乡、新生乡、新余乡、华丰乡12个联合诊所负责89个村、1个街道。

掘长区所属坍中乡、长沙乡、丁杨乡、秀岩乡、新华乡、杨於乡、如华乡、南坎乡、圩北乡9个联合诊所负责63个村。

卫海区所属建海乡、堤北乡、北坎乡、海滨乡、环港乡、环东乡、鸿余乡7个联合诊所负责33个村；

苴镇区所属东宁乡、四明乡、福亮乡、新建乡、沿堤乡、东屏乡、苴镇乡、保林乡、三邻乡、四桥乡10个联合诊所负责74个村、1个街道。

丰利区所属丰利镇、光荣乡、古坳乡、双德乡、甜港乡、五义乡、玉龙乡、观东乡、新利乡、石屏乡、团结乡11个联合诊所负责106个村、3个街道。

栟茶区所属栟茶镇、海辰乡、赵港乡、溇河乡、横港乡、于港乡、栟北乡、德贵乡、张黄乡、高林乡、宏连乡、蔡庄乡、秀贞乡、洋口乡14个联合诊所负责116个村、9个街道。

栟北区所属浒溇乡、新联乡、旧场乡、富滩乡、新平乡、沿海乡、联合乡、启新乡、浒北乡、西洋乡、新园乡、新洋乡、临海乡、新合乡14个联合诊所负责73个村。

县城掘港镇所属掘港联合诊所负责胜利街、冲锋街、解放街、竹厂街、刘鑫街、新兴街、王彭街、映皋街、繁荣街、三桥街10个街道。

1955年2月1日，建立“栟茶运河工程指挥部”，下设1所“工地医院”、7个大队“卫生站”。7月，撤销“卫海区卫协分会”并入苴镇区卫协分会，“卫海区卫生所”改称“北坎卫生所”。8月27日，建立“如东县爱国卫生运动委员会办公室”，与“如东县人民政府卫生科”合署。12月，“如东县人民政府卫生科”改称“如东县人民委员会卫生科”；“如东县人民政府卫生院”改称“如东县卫生院”。

1956年1月，建立“丰利区卫生所”。2月，撤销4所“区卫协分会”：“栟北区卫协分会” 并入栟茶区卫协分会，“马塘区卫协分会” 并入桐本区卫协分会，“掘长区卫协分会”并入掘东区卫协分会，“汤园区卫协分会”并入岔河区卫协分会。3月25日，建立“双甸区卫生所”。3月，建立“中共如东县委员会地方病防治办公室”。4月26日，“如东县人民政府卫生院”改称“如东县人民医院”；“如东县妇幼保健站”改称“如东县妇幼保健所”；“栟茶区卫生所”改称“栟茶区医院”；撤销“如东县卫生院防疫股和如东县防疫大队”，建立“如东县卫生防疫站”“掘东区卫生所”“掘郊区卫生所”。4月，“景安区卫生所”改称“袁庄卫生所”，景安区卫生所卫生行政工作划属双甸区卫生所。撤销“景安区卫协分会”并入双甸区卫协分会。建立“脊髓前角灰白质炎防治站”，地址为掘港南芳泉庙内。

1957年3月，建立掘港、栟茶、马塘、丰利、岔河5所“镇清洁管理所”。8月，撤销“掘郊区卫协分会” 并入掘港区卫协分会。

1958年3月23日，建立县医药公司，划属“县卫生科管理。4月12日，苴镇、桐本、岔河、丰利、双甸、掘东6所“区卫生所”改称“卫生所”，“栟茶区医院”改称“栟茶医院”。4月，撤销苴镇、桐本、栟茶、岔河、丰利、双甸、掘东8所“区卫协分会”并入“区卫生所”。5月，建立“如东县除五害指挥部”，旋更名“如东县除害灭病工作领导小组”。8月21日，建立“如东县民办制药厂”。8月28日，建立“如东县民办中医院”。10月6日，撤销“如东县人民医院初级卫生人员培训班”，建立“如东县卫生学校”。10月10日，“如东县除害灭病工作领导小组”更名为“中共如东县委血吸虫病和地方病防治领导小组”，建立“如东县除‘四害’总指挥部”。“如东县人民政府卫生科”与“中共如东县委宣传部”合署办公。10月，建立掘港、和春、应泉、杨於、徐征、大豫、巩王、苴镇、华丰、长沙、北坎、卫海、福亮、四明、环港、光荣、栟茶、宏林、德贵、浒溇、直夫、旧场、火箭、景安、达富、先民、石甸、庭贵、古坝、岔北、岔南、芳根、顾茂、沿河、尊三、潮桥、惕庵、苏云39所“人民公社医院”。撤销87所“联合诊所”、8所“分诊所”、20所“门诊室”，其人员分别参加相关“人民公社医院”组建。“火箭人民公社医院”改称“宗奎人民公社医院”。建立“江苏省国营掘港农场医院”，属“江苏省农垦厅”和“如东县卫生科”双重领导。建立“如东县棉场卫生所”。12月，全县建有42个“人民公社”，计辖450个“生产大队”3582个“生产队”。

1959年1月，5所“人民公社医院”重组：“环港人民公社医院”与“丰利镇联合诊所”合建为“丰利人民公社医院”，“岔南人民公社医院”与“岔河镇联合诊所”合建为“岔河人民公社医院”，“沿河人民公社医院”与“马塘镇联合诊所”合建为“栟本人民公社医院”，“德贵人民公社医院”与“栟茶镇联合诊所”合建为“栟茶人民公社医院”，“苴镇人民公社医院”并入“福亮人民公社医院”。撤销4个“联合诊所”、4个“门诊室”，其人员分别参加相关“人民公社医院”组建。4月，杨於、徐征、芳根、顾茂、达富、宗奎、惕庵7所“人民公社医院”改称九总、兵房、汤园、新店、袁庄、双甸、孙窑 “人民公社医院”。“旧场人民公社医院”划属海安县。5月，3所“人民公社民办医院”分建：“掘港人民公社医院”分建为“掘港镇人民公社医院”“掘郊人民公社医院”，“栟茶人民公社医院”分建为“栟茶镇人民公社医院”“德贵人民公社医院”，“栟本人民公社医院”分建为“马塘镇人民公社医院”“栟本人民公社医院”。建立县、公社、大队“浮肿病防治办公室”，重点公社建立“浮肿病治疗站”。9月，“岔河区卫生所”改称“岔河区医院”。12月10日，建立“如东县麻风病防治所”，址设掘港镇。撤销“北坎区卫生所”，并入苴镇区卫生所。12月，建立栟茶、岔河、丰利等3个“西药批发部”。

1960年4月，县麻风病防治所迁至北坎人民公社小港村。8月，“岔河人民公社医院”分建为“岔河镇人民公社医院”“岔南人民公社医院”。9月，“德贵人民公社医院”分建为“洋口人民公社医院”“德贵人民公社医院”。10月，“直夫人民公社医院”分建为“于港人民公社医院”“直夫人民公社医院”。11月，县“人民公社医院”改称“人民公社民办医院”。12月，“福亮人民公社民办医院”分建为“苴镇人民公社民办医院”“福亮人民公社民办医院”。

1961年1月10日，“丰利区卫生所”改称“丰利区医院”。4月，苴镇、栟本、双甸、掘东、掘郊5所“卫生所”改称“区卫生所”。5月，“栟本区卫生所”改称“马塘区卫生所”。

1962年1月，2所“人民公社民办医院”分建：“五义人民公社民办医院”分建为“华严庵人民公社民办医院”“五义人民公社民办医院”，“丰利人民公社民办医院”分建为“丰利镇人民公社民办医院”“春海人民公社民办医院”“环港人民公社民办医院”。“华严庵人民公社民办医院”改称“丰西人民公社民办医院”。2月，“古坝人民公社民办医院”分建为“岔东人民公社民办医院”“古坝人民公社民办医院”。3月，“孙窑人民公社民办医院”分建为“曹埠人民公社民办医院”“孙窑人民公社民办医院”。10月7日，建立“如东县防疫指挥部”，下设“办公室”。11月9日，县人民委员会(62)第20号通知决定：开展医疗业务“区卫生所”改称“医院”，重建 “区卫生所”，每所3人(所长、防疫、妇儿保健各1人)，附设“区医院”办公，负责所在区卫生管理工作。双甸、苴镇、马塘3所“区卫生所”改建为“地区医院”。“袁庄卫生所”改称“袁庄地区医院”，为全民所有制单位。重建栟茶、双甸、丰利、苴镇、马塘、岔河6所“区卫生所”，恢复建立“掘港区卫生所”(不开展医疗业务)。“人民公社民办医院”改称“人民公社中心联合诊所”。

1963年1月，撤销“如东县职工疗养院”，并入县人民医院。5月，县中医院、马塘地区医院、苴镇地区医院、双甸地区医院、县医药公司加工场由“全民所有制”改为“集体所有制”。8月1日，建立“如东县计划生育工作委员会”，设立“县计划生育工作委员会办公室”。

1964年1月29日，县人民委员会卫生科下发《关于规定县、区医院外科手术范围的通知》。3月4日，撤销“如东县掘港镇制药加工场”。7月21日，县医药公司及栟茶医药批发部、岔河医药批发部划属为县商业局管理。7月，建立“如东县血防领导小组”。设立南港、环港、北坎、东凌4个“港口疾病预防控制站”。是年，县人民委员会卫生科组织传达贯彻国务院下发的《全国1963～1972年科学技术发展规划》。

1965年4月，全县组织54个预防“2号病”突击队，设立109个“肠道门诊室”。建立32个“临时性脑膜炎医疗站”。9月，建立东凌、北坎、环港、南港4所“海业人民公社中心联合诊所”。和春、应泉、大豫、巩王、华丰、苴镇、福亮、四明、春海、宏林、德贵、直夫、景安、袁庄、先民、庭贵、桐本、尊三、孙窑、曹埠、苏云21所“人民公社中心联合诊所” 改称同甸、饮泉、南坎、大同、花丰、坚镇、新光、凌河、石屏、新林、靖海、河口、新乐、南漈、沿南、石桥、沿河、凌民、新窑、潮埠、环北“人民公社中心联合诊所”。“苴镇地区医院”改称“坚镇地区医院”，“苴镇区卫生所”改称“坚镇区卫生所”，“袁庄地区医院”改称“南漈地区医院”。

1966年11月，“人民公社中心联合诊所”改名为“人民公社卫生院”。12月，县人民委员会卫生科建立“文化革命领导小组”。“中国人民解放军江苏省军区守备第70 团卫生队”迁入掘港镇。

1967年1月21日，镇清管所由镇人民委员会和县卫生科双重领导，为“集体所有制单位”。5月，区医院建立“生产领导组”，人民公社卫生院建立“生产领导组”。5月22日，恢复建立“如东县爱国卫生运动委员会”及下设“县爱国卫生运动委员会办公室”。6月24日，撤销“如东县人民委员会卫生科”，建立“如东县人民武装部生产办公室卫生组”。

1968年4月，各级医疗单位成立“革命委员会”或“革命领导组”。4月26日，“如东县人民武装部生产办公室卫生组”更名为“如东县革命委员会卫生组”。4月，“如东县棉场卫生所”改称“江苏省国营如东棉场卫生所”，由“江苏省农垦局”接管。6月19日，如东县人民医院建立“革命委员会”。6月22日，6所“区卫生所”与6所“地区医院”合并，改称“区卫生院”：“栟茶区卫生所”“栟茶地区医院”合并为“栟茶区卫生院”，“岔河区卫生所”“岔河地区医院”合并为“岔河区卫生院”，“双甸区卫生所”“双甸地区医院”合并为“双甸区卫生院”，“丰利区卫生所”“丰利地区医院”合并为“丰利区卫生院”，“马塘区卫生所”“马塘地区医院”合并为“马塘区卫生院”，“苴镇区卫生所”“苴镇地区医院”合并为“苴镇区卫生院”。6月，“如东县棉场卫生所”改称“江苏省国营如东棉场卫生所”，由江苏省农垦局接管。9月，石桥、汤园2所“人民公社卫生院”更名为红旗、永红“人民公社卫生院”。

1969年3月，“国营掘港农场医院”改称“中国人民解放军江苏生产建设兵团4师21团医院”。6月，“江苏省国营如东棉场卫生所”由中国人民解放军江苏省生产建设兵团第四师独立第6营接管。7月，“如东县革命委员会卫生组”改称“如东县人民卫生服务站革命委员会”。撤销“如东县卫生防疫站”、“如东县妇幼保健所”，建立“如东县卫生服务站革命委员会防保组”。撤销“如东县中医院”，留10名医务人员并县人民医院中医科，其余人员下放基层医疗卫生单位。恢复建立“如东县制药厂”，隶属县医药公司。10月，恢复“如东县中医院”建制，建立“革命委员会”。建立495个“生产大队卫生室”，培训1006名“赤脚医生”。11月，“中国人民解放军江苏省军区守备第70团卫生队”改称“中国人民解放军南京军区守备第2团卫生队”。

1971年2月15日，“如东县卫生服务站革命委员会”改称“如东县革命委员会卫生局”，恢复建立“如东县卫生防疫站”，“如东县卫生服务站革命委员会防保组”改称“如东县卫生服务站革命委员会保健组”。4月4日，如东县医药公司建立“革命委员会”。4月，“如东县医药公司”分建为“如东县制药厂”“如东县医药公司”。

1973年10月22日，建立“如东县计划生育领导小组”。12月1日，恢复建立“如东县妇幼保健所”，撤销“如东县卫生服务站革命委员会保健组”。

1974年3月28日，“国营洋口农场卫生所”改称“洋口农场卫生院”，划属县卫生局领导。6月29日，恢复建立“如东县公费医疗预防实施管理委员会”。7月，建立“如东县血吸虫病和地方病防治办公室”，为非独立办公机关，由县卫生防疫站兼职。10月20日，“县制药厂划属县工业局领导。12月19日，建立“如东县计划生育技术研究指导组”。是年，县53所人民公社卫生院设卫生床位1167张，747个大队建立“卫生室”。

1975年1月5日，建立“如东县岔河赤脚医生大学”。3月25日，“掘东区卫生所”改称“掘东区卫生院”。5月，撤销“中国人民解放军南京军区守备第2团卫生队”，建立“中国人民解放军南通军分区如东守备营卫生所”。8月22日，栟茶、丰利、坚镇、马塘、岔河、双甸、掘东7所“区卫生院”改称“区医院”。重建栟茶、丰利、坚镇、马塘、岔河、双甸、掘东7所“区卫生所”。8月，“江苏省国营如东棉场卫生所”划属江苏省农垦局。10月，“中国人民解放军江苏生产建设兵团4师21团医院”改称“国营掘港农场医院”。12月31日，“洋口农场卫生院”改称“国营洋口农场医院”，划属江苏省民政厅领导。

1976年5月7日，建立“海洋渔业卫生所”。12月，建立“如东县新医大学”，由县卫生局委托县中医院举办。建立“如东县人民医院卫生学校”。是年，撤销“南漈地区医院”，并入双甸区医院。

1978年1月1日，建立“如东县药品检验所”。5月3日，建立“如东县医学会”。5月22日，人民公社卫生院撤销“革命领导组”，恢复“院长负责制”。10月，建立《如东县医药卫生发展史》编纂办公室。12月，“如东县新医大学”改称“如东县新医学校”。

1979年1月，“如东县新医学校”停办，学员结业。4月19日，县人民医院、县中医院撤销“革命委员会”，恢复“院长负责制”。5月，建立“如东县环境保护领导小组”。9月4日，撤销“海洋渔业卫生所”。10月5日，区卫生院撤销“革命领导组”，恢复“院长负责制”。11月，县革命委员会卫生局转发《江苏省医药卫生科学研究计划暂行管理办法》《江苏省医药卫生科学技术研究成果鉴定、管理暂行细则》《江苏省省级医药卫生科技成果评选参考标准》。

1980年1月，县革命委员会卫生局下发《如东县医药卫生科技成果评选标准》。2月3日，县医药公司撤销“革命委员会”，恢复“经理负责制”。9月，建立“如东县环境保护办公室。11月15日，建立“如东县精神病防治院”，址设洋口闸。

1981年3月13日，撤销“如东县岔河赤脚医生大学”。4月，“如东县革命委员会卫生局”改称“如东县卫生局”。4月20日，岔河、双甸、栟茶3个“医药批发部”和岔河、栟茶2个“集体医药商店”划属县医药公司管理。建立“如东县栟茶镇试剂中心”。7月，同甸、大同、花丰、坚镇、环港、新乐、南漈、红旗、永红、沿河、新窑、潮埠、北坎13所“人民公社卫生院”改称为童店、丁店、华丰、苴镇、环农、景安、袁庄、双南、汤园、桐本、孙窑、曹埠、北渔“人民公社卫生院”。9月，掘港、丰利、栟茶、岔河、马塘5所“镇人民公社卫生院”改称“镇卫生院”。“国营洋口农场医院”改称“洋口农场卫生所”，划属县卫生局领导。是年，全县计有掘港区、掘东区、苴镇区、丰利区、栟茶区、双甸区、岔河区、马塘区8个区，掘港镇、丰利镇、栟茶镇、岔河镇、马塘镇5个县属镇，44个农村人民公社，4个渔业人民公社，763个生产大队，7085个生产队和729个相当于生产队的单位。

1982年5月3日，撤销“如东县人民医院卫生学校”，建立“如东县卫生进修学校”“如东县妇幼卫生进修学校”。8月，建立“如东县公费医疗预防实施管理委员会办公室”，与县卫生局合署。11月22日，建立“如东县计划生育宣传指导站”。

1983年7月，“掘东地区医院”和“兵房人民公社卫生院”合并为“兵房中心卫生院”。9月，“人民公社卫生院”改称“乡卫生院”。

1984年3月1日，“集镇清洁管理所”划属县城乡建设环境保护局管理。6月20日，撤销“如东县妇幼卫生进修学校”，并入县卫生进修学校。9月10日，“如东县麻风病防治所”改称“如东县皮肤病防治所”。10月，撤销“马塘镇卫生院”，并入马塘医院。11月27日，建立“如东县结核病防治所”。12月，“洋口农场卫生所”改称“如东县精神病防治院洋口农场门诊部”。

1985年1月，建立《如东县卫生志》编纂办公室。5月22日，“如东县计划生育宣传指导站”更名为“如东县计划生育指导站”。12月，全县有8个区、5个镇、48个乡、6个场：

掘港区下辖掘港镇、掘郊乡、童店乡、饮泉乡、九总乡、国营掘港农场、如东县狼山种鸡场；

掘东区下辖兵房乡、南坎乡、丁店乡、华丰乡、东凌乡、如东农场、如东盐场；

苴镇区下辖苴镇乡、长沙乡、北坎乡、卫海乡、新光乡、北渔乡；

丰利区下辖丰利镇、凌河乡、石屏乡、光荣乡、五义乡、丰西乡、环农乡、环港渔业乡、洋口农场；

栟茶区下辖栟茶镇、新林乡、洋口乡、靖海乡、浒澪乡、于港乡、河口乡、南港渔业乡、如东林场；

双甸区下辖双甸乡、景安乡、袁庄乡、沿南乡、石甸乡、双南乡；

岔河区下辖岔河镇、岔东乡、古坝乡、岔北乡、岔南乡、汤园乡、新店乡；

马塘区下辖马塘镇、桐本乡、凌民乡、潮桥乡、孙窑乡、曹埠乡、环镇乡、环北乡。

1986年1月，撤销"岔东乡卫生院"，并入岔河镇卫生院。2月1日，"如东县医药公司"划属县计划委员会。3月16日，"掘港镇卫生院"与"掘郊乡卫生院"合并为"掘港中心卫生院"。3月，双甸、苴镇2所"乡卫生院"改称"镇卫生院"。6月15日，建立"如东县疗养所"。12月20日，"如东县卫生工作者协会"改称"如东县基层卫生工作者协会"。12月29日，建立"如东县卫生系统思想政治工作研究会"。

1987年1月6日，撤销"区卫生所"，并入"区医院"："掘港区卫生所"并入掘港中心卫生院，"掘东区卫生所"并入兵房中心卫生院，"苴镇区卫生所"并入苴镇区医院，"丰利区卫生所"并入丰利区医院，"栟茶区卫生所"并入栟茶区医院，"双甸区卫生所"并入双甸区医院，"岔河区卫生所"并入岔河区医院，"马塘区卫生所"并入马塘区医院。1月21日，6所"区医院"更名："双甸区医院"改称"双甸中心卫生院"，"苴镇区医院"改称"苴镇中心卫生院"，"栟茶区医院"改称"栟茶医院"，"岔河区医院"改称"岔河医院"，"丰利区医院"改称"丰利医院"，"马塘区医院"改称"马塘医院"。2月13日，建立"如东县医药卫生学会办公室"，负责医学会日常工作。3月，撤销"如东县疗养所"，并入县人民医院。

1988年4月12日，建立"如东县中医学会"。6月，建立"如东县卫生工业公司"。7月13日，撤销"栟茶镇卫生院"，并入栟茶医院。7月26日，2所"医院"更名："岔河医院"改称"如东县第二人民医院"，"栟茶医院"改称"如东县第三人民医院"。是年，撤销"苴镇镇卫生院"，并入苴镇中心卫生院。

1989年1月20日，"如东县基层卫生工作者协会"改称"如东县卫生协会"。1月26日，撤销"丰利镇卫生院"，并入丰利医院。5月8日，建立掘港、掘东、苴镇、丰利、栟茶、双甸、岔河、马塘8所"片卫生所"，县人事局同意"片卫生所"与中心卫生院一套班子两块牌子，为"全民事业单位"。

1990年12月，建立"如东县红十字血站"。

1991年1月 22日，建立"如东县初级卫生保健委员会"。6月20日，县皮肤病防治所，迁址掘港镇。7月12日，掘港、掘东、苴镇、丰利、栟茶、双甸、岔河、马塘8所"片卫生所"改称"区卫生所"。7月，撤销"岔河镇卫生院"，并入县第二人民医院。

1993年1月撤销"如东县卫生工业公司"。3月24日，"如东县精神病防治院"更名为"如东县第四人民医院"。是年，丰利医院评定为"一级甲等中心卫生院"，潮桥、袁庄、新光3所"乡卫生院"评定为 "一级甲等乡镇卫生院"。

1994年，县第三人民医院、马塘医院评定为"一级甲等中心卫生院"，南坎、孙窑、曹埠、岔北4所"乡卫生院"评定为"一级甲等乡镇卫生院"。

1995年2月21日，撤销"桐本乡卫生院"，并入马塘医院。3月，长沙、凌河、古坝、新店、浒澪5所"乡卫生院"改称"镇卫生院"，2所"乡卫生院"撤销："北坎乡卫生院"成为"长沙镇卫生院北坎分院"，"卫海乡卫生院"成为"长沙镇卫生院卫海分院"。撤销"苴镇区卫生所"，并入掘港区卫生所。5月，"区卫生所机构"独立建制。 5月19日，撤销3所"乡卫生院"："丰西乡卫生院"成为"丰利医院丰西分院"，"五义乡卫生院"成为"丰利医院五义分院"，"靖海乡卫生院"成为"如东县第三人民医院靖海分院"。 6月，撤销"光荣乡卫生院"成为"洋口乡卫生院光荣分院"，撤销"环北乡卫生院"并入"环镇乡卫生院"，"环农乡卫生院""环港渔业乡卫生院"合并为"环渔乡卫生院"。8月27日，建立"如东县农村饮水改造工程领导组”。9月，“石甸乡卫生院”改称“石甸镇卫生院”。县第四人民医院迁至掘港镇。“如东县精神病防治院洋口农场门诊部”改称“洋口农场卫生所”。是年，县人民医院评定为“二级甲等医院”，县中医院评定为“二级甲等中医院”，县卫生防疫站评定为“一等卫生防疫站”，县第二人民医院、苴镇中心卫生院、掘港农场医院3所医院评定为“一级甲等中心卫生院”，靖海、光荣、双南、丰西、古坝、岔南、汤园、长沙、童店、凌民、北坎、于港、凌河、石甸14所“乡镇卫生院”评定为“一级甲等乡镇卫生院”。

1996年4月1日，撤销“区卫生所”，并入所在中心卫生院：“岔河区卫生所”并入县第二人民医院，“栟茶区卫生所”并入县第三人民医院，“丰利区卫生所”并入丰利医院，“马塘区卫生所”并入马塘医院，“掘港区卫生所”并入掘港中心卫生院，“掘东区卫生所”并入兵房中心卫生院，“苴镇区卫生所”并入苴镇中心卫生院，“双甸区卫生所”并入双甸中心卫生院。8月20日，建立县第二人民医院、县第三人民医院、丰利医院、马塘医院、掘港中心卫生院、兵房中心卫生院苴、镇中心卫生院、双甸中心卫生院8所 “中心卫生院卫生督导组”。9月28日，“双甸中心卫生院”“双甸镇卫生院”合并为“双甸镇中心卫生院”。10月1日，建立“如东县人民医院红十字急救中心”。12月 “如东县红十字血站”改称“如东县中心血库”。撤销县第二人民医院、县第三人民医院、丰利医院、马塘医院、掘港中心卫生院、兵房中心卫生院苴、镇中心卫生院、双甸中心卫生院8个“中心卫生院卫生督导组”，建立西南、西北、北、南、东5个“片卫生督导组”（县第二人民医院、县第三人民医院、丰利医院、掘港中心卫生院、兵房中心卫生院）。 是年，掘港、兵房2所卫生院评定为“一级甲等中心卫生院”，新店、河口2所“卫生院” 评定为“一级甲等乡镇卫生院”。

1997年1月15日，县卫生局内设：办公室、人事科、医政科（中医科、药政科）、计划财务科、卫生监督科等职能科室，挂县爱国卫生运动委员会办公室牌子（初保办、血防办），另设纪检组（监察室）。4月1日，撤销“如东县公费医疗预防实施管理委员会”，参加组建县公费医疗保障管理中心。4月30日，县编委批复，同意掘港中心卫生院增挂县护理医院牌子，为全民所有制事业单位。 8月26日，建立“如东县口腔病防治所”。10月，“江苏省国营如东棉场卫生所”改称“江苏省国营如东棉场医院”。是年，国营掘港农场医院评定为“一级甲等中心卫生院”，丁店乡、北渔乡、新林乡、浒澪镇4所 “卫生院”评定为“一级甲等乡镇卫生院”。

1998年12月23日，成立县“110”“120”社会联办救护领导小组。是年，县卫生局发出《如东县家庭病床管理办法》《如东县关于加强医疗协作联合体管理的规定》，对家庭病床和医疗协作联合体的管理作出了明确规定。

1999年7月1日，县人民政府下发《关于深化卫生改革的意见》。

2000年3月20日，曹埠、新林、沿南、袁庄、景安5所“乡卫生院”改称“镇卫生院”。3月21日，南坎、童店2所“乡卫生院”改称大豫、城南“镇卫生院”。3月26日，撤销19所“乡镇卫生院”：撤销“岔南乡卫生院”为“如东县第二人民医院岔南分院”，撤销“岔北乡卫生院”为“如东县第二人民医院岔北分院”，撤销“浒澪镇卫生院”为“如东县第三人民医院浒澪分院”，撤销“潮桥乡卫生院”为“马塘医院潮桥分院”，撤销“九总乡卫生院”为“掘港中心卫生院九总分院”，撤销“环镇乡卫生院”为“掘港中心卫生院其环镇分院”，撤销“双南乡卫生院”为“双甸镇中心卫生院双南分院”，撤销“石甸镇卫生院”为“双甸镇中心卫生院石甸分院”，撤销“新光乡卫生院”并入苴镇中心卫生院，撤销“汤园乡卫生院”为“新店镇卫生院汤园分院”，撤销“华丰乡卫生院”为“城南镇卫生院华丰分院”，撤销“东凌乡卫生院”为“大豫镇卫生院东凌分院”，撤销“北渔乡卫生院”为“长沙镇卫生院北渔分院”，撤销“于港乡卫生院”为“河口镇卫生院于港分院”，撤销“环渔乡卫生院”“石屏乡卫生院”建立“环港镇卫生院”“环港镇卫生院环渔分院”，撤销“南渔乡卫生院”“洋口乡卫生院”建立“洋口镇卫生院”“洋口镇卫生院南渔分院”。12月，“中国人民解放军南通军分区如东守备营卫生所”撤销。

2001年9月15日，县卫生局职能配置：办公室（政策法规科）、人事科、医政科（中医科）、社会卫生科，行政编制16人（其中县爱卫办行政编制1人），行政附属编制1人。9月26日，撤销“县卫生局药政科”，参加组建南通市如东药品监督管理局。撤销“县药品检验所”，参加组建南通市如东药品检验所。

10月，县41所乡镇（场）卫生院改制民营：“环镇乡卫生院”改称“普济医院”，“九总乡卫生院”改称“九总医院”，“城南镇卫生院”改称“城南医院”，“华丰乡卫生院”改称“华丰医院”，“丁店乡卫生院”改称“丁店医院”，“大豫镇卫生院”改称“大豫医院”，“长沙镇卫生院”改称“长沙医院”，“北渔乡卫生院”改称“北渔医院”，“北坎乡卫生院”改称“北坎医院”，“卫海乡卫生院”改称“卫海医院”，“洋口镇卫生院”改称“洋口医院”，“光荣乡卫生院”改称“光荣医院”，“南渔乡卫生院”改称“南渔医院”，“新林镇卫生院”改称“新林医院”，“五义乡卫生院”改称“五义医院”，“丰西乡卫生院”改称“丰西医院”，“凌河镇卫生院”改称“凌河医院”，“环港镇卫生院”改称“环港医院”，“河口镇卫生院”改称“河口医院”，“景安镇卫生院”改称“景安医院”，“于港乡卫生院”改称“于港医院”，“靖海乡卫生院”改称“靖海医院”，“浒澪镇卫生院”改称“浒澪医院”，“沿南镇卫生院”改称“沿南医院”，“袁庄镇卫生院”改称“袁庄镇医院”，“石甸镇卫生院”改称“石甸医院”，“双南乡卫生院”改称“双南医院”，“岔南乡卫生院”改称“岔南健民骨科医院”，“古坝镇卫生院”改称“古坝医院”，“岔北乡卫生院”改称“岔北医院”，“新店镇卫生院”改称“新店医院”，“汤园乡卫生院”改称“汤园医院”，“曹埠镇卫生院”改称“曹埠医院”，“饮泉乡卫生院”改称“饮泉医院”，“孙窑乡卫生院”改称“孙窑医院”，“潮桥乡卫生院”改称“潮桥医院”，“凌民乡卫生院”改称“凌民医院”，“东凌乡卫生院”改称“东凌医院”，“国营掘港农场医院”改称“掘港农场医院”，“国营如东棉场医院”改称“如东棉场医院”。11月11日，撤销西南、西北、北、南、东5个“片卫生督导组”。11月12日，建立栟茶、洋口、丰利、苴镇、长沙、大豫、兵房、掘港、马塘、曹埠、岔河、新店、双甸、河口、袁庄、沿南、景安、新林、环镇、城南20所“镇卫生所”。12月，县下辖20个镇和国营掘港农场、如东县狼山种鸡场、如东农场、如东盐场、洋口农场、如东县林场6个场及324个村民委员会、1个街道办事处、72个居委会。

2002年3月19日，2所“镇卫生所”撤销：“新林镇卫生所”并入洋口镇卫生所，“环港镇卫生所”并入丰利镇卫生所。3月，全县18所镇卫生所从中心卫生院分出单列，计有员工132人。12月26日，建立“如东县农村合作医疗保险管理委员会”，下设办公室，与卫生协会办公室合署。是年，建立“如东县卫生培训中心”（县卫生进修学校增署）。

2003年3月28日，撤销“如东县卫生防疫站”，建立“如东县卫生监督所”“如东县疾病预防控制中心”。撤销“如东县皮肤病防治所”，并入县第四人民医院。3所“镇卫生所”撤销：“城南镇卫生所”并入掘港镇卫生所，“沿南镇卫生所”并入袁庄镇卫生所，“景安镇卫生所”并入河口镇卫生所。3月31日，县编委发文确定，县卫生监督所为副科级建制、行政管理型事业单位；县疾病预防控制中心为副科级建制、社会公益型事业单位。7月2日，“如东县第二人民医院”增署“如东县肿瘤医院”。10月，“岔南健民骨科医院”改称“岔南医院”。12月，“如东县农村合作医疗管理委员会”更名为“如东县新型农村合作医疗管理委员会”。

2004年11月，“掘港农场医院”改称“新区医院”。“如东县中心血库”改称“南通市红十字血站如东分站”。12月 “东凌医院”并入大豫医院。是年，“双甸镇中心卫生院”评定为“一级甲等中心卫生院”。

2005年11月，建立栟茶、洋口、丰利、苴镇、长沙、大豫、兵房、掘港、马塘、曹埠、岔河、新店、双甸、河口、袁庄15个“镇社区卫生服务中心”。是年，县第二人民医院、县第三人民医院2所“医院”评定为“二级乙等综合医院”。

2006年1月23日，县编委同意县卫生局增设“卫生监督与疾病控制科”。

2007年3月21日，撤销“洋口农场卫生所”并入丰利医院。8月22日，“丰利医院”增署“如东县职业病救护中心”。11月6日，经县编委批复，县中医院格为正科级建制事业单位。12月，全县划为栟茶、洋口、丰利、苴镇、长沙、大豫、兵房、掘港、马塘、曹埠、岔河、新店、双甸、河口、袁庄15个镇，34个社区居民委员会，208个村民委员会。全县计有耕地面积1044平方公里(合10.44万公顷)。户籍人口1062972人，出生5929人、死亡8672人，人口出生率为5.52‰、死亡率为8.07‰，人口自然增长率为-2.56‰。

2008年8月20日，丰利医院增署“如东县职业病应急救治中心”。

2009年5月5日，大豫、兵房2所“镇卫生所”合并为“大豫镇卫生所”。大豫、兵房2个“镇社区卫生服务中心” 合并为“大豫镇社区卫生服务中心”。

2010年12月，县卫生行政机构：

县级卫生行政机构为县卫生局；

镇级卫生行政机构为掘港、大豫、长沙、苴镇、洋口、丰利、河口、栟茶、袁庄、双甸、岔河、新店、马塘、曹埠14个镇卫生所。

村级卫生服务组织为244个农村社区卫生服务站。

全县有各型医疗机构476个，形成覆盖全县的县、镇、村三级医疗服务网络。

三级医疗机构服务网络编成和任务区分：

县级医疗服务网络由县综合医院、县中医医院、县专科医院、县妇幼保健机构、县疾病预防控制机构组成。县综合医院负责为全县人民提供综合性医疗服务，县中医医院负责为全县群众提供以中医为主的综合性医疗服务，县专科医院负责为全县群众提供具有相应专业特色的医疗服务，县妇幼保健机构、县疾病预防控制机构负责为全县群众提供预防、保健、计划生育等咨询服务。

镇级医疗服务网络由镇社区卫生服务中心组成，镇社区卫生服务中心由各镇中心卫生院或一所乡镇卫生院医院兼署。中心级医院负责为本区域内的群众提供常见病、多发病和部分疑难杂症的综合性医疗服务，乡镇卫生院负责为本区域内群众提供以常见病多发病为主要内容的基本医疗服务、康复服务和指导。

村级医疗服务网络由村社区卫生服务站组成，负责为村(居)民提供常见病、多发病和诊断明确的慢性病医疗康复性保健服务。

其他社会医疗机构基本任务是为本区域内居民(单位员工)提供其他补充性医疗(预防保健)服务。

二、卫生法规建设

明•洪武十七年(1384年)，县对个体医疗机构的建立行批准制度，凡申请开诊者，均需经医学训科考试合格后，方行开诊。县衙依据规定赋予医学训科驱赶游医的权限。

1950年1月，县政府召开第一次全县卫生工作会议，传达1949年9月中央军委卫生工作会议精神。6月30日，县卫生院转发《住院规则及减免优待条例》。7月17日，苏北行署通知：专区级医院改为“江苏省××专区中心卫生院”，县、市级医院改为“××县(市)卫生院”。12月，县召开第三次全县卫生工作会议，贯彻8月举行的全国卫生工作会议精神，执行“面向工农兵、预防为主、团结中西医”的工作三大原则，通过建立县卫生科、区卫生所的决议。

1951年 6月30日，县卫生科转发华东军政委员会卫生部转中央人民政府政务院颁布《关于改善各级学校学生健康状况决定》并随发执行办法。9月11日，县卫生科转发华东军政委员会《关于组建联合医院、联合诊所的指示》。

1952年6月7日，县人民政府转发中央卫生部《关于县以下卫生基层组织系统编制及任务的规定》。

1954年8月24日，县卫生科转发江苏省政府卫生厅《关于医士的权利及义务的规定》。12月20日，县卫生科转发华东区卫生部《公立医院工作人员休假请假暂行办法》。

1955年2月24日，县卫生科转发江苏省卫生厅转发国家《关于工矿企业医疗卫生组织机构设置办法》和《关于加快工业卫生工作工业部门与地方卫生工业部门的分工暂行办法》。2月25日，县卫生科转发江苏省卫生厅《关于同意卫生院设中医科暂缓设中药室的通知》。5月3日，县卫生科转发江苏省卫生厅《转发本省财政厅、税务局关于统一规定私人医院、诊所、药铺的纳税规定》。6月3日，县卫生科转发江苏省卫生厅《关于社会医师带徒问题的规定》。

1956年4月5日，县卫生科转发卫生部《关于试行卫生人员在职业务教育暂行办法(草案)的通知》。

1957年1月22日，县卫生科转发江苏省卫生厅《关于联合诊所转正过程中几个具体问题》。3月7日，县人民委员会下发《关于西医和接生员不准带徒问题的通知》。10月26日，县卫生科下发《关于联合诊所和中医带徒问题的通知》。12月7日，县卫生科下发《如东县联合医疗机构和个体开业医务人员管理暂行办法》。

1958年3月26日，县卫生科转发卫生部《联合医院、联合诊所暨联合保健站组织管理章程》。

1959年12月31日，县卫生科下发《如东县个体开业医务人员暂行管理办法(草案)》。

1961年6月10日，县卫生科转发江苏省卫生厅转发《关于调整农村人民公社卫生组织的通知》。

1962年8月3日，县卫生科转发卫生部《农村联合医疗机构和开业医生暂行管理办法(草案)》。

1963年2月22日，县卫生科转发江苏省卫生厅《江苏省开业医卫人员暂行管理办法(草案)》及研究试行的通知。4月3日，县卫生科转发江苏省卫生厅《关于各类卫生事业机构设置和人员编制的意见》。

1965年6月14日，县人民委员会下发《关于整顿输血组织，加强输血管理的通知》。

1971年8月24日，县革命委员会政工组下发《关于全面整顿合作医疗的意见》。

1974年10月11日，县卫生局转发江苏省卫生厅转发国家商业部、卫生部《关于加强医药商店管理的通知》的通知。

1975年9月10日，县卫生局下发《关于试行医院工作制度的通知》。12月17日，县卫生局下发《关于试行如东县合作医疗管理暂行规定》的通知和《关于试行人民公社卫生院工作制度的通知》。

1976年8月10日，县革命委员会下发《如东县赤脚医生工作纪要》。9月10日，县卫生局下发《关于试行我县赤脚医生大学教学大纲和教育计划的通知》。

1977年5月5日，县卫生局下发《如东县中医继承工作座谈会纪要》。

1978年1月，江苏省卫生厅下发《江苏省医院工作暂行条例》。6月9日，江苏省卫生厅转发国家卫生部《全国农村人民公社卫生院暂行条例(草案)》。7月30日，国务院颁发《药政管理条例》。8月13日，国务院颁发《麻醉药品管理条例》。

1979年3月1日，县卫生局等4家单位联合下发《如东县食品卫生管理试行规定》。3月14日，县卫生局下发《公社卫生院建制、制度、人员职责(暂行稿)》。

1980年4月11日，县卫生局下发《关于组织赤脚医生中技水平考试的通知》。

1981年2月27日，国务院批转卫生部《关于合理解决赤脚医生补助问题的通知》。3月16日，江苏省卫生厅颁发《江苏省个体开业医生暂行管理办法》的通知。6月15日，县工商局、卫生局下发关于转发《江苏省个体开业医生暂行管理办法》的通知。

1982年6月25日，县人民政府下发关于颁发《如东县食品卫生管理奖惩规定(试行)》的通知。

1983年4月29日，县卫生局转发《江苏省卫生系统科技档案工作实施细则》。12月2日，县人民政府下发县卫生局《关于办好农村合作医疗意见》的通知。

1987年9月8日，县经委、县财办、县卫生局联合发出《关于办好工厂、企业卫生机构的意见》。

1988年3月10日，县卫生局、县乡镇企业局联合转发卫生部、农牧渔业部《乡镇企业劳动卫生管理办法》。4月20日，县卫生局印发《药品管理检查员职责》。5月13日，县人民政府转发省政府颁发的《江苏省个体开业医务人员管理办法》。11月15日，县政府办转发省政府颁发的《江苏省游散药贩管理办法》。

1989年 7月14日，县人民政府办公室、县经济体制改革办公室转发县财政局、卫生局、公费医疗办公室《加强公费医疗管理试行办法》。7月24日，县卫生局发出《关于执行规范格式处方的通知》。8月29日，县卫生局颁发《如东县享受合作（保险）医疗人员自费范围》。

1990年2月22日，县卫生局制定《关于母婴保健保偿基金管理办法》。4月6日，县卫生局转发《江苏省关于再次重申严禁用医疗技术鉴定胎儿性别的紧急通知》。5月10日，县卫生局委党、县卫生局联合颁发《关于加强廉政建设的几项规定》。6月19日，县卫生局转发江苏省卫生厅《卫生院、基层医院（一级医院）标准》。

1991年3月13日，县卫生局下发《关于1991年度区卫生所考核标准的通知》。11月20～23日，县卫生局举办会计培训班，学习省财政厅、卫生厅《乡镇卫生院财会管理办法》《乡镇卫生院会计制度》。

1992年1月23日，县卫生系统2700名技术人员获《专利法》《技术合同法》考核合格证书。2月11日，县委、县政府召开联席会议，审议通过《如东县实现2000年人人享有初级卫生保健概略规划》。

1993年1月，县卫生局聘请县律师事务所2位律师为卫生系统内涉法事件的兼职律师，进行法律咨询服务。6月23日，县卫生局颁发《关于医疗卫生单位深化改革的意见》。6月25日，县卫生局发出《关于印发〈进一步扩大医院自主权的暂行规定〉的通知》。7月14日，县人民政府发出《关于印发如东县公费医疗管理试行办法》的通知》。县卫生防疫站召开纪念《中华人民共和国食品卫生法》颁发实施10周年座谈会。10月10日，县卫生局党委、县卫生局联合发出《关于印发〈如东县卫生局机关干部廉洁自律规定〉的通知》。

1994年1月12日，县人民政府办公室发出《关于进一步加强我县医药市场管理的通知》。3月17日，县卫生局发出《关于统一在职人员参加有关学习费用报销标准的通知》。9月14日，县卫生局发出《关于下发〈如东县医疗安全保偿金使用管理办法（修订）〉的通知》。

1995年2月，县委农工部、县卫生局联合发出《关于加强农村合作医疗经费管理的通知》。5月30～31日，县卫生局举办《医疗机构管理条例》学习班，108人参加。

1996年3月30日，县卫生局党委发出《关于印发中共如东县卫生局委员会议事规则》等规章制度的通知。5月16日，县卫生局发出《关于印发〈如东县卫生系统医务人员行为准则〉（十不准）的通知》。是日，县卫生局发出《关于治理药品回扣问题的实施意见》。12月25日，县人民政府发出《关于印发〈如东县医疗机构设置规划〉的通知》。

1997年2月24日，县人民政府办公室发出《转发〈如东县创建爱婴县实施方案〉的通知》。3月24日，县卫生局党委、县卫生局联合发出《关于印发〈如东县卫生局机关干部廉洁自律规定〉。是年，县委办、政府办下发《关于发展和完善农村合作医疗的通知》。

1999年4月1日，县卫生系统推行一次申告待岗制度，并对实施对象、范围、程序、办法作出规定。是月28日，县人民政府办公室转发《南通市村卫生室管理暂行办法》。8月12日，县人民政府印发《关于如东县区域卫生规划》。11月22日，县人民政府颁发《如东县农村合作医疗保险管理暂行办法》和《如东县合作医疗保险县级大病统筹资金实施细则》。

2000年1月7日，县人大常委会作出《关于巩固和完善农村合作医疗制度的决议》，统一实行大病统筹，缓解和防止农民因病致贫。3月29日，县人民政府印发《如东县城镇职工基本医疗保险实施办法（试行）》及其《大病互助医疗保险暂行办法》。7月1日，县人民政府下发《关于深化卫生改革的意见》。10月8日，县人民政府印发《公民献血暂行办法实施细则》。

2001年6月28日，县人民政府办公室印发《如东县医疗机构产权制度改革暂行办法》《如东县基层预防保健体制改革暂行办法》。6月29日，县召开医疗卫生机构产权制度改革电视动员大会。7月10

日，县政府办公室发文组建县医疗卫生机构产权制度改革领导组。10月26日，县人民政府办转发《如东县农村社区卫生服务站建设标准(试行)》。12月25日，县人大常委会印发《关于医疗卫生体制改革的审议意见》。

2002年4月12日，县人民政府办公室发出《关于进一步深化中心级以上医院人事分配制度改革的建议》。4月26日，县人民政府办转发《如东县农村社区卫生服务站管理暂行办法》。4月29日，县卫生局发出《关于印发〈如东县民营医疗机构经营规范(试行)〉的通知》。6月2日，县发出《关于深化县属卫生事业单位改革的实施意见》。7月2日，县卫生局发出《关于县属事业单位专业技术人员岗位竞争、评聘分开的实施意见》。8月30日，县卫生局发出《关于印发〈如东县镇卫生所建设标准化(试行)的通知〉》。10月18日，县卫生局转发省卫生厅《关于印发〈江苏省医院分级管理规范(暂行)和〈江苏省临床各专科手术分类(暂行)的通知〉的通知》。

2003年3月18日，县人事局、卫生局联合发文，印发《关于疾病预防控制体制改革中竞争上岗和人员分流的实施办法》。5月15日，县防非指挥部印发《如东县农村非典型肺炎防治工作方案》。7月2日，县人民政府办印发《如东县2003年农村合作医疗保险县级大额费用保险统筹金及社区卫生服务活动创建目标任务》。8月18日，县转发南通市关心下一代、协会、妇女职合会、卫生局下发《关于开展消除碘缺乏危害健康教育“三进”活动的实施方案》。10月16日，县人大印发《如东县人大常委会关于进一步加强农村初级卫生保健工作的决议》。12月31日，县人民政府下发《关于印发如东县新型农村合作医疗管理办法(试行)的通知》。县人民政府办下发《关于转发县财政局、县环保局、县卫生局如东县农村合作医疗基金征收管理办法》。

2004年6月2日，县卫生局转发市卫生局《关于印发〈南通市加快发展民营医疗机构暂行办法〉的通知》。8月30日，县卫生局制定下发《如东县破坏性地震医疗卫生防治应急预案》。12月，县印发《加强社区卫生服务站安全管理的通知》《如东县健康教育示范区实施方案》《关于在全县医疗机构推行价费公示制、查询制、清单制实施意见》《新型农村合作医疗基金征收管理办法》《民营医院经营管理规范》《镇卫生所工作职能、任务和管理体制》《社区卫生服务站建设标准》《社区卫生服务站管理暂行办法》。

2005年4月20日，县卫生局印发《关于组建农村社区卫生服务中心的实施方案》(试行)。5月8日，县卫生局、人事局下发《关于印发如东县卫生专业技术人员继续教育暂行办法》。6月27日，县卫生局下发《关于利用新型农村合作医疗管理系统报告传染病疫情的通知》。7月4日，县卫生局转发《关于加强医疗机构财务部门管理职能、规范经济核算与分配管理的规定》的通知。7月11日，县卫生局、科技局、公安局、监察局、人口和计划生育委员会、工商行政管理局联合下发《关于印发如东县打击非法行政专项行动实施方案的通知》。9月21日，县物价局、卫生局联合下发《关于公布医疗单位病房床位等级收费标准的通知》。11月15日，县卫生局下发《关于开展规范化接种门诊达标验收工作的通知》。

2006年1月2日，县人民政府办公室印发《如东县新型农村合作医疗管理办法(试行)的通知》。4月28日，县政府下发《关于推行全县城乡居民医疗保障制度全覆盖和红十字医疗救助工作的实施意见》。4月29日，县人民政府转发县红十字等部门联合制定的《如东县红十字医疗救助资金管理暂行办法的通知》。县人民政府下发《如东县城镇居民住院医疗统筹管理暂行办法》。5月6日，县卫生局下发《如东县农民健康工程实施方案》。6月14日，县卫生局制定下发《如东县一级医院管理活动考核细则的通知》。6月30日，县卫生局转南通市卫生局《关于转发省卫生厅关于推进全省卫生系统志愿者行动的通知》的通知。7月21日，县卫生局制定下发《如东县城市卫生对口支援城乡基层卫生工作实施方案》。8月3日，县转发市物价局、市卫生局下发《关于加强药品集中招标采购管理的通知》。7月22日，县人民政府办公室下发关于印发《如东县少年儿童住院医疗统筹暂行办法》和《实施细则》的通知。7月25日，县人民政府办公室印发《如东县新型农村合作医疗管理办法》(试行)。7月28日，县人民政府下发《关于印发如东县公共卫生体系建设"十一五"规划的通知》《关于印发加快我县公共卫生体系建设的意见的通知》。9月30日，县卫生局下发《关于印发如东县农村基本公共卫生服务项目工作的考核细则的通知》。

2007年3月22日，县卫生局制定下发2007年《如东县疟疾防治工作方案》《如东县肠道蠕虫病防治工作方案》。4月3日，县卫生局下发《关于转发〈省卫生厅关于"学习和落实'医德医风规范'的意见〉的通知》。4月24日，县卫生局转发《南通市卫生局关于进一步加强托幼机构卫生保健监管工作的通知》。5月10日，县卫生局下发《关于聘任村(社区)教育辅导员的通知》，全县计聘请246名健康教育辅导员。6月11日，县卫生局、县人民政府纠风办公室印发《无红包医院考核验收实施办法》和《无红包医院考核验收评分细则》。9月12日，县卫生局下发《关于转发卫生部办公厅印发的结核病防治工作"五率"相关技术方案的通知》。

2008年1月23日，县卫生局下发《关于印发〈如东县社区卫生服务站县配设备资产管理办法(试行)的通知》。4月7日，县卫生局下发《关于镇卫生所服务经费项目的通知》。7月16日，县卫生局下发《关于转发〈省卫生厅关于推行表格式护理文件的实施意见〉的通知》。7月24日，县卫生局下发《关于进一步加强医疗机构监督管理的意见》。

2009年3月25日，县卫生局下发《关于印发〈如东县乡村医生考核实施方案〉的通知》。4月15日，县卫生局下发《关于印发〈2009年度"平安和谐医院"创建活动实施方案〉的通知》。9月14日，县卫生局下发《关于2011年全县医疗卫生系统全面禁烟的通知》。12月31日，县卫生局下发《关于印发〈如东县7岁以下儿童视力筛查工作方案〉的通知》。

2010年7月16日，县卫生局下发《关于进一步加强全县医疗单位消毒质量监测工作的通知》。7月20日，县卫生局下发《关于印发〈如东县一级乡镇医院急诊抢救室基本标准〉的通知》。12月23日，县卫生局下发《关于印发〈如东县基层医疗机构内部管理机制改革实施意见〉的通知》。县卫生局下发《关于印发〈如东县基层医疗卫生服务体系建设与建设与发展规划〉的通知》。

三、医学传统建设

1954年8月24日，县卫生科转发江苏省政府卫生厅《关于医士的权利及义务的规定》。

1956年4月5日，县卫生科转发卫生部《关于试行卫生人员在职业务教育暂行办法(草案)的通知》。

1965年5月，县卫生系统开展以"学、赶、帮"服务竞赛活动。

1967年12月，县召开卫生系统学习毛主席劳作积极分子代表大会。

1978年10月，县 建立《如东县医药卫生发展史》编纂办公室。

1986年3月1日，县卫生系统召开思想政治工作会议，开展向人民好医生潘恩良和本系统先进集体、先进个人学习的活动。是年，县卫生系统各单位均行《大事记》制度，卫生系统计有20件大事，收录于《如东县大事记》。

1987年1月22日，县卫生局下发《关于建立单位大事记制度的通知》，要求各单位及时记载并向《如东县卫生系统大事记》积极投稿。是年，《如东县卫生系统大事记》实录大事365件。

1988年10月20日，县中医院举行建院30周年的庆祝大会。10月25日，县卫生进修学校举行《建校30周年庆祝大会》。

1989年10月17日，县第二人民医院举行《建院30周年庆祝大会》。

1990年5月19日，县人民医院举行《建院40周年庆祝大会》。

1991年12月，《如东卫生志》付印。该志由康靖主编、吴爱祥作序。

1994年3月，县药品检验所确定《药品检验所之歌》为所歌。

1996年5月6日，县卫生防疫站举行《建站40周年庆祝大会》，印发《如东县卫生防疫站40周年纪念手册》。10月，县人民医院确定“以诚待人、用心工作”为医院精神。《如东县第三人民医院志》付印。

1997年，县卫生局1995年前档案交由县档案馆集中管理。县卫生局获县档案管理工作先进集体。

1998年8月，县卫生进修学校确定《如东卫校之歌》为学校校歌。9月18日，《如东卫校志》付印。10月，《如东县中医院院志》付印。

1999年3月18日，县人民医院确定《点燃健康的希望之光》为医院院歌、《生命之舟》为医院标识。7月28日，县人民医院举行《庆祝建院50周年大会》。10月，《如东县人民医院志》定稿准印。

2001年4月28日，苴镇中心卫生院举行《建院40周年庆祝大会》，印发《苴镇中心卫生院建院40周年纪念册》。

2003年9月23日，县妇幼保健所举行建所50周年大会，《如东妇幼保健所志》付印。

2004年12月，马塘医院确定“团结、创新、爱岗、敬业”为马塘医院精神。

2005年2月，《如东卫生》创刊。

2006年8月16日，县卫生局举行《如东县卫生志》，编纂动员会议。12月，《如东县丰利医院志》付印，确定“竭诚、优质、精心、高效”的丰利医院精神《奉献爱心》为医院标识。

2007年12月12日，县卫生志编纂委员会办公室举行编纂讨论会。12月，《如东卫生》并入《南通日报》《如东快讯》《健康生活》专栏。县中医院确定《圣洁的白云》为县中医院院歌，县卫生进修学校确定“文明、守纪、求实、创新”为卫生进修学校精神。

2009年12月，县第三人民医院确定《振翅飞翔》为医院标识，马塘医院确定《奋勇争先》为医院标识，双甸镇中心卫生院确定《托起太阳》为医院标识。

2010年12月，县第四人民医院确定《真诚奉献》为医院标识。

1983～2006年如东县卫生专业志编纂情况表

表41-1

完成时间	卫生专业志名称	编纂者	截止时间
1983.06	《如东县医药卫生发展史》	县医药卫生发展史编纂领导小组	1979.09
1987.01	《如东县血防史》	县卫生防疫站编纂领导小组	1986.12
1991.12	《如东县卫生志》	县卫生局编纂修志领导小组	1985.12
1991.07	《如东县医药公司志》	县医药公司志编纂领导小组	1990.12
1996.10	《如东县第三人民医院志》	县第三人民医院志编纂领导小组	1995.12
1998.10	《如东县中医院志》	县中医院志编纂领导小组	1998.12
1998.09	《如东县卫生进修学校志》	县卫生进修学校志编纂领导小组	1998.08
1999.10	《如东县人民医院志》	县人民医院志编纂领导小组	1999.07
2003.09	《如东县妇幼保健所志》	县妇幼保健所志编纂领导小组	2000.12
2006.10	《如东县丰利医院志》	丰利医院志编纂领导小组	2006.08

1996～2008年如东县医院精神

表41-2

单　位	主 题 词	确定时间
县医药公司	团结　热情　勤奋　高效	1991.05

续表41-2

单　位	主 题 词	确定时间
县人民医院	以诚待人　用心工作	1996.08
县中医院	团结　奉献　廉洁　敬业	1998.12
马塘医院	团结　创新　爱岗　敬业	2004.12
丰利医院	竭诚　优质　精心　高效	2006.08
县第三人民医院	文明　团结　求实　创新	2007.08
县卫生进修学校	文明　守纪　求实　创新	2007.12
县疾病预防控制中心	科学防控　客观公正　敬业奉献　创新发展	2008.05
县第四人民医院	爱院　敬业　诚实　为民　奉献　争光	2008.05
双甸镇中心卫生院医院	团结　进取　超越	2008.09

1986～2010年如东县卫生报刊情况表

表41-3

刊物名称	主办单位	创刊日期	备 注
《如东卫生》	如东县卫生局	1988年1月	初为不定期简报， 2005年1月改版报纸 2007年12月并入《如东快讯》改称《健康生活》专栏，每周1版。《如东卫生》总号424期，其中后22期为报纸
《健康教育》	如东县卫生局等9家单位联办	1988年4月	1991年12月停刊
《如东医苑》	如东县人民医院	1999年7月	2002年4月更名为《如东人院》
《如东杏林》	如东县中医院	2000年4月	

1991～1999年如东县医院歌情况表

表41-4

单　位	歌　名	确定时间
如东县医药公司	《医药事业青春常驻》	1991.05
如东县药品检验所	《药检所之歌》	1994.03
如东县卫生进修学校	《如东卫校之歌》	1998.08
如东县人民医院	《点燃健康的希望之光》	1999.03
如东县中医院	《圣洁的白云》	2007.12
如东县疾病预防控制中心	《前进在无畏的行列中》	2008.05

1991～2008年如东县医院标志

表41-5

单　位	标志名称	确定时间
如东县医药公司	健康之桥	1991.05
如东县人民医院	生命之舟	1999.03
如东县中医院	维护健康	2004.12

续表41-5

单　位	标志名称	确定时间
如东县丰利医院	奉献爱心	2006.08
如东县第三人民医院	振翅飞翔	2009.12
如东县马塘医院	奋勇争先	2009.12
如东县双甸镇中心卫生院	托起太阳	2009.12
如东县第四人民医院	真诚奉献	2010.12

2000～2006年如东县卫生文化专著

表41-6

著作名称	作　者	主　编	出版机关	印刷时间
《杏林撷英》		从　浩	江苏准印号	2000.12
《自珍集》	谢承钧		江苏准印号	2001.10
《抗击非典》	桑晓梅		广西出版社	2004.05
《别园千里》	从　浩		国际文化出版公司	2004.03
《健桥风采录》		吴　春	内部发行	2006.03

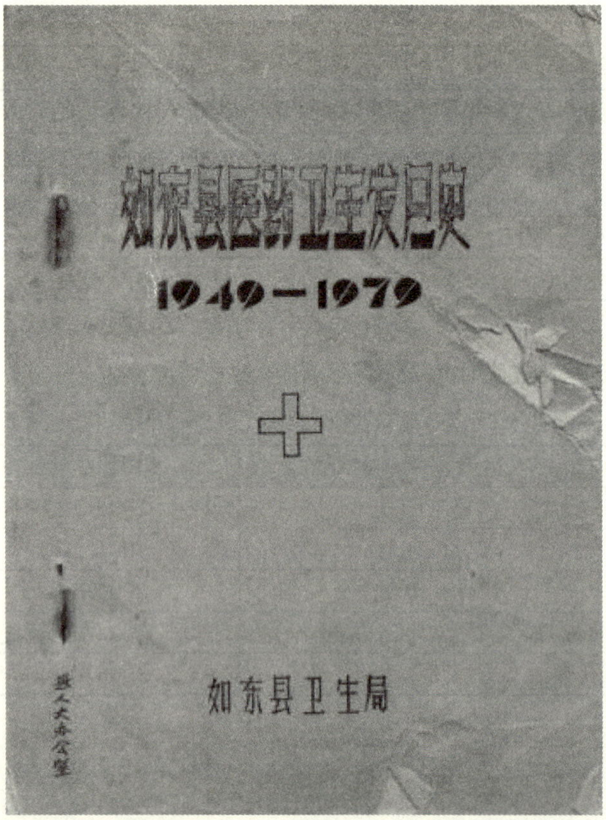

《如东县医药卫生发展史》 (1983年6月)

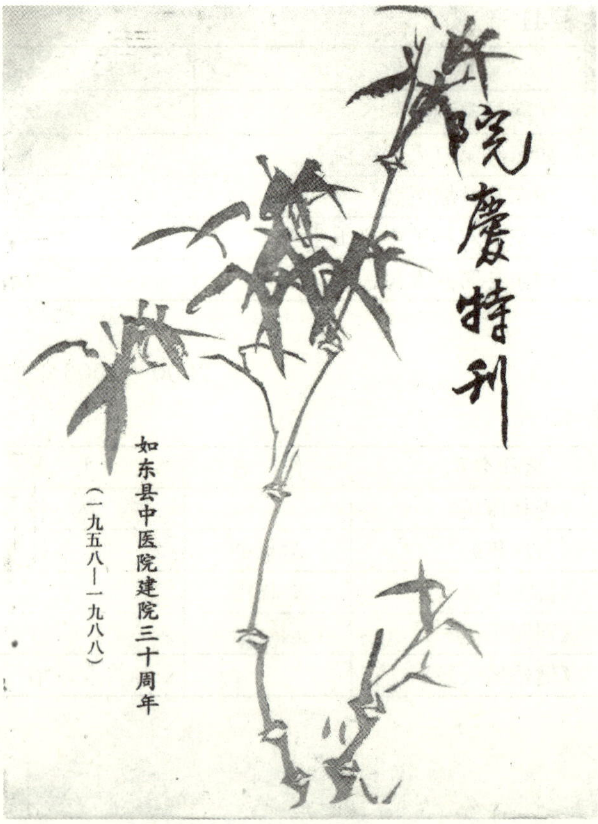

《如东县中医院院庆特刊》 (1988年8月)

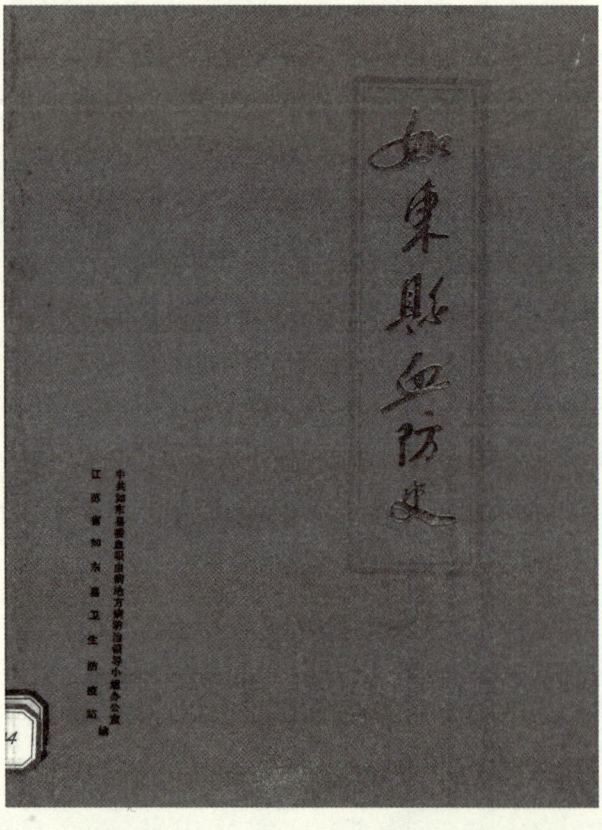

《如东县血防史》 (1991年3月)

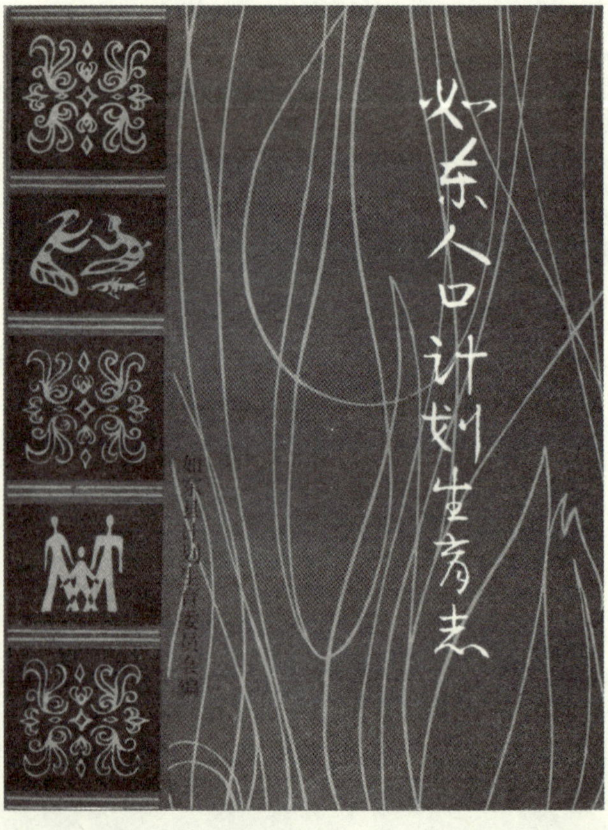

《如东县人口计划生育志》 (1991年3月)

《如东县医药公司志》　（1991年3月）

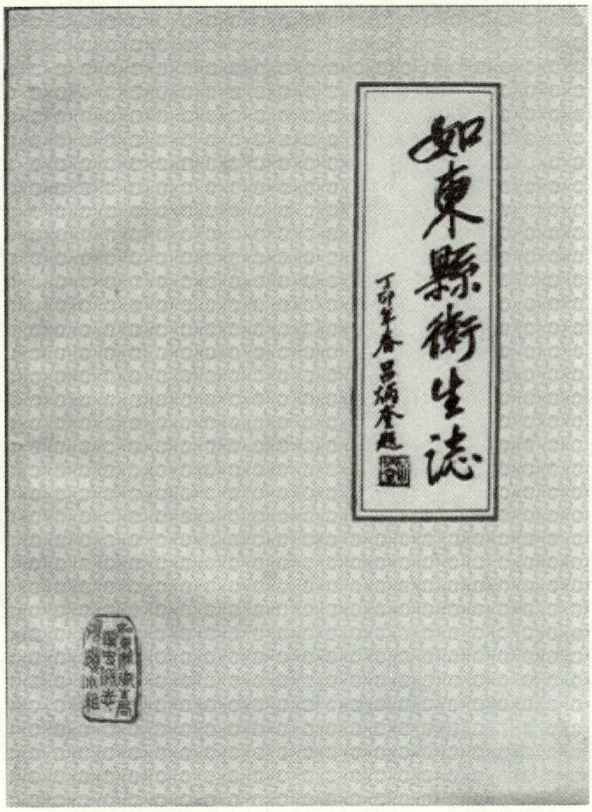

《 如东县卫生志》　（1991年12月）

《如东县第三人民医院志》　（1996年10月）

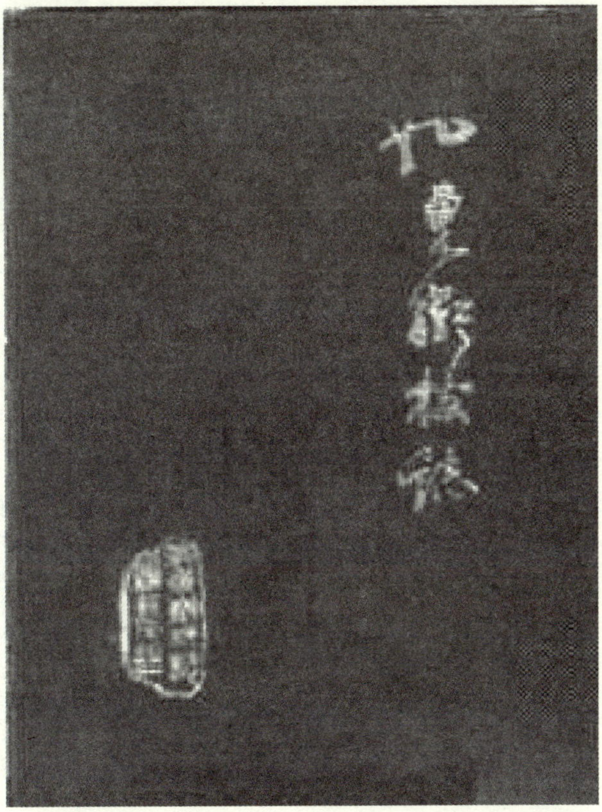

《如东县卫生进修学校志》　（1998年9月）

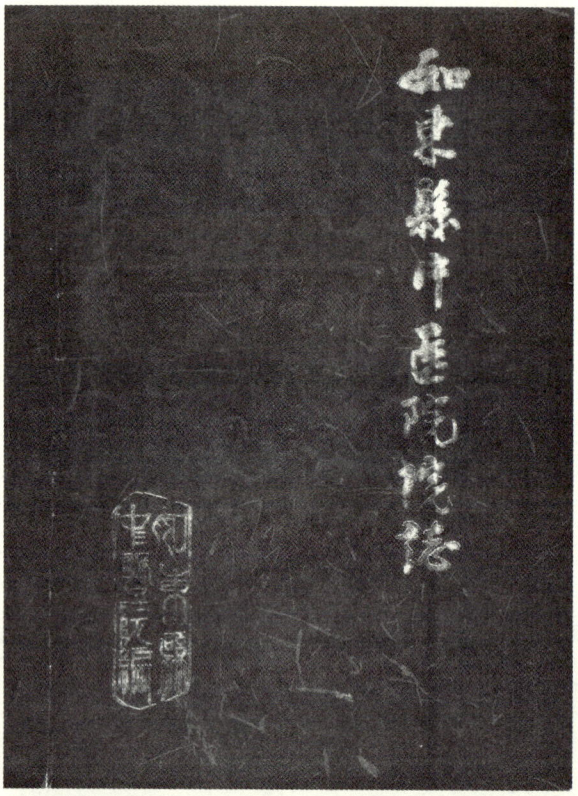

《如东县中医院志》 （1998年10月）

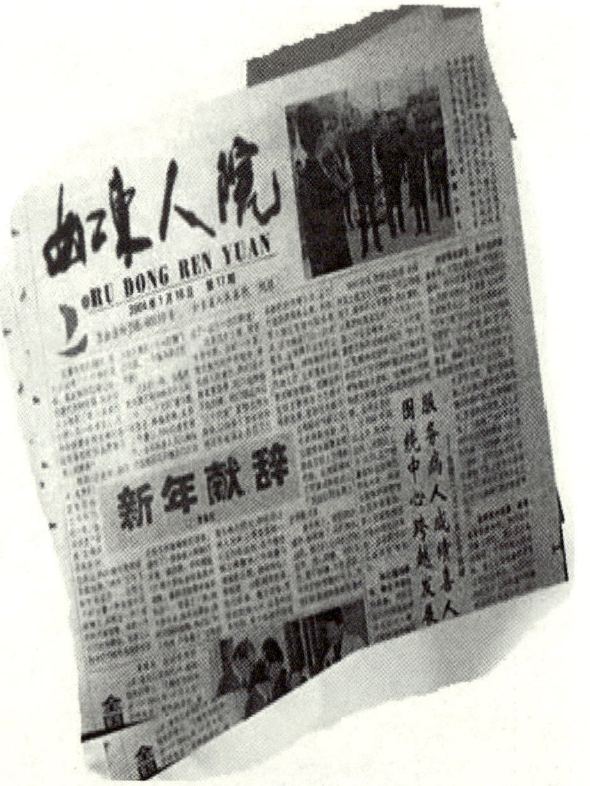

《如东县人民医院院报》 （1999年7月）

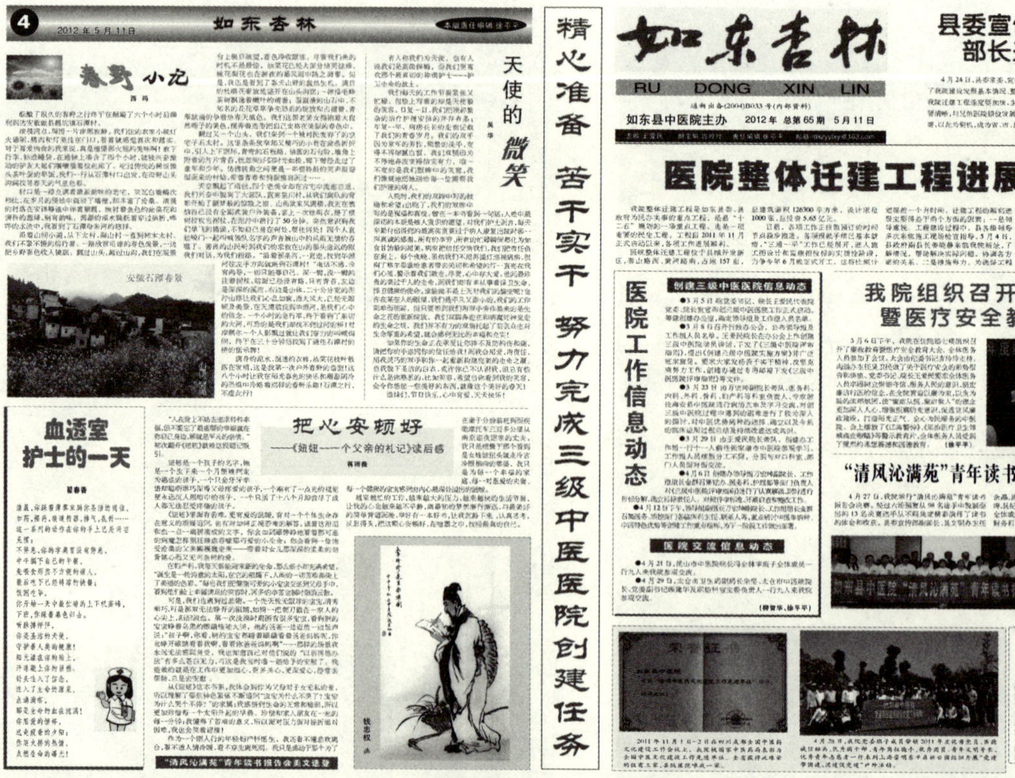

《如东县中医院院报》 （1999年10月）

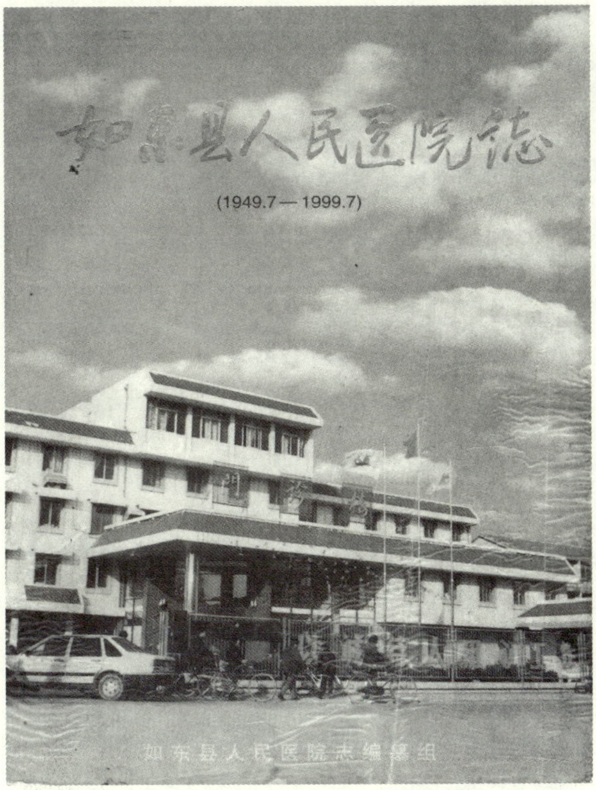

《如东县人民医院志》　（1999年12月）

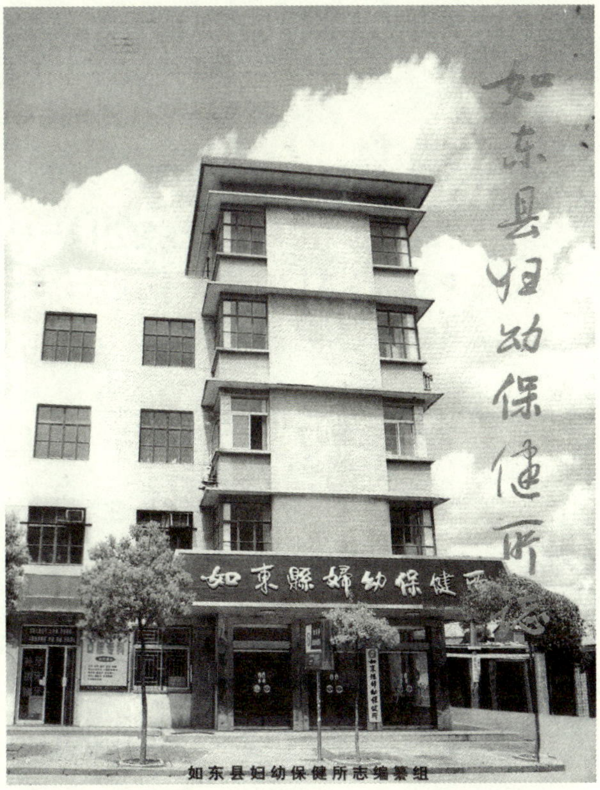

《如东县妇幼保健所志》　（2003年9月）

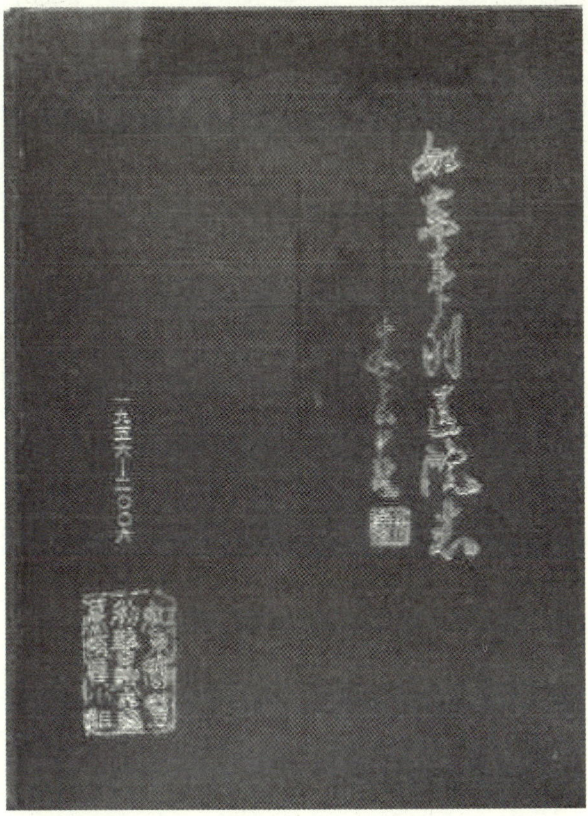

《如东县丰利医院志》　（2006年9月）

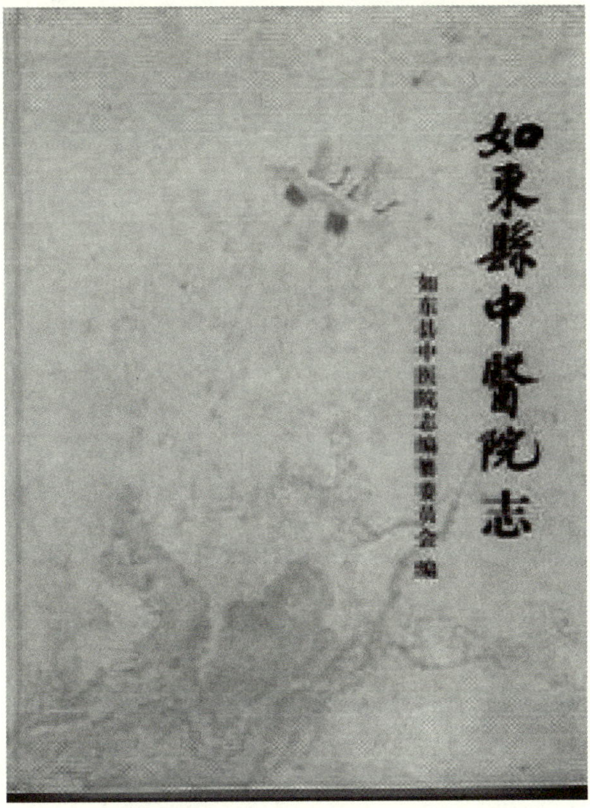

《如东县中医院志》　（2011年12月）

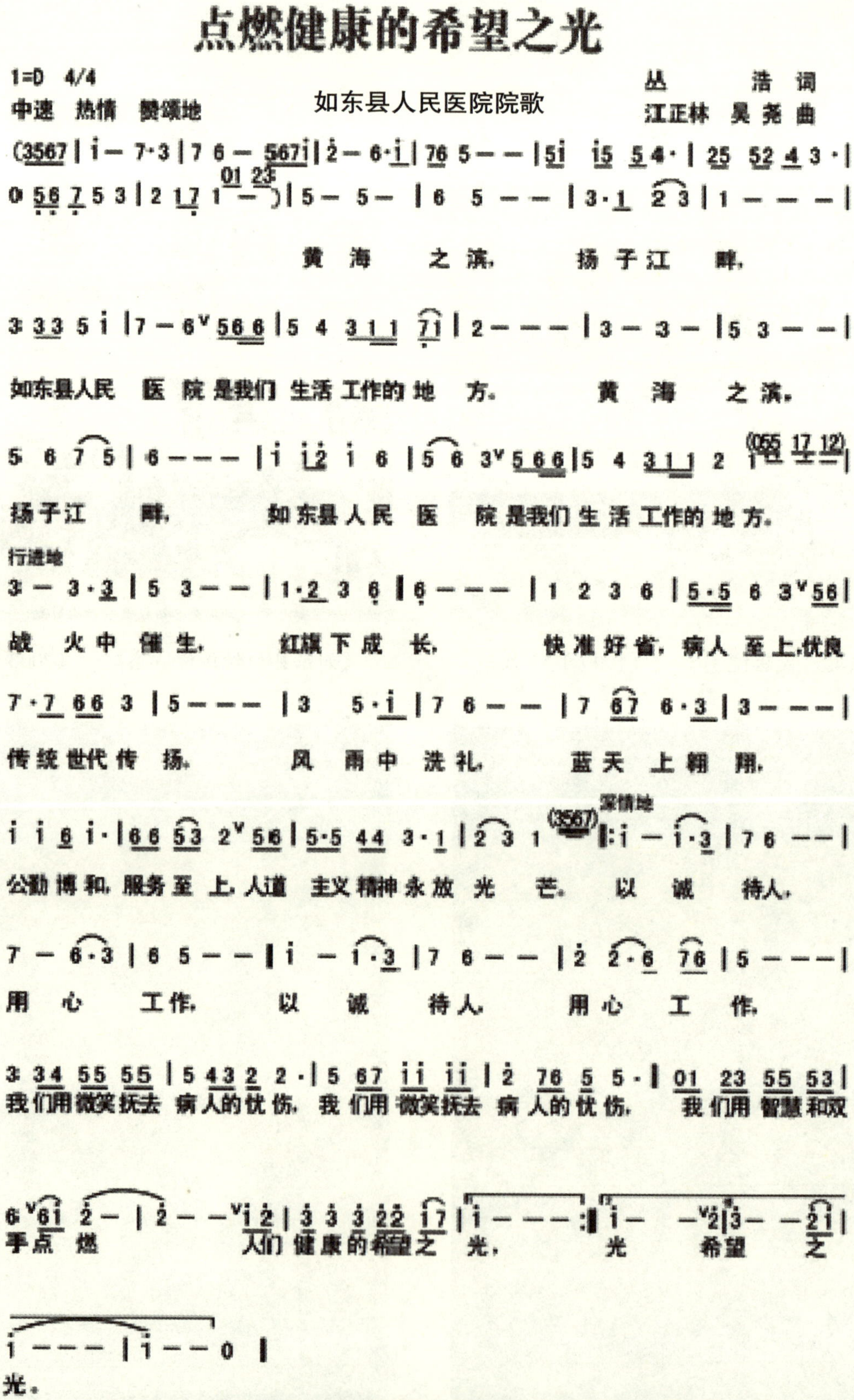

1999年3月,县人民医院院歌《点燃健康的希望之光》

圣洁的白云

——如东县中医院院歌

1=♭B $\frac{2}{4}$

戈 成 词
沈蒲生 曲

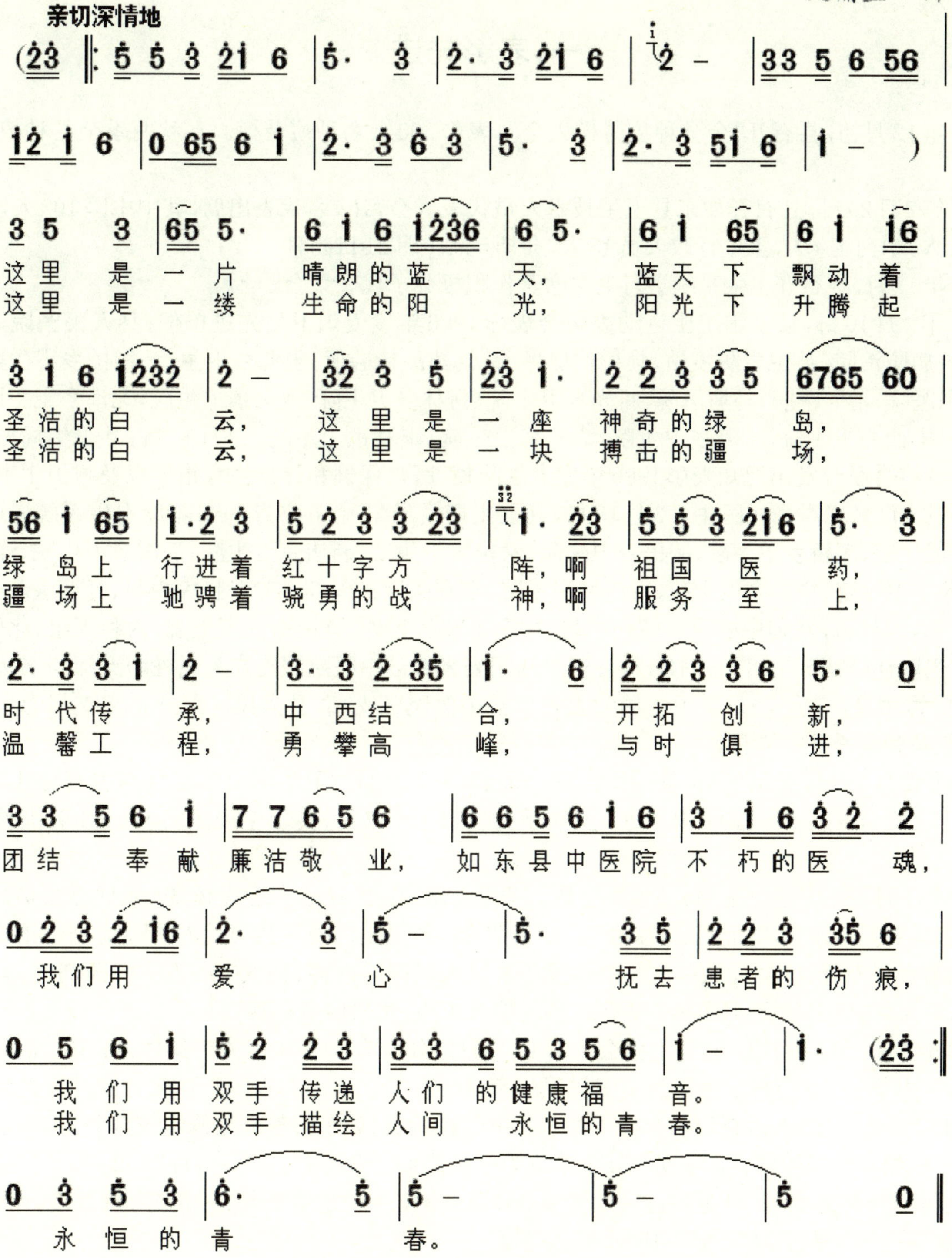

2007年12月，县中医院院歌《圣治的白云》

第二节　文化活动

如东县表彰先进、业余文体、卫生文化研究、卫生文化宣传等活动均长期坚持，持续开展，涌现了许多富有乡土特色又具时代特征的文化典型，本志分别择录备忘。

一、表彰先进

1951年12月初，县召开“全县种痘劳模大会”，表彰300余名种痘劳模。春秋两季全县种痘563582人次。

1956年7月29日，县召开如东县卫生技术人员代表大会，169名代表出席，其中中医103人，西医42人，兽医1人，中药工4人，卫生行政人员13人，会期5天，8月21日闭幕。

1967年12月，县召开卫生系统学习毛主席著作积极分子代表大会。

1987年2月10日，县爱国卫生运动委员会表彰1986年度爱国卫生先进单位：县人民医院、县中医院、县精神病防治院、县卫生防疫站、县妇幼保健所、县药品检验所、卫海乡卫生院、潮桥乡卫生院、栟茶医院、丰利医院、岔河医院、马塘医院、新光乡卫生院、新林乡卫生院、双甸镇卫生院、北渔乡卫生院、孙窑乡卫生院、丰西乡卫生院、于港乡卫生院、袁庄乡卫生院、丰利镇卫生院。2月16日，县卫生局与县基层卫生工作者协会联合发出通知表彰1986年度卫生防疫、医疗保健和计划生育指导以及村卫生室整顿建设工作中的102名优秀乡村医生。3月18日，县卫生局授予21个单位为1986年度卫生系统先进单位：掘港中心卫生院、潮桥乡卫生院、凌民乡卫生院、岔南乡卫生院、新店乡卫生院、浒澪乡卫生院、洋口乡卫生院、光荣乡卫生院、华丰乡卫生院、童店乡卫生院、丰利医院护理部、妇产科、大内科、马塘医院防保组、中医门诊部、大外科，双甸中心卫生院妇产科、如东卫校教务处、苴镇中心卫生院、内科大组、化验室，兵房中心卫生院住院部医生组。5月4日，县卫生局团委表彰县中医院团支部为先进团支部，5名优秀团干部，15名优秀团员。7月1日，县卫生局党委表彰县中医院党支部、县人民医院外科党支部为先进党支部，21名党员为优秀共产党员。

1988年2月28日，县卫生局、县卫协会联合表彰88个文明村卫生室、100名优秀乡村医生(员)。3月9日，县卫生局表彰20个1987年年度“文明单位”。10月15日，县卫生局团委表彰21名优秀共产党员。

1989年1月18日，县卫生局、县卫协会联合表彰1988年度57个先进集体、94名优秀会员。2月30日，县卫生局委员会表彰43个“五好家庭”。11月27日，县卫生局授予县第二人民医院、丰利医院、袁庄乡卫生院为百日双优竞赛“优胜单位”称号，授予第三人民医院内科、苴镇中心卫生院药剂科、南坎乡卫生院防保组为“优质服务窗口”称号，授予20名医护员工为“优质服务标兵”称号。

1990年2月7日，县卫生局、县卫协会表彰10个卫协分会为1989年度先进集体，11个厂企卫生室为厂企文明卫生单位，23个村卫生室为文明村卫生室，16名基层卫生管理干部和57名乡村医生为先进个人。2月18日，县卫生局、教育局联合授予如东县中学医务室、如东县教师进修学校医务室、如东县栟茶中学医务室、如东县实验幼儿园医务室4个单位为学校文明卫生单位称号。6月30日，县卫生局党委表彰县人民医院外科党支部、县卫生防疫站党支部为1989年度先进党支部；仲树芳、范存珍、谢莲、倪国才、沈南森、葛正明、蔡萍、陶文标、刘承德10人为优秀共产党员。

1991年1月15日，县卫协会评定如东县中学医务室、如东县栟茶中学医务室为1990年度学校文明医务室。2月1日，县卫生局、县卫协会授予栟茶、马塘、光荣、童店9个支会为1990年度先进集体，21个村卫生室为文明村卫生室，17个厂(校)医疗机构为“厂、企文明单位”，99人为优秀会员。2月20日，县爱卫委表彰卫生局等15个单位为1990年度爱国卫生先进单位，67人为爱国卫生先进个人，57人为食品卫生先进个人，22个为农村改水工作先进单位，21人为改水工作先进个人。3月7日，县初级卫生保健委员会表彰11个乡(镇)为1990年度农村合作医疗先进乡镇，11个乡镇为1990年度村卫生室整顿建设先进乡镇。6月28日，县卫生局党委表彰县人民医院内科党支部、县中医院党支部为先进党支部，12名党员为优秀共产党员。

1992年2月16日，县初级卫生保健委员会表彰凌民、光荣两乡为1991年度农村卫生“一无两有”工作先进乡镇，环北、丰西两乡为创建甲级村卫生室先进乡镇。4月20日，县卫生局表彰县第二人民医院“岗位学雷锋先进集体”。11月5日，县初级卫生保健委员会表彰12个1992“爱牙日”活动先进单位，29个1992年“爱牙日”活动先进个人。

1993年5月7日，县卫生局表彰12名优秀护士。12月，县卫生局、县卫协会表彰35个单位为1993年度卫协先进集体，97人为1993年度优秀会员。

1994年1月10日，县卫生局表彰10个单位为1993年度三服务(微笑、廉洁、优质)“十佳单位”，10人为三服务“十佳个人”。1月28日，县团委授予县卫生局团委为“红旗团委”，县卫生局刘晓燕为“优秀团干部”。4月2日，县卫生局表彰兵房中心卫生院、马塘医院、县第二人民医院为1993年度输血管理和推广成份输血工作成绩显著单位。6月27日，县卫生局党委表彰3个党支部为1993～1994年度先进党支部，19名共产党员为优秀共产党员，3名党员干部为优秀党务工作者。7月，县民政局表彰县卫生协会为先进社会团体，邱瑞满、张胜为优秀社团工作者。11月，县卫生局团委表彰3个团总支(支部)为先进团总支(支部)、6名团干部为优秀团干部，11名团员为优秀团员。12月10日，县卫生局、县卫生协会表彰20个办事处、22个村卫生室、23个厂校医疗机构为1994年度卫协先进集体，101人为优秀会员。

1995年2月8日，县卫生局、县医学会表彰7个单位为学会工作先进集体，25位个人为学会工作先进个人。2月17日，县卫生局授予县中医院、县第二人民医院、县第三人民医院、石甸乡卫生医院、县人民医院为“信得过医院”称号，10位个人获“十佳白衣护士”称号，11位个人获“优秀医务工作者”称号。

1996年1月26日，县卫生局表彰1995年度优秀通讯报导人员，谢承钧获一等奖，2人获二等奖，1人获三等奖，4人获鼓励奖。6月28日，县卫生局党委表彰县人院行政党支部、县中医院内科党支部、县卫校党支部为先进党支部、优秀共产党员19人，优秀党务工作者4人。

1997年5月6日，县卫生局表彰25名优秀护士。6月28日，县卫生局党委表彰县人民医院内科党支部、中医院行政党支部、防疫站党支部为1996～1997年度先进党支部，6人为“优秀党务工作者”，22人为优秀共产党员。12月15日，县卫生局表彰“十佳白衣天使”“十佳优秀服务标兵”“十佳廉政建设好干部”“十佳优质服务窗口”。

1998年3月10日，县卫生局表彰16家乡卫生院为1997年检验质控先进单位。12月2日，县卫生局授予曹埠乡卫生院、岔北乡卫生院“无红包医院”称号。

2000年2月28日，县卫生局表彰县第三人民医院、县第二人民医院、丰利医院、苴镇中心卫生院、洋口乡卫生院、袁庄乡卫生院、岔北乡卫生院、新光乡卫生院、掘港农场医院为1999年度十佳医院；县人民医院检验科、县中医院放射科、沿南乡卫生院西药房、新店镇卫生院西药房、马塘医院门诊注射室、河口镇卫生院计免门诊室、长沙镇卫生院、北坎分院检验科、九总乡卫生院挂号收费处、华丰乡卫生院放射科为“十佳优质服务窗口”；朱德余、孔云、周亚梅、王建林、许汉斌、张美云、陈秀生、王浩庭、顾晓兰、桑乃俊、秦敬东等为“十佳白衣天使”。

2001年2月28日，县卫生局表彰洋口镇卫生院、袁庄镇卫生院、凌河镇卫生院、县中医院、县人民医院、县第二人民医院、苴镇中心卫生院、孙窑乡卫生院、掘港农场卫生院为2000年度“十佳医院”，张良琴、缪海燕、周萍、冯权、施蓓、缪宝芳、何杰、卞葛进、朱小东、唐士健为“十佳白衣天使”。

2002年4月4日，县卫生局表彰县人民医院内科病区等8家医院病区为2001年度“温馨服务病区”（科室），郭建萍等14人为“温馨服务标兵”。6月12日，县卫生局党委表彰县人民医院行政党支部、县人民医院门诊党支部、县中医院后勤党支部、县中医院外科党支部、县卫生局机关党支部、县卫生防疫站党支部、县第四人民医院党支部、县卫生进修学校党支部、县妇幼保健所党支部、县皮肤病防治所党支部为先进党支部，50名党员为优秀共产党员，9名党务干部为优秀党务工作者。

2003年8月11日，县卫生局表彰20个防治非典工作先进集体和84名防治非典工作先进个人。先进集体：县卫生进修学校、县妇幼保健所、掘港中心卫生院、兵房中心卫生院、掘港农场医院、丰利镇卫生所、苴镇镇卫生所、长沙镇卫生所、华丰医院、凌民医院、新林医院、大豫医院、岔南医院、新店医院、靖海医院、袁庄医院、景安医院、曹埠镇荡河村社区卫生服务站、兵房镇东海村卫生室、双甸镇高前社区卫生服务站。

2004年4月27日，县卫生局表彰县人民医院、县第二人民医院、县第三人民医院、县疾病预防控制中心、掘港镇卫生所、岔河镇卫生所、马塘镇卫生所为综合目标增长率优胜单位；丰利医院、县妇幼保健所为安全生产先进单位；马塘医院、县第四人民医院为卫生行风建设先进集体；县人民医院、县中医院为创建基本现代化医院先进单位；县卫生监督所、县卫生进修学校为文明卫生城市创建先进单位。县卫生党工委表彰卫生监督所党支部为先进基层党支部。

2005年6月28日，县卫生局党委表彰卫生监督所党支部为先进基层党支部。

2006年2月15日，县卫生局表彰县卫生监督所为卫生监督工作先进集体、信息工作先进集体。6月26日，县卫生党工委表彰县人民医院门诊党支部、县人民医院外科党支部、县中医院行政后勤党支部、县中医院外科党支部、县卫生进修学校党支部、县疾病预防控制中心党支部为先进党支部。同时表彰37名优秀共产党员，10名优秀党务工作者。

2010年12月，县中医院获“全国中医文化建设先进单位”称号。

二、文体活动

1987年5月4日，县中医院和县食品公司举行联谊晚会。县栟茶医院举行知识竞赛活动。是日，县精神病防治院与洋口边防哨所、洋口船厂、洋口供销社以“共青团联谊会”名义举行象棋，乒乓球、蓝球等体育竞赛活动。5月18日，县卫生进修学校举行智力竞赛活动。9月8日～10月3日，县掘港镇举行首届人民体育运动会，卫生体育代表团获围棋团体亚军，个人第三名；男子象棋团体第五名，女子团体第四名；女子乒乓球团体亚军、单打冠军；男子乒乓球团体第四名，单打第三名；桥牌团体冠军。12月16至19日，县卫生防疫站举行站运动会，开展球类、田径类等12个项目的体育竞赛。

1988年1月8日，县卫生局谢承钧参加县级机关时政知识竞赛，获个人二等奖。5月18日，县岔河医院体育代表队参加岔河镇第二届体育运动会，获女子乒乓球团体冠军和道德风尚奖。

1989年1月7日，县卫生局团委在县卫生进修学校举行“迎新春”文艺晚会，30个节目参加演出，沈利军独唱获一等奖，另有2个二等奖，5个三等奖。4月27日～29日，县医学会举办首届“医学杯”男子乒乓球比赛，8个代表队参赛，县人民医院获团体冠军，张胜获单打冠军。5月11日，县卫生局举行护理知识竞赛，217人参加，曹磊、赵芙蓉获一等奖，另有二等奖10名，三等奖32名。5月29日，县第三人民医院举行“我与医院共命运”演讲活动，10名员工参加演讲。6月14日，县卫生进修学校举行“我们这一代人”演讲竞赛，10位同学参加演讲。7月20日，县13名厂企医务人员参加南通市卫生局举行的企业医疗卫生人员业务知识竞赛复赛，10人获三等奖，县医学会获组织奖。7月21日，县卫生职工王莹莹参加县总工会读书演讲赛获三等奖。8月18日，县双甸中心卫生院举行“天使心”演讲选拔赛，8名员工参加竞选。10月12日，县卫生局在县体育馆举行“天使心”演讲赛，13名选手参加角逐，丁蔚获一等奖，二等奖3名，三等奖3名，优秀奖6名，县人民医院、县防疫站、双甸中心卫生院获组织奖。10月15日，县第三人民医院举行“我爱中华”知识竞赛活动，评出一等奖1名，二等奖2名，三等奖3名。10月28日，县卫生进修学校举行建校40周年征文活动，6名同学获奖。11月18日，县人民医院团总支举行时政知识竞赛活动。12月11日，县丰利医院举行业务知识竞赛活动，67名员工参加。12月29日，县卫生代表队参加“县首届会计知识竞赛”获团体第三名，柯红获个人第三名。12月27日～29日，县卫生局举行“迎元旦”乒乓球赛，县卫生防疫站分获男、女团体冠军。

1990年1月13至14日，海门县卫生系统男女乒乓球代表队来县参加友谊赛，海门卫生代表队获男子团体冠军，县卫生代表队获女子团体冠军。3月8日，县人民医院举办“妇女文化活动”，开展乒乓球、棋类、舞蹈活动。4月20日至24日，县卫生职工王莹莹参加栟茶工会工作委员会“学习雷锋，倡导奉献精神”演讲竞赛获一等奖，参加县总工会“学雷锋精神，当企业主人”获四等奖。4月29日，县卫生局举行医务人员业务知识竞赛，774人参加，17人获奖。5月19日，县人民医院举办庆祝建院40周年文娱晚会。5月23日～25日，县第二届“医学杯”乒乓球赛在县体育馆举行，26支代表队100余名运动员参加，县人民医院、县中医院获男、女团体冠军，王家乐获男子45岁以上组单打冠军，张宝荣获男子45岁以下组单打冠军，张卉获女子单打冠军。县第二人民医院和马塘医院联队获“体育道德风尚奖”。9月18日，县卫生体育代表团参加掘港镇第二届人民运动会获团体总分第五名，女子乒乓球团体冠军、桥牌团体亚军、女子4×100米接力赛亚军，蔡萍获女子400米和跳远冠军，徐应兰获女子丙组400米和800米冠军，张卉获女子乒乓球单打冠军，王桂芳获女子丙组800米亚军，张胜获男子丙组100米亚军。10月12日，县马塘医院《血的奉献》和丰利医院《母女双学谱新篇》参加南通市卫生局《白求恩在我们中间》文艺调演，分获二、三等奖。10月20日，县卫生系统举行“新风颂”文艺竞赛，15支代表队29个节目参赛，马塘医院代表队的女声演唱《血的奉献》，县中医院代表队的小品《中秋夜》获一等奖，4个节目获二等奖，6个节目获三等奖，8个节目获优秀奖，9个节目获表演奖。

1991年5月5日，县卫生职工丁蔚、徐姚参加县委宣传部《三学》演讲赛获三等奖。5月8日，县卫生职工周明、邢巨星两户家庭参加团县委举办的“五四”青年活动周活动分获一、二名。6月30日，县人民医院举办庆祝中国共产党成立70周年歌咏晚会。7月6日，参加县“储蓄杯”乒乓球赛，县防疫站、县中医院分获女子团体冠亚军。9月27日，县卫生局团委举行时政知识竞赛，5个代表队参加，县卫生进修学校代表队获第一名。9月30日，县人民医院举办庆国庆文娱晚会。12月20日，参加县委宣传部、文化局举办的《周恩来》电影知识竞赛，县中医院、县人民医院代表队分获二、三等奖。

1992年1月18日至19日，县卫生局团委在县体育馆举行“迎春杯”羽毛球赛，县卫生防疫站双获男女团体冠军，县卫生进修学校获男团亚军，县中医院获女团亚军。7月1日，县卫生局、县药品检验所、县《健康教育》报举行《健康杯》药品管理知识竞赛，杨剑获特等奖，140人分获一、二、三等奖。9月12日，县卫生局组织“医德医风知识竞赛”，陆红健获一等奖，9人获二、三等奖，4个单位获组织奖。9月28日，县人民医院举办庆国庆文娱晚会。9月30日，县卫生防疫站职工陈明朗获县首届文化艺术类艺术二等奖。10月12日，县卫生职工防疫站陈明朗作品《幸福泉》被编入《20世纪国际现代艺术精品荟萃》大型画册，并获国际文化交流荣誉奖。10月31日，县卫生局团委举行青年排球赛，9支球队参赛，县中医院、县人民医院分获男子冠亚军，县卫生局女队、县中医院女队分获女子冠亚军。12月26日，县人民医院举办纪念毛泽东诞辰100周年歌咏晚会。

1993年11月10日，县卫生局举行“医德知识竞赛”，李晓红、周军获一等奖。12月16日，县卫生局团

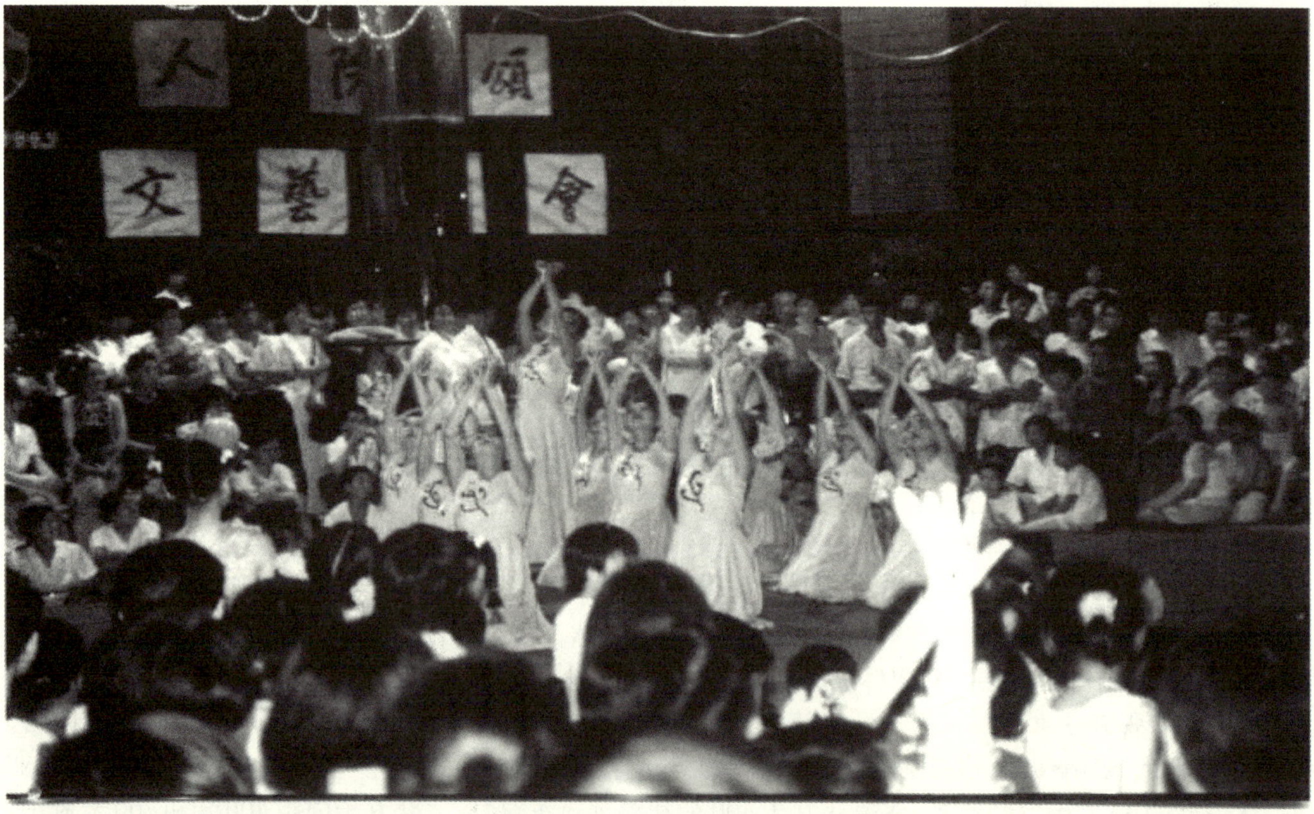

1999年7月28日，县人民医院举行广场文艺晚会　　（县人民医院提供）

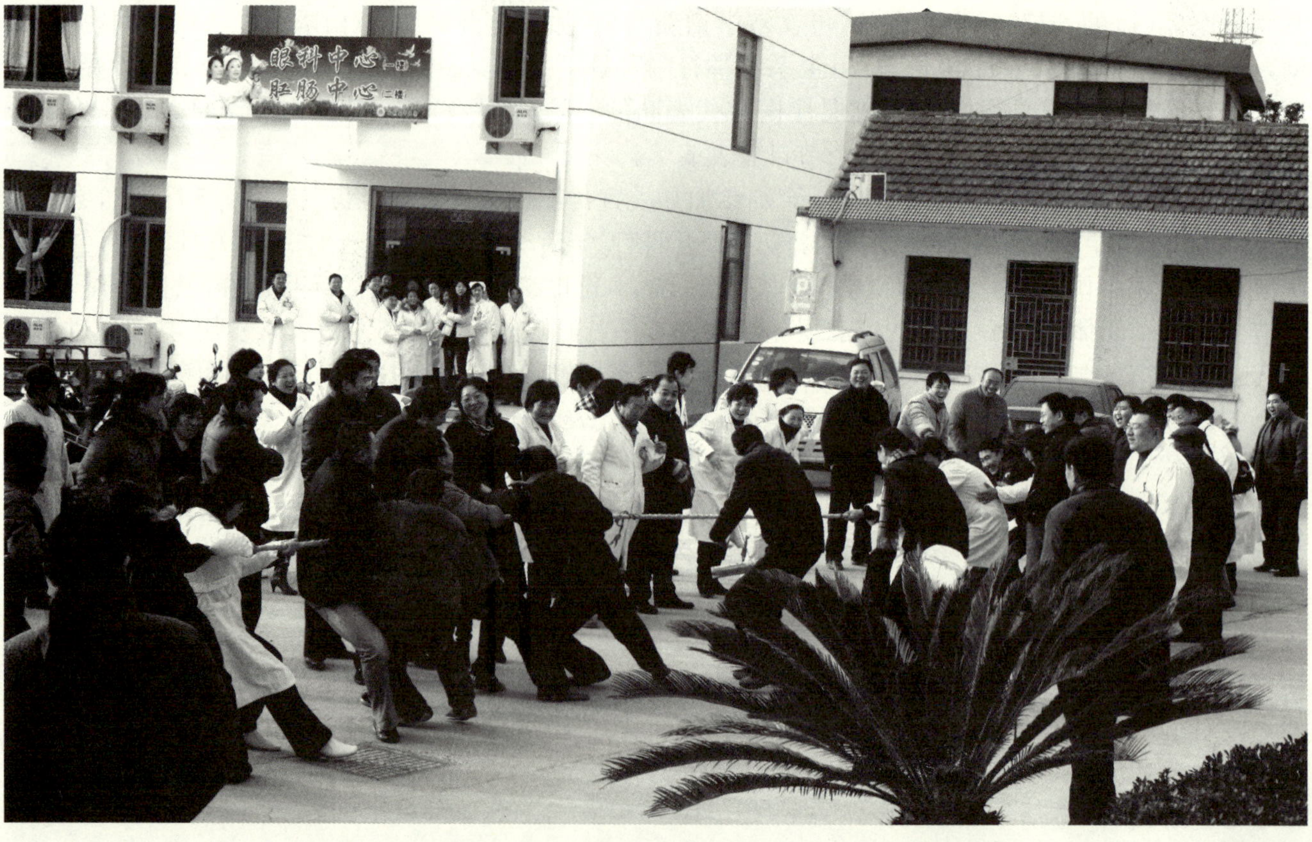

2000年11月1日，县中医院举行拔河比赛　　（县中医院提供）

委举办，“纪念毛泽东同志诞辰一百周年文艺晚会”22个节目参加演出。

1994年5月8日，县28个红十字会单位8820名红十字会和红十字青少年参加《中国红十字报》知识竞赛。县卫生防疫站与县教育局共同组织选送132件少儿血防书画作品，参加南通市少儿血防书画竞赛。5月26日～28日，县卫生局第四届“医学杯”乒乓球赛在县体育馆举行，县人民医院、县中医院代表队分获男、女团体冠军；张旭初、张胜分获男子45岁以下和以上单打冠军，缪剑影获女子单打冠军。8月14日，县卫生局，“健康之夏”故事会评出一等奖1名，二等奖3名，三等奖6名。11月1日，县卫生职工陈明朗《天使风采》获《首届全国皇家杯书画大赛》三等奖。12月21日，县红十字会参加全国红十字会知识竞赛获“县级组织奖”，2人获纪念奖。

1995年1月，县人民医院举行“迎新春”系列活动，活动包括五子棋、跳棋、80分、飞标、舞会、蓝球赛、快乐家庭知识竞赛。5月2日，参加中国红十字会主办的“我心中的红十字”少年征文活动，县黄金星版画《轮椅的春天》获绘画一等奖，周煦剪纸“雨中情”获绘画二等奖，缪旭伟、王舒、徐筱均获征文二、三等奖。6月8日，县卫生职工傅国森作品《洪涝灾害后需防肠道传染病》获全国卫生报刊科普作品三等奖，陈明朗的《心理保健》获全国卫生报刊优秀学术作品奖。

1996年3月26日，县初保办、县爱卫办、县改水办、如东报社、南通三株营销公司联合举办“三株杯”初保知识竞赛，全县810人参赛，32人获一、二、三等奖，100人获纪念奖。

1997年6月下旬，县人民医院举行“庆七一，迎回归”系列文娱活动，包括“百年梦圆”征文赛、“迎回归”知识竞赛，“祖国颂”歌咏晚会、“走向明天”化妆广场舞会等，1000余人次参加这一活动。7月20日，县人民医院在《如东日报》刊登征集院徽、院标、院歌的启事。县人民医院派员赴长沙参加慰问来如部队专场演出。9月下旬，县人民医院举办《迎国庆卡拉OK舞会》。

1998年5月4日，县人民医院与实验幼儿园举行“五四联谊晚会”。5月30日，县卫生职工徐应兰参加第一届全国老年田径运动会，获女子55～59岁组100米赛亚军、400米赛第三名。11月，县人民医院与县体育总会、供电局、邮电局举办蓝球友谊赛。12月31日，县人民医院组队参加98如东《奔向21世纪》接力赛，获优秀组织奖。

1999年1月，县人民医院院徽、院标、院歌征集揭晓，院徽、院标为《生命之舟》，院歌《点燃健康的希望之光》。2月16日，县人民医院与《如东日报》社、如东电视台、如东广播电视台举办迎春联谊会。4月30日，县人民医院与县老干部局、老年大学、老干部活动中心联合举办“五一联谊晚会”。6月10日，县人民医院食堂楼开始跳舞活动，职工及其家属踊跃参加。7月27日～29日，县人民医院院歌《点燃健康的希望之光》VCD光盘在县电视台播放。7月28日，县人民医院举行“庆祝建院50周年”活动，内容包括升国旗、院旗、红十字会会旗仪式，“人院颂”文艺晚会。10月11日，参加江苏省首届壁画展作大奖赛，县卫生职工邓咏梅的“清风月明”获三等奖。12月11日，参加县图书馆“我与图书馆”征文活动，卫生职工钱忠权《我是怎样读书的》列5篇获奖文章之首。

2000年5月27日～28日，县卫生局退休职工徐应兰参加第三届全国老年田径运动会暨国际邀请赛获女子60岁组400米第三名、800米第三名。

2001年4月，县卫生局退休职工徐应兰参加第四届全国老年田径运动会暨国际邀请赛60～64岁组400米第三名。

2002年6月27日，县人民医院举行《如歌岁月》文艺晚会，216名员工参加演出，近千人观看。8月26日，县卫生职工陈明朗《渔村天使》获县首届“优秀文艺奖”。11月1日，县卫生系统县直单位迎“十六大“文艺晚会在县卫生校礼堂举行，共有26个节目登台。

2003年8月4日，县“抗击非典”诗歌大赛，收到37名作者的45首诗歌，经专家评审有14首获奖(一等奖2名、二等奖4名、三等奖8名)。10月1日，县卫生进修学校举办“欢度国庆联欢晚会”有25个节目参演。11月1日，县卫生系统首届文化节文艺颁奖晚会在县影剧院开场，有20个节目参加。

2004年11月8日，县卫生系统第二届文化艺术节，书、画、摄影作品展、护理技能比赛、乒乓球比赛、拔河比赛。参加对象：卫生系统职工、离退休干部共374人次。获一等奖：书法陈跃、硬笔谢贵生、绘画陈明朗、摄影邓咏梅、护理胡佳伟、乒乓球女子张卉、男子张亚东、团休县人民医院、拔河县人民医院。

2005年11月，县卫生系统第三届文化艺术节活动，直接参与300多人次。乒乓球团体第一名县第二人民医院、女子单打第一名张卉、男子单打第一名王卫东、八十分比赛第一名县第二人民医院、韵律操一等奖县人民医院、声乐比赛、十佳歌手韩冰。

2006年8月，县卫生代表队女子乐坊参加南通市卫生局承办的濠滨之爱专场获三等奖。10月，县卫生系统举办第四届文化艺术节活动，乒乓球（第八届"医学杯"）团体第一名县第二人民医院、男子单打第一名张亚东、女子单打第一名张卉、拔河比赛第一名县人民医院、跳棋比赛第一名县第三人民医院、"十佳魅力天使"评选第一名黄爱萍。

2007年6月，县卫生代表队《女子乐坊》代表南通市卫生系统参加江苏省卫生厅举办的专场演出。2月16日，县人民医院与《如东日报》社、如东电视台、如东广播电视台举办迎春联谊会。10～11月，县卫生系统举办第五届文化节活动，获文艺展演奖金奖的为县人民医院等6个单位。优秀表演奖10个单位，优秀组织奖9个单位，获创作奖的单位有8个。获体育比赛奖第一名：乒乓球团体县第二人民医院、女子单打张卉、男子单打张亚东、"炒地皮"双甸镇中心卫生院。

2008年2月3日，县疾病预防控制中心举办全体职工卡拉ＯＫ娱乐大赛活动。4月17～18日，县疾病预防控制中心张卉、傅晓琰、王辉明、王军等参加南通市疾病预防控制中心系统乒乓球、羽毛球赛。5月6日，县卫生局选送孙琳婧、陈玲玲、吴广云参加南通市卫生局首届"挑战杯"青年辩论赛。5月9日，县卫生局举办县卫生系统"5•10"思廉日暨"五•四"演讲比赛，县人民医院陈玲玲获演讲比赛一等奖。6月16日～18日，县人民医院开展"庆七一、迎奥运"系列体育活动，百名医护人员参加。6月24日，南通团市委举办"青春•文明•建工"演讲比赛，县人民医院陈玲玲《让青春在圣洁的百色中绽放》参赛。8月，马塘医院音乐快板《算好廉政账》代表如东县卫生系统参加南通市卫生系统文艺调演，获第三名。10月13日，县疾病预防控制中心作为县职工代表参加南通市第九届运动会职工部羽毛球比赛。

2009年4月17日，，县第三人民医院与南通市肿瘤医院举办篮球比赛，两单位职工参加活动。9月23日，县人民医院组队参加县卫生系统第七届文化艺术节"天使之爱"演讲比赛。10月26日，县人民医院举行"生命之舟"大型文艺展演活动。10月27日，县人民医院在肿瘤诊治中心一楼大厅开展职工书画作品展。11月5日，县人民医院医院开展职工趣味体育活动。11月10日，县人民医院退休职工何占梅在县工人文化宫举办国画近作展。12月19日，县疾病预防控制中心陈明朗的卫生美术作品获"全国医药卫生系统文学艺术作品评选"优秀奖。

2010年8月18日～20日，县疾病预防控制中心傅晓琰、徐海霞、王军赴连云港参加"2010年江苏省疾病预防控制系统职工羽毛球赛"，获"区域团体第一名"，傅晓琰获"女子单打第一名"，王军、徐海霞获"男女混双第一名"。10月，举办县卫生系统第八届文化节，管晓飞、胡佳伟获"护理操作比赛一等奖"；县第二人民医院获"乒乓球比赛团体第一名"，张卉和王栋分别获得"女子、男子单打第一名"；县人民医院、县第四人民医院、县卫生监督所、县卫生进修学校、县中医院、苴镇中心卫生院荣获"诗歌朗诵比赛综合金奖"。

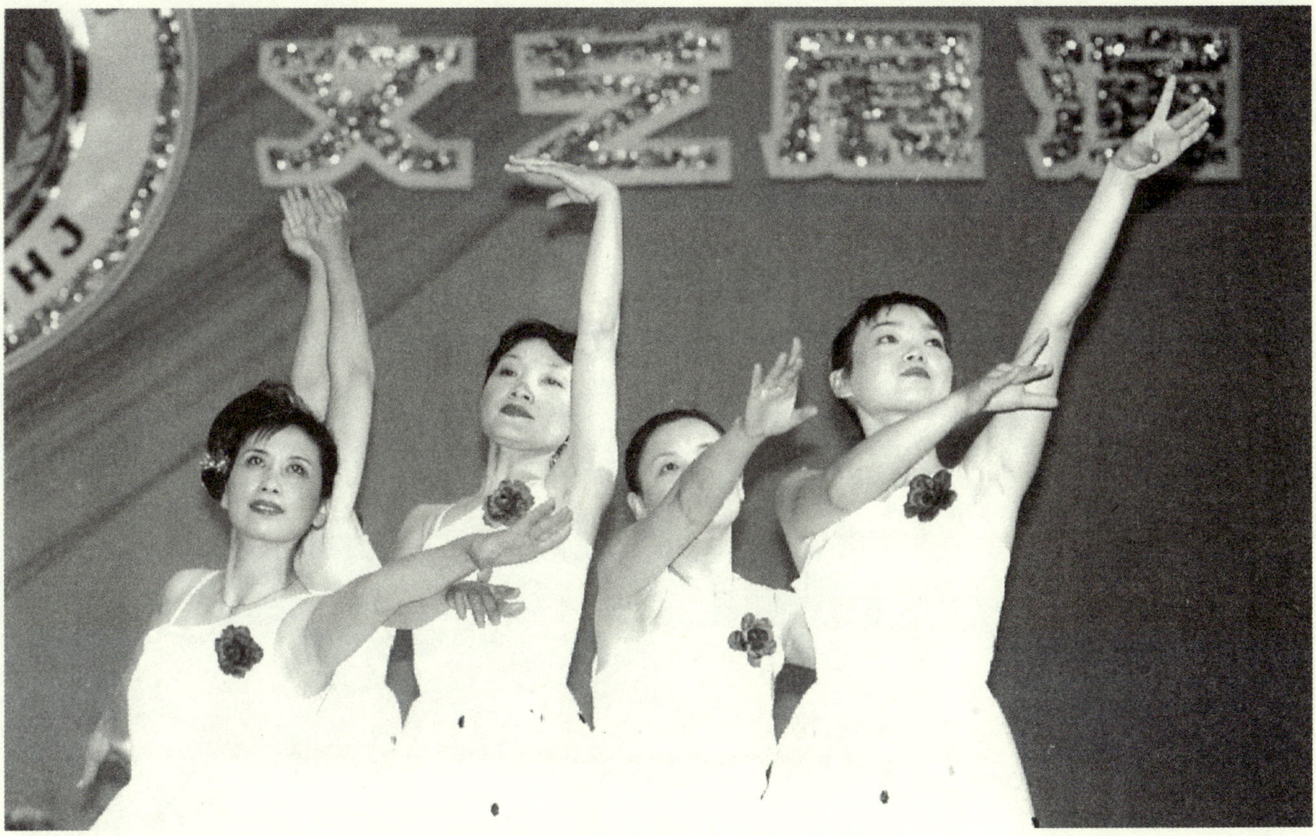

2003年11月1日，县中医院在县卫生系统首届文化节文艺颁奖晚会演出。 （县中医院提供）

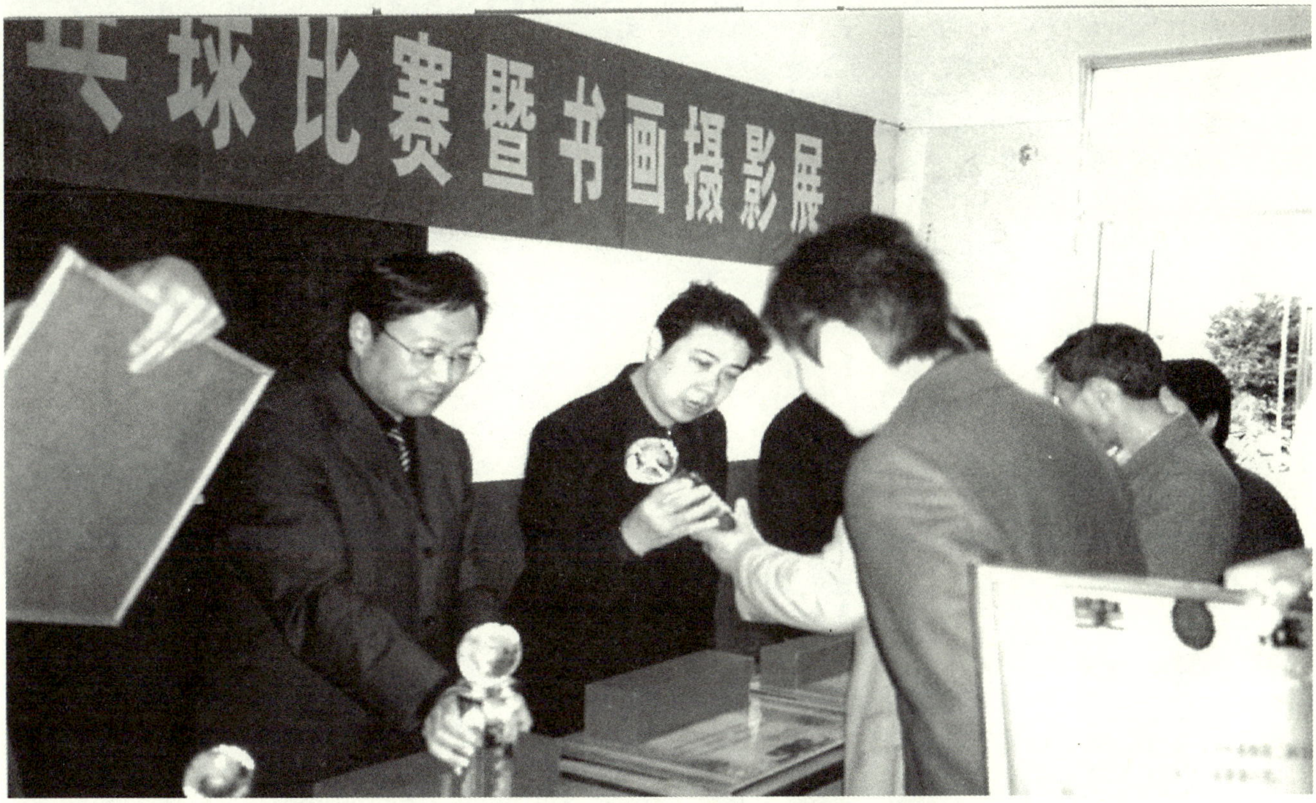

2004年11月8日，县卫生系统第二届文化艺术节颁奖晚会演出。 （县卫生局提供）

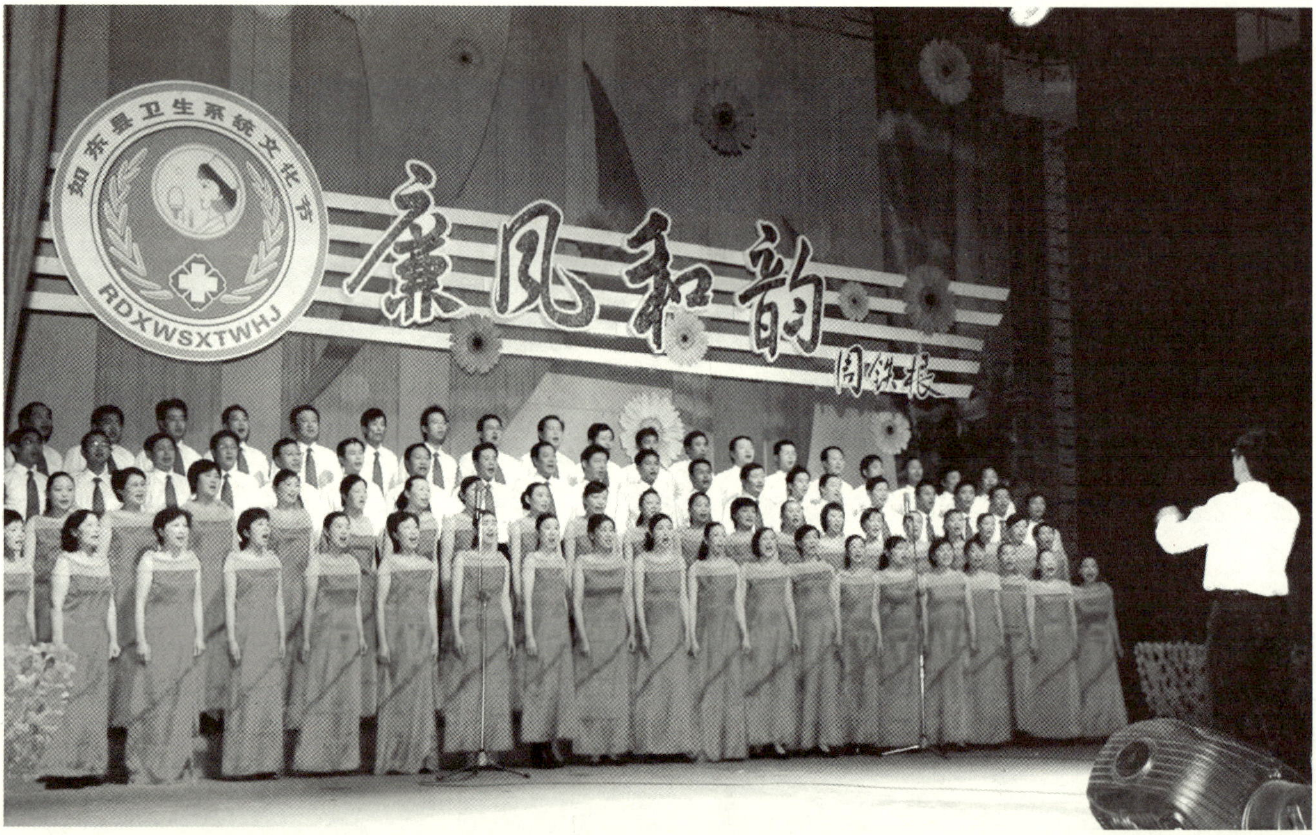

2007年11月8日，县卫生系统第五届文化节颁奖晚会　　（县卫生局提供）

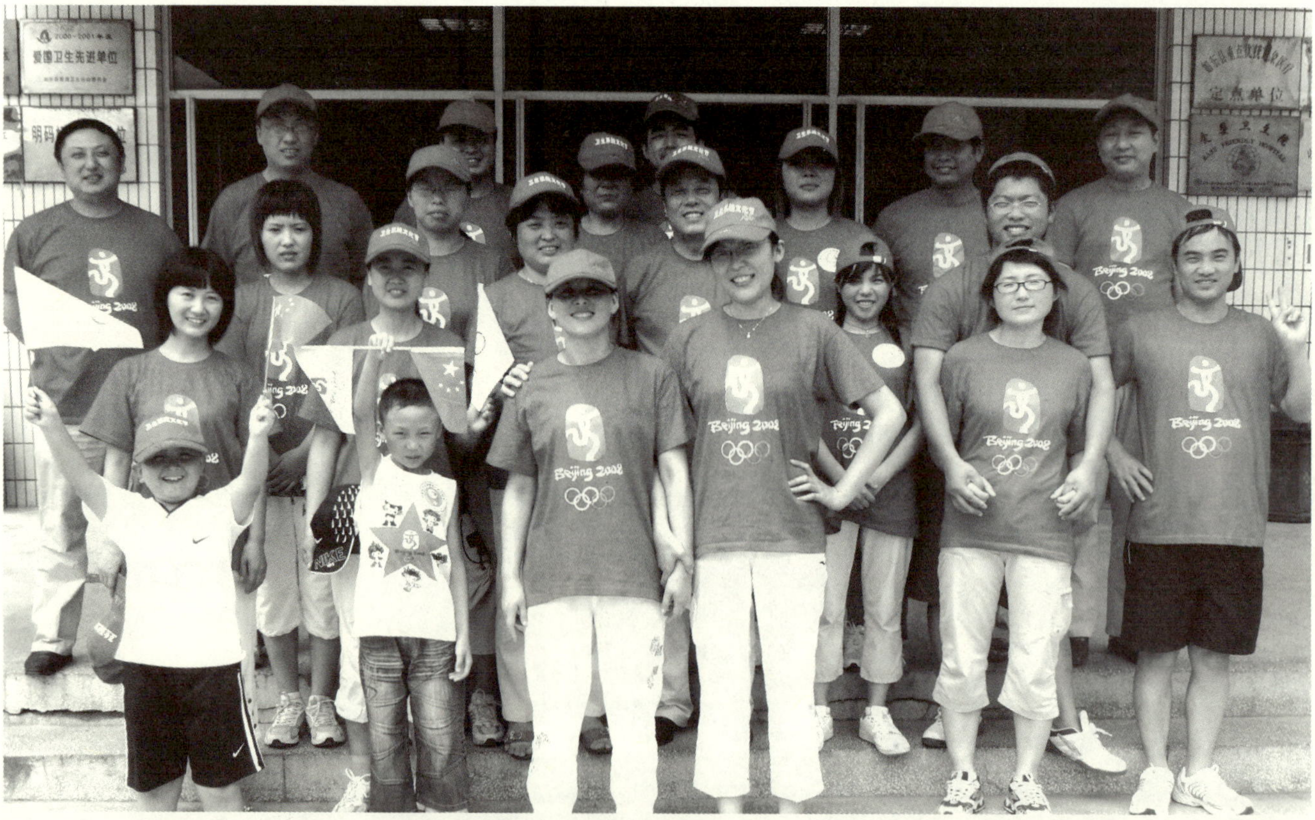

2008年5月18日，双甸镇中心卫生院举行医院运动会　　（双甸镇中心卫生院提供）

三、文化探讨

1986年12月29日，县卫生系统思想政治工作研究会成立，并举行第一次研讨。

1987年8月25日～26日，县卫生系统思想政治工作研究会会员吴爱祥、傅真明、张泽宾、葛如才等出席南通市卫生系统思想政治工作研究会成立大会，吴爱祥、傅真明当选研究会理事。10月28日～29日，县卫生系统思想政治工作研究会举行医德教育专题研讨会。

1998年12月3日，出席在海安举行的南通市思想政治工作研究会年会，县卫生防疫站康卫宁、朱俊杨《浅谈思想政治工作中情感交流的作用》论文获一等奖，县人民医院刁述言《试议感情在思想政治工作中的效应》论文获二等奖。县卫生局丛浩、缪宝迎分别以《建立思想政治工作新格局》和《注重医学生的医德教育培养》为题作大会发言。12月16日，县思想政治工作研究会借座县防疫站举行年会，6篇论文交流并获奖，新吸收14名会员。

1989年9月30日，县卫生防疫站康卫宁《从青年知识分子思想特点谈引导教育的方法》一文参加中央党校函授学院南通学区论文竞赛，获二等奖。

1990年1月7日，县卫生进修学校张凡生出席在无锡市召开的“江苏省中高卫校思想政治工作经验交流会”，宣读了由解慎传撰写的《我校是如何加强医德教育的》论文。1月14～16日，南通市卫生系统思想政治工作研究的年会在县举行，县卫生局丛浩以“求真务实，努力提高研究建设水平”介绍了县思想政治工作研究会建设经验。县人民医院刁述言《商品经济条件下医德刍议》获一等奖，县人民医院韩建彬和沈南森的《浅谈卫生改革中精神文明的倾斜与支撑》、县卫生局谢承钧的《医院思想政治工作中激励机制应用之我见》论文获二等奖。1月14日～16日，县卫生系统思想政治工作研究会举行年会，与会人员列席南通市卫生系统思想政治工作研究会。1月16日，县人民医院与《如东日报》社、如东电视台、如东广播电视台举办迎春联谊会。11月26日，卫生部副部长、全国卫生系统思想政治工作研究会会长胡熙明在年会工作报告中对县卫生政研工作系统思想政治工作研究工作予以肯定和赞扬。

1991年1月28日，县卫生系统思想政治工作研究会会员增至75人。4月3日，南通市卫生系统思想政治工作研究会举行专题研讨会，提出全市卫生系统思想政治研究的建设重点推广如东县卫生系统思想政治工作研究的建设经验，县卫生局丛浩以《抓素质、重实践、靠协同——对卫生系统思想政治工作研究的建设思想问题初探》为题作大会交流，县人民医院韩建彬、沈南森合撰的《党政合力共管是医院的基石》作书面交流。4月16日～18日，县卫生局丛浩作为特邀代表出席《卫生政工研究》在安徽合肥召开的第二次通讯员工作会议。4月20日～22日，县卫生局丛浩出席江苏省卫生系统思想政治工作研究会在扬州召开的基层建设专题研讨会，宣读《抓素质、重实践、靠协同——对卫生系统思想政治工作研究会建设思想的初探》，江苏省卫生系统思想政治工作研究会会长陈萍在大会报告中肯定了县研究的建设和做法。6月24日，县卫生局丛浩《运用身边典型进行实际教育的思考》县人民医院韩建彬和沈南森《党政合力是管好医院的基石》论文获县“党建工作研讨会”获三等奖。7月19～23日，出席全国卫生系统思想政治工作研究在陕西临潼举行的基层建设研讨会，县卫生局丛浩以《抓素质、重实践、靠协同》为题作大会发言，全国卫生系统思想政治工作研究会副会长张家政在会议报告中对如东县的工作予以肯定。10月4日，云南省昆明市官渡区卫生系统思想政治工作研究会组团访问如东县，交流思想政治工作研究的建设经验。11月10日～16日，县人民医院刁述言出席在广州召开的“全国第五次中青年医学伦理学研讨会”，他的《层次观在医德教育中的应用》作大会交流。11月16日，出席南通市卫生系统思想政治工作研究会第二次专题研讨会，县卫生局丛浩《八十年代卫生系统青年知识分子若干问题的思考》县人民医院韩建彬《发挥知识分子在医院建设中的作用的体会》、县中医院张泽宾《浅谈基层医院知识分子心态困惑及改善对策》、县卫生防疫站康卫宁《树木参天靠浇灌，人才拔萃在培养》论文均作大会交流。11月23日～26日，出席江苏省卫生系统思想政治工作研究会第二次年会，县卫生局从浩《抓素质、重实践、靠协同》论文作大会交流，并被评为一等奖，载入《江苏省卫生系统优秀政工论文集》。从浩当选为江苏省卫生系统思想政治工作研究的理事、医德医风学组副组长。江苏省卫生厅副厅长、省卫生系统思想政治工作研究会的会长陈萍在大会工作报告。中对如东县卫生系统思想政治工作研究的做法做了评价。11月29日，出席南通市政治工作研究的教育分会1991年年会，县卫生进修学校解慎传、邢巨星合撰的《关于中专卫校学生医德品质现状和对策的思想》、县卫生进修学校陈德林撰写的《生物教学中教书育人之浅谈》均获大会优秀论文三等奖。11月，县卫生局从浩出席南通市卫生系统思想政治工作研究会"知识分子工作专题研讨会"，其《八十年代卫生系统青年知识分子的历史使命的展望及其思考》作大会交流。

1992年3月3日～4日，出席南通市卫生系统《加强医德医风建设，开展优质服务活动》专题研讨会，县人民医院韩建彬的《医德教育的现状与对策》、县卫生防疫站康卫宁《强化管理制度、促进廉洁优质服务》论文作大会交流。4月9日～14日，县卫生局沙春智代表从浩出席在苏州召开的《江苏省卫生系统思想政治工作研究会干部培训班》，代表从浩宣读了《千虑获一得，关键要务实～浅谈〈抓素质、重实践、靠协同〉一文的写作体会》。4月14日～28日，县卫生防疫站康卫宁随江苏省卫生系统思想政治工作研究的参观考察团赴济南、烟台、青岛、天津等地考察调研。5月6日～8日，全国卫生系统思想政治工作研究会在大连举行，卫生部党组副书记、副部长孙隆春会长在大会报告中再次肯定如东县卫生系统思想政治工作研究会建设经验。在这次年会上，县卫生系统思想政治工作研究会被授予"先进基层研究会"称号，从浩《抓素质、重实践、靠协同》一文获全国卫生系统政治工作会1991年度"奇星杯"优秀论文奖。10月9日，出席《现代卫生事业管理》和江苏省卫生系统思想政治工作研究会联合举办的"思想政治工作与医院管理学术研究会"，县卫生进修学校解慎传、邢巨星署名论文《关于多校医学生医德品质现状调查的启示》作大会交流。10月10日～20日，出席全国卫生系统思想政治工作研究会学会干部培训班，县卫生局从浩以《坚持四全方针，实行整体推进》作大会交流。

1993年6月30日，出席江苏省卫生系统思想政治工作研究的第五次年会，县卫生系统思想政治工作研究会被评为先进研究会，县卫生防疫站康卫宁被评为优秀研究干部，县卫生局从浩《社会主义市场经济条件下医德教育价值取向之浅探》等论文获三等奖。11月26日～30日，县卫生局从浩出席江苏省卫生系统思想政治工作研究会，当选为理事、医德医风党组副组长，《抓素质、重实践、靠协同》获一等奖。12月31日，县卫生系统思想政治工作研究会评选27篇论文分别为一、二、三等奖。

1994年3月29日～31日，南通市卫生系统思想政治工作研究会在启东市召开第三次年会，如东县卫生系统从浩、张泽宾、韩建彬、康卫宁当选为理事，从浩当选为常务理事、副会长，县人民医院韩建彬《医院改革与医德教育》作会议交流，从浩作大会讨论发言。5月20日～21日，县卫生系统思想政治工作研究会在卫生局举行《社会主义市场经济与卫生改革战略理论研讨会》，县宣传部和县卫生局7位领导先后作理论探讨。11月8日，县人民医院刁述言出席在西安召开的"首届医德教育研讨会"以《医德教育重在纠偏务实》为题作大会发言。11月30日，江苏省卫生系统思想政治工作研究会发文表彰，县卫生局从浩为江苏省卫生系统思想政治工作研究会活动积极分子，其《社会主义市场经济条件下腐败现象探源及其治整对策》一文获优秀论文三等奖。

1995年1月6日，县卫生系统思想政治工作研究会评选1994年度论文一等奖2篇，二等奖5篇，三等奖11篇，优秀奖4篇。

1996年1月2日，县卫生系统思想政治工作研究会评选1996年度优秀论文，一等奖3篇，二等奖5篇，三等奖8篇。1月10日，县卫生系统思想政治工作研究会举行《卫生文化》专题研讨会，5位作者会上交流、6位作者书面交流。1月26日，县卫生局评选优秀通讯员，县卫生局谢承钧获一等奖，二等奖2人、获三等奖2人、鼓励奖4人。

1997年5月31日，县卫生系统思想政治工作研究会举行医德医风建设研讨会，10位作者交流，表彰8名先进个人。10月26日～28日，县卫生局丛浩出席江苏省卫生系统思想政治工作研究会第六次年会，其《卫生职业道德建设工作思维鉴来》获二等奖。

1998年11月20日，县人民医院沈南森论文《医院青年知识分子的人文素质亟待培养》入选“98南京医学人文社会科学与医院文化学术研讨会”作大会交流。

1999年8月3日，县人民医院沈南森参加卫生部全国医院文化建设协会主办的“西安扬森杯”全国医院文化知识竞赛活动，获竞赛优秀奖。

2001年4月5日，县人民医院沈南森参加江苏省委宣传部举办的第十五期高级政工师研讨班，《略论医院思想政治工作的改进与创新》作大会交流。12月7日～9日，出席江苏省卫生系统思想政治工作研究会第七次年会，县人民医院沈南森《医院思想政治工作与医院文化“嫁接”的几点谫议》论文作大会交流，并获优秀论文二等奖。

2002年10月6日，出席南通市卫生系统思想政治工作研究会第五次年会，县人民医院沈南森《1498份问卷中道德义利观的伦理学解读》作大会交流，获优秀论文二等奖。

2003年8月2日，出席中华医院管理学会医院文化专业委员会在江苏无锡召开的全国首届医院文化建设经验交流会。县人民医院沈南森、翟明、吉玲玲《医院文化为我们引来源头活水》作大会经验交流，并在《中国卫生界》刊载。

2006年9月28日，县卫生系统思想政治工作研究会举行年会。

2007年10月10～12日，出席江苏省卫生系统思想政治工作研究会第九次年会，县人民医院沈南森的《新型医患关系呼唤沟通》作大会交流，并获优秀论文二等奖。12月18日，县人民医院沈南森《关于不断改进和创新医院思想政治工作的思考》，获南通市思想政治工作优秀研究成果一等奖。12月28日，大韩民国釜山文化代表团访问县人民医院，并和县人民医院签定文化交流协议。

2008年1月21日，县人民医院召开通讯员工作会议，向21名新聘通讯员颁发聘书。4月18日，县作家协会、县诗词学会举行“丛浩作品研讨会”，县文联党组书记王晓晴、县文联副主席兼县作家协会主席陆修谷、县作家协会副主席於维卿、县诗词学会理事长佘殿等30余位作家出席研讨，县作家协会顾问李贻福、潘金环莅临祝贺。5月10日，县人民医院特邀中国康复研究中心研究员、经营管理部主任、中国全科医学研究与发展中心主任吴春容教授作《医院快速发展策略》的专题讲座。7月1日，县人民医院医院召开“如东县人民医院业余党校暨思想政治工作研究会”成立大会。7月19日，县卫生系统第六届文化节开幕。

2009年3月26日，县思想政治工作研究会评选获奖论文，县人民医院吉玲玲《新形势下中青年医务人员道德前景微探》获优秀奖。4月2日，县人民医院召开深入学习实践科学发展观活动动员大会。县委深入学习实践科学发展观第四检查指导组主任刘国华应邀出席。5月8日，县人民医院组织召开第二届“双爱双争”主题教育实践活动动员大会，共青团如东县委副书记徐光明也应邀出席启动仪式。

2010年8月，县中医院吉玲玲《从传统中医文化渊源探析廉政文化建设路径》论文获中国医院文化论坛主题征文三等奖。

1986～2010年如东县卫生系统工作论文发表情况表

表41-7

发表时间	作　者	论文标题	刊物名称
1988.08.20	谢承钧	《商品经济与医德问题讨论》	《健康报》
1988.08.24	谢承钧	《现阶段医德退化原因浅析》	《中国卫生信息报》
1989.01.29	缪宝迎	《医院思想政府工作评价浅析》	《中国卫生信息报》
1989.02.01	从　浩	《建立思想政治新格局势在必行》	《中国卫生信息报》
1989.03.08	谢承钧	《加强和改进思想政治工作》	《中国卫生信息报》
1989.03.22	刁述言	《试论情感在思想政治工作中的作用》	《中国卫生信息报》
1989.03.22	谢承钧	《医院发展与人道主义实现》	《中国卫生信息报》
1989.05.13	康卫宁 朱俊扬	《浅论思想政治工作情感交流的作用》	《中国卫生信息报》
1989.07.05	谢承钧	《理顺思想政治工作的五个关系》	《中国卫生信息报》
1989.07.15	张泽宾	《思想政治工作方法漫谈》	《卫生政工研究》
1991.03.13	从　浩	《努力提高政工研究会建设水平》	《南通政工研究》
1991.04.15	从　浩 谢承钧	《谈加强基层思想政治研究的建设》	《卫生政工研究》
1991.10.20	从　浩	《对卫生系统思想政治工作研究建设问题的初探》	《现代卫生事业管理》
1992.04.28	从　浩	《八十年代卫生系统青年知识分子若干问题的思考》	《中国卫生界》
1992.12.31	从　浩	《社会主义市场经济体制下思想政治工作的相宜选择》	《政工研究》
1993.02.10	刁述言	《纠偏务实，把医德教育溶入医院管理》	《现代卫生事业管理》
1993.04.30	从　浩	《对运用身边典型进行党性教育的思考》	《政工研究》
1993.07.05	沈南森	《立足岗位讲医德坚持敬业正行风》	《江苏宣传》
1993.08.05	谢承钧	《也谈“红包”》	《中国卫生政策》
1994.05.20	从　浩	《简论新形势党员矛盾心理的形成与教育调整对策》	《南通政工研究》
1997.03.10	沈南森	《医院思想政治工作与医院文化“嫁接”的几点谫议》	《中国卫生界》
1997.08.31	从　浩	《卫生职业道德思维鉴来》	《江苏卫生事业管理》
1997.12.30	从　浩	《尊重病人权利，优化医患关系》	《新时期卫生职业道德建设》
1998.02.28	从　浩	《努力造就高素质的跨世纪人才》	《政工研究》
1998.10.08	沈南森	《关于加强医院职业道德建设的对策》	《南通学刊》
1998.11.25	沈南森	《实施医德工程重在务实》	《南通政工研究》
2001.05.31	从　浩	《争当先进文化忠实代表，加快现代医院建设进程》	《江苏卫生事业管理》
2001.05.31	康卫宁	《完善医疗补偿体制与医院精神文明建投探析》	《南通宣传》
2001.05.16	吉玲玲	《她把爱献给了“上帝”》	《南通日报》
2002.10.30	沈南森	《1498份问卷中道德义利观的伦理学解读》	《江苏社会科学》
2003.09.18	沈南森 翟　明 吉玲玲	《医院文化为我们引来源头活水》	《中国卫生界》
2004.09.10	沈南森	《现代医院文化管理探微》	《中国医院管理》
2005.08.15	吉玲玲	《邓小平社会主义市场经济理论初探》	如东县委宣传部纪念邓小平诞辰一百周年理论研讨征文二等奖

续表41-7

发表时间	作　者	论文标题	刊物名称
2005.08	吉玲玲	《用科学发展观指导医院文化建设》	中国医院文化论坛优秀论文奖
2005.09.01	沈南森	《医院思想政治工作与医院文化》	《江苏社会科学》
2005.12.05	沈南森	《新型医患关系呼唤沟通》	《江苏社会科学》
2006.06.27	吉玲玲	《浅谈卫生体制改革中的青年思想政治工作》	《江南时报》
2006.02	吉玲玲	《科学发展观在医院文化建设中的应用》	《中华现代医院管理杂志》
2008.05.08	沈南森	《探索新方法用好新载体求得新成效》	《思想政治工作研究》
2009.12.05	沈南森	《关于不断改进和创新医院思想政治工作的思考》	《江南论坛》
2010.02	吉玲玲	《关于当前医院行风建设的几点思考》	《江苏社会科学》
2010.08	吉玲玲	《从传统中医文化渊源探析廉政文化建设路径》	《现代医院管理》
2010.12	吉玲玲	《新形势下加强中青年医务人员道德建设的路径思考》	《江南时报》
2010.12.02	沈南森	《医院思想政治工作要努力做好"四个统一"》	《江南时报》
2010.12.15	沈南森	《用科学发展观指导医院思想政治工作创新》	《江南论坛》
2010.12	吉玲玲	《传承文明 彰显特色 打造现代中医文化品牌》	《中华现代医院管理杂志》

四、通讯报道

1987年6月9日～10日，卫生部委托《卫生与生活》报社摄影电视组拍摄县妇幼保健所、双甸乡等单位口服液治疗小儿腹泻和小儿生长发育监测工作资料片。6月11日，《健康报》二版以"建立卫生协会，推行基层全行业管理"为题，报道县基层卫生工作者协会工作情况。6月15日，《南通日报》报道，县49个乡镇全面巩固和恢复农村合作医疗制度。7月4日，《江苏健康报》头版头条以《应行业管理之需，遵保健人员之心》为题，报道县卫生协会活动情况。8月15日，《健康报》以《情暖病人心》为题介绍县中医院重视医德教育的事迹。9月4日，《江苏健康报》报道县加强医药市场管理的措施。10月，《中国初级卫生保健》(第10期)介绍县卫协会开展初级卫生保健工作的做法和体会。12月29日，江苏省电视台一行3人拍摄马塘医院杨光奎医师从医30年，万例手术无事故事迹镜头。

1988年1月23日，《中国卫生信息报》以《统一认识，加强管理》为题，介绍县农村合作医疗的做法和体会。3月4日，《江苏保健报》头版头条以《人民政府为人民办实事，合作医疗制度扎根如东大地》为题，介绍县合作医疗工作情况。4月20日，《南通日报》一版标题新闻，报道县《栟茶医院讲究医德，全心全意为病员服务，获全国文明卫生单位称号》改革经验。4月20日，《现代医院管理》杂志(1988年第1期)以《坚持落实岗位责任制，将医院改革引向深入》为题，介绍栟茶医院改革经验。4月24日，《中国麻风防治简报》(1988年第3期)报道县举行国际麻风节和中国麻风节庆祝活动。5月8日，南通电视台，县药品检验所认真贯彻执行《中华人民共和国药品管理法》，查处游医药贩。5月9日，中央电视台二台专题报道县药品检验所贯彻执行《中华人民共和国药品管理法》，查处游医药贩情况。5月10日，《南通日报》报道新店乡卫生院购买救护车，称我市乡医院第一家。8月19日，《江苏健康报》讯，县自是年6月开始试行医疗保偿制度。县卫生局决定对20种疾病推行全面质量控制。

1989年7月2日，《江苏健康报》以《学习管理理论，指导实际工作》为题，报道县卫生局科学开展农村卫生工作的情况。南通人民广播电台以"他一心扑在党的医疗卫生上"为题，报道县第三人民医院徐定山的事迹。11月29日，《南通日报》以《在政工岗位上奋进》为题，介绍县中医院党支部书记张泽宾事迹。12月31日,《卫生政工研究》1989年第4期,以《低谷中奋进》为题,介绍县中医院党支部书记张泽宾的事迹。

1990年3月19日,《江苏健康报》介绍县第三人民医院专科门诊建设经验。

1991年4月15日,《卫生政工研究》以《远望还需登高》为题介绍县卫生系统思想政治工作研究的建设经验。

1992年8月30日,《江苏保健报》头版头条以《他们,在播种幸福》为题,报道县妇幼保健所全体人员的服务事迹。

1993年4月20日,《南通日报》第二版以《死神手中夺回生命》为题报道县第二人民医院医护员工抢救农民企业家桑圣华的事迹。4月23日,《南通日报》第二版以《如东县初保工作进入快车道》为题,介绍县初保工作情况。5月20日,《新华日报》第三版以《向死神挑战》为题介绍了县第二人民医院抢救农民企业家桑圣华的事迹。6月23日,《南通日报》以《消毁一批伪劣酱油》为题,介绍县卫生防疫站打假执法工作情况。7月5日,《江苏宣传》1993年第13期以《立足岗位讲医德,坚持敬业正行风》为题介绍县人民医院行风建设经验。7月20日,《中国农村卫生事业管理》1993年第7期以《如东县初保工作进入快车道》为题介绍县农村初保工作情况。8月20日,《新华日报》以“他们,在播种幸福”为题,介绍县妇幼保健所开展妇保工作的事迹。

1994年4月5日,《南通日报》第三版以《引改革“水”,治管理园》为题报道县第三人民医院深化医院改革的经验。4月6日,《南通时报》第三版以《管帮促并举,查打防结合》为题报道县查处假劣药品的做法和成效。4月15日,《南通日报》第三版以“发挥监督职能,强化防疫意识”为题,报道了县卫生防疫站充分发挥卫生监督职能,不断强化群众卫生防病意识,使全县群防群治工作卓有成效。4月21日,《南通日报》科教文卫版以“加强卫生防疫,遏制疾病发生”为题报道县春季遏制肝炎发病率的做法和体会。5月24日,《南通日报》第二版以《加大改革力度,完善运行机制》为题报道双甸中心卫生院深化科室综合目标责任制的做法和成效。7月13日～29日,《南通工人报》以《人间自有真情在》《南通日报》以《白衣天使圣洁的爱心》《健康报》以《美好的人间》为题报道县人民医院20余名医护人员协同为袁庄乡女青年邵亚红成功切除50公斤的“巨型橡皮腿”异物和全体职工为其捐款的先进事迹。9月6日,《南通日报》二版刊登科普创作园里的千里马—记如东县医学会理事,科普作家《傅国森》一文。10月25日《南通日报》第三版刊登报道“秉公执法—记省卫生防疫防治先进工作者李秀兰”。4月6日,《如东报》头版功臣风采刊登摄影报道:为人民生活造福,记县第二、三轮专业技术拔尖人才孙德全。

1995年2月9日,《人民日报》以“情暖弱女心”为题报道县人民医院20余名医护人员协同为袁庄乡女青年邵亚红成功切除50公斤的“巨型橡皮腿”异物和全体职工为其捐款的先进事迹。8月15日,《卫生工作通讯》介绍县加强个体诊所管理的做法。8月16日,《南通日报》第二版以《爱是生命之源》为题报道马塘医院抢救一出血性休克产妇的动人事迹。11月8日,《南通日报》第三版以《心系患者满院情》为题报道县第三人民医院文明行医、优质服务的事迹。11月,《南通日报》《中国中医药报》分别以《告别传统观念,开拓手术禁区》《如东县中医院制定党政班子廉洁自律守则》为题报道县中医院相关工作情况。12月20日,南通市电视台、如东县电视台播放县卫生防疫站查处不合格酱油个体销售户,销毁库存劣质酱油的电视新闻。12月,《南通日报》以《病人还有哪些不满意》为题报道县中医院实施“满意工程”的工作纪实。

1997年1月12日,《健康报》第三版以《如东县中医院设“大堂经理”》为题报道了县中医院开展优质服务活动的情况。6月9日,《南通日报》一版报道:《共产党员走在前面——如东县计划生育工作记事》。

1999年9月24日,《中国人口报》头版《浪潮人物话沧桑专栏》报道:《勇做时代的弄潮儿——访江苏省如东县原计生办主任杨其智在70年代抓好计生工作的经验和做法》。

2006年9月14日,《南通日报》A2版以《新型农村合作医疗普及如东78万农民》为题介绍县合作医疗工作开展情况。10月14日,《南通日报》A1版以《"健康工程"情系如东农民》为题,介绍县农民健康工程建设的推进情况。10月29日,《新华日报》A1版以《如东:健康工程让百万农民笑开颜》为题介绍了县农民健康工程工作开展情况。

2010年10月10日,李剑芳"小荷已露尖尖角——记成长中的如东县卫生系统爱心天使服务队" 在《江海晚报》发表。

第三节 文化交流

本节以领导考察、国际专家访问、国内专家访问、卫生技术援助外国、卫生技术援助外省(地)外为节记述县卫生文化交流。

一、领导考察

民国36年(1947年)7月,中国人民解放军华中军区第九军分区卫生部部长周申晋赶往到华丰地区组织抢救70余名在六斧头反抗国民党军队扫荡中受伤的群众。

1957年秋,《南通市市镇卫生现场会议》在马塘镇举行,南通专署副专员陈可春主持会议。

1959年4月中旬,南通专区寄生虫病防治所派员前往双甸人民公社检查浮肿病发病原因。

1964年7月, 南通专署在县栟茶区医院召开"南通市勤俭办院现场会",奖励栟茶区医院人民币5000元。

1965年10月,南通专区在栟茶地区医院召开"南通专区医院工作现场会"。

1966年5月,卫生部防疫司处长郭仪到县检查工作。

1968年2月12日,南通专区军管会在岔东人民公社召开"南通专区计划生育和妇幼卫生工作现场会议"。

1971年5月,卫生部军管会妇幼保健司司长栗秀真到县考察。10月,卫生部军管会副主任阎钧到县检查计划生育与卫生工作,并前往岔河、栟茶等地考察。12月,卫生部军管会在县举办"全国部分省市计划生育工作经验交流学习班",13个省、市38名代表出席。

1973年1月22日,南通地区革命委员会在县召开"南通地区计划生育与妇幼卫生工作现场会"。

1974年10月,卫生部妇幼卫生司司长林佳楣到县视察妇幼保健工作。

1975年春,江苏省卫生局局长盛立、省卫生防疫站站长江淑人到县栟茶镇考察工作。

1976年5月20日,卫生部委托长春市电影厂到县拍摄《婴儿喂养》科教影片。7月5日,南通地区贫下中农协会、地区卫生局转发《如东县环镇人民公社贫下中农协会管理卫生及实施办法》。12月20日,南通地区在县召开妇幼保健、幼儿教育经验交流会。

1977年6月10日~17日,"江苏省计划生育、妇幼卫生幼托工作先进集体和先进个人代表大会"在县召开,国家机关及省领导林佳楣、许家屯、秦素萍、戴为然等1323名代表出席。8月,江苏省卫生防疫站站长江淑人到县指导工作。11月20日~12月1日,"全国妇幼卫生工作现场经验交流会议"在县召开。江苏省和南通地区妇幼保健工作会议同时召开。卫生部和江苏省领导钱信忠、林佳楣、栗秀贞、许家屯等出席。

1978年8月19日,"江苏省农村儿童保健工作经验交流会议"在县召开。

1979年11月22日，卫生部妇幼卫生司司长林佳楣、江苏省卫生厅副厅长夏凤珠到新光、岔河镇、丰利镇人民公社视察儿童保健教育工作。是年，全国81个省市代表团到县参观交流妇幼卫生工作。

1981年6月7日，江苏省人民政府副省长宫维桢视察县调查文教卫生事业单位情况。

1982年4月14日，国家计划生育委员会副主任周伯萍到县检查计划生育和妇幼卫生工作。

1983年6月31日，江苏省人民政府副省长杨永沂视察县直各医疗卫生单位。

1984年10月11日～13日，南通市卫生局在县召开"南通市医院业务技术建设经验交流会"。新店乡卫生院作现况汇报。

1986年5月9日，江苏省卫生防疫站防疫科主管检验师胡勤南到县中医院检查肠道门诊工作。7月9日，江苏省卫生厅副厅长张华强、中医处处长张锦到县中医院视察工作。11月22日，中华全国中医学会副秘书长肖含、前副秘书长、卫生部防疫司原司长郭仪到县中医院、县卫生防疫站等单位视察工作。

1987年1月16日，南通市卫生局局长张肖敏等到县精神病防治院检查工作。1月17日，江苏省妇幼卫生示范县省协调组、技术指导组一行10人，在省卫生厅副厅长陈萍带领下，对县妇幼卫生示范项目进行评审，南通市人民政府副市长杨正东等出席评审总结会。3月30日，江苏省卫生厅医政处副处长夏迎秋一行11人到县人民医院进行"文明医院"检查验收。4月，中共南通市委副副书记唐真寿到县人民医院视察。是月18日，南通市卫生局"县级中医院质量管理组"一行到县中医院检查工作。4月19日，江苏省卫生厅副厅长刘洪琪一行3人到县考察卫生工作。4月28日，中国儿童发展中心顾问、中华医学会副会长林佳楣、国家计划生育委员会顾问栗秀贞、中国儿童发展中心副主任(中国医学科学院教授)余国膺等一行到县考察计划生育、妇幼保健和儿童教育工作。江苏省卫生厅副厅长陈萍、中共南通市委副书记唐真寿等陪同到县考察工作。5月8日，国家海洋局副局长钱志宏视察县卫生防疫站等单位考察。6月14日，卫生部防疫司原司长郭仪到县中医院考察。7月1日，南通市人民政府副市长王湛等一行到县考察农村合作医疗、基层卫生组织建设等工作。7月20日，江苏省人民政府副省长杨泳沂、省办公厅副主任潘春材、省卫生厅副厅长刘洪祺到等视察到县妇幼保健、基层卫生组织和医院改革等工作。7月，江苏省卫生厅厅长刘洪淇县人民医院视察。9月，江苏省卫生厅副厅长张国义、省防疫站站长等到县急性肠道传染病的防治工作进行检查和指导。9月24日，江苏省卫生厅副厅长陈家震等到县视考察部分卫生机构和医疗单位的工作。10月23日，南通市卫生局局长张肖敏等一行6人来县栟茶医院检查了解医院改革情况。11月21日，南通市卫生局局长张肖敏等到县药检所进行工作考察。

1988年5月7日，南通市卫生局局长张肖敏等到县检查卫生改革工作。5月25日是，南通市卫生局副局长柯观一行5人来县人民医院检查药剂科工作。6月9日，南通市人大常委会副秘书长黄德明、科教文卫委员会主任沈春生、市卫生局局长张肖敏等一行到县视察卫生改革工作。6月22日，江苏省建委抗震办公室主任、工程师周戴陈等来县人民医院勘察住院楼抗震程度。7月29日，江苏省卫生厅副厅长张国义、南通市卫生局局长张肖敏等陪同下检查县肠道传染病防治工作。9月，江苏省民政厅陈事厅长到县人民医院视察遭受龙卷风袭击灾情。10月20日，县中医院举办建院30周年庆祝活动，中顾委委员、中华全国中医学会会长崔月犁发来贺电，中顾委常委姬鹏飞、卫生部部长陈敏章寄来题词。11月11日，南通由市老干部局、卫生局组成的检查组到县人民医院老干部病房进行创"四好"病区评比检查。12月26日，南通市政协主席唐真寿、副主席朱良春一行到县精神病防治工作进行调查。

1989年1月6日，南通市"创三优"检查组到县人民医院检查。1月15日，江苏省卫生厅药政管理局局长袁冰等到县药品检验所视察工作，检查县制药厂等的生产经营状况。1月20日，江苏省"文明医院"检查验收组到县人民医院检查考评。3月8日，南通市人民政府副市长王湛等一行5人到县检查了解螺情和灭螺质量。7月15日，南通市卫生局副局长柯观到县人民医院抽查急诊室、观察室工作。8月29

日，南通市卫生局副局长胡树生带队一行6人到县人民医院检查开展“百日双优”竞赛活动情况。7月27日，江苏省民政厅一行3人到县人民医院探望受龙卷风袭击灾区的重伤员。12月16日，南通市卫生局组织的“文明医院”检查团到县人民医院检查。

1990年4月，南通市卫生局统计工作检查组到县中医院检查卫生统计工作。4月4日，江苏省卫生厅组织的物价检查组到县人民医院检查新医疗收费标准执行情况。5月17日，南通市人民政府副市长王湛带领市农工部、卫生局等有关部门负责同志考察县基层卫生工作。7月14日，江苏省卫生厅副厅长张国义率领省政府血防工作检查团到新店、汤园两乡检查血防工作。11月16日，南通市卫生局副局长柯观一行11人到县人民医院进行“文明医院”检查。12月20日，江苏省药检所一行到县人民医院制剂室进行检查验收。12月，江苏省中医管理局“中医专科建设检查组”一行9人到县中医院检查骨伤、针灸、痔瘘等专科建设情况。

1991年1月2日，江苏省文明医院检查组到县人民医院进行检查验收。1月10日，中共南通市委副书记李明勋、南通市人民政府副市长徐相林等到靖海乡姜河村视察卫生室。2月10日，南通市人民政府长徐燕到县了解曹埠乡卫生院的危房情况。2月19日，南通市卫生局偕市血站领导和专家到县人民医院血站验收后发给合格证书。2月20日，南通市卫生局局长张肖敏等来县视察农村“一无两有”工作。3月，江苏省中医管理局办公室主任丁冠明前来县中医院调研。4月19日，全国优生优育协会常务副会长林佳楣到县视察妇幼保健工作。4月25日，南通市卫生局妇幼保健科组织有关医院妇产科主任到县人民医院检查计划生育手术质量及管理工作。5月19日，江苏省药政局局长陈振飞视察县药检所、医药公司、生化制药总厂、县人民医院等单位。7月18日，南通市职称改革办公室副主任陆琰如和县职改办负责人到县人民医院检查验收首次职改工作。9月19日，南通市财政局、市县公费医疗办公室到县人民医院检查1990、1991年公费医疗使用情况进行。10月22日，南通市、县抗震办公室有关负责人到县人民医院验收住院楼加固工程。11月26日，南通市老干部工作检查组到县人民医院老干部医疗保健工作进行检查。

1992年1月25日，南通市卫生局检查组到县人民医院检查1991年度开展“学题词、正医风、创优质”百日竞赛活动情况。1月26日，南通市人大视察团一行到县皮肤病防治所慰问工作人员和住院病人，纪念国际麻风病节和中国麻风病节。8月，江苏省计经委一行4人到县中医院视察门诊楼建设前期工作。8月30日，江苏省计经委计划处处长到县人民医院了解住院楼危房情况。10月14日，江苏省、市卫生防疫站有关领导到县人民医院宣传贯彻《传染病防治管理法》工作进行检查。10月23日，南通市文明医院检查组一行10人到县人民医院检查验收1991～1992年度文明医院建设情况。10月31日，南通市纠风办公室主任保朴、卫生局副局长胡树生等一行5人到县人民医院检查医德医风建设情况。12月27日，江苏省卫生厅副厅长张肖敏、政策法规处处长吕美行到县了解卫生改革工作情况。

1993年6月14日，江苏省卫生厅副厅长张国义到县了解肠道传染病防治工作。

1994年4月24日，江苏省药政管理局局长袁冰一行到县了解药政药检工作。5月，江苏省卫生厅原厅长盛立到县人民医院视察。5月31日，南通市纠风办公室、南通市卫生局政治处组成的检查组在县卫生局有关负责同志陪同下到县人民医院进行纠风工作检查。6月9日，南通市卫生局局长吴爱祥一行4人到县了解卫生改革和第三产业情况。7月，解放军总参谋部干休所离休干部、全国优秀辅导员王遐芳到县人民医院为中层以上干部和部分团员青年作报告。8月10日，江苏省卫生厅副厅长、省中医管理局局长张华强来县中医院检查调研。9月8日，南通市人大科教文卫委员会、市法制局、市卫生局联合监察执行组对县贯彻执行《传染病防治法》进行检查。9月23日，江苏省乡镇卫生院药品代购工作会议在县召开，江苏省卫生厅副厅长张华强在会上提出药品代购工作具体要求。10月，南通市计划免疫、传染病管理工作检查组一行6人到县人民医院、中医院检查工作。12月10日，南通市卫生局副局长柯观一行到县人民医院进行等级医院基本标准创建评审。12月19日,中共南通市委党建工作检查组在县委常委、组织部部长翁士豪、宣传部部长李贻福陪同下到县人民医院检查工作。

1995年2月20日,南通市卫生局在县召开全市妇幼卫生工作会议,与代表考察潮桥乡卫生院的妇幼工作。5月23日,江苏省等级医院评审组一行15人到县人民医院进行评审验收。5月30日,江苏省卫生厅防疫局局长丁琼等一行6人到县检查肠道传染病防治工作。8月4日,江苏省卫生厅副厅长唐维新等一行4人到县乡村卫生组织一体化管理情况进行调查,并考察南坎乡圩北卫生室。10月20日,江苏省卫生厅爱婴医院评审组到县人民医院进行评估验收。12月18日,江苏省卫生厅妇幼保健处处长马瑞均率省电视台摄制组到县人民医院拍摄创建爱婴医院资料录像。

1996年7月2日,南通市人大常委会副主任沈瑞芬等一行9人到县视察农村初级卫生保健工作。10月26日,江苏省卫生厅医政处处长尹东由市卫生局副局长柯观陪同到县人民医院视察。7月29日,江苏省卫生厅组织的卫生行风职业道德建设检查组到县人民医院检查工作。11月1日,南通市、县公安局、卫生局到县人民医院检查创建安全药库工作。11月22日,南通市卫生局药政处处长秦忆太率检查组到县人民医院制剂室进行年检。12月6日,国家结核病控制中心主任戴元生一行4人到光荣乡对结核病人的治病用药进行访视指导。12月,南通市中医院院长例会在县中医院举行,南通市卫生局副局长柯观出席。是月,南通市中医护理研讨会在县中医院举行,南通市卫生局领导出席。

1997年5月27日,南通市人大代表、政协委员60余人在县人大常委会副主任李贻福陪同下到县人民医院视察。5月30日,江苏省卫生厅副厅长张华强、南通市卫生局局长吴爱祥一行4人到县视察农村中医工作。6月11日,南通市卫生局副局长蒋志群率检查组到县人民医院检查爱婴工作。7月18日,中国药科大学校长吴晓明、副校长张效能等到县考察药检所工作。10月21日,南通市卫生局组织到县人民医院重点专科建设和传染病管理进行检查。10月30日,南通市卫生局医政部门负责人带领检查组到人民医院血站进行年度工作检查。11月,南通市人民政府副市长季金虎到县中医院检查医疗制度改革工作。是月,南通省中医管理局处长卢晓玲一行到县中医院检查工作。12月10日,江苏省放射防护检查组到县人民医院检查。

1998年3月31日,南通医学院教务处副处长李文华率专家组到县人民医院教学工作进行评估验收。5月5日,南通市卫生局副局长唐金和带领专家组到县人民医院住院医师进行考核。9月,全国优生协会会长林佳楣到县视察3岁以下儿童早期教育工作。

1999年4月15日,南通市卫生局副局长唐金和、市纠风办公室有关领导一行8人到县人民医院检查创建文明卫生行业工作。5月9日,江苏省卫生厅副厅长张肖敏来视察到县人民医院住院楼建设工作。5月31日,南通市人民代表大会代表20余人到县人民医院视察。7月19日,南通市卫生局副局长缪宝迎一行到县人民医院进行不定期的工作检查。

2000年5月16日,国家中医药管理局处长查德中等农村中医工作先进县专家评审组一行12人到县创建"全国农村中医工作先进县(市)"工作进行考核验收,通过了评审。

2001年1月24日,中共江苏省委常委徐守盛视察到县人民医院。

2002年1月9日,南通市药监局吴小平处长率专家组一行到县中医院对制剂室改造和净化工作进行测试验收。2月26日,南通市卫生局副局长曹金海一行到县中医院检查工作。8月14日,南通市中医院院长例会在县中医院举行,南通市卫生局领导出席。

2003年3月5日,南通市卫生局医院管理年检查组到县检查。9月12日,南通市卫生局副局长曹金海一行8人到县检查医院管理年活动情况。12月23日,南通市卫生局处长黎辰一行8人到县进行医院管理与专科建设检查。

2004年5月26日,南通市卫生局副处长王勤一行5人到县检查医院护理管理和院内感染管理工作情况。12月15日，南通市卫生局副局长王晓敏、办公室主任姜校君、卫监处处长杨建兵、基妇处处长黄利民一行在县卫生局局长张泽宾陪同下到县卫生监督所视察。

2005年11月9日，全国人大常委会委员、科教文卫委员会委员、中国工程院院士王永琰，全国人大教科文卫委员会人口卫生体育室主任任守森一行就全国农民享受初级卫生保健立法前期准备到县调研。

2006年2月22日，江苏省卫生厅副厅长姜锡梅等一行5人到县考察调研农村新型合作医疗和社区卫生服务站建设工作。3月7日，南通市卫生局检查组到县检查医院管理年工作。5月20日，江苏省纪委原副书记陈章浩率省委第二巡视组到县调研卫生工作。6月10日，江苏省政协原副主席顾浩，省委宣传部副部长周世康带领省人大代表、省直机关南通组到县调研农村医疗卫生工作。6月29日，省卫生监督所许可处陈柱之处长到县卫生监督所、县行政服务中心卫生局窗口察看卫生行政许可工作。8月4日，南通市卫生局处长黎辰一行8人到县进行医疗服务质量专项检查。8月17日，南通市卫生监督所一行到县人民医院作院内感染管理工作检查。10月8日，南通市人大副主任刘长安一行到县对县贯彻执行《江苏省初级卫生保健条例》情况进行专项检查。10月，南通市卫生监督所稽查处李锡玲处长在市所领导陪同下到县卫生监督所调研卫生监督稽查工作。

2007年5月24日，南通市卫生局处长黎辰一行9人到县检查医院管理年工作。7月6日，南通市针灸年会在县中医院举行。8月24日，江苏省卫生厅基层卫生和妇幼保健处处长夏季秋一行3人到苴镇凤阳和刘埠示范社区卫生服务站和丰利镇社区卫生服务中心考察调研。8月，中国人民解放军南通军分区刘振平司令员一行到县卫生进修学校视察。12月8日～9日，江苏省卫生厅农村基本公共卫生服务项目考核组在姜仑处长带领下，一行7人到县考核农村公共卫生服务工作，抽查了马塘镇，并深入该镇潮北村察看公共卫生服务建设情况。

2008年6月18日，江苏省疾病预防控制中心副主任医师周任忠检查县伤寒监测和霍乱防治工作。8月16日，国家生态镇检查组来栟茶镇检查工作，重点检查县第三人民医院污水及废弃物的处理，均达国家标准。

2009年4月4日，全国政协副主席李金华视察县第三人民医院整体迁建工程工地。6月23日，江苏省爱国卫生运动委员会办公室、省疾病预防控制中心、南通市爱国卫生运动委员会办公室有关领导到县检查改厕和饮用水监测工作。

2010年3月1日，江苏省卫生厅检查组一行3人到县人民医院开展血液净化技术准入现场审核检查工作。3月6日至7日，江苏省卫生专家组对县疾病预防控制中心进行实验室资质认定复评审。4月1日，江苏省卫生厅社妇处徐柏荣主任带队的专家组对县重大妇幼卫生项目落实情况进行督查。11月8日，南通市人民政府市长丁大卫视察县第三人民医院基建工地。

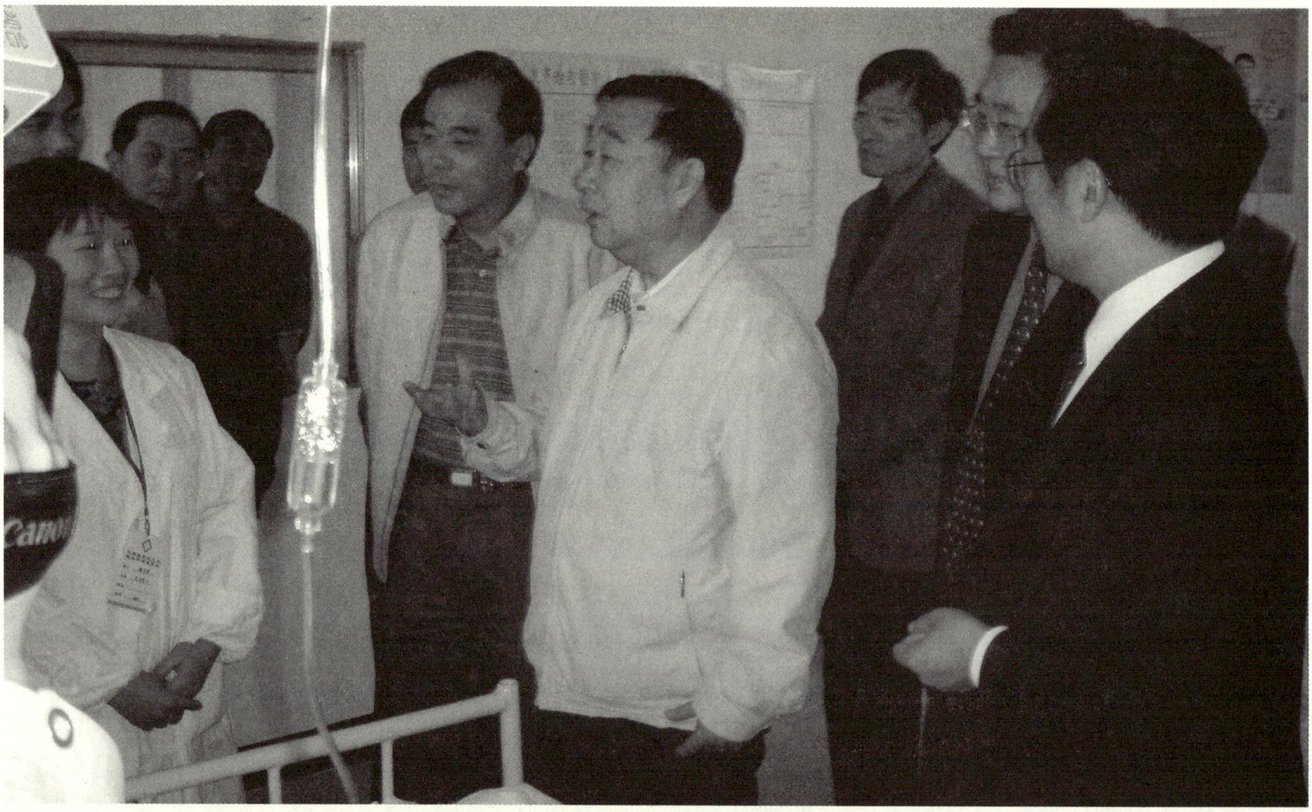

2005年11月9日，中国工程院院士王永琰（中）视察如东县社区卫生服务站

二、国际专家访问

1980年10月25日，联合国儿童基金会西非考察团一行17人到县考察幼儿保健工作，并实地考察丰利镇幼儿园和县蓓蕾托儿所。

1984年2月28日，联合国儿童基金会顾问卡尔•依•泰勒教授偕夫人到县考察妇幼卫生工作。

1985年7月12日，联合国儿童基金会总部高级卫生官员苏珊•科尔金博士到县考察评审妇幼卫生示范县建设工作并，到如东县卫生防疫站对计划免疫工作考察。

1988年1月14日，联合国儿童基金会中国办事处官员曾冬漉等在卫生部有关领导陪同下到县视察妇幼示范县工作。

1995年15日～18日，世界卫生组织国际化学品安全规划署官员普来斯汀那博士在卫生部劳研所研究员陪同下到县讲授“安全使用农药和农药中毒的诊断与诊疗”。

1997年1月19日，世界卫生组织亚太区办事处官员安东一博士、中国结核病控制中心办公室副主任黎霞、中国防疫协会副秘书长邹级谦等一行7人到县监督检查结核病控制示范区工作。

2007年12月28日，韩国釜山文化代表团到县人民医院、县中医院访问并签定协作协议。

2008年10月17日，加拿大拉瓦尔大学医学院肿瘤研究中心博士生导师王昌秫访问县人民医院。

2010年10月17日，，美国加州富乐敦州立大学国际拓展部国际学术交流亚洲部主任薛亚萍访问双甸镇中心卫生院。

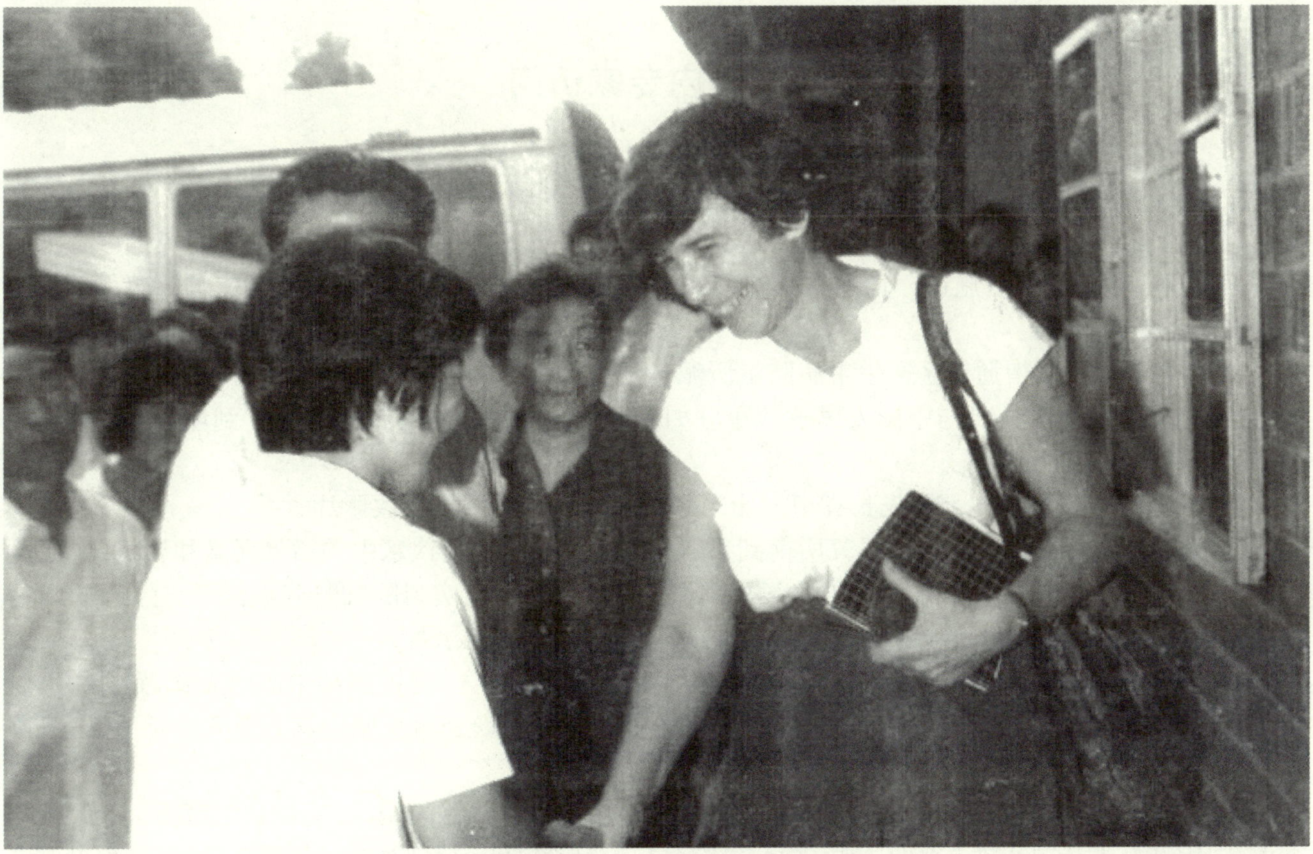

1985年7月12日，联合国儿童基金会苏珊·科尔金博士（左）考察县妇幼卫生工作　　（县保健所提供）

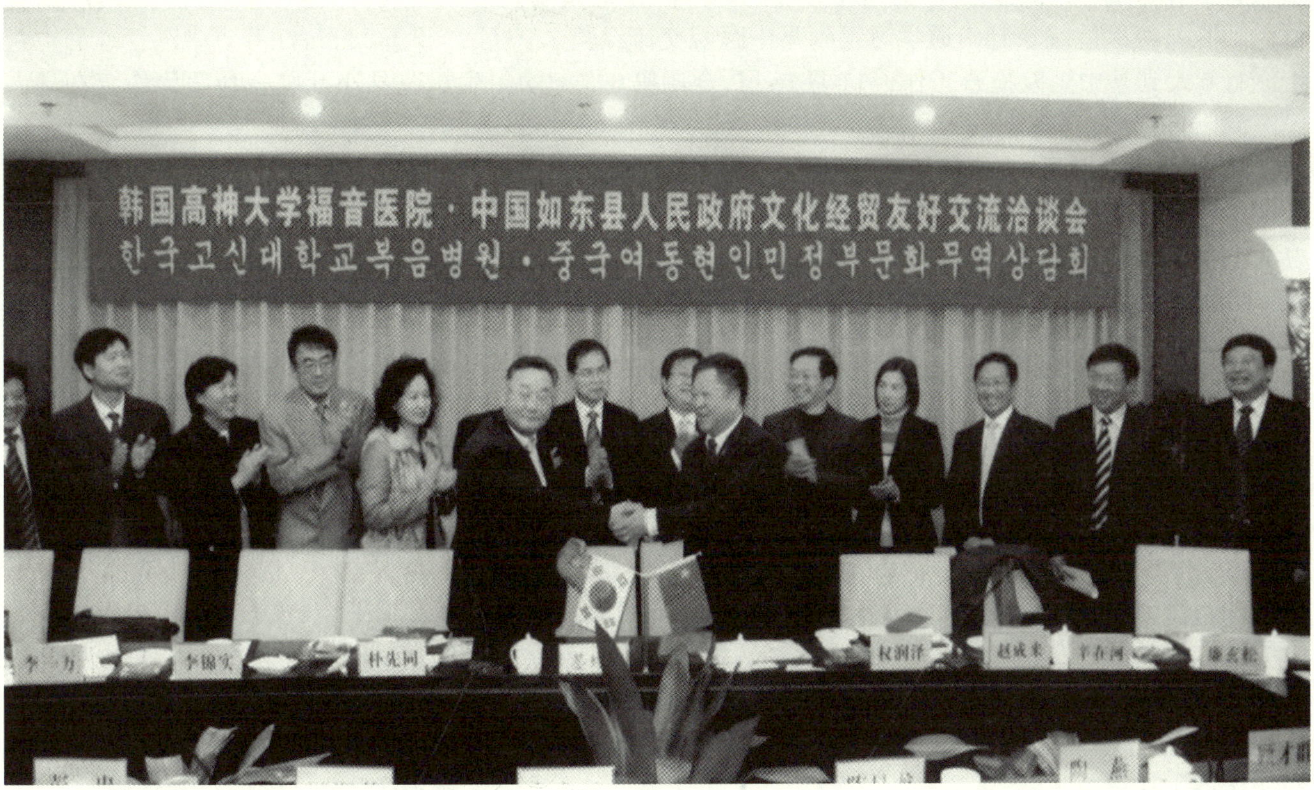

2007年12月28日，大韩民国釜山高神大学福音医院专家访问如东县卫生　　（县卫生局提供）

三、国内专家访问

民国25年(1936年)秋,丰利、马塘等区恶性疟疾流行,染者6万余人,死者5000余人。县防疫委员会及慈济会组织巡回诊疗队,分成7组到疫区施诊。10月6日,南通行政公署成立江苏省第四区通如临时防疫委员会组队到疫区施诊。10月,旅沪通如崇海同乡会亦商请南洋医院院长顾南群等组成苏北救护队到疫区施诊。

1959年4月中旬,南通专区寄生虫病防治所派员到双甸人民公社检查浮肿病发病原因。

1969年秋,县医务人员与中国人民解放军驻如东分中队"军民新医疗法医疗队"到环镇地区开展医疗活动。

1976年5月20日,卫生部委托长春市电影厂到县拍摄《婴儿喂养》科教影片。

1977年4月,启东县肝癌防治研究所前到兵房人民公社检测社员饮水中的微量元素和有机氯残留。

1981年7月,南通医学院卫生系10名学生到栟茶镇清洁管理所实习除"四害"工作,历时15天。8月19日,北京计划生育宣传中心电视摄影组到县拍摄《光荣的使命》纪录片。

1986年1月7日,上海市龙华、曙光、岳阳等医院护理部一行5人,受卫生部中医司委托,到县中医院调查了解中医护理质量考核标准情况。6月3日,加拿大广播电影公司受联合国儿童基金会委托,到新光、岔南、双甸等乡镇拍摄儿童保健电视系列片。

1987年4月28日,中国儿童发展中心顾问、中华医学会副会长林佳楣、国家计划生育委员会顾问栗秀贞、中国儿童发展中心副主任(中国医学科学院教授)余国膺等一行到县考察计划生育、妇幼保健和儿童教育工作。省卫生厅原厅长夏凤珠、副厅长陈萍、南通市委副书记唐真寿等陪同。7月14日,广西省百色地区县级医院院长赴南通学习组到县中医院交流经验。10月21日～22日,江苏省中医管理局检查组一行6人到县中医院检查工作。11月15日,全国第6次妇幼卫生示范县小儿肺炎科研协作会在县人民医院召开。

1988年8月16日,太仓中医院一行7人到县中医院交流访问。10月21日,县人民政府召开全县中医药工作会议。南京中医学院院长周仲瑛教授等应邀出席会议并讲座。11月20日,卫生部妇幼司项目办公室召开的妇幼卫生服务调查与经济研究科研协作会议,县妇幼保健所所长作了试点调查的工作汇报。会议决定1989年各妇幼卫生示范县按县调查模式进行。12月22日,海门县卫生局长一行20人到县第三人民医院了解医院改革和管理工作。

1989年7月14日,南通县人民政府副县长张秀兰、县卫生局局长彭自勤带领有关乡镇卫生院领导人员一行16人,到县到南坎乡访问防保体制改革工作及村卫生室建设情况。9月18日,南通市卫生局在县召开精神病流行病学调查现场会。

1990年1月17日,南通市8家综合医院主要负责人在县人民医院成立"文明建设协作组",并召开首次会议。1月22日,江苏省20所卫生进修学校校长到县卫生进修学校参观考察。6月10日,泗阳县卫生参观团一行16人由泗阳县人民政府副县长郑德富带队到县参观基层卫生工作。9月25日,由广西省卫生厅医教处处长陈友年带队,考察团一行12人到县卫生进修学校访问。

1991年1月2日,由江苏省卫生厅组织的省文明医院检查组到县人民医院检查验收。

1994年1月11日,淮安市卫生局局长吴洪春等一行15人到县参观乡村卫生组织一体化管理模式和妇幼保健工作。

1995年11月2日,通州市卫生局局长彭自勤一行11人到县参观农村初级卫生保健工作,走访新光乡初级卫生保健工作现场。11月16日，南通市第一人民医院党委书记缪旭东等一行7人到县参观交流医德医风建设情况。12月，内蒙古赤峰市红山区中医院一行4人在赤峰市卫生局局长刘达祥的带领下到县中医院考察。

1996年3月，如皋县中医院院长时友斌一行9人到县中医院访问。3月21日，海门市人大常委会副主任谭柏霓、卫生局局长杨松贤等一行10人到县参观初保工作。5月22日，南通市成人中专学校管理工作现场会在县卫生进修学校召开。7月5日，江阴市卫生局局长王生祥一行39人到县参观乡村卫生组织一体化管理经验，考察潮桥、凌河两乡。10月24日，由卫生部基层卫生处处长张朝阳率国家农村初级卫生保健审评组一行7人到县审评。

1997年4月，江苏省中医卫校马副校长一行到县中医院调研。9月1日，泗阳县卫生局局长曹志清一行10人到县卫生防疫站交流创建等级卫生防疫站的工作。9月12日，经江苏省中医管理局专家组验收，如东县达到省农村中医工作试点县标准。10月，泰兴市卫生局一行5人到县中医院交流“全国农村中医先进县”创建工作。

1998年5月14日，溧阳市、句容市组队在各自1名副局长带领下到县参观乡村卫生组织一体化管理，并实地视察南坎等乡的管理模式。11月19日，灌云县卫生局局长苏云峰一行33人到县参观乡村卫生组织一体化管理，并考察南坎、潮桥两乡村的管理情况。

1999年1月15日，通州市卫生局姚副局长率通州卫校中层以上干部到县卫生进修学校访问交流。

2000年8月22日，海门市中医院院长王刚勇一行3人到县中医院参观交流。9月8日，南通医学院主任李文华等到县卫生进修学校出席2000级夜大班开学典礼。10月27日，县人民医院举行江苏职工医科大学教学医院揭牌仪式。

2001年1月10日，中国人民解放军第二军医大学教学点现场会在县卫生进修学校举行，二军大训练部副部长李静等出席。3月26日，盐城市大丰卫生学校领导到县卫生进修学校访问交流。11月30日，徐州市教委成教科、徐州医学院、邳州卫生学校领导到县卫生进修学校访问交流。

2002年3月22日，通州市卫生局、通州市卫生学校领导到县卫生进修学校访问交流。4月18日，南通体臣卫生学校领导到县卫生进修学校商讨教学事宜。

2003年9月中旬，无锡医药学校在县卫生进修学校举行教学联办单位现场交流会。

2004年2月17日，如皋市中医院一行5人到县中医院参观交流。3月27日，上海市同仁医院一行10人到县中医院交流。4月1日，浙江省海宁县中医院一行4人到县中医院访问交流。

2005年3月8日，南京中医药大学成教学院院长何文彬等到县卫生进修学校出席药学专科学员开学典礼。

2006年3月14日，如皋市中医院一行5人到县中医院参观访问。5月12日，县疾病预防控制中心通过省职业卫生技术服务机构资质评审。

2007年4月6日，由南通大学医学院和县卫生局联合举办的首届临床医学研究生班到县卫生进修学校举行开学典礼，首届研究生班学员30人。

2010年12月13日～14日，江苏省卫生监督所处长严隽德一行到县就民间厨师管理进行实地调研。

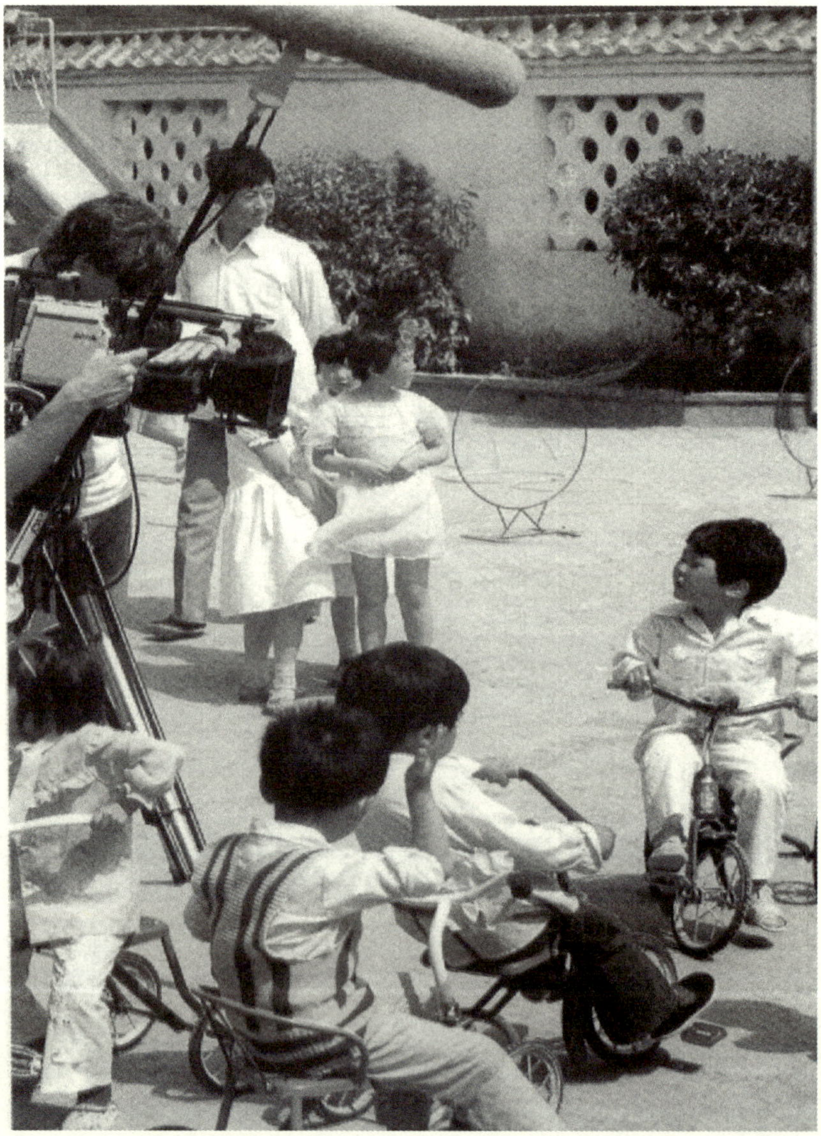

1986年6月3日，加拿大广播电影公司受联合国儿童基金会委托在县拍摄妇幼卫生“示范县”建设工作记录片

四、重要出访

1966年4月，县卫生科副科长康靖参加江苏省卫生检查团前往河北省保定、天津市唐山等地区检查爱国卫生工作。

1967年冬，县卫生组高云鹏出席全国卫生工作会议，受到毛泽东主席等国家领导人接见。

1974年6月3日～9日，县赤脚医生任乃秀赴阿根廷首都布宜诺斯艾利斯出席第十四届国际儿科学，并宣读论文。

1975年5月27日，县革命委员会副主任潘辉明出席全国卫生工作会议。并以《如东县大力开展妇幼保健工作》为题作大会发言。11月16日，县卫生局副局长陈耀赴湖北省应城县出席全国新法接生现场座谈会。

1977年3月9日，县妇幼保健所所长刘承德赴北京出席卫生部召开的全国13个省市自治区农村儿童保健工作座谈会。3月，启东县肝癌防治研究所前来县，对兵房人民公社社员饮水中的微量元素和有机氯残留进行检测。

1978年6月1日，县卫生局局长缪培出席全国医药卫生科学大会。9月24日，县妇幼保健所所长刘承德赴云南省昆明市出席全国17省市儿童保健试点工作交流会议，并作大会交流。10月，县妇幼保健所朱树人出席全国第七届儿科学术会议。11月，县妇幼保健所季建华出席江苏省科学技术先进代表大会。是月，县妇幼保健所获“江苏省先进妇幼保健所”称号。12月，县栟茶镇清洁管理所作为特邀代表出席在江苏省无锡市召开的全国环境卫生工作会议。

1979年11月13日，县妇幼保健所所长刘承德赴南京市出席全国儿童保健工作座谈会。

1980年5月3日，县妇幼保健所季建华出席全国第二届妇产科学术会议。5月23日，县妇幼保健所刘承德、王妙生赴河南省郑州市出席全国19省市农村儿童保健总结会议，宣读《如东县新光人民公社儿保科研试点总结报告》。

1981年6月17日，县妇幼保健所副所长季建华赴上海出席“全国城乡托儿所保教工作经验交流会”。

1982年7月26日～8月6日，县卫生局副局长康靖率领部分区、人民公社卫生院负责人前往江阴、靖江两县学习。

1983年2月20日，县人民医院副院长谢小石、县妇幼保健所所长刘承德出席卫生部妇幼卫生司召开的全国首批十个妇幼卫生示范县综合合作方案讨论会。6月下旬，县卫生局局长康靖出席江苏省计划生育工作如东现场会，介绍县妇幼卫生配合计划生育工作的现况。

1984年3月1日，集镇清洁管理所划属城乡建设环境保护局管理。3月19日，县妇幼保健所副所长张佩鸣出席局长康靖卫生部妇幼卫生司项目办公室在山西太原召开的“全国首批十个妇幼卫生示范县情报资料工作讨论会”。

1985年6月20日～7月1日，县卫生局局长康靖率县直医疗卫生单位领导前往广东省的新会县、山水县及福建省的蒲田县参观学习。

1987年2月10日，县人民医院院长钱惟成、书记傅真明等一行11人前往无锡县人民医院、苏州附院考察学习。

1988年5月15日，县人民医院院长钱惟成、书记傅真明等一行8人前往盐城市第一人民医院、宿迁县人民医院、泰州市第二人民医院参观学习改革经验。10月9日，县卫生局副局长张佩金出席在中国北京召开的“第四届亚洲农村医学暨初级卫生保健会议”，并在大会上作“合作医疗在初级卫生保健中的作用”的发言。

1989年6月8日，县人民医院院长钱惟成一行17人去南通市第一人民医院学习改革经验。

1991年7月16日～19日，县卫生系统思想政治工作研究会会长丛浩出席全国卫生系统思想政治工作研究会在陕西临潼召开基层建设研讨会，并作了大会发言。10月12日，县人民政府副县长吴剑坤率领县政府办公室、县卫生局和医疗卫生、药品生产等部门领导、专家组成的参观团一行25人赴苏州地区参观药检所和制药厂，并交流经验。10月25日，县卫生局局长张佩金带领各区卫生所及部分镇有关领导一行22人赴海安县角斜镇参观村卫生室整顿建设工作。

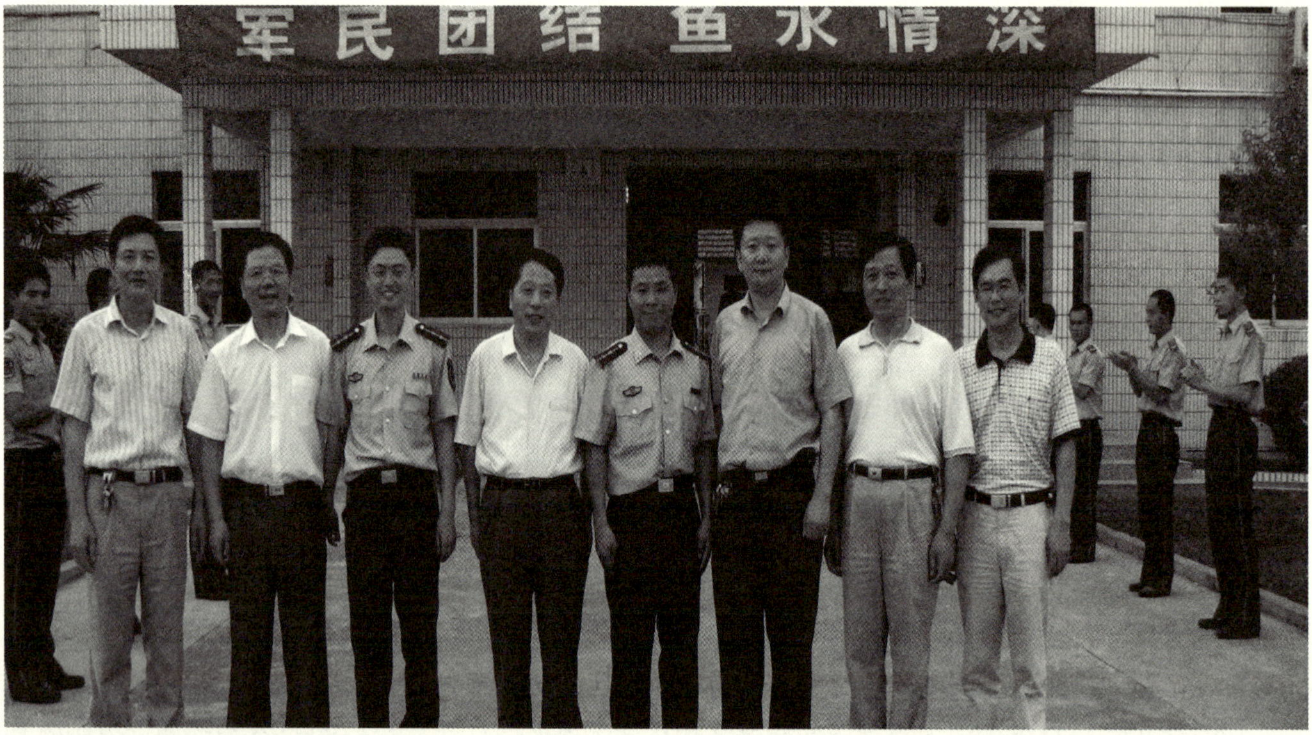

2006年8月1日，县人民医院领导与县武警中队官兵合影　　（县人民医院提供）

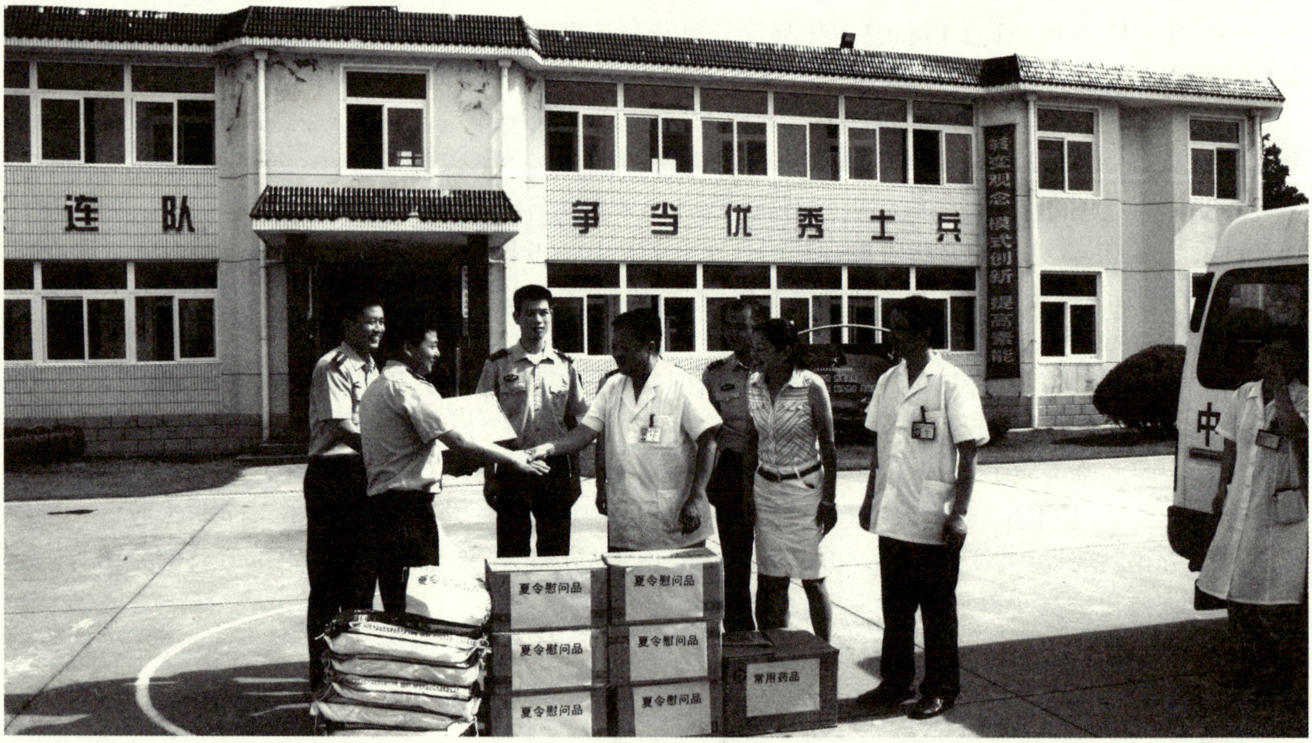

2010年8月1日，县中医院领导慰问长沙雷达连官兵　　（县中医院提供）

1992年5月3日，县人民医院院长钱惟成一行12人前往浙江省萧山市人民医院参观学习等级医院管理及人员定编考核等经验。5月23日，县政协、县农工部、县初级卫生保健办公室保办一行7人赴江西省宜丰县参观学习农村改厕工作。

1993年10月31日，县人民医院院领导率部分职能科室负责人一行赴南京军区总院参观学习。11月5日，县人民医院院长李介玉出席南京“国际医院管理会议”。

1994年5月5日，县人民医院领导及有关中层干部一行36人去泰兴市、宝应县人民医院参观学习创建等级医院经验。5月11日，县人民医院有关领导及科室负责人一行37人去东台市人民医院参观学习创建等级医院经验。

1996年3月，县中医院院长徐定山一行5人前往镇江市中医院参观访问。8月28日，县人民医院院长徐定山赴镇江地区句容、丹阳两县考察医改工作。

1997年5月28日，县人民政府副县长丁慰祖、县卫生局局长张佩金等访问上海第二军医大学。9月2日，县委副书记张桂英、县人大常委会副主任潘金环、县人民政府副县长丁慰祖、县政协副主席吴剑坤、县卫生局局长张佩金及县人民医院主要领导一行赴海安、泰兴、江阴市人民医院进行建设形势考察学习。

1998年2月18日，县人民医院领导和中层干部一行48人赴海安县人民医院参观学习。

1999年5月11日，县人民医院一行6人赴南通市第一人民医院学习办院报经验。6月27日，县人民医院院长曹显明赴广东清远市人民医院参观学习。

2001年3月29日，县人民政府副县长王栋云带队，县人大、政协、人事、卫生、财政、体改办等部门领导一行11人赴辽宁海城参观学习卫生产权制度改革经验。

2007年3月，县爱国卫生运动委员会办公室举办全县农村改厕技术培训班，40多人参加培训。培训期间，全体人员前往泰州市古溪镇顾庄村、如皋市吴窑镇和县岔河镇参观考察，随后组织双甸、岔河、马塘、掘港等镇实施省农村改厕试点项目。

2010年12月19日，县人民医院组织中层干部去海安县人民医院参观交流。

五、卫生技术援助外国

1974年12月，县人民医院主治医师王兰随中国医疗队赴非洲坦桑尼亚国吉巴尔列宁医院，为该国人们提供医疗服务。1977年7月回国。

1979年11月4日，县人民医院内科医师施金龙赴非洲赤道几内亚，承担援助该国“电信工程”（无线自动电话、电报系统）的本国技术人员和当地雇用人员的医疗提供服务。1980年11月8日回国。

1983年5月，县人民医院放射科医师仲跻浩，随中国医疗队赴非洲坦桑尼亚国桑吉巴尔医院，从事放射工作。1987年5月回国。

1983年10月，县中医院内科医师沙洪勋，随中国江苏建筑工作队赴科威特，从事医疗技术提供工作。1985年10月回国。

六、卫生技术援助外省（地）

1977年2月，县人民医院妇产科医师王金凤，随江苏省第三批赴西藏医疗队前往西藏自治区扎樟森林公司卫生所，参加妇产科疾病防治工作。1979年4月返回。

1979年4月，县中医院外科医师咸仲实、岔河区医院虞进、县人民医院外科医师邱展随队分赴河南省驻马店专区遂平县及本省徐州地区水灾区，为丧失子女的妇女提供输卵管吻合术服务。

第四节　医苑选录

本节选录医官职志、医界古文、卫生谚语、卫生习俗、卫生谚语、民间医术、民间药方、民间疗法、食物疗法、药名集对、趣闻轶事、词条简释等医苑资料。

一、古代医学设置拾录

祖国医学源远流长，与中华文明同行，《黄帝内经》《黄帝外经》的流传和药王神农的传说就是一种佐证。而古代医学设置则众说纷云、各道其是。本志拾录以慰。

中国古代医学设置拾录

表41-8

朝　代	医官设置拾录
周　代 （公元前1046年至公元前584年）	设疾医，医官名称。 见《周礼•天官•家宰》
春秋战国时代 （公元前585年至公元前221年）	设医师，医者名称。
北　魏 （公元385年至公元395年）	置太医博士，以教弟子，不久废。
南朝•宋元嘉二十年 （公元443年）	设医学，为医学教育机构，后废。
隋　代 （公元600年至公元619年）	复置医学，为医学教育机构。
唐　代 （公元619年至公元927年）	设太医署，各州、京、县、都督府亦设。
五　代 （公元928年至公元957年）	废太医署。
宋　代 （公元967年至公元1277年）	京师及各州均设医学，为医学教育机构。 置医学教授，医学官名，位居提督学事司之下，掌传授医学事业。各路的州、县均设医学教授。 置医学教谕，医学官名，京师掌教育所属生员。
元　代 （公元1206年至公元1368年）	沿袭宋制，亦设医学机构、医学教授。京师置医学教谕，各县亦置医学教谕，掌教育所属生员。
明　代 （公元1368年至公元1645年）	《明史•职官志》："医学：府正科一人（重九品），州典科一人，县训科一人，洪武十七年置，设官不给禄。"沿袭宋制，亦设医学教授、医学教谕。
清　代 （公元1645年至公元1911年）	《清史稿•职官志三》载："医学：府正科、州典科、县训科各一人（俱未入流），由所辖有司遴谙医理者，咨部给扎。"沿袭宋制，亦设医学教授、医学教谕。

二、医界古文

如皋县中医药联合研究会宣言

吾国药学肇自神农，医学始自黄帝，自有文化即有此学。后世医学多司之官，如《周礼》之有“医师”，唐之有“医学博士”。国家既力为之倡导，医家亦从事研究，故其永永不敝。宋元以后，医家著述咸出私家，顾每易一代，《局方》《本草》均有官书供人研索，而搜采不精，封于故步，兹亦稍稍衰矣。然亦由国家无学以使之肄习，无途以为之激劝，以司命之重任等诸技术，一听人之自传自习，自营自业，故弊至此也。

近二十年来，欧风东渐，西医盛行，吾国医学日就衰落！有识之士群出资力，创办医报，设立中医学校、中医病院，聚全国中医联为总会，坚心亲毅力，求保国粹，亦以为吾国、吾民也。吾国既不为吾医之倡，吾民岂不能自为集合，自为研究。吾国民皆神农、黄帝之子孙也，以子孙而自保鼻祖相承之学，以全吾民之生，亦应有之责任也。

乃自前年京师取缔中医，必须考试给照，近复有部颁条例二十七条。法益苛，罚益重！不知政府取缔之意，其为提倡乎？抑束缚乎？如谓提倡，何为有罚而无奖且责以重税也？如谓束缚，则吾国无益于人之技术多矣，何独施之有益于人之医？西医之能日新月异者，以国家事事为之提倡保障也！而吾国适得其反，则诚不可解矣！

前月(指1922年农历5月—编者注)，上海中医创设医药联合总会，各县中医推举代表赴会，讨论者甚多。登诸报端，有目共睹。吾县业医者谅亦不少，何甘束手低眉，以待摧剥。同人等不揣绵薄，拟创设医学公会，一面求医学之精研，一面谋职业之保障。特此宣言，以与同道公鉴。

会长　沙元炳

如皋县中医医学公会发起人呈文

为组织如皋县中医医学公会，以求精良，而正弊害；粘呈简章暨清单，仰祈鉴校立案事。

窃维医乃仁术，药与兵同，用之不当，适足为害！修业未精，何能问世？云鳌等素业岐黄，非家学相传，即师承有自。敢曰手到回春，要皆心存济世。慨自刀圭夷于技术，多敷衍衣食之流；科律传于私家，乏提倡精研之道。上圣之学，操诸粗工；活人之书，视同市侩。安能课功绩于十全，继声名于三世。凡温凉攻补，欲投无求不应之方；必切磋琢磨，看破收精益多师之效。此同人等组织中医医学公会之所由来也。以矫正弊害，力求精良，济世利人，保障职业为宗旨。发起以来，全县同声应乞求，先后赞同入会者，十居其九。是于夏历闰五月(事在1922年—编者注)十八日，假座本城育德堂开成立会，选举职员，通过简章。相应粘同简章暨临时会员花名清单呈报。仰祈钧署鉴核立案，实为公便。

谨呈

如皋知事沈

如皋县中医医学公会发起人

汪云鳌　姜　耀　濮厚斋　马子英

尹耕辛　苏鹤臣　吴镜湖　陈昌鸿

陈霭堂　高　栋　章子康　王祖尧

吴杏林　赵海周　潘鼎臣　王声远

姜捷三　濮海珊　尹少卿　刘武林

上中医医学公会刍言

我国医学发明，由来久矣。黄帝《素》《灵》，冠廿一于诸家之首；仲圣金玉，撷十二官群经之腴。膏上肓下，□□断新谷之亡；履衣登床，文挚受生烹之惨。术笑符焚，摘龙肝而取凤髓；汤如麻沸，疗关臂可剖曹颅。驯虎技传思邈，豢龙艺效守真。在在事有可凭，笔难尽述。此皆我中医因理想而得实验，由实验而出于理想者矣。后之学者不能溯四圣之渊源；徒自涉百家之聚讼。人误药术，家习圭刀，聆其议论，既云逸而风飘；定厥指归，更烟笼而雾合。当此西法竞胜之时，若无中学维持之力，凡我操斯业者，何以凿先圣未雕之璞，探千秋永坠之奇也哉？不佞敢陈蠡测，用献刍言。心想十全，思获观摩之益；肱经三折，常存研究之功。庶几极天地奥，锲鬼神幽；障千寻浪，扫五里雾。自堪阐内经之微蕴，不致受外侮之侵凌矣。尤可怪者，摇铃击鼓，沿门肆悖谬之方；说鬼谈妖，信口撮奇邪之剂。凡有此等现形，当先严为禁止！甚且嫉妒心薰，既生瑜而何生亮；蒙混药杂，代之李而免之桃。此更名虽为医，非医之狼，即医之蠹耳。诚能功深面壁，得十年砥砺之资；誉满口碑，有三世贻谋之学。寸关尺部位分明，夙探六经之奥；上中下品类区别，久知百药之灵。从此得心应手，定然起死回生。又何不可善南人之言，而夺西人之席哉？

王我春　马久襄

【上文登载《如皋医学报》1929年(民国18年)5月18日第12期　　编者注】

三、卫生谚语

春天多吃枸杞头，两眼光明不用愁。
伏天吃了三升蒜，一年不请医生看。
立秋后十八盆汤，河里不见洗澡郎。
白露身不露。
尽九一盆汤，到老不害疮。
杨柳青，放风筝；杨柳死，踢毽子；杨柳弯弯，滚铁环。

四、卫生习俗

踏　青

清明前后，春暖花开，天气晴朗之时，到农村旷野散步，观赏春景，舒展身体，透析新鲜空气。并有“扫墓”祭祖习俗。中小学生开展“远足”、春假等活动。近年来一些机关企事业单位安排职工到风景区旅游。

端午节与雄黄酒

夏历五月初五端阳节，如东地区不仅家家户户要包粽子，忙几个菜热闹一番。而且还有必办的几件事：插菖蒲，挂艾虎，系香袋，并用药草在室内烟薰。正午时，饮雄黄酒，并用雄黄酒在小孩身上涂抹，在室内每个角落点洒，口中默颂：“泼洒每个旮旯，送走蛇虫百脚”，“端午送百虫，一送永无踪”。用端午香装进用五彩布做成的香襄内，挂在儿童项下和蚊帐上。用大蒜头(连杆)、艾叶、菖蒲合扎成小把子，分插于正屋内侧梁上；另用一部分艾叶加柏树叶，洒上部分雄黄在正午时堆在屋内烟薰。以上这些统称“驱邪”，实质都是一种群众性的卫生活动，藉此喜闻乐见的形式，达到一定的消毒和杀灭害虫的目的。

六月六洗澡

夏历六月六，男人下河洗澡，女人洗头洗澡，甚至把猫、狗也抛入河内洗澡，俗云：可不生虱。

掸 尘

农历腊月二十日以后，家家户户都要在室内开展清洁卫生活动，称掸尘。大年三十夜（腊月二十日至除夕习以夜计日）家家户户贴春联、喜笺、门神画等，同时在室外也要打扫干净，迎接新春佳节。

麻疹与"挂红"

麻疹是婴幼儿常见传染疾病，民间俗称"出瘀子"。旧时，由于医疗条件限制，患麻疹的婴幼儿，除大城市少数人外，很少住院，大都在家延请中医诊治。如东大部分地区还流行着一种习俗，凡谁家孩子在出麻疹，用一长约六寸，宽约二寸的红布条挂在大门屋檐下称为"挂红"。病家本意是"忌生人"，说是怕外人来后，麻疹不易出得透。但用科学的观点看，这一习俗对患儿还是有益的，这等于住进了隔离病房，可以避免交叉感染，减少患儿并发症的发生。同时谢绝亲友探视，也可使患儿安静休息，有利于康复。

"毛米粥"和"甘草大黄汤"

旧时，如东大部分地区产妇将临产时，家人要做的各项准备工作中的第一件是为产妇煮一碗"毛米粥"，用上好的粳米，富有的人家还要加进莲肉、桂圆之类的滋补品，贫穷人家也随便加点扁豆籽什么的，一齐熬好。当婴儿哇哇出世后，产妇卧床休息时，便端一碗加了糖的"毛米粥"让产妇进食。有的地方还将吃剩的粥倒进河里，意在"以后孩子奶汁多"。为什么要吃这顿"毛米粥"？尽管各地说法不一，但一些老医人则认为，产妇生孩子时，体力和精神方面都有大量的消耗，孩子一旦离开母体，必须立即让产妇补充点营养，进食一碗甜美的"毛米粥"，可以安心养神，对产妇处于紧张疲劳以后的虚弱身体无疑是非常有益的。

同时，婴儿出生当天起要连续喂有三天的"甘草大黄汤"，三天后才开奶。三天不让孩子吃母奶似苛刻了些，但服用大黄汤对排除婴儿消化道不洁之物，俗说"清胎毒"倒是有一定的道理。

五、民间医术

历史上，如东地区流传着"印家的嗓子，王家的疮，欧家的眼睛，钱家的跌打损伤"的民谣，概括了具有地方特色的民间医术。

【印氏喉科】在石屏乡境内的印家桥，清末有印文中（1844—1924）祖传中医喉科，擅长用秘方"雄黄巴豆丸"泻下，配合冰硼散、珠黄散等吹咽喉，疗效显著，其子印福章（1893—1946）开业时，用清凉、解热、镇痛之类的草药混合制成药末，治疗效果亦佳，其时，印福章以小名印章宝出名，沿海一带喉科患者纷纷登门就医，印福章之子印春山（1915—1981）于1939年与当地几位老中医合作，主治喉科，治愈率达95%，印春山病故后，其妹印春芳（嫁居苴镇）虽备有一些药末，但不能医治疑难喉疾。

【王氏外科】在凌河乡与凌民乡交界处北花市街，清末民初有王大和（1830—1905）、王藻抒（1851—1919）、王丽生（1871—1963）祖传验方、秘方专著《济世青囊》，专治疮痛，所用黄升有药到病除之效，为治结核性疮疡，王棣华自拟"治结胜金丸"，配合汤药或膏方，其效亦著。

【欧氏眼科】丰利镇欧阳福保（1876—1957）系清代秀才，精通中医眼科，人们习称欧聋子，欧曾于

1973年在丰利创办医院，每天有数十个患眼疾者就诊，每收良效，闻名全县，欧一生带徒十余名，传授医术，子为丰利镇卫生院医生，专治眼科。

【钱氏伤科】在凌民乡原祝家关帝庙附近，历史上有钱岳山（1739—1814）、钱长勇（1736—1856）、钱云卿（1861—1939）等专治跌打损伤，享有盛名，他们运用传统的摸、接、端、提、按、摩、推、拿等八法，擅长接骨（固定骨折），上骱（手法复位）和理筋等，祖传秘方“铁箍散”有活血止痛之效，钱氏后裔在原有基础上，逐步向中西医结合的方向发展。

六、民间药方

【青蒿虫丸、鹭鸶涎丸】青蒿虫丸专治小儿久热羸瘦；鹭鸶涎丸专治小儿顿咳不止，此二丸原为已故儿科老中医或儿康囊中常年不缺之药，每年端午，砍取青蒿，劈梗剥虫；每年重阳，至四乡渔家取鹭鸶涎唾，年复一年加工精制而成。

【滚心丹】马塘镇东七里镇范仁寿堂，创于清乾隆九年（1744年）。主人范继川、范俊卿父子秘制“滚心丹”，俗名“一把抓”，由中药配成，是治疗疥疮的特效药，患者使用时只需将此药在掌、腕、胸部滚摩，并以鼻嗅之，最终结痂而痊愈，一百多年来，如东地区民间一直流传着“七里镇的痒疮药一把抓”的歇后语。

【黄升】黄升是王大和的社会秘方，为中医外科拔毒生肌的主要药物，王氏使用黄升的奥妙是掌握“陈”、“细”二字，黄升必须埋在地下10年以上，研末时必须研到听不出声音，这样用药时患者毫不疼痛，有毒则提毒，无毒则生肌。

【康绿】又名铜绿。是喉科印章宝祖传秘方。治疗咽喉部位的白腐，只要使用少许康绿和在锡类散内吹之，朝吹暮除，暮吹朝除，康绿的制法是用米醋喷在康熙铜钱上，使之氧化生绿，用刀刮下即成。

【接骨散】接骨散是在钱氏伤科祖传秘方“铁箍散”的基础上合制而成的一种外用药，由釜脐墨、陈小粉、黄柏、乳香、子、姜黄、参三七、骨碎补、螃蟹壳、朱砂等按比例研制而成，对伤骨科常见的扭伤、挫伤、骨折、脱位等有较好的治疗作用。

【治水肿方】用乌鱼（黑鱼）一尾，剖腹取内脏洗净，纳入生蒜30克，白汤浓煨服用，治心脏性水肿、肝腹水、肾水，用乌皮西瓜一只，切盖后纳入砂仁30克，盖好后固定起来，外用泥土涂封，用炭炎炙干后去泥，研末服用，治肝腹水或肾炎水肿，此方经老中医陈道权多年临床用验。

【肉老鼠油】民间常用肉老鼠治疗水火烫伤，一般水火烫伤已溃者皆可用此药涂于患处，日涂一两次，三、五天即愈，肉老鼠油的制法是将未睁眼的小老鼠浸入菜油中，使之溶化即成，存放时间越长，疗效越显著。

七、民间疗法

县人民群众在长期与疾病作斗争的实践中，创造了一些有相当疗效的治病方法，除了一些秘方、验方以外，尚有不少简易的土法，传流民间，至今不衰，有些已被医疗单位用于临床。

【敷法】有热敷和冷敷。热敷有棉布包炒热的食盐，敷熨患处，治心口胃痛；有用砖块或缸片于伏天在烈日下暴晒烫热，敷熨患处，治关节痛风；有用蒴翟（俗称靛棵树）煎汤，热敷患处，治跌打肿痛。冷敷有用丝瓜叶或野菊花捣泥，敷患处，治热毒湿疹；有剥蟾蜍皮贴敷疮疖。

【洗法】用西河柳（俗称观音柳）煎汤，洗麻疹患儿身体促麻疹透发。

【坐浴】艾叶煎汤，产妇坐浴，可去恶露，温宫生新。鱼腥草煎汤坐浴，可消痔肿，止出血。

【拿痧】令患者俯卧，术者双手捏住患者肩甲下脊柱旁的背部大肌，使劲捏紧，可止急性胃痛、腹痛。还有刮痧法：用硬币在患者颈部两侧刮至充血，可缓解胃痛、腹痛、中暑。

【抹惊】用手指醮高粱烧酒在患儿胸、腹、背、四肢等处抹擦，治小儿高热，惊厥，积滞呕吐。

【挑刺】在患者背部喷水，用竹筷刮之，背部即出现一些淤点，以大缝针挑破淤点放血，七天一次，挑至不见淤点止，可消乳房肿块(俗称干奶子)。

【拔升子】用量米的竹筒升子，燃点小纸捻，投入升内，迅速覆盖痛处或腹部，可治风寒痹痛，胃脘腹痛。

八、食物疗法

食 疗

苡米煮粥	(补血)
藕煮粥	(补血治崩漏)
冰糖炖梨	(止咳化痰平喘)
黑鱼白煨大蒜头	(消肿)
海蜇	(化痰消食积)
蟑蛤煨通草	(通乳汁)
白煨冬瓜	(利尿健脾)
生呛梭子蟹	(治肺脓疡)
米酒	(活血温宫暖肠祛寒)
羊肉煮糯米	(治胃寒疼痛、胃溃疡)

食 疗 歌

酸醋杀菌消炎好，生姜葱白治感冒。
萝卜化痰消胀气，韭菜补肾暖膝腰。
胡椒驱寒也除湿，芹菜能降血压高。
大蒜能止肠炎泻，绿豆解毒把暑消。
香蕉通便祛内火，枇杷清热止咳妙。
花生能降胆固醇，红枣健脾有功效。
鱼虾能把乳汁补，猪羊肝脏明目好。
蜂蜜润肺解肠燥，西瓜翠皮可利尿。

附：发味

公鸡鲤鱼海麻虾，疔疮疡毒皆禁食。

九、药名集对

伯 孚

犀 角	鹿 茸	川贝母	山慈姑	枇杷叶	枸杞根	龙胆草
鸡冠花	蚯 蚓	蜈 蚣	土茯苓	石菖蒲	黄菊花	青荷叶
马齿苋	鸡脚菜	琥 珀	珍 珠	苦参子	甜杏仁	苦楝子
酸枣仁	山豆根	水杨枝	山楂肉	石榴皮	山萸肉	海桐皮

黑大枣　赤小豆　乌骨鸡　白僵蚕　羚羊角　伏龙肝　木　瓜
草　果　淡　竹　甘　草

十、趣闻轶事

【一】"龟先生"

浒澪乡大窑村中医王海山之方笺均印有大龟图案，以冀患者延年益寿，因而群众戏呼王"龟先生"，先生亦含笑应之。

【二】"王二宝獃子"

王棣华，乳名二宝，为人爽朗，生性活泼，虽年逾半百，常与乡里青年说唱跳舞，每逢春社灯会，便伙同青年在打谷场上打莲湘、耍花鼓，跳跳蹦蹦，说说唱唱，天真如童，憨态可噱，名老中医风度若失，群众爱称他"王二宝獃子"。

【三】"送凉杲昃"

清末，栟茶时病名医章汉岑，名噪乡里，为高门大户坐上客。但他十分体恤穷人，凡贫病者求医，皆先诊。亦常教诫子弟："医者上与君臣同坐，下和乞丐同行，治病医疾切切不可有贫富之分"。每岁秋末必备甘蔗、荸荠十余担贮于西厢北房。贫病无力购买凉杲昃者，均送若干。注：杲昃音稿子，即东西，当地里语。

【四】不入虎穴，焉得虎子

民国30年春(1941年)，栟茶范鼎裕布店主人范述祖，感受风寒，高热无汗，当地几位医生投麻黄汤数帖，未效。后延章穆哉(顺源)诊治。章家学渊源，师古而不泥古，仍投以麻黄汤，唯将麻黄增至二钱，嘱患者当晚服下，章亦彻夜未眠，四次来回于范家门前察听动静，直至清晨范家来请复诊，并云病人服药后大汗淋漓，诸症顿失。这时，章才安然就寝。当时医界皆守"辛不过五(分)、麻不过八(分)"之规。众医见其使用二钱麻黄又见方案中有"不入虎穴、焉得虎子"之语，所不为之咋舌，但亦赞其胆识。

【五】讨医

旧社会医生大都遵循"病不讨医"这一旧习，病家不请，决不上门诊病。栟茶镇中医蔡祖基打破医门旧习，遇有贫病无力延医者，则主动上门讨医，贫甚者送药。悯贫之心，至今仍在民间传为美谈。

【六】一生不吃闲饭

张在郊，掘港人，从事南通顺寿堂，头柜，管辖十二人。他规定，前柜人员在柜台内不抽烟，不喝茶，不坐欃；后作师傅加工丸散膏必须照方修合，不准以劣充优，超分扣毫；加工饮片必须遵古炮制，一丝不苟。张技术精湛，所切半夏，玉金皆片薄如纸。由于张在郊工作严谨，讲究质量，因而顺寿堂声誉大振，闻名遐迩。张八十多岁时，顺寿堂老闆(板)见他年事已高，劝他再不要花力劳神，坐在堂里照料照料。他说"我一生不吃闲饭"。当即辞却老闆好意，离开顺寿，回到掘港家中。众皆依依。

十一、词条简释

【邑】其一，古代称国为邑。《左传·桓公十一年》(公元前593年)："君次于郊郢，以御四邑。"其一，指京。《诗·商颂·殷武》："商邑翼翼，四方之极。"其三，泛指一般。大曰都，小曰邑。《荀子·富国》："入其境，其田畴秽，都邑露，是贪主也。"《宋书·周朗传》："办骑卒四十万而国中不忧，取谷之二十岁远邑不惊。"其四，旧时县的别称。如邑宰。《汉书·傅宽传》："赐食邑雕阴。"颜师古注引孟康曰："县名，属上郡。"其五，通悒，忧郁不乐貌。《汉书·杜邺传》："岔邑非之。"

【州】其一，旧时行政区域名称。汉武帝为加强中央集权，始于京师附近地区外境内设十三个监察区，称为"十三州"，置刺史巡视境内。东汉末始成为郡以上一级行政区划。历魏、晋、南北朝不改。隋废郡存州，旋改州为郡。唐复改郡为州。宋属于路。元属于路或府。明、清时属于府，其不属于府而属于省的，则称为直隶州。今在苗族、布依族、藏族、回族亦设置自治州。其二，古代民户编制。《周礼·地官·大司徒》：五党为州，计二千五百家。其三，聚。《国语·齐语》："群萃而州处。" 其四，古国名。(1)姜姓。建都于淳于(今山东安丘东北)，春秋时为楚所灭。(2)偃姓。今在湖北洪湖东北，春秋时为楚所灭。其五，姓。春秋时有州绰。

【厅】其一，会客宴会行礼的地方。如客厅、餐厅、舞厅等。其二，清代在新开发区的一种政区建置。其长官为同知或通判。有直隶厅与散厅之别。直隶厅与省、直隶州平行，直隶于省。散厅与散州和县平行，属于府。其三，党政机关一级办事机构，如办公厅、卫生厅等。

【府】其一，古时国家收藏财物和文书的地方。《礼记·曲礼下》："在官言官，在府言府。"郑玄注："府，谓宝藏货贿之处。" 其二，古时管理货币和文书的官。《周礼·地官》中有泉府，汉有少府，都是管理货币和文书的官。其三，官署的通称。如官府、公府。古乐府《陌上桑》："冉冉府中趋。"也指达官贵人的住宅。如相府、王府。其四，对别人住宅的尊称。如尊府、府上。其五，唐至清代行政区划的名称。唐升京师或陪都所在地的州为府。宋设置渐多，隶属于路。元设置或隶属于省、或隶属厅路。明、清隶属于省。其六，指事物或人物汇集之处。如乐府、学府。陆机《文赋》："游文章于林府。" 其六，通"腑"。《素问·脉解》："所谓上喘而下水者，阴气下而复上，上则邪客于藏府间，故为水也。"王冰注："藏，脾。府，胃也。" 其七，通"俯"。《列子·周穆王》："王府而视之。" 其八，姓。汉代有府悝。

【路】其一，道路。《离骚》："回朕车以复路兮，及行迷之未远。" 其二，纹理，道理。如纹路，道路。《书·洪范》："无有作恶，遵王之路。" 其三，地区，方面。如各路人马，外路人。其四，宋、金、元地方区划名。宋初为加强中央的集权统治，仿唐代道制分境内为二十一路，其后分合不一。宋·至道二年(公元997年)，始定为十五路，真宗时增至十八路，神宗时增至二十三路。路置监司、军帅诸职，而以转运使司一称漕司、提点刑狱司一称宪司、安抚使(或为经略安抚使或但置兵马步军都督兵马钤辖)司一称帅司，三者为一代常制。三司治所时或不在一地，分路也不尽相同。其掌管虽运转以财赋，提刑以刑狱，安抚以兵马为主，但往往兼总他务，权以随时而变。北宋分路，以转运使为主，前所分十五路、十八路、二十三路，皆指转运使路而言。南宋分路则以安抚使为主。金仿宋制，分境内为十九路。金路亦有总管府路、按察司路、转运司路、统军司路、招讨司路之别，而以总管府路为主。元时降为第二等行政区划，置总管府，隶属于省。明废。其五，此喻权位。《孟子·公孙丑上》："夫子(指孟子)当路于齐，管仲、晏子之功可复许乎?"其六，车。《左传·宣公十二年》(公元前597年)："筚路蓝缕，以启山林。"杜预注："筚路，柴车。" 其七，大。《诗·大雅·生民》："厥声载路。"毛传："路，大也。"《史记·武帝本纪》："路弓乘矢。"裴骃集解："路，大也。四矢为乘。" 其八，通"露。"败。《管子·四时》："国家乃路。" 其七，姓。

【郡】春秋至隋唐时地方行政区划名。春秋末期以后，各国开始在边地设郡，面积较县为大。战国时在边郡分设县，逐渐形成县统于郡的两级制。秦统一中国，全国分三十六郡，后增加到四十多郡，下设县。郡、县长官均由中央政府任免，成为专制主义中央集权的一部分。

【都】其一，大城市。如通都大邑。《左传·隐公元年》(公元前509年)："都城过雉，国之害也。先 王之制，大都不过参(三)国之一，中五之一，小九之一。"也特指首都。《史记·货殖列传》："江陵故郢都。"班固《西都赋》："汉之西都，在于雍州，实曰长安。" 其二，相传上古行政区划。(1)、周制，四县为都。《周礼·地官·小司徒》："九夫为井，四井为邑，四邑为丘，四丘为甸，四甸为县，四县为都。" (2)、夏制，十邑为都。《广雅·释地》："八家为邻，三邻为明，三明为里，五里为邑，十邑为都，十都为师，州有十二师焉。"清王孙念《广雅疏证》认为这是“盖虞夏之数也。” 其三，唐末藩镇亲军的称号。《新唐书·田頵传》：“自料死士数百，号爪牙都。”《新五代史·吴世家》：“行密收儒（孙儒）余兵数千，以皂衣蒙甲，号黑云都，常以为亲军。” 其四，晚唐以后的军队编制单位。其统将称都将、都头。宋亦有之，在军和指挥下，“五百人为指挥使，百人为都，置正副都头二人，节级四人。” 其五，头目。首领。梁同书《直语补正》：“俗语‘官到尚书吏到都。’吏之呼都，犹今人言张头儿、李头儿也。”明、清对总督、巡抚也省称都。其六，汇聚。黄庭坚《题落星寺》：“岩岩正俗先生庐，其下宫亭水所都。” 其七，总共。如都数。都计。曹丕《与吴质书》：“顷撰其遗文，都为一集。’ 其八，居。《汉书·东方朔传》：“都卿相之位。” 其九，美盛。漂亮。《诗·郑风·有女同车》：“洵美且都。”《汉书·司马相如传上》：“雍容闲雅，甚都。” 其十，《史记·司马相如传》：“揆厥所元，终都攸卒。”裴骃引《汉书音义》曰：“都，于也。卒，终也.。” 其十一，叹辞。表赞美。昭梿《啸亭杂录》：“公(赵泰安)亦以古大臣自期，一时吁咈都俞，朝野传为盛事。” 其十二，姓。

【县】其一，地方行政区划名。相传周制，“四甸为县，四县为都。”春秋时期初设置在边地，秦、晋、楚等大国往往把新兼并的土地置县。到春秋后期，各国才把县制推行到内地，而在新兼并的土地置郡。郡的面积虽然较县大，但因地大人稀，地位比县低，所以晋国赵简子说：“克敌者上大夫受，县下大夫受郡”《左传·哀公二年》（公元前716年）。战国时期，边地逐渐繁荣，才在郡下设县，产生郡、县两级制。秦统一六国后，乃实行郡县制，县隶属于郡。隋唐以后隶于府、或州（郡）、或军、或监、或厅。辛亥革命后，隶属于省、特别行政区。解放后或直隶省、自治区、直辖市，或直隶于自治区、省辖市。其一，古代帝王所居之所，即王畿为县。《礼记·王畿》：“天子之县内。” 其三，同“悬”。《商君书·修权》：“先王县权衡，立尺寸，而至今法之.，其分明也。

【乡】其一，基层行政区域单位。相传我国周代制度，以一万二千五百户为乡。后指县以下的农村一级行政区域单位。民国二年（1913年），改城乡制为以户口为标准的市、乡制：“辖区人口在4万以上的称市，不足4万的称乡。” 民国十八年（1929年）6月，国民政府颁布《县组织法》规定：“百户以下之村庄地方为乡，百户以上之街市地方为镇。”1958年为人民公社取代，1983年复称，2000后相继改“镇”。其二，泛指城市以外的地方，如四乡，下乡。其三，处所，地方。《荀子·赋》：“天地易位，四时易乡。” 其四，出生地，家乡。如离乡。

【厢】其一，正房两边的房子。如厢房。其一，象房子一样隔开的地方。如车厢。其三，城乡结合的地方。如东厢。明清制城镇四厢，为基层行政区域单位。同乡镇，隶属县。

【里】其一，古时居民聚居的地。《诗·郑风·将管子》：“将管子兮，无愈我里。”毛传：“愈，越，里，居也，二十家为里。”《汉书·食货志上》：“在野曰庐，在邑曰里。”按毛传乃举《周礼》为例，古代另有五十户、一百户之说。今称在城市者为“里弄”，在乡村者为“乡里”。其二，旧时县以下的基层行政单位。顾言武《日知录》卷二十二：“以县统乡，以乡统里。备书知者，《史记》曰：老子，楚苦县厉乡曲仁里人是也。” 隋畿外二十五家为里，置里正。百家为党，置党长。唐以百户为里，五里为乡，每里置里正一人。见《通典·食货三·职官十五》。至明代“里正”改“里长”。其三，通“悝”。忧伤。《诗·大雅·汉云》：“瞩印吴天，云何如里。” 其四，姓。

【省】其一，古时王宫禁地之称。如：省中。《北齐书·神武纪下》：“孙腾带仗入省，擅杀御史。” 其二，古官署名。《新唐书·百官志一》：“其官司之别，曰省、曰台、曰寺、曰监、曰卫、曰府。”《旧唐书·百官志一》：“尚书、门下、中书、秘书、殿中、内待为六省。” 其三，元代以来地方行政区划名。除京师附近地区直隶中书省外，又在河南、江浙、湖广、陕西、辽阳、甘肃、岭北、云南等处设十一行中书省，简称十一行省。置丞相平章等官职以总揽该地区政务，为地方最高行政区划。其四，我国地方最高一级行政区域单位。其四，减少，节约。《左传·僖公二十一年》：“贬食省用。”明代虽已改行政中书省为承宣布政使司，除两京直辖地区外，共有十三布政使司，而习惯上仍称行省，简称省。清初增为十八行省，后又增为二十二行省。

使《淮南子·主犬训》:“法省而不烦。”高诱注:“省,约也。”

【党】其一,古代地方组织,五百家为党。《周礼·地官·大司徒》:“五族为党。”郑玄注:“党,五百家。”其二,住所。《礼记·玉藻》:“不退,则必引而去君之党。”王引之《经义述闻》:“党,所也,谓君所坐之处。”其三,亲族。《礼记·坊记》:“睦于父母之党。”郑玄注:“党,犹亲也。” 其四,朋辈。韩愈《山石》诗曰:“嗟哉吾党二三子,安得到老不更归?” 其五,偏私。《论语·卫灵公》:“(君子)群而不党。”《墨子·尚贤中》:“不党父兄,不偏富贵。” 其六,古族名。羌人的一支。其七,姓。

【道】其一,行政区划。(1),汉代在少数民族聚居区所设置的县称道。《汉书·百官公卿表上》:“县奇蛮夷曰道。”(2),唐·贞观初,因山河之便,分全国为十道,唐·开元二十一年(公元733年)增为十五道,置采访处置使,职掌与汉武帝所设置的十三部刺史略同。辽置五京道。(3),明、清在省、府之间设置的监察区,有分巡、分守道之别,长官称为道员。其二,道路。如,道不拾遗。《论语·阳货》:“道听而涂说。” 其三,事物发展的规律.。如老子《道德经》:“道之道,非常道。” 其四,宇宙万物的本原,本体.。如《老子》:“有物混成,先天地生,可以为天下母。吾不知其名,字之曰道。” 其五,姓。

【甸】其一,古代郭外称郊,郊外称甸。《周礼·天官·大宰》:“三曰邦甸之赋。” 贾公彦疏:“郊外曰甸,百里之外,二百里之内。”其二,古代划分田里的名称。《周礼·地官·小司徒》:“四丘为甸,四甸为县。”郑玄注:“甸方八里。” 其三,治理。《诗·小雅·信南山》:“信彼南山,维禹甸之。”

【镇】宋代以后县以下的小商业都市。其二,基层行政区域单位。以工商活动为主体的小于城市的商业区。在我国有县级镇和县属镇之分。其三,明清时军队编制单位。

【邻】其一,邻居,邻国。如左邻右舍。《书·蔡仲之命》:“睦乃四邻。” 其二,接近。《左传·襄公二十九年》:“邻与善,民之望也。”其三,古称君主的近臣。《书·益稷》:“钦四邻。”孔传:“前后左右之臣。”其四,周代制度五家为邻。(2)、夏代制度八家为邻。《广雅·释地》:“八家为邻,三邻为明。”

【明】夏代制度二十四家为明,下隶邻,上隶里。《广雅·释地》:“三邻为明,三明为里。”

【井】其一,凿地取水的深穴。其二,形状象井的东西。如天井,矿井。其三,古制。《周礼·地官·小司徒》:“九夫为井,四井为邑。”也有“八家为井”说。其四,形容整齐。如秩序井然。

【村】其一,村庄。陆游《西庄》诗:“数家临水自成村。” 其二,农村基层组织。隶属乡或镇。1958年至1983年曾名“队”。

【区】其一,区别,划分。《后汉书·党锢传赞》:有“物性既区。” 其二,地区。一定的地域范围。《汉书·杨雄传》:有“有宅一区。” 其三,行政区划名。有省一級区、省辖区、县辖区等。

【保】旧时户籍管理制度。十户设一保。《文献通考·兵考五》:“畿内之民,十家为一保。”

【甲】旧时户籍编制单位。如保甲。

【社】其一,古代地区单位之一。《管子·乘马》:“方六里,名之曰社。”《左传·昭公二十五年》:“请致千社。”杜预注:“二十五家为社。” 其二,集体性组织。如生产合作社、人民公社等。其三,古指土地神。《礼记·祭法》:“共工氏之霸九州也,其子曰后土,能平九州,故祀之为社。”

【队】其一,行列。如站队,列队。其一,集体的编制单位。如连队,生产队,少年先锋队。《左传·襄公十年》:“以成一队。”杜预注:“百人为队。”

【市】其一,集市做买卖的场所。如莱市,集市。《易·系辞下》:“日中为市,致天下之民,聚天下之货,交易而退,各得其所。”杜预注:“百人为队。” 其二,交易。如有行无市。《晋书·祖逖传》:“(石勒)与逖书,求通使交市。逖不报书,而听互市,收利十倍。”其三,购买。《论语·乡党》:“沽酒市脯,不食。” 古乐府《孔雀东南飞》:“杂采三百匹,交广市鲑珍。”引申为收买、換取。其四,城市。如市区,市民。其五,行政区域单位。在我国有中央直辖市、省级直辖市、县级市、县辖市(今恐不见)。

【京师】其一,首都的旧称,《公羊传·桓公九年》(公元前595):“京师者,天子之居也。京者何? 大也。师者何？众也。”其二，明制：京师附近不设布政使司，各府、州直隶京师，这一地区即称为京师，也称为直隶。明初建都应天府（今南京市），京师地区相当于当今江苏、安徽、上海两省一市。明·永乐十九年（1421年）迁都顺天府（今北京市）的，京师地区相当于当今北京、天津两市和河北省大部分地区。

【京华】犹言京师。京师为文物荟萃之地，故称“京华”。谢灵运《斋中读书》诗：“昔余游京华，未尝废丘壑”。

【黄帝】其一，传说中中原各族的共同祖先。姬姓，号轩辕氏、有熊氏，少典之子。相传炎帝扰乱各部族，他得到各部族的拥戴，在阪泉（今河北涿鹿东南）打败炎帝。后蚩尤扰乱，他又率领各部落在涿鹿（今属河北））击杀蚩尤。从此他由部族领袖拥戴为部族联盟领袖。传说有很多发明创造，如养蚕、舟车、文字、音律、医学、算数等，都创造于黄帝时期。现存《内经》一书，即系托名黄帝与岐伯、雷公等讨论医学的著作，故又称《黄帝内经》。其二，中国神话中的五天帝之一，指中央之神。《晋书·天文志上》：“黄帝坐中微中，查枢纽之神也”。

【医缓】春秋时秦国医家。据《左传·成公十年》（公元前597年）载曾诊断晋侯疾病，指出“疾不可为也，在肓之上，膏之下，攻（灸）之不可，达（针）之不及，药不至焉。”后世形容疾病危重而称“病入膏肓”，即源于此。

【医和】春秋时秦国医家。据《左传·昭公元年》（公元前541年）记载，他曾倡论阴、阳、风、雨、晦、明为“六气”，认为六气太过，可引起各种疾病，反映了当时朴素唯物的病因说。

【扁鹊】战国时医学家。姓秦，名越人，渤海郡鄚（今河北任丘）人。长医于长桑君。有丰富的医疗实践，反对巫术治病。遍游各地行医，擅长各科，在赵为“带下医”（妇科），至周为“耳目痹”（五官科），入秦为“小儿医”（儿科），医名甚著。后因诊治秦武王病，被秦太医令李醯妒忌杀害。在《史记》《战国策》里载有他的传记和医案，并推崇为脉学的倡导者。今考其所治病人的年代，相距甚远。因此，有人认为扁鹊乃古代良医的称号，其记载的病案非属一人。《汉书·艺文志》载有《扁鹊内经》《扁鹊外经》，已佚.。现存《难经》一书，是后人托名秦越人的著难。

【白氏】战国时医学家。《汉书·艺文志》医经部收录《白氏内经》、《白氏外经》等医书。

【华伦】（汉代—208年）：汉末医学家，又名旉，字元化，沛国谯（今安徽亳县）人。精内、外、妇、儿、针灸各科，外科尤为擅长。施针用药，简而有效。对“腸胃积聚”等病创用麻沸散，给患者麻醉后施行腹部手术。反映了公元二世纪时，在麻醉方法和外科手术已有相当成就。行医各地，声名颇著。他还创“五禽戏”，强调体育锻炼，以增强体质。认为“人体欲得劳动……血脉流动，病不得生，譬如户枢终不朽也”。后因不从曹操征召，遂为所杀。所著医书已佚，现存《中藏经》，是后人托名之作。

【朱肱】宋代医学家。字翼中，浙江吴兴人，后居杭州。曾任奉议部医学博士，故后人亦称朱奉议。编著《伤寒百问》（后改为《南阳活人书》）对张仲景《伤寒论》一书，从经络病因传变加以分析，并附诸方治法，以分类论述《伤寒论》的著作。

【汪昂】（1615年—?）：清初医学家。字讱庵，安徽休宁人，编著《索灵类纂约注》《医方解集》《本草备要》《汤头歌诀》等，颇切实用，流传甚广，对普及医学有所贡献。《医方解集》，21卷。书成于清·康熙二十一年（1632年）。本书按方剂的功用分为21门，载正方320则，附方更多。

【神农氏】传说中农业和医药的发明者。相传远古人民过采集渔猎生活，他用木制作耒、耜，教民农业生产。反映中国原始时代由采集渔猎进步到农业的情况。又相传他曾尝百草，发现药材，教人治病。一说神农即炎帝。

【张仲景】汉末著名医学家。名机，南阳郡（治今河南南阳市）人。学医于同郡张伯祖。相传曾任长沙太守。当时伤寒流行，死者很多。他钻研了《内经》《难经》《胎胪药录》等古代医书，并广泛收集有效方剂。著《伤寒卒（杂）病论》。其书辗转流散经后人多次收集整理成《伤寒论》《金匮要略》两书，分论外感热病与内科杂病。倡六经分证和辨证论治原则，具体阐述寒热、虚实、表里、阴阳的辨证及汗、吐、下、温、清、和等治法，总结了汉以前的治疗经验，对祖国医学的发展有重大贡献。

【王叔和】魏晋间医学家。名熙，高平人。曾任太医令，精研医学，重视诊脉，收集前代诊脉文献，结合自己的体会，编成《脉经》十卷，是现存最早的脉学专书。又集辑散佚的汉张仲景《伤寒卒（杂）病论》，并加以整理，使这些医学文献得以保存。

【巢元方】隋代医学家。曾任太医博士，隋·大业六年（公元610年）主持编辑《诸病源候论》，其中列举病症很多，为研究古代医学的重要资料。

【孙思邈】（581年— 682年）：唐代医学家。京兆华原（今陕西耀县）人。少时因病学医，对医学有较深研究，并博涉经史百家学术，兼通佛典。他总结了唐以前的临床经验和医学理论，收集方药、针灸等内容著《千金要方》、《千金翼方》，其书首列妇女、儿童疾病，并倡立脏病、肺病分类，具有新的系统性在医学上有较大贡献。

【许叔薇】宋代医家。字知可，真州（治今江苏仪征）人。宋·绍兴二年（1132年）进士，故后人亦称许进士。著《伤寒发微论》《伤寒九十论》。对张仲景的《伤寒论》有所发挥。另著《普济本事方》，记录医案及经验诸方。

【刘完素】（约1120年—1200年）：金医学家。字守真，河间（今河北）人，世称刘河间。他据《素问》病机十九条，阐明六气过甚皆能化火的理论，故治法上多用寒凉药，并创制了不少治疗伤寒热病的方剂，对后世温病学说有所启发。著有《素问玄机原病式》《宣明论方》等。

【张子和】（约1156年—1228年）：金医学家。名从正，字戴人，睢州考城（今河南兰考东）人。他继承刘完素的学说而有新的见解，治病以祛邪为主，认为“先论攻其邪，邪祛而元气自复。”善用“汗、吐、下”三法，并谓三法能兼众法，切责医者滥用补药与平稳药贻误病人之非。著有《儒门事亲》。

【李东垣】（1180年—1251年）：金医学家。名杲，字明之，号东垣老人，真定（今河北正定）人。从张洁古学医。认为饮食不节，劳役所伤和精神失常，易致脾胃受伤，正气衰弱而引起多种病变；又提出发热的疾病亦应分辨“外感”或“内伤”治法上重视调理脾胃和培补元气以及扶正祛邪，丰富了内伤脾胃方面的理论和经验。著有《脾胃论》《内外辨感论》《兰室秘藏》等。

【严用和】宋代医学家。撰《济生方》十卷，书成于宋·宝祐元年（1253年）。书中先论各种疾病的病源、病理；次列处方，并分别详述其适应证。共收医论八十余篇，载方四百余首。后于宋·咸淳三年（1267年），撰成《济生续方》，增入补门方剂。两书所载方剂，多为临床所应用。

【危亦林】（1277年—1347年）：元代医学家。字达斋，江西南丰人。世业医。著有《世医得效方》二十卷。书成于元·至元三年（1337年）。作者整理家传五世积累验方，并收集历代各科验方，按医学十三科编著成书。对中医伤科的发展有重要的作用。

【朱丹溪】（1281年—1358年）：元代医学家。名震亨，字彦修，婺州义乌（今浙江）人。家居义乌丹溪，故人称丹溪翁。早年即好医学，继从许谦学理学，后又从杭州名医罗知悌学习。罗授以刘完素、张子和、李东垣三家学说、并以《内经》意旨为之分析讲述。他继承罗氏学并有发挥。著《格致馀论》，论述众多疾病的病机，是由“阳有馀，阴不足”所致，和法主张“滋阴降火”。对当时《和剂局方》中的药偏于温燥，著《局方发挥》，加以批评，另著有《素问纠略》《本草泛义补遗》。

【李時珍】（1518年—1595年）：明代著名医药学家。字东璧，号濒湖崭州（治今湖北崭春陕西耀县）人。世业医。继承家学，重视临床实践，主张革新。在群众协助下，经常上山采药，深入民间向农民、渔民、樵夫、药农，聆医请教，同时参考历代医药及有关书籍八百余种，对药物加以鉴别考证纠正了古代本草书籍中药名品种产地等某些错误，并收集整理宋、元以来民间发现的很多药物充实了内容，经二十七年的艰苦劳动，著成《本草纲目》，收录原有诸家《本草》所载药物共一千五百十八种，新增药物三百七十四种。总结了十六世纪以前我国劳动人民丰富的药物经验，对后世的药物学的发展作出了重大贡献，为祖国医药学的一份宝贵遗产。他还著有《濒湖脉学》《奇经八脉考》流传于世。另有《五脏图论》《三焦客难》《命门考》等已佚。

【赵献可】明末医学家。字养葵，自号医巫闾子，鄞县（今属浙江）人。著有《医贯》一书，倡论“命门之火”是人体十二脏腑的主宰，凡脏腑的功能活动，都靠它来推动。治疗上偏重补肾，在理论上有独特的见解。

【叶天士】（约1667年—1746年）：清代医家。名桂，字香岩，江苏吴县人。世业医，继承家学，闻某人善治某症，即往师之，集众人之长，自成一家。著《温热论》，倡温病卫、气、血的辨证和治疗方法，对温病学说颇有发展。其治疗各科疾病，能灵活运用古法，处方精简，用药酝伍有独到见解，对治奇经、脾胃、儿科等病尤为擅长。其内容详见华岫云编《临症指南医案》。尚有《叶案存真》《未刻本医案》等均为后人所编。

【林之翰】清代医家。著《四珍抉微》，八卷。书成于清•雍正元年（1723年）。本书将历代文献中望，闻，问，切四诊内容整理分类，并联系病因，病理加以论述，认为四诊并重，不可缺一，为诊断学的专著。末卷载《运气要略》，对四诊并无脾益。

【赵学敏】（约1719年—1805年）：清代药学家。字依吉，号恕轩，钱塘（今浙江杭州）人，平素钻研医药，对药物进行了广泛的采集、调查工作，并将某些草药栽培观察。著《本草纲目拾遗》，书中收集《本草纲目》未收载的药物共七百十六种，丰富了中药学的内容。又从铃医处收集很多秘方，与自已累积的验方汇编成《串雅内篇》《串雅外篇》，保存了不少民间的医学经验。尚辑有医学书籍十种，未见传世。

【吴鞠通】（约1758年—1836年）：清代医学家。名塘，江苏淮阴人，曾在江苏、浙江、北京等地行医。对清叶天士的温病论治认为“持论平和，立法精细”。他在叶氏的基础上创温病的三焦辨证。著有《温病条辨》六卷，对温病的诊断和治疗有所发展。另著有医案五卷对杂病治学亦有独到之处。

【陆以湉】清代医学家。著《冷庐医话》，五卷。书成于清•咸丰九年（1859年）。本书记述医学卫生的掌故趣闻，包括医学史料、诊法、药物作用、病症及治验医案等。采录较广，可供临床参考。

【丁甘仁】（1866年—1936年）：近代医家。名泽周，江苏武进人，在上海行医。民国五年（1916）年创办上海中医学校及广益中医院，对继承中医学术和培养中医人才有所贡献。著有《喉痧症治概要》其医案由学生所辑名《丁甘仁医案》。

【洪式闾】（1894年—1955年）：寄生虫学家。浙江乐清人。曾任北平大学病理学与寄生虫病学教授、杭州热带病研究所所长等职。解放后，曾任浙江人民卫生实践院院长、浙江省卫生厅厅长、浙江医学院长等职。1954年加入中国共产党，在寄生虫研究方面，创造运用基础膜染色法和钩虫卵定量针数法，并对姜片虫的形态研究也有一定成效。著有《病理学总结》、《病理学各论》、《钩虫病及毛圆线虫病》等。

【沈克非】（1898年—1972年）：外科学家，浙江嵊县人，曾任协河医院外科医师、南京中央医院院长、上海医学院外科学教授、上海中山医院院长等职。解放后先后任中国人民解放军军事医学医院副院长、上海第一医学医院副院长，第一、第二、第三届全国人民代表大会代表，全国医学科学委员会常务委员、中华医学会副会长等职。抗日战争和抗美援朝期间积极发动并组织医疗队。他热心医学教育，对培养外科专业人才，开创並推动我国外科学的发展，尤其是脑外科和晚期血吸虫病脾切除等手术做出了贡献。主编我国第一部比较完整的《外科学》以及《腹部外科手术图解》等著作。

【程门雪】（1902年—1972年）：现代医家。江西婺源人。学医于于甘仁长期从事临床实践和中医教学工作。解放后，曾任上海市中医学院院长、上海市中医学会主任、第二、第三届全国人民代表大会代表、中华人民共和国卫生部科学委员会委员等职，擅长中医内科，对《伤寒论》和温病学说颇有研究，为中医教学事业作出了贡献。

【医士】本名首见于中国北宋（960～1125年）十二世纪初期。现指受过中等医学专业教育或具业同等学力，经卫生主管部门审查合格，从事医疗预防工作的中级医疗卫生人员。

【医生】中国唐代(619～927年)就有医生称呼，现为掌握医学卫生知识，从事疾病防治工作的人员统称。

【医师】其一，本名首见于我国春秋战国时期(公元前585年～公元前221年)。现指受过高等医学专业教育或长期从事医疗预防工作，经卫生主管部门审查合格，具备了医师水平的高级医疗卫生人员。

【医国】为国家除患祛弊，犹如医治疾病。《国语·晋语八》：上医医国。

【医学】研究人类生命过程以及同疾病作斗争的一门科学体系，属自然科学范围。从人的整体性及其同外界环境的复杂关系出发，用实验研究、现场调查、临床观察等方法，不断总结经验，研究人的生命活动和外界环境的相互关系 ，研究人类疾病的发生、发展及其防治、消灭的规律，以及增进健康、延长生命和提高劳动能力的措施。我国医学现存在中医和西医两个体系，实现中西医结合，创造我国的新医学体系是我国医学发展的正确道路。按照研究内容、对象和方法，分为基础医学、临床医学和预防医学三部分，各包括不同的专门学科。此外，还有军事医学、法医学、航空医学、宇宙医学和航海医学等特种学科。其二，我国古代培养医药人才的学校。南朝·宋元嘉二十年(443年)设医学，为医学教育机构，后废。隋代复设医学。唐代医学分医、铖、按摩、咒禁四门。医又分体疗(内科)、疮肿(外科)、少小(儿科)、耳目口齿、角法(艾灸、拔火罐)五科。各州、京县及都督府亦设医学。五代时废。宋代京师及各州均设医学，分方脉、铖、疡三科。元明清沿袭宋制，各州地方亦设医学。

【医署】医学机构办理公务的地方。有时亦指机构。唐代朝廷设太医署，各州、京、县都督府亦设医署。五代废太医署。

【医院】以防治疾病为主要任务并设有病防的医疗预防机构。一般设有门诊部、住院部、各种诊疗辅助部门和行政管理部门。我国早在唐代即有“病坊”，北宋有“安济坊”设置若干病房。均为医院的早期形式。

【医话】历代医家的随笔记录。内容包括阅读医书的体会、临诊心得、学术评论、见闻掌故等。如《冷庐医话》、《潜斋医话》等。

【医经】中医学理论的早期著作如《汉书·艺文志》，医经部收录《黄帝内经》《黄帝外经》《扁鹊内经》《扁鹊外经》《白氏内经》《白氏外经》《旁篇》等七部医书，并有兼称《神农本草经》《伤寒论》《金匮要略》《脉经》等书为医经。

【医贯】中医学书名，明代赵献可著，六卷。

【医案】中医临床实践的记录。《史记·扁鹊仓公列传》所载的诊籍被视为医案的起源。后世医学的处方，前面书写症状、病机、脉象、舌苔和治法，后列药名、剂量、炮制法和服用法等，称为医案。历代医学所留医案很多，如《临症指南医案》《四家医案》等。医案体现了理法方药的具体运用。

【医林】医界统称，亦称“杏林”。

【医嘱】医师根据病情的需要拟定书面嘱咐，作为医护人员具体执行的根据。医嘱项目包括病人的饮食、用药、化验、卧位、术前准备、手术后的处理等。

【医道】治病的本领(多指中医)。

【医德】医务人员应该具有的品德。医风：医务人员的作风。

【医改】医疗卫生体制或医疗卫生工作的改变。

【医患】医务人员和患者。

【医书】讲述医学的书籍(多指中医)。

【医术】医疗技术。

【医药】医疗和药物。

【医护】医疗和护理。

【医治】医学治疗。

【医学校】培养医药人才的中专学校。

【医学会】医学界学术团体。

【医卫界】医疗卫生类别。

【医务室】机关学校企事业单位内设的康复医疗、健康宣传和卫生管理的工作机构。

【医院船】担任海上收治和运送伤病员的船只。按照国际惯例，船体漆白色，涂红十字，并悬挂红十字旗作为标志。

【医学专家】医学界对某种学术或技能有专长的人才，今泛指具有主任医师、副主任医师任职资格的医学专业人才。

【医学博士】其一，博士，中国古代学官名，源于战国。 其二，中国古代专精一艺的职官名，北魏置太医博士，以教弟子。其三，学位的一种，其分学士、硕士、博士。如医学学士、医学硕士、医学博士。医学博士为最高学位。

【医学教授】医学官名，宋代始置医学教授，传授医学专业。各路的州、县亦置医学教授，位居提督学事司之下，元代、明代、清代沿袭宋制，均置医学教授。

【医学教谕】医学官名，宋代在京师始置医学教谕，教育所属生员。元代沿袭宋制，县医学亦置教谕。明袭元制。清袭明制。

【医学正科】医学官名，《明史•职官志》，府设医学正科，科员一名(重九品)。清袭明制。

【医学典科】医学官名，《明史•职官志》，州设医学典科，科员一名。清袭明制。

【医学训科】医学官名，《明史•职官志》，州设医学训科，科员一名。清袭明制。医官人选“遴谙医理者”。

【医学入门】中医学书名。明李梴编著。书成于万历三年(1575年)。共8卷。

【医学心语】中医学书名。清程国彭著。书成于雍正十年(1732年)。原书5卷，后又补入《外科十法》，合6卷。

【医学观察】对患某种传染病的人或其接触者进行的医学检查。通过医学观察可以了解患者病情的发展，以便采取相应的措施，亦可早期发现接触者的患者，防止传染病的扩散。

【医疗保险】简称“医保”。社会保险的一种。劳动者患病时，由国家和社会给预一定的医疗费用的补偿。

【医方集解】中医学书名。清汪昂编著，21卷。书成于康熙二十一年(1632年)。本书按方剂的功用分为21门，载正方320则，附方更多。

【医疗后送】战时根据分级救治的统一规定和要求，对伤员在后送过程中进行连续继承性的救治，并在救治过程中及时后送。

【医疗体育】也称“体育疗法”或“体疗”。应用体育锻炼治疗疾病的一种方法。我国古代称导引，中医文献《内经》中已有记载。汉末医学家华陀曾提倡五禽戏以锻炼身体，隋巢元方的《诸病源候论》列举了治疗90余种疾病的导引方法。目前常用的医疗体育方法有医疗体操、使用特殊器材的锻炼、太极拳、步行等。常用于外伤后肢体功能障碍、神经瘫痪、关节炎、肺气肿、高血压、某些类型的心脏病和其他多种慢性的治疗。医疗体育的特点是能促进人体的新陈代谢、调节神经活动、动员病人自身的积极性因素来与疾病作斗争，在促进运动器官和心肺等脏器的功能恢复方面有一定的作用。

【医疗体操】医疗体操:医疗体育的重要方法之一。以徒手体操和特殊器械的锻炼为主。针对疾病和病人的特点，选不同的内容和方式，以调整生理功能，增强人体对疾病的抵抗力，从而促进疾病的痊愈和活动功能的恢复。

【医疗事故】医疗事故：在诊疗工作中，主要由于医务人员的质任心不强或技术经验不足而造成医疗上的错误，以致增加病人的病痛，甚至危及生命的事故。其中情节较轻，尚未引起病人的明显的痛苦或危害，也不影响对病人的治疗措施者，则称“医疗差错”。对事故的确定和处理，要根据具体情况作具体分析。

【医疗质量】医疗质量：指医务人员的技术水平、防治疾病的效果等方面的质量。常用的医疗质量统计指标有治愈率、死亡率、平均住院日、病床周转次数以及各种诊断工作质量指标等。

【医疗单位】指医院、诊所、门诊室、医务室等单位。

【医林改错】中医学书名。清王清任著。上下卷。书成于道光十年“1830年”。

【医宗金鉴】中医学书名。清官修医书。由吴谦等编著。90卷。书成于乾隆七年“1742年”。

【医学心理学】心理学的一个分支，研究心理因素在疾病发生发展以及在诊断治疗和预防中的作用。包括病理心理学、心理临床诊断、心理治疗及心理卫生等部分。

【医学地理学】地理学与医学之间的一门边缘科学，研究地域自然条件和社会经济条件对人体及其生理活动、人类疾病的发生与地理分布的综合影响，查明疾病的空间分布病理过程与气候、水、土壤、岩石矿物及生物等环境因素之间的关系，并制定有根据的保护人体健康的措施。

【医学昆虫学】昆虫学的一个分支，也是医学寄生虫学的一部分。研究与医学有关的昆虫和其他节肢动物的形态、分类、地理分布、生态和传病的关系，从而制定防治措施。

【医学研究所】研究某一医学领域或课题的机构。

【医学伦理学】亦称“医学道德哲学”。伦理学的一个分支。关于医学道德及其起源和发展，医学界人们的行为准则，医学界人们的相互关系和医学界人们对社会、国家等的义务的学说。

【医学道德规范】其一，医学道德标准。其二，医学道德典范。

【医学微生物学】微生物学的一个分支。研究病原微生物的形态生命活动规律以及引起人类感染和免疫的作用，从而为开展疾病（主要是传染病）的防治工作提供依据。医学微生物学包括卫生微生物学。

【医疗卫生单位】泛指医疗、卫生、保健单位；或专指既是医疗，又是卫生的单位，如卫生院，早期的卫生所等。

【医疗事故鉴定委员会】医疗事故鉴定委员会：鉴定医疗事件的专家委员会。其职能是判定审请鉴定的医疗事件是否属于医疗事故，如为事故，应为何级。

【中医】其一，中国固有的医学。其二，用中国医学理论看病的医生。

【法医】用法医学知识解决侦查审判工作中有关法学问题的专业人员。

【巡医】巡回医疗。

【就医】到医生那里看病。

【军医】军队中的医生。

【儒医】旧指读书人出身的中医。

【神医】医术非常高明的人。

【世医】世代为医的中医。

【兽医】治疗家畜家禽疾病的医生。

【太医】皇家的医生。

【西医】其一，从殴美各国传入的医学。其二，指用殴美各国医术治病的医生。

【庸医】医术低劣的医生。

【讳疾忌医】隐瞒病情，不愿治疗。比喻掩饰缺点，不愿接受批评。

【出院】住院病人结束住院治疗，离开医院。

【住院】病人住进医院治疗。

【**转院**】住院病人转往其他医院治疗。

【**保育院**】为保护和教育失去父母的儿童而设立的机构，内有托儿所、幼儿园、小学等。

【**疗养院**】疗养的住所。

【**养老院**】也叫敬老院。由公家或者集体举办的收养孤独老人的机构。

【**文明医院**】医院建设标准。评价体系以“文明”为核心。

【**等级医院**】医院建设标准。卫生部规定将全国医院分为三级十等。乡镇卫生院（乡镇卫生院、乡镇中心卫生院）为一级医院，对照评价标准，可认定为一级甲等乡镇卫生院（乡镇中心卫生院）、一级乙等乡镇卫生院（乡镇中心卫生院）、一级丙等乡镇卫生院（乡镇中心卫生院）。县级医院为二级医院（中医院、专病医院），对照评价标准，可认定为二级甲等医院（中医院、专病医院）、二级乙等医院（中医院、专病医院）、二级丙等医院（中医院、专病医院）。市级及其以上医院为三级医院（中医院、专病医院）对照评价标准，可认定为三级特等医院（中医院、专病医院）、三级甲等医院（中医院、专病医院）、三级乙等医院（中医院、专病医院）、三级丙等医院（中医院、专病医院）等。评审通过后，中华人民共和国卫生部授予如“三级特等医院”匾牌。

【**现代医院**】医院建设标准。评价体系以“现代化”单位为核心。大致包括现代化的医院理念、现代化的医疗队伍、现代化的医院建筑、现代化的医疗设备、现代化的医疗技术、现代化的科室设置、现代化的后勤保障、现代化的医院管理等。

【**平安医院**】医院建设标准。评价体系以“平安”为核心。

【**和谐医院**】医院建设标准。评价体系以“和谐”为核心。

【**十佳医院**】其一，十个方面都好的医院。其二，对照医院“十佳”建设标准评价体系考评位于前十名医院。

【**爱婴医院**】医院建设标准。评价体系以“爱婴”为核心。评审通过后，中华人民共和国卫生部、联合国儿童基金会、世界卫生组织联合授予“爱婴医院”匾牌。

【**信得过医院**】医院建设标准。评价体系以“社会评价”为核心。

【**无红包医院**】医院建设标准。评价体系以“利益操守”为核心。

【**卫生**】其一，犹言养生。《庄子·庚桑楚》：“趎愿闻卫生之经而已矣”。趎，南荣趎。 其二，医学名词。个人集体的生活卫生和生产卫生的总称。一般指为增进人体健康，预防疾病，改善和创造合乎生理要求的生产环境、生活条件所采取的个人和社会措施，包括以除害灭病、讲究卫生为中心的爱国卫生运动。

【**卫生学**】医学科学中的一门学科。主要研究外界环境因素和人体相互关系的规律；研究如何充分利用有利于健康的因素防止和消除有害因素的措施和方法；研究合乎生理卫生要求的劳动和生活条件以预防疾病，增强人民健康体质，从而提高劳动生产率。随着科学的不断发展，卫生学已分成环境卫生学、劳动卫生学、营养及食品卫生学、儿童少年卫生学、流行病学、毒理学等分科。有些国家把研究个人和集体卫生的理论和实践称为“公共卫生”。

【**卫生员**】受过短期卫生训练，具有医疗卫生基本知识和急救护理等技术的初级卫生人员。在城市的街道、工厂的车间、农村的居民组（生产队）和城乡的集体福利事业机构中工作，一般不脱离生产，利用业余时间，开展除害灭病、讲卫生以及简易治疗急救等工作。在军队中的卫生员主要担任连队的卫生防病和火线抢救工作。

【**卫生室**】卫生人员开展卫生工作的地方。1969年，农村生产大队设卫生室。

【**卫生站**】卫生人员开展卫生工作的地方。一种医疗预防与卫生防疫相结合的基层卫生机构。其任务与卫生所相同，但规模比卫生所小。在农村中，村级卫生组织，前身是村（生产大队）卫生室。

【**卫生所**】一种医疗预防与卫生防疫相结合的基层卫生机构。其任务与卫生院相同，但规模比卫生院小。在地方，区、(乡)镇设“卫生所”。在军队中，营一级卫生机构称“卫生所”。

【卫生队】军队中，团一级卫生机构称“卫生队”。

【卫生院】一种基层机构。主要任务是负责所在地区内医疗卫生工作，组织指导群众性卫生工作。

【卫生科】前县一级人民政府卫生行政机构。军队中，师一级卫生管理机构称“卫生科”。

【卫生局】前市、县一级人民政府卫生行政机构。一度，省一级人民政府卫生行政机构亦称“卫生局”。

【卫生厅】前省一级人民政府卫生行政机构。

【卫生处】军队中，军一级卫生管理机构称“卫生科”。

【卫生部】前中央人民政府卫生行政机构。军队中，大军一级及以上卫生机构亦称“卫生部”。

【卫生化学】化学应用于卫生工作的一门分科。应用化学原理和方法，研究空气、水、土壤、食物、废弃物以及生理代谢物中直接或间接与人体健康有关的成分的含量、变化、检验方法及其净化等卫生学问题。

【卫生公约】广大群众为推行经常的卫生工作而制定的一种共同遵守的制度。在爱国卫生运动中普遍推行，对运动的经常化起到了巩固、提高的作用。主要内容包括个人卫生、清洁卫生制度、害虫防治等具体措施和要求。

【卫生飞机】战时运送伤病员的专用飞机。机上有固定的医疗设备、卫生人员以及通讯工具，在运送过程中，可以对伤病员进行急救性治疗。

【卫生列车】战时运送伤病员的专用列车。列车上有固定的医疗设备、卫生人员以及通讯工具，在长途运送过程中，可以对伤病员进行护理治疗和施行紧急手术。

【卫生船舶】战时在水上抢救或运送伤病员的专用船只。包括救护船(艇)、卫生运输船、医院船。船上有必要的医疗设备、卫生人员以及通讯工具等。

【卫生汽车】运送伤病员的专用汽车。汽车上有固定的医疗设备(包括卫生担架等)。

【卫生设备】建筑物内供应自来水、热水及排除污水、污物等设备的统称。通常指装有龙头并和沟道联接的洗脸盆、浴缸、抽水马桶等。

【卫生防护】为预防原子化学生物武器对人员的伤害和对受害人员采取的医疗卫生措施。

【卫生防疫】卫生事业的重要组成部分。其主要任务是调查研究自然和社会因素同人民健康的关系，传染病、寄生虫病、职业病的发生、发展规律，并据以制定各种预防措施，防止染病、寄生虫病、职业病，开展劳动卫生、环境卫生、食品卫生、儿童少年卫生、卫生监督卫生宣传教育等，目的在不断改善人民生活和劳动的卫生条件，保护并增进人民健康。

【卫生侦察】对军队行动地区卫生情况的调查。主要是查明水源、水质、居民疫病、有害生物等情况，并了解当地常用的防疫防治方法。

【卫生宝监】中医学书名。元罗天益撰。24卷。补遗1卷。书成于至元十八年(1281年)。全书分“药误永鉴”、“各类方集”、“药类法象”、“药验记述”4部分。

【卫生标准】从保护人民健康和发展生产出发，根据卫生学研究结果和卫生实践所制定出的卫生要求，由政府公布执行。是卫生工作的主要依据之一。我国已公布的卫生标准有《工业企业设计卫生标准》、《生活饮用水卫生标准》等。

【卫生统计】应用统计学的一般原理和方法研究社会卫生事业和居民健康状况的一种工作方法。主要内容包括居民的健康状况统计(出生、死亡、疾病、儿童青少年等)、卫生事业的基本情况统计、卫生事业机构的工作质量统计等。卫生统计工作为编制卫生事业计划、加强业务管理、开展科学研究、总结工作等提供资料。

【卫生监督】为了保护人民健康，保证合乎卫生要求的生产和生活条件，卫生机关根据国家颁布的卫生法令和卫生标准，依靠群众对有关单位或个人执行和遵守卫生法规和卫生规则的情况进行的检查。按不同任务分为两种：对城镇规划和基本建设的设计施工等是否符合卫生要求所进行的监督称“预防性卫生监督”；对现有工矿企业、公共福利设施、学校和饮食、旅馆、浴室、游泳池等服务性行业及个人等是否遵守卫生法规和要求而实施的监督称“经常性卫生监督”。

【卫生减员】军队在减员中，需要卫生部门组织医疗后送的伤员后病员。

【卫生勤务】军队后方勤务的组成部分，主要负责卫生防疫、卫生防护、伤病员医疗救护和后送以及药品器材的供应管理等工作。

【卫生工作】其一，从事体力或脑力的卫生内容的劳动，也泛指机器、工具受人操控而发挥作用的卫生内容的活动。其二，卫生职业。其三，卫生业务、卫生任务。

【卫生系统】按照一定关系组成的卫生整体。

【卫生系列】相关联的成组成套的卫生事物。

【卫生职称】卫生专业技术职务的名称。如主任医师、副主任护师、主治医师、中医师、药剂士等。

【卫生职业】个人在社会中作为生活主要来源的卫生工作。

【卫生行业】以卫生为职业的群体。

【卫生学校】培养卫生人员的中等学校。

【卫生职能】卫生人员、卫生机构应有作用、功能。

【卫生防疫站】组织并实施卫生防疫工作的卫生专业机构。

【卫生监督所】组织并实施卫生监督工作的卫生专业机构。

【卫生疗养所】组织并实施卫生疗养工作的卫生专业机构。

【卫生检疫所】组织并实施卫生检疫工作的卫生专业机构。

【卫生疗养林】疗养地周围的防护林。可以防御风沙烟尘，净化空气，减少噪音，调节气湿，绿化风景。宜培育成多样化而又相互协调的林相。

【卫生微生物】医学微生物学的一个分支。从卫生学观念研究水、食物、空气、土壤中微生物的种类、性质、活动规律以及它们对人类生活和健康的影响。

【卫生进修学校】卫生人员进修培训学校。

【卫生防护距离】使工厂、仓库、交通设施（例如：铁路、道路、飞机场）等地区与其他建设地区（例如：生活居住区等）相互间隔离的地带。用以避免噪音、有害气体、爆炸、火灾、烟尘、臭味等的危害。它的宽度取决于干扰或危害的程度。在卫生防护带植树造林的，称“防护绿带”。

【卫生宣传教育】指进行宣传和普及医药卫生知识的教育。在我国，根据不同的群众对象采取讲解、文字、图片展览和电影、电视、新媒体等各种方式，有组织有计划地宣传党和政府对卫生工作的方针、任务，并教给群众有关保护和促进健康的知识和技术，以普及医药卫生知识，使能自觉地执行卫生规则、培养卫生习惯。组织领导和进行卫生教育工作的专门机构称“卫生（健康）教育所”。

【卫生职业道德】卫生职业人员应该具有的品德。

【卫生文化促进会】研究卫生文化促进事业发展的社团组织。后称“卫生系统思想政治工作研究会”。

【卫生职业道德规范】其一，卫生职业道德标准。其二，卫生职业道德典范。

【卫生工作四项原则】即“面向工农兵、预防为主、团结中西医、卫生工作与群众运动相结合”。

【卫生（健康）教育所】培养卫生习惯。组织领导和进行卫生教育工作的专门机构。

【卫生和计划生育委员会】组织并实施卫生和计划生育工作的政府机关。

【卫生系统思想政治工作研究会】研究卫生系统思想政治工作历史现在和未来的社团组织。后称"卫生文化促进会"。

【保卫】保护使不受侵犯。

【门卫】门卫：守卫在门口的人。

【爱卫】爱卫："爱国卫生"缩语。

【环卫】环卫："环境卫生"缩语。

【食卫】食卫："食品卫生"缩语。

【世卫】世卫："世界卫生组织"缩语。

【护士】受过护理专业教育由护理员升任，掌握护理、病房管理知识，并具有一般卫生预防能力的中级人员，主要在医院、门诊部和其他医疗预防机构中担任各种护理工作，在医师的指导下执行治疗或在负责地段内担任一般医疗处理和卫生防疫工作。掌握营养、保健、儿童保育等专门知识和技术的护士，在医疗预防机构、保健机构及幼托机构内担任营养、保健、婴幼儿卫生保健、教养等工作，分别称营养护士、保健护士、保育护士。按职责有护士、护士长、护士主任之分。

【护工】受雇承担住院病人生活护理工作的人员。

【护理】其一，对老、弱、幼、残的照料。通常指护士所担任的医疗技术工作，是医疗机构的组成部分。按工作性质分为临床护理、预防保健护理。前者包括基础和专科护理两部分。基本内容：观察和记录病情、按照医嘱执行治疗、给药、注射，测量病人的体温、脉搏、呼吸、血压，进行消毒、隔离、灌洗、导尿、冷热敷等技术操作，处理病人的饮食、排泄、沐浴等个人卫生，以及病室环境和床褥、衣被等物品的清洁管理，并对病人进行卫生、保健等方面的指导。结合临床各专科的叫"专种护理"。预防保健护理主要在居民地段或病人家中进行，内容主要包括家庭访视、卫生宣传、预防接种、妇幼保健和卫生防疫等工作。在医院工作的护士有时也要担任部分预防保健方面护理的工作。其二，保护管理，使不受损害。其三，代理。清制，省级长官出缺，未能及时派员接替，即以次级官暂代其职务，称为护理。例如，总督、巡抚多由布政使护理。北洋军阀统治时期，亦沿袭其制。

【护理员】亦称"助理护士"。受过护理专门训练的初级卫生人员。在各级医疗预防机构中协助护士担任一般护理和病房、门诊部工作。

【护理学】医学科学中的一门学科。研究各种疾病的护理理论和技术。内容包括基础护理、临床专科护理、预防保健和护理行政管理论。

【爱护】爱惜并保护。

【保护】尽力照顾，使不受损害。

【庇护】包庇；袒护；保护。

【辩护】其一，为了保护别人或自已，提出理由、事实来说明某种见解或行为正确合理的，或是错误的程度不如别人说的那么严重。其二，法院审判案件时被告人为自已申辩或者辫护人为被告人申辩。

【防护】防备和保护。

【袒护】包庇；袒护。

【回护】其一，法律上指对未成年人、精神病人等的人身、财产及其他一切合法权益的监督和保护。其二，医学指对重症病人的病情的监视和看护。

【救护】抢救伤病人员，使其得到及时治疗，泛指抢救有生命危险的人。

【看护】其一，护理。其二，旧时称护士。

【照护】照料护理（伤员、病人等）。

【调护】调养护理（伤员、病人等）。

【疾医】周代设疾医，医官名称。亦为中国古代医学分科之一。见《周礼·天官·家宰》。相当于后世的内科医生。

【疾脉】中医学名词。脉象之一。指脉象急速，一呼一吸七至八次 。常见于温病热盛、心气虚弱或劳瘵等症。

【疾病】指人体在一定条件下，由致病因素所引起的一种复杂而有一定表现形式的病理过程。

【疾病分类】医疗卫生工作和疾病统计上应用的疾病统一分类办法。一般根据发病原因、病变性质和主要病变部位把疾病分成若干类组而加以编列。疾病的命名和分类反映医学科学的水平。祖国医学在公元三世纪初，已有按疾病部位分类，如经络病、脏腑病等，亦有按病因分类，如外感病、内感病、外伤病等，后世医家又陆续有所发展。西方医学最早疾病分类办法是十八世纪意大利病理学家莫尔加尼按器官病理解剖定位原则划分的。十九世纪中叶以后，由于细菌学的发展，疾病开始按病因学原则分类。世界卫生组织订有《国际疾病分类》，每十年修改一次。我国卫生部订有《医院病人疾病分类》。

【疾病普查】医疗预防机构为早期发现病例进行防治而采取的普遍医学检查。它是发现病人，了解疾病发生发展情况和规律的重要方法，也是有计划的消灭疾病的重要措施之一。普查的方法因不同疾病而异，如血吸虫病普查常用检验粪便寻找卵虫的方法，肺结核病普查用胸部x线缩影摄片或荧光透视。

【暗疾】多指生殖器官方面的疾病。因不好意思告诉别人，故名。

【残疾】肢体、器官等方面的缺陷。

【恶疾】令人厌恶，，不易治好的疾病。

【痼疾】长期的、难以治愈的疾病。

【宿疾】一向有的病。

【迅疾】迅速。

【隐疾】暗疾。

【病历】即“病史”。

【病史】亦称“病历”、“病案”。医务人员对病人患病经过和治疗情况自作的文字记录。内容包括姓名、年龄、性别等一般登记事项，本此和以往患病和治疗经过，个人和家庭及其他有关疾病，体格检查、化验和其他有关检查的结果，诊断、护理和治疗，病情发展经过和结果等记录。它是医生诊断和治疗疾病的依据，也是病人健康情况的档案。病史的文件记录，我国古伏称“诊籍”，后称“医案”。

【病机】中医学名词。指疾病发生、发展的原理。说明疾病的邪正斗争情况，阴阳、表理、寒热、虚实夹杂等疾病变化的机理。《素问·至真要大论》称：“谨守病机，各司其属”。其中列举病机19条，从不同证候中提示了掌握病机的例子。故诊断疾病，必须掌握病机，才能决定适当的治疗方法。

【病残】疾病和伤残。

【病床】病人的床铺，特指医院、疗养院里供住院病人用的床。

【病坊】唐代医院。

【病夫】体弱多病的人（含讥讽意）。

【病因】亦称“病原”。引起人体致病的原因。祖国医学将病因分为：外感（如六淫、疠气等）、内伤（如七情、劳倦、饮食所伤以及痰、瘀、虫积等）、外伤（如跌仆、压溺、创伤等）。现代医学将病因按性质和作用于机体的方式，通常分为：其一、外来的致病因素，包括机械性的（如外伤）、物理性的（如高温、低温、光线、电流、射线、气压等）、化学性的（如有机的和无机的化学物质）和生物（亦称“病原体”。如细菌、真菌、病毒、立克次体、寄生虫等）。其二、缺乏机体所必须的物质或条件，如氧营养素内分泌的缺之或不足。其三、机体本生的反应性的改变，如过敏性疾病等。其四、遗传性因素。社会制度、外界自然环境、精神因素、生活和劳动条件对人类疾病的发生均有密切的关系。

【**病情**】疾病变化的情况。

【**病区**】医院根据住院病人治疗和管理的需要所划分的若干个住院区。

【**病人**】生病的人、受治疗的人。

【**病间**】病略好转。《论语·子罕》：子疾病，子路使门人为臣。病间，日："久矣哉，由之行诈也"。

【**病假**】因病请的假。

【**病况**】病情。

【**病态**】其一、心理或生理上不正常状态。其二、泛指不正常状态。.

【**病体**】患病的身体。

【**病痛**】指人所患的疾病，也指疾病带来的疼痛和痛苦。

【**病退**】因病退职、退学或提前退休。

【**病灶**】组织或器官遭受病原体的侵入而引起的局部病变。分为急性和慢性两类，如皮肤毛襄浓肿（俗称疖）即为急性病灶，常有明显症状。而慢性扁桃体炎、牙龈炎则为慢性病灶，常无明显症状。但时而可散布病原体或毒素至其他组织或器官引起病变，也可激发异常的兔疫反应，产生兔疫性疾病，如风湿病、肾小球肾炎等。

【**病容**】有病的气色。

【**病势**】病的轻重度。

【**病逝**】因病去逝。

【**病榻**】病人的床铺。

【**病例**】疾病统计中的一种计算单位。就诊病人患一种疾病计算一个病例。同时患两种疾病计算两个病例。通常也指患者或患者的实例，如实例报告。

【**病故**】因病去世。

【**病号**】病人。多指部队、学校、机关等集体中的人。

【**病象**】疾病表现出来的现象，如发热、呕吐、咳嗽等。

【**病休**】因病休息。病家：病人和病人的家属（就医生、医院和药房而言）。

【**病危**】病情危险。

【**病变**】"病理变化"的简称。细胞组织和器官遭受各种致病因素而发生的局部或全身变化，表现在结构、功能和代谢三方面。因致病因素、机体和部位的不同，病变也不同。一般可归纳为如下几类：其一、先天性畸形，如唇裂、无肛等。其二、外伤，如骨拆、灼伤等所引起的病变。其三、炎症，如肺炎、疖等所引起的病变。其四、肿瘤，如良性肿瘤、或癌肿等。其五、功能性病变，如消化不良、甲状腺功能亢进、高血压等所引起的组织和器官的病变。

【**病根**】生病的原因。

【**病株**】发生疾病的植株。

【**病征**】表现在身体外面的显示出有什么的征象。

【**病情**】疾病变化的情况。

【**病毒**】一类没有细胞结构但有遗传、复制等生命特征的生物。一般能通过细胞滤器，故过去称"过滤性病毒"。多数要用电子显微镜才能观察到。各种病毒具有不同的大小、结构和形态，只能在一定种类的活细胞中增殖。基本化学组分为核酸和蛋白质，但某些病毒尚可含有脂类、多糖或无机盐类。一种病毒只有一种核酸（核糖核酸或脱氧核糖核酸）作为基因组的物质基础。病毒能引起人或动植物的病害，如麻疹、流行性感冒、传染性肝炎和鸡瘟、蚕脓病、烟草花叶病、水稻矮缩病等。某些能引起动物的肿瘤。寄生于细胞放射菌体内的筮菌体，也是一种病毒。有些病毒可用于害虫和病原菌的防治。

【病疫】指流行性传染病、疫病。

【病状】病象。

【病友】其一、称跟自己住在同一个医院的病人。其二、患同一种病的病人的互称。

【病愈】病好了。

【病院】专治某种疾病医院。

【病革】病势危急。谓将死。《礼记·檀弓上》:成子高寝疾。庆遗入请日:“子之病革久矣”。郑玄注:“革,急也。”

【病原】即“病因”。古代亦称“病源”。

【病候】中医学名词。其一、十二经病候,即十二经脉经气异常所发生的各种症候。例如手太阴肺经病候出现胸部胀满、喘咳、上气、缺盆中痛、臂臑内侧疼痛等症状。其一、泛指疾病反应出来的各种临床表现。

【病案】即“病史”。

【病程】疾病从发生、发展到结束的过程。一般可分为潜伏期、前驱期、症状明显期和结局期。各期的长短取决于机体状况、病因的性质和强度以及外界环境等因素。例如:大叶性肺炎的潜伏期约10天,前驱期约1至2天,症状明显期约7天,随后恢复。急性病的病程一般较短,慢性病的病程一般较长,也可以出现复发和发生并发症。疾病的结局可有完全恢复、不完全恢复、转为慢性或者死亡。植物病害方面一般分为侵入期(从病源体的入侵到建立寄生关系通常为几个小时)、潜育期(从建立寄生关系到表现明显症状,这期长短不一致,一般在10左右,长者不达1至2年)、发病期等三个阶段。病程的长短由病源体特性、寄生状况和环境条件等因素决定。

【病魔】疾病。谓疾病缠身,犹如魔鬼垅人。

【病死率】反应医疗工作水平的一种指标。通常以每病每一百中的死亡人数表示。计算公式为:

某病死亡率=因某病死亡人数/某病病人总数 / %。

住院死亡率=死亡出院人数/出院病人总数 / %。

【病毒学】研究病毒的形态结构、感染、增殖、遗传、变异、复制、分类、生态以及病毒病发生、发展规律的科学。目的是控制、改造有害病毒、利用有益病毒。病毒学、除分为植物病毒学、动物病毒学、细菌病毒学(噬菌体学)及普通病毒学外,又发展了病毒物理学、病毒生物学、病毒遗传学及分子病毒学。

【病原体】亦称“病原物”、“病原生物”。能引起疾病的微生物和寄生虫的总称。在微生物病原体有细菌(如痢疾杆菌)、支原体(如肺炎支原体)、病毒(如流行性感冒病毒)、立克次体(如引起斑疹伤寒的普氏立克次体)、螺旋体(如钩端螺旋体)、真菌(如黄癣病的真菌)。在寄生虫中有原虫(如疟原虫)、蠕虫(如蛔虫)。

【病理学】医学科学中的一门基础学科。研究疾病发生的原因、发病原理和在疾病过程中所发生的细胞、组织、器官的结构功能和代谢等方面的改变及其规律。临床上借以作为诊断和防治疾病的根据。按不同的研究方法和对象,分为病理解剖学和病理生理学两大学科。分别用肉眼、显微镜、动物实验以及生物化学等方法来研究机体在疾病过程中的形态、功能和代谢等方面的病理变化。

【病从口入】谓饮食不小心是得病的主要原因。

【病态人梧】亦称“人格障碍”。主要表现为持续的性格异常,有时其行为可接于精神病,但缺乏精神病诊断的其他依据。

【病毒感染】病毒种类很多,一种病毒可以引起多种不的感染,而不同的病毒又可引起一似的感染。常见的病毒感染有:(1)呼吸道病毒感染,多由流感病毒、鼻病毒、冠状病毒、腺病毒、副流感病毒、呼吸道融合细胞病毒、某些肠道病毒而引起。(2)疱疹性病毒感染,有麻疹、风疹、天花、水豆、单纯性疱疹、带状疱疹等。(3)肠道病毒感染，有肝炎、脊髓灰质炎、柯萨奇病毒和埃可病毒感染等。(4)虫媒病毒感染，有流行性乙型脑炎(简称乙脑)、森林脑炎等。(5)其他，有流行性腮腺炎、狂犬病、淋巴脉胳丛脑膜炎、传染性单核细胞增多症、流行性出血热、巨细胞病毒感染等。治疗主要为针对性。应用中西医结合方法治疗麻诊、乙脑、肝炎、脊髓灰质炎等许多病毒性疾病，取得良效。

【病理切片】病理标本的一种。制作方法是将有病变的组织或脏器经过各种化学药品和埋藏法的处理，使之固定硬化，在切片机上切成簿片，粘附在玻片上，染以各种颜色，供在显微镜下检查。临床上用外科手术割取的病理活组织标本或病理解剖材料，一般都需要作病理切片，以观察病理变化，研究其发生、发展，进行病理诊断，为临床诊断、治疗提供依据。

【病理反应】机体在疾病过程中出现的比较短暂而又单纯的代谢、功能或形态变化。如白细胞的增多或者减少、血糖升高或者降低、紫钳等。

【病理状态】在疾病过程中，患病部位产生的相对稳定的或发展缓慢的异常组织形态变化。如外伤后留下的疤痕，关节炎后留下的关节强直等。

【病情指数】病情指数：表示植物病害的严重程度。

【病媒昆虫】亦称“媒介昆虫”。传播人和家畜、家禽等疾病的昆虫和其他节肢动物。如蚊、蝇、蚤、虱、蜱、螨等。传播方式有机械式地携带病原体，称“机械式传播”，在传播过程中病原体并无生物性的变化，如苍蝇传播伤寒菌痢、疾菌等。有生物式地传播病原体，称“生物式传播”，在传播过程中病原体有发育繁殖等生物性变化，如蚊虫传播疟原虫、丝虫等。

【病床周转率】反应医院病床周转快慢程度的指标。指医院在一定时期(一般为一年)内平均每张病床周转病人的次数。计算公式为：床位周转率=一定时期内出院病人数/同期医院开放床位总数。

【病理生理学】病理学的一门分科。主要应用生理学和生物学等方面的知识和方法，通过动物试验、临床观察来研究疾病发生的机理，以及患病时的功能和代谢的变化，从而阐明疾病的发生和发展的基本规律，为临床诊断和疾病防治提供依据。

【病理解剖学】病理学的一门分科。采用解剖学和显微镜的方法，研究人体患病时器官、组织和细胞的形态改变，从而阐明疾病的发生和发展的基本规律，为临床诊断和疾病防治提供依据。

【暴病】突然发作来势很凶的病。

【抱病】带病；有病在身。

【发病】某种病病在有机体内开始发生。

【犯病】以前害过的病重新发作。

【扶病】带着病做事。

【看病】其一，医生给人治。其二，找医生治病。

【闹病】生病。

【却病】其一，避免生病。其二，消除疾病。

【染病】得病；患病。

【生病】发生疾病。

【受病】得病；患病。

【通病】普遍都有的缺点。

【托病】以有病为借口。

【称病】说有病。

【瘟病】中医对各种急性热病的统称，如春瘟、暑瘟、伏瘟等。

【卧病】因病躺下。

【**谢病**】推托有病。

【**养病**】因患病而休养。

【**疫病**】流行性疾病。

【**找病**】自寻烦恼。

【**弊病**】弊端;毛病;缺点。

【**毛病**】弊端;心病;缺点。

【**心病**】其一,忧虑或烦闷的心情。其二,隐情或隐痛。

【**出毛病**】出差错;出故障;出事故。

【**冷热病**】方言;疟疾;比喻情绪忽高忽低。

【**疑心病**】多疑的心理。

【**幼稚病**】看问题或处理问题简单化,不作深入分析的思想的毛病。

【**职业病**】由于劳动的某种性质或者特殊的劳动环境而引起的慢性疾病。通常多指在工业生产中由于机械性的刺激、化学药品刺激等职业性危害因素而引起的慢性疾病。

【**诊病**】其一,看病。《列子·力命》"诊其所疾"。其二,断定。《庄子·人世间》"匠石觉而诊其梦"。

【**诊法**】中医学名词。诊断疾病的方法。

【**诊察**】为了了解病情而做的检查。

【**诊断**】在给病人做检查之后判定病人的病症及其发展情况。

【**诊检**】诊察。

【**诊疗**】诊断和治疗。

【**诊脉**】医生用手按在病人腕部桡动脉(沿前臂靠桡骨的一侧),根据脉搏的变化来诊断病情。也说号脉、把脉、切脉、按脉。

【**诊视**】诊察。

【**诊室**】医生为病人看病的房间。

【**诊所**】其一,个体医生为病人看病的房间。其二,规模比医院小的医疗机构。

【**诊治**】诊断治疗。

【**初诊**】医疗部门指某位病人初次来看病。

【**出诊**】医生到病人家中看病。

【**巡诊**】巡回诊治。

【**候诊**】(病人)在医疗部门等候诊断治疗。

【**会诊**】几位医生共同诊断疑难病症。

【**急诊**】医院或诊疗所把病情严重、急待诊治的叫急诊。

【**门诊**】给不住院的病人看病叫门诊。

【**确诊**】诊断确实。

【**施诊**】也叫施医。给贫苦人看病,不收钱。

【**听诊**】医生用耳朵或听诊器来听心、肺等内脏器官的声音,以便进行诊断。

【**应诊**】接受病人,给予治疗。

【**药王**】其一,人名。指神农,因传说神农尝百草,首创药。也指扁鹊。高士奇《扈从西巡日录》:(郑州)城外药王庙专祀扁鹊。其二佛教菩萨名。过去世以药救病,因以为名,见《药王药上二菩萨经》。《妙法莲华经》有《药王菩萨本事品经》。钱起《静夜酬通上人问疾》诗:"何事沈痾久,含毫问药王"。

【**药引**】中医学名词。处方中选用某种药物以引导诸药达到药处。如引药上行下行等。清尤在泾

《医学读书记》:“药无引使,则不通病所”。

【药石】其一,治病的药物和砭石。《周书·李弼传》:“辉(弼子)常卧疾期年,太祖忧之,日赐钱一千,供其药石之费”。也用以比喻规劝改过自善的话。《左传·襄公二十三年》(公元前635):臧孙日“季孙之爱我,疾疢也。孟孙之恶我,药石也。美疢不如恶石。”其二,佛教徒称晚餐为“药石”。亦作“药食”。《黄檗清规》:“药石,晚餐也。比丘也午不食,故晚食名药石,为疗饿渴病也。”

【药片】片状的药。

【药水】液态的药。

【药丸】制成丸状的药。

【药膏】膏状的外敷药。

【药膳】配有中药的菜肴或食品。如参芪鸡、虫草鸭等。

【药品】药物和化学试剂的总称。

【药筒】枪弹或炮弹后部装火药的圆筒,多用金属制成。通称弹壳。

【药械】其一,指农业、林业等施药用的器械,如喷雾器、喷粉器等。其二,指医疗器械。

【药师】亦称“药剂师”。指受过高等药学专业教育或在医疗预防机构、药事机构和制药企业中,长期从事药物调剂、制备、检定和生产等工作并经卫生部门审查合格的高级药学人员。我国唐代已设“药园师”(后称“药师”),负责采辨言诸药。

【药草】用作药品的草本植物。

【药剂】据药典或处方配成的制剂。

【药方】其一,为治疗某种疾病而组织起来的若干种药品的名称、剂量和用法。其二,写着药方的纸。

【药店】出售药品的商店。

【药房】其一,出售药品的商店。其二,医院或主诊疗所供应药品的部门。

【药叉】夜叉。

【药皂】供清洁皮肤用的一种洗滌剂。制法和普通肥皂相同,但加入适量的杀虫剂,故称。

【药枕】里面装着中草药的枕头。

【药味】其一,中药方中的药(总称)。其二,药的气味或味道。

【药用】做药物使用。

【药典】记载药品标准的典籍。一般由政府主持编纂颁布、施行。我国药典收载疗效肯定的中西药品和制剂,并规定其标准规格和检验方法,作为药品生产、检验、供应、使用和管理的依据。我国最早的药典是唐代《新修草本》(公元659年),国外最早的药典是《纽伦堡药典》(1542年)。

【药性】中药学名词。见《神农本草经》。指药物的性味和功能,如四气五味、升降沉浮等。

【药学】研究防治病害所用药物的科学。包括生药学、药材学、药理学、药物化学、药剂学、药工艺学等学科。研究药物的来源、炮制、性状、作用、用途、分析、鉴定、调配、生产、保管和寻找(包括合成)新药等。主要任务是不断提供更有效的药物和提高药物质量,保证用药安全,使人类能更好地与疾病作斗争。

【药线】用药汁浸制的丝线或棉线,以结扎痔疮、赘疣等,使其萎缩脱落。或用纸捻插入疮孔或瘘管中,有引脓外流、腐蚀瘘管的作用。

【药补】吃补药补养身体。

【药饵】医物。谢灵运《湖南亭》诗:“药饵情所止,衰疾忽在斯”。《宋史·苏轼传》:“昌化故儋耳地……药饵皆无有”。

【药酒】配制酒的一种。即以一味或多味药物浸泡在酒(以白酒为主)中,至一定时日而成。例如:人参酒、五加皮酒、虎骨木瓜酒、十全大补酒等。

【药残】指蔬菜、水果、粮食等食物中的农药残留。

【药害】在防治病虫杂草等工作中，由于农药使用不当，对作物所造成的伤害。

【药具】药品和医疗器具。特指避孕药品和避孕器具。

【药力】药品的效力。

【药疗】用药物治疗。

【药农】以种植、采集药用植物或以养殖、捕猎动物为主的农民。

【药衡】英美权衡药品所用的衡制，区制于常衡、金衡而言。药衡1磅=0.3732千克。

【药检】其一，对药品的质量进行化验检查。其二，对参加体育比赛的运动员进行是否服用违禁药物的检测。

【药罐子】其一，熬中药用的罐子。其二，比喻经常生病吃药的人（含戏谑意）。

【药劲儿】药力。

【药用炭】即活性炭。

【药师佛】梵文意译，具名为“药师琉璃光如来”，又称“大医王佛”。大乘佛教的佛名。《药师经》说：此佛十二大愿，医治众生病苦，消灾延寿。在寺院的大殿中，此塑像常与释迦、弥陀二佛并坐，成为三尊。

【药杀水】锡尔河古称。见于《隋书》、《新唐书》。源于天山山脉西段，流经俄罗斯哈萨克境内，注入咸海。

【药材学】研究医疗应用的中药原药材料（包括植物、动物、矿物等）的一门学科，它以祖国医药学为基础，运用现代科学技术，研究我国常用的药材来源、生产、培育、采收、炮制、鉴定、成分提取及应用等知识和技术。有利于提高药物质量，保障人民健康。

【药物学】研究药物的一门学科。现代药学和药理学的前身。目前的药物学多指按每个药物叙述的实用知识。

【药剂学】药学中的一门学科。研究药物剂型和制剂的制备原理、调配技术和生产工艺，使药物充分发挥防治效果，且便于应用。

【药理学】医学和药学中的一门学科。研究药物防治疾病作用和应用原理，主要是阐明药物和机体间的相互作用，即药物对机体的作用和药物在机体内的经过和变化。任务是指导医师合理用学，为创造新药和改进现有药提供科学根据，并可帮助阐明一些医学或生物学中的基本理论问题，例如化学传递概念等。

【药性赋】中药学书名。《珍珠襄补遗药性赋》简称。旧题金东垣著。4卷。

【药剂士】指受过中等药学专业教育人员，或在医疗预防机构、药事机构和制药企业中协助药师或独立从事物调剂、制备、检定和生产等工作，并对初级药剂人员进行业务指导。

【药剂师】亦称“药师”。

【药剂员】亦称 “调剂员”。从事药剂工作的初级人员。参见“药剂士”。

【药浴法】也叫“浸洗法”。其一，魚病防治法之一。将魚类放入一定浓度的药液中浸洗一定时间，消灭体外病源。其二，一种诒疗方法，将药物煎煮或侵泡后加水，通过对人体全身或局部进行浸泡、熏洗，达到治疗的目的。

【药物化学】药学和化学中的一门学科。研究药物的性质制备分析鉴定和化学结构与生物活性中的关系等。任务是保证药品的质量以及指导药品的生产和保管，并不断寻找疗效高、毒性低的新产品。有合成药物化学、天然药物化学和药物分析化学等分支。

【药敏试验】细菌对药物敏感的试验。用于测定新自病人标本中分出的菌株对于一些常用药品，如各种抗菌素是否敏感或者抗药，以协助临床选药。最常用的敏感试验是纸片法，即浸有一定浓度的不同种类抗菌素分别贴在涂满待检菌株的琼脂平板上，经孵育一定时间后，根据纸片周围抑菌环的大小，判定该菌株对那些药物的敏感程度，从而选择有效药物进行治疗。

【药笼中物】药笼中物：旧时比喻备留有用人才。《新唐书·元行冲传》：（元行冲）尝谓仁杰（犹仁杰）曰："下之事上，譬富家儲积以自资也。脯腊膎胰。以供滋膳，参木芝桂，以防疾疢。门下充旨味者多矣，愿以小人备一药石可乎？" 仁杰笑曰："君正吾药笼中物，不可一日无也。"

【药品检验所】药品质量管理机构。

【药效动力学】药理学的一门分科。运用生理生化病理学等学科的理论和技术，从动态上阐明药物对机体或器官所起的作用或作用原理，有时它的内容也包括通过研究以阐明药物的药理作用与其化学结构之间的相互关系。

【药物蒸熏疗法】中医学名词。用蒸煮药物时所产生的蒸汽以治疗疾病的一种方法。有全身蒸熏和局部蒸熏两种。全身蒸熏适用于风湿痺症、皮肤瘙痒症等，但有严重心脏病、严重贫血、孕妇等禁用。局部蒸熏适用于急慢性扭挫伤、关节炎、急性乳腺炎等症，但急性炎症已化脓者忌用。

【药物敷贴疗法】中医学名词。外治法之一。利用某些药品敷贴在穴位或有关部位上，以治疗疾病。如选用毛茛、白芥子、大蒜、斑蝥等，分别治疗哮喘、疟疾、慢性关节痛等病。

【药物代谢疗法】药理学的一门分科。研究药物在机体里的吸收、分布、代谢与消除等过程，利用数学模式来描述这些过程。根据给药途径、剂量与时间等函数关系，可以预测体内药物的浓度和浓度的变化规律。研究这些规律与药理作用的关系，有助于选择合理的给药方案。

【药物电离子穴位进入法】利用药物离子电趋向因素，以低电压（60一90伏）、低电流（小于100毫安）的直流电将药物由穴位处引入人体内的治疗方法。它兼有直流电和药物两者的特性，通过经络而起作用。常用于风湿病高血压神经衰弱等。

【白药】中药成药，白色粉末。能治出血疾患、跌打损伤等。

【补药】滋补身体的药物。

【草药】中医指用植物制成的药。

【成药】已经配制好的各种剂型的药。

【弹药】各种爆炸物的统称。

【毒药】能危害生物体的生理机能并引起死亡的药物。

【膏药】中药。贴在患处的一种外用药。

【国药】中药。

【火药】炸药的一类。如黑色火药。

【酒药】酿制黄酒或糯米酒用的曲。

【良药】好的药，多用于比喻：如良药苦口利于病。

【凉药】一般指清火、解热的中药，如黄连、大黄、犀角等。

【麻药】麻醉剂。

【蒙药】麻醉剂的俗称。

【农药】农业上用来杀虫、灭菌、除草等以及促进作物生长的药物。

【配药】配制药物。

【热药】中医指具有热性或温性、能夠祛寒的药，如附子、肉桂、干姜等。

【入药】用做药物。

【芍药】多年生草本植物。花大美丽，供观赏。根有镇痛、通经的作用。

【圣药】灵验的药。灵丹圣药。

【汤药】中医指用水煎服的药。

【投药】给以药物。

【丸药】中医指制成丸剂的药。

【西药】指西医所用的药。

【下药】其一，医生用药，如对症下药。其二，下毒药。

【泻药】内服后能引起下泻的药物。

【炸药】受热或撞击后能产生大量的能和高温气体的物质。

【中药】中医所用的药物，以植物为最多，也包括动物和矿物。

【抓药】其一，中药店店员按药方取药。其二，到中药店买药。

【中草药】中药。

【对症下药】针对病情用药。比喻针对具体情况确定解决问题的办法。

【狗皮膏药】药膏涂在小块狗皮上的一种膏药。旧时江湖的人常假造这种膏药来骗取钱财，因而用来比喻骗人的货色。

【不可救药】病重不可救治。比喻人或事坏到无法挽回的地步。

【灵丹妙药】亦说灵丹圣药。灵验有奇效的药。比喻能解决一切问题的办法。

【换汤不换药】汤，中医煎药的水。比喻只改变形式，不改变内容。

【卖狗皮膏药】比喻说得好听，实际在骗。

【血癌】白血病的俗称。

【血案】凶杀案件。

【血本】经商的老本。

【血崩】中医指妇女不在行经期子宫大量出血，常因子宫病变等引起。因来势急剧，故称血崩。

【血沉】血细胞沉降率的简称，即红细胞从新鲜血液的血浆中分离出来的下沉速率。

【血仇】因亲属被杀害而结下来的仇恨。

【血防】对血吸虫病的防治。

【血管】白血在全身循环时所经过的管状构造，分为动脉、静脉和毛细血管。

【血汗】血和汗，指辛勤劳动。

【血红】像鲜血那样的红。

【血花】飞溅的鲜血。

【血迹】血在物体上留下的痕迹。

【血检】其一，化验血样，检测其中的红细胞、白细胞数量以及血红蛋白和其他成分。其二，特指检验血液中是否含有违禁药品。

【血浆】血液中除血细胞、血小板之外的部分，半透的液体，淡黄色，含有水、蛋白质、无机盐、激素、有机酸。

【血库】医务部门储存血液以备输血时应用的设备。

【血站】管理血液的工作机构。

【血亏】中医指贫血。

【血泪】痛哭时眼睛里流出的血，借指悲惨的遭遇。

【血路】战斗中拼死杀出而突破重围的道路，也用于比喻如杀出一条白血病的血路。

【血脉】其一，中医指人体内的血管或血液循环。其二，血统，如血脉相连。

【血拼】指进行激烈的殴斗或竞争。

【血泊】大摊的血。

【血气】其一，精力，如血气方刚。其二，血性，如有血性的青年。

【血亲】有血统的亲属。

【血清】血浆中除去纤维蛋白原后的淡黄色胶状液体，血液凝固后才能分离出来。

【血球】血细胞的旧称。

【血肉】其一，血和肉，如血肉之躯。其二，比喻特别密切的关系，如兄弟民族血肉相连。

【血色】皮肤红润的颜色。

【血书】为了表示有极大的仇恨、冤屈或决心，用自已的血写成的遗书、诉状、志愿书等。

【血栓】由于动脉硬化或血管内壁损伤等原因，心脏或血管内部由少量的血液凝结成的块状物，附着在心脏或血管内壁上。

【血水】流出的稀薄的。

【血丝】其一，丝状的血，如痰里有血丝。其二，眼白因毛细血管充血而出现的红丝。

【血糖】血液中所含的葡萄糖，是机体的能源之一。主要来源是食物中的淀粉，以及肝中的糖原。

【血统】人类因生育而自然形成的关系，如父母与之间的关系，兄弟姐妹之间的关系。

【血污】流出的血在物体上留下的污痕。

【血洗】像用血洗了某一地方，形容残酷而大规模地屠杀。

【血象】用化验的方法把血液中所含红细胞、白细胞、血小板等的数目计算出来制成的结果，用作诊断的资料。

【血腥】其一，血液的腥味。其二，形容屠杀的残酷，如血腥镇压。

【血型】人类血液的类型，根据血细胞凝血时间的不同，通常分为O型、A型、B型、AB型四种。人类的血型终生不变，能遗传。输血时，除O型可以输给任何型，AB型可以接受任何型外，必须用同型血。

【血性】刚强正直的气质。如血性男儿。

【血压】血管中的血液对血管壁的压力，通常指动脉血压。

【血样】用作化验样品的少量血。

【血液】其一，血。其二，比喻主要的成分或力量等。

【血衣】被杀者、杀人者或重伤者的沾血的衣服。

【血印】血迹。

【血缘】血统。

【血晕】中医指产后因失血过多而昏厥的病症。

【血债】指残杀人民的罪行。

【血战】指非常激烈的战斗。

【血证】作为杀人的证据的带有被害人血迹衣物等。

【血渍】血迹。

【血脂】血液中所含的脂类，包括甘油三脂、胆固醇、磷脂和游离脂肪酸等。

【血肿】血管壁破裂、血液流出血管，积存在软组织内所形成的肿块。

【血吸虫】寄生虫，长约一两厘米，雄虫乳白色，雌虫后半部褐色，雄雌常合抱在一起。寄生在人或其他动物静脉系统的小血管中，可引起血吸虫病。血吸虫病的症状是发热、起风疹块、腹泻、有腹水、肝和脾大等。

【血色素】血红蛋白

【血细胞】血液中的细胞，由红骨髓、脾脏等制造出来，分为红细胞、白细胞。旧称血球。

【血小板】血液的组成部分之一，比红细胞和白细胞小，形状不规则，没有细胞核。有帮助止血和凝血作用。

【血友病】血液中缺少某球蛋白的先天性疾病，特点是身体各部位(皮肤、肌肉、关节、内脏等)自发性出血，血液不容易凝固。

【血雨腥风】血溅得像下雨一样，风里带着腥味，形容残酷屠杀的景像。

【血光之灾】迷信的人指被杀害的灾难。

【血海深仇】指因亲属被杀害而引起的极大的仇恨。

【血口喷人】比喻用恶毒的语言攻击别人。

【血气方刚】精力正旺盛，冲劲正大。

【碧血】为正义事业而流的血。

【补血】使红血球和血色素增加。

【出血】血液流出。

【喋血】也作蹀血。杀人很多，血流满地。

【膏血】人的脂肪和和血液。

【经血】中医称月经。

【流血】特指负伤或牺牲。

【贫血】人体血液中红血球的数量或血红蛋白的含量低于正常值时叫贫血。

【热血】比喻为正义事业而献身的热情。

【歃血】古代举行盟会时，嘴唇涂上牲畜的血，表示诚意。

【失血】出血过多使体内血液含量减少。

【输血】把健康的血输送到病人体内。

【鲜血】鲜红的血。

【心血】心思和精力。

【瘀血】血凝聚，不流通。

【浴血】身上浸满血，形容战斗激烈。

【采血】从人体将血液抽取出来。

【献血】贡献自己的血液。

【义务献血】履行义务，无偿献血

【志愿献血】自愿无偿献出自己的血，

【椎心泣血】拍打胸膛，哭泣出血，形容非常悲痛。

【呕心沥血】形容费尽心思。

【茹毛饮血】原始人连毛带血生吃禽兽的肉。

【临产】即分娩的开始。表现为子宫肌肉有规律的收缩。，伴有子宫颈口的扩张和胎儿逐渐下降。

【临床】本指医生亲临床边为病人诊病。今泛指医疗机构的业务实践。如：临床医学、临床学科、临床科室等。

【义诊】其一，为治了给正义的事业或公益事情筹款称而设门诊给人治病。 其二，医生无报酬地给人治病。

【杏林】医界统称，亦称“医林”。相传三国吴董丰为人治病，不受报酬，对治愈的病人，只求为其种杏树几株，数年后蔚然成林。后世常用“杏林满园”、“誉满杏林”等语称颂医家。

【床位】医院、轮船、集体宿舍为病人、旅客、住宿者设置的床。

【悬壶】《后汉书·费长房传》:"市中有老翁卖药,悬一壶于肆头。"后人称行医者为悬壶。本此。

【水改】指水质改良(后简称"改水")。

【六病】六病:指痢疾、伤寒、病毒性肝炎、活动性肺结核、化脓性或渗出性皮肤病以及其它有碍食品卫生的疾病。

【三废】指废气、废水、废物。

【五毒】指工业卫生方面的铅、苯、汞、有机磷、三硝酸甲基。

【安济坊】北宋时医院。

【解放区】推翻了反动统治、建立了人民政权的地区。

【根据地】指中国共产党在游击战争时期,赖以执行自己的任务,达到保存的发展自己,消灭和驱逐敌人之目的的战略基地。

【四基本】指预防呼吸道疾病的四项基本工作,即开、晒、扫、隔,开,即开窗户;晒,即曝晒衣被等物;扫,即开展"大扫除";隔,如是传染病,应立即隔离治疗。

【除四害】指消除苍蝇、蚊子、老鼠、臭虫(原将麻雀列为四害,后改为臭虫)。

【解放前后】解放前后:指某一区域推翻反动政权之前或后。

【中心血库】大型血库。

【中心血站】大型管理血液的工作机构。

【文明单位】单位建设标准。评价体系以"文明"单位为核心。

【惠民药局】为古代官立药品管理、经营机构。起自宋代,后历有兴废。

【五好评比】指开展政治思想好、服务态度好、完成任务好、组织纪律好、增收节支好的评比活动。

【三管一灭】指管水、管粪便、管饮食、灭苍蝇。

【两管五改】两管指管水、管粪;五改指水井、厕所、畜圈、炉灶、环境。

【冷链系统】指各种疫苗从生产至使用过程中的冷藏管理系统。

【四无单位】即无苍蝇、蚊子、老鼠、臭虫(或无跳蚤、虱子)。

【百白破疾亩】指百日咳、白喉、破伤风三联混合疫苗。

【长江三角洲】为长江中下游冲积平原的一部。

【四个现代化】指工业、农业、国防、科学技术现代化。

【世医得效方】中医学书名。元危亦林著。二十卷。书成于元·至元三年(1337年)。作者整理家传五世积累验方,并收集历代各科验方,按医学十三科编著成书。

【创双五好活动】指创"五好"个人、"五好"集体的活动。

【世界卫生组织】1948年6月成立。同年8月成为联合国专门机构之一。总部设在日内瓦。该组织宣称其宗旨是"提高世界人民的健康水平","承担国际卫生工作的指导和协调责任";"协助各国政府加强卫生业务并在紧急情况下提供必要的医疗卫生救侨";"促进流行病、地方病及其他疾病的防治工作";"促进营养环境卫生及食品、生物制品与药物等国际标准"。组织机构:世界卫生大会,是该组织的最高权力机构,每4牟开会一次;执行局,由大会选出的30个成员国政府指定的专家组成,每年至少召开两次会议;秘书处,设总干事1人,处理日常工作。此外,还设有非洲、美洲、东地中海、西太平洋、东南亚、殴洲等6个区域办事处。

【两个系统管理】指婴幼儿系统管理及孕产妇系统管理。

【五期卫生保健】指月经期、孕期、产褥期、哺乳期、更年期的卫生保健。

【五五布点抽样法】指在一定范围内确定东、西、南、北、中五个方医,位为采样点,并在五个采样点同样取五个方位的样品作抽样检查的统计方法。

【国际红十字大会】国际性救护组织和全世界所有不同系统的红十字组织的会议。首次大会于1867年在巴黎召开。成员包括：各国红十字会(红新月会、红狮和太阳会)、红十字国际委员会、红十字协会和《万国公约》谛约国政府的代表团。大会是国际红十字最高审议机关。执行机构是红十字国际常设委员会，设在瑞士的日内瓦。

【联合国儿童基金会】联合国儿童基金会：联合国第二次世界大战后建立的国际组织，1945年10归24日正式成立。主要机构有大会安全理事会、经济和社会理事会、托管理事会、国际法院和秘书处。秘书处设秘书长一人，为联合国的行政主要负责人。总部设在纽约。在日内瓦设有殴洲办事处。联合国儿童基金会是联合国经济和社会理事会下的一个工作组织。

【五讲四美三热爱活动】五讲指讲文明、讲礼貌、讲卫生、讲秩序、讲道德；四美指心灵美、语言美、行为美、环境美；三热爱指热爱祖国、热爱社会主义、热爱共产党。

十二、文化作品

2010年县卫生系统第七届文化节书法类比赛获奖名单

表41-8

获奖等级	获奖作品	作 者	选送单位
一等奖	行书 毛泽东诗《七律》	陈 跃	县卫生局机关
	隶书 毛泽东诗《人民解放军占领南京》	周毓芳	县中医院
二等奖	草书 《毛泽东词一首》	徐 姚	县人民医院
	楷书 《乐自.德唯》联	赵荣寰	马塘医院
	硬笔隶书 《毛泽东词二首》	葛锡兵	县卫生局机关
三等奖	草书 毛泽东词《西江月.井冈山》	鲍德泉	县妇幼保健所
	硬笔书法 《文选一则》	唐金荣	县人民医院
	行书 《过眼.赏月》	杨林宗	县第二人民医院
	行书 《杏林春雨》	潘建华	双甸中心卫生院
	硬笔行书 《古诗一首》	周风威	县第三人民医院
	硬笔书法 《自撰文一篇》	张建忠	县人民医院
	行草 毛泽东词《清平乐.六盘山》	欧元慧	苴镇中心卫生院

2010年县卫生系统第七届文化节美术类比赛获奖名单

表41-9

获奖等级	获奖作品	作 者	选送单位
一等奖	《油画》	黄爱萍	县卫生监督所
二等奖	《满载而归》	冒李庆	县中医院
	《风雨秋池》	李桂荣	县人民医院
三等奖	《轻雪飘风》	林则兰	县妇幼保健所
	《绿染清风》	陈兰平	县人民医院
	《江山如此多娇》	何占梅	县人民医院

续表41-9

获奖等级	获奖作品	作　者	选送单位
优秀奖	《荷》	欧元慧	苴镇中心卫生院
	《雄鸡一唱天下白》	周风威	县第三人民医院
	《鹤舞东方》	于　斌	县人民医院
	《国色天香》	王玉珍	县中医院

2010年县卫生系统第七届文化节摄影类比赛获奖名单

表41-10

获奖等级	获奖作品	作　者	选送单位
一等奖	《不疼》	周友华	县疾病预防控制中心
二等奖	《老将》	李桂荣	县人民医院
	《送医到社区》	张普如	县妇幼保健所
三等奖	《秋色》	顾　玲	县第四人民医院
	《师徒之间》	周　俊	县疾病预防控制中心
	《信赖》	孙海燕	县第二人民医院

为生命点亮一盏美丽的灯

演讲者：　姜玲玲

生命有时坚如韧草，有时又脆如玻璃。作为医护人员的我们，需要为生命点亮一盏灯，当不幸降临时，好照亮前进的路，当严冬来临时，好温暖孤独的心房。——**题记**

仁术无止境，济世暖人心。如东县人民医院九病区重组于2007年7月6日。由血液内科、神经内科、风湿病专科组成，集中了全县这些专业最雄厚的医疗技术力量：正高职称主任医师三名、副高职称主任医师四名。从此，这样一个高素质、高水准的医疗团队便开始了呵护生命、关爱病人的默默奉献之旅，为一个个遭受病魔打击的生命点亮起解忧康复的美丽之灯……

灯火的清油源自仁者之心

病区组建以来，血液科病人就诊率在同级医院中名列首位，白血病的治疗缓解率已达到三级甲等医院的水平，对疑难杂症的诊断有较高水平。至于骨穿、骨髓活检的成功率更是达到了100%。该科徐燕红主任、陈炜医生等不仅具有精湛的医术，更拥有“医者仁心”，视病人为亲人。血液科的病人几乎都有她们的私人电话号码，无论何时，只要是病人的咨询电话，她们从不敷衍，总是耐心解答，及时赶到。

2009年春节，徐主任严重的颈椎病复发，必须卧床休息、牵引治疗。然而，一名大面积剥脱性皮炎患者的危重病情，紧揪着她的心。从初一到初六，她都忍着颈肩部的剧痛到科室查房，和护士长为其换药。每次两个多小时的换药工作结束，她全身的衣服都会被汗水湿透。病人和家属抓着她的手直说：“对不起！对不起！让您受累了。”可她却微笑着说：“没事的，没事的，我就担心我的动作弄疼你了。”就是这朴实、仁爱的言行，让病人和家属眼眶都红了。出于对徐主任的感激之情，经常会有病人家属送来红包，但都被徐主任婉拒了。对于实在推托不了的，她就悄悄地把钱交至病人的账户上。这样的情况，这在九病区已经屡见不鲜了。仁，书写大写的人……

灯火的明灼源自精湛之术

仲树芳主任这位如东医学界的泰斗，在风湿病、血液病治疗方面有很高的造诣，现在虽然年过花甲，但仍然孜孜不倦地为医疗事业奉献着余热。

神经内科花松茂主任、陈海洪主任、顾俊医师、沈冶军医师擅长脑血管病的规范治疗、大面积脑梗死脑出血的抢救治疗，帕金森病的诊断及治疗。陈海洪主任开展的微创颅内血肿清除术，既挽救了患者的生命，同时还减轻了患者生理上的痛苦及经济负担。他率先将"脑卒中单元"的新理念适用于临床，使脑卒中患者达到了最佳康复状态。"天行健，君子以自强不息；地势坤，君子以厚德载道。"这就是陈主任的座右铭。无论是节假日还是深夜，无论是烈日炎炎还是狂风暴雨，只要科内收治了重症神经内科病人，你都会在病人床前见到他忙碌的身影。顾俊医师已连续5年，年三十坚守在值班岗位上而毫无怨言。花松茂主任和沈冶军医生不知放弃了多少休息时间奔波在病床间。正是因为很多这样德技双馨的医生，九病区赢得了病人的信赖。

3月31日，九病区收治了84岁的脑出血患者张虹林。该患者为中国人民解放军理工大学干休所师级干部，清明回乡扫墓时发病。南京干休所及军区总院派救护车欲将老人转入军区总院高干病房，但被老人婉言谢绝了。老人说："这里的硬件设施虽然比不上高干病房，但在这短短的几天里，医护人员精湛的医术让我放心，温馨的服务使我安心。"经过三周的精心治疗和护理，老人康复出院了，家属送来了锦旗。

灯火的璀璨源自奉献之情

九病区还拥有一支技术精湛、服务理念先进、肯吃苦讲奉献的护理团队。护士长为静脉治疗小组成员，获美国BD公司PICC穿刺证书，擅长于为静脉穿刺"困难户"建立静脉通道。骨干护士均掌握经颈外静脉行单腔中心静脉导管留置术，并精通危重病人的护理、褥疮的防治等，特一级护理合格率达100%，基础护理合格率达100%。该病区护士持之以恒地实施"感动服务"、"星级服务"、"三米线微笑服务"，把"五声五到位"真正落到了实处。每位护士都恪守这样一个信念："不只是我该做什么，而是我还能为病人做些什么！"她们的言行得到了病人及家属的高度好评，病区满意度测评＞95%。

春节期间，病区来了位多发性骨髓瘤晚期的病人，由于病痛的折磨患者情绪很低落，对治疗护理极不配合。无论测血压还是输液，每做一次治疗护士都要跑上好几个来回，反复做思想工作，耐心疏导，他才会勉强接受。虽然每次护理时，护士都会遭受患者的冷言冷语冷面孔，但是她们并不气馁，从不吝啬自己的微笑，因为天使们相信：坚冰终会被春风催化。守得云开见月明，终于患者的情绪开朗了，每次治疗时都会说"谢谢"，并给护士站送来了花篮。他说："是你们的微笑服务征服了我，是你们的耐心感动了我，让我有了生的希望。"

8月12日16:00，十二病区医生办公室。医院对该病区进行行政大查房后，总结现场的门外来了母子二人，一定要找九病区姜护士长。当护士长疑惑地来到二人面前时，老人一把抓住她的手，连声说："好人哪！救命恩人哪！你还记得我吗？我37天滴水不能进，是你帮我插的那根救命的管子让我活到了现在呀！"护士长恍然大悟：原来几个月前，这位老人因为罕见的原因不明的吞咽困难不能进食而入院，当时即给与鼻饲。由于病情的特殊性，鼻饲操作难度大，后来护士长亲自操作，成功地留置了胃管。可后来去外院做检查的过程中，患者不慎拉出了胃管，经外院专家会诊，仍原因不明，只能作对症处理。但由于患者家庭的经济等各方面的客观原因，病人和家属决定自动出院。家属希望能再留置个胃管，但经过一系列的检查，喉头水肿、痉挛更厉害了，留置胃管的过程异常艰辛。看到病人求生的眼神，护士长没有放弃、更没有推托，想方设法另辟蹊径。就在老人和子女都绝望的时候，护士长和胃镜室联系，借来了胃镜专用局麻药，在药物的帮助下，成功地插入了胃管。现在老人已经能自行进食了，这才出现了刚才那动人的一幕。

生命，有时本身就是一盏灯，会有灯油燃尽的时刻，不时袭来的风，更会加快燃烧的速度。医务人员的工作平凡而又伟大，注定要在默默的燃烧中彰显生命的亮度，延伸生命的长度，升华生命的厚度。虽然九病区刚刚成立两年多，但经过医护团队的共同努力，先后获得了“岗位先锋号”、“青年文明号”、“十佳温馨服务窗口”、“行为建设示范病区”等集体荣誉，并且先后有十余人获得“江苏省三八红旗手”、“县医德医风标兵”、“十佳医生”、“十佳护士”、“院行风建设标兵”等荣誉称号。 十多人被县政府嘉奖、市卫生局通报表扬。九病区的医护团队用她们九鼎一言的承诺、情浓于血的呵护，用仁者之心、精湛之术、奉献之情，构筑了一道守护患者生命的港湾，为生命点亮了一盏盏美丽动人的希望之灯……

县卫生系统文化节参赛作品，审稿单位：县人民医院九病区

塑文明形象，展天使风采

演讲者：徐国芳

县人民医院120急救中心成立13年来，中心全体医护人员在急救这一普通岗位上，以“建文明岗位、塑21世纪白衣天使形象”为目标，奉献仁爱之心，塑造文明形象，展示天使风采，不断提高急救水平，创建人民满意品牌，努力打造一艘承载如东百万群众健康的生命之舟。

一、崇尚职业道德，提高政治素养

加强职业道德学习，注重政治理论修养，努力践行科学发展观，积极参与医院的“510”思廉、“行风建设示范标兵评选”“双争双爱”“岗村结对帮扶”“贴近民生五服务，科学发展当先锋”等活动，坚持“以人为本”的科学发展观，牢固树立“以病人为中心”的服务理念，秉承时间第一、抢救第一、服务第一的宗旨，信守服务五承诺，在医院各项工作中发挥着窗口示范作用。急救中心曾连年荣获“南通市巾帼文明岗”“五一巾帼示范岗”“青年文明号”“十佳人民满意服务品牌单位”“优质服务窗口”“行风建设流动红旗示范岗”“双争双爱先锋岗”等荣誉，先后有二十多人被评为“十佳护士”“十佳医生”“天使之星”“先进工作者”“行风建设标兵”。

二、优化工作流程，提高业务技能

急诊科作为医院面向社会的重要窗口，是抢救危重病人的前线阵地，工作的显著特征就是一个“急”。在这个岗位上，我们夜以继日从事着高技术、高强度、高风险、高紧张度的工作，却始终坚持做到诊断全面、精准、不拖拉；检查做到认真、全面、零失误；资料做到准确、高效、不推诿。并以精湛的技术，热情、诚挚的服务去接待每一位病人。我们根据急救中心的工作特点，加强科室管理，确保急救仪器处于完好备用状态，制定了多人抢救配合流程，修订了《突发公共卫生事情的应急预案》，规范了急救出车登记本制度，建立了急诊与ICU、病房、手术室等危重病人交接本、死亡登记本、危重值报告登记本的运作机制。着重抓实院前、院内两个关键环节，院前急救时，强调问清，准确，速到，正确施救；院内处置、检查及时合理。危重患者在检查、护送住院时，及时与相关科室预先联系，确保绿色通道的畅通。建立学习培训制度，开展岗位人员技能竞赛，护士胡佳伟、管晓飞分别在市、县操作比赛中荣获冠军，李爱霞获本院技能比赛亚军，医护多人获岗位能手称号，这为高质量抢救病人提供了可靠的技术保证。

三、立足本职岗位、守护人民生命

急救中心自成立以来，经历了无数风风雨雨，尽管医护人员换了一茬又一茬，但他们爱岗敬业、甘愿奉献的精神已成为我院一道亮丽的风景线。他们用甜美的微笑、温馨的语言、勤快的脚步、贴心的服务使病人焦虑的心情得以舒缓，用过硬的护理技术让病人的疾病得以缓解。我们接诊、分诊、吸氧、吸痰、插尿管、静脉穿刺、护送检查，配合医生进行气管插管、机械通气、心电图监护等抢救情景每天都会在急诊科上演，她们用自己的行动真正实现了医院“以人为本”“以病人为中心”的服务理念，因此不少在急诊科就诊的病人由衷地说：“这里的确是一流的技术，优质的服务！”

一天深夜，洋口大道发生一起汽车、卡车、三轮摩托车连环相撞的事故，致使六人受伤。医生缪国

平、护士印建慈当时到达现场时发现有五位患者翻在路旁的濠沟里，他们毫不犹豫走上前去，克服了重重困难，终于将重伤员从泥泞中搬到救护车上，并立即开展包扎、止血、输液、给氧等抢救工作。为争取时间，几个重伤员就安置在一辆车上，医护人员都顾不上自己，他们勉勉强强挤在角落里，但仍密切关注病员的病情变化。安全护送到医院后，便陪伴去做各种必要的检查，再根据不同病况，迅速送往病区治疗。由于抢救及时，措施得当，无一例病人死亡。等护送完最后一个病人，这时天已大亮了。

一日清晨，孙窑医院求援抢救产后大出血的患者，吴新华、石磊、徐爱民三位主任及护士詹小瞿立即带上急救药品和病人用血奔赴孙窑医院，协助就地抢救，为了抢救患者，他们不顾饥饿和疲劳，直到下午2点患者病情稳定转至ICU后才想起吃午饭。

一天，大雨滂沱，120接到丰利镇求救电话，有位六七十岁的老人突然晕倒。护士胡佳伟、医生罗培立即出诊，到达所说地点后发现车子根本进不去，他们就冒着大雨，手拎出诊箱，赶了三里多的泥泞的路才到病人家。他们立即给予检查，并建立静脉通道、吸氧，协助家属护送病人上车。路上，家属不停地招呼着“不好意思，路太难走了，辛苦你们了！”他们只是微笑着说：“没什么，这都是我们应该做的”。后来老人经及时手术而顺利康复出院了。

又一日，120接到这样一个求救电话，有三人掉进马塘镇一农户家的茅坑里。医生姜勇和护士苏友兰立即赶赴现场，捞出三名因偷盗电线而逃跑掉进粪坑中的小偷，小偷满身沾染着粪便，臭气熏天。他们不顾脏臭，及时清理了病人的口腔，接上氧气，抬上救护车，最终将奄奄一息的病员全部抢救过来。

一天下午快下班时 ，从兵房方向接来一位满身污垢，气味难闻，不善言辞的老年人，需要观察治疗，无法联系家属，我打来热水，在担架服务队袁再前师傅的协助下，为其清洗干净，并从家里拿了两套儿子的衣服为他换上，安排专人守护，直到三日后，才联系上兵房敬老院的负责人。

6月16日7时50分，随着洋口港人工岛施工现场传来求救电话，全院马上进入抢救紧急状态。不到两分钟，我们急诊科第一辆救护车就已出发奔赴事故现场。我们科室先后共有孙德、秦安明、葛勇、蒋晓明、陆圣华和汪俊6位医生，张永华、殷菊香、刘丽、高金萍、徐亚娜、赵小慧6位护士和全体驾驶员驾着救护车赶到现场参与急救，其中殷菊香、刘丽等人是放弃了休息早饭未吃从家里赶来的。季学军院长和丁冠云主任亲临事故现场指导急救，抢救过程中，医生、护士拎着抢救器械，循着急促的求救声来回奔跑于罐体的出口之间，护士张永华来回跑就有10次之多，其困苦可想而知。但他们心中除了伤员还是伤员，伤情就是命令，再苦再累也不能停下自己的脚步！我们急救中心的救护车是第一个到达事故现场的，也是最后一个离开的，尽管有烈日高照，尽管是尘土飞扬，他们也坚守在岗位上，一直等到上级传来撤离的命令，此时已接近中午1点钟了。

上午8时40分，随着第一位伤者被送到人院，王鹤兵、沈南森院长和护理部曹磊主任在急诊室现场指挥，我便带领全科室的工作人员投入紧张而有序的抢救工作中：快速诊断、熟练地分流安置、耐心地对伤病人员及其家属作心理疏导……徐爱明，缪国平，佘小春、李金林、季伟、许红、李爱平、曹兰梅、李爱霞、管小飞、夏海云等全力抢救危重伤员。朱建云到各科室伤员身边采血化验，跑上跑下，汗流浃背。管小飞顾不上夜班的疲劳，李爱霞腰椎盘突出，也顾不上身体的疼痛，送伤员一直到下午15点。护士徐建秀，早晨一上班就投入紧张的工作，协助护士长调动科内骨干力量加班，主动安排好每一位病员和家属的午餐，直至1点多钟才吃饭。我科组全体同志在抢救工作中配合默契，简练而高效，充分展现了我院医疗服务的高质量、高水平！

上述事例，也仅仅是我们急救中心工作的一个缩影。其他如医护人员为无陪护及孤寡老人搬运担架，为病员挂号、取药、联系家属甚至买饭等等，在“120”急救中心更是屡有所见。医生、护士、驾驶人员所做的一点一滴无不体现出对患者的片片真情，无不诠释着生命卫士的巍巍本色。

四、弘扬扶危济困美德，彰显博爱仁慈之心

遇有同事生病或是生活困难，我科室肯定是人人积极捐款捐物，倾囊相助，曾一次性捐款4850元。汶川大地震发生后，个个响应号召，无私奉献爱心，全中心捐款2750元，党团员另外超标准交纳特殊党团费。为与我中心岗村结对的洋口镇斜港村一贫困户送去慰问金，并定期为她免费检测血糖等生化项目，提供胰岛素注射笔，进行健康宣传指导。在我们的悉心帮助下，病人身体状况目前已明显好转。

寒来暑往，日月更迭，我们急救中心全体医务人员用爱心谱写出一曲曲救死扶伤的感人之歌，用汗水浇灌出一朵朵白衣天使的精神之花。为了这神圣的事业，他们无怨无悔！

县卫生系统文化节参赛作品，审稿单位：县人民医院

为口碑增色 为党旗添彩

演讲者：徐平平

在如东县中医院检验科，总有一个人的身影不分昼夜的在那里忙碌着，早上来得最早的是她，晚上披星戴月回家的也是她。风里来监督急症检验结果，雨里去病区为重伤员抽血；灯下她搜集一天的检验数据，做好分析报告，节假日里她还是坐在办公室里复查一份份原始报告，她就是该院检验科主任张荣勋同志。

作为一名老党员，张荣勋处处以党员的标准严格要求自己，她认真履行科主任职责，要求科员做到的，首先自己要做到，而且要做得好。几十年来在平凡的岗位上一直兢兢业业，对工作有着高度责任心，克己奉公，吃苦耐劳，正确处理国家、集体、个人之间的关系。具有强烈的事业心和责任心，爱岗敬业，忠于职守，尊重关爱病人，服务主动、热情、周到。

门诊化验是检验科一个直接对外窗口，窗口服务至关重要，在日常工作中她能服务病人从每一件小事做起，从每一个细节做好，对病人能多沟通，从不与病人争吵，得到广大病员好评；技术上精益求精，对病人检验是否符合质量要求严格把关；对前来询问的病人，都能耐心解释，在几十年来的工作中从没有发生差错，对工作的高度责任感经常得到病人与医护人员赞扬。

根据检验科管理规范的要求，她组织全科人员建立建全了各项检验的标准操作规程，建立了各个仪器的标准操作手册，对各种仪器的使用、维护、维修都能带头认真进行了记录，并要求全科同志做到，定期与不定期督促检察全科同志操作以及试用仪器的情况，在她带头下，全科同志对工作的责任心增强，最大限度减少差错，保证了检验质量；并使每一台仪器始终保持良好性能，减少故障发生率，发挥了最大的效益。在日常工作中，遇到急诊或异常值，她都能及时与临床经治医生联系，并做好各种记录，决不发不放心无把握的报告，为临床医生提供具有可靠诊断价值的检验结果，在做血常规时，她对每一标本除了仪器检测后还进行血涂片镜检，正因为这样执着和认真，发现了好几例白血病人，有一位少女只有12岁，当时因眼睛红肿就诊，在为她检测血常规时，发现白细胞很高，立即血涂片镜检发现大量幼稚白细胞，马上与临床医生取得联系，使病人得到最快的诊治；还有在每一天的检验中一发现异常值时都主动与经治医生取得联系，无论有多忙，无论是已到了下班的时间，都与经治医生联系. 经常有妇科就诊病人做血妊娠试验，由于仪器对很高浓度不能表达，自己在工作中摸索了经验，能准确地做出各种浓度的结果，为妇科临床提供准确结果，使临床医生能正确区分正常妊娠与异位妊娠以及恶性葡萄胎. 为此得到本院医生好评的同时，周边医院也送来我院检验科检验。在平时工作中，她对每专业小组经常进行各种检查，督促各制度落实；小组长对本专业小组进行各种检查，一级对一级负责，加强各自责任心，确保工作质量，使病人放心。在抓好室内质量控制的同时，积极参加省、市临检中心的室间质评工作，齐抓并进，促进科室检验质量的提高。多年在参加江苏省质控评比和南通市质量控制评比活动中检验科成绩

一直保持优秀，在南通市临床检验中心的多次检查中都获得好评，每年都获得优秀奖，名列前茅，多次由南通市卫生局颁发“优质服务窗口”，“十佳单位荣誉”。

近几年来为了方便病员就诊，经过多方论证，她又组织开展了九十多项检验项目，为临床上提供了诊断疾病的依据，为医院医疗技术提高做了一定的努力工作，在项目不断增加，自动化程度越来越高，检验科工作日益增强，人员并没增加的情况下，自己以身作责，加班加点做好本职工作. 并注重人员的特点，充分发挥每个人工作中的优势，把全科的各项工作做的井井有条，做到人尽其才，人尽其能，几年来工作量在全南通市中医院中一直保持第一名。

张荣勋同志平时能钻研本专业知识，对开展的各种新项目，她首先要熟练掌握，工作中遇到疑难问题，从不放过，自己查资料学习与临床医生交流，并向上级医院请教，不断总结经验，定期组织全科人员业务学习，自己带头讲课外，并安排全科人员轮流进行业务讲座，讲课者要精心准备，这样促进了自身业务学习，营造全科人员钻研学习业务知识的气氛，也提高了科员服务质量。为了使临床医生了解新开展项目的临床意义，多次在全院的业务学习上给全院的临床医生讲课，并撰写了一本如何阅读检验报告小册子，得到全院医护人员好评。

张荣勋多年来荣立三等功三次，2004年获南通市卫生局授予2003年度“温馨服务标兵”称号，2004年获“南通市十佳用户满意服务明星”荣誉称号，2005年获南通市总工会授予的五一劳动奖章，多次获得县政府嘉奖和县卫生局先进共产党员称号。在殊多荣誉面前，张荣勋同志很坦然淡定。她依然是检验窗口微笑服务轻声细语的检验员；她依然是心细如发，严谨踏实的监督者；她依然是火眼金睛，雷厉风行的管理者。她在病员心目中是亲切的大姐，和善的阿姨。她的医德医风为如东县中医院的服务口碑画上了浓重的一抹亮色。

县卫生系统文化节参赛作品，审稿单位：县中医院

孩子，我们是你的健康守护天使

演讲者：邱亚琴

产房里的又传出一声啼哭，那是一条小生命在向世界大声宣布：我来到这个世界了！这声音，在所有人听来都是那样的悦耳。擦净小生命柔软的身躯，亲亲妈妈的脸庞，从把人生的第一个足迹——右脚脚印留在中医院出生档案开始，美好生活在等着你，可是，人生路上，总有坎坷和荆棘，无情的病魔便是其中之一，孩子，应该感谢你的亲人对我们的信任，在你患病的时候，选择了中医院儿科——一支在领导的多方关注下，日趋成熟，技术精湛，有良心的队伍！孩子，就让我们做你健康的守护天使吧！为了你的健康，中医院儿科人一直都在默默奉献。

蓝光治疗箱里的宝宝，虽然你被蒙上了双眼，可你并不是孤独的，请不要害怕，我们时刻守护着你，观察着箱内的温度是高了还是低了、湿度是大了还是小的，你是否渴了、饿了，是不是该翻身了……

深夜时分，轻轻推开病房的门，掖一掖被子，将不安分的小脚小手藏进被窝里，甜蜜梦乡里，孩子的嘴正一努一努地做吸奶状，那模样，甚是可爱。

刚刚做了静脉留置术的漂亮小女孩脸上还挂着泪痕，一回到病房，却对同室小病友一展笑颜：“阿姨打针一点都不疼的，我都没哭，真的。”那认真的模样让人忍俊不住却又不忍揭穿。

那个伶俐的小宝宝，尚不会说话，可非要捧一盒牛奶递给交班的护士，还因为找不到吸管而急得在床上团团转，那一盒牛奶是何等的香甜！

可恶的手足口引起一片恐慌，被迫离开自己的小伙伴，你是那样的不情愿，孩子，你可知道，为了你的健康，医院在最短时间内建立了隔离病房，医生更是24小时连续作战。

我们与你的亲人一样，痛恨无良的厂商，“问题奶粉”将所有有良知的人都深深震撼，医院领导选了精兵强将，调用了精密仪器，精心准备了治疗方案，决不会让一颗讨厌的“小石子”在你的体内安家落户！

领导一次又一次将医生和护士送到上级医院进修学习，只是为了能积累更多的经验。年轻的父母已记不清多少次在节假日放弃与自己孩子的团圆，守候在你的身边，只是为了维护你的健康。主任两鬓旁越来越多的白发绝不是偶然，年轻的蔡叔叔已然成了蔡伯伯，他甚至调侃，不久的将来，孩子们得唤他蔡爷爷了。

在如今这个拜金的社会，儿科医生依然处处为孩子着想，为家长算着经济账，力求用最少的钱，治好孩子的病，在医嘱里，你会常常看到在别的医院很少用的一元药：青霉素，红霉素，氨茶碱……

每一个生命都值得尊重，孩子，你的健康是我们一生都不会改变的追求方向，但愿你远离疾病的痛苦，在阳光下茁壮成长，因为，你是家人未来的希望，你是祖国未来的栋梁！

县卫生系统文化节参赛作品，审稿单位：县中医院

卫 生 礼 赞

演讲者：宋小军

（一）事业篇

60年的光阴，可谓弹指一挥间，
60年的发展，惠及了每一位国民，
60年的成就，让我触摸到了您的伟大。
您历经了沧桑坎坷，
您摆脱了一穷二白，
您改变了疾病丛生，
您扭转了缺医少药。
是您凝聚了千千万万白衣战士，
在这片古老的大地上开创了不朽篇章。
医疗保障制度日趋完善，
卫生服务体系逐步健全，
预防保健能力明显提升，
疾病防控效能显著增强。
人民健康水平不断提高，
生命安全得到有力保障。
您发生了翻天覆地的变化，
卫生发展成就应证您的辉煌。
祖国，我为您骄傲，
祖国，我为您自豪。

（二）疾控篇

你是一道亮丽的风景，
带着万道绚烂的阳光；
你是一场吉祥的雨露，

滋润着人们的心田。
面对突发卫生事件，
你众志成城，沉着应战；
面对重大灾害疫情，
你舍生忘死，勇往直前。
你用心血浇灌生命的绿洲，
你用真诚守护人民的健康。
这就是我们疾病预防控制工作者，
这就是我们当代最可敬的人。

也许你象小草一样默默无闻，
也许你头上没有耀眼的光环，
但白衣下同样涌动着你那一颗赤诚的心；
汗水里始终浸泡着你那永远不变的誓言。
服务人民大众，
让他们感受到温馨；
守护人民大众，
让他们拥护健康体魄；
庇护人民大众，
让他们的灵魂永放灿烂之光。

顶着风雨，
踏着泥泞，
你们穿梭于城乡、厂矿、学校、街巷……
你们忙碌于预防接种、监测检验……
乡间小路上留下了你匆忙的脚步，
大街小巷里弥散着你欣慰的笑容。
显微镜下，
监测仪旁，
凝聚了你的青春和理想。
天花、白喉、脊髓灰质炎……显得是那样的无助，
疟疾、非典、甲流感……显得又是那样的迷茫。
是你勇攀科学的高峰，
是你精心修筑防疫堤坝，
是你用科学送走了瘟疫，
是你用智慧诠释健康的秘方。

疾病预防控制的战场，
生命之歌的光辉乐章。
你直面凶险除恶魔，

你披星戴月忘小家。
科学防控是你神圣的职责，
客观公正是你真实的写照，
敬业奉献是你不变的追求，
创新发展是你永恒的目标。
你无悔，
你选择了疾控事业；
你骄傲。
你是疾控人。
你用信念书写忠诚，
你用无私呵护健康。
祖国不会忘记，
人民不会忘记，
共和国的丰碑上将永远闪耀着你们光辉篇章。

县卫生系统文化节参赛作品，审稿单位：县疾病预防控制中心

我为你喝彩

——结防卫士

演讲者：李中建

我曾听过这样一个故事：上帝刚刚创造了人类之后，由于大地贫瘠，人类缺衣少食，时常遭受病魔的痛苦折磨，呼救声从四面八方传来。于是，上帝派下了最优秀、最善良的天使去照顾病人，帮助他们解除病痛，守护健康。有了天使的守护，人类得以健康安宁，代代繁衍，过着无忧无虑的快乐生活。人们亲切地称那些用爱心护卫生命的医务工作者为“白衣天使”。是啊，“白衣天使”，一个多么圣洁，多么令人向往、崇敬的称谓！一袭飘然白衣，是一颗纯洁的心灵，一顶别致的白帽，是一项守护生命的重任。

健康的生活绚丽多彩，疾病有如夏日的阴霾，随时笼罩着万里晴空。结核病在世界医学史的众多疾病中“独领风骚”几千年。过去，因为结核病素有“十痨九死”之说而被戴上了“白色温疫”的帽子；今天，随着一线抗结核药物的相继问世，许多发达国家已经控制了结核病，但在我国，结核病却一直象个躲在阴暗角落里冷笑着的魔鬼，肆意欺凌着贫穷体弱的人们，让他们丧失劳动能力，使他们恐惧、惊慌！他又变成了隐形的杀手无情地吞噬着人们的健康机体。结核病已成为我国部分地区因病致贫，因病返贫的重要原因，我国政府已将其列为需重点控制的三大疾病之一，这就注定了我国的结核病防治工作任重而道远。

由于结核病防治工作的社会认知度低，使得结防工作者无论社会地位还是经济收入，都不可能与同级综合医疗机构特别是强势医疗单位同日而语。说实话，我们每个刚来结核病防治科工作的同志，都曾犹豫、迷茫过，是迷茫彷徨还是敬业奉献？结防人员经常面临着思索与抉择。耳闻目睹老一辈结防工作者或正在一线工作的老同志们，不计名利、不争回报、默默奉献的情怀，深深地感染了我们结防科每一位同志，使我们在自己的岗位上对救死扶伤的人道主义精神有了一种感悟与升华。

结核病人的疗程都在半年以上，长期的病痛折磨，患者常常疑虑、焦燥、彷徨。他们迫切地想要得到安慰，我们的医务人员总能顺应病人进行耐心的健康宣传，交代注意事项等，对服务过的每一个病人基本上都能随口叫出他们的名字，对其病情发生的细微变化都了然于胸。我们为每个病人的好转而喜上

眉梢，也为某个人的病情恶化而忧心如焚。结核病是传染病，许多人“谈痨色变”，但我们的医务人员在诊治结核病患者时没人躲避、没人嫌弃；下乡督导时，我们的领导和工作人员亲切、自然地到患者家中随访；门诊工作中我们接触的病人多数来自农村，有的不识字，我们的医生便亲自带领其办理交费手续、陪同检查、取药；遇有特殊经济困难的病人，解囊相助也是常有的事；帮助行动不便者拍片检查时解脱衣服更是屡见不鲜。面对患者的声声道谢，他们只是很平静地说一声：“只要您很好地配合我们把病治好了，就是对我们最好的感谢”。每天，我们都在一线感受着点点滴滴，值得安慰的是，我们的服务赢得了患者的信任，患者的信任也树立了我们更好地做好结核病防治工作的信心！

从事结防工作，我们无怨无悔，因为我们心中有一个信念，把自己与结防事业连在一起，做一名高尚的结防卫士。这不是一句空口号，这是我们从事结防工作的每个人，每一天的真实写照。我们用爱和奉献铸就一道靓丽的风景，用自己从善如流的行动诠释着结防卫士的深刻内涵：面对患者渴求的目光，我们义无反顾；面对工作的一贯平凡，我们任劳任怨；面对结防事业的召唤，我们一马当先！因为我们的双臂撑起的是希望，我们的双手托起的是明天的太阳。我们深深知道：患者在你心中有多少，你在老百姓心中就有多重，丰碑无语，行胜于言！

高尚的美德在于养成，良好的风气在于形成；明是非方能塑美德，知荣辱方能创和谐。我要高歌！我要赞美！多么神圣的职业——医生！作为一名结防医生，尽管我们也希望得到诗人最美妙的诗行，社会最崇敬的目光，但是我们的职业决定了我们不可能那样风光。生命的意义不止于名利，当我们面对患者的信任与鼓励，面对患者痊愈后阳光灿烂的笑脸，就足以让我们体验到人生的价值在这里闪光！

老一代结防人拉开了爱岗奉献的大幕，新一代结防人又吹起激情与豪迈的号角。结防科的面貌在改变，如东的结防事业在发展。随着时间的流逝，离开的、在岗的、一代又一代的结防人在这里默默无闻地工作着，奉献着。春蚕到死丝方尽，蜡炬成灰泪始干，今天我们要挺起脊梁，用敢与天公试比高的信心和勇气大声说：“我是结防战线的一员，我自豪，我骄傲！”

有一首诗，我们用生命去吟诵；有一首歌，我们用行动去唱响。我们用心血浇灌生命的绿洲，我们用赤诚守护人民的健康，我们心中有阳光，愿照亮自己，也给患者把路照亮。我为你喝彩——结防卫士！在结防事业的战场，我们共同谱写生命之歌的辉煌乐章。

县卫生系统文化节参赛作品，审稿单位：县疾病预防控制中心

平凡的岗位　无私的奉献

演讲者：缪　平

有人说“用自己的左手温暖自己的右手是一种自怜，而用自己的双手去温暖别人的双手却是一种奉献”。下面我给大家介绍的就是一位用自己的双手去温暖别人的双手，在平凡的岗位上无私奉献的人，他就是县疾控中心退休老党员施永泉同志，大家习惯称他老施，也是我们心中的“老师”。

老施从事疾病预防控制工作近40年，前年刚退休，退休后在县疾控中心动物致伤门诊工作，该门诊是县疾控中心的一个重要对外窗口，承担着全县绝大多数动物致伤病例的处理和乙肝疫苗、乙肝免疫球蛋白等疫苗的接种。面对每天各种各样前来就诊的患者，老施总是不厌其烦，做好耐心细致的解释和热情周到的服务。记得有一次一位老人被狗咬伤了腿，儿子急忙将她送来，由于他有事要外出，把钱和老人一丢就走了，老人年纪较大，腿部的伤口自己根本无法清洗，老施二话没说，拿起肥皂亲自帮老人清洗伤口。还有一次刚刚上班，老施就看到一位抱着小宝宝的母亲含着泪水，焦急万分，她那刚满月的儿子，不小心被家里养的狗咬伤头部，伤口出血不止。看到孩子的亲人们焦急的和期盼的心情，老施边安慰病人的家属边对孩子进行应急处理，很快受伤的小孩脱离了危险。有一次中午正准备下班，有几个从河口镇过来的被狗咬成重伤的患者，他们当中有老人和小孩，这给工作增加了难处，但老施仍尽职尽责地给每一位患者处理好伤口，接种好狂犬免疫球蛋白并配合注射狂犬疫苗，忙忙碌碌中已到了两点钟，他才回去吃午饭。还有少数人害怕打针，尤其是注射狂犬病免疫球蛋白后出现心慌，老施一边安慰患者，一边给患者端上一杯热的糖开水，让患者躺下休息。正是这种热情周到的服务，老施赢得了群众的好感和信任。

随着人们生活水平的提高，家养宠物已成为一种普遍现象，被宠物致伤的人越来越多，尤其是夏季，衣服穿着少，暴露机会多，前来就诊的人更多。在一次一次临近下班时，面对前来接种狂犬疫苗的患者，老施忍着饥饿，连续作战，把爱心和温暖奉献给人民群众。

除了白天在门诊工作，老施还承担着夜间的值班工作。无论严寒酷暑还是刮风下雨，只要值班电话一响，他会立即放下手中的一切赶到门诊。有时刚刚端起热腾腾的饭碗，一个电话响起，只好放下，家人劝他吃好饭再去，他说不行，患者的心情我很理解，一顿饭中间被

打断两三次的现象时有发生，老施已习惯了。对老施来说，为病人着想，再苦再累也甘愿。去年冬天的一个晚上，天气特别冷，气温达到了零下五摄氏度。老施在晚上12点接到一位病人的电话，说他下班路上被狗咬了，问明天来打狂犬疫苗要不要紧？老施详细询问了有关情况，告诉他第二天上午来处理问题也不大。这位病人听完后表示第二天上午来就诊。没想到，刚过一个小时，电话铃又响了，还是这位病人，语气有些紧张。老施又耐心地给予讲解，病人听完后表示放心多了。出人意料的是，凌晨三点多，第三个电话又打过来了，还说已经在门诊部门口，要求医生马上处理。老施二话没说，从温暖的被窝里钻出来，冒着严寒，从家里赶到门诊部。当伤口全部处理完，时钟已经指向凌晨5点钟，他一夜没睡好，第二天还是坚持上班。

这样的事例在老施身上时常发生，但他从来没有怨言，他总是更多地站在病人的角度，想病人所想，急病人所急，自己的困难和辛苦总是一句话轻轻带过："这点事不算什么。

在工作的同时，老施还设计实施了动物致伤门诊病历及病情证明书，为患者意外伤害投保后的报销提供方便。还利用狂犬疫苗和狂犬病免疫球蛋白接种告知书，大力宣传狂犬病防治知识、注意事项、狂犬病疫苗五针免疫程序、联系电话等内容，让犬伤者一目了然。去年，门诊部共为全县3054位犬伤者提供预防接种服务，有力地预防了人间狂犬病的发生，取得了良好的社会效益。

老施同志以无悔的奉献精神、无私的工作态度在自己平凡的岗位上默默无闻、无声无息地为人民服务，用自己的双手温暖着别人的双手。他虽然没有惊天动地的业绩，也没有世人皆知的名誉，但却在自己平凡的岗位上塑造了一种不平凡的敬业精神，为自己所从事的疾控事业作出了无私的奉献。是我们疾控人的骄傲。

县卫生系统文化节参赛作品，审稿单位：县疾病预防控制中心

没有万一 只有万无一失

演讲者：顾旭杰

说起如东县卫生监督所，可能了解的人不多，说起食品卫生与安全，可能人人都能说出几件事例。因为民以食为天，人人每天都接触食品，一日三顿都要与食物打交道。几乎都曾经对自己购买的食品、吃的食物是否卫生、是否含有有毒有害物质，怀疑过，疑虑过。报纸上、电视上、网上经常有食品含有天然的或者人为污染有毒有害物质的报道，一时间，人们不知道哪样食品能吃？哪样食品不能吃？所谓人是铁饭是钢，一顿不吃心发慌。人是离不开食物的，日子在疑疑惑惑中一天天度过。

食物，可以说是人的生命，人离开了食物，生命可能也就不存在了。《中华人民共和国食品卫生法》从

1983年试行到1995年转正，再到2009年因《中华人民共和国食品安全法》施行而废止。其间，卫生监督人担负食品卫生安全的重任，历经千辛万苦，经历了多少风风雨雨，食品卫生与安全的形势依然严峻，新的挑战层出不穷。但值得卫生监督人骄傲的是卫生监督人在我县重大活动卫生保障中作出了杰出贡献，在近二十年的历次高考、中考、人大政协等重要会议、重要人物来如等重大活动卫生保障中，做到了万无一失。但卫生监督人是如何做到万无一失的呢？

如东县卫生监督所在县委县政府县卫生局的正确领导下，有一个坚强而团结的领导集体，有一支政治过硬、业务精湛、执法公正、服务优良的卫生监督队伍。每次卫生保障前都要开会讨论研究，制定周密的卫生保障方案，选派业务骨干担负卫生保障的重任。

要使卫生保障万无一失，说起来不易，做起来是更难，如每年的高考考生食宿卫生保障，食宿点分散，如县中，就有一、二、三层三个食堂，点上的工作人员多，卫生习惯参差不齐。就餐学生多，需加工的食物量大，食物从采购到加工上桌那一个环节出一点小问题，其结果就可能出了大问题。卫生监督人都是以没有万一、只有万无一失的责任感、使命感投入每次卫生保障工作。每次保障都是提前介入，在考生进驻食宿点前数天就开始对食宿点进行全面的检查、指导、整顿。查高考食宿点学校是否制定了卫生保障预案，包括领导小组、各工作小组是否建立，任务是否明确，责任是否落实；查宿舍环境是否卫生安全、公用卫生设施是否进行消毒、通风是否良好、被褥草席是否清洗干净；查食堂是否有有效证件、从业人员是否有有效健康证明、内外环境是否彻底打扫干净、餐饮具是否清洗消毒、库存食品原料包括调味品是否符合卫生要求、食品保管是否妥善，食堂内是否有杀虫剂、灭鼠药等有毒有害危险物品；查高考学生、送考老师的每顿菜谱是否制定、是否经审核通过等等。

没有万一，只有万无一失始终是卫生监督人的卫生保障理念。考生一进高考食宿点，驻点卫生监督员就利用食堂的休息时间对食堂从业人员进行最后一次岗前强化培训，交待责任，强化卫生意识。一是要求食堂从业人员在为考生服务期间如有身体不适应立即报告，不得带病坚持工作，在别的岗位上带病坚持工作可能会受到表扬，在这岗位上带病坚持工作不但不会受到表扬，还可能要承担相关责任。二是强调择菜、洗菜、烹饪、分菜等加工过程的卫生。三是要保持良好的卫生习惯。每晚驻点卫生监督员临睡前都要调好闹钟，天不亮人就到了食堂，等采购人员回来对采购的食品原料进行第一次验收，把好进货关。接着巡视各操作岗位，看菜是否择洗干净，叶面类蔬菜是否经过浸泡，烹饪是否烧熟煮透，把好加工关。并查盛菜的容器是否清洗干净，餐具是否经消毒，把好清洗消毒关。对上了桌的食物还要从色香味形几方面进行察看，看是否正常，有的还要先行试食。如此一餐复一餐，一日复一日，一直到高考结束考生离开。

高考卫生保障是如此，其他卫生保障有时更难。大家知道，海鲜是如东的特色，客人来了，接待方都希望多推荐如东的海鲜特色给对方，希望给客人留下美好的记忆，可是对于有的很少接触海鲜的客人来说，不要说吃海鲜，就是使用了被海鲜污染的餐具，有时也会出现腹痛、腹泻等症状而发生食物中毒。有时一个重要活动就要接待客人数百上千人，只要有百分之几的人发生上述症状，结果可想而知，引起的影响是巨大的。会影响如东在客人心目中的形象，关系到如东的投资环境，甚而会影响如东的经济建设。举办方常常是既要使用海鲜，又要我们保障不发生食物中毒，这是个两难的“课题”。卫生监督人在此类卫生保障中是常常如履薄冰，如临深渊。如何做好这个两难的“课题”，卫生监督人是动足了脑筋，想尽了办法，从海鲜品种的选择，到食用方式方法及烹饪火候的老嫩，每个细节都要考虑到、掌握好，都不能遗漏，稍有不慎，就可能功亏一篑。

卫生保障工作枯燥琐碎，责任重大。经常是占用休息天，还要起早带夜，但卫生监督人是无怨无悔，始终以没有万一，只有万无一失的理念，充满激情地投入卫生保障工作，在近二十年的历次卫生保障工作中，卫生监督人取得了骄人的成绩，没有过发生一起食物中毒等食源性疾患事件，没有发生万一事件，真正做到了万无一失。

县卫生系统文化节参赛作品，审稿单位：县卫生监督所

唱响卫生监督之歌

演讲者：　黄爱萍

这是一个年轻的机构，在卫生改革大潮中应运而生，从2003到2009，以蹒跚而又坚实的步履走过了艰苦创业而又硕果累累的六年；这是一支仅有30人的队伍，自组建以来，便时刻恪守着"人民健康卫士"的神圣职责，不辞辛劳地奔波在抗击非典、文明城市创建、重大活动卫生保障以及专项整治活动的第一线，谱写了一曲求实奋进、探索发展的卫生监督之歌。

六年的风雨兼程，六年的春华秋实。六年来，县卫生监督所秉持"制度治所、人才兴所、创新强所、服务优所"的理念，以维护人民群众健康权益为己任，以"建一流队伍、创一流业绩、树一流形象"为目标，以造就高素质卫生监督队伍为根本，高擎"秉公执法、科学监管、服务为先、责任至上"的大旗，不断深化内涵建设，拓展工作思路，依法承担了包括食品卫生、公共场所卫生、饮用水卫生、职业卫生、医疗卫生和放射卫生在内的卫生监督执法职责，逐步建立起结构合理、运转协调、行为规范、程序清晰的卫生监督体制，走出了一条从起步维艰到持续发展、从制度初建到逐步完善、从专业执法到综合执法、不断攀升、不断创新的跋涉之路，开启了卫生监督工作高效有序运转的良好局面。

六年来，县卫生监督所在各专业领域和多个工作层面取得了可喜进展，先后获得"省卫生监督工作先进集体"、"省精神文明建设工作先进单位"、"省卫生许可文明服务窗口"、"省文明城市创建先进集体"、"市文明单位"、"市卫生监督工作先进集体"、"市三八红旗先进集体"、"县文明单位标兵"和"县先进基层党组织"等多项荣誉。成绩的取得，缘于上级领导的重视关心和鼎力支持，缘于有一个团结进取的领导班子，缘于有一支政治坚定、业务纯熟的卫生监督队伍。

正是这样一支队伍，他们的足迹遍布了县城的大街小巷、乡镇的学校工厂，从日常卫生监督到专项卫生整顿，从节前督查到重大活动保障，从受理群众举报到处置各种突发性公共卫生事件，处处闪现着他们的身影。面对辛劳和疲惫，他们甘之如饴，甘愿奉献，他们把人民群众的健康安全紧紧记在心头，把政府的信任和应尽的职责牢牢扛在肩上。在"非典"疫情蔓延之时，他们不顾安危，冲锋在前；在文明城市创建中，他们积极履职，认真督查；在专项整治活动中，他们放弃休息，连续作战……也曾记得，为了推动农贸市场办证工作，他们和基层人员一起在簌簌寒风中苦口婆心地动员摊主体检办证；也曾记得，汶川发生百年未遇的特大地震时，全所监督员踊跃报名，缪海兵同志克服家庭困难，义无反顾地奔赴灾区；也曾记得，开展熟食市场整治时，监督人员不惧个别摊主威吓，坚持依法办事，毅然维护法律威严。因为他们深知，保障人民群众的身体健康和生命安全是职责所在，理当义不容辞。经过各类突发公共卫生事件的磨练与洗礼，经过长期不懈的业务培训学习和思想道德教育，卫生监督队伍的综合素质、服务水平、执法水平有了全面提升。

正是这样一个班子集体，六年来，他们励精图治，带领全所干部职工克难奋进，锐意进取。一方面开展日常卫生监督执法工作以打开局面，一方面积极开拓思路以谋求发展。在加强内部管理的同时，着力对卫生许可和行政执法运行机制进行了大胆改革，实现了卫生许可全程在服务中心窗口办理的新模式，实现了卫生执法由专业到综合的全新转变，进一步理顺了内部流程，节约了行政成本，提高了工作效能。六年来，卫生许可的规范、透明、高效、便民赢得了广大业主的交口称赞，在县行政服务中心组织的季度、年度评比活动中，累计6次获得部门优胜杯，8次获得窗口流动红旗，35人次被评为先进个人。与之相呼应，卫生执法与稽查工作也可圈可点，执法力度不断加大，监督覆盖面和监督频次逐年增多，文明

执法、规范执法、清廉执法的良好氛围业已形成，成效日渐显现，2007年作为唯一的县级所参加了省卫生监督稽查工作会议并作交流发言。六年来，县卫生监督所先后对数千家食品生产经营单位、数百家公共场所、自来水厂和医疗机构等实施了有效监管。

回首走过的路程，相对于卫生监督事业的长远发展来说，这还仅仅是一个开始；展望未来，面临的是新的形势、新的挑战和新的要求。正所谓："风正潮平，自当扬帆破浪；任重道远，更须策马奋蹄。"卫生监督人员在新的历程中，将进一步开拓创新，扎实进取，为书写卫生监督事业的新篇章而不懈努力。

县卫生系统文化节参赛作品，审稿单位：县卫生监督所

立足窗口　争先创优

演讲者：孙同建

县卫生局驻县行政服务中心窗口承担着各类卫生许可事项的管理、审核工作。近年来，在行政服务中心和卫生主管部门的正确领导下，紧紧围绕服务全县经济建设这一主题，努力打造办事快捷、服务优质、运作规范的许可审批平台。窗口的高效、优质服务赢得了广大业主的普遍赞誉，在中心组织的考核评比中，多次夺得"部门行政服务竞赛优胜杯"和"窗口行政服务竞赛流动红旗"，窗口先后30余人次被评为中心年度和季度先进个人，2008年获江苏省卫生行政许可文明服务窗口称号。

成绩的取得 ，离不开行政服务中心和卫生主管部门的正确领导，离不开卫生局窗口带班领导的高度重视，离不开窗口工作人员的共同努力。成绩来之不易，成绩有目共睹。在争先创优夺取佳绩的过程中，作为卫生局派驻行政服务中心窗口的首度代表贾建华同志功不可没。

贾建华同志是如东县政协第十三届常委，如东县卫生监督所卫生许可审核科科长，进驻中心后，带领全科人员立足窗口，锐意创新，高点定位，强化服务，采取了一系列便民利民新举措。

以标准化建设为重点，规范许可行为，构建流畅运转机制。

标准化建设是贯穿行政服务工作始终的长期任务，是提升行政服务水平的主要手段。随着卫生法律法规体系的逐步健全与完善，卫生行政许可的法律依据更为充分，要求更为细化明确。为此，贾建华同志带领窗口人员对卫生许可事项进行了认真梳理，根据新法规的要求对卫生行政许可各类事项的《告知单》进行系统修改，对公示材料进行全面整理，并实行首接负责、一次告知、书面受理、实时刷卡和审批责任制。

在日常工作中，窗口人员规范着装、佩证上岗、依法行政、文明办公，充分履行告知义务。按照受理法制化的要求，把书面受理视为卫生许可规范化的首要一环，对于符合受理条件的确保在承诺期内予以办结。对重点行业严格按量化分级管理要求予以逐项评分，把好准入门槛，积极推动卫生行政许可工作向规范化、标准化、法制化方向迈进，在"中心"率先通过了窗口标准化验收。

二、以群众满意为目标，落实便民举措，构建快速审批通道。

窗口是单位乃至部门工作作风的缩影，窗口人员在贾建华同志带领下，坚持把群众满意作为工作的出发点和落脚点，做到主动服务、快捷服务、延时服务，所有事项的承诺办结时间压缩至7个工作日内，许多事项视情形进行了分解，尽可能给予即办。对急办事宜，从实际出发，采取灵活创新的手段和超常规的方式，大胆突破，力求以最快的速度、最高的质量、最优的服务，为办事者提供最大的方便。

（一）对卫生许可证复核申报材料进行再精简。

卫生许可窗口实行一户一档的资料管理模式，历史资料保管完善，可直接从电子档案调阅。窗口人员充分利用这一优势，改变过去所有材料均由业主提供的申报模式，对于卫生许可证年检复核的单位，只要在窗口原始档案中已经存在的又没有变更的材料一律不要求服务对象重新提供，如营业执照复印

件、单位负责人身份证明等。这样虽然给窗口人员增加了查阅的麻烦，但给业主带来了极大的方便。

(二)对“承诺先办”事项进行再拓展

“承诺先办”是窗口对于暂未具备发证条件的新建或较大规模改建、扩建的大型食品生产企业确需领取《卫生许可证》用于办理企业注册登记手续时采取的一项超常规服务举措。

此类承诺先办事项，过去仅限于投资一千万元以上的绿卡项目，在具体操作过程中，根据县委县政府服务企业、提速增效的新要求，贾科长对窗口“承诺先办”事项进行拓展，对绝大部分的新办事项实施了承诺先办制，其中包括小于千万元投资的生产企业和一定规模的餐饮业、商场等。最突出的是办理健康证的承诺。

从业人员健康证是办理卫生许可证的前置条件，办理健康证从体检到出证需要一定的时间，过去申请人来到窗口都是告知其去中介部门体检领取健康证后再来窗口办理卫生许可证。现在，窗口改变了过去的运作模式，申请人只要向窗口出具承诺办理健康证的书面手续，就可以当场予以办理。借鉴这一做法，现在将需要提供食品产品检测报告的卫生许可事项也参照健康证模式实行承诺先办。这一做法得到了中心和部门领导的肯定。为了进一步方便业主，他又与中介部门协调，将中介机构健康证办理情况和食品产品检测结果通过互联网直接传递到中心窗口，省去业主往返中介部门的麻烦。此举深得业主的好评，办证速度得到大幅提升。

(三)提前介入，服务向基层延伸

在日常工作中，窗口针对卫生许可要求的专业性较强的特点，提前介入，靠前服务，在企业正式提出申请前就深入现场，帮助企业进行设计，并结合企业房屋、设备等方面的具体情况，有针对性地提出卫生整改方案，做到服务个性化、事前化，使企业少走弯路，减少浪费，多快好省地达到有关标准。

(四)服务人性化，在通知办证的基础上实施友情提醒

虽然卫生许可是一项主动申请的行为，但窗口人员从服务人性化出发，在年初下发文件通知办证的基础上，对卫生许可证已到期和即将到期的企业用电话和信函实施友情提醒，使企业的卫生许可事项得以及时延续，虽然增加了窗口支出，但收到了良好的社会效益。

窗口不断创新的服务举措赢来了服务对象的啧啧称赞，窗口经常收到业主送来的锦旗和表扬信，“本以为今天办不成事的，没想到这么快”是业主常说的话，满意之情溢于言表。

贾建华同志常说：行政服务工作没有最好，只有更好，不要说不好办，一定要思考怎么办。正是在他的这种一切服务于业主的理念影响下，卫生局窗口全体人员坚持学习，用科学发展观武装头脑；锐意创新，在实践中检验窗口工作成效。窗口人员的服务意识不断增强，服务方式不断优化，服务质量不断提高，形成了围绕项目搞服务、塑造部门好形象的浓烈氛围，窗口的优良作风和优质服务带动了卫生行政许可工作效能的大幅提升，据统计，在窗口历年受理办结的数万件各类办件中，即办件的即办率始终保持100%，承诺件提前办结率达到了90%以上，服务对象对窗口工作的满意度也在原有基础上不断攀升。

随着《中华人民共和国食品安全法》的即将实施，卫生许可窗口的职能将会有所调整，针对窗口人员的思想波动，贾科长发出了铿锵誓言：职能调整，心态不变！我们卫生许可窗口要严格按照“继续打造卫生许可这一亮点，紧紧抓住医疗服务这一重点，着力突破职业卫生这一难点”的新思路，不断创新服务举措，努力提高服务效率，积极营造优质、高效、文明服务的浓厚氛围，我们的卫生许可窗口一定要在原有成绩的基础上取得新的突破。

县卫生系统文化节参赛作品，审稿单位：县卫生监督所

用平凡铸造闪光人生

演讲者：杨林宗

她，只是一名普通的医务工作者，所做的一切，只是在“尽责”，她没有可惊天动地的故事，也没有豪言壮语，却将一个护理工作者的爱心无私地奉献给每一位患者，赢得了患者的好评。20多年来，她在平凡的岗位上，默默无闻地抚慰着病员受伤的心，被誉为病员的贴心人。她，就是如东县第二人民医院护理部主任施爱芳。

1981年，施爱芳从卫校毕业后，被分配至如东县岔河医院工作，成为白衣天使群体中的一员。满怀憧憬的她走进医院时，面对的是陈旧的病床、简陋的医疗器械、医护人员奇缺……她的心凉了半截，难道自己寒窗3年，换来的就是这样的工作环境？她有过犹豫、有过彷徨。但当她看到病床上一张张痛苦的脸，一双双焦急期盼的眼睛，她的心灵受到了震撼，善良的心一下子恢复了火热的激情。她暗暗下决心：一定要像南丁格尔那样，用自己的技术和汗水为病人减轻痛苦，让更多的患者获得生命的春天。从此，她经常放弃与同伴休闲游玩的机会，勤读苦练，终于练就了一手过硬的基本功，每次护理考试都名列前茅。1983年，在全县卫生系统护理操作比赛中，获得中心级医院四项全能比赛第一名。由于她刻苦钻研、勇于探索、精益求精，专业知识和技能水平迅速提高，不久被提拔为外科护士长，从此她把人生黄金时代都献给了护理工作。

近代护理学和护理教育奠基人南丁格尔曾说过“护士是没有翅膀的天使”，为了当好这个天使，施爱芳没有少吃苦。外科工作节奏快、危重病人多，工作负荷重，加班加点是家常便饭。1992年8月的一天，科室送来了一位出血坏死性胰腺炎的病人，需要特护，当时科室人员十分紧缺，作为科室护士长的她主动连续上了10天的特护夜班。夜里要特护重病人，白天还要忙于科室日常工作，家里还有年幼的儿子需要照顾，持续的紧张工作，使她全身关节酸痛，疲惫得就像散了架的机器，回到家她对丈夫说“我也很想尽一份家庭的责任……”可话还没说上两句，她就坐在沙发上睡着了。

一个星期天，施爱芳休息在家。上午11时左右，她正准备给家人做饭，电话铃声突然响起——“护士长，发生一起重大交通事故，有十多个重伤员正待抢救……”，她放下电话、关上煤气，就往科室跑，当她赶到时，一名大出血伤员已送手术室，她一边娴熟准确地为另外几名病人建立静脉通道、吸痰、吸氧，一边指挥护理人员配合抢救，待这些病人病情稳定后已是下午2点多了。施爱芳常说：“患者在你心中有多重，你在患者的心中就有多重。护士职业让我们如此贴近生命、感悟生命，我们要用一辈子的时间，用全部的身心去谱写白衣天使的圣洁。”

施爱芳是护士长，她不仅要求自己是职务上的领头人，还要求自己是业务上的精通者。凡是其他护理人员解决不了的棘手问题，无论是白天还是夜晚、上班或不上班她总是随叫随到。她家住在医院里，即使不值班也常常被敲门声和电话铃声惊醒，她总是二话不说就投入工作。参加工作多年来，一直和住院病人打交道，坚持病人至尊、服务至善的理念，天天围着病人转，如花的年华在勤勤恳恳中慢慢逝去，护理技艺在一丝不苟中渐渐练成。她用娴熟与精湛架起医患和谐的桥梁，用奉献与真诚书写白衣天使的绚丽篇章。她总是迎着朝阳第一个走进病房，披着月光最后一个离开病人，她把病人当亲人，无微不至地带给病人精心的护理，病员们喜爱她，说她和蔼可亲、技术全面；老人们信任她，夸她耐心细心、体贴入微；孩子们依恋她，说她热情亲切、使人快乐。

1994年，她以优异的服务质量以及出色的工作能力被提升为护理部主任，成为全院护理工作的领头人。从那以后，她更加严格要求自己，努力工作。那年恰逢创建等级医院，护理工作是一票否决，由于病区护士长都是刚上任不久，缺乏管理经验，她与病区护士长一起认真学习评审细则，定目标、拟计划、拿措施、抓落实,做到处处有章可循,事事有人分管,经常加班加点组织护理人员练操作、考“三基”,最终取得了良好的成绩,受到评审专家的好评。

在护理工作中,施爱芳感悟到,要成为一名优秀护士,必须时刻注意医学模式的改变,护理知识的更新。为此,她利用一切时间和机会,参加各种学术会议、阅读专业书籍杂志。工作之余,又开始了护理本科自学征途上的跋涉,为不耽误工作,她专门编制了详细的工作学习计划,为保证学习时间,她几乎把所有的节假日、星期天以至饭前饭后的短暂间隙都利用上。多少寒冬酷暑、多少深夜黎明,功夫不负有心人,她凭着顽强的毅力和孜孜不倦的刻苦精神,2004年本科毕业时各门课程都取得了优异的成绩。都说选择自考是一种积极的人生态度,施爱芳说选择自考只为文凭太狭隘了,能提高自身素质,更好地为病人服务才是她学习的动力源泉。她将所学的深层次护理理论不断应用于临床,不断探索、总结,并将经验及时传授给其他护理人员,使全院护理人员素质有了明显提高。

作为护理部主任,她知道,护理事业不能一枝独秀,而要满圆春色。她紧紧把握医学模式转变的脉搏,积极推进“以病人为中心”的服务理念,努力向护理管理科学化、规范化、制度化迈进。她经常组织护理人员学习护理规范,针对临床护理的薄弱环节讲课,强化“三基”训练,严格执行操作规程,开展护理质控活动,使全院护理工作在历年的市、县工作检查中取得了良好的成绩。今年在“二乙”医院迎评复审工作中,施爱芳一方面组织护理骨干多次外出参观学习,另一方面抓在职护士的培训,深入临床做指导,多少个不眠之夜,她都在为医院护理的每个环节如何达标而苦思冥想。她熬红了眼睛,操碎了心,工作几乎占据了她的整个生活,年迈的母亲股骨颈骨折躺在病床上,她却不能守候在床边尽孝。因为工作忙,施爱芳很少顾及家庭,儿子从小学到高中12年,她几乎就没有到学校去过,直到现在,每当儿子提及此事,她心里总有一种说不出的滋味。其实,她何尝不想做一个好母亲、好妻子、好女儿,多抽出一点时间陪伴他们,但她深知:“家里的事再大也是小事,病房的小事也是大事。”

把微笑写在脸上,把心酸埋在心底,把燕尾顶在发梢,把圣洁挂在胸襟。她犹如一瓣花香,无声地将丝丝温馨和香甜,沁入一个个苍白的生命。又像一缕烛光,默默的照亮一颗颗破碎的心灵。她用真诚的爱心谱写着一个普通白衣天使的平凡人生。

辛勤的工作换来丰硕的成果,赢得了领导、病人、同事的依赖和尊敬,她多次获县政府记功、嘉奖,被评为“市优秀护士”“十佳白衣天使”“优秀共产党员”。面对荣誉和成绩,她依然平静:我只是在平凡的岗位上做到了一个护理工作者应尽的职责,组织上给了我很多荣誉,这些成绩离不开组织的关心、培养和同事们的帮助和支持。朴实的语言,却让人领略到一种境界:奉献无价,青春无悔。

县卫生系统文化节参赛作品,审稿单位:县第二人民医院

誓言无声　青春无悔

演讲者:　施惠玲

无论你我可曾相识,无论在眼前在天边,真心的为你祝愿,祝愿你幸福平安。《让世界充满爱》熟悉的歌词,优美的旋律,唱出了我们无尽的祝福和美好的期望。

这就是我们医务人员的心声。一袭飘然灵动的白衣,一颗纯洁无瑕的心灵;一顶精美别致的燕帽,一项守护生命的重任。这是你们真实的写照。你们始终以一颗仁者之心,一颗博爱之心,一颗智慧之心,默默地为民众的生命保驾护航。是你们以无比的爱心,无限的责任心,无穷的耐心守护着人们的健康。虽然岁月的年轮已悄悄爬上了你们的脸颊,虽然过度的劳累已染白了你们的黑发,但为了心中那庄严而神圣的誓言,你们无悔于这样的选择。也许你们是千千万万个医护工作者中的普通一员,但你们无数次奏响了生命中不平凡的乐章。

当非典肆虐横行时，哪里有病患，哪里就有我们的医护人员；哪里有危险，哪里就有我们的白衣天使。在这场没有硝烟的战争中，我们的白衣天使为了群众的健康，不顾个人的安危，甚至献出了自己宝贵的生命。是叶欣、邓练贤们以自己的英雄事迹，激励了广大的医护人员，是千千万万的白衣天使用爱，用牺牲筑起钢铁长城，赢得了那场战争的伟大胜利。也许有人会说："他是英雄。"可英雄的成长又何尝不需要广阔的土壤呢？

当手足口病流行时，我们医院的医生、护士自觉顺从上级领导的安排，尽力满足病患的需要。他们奋不顾身，义无反顾地奔赴定点医院，用他们精湛的医术，用他们的博爱之心。让一批批的患者痊愈，让患者的家属露出欣慰的笑容。他们也有父母儿女，他们也有割舍不下的家庭。可是当疫情需要时，他们没有一丝一毫的犹豫，不计较个人得失，坚持奋战在手足口病房内。特别感人的是，我院顾新红医生，因为工作过度疲劳，加上得不到好的休息，生病发高烧，可是她依然无怨无悔，带病奋战。这难道不是一种高尚的医德，一种良好的情操吗？

然而，面对这个充满诱惑的世界，极少数医护工作者忘记了自己的使命，暗中收受"红包""回扣"等。"红包"这股歪风悄悄地潜入了我们的卫生行业，使"白衣天使"的神圣称号蒙上了耻辱的阴影，使我们医护工作者一度被推到了风口浪尖。可我院的外科主任徐卫泽，却经受了严峻的考验。多年来，始终在临床一线，凭借精湛的医术治愈了无数个患者，同时又谢绝了许多因为感激而送来的红包。如果遇到家境贫困的病人，徐主任总是尽量选择那些既有利于病情，又价格相当低廉的药物。让病人用尽可能低的费用治愈疾病。这不就是人们

常说的"医者父母心"吗？

何谓医者？古人云："夫医者，非仁爱之士不可托也，非聪明理达不可任也，非廉洁纯良不可信也。"我院徐希平院长堪称真正的医者。徐院长在繁忙的行政工作之余，依然会以解决患者疾苦为己任。曾经有一位年老的女性患者，经多方医治未果，后经徐院长诊治，确诊为更年期综合症，药到病除。自此这位患者将徐院长奉作医神。无论大病小病，一定要求徐院长亲自治疗，旁人无法理解，可徐院长却说："病人到医院的时候是最脆弱的，如果能帮助他一把，他会记一辈子，而这个帮助有时候不需要很多，一个微笑，一句话可能就足够 。"朴实的话语中却折射出他可贵无比的人格魅力。

古有扁鹊华佗，今有钟南山、叶欣，他们都用自己辛勤的汗水、甚至宝贵的生命诠释了医者的职责、使命和医德。同仁们，让我们用精湛的医术、高尚的医德和饱满的热情，给生命增添绿色，让生活充满阳光；给健康一些动力，让人生充满幸福。让我们携起手来，为我们最初的誓言而奋斗终身！

县卫生系统文化节参赛作品，审稿单位:县第二人民医院

殷殷仁者心，浓浓医者情

演讲者：彭　蓓

近年来，医患关系已成为老百姓茶余饭后的热门话题，医患之间由于缺乏交流与沟通，引起医疗纠纷，牵扯了大量的人力、物力，影响了医院及医务人员的形象，医患关系正处在一个非良性的矛盾阶段，而成为一个社会问题，被越来越多的人所关注。

这是一个相当值得思索的问题。如果把医院比作一个战场的话，医生和患者绝非敌对，应该是战友，疾病才是他们共同的敌人。然而，是什么让本该是战友的两个方面，竟成了紧张的敌对关系呢？我想，其中一个重要的因素是医患之间缺乏理解和信任，不能进行换位思考。

作为医务工作者，在医患关系中处于主导地位，比病人更有主动权和话语权，所以理应更积极、更主动地去加强医患沟通，处处从病人角度考虑问题，尽可能地为病人提供满意的医疗服务。毫无疑问，医

院和医生应当珍爱每一个前来求医的病人，全心全意地履行救死扶伤的职业道德和准则。而从病人角度讲，要懂得和谐的医患关系的形成不能单由医院唱"独角戏"，也应该科学地理解医生的医疗行为，不能以为进了医院就是进了"保险箱"，什么病都能治好。其实，对于疑难病症，由于受目前的医疗技术的制约，再高明的医生对此也是无能为力。因此，有些医疗"争端"本身是与医生的技术和责任心没有关联的，这就迫切需要病人及其家属的理解和包容。只有相互"谅解"，才能够实现真正的医患和谐。

沟通可以营造医患和谐互动的双赢局面。通过沟通让医护人员了解患者的就医感受和需要，让患者理解医疗行业的特殊性；通过沟通可增加病人对医务人员的信任，取得病人最大限度的配合；通过沟通可以拉近双方的距离。加强医患沟通，医务人员必须 承担和履行自己的义务，有对患者的诊疗过程解释说明的义务，有保护患者隐私的义务。同样，患方也应主动配合医务人员积极完成诊疗过程，尽到自己的义务，以达到共同营造一种和谐的关系与良好的氛围。有效的双向交流沟通，往往会得到患者对医者的信任和对诊疗的主动配合，取得最佳的临床效果。

我是一位药师，工作在医院的窗口部门，每天面对着众多取药者，也体会到加强医患沟通对提高病人满意度的重要性。记得有一天，一位老人拿着两盒药来到我们药房，声称服用之后感觉效果不明显，要换成广告上卖的另一种。我们的药师从电脑查出，其处方上开的确实无误是这种药品，而且取药时间已经有半个月了。于是，我们回拒了这个要求。老人着急了，这可是一百多块钱哪，他眉头一皱，扯着嗓门说："你今天不换药我就不走了，找你们院长去！"眼看着取药窗口的秩序就要被打乱了，怎么办？是破例为病人换药还是坚持规定而任由病人大吵大闹呢？我们的药师有礼貌地把老人请进办公室，稳定了老人的情绪，耐心地解释到：首先我们是根据处方发药的，不能随便更改，否则是对病人的不负责任。其次药是半个月以前发出的，并不能保证其来源出处以及储存质量，要是冒然收回药品再发给别的病人，这对其他病人的用药安全会是个隐患。最后我们帮老人联系到主诊医生，根据老人的病情变化，确认了继续使用这种药品的必要性。老人这才放心离去。这一次，充分的医患沟通为解决病人困难起到了关键的作用。您看，病人需要的不正是这种人性化的服务关怀吗？

构建和谐社会离不开和谐的医患关系。在医患之间搭起一座心灵互动的平台，营造一种和谐互动的氛围，是每一名三院职工的共同希望和追求。让我们共同用心去播种，用爱去灌浇，奏响一曲曲健康、和谐的乐章！

县卫生系统文化节参赛作品，审稿单位：县第三人民医院

大医精诚 谱和谐新乐章

演讲者：瞿　峰

"健康所系，性命相托"这是我们就读医学院校时留下的庄严誓词，生命对于每一个人都只有一次，它如同夏花般美丽而炫烂，却也如同夏花般脆弱而短暂，所以健康对于每一个人来说都是最大的一笔财富，而我们从事的正是救死扶伤这一神圣的职业。

改革开放的二十多年给祖国带来了翻天覆地的变化，也给卫生事业的发展注入了新的活力。随着医疗器械的完善、医学技术的发展、新的药物的发现和发明，给千家万户带去了健康和幸福，这里面凝聚了多少我们卫生人的智慧和汗水。但瑜不掩瑕，改革开放和市场经济的介入也给卫生事业腐败的滋生提供了温床。收受红包、药品回扣、开单提成等等不良现象一点点蚕食着人民群众对我们的信任，一点点褪去了我们头上白衣天使的光环。

就在卫生行业遭受空前信任危机的时侯，医院领导代表全院郑重向社会作出创建无红包医院的承诺，在全院范围内大力开展创建无红包科室的活动，并向社会招聘行风督查员，这彰显了我院挑战不正

之风的勇气和决心。这一举措如同雨后的春风吹走了空气的混浊和沉闷，留下的无比的清新和芬芳。

在无影灯下在手术中，我们洁身自好，兢兢业业；在病人身旁，我们勤勤恳恳、无私奉献；我们用执着和汗水诠释着一个如东三院人质朴的医魂。在我们身边涌现出了许许多多感人的事迹。还记得几个月前有个家境贫寒的患者来我院做消化道肿瘤手术，术前硬塞了红包给我们徐卫泽主任，在多次退回未果的情况下，术后第二天查房时徐主任把住院部的缴费发票交到了病人家属手里，并主动和院办联系帮这个困难家庭减免了部分费用。病人痊愈出院后送来了一面锦旗上写"医术精湛、医德高尚"八个大字。古代医学家孙思邈曾经说过："大医精诚"。意思是说一名合格的医务工作者不仅要拥有精湛的医术，更要有良好的职业操守。我想大医精诚是对徐主任乃至我们这个集体最好的诠释吧。真情催化和谐，我们欣喜的看到红包没了，病人多了；医疗纠纷少了，社会效益和经济效益提高了。自信重回我们的脸上，满意又回到了病人的心中。

我记得曾学过一篇文章《谁是最可爱的人》，每个时期、每个人心里的答案都可能不一样。但在我心里，我相信在如东西北人民群众的心里肯定有了一个共同的答案，那就是你们，这样一群用热血和青春坚守农村医疗第一线、用乐观和热情固守着清贫和寂寞的白衣天使们。

当然现在还不是我们庆祝胜利的时侯，抵制腐败、廉洁自律任重而道远，路漫漫其修远兮，吾将上下而求索。

县卫生系统文化节参赛作品，审稿单位：县第三人民医院

春天 病人 感动

演讲者：茅冬琴

第一声春雷响过，惊醒了沉睡的大地；惊醒了瘦弱柳枝上的点点嫩绿；也惊醒了睡梦中的人们……春天真的来了。可乍暖还寒的天气还是让我有点不敢相信，春姑娘已经悄然来到了我们的身边。

虽然我们要经历四季的轮回，春的温暖，夏的热烈，秋的成熟，冬的寒冷。但精神病人的心灵却生活在被颠倒的世界里，无法与这大自然的美景接轨。然而，住院的精神病人在医务人员家人般的关心下，大部分的病人病情得以控制，这也是我和同事们感到最欣慰的事情。从饮食起居到生活料理，从药物治疗到心理疏导，无不浸透着同事们的心血；从医生到护士，再到护工，每一个环节都紧紧相扣，无不显示着同事们的默契。

每到查房时刻，每次交谈过后，我的心就会随着病人的病情而松紧着。当她们行为怪异，哭笑无常时；当我反复开导，毫无反应时；我心里真的好难受。可当她们围着让我检查身体时；向我倾诉思家心切时；我心里真的好开心。

就如今天早晨我去查房时，31岁的病人祁某握着我的手说："我终于好了，我想回家。"我既感动又高兴地摇着她的手说："你终于清醒了。""是啊，我好象梦了一场，是不是有人派我去完成任务的呀?"我笑着说："能回想起发病时的情景么?""能，是我想起了母亲。十年前为了死去的母亲，我犯病了。十年后为了想给母亲化斋，我又犯病了。"多么孝顺的女儿呀！可在这漫漫十年中，她从为人女到为人妻，再到为人母，经历了多少坎坷，多少曲折；忍受了多少磨难，多少痛苦。这是常人难以想象的，曾经五次住院治疗，每一次发病都是那样的稀里糊涂，目光呆滞，生活不能自理，撕扯衣物，怪异行为……而且一次比一次严重。这一次在这里住了35天，刚开始一周我也曾经为她的病情不易控制而头痛，请教过科主任，请教过业务院长，她们都说治疗方案是正确的，慢慢来，急不得，药物的疗效会随着剂量的增加而显现。没办法，我只有边加药边疏导边观察边等待，今天终于等来了好消息。祁某一直握着我的手不放，接着说："谢谢你，是你让我回到了现实，想起了过去。让我对自己的疾病有了新的认识能力，也让我更

加有勇气来战胜病魔。我会遵医嘱坚持服药,定期来医院复查,争取不来住院了。”说完向我深深地鞠了一躬 ,而此时的我,看着可爱的她,真的无以言说,除了感动,还是感动……

明天她就要出院了,真希望在她以后的人生路上一帆风顺,永远健康!也希望其他所有的病人都能早日康复,回到自己亲人的身边,回归社会,做自己该做的事情,享自己该享的乐趣!

春天真的来了,瞧,我们的病人经过治疗康复后正沐浴在春天的阳光里,自由地栖居于大地,享受着来自社会和家庭对他们的关爱。

县卫生系统文化节参赛作品,审稿单位:县第四人民医院

在逆境中拼搏 在平凡中奉献

演讲者: 赵文贤

历史的风,一页页吹过,它穿越了中华民族五千年的悠悠岁月和六十年的缤纷花季。六十年,可谓弹指一挥间,这六十年让每一个中国人触摸到了社会主义前进的脉搏。当然,每个中国人都不会忘记六十年前祖国那段屈辱的岁月。在这片古老的土地上,世代奋进的中国人民浴血奋战,顽强拼搏,共同迎来了1949年翻开新篇章的金秋。

同样,在这六十年里,新中国经历了一个艰难的发展史。面对严峻的挑战和困难,我国经济继续保持平稳状态较快发展,各项社会主义事业稳步向前推进。全国各族人民团结奋斗,顽强拼搏,创造了一个又一个奇迹。去年以来,我国相继发生雨雪冰冻灾害,四川汶川大地震等重大自然灾害。全国人民展开了气壮山河,感天动地的斗争,弘扬了万众一心,众志成城,不畏艰难,百折不挠的伟大抗震救灾精神。在那里,走过了一队队雷锋,一队队徐洪刚,一队队李向群,一队队方红宵,走出了中华民族最壮观最美的方阵。他们在平凡中默默奉献,他们的这种精神弥足珍贵,激励着灾区人民坚定信心,重建家园。在那里,多少悲壮,多少感动,多少光荣,多少梦想,不仅铭记在灾区人民的心中,更铭记在每个中国人民的心中。

去年五月十二日,一个让人撕心裂肺的日子。汶川,从此不再是一个地理名称,而是一种精神,一种信念,一种气壮山河.感天动地的伟大力量。世界牵挂着汶川,中国牵挂着汶川,四川牵挂着汶川,我们卫生人更牵挂着汶川。灾难无情,人间有爱。如东县卫生系统每位医护人员义无反顾地伸出了援助之手。一滴滴体温尚存的鲜血浇灌了多少即将枯萎的生命之花。全系统职工和家属你一百,他两百,载着我们卫生人沉甸甸的爱,飞向灾区。

历史证明:不论风云如何变幻,不管遇到什么样的困难和挑战,只要我们在逆境中拼搏,在困难中前进,团结互助,自强不息,一定会迎来胜利的曙光。国家是这样,对于一个集体和个人来说也应该是这样。“国家兴亡,匹夫有责”。那么,对于我们每一位医护工作者来说,“院兴我荣,院衰我耻”在如东卫生系统,我院常被同行称为“困难户”。身为医院的每位职工,我们除了着急以外,更多的则是多了一份责任感。为了偿还历史遗留下来的债务,多少年来每位职工一直拿对折工资。刚分来的大学生是,快退休的副主任医师也是。他们完全有机会跳槽去别的私营医院,争取多点的报酬。可他们没有,他们一直在自己平凡的岗位上为每位病人服务着,与医院在困难中风雨同舟。他们退休后,谢绝了其他医院的高薪聘请,依然留在单位拿着微薄的补贴,尽心尽力地为每一位患者服务。他们常说,“金窝银窝不如自己的狗窝”,这就是我们的窝,这辈子我们就扎根在这儿了。我院肛肠科的缪寿全医师,是我们如东肛肠界的权威人士。他九九年调来我院工作,从此医院里每天都可以看到他的身影,十年如一日。他在医院里有一间值班室,里面锅碗瓢盆灶,一应俱全,衣食住行都在里面。前年一年就大年三十晚在家里住了一夜,其余的时间每天都住在医院。老人也想家,也有他的牵挂,他放心不下老伴,想念他可爱的孙女。但是

他因为心脏不好，人又胖，所以走起路来速度不是很快。而肛肠科的病人术后护理比较琐碎麻烦，所有病人的护理都是由他亲自护理的。他怕病人急着找他，所以他干脆就住在医院。而他的家人也很理解支持他的工作，他的老伴只要有时间就带着孙女来看他，帮他整理房间。去年退休后，缪医师没等院领导开口，主动提出留下来，继续为医院为病人服务。十年来，他接待的病人不计其数，病人送来的一面面锦旗挂满了他那间简陋的工作室。他这种敬业奉献的精神感动着医院的每一位职工，他精湛的医术和无私的奉献团结着每一个人，他像坚韧的绳索，汇集成一股强大的力量，带领我们在平凡的岗位上奉献着自己的力量燃烧着对这份职业的激情。

大家都会记得今年七月二十七日夜里那场五十年不遇的特大暴雨，路上的水堆积得很深。许多地势偏低的房屋都进了水，我院门口的江海东路是积水最深的路段。水最深的地方，人走进去水一直淹到我们的大腿处。因为我们医院地势低，早上五点多，雨水从大门涌了进来。雨水涌进了一楼的收费处西药房。收费处和药房的值班人立刻通知了其他科室的值班人员。在领导的带领下，大家一起全力抢救药品和重要物资。清晨，上班时间还没到，所有的职工全来了，为排除积水忙碌着。医院的车棚已被淹没，大家都把车停在水浅的地方，冒着雨在水中深一脚浅一脚的走过来了。那一刻，作为这个群体中的一员我好自豪。自豪于我们这个群体的义无反顾.责无旁贷；自豪于这个群体的不畏艰难.自强不息；自豪于这个群体的鞠躬尽瘁，平凡奉献。

作为这个群体的普通工作者，我们时刻工作在医院这个大家庭中，每天都发生着动人的故事，每位医务人员全心全意的为社区居民提供安全.有效.方便.价廉的医疗卫生服务，工作如此的贴心而朴实，贯穿其中的是早已渗透到每一位卫生工作者心中对于卫生医疗事业的满腔热血和奉献情怀。面对困难，我们不气馁不退缩。病人痊愈后的笑脸和真诚的感谢，诠释出我们职业的神圣和我们人生的尊严。我们始终坚信，新的曙光会照亮我们前进的征途，我们会迎刃而上，在困难中前进，在平凡的岗位上燃烧自己的青春和激情，履行我们卫生人生命中永恒的主题：奉献。

县卫生系统文化节参赛作品，审稿单位:掘港中心卫生院

自主完成首例腹腔镜手术告捷

演讲者：沈久红

丰利医院自整体搬迁以来，除了外观形象和服务环境给人以耳目一新的视觉享受以外，新事、好事也层出不穷、连绵不断。服务项目、服务半径、技术水平、病人数量、业务数据、经济效益等指标数值被一次又一次的刷新。其中血透室、ICU室（重症监护室）、胸外科、脑外科、肿瘤化疗等服务项目的开展，把丰利医院的发展推上了快车道，也给邻近相关患者带来了福音。最近，丰利医院又传来捷报，该院自主进行的首例腹腔镜手术获得了圆满成功，丰利医院人数年的努力和梦想终于变成了令人欣喜的现实，丰利医院的历史记录又添上了浓墨重彩的一笔。

开展腹腔镜手术是丰利医院人的夙愿，在“和谐创新”的医院文化熏陶下，这一夙愿很快被丰利医院领导班子列入近期发展目标，并迅速步入实施阶段，从人才培养和硬件建设两方面同时开展工作。先后委派外科、妇产科骨干人员4人次赴上海、南京的大医院腹腔镜专业科室进修学习。他们不负家乡人民的殷切期待，经过艰苦的勤学苦练，都圆满的完成了任务学成归来，其中一人还获得了国家卫生部颁发的腹腔镜上岗证书。与此同时，腹腔镜的硬件设施建设工程也迅速启动。经多方筹措，斥资近60万元购进先进的进口腹腔镜手术仪及相关配套硬件。经多次认真调试和实际演练，确认具备了自主完成各种常规腹腔镜手术的能力，蓄势待发。

患者蔡某，女性，如东洋口镇人，24岁。于2009年4月15日因右上腹部疼痛入院，经检查，诊断为

"胆源性胰腺炎、胆囊炎、胆结石"。在了解了腹腔镜手术具有损伤小、恢复佳等优点后，要求进行腹腔镜手术。在丰利医院迎来首例自主腹腔镜手术面前，丰利医院迅速启动了相关预案。医院领导吴侦明院长、秦定阳副院长亲临手术室，靠前指挥，各相关部门紧密配合。在手术进程中发现该患者腹腔炎症较重、大网膜与胆囊致密相连，给手术造成了一定的困难。在吴侦明院长、秦定阳副院长的指导下，经过认真规范的操作，终于顺利完成了手术。患者术后恢复迅速，很快出院。后经多次回访，确认该患者一切指标正常，因而宣告丰利医院首例自主腹腔镜手术获得圆满成功。

纵观丰利医院近年来的发展历程，这一次的记录刷新，必将意味着又一次的记录刷新很快降临，我们充满期待…

县卫生系统文化节参赛作品，审稿单位:丰利医院

镌刻在手术刀上的忠诚之歌

演讲者：陈小燕

在我们身边有这样一位女同志，她并不伟岸，却在平凡的工作岗位上做出了不平凡的业绩；她并不张扬，却用自己扎实的工作作风在默默奉献；她并没有什么豪言壮语，却在用自己的实际行动实现着白衣天使的诺言，作为一名普通的医护人员，她平凡朴实，任劳任怨，热情服务，尽心尽职，她用二十多年来的从医生涯，揭示了怎样做人，如何行医的真谛，用真情谱写了一曲为卫生事业奋进的凯歌，她就是兵房中心卫生院妇产科主任施小艳医师。

1991年，施小艳大学毕业分配到兵房中心卫生院。二十多年来，她在妇产科这个平凡的工作岗位上，辛勤耕耘，默默奉献，刻苦钻研业务，分别三次去通医附院、南通市妇幼保健院、南通市肿瘤医院临床进修充电，是兵房医院妇产科的学科带头人，先后多个第一次在兵房医院开展新技术，第一个用微波治疗宫颈糜烂、第一个横切口剖宫产，第一个无痛人流、第一个无痛分娩、第一个阴式子宫切除，第一个广泛子宫切除术……连续多年被镇党委授予优秀共产党员等荣誉称号。人们由衷地将鲜花和荣誉送给了这支"白衣天使"，而透过绚丽的光环，我们看见的依然是她——一个普通的妇产科医生，在无影灯下，在患者身旁，以她的执着，锲而不舍地挽救生命，以她的坚定，竭尽全力地播撒幸福。她爱病人，她思考最多的是怎样用最简捷的方法为患者解除病痛。她常说"精湛的医术是做一名好医生的基础。"在临床工作中，针对每一个病例，她都仔细研究，不断总结，力求最合理、最科学的救治方案。2000年初的一个凌晨，一位苗族孕妇陈小梅，重度妊高症，产前子痫入院，施小艳二话不说立即组织抢救，寸步不离观察孕妇，就地抢救，在病情不允许剖宫产的情况下在中午顺利接产一男婴，婴儿重度窒息，她不顾胎粪污染实施口对口人工呼吸，心肺复苏30分钟后小孩才哭出第一声，产妇昏迷三天，严重低蛋白血症，需要输白蛋白，产妇家境贫寒，施小艳自己掏钱为产妇买白蛋白，在医院整整守了5天，直到产妇转危为安.在基层医院救治如此危重的孕产妇医生所承担的风险是两条人命啊.施医师凭着精湛的医术和高尚的医德救人于危难之时，没有考虑万一母婴均亡的严重后果将给她的从医之路带来多大的麻烦，她一贯查房仔细认真，勤于巡视病房，贴心服务，指导产妇母乳喂养不厌其烦，手把手地教，不怕费时费力，总能让产妇轻松母乳喂养好初生的婴儿，奶量足，乳房不胀痛，没有秘乳热。她爱病人，她明白行医做人的道理。二十多年来。她拒收红包数百次，去年2月14号，她在医院的走廊，意外地发现地上有一根价值不菲的金手链，她直接交到院长办公室，通过民警，寻到了主人。去年夏天，她带领科室同事冒着酷暑，放弃工休，高质量地完成了6300多例的"两癌"普查，共查出16例宫颈癌阳性病例，病人都得到了及时有效的治疗，减轻了病人的痛苦和沉重的经济负担。普查期间，除了平时的日常繁忙的工作，手术看病不含糊，白天上百例的普查任务，狭小闷热的空间，简直让人窒息，晚上30多个阳性追踪电话打得手机发烫，头昏

脑胀，讲话过多导致声带疲劳，声音嘶哑，做阴道镜时被冰醋酸熏得两眼布满血丝。遇到不理解的病人，还要遭受辱骂，她还是耐心劝服病人及时治疗。她无怨无悔地为广大老百姓做实事，做好事，体现了一个优秀共产党员的高尚品德！

有一种力量让我们奋进，有一种精神令我们昂扬，有一种感动令我们如此美丽！我们都渴望成为珍珠，让人景仰，让人瞩目，但不要忘记，没有甘于平凡，乐于奉献的泥土，就没有参天的大树、丰收的五谷。多少个春夏秋冬，时间静静地流淌，在兵房卫生院这个温暖的大家庭里，施小艳懂得了爱与被爱，懂得了责任与奉献，在一线的卫生工作中，没有五彩缤纷的绚丽色彩，也没有令人陶醉的优美旋律，更没有波澜壮阔的宏伟场面，这里有的只是一份平凡，平凡的人、平凡的岗位、平凡的工作，然而，这里同样完美地体现着人生的价值！

最后，我想说，奉献是一种美，奉献也是一种乐趣！人生因奉献而精彩！让我们携起手来，以施小艳为榜样，共创如东卫生事业美好的明天！

县卫生系统文化节参赛作品，审稿单位：兵房中心卫生院

在他心中患者最重

——如东县人民医院内科主任康小平事迹

演讲者：陈玲玲

他是是文革后恢复高考的首届大学生，从医26年，他从未休过公休假，从未曾有一个真正意义上的双休天、节假日，甚至都难得定神地睡个整夜觉，但是他说，我无悔，成千上万个危重病人在我的手中得到救治，就是对我最好的回报！

担任了10年的医院内科主任，所管病区的药占比一直全院最低，全科室10年没有发生过一例医疗事故，他微笑着说，我无愧，父老乡亲们都愿意到我们科室来看病，这就是对我们最高的嘉奖！

他的名字在如东市民中可谓无人不知，几乎就是救死扶伤的代名词。他，就是南通市劳动模范、如东县专业技术拔尖人才、如东县人民医院内科主任康小平。

1982年，他从南通医学院临床医学系分配到如东县人民医院从事内科临床医疗。他深知，是党和人民培养了他，他所有的技术和本领都属于祖国和人民，将它们无私地奉献给人民是自己神圣的天职。从走上工作岗位的第一天起，他就立志做一名好医生，虚心地向老一辈学习，力争把他们多年的经验教训变为自己服务人民的本领。26年的艰苦磨练，他逐步成长为一个具有丰富临床经验，在县内乃至市内享有很高知名度的高级医师，能在危急关头挽救人性命的白衣圣手；在医疗技术上精益求精的同时，他始终坚守行医必先做人的原则，“关爱病人、钻研医术、合理诊疗、科学救治、诚信守法、德技双馨”是他渗透到血液和骨髓里最自觉的追求。

在心血管疾病诊治领域，他造诣精深。尤其对高血压、高血脂、糖尿病、心力衰竭、心律失常的诊断和治疗有比较深入的研究。20世纪80年代初，他率先引进应用电复律术抢救快速心律失常的病人，并使这项技术逐步为每一位内科医师掌握。目前，不但该院内科、急诊科、麻醉科的医师能熟练掌握这项技术，全县很多镇中心级医院也在他的指导下开始应用这项技术，抢救了大量危重患者。他率先在本院开展心脏临时起搏术治疗严重心脏传导阻滞、窦房结功能障碍，现在已成为常规手术，大量心动过缓患者由此得以救治。上世纪90年代初，他成功地掌握了应用埋藏式心脏起搏术，到目前已安装埋藏式起搏器150多台，全部获得成功，无一例出现并发症，在兄弟医院中居领先地位。而且开展了生理性心脏起搏术，先后安装10多台AAI、DDD型起搏器。他在全县最早学习应用静脉溶栓技术，使大量的心肌梗塞、脑梗塞患者转危为安，在他的推广努力下，这项技术在全县基层医院获得应用。2005年以来，他还

在全市县级医院率先引进应用冠脉介入术(PCI),所领导的科室已成功进行冠状动脉造影、PTCA、冠状动脉支架植入共30余例,全部取得成功。

在如东内科学界,他是领头羊,深得广大病员及同仁们的信赖。多年来,他足迹遍及全县每所医院,不遗余力地为基层医院解决诊断和治疗方面的难题。只要病员和基层医院需要,只要一个电话,哪怕是深更半夜,他都没有一丝推诿和延迟。不但为基层医院会诊抢救心脑血管的危重患者,更多的是会诊和抢救大内科、外科的疑难病例,甚至妇产科方面的严重合并症。这些年来,不知救活了多少位危重病人,什么感染性休克、中毒性昏迷、急性呼吸衰竭、心力衰竭,什么重症农药中毒、严重水电解质和酸碱失衡,什么食道破裂、恶性心律失常、心跳骤停等,这么多的病魔,都在他面前缴械投降。

尤其值得一提的是,他还指导抢救成功了10余例产后大出血的产妇,其中5例为羊水栓塞所致的弥漫性血管内凝血(DIC)。这是产科最严重的并发症,其死亡率极高。在深入研究此病的病理机制后,挺大胆应用现代治疗技术,5例手术全部取得成功,5位产妇从鬼门关上捡回了宝贵的性命。他早期确诊并抢救成功4例妊娠合并急性脂肪肝患者也为全县医疗界同行所称道。该病在过去往往都不能及时确诊,延误抢救时机,据文献记载,其母婴死亡率高达70%-80%,如东县人民医院此前也没有成功的记载。而在康小平主持救治的4例中,有3例已处于肝昏迷状态,最后都完全康复,且所花的医疗费用较其他医院成倍减少。通过医疗研究与实践,康小平已掌握了该病的诊断和治疗关键,只要能及时转到他的病区,都能让患者转危为安,迅速康复。多年来,他责无旁贷地承担着如东人民医院兄弟科室手术的保驾护航工作,让一个又一个严重心肺疾患、糖尿病等症的手术病人安然渡过手术关,同时及时发现诊断了许多麻醉并发症和手术后并发症,使之得到了及时的抢救和治疗,避免了多起医疗事故的发生。他具有娴熟的心肺复苏技巧。10年前,如东县人大原副主任、离休干部秦炳祥在该院急诊科心跳、呼吸骤停,经他过硬的心肺复苏技术后起死回生,至今健在。20多年来,数十例心跳呼吸停止的病人获得了第二次生命,许多危重患者获得新生。

梅花香自苦寒来,精湛的医疗技术来自于他多年如一日对医学科学的不倦追求与探索。他团结同事,相互学习,取长补短,技术上不保守,从不抱门户之见。危重病员不稳定,就吃不香、睡不安;疑难病例不确诊,就勤观察、细检查、找资料;遇到不能解决的难题,他及时请会诊,或转至合适的上级医院,在他手上和他的科室,从没发生过延误病员诊治的事情。他具有较为深厚的内科学理论基础,多年来是南通大学医学院兼职讲师、副教授、教授。在科研工作中,他注意总结经验教训,紧密联系临床实践。参加了国家"九五"重点科技攻关课题《避孕药长期应用安全性研究》,顺利通过国家人口计生委组织的验收,取得重大科技成果。参加了"中国冠心病研究(CCS-2)",作出了特殊贡献。在省级以上刊物发表论文14篇,其中《食道心房调搏时正常人房室结双径路及多径路的探讨》一文获南通市科协优秀论文奖。2006年在南通市医学会内科学会做"感染性心内膜炎的诊治进展"学术报告,受到与会专家们的好评。20多年来,每年均主持县内科学会的学术活动,主讲有关医学方面的新知识、新进展,努力帮助基层医院的医生提高诊疗水平。他能高质量地开展教学查房,毫无保留地将自己的经验、诊疗技术传授给实习生、进修生和下级医师,深得他们的好评,曾三次获得"南通医学院优秀带教老师"称号。

如东县人民医院的药房工作人员一直认为:康小平主任的处方最合理!一切以病人的利益为重,是康小平一直坚持的原则。一切服从病人需要,工作不做完,病人不脱离危险,就不休息不睡觉,是康小平的风格。工作勤奋踏实,吃苦耐劳,只要工作需要,从不讲条件、计报酬。额外的工作任务,从没有要报酬、要补休。多年来,他坚守"以最小的经济代价,取得最佳诊治结果"的从医宗旨,坚持按医疗原则检查治疗,杜绝大处方,从不滥用药。在以前商业贿赂最泛滥的时候,他自觉拒绝商业贿赂,能用低价药物、国产药物解决问题的疾病,就坚决不用高价药、进口药。他特别注重抗生素的合理使用,千方百计减少病员的医疗支出。他体谅、关心病员的疾苦,从不收受病员的金钱和馈赠,无数次拒收和退还"红包"。

2006年11月的深夜,一位严重心脏病合并阿斯综合症的产妇临产,康小平不顾夜深严寒,努力抢救病人,以精湛的技术拯救了两条垂危的生命。病人家属万分感激,送上800元红包,他拒收但病人家属无论如何都不答应,没办法,他只有通过医院党委退还给了病员。去年,一位装起搏器的病人合并肾脏疾病,术前硬是送来1000元人民币。为稳定病员情绪,他在安装好起搏器之后把红包退还给了病员。这样的事例,几乎每年每月都有发生,他每年都会收到许多感激的锦旗和表扬信。在他26年的医疗生涯中,从来没有发生过一次医疗差错和事故,也从未有不良医德医风投诉。2000年8月,他光荣出席了中国共产党南通市第九次代表大会,先后三次被如东县人民政府记三等功、三次获得卫生系统"先进党员"称号,多次获如东县人民政府嘉奖。在如东县人民医院,他更是多次被评为"十佳满意医生""行风建设示范标兵"。2007年,他被南通市纠风办授予南通市创建"无红包医院"先进个人称号。

大医精诚,医者仁术。这就是康小平,一位在医学实践与研究上永不止步的跋涉者,一位始终把最普通的患者放在心头的有着大爱胸怀的仁者,一位从来不事张扬只顾默默奉献的出色的白衣战士,一位自觉把自身的追求融入到为人民服务崇高理想中的共产党员!

县卫生系统文化节参赛作品,审稿单位:县人民医院

他,是创造生命奇迹的人

——记如东县人民医院ICU主任姚炳荣

演讲者: 翟冬芸

姚炳荣的名字,如东大地上的百姓已经很熟悉了,因为,他是一个创造奇迹的人。

他,是县人民医院重症医学科的创建者,八年来,带领全科人员抢救各类危重症1700 例,上千人被他从鬼门关给拉了回来,其中一位心跳停止37分钟的患者得以奇迹生还。

在ICU创建之初,姚炳荣查阅了大量资料,走访了十多家大中型医院的ICU,向专家们请教,和同行们探讨,在院领导的支持下,手术室、血透室与ICU比邻设计,并开创性地把血透室的反渗水路送到了ICU的监护床旁,这一举措创造了省内奇迹,国内也很少见,上级同行专家赞叹不已。

在ICU运行的第一年里,姚炳荣从没离开医院超过24小时。无论何时,即使在病中,哪里有危重病人,哪里就会有他的身影。患者病情稍稳定后,同事们总是让他早点回家休息,可他放心不下他的病人,实在累了就在办公室的沙发上躺一会儿。因为他深知,时间就是生命,对危重病人来说即使这短短的几分钟也是极为宝贵的,稍有闪失就会功亏一篑。常常,为了一个垂危的病人,一连几天他都不能回到仅几分钟路程的家中。

有时,刚拖着疲惫的身体回到家里,科室里一个电话,他又来了。有时,即使很累很累了,他还是不忍心关掉他日夜保持畅通的手机。

他几乎没有上下班,没有节假日,很少能合家团圆。多少年了,妻子几乎包揽了家中的一切家务,在他的身后默默地支持着他。工作26年来,他很少和家人一起吃年夜饭。唯一的一次,刚与家人吃着团圆饭不到十分钟,就接到病人需要抢救的电话。这样的情况,对他的家人来说早已习以为常。

女儿从小学到初中的任课老师,他认识不了几个。妻子夜班,他常常因为抢救任务,不得不把女儿独自关在家中,妻子埋怨说,需要救治的病人天天有,可你的女儿只有一个!面对这些,他无语面对,只能在心里对自己说:姚炳荣,你别无选择!

2002年的一天,已有半年没回老家的他,抽出时间回了趟老家看望已经年迈的父母。刚踏进家门还没有五分钟,母亲正为他准备饭菜,一个求救电话打来了!母亲哽咽了,他理解母亲此刻的心情,只对母亲说了一句话"谁让您的儿子是医生呢?"就用最快的速度赶到了现场,最终挽救了那位自缢患者的生

命。

其实，老家离他工作生活的地方只有几公里远，但这些年来他已很少回家。母亲当然是理解儿子的，她不会怪罪常不回家的儿子。可当她看到因工作日夜操劳，白发不断增多的儿子时，心疼了，流泪了，她知道，如今的儿子已经不仅仅属于她了……

在八年的时间里，姚炳荣带领的ICU在同行中崭露头角，医院整体抢救能力显著提高，各种重症中毒、严重多发伤、重症休克、等已经不再是他们的抢救瓶颈。为了这些成功，他和他们这支年轻的队伍忘记了苦和累。——何止是忘记了苦和累，他们在一年又一年、一天又一天的奉献中，早已忘记了自己！

但成千上万的患者没有忘记他们，记住了他们专注的眼神、热情的话语；如东的大地没有忘记他们，记住了他们匆忙的脚步、爽朗的笑声。从医26年来，姚炳荣获得如东县委县政府的多次嘉奖、记功，先后被评为南通市优秀共产党员、南通市白求恩式医务工作者以及如东十大杰出青年等多项称号，作为南通市白求恩式医务工作者中唯一从事西医临床一线工作的医生，他在南通六县一市的巡回演讲在医疗卫生界引起强烈反响。2009年，他获得江苏省五一劳动奖章。

姚炳荣所获得的这些殊荣，源于一位白衣天使感人的事迹，源于一名共产党员的崇高品德，一句话：他，是创造生命奇迹的人！

县卫生系统文化节参赛作品，审稿单位：县人民医院

有一种伟大叫平凡

——介绍我身边的共产党员、县人民医院急诊科护士长徐国芳

演讲者：胡佳伟

1988年分配至县人民医院的徐国芳，23年来用娴熟与精湛的职业素养架起医患和谐的桥梁，用奉献与真诚书写了一名普通共产党员的绚丽篇章。

2009年6月16日早上7:50，正在当班的徐国芳接到呼救：洋口港中石油在建中的储气罐倒塌，当时大量人员在现场作业，可能发生严重伤亡！她一边迅速与120联系，调度人员出诊，一边冷静沉着地启动应急预案；短短10分钟，六个救护分队携带急救物资奔赴现场。急诊室门前，8辆担架车一字排开。8:33分，第一批伤员送到，徐国芳带领全科室20位护士投入紧张的抢救：分诊编号，分区抢救，心肺复苏……　周密细致的预案、有序的分工合作让30位伤员的抢救争分夺秒，有条不紊。徐国芳还不停地对死亡及危重病员家属进行心理安慰，对轻症病人开展心理咨询，配合后勤部门安排好每个患者的就餐和生活用品。等到一切安排妥当，已是华灯初上的夜晚。

今年3月的一个周末，本该在家休息的徐国芳接到一个电话后立即赶到急诊科，原来，120刚接回一位饮酒后服毒的男子，当班护士插入胃管数次均未成功，情急之下只好请她这位“老将”出马。在家属已同意切开洗胃的情况下，她凭着多年在急诊一线的经验，咬紧牙关，慢慢拔出、通畅、旋转插入，终于，成功了……大家悬着的心放下了，家属感动地说：谢谢你了！谢谢你了！此时的她，尽管疲惫和饥饿，脸上却露出了欣慰的笑容。

生活中，她处处以共产党员的标准要求自己，扶贫济困、乐于助人。每每120接回三无人员时，她总是想方设法与民政部门联系合理安置；血库急需用血时，她带领科室姐妹主动义务献血，加入中华骨髓造血干细胞捐献库；积极参加杨楝园村义诊等院内外志愿服务活动；开展与曹埠镇孤儿陈志祥和洋口特困户欧阳春燕长期结对帮扶，三年多来，多次走访陈志祥家，全面了解他的生活、学习情况，一次次送去经济救助；她一直定期尽己所能为欧阳春燕免费进行血糖等生化项目、B超、眼底检查，提供胰岛素注射笔及零差价的胰岛素。

在医院，急诊科处于抢救急危重病人的前沿，每天24小时随时都有许多不可预知的因素。作为急诊科护士，尤其是护士长，心灵随时都有可能经受强烈的刺激和考验。从2006年担任急诊科护士长5年来，凭借着过硬的专业素养和对病人的专心、细心和耐心，徐国芳一直既是“好护士”又是“好领导”，赢得了同事和病患清一色的好口碑。

可是“好护士”、“好领导”有时候却并不是“好妻子”、“好儿媳”和“好妈妈”。去年11月25日，好不容易有时间陪丈夫看电影的徐国芳接到电话，7点半到县社会矛盾调解中心，做好化工园区事故家属的安抚保健。她顾不得和丈夫仔细解释就奔赴现场，直至凌晨1点才返回。今年3月17日 晚9点45分，她接到一起食物中毒的急救任务，正准备为读高三的儿子做夜宵的她直奔科室，回到家已经是凌晨两点。逢年过节，很多工作的突发状况更是让她难得与家人团聚。为除夕日不能在家祭祖，婆母与她大吵一架，赌气地叫她以后就以医院为家，再也不要回来。丈夫也有怨言——上班比人早，下班比人迟，一年到头忙得连家都顾不上！

是呀，工作23年以来，徐国芳确实愧对了自己的“小家”，可却给如东县人民医院这个“大家”交上了一份出色的答卷：她多次获县政府嘉奖，多次被评为县红十字工作优秀志愿者、卫生系统优秀党员、十佳优秀护士等称号。急诊科也接受了一次又一次的考验，多次完成灾害事故、食物中毒、重大交通事故急救，成为南通市巾帼文明示范岗、县十佳人民满意服务品牌，今年3月，又获得省级巾帼文明示范岗。

委屈的泪水背地里抹去，面对患者和同事时又是一脸灿烂的笑容，徐国芳带给我们无限的温暖与感动。这种感动，如沁人心脾的甘泉，让我们的内心变得澄澈而明亮；这种感动，如熏人欲醉的春风，让我们的内心变得纯净而宽敞；在她的身上，我们看到了一位普通共产党员平凡中的伟大！她激励着我们不断完善和超越自己，激励着我们朝着党引领的方向不断向前！

县卫生系统文化节参赛作品，审稿单位：县人民医院

我拿什么表扬你

演讲者：李 薇

对于一个优秀的医生来说，有时，我真的想不出用什么去表扬她。夸她救死扶伤，这是医生的职责所在；说她医者仁心，这是杏坛的医德传统；给她一个先进，她已经连续10年先进；送她一束鲜花，但鲜花只能光鲜几天。真的，我真有点为难。特别是当我面对如东县中医院妇产科主任王群时，我真的有点为难。但我，还是鼓起勇气在这里说一说我的印象和感受。

2004年，也许是如东妇女应该铭记的年份。因为，这一年的10月，有一个人在县内率先开展了妇科宫腹腔镜手术。在医治病患、挽救生命的同时，这种技术有着创伤小、痛苦少、恢复快、术后痛苦轻，手术当天即可进食及下床活动，术后两三天就可出院，术后腹部疤痕小等许多优点。这项填补县内空白，并在全市医疗机构中处于领先水平的新技术，刚一问世立刻得到女性患者的青睐。作为一项妇科手术的革命，其领衔人就是如东县中医院妇产科主任王群。

当王群以大无畏的勇气做如东第一个“吃螃蟹的人”，她同时思考的就是怎样以严谨的工作来不断完善这项新技术，怎样以热情的态度来努力传播这项新技术。在她的带领下，2004年至今，她和她的团队、她的同事，先后施行各种手术5000多台次，她本人直接参与的手术就超过3000台，平均每天1.2台手术。建立在临床基础上的理论思考也为王群在重要核心期刊赢得了一席之地，《妇科腹腔镜手术并发症的临床分析与防治》等多篇论文先后发表。在妇科“微创技术”方面，王群和她的团队努力以最小的组织器官创伤、最轻的炎症反应、最理想的疤痕愈合和最好的医疗效果，给病人一份最满意的答卷。其实，作为临床科室首席负责人和专业学科带头人，不只是各种急危重症病人的诊治需要她冲锋在前，到各乡

镇医院出诊、会诊，指导基层医疗单位学习运用诊疗新技术，同样需要她的仁心和智慧。而她无论是酷暑严冬，无论是刮风下雨，无论是白天黑夜，只要是病人需要，只要是工作需要，她都会随叫随到，成了一个深受患者欢迎的“全天候”医生。在王群看来，最令她快乐的事情，莫过于为一个个病人解除痛苦，恢复健康；让一个个病人重返生活，享受幸福。

有一次，一位大出血的78岁高龄患者张某，子宫粘膜下肌瘤，体重180斤，罹患糖尿病已有两年。病人送来时，殷殷的鲜血把裤子都已经染红了。而当时，王群已经连续三台手术，又累又饿。但她二话没说，立即为病人做好急诊手术准备，并当机立断用最小创伤、最短时间施行糖尿病人手术！手术成功了。王群没有沉浸在喜悦之中。面对这位长期被疾病困扰，家境贫穷，连基本农保都没有的老人，她跟糖尿病专科医生一起讨论制订最佳治疗方案，事事亲力亲为。每天她总要出现在老人面前，像老人的女儿一样嘘寒问暖，拿来无糖奶粉、无糖饼干……王群的心中只有一个念头：让老人早日出院！到了出院的那天，老人紧紧握着王群的手，久久不肯放下，眼里闪烁着泪花连声说：谢谢！谢谢！

面对王群从医20多年生涯中经常出现的这一场面，我现在恍然大悟，那位老人含泪的“谢谢”就是对王群最好的表扬！

县卫生系统文化节参赛作品，审稿单位：县中医院

有这样一群人

作者：高建飞　演讲者：唐　亮

英雄不一定都诞生在枪林弹雨之中，模范不一定都成就于光辉事迹之上，今天，在这里我想对大家说，在我的身边有这么一群人，普普通通的一群人，他们是英雄，是模范！

也许他们称不上是白衣天使，却被誉为是人民健康的守护神；也许他们没有像110那样家喻户晓，却为了人民的健康而整天忙碌；也许他们也没有像120那样抢救病人，做的却也是另外一种救死扶伤。

在我身边有这样一群人，一年到头也得不到空闲，半夜里还要关注疫情电话是不是会响，随时做好“战斗”的准备；在我身边有这样一群人，关键时刻他们总是冲在第一线，丝毫不考虑个人安危；在我身边有这样一群人，面对“危险”，他们总能用他们的睿智和勤奋化险为夷、战胜一切……

肩负着全县100多万人民群众的疾病预防控制工作，历年来，他们在传染病管理、结核病防治、儿童计划免疫接种、慢性病管理、食品安全卫生、公共场所卫生、微生物检验等工作中，尽心尽职，取得了一个又一个荣誉，但他们从来不会炫耀自己，从来都没有因为取得的成绩就沾沾自喜、止步不前。因为这群人深深的知道：“金杯，银杯，不如老百姓的口碑”，要做好人民的公仆，要服务好人民，他们只有兢兢业业的工作，默默的奉献。

在2003年抗击非典那场战疫中，这群人肩负着疫情监控、流行病学调查、疫点消毒等重要工作。然而，无论有多么辛苦，有多大阻力，大家从没有退缩；明知有被感染的危险，他们仍义无反顾，无怨无悔。“我没有孩子，我先去”，“我是共产党员，我先上”，等等，简短有力、朴素无华的话语，至今难以忘怀。

2008年底2009年初，手足口病在我县流行，我们的同事无法照顾自己也得了手足口病的孩子，却每天都去人民医院手足口病专区关注那里的患儿，保证每天得到最新、最准确的信息，并及时上报和反馈，使得期间的1054个患儿病家得到了及时的疫点消毒，尽最大能力控制了手足口病疫情在我县扩散和蔓延。

2009年5月以来，我国甲型H1N1流感出现疫情，在这场战役中，我们的疾控和检验人员随时候命，没有丝毫怠慢，总是能以最快的速度采样送检，为及时诊断救治病患赢得宝贵时间。

有这样一群人，他们就是这样，不管白天黑夜，无论刮风下雨，疫情就是命令、人民的需要就是天职。只要有任务，他们都义无反顾！

在我们身边有这样一群人，他们称不上是好儿子、好媳妇，算不上是好丈夫、好妈妈、好家长。家务没时间插手，家人也无暇顾及，每个人的辛酸事说起来都有那么一箩筐。面对这些，他们只能憨憨一笑，谁让我们是人民健康的卫士，谁让我们干上了这一行，我们不能放下人民对我们的信任，不能辜负党对我们的期望。

没有谁比我更了解这些人，因为他们是我的同事、同行，他们是普普通通的疾控人。他们有的是共产党员，有的是共青团员，有的仅是一名普通职工，他们是那样的平凡，没有激昂的豪言壮语，他们只是默默地耕耘，无私地奉献，但是，我觉得他们是伟大的，他们是可爱的，他们是可亲可敬的。

心系百姓、服务于民，是疾控人的宗旨；锐意进取、勇于开拓，是疾控人的理念；努力学习、勤奋工作，是疾控人的准则；不畏艰难、甘于奉献是疾控人的精神；当好人民健康卫士，是疾控人永恒的目标。今天，我越来越明白疾控人的神圣职责。无数个纯洁的水滴汇聚成浩瀚的大海；无数个平凡的模范构建成和谐的社会。

我无悔，我从事疾控事业；

我骄傲，我是一个疾控人。

县卫生系统文化节参赛作品，审稿单位:县疾病预防控制中心

陈奶奶眼里的好护士

演讲者：张慧娟

今年2月，有一位叫陈道英的老奶奶，由于患上了比较罕见的角膜干燥症而在上海接受了角膜移植手术。不幸的是，由于术后并发白内障导致了陈奶奶双目失明。一天，陈奶奶的儿媳妇带她来到县中医院眼科中心就诊。儿媳妇告诉护士周亚梅，婆婆自从失明以来一直很悲伤，情绪很不稳定，一度甚至想跳楼轻生。万般无奈下的儿媳妇来到中医院，想请这里的医生、护士帮帮忙。周亚梅详细了解了陈奶奶的情况后，就多次主动找陈奶奶聊天，拉家常。周亚梅告诉陈奶奶，她所患的并不是不治之症，经过手术治疗是可以重见光明的。虽然手术有一定的难度，但眼科中心会请最好的专家来为她做手术。就这样，周亚梅凭着她的耐心与关爱、细心与体贴，把陈奶奶从烦躁而又对立、沮丧而又失望的路上拉了回来。一次次倾心的交谈和沟通，陈奶奶的情绪渐渐稳定了下来，最终同意接受手术治疗。这让陈奶奶的全家喜出望外，3月初陈奶奶入院接受了手术治疗。由于对陈奶奶做好了包括身体和心理的术前充分准备，专家的成功手术，加上周亚梅她们的精心护理，陈奶奶的手术很成功，术后双眼视力恢复得也很好。前不久，眼科中心特地去看望陈奶奶。陈奶奶紧紧拉着周亚梅的手说："姑娘，你就是护士长啊！原来只听到你甜美的声音，现在可看到你的真人了！""谢谢你们！是你们给了我新的生命，让我重新见到光明，给了我活下去的希望！最近我的工资又涨了，好在我没有死啊！我又可以过上一个幸福的晚年了！"

这番发自肺腑的感激又一次让周亚梅思绪万千，不能自已。22年的护理工作，让周亚梅已经习惯于倾其所能关爱所有的患者。无论在急诊室、内科病区、外科病区、手术室，还是现在的眼科中心，她总是以第一人称做好每一项护理工作。护理无小事，她用让患者信服的精湛技术连同她的微笑，为患者提供满意的服务。在打针、发药、铺床、输液这些单调而又琐碎的工作中，她拉近了与患者的距离，赢得了患者的信任，同时，也彰显了一个护士的人生价值。

那是在外科时的一个深夜，下小夜班回家，她刚睡着。突然被一阵急促的电话铃声惊醒，原来是病区来了一位因车祸而导致复合伤合并休克的病人。电话就是命令，她仅用了5分钟就赶到了医院，协助值班护士，配合医生进行抢救：建立双路静脉通道，快速静脉输液、吸氧、上心电监护仪、抽血化验、输血等等，全面、快速地做好手术前的准备，为挽救病人的生命赢得了宝贵的时间。当病人的病情稳定，她准

备回家休息时，已经是太阳升起的第二天清晨。

就这样，周亚梅和她的姐妹们把护理工作做得风生水起。有关整体护理的相关知识及人性化护理、循证护理、优质护理等新理论为她们护理水平的提高插上腾飞的翅膀。多年来，她所在病区的医院感染发生率为零，病员满意度一直保持在98%以上。更值得自豪的是她所在的眼科中心已经为全县700多位贫困农民免费进行了白内障超声乳化+人工晶体植入术。当光明映入这些农民瞳孔的一刹那，他们和陈奶奶一样也见到了这位亲如家人的护士周亚梅。

县卫生系统文化节参赛作品，审稿单位：县中医院

在特殊岗位上闪光的人

——记县第四人民医院院长助理、共产党员李正华

演讲者：王佳丽

这是一个求真务实，不畏困难的人；这是一个身体力行，苦干实干的人；这是一个在特殊的岗位上默默地耕耘的人。为了精神科的事业，她全身心地投入，用辛勤的汗水谱写着一件又一件不平凡的故事。她就是县第四人民医院院长助理、精神科主任、共产党员——李正华。

1996年她毕业后选择了工作在基层精神病院，这十六个年头里，她通过不断地刻苦努力，充分发挥专业知识的优势，来院几年后便在精神科的工作中挑起了重担，同时不断地学习和实践，在精神分裂症、抑郁症等重症精神病的治疗上摸索出了一套行之有效的治疗手段。记得，患者吉某16岁，曾去上海、北京等多家医院治疗均未取得明显效果。由于患者年龄小，家长不忍放弃就抱着试试看的心理来到了四院就诊。患者入院后，李院长仔细翻阅了患者的住院资料，发现上级几家医院对患者的诊断存在着大的分歧，便开始了认真的研究，她组织人员查阅了大量资料和请教相关专家，最后确诊为以精神症状表现的癫痫病症。通过对症治疗，10天时间患者病情就得到了有效控制，一个月时间就康复出院。临走时患者家属连声说"你们真是专家中的专家！小医院也能看出复杂病！"又记得，患者何某某，55岁，精神病史30余年，2007年发病后，曾在其它精神病院住院治疗两个多月，效果不显。由于患者病情重，有明显的冲动破坏行为而且生活无法自理，患者家属无法管理，就送其来我院准备长住至终结。李院长仔细分析研究，针对病人已是30余年的老病史，对多种药物不敏感，疗效差的情况，大胆地将经典和非经典抗精神病药物联合使用。一个月的时间，患者获得了明显的治疗效果，两个月后，终于康复出院。出院时患者家属很是激动，又是送红包又是要请吃，均被她一一谢绝。诸如此类的情况还有很多很多……

精神病患者是一个特殊的弱势群体，由于疾病的痛苦，社会的岐视让他们的心灵倍受折磨。作为精神科医生，不仅要给病人有效的治疗方案，还要与患者进行长时间的交流，耐心的疏导。只有不厌其烦，才能从患者嘴里得到有用的信息，才能逐步打开患者的心结，这也是对医生爱心、耐心和责任心的考验。但由于患者入院初期病态行为无法控制，经常会出现对医护人员的攻击等无理，而我们的李院长总是忽略不计，在为病人疏导和治疗上更加耐心细致。她视病人如亲人，经常说："治病救人是我们的天职，病人家属找到我们，那是对我们极大的信任！绝不能让病家感到失望！"在她的感召下，科内同志主动关心病人、打不还手、骂不还口的特殊医德已变成了自觉的行动。为此，科室的工作获得了县政府的认可和社会的信任，也获得了省、市、县巾帼文明示范岗和温馨服务科室的的殊荣！

记得，曾是一名军嫂的她，既要照顾家庭又要心系医院，为了工作宁可放弃探亲时间和放弃节假日休息。随着国家对精神病患者的关注，每年组织对全县精神病患者管理状况的调查摸底以及对特困患者的免费发药和体检，她又变得更加的忙碌。2009年精神科又收治了21名长期关锁的精神病人，这些病人长年生活不见阳光，病情重病程长，给科室增加了不小的压力，这是一项政府工程，全科领下重任！

于是，她带领同志们克服困难、齐心协力、终于保质保量把任务完成。她的丈夫看到她整天这么忙，为了支持她的工作，最终选择转业回到了地方。

2010年秋季的某天，她的母亲不幸被查出身患绝症，这突如其来的噩耗让她禁不住失声痛哭。平时只顾忙于工作而对母亲关心太少的一种强烈的内疚感压得她几乎喘不过气。背着母亲她时常眼眶中噙满了泪……为了工作她却一天也没有休息，领导同志们都看在眼里，疼在心里！

有人曾问她，基层精神病院，工资待遇这么低，而你们的同学都在大医院，条件那么好，几次劝说调动你？你这个专业本科生怎么不跳槽？

我们的李院长回答到，基层精神病院更需要专业人才，我的离开，个人待遇是大幅度的提高，但怎能对得起我的家乡和培养我的领导?!

为此，在几年前同学的聚会上，许多同学驶着私家车，穿着名牌服。她看在眼里，但没有感到懊恼和后悔，而是依然执著在特殊的基层岗位！

春去秋来，已经是副主任医师的她不知不觉在精神科这个平凡的岗位上已经默默耕耘了近十六个年头。这十六个年头里，她用汗水浇灌着精神病患者那“干涸”的心灵；用真情使一个个精神病患者打开了精神的“绳索”；用娇小的身躯为精神病患者重回社会托起了那片“失色”的天空；用精湛的医术让很多饱含痛苦的家庭重新欢笑！

这，就是李正华院长工作时的真实写照，为了精神科事业，她那颗年轻的心不断涌出新的希望，新的向往！她愿用自己无怨无悔的青春铸就——精神卫生事业的辉煌！

县卫生系统文化节参赛作品，审稿单位：县第四人民医院

德艺双馨的白衣战士

——记如东县第二人民医院妇产科主任蒋月云

演讲者：钱春雪

她是一名医术精湛的医生，她是一名品德高尚的共产党员，她还是一位尽职尽责的管理者。她，就是德艺双馨的白衣战士——如东县第二人民医院妇产科主任蒋月云。1987年从南通医学院毕业至今二十余载，她一直服务于如东二院妇产科，始终秉承“对待患者、一视同仁，尽心尽力、有治无类”的原则，为无数的患者撑起一片希望的蓝天。

“母子平安”是蒋主任一生的心愿和追求。二十余年来，她亲自参与手术上万例，无一例医疗事故，经她抢救成功的病人和新生儿更是不计其数。今年4月份，蒋主任主刀实施一例胎儿宫内窘迫急诊剖腹产，胎儿抱出后生命体征及其微弱，由于医院的设施设备不足，蒋主任决定亲自护送新生儿转往上一级医院做进一步抢救治疗。在转运途中，新生儿忽发呼吸窘迫症，呼吸停止，情况紧急，此刻，蒋主任全然不顾新生儿嘴里难闻的气味，立即俯下身躯，为他吸出残余的羊水……来不及擦去嘴角的污秽，又投入到紧张施救中，直到新生儿转危为安，并成功送到南通妇产科医院，她才轻吁一口气，擦去额头上沁满的汗珠……

“守德敬业”是蒋主任坚守的原则和理想。“救死扶伤是医生的天职，我们绝不能把手伸向患者，这不仅违反医院的规定，也玷污了我们医生的职业道德。”这是蒋主任时刻鞭策自己的名言，也是让她成为拒收红包的典范。在二十多年的从医生涯中，为了维护医院的形象和尊严，她拒收红包不计其数，为了安抚病人家属的担忧情绪，面对无法拒绝的红包时，她总会先收下，再将红包再送到住院收费处，记入该患者住院账户中。二十年的行医历程，改变的是春夏秋冬，不变的是行医理念，二十年的廉洁从医，缩短的是医患距离，增长的是群众口碑。

"率先垂范"是蒋主任工作的风格和特点。2002被聘任为妇产科主任以来，她首先组织科室人员拟定了一系列工作职责制度，规范操作流程，加强医德医风建设。在二等乙级医院复审工作中，白天她正常上班，夜晚，又独自在办公室审阅、完善病历。多少次忘了吃饭，多少次忘了休息，多少次忘了自己的家庭……在全院及上级医疗机构组织的多次调研评比中，妇产科的病历书写甲级率达到百分之百。爱婴医院检查评比更是获得上级部门的一致好评！

"桃李不言，下自成蹊"，蒋主任多年默默付出，荣誉和鲜花始终伴随左右，连续九年被医院评为先进个人，并记"三等功"两次，然而对她来说这些荣誉仅是领导对她的认同，而病人的健康，才是她今生最大的追求，她将穷尽一生的热情和力量，在平凡的岗位上，奉献爱心，竭诚服务，迎接新生，传递希望！

县卫生系统文化节参赛作品，审稿单位：县第二人民医院

我的护士长，我的大姐，我的阿姨！

作者：沈久红　演讲者：马文文

她，虽已头发花白，但在抢救危急患者时，她的步履依然是那样的沉着矫健；她，虽已年过半百，但在给我们示范护理操作要领时，动作依然是那样的麻利规范。此时，她在我们这些年轻的护理人员心中是亦师亦友的大姐。

她，从事护理工作30年，已临近退休年龄，始终如一地坚守在护理工作第一线，在整个如东卫生系统也堪称凤毛麟角。每当我们看到她以母爱的慈祥和女性的温柔去抚慰患者时，每当我们看到她带上老花眼镜认真阅读和点评我们书写的护理病历时，看到她那和我母亲同样布满皱纹的脸庞和充满爱护与关怀的眼神时，一丝酸楚和崇敬油然而生。此时，我真想叫一声"阿姨"！

她，就是我们丰利医院外科护士长朱明兰。我的大姐，我的阿姨！

为病人排忧解难，她乐此不疲。今年2月，病房一位80岁的急性胰腺炎病人，4个儿女互相推诿，准备放弃给老人治疗，她主动担起"舅老爷"的角色，通过表扬、宣教、帮助分工等方法，增强了老人及子女们对治疗的信心。经过25天的治疗，老人痊愈出院。如此事例，不胜枚举。她还曾多次借钱给病人用于治疗，解患者燃眉之急。多次收到患者送的锦旗和感谢信，又多次谢绝了病人的钱物相赠。多次被评为优秀女工、优秀护士、优秀医疗卫生工作者。

努力提高理论水平是她的主要业余生活。到50岁时还花一年半的时间完成了护理专科自学考试，晋升了高级护理职称。积极进行护理科研，主持研发的《输液手托》已获国家专利。2009年07月参加如东县第四届自然科学优秀学术论文评选获优秀奖。2010年11月参加如东县首届实用创意竞赛获最佳创意奖。为了提高饮食护理质量，还参加营养师培训，获高级营养师资格。受她的影响，外科年轻护士们积极学习已蔚然成风。

丰富的临床经验、扎实的理论基础和对工作认真负责、细致叫真的态度令我们肃然起敬。她曾多次及时发现病人病情变化，及时汇报处理而挽救了患者生命，杜绝了医疗差错事故的发生。去年5月1天，早上床头交接时，发现一位骨盆骨折病人面色发黄，查血压、脉博正常，家属反映平时就黄。她注意观察，中午发现病人面部发浮，虽然血压、脉博在正常范围，但有出血可能，立即汇报医生，查病人血色素只有5.7g，立即给予输血、止血抢救，病人转危为安。

吃苦耐劳、任劳任怨似乎是她的天性。她星期日顶班是常事，每年的除夕和大年初一也未休过一次，就是佐证。她轻伤不下火线的忘我精神更彰显了她对护理工作无限热爱的一腔赤诚。今年7月恰逢迎接市二(乙)医院评估的关键时刻，她上班时跌倒了，造成骶骨骨折，她忍着巨痛坚守岗位十多天不休息。看着她那满额的汗珠和依然微笑着面容，我们的眼睛湿润了。

我很幸运，一参加工作，就分在丰利医院住院外科护理部，在优秀护士长朱明兰言传身教的熏陶下逐步成长为一个合格的护理工作者，并代表我们医院参加了县级护理操作比赛并获奖。我的每一点进步我都要由衷地感谢我的护士长，我的大姐，我的阿姨！

县卫生系统文化节参赛作品，审稿单位：丰利医院

以人为本育桃李，以德育人馨满园

演讲者：於琳琳

朱新华，男，汉族，1956年出生，大学学历，高级讲师，中共党员，江苏省劳模。1973年 7月参加工作后一直战斗在医疗卫教战线上。 1984年 1月至 1985年12月，在如东县新店医院担任院长；1986年1月至1994 年4月，在如东卫校担任教师、教务处主任、副校长；1994年5月起至今担任如东卫校校长、党支部书记；1999 年11月起至今，担任如东县卫生局副局长。

他在教书育人的岗位上，已战斗三十多个春秋。他是一个不甘于平庸、将事业看得比生命还重的人，他以其扎实的工作作风和出色的工作成绩，得到社会各界人士的一致好评，他热爱自己的工作，心系卫生教育事业，安教、乐教、善教。在教学岗位上勤勤恳恳、兢兢业业，尽心尽力做好本职工作。他以德育人的教育理念育导着一代又一代学生的成长。引领着一批又一批教师的成长。他走过的是一条执著追求、辛勤耕耘之路。85年他被评为省劳模，连续几十次被市、县评为优秀共产党员、先进教师和先进个人和优秀管理工作者等称号。

一、坚持正确的办学方向，拓宽办学渠道。

初任校长时，学校与兄弟学校比起来发展相对滞后一些，校舍陈旧，教育质量不高，生源素质下降、毕业生就业难及办学资金匮乏等一系列的问题困扰着学校的发展。朱校长就是在这么危难中上任的，真可谓“奉命于危难之间，受任于败军之际。”朱校长依然靠惊人的毅力和奋发拼搏，开拓创新的精神，带领全体教职工励精图治、艰苦创业，为了改变这种被动局面，他提出了以就业为导向，为经济社会服务，与经济社会联动的发展战略。他在深刻分析了学校所面临的困境后，审时度势，提出校企合作，联合办学的工作思路，由于如东卫校所颁发的毕业证书在社会上得不到认可，朱校长就四处奔波，八方求助，寻找联合办学的学校，鞋子跑烂了，嘴皮磨破了，脸皮豁出去了，为卫校的发展无怨无悔。先后与上海二军大、徐州医学院、南通大学、南京中医药大学、无锡卫校、苏州医药技工学校、泰安卫校等几十家院校联合办学，起死回生、挽救学校生存。开设特色专业，为上海长海、长征医院、扬州武警医院、扬子江医药股份有限公司、县级私营医院输送了大量人才，从而提高了办学效益，随着经济的发展，社会对人才需求有了进一步提高，学生就业去向出现了瓶颈，再加单位机制改革，由原来的事业单位改制成自负盈亏，自收自支单位，无疑给单位雪上加霜，为了稳住人心，朱校长迅速召开了全校教职工大会，并向每一位职工保证，有他在的一天，一定会把卫校发展得更强大，不会让任何一位职工受到利益的损失！那激情洋溢的话语鼓舞着每一位教职工，并用实际行动投入到了教学工作中去！那段时间，朱校长早出晚归，多方奔走，殚精竭虑，几天时间，银丝瞬间染上两鬓，当深夜来临时，他办公室经常灯火通明，他承受着无比沉重的压力，经常召开校办公会，一起商讨寻求解决问题的路径，应对知识经济时代和不断加快的国家医疗事业和农村社区改革进程，勇立潮头唱大风，主动适应市场需要，不断调整办学思路，积极加快学校办学体制改革，终于在激烈的竞争中站稳了脚跟。打破了单纯举办长班专业的办学模式，大力挖掘教育资源，采取灵活多样的方式办学。创办了乡村医生短期培训、驾驶员培训，并与南京中医药大学，泰州畜牧业职业技术学院联合举办大专、本科学历深造，扩大了学生生源，为卫校的发展更上升了一个新的台阶，从而率先在南通卫生职业学校中闯出了一条独具特色的校企联合办学之路。

二、科学管理，加强素质教育的落实。

朱校长无私奉献、为人师表、艰苦奋斗的精神品质让他在校领导班子中产生出很强的向心力和凝聚力。在学校管理上他有一整套经验。牢固树立了“开会＋不落实＝零；布置工作＋不落实＝零；抓住不落实的事情＋抓往不落实的人＝落实”的管理理念，提出“统一步调，分工协作、各司其职、各负其责”的 管理模式，实施“全员聘任制”“全员考评制”“结构工资制”，强化绩效，不断完善《学校人事制度改革方案》、《如东卫校学科带头人、骨干教师量化评选标准》和《校内结构工资制分配方案》，着力调动各科室负责人的积极性和创造性，形成了独具特色的管理体制；在教学管理上尝试有利于培养学生的创新精神和实践能力的“探究式学习模式”，为了提高教学质量，强调以生为本，培养学生实践能力为宗旨，全校实行行政领导随堂听课，朱校长无论工作多么繁忙，坚持每周听课10节之上，在他的领导下，全校教学质量有了突飞猛进的提高；在德育工作管理上他能够处于高屋建瓴的势态，强调要有鲜明的时代性和符合职校学生身心特点的实效性。在学校管理上，他能做到以身作则，率先垂范。坚持教育育人，管理育人，科学育人，始终贯彻以人为本、德法结合、民主管理、自我发展的工作思路。

三、爱岗敬业，做廉洁自律的表率。

“作为一名合格的人民教师，一个人民满意的教师，不仅要有精湛的业务，还要有高尚的师德。”这是朱校长经常说的一句话。因此，担任校长几年来，他在抓“师德、师能、师表”教育上狠下功夫，经常组织教师学习《教师法》、《教育法》、《未成年人保护法》等法律法规，要求教师把每一个学生装进心中，关爱每一个学生，促进每一个学生的全面、主动、健康发展。现在，校园里，听到的都是欢声与笑语，讽刺、挖苦或歧视学生的言语和体罚或变相体罚学生的不良现象早已一去不返。

改革兴学与时俱进，积极转变观念，是朱校长一贯坚持的作风，“只有亲自深入教学，深入学生，才能了解、掌握实际情况，才能很好地指导教育教学工作”。面对繁杂的日常事务，他仍坚持工作在教学第一线，在他的带领下，学校全体领导全部深入一线担任教学工作，以扎实的行动、高效的工作为全体教师做出了表率。他坚持“质量立教，科研兴校”的办学理念，积极推行课堂教学改革，创造性提出了“课堂教学问题解决模式”，要求在教学指导思想上，变“适应”为发展，强调积极主动“发展”的教育思想；在教学目标上，变“单一”为“全面”，在教学内容上，变“静态”为“动态”，强调知识的更新、重组；在教学过程中由“授知”为“探知”，强调全面发展的价值观；强调学生学习的独创性和解决问题的探索精神，变课堂教学中以主要表现教师为主要表现学生，变课堂教学中由教师问学生答为学生问教师答，消灭课堂教学中学生低迷状态；在全校掀起了第二次课堂教学改革活动的高潮，受到教师和学生的热情支持和积极响应，创造了教师专业化发展和学生主动发展的空间，使学校的教育教学质量得到了不断提高，赢得了社会和广大学生家长的赞誉。

古云：公生廉，廉生威。在学校中，要求老师做到的他首先做到，要求老师不做的他从来不做。在他看来，“廉洁这根弦是干部的生命线，这根弦如果绷不紧，就会授人以柄，胆子就不大，底气就不足，说话就不灵。”他上任后，不吃请，也不请吃，学校的招待费开支绝对是同类职业学校中最低的，几名校级领导从没有用公款单独吃过一次饭，班子成员接待上级领导也大多是工作餐，并且常在学校大饭堂就餐。为了自觉接受教职工的监督，增加学校管理的透明度，积极推行校务公开，确保学校各项工作沿着正确的轨道前进。即使朱校长又是卫生局副局长，但他没有搞特殊化，每天正常上班，经常看到他白天7:00之前到校，晚上9:30以后离校，节假日和寒暑假，更是牵挂着学校的平安，一心扑在学校的工作上，用心血和汗水抒写着自己的工作业绩。

四、注重办实事，努力改善办学条件。

下大力改善办学条件，不断优化育人环境，朱校长为此更是倾注了大量心血。近年来，共筹措资金100余万元，大力加强学校环境和内部设施建设。改建了师生食堂，改变了经营方式，改善了伙食条件，让师生得到了实惠;在办公楼和教学楼安装了空调,解决了师生的夏暖冬凉问题;并给每个办公室配备计算机、打印机等办公设备;粉刷了校内楼房内外墙壁,形成了统一色调,改善了育人环境;建成了花园式校园,硬化美化了学生宿舍区和教学楼前的地面;校园面貌得以彻底改观。同时,不断加大教育教学设施的投入。增加微机72台,建成了网络教室和多媒体电教室,充实完善了学校护理操作室、解剖实验室、生化实验室,增加了大型的护理操作器材和人体模具,满足了教学需要,促进了实践技能教学水平的提高。

多年来,朱校长一直设身处地为教职工着想,认真为教职工办实事好事,解除了教职工后顾之忧。诸如聘用教师工作调动问题,职称工资兑资问题,教师配偶、家属工作安置问题,凡是符合原则的,他都尽力去办,教师生病住院,他亲到病床前慰问,竭尽所能为教职工排忧解难,使全体教职工生活上安心,工作上尽心,对学校生发归属感而激发工作热情。

所以一提起他,大家无不交口称赞,学校的老师也以能在如东卫校工作而感到高兴。他常对学校的年轻老师说,学校把一个任务交给你,看起来像是一种负担,但实际上,是你锻炼成长的机会,是你施展才华的舞台,是你通向成功的阶梯。你能否成长,就是看你能否在平凡的工作中把握机会,实现自我。在广大教职工心目中,朱校长是值得信赖的人,在莘莘学子心中朱校长又是一位受人尊敬的师长。他总是利用中午或放学后的时间深入教室、宿舍和食堂去了解学生,从生活上、思想上关心学生。对于那些家庭贫困的学生,朱校长更是爱之如子,他曾先后用自己不多的工资捐助有困难的学生完成学业。

"难有携泰山而跃北海之举,而应行为老人折枝之事",这是他奋斗在教育战线上的座右铭。朱校长那份执着与坚毅,那份朴素与平实,那份不懈与努力,让我们平静的心灵涌起最强烈的震动。他始终站在教育这一块精神高地上,守望自己的理想,守望那个执著的梦,谱写着一曲人生平凡而卓越的乐章。

县卫生系统文化节参赛作品,审稿单位:县卫生进修学校

大爱无言

演讲者:康树英

曾记得,2007年1月,张平同志担任双甸中心卫生院院长。面对经济滑坡,人心涣散,社会非议颇多的医院。他上任伊始,并没有灰心,因为在他近30年的从医生涯中,始终拥有一颗爱心和不变的信念:一切以病人为中心,维护医学圣洁,用真情服务赢得病人的信任。在他上任两年多时间里,严以律己,廉洁奉公,言传身教,一切从我做起,狠抓落实各项工作制度,严格执行劳动纪律;实施民主管理,定时召开院办会、院周会、职工大会,及时通报医院工作动态、计划按排以及经济运转情况;准确适时掌握执行党的方针政策,争取财政补贴;超前意识、勇于创新,进行住院楼改造,妇产科综合楼的落成,使院容院貌焕然一新。院内风正气清、精神振奋,赢得了全院职工的信任及社会的好评。社会效益、经济效益同步增长,年总收入达千万元,人均收入十万元以上,在中心级医院排名里名列前茅, 07、08年个人连续评为优秀受县政府嘉奖,并荣获优秀卫生管理工作者,08年集体被评为县"文明单位"。

一、爱院如家,无假日

现在,来双甸医院找张院长办事的人都知道,上午查房和门诊时间,他肯定在病房或糖尿病专科门诊室里,近30年来,无论是担任院长,还是普通医生,他都始终如一坚守在医疗卫生工作第一线,亲自参与总值班,坚持24小时值班制。上任以来,除了必要的会议、应酬以外,几乎从来不休息。他母亲患有高血压、冠心病,时常发作,他无暇回老家去探望,他母亲突然发病在沿南医院住院期间,当时医院正处于发展的关键时期,实在分不开身,只得打电话问候母亲,妻子兄妹替他到床边侍奉老母。

清晨,中午,晚间常常可以看到张院长,巡视在危重病人床边,看值班人员情况,有时就现场处理事情。身教胜于言传,碰到个别脱岗的现象,当事人也会感到内心愧疚,平时作风散漫的人,也悄悄地振作

起来，注意衣帽整洁、语言文明。随风潜入夜，润物细无声，起到春风化雨的政治思想工作效果，榜样的力量是无穷的啊！

二、爱病人如亲人，很实在

"找张平院长看病，没花头，实在"！这是在双甸镇范围广泛流传的一句话。朱爱平，45岁，景安人，袁来芳，70岁，袁庄人，只要提起张平院长，她们总是赞不绝口，"我住院就要到双甸医院，找张平院长"他们是亲戚?非也。她们是糖尿病患者，经常找他看病，也曾经住院治疗过，张院长为她们看病时总是仔细询问，详细检查，精打细算，合理用药。有些糖尿病患者由于常年生病，因病致贫，高额的医疗费，早已承受不起，他总是根据糖尿病的不同程度，不同阶段细分析巧安排，需住院系统治疗的，他做説服工作，一旦病情稳定，门诊定期复查，家庭随访。有时因工作忙了，约的日子未能前去，他总要打个电话联系，让患者心里感到张院长一直在关爱着他们。

"为人做有益的事，为事众人能受益"。他是这样説的，也是这样做的，不管刮风下雨，还是酷暑严寒，只要有病人需要，他总是义不容辞，第一时间赶到现场。他常説："只有带着感情看病，想着病人开方，你才能在病人心中扎下根，医生才能真正成为老百姓的健康守护神。"这不仅是张平院长的工作写照，更成了现在双甸镇中心卫生院全体职工的努力追求的工作目标。

三、爱职工如长兄，手足情

随着医院的发展，近几年新进的80后的职工已近全院职工的1/4，凡新进人员他总是亲自做岗前教育，工作生活上无微不至关心他们，帮助他们。因单位住房困难，以前都是职工自己租房，去年张院长决策在原来副设用房上面加了一层，改善了他们的生活条件。在 几年前，双甸医院有两名医疗骨干辞职跳槽，张院长上任后，并没有歧视他们，相反考虑到夫妻分居、出门在外，诸多不便，在生活上和工作上予以照顾，并不间断的做他们的思想工作，动之以情，晓之以理，解开了他们心中的疙瘩，终于使年富力强的年轻医生打马还朝。他身为院长，想为医院而想，想为职工而想，给同仁们树立了好榜样。

也许是张院长平时不苟言笑，职工眼里的"大哥"才更显魅力；也许晚上办公室里还亮着灯，干完白天的工作，也许当夜深了他正在紧张地整理糖尿病患者的就诊资料，也许为每一位糖尿病患者研究调整治疗方案时，似乎看到糖尿病患者减轻痛苦，控制病情后的愉快微笑；也许当清晨张院长关掉最后一盏路灯时，医院正在他的坚实步伐中，迎来更美好的明天！"团结、进取、超越"双甸医院精神六个大字，更加引人注目，永放光芒。

县卫生系统文化节参赛作品，审稿单位：双甸中心卫生院

聆听花开的声音

演讲者：蔡　娜

他没有卓越的天资和才华，只希望把所承担之事做到能交代了自己的良知；他没有豪言壮语和英雄壮举，他唯一的追求就是自己能像一滴雨点，为如东卫生事业融入一丝湿润。今天我要说的是苴镇中心卫生院院长袁亚东扎根基层，为医院发展默默奉献的故事。我演讲的题目是《聆听花开的声音》

有一种花叫坚韧之花。在茫茫的戈壁沙漠，如果你能看到一朵盛开的花朵，你一定会佩服它顽强的生命力。仙人掌那如赤焰般的花朵，让你在孤立无助时，感受到了生的希望。袁亚东就是这样的一朵盛开的医疗战线上的坚强之花。

2009年，对于袁亚东来说，面临着一项艰难的选择。当时，他调往上级一家医院已经是铁板上钉钉的事了。且不说那里优越的工作环境、丰厚的待遇，就是那里的业务水平也让他心动不已。然而，就在这个时候，局领导找到他，让他担任苴镇中心卫生院院长。对于苴镇中心卫生院，袁亚东心里再清楚不

过了，在这里土生土长20多年，他闭着眼睛都能说出那里的一草一木。他也明白，这个全县出了名的穷医院，基础设施差，技术水平落后，五年三任院长，都难以改变这一现实，自己又能有几把刷子。是走、是留？袁亚东陷入了两难境地。一面是领导信任的眼光，一面是同事们一筹莫展的样子，袁亚东横下一条心。留下！和兄弟姐妹们一起，带领苴镇医院走出困境。

要想走出困境又谈何容易，审计留给他的是上百万元的债务和保险柜里仅有的四百元现金，发工资的日子临近了，员工们都在盘算着这个月的工资能不能凑合一下伙食费；催款要债的坐在办公室喋喋不休，只要一看到财务科的大门一开，便蜂涌而入；拖欠七个月的三项保险，天天是催款的电话，一看到那熟悉的电话号码袁亚东头皮就发麻。但是袁亚东没有气馁，职工大会上，他的话掷地有声："经济上的贫困不可怕，可怕的是精神上的贫困，对苴镇医院我有信心，也有决心，今后我怎样做你们就怎样做，只要大家齐心合力，不改变苴镇医院的帽子我决不离开大家。"

一言既出，驷马难追。从此，同事们便看到一个忙忙碌碌的身影，每天他第一个出现在单位的门前，而当夜深人静，别人已经进入梦乡的时候，他才拖着疲惫的身躯回家。在有些人看到，有机会外出参观学习三两天是一件再惬意的事了，然而，对于袁亚东来说却是一种无奈，一头在学习，可心却在医院里，几乎两三个小时就要往医院打一次电话，设备来了没有？病人出院了没有？有没有忙不过不来的事，他像一个紧张的保姆，千叮嘱，万嘱咐。由于过度操劳，去年夏天，他牙周炎发作，半个脸肿得老高，疼痛难忍，连一口稀饭都吃不下，他就是办公桌上左手打点滴，右手办公整整一周，他开玩笑地说，"这倒好，将吃饭的时间省出来了，可以多做点事"。其实，袁亚东是很少坐办公室，工作在影像科第一线，在两癌筛查和农民健康体检的几个月中，他每天做B超50多人次，不长时间工作他的体重下降了，两眼凹陷，无不让职工心痛，如此的院长我们职工还有什么理由不与他携手并进呢？

有一种花叫改革之花。去过云南的人或许知道，在那里生长着一种花，花瓣的颜色随时间的变化而变化：早晨花开时为淡红色，到了正午就变成了白色，下午3时左右呈粉红色，夜里9时为深红色，深夜12时左右又变成玫瑰色，次日下午4时就凋谢，人们称这种花为"变色花"。以不同的颜色示人，展现出它多姿多彩的人生，展现了它时时求变，锐意创新的精神，袁亚东就是这样一朵盛开在医疗战线上的改革之花。

医院要发展设备是关键，全自动生化仪、彩超、电子胃镜、DR摄片等设备是必不可少的，偏偏几十年来，苴镇医院一台也没有，一下子要购这些器械，上百万元的资金在何处？集资是唯一的途径，袁亚东夫妇二人在苴镇医院工作数十年，靠少得可怜的工资支撑家庭何谈结余，60平方米的商品房的首付款还没有着落，他硬是从没有凑齐的首付款中抽出五万元带头集资。全院职工一呼百应，很快，一台台设备走进了医院，钱生钱的神话出现了，诊断水平提高了、来看病的病人多了，医院的收入明显增加。连续两年业务量每年递增25%，辅助检查收入翻番，一举甩掉了十年亏损的帽子。医院没有人来要债了，职工的工资足额发放，福利提高了，过年像年，过节像节。医院先后组织员去洋口港、看世博会。职工的文化生活繁荣了，在全县卫生文化节活动中连续获得好的名次。大家抑制不住心头的兴奋，赞叹道：苴镇中心卫生院这棵千年的铁树终于开花了。

有一种花叫勤廉之花。有一种花出污泥而不染，濯清莲而不妖，中通外直，不蔓不枝，它就是荷花。荷因莲而尊，人因廉而正。袁亚东就是这样一朵盛开在医疗战线上的勤廉之花。

在袁亚东看来，权力是一把双刃剑，用好权力可以富院兴院，滥用权力则祸害无穷。要想医院发展，领导就要时刻管住自己的嘴，管住自己的手。在自律面前要求别人做到的自己先做到，要求别人不做的自己坚决不做，防微杜渐。药品一直是关注的热点，过去医院没针时，药商怕与苴镇医院做生意，如今医院红火了很多人找关系托人情想将药品打入医院，有请吃请喝的，有送烟送酒的，他都一概谢绝。为了确保医院的利益，他和班子成员讨论后决定将药品托管给健桥公司，这让一些人感到不可理解，但这一做法得到了大多数人的称赞。

这几年，医院的人事变动多，医院发展了，想进的人也多了，逢进必考，某职工子女通过正当渠道进入单位，为了表示谢意，多次想送个红包表示表示，袁亚东婉言谢绝，他说："进医院了，要将精力放在工作上，不要让请客送礼这些庸俗的事弄坏了白衣天使的好名声。"职工的事再小也是大事，职工姚世俊的爱人患恶性病，他把夜间的B超揽过来，把温暖留给职工。职工季本军有心梗史，他时常吩咐身边人不让其在后勤工作中爬高、负重、劳累。但他自己的孩子大学毕业，在何处实习，到何处就业，他都没时间去帮助联系，更谈不上料理家中琐事。

无私者无畏，只有一身清廉，才能有一身正气。这几年，医院的药品采购全部托管了，招待费用下降了30%。设备基建全部集体讨论、统一招标。将钱用在刀刃上，临床一线所有的办公室都装上了空调，而院办公室连个电风扇都没有，会议室一台从手术室退休的立式空调，经常"罢工"，成了一件摆设。有人开玩笑地问他："舍不得吃，舍不得花。你当这个院长究竟图什么？"究竟图什么，袁亚东有时也在扪心自问：不就是为了三年前的一句承诺，要改变苴镇医院多年的落后面貌嘛。只要医院发展了，自己苦点累点又算得什么呢。

袁亚东曾说，花开是有声音的，只有在最宁静的时候去用心体会，才能触摸到花儿的脉动；医疗工作是清贫的、是枯躁的，与这个充满名利和浮躁的世界格格不入，一名真正的文化工作者就要耐得住清贫、守得住寂寞，他和他的同事们愿独享那一份宁静，去聆听花开的声音。

县卫生系统文化节参赛作品，审稿单位：苴镇中心卫生院

笑迎山花烂漫时

作文者：戴世荣　演讲者：陈　燕

对我县医疗卫生事业稍加留意的人就会发现，近几年来县城的医疗格局已悄然发生了变化。不少居民的求医问药都选择了第四人民医院，声名鹊起的第四人民医院正以前所未有的繁忙景象展现在人们的眼前。是什么改变了这家原本名不见经传的医院，话还得从院长姚世平说起。

敢问路在何方

2003年我县医疗卫生改革，县皮肤病防治所与第四人民医院合并重组。当时的四院，由于精神病专科优惠政策长期得不到落实，专科整体迁址县城建设的专项经费得不到很好的兑现，新建的开发区医院能力平平、实力不济，加上管理的滞后，已处于揭不开锅的地步。工资靠贷，养老保险拖欠，外债累累；病房破旧不堪，医疗设备简陋，职工情绪波动；在无能为力之下，医院甚至考虑分灶吃饭，划块而治。就是这样一家近乎瘫痪的医院，虽然政府有了与之合并重组的决定，但就连原皮防所的职工都不肯来，那又有谁肯来接管这块烫手的山芋呢？就在这危难之际，姚世平他坦然走上了院长这个岗位。就这样，一位干练、儒雅的人，以过人的胆略和坚定的意志，掀开了第四人民医院"向前、向前、向前"的崭新篇章。

路在脚下

要想改变医院现状，继而打翻身仗，光有热情是不够的，要打破第四人民医院积困积弱的局面，首当谋略。医院发展向何处去，因循守旧是靠不住的，只有打破专科医院积淀下来的发展老路，才能迎来医院发展的曙光。姚世平走马上任后，通过几番调研，就在第一次班子会议上，胸有成竹地陈述了医院"五个一"的发展思路，其中，第一个一就讲医院发展的定位问题，提出了坚定地走以专科为特色的发展路子，从而摆脱了医院过去发展专科忽而又转向重点发展综合科，在有限的财力下，全面发展全面陷入困境的窘境。事实证明，走专科继而延伸专病的道路，是弱小医院图强的不二选择。围绕这个定位，姚院长打出了一套振兴医院的组合拳。

第一招，鼓士气。士气可鼓不可泄，合并伊始，姚院长亲自组织全体职工开展“我是四院人”的大讨论。这场讨论，不但起到了广开言路、集思广益的作用，更是激发了职工背水一战、奋发图强的决心，同时也点燃了职工的希望之火。这场讨论也成为了医院转折中的启明灯。第二招，揽良将。定位准确后，要打响专病专科，首要的是要有一流技术的专科领军人物。由于第四人民医院一直以精神病专科见长，而精神病专科只体现社会效益，不产生经济效益。虽然合并时，医院已经成立了以开发区医院旗下的综合科，但由于实力平平，对医院贡献度极小，甚至因为大额占用医院成本(装备成本、人力成本)致使医院运行更加困难。要扭转乾坤，就得在大定位的基础上盘活综合科。为此，在姚院长的影响下，像骨科的范建明、肛肠科的王秋霖等在我县有很高知名度的专科专家加盟进了四院，从而成就了四院专科见长，小而精悍，精神病院、皮肤病院、开发区医院“三驾马车”齐驱并进的良性态势。第三招，强管理。医院有了专病专科这块广阔的发展平台，剩下的就是要跟上管理。管理是个常见词，念起来容易做起来难，姑且不论这里面学问多深，一个“动真碰硬”就让不少管理者畏缩了手脚。四院有些沉疴固疾已久矣，专科造就的一味奉献、甘为人后的普遍心态无处不在。要高效率地运转，要讲市场意识，好多人还不适应。拖沓的作风，遇到问题一味讲和谐的管理习性，明显桎梏着医院的发展。为此，姚院长一方面利用各种会议，不断启蒙职工的竞争、优先意识，一方面着手制定了医院一系列规章制度，并最终形成了医院管理大纲——百分减分制考核方案和细则。针对过去管理怕得罪人这个难题，方案中还明确了责任追究制、责任连坐制，形成了螳螂必须捕蝉、蝉后必有黄雀的管理链，形成了事事有规矩，违规必遭罚的管理网。这些年来所取得的成绩，无一例外不是强化管理所带来的。

这些招数不是人们所谓的三斧子、三把火，而是一个持续的过程，不断延伸放大的过程。

天行健，两肩担风霜

天降大任于斯也，必将苦其心志，劳其筋骨。天行健，君子当以自强不息。人们说，姚院长的字典里只有两个字，那就是向前、向前、向前。他从不气馁，即使是在医院合并初期，那段爱人离世、医院百事待兴的凄楚日子里，他都是以前进的姿态，为医院领跑。他既是院长，又是我县皮肤科的首席专家，还兼带皮肤病理工作，常常是白天围着病人转，班余还得筹划医院管理，在他的24小时里，没有下班的概念，挑灯夜战是常见的事。你问他，全年有多少节假日，他可能说不出，但是医院今天有什么事要处理，再忙他也不会忘。他的这种无休止的工作哲学，让很多属下都叫苦不迭。为了谁？这鲜明的问题是他教育一班子人的口头禅。他经常这样自勉，在其一任，当全力以赴，才不枉对职任。在医院创业过程中，大到发展谋划，小到一个活动的开展，他必一以亲之，其心志之苦，概以观之。同时，他还是一位勤奋好学、知识丰富的人，他给医院带来了许多新理念。他给医院管理层讲木桶理论、短帮效应、青蛙效应，给职工讲医疗市场化、差异性营销，给医务人员讲医患沟通的技巧，给全县防疫人员讲皮肤病学，近年来又一头扎进精神病康复领域。这一系列的让人眼花缭乱的知识积累，可见其背后的筋骨之劳。同时他还是一位具有君子风范的领导，慎独而负责任，在他推出的每一项举措中，其深思熟虑的程度，近乎于无懈可击，以他的话说，从不出昏招。他负责任的态度，常让人肃然起敬，让人想不到在经济大背景的社会下，会有这样的人往往力排众议，为单位一点利益去较真。

作为一名县政协委员，他不辞辛苦地为如东发展出谋划策。熟悉社情，了解民意，充分发挥了一名政协委员的参政议政、民主监督的职能。

生命因事业而精彩

梅花香自苦寒来。通过奋斗，姚院长带领下的第四人民医院，五年来，实现了跨越式的发展，收入总量成倍增长，固定资产翻番，职工福利好转，人才培养提速。但最主要的是，在他的管理实践下，形成了“以专科为特色、以市场为导向、以病人为中心、以质量为核心、以惠民为优先、以主动性全程满意服务为目标”的成熟的颠覆不破的医院思想，这为医院健康可持续发展奠定了基础、指明了方向。医院社会知名度、美誉度、服务满意度大步提升，也获得了：南通市文明诚信单位、南通市女职工示范单位、省市县巾帼文明示范岗、县文明单位标兵、县优秀工会、县综合治理先进单位、无红包医院、温馨服务窗口单位，等等。在全县组织的民主评议政风行风中，获得卫生系统唯一的先进集体，在省市行业各项检查中均位置靠前。在县主管局年度综合目标考核中连年获奖，在县卫生系统文化艺术活动中连创佳绩。这些荣誉的背后，无不凝结着姚院长的心血，因此，他也多次被评为优秀卫生管理工作者、先进个人等。他在单位发展中也实现了自己的人生价值，生命因事业而精彩。

百尺竿头，更进一步。在取得一个个成绩的同时，姚院长他又提出了医院合并重组后的第二个医院发展规划，在他这个规划中，我们可以隐约地看到，未来的第四人民医院将站在医疗卫生改革的发展潮头，以高尔基笔下的海燕姿势，搏击前行。

县卫生系统文化节参赛作品，审稿单位：县第四人民医院

甘作春蚕吐芳华

演讲者：王可人

每天清晨，当第一声鸟鸣唤醒黎明的晨曦，在如东卫校的操场上总会第一个出现他的身影，举止亲切而又熟悉；当清脆的上课铃声响起，总能看到他手捧教案疾步在教室走廊上，步履匆忙而又轻快；而当他那极富磁性的声音回响在教室里的时候，他那生动诙谐的语言可以将枯燥的病理学讲得生动而具体，让你听了就难以忘怀。他就是我今天演讲的主人公，县卫校常务副校长唐智胜。

98年，在海军某医学院从事临床和教学工作十多年的唐智胜转业回到老家如东，作为我县首位医学硕士，曾从事过多年临床工作的他，完全可以选择一个待遇好一点、更能发挥自己特长的医院，当受人尊敬的医生。然而，热爱教学工作的他，毅然来到卫校当了一名教员，而这一干又是十多年。桃李不言，下自成蹊，这十多年间，一茬茬学生走进校园，一批批中专生、大专生、本科生从这里走出，他们中有的当上医生、护士、药剂师，成为受人敬重的白衣天使，也有的走上了领导岗位……而他依然是一名两袖清风的教书匠，每天穿行在教室与学生之间，朴实的外表，一贯保持着军人特有的质朴和敦厚，唯一变化的只是他那一头乌黑的头发，如今两鬓已渐染斑白，岁月的年轮在他的脑门上铬下深深的印记。

见困难就上，是唐校长作为一名党员、一名军人的传统与本色。说起卫校，熟悉的人都知道，这里师资力量薄弱，拥有二千多名学员的学校，在职教师不足20名，这对于负责教学工作的唐校长来说，在用人上可谓是捉襟见肘。唐校长想方设法做好调配工作，邀请专家来校兼职讲课。特别是在教师课程安排上，他总是将最多最难的课程揽到自己手中，“课程你们先挑，余下的我来教。”这是他对教师们说得最多的话。他不仅教难度最大的《病理学》、《外科学》、《外科护理学》，还教别人教不了的《统计学》、《文献检索》等十多门功课，而就在两周前，他11天时间里接连上了62节课，往往是这个教室讲完了再进那个教室，一门课讲完再讲另一门，他像一只上山的春蚕，不知疲倦、毫无保留地将自己的知识传授给学生。有时候，学生们见他上课那么辛苦，嗓子都讲沙哑了，非常心疼，劝他少讲一点，他总是笑着说：“没关系，只要你们能听懂了，以后工作中不犯错，我累点也值得！”

也许，在许多人眼里，县级卫校，教学水平无法与正规的院校相提并论，然而，到过如东卫校的领导和专家，无不为该校的教学质量所折服。为创新教学方式，提升教学质量，主抓教学的唐校长这些年真是费尽了心思。03年，他自费购买电脑，学习课件制作，尝试采用PPT教学，这让那些枯燥的理论一下子变得生动起来，一些让教师、学生都头疼的抽象的概念变得触手可及，学生的学习积极性高涨起来。在他的带动下，目前，所有教员、所有学科都采用多媒体教学。同时，卫校先后与南通大学、徐州医学院、苏州大学、泰州职业技术学院、体臣卫校、山东泰安卫校等联合办学，学习他们先进的教学方法，使学生们

不出校门就能接受高等教育。此外，在他的建议下，学校建立了实验室，学生在赴单位实习之前，全部在实验室进行体验。不少用人单位都赞叹："如东卫校毕业生的学生，既会动脑动嘴，又能动手动腿，几乎不用再培训，就能直接上岗。"这些年，由于卫校的知名度不断提升，报考卫校的学生也越来越多，就连省外的学生也慕名而来。生源多了，但唐校长的心思也来了，如何让这些学生都能找到适合自己的岗位，让学生在卫校的三年不虚此学，一方面，学校在设置专业时考虑到基层医院的实际，将重点放在护理、药剂和社区医学等专业岗位上。唐校长带领人员到县内外医院进行调研，听取用人单位需求意见和建议，采取订单式培训的方式，使学员未毕业前就能找到"婆家"，只要学习成绩合格，考上资格证，就不愁没有工作。另一方面，在他的推动下，学校在全市首创的毕业生校园招聘会上，让用人单位面对面与学生沟通，实地检阅学生的操作能力，受到用人单位的欢迎，周边县市的医院慕名而来，最多的单位一下子从学校招聘30多人。家住如皋的朱尧至今不会忘记，单亲家庭的她初到卫校时很不合群，加上文化基础差，她几次产生了退学的念头，是唐校长找她苦口婆心地谈心，帮她补习专业课程，毕业前夕，又帮她联系实习单位，如今她已经成为一家医院的护士。一批批毕业生催白了唐校长的双鬓，但看到学生们相继走上工作岗位，唐校长心里总有说不出的欣慰。

红烛摇影，春晖师心。十多年来，唐校长就像一只默默无闻的春蚕，为了他心爱的卫生教育事业，无私地吐尽芳华，不求一丝回报。也许，我略带幼稚的双眼，还不能完全带您领略唐校长的执著与真诚；也许，我略带笨拙的语言，还不能将唐校长的无私和坦荡尽情地表达，但在我们学生眼里，唐校长就是这样一个朴实的人，一个执著的人，一个无私奉献的人。

县卫生系统文化节参赛作品，审稿单位：县卫生进修学校

孜求不倦 为医精诚

演讲者：石优磊

在马塘医院外科，有一个不算魁梧而显高挑干练的身影经常出入于各个病房之间，他要么是在为患者查体，要么就是在面带微笑而认真地与患者交流，他就是马塘医院外科主治医师金伟。金伟同志因受到家庭祖辈行医的熏陶，从小就立志长大 后要子承父业，做一名好医生，高中毕业后毅然选择了学医，走上了从医之路。十多年来，他以自己刻苦钻研的精神、高尚的医德、高超的技术赢得了病人的认可、领导的肯定、社会的赞誉。

金伟同志刚从医学院校的课堂初到临床一线，每天要面对许多痛苦不堪的患者 ，他感到手足无策，胸有为病人尽快解除病痛的急切愿望，可就是不知从何做起。于是他紧跟着指导老师，用眼看、用心想，有空闲时他不失时机地虚心请教指导老师，下班回家后再认真查阅相关医学书籍，将理论联系实际，在加深对理论知识的理解的基础上，灵活运用于临床工作。工作中他坚持脚踏实地，从小清创、小换药、学打外科结等基本功做起，把课本上学到的解剖、生理、病理、药理、诊断学等基本理论知识融会贯通运用于工作之中，凭着自己的勤奋和老师的指点，他很快成才。面对多处骨折合并内脏损伤的大型复合伤的抢救，他也能从容应对、迅速敏捷、有条不紊，面对疑难病症，他仔细查体、认真分析，综合判断，制订出合理有效的治疗方案。

2005年刚刚调进马塘医院的金伟，就被医院和科室指定学习医院的特色腹腔镜技术，从没有接触过该项技术的金伟凭着自己超人的悟性、坚实的业务功底和坚持不懈的努力，在医院腔镜中心主任秦旭峰带教下，潜心学习，刻苦钻研，很快便熟练掌握了腹腔镜下胆囊、阑尾切除手术。在省人民医院和通大附院进修期间，其良好的技术功底深得教授专家的赏识。如今，由他主持的胆道镜下胆总管切开取石和经脐单孔腹腔镜技术在马塘医院成功开展，又一次填补了我县微创领域的空白。

尽管如此，他从不居功自傲，从不固步自封，对待每一位病人总是一样的认真细致，对待每一台手术总是一样的缜密谨慎，有时为了观察病人的病情变化，半夜三更也会来到病房巡查。在马塘医院外科病房里，我们经常可以看到金医师与病人和家属热情交流的情景，金伟喜欢下病房，他要随时掌握病人的病情，指导病人康复，了解家属的想法和要求，知道哪些工作还要改进。接触他的病人和家属都知道他平易近人。

金伟一直认为，廉洁行医是医生的本分，贪财图利，乘人之危，根本不配当医生，我是一名共产党员更要带头廉洁行医，做好表率。一些初次接触金伟的病人家属，担心手术做不好，总是要想办法给他送上红包，他总是认真而和蔼地说，马塘医院是无红包医院，不收红包，请你合作，谢谢！！如此的场景经常会遇到，他每次都婉言谢绝，遇到实在难以推辞的，他就悄悄缴到病人的住院帐户上。仅2010年，金伟就退还病人执意要送的红包10个，计人民币3000多元。在每次的病人满意度调查表上，"最满意的医生"一栏出现最多的是他，病人来到医院首先想到要找的人也是他，因此他经常因为诊查或手术，夜班接着白班，白班连着夜班，一年到头几乎没有一个完整的工休天。他的有家不回，引来了妻子的埋怨、儿子的不满。为了自己衷爱的事业、为了满足病人的健康需求，他毅然选择了事业，把对家庭的亏欠深深埋在心底。

古人云："德不近佛者不可为医"，金伟用真诚的微笑抚慰着患者伤痛的心灵，用温馨的话语传递着人间的真情，用无私的奉献换取患者生命的续延，用平凡和爱心谱写着人生的乐章。他始终恪守着一个不变的承诺：友善、微笑待病人；细心、信心献病人；真心、诚意为病人。如今，已经走上管理岗位的金伟，比以前更忙了，但他依然坚持每天工作在临床一线，依然用自己孜孜以求的精神、不断精进的医术和让人信服的医德默默奉献，无怨无悔！

县卫生系统文化节参赛作品，审稿单位：马塘医院

让生命载着激情起航

作者：徐海兰　朱敏敏

激情，一首永不言败的歌，一条永不停息的河流，一座屹立在民族之林的高峰。激情，就像一壶茶，甘甜中带着苦涩；激情，就像一条大河，宁静下隐藏着疯狂；激情，就像一首交响乐，欢快中偶现悲凉。当激情与生命相遇在这里，才成就了张平院长和双甸医院的今天。

首先，他是一个成功的管理者。"管理，就是让他人做事的艺术"。作为院长，他有一套自己的管理方法，也是第一个吃螃蟹的人。忆往昔，双甸中心卫生院常年处于风雨飘摇状态，资不抵债，形势严峻。是新的领导班子带领全院职工自我加压，负重前进，走出低谷。在全县卫生系统率先实行深化改革，不断完善人事分配考核制度，坚持向高技术、高风险、高贡献临床一线倾斜。以岗定薪，鼓励多劳多得，优劳优得，不劳不得。职工与医院风险共担，责任共负，效益共创，利益共享。正是这种敢于改革的激情，才有了医院的今天。纵使江水湍急，也要奋不顾身，因为激情在召唤着他们，双甸医院的发展需要他们。

其次，他是一位廉洁的共产党员。"为人做有益的事，为事他人能受益"，这是他为自己写的座右铭，至今还放在他的办公桌上。他是这么说的，也是这么做的。本单位的一位同事拖他办事，事后偷偷给他塞了1万元作为谢礼，在百般拒绝推辞不掉的情况下，他偷偷地将钱交到财务科，作为该职工的年终福利发放。廉政承诺并不难，难的是一辈子践诺。而张平院长做到了，他通过身边的每一件小事，实现了他对全院职工的承诺。他用不太宽厚的肩膀抗起时代责任，用血肉之躯链起传统美德，用激情梦想托起双甸医院的希望。

他还是一名合格的医生。他有句常说的话："救人一命，比做什么事都有意义"，事实证明他也这么

做了。就在四月初的一天凌晨12点半，双甸医院来了一名危重病人，测量血压脉搏均为零，呼吸微弱，生命垂危。病人家属急得手足无措，接诊医师焦急万分。在这千钧一发的时刻，张平院长立即组织指挥抢救，检验科急做血型，联系血源，护理人员开通三路静脉通道，快速输液，药房配送药品，手术室人员术前准备。从领导到后勤，从临床到护理，从医技到药剂，各科人员迅速就位，立即手术、剖腹探查。经过五个多小时紧张的战斗，输血2600ml，输液3000多ml，在清晨第一缕曙光初现在天边的时候，病人终于转危为安。他和他的团队笑了，带着略显着疲惫的身躯，来不及休息，又投入到新一天的工作中。

也许，选择了抛弃这生命之躯，让他错过了人生中太多的美好时光——没有过妻子的甜言蜜语，没有过孩子的撒娇淘气，更不能给父母养老，尽孝悌之意。可生命的价值已经得到体现，激情依然在绽放。张平院长用激情的生命传承、发扬中华民族的传统美德，用有限的生命谱写人生的壮丽之歌，让生命承载激情起航！

县卫生系统文化节参赛作品，审稿单位：双甸镇中心卫生院

爱在春风细雨中

演讲者：傅小燕

人生的旅途中，总是会遇到一些令我们感动的人与事。

大爱让我们无言。地动山摇的时刻，可敬的老师，用自己并不强壮的身躯紧紧挡住砸向孩子们的楼板；当歹徒的尖刀刺向群众的时刻，最可爱的人无所畏惧地用血肉之躯迎上去；当病患需要骨髓移植时，白衣天使挺身而出，毅然决然地捐献出自己的造血干细胞……他们的事迹可歌可泣！

然而，有一种爱化在春风细雨里，沁人心脾，同样让我们感动、回味。我的身边也有这样一个让我感动和尊敬的人，她就是我们妇幼保健所所长吴春玫。

提起吴所长，很多人知道她是位有名的妇科B超专家。但是很少有人知道，她曾多少次婉言谢绝了上级领导的提拔。在她看来，作为一名医生，战斗在一线，为群众解除病痛才能实现自己的人生价值。2008年，保健所因人事变动，她再一次被推向前台，为了大局，她考虑再三，毅然挑起了妇幼保健这副重担。婆婆拉着她的手，疼惜地说道："春玫啊，家里的担子已经够重了，你还是不要做什么干部吧！""这副担子我也不想扛啊，可是，所长这个位置已经空缺太久，保健所的业务工作也已下滑，这是个大家呀，我已经撂不下这个挑子了，也对不起推举我的群众啊！"

从事行政工作后，她更以满腔的工作热忱投身到发展如东妇幼保健事业中去。她就象一个求知若渴的孩子，象海绵吸水般在第一时间研究掌握各种相关政策法规，为的就是给如东的妇女儿童争取更多的优惠政策。有时，对于政策的不同解读，她不惜和上级领导争个面红耳赤。可她说她没想那么多，因为她心中装的是千千万万个如东的妇女儿童，想的是如何为他们办好事、办实事。

记得有一次，一名家长因为疏忽，把孩子的出生医学证明给弄丢了。孩子快入学了，他才匆忙来到保健所吵着要求补证。可是，没有原始资料怎么能补呢？办证人员拒绝了他的要求，这位家长急得像热锅上的蚂蚁。吴所长知道情况后，亲自带领职工前去孩子出生的医院查找核实分娩记录。由于几年中医院经过一次搬迁，人员数次变动，一些资料不知存放在哪里。在医务科、妇产科人员的配合下，经过一整天地毯式的搜寻，方查找到原始证据及相关材料。回来时，已经是繁星满天了，她这才想起，上初三的孩子晚饭还没有准备，看来又得自己凑合着填饱肚子去上晚自修了。

她常常教育职工，作为一名妇幼保健医生，就是要坚持原则，甘守清贫。而她自己也是这样做的。在全县爱婴医院资质评审工作中，一家民营医院因硬件设施不符合要求，未领取到助产技术执业许可证，院长找机会塞红包给她，要求"多多包涵。"吴所长诚恳地拒绝道："回去用这钱将硬件该买的买，该换

的换，钱要花在刀刃上。一定要符合资质才能审批，要对自己的医院负责，也对老百姓负责。”朴实的话语深深打动了院长，他连连点头，忙着回去张罗了。

也许，在上级领导眼里，她是一位勇于直言的强悍下属；在基层人员眼里，她是位坚持原则的铁面领导；而在单位职工眼里，她更像一个通情达理的知心姐姐。职工带病坚持工作，她嘘寒问暖，责令休息；职工思想有情绪了，她积极开导，睿智的话语令人豁然开朗。同事的论文大多请她修改润色过，然而她却从不居功自傲；每年评先进，她的票数遥遥领先，却总是将荣誉让给“做实事”的下属。

她就是这样，一步一个脚印的在平凡的岗位上做出不平凡的业绩。她雷厉风行的作风，刚柔并剂的风格，如春风化雨般深深的影响了周围的所有人，如黑夜中的一盏明灯，指引年轻一辈的妇幼人如何做人做事。正如她常说的那句“努力工作吧，人生能有几回搏！”

县卫生系统文化节参赛作品，审稿单位：妇幼保健所

文艺展演作品

串 场 词

（2009年9月30日下午2:00）

[两位主持人在大幕前中央或舞台1/3处。

女 明天是新中国六十华诞，

男 今天是祖国的除夕之夜，

女 我们卫生系统以文化节的盛会庆典，为祖国守岁！

男 向祖国贺岁！

合 祝祖国万岁！

女 天使之爱，是对党赤诚的爱，对祖国忠贞的爱，对人民深情的爱；

男 天使之爱，是对如东切身的爱，对患者真挚的爱，对卫生事业执着的爱。

合 天使之爱，大爱无言，大爱无疆！

女 庆祝新中国成立60周年暨如东县卫生系统第七届文化节，“天使之爱”专场文艺展演——

合 现在开始！

一、男 先请欣赏大合唱，（幕启，主持人退后至一侧）演出单位：卫生局机关、妇幼保健所、卫生监督所；指挥：耿兵。

[待指挥上场，鞠躬站定后。

女 第一首歌：《在希望的田野上》；领唱：许唯薇。（主持人下）

[第一首歌唱毕后，女主持人上。

女 接下来请欣赏《众人划桨开大船》，领唱：张泽宾等卫生局领导班子全体成员。

二、男 人到六旬已花甲，祖国六十正年轻，卫生系统文化节，欢天喜地庆国庆。接下来请欣赏由丰利医院选送的舞蹈《欢聚一堂》，表演者：吴从琴、解婷婷、陈玲玲等。

三、女 小康看健康，健康保小康。全县医护工作者以高度的使命感和责任感，洒一腔心血，保一方平安。请欣赏小品《血的奉献》；选送单位：双甸中心卫生院；编剧：吴国华；导演：莫飞；表演者：陈蒙、肖恺、宗春霞。

四、男 马塘医院在马塘，打起竹板说辉煌，今天不把别的表，杏林花开一枝香。请欣赏马塘医院选送的、刚刚参加市卫生系统调演归来的音乐快板《杏林花开一枝香》；作者：吴新华；表演者：王境、吴春梅等。

五、女 和谐的医患关系，和谐的家庭关系，和谐的人际关系，必将构建美好的和谐社会。请欣赏掘港中心卫生院选送的小品《产房内外》；编剧：曹鹤松；导演：左金荣；表演者：马顺荣、赵文贤、沙玲玲、袁

菊明。

六、男　1. 接下来献给大家一组声乐节目：先请欣赏市、县获奖歌手、来自卫生进修学校的韩冰为大家深情演唱《五星红旗》。

2.（在第二首歌的前奏音乐声中，与缪海兵上场的同时旁白，主持人不上场）县中医院的缪海兵多次在声乐大赛中获奖，今天为我们献上的是《在和平年代》。

七、女　我骄傲，我是人民的健康卫士！高举起疾病预防控制的大旗，日夜守在这没有硝烟的战场。挥洒热血，坚守无悔，谱写我们疾控卫士的青春乐章。请欣赏音诗画《疾控卫士颂祖国》；选送单位：疾病预防控制中心；作者：陈震；表演者：张建军、徐婕、吴建明、张淑霞等。

八、男　第二人民医院170多名医护人员向社会承诺、向人民宣誓：创建无红包医院，不向任何单位和个人收受红包。庄严的承诺，神圣的誓言，如今成为一个个佳话美谈。请看该院选送的表演唱《一诺千金话红包》；作者：沈春涛；表演者：沈晨、王飞等。

九、女　《辣妹子》是一首脍炙人口的女声独唱歌曲，而卫生监督所的小伙子们却用小组唱的形式，以粗犷雄浑的声音和生动鲜活的表演，将这首歌演绎得别有一番辣味。演唱者：刘洪、傅春荣等；伴舞：徐小琴

十、　男　与新中国同龄，人民医院即将迎来建院60周年。近年来，该院排演了众多的精典舞蹈，体现了80后、90后良好的艺术感悟和文化底蕴，展现了新一代白衣天使的崭新风貌。请欣赏人民医院选送的古典舞蹈《踏歌》；表演者：管小飞、赵小惠等。

十一、女　新农合、架金桥，千家万户乐陶陶，农民兄弟得实惠，跟党迈上小康道。请欣赏由第三人民医院选送的、充满地域特色和乡土气息的对口快板《新农合，架金桥》；作者：申有志；表演者：许金华、许小琴。

十二、男　人民的健康就是我们的期盼，患者的满意就是我们的追求。到底满意不满意？怎么做才能让人满意？请看第四人民医院选送的说唱三句半《满意在四院》；作者：左金荣、於国鑫；表演者：徐静、王树婷等。

十三、女　现在，将隆重推出两位特邀嘉宾闪亮登场。

男　这两位嘉宾都在外地经商，这次是应邀专程赶回来为今天的演出增光添彩。

女　他们当中的一位是相声大师马季的亲传弟子，另一位是江苏省戏剧家、曲艺家协会会员。他们俩儿曾多次合作或参与的相声、小品在省以上屡获大奖。

男　下面，请欣赏由符美法先生量身打造，并和颜霏先生合说的相声《如此医德》，掌声有请。

十四、女　风轻轻、荷倒影，鸟语花香蛙蝉鸣，乡野水色风光美，躬逢盛世享太平。请欣赏县中医院选送的舞蹈《轻风荷影》；表演者：任丽娟、洪丽娟等。

十五、男　观众朋友们，下面将由姚世平、金燕芳、袁亚东、许唯薇等歌手为大家演绎歌曲串烧。

女　他们将分别献上几首我们耳熟能详的红色经典歌曲：《祖国，慈祥的母亲》《祝福祖国》《我和我的祖国》《祖国，你好》《今天是你的生日》。

男　请共同欣赏。

[在《今天是你的生日》歌声中，两主持人幕后朗诵。

男　明天，是新中国60岁生日，

女　今天，我们点燃蜡烛，向祖国母亲致以深深的祝福：

男　祝愿祖国与日月同辉，

女　祝愿祖国与大地共存；

男　祝愿祖国前程似绵，

女　祝愿祖国繁荣昌盛。

合:祝愿如东的卫生事业与祖国同行,明天更辉煌。

男　如东县卫生系统第七届文化节“天使之爱”文艺展演到此结束,

女　祝大家——

合　国庆愉快!

县卫生系统文化节参赛作品,审稿单位:县卫生局

•喜剧小品•

非诚勿扰

演出单位:苴镇中心卫生院

时间　不久前的一天

地点　某基层医院

人物　赵医生,女,两癌筛查“首岗”值班医生

焦二喜,男,海边渔民

钱金花,女,海边村民,焦之妻

[台左侧立一块“两癌筛查由此向里”指示牌;右侧摆有桌椅,桌上放置电脑及相关资料;旁边设一把长排椅。

赵　(对观众)各位阿姨、各位大姐小妹,为了保障妇女健康,我俫为35到59岁的农村妇女免费进行宫颈癌和乳腺癌检查,这是党和政府对广大妇女的关心和爱护。什的?你问乳腺癌有什的症状?我告诉你呀,自己可以一看二摸:看看两个果对称的,上的果有水渗的,头儿果凹凸得甚的,里头果长核子起横的……什的?你问惹宫颈癌什的原因?一两句话说不清爽。这样子,(转身拿表格)我这块有些表,有文化的自己填,没文化的我问你答我帮了填,请大家配合。

[赵转身落坐。摩托车由远而近及刹车声。焦手持头盔,急上。

焦　(朝台侧)快稍点儿,果好的?去年子叫你查,你揉啊噌揉啊噌屁股乍突得就是不查。今年子村支书亲自上门动员了几下子,你还三扁担打不出个闷屁来。(钱扭扭捏捏上)

钱　又要解衣裳,又要脱裤子,丑巴巴的,多难为情!嘿……

焦　哈嘘!你是要命呀还是要脸呀?

钱　总要?

焦　政府不要钱帮你俫检查,哪咳有这种便宜交易?我要是个女的,头一个就来查,有事没事,放下子心就是好事。

钱　我晓得是好事,就是脱衣剥杀的,难相。

焦　有什的难相的?你查的那些落场,除到我相,嘿嘿,也只有医院的先生能相相。

钱　人家在田的做杲仄,也不曾来得起洗下子,浑身汗津津的,难闻。

焦　你是相亲的还是结婚的?

钱　好到好到,我也认下。你先进去挂个号,我去上个茅缸(厕所)。

焦　不是挂号,是登记。你爽点儿。

[钱下,焦作进门状,四处张望,被赵发现。

赵　哎哎哎!请问你做什妮的?

焦　我是……哎!你这个牌子不是写到在哈:两癌筛(念师)查。

赵　师查？你是来查两癌的？
焦　噢！不是我，是我老婆查。
赵　人啊？
焦　就来。(掏知情通知书)我先帮她办手续，这是合同。
赵　不是合同，叫知情通知书。尊姓呀？
焦　姓焦。
赵　姓什的？
焦　姓焦。
赵　(误以为焦说的"性交")我还曾问这些内容，你倒会抢答到。
焦　我真当的姓焦，叫焦二喜。
赵　噢！是这个姓焦。(展开知情通知书)你老婆叫钱……
焦　钱金花。
赵　人果曾来？有些事情我要当面问她。
焦　她恰如个梦，你问我等于问她。
赵　那不行。按照规定，我必须询问体检者本人。
焦　好的，我来喊。(到门口，钱上)不慢慢兜怪到，快点进来。
赵　你叫钱金花？
钱　是的。
赵　请出示户口本或身份证。
钱　统统在他(指焦)罗嘿。
焦　噢！身份证把你。(递上)
赵　焦……这是你的。
焦　噢！弄错到。(重掏身份证)
赵　(边上网边说)底下有些情况，我要问问你，你要如实回答。
钱　坦白从宽，抗拒从严。(赵大笑)
焦　又不是审讯犯人，你什门儿这么抖抖活活的？
赵　(自言自语地)3206231953……噢，你今年子实足年龄58。
焦　虚年龄59，我61。
赵　多大年纪结婚的？
焦　她18，我20，罗刻儿结婚早，一绕的下子40年出到头。
赵　什的文化程度？
焦　我初中曾毕业，她小学念完了，叫完小。
赵　你家里正常在一起过日子的有哪些人手？
钱　公老爹过到世，剩了个婆老太，我呀夫妻两个，还有儿子媳妇和孙子，姑娘把了人家。
赵　全家每个月的收入大概多少？
焦　这个不好说到，反正个锅里吃饭，日子又过又好。
赵　你现在的职业或工作是……
钱　我种田。
焦　我下海。
赵　说说你的流产史……

钱 我流产……曾死呀!

赵 不是的,我问你流过几次产?

钱 (对焦)我说的,问到肉剂剂的。

焦 (抢断)两次,只有两次。

赵 你侎那个…那个的时候…

钱 这个……

焦 罗个门儿……年纪大了,老早戒掉。

[幕后叫:下一个。

赵 来到来到。你先进去查,有些事情我再问问他。

钱 我不敢。

赵 我送你去。你(指焦)坐到等会儿。

[赵陪钱下。焦随手翻看桌上的一本杂志。

焦 (念)男人也患乳腺癌。嗯!据统计,目前在我国女性乳腺癌患者约占女性人口的10万分之29,在上海、北京等大城市则高达 10万分之50,而男性患者占乳腺癌患者人数的1%。(赵复上)先生,我也要检查下子。

赵 你查什的?

焦 乳腺癌。

赵 有你什的事?

焦 你果晓得,男匠也有得这个病的。

赵 听说过,但没有见过。

焦 我让你见识下子,你这个书上就有,连人数都统计出来到。

赵 按照规定,我侎医院只帮妇女查。

焦 这个牌子上只写到"两癌",不曾写妇女。既然男匠有可能得两癌中的一癌,就应该是被查的对象。如果我要查宫颈癌就是瞎牵斯,因为我没有这个……零件。

赵 这个事情我做不了主。

焦 你侎院长能做主吧,我去找。(欲下)

赵 哎,你不要找,我侎院长到县卫生局开会去到。

焦 你就行行好,我家住在海边,离这里三、四里,来一趟不容易。

赵 这到样子,我打个电话把院长,请示下子。

焦 好的,多承谢谢。

[赵拨手机,单向通话,

赵 喂!季院长噢,今天来了个男的,送老婆来查的,他也要查乳腺癌,多大年纪?60出头,果有什的症状?(对焦)问你有什的症状?

焦 这里(指胸部)没什的,噢,(指下腹部)胀人,难过……

赵 他说下面……嗨,反正身体不太舒服,好的,好的。

焦 你侎院长怎呀说相的?

赵 院长说,男的要求查乳腺癌,等会儿给答复。

焦 我坐到这里等。先生,请你帮我算下子,(拿杂志)全国10万分之29是多少?

赵 每10万人当中有29人。

焦 大城市每10万人当中50个人,50加29等于79,算80,平均将近40。我侎如东有多少人啊?

赵　百十万吧！

焦　百十万就有400个女的得乳腺癌，1%，乖乖，要有4个男的得这个病。假如挨我凿住到……

[赵的手机响，

赵　院长，嗯，噢，好的好的。

焦　怎呀答复的。

赵　我倈院长说到，既然你有这个怀疑，又有这个要求，我倈作为特例，为你免费检查乳腺，还有你罗个……胀人的地方。

焦　分清！（欲进）

赵　哎！不要心慌，等你呀老婆出来，我帮你开个单子，上头写个"院长特批"，乱到哪个帮你免费查呀？

焦　是的是的。

[赵开单，钱上场。

钱　做梦！查了半天，挨个男的又看又摸的。

焦　啊！男的查的？

赵　查乳腺是外科医生，全部是男的。

焦　男匠帮男匠查，来斯！（拿单子欲下）

钱　你做妮？

焦　查查果有乳腺癌。

钱　笑话！男匠家家的，哪来这么个杲仄的？

焦　嘿嘿！院长特批的。（下）

钱　先生，我家个老候查的条什的号？

赵　让他查查，放放心。

钱　老麻脚，一天到晚贩心。先生，才些儿查前头，你问的些事情，不能说假话吧？

赵　当然要实话实说。

钱　你问流产的个事情，是结婚前头还是结婚后头？

赵　总包括。

钱　结婚前的还有一次，拢共三次。我老候怕丑，瞒到一次。

赵　可以理解。

钱　先生，我倈总是女的，说到你不要见笑，罗些事情他才些儿说戒到，果曾戒到，这个死人的老候，这么大岁数到，还舔嘴辣舌的，象个骚雄鸡。

赵　（大笑）好了好了，不要再说到。

[焦手持体检报告单，兴高采烈地上。

焦　呆人呆福气，点儿毛病没有，倒是底下有疝（念仙）气。

钱　我瞟瞟稍，（看报告单）咦！真当的是仙气。（二人大笑）

赵　不是仙气，是疝气。

焦　疝气？什的疝气？

赵　就是土话说的……沙鼓。

赵　如果经常发，严重的话，就开它。

焦、钱　开它？

赵　留个电话号码把我，到时候我和你联系，等天气凉快点儿，你就来开刀。

钱　全部洼到？

焦 这么说相，我的仙气不是没有到？

齐 啊！哈哈哈……

县卫生系统文化节参赛作品，审稿单位：苴镇中心卫生院

•对口评书•

感天动地100天

演出单位：如东县中医院

[舞台中央设置一桌，上面摆放两块惊堂木，桌前沿饰有桌围。

[甲、乙两演员上场，立于桌后鞠躬；稍顷，同时敲击惊堂木。

合 （韵白）醒木一敲“叭叭”响，传统评书咱俩讲；诚请大家共欣赏，对不起——听书之前先鼓掌。

甲 （击木）话说2009年3月21号晚上7点光景，县中医院总值班室骤然响起电话铃声（配声响效果）：（操如东方言）喂，你好！是的，嗯……嗯，好的，好的，我们马上赶到。

乙 原来，在洋口大道金凤村路段，有一个身负重伤、生命垂危的人躺在路边。刚才的电话是县“110”指挥中心下达的紧急指令。（击木）

甲 （救护车警报声）说时迟那时快，骨伤科主治医生率护理人员冒雨火速赶赴现场。

乙 一名20岁左右的女孩俯卧马路，全身污秽不堪，血迹斑斑，已经神志不清，命悬一线。（紧张激越的音乐起）

甲 医护人员连忙将女孩抬上救护车，驾驶员加大油门，向医院急速飞驰。

乙 这个女孩手足、肋骨、胸腰椎多发性骨折，高位截瘫，快！赶快送进重症监护病房。

甲 由于伤员手脚抽搐，奄奄一息，重症病房的医护人员立即作深静脉置管输液。此时已到深夜，输血和使用抗生素药物必须亲人签字，但女孩无任何身份证明，而且昏迷不醒，这可怎么办？

乙 怎么办？

合 怎么办？

甲 一切刻不容缓！

乙 一切手续全免！

合 一切为了救人！一切特事特办！！（击木）

乙 第二天，院领导一边与公安机关协调，查询女孩的亲人，一边要求有关人员不惜代价全力救治。

甲 医院请来了南通市中医院专家前来会诊，一致认为必须施行重大手术，女孩方能有救。但此时的她生命体征极不正常，又一次被送入重症病房。

乙 经过重症病房医生护士们10多天的全力救治，女孩的伤情趋于稳定，但身体极度虚弱。为了达到更好的治疗效果，脊椎内固定手术势在必行，但这个重伤员能否耐受如此重大的手术？

甲 医院又请来了上级医院专家一同攻克手术难关，同时成立了由10多人的手术医疗组，制定了缜密的麻醉和手术方案。

乙 4月9日，经过3个多小时的紧张手术，女孩横断五分之四的椎管减压复位成功，压迫脊椎的椎板被成功切除，伤员又闯过了一道鬼门关，被再次送入重症病房护理。

甲 4月19日，医院又对伤者施行了左侧尺桡骨、胫腓骨切开复位钢板内固定术，伤情得到了有效控制。（击木，音乐停）

乙 两次重大手术，三进重症病房。在找不到一位监护人的情况下，县中医院毫不推诿，启动绿色通道应急机制，30多名医护人员展开了与死神争分夺秒的战斗，在他们的全力救治和悉心呵护下，女孩

终于脱离了危险。

甲 她姓什名谁？不知道；家住何方？也不知道；为啥遭此重创？还不知道；已经并将继续发生的高额医药费谁来承担？更不知道。

乙 但中医院领导和医护人员就知道一个道理：这是一条鲜活的生命，而全力抢救、治疗、捍卫人的生命——

合 是医务工作者的神圣职责和天地良知！（击木，抒情音乐起）

甲 当女孩躺在春寒雨夜的路边被抬上救护车时，医护人员全然不顾她满身的泥水、血迹和异味，用身体紧紧地靠着她，以防途中出现意外。

乙 当女孩被拉到急救病房时，她从头到脚从里到外都脏不可耐，满身血污，还发出阵阵恶臭，和她差不多年龄的护士们饱含热泪为她清洗消毒。

甲 当女孩深夜被首次转到重症病房时，该病房主治医生和护士长等人从被窝中被唤醒，急匆匆赶到医院，大家围着这个可怜的孩子，有的用自带的夜餐喂她，有的从家中带来藕粉、牛奶等营养品，摆满她的床头。

乙 当女孩把喂的水喷到护工满脸时，护士长将为自己准备的饮料递上，换来她美美的畅饮，还隔三岔五地换上护士姐妹送来的衣服。

甲 当女孩第一次手术结束只能用鼻饲时，一位很少逛超市的医生专门上街买来一台榨汁机，将医护人员不断带来的水果，及时榨汁儿给她喝下。

乙 当女孩转到普通病房时，医院配备了专门的护工，24小时全天候地陪伴、照顾她长达两个半月。

甲 当女孩能正常进食时，医院食堂每天送来晕素搭配的合理营养，博得全院病友的羡慕和赞叹。

乙 当女孩可以出院但无家可归时，一位医生自告奋勇地四、五次奔走于县级机关相关部门，为建立社会救助机制而八方求援。

甲 当女孩从最初入院时，院领导就逢会必议，逢议必决：先行救人，人命关天。

合 真可谓：以人为本，情深意切！（击木）。

乙 55个日日夜夜过去了，女孩露出灿烂的笑容，除了睡觉时偶尔喊出“爸爸妈妈”的喃喃梦语，她绝少说话，谁也叫不出她的名字。

甲 重伤女孩的命运引起县领导的高度重视，时任县长詹立风，还有县委常委、政法委书记陈建华分别作出批示，副县长姜晓静召开专门会议，要求相关部门加大侦察力度，弄清伤者身份，尽快查找亲人。（音乐停）

乙 5月底，公安部门最终通过DNA对比测试帮助女孩找到父母。

甲 6月29日，女孩带着如东人民的祝福，还带着中医院送上的手摇式护理床和2000元钱，终于回到阔别已久的海安曲塘老家。

乙 留下的却是10几万至今毫无着落的医疗费用，还有太多的感慨和思考。

甲 从这位女孩被拉到医院抢救到回到亲人身边正好整整100天。（击木）这100天，奏响了一个花季少女的生命进行曲。

乙 奏响了县中医院用责任和爱心谱写的生命协作曲！！

合 更奏响了如东人善良仁爱的生命交响曲！！！

甲 这正是——（二人击板）

合 评书到此告一段，大爱无言中医院；感天动地100天，白衣天使新风赞！

县卫生系统文化节参赛作品，审稿单位：县中医院

·表演唱·

健康近卫军

演出单位:县疾病预防控制中心

[在一阵急促的哨声中,众女演员从不同方向冲向舞台,列队集结。

画外音 立正!向右看齐!向前看!报数!(众依次甩头报数)接到报告,发现疫情,立即出发:向右转!齐步走!

齐 唱 我们是健康近卫军,
生命安全的守护神。
科学防控风彩扬,
创新发展向前进。

众 板 职业卫生记心中,
健康体检不放松。
有毒有害有放射,
深入现场严监测。
苦脏累毒何所俱,
不畏艰险求数据。
健康教育有新招,
防范的意识大提高。
保健康、促发展、求稳定,
疾控人责无旁贷的新使命,新 使 命!

齐 唱 职业损伤闹纷争,
咱技术保障给支撑。

男 板 俺从山东、到如东,
在生产乳胶手套的企业当操作工。
常年接触那个溶剂很有毒,
俺老是觉得这肚子里头不舒服。
俺老板死活就是不认账,
俺……俺俺…要到政府去告状。

众 板 山东民工好兄弟,
不要发火消消气。
我们客观公正地为你做检查,
应该是啥就是啥。

男 白 好家伙!你们比俺老婆还要好!

齐 唱 全面检查肝脏脾胃,
春风化雨滋润我心肺。

男 白 谢谢你们!俺的亲娘哎!(下,众大笑)

众 板 疾病预防与控制,
这是我们的主阵地。

肝炎霍乱艾滋病，
咱如东的防治措施特别硬。
发现病例早报告，
及时处置最重要。
预防接种不能晚，
为少儿撑起健康成长的保护伞。
密切注视新动态，
关爱祖国的新一代、新　一　代！
众　唱　那天到幼儿园去寻查，
看望康复的小娃娃。
男　板　前几天浑身发烫很难受，
嗓子疼痛还咳嗽。
手上脚上长出小红点，
屁股变成了麻花脸。
叔叔阿姨急急忙忙就赶到，
又是检查又送药。
原来是什么……手、足、口病，
差点要了我的这条……小命。
众　唱　预防传染病肆虐暴发，
将健康福音送到万户千家。
男　白　谢谢叔叔阿姨！（英语）非常感谢！（飞吻，下，众大笑）

众　板　病从口入严把关，
食品安全大如天。
突发事故万分急，
快速将风险化为夷。
第一时间到一线，
及时取样细化验。
一切用科学技术来说话，
防止了事态再扩大。
工作扎实做到家，
社会和谐人人夸，人　人　夸！
众　唱　美好的春天故事多，
出了事故起风波。
男　板　我姓方，人家都叫我方老太，
有件事情真奇怪。
今年子三月十七号，
恰如我呀触犯到土地庙。
祖孙三代五个人，
个呀个地突然得病丢到魂。

心上泛、嘴里挖，
虚汗直淌象野鸭。
活活抖、如筛糠，
眼睛仁儿定到发绿光。
全家人生不如死真难过，
拉到掘港来抢救。
众　板　我们连续四天四夜追查原因不睡觉，
原来是食用的蔬菜有蹊跷。
残留农药有机磷，
找到源头情况明。
男　板　中午吃得是螺儿炒韭菜，
吃这种有毒的韭菜死得快。
众　唱　防微杜渐齐给力，
保我家园一片新天地。
男　板　局好你俫查得快，
要不然，我要到阴间去会我家婆老太。
(白)多承谢谢！
众　白　不　用　谢！

齐　唱　我们是健康近卫军，
生命安全的守护神。
科学防控风彩扬，
创新发展向前进。
画外音　立正！向右看齐！向前看！报数！(众依次甩头报数)现在又接到疫情通报，我们继续出发！
齐　唱　向前进，向前进，
疾控人责任重与民众感情深。
红色娘子军扛抢闹革命，
健康近卫军奋力保民生。
向前进……

县卫生系统文化节参赛作品，审稿单位：县疾病预防控制中心

•三句半•

新医院里新气象

演出单位：如东县人民医院

欢乐的锣鼓敲起来，
白衣天使上了台，
卫生系统大联欢，
我也来！

我们表演是第一趟，
心里紧张腿子晃，
说得不好多包涵，
出洋相！
四句头一段三长，
拜托大家多捧场，
(唱)掌声响起来……
鼓掌！

今天不跳也不唱，
说说医院的新气象，
桃红柳绿满园春，
百花放！

新医院里新气象，
文明新风大提倡，
优质服务暖人心，
像太阳！

新医院里气象新，
救死扶伤为己任，
医德医风人称颂，
有爱心！

白衣天使笑一笑，
好像燕子把春报，
三分病痛消除掉，
不疼了！
新医院里气象新，
管理规范讲认真，
各科都把先进争，
当标兵！

新医院里气象新，
医疗设施过得硬，
医术高明赛华佗，
神！
新医院里气象新，
风清气正心也顺，
不拿回扣和红包，

顶真！

干部职工人心齐，
团结协作把山移，
领导处处来带头，
扛红旗！

人民医院为人民，
服务基层献真情，
专研业务医术精，
高水平！

新医院，新气象，
未来的前景更辉煌，
抢抓机遇求发展，
快上！

弟医院是老大哥，
我们决不把后腿拖，
“十二五”期间齐努力，
争上游！

联欢晚会乐开怀，
下次联欢我再来，
今朝在此说再见，
拜拜！

县卫生系统文化节参赛作品，审稿单位：县人民医院

•相声•

特　殊　岗　位

演出单位：如东县第四人民医院

乙　即将迎来中国共产党九十华诞，全县卫生系统以第九届文化节作为献给党的生日礼赞。我们第四人民医院推荐我为大家唱一首红歌……（练嗓子）

甲　（从台下一路喊叫至台上）咋唬什么呢？低音像耗子被踩了尾巴似的，中音像野鸭，高音像叫驴、野狼嚎。

乙　这是谁呀？

甲　你看人家影视明星孙俪，人长得美，舞跳得棒，歌又唱得好。

乙　挨得上吗？

甲　怎么挨不上？本月7号，在上海浦东著名的超五星级丽丝•卡尔顿酒店，孙俪她……（哭）结婚啦！

乙　人家结婚，你也犯不着激动得掉眼泪啊！

甲　不是激动，是气愤。

乙　怎么啦？

甲　邓超那小子夺人所爱，孙俪本来是我的。

乙　啊！有这事儿呀？

甲　可不！从她的处女……啊，电视剧《情深深，雨濛濛》扮演歌厅舞女，甭听赵薇在前面唱得欢，我一眼就看中后面伴舞的孙俪啦！

乙　噢！早就盯上了。

甲　后来，我俩又一块儿《甜蜜蜜》，啊！《幸福像花一样》！

乙　噢！像花痴一样。

甲　你邓超和她合演了两部电视剧，竟然就把她给霸占了。

乙　人家相恋六年啦！

甲　更可恨的是，未婚先孕，倒怀了四个月了。

乙　这两口子去年2月就登记了，领了“营业执照”，属于“合法经营”。

甲　问题是这孩子不知道和我有没有关系？

乙　越说越不象话。

甲　不行！我得去上海，把孙俪和孩子夺回来。（眼发直）

乙　（摸甲脑门）你是从四院逃出来的吧！

甲　四院管理那么严，能逃出来吗？我是精神病——

乙　患者？

甲　医生。

乙　噢！吓我一跳。您刚才怎么那付模样？

甲　因为精神病患者中有80%带有性色彩，往往心中有一个固定的异性对象，认为她或他对自己有意思。如对方有配偶，就认为与他人有染，医学上叫“钟情忘想”，也就是通常所说的（改如东方言）单相思、花呆。

乙　这好办。凡有这种病的人给他找个满意的对象就得了。

甲　想得简单，刚才那一位痴迷孙俪，我到哪儿再克隆一个孙俪给他？

乙　这倒是。

甲　我们四院每年新增精神病患者约200人，全年收治500人左右，70张病床时常爆满，患者多为18至40岁。

乙　这些患者的精神病是怎么引起的？

甲　绝大部分是基因遗传，一般三代以内有家族史的容易遗传；再加上外界的刺激，为诱发因素。

乙　他们有什么症状？

甲　他们的意识是清醒的，思维是混乱的，行为是怪异的，精神是分裂的，说到底，是这儿（指脑袋）出了问题。

乙　噢！总指挥部乱套了。

甲　我们的责任，就是用心灵的火花配合药物治理，将他们的思维清晰起来，精神融合起来，行为连贯起来。

乙　性色彩的精神病有那么复杂吗？

甲　刚才说的仅是一种类型，还有一种典型的精神障碍，叫“燥狂症”。

乙　怎么讲?

甲　这种病人爱吹牛,说大话,幻想当大官,做老板。

乙　新鲜!

甲　我再给您学学。

乙　好!大家掌声欢迎。

甲　(掏名片状)我的名片,一张、两张、三张,给你一迭儿,帮我分发。

乙　宇宙集团董事局主席、星球跨国公司总裁、太平洋总部总经理,哟,你的头衔够多的。

甲　小意思,最近世界上发生的几件大事儿都与我有关系。

乙　真的?说说看。

甲　几个国家联手轰炸利比亚,是我赞助的,没想到把卡扎菲的一个儿子和两个孙子给炸死了,惨了点儿。不过这老小子娶的老婆,养的儿孙也太多了点儿。

乙　扯得上吗?

甲　美国海豹突击队猎杀拉登,情报是我提供的。上个月小奥……

乙　小奥是谁?

甲　奥巴马呀,他请我到白宫接受勋章,我哪有时间和他慢慢儿啰嗦?

乙　你就吹吧你。

甲　日本地震、海啸,都是我忽悠的。

乙　真能忽悠。

甲　不是我一手阻拦,核辐射早就到我们中国了。

乙　太能吹啦!

甲　这些都是严重的精神分裂症。

乙　瞎吹也挺好玩的。

甲　还有不好玩的。比如酒精依赖型的。每天都喝,逢喝必醉,逐步加量,不吃菜、不上桌。这模样(摸拟醉态)。

乙　成酒鬼了。

甲　精神发育迟滞型的,也就是智障,轻度的上逸夫特殊学校,中度、重度就到我们那儿住院,这模样(摸拟智障者)。

乙　够揪心的。

甲　脑气质精神障碍型的,往往是脑炎后遗症,尤其是交通事故引起脑伤的。这模样(摸拟)。

乙　看了心里不好受。

甲　我们得根据不同的病情,针对每位患者制定治疗方案,做到一把钥匙开一把锁。

乙　噢,这就是你们创造的解锁工程。

甲　对!精神病患者是阶段性住院,我们这些医护人员却要和他们终身为伴。

乙　了不起!观众朋友们,我提议:让我们以热烈的掌声,向这些特殊岗位的医护工作者致以崇高的敬意!

甲　谢谢!谢谢!

乙　哎!今天晚上,我请您到金港国际影城看孙俪主演的国产大片。

甲　谁?

乙　孙俪。

甲　(顿变傻状)亲爱的,你到底还是回来啦!(吻自己的手背)

乙　嗨！什么乱七八糟的？

县卫生系统文化节参赛作品，审稿单位：县第四人民医院

•方言喜剧小品•

对　门

演出单位：如东县第二人民医院

时间：当代，某日晚

地点：公寓楼住户门前

人物：华儿，男，30岁

芳儿，华儿妻，

胡一刀，胡妻（由一人串演）

[舞台上置一屏风]。

芳：（快步上）华儿，你果能快点儿啊？

华：来了，来了。我三楼还爬不动哎！

芳：爬不动呀？我啊六楼上的霞叫你，你跑起来像个公猴样的！

华：我是个公猴，你不就是个母猴？

芳：你倈看看我家这个男人，做事不得快，吃饭不得快，跑路也不得快。（对华）恐怕你家是拿面筋烧经祭祖的，养了你这个韧皮条。

华：（慢吞吞地四下看）303，303……

芳：（拎华耳朵）不咯，你一步没二寸，在数蚂蚁啊？你果能快点呀？

华：哎呀，芳儿，你这个婆娘，下手轻点果好的？

芳：你果晓得咯？现在是晚上几点了，再盎人家就要熄灯睡觉了。

华：我在看这个门牌号码，门牌号搞错了，钱白送了不上算，耽误你妈妈看病，这个责任拉个负？

芳：刚才不是打听得清清楚楚的，吴主任吴一刀住在3号楼3单元303室。

华：这个晚上楼道里光线不好，你也长长眼睛，看看清楚。

芳：你放心，错不了的。303到了，就这一家。（伸手欲敲门）。

华：慢点。芳儿，我想来想去，这个红包还是不要送。

芳：你又舍不得了？

华：不是我在乎这几个钱。听说的现在医院都在抓那个行风廉政建设，不收红包。

芳：你这个呆瓜佬儿，戏台上唱的唱儿，你还当了真啊？

华：既然他倈是这样子说的，我倈不就不管他真的假的，就不要送了。

芳：呸！你是吃的灯草灰，放的轻巧屁！你可晓得妈妈是个什的手术？心脏搭桥！万一这个主刀的吴主任吴一刀，刀头偏了一点儿，老妈的老命就没得了。

华：妈妈做的是个大手术不假，但是这个吴主任，他既然叫“吴一刀”，刀头怎会偏的，他又不是个斫肉的。

芳：你不要废话，你的门儿精我懂，还是舍不得几个钱，反正病的是我妈妈，又不是你妈妈。

华：你不要说了，越说越难听，送就送。你去叫门。

芳：（欲敲门）喂！

华：不能吵，也不能敲，这块有门铃，你按。

芳:我不会,你按。

华:你按,我从来不曾给人家送过红包,心上还扑通扑通的。

芳:你个忽货,你紧张的哪一家?你是来送礼的,又不是来做贼的。(按门铃)叮咚。

华:再按。

芳:叮咚,叮咚。

(内应:来了,来了)

(胡妻上。身穿睡袍,大波浪头,脸上贴着面膜)

妻:(四川口音)找啥人?

芳:啊?

华:我俫找吴主任。

芳:就是外号叫吴一刀的。

妻:对咯对咯,屋里厢坐。

华:他可在家?

妻:现在勿在家,天天夜里厢一两点才家俫。

芳:我俫找他有事。

妻:啥事体跟我说一样咯。

华:我这块有个信封,里头有个纸条,事情写在上头,麻烦你交给他。

妻:晓得了,放心好了。

芳:请他……就是心脏上的事。

妻:心啊肺啊好说,到辰光包在他身上了。

华:这样子我俫就放心了,我俫就告辞了。

妻:好的,再见了。

华:再见。

芳:再见。

(妻下。

芳:这样就行了?

华:搞定。

芳:也不交代几句?

华:现在的人都很聪明,不要啰嗦的。该说的我都写在纸条上,夹在钞票里头,他一看,明明白白,心中有数,到时候做手术,肯定万无一失。

芳:我总觉得有点毛。

华:你放心,没事。(从怀中拿出一叠钱)拿去。

芳:啊?你哪来这么多钱的?

华:(窃喜)嘻……你叫我送2000块,我只包了200块,这里还剩下1800块。

芳:刚才的红包,你只包了200块?

华:200块。

芳:(捶打华)你个混账东西,现在200块怎拿得出手?还不如不送。

华:你不要急,我先试探试探的。

芳:屁话!这种事情好试的?你拿妈妈的性命开玩笑啊?

华:(严肃的)你以为医生都是什么人?会拿病人的性命开玩笑的?我同你打赌。

芳:赌你个头呀!(追打华下。

(转暗。

(灯亮。

(华快上。芳跟上。

芳:华儿,你慢点个好的?

华:你快点撒,盎了,吴主任要休息咯。

芳:这就奇了怪了,上次来送红包你如背钱纤,这次来送红包你如射箭。

华:这个你不懂啊?上次是人生地不熟,这次是熟门熟路的。再说,你妈妈的病好了,身体康复了,我高兴啊,这叫人逢喜事——

芳:精神爽啊!哎,华儿,你还不要说,这个吴主任的医术确实高明啊,我妈妈几十年的心脏病,他一刀就解决了,真不愧叫个“吴一刀”啊!

华:你只说对了一半,吴主任不但医术高,更主要是医德高。你说,动手术要叫我送个2000块的红包,我还不曾舍得,只送了200块,你看看,手术不还是照样做的旱獾儿娶老婆——呱呱叫的。所以,吴主任这个情,我俫今朝无论如何要补上,红包呢?拿来把我。

芳:红包在这块,2000块点了几遍呢。哎,华儿,我同你商议,这个红包就不要送了吧?

华:你什的意思?

芳:既然妈妈也开刀了,病也好了,还要送红包做什的?

华:你这个人没良心!你妈妈刀开了,病好了你就翻脸不认人了?好了疮疤忘了痛啊?过河就拆桥啊?

芳:哎呦,我不是这个意思,我是说能省就省点。

华:有的东西能省,有的东西不能省的,人要有感恩之心,不能忘恩负义。

芳:就你晓得的多,这个道理我懂。送,坚决送。303室到了,你按门铃。

华:好的。(耳朵凑上去聆听)

胡:你……找哪个的?

华:我找吴主任。

胡:我就是的,找我什事?

芳:不对呀。

华:你不要同我开心,你不是吴主任。

胡:笑话,我行不改名,坐不改姓,活了几十年,都叫“武祖仁”,武大郎的武,祖宗的祖,仁义道德的仁,骗你我不是人。

华:错了错了,我找的是第二人民医院的吴主任,口天吴。

胡:噢,你俫找那个吴一刀,他拿的是手术刀,我拿的是斫肉刀。

芳:啊呀,说了半天,你是个卖肉的?

胡:不错哇,我的外号就叫“武一刀”,中心菜市场卖肉的,一刀准,斫三斤肉一刀头,“咔嚓”一家伙,绝对不会是2斤9两9钱。

华:不好意思啊,那个开刀的吴主任,请问他住哪块?

胡:你还真是碰的巧,问对人啰,吴一刀和武一刀住的门对门。喏,对门,304室。

华:噢,对门,谢谢你。

芳:你看看,你看看,裤裆里放屁,弄到两丫里去了。

(304室,欲上前敲门。

华:(拉芳。等会,不要送了吧。

芳：不送了？你刚刚还说做人要有良心……上次吴主任帮我妈妈做手术，一站就是三个钟头，茶水总不曾吃我俫一杯，今朝这个红包一定要补给他。我俫叫门。(上前

华：你想想看，现在医院的风气这么好，不管哪个病人送的红包，医生一概都不收。 像吴主任这样高尚的人，你送红包给他就是骂他，是往他脸上抹黑，是对他人格的污蔑。你说，我说的咯对？

胡：这位兄弟，你说的太对了。我和吴主任住门对门，他的情况我最了解，不管哪个病人送的红包，他真的都不收。

芳：但是不送红包，我们心里也过意不去啊。

胡：你们出手还蛮大方的嘞，我开个玩笑啊！上次你们送的红包是我老婆收的，今天退给你们，免得你们误会了。我说，你们也不要费心了，他肯定是不收红包的。

华：不送了我俫就不要打扰吴主任休息了。来，我俫恭恭敬敬的给吴主任鞠个躬。

合：吴主任，你真是好人啊，我俫大家谢谢你了！(鞠躬

(《好人一生平安》音乐起。

灯渐暗

剧终

县卫生系统文化节参赛作品，审稿单位：县第二人民医院

茉莉花开

演出单位：如东县人民医院（音诗画）(2007年9月)

表41-10

投影画面	诗歌	音乐	备注
茉莉花	有这样一朵花 清香四溢 满园花开香也香不过它 有这样一朵花 晶莹剔透 满天飞雪白也白不过它 啊 那就是茉莉花 茉莉花 人人喜欢的茉莉花	《茉莉花》(开始第一节时用演唱歌词的音乐，第二节开始压低转为无歌词的纯背景音乐，可反复使用，一直到最后一节，再次出现演唱歌词的音乐)	在诗歌朗诵进行中，舞台中央演出区域适当造型
孙娅照片或录像	有这样一个人 平凡普通 灿烂的微笑温暖了多少患者的心田 有这样一个人 光荣伟大 捐献造血干细胞拯救了患者生命人人夸 啊 那就是孙娅 孙娅 人人景仰的文明花		

续表41-10

投影画面	诗歌	音乐	备注
人民医院妇产科标牌 婴儿室 孙娅与护士照料产妇、婴儿	从妇产科到婴儿室 无数个不眠之夜 当朝霞伴着孩子的第一声啼哭染红东方 连空气都洋溢着生命的芬芳 而此时疲惫的孙娅 祝福新生命的微笑在脸上灿烂地绽放		
孙娅捐献造血干细胞录像	从南通城到淮安市 那么多精彩瞬间 当72毫升殷红的血静静地注入淮安人民医院一个白血病患者的血管 在南京清凉山畔 这位大智大勇的英雄		
孙娅的照片叠印在茉莉花上	正分享着一个素不相识姐妹战胜死神的豪爽		
孙娅在学习 孙娅与家人 卫生局、医院领导跟孙娅交谈 报道孙娅的文章	啊 这就是孙娅 我们人民医院的普通护士 一个真正的白衣天使 一位伟大的平凡英雄 如小草般坚韧 坚韧为装点漫山遍野的新绿		
一朵茉莉花 叠印千万朵茉莉花	似茉莉般清香 清香为洒向天地人间的芬芳 个人的努力 家庭的支持		
红十字标记 急救中心标牌 行驶中的120急救车	领导的关心 社会的推崇 造就了时代的楷模 人民的英雄 好一朵白如飞雪的茉莉花		
袁东在驾驶室	好一朵清香四溢的茉莉花		
非典期间的医院场景（如相关标语等） 张军照片	啊 茉莉花 从一朵飞雪到万花怒放 从馨香一瓣到花香四溢 在我们人民医院 在我们卫生系统		
徐国芳工作照片 许红工作照片 吴新华与产妇交谈	从孙娅的一花独放到全院的满园春色 从党员的冲锋在前到群众的挺身而出 那么多普通的医护人员 那么多平凡的白衣天使 用自己的爱心与热情 用自己的坚守与执着 抒写着服务人民的华彩乐章		

续表41-10

投影画面	诗歌	音乐	备注
	啊		
	茉莉花		
	从一朵飞雪到万花怒放		
	从馨香一瓣到花香四溢		
	在我们人民医院		
	在我们卫生系统		
	从孙娅的一花独放到全院的满园春色		
	从党员的冲锋在前到群众的挺身而出		
	那么多普通的医护人员		
	那么多平凡的白衣天使		
	用自己的爱心与热情		
	用自己的坚守与执着		
	抒写着服务人民的华彩乐章		
姚美玲为婴儿诊断			
	在120急救中心		
	30名共产党员		
	30面高高飘扬的旗帜		
移用冲天大火的场景	哪里有危难		
	哪里就有他们急速而至的身影		
叠印红十字	30名共产党员		
叠印党旗	30颗灿灿发光的红星		
	哪里有险情		
	哪里就有他们温暖人心的呵护		
	不顾危险钻进撞车现场的车身下		
	当伤员刚刚救出		
	两车便轰然垮塌		
	生死只在这一瞬间		
徐爱明看书做摘录	这就是司机袁东		
	我们的好党员		
季伟、陆圣华学习讨论	一位大无畏的英雄		
医院论文交流	当“非典”肆虐		
医学杂志发表的论文	举国震惊		
	当病魔横行		
	人人惧怕		
	我们的医护人员抗“非典”、战病魔		
	英勇奋战在最前线		
	第一个走进北京回归的汽车		
	为返乡打工者体检		
	那是急救中心护士长张军		
	历史将铭记非常时期这光荣的第一个		
	为抢救一桩纵火案中的伤员		
	护士长徐国芳、许红		
	伴着风驰电掣的救护车		
	火速赶往现场		
	妇产科主任吴新华		
	从早晨6点到下午3点		
	未有一粒米下肚		

续表41-10

投影画面	诗歌	音乐	备注
	仍坚持抢救不下战场		
	儿科主任姚美玲		
	不顾发高烧		
	硬是加入了抢救队伍		
	他们和医院所有医护人员一样		
	火场就是战场		
	伤员就是命令		
	这就是医护人员的神圣天职		
	这就是共产党员的伟大使命		
	怀一颗博大的爱心		
	练一手精湛的技艺		
	艺高人胆大		
病人家属赠送的锦旗	心红手更巧		
	在建设学习型团体的进程中		
医生与病人话别，病人出院场景	急救中心主任、共产党员徐爱明		
	年轻党员季伟、陆圣华		
	他们		
南黄海波涛	用钻研的精神		
渔船	勤勉的学习		
范公堤林带	练就一身过硬的本领		
海子牛雕塑	使“为人民服务”成为触手可及的灿烂现实		
美丽的原野			
	这就是我们的医护人员		
	这就是我们的共产党员		
医护人员工作场景	一面面锦旗		
	记录着你们救死扶伤的光辉业绩		
	一声声道谢		
冉冉升起的红日	诉说着你们济世救人的亮丽风采		
叠印茉莉花	在南黄海奔腾的浪花中		
	有你们俏丽动人的面容		
	在范公堤伟岸的身躯中		
	有你们果敢勇毅的脊梁		
	你们是如东卫生系统的自豪		
	你们是如东卫生系统的骄傲		
	然而		
	当荣誉伴随着掌声响起		
	当敬意携带着名利涌来		
	你们却战斗在各自的工作岗位		
	默默地		
	默默地		
	坚守着		
	奉献着		
	一如那冰清玉洁晶莹剔透清香四溢的茉莉花		

县卫生系统文化节参赛作品，审稿单位：县人民医院

疾控卫士颂祖国——我骄傲，我是人民的健康卫士

演出单位：如东县疾病预防控制中心

表41-11

投影视频图片	诗歌	音乐	备注
南黄海日出 绿树掩映的村庄 范公堤林带 蓝天白云 高飞的白鸽 美丽的星空 怒放的鲜花	当共和国的曙光 拥抱黄海之滨的村庄 当新时代的号角 唤醒范公堤的脊梁 远去的炮声 让曾经的战场静寂 散尽的硝烟 给天空带来明媚的希望 和平鸽掀起新生活的波浪 遐想的星星在辽阔的夜空尽情翱翔	用《如东疾控之歌》作为背景音乐，声音轻柔，以能听到为宜，不宜搞其他尤其是不搞与内容不配的音乐 在舞台中央或适宜地方适当造型	整个诗歌应全文出字幕，以便观众接受
翻滚的乌云 严寒的冰雪 在田野、街巷、工厂、学校穿梭奔走的疾控卫士 云开日出 冰雪消融	然而 蓝天也有阴霾mái 大地时有风霜 危害人民的病魔 从来都没有退出战场 是我们—— 人民的健康卫士 高举起疾病预防控制的大旗 日夜守卫在这没有硝烟的战场 这是一道特殊的防线 挥洒热血 坚守无悔 谱写我们疾控卫士的青春华章		如有视频尽量用视频，实在没有就用图片
疾控卫士群体形象 走村串户的疾控卫士 检测场景 水龙头特写 水滴特写 老人小孩畅饮水的场景 毛泽东《送瘟神》诗词手迹叠印青山绿水春风杨柳 疾控卫士群体形象 现场检测场景 公示情景 餐桌美味佳肴，就餐热闹景象，食品检测 化妆品检测 医疗用品检测 卫生用品检测 街心花园 蓝天白云 工厂车间 工人体检	我骄傲 我是人民的健康卫士 汗水一滴洒九瓣 卫生防病走四方 踏遍如东的每一个角落 寻访宾城的每一条街巷 让每一户居民的龙头 流淌清冽的甘泉 让每一个干渴的喉咙 畅饮安全任你海量 农民健康工程 是我们的重中之重 重大疾病防控 职责神圣无尚荣光 千村薜荔万户萧疏 已成历史的记忆 青山绿水春风杨柳 才是今日的景象 我骄傲 我是人民的健康卫士		

续表41-11

投影视频图片	诗歌	音乐	备注
美丽的校园 健康教育宣传 朝气蓬勃的学生 辽阔的田野 旋转的风叶 疾控卫士群体形象 抗击非典资料、应对禽流感场景 欢呼的人群 闪闪发光的军功章 迎风怒放的鲜花	卫生监测检验 为百姓筑起健康的屏障 健康教育促进 呵护生命的健康成长 我骄傲 我是人民的健康卫士 风雨中 我们击退了病魔的一次次进攻 阳光里 我们和百万人民同庆一个个胜利		
疾控卫士群体形象 疾控中心精神宣传牌 疾控中心总结、报刊报道文章 县文明单位标牌 市文明单位标牌 服务承诺书 捐款场景 奖杯、锦旗	科学防控　客观公正 是我们始终坚守的精神高地 敬业奉献　创新发展 是我们矢志不渝的事业追求 文明单位的闪光荣誉 示范窗口的光荣称号 展现着我们疾控卫士文明的素养 这一张张奖状、一块块奖牌 　　记录了疾控人的耕耘脚印， 这一座座奖杯，一面面锦旗 　　见证了健康卫士的节节拼搏， 更是我们爱心播撒的赤诚希望		
天安门、华表 黄海、巨浪 深圳邓小平巨幅画像 范公堤林带 疾控卫士群体形象 幸福的老人、小孩 工人、农民、战士形象 万里长城 神七飞天 大海辽阔 霞光万道 冉冉升起的朝阳	当共和国的脚步跨过60年的豪迈 万顷黄海扬起祝福的浪花 当和谐社会建设经历60年的风雨 千里范堤挺起宽阔的胸膛 应和着时代的鼓点 我们健步如飞意志如钢 沐浴着祖国的阳光 我们齐心协力奋发向上 我骄傲 我是人民的健康卫士 我骄傲 我们的力量来自人民 我骄傲 我们生死相依的祖国 喷薄而出 如同一轮初升的太阳	音乐声渐强，打出歌词，可以与诗朗诵同步，也可歌声在诗歌朗诵后结束	

·书画作品·

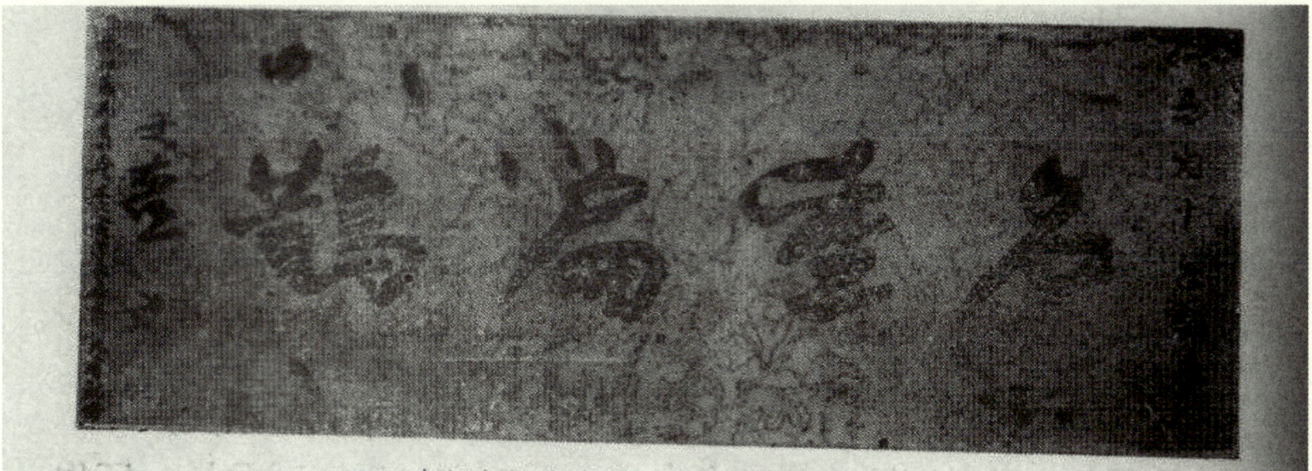

于右任书赠丰利中医欧阳似愚的匾

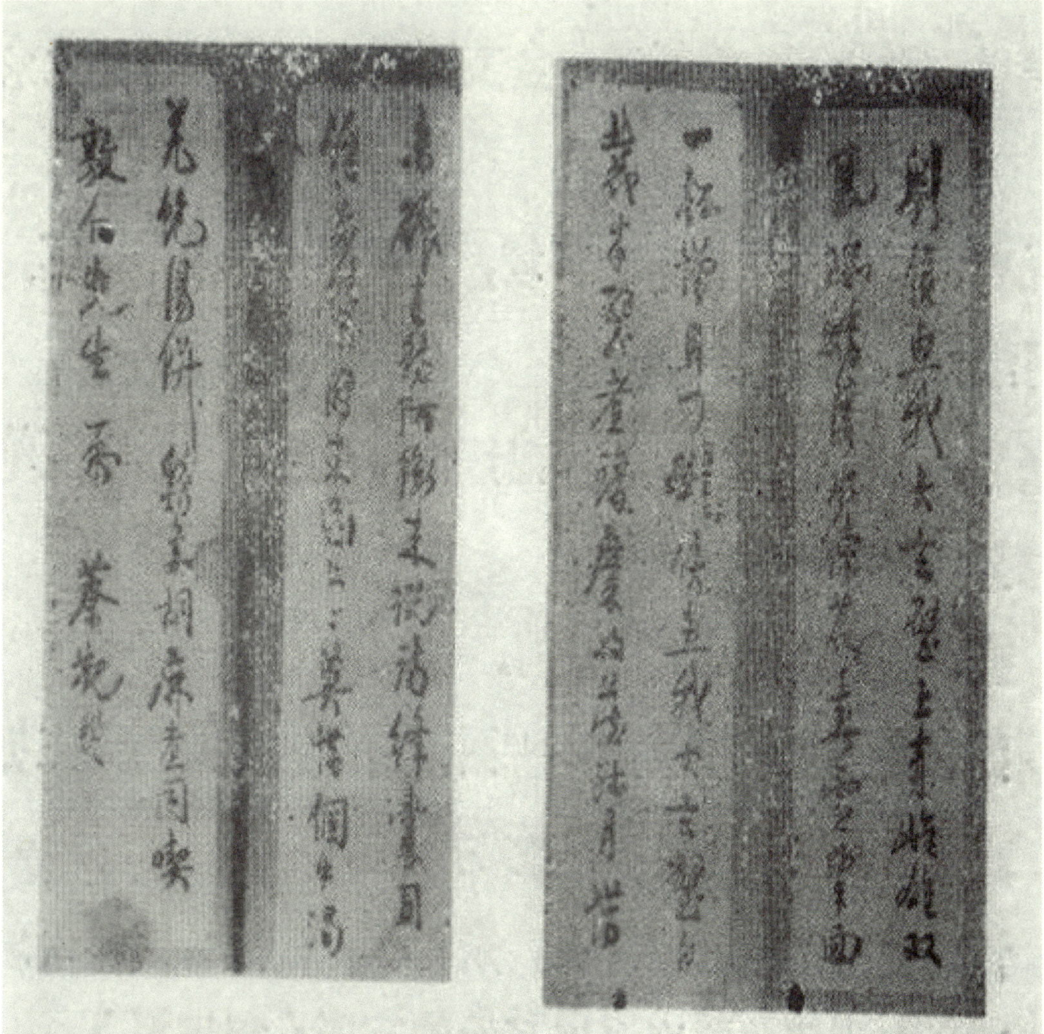

蔡观明书

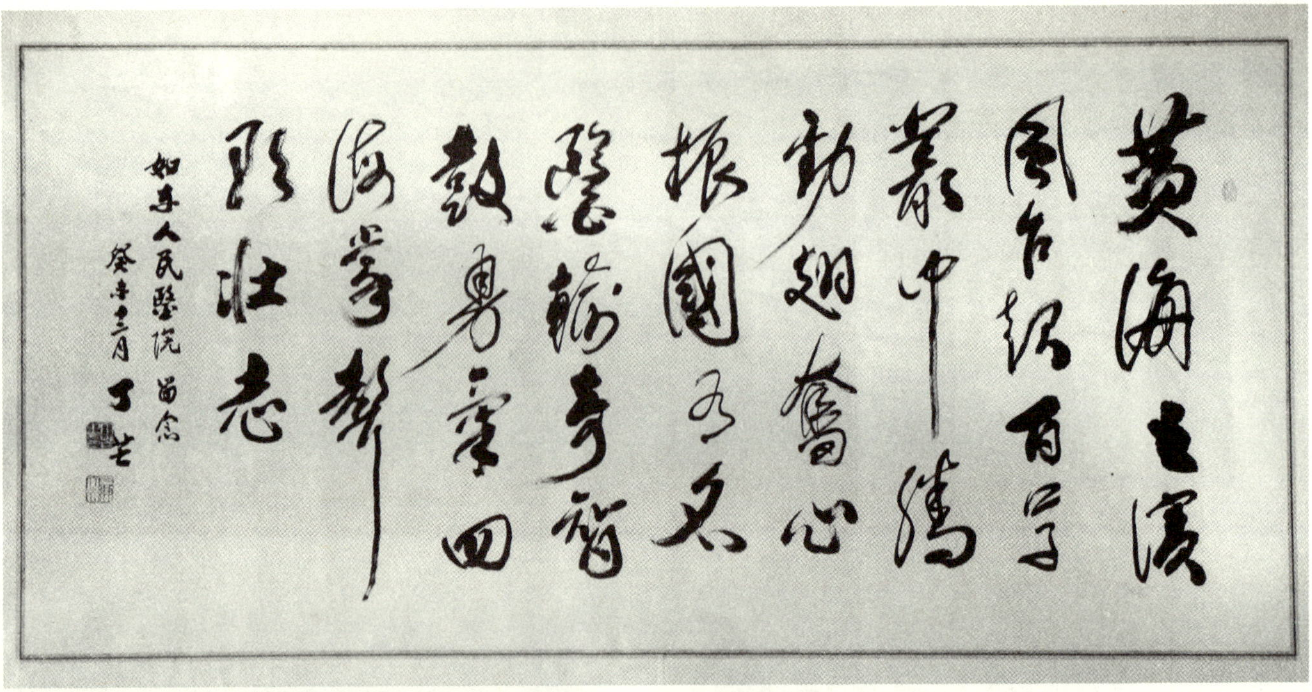

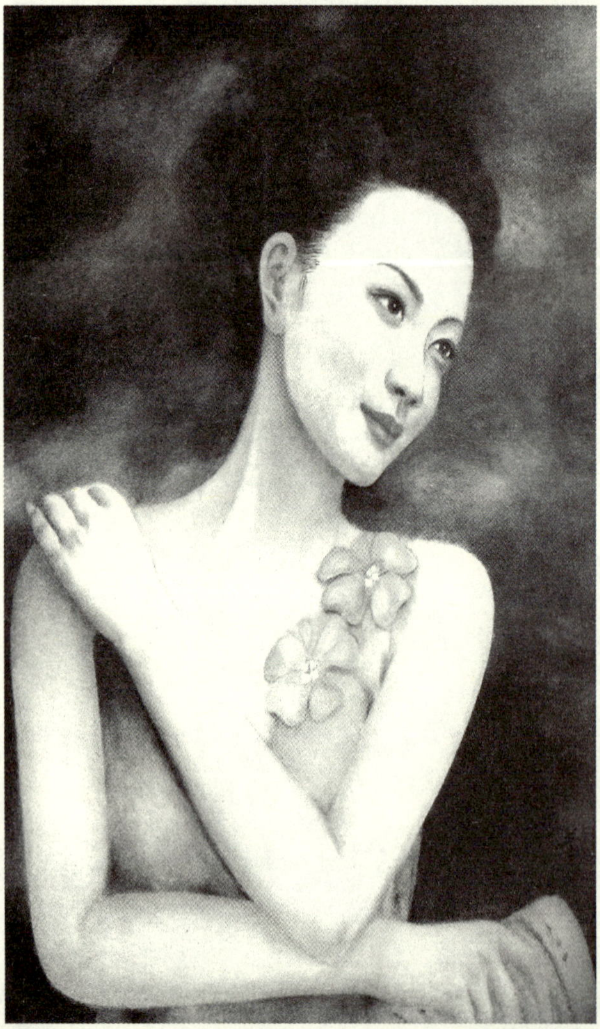

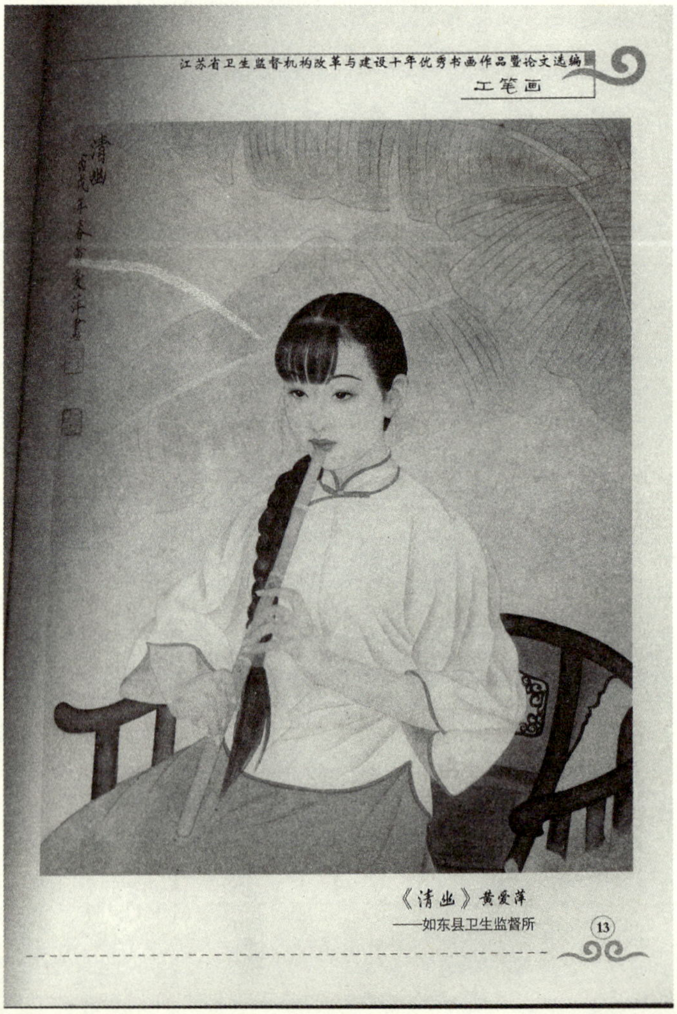
江苏省卫生监督机构改革与建设十年优秀书画作品暨论文选编
工笔画
《清幽》黄爱萍
——如东县卫生监督所
13

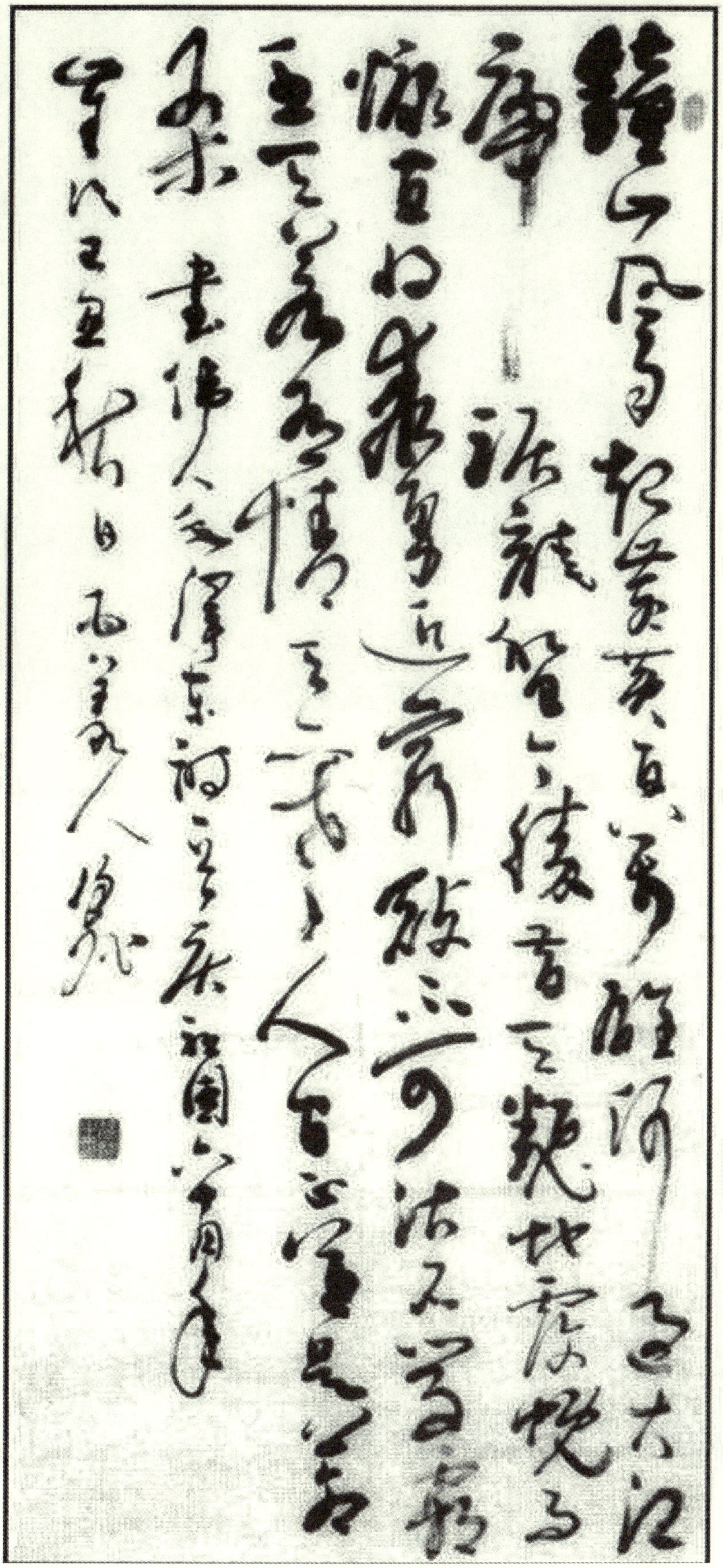

作者：徐姚，如东县人民医院

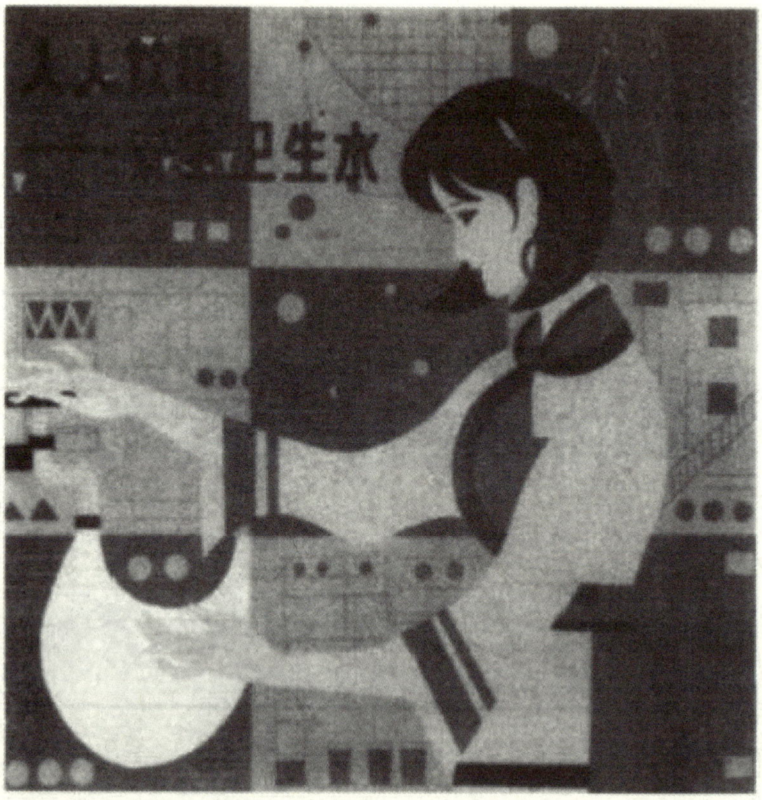

● 渔家幸福泉

作者：陈明朗，如东县美术家协会副主席、如东县健康教育所所长。该作品参加1989年全国卫生美术展览

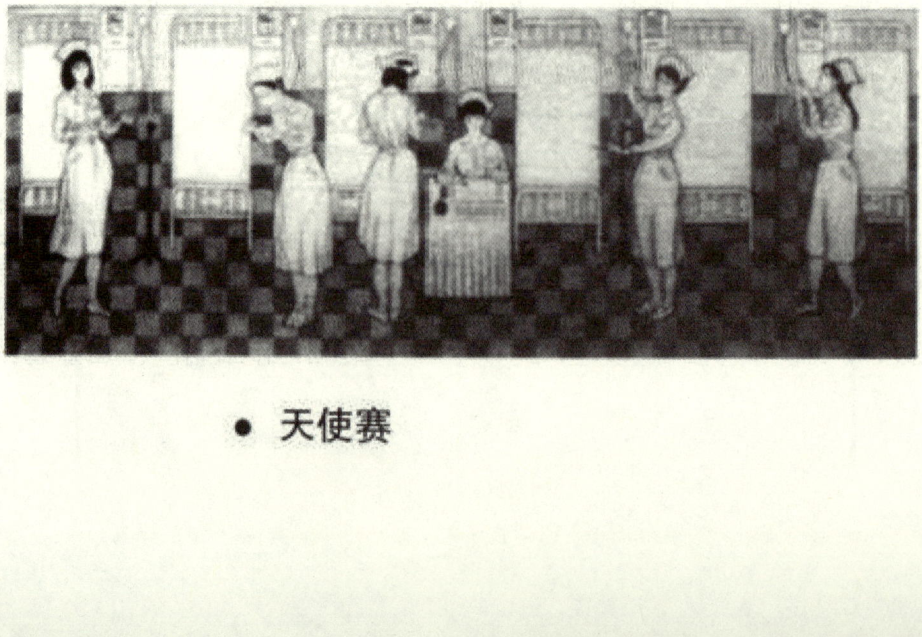

● 天使赛

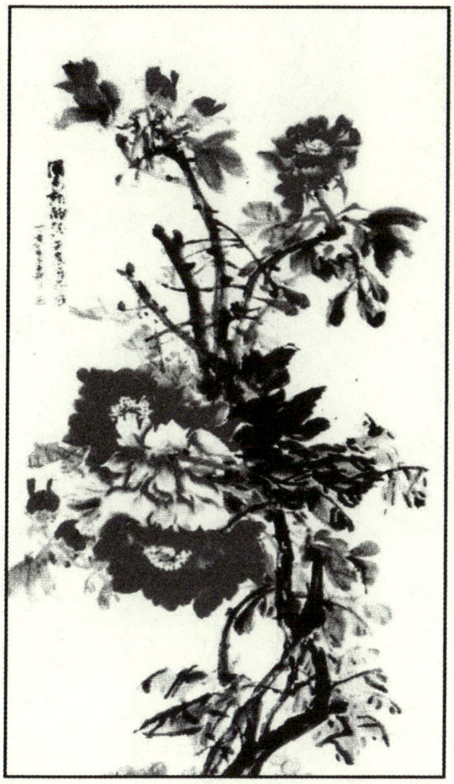

● **牡丹图**

作者：李桂荣，如东县人民医院

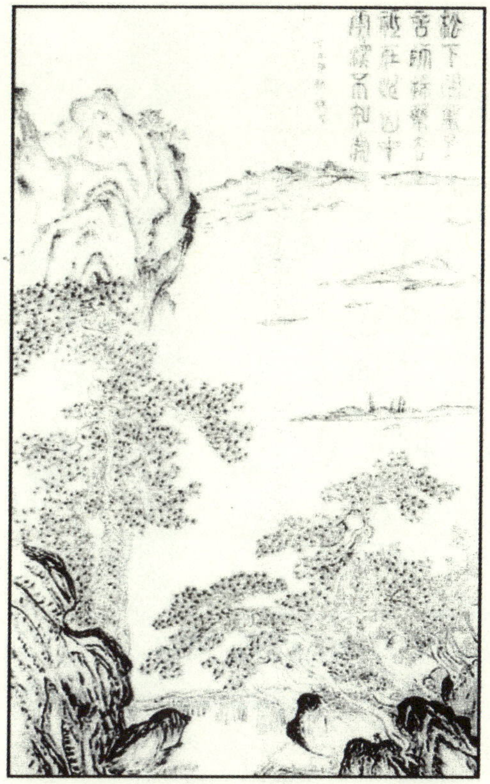

● **松下童子图**

作者：钱芬，如东县人民医院

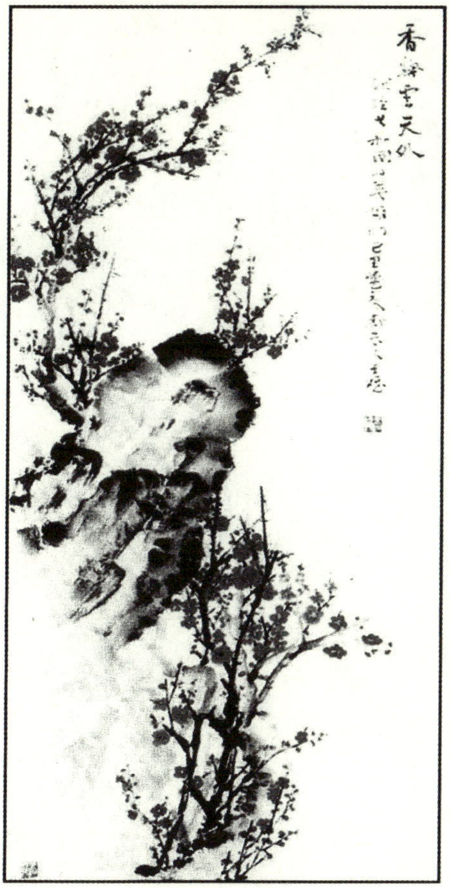

● **香飘云天外**

作者：于斌，如东县人民医院

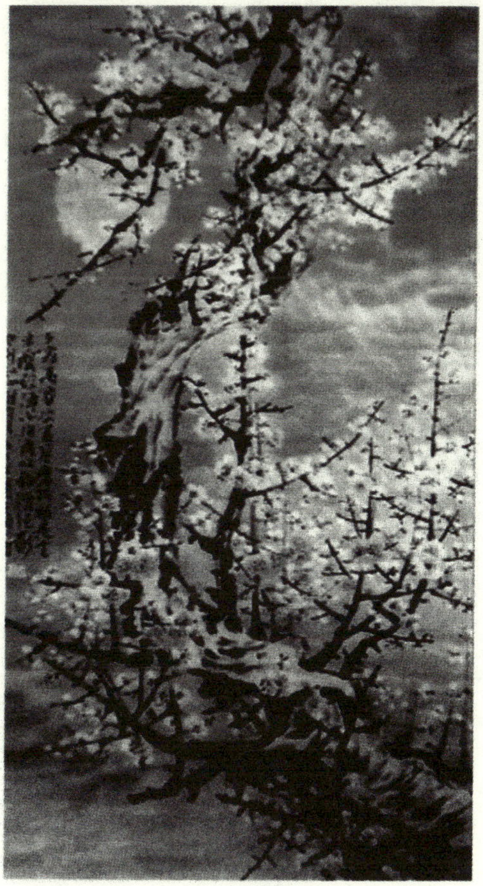

● **寒月蜡梅**

作者：何占梅，如东县人民医院

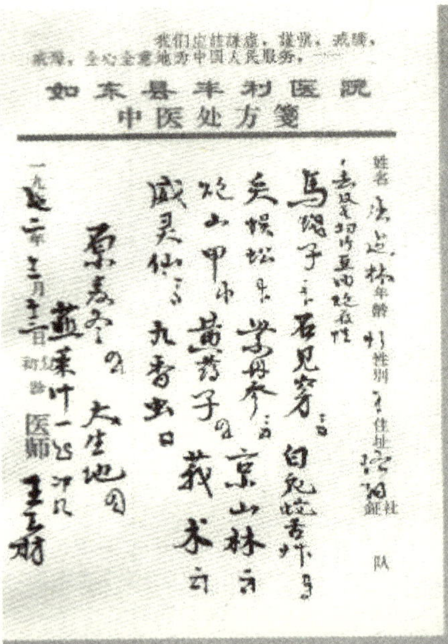
我们应该谦虚，谨慎，戒骄，戒躁，全心全意地为中国人民服务。——

如东县丰利医院
中医处方笺

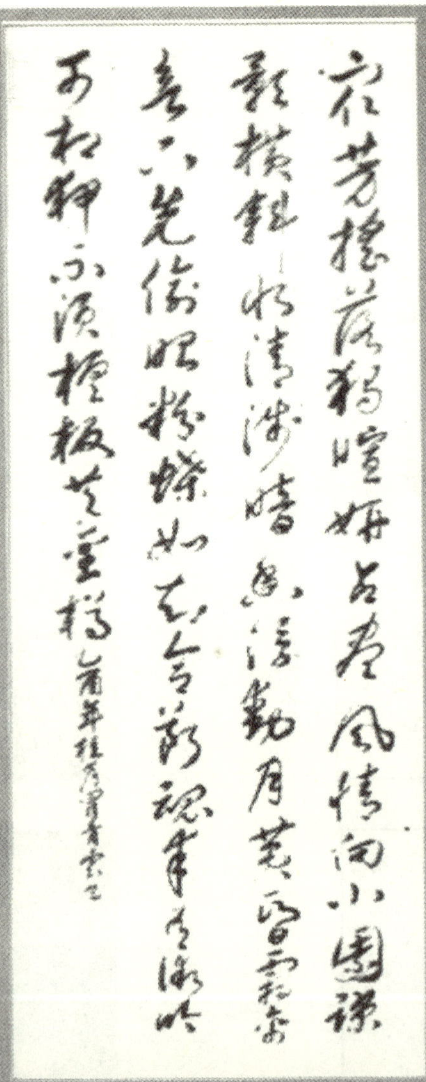

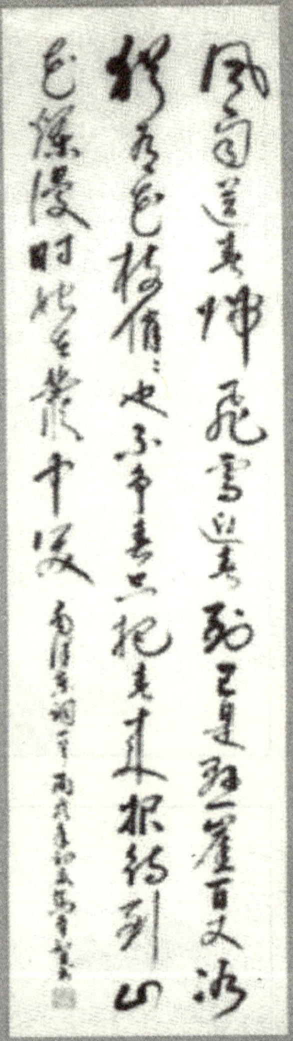

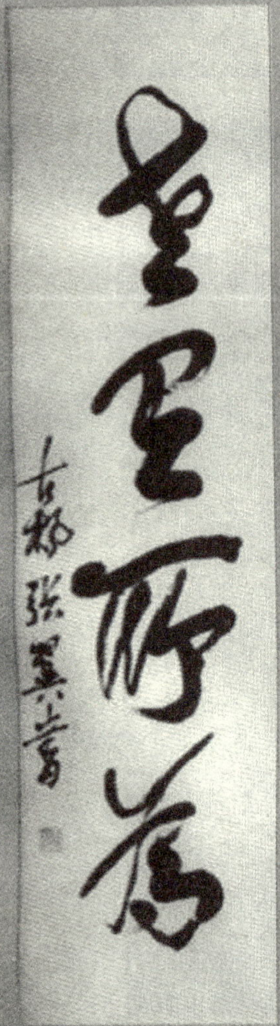

老中医王玉材毛笔处方之遗品

冒青云医师书

马本智医师书

张翼医师书

金托医师硬笔书

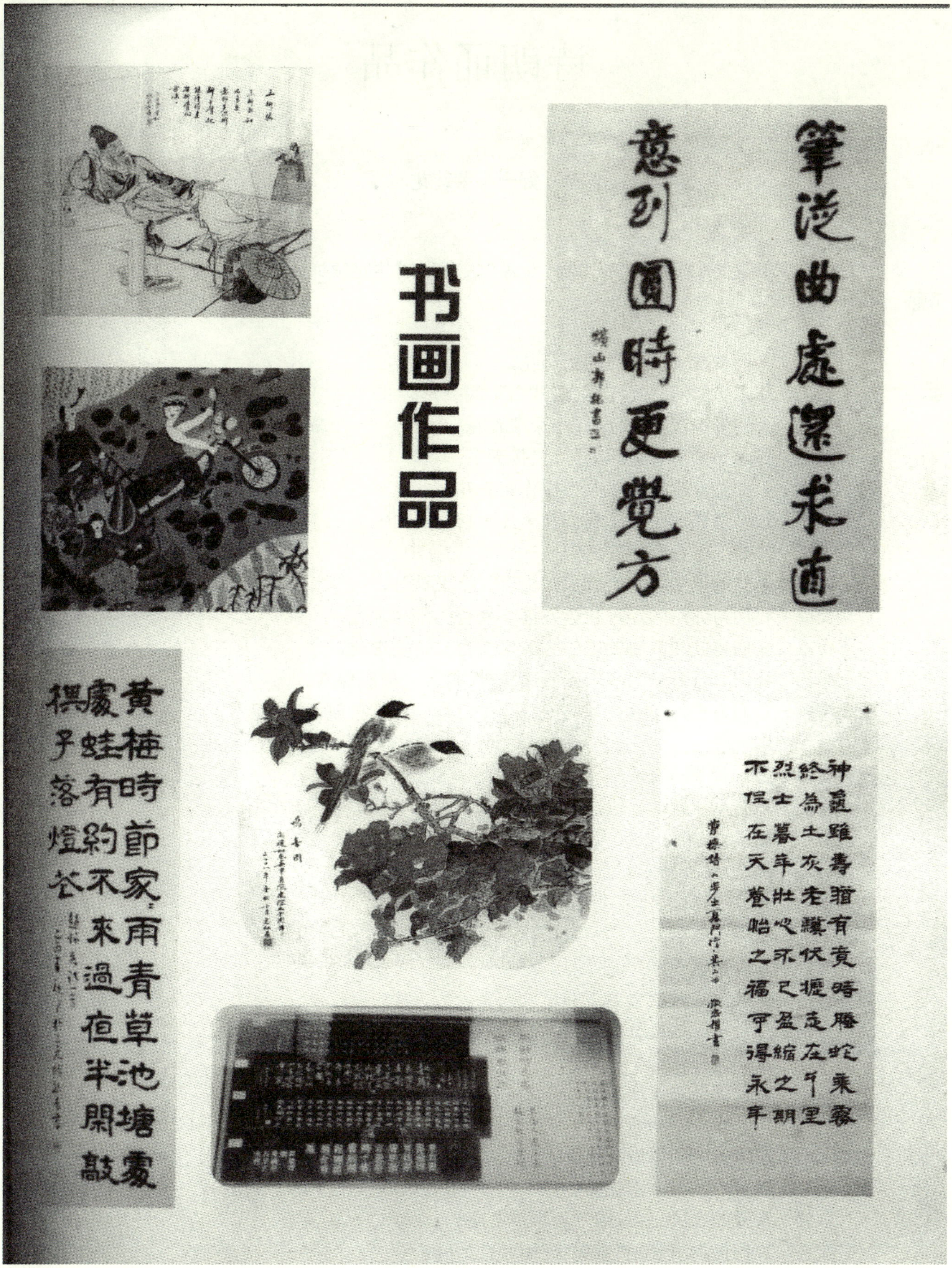
书画作品
筆從曲處還求直
意到圓時更覺方
黃梅時節家家雨
青草池塘處處蛙
有約不來過夜半
閑敲棋子落燈花
神龜雖壽猶有竟時
騰蛇乘霧終為土灰
老驥伏櫪志在千里
烈士暮年壯心不已
盈縮之期不但在天
養怡之福可得永年

诗朗诵作品

·配乐诗朗诵·

好一朵茉莉花

符美法

[在《好一朵茉莉花》的乐曲声中，由男、女各2人分别或共同领诵，众或分男女或1/2或1/3或集体齐诵、合诵。

女甲　人们赞赏美丽芬芳的茉莉花，
男乙　却未必知道它光泽鲜亮、洁白无瑕；
女乙　人们爱唱江苏民歌《好一朵茉莉花》，
男乙　却未必知道它香飘世界、名扬天下；
合领　人们总喜欢把白衣天使比作茉莉花，
　　　却未必知道　众　我们栉风沐雨、苦乐年华。
男甲　作为卫生行政主管部门——
我们将全县的卫生大军组合成　男合　金戈铁马，
女甲　我们为如东的经济社会发展　女合　添砖加瓦，
女乙　我们将党和政府的民生大计　女合　落实细化，
男乙　我们为百万父老乡亲的安康福祉 男合　护航保驾。
合领　我们为百万父老乡亲的安康福祉　众　保驾护航，护航保驾！

女甲　好一朵茉莉花，
女乙　社会事业园地里绚丽的奇葩。
男甲　如果说，废除2600年的土地税犹如春雷叱咤，
男乙　那么，实行新农村合作医疗恰似当代的神话。
女合　几度清风徐徐、几度喜雨沙沙，
　　　滋泽了如东广袤的乡野田洼；
男合　几番春秋冬夏、几番酸甜苦辣，
　　　我县新农合登上全省的摩天大厦。
女甲　参合率高达百分之九十九点八，
　　　覆盖面与受益率日益扩大。
男甲　补偿比例逐年增加，
　　　广大农户主动缴纳。
女乙　网络实时结报便利快达，
　　　参合人乐得合不拢嘴巴。
合领　亲爱的农民兄弟，请一百个放心吧！
女合　你们再也不会因“看病难”而心乱如麻，

男合 你们再也不会因“看病贵”而担惊受怕。
合领 这是因为——
你们生活在关爱的怀抱中，
众 你们沐浴在灿烂的阳光下！

女甲 好一朵茉莉花，
女乙 全县百花园中显得别样的嫣姹。
女合 她把农家的庭院装点得洁净典雅，
男合 她把希望的田野铺就得如毯如画，
合领 她把古老的虫宾 城打扮得靓丽繁华，
众 她把年轻的海港描绘得前景远大。
合领 为我们的衣食父母撑起健康的保护伞。
众 向纵深推进社区公共卫生服务一体化。
男甲 居民健康档案试点先行全面开花，
男合 农村卫生资源继续整合不断优化。
男乙 重大传染性疾病得到有效预防和控制，
男合 决不允许在县内肆虐暴发。
女甲 如东的食品可以放心地食用，
女合 如东的水质纯净无杂，
女乙 如东的儿童是特别健康的娃娃，
女合 如东的妇女以强健的体魄支撑起半壁天下。
合领 全县的每一个角落，
众 浸透着卫生工作者心血的挥洒；
合领 辽阔的江海大地上，
众 铿锵着红十字方阵奋进的步伐。
男甲 好一朵茉莉花，
男乙 沁人的芳香飘向海角天涯。
女领 作为花中之魁，我们要及时修理自己身上的枝枝岔岔，
男领 作为护花使者，我们要让满园的花朵经得起冰冻霜打。
1/2 如同反腐倡廉的纪检监察，
1/2 如同国门疆界的边防哨卡，
合领 我们对发现的“阳性反应”严肃追查，
众 我们将医德医风的关口死守严把。
女领 保护别人的身体健康首先要保证自己的思想健康，
女合 决不让任何人自我践踏；
男领 卫生工作者首先要讲究自身的精神卫生，
男合 决不让黎民百姓千夫唾骂。
合领 医疗水平和服务质量不断提升，
众 医患关系进一步和谐融洽。
女领 “爱心天使服务队”的品牌越做越大，

女合　将温暖的春风送到万户千家。
男领　党风行风建设亮点纷呈，
男合　优秀团队和先进人物如雨后春芽。
合领　全系统首次获得“南通市文明行业”殊荣，
众　　创先争优有了新的飞跃、质的升华。

女领　用健康保小康，女合 未面的征程任重而道远，
男领　用卫生保民生，男合　肩负的使命光荣而伟大。
女领　伴随卫生体制改革的前进步伐，
男领　跨上经济社会发展的神奇骏马。
众　　厚德笃行，扶海越江，
　　　在新时期如东精神的感召、激励和引领下，
　　　我们——甘当一朵人见人爱、永不凋谢的　众　茉莉花！

2011年县卫生系统文化节参赛作品，县卫生局审稿报名

人民的医院

唐芙蓉

[一男三女共4 人领诵、分诵或齐诵，12名女演员着护士服表演并适时参与合诵。

一样圣洁的白衣、一样坚实的步履，
一样灿烂的笑容、一样温馨的话语，
一样灵巧的妙手、一样炽热的情意，
一样纯净的心灵、一样闪光的足迹，
十二名护士凝聚成又一束铿锵玫瑰，
十二位女性恰似一朵朵芬芳的茉莉。
她们，日夜坚守在如东县人民医院十五病区那个生命的阵地，
她们，时刻侍奉着肿瘤患者那些特殊的“上帝”。

一位71岁高龄的病人压疮严重慕名前来诊治，
全身多处溃烂散发着难闻的臭气。
没见过这样可怕创面的新护士不知所措，
“这个伤口我来处理！”
护士长边说边俯下身子为患者消毒、清创、冲洗……
在她的带领下，姐妹们舒展了紧皱的眉宇，
每天为病人翻身拍背，精心护理，
新鲜的肉芽组织又重新长起。
家属一遍又一遍地说：
(如东方言)你倈吃到苦，实在不过意。

一位晚期肺癌病人突然咯血不止，
血痰喷到值班护士的头上、脸上、身上满是血迹。
可她没有丝毫的嫌弃，
立即设法止血并配合医生进行人工辅助呼吸。
当病人转危为安时，家属要为护士清洗污血斑斑的外衣，
她婉言谢绝：不麻烦，还是我自己去洗。

一位患者因肿瘤压迫膀胱无法排尿而痛苦不已，
先后有四名医生按常规插导尿管都不顺利，
请来妇产科医师也发现难以插入，
病人和家属急得放声哭泣。
在家休息的副主任护师闻讯后连夜赶到科室，
用极细的深静脉导管插入一次成功救急。
患者的父亲突然跪倒在地，嗑头作辑。
“老人家，快快请起！我哪能受此大礼？”

一位胃癌患者腹腔广泛转移，
胃潴留腹胀难忍到了弥留之际。
护士们为他插胃肠减压管、行肛管排气，
竭尽全力将他的生命延续。
临终前他竟办了一件谁都想不到的未尽事宜，
坚持让家属扶着他颤抖的手，
一字一句地写了一篇报道投到新闻媒体，
以表达对十五病区全体护士最后的感激。
就在如东电视台播出稿件的那天中午，
他才安详地离开了人世。

亲爱的同行您可知道：
她们还用打针发药的手拿起神来之笔，
撰写了15篇护理文章发表在省级，
另有13篇优秀论文步入全国护理论坛的学术天地。
亲爱的领导您可知道：
一群年轻的小护士竟能琢磨出高深的科技课题，
一个被市级立项、一个荣获市政府科技进步奖励，
这可是我县护理界到目前为止仅有的两个“唯一”。
亲爱的朋友您可知道：
她们全身心地帮助患者与死神搏击，
不能陪你们逛时装店、进精品屋、上美容院，
没有精力也没有实力用时髦和名牌包装自己。
亲爱的家人您可知道：

这个团队中的任何一个人为什么回家后总是疲惫乏力，
因为她们上班时忙得来不及喘息，
每人每天要在病房奔走几十公里的距离。
亲爱的病家您可知道：
当你们因病痛和悲伤发泄慕名的怨气，
护士们都把难言的委屈强压在心底，
事后的几声"对不起"是对她们最大的鼓励。
亲爱的观众您可知道：
十五病区的护士已处于亚健康的身体，
因常年接触化疗药有人开始脱落秀发，
有人血小板减少、白细胞降低。
人们不禁要问：她们这么做到底是为了什么？
不图回报、不求名利，
一切为了父老娘亲、姐妹兄弟！
国内专家数十次前来检查指导，
给予她们很高的赞誉。
澳大利亚、加拿大专家参观后激动不已：
（带洋味）你们中国竟有这样的护理——了不起！

赞美她们，再华丽的诗句都显得苍白无力，
赞美她们，再动人的故事都显得平淡无奇，
还是请大家用掌声请出她们的代表李燕女士，
让我们共同聆听这位护士长的心中寄语：
[众演员簇拥李燕上。
李　十五病区的护理工作如果有点成绩，
离不开如东县人民医院这个温暖的集体。
我们将以南丁格尔为榜样，
用心点灯，永做患者生命的守护天使！
领　用心点灯，永做患者生命的守护天使！！
合：（轮诵）用心点灯，永做患者生命的守护天使！！！

2011年县卫生系统文化节参赛作品，县人民医院审稿报名

院庆五秩抒怀

钱忠权

当累累的石榴挂满金秋的枝头，
当十月的爽风拂过丰收的田野，
——如东县中医院，我们迎来了您五十岁生日。
彩旗飘场，
鼓声擂动，

气球飞舞，
鲜花簇拥。
今天，四方嘉宾云集，杏林英才荟萃，
无不欣慰于您的生日庆典，鼓舞于您的生机盎然。
此刻，我们在这里抚今追昔，吟咏畅想；
从十余间平房，十二名职工，到今天高楼林立，
人才济济；
从简陋的医疗设施，到今天投资近亿元引进高精设备；
从一所名不经传的联合诊所，到今天成为全县唯一的二
级甲等中医院。
一项成果，一座座奖杯，见证了中医院五十年 的
荣耀；
一幢幢高楼，一组组数字，凝取了几代中医院人的追
求与奋斗。
半世纪的风雨坎坷，记载了昨日的艰辛和开拓，
五十年的岁月洗礼，孕育了今天的成熟与收获。
让我们同庆华诞，共襄盛举！
创造崭新业绩，谱写时代篇章。

2011年县卫生系统文化节参赛作品，县中医院审稿报名

人间天使送你一枝玫瑰花

黄爱萍

有人说：卫生监督所是“一束带刺的玫瑰”，
它色香俱佳，但刺儿也尖如钢锥。
我们很喜欢这奇丽的花卉，
我们很受用这形象的称谓！

一束带刺的玫瑰，百花丛中凸显出别样的芳菲，
如果说，法律法规象征至高无上的权威，
那么，卫生监督就必然与公正和严明时刻伴随；
如果说，人字的结构是一撇一捺的相互依偎，
那么，为民服务就必须捧心掏肺！
2003年，代表县卫生局在行政服务中心打开一扇亮丽的窗扉，
一次告知、书面受理和限时办结使卫生许可步入正轨。
以“六常法”打造“三心”服务堪称创新思维，
管理和审核追求尽善尽美。
多少次插上窗口行政服务竞赛流动红旗！
多少次捧起部门行政服务竞赛优胜奖杯！
先后30余人次被中心评为年度和季度先进个人，

全省卫生许可文明服务窗口的荣誉是一座新的里程碑!

一束带刺的玫瑰,它枝叶繁茂、硕果累累。
多少次重拳出击打滥打非,
严防有毒有害食品侵蚀人们健康的肠胃。
多少项重大活动我们夜不能寐,
从未留下任何遗憾和怨悔。
多少个节日我们食之无味,
以保证千家万户放心地消费。
决不让公共场所藏污纳秽,
决不让非法行医扰乱作祟,
决不让污流浊水蔓延,连累周围居民吃苦遭罪,
决不让学校的食堂不洁而损害祖国的崭新一辈。
为了让全县人民喝上安全、清洁的饮用水,
我们洒下多少心血和汗水。
突发公共卫生事件积极应对,
我们付出多少艰辛和疲惫。
大力营造职业病防治的浓烈氛围,
为农民和农民工兄弟的健康我们把心操碎!

一束带刺的玫瑰,沁人的香气飘向天涯海内。
2008年5月12日 ,天府之国突然地塌天黑,
全中国和全世界与汶川同悲。
缪海兵同志主动请缨、赶赴灾区,
这个决定让全家人振聋发聩。
顾不上儿子未满周岁,
顾不上爱人晶莹的眼泪。
三个月啊!三个月饱尝了有生以来最大的苦和累,
三个月啊!三个月将卫生监督功能释放到无限倍!
他,以抗震救灾的突出贡献,
被授予全县十大杰出青年的称号而令人赞佩。
现在,他又被选派到我县西北农村担任党支部书记,
以抗震精神和“卫监人”品格的双重特质组成战斗堡垒,
带领全村的乡亲们在建设新农村大道上迅跑赶追,
再一次为全县卫生系统增光添辉。
而他,只是卫生监督所这束玫瑰中一朵绽放的花蕾,
我们拥有的是一个和谐的整体、优秀的团队。
市县文明单位、省精神文明建设先进集体实至名归,
省市卫生监督工作先进集体的荣誉更是弥足珍贵。

一束带刺的玫瑰，往往又像一只可怕的刺猬。
不要以为它只有鲜花的妩媚，
不要以为它只是生活的点缀。
这浑身的刺儿锋芒毕露，
扎起人来可是辛辣而尖锐。
请多一份理解和支持吧！
这是因为——
我们的工作，就是规范执法、服务社会；
我们的岗位，必须强化管理、高点定位；
我们的职责，承载着百万人民的健康安危，
我们的使命，定将如东大地的卫生关卡拼死守卫。
所以，不为人情所累、不被困难吓退。
恪尽职守，鞠躬尽瘁。
忠诚于卫生监督工作，我们如痴如醉，
奉献于卫生监督事业，我们无私无畏。
假如你要问我这是为了谁？
为了谁？
为了谁？
一切为了我的父老乡亲、我的兄弟姐妹！

亲爱的朋友，送你一束玫瑰！
让大家共同分享它的光亮鲜美。
举起一束永不凋谢的玫瑰，
让光荣和梦想展露新的花蕊。
厚德笃行我践行，扶海越江展翅飞。
卫生监督——我为我的职业永远快慰！
卫生监督——我为我的选择高呼万岁！！
我为我的选择高呼——万岁！！！

2011年县卫生系统文化节参赛作品，县卫生监督所审稿报名

天使的摇篮

朱新华　曹鹤松

十月的江海大地，
迎接着收获的繁忙；
十月的如泰河畔，
涌动着棉白稻黄；
十月的如东杏苑，
充盈着花红果香。

啊！
这里生机勃勃，奋发向上，
这里绿树芳草，叶茂枝繁，
这里温馨典雅，美丽安康，
这里风和气顺，洒满阳光。
这，就是如东卫生进修学校，
这，就是天使的摇篮。

天使的摇篮，
这个名字是那样的好听，
是那样的圣洁，吉祥。
天使的摇篮，
培育天使的地方，
别看我们今天还是
一棵小草一棵树秧，
别看我们今天还是
春雨里的杏花白璧一样，
也许明日我们就是
一匹千里马
驰骋在医疗卫生的战场，
践行救死扶伤的誓言，
成为国之良医，民族栋梁。

啊！
天使的摇篮，
我们在这里学习成长，
我们在这里插上腾飞的翅膀。
杏苑花开五十春，
全靠园丁的耕耘浇灌呵护滋养，
感谢师长们传道授业指点迷茫。
一代代先辈在这里奋斗
栽树拓荒，
惠及后世，德泽梓桑，
一批批学子从这里走出
造福斯民，
学贯中西，术著岐黄。
五十多个春夏秋冬，
见证了杏苑的艰辛跋涉，
见证了它的风雨沧桑，
一万八千多个日日夜夜，

记录了它的每一步飞跃，
记录了它的一次次辉煌。

天使的摇篮，
天使成长的地方，
厚德仁心奉为圭臬，
博施济众医训至上。
文明、守纪、求实、创新的校风，
托举起我们心中火红的朝阳。
勤奋、诚实、守纪、进取的学风，
点亮我们人生多彩的霞光。
今天的学子，
明日的天使，
这是老师对我们的厚望，
小草长成参天大树，
这是父母亲人的殷切期盼。
回报社会，服务大众，
这是我们的崇高理想。
我们要把泰山扛在肩上，
我们要把四海装进胸膛。

啊！
天使的摇篮，
多么神圣的殿堂，
春风里百花盛开，
阳光下千红竞放。
看吧，
小天使即将展翅高飞，
在那蓝天白云下翱翔。
看吧，
我们将在红十字的旗帜下集结，
未来的白衣战士将从这里出征启航！

2011年县卫生系统文化节参赛作品，县卫生进修学校审稿报名

一场与死神的抗争

吴新华　汪美玲

这是一个九月的清晨。
喷薄的朝霞悄悄唤醒了黎明，
这是一个平凡的日子

谁都不会想到
这一天将被马塘医院所铭记
清新的空气和往常一样沁心怡人。
温馨的笑脸跟平日一般暖人心田
护士忙碌的身影穿梭在病房之间，
送给病人一个个温馨的问候
医生正在为早上的查房准备用品，
一切似乎都是那样平静。

突然，刺耳的汽车喇叭声和撕肝裂肺的呼救声打破了清晨的宁静，
一辆银白色面包车急驶进医院大门，
司机一边开车一边高喊：救人啊！救人啊！
原来他送来的是一位血管破裂大出血的中年女人。
只见殷红的鲜血浸透了衣裤，
心跳呼吸几乎停止，
大量出血使伤者面色苍白如银。

面对如此严重的伤情，
医护人员第一反应是："抢救！赶快抢救！"
院长亲临现场指挥督阵。
此时，在场的医护人员心里明白，
伤势之重，我院前所未遇，
抢救，必然承担巨大风险，
转院，无疑把伤者推向死亡的深渊。

伤者的安危就是无声的命令，
患者的性命就是天大的责任
一支救死扶伤的突击队迅速成立。
突发事件应急预案立即启动，
心脏按压、人工呼吸、止血输血、吸氧输液……
各项急救措施迅速及时，有条不紊。

珍重生命，细微谨慎，
手术室里展开了与死神的抗争。
健康所系，性命相托，
他们以天使的名义担当起拯救生命的重任。

无影灯下是一个个忙碌的身影。
但有一线希望，就作百倍的努力 ，
这批骁勇的战神绝然不会退缩。

救护车在马塘医院和县血站之间急驰，
2600ML 血液向伤者体内输进。

全心投入，全力以赴，
现场的每个人都在与死神争夺鲜活的生命，
全神贯注，聚精会神，
疲劳与饥饿早已麻痹了每个医护人员的神经。
争分夺秒，奋力抗争，
手术室里紧张的抢救一刻没停。

五分钟、十分钟、一个小时、两个小时 ……时间一分一秒地过去，
突然，心电图上那一闪波纹，
让所有医护人员为之一振：
有心跳了！有心跳了
逐渐地、逐渐地：
血压在缓缓回升，呼吸在慢慢加深，
面色在微微转润，神志在渐渐清醒……

当夕阳的余辉已洒满小镇，
经过十多个小时的奋力抢救，
一个岌岌可危的生命，
终于起死回生。

死神怯走了——
手术室里紧张了一天的人们忘记了疲劳，忘记了饥饿
以热烈拥抱表达胜利的激情；
伤者得救了——
手术室外焦急等待的家属，
早已被喜悦的泪水打湿了脸庞；

宴请被谢绝了——
医护人员用亲切的微笑表达对伤者家属的厚意深情；
红包被退回了——
唯一接受的是那贴满每个病区的感谢信。

这是一场与死神的抗争，
汗水挥洒着白衣天使对医疗事业的碧血丹心；
这是一曲大爱无言的赞歌，
热血谱写着人道主义对生命的至高至尊。

2011 年县卫生系统文化节参赛作品，县马塘医院审稿报名

用爱，打开心灵密码

姚世平　卢文杰

(合)像烟一样轻，像银一样白，
霏霏的雨丝，宛如一片朦胧的烟雾，
老树阴郁地站着，让褐色的苔掩住它身上的皱纹。
在晚霞渐渐隐去之后，沉眠中盼来下一个晨曦。

(医)他　很安静
他　很躁动
我们所赞美的　所追求的东西
就如纸屑一样　被他踩在脚下

他坐在人群中
默默地思考
看着陌生而繁忙的脚步
傻　笑

(哥)他从来说不清楚
这个世界的事情
为此人们叫他——
傻　子

(病)我 能看见风
却听不到流水的声音
我 能摸到黑夜
却扯不下太阳

我自己红色的裤衩里
放了几颗走失的星
可能是
五颗
也可能是
六　颗

哥，我想吃鱼……

(哥)面对弟弟不幸的遭遇，
我牙缝里吐不出一个字。

家人给他套上链子
把他关在单独的屋子

我看着他的笑
又气又恨
在他的教唆下
我循着通往墓地的路走去
我
只是个
人世间的旅人

我明白苦难的意义,
我懂得人生的坎坷,
我明白
死亡——
只是个等价交换

(病)哥,我想吃肉……

(哥)弟弟的苦难,
资助了我在泥潭里摸黑攀爬。
想起自己年份不远的地方,
诞生了你小小的哭声,
我的心
竟然半天也喊不出你,
这个苦难而凄冷的名字。

泪水淌过,
我想哭出怜悯,
却找不到柔软的液体为我注脚。
我只是静静地看着弟弟,
和小时候凝望弟弟一样。
可是和现在的感觉大相径庭,
我开始相信天昏地暗,
怀疑命运,怀疑人生。

(医)为不幸的人们祈祷,
我们开始为明天准备菜单。
我们开始对那些嬉皮笑脸的人,
默默致敬!

他患有重性精神病，
这是 神 赐给他的圣诞节礼物。
他无法停止自已，
对这问题多多的世界，
而产生出的疑惑。
他想谛听来自宇宙的祈祷，
于是，他拾掌为这世界祝福。

他的心灵 套上了沉沉的枷锁，
他却忘掉了心灵的密码……
不问春红依旧
不解秋雨风情
他只是一片被风儿遗忘的叶子
把枯黄的心事
深深埋进僵硬的土地

(哥)谁可以帮他解锁?!!
有些凄冷的心啊，
找不到自己的方向
只想拿片云彩
遮雨蔽日

(病)哥，我想坐车……

(合)天寒地冻，蚂蚁冷吗?
詹县长主持召开了政府解锁专题会议，
风声里飘过，
腊梅即将绽放的消息!

轻轻地，轻轻地，
周书记来了，
你那抚面的春风，
痊愈了那种种创伤。
一片片落叶的流浪，
耳朵藏在窗子背后……

轻轻地，轻轻地，
徐主席、姜县长也来了，
开启喷泉的记忆之窗。
一片片落叶的流浪，

迎来一天的朝阳，
总是那盛开的白色玉兰，
总是那婷婷的白色海棠，
一个个温馨的安慰……
(病)我，
一个童稚的错误，
尘封多年之后，
已片片凋零。
解开这把锈蚀的大锁，
开启生命里更生动的四季，
解锁的瞬间，
我心
豁然开朗!

(哥)若不是我的弟弟患上精神病，
我对精神专科医院冷落神秘的地方还是一片空白。
一个下午的探望，
我的灵魂超越了身体的高度。

我的弟弟呀，
你为什么吐得护士满身饭菜和唾沫，
为什么拽下主治医生的眼镜
还重重地跺上几脚……

可她们
没有退缩……
她们以仁爱之心
包容了弟弟的失常，
她们微笑着，
她们轻声地说：
“听话，乖~……”

(医)其实，你要的关怀，
有时只是一只热水袋，
有时只是，
不经意的一瞥。
和不幸的人们一样，
那齐齐打招呼的一句：
你　好!
两个字的情深，

永远是开启心灵最精彩的钥匙。

(病)无法形容,
弯下楼道,
迈出大门,
那一刹,
充满的感觉。
阳光围拢来昂奋的臂膀,
四野响彻光明的掌声。

(医)你想为蹒跚的老者,
铺一条鲜花的路。
想用手绢包起,
张臂跑来的孩子的笑容。
你感到 辽阔的爱护。
你感恩 宏大的公正,
你信心十足 走进人群,
豪情满怀 走上大道。

(病对医)你
无私——

(医)奉献爱心 治病救人,
我们,无怨 无悔,
承担社会责任,
我们,义不 容辞!

(哥)一切都休戚相关,
你挥脚踢掉路心的石子,
躬身扶起倾倒的小树,
毫无顾虑地对所有迎面而来的人微笑。
从未觉得生命如此生动,
为生命的渺小和伟大而不知所措。

(病对哥)你,
我血肉相连的兄弟啊!
(哥对病)一只鸟儿,
想念另一只鸟儿,
歌声,语无伦次……

2011年县卫生系统文化节参赛作品,县第四人民医院审稿报名

残疾人之家

缪丽华 卢文杰

铁链的链环我数了一遍又一遍，
每个链环都被我蹭的乌黑发亮，
我被铁链锁住了十年，
锁早就锈蚀，
我还是数不清，
这条铁链到底多少个链环。

那个早晨，
一群白衣人解开了我的锁，
我坐上白色的车，
住进了白色的房间，
白色的空调，
白色的床单，
白色的被子，
白色的茶缸，
一切都是白色。
我只是知道，
我离开了我的家，
一个，
只是一个不再需要我的家。

这白色的世界，
也不是我的家。
穿白色衣服的人，
我一个都不认识。

她们为我换上白色的衣服，
她们为我铺好白色的被单，
我一拳挥过去，
她们的嘴角红了，
她们捂着嘴角出去，
她们带着微笑进来，
她们为我换上白色的衣服，
她们为我铺好白色的被单。
我的大脑寄居着蠹虫，
我不该打你们的，

我的妹妹……

她们为我挂上白色的输液瓶，
她们为我插好白色的输液针，
我一拳挥过去，
她们的眼角红了，
她们捂着眼镜出去，
她们带了微笑进来，
她们为我挂上白色的输液瓶，
她们为我插好白色的输液针。
我的大脑寄居着蠹虫，
我不该打你们的，
我的姐姐……

她们为我端上白色的饭盒，
她们为我盛好白色的米饭，
我一口吐出来，
她们的脸模糊了，
她们擦干净我的嘴角，
她们擦干净我的眼角，
我看见她们脸上的沾着吐沫的米粒，
我看见她们眼中疲惫的血丝。
我的大脑寄居着蠹虫，
我不该，我，
我的阿姨……

在这白色的世界，
心灵永远不会滋生出肮脏。
我的妹妹，
我的姐姐，
我的阿姨啊，
你们是我的亲人。
这白色的世界，
就是我的家。

那个早晨，
我开始关心，
为什么，
床前白色的花瓶里，
那束太阳花。

开了又谢，
谢了又开。

那个早晨，
我开始关心，
床前白色的花瓶里，
那束太阳花。
难道，
它是这白色世界，
唯一的色彩?

我的妹妹，
我的姐姐，
我的阿姨啊，
你们是我的亲人。
你们的衣服是白色的，
你们的鲜血是火红的，
你们的仁爱是五彩的。

那个早晨，
我白色衣服的亲人们围绕着我，
你们微笑地看着我，
就像那刚开的
一束束太阳花。

我用六个月的时间，
跑完我这段人生的马拉松。
而你们，
用百米的速度，
跑完。

你们说，今天，
我可以回家了。

我没有家，
这里才是我的家。

你们说，看……
我看见，
我的妻子站在窗外。

我们隔窗相望，
一个在哭，
一个在笑。

那个早晨，
太阳升起的时候，
我决定回家，
依依不舍，
从一个家，
回另一个家。

2011年县卫生系统文化节参赛作品，县第四人民医院审稿报名

有一种爱叫奉献

——如东妇幼卫生之歌

季万国

引子
当我们追溯历史的长河，
有一种赞美，
有一种宠爱，
始终绵延不绝，
那就是对母亲的赞美，
对孩子的宠爱。
因为母亲
是我们赖于生存与发展的大地，
因为孩子
是我们寄于希望与未来的栋梁。

（一） 昨天的故事
20个世纪五十年代，
新生的共和国
百废待兴，百事待举，
然而共和国的领袖们
却以历史的睿智和深遂的目光
注视着中华民族人口素质的提高。
也就是从那时候起，
在长江与大海撞击的涛声中，
江海平原上奔走着这样一群人。
她们象海燕、象天使，
不惧任何艰难和险阻，

冲破一切世俗与陋习，
把爱的种子
无怨无悔地洒向了这片沧海桑田。
从改造产婆接生，到推行孕期保健；
从实行儿童体检，到倡导节制生育，
一件件、一桩桩，
她们用爱的奉献，
从死神手里，从病魔那里，
夺回和挽救了无数个生命，
并由此开创了如东妇幼卫生——
这一伟大的新的事业！

（二）　今天的辉煌
潮起潮落，花开花谢。
斗转星移间，
妇幼人换了一茬又一茬，
然而在1800平方公里的土地上，
爱的春潮却一浪接着一浪。
几度风雨，她们历经苦难；
几度春秋，她们痴心不改。
从大街小巷，到乡村田野，
从农家小院，到工矿企业，
为了孩子的健康成长，
她们朝沐晨露。
为了女性的风采依旧，
她们披星戴月。
一份耕耘，一份收获。
执着的爱，
换来了事业的甜蜜。
这里，
飘扬起全国“妇幼卫生先进单位”的红旗；
这里，
是联合国、卫生部
确立的“全国妇幼卫生示范县”；
“爱婴县”、“初级卫生保健县”
在这里延伸发展……

（三）　明天的美好
昨天的故事启迪着我们，
辉煌的业绩激励着我们。

我们深知，
几代妇幼人的爱需要我们去传承，
几代妇幼人的梦需要我们去演绎。
行进在新世纪的征途上，
历史的责任，
人民的期盼，
把我们推向了更高的起点。
展望惠及千家万户的公共卫生事业，
我们倍感任重而道远。
风从东方来，爱由心底生。
踏着改革开放的大潮，
迎着旭日东升的朝阳，
我们信心百倍
扬帆启航，
去奉献，去拥抱，
更加美好、更加灿烂的明天！

2011年县卫生系统文化节参赛作品，县妇幼保健所审稿报名

夜精灵

蔡　梅

一袭干净的白衣
一顶别致的燕帽
你带着温婉的微笑
再次抹开黎明前的苍白
那微红的眼晕
透露出又是一夜的奋斗
但你疲惫的脚步，依然轻盈利落
在不眠里你丈量了多少个夜晚
在忙碌中你迎来了多少个晨曦
无数的晨昏颠倒让你的脸颊不再有往日的红润
你犹如暗夜的精灵
游弋在方寸病房
捧着慈爱的心灵
守护着生命的奇迹
你仿似暗舞的浪花
逡巡于宁静海湾
护航着困倦的小舟
你用精湛的技艺，使死神却步
你用坚定的温情，让生死逆转

每段感激的目光就是你的甘霖
每声由衷的道谢都让你无限的宽慰

你的青春没有绚丽夺目的华彩
你的生活没有闲暇节日的悠游自在
但你依然用清瘦的双肩，承载着，坚持着
只为那一双双企盼的眼眸中
希冀的生命之火得以重新点燃

你是落在凡间的精灵
你是爱的播种者
你是生命的福祉
没有豪言壮语，没有硝烟弥漫
只为“健康所系，生命相托”的承诺

2011年县卫生系统文化节参赛作品，苴镇中心卫生院审稿报名

暖　流

徐　衡

温馨的暖流
可以清新他人，清雅自己
可以厚德载物，扶江越海
成为我们如东人为之骄傲的宝贵精神
感染人们向社会播撒爱的芬芳
一个亲切的举止
一句温暖的话语
一朵和善的微笑
简单、自然
不在于事的大小
不在于职位的高低
不在于年龄的轻重
只要心中有爱
爱无言

2011年县卫生系统文化节参赛作品，县疾病预防控制中心审稿报名

党旗飘飘映人院

陆如军

祖国大地百花香，
如泰河畔展新妆，

先辈创业路漫漫，
九十载党旗共飘扬。
白手起家搞建设，
创业维艰多坎坷，
筑出丰碑一座座，
救死扶伤担肩梁。

愿为党旗添光彩，
二甲和爱婴，省文明里五连冠。
大医精诚、公勤博和，
“人民的医院”永不忘。

更为党旗增辉煌，
才俊辈出有栋梁，
名医圣手称“大家”，
杏坛盛开科研花。
学术论文获大奖，
全省全市名气响。
中西合璧神功显，
仁心普济施甘泉。

康健、康惠、康馨、康怡楼，
人院的条件争一流。
四季花草前后连，
万紫千红齐争妍。

数载变迁变化大，
医疗技术现代化。
六大专科有特色，
百岁老人做手术；
心跳停止2000秒，
起死回生创奇迹。
人民日报竞报道。

“诚信人院”树形象。
“五种观念”内涵广，
“四大品牌”闪闪亮。
“病人为中心”记心上。

“三道风景”美如画，

门诊部服务人性化，
急诊部服务迅捷化，
住院部服务家庭化，
天使的微笑暖三春，
医患和谐如一家。

夸人院，颂康园，
春色融融报吉祥。
让我们心连心，共翱翔，
肩并肩，再飞扬，
把美好明天来开创，
服务社会、服务人民，再铸人院新辉煌！

2011年县卫生系统文化节参赛作品，县人民医院审稿报名

洞仙歌

——写给白衣天使

黄明

春风著意，
洒爱满庭院，
仁心妙手去病恹。
看忙碌身影，
一袭白衣，
抚惊悚，
略除疾轻患浅。

一生得意处，
只在悬壶，
济世救人祛横痃。
到收获时候，
笑语欢声，
展颦眉，
依如壮士凯旋。
当共勉清风伴君行，
莫使问心愧，
落红自暖。

2011年县卫生系统文化节参赛作品，县卫生进修学校审稿报名

七月的如东

徐海兰

火红的党旗你的眉间跳跃
唱出了白衣天使的婀娜
广场上传来义勇军进行曲的声响
在另一个黎明爬满
七月如东的脸庞

你说就要远行
带着我的梦想流浪
还有七月如东的璀璨
洋口港的呢喃和着你的芬芳
走过长长浅浅的海岸

救护车的鸣笛
穿越在如东的大街小巷
七月的如东啊
多想伴着你起航
挽着五星红旗一起缠绵
唱响五千年华夏的乐章
用一双圣洁的双手
孕育重生的希望

手术刀尖舞出的泪花
吻过眉梢上七月的草长
啊　七月的如东
你以如此绝妙的形式
幸福地盈满了
所有生灵的
心房

2011年县卫生系统文化节参赛作品，双甸镇中心卫生院审稿报名

征 程

朱烨箐

一九二一年的那个夏天 ，
一条经典的红船，
载着千千万万的仁人志士，

载着英特耐尔的理想，
驶过艰苦卓绝的岁月，
在不断地革命斗争实践中，
孕育了伟大的毛泽东思想，
和全心全意为人民服务的宗旨。
笑看雪山草地的远去，
昂首抗日烽火的洗礼，
奏响解放战争的交响乐章，
喜迎“两弹一星”的礼花，
还看改革开放和科学发展的累累硕果。
这条经典的红船，
驶过了九十年的岁月，
依然丰满鲜艳 ，
依然光彩夺目。
九十年，冬去春来，饱经风雨，历尽沧桑。
九十岁，星移斗转，枯荣起落，冷暖炎凉。
然而，你并不衰老，只有慈祥。
你青春永驻，你血气方刚。
你摧枯拉朽，你意气高昂。
九十年，
不断的磨难与坎坷的经历，
铸就了党的坚韧与伟大，
铸就了党无比的辉煌。
在新的历史征程中
在社会主义现代化建设的不断实践中，
勤劳、勇敢和智慧的中国人，
传承和创新了共产主义思想，
建立了邓小平理论，
开始了中国改革开放的进程，
三十年改革，
斗转星移 沧海桑田，
一个个的富裕村庄集体涌现，
一个个世界第一横空出世。
在改革不断深入实践中，
勤劳的中国人再次彰显出伟大的智慧，
创造性的发扬了党的思想，
使“三个代表”重要思想和科学发展观，
深入人心，
成为新时代党的指导思想。
有了这些一代代中国人，

勤劳智慧的结晶，
中国必将屹立在世界东方，
熠熠生辉。
九十年，
伟大的中国共产党，
炸起一声巨响，
竖起一面旗帜，
树立一个思想。
在长期的革命斗争和社会主义现代化建设的实践中，
不断探索，
不断创新，
开创了人类历史上一个又一个的伟大壮举。
今天，
是党九十华诞。
国家安定团结，
人民富足快乐。
我要用歌声唱出我们党的革命精神，
我要用画笔画出我们党每一步的艰难与拼搏，
我更要用心灵祝福党，
祝愿我们中国共产党书写更加辉煌的篇章!!!

2011年县卫生系统文化节参赛作品，丰利医院审稿报名

白衣卫士赞

严宏俊

他们是一群不张扬的人，
在默默无闻的岗位上默默奉献着自己的血汗，
实现着他们的人生价值!

谁都知道：
一个国家需要保卫，
而人民的“健康”，
更需要保护!
他们是不可或缺的一群人，
在历次生与死的历炼中，
书写了可歌可泣的诗篇。

2003年春夏之交，
突如其来的非典，
悄悄吞噬着许多人的生命，

威胁着无数人的生命安全!

白衣卫士们行动起来了!
他们义无反顾,
扛起了保卫生命的重担。

是他们驱走了病魔挽救了生命,
是他们送走了黑暗带来了光明,
是他们给予病人继续生存的力量!

他们把生的希望留给了别人!
在死亡的非典病例中,
竟有三分之一是战斗在“非典”防治第一线的医护人员!

每一次重大传染病来临,
白衣天使们从不退缩,
总是冲在防治第一线。

2009年甲流来袭,
仍然是他们,
为群众接种甲流疫苗,
尽力救治甲流重症患者。

在平凡的岗位上,他们同样奉献着自己的爱心。
2004年9月,
如东县人民医院医务工作者孙娅,
捐出了她的造血干细胞。
在爱心的感召之下,
许许多多的人成为造血干细胞捐献志愿者,
他们愿意用自己的力量挽救不幸者的生命!

我要赞美白衣卫士,
他们像蜡烛,
燃烧了自己照亮了别人。
他们用对生命的爱,
滋润了干涸的心田。
病人见到医生病就好了一半,
他们让绝望的生命鼓起了重生的勇气!
预防保健、减控药价、合作医疗,
一项项惠民卫生政策相继出台,

卫生工作者们忙忙碌碌、起早贪黑，
各项措施一一得以落实。
为了人民的健康事业，
他们似乎要熬干自己最后一滴心血！

千言万语并不能完全表达心中的敬意，
你看他们——
他们又在忙碌了，
真想大声对他们道一声：
“辛苦了！”

2011年县卫生系统文化节参赛作品，新店卫生所审稿报名

党的政策好 旧颜换新貌

——纪念中国共产党成立九十周年

李家澄

（一）

春染大地气贯虹，兔接虎威好时空。
社会和谐家门旺，经济转型促繁荣。

（二）

旭日东升出彩霞，别墅鳞栉是农家。
绿色田野碧波浪，喜见棉树银桃花。

（三）

晨起望阳在东方，千家万户晓耕忙。
光合结成生命果，五谷散发诱人香。

（四）

剪燕双飞迎春归，田野黄花正入围。
择址筑巢楼台上，与人共乐享自然。

（五）

柳絮花飘水浮萍，鱼群吞食如吞云。
古城濠河生态好，旅游胜地赏美景。

（六）

科学发展启心灵，支持三农情为民。
珍惜资源重环保，人与自然共济生。

（七）

麦香花开香味浓，短信光速诉情衷。
信息传递致亲友，天涯海角无线通。

（八）

绿色能源蕴无穷，风力发电兴如东。
东方一隅洋口港，万吨巨轮四海通。

（九）

一路清廉盛载誉，贪欲不义遭禁监。
奉公守法世常道，劳动致富笑人间。

（十）

江海门户望长江，源远流长贯五洋。
千古名城今胜昔，闻名中外俱六乡。

2011年县卫生系统文化节参赛作品，县人民医院审稿报名

红十字的遐想

何建军

你是
——人道的标记。
你是生命视觉里炙热的符号，
你是涅槃凤凰喙里的灵芝，
你是博爱奉献 救死扶伤的三叶草。

你是
——历史的音符。
你是神农尝到的断肠草的苦，
你是李时珍峭壁间采得奇花的芬芳，
你是哈维发现人体奥秘的声声惊叹，
你是《心血运动论》的页页辛酸。

你是
——文明的乐章。
你是救护的声响，
承载着对生命的希望。
你是鲜红的血液，
传递无私大爱的奉献。
你是生命的卫士，
凝结了太多的苦辣酸甜。
你是日本大地震中降生小孩的眼神，
或许已洞悉了幸福的根源。

你是，
我
对生命的敬仰！

2011年县卫生系统文化节参赛作品，县人民医院审稿报名

爱之歌　歌之爱

刁浩白

爱，是一汪清泉，可以把心田浸泡，
爱，是一团火炬，可以把激情燃烧，
爱，是一抹微笑，可以抚慰忧伤烦恼，
爱，是一种承诺，可以天荒地老。
爱，只有爱，才能手与手牵牢，
爱，只有爱，才能心贴心拥抱。
啊！爱之歌，歌之爱，
我们用爱播撒人间的美好。

爱，是一片蓝天，可以让江山多娇，
爱，是一缕阳光，可以让人性闪耀，
爱，是一份温馨，可以奏响和谐音调，
爱，是一股力量，可以山呼海啸。
爱，只有爱，才能手与手牵牢，
爱，只有爱，才能心贴心拥抱。
啊！爱之歌，歌之爱，
我们用爱描绘世界的美好。

2011年县卫生系统文化节参赛作品，县人民医院审稿报名

天使情

孙同建

你不是天使，却拥有天堂；
你没有翅膀，却俯视阳光；
你没有三叶草，却手捧希望。
日劳病榻间，夜书膏火房。

你们把南丁格尔的殿堂注满生命的延续，
你们把党旗下天使的羽翼镀满温暖之光。
你们支撑着我们的社会，修复着我们的病体。
踏着与时俱进的节奏，书写救死扶伤的篇章。

面对病人渴求的双眼，你提灯伤患之侧。
感触患者痛苦的心灵，你抚平疼痍之疮。
记忆的藤蔓，牵绊着生命的第一声啼哭。
光阴的长河，目送去生命的最后一炬。

长长的走廊，
洁白的病房，
滴答的心电波，封闭的磁共振，黑白的X片
灯下的投影是天使的翅膀，
展开摇曳多姿的匆忙。

白衣、白帽，衬着明亮的双眸。
抢救，争分夺秒，患者起死回生，
特护，寸步不离，老人眼噙泪花。
人们说
你们有慈母的心，绣女的手，教师的口，天使的柔。
这样的赞美，飘荡在日复一日 年复一年，
映了红旗，醉了夕阳……

2011年县卫生系统文化节参赛作品，县卫生监督所审稿报名

白衣天使情

张琳璘

像蝴蝶一样轻盈，
像羽毛一样温柔，
在没有硝烟的战场，
“白衣天使”的情怀，
被演绎得如此简单平凡却又叫人难以割舍、挂肚牵肠。

夜深人静的时候，
仍然巡视病房，
那份默默的关怀，
是夹在患者年轮中永久的馨香；
病床前护士紧张抢救的那双手，
送走的是祝福和勇气，
留下的是坚强和安康；
轮椅旁亲切的嘘寒问暖，
是淙淙的小溪，在患者心间流淌。
不管是晨光微露还是暮色茫茫，
不分昼夜黑白，生物钟颠倒紊乱，
打针、发药、输液、铺床，
她们在苦中感受呵护生命的快乐；
白天、黑夜、交班、接班，
她们在累中体味自身价值的内涵。
每天每天，

在白色的氛围中丈量无数个夜晚的漫长。
每天每天，
在亲人的期待里，
简单和平凡被演绎成无数的精彩和芬芳。

难忘——
震惊世界的“5.12汶川”，
她们忘却自己为人妻、为人母、为人女的责任，
挺身而出，面对灾难。
用自己柔弱的双手，沉着、冷静地抢救出一条条垂危的生命，
任凭汗水、泪水模糊了她们的双眼……
在急难险重任务面前，
她们没有壮语豪言，
只用真诚将世界震撼。
她们用自己的生命谱写出一曲曲动人的赞歌，无悔无怨，
如花的五月，
她们柔弱的身躯承载着中国医疗的另一半天空，
她们在平凡中塑造着不一样的辉煌和高尚。

白衣天使的真谛，
不仅仅是将一份热情、一份关爱、一滴汗水和自己的青春年华奉献，
更可贵的是要把南丁格尔的精神代代相传……
用她特有的光芒，
把病人阴霾的心田照亮；
用天使的温柔、真诚的爱心，
抚平患者心灵的创伤，
为患者带来光明和希望。

2011年县卫生系统文化节参赛作品，县中医院审稿报名

永远的七月

——献给中国共产党九十华诞

蔡　菊

透过历史的眼眸
我们站在岁月的肩膀上远眺
一九二一年的七月
在南湖荡漾的波光中
我们看到一个巨人的诞生
一把镰刀呼啸着要割断旧世界的一切枷锁
一把铁锤呐喊着要砸出一个新中国的黎明

看，井冈山上满山的红杜鹃啊
是一个令楚辞离骚惊叹的篇章
听，南昌上空清脆的枪声
是一种令青铜秦佣凝望的神韵
长江，给予我力量，让我长大
黄河，给予我智慧，让我成熟
只有妈妈的怀抱才这么温暖
只有妈妈的臂膀才这么坚实
是你，亲爱的党
托起腾飞的蛟龙
屹立在世界的东方
你用乳汁养育了千千万万英雄的儿女
你用汗水浇灌了这富饶的土地
你用勤劳培养了我们坚定的信念
你用呐喊宣布了旧时代的灭亡
你是我们生命永不停息的动力
你是儿女们远航归来的避风港
透过历史的眼眸，
我们站在未来的彼岸回望
春天，正迈着矫健的步伐向我们走来
它让乡村披上绿的盛装
山绿了，水也绿了
空气中都有一丝丝的春意在飘荡
它让城市披上了绿的盛装
树木葱翠，遍地花香
就连我们的歌声中
也有许多的青春旋律在回响
祖国的春天
正在把民族复兴的大门打开
祖国的春天
正在把唤醒酣睡的号角吹响
祖国的春天啊
你正敞开胸襟
接纳着儿女们驿动的青春和坚定的信念
这是一个承前起后的时代
新的机遇，新的挑战
这是一个日新月异的时代
知识创新，与时俱进
这是一个继往开来的时代
我们肩负沉甸甸的嘱托

我们憧憬美好的未来
七月 那是一种坚韧的信仰
七月 挡不住沧桑 沉淀不了历史
七月 沐浴阳光 憧憬希望
七月 璀璨辉煌 真心骄傲
七月 这是一个伟大开拓者的生日
用一种母亲的情怀让人民依靠
敬爱的党啊
你目光坚定志向高远
敬爱的党啊
你九十华诞依然激情荡漾

2011年县卫生系统文化节参赛作品,马塘医院审稿报名

有这样一个群体

——记掘港卫生所集体

葛 迎

有这样一个群体
他们
一直忙碌在预防与保健的前沿

有这样一些天使
每天接受那稚嫩的笑脸
登记与预防接种仔细又繁忙
那是为祖国花朵的健康绽放
保驾护航

妇女儿童
是家庭与社会的翅膀
为了她们的安康
两个系统管理
是欢乐幸福的港湾

工厂、市场、饭店和食堂
都能见到监督人员
为的是人民的食品安全
健康教育
预防疾病的良方
始终在社区、学校开展
消灭血吸虫病重在预防

河边 池塘
查螺正忙
死灰复燃的结核病
严重影响群众的安康
我们仍战斗在防治结核病的最前方

村庄改厕工作
如火如荼地开展
传染病防治知识
广播、电视反复宣传
慢性病管理的号角
一直在吹响

我们要用农村合作医疗
铲除因病致贫的隐患
县外结报、不敢怠慢
基本公共卫生服务九大类二十二项
是通往健康的桥梁

我们要把健康的种子
播进农民耕种的土壤
灿烂阳光
党的光芒
永远照在人民群众身上

和谐社会
离不开这个群体的奉献
扬起绿色的风帆
祖国永远强壮

2011年县卫生系统文化节参赛作品，掘港卫生所审稿报名

风劲帆满江海天

康晓玲

旭日东升沐神州，横跨世纪处处春。
海鸥昂首穿云飞，引领风云惊雷鸣。
大浪淘沙九十载，潮潮吻滩似千军。
遥看黄海碧空尽，风劲帆满江海天。

2011年县卫生系统文化节参赛作品，县卫生进修学校审稿报名

风劲帆满江海天

许 姚

轩岐馆中传承新，
风生水更起。
中西包容济苍生，
扶海越江杏林满蠙城。

迁建天高志存远，
如歌新蓝图。
他日傲立洋口潮，
尽数风流犹拍古人肩。

2011年县卫生系统文化节参赛作品，县中医院审稿报名

计划生育好

（梨膏糖调）

正月里来是新春，肩挑瓜担来唱灯，
今天不把别事唱，单唱计划生育主意春；
过去结婚本嫌早，养的伢儿瘦又小，
多生多育带不了，哭的哭来吵的吵；
大伢儿要吃细的要抱，累得父母吃不消，
劳动生产没得劲，工作学习耽误了
党中央发号召，家家户户要知道，
晚婚晚育实在好，伢儿健康疾病少；
爷爷奶奶张口笑，年轻父母喜眉梢，
终身只生一孩好处多，母子健康全家乐陶陶；
家务事儿不繁忙，劳动生产干劲高，
工作学习争优秀，四化建设当英豪。

《如东县丰利医院志》作品

广电杯　　庆祝国庆60周年征文作品

光辉的足迹

如东县卫生局 黄耀东

2009年，伟大的祖国迎来了她60岁的生日。60年，东方巨龙腾空而起，熠熠生辉；60年，如东大地沧桑巨变，日新月异。

改革开放30年来，如东在始终坚持“发展是硬道理”的坚定理念，在县委县政府的正确领导下，经济

社会发展取得了令人瞩目的伟大成就，她倾注了广大干部和百万群众的勤劳与汗水，凝聚着如东儿女的智慧与心血。

三千年前，扶海古洲，初出水面，蒺藜遍地，荒芜人烟。如东人以“劈我草莱，勇立潮头”的精神，披荆斩棘、奋勇开拓。在悠悠千年的征途上，无处不留下了先辈们开垦拓荒的串串足迹。把一个荒滩碱地建成了一个物产丰富、风光秀丽、开放发达的城市，她就是我的家乡—如东县掘港镇。

我是一个70后，系如东县掘港镇人，1994年参军入伍，2007年从部队转业回到家乡，在依稀的记忆中感受着身边的变化，体味着幸福的生活！每当我小孩挑剔这件衣服不好看，那双鞋样式不好的时候，我就会想起小时候只有新年才会有一件妈妈用旧衣服改制的所谓新衣；当我品尝着从超市买回的一大堆东西，还抱怨西瓜不甜时，我就会想起小时候妈妈会为了把两个橘子省到过年吃而把它偷偷存到衣柜里，直到发现它干瘪而痛心地在墙角抹眼泪的情景；我就会想起小时候低矮、破旧的平房，就会想起……。一路走来，风雨兼程，我们是见证了如东发生翻天覆地的一代，更是沐浴着改革开放的春风，享受着社会发展带给我们快乐与幸福的一代！

近年来，家乡的变化可真大，一切是那么熟悉又那么陌生，县城的改造达到了前所未有的程度。从欧洲风格的欧贸广场，到仿古建筑群扶海州，再到徽派风格的三元世纪城，掘港镇这一千年古镇焕发出勃勃生机。走进最繁华的步行街——三元世纪城，风格各异的古典欧式建筑群与现代摩天大厦交相辉映，电子图书城、国际商务城、高保真音乐厅等等一应俱全，丝毫不亚于大都市。宽阔平坦的街道上游人如织，商店里的商品琳琅满目，应有尽有，让人看得眼花缭乱；休闲区的凉亭古色古香，长椅上坐满了休闲购物的人们。浅水湾公园更是人们茶余饭后休闲娱乐的好去处，每天晚饭后，我都会和老婆带着孩子上街逛逛，到公园里玩玩。只见男女老少，有说有笑，跳着集体舞、健身操，水上的音乐喷泉随着音乐的变化时缓时急，时高时低，让人赏心悦目，一片欢乐祥和的景象。

20世纪50年代，掘港地区城乡道路弯曲、狭小，多险桥，多险路，先后进行改造、扩宽和修缮。不仅是掘港城区，就连周边农村也开辟了柏油路、水泥路，许许多多桥梁，有的扩建，有的加固，有的新建，交通大大改观，出行更为便利。

城市交通网四通八达，铁路、公路、水路等交通运输方式各显其能，发挥优势，形成了网络化的交通运输体系，城市道路的交通能力和向外辐射能力大大提高，不但拉近了我们与全国各地人民的距离，而且加快了掘港的经济社会的发展。道路干线就如一条条大动脉，源源不断地输送着新鲜的血脉。

镇域经济实力快速增长，经济结构逐步优化。2008年全镇经济财政总收入达到48446万元，城镇居民人均可支配收入达到16579元，农民纯收入达到7453元。2006、2007、2008连续三年跻身全国千强镇行列。2008年实施规模以上项目93个，完成规模工业投入15亿元，企业做大做强效果显著。全民创业和民营经济发展深入推进。

招商引资硕果累累，园区建设快速成型。2008年，全镇新批注册外资、实现注册外资到账、引进市外民资分别为6700万美元、3300万美元和5.8亿元。苏中电池、康福特纺织、惠通石油机械、东日钢铁等一大批内外资新办企业落户我镇或县公用平台，成为我镇经济发展新的重要增长点。

新农村建设深入推进，农村面貌明显改善。始终坚持富民优先，大力发展新农村经济。全镇初步形成优质粮油、胡桑、蔬菜、淡水养殖等4大种养区域布局，形成蔬菜、河蟹、蚕桑、林果、畜禽、优质稻米等6大主导产业及西甜瓜、苗木等10大农产品生产基地，基本形成一村一品或一村多品的农业结构调整格局。在全县率先启动农居点建设，规划88个农居点并全面启动，进点农户达到340户，掘西村农居点建成市级示范点。全力推进农村实事工程，切实改善农民生产生活条件。建成村公共服务中心25个。

家乡如东正向着一个美丽的现代化城市发展着，每当我听到人们赞美她时，都让我感到由衷的高兴！我要感谢我的爸爸妈妈，把我带到这个世界，生活在美丽如画的如东，过上如此美好的生活。

掘港作为我县政治、经济、文化中心，承载着如东人民跨越发展、崛起腾飞的希望和梦想。我们坚信，在县委、县政府的正确领导下，在如东人民的共同努力下，不久的将来，一座新兴的东方港城将崛起于南黄海之滨。

全民读书征文作品

感受大师风范　汲取精神力量

——读《季羡林生命沉思录》有感

如东县卫生监督所　黄爱萍

在去年的盛夏，一位年近百岁的文化巨擘溘然长逝，他是享有盛名的语言学家、梵文学家、东方学家和翻译家，驰骋多个学术领域，并且卓有建树，造诣高深；他是北京大学唯一的终身教授，学贯中西，博古通今，被尊为知识分子的楷模和世代后学的偶像；他是誉满文坛的散文高手，虽耄耋之年，仍笔耕不辍，蔚为大观，成为当今学者散文的一座高峰；他荣膺19届诗人大会“世界桂冠诗人”之殊荣……一个人穷其一生若能在其中某一领域有所作为，亦可足慰平生，然而季羡林集学术大师、教育家、作家于一身，成就斐然，令人难望项背。正是缘于对一位学界泰斗由来已久的景仰，我怀着浓厚的兴趣打开了《季羡林生命沉思录》的扉页，而拜读此书，倾听世纪老人的率真直言，益发感受其崇高的精神力量和耀眼的人格光辉。

勤于治学　生无所息

季羡林一生与文字为伴，著作等身。他在国际上备受推崇的学术地位是其毕生耕耘、潜心治学的结果。他自我剖析道：“自己绝非什么天才，我自己评估是一个中人之才。如果自己身上有什么可取之处的话，那就是，自己是勤奋的，这一点差堪自慰。”勤奋是迈向成功的基石，一个人能否成功，最坚实的力量来源于自己。季老的成功之路也是一条崎岖坎坷之途，在这条道路上留下了他艰辛跋涉的坚强足迹。文革期间，他历尽磨难，仍然利用一切可能，执着探索，孜孜以求，偷偷翻译了印度史诗《罗摩衍那》；垂暮之年，他身居病房，也是锲而不舍，坚持读书写作，宛如春蚕，生无所息。他治学严谨，脚踏实地，广征博引，巨细不遗，可谓竭泽而渔。正是这种精勤不倦、持之以恒的治学精神，使他在十多个学术领域和前沿层面上取得了辉煌的成就。他是中国东方学的奠基人，开拓了东方学学术园地；他对印度古代语言、印度佛教史、吐火罗文以及中印文化关系等方面的研究，精深之至，空谷足音，铸成了一座叫人仰止的高山；他的论著《中印文化关系史论丛》、《〈大唐西域记〉今译》和译著《沙恭达罗》、《五卷书》等，虽曲高音稀，但其放射的学术价值之光，温暖地映照着人类的天空和历史的容颜；他的新锐观点和充满力量的论辩，驱云拨雾，在学术界、理论界乃至读者心中引起强烈反响，其深度影响以投石激浪之势波及未来。

谨于修身　行为世范

作为一代大师，季羡林被世人所敬仰，不仅由于他卓越的学术地位，还在于他不凡的人格魅力。在他身上融合了中外知识分子的优秀传统：中国传统士大夫的仁爱和恕道、强烈的忧患意识和责任感、坚毅的气节和情操，西方人文主义知识分子的自由独立精神和开放创新意识、尊重个性和人格平等观念。2006年度感动中国十大新闻人物颁奖词中，对他作了这样高度形象的概括：“心有良知璞玉，笔下道德文章。一介布衣，言有物，行有格，贫贱不移，宠辱不惊。”

季羡林的一生大起大落，我们可以从他朴实平和的文字里捕捉到流逝的世事光影、丰赡的人生经历。他对人对事有着深刻的审视和通达透彻的体味，在此书的开篇，他提出“不完满才是人生”，从另一种意义上对人生进行了诠释。经历十年浩劫，看惯人生百态，明了世间春秋，他一直怀揣希望，保持着乐观向上的心态，他说：“对于人类的前途，我始终是一个乐观主义者”。他的思想深邃，视野雄阔，襟怀坦荡，在他的笔下流淌的是炽热的人文情怀、泰然的生活之道；他待人真诚，行事正直，真情、真实、真切是他的处世原则，即使在最困难的时候，他也没有丢掉自己的良知；他深怀爱国之情、报国之志，力求为天地立心，为生民立命，为往圣继绝学，他说："我生平优点不多，但自谓爱国不敢后人，即使把我烧成了灰，每一粒灰也还是爱国的。"北京大学闵维方教授这样称誉他："季老心中装载的不仅仅是中国，而是整个东方乃至整个世界。他是为传播整个人类的文化和精神毕生耕耘、无私奉献、闪闪发光。季老的人生原本就是一部书，一部启迪人智慧的书，一部净化人心灵的书，一部永远激励人奋进的书，一部令人回味无穷的书。"

走近季羡林，让我们看到了一位勤于治学、谨于修身、忠于事国的令人崇敬的大师。是的，季老的人生就是一部书，让我们细细品读，并以其为镜，观照自身，去除芜杂，摒弃浮躁，从率直昂扬的文字旋律中，汲取人生乐观进取之力量。

县中医院骨伤科建科三十年科庆征文作品

风雨兼程三十年

如东县中医院　钱忠权

走过三十年征程，你的脚步
由稚嫩、柔弱、满跚、摇摆
变得稳健、坚定、自信、成熟。
三十年风霜雨雪，筚路蓝缕，你
谱写了昔日的华美乐章；
三十个冬夏寒暑、栉风沐雨，你
追寻着明天的辉煌与梦想。
而今，你昂然自立于黄海之滨，如泰河畔。
三十年的时光不谓短暂，
但它又是历史长河的瞬间。
我们有理由相信，骨伤科创建三十年，
也必将是中华医学史上闪光的一页。
三十年的艰苦创业，你——
从无到有、从小到大、由弱到强，
从继承发展，到创新跨越；
从传统诊疗、到中西医结合，
彰显了骨伤科扬中汇西的医疗特色。
三十年的岁月沧桑，见证了昨日的艰辛和开拓，
三十载的薪火相传，孕育了今天的成熟与收获。
但这一切已属于过去，成为历史。
我们深知——
未来的路上还会有泥泞，
还会有很多困难和坎坷。
我们深知——
你现在还不够完美强大、还需精心培育、构筑。
但我们坚信：
有耕耘就会有收获，

有投入就会有产出。
我们深信——
梅花香自苦寒来，
阳光总在风雨后。
中医院骨伤科的明天，
一定会更加美好，绚丽！

县人民医院ICU科科建科十年科庆征文作品

感谢十年

如东县人民医院　蒋丽丽

每年的中秋、国庆后，我们就翘首盼着科庆了。今年迎来了十周年。不想十年的光阴，竟是这样一晃而过。依稀记得当年，四张监护床，四台监护仪，一个中央台，两台呼吸机。那时我们都是刚学习回来，开科伊始，一切新鲜，一切未知，踌躇满志，跃跃欲试。

其时，外面的人对ICU的收治指征还不太了解，所以刚开始我们的病人多数为急诊直接收入的农药中毒，那时还没有长托宁这个药，对于AOPP的病人都是2～5分钟推注阿托品。后来随着医院各科和外界(尤其是非典之后)对重症病房的逐渐认识，以及我们的救治成功率给外界带来的反响，病人病种多了，各种严重多发伤，院内各科疑难重症，县内兄弟医院的急危重症，都联系了转到我们这里。监护病床早已增加至6～7张，各种设备也更先进齐全，病房常常爆满，常因床位不空而有病人收住不进。足见各方对我们的倚重和信赖。

一路走来，夜班披星戴月，白班日出而作日落而归，岁月从监护单上一页页流过。一切付出，回想起来，收获的大多是快乐，而艰辛会渐渐淡忘。韶华既逝，逝去后是人生的积淀。十年寒暑，虽临渊履冰，却也锱铢积累，在充当拯救他人生命角色的同时，竟也煅造了自己的生命。自私贪念不复存在，随意懒散找不到身影，功名利欲是过眼浮云。充实自信，磊落坚定。工作不再是谋生的手段，已融入生命，成为生命的一部分。从此不再迷茫与彷徨，脚踏实地，谦虚谨慎，精益求精，进而修身养德，三省四箴，而后才有登临意；身虽非鹤，或恐泥尘，但已非燕雀之网所能罗。这一切该感谢科室。家的温暖，情比手足；军队般的严明纪律，团结进取；儒者的雅致，忠恕仁爱，克己复礼。感谢科室造就了我们平凡而不平庸的心。

众生营营碌碌，，唯我等未随波逐流，一切伤痛紧咬着我们的心。以病人为中心，视生命高于一切，这样的科室文化犹如家训，指引着我们一代代薪火传承。

在京发家书时得诗一首寄示儿辈

薛宝田

家书一纸到江乡，问我平安我说祥。
辨色入朝腰脚健，自公退食酒杯香。
佛前偶尔吟诗句，客至都因索禁方。
寄语儿孙休盼望，雪花飞候返泉唐。

题薛宝田《北行日记》

杨振镐

久闻扫叶著河东，家学渊源订案同。

身旁九宵瞻皓月，业传三世绍清风。
内廷入直腰犹健，上苑游观眼欲空。
嘉果珍羞频拜赐，一时荣遇纪恩隆。

挽薛心农（薛宝田字心）

释启龙

五载萍逢别思深，萧斋恍惚到清吟。
湖山兴懒重携屐，香火缘悭一抚琴。
魂返枫林江阁梦，愁深宦海故人心。
木鱼遗惠情如昨，使我惊晨发性音。

讽吸鸦片（七绝四首）

宋宣荫

（一）

一榻横陈小阁前，侧身随意吸云烟。
白纱帐里清香满，赛过人间快乐仙。

（二）

终日昏昏住一楼，忘年忘月度春秋。
青灯一点星星火，烧尽田园仍不休。

（三）

一枝枯竹一壶茶，时吸时眠兴味嘉。
世故人情全不顾，妻儿老小早分家。

（四）

面目如同鬼与囚，耸肩缩颈涕横流。
世间多少英雄汉，一堕此牢谁自由。

十二打医

刘哲昌

扁鹊妙术，华陀长才，巧夺天工，法越如来，可谓神医。
随机应变，治法多端，病虽沉重，妙能转圜，可谓良医。
古今医籍，熟读五年，每遇病症，得心应手，可谓明医。
轩岐媲美，名誉铮铮，应手活人，起死回生，可谓名医。
学识皮毛，口若悬河，纵谈脉理，引吭高歌，可谓时医。
药方脉理，懵然无知，要说病情，又如口吃，可谓庸医。
高车驷马，画阁楼堂，颐指气使，如南面王，可谓富医。
蜗居陋巷，车马稀兮，饔食难给，相对歔欷，可谓贫医。
道中巨擘，领袖同仁，阐发微奥，造福医林，可谓大医。
剽窃古方，或承家技，略知梗概，以谋衣食，可谓小医。
解剖生理，洗胃涤肠，手术精奇，法越西洋，可谓新医。
五运六气，阴阳偶奇，执拗粘带，师古不疑，可谓旧医。

张德彩诗词作品

忆恩师陈道权先生

手捧盆缽泪沾衣，又到蟹肥赏菊时。记得师怀陶令癖，仙山是否有东蓠。

赠季宏凡理发师

君修头面我医病，少时交情老更深。莫把职业分贱贵，功夫老到自成名。

七　绝

颂红军长征胜利（药名嵌诗）

血余黄土走龙蛇，浮海穿山踏铁沙。代代连心铭远志，锦地华夏遍红花。

贺如东县诗词学会成立（药名诗）

桂枝花交菊花时，夜明月石好吟诗。君子连心创新社，扬眉合欢献妙词。

赠汤夕华先生

日写文章夜作诗，晚成大器莫言迟。书香陋室谪仙客，甲子宾城花一枝。

秋归有感

赡老抚幼常离家，年近古稀仍无暇。故园香桂坠满地，墙头又开扁豆花。

七　古

咏掘港精神（药名嵌诗）

海藻丛中海浮州，麋鹿食筛忘忧愁。赤膊三灵辟生地，厚朴牛子掘江沟。
圆仁入唐牵佛手，千年建成九重楼。虎胫龙骨英雄胆，党声贯众立潮头。

为扶海宫药王殿撰联（药名嵌联）

尝百草煎百药留百部药典，集五灵调五味祛五方沉疴。

悼沈新鹤君

通城相遇四旬春，朝夕伴随谈笑声。仁术共研求济世，鹏程同道降祥音。
各居一处誉乡里，有梦三更共酒樽。惊悉知己已作古，披衣夜坐哭同仁。

佘晓春诗词作品

七　律

从医十年感赋

人言医海多艰险，不畏波涛已挂帆。五载寒窗知苦乐，十年桔井晓酸甜。
春风化雨无声润，杏木成林有兴欢。时记手中刀一把，死生相托莫虚悬。

七　律

上海印象

烟花欲尽浦江娇，满目新妆四处瞧。南北风驰高架路，东西浪吻斜拉桥。
潜龙地铁送千客，雨笋天楼居万豪。一日三秋非戏语，英雄人物看今朝。

七　律

抒　怀

世纪之交钟鼓鸣，千年更始喜难逢。依依玉兔辞寒雪，款款金龙送暖风。
骋目驰怀四海远，扬眉吐气五洲惊。尤祈台岛回归早，两制一国旭日腾。

七　律

雨夜出诊

铃声大振伤情急，夜黑沉沉车辆稀。雨弹纷飞迷眼界，风雷阵响骇心机。
但忧去路妨护救，哪管行程欲断离。人命关天非小小，杏林甘作一良医。

七　律

游张家界

神刀鬼斧三千柱，叠翠危崖插九天。薄雾缠腰飞鸟隐，苍松盖顶古藤悬。
卧龙岭上胸怀阔，御笔峰前眼界宽。欲醉金鞭溪水去，今生来世不思还。

七　律

冬夜手术

忽闻手术梦难成，别妇离雏履薄冰。灯亮眼明无伪影，心灵手巧有真情。
飞刀快剪经纶辨，救死扶伤鬼魅惊。不计功名和利禄，但求红杏满园生。

七　律

大连有怀

梦想滨城耳语飘，成真一旦眼逍遥。蓝天蓝海云帆远，绿地绿山烟树俏。
燕岭穿行痴醉醉，龙潭绕走乐陶陶。千人足印百年史，直向汪洋破浪高。

七　律

参观启东有感

黄花三月下江东，争看圆陀角上红。大道绿流惊海客，高楼蓝染问天公。
港深百舸腾激浪，桥阔千车汇巨龙。欲去回眸飞鹤影，常思吕祖意尤浓。

七　绝

咏苏通大桥

大江东去落长虹，竞驶千车越巨龙。呼啸一声南北应，犹思心路早疏通。

七　律

咏四川海螺沟

古林寂寂百重烟，巨瀑冰冰万仞悬。日醉金山泼彩墨，月溶水海弄清弦。
窗含西蜀千秋雪，门浴东坡十里泉。犹忆贵阳黄果树，今朝独唱海螺川。

七　律

新加坡绿色印象

展翅凌波赤道旁，青纱滴翠醉心房。靓鞋踵踵无尘染，烈日炎炎有荫凉。
水碧新河明似镜，鸟喧乌路巧如簧。圣淘沙上游人乐，疑在香中赏画廊。

七　绝

兰州得句赠凌师长

黄河柳浪穿城过，百里风光海角行。 空管迟来呈美酒，凌君醉我老乡情。

从浩诗词作品

七　律

七年戎边滨海滩

七年戎边滨海滩，今日移师洞头港。铁甲掠过千支柳，飞舟踏平万重浪。天高世事皆渺渺，海阔前程多茫茫。无忧白鸥猛击水，一个大人写天上。

七　律

隔山隔水久相望

隔山隔水久相望，风尘千里聚重洋。拾级月下盘山路，相依岭上观潮坊。老林静守鸟歇语，大海作和波微漾。忽有轻嘻耳边起，原是嫦娥与吴刚。

青玉案

海天千里云呈祥

海天千里云呈祥。远尘嚣，近山岗，树香奔涌好猖狂。随松起舞，迎风放喉，长歌到远方。　　加鞭快马相催急，来也匆匆去也忙。登高临风极目望。一叶扁舟，离恨满仓，颠簸在大洋。

渔家傲

南麂秋来风景异

南麂秋来风景异，长空恢茫雁声凄。四面海涛连天起。西风烈，深洋孤岛自封闭。　　梦中蝶飞家万里，醒时却知归无计。开门但见叶满地。征夫笑，路客不知因何喜。

七　律

驱车直抵中天门

驱车直抵中天门，信步便至五松亭。攻城掠地十八盘，登峰造极玉皇顶。放眼齐鲁无峻岭，纵览春秋有伟民。昔仰东岳高万仞，今俯泰山低一人。

青玉案

风吹中秋无人愁

风吹中秋无人愁。月正圆，星亦多，张灯结彩香满楼。尽兴饮酒，纵情放歌，夜半舞不休。　　二十五年同风雨，踏遍南北高低路。走出今宵何所求？没有奢望，如此聚会，应有千百度。

好近事

飞雪漫薜萝

飞雪漫薜萝，长波情通远方。空忆少年壮志，犹马啸蹄扬。八千云月尘与土，无一再既往。今欲巾车归去，何事别故乡？

卜算子

双甸集市早

双甸集市早，析置在嘉靖。悠悠演进四百载，海内已知名。　　河南洗马池，惨案天地惊。五义碧血染长空，壮歌成永恒。

满江红

凤箫声动

凤箫声动，鱼龙舞，玉壶光碧。记犹新，跋山涉水，儿童远出。身穿慈母夜缝衣，手提白发晨煮食。笑甲子，五十九年非，劳作客。　　大江东，奔腾急。旌旗奋，战赤壁。奈西风吹过，几无踪迹。悲壮史诗书内写，英雄长碑草中没。无地转，一万年如此，还叹息？

虞美人

送南京军区守备第二十九团洞头守备营副营长张善忠战友转业返乡

鹿城送君返故土，相思人最苦。瓯江东去永不停，流尽多少豪杰少年心。　　人间聚会别有期，名利不分离。男儿觅侯不思归，忘却千古英雄草没碑。

鹧鸪天

迎北京军区空军第九航空学校前顾问丛尊五叔返乡

江边塞上一天地，山阻水挡两分离。七高八低宾城会，正值万花盛开际。　　昨才聚，今又离，再次相见应有期。得闲就将故乡走，此处堆满少年倚。

水调歌头

访南京军区原守备第一团副团长杨广福战友

初冬冷雨霏，暮访杨家庄。楼宇三层金碧，还有配套房。杏枣果木十亩，鸡鸭禽畜一群，肥鱼满池塘。胜过桃花源，神仙也向往。　　左黄鸡，右紫蟹，说既往。激情燃烧岁月，北国又南疆。濒海牧茵千里，深洋击水万丈，青春献国防。茅台再三杯，宠辱一概忘。

七　律

浙江省军区政治部前副主任朱彪首长、浙江省军区政治部前副主任张明仲首长、浙江省军区预备役师副政治委员单思忠战友、浙江省中原集团顾问郭厚原战友及余曾浙江省温州军分区五首长及战友杭州钱塘江畔会

一城新菊迎客前，五位老友聚江边。亿万海岳游双眼，千百沧桑飞满面。情深谊长易永远，酒薄梦短难早先。辞别今宵近子夜，重逢明晨是何年？

七　律

浙江省温州军分区政治部宣传科前科长陈生荣战友、中共浙江省温州市委宣传部宣传处处长臧宏柏战友、浙江省温州市电视台副台长徐鲁平战友、浙江省温州市建设银行宣传干事周守武战友及余曾浙江省温州军分区五战友鹿城华盖山下会

一别就是十六年，三秋又走南越天。清江波迎八千里，绿岛旗扬一万面。香桂尾随离人后，丽菊娇立访客前。日暮投宿心潮起，夜半扶栏难成眠。

水调歌头

哭浙江省军区政治部原副主任王春言战友

大雁东南飞，杭州几盘旋。西子尚未淡妆，万生驻足观。钱塘人文荟萃，向来骚客无数，今数怎不全？忽闻君已去，赋墨哭长萱。　　龙蛇飞，鸾凤舞，往事断。记得灯下同耕，一年各新伴。君志高端研究，我心基层滚打，三军名同传。此来欲叙旧，但恨天地远。

水调歌头

会如皋市磷肥厂厂长缪振、如皋市政协秘书长史有生如皋中学老同学

“如中”老同学，欢聚满园春。四十一轮寒暑，难忘当年景。关帝庙内共餐，跃进路上并行，殿后一屋寝。激扬指江山，慷慨报国民。　　“文革”卷，天下乱，别皋城。浪迹大江南北，欲尽赤子心。岔洋万人高歌，濒海千里牧茵，古洲披风尘。誓言犹双耳，可怜白发生。

满江红

贺福建省环境保护局副局长丛澜堂妹《环境保护》新著出版

闽传好书，挑灯读，梦寻踪迹。抬望眼，漳州山青，泉州水碧。厦门佳酿玉帝杯，南平薰草王母席。福飞路，尘土三十年，谁能及？　　星斗移，光阴急。同根生，异乡客。引往事无数，泪盈襟湿。征帆两叶浪中隐，骄柳一支风下折。天行健，君子以自强，永不息。

满江红

迎浙江省温州市烟草专卖局副局长吕雷声夫妇

秋风起兮，江海舞，恭迎远客。三千里，如梦夜临，相对语塞。记得浙南常共饮，不想苏北又同席。问世间，谁管重逢喜？杯中物。　　门前酒，好颜色。窗外月，无穷碧。唱旧词新赋，问今何夕？光阴冉冉人易老，天地悠悠事难测。试举首，一笑望长安，飞童笛。

满江红

闻南京军区原守备第二十九团洞头守备营政治教导员宋万同首长近况

长风万里，为我报，贵人踪迹。数别离，二十三载，往事历历。孤屿同歌动地诗，深洋共舞接天碧。曾记否？青春付国防，椽作笔。　　秋渐尽，冬将即。人易老，今非昔。发少年慷慨，空谈何益？怕问窗外《桑榆事》，且读案头《汉唐集》。向黄昏，千里封侯路，梦中觅。

满江红

贺如东县广播电视局高级记者顾光燧先生《记忆深河》出版

《记忆深河》，今在手，一气读完。十二万，故园往事，无尽暇想。西风追赶映地霞，孤鹜飞舞接天浪。舟东去，直下三千里，挂云帆。　　幼天真，少迷茫。中胜道，晚家安。这多彩人生，谁为考量？晨观江边白烟尽，暮听城头鼓角响。应搬走，堂中正冠镜，免悲伤。

七　律

致浙江省军区预备役师前副政治委员单思忠战友、浙江省温州军分区政治部宣传科前科长陈生荣战友

戎装并驾不知难，四十年后犹心间。徐盐策马饮东水，吴越扬鞭飞南山。战鼓三通人未老，旌旗半卷身先还。日暮头白添萧瑟，如何壮言震江关？

踏莎行

和如东县计划与发展改革委员会办公室前秘书长胡光老兼如东县诗词学会秘书长胡德才老、如东县德耀小学前校长张振民老、如东县原岔河区教育辅导员严锦春老

非常墨宝，一丈有余，好似龙蛇腾云去。锋下功夫深难测，只是行间多赞许。　　桃李蹁跹，与春共舞，都言心中无忧愁处。笑君也有不知时，低燕飞报将风雨。

满江红

贺南京军区空军后勤部前顾问丛达五叔九十华诞

倭寇横行，怒冲冠，奋起抗击。金戈马，气吞万里，恶战数十。太行山下旌旗卷，扬子江畔风雷激。歌潮涌，全新大中国，东方立。　　书坊第，双甸籍。霁香堂，忠孝泽。记先人教诲，君心民疾。驰骋常思西北齐，伏枥更忧东南坼。 天地泰，一白快乐时，为寿笔。

七　律

江苏省南京市文化出品公司董事长兼总经理周野平战友、江苏省南京市下关区人民武装部前部长邢礼珍战友、南京军区工程兵部舟桥旅前旅长王文明战友、江苏省南京市总工会职工技术协会常务副会长程和建战友、江苏省南京市安全局副处长陈乃武战友、江苏省南京市文化出品公司总经理助理吴国胜战友及余曾南京军区守备第二十九团七战友金陵雄狮百盛会

三十年前唱离歌，不想金陵再聚首。云山千座风中去，情海万丈雨间留。孤屿鸿雁近寒少，绿林好梦向晚多。酒罢月淡路遥远，各自珍重莫蹉跎。

满江红

贺新疆生产建设兵团如东籍离休干部王坚老《路痕》诗词集出版

《路痕》读罢，欲借问，天山来客。酬老兵，玉帝盛宴，几时开席？千年灵芝君一朵，百岁蟠桃我半只。有人说，高处不胜寒，还信得？　　天廷事，难预测。人间情，易知悉。有金樽击筑，胜官一级。祁连玉龙漫天舞，蓬莱飞阁中海立。弹指间，江河经富贵，乐无极。

鹧鸪天

贺如东县原乡镇企业局离休干部李映华老《秋枫夕照》诗词集出版

《秋枫夕照》五百首，唱起心中十万歌。今贺田园辛劳者，八十有五再天酬。　　笑祖龙，脑筋错，东南西北觅长寿。谁言曲径难通幽？常吟轻松到白头。

鹧鸪天

迎南通市教育局前教研组组长张秀玲、南通市铁路办公室前主任曹淦华、如皋市高明初级中学前教师缪世君如皋中学老同学

又是梅花独自开，恭迎同窗宾城来。四十六轮春光去，灯下耕读景犹在。　　情依旧，音未改，回首既往仍壮怀。蹄扬海内跃红日，歌飞云端竞天籁。

七　律

贺如东县岔河原区教育辅导员严锦春老《诗词集》出版

才送魚龙沦海去，又迎新作月池来。东南西北同分享，春夏秋冬共情怀。如歌岁月昨虽去，似锦华彩今犹在。君唱阳春我巴人，不敢奉和聊感慨。

满江红

贺浙江省作家协会前副主席、余军中前辈吴军老《词令》集出版

秋高气爽，有鸿雁，送来词集。数珠玑，三百连城，手不忍释。千年史事行间走，万里楼兰亦在列。谁妄言？宋后莫填词，门难出。　　常自恋，文人癖。不争宠，士难得。拥天地情怀，才无枯竭。齐鲁扬鞭屡战功，吴越挥毫多墨迹。梦子夜，笔尽瓯江水，随君侧。

满江红

迎解放军报社政治部前副主任徐海均同学

桃红柳绿，歌舞伴，燕赵来客。蓦回首，五十二载，记忆未灭。校园独尊合纵论，军营更崇昂扬檄。兄大略，助弟宽视野，永为惜。　　硬骨头，铁性格。跨征程，西风烈。漫塞北江南，东方消息。不向行人追笑语，昨夜松竹无颜色。且举杯，十万八千里，非他物。

七　律

贺如东县马塘中学前校长佘殿老八十寿续任县诗词学会理事长咏新

丙戌逢君叶正黄，庚寅梅开读华章。讲坛文坛两淡定，夏天冬天一匆忙。八十躬耕仍舍前，六百壮歌更远方。神州风雷今再起，还期新作书辉煌。

第十编　镇域卫生

综　述

东晋义熙七年(411年),如皋县下辖3个乡。

民国23年(1934年),县下辖281个乡镇(镇42个,乡239个)。

民国29年(1940年)10月,如西县分出后,县下辖106个乡镇(镇14个,乡92个)。

1949年10月1日,县下辖182个乡镇(镇8个,乡174个)。

2001年,县下辖20个镇。

2010年12月,县下辖掘港、大豫、长沙、苴镇、丰利、洋口、河口、栟茶、袁庄、双甸、岔河、新店、马塘、曹埠14个镇。208个村民委员会、34个社区居民委员会。

附:如东县乡镇沿革

东晋义熙建县时,境内同时存在如皋、蒲寿、临江3个县建制。如皋县下辖3个乡,乡名无考。

唐太和五年(831年)析海陵5个乡置如皋场。按唐制100户设里,5里为乡。共领5乡、25里。乡名无考。

南唐保大十年(952年)升如皋场为如皋县,仍辖5乡、25里。

宋代,辖4乡,乡下设保,城区设坊。元代改保为社,余同宋制。乡名及保(社)、坊数均缺载。

明代全县分设城厢、江宁乡、安定乡、沿海乡、赤岸乡。以110户设里,分设38里,合灶(即盐灶)户6里,共辖44里。城厢2坊6里:东厢1里、西厢1里、南厢1里、北厢1里、清泰坊1里、平泰坊1里。江宁乡4都9里:十二都3里、十四都2里、十五都3里、十六都1里。安定乡4都7里:九都2里、十七都3里、十九都1里、二十都1里。沿海乡4都9里:一都3里、三都1里、四都2里、六都3里。赤岸乡4都7里:七都2里、八都1里、二十一都3里、二十三都1里。

清康熙十年(1671年),按田地置都、图。全县设16都、32图。

清雍正六年(1728年),改都、图为乡、都、里,全县辖4乡、16都、32里,其附郭者别为4厢、4里,合灶户6里,共42里。4厢4里:东厢一里,西厢一里,南厢一里,北厢一里。4乡:江宁乡辖4都9里,十二都一里、二里、三里,十四都一里、二里,十五都一里、二里、三里、四里,十六都一里;安定乡辖4都7里,九都一里,十七都一里、二里、三里,十九都一里,二十都三里、五里;赤岸乡辖4都7里,七都一里、二里、四里,八都一里,二十一都一里、二里,二十三都一里。沿海乡辖4都9里,一都三里、四里、十里,三都一里、二里、三里,六都一里、四里、六里。灶户6里:一都一里、二里、五里、六里,三都二里、三里。

清宣统二年(1910年),实行城乡自治制,城厢改城市,余为乡,设白蒲、卢港、掘港、马塘、双甸、东陈、磨头、丁堰、石庄、江安、镇涛、车马湖、丰利、岔河、苴镇、立发、李堡等17乡。市乡设自治公所，选举成立议事会和董事会，下领地保。

民国2年(1913年)，改城乡制为以户口为标准的市、乡制，辖区人口在4万以上的称市，不足4万的称乡。全县依此标准划分，辖6市12乡。6市为城市、白蒲、卢港、掘港、马塘、双甸。12乡为东陈、磨头、丁堰、石庄、江安、镇涛、车马湖、丰利、岔河、苴镇、立发、李堡。

民国3年辖13市5乡。13市为城市、东陈、白蒲、双甸、马塘、丰利、岔河、掘港、磨头、车马湖、石庄、卢港、李堡。5乡为丁堰、苴镇、镇涛、江安、立发。同年2月，取消市、乡自治公所和议董两会，改设助理员办事处。

民国12年(1923年)恢复市乡自治会，成立议、董两会。

民国16年(1927年)12月16日，改设市、乡行政局。

民国17年(1928年)6月，实行村(街)、闾、邻制。11月，委派各村村长、村副。

民国18年(1929年)6月，国民政府颁布《县组织法》规定“各县按户口及地方情形分割若干区，每区以10乡镇至50乡镇组织之。”“百户以下之村庄地方为乡，百户以上之街市地方为镇。”“乡镇居民以25户为闾，5户为邻。”如皋县政府于8月11日公布，将原18市、乡改为18区：城市为第一区，东陈市为第二区，丁堰乡为第三区，白蒲市为第四区，双甸市为第五区，岔河市为第六区，马塘市为第七区，丰利市为第八区，掘港市为第九区，苴镇乡为第十区，磨头市为第十一区，车马湖市为第十二区，石庄市为第十三区，镇涛乡为第十四区，江安乡为第十五区，卢港市为第十六区，立发乡为第十七区，李堡市为第十八区。按面积、人口及市镇大小分为4等：第一、九、十六区为甲等区，第四、五、八、十八区为乙等去，第二、六、七、十一、十二、十三、十四、十五区为丙等区，第三、十十七区为丁等区。建区以后，以原行政局改建为区公所，同时划分487乡、61镇、10668闾、53329邻。乡、镇设乡、镇公所。

民国23年(1934年)3月，国民政府推行保甲制，以10户为甲，10甲为保(城区25甲为保)。区、乡、镇划分亦有变化，规定“各县区数最少5区，最多15区”，“各县乡镇区域之划分，以每乡镇500户至1000户为原则”。如皋县政府于次年6月16日发布划并区乡镇布告。将18个区划并为15个区，撤去第二区东陈、第十区苴镇、第十四区镇涛，分别并入丁堰、丰利、车马湖，另将原车马湖区龙游河西5个乡划属石庄。新划得15个区为：第一区城区、第二区丁堰、第三区白蒲、第四区双甸、第五区岔河、第六区马塘、第七区丰利、第八区掘港、第九区磨头、第十区车镇、第十一区石庄、第十二区江安、第十三区卢港、第十四区立发、第十五区李堡。原548个乡、镇，合并为239个乡、42个镇。

民国24年(1935年)1月，全县保甲编制完成，设3078个保，30891个甲。

1934年如皋县乡镇区划表

表42-1　　　　单位：个

区　划	所辖乡镇、保甲数				所辖乡镇名
	镇数	乡数	保数	甲数	
第一区（城区）	10	19	361	3909	迎春镇　锦绣镇　丰乐镇　党治镇　坝桥镇　宏济镇　陆桥镇　普济镇　柴湾镇　万寿镇　普渡乡　仙鹤乡　大娄乡　马塘乡　福缘乡　平明乡　安定乡　宗岱乡　石塘乡　郎庄乡　陆窑乡　蒲东乡　野林乡　太平乡　元通乡　鹿门乡　周庄乡　庆余乡　邓园乡
第二区（丁堰）	3	22	210	2077	丁堰镇　东陈镇　薛洪镇　马凌乡　薛蔡乡　蒋坞乡　薛杭乡　徐汪乡　李冯乡　念曹乡　施夹乡　丁吴乡　冯九乡　花倪乡　明石乡　宗陈乡　土刘乡　娄吴乡　小龙乡　许陈乡　骆臣乡　刘庄乡　石郭乡　徐老庄乡　顾邵丁乡

续表42-1 单位:个

区划	所辖乡镇、保甲数				所辖乡镇名
	镇数	乡数	保数	甲数	
第三区(白蒲)	2	14	186	1873	蒲北镇 林梓镇 红园乡 雪曹乡 兴姚乡 新庵乡 高甸乡 费江乡 佳姚乡 橙曹乡 月港乡 葭塘乡 奚斜乡 善坝乡 官杨乡 姜园乡
第四区(双甸)	2	14	188	1889	双甸镇 石甸镇 宗刘乡 石坝乡 东周乡 郑薛乡 袁庄乡 徐曹乡 葛兜乡 洋涨乡 铁果乡 田季乡 斜桥乡 孙吴乡 杨木乡 丛坝乡
第五区(岔河)	1	12	148	1476	岔河镇 星堡乡 金陈乡 杨曹乡 汤花乡 季祝乡 曹汤乡 永施乡 白石乡 佘肖乡 地徐乡 平吴乡 白宫乡
第六区(马塘)	4	10	170	1712	马塘镇 潮桥镇 沙村镇 曹埠镇 堤南乡 孙窑乡 三和乡 里仁乡 元兴乡 达德乡 盐河乡 七里乡 王袁乡 陈家乡
第七区(丰利)	2	27	295	2926	丰利镇 古坝镇 苴镇乡 桑龙乡 玉安乡 双德乡 古坳乡 花严乡 川合乡 观土乡 滨海乡 东龙乡 双东乡 普延乡 新良乡 东河乡 山市乡 沿岸乡 河北乡 窑河乡 育才乡 社庙乡 吴许乡 新兴乡 姚坞乡 新甸乡 丁陈乡 凌北乡 界岸乡
第八区(掘港)	4	16	330	3318	盐垣镇 碧霞镇 长沙镇 北坎镇 上漫乡 洋岸乡 下漫乡 华丰乡 银杏乡 余荡乡 南坎乡 环芳乡 三民乡 虹元乡 八总乡 九总乡 大豫乡 大豫南乡 大豫北乡 六七总乡
第九区(磨头)	1	14	137	1375	磨头镇 大明乡 钱长乡 章王乡 贾屋乡 徐石乡 陈户乡 秀荡乡 大兴乡 马练乡 高石乡 芸房乡 左郭乡 陈邵乡 天堡乡
第十区(车镇)	3	20	221	2149	薛窑镇 李桥镇 花园乡 文庄乡 长庄乡 朱楼乡 范湖乡 朱庄乡 郭园乡 三义乡 郑蔡乡 龙舌乡 一甲乡 北园乡 扒头乡 中心乡 营房乡 税圩乡 新村乡 东平乡 白雁桥乡 下驾原镇 车马湖乡
第十一区(石庄)	4	15	173	1679	石北镇 石南镇 新生镇 张黄镇 龙潭乡 永隆乡 砖桥乡 楼房乡 空田乡 唐家乡 大腰乡 海圩乡 郝李乡 钱庄乡 陈家乡 吴窑乡 何庄乡 永安乡 沈天井乡
第十二区(江安)	2	8	123	1227	西柴镇 严黄镇 陈堡乡 马曹乡 燕桥乡 朝燕乡 周丁乡 陆桥乡 北园乡 百新乡
第十三区(卢港)		17	225	2190	卢港乡 簿湾乡 袁横乡 大石乡 鄂西乡 刘黄乡 高蒋乡 卢杨乡 芹界乡 朱夏乡 搬经乡 晓尼乡 桥堡乡 倪港乡 谢李乡 加马乡 梅冯乡
第十四区(立发)	1	12	136	1339	立发镇 东屏乡 长安乡 镇海乡 古河乡 树人乡 周济乡 南阳乡 里仁乡 玉树乡 太平乡 净土乡 三民乡
第十五区(李堡)	3	19	175	1752	李堡镇 丁所镇 西场镇 陆堑乡 戚庄乡 风井乡 陈庄乡 楼基乡 储洋乡 曹园乡 蒋庄乡 朱庄乡 杨庄乡 池旺乡 赵墩乡 何园乡 周庵乡 云龙乡 牌楼乡 李庄乡 沧浪乡 桑周乡

民国27年(1938年)3月,国民政府如皋县政府迁至如皋东乡后,直接管辖东北部9个区。

民国29年(1940年)10月,中国民国革命国民军新编第四军苏北指挥部第三纵队东进后,分如皋县为如皋县、如西县,以白蒲经丁埝至柴湾运盐河为界,河东地区为如皋县,河西地区为如西县,县位于运盐河以东地区名如皋县,下辖掘港、掘东、马塘、丰利、滨海、岔河、双甸、栟茶、白蒲9个区。

民国30年(1941年)8月,下辖掘南、掘北、掘东、马南、马北、掘马南、掘马北、丰东、丰中、丰中东、丰西、栟南、栟北、栟茶、双南、双北、丁东、岔南、岔北、白蒲、双蒲、西南、滨海23个区。

民国32年(1943年)4月,县下辖掘东、掘马南、掘马北、丰东、丰掘、丰西、栟茶、栟丰、双岔北、西南、白蒲、丁东12个区。

民国34年(1945年)9月,如西县复名如皋县,县更名为如东县,东台县栟茶区划属县。12月县下辖掘东、掘港、马塘、苴镇、丰利、丰苴、丰马、栟茶、双甸、景安、双南、岔河、汤园、柴湾、雪岸、丁东16个区。

民国36年(1947年)1月,县设掘东、掘长、沿海、掘港办事处、掘港、掘马北、桐本、苴丰、苴镇、栟丰、栟茶、栟北、景安、汤园、岔南、城东16个区。2月,汤园区划属通如行署。其后,汤园区分为汤园区、蒲东区。

民国38年(1949年)2月,旋改称苏北行署南通行政区。通如行署撤销,汤园区、蒲东区划属县。12月,县下辖丁埝、蒲东、景安、双甸、栟茶、栟北、丰利、苴镇、掘港、掘东、掘长、沿海、桐本、岔河、汤园15个区。

1951年春,县下辖掘港、掘东、掘长、苴镇、卫海、丰利、栟茶、栟北、靖海、双甸、景安、桐本、岔河、汤园、丁埝、蒲东16个区。

1952年,县增设古坝、雪岸、马塘、掘郊4个区。社区相继建立联合诊所。

1952年如东县乡镇区划表

表42-2

镇 别	乡镇名称
掘港镇	虹元乡、苏云乡、三民乡、丁杨乡、秀岩乡、杨於乡、如华乡、芳泉乡、银杏乡、余荡乡、港南乡、和春乡、新生乡、新丰乡、华丰乡、新余乡、掘港镇、五六总乡
岔河镇	岔河镇、陈皋乡、钱塘乡、其国乡、平肖乡、岔北乡、新兴乡、马扬乡、古吴乡、
栟茶镇	栟茶镇、栟北乡、德贵乡、张黄乡、浒澪乡、新联乡、旧场乡、新平乡、沿海乡、联合乡、启新乡、浒北乡、西洋乡
丰利镇	丰利镇、双德乡、五义乡、玉龙乡、临海乡、观东乡、新利乡、石屏乡、东屏乡、四明乡、团结乡、环港乡、环东乡
马塘镇	马塘镇、前进乡、胜利乡、潮桥乡、尊三乡、坚决乡、新沿乡、凌民乡、三沿乡、马北乡、王元乡
苴 镇	东宁乡、福亮乡、新建乡、沿堤乡、苴镇乡、保林乡
双甸镇	双甸镇、双北乡、双南乡、石北乡、石坝乡、鹤井乡、石甸乡、田季乡、宗奎乡、复兴乡、花石乡、庭贵乡、丛坝乡
大豫镇	新中乡、强丰乡、徐征乡、利民乡、大同乡、王荃乡、镇东乡、镇西乡、南坎乡、圩北乡、兵房乡
长沙镇	堉中乡、长沙乡、建海乡、北坎乡、海滨乡、堤北乡、鸿余乡、新华乡联、三邻乡、
洋口镇	甜港乡、光荣乡、古坳乡、洋口乡、高林乡、宏连乡、秀贞乡、新园乡、新洋乡、新合乡
河口镇	蔡庄乡、澪河乡、富滩乡、于港乡、海辰乡、景南乡、景安乡、直夫乡、洋涨乡、锦成乡、联港乡、赵港乡、横港乡、三桥乡
袁庄镇	袁南乡、花园乡、达富乡、环凌乡、桂林乡、凤园乡、万灵乡、幸福乡、陈庄乡、毅夫乡、兴隆乡、沿港乡、铁果乡、先民乡
新店镇	顾茂乡、民主乡、虹桥乡、红星乡、新西乡、芳根乡、翻身乡、烈士乡、建设乡、民富乡、五窑乡、四港乡、新庵乡、国强乡
曹埠镇	上漫乡、下漫乡、堤南乡、应泉乡、孙窑乡、毕杨乡、惕庵乡

1954年9月,蒲东、丁埝、雪岸3个区划属如皋县。蒲东区所辖的庭贵、国强、新庵3个乡划属汤园区;丁埝区所辖的沿港、花石2乡划属双甸区、毅夫乡划属景安区;雪岸区所辖的万灵、兴隆、先民、陈庄、幸福5个乡划属景安区。12月,县下辖景安、双甸、岔河、汤园、马塘、桐本、掘郊、掘东、掘长、苴镇、卫海、丰利、栟茶、栟北14个区、162个乡(镇)、1179个行政村和38个街道。

1958年10月，县建42个人民公社，计辖450个生产大队3582个生产队。普建乡镇卫生院（时称人民公社医院）。

1959年5月，县旧场人民公社划属东台县。

1969年，普建乡村卫生室。

1981年，县计有掘港、掘东、苴镇、丰利、栟茶、双甸、岔河、马塘8个区，掘港、丰利、栟茶、岔河、马塘等5个县属镇、44个农村人民公社、4个渔业人民公社、763个生产大队、7085个生产队和729个相当于生产队的单位。

1985年12月，县有8个区、5个镇、48个乡、6个场。卫生机构有县卫生局1个、区卫生所8个、县直医疗单位5个、县直卫生单位5个、县直卫生团体2个、中心卫生院7个、乡镇卫生院52个、村卫生室719个、医务室51个、诊所111个。时有乡镇医院工作者1382人、乡村医生1275人。

1983年如东县乡镇区划表

表42-3

镇别	乡镇名称
掘港镇	掘郊乡、九总乡、童店乡、华丰乡、环北乡、环镇乡、掘港镇
岔河镇	岔河镇、岔北乡、岔南乡、古坝乡、岔东乡
栟茶镇	栟茶镇、浒澪乡、靖海乡
丰利镇	五义乡、丰西乡、凌河乡、环港渔业乡、石屏乡、环农乡、丰利镇
马塘镇	马塘镇、桐本乡、凌民乡、潮桥乡
苴镇	苴镇乡、新光乡
双甸镇	双甸乡、石甸乡、双南乡
大豫镇	兵房乡、丁店乡、南坎乡、东凌渔业乡
长沙镇	长沙乡、北坎乡、卫海乡、北渔乡
洋口镇	光荣乡、新林乡、洋口乡、南港海业乡
河口镇	河口乡、景安乡、于港乡
袁庄镇	袁庄乡、沿南乡
新店镇	汤园乡、新店乡
曹埠镇	饮泉乡、孙窑乡、曹埠乡

1983年如东县村级组织表

表42-4

镇别	村级组织名称
掘港镇	王彭村、二港桥村、红星村、窑埠村、原种村、新建村、新垦村、新光村、虹南村、湾南村、芳泉村、芳东村、双沙河村、联丰村、港南村、庆丰村、大港桥村、六总村、周园村、掘九村、堤南村、五总村、掘西村、宾东村、经编村、石桥村、环河村、青园村、果园村、余荡村、灯塔村、三桥村、野营角村、银堤村、银南村、环水村、扣弯村、川界村、双川村、丁北村、童南村、岸北村、洋东村、通衢村、四总敦村、童北村、帅口村、四联村、三河村、香坛村、凌中村、三角村、六引村、牛场村、新垦村、川鸾村、忠武村、钱花村、七总村、鱼庙村、高盐村、长岸村、潮墩村、蔡墩村、三友村、葛埠村、盐中村、八总村、丁杨村、如华村、秀岩村、杨於村、新垦村、华闸村、丁字岸村、华南村、新富村、六副头村、晒盐场村、犁丰村、沙南村、环岸村、海洼村、永新村、新丰村、新圩村、农科村、祁家陵村、宏丰村、新陈村、李井村、湾坝村、陈高村、高汪村、陈马村、长刘村、江庄村、三元宫村、万何村、二河村、周陵村、肖桥村、苏尖村、杨窑村、环南村、晓河村、丁字街村、十里墩村、张彭村、高杨村、虹桥村、南河湾村、环桥村、乐群村

续表42-4

镇　别	村级组织名称
岔河镇	金园村、曹河村、三里桥村、洪庄村、金东村、张堡村、缪庄村、葛桑村、凤凰村、白马庙村、查池村、洪篩村、龙泉村、燕河村、杨码村、马红桥村、汤墩村、长桥村、中心村、燕南村、堡南村、绿池村、东窑村、渡南村、宋桥村、筏桥村、白水桥村、土山村、横港村、王环村、毛店村、解洼村、马庄村、三丛庄村、五里墩村、任港村、花鱼堤村、新池村、复兴村、宫桥村、赵庄村、成之村、宋庄村、万庄村、五谷树村、董塔村、园新村、坞西村、六村村、北河村、坝东村、陆马村、丛港村、仇庄村、王池村、堤南村、龙凤村、三村村、三庄村、余港村、许甸村、农科所村、菜园村
栟茶镇	大同村、弯河村、新园村、洋港村、解堡村、港头村、向荣村、姚埭村、栟北村、南港村、港西村、姜埭村、姜河村、十字路村、五灶港村、安舵港村、蔡杨村、太平村、杨弯村、东垦村、中垦村、西垦村、农科村、三里渡村、西洋村、竹园村、浒澪村、浒东村、杨堡村、浒北村、小窑村、下洋村、陈湾村、大窑村、临河村、马场村、双新庄村、单庄村、唐庄村、来福桥村、垦区
丰利镇	蔬菜村、船板桥村、龚庄村、炳山村、普济庄村、五总庄村、钱庄村、俞冯村、包庄村、九总桥村、陈腰庄村、九龙口村、周桥村、沿港村、冯庄村、许桥村、范桥村、包场村、环堤村、贾墩村、新庄村、徐家腰庄村、小戚家庄村、渡船口桥村、如环村、海防村、三总村、当家村、三江口村、桑长庄村、顺成村、洗马池村、丰南村、月河村、新河口村、天堂村、九和村、石庄村、陆港村、双灰山村、钱家大场村、管家庄桥村、花园桥村、俞庄村、椿树庙村、於家营村、砖桥村、凹桥村、草圩村、鞠池村、双窑村、陈葛庄村
丰利镇	双榉树村、家庙桥村、包家尖村、哑巴池村、光荣村、登丰村、华严村、龙潭桥村、启秀村、陈池村、双沟门村、斜庄村、玉窑村、吉庄村、韦庄村、陈庄村、前姚庄村、庆华村、环港村、海洋村、临海村、港东村、环东村、环西村
马塘镇	蔬菜村、七里镇村、张湾村、丁家渡村、陶林村、双渡村、群田村、马南村、园桥村、盐东村、三沿村、新沿村、奚庄村、马北村、高桥村、一里墩村、严墩村、丁河村、蔡渡村、江桥村、潮北村、斗姆宫村、管窑村、虎池村、南荡村、孔庄村、沿港村、殷桥村、前葛村、亚苏村、八角井村、王渡村、吴尖村、公学村、花鱼池村、严桥村、高乐桥村、潮南村、西窑村、金鹤村、通园桥村、千步港村、三里墩村、陈冯村、喻港村、高园村、徐庄村、龙口村、段庄村、葛庄村、北菱村、三厂村、李桥村、吴家陵村、张店村、高渡村、桃园村、许楼村、王长庄村、三邻村、袁家缺村、天良村、万寿村、杨木桥村、沙庄村、黄杨村、红旗村
苴　镇	王潭村、顾庄村、苴西村、季园村、冯曹村、金凤村、沙桥村、冯店村、丁秦村、蔡桥村、王庄村、凤阳村、黄竹园村、刘埠村、管家园村、里仁村、吉冯村、徐路村、暖阁村、东新庄村、夏庄村、丁庄村、杨井村、九巷村、十河村、八园村、东凌桥村、冯荡村、戴舍村、石冯村、工厂村
双甸镇	街前村、殷前村、蒋庄村、田季庄村、吴庄村、盐场村、陈桥口村、栀杆桥村、前冯庄村、浦利头村、小冯庄村、杨庄村、唐桥村、栾庄村、镇西村、蒋圩村、莲花池村、苏园村、陆家缺村、双甸工区、锡伍村、薛庄村、东阳庙村、周店村、十堤村、五里庙村、白庙村、德银村、任庄村、新港桥村、丛家坝村、弯夹路村、杨树桥村、刘园村、华复村、菱港村、马家桥村、万顺桥村、双南居村、铁南村、倪官庄村、张庄村、蛟圩庄村、高天灯村、张腰庄村、丁井村、石南村、石北村、崔港河村、郑庄村、花桥村、斜关庙村、香火庄村、马坞庄村、志成村、斜桥村
大豫镇	海丰村、邻盐村、马店村、东安村、新民村、兵南村、保田村、徐征村、双闸村、东安闸村、海凌村、安北村、强民村、新谊村、培德村、兵北村、双港村、一门闸村、丰荡村、兵郊村、兵房村、新垦村、豫丰村、大同村、通如桥村、丰港村、王荃村、荃东村、毛竹桥村、港闸村、芦苇港村、协和村、营房桥村、伯安村、磨墩村、三门闸村、东凌村、东洋村、兵港村、东陵养殖场村、新港养殖场村、止马洼村、坎西村、南坎村、凌边村、圩北村、鲍桥村、凌窑村、亭海村、周墩村、豫东村、茂清村、育新村、牛桥村、团结村、新兴村、齐心村、新垦村
长沙镇	夹河村、利民村、卫海村、闸堤北村、建海村、贫垦村、长路村、双桥村、路西村、小港村、鱼鳞桥村、环坎村、盐村村、路东村、十三总村、双南村、三八村、市正村、黄海村、滨海村、近海村、何灶村、东海村、河港村、海滨村、古灶村、长南村、何埠村、陈福村、郁湾村、芦河村、芦荡村、窑园村、陆河村、田园村、张桥村、环背村、长沙镇村、砖瓦厂村

续表42-4

镇　别	村级组织名称
洋口镇	刘庄村、蓬树村、井园村、甜港村、潘庄村、滩口村、双马村、浒路村、於荡村、耿庄村、百合庄村、土园村、古坳村、垦区村、洋窑村、周于村、闸西村、池塘头村、范园村、斗安村、老庄村、五尖村、陆滩村、童桥村新坝村、涵港村、汤北村、同文村、五原村、农科站村、垦一区、垦二区、垦三区、楼窑村、杨楝园村、平桥村、坳西村、戴园村、六份头村、张周村、三江口村、旗杆村、香掾树村、凌北村、高码头村、王鸭村、严庄村、张一村、新港村、周新庄村、龙津村、符庄村、张埭村、油坊口村、陆舍村、顾新庄村、海堤村、前进村、万龙村、斜港村、通海村、洋灶村、新洋村
河口镇	吴埝村、周港村、黄福桥村、双庙村、叶庄村、陈桥村、滩河口村、徐楼村、十里桥村、十字桥村、十里缺村、唐港村、赵港村、裕富村、河口垦区、农科站村、长池岸村、符堑村、关口村、畈心村、竹巢村、孔厦村、顺港村、小漻村、漻中村、龙坝村、沙滩村、大漻村、道士庄村、棉园村、五里坊村、高墩村、荷园村、烈士陵村、开芝庄村、大镇港村、黄叶桥村、大陈庄村、安乐桥村、油坊头村、余桥村、桑南村、尤庄村、冯楼村、复兴庵村、林庄村、陶庄村、洋涨庵村、路窑村、葛家兜村、柴港村、高码桥村、老管嘴村、小镇港村、正园村、景南村
袁庄镇	大袁庄村、时桥村、赵家窑村、薛桥村、蔡庄村、智礼村、陆家凌村、地藏殿村、铁果门村、高庄村、魏庄村、罗辗头村、孙庄村、曹楼村、界东村、东康庄村、施庄村、骆家环村、草场头村、小袁庄村、十灶园村、海河滩村、朱庄村、苏港村、腰庄村、姚庄村、袁码头村、双石桥村、白桥村、曹方村、西康庄村、前康庄村、长竹园村、康庄村、戴庄村、沈腰庄村、井儿庄村、沿南村、庄桥村、居家湾村、濮庄村、刘兴庄村、李庄村、范家堑村、斜缪庄村、江虹桥村
新店镇	新西村、新南村、双丰闸村、夹路村、砂石井村、益民村、深河村、三角渡村、北窑村、方谭村、丰字河村、新桥村、孙桥村、新中村、双虹桥村、鹤颈湾村、垛桥村、月池村、北新桥村、新联村、墩港村、新店新垦、祝套村、水墩村、园北村、曹庄村、陆桥村、张港村、胡港村、顾高桥村、钱桥村、郭庄村、弯港村、长田村、古园村、刘滩村
曹埠镇	金桥村、界港村、王园村、范店村、龙潭村、圩岸村、甜水村、高路村、青墩村、上漫村、吕湾村、标灯村、饮南村、雁头村、下漫村、墩东村、饮泉村、新垦村、小埠村、九川村、中联村、汪渡村、窑谭村、排南村、冯桥村、尖垻村、直港村、新河桥村、跃港村、荡河村、双北村、江园村、长三节村、鲍墩村、埠南村、岸角村、二总村、跨岸村、六总桥村、埠北村、盐灶村、古岸村

1984年11月，县乡镇卫生院为县大集体所有制单位。

1985年12月，县乡镇社区由7个中心卫生院、52个乡镇（级）卫生院、719个村卫生室组成54个乡镇社区卫生服务网络，时有乡镇医院工作者1382人、乡村医生1275人。

1989年1月，县乡镇卫生院确定为县乡共管，以乡为主的管理体制。县启动乡镇社区卫生房屋、设备、人员三项建设工程（俗称一无两有三配套工程），1995年完成乡镇卫生院危房改造工程。

2001年12月，县下辖栟茶、洋口、丰利、苴镇、长沙、大豫、兵房、掘港、马塘、曹埠、岔河、新店、双甸、河口、袁庄、沿南、景安、新林、环港、城南20个镇和国营掘港农场、县狼山种鸡场、县农场、县盐场、洋口农场、县林场6个场及324个村民委员会、1个街道办事处、72个居委会。

2010年12月，全县划为栟茶、洋口、丰利、苴镇、长沙、大豫、掘港、马塘、曹埠、岔河、新店、双甸、河口、袁庄14个镇、34个社区居民委员会、208个村民委员会。

2010年如东县村级组织表

表42-5

镇 别	村级组织名称
掘港镇	芳泉村、掘西村、新光村、余荡村、三桥村、港南村、宾东村、六总五总村、北场村、潮墩村、如华村、八总村、丁杨村、晓河村、虹桥村、陈高村、十里墩村、虹元村、江庄村、肖桥村、丁字岸村、晒盐场村、沙南村、新丰村、天星村、周店村、银杏村、三河村、洋岸村、野营角村等31个村和友好居委会、三元居委会、盐垣居委会、新建居委会、范堤居委会、港南居委会、灯塔居委会、古池居委会、碧霞居委会、民主居委会、通海居委会、青园居委会、九总居委会、环北居委会、环镇居委会、童店居委会、华丰居委会、永新居委会、振新居委会、兴新居委会

续表42-5

镇 别	村级组织名称
岔河镇	振兴村、汤桥村、南桥村、金河村、金桥村、兴发村、金发村、龙发村、兴河村、银河村、新坝村、新桥村、振河村、兴北村、新港村、古北村、陆港村、启秀村、坝东村、三联村、龙凤村、玉林村、坝南村、燕川居委会、迎春居委会、镇北居委会、其国居委会、古坝居委会
栟茶镇	港头村、兴镇村、江安村、双港村、浒澪村、竹园村、新庄村、大窑村、兴凌村、杨堡村、三星村、兴灶村、三园村、栟南村、洋堡村、陈湾村、茗海社区、浒澪居委会、港居委会头
丰利镇	周桥村、花园桥村、家庙桥村、凹桥村、陈葛庄村、华严村、玉窑村、双沟门村、龙口村、月河村、九和村、双灰山村、包场村、南宁村、兴南村、光荣村、环渔村、环农村、环堤村、张家园村、古枫社区、古丰居委会
马塘镇	长路村、七里镇村、马南村、王渡村、马西村、潮南村、马东村、马北村、马丰村、蔡渡村、潮北村、亚苏村、许楼村、桃园村、沙庄村、尊三村、徐庄村、市河居委会
苴 镇	蔡桥村、凤阳村、刘埠村、九阳村、王潭村、金凤村、何丫村、近海村、环东村、晓桥居委会
双甸镇	曙光村、张庄村、田季村、高前村、宗奎村、中心村、伯元村、镇东村、丛家坝村、德银村、锡伍村、镇南村、鹤井村、石南村、石甸居委会、星光居委会、双南居委会
大豫镇	大同村、巩王村、丁家店村、伯安村、闸东村、东安闸村、马家店村、徐征村、强民村、一门闸村、止马洼村、香台村、周墩村、豫东村、凌港村、九龙村、东港村、兵房居委会、南坎居委会、大豫居委会、东凌居委会
长沙镇	陆河村、长堤村、富盐村、滨海村、黄海村、三民村、北坎村、港城村、四桥村、卫海村、长沙居委会
洋口镇	浒路村、甜港村、古坳村、耿庄村、新坝村、双灶村、闸西村、池塘头村、斜港村、同文村、潮港村、双墩村、刘环村、楼窑村、六份头村、三江口村、王鸭村、香橼树村、张埭村、油坊口村、杨楝园村、周新庄村
河口镇	黄裕桥村、十里桥村、关口村、中天村、龙坝村、澪河村、荷村村、小澪村、烈士陵村、太阳庙村、双港村、锦成村、花园头居委会、立新桥居委会
袁庄镇	铁果门村、大袁庄村、时桥村、海河滩村、小康村、朱庄村、濮桥村、孙庄村、戴南村、竹园村、赵港村
新店镇	顾高桥村、曹庵村、胡港村、祝套村、月池村、新联村、深河村、孙桥村、三角渡村、双虹桥村、新店居委会、汤园居委会
曹埠镇	下漫村、应泉村、甜水村、跨岸村、直港村、冯桥村、堤南社区、上漫社区、孙窑社区

第四十二章　镇域卫生沿革

概　述

本章分节记述辖掘港、栟茶、马塘、丰利、双甸、苴镇、兵房、大豫、长沙、洋口、河口、袁庄、新店、曹埠14个镇卫生历程。

第一节　掘港镇

清·康熙三十三年(1694年),“掘港育婴堂”开业,由掘港场人冯辰、郭宗义、章之彩等创办 ,收婴20人、乳妇20人。

清·嘉庆十五年(1810年),“掘港场同仁堂”开业,该堂由里人王有芳、杨彩田等创办。

民国4年(1915年)6月,“掘港疗养院”开业,由海门人徐亦篱创办。7月22日,“掘港医学研究会”成立,陈巽伯、季少三任会长、副会长,会员数十人。

民国5年(1916年),“掘港中西医局”开诊,由医师夏士龙创办。

民国12年(1923年),“掘港寿民医院”开诊,址设掘港镇,院长郭信五。

民国16年(1927年),“掘港仲华医院”开诊。址设掘港镇西街。医院由留日医师陈仲华举办。

民国24年(1935年),“掘港国梁医院”开诊。医院由留法医学博士陈国梁创办。

民国27年(1938年),掘港寿民医院关闭。

民国36年(1947年),“掘港仲华医院”关闭。“掘港国梁医院”关闭。

民国37年(1948年)3月,“掘港卫生所”开诊,卫生所由尤兵、朱硕如、周新伍等人联合举办。

1949年11月,建立“掘港区医生联合会”。

1951年春,建立“掘港区卫生所”。11月,县人民政府卫生科、县卫生院迁至掘港镇。“掘港卫生所”关闭,集体进入县卫生院。12月12日,建立“如东县医务工作者协会”。是月下旬,撤销“掘港区卫生所”。

1952年 1月,建立“掘郊区医生联合会”。4月,建立“如东县防疫委员会”,嗣后规范称谓为“如东县爱国运动委员会”。建立“如东县防疫大队”。10月,建立“如东县公费医疗预防实施管理委员会”。12月,全镇有虹元乡、苏云乡、三民乡、五六总乡、丁杨乡、秀岩乡、杨於乡、如华乡、芳泉乡、银杏乡、余荡乡、港南乡、和春乡、新生乡、新丰乡、华丰乡、新余乡、掘港18个“联合诊所”负责85个村。

1953年4月,建立“如东县妇幼保健站”。6月,“如东县卫生院”改称“如东县人民政府卫生院”。9月,撤销“掘港区卫协分会”。

1954年2月,“如东县医务工作者协会”改称“如东县卫生工作者协会”。掘港、掘郊等2所“区医生联合会”改称“区卫协分会”。

1955年8月27日,建立“如东县爱国卫生运动委员会办公室”,与县卫生科合署。12月,“如东县人民政府卫生科”改称“如东县人民委员会卫生科”,“如东县人民政府卫生院”改称“如东县卫生院”。

1956年4月26日,“如东县卫生院”改称“如东县人民医院”,“如东县妇幼保健站”改称“如东县妇幼保健所”,“如东县卫生院初级卫生人员培训班”改称“如东县人民医院初级卫生人员培训班”。撤销“如东县卫生院防疫股”和“如东县防疫大队”,建立“如东县卫生防疫站”“掘郊区卫生所”。

1957年3月,建立“掘港镇清洁管理所”,撤销“掘郊区卫生所”“掘郊区卫协分会”。

1958年3月23日,建立“如东县医药公司”。5月,建立“如东县除五害指挥部”,旋更名为“如东县除害灭病工作领导小组”。8月21日,建立“如东县民办制药厂”。8月28日,建立“如东县民办中医院”。10月6日,撤销“如东县人民医院初级卫生人员培训班”,建立“如东县卫生学校”。10月,建立掘港、杨於、华丰、和春、苏云5所“人民公社医院”。建立”江苏省国营掘港农场医院”,属江苏省农垦厅和县卫生科双重领导。“如东县除害灭病工作领导小组” 更名为“中共如东县委血吸虫病和地方病防治领导小组”。

1959年1 月 ,建立“如东县职工疗养院”。1月,“杨於人民公社医院”改称“九总人民公社医院”。5月23日,“如东县民办中医院”改称“如东县中医院”,为全民所有制单位。5月,“掘港人民公社医院”分建为“掘港镇人民公社医院”“掘郊人民公社医院”。12月10日,建立“如东县麻风病防治所”,址设掘港镇。

1960年4月,县麻风病防治所迁至北坎人民公社小港村。11月,掘港镇、掘郊、九总、华丰、和春、苏云6所“人民公社医院”改称“人民公社民办医院”。12月,撤销“掘郊区卫生所。

1962年5月,建立“环镇人民公社民办医院”。秋,撤销“如东县卫生学校”。建立“如东县卫生干部训练班”。11月9日,掘港镇、掘郊、九总、华丰、和春、苏云、环镇7所“人民公社民办医院”改称“人民公社中心联合诊所”。建立“掘港区卫生所”。

1963年1月，撤销“如东县职工疗养院”，并入县人民医院。5月，县中医院由“全民所有制”改为“集体所有制”。

1965年9月，和春、华丰、苏云3所“人民公社中心联合诊所”更名为同甸、花丰、环北 “人民公社中心联合诊所”。

1966年11月，掘港镇、掘郊、九总、同甸、花丰、环北、环镇7所“人民公社中心联合诊所”改称“人民公社卫生院”。

1967年6月24日，撤销“如东县人民委员会卫生科”，建立“如东县人民武装部生产办公室卫生组”。

1968年4月26日，“如东县人民武装部生产办公室卫生组” 改称“如东县革命委员会卫生组”。是月，掘港镇、掘郊、九总、同甸、花丰、环北、环镇7所人民公社卫生院建立“革命领导组”。

1969年3月，“国营掘港农场医院”改称“中国人民解放军江苏生产建设兵团四师二十一团医院”。7月，“如东县革命委员会卫生组”改称“如东县人民卫生服务站革命委员会”。撤销“如东县卫生防疫站”“如东县妇幼保健所”，建立“如东县卫生服务站革命委员会防保组”。撤销“如东县中医院”，并入县人民医院”(10名医务人员)，其余人员下放基层单位。9月，恢复建立“如东县中医院”。

1971年2月15日，“如东县人民卫生服务站革命委员会”改称 “如东县革命委员会卫生局”“如东县卫生服务站革命委员会防保组” 改称“如东县卫生服务站革命委员会保健组”。恢复建立“如东县卫生防疫站”。

1972年10月22日，建立“如东县计划生育领导小组”。

1973年10月，建立“如东县计划生育领导组办公室”。12月1日，撤销“如东县卫生服务站革命委员会保健组”。恢复建立“如东县妇幼保健所”。

1974年7月，建立“如东县血吸虫病和地病防治办公室”，县卫生防疫站兼职。撤销“如东县卫生干部训练班”，建立“如东县人民医院卫校”。12月19日，建立“如东县计划生育技术研究指导组”。

1975年10月，“中国人民解放军江苏生产建设兵团四师二十一团医院”改称“国营掘港农场医院”。

1976年12月，“如东县人民医院卫校”改称“如东县人民医院卫生学校”。建立“如东县新医大学”。

1978年1月1日，建立“如东县药品检验所”。8月22日，掘港镇、掘郊、九总、同甸、花丰、环北、环镇7所人民公社卫生院撤销“革命领导组”，恢复“院长负责制”。12月，“如东县新医大学”改称“如东县新医学校”。

1979年1月，撤销“如东县新医学校”。7月，“如东县计划生育领导组办公室”改称“如东县计划生育办公室”。

1981年4月，“如东县革命委员会卫生局”改称“如东县卫生局”。7月，同甸、花丰2所“人民公社卫生院”更名为童店、华丰“人民公社卫生院”。9月，“掘港镇人民公社卫生院”改称“掘港镇卫生院”。

1982年5月3日，撤销“如东县人民医院卫生学校”，建立“如东县卫生进修学校”。6月，建立“如东县计划生育宣传指导站”。8月，建立“如东县公费医疗预防实施管理委员会办公室”。9月，建立“如东县计划生育指导站”。县计划生育办公室划出，参加组建“如东县计划生育委员会”。

1983年9月，掘郊、九总、童店、华丰、环北、环镇6所“人民公社卫生院”改称“乡卫生院”。

1984年11月27日，建立“如东县结核病防治所”。

1985年12月，全镇有102个村“卫生室”。

1986年3月16日，“掘港镇卫生院”“掘郊乡卫生院”合并为“掘港中心卫生院”。6月15日，建立“如东县疗养所”。8月，“如东县计划生育技术研究指导组”改称“如东县计划生育指导站”。12月20日，恢复建立“如东县卫生工作者协会”，随即改称为“如东县基层卫生工作者协会”。12月29日，“如东县卫生系统思想政治工作研究会”。

1987年1月6日，撤销“掘港区卫生所”，并入掘港中心卫生院。3月，撤销“如东县疗养所”，并入县人民医院。

1989年1月20日，“如东县基层卫生工作者协会”更名为“如东县卫生协会”。5月8日，建立“掘港片卫生所”，与掘港中心卫生院一套班子两块牌子。10月27日，建立“如东县红十字会”，设立“如东县红十字会办公室”。

1990年12月，建立“如东县红十字血站”。

1991年6月20日，县皮肤病防治所迁至掘港镇。7月12日，“掘港片卫生所”改称“掘港区卫生所”。9月26日，撤销“如东县药品检验所”，参加组建南通市如东药品检验所。

1992年7月，建立“如东县健康教育所”。

1995年6月，撤销“环北乡卫生院”，并入环镇乡卫生院。9月，县第四人民医院迁至掘港镇。

1996年4月1日，撤销“掘港区卫生所”，并入掘港中心卫生院。8月20日，建立“掘港中心卫生院卫生督导组”。10月，“如东县红十字血站”更名为“如东县中心血库”。12月，撤销“掘港中心卫生院卫生督导组”，建立“南片卫生督导组”(掘港中心卫生院卫生督导组)。“如东县红十字血站”改称“如东县中心血库”。

1997年4月1日，撤销“如东县公费医疗预防实施管理委员会”，参加组建县公费医疗保障管理中心。

2000年4月21日，“童店乡卫生院”改称“城南镇卫生院”。4月26日，3所“卫生院”撤销：“九总乡卫生院”成为“掘港中心卫生院九总分院”，“环镇乡卫生院”成为“掘港中心卫生院环镇分院”，“华丰乡卫生院”成为“城南镇卫生院华丰分院”。

2001年10月，5所“卫生院”改制“民营”：“掘港中心卫生院九总分院”改称“九总医院”，“掘港中心卫生院环镇分院”改称“普济医院”，“城南镇卫生院华丰分院”改称“华丰医院”，“城南镇卫生院”改称“城南医院”，“国营掘港农场医院”改称“掘港农场医院”。11月11日，撤销“南片卫生督导组”(掘港中心卫生院卫生督导组)。是月12日，建立掘港、城南2所“镇卫生所”。

2002年12月26日，建立“如东县农村合作医疗保险管理办公室”，与县卫生协会办公室合署。

2003年3月28日，撤销“如东县卫生防疫站”。建立“如东县卫生监督所”“如东县疾病预防控制中心。3月，撤销“城南镇卫生所”，并入掘港镇卫生所。撤销“如东县皮肤病防治所”，并入县第四人民医院。12月，“如东县农村合作医疗管理委员会”更名为“如东县新型农村合作医疗管理委员会”。

2004年11月，“如东县中心血库”改称“南通市红十字血站如东分站”，“掘港农场医院”改称“新区医院”。

2005年9月，建立“掘港镇社区卫生服务中心”。

2010年12月，全镇主要医疗卫生机构有：县卫生局、县人民医院、县中医院、县计划生育指导站、县卫生监督所、县疾病预防控制中心、县妇幼保健所、县卫生进修学校、县第四人民医院、县结核病防治所、县健康教育所；南通市红十字血站如东分站；掘港中心卫生院；新区医院；掘港镇卫生所、掘港镇社区卫生服务中心；九总医院、普济医院、城南医院、华丰医院及33个社区卫生服务站、33个医务室、28个诊所和门诊部等。

第二节　岔河镇

清•光绪十六年(1890年)，“岔河保婴局”开业，保婴局由里人曹溥、许志祖、钟麟捐创，址设文昌宫内，从永循、从永徽主持。

民国13年（1924年），“岔河惠生医院”开诊，医院由从定远举办，经费1500元（法币）。

民国16年（1927年），“岔河泽民医院”开诊，医院由由张泽民举办，经费1600元（法币）。

民国16年（1927年），“岔河同德医院”开诊，医院由许如金举办，经费1200元（法币）。

民国27年（1938年），岔河同德医院关闭。

民国30年（1941年）10月，建立“如皋县双岔北区卫生委员会”。

1950年11月，建立“岔河区医生联合会”。

1952年3月，建立“岔河区卫生所”。8月，建立“古坝区医生联合会。12月，全镇有岔河镇、陈皋乡、钱塘乡、其国乡、平肖乡、岔北乡、新兴乡、马扬乡、古吴乡9个联合诊所。

1954年4月12日，“岔河区卫生所”改称“岔河卫生所”。是月，岔河、古坝2所“区医生联合会”改称“区卫协分会”。9月，撤销“古坝区卫协分会”。

1958年4月，撤销“岔河区卫协分会”并入岔河卫生所。10月，建立古坝、岔北、岔南3所“人民公社医院”。

1959年1月，“岔南人民公社医院”与“岔河镇联合诊所”合建为“岔河人民公社医院”。9月，“岔河卫生所”改称“岔河地区医院”。

1960年8月，“岔河人民公社医院”分建为“岔河镇人民公社医院”“岔南人民公社医院”。11月，古坝、岔北、岔南、岔河镇4所“人民公社医院”改称“人民公社民办医院”。

1962年2月，“古坝人民公社民办医院”分建为“岔东人民公社民办医院”“古坝人民公社民办医院”。11月9日，古坝、岔北、岔南、岔东、岔河镇5所“人民公社医院”改称“人民公社民办医院”。重建“岔河区卫生所”。

1966年11月，古坝、岔北、岔南、岔东、岔河镇5所“人民公社中心联合诊所”改称“人民公社卫生院”。

1968年4月，古坝、岔北、岔南、岔东、岔河镇5所人民公社卫生院建立“革命领导组”。建立“岔河地区医院革命领导组”。6月22日，“岔河区卫生所”“岔河地区医院”合并为“岔河区卫生院”。

1975年1月5日，建立“如东县岔河赤脚医生大学”。8月22日，“岔河区卫生院”改称“岔河区医院”，重建“岔河区卫生所”。

1978年8月22日，古坝、岔北、岔南、岔东、岔河镇5所人民公社卫生院撤销“革命领导组”，恢复“院长负责制”。

1979年10月5日，撤销“岔河区医院革命领导组”，恢复“院长负责制”。

1981年3月13日，撤销“如东县岔河赤脚医生大学”。9月，“岔河镇人民公社卫生院”改称“岔河镇卫生院”。

1982年5月3日，建立“如东县妇幼卫生进修学校”。

1983年9月，古坝、岔北、岔南、岔东4所“人民公社卫生院”改称“乡卫生院”。

1984年6月20 日，撤销“如东县妇幼卫生进修学校”。

1985年12月，全镇计有54个村“卫生室”。

1986年1月，撤销“岔东乡卫生院”，并入岔河镇卫生院。

1987年1月6日，撤销“岔河区卫生所，并入岔河区医院。1月21日，“岔河区医院”改称“岔河医院”。

1988年7月26日，“岔河医院”改称“如东县第二人民医院”。

1989年5月8日，建立“岔河片卫生所”，与县第二人民医院一套班子两块牌子。

1991年7月12日，“岔河片卫生所”改称“岔河区卫生所”。7月，撤销“岔河镇卫生院，并入县第二人民医院。

1995年3月，“古坝乡卫生院”改称“古坝镇卫生院”。

1996年4月1日，撤销“岔河区卫生所”，并入县第二人民医院。8月20日，建立“如东县第二人民医院卫生督导组”。12月，撤销“如东县第二人民医院卫生督导组”，建立“西南片卫生督导组”（如东县第二人民医院卫生督导组）。

2000年4月26日，撤销2所“卫生院”：撤销“岔南乡卫生院”，为“如东县第二人民医院岔南分院”；撤销“岔北乡卫生院”，为“如东县第二人民医院岔北分院”。

2001年10月，3所“卫生院”改制“民营”：“如东县第二人民医院岔南分院”改称“岔南健民骨科医院”，“如东县第二人民医院岔北分院”改称“岔北医院”，“古坝镇卫生院”改称“古坝医院”。11月11日，撤销“西南片卫生督导组”（如东县第二人民医院卫生督导组）。11月12日，建立“岔河镇卫生所”。

2003年10月，“岔南健民骨科医院”改称“岔南医院”。

2005年9月，建立“岔河镇社区卫生服务中心”。

2010年12月，全镇主要医疗卫生单位有县第二人民医院、岔河镇卫生所、岔河镇社区卫生服务中心、岔南医院、岔北医院、古坝医院及24个社区卫生服务站、8个医务室和5个诊所（门诊部）等。

第三节　栟茶镇

清·道光二十二年（1842年），“栟茶存婴所”开业，限存婴40人，存婴费每月400文。

清·光绪二十八年（1902年），“栟茶施药局”开业，亦名施药所。

民国10年（1921年），“栟茶紫东医院”开诊。医院由赵紫东举办。

民国26年（1937年）秋，“如皋同仁医院”迁栟茶镇。

民国27年（1938年），“栟茶紫东医院”关闭。

1950年8月，建立“栟北区医生联合会”。9月，建立栟茶、靖海2所“区医生联合会”。

1951年，“栟茶大众医院”开诊。

1952年3月，建立“栟茶区卫生所”。12月，“栟茶大众医院”关闭。全镇有栟茶镇、栟北乡、德贵乡、张黄乡、浒澪乡、新联乡、旧场乡、新平乡、沿海乡、联合乡、启新乡、浒北乡、西洋乡13个“联合诊所”。

1954年2月，栟茶、栟北、靖海3所“区医生联合会”改称“区卫协分会”。9月，撤销“靖海区卫协分会”，并入栟茶区卫协分会。

1956年2月，撤销“栟北区卫协分会”，并入栟茶区卫协分会。

1956年4月26日，“栟茶区卫生所”改称“栟茶区医院”。

1958年4月12日，“栟茶区医院”改称“栟茶地区医院”。4月，撤销“栟茶区卫协分会”，并入栟茶地区医院。10月，建立栟茶、德贵、浒澪3所“人民公社医院”。

1959年1月，“德贵人民公社医院”与“栟茶镇联合诊所”合建为“栟茶人民公社医院”。5月，“栟茶人民公社医院”分建为“栟茶镇人民公社医院”“德贵人民公社医院”。

1960年9月，“德贵人民公社医院”分建为“洋口人民公社医院”“德贵人民公社医院”。11月，德贵、浒澪、栟茶镇3所“人民公社医院”改称“人民公社民办医院”。

1962年11月9日，德贵、浒澪、栟茶镇3所“人民公社民办医院”改称“人民公社中心联合诊所”。重建“栟茶区卫生所”。

1965年9月，“德贵人民公社中心联合诊所”改称“靖海人民公社中心联合诊所”。

1966年11月，靖海、浒澪、栟茶镇3所“人民公社中心联合诊所”改称“人民公社卫生院”。

1968年4月，靖海、浒澪、栟茶镇3所人民公社卫生院建立“革命领导组”。建立“栟茶地区医院革命领导组”。6月22日，“栟茶区卫生所”“栟茶地区医院”合并为“栟茶区卫生院”。

1975年8月22日，“栟茶区卫生院”改称“栟茶区医院”，重建“栟茶区卫生所”。

1978年8月22日，靖海、浒澪、栟茶镇等3所人民公社卫生院撤销“革命领导组”，恢复“院长负责制”。

1979年10月5日，撤销“栟茶区医院革命领导组”，恢复“院长负责制”。

1981年9月，“栟茶镇人民公社卫生院”改称“栟茶镇卫生院”。

1983年9月，靖海、浒澪等2所“人民公社卫生院”改称“乡卫生院”。

1985年12月，全镇有44个村“卫生室”。

1987年1月6日，撤销“栟茶区卫生所”，并入栟茶区医院。1月21日，“栟茶区医院”改称“栟茶医院”。

1988年7月13日，撤销“栟茶镇卫生院”，并入栟茶医院。7月26日，“栟茶医院”改称“如东县第三人民医院”。

1989年5月8日，建立“栟茶片卫生所”，与县第三人民医院一套班子两块牌子。

1991年7月12日，“栟茶片卫生所”改称“栟茶区卫生所”。

1995年3月，“浒澪乡卫生院”改称“浒澪镇卫生院”。5月19日，撤销“靖海乡卫生院”，为“如东县第三人民医院靖海分院”。

1996年4月1日，撤销“栟茶区卫生所”，并入县第三人民医院。8月20日，建立“如东县第三人民医院卫生督导组”。12月，撤销“如东县第三人民医院卫生督导组”，建立“西北片卫生督导组”（如东县第三人民医院卫生督导组）。

2000年4月26日，撤销“浒澪镇卫生院”，为“如东县第三人民医院浒澪分院”。

2001年10月，2所“卫生院”改制“民营”：“如东县第三人民医院靖海分院”改称“靖海医院”，“如东县第三人民医院浒澪分院”改称“浒澪医院”。11月11日，撤销“西北片卫生督导组”（如东县第三人民医院卫生督导组）。11月12日，建立“栟茶镇卫生所”。

2005年9月，建立“栟茶镇社区卫生服务中心”。

2010年12月，全镇主要医疗卫生单位有县第三人民医院、栟茶镇卫生所、栟茶镇社区卫生服务中心、靖海医院、浒澪医院及15个社区卫生服务站、3个医务室、7个诊所和门诊部等。

第四节　马塘镇

清·同治四年（1865年），“马塘育婴堂”开业，亦称马塘接婴所。育婴堂由邑人赵瀛国创办、里人刘伟、邓恒等奉劝捐收婴。

清·光绪八年（1882年），“马塘保婴局”开业，址设马塘镇祖师庙内。

民国22年（1933年），“马塘秀生医院”开诊，址设马塘镇中市，院长仲登俊。

民国25年（1936年），“马塘光华医院”开诊。医院由季明光、黄国华举办。

民国27年（1938年）3月，“如皋县立医院”随如皋县政府迁至马塘镇。是年，“南通乐仁医院”迁入马塘镇。马塘秀生医院关闭。

民国28年（1939年），“南通乐仁医院”迁离县马塘镇。“马塘笃因医院”开诊。医院由王笃因举办。“马塘光斗医院”开诊。医院由石光斗举办。

民国29年(1940年)10月,如皋县抗日民主政府“如皋县立医院” 改为“如皋县(抗日民主政府)立医院”。

民国30年(1941年)8月13日,遣散“如皋县(抗日民主政府)立医院”(日军占领县各大集镇),建立“如皋县抗日民主政府门诊部”,随如皋县抗日民主政府行动。

民国34年(1945年)9月,建立“如东县人民医院”,址设马塘镇,“马塘笃因医院”关闭。

民国35年(1946年)是年,“马塘光华医院”关闭。

民国36年(1947年)1月6日,国民党军队重新占领马塘镇,县人民医院随县民主政府北迁马塘串场河北农村。

民国37年(1948年)3月,“马塘新民医院”开诊,医院由张仲仁、咸仲实、冒青云共同举办。是年,“马塘泰来医院”开诊,医院由朱泰来夫妇举办。

民国38年(1949年)3月,县人民医院随县民主政府复迁马塘镇。7月,“如东县人民医院”改称“如东县(民主)政府门诊室”。9月,“马塘泰来医院”关闭。

1949年10月1日,“如东县(民主)政府门诊室”改称“如东县政府门诊室”。11月,建立“桐本区医生联合会”。

1950年3月,“如东县政府门诊室”改称“如东县立人民医院”。“马塘新民医院”关闭,并入县政府卫生院。6月,“如东县立人民医院”改称“如东县卫生院”。

1951年6月,建立“如东县人民政府卫生科”。8月22日,建立“桐本区卫生所”。11月,县人民政府卫生科、县卫生院迁至掘港镇。

1952年8月,建立“马塘区医生联合会”。12月,全镇有马塘镇、前进乡、胜利乡、潮桥乡、尊三乡、坚决乡、新沿乡、凌民乡、三沿乡、马北乡、王元乡11个“联合诊所”。

1954年2月,桐本、马塘2所“区医生联合会”改称“区卫协分会”。

1956年2月,撤销“马塘区卫协分会”并入“桐本区卫协分会”。

1958年4月12日,“桐本区卫生所”改称“桐本卫生所”。4月,撤销“桐本区卫协分会”并入桐本卫生所。10月,建立沿河、尊三、潮桥3所“人民公社医院”。

1959年1月,“沿河人民公社医院”与“马塘镇联合诊所”合建为“桐本人民公社医院”。5月,“桐本人民公社医院”分建为“马塘镇人民公社医院”“桐本人民公社医院”。

1960年11月,马塘镇、桐本、尊三、潮桥4所“人民公社医院”改称“人民公社民办医院”。

1961年4月,“桐本卫生所”改称“桐本区卫生所”。4月,“桐本区卫生所”改称“马塘区卫生所”。

1962年11月9日,马塘镇、桐本、尊三、潮桥4所“人民公社民办医院”改称“人民公社中心联合诊所”“马塘区卫生所”改称“马塘地区医院”,重建“马塘区卫生所”。

1965年9月,桐本、尊三2所“人民公社中心联合诊所”改称沿河、凌民“人民公社中心联合诊所”。

1966年11月,马塘镇、沿河、凌民、潮桥4所“人民公社民办中心联合诊所”改称“人民公社卫生院”。

1968年4月,马塘镇、沿河、凌民、潮桥4所人民公社卫生院建立“革命领导组”。建立“马塘地区医院革命领导组”。6月22日,“马塘区卫生所”“马塘地区医院”合并为“马塘区卫生院”。

1975年8月22日,“马塘区卫生院”改称“马塘区医院”,重建“马塘区卫生所”。

1978年8月22日,马塘镇、沿河、凌民、潮桥4所人民公社卫生院撤销“革命领导组”,恢复“院长负责制”。

1979年10月5日,撤销“马塘区医院革命领导组”,恢复“院长负责制”。

1981年7月,“沿河人民公社卫生院”改称“桐本人民公社卫生院”。9月,“马塘镇人民公社卫生院”改称“马塘镇卫生院”。

1983年9月,桐本、凌民、潮桥3所“人民公社卫生院”改称“乡卫生院”。

1984年10月,撤销“马塘镇卫生院”,并入马塘医院。

1985年12月,全镇有66个村“卫生室”。

1987年1月6日,撤销“马塘区卫生所”,并入马塘区医院。1月21日,“马塘区医院”改称“马塘医院”。

1989年5月8日,建立“马塘片卫生所”,与马塘医院一套班子两块牌子。

1991年7月12日,“马塘片卫生所”改称“马塘区卫生所”。

1995年2月21日,撤销“桐本乡卫生院,并入马塘医院。

1996年4月1日,撤销“马塘区卫生所”,并入马塘医院。8月20日,建立“马塘医院卫生督导组”。12月,撤销“马塘医院卫生督导组”。

2000年4月26日,撤销“潮桥乡卫生院”,为“马塘医院潮桥分院”。

2001年10月,2所“卫生院”改制“民营”:“马塘医院潮桥分院”改称“潮桥医院”,“凌民乡卫生院”改称“凌民医院”。11月12日,建立“马塘镇卫生所”。

2005年9月,建立“马塘卫生社区服务中心”。

2010年12月,全镇主要医疗卫生单位有马塘医院、马塘镇卫生所、马塘镇社区卫生服务中心、凌民医院、潮桥医院及17个社区卫生服务站、10个医务室、7个诊所和门诊部等。

第五节　丰利镇

清•同治六年(1867年),“丰利场保婴局”开业,由丰利季士纯、刘存翰、何宝田等人创办。

民国20年(1931年),“丰利公立医院”开诊,医院由丰利镇知名中医和绅士募款2000银元举办。

民国26年(1937年),“丰利大华医院”开诊,医院由西医徐迺堂创办。

民国37年(1948年),县人民医院随县民主政府、县警卫团迁至丰利东张家棚(今张家园)。

民国38年(1949年)3月,县人民医院随县民主政府复迁马塘镇。

1950年1月,“丰利新民医院”开诊,医院由冒青云、虞竹溪等人举办。7月,建立“丰利区医生联合会”。

1952年12月,全镇有丰利镇、双德乡、五义乡、玉龙乡、临海乡、观东乡、新利乡、石屏乡、东屏乡、四明乡、团结乡、环港乡、环东乡13个“联合诊所”。

1954年4月,“丰利区医生联合会”改称“丰利区卫协分会”。

1956年1月,建立“丰利区卫生所”。

1958年4月12日,“丰利区卫生所”改称“丰利卫生所”。4月,撤销“丰利区卫协分会”。10月,建立四明、五义、环港3所“人民公社医院”。

1959年1月,“环港人民公社医院”与“丰利镇联合诊所”合建为“丰利人民公社医院”。

1960年11月,四明、五义、丰利3所“人民公社医院”改称“人民公社民办医院”。

1961年1月10日,“丰利区卫生所”改称“丰利区医院”。

1962年1月,2所“人民公社医院”分建:“五义人民公社民办医院”分建为“华严庵人民公社民办医院”“五义人民公社民办医院”,“丰利人民公社民办医院”分建为“丰利镇人民公社民办医院”“春海人民公社民办医院”“环港人民公社民办医院”。1月末,“华严庵人民公社民办医院”改称“丰西人民公社民办医院”。11月9日,丰利镇、春海、五义、丰西、四明、环港6所“人民公社民办医院”改称“人民公社中心联合诊所”。重建“丰利区卫生所”。

1965年9月，建立“环港渔业人民公社中心联合诊所”。“四明人民公社中心联合诊所”改称“凌河人民公社中心联合诊所”，“春海人民公社中心联合诊所”改称“石屏人民公社中心联合诊所”。

1966年11月，丰利镇、五义、丰西、凌河、石屏、环港、环港渔业7所“人民公社中心联合诊所”改称“人民公社卫生院”。

1968年4月，丰利镇、五义、丰西、凌河、石屏、环港、环港渔业7所人民公社卫生院建立“革命领导组”。丰利地区医院建立“革命领导组”。6月22日，“丰利区卫生所”“丰利地区医院”合并为“丰利区卫生院”。

1975年8月22日，“丰利区卫生院”改称“丰利区医院”，重建“丰利区卫生所”。

1978年8月22日，丰利镇、五义、丰西、凌河、石屏、环港、环港渔业7所人民公社卫生院撤销“革命领导组”，恢复“院长负责制”。

1979年10月5日，丰利区医院撤销“革命领导组”，恢复“院长负责制”。

1981年7月，“环港人民公社卫生院”改称“环农人民公社卫生院”。9月，“丰利镇人民公社卫生院”改称“丰利镇卫生院”。

1983年9月，五义、丰西、凌河、石屏、环港、环港渔业6所“人民公社卫生院”改称“人民公社卫生院”。

1985年12月，全镇有69个村“卫生室”。

1987年1月6日，撤销“丰利区卫生所”，并入丰利区医院。1月21日，“丰利区医院”改称“丰利医院”。

1989年1月26日，撤销“丰利镇卫生院”，并入丰利医院。5月8日，建立“丰利片卫生所”，与丰利医院一套班子两块牌子。

1991年7月12日，“丰利片卫生所”改称“丰利区卫生所”。

1995年3月，“凌河乡卫生院”改称“凌河镇卫生院”。5月19日，撤销2所“卫生院”：“丰西乡卫生院”成为“丰利医院丰西分院”“五义乡卫生院”成为“丰利医院五义分院”。6月，“环农乡卫生院”“环港渔业乡卫生院”合并为“环渔乡卫生院”。

1996年4月1日，撤销“丰利区卫生所”，并入丰利医院。8月20日，建立“丰利医院卫生督导组”。12月，撤销“丰利医院卫生督导组”，建立“北片卫生督导组”(丰利医院卫生督导组)。

2000年4月26日，撤销2所“卫生院”：撤销“石屏乡卫生院”，建立“环港镇卫生院”；撤销“环渔乡卫生院”，建立“环港镇卫生院环渔分院”。

2001年10月，5所“卫生院”改制“民营”：“丰利医院五义分院”改称“五义医院”，“丰利医院丰西分院”改称“丰西医院”，“凌河镇卫生院”改称“凌河医院”，“环港镇卫生院”改称“环港医院”，“环港镇卫生院环渔分院”改称“环渔医院”。11月11日，撤销“北片卫生督导组”(丰利医院卫生督导组)。11月12日，建立丰利、环港2所“镇卫生所”。

2003年3月19日，撤销“环港镇卫生所”，并入丰利镇卫生所。

2005年9月，建立“丰利镇社区卫生服务中心”。

2010年12月，全镇主要医疗卫生单位有丰利医院、丰利镇卫生所、丰利镇社区卫生服务中心、丰西医院、五义医院、凌河医院、环港医院、环渔医院及20个社区卫生服务站、8个医务室、9个诊所和门诊部等。

第六节 双甸镇

清•咸丰七年(1857年),双甸“薛家庄公善堂”开业。

清•同治九年(1870年),“双甸同任堂”开业,址设双甸南镇海寺。

民国30年(1941年)10月,建立“如皋县双岔北区卫生委员会”。

1950年4月,建立“双甸区医生联合会”。

1952年12月,全镇有双甸镇、双北乡、双南乡、石北乡、石坝乡、鹤井乡、石甸乡、田季乡、宗奎乡、复兴乡、花石乡、庭贵乡、丛坝乡13个“联合诊所”。

1954年4月,“双甸区医生联合会”改称“双甸区卫协分会”。

1956年3月25日,建立“双甸区卫生所”。

1958年4月12日,“双甸区卫生所”改称“双甸卫生所”。4月,撤销“双甸区卫协分会”,并入双甸卫生所。10月,建立火箭、石甸、庭贵3所“人民公社医院”。10月末,“火箭人民公社医院”改称“宗奎人民公社医院”。

1959年1月,“宗奎人民公社医院”改称“双甸人民公社医院”。

1960年11月,双甸、石甸、庭贵3所“人民公社医院”改称“人民公社民办医院”。

1961年4 月,“双甸卫生所”改称“双甸区卫生所”。

1962年11月9日,双甸、石甸、庭贵3所“人民公社民办医院”改称“人民公社中心联合诊所”,“双甸区卫生所”改称“双甸地区医院”。重建“双甸区卫生所”。

1965年9月 “庭贵人民公社中心联合诊所”改称“石桥人民公社中心联合诊所”。

1966年11月,双甸、石甸、石桥3所“人民公社中心联合诊所”改称“人民公社卫生院”。

1968年4月,双甸、石甸、石桥3所人民公社卫生院建立“革命领导组”。建立“双甸地区医院革命领导组”。6月22日,“双甸区卫生所”“双甸地区医院”合并为“双甸区卫生院”。9月,“石桥人民公社卫生院”改称“红旗人民公社卫生院”。

1975年8月22日,“双甸区卫生院”改称“双甸区医院”,重建“双甸区卫生所”。

1976年12月,南漖地区医院并入双甸医院。

1978年8月22日,双甸、石甸、红旗3所人民公社卫生院撤销“革命领导组”,恢复“院长负责制”。

1979年10月5日,双甸区医院撤销“革命领导组”,恢复“院长负责制”。

1981年7月,“红旗人民公社卫生院”改称“双南人民公社卫生院”。

1983年9月,双甸、石甸、双南3所“人民公社卫生院”改称“乡卫生院”。

1985年12月,全镇有57个村“卫生室”。

1986年3月,“双甸乡卫生院”改称“双甸镇卫生院”。

1987年1月6日,撤销“双甸区卫生所”,并入双甸区医院。1月21日,“双甸区医院”改称“双甸中心卫生院”。

1989年5月8日,建立“双甸片卫生所”,与双甸中心卫生院一套班子两块牌子。

1991年7月12日,7月12日,“双甸片卫生所”改称“双甸区卫生所”。

1995年9月,“石甸乡卫生院”改称“石甸镇卫生院”。

1996年4月1日,“双甸区卫生所”并入双甸中心卫生院。8月20日,建立“双甸中心卫生院卫生督导组”。9月28日,“双甸中心卫生院”“双甸镇卫生院”合并为“双甸镇中心卫生院”,“双甸中心卫生院卫生督导组”改称“双甸镇中心卫生院卫生督导组”。12月,撤销“双甸镇中心卫生院卫生督导组”。

2000年4月26日，撤销2所“卫生院”：撤销“双南乡卫生院”，改为“双甸镇中心卫生院双南分院”；撤销“石甸镇卫生院”，改为“双甸镇中心卫生院石甸分院”。

2001年10月，2所“卫生院”改制“民营”：“双甸镇中心卫生院石甸分院”改称“石甸医院”，“双甸镇中心卫生院双南分院”改称“双南医院”。11月12日，建立“双甸镇卫生所”。

2005年9月，建立“双甸镇社区卫生服务中心”。

2010年12月，全镇主要医疗卫生机构有：双甸镇中心卫生院、镇卫生所、镇社区卫生服务中心、双南医院、石甸医院及18个社区卫生服务站、6个医务室、6个诊所和门诊部等。

第七节　苴　镇

民国36年（1947年）4月，“南通中心卫生院”迁入新光乡暖阁庄。

民国38年（1949年）9月，“南通中心卫生院”撤离。

1950年9月，建立“苴镇区医生联合会”。

1952年12月，全镇计有东宁乡、福亮乡、新建乡、沿堤乡、苴镇乡、保林乡6个“联合诊所”。

1951年8月22日，建立“苴镇区卫生所”。

1954年2月，“苴镇区医生联合会”改称“苴镇区卫协分会”。

1958年4月12日，“苴镇区卫生所”改称“苴镇卫生所”。撤销“苴镇区卫协分会”，并入苴镇卫生所。10月，建立福亮、苴镇2所“人民公社医院”。

1959年1月，“苴镇人民公社医院”并入福亮人民公社医院。

12月10日，撤销“北坎卫生所”，并入苴镇卫生所。

1960年11月，“福亮人民公社医院”改称“福亮人民公社民办医院”。12月，“福亮人民公社民办医院”分建为“苴镇人民公社民办医院”“福亮人民公社民办医院”。

1961年4月，“苴镇卫生所”改称“苴镇区卫生所”。

1962年11月9日，福亮、苴镇2所“人民公社民办医院”改称“人民公社中心联合诊所”“苴镇区卫生所”改称“苴镇地区医院”。重建“苴镇区卫生所”。

1965年9月，4所“医院（卫生所）”改称：“苴镇地区医院”改称“坚镇地区医院”“苴镇区卫生所”改称“坚镇区卫生所”“苴镇人民公社中心联合诊所”改称“坚镇人民公社中心联合诊所”“福亮人民公社中心联合诊所”改称“新光人民公社中心联合诊所”。

1966年11月，坚镇、新光2所“人民公社中心联合诊所”改称“人民公社卫生院”。

1968年4月，坚镇、新光2所人民公社卫生院建立“革命领导组”：建立“坚镇地区医院革命领导组”。6月22日，“坚镇区卫生所”“坚镇地区医院”合并为“坚镇区卫生院”。

1975年8月22日，“坚镇区卫生院”改称“坚镇区医院”，重建“坚镇区卫生所”。

1978年8月22日，坚镇、新光2所人民公社卫生院撤销“革命领导组”，恢复“院长负责制”。

1979年10月5日，坚镇区医院撤销“革命领导组”，恢复“院长负责制”。

1981年7月，“坚镇地区医院”改称“苴镇地区医院”“坚镇人民公社卫生院”改称“苴镇人民公社卫生院”“坚镇区卫生所”改称“苴镇区卫生所”。

1983年9月，苴镇、新光2所“人民公社卫生院”改称“乡卫生院”。

1985年12月，全镇有28个“村卫生室”。

1986年3月，“苴镇乡卫生院”改称“苴镇卫生院”。

1987年1月6日，撤销“苴镇区卫生所”，并入苴镇区医院。1月21日，“苴镇区医院”改称“苴镇中心卫生院”。

1988年，撤销“苴镇卫生院”，并入苴镇中心卫生院。

1989年5月8日，建立“苴镇片卫生所”，与苴镇中心卫生院一套班子两块牌子。

1991年7月12日，“苴镇片卫生所”改称“苴镇区卫生所”。

1995年3月，撤销“苴镇区卫生所”，并入掘港区卫生所。

2000年4月26日，撤销“新光乡卫生院”并入苴镇中心卫生院。

2001年11月12日，建立“苴镇卫生所”。

2005年9月，建立“苴镇社区卫生服务中心”。

2010年12月，全镇主要医疗卫生单位有苴镇中心卫生院、苴镇卫生所、苴镇社区卫生服务中心及8个社区卫生服务站、6个医务室、1个诊所和门诊部等。

第八节　大豫镇

民国30年(1941年)，“掘东公益医院”开诊，医院由施公衡等人举办。“如皋县政府接受掘东公益院 ，改为“如皋县立医院”。

民国31年(1942年)，侵华日军大扫荡，如皋县立(掘东)医院遣散。

民国36年(1947年)8月，建立“掘东区医生联合会”，发起人施公衡。

民国37年(1948年)5月，建立“掘长区医生联合会”。

1952年12月，全镇有新中乡、强丰乡、徐征乡、利民乡、大同乡、王荃乡、镇东乡、镇西乡、南坎乡、圩北乡10个“联合诊所”。

1954年2月，“掘东区医生联合会”改称“掘东区卫协分会”。4月，“掘长区医生联合会”改称“掘长区卫协分会

1956年2月，撤销“掘长区卫协分会”。4月26日，建立“掘东区卫生所”。

1958年 4月12日，“掘东区卫生所”改称“掘东卫生所”。是月，撤销“掘东区卫协分会”并入掘东卫生所。10月，建立徐征、巩王、大豫3所“人民公社医院”。1月，建立“如东县棉场卫生所”。

1959年1月，“徐征人民公社医院”改称“兵房人民公社医院”。

1960年11月，兵房、巩王、大豫3所“人民公社医院”改称“人民公社民办医院”。

1962年11月9日，兵房、巩王、大豫3所“人民公社民办医院”改称“人民公社中心联合诊所”。

1965年9月，巩王、大豫“人民公社中心联合诊所”改称大同、南坎“人民公社中心联合诊所”。建立“东凌渔业人民公社中心联合诊所”。

1966年11月，兵房、大同、南坎、东凌渔业4所“人民公社中心联合诊所” 改称“人民公社卫生院”。

1968年4月，兵房、大同、南坎、东凌渔业4所人民公社卫生院建立“革命领导组”。“如东县棉场卫生所”改称“江苏省国营如东棉场卫生所”，由江苏省农垦局接管。

1969年6月，“江苏省国营如东棉场卫生所”改称“中国人民解放军江苏省生产建设兵团第四师独立第六营卫生所”。

1975年3月25日，“掘东区卫生所”改称“掘东区卫生院”。8月22日，“掘东区卫生院”改称“掘东区医院”，重建“掘东区卫生所”。8月，“中国人民解放军江苏省生产建设兵团第四师独立第六营卫生所”改称“江苏省国营如东棉场卫生所”。

1978年8月22日，撤销兵房、大同、南坎、东凌渔业4所人民公社卫生院“革命领导组”，恢复“院长负责制”。

1979年10月5日，撤销掘东区医院“革命领导组”，恢复“院长负责制”。

1981年7月，“大同人民公社卫生院”改称“丁店人民公社卫生院”。

1983年7月，“掘东地区医院”和“兵房人民公社卫生院”合并为“兵房中心卫生院”。9月，丁店、南坎、东凌渔业3所“人民公社卫生院”改称“乡卫生院”。

1985年12月，全镇计有37个村卫生室。

1987年1月6日，撤销“掘东区卫生所”并入“兵房中心卫生院”。

1989年5月8日，建立“掘东片卫生所”，与兵房中心卫生院一套班子两块牌子。

1991年7月12日，“掘东片卫生所”改称“掘东区卫生所”。

1996年4月1日，撤销“掘东区卫生所”，并入兵房中心卫生院。8月20日，建立“兵房中心卫生院卫生督导组”。12月，撤销“兵房中心卫生院卫生督导组”。建立“东片卫生督导组”（兵房中心卫生院卫生督导组）。

1997年10月，“江苏省国营如东棉场卫生所”改称“江苏省国营如东棉场医院”。

2000年4月21日，“南坎乡卫生院”改称“大豫镇卫生院”。4月26日，撤销“东凌乡卫生院”，为“大豫镇卫生院东凌分院”。

2001年10月，乡镇（场）卫生院改制民营：“丁店乡卫生院”改称“丁店医院”，“大豫镇卫生院”改称“大豫医院”，“大豫镇卫生院东凌分院”改称“东凌医院”，“国营如东棉场医院”改称“如东棉场医院”。11月11日，撤销“东片卫生督导组”（兵房中心卫生院卫生督导组）。11月12日，建立兵房、大豫2所“卫生所”，“东凌医院”并入大豫医院。

2005年9月，建立大豫、兵房“镇社区卫生服务中心”。

2009年5月5日，撤销大豫、兵房“镇卫生所”，建立“大豫镇卫生所”。撤销大豫、兵房“镇社区卫生服务中心”，建立“大豫镇社区卫生服务中心”。

2010年12月，全镇主要医疗卫生单位有兵房中心卫生院、镇卫生所、镇社区卫生服务中心、丁店医院、大豫医院及21个社区卫生服务站、3个医务室、1个诊所和门诊部等。

第九节　长沙镇

1951年4月，建立“沿海区医生联合会”。9月，“沿海区医生联合会”改称“卫海区医生联合会”。

1952年3月，建立“卫海区卫生所”。12月，全镇有岕中乡、长沙乡、建海乡、北坎乡、海滨乡、堤北乡、鸿余乡、新华乡、三邻乡、四桥乡10个“联合诊所”。

1954年2月，“卫海区医生联合会”改称“卫海区卫协分会”。

1955年7月，撤销“卫海区卫协分会”并入卫海区卫生所。

1956年5月，“卫海区卫生所”改称“北坎区卫生所”。

1958年10月，建立长沙、北坎、卫海3所“人民公社医院”。

1960年4月，县麻风病防治所迁至北坎人民公社小港村。11月，长沙、北坎、卫海3所“人民公社医院”改称“人民公社民办医院”。

1962年11月9日，长沙、北坎、卫海3所“人民公社民办医院”改称“人民公社中心联合诊所”。撤销“北坎区卫生所”，并入苴镇区卫生所。

1965年9月，建立“北坎渔业人民公社中心联合诊所”。

1966年11月，长沙、北坎、卫海、北坎渔业4所“人民公社中心联合诊所”改称“人民公社卫生院”。

1968年4月，长沙、北坎、卫海北、北坎渔业4所人民公社卫生院建立“革命领导组”。

1978年8月22日，撤销长沙、北坎、卫海、北坎渔业4所人民公社卫生院“革命领导组”，恢复“院长负责制”。

1981年7月，“北坎渔业人民公社卫生院”改称“北渔人民公社卫生院”。

1983年9月，长沙、北坎、卫海、北渔4所“人民公社卫生院”改称“乡卫生院”。

1984年9月10日，“如东县麻风病防治所”改称“如东县皮肤病防治所”。

1985年12月，全镇有34个“村卫生室”。

1991年6月20日，县皮肤病防治所迁至掘港镇。

1995年3月，“长沙乡卫生院”改称“长沙镇卫生院”。撤销2所“卫生院”：“北坎乡卫生院”成为“长沙镇卫生院北坎分院”，“卫海乡卫生院”成为“长沙镇卫生院卫海分院”。

2000年4月26日，撤销“北渔乡卫生院”，为“长沙镇卫生院北渔分院”。

2001年10月，4所“卫生院”改制“民营”，“长沙镇卫生院”改称“长沙医院”，“长沙镇卫生院北坎分院”改称“北坎医院”，“长沙镇卫生院卫海分院”改称“卫海医院”，“长沙镇卫生院北渔分院”改称“北渔医院”。11月12日，建立“长沙镇卫生所”。

2005年9月，建立“长沙镇社区卫生服务中心”。

2010年12月，全镇主要医疗卫生单位有镇卫生所、镇社区卫生服务中心、长沙医院、卫海医院、北坎医院、北渔医院及10个社区卫生服务站、8个医务室等。

第十节　洋口镇

1952年12月，全镇计有甜港乡、光荣乡、古坳乡、洋口乡、高林乡、宏连乡、秀贞乡、新园乡、新洋乡、新合乡10个联合诊所。

1958年10月，建立光荣、宏林、德贵3所“人民公社医院”。

1959年1月“德贵人民公社医院”与“栟茶镇联合诊所”合建为“栟茶人民公社医院”。

1960年9月，“德贵人民公社医院”分建为“洋口人民公社医院”“德贵人民公社医院”。11月，光荣、宏林、洋口3所“人民公社医院”改称“人民公社民办医院”。

1962年11月9日，光荣、宏林、洋口3所“人民公社民办医院”改称“人民公社中心联合诊所”。

1963年11月，建立“国营洋口农场卫生所”，为江苏省民政厅举办主管。

1965年9月，建立“南港海业人民公社中心联合诊所”。“宏林人民公社中心联合诊所”改称“新林人民公社卫生院”。

1966年11月，光荣、新林、洋口、南港海业4所“人民公社中心联合诊所”改称“人民公社卫生院”。

1968年4月，光荣、新林、洋口、南港海业4所人民公社卫生院建立“革命领导组”。

1974年3月28日，“国营洋口农场卫生所”改称“洋口农场卫生院”，划属县卫生局领导。

1975年12月31日，“洋口农场卫生院”改称“国营洋口农场医院”，划属江苏省民政厅领导。

1976年5月7日，建立“海洋渔业卫生所”。

1978年8月22日，撤销光荣、新林、洋口、南港海业4所人民公社卫生院“革命领导组”，恢复“院长负责制”。

1979年9月4日，撤销“海洋渔业卫生所”。

1980年11月15日，建立“如东县精神病防治院”，址设洋口闸。

1981年9月9日,“国营洋口农场医院”改称“洋口农场卫生所”,划属县卫生局领导。

1983年9月,光荣、新林、洋口、南港海业4所“人民公社卫生院”改称“乡卫生院”。

1984年12月,“洋口农场卫生所”改称“如东县精神病防治院洋口农场门诊部”。

1985年12月,全镇有60个村“卫生室”。

1993年3月24日,“如东县精神病防治院”改称“如东县第四人民医院”。

1995年6月,撤销“光荣乡卫生院”,为“洋口乡卫生院光荣分院”。9月,县第四人民医院迁至掘港镇。是月,“如东县精神病防治院洋口农场门诊部”改称“洋口农场卫生所”。

2000年4月26日,3所“卫生院”改称:“洋口乡卫生院”改称“洋口镇卫生院”,“南渔乡卫生院”改称“洋口镇卫生院南渔分院”,“洋口乡卫生院光荣分院”改称“洋口镇卫生院光荣分院”。

2001年3月20日,“新林乡卫生院”改称“新林镇卫生院”。10月,4所“卫生院”改制“民营”:“洋口镇卫生院”改称“洋口医院”,“洋口镇卫生院光荣分院”改称“光荣医院”,“洋口镇卫生院南渔分院”改称“南渔医院”,“新林镇卫生院”改称“新林医院”。11月12日,建立洋口、新林2所“镇卫生所”。

2003年3月19日,撤销“新林镇卫生所”,并入“洋口镇卫生所”。

2005年9月,建立“洋口镇社区卫生服务中心”。

2007年3月21日,撤销“洋口农场卫生所”,并入丰利医院。

2010年12月,全镇主要医疗卫生单位有镇卫生所、镇社区卫生服务中心、洋口医院、光荣医院、南渔医院、新林医院及21个社区卫生服务站、4个医务室、3个诊所和门诊部等。

第十一节　河口镇

民国36年(1947年)4月26日,建立“景安区人民医院”。

民国38年(1949年)3月,“景安区人民医院”改称“如东县警卫团第二疗养所”。

1950年12月,建立“景安区医生联合会”。

1951年8月22日,建立“景安区卫生所”。

1952年12月,全镇有蔡庄乡、澪河乡、富滩乡、于港乡、海辰乡、景南乡、景安乡、直夫乡、洋涨乡、锦成乡、联港乡、赵港乡、横港乡、三桥乡14个联合诊所。

1954年2月,“景安区医生联合会”改称“景安区卫协分会”。

1956年4月,“景安区卫生所”改称“袁庄卫生所”。是月,撤销“景安区卫协分会”并入双甸区卫协分会。

1958年10月,建立直夫、景安2所“人民公社医院”。

1960年10月,“直夫人民公社医院”分建为“于港人民公社医院”“直夫人民公社医院”。11月,直夫、于港、景安3所“人民公社医院”改称“人民公社民办医院”。

1962年11月9日,直夫、于港、景安3所“人民公社民办医院”改称“人民公社中心联合诊所”。

1965年9月,直夫、景安2所“人民公社中心联合诊所”改称河口、新乐“人民公社中心联合诊所”。

1966年11月,河口、于港、新乐3所“人民公社中心联合诊所”改称“人民公社卫生院”。

1968年4月,河口、于港、新乐3所人民公社卫生院建立“革命领导组”。

1978年8月22日,撤销河口、于港、新乐3所人民公社卫生院“革命领导组”,恢复“院长负责制”。

1981年7月,“新乐人民公社卫生院”改称“景安人民公社卫生院”。

1983年9月,河口、于港、景安3所“人民公社卫生院”改称“乡卫生院”。

1985年12月，全镇有55个村"卫生室"。

1994年12月，"河口乡卫生院"改称"河口镇卫生院"。

2000年3月20日，"景安乡卫生院"改称"景安镇卫生院"。4月26日，撤销"于港乡卫生院"，为"河口镇卫生院于港分院"。

2001年10月，3所"卫生院"改制"民营"："河口镇卫生院"改称"河口医院"，"景安镇卫生院"改称"景安医院"，"河口镇卫生院于港分院"改称"于港医院"。11月12日，建立景安、河口2所"镇卫生所"。

2003年3月，撤销"景安镇卫生所"，并入河口镇卫生所。

2005年9月，建立"河口镇社区卫生服务中心"。

2010年12月，全镇主要医疗卫生单位有河口镇卫生所、河口镇社区卫生服务中心、河口医院、于港医院、景安医院及16个社区卫生服务站。

第十二节　袁庄镇

1952年12月，全镇有袁南乡、花园乡、达富乡、环凌乡、桂林乡、凤园乡、万灵乡、幸福乡、陈庄乡、毅夫乡、兴隆乡、沿港乡、铁果乡、先民乡14个联合诊所。

1956年4月，"景安区卫生所"改称"袁庄卫生所"。

1958年10月，建立达富、先民2所"人民公社医院"。

1959年1月，"达富人民公社医院"改称"袁庄人民公社医院"。

1960年11月，袁庄、先民2所"人民公社医院"改称"人民公社民办医院"。

1961年8月，"袁庄卫生所"改称"袁庄地区医院"。

1962年11月9日，袁庄、先民2所"人民公社民办医院"改称"人民公社中心联合诊所"。

1965年9月，"袁庄人民公社中心联合诊所"改称"南滃人民公社中心联合诊所"，"先民人民公社中心联合诊所"改称"沿南人民公社中心联合诊所"，"袁庄地区医院"改称"南滃地区医院"。

1966年11月，南滃、沿南2所"人民公社中心联合诊所"改称"人民公社卫生院"。

1968年4月，南滃、沿南2所人民公社卫生院建立"革命领导组"。

1978年8月22日，撤销南滃、沿南2所人民公社卫生院"革命领导组"，恢复"院长负责制"。

1981年7月，"南滃人民公社卫生院"改称"袁庄人民公社卫生院"。

1983年9月，袁庄、沿南2所"人民公社卫生院"改称"乡卫生院"。

1985年12月，全镇有46个村"卫生室"。

2001年3月20日，"沿南乡卫生院"改称"沿南镇卫生院"，"袁庄乡卫生院"改称"袁庄镇卫生院"。

2001年10月，2所"卫生院"改制"民营"："沿南镇卫生院"改称"沿南医院"，"袁庄镇卫生院"改称"袁庄镇医院"。11月12日，建立"袁庄镇卫生所""沿南镇卫生所"。

2003年3月，撤销"沿南镇卫生所"，并入袁庄镇卫生所。

2005年9月，建立"袁庄镇社区卫生服务中心"。

2010年12月，全镇主要医疗卫生单位有袁庄镇卫生所、袁庄镇社区卫生服务中心、袁庄医院、沿南医院及14个社区卫生服务站、2个诊所(门诊部)等。

第十三节 新店镇

1949年10月,建立“汤园区医生联合会”。

1952年12月,全镇有顾茂乡、民主乡、虹桥乡、红星乡、新西乡、芳根乡、翻身乡、烈士乡、建设乡、民富乡、五窑乡、四港乡、新庵乡、国强乡14个联合诊所。

1954年2月,“汤园区医生联合会”改称“汤园区卫协分会”。

1956年2月,撤销“汤园区卫协分会”,并入岔河区卫协分会。

1958年10月,建立芳根、顾茂2所“人民公社医院”。

1959年1月,芳根、顾茂2所“人民公社医院”改称汤园、新店“人民公社医院”。

1960年11月,汤园、新店2所“人民公社医院”改称“人民公社民办医院”。

1962年11月9日,汤园、新店2所“人民公社民办医院”改称“人民公社中心联合诊所”。

1966年11月,汤园、新店2所“人民公社中心联合诊所”改称“人民公社卫生院”。

1968年4月,汤园、新店2所人民公社卫生院建立“革命领导组”。9月,“汤园人民公社卫生院”改称“永红人民公社卫生院”。

1978年8月22日,撤销新店、永红2所人民公社卫生院“革命领导组”,恢复“院长负责制”。

1981年7月,“永红人民公社卫生院”改称“汤园人民公社卫生院”。

1983年9月,汤园、新店2所“人民公社卫生院”改称“乡卫生院”。

1985年12月,全镇有34个村“卫生室”。

1995年3月,“新店乡卫生院”改称“新店镇卫生院”。

2000年4月26日,撤销“汤园乡卫生院”,为“新店镇卫生院汤园分院”。

2001年10月,2所卫生院改制民营:“新店镇卫生院”改称“新店医院”,“新店镇卫生院汤园分院”改称“新店镇汤园医院”。11月12日,建立“新店镇卫生所”。

2005年9月,建立“新店镇社区卫生服务中心”。

2010年12月,全镇主要医疗卫生单位有新店镇卫生所、新店镇社区卫生服务中心、新店医院、新店镇汤园医院及13个社区卫生服务站、1个医务室、2个诊所和门诊部等。

第十四节 曹埠镇

1952年12月,全镇有上漫乡、下漫乡、提南乡、应泉乡、孙窑乡、毕杨乡、惕庵乡7个联合诊所。

1958年10月,建立应泉、惕庵2所“人民公社医院”。

1959年1月,“惕庵人民公社医院”改称“孙窑人民公社医院”。

1960年11月,应泉、孙窑2所“人民公社医院”改称“人民公社民办医院”。

1962年3月,“孙窑人民公社民办医院”分建为“曹埠人民公社民办医院”“孙窑人民公社民办医院”。11月9日,曹埠、应泉、孙窑3所“人民公社民办医院”改称“人民公社中心联合诊所”。

1965年9月 ,曹埠、应泉、孙窑3所“人民公社中心联合诊所”改称。

1966年11月,潮埠、饮泉、新窑3所“人民公社中心联合诊所”改称“人民公社卫生院”。

1968年4月,潮埠、饮泉、新窑3所人民公社卫生院建立“革命领导组”。

1978年8月22日,撤销潮埠、饮泉、新窑3所人民公社卫生院“革命领导组”,恢复“院长负责制”。

1981年7月，2所“人民公社卫生院”改称：“新窑人民公社卫生院”改称“孙窑人民公社卫生院”，“潮埠人民公社卫生院”改称“曹埠人民公社卫生院”。

1983年9月，饮泉、孙窑、曹埠3所“人民公社卫生院”改称“乡卫生院”。

1985年12月，全镇有39个村“卫生室”。

2001年3月20日，“曹埠乡卫生院”改称“曹埠镇卫生院”。

2001年10月，3所“卫生院”改制“民营”：“曹埠镇卫生院”改称“曹埠医院”，“饮泉乡卫生院”改称“饮泉医院”，“孙窑乡卫生院”改称“孙窑医院”。11月12日，建立“曹埠镇卫生所”。

2005年9月，建立“曹埠镇社区卫生服务中心”。

2010年12月，全镇主要医疗卫生单位有镇卫生所、镇社区卫生服务中心、曹埠医院、孙窑医院、饮泉医院及10个社区卫生服务站、3个诊所和门诊部等。

第四十三章　镇域卫生资源

概　述

本章分节记述辖掘港镇、栟茶镇、马塘镇、丰利镇、双甸镇、苴镇、大豫镇、长沙镇、洋口镇、河口镇、袁庄镇、新店镇、曹埠镇14个镇卫生机构、卫生床位、卫生人员、卫生建筑、卫生设备、卫生资产和卫生服务。

第一节　人口面积

2010年12月，全县总居户为377224户、总人口为1048158人、土地总面积1872.70平方公里。其中：
掘港镇总居户为78933户、总人口为209039人、土地总面积263.14平方公里；
岔河镇总居户为28495户、总人口为 82911人、土地总面积263.14 平方公里；
栟茶镇总居户为20926户、总人口为57271 人、土地总面积 95.70平方公里；
马塘镇总居户为30474户、总人口为81928 人、土地总面积140.83 平方公里；
丰利镇总居户为30160户、总人口为 82297人、土地总面积 140.37平方公里；
双甸镇总居户为23772户、总人口为 72396人、土地总面积 112.33平方公里；
苴　镇总居户为13483户、总人口为37763人、土地总面积85.50 平方公里；
大豫镇总居户为39385户、总人口为 103578人、土地总面积 195.47平方公里；
长沙镇总居户为13677户、总人口为 38686人、土地总面积95.00 平方公里；
洋口镇总居户为26121户、总人口为73540 人、土地总面积116.10 平方公里；
河口镇总居户为21739户、总人口为63892 人、土地总面积116.10 平方公里；
袁庄镇总居户为18538户、总人口为 58673人、土地总面积 99.19平方公里；
新店镇总居户为14064户、总人口为38040 人、土地总面积80.69 平方公里；
曹埠镇总居户为17457户、总人口为47807 人、土地总面积 92.36平方公里。

2010年如东县乡镇人口土地情况表

表43-1　　单位:户、人、平方公里

镇　名	总数户	总人口	男	出生人数	男	死亡人数	男	土地总面积
全　县	377224	1048158	518600	5755	2896	10311	5512	1872.70
掘港镇	78933	209039	103818	1191	585	1548	8419	263.14
岔河镇	28495	82911	40734	663	328	888	449	141.63
栟茶镇	20926	57271	28077	462	237	634	349	95.70
马塘镇	30474	81928	40945	390	204	814	417	140.83
丰利镇	30160	82297	40709	320	166	845	468	140.37
双甸镇	23772	72396	35858	409	207	752	384	112.33
苴　镇	13483	37763	18894	176	91	355	207	85.50
大豫镇	39385	103578	51016	457	219	1119	624	195.47
长沙镇	13677	38686	19473	254	125	395	234	95.00
洋口镇	26121	73540	36499	359	185	708	330	125.83
河口镇	21739	63892	31479	305	154	587	316	116.10
袁庄镇	18538	58673	29050	334	171	814	404	99.19
新店镇	14064	38040	18772	203	105	374	211	80.69
曹埠镇	17457	47807	23694	232	119	478	278	92.36

第二节　卫生机构

2010年12月,全县有各类卫生机构475所。其中掘港镇镇城109所,大豫镇29所,长沙镇22所,苴镇17所,丰利镇44所,洋口镇33所,河口镇23所,栟茶镇29所,袁庄镇19所,双甸镇34所,岔河镇42所,新店镇19所,曹埠镇17所,马塘镇38所。

2010年如东县社区卫生机构配置表

表43-2　　单位:个

区域别	卫生机构数	县直属医院卫生机构	镇卫生所	中心卫生院	乡镇和其他医院	社区卫生服务站	医务室	诊室、门诊部
全　县	475	8	14	8	38	240	90	77
掘港镇	109	8	1	1	5	33	33	28
大豫镇	29		1	1	2	21	3	1
长沙镇	22		1		3	10	8	0
苴　镇	17		1	1		8	6	1
丰利镇	44		1	1	5	20	8	9
洋口镇	33		1		4	21	4	3
河口镇	23		1		3	16	0	3
栟茶镇	29		1	1	2	15	3	7

续表43-2

单位：个

区域别	卫生机构数	县直属医院卫生机构	镇卫生所	中心卫生院	乡镇和其他医院	社区卫生服务站	医务室	诊室、门诊部
袁庄镇	19		1		2	14	0	2
双甸镇	34		1	1	2	18	6	6
岔河镇	42		1	1	3	24	8	5
新店镇	19		1		2	13	1	2
曹埠镇	17		1		3	10	0	3
马塘镇	38		1	1	2	17	10	7

第三节　卫生床位

2010年12月，全县医疗机构有卫生床位2646张。其中：掘港镇1204张、岔河镇182张、栟茶镇175张、马塘镇164张、丰利镇177张、双甸镇124张、苴镇109张、大豫镇132张、长沙镇37张、洋口镇97张、河口镇64张、袁庄镇57张、新店镇44张、曹埠镇72张。

1986～2010年如东县社区医疗机构卫生床位配置表

表43-3

单位：张

镇　名	1986	1990	1995	2000	2005	2007	2010
全　县	**2725**	**2799**	**3128**	**2764**	**2914**	**2280**	**2646**
掘港镇	1078	1222	1503	1405	1566	933	1204
岔河镇	177	200	193	182	182	182	182
栟茶镇	175	169	168	175	175	175	175
马塘镇	148	143	172	154	154	154	164
丰利镇	165	137	157	157	154	154	177
双甸镇	160	141	131	131	126	117	124
苴　镇	101	101	101	64	64	64	109
大豫镇	152	161	171	125	118	118	132
长沙镇	60	48	59	42	39	47	37
洋口镇	193	179	183	87	92	99	97
河口镇	102	90	97	71	72	74	64
袁庄镇	80	80	73	65	65	65	57
新店镇	54	54	52	44	44	44	44
曹埠镇	80	74	68	62	63	54	72

第四节　卫生人员

2010年12月，全县卫生机构计有工作人员5109人，执业（助理）医师1708人，注册护士969人，其中：

掘港镇2244人(执业(助理)医师742人、注册护士523人);
岔河镇301人(执业(助理)医师113人、注册护士65人);
栟茶镇313人(执业(助理)医师112人、注册护士72人);
丰利镇453人(执业(助理)医师121人、注册护士57人);
马塘镇302人(执业(助理)医师113人、注册护士60人);
双甸镇237人(执业(助理)医师92人、注册护士38人);
苴　镇180人(执业(助理)医师53人、注册护士20人);
大豫镇271人(执业(助理)医师93人、注册护士31人);
长沙镇117人(执业(助理)医师48人、注册护士17人);
洋口镇172人(执业(助理)医师57人、注册护士20人);
河口镇147人(执业(助理)医师51人、注册护士21人);
袁庄镇119人(执业(助理)医师37人、注册护士15人
新店镇129人(执业(助理)医师31人、注册护士12人);
曹埠镇124人(执业(助理)医师45人、注册护士18人)。

2010年如东县社区卫生机构人员分类配置情况表

表43-4　　　　单位:人

单位	卫生人员	卫生专业技术人员	执业(助理)医师	注册护士	药剂人员	检验人员	乡村医生	其他卫技人员	其他技术人员	管理人员	工勤人员	离退休人员
全　县	**5109**	**4505**	**1708**	**969**	**335**	**202**	**808**	**483**	**164**	**206**	**194**	**1731**
掘港镇	2244	1945	742	523	118	118	93	351	150	92	57	614
岔河镇	301	255	113	65	26	9	33	9	1	31	14	126
栟茶镇	313	273	112	72	33	10	38	8	1	23	16	103
丰利镇	453	402	121	57	30	11	175	8	1	28	22	137
马塘镇	302	257	113	60	23	10	43	8	1	23	21	139
双甸镇	237	210	92	38	19	8	46	7	1	13	13	102
苴　镇	180	164	53	20	13	5	71	2	1	7	8	60
大豫镇	271	238	93	31	18	11	70	15	2	15	16	103
长沙镇	117	106	48	17	9	3	25	4	1	8	2	50
洋口镇	172	155	57	20	14	6	50	8	1	12	4	69
河口镇	147	132	51	21	8	4	41	7	1	7	7	66
袁庄镇	119	109	37	15	9	2	36	10	1	5	4	69
新店镇	129	118	31	12	6	1	61	7	1	6	4	36
曹埠镇	124	110	45	18	9	4	26	8	1	7	6	57

第五节　卫生建筑

2010年12月，全县卫生土地总面积445842平方米、建筑总面积271071平方米、总价值19004万元。其中：

掘港镇卫生土地总面积156493平方米、建筑总面积110905平方米、总价值10865万元；

岔河镇卫生土地总面积33046平方米、建筑总面积18447平方米、总价值1019万元；

栟茶镇卫生土地总面积21801平方米、建筑总面积13383平方米、总价值1019万元；

丰利镇卫生土地总面积33835平方米、建筑总面积23726平方米、总价值1727万元；

马塘镇卫生土地总面积27185平方米、建筑总面积18008平方米、总价值823万元；

双甸镇卫生土地总面积23861平方米、建筑总面积13788平方米、总价值581万元；

苴　镇卫生土地总面积17053平方米、建筑总面积7921平方米、总价值266万元；

大豫镇卫生土地总面积27705平方米、建筑总面积16076平方米、总价值602万元；

长沙镇卫生土地总面积28070平方米、建筑总面积6372平方米、总价值294万元；

洋口镇卫生土地总面积16155平方米、建筑总面积6372平方米、总价值294万元；

河口镇卫生土地总面积18240平方米、建筑总面积7685平方米、总价值408万元；

袁庄镇卫生土地总面积13135平方米、建筑总面积平12127方米、总价值362万元；

新店镇卫生土地总面积12880平方米、建筑总面积6059平方米、总价值325万元；

曹埠镇卫生土地总面积16383平方米、建筑总面积7648平方米、总价值309万元。

2010年如东县区域卫生机构土地和房屋建筑面积情况表

表43-5　　单位：平方米、万元

区域别名称	土地面积	房屋建筑面积			其中：业务用房面积	建筑价值
		合　计	购建房屋	租　房		
全　县	445842	271071	271026	45	194516	19004
掘港镇	156493	110905	110925	0	81939	10865
岔河镇	33046	18447	18447	0	13528	1019
栟茶镇	21801	13383	13383	0	9325	919
丰利镇	33835	23726	23681	45	19041	1727
马塘镇	27185	18008	18008	0	11350	823
双甸镇	23861	13788	13788	0	8711	581
苴　镇	17053	7921	7921	0	6860	266
大豫镇	27705	16076	15876	0	1137	602
长沙镇	28070	6372	6372	0	4526	294
洋口镇	16155	9106	9106	0	5589	504
河口镇	18240	7685	7685	0	5919	408
袁庄镇	13135	12127	12127	0	7419	362
新店镇	12880	6059	6059	0	4322	325
曹埠镇	16383	7648	7648	0	4550	309

第六节 医疗设备

2010年12月，全县医疗卫生设备总价值为39828万元、医疗专业设备28828万元、普通设备装备11000万元。其中：

掘港镇医疗卫生设备总价值为34670万元、医疗专业设备25057万元、普通设备装备9613万元；

岔河镇医疗卫生设备总价值为1018万元、医疗专业设备822万元、普通设备装备196万元；

栟茶镇医疗卫生设备总价值为903万元、医疗专业设备万元、普通设备装备万元；

丰利镇医疗卫生设备总价值为290万元、医疗专业设备743万元、普通设备装备103万元；

马塘镇医疗卫生设备总价值为658万元、医疗专业设备460万元、普通设备装备198万元；

双甸镇医疗卫生设备总价值为613万元、医疗专业设备478万元、普通设备装备135万元；

苴 镇医疗卫生设备总价值为318万元、医疗专业设备220万元、普通设备装备98万元；

大豫镇医疗卫生设备总价值为461万元、医疗专业设备290万元、普通设备装备171万元；

长沙镇医疗卫生设备总价值为100万元、医疗专业设备64万元、普通设备装备36万元；

洋口镇医疗卫生设备总价值为223万元、医疗专业设备142万元、普通设备装备81万元；

河口镇医疗卫生设备总价值为228万元、医疗专业设备151万元、普通设备装备77万元；

袁庄镇医疗卫生设备总价值为87万元、医疗专业设备52万元、普通设备装备35万元；

新店镇医疗卫生设备总价值为126万元、医疗专业设备74万元、普通设备装备52万元；

曹埠镇医疗卫生设备总价值为133万元、医疗专业设备88万元、普通设备装备45万元。

2010年如东县度社区医院主要医疗设备配置表

表43-6 单位：台、辆

镇 别	500mAX诊断机	彩色脉冲多普勒超声诊断仪	B型超声诊断仪	X线电子计算机断层扫描装置	钴60治疗机	超声心动图仪	心电监护仪	全自动生化分析仪
合 计	19	4	51	5	1	4	32	6
掘港镇	1	1	8			1	1	2
大豫镇	1		5				3	1
长沙镇	1		3				2	
苴 镇			1				1	
丰利镇	2	1	6	1			4	
洋口镇	2		4				4	
河口镇	2		3			1	2	
栟茶镇	1		4	1		1	1	1
袁庄镇	1		2				1	
双甸镇	2	1	3				2	1
岔河镇	3	1	4	2	1		6	
新店镇			1				2	
曹埠镇			3				1	
马塘镇	3		4	1		1	2	1

2010年如东县社区医院主要医疗设备配置表2

表43-7　　单位：台、辆

镇　别	血液酸碱气体分析仪	电子内窥镜	电动牙科椅	救护车	移动式X线诊断机	呼吸机（有创）	呼吸机（无创）	CT机
合　计	3	1	7	15	3	1	1	5
掘港镇			3	1				
大豫镇								
长沙镇							1	
苴　镇				1				
丰利镇			1	1				1
洋口镇	1			2				
河口镇								
栟茶镇			1	1	1			1
袁庄镇		1		2				1
双甸镇	1			2				
岔河镇			1	2	1			1
新店镇								
曹埠镇								
马塘镇	1		1	3	1	1		1

2010年如东县社区卫生机构专业设备装备配置情况表

表43-8　　单位：台、件、万元

区域别	设备装备总价值			万元以上设备总台件			
		医疗专业设备	普通设备装备		50万元以下	50万元到100万元	100万元以上
全　县	**39828**	**28828**	**11000**	**1514**	**72**	**215**	**9**
掘港镇	34670	25057	9613	1017	395	52	3
岔河镇	1018	822	196	64	50	12	2
栟茶镇	903	743	160	57	47	8	2
丰利镇	290	187	103	43	21	21	1
马塘镇	658	460	198	46	31	14	1
双甸镇	613	478	135	49	36	13	
苴　镇	318	220	98	30	30		
大豫镇	461	290	171	46	32	14	
长沙镇	100	64	36	26	13	13	
洋口镇	223	142	81	36	18	18	
河口镇	228	151	77	36	18	18	
袁庄镇	87	52	35	16	8	8	
新店镇	126	74	52	18	9	9	
曹埠镇	133	88	45	30	15	15	

第七节 卫生资产

2010年12月，全县卫生机构总资产为130154万元，缩读13.01亿元（固定资产63236万元，缩读6.32亿元；净资产66437万元，缩读6.64亿元），其中：

掘港镇卫生机构总资产为113384万元（固定资产28192万元、净资产55196万元）；

岔河镇卫生机构总资产为2598万元（固定资产1663万元、净资产1696万元）；

栟茶镇卫生机构总资产为2395万元（固定资产1563万元、净资产1676万元）；

丰利镇卫生机构总资产为3135万元（固定资产2341万元、净资产1819万元）

马塘镇卫生机构总资产为1854万元（固定资产1188万元、净资产1313万元）；

双甸镇卫生机构总资产为1464万元（固定资产913万元、净资产703万元）；

苴 镇卫生机构总资产为928万元（固定资产451万元、净资产576万元）；

大豫镇卫生机构总资产为1347万元（固定资产765万元、净资产905万元）；

长沙镇卫生机构总资产为469万元（固定资产302万元、净资产394万元）；

洋口镇卫生机构总资产为702万元（固定资产440万元、净资产568万元）；

河口镇卫生机构总资产为610万元（固定资产421万元、净资产523万元）；

袁庄镇卫生机构总资产为415万元（固定资产282万元、净资产397万元）；

新店镇卫生机构总资产为400万元（固定资产266万元、净资产287万元）；

曹埠镇卫生机构总资产为453万元（固定资产297万元、净资产384万元）。

2010年如东县社区卫生机构资产与负债表

表43-9 单位：万元

机构分类	总资产	流动资产	固定资产	负债与净资产				
				负 债	净资产	事业基金	固定基金	专业基金
全 县	130154	70402	63236	48241	66437	4388	57677	11063
掘港镇	113384	64524	28192	42712	55196	4039	46805	11063
岔河镇	2598	935	1663	902	1696	33	1663	
栟茶镇	2395	832	1563	719	1676	113	1563	
丰利镇	3135	794	2341	1316	1819	-522	2341	
马塘镇	1854	666	1188	541	1313	125	1188	
双甸镇	1464	551	913	761	703	-210	913	
苴 镇	928	477	451	352	576	125	451	
大豫镇	1347	589	765	442	905	140	765	
长沙镇	469	167	302	75	394	92	302	
洋口镇	702	262	440	134	568	128	440	
河口镇	610	189	421	87	523	102	421	
袁庄镇	415	133	282	18	397	115	282	
新店镇	400	134	266	113	287	21	266	
曹埠镇	453	156	297	69	384	87	297	

第八节　门诊服务

2010年12月，全县卫生机构门急诊总诊疗3048367人次（门诊2721409人次、急诊101945人次、健康体检225013人次）。其中：

掘港镇门急诊总诊疗909098人次（门诊815899人次、急诊28312人次、健康体检53882人次）；

岔河镇门急诊总诊疗207830人次（门诊191828人次、急诊6895人次、健康体检9107人次）；

栟茶镇门急诊总诊疗166632人次（门诊152940人次、急诊5309人次、健康体检8383人次）；

丰利镇门急诊总诊疗255284人次（门诊217001人次、急诊12032人次、健康体检26251人次）；

马塘镇门急诊总诊疗217360人次（门诊182181人次、急诊6154人次、健康体检29025人次）；

双甸镇门急诊总诊疗193942人次（门诊165523人次、急诊6201人次、健康体检22218人次）；

苴　镇门急诊总诊疗79059人次（门诊73053人次、急诊1704人次、健康体检4302人次）；

大豫镇门急诊总诊疗209641人次（门诊187696人次、急诊4765人次、健康体检17186人次）；

长沙镇门急诊总诊疗89165人次（门诊82106人次、急诊2450人次、健康体检4609人次）；

洋口镇门急诊总诊疗178830人次（门诊162407人次、急诊5877人次、健康体检10546人次）；

河口镇门急诊总诊疗148792人次（门诊137329人次、急诊3565人次、健康体检7898人次）；

袁庄镇门急诊总诊疗159571人次（门诊143686人次、急诊3097人次、健康体检12788人次）；

新店镇门急诊总诊疗109914人次（门诊101973人次、急诊2897人次、健康体检5044人次）；

曹埠镇门急诊总诊疗123249人次（门诊107787人次、急诊3132人次、健康体检12330人次）。

2010年如东县医疗机构社区门诊营运情况表

表43-10　　单位：人次

镇别	门急诊诊疗总人次	门诊人次						急诊人次	健康体检人次
			内科	外科	妇产科	儿科	中医		
全县	3048367	2721409	352452	202688	142373	50952	99961	101945	225013
掘港镇	909098	815899	145104	65171	49819	22483	21612	28312	53882
岔河镇	207830	191828	17756	15482	12997	4902	5816	6895	9107
栟茶镇	166632	152940	20907	7242	8468	853	17188	5309	8383
丰利镇	255284	217001	32998	22812	13094	11327	13022	12032	26251
马塘镇	217360	182181	21180	19295	9212	1637	14749	6154	29025
双甸镇	193942	165523	15196	15798	8426	920	3516	6201	22218
苴镇	79059	73053	5085	3851	2848	0	1259	1704	4302
大豫镇	209641	187696	16680	11316	6483	3288	2034	4765	17186
长沙镇	89165	82106	6641	3057	1385	386	145	2450	4609
洋口镇	178830	162407	15229	8119	7205	1051	2072	5877	10546
河口镇	148792	137329	13617	5745	4188	362	9349	3565	7898
袁庄镇	159571	143686	23590	13327	10743	1286	2122	3097	12788
新店镇	109914	101973	8392	4281	2062	55	0	2897	5044
曹埠镇	123249	107787	10077	7192	5047	2402	7027	3132	12330

第九节 病房服务

2010年12月，全县医疗机构病房收治入院者81507人次，住院者手术26942人次，其中：
掘港镇医疗机构病房收治入院者53065人次，住院者手术16300人次；
岔河镇医疗机构病房收治入院者3745人次，住院者手术1602人次；
栟茶镇医疗机构病房收治入院者3445人次，住院者手术1340人次；
丰利镇医疗机构病房收治入院者5163人次，住院者手术1169人次；
马塘镇医疗机构病房收治入院者3404人次，住院者手术1316人次；
双甸镇医疗机构病房收治入院者3038人次，住院者手术931人次；
苴　镇医疗机构病房收治入院者876人次，住院者手术271人次；
大豫镇医疗机构病房收治入院者1555人次，住院者手术788人次；
长沙镇医疗机构病房收治入院者763人次，住院者手术298人次；
洋口镇医疗机构病房收治入院者2601人次，住院者手术967人次；
河口镇医疗机构病房收治入院者1112人次，住院者手术644人次；
袁庄镇医疗机构病房收治入院者1966人次，住院者手术710人次；
新店镇医疗机构病房收治入院者744人次，住院者手术240人次；
曹埠镇医疗机构病房收治入院者1030人次，住院者手术365人次。

2010年如东县医疗机构社区病房服务情况表

表43-11　　　　单位：人次

单位	入院						
		总数	治愈	出院	未愈	死亡	其他
全县	81507	81264	40920	30849	2934	122	4063
掘港镇	53065	51853	22622	22045	1727	121	2990
岔河镇	3745	3751	2230	1195	183		143
栟茶镇	3445	3439	1741	1317	227		146
丰利镇	5163	5139	2753	1791	372		220
马塘镇	3404	3416	1623	1441	178		162
双甸镇	3038	3013	1766	967	46		233
苴镇	876	870	476	318	55	1	20
大豫镇	1555	1564	1182	302	39	0	40
长沙镇	763	760	547	129	40		44
洋口镇	2601	2586	2322	227	13		23
河口镇	1112	1122	1034	79	3		6
袁庄镇	1966	1967	1421	499	18		28
新店镇	744	744	632	107	3		1
曹埠镇	1030	1041	571	432	30		7

2010年如东县医疗机构社区病房服务情况2

表43-12　　　　单位:人次

单位	入院人数	住院者手术人次	危重病人抢救人次		治愈率%	好转率%	死亡率%	住院危重病人抢救成功率%	每日门急诊
			总计	抢救成功					入院人数
全　县	81507	26942	1838	1726	57.02	39.10	0.14	93.90	2233.06
掘港镇	52065	16301	1270	1160	57.06	38.92	0.13	92.96	2150.23
岔河镇	3745	1602	69	69	69.49	31.85	0	100	10.26
栟茶镇	3445	1340	139	139	50.25	38.29	0	100	9.43
丰利镇	5163	1169	11	11	53.57	34.85		100	14.14
马塘镇	3404	1316	109	109	50.51	47.51		100	9.32
双甸镇	3038	931	63	63	59.23	26.78		100	8.32
苴　镇	876	271	39	38	57.01	42.88	0.11	97.43	2.40
大豫镇	1555	788	67	67	75.57	24.43	0	100	4.26
长沙镇	763	298	6	6	71.97	23.58		100	2.09
洋口镇	2601	967	4	4	89.79	8.77		100	7.12
河口镇	1112	644	23	23	92.15	7.04		100	3.04
袁庄镇	1966	710	29	29	72.24	25.36		100	5.38
新店镇	744	240	8	8	84.94	14.38		100	5.04
曹埠镇	1030	365	1	0	57.94	38.12		0	2.03

第十一编　荣　誉

综　述

在漫长的历史演进过程中，如东县卫生事业取得了与时俱进的伟大进步，为如东社会的经济文化发展和如东人民的身心健展做出了历史性的贡献，涌现出了难以计数的先进集体和先进个人，本志编纂办公室尽已所能收集记载，以告慰历史，方便未来。

第四十四章　集体荣誉

概　述

本志集体荣誉主要包括：如东县荣誉、全国先进集体、省级（含部门）先进集体、市级先进集体、市级部门先进集体、县级先进集体、文明单位、文明医院、等级医院等。

第一节　如东县卫生荣誉

如东县获荣誉26项，其中：全国卫生集体荣誉9次、江苏省卫生集体荣誉17次。

1971～2010年如东县获荣誉

表44-1

时　间	称　　号	主授机关
1971.11	全国计划生育先进单位	卫生部军管会
1989.05	全国计划免疫先进县	卫生部
1978.06	全国医药卫生科技红旗先进单位	全国医药卫生科技大会
1986.03	全国计划生育红旗先进单位	国务院
1993.11	全国消灭血吸虫病先进县	卫生部 农业部 水利部

续表44-1

时　间	称　　号	主授机关
1996.11.	全国农村初级卫生保健合格县	国家计划委员会 卫生部 农业部
1996.03	全国防盲工作先进县	卫生部
1997.11	全国爱婴县	卫生部 联合国儿童基金会 世界卫生组织
2000.05	全国农村中医工作先进县	国家中医管理局
2000.09	全国县级计划生育三为主先进单位	国家计划生育委员会
2005.12	全国计划生育优质服务先进县	国家人口和计划生育委员会
1978.11	江苏省计划生育先进单位	江苏省革命委员会
1986.12	江苏省计划生育先进单位	江苏省人民政府
1996.04	江苏省计划生育工作先进县	江苏省人民政府
1998.04	江苏省爱婴县	江苏省人民政府
1999.03	江苏省农村初级卫生保健先进县	江苏省人民政府
1990.11	江苏省基本消灭麻风病达标县	江苏省卫生厅
1997.12	江苏省基本消灭麻风病县	江苏省卫生厅
	江苏省农村中医工作先进县	江苏省中医管理局
1998.12	江苏省放射卫生示范县创建先进县	江苏省卫生厅
1999.03	江苏省初级卫生保健工作先进县	江苏省人民政府
2001.06	江苏省计划生育工作示范县	江苏省人民政府
2001.11	江苏省农村学校卫生先进县	江苏省教育厅 江苏省卫生厅
2008.01	江苏省人口和计划生育工作示范县	江苏省人民政府
2008.12	江苏省无偿献血先进县	江苏省卫生厅 江苏省红十字会 江苏省军区后勤部
2010.12	江苏省自强模范扶残助残先进单位 江苏省残疾人社区康复先进县 全国第二批白内障无障碍县	江苏省人民政府

第二节　先进集体

先进集体412项1198次，其中：全国卫生集体荣誉32项51次、江苏省卫生集体荣誉48项66次、南通市卫生集体荣誉（130项次、497个单位）、如东县卫生集体荣誉（202项次、584个单位）。

一、全国先进集体

全国卫生集体荣誉32项51次，其中：全国红旗先进单位2项次、全国卫生工作先进集体5项次、全国卫生防疫先进集体3项次、全国妇幼保健先进集体4项次、全国计划生育先进集体10项29 次、全国药品检验先进集体2项次、全国先进卫生协会(研究会)2项次、全国先进计划生育协会4项次。

1979年全国先进单位

表44-2

时 间	获授单位	称 号	主 授 机 关
1979 12	县中医院共青团支部	全国新长征突击队	共青团中央

1986～2003年全国卫生工作先进集体

表44-3

时 间	获授单位	称 号	主 授 机 关
1985	县卫生局	全国卫生事业现状抽样定点调查先进单位	卫生部
1987.10	县卫生局	全国卫生事业现状定点调查先进集体	卫生部
1988.04	栟茶医院	全国文明卫生改革先进集体	卫生部
1996.11	县人民医院	全国防盲先进县承办先进单位	卫生部 全国防盲指导组
2003.03	县人民医院	全国维护消费者权益先进集体	全国维护消费者协会

1984～1989年全国卫生防疫先进集体

表44-4

时 间	获授单位	称 号	主 授 机 关
1984	县卫生防疫站	全国计划免疫工作先进单位	卫生部
1989 03	县卫生防疫站	全国计划免疫工作先进单位	卫生部
		全国卫生防疫防治工作先进集体	卫生部 铁道部 解放军总后勤部卫生部

1985～1996年全国妇幼保健先进集体

表44-5

时 间	获授单位	称 号	主 授 机 关
1985	县卫生局	全国计划生育工作先进集体	国家计划生育委员会
1988.11	县人民医院	全国新生儿出生缺陷监测先进单位	卫生部
1996.09	县人民医院	爱婴医院	卫生部 联合国儿童基金会 世界卫生组织

1986～2010年全国计划生育工作先进集体

表44-6

时　间	获授单位	称　　号	主 授 机 关
1986.03	凌河乡 岔南乡 曹埠镇 饮泉乡 新光乡 石屏乡 五义乡 汤园乡 北渔乡 掘港镇 栟茶镇 岔河地区医院 县计划生育委员会 县卫生局 县人民广播电台 县建筑安装总公司 县纺织丝绸公司 马塘化肥厂	全国计划生育先进集体	国家计划生育委员会
1989.04	县计划生育委员会	全国2‰生育节育抽样调查先进集体	国家计划生育委员会
1990.11	县人民政府	全国计划生育先进集体	国家计划生育委员会 人事部
1998.11	县计划生育委员会	全国计划生育宣传工作先进集体 全国计划生育先进集体	国家计划生育委员会
2001.10	长沙镇 县计划生育指导站	全国县级计划生育三为主先进单位	国家计划生育委员会
2005.06	县计划生育指导站	全国人计划生育药具工作先进集体	国家人口和计划生育委员会
2005.11	马塘镇	全国婚育新风进万家活动先进单位	国家人口和计划生育委员会
2006.11	掘港镇人口与计划生育服务站	全国人口和计划生育系统先进集体	国家人口和计划生育委员会

1987～1988年全国药品检验先进集体

表44-7

年　度	获授单位	称　　号	主 授 机 关
1987.12	县药品检验所	全国先进药品检验所	卫生部
1988.07	县药品检验所	全国执行《药品管理法》先进集体	卫生部

1992～1996年全国先进卫生协会(研究会)

表44-8

年　度	获授单位	称　　号	主 授 机 关
1992.07	县卫生系统思想政治工作研究会	全国先进基层思想政治工作研究会	全国卫生系统思想政治工作研究会

续表44-8

年　度	获授单位	称　　号	主授机关
1996.07	县卫生协会	全国先进县卫生协会	卫生部 中国农村卫生协会

1990～2007年全国先进计划生育协会

表44-9

年　度	获授单位	称　　号	主授机关
1990.11	县计划生育协会	全国计划生育协会先进集体	全国计划生育协会
1995.12	于港乡计划生育协会	全国计划生育协会先进集体	全国计划生育协会
2005.12	掘港镇余荡计划生育协会	全国计划生育协会工作先进单位	全国计划生育协会
2007.12	马塘镇马丰计划生育协会	全国计划生育协会先进集体。	全国计划生育协会

2001～2007年全国卫生部门工作先进集体

表44-10

时　间	获授单位	称　　号	主授机关
2001	县人民医院神经外科	全国颅内血肿微创清除技术应用推广先进集体	卫生部医学卫生科研中心
2003	县人民医院神经外科	全国颅内血肿微创清除技术应用推广先进集体	卫生部医学卫生科研中心
2007.02	县人民医院	医疗收费规范医院	中国价格信用协会

二、江苏省先进集体

江苏省卫生集体荣誉48项66次，其中：江苏省卫生工作先进集体5项10次、江苏省计划生育工作先进集体5项10次、江苏省计划生育系统工作先进集体11项19次、江苏省卫生系统（部门）先进集体16项次、江苏省卫生系统（部门）工作先进集体11项次。

1977～2010年江苏省人口和计划生育工作先进集体

表44-11

时　间	获授单位	称　　号	主授机关
1977.06	掘港镇塑料厂 掘港镇人民公社 环镇人民公社7大队 新乐人民公社十六大队 长沙人民公社一大队 新光人民公社十五大队 双甸人民公社十五大队 新乐人民公社十六大队 新店人民公社 岔南人民公社 南坎人民公社卫生院	江苏省计划生育、妇幼卫生、幼托工作先进集体	江苏省革命委员会

续表44-11

时　间	获授单位	称　　号	主授机关
1980.11	县革命委员会 县计划生育办公室 凌河人民公社 新店人民公社 岔南人民公社11 大队 新乐人民公社16大队 北渔人民公社黄海大队 县中医院	江苏省计划生育工作先进单位	江苏省人民政府
1982.12	县人民政府 凌河人民公社 新店人民公社 饮泉人民公社 新光人民公社 县商业局 县中医院 丰利区妇联	江苏省计划生育工作先进单位	江苏省人民政府
1984.12	县人民医院	江苏省计划生育工作先进单位	江苏省人民政府
1986.12	马塘区 岔南乡 曹埠乡 丰西乡 苴镇 栟茶镇 如东县中学 县人民广播电台 县化肥厂	江苏省计划生育工作先进单位	江苏省人民政府
1988.04	县计划生育委员会	江苏省计划生育工作先进集体	江苏省人民政府
1991.12	县计划生育委员会	江苏省计划生育工作先进集体	江苏省人民政府
1996.10	县计划生育委员会	江苏省计划生育工作先进集体	江苏省人民政府
2004.03	岔河镇计划生育协会 掘港镇计划生育协会	江苏省计划生育协会工作先进集体	江苏省人民政府
2004.12	县人口与计划生育委员会 县广播电视局 岔河镇 马塘镇	江苏省婚育新风进万家活动先进集体	江苏省人民政府
2006.01	县计划生育协会	江苏省计划生育志愿者零距离服务活动先进集体	江苏省人民政府
2006.09	县人口和计划生育委员会	江苏省人口和计生系统先进集体	江苏省人民政府
	县卫生局	江苏省人口和计划生育先进集体	
2007.12	洋口镇斜港计划生育协会 岔河镇兴发村第二会员小组	江苏省计划生育协会工作先进会员组	江苏省人民政府
2008.12	马塘镇计划生育中心服务站	江苏省人口和计划生育科技工作先进集体	江苏省人民政府

1989～2009年江苏省计划生育系统先进集体

表44-12

时 间	获授单位	称 号	主 授 机 关
1989.11	县广播电台	江苏省计划生育宣传工作一等奖	江苏省计划生育委员会
1991.03	凌河乡计划生育协会 岔北乡三丛庄村 县计划生育协会	江苏省计划生育协会先进集体	江苏省计划生育协会
1993 08	丰西乡华严村	江苏省计划生育协会先进集体	江苏省计划生育协会
1996.04	县计划生育委员会 县卫生局	江苏省计划生育系统先进集体	江苏省计划生育委员会
2001.05	县计划生育委员会	江苏省计划生育先进集体	江苏省计划生育委员会
2004.03	岔河镇计划生育协会 掘港镇计划生育协会	江苏省计划生育协会先进集体	江苏省计划生育协会
2006 01	县计划生育协会	江苏省计划生育志愿者零距离服务活动先进集体	江苏省计划生育协会
2007.12	洋口镇斜港村计划生育协会	江苏省人口和计划生育协会工作先进会员小组	江苏省人口和计划生育委员会
2008.07	岔河镇兴发村第二会员 马塘镇人口和计划生育中心服务站	江苏省人口和计划生育科技工作先进集体	江苏省人口和计划生育协会
2009.09	县人口和计划生育委员会 县卫生局	江苏省人口和计划生育系统先进集体	江苏省人口和计划生育委员会

1979～2010年江苏省卫生工作先进集体

表44-13

时 间	获授单位	称 号	主 授 机 关
1979	县中医院团支部	江苏省新长征突击队	共青团江苏省委
1982	栟茶镇爱卫会 县卫生防疫站 孙窑人民公社卫生院	江苏省先进卫生集体	江苏省儿童少年工作委会
1982	县妇幼保健所	江苏省先进集体	江苏省卫生厅
1984	县人民医院	江苏省计划生育工作先进集体 江苏省卫生统计工作先进集体	江苏省卫生厅
1985	县妇幼保健所	江苏省儿童少年工作先进集体	江苏省妇女联合会
	县妇幼保健所	江苏省卫生工作先进集体	江苏省卫生厅
	县妇幼保健所	江苏省少年儿童工作先进集体	江苏省妇女联合会
	县卫生防疫站	江苏省卫生宣传工作先进单位	江苏省卫生厅
1985.03	县人民医院	江苏省病案统计工作先进集体	江苏省卫生厅
1986	县卫生局	江苏省第六届科普宣传周先进集体	江苏省科普宣传周领导小组
	县卫生协会	江苏省先进农村卫生协会	江苏省农村卫生协会
1989.03	县皮肤病防治所	江苏省皮肤病防治工作先进单位	江苏省卫生厅
1993.03	县皮肤病防治所	江苏省皮肤病防治工作先进单位	江苏省卫生厅

续表44-13

时 间	获授单位	称 号	主 授 机 关
1994.03	县皮肤病防治所	江苏省皮肤病防治工作先进单位	江苏省卫生厅
1995.12	县药品检验所	江苏省药品管理工作先进集体	江苏省中医药管理局
	县妇幼保健所	江苏省妇幼卫生工作先进集体	江苏省卫生厅
1995.06	县中医院	江苏省卫生行风先进集体	江苏省卫生厅
1999.10	县人民医院	江苏省红十字医院	江苏省红十字会
2001	县人民医院	江苏省临床免疫成绩优秀单位	江苏省卫生厅
	县人民医院	江苏省医疗卫生(质量服务环境)标兵示范医院	江苏省打假治劣保名牌特刊办公室
2003	县人民医院检验科	江苏省群众经济技术创新工程示范岗	江苏省总工会
2003.06	县人民医院	江苏省爱国卫生先进单位	江苏省爱国卫生运动委员会
2004.04	县人民医院检验科	江苏省临床检验质量管理优良奖	江苏省卫生厅
2005	县人民医院	江苏省价格诚信展示单位	江苏省物价局、经济报等
2006.06	县卫生监督所	江苏省卫生监督工作先进集体	江苏省卫生厅
2008.8	县人民医院团委	江苏省五四红旗团委创建单位	共青团江苏省委
2008.02	县卫生监督所	江苏省卫生监督工作先进集体	江苏省卫生厅
2008.12	县卫生局	江苏省新型农村合作医疗管理先进单位	江苏省新型农村合作医疗管理领导组
2009	县人民医院	江苏省儿童工作公益之星	江苏省妇女联合会
2009.08	县人民医院	江苏省医学计量工作先进单位	江苏省计量测试学会医学计量委员会
2010.02	县人民医院	共青团江苏省五四红旗团委	共青团江苏省委
2010.05	县卫生系统思想政治政研会	江苏省卫生系统优秀政促会	江苏省卫生系统思想政治政研会
2010.12	县卫生监督所	江苏省农村饮用水监测工作先进集体	江苏省卫生厅
2011.03	县卫生监督所 县人民医院120急救服务中心	江苏省巾帼文明示范岗	江苏省妇女联合会 江苏省城镇妇女“巾帼建功”活动领导小组

三、南通市先进集体

南通市卫生集体荣誉(130项次、497个单位),其中:南通市先进集体(31项、81个单位)、南通市计划生育工作先进集体(18项、184个单位)、南通市卫生系统(部门)先进集体(84项、232个单位)。

1985～2009年南通市先进集体

表44-14

时 间	获授单位	称 号	主 授 机 关
1985	县精神病防治院 县卫生防疫站	南通市绿化先进单位 南通市先进集体	南通市人民政府
	县卫生局	南通市征兵工作先进单位	南通市人民政府 南通军分区

续表44-14

时 间	获授单位	称 号	主授机关
1985	县卫生防疫站	南通市血防寄防工作先进集体	南通市血吸虫病和地方病防站领导小组
1986.06	县人院外科党支部 县中医院党支部	南通市先进党支部	中共南通市委
1986.11	袁庄乡卫生院	南通市乡镇卫生院先进单位	南通市人民政府
1987.01	县卫生进修学校	南通市就业培训工作先进集体	南通市人民政府
1987.02	县卫生局	南通市计划生育工作先进集体	中共南通市委 南通市人民政府
1987.10	县卫生防疫站	南通市计划免疫传染病工作先进集体	南通市人民政府
1988.04	岔南乡第六村 潮桥乡吴尖村 凌河乡天堂村 双甸镇蒋庄村 浒澪乡浒澪村 兵房镇丰荡村 掘港镇红星村 新光乡冯荡村	南通市文明村卫生室	南通市人民政府
1988.10	县卫生局 县人民医院	南通市卫生统计工作先进集体	南通市人民政府
	县人民医院	南通市“百日双优”竞赛优胜单位	南通市人民政府
1988.12	掘港镇中心卫生院 洋口乡卫生院	南通市计划免疫传染病工作先进单位	中共南通市委 南通市人民政府
1989.03	县妇幼保健所	南通市三八红旗集体	南通市人民政府
	县卫生防疫站 汤园乡政府	南通市血防工作先进集体	南通市血吸虫病和地方病防站领导小组
1989	县人民医院	南通市“百日双优”竞赛优胜单位	中共南通市委 南通市人民政府
1989.11	光荣乡卫生院 南坎乡卫生院	南通市计划免疫传染病工作先进单位	南通市人民政府
1990.10	靖海乡卫生院 潮桥乡卫生院	南通市计划免疫传染病工作先进集体	南通市人民政府
1990.02	县卫生局	南通市征兵体检工作先进单位	南通市人民政府 南通军分区
1990.03	县药品检验所	南通市产品质量检验计量认证优胜单位	中共南通市委 南通市人民政府
1991.03	县人民医院	南通市白内障复明先进集体	南通市人民政府
	南坎乡卫生院	南通市计划免疫传染病管理先进集体	南通市人民政府
	县卫生防疫站	南通市血防工作先进集体	南通市血吸虫病和地方病防站领导小组
1991.11	县皮肤病防治所	南通市皮防工作先进集体	南通市人民政府
1991.12	潮桥乡 凌河乡 于港乡	南通市农村卫生“一无两有”先进乡镇	南通市人民政府

续表44-14

时间	获授单位	称号	主授机关
1991.12	新光乡 袁庄乡 九总乡 石甸乡 汤园乡	南通市农村卫生“一无两有”先进乡镇	南通市人民政府
	县妇幼保健所	南通市百面红旗集体	中共南通市委 南通市人民政府
1993.01	县卫生防疫站	南通市血吸虫病防治工作先进集体	南通市血吸虫病和地方病防治领导小组
1995.03	县卫生防疫站	南通市血吸虫病防治工作先进集体	南通市血吸虫病和地方病防治领导小组
1995.04	县卫生防疫站	南通市“1991～1994年度”先进集体	南通市人民政府
1995.11	县卫生局	南通市拥军优属先进单位	南通市人民政府 南通军分区
1996.03	县卫生防疫站	南通市“八五期间”血防工作先进集体	南通市血吸虫病和地方病防治领导小组
	县爱卫办 兵房镇政府、 双甸镇自来水厂	南通市农村改水工作先进集体	南通市人民政府
1997.07	县人民医院	南通市大中专毕业生就业工作先进集体	南通市人民政府
	县人民医院	南通市创建文明卫生行业示范单位	南通市人民政府
1998.05	县人民医院	南通市创建爱婴市工作先进单位	南通市人民政府
1998.08	县人民医院	南通市文明单位创建文明示范点	南通市人民政府
	县人民医院	南通市文明单位创建文明示范点单位	中共南通市委 南通市人民政府
2000.01	县卫生局、 县妇幼保健所、 县卫生防疫站、 潮桥乡卫生院	南通市卫生保健工作先进集体	南通市人民政府
2000.10	浒澪乡人民政府	南通市农村初级卫生保健工作先进集体	南通市人民政府
2001.05	县卫生局	南通市计划生育工作先进集体	中共南通市委 南通市人民政府
	县卫生防疫站、 城南镇卫生院、 双甸镇中心卫生院	南通市血吸虫病碘缺乏症防治先进集体	南通市人民政府
2004.03	县卫生局	南通市农村卫生工作先进集体	南通市人民政府
2003.08	县卫生局	南通市非典防治工作先进集体	中共南通市委 南通市人民政府
2005	县人民医院	南通市事业单位管理先进集体	南通市人民政府
2006.01	县卫生局 县合管办	南通市农村卫生工作先进集体	南通市人民政府
2006.04	县人民医院	2004-2005年南通市结对帮扶帮扶对象先进集体	南通市人民政府

续表44-14

年 度	获授单位	称 号	主授机关
2006.06	县人民政府 县卫生局 县财政局 县水务局 马塘镇人民政府 大豫镇人民政府 袁庄镇人民政府 曹埠镇人民政府 掘港镇人民政府 马塘自来水有限责任公司 双甸镇双南自来水厂 双甸镇高前村	南通市农村改水工作先进集体	南通市人民政府
2007.02	县疾病预防控制中心	南通市血吸虫病防治先进集体	南通市人民政府 南通市血吸虫病和地方病领导小组
	县卫生局	南通市事故抢险救援工作先进单位	南通市人民政府
2009.12	县卫生局	南通市文明行业	中共南通市委 南通市人民政府

1984～2008年南通市人口和计划生育工作先进集体

表44-15

时 间	获授单位	称 号	主授机关
1984.02	县人民政府 岔河区 丰利区 掘港镇 掘郊乡 饮泉乡 九总乡 苴镇乡 新光乡 东凌乡 北坎乡 卫海乡 孙窑乡 曹埠乡 桐本乡 凌民乡 马塘镇 环镇乡 环北乡 凌河乡 石屏乡 环农乡 光荣乡 五义乡 丰西乡 环渔乡 丰利镇	南通市计划生育工作先进集体	南通市人民政府

续表44-15

时间	获授单位	称号	主授机关
1984.02	岔河镇 岔东乡 古坝乡 岔北乡 岔南乡 汤园乡 新店乡 袁庄乡 栟茶镇 浒澪乡 南渔乡 掘港农场 洋口农场 如东农场 狼山鸡种鸡场 稻麦原种场	南通市计划生育工作先进集体	南通市人民政府
1987.02	饮泉乡 新光乡 长沙乡 北坎乡 北渔乡 光荣乡 五义乡 环农乡 环渔乡 环镇乡 环北乡 凌民乡 潮桥乡 古坝乡 丰利镇 栟茶镇 双甸镇 凌河乡 丰西乡 石屏乡 河口乡 南渔乡 岔南乡 汤园乡 新店乡 孙窑乡 曹埠乡 马塘镇 桐本乡 掘港镇 苴　镇 掘港农场 洋口农场	南通市计划生育工作先进集体	南通市人民政府

续表44-15

时 间	获授单位	称 号	主授机关
1987.02	县卫生局 县广电局 县计划生育委员会 县妇联 县建筑公司 县航运公司	南通市计划生育工作先进集体	南通市人民政府
1989.04	掘港镇 丰利镇 马塘镇 童店乡 饮泉乡 九总乡 华丰乡 苴 镇 长沙乡 新光乡 北坎乡 卫海乡 北渔乡 凌河乡 石屏乡 光荣乡 丰西乡 环港乡 新林乡 于港乡 河口乡 洋口乡 靖海乡 南渔乡 双南乡 古坝乡 岔北乡 汤园乡 新店乡 桐本乡 潮桥乡 孙窑乡 曹埠乡 环镇乡 环北乡 掘港农场 稻麦原种场 狼山鸡种鸡场 如东盐场	南通市计划生育工作先进集体	南通市人民政府
1991.09	凌河乡 凌河乡 光荣乡	南通市“七五”期间计划生育先进集体	中共南通市委 南通市人民政府

续表44-15

时　间	获授单位	称　　号	主授机关
1991.09	丰西乡 石屏乡 华丰乡 新光乡 长沙乡 古坝乡 岔北乡 桐本乡 孙窑乡 马塘镇 掘港镇 栟茶镇 双甸镇 掘港农场 如东农场 县计划生育委员会 县卫生局 县计划生育指导站 县纺织丝绸公司	南通市"七五"期间计划生育先进集体	中共南通市委 南通市人民政府
1995.01	北渔乡	南通市计划生育工作先进乡(镇)	中共南通市委 南通市人民政府
1997.06	如东县	南通市计划生育工作一等奖	南通市人民政府
	凌河乡 掘港镇	南通市计划生育工作先进乡(镇)	中共南通市委 南通市人民政府
1998.04	如东县	南通市计划生育工作一等奖	南通市人民政府
1998.04	凌河乡	南通市计划生育工作先进乡(镇)	中共南通市委 南通市人民政府
1999.03	潮桥乡 凌河乡 凌民乡	南通市计划生育工作先进乡(镇)	中共南通市委 南通市人民政府
2001.05	县卫生局 县民政局 县计划生育委员会 县广电局 掘港镇 马塘镇 丰利镇 河口镇 环港镇 岔河镇 计划生育服务站 大豫镇计划生育服务站 苴镇计划生育服务站 城南镇洋岸村	南通市计划生育工作先进集体	中共南通市委 南通市人民政府
2003.04	如东县	南通市计划生育工作一等奖	南通市人民政府

续表44-15

时　间	获授单位	称　　号	主 授 机 关
2003.04	岔河镇　马塘镇	南通市计划生育工作先进集体	中共南通市委 南通市人民政府
2004.04	如东县	南通市计划生育工作一等奖	南通市人民政府
	掘港镇	南通市计划生育工作先进集体	中共南通市委 南通市人民政府
2006.12	县人口和计划生育委员会 县计划生育指导站 掘港镇计划生育中心服务站 兵房镇计划生育中心服务站 马塘镇计划生育中心服务站 丰利镇计划生育中心服务站 岔河镇计划生育中心服务站 曹埠计划生育服务站 袁庄计划生育服务站 掘港镇 县卫生局 县财政局		
2008.12	县人口和计划生育委员会 县监察局	南通市计划生育工作先进集体	中共南通市委 南通市人民政府

1984～2010年南通市卫生系统(部门)先进集体

表44-16

时　间	获授单位	称　　号	主 授 机 关
1984	县人民医院	南通市卫生统计工作先进集体	南通市卫生局
1985	县人民医院	南通市传染病管理工作先进集体	南通市卫生局
1986.11	袁庄乡卫生院	南通市乡镇卫生院先进单位	南通市卫生局
1987.10	县卫生防疫站	南通市计划免疫传染病工作先进集体	南通市卫生局
1987	县人民医院	南通市卫生统计工作先进集体	南通市卫生局
1988.04	岔南乡第六村卫生室 潮桥乡吴尖村卫生室 凌河乡天堂村卫生室 双甸镇蒋庄村卫生室 浒澪乡浒澪村卫生室 兵房镇丰荡村卫生室 掘港镇红星村卫生室 新光乡冯荡村卫生室	南通市文明村卫生室	南通市卫生局
1988.10	县卫生局 县人民医院	南通市卫生统计工作先进集体	南通市卫生局
	县人民医院	南通市“百日双优”竞赛优胜单位	南通市卫生局
1988.12	掘港镇中心卫生院 洋口乡卫生院	南通市计划免疫传染病工作先进单位	南通市卫生局

续表44-16

时　间	获授单位	称　　号	主授机关
1989.11	光荣乡卫生院 南坎乡卫生院	南通市计划免疫传染病工作先进单位	南通市卫生局
	县人民医院	南通市卫生系统百日双优竞赛优胜单位	南通市卫生局
1990.08	县卫生防疫站	南通市絲防工作先进集体	南通市卫生局
1990.10	靖海乡卫生院 潮桥乡卫生院	南通市计划免疫传染病工作先进集体	南通市卫生局
1991.10	南坎乡卫生院	南通市计划免疫传染病工作先进集体	南通市卫生局
1992.11	河口乡卫生院	南通市计划免疫传染病工作先进单位	南通市卫生局
1993.01	县皮肤病防治所 岔南乡卫生院 凌河乡政府 石甸乡政府	南通市皮肤病防治先进集体	南通市卫生局
1993.11	河口乡卫生院	南通市计划免疫传染病工作先进单位	南通市卫生局
	县卫生局	南通市干部档案工作先进集体	南通市卫生局
1994.01	县中医院 马塘医院	南通市临床检验室间质控先进单位	南通市卫生局
1994.11	浒澪乡卫生院	南通市计划免疫传染病工作先进集体	南通市卫生局
1994.12	马塘镇长青招待所 掘港镇碧霞饭店 掘港镇东粮皇冠酒家	南通市食品卫生信得过单位	南通市卫生局
1995.01	县第三人民医院	南通市信得过医院	南通市卫生局
1996.01	县中医院、 县第二人民医院	南通市职业道德建设先进集体	南通市卫生局
1996.02	县人民医院	南通市临床检验室间质控先进单位	南通市卫生局
1996.09	县卫生局	南通市科普宣传先进集体	南通市卫生局
1996.12	袁庄乡卫生院	南通市计划免疫传染病工作先进集体	南通市卫生局
1997.07	县卫生协会 岔河镇卫协分会办事处 潮桥乡卫协分会办事处 凌河乡卫协分会办事处 南坎乡卫协分会办事处	南通市农村卫协会先进集体	南通市卫生局
1998.01	岔南乡卫生院	南通市计划免疫传染病工作先进集体	南通市卫生局
1998.03	县中心血库	南通市血库工作先进集体	南通市卫生局
2000.01	洋口乡卫生院 岔北乡卫生院	南通市创建全国中医工作先进县集体	南通市卫生局
1999.01	县人民医院急诊科	南通市1997～1998年优质服务窗口	南通市卫生局
1999.03	县人民医院	南通市创建放射防护示范市先进集体	南通市卫生局
2000.01	县人民医院 县卫生防疫站	南通市计划免疫传染病工作先进集体	南通市卫生局
2000-2001	县人民医院	南通市十佳医院	南通市卫生局

续表44-16

年 度	获授单位	称 号	主授机关
2001.02	岔河镇 栟茶镇 双甸镇 凌河乡 凌民乡 沿南乡 袁庄乡 孙窑乡 曹埠乡 丁店乡	南通市农村中医工作先进乡镇	南通市卫生局
2002.03	县卫生局 县人民医院 县第二人民医院	南通市创十佳工作先进集体	南通市卫生局
2002.04	县人民医院三病区 县人民医院内科 县急救中心门诊部收费处 县中医院儿科 县中医院急诊室护理部 县中医院三病区护理部 县中医院检验科 县卫生防疫站	南通市温馨服务科室	南通市卫生局
	县人民医院 县卫生防疫站	南通市健康教育工作先进集体	
2003.04	县人民医院八病区 县中医院手术室	南通市温馨服务示范科室	南通市卫生局
	县人民医院四病区 县人民医院急诊科 县人民医院检验科 县中医院检验科 县中医院五官科 县中医院妇产科	南通市温馨服务通报表扬科室	
2003.12	县人民医院 县中医院 县疾控中心 县卫生监督所 县妇幼保健所 县第二人民医院 县第三人民医院 县第四人民医院 掘港中心卫生院 苴镇中心卫生院 马塘医院 丰利医院 洋口医院 袁庄医院 石甸医院 北坎医院 掘港农场医院	南通市文明诚信窗口	南通市卫生局

续表44-16

<table>
<tr><th>年　度</th><th>获授单位</th><th>称　　号</th><th>主 授 机 关</th></tr>
<tr><td rowspan="4">2003.12</td><td>岔河镇卫生所
掘港镇卫生所
洋口镇卫生所</td><td>南通市文明诚信窗口</td><td>南通市卫生局</td></tr>
<tr><td>县人民医院</td><td>南通市十佳医院</td><td>南通市卫生局</td></tr>
<tr><td>县卫生防疫站</td><td>南通市卫生防疫先进集体</td><td>南通市卫生局</td></tr>
<tr><td>县中医院</td><td>南通市药品不良反应监测先进集体</td><td>南通市卫生局</td></tr>
<tr><td>2004.04</td><td>县人民医院七病区
县中医院三病区
县人民医院内科
县人民医院门诊收费处
县人民医院急救中心
县中医院检验科
县中医内科
县中医肛肠科</td><td>南通市温馨服务示范科室</td><td>南通市卫生局</td></tr>
<tr><td>2004.05</td><td>县人民医院</td><td>南通市第四届十佳医院</td><td>南通市卫生局</td></tr>
<tr><td>2005</td><td>县人民医院</td><td>南通市结核病防治工作先进集体</td><td>南通市卫生局</td></tr>
<tr><td rowspan="7">2006.01</td><td>县疾控中心
马塘镇卫生所
长沙镇卫生所
栟茶镇卫生所</td><td>南通市卫生防病工作先进集体</td><td rowspan="7">南通市卫生局</td></tr>
<tr><td>县卫生监督所
河口镇卫生所</td><td>南通市卫生监督工作先进集体</td></tr>
<tr><td>县卫生局</td><td>南通市医政管理工作先进集体</td></tr>
<tr><td>县人民医院
县第三人民医院</td><td>南通市医院管理年活动先进集体</td></tr>
<tr><td>县人民医院
县第三人民医院
县妇幼保健所
马塘医院
岔河镇卫生所</td><td>南通市妇幼保健工作先进集体</td></tr>
<tr><td>县人民医院
县中医院
县第二人民医院
县第三人民医院
县妇幼保健所
马塘医院
岔河镇卫生所</td><td>南通市临床检验室间质评先进单位</td></tr>
<tr><td>县中医院</td><td>南通市护理“三基”知识竞赛优秀奖</td></tr>
<tr><td>2006.02</td><td>县人民医院</td><td>南通市药品不良反应监测先进集体</td><td>南通市卫生局</td></tr>
<tr><td>2006.03</td><td>县人民医院保卫科</td><td>南通市经济文化保卫工作先进集体</td><td>南通市卫生局</td></tr>
<tr><td>2006.03</td><td>县疾病预防控制中心</td><td>南通市结核病防治工作先进集体</td><td>南通市卫生局</td></tr>
<tr><td>2010.03</td><td>县人民医院
县疾病预防控制中心</td><td>南通市卫生应急防控工作先进集体</td><td>南通市卫生局</td></tr>
</table>

1983～2010年南通市部门卫生单位先进集体

表44-17

时 间	获授单位	称 号	主授机关
1983	县人民医院	南通市环境保护先进集体	南通市环境保护局
1987.01	县卫生进修学校	南通市就业培训工作先进集体	南通市计划委员会 南通市劳动人事局
1989.03	县妇幼保健所	南通市三八红旗集体	南通市妇女联合会
1990.03	县药品检验所	南通市产品质量检验计量认证优胜单位	南通市技术监督局
1991.03	县药品检验所	南通市计量工作先进集体	南通市技术监督局
1991.05	县卫生局计财股	南通市财会工作先进集体	南通市人事局 南通市财政局
1992.05	县卫生防疫站卫生科	南通市新长征突击队	共青团南通市委
1992.09	县卫生防疫站	南通市第四届科普宣周活动先进集体	南通市科普宣周领导小组
1993.07	县卫生局	南通市食品卫生先进单位 南通市清产核资工作先进单位	南通市爱国卫生运动委员会 南通市清产核资领导小组
1993.07	县卫生防疫站 县第二人民医院 马塘医院 新店乡卫生院 潮桥乡卫生院 于港乡卫生院 岔南乡卫生院 光荣乡卫生院 南坎乡卫生院 桐本乡卫生院 县防疫站食品卫生科	南通市爱国卫生先进单位	南通市爱国卫生运动委员会
	县人民医院	南通市卫生系统计量工作先进单位	南通市技术监督局 南通市人事局 南通市卫生局
1994.03	县人民医院	南通市卫生系统计量工作先进单位	南通市技术监督局
1994.08	县卫生局	南通市第三产业普查工作先进集体	南通市第三产业普查小组
1994.10	县卫生进修学校 县卫生防疫站	南通市科普宣传先进集体	南通市科普宣周传领导小组
1994.12	县卫生局 县卫生防疫站	南通市先进档案室	南通市档案局
1995.03	县人民医院	南通市卫生系统计量工作先进单位	南通市技术监督局 南通市卫生局
	县卫生局	南通市清产核资工作先进单位	南通市清产核资领导小组
1997.03	县卫生局计财股	南通市财会工作先进集体	南通市财政局 南通市人事局
1997.05	县卫生进修学校	南通市科普宣传先进集体	南通市科普宣传周领导小组
1997.07	陆永龙家庭	南通市五好文明家庭	南通市妇女联合会

续表44-17

时 间	获授单位	称 号	主 授 机 关
1997.07	县卫生协会 岔河镇卫协分会办事处 潮桥乡卫协分会办事处 凌河乡卫协分会办事处 南坎乡卫协分会办事处	南通市农村卫协会先进集体	南通市农村卫生协会
1998.02	县中医院	南通市十佳医院	南通市卫生局
1998.03	县中医院护理部	南通市三八红旗集体	南通市妇女联合会
	县卫生局 县卫生防疫站	南通市爱国卫生先进单位	南通市爱国卫生运动委员会
	县卫生防疫站 县妇幼保健所 县药品检验所 县第三人民医院 潮桥乡卫生院 岔北乡卫生院	南通市事业单位管理工作先进单位	南通市事业单位管理局
1998.12	县人民医院 县妇幼保健所 县卫生进修学校 县医学会办公室	南通市科普宣传周活动先进集体	南通市科普宣传周领导小组
	县人民医院	南通市创建文明行业示范点	南通市精神文明建设指导委员会 南通市卫生局
2000.02	县人民医院	南通市爱国卫生先进单位	南通市爱国卫生运动委员会
2001.10	县卫生局 县人民医院 县卫生防疫站	南通市科普先进集体	南通市科普领导小组
2002.03	县卫生局 县皮肤病防治所 县卫生进修学校	南通市爱国卫生工作先进单位	南通市卫生局 南通市爱国卫生运动委员会
2002.04	县人民医院	南通市红十字会系统先进集体	南通市人事局 南通市红十字会
	如东电信局 县卫生局 县汽车站 掘港镇政府	南通市爱国卫生工作先进单位	南通市爱国卫生运动委员会
	马塘中学 县皮肤病防治所 县卫生进修学校	南通市爱国卫生工作先进单位	南通市爱国卫生运动委员会
2002.05	县中医院儿科 县中医院急诊室护理部	南通市青年文明号	南通市卫生局 共青团南通市委
2002.06	县卫生局	南通市科普先进集体	南通市科普宣传周领导小组
	县人民医院	南通市事业单位管理先进集体	南通市编制委员会 南通市人事局

续表44-17

时 间	获授单位	称 号	主 授 机 关
2003	县人民医院检验科	南通市群众经济技术创新工程示范岗	南通市总工会
2003.07	县疾病预防控制中心	南通市科普宣传周活动先进集体	南通市科普宣传周领导小组
2003.11	县卫生监督所	南通市三八红旗集体	南通市妇女联合会
2003.12	掘港古池卫生服务站	南通市示范社区卫生服务站	南通市精神文明建设指导委员会 南通市卫生局
	县疾病预防控制中心	南通市文明诚信窗口	南通市精神文明建设指导委员会 南通市卫生局
	县人民医院 县中医院 县卫生监督所 县第二人民医院 县第四人民医院 岔河镇卫生所 栟茶镇卫生所 双甸镇卫生所	首批南通市文明诚信窗口	南通市妇女联合会 南通市卫生局
2004.03	县卫生局 县卫生监督所	南通市爱国卫生先进集体	南通市爱国卫生运动委员会 南通市劳动人事局
2004.07	县人民医院麻醉手术室 县人民医院影像科 县中医院小儿科	南通市卫生系统青年文明号	南通市卫生局 共青团南通市委
	县人民医院影像科	重新认定南通市卫生系统青年文明号	南通市卫生局 共青团南通市委
	县疾病预防控制中心	南通市科普宣传周活动先进集体	南通市科普宣传周领导小组
2005.03	县卫生监督所	南通市卫生监督工作先进单位	南通市卫生局
2005	县人民医院	南通市结核病防治工作先进集体	南通市卫生局
2005.09	县人民医院影像科 县人民医院麻醉科 县人民医院手术室	南通市卫生系统青年文明号	南通市卫生局 共青团南通市委
2006.03	县卫生监督所	南通市卫生监督工作先进单位	南通市卫生局
2006.12	县卫生局	南通市省十六运卫生保障工作先进集体（三等奖）	南通市人事局 南通市卫生局
2007.03	县卫生监督所	南通市卫生监督工作先进单位	南通市卫生局
	县卫生监督所	南通市流通领域食品安全监管先进集体	南通市食品安全委员会
2008.03	县卫生局	南通市卫生防病与应急工作先进集体	南通市人事局 南通市卫生局
2008.04	县人民医院	南通市市级园林式单位 医院	南通市环境保护局 南通市卫生局
2008.05	县人民医院120急救中心 县疾病预防控制中心	南通市“巾帼文明岗”	南通市妇女联合会 南通市卫生局
2008.07	县人民医院影像科 县人民医院麻醉科 手术室	南通市卫生系统青年文明号	南通市卫生局 共青团南通市委

续表44-17

年　度	获授单位	称　　号	主 授 机 关
2008.07	县人民医院医院门诊西药房	南通市卫生系统青年文明号争创集体	南通市卫生局 共青团南通市委
2008.10	县人民医院	南通市第二十届科普宣传周活动先进集体	南通市科普宣传周领导小组
2008.12	县人民医院	南通市专业技术人员继续教育工作先进集体	南通市人事局
2009.02	县人民医院	南通市第三批廉政文化建设示范点	中共南通市纪律检查委员会
2009.03	县卫生监督所	南通市卫生监督工作先进单位	南通市卫生局
2009.12	县人民医院业余党校	南通市红旗基层党校	中共南通市委宣传部 中共南通市委组织部
	县人民医院 县卫生监督所	南通市第二十一届科普宣传周先进集体	南通市科普宣传周领导小组
2010.03	县人民医院十五病区 县人民医院	南通市"巾帼文明岗" 南通市"三八"红旗集体	南通市妇女联合会
2010.03	县卫生监督所	南通市卫生监督工作先进单位	南通市卫生局
2010.04	县人民医院	南通市机关企业事业单位治安保卫先进集体	南通市公安局
		南通市市级无红包医院	南通市卫生局 南通市人民政府纠风办公室
2011.03	县卫生监督所	南通市卫生监督工作先进单位	南通市卫生局

四、如东县先进集体

如东县卫生集体荣誉（202项次、584个单位），其中：中共如东县委、如东县人民政府表彰先进集体（76项、136个单位）、中共如东县委表彰先进集体（22项、46个单位）、如东县人民政府表彰先进集体（68项、318个单位）、如东县综合表彰先进集体表彰先进集体（36项、84个单位）。

1987～2010年中共如东县委、如东县人民政府表彰先进集体

表44-18

时　间	称　号	单 位 名 称	主授机关
1986	县先进单位	县人民医院	中共如东县委 如东县人民政府
1987.02	县精神文明建设先进单位	马塘医院 丰利医院 岔河镇卫生院 卫海乡卫生院	中共如东县委 如东县人民政府

续表44-18

时 间	称 号	单 位 名 称	主授机关
1987.02	县计划生育工作先进单位	岔河医院妇产科 丰利医院妇产科 栟茶医院妇产科 苴镇中心卫生院妇产科 兵房中心卫生院妇产科 双甸中心卫生院妇产科 新光乡卫生院妇产科 凌河乡卫生院妇产科 光荣乡卫生院妇产科 双甸镇卫生院妇产科 凌民乡卫生院妇产科 岔南镇卫生院妇产科 潮桥乡卫生院妇产科	中共如东县委 如东县人民政府
1988.02	县计划生育工作先进单位	县卫生局 县人民医院 岔河医院妇产科 苴镇中心卫生院妇产科 童店乡卫生院妇产科 凌河乡卫生院妇产科 光荣卫生院妇产科 双甸镇卫生院妇产科 汤园乡卫生院妇产科 丰西卫生院妇产科	中共如东县委 如东县人民政府
1988.04	县信息工作先进单位	县卫生局	中共如东县委 如东县人民政府
1989.02	县级机关考核先进单位	县卫生局	中共如东县委 如东县人民政府
1989.04	县信息工作先进单位	县卫生局	中共如东县委 如东县人民政府
1990.04	县级机关考核一等奖单位	县卫生局	中共如东县委 如东县人民政府
1994	县“百家精神文明示范单位”	如东县人民医院	中共如东县委 如东县人民政府
1995.01	县事业单位管理先进集体	县第三人民医院 潮桥乡卫生院	中共如东县委 如东县人民政府
1995.03	县承办政协提案先进单位	县卫生局	如东县人民政府 如东县人民政协
1995.04	县档案管理工作先进集体	县卫生防疫站	中共如东县委 如东县人民政府
1995.12	县科技工作先进单位	县人民医院	中共如东县委 如东县人民政府
1996.03	县承办政协提案先进单位	县卫生局	如东县人民政府 如东县人民政协
1996.11	县乡镇企业改革先进单位	县卫生局驻光荣乡督导组	中共如东县委 如东县人民政府

续表44-18

时　间	称　号	单　位　名　称	主授机关
1997.01	县承办政协提案先进单位	县卫生局	如东县人民政府 如东县人民政协
1997.03	县主题活动百佳党支部	曹埠乡卫生院党支部 石甸乡卫生院党支部 县卫生防疫站党支部	中共如东县委 如东县人民政府
1998.02	县综合治理工作先进集体	县第二人民医院 县卫生进修学校	中共如东县委 如东县人民政府
	县先进党组织	县中医院党总支	
1999.02	县承办政协提案先进单位	县卫生局	如东县人民政府 如东县人民政协
2000.01	县创四好单位党组织	县中医院党总支	中共如东县委 如东县人民政府
	县纪检监察工作先进集体	派驻县卫生局纪检组监察室	
	县宣传思想工作先进集体	县卫生局	
	县综合治理工作先进集体	县卫生进修学校 长沙乡卫生院 掘港农场医院	
	县计划生育工作先进集体	县卫生局	
	县三产工作先进集体	县卫生局	
	县捐资建桥先进单位	县卫生局	
2001.02	县计划生育先进集体	县卫生局	中共如东县委 如东县人民政府
	治安模范单位	县第二人民医院	
	县三下乡工作先进集体	县卫生局	
2001.06	县机关考核先进单位	县卫生局	中共如东县委 如东县人民政府
2001.10	县“三五”普法先进集体	苴镇中心卫生院 长沙医院北坎分院 国营掘港农场医院	中共如东县委 如东县人民政府
2002.02	县级机关考核先进单位 县三产工作先进集体	县卫生局	中共如东县委 如东县人民政府
	县宣传思想工作先进集体	县卫生局	
2003.01	县承办政协提案先进单位	县卫生局	如东县人民政府 如东县人民政协
2003.02	县党建工作先进集体	县卫生局党委 县人民医院	中共如东县委 如东县人民政府
	县综合治理工作先进集体	县卫生防疫站	

续表44-18

时 间	称 号	单 位 名 称	主授机关
2003.07	县防治非典工作先进集体	县卫生局 县人民医院 县疾控中心 县卫生监督所 马塘医院 县第三人民医院 双甸镇中心卫生院 洋口镇卫生所 马塘镇卫生所 苴镇中心卫生院 曹埠镇卫生所 大豫镇卫生所 掘港镇卫生所 河口镇卫生所 新店镇卫生所洋口医院 石甸医院 城南医院 凌河医院	中共如东县委 如东县人民政府
2003.12	县社会治安安全单位	县疾病预防控制中心	中共如东县委 如东县人民政府
2004.01	县党建工作先进集体	县卫生局党委	中共如东县委 如东县人民政府
	县树求创活动先进单位	县卫生局	
	县宣传思想工作先进集体	县卫生局	
	县文明城市创建先进集体	县卫生局 县卫生监督所	
	县承办政协提案先进单位	县卫生局	
2004	县社会治安综合治理先进集体	县人民医院	中共如东县委 如东县人民政府
2005.02	县挂钩帮扶先进单位 县宣传思想工作先进集体	县卫生局	中共如东县委 如东县人民政府
2005.02	县农村改水工作先进单位	县卫生局	中共如东县委 如东县人民政府
	县计划生育工作先进单位	县卫生局	
	县全县百佳文明单位标兵	县人民医院 县卫生监督所	
	县社会治安综合治理先进集体	县人民医院 县卫生监督所	
2005.07	县非典型性肺炎防治工作先进集体	县人民医院	中共如东县委 如东县人民政府

续表44-18

时　间	称　号	单　位　名　称	主授机关
2006.01	县省级文明城市创建先进集体	县卫生局 县疾病预防控制中心 县卫生监督所	中共如东县委 如东县人民政府
	县纪检监察工作先进集体	县卫生局纪委 派驻卫生局监察室	
2006.02	县普法工作先进集体	县卫生监督所	中共如东县委 如东县人民政府
	县信访工作先进集体	县卫生监督所	
2006.03	县党政信息工作先进单位	县卫生局	中共如东县委 如东县人民政府
	县综合治理工作先进集体	丰利医院 双甸镇中心卫生院 靖海医院 浒澪医院	
2006	县环境保护工作先进集体	县人民医院	中共如东县委 如东县人民政府
2007.02	县二〇〇六年度平安创建工作先进单位	县人民医院	中共如东县委 如东县人民政府
	县事业单位管理先进集体	县疾病预防控制中心	
2007.12	县级机关整体目标考核先进单位	县卫生局	中共如东县委 如东县人民政府
	县民主评议政风行风工作优秀组织奖单位	县卫生局	
	县民主评先进单位	县人民医院 马塘医院	
	县宣传思想工作先进集体	县卫生局	
	县十佳人民满意服务品牌	县人民医院120生命通道	
	县十佳文明示范窗口	县疾病预防控制中心	
2008.01	县十佳人民满意服务品牌	县人民医院120生命通道	中共如东县委 如东县人民政府
2008.02	县民主评议政风行风工作	县人民医院	中共如东县委 如东县人民政府
	县平安建设先进集体	县人民医院	
	县环保工作先进集体	县人民医院	
	县综合治理先进单位	县疾病预防控制中心	
2008.12	县第二届中国沿海经济合作合作洽谈会优秀组织奖	县人民医院	中共如东县委 如东县人民政府
2009.02	县2008年度党建工作先进集体	县人民医院党委	中共如东县委 如东县人民政府
	县第三届“海洽会”先进集体	县人民医院	
	县综合治理先进单位	县疾病预防控制中心	
	县社会事业单位筦理先进集体	县卫生监督所	
2010.02	县党建工作(先导工程)先进集体	县人民医院党委	中共如东县委 如东县人民政府
	县法制宣传教育工作先进集体	县卫生监督所	

1991～2010年中共如东县委表彰先进集体

表44-19

时间	称号	单位名称	主授机关
1991.07	县先进基层党支部	县卫生防疫站党支部 南坎乡卫生院党支部	中共如东县委
1992.02	县农村卫生工作"一无两有"先进乡镇	潮桥、凌河等15个乡镇	如东县人民政府
1996.02	县先进纪检监察组织	县卫生局纪检监察室	中共如东县委
1998.02	县宣传思想工作先进集体	县中医院	中共如东县委
2000.01	县精神文明创建工作先进集体	县人民医院	中共如东县委
2000.02	县安全文明小区	县人民医院宿舍区	中共如东县委
2001.01	县党建工作先进集体	县卫生局党委	中共如东县委
2001.06	县先进基层党组织	县人民医院内科党支部 苴镇中心卫生院党支部 袁庄镇卫生院党支部 掘港农场医院党支部	中共如东县委
2002.02	县党建工作先进集体	县卫生局党委	中共如东县委
2003.02	县共富共建挂钩活动工作先进党组织	县卫生局党委	中共如东县委
2005	县纪检监察工作先进集体	县人民医院纪委	中共如东县委
2001-2005	县先进基层党组织	县人民医院党委	中共如东县委
2006.06	县先进基层组织	县卫生党工委 县人民医院党委 县卫生监督所党支部	中共如东县委
2007.10	首届"海恰会"优秀组织奖	县人民医院	中共如东县委
2008.02	县民主评议政风行风工作获奖单位	县人民医院	中共如东县委
2008.08	县老年大学建设发展作出贡献先进单位	县人民医院	中共如东县委
2009.02	县党建工作"先导工程"达标单位	县人民医院	中共如东县委
2010.02	县社会治安综合治理工作先进单位	县卫生监督所党支部	中共如东县委

1994～2007年如东县人民政府表彰先进集体

表44-20

时间	称号	单位名称	主授机关
1984	县计划生育工作先进集体	县卫生防疫站	如东县人民政府
1985	县安全生产先进集体	县卫生防疫站	如东县人民政府
1986	县安全生产先进集体	县卫生防疫站	如东县人民政府
1987.09	县征兵工作先进单位	县卫生局 县人民医院	如东县人民政府 如东县人民武装部
1987	县劳动竞赛先进集体	县卫生防疫站 县人民医院 县第二人民医院 丰利医院 掘港中心卫生院 苴镇中心卫生院	如东县人民政府

续表44-20

时 间	称 号	单 位 名 称	主授机关
1988.12	县节育技术服务先进集体	南坎乡卫生院 河口乡卫生院 双甸镇卫生院 环镇乡卫生院	如东县人民政府
1990.10	县科技进步四等奖	县卫生防疫站	如东县人民政府
1992.02	县农村卫生“一无两有”先进乡镇	潮桥等15个乡镇	如东县人民政府
1992.09	县科技进步奖	县卫生防疫站	如东县人民政府
1993.02	县事业单位管理先进集体	县第三人民医院 南坎乡卫生院	如东县人民政府
1995.07	县大中专毕业生工作先进单位	县卫生局	如东县人民政府
1997.01	县大中专毕业生就业工作先进集体	县人民医院	如东县人民政府
1998.12	县价格计量信得过单位	县卫生防疫站	如东县人民政府
2000.03	县预算外资金管理二等奖	县卫生防疫站	如东县人民政府
2001.01	县安全文明单位	县卫生局	如东县人民政府
2001.02	县价格计量信得过单位	县卫生防疫站	如东县人民政府
2001.06	县农村改水工作先进集体	县爱卫会办公室	如东县人民政府
2002.01	县安全生产先进集体	县卫生局	如东县人民政府
2002.04	县双拥工作先进集体	县中医院	如东县人民政府
2003.01	县承办政协提案先进单位	县卫生局	如东县人民政府 如东县人民政协
2004.11	县新型农村合作医疗工作先进单位	掘港镇卫生所 马塘镇卫生所 河口镇卫生所 长沙镇卫生所 苴镇镇卫生所 袁庄医院	如东县人民政府
2006.02	县新型农村合作医疗工作先进集体	县卫生局 县第三人民医院 掘港镇卫生所 马塘镇卫生所 岔河镇卫生所 栟茶镇卫生所 丰利镇卫生所 河口镇卫生所 袁庄镇卫生所 长沙镇卫生所 苴镇镇卫生所	如东县人民政府
2006.04	拥军优属先进集体	县卫生局	如东县人民政府
	县结对帮扶优扶对象工作先进集体	马塘医院	
	军民共建先进对子	县人民医院-县武警中队	

续表44-20

时 间	称 号	单 位 名 称	主授机关
2007.01	县新型农村合作医疗工作先进集体	县卫生局 掘港镇卫生所 马塘镇卫生所 栟茶镇卫生所 丰利镇卫生所 河口镇卫生所 长沙镇卫生所 苴镇镇卫生所 兵房镇卫生所 曹埠镇卫生所	如东县人民政府

1996～2010年如东县综合表彰先进集体

表44-21

时 间	称 号	单 位 名 称	主授机关
1995.02	县先进共青团支部	县卫生防疫站	共青团如东县委
1997.01	县先进共青团支部	县卫生防疫站	共青团如东县委
1997.03	县宣传思想工作先进集体	县卫生防疫站	中共如东县委宣传部
1998.01	县先进共青团支部	县卫生防疫站	共青团如东县委
1999.03	县创业杯立功竞赛先进集体	县卫生防疫站	如东县劳动竞赛委员会
1999.05	县“三八”红旗集体	县卫生防疫站	如东县妇女联合会
2000.01	县先进共青团支部	县卫生防疫站	共青团如东县委
2000.10	县第十届科普宣传先进集体	县卫生防疫站	如东县科普宣传周领导小组
2000.11	县无偿献血先进集体	县人民医院	如东县公民献血领导小组 如东县红十字会
2001.01	县先进共青团支部	县卫生防疫站	共青团如东县委
2001.06	县妇女知识竞赛优秀组织奖	县卫生防疫站	如东县妇女联合会
2001.12	县文明窗口	县人民医院	如东县精神文明建设指导委员会
2002.01	县先进共青团支部	县卫生防疫站	共青团如东县委
2002.02	县妇女工作先进集体	县卫生防疫站	如东县妇女联合会
2002.04	县无偿献血先进集体	县人民医院	如东县公民献血领导小组 如东县红十字会
2003.12	县“文明窗口”	县疾病预防控制中心	如东县精神文明建设指导委员会
2004.01	县第二届“百家文明窗口”	县人民医院 县疾病预防控制中心 县卫生监督所	如东县精神文明建设指导委员会
2004.02	县宣传思想工作先进集体	县疾病预防控制中心	中共如东县委宣传部
2004.04	县优质服务竞赛先进集体	县疾病预防控制中心	如东县劳动竞赛委员会
2005.01	县“文明窗口”	县疾病预防控制中心	如东县精神文明建设指导委员会

续表44-21

时　间	称　号	单　位　名　称	主授机关
2005.03	县平安医院	县人民医院	如东县社会治安综合治理委员会 如东县公安局 如东县卫生局
2006.01	县思想政治工作先进集体	县卫生局	中共如东县委宣传部
2006.03	县"三下乡"工作先进集体	县卫生局	中共如东县委宣传部
	县民主评行风工作先进集体	县卫生监督所	如东县纠风办公室
	县平安医院	县人民医院	如东县社会治安综合治理委员会 如东县公安局 如东县卫生局
	县政工岗位培训与继续教育工作先进集体	县人民医院	中共如东县委宣传部
2006.04	军民共建先进集体	县人民医院	如东县人民政府 如东县人民武装部
2006.09	县巾帼文明示范岗	县疾病预防控制中心	如东县巾帼建功活动领导小组会
2008.01	县经济保卫工作先进集体	县人民医院	如东县公安局
2008.02	县先进基层党委(党组)理论学习中心组	县人民医院	中共如东县委宣传部 中共如东县委组织部
2008.03	县政工岗位培训与继续教育工作先进集体	县人民医院	中共如东县委宣传部
	县平安医院	县人民医院	如东县社会治安综合治理委员会 如东县公安局 如东县卫生局
2009.02	县五四红旗团委	县人民医院团委	共青团如东县委
	县平安医院	县人民医院	如东县社会治安综合治理委员会 如东县公安局 如东县卫生局
2009.03	县政工岗位培训与继续教育工作先进集体	县人民医院	中共如东县委宣传部
	县先进基层党委(党组)理论学习中心组	县人民医院	中共如东县委宣传部 中共如东县委组织部
2010.01	县宣传工作先进集体	县卫生局	中共如东县委宣传部
	县思想政治工作先进集体	县卫生局	中共如东县委宣传部
	县综合考核先进单位	县人民医院团委	共青团如东县委
	县先进基层党委(党组)理论学习中心组	县卫生局	中共如东县委宣传部
	县志愿服务工作先进集体	县卫生局	如东县精神文明建设指导委员会
2010.02	县三星级平安医院	县人民医院	如东县社会治安综合治理委员会 如东县公安局 如东县卫生局
2010.03	县经济文化保卫工作先进集体	县人民医院	如东县公安局
	县"三八"红旗手集体	县人民医院	如东县妇女联合会
	县优秀团委	县人民医院	共青团如东县委

续表44-21

时　间	称　号	单　位　名　称	主授机关
2010.12	第四届“海洽会”先进集体	县人民医院	中共如东县委办公室 如东县人民政府办公室
2011.03	二〇一〇年度平安医院	县人民医院	如东县社会治安综合治理委员会 如东县公安局 如东县卫生局

第三节　文明单位

文明单位398个。其中，南通市文明单位71个，如东县文明单位327个。

一、南通市文明单位

1984～2010年南通市文明单位表

表44-22

年　度	称　号	单　位　名　称	主授机关
1984～1986	南通市文明单位	县精神病防治院	中共南通市委 南通市人民政府
1986～1987	南通市文明单位	县中医院 县精神病防治院 新光乡卫生院	中共南通市委 南通市人民政府
1987～1988	南通市文明单位	县妇幼保健所 栟茶医院	中共南通市委 南通市人民政府
1988～1989	南通市文明单位	县人民医院 县妇幼保健所	中共南通市委 南通市人民政府
1989～1990	南通市文明单位	县人民医院 县中医院 县卫生防疫站 县妇幼保健所 县精神病防治院 县第三人民医院 新光乡卫生院	中共南通市委 南通市人民政府
1990～1991	南通市文明单位	县人民医院 县中医院 县卫生防疫站 县妇幼保健所	中共南通市委 南通市人民政府
1991～1992	南通市文明单位	县人民医院 县中医院 县卫生防疫站 县妇幼保健所 县第三人民医院 新光乡卫生院	中共南通市委 南通市人民政府

续表44-22

年　度	称　号	单　位　名　称	主授机关
1992～1993	南通市文明单位	县人民医院 县中医院 县卫生防疫站 县妇幼保健所 县第三人民医院 新光乡卫生院	中共南通市委 南通市人民政府
1993～1994	南通市文明单位	县人民医院 县中医院 县卫生防疫站 县第三人民医院 新光乡卫生院	中共南通市委 南通市人民政府
1995～1996	南通市文明单位	县中医院 县卫生防疫站 县第三人民医院 马塘医院 石甸乡卫生院	中共南通市委 南通市人民政府
1997～1998	南通市文明单位	县中医院 县卫生防疫站 县卫生进修学校 县第三人民医院 马塘医院 石甸乡卫生院	中共南通市委 南通市人民政府
1999～2000	南通市文明单位	县中医院 县卫生防疫站 县卫生进修学校 县第三人民医院 马塘医院	中共南通市委 南通市人民政府
2001～2002	南通市文明单位	县中医院 县卫生进修学校 石甸医院	中共南通市委 南通市人民政府
2003～2004	南通市文明单位	县人民医院 县中医院 县卫生监督所 县疾病预防控制中心 县卫生进修学校 马塘医院	中共南通市委 南通市人民政府
2005～2006	南通市文明单位	县人民医院 县中医院 县卫生监督所 县疾病预防控制中心 县卫生进修学校 马塘医院	中共南通市委 南通市人民政府
2007～2008	南通市文明单位	县人民医院 马塘医院 县卫生监督所	中共南通市委 南通市人民政府
2009～2010	南通市文明单位	县第四人民医院 县卫生监督所 县疾病预防控制中心	中共南通市委 南通市人民政府

二、如东县文明单位

1984～2010年如东县文明单位表

表44-23

年 度	称 号	单 位 名 称	主授机关
1984～1986	如东县文明单位	县卫生防疫站	中共如东县委 如东县人民政府
1986～1987	如东县文明单位	县人民医院 县中医院 县卫生防疫站 县妇幼保健所 县药品检验所 县精神病防治院 栟茶医院 岔河医院 袁庄乡卫生院 新光乡卫生院 双甸镇卫生院 于港乡卫生院 丰利镇卫生院	中共如东县委 如东县人民政府
1987～1988	如东县文明单位	县人民医院 县中医院 县卫生防疫站 县妇幼保健所 县药品检验所 县精神病防治院 栟茶医院 岔河医院 苴镇中心卫生院 新光乡卫生院 丰利镇卫生院 于港乡卫生院 双甸镇卫生院 袁庄乡卫生院 北坎乡卫生院 环农乡卫生院 岔河镇卫生院 岔南乡卫生院 潮桥乡卫生院	中共如东县委 如东县人民政府
1988～1989	如东县文明单位	县人民医院 县中医院 县妇幼保健所 县药品检验所 县卫生防疫站 县皮肤病防治所 县精神病防治院 县第二人民医院 县第三人民医院	中共如东县委 如东县人民政府

续表44-23

年　度	称　号	单　位　名　称	主授机关
1988～1989	如东县文明单位	丰利医院 南坎乡卫生院 光荣乡卫生院 古坝乡卫生院 桐本乡卫生院 北坎乡卫生院 五义乡卫生院 于港乡卫生院 环农乡卫生院 袁庄乡卫生院 岔南乡卫生院 潮桥乡卫生院 岔河镇卫生院 双甸镇卫生院	中共如东县委 如东县人民政府
1989～1990	如东县文明单位	县人民医院 县中医院 县卫生防疫站 县妇幼保健所 县药品检验所 县皮肤病防治所 县精神病防治院 县第二人民医院 县第三人民医院 丰利医院 南坎乡卫生院 光荣乡卫生院 古坝乡卫生院 桐本乡卫生院 北坎乡卫生院 五义乡卫生院 于港乡卫生院 环农乡卫生院 袁庄乡卫生院 岔南乡卫生院 潮桥乡卫生院 岔河镇卫生院 双甸镇卫生院	中共如东县委 如东县人民政府
1990～1991	如东县文明单位	县人民医院 县中医院 县卫生防疫站 县药品检验所 县皮肤病防治所 县精神病防治院县第二人民医院 县第三人民医院 丰利医院 南坎乡卫生院 新光乡卫生院 光荣乡卫生院	中共如东县委 如东县人民政府

续表44-23

年　度	称　号	单　位　名　称	主授机关
1990～1991	如东县文明单位	古坝乡卫生院 桐本乡卫生院 北坎乡卫生院 五义乡卫生院 于港乡卫生院 河口乡卫生院 环农乡卫生院 袁庄乡卫生院 岔南乡卫生院 潮桥乡卫生院 双甸镇卫生院	中共如东县委 如东县人民政府
1991～1992	如东县文明单位	县人民医院 县中医院 县卫生防疫站 县妇幼保健所 县药品检验所 县精神病防治院 县第二人民医院 县第三人民医院 岔河镇卫生院 丰利医院 南坎乡卫生院 新光乡卫生院 光荣乡卫生院 古坝乡卫生院 桐本乡卫生院 北坎乡卫生院 五义乡卫生院 于港乡卫生院 环农乡卫生院 袁庄乡卫生院 岔南乡卫生院 双甸镇卫生院 石甸乡卫生院 岔北乡卫生院	中共如东县委 如东县人民政府
1992～1993	如东县文明单位	县人民医院 县中医院 县卫生防疫站 县妇幼保健所 县药品检验所 县皮肤病防治所 县精神病防治院 县第二人民医院 县第三人民医院 丰利医院 潮桥乡卫生院 南坎乡卫生院 新光乡卫生院	中共如东县委 如东县人民政府

续表44-23

年　度	称　号	单　位　名　称	主授机关
1992～1993	如东县文明单位	光荣乡卫生院 岔南乡卫生院 古坝乡卫生院 桐本乡卫生院 北坎乡卫生院 五义乡卫生院 于港乡卫生院 河口乡卫生院 环农乡卫生院 袁庄乡卫生院 岔南乡卫生院 双甸镇卫生院 石甸乡卫生院 岔北乡卫生院	中共如东县委 如东县人民政府
1993～1994	如东县文明单位	县人民医院 县中医院 县卫生防疫站 县妇幼保健所 县药品检验所 县精神病防治院 县第二人民医院 县第三人民医院 丰利医院 潮桥乡卫生院 南坎乡卫生院 新光乡卫生院 光荣乡卫生院 岔南乡卫生院 古坝乡卫生院 北坎乡卫生院 五义乡卫生院 于港乡卫生院 河口乡卫生院 环农乡卫生院 袁庄乡卫生院 双甸镇卫生院 石甸乡卫生院 岔北乡卫生院	中共如东县委 如东县人民政府
1994～1995	如东县文明单位	县人民医院 县中医院 县卫生防疫站 县妇幼保健所 县药品检验所 县卫生进修学校 县皮肤病防治所 县第二人民医院 县第三人民医院	中共如东县委 如东县人民政府

续表44-23

年 度	称 号	单 位 名 称	主授机关
1994～1995	如东县文明单位	县第四人民医院 马塘医院 丰利医院 南坎乡卫生院 童店乡卫生院 孙窑乡卫生院 新光乡卫生院 环镇乡卫生院 潮桥乡卫生院 古坝镇卫生院 岔北乡卫生院 岔南乡卫生院 石甸乡卫生院 袁庄乡卫生院 双甸镇卫生院 河口镇卫生院 于港乡卫生院 光荣乡卫生院 环渔乡卫生院 县第三人民医院靖海分院	中共如东县委 如东县人民政府
1995～1996	如东县文明单位	县中医院 县卫生防疫站 县妇幼保健所 县药品检验所 县卫生进修学校 县皮肤病防治所 县第二人民医院 县第三人民医院 马塘医院 丰利医院 兵房中心卫生院 南坎乡卫生院 童店乡卫生院 孙窑乡卫生院 环镇乡卫生院 光荣乡卫生院 环渔乡卫生院 新光乡卫生院 古坝乡卫生院 岔北乡卫生院 岔南乡卫生院 潮桥乡卫生院 石甸乡卫生院 河口乡卫生院 于港乡卫生院 袁庄乡卫生院	中共如东县委 如东县人民政府

续表44-23

年　度	称　号	单　位　名　称	主授机关
1995～1996	如东县文明单位	长沙镇卫生院北坎分院 县第三人民医院靖海分院	中共如东县委 如东县人民政府
1996～1997	如东县文明单位	县中医院 县卫生防疫站 县妇幼保健所 县药品检验所 县卫生进修学校 县第二人民医院 县第三人民医院 县第四人民医院 丰利医院 马塘医院 潮桥乡卫生院 南坎乡卫生院 童店乡卫生院 孙窑乡卫生院 曹埠乡卫生院 环镇乡卫生院 新光乡卫生院 光荣乡卫生院 岔南乡卫生院 古坝镇卫生院 于港乡卫生院 袁庄乡卫生院 石甸乡卫生院 岔北乡卫生院 长沙镇卫生院北坎分院 县第三人民医院靖海分院	中共如东县委 如东县人民政府
1997～1998	如东县文明单位	县卫生局 县人民医院 县中医院 县卫生防疫站 县妇幼保健所 县药品检验所 县卫生进修学校 县第二人民医院 县第三人民医院 县第四人民医院 马塘医院 掘港中心卫生院 北渔乡卫生院 九总乡卫生院 潮桥乡卫生院 南坎乡卫生院 孙窑乡卫生院 童店乡卫生院 曹埠乡卫生院 双南乡卫生院	中共如东县委 如东县人民政府

续表44-23

年 度	称 号	单 位 名 称	主授机关
1997～1998	如东县文明单位	石甸乡卫生院 古坝镇卫生院 洋口乡卫生院 凌河乡卫生院 环渔乡卫生院 袁庄乡卫生院 丁店乡卫生院 岔北乡卫生院 掘港农场医院 县第三人民医院棉园 长沙镇卫生院北坎分院	中共如东县委 如东县人民政府
1998～1999	如东县文明单位	县卫生局 县人民医院 县皮肤病防治所 县第四人民医院 马塘医院 丰利医院 双甸镇中心卫生院 苴镇中心卫生院 兵房中心卫生院 饮泉乡卫生院 凌民乡卫生院 环镇乡卫生院 新光乡卫生院 华丰乡卫生院 东凌乡卫生院 岔南乡卫生院 新店乡卫生院 沿南乡卫生院 景安乡卫生院 浒澪乡卫生院 于港乡卫生院 新林乡卫生院 河口镇卫生院 南渔乡卫生院 石屏乡卫生院 洋口农场卫生所 县卫生防疫站宿舍小区 县妇幼保健所宿舍小区 县第二人民医院宿舍小区 县第三人民医院靖海分院	中共如东县委 如东县人民政府
1999～2000	如东县文明单位	（文明标兵） 县人民医院 县中医院 县卫生防疫站 县妇幼保健所 县药品检验所	中共如东县委 如东县人民政府

续表44-28

年　度	称　号	单　位　名　称	主授机关
1999～2000	如东县文明单位	（文明标兵） 县卫生进修学校 县皮肤病防治所 县第二人民医院 县第三人民医院 马塘医院 丰利医院 苴镇中心卫生院 潮桥乡卫生院 洋口农场卫生所 曹埠乡卫生院 孙窑乡卫生院 环港镇卫生院 古坝镇卫生院 河口镇卫生院 袁庄乡卫生院 城南镇卫生院	中共如东县委 如东县人民政府
2001～2002	如东县文明单位	（文明标兵） 县人民医院 县中医院 县卫生防疫站 县妇幼保健所 县药品检验所 县皮肤病防治所 县卫生进修学校 县第二人民医院 石甸镇卫生院 （文明单位） 县卫生局 县第三人民医院 马塘医院 丰利医院 长沙镇北坎医院 洋口镇光荣医院 袁庄镇卫生院 大豫医院 景安镇医院 城南医院 河口镇医院	中共如东县委 如东县人民政府
2003～2004	如东县文明单位	（文明单位标兵） 县人民医院 县中医院 县疾病预防控制中心县卫 生监督所 县卫生进修学校	中共如东县委 如东县人民政府

续表44-28

年　度	称　号	单　位　名　称	主授机关
2003～2004	如东县文明单位	（文明单位标兵） 县第二人民医院 马塘医院 （文明单位） 县卫生局 县第三人民医院 双甸镇中心卫生院 掘港中心卫生院 掘港镇卫生所 马塘镇卫生所 洋口医院 河口医院 大豫医院 景安医院 石甸医院 凌民医院 城南医院 北坎医院 华丰医院 五义医院 凌河医院 新区医院 （安全文明） 县卫生局 县人民医院 县中医院 县卫生进修学校 县第二人民医院 县第三人民医院 县第四人民医院 城南医院 潮桥医院 马塘医院 凌民医院 岔北医院 长沙镇医院 北坎医院 新店镇医院 凌医院 袁庄医院 栟茶镇卫生所	中共如东县委 如东县人民政府
2005～2006	如东县文明单位	（文明单位标兵） 县人民医院 县中医院 县卫生监督所 县疾病预防控制中心 县卫生进修学校 县第二人民医院 县第三人民医院 马塘医院	中共如东县委 如东县人民政府

续表44-28

年　度	称　号	单　位　名　称	主授机关
2005～2006	如东县文明单位	（文明单位） 县卫生局 县第四人民医院 新区医院 凌民医院 双甸镇卫生所 曹埠镇卫生所 河口镇卫生所 掘港镇卫生所 栟茶镇卫生所 长沙医院 北坎医院 袁庄医院 岔北医院 石甸医院	中共如东县委 如东县人民政府
2007～2009	如东县文明单位	（标兵） 县人民医院 马塘医院	中共如东县委 如东县人民政府
2009～2010	如东县文明单位	（标兵） 县第四人民医院 马塘医院	中共如东县委 如东县人民政府

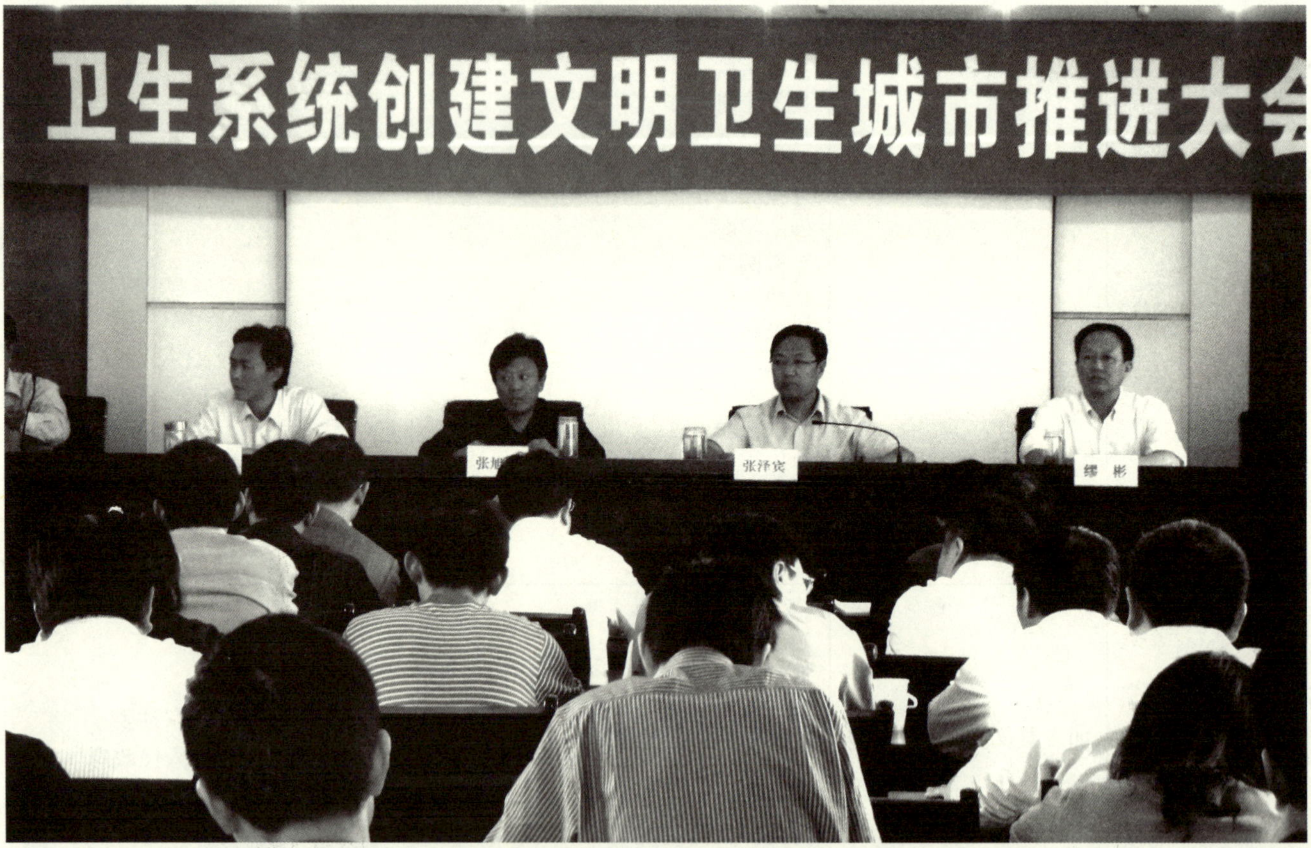

2009年6月，县卫生系统创建文明卫生城市推进大会（县卫生局提供）

第四节　文明医院

文明医院59个，其中：江苏省文明医院10个，南通市文明医院49个。

一、江苏省文明医院

1986～1990年江苏省文明医院表

表44-24

年　度	评审机关	称　号	获命名单位
1986	江苏省卫生厅	江苏县文明医院	县人民医院
1987～1988	江苏省卫生厅	江苏县文明医院	县人民医院
1989～1990	江苏省卫生厅	江苏县文明医院	县人民医院
1986～1987	江苏省中医管理局	江苏县文明中医院	县中医院
1988～1989	江苏省中医管理局	江苏县文明中医院	县中医院
1990	江苏省中医管理局	江苏县文明中医院	县中医院
1986	江苏省卫生厅	江苏县文明妇幼保健所	县妇幼保健所
1989	江苏省卫生厅	江苏县文明妇幼保健所	县妇幼保健所
1988	江苏省卫生厅	江苏县文明药品检验所	县药品检验所
1990	江苏省卫生厅	江苏县文明药品检验所	县药品检验所

二、南通市文明医院

1980～1991年南通市文明医院表

表44-25

年　度	评审机关	称　号	获命名单位
1986～1991	南通市卫生局	南通市文明医院	县人民医院 县中医院
1987～1988	南通市卫生局	南通市文明医院	栟茶医院 县精神病防治院 袁庄乡卫生院 于港乡卫生院
1988～1989	南通市卫生局	南通市文明医院	县精神病防治院 丰利医院 新光乡卫生院 光荣乡卫生院 袁庄乡卫生院 汤园乡卫生院 于港乡卫生院 潮桥乡卫生院

续表44-25

年　度	评审机关	称　号	获命名单位
1990～1991	南通市卫生局	南通市文明医院	县第二人民医院 县第三人民医院 丰利医院 马塘医院 苴镇中心卫生院 光荣乡卫生院 岔北乡卫生院 岔南乡卫生院 童店乡卫生院 凌河乡卫生院 河口乡卫生院 于港乡卫生院 丰西乡卫生院 南坎乡卫生院 新光乡卫生院 汤园乡卫生院 潮桥乡卫生院 袁庄乡卫生院
1988	南通市卫生局	南通市文明村卫生室	岔南乡第六村卫生室 潮桥乡吴尖村卫生室 凌河乡天堂村卫生室 双甸镇蒋庄村卫生室 浒澪乡浒澪村卫生室 兵房镇丰荡村卫生室 掘港镇红星村卫生室 新光乡冯荡村卫生室
1987～1988	南通市卫生局	南通市文明卫生学校	县卫生进修学校
1990～1991	南通市卫生局	南通市文明卫生学校	县卫生进修学校
1991	南通市卫生局	南通市文明厂校医务室	县酒厂医务室 县化工厂医务室 县农药厂医务室 县针织总厂医务室 县无线电厂医务室 县通用机械厂医务室 环镇缫丝厂卫生所(保健站)

第五节　等级医院(站)

等级医院(站)40所。其中:二级甲等医院1所,二级甲等中医院1所,一等卫生防疫站1所,二级乙等综合医院2所,一级甲等中心卫生院9所,一级甲等乡镇卫生院26所。

一、二级医院(站)

二级医院(站)5所,其中:二级甲等医院1所,二级甲等中医院1所,一等卫生防疫站1所,二级乙等综合医院2所,主授机关:中华人民共和国卫生部。

1995～2005年如东县二级医院表

表44-26

年 度	评审机关	称 号	获命名单位
1995	江苏省卫生厅	二级甲等医院	县人民医院
	江苏省中医管理局	二级甲等中医院	县中医院
	江苏省卫生厅	一等卫生防疫站	县卫生防疫站
2005	南通市卫生局	二级乙等综合医院	县第二人民医院 县第三人民医院

二、一级医院

一级医院35所,其中:一级甲等中心卫生院9所,一级甲等乡镇卫生院26所,主授机关:中华人民共和国卫生部。

1993～2004年如东县一级甲等中心卫生院表

表44-27

年 度	评审机关	称 号	获命名单位
1993	南通市卫生局	一级甲等中心卫生院	丰利医院
1994	南通市卫生局	一级甲等中心卫生院	县第二人民医院 马塘医院
1995	南通市卫生局	一级甲等中心卫生院	县第二人民医院 苴镇中心卫生院
1996	南通市卫生局	一级甲等中心卫生院	掘港中心卫生院 兵房中心卫生院
1997	南通市卫生局	一级甲等中心卫生院	新区医院
2004	南通市卫生局	一级甲等中心卫生院	双甸镇中心卫生院

1993～1997年如东县一级甲等乡镇卫生院表

表44-28

年 度	评审机关	称 号	获命名单位
1993	南通市卫生局	一级甲等乡镇卫生院	潮桥乡卫生院 袁庄乡卫生院 新光乡卫生院

续表44-28

年 度	评审机关	称 号	获命名单位
1994	南通市卫生局	一级甲等乡镇卫生院	南坎乡卫生院 孙窑乡卫生院 曹埠乡卫生院 岔北乡卫生院
1995	南通市卫生局	一级甲等乡镇卫生院	靖海乡卫生院 光荣乡卫生院 双南乡卫生院 丰西乡卫生院 古坝镇卫生院 汤园乡卫生院 长沙镇卫生院 童店乡卫生院 凌民乡卫生院 北坎乡卫生院 于港乡卫生院 凌河镇卫生院 石甸镇卫生院
1996	南通市卫生局	一级甲等乡镇卫生院	新店镇卫生院 河口镇卫生院
1997	南通市卫生局	一级甲等乡镇卫生院	丁店乡卫生院 北渔乡卫生院 新林乡卫生院 浒澪镇卫生院

第四十五章　个人荣誉

概　述

本志个人荣誉主要包括：先进个人656人（全国先进个人55人，江苏省先进个人122人，南通市先进个人147人，如东县先进个人332人），代表委员201人（人民代表86人、政协委员111人、中共党代表4人）学术团体骨干成员39人（江苏省学术团体骨干成员10人、南通市学术团体骨干成员29人）。

第一节　先进个人

获个人荣誉656人，其中：全国个人荣誉55人名，江苏省个人荣誉122人，南通市个人荣誉147人，如东县个人荣誉332人。

一、全国先进个人

全国个人荣誉55人，其中：全国先进工作者1人、国家部委先进个人54人（全国卫生防疫先进工作者7人、全国妇幼保健先进工作者5人、全国计划生育先进个人20人、全国优秀乡村医生12人、全国先进（模范）工作者10人）。

1960年全国先进工作者

表45-1

获奖时间	荣誉称号	姓 名	单 位	主授机关
1960 05	全国先进工作者	缪德龙	县人民医院	国务院

1985～1998年全国卫生防疫先进工作者

表45-2

获奖时间	荣誉称号	姓 名	单 位	主授机关
1985	全国防治血吸虫病先进工作者	柯士驯	县卫生防疫站	中央血吸虫病防治领导小组
1989.05	全国血防和地方病防治先进个人	蔡光华	县卫生防疫站	卫生部
1991.12	全国血吸虫防治先进个人	花永政	汤园乡卫生院	卫生部 农业部 水利部
1993.11	全国卫生防疫工作先进个人	徐 治	县卫生防疫站	卫生部
	全国血防工作先进个人	张佩金	县卫生局	卫生部 农业部 水利部
1996.12	全国防治血吸虫病先进个人	孙德全	县卫生防疫站	卫生部
1998.02	全国普及初级卫生保健先进个人	邱瑞满	县卫生局	卫生部

1985～1995年全国妇幼保健先进工作者

表45-3

获奖时间	荣誉称号	姓 名	单 位	主授机关
1985	全国儿童少年先进工作者	张佩鸣	县妇幼保健所	全国儿童少年工作委员会
1987.09	全国征兵工作荣誉证书获得者	缪德龙 李家澄	县人民医院	国防部
1991.04	全国儿童计划免疫工作先进个人	李介玉	县卫生局	全国儿童计划免疫协调组
1995.11	全国妇幼卫生工作先进工作者	鲍德泉	县妇幼保健所	卫生部

1986～2007年全国人口和计划生育先进工作者

表45-4

获奖时间	荣誉称号	姓 名	单 位	主授机关
1986.03	全国计划生育工作先进个人	季方珍 李佩珊 汪梅莉 郑文德 姚汉祥 缪兰芳 戴银清	岔北乡 曹埠乡 双甸镇卫生院 长沙乡 兵房乡 景安乡 新店乡	国家计划生育委员会
1989.09	全国计划生育协会先进工作者	王庭娥	新光乡	中国计划生育协会
1995.12	全国计划生育协会先进个人	吴亚萍	县计划生育委员会	中国计划生育协会
2000.09	全国乡优秀计划生育工作者	范文淑	县计划生育委员会	国家计划生育委员会
	全国村委会优秀计划生育工作者	戴秀云		
	全国优秀计划生育中心户组长	葛炳娥		
2001.10	全国婚育新风进万家先进个人	唐新建	县计划生育委员会	国家计划生育委员会
2003.12	全国计划生育协会先进工作者	朱红根	县计划生育协会	国家计划生育委员会
2004.11	全国人口和计划生育系统作风建设先进个人	徐海军	县计划生育委员会	国家人口和计划生育委员会
2005.11	2001～2005年全国婚育新风进万家活动先进个人	钱梅芳	县人口和计划生育委员会	国家人口和计划生育委员会
2005.12	全国人口和计划生育协会优秀志愿者	郑建芸	县人口和计划生育委员会	中国人口和计划生育协会
2006.04	全国人口和计划生育科技工作先进个人	李辉琴	县人口和计划生育委员会	国家人口和计划生育委员会
2006.10	全国部分农村计生家庭奖励扶助工作先进个人	江金泉	县人口和计划生育委员会	国家人口和计划生育委员会
2007.12	全国人口和计划生育协会先进志愿者	顾 洛	县人口和计划生育委员会	中国人口和计划生育协会

1993～2007年全国优秀乡村医生

表45-5

获奖时间	荣誉称号	姓 名	单 位	主授机关
1993.06	全国优秀乡村医生	冒仲如 姚九莲 秦新华 从远林 任善桂	新林乡杨楝园村卫生室 岔南乡振兴村卫生室 马塘镇马丰村卫生室 景安乡烈士陵村卫生室 丰利镇唐桥村卫生室	中国农村卫生协会
1998.06	全国模范乡村医生	冒仲如 许荣峰 沈玉萍 宋桂华	新林乡杨楝园村卫生室 环镇乡肖桥村卫生室 新光乡冯荡村卫生室 马塘镇蔡渡村卫生室	中国农村卫生协会

续表45-5

获奖时间	荣誉称号	姓 名	单 位	主授机关
2003.06	全国优秀乡村医生	陈 勇 杨晓晴	双甸镇宗奎卫生服务站 大豫镇止马洼卫生服务站	中国农村卫生协会
2007.12	全国优秀乡村医生	沈志相	栟茶镇竹园卫生服务站	卫生部

1987～2004年全国先进(模范)工作者

表45-6

获奖时间	荣誉称号	姓 名	单 位	主授机关
1987.03	全国卫生文明先进工作者	蔡明珍	岔北乡卫生院	卫生部
1988.05	全国模范护士	李金秀	县人民医院	卫生部
1990.02	全国卫生文明先进工作者	蔡光华 曹妙丰	县卫生防疫站 县药品检验所	卫生部
1991.04	全国卫生系统计财工作先进个人	胡荫越	县卫生局	卫生部
1991.07	全国百名优秀乡镇卫生院院长	徐定山	县第三人民医院	卫生部
1994.08	全国首次第三产业普查先进个人	缪五宏	县卫生局	国务院三产普查协调组
1994.12	全国万例手术无事故先进个人	李 莉	县人民医院	国家计划生育委员会 卫生部
1998.02	全国普及初级卫生保健先进个人	邱瑞满	县卫生局	卫生部
2004.09	全国医院文化建设先进个人	沈南森	县人民医院	中华医院管理学会

二、江苏省先进个人

江苏省个人荣誉122人,其中 :江苏省劳动模范(1978年先进工作者)19人、江苏省先进(优秀)工作者14名人;江苏省计划生育先进工作者29人、江苏省卫生防疫工作先进个人23人、江苏省名老中医(中医工作先进工作者)12人、江苏省优秀卫生工作者13人、江苏省先进卫生工作者12人。

1978～2009年江苏省劳动模范(1978年先进工作者)

表45-7

获奖时间	荣誉称号	姓 名	单位	主授机关
1978	江苏省先进工作者	仲树芳 缪德龙 范崇珍 姚九江 王咸和 章 奇 张玉宽 郑远如 陈昌风 朱兆英 陈友山	县人民医院 县人民医院 县人民医院 县中医院 环镇人民公社卫生院 岔河区卫生所 九总人民公社卫生院 双甸人民公社卫生院 县妇幼保健所 光荣人民公社卫生院 丰西人民公社卫生院	江苏省革命委员会

续表45-7

获奖时间	荣誉称号	姓　名	单位	主授机关
1978	江苏省先进工作者	韩恩荣 杨锡林 胡碧英 葛正平 李淑萍 吴庆高 胡敦芳	北坎人民公社卫生院 新窑人民公社卫生院 丰利区医院 洋口人民公社卫生院 南坎人民公社卫生院 凌民人民公社乡村医生 新光人民公社乡村医生	江苏省革命委员会
1985	江苏省劳动模范	朱新华	新店人民公社卫生院	江苏省人民政府
1996.12	江苏省劳动模范	仲树芳	县人民医院	江苏省人民政府
1991.12	江苏省劳动模范	陆亚萍	县计划生育委员会	江苏省人民政府
2006.05	江苏省五一劳动奖章	汤晓燕	县医疗保障中心	江苏省人民政府
2009.05	江苏省五一劳动奖章	李方珍	县人民医院	江苏省人民政府

1960～1996年江苏省先进(优秀)工作者

表45-8

获奖时间	荣誉称号	姓　名	单位	主授机关
1960	江苏省先进工作者	缪德龙 张森高 殷德清 黄道六	县人民医院 县人民医院 潮桥人民公社医院 袁庄地区医院	江苏省人民委员会
1969	江苏省职代会积极分子	陈金荣	县人民医院	江苏省人民委员会
1970	江苏省职代会积极分子	陈金荣	县人民医院	江苏省人民委员会
1978.04	江苏省先进工作者	缪德龙 范崇珍 仲树芳	县人民医院	江苏省人民委员会
1980	江苏省先进工作者	江　静	县人民医院	江苏省人民政府
1983	江苏省先进工作者	石太媛	丰利区卫生所	江苏省人民政府
1986.09	江苏省征兵招飞工作模范	李家澄	县人民医院	江苏省军区
1996.06	江苏省优秀共产党员	钱忠权	县中医院	中共江苏省委
1999.03	江苏省卫生系统先进工作者	张佩金	县卫生局	中共江苏省委 江苏省人民政府
2004.11	江苏省农村卫生工作先进个人	张泽宾	县卫生局	中共江苏省委 江苏省人民政府
2005.11	江苏省防非工作先进个人	徐宗泉	县卫生局	中共江苏省委 江苏省人民政府

1977～1986年江苏省先进计划生育工作者

表45-9

获奖时间	荣誉称号	姓 名	主授机关
1977.06	江苏省计划生育.妇幼卫生.托幼工作先进个人	单永丽 杨翠萍 任乃秀 许悦兰 季方珍 吴建华 卢福珍 张惠英 张福美	江苏省革命委员会
1980.11	江苏省计划生育先进工作者	江 静 冷德裕 石泰媛 蔡炳忠 季方珍	江苏省人民政府
1982.12	江苏省计划生育先进工作者	缪兰芳 季方珍 李佩珊 姚汉祥 蔡炳忠 于文良	江苏省人民政府
1983. 02	江苏省劳动模范	季方珍	江苏省人民政府
1986.12	江苏省计划生育先进个人	吴竹云 陆身群 许凤英 马如珍 季建华 朱 聪 胡亚珍	江苏省人民政府

1958～2010年江苏省卫生系统先进工作者

表45-10

获奖时间	荣誉称号	姓 名	单位	主授机关
1958	江苏省先进卫生工作者	汤成华 李新兰	县人民医院 县卫生防疫站	江苏省卫生厅
1979.04	江苏省三八红旗手	季建华	县妇幼保健所	江苏省妇女联合会
1982	江苏省优秀卫生工作者	仲树芳 姚九江 杨芝兰 汪梅丽 周昌德 从斌远 沈美云	县人民医院 县中医院 栟茶区医院 双甸人民公社卫生院 景安人民公社卫生院 岔北人民公社卫生院 岔河区医院	江苏省卫生厅

续表45-10

获奖时间	荣誉称号	姓　名	单位	主授机关
1985	江苏省血地防先进个人	蔡光华 戴朝江 柯士驯 邱瑞满 曹汉钧 花永政 张　洁	县卫生防疫站 县卫生防疫站 县卫生防疫站 县卫生防疫站 县卫生防疫站 汤园乡卫生院 双南乡卫生院	中共江苏省委血地防领导小组
1987.08	江苏省妇幼卫生先进个人	刘银华		江苏省卫生厅
1987.11	江苏省卫生统计先进个人	蒋月芬	县人民医院	江苏省卫生厅
1988.05	江苏省三八红旗手	李金秀	县人民医院	江苏省妇女联合会
1988.07	江苏省执行《药品法》先进工作者	石祥银	马塘区卫生所	江苏省卫生厅
1989.11	江苏省丝虫病防治先进个人	吴爱祥 缪银发	县卫生局	江苏省卫生厅
1991.02	江苏省卫生统计工作先进个人	缪五宏	县卫生局	江苏省卫生厅
1991.05	江苏省卫生计划财务工作先进个人	胡荫越	县卫生局	江苏省卫生厅 江苏省中医管理局
1991.12	江苏省卫生系统救灾防病先进个人	姚美云	岔南乡卫生院	江苏省卫生厅
1992.04	江苏省抗洪救灾工作先进个人	傅真义	县卫生局	江苏省红十字会
1993.04	江苏省农村改水工作先进个人	李　耀	县卫生局	江苏省爱国卫生运动委员会
1993.11	江苏省政研活动积极分子	从　浩	县卫生局	江苏省卫生系统思想政治工作研究会
1994.01	江苏省农村卫生三项建设先进个人	徐益林	县卫生局	江苏省计经委 江苏省财政厅 江苏省卫生厅
1994.02	江苏省卫生防疫工作先进个人	李秀兰 冒本正 朱宝根 傅国森	县卫生防疫站 县卫生防疫站 县卫生防疫站 县卫生防疫站	江苏省卫生厅
	江苏省优秀食品卫生监督员	徐　治	县卫生防疫站	江苏省卫生厅
1994.03	江苏省皮防工作先进个人	张　瑾	县皮肤病防治所	江苏省卫生厅
1994.12	江苏省老干部工作先进个人	从远凤	县人民医院	江苏省老干部局
1995.06	江苏省卫生系统优秀政研工作者	康卫宁	县卫生防疫站	江苏省卫生系统思想政治工作研究
1996.01	江苏省血吸虫病防治先进个人	孙德全	县卫生防疫站	中共江苏省委血地防领导小组 江苏省卫生厅
1997.01	江苏省优秀知识分子	仲树芳	县人民医院	江苏省知识分子领导组
1998	江苏省皮防工作先进个人	姚世平	县皮肤病防治所	江苏省卫生厅
2001.11	江苏省寄生虫病防治工作先进个人	季本如 虞海琴	苴镇卫生所 岔河镇卫生所	中共江苏省委血地防领导小组 江苏省卫生厅
2001	江苏省委党校优秀学员	翟建国	县人民医院	江苏省委党校

续表45-10

获奖时间	荣誉称号	姓 名	单位	主授机关
2003.08	江苏省卫生系统抗非典先进个人	徐宗泉	县卫生局	江苏省卫生厅 江苏省人事厅 江苏省中医药管理局
2004.12	江苏省三八红旗手	徐燕红	县人民医院	江苏省妇女联合会
2005.01	江苏省政工培训先进个人	沈南森	县人民医院	中共江苏省委宣传部
2005.03	江苏省博爱奖章	孙 娅	县人民医院	江苏省红十字会
2005.12	江苏省文明职工	孙 娅	县人民医院	江苏省总工会 江苏省精神文明建设指导委员会
2007.01	江苏省卫生行风先进个人	沈南森	县人民医院	江苏省卫生厅 江苏省纠风办公室
2007.05	江苏省卫生监督先进个人	康卫宁	县卫生监督所	江苏省卫生监督所
2008.01	江苏省医疗计量工作先进个人	王三杰	县人民医院	江苏省质量技术监督局 江苏省卫生厅
2008.05	江苏省新长征突击手	吉玲玲	县人民医院	共青团江苏省委
2008	江苏省博爱勋章获得者	孙 娅	县人民医院	江苏省总工会 江苏省妇女联合会
2008.05	江苏省新长征突击手	吉玲玲	县人民医院	共青团江苏省委
2008	江苏省卫生系统先进工作者	佘晓春	县人民医院	江苏省卫生厅
2009.02	江苏省疾病预防控制工作先进个人	夏建华	县疾控中心	江苏省卫生厅
2010.03	江苏省优秀志愿者	孙 娅	县人民医院	共青团江苏省委
2010.12	江苏省优秀卫生监督员	许庆忠	县卫生监督所	江苏省卫生监督所
2011.01	江苏省优质护理服务先进个人	管晓飞	县人民医院	江苏省卫生厅

1993～2010年江苏省名老中医(中医工作先进工作者)

表45-11

获奖时间	荣誉称号	姓 名	单 位	主授机关
1993.12	江苏省中医药系统先进工作者	钱忠权	县中医院	江苏省卫生厅 江苏省人事厅 江苏省医药管理局
1994.10	江苏省名老中医	季汉源 陈幼清 姚九江	县中医院 县中医院 县中医院	江苏省卫生厅 江苏省中医管理局
1994.12	江苏省中医药系统先进工作者	徐正本		江苏省卫生厅 江苏省人事厅 江苏省医药管理局
1998.10	江苏省中医药科技先进工作者	王爱民 王秋霖	县中医院 县中医院	江苏省卫生厅 江苏省中医管理局
2000.03	江苏省农村中医工作先进工作者	徐宗泉 张旭初 吴益民	县卫生局 县中医院 马塘医院	江苏省卫生厅 江苏省中医管理局

续表45-10

获奖时间	荣誉称号	姓　名	单　位	主授机关
2003.10	江苏省优秀青年中医药工作者	王爱民	县中医院	江苏省中医药学会
2010.03	江苏省第四届优秀基层中医药工作者	缪克明	马塘医院	江苏省中医药学会 江苏省中西结合学会

三、南通市先进个人

南通市个人荣誉147人，其中：南通市劳动模范11人，南通市优秀共产党员（知识分子）8人，南通市防保工作先进个人26人，南通市先进工作者20人，南通市名中医（中医工作先进工作者）14人，南通市新世纪科学技术带头人培养对象13人，南通市优秀医务工作者55人。

1983～2008年南通市劳动模范

表45-12

时　间	荣誉称号	姓　名	单位	主授机关
1983.05	南通市劳动模范	蔡　平 仲树芳	县中医院 县人民医院	南通市人民政府
1985.05	南通市劳动模范	蔡　平 蔡明珍	县中医院 岔北乡卫生院	南通市人民政府
1988.05	南通市劳动模范	高景昭 邱洪振 杨其智	县人民医院 县第二人民医院 县计划生育委员会	南通市人民政府
1991.04	南通市劳动模范	江　静 徐定山	县人民医院 县第三人民医院	南通市人民政府
1995.03	南通市劳动模范	曹妙丰	县药品检验所	南通市人民政府
1998.09	南通市劳动模范	徐海频	县计划生育委员会	南通市人民政府
2003.01	南通市劳动模范	丁　蔚	县中医院	南通市人民政府
2005.04	南通市劳动模范	沈南森 葛坤山	县人民医院 县计划生育委员会	南通市人民政府
2008.05	南通市劳动模范	康小平	县人民医院	南通市人民政府

1985～2010年南通市优秀共产党员

表45-13

时　间	荣誉称号	姓　名	单　位	主授机关
1985	南通市优秀共产党员	康　靖	县卫生局	中共南通市委
1986.06	南通市优秀共产党员	康　靖	县卫生局	中共南通市委
1989.07	南通市优秀共产党员	陆亚平		中共南通市委
1996.07	南通市优秀共产党员	仲树芳	县人民医院	中共南通市委
1997.07	南通市优秀共产党员	张　瑜	曹埠乡卫生院	中共南通市委

续表45-13

时 间	荣誉称号	姓 名	单 位	主授机关
2001.07	南通市优秀共产党员	康卫宁 李 莉	县卫生防疫站 县人民医院	中共南通市委
2010.07	南通市优秀党务工作者	沈南森	县人民医院	中共南通市委

1987～2008年南通市人口和计划生育先进工作者

表45-14

时 间	荣誉称号	姓 名	主授机关
1987.02	南通市计划生育工作先进个人	娄群红 张嘉飞 周 杰 杨士平 康传银 江 静 邱洪振 桑万贵 陆亚平 徐 兵 尹金莲 黄梅英 陈建国 朱海明 吴素兰 刘建玉 张兰芳 吴集芳	南通市人民政府
1991.09	南通市“七五”期间计划生育先进工作者	陈祥仁 沈玮娟 葛坤山 孙翠华 徐玉芬 王戴跃 倪亚如 潘遂高 马建华 花松建 李国平 王士友 顾俊玲 朱亚娥 邱玉如 陆修民 冯锦萍 张 霞 赵进全 徐海频 许小梅	南通市人民政府

续表45-14

时　间	荣誉称号	姓　名	主授机关
1991.09	南通市“七五”期间计划生育先进工作者	孙美凤 高淑芬 刘德均 蒋　斌 潘希雄 钱　设 章新建 李九明 林国华 宫向阳 周锦华	南通市人民政府
1996.05	南通市“八五”期间计划生育先进工作者	吴亚萍 徐朝凤 邢　永 陈凤芳 任乃秀 朱红根 沙建萍 沈洪源 顾建海 黄灿明 徐　红 缪亚辉 周献成 范文淑 杨爱英 周翠兰 毛圣建 季瑞芳 方学明 石明华 张群凤 顾秀芳 严金莲 邵银凤 朱邦和	
2001.05	南通市“九五”期间计划生育先进工作者	鲍国余 徐春林 薛广明 徐宗泉 曹俊荣 戴莉群 徐卫华 陶　捷 朱建华 徐朝凤 葛坤山 郭云霞 樊天红	南通市人民政府

续表45-14

时 间	荣誉称号	姓 名	主授机关
2001.05	南通市“九五”期间计划生育先进工作者	桑圣林 徐海频 韩玉彬 朱邦和 贾宗美 徐向阳 周翠兰 顾 华 彭小丽 陈贵泉 陆亚萍 盛小梅 张国英 朱亚娥 高红霞 王海燕 关卫东 李辉琴 杨云霞 黄祝芳 陈永兰	南通市人民政府
2006.12	南通市违法生育专项治理行动先进个人	贾小勇 顾 洛 汤爱军 顾溯溯 江金泉 张季红 贾忠美 顾达旗 夏爱红 叶兰芳	南通市人民政府
2008.12	南通市违法生育专项治理行动先进个人	卜其银 钱建铭 钱 艺 徐 泉 周 平 顾林海 龚尹斌 徐晓玲 沈 滨 郭武存 任乃秀 何永华 冒圣建 朱亚娥 贾忠美 曹育珍 韩玉彬 许晓梅 周翠兰	南通市人民政府

续表45-14

时　间	荣誉称号	姓　名	主授机关
2008.12	南通市违法生育专项治理行动先进个人	顾达旗 盛小梅 曹继红 王　珍 叶兰芳 于　梅 周小芬 徐　琴 徐旭东 张继红 李　培 曹　怡	南通市人民政府

1977～2010年南通市优秀医务工作者先进个人

表45-15

时间	荣誉称号	姓　名	单　位	主授机关
1977.03	南通地区"血防"工作先进个人	林锦云 柯士驯 郑远如 张　洁 徐　超	掘港区卫生所 县卫生防疫站 双甸人民公社卫生院 红旗人民公社卫生院 岔南人民公社卫生院	南通地区革命委员会
1990.06	南通市卫生统计先进个人	管维玲 胡金萍	县人民医院 县中医院	中共南通市委 南通市人民政府
1991.03	南通市残废人"三康"先进个人 南通市白内障复明先进工作者	崔金娣 傅　兰 崔金娣	县人民医院	南通市人民政府
1996.01	南通市"八五"血吸虫病防治工作先进个人	黄利民 杨宏斌 陈洪新	县卫生防疫站 县卫生防疫站 县卫生防疫站	南通市人民政府
1996.04	南通市"八五"农村改水工作先进个人	丁慰祖 茅桂元 陆生保 方　娟 施建飞	县人民政府 兵房镇人民政府 县卫生局	南通市人民政府
1997.10	南通市优秀知识分子	仲树芳 孙德全	县人民医院 县卫生防疫站	中共南通市委 南通市人民政府
1999.11	南通市老干部工作先进个人	张建兴	县人民医院	中共南通市委 南通市人民政府

续表45-15

时间	荣誉称号	姓名	单位	主授机关
2000.01	南通市预防保健工作先进个人	陆生保 贾建华 樊天妹 姚世平 蔡美华 王咸震 梅德生	县卫生局 县卫生防疫站 县卫生防疫站 县第四人民医院 马塘医院 曹埠乡卫生院 凌河乡卫生院	南通市人民政府
2001.05	南通市“九五”农村改水工作先进个人	徐宗泉 刘晓燕 李　耀	县卫生局 县卫生局 县卫生局	中共南通市委 南通市人民政府
2001	南通市冬季征兵工作先进个人	姜建玉	县人民医院	南通市人民政府
2001.05	南通市“九五”血吸虫病防治工作先进个人	管图华 缪宝华 孙德全 张德华 刘桂平 傅真义 杨宏斌	县卫生局 县卫生防疫站 县卫生防疫站 掘港中心卫生院 县第二人民医院 县卫生局 县卫生防疫站	南通市人民政府
2001.10	南通市血吸虫病防治工作先进个人	刘桂萍 徐宗泉 孙德全 季学军 王少林	县第二人民医院 县卫生局 县卫生防疫站 县人民医院 长沙镇卫海村卫生室	南通市人民政府
2003	南通市“非典”防治工作先进个人	季学军	县人民医院	中共南通市委 南通市人民政府
2003.12	南通市“放心肉”工程先进个人	许庆忠	县卫生监督所	南通市人民政府
2004.10	南通市“非典”防治工作先进个人	季学军 孙德全	县人民医院 县疾病预防控制中心	中共南通市委 南通市人民政府
2004.12	南通市为祖国统一作贡献先进个人	缪延浩	县人民医院	中共南通市委 南通市人民政府
2006.06	南通市农村改水工作先进个人	朱建华	县卫生局	南通市人民政府
2007	南通市征兵工作先进个人	袁　兵	县人民医院	南通市人民政府 南通军分区
2011.09	南通市法制宣传教育工作先进个人	刘　洪	县卫生监督所	南通市人民政府

1997～2000南通市名中医（中医工作先进工作者）

表45-16

获奖时间	荣誉称号	姓名	主授机关
1997.01	南通市名中医	王秋霖　县中医院 钱忠权　县中医院	南通市卫生局

续表45-16

获奖时间	荣誉称号	姓　名	主授机关
2003.07	南通市名中医	蒋春荣　县人民医院 周　宁　县中医院 王爱民　县中医院	南通市卫生局
2000.11	南通市创全国农村中医工作进县工作先进个人	江金泉 蒋春荣 姚亚南 缪克明 陈春法 刘桂萍 陈金鸣 韩家杰 徐　静	南通市卫生局

1988～2010年南通市卫生系统优秀医务工作者

表45-17

获奖时间	荣誉称号	姓　名	主授机关
1988.11	南通市百日双优竞赛优质服务标兵	范存珍	南通市卫生局
1989.11	南通市百日双优竞赛优质服务标兵	朱爱玲 邱瑞满	南通市卫生局
1990.05	南通市百日双优竞赛优质服务标兵	陈　晶 王银芳 陆源美 姚士萍 李金秀 周凤英 朱爱玲 施爱芳 杨芝兰 缪丽华 缪宝芳 张蕴如 汪美玲 康梅英 秦小定 王小平	南通市卫生局
1991.12	南通市优秀乡村保健医生	蔡炳如 汪士兰 王惠仁 蒋海泉 黄建忠 陈国光	南通市卫生局 南通市卫协会

续表45-17

获奖时间	荣誉称号	姓 名	主授机关
1991.12	南通市优秀乡村保健医生	邵乾达 秦新华 孙国发 沈玉萍 顾春梅 管环瑾 王春荣 姚九莲 傅国均 周祝琴 任善桂 缪 云	南通市卫生局 南通市卫协会
1993.04	南通市卫生系统十佳个人	朱俊扬 陈绥华	南通市卫生局
1993.05	南通市卫生系统优秀护士	郭建萍 陆源美 姚士萍 董 燕 薛春芳 缪剑影 孙 琴 陈 俊 符秀兰 陈晓云 许筠春 花菊香 吴永秀	南通市护理协会
1994.03	南通市巾帼建功先进个人	康卫宁	南通市妇女联合会
	南通市事业单位优秀管理者	曹妙丰	南通市人事局 南通市事业管理协会
1995.11	南通市优秀大中专毕业生	季学军	中共南通市委组织部 南通市人事局
1995.01	南通市优秀医务工作者	张如萍	南通市卫生局
1996.05	南通市优秀团员	沈 燕	共青团南通市委
	南通市卫生系统优秀护士	缪丽华	南通市卫生局
1997.05	南通市优秀护士	田继红等10人	南通市卫生局
1998.02	南通市人事系统先进工作者	张伯新	南通市人事局
1998.04	南通市十佳医务工作者	仲树芳	南通市卫生局
1999.03	南通市卫生系统先进工作者	仲树芳	南通市人事局 南通市卫生局
1999.05	南通市新长征突击手	沈 燕	共青团南通市委
2001.03	南通市十佳健康老干部	李桂荣	中共南通市委组织部 南通市老干部局

续表45-17

获奖时间	荣誉称号	姓　名	主授机关
2001.05	南通市卫生系统青年岗位能手	吉玲玲	南通市卫生局 共青团南通市委
2002.04	南通市温馨服务通报表扬个人	郭建萍 许卫兵 张建军 卞飞红 孟　琴	南通市卫生局
	南通市健康教育工作先进个人	陈明朗	南通市卫生局
	南通市卫生系统政研工作先进个人	康卫宁	南通市卫生局
2002.04	南通市温馨服务标兵	王建林 邱亚琴 陈明朗 陈明星 季学军	南通市卫生局
2002.05	南通市卫生系统青年岗位能手	吉玲玲 张建军 顾金红 张晶晶 缪文龙	南通市卫生局 共青团南通市委
2003.04	南通市温馨服务标兵	钱引坤 陈明星	南通市卫生局
	南通市十佳志愿者	吉玲玲	中共南通市委宣传部 南通市精神文明建设指导委员会 共青团南通市委
	南通市药品不良监测工作先进个人	汪　俊	南通市药监局 南通市卫生局
2004	南通市供电系统十佳廉内助	沈建江	江苏省供电公司 江苏省供电公司委员会
2004.04	南通市五一劳动奖章	沈南森	南通市总工会
2004.05	南通市红十字会系统先进工作者	张　军	南通市人事局 南通市红十字会
2004.07	南通市卫生系统青年岗位能手	张建军	南通市卫生局 共青团南通市委
2004.12	南通市内部审计工作先进工作者	康宜华	南通市审计局 南通市内部审计师协会
2005.01	南通市第27次文明新风尚典型	孙　娅	南通市精神文明建设指导委员会
2005.03	南通十大魅力女性年度人物	孙　娅	中共南通市委宣传部 南通市妇女联合会 共青团南通市委
2005.04	南通市“文明职工”	孙　娅	南通市总工会 南通市精神文明建设指导委员会

续表45-17

获奖时间	荣誉称号	姓　名	主授机关
2005.05	南通市优秀共青团干部	刘春峰	共青团南通市委
	南通市白求恩式卫生工作者	姚炳荣 於　建 钱忠权	南通市卫生局
2005.07	南通市“爱心使者”	孙　娅	南通市精神文明建设指导委员会 南通市卫生局
	南通市癌症康复爱心使者	孙　娅	南通市精神文明建设指导委员会
2005.12	南通市事业单位治安保卫先进个人	邢巨星	南通市公安局
2006.01	南通市农村卫生工作先进个人	刘晓燕 沈　燕 刘桂萍 姜志均 顾薛兵 缪兆林	南通市卫生局
2006.03	南通市“三八”红旗手	孙　娅	南通市妇女联合会
	南通市首届十大女杰提名奖	孙　娅	南通市妇女联合会
2006.04	南通市新长征突击手	吉玲玲	共青团南通市委
2006.11	南通市“五好文明家庭”标兵户	孙　娅	南通市妇女联合会
2006.12	南通市省十六运卫生保障工作先进个人	许　红 蒋　萍 顾雪峰 缪海兵 陈淑林	南通市人事局 南通市卫生局
2007.02	南通市事业单位治安保卫先进个人	季学军	南通市公安局
2008.01	南通市创建无红包医院先进个人	康小平 张　驰	南通市卫生局 南通市政府纠风办公室
2008.02	南通市事业单位治安保卫先进个人	邢巨星	南通市公安局
2008.03	南通市卫生行风建设先进工作者	翟建国	南通市卫生局 南通市政府纠风办公室
2008.05	南通市优秀共青团员	江亚芳	共青团南通市委
2008	南通市“我为祖国统一作贡献”主题活动先进个人	缪延浩	南通市台湾事务办公室
2008.12	南通市专业技术继续教育先进个人	万宏坤	南通市人事局
2009.11	南通市“廉洁奉公”公务员标兵	张泽宾	中共南通市委组织部 中共南通市委宣传部 南通市人事局
2009	南通市三八红旗手	傅美华	南通市妇女联合会
2010	南通市三八红旗手	汪菊明	南通市妇女联合会

续表45-17

获奖时间	荣誉称号	姓　名	主授机关
2010.02	南通市卫生系统先进个人	沈南森	南通市卫生局
2010.04	南通市百名"优质护理服务标兵"	姜玲玲 管晓飞 张晶晶	南通市护理学会
2011.02	南通市优秀护理服务先进个人	王茂红	南通市卫生局
2011.03	南通市第三届十大女杰提名奖	沈建英	南通市精神文明建设指导委员会 南通市人力资源和社会保障局 南通市妇女联合会

四、如东县先进工作者

如东县个人荣誉332人，其中：如东县先进(优秀)工作者247人，如东县专业技术拔尖人才85人。

1982～2010年度中共如东县委、如东县人民政府表彰先进工作者

表45-18

获奖时间	荣誉称号	姓　名	主授机关
1982	县血防工作先进个人	尤文壎　顾培国　顾永昌 骆君达　冒井庭　张　洁 吴新谋　张庭玉　孙正汝 张　明　朱广仁　沈建生 刘建忠　杨兴国　花永政 严新明　季林富　顾亚夫 缪志明　李张明　吴志明 邢光明　缪庆宏　施建华 张德彩　朱新生　张　瑜 蒋宏彬　郭福建　徐富达 施永久　何文潮　吴坤山 张玉宽　曹爱芹　徐　郁 朱正均　缪盈发　樊锦泉 缪正才　王　斌　缪　诚 韩恩荣　陈德生　石明景	中共如东县委 中共如东县委血吸虫病防治领导小组
1983	县血防工作先进个人	周泉林　濮宗元　路称如 钱德昌　丛　华　葛金泉 冒本正　缪爱成　徐　斌 袁荣泉　丛斌远　姚美云 吴国建　张达道　曹　建 杨长高　石祥银　邢光明 蒋宏彬　缪庆宏　施建华 张德彩　冯九如　郭福建 吴维贤　曹春锦　傅真义 施永泉　顾春庭　陈海林 肖士章　包九南　傅国均 吴坤山　戴素芳　沈如英 沈澄洋　季福星　陈德生 季　平	中共如东县委 中共如东县委血吸虫病防治领导小组

续表45-18

获奖时间	荣誉称号	姓　名	主授机关
1991.02	县红旗标兵	范存珍	中共如东县委 如东县人民政府
1995.02	县事业单位优秀管理工作者	曹妙丰	中共如东县委 如东县人民政府
1995.12	县科技工作先进个人	姚士萍　仲树芳　陈幼清 曹妙丰　王秋霖	中共如东县委 如东县人民政府
1997.03	县树创主题活动百佳共产党员	徐定山　张泽宾　邱瑞满	中共如东县委 如东县人民政府
1999.03	县优秀纪检监察干部	康宜华	中共如东县委 如东县人民政府
2001.02	县宣传思想工作先进个人	徐政权	中共如东县委 如东县人民政府
	县服务工作先进个人	张佩金	
	县安全生产工作先进个人	徐宗泉	
	县纪检监察先进个人	康宜华	
	县文化、科技、卫生“三下乡”先进个人	徐宗泉	
	县项目会战和重点工作建设先进个人	曹显明	
	县计划生育工作先进个人	程凤川等	
2001.10	县“三五”普法先进个人	黄利民	中共如东县委 如东县人民政府
2002.02	县纪检监察先进个人	康宜华	中共如东县委 如东县人民政府
	县计划生育工作先进个人	徐宗泉	
2003.02	县计划生育工作先进个人	徐宗泉	中共如东县委 如东县人民政府
2003.07	非典防治先进	许庆忠、李秀兰	中共如东县委 如东县人民政府
2004.01	县宣传思想工作先进个人	缪　彬	中共如东县委 如东县人民政府
	县文明城市创建先进个人	张泽宾	
	县纪检监察工作先进个人	康宜华	
	县人民满意好干部	沈南森	
2004.12	县省级文明城市创建十佳功臣	康卫宁	中共如东县委 如东县人民政府

续表45-18

获奖时间	荣誉称号	姓　名	主授机关
2005.02	县党建组织工作先进个人	李剑芳	中共如东县委 如东县人民政府
	县新型农村合作医疗先进个人	刘晓燕	
	县行政服务工作先进个人	黄爱萍	
2006.01	县省级文明城市创建功臣	张泽宾	中共如东县委 如东县人民政府
2006.02	县全国宣传信息报送与第一信号直报先进个人	李剑芳	中共如东县委 如东县人民政府
	县组织工作先进个人	李剑芳	
	县挂钩帮扶工作先进个人	朱建华	
2006.03	县党政信息工作先进个人	李剑芳	中共如东县委 如东县人民政府
2007.02	县纪检监察工作先进个人	周晓梅	中共如东县委 如东县人民政府
2008.02	县党建先锋岗	许卫兵	中共如东县委 如东县人民政府
	县党员先锋岗标只	黄爱萍	
	县宣传思想工作先进个人	沈南森	
	县新型农村合作医疗工作先进个人	倪国才	
	县行政服务工作先进个人	贾建华	
2009.02	县行政服务工作先进个人	许庆忠　贾建华	中共如东县委 如东县人民政府
2011.01	县洋口港开发建设工作先进个人	季学军	中共如东县委 如东县人民政府
2011.07	县风范人物	缪海兵	中共如东县委 如东县人民政府

1986～2010年中共如东县委表彰先进工作者

表45-19

获奖时间	荣誉称号	姓　名	主授机关
1986.06	县优秀共产党员	范存珍	中共如东县委
1990.07	县优秀党支部书记	张佩金	中共如东县委
	县优秀共产党员	范存珍	
1991.07	县优秀党务工作者	韩建彬	中共如东县委

续表45-19

获奖时间	荣誉称号	姓 名	主授机关
1991.07	县优秀共产党员	仲树芳 鲍德泉 钱忠权 方慎宜 吴维贤 陈永龙 邱洪振	中共如东县委
2000.01	县三产工作先进个人	曹显明	中共如东县委
2001.02	县党建工作先进个人	康宜华	中共如东县委
2001.06	县优秀共产党员	徐政权 朱 林 奚秀忠 葛忠林 孙 云 余 彬 吴爱芳 王跃进 张良琴 姜长勇 钱忠权	中共如东县委
	县优秀党务工作者	黄利民 葛正明 沈南森	
2001.07	县优秀党务工作者	沈南森	中共如东县委
2004.01	县社会治安综合治理工作先进个人	曹显明	中共如东县委
2005.02	县优秀党委工作者	李剑芳	中共如东县委
2005.07	县第一批保持共产党员先进性教育活动先进个人	李剑芳 缪文龙 葛正明 吴春玫	中共如东县委
2006.06	县2001～2005年度优秀共产党员	孙德全 李 燕 姚炳荣	中共如东县委
	县优秀党务工作者	缪文龙 姚亚南	
2006.10	县创建国家级生态示范区先进个人	季学军	中共如东县委
	县法制宣传教育工作先进个人	孙 泽	
2007.02	县优秀党务工作者	李剑芳	中共如东县委
2007.06	县优秀共产党员	张正春	中共如东县委
	县党员先锋岗标兵	许卫兵	
2007.05	县创建国家级生态示范区先进个人	季学军	中共如东县委
2008.02	县精神文明建设先进个人	沈南森	中共如东县委
	县新型农村合作医疗工作先进个人	倪国才	
	县安全生产工作先进个人	沈旭光	
2008	县优秀共产党员	张正春	中共如东县委
2011.03	县十佳共产党员	姚炳荣	中共如东县委
2011.07	县风范人物	石 磊	中共如东县委

1993～2010年如东县人民政府表彰先进工作者

表45-20

获奖时间	荣誉称号	姓 名	主授机关
1993.02	县事业单位管理改革先进个人	曹妙丰 朱士祥	如东县人民政府
1995.07	县优秀大中专毕业生	黄爱萍	如东县人民政府
1996.05	县八五期间统计工作先进个人	张跃勤	如东县人民政府
2001.03	县事业单位管理先进个人	孙德全	如东县人民政府
2001.04	县生猪管理先进个人	许庆忠	如东县人民政府
2001.06	县农村改水先进个人	张佩金 卢海梅	如东县人民政府
2002.01	县安全生产先进个人	徐宗泉	如东县人民政府

续表45-20

获奖时间	荣誉称号	姓　名	主授机关
2002.04	县生猪管理先进个人	管图华　许庆忠	如东县人民政府
2003.04	县生猪管理先进个人	许庆忠	如东县人民政府
2004.11	县新型农村合作医疗先进个人	刘晓燕　徐　静　谌元林　吕　斌　郑　骏	如东县人民政府
2006.01	县安全生产先进个人	缪　彬	如东县人民政府
	县"放心肉"工程先进个人	管图华　许庆忠　冒德军	
2006.02	县新型农村合作医疗工作先进个人	倪国才　沈　巍　徐　静　陈　政　朱庆生　吴余祝　姚云霞	如东县人民政府
2006.03	县统计工作先进个人	余　芸	如东县人民政府
2006.11	县征兵工作先进个人	袁　兵	如东县人民政府 如东县人武部
2007.01	县新型农村合作医疗工作先进个人	韶　彬　王学政　陈　政　吴　彪　平殊丽　罗恩杰　刘桂萍　严宏俊　郑　俊　袁其峰	如东县人民政府
2007.02	县社会治安综合治理全先进个人	张建军	如东县人民政府
2008.01	县"放心肉"工程先进个人	孙　泽　徐春林　丁立新　冒德军	如东县人民政府
2008.02	县"党员教育"十佳讲师	陈明朗	如东县人民政府
2009.01	县2008年度安全生产先进个人	沈旭光	如东县人民政府
2009.07	县四届自然科学学术论文一等奖	万宏坤　朱俊扬　周　培　李可铭	如东县人民政府
2010.01	县2009年度安全生产先进个人	缪德荣	如东县人民政府
2011.01	县2010年度安全生产先进个人	姚亚南	如东县人民政府
2011.03	县十一五期间食品安全先进个人	顾雪峰	如东县人民政府

1989～2010年如东县人民政协表彰先进工作者

表45-21

获奖时间	荣誉称号	姓　名	主授机关
1989.02	县政协工作先进个人	柯士驯等人	如东县人民政协委员会
1994.02	县政协工作先进个人	姜福明等人	如东县人民政协委员会
2002.01	县政协工作先进个人	王家乐　陆生保	如东县人民政协委员会
2003.01	县政协工作先进个人	陆生保　姜福明　柯士驯	如东县人民政协委员会
2004.01	县政协工作先进个人	姜建玉	如东县人民政协委员会
2006.02	县政协工作先进个人	孙　娅	如东县人民政协委员会
2007.02	县政协工作先进个人	姜建玉	如东县人民政协委员会
2009.02	县政协工作先进个人	李中建	如东县人民政协委员会
2010.01	县政协工作先进个人	李中建	如东县人民政协委员会
2010.12	县政协工作先进个人	孙　娅	如东县人民政协委员会

1995～2010年如东县综合表彰先进工作者

表45-22

获奖时间	荣誉称号	姓 名	主授机关
1995.10	县级机关“新华杯”学理论学党章知识竞赛中获“三等奖”	沈 燕	中共如东县纪律检查委员会 中共如东县委组织部 中共如东县委宣传部
2001.02	县企业政工职评、教育培训工作先进个人	于素兰	中共如东县委宣传部
2001.03	县十佳巾帼	吴新华	中共如东县委宣传部 如东县广电局 如东县妇女联合会 如东县日报社
2006.01	县思想政治工作先进个人	缪 彬	中共如东县委宣传部
2006.03	县“三下乡”工作先进个人	徐宗泉	中共如东县委宣传部
2007.12	县经济文化保卫工作先进个人	沈旭光	如东县公安局
2008.01	县经济文化保卫工作先进个人	沈旭光	如东县公安局
2009.02	县妇联系统信息先进工作先进个人	唐芙蓉	如东县妇女联合会
	县政工培训工作先进个人	吉玲玲	中共如东县委宣传部
2009.02	县第二批深入学习实践科学发展观活动先进单位和先进个人	沈南森	中共如东县委学习实践科学发展观领导小组
2009.04	县新长征突击手标兵	昝志政	中共如东县委组织部 中共如东县委宣传部 如东县广播电视局 共青团如东县委 如东县青年联合会
2010.02	县2009年度全县基层党委(党组)中心组学习笔记优秀学习笔记	沈南森	中共如东县委组织部 中共如东县委宣传部
2010.03	县基层党委(党组)中心组学习笔记优秀学习笔记	沈南森	中共如东县委组织部 中共如东县委宣传部
2010.05	县践行新时期如东精神青年标兵	沈建英	中共如东县委宣传部 共青团如东县委 如东县青年联合会

1988～2010年如东县专业技术拔尖人才

表45-23

批 次	姓 名	起止时间	认定部门
1	钱惟成 缪德龙 高景昭 张盛举 徐定山 柯士训	1988～1990	中共如东县委 如东县人民政府
2	钱惟成 缪德龙 仲树芳 高景昭 孙德全 朱宝根	1991～1993	
3	张建兴 高景昭 仲树芳 崔金娣 姚士萍 孙德全	1994～1998	
4	张建兴 仲树芳 姜长勇 丛远凤 谢 莲 张泽宾 王爱民 钱忠权 王秋霖 孙德全	1999～2000	
5	张建兴 余晓春 石 磊 姜长勇 姜建玉 王爱民 张旭初 钱忠权 丁 蔚 孙德全 陈明朗	2001～2003	

续表45-23

批次	姓名	起止时间	认定部门
6	王秀兵 石　磊 佘晓春 姜建玉 费国均 康小平 王爱民 姚亚南 张旭初 孙德全	2004～2006	中共如东县委 如东县人民政府
7	季学军 佘晓春 李　燕 昝志政 王爱民 姚亚南 王　群 孙德全 许庆忠	2007～2009	
8	王爱民 陈淑林 陈明朗	2010～	

第二节　代表(委员)

代表委员人民201人(人民代表86人、政协委员111人、中共党代表4人),学术团体骨干成员39人,其中:江苏省学术团体骨干成员10人、南通市学术团体骨干成员29人。

一、人民(代表大会)代表

人民代表86人(如东县人民代表69人、南通市人大代表13人、江苏省人大代表4人),其中:如东县人民(代表大会)代表69人(6届9人、5届2人、4届4人、3届10人、2届19人、1届27人);如东县人民委员会委员5人(6届1人、5届1人、3届1人、2届1人、1届2人);如东县人大常委会委员5人(4届1人、2届1人、1届3人);如东县人大常委会副主任1人(1届1人);南通市人大代表13人(2届1人、1届12人);江苏省人大代表4人(1届4人)。

1954～2010年如东县人民(代表大会)代表

表45-24

届数	姓名
第一届 (1954～1957)	咸儿康 戴维石 王玉材 潘志咸 许志仁 罗致平 姚九江 陈朗清 韩道煜 丛班候 金建农
第二届 (1957～1958)	丛班候 戴维石 咸儿康 陈朗清 王玉材 许志仁 韩道煜 徐　汾 刘淑贞 潘志咸 罗致平 管吉余 金建农 尤适均
第三届 (1958～1962)	陈朗清 王玉材 戴维石 潘志咸 许志仁 刘淑贞 韩道煜 罗致平 徐　汾 管吉余 咸儿康 丛班候 金建农
第四届 (1962～1964)	陈朗清 王玉材 戴维石 潘志咸 许志仁 刘淑贞 韩道煜 罗致平 徐　汾 管吉余 咸儿康 朱梓亭 欧阳育璜 金建农 王观民
第五届 (1964～1966)	王玉材 韩道煜 刘淑贞 咸儿康 王观民 朱慎五 朱梓亭 戴维石 许志仁 季福成 罗致平 徐　汾 潘志咸 管吉余 葛省三 陈朗清 欧阳育璜
第六届 (1966～1966)	王玉材 韩道煜 刘淑贞 咸儿康 王观民 朱梓亭 潘志咸 戴维石 朱慎五 许志仁 季福成 徐　汾 罗致平 陈朗清 管吉余 葛省三 欧阳育璜
第七届	因“文化大革命”未召开
第八届 (1981～1986)	季汉源 钱惟成 张　昆 姚九江 陈朗清 王玉材 程凤川 朱兆英 罗致平 居春谷 黄吉生 高世学 沈　谦 朱桂玉 王济生 陈国才 唐仁儒 隋唯东 严正林 李维郁 吴维贤

续表45-24

届 数	姓 名
第九届（1986～1987）	季汉源 陈朗清 钱惟成 姚九江 王玉材 程凤川 朱兆英 罗致平 居春谷 黄吉生 高世学 朱桂玉 王济生 隋唯东 严正林 李维郁 吴维贤
第十届（1987～1990）	刘广秀 张盛举 钱惟成 季汉源 陈永龙 李维郁 张建平 王正国 陆秀玲 徐相声 汪梅丽 隋唯东 杨 淼
第十一届（1990～1993）	毛凤兰 吴爱祥 钱惟成 李维郁 张建平 王正国 陆秀玲 李海银 袁祝君 汪梅丽 隋唯东 万金凤 蔡明珍 杨 淼 方 瑾 吴维贤
第十二届（1993～1998）	张佩金 陈 晶 蔡素琴 李维郁 王正国 张建平 陆秀玲 李海银 袁祝君 张昌山 朱连壁 万金凤 隋唯东 王浩庭 汪美玲 许波其 孔 云 张建兴
第十三届（1998～2003）	黄 琴 王爱民 张建兴 秦小定 李维郁 陆秀玲 隋唯东 孔 云
第十四届（2003～2007）	秦小定 王雨卉 石 磊 顾海军 王学政 王爱民 缪卫宏
第十五届（2007～ ）	缪晓梅 缪卫宏 王雨卉 石 磊 韩国军 张泽宾 顾海军 王爱民 朱希平

1955～1964年如东县人民委员会委员

表45-25

姓 名	性 别	单 位	任职时间	届 次
戴维石	男	古坝乡健民联合诊所所长、岔河区卫生所、岔河区医院中医	1955～1966	第一届、二届、三届、四届、五届、六届
从班候	男	县卫生院医务股股长	1955～1958	第一届、二届
徐 汾	女	县人民医院、中医院儿科医生	1957～1966	第二届、三届、四届、五届、六届
咸儿康	男	马塘联合诊所所长、中医院儿科医师	1958～1962 1964～1966	第三届、五届、六届
金健农	男	苴镇区卫生所副所长	1962～1964	第四届
因“文化大革命”未召开				第七届

1981～2010年如东县人大常委会委员

表45-26

姓 名	性 别	单位、职务	年 度	届 次
王玉材	男	丰利镇卫生院副院长	1981～1984	第八届
季汉源	男	县人民医院副院长	1981～1984	第八届
钱惟成	男	县人民医院院长	1981～1992	第八届、九届、十届、十一届
张建兴	男	县人民医院副院长	1993～2003	第十二届、十三届
石 磊	男	县人民医院外科主任	2003～	第十四届

1984～1988年如东县人大常委会副主任

表45-27

姓　名	性　别	单　位	年　度	届　次
季汉源	男	县人民医院副院长	1984～1988	第九届

1983～2010年南通市人大代表

表45-28

姓　名	性　别	单位职务	年　度	届　次
季汉源	男	县人民医院副院长	1983～1988	第八届
钱惟成	男	县人民医院副院长	1983～1988	第八届
陈道权	男	县中医院内科主治医师	1983～1988	第八届
蔡　萍	女	县中医院麻醉士	1983～1988	第八届
孙福民	男	栟茶区卫生所副所长	1983～1988	第八届
仲树芳	男	县人民医院内科主任	1988～1996	第九届、十届
汪梅丽	女	双甸镇卫生院医师	1988～1993	第九届
徐　治	男	县防疫站副站长	1993～1996	第十届
陆生保	男	县卫生局副局长	1996～2002	第十一届
石　磊	男	如东县人民医院外科主任	2002～2007	第十二届
缪卫宏	男	县妇幼保健所办公室主任 县卫生监督所所长	2002～2007 2007～	第十二届 第十三届
马　艳	女	县中医院总护士长	2002～2007	第十二届
孙　娅	女	县人民医院档案员	2007～	第十三届

1978～2008年江苏省人大代表

表45-29

姓　名	性　别	单位、职务	年　度	届　次
傅真明	男	如东县卫生防疫站秘书	1978～1983	第五届
季汉源	男	如东县人民医院副院长	1983～1988	第六届
刘广秀	女	如东县人民医院儿科主任	1988～1993	第七届
丁　蔚	女	如东县中医院药械科科长	2003～2007	第十届

二、政协委员

政协委员111人(如东县政协委员、南通市政协委员),其中:如东县政协委员105人(7届3人、6届3人、5届8人、4届10人、3届7人、2届32人、1届47人);如东县政协副秘书长1人(1届1人);如东县政协常委23人(6届1人、5届1人、4届2人、3届2人、2届7人、1届10人);如东县政协副主席1人(1届1人);南通市政协委员 6人(1届4人、2届3人、1届2人)。

1956～2010年如东县政协委员

表45-30

届次	姓名
第一届 （1956～1959）	陈朗清　叶成之　季少三　钱福林　钱世德　王棣华　徐汾　施克勤　薛其敬　印春山 姚寿仁　张筱竹
第二届 （1959～1962）	陈朗清　季少三　钱福林　咸仲实　姚寿仁　王棣华　徐汾　印春山　黄道六　张文炳 孙福民　缪应国　钱世德　李慰仙　陈阿永　钱朗轩　张筱竹
第三届 （1962～1964）	陈朗清　季少三　王棣华　钱福林　咸仲实　葛笃哉　张荄轩　耿忠仁　张文炳　黄道六 孙福民　缪应国　缪乃强　季汉源　马瑞年　钱朗轩　张冠南　徐汾　朱桂玉　印春山 张筱竹　欧阳觉生
第四届 （1964～1966）	陈朗清　季少三　徐汾　钱福林　黄道六　印春山　钱朗轩　张文炳　缪应国　咸仲实 缪乃强　耿忠仁　葛笃哉　孙福民　季汉源　张筱竹　欧阳觉生
第五届 （1966～1981）	陈朗清　季少三　徐汾　钱福林　黄道六　印春山　马瑞年　钱朗轩　张文炳　咸仲实 朱桂玉　耿忠仁　王玉屏　季汉源　缪乃强　张文言　孙福民　张荄轩　葛笃哉　缪应国 欧阳觉生
第六届 （1981～1984）	陈朗清　钱惟成　朱桂玉　王玉材　徐汾　蔡光华　咸仲实　孙福民　钱朗轩　陈道权 张文炳　张文言　季汉源　刘广秀　咸儿康　缪应国　王玉屏　耿忠仁　王观民　欧阳觉生 缪乃强　刘淑贞　张世珍　许志仁　陈丹　黄道六　朱慎五　葛省三　姚美云　张筱竹 葛笃哉　陆济社　唐仁儒　钱福林　陆秀生　欧阳育璜
第七届 （1984～1987）	陈朗清　徐汾　吴爱祥　刘淑贞　姜炳春　孙福民　姚美云　陈道权　张文言　刘广秀 李家祥　张文炳　葛省三　蔡光华　咸仲实　邢光明　姚士萍　柯士驯　缪应国　缪乃强 许志仁　陈丹　张世珍　朱慎五　王森和　陆桂兰　欧阳觉生　欧阳育璜
第八届 （1987～1990）	王妙生　张佩金　柯士驯　姚士萍　丁蔚　马笃　王家乐　王森和　毛凤兰　孔令权 李伯龙　李家祥　张洁　陆桂兰　咸仲实　姚美云　姜炳春　梅兰芬　蔡光华　蔡明珍 缪申　王秋霖　欧阳觉生
第九届 （1990～1993）	王妙生　张佩金　柯士驯　陆生保　丁蔚　马笃　王家乐　孔令权　李伯龙　李家祥 吴益民　张洁　张秀芬　姚士萍　姜福明　梅兰芬　蔡光华　赵秀英　王秋霖　钱进
第十届 （1993～1998）	陆生保　柯士驯　姚士萍　王秋霖　王家乐　姜福明　梅兰芬　黄沛香　丁蔚　钱进
第十一届 （1998～2002）	陆生保　柯士驯　丁蔚　黄沛香　王家乐　汤小苏　王秋霖　陈明星　桑乃俊　姜福明 姚世平　缪卫宏
第十一届 （1998～2002）	陆生保　柯士驯　丁蔚　黄沛香　王家乐　汤小苏　王秋霖　陈明星　桑乃俊　姜福明 姚世平　缪卫宏
第十二届 （2002～2007）	刘晓燕　丁志军　丁蔚　翟建山　张必成　汤小苏　佘晓春　苏建美　姜建玉　王秋霖 陈明星　桑乃俊　叶生　姜福明　姚世平　缪卫宏　贾建华　濮益周　孙娅（增补） 周留德　张时礼　张必成　吴益民　郑骏　蒋玲
第十三届 （2007～　）	丁志军　吕斌　缪文龙　翟建山　姚世平　贾建华　姜建玉　李中建　汤小苏　孙娅 濮益周　陈明星　周俊成　杨文华

1956～2010年如东县政协常委

表45-31

姓名	性别	单位、职务	年度	届次
陈朗清	男	县中医院副院长	1956～1987	第一届、二届、三届、四届、五届、六届、七届

续表45-31

姓　名	性　别	单位、职务	年　度	届　次
叶成之	男	县人民医院副院长	1956～1959	第一届
姚寿仁	男	古坝人民公社医院中医	1956～1962	第一届、二届
季少三	男	县中医院中医	1959～1966	第二届、三届、四届、五届
咸仲实	男	县中医院副院长	1959～1984	第二届、三届、四届、五届、六届
钱福林	男	县人民医院中医	1962～1966	第三届、四届、五届
黄道六	男	南漴医院副院长	1962～1966	第三届、四届、五届
孙福民	男	栟茶区卫生所副所长	1964～1987	第四届、五届、六届、七届
钱惟成	男	县人民医院副院长	1981～1984	第六届
王玉材	男	丰利医院副院长	1981～1984	第六届
徐　芬	女	县中医院儿科医师	1981～1987	第六届、七届
季汉源	男	县人民医院副院长	1981～1984	第六届
王妙生	男	县妇幼保健所副所长	1987～1992	第八届、九届
张佩金	男	县卫生局局长	1987～1992	第八届、九届
柯士驯	男	县卫生防疫站防疫主任	1987～1998	第八届、九届、十届、十一届
姚士萍	女	县人民医院总护士长	1987～1990	第八届
陆生保	男	县卫生局副局长	1990～1998	第九届、十届、十一届
钱　进	女	丰利医院医生	1990～1993	第九届、十届
王家乐	男	县人民医院五官科主任	1992～1998	第十届、十一届
王秋霖	男	县中医院中医主任医师	2002～2007	第十二届
翟建山	男	县人民医院主治医师	2002～2007	第十二届
姚世平	男	县第四人民医院院长	2007～	第十三届、十四届
贾建华	男	县卫生监督所科长	2007～	第十三届、十四届
姜建玉	女	县人民医院 科主任	2007～	第十三届、十四届

1981～1984年如东县政协副秘书长

表45-32

姓　名	性　别	单位、职务	年　度	届　次
徐　汾	女	县中医院	1981～1984	第六届

1981～1984年如东县政协副主席

表45-33

姓　名	性　别	单位、职务	年　度	届　次
陈朗清	男	县中医院副院长	1981～1984	第六届

1983～2010年南通市政协委员

表45-34

姓　名	性　别	单位、职务	年　度	届　次
杨芝兰	女	栟茶地区医院医生	1983～1990	第五、六届

续表45-34

姓 名	性 别	单位、职务	年 度	届 次
高景昭	男	县人民医院外科主任	1983～1998	第五、六、七、八届
王秋霖	男	县中医院肛肠科主任	1998～2007	第九、十届
黄沛香	男	县人民医院外科副主任医师	1998～2007	第九、十届
佘晓春	男	县人民医院外科副主任	2007～	第十一届
陈立新	男	县中医院副院长	2007～	第十一届

三、中共党代会代表

中共党代会代表4人(中共如东县候补委员、中共南通市党代会代表),其中:中共如东县候补委员2人(2届1人、1届1人);中共南通市党代会代表2人(2届1人、1届1人)。

1982～1987年中共如东县候补委员

表45-35

姓 名	性别	单位职务	年 度	届 次
江 静	女	县人民医院妇产科主任	1982～1987	第六、七届
吴爱祥	男	县卫生防疫站站长	1984～1987	第七届

1994～2002年中共南通市党代会代表

表45-36

姓 名	性别	单位职务	年 度	届 次
张泽宾	男	县中医院党支部书记、院长	1994、1996	第九、十届
康小平	男	县人民医院内科主任	1998	第十一届

1984～1988年中共江苏省党代会代表

表45-37

姓 名	性别	单位职务	年 度	届 次
钱惟成	男	县人民医院院长	1984	第七届

四、学术骨干

学术团体骨干成员39人,其中:江苏省学术团体骨干成员10人、南通市学术团体骨干成员29人。

1987～2010年江苏省学术团体骨干成员

表45-38

年 度	学术团体各称及兼职	姓 名
1987～1992	江苏省卫生系统思想政治研究会理事	吴爱祥
1990～1996	江苏省医院管理委员会委员	钱惟成

续表45-38

年　度	学术团体名称及兼职	姓　名
1992～2002	江苏省卫生系统思想政治研究会理事	丛　浩
1996～2001	江苏省医院管理委员会委员	徐定山
1998～2002	江苏省中医学会肛肠专业委员会副主任	王秋霖
1998～2002	江苏省中医学会理事、中西医结合学会医学管理专业副秘书长、肺专业常委	王爱民
1998～2002	江苏省中医药学会心血管专业委员会常委、老年医学会专业委员会常务委员	张旭初
1999-2004	江苏省预防医学会理事	孙德全
2001～2006	江苏省医院管理委员会委员	曹显明
2006～	江苏省医院管理委员会委员	季学军

1986～2010年南通市学术团体骨干成员

表45-39

年　度	学术团体名称及兼职	姓　名
1986～1989	南通市卫生经济研究会第一届副理事长	胡荫越
1989～1995	南通市卫生经济研究会第二届常务理事	胡荫越
1995～2000	南通市卫生经济研究会第三届常务理事	缪五宏
1995～2000	南通市卫生经济研究会第三届理事	张盛举
1991～1994	南通市医学会常务理事、市心血管病学会副主任委员	钱维成
1994～1998	南通市医学会常务理事、市普外科学会副主任委员	张建兴
1996～2000	南通市药学会第六届理事会常务理事	曹妙丰
1998～2002	南通市医学会常务理事	张建兴
1996～2000	南通市药学会第六届理事会常务理事	曹妙丰
1998～2002	南通市医学会常务理事	张建兴
2002～	南通市医学会副会长、南通市中医学会副会长	王爱民
1998～	南通市医学会肛肠专业委员会委员	王秋霖
1998～	南通市医学会预防委员会常委	孙德全
1987～1993	南通市卫生系统思想政治工作研究会常务理事	吴爱祥
1993～2003	南通市卫生系统思想政治工作研究会副会长	丛　浩
1996～2002	南通市卫生系统思想政治工作研究会常务理事	徐政权
2001～2002	南通市卫生系统思想政治工作研究会常务理事	刘晓燕
2003～	南通市卫生系统思想政治工作研究会常务理事	缪　彬
2002～2007	南通市医院管理学会常务理事	徐宗泉
2002～	南通市卫生系统思想政治工作研究会常务理事	康卫宁
1986～1988	南通市护理学会第四届常务理事	姚士萍
1986～1988	南通市护理学会第四届理事	周凤英
1986～1988	南通市护理学会第五届常务理事	姚士萍
1988～1996	南通市护理学会第五届理事	周凤英
1996～2001	南通市护理学会第六届常务理事	陈　晶

第十二编　人　物

综　述

如东县历史上曾有许多中医名家，战争年代和和平建设时代更多卫生工作者，能力所限，本志仅收录1726名卫生人物。其中历史人物393人、当今卫生人士1333人。本志人物收录方法：尊重历史，方便未来；本籍为主，兼顾外籍；逝者传略，生者简介；以出生年月为序。主要收录：历版《如皋县志》见志知名医卫人物；1991年版《如东县卫生志》列传、简介、简表人物；乡镇联合诊所副所长及其以上医疗卫生机构正、副职人员；获市人民政府（级）及其以上领导机关表彰人员；副主任医师（级）及其以上专业技术职称人员；支部委员会及其以上中共党组织正、副书记；总支部委员会及其以上共青团组织正、副书记；工会组织正、副主席；妇女组织正、副主任；卫生团体正、副职人员；县人民代表、县政协委员；医疗卫生单位离休人员；医卫界其他知名人士。

第四十六章　历史人物

概　述

本志传略收录393名历史卫生人物，其中历版《如皋县志》收录医人26人、1982年版《江苏烈士名册》收录革命烈士31人、本志历传人物336人。

第一节　见志医人

本志收录《如皋县志》收录医人26人，其中元代人氏2人、明代人氏2人、清代人氏22人。

白衣二真人

白衣二真人（元代—?），姓名失传，元代人氏，一次路过如皋赤岸乡，当地人管念九挽留他俩住宿，打扫住室，焚香煮茶招待。第二天清早，白衣二真人已不辞而别。住室中留下两只铁钵，钵中放着一张称做“头风黑神方”药方。管念九依方合药，将药放在铁钵之中，犯有头风的病人服此药后很快见效。元代末年，该药药方已失传。摘自明•天顺八年（1464年）《如皋县志》。

张　荣

张　荣（明代— ?），字伯仁，明代常山（今浙江常山）人，明•嘉靖年间移居如皋。精于医术，行医济世，病家请他出诊，无论清早深夜，无论严寒酷暑，无论暴雨大雪，他都及时前往，精心诊视拟方，疗效显著。明•嘉靖三十八年（1559年），倭寇侵犯如皋，副使刘景韶带兵抗倭，征调张荣为军医。军伍中病疫流行。张荣诊治抢救先后达1000多人。明•隆庆六年（1572年），如皋征集民夫1200多人至下邳疏竣河道，由于瘟疫流行，染病而死的人超过半数。张荣主动请求掌管官员，让他到下邳去救治。当时民夫都住在工地简易地棚之中，张荣不顾地棚矮小，爬着进入诊治。经过他医疗的民夫，都能康复回乡。他施舍救济，贫穷的人请求帮助，总是慷慨解囊。有的人借了他的钱，无力偿还，他就把借据退还或者烧毁。他去逝的时候，家里并没有积蓄的资财。摘自明•万历二十八年（1600年）《如皋县志》，《江苏历代医人志》有传。

卖药人

卖药人（明代— ?），姓名失传，明代人氏，明•万历四十二年（1614年），卖药人常常挑着药笼在集市上售药行医，并不引人注目。一天，卖药人刚刚放下药笼席地而坐，忽见西南方向有两个人扛着1个人急走如飞，来到药笼前向卖药人求医。卖药人见那被抬的人浑身都是刀斧留下的伤痕，头部和颈部伤势特别严重，忙将病人的头部放在自已的膝盖上，取自制药品涂敷，并将头颈部正位包扎好，病人视听随即恢复。卖药人又给病人发药，并交代了护理方法。病家给以酬金，卖药人拒收。集市上众多的人围观，看到这神奇的医疗过程，啧啧称赞。那二人欣喜地仍旧肩扛病人而去，卖药人也悄然离开。这件事传闻广远，对卖药人十分崇敬，可惜未能及时询问卖药人的姓名。摘自清•康熙二十二年（1683年）《如皋县志》，《江苏历代医人志》有传。

任大枢

任大枢（清代— ?），字慎斋，清代双甸人。精幼科。清•咸丰三年（1853年），痧症大行出奇效，活儿无数。子宗涟，尤精其术。不计酬，邑人赠“保赤心诚”额。人谓其方多秘制。摘自清•道光十九年（1839年）《如皋县续志》，《江苏历代医人志》有传。

任学淳

任学淳（清代— ?），清代双甸人，世代精于医术，擅长儿科。摘自清•道光十九年（1839年）《如皋县续志》，《江苏历代医人志》有传。

佘廷桢

佘廷桢（清代— ?），字维周，清代双甸人。“善岐黄”。次子瑶，“世其业”。摘自清•道光十九年（1839年）《如皋县续志》。

任　生

任　生（清代— ?），清代双甸人。如皋名医，精幼科。著有《秘方集解》《临症审视》。吴嵚曾门生。摘自民国18年（1929年）《如皋县志》。

吴　嵚

吴　嵚(清代— ?),字峰峰,清代如皋名医。少读《内径》,易名投至任生家,任将生平所著《秘方集解》、《临症审视》诸书授之。后医术大进,名噪乡里。摘自民国18年(1929年)《如皋县志》。

任剑萍　任庆辰

任剑萍(清代— ?),清代双甸人。为任庆辰之父,"懒于行医,专教子而更精"。 任庆辰,字震甫。"精医,诊治立效"。著有《临症验方》。摘自民国18年(1929年)《如皋县志》。

从鸣凤

从鸣凤(1807—?),字于冈,号绣斋,双甸从应鳌长子,工医学。精外科,例如牛角伤腹,"应手而治"。清•道光中期获授检校。摘自民国18年(1929年)《如皋县志》。

佘　瑶

佘　瑶(清代— ?),清代双甸人。受医术于其父廷桢,医术益精。摘自民国18年(1929年)《如皋县志》。

佘锡恩

佘锡恩(清代— ?),清代双甸人。佘瑶之次子,承父业。摘自民国18年(1929年)《如皋县志》。

佘祖文

佘祖文(清代— ?),清代双甸人。佘瑶之孙,承祖业。摘自民国18年(1929年)《如皋县志》。

佘祖荫

佘祖荫(清代— ?),清代双甸人。佘瑶之孙,承祖业。摘自民国18年(1929年)《如皋县志》。

佘祖培

佘祖培(清代— ?),清代双甸人。佘瑶之孙,承祖业。摘自民国18年(1929年)《如皋县志》。

佘宗泽

佘宗泽(清代— ?),清代双甸人。佘瑶之重孙。世医。摘自民国18年(1929年)《如皋县志》。

佘安泽

佘安泽(清代— ?),清代双甸人。佘瑶之重孙。"五世声闻不替"。摘自民国18年(1929年)《如皋县志》。

从周南

从周南(清代— ?),清代双甸工医。摘自民国18年(1929年)《如皋县志》。

蔡　榕

蔡　榕(清代一 ?),字兰亭,清代掘港人。如皋名医,工书能诗,善画墨菊。年八十有一卒。门人有私諡孝慤。摘自民国18年(1929年)《如皋县志》。

吴　芬

吴　芬(清代一 ?),字腕生,清代马塘人。精医儿科尤著,疹症惊风各症,“指下春回”,时在扬州地区很是出名。摘自民国18年(1929年)《如皋县志》,《江苏历代医人志》有传。

吴宜人

吴宜人(清代一 ?),清代马塘人。吴芬之子,继承父业。摘自民国18年(1929年)《如皋县志》。

陈延禧

陈延禧(清代一 ?),字鸿宇,清代岔河人。地方名医。摘自民国18年(1929年)《如皋县志》。

陈少鸿

陈少鸿(清代一 ?),清代岔河人。陈延禧之子,继承父业。摘自民国18年(1929年)《如皋县志》。

管士傑

管士傑(1666—1733),字俊,又字伟人,男,如东掘港人。清·康熙五年(1666年)生,精医术、诗文。曾著《医学指南》、撰《蟥山诗抄》。摘自民国18年(1929年)《如皋县志》。

第二节　英烈名录

本志收录1982年版《江苏烈士名册》收录革命烈士31人。其中,抗日战争牺牲3人、解放战争牺牲26人(其中牺牲时间地点不祥1人)、朝鲜战场牺牲1人、因战因公牺牲1人。

一、抗日战争时期牺牲烈士

曹显贵

曹显贵(1911—1945),男,汉族,如东栟茶人。清·宣统三年(1911年)生,中共党员,中医。民国19年(1940年)参加革命工作,历任东台县(今如东县)张黄乡村农抗会主任、东台县洋口乡乡长、东台县新元乡乡长、东台县新坝乡乡长、中共东台县栟北区委委员等职,民国34年(1945年)7月于栟茶镇龙王口就义。革命烈士。

刘丕芝

刘丕芝(1923—1945),男,汉族,如东南坎人。民国12年(1923年)生,民国31年(1942年)6月参加革命,中国国民革命军苏浙军区医务员,民国34年(1945年)8月苏南战斗牺牲。革命烈士。

杨廷贵

杨廷贵(1924—1945),男,汉族,如东北坎人。民国13年(1924年)生,民国32年(1943年)5月参加革命工作,历任中国国民革命军新编第四军1师3旅卫生员等职,民国34年(1945年)因战斗牺牲。革命烈士。

二、解放战争时期牺牲烈士

许达元

许达元(1895—1947),男,汉族,如东栟茶人。清•光绪二十一年(1895年)5月生,中医。民国29年(1940年),送月峰、日峰二子参加中国国民革命军新编第四军,投身抗日战争。后参加土地改革和除奸反霸斗争,民国36年(1947年)5月遭敌杀害于栟茶南堡。革命烈士。

肖永和

肖永和(1910—1948),男,汉族,如东五义人。清•宣统二年(1910年)生,民国35年(1946年)参加革命工作,历任中国人民解放军华东野战军第4纵10师29团卫生员,民国37年(1948年)淮海战役牺牲。革命烈士。

殷　冲

殷　冲(1913—1946),男,汉族,如东丁店人。民国2年(1913年)生,民国30年(1941年)4月参加革命工作,历任中国国民革命军新编第四军1师1旅2团卫生员等职。民国35年(1946年)战场牺牲。革命烈士。

顾正轩

顾正轩(1921—?),男,汉族,如东光荣人。民国10年(1921年)生,民国30年(1941年)参加革命工作,曾任中国国民革命军新编第四军1师3旅卫生队文化教员,牺牲时间地点不祥。革命烈士。

徐卫国

徐卫国(1921—1946),男,汉族,如东五义人。民国10年(1921年)生,民国30年(1941年)参加革命工作,历任中国国民革命军新编第四军某部医务员、中国人民解放军华东野战军第7纵队59团医务员等职,民国35年(1946年)皋南战役牺牲。革命烈士。

查学庆

查学庆(1921—1949),男,汉族,如东岔南人。民国10年(1921年)生,民国36年(1947年)参加革命工作,任中国人民解放军华东野战军第29军86师258团卫生员,民国38年(1949年)渡江战役牺牲。革命烈士。

缪五万

缪五万(1921—1949),男,汉族,如东沿南人。民国10年(1921年)生,民国36年(1947年)参加革命,任中国人民解放军第29军卫生员,民国38年(1949年)战斗牺牲。革命烈士。

姚荣万

姚荣万(1922—1946),男,汉族,如东丰西人。民国11年(1922年)生,民国32年(1943年)参加革命工作,曾任中国人民解放军华东野战军第7纵队61团医务员,民国35年(1946年)8月如皋加力战斗牺牲。革命烈士。

姚　建

姚　建(1922—1947),女,汉族,如东古坝人。民国11年(1922年)生,民国33年(1944年)加入中国共产党,同年参加革命工作,中国国民革命军新编第四军某部战士,后任中国人民解放军华东野战军某部战地医院党支部书记。民国36年(1947年)为抢救伤员,输血感染而牺牲。革命烈士。

张家琛

张家琛(1924—1946),男,汉族,如东丰西人。民国13年(1924年)生,民国32年(1943年)加入中国共产党。民国31年(1942年)参加革命工作,历任中国人民解放军华东野战军第7纵队61团医务员等职,民国35年(1946年)7月泰兴宣家堡战斗牺牲。革命烈士。

刘继昌

刘继昌(1924—1946),男,汉族,如东掘港人。民国13年(1924年)生,民国30年(1941年)参加革命工作。历任中国国民革命军新编第四军1师3旅后方医院司号员等职,民国35年(1946年)8月海安战斗牺牲。革命烈士。

徐伟国

徐伟国(1924—1949)又名祖来,男,汉族,如东丰利人。民国13年(1924年)生,参加革命工作时间不祥,历任中国人民解放军第三野战军59师后勤处医务员等职,民国38年(1949年)淮海战役牺牲。革命烈士。

万九同

万九同(1924—1949),男,汉族,如东人。民国13年(1924年)生,民国36年(1947年)参加革命工作,历中国人民解放军华东野战军第11纵队31旅93团医务员等职,民国38年(1949年)1月淮海战役牺牲。革命烈士。

黄风超

黄风超(1926—1948),男,汉族,如东丁店人。民国15年(1926年)生,民国36年(1947年)加入中国共产党,同年参加革命工作,历任中国人民解放军华东野战军某部医务员等职,民国37年(1948年)12月淮海战役牺牲。革命烈士。

季本攸

季本攸(1927—1947),男,汉族,如东光荣人。民国16年(1927年)生,民国34年(1945年)加入中国共产党,参加革命工作,历任中国人民解放军华东野战军第3纵队医务员等职,民国36年(1947年)衮州战斗牺牲。革命烈士。

丁年增

丁年增(1927—1947),男,汉族,如东河口人。民国16年(1927年)生,民国32年(1943年)参加革命工作,历任中国国民革命军新编第四军1师3旅某部卫生员、中国人民解放军某部见习医务员等职,民国36年(1947年)海安角斜战斗牺牲。革命烈士。

陈盛发

陈盛发(1927—1948),男,汉族,如东双甸人。民国16年(1927年)生,中共党员。民国35年(1946年)参加革命工作,历任中国人民解放军华中军区第9军分区8团3营军医等职,民国37年(1948年)余东战斗牺牲。革命烈士。

徐家余

徐家余(1927—1948),男,汉族,如东凌河人。民国16年(1927年)生,参加革命时间不祥,历任中国人民解放军华中军区第9军分区医务员,民国37年(1948年)因战牺牲。革命烈士。

翟保生

翟保生(1929—1948), 男,汉族,如东洋口人。民国18年(1929年)生,民国36年(1947年)参加革命工作,历任中国人民解放军华东野战军第11纵队31旅93团医务员,民国37年(1948年)沭阳战斗牺牲。革命烈士。

黄德英

黄德英(1929—1949),女,汉族,如东南坎人。民国18年(1929年)生,民国34年(1945年)加入中国共产党。民国34年(1945年)8月参加革命工作,历任中国人民解放军第23军67师医务员,民国38年(1949年)7月浙江嘉兴战斗牺牲。革命烈士。

缪明新

缪明新(1930—1946),男,汉族,如东五义人。民国19年(1930年)生,参加革命工作时间不祥,历任中国人民解放军华中军区第9军分区7团2营卫生员等职,民国35年(1946年)汤园战斗牺牲。革命烈士。

石增发

石增发(1930—1948),男,汉族,如东丰西人。民国19年(1930年)生,民国36年(1947年)参加革命工作,历任中国人民解放军华中军区第9军分区8团医务员等职,民国37年(1948年)黄桥战斗牺牲。革命烈士。

丁　诚

丁　诚(1931—1949),男,汉族,如东岔河人。民国20年(1931年)生,民国35年(1946年)加入中国共产党。民国35年(1946年)参加革命工作,历任中国人民解放军第29军医务处医务员等职,民国38年(1949年)7月苏州因公牺牲。革命烈士。

三、解放沿海地区期间牺牲烈士

马如生

马如生(1925—1949),男,汉族,如东五义人。民国14年(1925年)生,民国35年(1946年)参加革命工作,历任中国人民解放军第29军85师253团医务员等职,1949年10月厦门战斗牺牲。革命烈士。

沈有仁

沈有仁(1928—1949),男,汉族,如东童店人。民国17年(1928年)生,民国36年(1947年)参加革命工作,历任中国人民解放军第29军35师254团医务员等职,民国38年(1949年)厦门战斗牺牲。革命烈士。

龚洪亮

龚洪亮(1928—1949),男,汉族,如东南坎人。民国17年(1928年)生,民国37年(1948年)加入中国共产党,民国30年(1941年)参加革命工作,历任中国国民革命新编第四军某部战士、中国人民解放军第29军军部医务员等职,1949年10月于厦门病故。革命烈士。

四、抗美援朝战场牺牲烈士

吴兴权

吴兴权(1926—1951),男,汉族,如东新店人。民国15年(1926年)生,民国30年(1941年)参加革命工作,历任中国人民志愿军后勤部卫生员等职,1951年3月朝鲜战场牺牲。革命烈士。

五、和平建设时期因公牺牲烈士

于宣根

于宣根(1923—1958),男,汉族,如东洋口人。民国12年(1923年)生,民国33年(1944年)年加入中国共产党,同年参加革命工作,曾任中国国民革命军新编第四军某部战士,后任中国人民解放军福州康复医院副政治教导员,1958年因公牺牲。革命烈士。

第三节　传　略

本志历传人物336人。其中明代人氏1人、清代人氏105人、民国年代出生人氏218人、1949年10月后出生人氏12人。

管日坤

管日坤(明代—?),字宁所,明代人,掘港管氏第十世孙。著《医学精理》若干卷。

从长密

从长密(1660—1722),字仲仁,双甸从家坝从可楫三子,清·顺治十七年(1660年)生,工医。

从合茂

从合茂(1676—1745),字德音,号东墅,双甸从国宾长子,清·康熙十五年(1676年)生,工医。

从国傑

从国傑(1681—1716),字秀万。双甸从有栋次子,清·康熙二十年(1681年)生,工医。

从 淳

从 淳(1685—1731),字履厚,号礼后,双甸从诚长子,清·康熙二十四年(1685年)生,工医。善治痘。邻有金姓妇,公谓其旬日后必犯痘病且险恶,已而果然,相惊以为神。

从之伟

从之伟(1701—1767),字玉奇,双甸从合明长子,清·康熙四十四年(1701年)生,工医。善治痘。每天毒流行日辄活子数百人。

从乃來

从乃來(1712—1785),字时敏,双甸从之枚长子,清·康熙五十一年(1712年)生,工医。

冯蒙求

冯蒙求(1716—1797),男,汉族,双甸北乡人。清·康熙五十五年(1716年)生,善治痘,屡有奇功。尝途遇一吴姓子,猝令舆夫搏其周身,子惊啼,其母伺道中,诟之,求谓此子寻将出痘,必为逆症,搏之则心动汗浃,庶几可生。越三日,痘见转逆为顺,由是名闻远近。邑令陈额'保赤功深'以赠,医术家传九代。

从之椿

从之椿(1736—1780),从合昆长子。清·乾隆元年(1736年)生,工医。

从之美

从之美(1740—1799),字尊五。双甸从合宜继子,从合彩出继子,清·乾隆五年(1740年)生,工医。

汤世质

汤世质(1744—1831),字素修,号云巢,男,汉族,如东岔河人。清·乾隆九年(1744年)生,太学生,重刊王肯堂《医学穷源》六卷、秦希白《痘科秘传》一卷、《医学入门》。

从乃文

从乃文(1745—1822),字熙春,号西村,双甸从之球长子,清·乾隆十年(1745年)生,工医。

从　枢

从　枢(1751—1819),字建中,号向垣,双甸从盛景子,清·乾隆十六年(1751年)生,工医。一夕有人以急疾告公,遽起著襪,覔其脉者忽不得,遂跣而徃天明,视足得重襪焉。其急於施救如此。

汤述曾

汤述曾(1755—1812),字鲁传,号艑船,男,汉族,如东岔河人。清·乾隆二十年(1755年)生,太学生,《重刊种痘心法补》。

从之彪

从之彪(1759—1816),字玉光。双甸从合礼长子,清·乾隆二十四年(1759年)生,工医。

汤　潜

汤　潜(1766—1842),汤世质长子,一名泉,字啸山,号全民,男,汉族,如东岔河人。清·乾隆三十一年(1766年)生,辑《推拿广意》二卷,著《针灸秘传》一卷、《自病全案》一卷。

从乃樵

从乃樵(1766—?),字件渔,双甸从之福入继子,清·乾隆丙戌(1766年)生,工医。

从盛元

从盛元(1764—1841),字联奎,双甸从乃高长子,清·乾隆二十九年(1764年)生,工医。

从　福

从　福(1774—1824),字百臻,双甸从盛潮次子,清·乾隆三十九年(1774年)生,工医。善治痘,先是邑之神痘。日,冯蒙求以其术授吴氏,吴氏公舅也因复授公。故公所施治为有异特,后人未传其学。

从　龄

从　龄(1786—?),字燕及,双甸从之栋长子,清·乾隆五十一年(1786年)生,工医。一病妇家,妇卒死。其夫趋公走,公从容谓妇必无恙,饮如故,已而果活。

从乃璧

从乃璧(1792—1841),字兰田,双甸从之禄子,清·乾隆五十七年(1792年)生,工医。

从　洞

从　洞(1796—?),号瀛斋,从乃文长子,清·嘉庆元年(1796年)生,工医。

从乃森

从乃森(1798—1841),字会奎,号联璧,双甸从之松次子,清·嘉庆三年(1798年)生,工医。

从　骅

从　骅(1799—1850),字宝田,号孰圃,双甸丛乃璧子,清•嘉庆四年(1799年)生,工医。

从盛喆

从盛喆(1811—?),字兴周,号杏舟,双甸丛龄三子,清•嘉庆十六年(1811年)生,工医。

薛保田

薛宝田(1811—1886),字心农,又字莘农,家居丁堰,清•嘉庆十六年(1811年)生于亦官亦医世家。曾祖薛梅苑乾隆年间曾挽救十额附的重病,成为河北一带名医。父亲薛璜官至布政司理问,在京城行医。薛宝田得父传授,精通医理。后,以明经任上元县训导,继任浙江盐运司鹾尹。清•光绪六年(1880年)七月,应诏赴京,为慈禧皇太后叶赫那拉氏诊病,93天后返乡。翌年,《北行日记》传世。

从滮寿

从滮寿(1818—?),字子苹,双甸丛兰皋长子,清•嘉庆二十三年(1818年)生,善楷书,工医。

戴竹庵

戴竹庵(1869—1936),双甸镇北戴家庄人。清•同治八年(1859年)如皋东乡名中医。著有《脉学根源》等医著。

王大和

王大和(清代—?),清代,凌民人。住韩家碾坊(凌民乡),传至王棣华已有八代,主要秘方是黄升。所用黄升都系秘制。每年除夕,将埋藏地下已过10年的去性黄升取出,同时再埋进一包新黄升,年年交替,循环不已。碾制时,掌握黄升要陈,碾制要细,使用时,掌握"提毒用大量、生肌用小量"的原则。治疮疡有奇效。

钱岳山

钱岳山(清代—?),清代,凌民人。住祝家关帝庙(凌民乡),伤科传至钱朗轩已有五代,擅长小夹板固定骨折、手法复位,祖传秘方为"铁箍散"。民国初年,钱朗轩曾施行"柳枝接骨"一例。传人有钱世德。

印福章

印福章(清代—?),清代,石屏人。住印家桥(石屏乡),祖传喉科,至印春山已有四代,主要秘方为"雄黄巴豆丸"。传人有印春山、印长富、蔡竹英、许佳梅。

吴杏桥

吴杏桥(清代—?),清代,丰利人。丰利地区知名中医,擅长喉科。民国18年(1929年)2月,国民党中央卫生委员会通过《废止旧医以扫除医药卫生障碍案》(即废止中医案),引起全国人民反对。县中医药联合研究会会长沙元炳呈送《如皋县中医药联合研究会宣言》。吴杏林赴如城参加声援赴京请愿活动,参加签署《如皋县中医学公会发起人呈文》。著《吴氏喉科》。

缪俊德

缪俊德(清代—?),清代,栟茶人。栟茶地区知名中医,擅长痘科。著《痘科学》。

王我春

王我春(1870—1954),字可堂,名鸿献,男,汉族,如东丰利人。清·同治九年(1870年)生,秀才,曾址环北胡家园,任丰利小学教员,后弃教从医,自学成才,从事内科、妇产科。民国18年(1929年)2月,国民党中央卫生委员会通过《废止旧医以扫除医药卫生障碍案》(即废止中医案),引起全国人民反对。王我春、马久骧的《上中医学公会刍言》载于《如皋中医学报》民国18年(1929年)5月18日第12期。

马久骧

马久骧(1871—1954),字秉乾,别号"后懒真子",男,汉族,如东丰利人。清·同治十年(1871年)生,秀才,长中医内科,著《本草春灯》、《后懒真子医集》、《课医徒讲义》等。民国18年(1929年)2月,国民党中央卫生委员会通过《废止旧医以扫除医药卫生障碍案》(即废止中医案),引起全国人民反对。王我春、马久骧的《上中医学公会刍言》载于《如皋中医学报》民国18年(1929年)5月18日第12期。

苏鹤臣

苏鹤臣(1873—1935),名松年,以字行,男,汉族,江苏江宁人。清·同治十二年(1873年)生,幼师承朱振声,精中医内、外科,光绪年间出任如皋县医学训科官员。宣统三年后仍从事医业,曾任如皋县中医医学会临时副会长,如皋县中医中药研究所副会长、如皋县中医中药研究所副会长、如皋县国医公会常务副主席等职。

欧阳福保

欧阳福保(1875—1957),字似愚,男,汉族,如东丰利人。清·光绪元年(1875年)生,晚清秀才。中医眼科欧阳董才四世孙,少失怙。弱冠就读南京水师学堂。后弃儒从医,专承家学眼科,声名大噪。有欧家的眼睛之称,与印家的嗓子、王家的疮、钱家的跌打损伤齐名。欧阳似愚失聪,故欧聋子名闻县内外。民国12年(1923年),任如皋县中医学会会董兼丰利分会会长。民国18年(1929年)2月,国民党中央卫生委员会通过《废止旧医以扫除医药卫生障碍案》(即废止中医案),引起全国人民反对。欧阳福保撰文作稿,唤起社会舆论。抗日战争前后,悬壶于上海威海路根兴里,写秦伯未时相唱和。当时国民政府甘肃省财政厅陈心铭母亲患病,欧氏为其治愈。陈为表谢之情,特请于右任书写"名重扁鹊",如皋县知事林立山作跋,制成一米宽二米长金字大匾赠送,表彰医术高明。今由其孙保存在丰利镇卫生院。1953年,似愚以高龄岁带领欧氏后辈,参加丰利镇联合诊所,先后带徒数十。

晋伯衡

晋伯衡(1885—?),男,汉族,如皋白蒲人。清·光绪十一年(1885年)生,民国十六年(1927年)生,曾任如皋县白蒲区蒲东镇仁安医院院长。

蔡国梁

蔡国梁(1886—1847),男,汉族,如东掘港人。清·光绪十二年(1886年)生,留法医学博士,民国24年(1935年)学成归国后,在掘港镇西街开设"国梁医院",设病床20余张,有显微镜一架,能施行下腹部及难产、切肢等手术，是当时县内设备较好、规模最大、外科手术比较好的医院。民国35年(1946年)停办。学生有葛志成、金建侬、张文言、朱硕如、袁英三等人。

吴益甲

吴益甲(1887—1955)，男，汉族，如东河口人。清·光绪十三年(1887年)生，世传中医。益甲专事针灸，精研《甲乙经》《针灸大全》。曾投师茅山寺人华道长，历三年，针技精进。民国16年(1927年)，回里开业。他对"太乙金针"，功力深厚，手法熟练，不仅治疗慢性疾病，对急性病也常以针灸治愈。如皋、海安、东台等地慕名求医者络绎不绝。

季少山

季少山(1888—1968)，字元捷，男，汉族，如东掘港人。清·光绪十四年(1888年)生，祖辈业医，传至少三已有五世。少三幼即聪颖，随其父季祝三学习，熟读经典，博览群书。曾以医学应童子试，科举废后，遂专攻中医。上及歧黄，下及金元诸家，并侍父诊，业成后悬壶掘港。精于内科，擅长时病，博采众长，医术高超，诊病严谨，一丝不苟，深孚众望，求治者甚众。其为人心地磊落，胸怀豁达，待友坦率守信，处事刚直不阿。善诗文，常为诗刊《松籁》撰稿。民国18年(1929年)2月，国民党中央卫生委员会通过《废止旧医以扫除医药卫生障碍案》(即废止中医案)，引起全国人民反对。季少三撰文作稿，唤起社会舆论。季少三致力研究医学，所著医案、医论、医话分别发表于当时《三三医报》《光华医学杂志》《医界春秋》等刊物。且广植桃李，传人甚多，许多人成为当今名家。建国后虽届古稀之年，不作伏枥老骥，响应党的号召，1952年参加工作，历任如东县掘港联合诊所医生、如东县中医院医生等职。不惜多病之躯。晚年倾毕生所学，编成《季少三医话》，分时病、杂病两大类共100篇。并将家藏古籍经典，注本医案等千余册及祖传秘方无偿献出，不遗其子。曾任如皋县中医学会掘港分会会长。如东县第一届、二届、三届、四届、五届政协委员，第二届、三届、四届、五届政协常委。

仲登俊

仲登俊(1890—?)，男，汉族，如东马塘人。清·光绪十六年(1890年)生，曾任如皋县马塘镇秀生医院院长。

王棣华

王棣华(1891—1963)，男，汉族，如东凌民人。清·光绪十七年(1891年)生，曾祖大和，祖藻抒，父丽生，均擅长外科。民间传有"王家的疮"的赞语。棣华对祖传秘方、验方，在临床实践中加以研究、整理。在外用药料的选择、储藏、配制等方面，很有讲究，尤擅修合黄升，亦重外疮内治。自配"冶结胜金内胜丸"方，治疗结核性疮疡甚效。治愈疮疡者众，求医者踵门。1953年参加工作，历任如东县凌民人民公社医院中医等职。如东县第一届、二届、三届政协委员。

许如金

许如金(1892—?)，男，汉族，如东岔河人。如东凌民人。清·光绪十八年(1892年)生，曾任如皋县岔河镇同德医院院长。

张荄轩

张荄轩(1893—1973)，又名毓杨，男，汉族，如东凌民人。清·光绪十九年(1893年)11月生，幼读儒书，后习医，民国22年（1933年）开办私人诊所。1949年参加工作，历任如东县王元乡优救会主任、如东县王元乡联合诊所中医、如东县马塘卫协分会主任、如东县凌民人民公社卫生院中医等职。如东县第三届、五届政协委员。

戴鹤亭

戴鹤亭（1894—1936），男，汉族，如东双甸人。清·光绪十九年（1893年）生，经父亲戴竹庵言传身教，27岁独立接诊，医学成就不在父亲之下。让长子戴铁岩为传人。

蔡观明

蔡观明（1894—1970），字处晦，号尔文，男，汉族，如东栟茶人。清·光绪二十年（1894年）生，曾主编如皋《皋鸣报》《拼茶史料》，任教于江苏省立第七中学（今南通中学）、上海圣约翰大学、光华大学、栟茶中学，创办扶轮学院、国故专修学社，民国18年（1929年），任栟茶市行政局长，任内办了修桥、筑路、禁娼、禁烟、兴学、办报等公益事业。民国30年（1941年），日本侵略军侵占栟茶时，蔡氏坚持在南乡行医、教书。中华人民共和国成立后，历任南通市文化管理委员会副主任、江苏省文史馆馆员。南通市政协委员。蔡观明长歧黄，精诗词，通文史，善书画，著述有《平秘论》《湿温警言》《孤桐馆医案》《素问音》《习医札记》《医验杂记》《中国文学史》《中国文字学》《经学指津》《孤桐余韵》《南通方言疏证订补》《从敦煌变文读古汉语音韵》《吴嘉记年谱》《绿绮词》。

王晓岚

王晓岚（1895—？），男，汉族，如东栟茶人。清·光绪二十一年（1895年）生，日本东京帝国大学毕业，学士学位，毕业回国后曾任东台县公立医院院长，抗日战争期间，开办栟茶王晓岚诊所。抗日战争胜利后迁居泰州市，历任泰州市平民医院院长、泰州市中医院院长等职。

赵紫东

赵紫东（1895—1977），男，汉族，如东栟茶人。清·光绪二十一年（1895年）生，民国9年（1920年）毕业于南通医学专科学校。民国10年（1921年），在栟茶镇北街开设“紫东医院”。民国27年至29年（1938年至1940年），任东台县立医院院长。新四军东进后返栟茶，居南乡南蔡家楼，为抗日伤病员和民众治病。建国后，任镇江面粉厂医师。学生有葛其德。子朋叁、女亚南皆从医。

从定远

从定远（1895—？），男，汉族，如东岔河人。清·光绪二十一年（1895年）生，曾任如皋县岔河镇惠生医院院长。

胡维城

胡维城（1896—1984），男，汉族，江苏镇江人。清·光绪二十二年（1896年）生，民国6年（1917年）南通医学专科学校毕业后赴日本学习。回国后私人开业，民国21年（1932年）与胡伯兰、丁志中创办同仁医院。民国27年（1938年）3月，如城沦陷后迁栟茶镇。后历任如皋县人民公社医院外科主任、上海静安区康定地段医院医师等职。

钱朗轩

钱朗轩(1896—1987),又名钱瘪子,男,汉族,如东掘郊人。清•光绪二十二年(1896年)生,为钱氏伤科第五代传人。16岁在祝关庙、苏家尖等地设诊医伤,后于掘港三义阁开设门诊。1958年参加如东县掘郊人民公社医院组建,建立伤科门诊。以祖传秘方“铁箍散”“跌打膏”为主,内外兼治,履得奇效。如东县第二届、三届、四届、五届、六届政协委员。

周宗鉴

周宗鉴(1896—1986),字镜湖,男,汉族,如东马塘人。清•光绪二十二年生,少年时专学古文辞。17岁师承马塘中医吴宜人,肄业3年出师,开业行医。民国25年(1936年),如皋东乡疟疾流行猖獗,他不分昼夜、不计诊金抢救病患。民国35年(1946年),合家迁居南通,开业授徒。1956年后历任南通市中医院医师、南通市传染病医院主治医师、南通市中医院学会理事等职。1981年晋升主任中医师职称,1982年获“南通市优秀卫生工作者”“全国名老中医”称号。

胡伯兰

胡伯兰(1897—1969),男,汉族,江苏镇江人。清•光绪二十三年(1897年)生,民国6年(1917年)毕业于南通医学专门学校,后被选送千叶医院深造,民国8年(1919年)后,历任南通医学专门学校教师、如皋公立医院内科主任,民国21年(1932年)与胡晋候等创办同仁医院,民国27年(1938年)迁栟茶。后曾任如皋县人民医院院长、如皋县副县长、如皋县政协副主席等职。

陈仲华

陈仲华(1897—1976),男,汉族,如东掘港人。清•光绪二十三年(1897年)生。民国9年(1920年)南通医学专科学校毕业(今南通医学院)。翌年留学日本。民国16年(1927年),在掘港镇西街开设“仲华医院”,专内科。民国36年(1947年)停办。学生有孙德璇、管吉余、季汉澄、徐鸿鹄等人。

郭信五

郭信五(1897—?),男,汉族,如东掘港人。清●光绪二十二年(1896年)生,曾任如皋县掘港镇寿民医院院长。

杨宪章

杨宪章(1897—?),男,汉族,如东景安人。清•光绪二十三年(1897年)生,1952年后,历任如东县锦成乡联合诊所所长、如东县新乐人民公社卫生院中医等职。

丁　铭

丁　铭(1898—1983),字志中,男,汉族,如皋如城人。清•光绪二十四年(1898年)4月生,民国6年(1917年)南通医学专科学校毕业后赴日本三井病院实习。民国9年(1920年)回国后任南通医学专科学校教授。民国21年(1932年)5月与胡伯兰、胡维城创办同仁医院。民国28年(1939年)任如皋县立医院(设于马塘)院长后,历任常州天宁寺佛教医院院长、上海市章华毛纺厂厂医等职。

马瑞年

马瑞年(1898—?),男,汉族,如东掘港人。清·光绪二十四年(1898年)12月生,民国13年(1924年)后任金沙仁寿堂药工、石港松寿堂药工、曹埠瑞裕祥堂药工、掘港唐怡和堂药工等职。民国34年(1945年)参加如东县掘港药业工会。1956年5月参加工作,历任如东县药业合作社药工、如东县制药厂药工等职。如东县第三届、第六届政协委员。

季德胜

季德胜(1898—1981),男,汉族,江苏宿迁人。清·光绪三十四年(1898年)生,五世蛇医传人。自幼随父季明扬流浪江南。民国12年(1923年)迁至如皋县岔河镇捉蛇、卖蛇药,医治蛇致伤。翌年,其父亡,葬于岔河南乡。民国27年(1938年),日寇入侵如皋后,定居南通。中国医学科学院特邀研究员。1958年9月,出席全国医药卫生技术革命经验交流大会和全国科联第十二次代表大会,受到周恩来、董必武等党和国家领导人接见,卫生部授予“医药卫生技术革命先锋”称号。

钱福林

钱福林(1898—1981),男,汉族,如东掘港人。清·光绪二十四年(1898年)生,1952年参加工作,历任如东县人民医院中医等职。如东县第一届、二届、三届、四届、五届、六届政协委员,第三、四届、五届政协常委。

姚寿仁

姚寿仁(1898—1981),男,汉族,如东古坝人。清·光绪二十四年(1898年)生,1952年参加工作,历任如东县古坝乡健民联合诊所中医、如东县古坝人民公社医院中医等职。如东县第一届、二届政协委员、政协常委。

季福成

季福成(1899— ?),男,汉族,如东岔河人。清·光绪二十五年(1899年)3月生,初中文化,中医师,民国38年(1949年)1月参加如东县医生联合会,1956年参加工作,历任如东县汤园区民富乡联合诊所副所长、如东县永红人民公社卫生院副院长等职。如东县第五届、六届人民代表。

戴维石

戴维石(1899—1976),男,汉族,如东古坝人。清·光绪二十五年(1899年)5月生,民国36年(1947年)与丛济群、蔡民之、蔡郁文共同创建如东县岔河惠民医院,1952年参加工作,历任如东县古坝乡健民联合诊所所长、如东县岔河区卫生所中医、如东县岔河区医院中医等职。如东县第一届、二届、三届、四届、五届、六届人民代表、人民委员会委员。

陈朗清

陈朗清(1899—1991),字松,号翠竹轩主人,男,汉族,通州西亭人。清·光绪二十五年(1899年)生,1980年晋升副主任中医师职称。8岁随儒医李汉翘读“四书五经”,14岁学习中医,攻读四大经典,旁及金元四大家岐黄著述。4年后,又随名中医李锡三实习两年。实习期间,一面随师临证,一面浏览名家医案,对瘟病研究尤下功夫。民国9年(1920年)开办私人诊所。民国10年(1921年)掘港镇及郊区瘟疫流行。陈朗清精心诊治，屡起沉疴，拯救众多垂危病人，因而医名大噪。1956年2月参加工作，历任如东县中医院副院长、如东县人民医院副院长、南通地区中医学会理事、南通市中医学会顾问、南京中医学院首届中医继承班教员等职。如东县第一届、二届、三届、四届、五届、六届、八届、九届人民代表，如东县第一届、二届、三届、四届、五届、六届、七届政协委员、政协常委，第六届政协副主席。1994年10月获“江苏省名中医”称号。著有《吐粪症治验》《逆流换舟法治疗痢疾的体会》《胃病病机症治的探讨》《崩漏病机证治探讨》《慢性消化性溃疡的辩证施治》《温病厥逆》《湿温变证治验》等，曾被评为“南通市健康老人”“江苏省健康老人”。

周筱斋

周筱斋(1899—1989)，字倜生，男，汉族，清•光绪二十五年生，原籍浙江慈溪。家世业医，早年定居如东马塘王家大院内。少时曾从事中药，后专攻内科、妇科曾任如皋县中医公会评议员、马塘分会会长；南通市中西医结合研究会常务理事、南通市医协会副主席兼秘书长；南京中医院副主任医师、副教授等职。1953年获“全国名老中医”称号，1956年加入中国共产党；1958年受到刘少奇、周恩来等党和国家领导人接见，曾当选南通市人大代表、南京市人大代表。获“江苏省劳动模范”称号，编纂《祖国医学史》《药剂学》，主审《中医学概论》。

顾南群

顾南群(1900—?)，男，汉族，如东马塘人。清•光绪二十六年(1900年)生，历任上海南洋医院院长、旅沪通如崇海同乡会赴如皋县丰利马塘恶性疟疾流行区医疗队队长等职。

任伯坤

任伯坤(1902—1981)，男，汉族，如东双甸人。清•光绪二十八年(1902年)生，初中文化，职业药工。1958年参加工作，18岁承祖业，经营私家药店，后历任如东县庭贵乡联合诊所药工、如东县红旗人民公社卫生院药工等职。

姜天龙

姜天龙(1904—1987)，男，汉族，江苏淮阴人。清•光绪三十年(1904年)生，民国27年(1938年)任如皋县海防团军医。民国30年(1941年)3月参加革命工作，任中国国民革命军新编第四军第一师第三旅独立团军医。民国38年(1949年)起任如东县人民医院医生、如东县卫海区卫生所所长、如东县苴镇区卫生所副所长、如东县丰利区卫生所副所长，1956年后任海安县麻风病医院医师等职。

徐可琴

徐可琴(1904—1985)，男，汉族，如东苴镇人。清•光绪三十年(1904年)7月生，民国27年(1938年)加入中国共产党。民国30年(1941年)1月后历任中共如皋县滨海区委副书记、中共如皋县丰东区委副书记、丰掘区委副书记、丰利区委书记、中共如东县委苴镇区委书记、沿海区工委书记、如东县政府县长、如东县卫生院院长(兼)、南通地区边防司令部副主任、江苏省海洋渔业指挥部副指挥、政协如东县委员会主席等职。

咸儿康

咸儿康(1904—1982)又名咸毓麟、咸趾仁，男，汉族，如东潮桥人。清•光绪三十年(1904年)生，咸儿康幼年读过私塾，后在潮桥、安丰等拜知名中医学习儿科。满师后，又随咸琴孙先生（中医儿科）见习，后在本乡专业从医。民国22年（1933年）取号“儿康”，专治儿科疾病，建国后继续钻研儿科。1951年参加工作，历任如东县卫协会马塘分会副主任、如东县马塘联合诊所所长、如东县中医院儿科中医等职。如东县第一届、二届、三届、四届、五届、六届人民代表，第三届、五届、六届人民委员会委员，如东县第六届政协委员。咸儿康为解除儿童疾苦，继承祖传秘方，潜心钻研医学著作，总结临床经验，制成青蒿虫丸、万应丸、坠痰丸、加味香砂胃苓散等20余种丸、散剂，应用临床，疗效显著。并将秘方、验方无偿献给国家。先后发表论文10余篇。

黄道六

黄道六（1904—?），男，汉族，如东袁庄人。清•光绪三十年（1904年）11月生，1956年2月加入中国共产党，初中文化，中医师职称。幼读私塾，其后，赴冒一山诊所、佘梅诊所学医。民国11年（1922年）开办私人诊所。1950年参加工作，历任如东县景安区卫协分会主任、如东县双甸区卫协分会主任、如东县袁庄卫生所中医、如东县南渗地区医院副院长、如东县袁庄乡卫生院中医师等职。如东县第二届、三届、四届、五届、六届政协委员，第三届、四届、五届政协常委。1960年获“江苏省先进工作者”称号。

罗致平

罗致平（1904—?），男， 汉族，如东掘港人。清•光绪三十年（1904年）11月生，1952年参加工作，历任如东县苴镇联合诊所中医、如东县苴镇人民公社卫生院中医等职。如东县如东县第一届、二届、三届、四届、五届、六届、八届、九届人民代表。

葛　春

葛　春（1905—1985），男，汉族，如东德贵人。清•光绪三十一年（1905年）生，1952年后历任如东县德贵乡联合诊所所长、如东县德贵人民公社医院中医等职。

王玉材

王玉材（1905—1985），男，汉族，如东丰利镇人。清•光绪三十一年（1905年）生，主治中医师职称。少失怙，十五辍学，随伯父王我春习医。长于时病，对妇科杂病调治，理法方药多宗《类证治裁》。1953年参加工作，历任如东县丰利联合诊所所长、如东县丰利区医院副院长等职。如东县第一届、二届、三届、四届、五届、六届、第八届、九届人民代表，第八届人大常委会委员，如东县第六届政协常委。

于杰璜

于杰璜（1905—?），男，汉族，如东德贵人。清•光绪三十一年（1905年）生，1952年后历任如东县洋口乡联合诊所所长、如东县德贵人民公社医院中医等。

缪惠甫

缪惠甫（1905—?），男，汉族，如东栟茶人。清•光绪三十一年（1905年）生，1952年后历任如东县栟北乡联合诊所所长、如东县栟茶人民公社医院中医等职。

缪毅芝

缪毅芝（1905—?），男，汉族，如东浒澪人。清•光绪三十一年（1905年）生，1952年后历任如东县西洋乡联合诊所所长、如东县浒澪人民公社医院中医等职。

李慰仙

李慰仙(1905—?),男,汉族,如东潮桥人。清·光绪三十一年(1905年)生,1952年参加工作,历任如东县潮桥乡联合诊所所长、如东县潮桥人民公社医院中医等职。如东县第二届政协委员。

欧阳觉生

欧阳觉生(1905—?),男,汉族,如东丰利人。清·光绪三十一年(1905年)生。1952年参加工作,历任如东县丰利镇联合诊所所长、如东县丰利人民公社医院中医、如东县丰利镇卫生院中医、如东县丰利医院中医等职。如东县第三届、四届、五届、六届、七届、八届政协委员。

石光斗

石光斗(1906—1978),男,汉族,如东环镇人。清·光绪三十一年(1906年)生,民国20年(1931年)上海同德医学院(今上海市第二医学院)肄业,后任南京中央医院、南通乐仁医院外科主治医师。民国26年(1937年),在马塘镇东街开设"光斗医院",设内、外、妇产科。民国35年(1946年)停办。翌年去马鞍山,后任马鞍山钢铁公司医院副院长。学生有王观民、高国相、高世学、邱美珠等人。

王笃因

王笃因(1908—?),男,汉族,如东凌民人。清·光绪三十四年(1908年)生,民国23年(1934年)上海同德医学院(今上海第二医学院)肄业。民国28年(1939年),在马塘镇南街开设"笃因医院",设内、外、妇产科。民国34年(1945年)停办。学生有朱泰来、赵富琏、陈忠义、芦仁安等人。

张有志

张有志(1908—1963),男,汉族,如东掘港人。清·光绪三十四年(1908年)生,中共党员,历任如东县干休所所长、如东县职工疗养院院长等职。

周申晋

周申晋(1908—?),男,汉族,浙江萧山人。清·光绪三十四年(1908年)生,抗日战争期间参加革命工作,历任南通县后方医院院长、中国国民革命军新编第四军苏中军区第4 军分区卫生部部长、中国人民解放军华中军区第9军分区卫生部部长、江苏军区卫生处处长、苏皖边区政府卫生局局长、浙江医科大学附属第二医院院长等职。

缪静波

缪静波(1908—1963),男,汉族,如东洋口人。清·光绪三十四年(1908年)生,1952年后历任如东县德贵联合诊所所长、如东县洋口人民公社中心联合诊所医生等职。

韩道煜

韩道煜(1908—?),男,汉族,如东双甸人。清·光绪三十四年(1908年)生,1952年参加工作,历任如东县双甸联合诊所中医、如东县双甸人民公社卫生院医生等职。如东县第一届、二届、三届、四届、五届、六届人民代表。

潘志咸

潘志咸(1908—?),女,汉族,如东双甸人。清•光绪三十四年生,1952年后历任如东县双甸联合诊所中医、如东县双甸人民公社卫生医生等职。如东县第一届、二届、三届、四届、五届、六届人民代表。

钱世德

钱世德,(1908—?),男,汉族,如东凌民人。清•光绪三十四年生,住祝家关帝庙(凌民乡),钱岳山伤科传人,擅长小夹板固定骨折、手法复位,祖传秘方为“铁箍散”。1952年后历任如东县凌民联合诊所中医、如东县凌民人民公社卫生医生等职。如东县第一届、二届政协委员。

陆啟椿

陆啟椿(1909—?),男,汉族,如东双甸人。清•宣统元年(1909年)生,1952年后历任如东县鹤井乡联合诊所所长、如东县石甸人民公社卫生院药工等职。

孙　鑫

孙　鑫(1909—?),男,汉族,如东桐本人。清•宣统元年(1909年)生,1952年后历任如东县马塘镇联合诊所所长、如东县桐本人民公社医院中医等职。

包连卿

包连卿(1909—?),男,汉族,如东双甸人。清•宣统元年(1909年)生,承祖业,长中医内科、妇科,1952年后历任如东县庭贵乡联合诊所中医、如东县红旗人民公社卫生院中医等职。

施公衡

施公衡(1910—?),男,汉族,如东兵房人。清•宣统二年(1910年)生,民国30年(1941年)创办掘东公益医院。民国36年(1947年)8月后历任如东县掘东利民联合诊所所长、南通地区专员公署民政科卫生股股长等职。

李德钧

李德钧(1910—?),男,汉族,如东掘港人。清•宣统二年(1910年)生,中共党员,1952年参加工作,历任如东县五、六总联合诊所所长、如东县掘郊人民公社卫生院中医等职。

顾维成

顾维成(1910—?),男,汉族,如东光荣人。清•宣统二年(1910年)生,1952年参加工作,历任如东县光荣乡联合诊所所长、如东县光荣人民公社医院中医等职。

祁伯衡

祁伯衡(1910—?),男,汉族,如东掘港人。清•宣统二年(1910年)生,1952年参加工作,历任如东县虹元乡联合诊所所长、如东县苏云人民公社医院中医等职。

缪志仁

缪志仁(1910—?),男,汉族,如东宏林人。清•宣统二年(1910年)生,1952年参加工作,历任如东县宏连乡联合诊所所长、如东县宏林人民公社医院中医等职。

周科术

周科术(1910—?),男,汉族,如东宏林人,清•宣统二年(1910年)生,1952年参加工作,历任如东县秀贞乡联合诊所所长、如东县宏林人民公社医院中医等职。

蔡　迪

蔡　迪(1911—?),男,汉族,如东马塘人。清•宣统三年(1911年)生,中共党员,参加抗日战争后,历任如皋县马塘区区长、泰东县栟茶区区长、如皋县双北区区长、中共如皋县双岔北区区委书记、如皋县政府民政科科长、如皋县政府西北办事处民政科科长、如中行政公署教育科科长等职。

施小岩

施小岩(1911—?),男,汉族,如东新店人。清•宣统三年(1911年)生,1952年参加工作,历任如东县芳根乡联合诊所所长、如东县永红人民公社卫生院中医等职。

丛伯廷

丛伯廷(1911—?),男,汉族,如东石甸人。清•宣统三年(1911年)生,1952年参加工作,历任如东县石北乡联合诊所所长、如东县石甸人民公社卫生院中医等职。

印春山

印春山(1911—?),男,汉族,如东石屏人。住印家桥(石屏乡),清代印福章祖传喉科四代传人,主要秘方为“雄黄巴豆丸”。1952年参加工作,历任如东县春海乡联合诊所中医、如东县石屏乡卫生院中医等职。如东县第一届、二届、三届、四届、五届政协委员。

葛笃哉

葛笃哉(1911—?),男,汉族,如东景安人。清•宣统三年(1911年)生,1952年参加工作,如东县景安乡联合诊所中医。如东县第三届、四届、五届、六届政协委员。

王金荣

王金荣(1911—?),男,汉族,如东南坎人。清•宣统三年(1911年)生,1950年参加工作,历任如东县南坎乡联合诊所所长、如东县大豫人民公社医院中医师等职。

王玉屏

王玉屏(1911—?),男,汉族,如东丰利人。清•宣统三年(1911年)生,少随伯父王我春习医。长于时病,1952年后历任如东县丰利镇联合诊所中医、如东县丰利人民公社医院中医、如东县丰利镇卫生院中医、如东县丰利医院主治中医医师等职。如东县第五届、第六届政协委员。

朱梓亭

朱梓亭(1911—?),男,汉族,如东丰利人。清·宣统三年(1911年)生,1952年参加工作,历任如东县掘港联合诊所中医、如东县中医院中医等职。如东县第四届、五届、六届人民代表。

曹子灵

曹子灵(1911—1980),字玉仁,男,汉族,如东马塘人。清·宣统三年(1911)生,自幼学医,对伤寒、儿科、妇科颇有研究,先私人诊所,1952年后历任如东县潮桥乡联合诊所中医、如东县潮桥人民公社卫生院中医等职。编写《伤寒新辧》《儿科新编》《妇科新编》《病理学》《药理学》《运用10方198法》等9部专著。

张仲炘

张仲炘(1912—1988),男,汉族,如东曹埠人。民国元年(1912年)10月生,1956年2月参加工作,历任如东县惕安乡联合诊所所长、如东县曹埠人民公社民办医院院长等职。

盛新民

盛新民(1912—?),男,汉族,如东马塘人。民国元年(1912年)生,中共党员,参加抗日战争后,历任如皋县马塘区区长、泰东县栟茶区区长、如皋县双北区区长、中共如皋县双岔北区区委书记、如皋县政府民政科科长、如皋县政府西北办事处民政科科长、如中行政公署教育科科长等职。

张卿云

张卿云(1912—2000),男,汉族,如东双甸人。民国元年(1912年)生,初中文化,职业中医。1952年参加工作,历任如东县庭贵乡联合诊所所长、如东县红旗人民公社卫生院中医等职。

姚　延

姚　延(1912—?),男,汉族,江苏如皋人。民国元年(1912年)生,1938年起历任如皋县立医院医生、如东县抗日民主政府门诊部主任、中国国民革命军新编第四军苏中军区第4军分区后方医院医生等职。

周冶农

周冶农(1913—2007),男,汉族,如东栟茶人。民国2年(1913年)2月生,民国31年(1942年)5月加入中国共产党。民国20年(1931年)4月后,历任东台县浒澪小学教师、泰东县栟茶区区长、中国人民解放军华中军区第9军分区干部学校供销科科长、如东县政府民政科科长(分管卫生)、如东县政府副县长、中共如东县委员会书记、南通地区城市工作委员会副部长、南通地区党校副校长等职。

薛文宰

薛文宰(1913—1984),男,汉族,如东大豫人。民国2年(1913年)10月生,中医师职称。1949年12月参加工作,历任如东县镇东乡联合诊所所长、如东县掘东区卫协分会副主任、如东县大豫人民公社医院院长、如东县林场医务室室长、如东县环港人民公社中心联合诊所主任等职。

张云茂

张云茂(1913—?),男,汉族,如东大豫人。民国2年(1913年)10月生,1952年参加工作,历任如东县镇东乡联合诊所中医、如东县大豫人民公社医院院长等职。

陈万元

陈万元(1913—?),男,汉族,如东长沙人。民国2年(1913年)生,1952年参加工作,历任如东县三邻乡联合诊所所长、如东县长沙人民公社医院中医等职。

佐如英

佐如英(1913—?),男,汉族,如东兵房人。民国2年(1913年)生,1952年参加工作,历任如东县徐征乡联合诊所所长、如东县兵房人民公社医院中医等职。

施文周

施文周(1913—?),男,汉族,如东兵房人。民国2年(1913年)生,1952年参加工作,历任如东县新民乡联合诊所所长、如东县兵房人民公社医院中医等职。

徐小林

徐小林(1913—?),男,汉族,如东长沙人。民国2年(1913年)生,1952年参加工作,历任如东县长沙乡联合诊所所长、如东县长沙人民公社医院中医等职。

季明光

季明光(1913—?),男,汉族,如东苴镇人。民国2年(1913年)1月生,南通医学专科学校毕业(今南通医学院)。民国25年(1936年),在马塘镇碧霞山下养老所内开设"光华医院"。民国27年(1938年)停办。后往沙庄、潮桥开设诊所。民国35年(1946年),迁居通、沪。姚延、咸仲实、冒青云、朱念生、周棠皆出其门下。

张文炳

张文炳(1913—?),男,汉族,如东兵房人。民国2年(1913年)生,1952年后历任如东县新中乡联合诊所中医、如东县兵房人民公社医院中医、如东县兵房中心卫生院中医等职。如东县第二届、三届、四届、五届、六届、七届政协委员。

欧阳育璜

欧阳育璜(1913—?),男,汉族,如东丰利人。民国2年(1913年)生,1952年参加工作,历任如东县丰利镇联合诊所所长、如东县丰利人民公社医院中医、如东县丰利镇卫生院中医、如东县丰利医院中医等职。如东县第四届、五届、六届人大代表,如东县第六届、七届政协委员。

缪应国

缪应国(1914—?),男,汉族,如东栟茶人。民国3年(1914年)生,1952年参加工作,历任如东县栟茶联合诊所中医、如东县中医院中医等职。如东县第二届、第三届、四届、五届、六届、七届政协委员。

黄世科

黄世科(1914—?),男,汉族,江苏如皋人。民国3年(1914年)生,民国27年(1938年)起历任如皋县立医院医生、如东县抗日民主政府门诊部医生、如东县人民医院医生等职。

冯西宇

冯西宇(1914—?),男,汉族,如东双甸人。民国3年(1914年)生,1952年参加工作,历任如东县双北乡联合诊所所长、如东县双甸人民公社卫生院中医等职。

吴康成

吴康成(1914—?),男,汉族,如东曹埠人。民国3年(1914年)2月生,私塾6年,随文学习中医5年,私人诊所22年。1952年2月参加工作,历任如东县上漫乡联合诊所所长、如东县应泉人民公社卫生院院长等职。

周树芸

周树芸(1914—?),男,汉族,如东新林人。民国3年(1914年)12生,1952年参加工作,历任如东县宏林乡联合诊所所长、如东县新林人民公社卫生院中医等职。

居春谷

居春谷(1915—?),男,汉族,如东沿南人。民国4年(1915年)10月生,初中文化。1956年3月参加工作,历任如东县先民联合诊所所长、如东县沿南人民公社卫生院中医等职。如东县第八届、九届人民代表。

陆济社

陆济社(1915—2007),男,汉族,如东古坝人。民国4年(1915年)12月生,中共党员。民国30年(1941年)1月参加革命工作,历任如皋县古坝镇镇长、如东县公安局秘书、如东县人民政府卫生科科长、南通专员公署卫生科科长、如东县岔河区医院院长、如东县中医院院长、如东县卫生局副局长等职。如东县第六届政协委员。

蔡昇轩

蔡昇轩(1915—?),男,汉族,如东袁庄人。民国4年(1915年)12月生,初中文化。1956年2月参加工作,历任如东县毅夫联合诊所所长、如东县南漻人民公社卫生院中医等职。

朱正纲

朱正纲(1915—?),男,汉族,如东福亮人。民国4年(1915年)生,1952年参加工作,历任如东县苴镇乡联合诊所所长、如东县苴镇人民公社医院中医等职。

何尔平

何尔平(1915—?),女,汉族,如东环北人。民国4年(1915年)生,1945年9月起任如东县人民医院医生。

戴铁岩

戴铁岩(1915—?),男,汉族,如东双甸人。民国4年(1915年)生,承祖业,拜尤诗白为师,长中医内科、妇科,1952年后历任如东县双北乡联合诊所中医、如东县双甸人民公社卫生院中医等职。

邹 强

邹 强(1915—1979),又名道南,男,汉族,南通市人。民国4年(1915年)生,民国27年(1938年)加入中国共产党,原为中国民国革命军第57军第1师常恩多部政训处仕员,民国27年(1938年)后从事地下革命工作,历任如皋县潮桥南通公益中学教员、中共南通县委联络部部长、如东县县长、如东县人民医院院长(兼)、南通县县长、南通市市长等职。

陈道权

陈道权(1915—1990)男,汉族,如东掘港人。民国4年(1915年)生,主治中医师职称。年十四即拜名医季少三为师,攻医四年,年十八私人诊所。1951年参加工作,历任如东县掘港联合诊所中医、如东县中医院主治中医师等职。如东县第六届、七届政协委员;南通市第八届人大代表。

刘美铮

刘美铮(1915—?),女,汉族,如东栟茶人。民国4年(1915年)生,1952年参加工作,历任如东县卫生院妇产科医生、如东县妇幼保健站副站长等职。

张文言

张文言(1915—?),女,汉族,如东卫海人。民国4年(1915年)生,如东县掘港国梁医院学生,民国36年(1947年)国梁医院关闭后开设私人诊所。1952年参加工作,历任如东县卫海联合诊所医生、如东县北坎乡卫生院医生等职。如东县第五届、六届、七届政协委员。

丁义堂

丁义堂(1916—1989),男,汉族,江苏镇江人。民国5年(1916年)3月生,民国25年(1936年)12月后历任国民党87师522团3营军医、重庆第5陆军医院军医等职。民国38年(1949年)8月后历任苏北建校门诊室医生、东台县淮南盐务局医务科医生、如东县盐场医务室医生、如东县双甸区医院医生等职。

缪德来

缪德来(1916—?),男,汉族,如东大豫人。民国5年(1916年)3月生,1952年参加工作,历任如东县直夫乡联合诊所所长、如东县直夫人民公社医院中医等职。

魏志田

魏志田(1916—1998),男,汉族,如东袁庄人。民国5年(1916年)生,民国30年(1941年)7月加入中国共产党。历任中共如皋县双岔北区洋涨乡党支部书记、如皋县双岔北区区委副书记兼区长、景安区区委书记、如东县公安局局长、如东县委副书记、如东县人民政府县长、如东县卫生院院长(兼)、中共南通地委农村工作部副部长、如皋县人民政府县长、政协如东县委副主席等职。

孙致中

孙致中(1916—?),男,汉族,如东尊三人。民国5年(1916年)3月生,1952年参加工作,历任如东县尊三乡合诊所所长、如东县尊三人民公社医院中医等职。

施　杨

施　杨(1916—?),男,汉族,如东马塘人。民国5年(1916年)12月生,1952年参加工作,历任如东县马北乡联合诊所所长、如东县沿河人民公社卫生院中医等职。

缪乃强

缪乃强(1916—?),男,汉族,如东栟茶人。民国5年(1916年)生,1952年参加工作,历任如东县栟茶联合诊所中医、如东县于港乡卫生院中医等职。如东县第三届、四届、五届、六届、七届政协委员。

尤适均

尤适均(1916—?),男,汉族,如东栟茶人。民国5年(1916年)生,1952年参加工作,历任如东县栟茶联合诊所会计、如东县栟茶镇卫生院会计、如东县第三人民医院会计等职。如东县第二届人民代表。

从保昌

从保昌(1916—?),男,汉族,如东先民人。民国5年(1916年)生,1952年参加工作,历任如东县桂林乡联合诊所所长、如东县先民人民公社医院中医等职。

许正银

许正银(1916—?),男,汉族,如东先民人。民国5年(1916年)生,1952年参加工作,历任如东县幸福乡联合诊所所长、如东县先民人民公社医院中医等职。

陈其伟

陈其伟(1916—?),男,汉族,如东岔南人。民国5年(1916年)生,1952年参加工作,历任如东县陈皋乡联合诊所所长、如东县岔南人民公社医院中医等职。

花介梅

花介梅(1916—?),男,汉族,如东芳根人。民国5年(1916年)生,1952年参加工作,历任如东县建设乡联合诊所所长、如东县芳根人民公社医院中医等职。

朱文杰

朱文杰(1917—?),男,汉族,江苏启东人。民国6年(1917年)1月生,民国34年(1945年)加入中国共产党,初中文化。民国36年(1947年)9月参加革命工作,历任如东县丰利小学教师、如东县徐征小学校长、如东县兵房小学校长、如东县掘东区公所文卫干部、如东县委宣传部组织员、如东县中医院院长、如东县苴镇地区医院革命领导组组长、如东县掘东区卫生所所长等职。

高世学

高世学(1917—?),男,汉族,如东孙窑人。民国6年(1917年)12月生,1950年参加工作,历任如东县孙窑乡联合诊所所长、如东县孙窑人民公社卫生院中医等职。如东县第八届、九届人大代表。

陈学容

陈学容(1917—?),男,汉族,如东掘港人。民国6年(1917年)生,1952年参加工作,历任如东县余荡联合诊所所长、如东县掘港人民公社医院医师等职。

濮子余

濮子余(1917—?),男,汉族,如东丁店人。民国6年(1917年)12月生,1952年参加工作,历任如东县王荃乡联合诊所所长、如东县巩王人民公社医院医师等职。

何尔祥

何尔祥(1917—?),男,汉族,如东环北人。民国6年(1917年)生,民国34年(1945年)9月起历任如东县人民医院医生等职。

管吉余

管吉余(1917—1970),男,汉族,如东掘港人。民国6年(1917年)生,医师职称。1952年参加工作,历任如东县丰利镇联合诊所副所长、如东县栟茶地区医院内科医师等职。如东县第二届、三届、五届、六届人民代表。

王济之

王济之(1917—?),男,汉族,如东潮桥人。民国6年(1917年)12月生,1952年参加工作,历任如东县堤南乡联合诊所所长、如东县潮埠人民公社卫生院中医等职。

骆柳堂

骆柳堂(1918—2006),男,汉族,如东双甸人。民国7年(1918年)8月生,1952年参加工作,历任如东县景安区卫生所副所长、如东县双甸区卫生所副所长、如东县岔河区卫生所所长、如东县苴镇地区医院医生、如东县岔河地区医院副院长、如东县双甸地区医院副院长等职。

朱莲洲

朱莲洲(1918—?),男,汉族,如东应泉人。民国7年(1918年)9月生,1952年参加工作,历任如东县应泉乡联合诊所所长、如东县应泉人民公社医院中医师等职。

袁孝山

袁孝山(1918—1971),男,汉族,如东达富人。民国7年(1918年)9月生,1952年参加工作,历任如东县铁果乡联合诊所所长、如东县双甸区医协会主任、如东县达富人民公社医院中医等职。

姚茂先

姚茂先(1918—?),男,汉族,如东丰利人。民国7年(1918年)10月生,民国34年(1945年)8月加入中国共产党,民国31年(1942年)10月参加工作,历任如东县五义乡文卫主任、如东县五义人民公社医院院长、如东县丰西人民公社卫生院院长等职。

黄　舫

黄　舫(1918—1990),男,汉族,如东掘港人。民国7年(1918年)12月生,1952年参加工作,历任如东县银杏乡联合诊所所长、如东县苏云人民公社医院中医等职。

吉家言

吉家言(1918—1990),男,汉族,如东掘港人。民国7年(1918年)12月生,1952年参加工作,历任如东县掘港镇联合诊所所长、如东县掘港人民公社医院中医等职。

徐培元

徐培元(1918—?),男,汉族,如东五义人。民国7年(1918年)12月生,1952年参加工作,历任如东县五义乡联合诊所所长、如东县五义人民公社医院中医等职。

吴秀峰

吴秀峰(1918—?),男,汉族,如东凌民人。民国7年(1918年)12月生,1952年参加工作,历任如东县新利乡联合诊所所长、如东县凌河人民公社卫生院中医等职。

陈国权

陈国权(1918—1990),男,汉族,如东掘港人。民国7年(1918年)生,初中文化,职业中医师职称。中医学徒结业后,开办私人诊所。1952年参加工作,历任如东县掘港镇联合诊所所长、如东县中医院中医科医师等职。

徐长法

徐长法(1918—?),男,汉族,如东袁庄人。民国7年(1918年)12月生,1952年参加工作,历任如东县达富乡联合诊所所长、如东县南澪人民公社卫生院中医等职。

刘秉之

刘秉之(1918—?),男,汉族,如东古坝人。民国7年(1918年)12月生,1952年4月参加工作,历任如东县古吴乡联合诊所所长、如东县古坝人民公社医院院长等职。

夏子善

夏子善(1918—?),男,汉族,如东九总人。民国7年(1918年)12月生,1952年参加工作,历任如东县杨於联合诊所所长、如东县九总人民公社卫生院中医内科医生等职。

金健农

金健农(1918—?),男,汉族,如东卫海人。民国7年(1918年)12月生,民国37年(1938年)肄业于上海新中国医学院,民国28年(1939年)2月任国民政府江苏省保安第5 旅10 团军医等职。1952年参加工作,历任如东县卫海联合诊所所长、如东县卫海区卫生所医生、如东县苴镇区卫生所副所长等职。如东县第一届、二届、三届、四届人民代表;如东县第四届人民委员会委员。

祁子旺

祁子旺(1918—?),男,汉族,如东掘港人。民国7年(1918年)12月生,1952年参加工作,历任如东县苏云乡联合诊所所长、如东县苏云人民公社医院中医等职。

钱静人

钱静人(1918—1981),又名德鹤,男,汉族,如东潮桥人。民国7年(1918年)12月生,民国29年(1940年)加入中国共产党,历任如皋县警卫团政治处主任、如东县县长、如东县人民医院院长(兼)、江苏省文化局副局长、中共江苏省委宣传部副部长等职。

唐仁儒

唐仁儒(1918—?),男,汉族,如东掘港人。民国7年(1918年)12月生,1956年参加工作,历任如东县掘港联合诊所药工、如东县掘港镇卫生院药工等职。如东县第六届政协委员,如东县第八届人民代表。

徐正明

徐正明(1919—2006),男,汉族,如东直夫人。民国8年(1919年)2月生,1952年参加工作,历任如东县于港乡联合诊所所长、如东县直夫人民公社医院中医等职。

袁振新

袁振新(1919—?),男,汉族,江苏启东人。民国8年(1919年)8月生,民国37年(1948年)后,历任如东县掘长区卫协分会主任、如东县附中乡联合诊所所长、如东县北坎人民公社医院负责人、如东县北坎乡卫生院中医等职。

丁志远

丁志远(1919—?),男,汉族,如东汤园人。民国8年(1919年)2月生,1952年参加工作,历任如东县建设乡联合诊所所长、如东县芳根人民公社医院中医师等职。

丛志仁

丛志仁(1919—?),男,汉族,如东景安人。民国8年(1919年)12月生,医师职称。1956年参加工作,历任如东县西洋乡联合诊所所长、如东县栟茶镇新生联合诊所所长、如东县栟茶镇人民公社民办医院院长、如东县第三人民医院内科医师等职。

姚九江

姚九江(1919—?),男,汉族,如东栟茶人。民国8年(1919年)2月生,1979年加入中国共产党。大专文化，1987年11月晋升为主任中医师主任职称。幼年拜儒医王啸东学文，嗣后又从名医陆性之攻医，凡五载。民国33年（1944年）于栟茶镇举办私人诊所。1950年1月参加工作，历任如东县栟茶联合诊所所长如东县、如东县栟茶区医协会主任、江苏省中医学校学生、江苏省中医院任内科住院医师、南京中医学院内科教研组讲师、如东县中医院副院长、江苏省中医学会理事、如东县医学会副理事长、南通市中医学会副理事长等职。如东县第一届、八届、九届人民代表。1978年获“江苏省先进工作者”称号，1994年10月获“江苏省名中医”称号。

缪正谷

缪正谷（1919—2002），男，汉族，如东栟茶人。民国8年（1919年）7月生，民国30年（1941年）7月加入中共产党。历任东台县蔡庄乡乡长、如东县公安局局长、如东县人民政府县长、中共如东县委书记、南通地区肝炎防治医院院长、如东县人大常委会主任等职。

周祥太

周祥太（1919—1996），男，汉族，如东沿南人。民国8年（1919年）7月生，民国35年（1946年）7月加入中国共产党，民国36年（1947年）4月参加革命工作，历任如东县先民乡武工队队员、如东县先民小学、如东县袁庄小学、如东县达岭小学、如东县白蒲小学、如东县桂林小学教员、如东县马塘中学总务主任、如东县双甸区卫生所副所长、马塘区卫生所副所长；如东县袁庄地区医院副院长、如东县马塘地区医院革命领导组组长等职。

高云鹏

高云鹏（1919—2007），男，汉族，如东华丰人。民国8年（1919年）9月生，中共党员。民国34年（1945年）9月参加革命队伍，从事卫生工作，历任上海医学专科学校学员、如东县马塘联合诊所所长、如东县卫生科科员、如东县掘港区卫生所所长、如东县爱国卫生运动委员会办公室副主任、如东县卫生服务站主任、如东县第三制药厂厂长等职。

陈继明

陈继明（1919—1989），男，汉族，如东掘港人，陈朗清长子。民国8年（1919年）生，大学文化，民国27年（1938年）毕业于上海中医学院，后随父开诊。1952年后历任南通市中西医联合诊所中医师、南通市中医院主任中医师等职。南通市第四、五届政协常委，1994年10月获“江苏省名中医”称号。编著《中医内科临床手册》《中医学入门》《温病讲议》等书。

许志仁

许志仁（1919—2006），男，汉族，如东双甸人。民国8年（1919年）2月生，主治中医师职称。1951年1月参加工作，历任如东县双甸区医协会主任、如东县双甸利民联合诊所所长、如东县庭贵乡联合诊所长、如东县防疫站防疫员、如东县中医院中医师、如东县卫生协会秘书、1991年版《如东县卫生志》编纂、如东县第二人民医院主治中医师等职。如东县第一届、二届、三届、四届、五届、六届人民代表，如东县第六届政协委员。

刘淑贞

刘淑贞（1919—1993），女，汉族，海安李堡人。民国8年（1919年）4月生，小学毕业后，在如皋县同仁医院学习助产、护理。1950年参加工作，历任如东县景安区卫生所职工、如东县妇幼保健所职工、如东县苴镇区卫生所职工、如东县马塘区卫生所职工等职。如东县第二届、三届、四届、五届、六届人民代表，如东县第六届、七届政协委员。

张仲仁

张仲仁(1919—1968)，又名彭寿，男，汉族，如东凌民人。民国8年(1919年)9月生，民国37年(1948年)5月加入中国共产党。民国38年(1949年)3月与他人合建如东县马塘新民医院任院长。1950年3月后历任如东县卫生院医务主任、如东县桐本区卫生所副所长、如东县卫生防疫站副站长等职。

潘建国

潘建国(1919—?)，男，汉族，如东县人。民国8年(1919年)生，1956年任如东县卫生防疫站站长等职。

蔡紫尘

蔡紫尘(1920—2005)，男，汉族，如东新店人。民国9年(1920年)5月生，大专文化，中医师职称。民国32年(1943年)1月举办私人诊所。民国36年(1947年)8月后历任如东县新民乡联合诊所中医师、如东县兵房联合诊所中医师、南通市人民委员会卫生局办事员、南通市芦港区卫生所副所长、南通市卫生局药品管理办公室办事员、南通市人民医院中医科中医师、如东县医学会秘书、如东县中医院中医师、1983年版《如东县医药卫生发展史》编纂等职。

季瞿学

季瞿学(1920—2005)，男，汉族，如东福亮人。民国9年(1920年)5月生，1952年参加工作，历任如东县保林乡联合诊所所长、如东县福亮人民公社医院中医等职。

袁洲平

袁洲平(1920—?)，男，汉族，如东四明人。民国9年(1920年)5月生，1952年参加工作，历任如东县四明乡联合诊所所长、如东县四明人民公社医院中医等职。

季汉源

季汉源(1920—2005)，字漾东，男，汉族，如东掘港人。民国9年生，1986年加入中国共产党，民国27年(1938年)肄业于上海国医学院，后自行开业。1987年晋升为主任中医师职称。1951年参加工作，历任如东县掘港联合诊所副所长、如东县岔河区卫生所中医师、如东县中医院中医师、如东县人民医院副院长、南通地区中医学会顾问、南通市医学会常务理事等职。如东县第三届、四届、五届、六届政协委员，第六届政协常委，如东县第八届、九届、十届人民代表，第八届、第九届人大常委会委员，第九届人大常委会副主任，南通市第八届人大代表，江苏省第六届人大代表。1997年10月获“江苏省名老中医”称号。著《退黄复肝汤治疗传染性肝炎经验介绍》《中医治疗流行性乙型脑炎36例的初步报告》《益气定喘汤治疗27例老慢支并发肺气肿的疗效观察》《慢性肝炎从脾论治》《动脉粥样硬化发病机制与中医痰浊因素的探讨》《活血化瘀的临床运用》等医学论文。

张冠南

张冠南(1920—1983),男,汉族,如东新林人。民国9年(1920年)11月生,中共党员。民国34年(1945年)8月参加革命工作,历任如东县锦成小学校长、如东县岔河区文教股股长、如东县政府文教科员、如东县人民委员会办公室副主任、如东县卫生科科长、如东县石甸中学校长、如东县电视转播台台长等职。如东县第三届政协委员。

王及仁

王及仁(1920—1983),男,汉族,如东靖海人。民国9年(1920年)11月生,1952年参加工作,历任如东县靖海人民公社卫生院院长等职。

缪叔平

缪叔平(1920—?),男,汉族,如东栟茶人。民国9年(1920年)12月生,中共党员,历任中共如东县委书记、如东县人民政府县长、如东县爱国卫生运动委员会主任等职。

杨泽人

杨泽人(1920—?),男,汉族,如东岔北人。民国9年(1920年)12月生,1952年参加工作,历任如东县平肖乡联合诊所所长、如东县岔北人民公社卫生院中医等职。

朱慎五

朱慎五(1920—2008),男,汉族,如东汤园人,民国9年(1920年)12月生,1951年8月参加工作,历任如东县景安区卫生所内科医师、如东县南澪地区医院内科医师、如东县双甸区医院内科医师、如东县洋口乡卫生院内科医师等职。如东县第五届、六届人民代表大会代表,如东县政协第六届、七届委员。

单维新

单维新(1920—?),男,汉族,如东新店人。民国9年(1920年)生,1952年参加工作,历任如东县顾茂乡联合诊所所长、如东县顾茂人民公社医院中医等职。

李文华

李文华(1920—?),男,汉族,如东福亮人。民国9年(1920年)生,中共党员,历任如东县福亮人民公社中心联合诊所主任、江苏省国营如东棉场干部等职。

朱家俊

朱家俊(1920—?),男,汉族,如东福亮人。民国9年(1920年)生,1952年参加工作,历任如东县福亮乡联合诊所所长、如东县福亮人民公社医院中医等职。

龚广春

龚广春(1920—?),男,汉族,如东兵房人。民国9年(1920年)生,1952年参加工作,历任如东县新中乡联合诊所所长、如东县兵房人民公社医院中医等职。

许公策

许公策(1920—?),男,汉族,如东兵房人。民国9年(1920年)生,1952年参加工作,历任如东县新中乡联合诊所所长、如东县兵房人民公社医院中医等职。

杨吉人

杨吉人(1920—?),男,汉族,如东马塘人。民国9年(1920年)12月生,中共党员,民国35年(1946年)12月参加革命工作,后历任如东县丰马区区长、如东县马北区区长、如东县政府民政科科长、如东县政府卫生院院长(兼)等职。

江恒茂

江恒茂(1920—2010),男,汉族,如东马塘人。民国9年(1920年)12月生,中共党员。初中文化,历任如东县马塘区卫生所副所长、如东县丰利区卫生所副所长等职。

从班候

从班候(1921—?),男,汉族,如东岔河人。民国10年(1921年)生,民国37年(1948年)与他人合建如东县岔河泽民医院。1952年3月参加工作,历任如东县岔河区卫生所医生、如东县卫生院医务主任、如东县岔河区医院医生等职。如东县第一届、二届、三届人民代表,第一、二届人民委员会委员。

陈建皇

陈建皇(1921—2002),字极枢,男,汉族,如东掘港人。民国10年(1921年)6月生,自幼随父学医,1956年3月参加工作,历任如东县银杏联合诊所中医、如东县童店乡卫生院所长等职,曾获“江苏省优秀卫生工作者”称号。

樊士芳

樊士芳(1921—?),男,汉族,江苏启东人。民国10年(1921年)7月生,民国34年(1945年)6月加入中国共产党,民国33年(1944年)2月参加革命工作,历任中国人民解放军射阳县特务6 团战士、南通营军管理局副班长、南通市唐闸资生钢铁厂事务长、如东县人民医院司务长等职。

顾学祥

顾学祥(1921—2006),男,汉族,如东大豫人。民国10年(1921年)8月生,中共党员。历任国营如东棉场卫生所所长等职。

沈　谦

沈　谦(1921—1998),男,汉族,如东苴镇人。民国10年(1921年)8月生,中共党员。民国35年(1946年)5月参加革命工作,历任如东县马塘区副区长、如东县人民政府卫生科副科长、如东县人民医院副院长、如东县苴镇中心卫生院副院长等职。如东县第八届人大代表。

季镜如

季镜如(1921—2007),男,汉族,如东新店人。民国10年(1921年)9月生,高中文化,中医师职称。

1952年参加工作，历任如东县毕杨乡联合诊所中医、如东县新店乡卫生院副院长等职。

赵文虎

赵文虎（1921—2002），男，汉族，如东景安人。民国10年（1921年）9月生，1951年参加工作，历任如东县景安区卫生所副所长、如东县于港人民公社卫生院中医等职。

叶成之

叶成之（1921—2000），男，汉族，如东栟茶人。民国10年（1921年）10月生，1988年10月晋升副主任医师职称。民国27年（1939年）9月参加革命工作，历任中国国民革命军新编第四军盐城抗大政治处学员、华东鲁艺文学系专修班记者、淮海军区1 纵队3 团卫生队队长、如东县景安区人民医院院长、中国人民解放军华中军区第9 军分区后方医院医务室室长、如东县警卫团休养所所长、南通专区公安处政治交通员、如东县人民医院副院长、如东县第二人民医院外科副主任医师等职。如东县第一届政协委员、政协常委。

陆　平

陆　平（1921—?），男，汉族，江苏如皋人。民国10年（1921年）12月生，中共党员，民国36年（1947年）参加革命工作，历任中国人民解放军某部军医、如东县人民医院医生等职。

周逸樵

周逸樵（1921—2000），男，汉族，如东栟茶人。民国10年（1921年）12月生，中共党员。民国32年（1943年）10月后历任中共东台县栟茶区委书记、东台县栟南区副区长、东台县栟茶区队政委、如东县政府民政科副科长、如东县政府秘书、如东县政府门诊室主任（兼）等职。

蔡民之

蔡民之（1921—?），男，汉族，如东岔河人。民国10年（1921年）生，民国37年（1948年）与他人合建如东县岔河泽民医院任院长。1952年3月后，历任如东县岔河区卫生所副所长、如东县卫生防疫站防疫医士、如东县县基层卫生工作者协会副主任、如东县岔河区医院医士等职。

缪　培

缪　培（1922—?），男，汉族，如东掘港人。民国11年（1922年）12月生，中共党员。历任中国人民解放军某部团长、如东县卫生局局长、如东县计划生育领导小组组长、南通地区行政公署卫生局副局长等职。

薛本初

薛本初（1922—2006），男，汉族，如东栟茶人。民国11年（1922年）8月生，中共党员。1956年参加工作，历任如东县直夫人民公社中心联合诊所主任、如东县于港人民公社中心联合诊所主任等职。

蔡国钧

蔡国钧（1922—2002），男，汉族，如东直夫人。民国11年（1922年）12月生 ，1952年参加工作，历任如东县海辰乡联合诊所所长、如东县直夫人民公社医院中医、如东县于港人民公社医院副院长等职。

芾云轩

芾云轩(1922—?),男,汉族,如东旧场人。民国11年(1922年)生, 1952年参加工作,历任如东县富滩乡联合诊所所长、如东县旧场人民公社医院中医等职。

从远奎

从远奎(1922—?),男,汉族,如东景安人。民国11年(1922年)生,中共党员。民国35年(1946年)12月参加革命工作,历任如东县自卫总队景安区队副区队长、如东县自卫总队景安区队政治委员、如东县石甸人民公社医院院长等职。

贾 绍

贾 绍(1922—1970),男,汉族,如东石甸人。民国11年(1922年)生,1952年参加工作,历任如东县石北乡联合诊所所长、如东县石甸人民公社卫生院中医等职。

俞子栋

俞子栋(1923—1963),男,汉族,如东石甸人。民国12年(1923年)8月生,1952年后历任如东县石北乡联合诊所中医、如东县石甸人民公社医院副院长等职。

卞甫成

卞甫成(1923—?),男,汉族,如东环港人。民国12年(1923年)生,中共党员。历任如东县石屏人民公社卫生院革命领导组组长等职。

陆 平

陆 平(1923—?),男,汉族,如东光荣人。民国12年(1923年)4月生,中共党员,民国36年(1947年)3月参加革命工作,历任中国人民解放军某部干部、如东县光荣人民公社医院院长等职。

施楚生

施楚生(1923—1993),男,汉族,如东大豫人。民国12年(1923年)5月生,1950年加入中国共产党,少学中医,民国35年(1946年)参加革命工作。历任如东县镇东小学校长、如东县掘东区公所调统员、如东县人民医院副院长、如东县卫生科副科长、如东县卫生防疫站副站长、如东县掘东区卫生所副所长等职。

冷德厚

冷德厚(1923—1970),男,汉族,如东掘港人。民国12年(1923年)生,1949年后历任如东县商业联合会主任、如东县政协副主席、如东县人民委员会副县长、如东县爱国卫生运动委员会主任等职。

陈 琳

陈 琳(1923—?),男,汉族,如东长沙人。民国12年(1923年)生,中共党员,民国36年(1947年)8月中国人民解放军,转业后历任如东县长沙人民公社中心联合诊所副所长等职。

孙福民

孙福民(1924--1991),男,汉族,如东栟茶人。民国13年(1924年)生,高中文化。1949年举办如东县栟茶福明诊所,当选如东县栟茶区医院会主任。1956年8月参加工作,历任如东县掘港镇联合诊所医生、如东县中医院内科医生、如东县卫生工作者协会主任、如东县于港公社卫生院防疫员、如东县栟茶区卫生所副所长、1991年版《如东县卫生志》总纂、如东县栟茶区医院协理员等职。如东县第二届、三届、四届、五届、六届、七届政协委员、政协常委,南通市第八届人大代表。

陆忠法

陆忠法(1924—2010),男,汉族,如东掘港人。民国13年(1924年)7月生 ,中共党员。民国34年(1945年)2月参加革命工作,历任中共如东县统一战线部副部长、中共如东县委组织部副部长、中共如东县纪律检查委员会副书记、如东县中医院院长、如东县人民医院副院长、如东县卫生局副局长、如东县政协秘书长等职。

徐守赴

徐守赴(1924—1986),男,汉族,如东景安人。民国13年(1924年)8月生,民国32年(1943年)加入中国共产党,民国29年(1940年)参加革命工作,历任如皋县双甸区署干事、如皋县洋张乡游击队队长、如皋县人民自卫队区队队长、如皋县抗日民主政府供应处股长 、如东县双甸镇副镇长、如东县人民自卫队白蒲区队队长、中国人民解放军华东警备8旅后勤部医务室室长、如东县公安局丁埝区派出所副所长、如东县卫生院医师 、如东县丰利区卫生所所长、如东县掘东区卫生所所长、如东县掘港区卫生所所长、如东县双甸区医院党支书记、如东县双甸人民公社卫生院革命领导组第一组长等职。

缪怀智

缪怀智(1924—?),男,汉族,如东河口人。民国13年(1924年)8月生,民国34年(1945年)8月加入中国共产党。民国33年(1944年)8月参加革命工作,历任中国国民革命军新编第四军某部军医、中国人民解放军某团卫生队队长、中国人民解放军某团后勤处处长、如东县人民医院革命委员会主任、如东县医药公司经理等职。

赵宗盾

赵宗盾(1924—?),男,汉族,如东袁庄人。民国13年(1924年)8月生,民国29年(1940年)7月随朝鲜庭学医。民国33年(1944年)7月后历任中国国民革命军新编第四军苏中军区第4军分区卫生学校学员、华东野战军第7 纵队59团见习军医、如东县双甸区新民乡青年主任、如东县景安区人民医院医生、如东县卫生工作者协会双甸分会主任 、如东县卫生院防疫医生、如东县双甸中心联合诊所所长、如东县景安乡卫生院防疫医士、1991年版《如东县卫生志》编纂等职。

顾善道

顾善道(1924—1989),男,汉族,如东袁庄人。民国13年(1924年)10月生,1950年5月加入中国共产党。民国31年(1942年)2月随季家厦、丛光伯学医。民国35年(1946年)9月参加革命工作, 历任如东县徐袁乡武工队战士、如东县达富小学教师、如东县景安人民公社文教助理、如东县袁庄初级中学行政职员、如东县人民委员会办公室秘书、中国人民银行如东支行副股长、如东县南漈地区医院院长、如东县双甸区医院革命组领导副组长等职。

杨孝诚

杨孝诚(1924—1993),男,汉族,如东花丰人。民国13年(1924年)2月生,民国38年(1949年)2月加入中国共产党,初中文化。民国37年(1948年)6月参加革命工作。历任中国人民解放军华中军区第29军86师257团战士、东海舰队碾庄舰政治委员、上海警卫区716部队政治指导员、如东县华丰人民公社卫生院总务、如东县曹埠人民公社卫生院革命领导组组长、如东县双甸区卫生所干部等职。

缪　华

缪　华(1924—?),男,汉族,如东洋口人。民国13年(1924年)6月生,民国36年(1947年)11月加入中国共产党,1952年12月参加工作,历任如东县洋口人民公社卫生院院长等职。

沈秀衡

沈秀衡(1925—2000),男,汉族,如东双甸人。民国14年(1925年)7月生,中医师职称。民国35年(1946年)承父业,续办家庭中医儿科诊所。1949年11月后历任如东县汤园医生联合会医生、如东县庭贵联合诊所医生、如东县双南乡卫生院中医师等职。其间先后参加县油坊老河港、县马丰河、县薛港河等水利工程卫生组工作。

李世普

李世普(1925—1998),男,汉族,如东新光人。民国14年(1925年)7月生,民国34年(1945年)加入中国共产党。民国33年(1944年)参加革命工作,历任如东县华丰区游击连副排长、中国国民革命军新编第四军1 师3旅7团卫生员、中国人民解放军华中军区第9军分区卫生学校门诊部所长、中国人民志愿军某部第43 团卫生队队长、如东县卫生科科员 、如东县苴镇区卫生所所长、如东县岔河区卫生所所长、如东县栟茶地区医院院长等职。

周吉胜

周吉胜(1925—1993),男,汉族,江苏沭阳人。民国14年(1925年)7月生,民国36年(1947年)9月加入中国共产党。民国36年(1947年)1月参加革命工作,历任中国人民解放军某部卫生员、中国人民志愿军某部军医、中国人民解放军南京军区守备第70团卫生队队长、如东县卫生局副局长、如东县制药厂党支部书记等职。

黄琢珉

黄琢珉(1925—1998),男,汉族,如东九总人。民国14年(1925年)10月生,民国33年(1944年)2月加入中国共产党。民国33年(1944年)4月参加革命工作,历任中国国民革命军新编第四军1师3旅特务营1连战士;中国人民解放军第12纵队司令部警卫连副班长、苏中军区政治部保卫科队员;如皋县城南区人民武装部副部长、如皋县人民武装部动员科副科长、如东县生产资料公司党支部副书记、如东县水产公司党支部书记、如东县人民医院革命委员会副主任、如东县卫生进修学校副校长等职。

姚　兢

姚　兢(1925—1988),女,汉族,如东丰西人。民国14年(1925年)12月生,民国34年(1945年)加入中国共产党。民国34年(1945年)参加革命工作,历任如东县景安区人民医院党支部书记、如东县警卫团第二疗养所指导员、如东县丰利区副区长、如东县卫生院院长、如东县妇幼保健站站长、如东县卫生科副科长、如东县卫生学校校长、如皋县白蒲镇镇长、南通地区工业局轻工公司经理等职。

缪永山

缪永山(1926—?),男,汉族,如东沿南人。民国15年(1926年)9月生,高中文化。民国32年(1943年)参加工作,历任如东县六仑小学教师、如东县梁海小学教师、如东县景安小学教师、如东县康庄小学教师、如东县人民医院医生、如东县第三人民医院外科医师等职。

张　健

张　健(1926—2004),男,汉族,如东岔河人。民国15年(1926年)10月生,民国38年(1949年)8月加入中国共产党,民国35年(1946年)7月参加革命工作,历任如东县丰利区队战士、中国人民解放军苏中军区31旅93团1营助理军医、如东县卫生防疫站防疫员、如东县岔东人民公社卫生院负责人、如东县双甸区卫生所医士、如东县掘港区卫生所防疫员、如东县岔河区卫生所防疫医师等职。

杨应忠

杨应忠(1926—?),男,汉族,如东岔河人。民国15年(1926年)6月生,民国35年(1946年)5月加入中国共产党,民国34年(1945年)参加革命工作,历任通如行署岔南斗争乡乡长、中国人民解放军华中野战军第29军87师508团战士、如东县岔南高级公社党支部书记、如东县岔南乡卫生院院长等职。

徐　来

徐　来(1926—1967),男,汉族,如东苴镇人。民国15年(1926年)生,中共党员,历任中共如东县统一战线工作部副部长、中共如东县纪律检查委员会副书记、如东县栟茶区指导组组长、如东县人民政府副县长、如东县爱国卫生运动委员会主任等职。

周景科

周景科(1926—1990),又名坤,男,汉族,如东岔河人。民国15年(1926年)7月生,民国32年(1943年)7月加入中国共产党,大学文化。民国29年(1940年)12月参加革命工作,历任中国国民革命军新编第四军1师3旅卫生部护理员、苏中军区第4军分区如皋警卫团卫生员、苏中军区特务团1营医务员;中国人民解放军华中野战军第4纵队医疗队室长、第23医院内科主任;中国人民志愿军第23军医疗队队长;南通医学院附属医院秘书、如东县古坝人民公社医院医生、如东县马塘医院医师等职。

滕川才

滕川才(1927—2004),男,汉族,如东华丰人。民国16年(1927年)2月生,1955年4月加入中国共产党,民国37年(1948年)2月参加革命工作,历任如东县永安小学教师、如东县商业局科员、如东县人民医院总务科负责人、如东县掘东区卫生院负责人、如东县兵房中心卫生院干部等职。

江　连

江　连(1927—1996),男,汉族,如东岔北人。民国16年(1927年)2月生,1950年加入中国共产党。民国36年(1947年)参加革命工作,历任如东县警卫团卫生队卫生员、南通军分区特务五团军医、高邮工程指挥部股长、清江县卫生防疫站站长、清江县卫生局办事员、如东县景安人民公社卫生院医生、如东县岔河区医院医生等职。

李培栽

李培栽(1927—?),男,汉族,如东栟茶人。民国16年(1927年)10月生,1954年7月加入中国共产党,民国36年(1947年)10月参加革命工作,历任如东县景安区人民医院医师、如东县岔河地区医院院长、如东县医药公司经理、党支部书记等职。

周元吉

周元吉(1927—?),男,汉族,如东丰利人。民国16年(1927年)11月生,民国30年(1941年)栟茶陆性之处学医私人开诊。1954年4月参加工作,历任如东县基层卫生工作者协会副主任兼秘书、如东县卫生防疫站地方病防治办公室办事员、如东县卫生局办事员、1991年《如东县卫生志》总纂等职。先后参加如东县岔坳河工程卫生组、任港河工程卫生组、薛港河工程卫生组、南理河工程卫生组工作。

宗良庭

宗良庭(1927—1986),名焕衢,男,汉族,如东双甸人。民国16年(1927年)5月生,中医师职称。汤园程浒庄学医回乡后,创办焕衢诊所,主治中医内科。1949年11月后,历任如东县汤园区医生联合会医生、如东县庭贵乡职合诊所医生、如东县卫生工作者协会蒲东分会秘书、如东县双南乡卫生院中医师等职。

陈吕林

陈吕林(1927—?),男,汉族,如东沿河人。民国16年(1927年)8月生,1952年参加工作 ,历任如东县马北乡联合诊所所长、如东县沿河人民公社医院中医等职。

孙致中

孙致中(1927—?),男,汉族,如东大豫人。民国16年(1927年)生,1952年参加工作,历任后历任如东县惕庵乡联合诊所所长、如东县惕庵人民公社医院中医等职。

陈估卿

陈估卿(1927—1948),男,汉族,如东岔北人。民国16年(1927年)生,1952年参加工作,历任如东县岔北乡联合诊所所长、如东岔北人民公社医院中医等职。

张亚霏

张亚霏(1927—1997),男,汉族,如东马塘人。民国16年(1927年)生,民国30年(1941年)参加中国国民革命军新编第四军,历任苏中四分区卫生学校学员、如东县警卫团医生、中国人民解放军华东医院(今中国人民解放军第二军医大学)学员、中国人民解放军第二军医大学病理生理教研助教授、教研室主任、硕士生导师、学校专家组成员等职。主编《病理生理学实验汇编》等。

薛其彬

薛其彬(1928—2004),男,汉族,江苏如皋人。民国17年(1928年)1月生,中专文化,主治医师职称。民国35年(1946年)3月参加革命工作,历任中国人民解放军华中华中军区第9军分区卫生学校3队学员、华东野战军前方卫生部第一医院见习医务员、山东省荣军学校管理局统计、如东县人民医院外科医生、如东县第二人民医院外科主治医师等职。

包瑞祥

包瑞祥(1928—2005),男,汉族,如东丁店人。民国17年(1928年)12月生,民国37年(1948年)4月加入中国共产党。民国36年(1947年)12月参加革命工作。历任如东县掘港区队战士、如东县警卫团1营3 连战士、中国人民解放军华东军区第87师警卫连副排长第87师侦察连副政治指导员、如东县兵房中卫生院总务等职。

杨振忠

杨振忠(1928—?),男,汉族,如东凌民人。民国17年(1928年)12月生,中共党员,历任如东县王元乡村党支部书记、如东县尊三人民公社医院院长等职。

严 爵

严 爵(1928—1992),男,汉族,如东新店人。民国17年(1928年)8月生,1950年加入中国共产党,初中文化,内科医师职称。民国34年(1945年)2月参加革命工作,历任中国国民革命新编第四军某部战士、中国人民解放军第三野战军苏州第二康复医院医生、内蒙古自治区安北县第二场部中央第七劳改队卫生所所长、如东县芳根联合诊所医生 、如东县汤园人民公社医院院长等职。

迪 勇

迪 勇(1928—1999),又名韩阳春,男,汉族,如东古坝人。民国17年(1928年)5月生,民国35年(1946年)3月加入中国共产党,民国30年(1941年)2月参加革命工作,历任如皋县掘马北游击队通讯员、中国国民革命军新编第四军苏中军区第4军分区卫生学校学员、如皋县警卫团3营8连见习医务员;中国人民解放军华东野战军第4纵队30团3 营医务员、23军炮兵团卫生队队长;中国人民志愿军第80速成中学卫生队队长、南通医学院附属医院院长室医疗秘书、如东县双甸区卫生所医生、如东县岔河区医院院长等职。

刘承德

刘承德(1928—2005),男,汉族,如东沿南人。民国17年(1928年)生,民国34年(1945年)加入中国共产党。民国33年(1944年)参加革命工作,历任中共双甸区委青年干事、通如行署公安局内勤课员、南通专员公署公安处秘书科副科长、中共如东县潮桥乡党委委员、中共如东县委办公室副主任、如东县卫生科科员、如东县妇幼保健所所长等职。

徐宝生

徐宝生(1928—2002),男,汉族,如东凌民人。民国17年(1928年)5月生,1958年8月加入中国共产党。民国36年(1947年)12月参加革命工作,历任中国人民解放军华中军区第9军分区政治部警卫员和特务队侦察员、南通军分区警卫连副排长、南通县人民武装部参谋、南通军分区军垦农场助理员、如东县马塘镇卫生院革命领导组组长、如东县马塘医院总务等职。

孙同政

孙同政(1928—2003),男,汉族,如东景安人。民国17年(1928年)6月生,民国37年(1948年)1月加入中国共产党。民国36年(1947年)9月参加革命工作,历任如东县江海公学学员、中国人民解放军华中军区第9军分区卫生学校学员、苏南军区直属队医院见习医务员、如东县人民医院护士长、如东县岔河地区医院医士、如东县袁庄地区医院副院长、如东县掘港区卫生所副所长、如东县丰利医院副院长、如东县苴镇地区医院医士、如东县海洋渔业区卫生所副所长、如东县精神病防治院副院长、如东县爱国卫生运动委员会办公室副主任等职。

赵林森

赵林森(1928—?),男,汉族,如东县袁庄人。民国17年(1928年)8月生,民国34年(1945年)9月加入中国共产党,同年10月参加革命工作,历任中国国民革命军新编第四军某部战士、中国人民解放军华中军区第9军分区卫生学校学员、第29军85师政治部医务室见习医务员、江苏省军区干部学校卫生所军医、如东县卫生防疫站副站长、如东县栟茶地区医院副院长等职。

吴哲清

吴哲清(1928—2001),男,汉族,如东潮桥人。民国17年(1928年)8月生,民国35年(1946年)8月加入中国共产党。民国35年(1946年)8月参加革命工作,历任中国人民解放军第三野战军1师2团卫生队卫生员、华东军区公安团卫生队卫生班长、如东县人民医院医生、如东县丰利区卫生所副所长、如东县袁庄地区医院副院长、如东县古坝人民公社卫生院医生、如东县丰利医院医生、如东县双甸区医院院长等职。

徐金石

徐金石(1928—?),男,汉族,如东兵房人。民国17年(1928年)12月生,民国38年(1949年)9月加入中国共产党,初中文化,民国35年(1946年)6月参加革命工作,历任如东县徐征小学教师、如东县强丰小学教导主任、如东县兵房小学校长、如东县掘东区公署文教助理、如东县文教局督导股股长、如东县委宣传部指导员、马塘镇革委会副主任、掘东区医院副院长等职。

叶国和

叶国和(1929—2006),男,汉族,江苏泰兴人。民国18年(1929年)1月生,民国37年(1948年)6月加入中国共产党,大专文化,民国36年(1947年)9月参加革命工作,历任泰兴县东南大队战士、中国人民解放军华中军区第1 军分区司令部警卫营战士、镇江军分区独立营卫生员、徐州护士学校校医、南通医学院附属医院医师、如东县卫生防疫站医师、如东县苴镇区医院医师、如东县化肥厂厂医、如东县马塘医院医师、如东县苴镇中心卫生院医师等职。

姚瑞芝

姚瑞芝(1929—1992),男,汉族,如东长沙人。民国18年(1929年)1月生,民国38年(1949年)2月加入中国共产党。民国35年(1946年)参加革命工作,历任如东县沿海区队战士、中国人民解放军华中军区第9军分区炮连战士、海军高炮5团3营8连政治指导员、重庆汽车配件制造厂行政科副科长、如东县人民医院总务科干事等职。

王能仁

王能仁(1929—?),男,汉族,如东大同人。民国18年(1929年)3月生,民国38年(1949年)2月参加革命工作,历任如东县掘东区文化站站长、如东县人民医院职工等职。

马友林

马友林(1929—1998),男,汉族,如东五义人。民国18年(1929年)4月生,民国35年(1946年)加入中国共产党。民国33年(1944)年1月参加革命工作,历任如东县栟茶区游击队战士、中国人民解放军华中军区游击队15 团炮兵连战士、华东军区坦克2 师医院助理军医、河南省愚县人民医院副院长、如东县岔河地区医院医生、如东县栟茶地区医院副院长、如东县苴镇卫生院副院长、如东县丰利医院副院长、如东县精神病防治院医生等职。

徐振华

徐振华(1929—2001),男,汉族,如东岔河人。民国18年(1929年)5月生,民国37年(1948年)10月加入中国共产党,高中文化。1960年起历任如东县古坝人民公社卫生院院长、如东县岔东人民公社卫生院院长等职。

管　靖

管　靖(1929—2006),男,汉族,江苏南通人。民国18年(1929年)7月生,民国29年(1940年)毕业于东京东亚高等学校,后专修太医科。民国34年(1945年)后历任华东远大医学院助教兼翻译、华东科学院助理研究员、上海医院大学医务科干事、建大医学院教学翻译、中国国民革命军第八集团军第8 师医务员等职。参加革命工作后历任中国人民解放军华东野战军卫生部医务干事、苏州医学院附属医院眼科医师、苏州第4人民医院眼科医师、如东县人民医院眼科医师等职。

蔡　玲

蔡　玲(1929—1984),女,汉族,如东岔河人。民国18年(1929年)生,民国38年(1949年)加入中国共产党。民国36年(1947年)11月参加革命工作,历任如东县景安区人民医院医生、中国人民解放军华中军区第9军分区卫生学校学员、华中军区第115医院护士长、如东县妇幼保健所副所长、如东县化肥厂副厂长等职。

陈　斌

陈　斌(1929—2006),男,汉族,江苏如皋人。民国18年(1929年)9月生,民国36年(1947年)3月加入中国共产党,大学文化,民国33年(1944年)11月参加革命工作,历任中国国民革命军新编第四军3纵队7团战士、苏北行政公署干部学校医务室副室长、如东县人民医院内科医师、如东县岔河区医院内科医师、如东县栟茶地区医院内科医师等职。

陶　平

陶　平(1929—2006),男,汉族,如东掘港人。民国18年(1929年)10月生,民国35年(1946年)加入中国共产党，民国34年（1945年）3月参加革命工作，历任中国国民革命军新编第四军某部卫生员、中国人民解放军某部助理军医、如东县掘港人民公社医院院长、如东县掘港区卫生所医师等职。

吴维礼

吴维礼（1929—1990），男，汉族，如东石屏人。民国18年（1929年）2月生，民国37年（1948年）5月加入中国共产党，民国35年（1946年）8月参加革命工作，历任中国人民解放军华中军区特务营炮连战士、第29军87师200团卫见习医务员、公安13师37卫生队军医、福建省建阳县卫生防疫站站长、如东县丰利卫生所所长、如东县丰利医院院长等职。

张 杰

张 杰（1929—?），男，汉族，如东古坝人。民国18年（1929年）2月生，民国35年（1946年）3月加入中国共产党，高中文化。民国31年（1942年）2月参加革命工作，历任如皋县游击队三区队战士、中国国民革命军新编第四军苏中军区第4军分区卫生学校学员、如皋县警卫团1连见习医生、中国人民解放军第23军67师卫生队队长、湖北省康复医院管理局主任科员、如东县卫生科代科长、如皋县卫生科副科长、新疆维吾尔自治区乌鲁木齐县卫生科副科长、鄯善县人民医院院长、塔城专区卫生科副科长、如东县岔河医院副院长等职。

周长信

周长信（1929--1997），男，汉族，山东肥城人。民国18年（1929年）10月生，民国36年（1947年）9月加入中共共产党，初中文化。民国34年（1945年）4月参加革命，历任中国国民革命军新编第四军某部卫生员、中国人民解放军江苏省军区守备第70团卫生队队长、南京军区守备2团后勤处处长、如东县中医院院长、如东县卫生局副局长等职 。

施克勤

施克勤（1929--1990），男，汉族，如东栟茶人。民国18年（1929年）11月生，民国35年（1946年）5月加入中国共产党，高中文化。民国37年（1948年）参加革命工作，历任如东县景安乡指导员、如东县卫生院指导员、如东县卫生防疫站站长、如东县卫生科科长、如东县爱国卫生运动委员会办公室主任、如东县医药公司副经理、如东县栟茶区卫生所干部、如东县计划委员会副主任等职。如东县第一届政协委员。

季建华

季建华（1929—?），女，汉族，通州石港人。民国18年（1929年）12月生，中共党员，中专文化，毕业于苏北助产学校，1988年4月晋升副主任医师职称。1952年参加工作，历任如东县妇幼保健站副站长、如东县妇幼保健所副所长等职。1986年12月获“全国计划生育先进个人”“江苏省三八红旗手”等称号。

陈明池

陈明池（1930—2008），男，汉族，如东兵房人。民国19年（1930年）8月生，中共党员。民国36年（1947年）参加革命工作，历任中国人民解放军某部副政治指导员、福建省第2康复医院政治协理员、福建省卫生厅党委办公室秘书、福州市卫生局党委办公室副主任、福州市第2 医院党总支副书记、福州市传染病医院党支部书记、如东县中医院革命委员会副主任、如东县卫生局副局长等职。

虞　进

虞　进(1930—2008),男,汉族,如东古坝人。民国19年(1930年)9月生,民国37年(1948年)7月加入中国共产党,主治医师职称。民国35年(1946年)8月参加革命工作,历任如东县岔河区队通讯员、如东县景安区队通讯员、中国人民解放军华中军区第9军分区卫生学校学员、华东军区公安第17师50团2营助理军医、上海市公安总队第4团3营军医、如东县丰利医院医生、如东县岔河地区医院副院长等职。

谢　甡

谢　甡(1930—?),又名谢瀛洲,男,汉族,江苏如皋人。民国19年(1930年)11月生,民国37年(1948年)加入中国共产党,高中文化,民国36年(1947年)5月参加革命工作,历任如皋县团政治处文教员、中国人民解放军某部107团学员、常州分区司令部助理军医、第29军86师257团卫生队干事、如东县卫生科科员、如东县丰利卫生所所长、如东县马塘地区医院院长、如东县双甸地区卫生院院长、如东县苴镇地区医院革命领导组副组长、如东县苴镇区卫生所副所长等职。

张荣奎

张荣奎(1930—2003),男,汉族,如东光荣人。民国19年(1930年)7月生,中共党员。民国37年(1948年)6月参加革命工作,历任中国人民解放军某部连长、如东县光荣乡卫生院院长等职。

张国民

张国民(1930—1989),男,汉族,如东双甸人。民国19年(1930年)10月生,1950年2月加入中国共产党。民国38年(1949年)9月参加革命工作,历任中国人民解放军华中军区某部通讯员、苏南军区党校公勤员、无锡市传染病医院公勤员、如东县双甸人民公社农民、如东县人民医院职工、如东县双甸区医院职工等职。

花立山

花立山(1930—?),男,汉族,如东掘港人。民国19年(1930年)8月生,初中文化,中医师职称。1952年2月参加工作,历任如东县和春乡联合诊所医生、如东县童店医院院长等职。

江　云

江　云(1930—?),男,汉族,江苏南通人。民国19年(1930年)12月生,医师职称。1958年10月参加工作,历任中国人民解放军某部干部、如东县洋口农场卫生所所长、南通市肿瘤医院医师等职。

缪寿柏

缪寿柏(1931—?),男,汉族,如东景安人。民国20年(1931年)4月生,1955年6月加入中国共产党,初中文化,中医职称。1956年10月参加工作,历任如东县景安乡联合诊所中医、如东县景安人民公社卫生院院长等职。

郑远如

郑远如(1931—1992),又名陈丛远如,男,汉族,江苏海安人。民国20年(1931年)11月生,1977年10月加入中国共产党,初中文化,主治中医师职称。1954年6月参加工作,历任如东县达富联合诊所所长、如东县南濬人民公社卫生院院长、如东县双甸人民公社革命领导组副组长、如东县袁庄乡卫生院副院长等职。1978年获“江苏省先进工作者”称号。

陈　峰

陈　峰(1931—?),又名陈立贵,男,汉族,如东丰利人。民国20年(1931年)12月生,1950年5月加入中国共产党,初中文化。1949年6月参加革命工作,历任中国人民解放军某部助理军医、如东县五义乡文卫助理、如东县五义人民公社医院院长等职。

于九和

于九和(1931—2001),男,汉族,如东洋口人。民国20年(1931年)12月生,高小文化,中医师职称。1956年2月参加工作,历任如东县洋口乡联合诊所医生、如东县洋口乡卫生院院长等职。

陈德璜

陈德璜(1931—2008),男,汉族,如东石甸人。民国20年(1931年)3月生,1950年1月加入中国共产党。1947年2月后历任如东县石北乡德胜村民兵班长、如东县双甸区委副书记、如东县庭贵乡党委书记、淮阴县淮沟人民公社党委书记、淮阴县渔沟人民公社革命委员会主任、淮阴县农业局局长、如东县人民政府副县长、中共如东县委副书记、如东县血吸虫病和地方病防治领导组组长、政协如东县委主席等职。

冯祖安

冯祖安(1931—1992),男,汉族,江苏如皋人。民国20年(1931年)12月生,民国36年(1947年)11月加入中国共产党,历任中国人民解放军华中军区第9军分区干部学校学员、如皋县随军渡江征粮工作组组长、如东县监察委员会副书记、共青团如东县委书记、如东县双甸人民公社党委书记、如东县双甸中学革命委员会主任、如东县岔河区委书记、如东县人民政府副县长、如东县爱国卫生运动委员会主任、如东县人大常委会副主任等职。

王友山

王友山(1931—2008),男,汉族,如东沿南人。民国20年(1930年)12月生,1949年10月加入中国共产党,初中文化。民国36年(1947年)10月参加革命工作,历任如东县城东区游击队战士、中国人民解放军华中军区第9军分区司令部警卫连战士、苏州军分区独立营1连排长、空军第4航空学校政治处干事、如东县沿南人民公社卫生院副院长、如东县苴镇区医院副院长、如东县栟茶区卫生所副所长、如东县双甸区医院副院长等职。

阙飞鸽

阙飞鸽(1932—2005),男,汉族,如东掘港人。民国21年(1932年)12月生,中共党员。历任如东县工业第2局副局长、如东县人民医院革命委员会主任、如东县人民医院革命委员会党支部书记等职。

秦德庄

秦德庄(1932—1997),女,汉族,如东掘港人。民国21年(1932年)3月生,1954年1月加入中国共产党,民国37年(1948年)3月参加革命工作,历任中国人民解放军华中军区第9军分区军政干部学校学员、苏南军区医校保管员、华东军区后方第2医院3队见习会计、苏州第1康复医院3队会计、常州第5康复医院会计、南京中医院总账会计、南通市卫生局总账会计、如东县人民医院总账会计等职。

薛兰新

薛兰新(1932—2008),男,汉族,如东潮桥人。民国21年(1932年)12月生,1956年加入中国共产党,高中文化,中医师职称。1956年参加工作,历任如东县胜利联合诊所医生、如东县潮桥乡卫生院院长等职。

张必海

张必海(1932—2003),男,汉族,如东县石甸人。民国21年(1932年)12月生,1962年加入中国共产党,民国38年(1949年)2月参加革命工作,历任如东县双甸区队战士、如皋县公安大队副排长、如东县岔东人民公社卫生院院长、如东县石甸人民公社卫生院院长等职。

吴功端

吴功端(1932—?),男,汉族,如东双甸人。民国21年(1932年)12月生,中共党员。历任如东县芳根人民公社副社长、如东县教育局副局长、如东县文教局副局长、如东县人民医院党支部书记、如东县人民医院副院长、如东县双甸地区医院革命领导组副组长等职。

徐可领

徐可领(1932—?),男,汉族,如东苴镇人。民国21年(1932年)生,1950年加入中国共产党,民国36年(1947年)10月参加革命工作,历任中国人民解放军华中军区第29军86师257团助理军医、如东县鸿余乡联合诊所所长、如东县福亮人民公社医院院长等职。

缪嘉瑞

缪嘉瑞(1933—2004),又名缪毓麟,男,汉族,如东洋口人。民国22年(1933年)3月生,内科医师职称。1952年参加工作,历任如东县洋口联合诊所所长、如东县德贵人民公社医院院长、如东县洋口人民公社中心联合诊所主任等职。

吴 均

吴 均(1933—2005),又名吴明如,男,汉族,如东岔河人。民国22年(1933年)5月生,1950年加入中国共产党。民国36年(1947年)10月参加革命工作,历任中国人民解放军华中军区第9军分区卫生部医院手术队通讯员、松江军分区警备团2营5连卫生员、福州军区海军观察通讯股助理军医、北海舰队工程兵独立2连军医、如东县岔北人民公社卫生院外科医师、如东县岔河区医院外科医师等职。

顾恩传

顾恩传(1933—?),女,汉族,江苏东台人。民国22年(1933年)12月生,初中文化,民国38年(1949年)5月参加革命工作,历任东台县人民医院出纳、中国人民银行盐城支行储蓄员、淮安县平桥米厂化验员、如东县九总人民公社社员、如东县人民医院挂号员等职。

胡荫越

胡荫越(1933—2000),男,汉族,如皋白蒲人。民国22年(1933年)1月生,中共党员。1949年10月参加工作,历任如东县丁埝区卫生所会计、如东县卫生局财务股股长等职。曾获“全国卫生系统统计工作先进个人”称号。

杨　俊

杨　俊(1933—2006),男,汉族,如东栟茶人。民国22年(1933年)8月生,1952年6月加入中国共产党。民国35年(1946年)8月参加革命工作,历任中国人民解放军华中军区第1师1旅治部战士、第20师卫生学校学员、中国人民志愿军第26军67师200团组织股干事、中国人民解放军济南军区某部政治教导员、如东县栟茶区卫生所副所长、如东县第三人民医院副院长、如东县第三人民医院党支部书记等职。

石祥银

石祥银(1933—2006),男,汉族,如东凌民人。民国22年(1933年)8月生,1950年8月加入中国共产党,初中文化,主管防疫医师职称。民国37年(1948年)6月参加革命工作 ,历任如东县马北区队战士、如东县警卫团疗养所护理员、中国人民解放军华中军区第9军分区医疗队副班长、南通县石港区卫生所防疫医师、南通二窎医院副院长、南通金沙区卫生所负责人、南通二甲医院负责人、如东县双甸地区医院副院长、如东县马塘医院副院长、如东县马塘区卫生所所长等职。1988年7月获“江苏省执行《药品管理法》先进工作者”称号。

朱秀成

朱秀成(1933—1998),男,汉族,如东汤园人。民国22年(1933年)12月生,民国37年(1948年)10月加入中国共产党。民国37年(1948年)3月参加革命工作,历任中国药材公司如东县公司经理、如东县医药商店经理、如东县人民委员会卫生科副科长等职。

邓树声

邓树声(1933—?), 男,汉族,山东省人。民国22年(1933年)生,历任如东县双甸地区医院革命领导组组长等职。

陈祖涛

陈祖涛(1933—?),男,汉族,如东兵房人。民国22年(1933年)11月生,1950年12月加入中国共产党,医师职称。民国37年(1948年)5月参加革命工作,历任中国人民解放军华中军区第9军分区南通警卫团休养所学员、苏北军区特务5团1营卫生所见习军医、铁道兵团第2师4团卫生连助理军医、铁道兵团第2师9团卫生队军医、如东县掘东区医院副院长、如东县兵房中心卫生院协理员等职。

王　超

王　超(1935—2001),男,汉族,如东马塘人。民国24年(1935年)12月生,中共党员。1957年参加工作,历任如东县沿河人民公社大队党支部书记、如东县桐本人民公社医院院长等职。

徐永才

徐永才(1936—2007),男,汉族,如东兵房人。民国25年(1936年)3月生,中共党员,主治医师职称。1960年参加工作,历任中国人民解放军南京军区空军后勤部卫生处处长、如东县卫生局副局长、如东县城乡建设环境保护局副局长等职。

傅国森

傅国森(1936—2010),男,汉族,如东掘港人。民国25年(1936年)2月生,中专文化,主管医师职称。1952年8月参加工作,历任如东县人民医院会计、如东县栟茶区卫生所防疫员、如东县马塘区卫生所防疫员、如东县卫生防疫站健康教育科科长等职。1994年2月获"江苏省卫生防疫工作先进个人"称号。

王森和

王森和(1936—2007),女,汉族,江苏海门人。民国25年(1936年)10月生,本科文化,南京医科大学毕业,1988年4月晋升为副主任医师职称。1982年9月参加工作,历任如东县第二人民医院内科副主任医师等职。如东县第七届、八届政协委员。

黄家齐

黄家齐(1936—1990),男,汉族,如东掘港人。民国25年(1936年)生,中共党员,1966年起历任中共如东县组织部副部长、如东县同甸人民公社党委书记、如东县财政局局长、如东县人民政府副县长、如东县公费医疗预防实施管理委员会主任等职。

施庭贵

施庭贵(1936—?),男,汉族,如东岔河人。民国25年(1936年)生,中共党员,1950年参加工作,历任如东县岔河区文卫主任、如东县岔河赤脚医生大学校长等职。

张进山

张进山(1937—2005),男,汉族,如东潮桥人。民国26年(1937年)10月生,中共党员。1958年参加工作,历任如东县潮桥人民公社兽医站站长、如东县潮桥人民公社卫生院院长等职。

徐云溪

徐云溪(1938—1996),男,汉族,如东石甸人。民国27年(1938年)5月生,历任如东县石甸人民公社卫生院革命领导组组长等职。

杨有才

杨友才(1938—?),男,汉族,如东饮泉人。民国27年(1938年)9月生,初中文化,中医士职称。1958年9月参加工作,历任如东县新光人民公社卫生院副院长、如东县饮泉乡卫生院中医士等职。

缪进修

缪进修(1938—?),男,汉族,如东靖海人。民国27年(1938年)9月生,初中文化,1962年参加工作,历任如东县靖海人民公社卫生院革命领导组组长等职。

隋唯东

隋唯东(1939—2008),男,汉族,江苏南京人。民国28年(1939年)10月生,本科文化,南京医科大学毕业,1988年4月晋升为副主任医师职称。1962年8月参加工作,历任如东县第二人民医院副院长等职。如东县第八届、九届、十届、十一届、十二届、十三届人民代表。

吕洪生

吕洪生(1939—2006),男,汉族,江苏阜宁人。民国28年(1939年)11月生,1975年6加入中国共产党,大专文化,副主任医师职称。1961年参加工作,历任国营江苏如东掘港农场医院院长、国营如东掘港农场医院党支部书记等职。

孙 云

孙 云(1939—2001),男,汉族,如东洋口人。民国28年(1939年)12月生,中共党员,历任中国人民解放军某部军医、如东县洋口农场干部、如东县洋口农场卫生所所长等职。

王志明

王志明(1939—2010),男,汉族,如东丁店人。民国28年(1939年)10月生,初中文化,医师职称。1960年7月参加工作,历任如东县丁店乡卫生院防疫医师、南通市云顶实业总公司董事长等职。

周志明

周志明(1941—1984),男,汉族,如东兵房人。民国30年(1941年)生,中专文化,医师职称。1963年9月参加工作,历任如东县南坎乡卫生院副院长等职。

郑 琪

郑 琪(1942—2008),女,汉族,如东掘港人。民国31年(1942年)2月生,本科文化,南京医学院临床医学系毕业,1990年12月晋升为副主任医师职称。1966年9月参加工作,历任如东县人民医院儿科副主任等职。

张卓清

张卓清(1942—?),男,汉族,如东华丰人。民国31年(1942年)11月生,中共党员,高中文化,医师职称。1974年5月参加工作,历任如东县华丰人民公社卫生院院长、如东县华丰乡卫生院院长等职。

陆达泉

陆达泉(1944—2008),男,汉族,如东长沙人。民国33年(1944年)6月生,初中文化,主治医师职称。1966年3月参加工作,历任如东县长沙乡卫生院副院长、如东县卫海医院院长等职。

刘金兰

刘金兰(1944—?),女,汉族,如东环渔人。民国33年(1944年)8月生,初中文化,会计职称。1970年8月参加工作,历任如东县环渔乡卫生院院长等职。

薛志彬

薛志彬(1946—?),男,汉族,如东马塘人。民国35年(1946年)1月生,1971年7月加入中国共产党,初中文化,医师职称。1970年11月参加工作,历任如东县栟本乡卫生院院长等职。

缪克芬

缪克芬(1946—2007),女,汉族,如东岔河人。民国35年(1946年)5月生,大专文化,统计师职称。1969年参加工作,历任如东县第二人民医院工会主席、办公室主任等职。

徐　超

徐　超(1948—?),男,汉族,如东新店人。民国37年(1948年)8月生,中共党员,大专文化,主治医师职称。1969年5月参加工作,历任如东县新店乡卫生院院长等职。

吴庆高

吴庆高(1949—?),男,汉族,如东凌民人。1949年11月生,初中文化,1969年1月担任乡村医生。历任如东县马塘镇沙庄社区卫生服务站乡村医生等职。1978年获"江苏省先进工作者"称号。

张德华

张德华(1949—2008),男,汉族,如东掘港人。1949年12月生,1971年4月加入中国共产党,中专文化,主治医师职称。1969年3月参加工作,历任中国人民解放军某部军医、如东县掘港中心卫生院副院长等职。

沈美云

沈美云(1950—1999),女,汉族,如东岔河人。1950年1月生,中共党员,中专文化,会计师职称。1970年参加工作,历任如东县医药公司职员、如东县第二人民医院党支部书记、副院长等职。1982年获"江苏省优秀卫生工作者"称号。

姚金岩

姚金岩(1950—2001),男,汉族,如东环镇人。1950年11月生,中共党员,初中文化,主管医师职称。1969年1月参加工作,历任如东县环镇乡卫生院副院长等职。

丁益民

丁益民(1950—2002),男,汉族,如东孙窑人。1950年12月生,1985年8月加入中国共产党,初中文化,主治医师职称。1969年4月参加工作,历任如东县孙窑人民公社乡村医生、如东县孙窑乡卫生院副院长等职。

任乃秀

任乃秀(1951—2008),女,汉族,如东袁庄人。1951年3月生,中共党员,大学文化,南通医学院毕业,2000年8月晋升为副主任医师职称。1975年5月参加工作,历任如东县袁庄人民公社乡村医生、如东县袁庄人民公社卫生院副院长、如东县卫生局副局长、1983年版《如东医药卫生发展史》领导组成员、如东县计划生育委员会副主任、如东县计划生育指导站站长等职。江苏省第五届人大代表。1977年6月获“全国计划生育•妇幼卫生•托幼工作先进个人”称号。1996年5月获“南通市计划生育先进工作者”称号。

葛八银

葛八银(1953—1994),男,汉族,如东掘港人。1953年9月生,大学文化,南京中医学院毕业,中医师职称。1978年1月参加工作,历任如东县中医院副院长等职。

黄　明

黄　明(1953—2001),男,汉族,如东凌河人。1953年9月生,大专文化,主治医师职称。1974年5月参加工作,历任如东县凌河人民公社乡村医生、如东县凌河医院院长等职。

沈建忠

沈建忠(1956—2001),男,汉族,如东南坎人。1956年8月生,大专文化,南通师范专科学校毕业,讲师职称。1980年9月参加工作,历任如东县九总中学教师、如东县北坎中学教导主任、如东县教师进修学校副校长、如东卫生进修学校工会主席等职。

刘建忠

刘建忠(1957—2006),男,汉族,如东岔河人。1957年11月生,中共党员,中专文化,主治医师职称。1976年11月参加工作,历任如东县岔南乡卫生院院长、如东县双甸镇卫生所主治医师等职。

陈　勇

陈　勇(1958—2008),男,汉族,如东双甸人。1958年8月生,中共党员,高中文化,1976年5月参加工作,历任如东县双甸人民公社乡村医生、如东县双甸镇宗奎社区卫生服务站站长等职。2003年3月获“全国优秀乡村医生”称号。

沙春智

沙春智(1958—2008),男,汉族,如东九总人。1958年9月生,1992年7月加入中国共产党,大专文化,主治中医师职称。1981年2月参加工作,历任如东县丰利地区医院中医科医师、如东县基层卫生工作者协会干事、如东县爱国卫生运动委员会办公室副主任、如东县卫生局人秘股秘书、如东县卫生系统思想政治工作研究会秘书长、如东县委宣传部办公室主任、南通市如东药品食品监督管理局副局长等职。

第四十七章　当今人士

概　述

本志简介收录1333名当今卫生人士。其中埠外名士113人、县内人士1220人。

第一节　埠外人士

本志简介收录113名当今埠外卫生人士。均20世纪出生，其中初叶出生2人、20年代出生12人、30年代出生12人、40年代出生22人、50年代出生21人、60年代出生33人、70年代出生11人。

张家吉　男，汉族，如东双甸人。民国8年(1919年)12月生，民国35年(1946年)毕业于上海国立医学院，历任上海红十字会第1 医院医师、上海中山医院内科主治医师、上海华东医院西医内科主任医师等职。参加第1版《实用内科学》《实用鉴别诊断学》编写。

董　敬　男，汉族，如东掘港人。民国8年(1919年)12月生，民国31年(1942年)参加革命工作，历任参加中国国民革命军新编第四军医务员、中国人民解放军华东野战军第23军医教队长队长、西南医科大学第1附属医院副院长等职。

白　豪　男，汉族，如东长沙人。民国9年(1920年)12月生，民国31年(1942年)参加革命工作，历任中国国民革命军新编第四军苏中军区第4 军分区卫生学校学员、中国人民解放军第2军医大学学员、上海市卫生局医学教育处副处长等职。

周仲瑛　男，汉族，如东马塘人，周筱斋次子。民国10年(1921年)12月生，中共党员。民国30年(1941年)随父行医，攻内科，1955年入江苏省中医学校，结业后留校，副主任医师职称。历任南京中医学院附属医院副院长、全国中医学会常务委员、江苏省中医学会副会、江苏省科协常委等职。

王灿辉　男，汉族，如东浒澪人。民国12年(1923年)12月生，1957年入江苏省中医学校医科班进修，一年后分配至南京中医学院从事教学工作。历任南京中医学院温病研究室主任等职。

蔡纯勇　男，汉族，如东栟茶人，蔡祖基次子。民国13年(1924年)12月生，1950年毕业于上海同德医学院，历任上海市血吸虫防治研究所流行病学主任医师等职。1981年获上海市科技重大成果奖和中央卫生部荣誉奖。

管惟滨　男，汉族，如东掘港人。民国15年(1926年)12月生，1950年毕业于中国人民解放军第2军医大学，后获苏联列宁格勒公共卫生学院硕士研究生、莫斯科医学寄生虫学与热带病学博士研究生。历任中国人民解放军南京军区总医院住院医师、第二军医大学寄生虫学研究室副教授等职。

施成美　女，汉族，江苏东台人。民国16年（1927年）3月生，民国36年（1947年）3月加入中国共产党，民国34年（1945年）5月参加革命工作。历任中国国民革命军新编第四军苏中军区第4军分区卫生学校学员、1师3旅 7团卫生队医务员、中国人民解放军第29军31医生、华东军区教学总队副队长、中国人民解放军空军洛阳政治学校校医等职。先后参加丰利战斗、掘港战斗、苏中战役、渡江战役等战役战斗。转业后历任江苏省南京市、上海市、吉林省长春市、辽宁省旅顺市、河北省涿州等市图书管理工作者等职。

王静超　女，汉族，如东丰利人。民国16年（1927年）12月生，1957年毕业于安徽医学院眼科专业班，历任湖北省武昌医学专校、湖北省中医学院眼科教师；武汉市第3人民医院、湖北省医院、随州市第1人民医院肤科医师；武汉市第1 人民医院皮肤科副主任医师等职。

张耀北　男，汉族，如东栟茶人。民国17年（1928年）3月生，1956年2月参加工作，历任如东县旧场乡联合诊所所长、如东县旧场人民公社医院副院长等职。

陈令仪　女，汉族，江苏南京人。民国17年（1928年）12月生，中共党员。历任如东县人民医院革命委员会主任、江苏省人事厅处长等职。

张启铭　男，汉族，如东栟茶人。民国18年（1929年）6月生，高小文化。1956年2月参加工作，历任如东县富滩乡联合诊所所长、如东县旧场人民公社医院副院长等职。

陶文照　男，汉族，如东兵房人。民国18年（1929年）12月生，中共党员。民国37年（1948年）参加工作，中国人民解放军第2军医大学毕业，后留校历任第二军医大学病理解剖研究室主任等职。

赵亚南　女，汉族，如东栟茶人，赵紫东次女。民国18年（1929年）12月生。民国35年（1946年）参加革命工作，中国人民解放军第2军医大学毕业后，历任中国人民解放军第2军医大学第二附属医院副院长等职。主编《妇产科讲义》。

尤　柯　原名尤延，男，汉族，如东双甸人。民国21年（1932年）12月生，民国34年（1945年）参加革命工作，历任中国国民革命军新编第四军某部干部、中国人民解放军第7军医大学学员、陆军第5医院内分泌副主任医师、银川市医学分会副理事长等职。著《临床内分泌手册》。

陈汉云　男，汉族，江苏大丰人。民国21年（1932年）12月生，中共党员。1952年12月参加工作，历任如东县卫生局计财股副股长、如东县栟茶区卫生所副所长、如东县海洋渔业卫生所副所长、南通地区行政公署卫生局计财科科员等职。

张奇源　男，汉族，江苏海安人。民国21年（1932年）12月生，中国人民解放军某部转业军人，历任如东县人民医院代院长、如东县中医院院长、海安县卫生学校校长等职。

钱　达　男，汉族，如东苴镇人。民国21年（1932年）12月生，中共党员。历任如东县苴镇卫生所所长、如东县苴镇地区医院院长、南通市卫生局科员等职。

倪毓嘉　男，汉族，如东掘港人。民国21年（1932年）12月生，中共党员，大学文化。1952年2月参加工作，历任如东县计划生育委员会副主任、南京计划生育干部培训中心副主任等职。

蒋琳淋　女，汉族，如东栟茶人，民国23年（1934年）1月生，天津医学院教师。

周俊芳　女，汉族，如东栟茶人，民国24年（1935年）4月生，中专文化，安徽省黄山市血防站护士长、副主任护师。

汤成华　男，汉族，如东岔河人。民国25年（1936年）12月生，中共党员，本科文化，苏州医学院医疗专业毕业，主任医师、教授职称。1952年参加工作，历任如东县岔河医院外科医生、如东县人民医院化验室主任、上海市闸北区中心医院骨科主任等职。曾获"江苏省先进卫生工作者"称号。主编出版《老年骨科并发症》《现代骨科临床》《老年骨肿瘤学》等书。

钱惟成　男，汉族，江苏无锡人。民国26年（1937年）4月生，中共党员，本科文化，上海第1医学院医疗系毕业，主任医师职称。历任如东县中医院内科医师、如东县人民医院院长、如东县科协副主席、上海市闸北区中心医院内科主任、苏州医学院及上海铁道医学院教授等职。如东县第八届、九届、十届、十一届人民代表、人大常委会委员，如东县第六届政协委员、政协常委，南通市第八届人大代表，中共江苏省第七次党代会代表。主编《老年心血内科学》由中国科技出版社出版，参编《内儿科学》由江苏科技出版社出版、《老年围手术其治疗学》由人民卫生出版社出版。1996年获国务院颁发政府特殊津贴证书。

徐克成　男，汉族，如东岔北人。民国26年（1937年）12月生，本科文化，南通医学院医疗系毕业，副教授职称。1963年参加工作，历任南通医学院附属医院消化研究室及消化内科副主任、南通市医学会消化内科学会主任委员等职。

李　端　男，汉族，如东岔河人。民国28年（1939年）12月生，副教授职称。上海第1医学院药学系毕业。毕业后历任上海市第1 医学院药理教研室副主任等职。

管维岑　男，汉族，如东掘港人，民国28年（1939年）10月生，历任苏州第四人民医院院长等职。

范敏楚　男，汉族，江苏吴江人。民国29年（1940年）4月生，中专文化，副主任医师职称。1958年12月参加工作，历任如东县红旗人民公社医院外科医士、如东县双甸地区医院外科医师、如东县人民医院外科主治医师、苏州市吴江县中心卫生院副主任医师等职。

杨广才　男，汉族，如东县人，民国30年（1941年）生，主任医师、历任中国人民解放军第八五医院院长。

钱　进　女，汉族，如东丰利人。民国31年（1942年）2月生，本科文化，1994年12月晋升副主任医师职称。1968年8月参加工作，历任如东县丰利医院主治医师、南通市普济医院副主任医师等职。如东县第九届、十届政协委员、政协常委。

陈潭林　男，汉族，江苏镇江人。民国32年(1943年)12月生，1984年11月加入中国共产党，本科文化，南京医科大学毕业，主任医师职称。1970年7月参加工作，历任如东县人民医院外科医师、南京市第1人民医师主任医师等职。

张祖乐　男，汉族，江苏南通人。民国32年(1943年)12月生，大学文化，1979年6月加入中国共产党，1994年2月晋升副主任医师职称。1963年8月参加工作，历任如东县马塘区医院副院长、如东县丰利医院副院长、如东县丰利医院工会主席、南通市普济医院副主任医师等职。

张志兰　女，汉族，如东岔北人，民国33年(1944年)1月生，高中文化，新疆维吾尔族自治区肺科医院主管任护师。

吴爱祥　男，汉族，如东岔河人。民国33年(1944年)2月生，中共党员，本科文化，南京医学院临床医学系毕业，1989年9月晋升副主任医师职称。1970年参加工作，历任如东县卫生防疫站站长、如东县卫生局局长、如东县卫生系统思想政治工作研究会理事长、如东县爱国卫生运动委员会副主任、如东县红十字会副会长、如东县委组织部部长、南通市卫生局局长等职。中共如东县委员会第七届候补委员，如东县第十一届人民代表。

彭志勤　男，汉族，如东栟茶人。民国29年(1944年)12月生，中共党员，本科文化，历任通州市卫生局局长等职。

黄京龙　男，汉族，江苏南京人。民国33年(1944年)2月生，1981年6月加入中国共产党，本科文化，南京医科大学毕业，主任医师职称。1970年8月参加工作，历任如东县卫生防疫站副站长、如东县卫生局副局长、南通市卫生局副局长、江苏省妇幼保健中心主任等职。

石顺贤　男，汉族，如东掘港人。民国33年(1944年)4月生，大专文化，副主任医师职称。1964年9月参加工作，历任如东县人民医院病理科副主任医师、南京某医院病理科主任等职。

李伯龙　男，汉族，如东双甸人。民国33年(1944年生)5月生，本科文化，徐州医学院毕业，1993年10月晋升为副主任医师职称。1970年9月参加工作，历任如东县双甸中心卫生院副院长、如东县双南乡卫生院医生、南通市中医院副主任医师等职。如东县第八届、九届政协委员。

董德贵　男，汉族，如东靖海人，民国33年(1944年)8月生，本科文化，新疆维吾尔族自治区结核病防治所主任医师。

王金凤　女，汉族，江苏溧阳人。民国33年(1944年)12月生，本科文化，南京医学院毕业，中国农工民主党党员，主任医师职称。1969年8月参加工作，历任如东县人民医院妇产科主任、江苏省援藏工作队医师、如东县妇幼保健所副所长、南京市第1人民医院妇产科主任等职。

张佩鸣 女，汉族，上海奉贤人。民国33年（1944年）12月生，本科文化，上海医科大学毕业，主任医师职称。1968年8月参加工作，历任如东县人民医院医师、如东县妇幼保健所副所长、上海市妇幼保健所所长等职。曾获“全国儿童少年先进工作者”“全国妇幼卫生先进个人”称号。

汤桑林 男，汉族，如东双甸人。民国34年（1945年）12月生，1974年12月加入中国共产党，本科文化。1970年9月参加工作，历任江苏省沛县农林局技术员、如东县县委审干办公室主任、如东县双南人民公社党委副书记、如东县委组织部长、如东县人民政府县长、中共如东县委书记、如东县红十字会名誉会长等职。现任南通市人大常委会副主任等职。

康益民 男，汉族，如东袁庄人。民国34年（1945年）生，本科文化，江苏省人民医院副主任医师。

蔡正秀 男，汉族，如东掘港人，民国34年（1945年）生，浙江省上虞市人民医院副主任医师。

仰剑雄 女，汉族，江阴市人。民国35年（1946年）12月生，中共党员，本科文化，南京医学院毕业。1970年8月参加工作，历任如东县掘东区卫生所妇幼医师、如东县丰利区医院副院长、如东县妇幼保健所所长、江苏省卫生厅妇幼卫生工作处副处长等职。

从远凤 女，汉族，如东双甸人。民国36年（1947年）9月生，中共党员，本科文化，南通医学院临床医学系毕业，2003年9月晋升主任医师职称。1968年1月参加工作，历任如东县人民医院内科内科副主任、南通大学医学院附属医院内科主任医师等职。1994年12月获“江苏省老干部工作先进个人”称号。

张毓余 男，汉族，如东新林人。民国36年（1947年）12月生，中共党员，历任中共如东县委副书记、如东县人民政府县长、如东县血吸虫病和地方病防治领导组组长、中共南通市港闸区委书记等职。现任南通市人大常委会副主任、南通市总工会主席等职。

张肖敏 女，汉族，江苏南通人。民国38年（1949年）5月生，1975年4月加入中国共产党，博士研究生学历，南京大学社会学系毕业，1989至1990年间赴日留学。1968年10月参加工作，历任如东县插队知识青年、南通市中医学院院长、南通市卫生局局长、江苏省卫生厅副厅长、江苏省药品监督管理局副局长等职。现任江苏省人口与计划生育委员会主任、党组书记等职。

从　江 字思酒，男，汉族，如东双甸人。民国38年（1949年）7月生，1973年加入中国共产党，大学文化，南京医学院毕业，副主任药师职称。1968年10月参加工作，历任如东县红旗人民公社乡村医生、中国人民解放军沈阳军区其31团卫生队军医、河北省保定市第4人民医院副主任药师等职。

葛　云 女，汉族，如东曹埠人，1950年3月生，大学文化，南通医学院临床专业毕业，主任医师。1978年8月参加工作，历任如东县妇幼保健所妇保科长、如东县卫生进修学校教导主任、南通市妇幼保健所主任医师等职。

曹春和 男，汉族，如东岔北人。1951年6月生，大专文化，东南大学医学院高级讲师。

丛 溱 女，汉族，如东双甸人。1952年7月生，大学文化，石家庄医学院毕业，副主任医师职称。1968年10月参加工作，历任如东县红旗人民公社知识青年、河北省涿州市人民医院内科主治医师、中国矿山总局医院副主任医师等职。

严长俊 男，汉族，江苏海安人。1952年10月生，1972年4月加入中国共产党，大学文化。1971年7月参加工作，历任海安县青萍乡农技员、南通地区粮棉原种场六队政治指导员、南通地区五七干校农大革命委员会副主任、江苏省沿江地区农科所党委书记、南通市委农工部副部长、南通市纪律检查委员会副书记、中共县委书记、如东县红十字会名誉会长等职。现任江苏省粮食厅副厅长等职。

王妙生 男，汉族，上海市人。1952年12月生，本科文化，南通医学院毕业，主任医师职称。1978年1月参加工作，历任如东县妇幼保健所副所长等职。如东县第八届、九届政协委员、政协常委。现任南通市妇幼保健所主任医师。

周 珉 女，汉族，如东马塘人。1953年12月生，中共党员，主任中医师职称。1975年参加工作，历任江苏省卫生厅厅长、博士生导师等职。中共十七大代表。现任政协江苏省委员会副主席等职。

姚小舒 男，汉族，如东曹埠人。1954年1月生，本科文化，医学博士主任医师职称。现任南京四一四医院副院长等职。

丛 洪 女，汉族，如东双甸人。1955年11月生，1979年9月加入中国共产党，中专文化，中国人民解放军南京军区空军护理学校毕业，主管护师职称。1971年1月参加工作，历任中国人民解放军空军第108医院护士长、主管护师等职。现任上海市浦东区工商银行营业部宣传科科长。

顾 芸 女，汉族，如东掘港人。1955年11月生，中共党员，本科文化，南通医学院临床医学系毕业，副主任医师职称。1997年2月至1998年8月赴美留学。1973年1月参加工作，历任如东县中医院护士、如东县人民医院主治医师、北京医科大学第3医院党委副书记、北京大学党委组织部副部长等职。现任北京大学医学部党委副书记等职。

徐 良 男，汉族，如东环镇人。1956年1月生，大学文化，江苏省人民医院中共党委委员、老年医学科党总支书记。

蒋志群 男，汉族，如东栟茶人，1956年1月生，中共党员，大学文化，南通市卫生局局长。

缪旭东 男，汉族，如东景安人，1956年1月生，中共党员，大学文化，南通市第二人民医院院长。

何辉明 男，汉族，如东饮泉人。1958年5月生，本科文化，南京市八一医院主任医师。

潘士荣 男，汉族，如东掘港人。1958年5月生，本科文化，上海第六人民医院主任医师。

冯 涛 男，汉族，如东饮泉人，1958年10月生，大专文化，辽林省锦州第二一五医院副院长。

褚秀军 女，汉族，如东掘港农场人，1958年12月生，常州市卫生局宣传处处长。

吴建明 男，汉族，如东于港人。1959年1月生，大专文化，主治医师职称。1977年4月参加工作，历任如东县于港人民公社乡村医生、如东县于港乡卫生院副院长等职。现任如皋市雪岸医院主治医师。

缪宝迎 男，汉族，如东洋口人。1959年10月生，中共党员，本科文化，南京中医学院毕业，副主任中医师职称。1982年8月参加工作，历任如东县苴镇中心卫生院主治医师、如东县卫生局团委书记、南通市卫生局副局长、南通市第二人民医院院长、南通市中医院院长等职。著《健康论语》，由中国文联出版社出版。现任江苏省南通食品药品监督管理局副局长、南通市仪器安全委员会办公室主任等职。

康卫平 女，汉族，如东栟茶人。1959年10月生，中专文化，副主任医师职称。1980年2月参加工作，历任如东县人民医院B超室护士等职。现任南通市港口医院功能科副主任医师。

葛　萍 女，汉族，如东河口人。1959年11月生，大专文化，2004年9月晋升社区副主任医师职称。1975年4月参加工作，历任如东县河口人民公社乡村医生、如东县河口乡卫生院内科主治医师等职。现任如皋市丁埝中心卫生院社区副主任医师。

龚雪飞 女，汉族，如东掘港人。1959年11月生，大学文化，主任医师职称。1978年4月参加工作，历任如东县人民医院内科主治医师等职。现任南通市第一人民医院主任医师。

戴长宜 男，汉族，如东凌民人，1960年1月生，大学文化，主任医师职称，苏州医学院附属医院院长等职。

薛亚平 女，汉族，如东石甸人。1960年10月生，大专文化。1978年9月参加工作，历任如东县卫生进修学校教师，美国犹他大外留学招生负责人，曾作为杰出华人代表受到访美的朱镕基总理的接见。现任美国加州富乐敦州立大学国际拓展部国际学术交流亚洲部主任等职。

马本如 男，汉族，如东马塘人。1961年1月生，大学文化，江苏省人民医院副主任医师。

殷曙东 男，汉族，如东掘港人。1961年1月生，博士，美国哈佛大学医学院学者。

丁　蔚 女，汉族，如东掘港人。1961年4月生，大专文化，1982年毕业于南京中医药大学，2005年获美国加州大学MBA学位，2004年9月晋升主任中药师职称。1982年8月参加工作，历任如东县中医院药剂科主任。如东县第八届、第九届、十届、十一届、十二届政协委员，江苏省第十届人大代表。现任南京先声药业有限公司采购部经理等职。2002年获“南通市劳动模范”称号。

范　岗 男，汉族，江苏连云港人。1961年10月出生，本科文化，1983年毕业于南通医学院医学系医疗专业，2000年8月晋升副主任医师职称。1983年8月参加工作，历任连云港市人民医院外科主治医师、如东县人民医院外科副主任医师等职。现任南通市胸外科主任。

龚旭东 男，汉族，如东童店人。1961年11月生，本科文化，南京中医药大学毕业，1998年9月晋升为副主任中药师职称。1982年8月参加工作，历任如东县药品检验所所长助理等职。现任南通市药品检验所副所长等职。

周敬东 男，汉族，如东掘港人。1962年1月生，本科文化，助理工程师职称，历任如东县人民医院药剂科药剂师等职。现任江苏省南京先声药业有限公司副总裁等职。

陆雅莉 女，汉族，如东栟茶人。1962年7月生，本科文化，1998年9月晋升为高级讲师职称。历任如东县卫生进修学校教师等职。现任苏州市某中学高级讲师等职。

郭自力 女，汉族，如东掘港人。1962年12月生，本科文化，助理工程师职称，历任如东县人民医院药剂科药剂师等职。现任江苏省南京先声药业有限公司副总裁等职。

张小林 男，汉族，如东县人。1963年1月生，中专文化，江苏省人民医院副主任医师。

丛 源 女，汉族，如东双甸人。1963年3月生，1989年加入中国共产党，中国人民解放军空军乌鲁木齐医院护士学校毕业，后学历本科，主管护师职称。1980年1月参加工作，历任中国人民解放军空军某医院护士长、航道管理办公室助理员等职。现任江苏省南京市体育局人事处处长等职。

孙建忠 男，汉族，江苏启东人。1963年4月生，大专文化，1983年7月参加工作，历任启东市水利局副局长、启东市政协副主席、启东市工商联主席、如东县人民政府副县长、如东县红十字会会长、如东县爱国卫生运动委员会主任(兼)等职。现任启东市副市长。

姜晓青 女，汉族，如东掘港人，1963年10月生，硕士，美国某药物研究所药物分析师。

单晓鸣 女，汉族，如东新店人。1964年1月生，1985年6月加入中国共产党，大学文化。1981年8月参加工作，历任如东县针织总厂副厂长、南通东升长毛绒制品有限公司总经理、如皋县人民政府副县长、中共如东县委宣传部部长、如东县人民政府副县长、如东县农村合作医疗大病统筹管理委员会主任(兼)等职。现任中共海安县委副书记、海安县人民政府县长。

叶 红 女，汉族，如东马塘人。1964年8月生，1984年6月加入中国共产党，本科文化，南通医学院毕业，副主任医师职称。1985年7月参加工作，历任如东县人民医院妇产科医师、共青团如东县卫生局委员会副书记等职。现任上海市南浦区人民医院妇产科副主任医师。

蔡 兵 男，汉族，如东兵房人。1964年8月生，1986年3月加入中国共产党，本科文化，南京医科大学毕业，博士研究生，主任医师职称。1986年8月参加工作，历任如东县人民医院外科医师等职。现任苏州市第四人民医院外科主任医师。

黄利民 男，汉族，如东丁店人。1964年12月生，中国共产党员，本科文化，医师职称。1985年8月参加工作，历任如东县卫生防疫站办公室主任、如东县卫生局办公室主任等职。现任南通市卫生局基层卫生与妇幼保健处处长。

纪亚忠 男，汉族，如东栟茶人，1964年生，本科文化，博士、副主任医师职称。上海市长海医院妇产科副主任。

张 良 男，汉族，江苏通州人。1965年1月生，中专文化，副主任技师职称。1984年8月参加工作，历任如东县人民医院检验科检验师等职。现任南通市红十字中心血站副站长等职。

曹建华 男，汉族，如东掘港人。1965年8月生，中共党员，本科文化，2003年9月晋升副主任医师职称。1986年8月参加工作，历任如东县马塘医院党支部书记、副院长等职。现任南通市第四人民医院副院长等职。

徐益权 男，汉族，如东新光人。1965年8月生，本科文化，江苏省中医药研究所副主任医师。

葛晓燕 女，汉族，如东马塘人。1965年12月生，本科文化，2003年9月晋升为副主任医师职称。历任如东县马塘医院副院长等职。现任南通市第四人民医院内科主任。

戴辉华 女，汉族，如东掘港人，1965年6月生，大学文化，江苏省人民医院副主任医师。

顾俊真 女，汉族，如东栟茶人。1965年生，大学文化，南京医科大学第二附属医院副主任医师。

徐希银 男，汉族，如东于港人，1966年1月生，博士，美国纽约医学院化学专家。

曹金海 男，汉族，如东双甸人。1966年2月生，中共党员，硕士研究生，毕业于南通医学院临床医学系，副主任医师、副教授职称。1990年8月参加工作，历任南通市第一人民医院主治医师、南通市第二人民医院院长等职。曾获“南通市十大杰出青年”“江苏省优秀院长”等称号。《中国卫生管理与实践》主编。现任南通市卫生局副局长、南通市中医院院长、南通市青年联合会副主席等职。

陆晓琴 女，汉族，如东马塘人。1966年9月生，中共党员，本科文化，2003年9月晋升为副主任医师职称。历任如东县马塘医院内科主任、医务科长等职。现任南通市第四人民医院门诊部主任等职。

徐 平 男，汉族，如东掘港人。1966年10月生，中专文化，医师职称。1984年7月参加工作，历任国营如东棉场医院院长、如东县九总乡卫生院院长等职。现任南通市港闸区中心医院副院长等职。

莫守峰 男，汉族，如东饮泉人，1966年10月生，博士，上海医科大学华山医院、副主任医师。

缪 林 男，汉族，如东栟茶人。1966年生，大学文化，南京医科大学第二附属医院副主任医师。

缪三义 男，汉族，如东栟茶人，1966年生，大学文化，南京医科大学医学院中共党总支书记。

翁晓云　女，汉族，如东景安人。1968年10月生，1995年11月加入中国共产党，研究生。1987年8月参加工作，历任如东县新店幼儿园教师、如东县政协办公室秘书、共青团如东县委书记、中共如东县新店镇委员会书记、如东县财政局副局长、如东县人民政府副县长、如东县红十字会会长、如东县爱国卫生运动委员会主任（兼）等职。现任南通市妇女联合会副主席等职。

陆亚平　男，汉族，如东丰利人。1970年1月生，大专文化，2008年9月晋升社区副主任医师职称。1988年8月参加工作，历任如东县丰利医院副院长、如东县丰利镇社区卫生服务中心副主任等职。现任如皋市中医院社区副主任医师。

陈湘林　男，汉族，如东丰利人。1970年7月生，大专文化，2006年7月晋升副主任医师职称。1991年8月参加工作，历任如东县丰利医院副院长、如东县苴镇中心卫生院副院长、副主任医师等职。现任南通第四人民医院医务科副科长等职。

张丽华　女，汉族，如东掘港人。1970年12月生，中国共产党员，本科文化。1992年8月参加工作，历任南通市卫生局政治处副主任等职。现任南通市中医院党委书记等职。

徐海峰　男，汉族，如东掘港人。1971年3月生，大专文化，主治医师职称。1976年4月参加工作，历任如东县掘港中心卫生院院长等职。

黄仲勇　男，汉族，贵州绥阳人。1972年1月生，2004年7月加入中国共产党，大专文化。1996年8月参加工作，历任贵州省绥阳县旺草中学化学教师、贵州省绥阳县人民政府办公室秘书、贵州省绥阳县卫生局副局长、江苏省如东县卫生局副局长（挂职）等职。现任贵州省绥阳县卫生和食品药品监督管理局副局长等职。

苏　灿　男，汉族，四川南充人。1972年6月生，本科文化，主治医师职称。1994年7月参加工作，历任重庆市垫江县人民医院外科主治医师、团委副书记、重庆市食品药品监督管理局处长助理（挂职）、如东县卫生局副局长（挂职）、重庆市垫江县卫生局副局长、重庆市垫江县工商联（总商会）主席等职。现任重庆市垫江县人民政府副县长等职。2007年为重庆市政协第三届委员会委员。

杨美红　女，汉族，如东苴镇人。1972年11月生，大专文化，主治医师职称。1991年7月参加工作，历任如东县苴镇中心卫生院副院长、如东县苴镇社区卫生服务中心副主任等职。现任通州市某医院主治医师。

陶　燕　女，汉族，江苏南通人。1972年12月生，大学文化，历任如东县人民政府副县长、如东县爱国卫生运动委员会主任、如东县红十字会会长、如东县新型农村合作医疗管理委员会副主任等职。现任南通市建设局副局长等职。

唐淮兵　男，汉族，如东丰利人。1974年8月生，大学文化，南京市儿童医院副主任医师。

葛谢飞　女，汉族，如东掘港人。1974年12月生，大专文化，1994年8月参加工作，历任如东县卫生进修学校教师、团总支书记等职。

丁 霞 女,汉族,如东兵房人。1976年8月生,中共党员,大专文化,医师职称。1999年8 月参加工作。历任如东县丁店乡卫生院妇产科医师、如东县大豫镇卫生所副所长、如东县大豫镇社区卫生服务中心副主任等职。现任港闸区幸福镇劳动保障所办事员。

第二节 县内人士

本志简介收录1220名当今县内卫生人士。均20世纪出生,其中初叶出生1人、20年代出生103人、30年代出生221人、40年代出生231人、50年代出生248人、60年代出生253人、70年代出生154人、80年代出生9人。

张恒明 男,汉族,如东九总人。民国8年(1919年)10月生,1952年参加工作,历任如东县丁杨联合诊所所长、如东县九总人民公社卫生院药工等职。

张学龙 男,汉族,如东古坝人。民国9年(1920年)8月生,医师职称。1952年4月参加工作,历任如东县马杨乡联合诊所医生、如东县古坝人民公社医院院长等职。

葛省三 男,汉族,如东景安人。民国9年(1920年)9月生,1952年参加工作,历任如东县洋张乡联合诊所中医、如东县景安乡卫生院中医等职。如东县第五届、六届人大代表,如东县第六届、七届政协委员。

施济生 男,汉族,如东孙窑人。民国9年(1920年)12月生,高中文化,中医师职称。1952年2月参加工作,历任如东县杨庵联合诊所所长、如东县孙窑人民公社医院院长等职。

张德先 男,汉族,如东栟茶人。民国9年(1920年)12月生,中共党员。1952年参加工作,历任如东县直夫联合诊所医生、如东县直夫人民公社医院副院长等职。

潘介昌 男,汉族,如东丁店人。民国9年(1920年)12月生,中共党员,高中文化,医师职称。1950年11月参加工作,历任如东县徐征联合诊所所长、如东县大同人民公社卫生院副院长、如东县东凌渔业人民公社卫生院院长等职。

朱天自 男,汉族,如东环北人。民国9年(1920年)12月生 ,1952年月参加工作,历任如东县环北人民公社医院院长等职。

汤永珍 女,汉族,如东岔南人。民国9年(1920年)12月生,1952年参加工作,历任如东县陈皋乡联合诊所所长、如东县岔南人民公社卫生院中医等职。

孙德旋 男,汉族,如东环镇人。民国10年(1921年)8月生,主治医师职称。民国33年(1944年)中华医院学医结业后举办私塾和私人诊所，民国35年（1946年）6月后历任如东县人民医院医生、中国人民解放军第34军后勤部担运团门诊室室长、如东县卫生院外科医师、如东县中医院外科主治医师等职。

陶兴高 男，汉族，如东童店人。民国10年（1921年）12月生，1952年参加工作，历任如东县童店联合诊所所长、如东县童店人民公社卫生院中医内科医生等职。

虞竹溪 男，汉族，如东丰利人。民国10年（1921年）12月生，1950年年初与他人合建如东县丰利新民医院，后自办诊所。1952年4月参加工作，历任如东县丰利镇联合诊所医生、如东县卫生防疫站防疫医生、如东县皮肤病防治所副所长等职。

朱桂玉 男，汉族，如东九总人。民国10年（1921年）12月生，1952年参加工作，历任如东县九总联合诊所所长、如东县九总人民公社卫生院中医等职。如东县第三届、五届、六届政协委员，如东县第八届、九届人大代表。

章有桢 男，汉族，如东浒澪人。民国11年（1922年）3月生，初中文化，中医师职称。1956年3月参加工作，历任如东县浒澪乡联合诊所所长、如东县浒澪人民公社卫生院院长等职。

凌之如 男，汉族，如东双甸人。民国11年（1922年）9月生，初中文化，1952年参加工作，历任如东县宗奎乡联合诊所所长、如东县双甸人民公社卫生院中医内科医生等职。

黄德刚 男，汉族，如东丁店人。民国11年（1922年）12月生，1952年参加工作，历任如东县王荃乡联合诊所所长、如东县大同人民公社卫生院中医等职。

戴子琰 男，汉族，如东九总人，民国11年（1922年）12月生，1952年参加工作，历任如东县秀岩联合诊所所长、如东县九总乡卫生院中医师等职。

张筱竹 男，汉族，如东石甸人。民国12年（1923年）2月生，1952年参加工作，历任如东县鹤井乡联合诊所中医师、如东县石甸乡卫生院中医师等职。如东县政协第一届、二届、三届、四届、六届委员。

孙济民 男，汉族，如东马塘人。民国12年（1923年）4月生，初中文化，1952年参加工作，历任如东县苏云联合诊所所长、苏云人民公社医院医师等职。

郁联俊 男，汉族，如东苴镇人。民国12年（1923年）9月生，民国33年（1944年）7月加入中国共产党。民国33年（1944年）1月参加革命工作，历任如皋县情报站情报员、中国人民解放军华中军区第29军86师助理军医、如东县丰利区卫生所所长、如东县丰利地区医院副院长、如东县苴镇地区医院副院长等职。

徐培芝 男，汉族，如东丰利人。民国12年（1923年）10月生，初中文化，中医师职称。1945年10月参加革命工作，历任如东县五义乡联合诊所所长、如东县五义人民公社卫生院副院长等职。

许香秀 男,汉族,如东栟茶人。民国12年(1923年)12月生,中小文化,中共党员。1956年4月参加工作,历任如东县栟茶区副区长、如东县旧场人民公社医院院长(兼)等职。

潘同仁 男,汉族,如东双甸人。民国12年(1923年)12月生。民国36年(1947年)11月加入中国共产党,历任如东县双甸文卫主任、如东县双甸人民公社卫生院院长等职。

陶步高 男,汉族,如东掘港人。民国12年(1923年)12月生,1952年参加工作,历任如东县和春联合诊所所长、如东县和春人民公社医院中医师等职。

曹　旭 男,汉族,如东马塘人。民国12年(1923年)12月生,民国34年(1945年)9月起历任中共如东县委青年工作委员会书记、如东县掘马北区区委书记、如东县政府副县长等职。

吴康成 男,汉族,如东应泉人。民国12年(1923年)12月生,1952年参加工作,历任如东县上漫联合诊所所长、如东县应泉人民公社医院中医师等职。

马贵山 男,汉族,如东环农人。民国13年(1924年)1月生,1955年4月加入中国共产党,1952年9月参加工作,历任如东县丰利人民公社医院会计、如东县环农乡卫生院院长等职。

蔡美才 男,汉族,如东浒澪人。民国13年(1924年)7月生,中共党员,1956年4月参加工作,历任如东县浒澪人民公社卫生院副院长等职。

徐文康 男,汉族,如东丁店人。民国13年(1924年)8月生,中共党员,初中文化,中医师职称。1950年参加工作,历任如东县王荃乡联合诊所所长、如东县丁店乡卫生院副院长等职。

李希雷 男,汉族,如东环北人。民国13年(1924年)8月生,初中文化。1952年参加工作,历任如东县苏虹联合诊所所长、如东县环北乡人民公社卫生院中医等职。

徐可文 男,汉族,江苏南通人。民国13年(1924年)9月生,民国33年(1944年)2月加入中国共产党,高中文化。民国31年(1942年)参加革命工作,历任中国国民革命军新编第四军苏中四分区卫生学校学员、如东县警卫团卫生队副队长、中国人民解放军华中军区第9军分区8团卫生队副队长、华中军区康复2院2 队队长、江苏省卫生厅防疫组组长、如东县人民医院院长、如东县岔河区医院院长、如东县中医院院长等职。

徐兆元 男,汉族,如东县人。民国13年(1924年)12月生,中共党员。历任如东县人民武装部政治委员、如东县人民政府县长、中共如东县委书记、如东县血吸虫病和地方病防治领导组组长等职。

曹洁云 女,汉族,如东岔河人。民国13年(1924年)10月生,中医师职称。1961年12月参加工作,历任如东县岔河镇卫生院副院长等职。

徐　汾 女,汉族,如东掘港人。民国13年(1924年)12月生,医师职称。1951年参加工作,历任如东县人民医院工会副主席、如东县中医院儿科医师等职。如东县第二届、三届、四届、五届、六届人民代表，如东县第一届、二届、三届、四届、五届、六届、七届政协委员，如东县人民委员会第二、三、四、五、六届人民委员，如东县第六届政协副秘书长。

陈宝兰　男，汉族，如东环港人。民国13年（1924年）12月生，民国38年（1949年）3月加入中国共产党，高中文化，民国36年（1947年）2月参加革命工作，历任中国人民解放军华中军区第11军分区卫生学校学员、苏南军区解教团修养室见习医生、如东县袁庄卫生所副所长、如东县丰利区卫生所副所长、如东县丰利医院医生等职。

高文法　男，汉族，如东掘港人。民国13年（1924年）12月生，1952年参加工作，历任如东县余荡乡联合诊所所长、如东县港南乡联合诊所所长、如东县掘郊人民公社卫生院中医等职。

冒青云　男，汉族，如东潮桥人。民国13年（1924年）12月生，初中文化，医师职称。如东县马塘光华医院学医结业后，先后与他人共同举办如东县马塘新民医院、如东县丰利新民医院。1952年参加工作，历任如东县丰利卫民联合诊所医生、如东县丰利医院医师等职。

谢小石　男，汉族，如东兵房人。民国13年（1924年）12月生，民国34年（1945年）7月加入中国共产党，初中文化，主管医师职称。民国30年（1941年）11月参加革命工作，历任中国国民革命军新编第四军苏中军区第 4军分区卫生学校学员、中国人民解放军第29军疗养3队队长、山东军区后勤训练大队教员、济南军区后勤训练大队助理员、山东省滨县人民医院医师、如东县人民医院副院长等职。

邱美珠　女，汉族，如东环北人。民国13年（1924年）12月生，1952年参加工作，历任如东县苏虹联合诊所所长、如东县环北乡人民公社卫生院收费员等职。

杨友朋　男，汉族，如东古坝人。民国13年（1924年）12月生，1957年9月参加工作，历任如东县古坝乡卫生院副院长等职。

张学圣　男，汉族，江苏启东人。民国14年（1925年）2月生，民国37年（1948年）参加革命工作，曾任如东县中医院总务工作。

包九南　男，汉族，如东饮泉人。民国14年（1925年）10月生，主治医师职称。历任如东县饮泉人民公社卫生院副院长、如东县卫生防疫站防疫科副组长等职。

龚正元　男，汉族，如东兵房人。民国14年（1925年）12月生，1956年加入中国共产党，初中文化。1956年11月参加工作，历任如东县卫生防疫站防疫医生、如东县掘东区卫生所副所长、如东县皮肤病防治所所长等职。

孙宏恩　男，汉族，如东华丰人。民国14年（1925年）12月生，初中文化，1952年参加工作，历任如东县新生联合诊所所长、如东县花丰乡人民公社卫生院中医等职。

傅宝山 男，汉族，如东凌民人。民国14年(1925年)12月生，民国35年(1946年)5月加入中国共产党。民国34年(1945年)2月参加革命工作，历任中共海安县委副书记、中共如东县委副书记、如东县革命委员会副主任、如东县血吸虫病和地方病防治领导组组长、如东县人大常委会副主任等职。

樊 恺 男，汉族，如东苴镇人。民国15年(1926年)1月生，中共党员。民国35年(1946年)1月参加革命工作，历任南通市平潮人民公社党委副书记、南通县平潮区委书记、南通县多管局局长、如东县卫生局局长、如东县苴镇区委副书记、如东县知识青年上山下乡办公室主任等职。

仇宗尧 男，汉族，如东大同人。民国15年(1926年)1月生，民国31年(1942年)4月加入中国共产党，主治医师职称。国民31年(1942年)5月参加革命工作，历任如皋县农抗会工作队队员、中国人民解放军华中军区第9 军分区7团卫生队卫生员、第33旅98团卫生队助理军医 、第87师后勤医院主治军医、守备第131师门诊部医师、如东县南滢地区医院院长、如东县栟茶地区医院医生、如东县掘东区卫生院医生、如东县人民医院医疗组组长、如东县中医院院长职称。

陆志冲 男，汉族，如东县大同人。民国15年(1926年)5月生，中共党员，初中文化、中医师职称。1956年2月参加工作，历任如东县新民乡联合诊所所长、如东县兵房人民公社卫生院院长、如东县南坎人民公社卫生院副院长、如东县兵房中心卫生院党支部书记等职。

陆剑铭 男，汉族，如东南坎人。民国15年(1926年)6月生，民国35年(1946年)海门国学医学院毕业后举办私人诊所。1950参加工作，历任如东县豫北联合诊所中医师、如东县中医院中医师、如东县南坎乡卫生院中医师、1983年版《如东县医药卫生发展史》编纂等职。

缪进学 男，汉族，如东于港人。民国15年(1926年)6月生，1946年加入中国共产党，历任如东县于港人民公社卫生院院长等职。

陆永龙 男，汉族，如东苴镇人。民国15年(1926年)6月生，民国35年(1946年)加入中国共产党。高中文化，1950年参加工作，历任如东县苴镇乡联合诊所职员、如东县苴镇人民公社卫生院院长等职。

刘丙宁 男，汉族，如东环港人。民国15年(1926年)8月生，高中文化，中医师职称。1952年2月参加工作，历任如东县东宁乡联合诊所所长、如东县丰利人民公社医院院长等职。

袁洲和 男，汉族，如东凌河人。民国15年(1926年)10月生，中医师职称。1952年4月参加工作，历任如东县四明乡联合诊所所长、如东县四明人民公社医院院长等职。

陈五生 男，汉族，如东环港人。民国15年(1926年)10月生，高小文化，中医师职称。1952年2月参加工作，历任如东县石屏乡联合诊所医生、如东县石屏人民公社卫生院院长等职。

丛鑑猷 男，汉族，如东景安人。民国15年(1926年)10月生，民国35年(1946年)8月加入中国共产党，民国33年(1944年)5月参加革命工作，历任中国国民革命军新编第四军苏中军区卫生部勤务员、中国人民解放军华东野战军第2 医院见习医生、中国人民志愿军某团军医、贵州省剑河县南哨医院院长、如东县岔河区医院内科医师等职。

丁一远　男，汉族，如东新店人。民国15年（1926年）12月生，1952年参加工作，历任如东县建设乡联合诊所所长、如东县汤园人民公社卫生院中医等职。

刘德富　男，汉族，如东孙窑人。民国15年（1926年）12月生，中共党员，高中文化，1952年4月参加工作，历任中国人民解放军某部干部、如东县环北乡卫生院院长等职。

张世珍　女，汉族，如东苴镇人。民国15年（1926年）12月生，1950年参加工作，如东县苴镇乡联合诊所医生、如东县苴镇乡卫生院医生等职。如东县第六届、七届、八届政协委员。

周　俊　男，汉族，如东南漾人。民国16年（1927年）2月生，1950年8月加入中国共产党，初中文化，民国35年（1946年）8月参加工作，历任中国人民解放军华东野战军1师1旅8团3营通讯员、苏北行政公署守军疗养所助理军医、如东县人民医院外科医生、如东县南漾地区医院外科医生等职。

於长生　男，汉族，如东环港人。民国16年（1927年）3月生，民国35年（1946年）加入中国共产党。民国36年（1947年）参加革命工作，历任如东县石屏人民公社卫生院院长等职。

黄家荣　男，汉族，如东兵房人。民国16年（1927年）3月生，民国38年（1949年）1月加入中国共产党，民国36年（1947年）12月参加革命工作，历任中国人民解放军华中军区第9军分区如东警卫团战士、华中军区第九军分区卫生学校学员、华东军区警备10旅29卫生队调剂员、华东公安司令部卫生所司药、如东县兵房供销社营业员、如东县马塘卫生所调剂员、如东县卫生防疫站防疫员、如东县卫生科科员、如东县掘港区卫生所所长等职。

吕永吉　男，汉族，如东大豫人。民国16年（1927年）8月生，中共党员。1956年2月参加工作，历任如东县豫北乡联合诊所医生、如东县南坎乡卫生院院长等职。

潘生泉　男，汉族，如东古坝人。民国16年（1927年）10月生，民国35年（1946年）12月加入中国共产党，1954年5月参加工作，历任中国人民解放军某部干部、如东县古坝人民公社卫生院院长等职。

张春芳　男，汉族，如东华丰人。民国16年（1927年）12月生，1949年参加工作，历任如东县新生联合诊所所长、如东县华丰人民公社卫生院中医等职。

杨长林　男，汉族，如东汤园人。民国16年（1927年）12月生，1955年加入中国共产党，中医师职称。1958年2月参加工作，历任如东县芳根乡联合诊所员工、如东县汤园人民公社卫生院院长等职。

单宗庭　男，汉族。如东孙窑人。民国16年（1927年）12月生，1950年1月加入中国共产党，民国37年（1948年）10月参加革命工作，历任中国人民解放军第3野战军10团战士、沈阳军区空军医院总务、如东县文化馆管理员、如东县中学档案员、如东县卫生科芳泉庙灰防所会计、如东县栟茶区医院总务、如东县袁庄地区医院会计、如东县丰利医院后勤组长等职。

张志高 男，汉族，如东童店人。民国16年（1927年）12月生，1952年参加工作，历任如东县银杏联合诊所所长、如东县童店乡人民公社卫生院中医等职。

陈 丹 女，汉族，如东岔河人。民国16年（1927年）12月生，1949年参加工作，历任如东县人民医院妇产科医师、如东县岔河医院妇产科医师等职。如东县第六届、七届政协委员。

朱连成 男，汉族，如东卫海人。民国17年（1928年）1月生，中共党员，民国32年（1943年）参加革命工作，历任中国国民革命军新编第四军某部卫生员、中国人民解放军某部助理军医、如东县联合诊堤北联合诊所所长、如东县卫海人民公社卫生院医师等职。

戴朝江 男，汉族，江苏建湖人。民国17年（1928年）2月生，民国35年（1946年）1月加入中国共产党，大专文化，主管医师职称。民国33年（1944年）6月参加革命工作，历任江苏建阳县3区队队员、独立旅86团战士、淮北盐警大队门诊室助理军医、如东县盐场医务室室长、如东县马塘医院医师、如东县岔河区卫生所所长、如东县栟茶区卫生所医师、如东县卫生防疫站副站长、如东县卫生防疫站党支部书记等职。

陈德山 男，汉族，如东岔河人。民国17年（1928年）3月生，民国33年（1944年）8月加入中国共产党。民国31年（1942年）7月参加参加革命工作，历任中国国民革命军新编第四军苏中军区第4军分区某部战士、中国人民解放军华中军区第9军分区如东警卫团警卫连政治指导员、南通市工人医院科长、南通市越剧团政治指导员、南通市电影摄影厂政治指导员、南通市传染病医院党支部书记、如东县卫生防疫站副站长、如东县人民医院院长、如东县卫生局副局长等职。

徐清藩 男，汉族，如东石屏人。民国17年（1928年）4月生，民国38年（1949年）3月加入中国共产党。民国36年（1947年）12月参加革命工作，历任中国人民解放军华东野战军第11纵队94团卫生队学员、第29军256团 1营医务员、空军青岛流亭基地站助理军医、青岛建筑公司职工医院医生、如东县苴镇卫生所医生、如东县人民医院内科医师、如东县丰利区卫生院革命领导组组长等职。

朱士达 男，汉族，如东大豫人。民国17年（1928年）6月生，中共党员，初中文化，中药师职称。1956年2月参加工作，历任如东县南坎乡联合诊所医生、如东县南坎乡卫生院副院长等职。

袁丽美 女，汉族，山东济南人。民国17年（1928年）7月生，民国36年（1947年）2月参加革命工作，历任中国人民解放军华东军区司令部卫生员、山东省政府门诊部卫生员、山东省聊城专区第2人民医院护士、如东县人民医院护士等职。

杨发棠 男，汉族，如东凌民人。民国17年（1928年）6月生，中共党员，初中文化，中药师职称。中共党员，民国38年（1949年）7月参加革命工作，历任中国人民解放军某部助理军医、如东县尊三联合诊所所长、如东县尊三人民公社医院医师等职。

刘 珍 女，汉族，江苏泰县人。民国17年（1928年）11月生，中共党员，护士职称。民国34年（1945年）8月参加革命工作，历任中国国民革命军新编第四军疗养所护士、南通医学院药库保管员、如东县岔东人民公社社员、如东县古坝乡卫生院护士、如东县第三人民医院护士等职。

潘　杰　男，汉族，如东河口人。民国17年（1928年）12月生，1952年后历任如东县海辰乡联合诊所所长、如东县河口人民公社卫生院中医等职。

徐国柱　男，汉族，如东兵房人。民国17年（1928年）12月生，1952年参加工作，历任如东县新中联合诊所中医、掘东区卫生所副所长等职。

王　健　女，汉族，江苏南通人。民国17年（1928年）12月生，民国35年（1946年）加入中国共产党，初中文化。民国34年（1945年）参加国民革命军新编第四军，部队期间，一直从事医疗工作。历任如东县妇幼保健所所长等职。

石宗原　男，汉族，如东双甸人。民国17年（1928年）12月生，中共党员，1952年参加工作，历任如东县田季联合诊所中医、如东县宗奎人民公社医院院长等职。

於　进　男，汉族，如东五义人。民国17年（1928年）12月生，中共党员，民国35年（1946年）参加革命工作，历任中国人民解放军某部战士、中国人民志愿军某部干部、如东县五义人民公社卫生院革命领导组组长、如东县化肥厂副厂长等职。

夏福然　男，汉族，如东马塘人。民国17年（1928年）12月生，初中文化，药剂专业。1949年任如东县马塘新民医院药工，1950年3月参加工作，历任如东县卫生院药剂员、如东县苴镇卫生所副所长、如东县双甸区卫生所副所长、如东县马塘地区医院副院长、如东县苴镇地区医院副院长、如东县双甸区医院院长等职。

杨俊贤　男，汉族，如东掘港人。民国17年（1928年）12月生，中共党员。民国37年（1948年）参加革命工作，历任中国人民解放军某部干部、如东县掘港人民公社医院副院长、如东县木材公司经理等职。

邢正廉　男，汉族，如东童店人。民国17年（1928年）12月生，1953年参加工作，历任如东县野营联合诊所所长、如东县掘郊人民公社卫生院中医等职。

缪玉峰　男，汉族，如东直夫人。民国17年（1928年）12月生，中共党员，1958年参加工作，历任如东县直夫人民公社大队党支部书记、如东县直夫人民公社医院院长等职。

於　凯　男，汉族，如东五义人。民国17年（1928年）12月生，初中文化，民国36年（1947年）6月参加革命工作，历任参加中国人民解放军某部干部、如东县双德联合诊所所长、如东县五义人民公社卫生院医生等职。

康　靖　男，汉族，如东浒澪人。民国18年（1929年）1月生，中共党员。民国36年（1947年）8月参加革命工作，历任江苏省委统战部干事兼机要员、如东县委办公室秘书、如东县档案馆副馆长、如东县栟茶地区医院革命领导组组长、如东县人民医院革命委员会主任、如东县卫生局局长等职。1986年获“南通市优秀共产党员”称号。

吴岳林 男，汉族，如东丰利人。民国18年(1929年)2月生，民国37年(1948年)10月加入中国共产党，高小文化，医师职称。1951年8月参加工作，历任中国人民解放军某部干部、如东县丰西乡卫生院副院长等职。

汪金玉 男，汉族，如东石甸人。民国18年(1929年)3月生，民国38年(1949年)2月加入中国共产党，初中文化。民国37年(1947年)10月参加革命工作，历任如东县双甸区队战士、中国人民解放军空军第4军雷达兵323团指挥连司务长、甘肃省建筑工程局司务长、如东县人民医院司务长等职。

季林杰 男，汉族，如东新店人。民国18年(1929年)5月生，1950年9月加入中国共产党，初中文化，主治医师职称。民国38年(1949年)2月参加革命工作，历任中国人民解放军华中军区第9军分区医院看护员、苏州军分区2团2营5连卫生员、工程兵第7师21团卫生队军医、铁道兵工程筹建处门诊部主任、如东县中医院副院长、如东县卫生进修学校校长等职。

傅广悦 男，汉族，如东曹埠人。民国18年(1929年)6月生，民国38年(1949年)1月加入中国共产党，高中文化。1953年参加工作，历任如东县应泉人民公社文化主任、如东县应泉人民公社卫生院院长等职。

沈　俊 男，汉族，如东潮桥人。民国18年(1929年)8月生，中专文化。民国36年(1947年)12月参加革命工作，历任参加中国人民解放军某部干部、如东县医药公司职工、如东县凌民人民公社卫生院院长、如东县潮桥人民公社卫生院院长等职。

杨德贵 男，汉族，如东环镇人。民国18年(1929年)9月生，中共党员，高中文化，主治医师职称。民国37年(1948年)2月参加革命工作，历任参加中国人民解放军某部干部、如东县三沿乡联合诊所所长、如东县桐本人民公社医院院长、如东县环镇乡卫生院副院长等职。

秦震东 男，汉族，如东汤园人。民国18年(1929年)10月生，高中文化，民国36年(1947年)参加工作，历任如东县红星(利群)联合诊所所长、新店人民公社医院中医等职。

陈　连 男，汉族，如东光荣人。民国18年(1929年)10月生，1950年4月加入中国共产党，初中文化，民国35年(1946年)1月参加革命工作，历任如东县掘东区队副班长、如东县公安局秘书股办事员、如东县卫生学校会计、如东县岔河区医院总务、如东县栟茶医院总务、如东县岔河医院后勤组长等职。

咸仲实 男，汉族，如东潮桥人。民国18年(1929年)10月生，1981年11月国入中国共产党，高中文化，1988年9月晋升副主任医师职称。1949年与他人合办如东县马塘新民医院。1950年3月参加工作，历任如东县卫生院防疫股股长、如东县防疫大队大队长、如东县栟茶地区医院副院长、如东县赴河北省驻马店地区医疗队医师、如东县中医院副院长等职。如东县第二届、三届、四届、五届、六届、七届、八届政协委员，第二届、三届、四届、五届、六届政协常委。

杨其儒 男,汉族,如东岔北人。民国18年(1929年)12月生,1949年11月加入中国共产党。民国36年(1947年)12月参加革命工作,历任如东县岔北区队队员、中国人民解放军华中军区第29军司令部卫生员、铁道部公安部队司令部助理军医、浙江舟山6382部队军医、如东县中医院医师等职。

吴振兴 男,汉族,如东华丰人。民国18年(1929年)12月生,中共党员,1950年参加工作,历任如东县华丰乡文卫主任、如东县华丰医院院长等职。

戴相如 女,汉族,如东掘港人。民国18年(1929年)12月生,1956年加入中国共产党,中专文化,中药师等职。1952年参加工作,历任如东县人民医院老干部党支部书记等职。

朱云階 男,汉族,如东丁店人。民国18年(1929年)12月生,中共党员。1949年12月参加工作,历任如东县巩王乡文卫主任、如东县巩王人民公社医院院长等职。

周德富 男,汉族,如东孙窑人。民国18年(1929年)12月生,民国38年(1949年)4月加入中国共产党,初中文化,民国38年(1949年)1月参加革命工作,历任中国人民解放军华中军区第29军86师258团担架连班长、空军第4师警卫营2连班长、黑龙江省青岡县人民武装部助理员、如东县环北人民公社卫生院院长等职。

徐可实 男,汉族,如东岔河人。民国18年(1929年)12月生,1956年参加工作,历任如东县其国联合诊所中医、如东县岔河区卫生所副所长等职。

葛仁勋 男,汉族,江苏海安人。民国18年(1929年)12月生,1952年参加工作,历任如东县启新乡联合诊所所长、如东县靖海人民公社卫生院中医等职。

陈宝庆 男,汉族,如东华丰人。民国18年(1929年)12月生,1952年参加工作,历任如东县新余联合诊所所长、如东县华丰人民公社卫生院中医等职。

黄德珍 女,汉族,如东曹埠人。民国18年(1929年)12月生,民国38年(1949年)8月参加工作,历任如东县人民医院妇产科医师、如东县卫生进修学校医师等职。

陈八祐 男,汉族,如东浒澪人。民国19年(1930年)1月生,中共党员。1952年参加工作,历任如东县浒澪乡乡长、如东县浒澪人民公社医院院长(兼)等职。

陆允家 男,汉族,如东北坎人。民国19年(1930年)1月生,民国38年(1949年)9月加入中国共产党,初中文化。民国36年(1947年)1月参加革命工作,历任中国人民解放军华中军区第9军分区8团2营5连通讯员、苏南军区教导队炮兵团助理军医、如东县双甸区卫生所所长、如东县苴镇区卫生所所长、如东县双甸地区医院院长、如东县苴镇地区医院院长等职。

赵九龄 男,汉族,如东石甸人。民国19年(1930年)2月生,民国37年(1948年)12月加入中国共产党,中技文化,主管药师职称。民国36年(1947年)11月参加革命工作,历任如东县景安区队警卫排战士、中国人民解放军华中军区第9军分区7 团1营通讯员、华中军区第29军87师260团9连卫生员、如东县人民医院文书、如东县制药厂药剂士、如东县栟茶区卫生所医士、如东县岔河区卫生所医士、如东县双甸区卫生所副所长等职。

章　奇　男,汉族,江苏如皋人。民国19年(1930年)5月生,初中文化,防疫医师职称。民国38年(1949年)5月参加革命工作,历任中国人民解放军华中军区第29军87师261团卫生员、如皋县城南宗龙小学教师、如皋县大明乡联合诊所所长、如东县卫生防疫站防疫员、如东县洋口盐场卫生科科长、如东县洋口农场卫生所医生、如东县岔河区卫生所防疫医师等职。

石树荣　男,汉族,如东石甸人。民国19年(1930年)5月生,1949年10月加入中国共产党,初中文化,民国37年(1948年)3月参加革命工作,历任中国人民解放军苏皖军区第9分区被服厂学员、苏中军区卫生学校药剂班学员、苏南军区卫生部药材科保管员、江苏省军区第100医院见习司药、江苏省军区第115医院司药、西藏军区115医院司药、如东县马塘医院药剂、如东县卫生防疫站保管员等职。

金德胜　男,汉族,如东长沙人。民国19年(1930年)6月生,中共党员,初中文化。1955年12月参加工作,历任如东县长沙乡副乡长、如东县长沙医院院长等职。

金　枢　男,汉族,如东北坎人。民国19年(1930年)6月生,民国37年(1948年)第10月加入中国共产党。民国34年(1945年)4月参加革命工作,历任中国人民解放军华中军区第9军分区7团供应处见习生、华中军区第1纵队33旅98团供应处会计、福建省永安军分区独立营供应股会计、福建省军区第411仓库管理科副科长、福建省建阳人民武装部后勤科科长、如东县人民医院副院长等职。

徐立成　男,汉族,如东曹埠人。民国19年(1930年)7月生,民国36年(1947年)1月加入中国共产党,民国35年(1946年)1月参加革命工作,历任中国人民解放军华中军区第1师1旅2团卫生员、第29军67师200团卫生队卫生员、中国人民志愿军第23　军67师200团医师、如东县堤南乡供销社主任、如东县栟茶区医院医士、如东县苴镇地区医院医士、如东县麻风病防治所医士等职。

倪广祥　男,汉族,如东华丰人。民国19年(1930年)8月生,初中文化,医师职称。1952年2月参加工作,历任如东县华丰乡联合诊所所长、如东县华丰乡卫生院副院长等职。

陈文山　男,汉族,如东袁庄人。民国19年(1930年)8月生,中共党员。1958年10月参加工作,历任如东县达富人民公社副社长、如东县达富人民公社医院院长、如东岔北人民公社革命委员会副主任、如东县河口人民公社革命委员会副主任等职。

龚正芳　男,汉族,如东华丰人。民国19年(1930年)9月生,初中文化,医师职称。1952年参加工作,历任如东县华丰联合诊所所长、如东县华丰乡卫生院副院长等职。

虞承鳌　男,汉族,如东石屏人。民国19年(1930年)9月生,民国38年(1949年)4月加入中国共产党,民国37年(1948年)12月参加革命工作,历任如东县苴丰区队战士、如东县警卫团5连战士、中国人民解放军华中军区第炮兵第10　师　22　团5连副连长、济南军区炮兵训练大队勤务队队长、如东县环渔人民公社卫生院院长、如东县丰利区医院总务等职。

徐慎成　男，汉族，如东掘港人。民国19年（1930年）9月生，中共党员。1956年1月参加工作，历任如东县掘港镇卫生院副院长等职。

陈　耀　男，汉族，如东环镇人。民国19年（1930年）10月生，中共党员。1949年3月参加革命工作，历任如东县委宣传部指导员、如东县委办公室副主任、如东县卫生局副局长、如东县文化局副局长、如东县文学艺术界联合会主席等职。

秦　艇　男，汉族，如东潮桥人。民国19年（1930年）12月生，1952年参加工作，历任如东县潮桥乡保健室室长、如东县潮桥人民公社卫生院中医等职。

孙德林　男，汉族，如东新林人。民国19年（1930年）12月生，中共党员，民国38年（1949年）8月参加工作，历任如东县高林乡联合诊所所长、如东县新林人民公社卫生院医生等职。

王济生　男，汉族，如东潮桥人。民国19年（1930年）12月生，1952年参加工作，历任如东县胜利乡联合诊所所长、如东县潮桥人民公社卫生院中医等职。如东县第八届、九届人大代表。

徐　斌　男，汉族，如东栟茶人。民国19年（1930年）12月生，1956年加入中国共产党，初中文化。1956年3月参加工作，历任如东县岔河区卫生所副所长、如东县栟茶地区医院革命领导组组长、如东县岔河地区医院副院长、党支部书记等职。

孙年康　男，汉族，如东丰利人。民国19年（1930年）12月生，1952年参加工作，历任如东县王龙乡联合诊所所长、如东县丰西人民公社卫生院防疫医士等职。

吴桂林　男，汉族，如东岔河人。民国19年（1930年）12月生，中共党员。1950年参加工作，历任如东县人民医院院长、如东县人民医院党支部书记等职。

陈彦藩　女，汉族，通州四安人。民国19年（1930年）12月生，1949年加入中国共产党。1949年参加工作，历任南通专区妇女联合会主任、共青团南通专区委书记、南通专区副区长、南通县邮电局工会主席、如东县妇幼保健所所长等职。

管　建　男，汉族，如东掘港人。民国19年（1930年）12月生，民国37年（1948年）10月加入中国共产党。民国36年（1947年）1月参加革命工作，历任如东县人民医院副院长、如东县文化局党总支副书记等职。

陈清泉　男，汉族，如东掘港人。民国19年（1930年）12月生，中共党员，主管医师职称。民国36年（1947年）参加革命工作，历任中国人民解放军华中军区第9军分区卫生部医疗2队医生、苏北军区直属医院助理军医、苏北军区司令部军械科助理军医、常熟县血吸虫病防治办工作职员、江苏省卫生厅职员、如东县卫生防疫站防疫组组长、如东县卫生进修学校副校长等职。

钱德昌 男，汉族，如东双甸人。民国19年(1930年)12月生，中共党员，高中文化。1955年3月参加工作，历任中国人民解放军某部干部、如东县红旗人民公社卫生院院长等职。

王志明 男，汉族，如东马塘人。民国19年(1930年)12月生，历任如东县马塘地区医院革命领导组副组长等职。

谢　林 男，汉族，如东凌河人。民国19年(1930年)12月生，历任中国人民解放军某部干部、如东县四明人民公社中心联合诊所主任等职。

朱秀华 女，汉族，江苏阜宁人。民国19年(1930年)12月生，民国37年(1948年)5月加入中国共产党，中医职称。民国36年(1947年)7月参加革命工作，历任中国人民解放军华中军区第29军医疗3队护士、康复6 院护士长、山东省济南造船厂门诊室医士、如东县人民医院中医等职。

姜长龄 男，汉族，江苏如皋人。民国19年(1930年)12月生，1952年任如东县人民政府卫生科代理科员等职。

刘　玺 男，汉族，吉林省人。民国20年(1931年)年2月生，1955年8加入中国共产党，中专文化，民国37年(1948年)2月参加工作，历任中国人民解放军某部干部、如东县人口和计划生育委员会副主任等职。

杨长高 男，汉族，如东新店人。民国20年(1931年)3月生，1960年1月加入中国共产党，医师职称。1958年9月参加工作，历任如东县新店乡卫生院院长等职。

赵木元 男，汉族，如东掘港人。民国20年(1931年)3月生，1956年12月加入中国共产党，高中文化。1954年8月参加工作 ，历任如东县岔河地区医院副院长、如东县丰利区卫生所副所长、如东县丰利地区医院革命领导组副组长、如东县卫生局人秘股副股长等职。

秦广田 男，汉族，如东兵房人。民国20年(1931年)4月生，1955年6月加入中国共产党，民国36年(1947年)7月参加革命工作，历任如东县掘港区队战士、中国人民解放军华中军区第29军87师261团2 营助理军医、南昌守备第13师营建办公室军医、如东县兵房卫生所防疫医生、如东县掘港区卫生所所长、如东县马塘区卫生所所长、如东县马塘医院院长等职。

张立清 男，汉族，如东长沙人。民国20年(1931年)5月生，中共党员，高中文化，医师职称。1952年4月参加工作，历任如东县长沙乡联合诊所医生、如东县长沙人民公社医院院长等职。

朱子平 男，汉族，如东景安人。民国20年(1931年)6月生，民国36年(1947年)9月加入中国共产党，防疫医师职称。1947年10月参加革命工作，历任中国人民解放军某部助理军医、如东县锦成乡联合诊所所长、如东县景安人民公社卫生院副院长等职。

李张明 男，汉族，如东岔北人。民国20年(1931年)7月生，1949年10月加入中国共产党，防疫医师职称。1958年9月参加工作，历任如东县岔北人民公社医院院长等职。

符秀英　女，汉族，如东景安人。民国20年（1931年）8月生，1949年10月加入中国共产党，民国36年（1947年）8月参加革命工作，历任合德华中公学学员、如东县马塘金库计票员、中国人民银行如东支行出纳股副股长、如东县靖海人民公社妇女主任、如东县妇幼保健所副所长、如东县掘港区卫生所副所长等职。

陈石玉　女，汉族，如东于港人。民国20年（1931年）8月生，中共党员，1958年后历任如东县直夫人民公社大队妇女主任、如东县于港人民公社医院院长等职。

王卜义　男，汉族，如东马塘人。民国20年（1931年）8月生，民国38年（1949年）1月加入中国共产党，主治医师职称。民国35年（1946年）8月参加革命工作，历任中国人民解放军华中军区第1师3旅2团卫生员、第26军67师200团见习军医、中国人民志愿军23军67师助理军医、黑龙江省绥靖县人民医院医生、如东县丰利区医院内科医生、如东县第三人民医院内科主治医师等职。

陈国才　男，汉族，如东华丰人。民国20年（1931年）9月生，1956年2月参加工作，历任如东县新生乡联合诊所中医、如东县华丰乡卫生院医师等职。如东县第八届人大代表。

花永政　男，汉族，如东汤园人。民国20年（1931年）9月生，初中文化，医师职称。1950年参加工作，历任如东县三沿联合诊所所长、如东县汤园乡卫生院医师等职。1985年获“江苏省先进工作者”称号，1991年12月获“全国血吸虫防治先进个人”称号。

杨广奎　男，汉族，如东凌民人。民国20年（1931年）10月生，1956年6月加入中国共产党，大专文化，医师职称。民国37年（1948年）2月参加革命工作，历任中国人民解放军华中军区第9军分区教导队学员、苏南军区被服总厂医务室医务员、苏南军区苏州办事处医务室医务员、如东县马塘医院医师等职。

汤致中　男，汉族，如东掘港人。民国20年（1931年）10月生，民国38年（1949年）6月加入中国共产党。民国38年（1949年）5月参加革命工作，历任如东县团委工作组成员、如东县文化馆干事如东县、掘港镇团委副书记、如东县掘港中心卫生院院长兼任掘港镇环卫所所长等职。

张子银　男，汉族，如东栟茶人。民国20年（1931年）10月生，中共党员，历任如东县靖海乡卫生院院长等职。

徐　芾　女，汉族，江苏如皋人。民国20年（1931年）10月生，民国38年（1949年）9月参加革命工作，历任中国人民解放军第23军文工队队员、67师军药股调剂员、中国人民志愿军第23 军卫生营调剂员、山东省滕县医院药房调剂员、山东省泰安医院药房调剂员、山东省五井煤矿医院卫生所调剂员、如东县第三人民医院药房调剂员等职。

冯玉英　女，汉族，如东掘港人。民国20年（1931年）11月生，1949年12月加入中国共产党，助理统计师职称。1951年6月参加工作，历任福建省吴平县县中区妇女联合会主任、福建省诏安县医药公司副经理、党支部书记、如东县医药公司副经理等职。

洪永珊 男，汉族，如东苴镇人。民国20年（1931年）11月生，民国38年（1949年）7月加入中国共产党，高中文化。民国37年（1948年）7月参加革命工作，历任中国人民解放军华中军区第9 军分区8团卫生队学员、南通军分区后勤处卫训队排长、南通军分区疗养所助理军医、河南省宁陵县卫生院院长、如东县苴镇地区医院院长、如东县马塘地区医院院长、如东县皮肤病防治所革命领导组副组长、如东县苴镇卫生所副所长、如东县人民医院工会副主席等职。

周　旭 男，汉族，如东掘港人。民国20年（1931年）12月生，中共党员。1957年4月参加工作，历任如东县掘郊乡卫生院院长、如东县掘港中心卫生院党支部书记等职。

钱秀峰 男，汉族，如东潮桥人。民国20年（1931年）12月生，1952年参加工作，历任如东县胜利乡联合诊所所长、如东县潮桥人民公社卫生院中医等职。

陆源茂 男，汉族，如东苴镇人。民国20年（1931年）12月生，1972年后历任如东县苴镇卫生所所长、如东县苴镇地区医院革命领导组组长等职。

张　明 男，汉族，如东丰利人。民国20年（1931年）12月生，1955年加入中国共产党，民国38年（1949年）4月参加革命工作，历任如东县栟北乡联合诊所医生、如东县马塘派出所民警、如东县掘港派出所民警、如东县公安局行政股办事员、如东县栟茶镇卫生院院长、如东县第三人民医院医师等职。

蔡士章 男，汉族，如东华丰人。民国20年（1931年）12月生，1952年参加工作，历任如东县十二排乡联合诊所所长、如东县华丰乡卫生院中医内科医师等职。

任志联 男，汉族，如东卫海人。民国20年（1931年）12月生，中共党员，1952年参加工作，历任如东县北坎乡卫生院院长、如东县卫海乡卫生院院长等职。

唐正山 男，汉族，如东新光人。民国20年（1931年）12月生，1952年参加工作，历任如东县福亮人民公社医院副院长、福亮乡兽医站站长等职。

杨锡林 男，汉族，如东曹埠人。民国20年（1931年）12月生，1956年加入中国共产党，同年2月参加工作，历任如东县城南乡联合诊所医生、如东县孙窑乡卫生院院长等职。1978年获“江苏省先进工作者”称号。

郭　泉 男，汉族，如东凌民人。民国21年（1932年）1月生，1960年9月加入中国共产党，民国36年（1947年）9月参加革命工作，历任中国人民解放军华中军区第9军分区卫生学校学员、江苏省干部文化学校医生、如东县双甸区卫生所防疫员、如东县岔河区卫生所副所长、如东县古坝乡卫生院医生、如东县卫生局业务股副股长、如东县岔河区卫生所所长、如东县马塘医院院长等职。

冒　云 女，汉族，如东景安人。民国21年（1932年）2月生，1949年11月加入中国共产党，民国36

年(1947年)10月参加革命工作,历任中国人民解放军华中军区第9军分区卫生学校学员、苏北军区直属1队卫生员、华东军区第4医院护士长、常熟县卫生院护士长、常熟县防疫站护士长、如东县人民医院护士长等职。

薛国金 男,汉族,如东兵房人。民国21年(1932年)3月生,1951年1月加入中国共产党,民国35年(1946年)7月参加革命工作,历任中国人民解放军南通军分区特务团3营7连战士、第24军72师216团卫生队卫生员、南通钢铁远征军如东团医务室医生、如东县麻风病防治所医生、如东县双甸人民公社卫生院院长等职。

杨其智 男,汉族,通州五窑人。民国21年(1932年)3月生,1958年12月加入中国共产党,中师文化,1951年2月参加工作,历任如东县苴镇区卫生所所长、如东县丰利区卫生所所长、如东县计划生育委员会副主任、如东县人口学会理事长、如东县计划生育协会会长等职。1988年5月获"南通市劳动模范",1991年3月获"江苏省计划生育协会先进工作者"称号。

倪国昌 男,汉族,如东兵房人。民国21年(1932年)3月生,中共党员,大专文化,1988年9月晋升副主任医师职称。民国37年(1948年)1月参加革命工作,历任中国人民解放军华中军区第9军分区卫生学校学员、第9军分区团卫生队助理军医、江苏省科学院门诊室医师、如东县人民医院医务科科长等职。

缪德龙 男,汉族,如东岔北人。民国21年(1932年)4月生,1958年加入中国共产党,中专文化,1987年9月晋升为副主任医师职称。曾任如东县景安区人民医院学员。1949年参加工作,历任如东县人民医院副院长、如东县人民医院工会主席等职。1958年出席全国群英会,1960年获"全国先进工作者""全国先进儿童工作者""江苏省先进工作者"等称号。

曹林圯 男,汉族,如东丰利人。民国21年(1932年)4月生,1955年7月加入中国共产党,1955年参加工作,历任如东县玉龙乡联合诊所医生、如东县五义乡卫生院院长等职。

徐 德 男,汉族,如东长沙人。民国21年(1932年)4月生,民国38年(1949年)5月加入中国共产党,高中文化,医师职称。1949年11月参加工作,历任中国人民解放军某部干部、如东县长沙人民公社医院副院长等职。

刘家鑫 男,汉族,如东光荣人。民国21年(1932年)5月生,初中文化,医师职称。民国36年(1947年)7月参加革命工作,历任中国人民解放军华中军区第9军分区卫生学校学员、第9军分区8团卫生队见习生、南通分区后勤处材料股卫生员、如东县卫生院防疫股防疫医士、如东县苴镇区卫生所药士、如东县岔河区卫生所外科医士、如东县栟茶区医院外科医士、如东县卫生防疫站防疫员、如东县岔河地区医院卫生防疫员、如东县丰利地区医院防疫员、如东县苴镇中心卫生院外科医师等职。

李桂荣 女,汉族,山东荣城人。民国21年(1932年)6月生,1988年9月晋升副主任药师职称。民国37年(1948年)7月参加革命工作,历任中国人民解放军华东白求恩医校学员、第29军卫生队药剂员、公安第13师38团卫生队护士、如东县人民医院副主任药师等职。

房福田 男，汉族，如东双南人。民国21年(1932年)6月生，1952年参加工作，历任如东县丛坝乡联合诊所所长、如东县双南乡卫生院中医师等职。

顾林昶 男，汉族，如东大同人。民国21年(1932年)8月生，民国37年(1948年)3月加入中国共产党，药剂士职称。民国35年(1946年)7月参加革命工作，历任中国人民解放军华中军区第9军分区卫生部总务科司务长、如东县警卫团卫生队卫生员、苏北军区特务2团2营6连见习军医、松江奉贤县总队见习军医、如东县新徐乡联合诊所医生、如东县制药厂技术员、如东县人民医院药剂士等职。

杨伯圣 男，汉族，如东岔北人。民国21年(1932年)8月生，民国36年(1947年)8月参加革命工作，历任如东县双甸区中队战士、中国人民解放军华东军区炮兵第47团3营8连通讯兵、中国人民志愿军炮兵某部通讯连战士、如东县人民医院职工等职。

吴玉成 男，汉族，如东兵房人。民国21年(1932年)8月生，民国37年(1948年)4月加入中国共产党，初中文化。民国37年(1948年)8月参加革命工作，历任如皋县警卫团1营3连战士、中国人民解放军第29军87师警卫连副班长、福建省三元县人民武装部干事、福州军区军械修理所管理员、如东县双甸地区医院总务、如东县中医院总务、如东县苴镇地区医院总务等职。

顾培国 男，汉族，如东沿南人。民国21年(1932年)10月生，主治中医师职称。1952年4月参加工作，历任如东县桂林乡联合诊所所长、如东县先民人民公社医院院长、如东县红旗人民公社卫生院革命领导组组长、如东县沿南人民公社卫生院院长等职。

刘广秀 女，汉族，如东栟茶人。民国21年(1932年)10月生，中专文化。南通医士学校毕业，1988年9月晋升为副主任医师职称。1955年5月参加工作，历任如东县人民医院儿科主任等职，如东县第七届政协委员，如东县第十届人大代表，江苏省第七届人大代表。

顾道生 男，汉族，如东丁店人。民国21年(1932年)11月生，1950年9月加入中国共产党，主管药师职称。民国37年(1948年)2月参加革命工作，历任如东县警卫团被服厂员工、中国人民解放军苏北军区第9军分区卫生部卫生学校药剂班学员、第3野战军10兵团卫生部第23医院90大队4室药房药剂员、大连海军指挥学校卫生处司药、海军水面舰艇学校卫生处司药、如东县人民医院药剂科主管药师等职。

王观民 男，汉族，如东凌民人。民国21年(1932年)12月生，历任如东县凌民乡联合诊所医生、如东县凌民乡卫生院医生等职。如东县第六届政协委员，如东县第四届、五届、六届人大代表。

马恩兴 男，汉族，如东掘港人。民国21年(1932年)12月生，中共党员，1965年3月后历任如东县卫生服务站第一副主任、如东县卫生局副局长、如东县人民法院院长、如东县人民检察院检察长、中共如东县政法委副书记等职。

蔡光华 男，汉族，如东岔河人。民国21年(1932年)12月生，1981年11月加入中国共产党，大学文化，1988年9月晋升副主任医师职称。1950年1月参加工作，历任如东县卫生科科员、如东县丁埝区卫生所医士、如东县栟茶区卫生所副所长、如东县卫生防疫站站长等职。如东县第六届、七届、八届、九届政协委员。1989年5月获“全国血防和地方病防治先进个人”称号，1990年2月获“全国文明卫生先进工作者”称号。

周能武　男，汉族，如东岔河人。民国21年（1932年）12月生，中共党员。历任如东县岔河指导组干部、如东县岔河地区医院革命领导组副组长等职。

曹金泉　男，汉族，如东岔东人。民国21年（1932年）12月生，1962年任如东县岔东人民公社文卫助理、如东县岔东人民公社民办医院院长（兼）等职。

吴功端　男，汉族，如东双甸人。民国21年（1932年）12月生，中共党员。历任如东县芳根人民公社副社长、如东县教育局副局长、如东县文教局副局长、如东县人民医院党支部书记、如东县人民医院副院长、如东县双甸地区医院革命领导组副组长等职。

耿　琳　女，汉族，如东岔河人。民国21年（1932年）12月生，中共党员。1954年参加工作，历年任如东县政府卫生院副院长、如东县岔河地区医院副院长等职。

顾福龙　男，汉族，如东马塘人。民国21年（1932年）12月生，1959年后历任如东县桐本区卫生所副所长、如东县双甸地区医院院长等职。

殷德清　男，汉族，如东潮桥人。民国21年（1932年）12月生，中共党员，高中文化，中医师职称。1951年参加工作，历任如东县潮桥人民公社医院院长、如东县凌民人民公社卫生院革命领导组组长等职。1960年获“江苏省先进工作者”称号。

李富生　男，汉族，如东丰利人。民国21年（1932年）12月生，中共党员，1952年后历任如东县苴镇区卫生所所长、如东县岔河区卫生所所长、如东县栟茶区卫生所所长、如东县丰利区卫生所所长、如东县掘港区、如东县马塘区卫生所所长等职。

孙　慧　女，汉族，山东高密人。民国21年（1932年）12月生，1950年3月加入中国共产党，民国36年（1947年）2月参加革命工作，历任山东省支前司令部宣传员、中国人民解放军第3野战军第10后方医院医讯队学员、第3野战军第5后方医院助理军医、陆军第103医院护士长、如东县卫海乡联合诊所医生、如东县人民医院护士、如东县长沙人民公社卫生院总账会计、如东县北渔人民公社卫生院医生等职。

韩青山　男，汉族，安徽省人。民国21年（1932年）12月生，1955年历任如东县人民政府卫生科科员等职。

施国银　男，汉族，江苏海门人。民国22年（1933年）1月生 ，1949年11月加入中国共产党，中专文化。民国37年（1948年）3月参加革命工作，历任中国人民解放军华中军区第9军分区卫生学校学员、福州军区卫生科科员、如东县制药厂革命委员会副主任、如东县医药公司副经理、如东县公费医疗预防实施管理委员会办公室副主任等职。

王咸和 男，汉族，如东掘港人。民国22年（1933年）4月生，1960年3月加入中国共产党，医师职称。1952 年7月参加工作，历任如东县苏云乡联合诊所医生、如东县环镇乡卫生院院长等职。1978年获"江苏省先进工作者"职称。

吴 筠 女，汉族，如东丰利人。民国22年（1933年）5生，中共党员。1958年参加工作，历任如东县丰利镇妇女主任、如东县丰利医院革命领导组副组长等职。

陆修生 男，汉族，如东丰利人。民国22年（1933年）5月生，1956年12月参加工作，历任如东县观东乡联合诊所中医（长妇科）、如东县光荣乡卫生院中医等职。如东县第六届政协委员。

刘家先 男，汉族，如东掘东人。民国22年（1933年）5月生，民国36年（1947年）7月参加革命工作，历任如东县苴镇区卫生所会计、如东县庭贵人民公社医院院长等职。

曹学林 男，汉族，如东长沙人。民国22年（1933年）6月生，中医师职称。1952年2月参加工作，历任如东县四桥乡联合诊所医生、如东县长沙乡卫生院副院长等职。

张国华 男，汉族，如东掘港人。民国22年（1933年）6月生，中共党员，高中文化，1956年参加工作，历任中国人民解放军某部干部、如东县童店人民公社卫生院院长等职。

殷时余 男，汉族，如东石甸人。民国22年（1933年）6月生，中共党员，高中文化。1949年10月参加工作，历任如东县石甸人民公社生产大队党支部书记、如东县石甸人民公社卫生院院长等职。

崔 银 男，汉族，如东栟茶人。民国22年（1933年）7月生，1950年2月加入中国共产党，初中文化，民国36年（1947年）10月参加革命工作，历任如东县栟茶区队队员、中国人民解放军华中军区第9军分区后方医院护士长、海军莱山场站卫生队副队长、如东县人民医院副院长等职。

于承鳌 男，汉族，如东石屏人。民国22年（1933年）8月生，中共党员，初中文化。民国37年（1948）年12月参加革命工作，历任中国人民解放军某部干部、如东县环港渔业人民公社卫生院院长等职。

徐必生 男，汉族，如东丰利人。民国22年（1933年）8月生，民国37年（1948年）参加工作，历任如东县丰利镇联合诊所医生、如东县丰利镇卫生院副院长等职。

王新道 男，汉族，如东南坎人。民国22年（1933年）11月生，大专文化，医师职称。民国36年（1947年）12月参加革命工作，历任中国人民解放军华中军区第9军分区卫生部医院护理员、苏州军分区某团卫生队卫生员、如东县卫生防疫站防疫员、如东县人民医院传染科医师等职。

蔡 飞 男，汉族，如东马塘人。民国22年（1933年）12月生，1988年4月晋升为副主任医师职称。1960年9月参加工作，历任如东县人民医院内科副主任医师等职。

叶 翥 女，汉族，如东掘港人。民国22年(1933年)12月生，高中文化，检验师职称。1954年参加工作，历任如东县人民医院血库副主任等职。

王 敏 男，汉族，如东九总人。民国22年(1933年)12月生，大专文化，主治医师职称。民国37年(1948年)9月参加革命工作，历任中国人民解放军军第8集团军第4纵队教导队学员、第23军69师247团通讯连战士、中国人民志愿军第23军67师207团卫生班医助、如东县北坎乡卫生院医生、如东县苴镇卫生院副院长、如东县中医院主治医师等职。

陈 韵 女，汉族，如东掘港人。民国22年(1933年)12月生，初中文化，民国35年(1946年)10月参加革命工作，历任中国人民解放军华中军区第9军分区卫生学校学员、苏南军区卫生部药房调剂员、苏北军区卫生学校学员、中国医药公司如东医药商店营业员、如东县新乐人民公社2大队农民、如东县栟茶医院门诊部卫生员、如东县人民医院卫生员等职。

朱秀乐 男，汉族，如东掘港人。民国22年(1933年)12月生，1949年10月加入中国共产党，中专文化，经济师职称。民国37年(1948年)3月参加革命工作，历任中国人民解放军某部干部、如东县医药公司副经理、党支部副书记等职。

裴封五 男，汉族，江苏海安人。民国22年(1933年)12月生，中共党员，1960年8月后历任如东县人民委员会卫生科科长(未到职)等职。

缪正才 男，汉族，如东栟茶人。民国22年(1933年)12月生，1952年参加工作，历任如东县靖海乡联合诊所医生、如东县靖海乡卫生院副院长等职。

陆仲春 男，汉族，如东大豫人。民国22年(1933年)12月生，1952年参加工作，历任如东县镇东乡联合诊所所长、如东县南坎人民公社卫生院中医等职。

陈达尊 男，汉族，如东凌民人。民国22年(1933年)12月生，高中文化，民国36年(1947年)7月参加革命工作，历任通如支队休养所学员、中国人民解放军苏州军分区吴江总队卫生员、如东县岔河医院外科医生、如东县栟茶区医院外科医生、如东县南溇地区医院外科医生、如东县人民医院外科医生、如东县五七干校外科医生、如东县马塘医院外科医生等职。

高 琴 女，汉族，如东掘港人。民国22年(1933年)12月生，1952年参加工作，历任如东县三民联合诊所所长、如东县掘港人民公社医院中医等职。

石太媛 女，汉族，如东石甸人。民国22年(1933年)12月生，助产医师职称。1958年8月参加工作，历任如东县岔河地区医院助产医师、如东县双甸地区医院助产医师、如东县丰利地区医院助产医师等职。1983年获“江苏省先进工作者”称号。

李家澄 男，汉族，如东苴镇人。民国23年(1934年)2月生，1990年9月晋升为副主任医师职称。1950年5月参加工作，历任如东县苴镇中心卫生院医师、如东县人民医院传染科主任等职。1986年9月获"江苏省征兵招飞模范工作者"称号。

陈祥仁 男，汉族，如东掘港人。民国23年(1934年) 2月生，1956年10月加入中国共产党，高中文化，1956年3月参加工作，历任如东县计划生育委员会主任、如东县计划生育协会会长等职。1991年9月获"南通市"七五"期间计划生育先进工作者"称号。

耿忠仁 男，汉族，如东丰利人。民国23年(1934年)5月生，1956年12月参加工作，历任如东县光荣乡联合诊所中医、如东县光荣乡卫生院中医等职。如东县第三届、四届、五届、六届政协委员。

钱永和 男，汉族，如东环港人。民国23年(1934年)2月生，1957年9月加入中国共产党，会计职称。1952年参加工作，历任如东县海辰联合诊所会计、如东县石屏人民公社卫生院革命领导组组长等职。

顾士乔 男，汉族，如东华丰人。民国23年(1934年)6月生，中医师职称。1952年参加工作，历任如东县华丰联合诊所中医、如东县华丰乡卫生院副院长等职。

严俊才 男，汉族，江苏通州人。民国23年(1934年)8月生，大专文化，扬州医学院临床专业毕业，1990年9月晋升为副主任医师职称。1956年6月参加工作，历任如东县人民医院放射科主任等职。

张　昆 男，汉族，如东掘港人。民国23年(1934年)12月生，1955年加入中国共产党，初中文化。1955年参加工作，历任共青团如东县委书记、中共如东县委常委、中共如东县委宣传部部长、如东县卫生局局长、如东县科委主任、如东县环镇人民公社党委书记、如东县政府办公室主任、如东县经济改革办公室主任等职。

金树人 男，汉族，如东曹埠人。民国23年(1934年)12月生，1974年参加中国共产党，中医师职称。1952年2月参加工作，历任如东县孙窑乡卫生院副院长等职。

缪文华 男，汉族，如东新林人。民国23年(1934年)12月生，中共党员。1955年参加工作，历任中国人民解放军某部干部、如东县五义人民公社卫生院革命领导组组长等职。

季林熙 男，汉族，如东新店人。民国23年(1934年)12月生，1956年2月加入中国共产党，中专文化，主治医师职称。民国38年(1949年)1月参加革命工作，历任中国人民解放军华中军区第9军分区卫生部1队2室护理员、江苏省军区后勤部体检组成员、江苏省军区第73团调剂员、如东县岔河中学校医、如东县卫生进修学校教务处副主任、如东县卫生科代理科员、如东县栟茶医院放射科医生、如东县中医院放射科主任等职。

朱立成 男，汉族，如东北坎人。民国23年(1934年)12月生，高小文化，医师职称。1952年2月参加工作，历任如东县海滨乡联合诊所医生、如东县北坎人民公社医院业务负责人、如东县北坎渔业乡卫生院防疫医师等职。

朱志华　男，汉族，如东丰利人。民国24年（1935年）3月生，中共党员，初中文化。1955年3月参加工作，历任中国人民解放军海军青岛基地某部副班长、上海市江南造船厂车工、如东县五义人民公社卫生院革命领导组组长、如东县五义人民公社农业初级中学教师等职。

徐有戴　男，汉族，如东曹埠人。民国24年（1935年）4月生，医师职称。1952年2月参加工作，历任如东县饮泉乡联合诊所医生、如东县饮泉人民公社卫生院院长等职。

王　兰　女，汉族，如东掘港人。民国24年（1935年）5月生，本科文化，苏州医学院临床医学系毕业，1988年9月晋升为副主任医师职称。1961年参加工作，历任如东县人民医院内科副主任等职。

孙学连　男，汉族，如东苴镇人。民国24年（1935年）6月生，高中文化，主治中医师职称。1956年2月参加工作，历任如东县苴镇乡联合诊所医师、如东县苴镇卫生院副院长等职。

陆祥林　男，汉族，如东掘港人。民国24年（1935年）8月生，中共党员。1952年8月参加工作，历任如东县掘港镇团委书记、如东县掘港中心联合诊所主任、如东县四明人民公社副社长、如东县工商联合会会长等职。

李新兰　女，汉族，江苏南通人。民国24年（1935年）11月生，1956年5月加入中国共产党。1952年8月参加工作，历任如东县人民医院化验员、如东县袁庄地区医院化验员、如东县卫生服务站化验员、如东县卫生局人秘股股长等职。1958年获“江苏省先进卫生工作者”称号。

李桂琴　女，汉族，江苏常州人。民国24年（1935年）11月生，1956年加入中国共产党。1951年12月参加工作，历任如东县人民医院秘书、如东县文明委员会办公室主任等职。

尹金莲　女，汉族，如东岔东人。民国24年（1935年）12月生，1962年任如东县岔东人民公社文卫助理、如东县岔东人民公社中心联合诊所主任（兼）等职。

周治平　男，汉族，如东童店人。民国24年（1935年）12月生，中共党员。历任如东卫生防疫站站长、如东县卫生局人事股股长、掘港镇政府副镇长、如东县木材公司经理等职。

于绍香　男，汉族，如东洋口人。民国24年（1935年）12月生，初中文化。1962年8月参加工作，历任洋口人民公社工办主任、如东县洋口人民公社卫生院革命领导组组长等职。

俞文琪　女，汉族，如东丰利人。民国24年（1935年）12月生，主治中医师职称。1956年6月参加工作，历任如东县丰利镇联合诊所医生、如东县丰利镇卫生院副院长等职。

缪祖仁　男，汉族，如东靖海人。民国24年（1935年）12月生，主治医师职称。1952年5月参加工作，历任如东县宏连乡联合诊所所长、如东县栟茶人民公社医院院长、如东县石桥人民公社卫生院院长、如东县环港渔业乡卫生院主治中医师等职。

施宝英 女，汉族，如东岔河人。民国24年(1935年)12月生，中共党员。历任如东县岔河地区医院革命领导组副组长等职。

周善培 男，汉族，如东栟茶人。民国24年(1935年)12月生，中共党员。历任如东县栟茶地区医院革命领导组组长、如东县岔河地区医院院长、如东县岔河区卫生所所长等职。

吴功成 男，汉族，如东双甸人。民国24年(1935年)12月生，1958年参加工作，历任如东县双甸人民公社医院院长等职。

施正奎 男，汉族，如东卫海人。民国25年(1936年)生，中共党员。历任如东县卫海人民公社生产大队党支部书记、如东县卫海人民公社中心联合诊所主任等职。

徐守桐 男，汉族，如东沿南人。民国25年(1936年)1月生，1960年12月加入中国共产党，主治中医师职称。1952 年2月参加工作，历任如东县先民乡联合诊所医生、如东县先民人民公社医院医生、如东县石甸人民公社医院院长、如东县红旗人民公社医院医生、如东县双甸镇卫生院院长等职。

蔡炳义 男，汉族，如东沿南人。民国25年(1936年) 4 月生，中共党员，1956年4月参加工作，历任如东县景安区副区长、如东县先民乡乡长、如东县先民人民公社主任、如东县先民人民公社医院院长、如东县岔东人民公社副主任、如东县南漅人民公社副主任等职。

陈幼清 男，汉族，通州西亭人。民国25年(1936年)6月生，中共党员，大专文化，1988年9月晋升副主任医师职称。1960年参加工作，历任南通市中医院医师、如东县中医院内科主任等职。1994年10月获“江苏省名中医”称号。

吴传春 男，汉族，如东凌河人。民国25年(1936年)8月生，中共党员。历任如东县新利乡文教主任、如东县四明人民公社中心诊所所长、如东县石屏人民公社卫生院党支部书记等职。

陈　建 男，汉族，如东石甸人。民国25年(1936年)9月生，1975年5月加入中国共产党，中专文化，主治医师职称。1960年1月参加工作，历任如东县石甸乡卫生院副院长等职。

李家祥 男，汉族，如东掘港人。民国25年(1936年)9月生，高中文化，主治医师职称。1951年7月参加工作，高中文化。历任如东县卫生院外科医师、如东县苴镇中心卫生院外科主治医师等职。如东县第七届、八届、九届政协委员。

吴功德 男，汉族，如东景安人。民国25年(1936年)10月生，1958年1月加入中国共产党，1954年10月参加工作，历任中国人民解放军某部干部、如东县景安乡卫生院院长等职。

徐　镶 男，汉族，如东栟茶人。民国25年(1936年)10月生，初中文化。1952年1月参加工作，历任如东县栟北乡联合诊所员工、如东县栟茶镇卫生院副院长等职。

范存珍 女，汉族，浙江绍兴人。民国25年(1936)11月生。1960年10月加入中国共产党，大专文化，主治医师职称。1955年5月参加工作，历任中国人民解放军某部干部、如东县人民医院大外科党支部书记等职。

江 静 女，汉族，启东寅阳人。民国25年(1936年)12月生，1965年加入中国共产党，本科文化，南通医学院临床专业系毕业，1987年9月晋升为副主任医师职称。1963年9月参加工作，历任如东县人民医院妇产科主任等职。中共如东委员会第六届、七届候补委员。1987年2月获“南通市计划生育先进个人”称号，1991年4月获“南通市劳动模范”称号。

丁慰祖 男，汉族，通州石港人。民国25年(1936年)12月生，本科文化，中学高级教师职称。1965年8月参加工作，历任如东县中学教师、如东县人民政府副县长、如东县爱国卫生运动委员主任、如东县红十字会会长等职。

路称如 男，汉族，如东新乐人。民国25年(1936年)12月生，主治中医师职称。1953年6月参加工作，历任如东县双甸镇卫生院党支部副书记等职。

徐希鹏 男，汉族，如东马塘人。民国25年(1936年)12月生，大学文化。1963年9月参加工作，历任如东县栟茶地区医院革命领导组副组长、如东县马塘地区医院副院长等职。

缪加新 男，汉族，如东沿南人。民国25年(1936年)12月生，1964年12月加入中国共产党，高中文化，主治中医师职称。1952 年3月参加工作，历任如东县桂林乡联合诊所医生、如东县沿南乡卫生院院长等职。

余圣友 男，汉族，如东华丰人。民国25年(1936年)12月生，1959年10月参加工作，历任如东县华丰医院院长等职。

张如山 男，汉族，如东双甸人。民国25年(1936年)12月生，中共党员。1958年10月参加工作，历任如东县庭贵人民公社医院院长等职。

张森高 男，汉族，上海崇明人。民国25年(1936年)12月生，1976年12月加入中国共产党，中专文化，主管药剂师职称。1958年9月参加工作，历任如东县人民医院药剂科主任等职。1960年“获江苏省先进工作者”称号。

顾亚夫 男，汉族，如东古坝人。民国25年(1936年)12月生，1952年参加工作，历任如东县蔡庄乡联合诊所所长、如东县古坝人民公社卫生院中医等职。

徐玉英 女，汉族，江苏张家港人。民国25年(1936年)12月生，中共党员，中专文化，无锡助产医士学校毕业，主治医师职称。1961年8月参加工作，历任如东县妇幼保健所副所长、南通地区行政公署卫生局主治医师等职。

蔡秉慈 男，汉族，如东岔北人。民国25年(1936年)12月生，中共党员，主治中医师职称。1958年9月参加工作，历任如东县岔北乡医院副院长、如东县景安乡卫生院院长等职。

程正子 女，汉族，江苏如皋人。民国25年(1936年)12月生，护师职称。1954年参加工作，历任如东县中医院工会副主席等职。

唐　明 男，汉族，如东掘郊人。民国26年(1937年)4月生，中专文化，小学高级教师职称。1955年8月参加工作，历任如东县曙光小学教师、如东县公费医疗预防实施管理委员会办公室副主任、如东县公费医疗社会保障服务中心副主任等职。

陆道益 男，汉族，福建古田人。民国26年(1937年)4月生，1965年加入中国共产党，本科文化，南京药学院毕业，主任药师职称。1960年初参加工作，历任如东县药品检验所药剂师、南通地区药学会主任委员、如东县人民医院药剂科副主任等职。

何文朝 男，汉族，如东曹埠人。民国26年(1937年)5月生，1957年加入中国共产党，医师职称。1954年10月参加工作，历任如东县应泉乡联合诊所医生、如东县饮泉乡卫生医院院长等职。

邱洪振 男，汉族，江苏武进人。民国26年(1937年)5月生，1977年加入中国共产党，中专文化，主治医师职称。历任如东县人民医院外科医生、如东县第二人民医院院长等职。1985年获"南通市五一劳动奖章"，1987年2月获"南通市计划生育先进个人"称号，1988年5月获"南通市劳动模范"称号。

张松林 男，汉族，如东苴镇人。民国26年(1937年)8月生，中共党员，医师职称。1972年9月参加工作，历任如东县北坎渔业乡卫生院院长等职。

韩恩荣 男，汉族，如东环北人。民国26年(1937年)10月生，医师职称。1961年12月参加工作，历任如东县北坎镇卫生院副院长等职。1978年获"江苏省先进工作者" 称号。

张凡生 男，汉族，如东沿南人。民国26年(1937年)12月生，1961年2月加入中国共产党，中专文化，中国人民解放军洛阳步兵学校毕业，政工师职称。1955年12月参加工作，历任中国人民解放军某团政治处干事、如东县人民医院人事科科长、如东县卫生进修学校党支部书记等职。

陈士文 男，汉族，如东曹埠人。民国27年(1938年)1月生，1982年2月加入中国共产党，中医师职称。1961年12月参加工作，历任如东县曹埠乡卫生院副院长等职。

刘士忠 男，汉族，如东南坎人。民国27年(1938年)1月生，1960年10月加入中国共产党，1958年12月参加工作，历任中国人民解放军陆军第31师政治部干事、如东县北坎人民公社卫生院院长、如东县卫海人民公社卫生院院长、如东县南坎乡卫生院副院长、如东县九总乡卫生院副院长等职。

仲树芳 男，汉族，海门四甲人。民国27年(1938年)1月生，1979年6月加入中国共产党，本科文化，南通医学院临床专业毕业，1992年9月晋升为主任医师职称。1963年9月参加工作，历任如东县人民医院内科主任等职。南通市第九届、十届人大代表,中共南通市第六次代表大会代表。曾获"江苏省先进工作者""江苏省劳动模范""江苏省优秀知识分子"称号。

施德余 男,汉族,如东双甸人。民国27年(1938年)2月生,1969年4月加入中国共产党。1958年9月参加工作,历任中国人民解放军陆军第12军高炮第37团机械连战士、219团连长等职。转业后,历任如东县人民医院总务科副科长、如东县人民医院后勤党支部副书记等职。

高景昭 男,汉族,如东马塘人。民国27年(1938年)4月生,1980年加入中国共产党,本科文化,南通医学院临床医学系毕业,1992年9月晋升为主任医师职称。1963年参加工作,历任如东县人民医院外科主任等职。南通市第五届、六届、七届、八届政协委员。1988年获"南通市劳动模范"称号。

张秀芬 女,汉族,如东掘港人。民国27年(1938年)4月生,中专文化,主治中医师职称。1959年5月参加工作,历任如东县中医院主治医师、如东县苴镇中心卫生院外科主治医师等职。如东县第九届政协委员。

邱崇芬 女,汉族,如东淮安人。民国27年(1938年)6月生,本科文化,宁夏医学院毕业,1990年9月晋升为副主任医师职称。1963年3月参加工作,历任如东县中医院内科副主任医师等职。

姚美云 女,汉族,如东新店人。民国27年(1938年)6月生,1972年4月加入中国共产党,高中文化,助产师职称。1959年1月参加工作,历任如东县岔南乡卫生院院长等职。如东县第六届、七届、八届政协委员。

陶维礼 男,汉族,如东岔南人。民国27年(1938年)6月生,大专文化,1998年4月晋升为副主任医师职称。1963年7月参加工作,历任如东县岔南乡卫生院副主任中医师等职。

徐玉芬 女,汉族,江苏江阴人。民国27年(1938年)6月生,中专文化,无锡卫生学院毕业,主治医师职称。1957年9月后历任如东县妇幼保健所医士、如东县人民医院妇产科医师、如东县计划生育指导站副站长等职。1994年获"江苏省计划生育万例手术无事故先进个人"称号。

薛道根 男,汉族,如东岔河人。民国27年(1938年)7月生,1971年6月加入中国共产党,高中文化。1962年9月参加工作,历任如东县岔河赤脚医生大学校长、如东县岔河中学校长等职。

石征朗 男,汉族,如东环港人。民国27年(1938年)7月生,初中文化,主治中医师职称。1961年2月参加工作,历任如东县环农乡卫生院院长、如东县环渔乡卫生院院长等职。

季本华 男,汉族,如东浒澪人。民国27年(1938年)7月生,1956年12月加入中国共产党,1957年10月参加工作,历任如东县浒澪乡卫生院院长、如东县洋口乡卫生院副院长等职。

缪吾同 男,汉族,如东栟茶人。民国27年(1938年)8月生,本科文化,南京医学院毕业,1988年4月晋升为副主任医师职称。1963年8月参加工作,历任如东县人民医院外科副主任等职。

鞠建华 男，汉族，如东栟茶人。民国27年（1938年）8月生，中专文化，医师职称。1960年7月参加工作，历任如东县栟茶地区医院医士、如东县洋口农场卫生所所长、如东县丰利医院医师等职。

姚梅芳 女，汉族，如东丰利人。民国27年（1938年）8月生，1960年10月加入中国共产党，中专文化，主管护师职称。1958年9月参加工作，历任如东县妇幼保健所副所长等职。

朱炳南 男，汉族，如东掘港人。民国27年（1938年）8月生，1985年6月加入中国共产党，中专文化，主治医师职称。1966年参加工作，历任如东县童店乡卫生院院长等职。

陈增祥 男，汉族，如东掘港人。民国27年（1938年）9月生，中共党员，初中文化。1955年3月参加工作，历任如东县掘港镇文卫主任、如东县掘港镇卫生院院长等职。

张　瑶 男，汉族，如东华丰人。民国27年（1938年）10月生，初中文化，医师职称。1961年10月参加工作，历任如东县苴镇人民公社卫生院副院长等职。

张　瑜 男，汉族，如东曹埠人。民国27年（1938年）11月生，1959年1月加入中国共产党，初中文化，防疫医师职称。1956年3月参加工作，历任如东县惕安乡文卫主任、如东县曹埠乡卫生院院长等职。1996年7月1日获“南通市优秀共产党员”称号。

施志祥 男，汉族，江苏启东人。民国27年（1938年）11月生，本科文化，上海第2医科大学医疗系毕业，1990年9月晋升为副主任医师职称。1966年8月参加工作，历任如东县人民医院内科副主任等职。

周淑芬 女，汉族，如东新店人。民国27年（1938年）12月生，中共党员，高中文化，主治医师职称。1962年9月参加工作，历任如东县新店乡卫生院副院长等职。

张绍珍 女，汉族，如东栟茶人。民国27年（1938年）12月生，中共党员，中医师职称。1956年1月参加工作，历任如东县栟北乡联合诊所医生、如东县栟茶镇卫生院副院长、如东县第三人民医院中医师等职。

陈朝秀 女，汉族，如东卫海人。民国27年（1938年）12月生，中共党员。1951年参加工作，历任如东县卫海区卫生所所长、如东县皮肤病防治所副所长等职。

吴　谦 男，汉族，如东童店人。民国27年（1938年）12月生，初中文化，1952年参加工作，历任如东县余荡乡联合诊所所长、如东县掘郊人民公社卫生院中医等职。

陆桂兰 女，汉族，如东洋口人。民国27年（1938年）12月生，本科文化，南京中医学院毕业，1991年9月晋升为副主任中医师职称。1966年8月参加工作，历任如东县河口人民公社卫生院中医师、如东县第三人民医院副主任中医师等职。如东县第七届、八届政协委员。

缪 储 男，汉族，如东县人。民国27年(1938年)12月生，1952年11月后历任如东人民政府秘书、如东县爱国卫生运动委员会办公室主任、如东县人民委员会办公室主任、如东县农税科副科长、如东县盐业管理局副局长、如东县盐场场长等职。

陈志明 男，汉族，如东兵房人。民国27年(1938年)12月生。历任如东县人民委员会卫生科科员、如东县中医院院长、如东县医药公司副经理、如东县卫生局医政股股长等职。

周建军 男，汉族，如东栟茶人。民国27年(1938年)12月生，1961年2月加入中国共产党。1959年3月参加工作，历任如东县第三人民医院副院长等职。

蔡明珍 女，汉族，南通胜利人。民国27年(1938年)12月生，初中文化，助产师职称。1958年参加工作，历任如东县岔北乡卫生院助产师等职。如东县第八届政协委员，如东县第十一届人大代表。1978年获“江苏省先进工作者”称号，1985年获“南通市劳动模范”称号。

陈 健 男，汉族，如东岔河人。民国27年(1938年)12月生，中共党员。历任如东县岔河地区医院革命领导组组长、如东县丰利地区医院革命领导组组长等职。

曹立云 男，汉族，如东卫海人。民国27年(1938年)生，中共党员。历任如东县卫海人民公社生产大队党支部书记、如东县卫海人民公社中心联合诊所主任等职。

姜炳春 男，汉族，江苏南京人。民国28年(1939年)2月生，中共党员，本科文化，1988年9月晋升为副主任医师职称。1965 年8月参加工作，历任如东县双甸地区医院外科医师、如东县马塘医院院长等职。如东县第七届、八届政协委员。

邱 展 男，汉族，如皋二案人。民国28年(1938年)2月生，本科文化，扬州医学院临床医学系毕业，1988年9月晋升为副主任医师职称。1961年9月参加工作，历任如东县袁庄区医院外科医师、如东县人民医院外科副主任等职。

朱兆英 女，汉族，如东栟茶人。民国28年(1939年)3月生，1961年3月加入中国共产党，中专文化，主治医师职称。1962年8月参加工作，历任如东县四明人民公社医院院长、如东县光荣人民公社卫生院院长、如东县靖海乡卫生院院长等职。如东县第八届、九届人大代表。1978年获“江苏省先进工作者”称号。

沙洪勋 男，汉族，如东掘港人。民国28年(1939年)5月生，中专文化，主治医师职称。1958年8月参加工作，历任如东县双甸地区医院副院长、中国江苏建筑工程队赴科威特援建随队医师、如东县中医院副院长等职。

吴兴谋 男，汉族，如东河口人。民国28年(1939年)5月生，1982年4月加入中国共产党，初中文化，防疫医师职称。1961年12月参加工作，历任如东县景安乡卫生院院长等职。

缪福庆　男，汉族，如东于港人。民国28年(1939年)5月生，1971年4月加入中国共产党，初中文化，医师职称。1960年9月参加工作，历任如东县于港乡卫生院院长等职。

俞如林　男，汉族，如东石甸人。民国28年(1939年)6月生，历任如东县石甸人民公社卫生院革命领导组组长等职。

黄声扬　男，汉族，如东童甸人。民国28年(1939年)8月生，中共党员，初中文化，中医师职称。1956年1月参加工作，历任如东县童店联合诊所医生、如东县掘郊乡卫生院副院长等职。

张　洁　女，汉族，如东双甸人。民国28年(1939年)9月生，中专文化，医师职称。1962年9月参加工作，历任如东县双南乡卫生院内科医师等职。如东县第八届、九届政协委员。1985年获"江苏省先进工作者"称号。

孔令权　男，汉族，如东沿南人。民国28年(1939年)9月生，中专文化，主治医师职称。1962年1月参加工作，历任如东县沿南乡卫生院副院长等职。如东县第八届、九届政协委员。

杨　淼　男，汉族，如东新店人。民国28年(1939年)9月生，1954年9月加入中国共产党，大专文化，1998年9月晋升为副主任医师职称。1963年9月参加工作，历任如东县岔南乡卫生院副院长等职。如东县第十届、十一届人大代表。

蔡　联　男，汉族，如东马塘人。民国28年(1939年)9月生，1960年12月加入中国共产党，中专文化，主治医师职称。1962年9月参加工作，历任如东县桐本乡卫生院院长等职。

曹春锦　男，汉族，如东双甸人。民国28年(1939年)10月生，1961年加入中国共产党，初中文化，1961年2月参加工作，历任中国人民解放军海军某部卫生队军医、如东县红旗公社卫生院革命领导组组长、如东县马塘镇人民公社卫生院院长、如东县桐本乡卫生院院长、如东县马塘医院职工等职。

许华清　男，汉族，如东县人。民国28年(1939年)11月生，本科文化，南通医学院毕业，1994年2月晋升为主任医师职称。1963年参加工作，历任如东县中医院外科副主任等职。

解慎传　男，汉族，如东掘港人。民国28年(1939年)12月生，中共党员，本科文化，安徽医学院毕业，1993年9月晋升为高级讲师职称。1968年参加工作，历任如东县人民医院内科医师、如东县卫生进修学校校长等职。

李　平　女，汉族，如东掘港人。民国28年(1939年)12月生，本科文化，苏州医学院临床医疗系毕业，1994年9月晋升为副主任医师职称。1967年9月参加工作，历任如东县人民医院内科副主任医师等职。

管维玲　女，汉族，如东掘港人。民国28年(1939年)12月生，初中文化，会计职称。1964年4月参加工作，历任如东县人民医院财务科科长等职。1990年6月获"南通市统计工作先进个人"称号。

杨玉成 男，汉族，如东双甸人。民国28年（1939年）12月生，大专文化，主治中医职称。1963年9月参加工作，历任如东县双甸地区医院工会主席、如东县双甸镇卫生院主治中医师等职。

朱开银 男，汉族，如东袁庄人。民国28年（1939年）12月生，中共党员。1958年10月参加工作，历任如东县袁庄人民公社卫生院副院长、如东县新乐人民公社卫生院副院长、如东县双南人民公社卫生院院长等职。

朱连碧 男，汉族，如东于港人。民国28年（1939年）12月生，初中文化，医师职称。1958年9月参加工作，历任如东县于港乡卫生院院长等职。如东县第十二届人大代表。

朱宝根 男，汉族，如东栟茶人。民国28年（1939年）12月生，高中文化，1996年晋升为副主任检验师职称。1959年3月参加工作，历任如东县人民医院检验科主任、如东县卫生防疫站检验科主任等职。

袁汉祥 男，汉族，如东掘港人。民国28年（1939年）12月生，1971年加入中国共产党。1960年8月参加工作，历任如东县中医院副院长等职。

林锦云 男，汉族，如东景安人。民国28年（1939年）12月生，1973年加入中国共产党，初中文化。1960年参加工作，历任如东县岔河镇人民公社中心联合诊所主任、如东县掘港区卫生所所长、如东县药品检验所所长（未到职）、如东县卫生防疫站副站长等职。

濮九富 男，汉族，如东丁店人。民国28年（1939年）12月生 ，1970年9月加入中国共产党。1979年12月参加工作，历任如东县丁店乡卫生院院长、如东县东凌乡卫生院副院长等职。

朱启汉 男，汉族，如东栟茶人。民国28年（1939年）生，中共党员，历任如东县栟茶地区医院副院长等职。

范崇珍 女，汉族，上海崇明人。民国28年（1939年）12月生，1976年12月加入中国共产党，中专文化，主管护师职称。1961年8月参加工作，历任如东县人民医院护士长等职。1978年获“江苏省先进工作者”称号。

蔡　德 男，汉族，如东沿南人。民国28年（1939年）12月生，中共党员，高中文化，历任如东县沿南人民公社卫生院革命领导组组长等职。

万金凤 女，汉族，如东袁庄人。民国28年（1939年）12月生，1957年参加工作，历任如东县袁庄乡卫生院妇产科医师等职。如东县第十一届、十二届人大代表。

吴维贤 男，汉族，如东凌民人。民国29年（1940年）1月生，1984年4月加入中国共产党，初中文化，主管医师职称。1960年7月参加工作，历任如东县凌民乡卫生院院长等职。如东县第八届、九届、十一届人大代表。

王咸震 男，汉族，如东曹埠人。民国29年(1940年)2月生，中专文化，主治中医师职称。1963年8月参加工作，历任如东县曹埠乡卫生院主治中医等职。2000年1月获“南通市预防保健工作先进个人”称号。

汪梅丽 女，汉族，如东双甸人。民国29年(1940年)3月生，初中文化，主管医师职称。1956年参加工作，历任如东县双甸镇卫生院主管医师等职。如东县第十届、十一届人大代表，南通市第九届人大代表。1986年3月获“全国计划生育先进个人”称号。

梅德生 男，汉族，如东凌河人。民国29年(1940年)3月生，中专文化，主治医师职称。1963年8月参加工作，历任如东县凌河乡卫生院主治医师等职。2000年1月获“南通市预防保健工作先进个人”称号。

薛德英 女，汉族，如东掘港人。民国29年(1940年)3月生，中共党员，，中专文化，1958年8月参加工作，历任如东县人口和计划生育委员会副主任、如东县计划生育协会副会长等职。

许波其 男，汉族，如东袁庄人。民国29年(1940年)3月生，1958年8月参加工作，高中文化。历任如东县苏云乡联合诊所中医、如东县环北乡卫生院中医、如东县环镇乡卫生院中医等职。如东县第十二届人大代表。

赵秀英 女，汉族，如东掘港人。民国29年(1940年)4月生，1961年12月参加工作，历任如东县袁庄乡卫生院中医等职。如东县第九届政协委员。

缪林森 男，汉族，如东栟茶人。民国29年(1940年)5月生，本科文化，1998年9月晋升为副主任医师职称。1965年8月参加工作，历任如东县第四人民医院副主任医师等职。

徐应兰 女，汉族，如东丁店人。民国29年(1940年)6月生， 1972年1月加入中国共产党，初中文化，会计职称。1959年7月参加工作，历任如东县妇幼保健所会计、如东县卫生局计财股会计等职。曾获全国女子老年组中长跑赛金牌1枚、银牌2枚、铜牌3枚等奖励。

徐益林 男，汉族，如东双甸人。民国29年(1940年)6月生，中共党员，助理经济师职称。1955年参加工作，历任如东县人民医院总务科科长、如东县卫生防疫站副站长、如东县卫生局计财股副股长等职。曾获“江苏省农村卫生工作先进个人”称号。

陈志谷 男，汉族，如东掘港人。民国29年(1940年)7月生，中共党员，主治医师职称。1961年12月参加工作，历任如东县双甸镇卫生院院长、如东县双甸镇中心卫生院副院长、如东县双甸镇中心卫生院党支部书记等职。

周贤桂 男，汉族，如东丰利人。民国29年(1940年)8月生，1964年加入中国共产党，中专文化，主管医师职称。1962年2月参加工作，历任如东县丰利区卫生所防疫医师、如东县丰利医院副院长等职。

石　林　男，汉族，如东古坝人。民国29年(1940年)8月生，1966年2月加入中国共产党，高中文化，主治医师职称。1961年3月参加工作，历任中国人民解放军某部军医、如东县精神病防治医院院长、如东县岔河区卫生所副所长、如东县掘港中心卫生院院长等职。

张银涛　男，汉族，如东掘港人。民国29年(1940年)9月生，中专文化，主治医师职称。1962年9月参加工作，历任如东县环北乡卫生院院长职称。

徐　治　男，汉族，如东栟茶人。民国29年(1940年)9月生，中共党员，本科文化，1967年毕业于上海第1医学院卫生系，1996年9月晋升为主任医师职称。1968年8月参加工作，历任如东县卫生防疫站副站长等职。南通市第十届人大代表。1993年11月获"全国卫生防疫工作先进个人"称号。1994年2月"获江苏省优秀食品卫生监督员"称号。

缪五宏　男，汉族，如东沿南人。民国29年(1940年)10月生，1975年9月加入中国共产党，高中文化。1958年7月参加工作，历任如东县沿南人民公社医院检验员、如东县卫生进修学校会计、如东县人民医院会计、如东县岔河医院会计、如东县卫生局计财股股长等职。1994年8月获"全国第三产业首次普查先进个人"称号，1991年2月获"江苏省卫生统计工作先进个人"称号。

王浩庭　男，汉族，如东汤园人。民国29年(1940年)10月生，初中文化，1961年10月参加工作，历任如东县汤园乡卫生院中医等职。如东县第十二届人大代表。

朱德余　男，汉族，如东凌河人。民国29年(1940年)10月生，1984年12月加入中国共产党，中专文化，主治医师职称。1960年9月参加工作，历任如东县凌河乡卫生院院长等职。

陈伯根　男，汉族，如东双甸人。民国29年(1940年)11月生，中专文化，主治医师职称。1958年参加工作，历任如东县双甸地区医院副院长、如东县苴镇地区医院主治医师等职。

唐正群　男，汉族，如东华丰人。民国29年(1940年)11月生，1962年8月加入中国共产党，大专文化。1959年12月参加工作，历任中国人民解放军海军航空兵南海舰队三亚飞机场通讯连政治指导员、如东县卫生局纪检监察室副主任等职。

杨太峰　男，汉族，如东景安人。民国29年(1940年)12月生，大学文化，中国人民解放军第2军医大学海医系毕业，2000年9月晋升为副主任医师职称。1961年参加工作，历任中国人民解放军海军第151医院军医、第2军医大学助教、如东县双甸区医院副院长、如东县第三人民医院放射科主任等职。

李　迎　男，汉族，如东岔河人。民国29年(1940年)12月生，初中文化，1999年9月晋升为副主任中医师职称。1961年2月参加工作，历任如东县第二人民医院副主任中医师等职。

毛凤兰　女，汉族，江苏启东人。民国29年(1940年)12月生，本科文化，南京医学院临床医学系毕业，1990年9月晋升为副主任医师职称。1966年8月参加工作，历任如东县人民医院传染科主任、如东县人民医院工会副主席等职。如东县第八届政协委员，如东县第十一届人大代表。

昝衡芳　女，汉族，如东丰利人。民国29年（1940年）12月生，中共党员。历任如东县丰利区卫生院革命领导组副组长等职。

翟秉泽　男，汉族，如东洋口人。民国29年（1940年）12月生，1979年10月加入中国共产党，主治医师职称。1958年10月参加工作，历任如东县洋口乡卫生院院长等职。

陈伯陶　男，汉族，如东县人。民国29年（1940年）12月生，中共党员，历任如东县人民政府副县长、如东县爱国卫生运动委员会主任等职。

刘家捷　男，汉族，如东苴镇人。民国29年（1940年）12月生，中共党员，高中文化，助理会计师职称。1962年3月参加工作，历任如东县苴镇中心卫生院副院长等职。

徐正本　男，汉族，如东双甸人。民国29年（1940年）12月生，中专文化，主管中药师职称。1958年9月参加工作，历任河北省某县医药公司中药工、如东县医药公司饮片厂厂长等职。1994年12月获"江苏省中医药系统先进工作者"称号。

秦德贤　男，汉族，如东兵房人。民国30年（1941年）1月生，1970年5月加入中国共产党，中专文化，防疫医师职称。1961年8月参加工作，历任如东兵房人民公社卫生院院长、如东县丁店乡卫生院院长、如东县兵房中心卫生院副院长、如东县人民医院总务科科长等职。

崔金娣　女，汉族，如皋白蒲人。民国30年（1941年）1月生，1973年加入中国共产党，中专文化，如皋卫生学校毕业，1994年7月晋升为副主任医师职称。1961年1月参加工作，曾任如东县人民医院五官科主任等职。《现代眼科手术操作技术》（副主编）由人民军医出版社出版。

蒋月芬　女，汉族，江苏苏州人。民国30年（1941年）1月生，中专文化，护士职称。1966年9月参加工作，历任如东县人民医院护士等职。1987年11月，获"江苏省卫生统计工作先进个人"称号。

方　瑾　女，汉族，如东古坝人。民国30年（1941年）2月生，中专文化，主治医师职称。1962年9月参加工作，历任如东县古坝乡卫生院主治医师等职。如东县第十一届人大代表。

马　笃　男，汉族，如东环镇人。民国30年（1941年）2月生，初中文化，医师职称。1958年10月参加工作，历任如东县环北乡卫生院院长、如东县饮泉乡卫生院院长等职。如东县第八届、九届政协委员。

马本智　男，汉族，如东丰利人。民国30年（1941年）2月生，初中文化，主治中医师职称。1964年2月参加工作，历任如东县光荣乡卫生院副院长、如东县丰利医院主治中医师等职。

徐定山　男，汉族，如东洋口人。民国30年（1941年）2月生，1970年加入中国共产党，中专文化，如东县卫生进修学校毕业，1996年9月晋升为高级政工师职称。1961年8月参加工作，历任如东县第三人民医院院长、如东县栟茶区卫生所所长、如东县中医院院长、如东县人民医院院长等职。1991年4月获"南通市劳动模范"称号，1991年7月获"全国百佳乡镇卫生院院长"称号。

严秀兰　女，汉族，如东新店人。民国30年（1941年）3月生，中共党员，高中文化，药师职称。1958年12月参加工作，历任如东县新店乡卫生院院长等职。

梅兰芬　女，汉族，如东掘港人。民国29年（1940年）12月生，历任如东县人民医院放射科主任等职。如东县第八届、九届、十届政协委员。

刘鹏银　男，汉族，如东苴镇人。民国30年（1941年）6月生，1973年7月参加共产党，中专文化，主治医师职称。1960年8月参加工作，历任如东县苴镇中心卫生院副院长等职。

冒本正　男，汉族，如东袁庄人。民国30年（1941年）6月生，高中文化，主管医师职称。1962年2月参加工作，历任如东县袁庄卫生院主管防疫医师等职。获“江苏省卫生防疫工作先进个人”称号。

缪　忠　男，汉族，如东靖海人。民国30年（1941年）7月高中文化，主治中医师职称。1966年8月参加工作，历任如东县石屏人民公社卫生院中医、如东县石甸镇卫生院副院长等职。

姚士萍　女，汉族，江苏通州人。民国30年（1941年）8月生，1979年加入中国共产党，专科文化，南京医学院高护班毕业，1994年9月晋升为副主任护师职称。1961年8月参加工作，历任如东县袁庄区医院护士、如东县人民医院护理部主任等职。如东县第七届、八届、九届、十届政协委员，第八届政协常委。主编《临床护理常规》由西南交通大学出版社出版。

葛如才　男，汉族，如东双甸人。民国30年（1941年）10月生，1961年3月加入中国共产党。1960年3月参加工作，历任中国人民解放军空军驻藏部队某营政治教导员、如东县双甸区医院党支部书记、如东县双甸区医院副院长、中共如东县双甸区工委组织委员等职。

冒锦庭　男，汉族，如东石甸人。民国30年（1941年）10月生，初中文化，主治中医师职称。1960年7月参加工作，历任如东县石甸乡卫生院副院长等职。

赵纳驹　男，汉族，如东岔北人。民国30年（1941年）10月生，中共党员，本科文化，南通医学院毕业，2001年9月晋升为主任医师职称。1966年9月参加工作，历任如东县红旗人民公社外科医师、如东县中医院外科主任等职。

徐湘声　男，汉族，如东于港人。民国30年（1941年）10月生，中共党员。中专文化，1999年8月晋升为副主任中医师职称。1961年2月参加工作，历任如东县于港乡卫生院院长、如东县双甸中心卫生院院长、如东县第二人民医院院长等职。如东县第十届人大代表。

从忠远　男，汉族，如东岔北人。民国30年（1941年）10月生，中专文化，主治医师职称。1962年9月参加工作，历任如东县岔北乡卫生院医师、如东县双南乡卫生院副院长等职。

从德富　男，汉族，如东双甸人。民国30年（1941年）10月生，中共党员，历任如东县双甸人民公社大队党部书记、如东县双甸人民公社卫生院革命领导组组长等职。

桑乃贵 男，汉族，如东掘港人。民国30年(1941年)10月生，中共党员，高中文化。1964年10月参加工作，历任如东年县掘郊乡卫生院副院长等职。

孙 德 男，汉族，如东袁庄人。民国30年(1941年)10月生，1975年加入中国共产党，本科文化，南通医学院临床医学系毕业，2001年9月晋升为主任医师职称。1967年8月参加工作，历任如东县人民医院外科副主任等职。

缪桂芳 女，汉族，如东靖海人。民国30年(1941年)11月生，1973年加入中国共产党，中专文化，主管技师职称。1960年9月参加工作，历任如东县人民医院血库副主任等职。

戴铁生 男，汉族，如东栟茶人。民国30年(1941年)12月生，中专文化，主治医师职称。1962年1月参加工作，历任如东县双甸地区医院革命领导组副组长、如东县第三人民医院副院长等职。

肖季全 男，汉族，如东岔河人。民国30年(1941年)12月生，本科文化，南通医学院毕业，1996年9月晋升为副主任医师职称。1967年12月参加工作，历任如东县第二人民医院副主任医师等职。

沈志凡 男，汉族，如东浒澪人。民国30年(1941年)12月生，本科文化，南京医科大学毕业 ，1998年9月晋升为副主任医师职称。1970年8月参加工作，历任南京医学院附属医院外科医师、如东县第三人民医院外科主任等职。

王家乐 男，汉族，江苏南京人。民国30年(1941年)12月生，专科文化，江苏盐城医学专科毕业，1987年9月晋升为副主任医师职称。1962年10月参加工作，历任如东县马塘医院五官科医生、如东县人民医院耳鼻喉科主任、如东县人民医院工会副主席等职。如东县第八届、九届、十届、十一届政协委员，第十届、十一届政协常委。

朱复华 男，汉族，如东掘港人。民国30年(1941年)12月生，本科文化，1989 年9月晋升为高级工程师职称。1967年12月参加工作，历任如东县人民医院高级工程师等职。

柯士驯 男，汉族，海安章郭人。民国30年(1941年)12月生，中专文化，1961年毕业于如东县卫生进修学校，1996年9月晋升为副主任医师职称。1962年11月参加工作，历任如东县卫生防疫站寄防科主任等职。如东县第七届、八届、九届、十届、十一届政协委员，第八届、九届、十届、十一届政协常委。1985年获“全国血防先进工作者”称号。

吴名富 男，汉族，如东双甸人。民国30年(1941年)12月生，高中文化，1958年参加工作，历任如东县双甸人民公社医院院长等职。

陆明江 男，汉族，如东饮泉人。民国30年(1941年)12月生，防疫医师职称。1959年参加工作，历任如东县岔东人民公社医院副院长、如东县饮泉乡卫生院防疫医师等职。

张达道 男，汉族，如东汤园人。民国31年(1942年)1月生，1974年12月加入中国共产党，中专文化，如皋师范学校毕业。1970年3月参加工作，历任如东县汤园人民公社革命委员会常委、如东县汤园人民公社卫生院副院长、如东县岔河赤脚医生大学副校长、如东县岔东人民公社卫生院院长、如东县岔河镇卫生院院长、如东县马塘医院副院长、如东县卫生进修学校副校长、如东县中医院副院长等职。

熊文福 男，汉族，如东大同人。民国31年(1942年)1月生，1986年12月加入中国共产党员，主治医师职称。1962年1月参加工作，历任如东县双南乡卫生院副院长等职。

李介玉 男，汉族，江苏通州人。民国31年(1942年)2月生，1985年5月加入中国共产党员，本科文化，苏州医学院临床医学系毕业，1989年9月晋升为副主任医师职称。1966年8月参加工作，历任如东县卫生防疫站防疫科医师、如东县掘东地区医院副院长、如东县妇幼保健所所长、如东县卫生局副局长、如东县人民医院院长、如东县计划生育协会副会长、如东县计划生育委员会副主任等职。1991年4月获“全国普及儿童计划生育先进工作者”称号。

王宝林 男，汉族，江苏南通市人。民国31年(1942年)3月生，1978年加入中国共产党，本科文化，南京医学院临床医学系毕业，1995年9月晋升为副主任医师职称。1966年9月参加工作，历任如东县人民医院外科副主任医师等职。

缪俊宏 男，汉族，如东丰利人。民国31年(1942年)3月生，初中文化，主治医师职称。1958年9月参加工作，历任如东县五义乡卫生院院长等职。

黄吉生 男，汉族，如东袁庄人。民国31年(1942年)5月生，初中文化，主治中医师职称。1963年7月参加工作，历任如东县袁庄乡卫生院院长等职。如东县第八届、九届人大代表。

缪玉芳 女，汉族，如东袁庄人。民国31年(1942年)6月生，中共党员，初中文化，防疫医师职称。1971年4月参加工作，历任如东县袁庄人民公社医院院长等职。

翟修田 男，汉族，如东洋口人。民国31年(1942年)6月生，1966年6月加入中国共产党，中专文化，主治医师职称。1960年12月参加工作，历任中国人民解放军某部军医、如东县马塘区卫生所副所长、如东县马塘医院副院长等职。

姜志钧 男，汉族，如东长沙人。民国31年(1942年)6月生，中专文化，主治医师职称。1966年9月参加工作，历任如东县卫海人民公社卫生院副院长、如东县北渔人民公社卫生院副院长、如东县长沙医院院长、如东县长沙镇社区卫生服务中心副主任等职。

蔡　斌 男，汉族，如东丁店人。民国31年(1942年)8月生，中共党员，高中文化。1972年5月参加工作，历任如东县东凌渔业人民公社院长、如东县丁店乡卫生院院长等职。

费乃泉 男，汉族，如东长沙人。民国31年(1942年)9月生，1985年6月加入中国共产党，中专文化，主治医师职称。1962年9月参加工作，历任如东县北坎人民公社卫生院院长、如东县长沙乡卫生院副院长等职。

许金秀 女，汉族，如东古坝人。民国31年(1942年)9月生，1966年6月加入中国共产党，高中文化，防疫医师职称。1979年6月参加工作，历任如东县古坝乡卫生院院长等职。

石宝华 男，汉族，如东丰利人。民国31年(1942年)10月生，1976年1月加入中国共产党，高中文化，主治医师职称。1962年9月参加工作，历任如东县丰西乡卫生院副院长等职。

丛昌如 男，汉族，如东景安人。民国31年(1942年)10月生，1964年4月加入中国共产党，大专文化，中国人民解放军后勤学院指挥系毕业。1961年8月参加工作，历任中国人民解放军南通军分区独立营排长、江苏省军区独立师军马场场长、南京军区守备第29团后勤处处长、温州军分区干休所副所长(副团职)、如东县老干部疗养所所长、如东县人民医院副院长等职。

金征亮 男，汉族，如东长沙人。民国31年(1942年)10月生，1986年10月加入中国共产党，中专文化，主治医师职称。1963年8月参加工作，历任如东县长沙乡卫生院院长等职。现任如东县北坎医院院长等职。

陆生保 男，汉族，如东丰利人。民国31年(1942年)10月生，本科文化，主治医师职称。1960年9月参加工作，历任如东县凌河乡卫生院医生、如东县新店乡卫生院医生、如东县卫生局副局长、如东县爱国卫生运动委员会办公室主任、如东县卫生协会会长等职。如东县第九届、十届、十一届政协常委，南通市第十一届人大代表。曾获“江苏省血防工作先进个人”“江苏省初级卫生保健先进个人”“南通市预防保健工作先进个人”称号。

余　彬 男，汉族，如东岔北人。民国31年(1942年)10月生，中共党员，中专文化，1999年9月晋升为副主任医师职称。1962年8月参加工作，历任如东县岔北人民公社卫生院内科医师、如东县岔北乡医院院长等职。

朱志祥 男，汉族，江苏南通人。民国31年(1942年)11月生，中专文化，1981年12年加入中国共产党，主治医师职称。1962年1月参加工作，历任如东县丰利区卫生所所长、如东县丰利医院院长等职。

王金富 男，汉族，如东环港人。民国31年(1942年)11月生，大专文化，主治中医师职称。1963年9月参加工作，历任如东县石屏乡卫生院院长等职。

钱　鸿 男，汉族，如东浒澪人。民国31年(1942年)11月生，初中文化，主治医师职称。1960年7月参加工作，历任如东县浒澪乡卫生院副院长等职。

王承忠 男，汉族，如东丰利人。民国31年(1942年)11月生，初中文化，主治中医师职称。1961年12月参加工作，历任如东县丰利镇卫生院副院长、如东县凌民镇卫生院院长、如东县丰利医院主治中医师等职。

张时礼 男，汉族，如东景安人。民国31年(1942年)11月生，中专文化，1998年8月晋升为副主任中医师职称。1960年7月参加工作，历任如东县景安乡卫生院副院长等职。如东县第十二届政协委员。

周留德　男，汉族，如东沿南人。民国31年（1942年）12月生，本科文化，南京医科大学毕业，1999年9月晋升为副主任医师职称。1970年8月参加工作，历任如东县第三人民医院内科主任等职。如东县第十二届政协委员。

李兴昌　男，汉族，江苏启东人。民国31年（1942年）12月生，1976年8月加入中国共产党，中专文化，主治医师职称。1962年9月参加工作，历任如东县兵房人民公社卫生院副院长、如东县南坎乡卫生院副院长、如东县掘东区卫生所医政药政专干、如东县兵房中心卫生院医务科科长等职。

俞文光　男，汉族，如东沿南人。民国31年（1942年）12月生，1985年5月加入中国共产党，初中文化，主治中医师职称。1966年7月参加工作，历任如东县沿南乡卫生院院长等职。

周泉林　男，汉族，江苏如皋人。民国31年（1942年）12月生，1962年2月加入中国共产党，1960年9月参加工作，历任中国人民解放军某部军医、如东县双甸区卫生所所长、如东县双甸中心卫生院院长等职。

缪　申　男，汉族，如东栟茶人。民国31年（1942年）12月生，高中文化。主治中医师职称。1964年2月参加工作，历任如东县靖海乡卫生院中医师、如东县第三人民医院主治中医师等职。如东县第八届政协委员。

蔡素琴　女，汉族，如东掘港人。民国31年（1942年）12月生，高中文化。主管护师职称。1960年8月参加工作，历任如东县掘港中心卫生院护师、如东县妇幼保健所主管护师等职。如东县第十二届人大代表。

杨梓云　女，汉族，如东曹埠人。民国31年（1942年）12月生，1976年8月加入中国共产党，医师职称。1972年10月参加工作，历任如东县曹埠卫生院副院长等职。

季崇德　男，汉族，如东新光人。民国31年（1942年）12月生，1965年7月加入中国共产党，中专文化。1961年8月参加工作，历任中国人民解放军某部政治指导员、如东县卫生局监察股股长、如东县交通局党委副书记等职。

吴剑坤　男，汉族，如东掘港人。民国31年（1942年）12生，中共党员，本科文化，中学高级教师职称。1965年8月参加工作，历任如东县中学教师、如东县人民政府副县长、如东县爱国卫生运动委员会主任、如东县红十字会会长、如东县卫生系统思想政治工作研究会顾问、如东县政协副主席等职。

杨兴章　男，汉族，如东掘港人。民国31年（1942年）12生，中共党员，大专文化。历任如东县计划生育委员会主任、如东县人民政府副县长等职。

管维方　男，汉族，如东洋口人。民国32年（1943年）1月生，1984年4月加入中国共产党，初中文化，主治医师职称。1962年8月参加工作，历任如东县南渔人民公社卫生院院长等职。

谢承钧 男,汉族,如东长沙人。民国32年(1943年)1月生,1985年11月加入中国共产党,大专文化,主治中医师职称。1966年10月参加工作,历任如东县精神病防治院中医师、如东县苴镇区卫生所中医师、如东县卫生防疫站防疫医师、如东县卫生局办公室主任、如东县卫生系统思想政治工作研究会副会长等职。

朱 聪 女,汉族,如东饮泉人。民国32年(1943年)1月生,1965年5月参加工作,历任如东县饮泉乡卫生院妇产科医师等职。1986年12月获"全国计划生育先进个人"称号。

徐长益 男,汉族,如东栟茶人。民国32年(1943年)1月生,本科文化,南通医学院毕业,1998年8月晋升为副主任医师职称。1967年8月参加工作,历任如东县第三人民医院五官科副主任医师等职。

蒋春荣 男,汉族,如东潮桥人。民国32年(1943年)2月生,1985年加入中国共产党,本科文化,南京中医学院毕业,1998年9月晋升为主任中医师职称。1968年参加工作,历任如东县人民医院中医科主任、如东县中医学会副理事长等职。2003年获"南通市名中医"称号。

张振国 男,汉族,如东掘港人。民国32年(1943年)4月生,1963年5月加入中国共产党,中专文化,1963年6月参加工作,历任如东县民政局副局长、如东县计划生育委员会副主任、如东县计划生育协会副会长等职。1996年4月获"江苏省计划生育先进个人"称号。

丁志森 男,汉族,如东饮泉人。民国32年(1943年)8生,中专文化,主治医师职称。1963年9月参加工作,历任如东县环农人民公社卫生院革命领导组副组长、如东县饮泉乡卫生院儿科主治医师等职。

施建斌 男,汉族,如东大豫人。民国32年(1943年)8月生,本科文化,中国人民解放军第2军医大学毕业,1999年9月晋升为主任医师职称。1962年8月参加工作,历任中国人民解放军某部军医、如东县人民医院外科副主任等职。

周 宁 男,汉族,如东凌民人。民国32年(1943年)9月生,中专文化,如东县卫生进修学校毕业,1997年9月晋升为副主任中医师职称。1966年7月参加工作,历任如东县中医院副主任中医师等职。

韩建彬 男,汉族,如东栟茶人。民国32年(1943年)9月生,1965年5月加入中国共产党,大专文化,中国人民解放军南京军医学校毕业,1996年9月晋升为高级政工师职称。1963年7月参加工作,历任中国人民解放军第60军535团军医、179师医院院长、如东县人民医院党总支书记、如东县中医院党总支书记、如东县思想政治工作研究会副会长等职。

于义华 男,汉族,如东洋口人。民国32年(1943年)9月生,初中文化,主治中医师职称。1967年11月参加工作,历任如东县洋口乡卫生院院长等职。

丛斌远 男,汉族,如东岔北人。民国32年(1943年)9月生,中共党员,高中文化,主管医师职称。1969年3月参加工作,历任如东县岔北乡卫生院副院长等职。1978年获"江苏省先进工作者"称号。

邵志达　男，汉族，江苏通州人。民国32年（1943年）10月生，1966年8月加入中国共产党，本科文化，1968年毕业于南通医学院医疗系本科，1997年9月晋升为副主任医师职称。1968年参加工作，历任如东县人民医院门诊部主任等职。

施金龙　男，汉族，如东掘港人。民国32年（1943年）11月生，1974年加入中国共产党，本科文化，2000年9月晋升为副主任医师职称。1970年7月参加工作，历任如东县南滗地区医院医生、如东县马塘地区医院医生、中国援赤道几内亚医疗队医生、如东县人民医院内科副主任医师等职。

张德彩　男，汉族，如东九总人。民国32年（1943年）11月生，1986年9月加入中国共产党，中专文化，主管医师职称。1960年7月参加工作，历任如东县环镇乡卫生院院长等职。

张盛举　男，汉族，江苏通州人。民国32年（1943年）12月生，1982年1月加入中国共产党，本科文化，南京中医学院毕业，1990年9月晋升为副主任中医师职称。历任如东县中医院院长、如东县卫生副局长、如东县公费医疗保险管理中心主任、如东县医学会会长等职。如东县第十届人大代表。

吴益民　男，汉族，如东马塘人。民国32年（1943年）12月生，初中文化，主治中医师职称。1961年12月参加工作，历任如东县马塘镇人民公社卫生院中医师、如东县马塘医院主治中医师等职。如东县第九届、十二届政协委员。2000年3月获“江苏省农村中医工作先进工作者”称号。

孔　云　男，汉族，如东潮桥人。民国32年（1943年）12月生，1987年6月加入中国共产党，初中文化，中药师职称。1958年7月参加工作，历任如东县环镇人民公社医院会计、如东县潮桥乡卫生院院长等职。如东县第十二届、十三届人大代表。

李金秀　女，汉族，如东兵房人。民国32年（1943年）12月生，1968年7月加入中国共产党，中专文化，南通卫生学校毕业，主管护师职称。1963年9月参加工作，历任如东县人民医院感染管理科科长、如东县人民医院工会副主席等职。1988年5月获“全国模范护士”“江苏省三八红旗手”等称号。

张佩金　男，汉族，江苏泗阳人。民国33年（1944年）2月生，1979年11月加入中国共产党，本科文化，南京医学院临床医学系毕业，1989年9月为副主任医师职称。1970年参加工作，历任如东县卫生防疫站防疫医师、如东县卫生局局长、如东县卫生系统思想政治工作研究会名誉会长、如东县红十字会副会长、如东县爱国卫生运动委员会副主任、如东县医学会会长、如东县卫生协会会长等职。如东县第八届、九届政协常委，如东县第十二届人大代表。1993年11月获“全国血防工作先进个人”“江苏省卫生先进工作者”称号。

陈金明　男，汉族，如东凌河人。民国33年（1944年）3月生，高中文化，主治中医师职称，1960年7月参加工作，历任如东县凌河乡卫生院副院长等职。

葛忠宁　男，汉族，如东曹埠人。民国33年（1944年）5月生，中专文化，主治医师职称。1969年1月参加工作，历任如东县曹埠乡卫生院院长等职。

李炳南 男，汉族，如东袁庄人。民国33年（1944年）6月生，1965年3月加入中国共产党，中专文化，主治医师职称。1963年2月参加工作，历任中国人民解放军某部军医、如东县人民医院大外科党支部书记、如东县人民医院麻醉科主任等职。

虞家福 男，汉族，如东古坝人。民国33年（1944年）6月生，1975年10月加入中国共产党。1966年2月参加工作，历任如东县卫生防疫站总务科科长、如东县疗养所副所长、如东县人民医院基建科科长等职。

王鹤声 男，汉族，如东石屏人。民国33年（1944年）7月生，1966年1月加入中国共产党，大专文化。1964年参加工作，历任如东县石屏人民公社卫生院革命领导组组长、如东县委、县政府办公室秘书组副组长、如东县丰西乡党委副书记、如东县丰利区指导组副组长、如东县凌河乡党委副书记、如东县委党史工办副主任、如东县总工会副主席等职。

康　益 男，汉族，如东沿南人。民国33年（1944年）8月生，高中文化，1960年参加工作，历任如东县沿南人民公社卫生院院长等职。

傅真明 男，汉族，如东长沙人。民国33年（1944年）8月生，1974年11月加入中国共产党，本科文化，南京医学院临床医学系毕业，主治医师职称。1970年9月参加工作，历任如东县卫生防疫站化验室化验员、如东县人民医院党总支书记、如东县卫生局副局长、如东县医学会会长等职。江苏省第五届人民代表大会代表。

陈桂兰 女，汉族，江苏涟水人。民国33年（1944年）8月生，1975年加入中国共产党，本科文化，南京医学院临床医学系毕业，1993年9月晋升为副主任医师职称。1970年8月参加工作，历任如东县人民医院妇产科主任等职。

李广盛 男，汉族，如东岔河人。民国33年（1944年）9月生，1965年10月加入中国共产党，高中文化，医师职称。1964年6月参加工作，历任如东县岔河镇卫生院院长等职。

李贻福 男，汉族，江苏南通人。民国33年（1944年）10月生，1965年12月加入中国共产党。1966年3月参加工作，历任江苏省委政治研究室办事员、如东县中学革命委员会副主任、如东县宣传部部长、如东县卫生系统思想政治工作研究会顾问、如东县人大常委会副主任等职。

林绍富 男，汉族，如东掘港人。民国33年（1944年）10月生，中专文化，主治医师职称。1963年2月参加工作，历任中国人民解放军某部医院院长、如东县人民医院副院长等职。

沈玉萍 女，汉族，如东新光人。民国年（1944年）10月生，高中文化，1973年4月担任乡村医生工作。历任如东县新光乡冯荡村卫生室室长等职。1998年4月获“全国优秀乡村医生”称号。

王旭东 男，汉族，如东沿河人。民国33年（1944年）10月生，1986年12月加入中国共产党，初中文化，中医师职称。1960年4月参加工作，历任如东县孙窑乡卫生院院长、如东县孙窑医院院长等职。

许荣峰　男，汉族，如东环镇人。民国33年(1944年)11月生，中共党员，初中文化，1969年1月担任环镇人民公社乡村医生。现任如东县掘港镇肖桥社区卫生服务站站长。1998年4月获"全国优秀乡村医生"称号。

季本如　男，汉族，如东苴镇人。民国33年(1944年)12月生，中共党员，初中文化。1957年6月参加工作，历任如东县卫生干部训练班总务、如东县新光乡卫生院院长、如东县苴镇区卫生所所长、如东县苴镇中心卫生院院长、如东县掘港区卫生所所长等职。

徐子山　男，汉族，如东洋口人。民国33年(1944年)12月生，1968年10月加入中国共产党，防疫医师职称。1971年5月参加工作，历任如东县南渔乡卫生院防疫医生、如东县南渔医院院长等职。

朱丙涛　男，汉族，如东掘港人。民国33年(1944年)12月生，中共党员，中专文化，主治医师职称。1960年参加工作，历任如东县掘港镇卫生院副院长、如东县掘港中心卫生院副院长、如东县掘港中心卫生院党支部书记等职。

仲跻浩　男，汉族，江苏海安人。民国34年(1945年)1月生，1985年8月加入中国共产党，本科文化，南京医学院临床医学系毕业，2000年9月晋升为主任医师职称。1969年7月参加工作，历任如东县双甸中心卫生院放射科主任、如东县人民医院影像科主任等职。

刁述言　男，汉族，如东掘港人。民国34年(1945年)1月生，中共党员，1963年毕业于南通医学院中医专科，2001年 9月晋升为副主任中医师职称。1979年10月参加工作，历任如东县人民医院医务科副科长、如东县人民医院办公室主任等职。

方慎宜　男，汉族，如东掘港人。民国34年(1945年)1月生，1974年4月加入中国共产党，中专文化，主管医师职称。1962年7月参加工作，历任掘港镇人民公社民办医院职工、如东县长沙人民公社插队知青、如东县长沙人民公社卫生院职工、如东县北坎乡卫生院院长、如东县掘港中心卫生院主管防疫医师等职。

季联群　男，汉族，如东浒澪人。民国34年(1945年)2月生，高中文化，主治医师职称。1971年4月参加工作，历任如东县浒澪镇卫生院外科医师、如东县浒澪医院副院长等职。

居正骥　男，汉族，如东沿南人。民国34年(1945年)2月生，初中文化，主治中医师职称。1965年4月参加工作，历任如东县沿南乡卫生院副院长等职。

袁鼎操　男，汉族，如东丰利人。民国34年(1945年)2月生，1972年3月加入中国共产党，高中文化，医师职称。1971年4月参加工作，历任如东县凌河乡卫生院院长、如东县环港医院院长等职。

陈德林　男，汉族，如东河口人。民国34年(1945年)3月生，1987年5月加入中国共产党，中专文化，主治医师职称。1966年7月参加工作，历任如东县河口乡卫生院副院长等职。

耿建喜 男,汉族,如东掘港人。民国34年(1945年)3月生,1973年8月加入中国共产党,大专学历,主治医师职称。1966年参加工作,历任国营江苏如东掘港农场医院院长等职。

李佩珊 男,汉族,如东曹埠人。民国34年(1945年)3月生,1973年4月加入中国共产党,大专文化,1976年5月参加工作,历任如东县计划生育委员会副主任等职。1982年12月获"江苏省计划生育先进工作者"称号,1986年3月获"全国计划生育先进个人"称号。

谢庆彪 男,汉族,如东长沙人。民国34年(1945年)3月生,中专文化,医师职称。1969年3月参加工作,历任如东县长沙人民公社卫生副院院长等职。

徐 琢 男,汉族,如东掘港人。民国34年(1945年)7月生,1973年5月加入中国共产党,大学文化,高级经济师职称。1964年9月参加工作,历任中国人民解放军福州空军第1师机动机务大队无线电技工、如东县农药厂厂长、如东县人民政府副县长、如东县公费医疗预防实施管理委员会主任、如东县人大常委会副主任等职。

张建兴 男,汉族,启东志良人。民国34年(1945年)7月生,1975年加入中国共产党,本科文化,北京医科大学毕业,1998年9月晋升为主任医师职称。1970年参加工作,历任陕西宝鸡县人民医院主治医师、如东县医学会副理事长、如东县人民医院副院长等职。如东县第十二届、十三届人大常委会委员。

陈 革 男,汉族,如东掘港人。民国34年(1945年)8月生,如东卫生进修学校毕业,1999年9月晋升为副主任中医师职称。1966年7月参加工作,历任如东县中医院副主任中医师等职。

沈 斌 男,汉族,如东掘港人。民国34年(1945年)8月生,中共党员,大学文化。历任如东县组织部组织员、如东县岔南乡党委书记、如东县计划生育委员会主任、如东县开发区主任等职。2008年12月获"南通市违法生育专项治理行动先进个人"称号。

傅真义 男,汉族,如东长沙人。民国34年(1945年)8月生,中共党员,主治医师职称。1964年参加工作,历任中国人民解放军某部卫生所所长、如东县掘港区卫生所副所长、如东县卫生局医政股股长等职。1992年4月获"江苏省抗洪救灾工作先进个人"称号。

张 胜 男,汉族,如东马塘人。民国34年(1945年)10月生,大专文化,2002年9月晋升为副主任中医师职称。历任如东县掘郊乡卫生院医师、如东县医学会办公室主任、如东县中医学会副会长等职。

潘辉明 女,汉族,如东掘港人。民国34年(1945年)10月生,中共党员。历任共青团如东县委书记、如东县革命委员会副主任、如东县爱国卫生运动委员会主任、中共如东县委宣传部副部长、如东县广播电视局局长等职。

邢光明 男,汉族,如东丰利人。民国34年(1945年)10月生,1965年10月加入中国共产党,高中文化,主管防疫医师职称。1963年12月参加工作,历任如东县马塘镇人民公社卫生院防疫医师、如东县马塘医院主管防疫医师等职。如东县第七届政协委员。

缪志宏 男，汉族，如东河口人。民国34年(1945年)10月生，1996年9月加入中国共产党，初中文化，防疫医师职称。1966年7月参加工作，历任如东县河口乡卫生院院长、如东县河口医院院长、如东县河口镇社区卫生服务中心副主任等职。

洪光明 男，汉族，如东大豫人。民国34年(1945年)10月生，中共党员，初中文化，主治医师职称。1966年7月参加工作，历任如东县南坎乡卫生院副院长、如东县东凌乡卫生院副院长等职。

陈有清 男，汉族，如东掘港人。民国34年(1945年)10月生，中共党员，本科文化，1970年7月参加工作，历任如东县党史办办公室副主任、如东县计划生育指导站副站长等职。

沈玮娟 女，汉族，如东苴镇人。民国34年(1945年)11月生，1971年11月加入中国共产党，高中文化。历任如东县计划委员会政策法规科科长、如东县计划生育协会副会长等职。

陶忠明 男，汉族，如东掘港人。民国34年(1945年)11月生，中共党员，大学文化。历任中共如东县委副书记、如东县计划生育委员会主任、如东县掘东区指导组组长等职。

镇余保 男，汉族，如东掘港人。民国34年(1945年)12月生，中共党员，大专文化，1970年7月参加工作，历任如东县岔南乡计划生育助理、如东县计划生育协会秘书长等职。

陈祥志 男，汉族，如东掘港人。民国34年(1945年)12月生，中共党员，本科文化，1970年7月参加工作，历任如东县计划生育委员会宣教股长、如东县党史办办公室副主任、如东县组织部组织员、如东县文学艺术界联合会副主席等职。

王立坤 男，汉族，如东马塘人。民国34年(1945年)12月生，1966年3月加入中国共产党，中专文化，主治医师职称。1964年12月参加工作，历任中国人民解放军某部军医、如东县马塘医院副院长等职。

张建平 男，汉族，如东南坎人。民国34年(1945年)12月生，中共党员，初中文化，主治医师职称。1966年7月参加工作，历任如东县南坎乡卫生院院长等职。如东县第十届、十一届、十二届人大代表。

张明光 男，汉族，江苏海门人。民国34年(1945年)12月生，1985年7月加入中国共产党，高中文化，主治医师职称。1966年9月参加工作，历任如东县掘东区卫生所所长、如东县兵房中心卫生院院长等职。

陈金如 男，汉族，如东环港人。民国34年(1945年)12月生，1987年1月加入中国共产党，初中文化，主治医师职称。1962年5月参加工作，历任如东县石屏乡卫生院院长等职。

於绪元 男，汉族，如东丰利人。民国34年(1945年)12月生，中共党员，初中文化，医师职称。1960年8月参加工作，历任如东县丰利镇卫生院院长等职。

黄家荣 男，汉族，如东兵房人。民国34年（1945年）12月生，解放前参加革命工作，1960年任如东县人民委员会卫生科科员等职。

于绍香 男，汉族，如东洋口人。民国34年（1945年）12月生，初中文化，医师职称。1962年8月参加工作，历任如东县洋口医院院长等职。

张燕昇 女，汉族，江苏启东人。民国34年（1945年）12月生，本科文化，南通医学院毕业，2002年9月晋升为主任医师职称。1970年7月参加工作，历任如东县妇幼保健所妇产科医师、如东县中医院妇产科主任等职。

徐政权 男，汉族，如东兵房人。民国34年（1945年）12月生，1966年7月加入中国共产党，高中文化，政工师职称。1964年12月参加工作，历任中国人民解放军某部团长、如东县掘东区指导组副组长、如东县人口和计划生育委员会副主任、如东县卫生局党委副书记、如东县卫生系统思想政治工作研究会会长等职。

鲍德泉 男，汉族，如东新店人。民国34年（1945年）12月生，1974年加入中国共产党，本科文化，南京中医学院毕业，2001年9月晋升为主任中医师职称。1970年8月参加工作，历任如东县南渗地区医院医师、如东县卫生局医政股股长、如东县妇幼保健所所长等职。1995年11月获"全国妇幼卫生先进工作者"称号。

韩加杰 男，汉族，如东袁庄人。民国35年（1946年）1月生，高中文化，主治中医师职称。1966年1月参加工作，历任如东县袁庄乡卫生院副院长、如东县袁庄医院院长、如东县袁庄镇社区卫生服务中心副主任等职。

罗云华 男，汉族，如东苴镇人。民国35年（1946年）2月生，1965年4月加入中国共产党，中专文化，主治医师职称。1963年8月参加工作，历任如东县苴镇中心卫生院院长、如东县第四人民医院院长等职。

曹德泉 男，汉族，如东古坝人。民国35年（1946年）3月生，中共党员，高中文化，中医师职称。1960年9月参加工作，历任如东县古坝乡卫生院副院长等职。

陶文标 男，汉族，如东大同人。民国35年（1946年）4月生，1967年4月加入中国共产党，1964年12月参加工作，历任中国人民解放军无锡市梅园部队某连政治指导员、如东县中医院副院长、如东县卫生进修学校副校长等职。

朱　林 男，汉族，如东洋口人。民国35年（1946年）5月生，初中文化，主治中医师职称。1973年9月参加工作，历任如东县靖海乡卫生院医师、如东县洋口医院院长、如东县洋口镇社区卫生服务中心副主任等职。

谢　莲 女，汉族，如东环镇人。民国35年（1946年）5月生，1975年6月加入中国共产党，本科学历，1970年毕业于南京医学院医疗医学系，1998年9月晋升为主任医师职称。1970年8月参加工作，历任南通医学院兼职教授、如东县人民医院功能科主任等职。

黄沛香　男，汉族，江苏通州人。民国35年（1946年）6月生，本科学历，1970年毕业于苏州医学院医疗系，1992年9月晋升为副主任医师职称。1970年8月参加工作，历任如东县卫生防疫站防疫科防疫医师、如东县人民医院外科副主任医师等职。如东县第十届、十一届政协委员，南通市第九届、十届政协委员。

姜福明　男，汉族，如东北坎人。民国35年（1946年）6月生，中专文化，主管中药师职称。1962年参加工作，历任如东县中医院药械科科长、如东县卫生局医药管理股代理办事员、如东县药品检验所所长助理等职。如东县第九届、十届、十一届、十二届政协委员。

杨芝兰　女，汉族，江苏海安人。民国35年（1946年）6月生，中专文化，护师职称。1968年8月参加工作，历任如东县人民医院护士、如东县第三人民医院护士长等职。南通市第五届、六届政协委员。1982年获“江苏省优秀卫生工作者”称号。

王秋霖　男，汉族，江苏丹阳人。民国35年（1946年）7月生，本科文化，南京中医学院毕业，1998年9月晋升为主任中医师职称。1970年8月参加工作，历任如东县卫生服务站防疫医师、如东县中医院肛肠科主任、如东县第四人民医院肛肠科主任等职。如东县第八届、九届、十届、十一届、十二届政协委员，第十二届政协常委，南通市第九届、十届政协委员。

陈　沛　男，汉族，江苏海门人。民国35年（1946年）8月生，中共党员，本科文化，南京中医药大学医疗系中医专业毕业，1998年9月晋升为主任医师职称。1970年8月参加工作，历任如东县人民医院医务科科长、如东县人民医院人事科科长等职。《实用中医临床手册》副主编，人民军医出版社出版。

张玉宽　男，汉族，如东九总人。民国35年（1946年）8月生，高中文化，主管医师职称。1972年7月参加工作，历任如东县九总乡卫生院副院长等职。1978年 获“江苏省先进工作者”称号。

张家祥　男，汉族，如东丰利人。民国三十五年（1946年）9月生，中专文化，1968年9月加入中国共产党，主管医师职称。1964年12月参加工作，历任如东县丰利区卫生所所长、如东县丰利医院副院长等职。

佘海如　男，汉族，如东丰利人。民国35年（1946年）9月生，初中文化，会计职称。1970年3月参加工作，历任如东县丰西乡卫生院副院长等职。

黄晓平　男，汉族，江苏如皋人。民国35年（1946年）10月生，1964年加入中国共产党，中专文化，主管医师职称。1963年3参加工作，历任中共人民解放军南京军区某部机关门诊所所长、如东县岔河区卫生所医师、如东县卫生进修学校校长、如东县第二人民医院副院长等职。

李　耀　男，汉族，如东袁庄人。民国35年（1946年）11月生，中共党员，中专文化。1964年12月参加工作，历任中国人民解放军某部干部、如东县爱国卫生运动委员会办公室副主任等职。1993年4月获“江苏省农村改水工作先进个人”称号。

程凤川 女，汉族，如东岔河人。民国35年(1946年)11月生，1985年6月加入中国共产党，本科学历，1970年毕业于南京医学院临床医学系，2000年9月晋升为主任医师职称。1970年8月参加工作，历任如东县双甸地区医院妇产科主任、如东县人民医院妇产科主任等职。如东县第八届、九届人大代表。

李维郁 男，汉族，如东掘港人。民国35年(1946年)12月生，1970年10月加入中国共产党，高中文化，主治医师职称。1969年1月参加工作，历任如东县九总乡卫生院院长等职。如东县第八届、九届、十届、十一届、十二届、十三届人大代表。

钱忠权 男，汉族，如东掘港人。民国35年(1946年)12月生，中共党员，中专文化，如东县中医班毕业，1995年9月晋升为副主任中医师职称。1969年10月参加工作，历任如东县中医院骨伤科主任、如东县中医院工会副主席等职。中共南通市第九次党代会代表。1996年获“江苏省优秀共产党员”“南通劳动模范”称号。《鄂东四大名医》《家庭强身益寿酒菜》副主编。

李海银 男，汉族，如东丰利人。民国35年(1946年)12月生，中共党员，高中文化，主治医师职称。1969年1月参加工作，历任如东县丰西乡卫生院院长等职。如东县第十二届人大代表。现任如东县丰西医院院长等职。

周邦泉 男，汉族，如东沿南人。民国35年(1946年)12月生，1968年2月加入中国共产党，1965年3月参加工作，历任如东县双甸中心卫生院副院长等职。

石敦慈 男，汉族，如东长沙人。民国35年(1946年)12月生，1970年10月加入中国共产党，高中文化，医师职称。1964年8月参加工作，历任如东县长沙乡卫生院院长等职。

杨旭光 男，汉族，如东浒澪人。民国36年(1947年)1月生，初中文化，主治医师职称。1969年4月参加工作，历任如东县浒澪乡卫生院院长、如东县栟茶镇卫生所主治医师等职。

陈春法 男，汉族，如东岔河人。民国36年(1947年)1月生，1972年4月加入中国共产党，大专文化，南通卫校毕业。2003年9月晋升为副主任医师职称。1969年11月参加工作，历任如东县岔东人民公社卫生院副院长、如东县第二人民医院医务科科长等职。

房福才 男，汉族，如东岔河人。民国36年(1947年)2月生，1969年7月加入中国共产党，中专文化，主治医师职称。1968年3月参加工作，历任中国人民解放军某部军医、如东县第四人民医院院长等职。

陈德林 男，汉族，如东古坝人。民国36年(1947年)3月生，1976年7月加入中国共产党，大学文化，南通医学院毕业，1999年8月晋升为高级讲师职称。1977年1月参加工作，历任如东县赤脚医生大学教师、如东县卫生进修学校高级讲师等职。

康传富　男，汉族，如东袁庄人。民国36年（1947年）3月生，中共党员，大专文化，1968年参加工作，历任如东县计划生育技术指导站副站长等职。

叶正林　男，汉族，如东岔河人。民国36年（1947年）3月生，1971年8月加入中国共产党，高中文化，1968年1月参加工作，历任如东县计划生育委员会副主任等职。

杨　剑　男，汉族，如东马塘人。民国36年（1947年）4月生，高中文化，会计师职称。1968年9月参加工作，历任如东县马塘医院院长等职。

吕福儒　女，汉族，如东栟茶人。民国36年（1947年）4月生，中专文化，中医师职称。1965年7月参加工作，历任如东县栟茶镇卫生院副院长、如东县第三人民医院中医师等职。

周昌德　男，汉族，如东景安人。民国36年（1947年）4月生，初中文化，药剂师职称。1970年10月参加工作，历任如东县新乐人民公社乡村医生、如东县景安乡卫生院药师等职。1982年获“江苏省优秀卫生工作者”称号。

冯志元　男，汉族，如东袁庄人。民国36年（1947年）7月生，1986年加入中国共产党，高中文化，主治医师职称。1969年1月参加工作，历任如东县南漻人民公社乡村医生、如东县袁庄卫生院副院长、如东县袁庄镇卫生所副所长等职。

郭碧儒　男，汉族，如东凌民人。民国36年（1947年）7月生，中专文化，医师职称。1969年1月参加工作，历任如东县凌民乡卫生院副院长等职。

张伯新　男，汉族，如东兵房人。民国36年（1947年）8月生，1969年2月加入中国共产党，大专文化，医师职称。1965年3月参加工作，历任中国人民解放军某部卫生队军医、如东县卫生局人事科科长等职。

王胜君　女，汉族，如东兵房人。民国36年（1947年）8月生，中专文化，2003年9月晋升为副主任医师职称。1970年参加工作，历任如东县人民医院耳鼻喉科副主任医师等职。

沙正兴　男，汉族，如东丁店人。民国36年（1947年）8月生 ，1976年加入中国共产党，大专文化，主治医师等职。1970年1月参加工作，历任如东县大同人民公社乡村医生、如东县丁店乡卫生院副院长、如东县华丰乡卫生院副院长等职。

陈福林　男，汉族，如东南坎人。民国36年（1947年）8月生，1967年5月加入中国共产党，初中文化，主治医师职称。1965年9月参加工作，历任中国人民解放军某部军医、如东县兵房中心卫生院院长、如东县掘港中心卫生院院长等职。

潘成礼　男，汉族，江苏邳州人。民国36年（1947年）9月生，1978年3月加入中国共产党，中专文化，主管检验师职称。1967年8月参加工作，历任如东县人民医院门诊党支部书记、如东县卫生进修学校教师、如东县红十字血站站长等职。

许汉兵 男,汉族,如东兵房人。民国36年(1947年)9月生,1985年8月加入中国共产党,大专文化,南通医学院毕业,1999年8月晋升为副主任医师职称。1980年8 月参加工作,历任如东县兵房中心卫生院党支部书记等职。

陈汉清 男,汉族,如东掘港人。民国36年(1947年)11月生,1972年7月加入中国共产党,大学学历,1977年毕业于南通医学院医疗系,1999年9月晋升为副主任医师职称。1972年5月参加工作,历任如东县人民医院放射科主任、如东县人民医院医疗器械科科长等职。

胡碧英 女,汉族,江苏启东人。民国36年(1947年)12月生,中共党员,中专文化,南京药学院检验士班毕业,2002年9月晋升为副主任检验师职称。1968年12月参加工作,历任如东县栟茶地区医院检验科检验师、如东县丰利地区医院检验科检验师、如东县中医院检验科主任等职。1978年获"江苏省先进工作者"称号。

傅笃泉 男,汉族,如东苴镇人。民国36年(1947年)12月生,中专文化,主治医师职称。1969年1月参加工作,历任如东县苴镇卫生院副院长等职。

严正林 男,汉族,如东马塘人。民国36年(1947年)12月生,初中文化,1969年参加工作,历任如东县马塘镇卫生院中医师、如东县马塘医院中医师等职。如东县第八届、九届人大代表。

孙锦泉 男,汉族,如东掘港人。民国37年(1948年)2月生,1970年5月加入中国共产党,大专文化,1975年毕业于中国人民解放军海军医学院,2003年9月晋升为主任医师职称。1969年2月参加工作,历任中国人民解放军海军某部军医、如东县卫生防疫站副主任医师等职。现任如东县疾病预防控制中心主任医师。

陈　晶 女,汉族,如东栟茶人。民国37年(1948年)3月生,1997年6月加入中国共产党,中专学历,1968年毕业于南通卫校护理专业,2000年9月晋升为副主任护师职称。1968年12月参加工作,历任如东县人民医院护理部主任、如东县人民医院工会副主席等职。如东县第十二届人大代表。

单国余 男,汉族,如东新店人。民国37年(1948年)3月生,中共党员,中专文化,主治医师职称。1969年1月参加工作,历任如东县新店乡卫生院副院长等职。

孙建华 男,汉族,如东汤园人。民国37年(1948年)4月生,大专文化,主治医师职称。1969年4月参加工作,历任中国人民解放军某部卫生员、如东县汤园乡卫生院院长、如东县新店镇卫生院副院长等职。

李士新 男,汉族,如东丁店人。民国37年(1948年)4月生,1975年10月加入中国共产党,大专文化,主治中医师职称。1967年4月参加工作,历任如东县兵房中心卫生院党支部书记等职。

邢 永 男，汉族，江苏南京人。民国37年(1948年)4月生，1971年6月加入中国共产党，大专文化。1968年10月参加工作，历任如东县计划生育委员会政策法规科副科长等职。1996年5月获“南通市‘八五’期间计划生育先进工作者”称号。

吴 春 男，汉族，如东县双甸人。民国37年(1948年)4月生，中共党员，本科文化，南京中医药大学中药系毕业，高级经济师职称。1968年参加工作，历任如东县插队知青、如东县医药公司中药饮片加工场副场长、如东县医药公司经理、如东县经济委员会副主任等职。曾获“江苏省医药行业企业管理优秀工作者”“南通市优秀共产党员”“南通市劳动模范”称号。现任南京医药南通健桥有限公司总经理等职。

丛 浩 男，汉族，如东双甸人。民国37年(1948年)5月生，1969年7月加入中国共产党，高中文化，1993年9月晋升为高级政工师职称。1969年1月参加工作，历任中国人民解放军温州军分区政治部宣传科科长、如东县卫生局党委副书记、如东县人民医院党委书记等职。

陈金荣 女，汉族，如东掘港人。民国37年(1948年)5月生，大学学历，1975年毕业于南京医学院医疗系，1997年9月晋升为副主任医师职称。1964年8月参加工作，历任如东县人民医院内科副主任医师等职。1970年中共江苏省党代会代表。

杨兴国 女，汉族，如东县汤园人。民国37年(1948年)8月生，1974年7月加入中国共产党，高中文化，助理会计师职称。1972年3月参加工作，历任如东县汤园乡卫生院院长、如东县新店镇汤园医院院长等职。

徐雅琴 女，汉族，如东曹埠人。民国37年(1948年)8月生，大学文化，南通医学院毕业，1997年9月晋升为副主任医师职称。1977年1月参加工作，历任如东县第二人民医院妇产科主任、如东县妇幼保健所妇保科主任等职。

谢贵生 男，汉族，如东岔北人。民国37年(1948年)8月生，1976年7月国入中国共产党，大学文化，南通医学院毕业，1999年8月晋升为高级讲师职称。1969年3月参加工作，历任如东县岔北乡乡村医生、如东县卫生进修学校党支部副书记等职。

徐 超 男，汉族，如东新店人。民国37年(1948年)8月生，中共党员，大专文化，主治医师职称。1969年5月参加工作，历任如东县新店乡卫生院院长等职。

冒云祥 男，汉族，如东石甸人。民国37年(1948年)8月生，1990年10月加入中国共产党，中专文化，主治医师职称。1969年1月参加工作，历任如东县石甸乡卫生院院长等职。

蔡创新 男，汉族，如东南坎人。民国37年(1948年)10月生，1970年6月加入中国共产党，高中文化，外科主治医师职称。1969年2月参加工作，历任中国人民解放军某部军医、如东县掘港区卫生所医政药政管理干事、如东县掘港镇卫生所党支部书记等职。

薛金荣 男，汉族，如东南坎人。民国37年(1948年)12月生，大专文化、外科主治医师职称。1969年12月参加工作，历任如东县南坎人民公社乡村医生、如东县东凌乡卫生院院长、如东县南坎乡卫生院副院长、如东县南坎乡卫生院党支部书记等职。

吴亚萍 女，汉族，如东袁庄人。民国38年(1949年)3月，1974年7月加入中国共产党，大专文化，1969年3月参加工作，历任如东县计划生育委员会主任、如东县计划生育协会会长等职。曾获"全国计划生育协会先进个人""江苏省计划生育系统先进工作者""南通市'八五'期间计划生育先进工作者"称号。

季方珍 女，汉族，如东岔北人。民国38年(1949年)3月生，中共党员，高中文化，1970年2月参加工作，历任如东县岔北乡妇女委员会主任、如东县计划生育协会副会长等职。全国第六届人大代表，江苏省第七届人大代表，南通市第八届、九届人大代表。曾获"全国计划生育先进个人""全国计划生育.妇幼卫生.托幼工作先进个人""江苏省劳动模范"称号。

徐朝凤 女，汉族，如东掘港人。民国38年(1949年)4月生，1973年7月加入中国共产党，大专文化，1972年9月参加工作，历任如东县计划生育协会秘书长、如东县计划生育委员会宣传科科长等职。1996年5月获"南通市'八五'期间计划生育先进工作者"称号。2001年5月获"南通市'九五'期间计划生育先进工作者"称号。

葛加如 男，汉族，如东凌民人。民国38年(1949年)4月生，1979年7月加入中国共产党，大专文化，主治医师职称。1969年1月参加工作，历任如东县凌民人民公社乡村医生、如东县凌民乡卫生院副院长等职。

朱希平 男，汉族，如东掘港人。民国38年(1949年)9月生，初中文化，医师职称。1968年参加工作，历任如东县南坎乡插队知识青年、如东县掘港中心卫生院防疫医师、如东县掘港镇卫生所所长、如东县掘港镇社区卫生服务中心主任等职。如东县第十五届人大代表。

秦小定 女，汉族，如东掘港人。1949年10月生，中专文化，主管护师职称。1965年8月参加工作，历任如东县掘港镇卫生院护士、如东县掘港中心卫生院主管护师等职。如东县第十三届、十四届人大代表。

樊天妹 女，汉族，如东兵房人。1949年12月生，中专文化，主管检验师职称。1968年4月参加工作，历任如东县卫生防疫站检验科主管检验师等职。2000年1月获"南通市预防保健工作先进个人"称号。

缪宝芳 女，汉族，如东苴镇人。1949年12月生，1972年加入中国共产党，中专文化，2003年9月晋升为副主任护师职称。1968年12月参加工作，历任如东县苴镇中心卫生院护士长、如东县第四人民医院护士长等职。

肖亚平 男，汉族，江苏海门人。1949年12月生，1974年加入中国共产党，本科文化，南京医科大学毕业，副主任法医职称。1968年8月参加工作，历任如东县马塘医院外科医师、如东县公安局刑警大队副大队长等职。

徐宝山 男，汉族，如东曹埠人。1949年12月生，1971年4月加入中国共产党，高中文化，主管医师职称。1976年2月参加工作，历任如东县环镇乡卫生院院长、如东县饮泉乡卫生院院长等职。

陈福君 男，汉族，如东双南人。1950年1月生，1974年2月加入中国共产党，中专文化。1970年12月参加工作，历任中国人民解放军某部军医、如东县新店乡卫生院院长、如东县岔河镇卫生所办事员等职。

顾承红 男，汉族，如东掘港人。1950年1月生，1969年8月加入中国共产党员，中专文化，主治医生职称。1969年2月参加工作，历任中国人民解放军某部卫生员、如东县人民医院医务科科长、如东县兵房中心卫生院院长等职。

花松茂 男，汉族，如东潮桥人。1950年1月生，大学学历，1978毕业于南通医学院医疗专业，1997年9月晋升为副主任医师职称。1978年1月参加工作，历任如东县人民医院内科副主任医师等职。

秦 龙 男，汉族，如东掘港人。1950年3月生，大学学历，1977年毕业于南通大学医学院医疗专业，1999年9月晋升为副主任医师职称。1968年12月参加工作，历任如东县人民医院皮肤科副主任医师等职。

陆仕仁 男，汉族，江苏启东人。1950年3月生，大学文化，南通医学院毕业，2003年9月晋升为主任医师职称。1977年1月参加工作，历任如东县基层卫生工作者协会医师、如东县中医院外科主任等职。

周啸峰 男，汉族，如东丰利人。1950年3月生，中专文化，主管医师职称，1971年5月参加工作，历任如东县丰西乡卫生院院长、如东县丰利医院院长等职。

成步祥 男，汉族，如东九总人。1950年4月生，1969年8月加入中国共产党，大专文化，主治医师职称。1968年3月参加工作，历任中国人民解放军某军直属炮兵团卫生队队长、如东县掘港区卫生所副所长、如东县掘港中心卫生院副院长等职。

沈一圣 男，汉族，如东浒澪人。1950年4月生，1972年4月加入中国共产党，初中文化，会计职称。1969年4月参加工作，历任如东县浒澪乡卫生院副院长等职。

尹向阳 男，汉族，如东孙窑人。1950年4月生，1985年8月加入中国共产党，中专文化，主治医师职称。1969年4月后历任如东县孙窑人民公社乡村医生、如东县孙窑乡卫生院院长等职。

宋允松 男，汉族，如东兵房人。1950年6月生，中共党员，大专文化，主治医师职称。1977年1月参加工作，历任如东县兵房中心卫生院院长、如东县丁店乡卫生院院长等职。

符学剑 男，汉族，如东栟茶人。1950年6月生，1972年10月加入中国共产党，中专文化，主管技师职称。1968年12月参加工作，历任中国人民解放军某部军医、如东县第三人民医院副院长等职。

徐宗泉 男，汉族，如东饮泉人。1950年6月生，中共党员，大学文化，中国人民解放军第3 军医大学临床医学毕业，主治医师职称。1968年2月参加工作，历任中国人民解放军某军直属卫生所副所长、第97医院医务处主任、如东县卫生局副局长、如东县科协副主席、如东县红十字会副会长、如东县计划生育委员会副主任、如东县医学会会长等职。曾获"江苏省中医工作先进个人"" 江苏省抗击非典先进个人""南通市计生工作先进个人"等称号。

王庭娥 女，汉族，如东新光人。1950年7月生，中共党员，高中文化，1972年9月参加工作，历任如东县饮泉乡上漫村党支部书记、如东县饮泉乡计划生育服务站宣传员等职。南通市第十届人大代表。曾获"全国计划生育协会先进工作者""江苏省计划生育协会先进工作者"称号。

康　国 男，汉族，如东沿南人。1950年9月生，大专文化，南通医学院毕业，1999年9月晋升为副主任医师职称。1978年1月参加工作，历任如东县双甸镇中心卫生院外科主任等职。

沈九明 男，汉族，如东南渔人。1950年9月生，1971年2月加入中国共产党，初中文化，防疫医师职称。1970年10月参加工作，历任如东县南港渔业乡卫生院院长、如东县洋口乡卫生院副院长等职。

任惠敏 男，汉族，如东掘港人。1950年9月生，1969年加入中国共产党，大专文化。1968年4月参加工作，历任中国人民解放军陆军某军直属炮兵团班长、如东县卫生局人事科副科长等职。

施德均 男，汉族，如东饮泉人。1950年10月生，中共党员，大学文化。1968年3月参加工作，历任中国人民解放军某部副团级干部、如东县人民医院党总支副书记、如东县中医院院长、如东县广播电视大学副校长等职。

罗恩杰 男，汉族，如东南坎人。1950年11月生，1994年8月加入中国共产党，初中文化，医师职称。1968年12月参加工作，历任如东县南坎人民公社乡村医生、如东县南坎乡卫生院副院长、如东县华丰乡卫生院副院长、如东县大豫镇卫生所所长、如东县大豫镇社区卫生服务中心主任等职。

袁　凯 男，汉族，如东丰利人。1950年11月生，大专文化，1996年12月晋升为副主任医师职称。1969年1月参加工作，历任如东县丰利医院外科副主任医师等职。

张　瑾 男，汉族，如东长沙人。1950年11月生，1971年1月加入中国共产党，本科文化，1997年9月晋升为副主任医师职称。1968年3月参加工作，历任中国人民解放军某野战医院公务班班长、如东县卫生防疫站防疫科医师、如东县皮肤病防治所所长、如东县第四人民医院党支部书记等职。

何祝成 男，汉族，如东曹埠人。1950年12月生，大专文化，医师职称。1970年10月参加工作，历任如东县饮泉人民公社乡村医生、如东县饮泉乡卫生院副院长等职。

沈伯刚　男，汉族，如东苴镇人。1950年12月生，1978年3月加入中国共产党，初中文化，医师职称。1970年11月参加工作，历任如东县长沙乡卫生院副院长等职。

张笃珍　女，汉族，如东马塘人。1951年1月生，1972年4月加入中国共产党，大学文化，1997年9月晋升为副主任医药师职称。1975年4月参加工作，历任如东县岔河地区医院药师、如东县马塘医院副主任药师等职。

陆秀玲　女，汉族，如东苴镇人。1951年2月生，初中文化，医师职称。1970年11月参加工作，历任如东县苴镇乡卫生院妇产科主任等职。如东县第十届、十一届、十二届、十三届人大代表。

王金山　男，汉族，如东丰利人。1951年2月生，大专文化，主治医师职称。1971年5月参加工作，历任如东县丰西人民公社乡村医生、如东县丰西人民公社卫生院内科医师、如东县五义乡卫生院院长等职。

姚十田　男，汉族，如东光荣人。1951年2月生，1974年2月加入中国共产党，初中文化，主管药师职称。1969年1月参加工作，历任如东县光荣人民公社乡村医生、如东县光荣乡卫生院院长、如东县洋口镇卫生院副院长等职。现任如东县光荣医院院长等职。

徐缪如　男，汉族，如东光荣人。1951年3月生，1975年3月加入中国共产党，高中文化，主治医师职称。1979年11月参加工作，历任如东县光荣乡卫生院副院长等职。

陈凤芳　女，汉族，如东袁庄人。1951年3月生，中共党员，大学文化，1975年5月参加工作，历任如东县计划生育技术指导站副站长等职。1996年5月获"南通市'八五'期间计划生育先进工作者"称号。

张桂英　女，汉族，如东栟茶人。1951年4月生，1970年11月加入中国共产党，如东县卫生干部学校毕业，大专文化。1970年12月参加工作，历任如东县栟茶镇化工厂厂长、如东县双甸镇党委书记、如东县栟茶镇党委书记、如东县体制改革办公室主任、如东县妇女联合会主任、如东县人民政府副县长、中共如东县委副书记等职。现任如东县人大常委会主任、如东县人大常委会党组书记等职。

蔡美华　女，汉族，如东马塘人。1951年4月生，中共党员，大学文化，1996年9月晋升为副主任医师职称。历任如东县马塘医院儿童保健医师、如东县马塘镇卫生所副主任医师等职。

於佩云　女，汉族，如东丰利人。1951年5月生，大专文化，1972年11月加入中国共产党，1997年9月晋升为副主任医师职称。1978年11月参加工作，历任如东县丰利医院妇产科副主任医师等职。

秦新华　男，汉族，如东潮桥人。1951年5月生，中共党员，初中文化，1969年1月参加工作，历任如东县潮桥人民公社乡村医生、中国人民解放军某部战士等职。1993年6月获"全国优秀乡村医生"称号。现任如东县马塘镇马丰社区卫生服务站站长等职。

范建民　男，汉族，如东岔河人。1951年7月生，初中文化，主治医师职称。1969年5月参加工作，历任如东县岔南乡卫生院副院长、如东县岔南健民骨科医院院长等职。现为如东县第四人民医院外科主治医师。

佘步仁 男，汉族，如东环港人。1951年8月生，初中文化，主治医师职称。1971年7月参加工作，历任如东县环港渔业人民公社乡村医生、如东县环港乡卫生院内科医师、如东县洋口农场卫生所所长等职。现为如东县丰利医院临港诊所放射科医师。

周金林 男，汉族，如东双甸人。1951年8月生，1974年7月加入中国共产党，初中文化，主治医师职称。1969年3月参加工作，历任如东县红旗人民公社乡村医生、如东县双南乡卫生院院长等职。现为如东县双南医院外科主治医师。

杨宏斌 男，汉族，如东九总人。1951年8月生，大学文化，1978年毕业于南通医学院，2003年9月晋升为主任医师职称。1978年8月参加工作，现为如东县疾病预防控制中心主任医师。

沈洪源 男，汉族，如东大豫人。1951年9月生，1974年5月加入中国共产党，中专文化。1970年11月参加工作，2004年12月获“南通市劳动模范”称号。现为如东县人口和计划生育委员会办公室科员。

曹显明 男，汉族，如东栟茶人。1951年9月生，1971年12月加入中国共产党，大学文化，1978年毕业于上海第2军医大学，2001年9月晋升为副主任医师职称。1968年3月参加工作，历任中国人民解放军海军北海舰队潜艇部队卫生所所长、如东县栟茶区卫生所所长、如东县第三人民医院院长、如东县卫生局副局长、如东县卫生系统思想政治工作研究会副会长、如东县人民医院院长等职。主编《医德规范综览》由国院文化出版公司出版。现任如东县卫生局主任科员等职。

刘振林 男，汉族，如东环北人。1951年9月生，大专文化，扬州医学专科班毕业，2007年9月晋升为高级讲师职称。1973年8月参加工作，历任如东县卫生进修学校教务主任等职。主编《解剖学及组织胚胎学试题精选》(由人民军医出版社出版)。现任如东县卫生进修学校工会主席等职。

吴礼玉 女，汉族，如东景安人。1951年10月生，1974年加入中国共产党，护师职称。1971年3月参加工作，历任如东县景安乡卫生院护师、如东县景安医院党支部书记等职。

邵松华 男，汉族，如东新店人。1951年10月生，1982年10月加入中国共产党，高中文化。1970年9月参加工作，历任如东县农药厂第二分厂厂长、如东县洋口农药厂第三分厂厂长、南通白鸳有限公司董事长等职。现任如东县新店医院院长、如东县新店镇社区卫生服务中心副主任等职。

钱生文 男，汉族，如东凌河人。1951年10月生，1975年9月加入中国共产党，大专文化，1997年9月晋升为副主任药师职称。1971年11月参加工作，现为如东县凌河医院副主任药师。

孙德全 男，汉族，如东丰利人。1951年10月生，1987年2月加入中国共产党，大学文化，1975年毕业于南通医学院医疗系，2001年9月晋升为主任医师职称。1975年8月参加工作，历任如东县卫生局医政股副股长、如东县卫生防疫站站长、如东县疾病预防控制中心主任、如东县健康教育所所长、如东县卫生系统思想政治工作研究会副会长等职。1998年12月获“全国防治血吸虫病先进个人”称号。现任如东县疾病预防控制中心副科级职员等职。

俞凤英 女,汉族,如东掘港人。1951年10月生,大学文化,1978年毕业于南通医学院医疗系医疗专业,1998年9月晋升为副主任医师职称。1970年5月参加工作,历任如东县兵房中心卫生院内科医师。现为如东县人民医院传染科副主任医师。

胡敦芳 女,汉族,如东新光人。1951年11月生,中共党员,初中文化,1973年3月参加工作,历任如东县新光人民公社乡村医生、如东县新光乡卫生院会计、如东县苴镇中心卫生院会计等职。1978年获“江苏省先进工作者”称号。

缪宝华 男,汉族,如东掘港人。1951年11月生,中共党员,大专文化,主治医师职称。1963年8月参加工作,历任中国人民解放军团卫生队军医、如东县卫生防疫站防疫科防疫医师等职。2001年5月获“南通市‘九五’血吸虫病防治工作先进个人”称号。现任如东县疾病预防控制中心主治医师等职。

倪秀涛 男,汉族,如东掘港人。1951年11月生,1973年3月加入中国共产党,大专文化,毕业于中国人民解放军济南军区军医学校高级药济班,主管药师职称。1970年12月参加工作,历任中国人民解放军济南军区军医学校训练部助理员、如东县医药公司副经理等职。现任南京医药健桥有限公司副总经理等职。

李生明 男,汉族,如东苴镇人。1951年11月生,1971年4月加入中国共产党,初中文化,主治医师职称。1968年12月参加工作,历任如东县新光乡卫生院院长、如东县苴镇中心卫生院院长等职。

吴明桂 男,汉族,如东环港人。1951年12月生,中共党员,大专文化,主治医师职称。1969年8月参加工作,历任如东县石屏乡卫生院副院长等职。现为如东县环港医院主治医师。

费国均 男,汉族,如东新店人。1951年12月生,1971年8月加入中国共产党,大学文化,1975年毕业于南通医学院临床医学专业,2004年9月晋升为主任医师职称。1969年2月参加工作,历任中国人民解放军南京军区某团卫生队军医、如东县人民医院功能科主任等职。现为如东县人民医院功能科主任医师。

张志娟 女,汉族,江苏海门人。1951年12月生,中国共产党党员,大学文化,1978毕业于南通医学院医疗系临床专业,1997年9月晋升为副主任医师职称。1970年12月参加工作,历任海门县第7人民医院医师、如东县马塘医院医师、如东县人民医院预防保健科科长等职。现任如东县人民医院内科副主任医师等职。

张普如 女,汉族,如东掘港人。1951年12月生,大学文化,南通医学院毕业,2003年9月晋升为主任医师职称。1971年9月参加工作,历任如东县第二人民医院妇产科主任、如东县妇幼保健所主任医师等职。

桑乃俊 男，汉族，如东洋口人。1952年1月生，中共党员，本科文化，南通医学院毕业，1997年9月晋升为副主任医师职称。1968年参加工作，历任如东县洋口人民公社任乡村医生、如东县第四人民医院副院长等职。如东县第十一届、十二届政协委员。曾获“江苏省中西医结合优秀工作者”称号。《神秘的精神病学》副主编。现任如东县中医院精神病科副主任医师等职。

王少林 男，汉族，如东长沙人。1952年1月生，高中文化，1969年12月参加工作，曾任如东县长沙镇卫海村卫生室乡村医生。2001年10月获“南通市血吸虫病防治工作先进个人”称号。现任如东县长沙镇卫海社区卫生服务站站长等职。

丛远林 男，汉族，如东景安人。1952年1月生，高中文化，1969年12月参加工作，曾任如东县新乐人民公社乡村医生。1993年6月获“全国优秀乡村医生”称号。现任如东县河口镇烈士陵社区卫生服务站站长等职。

季　芳 女，汉族，如东栟茶人。1952年2月生，中专文化，扬州卫校毕业，2005年11月晋升为社区副主任医师职称。1976年9月参加工作，历任如东县第三人民医院心超室社区副主任医师等职。

张龙华 男，汉族，如东双甸人。1952年2月生，1983 年2月加入中国共产党，初中文化，主管中药师职称。1971年3月参加工作，历任如东县红旗人民公社乡村医生、如东县双南乡卫生院副院长等职。现为如东县双南医院主管中药师。

丛龙华 女，汉族，如东双甸人。1952年2月生，1976年4月加入中国共产党，初中文化，检验师职称。1969年3月参加工作，历任如东县红旗人民公社乡村医生、如东县双南乡卫生院副院长等职。

葛正明 男，汉族，如东长沙人。1952年2月生，1973年3月加入中国共产党，大学文化，中国人民解放军南京军区军医学校附属东海舰队军医班，1970年12月参加工作，历任中国人民解放军东海舰队军医、如东县卫生防疫站防疫医师、如东县环北乡民政助理、如东县委组织部组织员、如东县曹埠镇党委副书记、如东县中医院党总支书记、如东县卫生系统思想政治工作研究会副会长等职。现为如东县中医院副科级职员。

李金芝 男，汉族，如东景安人。1952年2月生，1993年12月加入中国共产党，大专文化，主治医师职称。1971年3月参加工作，历任如东县新乐人民公社乡村医生、如东县景安乡卫生院院长、如东县景安镇卫生所所长、如东县河口镇卫生所副所长等职。现为如东县河口镇卫生所所长协理员。

陈吾南 女，汉族，如东岔河人。1952年2月生，1972年2月加入中国共产党，大专文化，南京中医学院毕业，1995年9月晋升为副主任中医师职称。1978年1月参加工作，历任如东县第二人民医院中医师、如东县掘港中心卫生院副主任中医师等职。

张国霞 女，汉族，如东掘港人。1952年2月生，本科文化，南京医学院医疗系毕业，副主任医师职称。1975年8月参加工作，历任江苏省农垦国营掘港农场医院医务科科长、如东县新区医院内科主任等职。

王正国 男，汉族，如东华丰人。1952年3月生，1977年10月加入中国共产党，大专文化，主治医师职称。1970年11月参加工作，历任如东县华丰乡卫生院院长、如东县城南镇卫生院党支部书记等职。如东县第十届、十一届、十二届人大代表。现为如东县华丰医院主治医师。

郭武存 男，汉族，如东拼茶人。1952年3月生，1974年3月加入中国共产党，大专文化，1968年8月参加工作，历任如东县人口和计划生育委员会副主任等职。2008年12月获“南通市违法生育专项治理行动先进个人”称号。现为如东县人口和计划生育委员会主任科员。

朱竹峰 男，汉族，如东新店人。1952年3月生，1976年3月加入中国共产党，高中文化，主治医师职称。1978年3月参加工作，历任如东县新店乡卫生院副院长等职。现为如东县新店医院外科主治医师。

严新明 男，汉族，如东新店人。1952年4月生，中共党员，大专文化，主治医师职称。1969年5月参加工作，历任如东县新店乡卫生院副院长等职。现为如东县新店镇卫生所主治医师。

李秀兰 女，汉族，如东沿南人。1952年4月生，1974年2 月加入中国共产党，大学文化，南京医科大学毕业，2003年9月晋升为主任医师职称。1978年9月参加工作，历任如东县卫生防疫站食品卫生科主任、如东县卫生监督所监督科科长等职。1994年12月获“江苏省卫生防疫工作先进个人”称号。

成宏富 男，汉族，如东马塘人。1952年4月生，1986年12月加入中国共产党，大专文化，2000年9月晋升为副主任医师职称。1974年10月参加工作，历任如东县潮桥人民公社乡村医生、如东县潮桥乡卫生院副院长等职。现为如东县潮桥医院外科副主任医师。

肖士章 男，汉族，如东掘港人。1952年5月生，1979年9月加入中国共产党，大专学历，主管医师职称。1973年参加工作，历任国营江苏如东掘港农场医院副院长等职。现任如东县新区医院党支部书记等职。

陈吾俊 男，汉族，如东凌河人。1952年5月生，外科主治医师职称。1969年3月参加工作，历任如东县凌河人民公社乡村医生、如东县凌河镇卫生院外科医师等职。现任如东县凌河医院副院长等职。

戴伍建 男，汉族，如东岔北人。1952年6月生，1995年5月加入中国共产党，高中文化，1973年3月参加工作，历任如东县岔北人民公社民兵营长、如东县岔北乡卫生院会计等职。现任如东县岔北医院副院长等职。

张良琴 女，汉族，如东掘港人。1952年6月生，1973年3月加入中国共产党，大学文化，1978年毕业于南京医科大学口腔医学系，1997年9月晋升为副主任医师职称。1978年1月参加工作，历任如东县人民医院口腔科主任等职。现任如东县人民医院大外科党支书记等职。

汪太群 男，汉族，如东丰利人。1952年7月生，大专文化，1996年9月晋升为副主任医师职称。1977年1月参加工作，一直奉职于如东县丰利医院，现任如东县丰利医院医务科科长等职。

张雨时 男，汉族，如东掘港人。1952年7月生，大专文化，南京中医学院毕业，2001年9月晋升为副主任中医师职称。1968年8月参加工作，一直奉职于如东县掘港中心卫生院，现为如东县掘港中心卫生院副主任中医师。

徐 静 男，汉族，如东栟茶人。1952年7月生，1974年2月加入中国共产党，高中文化，政工师职称。1970年12月参加工作，历任如东县栟茶区卫生所所长、如东县第三人民医院副院长、如东县栟茶镇卫生所所长、如东县栟茶镇社区卫生服务中心主任等职。现为如东县栟茶镇卫生所政工师。

戴兆彭 男，汉族，如东环镇人。1952年7月生，初中文化，防疫医师职称。1973年7月参加工作，历任如东县环镇乡卫生院副院长等职。现为如东县普济医院防疫医师。

陈永龙 男，汉族，上海市人。1952年8月生，1986年7月加入中国共产党，大专文化、外科医师、政工师职称。1971年2月参加工作。历任如东县同甸人民公社乡村医生、如东县童店乡卫生院院长等职。如东县第十届人大代表。现任如东县城南医院院长等职。

缪德富 男，汉族，如东岔北人。1952年8月生，中共党员，高中文化，药师职称。1973年3月参加工作，历任如东县岔北乡卫生院院长等职。现任如东县岔北医院院长等职。

冒维宁 男，汉族，如东袁庄人。1952年9月生，1971年4月加入中国共产党，中专文化，助理工程师职称。1969年12月参加工作，历任中国人民解放军某部班长、如东县袁庄乡通讯干事、如东县卫生进修学校职工、如东县卫生工业公司广洋贸易有限公司经理等职。现任如东县人民医院基建科科长等职。

姚世平 男，汉族，如东双甸人。1952年9月生，大专文化，主治医师职称。1969年4月参加工作，历任如东县皮肤病防治所所长等职。如东县第十一届、十二届、十三届政协常委。曾获“江苏省皮防工作先进个人”“南通市预防保健先进个人”称号。现任如东县第四人民医院院长等职。

于桂泉 男，汉族，如东兵房人。1952年9月生，大学文化，1976年毕业于南通医学院医疗系临床专业，1999年9月晋升为副主任医师职称。1977年1月参加工作，历任如东县防疫站防疫师。现为如东县人民医院外科副主任医师。

谢锦明 男，汉族，如东兵房人。1952年10月生，1997年9月加入中国共产党，2003年9月晋升为主任医师职称。1978年8月参加工作，历任如东县卫生防疫站老年保健科副主任、如东县红十字会副秘书长等职。现为如东县卫生监督所卫生监督科主任医师。

张松华 男，汉族，如东掘港人。1952年11月生，1974年6月加入中国共产党，中专文化，毕业于中国人民解放军南京军区军医学校医疗系，主管药师职称。1969年6月参加工作，历任中国人民解放军南京军区通信团卫生队队长、如东县医药公司副经理等职。现任南京医药南通健桥医药总公司副总经理等职。

李淑苹 女，汉族，如东大豫人。1952年12月生，高中文化，助产师职称。1972年参加工作，历任如东县南坎乡卫生院妇产科主任等职。1978年获“江苏省先进工作者”称号。

葛正平 男，汉族，如东洋口人。1952年12月生，初中文化，防疫医师职称。1972年参加工作，历任如东县洋口人民公社卫生院防疫医师。1978年获“江苏省先进工作者”称号。现为如东县洋口医院医师。

周 萍 女，汉族，如东马塘人。1952年12月生，1989年7月加入中国共产党，大学文化，南通医学院毕业，1998年9月晋升为副主任医师职称。1975年10月参加工作，历任如东县妇幼保健所儿保科主任等职。

曹妙丰 男，汉族，如东兵房人。1952年12月生，中共党员，本科文化，南京药学院化学制剂专业毕业，2001年9月晋升为主任药师职称。1971年参加工作，历任如东县药品检验所所长、如东县卫生局副局长、南通市如东药品监督管理局局长等职。主编《医疗单位药品管理》。1990年2月获“全国卫生文明先进工作者”称号。

顾 洛 男，汉族，江苏如皋人。1953年1月生，1985年5月加入中国共产党，大专文化，1968年8月参加工作，历任如东县人民政府办公室副主任、如东县宣传部副部长、如东县人口和计划生育委员会主任等职。2006年12月获“南通市违法生育专项治理行动先进个人”称号。2007年12月获“全国计划生育协会先进志愿者”称号。现为如东县人口和计划生育委员会主任科员。

姜建玉 女，汉族，如东掘港人。1953年1月生，大专文化，1997年毕业于黄山医科大学检验系检验专业，2001年9月晋升为副主任检验师职称。1968年8月参加工作，历任如东县人民医院检验科主任、如东县临床检验中心主任等职。如东县第十二届、十三届政协常委员。现为如东县人民医院检验科副主任检验师。

孙丙福 男，汉族，如东景安人。1953年1月生，1979年1月加入中国共产党，大专文化，主治医师职称。1974年10月参加工作，历任如东县新乐人民公社乡村医生、如东县景安乡卫生院副院长等职。现为如东县景安医院外科主治医师。

康宜华 男，汉族，如东栟茶人。1953年2月生，中共党员，大专文化，小学高级教师职称。1975年7月参加工作，历任如东县人事局工资科科长、如东县卫生局纪工委书记等职。曾获“南通市纪检监察先进个人”称号。现为如东县卫生局主任科员。

傅卫东 男，汉族，如东环镇人。1953年2月生，大学文化，南京中医药大学毕业，2001年9月晋升为副主任中医师职称。1969年3月参加工作，一直奉职于如东县中医院，现为如东县中医院内科副主任中医师。

沈 林 男，汉族，如东岔河人。1953年3月生，大学文化，中国药科大学毕业，2003年9月晋升为主任药师职称。1975年6月参加工作，一直奉职于如东县中医院，现任如东县中医院药剂科主任等职。

蔡　萍　女，汉族，如东栟茶人。1953年3月生，中共党员，本科文化，主治医师职称。1972年10月参加工作，历任如东县中医院大外科党支部书记、如东县中医院工会主席等职。南通市第八届人大代表等职。1978年获“江苏省三八红旗手”称号，1983年获“南通市劳动模范”称号。

朱　健　男，汉族，如东岔河人。1953年4月生，大学文化，1978年毕业于南通医学院医疗系临床医学专业，2004年9月晋升为主任医师职称。1970年8月参加工作，一直奉职于如东县人民医院，现为如东县人民医院外科主任医师。

傅　兰　女，汉族，如东掘港人。1953年4月生，中专文化，主治医师职称。1976年9月参加工作，历任如东县人民医院耳鼻喉科主治医师等职。1991年3月获“南通市残疾人三康工作先进个人”称号。

刘桂萍　女，汉族，如东岔河人。1953年4月生，1987年加入中国共产党，高中文化，医师职称。1972年11月参加工作，历任如东县岔河区卫生所所长、如东县岔河镇卫生所所长、如东县岔河镇社区卫生服务中心主任等职。

施元贵　男，汉族，如东岔河人。1953年6月生，中共党员，大专文化，主治医师职称。1969年5月参加工作，历任如东县岔南乡卫生院院长等职。现为如东县岔南医院外科主治医师。

王学政　男，汉族，如东栟茶人。1953年6月生，1976年11月加入中国共产党，高中文化，政工师职称。1972年12月参加工作，历任如东县第三人民医院院长等职。如东县第十四届人大代表。现任如东县第三人民医院党总支书记等职。

江金泉　男，汉族，如东丰利人。1953年8月生，1972年11月加入中国共产党，大学文化，主治医师职称。1970年6月参加工作，历任中国人民解放军某团军医、如东县丰利医院医师、如东县卫生局医政科科长等职。曾获“全国农村部分计划生育家庭奖励扶助先进个人”称号。现任如东县人口和计划生育委员会人口政策科科长等职。

杨玉明　男，汉族，如东汤园人。1953年8月生，1987年10月加入中国共产党，高中文化，主管中药师职称。1973年参加工作，历任如东县汤园乡卫生院中药师等职。现任如东县汤园医院副院长等职。

孙中云　女，汉族，如东掘港人。1953年8月生，中共党员，本科文化，2002年8月晋升主任医师职称。1978年参加工作，历任如东县人民医院医务科科长等职。现为如东县人民医院内科主任医师。

许世群　女，汉族，如东丰利人。1953年10月生，大学文化，1978年毕业于南通医学院医疗系临床医学专业，1997年9月晋升为副主任医师职称。1978年9月参加工作，一直奉职于如东县人民医院，现为如东县人民医院传染科副主任医师。

李建兵　男，汉族，如东兵房人。1953年10月生，大学文化，南京中医药大学毕业，2005年9月晋升为主任中医师职称。1976年1月参加工作，一直奉职于如东县中医院，现为如东县中医院外科主任中医师等职。

冒仲如　男，汉族，如东新林人。1953年10月生，中共党员，高中文化，1972年3月参加工作，曾任如东县新林人民公社乡村医生。1993年6月获“全国优秀乡村医生”称号，1998年6月获“全国模范乡村医生”称号。现任如东县洋口镇杨楝园社区卫生服务站站长等职。

任善贵　男，汉族，如东凌河人。1953年11月生，中共党员，高中文化，1972年3月参加工作，历任如东县凌河人民公社担任乡村医生、中国人民解放军某部战士等职。1993年6月获“全国优秀乡村医生”称号。现任如东县丰利镇唐桥社区卫生服务站站长等职。

陈友山　男，汉族，如东丰利人。1953年12月生，初中文化，药剂师职称。1972年参加工作，历任如东县丰西医院药剂士等职。1978年获“江苏省先进工作者”称号。现为如东县丰西医院药剂师。

张木兰　女，汉族，如东兵房人。1953年12月生，大学文化，南通医学院毕业，2002年9月晋升为主任医师职称。1970年12月参加工作，历任如东县丰利医院儿科医师、如东县妇幼保健所主任医师等职。

顾美芳　女，汉族，如东岔河人。1953年12月生，1974的2月加入中国共产党，大学文化，南通医学院毕业，2003年9月晋升为主任医师职称。1977年1月参加工作，历任如东县妇幼保健所副所长等职。

宋兰玉　女，汉族，如东华丰人。1954年1月生，1989年9月加入中国共产党，高中文化，档案管理员职称。1973年4月参加工作，历任如东县掘港小学教师、如东县卫生局办事员、如东县红十字会秘书长等职。

姚　云　女，汉族，如东丰利人。1954年2月生，1974年6月加入中国共产党，大专文化，毕业于江苏省职工医科大学，2006年9月晋升为高级讲师职称。1977年7月参加工作，历任如东县卫生进修学校副校长等职。

李　莉　女，汉族，如皋白蒲人。1954年3月生，1975年7月加入中国共产党，中专文化，南京卫生学校妇产医士班毕业，2002年9月晋升为副主任医师职称。1973年8月参加工作，历任如东县掘港镇卫生所、如东县双甸地区医院、浙江省洞头县人民医院、浙江省温州市幼儿师范学校妇产科医师等职。1994年12月获“全国万例手术无事故先进个人”称号，2001年6月获“南通市优秀共产党员”称号。现为如东县人民医院妇产科副主任医师。

杨晓华　女，汉族，如东新光人。1954年3月生，大学文化，南京中医大学毕业，2005年11月晋升为主任中医师职称。1969年3月参加工作，一直奉职于如东县中医院，现为如东县中医院主任中医师。

孙　琴　女，汉族，如东童店人。1954年3月生，1979年7月加入中国共产党，高中文化，护师职称。1972年11月参加工作，历任如东县石甸医院工会主席等职。

施年芳　女，汉族，如东沿南人。1954年3月生，高中文化，医师职称。1975年7月参加工作，历任如东县沿南乡卫生院妇产科主任等职。现任如东县沿南医院院长等职。

王　琪　男,汉族,如东卫海人。1954年3月生,大专文化,内科医师职称。1974年7月参加工作,历任如东县卫海乡卫生院医师。现任如东县卫海医院院长等职。

徐跃华　男,汉族,如东岔北人。1954年3月生,中共党员,高中文化,主治医师职称。1977年3月参加工作,历任如东县岔北乡卫生院院长等职。现为如东县岔北医院放射科主治医师。

钱梅芳　女,汉族,如东潮桥人。1954年4月生,中共党员,大专文化。1973年1月参加工作,历任如东县潮桥乡妇女主任、如东县妇女联合会组宣部部长、如东县计划委员会副股长、如东县卫生局人事监察股副股长、如东县人口和计划生育委员会宣传科科长等职。2005年11月获"全国婚育新风进万户先进个人"称号。

姚九莲　女,汉族,如东岔南人。1954年4月生,中共党员,高中文化,1975年1月参加工作,曾任如东县岔南人民公社担任乡村医生。1993年6月获"全国优秀乡村医生"称号。现任如东县丰利镇唐桥社区卫生服务站站长等职。

管新华　男,汉族,如东九总人。1954年5月生,中专文化,中药师职称。1973年4月参加工作,历任如东县人民医院中药士、如东县卫生工业公司高分子器材厂厂长等职。现任如东县人民医院基建维修科科长等职。

朱红根　男,汉族,如东环镇人。1954年6月生,中共党员,中专文化,助理政工师职称。1975年参加工作,历任如东县环镇乡计划生育助理、如东县计划生育委员会财务股副股长、如东计划生育指导站副站长等职。1996年5月获"南通市先进工作者"称号,2003年12月获"全国计划生育协会先进工作者"称号。现任如东县计划生育协会秘书长等职。

姜长勇　男,汉族,安徽涡阳人。1954年6月生,大学文化,1974毕业于南京军区总院医训队,1997年9月晋升为副主任医师职称。1969年8月参加工作,历任中国人民解放军南京军区总医院住院医师。现任如东县人民医院内科副主任等职。

丁先林　男,汉族,如东汤园人。1954年6月生,1975年4月加入中国共产党,大学文化,1999年9月晋升为副主任药师职称。1972年12月参加工作,历任中国人民解放军某部卫生队司药、如东县药品检验所所长助理、如东县药品检验所支部副书记等职。现任南通市如东药品检验所副所长等职。

张正春　男,汉族,如东栟茶人。1954年7月生,大学文化,1980年毕业于中国人民解放军第三军医大学医疗专业,2003年9月晋升为主任医师职称。1972年12月参加工作,历任中国人民解放军某部军医、如东县人民医院病理科主任等职。现为如东县人民医院病理科主任医师。

陈亚萍　女,汉族,如东双甸人。1954年7月生,中专文化,扬州卫生学校毕业。2003年9月晋升为副主任医师职称。1972年9月参加工作,历任如东县第二人民医院妇产科主任、如东县中医院妇产科副主任医师等职。

江成萍　女，汉族，如东掘港人。1954年7月生，大学文化，1977年毕业于南京大学化学系，2003年9月晋升为主任技师职称。1977年8月参加工作，历任海安县工业局技术员、如东县卫生防疫站办公室主任。现为如东县疾病预防控制中心主任技师。

高　胜　男，汉族，如东环镇人。1954年7月生，初中文化，医师职称。1982年6月参加工作，历任如东县环北乡卫生院五官科医师。现任如东县普济医院院长等职。

余　芸　女，汉族，如东掘港人。1954年8月参加工作，1975年1月加入中国共产党，大专文化，助理经济师职称。1973年6月参加工作，历任如东县乡镇企业局副股长、如东县卫生局人事科科长、如东县卫生局妇委会主任等职。

邱瑞满　男，汉族，如东凌民人。1954年8月生，1989年1月加入中国共产党，本科文化，主管医师职称。1977年7月参加工作，历任如东县卫生防疫站防疫科主任、如东县卫生协会办公室主任、如东县爱国卫生运动委员会办公室副主任、如东县卫生协会副会长兼秘书长等职。1998年12月获“全国普及初级卫生保健工作先进个人”“江苏省血地防工作先进个人”称号。现任如东县卫生局社会卫生科科长、如东县新型农村合作医疗办公室副主任等职。

周丽华　女，汉族，如东掘港人。1954年9月生，大学文化，1980年毕业于南通医学院医疗系临床专业，2003年9月晋升为主任医师职称。1974年7月参加工作，一直奉职于如东县人民医院，现为如东县人民医院灼伤科主任医师。

陶义华　男，汉族，如东双甸人。1954年10月生，大专文化，主治医师职称。1974年4月参加工作，历任如东县红旗人民公社乡村医生、如东县双南乡卫生院院长等职。现为如东县双南医院外科主治医师。

殷锦红　女，汉族，如东丁店人。1954年10月生，1980年11月加入中国共产党，大专文化，主治医师职称。1973年8月参加工作，历任如东县大同人民公社乡村医生、如东县丁店乡卫生院副院长、如东县大豫镇卫生所主治医师等职。

陈松平　男，汉族，如东兵房人。1954年11月生，1979年9月加入中国共产党，大学文化，1979年毕业于南通医学院医疗专业，2004年9月晋升为主任医师职称。1975年4月参加工作，历任如东县兵房中心卫生院院长、如东县人民医院副院长等职。现为如东县人民医院内科主任医师。

戴海燕　女，汉族，如东掘港人。1954年12月生，大学文化，南京中医学大学毕业。2003年9月晋升为副主任中医师职称。1975年1月参加工作，历任如东县中医院中医内科副主任中医师。

顾淑英　女，汉族，江苏海门人。1955年1月生，1982年9月加入中国共产党，研究生文化。1976年8月参加工作，历任海门县王浩人民公社圩荡大队团支部书记、海门县香山乡副乡长、海门市海门镇副镇长、海门市三和镇镇长等职。现任中共如东县委常委、如东县人民政府副县长、如东县新型农村合作医疗管理委员副主任(兼)等职。

葛坤山 男,汉族,如东大豫人。1955年1月生,1983年10月加入中国共产党,大专文化。1973年3月参加工作,历任如东县人口学会副秘书长等职。曾获"南通市'七五'期间计划生育先进工作者""南通市'九五'期间计划生育先进工作者""江苏省计划生育协会工作先进工作者"称号。现为如东县人口和计划生育委员会办公室副主任科员。

鲍　梅 女,汉族,如东栟茶人。1955年1月生,1975年3月加入中国共产党,大专文化,南通医学院毕业,2001年9月晋升为副主任医师职称。1972年12月参加工作,历任如东县第三人民医院放射科副主任医师。

刘春红 女,汉族,如东双甸人。1955年2月生,大学文化,1980年毕业于南通医学院医学专业,2002年9月晋升为主任医师职称。1973年3月参加工作,历任如东县景安乡卫生院妇产科医师、如东县人民医院妇产科副主任等职。现为如东县人民医院妇产科主任医师。

李　毓 女,汉族,如东岔河人。1955年2月生,中共党员,大学文化,1978年毕业于南通医学院医疗系临床医学专业,1997年9月晋升为副主任医师职称。1975年9月参加工作,历任如东县第二人民医院内科医师、如东县人民医院门诊部主任等职。现为如东县人民医院内科副主任医师。

陈新涛 男,汉族,如东掘港人。1955年3月生,1975年7月加入中国共产党,大专文化,主治医师职称。1975年参加工作,历任国营江苏如东掘港农场医院副院长等职。现任如东县新区医院副院长等职。

何　杰 男,汉族,如东栟茶人。1955年3月生,中专文化,主治医师职称。1976年1月参加工作,历任如东县石屏乡卫生院内科主任等职。现任如东县环港医院副院长等职。

沈澄洋 男,汉族,如东栟茶人。1955年3月生,高中文化,防疫医师职称。1972年9月参加工作,历任如东县南港渔业乡卫生院副院长、如东县浒澪乡卫生院防疫医师等职。现为如东县栟茶镇卫生所防疫医师。

李镜明 男,汉族,如东新店人。1955年4月生,高中文化。1976年4月参加工作,历任如东县新店人民公社乡村医生、如东县新店医院院长等职。现任如东县新店镇双虹桥社区卫生服务站站长等职。

倪国才 男,汉族,如东掘港人。1955年4月生,1989年8月加入中国共产党,中专文化,会计师职称。1978年10月参加工作,一直奉职于如东县人民医院,现任如东县人民医院财务科科长等职。

姚美玲 女,汉族,如东掘港人。1955年5月生,大学学历,1980年毕业于南通医学院医疗系专业,2003年9月晋升为主任医师职称。1973年8月参加工作,历任如东县人民医院儿科主任等职。现为如东县人民医院儿科主任医师。

翟建国　男，汉族，如东栟茶人。1955年5月生，1978年2月加入中国共产党，本科文化，2000年中央党校函授学院经济管理专业毕业，2004年9月晋升为高级政工师职称。1970年1月参加工作，曾任中国人民解放军某部卫生队卫生员。2000年获“江苏省委党校优秀学员”称号。现任如东县人民医院纪律检查委员会副书记、如东县人民医院监察主任等职。

朱永祥　男，汉族，如东景安人。1955年5月生，1989年8月加入中国共产党，1976年10月参加工作，历任如东县景安人民公社乡村医生等职。现任如东县景安医院工会主席等职。

吴永慧　女，汉族，如东岔河人。1955年7月生，大学文化，南通医学院毕业，2008年9月晋升为高级讲师职称。1977年1月参加工作，历任如东县兵房中心卫生院妇产科医师、如东县卫生进修学校高级讲师等职。

赵云霞　女，汉族，如东马塘人。1955年7月生，大学文化，1978年毕业于南京医科大学口腔医学系口腔专业，2003年9月晋升为主任医师职称。1978年9月参加工作，历任如东县第三人民医院口腔科主任等职。现为如东县人民医院口腔科主任医师。

朱龙银　男，汉族，如东岔河人。1955年8月生，中共党员，大专文化，2000年9月晋升为副主任医师职称。1977年2月参加工作，曾任如东县岔北乡卫生院内科主治医师。现为如东县岔北医院内科副主任医师。

王三杰　男，汉族，如东大豫人。1955年10月生，中共党员，中专文化。1980年11月参加工作，一直奉职于如东县人民医院。2008年1月获“江苏省医疗计量工作先进个人”称号。现任如东县人民医院医疗器械科科长等职。

袁光明　男，汉族，如东丰利人。1955年10月生，1993年6月加入中国共产党，大专文化，主治医师职称。1976年3月参加工作，历任如东县凌民乡卫生院院长、如东县环港镇卫生所所长、如东县丰利镇卫生所副所长、如东县苴镇中心卫生院院长、如东县掘港中心卫生院院长等职。现为如东县掘港中心卫生院主任医师。

钱德芳　女，汉族，如东景安人。1955年10月生，中专文化，医师职称。1975年3月参加工作，历任如东县新乐人民公社乡村医生、如东县景安乡卫生院医师、如东县景安医院院长等职。

钱引坤　男，汉族，如东马塘人。1955年10月生，大学学历，1978年毕业于南通医学院医疗系专业，1974年4月加入中国共产党，2002年9月晋升为主任医师职称。1977年5月参加工作，历任如东县丰利医院内科主治医师、如东县人民医院传染科主任等职。现为如东县人民医院传染科主任医师。

姚　远　女，汉族，如东岔河人。1955年11月生，大学文化，南京中医学大学毕业。2003年9月晋升为副主任中医师职称。1973年7月参加工作，曾任如东县中医院妇产科副主任中医师。

蔡　健　女，汉族，如东栟茶人。1955年11月生，1975年11月加入中国共产党，中专文化，2007年9

月晋升为社区副主任护师职称。1973年6月参加工作,历任如东县第三人民医院总护士长等职。

陈崇熙 男,汉族,如东大豫人。1955年11月生,大专文化,2008年9月晋升为社区副主任医师职称。1975年6月参加工作,历任如东县南坎人民公社乡村医生、如东县南坎乡卫生院副院长、如东县东凌医院副院长等职。现任如东县大豫医院副院长等职。

卞葛进 男,汉族,如东兵房人。1955年11月生,大专文化,南通医学院毕业,1999年9月晋升为副主任医师职称。1982年2月参加工作,一直奉职于如东县兵房中心卫生院,现任如东县兵房中心卫生院内科主任等职。

潘建华 男,汉族,如东双甸人。1955年12月生,1993年4月加入中国共产党,中专文化,主治医师职称。1974年7月参加工作,历任如东县双甸地区医院办公室主任、如东县双甸镇中心卫生院副院长等职。现任如东县双甸镇中心卫生院工会主席等职。

宋桂华 男,汉族,如东潮桥人。1956年1月生,初中文化,1974年3月参加工作。曾任如东县潮桥人民公社乡村医生。1998年4月"获全国优秀乡村医生"称号。现任如东县马塘镇蔡渡社区卫生服务站站长等职。

朱新华 男,汉族,如东新店人。1956年1月生,1976年6月加入中国共产党,大学文化,1998年9月晋升为高级讲师职称。1973年1月参加工作,历任如东县新店卫生院副院长、如东县卫生局副局长(挂职)等职。1985年获"江苏省劳动模范"称号。现任如东县卫生局副主任科员、如东县卫生进修学校校长等职。

成锡明 男,汉族,如东掘港人。1956年2月生,大专文化,1978年3月加入中国共产党。1974年12月参加工作,历任中国人民解放军某部副营职参谋、如东县建材工业公司企业管理科科长、如东县计划生育委员会副科职秘书等职。现任如东县计划生育协会副秘书长等职。

郭芬芳 女,汉族,如东长沙人。1956年2月生,1975年8月加入中国共产党,大专文化,护师职称。1971年2月参加工作,历任中国人民解放军某部护士、如东县人民医院团总支书记等职。现为如东县人民法院书记员。

王　珍 女,汉族,如东栟茶人。1956年3月生,中共党员,中专文化。1983年4月参加工作,曾任如东县栟茶镇计划生育服务站统计员。2008年12月获"南通市违法生育专项治理行动先进个人"称号。现任如东县栟茶镇计划生育服务站站长等职。

陈昌秀 女,汉族,如东苴镇人。1956年4月生,1974年10月加入中国共产党,大学文化,1993年10月晋升为副主任医师职称。1978年9月参加工作,一直奉职于如东县苴镇中心卫生院,现为如东苴镇中心卫生院副主任中医师。

张昌山 男,汉族,如东栟茶人。1956年5月生,大专文化,主治医师等职。1975年9月参加工作,历任如东县靖海人民公社乡村医生、如东县靖海乡卫生院副院长、如东县第三人民医院主治医师等职。如东县第十二届人大代表。现为如东县靖海医院内科主治医师。

周　彪　男，汉族，如东环港人。1956年5月生，大专文化，2000年8月晋升为副主任医师职称。1976年5月参加工作，曾任如东县石屏乡卫生院外科主治医师。现任如东县环港医院院长等职。

徐卫泽　男，汉族，如东栟茶人。1956年5月生，中共党员，大学文化，南通医学院毕业。2003年9月晋升为副主任医师职称。1980年2月参加工作，一直奉职于如东县第三人民医院，现任如东县第三人民医院外科主任等职。

冒圣建　男，汉族，如东袁庄人。1956年6月生，中共党员，高中文化，统计师职称。1976年12月参加工作，历任如东县袁庄镇计划生育服务站站长等职。2008年12月获"南通市违法生育专项治理行动先进个人"称号。现为如东县袁庄镇计划生育助理。

徐海频　女，汉族，如东凌河人。1956年6月生，中共党员，高中文化，历任如东县凌河乡妇女委员会主任、如东县凌河乡计划生育助理等职。1996年4月获"江苏省计划生育系统先进工作者"称号。1998年9月获"南通市劳动模范"称号。现任如东县丰利镇计划生育助理等职。

陆亚萍　女，汉族，如东北坎人。1956年6月生，中共党员，高中文化，历任如东县北坎妇女委员会主任、如东县新光乡计划生育助理、如东县新光乡计划生育助理、如东县新光乡纪检书记等职。曾获"南通市优秀共产党员""江苏省计划生育先进工作者""江苏省劳动模范"称号。现任如东县苴镇计划生育助理等职。

陈祖斌　男，汉族，如东汤园人。1956年7月生，中共党员，大专文化，主治医师职称。1974年9月参加工作，历任如东县新店乡卫生院副院长、如东县汤园医院副院长等职。现为如东县新店医院外科主治医师。

沈志相　男，汉族，如东栟茶人。1956年7月生，中共党员，高中文化，1979年11月参加工作，一直奉职于如东县栟茶镇竹园村卫生室，2007年12月"获全国优秀乡村医生"称号。现任如东县栟茶镇竹园社区卫生服务站站长等职。

沈南森　男，汉族，如东栟茶人。1956年7月生，1977年7月加入中国共产党，本科文化，2000年9月晋升高级政工师职称。1975年8月参加工作，历任如东县人民医院副院长、纪律检查委员会书记等职。《医德规范综览》副主编（由国际文化出版社出版）。2004年获"全国医院文化建设先进个人"称号。2005年4月获"南通市劳动模范"称号，现任如东县人民医院党委书记、如东县卫生系统思想政治工作研究会副会长等职。

张贵陈　男，汉族，如东马塘人。1956年8月生，中共党员，大学文化，南通医学院毕业，2001年9月晋升为副主任医师职称。1975年11月参加工作，历任如东县双甸中心卫生院副院长、如东县马塘医院院长等职。现任如东县中医院院长、如东县医院党委副书记等职。

缪丽华 女，汉族，如东栟茶人。1956年8月生，中专文化，2006年9月晋升为副主任护师职称。1982年2月参加工作，一直奉职于如东县第三人民医院，现为如东县第三人民医院副主任护师。

张兰萍 女，汉族，如东丁店人。1956年8月生，1988年10月加入中国共产党，中专文化，主管护师职称。1980年参加工作，历任如东县兵房中心卫生院麻醉科主任等职。现任如东县兵房中心卫生院工会主席等职。

苏宝美 女，汉族，如东丰利人。1956年9月生，大专文化，南通医学院医疗系毕业，1997年9月晋升为副主任医师职称。1978年8月参加工作，一直奉职于如东县丰利医院，现任如东县丰利医院内科副主任医师等职。

丁建林 男，汉族，如东掘港人。1956年10月生，中共党员。1976年2月参加工作，历任中国人民解放军某部副团级干部、如东县中医院副院长等职。现为如东县人民医院副院长级干部。

周九珍 女，汉族，如东丰利人。1956年10月生，大专文化，主治医师职称。1981年8月参加工作，历任如东县五义乡卫生院副院长等职。现为如东县五义医院主治医师。

管图华 男，汉族，如东掘港人。1956年10月生，1976年3月加入中国共产党，大专文化，政工师职称。1974年12月参加工作，历任中国人民解放军某部军医、如东县卫生防疫站防疫科医师、如东县组织部组织科组织员、如东县童店乡党委副书记、如东县卫生局副局长等职。现任如东县人口和计划生育委员会副主任等职。

傅美华 女，汉族，如东人。1956年10月生，大学文化，南通医学院毕业，2003年9月晋升为副主任医师职称。1979年8月参加工作，一直奉职于如东县第四人民医院，现为如东县第四人民医院内科主任等职。

邢巨星 男，汉族，如东兵房人。1956年12月生，1992年1月加入中国共产党，大专文化，1981年毕业于南京中医学院中医专业，1998年毕业于江苏财经高等专科学校，1999年9月晋升为副主任中医师职称。1982年1月参加工作，历任如东县兵房中心卫生院内科医师、如东县卫生进修学校教务员、如东县人民医院副院长等职。主编《实用中医临证手册》（由人民军医出版社出版），《医德规范综览》副主编（由国际文化出版社出版）。现为如东县人民医院副主任中医师。

韩玉彬 男，汉族，如东曹埠人。1956年12月生，中共党员，高中文化，统计师职称。1975年1月参加工作，2008年12月获“南通市违法生育专项治理行动先进个人”称号。现任如东县曹埠镇计划生育助理等职。

罗宗泉 男，汉族，如东环北人。1956年12月生，1976年10月加入中国共产党，高中文化，药师职称。1974年7月参加工作，历任如东县环北乡卫生院药师、如东县环镇乡卫生院副院长等职。

骆世平 男，汉族，如东袁庄人1957年1月生，2001年7月加入中国共产党，大专文化，1979年8月参加工作，历任如东县第二人民医院总账会计等职。现任如东县第二人民医院工会主席等职。

张德聿 男，汉族，如东孙窑人。1957年2月生，中共党员，本科文化。1981年2月参加工作，历任如东县马塘医院中医科医师、如东县卫生协会办公室副主任、如东县人民政府办公室副主任等职。2005年获“南通市安全先进工作者”称号。现任如东县卫生局副局长等职。

陈於鸣 女，汉族，如东丰利人。1957年3月生，中共党员，本科文化。1973年4月参加工作，历任如东县丰利中学教师、如东县中学教师、如东县计划生育指导站副站长、如东县县直机关党工委副书记、如东县妇女联合会副主席等职。现任政协如东县海外联络委员会主任等职。

朱学林 男，汉族，如东孙窑人。1957年3月生，1980年5月加入中国共产党，高中文化，医师职称。1976年11月参加工作，历任如东县孙窑人民公社乡村医生、如东县孙窑乡卫生院总账会计等职。现任如东县孙窑医院院长等职。

李 宁 男，汉族，如东掘港人。1957年4月生，本科文化，南通医学院毕业，2005年9月晋升为副主任医师职称。1983年8月参加工作，历任如东县第二人民医院内科医师、如东县掘港中心卫生院内科主治医师等职。现为如东县中医院副主任医师。

许建辉 男，汉族，如东凌民人。1957年5月生，1997年12月加入中国共产党，大专文化，医师职称。1976年3月参加工作，历任如东县凌民人民公社乡村医生、如东县凌民乡卫生院内科医师等职。现任如东县凌民医院院长等职。

陈明朗 男，汉族，如东掘港人。1957年5月生，1992年12月加入中国共产党，大专文化，1989年毕业于南京艺术学院卫生美术专业班，1999年9月晋升为副研究员职称。1974年7月参加工作，历任如东县卫生防疫站宣教科科长等职。2002年获“江苏省爱国卫生先进工作者”称号。现任如东县疾病预防控制中心健康教育科科长、如东县健康教育所所长等职。

王爱民 男，汉族，如东栟茶人，1957年6月生，1990年7月加入中国共产党，大学文化，1982年南京中医药大学毕业，2000年9月晋升为主任中医师职称。1974年7月参加工作，历任如东县人民医院中医科医师、如东县中医院党总支书记等职。如东县第十三届、十四届、十五届人大代表。《实用中医临证手册》副主编（人民军医出版社出版）、《新农村卫生保健》副主编（东南大学出版社出版）。现任如东县中医院党委书记、如东县中医院副院长、如东县思想政治工作研究会副会长等职。

王敦泉 男，汉族，如东县掘港人。1957年7月生，中专文化，主管药剂师职称。1979年2月参加工作，历任如东县人民医院团总支部书记等职。现为如东县人民医院主管药师。

张 辉 女，汉族，如东栟茶人。1957年7月生，大学文化，1980年毕业于中国药科大学药学专业，2004年11月晋升为主任药剂师职称。1974年2月参加工作，历任如东县人民医院药剂科主任等职。现为如东县人民医院药剂科主任药剂师。

王秀兵 男，汉族，如东华丰人。1957年8月生，本科文化，1984年毕业于南通医学院医学系医学专业。1983年加入中国共产党。2004年9月晋升为主任医师职称。1982年8月参加工作，历任如东县人民医院外科副主任等职。现为如东县人民医院外科主任医师。

康卫宁 女，汉族，如东栟茶人。1957年8月生，1978年12月加入中国共产党，本科文化，2004年9月晋升为高级政工师职称。1975年8月参加工作，历任如东县卫生防疫站副站长、如东县卫生防疫站党支部书记、如东县卫生监督所所长、如东县卫生系统思想政治工作研究会副会长等职。2001年7月获"南通市优秀共产党员"称号。现为如东县卫生监督所副科级职员。

顾美华 女，汉族，如东曹埠人。1957年8月生，大学文化，主治医师职称。1980年8月参加工作，历任如东县曹埠乡卫生院副院长等职。现为如东县曹埠医院妇产科主治医师。

于丛葛 男，汉族，如东丰利人。1957年8月生，1977年5月加入中国共产党，中专文化，主治医师职称。1976年1月参加工作，历任如东县丰利医院院长助理、如东县第四人民医院外科医师等职。现为如东县中医院外科主治医师。

施慧萍 女，汉族，如东兵房人。1957年9月生，大专文化，1994年毕业于南京医科大学护理专业，2005年9月晋升为副主任护师职称。1981年2月参加工作，曾任如东县兵房中心卫生院护士。现任如东县人民医院护士长等职。

吴剑祥 男，汉族，如东掘港人。1957年9月生，2002年6月加入中国共产党，大专文化，南通医学院毕业，1997年9月晋升为副主任医师职称。1980年3月参加工作，一直奉职于如东县掘港中心卫生院医院，现任如东县掘港中心卫生院副院长等职。

张　鹏 男，汉族，江苏南通人。1957年10月生，大专文化，1981年毕业于南京中医学院中医专业，1999年9月晋升为副主任医师职称。1974年7月参加工作，历任如东县人民医院中医康复科主任等职。主编《实用中医临症手册》由人民军医出版社出版，《性知识100问》(副主编)由江苏科技出版社出版。现为如东县人民医院副主任医师。

吴希华 男，汉族，如东曹埠人。1957年10月生，大专文化，医师职称。1976年12月参加工作，历任如东县饮泉人民公社乡村医生、如东县饮泉乡卫生院副院长等职。现为如东县饮泉医院外科医师。

黄　忠 男，汉族，如东华丰人。1957年10月生，初中文化，主治医师职称。1982年4月参加工作，历任如东县华丰乡卫生院副院长等职。现为如东县华丰医院放射科主治医师。

陈　聪 男，汉族，通州二窎人。1957年10月生，高中文化，中药师职称。1975年10月参加工作，历任如东县北坎渔业乡卫生院院长、如东县长沙镇卫生院副院长等职。现任如东县中医院总务科科长等职。

严　斌 男，汉族，如东苴镇人。1957年10月生。大专文化，主治医师职称。1976年3月参加工作，历任如东县新光人民公社乡村医生、如东县新光乡卫生院副院长、如东县环镇乡卫生院院长等职。现任如东县苴镇中心卫生院医务科长等职。

桑乃平　女，汉族，如东石屏人。1957年10月生，大学文化，南通医学院毕业，2009年9月晋升为主任医师职称。1979年5月参加工作，历任如东县环渔人民公社卫生院妇产科医师、如东县环渔乡计划生育助理、如东县计划生育指导站副站长等职。现为如东县计划生育指导站主任医师。

季丛林　男，汉族，如东长沙人。1957年12月生，大专文化，主治医师职称。1976年2月参加工作，历任如东县北坎渔业乡卫生院院长等职。现为如东县长沙医院主治医师。

杨晓晴　女，汉族，如东南坎人。1957年12月生，高中文化，1974年1月参加工作，曾任如东县南坎乡人民公社乡村医生。2003年3月获"全国优秀乡村医生"称号。现任如东县大豫镇止马洼社区卫生服务站站长等职。

陈明星　男，汉族，如东掘港人。1957年12月生，本科文化，2009年9月晋升为高级政工师职称。1976年5月参加工作，历任如东县苴镇中心卫生院执行院长等职。如东县第十一届、十二届、十三届政协委员。现任如东县中医院门诊部主任等职。

张泽宾　男，汉族，如东凌民人。1957年12月生，1981年7月加入中国共产党，本科文化，南京中医药大学临床专业系毕业，主治中医师、政工师职称。1975年参加工作，历任如东县糖烟酒公司职员、如东县中医院院长、如东县卫生系统思想政治工作研究会副会长等职。中共南通市第九届、十届党代会代表，如东县第十五届人大代表。2004年11月获"江苏省农村卫生先进工作者"称号。《实用中医临床手册》副主编，由人民军医出版社出版。现任如东县卫生局局长、如东县红十字会副会长、如东县新型农村合作医疗办公室主任、如东县爱国卫生运动委员会副主任等职。

吴松华　男，汉族，如东童店人。1957年12月生，中共党员，本科文化，南京药学院药学专业毕业，1998年9月晋升为副主任药师职称。1976年1月参加工作，历任湖南省衡阳制药厂技术质检科副科长、如东县药品检验所副所长等职。现任南通市如东食品药品监督管理局副局长等职。

徐建忠　男，汉族，如东大豫人。1958年1月生，本科文化，南京中医药大学毕业，2004年9月晋升为主任中医师职称。1982年6月参加工作，一直奉职于如东县中医院，现为如东县中医院中医科主任中医师。

陈锦明　男，汉族，如东马塘人。1958年1月生，1988年8月加入中国共产党，大学文化，南通医学院医疗专业毕业，2009年9月晋升为社区副主任医师职称。1972年2月参加工作，历任如东县沿河人民公社乡村医生、如东县桐本乡卫生院副院长等职。现任如东县马塘镇卫生所所长、如东县马塘镇社区卫生服务中心主任等职。

何维明　男，汉族，如东曹埠人。1958年3月生，中共党员，高中文化，药剂师职称。1982年4月参加工作，历任如东县曹埠乡卫生院党支部书记等职。现为如东县曹埠医院药剂师。

郁　鑫　男，汉族，如东兵房人。1958年3月生，2000年7月加入中国共产党，大专文化，1982年1月毕业于南京中医药大学中医系，主治医师职称。1982年2月参加工作，历任如东县兵房中心卫生院副院长、如东县丁店乡卫生院院长、如东县长沙镇卫生所主治医师等职。现为如东县大豫镇卫生所主治医师。

汤小苏　男，汉族，如东掘港人。1958年3月生，大学文化，1980年毕业于南通医学院医学系医疗专业，2004年9月晋升为主任医师职称。1974年7月参加工作，一直奉职于如东县人民医院。如东县第十一届、十二届、十三届政协委员。现任如东县人民医院内科主任医师。

何建军　男，汉族，如东掘港人。1958年4月生，大学文化，南京中医药大学毕业，2003年9月晋升为副主任中医师职称。1976年7月参加工作，一直奉职于如东县中医院，现任如东县中医院内科副主任等职。

徐　姚　男，汉族，如东丰利人。1958年5月生，1981年9月加入中国共产党，大专文化，主治医师职称。1975年8月参加工作，历任中国人民解放军某部卫生员、如东县人民医院麻醉科副主任等职。现任如东县人民医院大外科党支部副书记等职。

石　磊　男，汉族，如东马塘人。1958年5月生，本科文化，1983毕业于南京医科大学医疗系，2003年9月晋升为主任医师职称。1975年7月参加工作，历任如东县人民医院外科副主任、如东县人民医院工会副主席等职。南通市第十二届人大代表，如东县第十四届、十五届人大常委会委员。现任如东县人民医院外科主任等职。

缪小平　男，汉族，如东栟茶人。1958年5月生，1980年6月加入中国共产党，大学文化，1979年毕业于南通医学院医疗专业，1996年9月晋升为副主任医师职称。1975年8月参加工作，历任如东县第三人民医院副院长、如东县马塘医院院长等职。现任南通市中心血站如东分站站长、如东县人民医院血库主任等职。

汪美玲　女，汉族，如东孙窑人。1958年6月生，中共党员，中专文化，主管护师职称。1977年4月参加工作，历任如东县马塘医院科护士长等职。如东县第十二届人大代表。现任如东县马塘医院党支部书记等职。

吴新华　女，汉族，如东石屏人。1958年7月生，1991年7月加入中国共产党，本科文化，1982年毕业于南通医学院医疗系医学专业，2003年9月晋升为主任医师职称。1982年12月参加工作，历任如东县人民医院妇产科副主任等职。现任如东县人民医院妇委会主任、如东县人民医院妇产科主任等职。

缪　彬　男，汉族，如东洋口人。1958年7月生，1991年9月加入中国共产党，大学文化，南通医学院医疗专业毕业。1975年7月参加工作，历任如东县医药公司副经理、如东县浒澪镇党委副书记、如东县栟茶镇党委副书记、如东县卫生党工委副书记、如东县卫生局机关工会主席、如东县卫生系统思想政治工作研究会会长等职。现任如东县卫生局副局长等职。

姚亚南　男，汉族，如东栟茶人。1958年7月生，中共党员，本科文化，1984年毕业于南京中医药大学中医专业，2002年9月晋升为副主任中医师、高级政工师职称。1976年8月参加工作，历任如东县中医院副院长等职。现任如东县人民医院副院长、纪委书记等职。

朱建华　男，汉族，如东掘港人。1958年8月生，1986年8月加入中国共产党，大专文化，助理工程师职称。1974年2月参加工作，历任如东县人口和计划生育委员会政策法规科科长等职。2005年5月获"南通市农村改水工作先进个人"称号。现任如东县卫生局疾病控制与卫生监管科科长、如东县爱国卫生运动委员会办公室副主任等职。

何卫民　男，汉族，如东饮泉人。1958年8月生，初中文化，主治中医师职称。1977年12月参加工作，历任如东县饮泉人民公社乡村医生、如东县饮泉乡卫生院院长等职。现任如东县饮泉医院院长、如东县曹埠镇社区卫生服务中心副主任等职。

唐智胜　男，汉族，如东童店人。1958年10月生，1980年1月加入中国共产党，本科学历，讲师职称。1978年12月参加工作，历任中国人民解放军海军南京军医学校教员等职。现任如东卫生进修学校副校长等职。

郑　骏　男，汉族，如东双甸人。1958年10月生，1998年10月加入中国共产党，中专文化，医师职称。1978年11月参加工作，历任如东县双甸镇卫生院副院长、如东县双甸镇中心卫生院院长等职。如东县第十二届政协委员。现任如东县双甸镇卫生所所长、如东县双甸镇社区卫生服务中心主任等职。

朱明兰　女，汉族，如东丰利人。1958年10月生，大专文化，2010年9月晋升为社区副主任护师职称。1981年1月参加工作，一直奉职于如东县丰利医院，现任如东县丰利医院护士长等职。

陶　捷　男，汉族，如东双甸人。1958年11月生，1979年3月加入中国共产党，大专文化，1976年2月参加工作，历任如东县人口和计划生育委员会副主任等职。2001年5月获"南通市'九五'期间计划生育先进工作者"称号，2006年9月获"江苏省人口和计划生育先进工作者"称号。现任如东县人口和计划生育委员会纪检组组长等职。

姚锦萍　女，汉族，如东北坎人。1958年11月生，1989年8月加入中国共产党。大专文化，主治中医师职称。1976年10月参加工作，1978年11月参加工作，曾任如东县环漁乡卫生院中医师。现任如东县环渔医院副院长等职。

金燕芳　女，汉族，如东北坎人。1958年11月生，大专文化，1995年毕业于南京医科大学护理专业，2006年9月晋升为副主任护师职称。1981年8月参加工作，一直奉职于如东县人民医院，现任如东县人民医院感染管理科科长等职。

严永春　男，汉族，如东凌民人。1958年12月生，中共党员，本科文化。1978年参加工作，历任共青团如东县委书记、如东县计划生育委员会主任、如东县农业局局长等职。现任如东县水务局局长等职。

张美云　女，汉族。如东新店人。1958年12月生，大学文化，南通医学院毕业，主治医师职称。1976年6月参加工作，历任如东县新店乡卫生院妇产科医师、如东县掘港中心卫生院副院长、如东县掘港镇社区卫生服务中心副主任等职。现任如东县计划生育指导站站长等职。

翟　明　男，汉族，如东洋口人。1959年3月生，1984年1月加入中国共产党，本科文化，2008年9月晋升为高级政工师职称。1978年3月参加工作，历任中国人民解放军某部卫生员、如东县第四人民医院秘书、如东县人民医院办公室副主任等职。现任如东县人民医院办公室主任等职。

汤晓燕　女，汉族，如东岔河人。1959年8月生，1991年8月加入中国共产党员，大专文化。1976年8月参加工作，历任如东县第二人民医院护士、如东县人民医院护师、如东县医疗保障制度改革办公室副主任、如东县医疗保障管理中心主任、如东县劳动与社会保障局副局长等职。2003年获"南通市五一劳动奖章"。2004年获"江苏省五一劳动奖章"。现任如东县卫生局副局长、如东县红十字会副会长等职。

钱学明　男，汉族，如东五义人。1959年8生，高中文化，主管中药师职称。1977年10月参加工作，历任如东县五义乡卫生院药师、如东县五义医院院长等职。现为如东县五义医院主管中药师。

龚云霞　女，汉族，如东童店人。1959年9月生，1997年5月加入中共产党，大学文化，南京中医药大学中药专科毕业、中央党校经济管理专业毕业，主管中药师职称。1982年2月参加工作，历任如东县医药公司企业管理科科长等职。现任南京医药南通健桥有限公司工会主席等职。

朱庆生　男，汉族，如东长沙人。1959年9月生，2003年7月加入中国共产党，中专文化，医士职称。1990年1 月参加工作。历任如东县北渔卫生院防疫医生、如东县长沙镇卫生所所长、如东县长沙镇社区卫生服务中心主任等职。现任如东县苴镇卫生所所长、如东县苴镇社区卫生服务中心主任等职。

许　建　男，汉族，如东掘港人。1959年10月生，中共党员，本科文化，历任如东县计划生育委员会职员、如东县组织部组织科科长等职。现任南通市如东药品食品监督管理局局长等职。

骆维萍　女，汉族，如东掘港人。1959年10月生，中专文化，主管护师职称。1981年8月参加工作，历任如东县人民医院护士、如东县计划生育指导站主管护师等职。2006年1月获"江苏省计划生育志愿者'零距离'服务活动先进个人"称号。现任如东县计划生育协会副秘书长等职。

曹　磊　女，汉族，如东新光人。1959年10月生，1999年5月加入中国共产党，大专文化，1987毕业于南京医科大学护理专业，2002年9月晋升为副主任护师职称。1977年2月参加工作，历任如东县丰利医院护士长、如东县人民医院人事政工科副科长等职。《临床护理常规》（副主编）由西南交通大学出版社出版。现任如东县人民医院护理部主任等职。

张　平　男，汉族，如东沿南人。1959年11月生，1998年10月中国共产党，大专文化，2010年9月晋升为社区副主任医师职称。1983年11月参加工作，历任如东县双甸镇卫生院副院长等职。现任如东县双甸镇中心卫生院副院长、如东县双甸镇社区卫生服务中心副主任等职。

王跃成　男，汉族，如东曹埠人。1959年11月生，1980年5月加入中国共产党，本科文化，2004年毕业于扬州大学党政管理专业。1976年8月参加工作，历任中国人民解放军济南军区某部志愿兵卫生班长、如东县第二人民医院院长、如东县爱国卫生运动委员会办公室副主任、如东县红十字会秘书长等职。现任如东县卫生局医政科科长等职。

李建中　男，汉族，如东丁店人。1959年11月生，中共党员，中专文化，主治医师职称。1982年9月参加工作，曾任如东县丁店乡卫生院外科医师。现任如东县丁店医院院长等职。

包楚英　女，汉族，如东岔河人。1959年12月生，1986年11月加入中国共产党，如东县卫生进修学校毕业，本科文化，三级律师职称。1981年1月参加工作，历任如东县第二人民医院护理部干事、如东县第二律师事务所副主任、如东县马塘镇副镇长、如东县环北乡乡长等职。现任如东县人民检察院副检察长等职。

汪利华　男，汉族，如东苴镇人。1959年12月生，中专文化，主管药剂师职称。1981年8月参加工作，历任如东县苴镇中心卫生院院长、如东县妇幼保健所所长等职。

莫德林　男，汉族，如东饮泉人。1960年1月生，1984年5月加入中国共产党，大专文化。1978年3月参加工作，历任中国人民解放军某训练基地后勤部战勤处副团职参谋，如东县人民医院副院长等职。现任如东县中医院副院长等职。

李可铭　男，汉族，如东沿南人。1960年4月生，高中文化，医士职称。1977年8月参加工作，历任如东县沿南人民公社乡村医生、如东县沿南乡卫生院院长、如东县袁庄镇卫生所所长等职。现为如东县疾病预防控制中心医士。

缪亚玲　女，汉族，如东潮桥人。1960年5月生，大专文化，2009年9月晋升为社区副主任护师职称。1981年8月参加工作，一直奉职于如东县马塘医院，现任如东县马塘医院社区副主任护师等职。

张树梅　女，汉族，如东新林人。1960年6月生，大专文化，2009年9月晋升为社区副主任医师职称。1981年8月参加工作，一直奉职于如东县第三人民医院，现为如东县第三人民医院社区副主任医师。

陈　斌　男，汉族，如东兵房人。1960年7月生，1989年1月加入中国共产党，大专文化，主治医师职称。1980年1月参加工作，历任国营江苏如东掘港农场医院副院长等职。现任如东县新区医院院长等职。

金燕梅　女，汉族，如东北坎人。1960年7月生，中共党员，本科文化，湖南医科大学医学临床基础专业班毕业，2001年9月晋升为高级讲师职称。1976年参加工作，历任如东县人民医院护师等职。主编《现代生活中的心理保健》(由人民军医出版社出版)。现任如东县卫生进修学校副校长等职。

康小平　男，汉族，如东浒澪人。1960年8月生，1997年加入中国共产党，本科文化，1982毕业于南通医学院医疗系临床专业，2003年9月晋升为主任医师职称。1982年12月参加工作，历任如东县人民医院内科副主任等职。中共南通市第十一届党代会代表。2008年4月获“南通市劳动模范”称号。现任如东县人民医院内科主任等职。

马　艳　女，汉族，如东掘港人。1960年8月生，中共党员，大专文化，1981年南通卫生学校毕业，后毕业于南京中医药大学高护班，2003年9月晋升为副主任护师职称。1981年8月参加工作，历任如东县中医院副总护士长等职。南通市第十二届人代会代表，江苏省第十次妇女代表大会代表。现任如东县中医院总护士长等职。

黄　明　男，汉族，如东掘港人。1960年8月生，中共党员，大专文化。1980年2参加工作，一直奉职于如东县卫生进修学校，现任如东县卫生进修学校副校级协理员等职。

陈伟东　男，汉族，如东新林人。1960年11月生，大专文化，南京中医药大学毕业，2003年9月晋升为副主任中医师职称。1982年2月参加工作，一直奉职于如东县中医院，现任如东县中医院骨伤科主任等职。

贾建华　男，汉族，如东掘港人。1960年12月生，大专文化，南通医学院毕业，2003年9月晋升为副主任医师职称。1982年1月参加工作，历任如东县卫生防疫站食品卫生科副科长等职。如东县第十二届、十三届政协常委等职。现任如东县卫生监督所许可审校科科长等职。

董德明　男，汉族，如东栟茶人。1960年12月生，本科文化，南京中医药大学毕业，2001年9月晋升为副主任中医师职称。1986年参加工作，一直奉职于如东县第三人民医院，现为如东县第三人民院副主任中医师。

陈建华　男，汉族，如东丰利人。1961年2月生，1981年12月加入中国共产党。1977年7月参加工作，历任如东农场插队知青、中国人民解放军某部战士、如东县生化厂副厂长、如东县丰利镇镇长、如东县粮食局局长、如东县人民政府副县长、如东县红十字会会长、如东县爱国卫生运动委员会主任等职。现任中共如东县政法委员会书记、中共如东县沿海经济开发区工委书记等职。

徐海军　男，汉族，如东掘港人。1961年3月生，1982年9月加入中国共产党，大学文化，1978年9月参加工作，历任如东县人口和计划生育委员会副主任纪检组长等职。2004年11月获“全国人口和计划生育系统作风建设先进个人”称号。现任如东县人口和计划生育委员会副主任等职。

宫卫东　男，汉族，如东栟茶人。1961年3月生，1996年7月加入中国共产党。大专文化，南京中医药大学毕业，2003年9月晋升为副主任医师职称。1982年2月参加工作，历任如东县新林乡卫生院院长、如东县第三人民医院副院长等职。现为如东县第三人民医院副主任中医师。

朱俊杨　男，汉族，如东掘港人。1961年3月生，大专文化，1982年毕业于南通医学院公共卫生专科班，2003年9月晋升为副主任医师职称。1981年2月参加工作，历任如东县卫生防疫站办公室主任、如东县环北乡卫生院院长、如东县卫生局团委副书记等职。现任如东县疾病预防控制中心工会主席等职。

虞海琴 女，汉族，如东岔河人。1961年3月生，2005年12月加入中国共产党，本科文化，医师职称。1980年3月参加工作。历任如东县古坝乡卫生院防保科科长、如东县岔河镇卫生所副所长等职。现任如东县岔河镇卫生所所长、如东县岔河社区卫生服务中心主任等职。

何永华 男，汉族，如东饮泉人。1961年3月生，中共党员，大专文化，主治医师职称。1979年5月参加工作，历任如东县苴镇中心卫生院副院长、如东县第四人民医院副院长、如东县计划生育指导站站长等职。2006年获"南通市计划生育先进工作者"称号。现任如东县计划生育指导站党部书记等职。

严宏俊 男，汉族，如东新店人。1961年4月生，1992年12月加入中国共产党，大专文化，检验医师职称。1980年12月参加工作，历任如东县新店乡卫生院副院长等职。现任如东县新店镇卫生所所长、如东县新店镇社区卫生服务中心主任等职。

周　华 男，汉族，如东苴镇人。1961年5月生，1992年10月加入中国共产党，大专文化，主治医师职称。1980年8月参加工作，历任如东县苴镇中心卫生院副院长等职。现为如东县第四人民医院主治医师。

许唯薇 女，汉族，如东掘港人。1961年5月生，中专文化，检验师职称。1981年1月参加工作，一直奉职于如东县妇幼保健所，现任如东县妇幼保健所工会主席等职。

李　勇 男，汉族，如东掘港人。1961年7月生，1984年6月加入中国共产党，大专文化，主治医师职称。1976年8月参加工作，历任如东县掘郊乡卫生院医士、如东县掘港中心卫生院副院长等职。现为如东县掘港镇卫生所主治医师。

缪庆元 男，汉族，如东沿南人。1961年7月生，中专文化，主治医师职称。1986年12月参加工作，历任如东县沿南乡卫生院副院长等职。现任如东县沿南医院副院长等职。

徐小岩 男，汉族，如东栟茶人。1961年7月生，大学文化，2005年9月晋升为副主任中医师职称。1986年8月参加工作，一直奉职于如东县第三人民医院，现任如东县第三人民医院副主任中医师等职。

施　蓓 女，汉族，如东丁店人。1961年8月生，中共党员，大专文化，主管护师职称。1981年8参加工作，曾任如东县人民医院护师。现为如东县卫生进修学校副校级协理员。

施爱芳 女，汉族，如东岔河人。1961年9月生，1994年4月加入中国共产党，本科文化，南京医科大学护理本科班毕业，2005年9月晋升为副主任护师职称。1981年8月参加工作，历任如东县第二人民医院护士长等职。现任如东县第二人民医院总护士长等职。

张　霞 女，汉族，如东长沙人。1961年9月生，中共党员，大专文化。1979年9月参加工作，历任如东县长沙镇政府文卫助理、如东县长沙镇卫生所所长等职。曾获"南通市计划生育工作先进个人"称号。现任如东县长沙镇规划局建设助理、副主任科员等职。

刘　均　男，汉族，如东丰利人。1961年9月生，本科文化，1984年9月毕业于南通医学院医疗系，2008年9月晋升为主任医师职称。1984年8月参加工作，历任如东县妇幼保健儿保医生、如东县丰利医院内科副主任医师等职。现任如东县丰利医院内科主任等职。

赵忠宁　男，汉族，如东栟茶人。1961年10月生，本科文化，2004年毕业于扬州大学医学院临床医学专业，2003年9月晋升为副主任医师职称。1982年10月参加工作，历任如东县人民医院儿科副主任等职。现任如东县人民医院儿科主任等职。

缪晓红　女，汉族，如东栟茶人。1961年11月生，中专文化，主管护师、妇幼医师职称。1982年8月，历任如东县浒澪乡卫生院助产士、如东县计划生育指导站副站长等职。现为如东县人口和计划生育委员会科技科科员。

许洁心　女，汉族，如东双甸人。1961年11月生，大专文化，江苏省职工医科大学毕业，2003年9月晋升为副主任医师职称。1981年参加工作，历任如东县中医院功能科副主任等职。现为如东县中医院功能科副主任医师。

曹正祥　男，汉族，如东岔河人。1961年11月生，本科文化，南京医科大学毕业，2005年9月晋升为副主任中医师职称。1989年8月参加工作，历任如东县第三人民医院主治中医师、如东县兵房中心卫生院副院长等职。现任如东县第二人民医院中医科主任等职。

王美凤　女，汉族，如东景安人。1961年11月生，大专文化，2009年9月晋升为社区副主任护师职称。1985年8月参加工作，一直奉职于如东县第二人民医院，现任如东县第二人民医院护士长等职。

张　驰　男，汉族，如东掘港人。1961年11月生，本科文化，1983毕业于南京医学院医疗系，2006年9月晋升为主任医师职称。1983年7月参加工作，一直奉职于如东县人民医院，现任如东县人民医院外科副主任等职。

袁祝君　女，汉族，如东苴镇人。1961年11月生，中共党员，中专文化，主管医师职称。1981年11月参加工作，曾任如东县苴镇中心卫生院妇产科医师，如东县第十一届、十二届人大代表。现任如东县苴镇卫生所主管医师。

万继红　女，汉族，如东袁庄人。1961年11月生，中共党员，大学文化。历任如东县妇女联合会主席等职。如东县人口和计划生育委员会主任等职。

陈淑林　男，汉族，如东盐场人。1961年12月生，1994年11月加入中国共产党，大专文化，1982年毕业于南通医学院公共卫生班，2003年9月晋升为副主任医师职称。1982年2月参加工作，历任如东县卫生防疫站副站长等职。现任如东县疾病预防控制中心主任、如东县卫生系统思想政治工作研究会副会长等职。

吴　彪　男，汉族，如东丰利人。1961年12月生，1996年10月加入中国共产党，大专文化，主治医师职称。1983年10月参加工作，历任如东县凌河乡卫生院院长等职。现任如东县丰利镇卫生所所长、如东县丰利镇社区卫生服务中心主任等职。

刘晓燕　女，汉族，如东双甸人。1962年1月生，1990年3月加入中国共产党，本科文化，主管护师职称。1980年2月参加工作，历任如东县双甸中心卫生院麻醉师、如东县景安乡党委副书记、如东县卫生局团委书记、如东县卫生局党委副书记、如东县卫生局副局长、如东县爱国卫生运动委员会办公室主任、如东县卫生系统思想政治工作研究会副会长、如东县农村合作医疗办公室主任等职。如东县第十二届政协委员。2001年5月获"南通市农村改水工作先进个人"称号。现为如东县卫生局副主任科员。

陈　忠　男，汉族，如东岔河人。1962年1月生，大专文化，盐城卫生专科学校毕业，2004年9月晋升为副主任医师职称。1982年1月参加工作，一直奉职于如东县第二人民医院，现任如东县第二人民医院内科主任等职。

吴光华　男，汉族，如东洋口人。1962年2月生，中专文化，医师职称。1986年7月参加工作，历任如东县光荣乡卫生院医士、如东县环渔乡卫生院院长等职。现任如东县光荣医院内科医师。

冒加华　男，汉族，如东马塘人。1962年3月生，高中文化，医师职称，1979年1月参加工作，曾任如东县潮桥乡卫生院麻醉科医生。现任如东县潮桥医院院长等职。

陆如军　男，汉族，如东丰利人。1962年4月生，1993年8月加入中国共产党，中专文化，主治医师职称。1982年3月参加工作，历任如东县人民医院放射科副主任、如东县卫生局团委副书记等职。现任如东县人民医院门诊党支部书记等职。

金　群　男，汉族，如东栟茶人。1962年4月生，本科文化，南京中医学院中医系毕业，1998年9月晋升为副主任中医师职称。1983年8月参加工作，历任如东县中医院预防保健科副科长等职。曾获"第三届江苏省优秀青年中医药工作者"称号。现任如东县中医院医务科科长等职。

苏建美　女，汉族，如东丰利人。1962年4月生，大专文化，主管中药师职称。1980年10月参加工作，曾任如东县第二人民医院中药师。如东县第十二届政协委员。现任南通市如东药品食品监督管理局稽查科科长等职。

花红林　男，汉族，如东新林人。1962年5月生，中共党员，大专文化 ，2008年9月晋升为社区副主任药师职称。1986年8月参加工作，一直奉职于如东县中医院，现为如东县第三人民医院药剂科科长等职。

戴哲明　男，汉族，如东双甸人。1962年8月生，中共党员，中专文化，主管药师职称。1982年8月参加工作，一直奉职于如东县双甸镇中心卫生院，现任如东县双甸镇中心卫生院副院长等职。

缪　忠　男，汉族，如东于港人。1962年8月生，大专文化，盐城卫校医士班毕业，内科主治医师职称。1980年4月参加工作，历任如东县于港乡龙坝村乡村医生、如东县于港乡卫生院院长、如东县河口镇卫生院副院长等职。现任如东县于港医院支部书记等职。

姚炳荣 男，汉族，如东童店人。1962年8月生，本科文化，1985毕业于南通医学院医疗系临床专业，1999年加入中国共产党，2000年9月晋升为副主任医师职称。1985年8月参加工作，一直奉职于如东县人民医院，现任如东县人民医院内科副主任兼ICU主任等职。

许庆忠 男，汉族，如东桐本人。1962年8月生，1997年12月加入中国共产党，本科文化，南通医学院毕业，2003年9月晋升为副主任医师职称。1982年2月参加工作，历任如东县卫生防疫站副站长、如东县第二人民医院副院长等职。现任如东县卫生监督所副所长、党支部书记等职。

陈　燕 女，汉族，如东掘港人。1962年9月生，本科文化，2009年9月晋升为高级政工师职称。1980年2月参加工作，一直奉职于如东县中医院，现任如东县中医院高级政工师等职。

沈平生 男，汉族，如东浒澪人。1962年10月生，中专文化，主治医师职称。1984年7月参加工作，历任如东县南坎乡卫生院内科医师、如东县南渔医院院长等职。现为如东县南渔医院主治医师。

张督平 男，汉族，如东古坝人。1962年10月生，1982年9月加入中国共产党，大专文化。1978年9月参加工作。历任如东县古坝镇人民政府副镇长及党委副书记、如东县岔北乡党委副书记、如东县袁庄镇人民政府镇长及党委副书记等职。现任如东县人口和计划生育委员会副主任及党组副书记等职。

赵尊俊 男，汉族，如东凌民人。1962年10月生，中共党员，大专文化。1981年8月参加工作，历任如东县马塘医院总务科长等职。现任如东县马塘医院副院长等职。

季学军 男，汉族，如东苴镇人。1962年10月生，1997年7月加入中国共产党，本科文化，1984年8月毕业于南京医科大学，2004年7月中共江苏省委党校江苏省行政学院政治经济学专业研究生班结业，2004年9月晋升为主任医师职称。1984年8月参加工作，历任如东县人民医院副院长等职。《医德规范综览》副主编（由国际文化出版公司出版）。2003年获“南通市防非工作先进个人”称号。现任如东县人民医院院长、党委副书记等职。

徐筱丽 女，汉族，如东掘港人。1962年11月生，中专文化，江宁卫生学校毕业，2006年9月晋升为高级统计师职称。1980年7月参加工作，一直奉职于如东县中医院，现为如东县中医院高级统计师。

缪延浩 男，汉族，如东栟茶人。1962年11月生，本科文化 ，1984年毕业于南京医科大学临床医学专业，2001年9月晋升为副主任医师职称。1984年5月参加工作，历任如东县人民医院五官科副主任等职。《现代青光眼手术》副主编，由人民军医出版社出版。现任如东县人民医院五官科主任等职。

周玉平 男，汉族，如东华丰人。1962年11月生，中共党员，大专文化。时间：1981年8月参加工作，历任如东县城南镇政府三产办干事、如东县城南镇卫生所所长等职。

周刘峰 男，汉族，如东浒澪人。1962年11月生，高中文化，医师职称。1979年11月参加工作，历任如东县浒澪乡卫生院副院长等职。现任如东县靖海医院院长等职。

张玉泉 男，汉族，如东景安人。1962年12月生，大专文化，2010年9月晋升为社区副主任中药师职称。1982年2月参加工作，一直奉职于如东县第二人民医院，现为如东县第二人民医院药剂科社区副主任中药师。

李 燕 女，汉族，如东新光人。1962年12月生，1999年加入中国共产党，本科文化，2004年毕业于南京医科大学护理专业，2005年9月晋升为副主任护师职称。1984年8月参加工作，历任如东县人民医院内科护士长等职，现任如东县人民医院妇委会副主任、如东县人民医院大内科护士长等职。

卢海梅 女，汉族，如东凌民人。1963年1月生，1994年12月加入中国共产党，大专文化，助理会计师职称。1980年12月参加工作，历任如东县药品检验所会计、如东县卫生局财务科会计、如东县卫生协会办公室副主任等职。现为如东县新型农村合医疗办公室助理会计师。

张亚莲 女，汉族，如东马塘人。1963年3月生，中专文化，医师职称。1990 年8月参加工作，历任如东县景安乡卫生院妇产科医师、如东县凌民乡卫生院妇产科医师等职。现任如东县凌民医院副院长等职。

许 红 女，汉族，如东新光人。1963年4月生，1985年7月加入中国共产党，大专文化，主管护士职称。1981年8月参加工作，历任如东县人民医院团总支部书记等职。现任如东县人民医院护士长等职。

陆 敏 男，汉族，如东丁店人。1963年4月生，本科文化，1985年毕业于南京医学院临床医学专业，2002年9月晋升为副主任医师职称。1985年8月参加工作，一直奉职于如东县人民医院，现为如东县人民医院儿科副主任医师。

季晓平 女，汉族，如东掘港人。1963年4月生，本科文化，2010年9月晋升为副主任护师职称。1982年8月参加工作，一直奉职于如东县人民医院，现为如东县人民医院护士长等职

佘晓春 男，汉族，如东河口人。1963年4月生，本科学历，1985年毕业于南通医学院医学系医学专业，2005年9月晋升为主任医师职称。1985年7月参加工作，历任如东县人民医院住院急诊科副主任等职。如东县第十二届政协委员、南通市第十一届政协委员。主编《临床外科手术改进》由百家出版社出版。曾获“江苏省卫生系统先进工作者”称号。现任如东县人民医院外科副主任等职。

秦定阳 男，汉族，如东丰利人。1963年5月生，大专文化，2005年9月晋升为社区副主任医师职称。1983年8月参加工作，历任如东县丰利医院外科主治医师等职。现任如东县丰利医院副院长、如东县丰利医院党支部书记等职。

周秀华 女，汉族，黑龙江省人。1963年6月生，本科文化，南京医科大学毕业，2005年9月晋升为副主任护师职称。1984年8月参加工作，一直奉职于如东县中医院，现任如东县中医院护士长等职。

徐燕红 女，汉族，如东掘港人。1963年7月生，本科文化，1984毕业于南通医学院医疗系医学专业，2005年9月晋升为主任医师职称。1984年8月参加工作，一直奉职于如东县人民医院，曾获“江苏省三八红旗手”称号。现任如东县人民医院内科副主任等职。

施洪成 男，汉族，如东兵房人。1963年7月生，本科文化，1986年毕业于江西医学院医学系医疗专业，2002年9月晋升为副主任医师职称。1986年8月参加工作，曾任如东县第二人民医院内科医师。现为如东县人民医院传染科副主任医师。

袁晔华 女，汉族，如东北坎人。1963年7月生，高中文化，检验技师职称。1982年9月参加工作，历任如东县长沙镇卫生院副院长等职。现任如东县北坎医院副院长等职。

包志华 男，汉族，如东饮泉人。1963年8月生，1988年8月加入中国共产党，本科文化，主管中药师职称。1986年8月参加工作，历任如东县药品检验所中药室主任、南通市海安食品药品监督管理局副局长等职。现任南通市如东食品药品监督管理局副局长等职。

樊文婷 女，汉族，如东马塘人。1963年9月生，本科文化，2004年毕业于扬州大学临床医学专业，2005年9月晋升为副主任医师职称。一直奉职于如东县人民医院，现为如东县人民医院妇产科副主任医师。

许亚琴 女，汉族，如东景安人。1963年9月生，大专文化，2010年9月晋升为社区副主任技师职称。1985年8月参加工作，一直奉职于如东县第二人民医院，现任如东县第二人民医院检验科主任等职。

从远高 男，汉族，如东岔北人。1963年9月生，本科文化，扬州医学院毕业，2008年9月晋升为副主任中医师职称。1989年8月参加工作，一直奉职于如东县中医院，现为如东县中医院骨伤科主任中医师。

于　梅 女，汉族，如东马塘人。1963年9月生，中共党员，大专文化。助理统计师职称。1992年3月参加工作，一直奉职于如东县马塘镇计划生育服务站。2008年12月获“南通市违法生育专项治理行动先进个人”称号。现任如东县马塘镇计划生育服务站站长等职。

张　勇 男，汉族，如东南坎人。1963年9月生，本科文化，广西医学院医学系毕业，2001年9月晋升为副主任医师职称。1986年8月参加工作，历任如东县兵房中心卫生院内科医师等职。现任如东县人民医院内科副主任等职。

许　健 女，汉族，如东丰利人。1963年9月生，1985年毕业于宜兴卫校助产班，本科文化，2010年9月晋升为副主任医师职称。1985年8月参加工作，一直奉职于如东县丰利医院，现任如东县丰利医院妇产科副主任医师等职。

张旭初 男，汉族，江苏泰州人。1963年10月生，中共党员，本科文化，扬州大学医学院中医专业班毕业，副主任中医师职称。1982年9月参加工作，历任如东县中医院副院长等职。2001年3月获“江苏省农村中医工作先进个人”称号。《实用中医临床手册》副主编，由人民军医出版社出版。现任如东县卫生局副局长、如东县计划生育委员会副主任、如东县红十字会副会长、如东县爱国运动委员会办公室主任等职。

吴小平　女，汉族，如东长沙人。1963年10月生，本科学历，1986年毕业于南通医学院医疗专业，2001年9月晋升为副主任医师职称。1986年8月参加工作，曾任如东县第三人民医院妇产科医师。现任如东县人民医院妇产科副主任医师。

缪秋如　男，汉族，如东洋口人。1963年10月生，中专文化，1989年7月毕业于盐城卫校医士班，外科主治医师职称。1982参加工作，曾任如东县洋口乡卫生院外科医生。现任如东县南渔医院院长等职。

沈　燕　女，汉族，如东兵房人。1963年11月生，1986年7月加入中国共产党，本科文化，1986年毕业于江苏省淮阴卫生中专学校助产专业，2004年毕业于扬州大学党政管理专业，护师、政工师职称。1986年8月参加工作，历任如东县兵房中心卫生院妇产科主任、如东县卫生局党委办公室副主任、共青团如东县卫生局委员会书记、如东县卫生系统思想政治工作研究会秘书长等职。现任如东县卫生协会办公室主任、如东县卫生局机关工会副主席等职。

张　进　男，汉族，如东五义人。1963年11月生，中专文化，药剂士职称。1985年5月参加工作，历任如东县五义乡卫生院院长等职。

朱继陈　女，汉族，如东新店人。1963年11月生，中共党员，本科文化，2010年9月晋升为社区副主任护师职称。1981年8月参加工作，一直奉职于如东县第二人民医院，现为如东县第二人民医院社区副主任护师。

陆启如　女，汉族，如东兵房人。1963年11月生，本科文化，2008年9月晋升为副主任中医师职称。1985年8月参加工作，历任如东县兵房中心卫生院妇产科医师、如东县中医院主治医师等职。现为如东县中医院副主任医师。

周晓梅　女，汉族，如东石屏人。1963年11月生，中共党员，本科文化，护师职称。1983年10月参加工作，历任如东县环北乡卫生院护士、如东县中医院护师、如东县卫生局纪检监察室主任、如东县中医院纪律检查委员会书记等职。曾获“南通市清房工作先进个人”称号。现任中共如东县纪律检查委员会第五工作室副主任等职。

刘克芳　女，汉族，如东栟茶人。1963年11月生，大专文化，2007年9月晋升为社区副主任护师职称。1982年8月参加工作，一直奉职于如东县第三人民医院，现为如东县第三人民医院社区副主任护师。

王　丽　女，汉族，如东栟茶人。1963年11月生，本科文化，1984毕业于南通医学院医疗系医学专业，2008年9月晋升为副主任护师职称。1986年8月参加工作，一直奉职于如东县第三人民医院，现任如东县第三人民医院护士长等职。

吴春玫 女，汉族，如皋市人。1963年12月生，中共党员，本科文化，南通医学院医疗专业毕业，2006年9月晋升为主任医师职称。1984年8月参加工作，一直奉职于如东县妇幼保健所。现任如东县妇幼保健所所长、党支部书记等职。

施振东 男，汉族，如东兵房人。1963年12月生，中共党员，中专文化，1986年毕业于南通卫校，医师职称。1980年参加工作，历任如东县兵房中心卫生院院长、如东县兵房镇社区卫生服务中心副主任、如东县兵房中心卫生院党支部书记等职。现为如东县兵房中心卫生院正院长级协理员。

徐希平 男，汉族，如东浒澪人。1964年1月生，本科文化，扬州医学院毕业，2003年9月晋升为副主任医师职称。1989年8月参加工作，历任如东县第三人民医院副院长等职。现任如东县第三人民医院院长等职。

缪兆林 男，汉族，如东栟茶人。1964年1月生，本科文化，南通卫生学院毕业，2007年9月晋升为副主任医师职称。1989年8月参加工作。一直奉职于如东县第三人民医院，现任如东县第三人民医院副院长、如东县栟茶镇社区卫生服务中心副主任等职。

沈玉红 女，汉族，如东五义人。1964年1月生，大专文化 ，2009年9月晋升为副主任医师职称。1982年8月参加工作，历任如东县丰利医院护士、如东无线电厂医务室医师、如东丰利医院内科主治医师等职。现为如东县丰利医院内科副主任医师。

郑建芸 女，汉族，如东栟茶人。1964年3月生，大学文化，1984年9月参加工作，历任如东县人口和计划生育委员会副主任等职。2004年12月获“江苏省婚育新风进万家活动先进个人”称号，2005年12月获“全国人口和计划生育协会优秀志愿者”称号。现任政协如东县委员会经科委副主任等职。

郭建萍 女，汉族，如东新店人。1964年3月生，1997年加入中国共产党，本科文化，2003年毕业于南京医科大学护理专业，2005年9月晋升为副主任护师职称。1984年8月参加工作，一直奉职于如东县人民医院，现任如东县人民医院护理部副主任等职。

李中建 男，汉族，如东袁庄人。1964年4月生，大专文化，主管医师职称。1992年8月参加工作，曾任如东县卫生防疫站防疫科主管医师。如东县第十三届政协委员。现任如东县疾病预防控制中心结核病防治科科长等职。

吴侦明 男，汉族，如东栟茶人。1964年4月生，1998年7月加入中国共产党，本科文化，2001年9月晋升为副主任医师职称。1987年8月参加工作，历任如东县第三人民医院副院长等职。现任如东县丰利医院院长等职。

宋伟剑 女，汉族，如东掘港人。1964年5月生，1991年加入中国共产党，大专文化，会计师职称。

1981年12月参加工作，历任如东县卫生进修学校会计、如东县公费医疗办公室会计等职。现任如东县经济开发区安全监督局副局长等职。

赵旭东　男，汉族，如东双甸人。1964年5月生，中专文化，主治医师职称。1980年8月参加工作，曾任如东县浒澪乡卫生院医师。现任如东县浒澪医院院长等职。

李剑芳　女，汉族，如东马塘人。1964年5月生，1998年12月加入中国共产党，本科文化，2004年毕业于扬州大学党政管理专业，主管护师、高级政工师职称。1982年8月参加工作，历任南通市肿瘤医院护士等职。现任如东县卫生局党委办公室主任、如东县医学会办公室主任、如东县卫生系统思想政治工作研究会秘书长等职。

朱建云　女，汉族，如东马塘人。1964年7月生，大专文化，主管技师职称。1985年8月参加工作，历任南通市红十字血站如东分站副站长等职。现任如东县人民医院检验科主任等职。

鲍美兰　女，汉族，如东县岔北人。1964年7月生，大专文化，2010年9月晋升为社区副主任技师职称。1986年8月参加工作，一直奉职于如东县第二人民医院，现为如东县第二人民医院检验科社区副主任技师。

顾晓兰　女，汉族，如东县双甸人。1964年7月生，大专文化，2010年9月晋升为社区副主任护师职称。1985年8月参加工作，一直奉职于如东县双甸镇中心卫生院，现为如东县双甸镇中心卫生院社区副主任护师。

缪晓梅　女，汉族，如东栟茶人。1964年8月生，大专文化，2006年9月晋升为社区副主任护师职称。1998年参加工作，一直奉职于如东县第三人民医院，如东县第十五届人大代表。现为如东县第三人民院社区副主任护师。

钱堂美　女，汉族，如东丰利人。1964年8月生，中共党员，1986年毕业于南通卫校护理专业，大专文化 ，2008年9月晋升为副主任护师职称。1986年8月参加工作，一直奉职于如东县丰利医院。现为如东县丰利医院副主任护师。

濮益周　男，汉族，如东童店人。1964年8月生，本科文化，毕业于南京师范大学中文系，2004年9月晋升为高级讲师职称。1987年9月参加工作，一直奉职于如东县卫生进修学校，如东县第十二届、十三届政协委员。现为如东县卫生进修学校高级讲师。

陈建权　男，汉族，如东长沙人。1964年8月生，中共党员，研究生文化，2005年晋升为高级经济师职称。1985年8月参加工作，历任如东县苴镇副镇长、长沙镇党委副书记、县级机关党委副书记、县委统战部副部长、县纪委派驻机关第二工作室主任等职。现任如东县卫生局副局长等职。

陈海平　女，汉族，如东丰利人。1964年8月生，大专文化，2006年9月晋升为社区副主任护师职称。1983年8月参加工作，一直奉职于如东县丰利医院。现为如东县丰利镇社区副主任护师。

沈红英 女，汉族，如东浒澪人。1964年8月生，大专文化，2009年9月晋升为社区副主任护师职称。1982年8月参加工作，一直奉职于如东县第二人民医院，现为如东县第二人民医院社区副主任护师。

吕 斌 男，汉族，如东南坎人。1964年8月生，中专文化，主治医师职称。1981年4月参加工作、曾任如东县南坎乡卫生院内科医师。如东县第十三届政协委员。现任如东县大豫医院院长、如东县大豫镇社区卫生服务中心副主任等职。

吴余祝 男，汉族，江苏泰兴人。1964年9月生，1999年8月加入中国共产党，研究生文化 ，高级政工师职称。1987年参加工作，历任如东县丰利医院药剂科科长、如东县新店乡卫生院院长、如东县马塘镇卫生所所长等职。现任如东县马塘医院院长等职。

黄 玲 女，汉族，如东兵房人。1964年9月生，本科学历，1987年毕业于南京医学院儿科系儿科学专业，2002年9月晋升为副主任医师职称。1987年8月参加工作，一直奉职于如东县人民医院。现为如东县人民医院儿科副主任医师。

徐文华 男，汉族，如东丰利人。1964年9月生，大专文化，2007年9月晋升为社区副主任药师职称。1986年8月参加工作，一直奉职于如东县丰利医院。现为如东县丰利医院社区副主任药师。

吴 琼 女，汉族，如东新店人。1964年9月生，大专文化，2010年9月晋升为副主任护师职称。1981年8月参加工作，一直奉职于如东县人民医院。现为如东县人民医院副主任护师。

缪丽华 女，汉族，如东洋口人。1964年9月生，1990年4月加入中国共产党，大学文化，2006年9月晋升为副主任护师职称。1983年8月参加工作，历任如东县第四人民医院护士长等职。现任如东县第四人民医院副院长、如东县第四人民医院党支部副书记等职。

镇国琴 女，汉族，如东岔河人。1964年9月生，大专文化，2009年9月晋升为社区副主任护师职称。1985年8月参加工作，一直奉职于如东县第二人民医院。现为如东县第二人民医院社区副主任护师。

秦安明 男，汉族，如东掘港人。1964年10月生，本科文化，1987年毕业于苏州医学院医疗系医学专业，2010年9月晋升为主任医师职称。1987年8月参加工作，曾任如东县苴镇中心卫生院外科副主任医师。现为如东县人民医院外科主任医师。

李宗英 女，汉族，如东袁庄人。1964年10月生，1989 年6月加入中国共产党，大专文化，南京卫生学校妇产医士班毕业，主治医师职称。1983年8月参加工作，历任如东县丰利医院妇产医师、如东县妇幼保健所儿科科长等职。现任如东县妇幼保健所副所长等职。

朱爱勤 女，汉族，如东童店人。1964年10月生，大专文化，南京卫生学校妇产医士班毕业，主治医师职称。1983年8月参加工作，历任如东县掘东区卫生所妇产医士、如东县兵房中心卫生院妇产科医师、如东县妇幼保健所妇幼科科长等职。现任如东县妇幼保健所副所长等职。

王银华　男，汉族，如东长沙人。1964年11月生，1987年4月加入中国共产党，本科文化，2004年毕业于扬州大学党政管理专业，主治医师职称。1982年9月参加工作，历任中国人民解放军陆军某部装甲团卫生队队长等职。现任如东县卫生局医政科副科长、如东县红十字会副秘书长等职。

顾国林　男，汉族，如东栟茶人。1964年11月生，本科文化，徐州医学院毕业，2007年9月晋升为副主任医师职称。1989年8月参加工作，一直奉职于如东县第三人民医院。现为如东县第三人民医院外科副主任医师。

杨　连　女，汉族，如东洋口人。1964年11月生，1985年3月加入中国共产党，本科文化，主治医师职称。1982年8月参加工作，历任如东县精神病防治院精神科主任等职。现任如东县第四人民医院副院长等职。

缪慧蓉　女，汉族，如东丰利人。1964年12月生，中共党员，大专文化，主治医师职称。1983年8月参加工作，历任如东县丰利医院医师、如东县丰利镇卫生所医师、如东县苴镇卫生所医师等职。现任如东县掘港镇卫生所副所长等职。

顾雪峰　男，汉族，如东栟茶人。1965年1月生，本科文化，主管医师职称。1983年8月参加工作，历任如东县卫生防疫站食品卫生科主任等职。现任如东县卫生监督所副所长等职。

顾亚萍　女，汉族，如东洋口人。1965年1月生，2000年7月加入中国共产党，中专文化，主管护师职称，1983年8月参加工作。历任如东县新林镇卫生所副所长、如东县洋口镇卫生所副所长、如东县洋口镇社区卫生服务中心副主任等职。现任如东县河口镇卫生所副所长、如东县河口镇社区卫生服务中心副主任等职。

叶　生　男，汉族，如东丁店人。1965年2月生，大学文化，助理工程师职称。1982年5月参加工作，历任如东县丁店乡卫生院职工、如东县卫生协会办公室职工(未到职)。如东县第十二届政协委员。现任南通市云顶实业总公司总经理等职。

袁　兵　男，汉族，如东掘港人。1965年2月生，本科学历，1986年毕业于南通医学院医疗系医学专业，2010年9月晋升为主任医师职称。1986年8月参加工作，历任如东县双甸中心卫生院医师、如东县卫生进修学校外科助教、如东县人民医院外科副主任医师等职。现为如东县人民医院外科主任医师。

石利平　女，汉族，上海市人。1965年3月生，2002年加入中国共产党，本科文化，2006年9月晋升为副主任护师职称。1982年7月参加工作，一直奉职于如东县人民医院。现任如东县人民医院大外科护士长等职。

刘　洪　男，汉族，如东袁庄人。1965年4月生，1997年加入中国共产党，中专文化，主管医师职称。1978年8月参加工作，历任如东县卫生防疫站办公室主任、如东县掘港中心卫生院院长、如东县卫生监督所党支部副书记等职。现任如东县卫生监督所副所长等职。

陈海洪 男，汉族，如东北坎人。1965年4月生，本科文化，1988毕业于南京医科大学医疗专业，2010年9月晋升为主任医师职称。1988年8月参加工作，一直奉职于如东县人民医院。现任为如东县人民医院内科主任医师。

张金明 男，汉族，如东曹埠人。1965年4月生，本科文化，南京中医药大学毕业，2009年9月晋升为主任中医师职称。1989年8月参加工作，一直奉职于如东县中医院。现为如东县中医院内科主任中医师。

沈志生 男，汉族，如东浒澪人。1965年4月生，本科文化，2008年9月晋升为副主任中医师职称。1991年8月参加工作，一直奉职于如东县中医院。现为如东县中医院副主任中医师。

邱玉红 女，汉族，如东环镇人。1965年4月生，大专文化，南京医科大学毕业，2006年9月晋升我副主任护师职称。1986年8月参加工作，一直奉职于如东县中医院。现为如东县中医院副主任护师。

孙　娅 女，汉族，如东袁庄人。1965年4月生，中专文化，统计师职称。1983年8月参加工作，一直奉职于如东县人民医院。如东县第十二届(增补)、十三届政协委员、南通市第十三届人大代表。"南通市博爱奖章"获得者。现为如东县人民医院病案室统计师。

丁美玲 女，汉族，如东汤园人。1965年6月生，中共党员，大专文化，2010年9月晋升我社区副主任护师职称。1985年8月参加工作，一直奉职于如东县第二人民医院。现任如东县第二人民医院护士长等职。

徐德建 男，汉族，如东石甸人。1965年6月生，1984年9月加入中国共产党，本科文化，中国人民解放军总参谋部通信学院毕业。1983年8月参加工作，历任中国人民解放军总参谋部电子对抗大队指挥室主任、如东县纪律检查委员会监察室主任等职。现任如东县纪律检查卫生工作委员会书记等职。

夏建华 男，汉族，如东童店人。1965年6月生，中共党员，本科文化，2008年9月晋升为副主任医师职称。1983年8月参加工作，历任如东县掘东区卫生所防疫医生、如东县兵房中心卫生院副院长、如东县防疫站防疫科科长等职。现任如东县疾病预防控制中心副主任等职。

沈建江 女，汉族，江苏无锡人。1965年7月生，本科文化，2003年毕业于南京医科大学护理专业，2010年9月晋升为主任护师职称。1981年2月参加工作，曾任如东县第二人民医院护师。现任如东县人民医院护士长等职。

杨爱平 女，汉族，如东双甸人。1965年7月生，中共党员，大专文化。1989年12月参加工作，一直奉职于如东县卫生进修学校。现任如东县卫生进修学校党支部副书记等职。

丁志军 男，汉族，如东双甸人。1965年8月参加工作，1996年12月加入中国共产党，本科文化，徐州医学院毕业，2003年9月晋升为副主任医师职称。1989年8月参加工作，历任如东县第二人民医院党支部书记、副院长等职。如东县第十二届、十三届政协委员。现为如东县中医院外科副主任医师。

王淑娴 女，汉族，如东岔河人。1965年8月生，大学文化，南通医学院毕业，2003年9月晋升为副主任医师职称。1989年8月参加工作，一直奉职于如东县第三人民医院。现为如东县第三人民医院儿科副主任医师。

顾松杰 男，汉族，如东汤园人。1965年9月生，本科文化，南京中医药大学毕业，2009年9月晋升为主任中医师职称。1989年8月参加工作，一直奉职于如东县中医院。现任如东县中医院皮肤科主任等职。

桑九高 男，汉族，如东岔河人。1965年9月生，本科文化，1989年毕业于扬州医学院医学专业，2009年9月晋升为主任医师职称。1989年8月参加工作，历任如东县第二人民医院副院长等职。现任如东县人民医院医教科副科长等职。

蒋 萍 女，汉族，如东凌民人。1965年9月生，本科文化，南京中医药大学毕业，2009年9月晋升为副主任中医师职称。1988年8月参加工作，一直奉职于如东县中医院。现为如东县中医院内科主任中医师。

张廷芳 女，汉族，如东石甸人。1965年9月生，中共党员，本科文化，主治医师职称。1987年7月后，历任如东县计划生育指导站站长助理等职。1996年6月获“江苏省人口和计划生育目标管理优秀调查员”称号。现任如东县计划生育指导站副站长、如东县计划生育指导站党支部副书记等职。

黄 兵 男，汉族，如东长沙人。1965年9月生，1987年9月加入中国共产党，大专文化，1984年7月参加工作，历任如东县计划委员会副主任等职。现任如东县人口和计划生育委员会主任等职。

戚康生 男，汉族，江苏兴化人。1965年10月生，大专文化，主治医师职称。1986年8月参加工作，历任国营如东棉场医院院长等职。现为如东县人民法院书记员。

袁亚东 男，汉族，如东苴镇人。1965年10月生，2002年6月参入中国共产党，大专文化，主治医师职称。1982年2月参加工作，历任如东县苴镇中心卫生院院长助理等职。现任如东县苴镇中心卫生院副院长等职。

唐芙蓉 女，汉族，如东县马塘人。1965年10月生，2002年7月加入中国共产党，本科文化，2008年9月晋升为高级政工师职称。1981年8月参加工作，历任如东县马塘医院护士、如东县人民医院预防保健科干事等职。现任如东县人民医院人事科科长、如东县人民医院妇委会副主任等职。

李金林 男，汉族，如东掘港人。1965年10月生，本科文化，1988年毕业于徐州医学院医疗系医学专业，2003年8月晋升为副主任医师职称。1988年8月参加工作，曾任如东县第二人民医院外科主治医师。现为如东县人民医院外科副主任医师。

丁冠云 女,汉族,如东河口人。1965年11月生,2001年11月加入中国共产党,本科文化,2003年毕业于南京医科大学护理专业,2004年11月晋升为副主任护师职称。1982年8月参加工作,历任如东县人民医院护士长等职。现任如东县人民医院护理部副主任等职。

姜海林 男,汉族,如东掘港人。1965年11月生,本科文化,1989年毕业于东南大学医学院医疗系外科专业,2003年9月晋升为副主任医师职称。1989年8月参加工作,曾任如东县第三人民医院外科主治医师。现为如东县人民医院外科副主任医师。

姜　杰 女,汉族,盐城市东台人。1965年12月生,大专文化,2010年9月晋升为社区副主任医师职称。1987年8月参加工作,一直奉职于如东县第三人民医院。现为如东县第三人民医院社区副主任医师。

蒋　玲 女,汉族,如东凌民人。1965年12月生,中共党员,本科文化,2010年9月晋升为社区主任护师职称。1981年8月参加工作,一直奉职于如东县丰利医院。如东县第十二届政协委员。现任如东县丰利医院总护士长等职。

蔡抗援 男,汉族,如东袁庄人。1966年1月生,本科文化,南京中医药大学毕业,2009年9月晋升为副主任医师职称。1989年8月参加工作,一直奉职于如东县中医院。现为如东县中医院儿科主任中医师。

沈亚宏 男,汉族,如东沿南人。1966年1月生,中共党员,大专文化,2010年9月晋升为社区副主任医师职称。1986年12月参加工作,一直奉职于如东县双甸镇中心卫生院。现为如东县双甸镇中心卫生院社区副主任医师。

王鹤兵 男,汉族,如东掘港人。1966年1月生,本科文化,南通医学院医疗系临床专业毕业,2009年9月晋升为主任医师职称。1989年8月参加工作,历任如东县人民医院医务科副科长等职。现任如东县人民医院副院长等职。

姚秀梅 女,汉族,如东潮桥人。1966年1月生,大专文化,2009年9月晋升为社区副主任护师职称。1986年8月参加工作,历任如东县马塘医院副院长、如东县马塘镇社区卫生服务中心副主任等职。现为如东县马塘医院社区副主任护师。

孙晓云 女,汉族,如东双甸人。1966年1月生,本科文化,2007年9月晋升为副主任护师职称。1985年8月参加工作,一直奉职于如东县人民医院。现为如东县人民医院副主任护师。

郭红梅 女,汉族,如东兵房人。1966年1月生,中共党员,本科文化,2006年7月晋升为副研究员职称。1985年8月参加工作,一直奉职于如东县人民医院。现任如东县人民医院医教-保健科科长等职。

陈曹萍 女,汉族,如东华丰人。1966年2月生,本科文化,2009年9月晋升为副主任护师职称。

1986年8月参加工作,一直奉职于如东县人民医院。现任如东县人民医院护士长等职。

陈宝军　男,汉族,如东岔河人。1966年2月生,本科文化,徐州医学院毕业,2005年9月晋升为副主任医师职称。1990年8月参加工作,一直奉职于如东县第二人民医院。现为如东县第二人民医院五官科副主任医师。

缪文龙　男,汉族,如东新林人。1966年3月生,1997年7月加入中国共产党,本科文化,主管药剂师职称。1987年8月参加工作,历任如东县人民医院党委副书记等职。如东县第十三届政协委员。现任中共如东县委卫生工作委员会副书记、如东县卫生系统思想政治工作研究会会长等职。

王亚平　女,汉族,如东掘港人。1966年3月生,本科文化,1987年毕业于扬州医学院临床专业,2006年9月晋升为副研究员职称。1987年8月参加工作,历任如东县双甸中心卫生院妇产科医师、如东县卫生进修学校讲师等职。现任如东县人民医院医教—科教科科长等职。

徐俊华　男,汉族,如东于港人。1966年3月生,本科文化,南通医学院毕业,2005年9月晋升为副主任医师职称。1990年8月参加工作,一直奉职于如东县第三人民医院。现为如东县第三人民医院内科副主任医师。

张孙新　男,汉族,如东掘港人。1966年4月生,中共党员,本科文化,主管医师职称。1986年8月参加工作,历任如东县卫生防疫站防疫科医师、如东县医学会办公室主任等职。现任如东县掘港中心卫生院院长等职。

詹立风　男,汉族,江苏东台人。1966年5月生,1987年5月加入中国共产党。1985年7月参加工作,历任东台县少年宫教师、共青团东台市委书记、中共盐都县便仓乡党委书记、共青团江苏省委统战部部长等职。现任中共如东县委副书记、如东县人民政府县长、如东县新型农村合作医疗管理委员会主任(兼)、如东县红十字会名誉会长等职。

张佩殷　女,汉族,如东大豫人。1966年5月生,本科学历,1990年毕业于镇江医学院医疗系,2007年9月晋升为副主任医师职称。1990年8月参加工作,曾任如东县兵房中心卫生院内科医师。现为如东县人民医院内科副主任医师。

陆卫忠　男,汉族,如东兵房人。1966年7月生,2002年2月加入中国共产党,本科文化,徐州医学院毕业,1999年9月晋升为副主任医师职称。1990年8月参加工作,历任如东县兵房中心卫生院外科主任等职。现任如东县兵房中心卫生院副院长、如东县兵房镇社区卫生服务中心副主任等职。

赵爱平　女,汉族,如东岔北人。1966年8月生,中共党员,本科文化,主管中药师职称,1989年8月参加工作,历任如东县药品检验所副所长、江苏省南通食品药品监督管理局人事教育处副主任科员等职。现任南通市如东食品药品监督管理局副局长、南通市如东药品检验所所长等职。

冒明建　男,汉族,如东河口人。1966年8月生,大专文化,主管医师职称。1987年7月参加工作,历任如东县卫生防疫站职业病防治科副主任等职。2008年1月获“江苏省职业病防治工作先进个人”称号。现任如东县疾病预防控制中心职业病防治科副主任等职。

夏少姜 女,汉族,湖南益阳人。1966年9月生,本科文化,湖南医科大学毕业,2007年9月晋升为副主任医师职称。1990年8月参加工作,一直奉职于如东县人民医院。现为如东县人民医院妇产科副主任医师。

顾海军 男,汉族,如东岔河人。1966年9月生,1999年12月加入中国共产党,本科文化,南京医科大学毕业,2006年7月晋升为副主任医师职称。1989年8月参加工作,历任如东县第二人民医院副院长等职。如东县第十四届、十五届人大代表。现任如东县第二人民医院院长等职。

柳智华 男,汉族,如东古坝人。1966年10月生,本科文化,扬州大学医学院毕业,2004年9月晋升为副主任医师职称。1991年8月参加工作,历任如东县第二人民医院外科主任等职。现任如东县中医院医务科副科长等职。

杨春生 男,汉族,如东栟茶人。1966年11月生,2000年7月加入中国共产党,大专文化,主治医师职称。1987年8月参加工作,历任如东县浒澪镇卫生院院长、如东县双甸镇中心卫生院院长、如东县第三人民医院副院长等职。现为如东县第三人民医院主治医师。

缪　平 女,汉族,如东浒澪人。1966年11月生,中共党员,本科文化,2009年9月晋升为副主任医师职称。1987年8月参加工作,曾任如东县卫生防疫控制中心主治医师。现任如东县疾病预防控制中心科长等职。

陈晓明 女,汉族,如东掘港人。1966年11月生,本科文化,1990年毕业于南京中医药大学中医系中医专业,2004年9月晋升为副主任中医师职称。1990年8月参加工作,一直奉职于如东县人民医院。现任如东县人民医院中医科副主任等职。

姜晓静 女,汉族,江苏海门市人。1966年12月生,大学文化。1984年9月毕业于江苏省司法学校司法专业,2001年12月中央党校函授学院经济管理专业本科函授学习毕业。1986年7月参加工作,历任海门县人民法院书记员、海门镇法庭副庭长、海门市人民法院副院长、审判委员会委员(正科级)、海门市政协副主席、海门市工商联会长等职。现任如东县人民政府副县长、如东县红十字会会长、如东县新型农村合作医疗管理委员会副主任等职。

於　建 男,汉族,如东岔河人。1966年12月生,本科文化,南通医学院毕业,2004年9月晋升为副主任医师职称。1991年8月参加工作,历任如东县马塘医院院长等职。现任如东县第二人民医院副院长、如东县岔河镇社区卫生服务中心副主任等职。

钱　忠 男,汉族,如东栟茶人。1967年1月生,本科文化,南通医学院毕业,2007年9月晋升为副主任医师职称。1990年8月参加工作,一直奉职于如东县第三人民医院。现为如东县第三人民医院内科副主任医师。

陈立新　男，汉族，如东掘港人。1967年1月生，本科文化，苏州医学院临床医学系毕业，2004年9月晋升为副主任医师职称。1990年8月参加工作，历任如东县马塘医院院长助理、如东县环镇乡卫生院副院长等职。南通市第十一届政协委员。现任如东县中医院副院长等职。

周建华　男，汉族，如东掘港人。1967年1月生，本科文化，南京中医药大学毕业，2005年9月晋升为副主任中医师职称。1992年8月参加工作，历任如东县中医院办公室主任等职。现任如东县中医院副院长等职。

沙美芳　女，汉族，如东石屏人。1967年1月生，2006年加入中国共产党，本科文化 1992年毕业于苏州医学院医疗系，2010年9月晋升为副主任医师职称。1992年8月参加工作，一直奉职于如东县丰利医院，现任如东县丰利医院副院长等职。

陈福林　男，汉族，如东九总人。1967年2月生，本科文化，扬州大学医学院毕业，2004年9月晋升为副主任中医师职称。1991年8月参加工作，一直奉职于如东县中医院。现为如东县中医院骨伤科副主任中医师。

葛小琴　女，汉族，如东洋口人。1967年2月生，中共党员，本科文化，2009年9月晋升副主任医师职称。1987年8月参加工作，曾任如东县第四人民医院妇产科主治医师。现任如东县第四人民医院医务科科长等职。

王文涛　男，汉族，如东栟茶人。1967年3月生，本科文化，2008年9月晋升为副主任医师职称。1991年8月参加工作，一直奉职于如东县第三人民医院。现为如东县第三人民医院副主任医师。

缪国平　男，汉族，如东河口人。1967年3月生，1991年7月毕业于扬州大学医学院临床医学系，2006年9月晋升为骨科副主任医师职称。1991年8月参加工作，一直奉职于如东县人民医院。现任如东县人民医院急诊科副主任等职。

戴晓红　女，汉族，如东岔河人。1967年3月生，本科文化，南通医学院毕业，2004年9月晋升为副主任医师职称。1989年8月参加工作，一直奉职于如东县第二人民医院。现为如东县第二人民医院内科副主任医师。

杨德军　男，汉族，如东岔河人。1967年3月生，本科文化，南通医学院毕业，2003年9月晋升为副主任医师职称。1990年8月参加工作，一直奉职于如东县第二人民医院。现为如东县第二人民医院内科副主任医师。

李忠阳　男，汉族，江苏通州人。1967年3月生，大学文化，1989年6月加入中国共产党，外科主治医师职称。1985年10月参加工作，历任中国人民解放军海军442医院外科医师、通州市第八人民医院院长助理、通州市平西医院院长、通州市博爱医院副院长、通州市第四人民医院院长、通州市二甲镇卫生所所长、上海市万好医院副院长、华东眼科医院院长、上海市康新医疗集团副总经理、上海市天之健医院投资管理公司总经理等职。现任如东县岔北医院院长等职。

陈　辉　男，汉族，如东栟茶人。1967年4月生，本科文化，南通医学院毕业。2006年9月晋升为副主任医师职称。1993年8月参加工作，一直奉职于如东县第三人民医院。现为如东县第三人民医院妇产科副主任医师。

黄爱萍　女，汉族，如东凌民人。 1967年5月生，中共预备党员，本科文化，南京医科大学毕业，2004年9月晋升为副主任医师职称。1989年8月参加工作，曾任如东县卫生防疫站食品卫生科主管医师。现任如东县卫生监督所许可证审校科副科长等职。

杨爱琴　女，汉族，如东掘港人。1967年5月生，本科文化，1990年毕业于南京大学，2007年9月晋升为副主任技师职称。1990年8月参加工作，曾任如东县卫生防疫站团支部书记等职。现为如东县疾病预防控制中心副主任技师。

周俊成　男，汉族，如东栟茶人。1967年6月生，本科文化，2005年9月晋升为副主任中医师职称。1991年8月参加工作，历任如东县中医院肛肠科主任等职。如东县第十三届政协委员等职。现任如东县第四人民医院副院长等职。

王　群　女，汉族，四川省成都人。1967年7月生，本科文化，苏州医学院毕业，2004年9月晋升为副主任医师职称。1990年8月参加工作，历任如东县马塘医院妇产科主任等职。现任如东县中医院妇产科主任等职。

顾春华　男，汉族，如东栟茶人。1967年8月生，本科文化，南通医学院毕业。2003年9月晋升为副主任医师职称。1991年8月参加工作，一直奉职于如东县第三人民医院。现任如东县第三人民医院内科副主任等职。

季　亮　男，汉族，如东新店人。1967年8月生，中共党员，大专文化，讲师职称。1987年7月参加工作，曾为国营如东酒厂工人。现任如东县卫生进修学校校长助理等职。

陈勇军　男，汉族，如东掘港人。1967年9月生，本科文化，湖南医科大学毕业，2007年9月晋升为副主任医师职称。1990年8月参加工作，一直奉职于如东县人民医院。现为如东县人民医院外科副主任医师。

李亚东　男，汉族，如东环北人。1967年9月生，1997年10月加入中国共产党，大学文化，1990年8月参加工作，历任如东县新光乡农经站农经员、如东县苴镇农经站农经员、如东县环北乡农经站副站长、如东县环镇农经站副站长、如东县委农工部科员、如东县委农工办科长等职。现任如东县人口和计划生育委员会政策法规科科长等职。

杨十俊　男，汉族，如东人。1967年10生，本科文化，2008年9月晋升为副主任医师职称。1992年8月参加工作，曾任如东县马塘医院外科主治医师。现为如东县人民医院外科副主任医师。

张武斌　男，汉族，如东岔河人。1967年12月生，1986年6月加入中国共产党，大专文化，中教三级职称。1986年8月参加工作,历任如东县马塘小学教研组组长、如东县岔北中学教师、如东县卫生进修学校团总支书记等职。现任如东县卫生进修学校学生科科长等职。

冯长华 男,汉族,如东掘郊人。1968年1月生,中共党员,大专文化。1985年12月参加工作,历任中国人民解放军某部防化兵、如东县卫生进修学校总务科科长等职。现任如东县卫生进修学校副校长等职。

杨拥军 男,汉族,如东掘港人。1968年1月生,本科文化,1990年毕业于南京医科大学医学系,2004年11月晋升为副主任医师职称。1990年8月参加工作,曾任如东县中医院外科主治医师。现为如东县人民医院外科副主任医师。

徐亚辉 女,汉族,如东南坎人。1968年2月生,本科文化,2008年9月晋升为社区副主任护师职称。1992年8月参加工作,一直奉职于如东县兵房中心卫生院。现为如东县兵房中心卫生院社区副主任护师。

陈志鳌 男,汉族,如东栟茶人。1968年2月生,本科文化,1991年毕业,2003年9月晋升副主任师。1991年8月参加工作,历任如东县卫生防疫站防疫科主任、如东县栟茶镇副镇长等职。现任如东县招商局副局长等职。

缪翼翅 男,汉族,如东景安人。1968年2月生,中专文化,医师职称。1984年4月参加工作,历任如东县景安乡卫生院院长等职。

解　艳 女,汉族,如东掘港人。1968年2月生,大专文化,实验师职称。1986年10参加工作,一直奉职于如东县卫生进修学校。现任如东县卫生进修学校校长助理等职。

徐爱明 男,汉族,如东河口人。1968年3月生,本科文化,1990年7月毕业于镇江医学院医疗系,2006年9月晋升为副主任医师职称。1990年8月参加工作,历任如东县双甸镇中心卫生院院长等职。现任如东县人民医院急诊科副主任等职。

吴苏桦 男,汉族,如东岔河人。1968年4月生,初中文化,主治中医师职称。1988年5月参加工作,曾任如东县岔南乡卫生院理疗科医师。现任如东县岔南医院院长等职。

许卫兵 男,汉族,如东凌民人。1968年4月生,2002年加入中国共产党,1993年毕业于中国医科大学日文医学专业,2006年9月晋升为副主任医师职称。1993年参加工作,一直奉职于如东县人民医院。现任如东县人民医院内科党支部书记等职。

徐亚红 女,汉族,如东凌民人。1968年4月生,本科文化,2009年9月晋升为副主任技师职称。1991年8月参加工作,曾任如东县卫生防疫站控制中心主管技师。现任如东县疾病预防控制中心副科长等职。

韩承志 男，汉族，如东掘港人。1968年6月生，本科文化，1992年毕业于南京医科大学临床医学系临床医学专业，2006年9月晋升为副主任医师职称。1992年8月参加工作，一直奉职于如东县人民医琓。现为如东县人民医院外科副主任医师。

高志慧 男，汉族，如东长沙人。1968年6月生，本科文化，1990年毕业于南通医学院医学系医疗专业，2005年9月晋升为副主任医师职称。1990年8月参加工作，曾任如东县苴镇中心卫生院外科医师。现为如东县人民医院外科副主任医师。

叶兰芳 女，汉族，如东河口人。1968年6月生，中共党员，大专文化。1995年4月参加工作，曾任如东县河口镇计划生育服务站统计员。2008年12月获"南通市违法生育专项治理行动先进个人"称号。现任如东县河口镇计划生育服务站站长等职。

徐 燃 男，汉族，如东双甸人。1968年7月生，本科文化，1991毕业于徐州医学院医疗系医学专业，2005年9月晋升为副主任医师职称。1991年8月参加工作，历任如东县人民医院急救中心副主任等职。现任如东县人民医院肿瘤中心副主任等职。

缪永辉 男，汉族，如东栟茶人。1968年7月生，2000年6月加入中国共产党，本科文化，1992年毕业于南通医学院临床医学系，2005年9月为晋升副主任医师职称。1992年8月参加工作，一直奉职于如东县人民医院，现任如东县人民医院麻醉科主任等职。

谌元林 男，汉族，如东苴镇人，1968年7月生，1998年7月加入中国共产党，中专文化，主管医师职称。1989年9月参加工作，历任如东县苴镇卫生所所长、如东县苴镇社区卫生服务中心主任、如东县长沙镇卫生所所长、如东县长沙镇社区卫生服务中心主任等职。现任如东县卫生局基层卫生与妇幼保健科代理科员等职。

朱卫兵 男，汉族，如东古坝人。1968年8月生，中专文化、主治医师职称。1984年10月参加工作，历任如东县古坝医院院长等职。现为如东县古坝医院外科主治医师。

翟建山 男，汉族，如东新林人。1968年9月生，本科文化，2009年9月晋升为副主任医师职称。1994年8月参加工作，一直奉职于如东县人民医院等职。如东县第十二届、十三届政协常委。现为如东县人民医院放射科副主任医师。

黄 琴 女，汉族，如东兵房人。1968年9月生，中共党员，大专文化，会计师职称。1993年8月参加工作，一直奉职于如东县兵房中心卫生院会计。如东县第十三届人大代表。现任如东县兵房中心卫生院办公室主任等职。

陈海英 女，汉族，如东岔北人。1968年10月生，大专文化，2010年9月晋升为副主任医师职称。1987年8月参加工作，一直奉职于如东县第四人民医院。现为如东县第四人民医院副主任医师。

施 红 女，汉族，如东兵房人。1968年10月生，本科文化，1991年毕业于南通医学院医学系专业，

2005年9月晋升为副主任医师职称。1991年8月参加工作，一直奉职于如东县人民医院。现为如东县人民医院妇产科副主任医师。

汪雪梅　女，汉族，如东丰利人。1968年11月生，本科文化，2008年9月晋升为副主任医师职称。1994年8月参加工作，一直奉职于如东县人民医院。现为如东县人民医院儿科副主任医师。

汤爱军　男，汉族，如东掘港人。1968年12月生，中共党员，大学文化。1991年8月参加工作，历任如东县环农乡、新光乡、北坎乡农技员；如东县长沙镇纪委副书记、如东县纪委副主任科员、如东县计划生育委员会纪检组长等职。现任如东县住房和城乡建设局纪检组长等职。

周　卫　男，汉族，如东大豫人。1968年12月生，1990年3月加入中国共产党，大学文化，1987年11月参加工作，一直奉职于如东县人口和计划生育委员会。现任如东县人口和计划生育委员会科学技术科科长等职。

蔡竹青　男，汉族，如东沿南人。1969年1月生，本科文化，镇江医学院毕业，2007年9月晋升为副主任医师职称。1992年8月参加工作，一直奉职于如东县中医院。现为如东县中医院儿科副主任医师。

仇惠斌　男，汉族，如东掘港人。1969年1月生，本科文化，1992年毕业于南京医学院临床医学系临床医学专业，2005年9月晋升为副主任医师职称。1992年8月参加工作，一直奉职于如东县人民医院。现任如东县人民医院麻醉科副主任等职。

高　峰　男，汉族、如东掘港人。1969年2月生，高中文化，中级技工职称。1987年8月参加工作，历任国营如东掘港农场职工、如东县人民医院职工、如东县兵房中心卫生院管理组成员等职，现为南通市红十字中心血站如东分站职员。

徐国芳　女，汉族，如东沿南人。1969年3月生，本科文化，2010年9月晋升为副主任护师职称。1988年8月参加工作，一直奉职于如东县人民医院。现任如东县人民医院护士长等职。

缪亚琴　女，汉族，如东双南人。1969年3月生，本科文化，2008年9月晋升为副主任中医师职称。1995年8月参加工作，一直奉职于如东县人民医院。现为如东县人民医院副主任中医师。

黄玲玲　女，汉族，如东掘港人。1969年3月生，本科文化，2008年9月晋升为副主任医师职称。1993年8月参加工作，一直奉职于如东县人民医院。现为如东县人民医院儿科副主任医师。

姜亚东　男，汉族，如东栟茶人，1969年4月生，2005年1月加入中国共产党，大专文化，医师职称。1990年10月参加工作。历任如东县洋口镇卫生所副所长等职。现任如东县栟茶镇卫生所所长、如东县栟茶镇社区卫生服务中心副主任等职。

吴群梅　女，汉族，如东袁庄人。1969年5月生，本科文化，2010年9月晋升为副主任中医师职称。1997年8月参加工作，一直奉职于如东县中医院。现为如东县中医院副主任中医师。

蔡正军 男，汉族，如东河口人。1969年7月生，中共党员，本科文化，1988年毕业于浙江大学药学专业，2008年9月晋升为社区副主任药师职称。1988年8月参加工作，一直奉职于如东县丰利医院。现为如东丰利医院社区副主任药师。

王 娟 女，汉族，如东环北人。1969年7月生，本科文化，2009年9月晋升为副主任中医师职称。1988年8月参加工作，一直奉职于如东县中医院。现为如东县中医院副主任中医师。

诸国兵 男，汉族，如东南坎人。1969年8月生，本科文化，2010年9月晋升为副主任医师职称。1995年8月参加工作，一直奉职于如东县人民医院。现任如东县人民医院传染科主任等职。

高明林 男，汉族，河南开封人。1969年8月生，大专文化，医师职称。1992年8月参加工作，曾任国营如东棉场医院放射科医士。现任如东棉场医院院长等职。

缪海燕 男，汉族，如东岔北人。1969年9月生，本科文化，2009年9月晋升为副主任中医师职称。1991年8月参加工作，一直奉职于如东县中医院。现为如东县中医院副主任医师。

曹 怡 女，汉族，如东兵房人。1969年9月生，中共党员，大专文化，妇产医师职称。1990年4月参加工作，曾任如东县兵房镇计划生育服务站妇产医师。2008年12月获“南通市违法生育专项治理行动先进个人”称号。现任如东县大豫镇计划生育服务站副站长等职。

朱爱民 女，汉族，如东岔南人。1969年9月生，大专文化，2010年9月晋升为社区副主任技师职称。1989年8月参加工作，一直奉职于如东县第二人民医院。现为如东县第二人民医院社区检验科副主任技师。

周亚梅 女，汉族，如东五义人。1969年10月生，中共党员，本科文化，2008年9月晋升为副主任护师职称。1989年8月参加工作，一直奉职于如东县中医院。现任如东县中医院护士长等职。

张继红 女，汉族，如东岔河人。1969年10月生，中共党员，大专文化，统计师职称。1990年4月参加工作，一直奉职于如东县岔河镇计划生育服务站。2008年12月获“南通市违法生育专项治理行动先进个人”称号。现任如东县岔河镇计划生育服务站站长等职。

万宏坤 男，汉族，如东沿南人。1969年10月生，1999年7月加入中国共产党，本科文化，1991年7月毕业于南京医学院口腔医学系，2004年南京医科大学硕士研究生班毕业，硕士学位，2005年9月晋升为副主任医师职称。1991年8月参加工作，历任如东县人民医院医教科科长、如东县疾病预防控制中心党支部书记等职。现任如东县中医院副院长等职。

叶 红 女，汉族，如东河口人。1969年11月生，本科文化，1984毕业于南通医学院医疗系医学专业，2010年9月晋升为副主任护师职称。1989年8月参加工作，一直奉职于如东县第三人民医院。现为如东县第三人民医院副主任护师。

张　辉　女，汉族，如东景安人。1969年11月生，大专文化，2010年9月晋升为社区副主任护师职称。1989年8月参加工作，一直奉职于如东县第二人民医院。现任如东县第二人民医院护士长等职。

顾　俊　女，汉族，如东掘港人。1969年11月生，本科文化，2008年9月晋升为副主任医师职称。1992年8月参加工作，曾任如东县中医院内科主治医师。现为如东县人民医院内科副主任医师。

靖　军　男，汉族，江苏淮安市人。1969年11月生，1999年10月加入中国共产党，本科学历，高级采购师、主管中药师、执业药师职称。历任江苏天颐医药公司药材分公司经理、南京医药(淮安)天颐公司副总经理、福建同春医药公司副总经理、南京医药股份有限公司总裁助理、集中采购中心副总经理等职。现任南京医药南通健桥有限公司总经理等职。

陈志云　女，汉族，如东环北人。1969年12月生，本科文化，2010年9月晋升为社区副主任医师职称。1989年8月参加工作，曾任如东县掘港镇卫生所主治医师。现为如东县掘港镇卫生所社区副主任医师。

缪卫宏　男，汉族，如东栟茶人。1969年12月生，本科文化，南通医学院毕业，主管医师职称。1988年8月参加工作，历任如东县丰利区卫生所防疫医生、如东县卫生协会干事、如东县妇幼保健所所长等职。如东县第十一届、十二届政协委员，如东县第十四届、十五届人大代表，南通市第十二届、十三届人大代表。现任如东县卫生监督所所长等职。

陈迎春　女，汉族，如东栟茶人。1969年12月生，本科文化，2009年9月晋升为副主任医师职称。1989年8月参加工作，历任如东县丰利医院医师、如东县丰利镇卫生所主治医师等职。现为如东县丰利镇卫生所社区副主任医师。

徐际鸣　男，汉族，如东洋口人。1969年12月生，本科文化，2009年9月晋升为副主任医师职称。1989年8月参加工作，曾任如东县洋口乡卫生院主治医师。现为如东县洋口医院社区副主任医师。

吕建莉　女，汉族，如东掘港农场人。1969年12月生，本科文化，2009年9月晋升为副主任医师职称。1989年8月参加工作，一直奉职于如东县新区医院，现为如东县新区医院社区副主任医师。

缪冬玲　女，汉族，如东浒澪人。1970年1月生，大专文化，2010年9月晋升为社区副主任护师职称。1988年8月参加工作，一直奉职于如东县第三人民医院，现为如东县第三人民医院社区副主任护师。

汤拥政　男，汉族，如东双甸人。1970年1月生，1992年3月加入中国共产党，大专文化，主治医师职称。1990年3 月参加工作，曾为中国人民解放军某部志愿兵。现任如东县石甸医院副院长等职。

厉新梅　女，汉族，如东掘港人。1970年1月生，2002年2月加入中国共产党，本科文化，经济师职称。1991年9月参加工作，历任如东县卫生进修学校职工、共青团如东县卫生工委副书记等职。现任如东县卫生局办公室代理办事员、如东县卫生局机关第一党支部书记等职。

陈亚兵 男，汉族，如东掘港人。1970年2月生，本科文化，2008年9月晋升为社区副主任中医师职称。1993年8月参加工作，一直奉职于如东县中医院。现为如东县中医院副主任中医师。

顾建华 男，汉族，如东沿南人。1970年3月生，本科文化，南京中医药大学毕业，2007年9月晋升为副主任中医师职称。1995年8月参加工作，一直奉职于如东县中医院。现为如东县中医院肛肠科副主任中医师。

陈亚权 男，汉族，如东栟茶人。1970年3月生，本科文化，1992年毕业于南通医学院医疗系专业，2005年9月晋升为副主任医师职称。1992年8月参加工作，一直奉职于如东县人民医院耳鼻喉科副主任，现任如东县人民医院五官科副主任、如东县人民医院耳鼻喉科主任等职。

马秀梅 女，汉族，如东新店人。1970年3月生，本科文化，2009年9月晋升为副主任医师职称。1996年8月参加工作，一直奉职于如东县第二人民医院。现为如东县第二人民医院副主任医师。

缪周红 女，汉族，如东石甸人。1970年3月生，大专文化，主治医师职称。1990年8月参加工作，曾任如东县石甸乡卫生院内科医师。现任如东县石甸医院副院长等职。

葛正华 男，汉族，如东栟茶人。1970年4月生，2003年6月加入中国共产党，本科文化，1993年7月毕业于扬州医学院医学系临床医学专业，2007年9月晋升为内科副主任医师职称。1993年8月参加工作，一直奉职于如东县人民医院。现任如东县人民医院医教科科长助理等职。

李　培 女，汉族，如东岔河人。1970年4月生，中共党员，大专文化。统计师职称。1992年3月参加工作，一直奉职于如东县岔河镇计划生育服务站。2008年12月获“南通市违法生育专项治理行动先进个人”称号。现任如东县岔河镇计划生育服务站副站长等职。

袁其峰 男，汉族，如东袁庄人。1970年5月生，2001年10月加入中国共产党，大专文化，主管医师职称。1991年8月参加工作。历任如东县石甸乡卫生院防疫医师、如东县双甸镇卫生所防疫医师等职。现任如东县袁庄镇卫生所所长、如东县袁庄镇社区卫生服务中心主任等职。

杨美琴 女，汉族，如东凌河人。1970年6月生，高中文化，主治医师职称。1990年12月参加工作。曾任如东县凌河乡卫生院护师。现任如东县凌河医院院长等职。

高玉祥 男，汉族，如东古坝人。1970年6月生，本科文化，2010年9月为晋升副主任中医师职称。1998年8月参加工作，一直奉职于如东县中医院，现为如东县中医院副主任中医师。

姜亚军 男，汉族，如东河口人。1970年7月生，中共党员，本科文化，2090年9月晋升为副主任医师职称。1994年8月参加工作，一直奉职于如东县第三人民医院，现为如东县第三人民医院内科副主任医师。

缪　军 男，汉族，如东浒澪人。1970年7月生，2007年7月加入中国共产党，中专文化，医士职称。1992年7月参加工作，历任如东县景安乡卫生院会计、如东县新林乡卫生院医士等职。现任如东县古坝医院院长等职。

徐亚英 女，汉族，如东于港人。1970年8月生，大专文化，2009年9月晋升为社区副主任护师职称。1990年8月参加工作，一直奉职于如东县第三人民医院，现为如东县第三人民医院社区副主任护师。

赵桂红 女，汉族，如东洋口人。1970年8月生，中共党员，大专文化，2008年9月晋升为社区副主任护师职称。1990年8月参加工作，一直奉职于如东县第三人民医院，现为如东县第三人民医院社区副主任护师。

韩国军 男，汉族，如东袁庄人。1970年9月生，大专文化，医师职称。1992年8月参加工作，曾任如东县袁庄镇卫生院外科医师。如东县第十五届人大代表。现任如东县袁庄镇医院院长等职。

王雨卉 女，汉族，如东兵房人。1970年10月生，1995年5月加入中国共产党，大专文化，主管医师职称。1989年8月参加工作，历任如东县掘东区卫生所副所长、如东县兵房中心卫生院副院长、如东县兵房镇卫生所所长、如东县兵房镇社区服务中心主任等职。如东县第十四届、第十五届人大代表。现任如东县大豫镇卫生所所长、如东县大豫镇社区卫生服务中心主任等职。

陆红健 女，汉族，如东兵房人。1970年10月生，本科文化，2008年9月晋升为副主任护师职称。1988年8月参加工作，曾任如东县兵房中心卫生院护师。现为如东县中医院副主任护师。

於卫东 男，汉族，如东五义人。1970年11月生，中共党员，中专文化，医师职称。1988年8月参加工作，曾任如东县丰利镇卫生所医师。现任如东县丰利镇卫生所副所长等职。

高新冬 女，汉族，如东环镇人。1970年12月生，本科文化，2009年9月晋升为副主任医师职称。1991年8月参加工作，曾任如东县掘港镇卫生所主治医师。现为如东县掘港镇卫生所副主任医师。

杨晓娟 女，汉族，如东丰利人。1971年1月生，本科文化，2010年9月晋升为社区副主任药师职称。1989年7月参加工作，历任如东县丰利医院药剂科主管药师、如东县卫生局医政科代理科员等职。现为如东县掘港镇卫生所社区副主任药师。

张爱红 女，汉族，如东光荣人。1971年1月生，中共党员，本科文化，2008年9月晋升为副主任医师职称。1995年8月参加工作，曾任如东县卫生防疫站主治医师，现任如东县疾病预防控制中心慢病管理科副科长等职。

盛小梅 女，汉族，如东掘港人。1971年1月生，中共党员，本科文化，统计师职称。1990年8月参加工作，曾任如东县掘港镇计划生育服务站统计师。2001年5月获“南通市‘九五’期间计划生育先进工作者”称号。2008年12月获“南通市违法生育专项治理行动先进个人”称号。现任如东县掘港镇计划生育服务站站长等职。

缪　均　男，汉族，如东新林人。1971年1月生，高中文化，会计职称。1990年3月参加工作，曾任如东县新林乡卫生院会计。现任如东县新林医院院长等职。

顾　卫　男，汉族，江苏海门人。1971年2月生，大专文化，2010年9月晋升为社区副主任药师职称。1989年8月参加工作，一直奉职于如东县第二人民医院。现任如东县第二人民医院药剂科副主任等职。

肖　利　男，汉族，如东岔河人。1971年3月生，大专文化，2008年9月晋升为社区副主任中药师职称。1982年2月参加工作，一直奉职于如东县第二人民医院。现为如东县第二人民医院药剂科社区副主任药师。

符　琴　女，汉族，如东洋口人。1971年3月生，中共党员，本科文化，2008年9月晋升为副主任护师职称。1988年8月参加工作，一直奉职于如东县中医院。现任如东县中医院护理部副主任等职。

符纪宁　男，汉族，如东栟茶人。1971年4月生，本科文化，2009年9月晋升为副主任医师职称。1994年8月参加工作，一直奉职于如东县人民医院。现为如东县人民医院放射科副主任医师。

曹继红　女，汉族，如东掘港人。1971年6月生，中共党员，大专文化，执业助理医职称。1994年12月参加工作，历任如东县新店镇计划生育服务站站长等职。2008年12月获“南通市违法生育专项治理行动先进个人”称号。现任如东县新店镇工业办公室主任等职。

李　霞　女，汉族，如东栟茶人。1971年6月生，大专文化，2010年9月晋升为社区副主任护师职称。1989年8月参加工作，一直奉职于如东县第三人民医院。现为如东县第三人民医院社区副主任护师。

唐　泉　男，汉族，如东新林人。1971年6月生，本科文化，药师职称。1993年9月参加工作，历任江苏健桥医药总公司总经理助理等职。现任南京医药南通健桥有限公司副总经理等职。

顾达旗　男，汉族，如东掘港人。1971年9月生，中共党员，本科文化，统计师职称。1997年8月参加工作，2008年12月获“南通市违法生育专项治理行动先进个人”称号。现任如东县掘港镇计划生育助理等职。

李爱东　男，汉族，如东掘港人。1971年9月生，中共党员，大专文化，医师职称。1991年2月参加工作，曾任如东县岔河镇卫生所医师。现任如东县双甸镇卫生所副所长等职。

杨文华　男，汉族，如东栟茶人。1971年9月生，大专文化，主管药剂师职称。1990年8月参加工作，一直奉职于如东县第三人民医院。如东县第十三届政协委员。现为如东县第三人民医院药剂科主管药剂师。

缪国庆　女，汉族，如东河口人。1971年10月生，2000年8月加入中国共产党，中专文化，药师职称。1988 年8月参加工作，曾任如东县河口镇卫生院药师。现任如东县河口医院副院长等职。

缪管建　男，汉族，如东潮桥人。1971年10月生，中共党员，中专文化，医师职称。1990年8月参加工作，曾任如东县潮桥乡卫生院医师、如东县马塘镇卫生所医师。现任如东县马塘镇卫生所副所长等职。

陈一峰　男，汉族，如东南坎人。1971年10月生，本科文化，南京中医药大学毕业，2007年9月晋升为副主任中医师职称。1995年8月参加工作，一直奉职于如东县中医院，现为如东县中医院内科副主任中医师。

陈　严　男，汉族，如东石屏人。1971年12月生，中专文化，主治医师职称。1990年8月参加工作，曾任如东县石屏乡卫生院外科主治医师。现任如东县环港医院副院长等职。

沈桂荣　女，汉族，如东浒澪人。1971年10月生，大专文化，2010年9月晋升为社区副主任护师职称。1989年8月参加工作，一直奉职于如东县第三人民医院。现为如东县第三人民医院社区副主任护师。

葛　勇　男，汉族，如东双甸人。1971年11月生，本科文化，2008年9月晋升为副主任医师职称。2002年8月晋升副主任医师职称。1995年8月参加工作，一直奉职于如东县人民医院。现为如东县人民医院外科副主任医师。

陈　炜　女，汉族，如东丰利人。1972年1月生，本科文化，2010年9月晋升为副主任医师职称。1997年8月参加工作，一直奉职于如东县人民医院。现为如东县人民医院内科副主任医师。

曹　兵　男，汉族，如东石屏人。1972年1月生，本科文化，2008年9月晋升为副主任医师职称。1994年8月参加工作，一直奉职于如东县第二人民医院。现任如东县第二人民医院外科主任等职。

陈建美　女，汉族，如东景安人。1972年1月生，本科文化，2009年9月晋升为副主任医师职称。1996年8月参加工作，一直奉职于如东县第二人民医院。现为如东县第二人民医院副主任医师。

葛丽霞　女，汉族，如东双甸人。1972年1月生，本科文化，2009年9月晋升为社区副主任护师职称。1981年8月参加工作，一直奉职于如东县双甸镇中心卫生院。现为如东县双甸镇中心卫生院社区副主任护师。

王　陈　男，汉族，如东孙窑人。1972年1月生，中共党员，本科文化，主治医师职称。1995年8月参加工作，历任如东县曹埠镇卫生所医师。现任如东县曹埠镇卫生所副所长等职。

缪兴波　男，汉族，如东河口人。1972年3月生，2003年4月加入中国共产党，大专文化，医士职称。1991年8月参加工作，历任如东县靖海乡卫生院防疫医士、共青团如东县卫生委员会书记等职。现任如东县卫生局办公室主任、如东县爱国卫生运动委员会办公室副主任(副科级)等职。

江建国 男，汉族，如东童店人。1972年3月生，本科文化，2008年9月晋升为副主任中药师职称。1990年8月参加工作，一直奉职于如东县中医院。现任如东县中医院药剂科副主任等职。

石明霞 女，汉族，如东环渔人。1972年4月生，中共党员，本科文化，2010年9月晋升为副主任医师职称。1996年8月参加工作，曾任如东县卫生防疫站医师。现为如东县卫生监督所副主任医师

王小红 女，汉族，如东五义人。1972年4月生，中共党员，本科文化，2009年9月晋升为副主任医师职称。1994年8月参加工作，一直奉职于如东县第二人民医院。现任如东县第二人民医院医务科科长等职。

康承佑 男，汉族，如东沿南人。1971年5月生，1903年7月加入中国共产党，本科文化，主治中药师、三级心理咨询师职称。1990年8月参加工作，历任如东县精神病防治院医师、如东县第三人民医院办公室主任等职。现任如东县第三人民医院院长助理等职。

孙海鹏 男，汉族，如东掘港人。1972年5月生，中共党员，大学文化。历任如东县计划生育委员会副主任等职。

平姝丽 女，汉族，如东沿南人。1972年5月生，大专文化，主治医师职称。1992年8月参加工作，历任如东县长沙镇卫生所副所长、如东县长沙镇社区卫生服务中心副主任、如东县兵房镇卫生所副所长等职。现任如东县大豫镇卫生所副所长等职。

李正华 女，汉族，如东光荣人。1972年6月生，中共党员，本科文化，2009年9月晋升为副主任医师职称。1996年8月参加工作，历任如东县第四人民医院精神病科主任等职。现任如东县第四人民医院院长助理等职。

叶德建 男，汉族，如东岔北人。1972年8月生，中共党员，本科文化，2009年9月晋升为副主任医师职称。1996年8月参加工作，一直奉职于如东县第二人民医院。现任如东县第二人民医院院长助理等职。

任柳青 男，汉族，如东栟茶人。1972年8月生，1995年参加工作，历任如东县栟茶镇乡村医生、如东县南渔医院院长等职。现任如东县栟茶镇兴灶社区卫生服务站站长等职。

奚秀忠 男，汉族，如东华丰人。1972年8月生，中专文化，医师职称。1995年8月参加工作，历任如东县城南镇卫生院副院长、如东县华丰医院院长等职。现为如东县医疗保险管理中心医师。

张建军 男，汉族，如东县洋口人。1972年10月生，1998年7月加入中国共产党，大专文化，主管医师职称。1993年8月参加工作，历任如东县卫生防疫站团支部书记、如东县疾病预防控制中心办公室主任等职。现任如东县疾病预防控制中心副主任等职。

吴 峰 男，汉族，如东景安人。1972年10月生，本科文化。1992年8月参加工作，历任江苏省医

药公司经理等职。现任如东县景安医院院长等职。

周拾泉　男，汉族，如东丰利人。1972年10月生，中共党员，本科文化，1996年毕业于南通医学院，2010年9月晋升为副主任医师职称。1996年8月参加工作，一直奉职于如东县丰利医院。现任如东县丰利医院院长助理等职。

姚秀芳　女，汉族，如东洋口人。1972年10月生，本科文化，2010年9月晋升为副主任医师职称。1994年8月参加工作，一直奉职于如东县人民医院。现任如东县人民医院病理科主任等职

陈晓辉　女，汉族，如东双甸人。1972年11月生，本科文化，2008年9月晋升为副主任医师职称。1992年8月参加工作，一直奉职于如东县人民医院。现为如东县人民医院妇产科副主任医师。

刘冬梅　女，汉族，如东马塘人。1972年12月生，本科文化，2008年9月晋升为副主任医师职称。1996年8月参加工作，一直奉职于如东县人民医院。现为如东县人民医院内科副主任医师。

殷竹泉　男，汉族，如东丰利人。1972年12月生，本科文化，1995年毕业于杨州大学医学院，2008年9月晋升为副主任中医师职称。1995年8月参加工作，一直奉职于如东县丰利医院。现为如东县丰利医院副主任中医师。

吴卫星　男，汉族，如东九总人。1973年2月生，本科文化，2009年9月晋升为副主任医师职称。1995年8月参加工作，一直奉职于如东县人民医院。现任如东县人民医院外科副主任等职。

康爱琴　女，汉族，如东袁庄人。1973年2月生，中共党员，本科文化，2010年9月晋升为副主任医师职称。1991年8月参加工作，一直奉职于如东县妇幼保健所。现为如东县妇幼保健所副主任医师。

昝志政　男，汉族，如东北坎人。1973年2月生，本科文化，2009年9月晋升为副主任医师职称。1999年8月参加工作，曾任如东县人民医院外科主治医师。现为如东县人民医院外科副主任医师等职。

张必成　男，汉族，如东石甸人。1973年2月生，中共党员，大专文化，主治医师职称。1995年8月参加工作，历任如东县石甸乡卫生院副院长、如东县景安乡卫生院副院长、如东县双南乡卫生院副院长等职。如东县第十二届政协委员。现任如东县石甸医院院长等职。

周爱红　女，汉族，如东景安人。1973年3月生，1996年8月加入中国共产党。大专文化，主治中医师职称。1992年8月参加工作，曾任如东县景安镇卫生院中医师。现任如东县景安医院副院长等职。

陈　政　男，汉族，如东丰利人。1973年4月生，2001年8月加入中国共产党，大专文化，医师职称。1995年8月参加工作，历任如东县环港渔业乡卫生院副院长等职。现为如东县洋口镇卫生所医师等职。

张　俊　男，汉族，如东华丰人。1973年4月生，大学文化，1994年8月参加工作，历任如东县苴镇

人民政府人事助理、如东县发改委规划科副科长等职。现任如东县卫生局人事科科长等职。

李鑫华 男，汉族，如东华丰人。1973年5月生，2004年5月加入中国共产党，本科文化。主治师医师职称。1993年8月参加工作，历任如东县兵房中心卫生院医务科科长等职。现任如东县兵房中心卫生院副院长等职。

孙国明 男，汉族，如东饮泉人。1973年5月生，本科文化，2010年9月晋升为副主任医师职称。1997年8月参加工作，一直奉职于如东县人民医院。现为如东县人民医院外科副主任医师。

陈　建 男，汉族，如东潮桥人。1973年6月生，本科文化，2010年9月晋升社区副主任医师职称。1997年8月参加工作，一直奉职于如东县马塘医院。现为如东县马塘医院副主任医师。

管仲华 男，汉族，如东掘港人。1973年7月生，中专文化，医师职称。1990年3月参加工作，历任中国人民解放军空军某部战士、如东县九总乡卫生院职工等职。现任如东县九总医院院长等职。

沈冶军 男，汉族，如东沿南人。1973年7月生，本科文化，2010年9月晋升为副主任医师职称。1998年8月参加工作，一直奉职于如东县人民医院。现为如东县人民医院内科副主任医师。

张建新 男，汉族，如东曹埠人。1973年9月生，2004年5月加入中国共产党，本科文化。苏州医学院临床医学系毕业，2008 年9月晋升为副主任医师职称。1990年8月参加工作，历任如东县马塘马塘医院副院长等职。现任如东县兵房中心卫生院院长等职。

张建忠 男，汉族，如东双甸人。1973年9月生，本科文化，2009年9月晋升为副主任医师职称。1991年8月参加工作，一直奉职于如东县人民医院。现为如东县人民医院检验科副主任医师。

葛　华 男，汉族，如东县人。1973年9月生，本科文化，2008年9月晋升为副主任医师职称。1990年8月参加工作，一直奉职于如东县中医院。现为如东县中医院外科副主任医师。

黄金平 男，汉族，湖北省人。1973年9月生，本科文化，2009年9月晋升为副主任医师职称。1996年8月参加工作，一直奉职于如东县人民医院。现为如东县人民医院内科副主任医师。

黄爱梅 女，汉族，如东沿南人。1973年9月生，本科文化，2009年9月晋升为副主任医师职称。1997年8月参加工作，一直奉职于如东县人民医院。现为如东县人民医院内科副主任医师。

姚晓钰 女，汉族，如东北坎人。1973年9月生，2000年加入中国共产党，大专文化，麻醉医师职称。1990年12月参加工作，曾任如东县北坎乡卫生院麻醉医师。现任如东县北坎医院工会主席等职。

李　阳 男，汉族，如东景安人。1973年9月生，本科文化，医师职称。1995年8月1参加工作，曾任如东县景安镇卫生院外科医师。现任如东县景安医院副院长等职。

葛锡兵 男,汉族,如东曹埠人。1973年10月生,1996年5月加入中国共产党,本科文化。1990年12月参加工作,历任中国人民解放军某部政治教导员等职。现任如东县卫生局办公室副主任等职。

陶云建 男,汉族,如东洋口人。1973年10月生,本科文化,2009年9月晋升为副主任医师职称。1996年8月参加工作,一直奉职于如东县人民医院。现为如东县人民医院内科副主任医师。

王锦林 男,汉族,如东岔河人。1973年11月生,中共党员,本科文化,主治医师职称。1997年8月参加工作,历任如东县第二人民医院医务科科长等职。现任如东县第二人民医院副院长等职。

顾溯溯 女,汉族,如东新店人。1973年11月生,1999年7月加入中国共产党,大学文化,1992年8月参加工作,历任如东县水利局设计室技术员、如东县妇联副主席等职。2006年12月获"南通市违法生育专项治理行动先进个人"称号。现任如东县人口和计划生育委员会副主任等职。

吴建山 男,汉族,如东河口人,1973年11月生,大专文化,主治医师职称。1994年8月参加工作,一直奉职于如东县石甸镇卫生院。现任如东县石甸医院副院长等职。

符晓燕 女,汉族,如东栟茶人。1973年12月生,本科文化,2010年9月晋升为副主任医师职称。1990年8月参加工作,一直奉职于如东县第三人民医院。现为如东县第三人民医院妇产科副主任医师。

潘秀云 女,汉族,如东马塘人。1973年12月生,本科文化,2010年9月晋升为副主任护师职称。1991年8月参加工作,一直奉职于如东县人民医院。现为如东县人民医院副主任护师。

许南山 男,汉族,如东马塘人。1973年12月生,中共党员,本科文化,2010年9月晋升为社区副主任医师职称。1991年8月参加工作,历任如东县马塘医院门诊部主任等职。现任如东县马塘医院副院长等职。

李 然 男,汉族,如东袁庄人。1973年12月生,中共党员,中专文化,医士职称。1994年8月参加工作,曾任如东县袁庄镇卫生所医士。现任如东县袁庄镇卫生所副所长等职。

季方亮 男,汉族,如东新店人,1973年12月生,中共党员,本科文化,1995年9月参加工作,历任如东县水务局办公室主任、如东县新店镇副镇长等职,现任如东县红十字会副秘书长等职。

汤新梅 女,汉族,如东掘港人。1974年1月生,本科文化,2009年9月晋升为副主任医师职称。1991年8月参加工作,一直奉职于如东县掘港镇卫生所。现为如东县掘港镇卫生所副主任医师。

陈永红 女,汉族,如东县人。1974年3月生,本科文化,2009年9月晋升为副主任医师职称。1993年8月参加工作,一直奉职于如东县人民医院。现为如东县人民医院麻醉科副主任医师。

吴美军 男,汉族,如东凌民人。1974年3月生,大专文化,外科主治医师职称。1992年8月参加工作,历任如东县环镇乡卫生院外科医师、如东县于港乡卫生院外科医师等职。现任如东县靖海医院副院长等职。

金　伟　男，汉族，如东凌民人。1974年3月生，中共党员，本科文化，主治医师职称。1995年8月参加工作，历任如东县马塘医院主治医师等职。现任如东县马塘医院院长助理等职。

唐锦荣　男，汉族，如东曹埠人。1974年4月生，本科文化，2009年9月晋升为副主任医师职称。1994年8月参加工作，一直奉职于如东县人民医院。现为如东县人民医院麻醉科副主任医师。

陈绍俊　男，汉族，如东双甸人。1974年5月生，中共党员，大专文化，主治医师职称。1996年8月参加工作，历任如东县双甸镇中心卫生院内科主任等职。现任如东县双南医院院长等职。

刘　辉　男，汉族，如东于港人。1974年5月生，本科文化，外科主治医师职称。1995年8月参加工作，曾任如东县于港乡卫生院外科医师。现任如东县于港医院院长等职。

徐　燕　女，汉族，如东掘港人。1974年5月生，中专文化，主管护师职称。1991年7月参加工作，历任如东县人民医院团总支副书记等职。现为如东县人民医院主管护师。

李　勇　男，汉族，如东沿南人。1974年6月生，大专文化，主治医师职称。1996年8月参加工作，历任如东县双甸镇中心卫生院院长助理等职。现任如东县双甸镇中心卫生院副院长等职。

陆　兵　男，汉族，如东掘港人。1974年8月生，2001年6月加入中国共产党，本科文化，主管技师职称。1994年8月参加工作，历任如东县人民医院团委书记等职。现任如东县人民医院检验科副主任等职。

邱燕霞　女，汉族，如东马塘人。1974年8月生，本科文化，2010年9月晋升为副主任医师职称。1997年8月参加工作，一直奉职于如东县马塘医院。现任如东县马塘医院医务科科长等职。

朱建峰　男，汉族，如东新店人。1974年9月生，本科文化，主管技师职称。1997年9月参加工作，曾任如东县人民医院检验科技师。现任南通市红十字血站如东分站副站长等职。

李爱军　男，汉族，如东河口人。1974年10月生，2003年10月加入中国共产党，大专文化，医师职称。1993年8月参加工作。历任如东县掘东区卫生所防疫医士、如东县栟茶区卫生所防疫医师等职。现任如东县河口镇卫生所所长、如东县河口镇社区卫生服务中心主任等职。

缪小建　男，汉族，如东河口人。1974年10月生，大专文化，主治医师职称。1993年8月参加工作，曾任如东县于港乡卫生院医师。现任如东县于港医院副院长等职。

杨一华　男，汉族，如东河口人。1974年11月生，大专文化，主治医师职称。1993年8月参加工作，历任如东县靖海乡卫生院外科医师、如东县洋口镇卫生院外科医师等职。现任如东县浒澪医院副院长等职。

徐小军　男，汉族，如东苴镇人。1974年12月生，中共党员，大专文化，主治医师职称。1995年8月参加工作，历任如东县苴镇中心卫生院内科医师、如东县苴镇卫生所医师等职。现任如东县苴镇卫生所副所长等职。

费蕴枫　女，汉族，如东大豫人。1974年12月生，1998年2月加入中国共产党，本科文化，1997年8月参加工作，历任如东县兵房镇人民政府办公室职员等职。现任如东县人口和计划生育委员会办公室主任等职。

谢　杰　男，汉族，如东华丰人。1975年2月生，2001年6月加入中国共产党，大学文化，1997年8月参加工作，历任如东县华丰乡政府计生助理兼计生服务站站长、如东县长沙镇团委书记兼统计审计助理、如东县农林局科技教育科副科长、如东县纪委党风室纪检监察员等职。现任如东县纪委副主任科员、如东县监察局驻卫生局监察室主任等职。

刘桂林　男，汉族，如东掘港人。1975年2月生，中共党员，大学文化。历任如东县计划生育委员会纪检组长等职。现任如东县纪委党风纪检监察室主任等职。

李　军　男，汉族，如东北坎人。1975年3月生，2004年5月加入中国共产党，中专文化，医师职称。1995年8月参加工作，历任如东县兵房中心卫生院院长助理等职。现任如东县兵房中心卫生院副院长等职。

朱亚红　女，汉族，如东苴镇人。1975年4月生，中共党员，大专文化，主治医师职称。1997年8月参加工作，历任如东县苴镇中心卫生院妇产科主任等职。现任如东县苴镇中心卫生院副院所长等职。

吉玲玲　女，汉族，如东掘港人。1975年5月生，中共党员，本科文化，政工师职称。1993年8月参加工作，历任如东县人民医院团委书记、如东县人民医院党委办公室主任等职。现任如东县中医院纪律检查委员会书记、共青团如东县卫生工委副书记等职。

刘从军　男，汉族，如东景安人。1975年5月生，2001年6月加入中国共产党，大学文化，1997年8月参加工作，曾任如东县岔河镇财政所办事员。现任如东县卫生局财务审计科科长等职。

李海兵　男，汉族，如东洋口人。1975年6月生，2005年1月加入中国共产党，大专文化，医师职称。1995年8月参加工作，曾任如东县洋口镇卫生院防疫医师。现任如东县洋口镇卫生所所长、如东县洋口镇社区卫生服务中心主任等职。

朱鹏飞　男，汉族，如东汤园人。1975年6月生，中共党员，大专文化，1995年8月参加工作，曾任如东县掘港中心卫生院防疫医师。现任如东县掘港镇卫生所副所长、如东县掘港镇社区卫生服务中心副主任等职。

季芝燕　女，汉族，如东岔河人。1975年7月生，本科文化，主治医师职称。1994年8月参加工作，曾任如东县岔河镇卫生所医师。现任如东县岔河镇卫生所副所长等职。

吴银山 男，汉族，如东河口人。1975年8月生，中共党员，本科文化，防疫医师职称。1996年8月参加工作。历任如东县掘港中心卫生院防疫医师、如东县掘港镇卫生所副所长等职。现任如东县掘港镇卫生所所长等职。

孙小飞 男，汉族，如东马塘人。1975年9月生，本科文化，主治医师职称。1998年7月参加工作，历任如东县人民医院团委副书记等职。现为如东县人民医院外科主治医师。

缪小兵 男，汉族，如东靖海人。1975年9月生，本科文化，主治医师职称。1995年8月参加工作，曾任如东县靖海乡卫生院医师。现任如东县古坝医院副院长等职。

朱海锋 男，汉族，如东掘港人。1975年10月生，中共党员，本科文化，主治医师职称。1996年8月参加工作，一直奉职于如东县掘港中心卫生院。现任如东县掘港中心卫生院院长助理等职。

汤　莉 女，汉族，如东岔河人。1975年11月生，本科文化，2010年9月晋升为社区副主任中药师职称。1992年8月参加工作，一直奉职于如东县第二人民医院。现为如东县第二人民医院药剂科社区副主任药师。

黄耀东 男，汉族，如东童店人。1975年11月生，1999年6月加入中国共产党，大专文化。1994年12月参加工作，历任中国人民解放军武警福建总队福州支队某中队政治指导员等职。现任如东县卫生局人事科副科长等职。

成卫明 男，汉族，如东潮桥人。1975年11月生，2006年加入中国共产党，大专文化，防疫医师职称，1994年8月参加工作。历任如东县环镇乡卫生院防疫医师、如东县曹埠镇卫生所副所长、如东县曹埠镇社区卫生服务中心副主任等职。现任如东县长沙镇卫生所所长、如东县长沙镇社区卫生服务中心主任等职。

许承梅 女，汉族，如东环镇人。1975年12月生，中专文化，主管护师职称。1993年7月参加工作，历任如东县人民医院团委副书记等职。现为如东县人民医院主管护师。

顾金标 男，汉族，如东新店人。1976年1月生，大专文化，主治医师职称。1996年7月参加工作，曾任如东县新店乡卫生院医师。现任如东县新店医院副院长、如东县新店镇社区卫生服务中心副主任等职。

缪凌云 女，汉族，如东栟茶人，1976年1月生，大专学历，会计师、注册会计师职称。1995年8月参加工作，历任如东县医药公司总经理助理等职。现任南京医药南通健桥有限公司副总经理等职。

缪　刚 男，汉族，如东新店人。1976年1月生，大专学历，医士职称。1996年10月参加工作，曾任如东县掘港中心卫生院医士。现任如东县掘港中心卫生院院长助理等职。

孙艳丽 女，汉族，如东曹埠人。1976年3月生，2004年7月加入中国共产党，大专文化，医师职称。1996年1月参加工作,历任如东县曹埠乡卫生院防疫医师等职。现任如东县曹埠镇卫生所所长、如东县曹埠镇社区卫生服务中心主任等职。

陈小琴　女,汉族,如东掘港人。1976年5月生,本科文化,江苏省人口学校毕业,主治医师职称。1994年7月参加工作,曾任如东县计划生育指导站医师等职。1996年获“江苏省参加全国1%人口抽样调查工作先进个人”称号,2000年获“江苏省计划生育先进工作者”称号。现任如东县计划生育指导站副站长等职。

彭小丽　女,汉族,如东河口人。1976年5月生,1999年12月加入中国共产党,大学文化,1994年8月参加工作,200年5月获“南通市‘九五’期间计划生育先进工作者”称号。现任如东县人口和计划生育委员会副主任等职。

朱晓东　男,汉族,如东华丰人。1976年6月生,1999年7月加入中国共产党,本科文化,南通医学院毕业,主治医师职称。1996年7月参加工作,曾任如东县华丰乡卫生院外科医师。现任如东县华丰医院院长等职。

吴　洋　男,汉族,如东掘港人。1976年7月生,本科文化,主治医师职称。1999年9月参加工作,一直奉职于如东县中医院外科医师。现任如东县中医院团委副书记等职。

周志勇　男,汉族,如东双甸人。1976年10月生,中共党员,大专文化,会计职称。1998年8月参加工作,历任如东县双南乡卫生院院长等职。现为如东县双南医院会计。

陶红燕　女,汉族,江阴长泾人。1976年12月生,本科文化,助理讲师职称。2002年3月参加工作,历任如东县卫生进修学校团总支副书记等职。现为如东县卫生进修学校助理讲师。

陈雪琴　女,汉族,如东石屏人。1976年12月生,本科文化,2010年9月晋升为副主任医师职称。1995年8月参加工作,曾任如东县卫生防疫站防疫医师。现任如东县疾病预防控制中心防疫科副科长等职。

朱明明　男,汉族,如东环北人。1977年1月生,中专文化,医师职称。1995年8月参加工作,曾任如东县环北乡卫生院外科医师。现任如东县五义医院院长等职。

周小平　男,汉族,如东河口人。1977年8月生,中专文化,主治医师职称。1998 年8月参加工作。曾任如东县景安镇卫生院放射科医师。现任如东县景安医院副院长等职。

刘建华　男,汉族,如东九总人。1977年9月生,2001年5月参加中国共产党,大专文化。1995年12月参加工作,历任中国人民解放军济南军区某部卫生所所长、如东县卫生局社会卫生科副科长等职。现任如东县卫生局基层卫生与妇幼保健科副科长、共青团如东县卫生工委书记等职。

秦红波　男,汉族,如东环北人。1977年9月生,本科文化,医师职称。1997年8月参加工作,历任如东县兵房镇卫生所副所长等职。现任如东县大豫镇卫生所副所长等职。

徐　丽　女，汉族，如东栟茶人。1977年9月生，1999年12月加入中国共产党，大专文化，医师职称。1996年10月参加工作，历任如东县栟茶镇卫生所防疫医士、如东县栟茶镇社区卫生服务中心副主任等职，现任如东县栟茶镇卫生所副所长等职。

徐平平　女，汉族，如东栟茶人。1977年10月生，1996年5月加入中国共产党，本科文化，政工师职称。1996年8月参加工作，一直奉职于如东县中医院。现任如东县中医院党委办公室副主任、共青团如东县中医院委员会书记等职。

陈晓明　男，汉族，如东曹埠人。1977年12月生，1999年7月加入中国共产党，大专文化，医师职称。1996年8月参加工作，曾任如东县曹埠乡卫生院外科医师。现任如东县曹埠医院院长等职。

顾春燕　女，汉族，如东新店人。1977年12月生，大专文化，医师职称。1997年8月参加工作，曾任如东县新店镇卫生所医师。现任如东县新店镇卫生所副所长等职。

徐　军　男，汉族，如东洋口人。1978年6月生，中共党员，大专文化，医师职称。1998年8月参加工作，曾任如东县洋口镇卫生所医师。现任如东县洋口镇卫生所副所长等职。

朱文婷　女，汉族，如东掘港人。1978年7月生，中专文化，护师职称。1996年8月参加工作，历任共青团如东县中医院委员会副书记等职。现任如东县中医院护士长等职。

吴伟康　男，汉族，如东掘港人。1978年7月生，大专文化。1998年8月参加工作，现任如东县计划生育协会副秘书长等职。

骆宏丽　女，汉族，如东袁庄人。1978年9月生，中共党员，大专文化。妇产医师职称。历任如东县袁庄镇计划生育服务站副站长等职。2006年9获“江苏省人口和计划生育先进工作者”称号。现任如东县人口和计划生育科学技术科科长等职。

刘伟峰　男，汉族，如东双甸人。1978年12月生，中共党员，大专文化，医师职称。1998年8月参加工作，曾任如东县双甸镇卫生所医师。现任如东县双甸镇卫生所副所长等职。

曹　璐　男，汉族，如东栟茶人。1978年12月生，大专文化。1997年8月参加工作，曾任如东县卫生进修学校职工。现任南通市红十字血站如东分站副站长等职。

赵　龙　男，汉族，如东沿南人。1979年11月生，大专文化，中医师职称。1998年8月参加工作，曾任如东县于港乡卫生院中医师。现任如东县于港医院副院长等职。

冯正国　男，汉族，如东双甸人。1980年1月生，2006年4月加入中国共产党，大学文化，2002年5月参加工作，现任如东县人口和计划生育委员会宣传科科长等职。

高小松　男，汉族，如东九总人。1980年4月生，大学文化，2003年6月参加工作，历任武警江苏总队宿迁支队卫生队军医、如东县红十字干事等职。现任如东县卫生局医政科科员。

沈　巍　男，汉族，如东掘港人。1980年11月生，2005年12月加入中国共产党，中专文化，助理会计师职称。2000年12月参加工作，曾任如东县中医院会计。现任如东县中医院审计科副科长、共青团如东县中医院委员会副书记等职。

管晓飞　女，汉族，如东长沙人。1981年3月生，中专文化，护师职称。2000年8月参加工作，一直奉职于如东县人民医院。获"2010年江苏省优质护理服务先进个人"称号。现为如东县人民医院护师。

季　伟　男，汉族，如东新店人。1981年9月生，2003年12月加入中国共产党，本科文化，医师职称。2004年9月参加工作，一直奉职于如东县人民医院。现任如东县人民医院外科医师、共青团如东县人民医院委员会副书记等职。

於琳琳　女，汉族，如东五义人。1981年10月生，本科文化，计算机职称。2002年9月参加工作，历任如东县卫生进修学校团总支副书记等职。现任如东县卫生进修学校学生科干事、如东县卫生进修学样团总支书记等职。

姜小卫　男，汉族，如东长沙人。1981年11月生，中共党员，大专文化，医师职称。2000年8月参加工作，曾任如东县长沙镇卫生所医师。现任如东县长沙镇卫生所副所长等职。

曹玲玲　女，汉族，如东掘港人。1982年1月生。中专文化，护师职称。1999年12月参加工作，一直奉职于如东县中医院。现任共青团如东县中医院委员会副书记等职。

江亚芳　女，汉族，江苏海安人。1983年1月生，2004年4月加入中国共产党，本科文化，2005年毕业于南京医科大学。2005年8月参加工作，一直奉职于如东县人尼医院。现任如东县人民医院办公室干事、共青团如东县人民医院委员会副书记等职。

附　录

概　述

本志附录分别记载1986年以来考核奖励和职称认定情况，以作备忘。考核奖励分记功、嘉奖、提前晋升工资等级。职称认定分高级职称认定、中级职称认定、初级职称认定。

第一节　考核奖励

1986年以来，县卫生职工在年度工作考核中，涌现出许多成绩卓著者，他们中有的获中共如东县委 如东县人民政府记功奖励，有的获如东县人民政府通报嘉奖，有的获如东县人民政府授权人事局给予提前晋升工资等级的奖励。本志附录分别记载备忘。

一、记　功

1986～2010年如东县卫生系统职工获县委县人民政府记功奖励表

表48-1

年度	名单
1986	记大功：张佩金　李炳南　傅真明　姜长勇　陈　晶　张泽宾　蔡　平　徐　治　桑乃俊　邱洪振　张祖乐　罗云华　苏忠德　许汉斌　姜炳春　汤致中　朱　聪　吴庆生　张玉宽　王正国　濮九富　黄吉生　汪梅丽　缪　申　徐湘声　於彦珍　马本芳　刘家捷　孔　云　陈文光　蔡秉慈
	记　功：缪五宏　高景昭　陆源美　郭　兵　秦　龙　仲树芳　徐福泉　花振华　钱惟成　沙洪勋　赵纳驹　陈幼清　周凤英　孙德泉　李圣贵　缪克芬　隋惟东　於佩云　汪太群　陈伯根　王学政　戴铁生　汤品朝　杨光奎　杨　剑　朱炳涛　葛陈美　施永泉　周邦泉　杨光和　余　彬　金树人　陈士文　王庭秀　顾春庭　陈永龙　洪光明　黄汉石　黄士奇　冯志元　陈　盘　陈　海　吴新谋　丛龙华　钱德进　季本华　曹显爵　管维方　吕福如　马银德　缪祖仁　石征朗　周啸峰　赵国平　徐亚琴　张定海　许金秀　杨玉明　何锦亮　陈春法
1987	记大功：陆源美　张建兴　闻佩珍　虞家福　张盛举　沙宏勋　徐显英　蔡光华　解慎传　仰剑雄　杨光奎　邱洪振　周邦泉　徐定山　张祖乐　罗云华　陆建平　汤致中　曹妙丰　余　彬　许波其　王昌余　杨兴国　陈志谷　黄吉生　徐湘声　缪　申　缪盈发　缪俊宏　马本芳　季本如　张建平　陈国柱　陈永龙
	记　功：张佩金　吴爱祥　孙　德　张　云　蔡秉慈　程凤川　王学政　刘　健　倪国昌　缪永山　张　洁　顾　云　汪太群　俞文光　张　军　袁　凯　丁连盛　冒建霞　汪丽华　吴兴谋　王敦泉　黄小琴　马银德　邵志达　丁社祥　曹显却　倪国才　黄广春　季本华　陈幼清　朱炳涛　戴晓明　蔡　萍　李　勇　梅德生　赵纳驹　葛陈美　赵国平　沈　林　杨光和　陈永松　孙德泉　金树人　石征朗　李圣贵　王亚乙　顾文祥　姜炳春　王咸和　张如萍

续表48-1

年 度	名 单
1987	记　功：杨　剑　曹德泉　薛金荣　隋唯东　严秀兰　濮九富　王森和　王笃英　叶佩珍　张玉宽 徐友戴
1988	记大功：张佩金　吴爱祥　缪五宏
	记　功：徐益林
1989	记　功：吴爱祥　李介玉　徐应兰
1990	记大功：谢承钧　仲树芳　范存珍　杨桂兰　董德明　王秋霖　陈淑林　蔡光华　解慎传　张　瑾 汪太群　刘　兰　葛陈美　许汉兵　陆秀玲　洪宝媛　石祥银　朱克刚　陈永龙　张建平 罗恩杰　李生明　张如平　姚十田　马本芳　吴绰然　朱连璧　黄吉生　冒　静　吴维贤
	记　功：李介玉　钱惟成　张泽宾　张建兴　王银芳　陈兰萍　姚士萍　汪　俊　谢　莲　汤宏春 沈永清　沈美云　王森和　缪克芬　周留德　苏忠德　陈幼清　蔡　萍　周凤英　张国和 张淑霞　鲍素英　沈建忠　江金泉　钱　进　於佩云　苏鹤鑫　顾　玲　陈宝生　俞　珍 张蕴如　张兰萍　缪宝芳　陈秀生　潘建华　刘俊兰　徐宝山　冯维新　花立山　王正国 陈国柱　孙　英　顾从美　金征亮　谢张元　石征朗　於颜珍　康承芳　陈永松　陈小红 任正山　缪正龙　缪志宏　冯志元　汪梅丽　陈　海　刘　建　孙　琴　王爱芳　杨玉明 王笃英　张居琴　杨　淼　范建明　姜一山　金树仁　王咸震　罗宗泉　陈世民
1991	记大功：李介玉　陈金荣　沈南森　陈幼清　张泽宾　李秀兰　孙德泉　徐亚新　陆秀玲　葛陈美 吴国建　王小平　王森和　刘德先　史树仁　戴铁生　张建平　陈国柱　唐学高　李生明 朱立成　孔　云　杨光和　姚十田　缪祖仁　余　彬　朱龙银　黄吉生　冒　静　缪福庆 李贤平　陈永龙
	记　功：韩建彬　邵志达　管维玲　谢　莲　程凤川　李炳南　仲树芳　虞家福　张　瑾　桑乃俊 蔡　萍　程正之　钱忠权　鲍德泉　黄利民　朱伯成　王志明　徐宝山　吕宗齐　朱克持 金征亮　任道兰　徐　素　马　笃　葛忠宁　金树人　姜益三　缪俊宏　康承芳　袁祝君 马本芳　杨新国　左淑芳　陶维礼　方　瑾　冒云祥　丛龙华　平秀莲　钱德进　缪　诚 杨宝华　缪正龙　朱　林　许汉斌　张兰萍　傅笃泉　钱　驹　曹金法　王咸模　吴　娟 许　建　邱洪振　丁志军　肖季全　潘建华　苏宗德　张秀兰　王正国　陈秀生　杨　剑
1992	记大功：谢承钧　陈　晶　陆源美　谢　莲　刁述言　虞家福　胡碧英　陈　革　房福才　康卫宁 曹妙丰　邱洪振　随唯东　余　彬　杨兴国　张秀兰　戴铁生　樊锦泉　缪　诚　刘家凤 姚十田　梅德生　陈福林　陈国柱　张建平　潘建华　冒云祥　黄吉生　蔡秉慈　姜炳春 王旭东　孔　云　丁宏谟　李生明　周　旭　何　平　朱耀南
	记　功：丛　浩　仲树芳　姚美玲　程凤川　陈兰萍　顾玉梅　汪　俊　张正春　管维玲　黄天高 陈　沛　钱忠权　许青翔　沈　林　刘丽平　孙新星　桑乃俊　林景云　张宝荣　鲍德泉 姚世平　王森和　施爱芳　缪克芬　蔡美银　张俊杰　周涌泉　许金秀　卞爱林　周新珠 陈文山　张昌山　缪正龙　徐守根　陈　新　孟元珍　於佩云　桑杨兰　王小平　吴明贵 洪祖义　桑乃元　周发英　许汉斌　张兰萍　秦德贤　李建良　朱伯成　洪宝媛　钱德进 周金林　陈　海　陈　建　韩家杰　李昌玲　王咸模　王立坤　王亚乙　葛加如　姜益山 罗宗泉　王咸和　周　华　陈　俊　费乃泉　金征亮　张松林　施永泉　葛陈美　秦小定 阚德莲　张玉宽
1993	记大功：谢承钧　仲树芳　周丽华　汪　俊　陈　沛　秦德贤　陈幼清　钱忠权　张群明　李秀兰 王森和　周　姝　杨翠屏　魏素兰　曹显明　曹　平　杨芝兰　朱　林　李亚苏　徐　林 桑乃元　张松林　朱伯成　张建平　陈国柱　严怀泉　许建林　徐秀均　高　行　陈学化 徐爱明　冯庶祥　孙　琴　周　华　陆秀玲　李建平　孔　云
	记　功：王银芳　张　军　邱　展　吴新华　姜建玉　潘成礼　沈南森　管维玲　虞家福　胡碧英 沈　林　邓丽如　缪剑影　陆华宁　缪丽华　孙德泉　王辉明　江成萍　曹妙丰　鲍素英 肖季全　李　毓　缪克芬　余　彬　王浩庭　陈文光　张居琴　缪小平　周新珠　缪金华 吴绰然　陈　新　葛　萍　江筱兰　蔡　岚　袁　凯　解从敬　管红霞　洪祖义　钱生文 於彦贞　陈福林　许汉兵　陈卫南　刁秀兰　李建良　黄士奇　王咸模　缪　艳　郭福建

续表48-1

年 度	名 单
1993	记 功：翟修田 罗宗泉 王亚乙 姜一山 王旭东 吴庆山 曹金发 俞 珍 陈朝如 冯维新 朱克刚 吴功贤 缪爱萍 冒 静 张龙华 钱德进 朱德安 陈秀生 缪宝芳 张如平 任道兰
1994	三等功：丁冠云 姚士萍 谢 莲 邵志达 宋 洁 邢巨星 刁述言 韩建彬 崔金娣 季学军 王爱民 陈绥华 沈 林 钱忠权 胡碧英 房福才 冯 权 秦 鸣 徐雅琴 谢贵生 曹妙丰 陈 杰 周 华 石敦慈 徐 素 张如萍 陈福林 施菊萍 朱伯成 朱亚炎 李建良 王正国 石 林 陈朝如 祁凤娥 陈永龙 阚德莲 王立坤 严怀泉 吴国建 王旭东 尹长春 张 瑜 孔 云 成宏富 钱 进 汪太群 杨吉奇 桑乃元 马本芳 钱生文 邱洪振 随唯东 沈美云 姚美云 许金秀 孙成凤 严宏俊 曹 平 曹显明 苏宗德 戴秀芬 缪 诚 翟秉泽 沈澄洋 缪国庆 缪云福 张贵陈 陈志谷 冒云祥 居正记 黄吉生 韩家杰
1995	三等功：冯长华 李介玉 沈南森 秦德贤 高景昭 邢巨星 仲树芳 姚炳荣 李爱萍 王延玲 张 辉 徐定山 张旭初 丁 蔚 胡碧英 周凤英 房福才 桑乃俊 姚世平 徐雅琴 曹妙丰 陈淑林 李秀兰 冯长华 陈福林 许汉兵 张 艺 陈崇熙 朱伯成 宋允松 王正国 石 林 何 平 陆凤玲 刘鹏银 陈秀生 张如萍 徐宝山 陈永龙 徐 素 陈 聪 张贵陈 王立坤 杨 剑 姜炳春 成宏富 张 瑜 尹向阳 张德彩 汪太群 王小平 张玉芳 缪俊宏 朱德余 黄云霞 何 杰 邱洪振 沈美云 随惟东 缪克芬 范建明 严秀兰 余 彬 许金秀 曹显明 卞爱林 曹 平 缪 诚 周俊鹏 朱连壁 缪志宏 杨旭光 于义华 季爱玲 冒云祥 黄吉生 钱德芳 刘银华 张晓红
1996	三等功：张佩金
1997	三等功：张良琴 李 燕 仲树芳 王银芳 徐定山 翟 明 宋 洁 邢巨星 赵培元 谢 莲 张宝荣 冯延俊 吴春玫 桑乃俊 曹妙丰 曹显明 曹 平 王莹莹 徐希平 缪 申 缪志宏 于义华 周俊鹏 缪 中 徐湘声 随唯东 陈春法 徐广富 陶维礼 许金秀 余 彬 沈映泉 张玉萍 俞淦琪 金 托 袁顶操 石学平 许汉斌 樊士辉 陈思平 王正国 朱伯成 孙 云 刘文彬 冒云祥 王爱芳 黄吉生 缪翼翅 张贵陈 姜炳春 王咸模 缪桂梅 张福林 孔 云 吴维贤 张 瑜 钱 驹 黄九皋 张松泉 陈永龙 阚德连 宋德莲 周 华 陈秀生 金征亮 李生明 韩建彬 孙杏阳 张旭初 周风英 钱忠权 马松兰
1998	三等功：徐定山 沈南森 陈 晶 徐建秀 潘成礼 康小平 李 燕 王建林 石利平 缪德荣 邢巨星 黄声耀 陈 革 陈明星 孙新星 周秀华 杨爱平 徐春泉 胡桂琴 鲍德泉 曹妙丰 桑乃俊 刘 建 李 勇 张美云 杨春荣 姚金岩 陈永龙 徐宝山 周 华 陈秀生 李生明 金征亮 鞠建华 金 托 石增俊 徐 林 洪祖义 陈精鸣 陈松平 许汉斌 徐亚辉 施洪生 陈崇熙 王正国 严怀泉 顾巧如 张福林 仇曙光 葛忠林 成宏富 袁光明 徐湘声 丁志军 缪克芬 范建明 严宏俊 余 彬 许金秀 顾晓兰 黄吉生 缪翼翅 冒云祥 李可铭 王学政 周留德 梁永洲 曹 平 缪 申 周俊鹏 于义华 缪 中 缪志宏
1999	三等功：曹显明 孙中云 林 秀 黄 兰 程凤川 康小平 田继红 赵培元 陈艳华 宋 洁 倪国才 王爱民 陆士仁 谢鲁健 张荣勋 胡金萍 缪剑影 桑乃俊 何永华 曹妙丰 孙锦泉 王辉明 鲍德泉 陶文标 陈松平 许汉斌 张清泉 陈崇熙 李建中 王正国 朱希平 秦小定 陈永龙 吴希华 姚金岩 周 华 陈秀生 李生明 金征亮 许 健 周贤桂 梅德生 袁鼎操 缪小平 秦旭峰 姚秀梅 陆晓琴 袁光明 成宏富 葛忠林 施爱芳 邓咏梅 陈春法 张俊生 严宏俊 余 彬 朱卫兵 王学政 周留德 缪小梅 苏宗德 缪 申 周俊鹏 于义华 缪志宏 杨旭光 缪 中 刘俊兰 钱德进 李可铭 王爱芳 薛宝萍
2000	三等功：曹显明 姚亚南 陈春法
2001	三等功：张泽宾 佘晓春 缪文龙 李 莉 王爱民 蔡 萍 刘桂萍
2002	三等功：曹显明 吴新华 石 磊 王建林 石利平 丛远凤 康小平 蔡 萍 陈明星 丁 蔚
2003	三等功：张泽宾 曹显明 佘晓春 石利平 费国均 李 燕 姜长勇 陈明星 金 群 孙德全

续表48-1

年度	名单
2003	三等功：顾海军　王学政　姚工平　朱希平
2004	三等功：邱瑞满　沈南森　孙　娅　张　驰　王爱民　张旭初　吴卫民　张荣勋　姚世平　汪菊明 刘桂萍
2005	三等功：沈南森　姜长勇　张荣勋　於　健
2006	三等功：沈南森　姚世平　丁志军
2007	三等功：张旭初　翟　明　唐芙蓉　陈　聪　唐薛霞　王爱民　姚亚南　陈明星　张荣勋　王　群 陈明新　蔡抗援　姚世平　丁志军　顾海军　施爱芳　於　建　骆世平　缪寿全　许小兵 吴余祝　张建兵　黄爱萍
2008	三等功：朱建云　沈建江　徐晓明　陆士仁　徐平平　缪爱芳　马　艳　周亚梅　蒋　勇　吴卫民 金　群　杨　连　李正华　冯志勇　陈　燕　李剑芳　丁美玲　蒋月云　从　翚　吴侦明 许　建　陈忠新　姚云霞　丁建云　吴银山
2009	三等功：季晓平　李　燕　蔡　振　顾松杰　周建华　钱蓓蓓　邱亚琴　周建华　徐晓明　徐　莉 缪　平　顾卫峰　王锦林　叶德建　杨林宗　王美凤　徐希平　缪兆林　花红林　张孙新 陈海平　许南山　张　平　戴哲明　王保元　陈　伟　路海燕　陈锦明　虞海琴　朱庆生 孙艳丽
2010	三等功：宋春丹　崔晓琴　姜海容　蒋　萍　张红星　於　建　骆世平　杨德军　戴晓红　施爱芳 许金芳　王　健　陈祖泉　张建新　张建兵　陈叶丽　秦定杨　沙美芳　吴余祝　管隽梅 王雨卉　郑　俊

二、嘉　奖

1986～2010年如东县卫生系统职工获县委县人民政府嘉表

表48-2

年度	名单
1986	先进工作者：陆生保　谢承钧　陈瑞仙　丁冠云　周亚能　葛美芳　谢　莲　叶　蓊　潘成礼　倪国才 徐维义　符学科　缪德荣　张建云　施德余　管维玲　沈永清　姚士萍　倪国昌　邢学军 陈　沛　蒋春荣　王　兰　毛凤兰　闻佩珍　朱卫萍　徐　梅　陆如军　陆　陈　冒建霞 汪　俊　顾道生　沈玫娟　沈其龙　张　玉　徐玉芬　江　静　翟美英　杨新萍　范敏楚 崔金娣　王家乐　孙　德　王宝林　王秀芳　范存珍　范崇珍　沈菊如　宗锦凤　虞家福 姚九江　陈兴平　陈　革　葛八银　丁　蔚　从循尤　赵玉付　顾永珍　董玖如　陈文标 杨　岚　程正子　咸仲实　朱爱玲　陶文标　华兆新　李建兵　沈　林　王爱云　陈玉兰 计凤珍　刘承德　王妙生　顾美芳　徐应兰　仰剑雄　周建新　解慎传　丁争真　薛国金 张　瑾　石　林　张　波　张德茂　丛　戎　徐　林　张玉泉　娄铁山　刘克芳　徐益民 蔡光华　康卫宁　李秀兰　邱瑞满　樊天妹　缪淑和　徐益林　赵荣康　吴益民　邓　愚 李昌玲　严怀权　于守元　张福林　苏鹤鑫　顾亚飞　汪美玲　季建华　管钟如　徐希鹏 施宝如　肖季全　张怡清　王森和　姚宏伟　刘桂萍　周春云　施学俊　丛咏梅　叶来英 沈美云　张连芳　李　毓　钱　进　朱志祥　袁　凯　张玉萍　徐银发　王小萍　江金泉 桑杨兰　周贤桂　朱德芬　樊天明　缪　诚　顾秀美　李家祥　陆桂兰　朱池明　张如玉 缪小梅　陈文山　周留德　曹德先　缪永山　刘桂萍　童美娟　于素兰　张应生　洪仲良 李德辉　盛春香　张兰萍　龚志芳　李士新　季金火　卞葛进　宋允松　丁祝祥　黄广春 张蕴如　李兴昌　潘建华　冯志中　郑桂芳　张　云　王顶却　季爱玲　汤跃兰　周泉林 康　国　傅笃泉　陈秀生　郭承祺　徐　德　徐应辰　石敦慈　陆达泉　陈敦英　季本泉 朱家庆　张如平　陆凤林　金丽云　陈　聪　朱立成　缪俊宏　张德如　沈　健　王永秀 洪祖义　吴庆山　桑乃元　徐善泉　徐　雄　陈金如　吴明贵　陈永松　周　彪　陈金鸣 陈茂发　梅德生　张毓芳　俞淦琪　於绪元　丁宏谟　刘成元　钱　鸿　杨旭光　沈澄洋 张昌山　季登银　吴爱芳　缪亚琴　王　彬　缪云福　薛建国　陈德林　徐进余　徐相生 陈　新　于义华　缪盈发　章顺铎　戴小明　朱翠英　刘　志　周俊鹏　孟元珍　杨宝华

续表48-2

年度	名单
1986	先进工作者：陈友山 刘健 王泉 郑远如 花玲芬 叶希兰 朱守忠 冒云祥 冒井庭 周美芳 顾培武 孔令权 缪加新 顾娥 薛均 俞文光 顾永昌 丛继武 李金枝 周昌德 顾淮娟 江太山 王爱芳 张洁 孙兰 常德明 刘友彬 陈志谷 陈国柱 沈毅 王德祥 陈国才 许炳华 何建平 陆翠萍 张锦才 罗恩杰 顾天儒 杨朝平 杨再康 朱伯成 季士冲 倪广祥 陈水心 沙正兴 叶佩珍 钱驹 顾宏如 冯春如 钱秉林 陈坤 王元凤 陈学桂 王旭华 罗应成 罗美玲 顾秀明 曹金发 吴剑祥 罗兆琴 黄声扬 何祝成 徐郁 吴希华 马笃 龚文亮 严振高 刘建平 徐定山 朱德余 蔡秉兰 王娥仙 吴志远 薛桂生 王咸和 宋德莲 王笃英 曹洁云 李明明 徐广富 花永正 王浩庭 姚美云 徐健 杨森 杨光辉 朱盛泉 钱忠权 吕宗齐 袁步金 李维郁 朱克持 袁光明 朱玉生 张晓俊 王咸模 吴海波 曹美英 缪庆宏 王济生 杨锡林 丁益民 张瑜 胡建国 王亚乙 刘振询 许世群 徐至慧 姚金岩 杨莲芳 王昌余 徐希桂 周贤信 张德权 李张明 戴伍健 顾亚夫 顾永平 曹德泉 严新明 严秀兰
1987	先进工作者：缪五宏 张玉 高景昭 范敏楚 王延玲 王家乐 崔金娣 江静 李金秀 郭芬芳 仲树方 王艮芳 周雅能 蒋春荣 丁冠云 姚美玲 范崇珍 沈玫娟 罗文达 汪俊 陈汉清 谢莲 张森高 宋洁 黄天高 符学科 濮显山 曾华 宗锦风 陈新艳 姚九江 葛八银 陶文标 钱忠权 朱爱玲 华兆新 周凤英 陈革 陈玉兰 陈文标 葛朝晖 董九如 胡碧英 丁蔚 徐益林 徐治 康卫宁 朱宝根 周维富 王妙生 顾美芳 刘振林 汤聿俊 张德茂 杨连 王华 张波 薛国钧 姚世平 苏鹤鑫 刘兰 薛亚萍 郭福建 翟修填 王立坤 郭泉 张福林 石祥银 李昌玲 肖季全 缪克芬 沈美云 黄晓平 杨桂兰 张益贵 施学俊 冯志中 汤跃兰 刘德先 康视山 赵国梅 陈德山 周留德 戴铁生 缪晓梅 杨芝兰 曹德先 梁永洲 苏忠德 朱宏 徐长益 於佩云 桑杨兰 王小平 钱进 张玉平 朱志祥 缪诚 陈俊 丁宏谟 沈剑轩 陈伯根 陆秀华 张明光 黄忠平 蔡明章 卞葛进 陈亚如 张兰萍 夏建华 张应生 周旭 钱驹 钱秉林 李家翠 陈坤 何平 季凤如 罗美玲 缪寿全 孔云 沈建萍 曹梅英 吴庆生 郭必如 陈恩山 尹向阳 丁益民 胡建国 陈士文 许世莲 朱锦模 宋德莲 曹春景 陈锦明 徐秀兰 顾永萍 顾亚夫 徐超 单国余 季驹 陈春法 曹洁云 姚美云 施元贵 孙建华 朱永健 杨新民 王爱云 蔡明珍 汪梅丽 刘继传 钱德进 赵秀英 冯庶祥 郑远如 熊文福 吴勤 顾娥 薛鋆 陈海 孔令权 蒋爱萍 冯祖泽 吴礼玉 陈盘 孙琴 殷时余 虞公侠 杨宝华 孟元珍 张志仪 朱连壁 缪云福 徐德贵 汪筱兰 薛建国 杨旭光 钱鸿 任正山 张昌山 梅金铭 陈新 翟丙泽 管维芳 蔡岚 史梅芳 章顺铎 桑乃元 康承芳 王金莲 钱生文 朱德余 曹林杞 周发英 唐文芳 俞淦琪 陈昌莲 王永秀 吴明贵 徐英 刘金兰 徐德 盛光辉 谢张元 张松林 张定海 徐秀莲 朱伯成 顾天如 罗恩杰 洪光明 黄士奇 孙英 张祖仁 张卓清 王正国 沈毅 蔡斌 陈学化 顾春庭 吕忠琪 徐宝山 何祝成 李维郁 姚冬梅 包志华 桑乃俊
1988	先进工作者：吴爱祥 傅真义 宋兰玉 谢承钧 李耀
1989	先进工作者：谢承钧 宋兰玉
1990	先进工作者：李新兰 缪五宏 陈美兰 范敏楚 缪吾同 崔金娣 王家乐 张辉 顾林昶 顾道生 夏卫民 仲跻浩 徐扬 王延玲 姜建玉 张正春 陈沛 张焕生 陈秀莲 姚美玲 范崇珍 陈晶 王兰 张军 陈宝泉 江静 程凤川 郭兵 耿桂林 顾玉梅 许杏英 陆源美 张跃勤 宋小坚 周廉芳 管维玲 徐小玲 黄维达 施明辉 马建明 陆正帮 缪德荣 李毓 肖季全 叶来英 施爱芳 陈爱华 陆秀英 徐建 刘桂平 石桂山 施学俊 刘金凤 缪晓梅 周新珠 卞新秀 周载如 蔡俊华 刘桂平 史梅芳 童美娟 缪四轩 吕福如 杨芝兰 徐骧 徐定山 戴铁生 曹显明 许青翔 周宁 陈革 缪剑影 张秀芬 赵纳驹 刘丽萍 陆士仁 钱忠权 施淑媛 陈兴平 蔡敏 邓丽如 沈菊明 胡碧英 胡金平 程志斌 赵玉富 杨其发 黄声跃 桑乃俊 张群明 赵云 翟明 姚世平 杨宏斌 秦鸣 刘洪 朱宝根 管图华 陆金荣 鲍德泉 葛云 解金传 冯长华 胡惠娟 曹妙丰 陆生保 张德聿 唐明 王咸忠 赵国平 唐文芳 张玉平 陈翠兰 吴云 王小萍 於绪元 陈四林 朱志祥

续表48-2

年 度	名 单
1990	先进工作者：张祖乐　汪美玲　徐希鹏　严怀泉　缪　艳　赵荣康　施宝如　郭福建　邢光明　杨　剑 张福林　徐亚新　龚正祥　徐祖琴　应　燧　黄卫新　姚锦冲　杨彩英　王雨卉　陈福林 李加祥　钱亚华　吴爱华　陈　杰　张卫东　陈　俊　顾秀美　房桂平　康永军　杨玉成 吴功贤　王亦权　钱　驹　陈一梅　殷桂凤　吴剑祥　施永泉　方慎宜　秦小定　陈福斌 王明都　陈学参　沈尚明　刘建平　吴蔚霞　殷丽娟　李维郁　王永兰　朱克持　袁步金 顾天儒　朱伯成　黄汉石　吴永香　蔡一珍　卜九富　沈素琴　黄士龙　陆洪池　季士冲 马忠泉　王德祥　董杏菊　顾爱霞　何建平　李连明　徐　素　任道兰　徐应辰　葛福如 金丽云　孙　兰　张松林　陈　聪　朱立成　许　平　何成章　陈金如　许永红　朱德余 黄　明　梅德生　陈金鸣　马本智　陈昌连　徐金秀　缪俊宏　沈　健　张德如　周啸峰 桑乃元　缪祖仁　缪　申　王必银　梅金明　葛正平　陈　新　翟秉泽　季福星　王　彬 孟元珍　杨宝华　缪二准　汪筱兰　李贤平　钱　鸿　陆星明　赵义平　缪福庆　吴爱芳 缪　忠　徐守银　蔡　岚　管维芳　路称如　陈志谷　钱德进　丁秀珍　金云峰　陈美英 周金林　周昌德　孙炳福　吴礼玉　冒云祥　张重华　朱德安　赵秀英　花玲芳　张秀兰 冯庶祥　郑远如　徐功余　顾永昌　平秀连　万金凤　薛　鋆　陈正红　陈春法　缪志朋 宋经约　王昌余　施元贵　许金秀　潘世涛　方　瑾　钱长胜　李张明　朱龙银　蔡明珍 严秀兰　陈文光　杨美玲　杨长高　朱　杓　王浩庭　曹春锦　朱友文　徐秀来　杨连芳 丁益民　张仲文　戴文桂　蒋宏淦　蒋春富　李昌田　陈　燕　曹汉英　许建林　吴庆生 周　杰　邵乾进　许建辉　徐志惠　姚金岩　傅美华
1991	先进工作者：徐应兰　江金泉　蔡一珍　罗恩杰　朱连芳　顾天如　马忠泉　黄士明　董杏菊　李建良 陈水心　张祖成　殷锦红　顾　杰　陈学化　张　慧　顾盈仁　沈永芳　张玉宽　朱克刚 高德泉　王永兰　顾从美　严　斌　夏海云　孙道衡　金丽云　张如萍　许桂芝　季从林 陈学参　陈锦明　徐秀来　徐秀均　张仲文　王咸震　胡建国　陈祖相　何福娣　李松林 成宏富　郭必儒　邵乾华　王述明　许建辉　徐志惠　罗宗泉　王咸和　宋德连　李海银 张冬梅　桑乃元　马本智　王永秀　徐金秀　张德如　沈　健　吴明贵　陈永松　陈永付 朱德余　吴庆银　陆运余　黄　明　许金秀　潘世涛　戴国权　杨玉明　严宏俊　严秀兰 陈文光　费　娟　杨光辉　姚美云　顾福英　宋经约　周松泉　蔡明珍　丛昇昌　孙成凤 孙　兰　王爱芳　蔡秉慈　吴礼玉　江太山　蒋爱平　苏　雯　丛　梅　陈志谷　任凤善 刘银华　薛　均　缪庆元　万金凤　顾培武　徐功余　王　泉　冯庶祥　刘　健　赵秀英 冯志元　王　彬　马银德　孟元珍　缪云福　缪　忠　徐守银　缪志宏　葛　平　曹显爵 杨旭光　张绍秀　缪　申　沈九华　翟秉泽　陈　新　陈小红　蔡　岚　张锦明　黄卫星 倪建芳　张蕴如　应　燧　陈惠南　蔡文标　张明光　周银根　丁宏谟　季新芳　钱亚华 陈　俊　季敦广　俞　珍　丛素兰　姜风英　李家翠　冯亚硕　王明都　陈学桂　赵瑞云 陈晓红　翟修填　吴益民　顾巧如　朱银芳　李昌玲　刘　兰　仇曙光　赵荣康　薛亚频 钱　进　张玉萍　汪太群　钱堂美　陈四林　董　燕　吴海平　王承忠　唐文芳　王美凤 石桂山　李　毓　周　姝　施学俊　施爱芳　徐　健　缪克芬　陈春法　康树英　孙美英 康　国　吴功贤　徐爱明　王学政　周留德　刘金凤　徐锦芳　吴侦明　戚桂秋　曹　平 董德明　曹晓平　李丙祝　朱翠英　许骏文　姚士萍　陈　沛　倪国昌　范崇珍　王　兰 陈　晶　郭建萍　陈秀莲　姚美玲　周丽华　陈兰萍　郭　兵　张　玉　陈桂兰　江　静 高景昭　范敏楚　陆源美　崔金娣　王家乐　王延玲　徐　扬　姜建玉　陈汉清　潘成礼 张正春　夏卫民　张志华　顾道生　汪　俊　张　辉　赵苏涛　黄维达　缪德荣　赵学林 虞爱梅　范存祥　倪国才　蔡　敏　孙新星　华兆新　杨启发　江建国　胡金萍　周秀华 张　燕　周菊芳　周凤英　胡碧英　缪剑影　陈明星　邓丽如　陈　革　许青翔　施淑媛 沈　林　王爱民　周　宁　翟　明　张群明　康建明　薛春芳　缪管建　房福才　朱新华 许瑞春　姚　云　刘振林　姚世平　李　耀　顾美芳　鲍素英　葛　云　曹妙丰　龚旭东 樊天妹　陈洪新　陆金荣　张　勇　冒明建　傅国森　刘晓燕　张德聿　张　胜　沙春智 花永政　邢光明　吴光华　蔡美华　杨丹君　于守元　朱希平　徐达富　姚锦冲　陆宝宏 梅德生　吴志远　沈建生　缪志鹏　吴新谋　冒本正　樊锦泉　吴爱华　蒋美银　徐宽美 徐进馀　王金莲　张重华　盛春香　杨春风　季方然　张勇彪　薛亚平　吴海波　周贤桂

续表48-2

年度	名单
1992	先进工作者：任惠敏 张军 王银芳 陈秀莲 陈金荣 范崇珍 蒋春荣 陆云鹤 陈汉清 徐扬 夏卫民 沈玫娟 罗文达 姜建玉 陈琳 潘成礼 张建兴 沈南森 姚士萍 高景昭 施建斌 梁松山 许杏英 江静 郭兵 陈桂兰 王家乐 崔金娣 范存祥 赵学元 虞菊屏 马建明 赵学林 黄维达 缪德华 宋洁 徐建泉 丁蔚 徐新兰 姜小红 王建平 蔡萍 蔡振 王爱民 周宁 陈明星 王美都 薛琴 陆仕仁 赵纳驹 邓丽如 沈建平 李伯梅 刘建 薛春芳 张德茂 於善鹏 杨连 张慧琴 张群明 徐仕俊 徐治 蔡光华 孙德全 朱俊杨 李秀兰 马素义 朱宝根 王辉明 陆金荣 姚梅芳 王妙生 顾美芳 葛云 王华 李耀 沙春智 施全 邱瑞满 陈忠 肖秀全 陈亚平 蒋月云 丛咏梅 季方然 许亚琴 谢婉兰 董燕 肖爱华 陈爱华 周春云 沈美云 黄晓平 张益贵 丛翚 徐长明 孙成风 缪德富 缪翠屏 徐希桂 缪志红 孙建华 徐广富 杨玉明 陈祖斌 陈文光 费娟 杨美玲 陈淼 施元贵 陶维礼 刘建忠 张居琴 曹德泉 方谨 潘世涛 王学政 史树仁 吕福儒 周留德 沈志凡 徐锦芳 薛艳芬 杨亚芳 杨芝兰 陆桂兰 康祥 梁永洲 曹晓平 于素兰 章顺铎 苏宗德 王健 朱宏 葛平 薛建华 李贤平 朱林 缪申 任正山 梅金铭 朱连璧 吴爱芳 朱德明 翟秉泽 于义华 周俊鹏 杨宝华 季福星 吴绰然 钱鸿 沈澄洋 蔡岚 吴娟 袁凯 于丛葛 汪太群 钱进 符秀兰 张玉平 时宏刚 王成忠 朱明兰 陆亚平 金托 陈四林 张加祥 许平 徐谬如 马本芳 吴庆银 钱生文 朱德余 陈玉明 王金莲 康成芳 张冬梅 张德如 缪俊宏 周九贞 余步仁 石青梅 石征朗 徐亚新 丁祝祥 张风琴 陆建平 倪建芳 陆红建 卞葛进 陈风扬 张蕴如 董伟 陈惠南 张松林 陈松平 王雨卉 董杏菊 马忠泉 王正国 殷金红 孙云 黄彩平 范玉平 陆汉昌 曾永兵 陆祝平 吕斌 陈苏燕 陈辉 陆仲春 洪光明 刘进山 季爱玲 刘德先 康勇军 章艳 缪宜山 陈志谷 汪梅丽 陈德忠 丛忠远 顾永昌 平秀莲 万金凤 薛均 孙琴 缪忠 苏文 冒井庭 赵秀英 冒静 刘建 冯庶祥 冯志元 李金芝 吴兴谋 周昌德 杨剑 吴益民 赵荣康 施宝如 吴国建 张贵陈 蔡联 朱银芳 缪艳 顾巧如 缪桂梅 刘兰 许世群 张福林 纪国均 陈士文 钱美 陈恩山 袁光明 李炳芳 徐秀来 蒋建平 丁益明 尹向阳 吴宗林 蔡元慧 陈士耕 曹汉英 曹梅英 李昌田 娄加泉 朱锦模 张丽琴 宋德莲 张德彩 庄新风 何永华 陆秀玲 沈伯刚 刘克勤 刘家捷 季晓云 黄尚祥 徐素 徐松祥 李建平 顾从美 任道兰 姜志均 张如平 杨秀兰 朱立成 唐宝明 陆达泉 李秀萍 王忠琴 黄声杨 冯亚硕 陆亚芳 俞珍 姜风英 钱驹 时正秀 高行 陈永龙 刘建平 陈学化 吕宗齐 花菊香 包明 何祝成 李维郁 朱克刚 朱克持
1993	先进工作者：孙中云 耿桂林 陈晶 毛凤兰 陈金荣 蒋春荣 洪祖军 曹兰梅 姚美玲 李炳南 高景昭 徐华丽 程凤川 王家乐 张建兴 陆源美 张玉 张驰 陈兰萍 陈秀莲 陈桂兰 李联亚 陈琳 顾祖高 王敦泉 张森高 夏卫民 赵培元 邵志达 张正春 徐扬 丛秀美 张辉 王延玲 冒建霞 刁述言 姚士萍 李金秀 张跃勤 程正 徐小林 虞菊屏 符学科 黄维达 黄天高 宋洁 周廉芳 倪国才 缪德荣 施亚云 徐亚琴 徐建泉 蔡敏 丁蔚 刘丽萍 陈绥华 周秀华 沈建平 张燕 周菊芳 吴兰芳 薛琴 杨启发 王爱民 王敏 许青翔 周宁 陈革 华兆新 袁汉祥 陈明星 赵纳驹 缪明珍 杨莲 徐益民 於善鹏 汪菊明 赵云 季群 张宝荣 陆金荣 黄利民 周维富 葛学红 缪世龙 顾旭杰 姜福明 葛云 顾美芳 郭志清 姚世平 王华 葛爱玲 姚云 许瑞春 沈建忠 张德聿 沙春智 施泉 邱洪振 王美风 丛翚 卢知难 石桂山 许亚琴 张益贵 沈建生 季方然 陈正宏 陈春法 董燕 董健 施爱芳 徐卫红 顾锡祥 黄邦田 刘桂平 缪德富 孙成风 蔡美银 徐耀华 高美姝 杨明 陶维礼 徐霏 姚美云 严宏俊 杨玉明 吴美英 费娟 陈福林 方谨 周留德 沈志凡 卞新秀 杨太峰 梁永洲 曹晓平 苏宗德 童美娟 朱宏 张秀兰 康祥 肖建萍 缪丽华 戴秀芬 章顺铎 吕福儒 缪诚 沈九华 缪申 梅金明 蔡炳兰 翟秉泽 葛正平 缪德山 汤新莲 缪志宏 李贤平 沈澄洋 季连群 缪云福 缪正龙 严启龙 马银德 孟元珍 杨宝华 刘成元 朱志祥 陈四林 陆亚平 钱进 徐文华 汪太群 成忠 张翼 朱淑香 钱堂美 徐根元 唐文芳

续表48-2

年 度	名 单
1993	先进工作者:沈映泉 马本芳 孙金荣 姚十田 黄 明 梅德生 周啸峰 石太明 蔡银芳 周发英
	石永秀 陈永松 何 杰 袁祝君 缪祖仁 张翠萍 陆建平 张 艺 张蕴如 丁祝祥
	施菊萍 陈凤扬 姚锦冲 卞葛进 黄卫新 张兰萍 盛春香 杨士明 陆祝平 杨永新
	蔡一珍 吴永香 罗恩杰 李建中 黄士龙 孙 云 陆文杰 董杏菊 黄 忠 王正国
	马忠泉 洪光明 吴益民 苏鹤鑫 姚秀梅 王 群 缪桂梅 顾巧如 李昌玲 陈美英
	严正萍 施宝如 赵荣环 姜炳春 张福林 许世莲 赵 琴 张 瑜 胡建国 王咸正
	葛忠宁 蒋建平 刘加余 朱学林 尹长春 杨建娥 曹 俊 蒋春富 王娟芳 李松林
	顾旭东 秦良余 许建辉 陈恩山 吴庚山 王亦权 钱 驹 何 平 秦小定 张宏明
	葛陈美 陈晓红 黄声扬 王忠琴 施永泉 陆明江 包 明 陈永龙 陶炳才 陶学平
	花菊香 蔡更新 朱克持 石亚芳 康爱东 周邦泉 刘亚平 刘德先 康视山 江太山
	蔡秉慈 周昌德 蒋爱萍 黄吉生 赵秀英 刘 健 张秀兰 冒 标 薛佩芳 薛 均
	居正记 顾 娥 丁连盛 晁悦华 陶义华 任乃荣 汪梅丽 戴哲明 冒云祥 苏 文
	张重华 缪 忠 陈 俊 季敦林 毛新华 谢 红 徐松祥 季本泉 欧元惠 周桂芳
	李生明 金征亮 金丽云 孙 兰 谢常元 朱立成 姜志君 葛福如
1994	嘉 奖:丛 浩 缪五宏 刘晓燕 曹 磊 张 军 陈兰萍 陆源美 洪祖军 陈 晶 徐 扬
	王延玲 张 辉 李金秀 沈南森 赵学元 王三杰 黄天高 缪德荣 程 正 黄维达
	徐小林 陆如山 邢学军 倪国才 马建明 张跃勤 仲树芳 闻佩珍 陈金荣 林绍富
	郭 兵 李 燕 郭建萍 张桂萍 王银芳 吴建华 陆 陈 陆红梅 张竹萍 冒建霞
	张志娟 姜建玉 邱荣良 仲跻浩 张正春 汪 俊 陈 琳 王敦泉 顾祖高 周丽华
	石 磊 陈桂兰 姚美玲 毛凤兰 王家乐 蒋春荣 李炳南 陈 沛 缪剑影 刘丽萍
	朱爱玲 徐新明 马松兰 杨启发 胡金萍 张荣勋 蔡 敏 丁 蔚 沈菊明 谢鲁健
	陈逢祥 蔡 萍 周凤英 张 燕 邱玉红 周 宁 陈 革 李建兵 张 敏 陆士仁
	袁汉祥 华兆新 赵纳驹 陈亚萍 陈幼清 杨 连 缪林森 张德茂 薛春芳 徐仕俊
	张群明 缪丽华 桑乃俊 冯延俊 杨宏斌 许庆忠 张孙新 陈明朗 张建军 朱宝根
	徐 治 林则兰 袁宏英 张木兰 金燕梅 王亚平 冯长华 徐海平 姚世平 张 瑾
	李 静 顾秀美 陈 俊 李家祥 缪宝芳 耿小兵 刘 茹 丁宏模 陆秀玲 汪利华
	傅忠铭 谢晓琴 欧元惠 李连明 李建平 周桂芳 陈 聪 张爱华 葛福如 任道兰
	姜志钧 孙 兰 袁晔华 谢张元 张清泉 孙惠南 丁祝祥 卞葛进 张 艺 许汉斌
	张蕴如 陆建平 施建华 陈 琴 黄忠平 陈松平 龚志方 陈 辉 吴永香 罗恩杰
	张锦才 陆文丰 顾天儒 陆祝平 黄士奇 沙正兴 李建中 殷锦红 董杏菊 陈国柱
	张 锋 郭学泉 洪光明 陆凤林 王明都 王亦权 胡 浩 陈宝生 何 平 陈建云
	钱 驹 金亚芳 陆雅芳 朱希平 蔡创新 朱克刚 朱 玉 陈 英 杨夕山 沈永芳
	徐宝山 沈尚民 吕宗齐 陈学化 陈学参 张 平 姜炳春 王咸模 刘 兰 吴益民
	赵荣康 汪美玲 缪桂梅 顾巧如 朱银芳 薛亚频 许世群 杨 剑 陆淑娟 张福林
	姚金岩 罗宗泉 尹向阳 丁益民 徐秀均 金树人 葛忠林 王亚乙 王咸震 朱友文
	吴志远 薛桂生 钱 美 詹晓瞿 郭碧儒 曹 俊 许建林 许蔼春 吴海波 娄加泉
	秦良余 宋德莲 秦定杨 刘 萍 刘家凤 朱忆祖 赵国平 吴 云 陈友山 王小平
	于丛葛 陈四林 张玉萍 蒋勇军 时宏刚 顾宛九 张嘉祥 梅德生 陈玉明 何 杰
	陈永松 吴明贵 缪俊宏 於彦贞 石太明 康承芳 洪祖义 徐缪如 石征朗 缪祖仁
	冒福秀 丁志军 王森和 陈春法 缪克芬 石桂山 王美凤 沈红英 丁美玲 沈兰福
	季方然 徐友林 丛 翚 张益贵 陈正宏 施爱芳 徐长明 徐 建 范建明 施元贵
	张居琴 曹德泉 方 瑾 蔡美银 缪德富 丛昇昌 徐希桂 徐跃华 王浩庭 杨玉明
	陈祖斌 张俊杰 费 娟 严新明 缪金华 曹小平 梁永洲 缪丽华 王学政 朱 宏
	周留德 沈志凡 杨芝兰 卞新秀 史树仁 杨太峰 郭利南 周新珠 戴铁生 秀 芳
	朱池明 杨伟玲 张秀银 徐 静 吕福儒 缪 申 朱 林 梅金明 于义华 陈 新
	周刘峰 蔡炳青 章 平 丁年强 徐进馀 汪筱兰 孟元珍 周俊鹏 季福星 吴绰然
	杨宝华 刘成元 缪正龙 缪 忠 高建明 倪玉春 康爱东 吴功贤 王 云 刘红梅
	薛 均 陈 秀 万金凤 徐功余 薛宝萍 刘 健 冯志元 冯庶祥 赵秀英 戴世鸿
	陈 健 孙 琴 冒井庭 孙炳福 蒋爱平 缪爱萍 万新斋 钱德进 刘银华 王爱芳
	张龙华 晁悦华 邱瑞满 张德聿 唐 明 施 泉

续表48-2

年度	名单
1995	嘉　　奖：陈汉清 姚士萍 陈　沛 季学军 张建兴 翟　明 程　正 缪德荣 黄天高 谢爱军 周廉芳 倪国才 赵学元 宋　洁 褚国平 张焕森 蒋春荣 严艳红 洪祖军 钱引坤 郭建萍 陈金荣 姚美玲 徐　扬 陈　晶 苏月芳 徐国芳 田继红 李　燕 陈桂兰 程凤川 吴建华 张　玉 佘晓春 林绍富 张良琴 崔金娣 邵志达 张正春 李联亚 郭　兵 吴静英 姜建玉 罗文达 陆　陈 陈　琳 唐建萍 陆修银 夏卫民 仲跻浩 梅兰芬 胡金萍 黄声耀 孙新星 陈　虹 曹铜庆 华兆新 张燕升 陈亚萍 许华清 赵纳驹 顾秀英 周　宁 陈　革 花红兵 蔡抗援 陈幼清 刘丽萍 符　琴 缪剑影 陈玉兰 文海林 季新芳 沈　林 陈明星 邓丽如 孙杏阳 孔方如 于洪州 陆士仁 刘　建 张德茂 缪丽华 徐益民 薛春芳 张群明 杨　莲 於善鹏 王　华 葛　云 鲍素英 顾美芳 黄利民 夏建华 徐春泉 贾建华 缪世龙 秦　鸣 吴建民 刘北生 张武斌 陆亚莉 李小妹 沈建忠 李　耀 沙春智 宋兰玉 张德聿 谢锦明 卢海梅 施建华 刘艳娟 张蕴如 黄卫新 郁　鑫 张清泉 陈惠南 卞葛进 张兰萍 姚锦冲 王雨卉 陈松平 盛春香 陈来燕 袁卫忠 黄汉石 黄万清 顾天儒 刁秀兰 黄亚香 郭学泉 薛金荣 李建良 黄士奇 陈锦标 施洪生 蔡　斌 陈国柱 董杏菊 张卓清 朱晓冬 王亦权 曹金发 陈五楠 钱　驹 罗美玲 陈祖泉 陈春艳 范忠连 方慎宜 王明都 冯亚硕 谢素萍 胡　浩 季本如 陆秀玲 陈　俊 谢　红 钱亚平 林树云 丁宏谟 丁小宁 耿小兵 李家祥 李维郁 张玉宽 袁日国 朱克刚 金丽云 任道兰 葛福如 谢章元 傅忠明 金征亮 石敦慈 吴希华 阚德莲 蒋金源 钱学飞 顾春庭 朱耀南 张　平 龚文亮 吕宗齐 李建平 季海平 朱加庆 严　斌 季从林 李汝明 陈锦明 王咸模 吴益民 顾巧如 缪桂梅 赵小玲 郭福建 赵荣康 王　群 严怀泉 薛亚频 李昌玲 缪亚玲 姚秀梅 吴建国 姜一山 杨连芳 张福林 孔　云 许建林 曹　俊 秦继烈 吴海波 葛忠宁 王亚乙 邵乾俊 陈恩山 吴庆生 陈玉菡 徐善斌 王旭东 丁益民 尹长春 姚金岩 许波琪 朱锦模 宋德连 秦良余 袁　凯 于丛葛 刘　平 吴　云 蒋　玲 吴余祝 金　托 陆亚平 徐景枫 陈四林 俞淦琪 刘家风 吴海平 康承芳 桑乃元 周发英 王金山 石珍如 陆运余 梅德生 黄　明 吴庆银 缪祖仁 王友红 洪祖义 陈昌连 马本芳 袁鼎操 周　彪 许　平 何成章 黄晓平 施爱芳 陈正宏 陈　忠 戴小红 肖季全 李明明 李金林 朱爱民 刘爱华 许庆忠 丁美玲 丁志军 王美凤 陈福君 杨　淼 陶维礼 徐　建 圣翠娥 杨光辉 张俊杰 单国余 杨玉明 曹林国 严宏俊 陈广英 徐希桂 徐跃华 缪德富 丛升昌 丛斌远 曹德泉 张居琴 虞海琴 戴国泉 缪小平 徐　骧 杨芝兰 沈志凡 张醉云 苏宗德 缪　贤 梁永洲 蔡俊华 徐锦芳 张秀兰 朱池明 陆桂兰 戴铁生 周新珠 缪丽华 肖建萍 朱　宏 周留德 张昌山 沈九华 梅金铭 孟元珍 吴绰然 顾亚萍 季福星 唐士健 杨宝华 王　彬 宫建春 沈九平 缪小建 佘旭华 缪云福 葛　平 汪小兰 周存山 缪国庆 徐相生 徐子山 季本华 沈澄洋 季连群 赵义萍 周刘峰 朱　林 翟秉泽 葛正平 张秀珍 吕福儒 倪玉春 刘德先 洪宝媛 殷卉平 刘旭如 高建明 周泉林 冒井庭 缪　忠 刘梅芳 孙　琴 袁其峰 居正记 陈　海 陈　英 薛　均 张　斌 孔海红 缪庆元 韩家杰 冯庶祥 薛宝萍 赵秀英 冒　静 冒本正 孙炳福 缪爱萍 张时礼 周昌德 任乃荣 万新斋 丁建云 戴哲明 陈志谷 金云峰 丛龙华 王爱芳 朱广才
1996	表　　彰：徐宗泉 缪五宏 谢承均 徐定山 潘成礼 仲跻浩 郭建萍 姚炳荣 田继红 崔金娣 黄天高 倪国才 翟建国 王爱民 钱忠权 缪剑影 沈　林 胡金萍 房福才 桑乃俊 张建军 夏建华 葛　云 陈德林 曹妙丰 姚世平 陈松平 许汉斌 张蕴如 张炳熙 朱伯成 宋允松 王正国 刘鹏银 陈秀生 李生明 金征亮 张如萍 张美云 黄九皋 冯亚硕 朱克刚 阚德连 陈永龙 张德彩 王咸模 顾巧如 张笃珍 许勇军 王旭东 张　瑜 李昌田 袁　凯 於佩云 刘家风 石太明 洪祖义 朱德余 邱洪振 陈春法 缪克芬 许金秀 余　彬 杨兴国 杨　淼 刘进山 钱德进 王爱芳 冒云祥 黄吉生 居正记 曹显明 花红林 缪革新 周新珠 缪　诚 缪　忠 周刘峰 缪国庆 周俊鹏 于义华 丛　浩 陈　晶 陈　沛 陈胜男 徐　扬 黄　菊 陈金荣 张　鹏 蒋春荣 张建平 姚美玲 郭　兵 杨专琴 邵志达 谢　莲 姜建玉 龚长如 陆如军 陆　陈 许　红 唐建萍 陈　琳 卞飞虹 周　玲 夏卫民 桑乃芬 李　燕 邱　展 路　美

续表48-2

年度	名单
1996	表彰：张玉 陈桂兰 吴新华 张林芳 樊平 季晓萍 石利平 张驰 季雪梅 邢巨星 宗锦凤 马宝英 夏锦芳 缪德荣 宋洁 冒维宁 张志华 葛美玲 季朝兰 缪德华 李金秀 许世群 陈革 史梅芳 张旭初 姚亚南 华兆新 陈佳明 王秋林 陆士仁 赵纳驹 陈绥华 周秀华 蔡萍 陈虹 张达道 薛琴 胡碧英 陈明星 徐丽丽 孙杏阳 李联华 徐亚琴 黄小琴 周凤英 丁蔚 张群明 张德茂 缪丽华 刘建 薛春芳 杨连 张林 徐素琴 康卫宁 刘洪 陆金荣 李中建 柯士驯 冒明建 李秀兰 朱宝根 王辉明 郭志清 徐雅琴 张普如 徐小红 刘振林 王亚平 李晓妹 顾锡祥 谢婉兰 周建武 李耀 邱瑞满 陈福林 卞葛进 郁鑫 樊士辉 刘艳娟 张清泉 张艺 张兰萍 施建华 曹菊美 何建平 盛春香 张锦明 景济贫 张爱军 陆祝平 施泮芹 黄汉石 顾天儒 曾林康 沙正兴 邱玉如 黄士奇 李建良 陈锦标 薛金荣 洪光明 张锋 陈国柱 董杏菊 黄忠 陆秀玲 周华 何永华 陈俊 吴爱华 周银根 范小妍 汪利华 丁宏谟 谌元林 李连明 李建平 胡敦芳 陆宝宏 陆达泉 任道兰 徐建 沈伯刚 杨秀兰 葛福如 石敦慈 季敦茂 葛军 朱希平 申茂泉 胡浩 管兴东 王亦权 王永兰 何平 秦小定 王伟 王明都 钱驹 蔡创新 徐海峰 黄新盈 朱玉 袁清 张玉宽 袁菊明 沈永芳 何祝成 陆明江 吴希华 陈学参 陈学化 顾春庭 张平 姚金岩 印华 高胜 罗宗泉 戴兆彭 宋德莲 肖远林 姜炳春 张贵陈 王立坤 杨剑 吴益民 汪美玲 葛攻燕 曹建华 王群 缪桂梅 施宝如 张福林 赵尊俊 陈锦明 薛志斌 杨连芳 姜益山 王建平 尹向阳 丁益民 杨建娥 王亚乙 陈士文 胡建国 葛家如 袁光明 许建辉 蒋美银 王述明 蒋春秋 许蔼春 张红军 李松林 蒋春付 王金莲 缪俊宏 周九珍 於维进 石均 符秀兰 吴云 沈建如 吴海平 於绪元 欧永生 汪太群 冯启祥 杨吉奇 金美玲 徐冬霞 王小平 秦定阳 佘步仁 梅德生 钱生文 陈吾俊 马本芳 朱华 王永秀 何杰 袁顶操 吴明贵 陈永松 成文华 陈军 丁志军 王爱珍 许庆忠 许亚琴 刘爱华 沈美云 季方然 季建华 陈忠 陈正宏 陈德荣 周姝 周春云 徐卫红 黄晓平 鲍美兰 隋唯东 张居琴 曹德泉 张玉泉 蔡美银 缪德富 徐希桂 顾哲夫 朱杓 杨玉明 季玉美 严秀兰 杨美玲 陈中 季长国 范建明 陶维礼 陶丽梅 俞鸣凤 殷卉平 洪宝媛 徐爱明 郑骏 吴爱梅 刘德先 刘银华 缪宜山 康国 常德明 陶义华 张龙华 金云峰 缪翼翅 缪爱萍 吴礼玉 钱德芳 吴世山 孙琴 张崇华 袁其峰 韩家杰 冯志元 刘健 冒本正 薛宝萍 薛均 陈海 张兵 缪庆元 徐功余 陆桂兰 曹平 张秀银 梁永洲 蔡俊华 吕福儒 季芳 张秀兰 王学政 朱宏 童美娟 朱翠英 卞新秀 徐卫泽 丛爱琴 张树梅 周留德 杨芝兰 徐景芳 朱池明 张昌山 缪申 梅金明 缪云福 吴爱芳 缪均 佘旭华 缪正龙 沈九平 沈澄洋 沈继华 季连群 沈一圣 于义荣 周存山 葛平 樊俊华 李贤平 王彬 吴健明 唐仕建 杨宝华 陈友山 吴绰然 朱林 蔡炳兰 蔡岚 葛正平
1997	嘉奖：陆生保 王跃成 李跃 张驰 石利平 季小平 田继红 沈建江 路美 陈桂兰 程凤川 樊文婷 张玉 缪延浩 王家乐 黄沛香 蒋春荣 徐扬 赵忠宁 张桂平 康小平 徐燕红 张鹏 钱引坤 郭建萍 陈胜男 苏友兰 王建兰 陆如军 潘成礼 冒建霞 袁则兵 陈琳 龚长如 刘群德 沈玖娟 邵志达 王树宏 何锦鸿 樊萍 张建兴 沈南森 陈沛 李金秀 翟建国 丁冠云 赵学元 刘林 程正 褚国萍 马建明 陆如山 缪德荣 谢爱军 倪国才 秦德贤 夏建华 江成萍 杨捷 孙泽 杨爱琴 李德达 柯士驯 姜菊萍 徐治 李晓红 周萍 陈爱霞 陆亚莉 沈建忠 谢贵生 高玉平 冯长华 刘建 张群明 缪丽华 沈琴 徐素琴 於善鹏 杨建芳 葛陈美 张卫东 卢海梅 王学政 史树仁 张昌山 沈九华 梅金明 王健 苏宗德 朱宏 陆桂兰 缪卫国 缪云华 季芳 卞新秀 周新珠 王玲凤 张醉云 花红林 周留德 杨芝兰 徐卫泽 蔡俊华 梁永洲 符学剑 张秀兰 缪贤 鞠美祥 王彬 徐约群 唐仕健 杨宝华 孙爱平 缪均 严启龙 缪正龙 吴爱芳 徐秋红 樊俊华 葛明飞 徐颖华 蔡炳清 薛广英 沈继华 蔡岚 朱林 葛正平 蔡炳兰 于义荣 徐卫红 陈宝军 顾海军 卢知难 宗雪梅 孙海燕 王美凤 顾卫 季方然 张玉泉 沈美云 刘爱华 石桂山 黄晓平 缪克芬 刘桂萍 董健 陈祖斌 魏淑芬 陈广英

续表48-2

年度	名单
1997	嘉　奖：严新明 张俊杰 费娟 花介发 范建民 盛翠娥 杨淼 朱卫兵 张居友 蒋九兰 曹德泉 缪德富 徐希桂 徐耀华 蔡美银 管红霞 陈迎春 刘萍 黄丽 刘丽华 王金莲 石太明 万麟 杨吉奇 曹天锡 周九珍 张燕鸣 沈建 于丛葛 徐琴 沙美芳 陈翠兰 吴海平 陈金如 何杰 吴明贵 吴庆山 陈昌莲 王永秀 陈军 姚锦萍 梅德生 丁爱华 陆运余 康建明 姚锦冲 陆建平 蔡明章 张蕴如 卞葛进 张翠萍 黄卫芳 刘艳娟 陈永春 张明光 施红梅 张兰萍 徐亚辉 丁祝祥 陈国柱 沈毅 黄忠 马忠泉 张建平 曾永兵 朱连芳 李淑平 刁秀兰 张锦才 黄万清 陆如平 顾宏芳 施洪生 李建中 邱玉如 黄士奇 蒋俊豪 缪宜山 缪云 钱德进 刘银华 俞鸣风 周泉林 张晓红 章艳 万新斋 倪玉春 周邦泉 冒井庭 徐彬 张必成 孙琴 周金林 陶义华 张龙华 冯志元 韩家杰 刘健 薛宝萍 张时礼 缪爱萍 吴礼玉 李金芝 缪庆元 陈海 徐功余 顾娥 张斌 张笃珍 许世群 阚旭 杨连芳 葛陈军 王立坤 杨剑 陈锦明 汪美玲 顾巧如 刘苏 郭福建 陈立新 吴益民 陆晓琴 严怀泉 赵尊俊 姜益三 许勇军 葛晓燕 李昌田 王娟芳 曹俊 秦继烈 李松林 王旭东 朱学林 吴宗林 葛家如 陈玉菡 杨光和 邵乾进 许建辉 葛忠林 胡建国 王亚乙 王亦权 陈恩林 徐海峰 张美云 朱希平 钱晓晨 陈建云 何平 钱海林 谢素平 蔡创新 冯亚硕 朱炳南 顾春庭 陈学参 蔡更新 何祝成 顾盈仁 朱聪 朱玉 朱克持 张玉宽 朱克刚 朱锦海 肖远林 许庆珍 姚金岩 邵海峰 陆秀玲 季林 周银根 何永梅 季晓云 谌元林 陆达泉 沈伯刚 张如萍 杨秀兰 谢新华 徐建 傅晓明 陈敦英 周桂芳 李建平 徐素 陈聪 杨锦余 张达道 花红兵 王爱民 邱崇芬 张燕升 缪剑影 李伯梅 杨晓颖 陈虹 陈华 姚亚南 周宁 居宇锋 周秀华 陆红健 符琴 徐亚琴 胡碧英 孙新星 沈菊明 蔡萍 江雪松 丁蔚 李建兵 赵纳驹 王秋林 张敏 丁建林
1998	嘉　奖：丛浩 谢承钧 邱瑞满 季学军 翟明 曹磊 孙中云 陈汉清 郭红梅 程正 樊平 陆承兰 缪国平 范岗 路美 顾小荣 徐海霞 陈梅香 施红 顾亚飞 康春红 缪延浩 施建斌 喻海燕 缪永辉 陈亚权 仇惠斌 万宏坤 陆克勤 韩承志 张佩殷 徐燕红 耿美芳 缪梅芳 姚美玲 沈建江 倪云娟 丁美玲 陈曹萍 姜琴 张鹏 唐建萍 何锦鸿 夏卫民 汤亚新 丛光晔 顾玉梅 丛光平 佘晓春 陆如军 仲跻浩 朱卫萍 苏伯来 张怡清 张正春 邵志达 詹晓瞿 龚长如 姜建玉 罗文达 徐晓明 倪国才 赵学元 马建明 宋洁 黄维达 徐小林 缪德华 夏锦芳 刘林 朱立山 虞爱梅 胡金萍 陈燕 陈逢祥 管莉莉 姚亚南 张泽宾 张旭初 蔡振 周宁 韦锡书 钱忠权 李建兵 张燕升 缪晓波 蔡萍 胡碧英 陈佳红 沈林 丁蔚 倪美忠 蔡敏 于洪洲 陈绥华 缪爱芳 翟桂萍 邱玉红 缪金莲 韩建彬 缪明珍 周风英 钱小雷 周建华 周俊成 赵纳驹 王爱民 姚世平 葛陈美 吴志平 谢贵生 陈德林 吴永慧 刘正林 李小妹 陈淑林 陈洪新 孙同建 蔡莉 黄爱萍 顾旭杰 丁立新 赵玉泉 王辉明 符静林 赵娟 秦鸣 吴春玫 李宗英 许唯薇 晓颖 张群明 缪丽华 沈秀华 严俊 陈芬 管菊梅 沈琴 於善鹏 徐仕俊 傅美华 缪宝芳 申茂泉 范忠连 陈春艳 陈祖泉 何平 冷进 管兴东 陆雅芳 朱希平 黄声扬 冯亚硕 陈恩林 王明都 成卫明 蔡红建 张丽琴 张红 朱锦海 高峰 肖远林 张玉宽 朱克刚 朱玉 朱克持 顾春庭 严正高 陈学参 蔡更新 张永华 何祝成 殷丽娟 丁志森 沈永芳 汪利华 季林 周银根 陆如英 林树云 季敏 陈杰 吴爱华 傅九红 桑芝全 何永华 顾从兰 徐素 陈敦英 黄小冬 朱加庆 陈聪 杨金余 石敦慈 陆达泉 沈伯刚 王远福 任道兰 袁晔华 徐建 沈九娥 刘均 蒋拥军 郜宝华 吴云 吴瑞琴 徐树梅 徐勤 徐文华 冯启祥 徐琴 俞淦琪 沈八富 於维进 王金莲 徐继康 虞秀平 陈昌泉 姚十田 马本芳 徐缪如 石征朗 陈军 佘步仁 袁顶操 吴明贵 周彪 何杰 黄明 吴庆银 王翠娥 黄卫星 施小艳 卞葛进 蔡红英 曹菊美 黄惠芳 陆建平 张蕴如 张明光 施红梅 徐松 刘艳娟 陈琴 陈风扬 姜雄 李建良 邱玉如 范玉萍 黄建新 朱伯成 黄汉石 陆祝平 刁秀兰 张玉海 袁卫忠 曾永兵 吴永香 陈忠平 江波 沈毅 江宝华 顾爱霞 张锋 吴益民 葛陈军 许南山 王立坤 曹建华 王咸模 陆晓琴 刘兰 汪美玲 姚秀梅 缪桂梅 郝美云 杨剑 许世群 黄小林 张笃珍

续表48-2

年度	名单
1998	嘉奖：吴国建 郭福建 翟修填 吴志远 姜一山 周金霞 姜炳春 蒋建平 葛宏明 胡建国 何为民 顾美华 王旭东 尹向阳 丁益民 朱学林 徐秀均 钱德华 沈建平 许蔼春 吴海波 张淑芳 孔云 葛家如 郭必如 徐志风 吴庆生 陈玉菡 许亚琴 戴五华 陈德荣 徐红 张玉明 肖季全 顾海军 冒福秀 蒋月云 季方然 沈美云 张益贵 石桂山 陈正红 缪志鹏 刘桂萍 施爱芳 丁美玲 王美风 王国平 陈春法 李迎 施元贵 王新明 朱爱如 杨明 严新明 高镜富 费娟 杨兴国 王浩庭 杨玉明 朱龙艮 王爱云 孙成风 缪德富 蔡美艮 曹德泉 徐德艳 冒昌兰 张居琴 吴建政 郑骏 康爱东 凌媛 刘德先 钱德进 吴桢妹 徐爱兵 刘文彬 袁孝华 章艳 洪宝媛 冯志元 韩加杰 刘健 冒本正 冒静 薛宝萍 张必成 钱德芳 蒋爱萍 李金芝 吴礼玉 孙琴 孙丙福 冒井庭 朱德安 袁其峰 王斌 周金林 陶义华 王爱芳 缪庆元 陈海 石永剑 孔海红 张斌 徐希平 赵桂红 刘克芳 徐卫泽 吴侦明 缪兆林 卞新秀 缪小梅 顾免兰 刘晓兵 戚桂秋 张卫华 蔡俊华 戴晓明 缪革新 缪贤 花红林 鲍梅 季芳 王亚萍 苏宗德 朱宏 缪小平 于素兰 徐静 陆桂兰 陈文山 张昌山 梅金铭 沈九华 李桂生 陈友山 顾达华 王彬 唐仕健 符仁军 季连群 沈澄洋 缪冬 沈继华 朱林 蔡炳兰 葛正平 蔡岚 缪均 吴爱芳 宫爱平 严启龙 佘旭华 缪正龙 刘成元 周存山 樊锦泉 徐爱华 卢海梅
1999	嘉奖：张泽宾 邱瑞满 沈南森 曹磊 陈晶 张跃勤 黄天高 孟琴 范存祥 周学华 邢巨星 邢学军 徐维义 缪德荣 孙小云 王建兰 杨新平 苏友兰 邵志达 钱亚平 王延玲 陆学工 何锦鸿 梅兰芬 姜建玉 潘成礼 王伯生 缪文龙 张辉 耿建云 曹军 陆炳如 陆红梅 王家乐 濮亚玲 缪延浩 徐姚 杨东瑛 吴俊宁 陈云霞 袁兵 孙德 喻海燕 顾亚飞 施洪成 陈金荣 赵忠宁 朱煜琴 姚炳荣 仲树芳 季铁梅 陈新沂 朱锦凤 曹兰梅 彭小红 宗锦凤 缪德华 虞家福 张贵陈 姚亚南 张旭初 付卫东 陈兴东 钱忠权 赵纳驹 葛正明 陆启如 葛翠华 冯晶 刘勤 刘茹 顾辉 蔡敏 徐莉莉 李联华 王建群 徐筱丽 陈华 周凤英 周秀华 缪明珍 朱爱玲 季新芳 袁红 沙惠菊 葛加达 傅美华 陈芬 沈琴 房桂平 薛春芳 缪芹 徐仕俊 张孙新 沈燕 孙德全 张晓娟 张勇 徐亚红 葛学红 周一辉 马华 冒德军 顾旭杰 符新建 朱爱勤 晓颖 王海平 张瑾 葛陈美 周建武 汤聿俊 唐智胜 金燕梅 濮益周 袁进尧 张蕴如 黄卫芳 施小艳 陆卫忠 何忠其 陈翠萍 张明光 卞葛进 张兰萍 丁祝祥 陆建平 徐亚辉 朱伯成 吴永香 田秦忠 陆文丰 王秀珍 张爱军 李建良 陆文杰 蔡斌 徐爱萍 施洪生 季兴龙 沈毅 李伟如 朱宏兰 洪光明 陈福林 杨春荣 蔡创新 陈春艳 吴剑祥 张美云 何平 陆雅芳 陈敦兰 王旭华 陈坤 黄九皋 冯亚硕 范忠连 徐平 袁步金 高德泉 袁日国 严正高 蔡更新 徐远富 朱跃南 徐一丹 张新兵 顾盈仁 钱学飞 高胜 印华 赵琴 曹勇 周银根 陆秀玲 季本如 徐秀兰 张颂梅 谌元林 刘鹏银 傅翎 王海燕 季本泉 徐素 李建平 杨美红 张璐 王远福 石敦慈 沈伯刚 任道兰 陆达泉 陈聪 马本智 石小平 沈九娥 周九珍 缪俊宏 葛政美 殷竹泉 吴晓燕 陆亚平 孙兰芳 秦霞 钱堂美 王桂林 丁明海 虞美玲 朱建华 周拾泉 张国和 朱德余 黄明 陈吾斌 吴明贵 何杰 刘家康 吴光华 姚锦平 康建明 姜益山 李家蓉 吴志远 陈锦明 张福林 赵尊俊 葛陈军 王立坤 朱友文 施宝如 郭福建 严怀泉 顾巧如 王咸模 王群 吴益民 任玲 杨剑 郭碧儒 许建辉 陈玉菡 邵乾进 王旭东 朱学林 丁益民 尹长春 孔云 吴海波 许建林 许蔼春 张宏军 顾美华 胡建国 王咸震 安美珍 顾海军 柳智华 周姝 苏建美 石桂山 陈忠 骆世平 丁美玲 黄晓平 徐湘声 许亚琴 王美凤 孙燕飞 季建华 沈红英 缪克芬 娄铁山 成文华 魏素兰 花介发 陈福君 费娟 单国余 孙建华 陈广英 周文兵 朱永健 丛斌远 朱龙银 缪德富 王爱云 曹德泉 徐德艳 陈福林 张居琴 吕福儒 徐静 顾春华 赵桂红 徐卫泽 姜亚军 卞新秀 叶红 梁永洲 杨文华 杨伟玲 季芳 杨亚芳 宫卫东 曹平 杨太峰 缪革新 花红林 缪贤 朱宏 梅金明 李贵生 沈九华 缪均 佘旭华 吴爱芳 缪正龙 严启龙 张小林 陈新 唐仕健 鞠美祥 顾达华 朱林 徐缪如 姚十田 蔡岚 陈昌莲 葛正平

续表48-2

年度	名单										
1999	嘉　奖:	张宏兵	周存山	徐爱华	刘成元	周刘峰	沈澄洋	缪 冬	徐亚丽	袁孝华	康勇军
		康 国	章 艳	陈志国	刘德先	洪宝媛	陈春梅	缪爱平	严美娟	缪庆元	居正记
		徐功余	陈 海	季海燕	周金林	熊文福	张龙华	孙炳福	冒井庭	孙 琴	袁其峰
		黄吉生	冯志元	韩家杰	刘 健	张必成	李金芝	吴礼玉	吉 耘	钱德芳	
2000	嘉　奖:	刘晓燕	黄利民	沈南森	莫德林	刁述言	孙 荣	徐国芳	孙中云	翟 明	彭小红
		费国均	缪玉兵	符爱红	张 军	陆如军	罗文达	姜建玉	陆克勤	苏玉芳	徐燕红
		黄 兰	朱锦凤	周建萍	张焕生	储国兵	汪雪梅	顾小荣	季铁梅	汤海琴	陈新沂
		朱煜琴	赵忠宁	曹 军	吴小平	陈晓辉	徐亚玲	葛 勇	高 兰	石利平	孙 德
		张洪江	石 磊	徐 姚	吴卫星	施慧萍	唐锦荣	杨新萍	缪文龙	朱建云	李 莉
		陈曙光	张 辉	周 玲	黄国华	何锦鸿	翟建山	钱德英	丛桂芳	余晓春	李爱平
		袁 月	邢巨星	宋 洁	倪国才	宗锦凤	冒维宁	缪德华	徐国芳	秦 华	胡碧英
		彭建群	谢鲁健	张旭初	胡金萍	孙新星	陈 华	陈 燕	张达道	陆仕仁	陈明新
		姚 远	钱忠权	陈明星	傅卫东	蔡竹青	张贵陈	王爱民	缪剑影	陈绥华	符 琴
		黄小琴	缪月华	黄志云	马 艳	刘丽萍	丁 蔚	沈菊明	蔡 萍	葛正明	吴卫民
		金 群	罗云华	桑乃俊	何永华	张群明	戴世荣	於善鹏	刘 建	缪宝芳	傅美华
		宫爱平	杨 连	蔡晓云	徐春林	李中建	周 培	陈志鳌	陈洪新	缪 萍	陈明新
		姚 远	钱忠权	陈明星	傅卫东	蔡竹青	张贵陈	王爱民	缪剑影	陈绥华	符 琴
		黄小琴	缪月华	黄志云	马 艳	刘丽萍	丁 蔚	沈菊明	蔡 萍	葛正明	吴卫民
		金 群	罗云华	桑乃俊	何永华	张群明	戴世荣	於善鹏	刘 建	缪宝芳	傅美华
		宫爱平	杨 连	蔡晓云	徐春林	李中建	周 培	陈志鳌	陈洪新	缪 萍	徐 婕
		吴建明	季 群	王 军	许庆忠	濮益周	金燕梅	刘振林	吉美华	顾锡祥	鲍德泉
		李晓红	王海平	许唯薇	姚世平	吴志平	周建武	曹妙丰	张 胜	石青梅	施振东
		陈风杨	卞葛进	陆卫忠	何建平	施红梅	陆建平	曹正祥	黄卫新	张兰萍	张蕴如
		许汉斌	李 军	钱小银	陈永春	张翠萍	李建中	沙正兴	陆文杰	陆圣英	黄彩萍
		施玉章	张炳熙	朱伯成	吴永香	刁秀兰	沈印生	黄汉石	田秦忠	景济贫	陆翠红
		金征亮	沈伯刚	石敦慈	傅忠铭	任道兰	袁晔华	季从林	杨秀兰	陈湘君	陈福林
		朱希平	陆风玲	冯爱玲	张雨时	沈亚红	殷桂风	朱海峰	秦小定	胡 浩	冯亚硕
		陈恩林	杨春荣	杨艳华	张 智	冷 进	王林燕	沈晓燕	张丽琴	王亚明	张银涛
		袁日国	袁步金	王爱红	李维郁	杨 剑	曹建华	葛晓燕	缪志明	严怀泉	葛陈军
		汪美玲	陆晓琴	姚秀梅	顾巧如	秦旭峰	刘 兰	吴海波	王娟芳	许建林	王 群
		郭福建	赵尊俊	朱友文	施宝如	汤洪涛	陈锦明	姜益山	许勇军	秦继烈	成宏富
		娄加泉	陈永龙	顾春庭	严政高	朱跃南	蔡更新	王正国	奚秀忠	黄 忠	顾爱霞
		徐宝山	何伟民	徐明明	张新彬	葛忠林	顾美华	何维民	孙艳丽	王旭东	徐亚平
		瞿红兵	唐红霞	王承忠	杨小娟	缪俊宏	张德如	王苏婷	石明峰	秦定阳	许 健
		王卫玲	李 娟	张加祥	吴瑞晴	马 红	蔡正军	朱明泉	陈鸣风	徐善泉	石太明
		缪小兵	沙美芳	吴晓燕	汪利华	傅笃泉	季本泉	周 华	何恒华	陈秀生	朱家庆
		季 敏	季本如	陈小兵	于凤英	林树云	杨美红	钱亚华	谢晓琴	胡敦芳	吴晓燕
		陈五俊	杨福元	吴 彪	葛家如	许建辉	成 静	陈美琴	石向阳	于义华	朱 林
		姚十田	陈昌莲	张旭鸣	蔡 岚	徐约群	葛正平	徐子山	袁顶操	陈金如	吴明贵
		何 杰	姚锦平	冯美红	张旭敏	黄晓平	刘桂萍	陈 忠	吴永忠	缪志宏	顾海军
		张玉明	丛 建	孙小琴	王锦绣	施爱芳	丁美玲	宗雪梅	高永红	管晓红	许亚琴
		季方然	骆世平	缪克芬	邓咏梅	陈正宏	花介发	范建明	施元贵	圣翠娥	陆四忠
		余 彬	丛斌远	戴伍建	缪德富	沈亚宏	任乃荣	刘亚平	张庭玉	张小红	俞鸣风
		殷惠萍	胡国祥	戴哲明	吴功贤	张 平	钱德进	高建明	袁其峰	冒进庭	陶义华
		吴世山	冒云祥	祁 泉	周金林	张莉云	熊文福	朱卫兵	徐德艳	陈福林	徐守营
		张居琴	吴余祝	单国余	张俊杰	徐 超	朱竹峰	曹志明	季玉芳	李春华	王学政
		苏宗德	董德明	张醉云	缪丽华	梁永洲	曹晓萍	符学剑	卞新秀	缪学丽	姜 杰
		王 丽	徐俊华	朱翠萍	缪兆林	花红林	缪 贤	王文涛	缪晓梅	鲍 梅	张秀银
		杨春生	曹 平	于素兰	周刘峰	沈一圣	沈九华	吴笑清	梅金明	缪 申	徐 静
		吴侦明	李金芝	吴礼玉	蒋爱萍	吉 云	缪爱萍	周俊鹏	王 彬	符仁军	陈友山

续表48-2

年度	名单
2000	嘉　　奖：顾达华　张亚莉　黄吉生　冯志元　韩家杰　冒　静　薛宝萍　缪志宏　缪　均　缪　中 陈爱菁　徐爱华　缪志华　吴爱芳　缪小建　李可铭　缪庆元　居正骥　薛　均　李　军 施年芳
2001	嘉　　奖：曹显明　沈南森　翟建国　沈　琴　张俊娟　高　兰　葛　勇　李爱平　陈永红　刘春红 袁　月　张艳梅　石秋霞　朱　健　石　磊　郭建萍　王家乐　张洪江　张鸣飞　施兆银 胡　旭　缪永辉　邢美艳　康小平　钱引坤　曹　磊　王鹤兵　陈海洪　黄　玲　沈建江 翟建山　符纪宁　陈於华　刘群德　王胜君　张永祥　季鸿燕　詹晓瞿　陆　陈　卞飞虹 周　玲　黄国华　曾云娣　冯　健　曹俊华　王竹华　季铁梅　缪亚琴　李　燕　姚炳荣 邵玲玲　缪德华　汤亚新　张正春　顾小卫　杨新萍　张建平　赵学元　郭红梅　符学科 丛远凤　孙　娅　孙中云　钱德英　孙小云　江　峰　翟桂萍　马　艳　缪金莲　胡碧英 于洪洲　徐晓明　樊友兰　桑拥军　孙杏阳　丁　蔚　周建华　张旭初　陈明星　何建军 戴海艳　金　群　姚亚南　张燕升　李建兵　陆士仁　陈伟东　顾松杰　陈明新　杨晓颖 吴春梅　钱蓓蓓　孙永红　唐薛霞　陈　燕　文海林　刘丽萍　桑乃俊　何永华　沈秀华 杨　连　刘　建　张群明　傅美华　徐　晶　蔡晓云　汪菊明　缪宝芳　徐仕俊　康卫宁 江成萍　张淑霞　周维富　夏建华　冯　权　丁明华　谢锦明　顾雪峰　徐硕峰　孙　健 郑洁云　陶文标　姚　云　吴永慧　杨爱平　缪卫宏　张木兰　林则兰　张普如　张　胜 姚世平　张卫东　周建武　何忠其　徐亚辉　陆建平　施振东　曹正祥　王雨卉　卞葛是 张蕴如　何建平　张宏建　陈风扬　陆卫忠　许汉斌　张　艺　佘步仁　季风如　江建英 王　洁　王　伟　张育平　陆雅芳　杨艳华　张　智　冷　进　成步祥　胡　浩　李家翠 方慎宜　陈建云　祁逢娥　谢素平　张燕鸣　秦定扬　杨小娟　朱忆祖　徐树梅　张　婕 杨吾山　许　健　石征如　江建兵　万　麟　沈玉红　陆亚平　朱志祥　刘　萍　於春燕 顾海军　丁志军　王小红　丛　建　叶来英　王锦秀　孙小琴　施爱芳　丁美玲　王美凤 冒兰秀　季方然　徐　健　许亚琴　鲍美兰　骆世平　陈春法　邓咏梅　李爱东　缪克明 葛陈军　王建平　严怀泉　冯小兰　陆晓琴　戴伍章　管隽梅　方　芳　缪桂梅　李　梅 薛桂山　朱新生　郭福建　朱友文　许勇军　顾巧如　葛晓燕　汪美玲　张福林　王学政 徐希平　吴侦明　缪小梅　顾国林　姜海林　缪兆林　张树梅　朱翠平　肖建平　陈　辉 缪金华　曹　平　季　芳　张志琴　季智勇　梁永洲　姜　杰　徐　静　缪四轩　赵桂红 徐俊华　王　健　刘进山　陈　蒙　吴　淑　袁顶红　宗春霞　缪建梅　任昌明　戴哲明 张庭玉　刘小红　袁　媛　潘建华　傅笃泉　陆如英　李生明　季本如　周　华　季　敏 谌元林　陆宝宏　季晓云　周桂芳　李　静　马爱峰　黄小冬　谢晓琴　姜志钧　傅晓明 葛海明　傅忠铭　陆达泉　季从林　金征亮　袁晔华　陈金美　景济贫　陆德冒　田秦忠 朱万华　郭海兵　何文连　邱玉如　施玉章　潘亚贤　施曦晖　秦劲松　洪光明　陆翠红 何卫明　张苏建　吴蔚霞　沈燕婷　蔡红建　朱明明　印　华　张晓燕　陈永龙　王亚群 杨　健　张爱娟　张　平　陈晓明　胡建国　顾美华　陈　英　丁益民　朱学林　尹向阳 王　陈　金　炜　孔　云　成宏富　许建林　曹　俊　徐忠琴　许建辉　郭碧儒　张亚莲 邵乾进　邓晓燕　张瑞斌　管仲华　袁　清　王正国　奚秀忠　黄　忠　徐善华　佘　红 李海银　袁顶操　何　杰　周　彪　许　平　姚锦平　许永红　缪俊宏　於卫东　杨美琴 丁爱华　吴庆银　于义华　葛正平　朱　林　缪秋如　翟海燕　陈昌连　李小云　刘金泉 姚十田　朱卫兵　徐守营　蒋九兰　曹连群　陶义华　张丽云　任　益　张必成　张崇明 戴世鸿　刘梅芳　宗序华　费　娟　吉晓琴　季长国　陈　中　徐跃华　余　彬　缪德富 戴伍建　朱龙银　刘建中　范建明　施元贵　陶丽梅　杨玉明　孙建华　朱永健　徐令仪 施年芳　缪庆元　李　军　薛　均　顾达华　於　建　周俊鹏　张亚莉　张昌山　缪　申 沈九华　沈一圣　赵旭东　徐亚丽　钱德芳　吴礼玉　蒋爱平　孙炳福　葛　平　缪卫峰 徐爱华　缪志宏　黄吉生　薛宝萍　吴功辉　康传梅　韩家杰　缪小建　刘　辉　宫建春 吴爱芳　缪　中
2002	嘉　　奖：徐宗泉　邱瑞满　沈南森　翟建国　丁冠云　金燕芳　何小妹　缪德华　季学军　李爱萍 周丽华　樊文婷　张杏梅　张金梅　李金林　潘秀云　施慧萍　张桂萍　傅　兰　仇宪华 濮亚玲　朱宏如　赵云霞　曹　军　缪永辉　韩承志　邢美艳　俞凤英　陆　陈　姜长勇 沈建江　徐燕红　陈胜男　姚美玲　李　燕　徐丽梅　陈晓明　葛殿如　赵忠宁　张　辉 陈　琳　林新华　王敦泉　陆学工　陈於华　陆如军　缪玉兵　缪小平　邵玲玲　姚秀芳

续表48-2

年度	名单
2002	嘉　　奖：王正进　曹俊华　於亚琴　李联亚　周雪萍　沈旭光　宋　洁　谢爱军　黄天高　钱学珍 缪德荣　曹荣彬　徐晓明　倪国才　马　艳　周秀华　周凤英　陈绥华　缪剑影　姜晓红 黄志云　顾红梅　徐　丽　陈明新　钱忠权　葛翠华　顾理珍　陆士仁　傅卫东　蔡抗援 韦锡苏　何建军　倪伟伟　沈菊明　张荣勋　沈　林　谢鲁健　徐新兰　许洁心　陈亚萍 金　群　吴卫民　陈　虹　陈　华　孙新星　施亚云　丁志军　顾海军　桑九高　骆世平 王锦林　蒋月云　周　姝　倪洁琼　陈春法　戴晓红　施爱芳　王美凤　丁美玲　宗雪梅 徐　建　许亚琴　顾　卫　朱爱民　邓咏梅　王学政　徐希平　于素兰　宫卫东　徐卫泽 顾国林　顾春华　徐俊华　王　丽　卞新秀　缪小梅　张伶俐　徐锦芳　张秀兰　季　芳 梁永洲　戴晓明　康成佑　缪云华　于小飞　陈　彬　王亚萍　王　健　于丛葛　缪丽华 缪宝芳　刘　建　傅美华　何永华　马桂英　徐益明　蔡晓云　戴世荣　徐仕俊　汪菊明 陈淑林　樊天妹　傅晓琰　李亚军　杨宏斌　冒明建　李秀兰　陈志鳌　李春梅　田国林 许建芳　顾美芳　杨　云　徐亚琴　康爱琴　姚　云　刘振林　陈德林　陶　红　姚世平 张卫东　周建武　李剑芳　沈　燕　徐海峰　王东林　龚　慧　顾海燕　李　宁　陆雅芳 张育平　钱海林　杨春荣　陈祖泉　陈锦琴　胡　浩　申茂泉　刘　萍　张菊香　张凤琴 曹菊美　黄卫新　陆卫忠　袁进尧　卞葛进　许汉武　李小妹　施红梅　陆如英　傅笃泉 谢　红　季　敏　季　林　刘克勤　顾盈芝　王咸芳　徐小军　高红霞　袁亚东　范晓妍 於　建　朱友文　赵尊俊　许勇军　许南山　严怀泉　戴海峰　张建新　秦旭峰　张小莉 顾　玲　顾巧如　管隽梅　赵芙蓉　薛云梅　任　玲　郭晓莉　陆亚平　许　健　汪太群 苏宝美　吴　云　顾　敏　石太平　张　红　钱堂美　万　麟　陈友山　赵国平　桑杨兰 康树英　钱德进　万新斋　张建兵　吴　淑　李　勇　王海妹　任昌明　洪宝媛　周　勤 高建明　刘小红　朱正华　朱希平　肖燕南　孙艳丽　王雨卉　罗恩杰　朱庆生　姚　潇 虞秀萍　李海兵　袁光明　刘桂萍　杨美玲　徐　静　顾亚平　李爱军　赵明东　薛金荣 张庭玉　李　然　吴余祝
2003	嘉　　奖：徐宗泉　邱瑞满　沈南森　陈松平　翟建国　翟　明　王亚平　丁冠云　金燕芳　张跃勤 张　辉　陈　琳　王敦泉　卞飞虹　冒建霞　陈　平　薛菊平　於亚琴　詹晓瞿　李　毓 翟建山　于建飞　樊　平　王建林　李洪琴　张桂平　朱　健　陈亚权　施慧萍　曹　军 沈晓燕　陈曹萍　张竹萍　李爱军　施　红　樊文婷　万宏坤　王秀兵　施江峰　张建忠 姜建玉　陆　兵　张永祥　赵培元　林　华　许世群　缪亚琴　陈胜男　姚炳荣　徐　燃 葛正华　张清泉　徐丽梅　陆　陈　郁圣菊　秦旭丹　徐晓明　顾海滨　丛　杨　黄天高 钱松萍　曹荣彬　沈旭光　黄　晔　钱宏兵　周建华　蔡　振　张旭初　王爱民　吴群梅 姚亚南　徐建忠　吴卫民　倪美勇　蒋　勇　鲍丽丽　刘　茹　张荣勋　姜晓红　季新芳 邱亚琴　缪爱芳　陈绥华　李伯梅　周秀华　缪剑影　葛翠华　张　敏　陆士仁　陈福林 蔡　萍　李建兵　陈立新　徐平平　桑拥军　王建华　徐亚琴　康卫宁　刘　洪　贾建华 薛如建　张建军　朱俊扬　许波健　徐　衡　张　勇　施永泉　吴春玫　周　萍　李宗英 徐　锋　朱新华　金燕梅　张武斌　冯长华　沈　燕　李桂平　李剑芳　陈　忠　桑九高 杨德军　蒋月云　倪洁琼　於　建　王锦林　施爱芳　丁美玲　王国平　马啸然　王美凤 徐　健　何飞雪　汤　莉　顾　卫　丁志军　骆世平　徐希平　吴侦明　顾春华　徐俊华 赵桂红　周　宏　王　丽　陈　辉　王　红　顾培兵　缪丽华　丛爱琴　季　芳　王春梅 缪卫国　梁永洲　马　峰　戴小明　卞爱林　王　健　张醉云　张　瑾　薛春芳　石黔均 马桂英　汪菊明　杨　连　徐素琴　蔡　云　徐士俊　陈国红　孙武彪　缪丽华　袁进尧 何建平　许汉斌　卞葛进　陆彩琴　张兰萍　陆卫忠　李鑫华　张　燕　李　军　应　燧 施红梅　徐海峰　胡　浩　陈建云　王　洁　秦小定　沈亚红　陆雅芳　刘　健　杨永琴 陈　旭　陈五楠　宋佳娥　钱海林　傅笃泉　周　华　谢　红　张秀林　顾从兰　张颂梅 季海军　李　静　陆秀玲　马爱峰　何恒华　吴余祝　朱友文　赵尊俊　许南山　王建平 缪克明　吴国建　许勇军　戴伍章　杨十俊　周洁云　缪　琴　马　琴　陈美红　张　琳 戴金玲　吴苍松　周拾泉　许　健　葛文华　解从进　朱建华　许小兵　缪晓梅　陈海平 金　托　汪丽如　蒋　玲　陆生泉　陈绍俊　张建兵　花晓棠　姚世安　丁建云　吴爱梅 丛昌盛　洪宝媛　周　勤　周　静　高建明　陈　震　秦红波　殷金红　吴小燕　陈金美 陈锦明　成卫明　刘桂萍　严宏俊　陆建华　缪晓红　薛金荣　张红兵　陈　政　郑　骏 缪余山

续表48-2

年度	名单
2004	嘉奖：张泽宾 徐宗泉 缪文龙 翟明 唐芙蓉 顾承红 曹磊 金燕芳 倪国才 徐燃 徐爱明 许卫兵 顾俊 佘晓春 高志慧 徐辉 袁兵 樊文婷 施红 冒宇峰 钱引坤 缪延浩 张良琴 康爱莲 仇惠斌 曹俊华 石卫平 张维龙 陈曙光 张华 符建明 胡建 刘丽华 唐建平 蔡建英 钱亚平 张建明 严艳红 石利平 王茂红 郭建萍 施慧萍 徐燕 陈亚梅 林树云 周云霞 石红梅 李燕 陈云霞 陆陈 邢美艳 张鸣飞 陆菊萍 张建平 赵菊 张丽华 马燕 管小飞 邢国光 马建明 徐晓明 方波 冒维宁 王三杰 毛明华 孟万鹏 陆桂林 顾秀美 符琴 周秀华 曹玲玲 顾金红 钱蓓蓓 黄志云 陈绥华 缪剑影 邱玉红 蔡抗援 杨晓华 张金明 李建兵 陈雪松 周建华 陈明星 周俊成 钱忠权 陈亚平 桑拥军 陈聪 唐薛霞 沈巍 姚亚南 蔡萍 姜孙琰 姚亚明 倪美忠 谢鲁建 徐俐俐 孔方如 杨连 葛加达 陈福平 葛小琴 傅美华 丁晓燕 刘建 张卫东 冯志勇 徐境 周建武 陈淑林 吴建明 万倪红 张卉 朱卫军 周苏建 石俊峰 许庆忠 符新建 徐春林 邓骥 葛学红 黄爱萍 吴春玫 鲍友萍 许唯薇 徐亚琴 唐智胜 刘振林 杨爱平 解艳 李剑芳 沈燕 佘步仁 陈忠 叶德建 丁志军 於建 周姝 蒋月云 王爱珍 施爱芳 马啸然 丁美玲 李建霞 王建军 徐健 梅莉 顾卫 顾海军 骆世平 邓咏梅 王锦林 王晓星 徐维维 赵剑锋 季芳 张醉云 施惠玲 沈剑宇 薛健华 梁永洲 徐红兵 周风威 卞新秀 沈桂荣 蔡红军 张亚鸣 蔡海健 王丽 徐卫泽 缪云华 缪兆林 蔡健 朱宏 丁祝祥 徐亚辉 卞葛进 许汉斌 钱小银 李海燕 陆建平 陆卫忠 沈伯钢 徐亚丽 袁友铭 顾小飞 洪梅 蔡梅 陆玉军 姚世俊 张群梅 李建萍 范晓妍 徐海峰 胡浩 钱晓晨 何平 包晓金 陈云 谢素平 薛小红 缪寿全 陈刚 冯爱玲 沈春燕 吴余祝 朱友文 赵尊俊 许南山 王建平 於芸 施宝如 许勇军 陈建 曾志平 季冬梅 蒋映霞 吴春梅 刘淑华 缪海燕 沙美芳 李卫芳 陈冬梅 陈翠兰 陈友山 陈俊红 顾向阳 唐文芳 吴从琴 王桂林 李娟 陈湘林 秦定扬 冯志明 阚小峰 钱维建 刘亚平 俞鸣凤 张小红 宗春霞 符晓燕 周勤 康忠梅 王保元 徐海琴 耿小兵 朱希平 顾瑞银 陈锦明 陆宝宏 袁其峰 徐丽 姜小卫 朱庆生 李维郁 顾春燕 李爱军 李海兵 丁纯
2005	嘉奖：康宜华 缪兴波 季学军 曹显明 邢巨星 翟明 唐芙蓉 郭红梅 丁冠云 李毓 陈坚 张佩殷 陈炜 刘春峰 石磊 缪国平 陈勇军 范岗 吴小平 朱爱华 黄玲玲 顾宏芳 缪延浩 唐锦荣 姜建玉 石卫平 吴海峰 徐益利 缪爱均 薛华 陆学工 张洪兵 虞学军 朱建云 许承梅 陈曹萍 徐海霞 石利平 顾锦花 金小红 耿美芳 沈建英 姜玲玲 陈胜男 周建萍 黄菊 秦旭丹 陆克勤 徐梅 曹丽娅 张军 许红 马建明 徐晓明 屈卫新 施江峰 夏锦芳 沈旭军 周建兵 张志华 张焕森 吴秀琴 张贵陈 葛正明 孟迎春 顾金红 曹玲玲 翟桂萍 朱文婷 陆红健 袁红 钱蓓蓓 周秀华 傅卫东 蔡抗援 蒋萍 王爱民 张旭初 姚亚南 缪海燕 王群 李建兵 陈明新 冯晶 陈明星 谢鲁健 于晓鸣 陆艳梅 王昱 江建国 邱玉红 王建华 陈聪 唐薛霞 蔡萍 姚世平 房福才 沈秀华 徐境 陈国红 陈苏东 何永梅 侯爱琴 杨建芳 符建卫 蔡小云 傅美华 房桂平 姜美蓉 孙德泉 夏建华 江成萍 孙锦泉 缪宝华 杨爱琴 徐海霞 宋小军 孙同建 李秀兰 胡桂琴 傅伟 周益平 李晓红 王海平 郭志清 朱新华 施蓓 吴永慧 季亮 冯长华 徐海平 石青梅 韶彬 缪余山 顾海军 丁志军 陈忠 吴宇 叶德建 蒋月云 柳智华 徐卫红 施爱芳 丁美玲 王美凤 张辉 高永红 于芹 许亚琴 戴建平 顾卫 骆世平 丛翚 沈慧晓 王学政 沈红卫 顾春华 赵桂红 徐卫泽 王丽 缪小梅 陈辉 康宜梅 缪丽华 张秀银 季芳 张卫华 季军 梁永洲 花红林 杨文华 王健 缪兆林 蔡健 陈彬 瞿峰 顾承红 卞葛进 李鑫华 李军 陆卫忠 何建平 袁进尧 钱小银 施红梅 李海燕 袁亚东 陈小兵 马爱峰 张秀林 朱亚红 陈昌秀 傅翎 季从兰 傅笃泉 李宁 何平 徐亚琴 洪美华 龚慧 缪寿全 陈宝生 吴超 陈云 钱学飞 桑拥军 陈湘君 吴余祝 汪美玲 张建新 苏浩 陈胜泉 张永丽 杜小敏 严正平 钱丽 秦旭峰 戴志刚 施宝如 阚旭 顾巧如 管隽梅 赵芙蓉 缪云红 周啸峰 许小兵 徐琴 徐冬霞 陈秀梅 吴亚梅 朱晓辉 刘承煜 顾恒山 徐勤 沈久红 桑杨兰 金托 潘引引 李勇 张建兵

续表48-2

年 度	名 单
2005	嘉　奖：陈绍俊 钱维建 王保元 符晓燕 陈伟 宗春霞 顾文芬 高建明 盛春香 陈美菊 罗恩杰 季燕 平姝丽 朱希平 朱鹏飞 蔡创新 朱秀平 钱长胜 王海燕 陈锦明 郭福建 袁祝君 缪平 徐静 徐丽 佘旭华 祁泉 张小玉
2006	嘉　奖：邱瑞满 季学军 曹显明 缪文龙 翟明 唐芙蓉 王鹤兵 曹磊 张跃勤 陈海洪 张勇 姜勇 于桂泉 陈爱明 姜海林 夏少姜 姚美玲 诸国兵 宋宇 仇宪华 赵云霞 陈永红 石卫平 朱建峰 任建萍 于小华 缪玉兵 符纪宁 王树宏 钱海霞 施亚新 朱建云 王旭红 徐季鸿 郭建萍 顾亚飞 薛海英 沈建江 沈小莉 李卫卫 管小燕 姜琴 陆红梅 陈於华 丛光平 朱美琴 高金萍 马建明 张霜青 赵学元 王文秋 顾翠红 黄天高 陈聪 唐薛霞 邱玉红 张荣勋 徐利利 江建国 蒋勇 姚亚南 桑乃俊 李建兵 马艳 王爱民 符琴 周亚梅 缪爱芳 翟桂萍 陆红健 周秀华 沈建平 孟迎春 蒋萍 蔡抗援 陆士仁 王群 陈明新 顾建华 冯晶 葛翠华 傅美华 王秋霖 丁晓燕 杨连 汪菊明 冯志勇 陈燕 周建武 韦静 陈淑林 冒明建 施永泉 徐亚红 徐婕 顾雪峰 周一辉 秦鸣 缪卫宏 周萍 唐智胜 刘振林 谢贵生 沈燕 李剑芳 张旭敏 陈忠 柳智华 蒋月云 施爱芳 丁美玲 王美凤 张辉 许亚琴 戴建平 顾海军 骆世平 丛翚 吴侦明 徐卫泽 王丽 钱忠 张海梅 卞新秀 刘克芳 缪革新 张树梅 顾兵 杨伟玲 周新珠 梁永洲 花红林 王健 顾承红 李鑫华 张燕 曹菊美 陆卫忠 李军 徐亚辉 卞葛进 袁亚东 胡敦芳 徐小岩 季敏 何恒华 李震 张群梅 葛福莲 钱亚华 张美云 马正香 贾杨红 陈逸书 陈忠新 缪寿全 曹玲玲 钱秀兰 陈金琴 吴余祝 姚秀梅 赵尊俊 杨十俊 李辉 吴美娟 吴维羽 杜晓敏 许小军 冯小兰 顾巧如 刘红梅 王宇峰 朱明兰 江建兵 许健 许小兵 吴苍松 张旭鸣 汪太群 周拾泉 徐根元 桑红梅 秦霞 秦定阳 李勇 张建兵 钱维建 丁建云 丛昌盛 姚云霞 康树英 吴建政 徐静 姜亚东 李爱军 顾亚媛 袁建兰 吴彪 陈迎春 陈吾军 刘桂萍 严宏俊 朱新生 沈芳 吴银山 吴晓燕 朱海燕 茅振英 罗恩杰 丁霞
2007	嘉　奖：张泽宾 张德聿 缪彬 缪兴波 王跃成 季学军 王鹤兵 陈松平 翟建国 万宏坤 吴卫星 丁冠云 周丽丽 刘冬梅 房建兵 陈炜 顾俊 庄晓灿 徐朝晖 周爱华 佘晓春 王秀兵 昝志政 葛勇 陈晓辉 于宏波 汪雪梅 施洪成 诸国兵 陈亚权 葛红卫 缪亚琴 秦龙 蒋新兵 于建飞 朱建云 刘小庆 朱晶 张建忠 张维龙 张晨 张正春 蔡拥军 翟建山 龚辉 刘乔明 丛刘春 顾建华 黄国华 顾祖高 陆修银 缪小平 顾锦花 陈曹萍 严亚红 季晓平 吴莉蓉 缪艳丽 张红梅 陈丽娟 张桂平 汤建维 葛加红 王小燕 沈建江 姜玲玲 李爱萍 许承梅 蒋丽丽 黄兰 秦旭丹 李燕 陈胜男 王亚琴 张鸣飞 胡旭 王延玲 陆承兰 顾玉梅 钱德英 吴琼 季鸿燕 苏友兰 印建慈 李爱霞 丛永炜 徐晓明 王卫东 屈卫新 沈旭光 冯健 陈冠男 曹荣彬 梁松山 杨裕忠 王建华 徐平平 桑拥军 曹红 蒋勇 周建华 居宇峰 马艳 符琴 周亚梅 缪爱芳 钱蓓蓓 袁红 黄海霞 邱亚琴 朱文婷 鲍玲丽 孙永红 何春燕 顾红梅 缪月华 杨培培 何建军 蔡振 金群 丛远高 顾建华 顾松杰 蔡萍 沈海燕 陆士仁 仇海平 姚远 张海燕 徐晓明 沈小娟 谢鲁健 张小燕 吴丽娟 莫德林 周建华 吴卫民 徐莉 周俊成 杨连 何永梅 葛小琴 蔡小云 陆如平 徐素琴 李正华 冯志勇 张瑾 陆四忠 刘建 陈燕 徐晶 许开颜 陈淑林 夏建华 缪平 吴建明 朱俊扬 李亚军 季群 陈雪琴 李中建 张爱红 康卫宁 顾旭杰 符新建 朱春梅 徐春林 缪卫宏 李宗英 顾卫峰 徐锋 朱新华 吴永慧 陶红燕 解艳 陶红 杨爱平 李剑芳 韶彬 王锦林 徐霏 倪洁琼 叶德建 肖利 王美风 丛翚 丁美玲 杨林宗 戴伍华 朱建美 曹兵 张辉 沈红英 宗雪梅 蒋月云 冒福秀 汤莉 季建华 沈慧晓 王学政 徐希平 缪兆林 徐卫泽 王丽 姜亚军 薛艳芬 林美丽 仲建云 徐亚英 鲍梅 周爱民 张卫华 顾兵 花红林 梁永洲 施冬玲 叶红 缪革新 戚江红 赵桂红 徐小莲 马小丽 陈建华 沈天舒 施惠玲 朱海峰 管兴东 高素英 洪美华 邱伟 蔡守梅 王伟 陈忠新 张孙新 徐素琴 吴剑祥 王永兰 张雨时 徐亚辉 李建辉 陆彩琴 陈风扬 陆卫忠 卞葛进 何忠其 赵春燕 李福平 何建平 张旭辉 杨美红 顾盈芝 季晓飞 陈小兵 傅翎 蔡春霞 张群梅 马云珍 李霞 陈娟娟

续表48-2

年 度	名 单
2007	嘉 奖：黄小冬 吴侦明 桑杨兰 刘 均 苏宝美 陈海平 吴 云 许 健 殷竹泉 蔡正军 刘小美 钱堂美 徐 琴 唐 兵 彭小飞 金 托 石小平 冯云南 陈翠兰 吴瑞琴 徐丽兰 於春燕 张建新 朱友文 黄小林 杨十俊 杨君红 方 芳 邱燕霞 缪桂梅 缪亚玲 许南山 吴维羽 陈 云 郁振华 缪云红 葛小红 顾巧如 陈美琴 秦永红 刘 苏 姚 娟 张 平 陈 伟 戴哲明 路海燕 冒亚琴 丁建云 宗春霞 康拥军 王保元 丛昌盛 姚云霞 周 静 朱希平 吴银山 徐 松 黄冬霞 朱庆生 叶青华 谌元林 陈锦明 孙艳丽 王 陈 吴 彪 蒋美银 李海兵 虞海琴 杨美玲 徐 丽 李金芝 郑 骏 薛金荣
2008	嘉 奖：翟 明 宋春丹 姜海容 万宏坤 葛正华 张 军 金燕芳 刁浩白 倪国才 康小平 张佩殷 陈海洪 沈治军 陶云建 徐爱明 姜 勇 桑九高 杨拥军 李金林 孙国明 秦安明 陆圣华 吴新华 吴小平 黄 玲 冒宇峰 俞凤英 李冬梅 石 磊 陈晓明 缪永辉 孙琳婧 刘群德 翟海军 张维龙 吴海峰 徐益利 姚秀芳 徐 建 符纪宁 翟建山 程 亮 陈 琳 李海燕 周秀丽 周 玲 戴静娴 汤亚新 刘云霞 蔡素萍 陈曹萍 严亚红 季晓平 王明霞 郭建萍 朱晓锋 阙小季 张俊娟 曹兰梅 潘秀云 姚 琴 朱亚红 顾平平 陆 陈 张晶晶 秦旭丹 桑合珍 李 燕 陈云霞 汤海琴 张亚娟 施兆银 苏月芳 黄素云 倪云娟 张怡清 石秋霞 徐国芳 张永华 胡佳伟 马建明 邢学军 顾新华 王三杰 王文秋 曹荣彬 周建军 刘锋青 石建兵 张秀林 蔡抗援 张金明 蒋 萍 王 娟 蔡 振 于丛葛 王 群 陆启如 陈明新 顾松杰 陈伟东 陈福林 许 姚 陈 聪 曹 红 唐薛霞 缪剑影 盛小燕 季新芳 康菊华 邱亚琴 黄海霞 陈绥华 姜筱红 钱 霞 顾红梅 钱蓓蓓 周建华 江建国 陆艳梅 张 飞 王旭东 张荣勋 施爱军 徐晓明 于晓明 徐 莉 周建华 陈明星 邱玉红 姚世平 汪菊明 陆如平 张 瑾 傅美华 周 华 何永梅 葛小琴 徐益明 王 华 蔡小云 徐 晶 马桂英 吴春玫 康爱琴 顾卫峰 顾 建 吴建明 张建军 陆顾峰 张红星 缪 平 周苏建 周 培 万倪红 张 勇 刘 洪 缪海兵 薛如建 周一辉 朱新华 唐智胜 金燕梅 秦叶丹 杨爱平 韶 彬 顾海军 丁志军 於 建 王锦林 骆世平 杨林宗 叶德建 施爱芳 沈慧晓 王爱珍 顾 卫 马小军 许亚琴 杨德军 戴晓红 陈 忠 王美凤 许金芳 缪春红 沈红英 周 姝 马秀梅 徐希平 缪兆林 王 健 康承佑 朱 宏 卞新秀 花红林 徐卫泽 康 祥 徐亚英 徐红艳 徐维维 张丽萍 姜亚军 顾国林 袁洲红 昌华刚 徐亚丽 姜 杰 万文琴 苏小红 赵剑锋 王晓星 张树梅 符小燕 陈蕊媛 徐小丽 李卫芳 于拥新 陈 骏 沈玉红 王宇峰 吴丛琴 缪 辉 陈海平 钱堂美 吴 云 朱明兰 徐冬霞 郭美萍 张 婕 陈俊红 王桂林 许秉慧 刘小美 蔡正军 秦定扬 蒋 玲 沙美芳 施正东 施小艳 王爱红 沈继峰 陈凤杨 何忠其 顾红霞 顾亚琴 徐 宏 唐文敏 张旭辉 龚国芳 季红艳 张孙新 张育平 陈祖泉 张艳华 陈 旭 陈 云 缪 刚 吴 超 张 玉 钱晓晨 陆顾伟 曹亚梅 叶 莉 顾垚丽 吴余祝 姚秀梅 赵尊俊 包永兵 仇曙光 周洁云 戴伍章 吴美娟 戴微微 许南山 张志兵 缪亚玲 许勇军 吴春梅 翟艳红 郭小莉 孙爱娟 管隽梅 陈美琴 秦丽霞 秦节银 缪小燕 顾小飞 谢 红 李 震 孙会霞 季玉萍 欧小青 李海燕 顾建东 曹瑞勤 缪海明 张 平 戴哲明 张建兵 路海燕 沈亚宏 葛丽霞 缪爱平 王保元 陈叶丽 陈 伟 袁顶红 王雨卉 罗恩杰 朱庆生 耿小兵 朱海燕 顾瑞银 於卫东 李海兵 陈锦明 孙艳丽 许冬梅 虞海琴 魏素兰 徐 丽 袁其峰 顾亚平 郑 骏
2009	嘉 奖：宋春丹 江亚芳 姜海容 郭红梅 包海燕 曹 磊 徐 瑾 杨小星 倪国才 洪如田 顾小卫 陈玲玲 缪亚琴 徐 燃 姜 勇 肖 卫 姜海林 蒋晓明 韩承志 孙小飞 袁 兵 徐 辉 于桂泉 陈晓辉 吴小平 张海燕 陈宝泉 陈亚权 傅晓东 葛殿如 陈海兵 仇惠斌 赵亚琴 邵玲玲 梅兰芬 濮彦周 费培培 张大伟 吴建华 陈 辉 薛 华 徐伟兴 梅 莉 陆学工 顾建华 刘丽华 钱亚平 虞学军 蔡建英 缪小平 朱建峰 许 红 陆灿如 徐海霞 耿建云 赵 燕 管菊梅 赵小慧 陆 陈 张晶晶 吴小蓓 李春梅 陈云霞 沈小莉 王亚琴 周宏俊 杨海群 张雪峰 王延玲 缪梅芳 朱卫萍 杨新萍 马 燕 王建兰 张永华 马建明 徐晓明 袁 东 沈旭光 冒维宁 符学科 宋小坚 陈 晖 赵冬剑 钱俊明 施慧萍 蒋 萍 陈一峰 蔡抗援 王 娟

续表48-2

年度	名单
2009	嘉　　奖：金群 陆士仁 李建兵 王群 吴昊 陈福林 陈高峰 冯晶 顾建华 许姚 陈明新 张敏 朱文婷 顾金红 张丽云 曹平平 翟春香 曹玲玲 缪月红 韩晓燕 吴春梅 陆杏钰 陆红健 孟迎春 刘飞飞 何春燕 翟桂萍 缪金莲 马爱峰 陆艳梅 居宇峰 江建国 刘茹 倪伟伟 张荣勋 施爱军 徐慧 顾李华 马艳 王建华 徐平平 陈聪 沈巍 李剑芳 李桂平 夏建华 宋小军 傅晓琰 王辉明 张红星 周培 石俊峰 陈雪琴 朱卫军 顾雪峰 顾旭杰 丁立新 朱春梅 孙同建 李宗英 朱爱勤 傅小燕 徐锋 季亮 施蓓 解艳 曹海军 於琳琳 顾海军 於建 骆世平 朱继陈 从翚 王爱珍 肖利 徐霏 徐健 鲍美兰 施爱芳 丁美玲 姚小美 许金芳 蒋建红 戴小红 杨德军 蒋月云 曹兵 冒福秀 王飞 顾春华 王健 陈蕊媛 蔡家振 李霞 陈斌 颜雪梅 缪冬玲 赵剑峰 沈红卫 顾新红 陈建华 季军 王春梅 张卫华 张树梅 叶红 沈桂荣 缪四红 徐爱民 凌云 杨文华 卞新秀 薛艳芬 缪学丽 姚世平 周俊成 周建武 丁卫霞 徐霞 徐爱民 李诚聪 冯志勇 肖云 蔡素华 陆四忠 韦静 徐素琴 杨建芳 顾向阳 徐仕俊 茅冬琴 吴建祥 卜红梅 陈祖泉 顾海燕 蒋建英 袁菊明 丁雪飞 徐亚琴 叶莉 冯松芳 赵建飞 樊天红 吴侦明 秦定阳 沙美芳 周拾泉 杨吉奇 解从进 陈进 殷竹泉 陈海龙 徐旭东 王小平 朱明兰 朱鹏云 成静 赵琴 邵正霞 邵正翔 缪小兵 陈琳 王红伟 陆琴 朱建新 陈旭 陆生泉 吴余祝 赵尊俊 伊丽飞 周晓晖 许新平 戴海峰 姚小燕 周小云 薛桂云 阚旭 管隽梅 刘红梅 葛小红 秦永红 顾巧如 陈建 陈洁 金伟 缪桂梅 于小燕 邱燕霞 刘海鹏 张建兵 陈蒙 葛丽霞 冒亚琴 陈叶丽 丁建云 宗春霞 李勇 阚小峰 康冬梅 袁亚东 陈小兵 蔡梅 季敦林 季敏 冯迎春 於国宏 何恒华 张亚彬 傅翎 冯亚军 张建新 何建平 施红梅 顾卫 樊士辉 刘萍 施小艳 倪建芳 季丹 袁进尧 应燧 陆建平 李小妹 蔡琴 吴银山 缪辉荣 缪管建 季芝燕 郑俊 钱晓燕 张亚美 徐静 王雨卉 秦红波 罗恩杰 李爱军 佘旭华 李海兵 徐军 缪平 徐小军 缪小红 成卫明 袁其峰 张晓玉 盛翠娥
2010	嘉　　奖：王亚平 葛正华 包海燕 丁冠云 张跃勤 周丽丽 李亚琴 徐晓明 罗培 陈炜 杨海峰 许卫兵 刘春峰 施红伟 徐燃 王卫星 肖卫 金志刚 姜海林 王秀兵 杨拥军 何建军 高志慧 蔡丙华 缪国平 陆新林 施红 张晓燕 赵忠宁 林华 施春林 缪延浩 陈亚权 张良琴 陈晓明 缪亚琴 仇惠斌 陈勇军 徐姚 杨十俊 朱建云 刘群德 刘小庆 翟海军 张维龙 金芬芬 于小华 符建明 陈辉 陈海娟 刘乔明 陆修银 包晓金 曹桂军 唐建平 周玲 缪小平 张永丽 郁红梅 金小红 曹素琴 徐季鸿 邵琴 许培培 石利平 喻海燕 郭建萍 符桂珍 丛桂芳 陈维维 汤建维 詹晓瞿 陆欣志 林树云 张锫锫 周建萍 姚琴 朱晓锋 陆陈 顾晓荣 王莹莹 蒋丽丽 徐栩蓉 杨扬 石红梅 曹兰梅 沈海燕 张鸣飞 陆红梅 韩卫红 沈建英 李爱霞 符爱红 於亚琴 季雪梅 刘丽 刘敏 华闻 吴小庆 赵学元 陆学工 唐芙蓉 戴建华 毛明华 杨建 张艳梅 王群 张荣勋 陈明新 蔡抗援 李联华 丁志军 蔡振 马艳 符琴 金群 王建华 徐平平 陈聪 陈亚兵 陈一峰 蔡竹青 陈兴东 韦锡苏 李建兵 从远高 朱春花 陈娟 陈佳明 陈雪松 曹红 符杨 郭宁华 孙勤 褚国兰 刘瑶 张小燕 许洁心 陆艳梅 张飞 鲍丽丽 钱蓓蓓 朱文婷 缪琴 黄海霞 缪爱芳 翟春香 许胡梅 曹玲玲 谢娟 杨加红 邵玲玲 张丽云 刘飞飞 何春燕 黄云霞 顾红梅 李伯梅 沈晓燕 吴卫民 陈明星 唐薛霞 沈巍 顾建华 顾松杰 高玉祥 李剑芳 沈燕 张建军 宋小军 陈明朗 季群 李亚军 李中建 冯延俊 张卉 周一辉 傅晓琴 冒德军 符新建 缪海兵 李宗英 朱爱勤 徐锋 晓颖 唐智胜 陶红燕 黄明 杨爱平 李娟 王锦林 叶德建 杨林宗 王小红 从翚 沈慧晓 顾卫 于燕 朱逢华 朱爱民 石屏屏 宗雪梅 丁美玲 王美凤 张辉 蒋月云 曹兵 阚学娟 周姝 徐希平 顾春华 徐亚英 花红林 徐若亲 孙秀梅 徐卫泽 顾国林 徐爱民 王丽 袁洲红 田华 张亚鸣 卞爱林 康卫东 王晓星 徐小莲 徐俊华 徐红艳 缪革新 卞新秀 缪小梅 沈桂荣 康勇 徐小梅 朱萌萌 张卫华 陈彬 姚世平 周俊成 杨连 李正华 汪菊明 杨建芳 姜美蓉 张瑾 蔡云 傅美华 何永梅 蔡晓云 房桂平

续表48-2

年 度	名 单
2010	嘉　　奖:刘　建　陈　燕　孙武彪　王海燕　周建武　吴侦明　陈冬梅　王宇峰　于拥军　吴苍松　冯　军　朱晓辉　唐　兵　桑箐谷　金　托　吴从琴　潘引引　丁桂芝　万向阳　秦　霞　陈俊红　沈九娥　吴小莉　葛方燕　曹莉莉　陈四林　陈昌泉　汪美玲　成　燕　金　伟　张宏斌　吴新明　方　芳　马　琴　郁振华　何俞华　李晓敏　朱龙飞　杨益彬　张志兵　唐红霞　葛小红　刘红梅　褚志飞　秦传华　王德凤　刘　苏　吴红兵　李鑫华　李　军　王爱红　樊士辉　袁丽琴　陈凤扬　顾红霞　黄继东　曹菊美　唐文敏　徐　宏　陆彩琴　陆建平　张旭辉　朱亚红　谢　红　黄小冬　何恒华　陈昌秀　蔡　军　李　霞　葛福莲　钱亚华　顾从美　袁亚东　张　平　李　勇　戴哲明　阚小峰　路海燕　丁建云　宗春霞　缪爱平　王保元　姚云霞　袁　媛　于凤英　王　霞　王永兰　朱蓓蓓　卜宏梅　洪美华　张雨时　徐淑琴　赵文贤　李佩娟　刑春琴　冷　进　吴银山　缪辉荣　顾瑞银　秦红波　於卫东　孔　美　赵鸣东　陈素兰　陈锦明　陆淑琴　朱秀平　徐　军　周晶晶　刘伟峰　虞海琴　季芝燕　刘　丹　顾娅媛　孙艳丽　顾俊俊　姜小卫　袁祝君　张志琴　顾春燕

三、晋升工资

1988～1993年如东县卫生系统职工晋升工资奖励表

表48-3

年 度	名 单
1988	吴爱祥　徐定山　罗云华
1989	张佩金　朱志祥
1990	徐　治　曹妙丰　季本如　张达道
1991	蔡光华　石祥银　黄吉生　李生明
1991	王森和　蔡明珍　张　军
1992	李介玉　邱洪振　张泽宾　余　彬　张　瑾
1994	周丽华　张建平　曹显明　陆秀玲　孔　云
1993	缪　诚　姜炳春　姚十田

第二节　职称认定

1986年以来，7865名卫生专业人员先后晋升职称等级。其中晋升正高级专业职称62名，晋升副高级专业职称318名，晋升中级专业职称1720名，认定或晋升初级职称5780名。本志附录分别记载备忘。

一、正高级职称

1988～2010年如东县卫生系统职工晋升正高级专业职称表

表48-4

年 度	名 单
1988	4月29日东职改办〔1988〕4号： 主任中医师：姚九江　季汉源
1991	6月12日东职改办〔1991〕20号： 主任医师：钱惟成
1993	3月1日东职改办〔1993〕23号： 主任医师：高景昭　仲树芳
1994	2月4日东职改办〔1994〕4号： 主任医师：许华清；主任药师：陆道益
1996	12月30日东职改办〔1996〕56号： 主任医师：徐　治
1998	9月30日东人职〔1998〕26号： 主任医师：谢　莲　张建兴 主任中医师：陈　沛　蒋春荣　王秋林
1999	东人职〔1999〕27号8月31日： 主任医师：施建斌
2000	2月16日东人职〔2001〕1号： 主任中医师：王爱民 8月30日东人职〔2000〕40号： 主任医师：程凤川
2001	9月10日东人职〔2001〕65号： 主任药师：曹妙丰； 主任中医师：鲍德泉 主任医师：赵纳驹　孙　德　仲跻浩　孙德全
2002	8月30日东人职〔2002〕31号： 主任医师：孙中云　钱引坤　刘春红　张燕升　张木兰
2003	9月30日东人职〔2003〕26号： 主任医师：丛远凤　康小平　石　磊　周丽华　陆士仁　吴新华　姚美玲　顾美芳　张普如　赵云霞 张正春　杨宏斌　孙锦泉　李秀兰　谢锦明 主任中医师：陆雅芳； 主任药师：沈　林； 主任技师：江成萍

续表48-4

年度	名单
2004	东人职〔2004〕49号： 主任医师：陈松平　费国均　汤小苏　王秀兵　朱　健 主任中医师：金　群　徐建忠； 主任药师：张　辉
2005	11月16日东人职〔2005〕38号： 主任医师：佘晓春　徐燕红； 主任中医师：李建兵　杨晓华
2006	10月30日东人职〔2006〕44号： 主任医师：季学军　张　弛　吴春玫
2008	12月30日通人职〔2008〕104号"文，确认、已具备相应专业高级资格。其资格自2008年9月28日起算。 主任中医师：丛远高　刘　均
2009	12月20日通人职〔2009〕85号"文，已具备相应专业高级资格。其资格自2009年9月20日起算。 主任医师(3人)：王鹤兵　桑九高　桑乃平 主任中医师(4人)：顾松杰　蒋　萍　蔡抗援　张金明
2010	12月30日"通人社(R)职〔〕110号"文，确认已具备高级资格，其资格自2010年9月12日起算。 主任医师(3人)：陈海洪　袁　兵　秦安明； 主任护师(3人)：沈建江　施爱芳　蒋　玲

二、副高级职称

1988～2010年如东县卫生系统职工晋升副高级专业职称表

续表48-5

年度	名单
1988	4月29日东职改办[1988]4号： 副主任医师：王家乐　陆道益　江　静　高景昭　邱　展　缪五同　缪德龙　许华清　王　兰　仲树芳　倪国昌　蔡　飞　季建华　蔡光华　姜炳春　随唯东　王森和　咸仲实　刘广秀　叶成之 副主任药师：李桂荣 副主任中医师：陈幼清　陈道权
1990	12月17日东职改办[1990]77号： 副主任医师：严俊才　李家澄　邱崇芬 12月30日东职改办[1990]98号： 副主任中医师：张盛举　陆桂兰 副主任医师：赵纳驹　施志祥　毛凤兰　周雅能　郑　琪　徐　治
1992	7月30日具有东职改办[1992]23号： 副主任医师：张佩金　李介玉
1993	3月1日东职改办[1993]24号： 副主任医师：张建兴　施建斌　谢　莲　黄沛香 副主任中医师：陈　沛　蒋春荣　王秋林 10月26日东职改办[1993]98号： 中专高级讲师：解慎传 10月30日东职改办[1993]101号： 副主任医师：仲跻浩　孙　德　陈桂兰　李伯龙

续表48-5

年度	名单
1994	2月4日东职改办[1994]4号: 副主任医师:张祖乐 副主任护师:姚士萍 4月15日东职改办[1994]12号: 副主任中医师:鲍德泉 12月31日东职改办[1994]62号: 副主任医师:程凤川　张燕升　孙德全 副主任药师:曹妙丰 12月31日东职改办[1994]67号: 副主任医师:李　平　崔金娣　钱　进
1995	10月26日东职改办干字[1995]1号: 高级政工师:从　浩 12月30日东职改办[1995]78号: 副主任医师:王宝林　张木兰　王爱民 副主任中任医师:钱忠权　陈五楠　陆雅芳
1996	2月30日东职改办[1996]56号: 副主任医师:姚美玲　从远凤　刘春红　钱引坤　孙中云　张正春　陆士仁　肖季全　缪小平　谢锦明　顾美芳　蔡美华　袁　凯　汪太群　陈松平　柯士驯　孙锦泉 副主任药师:张　辉 副主任中医师:李建兵　杨晓华 副主任技师:朱宝根 7月20日东企政职人[1996]6号: 高级政工师:徐定山　韩建彬
1997	9月30日东人职[1997]33号: 副主任医师:葛　云　徐雅琴　张普如　李秀兰　杨宏斌　张　瑾　桑乃俊　苏宝美　於佩云　吴剑祥　石　磊　陈金荣　费国均　汤小苏　花松茂　姜长勇　康小平　李　毓　邵志达　吴新华　许世群　张良琴　张志娟　赵云霞　周丽华　朱　健 副主任技师:江成萍 副主任药师:沈　林　钱生文　张笃珍 副主任药师:徐建忠　周　宁
1998	8月31日东人职[1998]26号: 副主任医师:俞凤英　姜菊萍　周　萍　沈志凡　徐长益　缪林森　杨　淼 副主任中医师:陶维礼　张时礼 副主任药师:吴松华 副主任药师:龚旭东 中专高级讲师:陆雅莉　朱新华
1999	8月30日东人职[1999]44号: 副研究馆员:陈明朗 8月31日东人职[1999]27号: 副主任医师:卞葛进　许汉斌　周留德　刘　均　秦　龙　季学军　康　国　佘　彬　吴春玫　陈汉清　徐燕红　于桂泉　佘晓春 副主任中医师:邢巨星　张　鹏　陈　革　李　迎　徐湘声　陈昌秀 副主任药师:丁先林
2000	8月30日东人职[2000]40号: 副主任医师:范　岗　施金龙　姚炳荣　袁　兵　朱龙银　成宏富　徐卫泽　杨太峰　黄　明　周　彪　杨爱琴　☆任乃秀 副主任护师:陈　晶 8月31日东人职[2000]37号: 中专高级讲师:吴永慧

续表48-5

年度	名单
2001	2月16日东人职[2001]1号： 副主任中医师：张旭初 9月10日东人职[2001]65号： 副主任中医师：张雨时　董德明　傅卫东　钱小雷　刁述言 副主任医师：葛晓燕　曹建华　陆晓琴　张贵陈　吴侦明　鲍　梅　张　勇　曹显明　吴小平　缪延浩 副主任技师：姜建玉
2002	8月30日东人职[2002]31号： 副主任护师：曹　磊　刘丽萍 副主任医师：陈海洪　黄　玲　陆　敏　施洪成　李　莉 副主任中医师：张　胜　姚亚南　蒋　萍　从远高 副主任检验师：胡碧英
2003	东人职[2003]26号9月30日： 副主任医师：王鹤兵　许洁心　傅美华　陈春法　徐希平　顾春华　王淑娴　宫卫东　李金林　秦安明　姜海林　丁志军　顾国林　陆卫忠　陈亚平　赵忠宁　陈淑林　朱俊扬　陈志鳌　许庆忠　贾建华　黄爱萍 副主任中医师：蔡抗援　顾松杰　张金明　姚　远　陈明新　陈卫东　何建军　戴海艳 副主任护师：沈建江　马　艳　缪宝芳。 11月26日东人职[2003]65号： 副主任医师：桑九高
2004	11月25日东人职[2004]50号： 社区卫生副主任医师：陈　忠　葛　平 社区卫生副主任护师：施爱芳　蒋　玲 11月25日东人职[2004]58号： 中专高级讲师：濮益周 东人职[2004]49号： 副主任医师：杨拥军　戴晓红　柳智华　杨德军　於　建　陈立新　王　群 副主任中医师：陈晓明　陈福林 副主任护师：丁冠云
2005	11月16日东人职[2005]38号： 副主任医师：陈亚权　仇惠斌　樊文婷　高志慧　缪永辉　施　红　万宏坤　徐　燃　陈宝军　徐俊华　李　宁 副主任中医师：周建华　周俊成　徐小岩　曹正祥 副主任护师：郭建萍　李　燕　施慧萍　周秀华　施爱芳 社区卫生专业副主任医师：季　芳　秦定扬
2006	10月20日东人职[2006]42号： 中专高级讲师：姚　云 10月30日东人职[2006]44号： 副主任医师：韩承志　缪国平　徐爱明　许卫兵　顾海军　陈　辉　陈湘林 副研究员：郭红梅　王亚平　金燕芳 副主任护师：石利平　邱玉红　缪丽华 社区卫生副主任医师资格：石太平 社区卫生副主任护师：蔡　健　缪丽华　缪晓梅　陈海平

续表48-5

年 度	名 单
2007	12月30日东人职[2007]23号: 中专高级讲师:刘振林 12月30日东人职[2007]47号: 副主任医师:钱 忠 缪兆林 副主任护师:孙晓云 袁 红 副主任技师:杨爱琴 社区副主任护师:刘克芳 社区副主任药师:徐文华
2008	12月30日通人职〔2008 104号"文,确认已具备相应专业副高级资格。其资格自2008年9月28日起算。 副主任医师级:刘冬梅 顾 俊 葛 勇 陈晓辉 汪雪梅 缪玉兵 缪亚琴 黄玲玲 陈亚兵 沈志生 江建国 符 琴 周亚梅 陆红健 夏建华 张爱红 曹 兵 肖 利 王文涛 王 丽 花红林 赵桂红 殷竹泉 陆亚平 钱堂妹 杨十俊 张建新 徐亚辉
2009	12月20日通人职〔2009〕85号"文,确认已具备相应专业副高级资格。其资格自2009年9月20日起算。 副主任医师级:翟建山 符纪宁 唐锦荣 陈永红 张建忠 黄金平 陶云建 黄爱梅 陈曹萍 吴卫星 昝志政 金燕芳 缪海燕 陆启如 王 娟 叶德建 王小红 陈建美 马秀梅 姜亚军 李正华 葛小琴 徐亚红 缪 平 汤新梅 高新冬 葛丽霞 沈红英 王美凤 镇国琴 徐亚英 蔡正军 沈玉红 陈迎春 陈志云 缪亚玲 姚秀梅 陈崇熙 吕建莉 徐际鸣 高级政工师:李剑芳
2010	12月30日"通人社(R)职〔2010〕110号"文,确认已具备相应副高级资格,其资格自2010年9月12日起算。 副主任医师级:陈 炜 姚秀芳 潘秀云 沈冶军 诸国兵 吴 琼 季晓平 孙国明 徐国芳 吴群梅 高玉祥 汤 莉 符小燕 陈海英 陈雪琴 石明霞 康爱琴 沙美芳 周拾泉 许 健 陈 建 邱燕霞 顾 卫 鲍美兰 许亚琴 朱爱民 丁美玲 张 辉 朱继陈 张玉泉 叶 红 姜 杰 李 霞 缪冬玲 沈桂荣 张树梅 朱明兰 杨小娟 许南山 张 平 顾晓兰 沈亚宏 12月20日"通人职〔2009〕85号"文,确认已具备相应专业副高级资格,其资格自2009年9月20日起算。 社区副主任医师级: 陈锦明

三、中级职称

1988～2010年如东县卫生系统职工晋升中级专业职称表

表48-6

年 度	名 单
1988	4月29日东职改办[1988]4号: 闻佩珍 施志祥 毛凤兰 施金龙 周雅能 谢 莲 姜长勇 费国均 孙中云 张志娟 花松茂 陈金荣 陈瑞仙 郑 琪 石顺贤 何锦鸿 葛惠莲 张森高 顾道生 张林芳 叶 煮 傅真明 黄佩香 许杏英 范敏楚 张建兴 邵志达 钱 芬 孙 德 陈谭林 王宝林 施建斌 秦 龙 朱 健 崔 银 于桂泉 程凤川 陈桂兰 管维霞 范存珍 朱蕴玉 崔金娣 陈祥荣 赵云霞 姚士萍 陈 虹 范崇珍 陈秀莲 严素屏 陆源美 李金秀 周金保 赵汉英 吴静英 徐桂月 耿桂林 陈美芳 陈兰萍 施玉兰 李炳南 刁述言 陈 沛 蒋春荣 郭可凤 梅兰芳 仲跻灏 陈汉清 韩建彬 李 平 钱锡林 缪桂林 李云霞 冒玉芳 翟美英 蒋月芬 陈 革 钱忠权 张盛举 葛朝晖 王秋林 陈文标 朱桂凡 华兆新 周 宁 徐宏元 葛八银 张秀芬 沙洪勋 王玉珍 赵讷驹 许青翔 张燕昇 杨 岚 计风珍 季林熙 邓丽如 沈 林 董华芝 程正子 石 林 缪林森 季符昇 张 波 徐 治 戴朝江 傅国森 孙德泉 柯士驯 谢锦明 杨宏斌 朱宝根 胡惠娟 石树荣 李秀兰 仰剑雄 秦菊先 葛 云 顾美芳 周 萍 张木兰 王妙生 张普如 于德兰 曹妙丰 姜福明 丁先林 徐定山 周留德 陈文山 曹德先 王卜义 戴铁生 沈志凡 缪永山 徐长益 陆桂兰 曹 平 丁年强 杨太峰 曹显明 顾芝兰 张如玉 苏鹤金

续表48-6

年 度	名 单
1988	4月29日东职改办[1988]4号： 杨光奎 张笃珍 徐希鹏 蔡美华 陈五楠 吴益民 郭 泉 邓美珍 张祖乐 钱 进 汪太群 钱引坤 江金泉 袁 凯 吴成连 于佩云 陈昌凤 史益民 王敦福 朱志祥 杨淑模 钱玉珍 苏宝美 周贤桂 冯志中 冯庶祥 康 国 李伯龙 杨玉城 汤跃兰 尤文勋 肖季全 邱洪振 杨桂兰 李 毓 徐雅琴 李 迎 陈昌秀 刘维芳 陆秀英 章 奇 虞 进 许志仁 蔡民之 宋声明 胡学南 李家祥 罗云华 宋允松 张明光 陈福林 李士新 陈祖涛 陆雅芳 成步祥 张德华 张 胜 陆生保 鲍德泉 ☆徐 芳 徐玉芬 5月25日东职改办[1988]20号： 张 瑾。 6月1日东职改办[1988]22号： 张 波 秦德庄。 12月22日东职改办[1988]120号： 姚梅芳 王振萍 刘清兰 许世群 俞凤英 于 斌 江成萍 朱维斌
1989	1月20日东职改办[1989]3号： 尤姚娜 季新芳 姜菊萍。 3月8日东职改办[1989]14号： 康小平 王爱民 缪宝迎 叶云龙 袁汉祥 吉兰芳 李兴涛 胡 芳 缪淑琴 石华珠 杨晓华 张建平 朱炳涛 沙银富 丛素兰 陈海清 罗应成 黄声扬 朱炳南 顾春庭 朱 玉 夏岁春 朱克持 田毓霖 马 笃 于守元 缪克明 刘 洁 严怀泉 余 彬 王济生 陈士泉 张德彩 沙 泽 徐秀来 杨连芳 王咸模 张 瑶 陈秀生 费迺全 吴锡卿 曹学林 金征亮 张如萍 姜志钧 王承忠 张毓芳 俞淦琪 虞美玲 赵国平 杨福元 陈金鸣 梅德生 钱生文 朱德余 王金富 石征朗 马本智 吴庆山 康承芳 王浩庭 何锦亮 陶维礼 杨 淼 蔡秉慈 周贤信 徐湘声 施志友 朱广才 张 洁 缪嘉新 万金凤 孔令权 黄吉生 赵秀英 李家凤 汪梅丽 陈志谷 路称如 张国良 张时礼 史梅芳 吕福儒 缪 申 陈德林 樊锦泉 曹显爵 顾达华 刘 志 于义兰 缪盈发 ☆康桂芳 石征连 秦 德 刘长强 滕立佐 孙纪光 吴坤山 施振明 3月25日东职改办[1989]27号： 季林杰 3月29日东职改办[1989]43号： 蔡素琴 张素平 陈毓兰 韩银芳 孙毓凤 张良琴 冯启祥 陈美英 刘金凤 朱德芬 许汉斌 刘振洵 孙建华 李 勇 陈锦明 陈松平 王保新 黄 明 徐 超 许永红 朱龙银 黄先培 陈崇熙 殷金红 缪小平 王正国 葛 平 张重华 俞文光 钱季庭 沙正兴 吴维贤 吴兴谋 冒本正 朱正均 顾永昌 李 跃 花永正 7月12日东职改办[1989]119号： 赵忠宁 陈淑林 许庆忠 丁 蔚 张 鹏 徐 林 缪国华 王亦权 缪庆宏
1990	5月9日东职改办[1990]12号： 汤小苏 姚美玲 顾 芸 丛远凤 徐卫泽 11月10日东职改办[1990]59号： 陈德林 沈建忠 吴永慧 刘振林 11月10日东职改办[1990]77号： 林景云 李德达 马素义 钱 静 包九南 12月29日东职改办[1990]82号： 唐 明 12月30日东职改办[1990]98号： 桑乃芬 张 驰 石 磊 潘成礼 王胜君 陈 晶 丛循尤 陈 炎 徐建忠 金 群 孙杏阳 朱臣英 顾秀英 缪明珍 刘丽萍 丁争真 王爱云 胡碧英 缪世龙 朱俊扬 樊天妹 叶来英 于景由 陈春法 蒋惠贞 杨芝兰 桑芝英 缪正坤 徐 斌 鲍 梅 张 均 杨旭光 周存山 李兴昌 洪光明 陆秀玲 缪宝芳 陈 俊 周银根 傅笃泉 谢庆彪 孙 慧 缪 琰 吴锡娥 陈一梅 钱秀兰 李维郁 朱克刚 丁志森 邢光明 王仲新 郭碧儒 金树人 严正林 刘秀兰 孙兰芳 李海银 王爱芳 顾培国 顾培武 缪伯裕 冒云祥 冒井庭 胡桂芳 陆海明 徐善贵 ☆吴亚辉

续表48-6

年度	名单
1991	5月6日东职改办[1991]13号： 张旭初　朱　剑　樊文婷 8月10日东职改办[1991]25号： 林绍富　房福才
1992	6月26日东职改办[1992]17号： 陈明朗 7月30日具有东职改办[1992]23号： 张伯新　谢承钧　傅真义　缪五宏 10月31日东职改办[1992]46号： 朱尔莲　冯　权
1993	9月10日东职改办[1993]84号： 徐宗泉。 10月26日东职改办[1993]100号： 林　华　陆　敏　施洪成　葛殿如　姚炳荣　张　勇　陈　忠　张国和　郁　鑫　姚素兰　陈恩林 周玉如　许秀芬　叶发祥　施永久　罗文斌　刘建平　吴希华　江继勇　顾盈仁　袁　清　陈慧贤 钱长胜　陈福林　高镜富　袁光明　吴国银　许鹤高　徐基山　顾　然　陈金如　周　彪　周九珍 王金山　万新斋　康传庚　陈德忠　缪广兰　苏　雯　周志明　周秀芳　何恒华　孙道珩　严　斌 姜亚静　季兴龙　张祖仁　徐亚平　沈九华　张益华　吴健明　蔡正祥　☆高廷洲　陆允兰 12月31日东职改办[1993]120号： 虞家福
1994	11月2日东职改办[1994]39号： 袁　兵　王敦泉　沈南森　洪祖军　钱秀萍　康爱莲　曹　磊　王建林　张泽宾　彭建平　戴海艳 何建军　姚亚南　樊晓滨　姚　远　陈亚萍　佘建华　周　宏　吴侦明　吴应萌　季　群　鲍友平 姚世平　谢婉兰　邱瑞满　张德聿　沙春智 11月22日东职改办[1994]44号： 顾祖高　蔡创新　沈映泉　陈福君 12月30日东职改办[1994]55号： 姚　云 12月31日东职改办[1994]61号： 蔡　健　石太平　张玉萍　朱明泉　严正平　张海平　何　平　姚　敏　康树英　周邦泉　张贵陈 袁友铭　陶学平　陶斌才　沈建平　娄家泉　胡建国　顾美华　许建辉　葛家如　凌　毅　陈　秀 蒋爱平　李金枝　缪　忠　吴爱芳　姚锦萍　刘家康
1995	3月29日东职改办[1995]16号：杨友才　祁逢娥　徐亚新　蔡更新 7月25日东职改办[1995]28号：宋伟剑　徐晓红　杨　剑　胡金萍 9月13日东职改办[1995]49号： 傅　兰　黄　玲　朱红如　吴小平　陈步法　张桂萍　徐　扬　张　军　郁圣菊　周雪萍　周秀英 李　莉　顾建华　汪　俊　陈　萍　马　燕　王银芳　张建平　曹丽娅　施亚云　徐亚琴　刘　勤 马　艳　李伯梅　朱爱玲　徐利利　丛建华　蔡　萍　顾理珍　王桂芳　高美兰　林则兰　袁宏英 张宝荣　张孙新　徐春泉　吴松华　张玉明　蒋月云　徐锦芳　戴秀芬　朱　林　陈风扬　陆建平 周　荣　陈友山　桑扬兰　周跃池　姚十田　桑　进　曹建华　葛晓燕　葛福麟　薛桂生　吴志远 陆晓琴　薛亚频　赵荣环　周　丽　曹　俊　蒋成秋　陈恩山　尹向阳　丁益民　姚金岩　王　云 俞鸣凤　吴礼玉　张龙华　戴锦福　曹金法　冯梅芳　管兴东　罗美玲　张玉宽　张正琴　江翠平 季丛兰　许桂芝　王　琪　盛光辉　陈学化　陈光华　陈学参　☆叶　密 9月15日东职改办[1995]41号： 金燕梅 11月8日东职改办[1995]63号： 叶　生 12月30日东职改办[1995]83号： 戴伍章

续表48-6

年度	名单
1996	8月31日东企政职改办[1996]4号： 于素兰 8月31日东企政职人[1996]5号： 张泽宾 姚亚南 12月12日东职改办[1996]45号： 傅美华 12月16日东职改办[1996]46号： 陈海洪 施亚新 徐　梅 赵　菊 倪秀琴 王延玲 12月16日东职改办[1996]46号： 李联亚 冒建霞 沈建江 黄素云 薛菊萍 蒋　萍 许洁心 周凤英 从远高 姜筱红 秦　鸣 桑九高 施爱芳 李金林 单国余 张俊杰 陈书法 顾春华 曹晓萍 顾国林 张秀兰 周其美 李可勤 张玉和 周啸峰 蒋　玲 陆修笃 徐缪如 周　延 陈吾俊 陈玉明 沈尚明 任亮宏 陆卫忠 沈印森 秦安明 张勇彪 赵国梅 刘晓燕 徐蕴玉 12月18日东职改办[1996]48号： 沈秀华 12月16日东职改办[1996]46号： 张秀兰 周其美 李可勤 张玉和 周啸峰 蒋　玲 陆修笃 徐缪如 周　延 陈吾俊 陈玉明 沈尚明 任亮宏 陆卫忠 沈印森 秦安明 张勇彪 赵国梅 刘晓燕 徐蕴玉 12月18日东职改办[1996]48号： 沈秀华
1997	9月30日东人职[1997]51号： 王亚平 11月30日东人职[1997]50号： 王鹤兵 孙冬泉 仇宪华 丁志军 戴晓红 徐希平 季　芳 王淑娴 姜海林 张昌山 倪伟伟 孔方如 陆华宁 张晓燕 李　宁 崔陈明 季长国 陈　中 徐守营 沈亚宏 顾松杰 张金明 陈佳明 陈明星 蔡抗援 张荫澄 韩家杰 徐国强 桑　展 范桂莲 陆　陈 唐芙蓉 朱美琴 季秀兰 陈美兰 徐建秀 黄　菊 李爱平 吴　琼 张　玉 吴建华 葛美芳 成　凤 季雪梅 张丽华 印建慈 从秀美 许　红 施慧萍 金燕芳 殷菊香 季小平 缪亚玲 朱继陈 张树梅 缪丽华 从爱琴 张秀银 蒋兰琴 朱明兰 沈建萍 文海林 缪剑影 康爱东 赵爱平 徐　建 申亚余 石卫平 张跃勤 王建平 张竹萍 汪利华 季敦林 黄爱萍 陈志鳌 张灵芝 12月30日东人职[1997]59号： 潘建华 杨光辉 杨美玲 葛忠林 12月30日东人职[1997]60号： 范　岗 12月31日东人职[1997]64号： 李晓红
1998	8月30日东人职[1998]33号： 濮益周 9月8日东人职[1998]39号： 徐海平 11月18日东人职[1998]31号： 徐素琴 於　健 柳智华 高志慧 杨拥军 陈宝军 缪晓波 缪　贤 顾理珍 唐世英 何小红 杨德军 蔡梅红 陈爱霞 顾海军 管红霞 徐　然 刘成煜 周　俊 于丛葛 顾承红 芦知难 仇海平 徐　建 陈宝泉 蔡　萍 陈晓明 陈福林 孙　泽 杨　捷 颜雪梅 缪　艳 翟建国 刘　茹 张　勤 陈绥华 陈　莲 沈　建 季晓平 施　蓓 丁冠云 王小平 吴淑芳 陈海平 张　敏 薛春芳 张蕴如 董　建 缪爱芳 郭建萍 徐卫红 张兰萍 周春云 顾秀美 陈胜男 陈　琳 陈　君 陈祖斌 陈立新 李　静 仇曙光 刘友华 刘　兰 徐爱明 王　群 吴名华 陈湘君 何　杰 徐　斌 戴文桂 徐小岩 徐耀华 丛龙华 严新明 杨玉明 朱　聪 顾巧如 徐俐俐 秦小定 章　琴 汪美玲 魏淑芬 ☆骆卫萍

续表48-6

年 度	名 单
1999	5月24日东人职[1999]9号 东财会[1999]69号:倪国才 9月30日东人职[1999]37号: 夏少姜 万宏坤 陈亚权 仇惠斌 丛光平 康春红 丁美玲 陈梅香 路 美 陈於华 姜 琴 缪梅芳 石利平 顾玉梅 缪国平 韩承志 缪永辉 李 燕 郭红梅 樊 平 耿美芳 张怡情 龚长如 陈曹萍 陆承兰 倪云娟 施 红 朱卫萍 周俊成 周建华 邱玉红 徐 丽 吴丽娟 顾 俊 蔡 振 周秀华 张荣勋 杨爱琴 顾雪峰 胡桂琴 徐硕峰 刘 洪 李 丹 丁 健 包志华 李宗英 李剑芳 徐文华 陈学林 沙美芳 吴 云 刘 建 缪丽华 曹正祥 王美凤 张玉泉 徐卫红 施元贵 蔡美银 孙成凤 花红林 缪晓梅 缪爱红 张树梅 徐俊华 缪革新 缪兆林 陈友山 符仁军 倪玉春 刘俊兰 徐爱兵 徐 松 陆如英 吴宗林 朱玉生 ☆倪祖琴 傅锦云 徐显英 12月31日东人职[1999]66号: 范 岗 唐智胜 徐晓明
2000	12月14日东人职[2000]14号东财会[2000]173号: 喻 建 9月30日东人职[2000]23号: 周友华 9月30日东人职[2000]41号: 陈勇军 黄玲玲 刘群德 陆如军 陈艳华 曹兰梅 陆红梅 苏友兰 喻海燕 陈云霞 顾亚飞 王建兰 耿建云 张杏梅 杨东瑛 张佩殷 计卫兵 梅兰芬 赵培元 谢惠生 濮亚玲 林 秀 田继红 陆灿如 孙晓云 王旭红 葛正华 徐海霞 吴俊宁 缪海燕 冯 晶 陆启如 顾 辉 季新芳 李联华 蔡 敏 何永华 顾旭杰 孙同建 徐亚红 冒德军 丁立新 苏建美 冒福秀 朱爱如 张美英 娄铁山 王爱云 沈红英 魏素兰 成文华 花介发 陈 辉 钱 忠 刘克芳 杨伟玲 吴余祝 徐亚辉 施小艳 杨十俊 秦旭峰 姚秀梅 刘旭如 陶义华 顾晓兰 陶德原 黄小冬 孙炳福 邵乾华 曹林国 徐宽美 朱永健 薛宝萍 9月30日东人职[2000]46号: 张晓娟
2001	2月10日东人职[2001]4号: 许冬梅 6月9日东人职[2001]22号: 葛翠华 9月10日东人职[2001]40号: 唐智胜 10月10日东人职[2001]57号: 吉美华
2002	7月22日东人职[2002]21号: 缪文龙 汤亚新 周 玲 季铁梅 钱德英 汤海琴 朱锦凤 朱煜琴 张洪江 杨新萍 张俊娟 张鸣飞 沈 琴 石秋霞 徐亚玲 袁 月 张艳梅 罗文达 朱建云 陈曙光 陈 炜 诸国兵 葛 勇 陈爱明 吴卫星 陈晓辉 汪雪梅 符纪宁 缪玉兵 王伯生 陶云建 刘冬梅 丛桂芳 高 兰 顾晓荣 胡 旭 黄 兰 季鸿燕 金小红 陆克勤 施兆银 苏月芳 徐国芳 徐丽梅 翟建山 陈永红 唐锦荣 徐 姚 缪亚琴 张焕生 顾红梅 黄海霞 黄小琴 陆红健 缪金莲 钱蓓蓓 沙惠菊 吴春梅 袁 红 周亚梅 庄新凤 符 琴 江 峰 孙永红 翟桂萍 刘晓梅 蔡竹青 于洪洲 陈一峰 顾建华 陈兴东 花红兵 沈志生 王 娟 王 华 徐秀兰 张卫东 薛 英 蔡 云 陈洪新 葛学红 李中建 缪 平 夏建华 张爱红 郑洁云 周一辉 马 华 冒明建 石明霞 徐春林 薛如建 张 勇 缪卫宏 蔡晓云 葛小琴 禹 英 李正华 徐益民 杨 连 丁敏悦 陆彩琴 王咸芳 陆宝宏 袁亚东 陈建云 王永兰 杨艳华 陈祖泉 徐海峰 单美娟 高一平 徐惠琴 任 玲 汤洪涛 周洁云 张建新 陈 云 葛陈军 蔡正军 吴晓燕 杨小娟 陈秀梅 钱堂美 徐树梅 陈迎春 沈玉红 周拾泉 汪丽如 杨吉奇 王小梅 许 健 张亚美 万 麟 沈久红 殷竹泉 顾 卫 杨小群 王小红 叶德建 丁美玲 冒兰秀 镇国琴

续表48-6

2002	7月22日东人职[2002]21号: 安美珍 孙小琴 徐淑琴 周姝 宗雪梅 鲍美兰 许亚琴 曹兵 丛建 陈建美 马秀梅 张启建 王文涛 缪冬玲 王莹莹 叶红 陈小云 顾免澜 李霞 沈桂荣 王丽 薛艳芳 杨春风 赵桂红 朱翠萍 徐爱明 姜亚军 姜杰 缪金华 戴哲明 缪爱萍 严美娟 王军 张平 刘梅芳 刘亚平 章艳 徐华 殷惠平 任乃荣 吴淑 缪建梅 康拥军 缪余山 施玉章 李秀 杨敏慧 杨丹君 吴超 李建成 黄云 何育娥 沈际红 顾娅萍 缪庆元 冒丽华 缪美芳 徐际鸣 戴亚云 缪小红 沙建萍 张廷芳 顾永红 ☆徐秀萍 12月26日东人职[2002]52号: 吴建明 顾红军 马桂英 徐晓明
2004	东人职[2004]10号: 杨明 李鑫华 张凤琴 张燕 王德凤 夏小兵 张慧 吴韩 管晓红 王栋 冒维珍 孙燕飞 陈辉 于小飞 袁洲红 缪四红 缪海容 缪云华 顾玲 陈国红 金托 张红 蒋美银 康爱琴 徐亚琴 李伟如 袁祝君 缪爱萍 姚潇 杨美红 陈志云 高新冬 汤新梅 马正香 成静 张亚莲 周洁云 管隽梅 缪桂梅 许南山 张志琴 王卫星 沈冶军 孙小飞 李冬梅 姜勇 于建飞 姚秀芳 林新华 严艳红 张金梅 潘秀云 李洪琴 於亚琴 詹晓瞿 周建萍 曹素勤 沈晓燕 邢美艳 包海燕 彭小红 张清泉 邵玲玲 张永祥 张建忠 葛丽霞 夏卫平 张红星 周苏建 石俊峰 傅晓琰 康建明 高玉祥 施亚平 吴群梅 缪亚如 沈小娟 李丽娟 周建华 徐新兰 尤爱琴 邱亚琴 东人职[2004]47号: 缪辉荣 刘健 朱健 刘萍 朱秀平 沈芳 陈海英 唐兵 蔡丙华 曹霞 葛海明 石小琴 傅晓明 张红军 张云 管爱红 陈蔚 樊天红 倪洁琼 曹璞 汤莉 王爱珍 马啸然 安美珍 王晓星 肖卫 徐辉 罗培 石屏屏 张必成 袁其峰 张建兵 刘小红 陈蒙 杨春生 张丽云 唐红霞 金伟 尹长春 朱晓辉 王秀平 符春娣 缪均 蔡爱国 奚秀忠 缪爱梅 唐传梅 袁玉琴 缪金莲 杨晓颖 吴昊 康亚平 陈雪松 吴洋 朱春花 林美丽 卞新秀 薛艳芬 顾免澜 徐小梅 张慧琴 赵剑锋 陈建华 顾茜 蒋海娟 陈芬 陈雅男 丁小燕 汪菊明 葛建忠 姜雄 吴丛琴 马新群 李志刚 王海平 徐锋 张必忠 葛志峰 冒建梅 缪志华 张徐 祁浩 施厅 桑圣梅 陈严 朱卫军 陈雪琴 周爱红 钱德芳 袁菊明 张秀林 季敏 张颂梅 高红霞 洪梅 顾小飞 季海平 冯长梅 周俊梅 方芳 张琳 张美红 缪琴 马琴 薛云梅 吴晓蓉 曹俊华 王震 昝志政 林树云 徐燕 钱亚萍 张建明 冒宇峰 石磊 江雪松 葛蓉蓉 邢建辉 冯春景 王旭东
2006	10月30日东人职[2006]33号: 杨爱平 10月30日东人职[2006]39号: 刘艳娟 赵峰 高建飞 吴美芹 刘晖 李建霞 高永红 于芹 王建军 吴永忠 瞿峰 缪卫国 刘晓兵 王春梅 徐若亲 徐红兵 马峰 徐小莲 徐维维 李小云 徐霞 陈苏东 冯志勇 陆四忠 肖莉 朱爱勤 吴笑清 陈爱菁 缪小建 沈剑锋 陈军 宋小军 王军 张晓燕 耿小兵 张群梅 张秀林 蔡梅 虞秀平 施小山 陈刚 李佩娟 杨永琴 陈金琴 桑拥军 薛小红 钱学飞 张小莉 吴春梅 钱丽 张永丽 张一鸣 冯小兰 陈吾银 陆淑娟 庄晓灿 顾宏芳 何建军 朱爱华 薛华 张维龙 吴海峰 徐益利 刘丽华 吉玲玲 陆菊萍 王茂红 张华 陈建红 朱建峰 沈春燕 冒亚琴 崔桂芬 陈绍俊 花晓棠 吴桢妹 李勇 李红杰 杨锦锋 申亚明 周晓晖 陈亚琴 李志慧 陈海 吴蓉 王建军 杨一华 陆丽霞 陈旭 周晶静 史建梅 成海琴 桑振华 徐慧 陆敏 于晓鸣 许姚 曹江龙 张雪松 12月30日东人职[2006]59号: 吴余祝、杨春生 1月12日东人职[2006]61号: 胡建 陆学工 蔡建英 刘春峰 张小燕 倪美忠 陈美菊 陈素燕 戴世鸿 顾爱平 张群梅 孙小琴 黄爱武 张卫华 杨春凤 王源湘 石黔均 桑沁钰 缪晓梅 张亚彬 王晓峰 朱海燕 丁纯 佘旭华 黄建生 刘勇 施建红 缪亚苏 瞿红兵 陈方 徐素琴 赵琴 保鑫鑫 路海燕 顾亚琴 吴美芹 周峰 陈云

续表48-6

年度	名单
2007	12月30日东人职[2007]45号： 沈九娥 陆　兵 吴新明 於　芸 万十军 姜玲玲 徐　琴 施春美 平姝丽 吴玲云 康晓宏 沈建宇 张海梅 徐小平 候爱勤 丛亚平 朱小东 胡海燕 蔡　莉 徐海霞 万倪红 钱晓菊 陈小云 徐朝晖 房建斌 周爱华 符建明 任建萍 李卫卫 顾锦花 薛海英 沈爱华 崔筱琴 陈吾军 吴晓燕 周爱民 李　黎 朱美娟 季　丹 朱桂霞 李海燕 高良红 冯　兵 张达智 丁旭东 周　姝 孙建平 杨建芳 李卫芳 冯云南 陈俊红 缪　冬 李秀美 吴美军 朱亚红 陆玉军 于凤英 蔡守梅 朱海峰 刘淑华 缪海燕 缪云红 于宏波 宋　宇 徐　建 缪爱均 陈红霞 许承梅 阚小峰 徐亚琴 赵秀琴 黄新秀 周学存 石永建 徐洪亮 季　尉 胡生辉 蒋　勇 曹萍萍 顾金红 缪月华 张瑞斌 黄云霞 易红梅 ☆周　军
2008	12月20日通职称办〔2008〕30号文， 张淑霞
2009	12月20日通职称办〔2009〕30号文，109人考试中级共合格： 李海东 陈　勇 蔡守歆 王亚群 冯小东 夏建红 张新彬 陈　骏 缪建国 吴苏桦 蔡家振 钱来兵 周刘峰 徐明辉 曹小东 周学存 万十军 陆圣华 陈高峰 蒋晓明 李小云 刘梅芳 董晓红 丁亚梅 于亚梅 张晓玉 杨美琴 王海娟 尤来美 缪小红 张建华 晓　颖 张海燕 于林娟 傅晓东 傅小燕 丛树杨 陈海兵 葛明飞 陶红燕 姜美蓉 缪晓东 李海燕 石小平 许小军 张　晨 费培培 顾　兵 蔡　杰 阚学娟 陈吾银 朱建华 孙琳婧 房桂平 缪云华 吴建华 陆建华 吴银山 朱鹏飞 肖燕南 马小军 钱红梅 阚　旭 周留网 钱海霞 戴静娴 杨　建 朱万华 周建华 陶丽梅 曹月娥 郭美萍 秦　霞 陈周红 陈丽娟 管菊梅 张永华 王明霞 王小燕 陈亚梅 严亚红 顾向阳 何永梅 徐爱华 徐　宏 王冬梅 蔡小敏 徐阿霞 黄冬霞 桑　婧 傅建红 朱红兰 许金芳 缪春红 葛小红 陈美琴 盛小燕 张亚莉 朱文婷 周益红 李　燕 周云霞 肖　鹏 何春燕 王宇峰 陈小兵 袁进尧 施爱军 陆如平
2010	12月16日东人社职〔2010〕49号文，2010年10月17日起算政工师资格： 姜海容　宋春丹　沈　燕。

四、初级职称

1988～2010年如东县卫生系统职工晋升初级专业职称表

表48-7

年度	名单
1988	5月25日东职改办[1988]16号： 陈步法 张　勤 张良琴 桑乃芬 王胜君 仇宪华 傅　兰 朱宏如 陈宝泉 钱秀萍 康卫平 许逸芳 姜建玉 潘成礼 潭笑绵 龚亚平 傅锦云 缪桂芳 周秀英 陈凤鸣 康爱莲 朱秀华 冒　云 沈菊如 沈南森 管新华 张洪兵 顾建华 顾林昶 沈玫娟 姚正谷 王敦泉 陈美芳 徐桂月 蒋月芬 冒玉芳 李云霞 钱夕林 缪桂林 耿桂林 张　玉 陈　晶 陈兰萍 郭　兵 陈　韵 黄亚洲 张竹萍 冒建霞 薛菊萍 赵　菊 王银芳 季秀兰 徐华丽 黄素云 成　凤 郁圣菊 马　燕 倪秀琴 徐志萍 曹丽娅 范桂连 张　军 王振平 陈　平 徐　梅 张建平 王延玲 徐　扬 陆　陈 周雪萍 王建林 陈玉华 许　红 卞飞虹 王美华 王永兰 杨专琴 王三杰 宋　洁 陈　燕 顾秀英 陈佳明 王　敏 姚　远 胡碧英 朱臣英 陈重熙 丛建华 施亚云 汪总全 吴新华 仇振芳 刘丽萍 程正子 缪明珍 李伯梅 姜晓红 缪爱芳 徐建泉 许洁心 沈　涛 沈　慧 张德茂 葛加达 徐显英 王成福 何桂友 杨　连 徐益民 翟　明 孙朋飞 姜菊平 葛正明 季　群 李德达 林锦云 符静林 季新芳 鲍友平 姚梅芳 于德兰 林则兰 经茂晨 周建新 张翠萍 徐　松 朱维斌 丁祝祥 施乃兵 施亚新 施宝英 黄惠忠 施永泉 张海平 罗少琴 姚素兰 刘　萍 钱秀兰 季方瑞 顾复珍 陈亚萍 卢知难 刘桂萍 余建华 张玉明 叶来英 施学俊 朱广仁 张连芳 苏良香 周贤品 潘卫平 谢婉兰 沈兰福 张　智 施爱芳 刘桂珍 丛秀美 戴秀芬 骆世平 李毓建 姚宏伟 刘　兰 顾　玲 汤　芳 严正平 陈达尊 石祥银 时宏刚 孙　浩 邓美珍 顾佩华 杨淑摸 刘丽华 刘　平 孙兰芳

续表48-7

年 度	名 单
1988	5月25日东职改办[1988]16号： 王小平 陆 琴 张桂萍 符秀兰 朱明兰 钱玉珍 冯启祥 顾恒山 严 镇 桑扬兰 顾勇平 顾中坚 朱明泉 鞠建华 许曙光 陈翠兰 朱淑湘 吴 娟 张玉萍 石 均 张加强 阚银发 刘秀兰 吴瑞倩 汪丽华 刘 茹 顾秀英 陈 俊 缪宝芳 陈伯根 陆秀玲 周银根 吴 平 缪四新 季 方 蔡梅红 吴应萌 王学政 于素兰 梁永洲 顾理珍 林 力 曹晓萍 沈秀平 李素秀 刘桂萍 蒋惠贞 桑芝英 张秀兰 徐卫红 胡桂芳 杨芝兰 杨亚芳 蔡 健 徐锦芳 康 祥 蔡俊华 王玲凤 戚桂秋 周新珠 康树英 赵国梅 俞鸣凤 石泰媛 倪玉春 王 云 刘晓燕 刘进山 周帮全 石青林 顾淮娟 吴亚辉 谢煜莲 高庭洲 陆亚萍 李金尧 韩华中 成自强 顾杏三 陈亚云 朱仁华 周汝娟 王裕华 刘 刚 ☆倪祖琴 5月25日东职改办[1988]15号： 顾如林 缪克芬 6月17日东职改办[1989]83号： 何小妹 6月23日东职改办[1989]87号： 康 琪 丛升昌 黄春华 张洪震 洪祖义 徐正法 胡敦芳 张盈贵 吴庆生 徐德贵 蔡 岚 胡 浩 王秀珍 沙正萍 顾 平 周 明 朱友文 刘加余 6月29日东职改办[1988]42号： 周友华 陈明朗 6月29日东职改办[1988]43号： 管维玲 季忠培 陶启芳 秦景章 冯祝男 徐应兰 苏忠德 许骏文 杨 剑 刘海山 徐长明 沈美云 康视山 宋伟剑 石珍如 李晓红 王 健 童美娟 张福林 顾锡祥 章凤山 刘德先 8月30日东职改办[1988]60号： 倪国才 卢海梅 缪淑和 吴建明 张宝钧 9月22日东职改办[1988]65号： 沈莉萍 徐永祥 汪 俊 顾承红 赵培元 黄 菊 沈莉萍 徐永祥 汪 俊 顾承红 赵培元 黄 菊 张庭凤 汤晓燕 顾 娟 张跃勤 朱美琴 徐建秀 陈琴芳 陈美兰 葛美芳 施录萍 施 蓓 金燕芳 吴 琼 张丽华 郭芬芳 王秀芳 符学科 徐志红 马 艳 陈绥华 孙 泽 康卫宁 包九南 薛春芳 董 燕 周春云 董 健 陈建勤 徐友林 缪 娟 叶德泉 缪丽华 张秀银 张灵芝 张树梅 丛爱琴 缪爱红 蒋 玲 管红霞 缪 鸽 施惠萍 张蕴如 柏永军 梅友良 宋 达 沙春智 陆如英 张德聿 汪美玲 顾巧如 缪亚玲 季晓平 李爱平 王汉山 颜雪梅 康爱东 ☆骆维萍 10月18日东职改办〔1988〕84号： 施国银 邱荣银 李联亚 沈建平 张兰平 10月24日东职改办〔1988〕86号： 陈德林 刘振林 金燕梅 11月9日具有东职改办〔1989〕90号： 陈 新 符学理 沈 毅 11月12日东职改办〔1988〕94号： 杨建华 12月5日东职改办〔1988〕111号： 王菊芬 李剑芳 缪宝迎 王立春 龚旭东 倪建国 陈 琳 包志华 吴春玫 汤洪洁 许唯薇 王海平 於善鹏 王 华 刘 建 葛小琴 黄爱武 刘克芳 缪丽华 张桂凤 缪四龙 陈淑林 符新建 管图华 贾建华 李 耀 马素义 张宝荣 许庆忠 朱俊扬 杨 捷 顾旭杰 孙同建 葛学红 李忠建 顾雪峰 黄利民 胡桂琴 缪 平 刘 洪 冒明建 徐春林 孙同政 张 勇 张晓娟 张 卉 康小平 龚雪飞 季学军 徐燕红 黄维达 姚炳荣 苏伯来 王秀兵 石 磊 张 驰 佘晓春 蔡 斌 叶 红 樊文婷 吴新华 李 莉 吴健华 郭建萍 唐芙蓉 陆 敏 林 华 朱 剑 赵忠宁 黄 玲 葛殿如 曹 军 王爱民 张 鹏 周进东 王新道 洪祖军 刘清兰 张振春 李 燕 范建红 丁美玲 陈 坚 季小玲 姜 琴 顾玉梅 濮亚玲 彭小红 季雪梅 季晓静 路 美 孙 娅 林 秀 耿美芳 田继红 顾小荣 樊 平 朱锦凤 孙小云 钱德英 朱锡惠 彭建群 季铁梅 杨新萍 倪云娟 朱煜琴 朱卫萍 杨振英 黄 兰 殷兰香 陆承兰 陆灿如 康春红 钱小兢 陈梅香 王建兰 缪梅芬 郭红梅 苏友兰 丛桂芳 陈咏梅

续表48-7

年度	名单										
1988	12月5日东职改办〔1988〕111号：										
	喻海燕	王旭红	王竹华	石利平	魏庆云	徐书红	吴俊宁	袁　月	杨燕瑛	耿建云	陈曹萍
	徐亚玲	佘晓燕	汤亚新	缪文龙	丁冠云	陆红梅	季小萍	高　兰	陈胜男	顾永红	徐海霞
	龚长如	罗文达	翟建国	张　良	朱建云	王正进	陈新沂	陆如军	张洪江	咸向明	陈　明
	杨晓华	徐建忠	张旭初	丁争真	傅卫东	吴卫民	钱小雷	金　群	薛爱红	陈卫东	丁　蔚
	杨其儒	丛循猷	唐士英	陈　炎	仇海平	吴莉娟	倪美忠	邱玉红	徐　丽	周秀华	沙惠菊
	孔方如	高　丽	陈　忠	李　宁	杨友才	施洪成	黄小平	邹伟斌	崔建勇	丛永梅	蒋月云
	季方然	戴伍华	张启建	安美珍	孙小琴	张亚姝	曹　璞	沈际红	张艳梅	沈建生	张玉泉
	徐　健	陈德荣	许亚琴	鲍美兰	沈红英	张怡清	丁美玲	镇国琴	丛光平	冒福秀	冒兰秀
	宗雪梅	陈爱华	朱继周	王美凤	肖爱平	周　宏	吴侦明	吴小平	董德明	宫卫东	朱池明
	符学剑	史树仁	葛晓云	卞新秀	薛艳芬	顾免兰	顾亚萍	张丽华	杨春凤	薛建林	杨　俊
	朱翠萍	杨伟玲	花红林	徐佩红	蒋兰琴	缪晓梅	汤建华	王　丽	王莹莹	赵桂红	秦定阳
	石太平	于丛葛	刘　均	吴维礼	曹　磊	许　健	王小梅	徐　乐	李忠英	袁祝君	张亚美
	缪余山	万　麟	徐文华	吴晓燕	陈四林	吴　云	沈玉红	陈　莲	冯云南	徐树梅	陈海平
	钱堂美	郁　鑫	曹菊美	张　勇	施正东	应　燧	夏建华	沈　燕	陆启如	朱爱勤	郑洁云
	徐惠琴	陆益新	丁敏悦	蔡玉梅	倪建芳	张　艺	杨晓群	李建辉	缪寿全	张雨时	张杏梅
	王永兰	沈长泉	张贵陈	景宏美	翟修填	王立坤	于海田	朱龙飞	秦旭峰	张晓丽	陆淑娟
	单美娟	葛陈军	李建成	陈　云	陈邦玉	姚秀梅	缪桂梅	何月娥	黄　云	高一萍	周晓梅
	顾亚飞	施宝如	蒋勇军	凌李平	吴　超	周洁云	方　芳	袁　兵	陈德山	高海波	刘玉均
	章　艳	戴亚云	李秀梅	薛　英	刘梅芳	任乃荣	张　平	徐　华	赵九岑	周春明	顾晓兰
	缪建梅	房桂平	严美娟	周　华	杨银山	秦安明	李　林	江　峰	石秋霞	杨敏慧	李　秀
	陈祖泉	黄小东	杨春生	谢惠甡	沈继峰	周文秀	陈云霞	沈　琴	黄小琴	印建慈	徐秀兰
	12月20日东职改办[1988]119号：										
	董玖如	胡金萍	葛陈美	方吉人	刘家捷	毛新华	季晓云	朱翠英	李昌玲	夏锦芳	季争平
	顾理珍	陈　杰	黄忠平	夏树平	汤津俊	陆华宁	周　骏	蔡　振	樊晓滨	何建军	彭建平
	张泽宾	戴海艳	陈兴平	季本素	缪晓波	王爱云	刘　勤	张晓燕	周玉芳	徐利利	徐亚琴
	周淑芬	倪伟伟	沈菊明	施淑媛	徐永康	詹寿华	马素玲	孙杏阳	徐　荣	陈剑云	缪剑影
	吴淑芳	王桂芳	周凤英	戴艳秋	陈毓兰	韩银芳	高美兰	朱爱玲	文海林	钱　霞	陈明星
	姚亚南	许洁心	唐　英	李家铭	徐蔚燕	秦　华	凡友兰				
	12月28日东职改办[1988]128号：										
	蔡小平	王建平	张　璇	张　燕	冯社初	张　璇	咸小娟	季晓华	谢鲁健	胡　敏	吴秀琴
	黄声跃	崔金海	孙冬泉	宋小坚	林锦云	王　跃	徐四明	沈　琴	陈　震	袁金秀	姚　敏
	陈生阳	王元凤	徐　璀	杨艳华	张松泉	陈宝生	陈一梅	赵瑞云	吴锡娥	陆秀琴	袁普英
	施　萍	陈秀兰	顾秀明	罗美玲	蔡素琴	张素平	俞　珍	罗文斌	杨春荣	陈敦兰	黄淑媛
	时正秀	叶发强	陈学荣	陈学桂	陈福斌	吴　谦	王宗如	陈朝如	陈思林	陈文和	王桂兰
	曹金发	黄新盈	钱振娟	周玉如	方慎宜	陶　平	许秀芬	金亚芳	李家翠	季风如	殷桂凤
	顾瑞银	黄九皋	高　行	樊　平	王东林	徐宝珠	王　洁	徐慎成	王　娟	高永秀	王忠琴
	汤希贤	钱炳林	周国兰	王明都	陈　坤	冯春如	唐学政	王　俊	钱　骥	钱　驹	唐学琴
	张志华	陈晓红	宋佳娥	王　伟	陆凤琳	谢长林	苏玉珠	高忠安	朱希平	汤致中	周　旭
	江翠平	江继勇	吴蔚霞	朱建津	蒋金源	徐慧芳	何卫明	徐有戴	唐学高	殷丽娟	包逸山
	包　明	冯维薪	顾盈仁	丁志森	沈永芳	王庭秀	徐　郁	陆明江	杨友才	杨夕山	阚禹山
	陈学化	曹宏标	严正高	龚文亮	蔡更新	陈永龙	陶斌才	朱金琴	金荷芳	朱耀南	陈美英
	徐达富	陈光华	陈建皇	花立三	吕宗齐	杨业余	曹海安	沈迪民	沈尚民	陈学参	徐凤兰
	张　平	周　庆	姜俊萍	邱　萍	江建英	花菊香	唐智深	花道三	刘文标	陆　琦	陆顺祥
	张志高	唐海宁	薛雅芳	张裕宽	袁步金	李维郁	高德泉	袁　清	康明如	陈慧贤	夏明理
	任亮宏	殷明泉	朱克刚	石敦美	陈　英	陈志生	戴志俊	周维元	龚志方	徐亚新	姚秀琴
	张锦明	顾志乔	黄广春	陈凤扬	邢惠芳	陆建平	邱志明	龚正祥	林　斌	陆素琴	张应生
	张松林	李国良	陈惠南	姚锦冲	张锦礼	顾昌锷	顾菊芳	杨敬慈	蔡允兰	杨彩英	黄卫兰
	梁秀珍	施菊萍	田惠相	朱建平	秦德贤	王庆丰	陈国法	陈国柱	陈国才	孙宏恩	张　泽
	王德祥	胡云芳	王才彬	许炳华	龚正芳	王志元	季兴龙	季秀芳	朱凤生	董杏菊	江金华

续表48-7

年 度	名 单										
1988	12月28日东职改办〔1988〕128号：										
	蔡艳辉	张春兰	瞿浩云	蔡安石	黄士明	崔秀莲	张惠琴	汤连凤	蔡士章	沙建明	陆华宁
	周 骏	蔡 振	樊晓滨	何建军	彭建平	张泽宾	戴海艳	陈兴平	季本素	缪晓波	王爱云
	刘 勤	张晓燕	周玉芳	徐利利	徐亚琴	周淑芬	倪伟伟	沈菊明	施淑媛	徐永康	詹寿华
	马素玲	孙杏阳	徐 荣	陈剑云	缪剑影	吴淑芳	王桂芳	周凤英	戴艳秋	陈毓兰	韩银芳
	高美兰	朱爱玲	文海林	钱 霞	陈明星	姚亚南	许洁心	唐 英	李家铭	徐蔚燕	秦 华
	凡友兰	蔡小平	王建平	张 璇	张 燕	冯社初	张 璇	咸小娟	季晓华	谢鲁健	胡 敏
	吴秀琴	黄声跃	崔金海	孙冬泉	宋小坚	林锦云	王 跃	徐四明	沈 琴	陈 震	袁金秀
	姚 敏	陈生阳	王元凤	徐 璀	杨艳华	张松泉	陈宝生	陈一梅	赵瑞云	吴锡娥	陆秀琴
	袁普英	施 萍	陈秀兰	顾秀明	罗美玲	蔡素琴	张素平	俞 珍	罗文斌	杨春荣	陈敦兰
	黄淑媛	时正秀	叶发强	陈学荣	陈学桂	陈福斌	吴 谦	王宗如	陈朝如	陈思林	陈文和
	王桂兰	曹金发	黄新盈	钱振娟	周玉如	方慎宜	陶 平	许秀芬	金亚芳	李家翠	季凤如
	殷桂凤	顾瑞银	黄九皋	高 行	樊 平	王东林	徐宝珠	王 洁	徐慎成	王 娟	高永秀
	王忠琴	汤希贤	钱炳林	周国兰	王明都	陈 坤	冯春如	唐学政	王 俊	钱 骥	钱 驹
	唐学琴	张志华	陈晓红	宋佳娥	王 伟	陆凤琳	谢长林	苏玉珠	高忠安	朱希平	汤致中
	周 旭	江翠平	江继勇	吴蔚霞	朱建津	蒋金源	徐慧芳	何卫明	徐有戴	唐学高	殷丽娟
	包逸山	包 明	冯维薪	顾盈仁	丁志森	沈永芳	王庭秀	徐 郁	陆明江	杨友才	杨夕山
	阚禹山	陈学化	曹宏标	严正高	龚文亮	蔡更新	陈永龙	陶斌才	朱金琴	金荷芳	朱耀南
	陈美英	徐达富	陈光华	陈建皇	花立三	吕宗齐	杨业余	曹海安	沈迪民	沈尚民	陈学参
	徐凤兰	张 平	周 庆	姜俊萍	邱 萍	江建英	花菊香	唐智深	花道三	刘文标	陆 琦
	陆顺祥	张志高	唐海宁	薛雅芳	张裕宽	袁步金	李维郁	高德泉	袁 清	康明如	陈慧贤
	夏明理	任亮宏	殷明泉	朱克刚	石敦美	陈 英	陈志生	戴志俊	周维元	龚志方	徐亚新
	姚秀琴	张锦明	顾志乔	黄广春	陈凤扬	邢惠芳	陆建平	邱志明	龚正祥	林 斌	陆素琴
	张应生	张松林	李国良	陈惠南	姚锦冲	张锦礼	顾昌锷	顾菊芳	杨敬慈	蔡允兰	杨彩英
	黄卫兰	梁秀珍	施菊萍	田惠相	朱建平	秦德贤	王庆丰	陈国法	陈国柱	陈国才	孙宏恩
	张 泽	王德祥	胡云芳	王才彬	许炳华	龚正芳	王志元	季兴龙	季秀芳	朱凤生	董杏菊
	江金华	蔡艳辉	张春兰	瞿浩云	蔡安石	黄士明	崔秀莲	张惠琴	汤连凤	蔡士章	沙建明
	张卓清	黄士龙	张祖仁	孙 云	王志明	郭建英	黄 祥	杨亚珍	周 荣	黄士奇	李建良
	沈素琴	黄彩萍	方锦美	徐德龙	倪广祥	卢洪义	李士冲	陈祖福	陆洪池	马贤萍	王志英
	程志球	叶佩珍	李玉清	钱 江	季士胜	郁启先	濮九富	黄万清	李兴昌	李友才	沈印森
	顾志安	洪光明	陆仲春	陈玉铭	季立祥	陆文丰	陆翠萍	朱伯成	朱连芳	吴永香	沈 平
	施潘芹	蔡一珍	吴长明	张玉辉	杨永新	吕建明	刘志祥	李淑平	姜维成	景济贫	张永明
	黄汉石	张炳熙	张锦才	朱亚炎	张季芳	陈 辉	许明山	顾大儒	施建忠	杨士明	曹林康
	张 群	朱伯平	陈 萍	罗恩杰	陈启元	顾 杰	朱汉祥	何建平	江金泉	蔡 斌	缪 艳
	王建平	薛亚频	赵荣寰	管仲如	赵荣康	葛福麟	邢光明	蔡 联	郭福建	李家蓉	仇署光
	郑道成	徐俐俐	黄 萍	戴金玲	孙敏凤	陈素珍	张玉兰	刘 苏	姚 娟	施正定	刘克良
	施亚平	徐建飞	朱新生	赵 晔	秦怀华	俞光琛	周小平	朱银芳	王 昭	郝美云	朱秀英
	李建华	姜益山	吴志远	秦爱泉	陈国宝	于瑞华	周 丽	严正林	许鹤皋	秦传华	陈沛然
	薛桂生	王娥仙	薛志斌	曹春锦	刘 郁	胡 健	周金霞	蒋建萍	顾松均	陈玉山	王观民
	郭碧儒	徐志凤	卢紫芬	蔡秉娟	许明芬	袁维泉	邵乾华	朱玉生	孙铁栋	徐善斌	徐善邦
	陈恩山	左大和	吴庆驹	徐 鑫	李炳芳	朱建余	杨发堂	徐 达	张 洁	王述明	陈亚萍
	郭必大	殷德清	张晓俊	杨宗祥	曹祝哉	陈祖相	钱汉清	曹梅英	曹 俊	韩业康	蒋成秋
	蒋春富	徐子鸿	成鹤鸣	吴海波	陈士耕	孔 云	陈 嫦	何福娣	曹汉英	秦继烈	蒋志平
	葛美兰	薛兰新	李芬英	蔡利华	许蔼春	王娟芳	葛忠林	陈士文	戴文桂	蒋宏淦	王咸震
	王仲新	张勇泉	蒋鸿宾	陶亚如	纪国均	张学炳	张 瑜	王亚一	丁如美	蒋继先	吴士富
	纪彩云	陈恩林	张仲文	丁益明	尹向阳	徐秀均	金树人	徐亚平	董金娥	吴宗林	杨夕林
	王旭东	杨一鸾	曹广如	陈学林	杨建娥	蔡云慧	施建华	丁佰周	王善友	金一新	朱锦模
	许波其	林秀英	许世莲	姚金岩	徐至慧	朱锦海	徐基山	冯九如	戴兆彭	罗宗泉	许建兰
	李玲玲	张丽琴	王咸和	宋德莲	黄进初	朱锦芳	李明明	万福林	陈春法	陈寄平	缪志朋
	李光盛	张达道	王笃英	曹浩云	于景由	缪子娟	卢太平	卢太元	唐志祥	王元刚	黄邦田

续表48-7

年度	名单
1988	12月28日东职改办[1988]128号： 李桂英 花介发 徐健 李新茂 许长春 顾福英 曹福明 范建明 姜铁山 张纪南 从忠远 姚美云 缪融武 盛翠娥 高美姝 曹雪 严秀兰 费娟 花艳琴 高镜富 单国余 印镇国 杨光辉 李爱英 杨长高 左淑英 吴美英 陈书法 季长英 顾时春 杨玉明 潘永高 张鉴然 丁益远 吴鸿藻 魏淑芬 杨健云 鲍长娥 黄尚祥 曹志明 盛友珍 徐宽美 王兆祥 徐玲仪 季玉芬 赵木英 吴镇 徐希桂 缪四法 张刘德 刘骥 张德泉 赵一山 蔡秉惠 李春胜 顾哲夫 杨新民 蔡明珍 杨翠屏 徐跃华 吴志明 钱兴芬 王爱云 缪德富 缪正兰 从茂才 叶正兰 蔡志宏 佘明珍 李张明 周平 缪秀萍 朱竹峰 孙炳田 陈福林 戴国权 桑展 孙秉奇 张本昌 杨友朋 许金秀 张居琴 冒昌兰 曹德泉 顾亚夫 葛正凤 张居友 葛新美 顾永萍 周美兰 吴其友 江美 于海桥 潘建华 洪宝媛 张敏 张云 陈春梅 李爱珍 陈邦祥 周泉林 周其英 洪晖 冯旭东 徐国强 朱聪 吴功贤 吴建政 万新斋 徐守桐 许玲 常德明 刘继传 叶玉林 张庭 吴名富 陈娟 任凤善 葛爱玲 缪宜山 袁孝华 姚世安 刘银华 袁树荣 徐正林 周勲 任乃武 吴功著 张从宇 刘克意 从继武 王鹤龄 黄亚军 朱志平 周秀芳 葛继亮 曹林勋 尤吉甫 杨如玉 赵宗盾 贾冬一 从新周 葛星五 吴礼玉 从远梅 从佩贤 葛仁美 周昌德 钱德芳 吴功德 袁丽华 刘兰秀 孙素平 陈秀 周志明 薛锦山 刘勇 顾娥 居正清 顾媛 邱德瑜 陈英 康传连 康达生 居正旦 李宗海 李效方 陈义书 卜嘉进 符学高 居正骥 顾善益 丁连圣 周子明 顾培国 平秀连 盛翠鸾 顾源 缪瑞华 缪梅芳 梅德富 薛新来 梅松山 张秀云 周子宽 徐功余 施年芳 徐功发 康承友 薛斌 康传庚 冯志银 薛宝萍 花玲芬 叶希兰 骆君达 刘健 从远玲 冒永富 骆宏芳 孙寿禄 王泉 苏亚明 施云生 孙维友 陈东 苏祥 冒静 韩家杰 张庭和 薛松林 郑远如 张嵩山 唐永伯 骆宏国 冒标 张俊梅 薛佩芬 张秀兰 苏雯 缪广兰 冒云祥 陈健 从梅 徐斌 缪忠 冒锦庭 张崇远 缪琥 陶学俊 曹本如 张崇民 陈盘 康美玲 朱守中 周美芳 庄祝云 殷时余 从龙华 吴勤 王爱芳 熊文福 张龙华 祁祝君 江有明 周金林 任益 程爱梅 陈德忠 戴锦福 金云锋 房福田 朱开良 沈秀衡 陈美英 朱成林 凌毅 陆允家 李静 沈伯钢 傅笃泉 陆秀华 郭承祺 周秀英 季平 孙学莲 吴爱华 季林 付忠贞 钱亚华 管德兰 丁宏谟 石守莲 陈万芝 季敦林 朱秀英 马云珍 季从兰 缪诚 季本兰 丁福如 傅贞元 陈德生 姚世俊 李联明 姜亚静 李生明 徐素 徐秀莲 欧元惠 刘元芝 朱家庆 冯云兰 徐松祥 李敦荣 李建平 虞璞 顾从美 周桂芳 季本如 徐德 朱桂明 谢庆彪 徐应辰 陈步秀 傅云霞 任道兰 孙道珩 张荫澄 顾文祥 唐顺如 石敦慈 夏春德 汤权 金丽云 韩恩荣 陈少群 王长怀 陈加梅 陈治 王洪河 管兴东 孙兰 龚慧 王运福 杨锦余 朱立成 季敦茂 孙慧 朱立璜 陈聪 候云芳 李桂莲 张松林 张圣宏 陆达泉 谢张元 邱凤兰 任志联 张勇彪 缪祖仁 徐保英 邵鹏程 蔡银芳 黄淑琴 李海银 张宗琏 周啸峰 徐志道 石太明 王金莲 吴岳杯 石宝华 石明景 孙年康 陆修笃 杨德勤 徐善泉 陈永松 石启云 桑智国 肖瑞芳 陈金如 何成章 冯志英 马森 徐英 徐加如 刘加康 许阳泉 陈美芳 徐雄 唐元文 何杰 陆桂芳 徐根元 桑进 陈吾俊 吴庆银 高岬 袁顶操 崔陈明 蒋成芳 周延 季敦美 吴晋五 潘群元 杨夕麟 陈友山 何凤英 周跃池 朱忆祖 张婕 张翼 石明峰 汪仕训 徐景枫 刘家凤 葛文华 唐文芳 於绪元 葛政美 周八友 周发英 傅利友 张德如 徐铭珊 钱学明 沈九冬 石永秀 张德如 沈健 石增俊 於凯 缪俊宏 陈峰 郭绪灿 於彦贞 曹林圮 马本芳 刘友华 金恩如 陆修生 王永秀 孙金荣 陈昌莲 沈建如 缪秀清 顾金山 姚十田 顾然 徐缪如 缪素平 李生 张琴 朱继泉 徐斌 缪贤 王友山 王彬 周俊挑 周俊鹏 马银德 季福星 张心涛 顾新伯 杨宝华 李亚苏 缪二准 周俊高 孙德山 杨建国 虞公侠 周贤德 孟元珍 周远余 张玉如 申亚余 唐仕健 严一平 沈九荣 朱崇德 吴绰然 周卓峰 张志仪 汪筱兰 周存山 徐希祥 张玉桂 李德鸿 缪松林 朱德明 曹显俊 张庭宗 薛建国 薛建华 张小平 缪宏琪 曹显裕 缪志宏 刘成元 蔡健 康庄 杨正兰 于义荣 沈九如 沈澄洋 翟丙泽 缪晓若 王瑞云 翟修林 于义华 沈美兰 缪德山 缪银拍 唐明宏 葛兰英 汤新连 胡义昌 缪嘉瑞 袁跃之 徐子山 凌丁山 于宝银 周亚楠 缪正坤 章顺铎 肖建萍 沈汉成 蔡惠兰 叶美英 孙永芳 缪友珍 施东玲 徐若亲 钱娟兰 徐驹 张明 张绍珍 徐骧 郭利南 顾秀银 章琴 张均 顾理英 季连群 张益华 蔡炳清 薛广英 杨旭光 符明 钱金堂 周昌信 钱鸿 申启富 陆星明 季本华 缪德才 季可勤 缪正秀 朱连壁 徐正中 缪云福 王斌 蔡正祥 刘莲 缪正桂 蔡国均 缪正龙 缪泽宏

续表48-7

年度	名单
1988	12月28日东职改办[1988]128号： 董　健　徐修国　徐正明　王金全　缪　珍　周昌其　徐丽琴　董丛朗　缪　坤　徐瑞平　梅金铭 蔡云轩　杨　俊　朱　林　沈九华　徐　静　张进生　顾秀萍　周　兰　王必银　葛仁勋　缪正才 任正山　姜仲平　朱兆英　符素梅　李桂芳　李桂生　张志银　缪凤珍　蔡炳兰　☆徐蕴玉　石金星 赵　兰　杨宝群　蒋玉梅　黄思林　顾亚明　洪育英　缪晓平　顾瑞娟　周远兰　胡淑芳　徐建芳 徐建平　潘国英　刘晓云　刘翠英　叶美琴　陈云霞　黄惠琴　杜　梅　王咸荣　缪南生　俞兴康 陆允兰　叶俊生　张玉芳　叶　密　吴　静　王能贤　陈兰秀　孙德如　朱勇庆　郁宏英　赵桂兰 徐桂芳　季本法　张　林　朱　平　张翠玲　薛东城　葛殿英　陈建凤　龚志达　张敦英　陆纯贵 陆炳托　程金宇　季贫红　盛松芳　杨广山　朱晓峰　金建飞　王汉石　周桂华　沈德林　张秀珍 杨淑明　罗敦如　刘秀兰　王企文　朱爱霞　季崇云　吴国平　邵仁贞　陆　琴　仇丽云　黄莉莉 周京梅　郭永华　欧阳永生 12月30日东职改办[1988]129号： 蔡　萍 12月30日东职改办[1988]131号： 冯婉芳　徐筱丽 12月31日东职改办[1988]136号： 宋兰玉
1989	3月22日东职改办[1989]22号： 殷菊香　杨振英　唐芙蓉　季雪梅　陈咏梅　汪士勤　吴建华　陈胜男　缪延浩　陈幸沂　曹兰梅 仇海平　孔方如　李群伦　冯　晶　蔡　敏　顾　辉　崔　密　秦婉红　缪月华　刘卫民　李联华 张荣勋　秦德贤　蔡明章　包玉英　高仲成　张桂凤　朱继陈　蒋兰琴　缪革新　张孙新　冒德军 龚正元　王旭华　李兆莲　张启銮　戴相奎　陈建云　徐宝山　任　玲　顾旭东　许荣山　李昌田 郭必大　许静如　花亚兰　陈艮昌　刘成煜　陈茂发　冒丽华　叶光秀　缪美芳　缪福庆　冯希准 徐守根　缪　云　张国平　冯梅芳　缪玉芳　钱德昌　任乃新　魏金兰　陈　海　殷惠萍　郑　骏 张苏珍　陈顺宽　马玉珍　王美华　朱文兰　纪玲玲　曾秋霞　蔡正英　☆罗郭如 3月29日东职改办[1989]42号： 王竹华　高　莉　程志斌　吴啸峰　陈德荣　徐　建　沈建生　杨　俊　缪革新　秦小定　黄中政 4月19日东职改办[1989]56号： 胡　健　唐建平　姚亚明　丁　旭　赵　娟　朱建美　谢素萍　姜兰芳　徐　勤　张桂华　沈春红 欧阳定华　☆佘玉梅。 5月12日东职改办[1989]66号： 赵学元 6月15日东职改办[1989]79号： 王远福　张绍秀　钱德进　冯祖泽　喻学桂　朱祝银　王昌余　戴五健　杨兴国　许世群　葛宏明 佘海如　田　军　於维进　刘金兰　张定海　阚德莲　顾宛九　周涌泉　陈　聪 6月28日东职改办[1989]95号： 杨光和　陈冰心　季登银 8月30日东职改办[1989]142号： 陈逢祥 12月20日东职改办[1989]192号： 陈海洪　石卫平　陈　琳　施兆艮　胡　旭　徐国芳　邢美艳　金小红　徐丽梅　陈曙光　张焕森 徐　姚　蒋　萍　钱蓓蓓　黄海霞　缪金莲　符　琴　王　娟　花红兵　苇锡苏　于洪洲　李金林 沈建虹　吴春梅　徐淑琴　王海剑　周　姝　周　玲　缪金华　缪云华　缪东玲　周凤威　曹建华 陆晓琴　李　梅　陈秀梅　陆亚平　蔡正军　杨吉奇　汪丽如　丁立新　张　芬　马正香　陆红健 陆彩琴　周建华　韦　芳　缪爱平　康拥军　刘亚平　吴　淑　韩亚冰　康　云　王咸芳　季鸿燕 庄新凤　张卫东　刘晓梅　袁亚东　符永清　缪　均　蔡晓云　倪国栋　缪小红　刘铁龙　凌　毅 戴哲明　缪爱萍　阚志红　梁　霞　杨丹君　吕　斌　黄建生　郭云霞　缪庆云

续表48-7

年度	名　　单
1990	10月10日东职改办〔1990〕45号： 沈　华　从远高　张金明　蔡抗援　顾松杰　赵爱平　何小红　顾海军　丁志军　王鹤兵　桑九高 戴晓红　曹正祥　王淑娴　顾国林　姜海林　徐希平　黄爱萍　周亚梅　孙永红　顾红梅　袁　红 黄志云　曹　霞　薛云梅　张　辉　戴建平　肖　利　朱爱民　徐　红　管晓红　花惠青　李　霞 叶　红　沈桂荣　陈晓云　凌　云　周　培　缪卫宏　王雨卉　何忠其　董　伟　林新华　江红娟 徐忠琴　张苏建　陈迎春　耿学松　李建中 12月15日具有东职改办〔1990〕74号： 刘鹏银　康卫宁　颜雪梅　于素兰　何永华　缪　忠　刘建忠　蒋美银　杨春凤 12月15日东职改办〔1990〕75号： 徐小岩　沈亚宏　陈　蒙　缪翼翅　戴世鸿　王新明　胡国祥　顾盈芝　胡敦如　缪秋如　徐际鸣 沈利军　陈绪海　花　燕　朱卫军　谌元林　陆宝宏　薛如建　黄万东　申茂泉　倪洁琼　曹素勤 陈小红　陆启辉　徐爱平　缪辉荣　杨　明　蔡　琴　杨小娟　袁日国 12月17日东职改办〔1990〕77号： 顾林永　张　辉　沈玫娟　谭笑绵　缪桂芳　龚亚平　许逸芳　陈凤鸣　周丽华　刘春红　吴新华 张正春　沈菊如　吴孝青　李家淑　王　敏　仇正芳　徐　汾　蔡业芳　李建兵　傅卫东　周毓芳 林景云　马素义　贾建华　李德达　钱　清　包九南　施国银　刘承德　桑乃俊　郁兆刚　薛国金 龚旭东　吴剑祥　陈　震　方慎宜　徐　璀　唐学高　徐惠芳　卞葛进　龚志芳　薛金荣　周秀英 杨银山　石守莲　朱家庆　欧元惠　季丛林　刘国才　郑远如　杨锦余　翟修田　于海国　石祥银 王咸和　林秀英　许波其　戴文开　曹祝哉　孙　浩　黄晓平　蔡明珍　丛斌远　万福林　鞠建华 潘群元　石宝华　缪俊宏　陈永松　朱池明　叶美英　蔡惠兰　史树仁　梁永州　朱连壁　倪国栋 翟丙泽　徐进余　张准康　朱兆英　刘进山　赵九岑　陈德山　徐守桐　刘文彬　熊文福　丛　梅 陈　健　薛　鋈　卜嘉进　王裕华　沈长贵　☆殷祖明 12月29日东职改办〔1990〕84号：季争平　陈逢祥 12月30日东职改办〔1990〕93号：吴海平　张醉云　仇正龙　蔡桂芳　石桂山 12月30日东职改办〔1990〕94号：喻　建　缪毅梅
1991	8月10日东职改办〔1991〕26号： 陈晓明　沈久红　凌　红　苏建美　陈勇军　陆卫忠　姜　杰　季新芳　吴美凤 10月30日东职改办〔1991〕39号： 高志慧　陈立新　杨德军　顾春华　陈晓波　张佩殷　陈湘君　徐爱明　夏绍姜　王　群　陈爱霞 杨拥军　王佰生　陈宝军　包海燕　骆亚琴　王国平　冒维珍　徐亚美　缪学丽　张志琴　张　红 桑红梅　秦永红　倪冬梅　李　娟　张敦红　沈九平　秦旭丹　尤爱琴　邱亚琴　缪金连　管　华 张金梅　张永祥　邵玲玲 10月30日东职改办〔1991〕39号： 符小燕　邓咏梅　江建国　康承佑　徐新兰　周文兵　陈志云　徐　衡　于小飞　张玲俐　陈国红 张凤琴 12月30日东职改办〔1991〕56号： 杨爱琴　曾志萍　张亚连　王小平　丁明华　吴伯祥　陈美琴 12月31日东职改办〔1991〕59号： 王晓星　康建明　葛建忠　顾　玲
1992	2月27日东职改办〔1992〕5号： 成文华　郭敦平 3月13日东职改办〔1992〕8号： 陈美菊　陈美菊　丁　健 5月22日东职改办〔1992〕14号： 王亚平　濮益周 7月30日具有东职改办〔1992〕23号： 徐益林　余　芸 10月30日东职改办〔1992〕28号： 施　红　孙梅梅　徐银华　刘群德　缪国平　万宏坤　张建忠　周建萍　徐　燕　陈福林　周俊成

续表48-7

年度	名单
1992	10月30日东职改办(1992)28号: 沈志生 李丽娟 缪亚茹 沈小娟 李 丹 成志鳌 徐亚红 傅晓琰 於 健 柳智华 孙燕飞 卢小丽 李志刚 吉晓琴 李 娟 赵 琴 李晓云 钱 忠 唐志和 缪四红 汪菊明 马 琴 张慧琴 顾陈卫 孙莉莉 陈素燕 蒋海娟 徐 锋 李洪琴 杨 波 张清泉 张 燕 周苏建 袁菊明 管爱红 徐 慧 缪新波 陆丽霞 张 徐 符春娣 缪志华 缪爱梅 康爱琴 沈平生 徐继康 袁洲红 姚爱琴 顾新霞 陈雅男 汤新梅 於亚琴 朱晓燕 冯长海 桑圣梅 沈晓燕 徐爱兵 葛志峰 吴笑清 冒建梅 康传梅 袁玉美 夏小兵 袁其峰 张莉云 刘红梅 葛丽霞 沈 芳 管隽梅 周俊梅 许南山 马啸然 王德凤 朱秀平 潘秀云 唐红霞 成 静 詹晓瞿 徐俊华 季 敏 秦晓红 刘 建 丁晓燕 杨美红 高红霞 12月25日东职改办(1992)33号: 路 美 顾玉梅 陆承兰 朱锦凤 黄 兰 倪云娟 姜 琴 顾亚飞 樊 平 陈梅香 季晓萍 喻海燕 钱德英 杨新萍 李晓玲 孙晓云 张怡情 高 兰 郭建萍 李 燕 季铁梅 王建兰 林 秀 濮亚玲 汤海琴 苏友兰 田继红 耿美芳 陆灿如 王旭红 丁美玲 丛桂芳 陆红梅 郭红梅 丁冠云 曹兰梅 丛光平 康春红 缪梅芳 袁 月 卫庆云 徐海霞 顾晓荣 朱煜琴 石利平 陈云霞 陈曹萍 朱卫平 彭小红 翟建国 谢惠生 龚长如 罗文达 汤亚新 张洪江 耿建云 吴俊宁 徐亚宁 杨东瑛 陆如军 张 良 朱建云 陈 坚 孙 娅 张跃勤 冯建军 彭建群 王菊芬 徐 丽 周秀华 黄小琴 蔡 萍 王美凤 冒兰秀 沈红英 冒福秀 宗雪梅 韩亚冰 丁美玲 镇国琴 许亚琴 鲍美兰 张启建 孙小琴 安美珍 吴美凤 戴蓓蓓 吴永忠 秦为峰 杨翠屏 丛 戎 卞新秀 薛艳芬 顾免澜 杨春风 周亚楠 朱翠萍 徐佩红 顾理珍 缪晓梅 王 丽 刘克芳 薛建林 杨伟玲 花红林 缪美芳 顾亚萍 包志华 徐益明 杨 连 缪丽华 刘 建 李宗英 朱爱勤 徐亚琴 郭志清 汤洪吉 许唯薇 周益平 杨 捷 刘 洪 陈洪新 顾旭杰 张 勇 徐顾峰 顾雪峰 孙同建 黄利民 李忠建 胡桂琴 张晓娟 张 卉 李剑芳 沈 燕 徐文华 许 建 王小梅 徐景枫 陈 莲 朱淑湘 陈海平 徐树梅 蔡银芳 钱堂美 吴 云 金 托 冒丽华 朱 华 袁祝君 吴 彪 陈建云 秦小定 陆启如 陆秀琴 罗少琴 施 萍 张海平 吴尉霞 朱 聪 江翠平 葛陈军 陆淑娟 刘 兰 任 玲 秦旭峰 施亚平 张晓莉 郑道成 缪桂梅 姚秀梅 李家蓉 顾 玲 曹梅英 夏卫平 尹长春 房桂平 严美娟 顾晓兰 徐 华 缪建梅 章 艳 刘亚平 任乃荣 刘梅芳 殷惠萍 顾爱萍 周春明 陈美英 季新芳 周文秀 郭敦平 倪建芳 丁敏悦 张 艺 刘 萍 夏建华 顾 燕 黄卫新 黄革新 杨丹君 施洪生 陈美菊☆朱 青 范 泓 王心怡 钱彩云 康 毅 沈玉红 12月31日东职改办[1992]44号: 沙建平 凌李平 12月31日东职改办[1992]50号: 徐海平
1993	2月5日东职改办[1993]13号: 陆雅莉 朱尔莲 2月22日东职改办[1993]19号: 曹 军 缪延浩 余晓春 王秀兵 季学军 蔡 斌 徐燕红 王新道 魏金梅 邢巨星 姜建玉 邵伟斌 戴五华 宫卫东 陈明新 钱小雷 陈卫东 吴卫民 周淑芬 蔡 联 刘 均 秦定阳 张美云 王元凤 张雨时 蔡明章 张翠萍 曹菊美 盛春香 周 华 丁宏谟 符新建 吴春玫 张仲文 钱德华 成宏富 徐德艳 顾哲夫 赵木英 从忠远 徐相生 于义华 周俊鹏 许 平 田秦忠 何祝成 洪育英 ☆杨爱琴 6月18日东职改办[1993]44号: 陈 坚 何小妹 徐筱丽 6月29日东职改办[1993]49号: 沈 琴 缪文龙 张杏梅 王正进 张鸣飞 周 玲 王海平 缪月华 顾 辉 秦婉红 葛小琴 杨海燕 吴美凤 陈爱华 肖爱平 戴 群 杨晓群 沈际红 蔡亚琴 张艳梅 陈银昌 姜 杰 赵桂红 王莹莹 杨春生 赵桂红 章 萍 申亚明 万 麟 杨吉奇 吴余祝 汪丽如 张亚美 张 静 蔡玉梅 施正东 陆祝平 陈 刚 陈金琴 周卫忠 沈亚红 王永兰 康明如 徐惠琴 黄 云 吴 超 李建成 何育娥 陈 云 顾旭东 高一平 徐秀兰 沈继峰 黄小冬 杨敏慧

续表48-7

年度	名单
1993	6月29日东职改办[1993]49号： 李秀 陈金美 郑骏 张平 周晓梅 丁健 徐春林 缪平 冒明建 葛学红 戴亚云 朱锦芳 张廷芳 於国锋 朱锦芳 刘建明 蒋辉东 葛红梅 ☆顾永红 9月10日东职改办[1993]84号： 张纪娣 刘勇 9月10日东职改办[1993]83号： 倪国才 童美娟 吴建明 徐晓红 李晓红 9月28日东职改办[1993]89号： 薛英 单美娟 曹璞 10月10日东职改办[1993]92号： 陈新艳 陈金萍 陈红 张涛 李亚琴 许冬梅 陈鹤鸣 王海林 徐东红 龚建芳 李小姝 许建林 黄芳 10月30日东职改办[1993]104号： 徐晓明 刘爱华 施慧玲 周利红 顾红军
1994	6月29日东职改办[1994]20号： 石秋霞 张艳梅 陈曙光 徐姚 张焕森 陆学工 夏卫民 季鸿燕 徐丽梅 徐国芳 施兆银 胡旭 邢美艳 金小红 刘晓梅 黄声耀 谢鲁健 于洪洲 胡敦如 王娟 季晓华 秦华 丁霞 陆红健 庄新凤 黄海霞 缪金莲 钱蓓蓓 符琴 周益平 张卫东 郑洁云 蔡莉 黄锦初 马振香 应华茂 施菊萍 周建华 姚冬梅 陆彩琴 包玉英 黄卫忠 吕斌 杨丹君 郭学泉 黄建生 顾瑞银 高行 沈长泉 黄九皋 王伟 高忠安 阚志红 王旭华 樊平 钱骥 钱驹 高永秀 王娟 汤希贤 张志华 徐宝珠 袁普英 陈祖泉 苏玉珠 宋佳娥 江建英 朱希平 龚慧 王洁 王忠琴 唐学琴 李家翠 陈坤 冯春如 王俊 王明都 杨夕山 殷丽娟 顾育林 花菊得 花道三 陆顺祥 刘文标 陆琦 周姝 卢晓青 徐淑琴 李毓建 王海剑 吴春梅 季建华 姚美云 范建明 顾福英 高美姝 许书耘 朱卫兵 张居琴 张波 吴金梅 周洪 徐广富 江峰 陆秀华 王成芳 徐应辰 陈步秀 陈聪 徐乐 陆亚平 陈俊红 徐根元 唐文芳 葛文华 蒋勇军 陈秀梅 顾向阳 於绪元 蔡正军 吴晓燕 王金莲 石太明 徐善 王红 缪冬玲 缪金华 周凤威 周兰 李贵生 徐亚梅 蔡炳兰 顾秀萍 翟海燕 葛兰英 刘铁龙 顾秀银 周刘峰 申启富 鞠美祥 张志仪 孙德山 沈九荣 李秀梅 朱崇德 吴绰然 缪均 宫爱平 孙爱萍 缪宏 薛建华 蔡亚平 缪余山 徐秋红 冯希准 方芳 施亚平 朱银芳 施宝如 张玉兰 周洁云 李梅 朱秀英 赵晔 陈邦玉 许建兰 张丽琴 李玲玲 王述明 蔡秉娟 周杰 徐达 丁伯周 王善友 杨建娥 蔡云慧 施建华 王亚一 纪彩云 纪国均 张瑜 许蔼春 秦继烈 王娟芳 李桂如 周金霞 曹春锦 奚金平 陈胜泉 蒋建萍 吴士富 顾松均 张美琴 王亚明 吴淑 缪爱萍 陈春梅 康云 康拥军 韦芳 蔡晓云 薛佩芬 张俊梅 顾玉梅 符晓东 缪庆元 张斌 缪爱萍 吴功德 顾淮娟 吉耘 周金林 张小红 曹霞 任凤善 周勤 吴名富 戴哲明 陶学俊 徐正忠 张崇民 周泉林 徐秀萍 周桂华 张翠麟 潘国英 周京梅 王咸荣 张华 张琴 ☆缪小红 6月29日东职改办〔1994〕21号： 解艳 9月27日东职改办〔1994〕32号： 傅忠铭 潘洁 顾江晖 康胜 冯娟 施红梅 8月31日东职改办〔1994〕27号： 李桂平 9月12日东企政职办〔1994〕4号： 程正 王跃成 9月27日东职改办〔1994〕32号： 傅忠铭 潘洁 顾江晖 康胜 冯娟 施红梅 9月30日东职改办〔1994〕34号： 陈爱明 黄玲玲 葛正华 丛刘春 许承梅 陆菊萍 吉玲玲 陈艳华 许卫兵 张华 严艳红 林娅萍 王茂红 陈亚兵 葛翠华 徐燕飞 蔡军 蔡竹青 徐慧 成海琴 曹江龙 蔡云

续表48-7

年度	名单
1994	9月30日东职改办〔1994〕34号： 袁红梅 王军 刘北生 施小艳 陈永春 黄冬霞 刘艳娟 张宏建 丛亚平 李志霞 陆翠红 李黎 张达智 薛爱琴 袁卫忠 朱爱红 花晓艳 朱菊芳 周姜平 钱学飞 陈桂红 耿小兵 陈小兵 于凤英 蔡梅 徐维维 王冬梅 季婷婷 徐建 陈学林 虞秀萍 吴亚梅 王卫玲 李建霞 孔美 张永丽 吴春梅 钱丽 刘淑华 薛华 王丽 黄益 缪海燕 蒋映霞 王玲 杨建军 张晓燕 王林燕 徐素琴 丛建 康晓宏 唐志宏 赵秀琴 蔡守歆 陈辉 刘晓兵 徐晓莲 缪卫国 徐红兵 王春梅 李爱军 王海娟 杨一华 缪小建 沈剑峰 缪冬 李秀美 刘春 于林娟 康苏宁 王军 徐亚琴 花晓棠 吴侦妹 张建华 苏亚琴 11月22日东职改办〔1994〕44号： 冒加华
1995	7月25日东职改办〔1995〕28号： 周军 丛建梅 邱玉如 桑乃元 曹云泉 徐约群 叶莉 单霞 张晓勤 傅丽 姚云霞 杨亚平 许冬梅 唐薛霞 陈鹤鸣 陈新艳 傅忠铭 7月27日东职改办〔1995〕34号： 虞海琴 7月31日东职改办〔1995〕35号： 花红兵 韦夕苏 黄志云 张燕 孔方如 沈菊明 沈涛 陆素琴 袁红 周亚梅 孙永红 顾红梅 杨晓颖 施淑媛 徐建泉 曹素琴 秦旭丹 曹俊华 曹桂军 曹霞 林新华 冯建军 徐亚琴 晓颖 缪卫宏 周培 薛如建 傅伟 朱卫军 李银珠 纪生明 丛建梅 顾银美 何忠其 王雨卉 袁丽琴 陈翠萍 董伟 陆启辉 徐亚萍 耿学松 马忠泉 李伟如 李建中 蒋俊豪 钱江 陈锦标 顾天儒 罗恩杰 陆汉昌 刁秀兰 施泮琴 吴永香 曾雪娥 沈亚琴 管跃珍 马水池 申茂泉 钱德泉 张育平 冯亚硕 李秀萍 顾海燕 冷进 冯爱玲 张苏建 包明 袁日国 石亚芳 夏春如 张连生 张慧 邱平 吕永红 曹丽 何永华 顾盈芝 季林 刘茹 吴群兰 陆宝宏 谢晓琴 谌元林 李德萍 杨秀兰 袁晔华 李桂莲 张爱华 程忠娥 戴海峰 薛桂山 王福年 王咸禾 张益鸣 冯小兰 吴国建 陈亚平 陈玉菡 吴庆芳 蒋美银 田华 吴庚山 徐忠琴 张淑芳 李松林 沈玉珍 许晓旭 许庆珍 王美芳 肖远林 张健 陈迎春 沈建如 杨小娟 石小平 缪惠荣 於卫东 吴彪 丁爱华 梁秀美 王翠娥 王斌 李桂明 毛明泉 马如庆 徐金秀 欧俊林 佘步仁 赵秀松 徐爱平 沈桂荣 叶红 李霞 缪友珍 万文琴 孙枫 戴凤珠 陈晓云 缪兆林 王文涛 凌云 陈桂芳 孙秀梅 缪建 缪忠 黄新秀 虞美萍 徐颖华 沈一圣 沈继华 陈小红 缪德山 缪艮柏 徐际鸣 缪秋如 徐保英 曹红 李贤平 肖利 薛云梅 戴建平 朱爱民 花慧青 顾卫 张辉 徐红 管晓红 吴永忠 朱爱民 陈艳梅 左淑英 管枝明 严宏俊 季玉美 袁荣泉 杨明 王新明 花燕 刘建忠 周平 缪长安 孙俊秀 蒋九兰 胡国祥 吴建政 倪洁琼 吴建平 吴爱梅 凌媛 蒋英 陈志勤 冯梅凤 任昌明 陈绪海 李军 康云 濮中元 李可铭 缪亚平 孙海红 祁泉 丁秀珍 缪翼翅 陈桂英 吴秀兰 朱春梅 7月31日东职改办〔1995〕35号： 赵明东 冒标 缪玉芳 孙寿禄 蒋春红 ☆王企文 丁淑萍 赵桂兰 李萍 李美兰 丁宝玉 丛美祥 王秀云 杨正平 蔡秀萍 黄益峰 黄雪峰 凌杰 周建如 8月22日东职改办〔1995〕37号： 冒维宁 9月13日东职改办[1995]50号： 宋兰玉 张晓娟 10月26日东职改办〔1995〕52号： 丁芹 缪玉兵 顾小卫 唐锦荣 苏月芳 姜玲玲 薛海英 陈红霞 翟建山 符纪宁 汪雪梅 陈晓辉 陆兵 顾锦花 马琳 施江峰 杨建芳 马华 朱桂霞 张爱军 谢燕 陈丽娟 陈春艳 徐海峰 张爱娟 周益红 王明霞 陆玉军 陈吾军 孙海燕 桑利凤 孙建军 郭晓林 施春美 何晓琴 周晓云 杨君红 周晓云 吴丛霞 成卫明 陈晓云 季梅 陈晓云 沙玲玲 周云霞 朱美娟 徐琴 徐冬霞 耿爱华 黄云霞 李晓云 潘建宏 沈建宇 顾培兵 李爱萍 孙建平 姜亚军 周爱明 徐小平 张海梅 沈九娥 吴莉平 吴吉 张佩云 董晓红 周建华

续表48-7

年 度	名　　单
1995	10月26日东职改办〔1995〕52号： 曹　兵　季芝燕　王小红　於晓红　王海燕　刘　平　顾金红　张铁军　俞浩波　冒　权　丁建云 陈晓琴　路艳红　钱晓菊　冯小祥　顾　敏 12月24日东职改办〔1995〕76号： 李桂平　范玉萍 12月30日东职改办〔1995〕83号： 梅兰芬
1996	东企政职改办〔1996〕6号： 翟　明 6月28日东职改办[1996]14号： 陆修银　☆王　霞 7月12日东职改办〔1996〕15号： 邓咏梅 7月20日东企政职人[1996]4号： 陈　燕　朱　宏 8月26日东职改办〔1996〕17号： 厉新梅 10月29日东职改办〔1996〕38号： 葛　勇　缪亚琴　吴卫星　周云霞　符爱红　葛　红　王树红　陈永红　陈　炜　高金萍　沈爱华 朱　晶　刘小庆　陈一峰　许　姚　顾建华　刘学平　张建军　张爱红　周一辉　孙怡华　姜美蓉 王晓燕　蔡　云　朱鹏飞　王爱红　葛　迎　刘红梅　肖燕楠　朱明明　丁卫华　石红梅　阚　旭 杜小敏　刘金荣　许勇军　秦卫民　李鑫华　黄　琴　易礼建　夏建红　樊士辉　成晓华　张晓坤 袁进尧　李　军　徐　宏　王小燕　葛小红　赵　琴　朱小东　朱万华　张玉海　施曦辉　蔡小敏 葛福莲　蔡国权　陆如平　朱红兰　王锦绣　缪宏梅　许金芳　方　萍　陆春峰　丁亚梅　石建华 曹小东　石建华　张卫建　范建霞　姚　琴　贺小兰　林　勇　吴世山　陈周红　宗春霞　夏小冬 张　峰　周永建　仲学萍　殷竹泉　张燕鸣　缪晓斌　石　银　彭小琴　陆建华　郭美萍　陈美琴 石学平　陈海建　陆欣志　徐爱华　昌华刚　仲建云　刘　颖　缪丛兵　康贻梅　史　鸿　叶金江 葛明飞　张亚莉　孙兴荣　陈小兵　李　燕　徐　斌　刘　辉　李海兵　王锦凌　李红梅 12月12东职改办〔1996〕45号： 翟桂萍　缪海容　刘　勇 12月18日东职改办〔1996〕48号： 孙武彪 12月20日东职改办〔1996〕49号： 张小玉　吴功辉　季晓飞　徐小军 12月23日东职改办〔1996〕50号： 张金梅　杨专琴　王美华　张永祥　符学科　严艳红　宋　洁　秦怀华　吴秀琴　包海燕　卞飞虹 邵玲玲　宋小坚　沈　慧　张　璇　缪爱莲　蔡小平　江建国　桑拥军　孙新星　张　璇　邱亚琴 王建平　徐新兰　陈培培　咸小娟　管　华　尤爱琴　冯社初　樊友兰　胡　敏　吴啸峰　葛建忠 陈国红　丁明华　符静林　葛爱玲　陆风林　王东林　殷桂凤　陈晓红　钱海林　陈志云　朱学峰 季风如　夏春如　徐惠琴　徐宝山　罗宗泉　印　华　缪亚苏　吴伯祥　张　红　高　胜　管德兰 江　峰　钱亚华　顾　玲　虞　濮　李建平　顾丛美　周桂芳　许　云　夏春德　陈海兵　曹亚梅 刘　勇　石敦慈　陈　霞　张圣宏　张桂华　李建辉　应　燧　司红星　张风琴　陈　琴　蔡　琴 黄卫新　杨丹君　杨永新　倪晓辉　张　伟　黄彩萍　徐爱平　沈　娟　李　娟　周小平　郝美云 刘　苏　曾志萍　倪冬梅　王　昭　徐逸飞　姚　娟　秦永红　俞元生　许小军　朱新生　夏卫平 尹长春　张晓俊　邵乾进　张亚莲　张　红　石永秀　陈新建　桑红梅　王金莲　郭绪灿　朱建华 康建明　张　琴　刘金泉　戴建霞　徐　进　徐　英　陈萧莉　骆亚琴　王国平　冒维珍　花亚兰 李光盛　黄邦田　姚宏伟　骆世平　陈小华　徐令仪　曹炳炎　周文兵　陶丽梅　徐　衡　吴苏华 曹爱武　秦为峰　孙　丽　许金秀　江　美　顾永萍　缪志宏　缪学丽　徐若亲　蔡俊华　郭利南 缪风珍　徐亚英　颜雪梅　戚江红　张志琴　符小燕　缪海容　康承佑　张小军　张玲利　于小飞 沈九平　王晓星　沈利军　黄新秀　李亚苏　薛建国　张庭玉　陈　蒙　陈　娟　孙素萍　张秀兰

续表48-7

年度	名单
1996	12月23日东职改办〔1996〕50号： 张海燕　戴世鸿　陈美英　任益　程爱梅　孙兰　任乃新　施年芳　朱平　吴耐香　吴国萍　陈云霞　缪晓萍　严爱泉　张菊珍　蒋华　施敏杰　方定如　周长虹　陈翠萍　钱秋华　潘华　王建华　徐正东　解国光　☆马玉珍 12月23日东职改办〔1996〕51号： 王星虹　简馨　傅春莹　张兵　费晓艳　王陈　邵燕艳 12月28日东职改办〔1996〕54号： 刘爱华　周丽红　施慧玲　张贵华
1997	6月25日东职改办〔1997〕8号：戴世荣　张益贵 9月30日东人职〔1997〕42号： 陶云健　刘冬梅　诸国兵　姚秀芳　陈红兵　刘乔明　张亚琴　严亚红　汤建维　朱晓峰　吴莉蓉　陈亚梅　李正华　杨爱龙　管菊梅　居宇峰　徐平平　沈海燕　施爱军　刘燕　朱文婷　石明霞　顾文荣　徐兰秀　顾红霞　蔡小平　陆亚娟　朱锋华　何春燕　张颖红　丁晶　丁霞　吴银山　曹玲玲　张新彬　沈燕婷　陆春峰　钱海霞　张永华　杨建　沈晓燕　罗本芳　陈红兵　顾志泉　马洪智　季小清　张建新　于亚梅　陈洁　高建云　盛小燕　邓晓燕　杨加祥　翟艳红　张宏斌　陈晓明　曹新红　曹月娥　秦霞　周拾泉　陈梅红　缪平　肖云　姜志祥　叶德建　王栋　马知梅　陈建美　孙海燕　缪春红　肖鹏　马小军　刘冠军　顾亚玲　顾金标　徐俊峰　叶亚红　陈辉　林美丽　田华　徐阿霞　张丽萍　叶海燕　刘丽莉　徐爱华　缪卫锋　李海平　陈素兰　徐丽　符晓燕　袁建兰　缪小玲　汤荣庆 9月30日东人职〔1997〕44号： 季智勇　张晓悦　任丽娟　葛谢飞 11月6日东人职〔1997〕23号： 李洪琴　徐燕　周建萍　胡建　高子牛　詹晓瞿　於亚琴　张建忠　李冬梅　黄国华　李丽娟　沈小娟　周建华　顾萍　缪亚茹　傅晓琰　周苏建　朱小燕　李春梅　郭志清　徐锋　李志刚　刘健　汤新梅　高新东　陆启如　马啸然　孙燕飞　张慧琴　袁洲红　缪四红　吴笑清　朱轶华　徐淑华　汪菊明　管爱红　朱登峰　夏小兵　袁菊明　姚潇　秦晓红　季敏　何永梅　杨美红　高红霞　丁小燕　姚萍　周俊梅　马琴　潘秀云　许南山　管隽梅　姜孙琰　唐红霞　沈芳　成静　冯长海　朱秀平　王德凤　徐继康　刘晓美　金托　周芝岸　桑圣梅　沈晓燕　陈雅男　朱华　赵琴　黄亚兵　丛戎　吉晓琴　张徐　康爱琴　张宏兵　缪志华　缪爱梅　符春娣　康传梅　袁玉琴　张莉云　葛丽霞　陈淑　袁其峰　刘红梅　孔海峰　葛志峰　韩益琴　冒建梅　曹卫星　孙莉莉　张燕　蒋海娟　张旭辉　黄卫芳　刘萍　顾陈卫　张清泉　徐更建　黄革新　陈素燕　张卓清　蔡艳辉　王文忠　施洪生　徐淑芳　姚晓钰　管陈　季亮　常国敏　缪林　张耘　☆陆晶晶 11月10日东人职〔1997〕39号： 宫建春　蔡亚娟　冯霞　谢红　周丽丽 11月20日东人职〔1997〕25号： 赵学元　徐瑾　杨志强　陈逸书　石青梅　樊修福　张旭　李小平　陈玲　程玉和　李长春　朱登科　☆周亚红 11月20日东人职〔1997〕43号： 于亚琴 12月31日东人职[1997]64号： 林红
1998	9月30日东人职〔1998〕53号： 陈海英　于拥新　张秀林　顾春燕　陈迎春　袁小林　张建兵　袁顶红　王海妹　陈银亮　石屏屏　顾茜　缪小晶　梁海林　康勇　徐晓梅　李辉　缪小莉　王小军　顾亚琴　缪爱华　徐小魏　蔡爱国　李亚军　朱春梅　☆顾久进　赵爱玲　徐春梅　洪丹 12月31日东人职〔1998〕67号： 张俊娟　韩凡　汤洪涛　郁振华　陆四忠　蔡建群

续表48-7

1999	5月24日东人职〔1999〕9号东财会[1999]69号： 虞爱梅 徐晓莉 顾敏 6月30日东人职〔1999〕16号： 缪海燕 徐平 邢晓兵 李福凤 9月10日东人职〔1999〕17号： 陈晓明 丛杨 陈华 於玲玲 王振菊 9月23日东人职〔1999〕18号： 范存祥 王玮 王昱 丁小玲 9月30日东人职〔1999〕36号： 陆学工 夏卫民 王茂红 吉玲玲 张华 李颖华 丛刘春 濮彦周 陆菊萍 许承梅 翟明 鲍丽丽 陈佳红 徐慧 郭美霞 陈丽华 成海琴 曹江龙 陆艳梅 徐燕飞 王春林 张达道 曹美 房桂平 陈燕 徐益民 蔡云 吉明娟 蔡洁芬 邢晓兵 蔡素华 蒋海娟 宫爱平 袁红梅 张晓娟 季淑贤 蔡莉 王军 刘北生 赵娟 康爱琴 顾文荣 周益平 朱爱勤 徐锋 薛英 解艳 张卫卫 倪建芳 张宏建 朱桂霞 董伟 陈永春 姚冬梅 刘艳娟 丛亚平 黄冬霞 王冬梅 陈立新 许开颜 唐文敏 李志霞 陆晓灵 秦劲松 薛菊香 郁红 李黎 黄建新 潘亚贤 张锋 黄忠 黄祥 王芬 张晔锋 顾爱霞 何春燕 张忠 蔡玉兰 吴韩 黄亚香 袁卫忠 秦景鸿 薛礼 曾永兵 花晓艳 周晓燕 朱爱红 江波 钱玉琴 陆翠红 陈小兵 耿小兵 于凤英 季敏 姚潇 蔡梅 徐建 李秀 罗本芳 陈定华 徐亚琴 姜玲 葛福如 任道兰 杨敏慧 施建红 袁靖 谢新华 张璐 马月琴 季晓飞 季婷婷 袁小娟 杨美红 欧小青 李铖聪 平姝丽 朱庆生 包薛红 陈旭 汤新梅 陆新革 丛美红 张慧 曹爱华 杨秀丽 顾美兰 徐明明 钱学飞 戴冬梅 丁国华 徐栩蓉 管仲华 朱仲南 葛迎 周姜平 陈海萍 徐惠琴 陆生海 汤洁波 高胜 王林燕 张晓燕 徐素琴 祁旭 缪桂梅 秦晓龙 石秀华 方芳 蒋金兰 曾志萍 周洁云 于亚梅 於云 缪云红 蒋映霞 刘淑华 季冬梅 张永丽 许新平 张小莉 王丽 杨君红 施亚平 吴晓蓉 郭小莉 陆淑娟 孙卫清 钱丽 缪海燕 赵芙蓉 吴春梅 陈晓云 吁宗兰 朱秀平 李秋 缪管建 蔡新民 邵正霞 成静 杨志明 冯亚兰 宋小红 张亚莲 石向阳 薛华 赵海蓉 王玲 朱美娟 王陈 张霞 杨芙蓉 陆亚平 蒋晓霞 沈芬 缪惠荣 吴苍松 徐善华 马新群 冯云南 王卫玲 丁爱华 吴亚梅 徐新宇 徐亚琴 张亚美 虞秀萍 杨云霞 吴丛琴 陈俊红 顾向阳 朱飞 吴晓燕 李建霞 钱红梅 王春美 徐进 袁顶操 耿爱华 孔美 陈旭 王友红 曹兵 安美珍 王笃英 唐志宏 康晓宏 卢小青 孙小琴 周姝 朱建美 周洪 杨国华 蔡守歆 丛茂建 蔡亚琴 吴金梅 杨明 丁亚梅 盛翠娥 曹雪 陈方 孙霞 朱卫兵 潘世涛 许书耘 方艳红 冒昌兰 刘平 曹璞 蔡梅娟 虞海琴 朱爱民 王海燕 吉晓琴 杨丽华 杨一华 刘晓兵 张亚鸣 吴笑清 黄爱武 薛艳芬 王海娟 施东玲 徐亚梅 徐红兵 徐酉明 李小云 徐维维 王红 缪云华 缪卫国 任亚华 杨春凤 卞新秀 顾免澜 戴晓明 钱娟兰 徐淑芬 许烨 蔡小云 康冬云 徐晓莲 周刘峰 钱小林 缪冬 季本华 沈剑锋 李秀美 徐亚莉 刘丽莉 刘丽萍 徐秋红 缪国庆 缪志宏 潘玉香 黄新秀 顾亚平 李秀梅 刘春 刘辉 缪亚平 缪爱梅 孙爱平 周慧红 周晶静 缪小建 于林娟 马慧姝 王永秀 李小云 张颖峰 张佩云 袁小梅 康苏宁 于秋水 李海平 沈小燕 陈继东 翟海燕 王美华 曹霞 花晓棠 徐亚琴 刘建兵 张小红 袁建兰 刘亚平 韦芳 张庭国 吴桢妹 章艳 李阳 尤来美 朱小兵 丛晓红 冒建梅 孔海红 顾玉梅 钱小菊 丁纯 张斌 施年芳 梅德平 符晓东 韩国军 康韦 康卫东 杨建军 苏亚琴 杨巧云 骆惠瑶 葛丽霞 张建华 江亚玲 刘梅芳 冒亚琴 王斌 房杰 朱平 缪小玲 张国柱 缪松林 ☆朱建 薛桂山 郑天峰 张云 张琴 朱扣红 周军 9月30日东人职〔1999〕55号： 沈冶军 孙小飞 王卫星 戴静娴 吴海峰 葛加红 吴小蓓 蒋丽丽 汤海燕 管睿 沈建兰 缪月红 鲍玲丽 高玉祥 孟迎春 陈娟 缪月卿 许爱芳 陆敏 徐霞 孙洁 冯志勇 陈苏东 张红星 石俊峰 李海燕 顾宏芳 吴美芹 刘金红 王建军 赵燕 于芹 朱爱国 吴明峰 刘晖 王莉 许亚平 顾宏亮 马霞 李晓兵 蔡家振 万十军 季军 徐红艳 缪小娟 周晓晖 周学群 郑小红 吴卫东 徐军 赵龙 顾翠珠 王宇峰 邵正翔 陈旭

续表48-7

年度	名单
1999	9月30日东人职〔1999〕55号： 陈建红 成飞 刘红 葛佳莲 朱海峰 陈刚 沈春燕 林新春 杨永琴 史建梅 陈俊 曹勇 缪海兵 张琳琳 季军 张瑞斌 秦丽霞 杨益彬 颜庆 陈雪琴 赵兵 陈秋花 赵锋 陈吾银 袁俊明 韩卫红 陈绍俊 李勇 丛昌盛 张继宏 贾杨红 汤爱芳 刘伟峰 李志慧 周小平 花国云 11月24日东人职〔1999〕57号 东财会[1999]155号： 王星虹 周军 王静 马桂英 徐东红 徐晓明 陈英 成燕 苏浩 袁孝林 李娟 柯红 陈美琴 9月10日东人职〔1999〕60号： 陈晓明 丛杨 陈华 於玲玲 王振菊 12月29日东人职〔1999〕69号： 王保元
2000	2月14日东人职〔2000〕14号东财会〔2000〕173号： 朱学林 黄琴 9月30日东人职〔2000〕26号： 杨爱平 9月30日东人职〔2000〕39号： 赵尊俊 管莉莉 许翔 冯小青 施明辉 周静 9月30日东人职〔2000〕42号： 薛海英 顾锦花 陈红霞 马琳 姜玲玲 陆兵 顾金红 祝琪 周益红 姚亚明 李银珠 杨建芳 王源相 傅伟 晓颖 朱桂霞 张爱军 张达智 顾素辉 李继兵 李晓华 谢燕 叶慧 郁小林 施春美 冯爱玲 季梅 陈小云 顾海燕 沙玲玲 陈春艳 许晓旭 王林燕 成卫明 朱登峰 陈丽娟 张爱娟 顾爱霞 何晓琴 周晓云 吴晓容 周云霞 朱美娟 王明霞 徐冬霞 石小平 徐琴 沈九娥 张冬梅 於卫东 孙海燕 孙建军 陆玉军 陈吾军 马爱峰 江黎娟 吴晓燕 张佩云 董晓红 李小云 黄云霞 沈美兰 耿爱华 冯亚斌 戴晓英 於小红 季芝燕 丁建云 杨素珍 吴洪波 祁泉 花晓棠 冯小祥 张建华 张波 赵秀琴 李志云 王海燕 王晓星 徐小平 李爱萍 吴吉 沈继华 顾培兵 周爱明 李爱军 吴丽华 孙建平 张海梅 沈建宇 王春梅 刘佩兰 杨文华 冒权 俞浩波 苏亚琴 缪施培 张铁军 徐丽琴 虞美萍 沈卫国 顾艳红 陈晓琴 路艳红 钱晓菊 杨建国 周建如 陈小琴☆杜梅 季云峰 严菁 周德银 顾晓燕 费小云 高风 蒋辉东 吴晓莉 9月30日东人职〔2000〕54号： 石磊 刘春峰 冒宇峰 王震 徐辉 罗培 肖卫 缪爱均 徐益利 任建萍 吴洋 陈雪松 葛蓉蓉 于晓鸣 李殿怡 季丹 蔡红建 李致远 朱亚红 顾小飞 洪梅 何智勇 高良红 花永开 李卫芳 吴新明 冯兵 梅莉 赵剑峰 陈建华 蔡红军 缪晓红 钱维建 吴昊 康亚平 许华 朱建峰 张雪松 徐海霞 万倪红 王建华 姜峰卫 江建兵 张灵犀 张立 刘红军 缪志慧 吴爱华 陶海建 马建 彭蓓 张晶晶 曹玲玲 康菊华 陈维维 缪小燕 徐美娟 耿园园 王苏艳 周福梅 黄杨 张小丽 刘丹 蔡维维 刘琴 黄海燕 洪云 花玉梅
2001	3月10日东人职〔2001〕10号： 刘白林 曹萍萍 9月10日东人职〔2001〕68号： 周志勇 戴春梅 冯健 邢巨星 许秉慧 曾云娣 孙勤 刘健
2002	7月22日东人职〔2002〕21号： 黄国华 刘丽华 王树宏 符爱红 高金萍 沈爱华 姚琴 周云霞 葛虹 刘小庆 朱晶 虞学军 管晓飞 郁红梅 张亚娟 朱亚红 高菁 陈小燕 郭文娟 韩晓燕 康海丽 翟春香 张慧 冒李庆 孙怡华 王晓燕 徐宏 张晓坤 袁进尧 谢晓琴 葛福莲 许胡梅 李海燕 阚旭 葛小红 石红梅 秦卫民 孙爱娟 张燕鸣 葛方燕 缪宏梅 许金芳 陈燕 于燕 许晓娟 何飞雪 蔡小敏 史鸿 仲建云 昌华刚 李亚芹 缪永生 刘春香 缪丽霞 陈周红

续表48-7

年度	名单
2002	7月22日东人职〔2002〕21号： 宗春霞 康忠梅 沈 娟 曹亚梅 朱万华 朱红兰 蔡国权 沈海燕 仲学萍 陈美琴 邵乾进 喻亚平 刘红梅 郭美萍 王锦凌 丛 菁 魏丽华 陆欣志 徐 进 戴建霞 曹建银 石学平 陈萧莉 张卫建 范建霞 陆春峰 陶丽梅 叶红梅 刘 平 孙 丽 李 燕 徐娟娟 李秀梅 王小燕 张亚莉 李红梅 陈 玲 沈爱红 周建华 樊俊华 缪小峰 李 慧☆付建红 10月30日东人职〔2002〕44号： 陈逸书 石青梅 季智勇 杨志强 徐 瑾 12月26日东人职〔2002〕52号： 陈志晔 龚国芳
2003	8月30日东人职〔2003〕8号： 王雨卉 何忠其 樊士辉 倪建芳 陆启辉 董 伟 王锦林 王锦秀 肖 利 张 辉 王国平 骆亚琴 戴建平 徐 红 朱爱民 符小燕 徐爱平 张玲俐 姜 杰 凌 云 周凤威 徐佩红 康承佑 徐亚英 缪学丽 沈九平 张 燕 黄志云 彭建群 陆亚平 谌元林 顾盈芝 申茂泉 陈 建 邱燕霞 李 梅 秦永红 徐忠琴 黄爱梅 孙国明 葛红卫 顾小卫 李亚军 丁明华 徐 衡 朱春梅 张建军 周 培 朱爱民 缪秋如 刘铁龙 陈小红 缪 忠 陈亚兵 江建国 管 华 徐兰秀 顾红霞 曹月娥 曹新红 汤 建 张永华 马小军 孙海燕 肖 鹏 缪春红 徐阿霞 管菊梅 何永梅 秦 霞 徐爱华 陈素兰 何春燕 叶海燕 曹玲玲 邓晓燕 盛小燕 桑 婧 钱海霞 刘升明 韩 凡 严亚红 吴莉蓉 张亚琴 陈亚梅 朱晓峰 汤荣庆 袁建兰 于亚琴 蒋 勇 姜孙琰 鲍丽丽 居宇锋 朱文婷 施爱军 蔡婷婷 姚晓美 康春红 徐小丽 顾建东 杨加红 刘 丽 顾平平 符桂珍 张维维 顾文芬
2004	东人职〔2004〕5号： 沈 巍 东人职〔2004〕10号： 陈迎春 钱小银 蒋晓燕 夏海云 章建妹 季锡梅 徐 霏 蒋建红 杨春霞 陈小霞 许红良 陈 云 徐晓梅 张丽萍 田 华 韦 静 马 红 王红伟 翁云霞 吴小利 顾从兰 孙付霞 季玉萍 蔡春华 包晓金 沈玉珍 朱朋云 季冬梅 戴微微 于亚梅 周秀丽 张锫锫 沈小莉 蔡素萍 阚小季 汤建维 王小燕 杨海群 张雪峰 王亚琴 沈建英 程 亮 刘云霞 翟海军 孙周峰 袁顶红 王海妹 贺小兰 翟艳红 徐俊峰 孔海峰 刘先荣 沈燕婷 缪爱华 蔡 梅 邵玲玲 陆杏钰 冯 丹 刘 燕 丁侣霞 陈亚琴 吴玲玲 孔 美 吴春秀 杨国兵 徐良兰 黄伟丽 缪惠琴 陈娟娟 赵小慧 石冬云 李春梅 桑合珍 张红梅 管小梅 李可芬 缪丽霞 蒋薇薇 胡佳伟 钱铃铃 周宏俊 缪艳丽 郭红梅 周 红 蔡海燕 缪晓青 周 建 刘飞飞 东人职〔2004〕47号： 许开颜 钱小红 许亚平 赵 燕 缪小娟 张亚鸣 徐红艳 蔡素华 王宇峰 沈晓燕 杨云霞 徐善华 顾翠珠 沈志凤 顾爱霞 王 芬 张晔锋 蔡玉兰 於玲玲 徐淑芬 陈建春 袁小娟 蔡芝秀 钱红梅 陈玉菡 杨志明 蒋金兰 石秀华 许新平 秦丽霞 赵芙蓉 韩卫红 王宏云 金志刚 佘晓燕 唐建平 戴静娴 蒋丽丽 徐栩蓉 徐季红 汤海燕 葛加红 濮彦周 吴小蓓 贾杨红 汤爱芳 张继宏 陈 淑 张秀梅 石青松 孙 霞 缪晓莉 周留网 袁小梅 于秋水 曹亚峰 朱雪梅 许开颜 钱小红 许亚平 赵 燕 缪小娟 张亚鸣 徐红艳 蔡素华 王宇峰 沈晓燕 杨云霞 徐善华 顾翠珠 沈志凤 顾爱霞 王 芬 张晔锋 蔡玉兰 於玲玲 徐淑芬 陈建春 袁小娟 蔡芝秀 钱红梅 陈玉菡 杨志明 蒋金兰 石秀华 许新平 秦丽霞 赵芙蓉 韩卫红 王宏云 金志刚 佘晓燕 唐建平 戴静娴 蒋丽丽 徐栩蓉 徐季红 汤海燕 葛加红 濮彦周 吴小蓓 贾杨红 汤爱芳 张继宏 陈 淑 张秀梅 石青松 孙 霞 缪晓莉 周留网 袁小梅 于秋水 曹亚峰 朱雪梅 沈海燕 徐平平 缪月红 许爱芳 沈建兰 东人职〔2004〕47号： 缪月卿 鲍玲丽 孟迎春 陈丽华 王春玲 王晓琴 许 梅 冒美云 李晶晶 沈明丽 李云青 张蓉蓉 施亚利 王海琴 余 姚 黄娟娟 曹莉莉 陈 琳 周 琴 缪淑香 宋文玉 杨建红 缪小丽 阚冬英 陈 丽 李 慧 周文娟 缪小燕 陈玲玲 袁小丽 杨艳红 范蓓蓓 张陈秋 徐符梅 陈春平 毛春梅 谢 娟 陆红霞

续表48-7

年 度	名 单
2005	10月28日东人职〔2005〕28号： 杨志军 12月15日东人职〔2005〕51号： 徐旭东 陆如平 刁浩白 任丽娟 许 翔 曹玉红 韶 彬 潘晓青 缪雨何 林红芳 傅 翎 傅九红 邱玲玲 宋春丹 11月3日东人职〔2006〕37号： 管 俊 於琳琳 孙 勤 王 昱 张卫卫 龚卫英
2006	10月30日东人职〔2006〕39号： 唐文敏 张 璐 刘 丹 周福梅 黄 杨 彭 蓓 刘 琴 黄海燕 张晓娟 葛方燕 钱桂宏 王苏艳 花国云 沈明丽 陈维维 缪小燕 张 红 刘 丽 顾艳红 李海平 康菊华 曹玲玲 谢 娟 周 建 季春霞 王冬梅 林 洁 周建梅 陈春南 赵伶伶 丁亚梅 顾竹香 沈 洁 许 华 袁德云 朱建新 周媛媛 韦 霞 杨红梅 于 颖 陈 娟 白小洁 丁雪飞 曹小红 李秀龙 许亚丽 吴娟娟 陈静雯 施 颖 邱亚娟 倪海燕 叶雪华 田小伟 樊小丽 佘 洁
2006	10月30日东人职〔2006〕39号： 陈 淑 钱海燕 宫建春 冯亚琴 张 飞 徐天舒 12月30日东人职〔2006〕59号： 季智勇 江亚芳 12月31日东人职〔2006〕61号； 张晶晶 虞学军 丛光晔 张小丽 李晓兵 郭小莉 陶海建 王友红 马 建 缪施培 包薛红 季淑贤 赵春燕 郑小红 孟小娟 黄琳玲 陈旭晔 李 巍 戚小洁 邵 琴 陈双凤 高玉梅 於 飞 陈培培 施晶晶 朱海霞 符 蓉 曹培培 何永梅 唐文敏 唐素琴 田 琳 陈叶丽 张旭敏 黄冬霞 秦节银 吴晓燕 何春燕 周艳星 夏海云 陈飞云 邱小燕 葛冬梅 蒋金兰 许银霞 韩卫红 花亚琴 刘迎雪 严海秋 黄慧慧 王友兵 冯美红 李海平 石 娟 陶 伟 张 宇 李 慧 杨巧云 郭 梅 张 璐☆张祝云
2007	12月30日东人职〔2007〕45号： 曹建银 于 燕 许晓娟 朱海燕 何飞雪 缪丽霞 蔡维维 张海燕 冯美红 於 飞 邵 琴 李 巍 陈旭晔 管晓飞 石冬云 陈 伟 倪海莹 缪志潇 陶 伟 沈爱红 陈 玲 韩晓燕 冒李庆 叶红梅 邱小燕 陈 燕 樊俊华 徐娟娟 许胡梅 郁红梅 张亚娟 朱亚红 杨 扬 陈叶丽 缪小峰 李 慧 刘飞飞 翟春香 张 慧 陈小燕 康海丽 郭文娟 顾时佩 姚海琴 唐高琳 任蓉蓉 戴 伟 花香香 张培培 缪捷秋 刘亚琴 赵晓磊 龚慧慧 王荣楠 魏元元 纪红燕 刘小娟 葛建霞 冒福珍 孔婷婷 王小峰 姚垠银 万向阳 黄金菊 朱丹丹 缪冬琴 吴广云 施勤勤 张 琴 仲美娟 符小丹 葛慧莉 杨 敏 张 伟☆陆丁银 汪镜晶 陈 曦
2009	12月20日“通职称办〔2009〕30号”文： 张明晶 顾 鹏 沈 诚 杨瑞秋 康 宇 徐小红 田晓燕 陈爱军 施 培 侯锦荣 张甜甜 蒋婷婷 徐亚娜 朱春燕 陈 晨 沈灵敏 佘珍云 瞿敏敏 李 霞 韩慧慧 曹香香 陆张红 赵 敏 朱 霞 姜涵露 邱丽君 王红梅 时文婷 顾 楠 鞠雯雯 马轶雯 苏建萍 钱艳莉 季小玉 吴陈晨 陈媛媛 崔娟娟 孙爱娟 陈 娟 桑银花 张 飞 王海琴 姚晓美 韩 茜 蒋薇薇 胡佳伟 施勤勤 缪丽霞 周文娟 李可芬 陈双凤 陈娟娟 郭红梅 钱玲玲 周 红 赵小慧 张红梅 缪艳丽 陈静雯 李春梅 桑合珍 蔡海霞 束小琴 丁桂芝 万向阳 陈 琳 周宏俊 叶雪华 管小燕 张 琴 吴玲玲 冒福珍 徐良兰 高雪梅

续　记

概　述

方便后人续编，本志择要记录2010年12月31日后的人事变更、事业发展、奖励处分、职称评定等主要事项。

第一节　大事续记

2011年

1月1日，县编制办公室行文，14所“镇卫生所”自即日起147名工作人员由镇人民政府系列划入县卫生系列，改称“卫生所”：

“掘港镇卫生所”改称“掘港卫生所”；

“大豫镇卫生所”改称“大豫卫生所”；

“马塘镇卫生所”改称“马塘卫生所”；

“曹埠镇卫生所”改称“曹埠卫生所”；

“岔河镇卫生所”改称“岔河卫生所”；

“新店镇卫生所”改称“新店卫生所”；

“双甸镇卫生所”改称“双甸卫生所”；

“袁庄镇卫生所”改称“袁庄卫生所”；

“苴　镇卫生所”改称“苴　镇卫生所”；

“长沙镇卫生所”改称“长沙卫生所”；

“丰利镇卫生所”改称“丰利卫生所”；

“栟茶镇卫生所”改称“栟茶卫生所”；

“洋口镇卫生所”改称“洋口卫生所”。

1月3日，县预防性职业健康检查结果网上查询正式开通。

1月17日，马塘医院租用常青村原冷冻厂土地1.6亩，新建5000平方米住院楼一幢。

1月19日，县疾病预防控制中心陈淑林、万宏坤、缪平、宋小军去洋口镇张埭村慰问挂钩扶贫群众及困难学生，送去春节慰问品和慰问金。

1月25日，县卫生局召开“节前廉洁、安全、维稳工作会议”。

1月26日，南通市疾病预防控制中心科长顾欣荣、副科长陆峰及医师王小平、徐红到县了解结核病定点诊疗职能调整后运作情况。

1月，县中医院获“全国中医文化建设先进集体”称号。

●县卫生监督所获“南通市十一五期间卫生监督工作先进集体、江苏省卫生监督体系建设先进单位”称号。

2月17日，召开“如东县红十字会第四次代表大会”。

2月18日，南通市疾病预防控制中心副主任陈大灵、急传科科长马平、副科长朱平、计免科科长张志兰、慢病科科长蔡波、结防科副科长陆峰到县疾病预防控制中心指导工作。

2月20日，县疾病预防控制中心冒明建获“江苏省职业病防治工作先进个人”称号。

2月22，全县沐浴业卫生监测工作开始。

3月22日，县食品安全委员会办公室由县食品药品监督管理局迁至县卫生局内办公。

3月，县卫生监督所获“江苏省巾帼文明岗”称号。

5月10日，南通市疾病预防控制中心张志兰、凌剑到县人民医院、县疾病预防控制中心对免疫规划工作进行督导。

5月10日，县卫生局召开“卫生系统廉政建设纠风工作暨争创‘三好一满意’大会”。

5月12日，南通市卫生局、盐务局、疾病预防控制中心及县卫生局、盐务局、疾控中心的领导及专业人员在亚萍广场前联合举办“第十八届碘缺乏病日”宣传咨询活动。

5月13日，县编制办公室行文，8所“中心卫生院”改称“镇中心卫生院”：

“如东县第二人民医院”改称“岔河镇中心卫生院”；

“如东县第三人民医院”改称“栟茶镇中心卫生院”；

“马塘医院”改称“马塘镇中心卫生院”；

“丰利医院”改称“丰利镇中心卫生院”；

“兵房中心卫生院”改称“大豫镇中心卫生院”；

“掘港中心卫生院”改称“掘港镇中心卫生院”；

“双甸镇中心卫生院”仍称“双甸镇中心卫生院”；

“苴镇中心卫生院”仍称“苴镇中心卫生院”。

5月20日，县心理健康咨询中心开业。

5月22日，县人民政府召开“文明卫生城市复检工作会议”。

5月24日，江苏省人民政府血地防办公室一行7人到县督查春季查灭螺工作和检查效果考核。

5月25日，南通市安监局监督二处处长秦华春等一行3人对疾病预防控制中心职业健康技术服务登记备案进行现场核查。

5月30日，县人民政府召开“全县学习贯彻《新型农合条例》动员会议”。

5月30日，县卫生局召开“全县控烟工作暨卫生系统创建无烟单位动员会议”。

6月27日，县卫生系统第九届文化节“党旗颂·天使情”文艺展演在如东大饭店举行。

8月10日，县卫生局召开“民营医院科室规范建设观摩会”，观摩县第二人民医院科室规范建设。

8月11日，江苏省结核病督导检查组一行5人，在省疾病预防控制中心慢传科主任范本达带领下，到县人民医院、中医院、疾病预防控制中心检查上半年结防各相关工作。

8月，县卫生监督所开展了以打击非法牙科为主要目标的“秋风行动”(无证口腔诊所专项整治)，彻底调查了全县无证牙科现状，分阶段、分层次地予以取缔。

9月13日，县教育局、县卫生局在疾病预防控制中心召开“全县高中阶段学校卫生工作及乙肝防控专题会议”。

9月19日，县第三人民医院，址迁栟茶镇外环北路4号，土地面积20400平方米，建筑面积22300平方米，投资7200万元。

9月20日，县教育局、县卫生局在县实验中学联合举办“2011-2012学年学校卫生防病暨学生缺课监测网络报告工作培训会议”。

10月4日，全国政协副主席李金华视察县第三人民医院。

10月10日～12日，由县疾病预防控制中心编制的“如东县天楹环保能源有限公司500t/d生活垃圾发电项目职业病危害控制效果评价报告”通过了江苏省安监局组织的专家评审。

10月31日，县疾病预防控制中心“疾控战士的党性情怀”为主题的情境党课，在县行政中心举办，县级机关各部门党建工作者100余人参加了观摩。

11月2日，江苏省爱卫办、省健教所有关领导到县考核验收拼茶镇创建江苏省卫生镇工作。

11月10日，南通市疾病预防控制中心丁桂生、曹彩群到县督导肠道蠕虫病调查工作。

11月15～16日，南通市卫生局检查组对县基本公共卫生服务工作进行考核，检查组抽查了苴镇、岔河镇的相关工作。

11月22日，南通市教育局、市健教所有关领导到县实验中学指导健康促进学校金奖单位创建工作。

11月23日，由江苏省安全监督管理局职业健康监督管理处处长王兴春、江苏省安全生产科学研究所检测检验中心所长韩雪连、泰州市疾病预防控制中心职业卫生科科长黄建华、南京白云化工环境监测有限公司检测科科长凌云、南通市安全监督管理局二处处长季雪祥组成的专家组代表江苏省安全监督管理局对疾病预防控制中心职业卫生技术服务机构复核评审，获得89分的高分，顺利通过评审。

11月29日，县中医院举行易地重建奠基仪式，新址掘港镇开发区，土地面积105312平方米，建筑面积114180平方米，项目总投资5.7亿元。

12月7日，由江苏省疾病预防控制中心慢传所陆伟所长和宋红焕医师组成的省结核病防治工作质量年度督导考核组到县检查工作。南通市卫生局疾控处副处长王新生及市疾病预防控制中心结防科符剑医师陪同检查。

12月30日，县通过省卫生厅评估，获“卫生监督体系建设先进县”称号。

12月，马塘镇中心卫生院获“2011年度诚信计量示范单位”称号 。

2012年

1月3日，县卫生监督所获“江苏省卫生监督体系建设先进单位”称号。

1月13日，县卫生局参加卫生部召开的“全国卫生系统应急工作视频会议”。

1月24日～25日，南通市卫生局组织的2011年度主要防病工作检查组共12人，由市卫生局副处长王新生带队，对县2011年免疫预防、急性传染病与结核病防治工作落实情况进行检查，分别检查了县疾病预防控制中心、县人民医院、掘港镇卫生所、双甸镇卫生所、双甸镇中心卫生院的相关工作。

2月6日，县公共卫生中心落成启用，其土地面积15000平方米，建筑面积19321平方米，建筑价值7000万元，迁入办公单位：县卫生局、县医学会、县卫生协会、县卫生系统思想政治工作研究会、县爱国卫生运动委员会办公室、县血吸虫病地方病防治领导组办公室、县红十字会办公室、县新型农村合作医疗管理委员会办公室、县食品安全委员会办公室、县疾病预防控制中心、县卫生监督所、县妇幼保健所、县结核病防治所、县健康教育所等。

2月16日，县卫生党工委书记、县卫生志编纂委员会主任张泽宾出席南通市卫生志编纂工作会，并提出作编纂要求。

2月13日，南通市卫生局发文，认定丰利医院为“二级乙等综合医院”。

3月15日，县卫生局召开“县卫生信息化建设座谈会”。

3月19日，县卫生志编纂办公室主任葛锡兵等出席县政协《南通名医》征稿座谈会。

3月28日，县卫生局举办“共筑健康之路”全国基层糖尿病预防控制健康促进项目——如东站，江苏省疾控中心慢病所副所长向全永受邀作糖尿病防控知识讲座，相关业务人员参加培训。

4月7日，县卫生局、爱卫办联合举办“世界卫生日”“全国爱卫日”“全省健康教育月”宣传活动。

4月10日～11日，江苏省基本公共卫生服务考核组到掘港镇、双甸镇检查考核。

4月25日，县疾病预防控制中心和掘港镇卫生所联合组织了“全国儿童预防接种日”“全国疟疾日宣传活动”。

4月26日，县疾病预防控制中心召开“县双子队列研究项目培训会议”，各镇卫生所一名业务人员参加培训。

5月8日，县卫生局召开“全县卫生系统党风廉政建设暨‘5·10思廉日’警示教育大会”。

5月14日，县卫生局举办“饮用水卫生宣传周”广场宣传活动。

5月15日，县卫生局、盐务局、疾病预防控制中心在县亚萍广场前联合举办“第十五届碘缺乏病日”宣传咨询活动。

5月23日，县卫生局、县教育局在县卫生局、县盐务局、县疾病预防控制中心会议室召开学校卫生工作会商会，讨论年度学校卫生相关工作，县教育局、县卫生局的主要领导和分管领导参加，县卫生监督所、县疾病预防控制中心有关人员一并参加。

6月11日，县人民政府启动“县食品安全宣传周仪式”。

7月3日，县疾病预防控制中心编排的情景表演唱《健康近卫军》参加县大东杯首届职工文化艺术节大型文艺展演暨第八届“蠙城之夏”演出。

7月10日～20日，县卫生局、县爱卫办组织检查和督导镇创建“江苏省卫生村”工作。

8月2日，县卫生局召开“全县医疗服务哨点工作会议”。

8月21日，县疾病预防控制中心编排的情景表演唱《健康近卫军》参加如东县首届职工文化艺术节闭幕暨“金秋助学”启动仪式演出，并获文艺节目类金奖。

9月，县卫生监督所建立了打击非法行医的常态管理机制，设立医疗服务监测哨点247家，其中县、镇级哨点17家，村级哨点230家，通过了市级验收。

●县中医院王爱民获“全国中医药系统创先争优活动先进个人”称号。

2013年

1月4日县疾病预防控制中心获“2012年度江苏省健康教育工作健康素养项目优秀检测点”称号

1月6日，县卫生系统思想政治工作研究会获“江苏省卫生系统2010-2012年度优秀思想政治工作促进会”称号。

1月6日，县人民医院新门急诊综合楼正式启用。

1月11日，县卫生局下发《关于同意设置如东县环镇医院的批复》。

1月19日，马塘医院新住院楼落成启用。

1月22日，南通市卫生局到县开展“2012年度基本公共卫生服务项目实施情况绩效考核”。

2月27日，县卫生党工委印发《关于进一步改进工作作风密切联系群众的八项规定》的通知。

3月4日，县卫生局下发《关于印发如东县医疗卫生单位岗位聘用管理意见(试行)的通知》。

3月12日，县人民医院获“2012年度全国医院感染横断面调查组织先进单位”“江苏省省级文明城市长效管理先进单位”称号。

3月29日，县食品安全办公室协调县卫生局、县质监局、县工商局、县盐务局等部门在全县开展食用盐市场联合执法检查。

4月4日，县卫生局下发《县卫生局关于成立全县卫生系统人感染H7N9禽流感防治工作领导小组的通知》和《关于切实加强人感染禽流感疫情防控工作的紧急通知》。

4月7日，县食安办协调县食安委主要成员单位召第一季度食品安全工作例会。

4月10日，县卫生局召开县直单位党组织负责人和党办(办公室)主任会议。

4月19日，县人民政府第9次常务会议讨论通过了提高享受退休补贴乡村医生补助标准的方案。

4月，建立4所“镇卫生院”：“长沙镇卫生院”“河口镇卫生院”“袁庄镇卫生院”“新店镇卫生院”。

5月11日，江苏省卫生厅、财政厅到县开展2012年度基本公共卫生服务项目实施情况绩效考核。

5月12日，县人民医院在新门急诊综合大楼一楼大厅开展“上海著名专家脑病义诊公益活动”，上海德济医院宋冬雷教授、郭辉教授等6位留学归国的神经内外科、心血管内科专家现场坐诊，现场义诊90多人次。

5月15日，县卫生局下发《关于同意设置如东银河门诊部的批复》位于岔河镇银河村二组。

5月16日，县卫生局、县盐务局、县疾控中心领导及专业人员在掘港镇亚萍广场前联合开展第20个“防治碘缺乏病日”宣传咨询活动。

5月23日，县卫生局举办预防接种专业培训班，对各驻镇卫生所和产科医院120余名接种人员进行培训，对考试合格者颁发预防接种上岗证。

5月30日，县卫生局同意位于掘港镇南市路31号的“民生内科诊所”开设。

6月6日，县人民医院获“南通市党建工作示范点”称号。

6月7日，南通市卫生局党组书记葛维先率市爱卫办主任杨伟超、监察室主任陈四林一行来如东进行党的建设、卫生党建惠民工作、党风廉政宣传教育、制度建设、行业作风建设以及卫生镇村创建、农村改厕和健康促进等方面的督查调研。副县长姜晓静、卫生局局长张旭初、党工委书记徐秀林全程参与调研活动。

6月9日，县卫生局同意位于大豫镇香台村一组的新闸外科诊所开设。

6月18日，县卫生局、财政局联合下发《关于预下享受退休补贴的乡村医生补助经费指标的通知》。

6月19日，县卫生局召开基本公共卫生服务工作推进会，全面做好迎接国家考核准备。

7月5日，县人民医院被南通市委组织部命名为“事业单位党建工作示范点”。县卫生局机关党总支、县中医院党委被县委组织部分别命名为“机关党建工作示范点”和“事业单位党建工作示范点”。

7月19日，南通市疾病预防控制中心疾控计免科科长张志兰、凌剑医师到县调查数字化接种门诊创建情况。

7月22日，县卫生局下发《关于同意设置如东文慈医院的批复》。

7月23日，县卫生局同意位于掘港镇人民南路36号二楼的“惠民外科诊所”开设。

7月25日，县食品安全委员会召开第二季度食品安全工作例会。

8月2日，县卫生系统辩论队参加县级机关辩论赛冠亚军决赛，获“县级机关党性在心中辩论赛”团体第一名。

8月9日，县卫生局妇女工作委员会获“南通市妇联工作先进集体”，县妇幼保健所吴春玫获“南通市妇联工作妇联先进个人”称号，县人民医院沈建英当选市妇联第十三届执行委员会委员。

9月6日，县卫生局同意位于马塘镇马北村四组8号的“金水堂中医诊所”开设。

9月12日，县中医院通过国家中医药管理局委托江苏省中医药管理局组织的二级甲等评审。

9月26日，江苏省卫生厅、财政厅到县开展2012年度重大妇幼卫生服务项目实施情况绩效考核。

9月27日，县卫生局下发《关于全面实施城乡居民重大疾病保障试点病种的通知》。

9月，县人民医院获“2010～2012年度江苏省文明单位”称号。

●县疾病预防控制中心李中建获“全国从事结核病防治专业技术工作三十年”称号。

10月12日，县卫生局下发《关于同意设置如东县中医院珠江路门诊部的批复》。

10月17日，江苏省卫生村省级考核组到县进行考核，新建成江苏省卫生村24个。

10月23日，县卫生局下发《关于印发如东县引进医疗技术合作项目暂行管理办法的通知》。

10月28日，县卫生局下发《关于成立如东县医疗质量管理委员会及医疗质量管理与控制专家组的通知》。

11月2日，县中医院承办了2013年江苏省肛肠专业年会暨肛肠疾病诊治新进展学习班。

11月5日，苴镇中心卫生院、双甸镇中心卫生院通过“江苏省示范乡镇卫生院”评估验收。

11月12日，县人民医院管晓飞被评为“最美如东人”。

11月16日～17日，新店镇、双甸镇通过“江苏省卫生镇”省级考核验收。

11月21日，县人民医院与洋口港开发区签订洋口港医院合作框架协议。

11月27日，县中医院评为“江苏省中医院中医药文化建设示范单位”。

11月29日，县卫生党工委召开以“加强党风廉政建设，贯彻落实作风建设各项规定”为主要内容的党员领导班子民主生活会。

11月30日，第二届上海•如东医卫界同乡联谊会在沪举办。

12月5日，苴镇中心卫生院、双甸镇中心卫生院正式创成“江苏省示范乡镇卫生院”。

12月16日，县卫生局获“南通市文明单位”称号。

12月21日，马塘镇沙庄村卫生室、苴镇暖阁村卫生室、岔河镇兴北村卫生室通过“江苏省示范村卫生室”评估验收。

12月23日，如东县获“江苏省卫生应急工作示范县”称号。

是年，全县240所村卫生室建设债务偿还协议签订工作全面完成，村卫生室房屋资产全部收归集体所有。

●《如东县食品安全投诉举报管理办法》《如东县食品安全督查制度》《如东县食品安全信息公开制度》等制度全面贯彻执行。

2014年

1月1日，全县医疗单位启用新版《出生医学证明》，证件落款改为国家卫生计生委员会。

1月2日，县卫生监督所新购大众SVW71810HJ小轿车一辆，用于卫生监督执法工作，原来桑塔纳SVW7180CEi因使用日久申请报废。

1月2日，县中医院举行政风行风监督员座谈会。

1月7日，县卫生局根据中共中央办公厅、国务院办公厅《关于党政机关停止新建楼堂馆所和清理办公用房的通知》(中办发[2013]17号)、省委办公厅、省政府办公厅《关于党政机关停止新建楼堂馆所和清理办公用房的通知>(苏办发[2013]22号)精神，召开办公用房清理整改工作会议，所属医疗卫生单位主要领导参加。调整后副科级领导的办公用房面积为12.5平方米，其他工作人员的办公用房面积为8.3平方米。

1月21日，全县18家医疗单位达到评审标准，换发“母婴保健技术服务执业许可证”。

1月8日～21日，县卫生局组织县疾病预防控制中心、县卫生监督所完成全县沐浴业卫生专项检查。

1月23日，县卫生局召开全县人感染H7N9禽流感防控工作会议。

1月25日，县疾病预防控制中心工会组织第十届职工迎新春运动会，46人参加了142个项次的比赛。

1月31日，县领导周建飞、蒋树建、沈更生和卫生局领导张旭初等到县人民医院等医疗卫生单位慰问春节一线工作人员。

2月13日～15日，县卫生监督所领导班子及部分科长赴如皋、通州等市区交流业务工作。

2月19日，县人民政府召亓全县卫生工作暨党风廉政建设会议和作风建设大会。

2月28日，举行"如东县中医院理事会"成立大会，通过县《如东县中医院理事会章程》，理事会由7名理事组成，监事会由5名监事组成，每届5年。会议选举县卫生局局长张旭初任理事长，县编制办公室主任张浩、县事业登记管理局局长周霞出席。

3月3日，县人民政府姜晓静副县长一行7人到县人民医院调研外科大楼项目。

3月5日，县卫生志愿者服务队参加主题为"学习雷锋好榜样 践行核心价值观"的如东县志愿服务进社区集中行动暨"文明交通"启动仪式。

3月10日，县卫生局、县妇女联合会、县财政局联合印发《关于印发如东县2014年度农村妇女宫颈癌和乳腺癌免费检查项目实施方案的通知》。

3月13日，县卫生局举办全县2014年度两癌工作会议暨业务培训班。

3月17日，姜堰市疾病预防控制中心一行7人在副主任王宏军的带领下到县疾病预防控制中心参观交流。

3月20日，县卫生局印发《关于转发南通市卫生局加强出生医学证明个人信息管理工作的通知》。

3月25日，江苏省食品药品监督管理局食品餐饮监管处周达志处长率学校食堂督查组一行5人，在市卫生局副局长曹淞云、处长龚燕霞的陪同下到县检查学校食堂食品安全工作。

3月29日，南通市2014年影像诊断疑难病例读片会在县人民医院门急诊综合楼十二楼会议室举行。

4月4日，县医学会举行第六届会员代表大会，张旭初任会长。

4月14日，县卫生局召开老年人健康因素2014年跟踪调查项目培训会议。

4月15日，南通市疾病预防控制中心丁桂生科长、曹彩群副主任医师到县督导血防查螺工作，并就"有螺无病地区血吸虫病传播风险与控制对策研究"科研项目落实实验现场。

4月15日，南通市疾病预防控制中心计免科副科长廉丽华、医师侯晓燕、金红梅一行3人到县督导接种门诊运行情况，并对双甸、河口、苴镇三家数字化门诊进行了验收。

4月23日，南通市疾病预防控制中心结防科科长马俊峰、副科长陆峰到县发放耐多药病人对照调查及国青课题项目有关的劳务费用。

4月23日，县"凤凰书香"走进医院活动在县人民医院门急诊综合楼一楼大厅举办。

4月28日，县医学会在掘港镇亚萍广场举办第29个"全国儿童预防接种日"、第7个"全国疟疾日"宣传咨询活动。

5月3日，县第四人民医院汪菊明、县人民医院姚炳荣获"南通市劳动模范" 称号。

5月7日，县医学会举办2014年疟原虫镜检技能培训班，全县16个镜检站检验人员接受疟检培训与考核。

5月8日，县卫生党工委在掘港镇亚萍广场举行大型广场宣传义诊活动。

5月8日，武进县卫生局副局长狄旭东、妇幼保健所所长陈云娟到县交流"两癌"检查工作。

5月9日，县卫生局、县教育局联合印发《关于进一步加强全县托幼机构卫生保健工作的通知》，进一步规范全县托儿所幼儿园卫生保健工作，加强业务指导和监管。

5月13日，海门市疾病预防控制中心副主任黄培新带领寄防科人员到县了解肠道线虫达标考核工作。

5月14日，县卫生系统党的群众路线教育实践活动暨“5·10”思廉日专题报告会在县人民医院门急诊综合楼12楼举办，专题报告会邀请了国内知名医学人文学者，北京大学医学人文研究院教授，北京大学科学史与科学哲学中心研究员王一方作专题讲座。全县各级医疗单位共计300余人参加会议。

5月14日，县中医院肛肠科通过江苏省十二五中医专科建设中期验收。

5月15日，县盐务局与县疾病预防控制中心联合在掘港镇亚萍广场前开展第21个“防治碘缺乏病日”宣传活动。

5月16日，县卫生监督所完成移动执法终端采购招标，全体人员配置电信提供的三星牌移动执法终端。

5月20日，县巾帼志愿者、白衣使者“双百双进”活动业务培训班在县人民医院门急诊楼十二楼会议室举办，来自全县各单位的百名巾帼志愿者参加此次培训。

5月20日，县人民政府办公室再次召集免费婚检会商，副县长姜晓静出席。

5月21日～22日，县人民医院在门急诊楼十二楼会议室举办职工踢毽子、跳绳等趣味比赛，共计300余人参加比赛。

5月27日，县百名巾帼志愿者进医院、百名白衣使者进社区“双百双进”启动仪式在县人民医院门急诊综合楼一楼大厅举行，县委副书记周建飞、县委宣传部部长杨中坚、县委宣传部副部长余晶等领导出席启动仪式，县人民医院百名白衣使者参加此次活动。

5月29日，县直医疗卫生单位医务工作者在马塘镇市河社区开展世界无烟日暨送医下乡义诊咨询活动。

5月30日，县卫生局下发《关于印发如东县预防艾滋病、梅毒和乙肝母婴传播工作实施方案(2014年版)的通知》，方案明确自2014年起县人民医院为孕产妇梅毒定点诊治医院。

6月4日，贯纵“南通市创设透析室规范化整治会议”，启动全县血透专项整治工作。

6月5日，县直医疗卫生单位医务工作者在掘港镇文峰大世界举行“世界环境日”宣传教育活动。围绕医疗废物管理进行宣传。

6月12日，县卫生局下发《关于印发如东县“妇幼健康服务年”活动实施方案的通知》。

6月14日，全国妇联开展农村妇女“两癌”检查与救助工作在县调研，如东县为国家级农村妇女“两癌”检查试点县。

●县卫生局在县人民医院门急诊综合楼十二楼会议室举办题为《从学生到名医的成长》的专题讲座，该讲座由上海市中山医院院长、上海南通名医促进会会长樊嘉教授主讲，全县卫生系统近300名青年医疗骨干参加。

6月20日，县人大常委会副主任唐国均视察县中医院整体搬迁工程，该工程占地157亩，一期工程114180平方米，设计床位1000张，预计投资6亿元。

6月25日，县人民政府办公室下发《关于印发如东县免费婚前医学检查实施办法的通知》。

●县百姓宣讲团报告会在县人民医院门急诊综合楼十二楼会议室举办，县人民医院管晓飞演讲题目为《守护生命的绿洲》，200余名医务人员参加。

7月4日，全县“朗读，走进心灵”志愿服务社区行启动仪式在县人民医院门急诊综合楼十二楼会议室举行。

7月15日，县卫生局组织送医到马塘义诊活动。

7月16日，县政协医卫组对马塘镇“因病致贫，因病返贫”困难群体救助帮扶情况的开展调研活动。

8月1日，县卫生局印发《关于开展爱婴医院创建和复核工作的通知》。

8月4日，县卫生局召开爱婴医院创建和复核评估工作动员大会，全县各有助产资质的医院院长、妇产科主任，中心级及以上医院医务科长、妇产科护士长，各卫生所妇保医生等共计60余人出席。

8月6日，县医学会组织眼科专家在掘港镇文峰广场开展“爱眼日”义诊活动。

8月8日，县人民医院在门急诊综合楼十二楼会议室举办“医学模式与医患关系和医疗质量”专题讲座，主讲嘉宾为常州市第一人民医院曹建新教授，全院医务人员共计200余人参加。

8月14日，县卫生局印发《关于对全县妇幼健康服务技能竞赛获奖选手表彰的决定》，对在以围产保健、儿童保健、妇女保健和计划生育技术为主要内容的全县妇幼健康服务技能竞赛中表现优秀者予以表彰。

8月20日，县人民医院在门急诊综合楼十二楼会议室举办埃博拉出血热相关知识培训讲座。

8月21日，县卫生局召开埃博拉出血热防控技术培训会议。

8月22日，印制《如东县儿童保健数字化门诊工作手册》。

●县委书记詹立风、县委宣传部部长杨中坚、县人民政府副县长姜晓静、县卫生局局长张旭初视察县中医院整体搬迁工程。

8月25日，县卫生局在县人民医院门急诊综合楼十二楼会议室开展“百家医院管理公益讲坛”走进如东卫生系统活动，由北京大学王岳教授主讲，全县卫生系统共计400余人参加。

8月，县政务中心妇委会召开巾帼文明岗创建推进会暨在读大学生孤儿结对仪式，会议宣布县妇幼保健所为执行单位。

9月4日，县卫生系统“月满中秋　情系社区　关爱老人”2014年中秋联谊会暨文艺汇演活动在县人民医院门急诊综合楼12楼会议室举行。

9月18日，县疾病预防控别中心在卫生大厦五楼会议室举行“读书·明理·敬业·创新”读书报告会，现场评选出“阅读之星”3名、“创作之星”4名、“演讲之星”2名。

9月26日，宜兴市妇联一行20余人到县交流关于“两癌”查治项目方面的调研内容。

●2014年南通、扬州市急诊医学学术年会在县人民医院门急诊综合楼十二楼会议室召开，来自南通、扬州市近260名医务人员参加。

●县医学急救白金十分钟科普活动启动仪式在县人民医院门急诊楼一楼大厅举办。

10月10日，县直医疗卫生单位医务工作者在马塘市河社区开展第十七个全国高血压日宣传活动。

10月17日，县卫生局印发《关于做好迎接省级爱婴医院评估工作的通知》《关于预拨2014年度“两癌”筛查项目专项补助资金的通知》。

10月22日，受江苏省人民政府血地防领导小组办公室委托，由省寄生虫防治研究所组织专家到县进行消除疟疾达标考核，确认达到消除疟疾目标。

10月29日，县中医院通过“江苏省中医药文化建设示范单位”验收，江苏省中医院党委副书记薛新民、省卫生厅处长张小凡、南通市卫生局中医处处长邵慧娟参加验收。

10月，县卫生系统举办第十二届文化节活动。

11月1日，江苏省疾病预防控制中心书记朱宝立、所长张恒东、副所长丁帮梅、南通市卫生局局长王晓敏局长、市疾病预防控制中心书记杨自力等五位专家对县疾病预防控制中心职业健康检查机构续展工作进行现场评审，通过了职业健康检查机构续展评审。

11月2日，江苏省疾病预防控制中心书记朱宝立带领省职业病防治所一行21人到沿海经济开发区泰禾化工、利华农化开展草甘膦职业接触限值标准研究。

●江苏省肛肠专业年会暨肛肠疾病诊治新进展学习班在县中医举行。

11月19日，国务院发展研究中心“生育及相关公共政策研究”课题调研在如东展开，县人民政府副县长姜小静、教育及计划生育部门相关领导参加。

12月1日，县疾病预防控制中心在如东中专开展“艾滋病日”宣传活动。

12月2日，县中医院通过南通市二级医院持续改进活动验收。

12月10日，县卫生监督所通过“江苏省档案工作三星级规范化建设”验收。

12月12日，县委、县人民政府委员会通知机构调整如下：

撤销“如东县卫生局”。

撤销“如东县人口和计划生育委员会”。

建立“如东县卫生和计划生育委员会”。

撤销“中共如东县卫生工作委员会”。

撤销“中共如东县人口和计划生育委员会党组”。

建立“中共如东县委卫生和计划生育工作委员会”。

撤销“中共如东县卫生纪律检查工作委员会”。

建立“中共如东县卫生和计划生育纪律检查工作委员会”。

其他相关组织团体相应调整。

12月15日，县疾病预防控制中心购置了万通新东方1000B多功能数字化X线摄影系统、GX100医用诊断X射线机、PPM400ST12000甲醛检测仪、MODEL-3886尘埃粒子计数仪、AWA5636-0型噪声测定仪，西门子RXL-MAX全自动生化分析仪，总计91.7万元。

●南通市中医院党委书记陈建荣一行到县中医院作财务工作交流。

12月16日，江苏省卫生监督所办公室高建副主任来所视察档案工作。

12月19日，县疾病预防控制中心召开全县传染病管理台帐资料互审工作会议。

●县中医院举行第五届职工代表大会。

12月29日～30日，县妇幼保健所对全县9家儿童保健数字化门诊建设进行验收。

12月31日，县妇幼保健所被评为“省级巾帼文明示范岗”。

12月，县疾病预防控制中心理化检验科通过了2014年食品污染物风险监测、2014年省生活饮用水卫生监测质控考核。

是年，如东县获“江苏省首批消除疟疾达标县”称号。

●如东县获“江苏省慢性病综合防控示范区”称号。

●县妇幼保健所获“江苏省巾帼文明示范岗”称号。

●县第四人民医院获“江苏省计量诚信示范单位”称号。

●马塘镇中心卫生院获“江苏省示范乡镇卫生院”称号。

●曹埠镇小埠村社区卫生服务站、双甸镇镇东村社区卫生服务站、洋口镇香椽村社区卫生服务站获“江苏省示范村卫生室”称号。

●县卫生局、县第四人民医院获“南通市文明单位”称号。

●县卫生局获“南通市紧急医学院前应急处置技能竞赛二等奖”。

●县妇幼保健所获“南通市妇幼健康技能竞赛团体第二名”。

●栟茶镇获“2014年度南通市幸福家庭建院示范乡镇”称号。

●掘港镇虹元村、河口镇双港村、曹埠镇应泉村获“2014年度南通市幸福家庭建院示范村”称号。

2015年

1月14日，14日，江苏省健康促进学校（金牌）考核组对县实验小学创建工作进行考核。

1月15日，启动全县沐浴业执法检查，分三组对全县140余家浴室以消毒、健康证明、检测等项目为重点，现场检查拟在本月底完成。

1月31日，县疾病预防控制中心举办“第十二届迎春运动会”。

2月12日，县卫生和计划生育委员会举行“全县妇幼保健信息培训会”。

2月15至26日，县卫生监督所举办“迎春运动会”。

2月，县纪律检查委员会撤销派驻县卫生和计划生育委员会纪律检查组。

3月1日，全县妇幼保健信息系统启用新程序。

3月5日，县卫生志愿者参加掘港镇三元社区居家养老服务站欢度元宵温情陪伴志愿活动。

3月12日，南通市事业单位登记局局长余雷一行三人在县编办张浩主任、许小波科长的陪同下莅临县中医院就法人治理结构试点工作进行调研。

3月13日，县人民政府召开“全县卫生和计划生育工作会议”。

3月18日，县卫生和计划生育委员会召开“全国第三次人体寄生病如东调查培训会议”。

3月26日，县人民政府办公室下发东政办发〔2015〕32号文对县卫生和计划生育委员会主要职责内设机构和人员编制规定作出明确规定。详见附件。

●苏州市吴江市卫生和计划生育委员会、吴江市妇幼保健所到县交流妇幼保健工作情况。

4月2日，县卫生和计划生育委员会召开县妇幼保健所、县计划生育指导站合并准备会议，县卫生和计划生育委员会分管领导县卫生和计划生育委员会妇幼卫生与计划生育基层指导科、县妇幼保健所、县计划生育指导站负责人参加。

5月14日，县卫生和计划生育委员会召开“县创建国家级卫生城市动员大会”。

5月20日，县卫生监督所餐饮监督管理职能划转县市场监督管理局。

5月26日，在南通市计划生育和生殖保健学会组织的全市“优生优育生殖健康”宣讲课件评比中，吴春玫策划制作的视频宣讲“给你一个幸福美满的家”获得一等奖。

6月17日～18日，国家卫生和计划生育委员会法制司副司长梁金霞一行4名到县进行计划生育工作政策调整调研，江苏省卫生和计划生育委员会副主任何小鹏、南通市人民政府副市长朱晋、南通市卫生和计划生育委员会主任王晓敏、南通市卫生和计划生育委员会副主任张启芬、县委书记詹立风、县长潘建华、副县长张蓉蓉、副县长姜晓静参加了调研。

6月18日，吴春玫参加2015年全国第三期孕前优生健康检查项目管理人员培训班。

6月30日，《如东县卫生志》续记要事截稿。

附：

如东县人民政府办公室文件

东政办发〔2015〕32号

县政府办公室关于印发如东县卫生和计划生育委员会主要职责内设机构和人员编制规定的通知

《如东县卫生和计划生育委员会主要职责内设机构和人员编制规定》已经县人民政府批准，现予印发。

如东县人民政府办公室

2015年3月26日

如东县卫生和计划生育委员会主要职责内设机构和人员编制规定

根据《南通市委办公室、市政府办公室关于印发〈如东县人民政府职能转变和机构改革方案〉的通知》（通办发〔2014〕78号）和《中共如东县委、如东县人民政府关于如东县人民政府职能转变和机构改革的实施意见》（东发〔2014〕26号），设立县卫生和计划生育委员会，为县政府组成部门。

一、职能转变

（一）取消和下发的职责

1. 取消已由县政府公布取消的行政审批事项。

2. 根据职能转变和机构改革要求需要取消和下放的其他职责。

（二）承接的职责

承接国务院、省政府、市政府明确下放给县卫生和计划生育部门的行政审批事项。

（三）划转的职责

1. 将原卫生局的职责和县人口和计划生育委员会的职责划入县卫生和计划生育委员会。

2. 将原县人口和计划生育委员会的研究拟订人口发展战略、规划及人口政策职责划入县发展和改革委员会。

3. 将原县卫生局承担的食品安全综合协调、组织查处食品安全重大事故、统一发布重大食品安全信息的职责和县食品安全委员会办公室日常工作，划入县市场监督管理局。

4. 将原卫生局承担的餐饮服务环节食品安全监管、食品安全监测综合管理等职责，划入县市场监督管理局。

5. 将原卫生局承担的新型农村合作医疗综合监管职责划入县人力资源和社会保障局。

（四）加强的职责

1. 深化医药卫生体制改革，建设现代医疗卫生体系。坚持保基本、强基层、建机制，协调推进医疗保障、医疗服务、公共卫生、药品供应和监管体制综合改革，巩固完善基本药物制度和基层运行新机制，加大公立医院改革力度，推进基本公共卫生服务均等化，提高人民健康水平。

2. 坚持计划生育基本国策，完善生育管理政策，加强计划生育政策和法律法规执行情况的监督考核，加强对基层计划生育工作的指导，加强出生人口性别比综合治理，促进优生优育，提高出生人口素质。

3. 推进医疗卫生和计划生育服务在政策法规、资源配置、服务体系、信息化建设、宣传教育、健康促进方面的融合。

4. 鼓励社会力量提供医疗卫生和计划生育服务，加大政府购买服务力度，加强急需紧缺专业人才和高层次人才培养。

二、主要职责

(一)贯彻执行国家和省市有关卫生和计划生育工作的法律法规和方针政策。拟订全县卫生和计划生育事业发展规划、年度计划并组织实施。负责推进医药卫生体制机制改革。统筹规划全县卫生和计划生育服务资源配置，指导全县卫生和计划生育规划的编制与实施。

(二)负责全县疾病预防控制工作。制定并实施传染病、慢性非传染性疾病的防治规划。制定免疫规划并组织实施。依法监测传染病。承担饮用水卫生监测。负责全民健康教育与促进工作。负责全县突发公共卫生事件的预警、处置和评估工作。组织协调处置突发公共卫生事件。负责食品安全风险监测评估工作。组织食品安全事件流行病学调查。

(三)负责全县卫生和计划生育监督管理工作。开展计划生育政策实施、传染病防治、公共场所卫生、健康相关产品、医疗卫生机构医疗服务、妇幼保健、临床用血安全等监督管理。按职责分工负责放射卫生、环境卫生、学校卫生等监督管理。

(四)负责组织拟订并实施基层卫生和计划生育服务、妇幼卫生发展规划和政策措施，指导全县基层卫生和计划生育、妇幼卫生服务体系建设，推进基本公共卫生和计划生育服务均等化，完善基层卫生、计生机构运行新机制和乡村医生管理制度。

(五)负责全县卫生和计划生育服务机构全行业管理。负责卫生和计划生育机构、专业技术人员的准入、医疗技术临床应用等监督管理。负责医疗机构药品使用管理、临床药事工作及合理用药的监督管理。负责全县医疗设备、医用耗材(试剂)、计划生育药具供应和发放等监督管理。开展卫生和计划生育机构的服务质量、运行安全等监管和考评。

(六)负责组织推进公立医院改革，建立公益性为导向的绩效考核和评价运行机制，建立和谐医患关系，提出医疗服务和药品价格政策的建议。

(七)贯彻落实国家药物政策和基本药物制度，执行国家药品法典和国家基本药物目录，执行江苏省基本药物增补目录。执行上级药物政策和基本药物制度相关政策。

(八)贯彻落实国家生育政策，组织实施促进出生人口性别平衡的政策措施，组织监测计划生育发展动态，提出发布计划生育安全预警预报信息建议。制定计划生育技术服务管理制度并监督实施。制定优生优育和提高出生人口素质的政策措施并组织实施，推动实施计划生育生殖健康促进计划，降低出生缺陷人口数量。

(九)执行上级计划生育利益导向、计划生育特殊困难家庭扶助和促进计划生育家庭发展等政策。负责协调推进有关部门、群众团体履行计划生育工作相关职责，建立与经济社会发展政策的衔接机制，落实稳定合理的生育水平政策措施。

(十)制定流动人口计划生育均等化服务管理制度并组织落实，推动建立流动人口计划生育信息共享与公共服务工作机制。

(十一)拟订全县卫生和计划生育人才发展规划，组织实施卫生和计划生育人才队伍建设。加强全科医生等急需紧缺专业人才培养，执行住院医师和专科医师规范化培训制度。

(十二)拟订全县卫生和计划生育科技发展规划，组织实施卫生和计划生育相关科研项目。组织实施毕业后医学教育和继续医学教育。

(十三)指导全县卫生和计划生育工作，完善卫生和计划生育综合监督执法体系，规范执法行为，监督检查法律法规和政策措施的落实，组织查处违法行为。监督落实计划生育一票否决制。

（十四）负责全县卫生和计划生育宣传、健康教育、健康促进和信息化建设等工作，依法组织实施统计调查，实施全县人口基础信息及健康档案资料信息库建设。组织开展与县外交流与合作。

（十五）拟订并组织实施全县中医药中长期发展规划、政策措施，并纳入卫生和计划生育事业发展总体规划。负责中医、中西医结合工作的管理。

（十六）承担县政府有关领导小组下设在县卫生和计划生育委员会的办公室具体工作。

（十七）承办县政府交办的其他事项。

三、内设机构

根据上述职责，县卫生和计划生育委员会设11个内设机构

（一）办公室 （挂“宣传科”、“信息科 ”牌子）综合协调机关工作；负责文电、会务、机要、档案、督查、值班等机关日常运转工作；承担卫生和计划生育中长期规划、年度计划的制定；承担重要文件起草；承担系统内年度目标责任检查考核和机关、下属单位的安全保密、综合治理、政务公开、信访工作；组织协调建议提案的办理工作。

拟订卫生和计划生育宣传、公众健康教育、健康促进的目标、规划、政策和规范。承担卫生和计划生育新闻宣传、科学普及和信息发布。

负责机关和直属单位的党群工作。指导推动卫生计生基层党建工作，促进卫生计生行业党组织建设和党员队伍建设。负责监管作风建设、理论学习教育、群团和老干部工作。

承担全县卫生和计划生育的信息化建设工作；负责信息系统的维护；承担全县卫生和计生信息的分析调查。

承担全县卫生和计划生育的统计工作；负责对各镇(区)卫生与计生统计工作进行督查与指导，负责各类报表的统计和上报及文字材料的起草。

（二）医改科

承担全县深化医药卫生体制改革工作领导小组及其办公室的具体工作；组织、指导、协调、落实深化医药卫生体制改革工作任务；研究提出全县深化医药卫生体制改革重大政策、措施的建议，督促落实领导小组会议议定事项。

（三）综合监督科（挂“行政服务科”、“政策法规科”牌子）

依照有关法律法规组织卫生和计划生育规范性文件起草工作；负责综合性卫生和计划生育政策研究；拟订全县卫生和计划生育政策与改革发展措施并组织分析、评估；承担规范性文件的合法性审核、行政复议、行政应诉和法律法规咨询、解释工作；参与起草重要会议文件、负责政策研究报告等工作；负责全县再生育一孩的审批、负责社会抚养费的征收工作；负责行政审批事项的办理和协调；负责政务服务中心窗口的监督管理工作。

承担公共卫生、医疗卫生、计划生育工作综合监督；按照职责分工承担职业卫生、放射卫生、环境卫生、学校卫生和计划生育工作的监督管理；组织开展公共场所、饮用水安全、传染病防治监督检查；整顿和规范医疗服务市场，组织查处医疗卫生违法案件、计划生育违法案件，指导规范综合监督执法行为。

（四）医政医管科（挂“中医药管理科”、“科技教育科”牌子）

拟订并组织实施全县区域卫生规划、中医事业发展规划、医疗机构设置规划和重点专科建设发展规划；拟订并组织实施全县医疗管理制度、技术操作规程和医疗质量标准；监督各级各类医疗机构的医、护、药、技及院内感染质量；负责医疗机构和卫生、计生从业人员的监督管理；负责采供血及临床用血质量的监督管理；负责医疗机构、医务人员、医疗新技术的准入管理；负责医疗机构设置、审批、审核及医师、护士注册工作；做好医疗事故技术鉴定申请的受理及医疗事故争议的调处工作；负责组织突发性灾

难事故和重大活动的医疗救护、保障工作；负责社会医疗机构的业务管理工作；会同有关部门做好全县机关、事业单位干部保健及征兵、招生体检工作。

指导全县中医药服务体系建设；组织实施中医药、中西医结合工作的管理办法和技术准入。

拟订卫生和计划生育科技发展规划及相关政策，组织实施相关科研项目、新技术评估管理、科研基地建设；组织实施毕业后医学教育和医学继续教育；组织住院医师规范化培训和专科医师培训；加强全科医师等急需紧缺专业人才培养。

（五）疾病预防控制科（挂"卫生应急办公室"牌子）

制定全县重大传染病及其他严重危害人体健康的疾病防治规划和疾病控制规划，并指导实施、监督检查；遇有重大疫情和自然灾害，组织全县卫生技术力量，控制疾病的发生、蔓延；负责疾病防控机构的业务指导；督促医疗卫生等专业机构开展法定传染病疫情信息报告工作；指导精神病防治机构开展精神病人的管理；依法开展消毒管理工作；制定全县健康教育规划，负责健康教育管理工作。

承担有关突发公共卫生事件应急处理工作；组织拟订有关突发公共卫生事件应急处理和紧急医学救援的政策、制度、规划、预案和规范措施；指导全县卫生应急体系和能力建设，组建与完善突发公共卫生事件监测和预警系统；会同有关部门制定、实施食品安全风险监测计划；开展食品安全风险监测、评估和交流，组织食品安全事件流行病学调查。

（六）爱卫科（挂"县爱国卫生运动委员会办公室"牌子）

贯彻实施爱国卫生工作的法律、法规和政策；制定县爱国卫生工作规划、年度计划和阶段实施计划；指导卫生县城、镇、村建设和农村饮用水水质监测、改厕工作，开展经常性爱国卫生检查工作；组织开展卫生知识宣传与健康教育，普及卫生知识；推进健康促进工作；组织开展病媒生物防制工作；协助开展重大传染病、职业病、地方病的综合防治；承担县爱国卫生运动委员会日常工作。

（七）妇幼卫生与计划生育基层指导科

拟订全县妇幼卫生和计划生育技术服务相关规划、政策、规范并组织实施，推进妇幼卫生和计划生育技术服务体系建设；拟订全县妇幼卫生和计划生育干部队伍教育培训计划并组织实施；按照妇女儿童发展纲要要求，加强妇幼卫生管理工作，落实妇女儿童发展主要健康指标。指导妇幼卫生、人类辅助生殖技术管理和计划生育技术服务工作，组织实施预防和减少出生缺陷工作，制定优生优育和提高人口素质的政策措施并组织实施，降低出生缺陷人口数量；制定全县妇女、儿童多发病、常见病防治方案并组织实施；指导与督促基层计划生育基础管理服务工作，推进基层基础网络建设，落实计划生育一票否决制；制定全县计划生育药具需求计划，依法规范计划生育药具管理工作；承担妇幼健康服务与生殖健康有关工作。

负责全县病残儿童医学鉴定和计划生育手术并发症鉴定的组织管理工作。

（八）基层卫生科

指导全县基层卫生服务体系建设和乡村医生相关管理工作；承担基层卫生工程建设项目的组织实施工作；承担农村卫生室、城市社区卫生站管理工作；指导基层开展基本公共卫生服务项目。

（九）计划生育家庭发展与流动人口服务管理科

研究提出促进计划生育家庭发展的政策建议。建立和完善计划生育利益导向机制及特殊困难家庭扶助制度并组织实施，拟订、落实计划生育奖励扶助政策；承担出生人口性别比综合治理工作。

拟订流动人口计划生育服务管理工作规划、政策并组织实施；完善流动人口卫生和计划生育信息共享和公共服务工作机制；组织开展流动人口动态监测工作，推进流动人口卫生和计划生育基本公共服务均等化政策的落实。

（十）人事科

拟订全县卫生和计划生育人才发展规划和政策并组织实施；负责专家管理以及人才引进、交流与服务的指导工作;负责办理机关及下属事业单位的机构编制和定编、定岗、定员等具体工作;按照干部管理权限负责系统内干部的考核、考察、任免;负责卫生和计生专业技术人员资格考试、认定和聘任;负责机关和下属事业单位的劳动工资工作;负责全系统干部队伍管理、人事档案管理;协助办公室做好人事方面的信访工作。

(十一)财务审计科

拟订卫生和计划生育财务管理制度并监督实施;承担机关和预算管理单位预决算、财务、资产管理和卫生计生系统内部审计工作;提出医疗服务和药品价格政策的建议;组织落实政府采购工作;拟订全县大型医疗设备申报计划;做好社会抚养费管理工作;负责全县计划生育事业经费统筹使用与管理监督。

按有关规定设置监察室,主要职责为:协助落实党风廉政建设责任制,开展党员干部廉政教育;负责重要事项的监督检查;负责信访和案件检查工作;受理党员干部不服从处分的申诉;完成县纪委(监察局)交办的其他工作。

另按有关规定设置纪工委,为县纪委的派驻机构,相关事项按规定执行。

四、人员编制

县卫生和计划生育委员会机关行政编制27名。

领导职数为:主任1名,副主任4名;正副科长(主任)18名,其中正科长(主任)12名(含监察室主任1名)、副科长(副主任)6名。

五、其他事项

(一)指导县医学会办公室、县卫生协会办公室、县计划生育协会的业务工作。

(二)原县卫生局和县人口和计划生育委员会所属事业单位由县卫生和计划生育委员会管理。

(三)与县发展和改革委员会的有关职责分工。县发展和改革委员会负责研究提出县人口发展战略,拟订人口发展规划和人口政策,研究提出人口与经济、社会、资源、环境协调可持续发展,以及统筹促进人口长期均衡发展的政策建议。县卫生和计划生育委员会负责拟订全县计划生育政策,研究提出与计划生育相关的人口数量、素质、结构、分布方面的政策建议,促进计划生育政策与相关经济社会发展政策的衔接配合,参与制定全县人口发展规划和政策,落实上级人口发展规划中的有关任务。

(四)与县市场监督管理局的有关职责分工。县卫生和计划生育委员会负责组织开展食品安全风险监测评估工作,参与食品安全地方标准拟订和食品安全企业标准备案工作;负责食品安全事故医疗救治和相关流行病学调查,会同有关部门对事故现场进行卫生处理;县市场监督管理局与县卫生和计划生育委员会要建立重大药品(含基本药物、医疗器械)不良反应事件、食品安全事故相互通报机制和联合处理机制。

(五)与县安全生产监督管理局的有关职责分工。县卫生和计划生育委员会负责起草职业卫生有关规范性文件。规范职业病的预防、保健、检查和救治,负责职业卫生评价和职业卫生技术服务机构资质的认定及化学品毒性鉴定的相关工作。与县安全生产监督管理局负责作业场所职业卫生的监督检查工作,负责职业卫生安全许可证的管理,组织查处职业危害事故和有关违法违规行为。县卫生和计划生育委员会和与县安全生产监督管理局要按照职责分工,建立完善协调机制,加强配合,共同做好相关工作。

六、附则

本规定由县机构编制委员会办公室负责解释并对执行情况进行监督检查和评估,其调整由县机构编制委员会办公室按规定程序办理。

抄送:县委各部门,县人大常委会办公室,县政协办公室,县法院,县检察院,县各人民团体,县人武部。

第二节　人物续记

县卫生局机关

局　长　张泽宾　2010.12～2012.01
　　　　张旭初　2012.01～2014.12
书　记　张泽宾　2010.12～2013.01
　　　　徐秀林　2013.01～2013.12
　　　　张旭初　2013.12～2014.12
副书记　张旭初　2010.10～2013.12
　　　　缪文龙　2010.12～2011.01
　　　　徐德建　2011.01～2014.12
副局长　张旭初　2010.12～2012.01
　　　　张德聿　2010.12～2011.02
　　　　汤晓燕　2010.12～2011.02
　　　　缪　彬　2010.12～2012.01
　　　　陈建权　2010.12～2014.12
　　　　缪文龙　2011.01～2014.12
　　　　缪卫宏　2012.01～2013.01(挂职)
　　　　缪卫宏　2013.01～2014.12
　　　　徐希平　2013.01～2013.10
　　　　陈淑林　2013.01～2014.12(挂职)
　　　　季学军　2013.12～2014.12(兼职)
纪工委书记　徐德建　2010.12～2011.01
　　　　　　周晓梅　2011.01～2014.12

办公室
主　任　缪兴波　2010.12～2011.11
　　　　葛锡兵　2011.11～2012.01(副主任)
　　　　葛锡兵　2012.01～2014.02
副主任　葛锡兵　2010.12～2012.01

信息科
科　长　张玉莲　2012.01～2014.12(副科长)

卫生党工委办公室
主　任　李剑芳　2010.12～2014.12

监察室
主　任　谢　杰　2012.02～2014.12

人事科
科　长　张　俊　2010.12～2012.01
　　　　王银华　2012.01～2014.12
副科长　黄耀东　2010.12～2014.12

医政科
科　长　王跃成　2010.12～2012.11
　　　　高小松　2012.01～2013.04(副科长)
　　　　高小松　2013.04～2014.12
副科长　王银华　2010.12～2012.01

基层卫生与妇幼保健科
科　长　邱瑞满　2010.12～2012.01
　　　　刘建华　2012.01～2014.12
副科长　刘建华　2010.12～2012.01

疾病预控与卫生监督科
科　长　朱建华　2010.12～2011.11
　　　　缪兴波　2011.11～2013.01
　　　　姜红波　2013.01～2013.04(科　员)
　　　　姜红波　2013.01～2014.12(副科长)

机关党总支
书　记　缪文龙　2010.12～2012.10
　　　　徐德建　2012.10～2014.12
副书记　李剑芳　2010.12～2014.12

机关党支部
书　记　厉新梅　2010.12～2014.12
　　　　王银华　2010.12～2012.10
　　　　黄耀东　2012.10～2014.12
　　　　缪五宏　2010.12～2012.10

县人口和计划生育委员会

主　任　万继红　2010.12～2011.01

黄　兵　2011.01～2014.12
书　记　万继红　2010.12～2011.01
黄　兵　2011.01～2014.12
副书记　张督平　2011.01～2014.12
副主任　徐海军　2010.12～2014.03
管图华　2010.12～2012.01
顾溯溯　2010.12～2014.12
张旭初　2010.12～2013.01
张督平　2011.01～2014.12
彭小丽　2010.01～2014.12
纪检组长　孙海鹏　2010.12～2012.12
赵玉华　2012.12～2014.12

办公室
主　任　费蕴枫　2010.12～2014.12
副主任　王小金　2013.11～2014.12

宣传教育科
科　长　周　卫　2010.12～2012.02
冯正国　2012.02～2014.12

政策法规科
科　长　冯正国　2010.12～2012.02
李亚东　2012.12～2014.12
副科长　鲍建国　2013.11～2014.12

科学技术科
科　长　骆宏丽　2010.12～2012.02
周　卫　2012.02～2014.12

机关党总支
书　记　徐海军　2012.10～2014.12

机关党支新
书　记　彭小丽　2012.10～2014.12

县卫生和计划生育委员会
主　任　张旭初　2014.12～
书　记　张旭初　2014.12～
副书记　徐德建　2014.12～
张督平　2014.12～
副主任　陈建权　2014.12～
缪文龙　2014.12～
缪卫宏　2014.12～
季学军　2014.12～
张督平　2014.12～
顾溯溯　2014.12～
彭小丽　2014.12～
纪工委书记　周晓梅　2014.12～

办公室
主　任　葛锡兵　2014.12～2015.04

信息科
科　长　张玉莲　2014.12～2015.04（副科长）

卫生党工委办公室
主　任　刘　杰　2014.12～2015.04

监察室
主　任　谢　杰　2012.02～2014.12

人事科
科　长　王银华　2014.12～2015.04
副科长　黄耀东　2014.12～2015.04

医政科
科　长　高小松　2014.12～2015.04
副科长　王银华　2014.12～2012.01

基层卫生与妇幼保健科
科　长　刘建华　2012.01～2015.04

疾病预控与卫生监督科
科　长　姜红波　2014.12～2015.04(副科长)

财务审计科
科　长　刘丛军　2014.12～2015.04

食品安全综合协调科
科　长　许爱华　2014.12～2015.04（副科长）

人口与计划生育办公室
主　任　费蕴枫　2014.12～2015.04
副主任　王小金　2014.12～2015.04

人口与计划生育宣传教育科
科　长　冯正国　2014.12～2015.04

人口与计划生育政策法规科
科　长　李亚东　2014.12～2015.04
副科长　鲍建国　2014.12～2015.04

人口与计划生育科学技术科
科　长　周　卫　2014.12～2015.04

2015年4月卫生和计划生育委员会机关

办公室
主　任　葛锡兵　2015.04～
副主任　刘　杰　2015.04～
　　　　张玉莲　2015.04～

综合监督科
科　长　费蕴枫　2015.04～

爱卫科
科　长　冯正国　2015.04～
副科长　许爱华　2015.04～

妇幼卫生与计划生育基层指导科
科　长　周　卫　2015.04～

计划生育家庭发展与流动人口服务管理科
科　长　李亚东　2015.04～

人事科
科　长　王银华　2015.04～
副科长　黄耀东　2015.04～

医政管理科
科　长　高小松　2015.04～

基层卫生科
科　长　刘建华　2015.04～

财务审计科
科　长　刘从军　2015.04～

监察室
主　任　王小金　2015.04～

医改科
科　长　鲍建国　2015.04～　（副科长）

疾病预防控制科
科　长　姜红波　2015.04～　（副科长）

县卫生和计划生育党工委

办公室
主　任　李剑芳　2014.12～2015.04
　　　　刘　杰　2015.04～　（副主任）

机关党委
书　记　徐德建　2014.12～
副书记　刘　杰　2015.04～

机关党支部
书　记　厉新梅　2014.12～
　　　　黄耀东　2014.12～

卫生团体

县医学会
理事长　张旭初　2010.12～2014.05(分管)
副理事长　王爱民　2010.12～2014.05
办公室主任　李剑芳　2010.12～2014.05
副 主 任　孙栋梁　2012.01～2014.05
会　　长　张旭初　2014.05～
常务副会长　缪文龙　2014.05～
副 会 长　季学军　2014.05～

顾海军　2014.05～

李剑芳　2014.05～

王爱民　2014.05～　　（特聘）

秘 书 长　李剑芳　2014.05～

副秘书长　孙栋梁　2014.05～

季　亮　2014.05～

高小松　2014.05～

县卫生协会

会　长　缪　彬　2010.12～2012.01(分管)

陈建权　2012.01～　　（分管）

副秘书长　沈　燕　2010.12～

张孙新　2010.12～

办公室主任　沈　燕　2010.12～

县计划生育协会办公室

主　任　成锡明　2014.12～

副主任　吴伟康　2014.12～

县卫生系统思想政治工作研究会

会　长　缪文龙　2010.12～2011.01

徐德建　2011.01～

副会长　沈南森　2010.12～2012.01

王爱民　2010.12～2013.01

许庆忠　2010.12～2013.01

万宏坤　2010.12～2012.01

姚亚南　2012.01～2013.12

陈淑林　2012.01～2013.01

顾海军　2013.01～

张建军　2013.01～

吉玲玲　2013.01～

王鹤兵　2013.12～

秘书长　李剑芳　2010.12～

县卫生团工委

书　记　刘建华　2010.12～

副书记　厉新梅　2010.12～2011.03

吉玲玲　2010.12～2011.03

沈　巍　2011.03～

张　秦　2011.03～

县卫生局工会

主　席　缪文龙　2010.12～2011.01

徐德建　2011.01～

副主席　沈　燕　2010.12～

县卫生局妇委会

主　任　厉新梅　2010.12～

其他卫生组织机构

县爱国卫生运动委员会

主　任　姜晓静　2010.12～

副主任　张泽宾　2010.12～2012.01

张旭初　2012.01～

县爱卫会办公室

主　任　缪文龙　2010.12～2012.01

缪兴波　2012.01～

副主任　朱建华　2010.12～2011.11

缪兴波　2010.12～2012.01

县委血吸虫病和地方病防治领导小组

组　长　姜晓静　2010.12～

副组长　钱剑铭　2010.12～

张泽宾　2010.12～2012.01

余　晶　2010.12～

曹春明　2010.12～

张旭初　2012.01～

办公室主任　张德聿　2010.12～2011.02

缪文龙　2011.02～

副主任　陈淑林　2010.12～

朱建华　2010.12～2011.11

夏建华　2010.12～

缪兴波　2010.12～

县新型农村合作医疗管理委员会

主　任　詹立风　2010.12～2012.01

潘建华　2012.01～

副主任　姜晓静　2010.12～

办公室

主　任　张泽宾　2010.12～2012.01
　　　　张旭初　2012.01～
副主任　邱瑞满　2010.12～2013.12

县红十字会

名誉会长　詹立风　2010.12～
会　长　姜晓静　2010.12～
副会长　钱剑铭　2010.12～
　　　　张泽宾　2010.12～
　　　　丛军革　2010.12～
　　　　朱成贵　2010.12～
　　　　汤晓燕　2010.12～2014.01
　　　　张旭初　2010.12～
　　　　冯晓晴　2014.01～
秘书长　季方亮　2010.12～
副秘书长　王银华　2010.12～

南通市红十字血站如东分站

站　长　缪小平　2010.12～
副站长　曹　璐　2010.12～
　　　　朱建峰　2010.12～

县人民医院

院　长　季学军　2010.12～
书　记　沈南森　2010.12～2012.01
　　　　姚亚南　2012.01～2013.12
　　　　王鹤兵　2013.12～
副书记　季学军　2010.12～
副院长　沈南森　2010.12～2012.01
　　　　陈松平　2010.12～2008.12
　　　　王鹤兵　2010.12～
　　　　姚亚南　2009.01～2013.12
　　　　顾海军　2011.02～2013.01
　　　　陈立新　2012.01～
　　　　张建新　2013.01～
纪委书记　姚亚南　2009.01～2013.01
　　　　刘乔明　2013.01～
院长助理　施疆峰　2014.10～

县中医院

院　长　张贵陈　2010.12～2012.01
　　　　王爱民　2012.01～2013.01
　　　　顾海军　2013.01～
书　记　王爱民　2010.12～2013.01
　　　　顾海军　2014.01～
副书记　张贵陈　2010.12～2012.01
　　　　顾海军　2013.01～2014.01
　　　　沈　巍　2014.10～
副院长　王爱民　2010.12～2012.01
　　　　莫德林　2010.12～2013.01
　　　　陈立新　2010.12～2012.01
　　　　周建华　2010.12～
　　　　万宏坤　2012.01～
　　　　吴余祝　2013.01～2013.12
纪委书记　吉玲玲　2009.01～2013.01
　　　　沈　巍　2013.01～2014.10
　　　　徐平平　2014.10～
院长助理　杨建山　2014.10～

县疾病预防控制中心

主　任　陈淑林　2010.12～2014.12
　　　　吉玲玲　2013.01～2014.12(书记)
　　　　缪卫宏　2015.01～　　(兼职)
书　记　万宏坤　2010.12～2012.01
　　　　陈淑林　2012.01～2013.01
　　　　吉玲玲　2013.01～
副书记　陈淑林　2010.12～2012.01
副主任　夏建华　2010.12～
　　　　张建军　2010.12～2013.01
　　　　宋小军　2013.03～
　　　　李亚军　2013.03～

县卫生监督所

所　长　缪卫宏　2010.12～2013.01
　　　　许庆忠　2013.01～
书　记　许庆忠　2010.12～2013.01
　　　　张建军　2013.01～
副所长　许庆忠　2010.12～2013.01
　　　　顾雪峰　2010.12～

　　　刘　洪　2010.12～

县健康教育所

所　长　陈明朗　2010.12～2013.04
　　　　宋小军　2013.04～
副所长　张　秦　2013.04～

县妇幼保健所

所　长　吴春玫　2010.12～
书　记　吴春玫　2010.12～
副书记　徐　锋　2013.04～
副所长　李宗英　2010.12～2013.04
　　　　朱爱勤　2010.12～2013.04
　　　　张艳梅　2013.04～
　　　　康爱琴　2013.04～

县卫生进修学校

校　长　朱新华　2010.12～2013.04
　　　　季　亮　2013.04～
书　记　朱新华　2010.12～2013.04
　　　　李宗英　2013.04～
副书记　杨爱平　2010.12～
副校长　唐智胜　2010.12～2013.04
　　　　金燕梅　2010.12～2013.12
　　　　冯长华　2010.12～
校长助理　季　亮　2010.12～2013.04
　　　　解　艳　2010.12～
　　　　陶红燕　2013.04～

县第四人民医院

院　长　姚世平　2010.12～2012.11
　　　　周俊成　2012.11～
书　记　缪丽华　2013.04～
副书记　缪丽华　2010.12～2013.04
副院长　周俊成　2010.12～2012.11
　　　　杨　连　2010.12～
　　　　缪丽华　2010.12～
　　　　李正华　2013.04～
院长助理　李正华　2010.12～2013.04

县计划生育指导站

站　长　张美云　2010.12～2012.03
　　　　李辉琴　2012.03～
书　记　何永华　2010.12～
副书记　张廷芳　2010.12～
副站长　张廷芳　2010.12～
　　　　陈晓琴　2010.12～
　　　　李辉琴　2010.12～2012.03

中心卫生院(2010.12～2011.05)
镇中心卫生院(2011.05～　　　)

县第二人民医院(2010.12～2011.05)
岔河镇中心卫生院(2011.05～　　　)

院　长　顾海军　2010.12～～2011.02
　　　　於　建　2011.02～
书　记　於　建　2010.12～
副书记　顾海军　2010.12～2011.02
副院长　於　建　2010.12～2011.02
　　　　王锦林　2010.12～2013.03
　　　　叶德建　2013.03～
　　　　周拾泉　2013.03～

县第三人民医院(2010.12～2011.05)
栟茶镇中心卫生院(2011.05～　　　)

院　长　徐希平　2010.12～2013.01
　　　　吴侦明　2013.03～2014.03
　　　　缪兆林　2014.03～2014.06(副院长)
　　　　张建新　2013.01～　　　(兼院长)
书　记　王学政　2010.12～2014.01
　　　　缪兆林　2014.01～
副院长　缪兆林　2010.12～
　　　　顾春华　2010.12～
　　　　康承佑　2013.03～
院长助理　康承佑　2010.12～2013.03

丰利医院(2010.12～2011.05)
丰利镇中心卫生院(2011.05～　　　)

院　长　吴侦明　2010.12～2013.03
　　　　王锦林　2013.03～

书　记　秦定阳　2010.12～
副院长　秦定阳　2010.12～
　　　　沙美芳　2010.12～
院长助理　周拾泉　2010.12～2013.03

马塘医院(2010.12～2011.05)
马塘镇中心卫生院(2011.05～　　　　)
院　长　吴余祝　2010.12～2013.02
　　　　汪美玲　2013.02～2013.04(书记)
　　　　许南山　2013.04～2013.12(副院长)
　　　　许南山　2013.12～
书　记　汪美玲　2010.12～2013.04
　　　　许南山　2013.04～
副院长　赵尊俊　2010.12～
　　　　许南山　2010.12～2013.04
　　　　金　伟　2013.04～
　　　　张志兵　2015.04～
院长助理　金　伟　2010.12～2013.04
　　　　张志兵　2013.12～2015.04

掘港中心卫生院(2010.12～2011.05)
掘港镇中心卫生院(2011.05～　　　　)
院　长　张孙新　2010.12～2011.09
　　　　李爱军　2011.09～
书　记　张孙新　2010.12～2011.09
副院长　吴剑祥　2010.12～2011.09
　　　　郑　骏　2011.09～
　　　　张群明　2011.09～
院长助理　朱海峰　2010.12～2011.09
　　　　缪　刚　2010.12～2011.09
　　　　马正香　2013.12～

兵房中心卫生院(2010.12～2011.05)
大豫镇中心卫生院(2011.05～　　　　)
院　长　张建新　2010.12～2013.01
　　　　李　军　2013.02～2013.04(副院长)
　　　　李　军　2013.04～
书　记　张建新　2010.12～2013.01
　　　　李鑫华　2013.01～
副院长　李鑫华　2010.12～
　　　　李　军　2010.12～2013.02
　　　　季　丹　2013.04～
　　　　李海燕　2015.04～
　　　　缪　刚　2015.04～　　　　(挂职)
院长助理　李海燕　2013.12～2015.04
　　　　缪　刚　2013.12～2015.04

苴镇中心卫生院
院　长　袁亚东　2010.12～
书　记　袁亚东　2010.12～
副院长　朱亚红　2010.12～2013.12
　　　　陈小兵　2013.04～

双甸镇中心卫生院
院　长　张　平　2010.12～2015.04
　　　　李　勇　2015.04～
书　记　郑　骏　2010.12～2011.09
　　　　张　平　2011.09～
副院长　李　勇　2010.12～2015.04
　　　　戴哲明　2010.12～
　　　　路海燕　2015.04～
　　　　陈　蒙　2015.04～
院长助理　路海燕　2013.04～2015.04
　　　　陈　蒙　2013.04～2015.04

镇卫生所

掘港卫生所
所　长　吴银山　2010.12～
副所长　朱鹏飞　2010.12～2013.04
　　　　缪慧蓉　2010.12～
　　　　成卫明　2013.04～
　　　　葛　迎　2013.12～

岔河卫生所
所　长　虞海琴　2010.12～
　　　　季芝燕　2015.04～
副所长　季芝燕　2010.12～2015.04
所长助理　刘　丹　2013.12～

栟茶卫生所

所　长　姜亚东　2010.12～

副所长　徐　丽　2010.12～

丰利卫生所

所　长　吴　彪　2010.12～2011.12

　　　　於卫东　2011.12～2012.02(副所长)

　　　　成卫明　2012.02～2013.04

　　　　於卫东　2013.04～

副所长　於卫东　2010.12～2013.04

所长助理　张佩云　2013.12～

马塘卫生所

所　长　陈锦明　2010.12～2014.01

　　　　缪管建　2014.01～

副所长　缪管建　2010.12～2013.04

所长助理　朱秀云　2014.01～

苴镇卫生所

所　长　朱庆生　2010.12～

副所长　徐小军　2010.12～

双甸卫生所

所　长　郑　骏　2010.12～2011.09

　　　　李爱东　2011.09～2013.04

　　　　袁其锋　2013.04～

副所长　李爱东　2010.12～2011.09

　　　　刘伟峰　2010.12～

大豫卫生所

所　长　王雨卉　2010.12～2013.04

　　　　朱鹏飞　2013.04～

副所长　平姝丽　2010.12～2012.02

　　　　秦红波　2010.12～

所长助理　张爱娟　2014.01～

长沙卫生所

所　长　成卫明　2010.12～2012.02

　　　　王　陈　2012.02～

副所长　姜小卫　2010.12～

洋口卫生所

所　长　李海兵　2010.12～

副所长　徐　军　2010.12～

河口卫生所

所　长　李爱军　2010.12～2011.09

　　　　顾亚平　2011.09～

副所长　顾亚平　2010.12～2011.09

　　　　尤来美　2012.02～

袁庄卫生所

所　长　袁其锋　2010.12～2013.04

　　　　缪管建　2013.04～2014.01

　　　　李　然　2014.01～

副所长　李　然　2010.12～2014.01

新店卫生所

所　长　严宏俊　2010.12～2013.04

　　　　李爱东　2013.04～

书　记　严宏俊　2013.04 ～

副所长　顾春燕　2010.12～

曹埠卫生所

所　长　孙艳丽　2010.12～2013.04

　　　　王雨卉　2013.04～

副所长　王　陈　2010.12～2012.02

　　　　周文兵　2012.02～

镇卫生院

长沙镇卫生院

院　长　王　陈　2013.04～

河口镇卫生院

院　长　顾亚平　2013.04～

袁庄镇卫生院

院　长　缪管建　2013.04～

新店镇卫生院

院　长　李爱东　2013.04～

乡镇医院

九总医院
院　长　管仲华　2010.12～

城南医院
院　长　陈永龙　2010.12～2014.12
　　　　陈扣林　2014.12～

华丰医院
院　长　朱晓东　2010.12～

普济医院
院　长　高　胜　2010.12～

岔南医院
院　长　吴苏桦　2010.12～

岔北医院
院　长　李忠阳　2010.12～

古坝医院
院　长　缪　军　2010.12～

靖海医院
院　长　周刘峰　2010.12～

浒澪医院
院　长　赵旭东　2010.12～

五义医院
院　长　朱明明　2010.12～

丰西医院
院　长　李海银　2010.12～

环港医院
院　长　周　彪　2010.12～2014.12
　　　　陈　严　2014.12～

凌河医院
院　长　杨美琴　2010.12～

环渔医院
院　长　周　彪　2010.12～2014.12
　　　　朱晓民　2014.12～

潮桥医院
院　长　孔　云　2010.12～

凌民医院
院　长　许建辉　2010.12～2013.12
　　　　周啸峰　2013.12～

石甸医院
院　长　张必成　2010.12～

双南医院
院　长　陈绍俊　2010.12～2012.12
　　　　徐相声　2012.12～2014.12
　　　　向炎林　2014.12～

大豫医院
院　长　吕　斌　2010.12～

丁店医院
院　长　李建中　2010.12～

长沙医院
院　长　姜志钧　2010.12～2012.12
　　　　孙　慧　2012.12～

北坎医院
院　长　金征亮　2010.12～

卫海医院
院　长　王　琪　2010.12～

洋口医院
院　长　刘铁龙　2010.12～

光荣医院
院　长　姚十田　2010.12～

新林医院
院　长　缪　均　2010.12～

南渔医院
院　长　缪秋如　2010.12～

河口医院
院　长　缪志宏　2010.12～

于港医院
院　长　刘　辉　2010.12～

景安医院
院　长　吴　峰　2010.12～

袁庄医院
院　长　韩国军　2010.12～

沿南医院
院　长　施年芳　2010.12～

新店医院
院　长　邵松华　2010.12～2014.01
　　　　顾金标　2014.01～　（执行院长）

汤园医院
院　长　李春华　2010.12～

饮泉医院
院　长　何卫民　2010.12～

曹埠医院
院　长　陈晓明　2010.12～

孙窑医院
院　长　朱学林　2010.12～

新区医院
院　长　陈　斌　2010.12～

第三节　职称认定续记

2011年至2014年间，全县有382名卫生人员晋升为专业技术职称，其中晋升正高级专业技术职称38人、晋升副高级专业技术职称244人。

一、正高级职称认定续记

2011年～2014年间，全县有37名卫生人晋升正高级专业技术职称专业技术职称，其中2011年8名晋升、2012年12名晋升、2013年7名晋升、2014年10名晋升。

2011～2014年如东县卫生界正高级专业技术资格认定情况表

表49-1

姓　名	性别	出生年月	资格认定时间	职　称	专　业	单　位
徐　燃	男	1967.01	2011.11.10	主任医师	内　科	县人民医院
杨拥军	男	1968.01	2011.11.10	主任医师	外　科	县人民医院
陈晓明	女	1966.11	2011.11.10	主任中医师	中医科	县人民医院
郭建萍	女	1964.10	2011.11.10	主任护师	护　理	县人民医院
陈亚权	男	1970.03	2012.12.01	主任医师	耳鼻喉科	县人民医院
高志慧	男	1968.01	2012.12.01	主任医师	外　科	县人民医院
缪永辉	男	1968.07	2012.12.01	主任医师	麻醉科	县人民医院
施洪成	男	1963.07	2012.12.01	主任医师	传染科	县人民医院
丁冠云	女	1964.05	2012.12.01	主任护师	护　理	县人民医院
许卫兵	男	1968.04	2012.12.01	主任医师	内　科	县人民医院
李　燕	女	1962.12	2012.12.01	主任护师	护　理	县人民医院
沈南森	男	1956.07	2012.12.31	研究员高级政工师	管　理	县人民医院
王亚平	女	1966.03	2013.12.29	研究员	管　理	县人民医院
刘冬梅	女	1972.12	2014.11.30	主任医师	内　科	县人民医院
陈勇军	男	1967.09	2014.11.30	主任医师	外　科	县人民医院
夏少姜	女	1967.09	2014.11.30	主任医师	妇产科	县人民医院
李金林	男	1965.10	2014.11.30	主任医师	外　科	县人民医院
陈福林	男	1967.02	2011.11.10	主任中医师	中医科	县中医院
王　群	女	1967.07	2012.12.01	主任医师	妇产科	县中医院
周秀华	女	1963.06	2012.12.01	主任护师	护　理	县中医院
邱玉红	女	1965.04	2012.12.01	主任护师	护　理	县中医院
陈一峰	男	1971.11	2013.12.29	主任中医师	中医科	县中医院
蔡竹青	男	1969.11	2013.12.29	主任医师	儿　科	县中医院
顾建华	男	1970.03	2013.12.29	主任中医师	中医科	县中医院
丁志军	男	1965.08	2013.12.29	主任医师	外　科	县中医院
陈亚兵	男	1970.02	2014.11.30	主任中医师	中医科	县中医院

续表49-1

姓　名	性别	出生年月	资格认定时间	职　称	专　业	单　位
符　琴	女	1971.03	2014.11.30	主任护师	护　理	县中医院
陈淑林	男	1961.10	2013.12.29	主任医师	公共卫生	县疾病预防控制中心
朱晋扬	男	1961.03	2013.12.29	主任医师	公共卫生	县疾病预防控制中心
张爱红	女	1971.01	2014.11.30	主任医师	公共卫生	县疾病预防控制中心
戴晓红	女	1967.03	2011.11.10	主任医师	呼吸内科	岔河镇中心卫生院
杨德军	男	1967.01	2012.12.01	主任医师	内　科	岔河镇中心卫生院
陈宝军	男	1966.02	2014.11.30	主任医师	五官科	岔河镇中心卫生院
曹　兵	男	1972.01	2014.11.30	主任医师	外　科	岔河镇中心卫生院
於　建	男	1966.12	2014.11.30	主任医师	外　科	岔河镇中心卫生院
顾春华	男	1967.08	2011.11.10	主任医师	消化内科	栟茶镇中心卫生院
周俊成	男	1967.06	2012.12.01	主任中医师	中医科	县第四人民医院

二、副高级职称认定续记

2011年～2014年间，全县有244名卫生人晋升副高级专业技术职称专业技术职称，其中2011年51名晋升、2012年51名晋升、2013年73名晋升、2014年69名晋升。

2011～2014年如东县卫生界副高级专业技术资格认定情况表

表49-2

姓　名	性别	出生年月	资格认定时间	职　称	专　业	单　位
刘春峰	男	1975.01	2011.11.10	副主任医师	急诊科	县人民医院
于建飞	男	1974.11	2011.11.10	副主任医师	麻醉科	县人民医院
孙小飞	男	1975.09	2011.11.10	副主任医师	外　科	县人民医院
冒宇峰	女	1976.04	2011.11.10	副主任医师	儿　科	县人民医院
罗　培	女	1978.02	2011.11.10	副主任医师	内　科	县人民医院
顾小卫	男	1971.07	2011.11.10	副主任医师	内　科	县人民医院
林美丽	女	1969.12	2011.11.10	副主任医师	妇产科	县人民医院
石　磊	男	1976.10	2011.11.10	副主任医师	耳鼻喉科	县人民医院
葛红卫	女	1971.01	2011.11.10	副主任医师	眼　科	县人民医院
李冬梅	女	1970.05	2011.11.10	副主任医师	眼　科	县人民医院
陈爱明	男	1968.02	2011.11.10	副主任医师	外　科	县人民医院
张秀林	男	1973.12	2011.11.10	副主任医师	内　科	县人民医院
陈　辉	男	1972.05	2011.11.10	副主任医师	影像科	县人民医院
陆学工	男	1968.10	2011.11.10	副主任药师	药剂科	县人民医院
朱建云	女	1964.10	2011.11.10	副主任技师	检验科	县人民医院
季鸿燕	女	1964.07	2011.11.10	副主任护师	护　理	县人民医院
林树云	女	1974.10	2012.12.01	副主任护师	护　理	县人民医院
蔡丙华	男	1973.08	2012.12.01	副主任医师	内　科	县人民医院
何建军	男	1975.11	2012.12.01	副主任医师	外　科	县人民医院

续表49-2

姓　名	性别	出生年月	资格认定时间	职　称	专　业	单　位
林　华	男	1963.05	2012.12.01	副主任医师	儿　科	县人民医院
王卫星	男	1976.01	2012.12.01	副主任医师	内　科	县人民医院
吴海峰	男	1974.10	2012.12.01	副主任医师	功能科	县人民医院
吴桢妹	女	1974.09	2012.12.01	副主任医师	功能科	县人民医院
徐益利	女	1976.12	2012.12.01	副主任医师	功能科	县人民医院
张维龙	男	1976.03	2012.12.01	副主任医师	功能科	县人民医院
朱爱华	女	1976.03	2012.12.01	副主任医师	妇产科	县人民医院
王源湘	女	1963.05	2012.12.01	副主任医师	妇产科	县人民医院
蔡建英	女	1973.11	2012.12.01	副主任药师	药剂科	县人民医院
刘丽华	女	1976.07	2012.12.01	副主任药师	药剂科	县人民医院
钱亚平	女	1974.08	2012.12.01	副主任药师	药剂科	县人民医院
陈云霞	女	1965.08	2012.12.01	副主任护师	护　理	县人民医院
王莹莹	女	1970.08	2012.12.01	副主任护师	护　理	县人民医院
张永丽	女	1975.04	2012.12.01	副主任技师	检验科	县人民医院
肖　卫	男	1975.11	2013.12.29	副主任医师	内　科	县人民医院
符建明	男	1976.07	2013.12.29	副主任医师	影像科	县人民医院
薛海英	女	1975.10	2013.12.29	副主任护师	护　理	县人民医院
顾宏芳	女	1973.04	2013.12.29	副主任医师	传染科	县人民医院
顾锦花	女	1975.07	2013.12.29	副主任护师	护　理	县人民医院
沈春燕	女	1974.03	2013.12.29	副主任技师	检验科	县人民医院
张　华	男	1973.11	2013.12.29	副主任技师	影像科	县人民医院
薛　华	男	1974.03	2013.12.29	副主任医师	影像科	县人民医院
缪爱均	男	1974.03	2013.12.29	副主任医师	影像科	县人民医院
张清泉	女	1973.12	2013.12.29	副主任护师	护　理	县人民医院
王茂红	女	1974.10	2013.12.29	副主任护师	护　理	县人民医院
房建斌	男	1978.08	2013.12.29	副主任医师	内　科	县人民医院
姜　勇	男	1970.10	2013.12.29	副主任医师	内　科	县人民医院
詹小瞿	女	1973.11	2013.12.29	副主任护师	护　理	县人民医院
姜玲玲	女	1975.05	2013.12.29	副主任护师	护　理	县人民医院
陈肖莉	女	1969.04	2013.12.29	副主任技师	检验科	县人民医院
于宏波	女	1977.10	2014.11.30	副主任医师	妇产科	县人民医院
周爱华	女	1976.08	2014.11.30	副主任医师	内　科	县人民医院
徐　辉	男	1975.08	2014.11.30	副主任医师	外　科	县人民医院
缪亚琴	女	1978.07	2014.11.30	副主任医师	内　科	县人民医院
侯爱勤	女	1971.07	2014.11.30	副主任医师	功能科	县人民医院
孙琳婧	女	1979.12	2014.11.30	副主任医师	麻醉科	县人民医院
陆圣华	男	1979.03	2014.11.30	副主任医师	外　科	县人民医院
洪如田	男	1973.04	2014.11.30	副主任医师	急诊科	县人民医院
黄国华	男	1971.12	2014.11.30	副主任药师	药剂科	县人民医院
丛刘春	男	1974.03	2014.11.30	副主任药师	药剂科	县人民医院

续表49-2

姓　名	性别	出生年月	资格认定时间	职　　称	专　业	单　　位
李爱霞	女	1976.01	2014.11.30	副主任护师	护　理	县人民医院
胡　旭	男	1968.01	2014.11.30	副主任护师	护　理	县人民医院
朱晓峰	女	1977.08	2014.11.30	副主任护师	护　理	县人民医院
邵玲玲	女	1967.03	2014.11.30	副主任技师	检验科	县人民医院
朱建峰	男	1974.09	2014.11.30	副主任技师	检验科	县人民医院
陈雪松	男	1977.01	2011.11.10	副主任医师	耳鼻喉科	县中医院
吴　昊	女	1977.11	2011.11.10	副主任中医师	妇产科	县中医院
朱春花	女	1977.02	2011.11.10	副主任医师	妇产科	县中医院
徐晓明	男	1963.11	2011.11.10	副主任医师	超声科	县中医院
邢建辉	男	1972.06	2011.11.10	副主任医师	外　科	县中医院
康亚平	女	1974.02	2011.11.10	副主任中药师	药剂科	县中医院
冯春景	女	1974.04	2011.11.10	副主任医师	妇产科	县中医院
沈小娟	女	1970.09	2011.11.10	副主任医师	超声医学	县中医院
花红兵	男	1970.02	2011.11.10	副主任中医师	中医科	县中医院
葛蓉蓉	女	1977.04	2012.12.01	副主任医师	儿　科	县中医院
黄爱武	女	1963.04	2012.12.01	副主任医师	妇产科	县中医院
王晓峰	男	1973.10	2012.12.01	副主任中医师	皮肤科	县中医院
吴美芹	女	1975.05	2012.12.01	副主任医师	急诊内科	县中医院
许　姚	男	1977.01	2012.12.01	副主任医师	口腔科	县中医院
张雪松	男	1975.01	2012.12.01	副主任技师	耳鼻喉科	县中医院
吉玲玲	女	1975.05	2012.12.31	高级政工师	管　理	县中医院
桑振华	女	1977.07	2013.12.29	副主任医师	皮肤科	县中医院
胡生辉	男	1978.03	2013.12.29	副主任医师	耳鼻喉科	县中医院
张小燕	女	1972.11	2013.12.29	副主任技师	检验科	县中医院
季　尉	男	1977.10	2013.12.29	副主任医师	外　科	县中医院
徐　慧	女	1974.01	2013.12.29	副主任医师	放射科	县中医院
钱蓓蓓	女	1969.12	2013.12.29	副主任护师	护　理	县中医院
成海琴	女	1973.09	2013.12.29	副主任中医师	肛肠科	县中医院
徐洪亮	男	1976.12	2013.12.29	副主任医师	内　科	县中医院
张群梅	女	1974.05	2013.12.29	副主任医师	功能科	县中医院
王旭东	男	1972.07	2013.12.29	副主任医师	放射科	县中医院
周洁云	女	1964.09	2013.12.29	副主任医师	妇产科	县中医院
蒋　勇	男	1978.01	2014.11.30	副主任药师	检验科	县中医院
江雪松	男	1973.08	2014.11.30	副主任技师	检验科	县中医院
吴　洋	男	1976.07	2014.11.30	副主任医师	外　科	县中医院
丁侣霞	女	1979.01	2014.11.30	副主任技师	检验科	县中医院
陈兴东	男	1967.08	2014.11.30	副主任中医师	儿　科	县中医院
冒昀罡	男	1979.10	2014.11.30	副主任医师	外　科	县中医院
周建华	男	1970.01	2014.11.30	副主任药师	药剂科	县中医院
鲍丽丽	女	1979.03	2014.11.30	副主任药师	药剂科	县中医院

续表49-2

姓　名	性别	出生年月	资格认定时间	职　称	专　业	单　位
顾金红	女	1976.04	2014.11.30	副主任护师	护　理	县中医院
李中建	女	1964.04	2011.11.10	副研究员	卫生管理	县疾病预防控制中心
徐硕峰	女	1968.08	2011.11.10	副主任技师	理化检验技术	县疾病预防控制中心
周　培	女	1969.08	2011.11.10	副主任医师	营养与食品卫生	县疾病预防控制中心
傅晓琰	女	1973.10	2011.11.10	副主任技师	微生物检验技术	县疾病预防控制中心
张红星	女	1974.08	2011.11.10	副主任医师	传染性疾病控制	县疾病预防控制中心
徐　衡	女	1971.03	2011.11.10	副主任医师	传染性疾病控制	县疾病预防控制中心
周苏建	女	1973.09	2011.11.10	副主任医师	传染性疾病控制	县疾病预防控制中心
李亚军	女	1973.02	2011.11.10	副主任医师	传染性疾病控制	县疾病预防控制中心
王　军	男	1975.11	2012.12.01	副主任技师	公共卫生	县疾病预防控制中心
高建飞	女	1976.04	2013.12.29	副主任医师	公共卫生	县疾病预防控制中心
冒明建	男	1966.08	2013.12.29	副主任医师	公共卫生	县疾病预防控制中心
宋小军	男	1976.10	2013.12.29	副主任医师	公共卫生	县疾病预防控制中心
万倪红	女	1976.02	2013.12.29	副主任技师	公共卫生	县疾病预防控制中心
徐海霞	女	1976.01	2013.12.29	副主任技师	公共卫生	县疾病预防控制中心
丁明华	男	1969.03	2013.12.29	副主任医师	公共卫生	县疾病预防控制中心
朱春梅	女	1973.05	2012.12.01	副主任医师	公共卫生	县卫生监督所
曹　霞	女	1974.10	2012.12.01	副主任医师	妇产科	县妇幼保健所
姚　潇	女	1973.01	2013.12.29	副主任医师	妇产科	县妇幼保健所
徐　锋	女	1973.02	2014.11.30	副主任医师	妇产科	县妇幼保健所
张艳梅	女	1976.07	2014.11.30	副主任护师	护　理	县妇幼保健所
杨永琴	女	1969.03	2014.11.30	副主任医师	妇产科	县计划生育指导站
汪　燕	女	1978.03	2014.11.30	副主任医师	检验科	县计划生育指导站
石屏屏	女	1973.06	2011.11.10	副主任医师	内　科	岔河镇中心卫生院
周　姝	女	1969.07	2011.11.10	副主任医师	妇产科	岔河镇中心卫生院
王锦林	男	1973.11	2011.11.10	副主任医师	外　科	岔河镇中心卫生院
王爱珍	女	1974.02	2011.11.10	副主任护师	护　理	岔河镇中心卫生院
冒维珍	女	1971.01	2012.12.01	副主任护师	护　理	岔河镇中心卫生院
王建军	男	1974.03	2012.12.01	副主任护师	检验科	岔河镇中心卫生院
孙燕飞	女	1973.03	2013.12.29	副主任护师	护　理	岔河镇中心卫生院
吴玲云	女	1977.08	2013.12.29	副主任医师	内　科	岔河镇中心卫生院
丁旭东	男	1977.02	2013.12.29	副主任医师	内　科	岔河镇中心卫生院
陆小松	男	1978.06	2014.11.30	副主任中医师	中医科	岔河镇中心卫生院
刘　晖	女	1970.12	2014.11.30	副主任医师	妇产科	岔河镇中心卫生院
蒋月云	女	1964.06	2014.11.30	副主任医师	妇产科	岔河镇中心卫生院
陆春峰	男	1976.02	2014.11.30	副主任医师	外　科	岔河镇中心卫生院
孙小琴	女	1965.09	2014.11.30	副主任医师	妇产科	岔河镇中心卫生院
安美珍	女	1965.11	2014.11.30	副主任医师	妇产科	岔河镇中心卫生院
吴　宇	男	1977.08	2014.11.30	副主任医师	内　科	岔河镇中心卫生院
卞新秀	女	1964.03	2011.11.10	副主任医师	妇产科	栟茶镇中心卫生院

续表49-2

姓　名	性别	出生年月	资格认定时间	职　称	专　业	单　位
顾免澜	女	1966.10	2011.11.10	副主任医师	妇产科	栟茶镇中心卫生院
顾　茜	女	1975.10	2011.11.10	副主任医师	妇产科	栟茶镇中心卫生院
陈建华	男	1975.08	2012.12.01	副主任医师	内　科	栟茶镇中心卫生院
姜亚英	男	1971.08	2012.12.01	副主任医师	内　科	栟茶镇中心卫生院
赵剑峰	男	1976.11	2012.12.01	副主任医师	外　科	栟茶镇中心卫生院
缪卫国	男	1974.01	2012.12.01	副主任医师	放射科	栟茶镇中心卫生院
徐维维	女	1975.12	2013.12.29	副主任护师	护　理	栟茶镇中心卫生院
周爱民	男	1975.09	2013.12.29	副主任药师	药剂科	栟茶镇中心卫生院
王春梅	女	1975.02	2013.12.29	副主任医师	病理科	栟茶镇中心卫生院
徐小莲	女	1974.02	2013.12.29	副主任护师	护　理	栟茶镇中心卫生院
康承祜	男	1971.05	2013.12.29	副主任中药师	药剂科	栟茶镇中心卫生院
瞿　峰	男	1977.05	2013.12.29	副主任医师	外　科	栟茶镇中心卫生院
徐守银	男	1975.06	2014.11.30	副主任医师	内　科	栟茶镇中心卫生院
徐爱华	男	1975.08	2014.11.30	副主任医师	放射科	栟茶镇中心卫生院
康贻梅	女	1976.01	2014.11.30	副主任中医师	中医科	栟茶镇中心卫生院
蔡海建	男	1976.08	2014.11.30	副主任医师	外　科	栟茶镇中心卫生院
张卫华	男	1974.12	2014.11.30	副主任技师	检验科	栟茶镇中心卫生院
沈建宇	男	1975.03	2014.11.30	副主任医师	耳鼻喉科	栟茶镇中心卫生院
马小丽	女	1975.11	2014.11.30	副主任医师	内　科	栟茶镇中心卫生院
李亚芹	女	1976.01	2014.11.30	副主任技师	检验科	栟茶镇中心卫生院
昌华刚	男	1969.02	2014.11.30	副主任中药师	药剂科	栟茶镇中心卫生院
杨春凤	女	1964.08	2014.11.30	副主任医师	妇产科	栟茶镇中心卫生院
周学存	男	1974.07	2014.11.30	副主任医师	外　科	栟茶镇中心卫生院
张海梅	女	1974.10	2014.11.30	副主任护师	护　理	栟茶镇中心卫生院
徐小平	女	1976.02	2014.11.30	副主任护师	护　理	栟茶镇中心卫生院
赵桂红	女	1967.06	2014.11.30	副主任护师	护　理	栟茶镇中心卫生院
袁洲红	女	1975.02	2014.11.30	副主任护师	护　理	栟茶镇中心卫生院
李建霞	女	1973.12	2014.11.30	副主任护师	护　理	栟茶镇中心卫生院
蔡　云	女	1970.10	2011.11.10	副主任医师	皮肤科	县第四人民医院
陈国红	女	1972.11	2012.12.01	副主任药师	药剂科	县第四人民医院
蔡晓云	女	1970.09	2012.12.01	副主任医师	妇产科	县第四人民医院
蒋海娟	女	1972.03	2012.12.01	副主任医师	妇产科	县第四人民医院
冯志勇	男	1974.09	2013.12.29	副主任医师	皮肤科	县第四人民医院
杨　连	女	1964.11	2013.12.29	副主任医师	精神科	县第四人民医院
徐　霞	女	1975.03	2013.12.29	副主任医师	内　科	县第四人民医院
陶金梅	女	1972.07	2013.12.29	副主任中药师	药剂科	县第四人民医院
徐秀兰	女	1965.12	2013.12.29	副主任药师	药剂科	县第四人民医院
刘　建	男	1965.11	2014.11.30	副主任药师	药剂科	县第四人民医院
金　伟	男	1974.03	2011.11.10	副主任医师	外　科	马塘镇中心卫生院
方　芳	女	1964.08	2012.12.01	副主任医师	妇产科	马塘镇中心卫生院

续表49-2

姓　名	性别	出生年月	资格认定时间	职　称	专　业	单　位
管隽梅	女	1974.12	2012.12.01	社区副主任护师	护　理	马塘镇中心卫生院
王德凤	女	1973.02	2012.12.01	社区副主任药师	药剂科	马塘镇中心卫生院
秦永红	女	1972.05	2013.12.29	社区副主任护师	护　理	马塘镇中心卫生院
缪云红	女	1970.05	2013.12.29	副主任药师	药剂科	马塘镇中心卫生院
吴新明	男	1974.02	2014.11.30	社区副主任中医师	中医科	马塘镇中心卫生院
周晓晖	女	1974.11	2014.11.30	副主任医师	超声波学科	马塘镇中心卫生院
张　琳	女	1972.12	2014.11.30	社区副主任护师	护　理	马塘镇中心卫生院
缪海燕	女	1974.08	2014.11.30	副主任护师	护　理	马塘镇中心卫生院
吴春梅	女	1973.04	2014.11.30	社区副主任护师	护　理	马塘镇中心卫生院
唐　兵	男	1973.11	2011.11.10	副主任医师	外　科	丰利镇中心卫生院
朱晓辉	男	1973.10	2011.11.10	副主任医师	外　科	丰利镇中心卫生院
吴从琴	女	1974.05	2011.11.10	副主任医师	超声医学科	丰利镇中心卫生院
成　静	女	1973.07	2012.12.01	副主任医师	外　科	丰利镇中心卫生院
陈冬梅	女	1975.10	2012.12.01	副主任医师	妇产科	丰利镇中心卫生院
张旭鸣	女	1972.10	2012.12.01	副主任医师	超声医学科	丰利镇中心卫生院
赵　琴	女	1973.08	2012.12.01	副主任医师	超声医学科	丰利镇中心卫生院
钱堂美	女	1964.08	2013.12.29	副主任护师	护　理	丰利镇中心卫生院
陈　旭	女	1974.03	2014.11.30	副主任医师	妇产科	丰利镇中心卫生院
赵秀琴	女	1975.05	2014.11.30	副主任医师	妇产科	丰利镇中心卫生院
李卫芳	女	1974.12	2014.11.30	副主任医师	外　科	丰利镇中心卫生院
吴亚梅	女	1963.03	2014.11.30	副主任医师	五官科	丰利镇中心卫生院
洪　梅	女	1975.09	2012.12.01	副主任医师	妇产科	苴镇中心卫生院
顾盈芝	男	1962.09	2012.12.01	社区副主任医师	全　科	苴镇中心卫生院
袁亚东	男	1965.09	2012.12.01	社区副主任医师	内　科	苴镇中心卫生院
朱亚红	女	1975.04	2013.12.29	副主任医师	妇产科	苴镇中心卫生院
黄小冬	男	1958.12	2013.12.29	社区副主任医师	内　科	苴镇中心卫生院
蔡　梅	女	1974.04	2014.11.30	社区副主任护师	护　理	苴镇中心卫生院
杨春生	男	1966.11	2011.11.10	社区副主任医师	五官科	双甸镇中心卫生院
张建兵	男	1973.12	2011.11.10	副主任医师	外　科	双甸镇中心卫生院
冒亚琴	女	1972.10	2012.12.01	副主任医师	妇产科	双甸镇中心卫生院
陈　蒙	男	1954.12	2012.12.01	社区副主任医师	外　科	双甸镇中心卫生院
路海燕	男	1973.10	2013.12.29	社区副主任医师	内　科	双甸镇中心卫生院
李　勇	男	1974.07	2013.12.29	副主任医师	麻醉科	双甸镇中心卫生院
阚小峰	男	1978.10	2013.12.29	副主任医师	内　科	双甸镇中心卫生院
徐亚琴	女	1975.11	2014.11.30	副主任中药师	药剂科	双甸镇中心卫生院
冯　兵	男	1975.05	2014.11.30	社区副主任中医师	中医科	双甸镇中心卫生院
何忠其	男	1962.12	2011.11.10	社区副主任医师	内　科	大豫镇中心卫生院
施小艳	女	1969.05	2011.11.10	副主任医师	妇产科	大豫镇中心卫生院
樊士辉	男	1971.06	2013.12.29	副主任中医师	中医科	大豫镇中心卫生院
施　厅	男	1973.03	2014.11.30	社区副主任医师	内　科	大豫镇中心卫生院

续表49-2

姓　名	性别	出生年月	资格认定时间	职　　称	专　业	单　　位
刘　萍	女	1966.03	2014.11.30	社区副主任护师	护　理	大豫镇中心卫生院
徐素琴	女	1974.12	2013.12.29	副主任医师	妇产科	掘港镇中心卫生院
吴　超	女	1963.12	2013.12.29	社区副主任医师	妇产科	掘港镇中心卫生院
陈金琴	女	1960.09	2014.11.30	社区副主任医师	妇产科	掘港镇中心卫生院
朱秀平	女	1971.12	2011.11.10	社区副主任医师	全　科	马塘卫生所
张志琴	女	1971.02	2012.12.01	副主任医师	儿　科	栟茶卫生所
虞秀平	女	1972.11	2012.12.01	副主任医师	全　科	掘港卫生所
徐忠琴	女	1970.11	2012.12.01	社区副主任医师	公共卫生	马塘卫生所
钱晓菊	女	1974.10	2013.12.29	社区副主任医师	妇产科	掘港卫生所
葛　迎	女	1975.09	2014.11.30	副主任医师	儿　科	掘港卫生所
朱美娟	女	1974.02	2014.11.30	副主任医师	妇产科	掘港卫生所
佘旭华	女	1972.10	2014.11.30	社区副主任医师	全　科	河口卫生所
袁其峰	男	1970.05	2014.11.30	副主任医师	公共卫生	双甸卫生所
孔　美	女	1973.06	2014.11.30	副主任医师	公共卫生	丰利卫生所
缪　忠	男	1962.08	2011.11.10	社区副主任医师	全　科	于港医院
陈绍俊	男	1974.05	2012.12.01	副主任医师	内　科	双南医院
张必成	男	1973.02	2013.12.29	副主任医师	外　科	石甸医院
陈　蔚	男	1974.08	2013.12.29	副主任医师	内　科	城南医院
陈　军	男	1974.01	2013.12.29	副主任医师	外　科	环港医院
奚秀忠	男	1973.02	2014.11.30	副主任医师	内　科	华丰医院
朱小东	男	1976.06	2014.11.30	副主任医师	外　科	华丰医院
吕建莉	女	1967.01	2014.11.30	副主任医师	内　科	新区医院
张小莉	女	1964.01	2014.11.30	社区副主任医师	全　科	饮泉医院
缪小建	男	1974.10	2014.11.30	社区副主任医师	全　科	于港医院
傅晓明	男	1974.01	2014.11.30	社区副主任医师	全　科	长沙医院
沈剑锋	男	1975.06	2014.11.30	社区副主任医师	全　科	栟茶镇卫生服务站

三、中级职称认定续记

2011年至2014年间，全县有358名卫生人晋升正高级专业技术职称专业技术职称，其中2011年100名晋升、2012年65名晋升、2013年105名晋升、2014年88名晋升。

2011～2014年如东县卫生界中级专业技术资格认定情况表

表49-3

姓　名	性别	出生年月	资格认定时间	职　　称	单　　位
陈海磊	男	1981.05	2011.11.30	骨外科学(中级)	县人民医院
胡小刚	男	1982.11	2011.11.30	呼吸内科学(中级)	县人民医院
张晓燕	女	1982.11	2011.11.30	妇产科学(中级)	县人民医院
许培培	女	1981.11	2011.11.30	妇产科学(中级)	县人民医院

续表49-3

姓 名	性别	出生年月	资格认定时间	职 称	单 位
吴瑞青	男	1981.12	2011.11.30	泌尿外科学(中级)	县人民医院
冯新华	男	1978.10	2011.11.30	耳鼻咽喉科学(中级)	县人民医院
杨海群	女	1978.05	2011.11.30	护理学(中级)	县人民医院
徐栩蓉	女	1974.09	2011.11.30	护理学(中级)	县人民医院
汤海燕	女	1978.11	2011.11.30	护理学(中级)	县人民医院
蒋丽丽	女	1979.04	2011.11.30	护理学(中级)	县人民医院
吴小蓓	女	1979.04	2011.11.30	护理学(中级)	县人民医院
夏海云	女	1973.06	2011.11.30	护理学(中级)	县人民医院
沈海燕	女	1980.05	2011.11.30	护理学(中级)	县人民医院
赵 燕	女	1979.12	2011.11.30	护理学(中级)	县人民医院
阚小季	女	1977.04	2011.11.30	护理学(中级)	县人民医院
刘云霞	女	1978.04	2011.11.30	临床医学检验技术(中级)	县人民医院
祝建华	男	1982.08	2012.12.26	中 级	县人民医院
陆新林	男	1982.05	2012.12.26	中 级	县人民医院
谢友群	男	1982.08	2012.12.26	中 级	县人民医院
于 丹	女	1981.05	2012.12.26	中 级	县人民医院
徐伟兴	男	1981.08	2012.12.26	中 级	县人民医院
濮彦周	女	1968.01	2012.12.26	中 级	县人民医院
张晶晶	女	1982.02	2012.12.26	中 级	县人民医院
杨 扬	女	1983.10	2012.12.26	中 级	县人民医院
葛加红	女	1977.02	2012.12.26	中 级	县人民医院
刘 丽	女	1983.03	2012.12.26	中 级	县人民医院
徐季红	女	1961.04	2012.12.26	中 级	县人民医院
郁红梅	女	1982.01	2013.12.11	护理学(中级)	县人民医院
耿荣辉	女	1983.12	2013.12.11	护理学(中级)	县人民医院
陈维维	女	1980.11	2013.12.11	护理学(中级)	县人民医院
朱亚红	女	1981.12	2013.12.11	护理学(中级)	县人民医院
倪海莹	女	1982.06	2013.12.11	护理学(中级)	县人民医院
管晓飞	女	1981.03	2013.12.11	护理学(中级)	县人民医院
崔益兰	女	1982.01	2013.12.11	肾内科(中级)	县人民医院
朱爱杰	男	1983.07	2013.12.11	骨外科学(中级)	县人民医院
高雪梅	女	1981.01	2013.12.11	病理学(中级)	县人民医院
陈旭晔	女	1983.09	2013.12.11	护理学(中级)	县人民医院
严玲玲	女	1983.10	2013.12.11	内分泌学(中级)	县人民医院
缪抱红	女	1983.04	2013.12.11	神经内科学(中级)	县人民医院
赵亚琴	女	1984.01	2013.12.11	麻醉学(中级)	县人民医院
管致远	男	1980.11	2013.12.11	病理学(中级)	县人民医院
吴明明	男	1983.03	2013.12.11	心血管内科学(中级)	县人民医院
李 毅	男	1982.07	2013.12.11	普通外科学(中级)	县人民医院
张大伟	男	1981.05	2013.12.11	超声波医学(中级)	县人民医院

续表49-3

姓　名	性别	出生年月	资格认定时间	职　　称	单　　位
王　俊	男	1981.12	2013.12.11	骨外科(中级)	县人民医院
石小琴	女	1973.05	2013.12.11	超声波医学(中级)	县人民医院
王　薇	女	1984.02	2013.12.11	内科学(中级)	县人民医院
纪玉进	男	1982.11	2013.12.11	临床医学工程技术(中级)	县人民医院
蔡海燕	女	1980.12	2014.12.31	护理学(中级)	县人民医院
陈　伟	女	1982.12	2014.12.31	护理学(中级)	县人民医院
韩　茜	女	1984.11	2014.12.31	护理学(中级)	县人民医院
韩卫红	女	1976.09	2014.12.31	护理学(中级)	县人民医院
胡佳伟	女	1982.11	2014.12.31	护理学(中级)	县人民医院
李　巍	女	1983.06	2014.12.31	护理学(中级)	县人民医院
陈　垚	男	1983.12	2014.12.31	普通外科学(中级)	县人民医院
陈益锋	男	1985.10	2014.12.31	肾内科学(中级)	县人民医院
崔荣辉	男	1985.10	2014.12.31	神经内科学(中级)	县人民医院
缪　华	男	1984.03	2014.12.31	普通外科学(中级)	县人民医院
王荣华	男	1984.04	2014.12.31	消化内科学(中级)	县人民医院
王晓林	男	1982.08	2014.12.31	儿科学(中级)	县人民医院
张童童	男	1984.07	2014.12.31	血液病学(中级)	县人民医院
朱　健	男	1973.06	2014.12.31	泌尿外科学(中级)	县人民医院
缪晶晶	女	1986.02	2014.12.31	护理学(中级)	县人民医院
缪艳丽	女	1982.08	2014.12.31	护理学(中级)	县人民医院
钱玲玲	女	1982.01	2014.12.31	护理学(中级)	县人民医院
桑合珍	女	1982.04	2014.12.31	护理学(中级)	县人民医院
张亚娟	女	1981.02	2014.12.31	护理学(中级)	县人民医院
周　红	女	1981.11	2014.12.31	护理学(中级)	县人民医院
周宏俊	女	1983.10	2014.12.31	护理学(中级)	县人民医院
周小梅	女	1981.09	2014.12.31	护理学(中级)	县人民医院
于小华	女	1977.03	2014.12.31	病理学(中级)	县人民医院
高雪梅	女	1981.01	2014.12.31	病理学技术(中级)	县人民医院
沈晓燕	女	1978.01	2011.11.30	外科护理(中级)	县中医院
钱小银	女	1978.04	2011.11.30	外科护理(中级)	县中医院
沈建兰	女	1979.11	2011.11.30	外科护理(中级)	县中医院
陈小刚	男	1982.06	2011.11.30	骨外科学(中级)	县中医院
孙傅霞	女	1962.11	2011.11.30	外科护理(中级)	县中医院
顾垚丽	女	1981.11	2011.11.30	内科学(中级)	县中医院
贾杨红	女	1978.08	2011.11.30	外科护理(中级)	县中医院
缪月红	女	1979.08	2011.11.30	外科护理(中级)	县中医院
康菊华	女	1981.11	2011.11.30	外科护理(中级)	县中医院
缪月卿	女	1980.09	2011.11.30	外科护理(中级)	县中医院
孟迎春	女	1979.01	2011.11.30	外科护理(中级)	县中医院
陆杏钰	女	1979.05	2011.11.30	外科护理(中级)	县中医院

续表49-3

姓　名	性别	出生年月	资格认定时间	职　称	单　位
鲍玲丽	女	1979.08	2011.11.30	外科护理(中级)	县中医院
许爱芳	女	1980.01	2011.11.30	外科护理(中级)	县中医院
姚春萌	男	1981.06	2011.11.30	内科学(中级)	县中医院
陈丽华	女	1969.11	2012.12.26	中　级	县中医院
邵　巍	男	1980.11	2012.12.26	中　级	县中医院
朱建冬	男	1981.09	2012.12.26	中　级	县中医院
万秀华	女	1971.05	2012.12.26	中　级	县中医院
赵春花	女	1982.03	2012.12.26	中　级	县中医院
王春玲	女	1973.01	2012.12.26	中　级	县中医院
沈　娟	女	1972.07	2012.12.26	中　级	县中医院
郭美霞	女	1974.12	2012.12.26	中　级	县中医院
罗　晔	男	1982.06	2013.12.11	超声波医学(中级)	县中医院
王金双	男	1979.09	2013.12.11	中医肛肠科学(中级)	县中医院
姜之红	男	1982.01	2013.12.11	中医内科学(中级)	县中医院
孟　超	男	1979.10	2013.12.11	麻醉学(中级)	县中医院
陈新龙	男	1981.05	2013.12.11	中医肛肠科学(中级)	县中医院
曹玲玲	女	1982.01	2013.12.11	护理学(中级)	县中医院
康海丽	女	1981.06	2013.12.11	外科护理(中级)	县中医院
顾时佩	女	1984.06	2013.12.11	护理学(中级)	县中医院
周　洁	女	1981.10	2013.12.11	外科护理(中级)	县中医院
刘　瑶	男	1982.09	2013.12.11	放射医学(中级)	县中医院
朱新兴	男	1983.01	2013.12.11	眼科学(中级)	县中医院
张淑锟	女	1982.06	2013.12.11	眼科学(中级)	县中医院
杨晓昱	男	1981.06	2013.12.11	耳鼻咽喉科学(中级)	县中医院
谢　娟	女	1981.12	2013.12.11	外科护理(中级)	县中医院
翟春香	女	1982.04	2013.12.11	外科护理(中级)	县中医院
孙小琴	女	1983.12	2013.12.11	中医针灸学(中级)	县中医院
张　慧	女	1982.04	2013.12.11	外科护理(中级)	县中医院
任荣婷	女	1984.10	2014.12.31	超声波医学(中级)	县中医院
朱正花	女	1984.02	2014.12.31	中医内科学(中级)	县中医院
包金花	女	1983.08	2014.12.31	内科学(中级)	县中医院
高玉飞	男	1983.10	2014.12.31	中医内科学(中级)	县中医院
袁迪波	男	1984.10	2014.12.31	内科学(中级)	县中医院
金晓燕	女	1982.12	2014.12.31	口腔医学(中级)	县中医院
袁　菊	女	1983.11	2014.12.31	超声波医学(中级)	县中医院
桑银花	女	1984.11	2014.12.31	中药学(中级)	县中医院
冯　锋	男	1983.11	2014.12.31	内科学(中级)	县中医院
陈晓波	女	1984.11	2014.12.31	临床医学检验技术(中级)	县中医院
严凤凤	女	1986.02	2014.12.31	外科护理(中级)	县中医院
杨加红	女	1982.10	2014.12.31	外科护理(中级)	县中医院

续表49-3

姓　名	性别	出生年月	资格认定时间	职　称	单　位
刘飞飞	女	1981.11	2014.12.31	内科护理(中级)	县中医院
许晓娟	女	1980.11	2014.12.31	外科护理(中级)	县中医院
许胡梅	女	1981.08	2014.12.31	外科护理(中级)	县中医院
韩晓燕	女	1980.11	2014.12.31	外科护理(中级)	县中医院
张　飞	男	1984.11	2014.12.31	中药学(中级)	县中医院
王　岩	女	1974.11	2013.12.11	临床医学工程技术(中级)	县中医院
陆顾峰	男	1980.02	2013.12.11	职业卫生(中级)	县疾病预防控制中心
余　敏	女	1973.11	2014.12.31	内科学(中级)	县疾病预防控制中心
於　飞	女	1982.10	2014.12.31	护理学(中级)	县疾病预防控制中心
葛学红	女	1966.10	2013.12.11	公共卫生管理(中级)	县卫生监督所
张利荣	男	1976.12	2011.11.30	普通外科学(中级)	岔河镇中心卫生院
许亚平	女	1979.03	2011.11.30	护理学(中级)	岔河镇中心卫生院
符晓燕	女	1976.01	2011.11.30	放射医学(中级)	岔河镇中心卫生院
朱德国	男	1979.06	2011.11.30	麻醉学(中级)	岔河镇中心卫生院
沈美华	男	1981.12	2011.11.30	中西医结合内科学(中级)	岔河镇中心卫生院
杨　艳	女	1982.03	2011.11.30	中医针灸学(中级)	岔河镇中心卫生院
杨明明	男	1981.11	2011.11.30	骨外科学(中级)	岔河镇中心卫生院
钱　群	男	1977.02	2012.12.26	中　级	岔河镇中心卫生院
张小丽	女	1980.12	2012.12.26	中　级	岔河镇中心卫生院
朱德国	男	1979.06	2013.12.11	疼痛学(中级)	岔河镇中心卫生院
黄　杨	女	1982.05	2013.12.11	护理学(中级)	岔河镇中心卫生院
张　立	女	1978.02	2013.12.11	耳鼻咽喉科学(中级)	岔河镇中心卫生院
陈　燕	女	1978.09	2013.12.11	药学(中级)	岔河镇中心卫生院
蔡亭亭	女	1982.01	2013.12.11	药学(中级)	岔河镇中心卫生院
周福梅	女	1980.04	2013.12.11	护理学(中级)	岔河镇中心卫生院
朱海霞	女	1981.04	2014.12.31	外科护理(中级)	岔河镇中心卫生院
李　权	男	1983.09	2014.12.31	中医内科学(中级)	岔河镇中心卫生院
张利荣	男	1976.12	2014.12.31	骨外科学(中级)	岔河镇中心卫生院
姚晓美	女	1982.03	2014.12.31	外科护理(中级)	岔河镇中心卫生院
王　飞	男	1982.04	2013.12.11	普通外科学(中级)	岔河镇中心卫生院
马　霞	女	1976.06	2011.11.30	麻醉学(中级)	栟茶镇中心卫生院
徐亚丽	女	1973.03	2011.11.30	超声波医学(中级)	栟茶镇中心卫生院
徐红艳	女	1978.12	2011.11.30	护理学(中级)	栟茶镇中心卫生院
缪小娟	女	1980.04	2011.11.30	护理学(中级)	栟茶镇中心卫生院
彭　蓓	女	1981.02	2011.11.30	药学(中级)	栟茶镇中心卫生院
季　军	男	1978.12	2011.11.30	放射医学(中级)	栟茶镇中心卫生院
康　勇	男	1976.05	2012.12.26	中　级	栟茶镇中心卫生院
葛明飞	男	1975.12	2012.12.26	中　级	栟茶镇中心卫生院
刘　琴	女	1979.12	2013.12.11	护理学(中级)	栟茶镇中心卫生院
缪小燕	女	1980.04	2013.12.11	护理学(中级)	栟茶镇中心卫生院

续表49-3

姓 名	性别	出生年月	资格认定时间	职 称	单 位
钱桂宏	女	1981.03	2013.12.11	护理学(中级)	栟茶镇中心卫生院
刘冠男	女	1980.01	2013.12.11	超声波医学(中级)	栟茶镇中心卫生院
冒福珍	女	1983.11	2014.12.31	护理学(中级)	栟茶镇中心卫生院
黄海燕	女	1981.11	2014.12.31	护理学(中级)	栟茶镇中心卫生院
缪丽霞	女	1981.03	2014.12.31	护理学(中级)	栟茶镇中心卫生院
张 华	女	1980.06	2014.12.31	放射医学(中级)	栟茶镇中心卫生院
苏小红	女	1970.01	2014.12.31	放射医学(中级)	栟茶镇中心卫生院
康卫东	男	1971.09	2014.12.31	超声波医学(中级)	栟茶镇中心卫生院
孙锦勇	男	1982.07	2014.12.31	内科学(中级)	栟茶镇中心卫生院
徐小丽	女	1982.11	2014.12.31	护理学(中级)	栟茶镇中心卫生院
蔡维维	女	1979.11	2014.12.31	护理学(中级)	栟茶镇中心卫生院
肖 云	女	1975.08	2011.11.30	病理学(中级)	县第四人民医院
陈迎春	女	1978.05	2011.11.30	护理学(中级)	县第四人民医院
苏 华	女	1978.01	2012.12.26	中 级	县第四人民医院
于林娟	女	1974.10	2012.12.26	中 级	县第四人民医院
沈建华	男	1981.01	2012.12.26	中 级	县第四人民医院
罗家佳	男	1982.03	2013.12.11	心理治疗(中级)	县第四人民医院
许开颜	女	1978.01	2013.12.11	药学(中级)	县第四人民医院
茅冬琴	女	1972.01	2013.12.11	精神病学(中级)	县第四人民医院
季淑贤	女	1971.02	2013.12.11	外科护理(中级)	县第四人民医院
张晓娟	女	1970.11	2013.12.11	护理学(中级)	县第四人民医院
孙海东	男	1980.03	2011.11.30	普通外科学(中级)	马塘镇中心卫生院
于晓燕	女	1982.03	2011.11.30	内科学(中级)	马塘镇中心卫生院
张志兵	男	1977.03	2011.11.30	耳鼻咽喉科学(中级)	马塘镇中心卫生院
黄小林	男	1976.10	2013.12.11	临床医学工程技术(中级)	马塘镇中心卫生院
袁伟伟	男	1982.01	2013.12.11	中西医结合内科学(中级)	马塘镇中心卫生院
缪应伟	男	1984.02	2013.12.11	中医内科学(中级)	马塘镇中心卫生院
宋文玉	女	1979.01	2013.12.11	外科护理(中级)	马塘镇中心卫生院
刘丽莉	女	1978.03	2013.12.11	妇产科学(中级)	马塘镇中心卫生院
秦丽霞	女	1978.04	2013.12.11	外科护理(中级)	马塘镇中心卫生院
曾志萍	女	1971.04	2013.12.11	妇产科学(中级)	马塘镇中心卫生院
缪晓莉	女	1965.09	2013.12.11	外科护理(中级)	马塘镇中心卫生院
郭小莉	女	1978.10	2013.12.11	药学(中级)	马塘镇中心卫生院
杨益彬	男	1977.05	2014.12.31	皮肤与性病学(中级)	马塘镇中心卫生院
许新平	男	1963.07	2014.12.31	临床医学检验技术(中级)	马塘镇中心卫生院
花震东	男	1981.12	2014.12.31	麻醉学(中级)	马塘镇中心卫生院
陈 娟	女	1983.11	2014.12.31	耳鼻咽喉科学(中级)	马塘镇中心卫生院
施福利	男	1979.04	2014.12.31	内科学(中级)	马塘镇中心卫生院
孙爱娟	女	1980.01	2014.12.31	药学(中级)	马塘镇中心卫生院
杨君红	女	1976.01	2012.12.26	中 级	马塘镇中心卫生院

续表49-3

姓　名	性别	出生年月	资格认定时间	职　称	单　位
陈　洁	女	1976.02	2012.12.26	中　级	马塘镇中心卫生院
张宏斌	男	1976.06	2012.12.26	中　级	马塘镇中心卫生院
石秀华	女	1961.09	2012.12.26	中　级	马塘镇中心卫生院
于拥新	男	1976.06	2011.11.30	眼科学(中级)	丰利镇中心卫生院
胡菊平	女	1981.11	2011.11.30	妇幼保健(中级)	丰利镇中心卫生院
邵正翔	男	1977.11	2011.11.30	普通外科学(中级)	丰利镇中心卫生院
王红伟	女	1978.01	2011.11.30	护理学(中级)	丰利镇中心卫生院
冯　军	男	1977.07	2011.11.30	内科学(中级)	丰利镇中心卫生院
吴小利	女	1971.11	2011.11.30	药学(中级)	丰利镇中心卫生院
缪小兵	男	1975.01	2012.12.26	中　级	丰利镇中心卫生院
杨云霞	女	1965.07	2012.12.26	中　级	丰利镇中心卫生院
彭小飞	男	1982.10	2012.12.26	中　级	丰利镇中心卫生院
冯正群	男	1983.02	2012.12.26	中　级	丰利镇中心卫生院
葛方燕	女	1982.11	2013.12.11	药学(中级)	丰利镇中心卫生院
翁云霞	女	1965.03	2013.12.11	临床医学检验技术(中级)	丰利镇中心卫生院
叶红梅	女	1980.06	2013.12.11	护理学(中级)	丰利镇中心卫生院
朱玲云	女	1983.04	2013.12.11	中医肛肠科学(中级)	丰利镇中心卫生院
陈冬梅	女	1977.11	2013.12.11	眼科学(中级)	丰利镇中心卫生院
缪　辉	男	1979.04	2013.12.11	放射医学(中级)	丰利镇中心卫生院
陈海龙	男	1976.12	2013.12.11	口腔医学(中级)	丰利镇中心卫生院
吴苍松	男	1971.02	2013.12.11	中西医结合内科学(中级)	丰利镇中心卫生院
江国伟	男	1981.12	2013.12.11	内科学(中级)	丰利镇中心卫生院
邵正霞	女	1971.12	2013.12.11	麻醉学(中级)	丰利镇中心卫生院
许小兵	男	1975.12	2013.12.11	临床医学工程技术(中级)	丰利镇中心卫生院
祁　旭	男	1983.01	2014.12.31	中医内科学(中级)	丰利镇中心卫生院
江建兵	男	1979.12	2014.12.31	放射医学(中级)	丰利镇中心卫生院
周芝岸	男	1976.07	2014.12.31	普通外科学(中级)	丰利镇中心卫生院
顾从兰	女	1960.07	2011.11.30	药学(中级)	苴镇中心卫生院
季晓飞	女	1974.02	2011.11.30	妇产科学(中级)	苴镇中心卫生院
季玉萍	女	1964.11	2011.11.30	外科护理(中级)	苴镇中心卫生院
葛卫伟	男	1977.12	2012.12.26	中　级	苴镇中心卫生院
顾建东	男	1981.12	2013.12.11	药学(中级)	苴镇中心卫生院
姜亚梅	女	1973.10	2013.12.11	内科学(中级)	苴镇中心卫生院
陈　伟	男	1975.05	2013.12.11	骨外科学(中级)	苴镇中心卫生院
徐　娟	女	1984.12	2012.12.26	中　级	苴镇中心卫生院
王海妹	女	1977.02	2011.11.30	护理学(中级)	双甸镇中心卫生院
贺小兰	女	1970.07	2011.11.30	护理学(中级)	双甸镇中心卫生院
袁顶红	女	1977.03	2012.12.26	中　级	双甸镇中心卫生院
杨永华	男	1981.11	2013.12.11	中医内科学(中级)	双甸镇中心卫生院
陈叶丽	女	1972.11	2013.12.11	外科护理(中级)	双甸镇中心卫生院

续表49-3

姓　名	性别	出生年月	资格认定时间	职　　称	单　　位
缪施培	女	1970.02	2013.12.11	护理学(中级)	双甸镇中心卫生院
崔桂芬	女	1974.01	2014.12.31	超声波医学(中级)	双甸镇中心卫生院
鲍红兵	男	1977.02	2011.11.30	骨外科学(中级)	大豫镇中心卫生院
陆晶晶	女	1976.07	2011.11.30	内科学(中级)	大豫镇中心卫生院
李　军	男	1975.03	2012.12.26	中　级	大豫镇中心卫生院
唐文敏	女	1967.12	2012.12.26	中　级	大豫镇中心卫生院
李小妹	女	1978.03	2012.12.26	中　级	大豫镇中心卫生院
顾金标	男	1976.01	2012.12.26	中　级	大豫镇中心卫生院
顾红霞	女	1977.12	2013.12.11	麻醉学(中级)	大豫镇中心卫生院
赵春燕	女	1977.03	2013.12.11	药学(中级)	大豫镇中心卫生院
卜宏梅	女	1983.03	2012.12.26	中　级	掘港镇中心卫生院
朱爱红	女	1974.11	2011.11.30	护理学(中级)	掘港镇中心卫生院
蒋晓燕	女	1970.03	2011.11.30	临床医学检验技术(中级)	曹埠医院
陈晓明	男	1977.12	2011.11.30	普通外科学(中级)	曹埠医院
沈志凤	女	1970.09	2011.11.30	药学(中级)	洋口医院
王宏云	女	1972.05	2011.11.30	护理学(中级)	普济医院
顾志泉	男	1975.09	2011.11.30	普通外科学(中级)	北坎医院
杨加祥	男	1976.06	2011.11.30	普通外科学(中级)	凌民医院
沙亚洲	男	1979.07	2011.11.30	全科医学(中级)	新店镇月池卫生服务站
徐　兵	男	1975.04	2011.11.30	超声波医学(中级)	靖海医院
蔡芝秀	女	1970.05	2011.11.30	护理学(中级)	新区医院
蔡美群	女	1970.07	2011.11.30	麻醉学(中级)	新区医院
陈忠平	男	1970.03	2011.11.30	内科学(中级)	大豫医院
沈燕婷	女	1976.06	2011.11.30	临床医学检验技术(中级)	饮泉医院
成卫明	男	1975.11	2011.11.30	公共卫生(中级)	长沙卫生所
刘伟峰	男	1978.12	2011.11.30	疾病控制(中级)	双甸卫生所
李爱东	男	1971.09	2011.11.30	疾病控制(中级)	双甸卫生所
徐　静	女	1961.05	2011.11.30	妇产科护理(中级)	丰利卫生所
顾俊俊	女	1978.06	2011.11.30	计划生育(中级)	曹埠卫生所
缪小晶	男	1978.01	2011.11.30	疾病控制(中级)	洋口卫生所
姜亚东	男	1969.04	2011.11.30	公共卫生(中级)	栟茶卫生所
秦红波	男	1977.09	2011.11.30	公共卫生(中级)	大豫卫生所
刘崇池	男	1979.10	2013.12.11	公共卫生(中级)	掘港卫生所
刘　丹	女	1981.01	2013.12.11	护理学(中级)	岔河卫生所
徐志银	女	1973.01	2013.12.11	内科学(中级)	马塘卫生所
葛志峰	女	1900.22	2014.12.31	疾病控制(中级)	双甸卫生所
缪管建	男	1971.01	2014.12.31	疾病控制(中级)	袁庄卫生所
薛金荣	男	1980.03	2014.12.31	全科医学(中级)	袁庄卫生所
姜小卫	男	1981.11	2014.12.31	公共卫生(中级)	长沙卫生所
季维维	女	1978.12	2014.12.31	全科医学(中级)	岔河卫生所

续表49-3

姓　名	性别	出生年月	资格认定时间	职　称	单　位
金　仲	男	1978.03	2012.12.26	中　级	长沙卫生所
韩国军	男	1970.09	2012.12.26	中　级	袁庄镇医院
唐艺梅	女	1973.02	2012.12.26	中　级	掘港镇计划生育服务站
陈海琴	女	1978.11	2012.12.26	中　级	掘港镇计划生育服务站
汤爱芳	女	1979.10	2012.12.26	中　级	石甸医院
季　燕	女	1964.01	2012.12.26	中　级	苴镇卫生所
管仲华	男	1973.07	2012.12.26	中　级	九总医院
缪海兵	男	1976.02	2012.12.26	中　级	普济医院
缪晓青	女	1981.12	2013.12.11	药学(中级)	袁庄镇医院
於玲玲	女	1970.03	2012.12.26	中　级	环港医院
赵旭东	男	1964.05	2012.12.26	中　级	浒澪医院
袁小梅	女	1968.06	2012.12.26	中　级	洋口医院
于秋水	男	1970.08	2012.12.26	中　级	洋口医院
李晓华	女	1974.06	2012.12.26	中　级	大豫医院
丁荣清	男	1971.02	2012.12.26	中　级	新区医院
赵　龙	男	1979.11	2012.12.26	中　级	于港医院
缪小玲	女	1975.03	2012.12.26	中　级	石甸医院
李海兵	男	1975.06	2012.12.26	中　级	洋口卫生所
徐　军	男	1978.06	2012.12.26	中　级	洋口卫生所
季小清	男	1975.09	2012.12.26	中　级	长沙医院
陶海燕	女	1978.06	2012.12.26	中　级	马塘中学
陈　梅	女	1969.02	2012.12.26	中　级	马塘镇计划生育服务站
张微微	男	1978.07	2013.12.11	中医外科学(中级)	城南医院
顾志泉	男	1975.09	2013.12.11	骨外科学(中级)	北坎医院
曹　勇	男	1977.07	2013.12.11	内科学(中级)	普济医院
罗本芳	女	1975.11	2013.12.11	妇产科学(中级)	饮泉医院
于亚琴	女	1976.05	2013.12.11	护理学(中级)	于港医院
花国云	女	1980.03	2013.12.11	护理学(中级)	景安医院
顾翠珠	女	1979.07	2013.12.11	药学(中级)	浒澪医院
张继宏	女	1979.06	2013.12.11	护理学(中级)	石甸医院
王小军	男	1976.10	2013.12.11	耳鼻咽喉科学(中级)	河口医院
徐善华	男	1963.07	2013.12.11	中药学(中级)	丰西医院
陈仕兵	男	1969.12	2013.12.11	内科学(中级)	光荣医院
吕　斌	男	1965.08	2013.12.11	内科学(中级)	大豫医院
江　波	男	1966.07	2013.12.11	普通外科学(中级)	大豫医院
吴小梅	女	1976.08	2013.12.11	计划生育(中级)	丰利镇计生服务站
顾周卫	女	1978.12	2013.12.11	计划生育(中级)	长沙镇计生服务站
张素琴	女	1975.06	2014.12.31	耳鼻咽喉科学(中级)	于港医院
周建华	男	1971.07	2014.12.31	内科学(中级)	大豫医院
李海平	女	1978.03	2014.12.31	妇产科护理(中级)	洋口医院

续表49-3

姓　名	性别	出生年月	资格认定时间	职　　称	单　　位
叶小惠	女	1970.06	2014.12.31	麻醉学(中级)	洋口医院
邱小燕	女	1973.06	2014.12.31	临床医学检验技术(中级)	城南医院
季　燕	女	1964.01	2012.12.26	中　级	苴镇卫生所
管仲华	男	1973.07	2012.12.26	中　级	九总医院
缪海兵	男	1976.02	2012.12.26	中　级	普济医院
缪晓青	女	1981.12	2013.12.11	药学(中级)	袁庄镇医院
於玲玲	女	1970.03	2012.12.26	中　级	环港医院
赵旭东	男	1964.05	2012.12.26	中　级	浒澪医院
袁小梅	女	1968.06	2012.12.26	中　级	洋口医院
于秋水	男	1970.08	2012.12.26	中　级	洋口医院
李晓华	女	1974.06	2012.12.26	中　级	大豫医院
丁荣清	男	1971.02	2012.12.26	中　级	新区医院
赵　龙	男	1979.11	2012.12.26	中　级	于港医院
缪小玲	女	1975.03	2012.12.26	中　级	石甸医院
李海兵	男	1975.06	2012.12.26	中　级	洋口卫生所
徐　军	男	1978.06	2012.12.26	中　级	洋口卫生所
季小清	男	1975.09	2012.12.26	中　级	长沙医院
陶海燕	女	1978.06	2012.12.26	中　级	马塘中学
陈　梅	女	1969.02	2012.12.26	中　级	马塘镇计划生育服务站
张微微	男	1978.07	2013.12.11	中医外科学(中级)	城南医院
顾志泉	男	1975.09	2013.12.11	骨外科学(中级)	北坎医院
曹　勇	男	1977.07	2013.12.11	内科学(中级)	普济医院
薛建华	男	1983.09	2014.12.31	胸心外科学(中级)	大豫医院
夏　娟	女	1972.01	2014.12.31	内科学(中级)	大豫医院
缪小峰	女	1979.06	2014.12.31	护理学(中级)	于港医院
徐秀峰	男	1977.12	2014.12.31	普通外科学(中级)	普济医院
丁爱华	男	1961.08	2014.12.31	普通外科学(中级)	凌河医院
王苏艳	女	1970.08	2014.12.31	护理学(中级)	环港卫生院
龚晓燕	女	1966.10	2014.12.31	计划生育(中级)	掘港镇计生服务站
钱玉琴	女	1970.01	2014.12.31	妇产科学(中级)	大豫镇计生服务站
钱珍珍	女	1978.11	2014.12.31	计划生育(中级)	双甸镇计生服务站
吴志云	女	1972.11	2014.12.31	计划生育(中级)	双甸镇计生服务站
张爱兵	男	1969.03	2014.12.31	全科医学(中级)	掘港镇七总村卫生室

四、初级职称认定续记

2011年至2014年间，全县有215名卫生人晋升正高级专业技术职称专业技术职称，其中2011年29名晋升、2012年59名晋升、2013年62名晋升、2014年65名晋升。

2011～2014年如东县卫生界初级专业技术资格认定人员情况表

表49-4

姓　名	性别	出生年月	资格认定时间	职　　称	单　　位
孙　宁	男	1985.09	2011.11.30	临床医学检验技术(师)	县人民医院
孟小娟	女	1983.10	2011.11.30	护理学(师)	县人民医院
徐晓飞	男	1986.05	2011.11.30	临床医学检验技术(师)	县人民医院
黄琳玲	女	1985.04	2011.11.30	护理学(师)	县人民医院
李　慧	女	1983.11	2011.11.30	护理学(师)	县人民医院
王金梅	女	1986.01	2011.11.30	护理学(师)	县人民医院
陈　丽	女	1981.10	2011.11.30	护理学(师)	县人民医院
徐露露	女	1987.04	2011.11.30	护理学(师)	县人民医院
张周洲	女	1986.05	2011.11.30	临床医学检验技术(师)	县人民医院
周雪华	女	1988.02	2012.12.26	初级(师)	县人民医院
邱亚娟	女	1985.09	2012.12.26	初级(师)	县人民医院
樊小丽	女	1986.07	2012.12.26	初级(师)	县人民医院
倪海燕	女	1986.05	2012.12.26	初级(师)	县人民医院
曹培培	女	1987.01	2012.12.26	初级(师)	县人民医院
张艳玉	女	1987.12	2012.12.26	初级(师)	县人民医院
施　丹	女	1989.01	2012.12.26	初级(师)	县人民医院
赵佳鑫	女	1987.02	2012.12.26	初级(师)	县人民医院
薛燕娇	女	1988.12	2012.12.26	初级(师)	县人民医院
陈亚娟	女	1988.05	2012.12.26	初级(师)	县人民医院
纪　晶	女	1987.07	2012.12.26	初级(师)	县人民医院
季晶晶	女	1988.02	2012.12.26	初级(师)	县人民医院
缪亚娟	女	1986.10	2012.12.26	初级(师)	县人民医院
殷　燕	女	1987.01	2012.12.26	初级(师)	县人民医院
刘菁菁	女	1990.02	2013.12.11	护理学(师)	县人民医院
漆选娥	女	1982.09	2013.12.11	护理学(师)	县人民医院
缪捷秋	女	1986.09	2013.12.11	护理学(师)	县人民医院
徐晶晶	女	1988.08	2013.12.11	护理学(师)	县人民医院
孙东伟	女	1989.12	2013.12.11	护理学(师)	县人民医院
施忆文	女	1990.01	2013.12.11	护理学(师)	县人民医院
刘舒静	女	1989.10	2013.12.11	护理学(师)	县人民医院
陆靓雅	女	1990.02	2013.12.11	护理学(师)	县人民医院
周梦佳	女	1990.04	2013.12.11	护理学(师)	县人民医院
浦玲钰	女	1989.09	2013.12.11	护理学(师)	县人民医院
潘丹丹	女	1989.05	2013.12.11	护理学(师)	县人民医院
周　洁	女	1988.07	2013.12.11	护理学(师)	县人民医院
施娟娟	女	1989.01	2013.12.11	药学(师)	县人民医院
邵鹏飞	男	1984.11	2013.12.11	药学(师)	县人民医院
吴广云	女	1986.05	2013.12.11	药学(师)	县人民医院

续表49-4

姓　名	性别	出生年月	资格认定时间	职　称	单　位
谢婉娴	女	1988.04	2013.12.11	药学(师)	县人民医院
卞东彬	男	1985.12	2013.12.11	放射医学技术(师)	县人民医院
沈小艺	女	1990.10	2013.12.11	放射医学技术(士)	县人民医院
高　澎	男	1990.10	2013.12.11	放射医学技术(士)	县人民医院
徐小丽	女	1984.05	2014.12.31	放射医学技术(师)	县人民医院
沈　诚	女	1986.04	2014.12.31	药学(师)	县人民医院
曹　娟	女	1990.04	2014.12.31	护理学(师)	县人民医院
陈文婷	女	1990.06	2014.12.31	护理学(师)	县人民医院
董美玲	女	1989.07	2014.12.31	护理学(师)	县人民医院
范铃铃	女	1989.02	2014.12.31	护理学(师)	县人民医院
高　艳	女	1987.11	2014.12.31	护理学(师)	县人民医院
顾小聪	女	1991.02	2014.12.31	护理学(师)	县人民医院
季迎春	女	1991.05	2014.12.31	护理学(师)	县人民医院
姜冬梅	女	1989.12	2014.12.31	护理学(师)	县人民医院
姜洁丽	女	1991.10	2014.12.31	护理学(师)	县人民医院
金　林	女	1991.09	2014.12.31	护理学(师)	县人民医院
李　琴	女	1990.03	2014.12.31	护理学(师)	县人民医院
潘　虹	女	1987.01	2014.12.31	护理学(师)	县人民医院
邱丽君	女	1988.12	2014.12.31	护理学(师)	县人民医院
佘　洁	女	1984.08	2014.12.31	护理学(师)	县人民医院
唐海梅	女	1990.12	2014.12.31	护理学(师)	县人民医院
田娟娟	女	1987.02	2014.12.31	护理学(师)	县人民医院
王玲玲	女	1988.09	2014.12.31	护理学(师)	县人民医院
石　娟	女	1983.07	2014.12.31	药学(师)	县人民医院
王亚霜	女	1989.06	2014.12.31	护理学(师)	县人民医院
徐青云	女	1989.06	2014.12.31	护理学(师)	县人民医院
叶沈阳	女	1991.06	2014.12.31	护理学(师)	县人民医院
於晓晨	女	1990.03	2014.12.31	护理学(师)	县人民医院
朱锐棋	女	1983.05	2014.12.31	护理学(师)	县人民医院
季晓妍	女	1992.07	2014.12.31	放射医学技术(士)	县人民医院
成宇慧	女	1993.01	2014.12.31	药学(士)	县人民医院
缪颖颖	女	1991.08	2014.12.31	药学(士)	县人民医院
徐冉冉	女	1988.03	2011.11.30	临床医学检验技术(师)	县中医院
于晓燕	女	1988.10	2011.11.30	药学(师)	县中医院
於苏琴	女	1983.01	2011.11.30	护理学(师)	县中医院
洪丽娟	女	1986.07	2011.11.30	护理学(师)	县中医院
葛建霞	女	1981.07	2011.11.30	护理学(师)	县中医院
朱丽丽	女	1987.08	2011.11.30	临床医学检验技术(师)	县中医院
徐向锋	男	1983.07	2011.11.30	临床医学检验技术(士)	县中医院
阚海梅	女	1990.01	2011.11.30	临床医学检验技术(士)	县中医院

续表49-4

姓　名	性别	出生年月	资格认定时间	职　　称	单　　位
缪翠娟	女	1989.05	2012.12.26	初级(士)	县中医院
孙　妮	女	1990.03	2012.12.26	初级(师)	县中医院
姚海燕	女	1990.03	2012.12.26	初级(士)	县中医院
杨姣婧	女	1989.06	2012.12.26	初级(士)	县中医院
周云霞	女	1988.02	2012.12.26	初级(师)	县中医院
李亮亮	女	1987.03	2012.12.26	初级(师)	县中医院
缪凤云	女	1987.10	2012.12.26	初级(师)	县中医院
许晓银	女	1987.04	2012.12.26	初级(师)	县中医院
徐天舒	女	1984.03	2012.12.26	初级(师)	县中医院
施晶晶	女	1982.12	2012.12.26	初级(师)	县中医院
王婷婷	女	1988.03	2013.12.11	放射医学技术(师)	县中医院
金　幸	女	1986.10	2013.12.11	护理学(师)	县中医院
周美叶	女	1987.07	2013.12.11	护理学(师)	县中医院
张慧娟	女	1988.10	2013.12.11	护理学(师)	县中医院
张园园	女	1985.06	2013.12.11	护理学(师)	县中医院
陈海燕	女	1981.05	2013.12.11	护理学(师)	县中医院
蔡亮亮	男	1989.01	2013.12.11	中药学(师)	县中医院
顾锡娟	女	1988.05	2013.12.11	临床医学检验技术(师)	县中医院
刘　燕	女	1990.12	2013.12.11	药学(士)	县中医院
朱海杨	女	1991.02	2014.12.31	放射医学技术(师)	县中医院
于小芹	女	1986.09	2014.12.31	护理学(师)	县中医院
管晓盈	女	1987.08	2014.12.31	护理学(师)	县中医院
应艳春	女	1987.04	2014.12.31	护理学(师)	县中医院
马轶雯	女	1989.09	2014.12.31	护理学(师)	县中医院
钱彤彤	女	1988.01	2014.12.31	中药学(师)	县中医院
尹盈霞	女	1988.09	2014.12.31	护理学(师)	县中医院
姚海燕	女	1990.03	2014.12.31	放射医学技术(师)	县中医院
杨姣婧	女	1989.06	2014.12.31	临床医学检验技术(师)	县中医院
缪韦微	女	1986.08	2014.12.31	护理学(师)	县中医院
陈　晨	女	1988.05	2014.12.31	护理学(师)	县中医院
孙璐璐	女	1987.10	2014.12.31	护理学(师)	县中医院
朱倩倩	女	1988.10	2014.12.31	护理学(师)	县中医院
胡晓慧	女	1989.04	2014.12.31	护理学(师)	县中医院
管云馨	女	1987.11	2014.12.31	药学(师)	县中医院
佘陈婧	女	1992.08	2014.12.31	药学(士)	县中医院
蔡娜娜	女	1991.10	2014.12.31	口腔医学技术(士)	县中医院
阚梓濠	男	1990.05	2014.12.31	临床医学检验技术(士)	县中医院
柳邓颉	女	1993.06	2014.12.31	临床医学检验技术(士)	县中医院
徐　秦	女	1991.04	2014.12.31	临床医学检验技术(师)	县妇幼保健所
汪　明	女	1984.10	2013.12.11	药学(师)	县卫生进修学校

续表49-4

姓　名	性别	出生年月	资格认定时间	职　称	单　位
陈培培	女	1983.04	2011.11.30	护理学(师)	岔河镇中心卫生院
陶　茹	女	1988.05	2011.11.30	临床医学检验技术(士)	岔河镇中心卫生院
沈小耘	女	1986.07	2012.12.26	初级(师)	岔河镇中心卫生院
孙竞之	男	1988.12	2012.12.26	初级(师)	岔河镇中心卫生院
沈　洁	女	1985.02	2012.12.26	初级(师)	岔河镇中心卫生院
吴　丹	女	1986.03	2012.12.26	初级(师)	岔河镇中心卫生院
钱春雪	女	1988.02	2012.12.26	初级(师)	岔河镇中心卫生院
贾　娜	女	1980.12	2013.12.11	护理学(师)	岔河镇中心卫生院
陶　茹	女	1988.05	2013.12.11	临床医学检验技术(师)	岔河镇中心卫生院
李可可	女	1989.04	2013.12.11	护理学(师)	岔河镇中心卫生院
顾　鹏	男	1985.12	2014.12.31	药学(师)	岔河镇中心卫生院
袁志红	女	1988.01	2014.12.31	护理学(师)	岔河镇中心卫生院
祁艳阳	女	1989.06	2014.12.31	临床医学检验技术(师)	岔河镇中心卫生院
唐素琴	女	1984.06	2011.11.30	护理学(师)	栟茶镇中心卫生院
符　蓉	女	1985.06	2011.11.30	护理学(师)	栟茶镇中心卫生院
赵婷婷	女	1987.04	2011.11.30	护理学(师)	栟茶镇中心卫生院
徐羽蒙	男	1989.09	2013.12.11	药学(士)	栟茶镇中心卫生院
许　元	女	1987.09	2014.12.31	护理学(师)	栟茶镇中心卫生院
缪丽琴	女	1987.01	2014.12.31	药学(师)	栟茶镇中心卫生院
董　敏	女	1989.06	2014.12.31	护理学(师)	栟茶镇中心卫生院
徐　鹏	男	1990.01	2014.12.31	药学(士)	栟茶镇中心卫生院
王小峰	男	1980.05	2011.11.30	护理学(师)	县第四人民医院
田　琳	女	1985.05	2012.12.26	初级(师)	县第四人民医院
缪蓉娟	女	1988.06	2012.12.26	初级(师)	县第四人民医院
孔春香	女	1990.02	2012.12.26	初级(士)	县第四人民医院
刘飞飞	女	1988.05	2014.12.31	护理学(师)	县第四人民医院
张　伟	女	1986.08	2014.12.31	护理学(师)	县第四人民医院
卢亚飞	女	1974.04	2014.12.31	护理学(师)	县第四人民医院
陆烨楠	女	1992.10	2014.12.31	临床医学检验技术(士)	县第四人民医院
康　宇	男	1987.07	2012.12.26	初级(师)	马塘镇中心卫生院
葛鹏燕	男	1987.12	2012.12.26	初级(师)	马塘镇中心卫生院
褚志飞	男	1981.03	2012.12.26	初级(师)	马塘镇中心卫生院
曹海燕	女	1983.06	2013.12.11	护理学(师)	马塘镇中心卫生院
单高律	女	1988.09	2013.12.11	临床医学检验技术(师)	马塘镇中心卫生院
李秀龙	女	1983.12	2013.12.11	护理学(师)	马塘镇中心卫生院
田晓燕	女	1986.12	2013.12.11	药学(师)	马塘镇中心卫生院
刘参参	女	1987.03	2013.12.11	药学(师)	马塘镇中心卫生院
杜晓林	女	1989.09	2013.12.11	药学(士)	马塘镇中心卫生院
管文文	女	1989.09	2014.12.31	护理学(师)	马塘镇中心卫生院
周萍萍	女	1991.01	2014.12.31	护理学(师)	马塘镇中心卫生院

续表49-4

姓　名	性别	出生年月	资格认定时间	职　称	单　位
张　玲	女	1992.12	2014.12.31	临床医学检验技术(士)	马塘镇中心卫生院
佘珍云	女	1987.01	2011.11.30	护理学(师)	丰利镇中心卫生院
曹莉莉	女	1982.03	2011.11.30	药学(师)	丰利镇中心卫生院
朱烨菁	女	1985.04	2011.11.30	药学(师)	丰利镇中心卫生院
魏元元	女	1986.06	2011.11.30	护理学(师)	丰利镇中心卫生院
陈佩佩	女	1983.10	2011.11.30	护理学(师)	丰利镇中心卫生院
曹莉莉	女	1982.03	2011.11.30	药学(师)	丰利镇中心卫生院
魏元元	女	1986.06	2011.11.30	护理学(师)	丰利镇中心卫生院
徐　勤	女	1961.03	2011.11.30	护理学(师)	丰利镇中心卫生院
王爱群	女	1987.06	2013.12.11	药学(师)	丰利镇中心卫生院
杨瑞秋	女	1987.10	2013.12.11	药学(师)	丰利镇中心卫生院
陆文婷	女	1987.03	2013.12.11	中药学(师)	丰利镇中心卫生院
韦　霞	女	1986.02	2013.12.11	护理学(师)	丰利镇中心卫生院
马文文	女	1988.06	2013.12.11	护理学(师)	丰利镇中心卫生院
吴卫东	男	198010	2014.12.31	药学(师)	丰利镇中心卫生院
朱建新	男	1969.04	2014.12.31	药学(师)	丰利镇中心卫生院
周媛媛	女	1984.01	2014.12.31	护理学(师)	丰利镇中心卫生院
钱海燕	女	1988.02	2014.12.31	护理学(师)	丰利镇中心卫生院
陈巧玲	女	1991.10	2014.12.31	临床医学检验技术(士)	丰利镇中心卫生院
刘维维	女	1983.01	2014.12.31	中药学(士)	丰利镇中心卫生院
夏俊贤	男	1989.08	2012.12.26	初级(士)	掘港镇中心卫生院
姚海琴	女	1985.07	2014.12.31	护理学(师)	掘港镇中心卫生院
季亚姝	女	1990.09	2014.12.31	护理学(师)	掘港镇中心卫生院
葛江银	女	1988.05	2014.12.31	药学(士)	掘港镇中心卫生院
冯迎春	女	1982.01	2012.12.26	初级(师)	苴镇中心卫生院
黎　红	女	1986.10	2013.12.11	护理学(师)	苴镇中心卫生院
施奕清	女	1988.11	2013.12.11	护理学(师)	大豫镇中心卫生院
孙丽丽	女	1985.05	2011.11.30	中药学(师)	双甸镇中心卫生院
康忠梅	女	1978.07	2012.12.26	初级(师)	双甸镇中心卫生院
张俊凤	女	1985.07	2012.12.26	初级(师)	双甸镇中心卫生院
徐海兰	女	1985.07	2012.12.26	初级(师)	双甸镇中心卫生院
柳阳阳	女	1987.10	2013.12.11	护理学(师)	双甸镇中心卫生院
吴洪波	男	1980.10	2013.12.11	药学(师)	双甸镇中心卫生院
丛佳佳	女	1991.11	2013.12.11	护理学(师)	双甸镇中心卫生院
花阳杨	女	1989.11	2013.12.11	药学(师)	双甸镇中心卫生院
蔡守娟	女	1989.02	2014.12.31	护理学(师)	双甸镇中心卫生院
朱萍萍	女	1988.06	2014.12.31	临床医学检验技术(士)	双甸镇中心卫生院
施　培	女	1988.11	2013.12.11	药学(师)	双甸镇中心卫生院
刘亚琴	女	1981.01	2012.12.26	初级(师)	丰利卫生所
朱伟红	女	1990.04	2014.12.31	药学(士)	河口卫生院

续表49-4

姓　名	性别	出生年月	资格认定时间	职　　称	单　　位
徐安琪	女	1993.09	2014.12.31	药学(士)	新店卫生院
张孙丽	女	1987.06	2014.12.31	护理学(师)	袁庄镇医院
陈爱军	男	1987.10	2012.12.26	初级(师)	新林医院
钱锁梅	女	1969.07	2012.12.26	初级(师)	南渔医院
唐高琳	女	1980.11	2012.12.26	初级(师)	苴镇医院
徐盈玉	女	1988.10	2012.12.26	初级(师)	凌民医院
吉红霞	女	1990.06	2012.12.26	初级(士)	双南医院
吴娟娟	女	1986.07	2012.12.26	初级(师)	普济医院
石元华	女	1979.09	2012.12.26	初级(师)	博爱医院
黄金菊	女	1983.11	2012.12.26	初级(师)	华丰医院
陈飞云	女	1984.11	2012.12.26	初级(师)	饮泉医院
周兴培	女	1987.12	2012.12.26	初级(师)	沿南医院
钱海燕	女	1986.22	2013.12.11	护理学(师)	饮泉医院
冯　娟	女	1972.08	2013.12.11	中药学(师)	景安医院
龚慧慧	女	1983.02	2013.12.11	护理学(师)	刘明权口腔诊所
张容容	女	1986.03	2013.12.11	护理学(师)	洋口医院
沈小燕	女	1978.01	2013.12.11	药学(师)	光荣医院
房碧云	女	1990.07	2013.12.11	药学(士)	文慈门诊部
邵陈影	女	1992.04	2013.12.11	药学(士)	凌民医院
刘晓琴	女	1989.11	2013.12.11	康复医学治疗技术(士)	棉场医院
鲁　慧	女	1989.11	2014.12.31	康复医学治疗技术(士)	华丰医院
徐　娴	女	1986.12	2014.12.31	口腔医学技术(师)	饮泉医院
陈浩浩	男	1987.09	2014.12.31	放射医学技术(师)	沿南医院
刘娟娟	女	1985.09	2014.12.31	护理学(师)	新区医院
黄敏敏	女	1989.11	2014.12.31	药学(士)	凌河医院
周月月	女	1987.08	2014.12.31	药学(士)	凌河医院
王玲玲	女	1986.03	2013.12.11	药学(士)	七里镇社区卫生服务站

第四节　发展规划

如东县卫生事业发展第十二个五年规划

如东县卫生局

（2010年8月）

2011年至2015年，是全面落实科学发展观、构建社会主义和谐社会的重要时期，是全面建设更高水平小康社会、开启基本现代化建设新征程的关键时期，也是县深化医药卫生体制改革、建立基本医疗卫生制度的攻坚时期。为促进县卫生事业又好又快发展，合理地配置和利用卫生资源，改善和提高卫生服务能力，保护和促进县居民身体健康，根据南通市“十二五”卫生事业发展规划要求，结合县实际，特制定如东县卫生事业发展第十二个五年规划。

一、发展基础与发展环境

（一）“十一五”卫生事业发展主要成就

1.卫生事业发展空间不断拓展。“十一五”期间，县卫生事业不断适应社会主义市场经济发展要求，努力满足人民群众日益增长的卫生保健需求，通过合理配置卫生资源，进一步深化卫生改革，着力打造“惠民卫生、阳光卫生、和谐卫生”品牌，大力实施“改革创新工程、农民健康工程、科教兴医工程、形象提升工程、基础建设工程”，致力兴办人民满意、社会认可、政府放心的“大众卫生”，有效改善和提高了全县卫生综合服务能力，保障了全县百万人民健康权益。全国人大教科文卫委员会、省委巡视组、省人大调研组先后来县视察农村卫生工作，均给予了高度评价。中央人民广播电台、江苏电视台、南通电视台、南通日报等媒体先后多次报道县卫生工作情况。2007年、2008年县卫生局机关获得了“市文明单位”称号；2008年、2009年被全县卫生系统评为“市文明行业”。2008年被江苏省卫生厅、江苏省红十字会、江苏省军区后勤部评为“无偿献血先进县”；被省卫生厅评为新型农村合作医疗管理先进单位；被南通市政府评为农民健康工程先进县。县卫生局机关连续3年被评为全县综合考核工作先进单位。

2.卫生资源配置进一步优化。全县现有各级各类医疗卫生机构466个，县管公立医院11家，民营医院39家，县级卫生机构4家，其他社会医疗机构164个。全县14个镇均建立社区卫生服务中心，拥有社区卫生服务站242个（其中县城区社区卫生服务站11个）。共有床位2664张，平均每千人拥有床位2.70张。共有卫生技术人员4649人（其中乡村医生752人），平均每千人拥有4.32人。镇卫生机构规范化建设覆盖率、农村社区卫生服务普及率100%。以县级医疗卫生单位为龙头，乡镇卫生院为枢纽，村卫生室为基础的农村三级医疗卫生服务网络不断完善，县镇两级、镇村一体、防治结合、分工合理的新型农村卫生服务体系基本形成。

3.卫生服务水平进一步提高。全县二级甲等医院2家，二级乙等医院2家，拥有先进的“钴－60”直线加速器、核磁共振、螺旋CT、DSA、DR、CR、全自动生化分析仪、五分类细胞分析仪、化学发光免疫分析仪、快速细菌培养药敏仪、彩色多普勒、视频脑电图、电子胃镜、肠镜、支气管镜、腹腔镜、手术显微镜、血液透析机、成套重症监护仪、进口高档呼吸机、麻醉机等高精尖设备，为新技术、新项目的开展提供了强有力的硬件保障。大力推进“三名三创”工程，县人民医院神经外科、肿瘤科为南通市临床重点专科，骨科、ICU为南通市重点建设专科，ONYX栓塞治疗脑动脉畸形申报省卫生厅优秀新技术项目。与加拿大加中健康促进会、韩国釜山高神大学建立了友好合作关系。

4.卫生应急处置能力进一步提升。逐级建立了突发事件应急处置工作组织，制定完善了系列应急预案体系，努力提高了应对突发公共卫生事件的能力。有效处置问题奶粉事件，积极防控甲型H1N1流感和手足口病，最大程度地减少了突发公共卫生事件造成的危害。

5. 城乡居民健康水平不断提高。农村卫生条件明显改善，新型农村合作医疗覆盖率99.7%以上。2010年全县共报告法定传染病17种2557例，总发病率为241.12/10万。孕产妇死亡1例，5岁以下儿童死亡率7.18‰，婴儿死亡率5.67‰，出生缺陷率3.93‰。全县居民平均寿命达79岁。

（二）主要存在问题

“十一五”期间，县的卫生事业有了较大的发展，但从总体上看，卫生工作与人民群众日益增长的医疗保健需求仍不相适应，长期存在的深层次的体制性、结构性矛盾比较突出，成为卫生事业发展的障碍：少数直属医疗机构的运行缺乏生机与活力，管理模式相对滞后，内部运行机制改革迫在眉睫；卫生行政管理职能尚需加强，法制管理、卫生监督执法力量和执法力度未能完全到位，医疗服务要素准入、市场监管、有序竞争尚未规范；群众“看病贵”问题依然存在，新农合筹资水平仍相对较低，而药品价格虚高现象依然存在，政府对基本医疗的投入相对不足；公共卫生体系需进一步完善，卫生监督、疾病预防控制、妇幼保健、精神病防治等机构能力建设迫切需要加强，突发公共卫生事件应急处置能力还需着力强化。

（三）“十二五”期间卫生事业发展经济社会环境

当前，全县经济社会发展保持良好态势。预计测算，2010年实现地区生产总值365亿元，完成财政总收入50.38亿元，城镇居民人均可支配收入20502元，农村居民人均纯收入9100元。县域经济基本竞争力继续位居全国百强县（市）行列，全面建设小康社会目标基本实现。“十二五”期间是县开启基本现代化建设新征程的关键时期，经济社会发展进入新阶段。这一时期，全县将继续全面贯彻落实科学发展观，围绕“两集聚、两突破、两促进”的工作思路和“求高求实，求好求快”的总体要求，更加突出项目建设中心，大力推进招商引资、工业经济、沿海开发、城市和交通基础设施建设、新农村建设等重点工作。县区域经济将进一步增强，综合竞争力稳步提升，人民生活质量逐步改善，这些都将为卫生事业的改革与发展创造有利条件。同时我们也清醒地看到，全县经济总量还不大，财政实力不够强，对县卫生事业的发展带来一定影响。

二、指导思想、总体要求和发展目标

（一）指导思想。以邓小平理论和“三个代表”重要思想为指导，深入贯彻落实科学发展观，以医药卫生体制改革为指针，以五项重点工作为主线，以基层、基础、基本为重点，建立和完善基本医疗保障制度，健全与县经济社会发展水平相适应的医疗卫生服务体系，强化行业管理，加强行风建设，逐步实现人人公平享有优质的医疗卫生服务目标。

（二）总体要求。优先发展保障基本医疗卫生服务，实现医药卫生事业发展与经济社会发展水平相协调，与人民群众的健康需求相适应；优先强化政府职能，凸现政府在制度、规划、筹资、服务、监管等方面的主导作用，提高医疗卫生运行效率、服务质量和水平，实现公平与效率相统一；优先发展公共卫生，促进公共卫生服务均等化，实现城乡发展相协调，医疗服务与公共卫生相统一。促进医药卫生事业全面协调可持续发展，为人民群众提供质优、价廉、安全、有效的医疗卫生服务，有效保障人民健康，增进社会和谐。

（三）发展目标。进一步加强基本公共卫生服务体系建设。基本公共卫生服务项目实行免费提供，基本公共卫生服务均等化明显提高。进一步健全基层医疗卫生服务体系，2011年，政府举办的镇卫生院实行全覆盖，基本医疗卫生服务满足居民需求。进一步完善基本医疗保障制度，新型农村合作医疗参合率稳定在95%以上，医疗保障水平逐年提升，医疗救助能力明显增强。积极实施基本药物制度，政府办基层医疗卫生机构配备、使用和零差率销售基本药物。积极探索基本药物制度在县的有效实现形式，让百姓得到实惠和方便。进一步探索推进公立医院绩效考核制度，管理体制和运行机制逐步完善，医疗服务质量明显改善。医疗服务能力明显提升，医疗服务市场秩序更加规范，医疗卫生机构管理体制更加科学，运行机制更有活力，更好地适应人民群众多层次的医疗卫生需求，人人充分享有基本医疗卫生服务，人民群众健康水平进一步提高。

“十二五”时期卫生事业发展的主要目标与具体指标为：

1. 居民主要健康指标

指标1，平均期望寿命80岁。

指标2，婴儿死亡率控制在10‰以内。

指标3，孕产妇死亡率控制在25/10万以内。

2. 预防保健和疾病控制指标

指标4，法定传染病发病率控制在190/10万以内。

指标5，寄生虫病、地方病控制：巩固基本消灭疟疾、肠道蠕虫病成果。巩固消除碘缺乏病和消灭丝虫病成果。

指标6，计划免疫：到2015年，儿童计划免疫“四苗”覆盖率以镇为单位达到95%以上。新生儿乙肝疫苗接种率达95%以上。

指标7，慢性病防治：开展对慢性非传染性疾病的社区综合防治工作，实施对高血压、糖尿病、恶性肿瘤等重点“慢病”的有效干预措施，2015年高血压、糖尿病管理率达70%，逐步控制“慢病”发病率的上升趋势。

指标8，妇幼保健：孕产妇管理率达95%以上，7岁以下儿童管理率达95%以上；低体重新生儿发生率不超过3%，4-6个月婴儿母乳喂养率达80%以上；孕产妇住院分娩率达100%；重大妇幼卫生项目完成率100%；巩固发展爱婴医院规范化创建成果。

3. 爱国卫生工作指标

指标9，农村改厕：年均改厕4.5万座，农村无害化厕所普及率占85%以上。

指标10，除四害：巩固“灭鼠、灭蟑、灭蝇先进城市”成果，四害密度控制在国家标准以内，2014年通过省“灭鼠、灭蟑、灭蝇先进城市”复检。

指标11，居民健康知识知晓率和卫生行为形成率：城市居民分别达到85%和80%；农村居民分别达到80%和75%。全县各镇争创“亿万农民健康促进行动示范镇”。

4. 卫生资源配置指标

指标12，按照保障基本医疗供给和履行公共卫生职能的总体要求，合理确定政府举办医疗机构的规模和数量，优化卫生资源配置。政府重点办好县级综合医院、中医院和建制镇所在地卫生院。对疾病防控、卫生监督、精神病防治、妇幼保健等公共服务为主的专业性机构由政府举办，逐步实行收支两条线管理。

指标13，调整县城社区卫生服务体系，县城区逐步构建以社区卫生服务机构为主体的城市卫生服务体系，县城区1个街道规划建设好1个规范化社区卫生服务中心。社区卫生服务中心不能满足需要的，可以设置社区卫生服务站作为补充。

指标14，积极办好政府举办的公立医疗机构的同时，有序发展非公立医疗机构，实现办医多元化。到2015年，全县医疗卫生机构总床位达到3700张，千人口拥有数达到3.6张。

指标15，合理配置大型医疗设备：制定大型医疗设备配置规划及年度配置计划，积极引导各类医疗机构科学合理购置大型医疗设备。

5. 卫生服务水平与质量指标

指标16，全县各层次医疗机构开展的诊疗技术项目达到国家规定标准。

指标17,加强等级医院建设:"十二五"期间,再有二所以上的中心医院通过二级乙等医院评审;县人民医院、县中医院积极创造条件申报三级乙等医院。到2015年所有等级医疗机构医疗均达到等级医院标准。

指标18,加强医院重点专科建设:全县力争建设1个省级临床重点专科,5个南通市级临床重点专科。

指标19,医教研工作:医学重点人才、学科带头人建设:力争选拔培养5名在省内有较高知名度的专家,10名南通市内有较大影响的学科带头人,15名县内有一定影响的中青年专业技术骨干。全县二级医院一级临床科室学科带头人应具有高级职称,市级以上重点专科学科带头人必须为正高级职称,人才职称结构达到相应等级医院的比例。积极培养和引进高学历层次人才。

指标20,争取国家(部)立项的科研项目1项,省级立项3项,南通市级立项10项;争取获得省卫生厅新技术引进奖3～5项,市科技进步奖5-10项。

指标21,办好医学教育机构,提高教学质量。县卫生进修学校要承担全县乡村医生的在职培训任务。大力培养卫技人员,到2015年,每千人拥有卫技人员数6人。

6. 医疗卫生保障指标

指标22,新型农村合作医疗制度:到2015年,全县农村居民参加新型农村合作医疗覆盖率保持95%以上,不断完善制度,提高管理水平。

指标23,基本公共卫生服务:到2015年,基本公共卫生服务均等化机制基本完善,重大疾病和主要健康危险因素得到有效控制,城乡居民健康水平得到进一步提高。

指标24,农村中医药工作:加强县中医院建设,"十二五"期间,完成县中医院的整体迁建,加强基层医疗卫生机构中医药工作。

指标25,疾病防控体系:依托县疾病预防控制中心、驻镇卫生所、村卫生室,建全和完善全县疾病预防控制体系,提高应对突发公共卫生事件的监测预警、调查处理和预防控制能力。

指标26,卫生执法监督体系:根据卫生执法监督工作分级管理的原则,在镇设立卫生监督分所,负责辖区内卫生执法监督工作。

指标27,医疗救治体系:健全和完善由急救医疗机构、综合性医院、传染病防治机构、职业病防治机构、镇卫生院组成的突发公共卫生事件应急医疗救治体系。

指标28,加快建设公共卫生信息网络体系:综合运用计算机技术、网络技术、通讯技术,构建覆盖全县医疗卫生机构的区域卫生信息平台。

指标29,卫生基础设施建设:2011-2015年,重点建设项目有:县中医院整体迁建、传染病医院、港口医院。2011年,完成县公共卫生大厦、县第三人民医院整体迁建。2012年,完成县人民医院门急诊综合大楼建设。一级以上医疗机构配全安全防控设备。

指标30,卫生投入:贯彻落实国务院《关于完善政府卫生投入政策的意见》,县财政卫生投入增长幅度要高于经常性财政支出增长幅度,使政府卫生投入占经常性财政支出和卫生总费用的比重逐步提高。

三、主要任务与保障措施

(一)全面深化医药卫生体制改革

1. 推进基层卫生服务体系建设。坚持非营利性医疗机构为主体、营利性医疗机构为补充,公立医疗机构为主导、民营医疗机构共同发展的办医原则。政府重点办好县级医院,并在每个镇办好一所公立医疗卫生机构,采取多种形式支持村社区卫生服务站建设,明晰社区卫生服务站产权关系。加快县城区社区卫生服务机构建设,为城乡居民提供基本医疗服务。

2. 推行基本药物制度的实施。积极探索适合县实际的国家基本药物制度实施的有效途径。规范基本药物的采购和配送，政府举办的基层医疗卫生机构应配备和使用基本药物，鼓励民营医疗机构及其他医疗机构使用基本药物，完善基本药物的新农合报销政策，保证群众基本用药的可及性、安全性和有效性，减轻群众基本用药费用负担。

3. 探索实施公立医院内部改革。加大医院内部运行机制改革，加快卫生人才培养和引进，加强政府财政投入，逐步更新和添置医疗设备，完善公立医院经济补偿政策，对中医院、精神病院等机构在投入政策上予以倾斜。积极探索调动一线医务人员积极性的分配激励机制，实行岗位绩效工资制度，工资待遇与服务质量及岗位工作量等综合绩效挂钩，不断提高服务质量和服务效率。进一步深化医院人事分配制度改革，全面推行人员聘用制度和岗位管理制度和收入分配制度。逐步建立按需设岗、竞聘上岗、按岗聘用、合同管理的用人机制。

（二）促进基本公共卫生服务逐步均等化

1. 完善公共卫生服务体系。建立健全疾病预防控制、卫生监督执法、妇幼卫生保健、精神卫生、健康教育、应急救治、采供血等专业公共卫生服务网络。进一步向基层延伸卫生监督职能，在镇建立卫生监督分所。完成县公共卫生大厦基础设施建设，集成公共卫生服务资源，全面提升公共卫生专业机构的硬件设施条件。逐步提高人均基本公共卫生经费水平，2011年，全县人均基本公共卫生服务经费标准不低于20元。健全公共卫生服务经费保障机制和合理增长机制，落实其他公共卫生服务项目的专项资金。

2. 加强公共卫生服务能力建设。进一步健全以县镇村为主导，以学校、社区为依托的健康教育网络体系。加强公共卫生机构能力建设，2011年，力争通过县疾控中心、县卫生监督所、县妇幼保健所的标准化验收。完善医疗服务体系的公共卫生服务功能，强化医院依法承担重大疾病和突发公共卫生事件监测、报告、救治等公共卫生服务职责。加强专业公共卫生机构和医院之间的协作，实现功能互补、防治互助。完善卫生应急管理体制机制，加强卫生应急队伍装备和加速反应能力建设，组织开展应急演练，及时有效处置各类突发公共卫生事件。加强公共卫生机构绩效考核，提高公共卫生服务效率。

3. 实现基本公共卫生服务均等化。积极实施九类二十二项基本公共卫生服务项目。重视健康教育与健康促进，推进城乡居民健康档案试点县建设，到2015年，全县居民建档率达到60%，重点人群建档率达到80%。继续实施血吸虫病、结核病、艾滋病等重大疾病预防控制，落实国家免疫规划、贫困白内障患者复明、农村改厕、重性精神疾病管理治疗等重大公共卫生服务项目，大力开展农村孕产妇住院分娩补助、为15岁以上人群补种乙肝疫苗、35岁至59岁农村妇女宫颈癌乳腺癌检查、农村妇女孕前和孕早期补服叶酸预防出生缺陷等项目。强化有职业危害因素的用人单位责任和行政监管，全面推进职业病防治工作。提高妇幼保健服务水平，积极推进婚前免费医学健康检查，降低孕产妇和婴儿死亡率，预防出生缺陷，提高出生人口素质。

（三）巩固完善新农合保障制度

1. 优化新农合办医方案。建立责任明确、分担合理的多渠道筹资机制，逐步提高筹资水平，在提高财政补助标准的同时适当提高个人缴费标准。根据经济发展水平和城乡居民年人均收入确定筹资标准，建立筹资动态增长机制。坚持广覆盖、保基本、可持续的原则，以住院和门诊大病保障为重点，实行住院统筹与门诊统筹相结合的保障模式，不断提高群众受益水平。积极完善新农合异地实时结报制度，2015年，新农合参合人员实际住院医药费用补偿比例力争达到50%以上。 政策补偿比达到70%以上。新农合最高支付额度提高到当地农民年人均纯收入的8倍以上。完善红十字大病医疗救助制度，帮助困难群体缓解就医困难。鼓励社会团体开展多种形式的医疗互助活动，鼓励和引导各类组织和个人发展社会慈善医疗救助。

2. 规范基金使用与管理。坚持以收定支、收支平衡、略有结余的原则，合理控制新农合基金年度结余和累计结余，加强对定点医疗机构的协议管理，完善新农合基金支付方式，探索总额预付、定额付费、按病种付费、按人头付费等相结合的综合付费方式，建立激励与惩戒并重的有效约束机制，强化医疗保障对医疗服务和药品费用的规范、监管和引导，提高新农合基金使用效率。加强对定点医疗机构的监管，加强新农合基金收支情况经常性审计，定期向社会公布，提高基金使用透明度。

（四）加强医疗卫生服务能力建设

1.优化医疗卫生机构空间布局。加快建成县镇两级、镇村一体、防治结合、分工合理的新型卫生服务体系。进一步突出县人民医院、县中医院医、教、研的龙头地位，切实加强县第二人民医院、县第三人民医院、丰利医院为区域重点机构建设。在县城新区规划建设一所二级专科传染病医院，力争2012年投入使用。同时考虑在县城新区规划设置一所民办二级妇产科专科医院。根据社会老龄化问题的日益突出，按一级专科医院标准，在县城规划建设一所老年康复医院，力争2011年建成投入使用。结合新区规划布局，2010年启动县中医院整体迁建，力争2013年建成投入使用。洋口港区拟规划建设一所二级甲等的港口医院。全面加强现有其他一级中心医院的能力建设，尽快规划启动每个镇政府举办的一级乡镇公立医院的建设。原则不再新增二级以下非公立医疗机构。充分发挥已有非公立医院在农村医疗保健服务中的作用，加快形成多元办医格局。每个行政村或3～5千人口建成1个村卫生室，推行镇村卫生机构一体化管理。完善县城社区卫生服务机构设置规划，落实县城区社区卫生服务机构业务用房，加快发展县城区社区卫生服务机构。县城区掘港中心卫生院转型为城市社区卫生服务中心，每个街道建设一个街道社区卫生服务中心，根据需要下设若干城市社区卫生服务站。

2.加强医疗卫生机构能力建设。重点加强二级以上医院基础建设、人才建设、专科建设、服务建设和信息化建设，发挥其医疗技术指导中心作用。丰利医院通过二级医院标准验收。进一步改善病员住院条件，推进无陪护、高等级病房建设。加强中心级医院的业务技术建设。

3.全面加强医疗质量监管。强化医疗质量安全控制，落实医疗核心制度，实现医疗质量长效管理。大力推广预约挂号、一站式服务等一系列便民措施，完善双向转诊，缩短病人等候时间，不断提高医疗服务效率。开展平安医院建设，坚持以病人为中心，优化服务流程，规范服务行为。加强医患纠纷调处中心建设，促进医患和谐。

4.切实加强中医中药工作。认真实施《中医药条例》，加强中医药规范化法制化管理，促进中医药事业健康、持续、稳定地发展。认真贯彻落实党和国家保护、扶持、发展中医药的政策，坚持“中西医并重”方针。依法采取措施，办好中医医疗机构，加强中医药人才培养，提高中医药队伍整体素质。认真抓好老中医药专家学术经验继承。大力加强中医药科研工作，开展中医药防治常见病、多发病、疑难病的协作攻关。建设中医重点专科，逐步形成中医特色优势专科。正确处理好中医药继承与发展的关系，积极利用现代科学技术，促进中医药理论和实践的发展，推进中医药现代化进程。依法加强基层医院的中医科室建设，将中医药服务纳入社区卫生服务内容。县中医院搬迁后，探索建设中医研究所，专设中医诊疗病区。

5.加强卫生科教和人才建设。以县级医院为主要力量，合理配置科技资源，保证优势，相互协作，共同发展。建立健全公开选拔、公平竞争、优胜劣汰的人才选拔、培养机制和考核指标体系，对选拔和确定的医学、科研重点人才，制定培养计划，明确培养目标。抓住培养、引进、使用三个环节，对学科、人才建设实行全过程动态管理和目标管理。进一步加大投入，健全医学卫生科技发展的激励机制。医学重点学科与人才建设专项资金主要用于资助重点学科建设、培养拔尖人才，奖励有成绩的科研人员，改善科研条件，开展高水平科研活动。逐步加大科技匹配经费投入，医疗卫生单位的科教投入要达到医疗收入的1～5%，要采取多种方式多层次地争取科教任务，并要多渠道地争取科教经费资助。建设高水平学科群和学科带头人队伍，充分发挥重点学科人才的示范带头作用，加速科技成果转化和适宜技术推广应用。完善规范化培训和继续医学教育制度，充分发挥学术组织的作用，提升学术水平。加快卫生信息化建设，以信息化带动医疗卫生现代化。依托县卫生进修学校，建立健全在职医技人员培训机制，加强社区医生、骨干医生的培训工作。认真组织实施乡村医生中专学历补偿教育，促进乡村医生向执业（助理）医师转化。探索在乡镇卫生院核定的总编制内，将村卫生机构新补充人员和取得执业（助理）医师资格的人员纳入乡镇卫生院编制管理。

（五）全面加强卫生法制建设

1. 健全卫生执法监督体系。按照精简、统一、效能的原则，全面强化政府公共卫生监督职能，形成职责明确、责任落实、保障到位、行为规范、执法有力的卫生执法监督体系。加强卫生执法监督队伍建设，改善卫生执法监督机构用房条件，提高卫生执法监督机构设备装备水平。

2. 坚持并强化依法行政。强化法制意识，认真贯彻落实卫生法律法规，坚持依法行政、许可，大力推行行政权力网上公开运行机制。继续推行卫生行政执法责任制，实行公示、评议和错案追究制度，健全内部稽查监督制度，完善行政处罚审核审批程序，规范执法行为，提高执法水平。

3. 加大综合卫生监督执法力度。发挥卫生行政部门在健康相关产品市场和医疗卫生服务市场监管中的主导作用。进一步扩大监督覆盖面，消除监督盲区，加大卫生监督频次，保证监督效果。切实加大对饮用水、消毒产品等健康相关产品和公共场所、学校、放射和职业健康监护等的卫生监督检查力度。认真落实公共卫生突发事件应急预案，做好重要会议和重大活动的卫生保障工作。开展医疗服务市场专项整治，严厉打击非法行医，整顿医疗广告，整治不正当医疗竞争行为，依法规范医疗废弃物管理。完善医疗事故处理机制，充分发挥医患纠纷调处中心的作用，促进医患和谐。

（六）推动爱国卫生运动的深入开展

1. 加大爱国卫生运动组织力度。进一步加强社会卫生工作的领导，强化组织协调。坚持“政府组织、地方负责、部门协调、群众动手、科学治理、社会监督、分类指导”的方针，组织社会各方面和广大人民群众治理环境、清洁家园、美化社区，着力改善生活环境。

2. 加强健康教育与促进工作。把健康教育作为保障健康、促进健康的治本措施，充分发挥其先导和基础作用，大力组织开展健康教育活动。进一步建立健全健康教育网络，培养和充实健康教育专业力量，增加资金投入，把经常性健康教育落实到基层。发挥大众传媒覆盖面广、传播迅速的特点，通过多种途径，普及卫生知识。结合农村初级卫生保健以及文化、科技、卫生“三下乡”等活动，大力开展“亿万农民健康促进行动”，用各种方式宣传科学知识。不断提高健康教育的科学性、趣味性和针对性，努力从根本上改变人们不卫生的行为习惯，确立卫生健康观念，形成全社会人人讲卫生的风尚。

3. 深入做好群众性爱卫工作。深入开展各种形式的爱国卫生运动和除“四害”活动，探索建立除“四害”管理长效机制，切实加大“五小行业”专项整治工作力度。结合农村环境综合整治，积极推进省卫生镇村创建工作，积极推进农村无害化厕所改造工作。大力改善农村卫生环境，树立大众生态健康理念，创建优良高质的生活环境，提高城乡居民健康水平。2013年，接受“江苏省卫生县城”复检，争创“国家卫生县城”。

（七）改革和完善卫生投入与补偿机制

建立以政府为主导、投资责任明确、补偿渠道规范、资源利用合理的多元卫生投入机制。积极落实新医改制度中财政投入政策。逐步提高政府卫生投入占卫生总费用的比重，使居民个人基本医疗费用负担有效减轻。新增政府卫生投入重点用于支持公共卫生、农村卫生、城市社区卫生和基本医疗保障。对中医院、精神病防治院等在投入政策上予以倾斜。大力拓宽卫生筹资渠道，采取优惠政策，鼓励和引导社会资本发展医疗卫生事业。积极促进非公立医疗卫生机构健康有序发展，形成投资主体多元化、投资方式多样化的格局。完善政府宏观调控下的医疗服务价格管理机制，改革医疗服务价格管理形式，按照政府宏观调控与市场调节相结合的原则，对非营利性医疗机构提供的医疗服务实行政府指导价，对营利性医疗机构提供的医疗服务实行市场调节价。调整医疗服务价格，按照国家和省统一的医疗服务项目名称、服务内容和要求，加强医疗服务价格管理。

（八）推进卫生行业作风建设

努力建立适应社会主义市场经济发展的卫生行风建设体系，建立健全教育制度监督并重的工作机制，要以深化卫生改革为动力，加强制度建设，强化纪律约束，用制度和机制管人，从源头上体制上治理行业不正之风。以营造优质高效的卫生服务环境为目标，以解决群众关注的热点难点问题为重点，诚信服务，便捷服务，增进医患沟通。全面实行“一日一清单”等价格公示制度，定期公布医疗机构的医疗质量、医疗安全、工作效率、医疗费用情况。尊重患者知情权和选择权，引导医疗消费，促进医疗机构提高质量和推进行风建设。继续坚持“谁主管、谁负责”的行风建设责任制和层级负责制，将行风建设与运行机制改革紧密结合，集中治理红包、回扣、乱收费、乱检查等问题，继续规范药品集中招标采购，推行医疗器械和耗材招标采购。坚持把深化改革与加强医德医风建设紧密结合起来，健全和落实行风管理制度，继续完善“无红包医院”长效管理的“十制模式”。加强卫生廉政文化建设，进一步强化职业道德教育，大力宣传“医术高超、医德高尚”的先进典型，激励广大医务工作者恪守服务宗旨、增强服务意识、提升服务质量，维护医疗卫生行业的良好形象。建立健全约束机制和激励机制，把卫生队伍建设成理想崇高、作风优良、技术精湛、纪律严明的高素质队伍，确保卫生改革目标的实现。

（九）切实提高卫生工作组织程度

正确处理医药体制改革中的矛盾和问题，坚持统筹协调发展的原则，政府、社会、市场相结合的原则，社会效益与经济效益相结合的原则，实事求是、因地制宜、循序渐进的原则，保证医改顺利推进。切实加强卫生行政部门的公共卫生管理和服务职能，卫生行政部门对医疗行业管理由微观转向宏观，从系统管理转向全行业管理，卫生行政管理侧重于规划、准入、监管、调控、促进多样化和引导竞争，把更多的精力集中在优化环境、培育市场、提供服务和加强监管上。大力培育和发展学会组织，充分发挥医学会、卫协会组织在人才培养、学术交流、技术支持等方面的作用。加快推进医药卫生信息化。深入推进卫生行政政务公开，适应深化改革和现代管理要求，加强信息化建设，建立资源共享、信息互通、透明公开、方便利用的信息平台和业务系统。创新卫生产业化发展的运营机制，遵循市场发展规律，构筑公平、公正、有序、规范的竞争平台，拓宽服务领域，创新服务方式，培育优势项目，主攻特色专科，汇聚人才资源，增强发展后劲，不断提高卫生管理效率和水平，以有力的改革举措促进卫生事业的健康、持续和快速发展。

编　末

概　述

如东县卫生历史悠久，县卫生局十分珍惜，1978年10月～1983年6月间，曾组织多人编纂《如东县医药卫生发展史》，1985年1月～1991年12月间，再次组织多人编纂《如东县卫生志》。如东县和如皋县原为个县，1985年1月～1998年4月间，如皋县卫生局亦按统一要求编纂《如皋县卫生志》。2006年5月18日，国务院颁发《地方志工作条例》。如东县卫生局按统一要求启动第二轮《如东县卫生志》编纂，今将封稿，特记述过程备忘。

第一节　旧志揽要

1983年《如东县医药卫生发展史》蜡刻油印本、1991年《如东县卫生志》内部资料本、1996年《如皋县卫生志》新华出版社出版本等专业志曾作精要记载，本志择要介绍如下：

一、1983年版《如东县医药卫生发展史》编纂（1949～1979年）

该发展史1978年10月开始编纂，1983年6月蜡刻油印，印数较少，今疑孤本。这部史8万字，为16开版96页。记述了1949～1979年如东医药卫生发展历程。全史以概述开篇，记述卫生行政、人民保健、爱国卫生、医学科学研究、医药卫生界知名人士。未作序，未举大事，未后记，未列编纂人员，今考证这本史由主持工作的副局长陈耀开启，后由局长张昆、康靖接办，并由蔡紫尘、陆剑铭执笔，补正名单如下：

如东县医学卫生发展史编纂领导组补正名单

组　长：陈　耀　张　昆　康　靖

成　员：陈　耀　周吉胜　陆忠法　徐永才　任乃秀　陆济社　吴爱祥　陈明池
张　昆　康　靖　周长信　陈德山　黄京龙

编　纂：蔡紫尘　陆剑铭

二、1991年版《如东县卫生志》编纂
（1501～1985年）

该卫生志1985年1月开始编纂，1991年12月排版付印（内部资料）。该志20万字，为16开版242页。全志分列机构沿革、爱国卫生和卫生防疫、妇幼保健、医疗、中医和中西医结合、中药和西药、医教和科研、财务、改革、人物、杂记等11章56节，记述了1985年12月31日前如东医药卫生发展历程。该志由吴爱祥作序，康靖任编纂领导组组长，并由周元吉、孙福明总纂。编纂领导组名单如下：

1991年版如东县卫生志编纂领导组名单

组　长：康　靖
成　员：康　靖　黄京龙　吴爱祥　陆济社　张佩金　李介玉　傅真明　张　胜
总　纂：周元吉　孙福明
编　纂：周元吉　孙福明　许志仁　赵宗盾　张　胜　胡荫越　鲍德泉　陆生保
办公室工作人员：张　胜　傅国森　经茂晨
封面题字：吕炳奎
封面设计：汤继民
摄　影：缪金生　周友华　龚旭东
治　印：孙福明

1991年版《如东县卫生志》序

“盛世修志”是我国历史文化的优良传统。在人类历史跨入20世纪90年代之际，《如东县卫生志》编纂付梓了。她的问世，是党和政府亲切关怀和领导的产物，是几代医药卫生人员集体智慧的结晶，是县医药卫生发展史上值得庆贺的一件喜事和重要里程碑之一。

解放前，朝政腐败，战事频仍，兵连祸结，瘟疫蔓淫，县医药卫生事业发展极其缓慢，广大人民群众贫病交迫，难以聊生。新中国成立后，在中国共产党和人民政府领导下，百业俱兴，县医药卫生事业迅猛发展，县、区、乡（镇）、村四级医疗预防保健网不断健全和巩固，医疗卫生设备不断更新，城乡卫生面貌日益改观，许多严重威胁人民群众健康的烈性、急性传染病有的得到有效控制、有的已被消灭，人民群众的卫生知识水平和健康水平普遍提高，极大地保护了劳动生产力，有力地促进了全县经济的振兴和发展。继承修志传统，运用新的观点，新的方法，将县卫生史实编纂一部具有地方和专业特色的卫生志，既是卫生事业发展的需要，也是全县广大医药卫生人员的共同愿望。

《如东县卫生志》编纂领导组及其全体工作人员，在南通市卫生局史志编纂委员会和如东县地方委员会的领导下，从1985年到1989年，三易寒暑，在周密调查、广泛搜集、认真考证的基础上，四易其稿，终于完成了这一全县卫生战线上史无前例的任务。

《如东县卫生志》以马列主义、毛泽东思想为指导，本着“详今略古、详近略远”，实事求是，秉笔直书的原则，溯源撷要，真实地记载了上起（1501年明•弘治十四年）下至1985年484年间县医药卫生事业变化、发展概貌，是一部反映全县医药卫生事业建制、规模、设备、制度、医疗水平以及部分名医轶事的专业志。本志既是迄今为止系统、全面记载如东医药卫生史实的第一部志书，又是服务当代，传之后世有稽考、借鉴、教化、资治价值的一代信史。

在科学技术和社会主义经济建设不断发展的今天,《如东县卫生志》的问世,必将激励全县广大医药卫生工作者锐意进取,发奋努力,在开创未来事业的征程中作出新的贡献,谱写新的篇章。

是故欣然命笔以为序。

吴爱祥

1987年10月

三、1998年版《如皋县卫生志》编纂（1384～1990年）

该志1985年1月开始编纂,1998年4月由新华出版社出版,该志为32开版354页。全志分列机构设置、医疗、卫生防疫、妇幼保健、药材药品、卫生行政、卫生队伍、党群组织、医疗保障制度、医学教育和科研、卫生水平、医林人物、杂编等13章51节,记述了1991年12月31日前如皋县卫生发展历程。该志由南通市卫生局局长吴爱祥作序,先后如皋县卫生局薛炜清、石昭义、许秀银担任主任委员,许秀银任主编,顾永璋、刘金福任福副主编。

第二节　本志编纂

2006年6月15日,县卫生局决定启动新一轮《如东县卫生志》编纂工作,几经周折,今终付印,可喜可贺。今述过程如下,以备日后查考

2006年

5月18日,国务院颁发《地方志工作条例》。

5月　,南通市人民政府举行《南通市志(续志)》编纂动员大会,南通市人民政府地方志编纂办公室印发《方志编纂指南》《南通市志(续志)》(1983　年3月1日～2005年12月31日)编纂规划。

6月1日,南通市卫生局举行《南通市卫生志(续志)》编纂动员大会,印发《南通市卫生志(续志)》(1983　年1月1日～2005年12月31日)编纂规划。

6月15日,县卫生局决定成立编纂委员会办公室,启动新一轮《如东县卫生志(续志)》编纂工作。局长、党工委书记张泽宾任《如东县卫生志(续志)》编纂委员会主任;党工委副书记缪彬任《如东县卫生志(续志)》编纂委员会常务副主任。

7月12日,县卫生志编纂委员会办公室工作启动。址设掘港镇黄海路17号如东县卫生局工会办公室。

8月16日,县卫生局举行《如东县卫生志(续志)》编纂动员大会,局长张泽宾动员,县卫生局领导和机关、县直属医疗卫生单位和中心卫生院党政主要领导及办公室主任、各镇卫生所所长和乡镇卫生院院长等出席会议。会议印发《如东县卫生志(续志)》(1986年～2007年)编纂规划。

2007年

6月28日,县人民政府举行《如东县志(续志)》编纂动员大会,启动新一轮《如东县志》的编纂工作,印发《如东县志(续志)》(1983～2005年)编纂规划。

11月,县卫生志编纂委员会领导分工调整:党工委副书记缪文龙任常务副主任,缪彬不再担任常务

副主任。

12月12日，县卫生志编纂委员会办公室举行《县卫生志(续志)》编纂资料再征集工作会议，各医疗卫生单位办公室主任与会。

2008年

5月15日，县卫生志编纂委员会办公室举行办公室主任座谈会，县卫生党工委副书记缪文龙主持，县级、中心级医疗卫生单位办公室主任出席会。

5月20日，举行老卫生管理工作者座谈会，出席座谈会的有：

康　靖，男，1929年1月生，县卫生局原局长；

吴爱祥，男，1944年2月生，县卫生局原局长；

张佩金，男，1944年2月生，县卫生局原局长；

陈德山，男，1928年3月生，县卫生局原副局长；

傅真明，男，1944年8月生，县卫生局原副局长；

陆生保，男，1942年10月生，县卫生局原副局长；

徐宗泉，男，1950年6月生，县卫生局主任科员；

曹显明，男，1951年9月生，县卫生局主任科员；

康宜华，男，1953年2生，县卫生局主任科员；

刁述言，男，1945年1月生，县人民医院办公室原主任；

缪文龙，男，1966年3月生，县卫生党工委副书记。

6月5日，县卫生志编纂委员会办公室举行卫生所所长座谈会，各乡镇卫生所所长与会。

8月20日，溧阳市卫生志编纂办公室主任周火林一行到县卫生志编纂办公室进行工作交流。

9月27日，县卫生志编纂委员会办公室将《县卫生志(续志)》资料长编(1986年～2007年)书面版3册报送县卫生局领导，电子版31册发送各医疗卫生单位初审核对。

2009年

3月25日，《南通市卫生志》编纂办公室总纂柯观、编纂成淑贞、孙汝一行到县卫生志编纂办公室指导工作。

5月12 日，县卫生志编纂委员会副主任缪文龙出席南通市卫生志编纂工作会议，并作大会介绍。会议改《南通市卫生(续志)》编纂为《南通市卫生志》编纂，印发《南通市卫生志》(　～2005年)编纂规划。

5月20日，县人民政府举行《如东县志》编纂工作会议，会议改《如东县(续志)》编纂为《如东县志》编纂，印发《如东县志》(1983～2005年)编纂规划。

6月25日，县卫生志编纂委员会办公室完成《如东县卫生(续志)》(1986～2007年)编纂。

6月30日，县卫生志编纂委员会办公室将《如东县卫生(续志)》(1986～2007年)书面版5册分别呈送县卫生局和县地方志办公室、县图书馆办公室、《南通市卫生志》编纂委员会办公室。

7月6日，县卫生志编纂委员会改《如东县卫生(续志)》编纂为《如东县卫生志》编纂，编纂委员会办公室印发《如东县卫生志》(1986～2007年)编纂规划。

2010年

8月20日，县卫生局举行《如东县卫生志》办公会议。

9月20日，县卫生志编纂委员会办公室完成《如东县卫生志》全志征求意见稿修改初纂。

9月29日，县卫生志编纂委员会举行《老卫生管理工作者座谈会》，县卫生党工委副书记缪文龙主持，出席座谈会的有：

康　靖，男，1929年1月生，县卫生局原局长；

张佩金，男，1944年2月生，县卫生局原局长；

陈　耀，男，1930年10月生，县卫生局主任科员；

陆生保，男，1942年10月生，县卫生局原副局长；

徐宗泉，男，1950年6月生，县卫生局主任科员；

徐政权，男，1945年12月生，县卫生局党委副书记；

曹显明，男，1951年9月生，县卫生局主任科员；

曹妙丰，男，1952年12月生，县卫生局原副局长(补修改意见)；

缪文龙，男，1966年3月生，县委卫生党工委副书记。

10月11日，县卫生局举行《如东县卫生志》征求意见会，局长张泽宾出席。初审核对稿发送各医疗卫生单位。

2011年

1月，县卫生志编纂委员会领导分工更迭：县委卫生工作委员会副书记徐德建任《如东县卫生志》编纂委员会常务副主任委员；缪文龙改任副局长、《如东县卫生志编纂委员会》副主任委员。

3月18日，县卫生志编纂委员会办公室完成《如东县卫生志》全志征求意见稿修改。

3月21日至8月21日间，县卫生志编纂委员会办公室人员赴各医疗卫生单位举行座谈会，出席座谈会的有：

县人民医院：季学军、沈南森、姚亚南、顾海军、王鹤兵、翟建国、翟明、曹磊、桑九高、唐芙蓉、陆如军、柯红、赵学元、施疆峰、胡旭、沈旭光、张跃琴、李亚琴、范存祥、宋春丹；

双甸镇中心卫生院：张平、潘建华、李勇、戴哲明；

双甸镇卫生所：郑骏；

双南医院：陈绍俊、周金林、张龙华；

石甸医院：张必成、冒云祥、殷时余、缪忠、孙琴、汤拥政、吴建山；

新店镇卫生所：严宏俊、严新明、顾春燕；

新店医院：邵松华、陈祖斌；

汤园医院：李春华、王翔飞、杨玉明；杨哲军

县第二人民医院：於建、邱洪振、杨林松、骆世平；

岔河镇卫生所：虞海琴；

岔南医院：吴苏桦；

古坝医院：缪军、缪小兵、陈祖才、桑展；

岔北医院：李忠阳、缪德富、戴伍建、沈平生；

县中医院：张贵陈、王爱民、莫德林、陈立新、周建华、吉玲玲；

栟茶镇卫生所：姜亚东、徐丽、徐静；

县第三人民医院：徐希平、王学政、缪兆林、顾春华、康承估；
浒澪医院：赵旭东、张徐、杨一华；
靖海医院：周刘峰、张昌山、吴美军、李贵生、杨亚萍；
县妇幼保健所：吴春玫、李宗英、朱爱勤、顾卫峰；
马塘医院：吴余祝、汪美玲、许南山、金伟；
马塘镇卫生所：陈锦明；
凌民医院：许建辉、郭碧儒、张亚莲；
潮桥医院：冒加华、孔云、许建林；
兵房中心卫生院：张建新、李鑫华、李勇、何建平；
大豫镇卫生所：王雨卉；
大豫医院：罗恩杰、薛金荣；
棉场医院：高明林；
丁店医院：李建中、蒋德荣；
县疾病预防控制中心：陈淑林、孙德全、陈明朗、周友华；
丰利镇卫生所：吴彪、於卫东；
丰利医院：吴侦明、秦定阳；
丰西医院：李海银；
五义医院：朱明明；
凌河医院：杨美琴
环港医院：周彪；
袁庄镇卫生所：袁其锋；
袁庄医院：韩国军、黄吉生
沿南医院：陈海、缪庆元、顾培国；
河口镇卫生所：李爱军、顾亚平；
河口医院：缪志宏、缪国庆；
景安医院：吴峰、周爱红、李阳、周小平；
于港医院：刘辉、缪忠、赵龙；
县计划生育指导站：张美云、何永华、陈小琴、李辉琴、张廷芳；
掘港镇卫生所：缪慧蓉、何卫星；
县卫生监督所：缪卫宏、刘洪、顾旭杰、秦鸣；
县第四人民医院：姚世平、杨连、徐镜 ；
苴镇中心卫生院：袁亚东、朱亚红、谢 红、袁友铭；
苴镇卫生所：朱庆生、徐小军；
长沙镇卫生所：成卫明、姜小卫
长沙医院：姜志钧；
卫海医院：王琪；
北坎医院：金征亮、袁晔华、杨敏慧、姚晓钰 ；
曹埠镇卫生所：孙艳丽、王陈；
曹埠医院：陈晓明、张瑜；
饮泉医院：何卫民；

孙窑医院:朱学林;

洋口镇卫生所:李海兵、徐军、缪小东

光荣医院:姚十田;

新林医院:缪均;

南渔医院:缪秋如;

九总医院:管仲华;

城南医院:陈永龙;

华丰医院:朱晓东;

新区医院:陈斌;

掘港中心卫生院:张孙新;

县卫生进修学校:朱新华、唐智胜、金燕梅;

县医药公司:吴春、李建;

南通如东食品药品监督管理局:吴松华等。

其间,访问了缪德龙、孙德旋、王兰、徐守桐、徐益林、方慎宜、任惠敏、鲍海平等卫生界人士。

县卫生志编纂委员会办公室和县卫生局机关工作人员丛浩、沈燕、邓咏梅、缪兵、施泉、王新华等参加座谈访问。

8月31日,县卫生志编纂委员会办公室完成《如东县卫生志》全志(送审稿)编纂。

2012年

1月,县卫生志编纂委员会领导分工更迭:县委卫生工作委委员会书记张泽宾、县卫生局局长张旭初任《如东县卫生志》编纂委员会主任委员。

2月6日,县卫生志编纂委员会办公室址迁掘港镇公共卫生中心卫生1211办公室。

2月16 日,县卫生志张泽宾出席《南通市卫生志》编纂工作会议,并作编纂工作交流。

3月16日,县地方志办公室印发《如东县志》(重修)提纲。

3月31日,县卫生志编纂委员会办公室完成《如东县卫生志》(初排送审稿)编纂初排。

4月20日,县卫生局举行《如东县卫生志》审核校对工作会议,局卫生党工委书记张泽宾出席。县直属医疗卫生单位和中心卫生院党政主要领导、各镇卫生所所长等出席会议。

5月3日,县卫生局举行《如东县卫生志》编审工作会议,县卫生局党工委书记张泽宾主持,县地方志办公室主任於小卫、主任科员虞建宣、副主任顾久芬等应邀出席编审。

5月16日,《如东县卫生志》(样稿)送印刷厂付印。

5月28日,县卫生局工作委员会副书记徐德建、县地主志办公室副主任顾久芬、县地主志办公室主任科员虞建宣、县卫生局办公室主任葛锡兵及《如东县卫生志》主编丛浩等赴北京,和方志出版社李江处长、梅中英编辑、李琴编辑等商谈《如东县卫生志》出版事宜。

6月14日,县人民政府举行《如东县志》编纂工作会议,决定史志下限改断至2010年12月。

6月15日,县卫生局决定《如东县卫生志》(重修)编纂下限改断至2010年12月31日。

8月30日,县卫生志编纂委员会办公室完成《如东县卫生志》(重修)编纂初排。电子版3册送审。

9月22日,县卫生志编纂委员会办公室完成《如东县卫生志》(重修)编纂毛校。

9月24日,县卫生局举行《县卫生志》审核校对工作会议、县卫生局党工委书记张泽宾讲话,县卫生局工作委员会副书记徐德建主持。

10月12日,县卫生局举行办公会议,主议《如东名医》。

10月28日，县卫生志编纂委员会办公室完成《如东县卫生志》（重修）编纂初校。

10月31日，县卫生局举行《县卫生志》编审工作会议、县卫生局党工委书记张泽宾讲话，县直属医疗卫生单位和中心卫生院党政主要领导、各镇卫生所所长和乡镇卫生院院长等出席会议。

11月9日，县地主志办公室《如东县志》主编虞建宣、编纂沈伯华、编纂张德彩应邀前来县卫生志编纂办公室指导工作。

2013年

1月25日，县卫生志编纂委员会领导分工调整：县政协科教文卫委员会主任张泽宾、县卫生局局长张旭初、县卫生党工委书记徐秀林任主任。

2月27日，县卫生局举行《如东县卫生志》（重修）编审工作会议，60人余出席会议，县卫生党工委书记徐秀林出席，党工委副书记徐德建主持。

7月25日，《如东县志》主编虞建宣、《双甸镇志》主编丁德全、《双甸镇志》编纂钱三伯、《如东县建筑志》主编葛家军一行到卫生志编纂办公室交流指导工作。

8月13日，县卫生志编纂办公室丛浩与县地方志编纂办公室副主任顾久芬、《如东县志》执行主编虞建宣、编纂张德彩、孙宝林前往双甸镇和《双甸镇志》主编丁德全、《双甸镇志》编纂钱三伯、王兴林交流方志编纂体会。

12月2日，《如东县志》执行主编虞建宣到卫生志编纂办公室指导工作，县卫生党工委书记徐秀林、副书记徐德建一同听取《如东县卫生志》（重修）编纂工作汇报。

12月15日，县卫生局召开《如东县卫生志》（重修）征订工作会议，局长张旭初、党工委书记徐秀林讲话，县直医疗卫生单位、中心级医院、卫生所等单位负责人参加会议。

2014年

1月17日，《如东县卫生志》设计、印刷、出版项目由县公共资源交易中心组织招标，结果由扬州市机关彩印中心中标。稿送扬州市机关彩印中心草排。

5月14日，县卫生局召开《如东县卫生志》（重修）审核校对工作会议，印发《如东县卫生志》审稿工作会议，县卫生党工委副书记徐德建主持会议，县直医疗卫生单位、中心级医院、卫生所等单位负责人参加会议。会后下发10册志书初稿供各单位审校。

9月8日，县卫生志编纂办公室完成排版初稿审校，寄扬州市机关彩印中心修改。

11月17日，县卫生局召开《如东县卫生志》（复审稿）审核校对工作会议，本编纂办公宝印发《如东县卫生志复审工作计划》，复审稿下发各单位审校。

12月11日，扬州市机关彩印中心将《如东县卫生志》（重修）书面版、电子版寄方志出版社编审。

12月19日，县卫生志编纂委员会领导分工调整：县政协科教文卫委员会主任张泽宾、县卫生计生委员会主任、县卫生计生党工委书记张旭初任主任。县卫生计生党工委副书记徐德建常务副任主任

12月22日，收到方志出版社寄来合同样表。

2015年

1月19日，《双甸镇志》主编丁德全和工作人员殷建等人前来编纂办公室工作交流。

3月20日，县卫生志编纂办公室完成排版稿复审，寄扬州市机关彩印中心修改。

5月13日，县卫生志编纂办公室启动三审工作程序。

5月21日，江苏省原卫生厅办公室主任、《江苏省卫生志》主编周传章到县卫生志编纂办公室指导编

纂工作。

6月8日,《如东县卫生志》(重修)寄方志出版社编审。

6月8日,县卫生志编纂办公室启动会审工作程序。

10月13日,收到方志出版社编审稿及编审意见。

10月13日,县卫生志编纂办公室按方志出版社编审意见修改。

10月31日,《如东县卫生志》(重修)完成会审工作程序。

县卫生主管机关对《如东县卫生志》的编纂工作十分重视,列入重要日程,采取得力措施,确保编纂工作顺利推进。局长张泽宾、张旭初、徐秀林等党政主要领导多次听取汇报、帮助解决实际问题,委托缪彬、缪文龙、徐德建分管指导。分工不分家,刘晓燕、康宜华、曹显明、朱新华、张德聿、汤晓燕、陈建权、黄仲勇、苏灿、周晓梅、缪卫宏、徐希平、陈淑林、季学军、张督平、顾溯溯、彭小丽等卫生局领导和编纂委员会成员单位领导也热情指导和大力支持。张旭初接任卫生局局长(2012年1月)后,和张泽宾共同领导《如东县卫生志》编纂工作。

2006年6月来,多名专兼人员参加编纂委员会办公室工作,工作变更,一些人员不再参与,其间付出辛勤劳动,表示崇高的敬意

《如东县卫生志》付印在即,谨向编纂期间对于编纂委员会办公室提供帮助和支持的中共如东县委办公室、如东县人大常委会办公室、如东县政府办公室、如东县政协办公室、中共如东县委组织部办公室、中共如东县委宣传部办公室、中共如东县委统战部办公室、中共如东县委农村工作部办公室、中共如东县委史志委员会办公室、如东县地方志办公室、如东县档案局办公室、如东县图书馆办公室、如东县人口与计划生育委员会办公室、如东县劳动和社会保障局办公室、如东县健桥医药有限公司办公室、如东县行政审批中心卫生窗口、南通市卫生局办公室、南通市如东食品药品监督管理局办公室、南通市红十字血站办公室、如东县卫生局机关各部门和全县各医疗卫生单位及各镇卫生所办公室等单位表示崇高的敬意和衷心的感谢。谨向编纂期间对于县卫生志编纂委员会办公室提供帮助和指导的老卫生工作者表示崇高的敬意和衷心的感谢。谨向编纂期间对于县卫生志编纂委员会办公室提供过宝贵帮助和指导的方志专家表示崇高的敬意和衷心的感谢。提供过宝贵帮助和指导的方志专家有:

於小卫,男,县地方志办公室主任、《如东县年鉴》主编;

顾久芬,女,县地方志办公室副主任、《如东县年鉴》主编;

虞建宣,男,县地方志办公室副主任、《如东县志》主编;

周传章,男,江苏省原卫生厅办公室主任、《江苏省志·卫生卷》主编;

柯　观,男,原南通市卫生局副局长、《南通市卫生志》编纂;

成淑贞,女,南通市中医院党委前书记、《南通市卫生志》编纂;

孙　汝,男,南通市疾病预防控制中心办公室前主任、《南通市卫生志》编纂;

吴剑坤,男,县政协前副主席、《如东县志》编纂、《如东楹联》主编;

从国林,男,县图书馆副馆长、《如东大观》编纂、《如东楹联》主编。

感谢全国书法家协会会员、如东县文学艺术界联合会主席谢骏为本志题签

感谢全国卫生美术家协会会员、如东县健康教育所所长陈明朗为本志设计封面

《如东县卫生志》虽已草成付印,但因编纂水平所限,加之资料难全,错、漏、断、缺定然存在,恭请各界人士和方志同仁读后不吝赐教。

如东县卫生志编纂委员会办公室

2015年10月31日初稿2016年5月26日修改

2006～2016年如东县卫生志编纂委员会成员简介

表50-1

编纂委员会任职	姓　名	编纂任职时间	工作单位及职务
主　任	张泽宾	2006.06～2012.01	县卫生局局长、县卫生党工委书记
	张泽宾	2012.01～2013.01	县卫生党工委书记
	张泽宾	2013.01～	县政协教卫文体委员会主任
	张旭初	2012.01～2013.12	县卫生局局长、党工委副书记
	张旭初	2013.12～2014.12	县卫生局局长、党工委书记
	张旭初	2014.12～	县卫生和计划生育委员会主任、党工委书记
	徐秀林	2013.01～2013.12	县卫生党工委书记
副主任	刘晓燕	2006.06～2009.01	县卫生局副局长
	康宜华	2006.06～2007.01	县卫生纪工委书记
	曹显明	2006.06～2007.01	县卫生局副局长
	朱新华	2006.06～2010.01	县卫生局副局长　　（挂职）
	缪　彬	2006.06～2012.01	县卫生党工委副书记;副局长
	张旭初	2006.06～2012.01	县卫生局副局长、县卫生党工委副书记
	张德聿	2006.06～2011.02	县卫生局副局长
	徐德建	2007.01～2011.01	县卫生纪工委书记
	徐德建	2011.01～2014.12	县卫生党工委副书记
	徐德建	2014.12～	县卫生和计划生育委员会党工委副书记
	汤晓燕	2007.11～2011.02	县卫生党工委副书记、副局长
	缪文龙	2007.11～2014.12	县卫生党工委副书记;副局长
	缪文龙	2014.12～	县卫生和计划生育委员会副主任
	苏　灿	2008.06～2008.12	县卫生局副局长　　（挂职）
	黄仲勇	2008.08～2008.09	县卫生局副局长(挂职)
	陈建权	2010.01～2014.12	县卫生局副局长
	陈建权	2014.12～	县卫生和计划生育委员副主任
	周晓梅	2011.01～2014.12	县卫生纪工委书记
	周晓梅	2014.12～	县卫生和计划生育委员会纪工委书记
	缪卫宏	2012.01～2013.01	县卫生局副局长　　（挂职）
	缪卫宏	2013.01～2014.12	县卫生局副局长
	缪卫宏	2014.12～	县卫生和计划生育委员会副主任
	徐希平	2013.01～2013.10	县卫生局副局长
	陈淑林	2013.01～2014.12	县卫生局副局长　　（挂职）
	季学军	2013.12～2014.12	县卫生局副局长　　（兼职）
	季学军	2014.12～	县卫生和计划生育委员会副主任
	张督平	2014.12～	县卫生和计划生育委员会副主任、党工委副书记
	顾溯溯	2014.12～	县卫生和计划生育委员会副主任
	彭小丽	2014.12～	县卫生和计划生育委员会副主任
常务副主任	缪　彬	2006.06～2007.11	县卫生党工委副书记
	缪文龙	2007.11～2011.01	县卫生党工委副书记
	徐德建	2011.01～2014.12	县卫生党工委副书记
	徐德建	2014.12～	县卫生和计划生育委员会党工委副书记
委　员	缪兴波	2006.06～2011.11	县卫生局办公室主任
	葛锡兵	2011.11～2012.01	县卫生局办公室副主任
	葛锡兵	2012.01～2014.12	县卫生局办公室主任
	葛锡兵	2014.12～	县卫生和计划生育委员会办公室主任
	王跃成	2006.06～2012.12	县卫生局医政科科长
	高小松	2012.12～2013.04	县卫生局医政科副科长
	高小松	2013.04～2014.12	县卫生局医政科科长
	高小松	2014.12～	县卫生和计划生育委员会医政科科长

续表50-1

编纂委员会任职	姓　名	编纂任职时间	工作单位及职务
委　员	邱瑞满 刘建华 刘建华 刘建华	2006.06～2012.01 2012.01～2014.12 2014.12～ 2015.04～	县卫生局基层卫生与妇幼保健科科长 县卫生局基层卫生与妇幼保健科科长 县卫生和计划生育委员会基层卫生与妇幼保健科科长 县卫生和计划生育委员会基层卫生科科长
	朱建华 缪兴波 姜红波 姜红波 姜红波 姜红波	2006.06～2011.11 2011.11～2013.01 2013.01～2013.04 2013.04～2014.12 2014.12～2015.04 2015.04～	县卫生局疾病防控与卫生监督科科长 县卫生局疾病防控与卫生监督科科长 县卫生局疾病防控与卫生监督科主持工作 县卫生局疾病防控与卫生监督科副科长 县卫生计划生育委员会疾病防控与卫生监督科副科长 县卫生和计划生育委员会疾病防控科副科长
	余　芸 张　俊 王银华 王银华	2006.06～2009.09 2009.09～2011.12 2012.01～2014.12 2014.12～	县卫生局人事科科长 县卫生局人事科科长 县卫生局人事科科长 县卫生和计划生育委员会人事科科长
	刘从军 刘从军	2009.09～2014.12 2014.12～	县卫生局财务审计科长 县卫生和计划生育委员会财务审计科长
	许爱华 许爱华	2012.03～2014.12 2014.12～2015.04	县卫生局食品安全综合协调科副科长 县卫生和计划生育委员会食品安全综合协调科副科长
	张玉莲 张玉莲	2012.03～2014.12 2014.12～2015.04	县卫生局信息科副科长 县卫生和计划生育委员会信息科副科长
	冯正国	2015.04～	县卫生和计划生育委员会爱卫科科长
	费蕴枫	2015.04～	县卫生和计划生育委员会综合监督科科长
	周　卫	2015.04～	县卫计委妇幼卫生与计划生育基层指导科科长
	李亚东	2015.04～	县卫生计划生育家庭发展与流动人口服务管理科科长
	王小金	2015.04～	县卫生和计划生育委员会监察室主任
	鲍建国	2015.04～	县卫生和计划生育委员会医改科副科长
	李剑芳 李剑芳	2006.06～2014.12 2014.12～	县卫生党工委办公室主任 县卫生和计划生育委员会党工委办公室主任
	沈　燕	2006.06～	县卫生协会办公室主任
	张泽宾	2006.06～	县新型农村合作医疗管理办公室主任
	张孙新 李剑芳	2006.06～2007.01 2007.01～	县医学会办公室主任 县医学会办公室主任
	周晓梅 谢　杰 谢　杰	2006.06～2007.11 2008.05～2014.12 2014.12～2015.02	县派驻卫生局监察室主任 县派驻卫生局监察室主任 县派驻卫生和计划生育委员会监察室主任
	费蕴枫 李亚东 周　卫 冯正国 成锡明	2014.12～2015.04 2014.12～2015.04 2014.12～2015.04 2014.12～2015.04 2014.12～	县卫生和计划生育委员会公室主任 县卫生和计划生育委员会政策法规科科长 县卫生和计划生育委员会科学技术科科长 县卫生和计划生育委员会宣传教育科科长 县计划生育协会办公室主任
	季学军 沈南森 姚亚南 王鹤兵	2006.06～ 2006.06～2012.01 2012.01～2013.12 2013.12～	县人民医院院长 县人民医院党委书记、副院长 县人民医院党委书记、副院长 县人民医院党委书记、副院长

续表50-1

编纂委员会任职	姓　名	编纂任职时间	工作单位及职务
委　员	张贵陈	2006.06～2012.01	县中医院院长、党副委书记
	王爱民	2006.06～2012.01	县中医院党委书记、副院长
	王爱民	2012.01～2013.01	县中医院院长、党委书记
	顾海军	2013.01～2013.12	县中医院院长、党副委书记
	顾海军	2013.12～	县中医院院长、党委书记
	陈淑林	2006.06～2014.12	县疾病预防控制中心主任
	吉玲玲	2014.12～2015.01	县疾病预防控制中心主任　（书记）
	缪卫宏	2015.01～	县疾病预防控制中心主任　（兼职）
	万宏坤	2009.01～2012.01	县疾病预防控制中心党支部书记
	吉玲玲	2013.01～	县疾病预防控制中心党支部书记
	康卫宁	2006.06～2007.11	县卫生监督所所长、党支部书记
	缪卫宏	2007.11～2013.01	县卫生监督所所长
	许庆忠	2009.02～2013.01	县卫生监督所党支部书记、副所长
	许庆忠	2013.01～	县卫生监督所所长
	张建军	2013.01～	县卫生监督所党支部书记
	陈明朗	2006.06～2013.04	县健康教育所所长
	宋小军	2013.04～2015.04	县健康教育所所长
	张　秦	2015.04～	县健康教育所所长
	缪卫宏	2006.06～2007.11	县妇幼保健所所长
	吴春玫	2006.06～2009.02	县妇幼保健所所长、党支部书记
	吴春玫	2009.02～	县妇幼保健所党支部书记、副所长
	朱新华	2006.06～2013.04	县卫生进修学校校长、党支部书记
	季　亮	2013.04～	县卫生进修学校校长
	李宗英	2013.04～	县卫生进修学校党支部书记
	姚世平	2006.06～2012.11	县第四人民医院院长
	周俊成	2012.11～	县第四人民医院院长
	缪丽华	2006.06～2013.04	县第四人民医院党支部书记　（副书记）
	缪丽华	2013.04～	县第四人民医院党支部书记
	李辉琴	2014.12～	县计划生育指导站站长
	何永华	2014.12～	县计划生育指导站党支部书记
	顾海军	2006.06～2011.02	县第二人民医院院长
	丁志军	2006.06～2009.01	县第二人民医院党支部书记
	於　建	2009.01～2011.05	县第二人民医院党支部书记、院长
	於　建	2011.05～	岔河镇中心生院党支部书记、院长
	王学政	2006.06～2007.01	县第三人民医院院长、党总支书记
	徐希平	2007.01～2011.05	县第三人民医院院长
	徐希平	2011.05～2013.03	栟茶镇中心生院院长
	吴侦明	2013.03～2014.03	栟茶镇中心生院院长
	缪兆林	2014.03～2014.06	栟茶镇中心生院院长、　（党总支书记）
	张建新	2014.06～	栟茶镇中心生院院长　（兼职）
	王学政	2007.01～2011.01	县第三人民医院党总支书记
	王学政	2011.01～2014.01	栟茶镇中心生院党总支书记
	缪兆林	2014.01～	栟茶镇中心生院党总支书记、副院长
	吴余祝	2006.06～2011.05	马塘医院院长
	吴余祝	2011.05～2013.03	马塘镇中心生院院长
	汪美玲	2013.03～2013.04	马塘镇中心生院院长　（党支部书记）
	许南山	2013.04～2013.12	马塘镇中心生院院长　（党支部书记、副院长）

续表50-1

编纂委员会任职	姓　名	编纂任职时间	工作单位及职务
委　员	许南山	2013.12～	马塘镇中心生院党支部书记、院长
	汪美玲	2006.06～2011.05	马塘医院党支部书记
	汪美玲	2011.05～2013.04	马塘镇中心生院党支部书记
	周啸峰	2006.06～2007.11	丰利医院党支部书记
	吴侦明	2006.06～2011.05	丰利医院院长
	吴侦明	2011.05～2013.03	丰利镇中心生院院长
	王锦林	2013.03～	丰利镇中心生院院长
	秦定阳	2007.11～2011.05	丰利医院党支部书记
	秦定阳	2011.05～	丰利镇中心生院党支部书记
	顾承红	2006.06～2008.03	兵房中心卫生院院长
	施正东	2006.06～2009.01	兵房中心卫生院党支部书记
	李鑫华	2008.03～2009.01	兵房中心卫生院副院长
	张建新	2009.01～2011.05	兵房中心卫生院院长
	张建新	2011.05～2013.0	大豫鎮中心卫生院院长
	李　军	2013.02～2013.04	大豫鎮中心卫生院副院长
	李　军	2013.04～	大豫鎮中心卫生院院长
	李鑫华	2013.04～	大豫鎮中心卫生院党支部书记、副院长
	陈湘林	2006.06～2009.01	苴镇中心卫生院副院长
	袁亚东	2009.01～	苴镇中心卫生院院长、党支部书记
	杨春生	2006.06～2007.01	双甸镇中心卫生院院长、党支部书记
	张　平	2007.01～2008.08	双甸镇中心卫生院副院长
	张　平	2008.08～2015.04	双甸镇中心卫生院院长、党支部书记
	李　勇	2015.04～	双甸镇中心卫生院院长
	张　平	2015.04～	双甸镇中心卫生院党支部书记
	刘　洪	2006.06～2007.01	掘港中心卫生院院长
	袁光明	2007.01～2009.01	掘港中心卫生院院长
	张孙新	2009.01～2011.05	掘港中心卫生院党支部书记、院长
	张孙新	2011.05～2011.09	掘港镇中心卫生院党支部书记、院长
	李爱军	2011.09～	掘港镇中心卫生院院长
	郑　骏	2011.09～	掘港镇中心卫生院党支部书记
	朱希平	2006.06～2009.01	掘港镇卫生所所长
	吴银山	2009.01～2011.01	掘港镇卫生所所长、党支部书记
	蔡创新	2006.01～2009.09	掘港镇卫生所党支部书记
	吴银山	2011.01	掘港卫生所所长、党支部书记
	王雨卉	2006.06～2009.06	兵房镇卫生所所长
	罗恩杰	2006.06～2007.03	大豫镇卫生所所长
	丁　霞	2007.03～2007.08	大豫镇卫生所副所长
	罗恩杰	2007.08～2009.06	大豫镇卫生所主持工作
	王雨卉	2009.06～2011.01	大豫镇卫生所所长
	王雨卉	2011.01～2013.04	大豫卫生所所长
	朱鹏飞	2013.04～	大豫卫生所所长
	谌元林	2006.06～2007.01	苴镇卫生所所长
	朱庆生	2007.01～2015.04	苴镇卫生所所长、党支部书记
	徐小军	2015.04～	苴镇卫生所所长
	朱庆生	2006.06～2007.01	长沙镇卫生所所长、党支部书记
	谌元林	2007.01～2008.04	长沙镇卫生所所长、党支部书记
	成卫明	2008.04～2011.01	长沙镇卫生所所长、党支部书记

续表50-1

编纂委员会任职	姓　名	编纂任职时间	工作单位及职务
委　员	成卫明 王　陈	2011.01～2012.02 2012.02～	长沙卫生所所长、党支部书记 长沙卫生所所长
	刘桂萍 虞海琴 虞海琴 季芝燕	2006.06～2007.01 2007.01～2011.01 2011.01～2015.04 2015.04～	岔河镇卫生所所长、党支部书记 岔河镇卫生所所长、党支部书记 岔河卫生所所长、党支部书记 岔河卫生所所长
	郑　骏 郑　骏 李爱东 袁其峰	2006.06～2011.01 2011.01～2011.09 2011.09～2013.04 2013.04～	双甸镇卫生所所长、党支部书记 双甸镇卫生所所长、党支部书记 双甸卫生所所长、党支部书记 双甸卫生所所长
	徐　静 徐　丽 姜亚东 姜亚东	2006.06～2008.01 2008.01～2009.01 2009.01～2011.01 2011.01～	栟茶镇卫生所所长；党支部书记 栟茶镇卫生所副所长、党支部副书记 栟茶镇卫生所所长 栟茶卫生所所长
	李爱军	2006.06～2011.01	河口镇卫生所所长、党支部书记
	李爱军 李爱军 顾亚平 顾亚平	2006.06～2011.01 2011.01～2011.09 2011.09～2013.04 2013.04～	河口镇卫生所所长、党支部书记 河口卫生所所长、党支部书记 河口卫生所副所长 河口卫生所所长
	冯志元 袁其峰 袁其峰 缪管建 李　然	2006.06～2007.01 2007.01～2011.01 2011.01～2013.04 2013.04～2014.03 2014.03～	袁庄镇卫生所副所长 袁庄镇卫生所所长、党支部书记 袁庄卫生所所长、党支部书记 袁庄卫生所所长 袁庄卫生所所长
	吴　彪 吴　彪 於卫东 成卫明 於卫东	2006.06～2011.01 2011.01～2012.02 2011.12～2012.02 2012.02～2013.04 2013.04～	丰利镇卫生所所长、党支部书记 丰利卫生所所长、党支部书记 丰利卫生所副所长 丰利卫生所所长 丰利卫生所所长
	李海兵 李海兵	2006.06～ 2006.06～	洋口镇卫生所所长、党支部书记 洋口卫生所所长、党支部书记
	陈锦明 陈锦明 缪管建	2006.06～2011.01 2011.01～2014.03 2014.03～	马塘镇卫生所所长 马塘卫生所所长 马塘卫生所所长
	严宏俊 严宏俊 李爱东 严宏俊	2006.06～2011.01 2011.01～2013.04 2013.04～ 2013.04～	新店镇卫生所所长 新店卫生所所长 新店卫生所所长 新店卫生所党支部书记
	孙艳丽 孙艳丽 王雨卉	2006.06～2011.01 2011.01～2013.04 2013.04～	曹埠镇卫生所所长 曹埠卫生所所长 曹埠卫生所所长
办公室主任	缪兴波 葛锡兵 葛锡兵 葛锡兵	2006.06～2011.11 2011.11～2012.01 2012.01～2014.12 2014.12～	县卫生局办公室主任 县卫生局办公室副主任 县卫生局办公室主任 县卫生和计划生育委员会办公室主任

续表50-1

编纂委员会任职	姓　名	编纂任职时间	工作单位及职务
办公室副主任	葛锡兵 刘　杰 张玉莲	2009.09～2011.11 2015.04～ 2015.04～	县卫生局办公室副主任 县卫生和计划生育委员会办公室副主任 县卫生和计划生育委员会办公室副主任

2006～2016年如东县卫生志编纂期间提供过多种形式帮助和指导的老卫生工作者简介

表50-2

姓　名	工作单位及职务
夏福然	男，1928年12月生，原双甸区卫生所所长。
杨俊贤	男，1928年12月生，原掘港人民公社医院副院长。
缪德龙	男，1932年4月生，县人民医院前副院长。
顾培国	男，1932年10 月生，原沿南乡卫生院院长。
李新兰	女，1935年11月生，原县卫生局人秘股股长。
徐守桐	男，1939年12月生，原县卫生防疫站副站长。
唐　明	男，1937年4月生，原县公费医疗预防实施管理委员会办公室副主任。
邱洪振	男，1937年5月生，原县第二人民医院院长。
石征朗	男，1938年7月生，原环农乡卫生院院长。
林锦云	男，1939年12月生，原县卫生防疫站副站长。
徐应兰	女，1940年6月生，原县卫生局计财股会计。
徐益林	男，1940年6月生，原县卫生局计财股股长。
唐正群	男，1940年11月生，原县卫生局纪检监察室副主任。
翟秉泽	男，1940年12月生，原洋口乡卫生院院长。
秦德贤	男，1941年1月生，原兵房中心卫生院副院长
葛如才	男，1941年10月生，原双甸区医院党支部书记。
张达道	男，1942年1月生，县中医院原副院长。
黄吉生	男，1942年5 月生，原袁庄乡卫生院院长。
曹春锦	男，1942年5 月生，原桐本乡卫生院院长。
尤姚娜	女，1942年10月生，县妇幼保健所前主管护师。
从昌如	男，1942年10月生，县人民医院前副院长。
于义华	男，1943年9月生，原洋口乡卫生院院长。
张德彩	男，1943年11月生，原环镇乡卫生院院长。
王鹤声	男，1944年7月生，原石屏人民公社卫生院革命领导组组长。
经茂晨	男，1944 10月生，县医学会办公室前办事员。
方慎宜	男，1945年1月生，原北坎乡卫生院院长。
傅真义	男，1945年8月生，原县卫生局医政股股长。
张　胜	男，1945年10月生，县医学会办公室前主任。
徐政权	男，1945年12月生，原县卫生局党委副书记。
李　耀	男，1946年11月生，县爱国卫生运动委员会办公室前副主任。
张伯新	男，1947年8月生，原县卫生局人事科科长。
冒云祥	男，1948年8月生，原石甸乡卫生院院长。

续表50-2

姓　名	工作单位及职务
丛昌发	男，1949年8月生，原县第三人民医院办事员。
成步祥	男，1950年4月生，原掘港中心卫生院副院长。
施　泉	男，1950年6月生，原县卫生局驾驶员。
任惠敏	男，1950年9月生，原县卫生局人事科副科长。
姚十田	男，1951年2月生，原光荣乡卫生院院长。
鲍海平	男，1954年12月生，县卫生和计划生育委员会办公室前办事员。
翟建国	男，1955年5月，县人民医院前人事副科长。
丛秀美	女，1955年12月生，县人民医院前主管护师。
潘建华	男，1955年12月生，双甸镇中心卫生院前副院长。
李　静	女，1957年11 月生，县新型农村合作医疗管理办公室前办事员。

2006～2016年如东县卫生志编纂期间提供过多种形式的帮助和支持的卫生工作者简介

表50-3

姓　名	工作单位及职务
曹　磊	女，1959年10月生，副主任护师职称。县人民医院护理部主任。
韶　彬	女，1961年5月生，助理会计师职称。县新型农村合作医疗办公室稽查科科长。
卢海梅	女，1963年1月生，县新型农村合医疗办公室助理会计师。
张淑霞	女，1964年.2月生，工程师职称，县疾病预防控制中心办公室工程师。
孙同建	男，1964年.12月生，主管医师职称。县卫生监督所科长。
陈　蒙	男，1964年.12月生，副主仼医师职称。双甸镇中心卫生院院长助理。
唐芙蓉	女，1965年11月生，副主仼医师高级政工师职称。县人民医院人事科科长。
丁冠云	女，1965年11月生，主任护师职称。县人民医院护理部副主任。
李桂萍	女，1966年7月生，助理会计师职称。县卫生和计划生育委员会财务审计科助理会计师。
黄爱萍	女，1967年.5月生，副主任医师职称，县卫生监督所科长。
马正香	女，1970年11.月生，主治医师职称。掘港镇中心卫生院副院长。
许爱华	男，1971年2月生，县卫生和计划生育委员会爱卫科副科长。
朱秀平	女，1971年1.2月生，副主任医师职称，马塘卫生所所长助理。
施疆峰	男，1972年1月生，工程师职称，县人民医院院长助理。
周文兵	男，1972年2月生，防疫医师职称。曹埠卫生所副所长。
尤来美	女，1972年3月生，主治医师职称，河口卫生所副所长。
周　军	男，1972年4月生，助理会计师职称，县新型农村合作医疗办公室稽查科干事。
石明霞	女，1972年4月生，本科文化，县卫生监督所副主任医师。
姚　潇	女，1973年1月生，本科文化，主管医师职称，县妇幼保健所保健科科长。
陆　杰	男，1973年4月生，高级工职称，县卫生和计划生育委员会办公室代理办事员。
李海燕	男，1973年10月生，本科文化，专技九级。大豫镇中心卫生院院长助理。
张爱娟	女，1973年10月生，本科文化，专技九级，大豫镇卫生所所长助理。
路海燕	男，1973年6月生，主治医师职称，双甸镇中心卫生院院长助理。
缪　兵	男，1973年11月生，初级工职称，县卫生和计划生育委员会办公室代理办事员。
冯春景	女，1974年4月生，副主任医师，县新型农村合作医疗办公室结算科科长。
陈小兵	男，1974年10月生，主管检验师职称，苴镇中心卫生院副院长。

续表50-3

姓 名	工作单位及职务
周利红	女，1974年12月生，助理会计师职称，县卫生和计划生育委员会财审科助理会计师。
张佩云	女，1975年1月生，主管公共医师职称，丰利卫生所所长助理。
季　丹	女，1975年.3月生，专技九级，大豫镇中心卫生院副院长。
姜玲玲	女，1975年.5月生，，副主任护师职称。县人民医院护理部干事。
黄耀东	男，1975年11月生，县卫生和计划生育委员会人事科副科长。
缪　刚	男，1976年1月生，医士职称，大豫镇中心卫生院院长助理。
刘乔明	男，1976年6月生，主管中药师职称，县人民医院纪律检查委员会书记。
刘丽华	女，1976年7月月生，主管药师职称，县人民医院药剂科副主任。
姜　霞	女，1976年9月生，会计师职称，县卫生和计划生育委员会人事科代理办事员。
顾　敏	女，1976年10月生，会计师职称，县卫生和计划生育委员会人事科代理科员。
杨建山	男，1976年11月生，主治医师职称，县中医院院长助理。
张志兵	男，1977年3月生，主治医师职称，马塘医院院长助理。
姜海容	女，1977年7月生，经济师职称，县人民医院人事科副科长。
冒　蓓	女，1976年1月生，助理会计师职称，县卫生监督所代理办事员。
王诗芳	女，1977年4月生，主管检验师职称，县疾病预防控制中心办公室主任。
陆杏钰	女，1979年1月生，主管护师职称。县卫生和计划生育委员医政科代理办事员。
陶青青	女，1979年2月生，经济师职称，县新型农村合作医疗管理办公室经济师。
宋春丹	女，1979年3月生，政工师职称，县人民医院办公室副主任。
俞　红	女，1979年4月生，助理经济师职称，县卫生和计划生育委员会财务审计科助理经济师。
袁　剑	女，1980年11月生，助理经济师职称，县人民医院办公室办事员
刘　丹	女，1981年1月生，护师职称，岔河卫生所所长助理。
沈　锋	男，1981年3月生，大专文化，县新型农村合作医疗办公室综合科科长。
朱明明	男，1981年8月生，助理工程师职称，县新型农村合作医疗办公室助理工程师。
胡菊平	女，1981年11月生，医师职称，县妇幼保健所妇产科医师。
江亚芳	女，1983年1月生，本科文化，县人民医院团委副书记。
周青艳	女，1984年1月生，大专文化，掘港卫生所妇产医士。
夏鹏南	男，1984年8月生，大专文化，技术员职称，县新型农村合作医疗管理办公室代理办事员。
王丽君	女，1985年1月生，县中医院办公室办公室办事员。
孙栋梁	男，1986年1月生，本科文化，县医学会办公室副主任。
张　高	女，1986年1月生，本科文化，县新型农村合作医疗管理办公室助理员。
佘林昱	女，1988年7月生，本科文化，县卫生监督所监督科办事员。
施浇建	女，1982年1月生，本科文化，县人民医院办公室办事员。
顾培予	女，1989年9月生，县卫生监督所监督科办事员。

2006～2016年如东县卫生志编纂办公室人员简介

表50-4

姓　名	工作单位及职务	分　工	起止时间
缪兴波	男，1972年3月生，现县政协教卫文体委会副主任等职。	主　任	2006.06.15～2011.11
从　浩	男，1948年5月生，县人民医院党委前书记	总　纂	2006.06.15 ～

续表50-4

姓　名	工作单位及职务	分　工	起止时间
石青梅	女，如东石屏人。1969年9月生，中共党员，工程师职称。1990年12月参加工作，历任如东县环农乡卫生院会计等职，现任县卫生计生委办公室办事员等职。	成　员	2006.07.12～
厉新梅	女，1970年1月生，现县卫生计生委办公室办事员等职。	成　员	2006.07.12～
刘昌年	男，政协如东县委员会前秘书长。	成　员	2006.10.08～2007.04.24
缪五宏	男，1940年10月生，原县卫生局计财股股长。	成　员	2006.10.08～2008.09.30
孙玉涵	女，如东岔河人。1981年9月生，助理计算机工程师职称。2001年7月参加工作，历任县第二人民医院办公室助理计算机工程师，现县卫生计生委医政科科员等职。	成　员	2007.05.08～
王海燕	女，如东新光人。1979年1月生，中共党员，档案员职称。1997年8月参加工作，现任县第四人民医院办公室档案员等职。	成　员	2007.06.01～2008.11.24
唐毅云	男，九总初级中学前教师。	成　员	2007.07.01～2007.09.08
邓咏梅	女，1969年12月生，工艺美术师职称。1990年7月参加工作，现任县卫生计生委医政科代理科员等职。	成　员	2008.11.25～2010.03.15
葛锡兵	男，1973年10月生，中共党员，本料文化，1990年12月参加工作，历任中国人民解放军陆军政治教导员等职。现任县卫生计生委办公室副主任科员等职。	副主任 主　任	2009.07～2011.11 2011.11～
杨爱平	女，1965年7月生，现任县卫生进修学校党支部副书记等职。	成　员	2010.04.06～2010.05.
沈　燕	女，1963年11月生，县卫生协会办公室主任等职。	成　员	2010.05.16～
丁明华	男，如东掘港人。1969年3月生，大学文化，主管医师职称。现任县疾病防控中心环境学校卫生科副科长、县卫生计生委疾病预控代理科员等职。	成　员	2010.05.16～
谌元林	男，1968年7月生，现任县卫生计生委基层卫生科代理科员等职。	成　员	2012.03.08～
姜红波	男，如东新光人。1974年12月生，1993年12月参加工作，中共党员，本料文化，历任中国人民解放军第96151部队后勤部汽训队卫生所、安徽黄山第532医院、第二炮兵芜湖鸠江干休所卫生所任军医等职。现任县卫生计生委疾病预控科副科长等职。	成　员	2012.03.08～
李剑芳	女，如东马塘人。1964年5月生，现任县医学会办公室主任等职。	成　员	2013.12～
刘　杰	男，如东长沙人。1980年1月生，中共党员，本料文化，大学文化，中共党员。1998年12月参加工作，历任中国人民解放军陆军第26军200师某部特战一营副政治教导员等职。现任县卫生计生委办公室副主任等职。	副主任	2014.12～
张玉莲	女，山东人。1984年5月生，现任县卫生计生委办公室副主任等职。	成　员	2014.12～

《如东县卫生志》主要参修人员名单

（姓名笔画序）

丁　霞	丁志军	丁明华	于素兰	万宏坤	王　陈	王小金	王立坤	王丽君	王诗芳
王雨卉	王学政	王银华	王海燕	王跃成	王爱民	王锦林	王鹤兵	尤来美	马正香
邓咏梅	平姝丽	石青梅	厉新梅	叶德建	付卫卫	从　浩	冯长华	冯正国	冯志元
冯春锦	吉玲玲	邢巨星	朱庆生	朱亚红	朱秀平	朱希平	朱建华	朱海峰	朱新华
朱鹏飞	朱爱琴	邱瑞满	刘　丹	刘　杰	刘　洪	刘从军	刘乔明	刘伟峰	刘建华
刘昌年	刘晓燕	刘桂萍	汤晓燕	许庆忠	许南山	许爱华	孙玉涵	孙晓燕	孙艳丽
孙德全	李　军	李　勇	李　然	李　建	李正华	李亚东	李亚军	李剑芳	李金芝
李宗英	李海兵	李海燕	李爱东	李爱军	李辉琴	李桂萍	李鑫华	任惠敏	苏　灿
严宏俊	吴　彪	吴余祝	吴伟康	吴侦明	吴春玫	吴银山	何永华	余　芸	沈　燕
沈　锋	沈　巍	沈秀华	沈南森	汪美玲	沙美芳	宋小军	宋兰玉	宋晶晶	宋春丹
张　平	张　秦	张　俊	张玉莲	张廷芳	张志兵	张孙新	张泽宾	张旭初	张爱娟
张佩云	张建军	张建新	张艳梅	张贵陈	张美云	张群明	张督平	张德华	张德聿
陆亚平	陈　蒙	陈小兵	陈立新	陈忠新	陈晓琴	陈松平	陈宝宏	陈福林	陈建权
陈淑林	陈湘林	陈锦明	季　丹	季　亮	季芝燕	季学军	周　卫	周文兵	周拾泉
周建华	周晓梅	周俊成	周啸峰	成卫明	成步祥	成锡明	顾卫峰	顾亚平	顾旭杰
顾海军	顾承红	顾春华	顾春燕	顾雪峰	顾美芳	顾溯溯	费蕴枫	施　蓓	施振东
施疆峰	姚　云	姚世平	姚亚南	姚秀梅	唐毅云	曹显明	秦　霞	秦红波	秦定阳
袁　剑	袁亚东	袁光明	袁其峰	於　建	於卫东	金　伟	金　仲	赵文贤	赵尊俊
姜亚东	姜小卫	姜红波	罗恩杰	郑　骏	杨　剑	杨林宗	杨春生	杨爱平	杨爱萍
陶红燕	莫德林	徐　丽	徐　境	徐　静	徐　军	徐　锋	徐小军	徐平平	徐希平
徐秀林	徐宗泉	徐树梅	徐海兰	徐德建	黄　明	黄仲勇	黄耀东	路海燕	费蕴枫
骆世平	桑九高	宫卫东	高小松	符学剑	夏建华	唐　亮	唐生智	康卫宁	康宜华
康承佑	康爱琴	康树英	彭小丽	谌元林	葛　迎	葛正明	葛锡兵	韶　彬	谢　红
谢　杰	谢贵生	解　艳	翟　明	虞海琴	缪　刚	缪　彬	缪卫宏	缪文龙	缪五宏
缪兴波	缪兆林	缪丽华	缪丽霞	缪管建	缪辉蓉	鲍建国	戴世荣	戴哲明	

第三节 本志编纂资料

《地方志工作条例》2006年5月18日国务院颁发

《方志编纂指南》2006年版

《辞海》

《尚书·禹贡》

《明史·职官志》

《清史稿·职官志》

《清史稿·职官志三》

《中国医学百科全书》医疗机构卷

《中国卫生年鉴》部分年度

《江苏烈士名册》1982年版

《江苏历代医人志》1985年版

《江苏名中医谱》1985年版

《江苏卫生年鉴》部分年度

《南通市志》2000年版

《南通市卫生志》1992年版

《南通市(区)卫生党史资料汇编》1998年版

《南通卫生年鉴》1988～1997年版

《南通卫生统计》部分年度

《如皋县志》明·天顺八年(1464年)版

《如皋县志》明·嘉靖十五年(1536年)版

《如皋县志》明·嘉靖三十九年(1560年)版

《如皋县志》明·万历二十八年(1600年)版

《如皋县志》明·万历四十六年(1618年)版

《如皋县志》清·康熙二十二年(1683年)版

《如皋县志》清·乾隆十五年(1750年)版

《如皋县志》清·嘉庆九年(1807年)版

《如皋县续志》清·道光十九年(1839年)版

《如皋县续志》清·同治十二年(1873年)版

《如皋县志》民国18年(1929年)版

《如皋县志》1996年版

《如皋县卫生志》1996年版

《如东县志》1983年版

《如东县志》1985年版

《如东县人大志》1995年版

《如东县人民革命史》1985年版

《如东县年鉴》部分年度

《如东县人大志》2008年版

《如东县政协志》1993年版

《如东县地名志》1986年版

《如东县组织史资料》1994年版

《如东大观》2007、2008年

《如东县医药卫生发展史》1983年版

《如东县卫生志》1991年版

如东县卫生档案全宗682卷

索 引

概 述

本卫生志涉及人物数万名，涉及名次更以十万计，无法逐一索引，仅为388名传略人物、1333名简介人物，合计1721名索引，索引以姓氏笔画为序，笔画少者居前，相同笔划以姓氏笔顺为序，同一姓氏以出生年月为序，年长者位前。为减少重复，传略、简介人物索引单列。

第一节 历史人物

本卫生志收录393名历史人物为传略，其中2画(丁)4人；3画(于、万、马)8人；4画(王、尤、卞、邓)19人；5画(石、叶、白、丛、包、印、冯)45人；6画(吉、吕、朱、仲、任、刘、许、祁、江、汤、沈、孙)49人；7画(李、杨、严、花、苏、芾、吴、肖、佐、何、佘、邹、沙、冷、单、张、陆、陈)95人；8画(欧阳、卖、林、罗、迪、季、周、金、郑、宗、居)33人；9画(赵、胡、查、咸、俞、施、郭、姜、骆、姚)29人；10画(夏、秦、晋、袁、贾、顾、钱、徐、殷、高、唐、陶)42人；11画(黄、曹、盛、龚、隋)13人；12画(葛、韩、傅、谢)6人；13画(虞、管、阙)6人；14画(蔡、翟、缪)29人；15画(樊、滕、潘)4人；16画(薛)6人；17画(戴、魏)5名；18画(濮)1人。

卞(1名)

卞甫成　1923

邓(1名)

邓树声　1933

5画44名

石(3名)

石光斗 1906
石增发 1930
石祥银 1933

叶(1名)

叶成之 1921

白(2名)

白衣二真人　元代

丛(30名)

丛长密　1660
丛合茂　1676
丛　淳　1685
丛国傑　1681
丛之伟　1701
丛乃來　1712
丛之椿　1736
丛盛谦　1736
丛之美　1740
丛乃文　1745

丛　枢　1751
丛之彪　1759
丛盛元　1764
丛乃樵　1766
丛　福　1774
丛　龄　1786
丛乃璧　1792
丛　洞　1796
丛乃森　1798
丛　骅　1799

丛鸣凤　1807
丛盛喆　1811
丛漉寿　1818
丛定远　1895
丛周南　清代
丛伯廷　1911
丛保昌　1916
丛班候　1921
丛志仁　1919
丛远奎　1922

包(2名)

包连卿　1909
包瑞祥　1928

印(2名)

印福章　清代
印春山　1911

冯(3名)

冯蒙求　1716
冯西宇　1914
冯祖安　1931

6画49名

吉(1名)

吉家言　1918

吕(1名)

吕洪生　1939

朱(8名)

朱溪东　1907
朱梓亭　1911
朱正纲　1915
朱莲洲　1918
朱慎五　1920
朱家俊　1920
朱秀成　1933
朱文杰　1917

仲(1名)

仲冀俊　1890

任(6名)

任大枢　清代
任学淳　清代
任　生　清代
任剑萍　清代
任伯坤　1902
任乃秀　1951

刘(8名)

刘美铮　1915
刘秉之　1918
刘淑贞　1919
刘丕芝　1923
刘继昌　1924
刘承德　1929
刘建忠　1957
刘金兰　1944

许(5名)

许金如　1892
许达元　1895
许正银　1916
许志仁　1919
许公策　1920

祁(2名)

祁伯衡　1910
祁子旺　1918

江(3名)

江恒源　1920
江　连　1927

江　云　1930

汤(3名)
汤世质　1744
汤述曾　1755
汤　潜　1766

沈(5名)
沈　谦　1921
沈秀衡　1925
沈有仁　1928
沈美云　1950
沈建忠　1956

孙(6名)
孙　鑫　1909
孙致中　1916
孙福民　1924
孙致中　1927
孙同政　1928
孙　云　1939

7画95名

李(5名)
李慰仙　1905
李德钧　1910
李文华　1920
李世曾　1925
李培栽　1927

杨(9名)
杨宪章　1897
杨吉人　1920
杨泽人　1920
杨孝诚　1924
杨廷贵　1924
杨应忠　1926
杨振忠　1928
杨　俊　1933
杨友才　1938

严(1名)
严　爵　1928

花(2名)
花介梅　1916
花立山　1930

苏(1苏)
苏鹤臣　1873

芾(1名)
芾云轩　1922

吴(14名)
吴　嵚　清代
吴杏桥　清代
吴　芬　清代
吴宜人　清代
吴益甲　1887
吴康成　1914
吴秀峰　1918
吴兴权　1926
吴哲清　1928
吴维礼　1929

吴功端　1932
吴　筠　1933
吴　均　1933
吴庆高　1949

肖(1名)
肖永和　1910

佐(1名)
佐如英　1913

何(2名)
何尔平　1915
何尔祥　1917

佘(8名)
佘　瑶　清代
佘锡恩　清代
佘廷桢　清代
佘祖文　清代
佘祖荫　清代
佘祖培　清代
佘宗泽　清代
佘安泽　清代

邹(1 名)
邹　强　1915

沙(1名)
沙春智　1958

冷(1 名)
冷德厚　1923

单(1名)
单维新　1920

张(20名)
张荄轩　1893
张有志　1908
张仲炘　1912
张卿云　1912
张德义　1912
张文言　1915
张云茂　1913
张文炳　1913
张仲仁　1919
张亚霏　1919
张冠南　1920
张家琛　1924

张　健　1926
张　杰　1929
张荣奎　1930
张国民　1930
张必海　1932
张进山　1937
张卓清　1942
张德华　1949

陆(6名)

陆啟椿　1909
陆济社　1915
陆　平　1921
陆　平　1923
陆忠法　1924
陆达泉　1944

陈(20名)

陈延禧　清代
陈少鸿　清代
陈仲华　1897
陈朗清　1899
陈万元　1913
陈道权　1915
陈其伟　1916
陈学容　1917
陈国权　1918
陈继明　1919

陈建皇　1921
陈　琳　1923
陈吕林　1927
陈盛发　1927
陈估卿　1927
陈　斌　1929
陈明池　1930
陈　峰　1931
陈祖涛　1933
陈　勇　1958

8画32名

欧阳(3名)

欧阳福保　1875
欧阳觉生　1905
欧阳育璜　1913

卖(1名)

卖药人　明代

林(1名)

林德明　1908

罗(1名)

罗致平　1904

迪(1名)

迪　勇　1928

季(9名)

季少山　1888
季德胜　1898
季福成　1899
季明光　1913
季本攸　1927
季瞿学　1920
季汉源　1920
季镜如　1921
季建华　1929

周(11名)

周筱斋　1899
周申晋　1908
周科术　1910
周治农　1913
周树芸　1914
周祥太　1919
周逸樵　1921
周吉胜　1925
周景科　1926
周元吉　1927
周长信　1929
周志明　1941

金(1名)

金健农　1918

郑(2名)

郑远如　1931
郑　琪　1942

宗(1名)

宗良庭　1927

居(1名)

居春国　1915

9画29名

赵(4名)

赵紫东　1895
赵文虎　1921
赵宗盾　1924
赵林森　1928

胡(3 名)

胡维城　1896
胡伯兰　1897
胡荫越　1933

查(1名)

查学庆　1921

咸(1名)

咸儿康　1904

俞(1名)

俞子栋　1923

施(7名)
施公衡 1910
施小岩 1911
施文周 1913
施 杨 1916
施楚生 1923
施克勤 1929
施庭贵 1936

郭(1名)
郭信五 1897

姜(1名)
姜天龙 1904

骆(1名)
骆柳堂 1918

姚(9名)
姚寿仁 188
姚 延 1912
姚茂先 1918
姚九江 1919
姚荣万 1922
姚 建 1922
姚 兢 1925
姚瑞芝 1929
姚金岩 1950

10画42名

夏(2名)
夏子善 1918

秦(1名)
秦德庄 1932

晋(1名)
晋伯衡 1885

袁(3名)
袁孝山 1916
袁振新 1919
袁洲平 1920

贾(1名)
贾 绍 1922

顾(6名)
顾南群 1900
顾维成 1910
顾学祥 1921
顾正轩 1921
顾善道 1924
顾恩传 1933

钱(5名)
钱岳山 清代
钱朗轩 1896
钱福林 1898
钱世德 1908
钱静人 1918

徐(18名)
徐 渭 清代
徐可琴 1904
徐小林 1913
徐长法 1918
徐培元 1918
徐正明 1919
徐卫国 1921
徐守赴 1924
徐伟国 1924
徐 来 1926
徐家余 1927
徐宝生 1928
徐金石 1928
徐振华 1929
徐可领 1932
徐永才 1936
徐云溪 1938
徐 超 1948

殷(1名)
殷 冲 1913

高(2名)
高世学 1917
高云鹏 1919

唐(1名)
唐仁儒 1918

陶(1名)
陶 平 1929

11画13名

黄(8 名)
黄道六 1904
黄世科 1914
黄 舫 1918
黄琢珉 1925
黄风超 1926
黄德英 1929
黄家齐 1936
黄 明 1953

曹(2名)
曹显贵 1911
曹兴福 1930

盛(1名)
盛新民 1912

龚(2名)
龚广春 1920
龚洪亮 1928

隋(1名)

隋唯东　1939

12画6名

葛(3名)

葛　春　1905
葛笃哉　1911
葛八银　1953

韩(1名)

韩道煜　1908

傅(1名)

傅国森　1936

谢(1名)

谢　甠　1930

13画6名

虞(1名)

虞　进　1930

管(4名)

管日坤　明代
管士傑　1666
管吉余　1917
管　靖　1929

阙(1名)

阙飞鸽　1932

14画29名

蔡(9名)

蔡　榕　清代
蔡国梁　1886
蔡观明　1894
蔡　迪　1911
蔡昇轩　1915
蔡紫尘　1920
蔡民之　1921
蔡国钧　1922
蔡　玲　1929

翟(1名)

翟保生　1929

缪(19名)

缪俊德　清代
缪惠甫　1905
缪毅芝　1905
缪静波　1908
缪志仁　1910
缪应国　1914
缪乃强　1916
缪德来　1916
缪正谷　1919
缪叔平　1920

缪五万　1921
缪　培　1922
缪怀智　1924
缪永山　1926
缪明新　1930
缪寿柏　1931
缪　华　1924
缪嘉瑞　1933
缪进修　1938
缪克芬　1946

15画4名

樊(1名)

樊士芳　1921

滕(1名)

滕川才　1927

潘(2名)

潘志咸　1908
潘建国　1919

16画6名

薛(6名)

薛宝田　1811
薛文宰　1913
薛本初　1922
薛其彬　1928
薛兰新　1932
薛志彬　1946

17画5名

戴(4名)

戴竹庵　1869
戴鹤亭　1894
戴维石　1899
戴铁岩　1915

魏(1名)

魏志田　1916

18 画1名

濮(1名)

濮子余　1917

第二节　当今人士

本卫生志收录1333名当今卫生人物为简介，其中2画(丁、刁)11人；3画(于、万、马)16人；4画(王、尤、仇、毛、方、卞、孔、尹、邓)61人；5画(石、平、厉、叶、卢、白、丛、包、冯)44人；6画(吉、邢、朱、吕、仲、任、刘、江、汤、许、孙、纪)139人；7画(李、杨、严、花、苏、吴、肖、何、余、佘、仰、邱、沙、沈、汪、宋、张、陆、陈、邵)421人；8画(林、范、郁、成、罗、冒、季、周、金、昝、於、郑、单、房、宫、居、居)107人；9画(赵、柳、柯、胡、顾、咸、俞、奚、施、姜、洪、骆、姚、费)103人；10画(秦、袁、莫、贾、耿、夏、倪、徐、钱、翁、唐、殷、郭、高、陶、桑、褚、凌)168人；11画(梅、黄、曹、盛、龚、崔、符、康、章)70人；12画(彭、葛、董、蒋、韩、戚、路、傅、程、解、谢)55人；13画(虞、管、詹、鲍、靖、谌)19人；14画(樊、裴、镇、翟、熊)13人；15画(蔡、潘、缪)88名；16画(薛)5人；17画(戴、鞠)11人；18画(濮)2人。

2画11名

丁(10名)

丁一远　1926.12
丁慰祖　1936.12
丁志森　1943.08
丁先林　1954.06
丁建林　1956.10
丁　蔚　1961.04
丁美玲　1965.06
丁志军　1965.08
丁冠云　1965.11
丁　霞　1976.08

刁(1名)

刁述言　1945.01

3画16名

于(6名)

于承鳌　1933.08
于绍香　1935.12
于义华　1943.09
于桂泉　1952.09
于丛葛　1957.08
于　梅　1963.09

万(3名)

万金凤　1939.12
万宏坤　1969.10
万继红　1971.11

马(7名)

马贵山　1924.01
马恩兴　1932.12
马　笃　1941.02
马本智　1941.02
马　艳　1960.08
马本如　1961.01
马秀梅　1970.03

4画61名

王(49名)

王灿辉　1923.12
王静超　1927.12
王　健　1928.12
王济生　1930.12
王志明　1930.12
王卜义　1931.08
王观明　1932.12
王咸和　1933.04
王新道　1933.11
王　敏　1933.12

王　兰　1935.05
王浩庭　1940.10
王咸震　1940.02
王家乐　1941.12
王宝林　1942.03
王金富　1942.11
王承忠　1942.11
王鹤声　1944.07
王旭东　1944.10
王金凤　1944.12

王立坤　1945.12
王秋霖　1946.07
王胜君　1947.08
王庭娥　1950.07
王金山　1951.02
王少林　1952.01
王正国　1952.03
王妙生　1952.12
王学政　1953.06
王　琪　1954.03

王三杰　1955.10
王　珍　1956.03
王爱民　1957.06
王敦泉　1957.07

王秀兵　1957.08
王跃成　1959.11
王美凤　1961.11
王　丽　1963.11
王银华　1964 11
王淑娴　1965.08

王鹤兵　1966.01
王亚平　1966.03
王文涛　1967.03
王　群　1967.07
王　娟　1969.07
王雨卉　1970.10
王　陈　1972.01
王小红　1972.04
王锦林　1973.11

尤(1名)
尤　柯　1932.12

仇(2名)
仇宗尧　1926.01
仇惠斌　1969.01

毛(1名)
毛凤兰　1940.12

方(2名)
方　瑾　1941.02
方慎宜　1945.01

卞(1名)
卞葛进　1955.11

孔(2名)
孔令权　1939.09
孔　云　1943.12

尹(2名)
尹金莲　1935.12
尹向阳　1950.04

邓(1名)
邓咏梅　1969.12

5画45名

石(11名)
石宗原　1928.12
石树荣　1930.05
石太媛　1933.12
石征朗　1938.07
石　林　1940.08
石宝华　1942.10
石顺贤　1944.04
石敦慈　1946.12
石　磊　1958.05
石利平　1965.03

石明霞　1972.04

平(1 名)
平姝丽　1972.05

厉 (1 名)
厉新梅　1970.01

叶(7名)
叶　翥　1933.12
叶正林　1947.03
叶　红　1964.08
叶　生　1965.02
叶兰芳　1968.06
叶　红　1969.11
叶德建　1972.08

卢(1名)
卢海梅　1963.01

白(1名)
白　豪　1920.12

丛(14名)
丛鑑猷　1926.10
丛忠远　1941.10
丛德富　1941.10
丛昌如　1942.10
丛斌远　1943.09
丛远凤　1947.09
丛　浩　1948.05
丛　江　1949.07
丛远林　1952.01
丛龙华　1952.02

丛　溱　1952.07
丛　洪　1955.11
丛　源　1963.03
丛远高　1963.09

包(3名)
包九南　1925.10
包楚英　1959.12
包志华　1963.08

冯(6名)
冯玉英　1931.11
冯志元　1947.07
冯　涛　1958.10
冯长华　1968.01
冯　健　1974.12
冯正国　1980.01

6画 140名

吉(1名)
吉玲玲　1975.05

邢(4名)

邢正廉 1928.12
邢光明 1945.10
邢 永 1948.03
邢巨星 1956.12

朱(46名)

朱天自 1920.12
朱桂玉 1921.12
朱连成 1928.01
朱士达 1928.06
朱云階 1929.12
朱秀华 1930.12
朱子平 1931.06
朱秀乐 1933.12
朱立成 1934.12
朱志华 1935.03

朱炳南 1938.08
朱兆英 1939.03
朱开银 1939.12
朱连碧 1939.12
朱宝根 1939.12
朱启汉 1939
朱德余 1940.10
朱复华 1941.12
朱志祥 1942.11
朱 聪 1943.01

朱丙涛 1944.12
朱 林 1946.05
朱希平 1949.09
朱竹峰 1952.03
朱 健 1953.05
朱红根 1954.06
朱永祥 1955.05
朱龙银 1955.08
朱新华 1956.01
朱学林 1957.03
朱建华 1958.08
朱明兰 1958.10
朱庆生 1959.09
朱俊杨 1961.03
朱继陈 1963.11
朱建云 1964.07
朱爱勤 1964.10
朱卫兵 1968.08
朱爱民 1969.09
朱建峰 1974.09

朱亚红 1975.04
朱鹏飞 1975.06
朱海锋 1975.10
朱晓东 1976.06
朱明明 1977.01
朱文婷 1978.07

吕(4名)

吕永吉 1927.08
吕福儒 1947.04
吕 斌 1964.08
吕建莉 1969.12

仲(2名)

仲树芳 1938.01
仲跻浩 1945.01

任(4名)

任志联 1931.12
任惠敏 1950.09
任善贵 1953.11
任柳青 1972.08

刘(24名)

刘丙宁 1926.08
刘德富 1926.12
刘 珍 1928.11
刘 玺 1931.02
刘家鑫 1932.05
刘广秀 1932.10
刘家先 1933.05
刘士忠 1938.01
刘家捷 1940.12
刘鹏银 1941.06

刘振林 1951.09
刘桂萍 1953.04
刘春红 1955.02
刘 均 1961.09
刘晓燕 1962.01
刘克芳 1963.11
刘 洪 1965.04
刘冬梅 1972.12
刘 辉 1974.05
刘桂林 1975.02

刘从军 1975.05
刘建华 1977.09
刘伟峰 1978.12
刘 杰 1980.01

江(5名)

江 静 1936.12
江金泉 1953.08
江成萍 1954.07
江建国 1972.03
江亚芳 1983.01

汤(10名)

汤永珍 1920.12
汤致中 1931.10
汤成华 1936.12
汤桑林 1945.12
汤小苏 1958.03
汤晓燕 1959.08
汤爱军 1968.12
汤拥政 1970.01
汤新梅 1974.01

汤　莉　1975.11

许(18名)

许香秀　1923.12
许华清　1939.11
许波其　1940.03
许金秀　1942.09
许荣峰　1944.11
许汉兵　1947.09
许世群　1953.10
许建辉　1957.05
许　建　1959.10
许唯薇　1961.05

许洁心　1961.11
许庆忠　1962.08
许　红　1963.04
许亚琴　1963.09
许　健　1963.09
许卫兵　1968.04
许南山　1973.12
许承梅　1975.12

孙(21名)

孙德旋　1921.08
孙济民　1923.04
孙宏恩　1925.12
孙德林　1930.12
孙年康　1930.12
孙　慧　1932.12
孙学连　1935.06
孙　德　1941.10
孙锦泉　1948.02
孙建华　1948.04

孙德全　1951.10
孙丙福　1953.01
孙中云　1953.08
孙　琴　1954.03
孙建忠　1963.04
孙　娅　1965.04
孙晓云　1966.01
孙海鹏　1972.05
孙国明　1973.05
孙小飞　1975.09

孙艳丽　1976.03

纪(1名)

纪亚忠　1964.01

7画419名

李(53名)

李张明　1931.07
李桂荣　1932.06
李富生　1932.12
朱秀乐　1933.12
李家澄　1934.02
李新兰　1935.11
李桂琴　1935.11
李家祥　1936.09
李　端　1939.12
李　平　1939.12

李　迎　1940.12
李介玉　1942.02
李兴昌　1942.12
李金秀　1943.12
李伯龙　1944.05
李炳南　1944.06
李广盛　1944.09
李贻福　1944.10
李佩珊　1945.03
李　耀　1946.11
李海银　1946.12
李维郁　1946.12
李士新　1948.04
李生明　1951.11
李金芝　1952.02
李秀兰　1952.04
李淑苹　1952.12
李建兵　1953.10
李　莉　1954.03
李　毓　1955.02

李镜明　1955.04
李　宁　1957.04
李建中　1959.11
李可铭　1960.04
李　勇　1961.07
李　燕　1962.12
李中建　1964.04
李剑芳　1964.05
李宗英　1964.10
李金林　1965.10

李忠阳　1967.03
李亚东　1967.09
李　培　1970.04
李　霞　1971.06
李爱东　1971.09
李正华　1972.06
李鑫华　1973.05
李　阳　1973.09
李　然　1973.12
李　勇　1974.06
李爱军　1974.10

李　军　1975.03
李海兵　1975.06
李辉琴　1980.03

杨(37名)

杨友朋　1924.12
杨长林　1927.12

杨发棠　1928.06
杨俊贤　1928.12
杨德贵　1929.09

杨其儒　1929.12
杨长高　1931.03
杨广奎　1931.10
杨锡林　1931.12
杨其智　1932.03

杨伯圣　1932.08
杨　淼　1939.09
杨玉成　1939.12
杨太峰　1940.12
杨广才　1941.12
杨梓云　1942.12
杨兴章　1942.12
杨芝兰　1946.06
杨旭光　1947.01
杨　剑　1947.04

杨兴国　1948.08
杨宏斌　1951.08
杨玉明　1953.08
杨晓华　1954.03
杨晓晴　1957.12
杨　连　1964.11
杨爱平　1965.07
杨春生　1966.11
杨德军　1967.03
杨爱琴　1967.05

杨十俊　1967.10
杨拥军　1968.01
杨美琴　1970.06
杨晓娟　1970.12
杨文华　1971.09
杨美红　1972.11
杨一华　1974.11

严(8名)

严俊才　1934.08
严秀兰　1941.03
严正林　1947.12
严新明　1952.04
严长俊　1952.10
严　斌　1957.10
严永春　1958.12
严宏俊　1961.04

花(3名)

花永政　1931.09
花松茂　1950.01
花红林　1962.05

苏(3名)

苏宝美　1956.09
苏建美　1964.04
苏　灿　1972.06

吴(42名)

吴康成　1923.12
吴岳林　1929.02
吴振兴　1929.12
吴桂林　1930.12
吴玉成　1932.08
吴　筠　1933.05
吴功成　1935.12
吴传春　1936.08
吴功德　1936.10
吴　谦　1938.12

吴兴谋　1939.05
吴维贤　1940.01
吴名富　1941.12
吴剑坤　1942.12
吴益民　1943.12
吴爱祥　1944.02
吴　春　1948.04
吴亚萍　1949.03
吴礼玉　1951.10
吴明桂　1951.12

吴永慧　1955.07
吴剑祥　1957.09
吴希华　1957.10
吴松华　1957.12
吴新华　1958.09
吴建明　1959.01
吴　彪　1961.12
吴光华　1962.02
吴小平　1963.10
吴春玫　1963.12

吴侦明　1964.04
吴余祝　1964.09
吴　琼　1964.09
吴苏桦　1968.04
吴群梅　1969.05
吴卫星　1972.01
吴　峰　1972.10
吴世山　1973.11
吴美军　1974.03
吴银山　1975.08

吴　洋　1976.07
吴伟康　1978.07

肖(4名)

肖季全　1941.12
肖亚平　1949.12
肖士章　1952.05
肖　利　1971.03

何(8名)

何文朝　1937.05
何祝成　1950.12
何　杰　1955.03
何维明　1958.03
何建军　1958.04
何辉明　1958.05
何卫民　1958.08
何永华　1961.03

余（3名）

余圣友　1936.12
余　彬　1942.10
余　芸　1954.08

佘（3名）

佘海如　1946.09
佘步仁　1951.08
佘晓春　1963.04

仰（1名）

仰剑雄　1946.12

邱（7名）

邱美珠　1924.12
邱洪振　1937.05
邱崇芬　1938.06
邱　展　1938.12
邱瑞满　1954.08
邱玉红　1965.04
邱燕霞　1974.08

沙（3名）

沙洪勋　1939.05
沙正兴　1947.08
沙美芳　1967.01

沈（23名）

沈　俊　1929.08
沈志凡　1941.12
沈玉萍　1944.10
沈　斌　1945.08
沈玮娟　1945.11
沈一圣　1950.04
沈九明　1950.09
沈伯刚　1950.12
沈洪源　1951.09
沈　林　1953.03
沈澄洋　1955.03
沈南森　1956.07
沈志相　1956.07
沈平生　1962.10
沈　燕　1963.11
沈玉红　1964.01
沈红英　1964.08
沈志生　1965.04
沈建江　1965.08
沈亚宏　1966.01
沈桂荣　1971.10
沈冶军　1973.07
沈　巍　1980.11

汪（6名）

汪金玉　1929.03
汪梅丽　1940.03
汪太群　1952.07
汪美玲　1958.06
汪利华　1959.12
汪雪梅　1968.11

宋（4名）

宋允松　1950.06
宋兰玉　1954.01
宋桂华　1956.01
宋伟剑　1964.05

张（92名）

张恒明　1919.10
张家吉　1919.12
张学龙　1920.08
张德先　1920.12
张筱竹　1923.02
张学圣　1925.02
张世珍　1926.12
张志高　1927.12
张春芳　1927.12
张耀北　1928.03
张启铭　1929.06
张立清　1931.05
张子银　1931.10
张　明　1931.12
张奇源　1932.12
张国华　1933.06
张　昆　1934.12
张如山　1936.12
张森高　1936.12
张松林　1937.08
张凡生　1937.12
张秀芬　1938.04
张　瑶　1938.10
张　瑜　1938.11
张绍珍　1938.12
张　洁　1939.09
张银涛　1940.09
张达道　1942.01
张时礼　1942.11
张振国　1943.03
张德彩　1943.11
张盛举　1943.12
张祖乐　1943.12
张志兰　1944.01
张佩金　1944.02
张佩鸣　1944.12
张建兴　1945.07
张　胜　1945.10
张燕昇　1945.12
张建平　1945.12
张明光　1945.12
张玉宽　1946.08
张家祥　1946.09
张伯新　1947.08
张毓余　1947.12
张肖敏　1949.05

张　瑾　1950.11
张笃珍　1951.01
张桂英　1951.04
张普如　1951.12

张志娟　1951.12
张龙华　1952.02
张国霞　1952.02
张良琴　1952.06
张雨时　1952.07
张松华　1952.11
张木兰　1953.12
张正春　1954.07
张昌山　1956.05
张贵陈　1956.08

张兰萍　1956.08
张德聿　1957.02
张　辉　1957.07
张　鹏　1957.10
张泽宾　1957.12
张美云　1958.12
张　平　1959.11
张树梅　1960.06
张　霞　1961.09

张　驰　1961 11
张督平　1962.10
张玉泉　1962.12
张小林　1963.01
张亚莲　1963.03
张　勇　1963.09
张旭初　1963.10
张　进　1963.11
张　良　1965.01
张金明　1965.04
张廷芳　1965.09

张孙新　1966.04
张佩殷　1966.05
张武斌　1967.12
张继红　1969.10
张　辉　1969.11
张丽华　1970.12
张爱红　1971.01
张建军　1972.10
张必成　1973.02
张　俊　1973.04

张建新　1973.09
张建忠　1973.09

陆(24名)

陆志冲　1926.05
陆永龙　1926.06
陆剑铭　1926.06
陆允家　1930.01
陆源茂　1931.12
陆修生　1933.05
陆仲春　1933.12
陆祥林　1935.08
陆道益　1937.04
陆桂兰　1938.12

陆明江　1941.12
陆生保　1942.10
陆仕仁　1950.03
陆秀玲　1951.02
陆亚萍　1956.06
陆如军　1962.04
陆雅莉　1962.07
陆　敏　1963.04
陆启如　1963.11
陆卫忠　1966.07

陆晓琴　1966.09
陆亚平　1970.01
陆红健　1970.10
陆　兵　1974.08

陈(97名)

陈宝兰　1924.12
陈五生　1926.10
陈　丹　1927.12
陈德山　1928.03
陈令仪　1928.12
陈　连　1929.10
陈宝庆　1929.12
陈八祐　1930.01
陈文山　1930.08
陈　耀　1930.10

陈彦藩　1930.12
陈清泉　1930.12
陈石玉　1931.08
陈国才　1931.09
陈汉云　1932.12
陈　韵　1933.12
陈达尊　1933.12
陈祥仁　1934.02
陈幼清　1936.06
陈　建　1936.09

陈士文　1938.01
陈增祥　1938.09
陈朝秀　1938.12
陈志明　1938.12
陈　健　1938.12
陈志谷　1940.07
陈伯根　1940.11
陈伯陶　1940.12
陈潭林　1943.12
陈金明　1944.03

陈桂兰　1944.08
陈德林　1945.03
陈　革　1945.08
陈　沛　1946.08
陈有清　1945.10

陈祥志　1945.12
陈金如　1945.12
陈春法　1947.01
陈德林　1947.03
陈福林　1947.08

陈汉清　1947.11
陈　晶　1948.03
陈金荣　1948.05
陈福君　1950.01
陈凤芳　1951.03
陈吾南　1952.02
陈吾俊　1952.05
陈永龙　1952.08
陈友山　1953.12

陈亚萍　1954.07
陈松平　1954.11
陈新涛　1955.03
陈崇熙　1955.11
陈昌秀　1956.04
陈祖斌　1956.07
陈於鸣　1957.03
陈明朗　1957.05
陈　聪　1957.10
陈明星　1957.12

陈锦明　1958.01
陈　斌　1960.07
陈伟东　1960.11
陈明新　1961.01
陈建华　1961.02
陈淑林　1961.12
陈　忠　1962.01
陈　燕　1962.09
陈海平　1964.08
陈建权　1964.08
陈海洪　1965.04
陈宝军　1966.02
陈曹萍　1966.02

陈晓明　1966.11
陈立新　1967.01
陈福林　1967.02
陈　辉　1967.04
陈勇军　1967.09
陈志鳌　1968.02
陈海英　1968.10

陈志云　1969.12
陈迎春　1964.12
陈亚兵　1970.02
陈亚权　1970.03
陈湘林　1970.07
陈一峰　1971.10
陈　严　1971.12
陈建美　1972.01
陈　炜　1972.01
陈晓辉　1972.11

陈　政　1973.04
陈　建　1973.06
陈永红　1974.03
陈绍俊　1974.05
陈晓琴　1976.05
陈晓明　1977.12
陈雪琴　1976.12

邵(2名)

邵志达　1943.10
邵松华　1951.10

8画107名

林(2名)

林锦云　1939.12
林绍富　1944.10

范(5名)

范存珍　1936.11
范崇珍　1939.12
范敏楚　1940.04
范建民　1951.07
范　岗　1961.10

郁(2名)

郁联俊　1923.09
郁　鑫　1958.03

成(4名)

成步祥　1950.04
成宏富　1952.04
成卫明　1975.11
成锡明　1978.07

罗(3名)

罗云华　1946.02
罗恩杰　1950.11
罗宗泉　1956.12

冒(10名)

冒青云　1924.12
冒　云　1932.02
冒本正　1941.06
冒锦庭　1941.10
冒云祥　1948.08
冒维宁　1952.09
冒仲如　1953.10
冒圣建　1956.06
冒加华　1962.03
冒明建　1966.08

季(15名)

季林杰　1929.05
季林熙　1934.12
季本华　1938.07
季崇德　1942.12
季本如　1944.12
季联群　1945.02
季方珍　1949.03
季　芳　1952.02

季丛林 1957.12
季学军 1962.10

季晓平 1963.04
季 亮 1967.08
季方亮 1973.12
季芝燕 1975.07
季 伟 1981.09

周(37名)
周仲瑛 1921.12
周 俊 1927.02
周德富 1929.12
周 旭 1931.12
周能武 1932.12
周俊芳 1935.04
周善培 1935.12
周治平 1935.12
周淑芬 1938.12
周建军 1938.12

周贤桂 1940.08
周留德 1942.12
周泉林 1942.12
周 宁 1943.09
周邦泉 1946.12
周昌德 1947.04
周啸峰 1950.03
周金林 1951.08
周 萍 1952.12
周 珉 1953.12

周丽华 1954.09
周 彪 1956.05
周九珍 1956.10
周敬东 1962.01
周 华 1961.05
周刘峰 1962.11
周玉平 1962.11
周秀华 1963.06
周晓梅 1963.11
周建华 1967.01

周俊成 1967.06
周 卫 1968.12
周亚梅 1969.10
周拾泉 1972.10
周爱红 1973.03
周志勇 1976.10
周小平 1977.08

金(8名)
金德胜 1930.06
金 枢 1930.06
金树人 1934.12
金征亮 1942.10
金燕芳 1958.11
金燕梅 1960.07
金 群 1962.04
金 伟 1974.03

昝(2名)
昝衡芳 1940.12
昝志政 1973.02

於(8名)
於长生 1927.03
於 进 1928.12
於 凯 1928.12
於绪元 1945.12
於佩云 1951.05
於 建 1966.12
於卫东 1970.11
於琳琳 1981.10

郑(2名)
郑 骏 1958.10
郑建芸 1964.03

单(3名)
单宗庭 1927.12
单国余 1948.03
单晓鸣 1964.01

房(2名)
房福田 1932.06
房福才 1947.02

宫(1名)
宫卫东 1961.03

洪(2名)
洪永珊 1931.11
洪光明 1945.10

居(1名)
居正骥 1945.02

9画102名

赵(12名)
赵亚南 1929.12
赵九龄 1930.02
赵木元 1931.03
赵秀英 1940.04
赵纳驹 1941.10
赵云霞 1955.07
赵忠宁 1961.10
赵尊俊 1962.10
赵旭东 1964.05
赵爱平 1966.08

赵桂红 1970.08
赵 龙 1974.11

柳(1名)
柳智华 1966.10

柯(1名)

柯士驯 1941.12

胡(2名)

胡碧英 1947.12
胡敦芳 1951.11

顾(26名)

顾林昶 1932.08
顾培国 1932.10
顾道生 1932.11
顾福龙 1932.12
顾士乔 1934.06
顾亚夫 1936.12
顾承红 1950.01
顾　洛 1953.01
顾美芳 1953.12
顾　芸 1955.11

顾美华 1957.08
顾晓兰 1964.07
顾国林 1964.11
顾雪峰 1965.01
顾亚萍 1965.01
顾松杰 1965.09
顾俊真 1965.12
顾海军 1966.09
顾春华 1967.08
顾　俊 1969.11

顾建华 1970.03
顾　卫 1971.02
顾达旗 1971.02
顾溯溯 1973.11
顾金标 1976.01
顾春燕 1977.12

咸(1名)

咸仲实 1929.10

俞(4名)

俞淦琪 1935.12
俞如林 1939.06
俞文光 1942.12
俞凤英 1951.10

奚(1名)

奚秀忠 1972.08

施(18名)

施济生 1920.12
施成美 1927.08
施国银 1933.01
施宝英 1935.12
施正奎 1936
施德余 1938.02
施志祥 1938.10
施建斌 1943.08
施金龙 1943.11
施德均 1950.10

施元贵 1953.06
施年芳 1954.03
施慧萍 1957.09
施　蓓 1961.08
施爱芳 1961.09
施洪成 1963.07
施振东 1963.12
施　红 1968.10

姜(14名)

姜长龄 1930.12
姜炳春 1939.02
姜志钧 1942.06
姜福明 1946.06
姜建玉 1953.01
姜长勇 1954.06
姜晓青 1963.10
姜海林 1965.11
姜　杰 1965.12
姜晓静 1966.12

姜亚东 1969.04
姜亚军 1970.07
姜红波 1974.12
姜小卫 1981.11

洪(2名)

洪永珊 1931.11
洪光明 1945.10

骆(3名)

骆世平 1957.01
骆维萍 1959.10
骆宏丽 1979.09

姚(16名)

姚美云 1938.06
姚梅芳 1938.08
姚士萍 1941.08
姚十田 1951.02
姚世平 1952.09
姚小舒 1954.01
姚　云 1954.02
姚九莲 1954.04
姚美玲 1955.05
姚　远 1955.11

姚亚南 1958.07
姚锦萍 1958.11
姚炳荣 1962.08
姚秀梅 1966.01
姚秀芳 1972.10
姚晓钰 1973.09

费(3名)

费乃泉 1942.09
费国均 1951.12
费蕴枫 1974.12

10画169名

秦(11名)

秦震东　1929.10
秦　艇　1930.12
秦广田　1931.04
秦德贤　1941.11
秦小定　1949.10
秦　龙　1950.03
秦新华　1951.05
秦旭峰　1959.10
秦定阳　1963.05
秦安明　1964.10

秦红波　1977.09

袁(11名)

袁洲和　1926.10
袁丽美　1928.07
袁汉祥　1939.12
袁鼎操　1945.02
袁　凯　1950.01
袁光明　1955.10
袁祝君　1961.11
袁晔华　1963.07
袁　兵　1965.02
袁亚东　1965.10

袁其峰　1970.05

莫(2名)

莫德林　1960.01
莫守峰　1966.10

贾(1名)

贾建华　1960.12

耿(3名)

耿　琳　1932.12
耿忠仁　1934.05
耿建喜　1945.03

夏(3名)

夏福然　1928.12
夏建华　1965.01
夏少姜　1966.09

倪(5名)

倪广祥　1930.08
倪国昌　1932.03
倪毓嘉　1932.12
倪秀涛　1951.11
倪国才　1955.04

徐(68名)

徐培芝　1923.10
徐文康　1924.08
徐可文　1924.09
徐兆元　1924.12
徐　汾　1924.12
徐清藩　1928.04
徐国柱　1928.12
徐可实　1929.12
徐立成　1930.07
徐慎成　1930.09

徐　芾　1931.10
徐　斌　1930.12
徐　德　1932.04
徐有戴　1935.04
徐守桐　1936.01
徐　镶　1936.10
徐希鹏　1936.12
徐玉英　1936.12
徐克成　1937.12
徐玉芬　1938.06
徐应兰　1940.06
徐益林　1940.06
徐　治　1940.09
徐正本　1940.12
徐定山　1941.02
徐湘声　1941.10
徐长益　1943.01
徐必生　1933.08
徐子山　1944.12
徐　琢　1945.07

徐政权　1945.12
徐雅琴　1948.08
徐朝凤　1949.04
徐宝山　1949.12
徐宗泉　1950.06
徐缪如　1951.03
徐　静　1952.07
徐跃华　1954.03
徐　良　1956.01
徐卫泽　1956.05

徐海频　1956.06
徐建忠　1958.01
徐　姚　1958.05
徐海军　1961.03
徐小岩　1961.07
徐筱丽　1962.11
徐燕红　1963.07
徐希平　1964.01
徐文华　1964.09
徐秀林　1964.09

徐德建　1965.06
徐益权　1965.08
徐希银　1966.01
徐俊华　1966.03
徐　平　1966.10
徐　燃　1968.01
徐亚辉　1968.02
徐爱明　1968.03
徐亚红　1968.04
徐国芳　1969.03

徐际鸣　1969.12

徐亚英　1970.08
徐海峰　1971.03
徐　燕　1974.05
徐小军　1974.12
徐　丽　1977.09
徐平平　1977.10
徐　军　1978.06

钱(15名)

钱德昌　1930.12
钱秀峰　1931.12
钱　达　1932.12
钱永和　1934.02
钱惟成　1937.04
钱　进　1942.02
钱　鸿　1942.11
钱忠权　1946.12
钱生文　1951.10
钱梅芳　1954.04

钱引坤　1955.10
钱德芳　1955.10
钱学明　1959.08
钱堂美　1964.08
钱　忠　1967.01

翁(1名)

翁晓云　1968　10

唐(8名)

唐正山　1931.12
唐　明　1937.04
唐正群　1940.11
唐智胜　1958.10
唐芙蓉　1965.10
唐　泉　1971.06
唐锦荣　1974.04
唐淮兵　1974.08

殷(5名)

殷德清　1932.12
殷时余　1933.06
殷锦红　1954.10
殷曙东　1961.01
殷竹泉　1972.12

郭(8名)

郭　泉　1932.01
郭碧儒　1947.07
郭福建　1950.09
郭武存　1952.03
郭芬芳　1956.02
郭自力　1962.12
郭建萍　1964.03
郭红梅　1966.01

高(10名)

高文法　1924.12
高　琴　1933.12
高景昭　1938.04
高　胜　1954.07
高志慧　1968.06
高　峰　1969.02
高明林　1969.08
高玉祥　1970.06
高新冬　1970.12
高小松　1980.04

陶(11名)

陶兴高　1921.12
陶步高　1923.12
陶文照　1929.12
陶维礼　1938.06
陶忠明　1945.11
陶文标　1946.04
陶义华　1954.10
陶　捷　1958.11
陶　燕　1972.12
陶云建　1973.10

陶红燕　1976.12

桑(4名)

桑乃贵　1941.10
桑乃俊　1952.01
桑乃平　1957.10
桑九高　1965.09

诸(2名)

褚秀军　1958.12
诸国兵　1969.08

凌(1名)

凌之如　1922.09

11画70名

梅(2名)

梅德生　1940.03
梅兰芬　1940.12

黄(21名)

黄德刚　1922.12
黄家荣　1927.03
黄德珍　1929.12
黄声扬　1939.08
黄吉生　1942.05
黄京龙　1944.02
黄家荣　1945.12
黄沛香　1946.06
黄晓平　1946.10
黄　忠　1957.10

黄　明　1960.08
黄　玲　1964.09
黄利民　1964.12
黄　兵　1965.09
黄爱萍　1967.05

黄　琴　1968.09
黄玲玲　1969.03
黄仲勇　1972.01
黄金平　1972.07
黄爱梅　1973.09
黄耀东　1975.11

曹(21名)
曹　旭　1923.12
曹兴福　1929.12
曹洁云　1924.10
曹林圯　1932.04
曹金泉　1932.12
曹学林　1933.06
曹立云　1938
曹春锦　1939.10
曹德泉　1946.03
曹春和　1951.06

曹显明　1951.09
曹妙丰　1952.12
曹　磊　1959.10
曹正祥　1961.11
曹建华　1965.08
曹金海　1966.02
曹　怡　1969.09
曹继红　1971.06
曹　兵　1972.01
曹　璐　1978.12

曹玲玲　1982.01

盛(1名)
盛小梅　1971.01

龚(5名)
龚正元　1925.12
龚正芳　1930.09
龚云霞　1959.09
龚雪飞　1959.11
龚旭东　1961.11

崔(2名)
崔　银　1933.07
崔金娣　1941.01

符(5名)
符秀英　1931.08
符学剑　1950.06
符　琴　1971.03
符纪宁　1971.04
符晓燕　1973.12

康(11名)
康　靖　1929.01
康　益　1944.08
康益民　1945.12
康传富　1947.03
康　国　1950.09
康宜华　1953.02
康卫宁　1957.08
康卫平　1959.10
康小平　1960.08
康承佑　1971.05

康爱琴　1973.02

章(2名)
章有桢　1922.03
章　奇　1930.05

12画58名

彭(2名)
彭志勤　1940.12
彭小丽　1976.05

葛(18名)
葛省三　1920.09
葛仁勋　1929.12
葛如才　1941.10
葛忠宁　1944.05
葛加如　1949.04
葛　云　1950.03
葛正明　1952.02
葛正平　1952.12
葛坤山　1955.01
葛　萍　1959.11

葛晓燕　1965.12
葛小琴　1967.02
葛正华　1970.04
葛　勇　1971.11
葛丽霞　1972.01
葛　华　1973.09
葛锡兵　1973.10
葛谢飞　1974.12

董(3名)
董　敬　1919.12
董德贵　1944.08
董德明　1960.12

蒋(6名)
蒋琳淋　1934.01
蒋月芬　1941.01
蒋春荣　1943.12
蒋志群　1956.01
蒋　萍　1965.09
蒋　玲　1967.04

韩(7名)
韩青山　1932.12
韩恩荣　1937.10
韩建彬　1943.09
韩加杰　1946.01
韩玉彬　1956.12
韩承志　1968.06
韩国军　1970.09

戚(1名)

戚康生　1965.10

路(1名)

路称如　1936.12

傅(8名)

傅宝山　1925.12
傅广悦　1929.06
傅真明　1944.08
傅真义　1945.08
傅笃泉　1947.12
傅卫东　1953.02
傅　兰　1953.04
傅美华　1956.10

程(2名)

程正子　1936.12
程凤川　1946.11

解(2名)

解慎传　1939.12
解　艳　1968.02

谢(8名)

谢小石　1924.12
谢　林　1930.12
谢承钧　1943.01
谢庆彪　1945.03
谢　莲　1946.05
谢贵生　1948.08
谢锦明　1952.10
谢　杰　1975.02

13画20名

虞(4名)

虞竹溪　1921.12
虞承鳌　1930.09
虞家福　1944.06
虞海琴　1961.03

管(9名)

管惟滨　1926.12
管　建　1930.12
管维岑　1939.10
管维玲　1939.12
管维方　1943.01
管新华　1954.05
管图华　1956.10
管仲华　1973.07
管晓飞　1981.03

詹(1名)

詹立风　1966.05

鲍(4名)

鲍德泉　1945.12
鲍　梅　1955.01
鲍美兰　1964.07
鲍建国　1968.01

靖(1名)

靖　军　1969.11

谌(1名)

谌元林　1968.07

14画11名

樊(3名)

樊　恺　1926.01
樊天妹　1949.12
樊文婷　1963.09

裴(1名)

裴封五　1933.12

镇(2名)

镇余保　1945.12
镇国琴　1964.09

翟(5名)

翟秉泽　1940.12
翟修田　1942.06
翟建国　1955.05
翟　明　1959.03
翟建山　1968.09

熊(1名)

熊金福　1942.10

15画88名

蔡(21名)

蔡美才　1924.07
蔡纯勇　1924.12
蔡士章　1931.12
蔡光华　1932.12
蔡　飞　1933.12
蔡炳义　1936.04
蔡秉慈　1936.12
蔡明珍　1938.12
蔡　联　1939.09
蔡　德　1939.12
蔡　斌　1942.08
蔡素琴　1942.12
蔡正秀　1945.12
蔡创新　1948.10
蔡美华　1951.04
蔡　萍　1953.03
蔡　健　1955.11
蔡　兵　1964.08
蔡抗援　1966.01
蔡竹青　1969.01

蔡正军　1969.07

潘(9名)
潘介昌　1920.12
潘同仁　1923.12
潘生泉　1927.10
潘　杰　1928.12
潘辉明　1945.10
潘成礼　1947.09
潘建华　1955.12
潘士荣　1958.05
潘秀云　1973.12

缪(56名)
缪进学　1926.06
缪玉峰　1928.12
缪德龙　1932.04
缪正才　1933.12
缪文华　1934.12
缪祖仁　1935.12
缪加新　1936.12
缪吾同　1938.08
缪　储　1938.12
缪福庆　1939.05

缪林森　1940.05
缪五宏　1940.10
缪　忠　1941.07
缪桂芳　1941.11
缪俊宏　1942.03
缪玉芳　1942.06
缪　申　1942.12
缪志宏　1945.10
缪宝芳　1949.12
缪宝华　1951.11

缪德富　1952.08
缪旭东　1956.01
缪丽华　1956.08
缪小平　1958.05
缪　彬　1958.07
缪宝迎　1959.10
缪亚玲　1960.05
缪庆元　1961.07
缪晓红　1961.11
缪　忠　1962.08

缪延浩　1962.11
缪秋如　1963.10
缪兆林　1964.01
缪晓梅　1964.08
缪丽华　1964.09
缪慧蓉　1964.12
缪文龙　1966.03
缪　平　1966.11
缪　林　1966.12
缪三义　1966.12

缪国平　1967.03
缪翼翅　1968.02
缪永辉　1968.07
缪亚琴　1969.03
缪海燕　1969.09
缪卫宏　1969.12
缪冬玲　1970.01
缪周红　1970.03
缪　军　1970.07
缪国庆　1971.10

缪兴波　1972.03
缪　均　1971.01
缪管建　1971.10
缪小建　1974.11
缪小兵　1975.09
缪凌云　1976.01
缪　刚　1976.01

16画5名

薛(5名)
薛国金　1932.03
薛道根　1938.07
薛德英　1940.03
薛金荣　1948.12
薛亚平　1960.10

17画11名

戴(10名)
戴子琰　1922.12
戴朝江　1928.12
戴相如　1929.12
戴铁生　1941.12
戴伍建　1952.06
戴兆彭　1952.07
戴海燕　1954.12
戴哲明　1962.08
戴辉华　1965.06
戴晓红　1967.03

鞠(1名)
鞠建华　1938.08

18画2名

濮(2名)
濮九富　1939.12
濮益周　1964.09

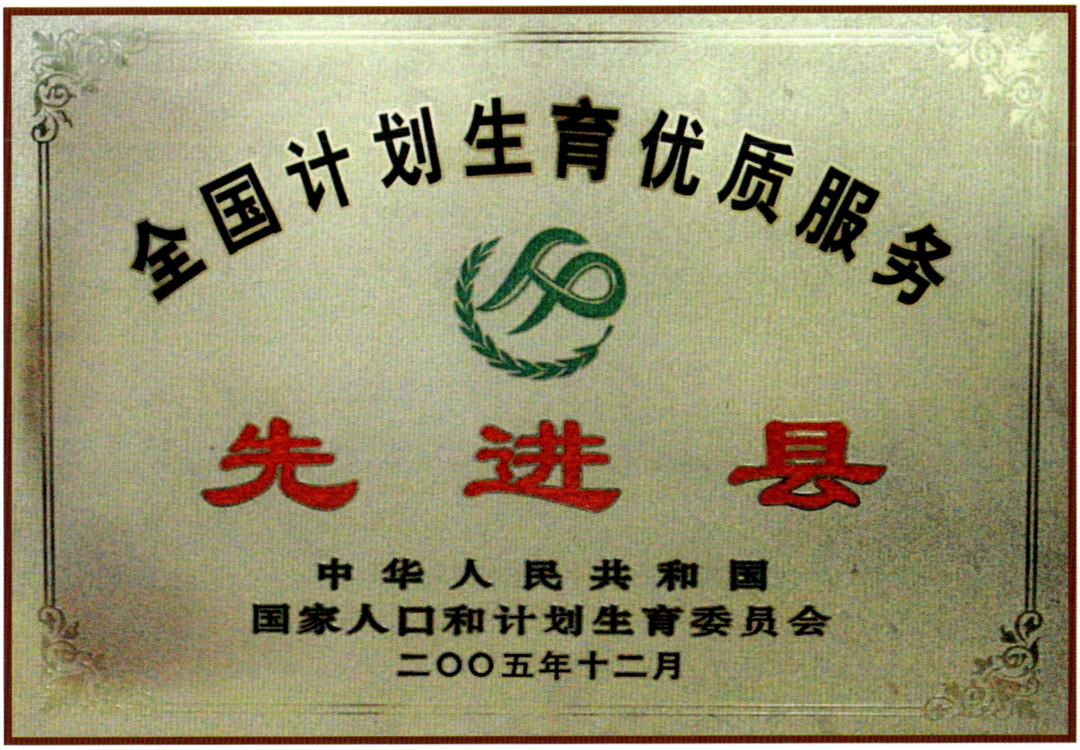

2005 年 12 月，如东县获“全国计划生育优质服务先进县” 称号

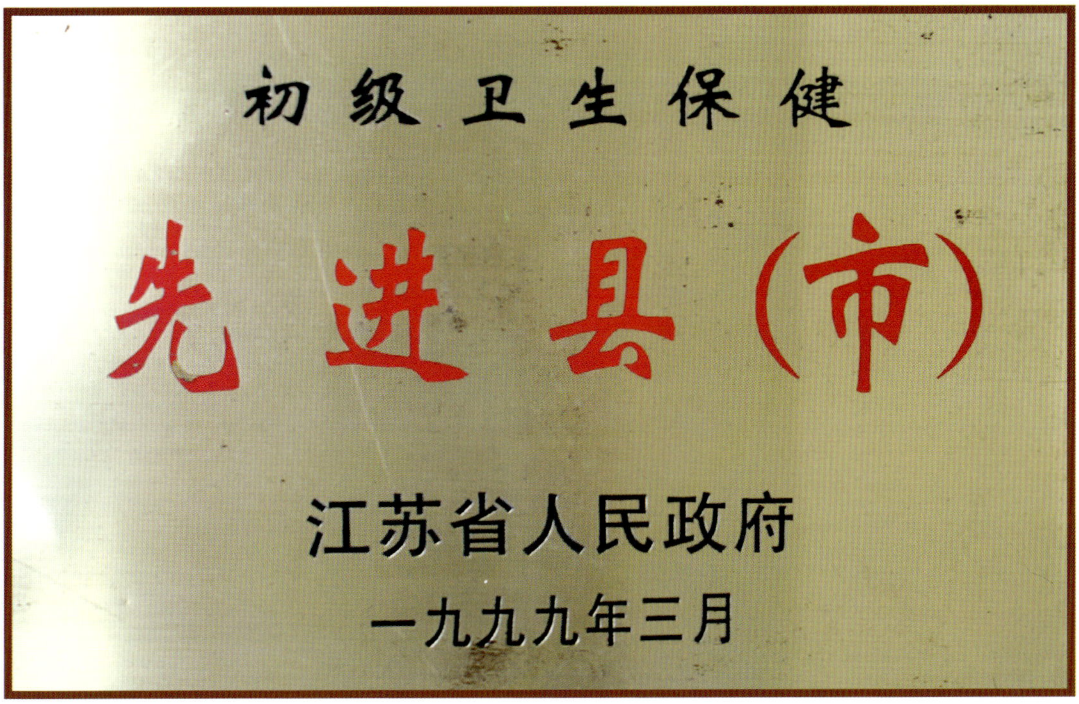

1999 年 3 月，如东县获“江苏省初级卫生保健先进县（市）”

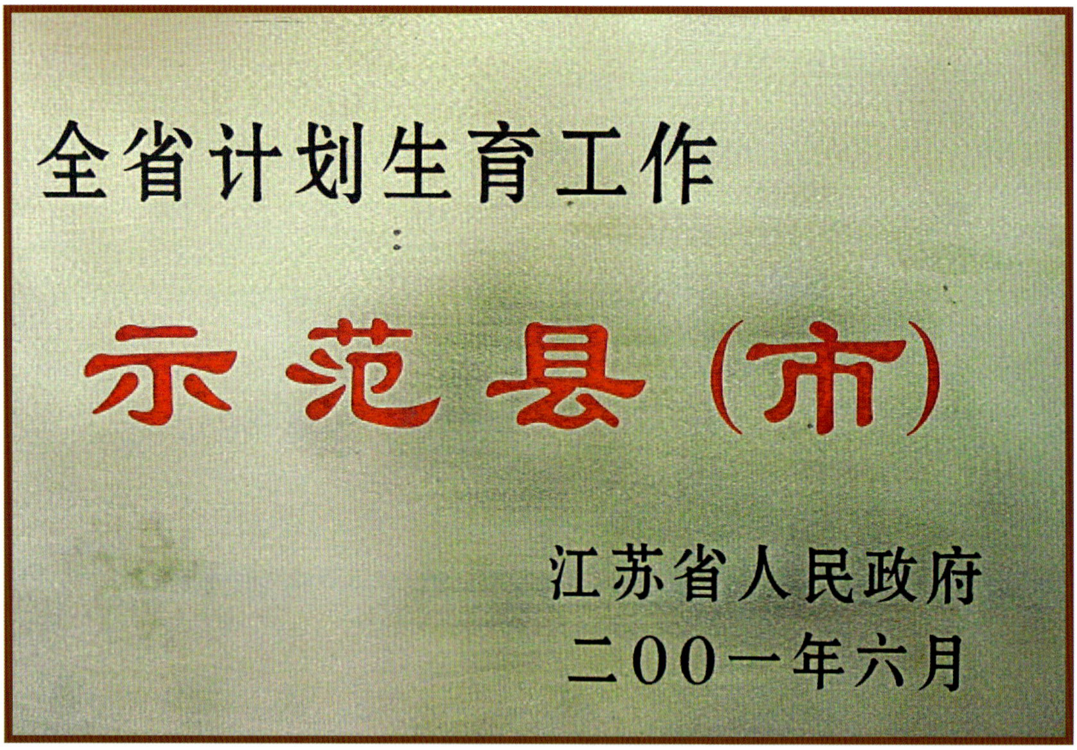

2001 年 6 月，如东县获“江苏省计划生育工作示范县（市）” 称号

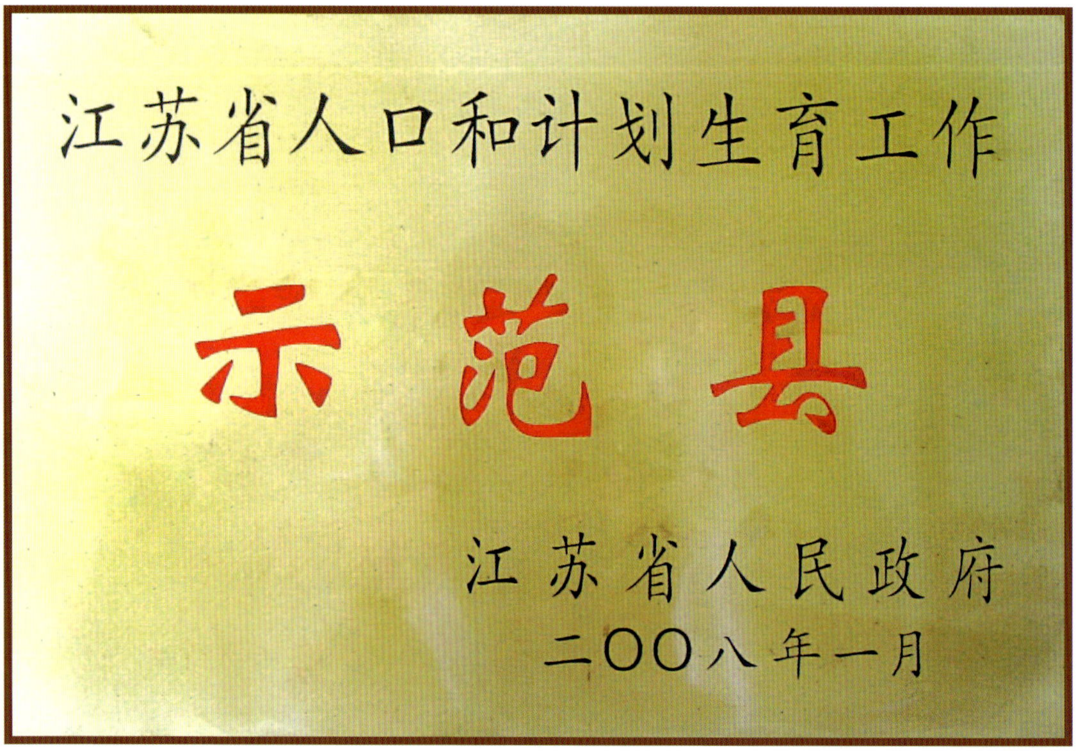

2008 年 1 月，如东县获“江苏省人口和计划生育工作示范县” 称号

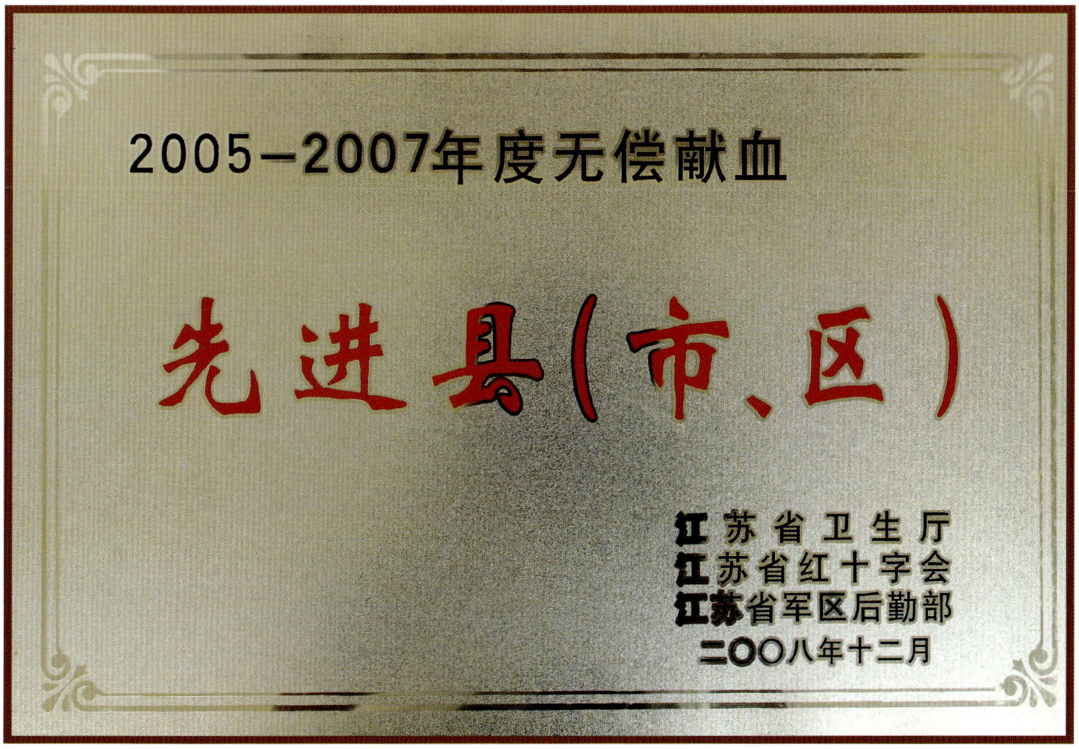

2008 年 12 月，如东县获“江苏省无偿献血先进县（市、区）” 称号

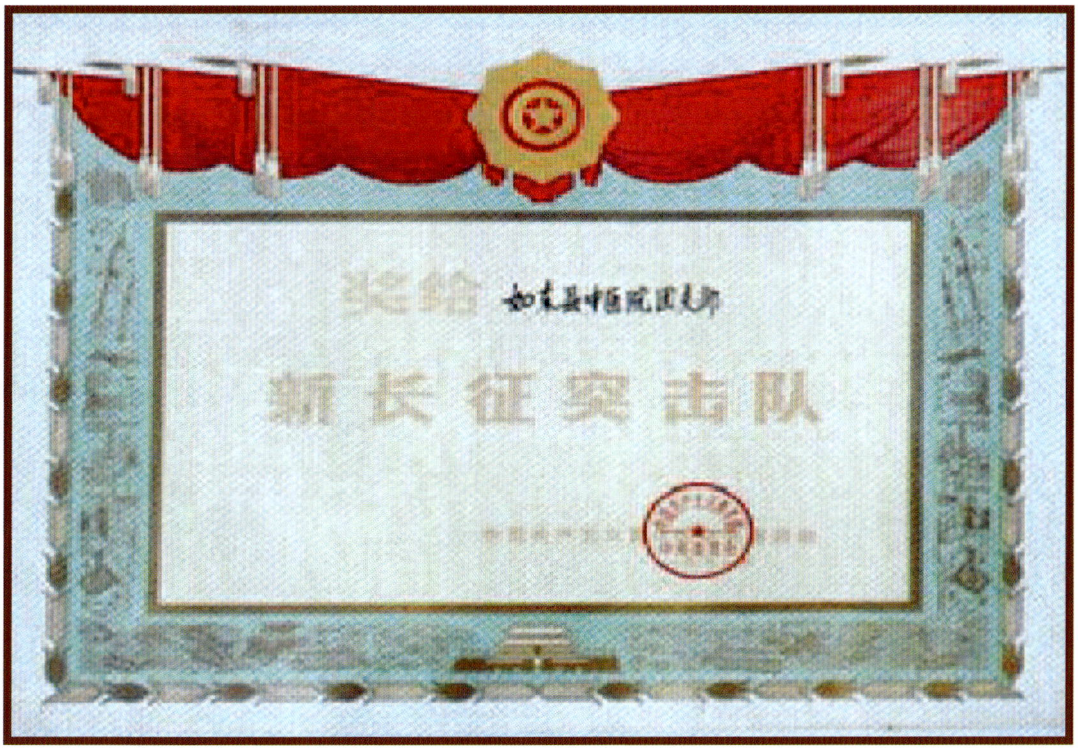

1979 年 12 月，县中医院团支部获“全国新长征突击队”称号

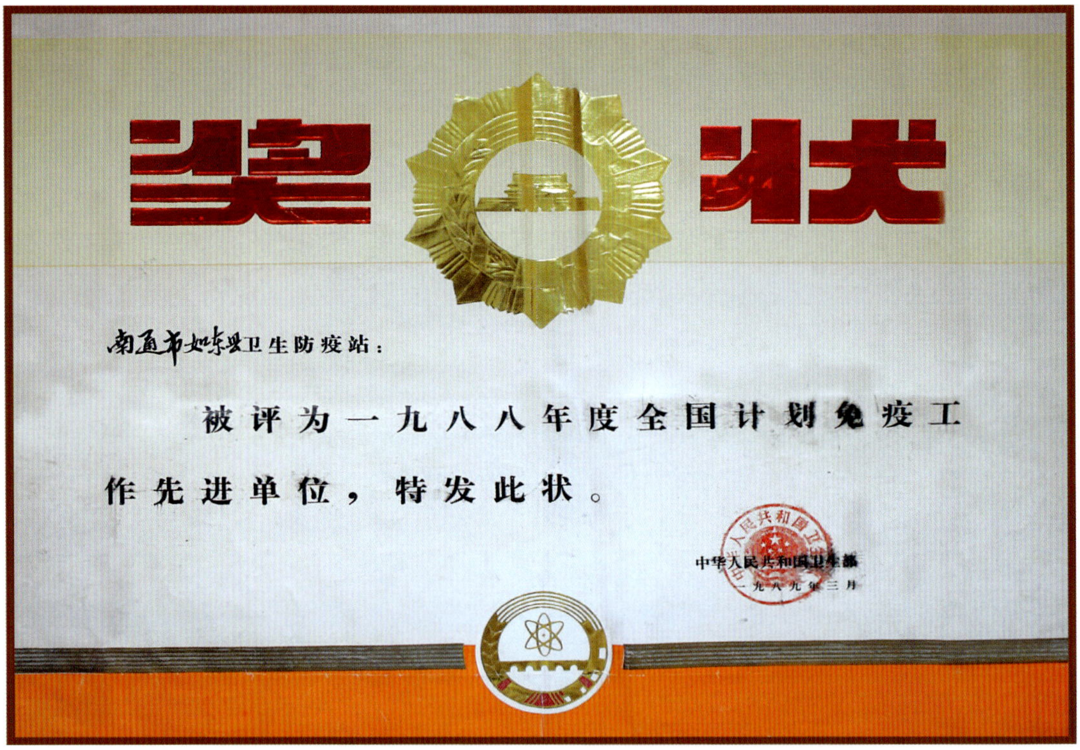

1989 年 3 月，县卫生防疫站被评为 “全国计划免疫工作先进单位”

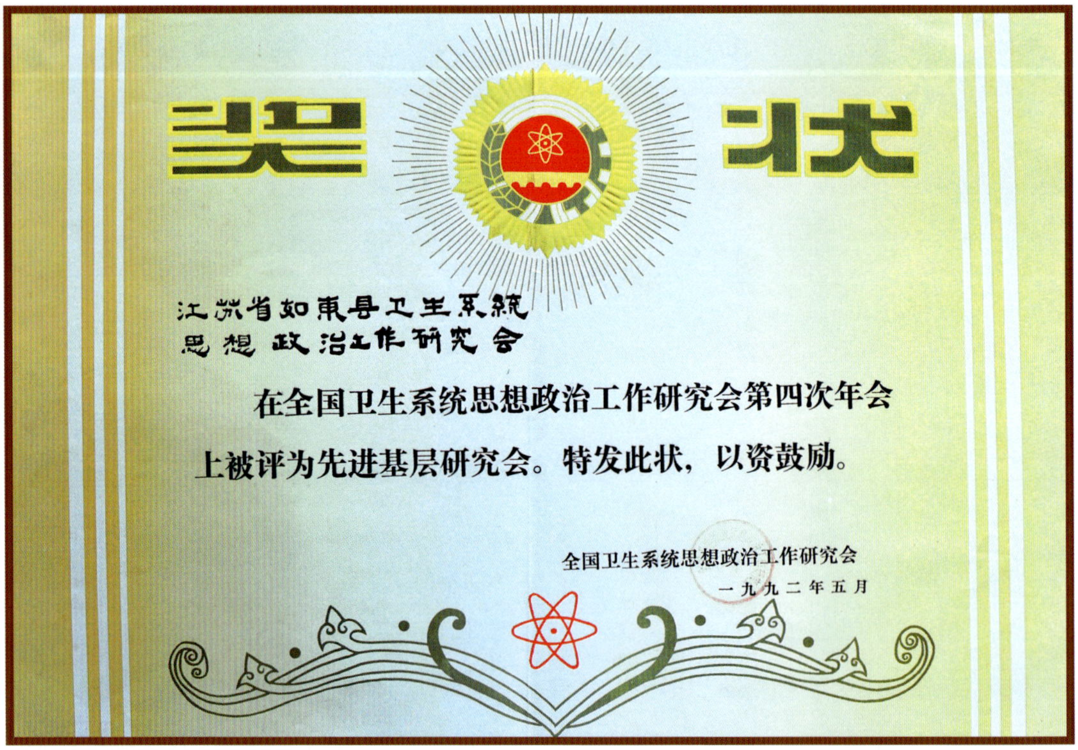

1992 年 5 月，县卫生系统思想政治工作研究会被评为“全国先进基层研究会”

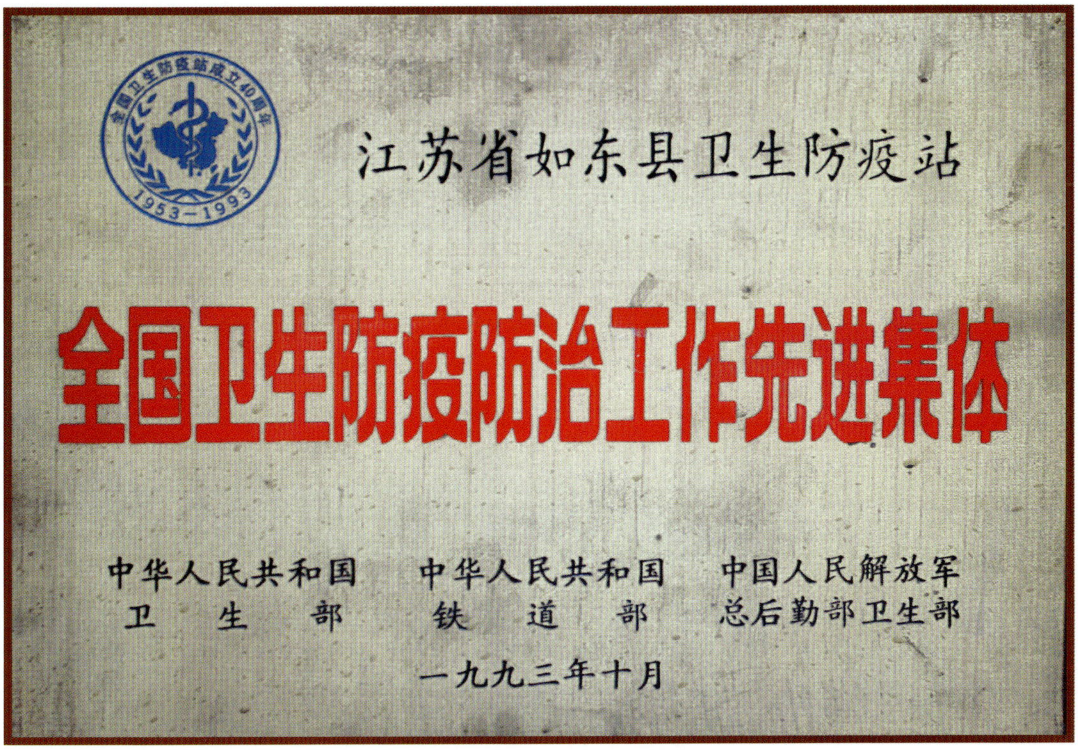

1993 年 10 月，县卫生防疫站获“全国卫生防疫防治工作先进集体” 称号

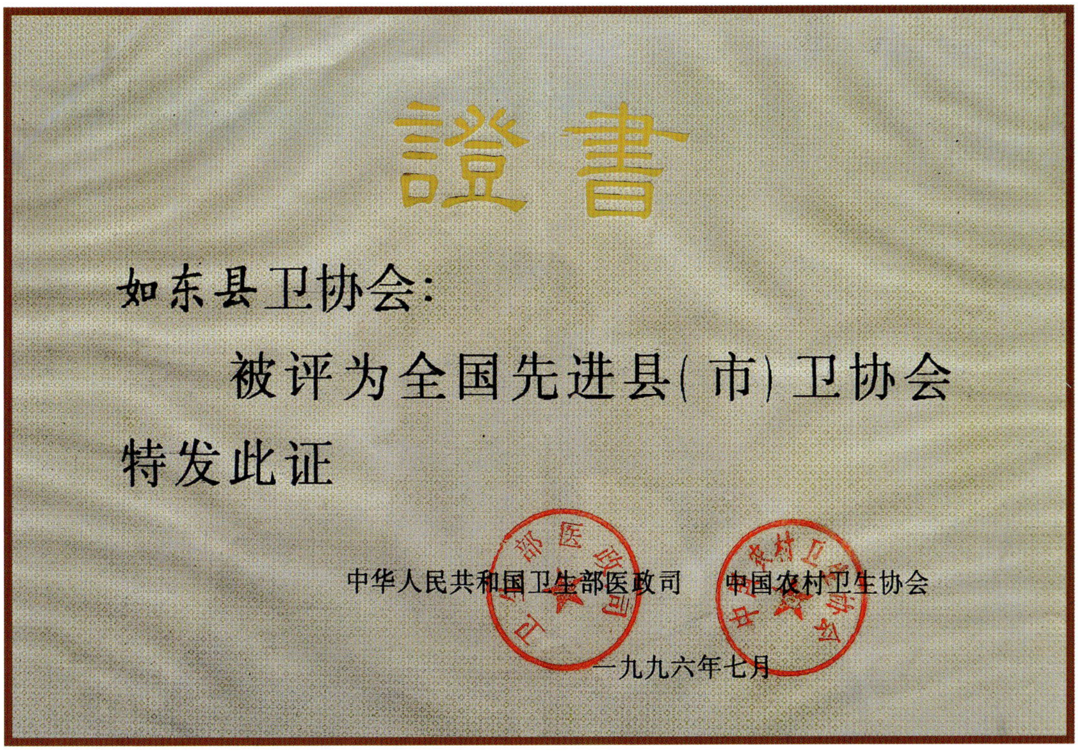

1996 年 7 月，县卫生协会被评为“全国先进县（市）卫协会”

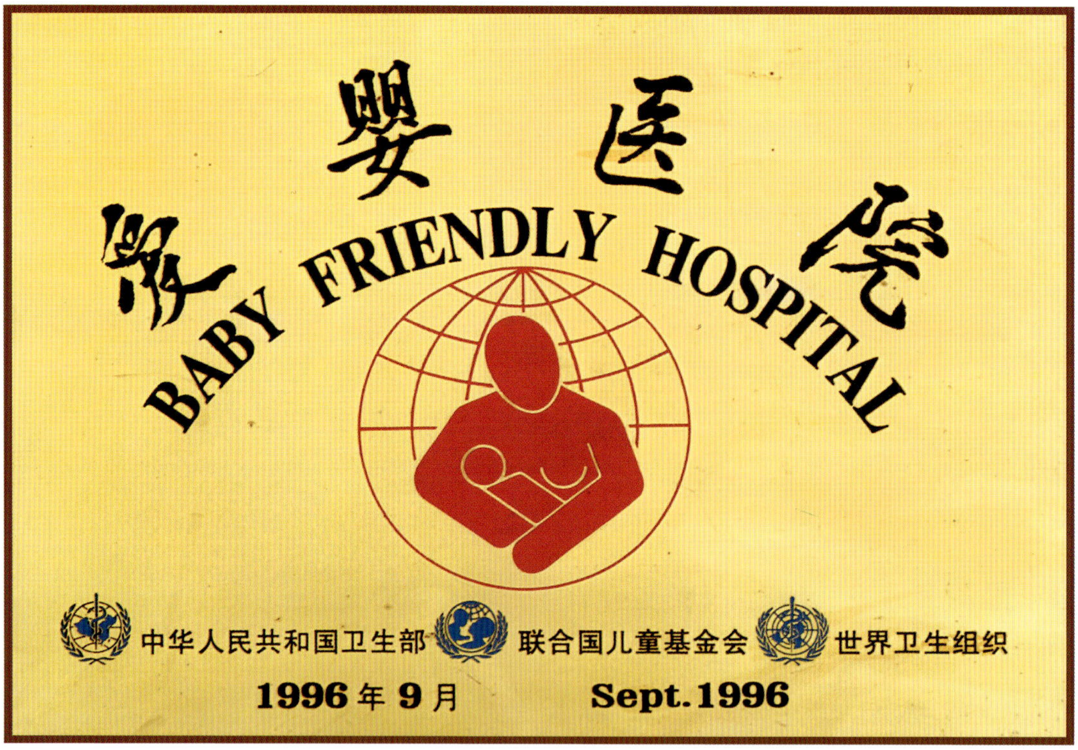

1996年9月，县人民医院、县中医院获“爱婴医院”称号

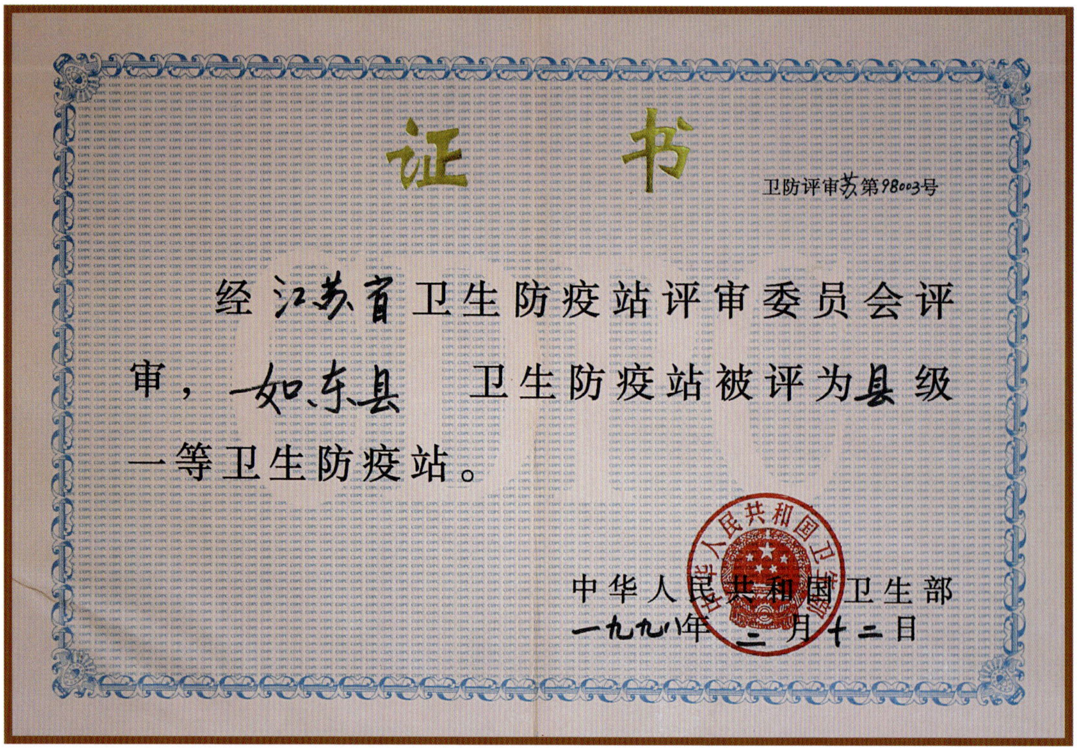

1998年3月12日，县卫生防疫站被评为“县级一等卫生防疫站”

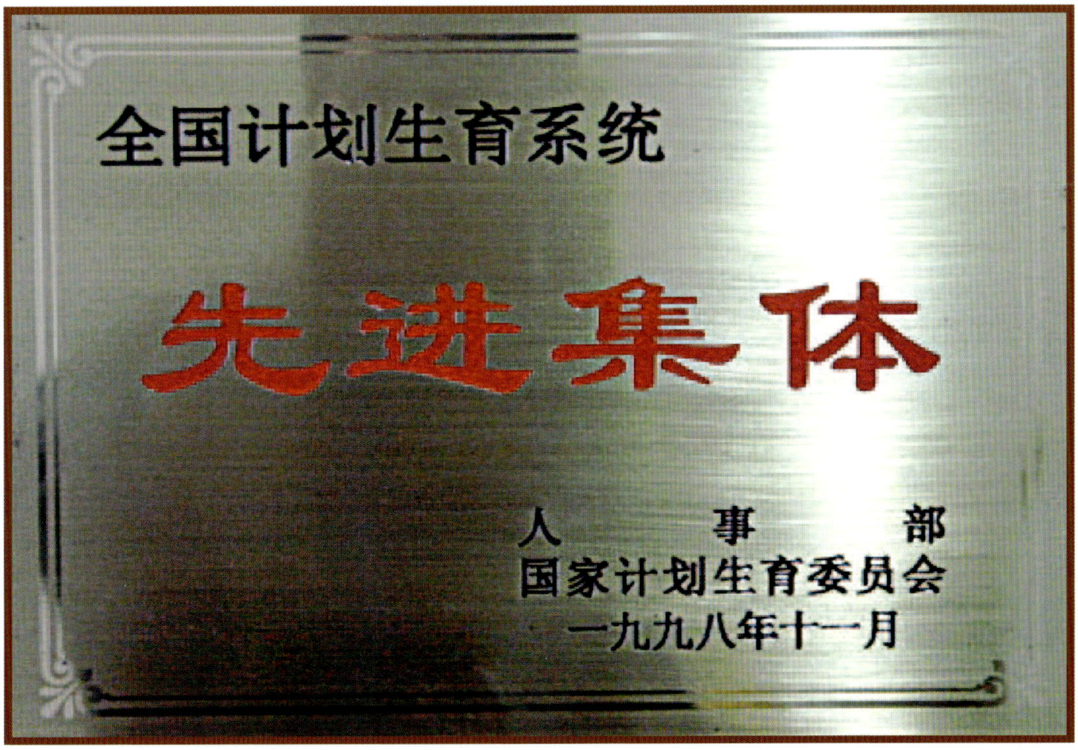

1998 年 11 月，县计划生育委员获“全国县计划生育系统先进集体” 称号

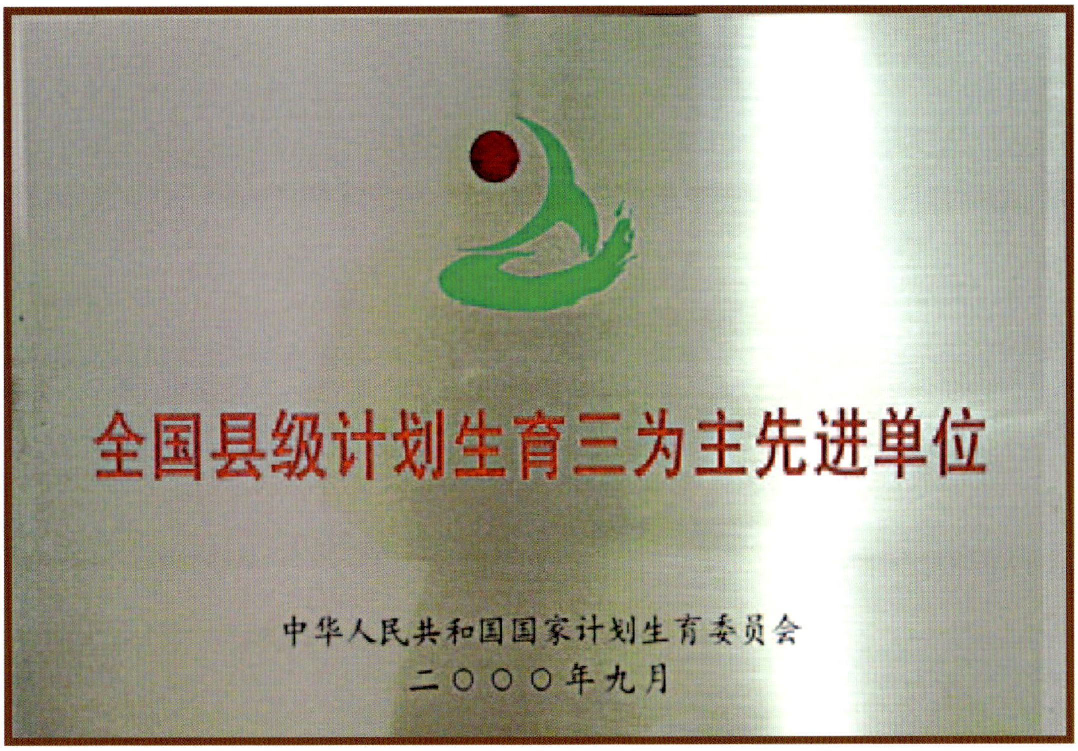

2000 年 9 月，县计划生育委员获“全国县级计划生育三为主先进单位” 称号

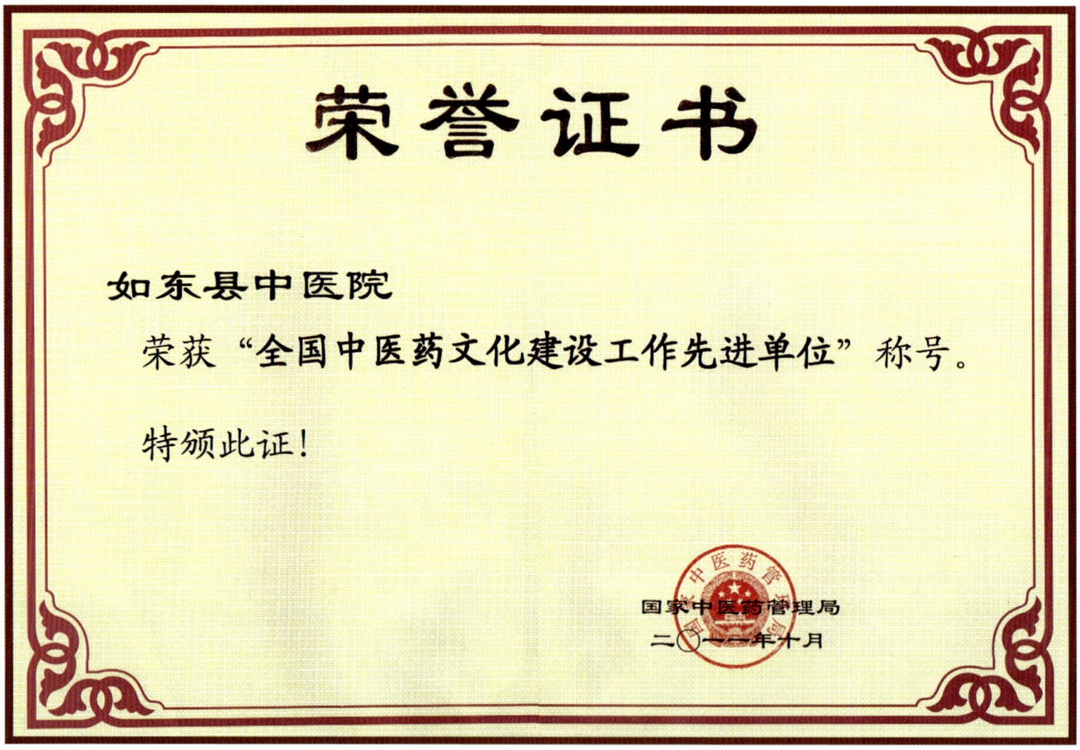

2011 年 10 月，县中医院获"全国中医药文化建设工作先进单位" 称号

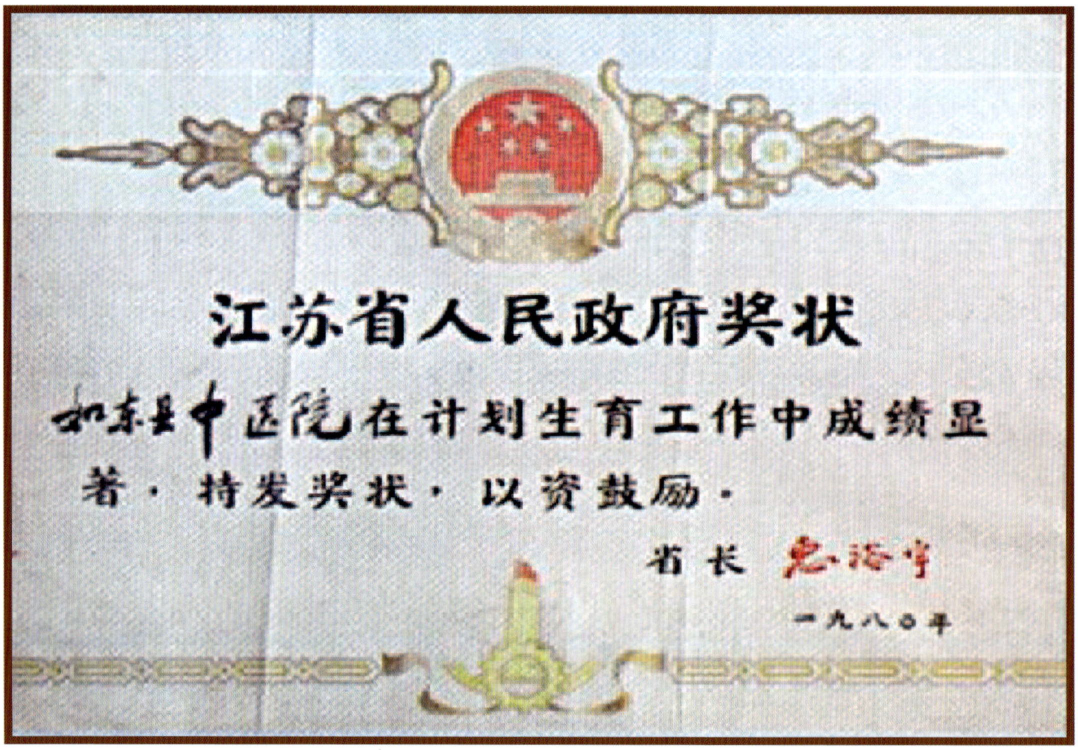

1980 年 ，县中医院获"江苏省计划生育工作成绩显著"奖状

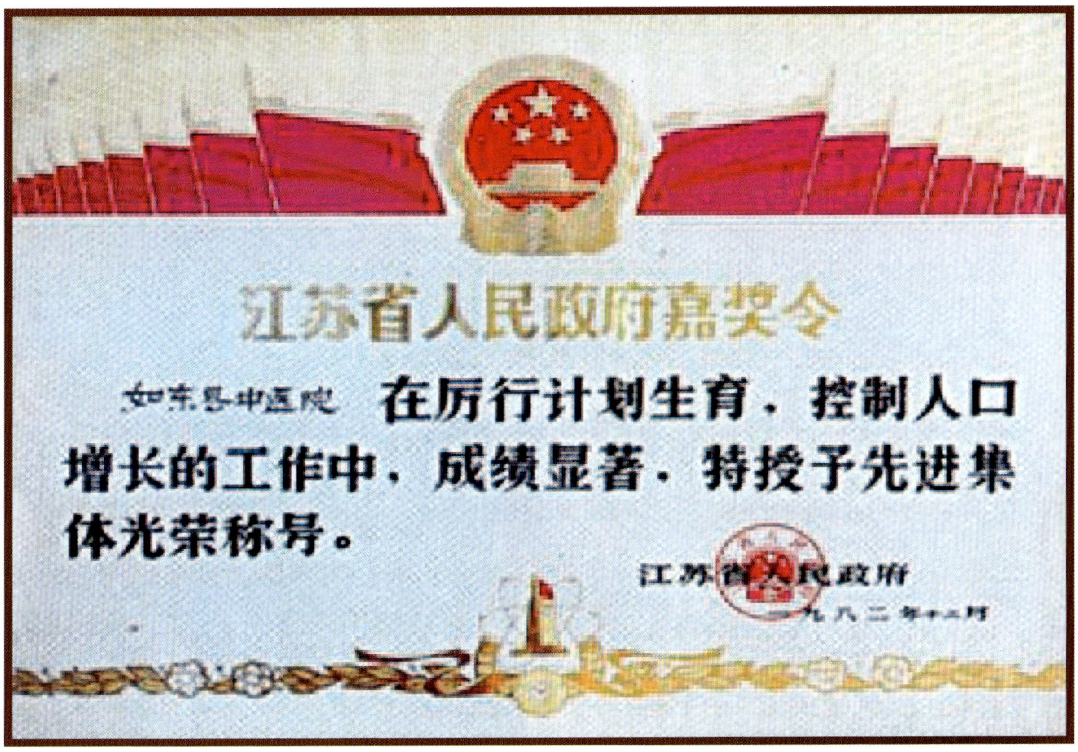

1982 年 12 月，县中医院获“江苏省计划生育工作先进集体”称号

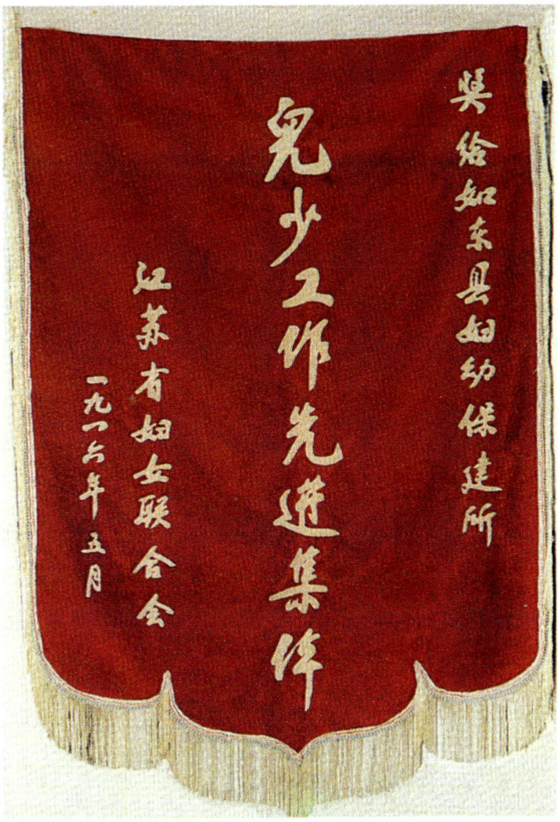

1986 年 5 月，县妇幼保健所获“江苏省儿少工作先进集体” 称号

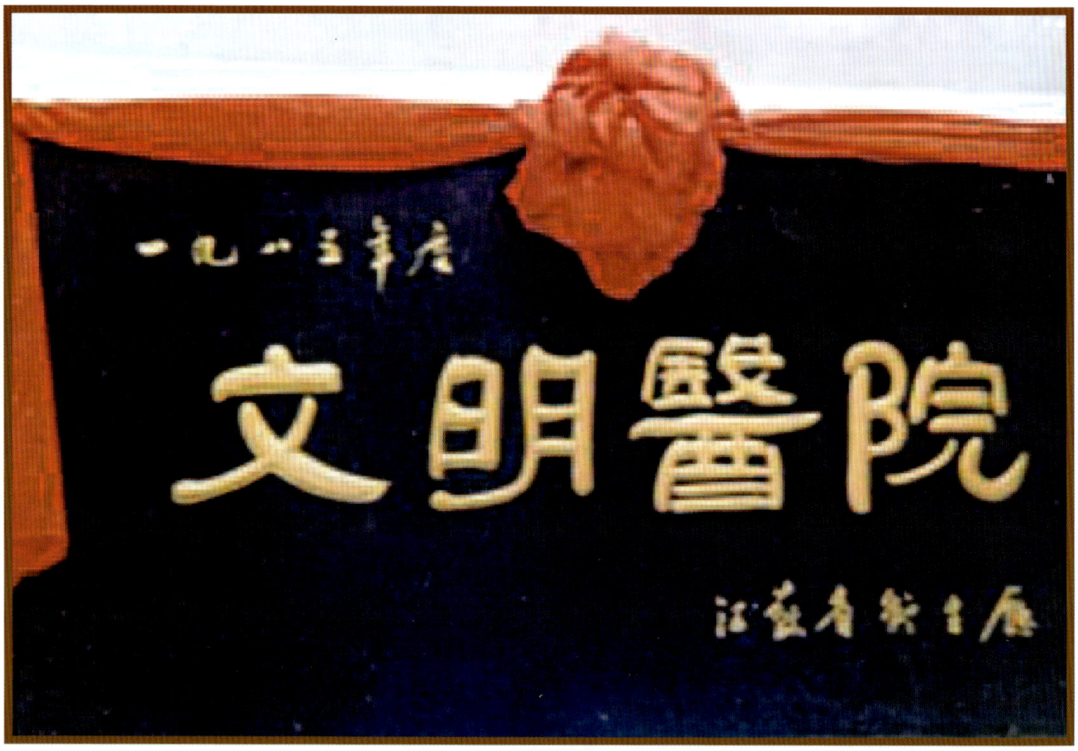

1985 年，县人民医院、县中医院获“江苏省文明医院”称号

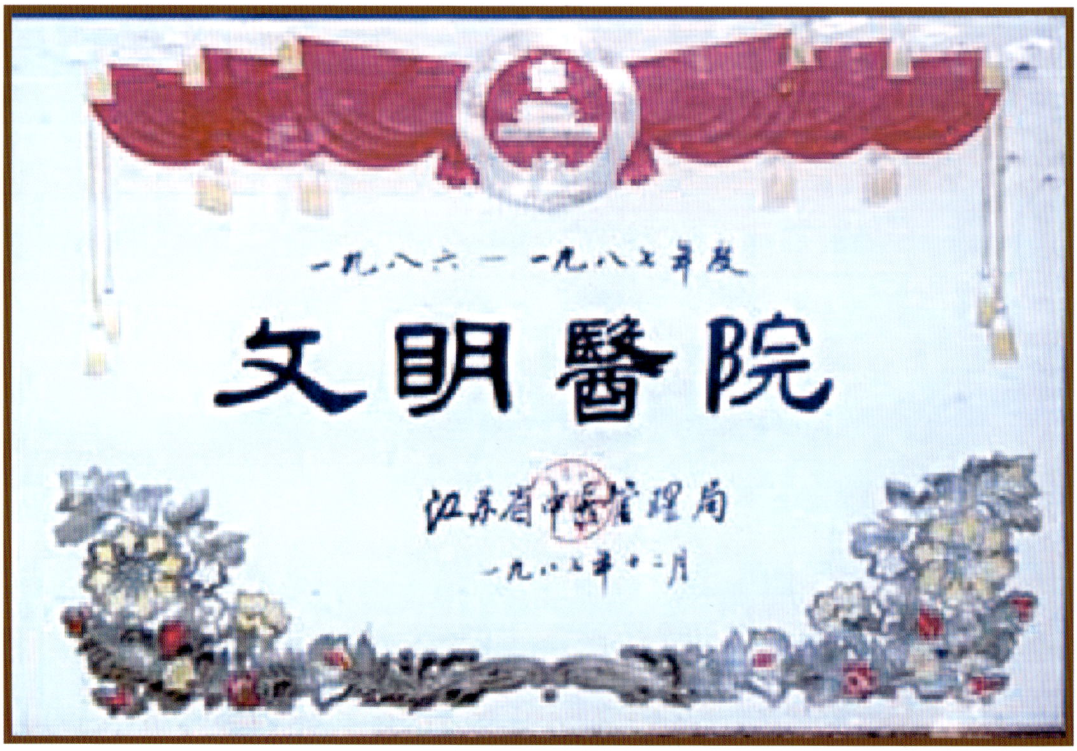

1987 年 12 月，县中医院获“江苏省文明医院”称号

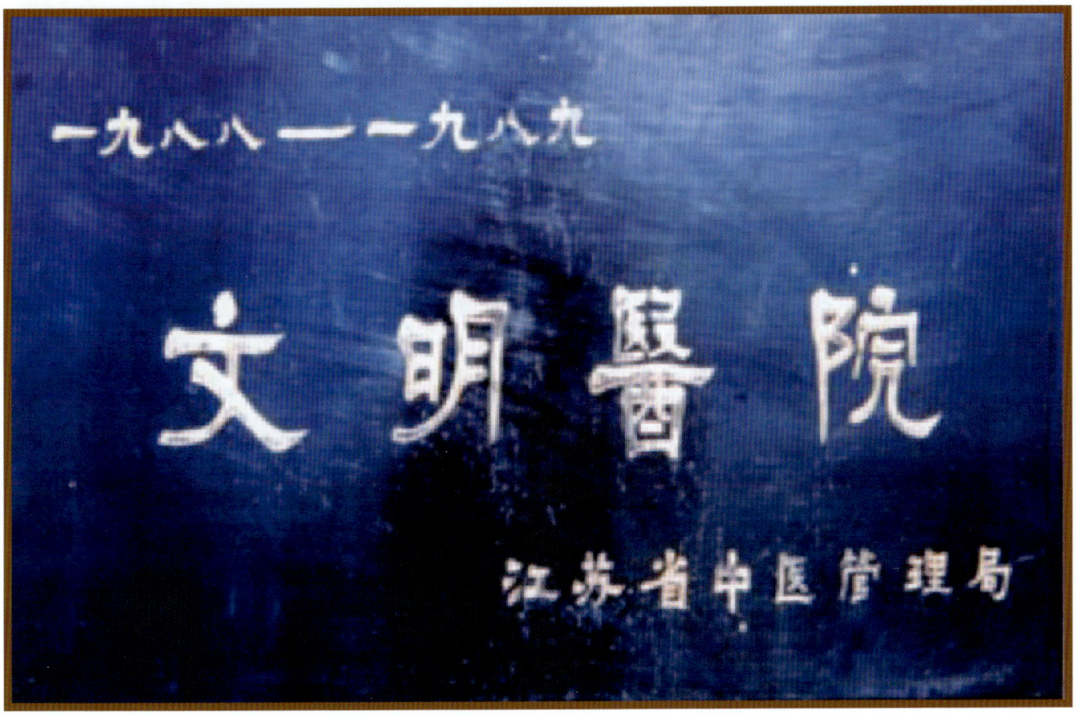

1990 年，县中医院获院 “江苏省文明医院”称号

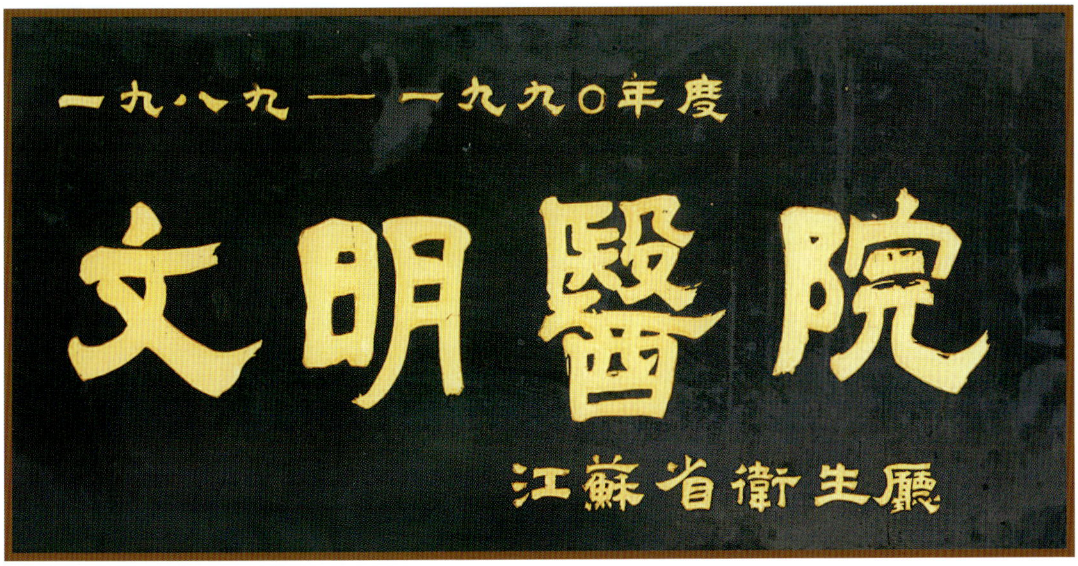

1991 年，县人民医院获“江苏省文明医院”称号

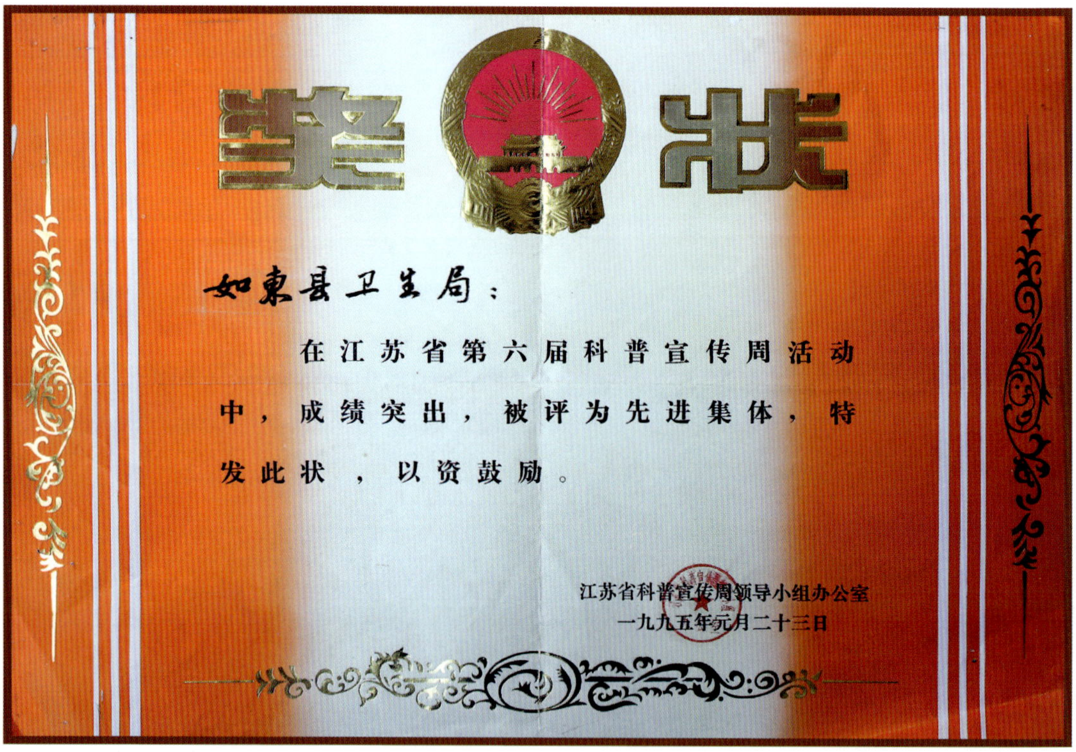

1995 年 1 月 23 日，县卫生局 获“江苏省第六届科普宣传周先进集体” 称号

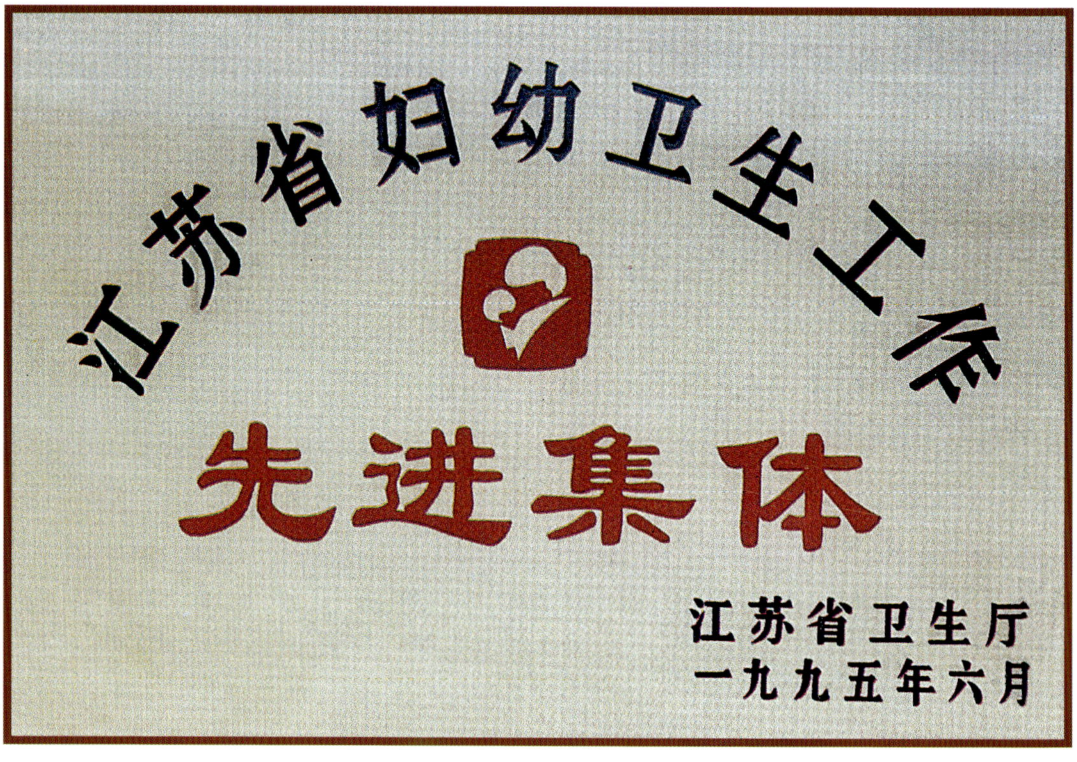

1995 年 6 月，县妇幼保健所获 “江苏省妇幼卫生工作先进集体” 称号

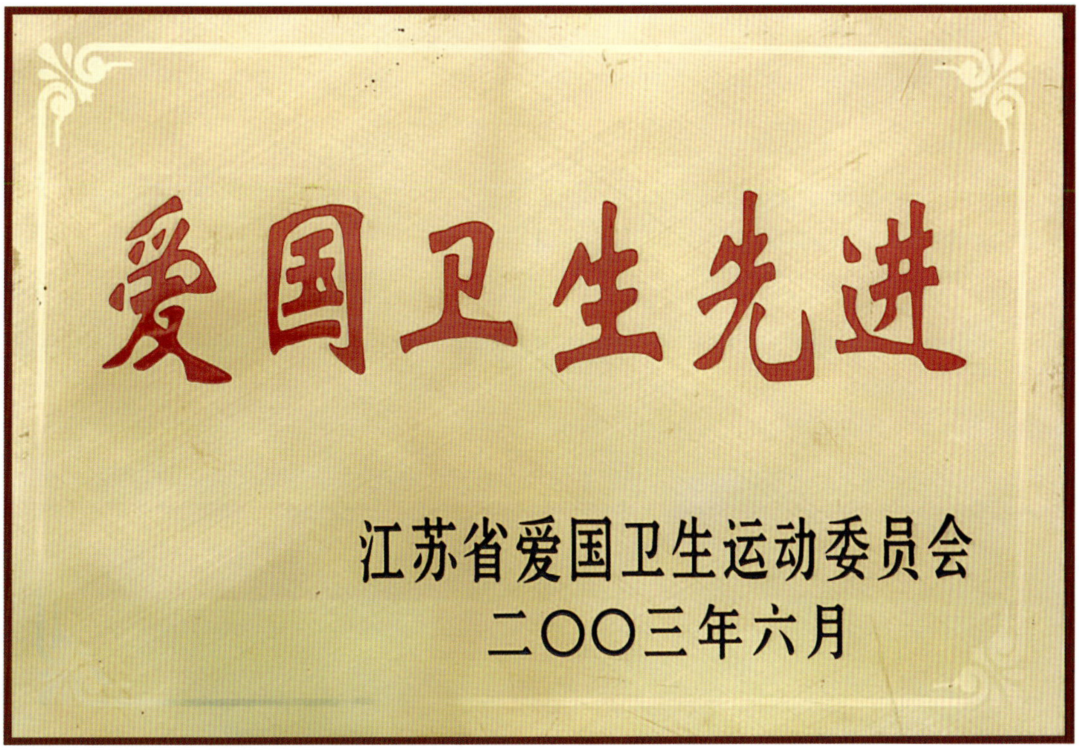

2003年6月，县人民医院获“江苏省爱国卫生先进集体”称号

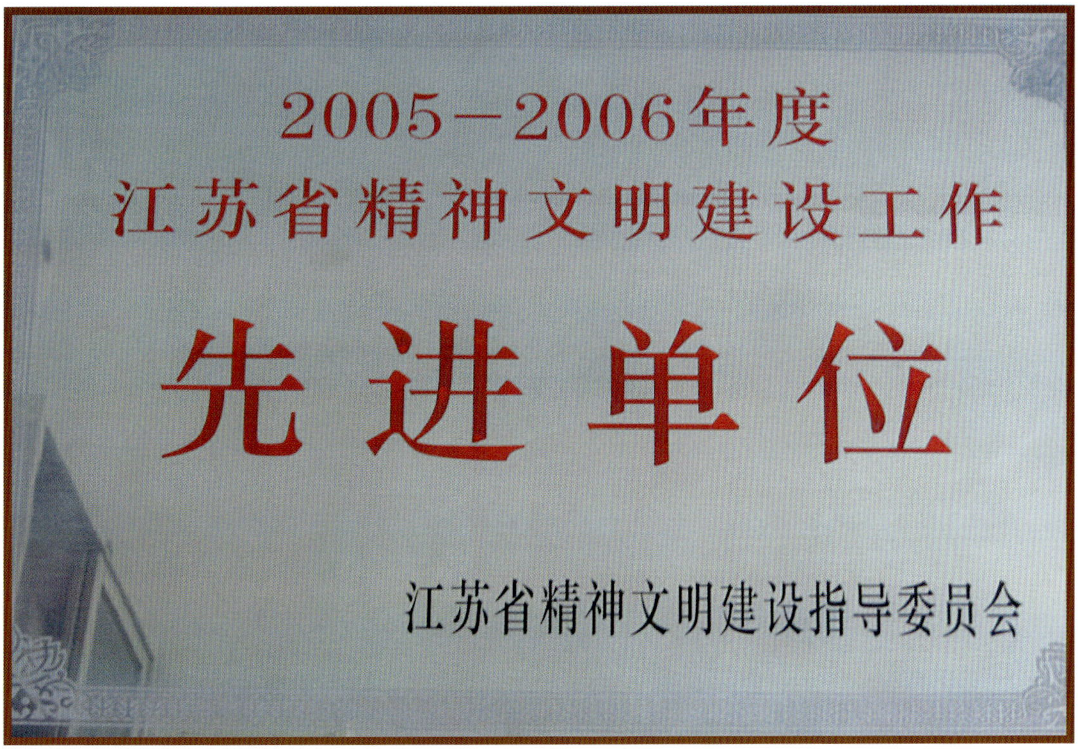

2007年4月，县卫生监督所获“江苏省精神文明建设工作先进单位”称号

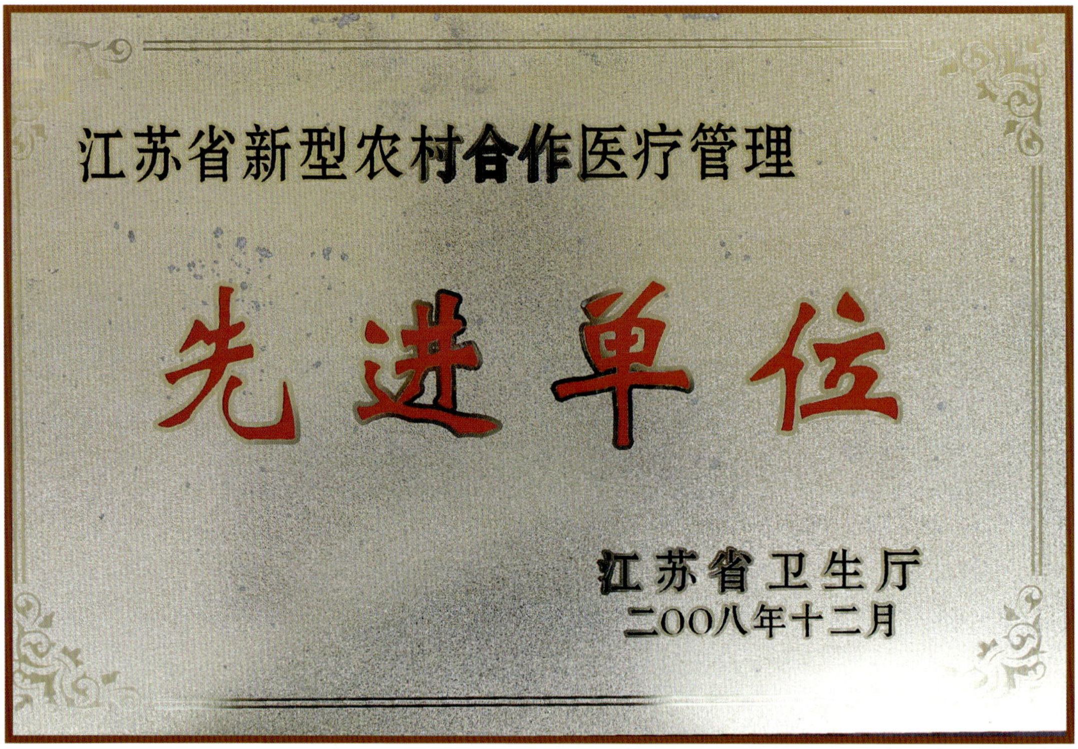

2008 年 12 月，县卫生局获“江苏省新型农村合作医疗管理先进单位” 称号

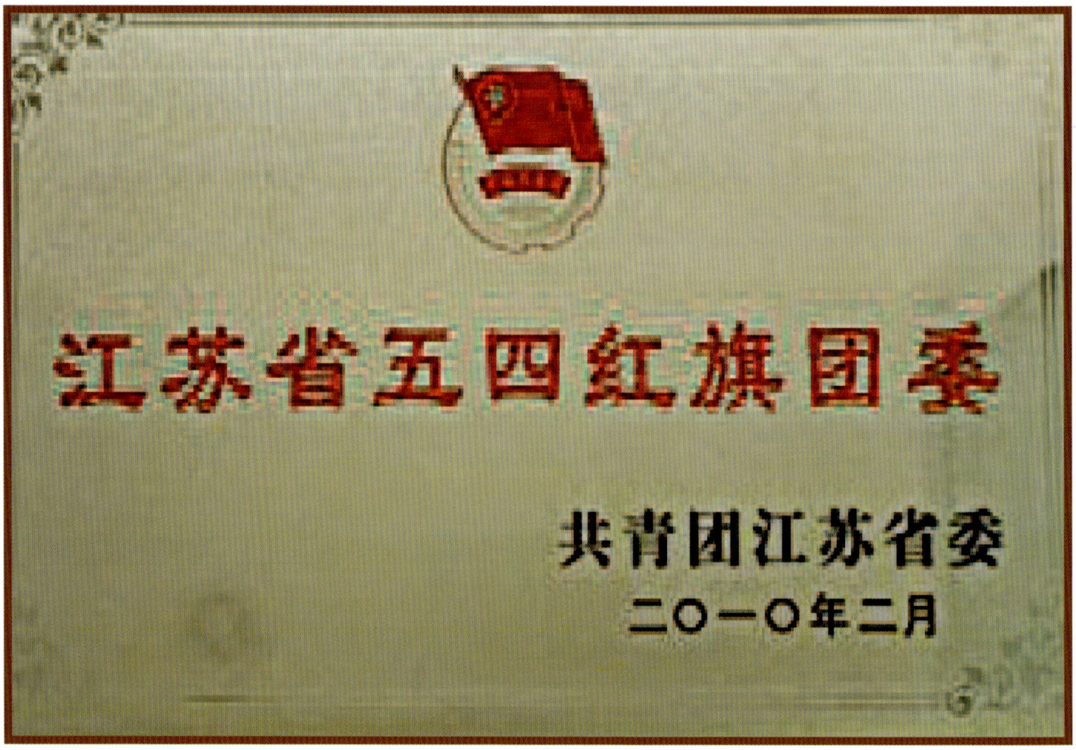

2010 年 2 月，县人民医院团委获“江苏省五四红旗团委”称号

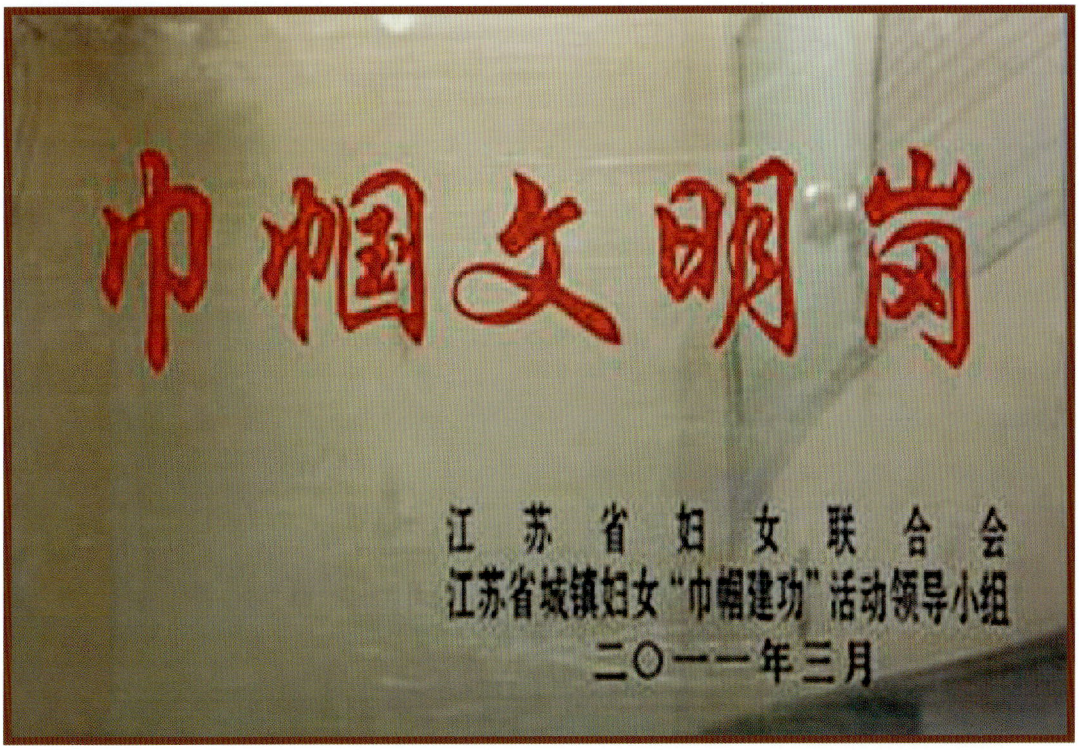

2011 年 3 月，县卫生监督所获“江苏省巾帼文明岗”称号

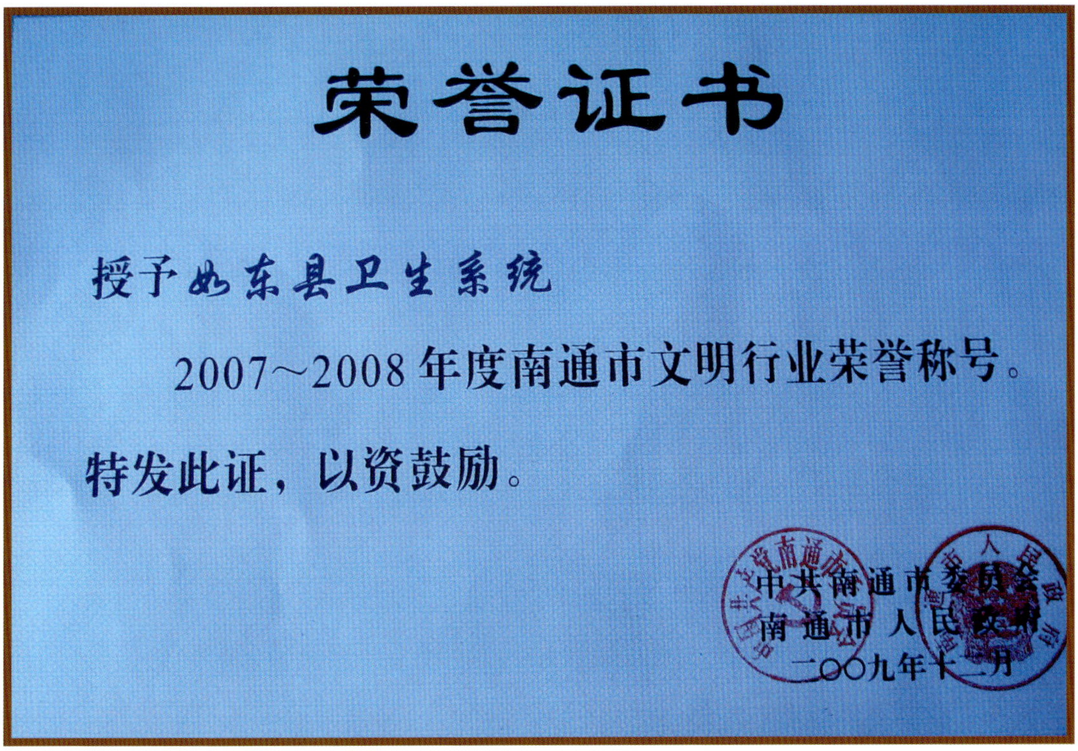

2009 年 12 月，县卫生系统获“南通市文明行业”称号

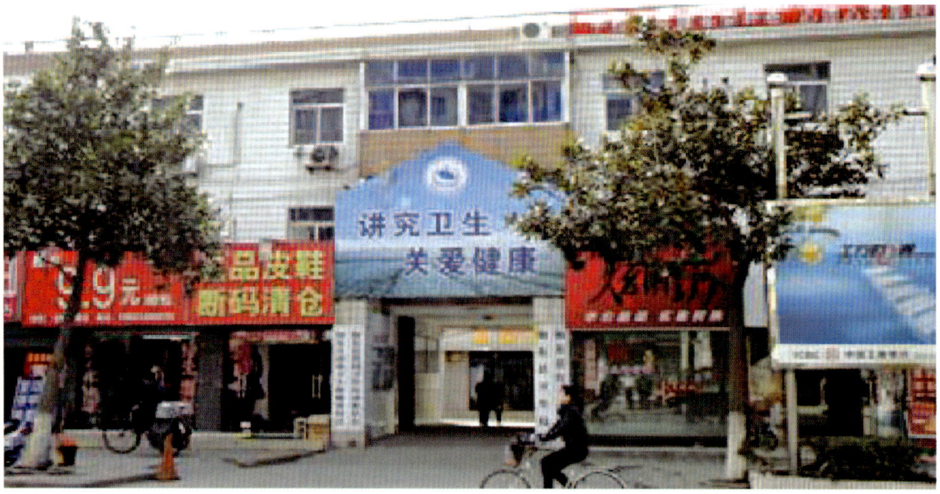

1979 年，县卫生局、县红十字会、县爱国卫生运动委员会办公室、县医学会办公楼（2011 年 3 月 4 日县卫生志编纂办公室摄）

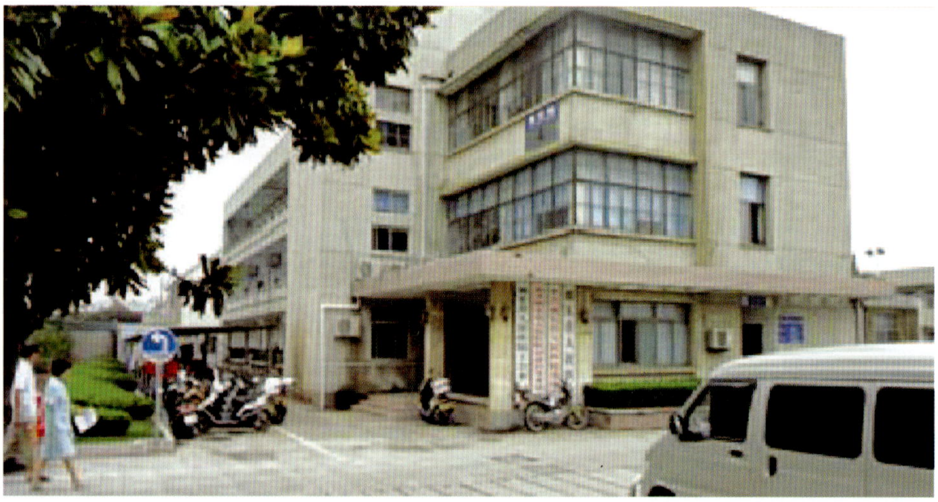

1984 年，县人民医院医疗办公楼 （2011 年 3 月 21 日摄）

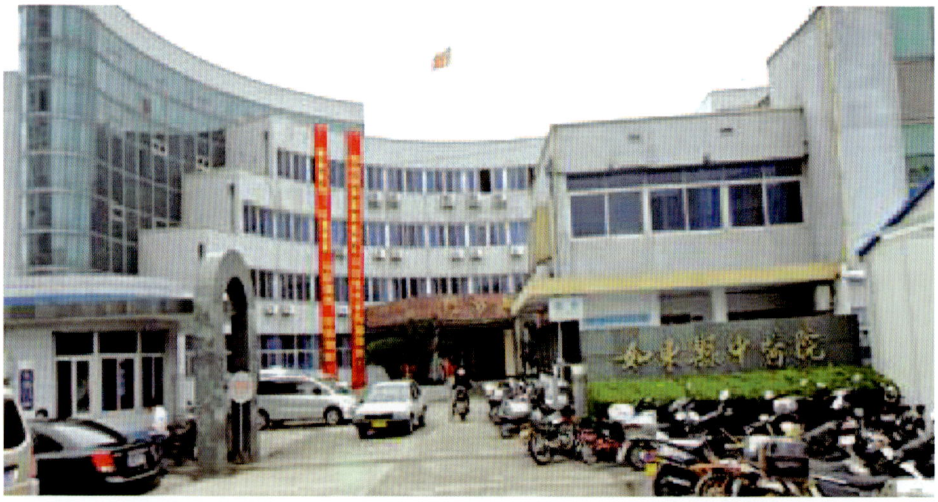

1994 年，县中医院医疗办公楼 （2011 年 3 月 21 日摄）

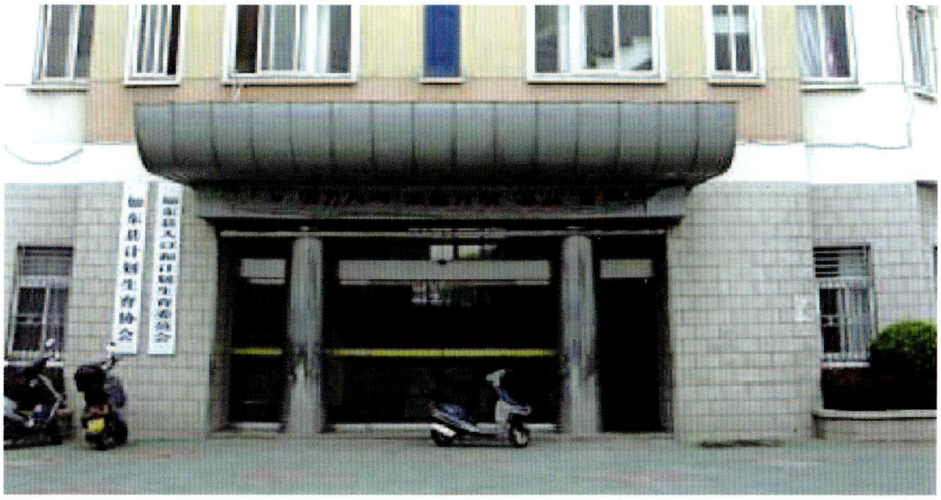

1995 年，县人口和计划生育委员会办公楼　（2011 年 3 月 21 日摄）

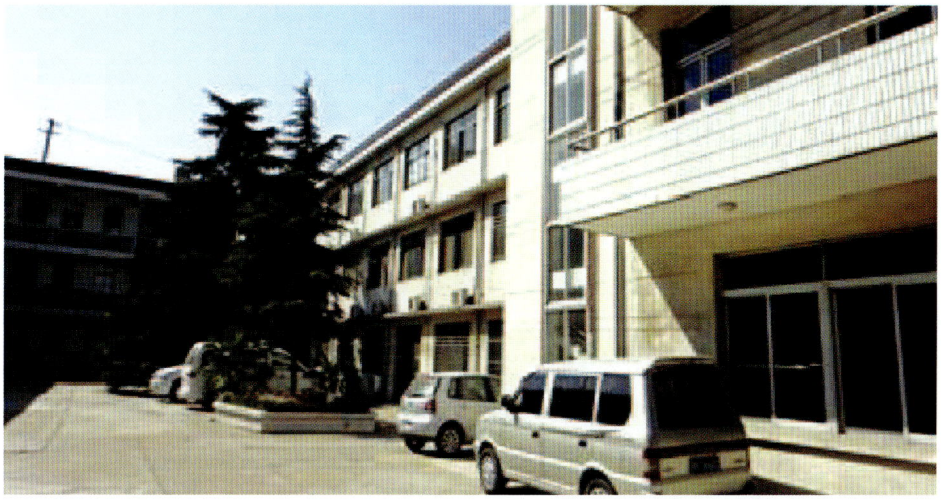

1975 年，县血吸虫病和地方病防治领导小组办公室、县结核病防治所医疗办公室办公楼（2011 年 3 月 7 日县卫生志编纂办公室摄）

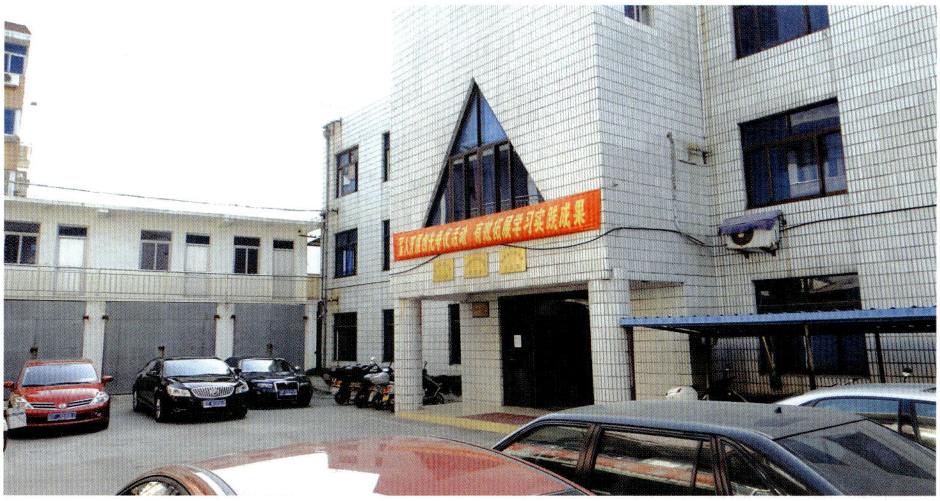

1993 年，县卫生协会、县新型农村合作医疗管理委员会办公室楼
（2011 年 3 月 4 日县卫生志编纂办公室摄）

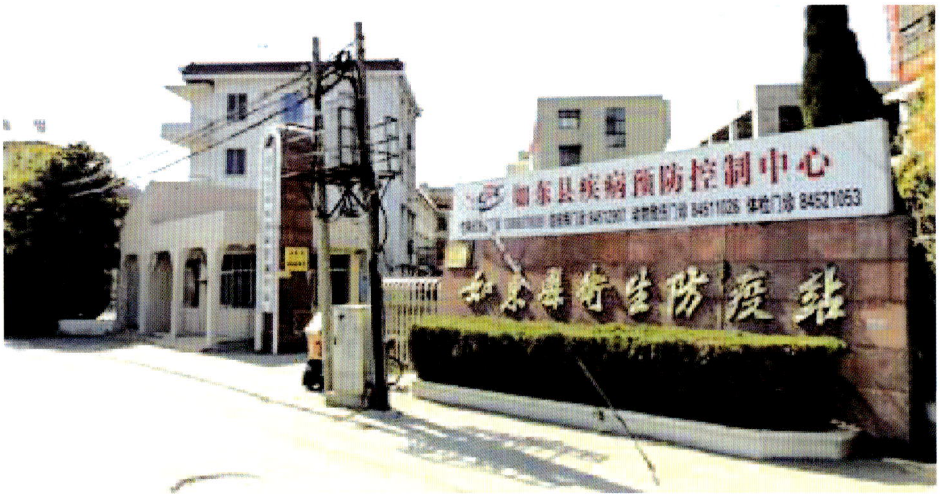

1989年，县疾病预防控制中心、县健康教育所办公楼　（2011年3月7日县卫生志编纂办公室摄）

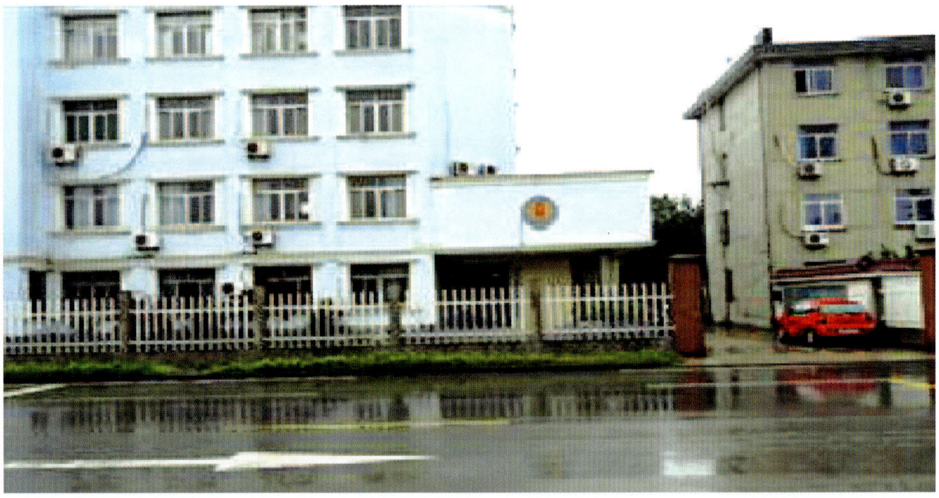

1991年，县卫生监督所办公楼　（2011年3月21日摄）

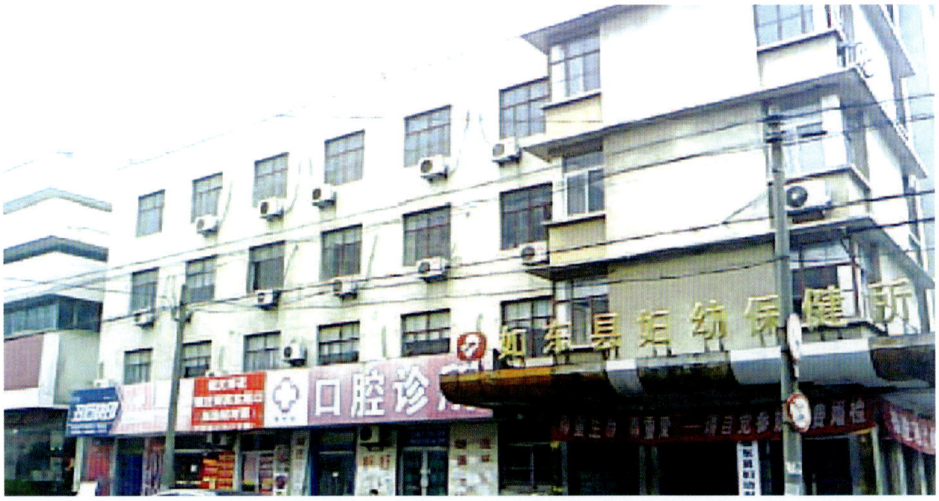

1982年，县妇幼保健所办公楼　（2011年3月21日摄）

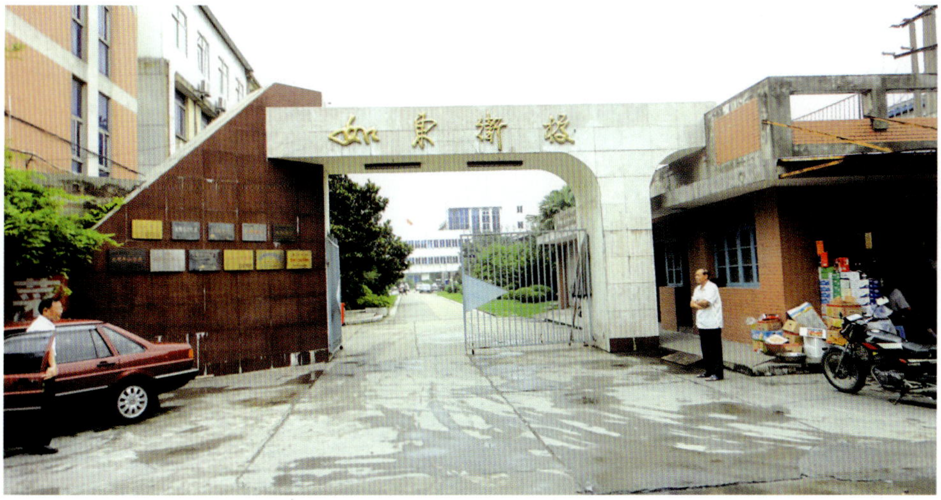

1997 年，县卫生进修学校办公楼 （2011 年 3 月 21 日摄）

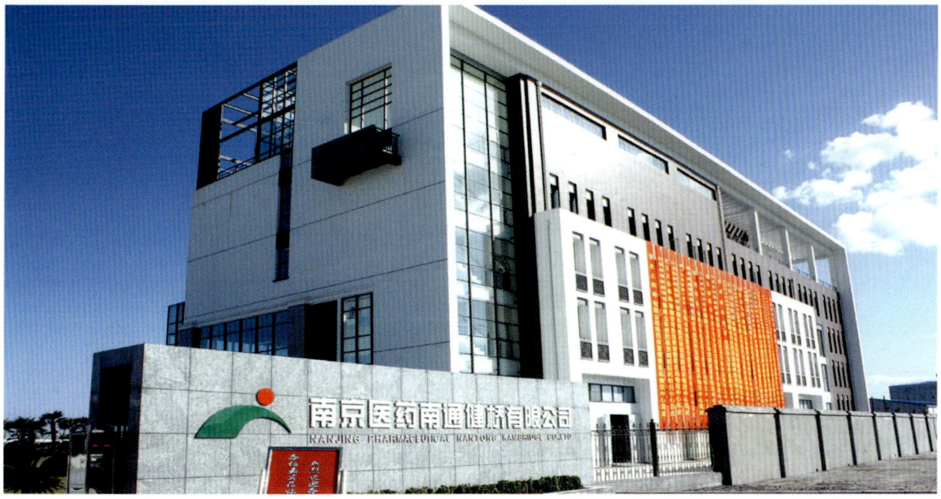

2010 年，县医药公司办公楼（2011 年 3 月 21 日县卫生志编纂办公室采集）

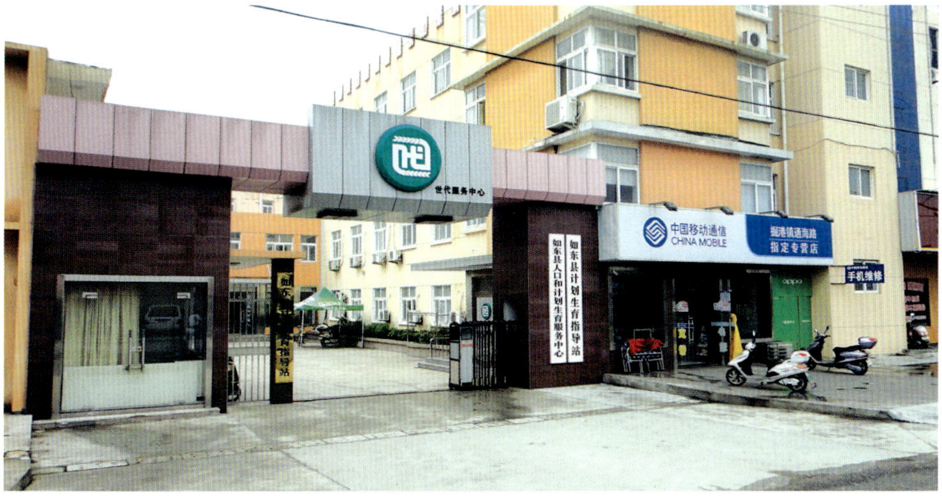

1990 年，县计划生育指导站医疗办公楼 （2011 年 3 月 21 日摄）

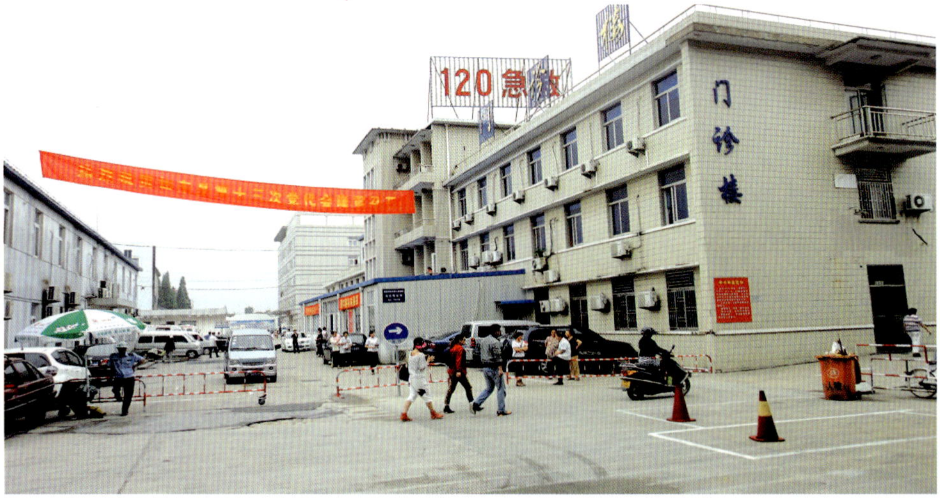

1979 年，南通市红十字血站如东分站办公楼（2011 年 3 月 21 日摄）

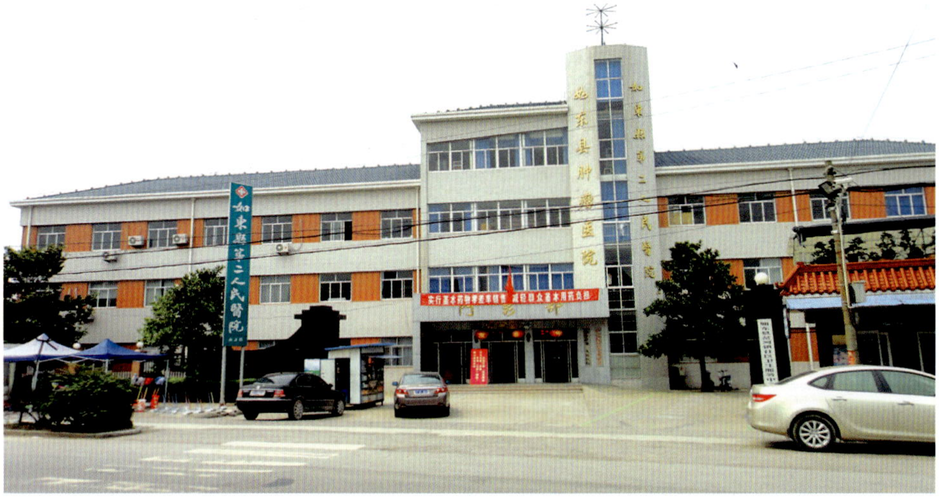

1987 年，县第二人民医院医疗办公楼 （2011 年 2 月 24 日摄）

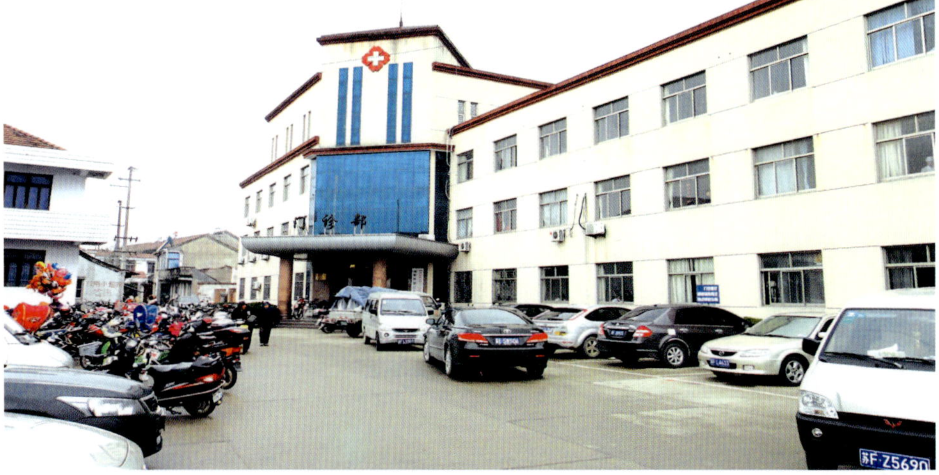

1994 年，县第三人民医院医疗办公楼 （2011 年 3 月 1 日摄）

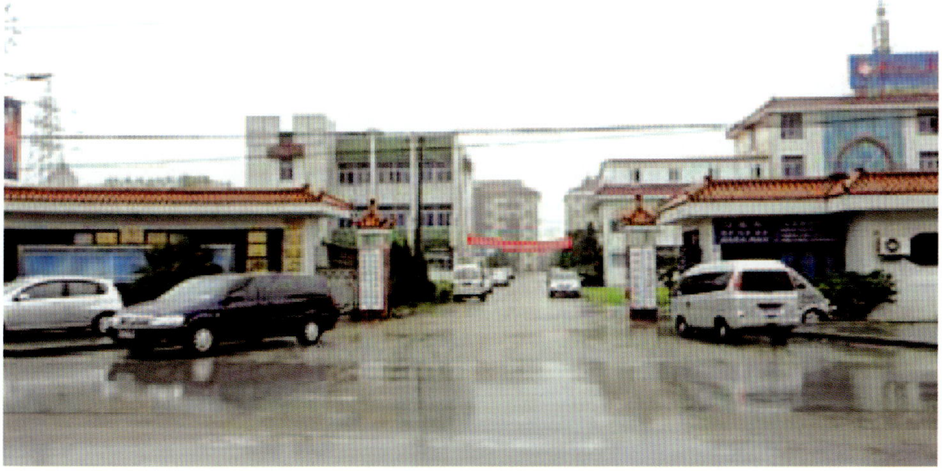

1996 年，县第四人民医院医疗办公楼（2011 年 3 月 21 日摄）

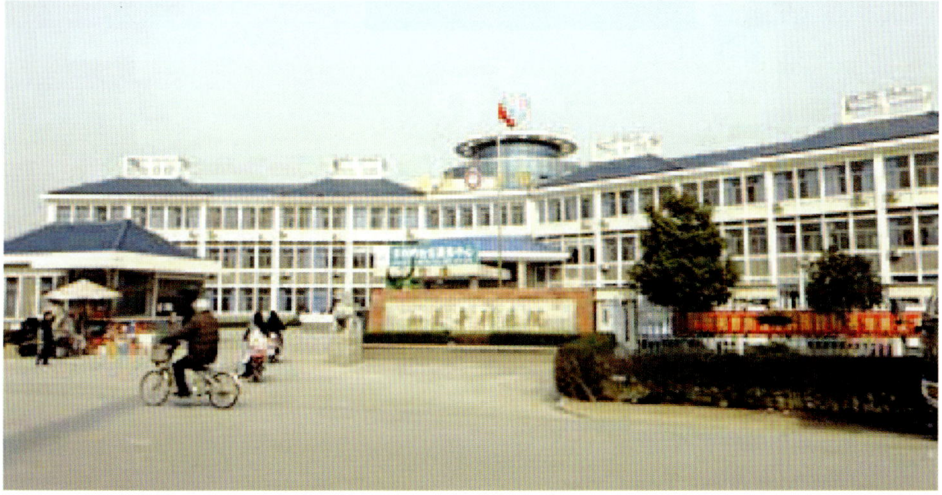

2006 年，丰利医院医疗办公楼 （2011 年 3 月 8 日摄）

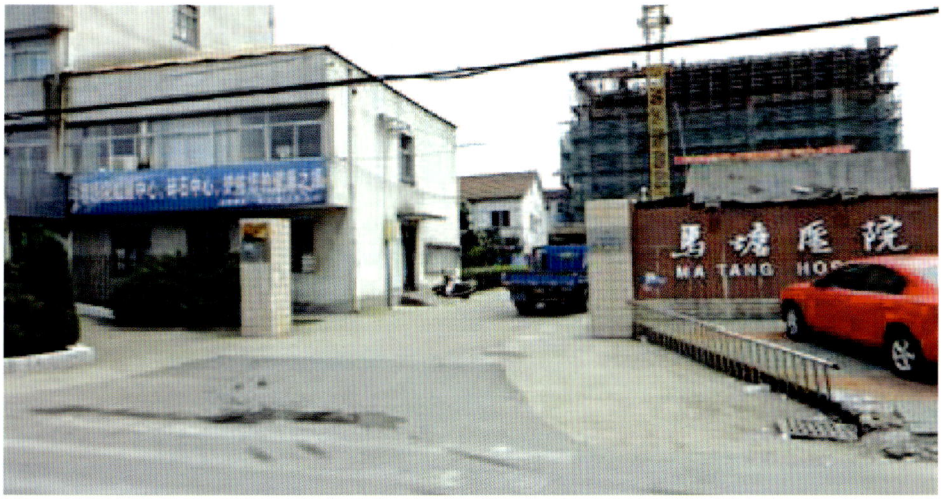

1991 年，马塘医院医疗办公楼 （2011 年 3 月 2 日摄）

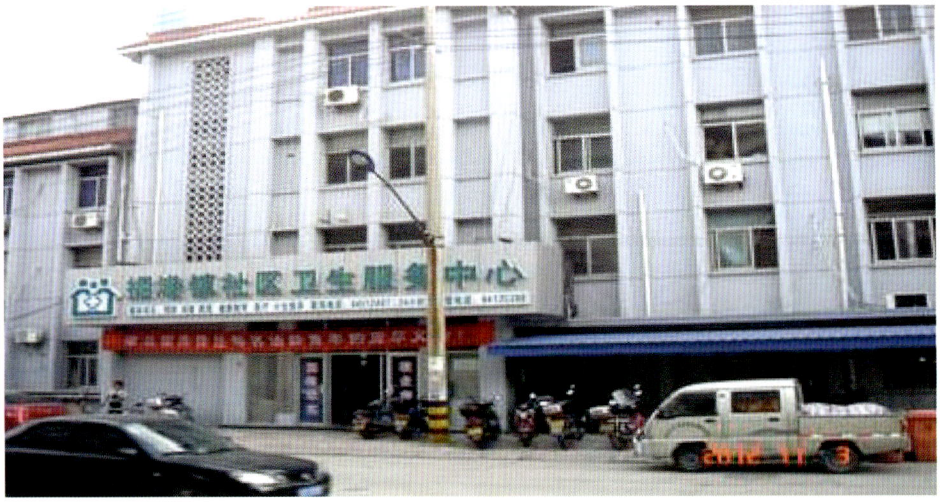

1991 年，掘港中心卫生院医疗办公楼（2012 年 11 月 3 日摄）

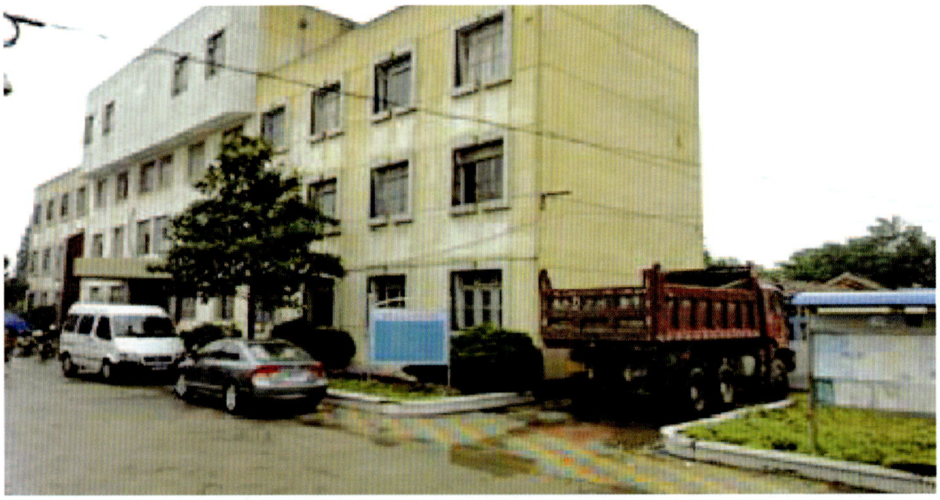

1986 年，苴镇中心卫生院医疗办公楼 （2011 年 7 月 5 日摄）

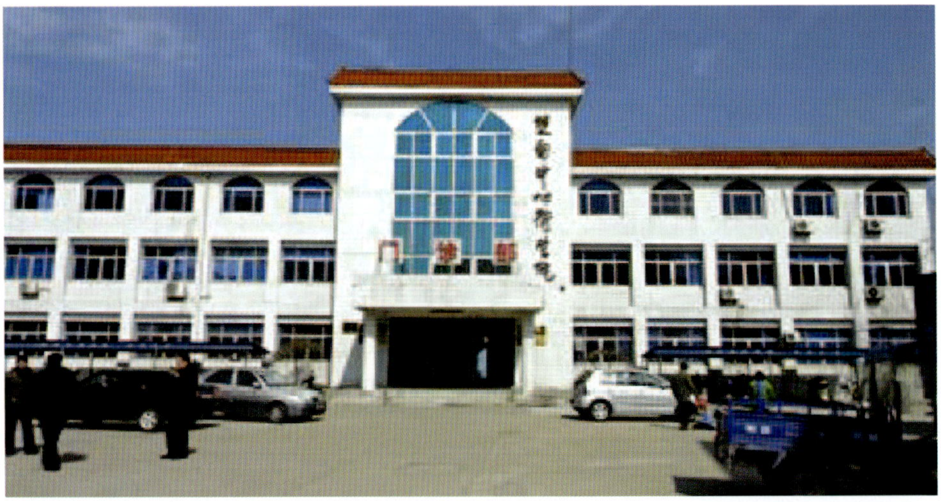

2000 年，双甸镇中心卫生院医疗办公楼（2011 年 2 月 22 日摄）

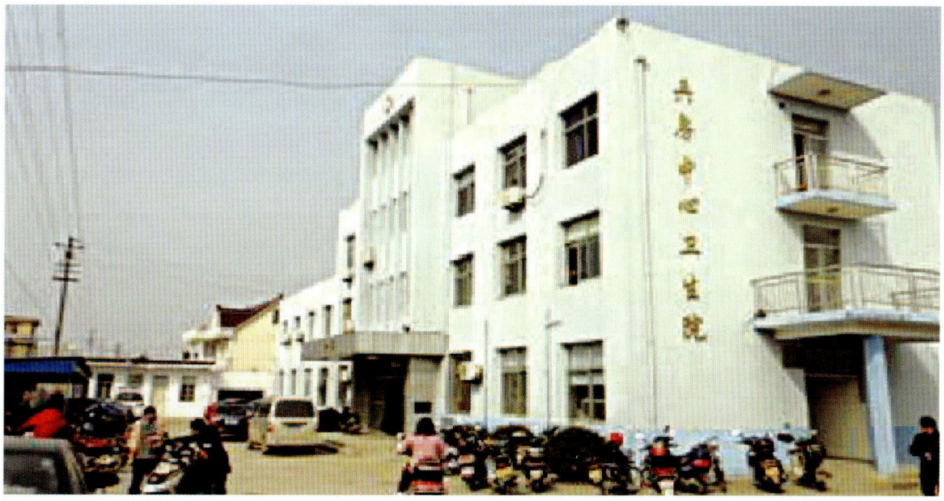

1996 年，兵房中心卫生院医疗办公楼　（2011 年 3 月 3 日摄）

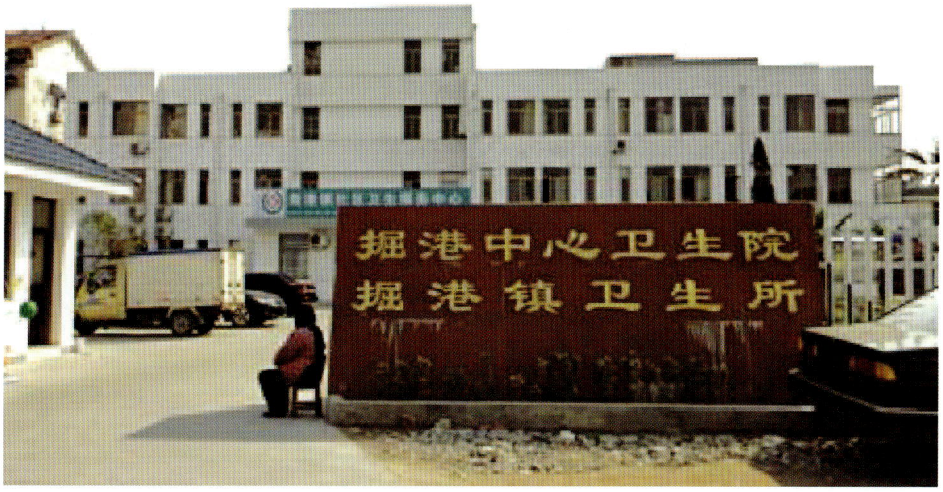

1992 年，掘港镇卫生所办公楼（2011 年 3 月 15 日县卫生志编纂办公室摄）

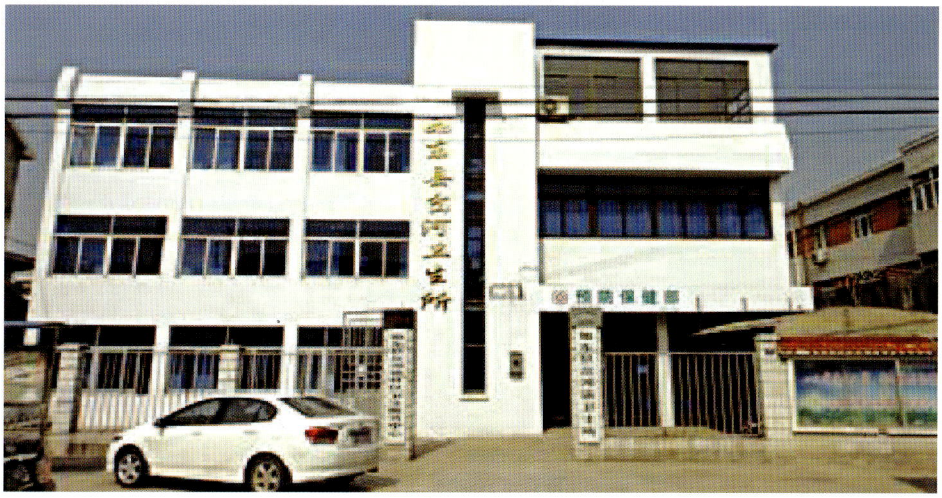

2002 年，岔河镇卫生所办公楼　（2011 年 2 月 24 日县卫生志编纂办公室摄）

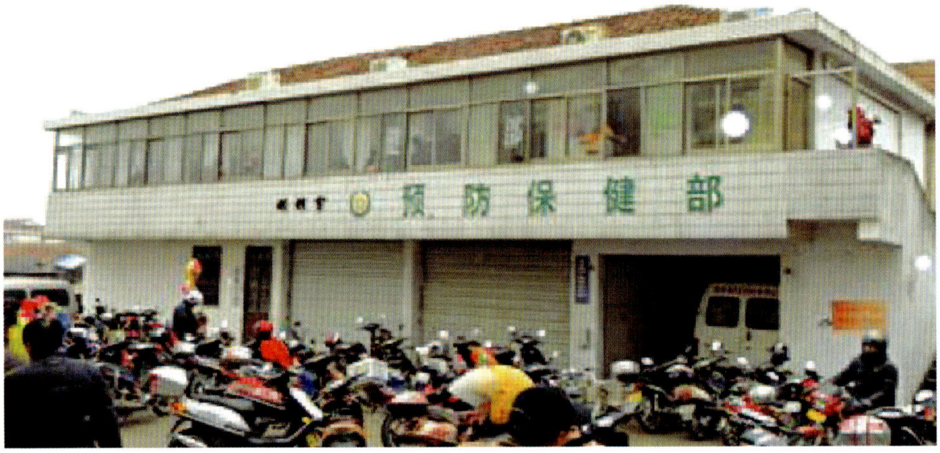

2002年，栟茶镇卫生所办公楼 （2011年3 月1日县卫生志编纂办公室摄）

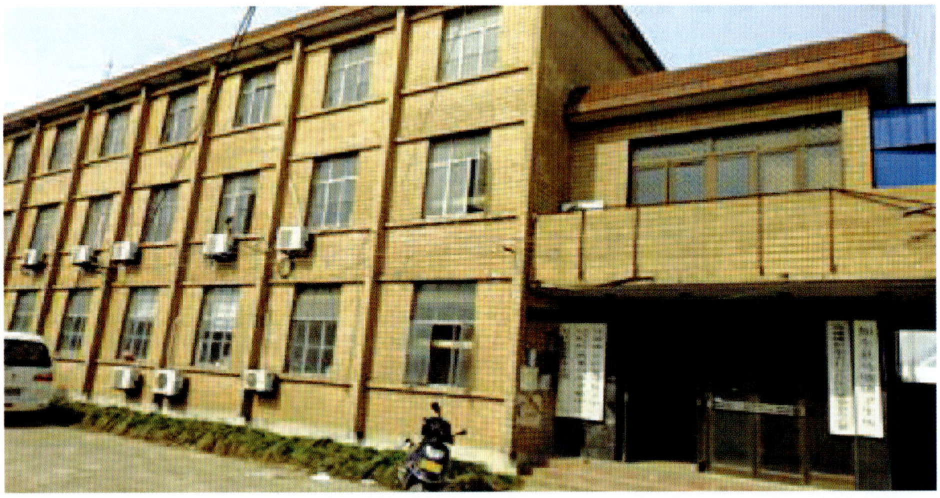

2002年，马塘镇卫生所办公楼（2011年3 月2日县卫生志编纂办公室摄）

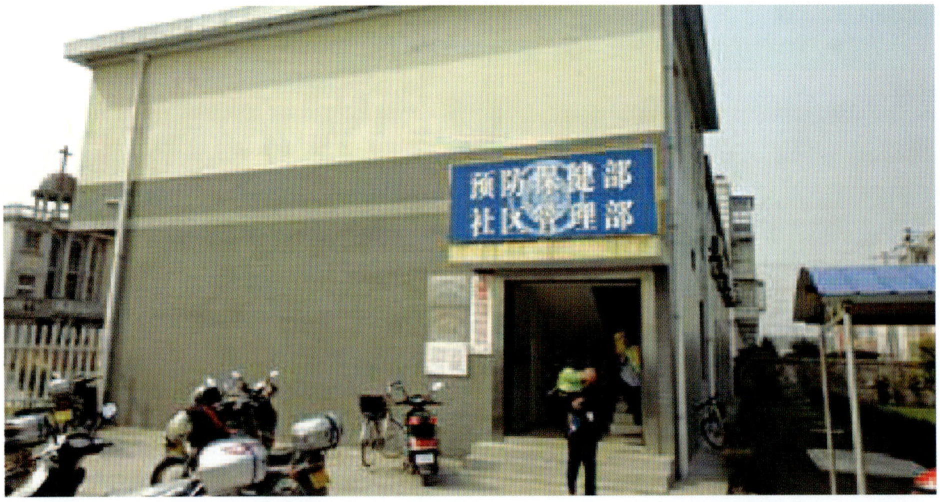

2006年，丰利镇卫生所办公楼（2011年3 月8日县卫生志编纂办公室摄）

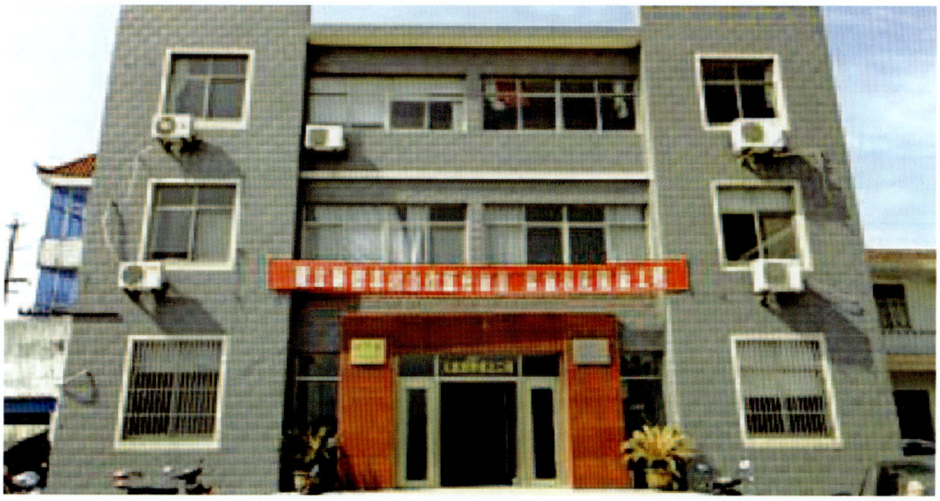

2002 年，双甸镇卫生所办公楼 （2011 年 2 月 22 日县卫生志编纂办公室摄）

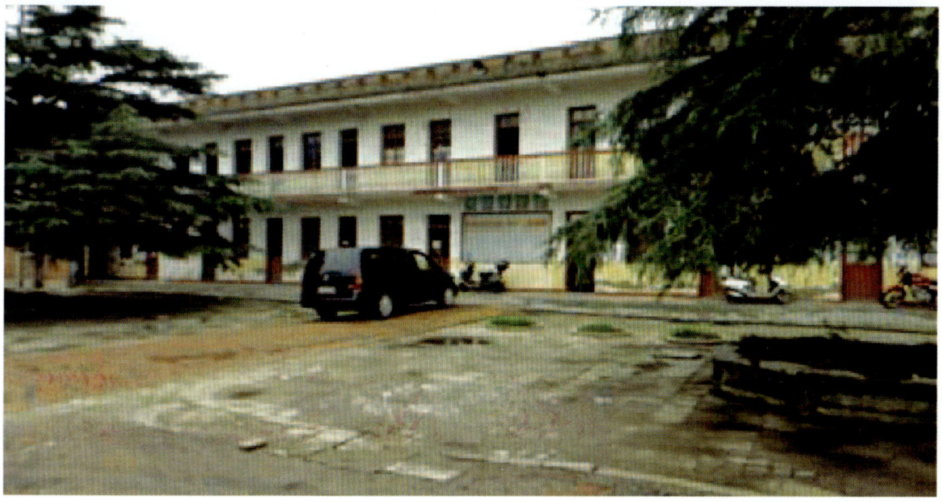

1991 年，苴镇卫生所办公楼 （2011 年 7 月 5 日县卫生志编纂办公室摄）

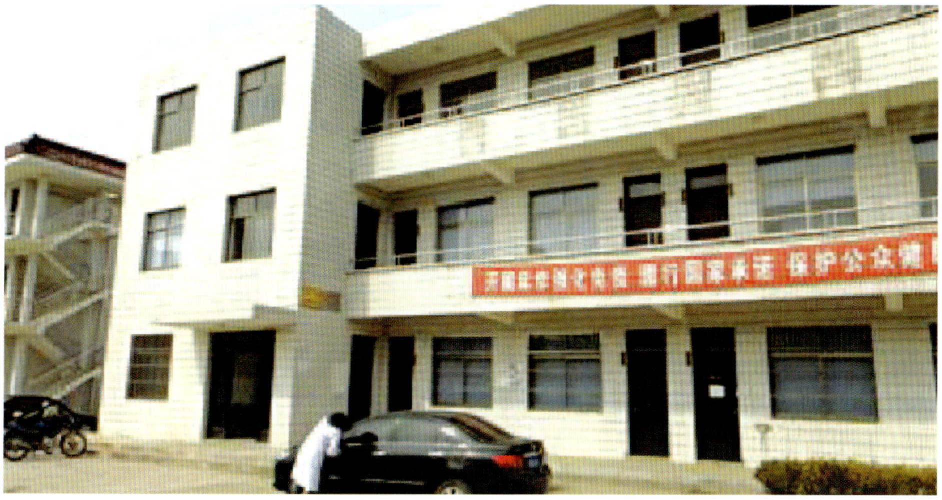

2002 年，大豫镇卫生所办公楼（2011 年 3 月 3 日县卫生志编纂办公室摄）

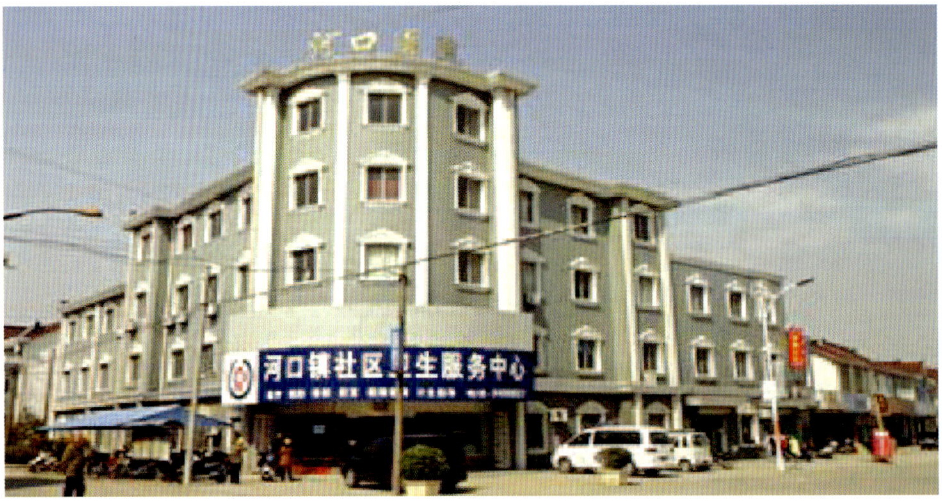

2006年，河口镇卫生所、河口医院办公楼（2011年3月10日县卫生志编纂办公室摄）

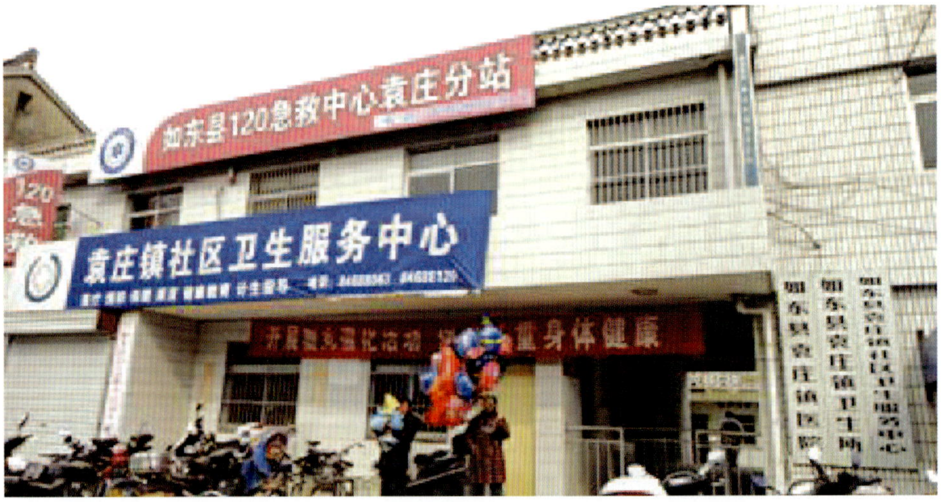

1994年，袁庄镇卫生所办公楼（2011年3月9日县卫生志编纂办公室摄）

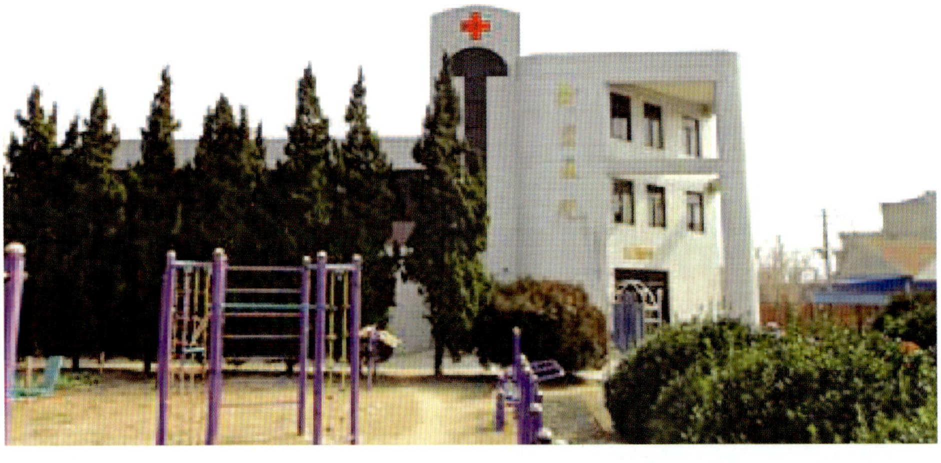

1994年，新店镇卫生所、新店医院医疗办公楼（2011年2月23日县卫生志编纂办公室摄）

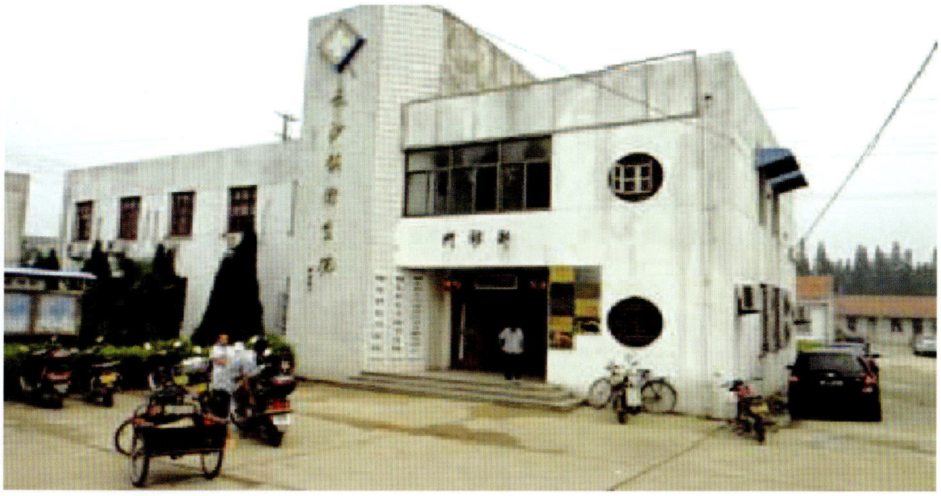

1999 年，长沙镇卫生所、长沙医院医疗办公楼 （2011 年 7 月 6 日县卫生志编纂办公室摄）

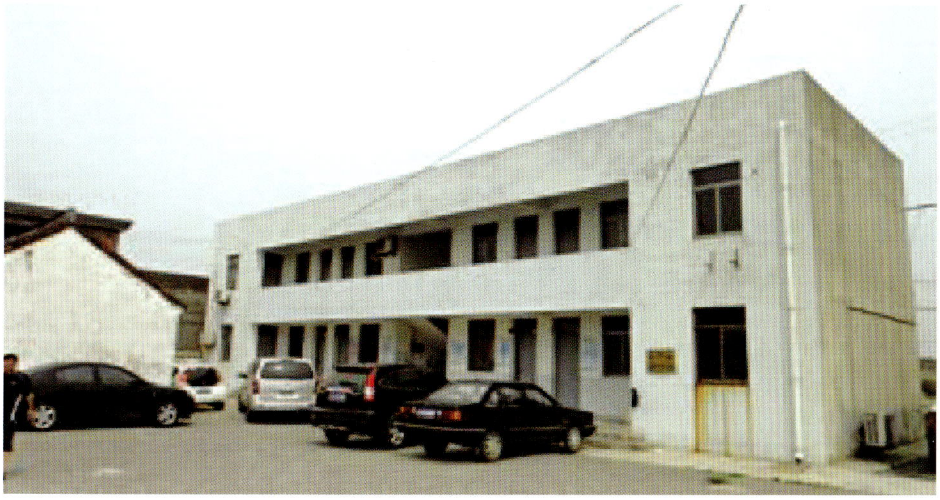

1989 年，曹埠镇卫生所办公楼 （2011 年 7 月 8 日县卫生志编纂办公室摄）

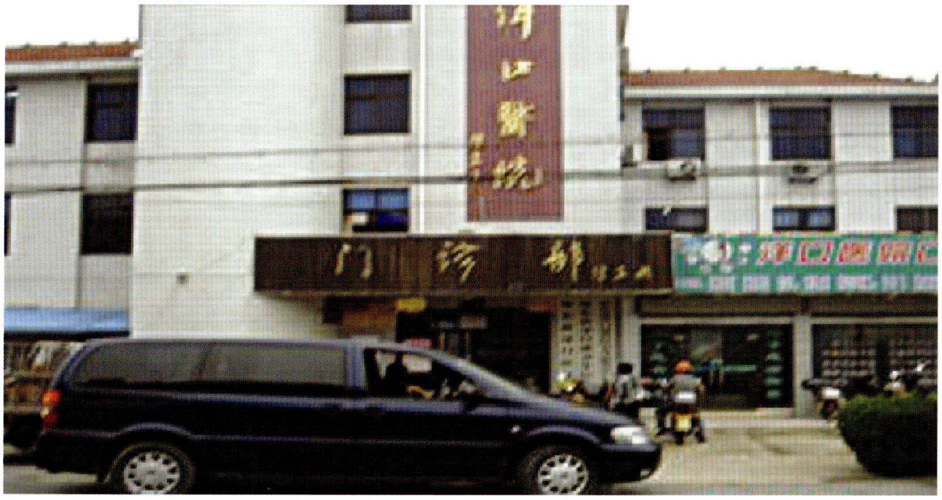

1987 年，洋口镇卫生所办公楼 （2011 年 8 月 9 日县卫生志编纂办公室摄）

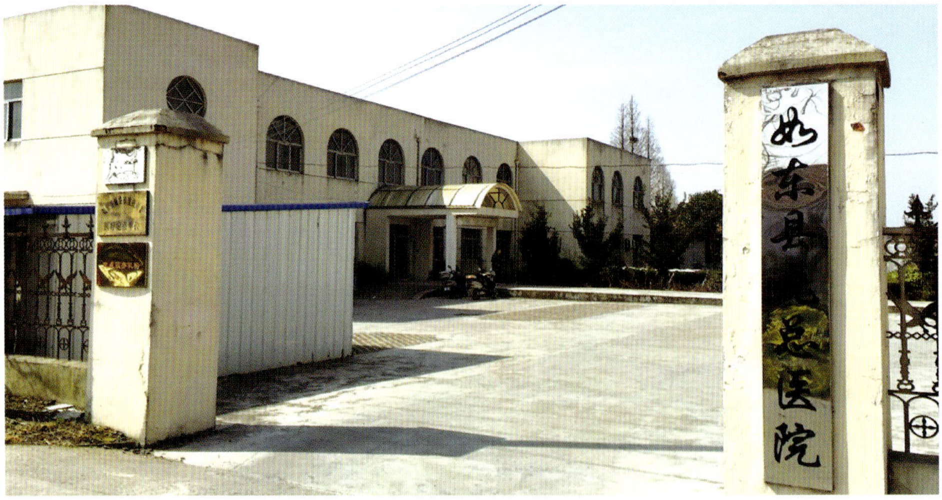

1996 年，九总医院医疗办公楼（2011 年 7 月 13 日县卫生志编纂办公室摄）

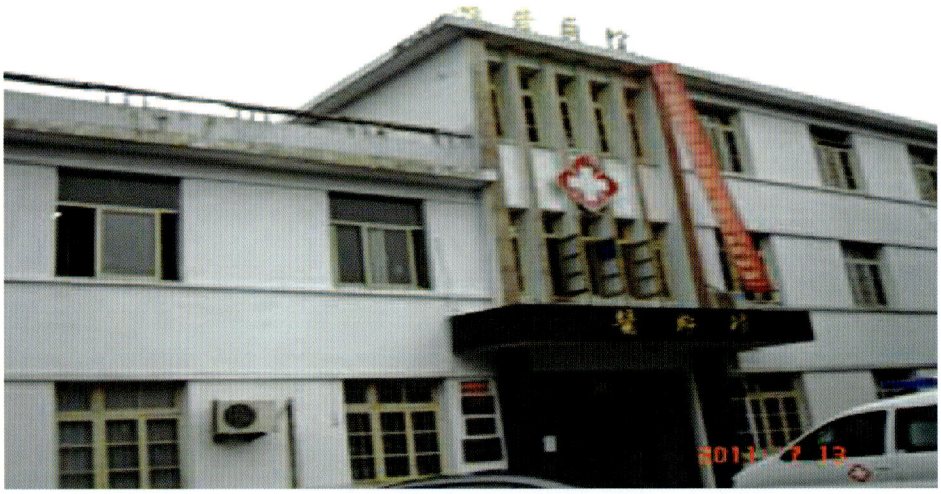

1986 年，城南医院医疗办公楼（2011 年 7 月 13 日县卫生志编纂办公室摄）

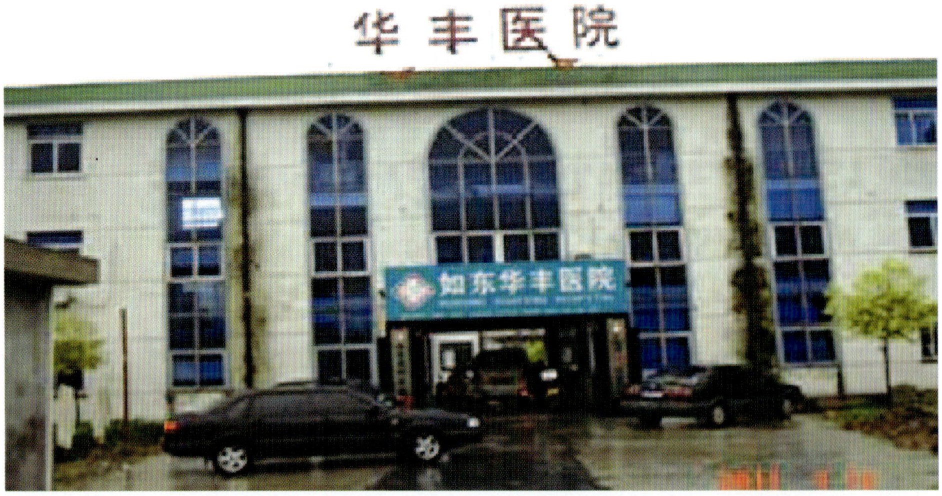

1991 年，华丰医院医疗办公楼（2011 年 7 月 13 日县卫生志编纂办公室摄）

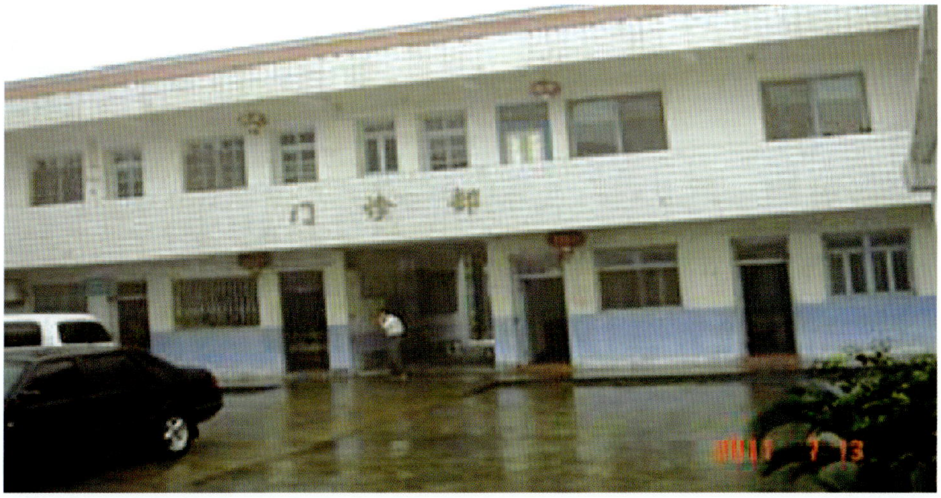

2000 年，普济医院医疗办公楼（2011 年 7 月 13 日县卫生志编纂办公室摄）

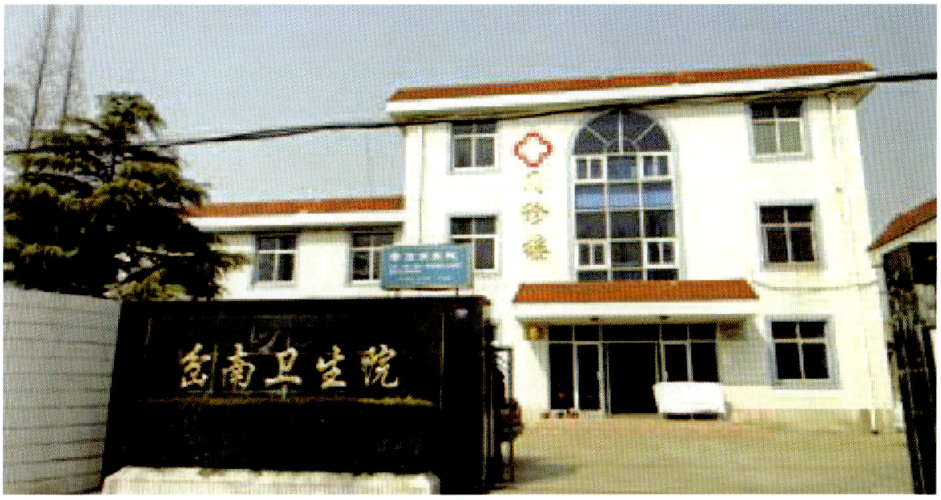

1990 年，岔南医院医疗办公楼（2011 年 2 月 24 日县卫生志编纂办公室摄）

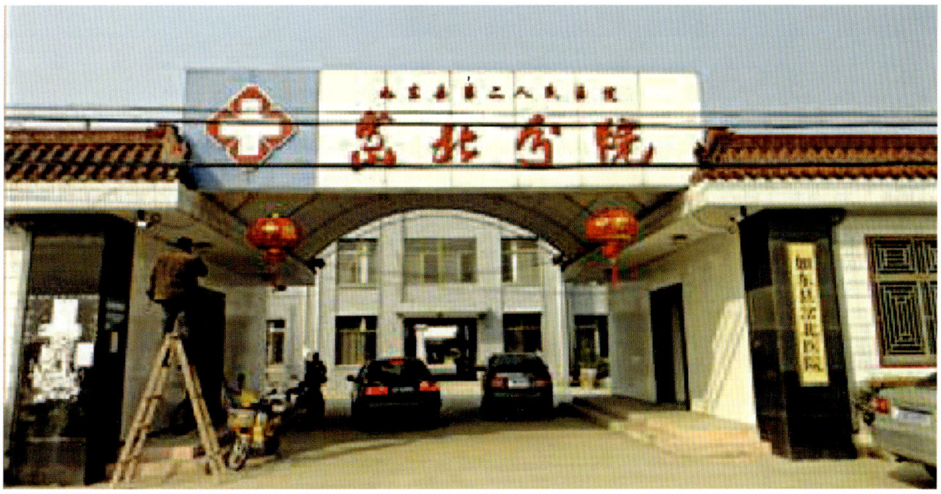

1993 年，岔北医院医疗办公楼（2011 年 2 月 24 日县卫生志编纂办公室摄）

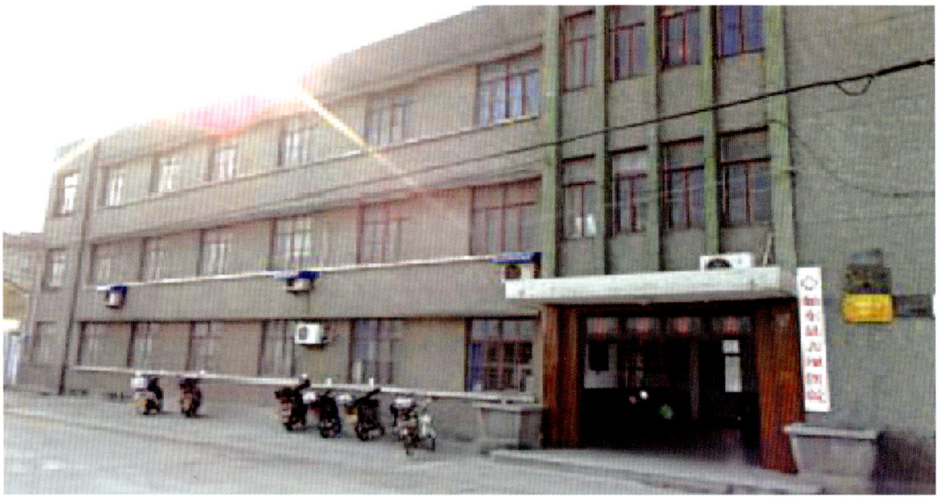

1994 年，古坝医院医疗办公楼（2011 年 2 月 24 日县卫生志编纂办公室摄）

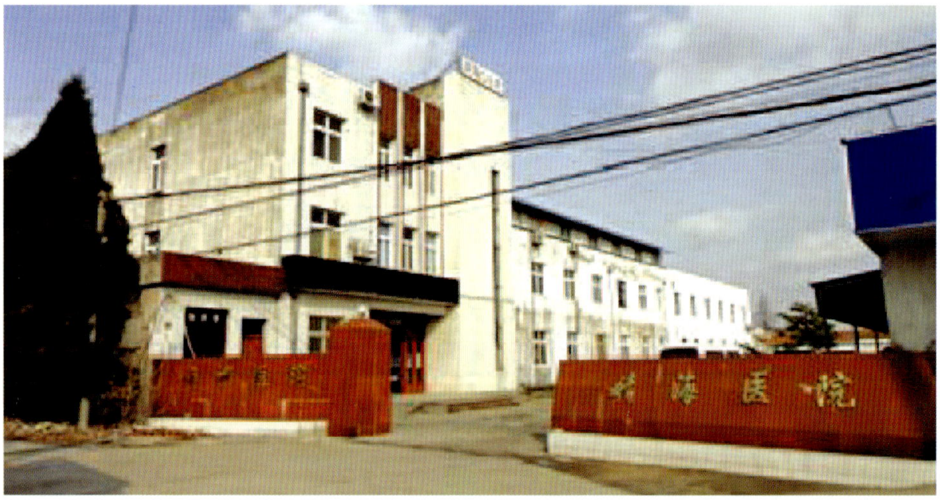

1991 年，靖海医院医疗办公楼（2011 年 3 月 1 日县卫生志编纂办公室摄）

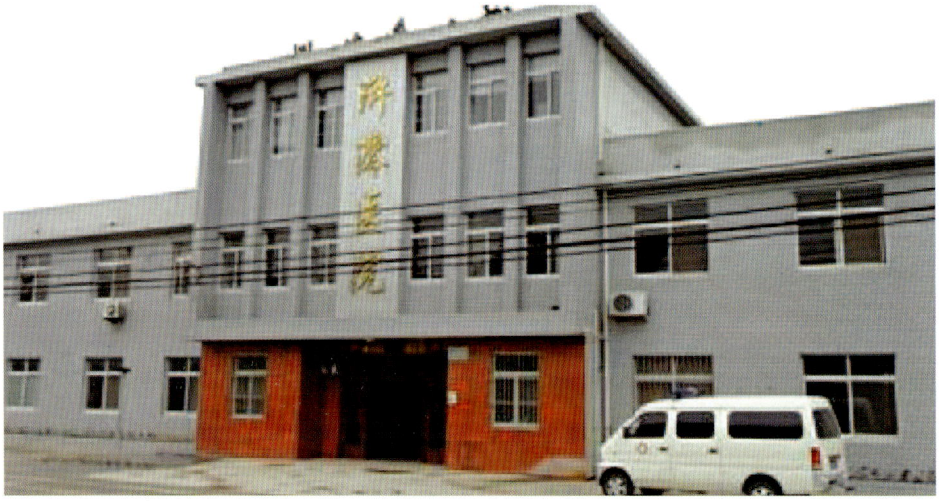

1999 年，浒澪医院医疗办公楼（2011 年 3 月 21 日县卫生志编纂办公室摄）

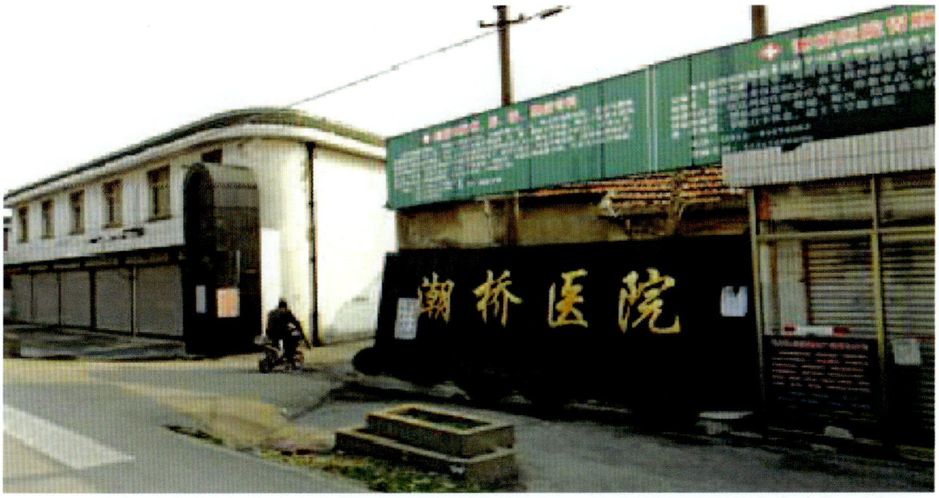

1986 年，潮桥医院医疗办公楼（2011 年 3 月 1 日县卫生志编纂办公室摄）

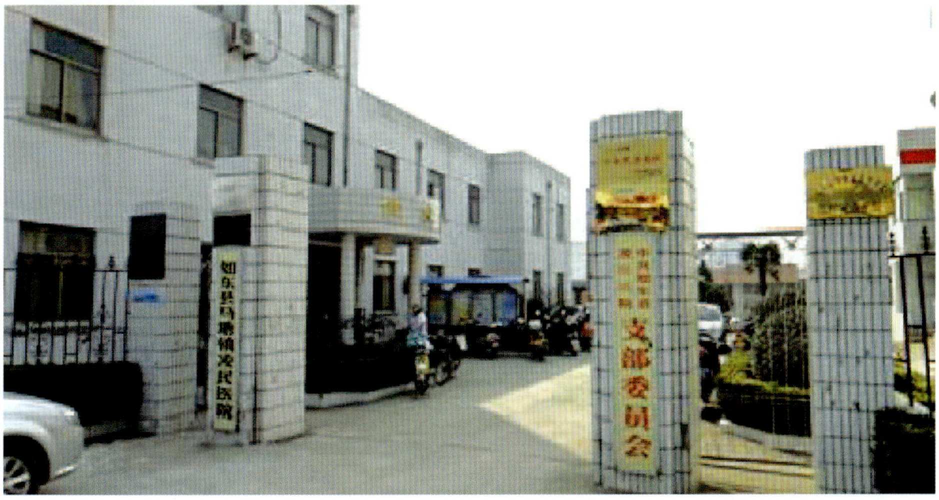

1998 年，凌民医院医疗办公楼（2011 年 3 月 21 日县卫生志编纂办公室摄）

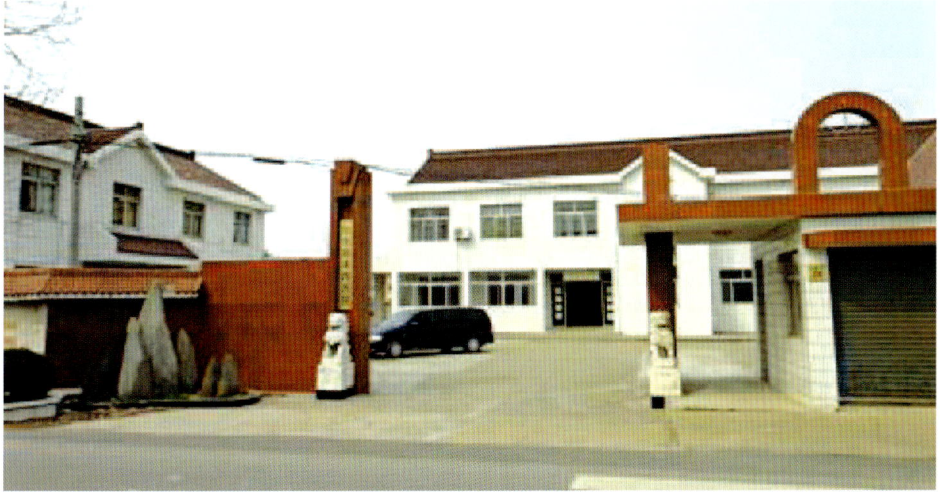

2000 年，丰西医院医疗办公楼（2011 年 3 月 2 日县卫生志编纂办公室摄）

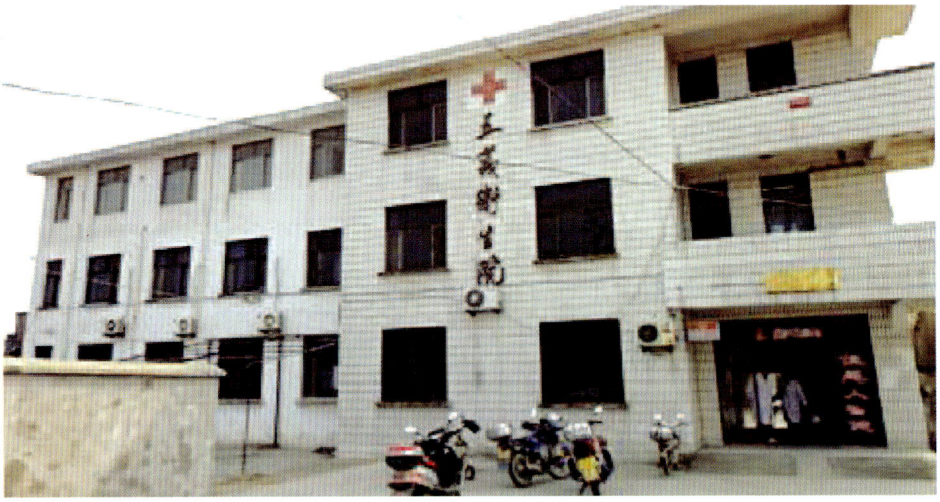

1994 年，五义医院医疗办公楼（2011 年 3 月 2 日县卫生志编纂办公室摄）

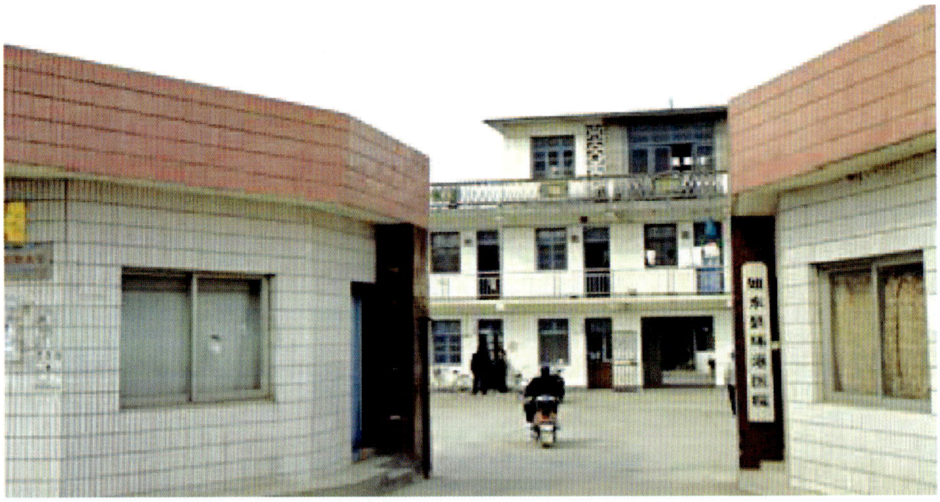

1994 年，环港医院医疗办公楼（2011 年 3 月 2 日县卫生志编纂办公室摄）

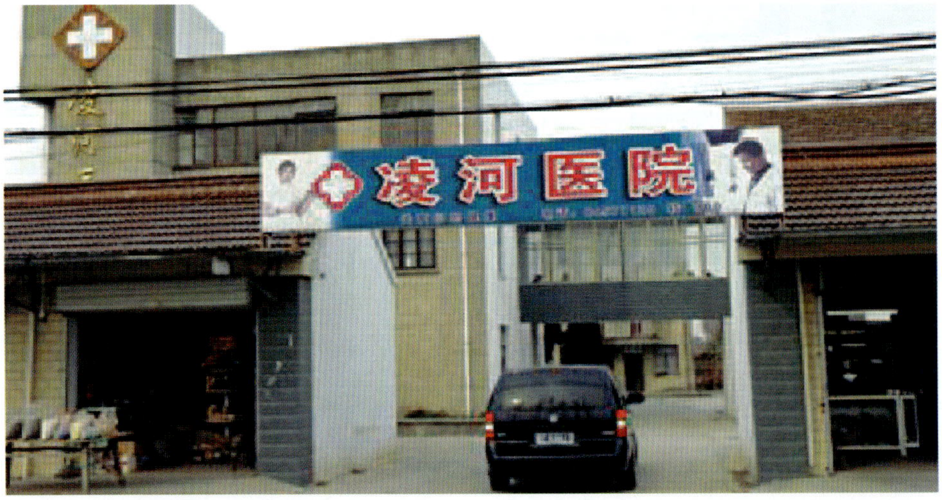

1997 年，凌河医院医疗办公楼（2011 年 3 月 2 日县卫生志编纂办公室摄）

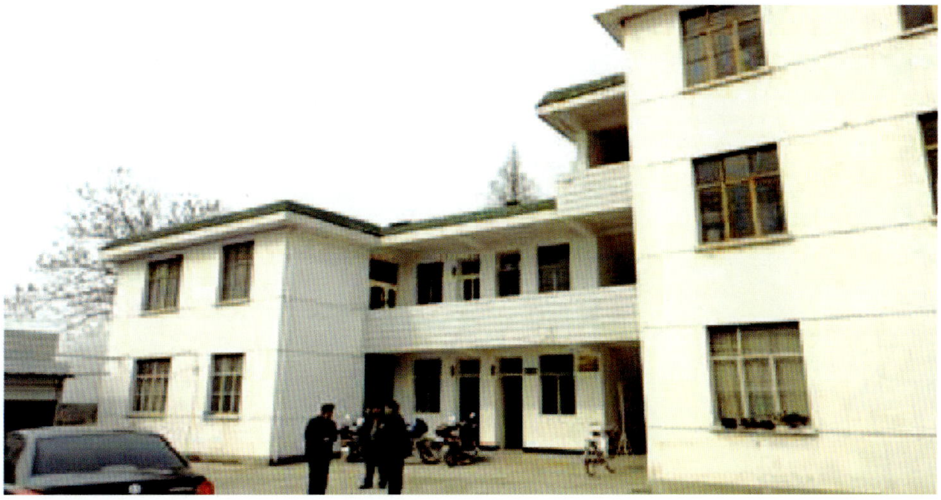

1994 年，环渔医院医疗办公楼 （2011 年 3 月 2 日县卫生志编纂办公室摄）

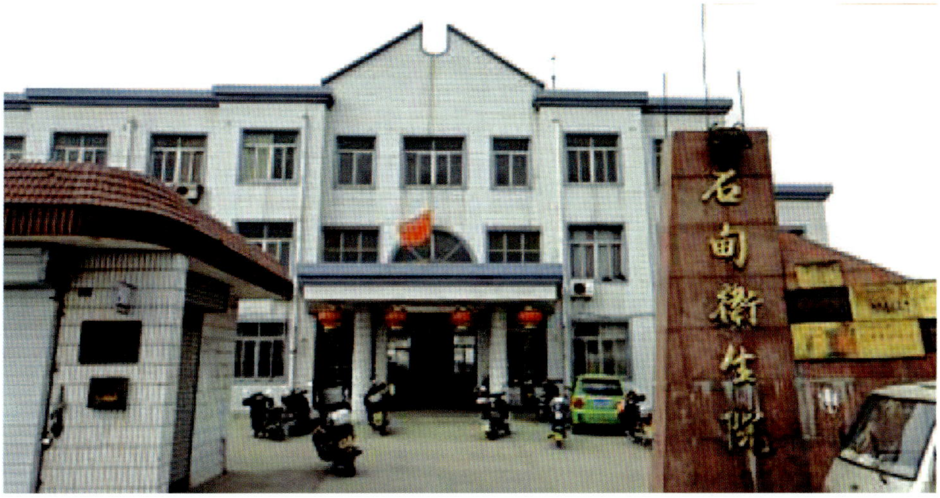

2000 年，石甸医院医疗办公楼（2011 年 2 月 22 日县卫生志编纂办公室摄）

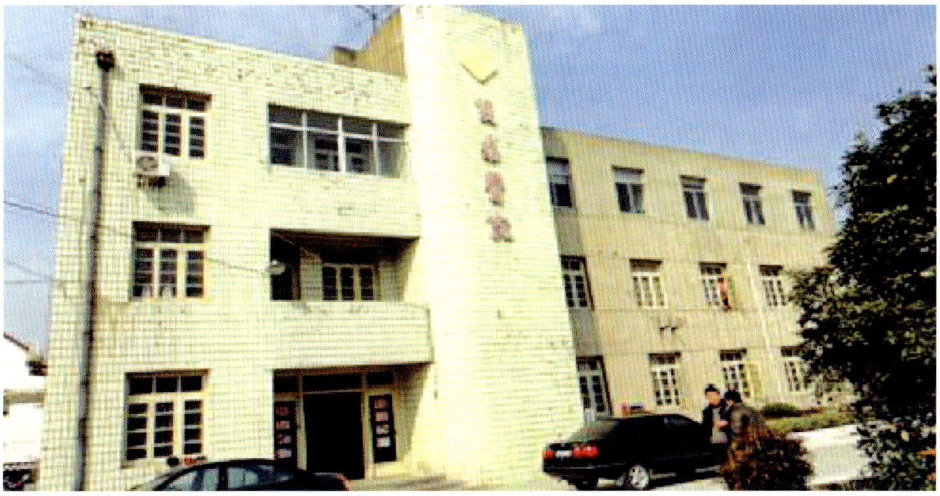

1992 年，双南医院医疗办公楼（2011 年 2 月 22 日县卫生志编纂办公室摄）

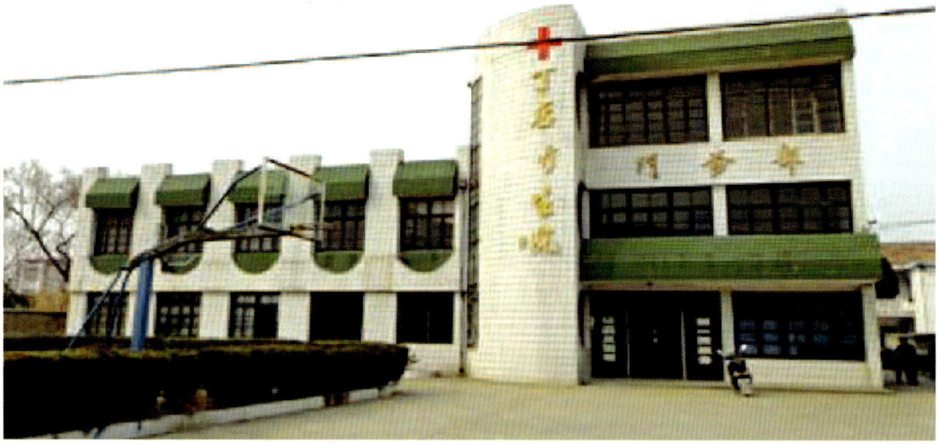

1994 年，丁店医院医疗办公楼 （2011 年 3 月 3 日县卫生志编纂办公室摄）

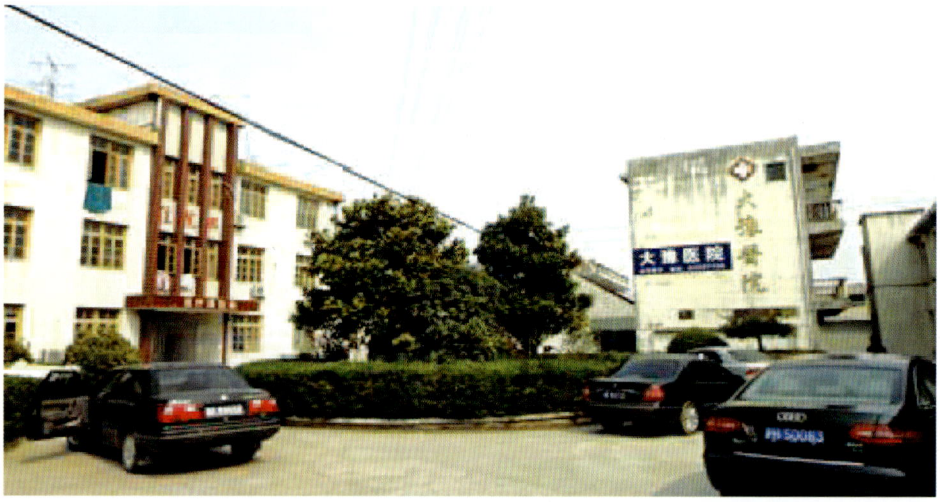

1991 年，大豫医院医疗办公楼（2011 年 3 月 3 日县卫生志编纂办公室摄）

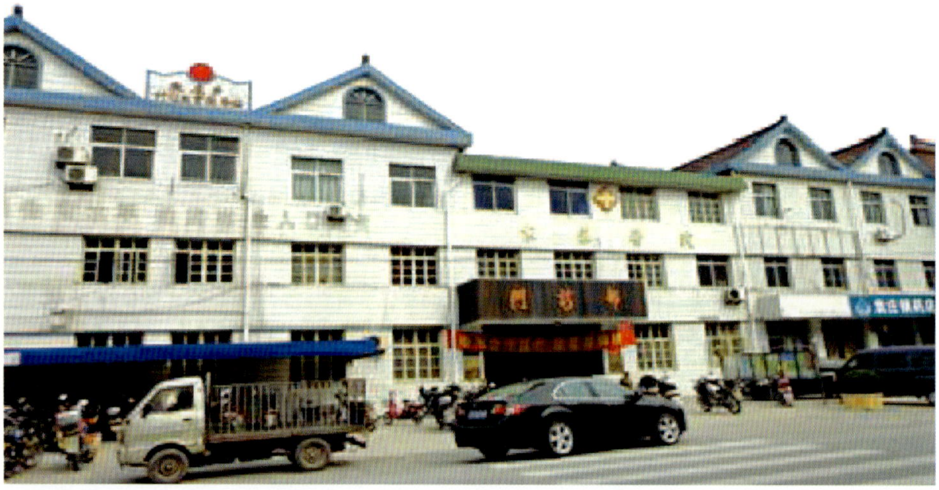

1994 年，袁庄镇医院医疗办公楼（2011 年 3 月 9 日县卫生志编纂办公室摄）

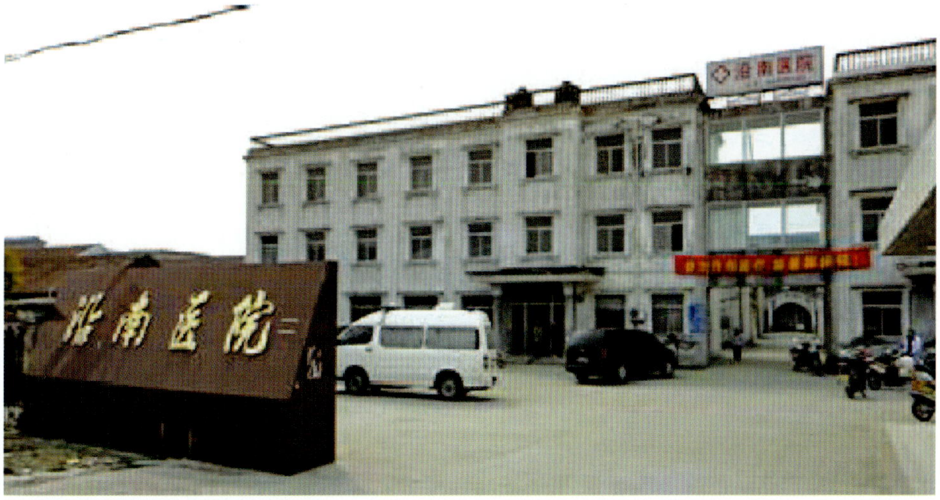

1996 年，沿南医院医疗办公楼（2011 年 3 月 9 日县卫生志编纂办公室摄）

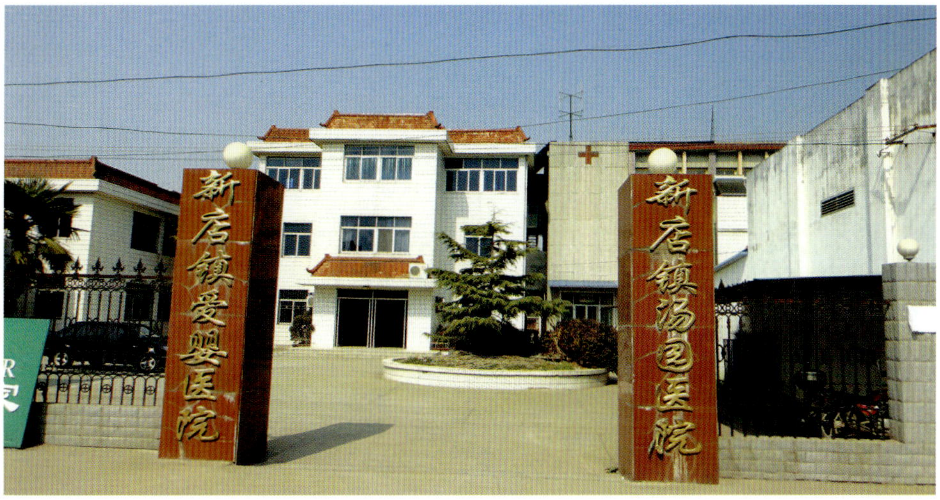

1994 年，新店镇汤园医院医疗办公楼（2011 年 2 月 23 日县卫生志编纂办公室摄）

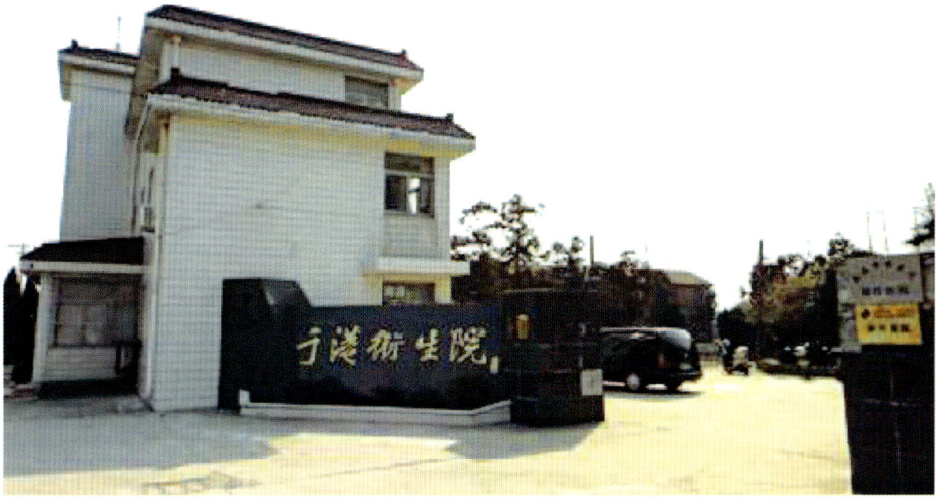

1999 年，于港医院医疗办公楼（2011 年 3 月 10 日县卫生志编纂办公室摄）

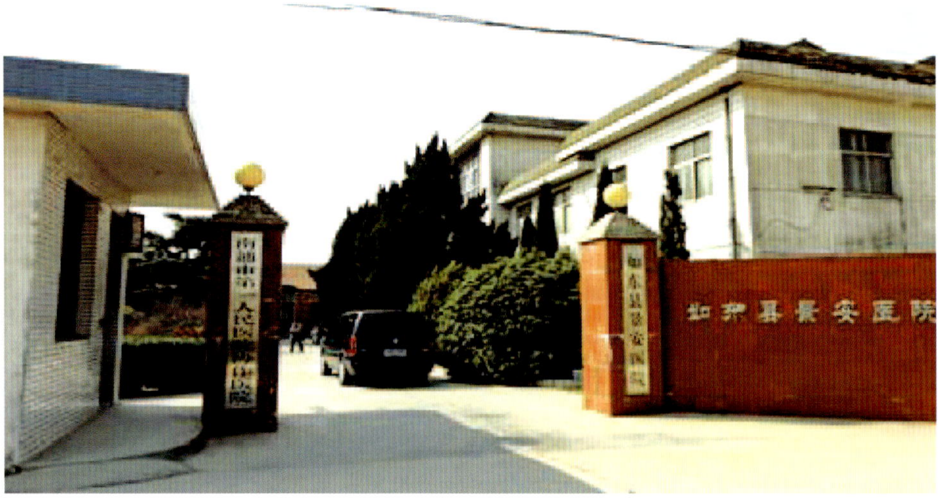

1998 年，景安医院医疗办公楼（2011 年 3 月 10 日县卫生志编纂办公室摄）

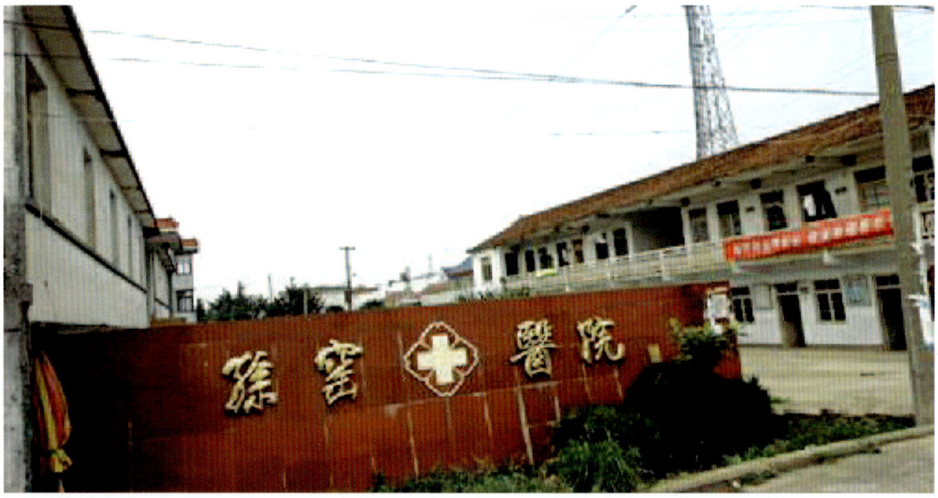

1986 年，孙窑医院医疗办公楼（2011 年 7 月 8 日县卫生志编纂办公室摄）

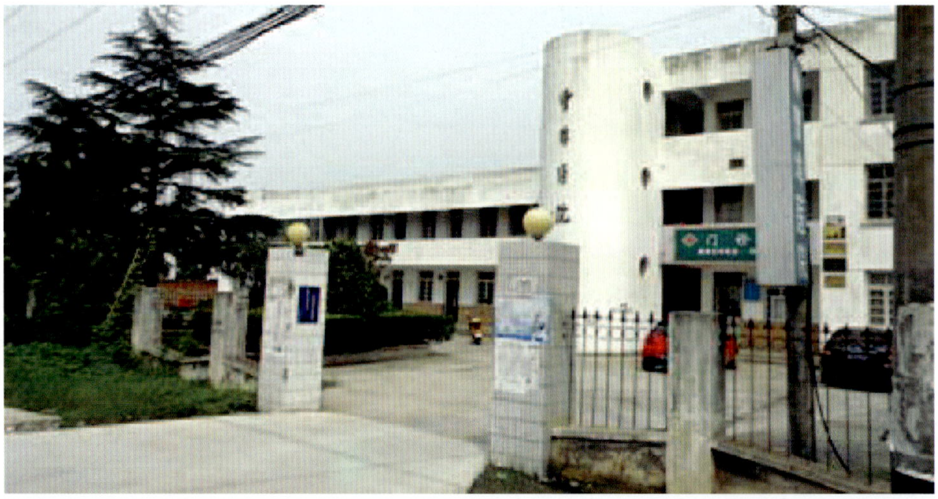

1989 年，曹埠医院医疗办公楼（2011 年 7 月 8 日县卫生志编纂办公室摄）

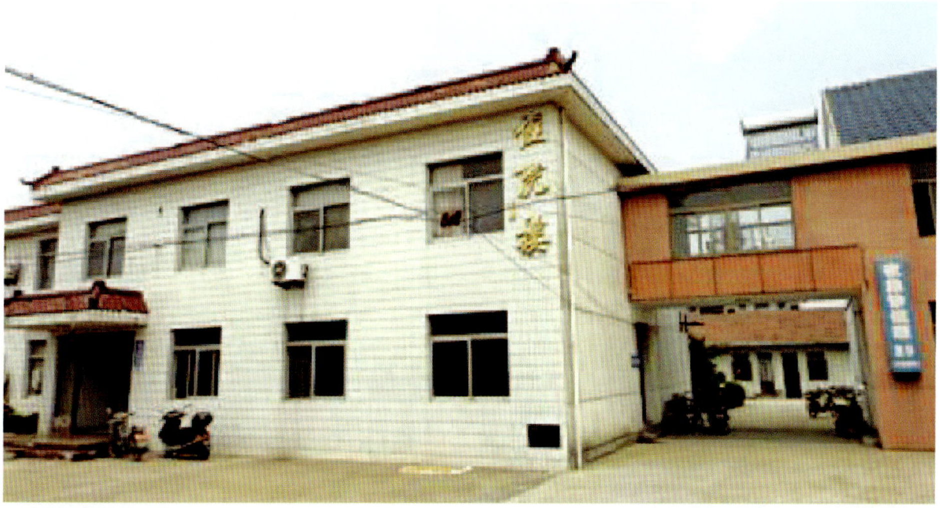

1992 年，饮泉医院医疗办公楼（2011 年 7 月 8 日县卫生志编纂办公室摄）

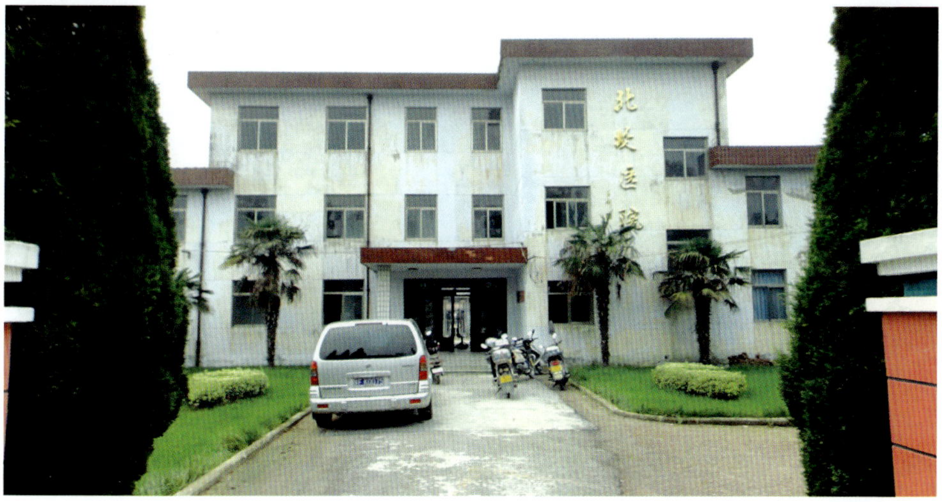

1991 年，北坎医院医疗办公楼（2011 年 7 月 6 日县卫生志编纂办公室摄）

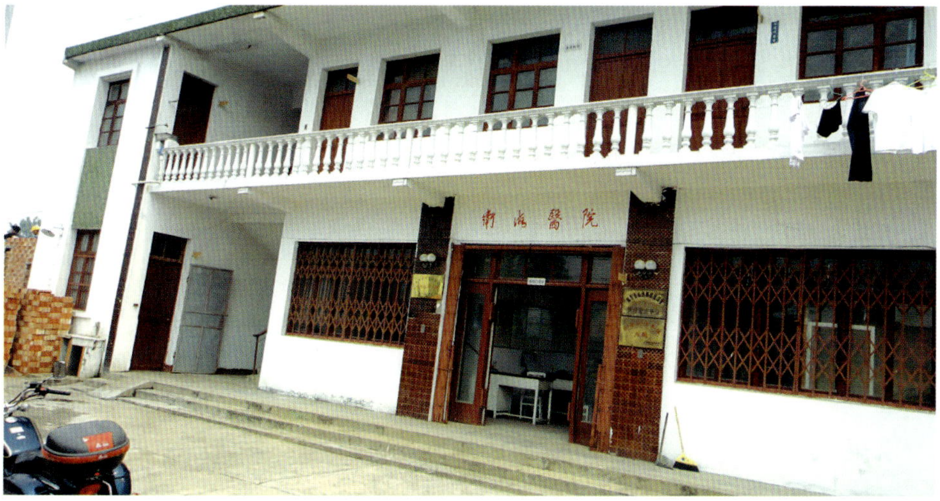

1993 年，卫海医院医疗办公楼（2011 年 7 月 6 日县卫生志编纂办公室摄）

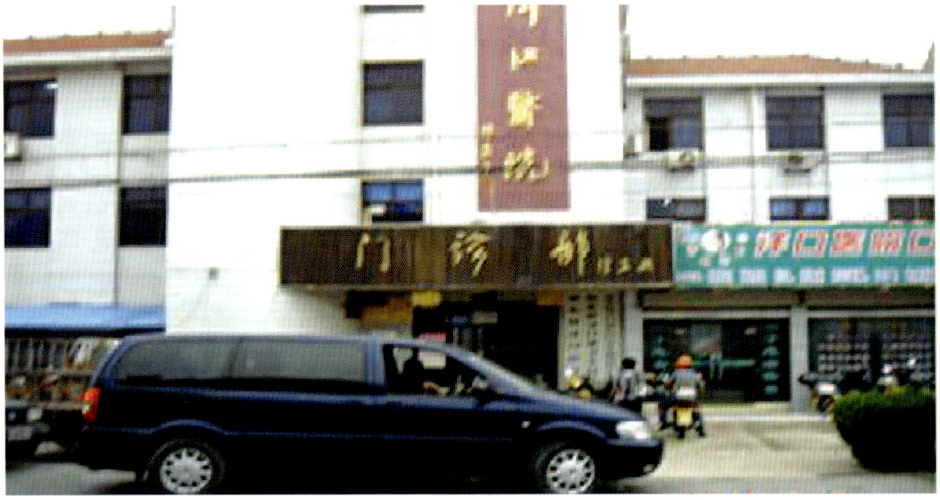

1987 年，洋口医院医疗办公楼（2011 年 8 月 9 日县卫生志编纂办公室摄）

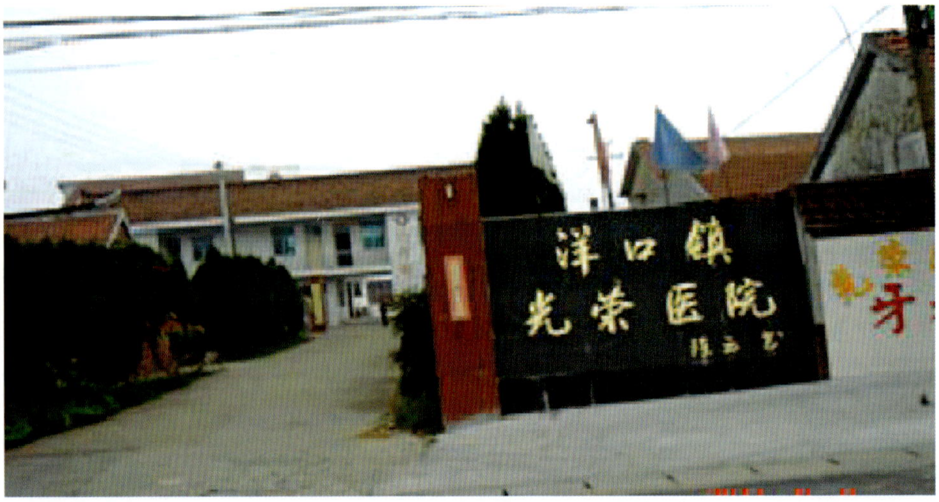

1989 年，光荣医院医疗办公楼（2011 年 8 月 9 日县卫生志编纂办公室摄）

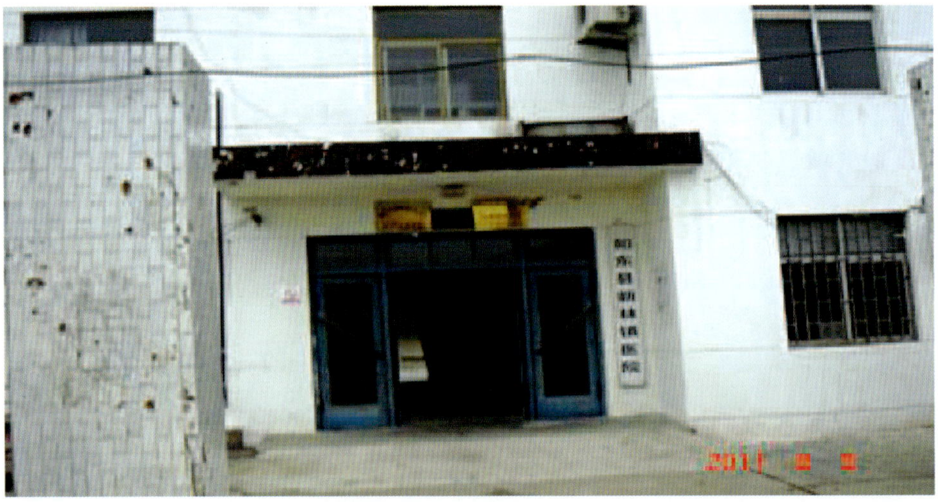

1986 年，新林医院医疗办公楼（2011 年 8 月 9 日县卫生志编纂办公室摄）

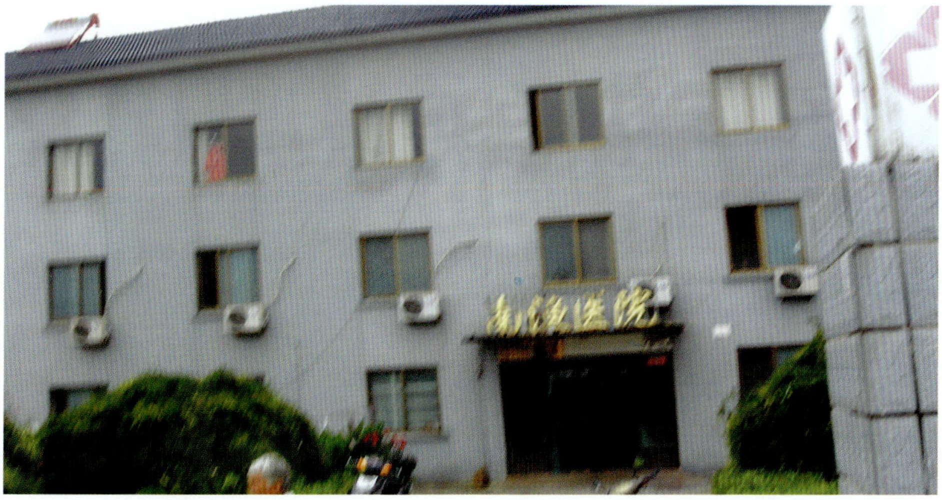

1990 年，南渔医院医疗办公楼 （2011 年 8 月 9 日县卫生志编纂办公室摄）

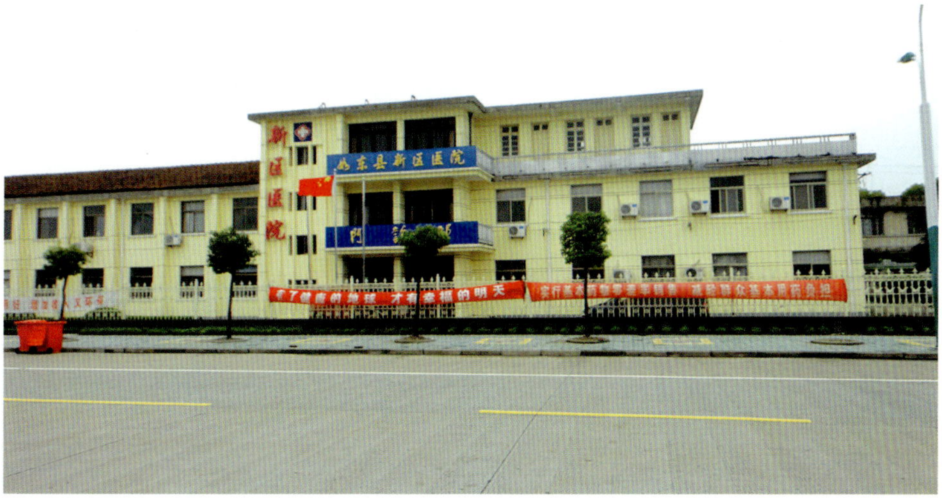

1992 年，新区医院医疗办公楼（2011 年 7 月 5 日县卫生志编纂办公室摄）

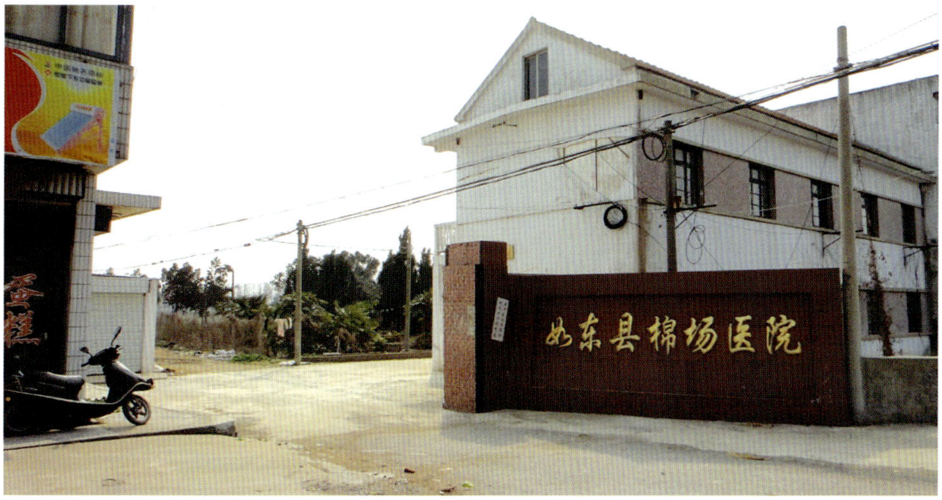

1996 年，棉场医院医疗办公楼（2011 年 3 月 3 日县卫生志编纂办公室摄）

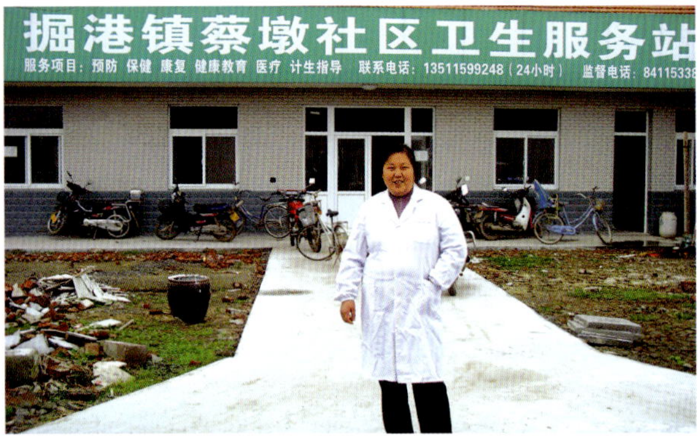

掘港镇蔡墩社区卫生服务站（2013 年摄）

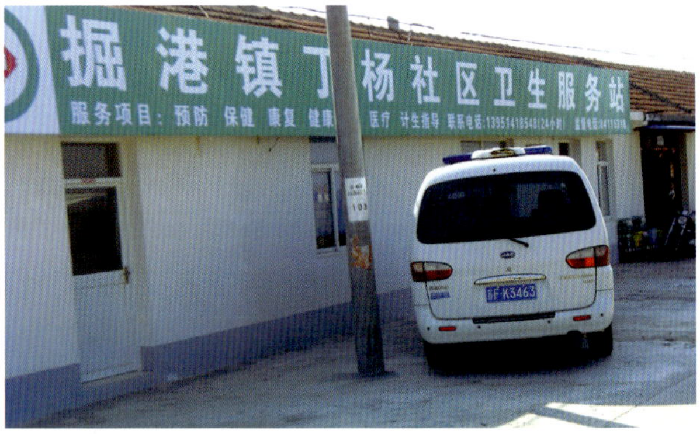

掘港镇丁杨社区卫生服务站（2013 年摄）

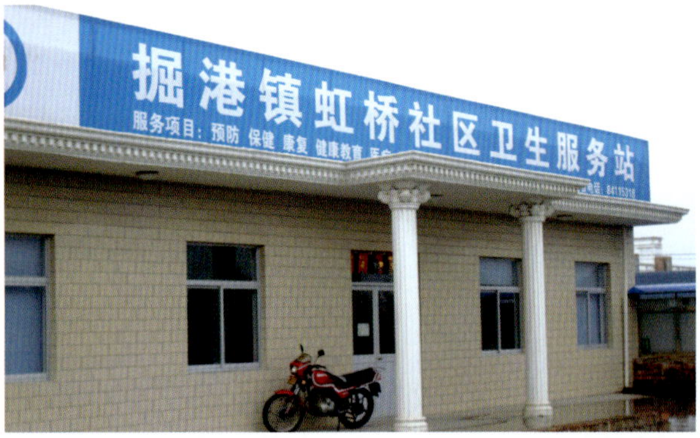

掘港镇虹桥社区卫生服务站（2013 年摄）

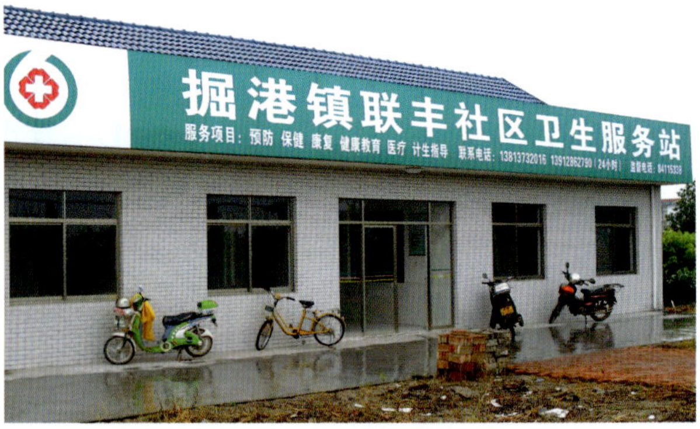

掘港镇联丰社区卫生服务站（2013 年摄）

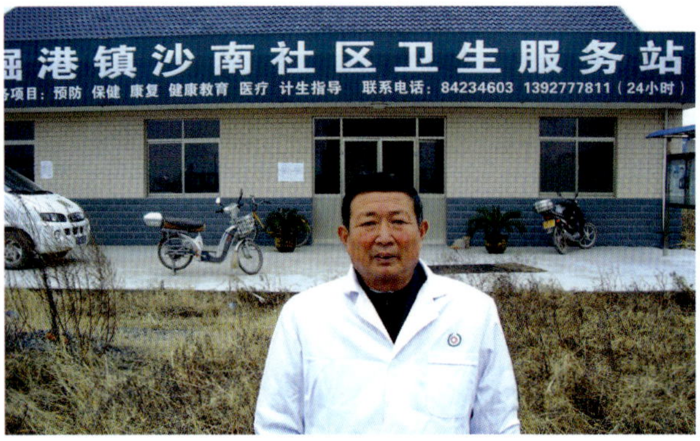

掘港镇沙南社区卫生服务站（2013 年摄）

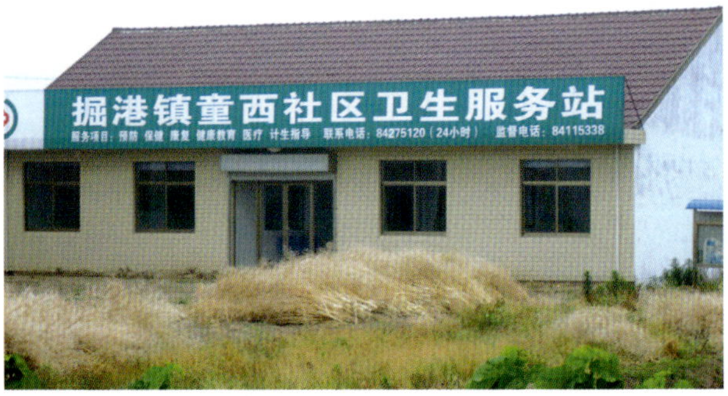

掘港镇童西社区卫生服务站（2013 年摄）

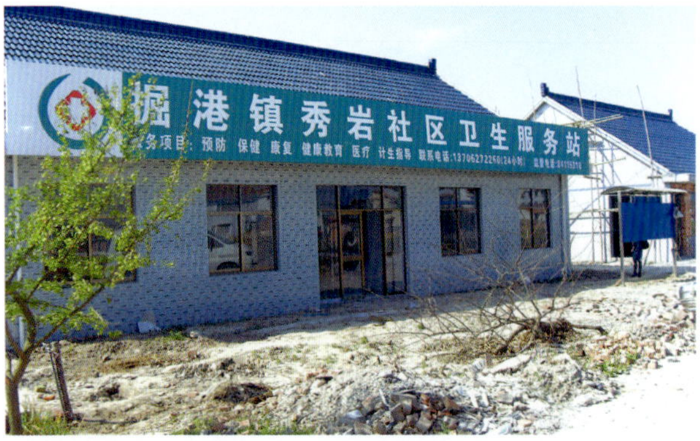

掘港镇秀岩社区卫生服务站（2013 年摄）

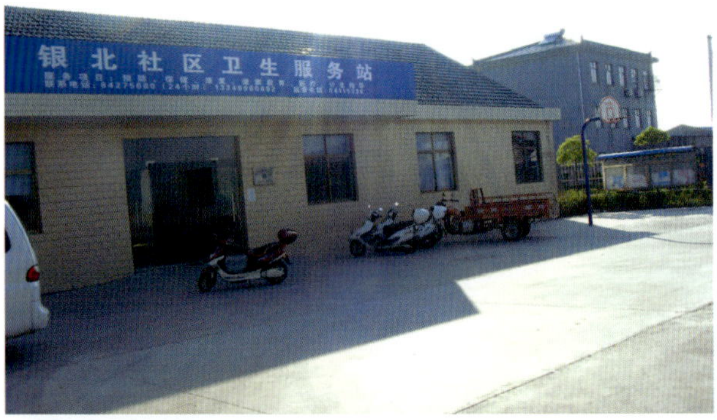

掘港镇银北社区卫生服务站（2013 年摄）

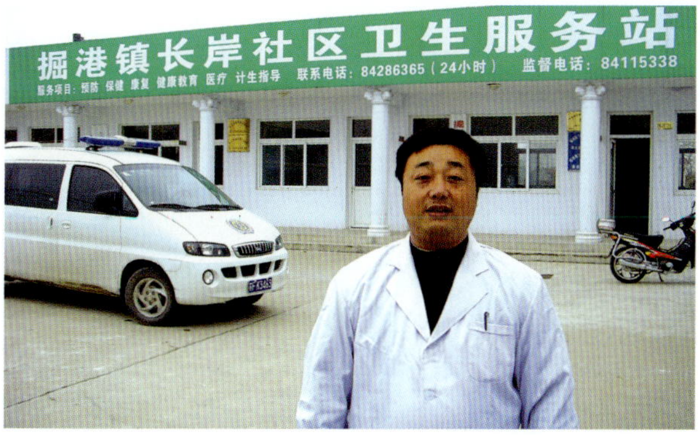

掘港镇长岸社区卫生服务站（2013 年摄）

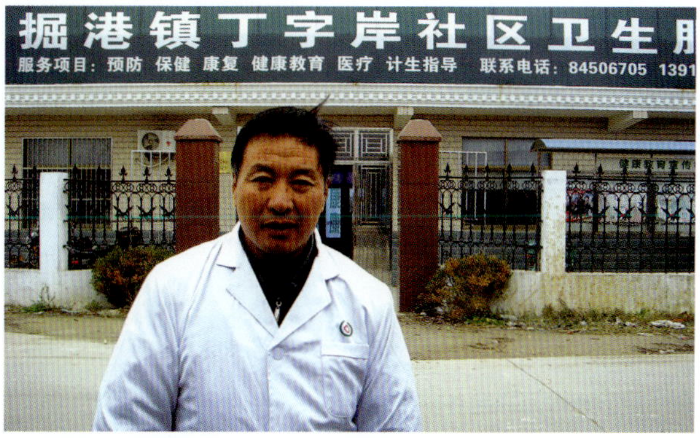

掘港镇丁字岸社区卫生服务站（2013 年摄）

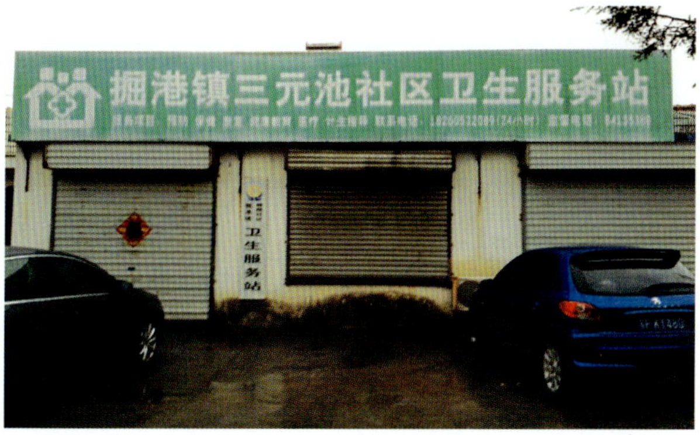

掘港镇三元池社区卫生服务站（2013 年摄）

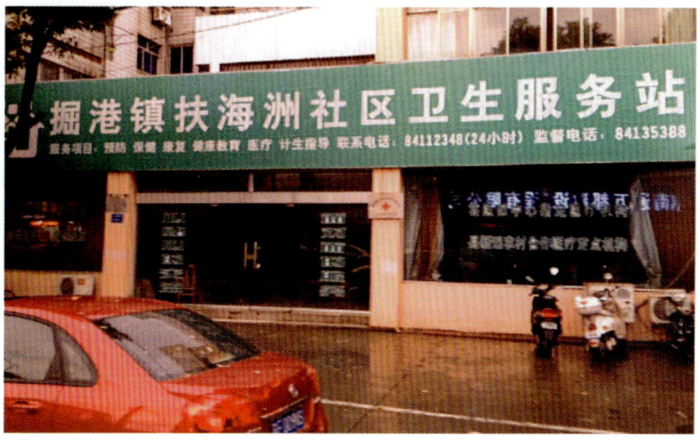

掘港镇扶海洲社区卫生服务站（2013 年摄）

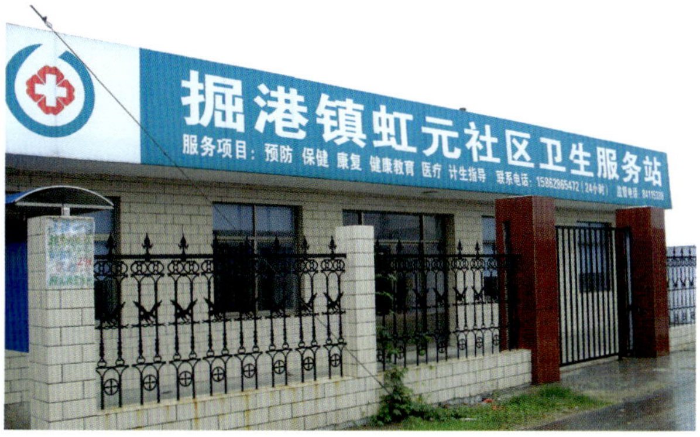

掘港镇虹元社区卫生服务站（2013 年摄）

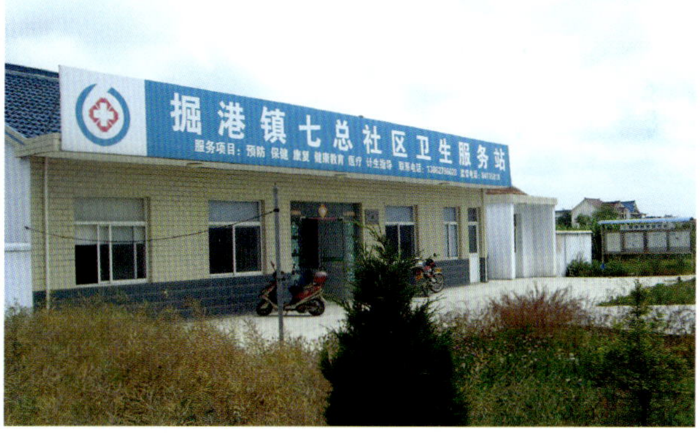

掘港镇七总社区卫生服务站（2013 年摄）

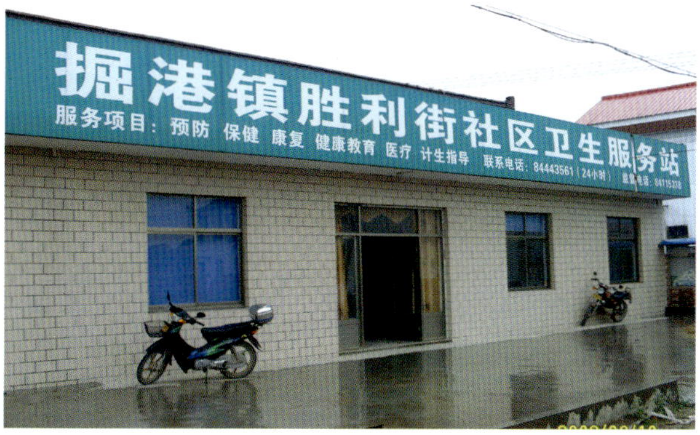

掘港镇胜利街社区卫生服务站（2013 年摄）

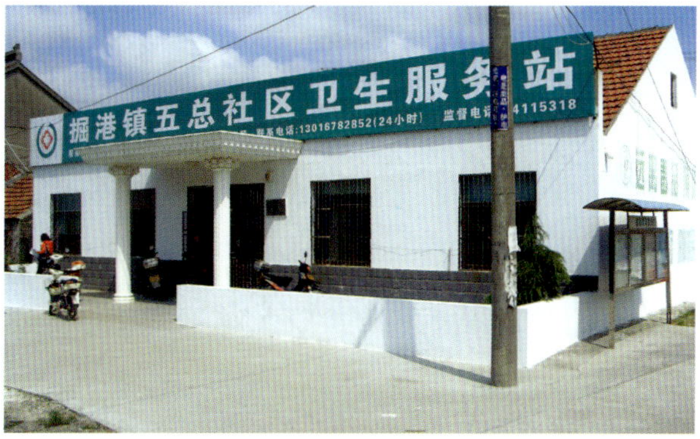

掘港镇五总社区卫生服务站（2013 年摄）

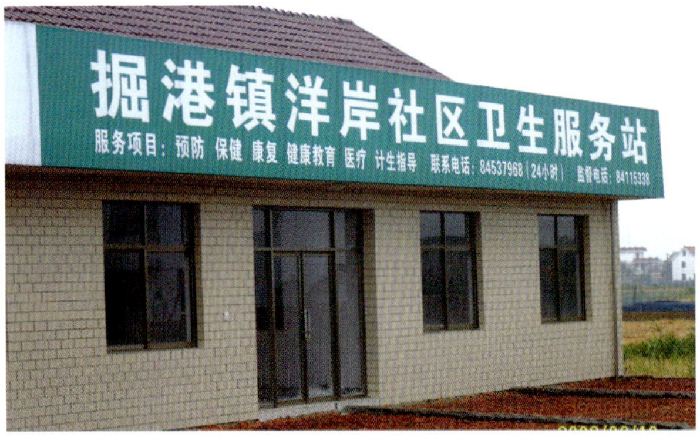

掘港镇洋岸社区卫生服务站（2013 年摄）

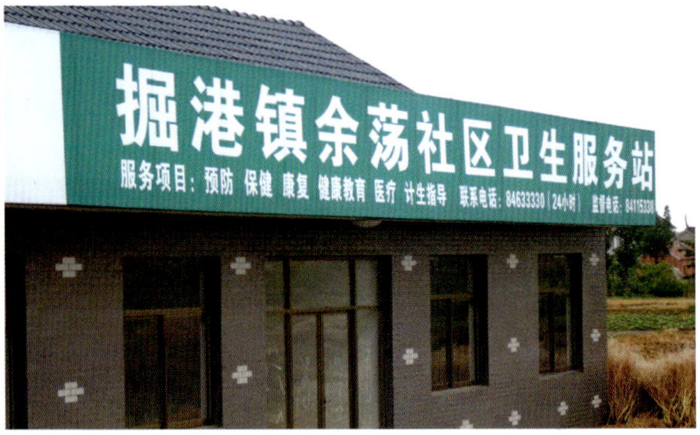

掘港镇余荡社区卫生服务站（2013 年摄）

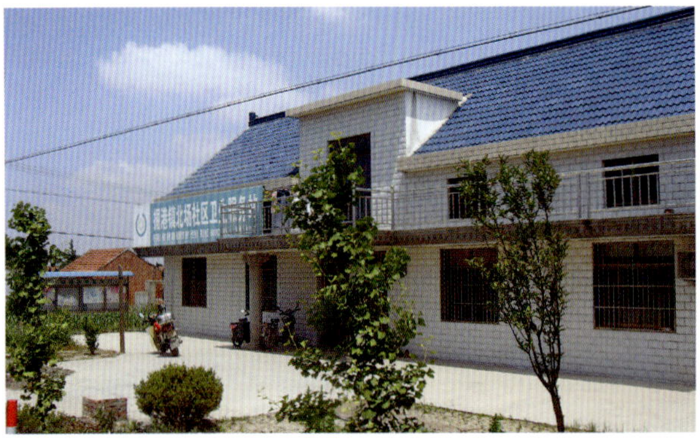
掘港镇北场社区卫生服务站（2013 年摄）

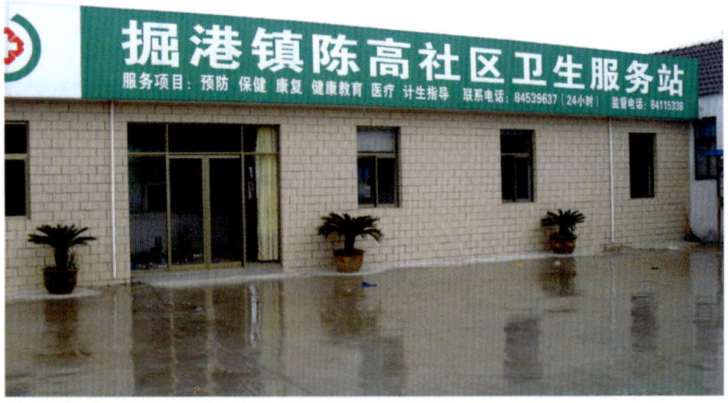

掘港镇陈高社区卫生服务站（2013 年摄）

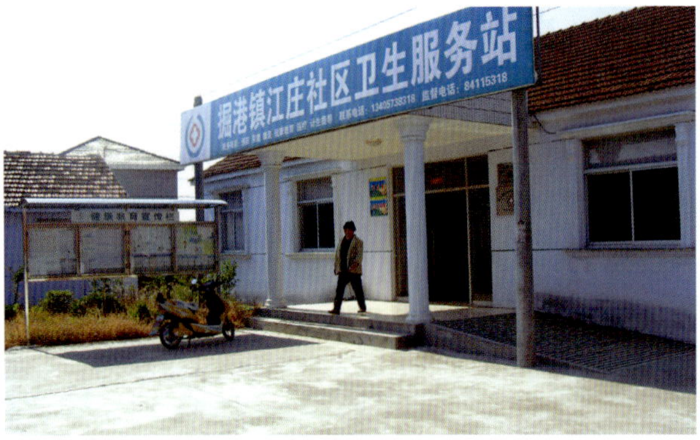

掘港镇江庄社区卫生服务站（2013 年摄）

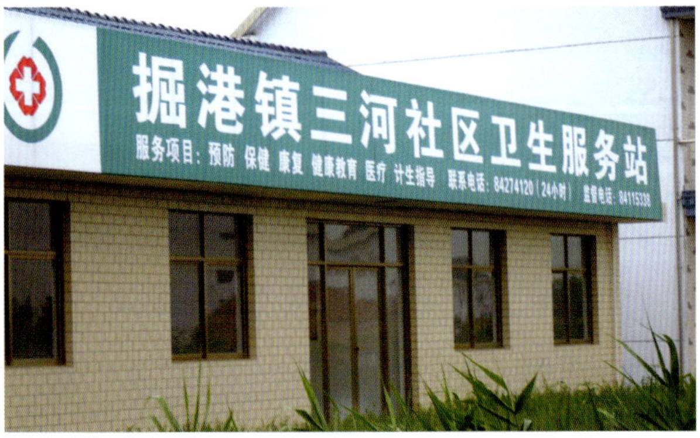

掘港镇三河社区卫生服务站（2013 年摄）

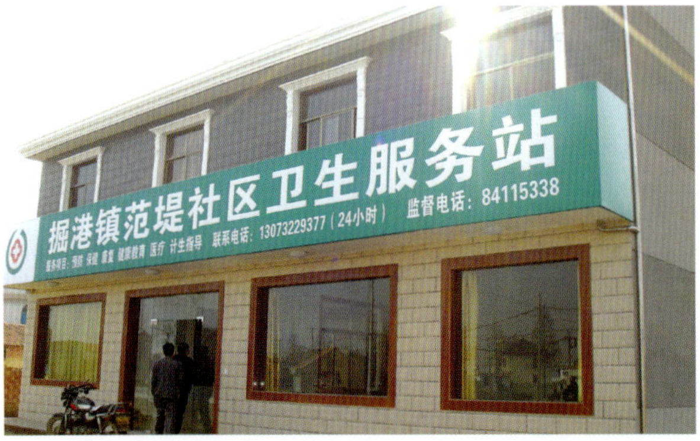

掘港镇范堤社区卫生服务站（2013 年摄）

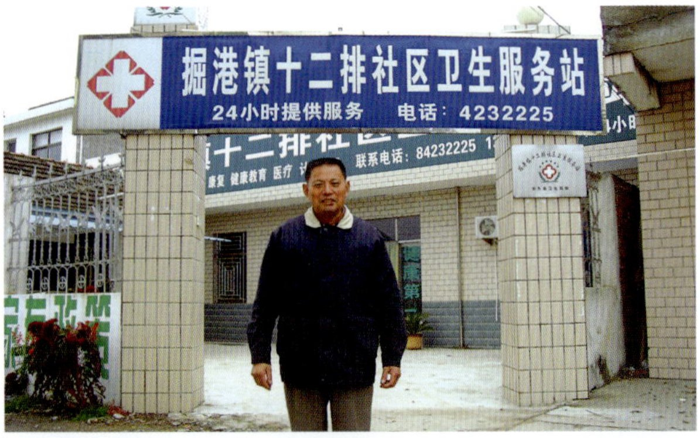

掘港镇十二排社区卫生服务站（2013 年摄）

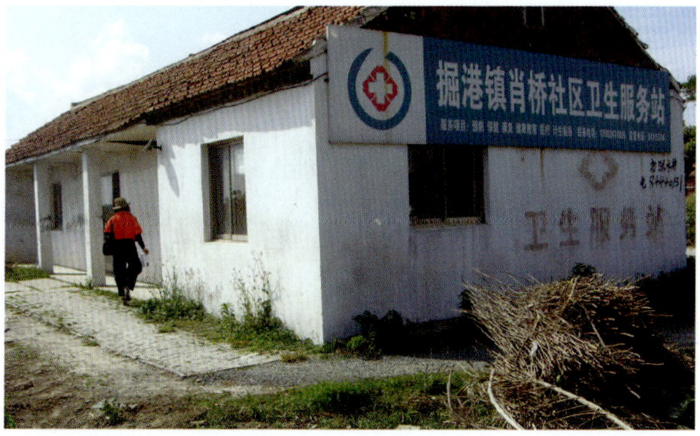

掘港镇肖桥社区卫生服务站（2013 年摄）

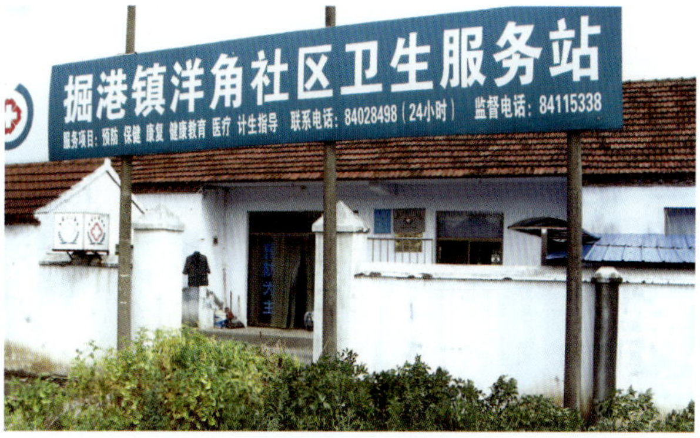

掘港镇洋角社区卫生服务站（2013 年摄）

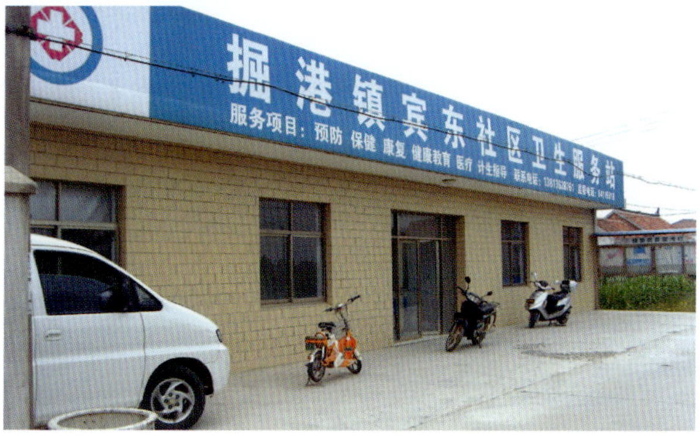

掘港镇宾东社区卫生服务站（2013 年摄）

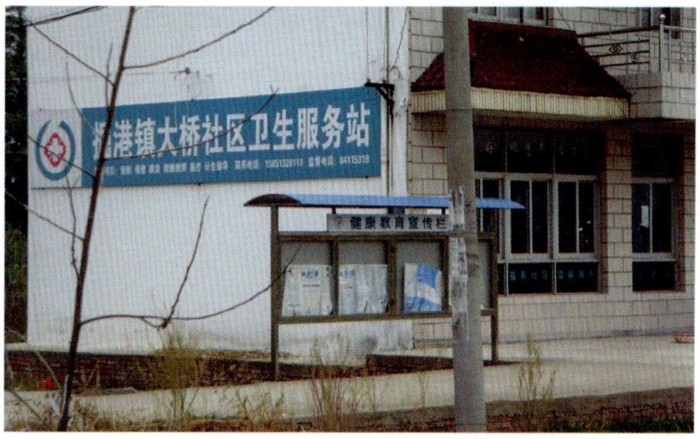

掘港镇大桥社区卫生服务站（2013 年摄）

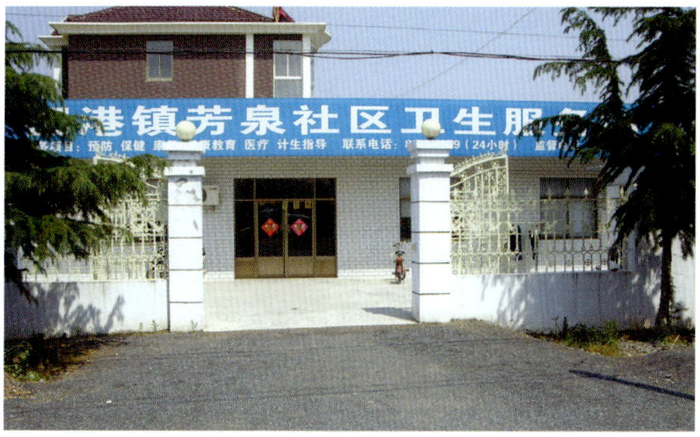

掘港镇芳泉社区卫生服务站（2013 年摄）

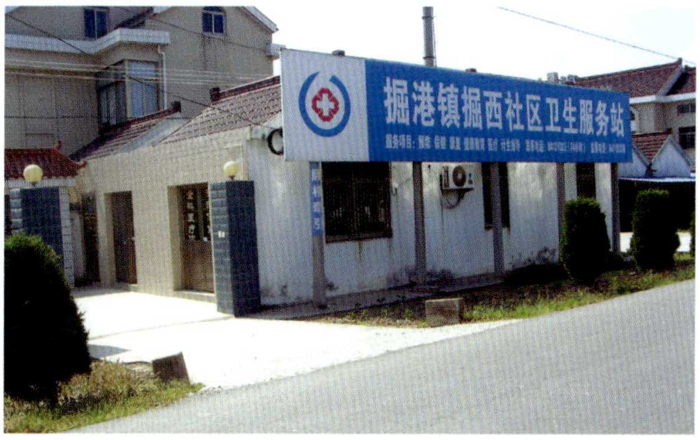

掘港镇掘西社区卫生服务站（2013 年摄）

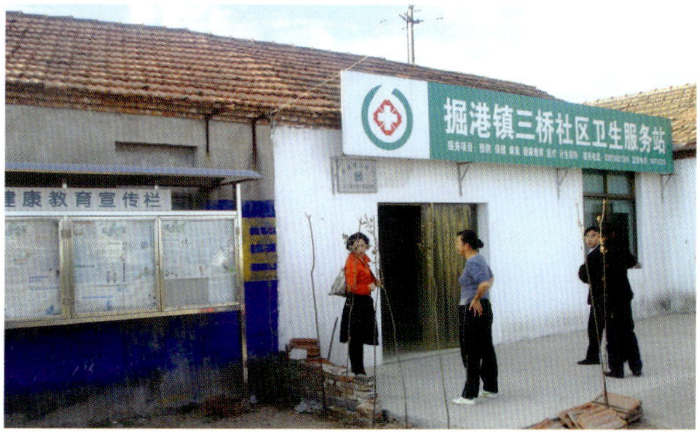

掘港镇三桥社区卫生服务站（2013 年摄）

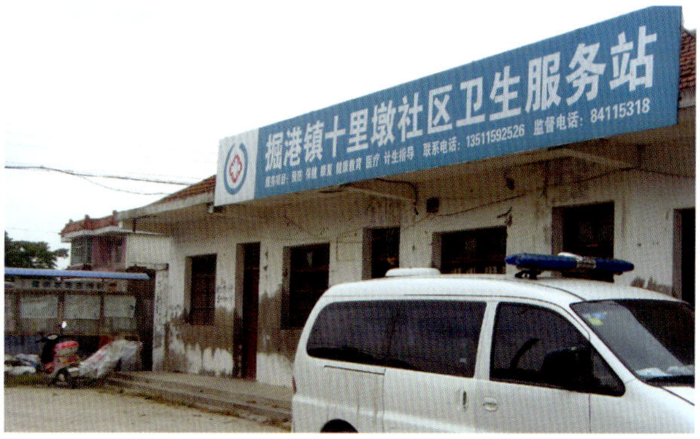

掘港镇十里墩社区卫生服务站（2013 年摄）

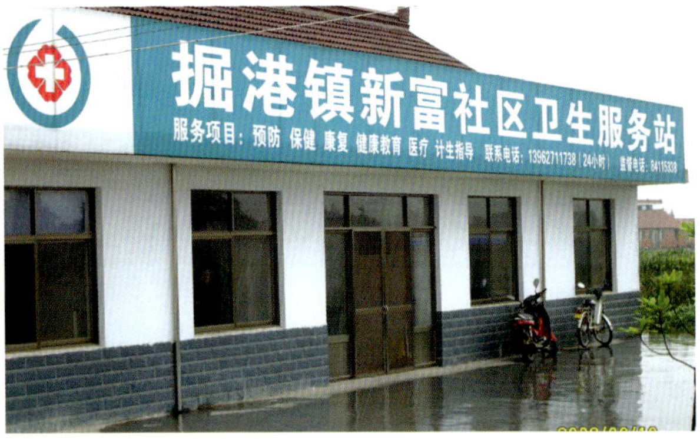

掘港镇新富社区卫生服务站（2013 年摄）

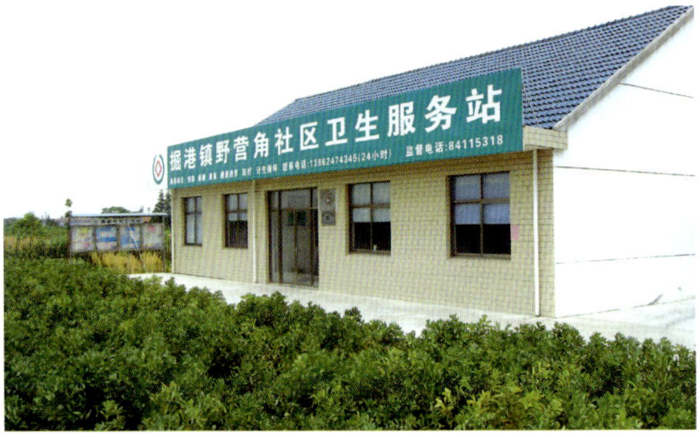

掘港镇野营角社区卫生服务站（2013 年摄）

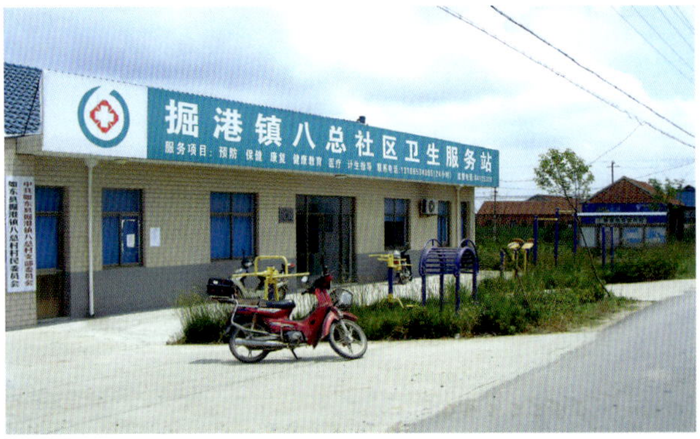

掘港镇八总社区卫生服务站（2013 年摄）

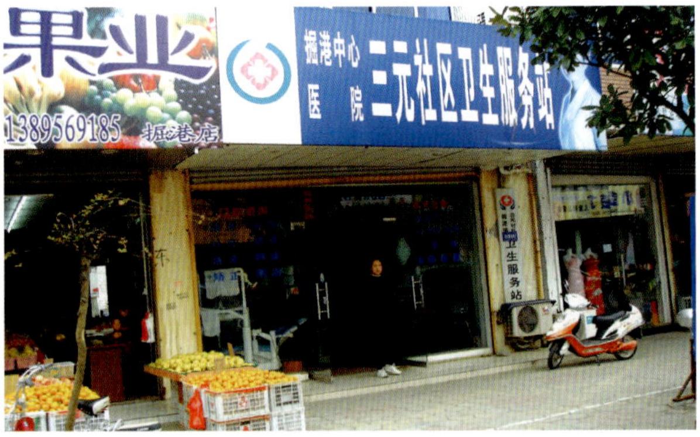

掘港镇三元社区卫生服务站（2013 年摄）

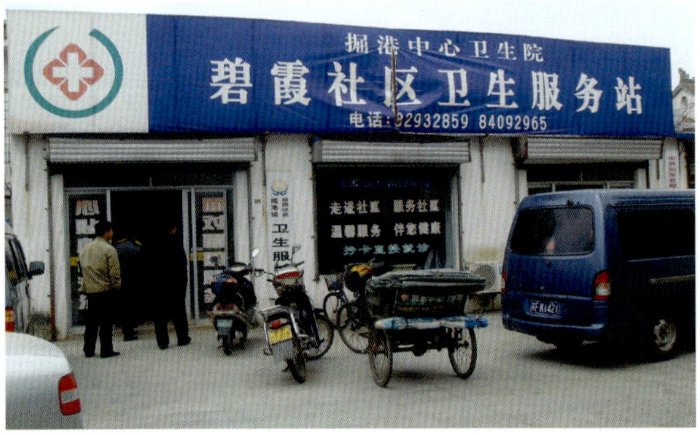

掘港镇碧霞社区卫生服务站（2013 年摄）

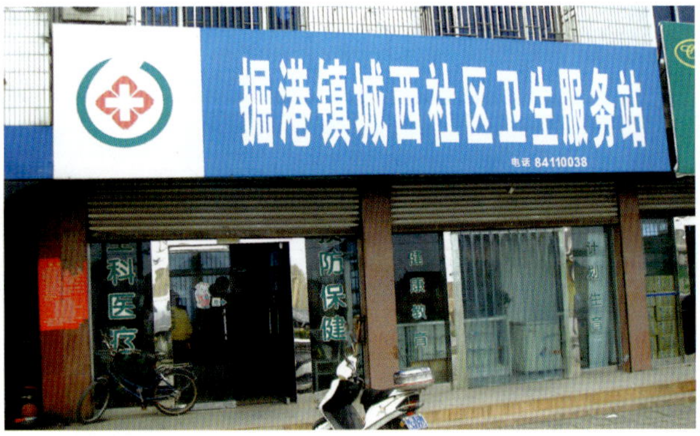

掘港镇城西社区卫生服务站（2013 年摄）

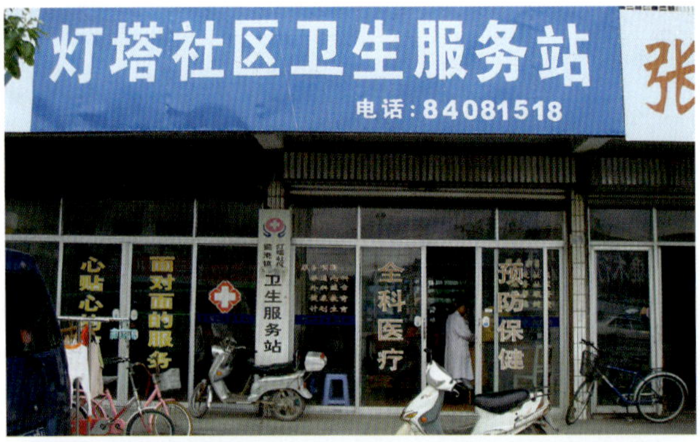

掘港镇灯塔社区卫生服务站（2013 年摄）

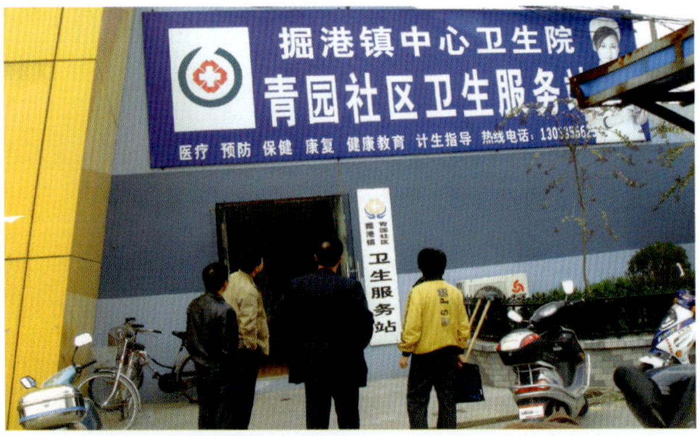

掘港镇青园社区卫生服务站（2013 年摄）

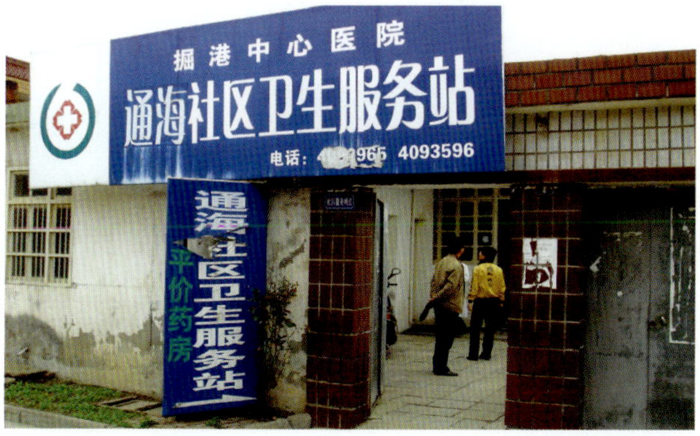

掘港镇通海社区卫生服务站（2013 年摄）

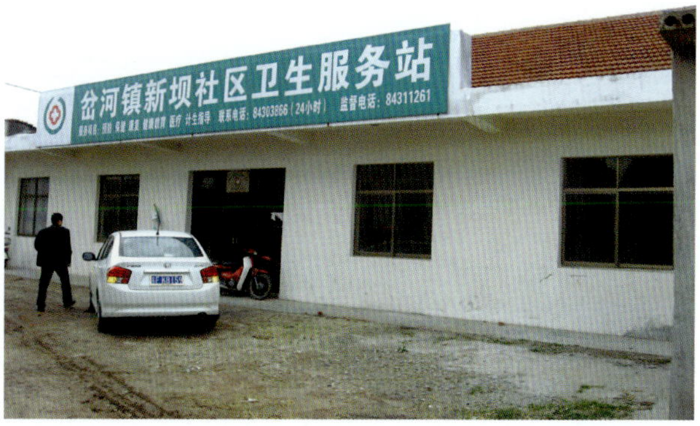

岔河镇新坝社区卫生服务站（2013 年摄）

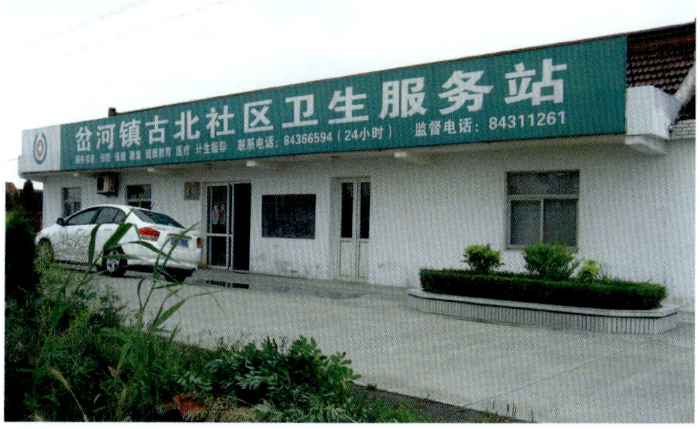

岔河镇古北社区卫生服务站（2013 年摄）

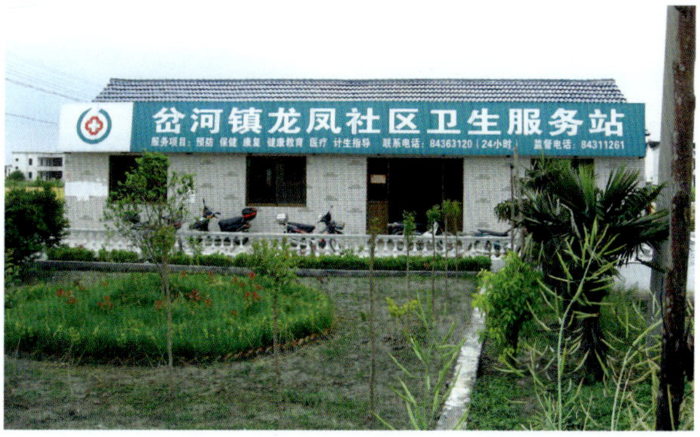

岔河镇龙凤社区卫生服务站（2013 年摄）

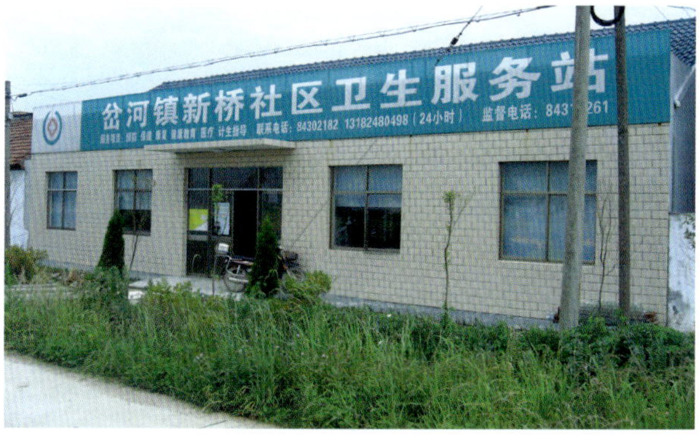

岔河镇新桥社区卫生服务站（2013 年摄）

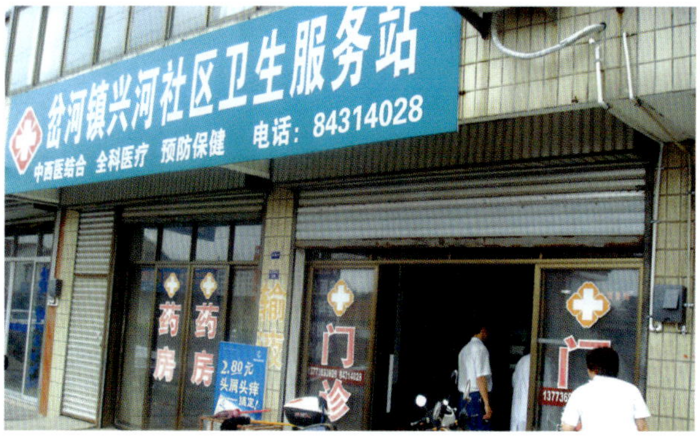

岔河镇兴河社区卫生服务站（2013 年摄）

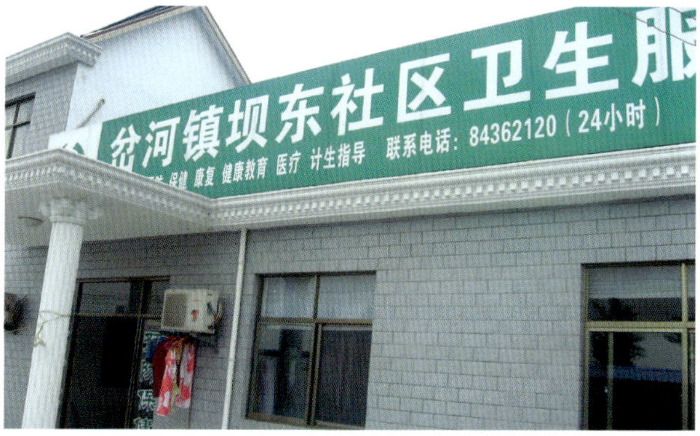

岔河镇坝东社区卫生服务站（2013 年摄）

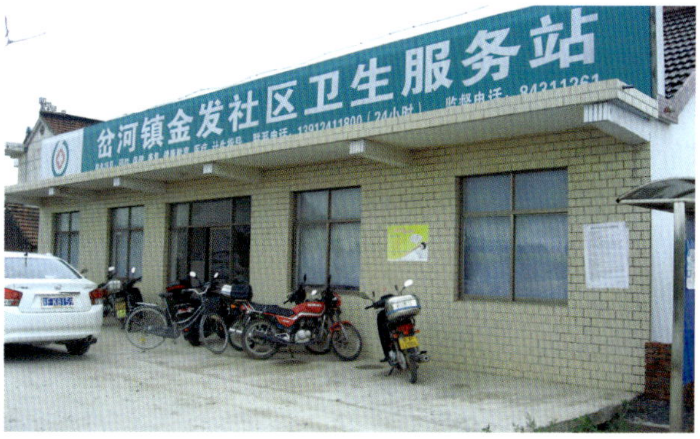

岔河镇金发社区卫生服务站（2013 年摄）

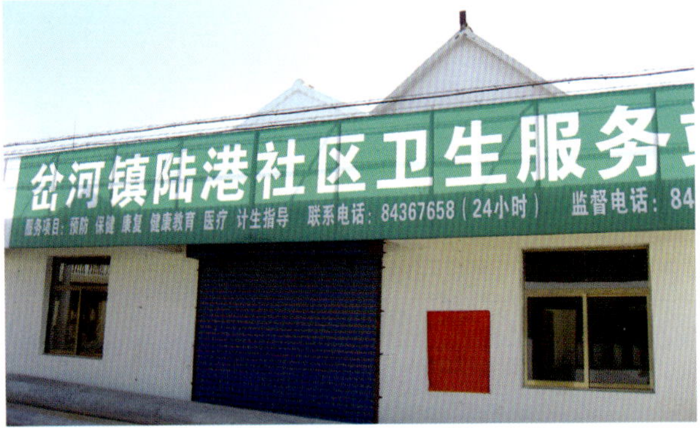

岔河镇陆港社区卫生服务站（2013 年摄）

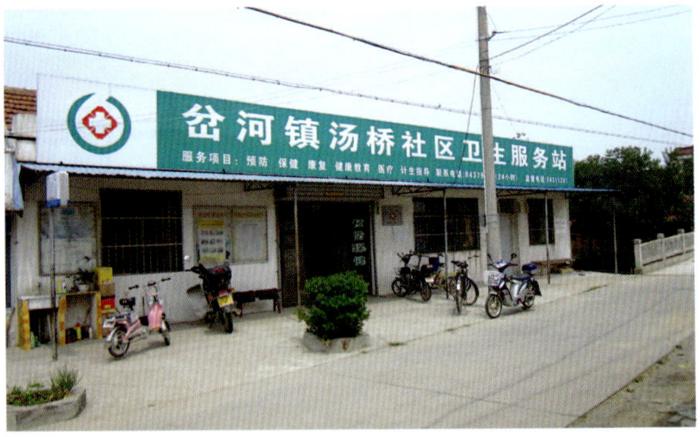

岔河镇汤桥社区卫生服务站（2013 年摄）

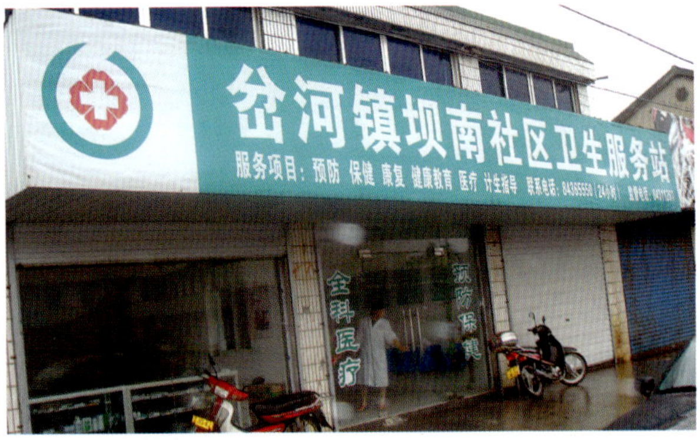

岔河镇坝南社区卫生服务站（2013 年摄）

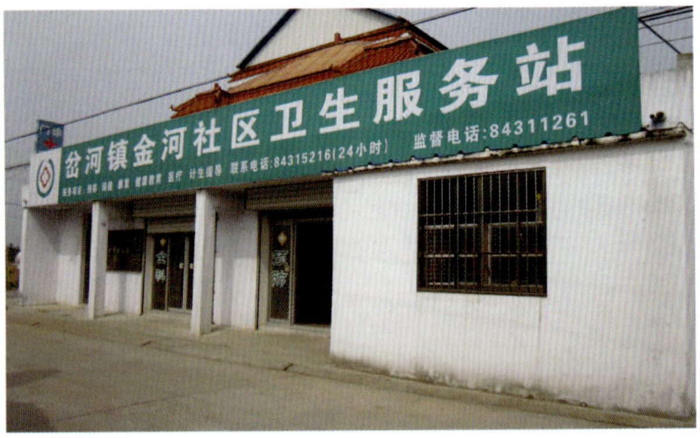

岔河镇金河社区卫生服务站（2013 年摄）

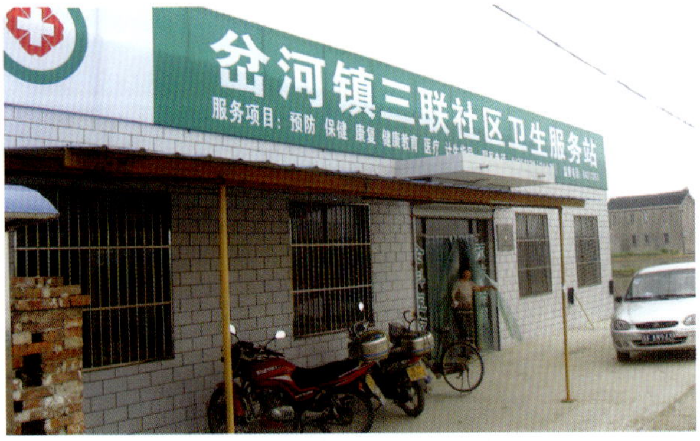

岔河镇三联社区卫生服务站（2013 年摄）

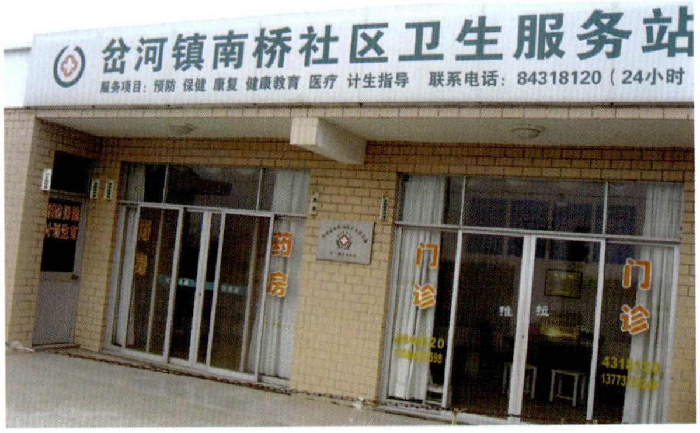

岔河镇南桥社区卫生服务站（2013 年摄）

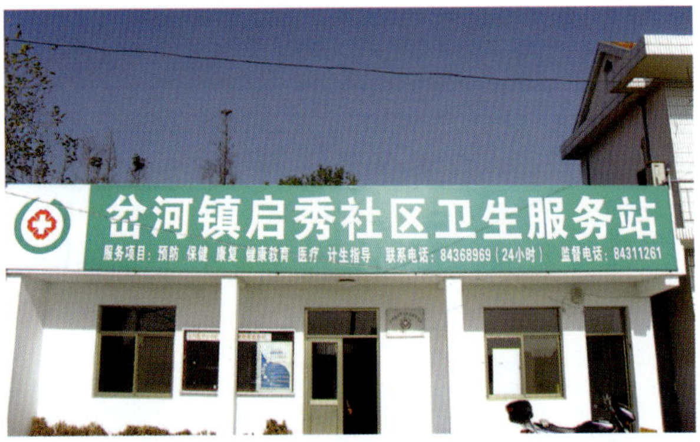

岔河镇启秀社区卫生服务站（2013 年摄）

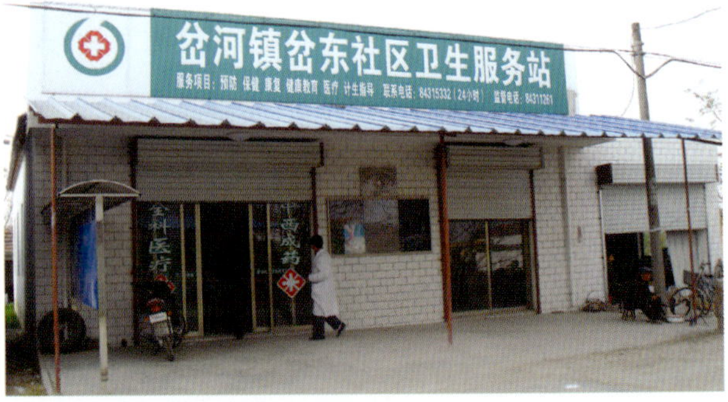

岔河镇岔东社区卫生服务站（2013 年摄）

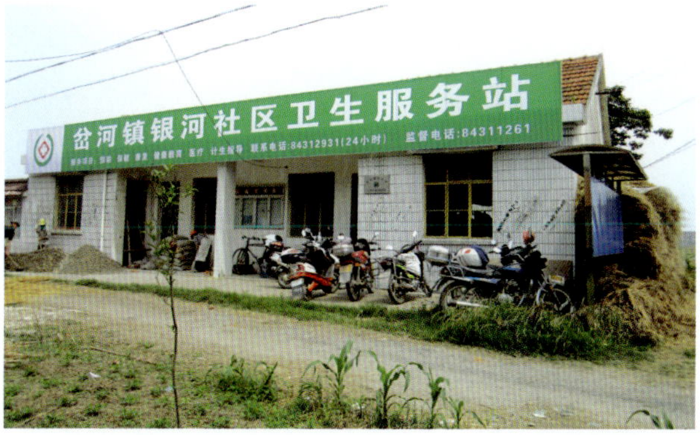

岔河镇银河社区卫生服务站（2013 年摄）

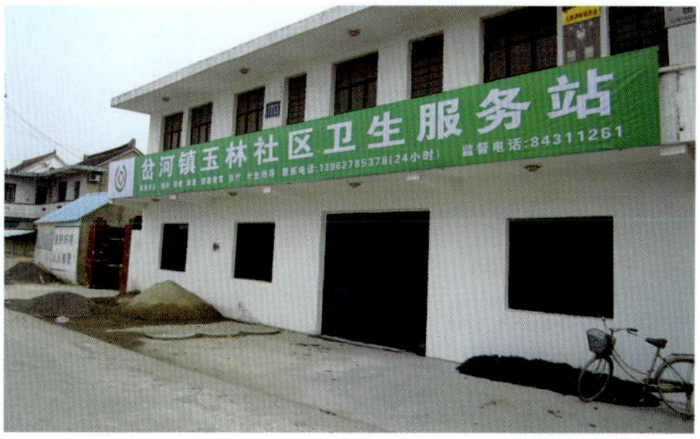

岔河镇玉林社区卫生服务站（2013 年摄）

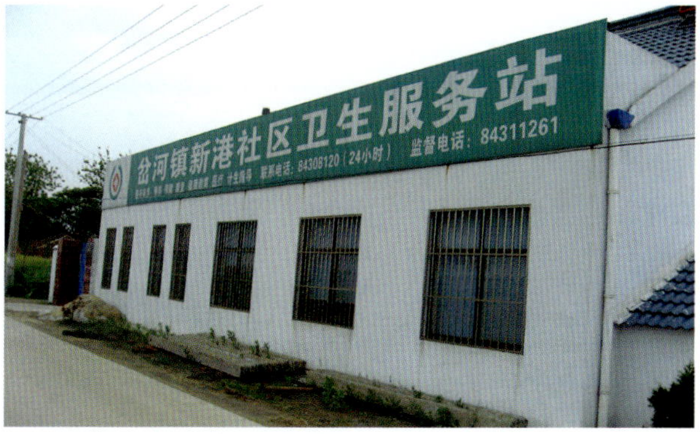

岔河镇新港社区卫生服务站（2013 年摄）

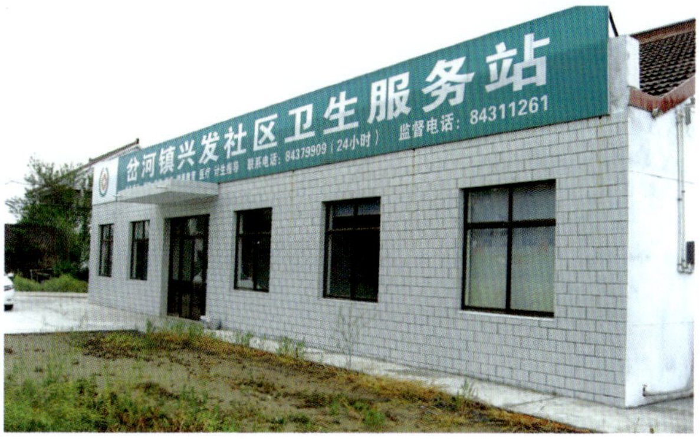

岔河镇兴发社区卫生服务站（2013 年摄）

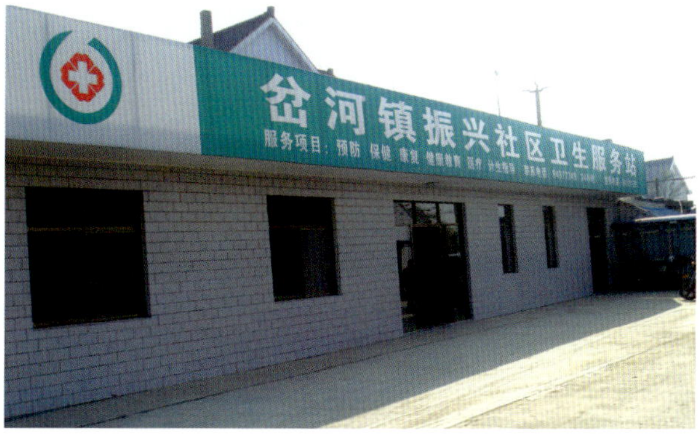

岔河镇振兴社区卫生服务站（2013 年摄）

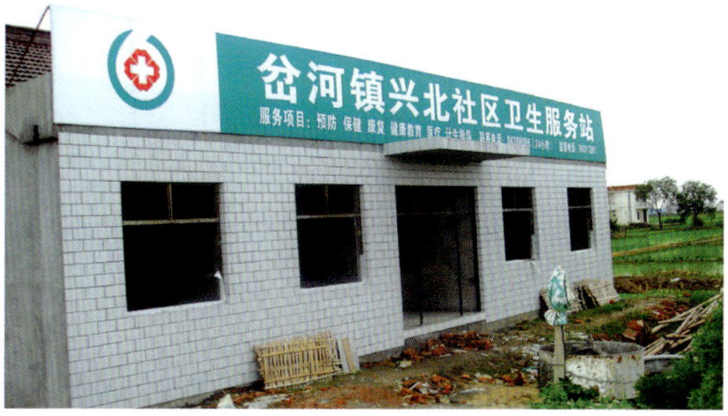

岔河镇兴北社区卫生服务站（2013 年摄）

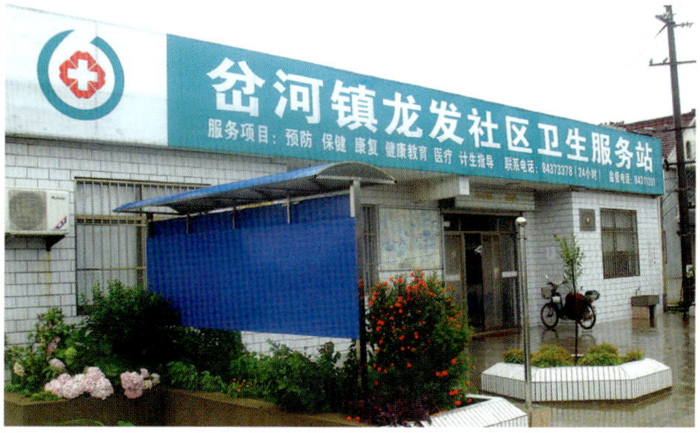

岔河镇龙发社区卫生服务站（2013 年摄）

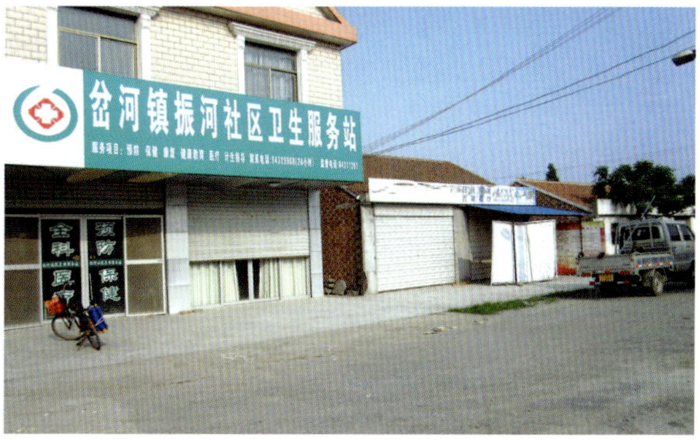

岔河镇振河社区卫生服务站（2013 年摄）

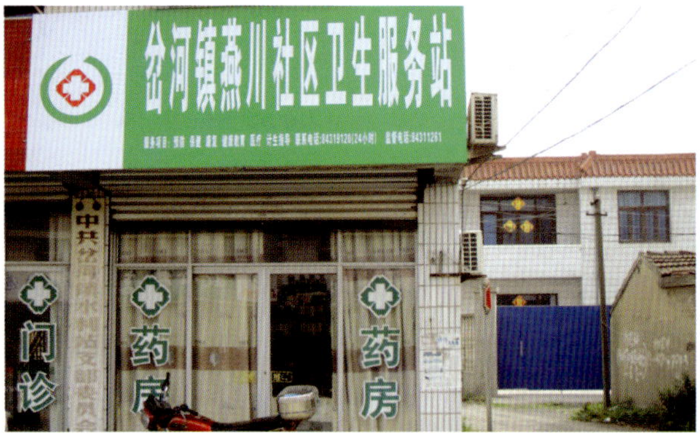

岔河镇燕川社区卫生服务站（2013 年摄）

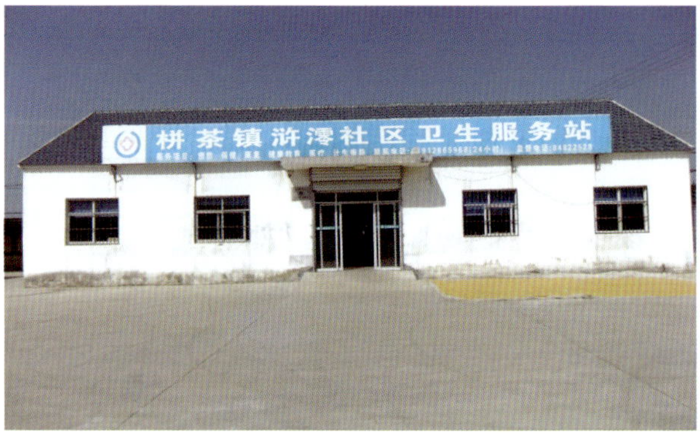

栟茶镇浒澪社区卫生服务站（2013 年摄）

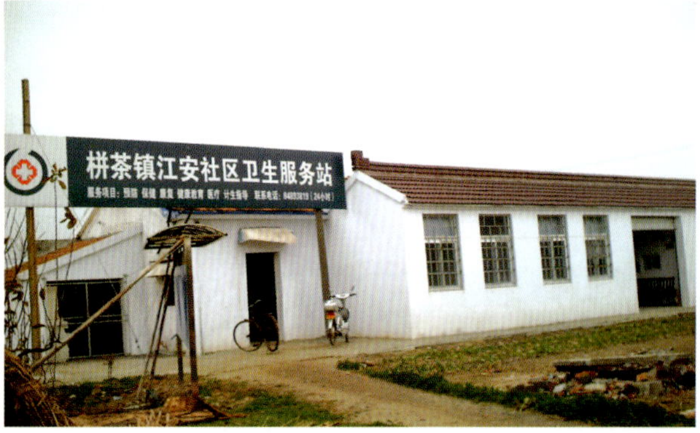

栟茶镇江安社区卫生服务站（2013 年摄）

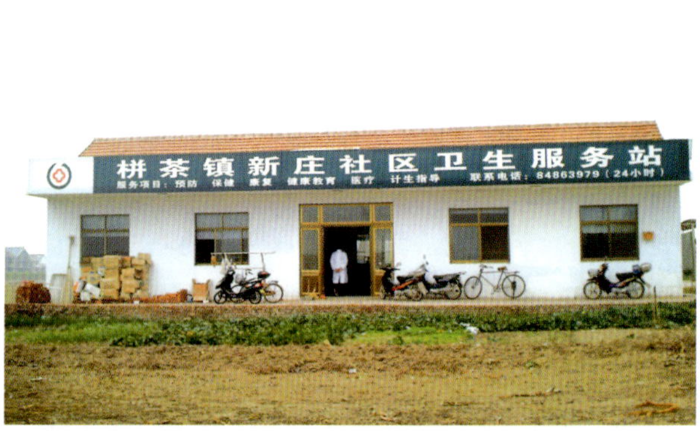

栟茶镇新庄社区卫生服务站（2013 年摄）

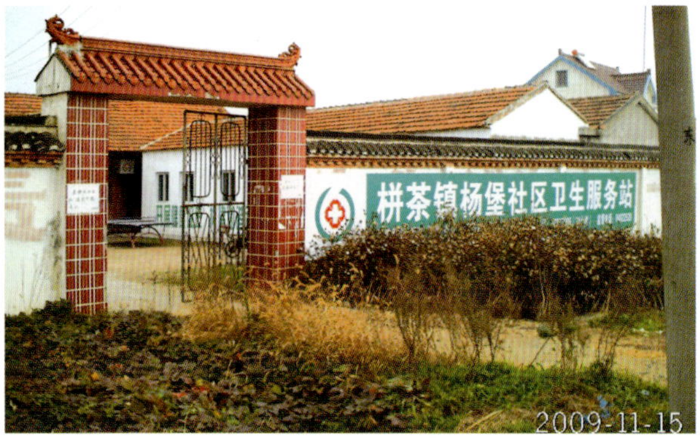

栟茶镇杨堡社区卫生服务站（2013 年摄）

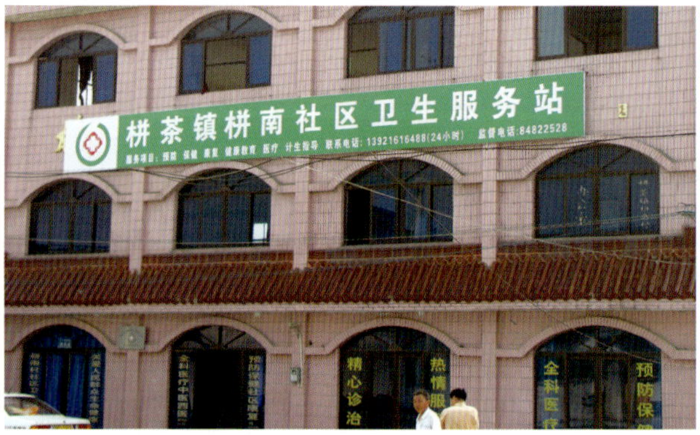

栟茶镇栟南社区卫生服务站（2013 年摄）

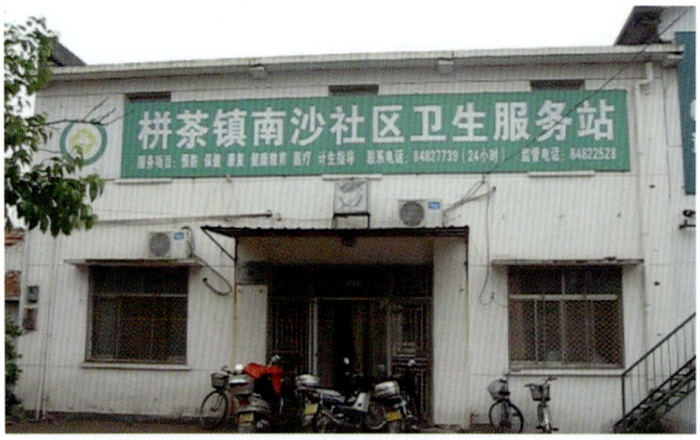

栟茶镇南沙社区卫生服务站（2013 年摄））

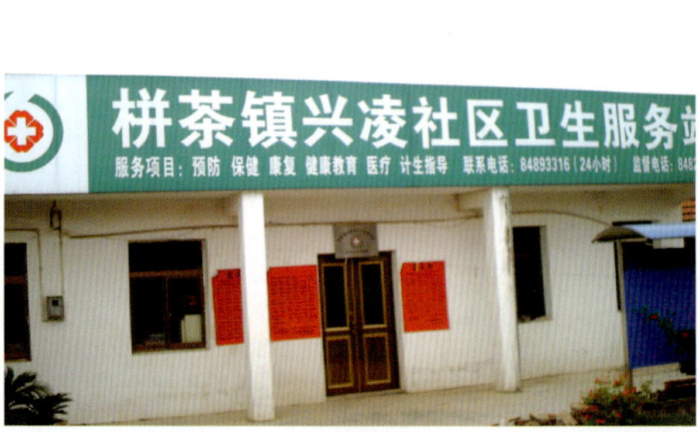

栟茶镇兴凌社区卫生服务站（2013 年摄）

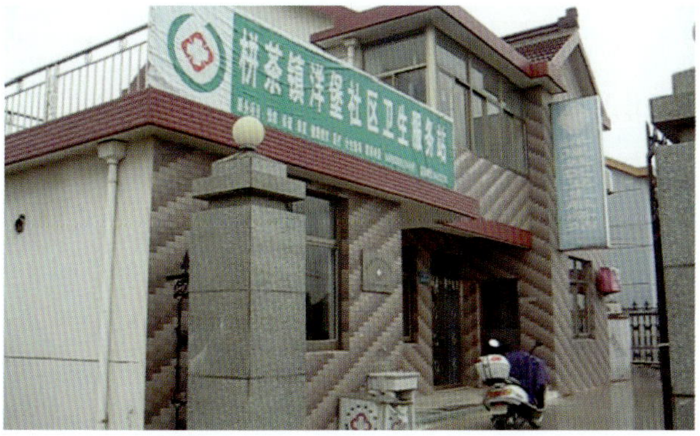

栟茶镇洋堡社区卫生服务站（2013 年摄）

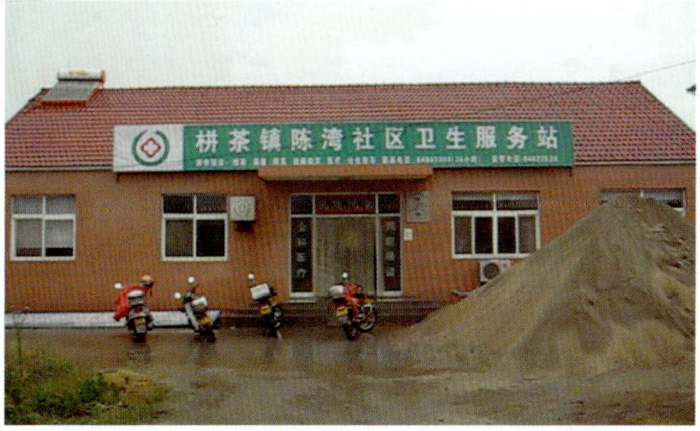

栟茶镇陈湾社区卫生服务站（2013 年摄）

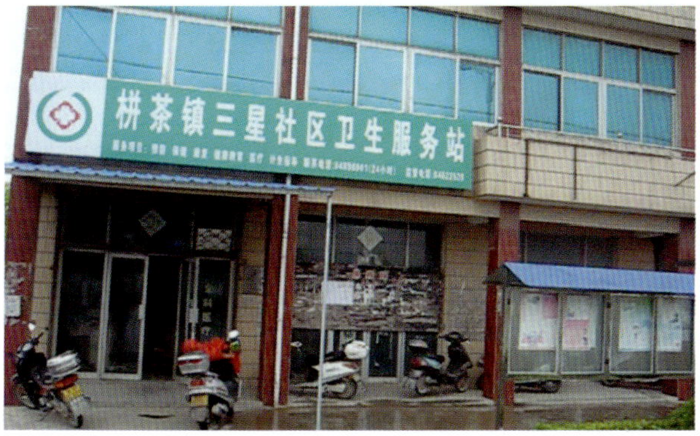

栟茶镇三星社区卫生服务站（2013 年摄）

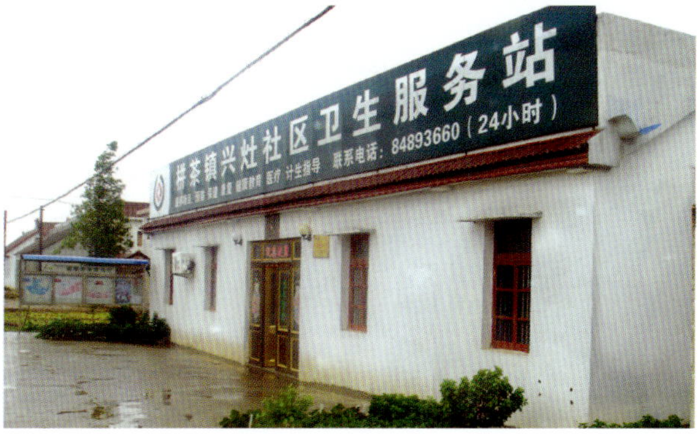

栟茶镇兴灶社区卫生服务站（2013 年摄）

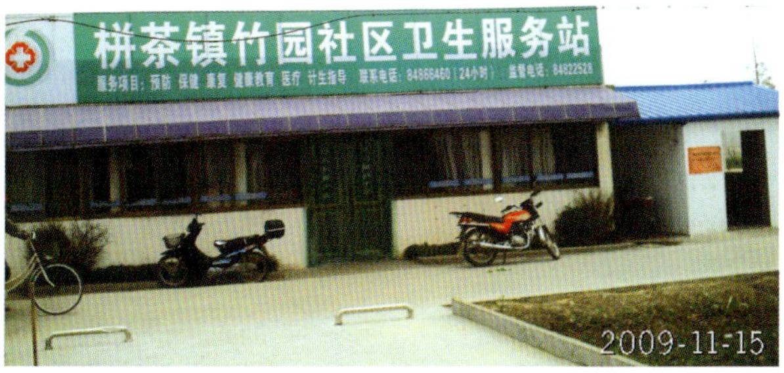

栟茶镇竹园社区卫生服务站（2013 年摄）

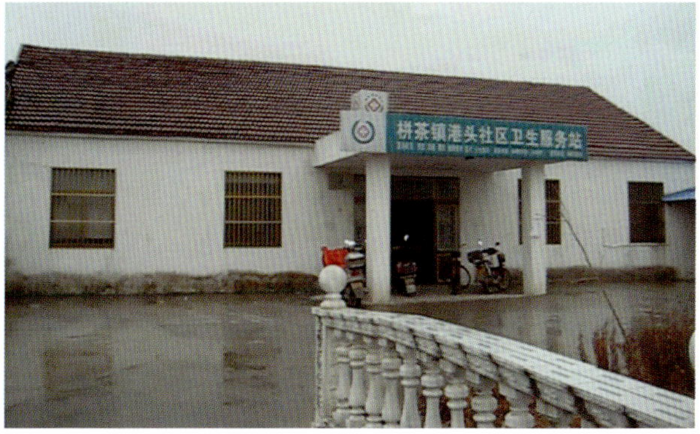

栟茶镇港头社区卫生服务站（2013 年摄）

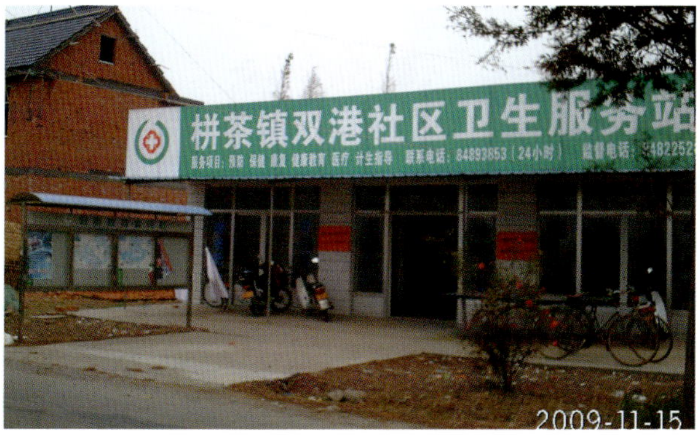

栟茶镇双港社区卫生服务站（2013 年摄）

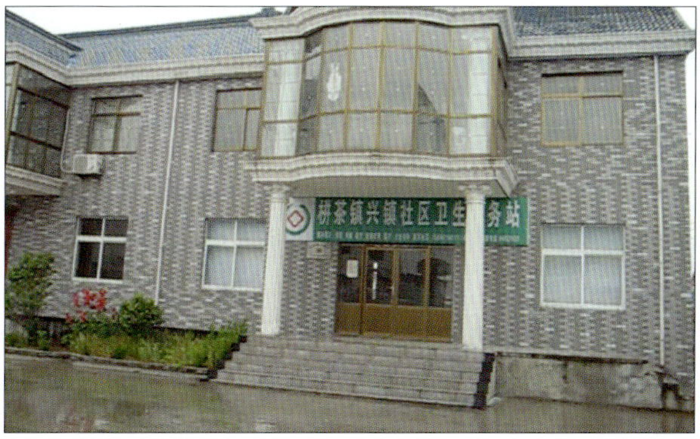
栟茶镇兴镇社区卫生服务站（2013 年摄）

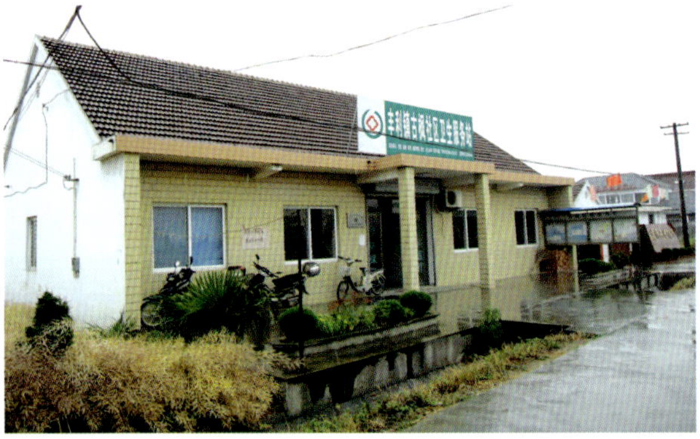

丰利镇古枫社区卫生服务站（2013 年摄）

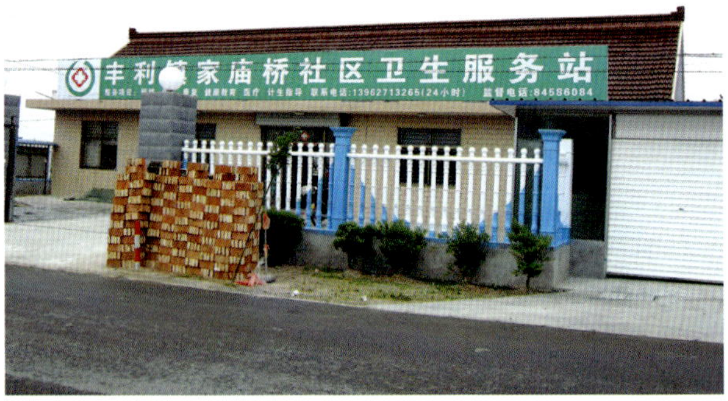

丰利镇家庙桥社区卫生服务站（2013 年摄）

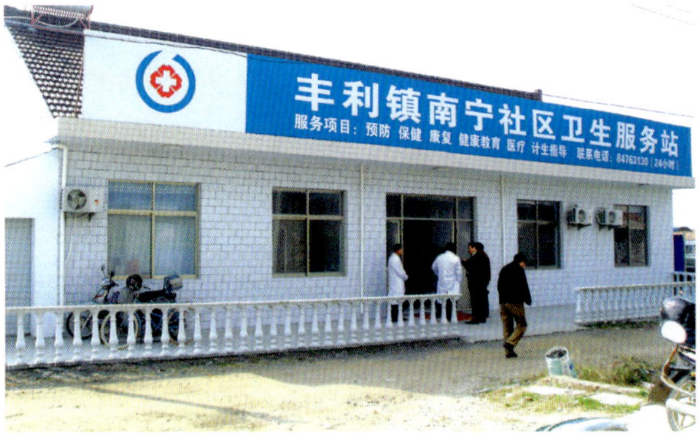

丰利镇南宁社区卫生服务站（2013 年摄）

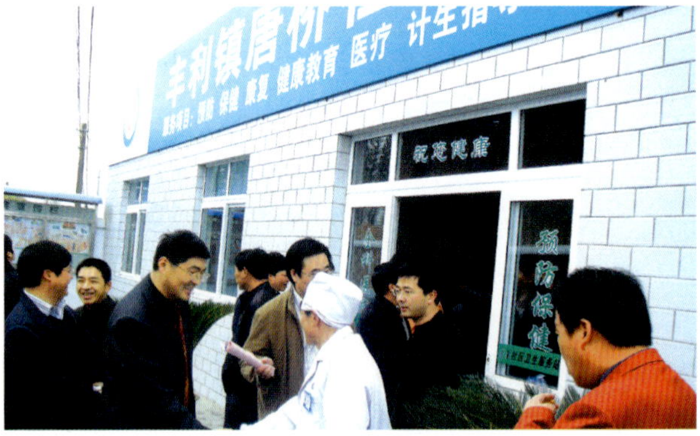

丰利镇唐桥社区卫生服务站（2013 年摄）

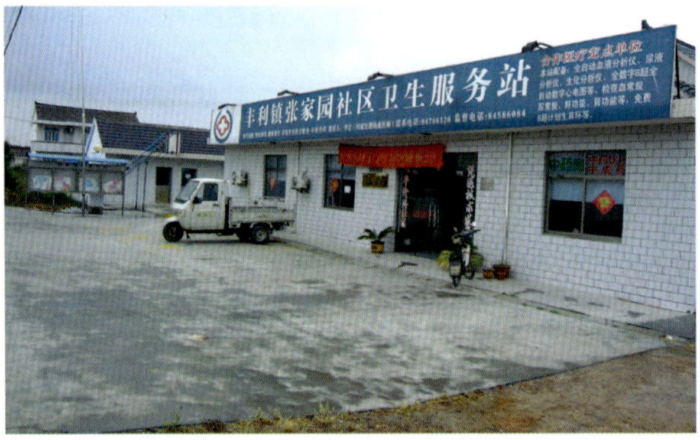

丰利镇张家园社区卫生服务站（2013 年摄）

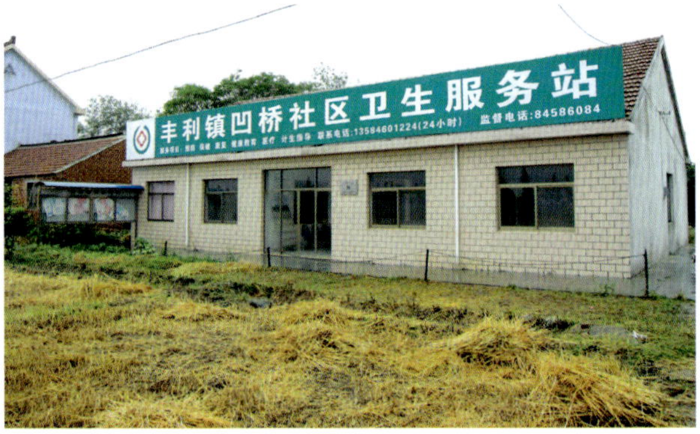

丰利镇凹桥社区卫生服务站（2013 年摄）

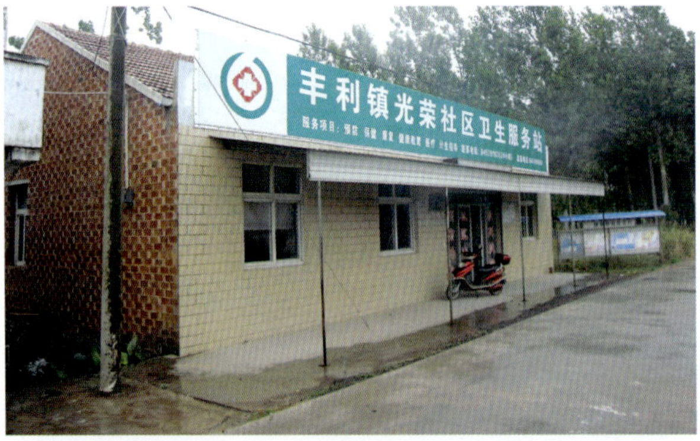

丰利镇光荣社区卫生服务站（2013 年摄）

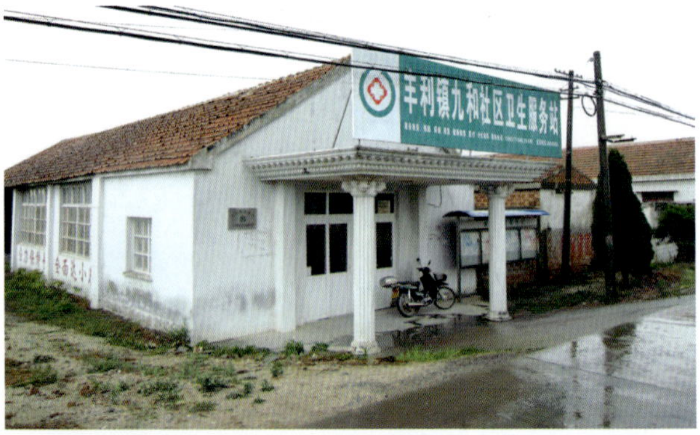

丰利镇九和社区卫生服务站（2013 年摄）

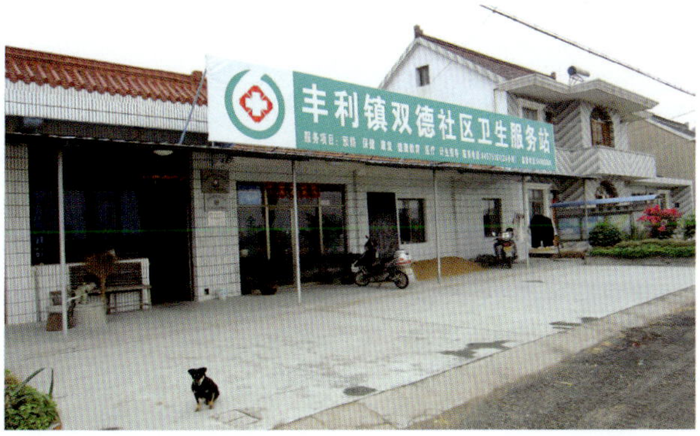

丰利镇双德社区卫生服务站（2013 年摄）

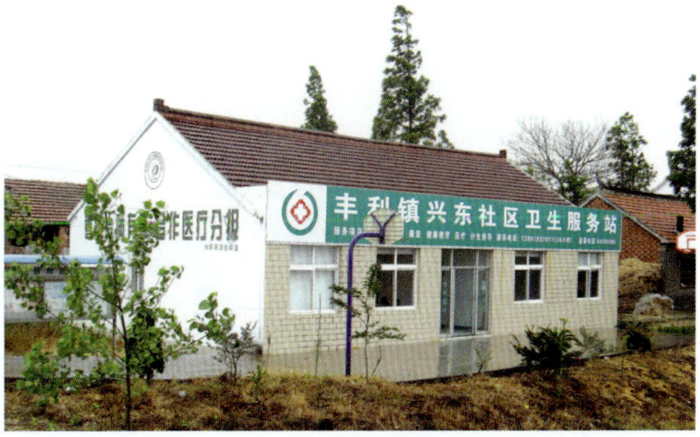

丰利镇兴东社区卫生服务站（2013 年摄）

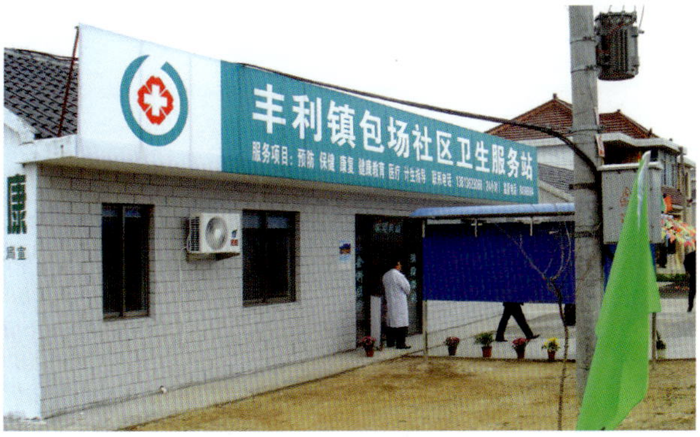

丰利镇包场社区卫生服务站（2013 年摄）

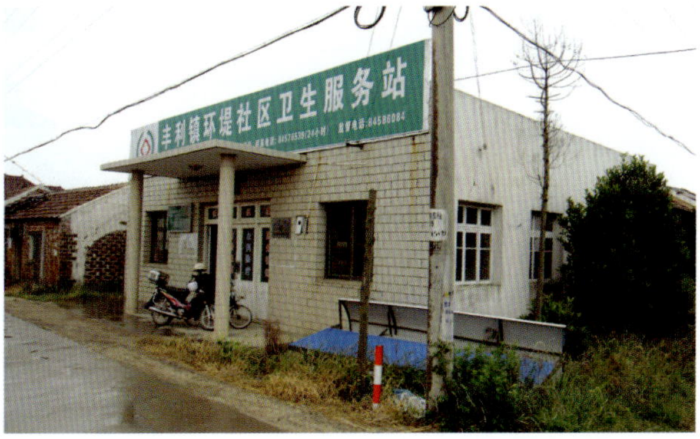

丰利镇环堤社区卫生服务站（2013 年摄）

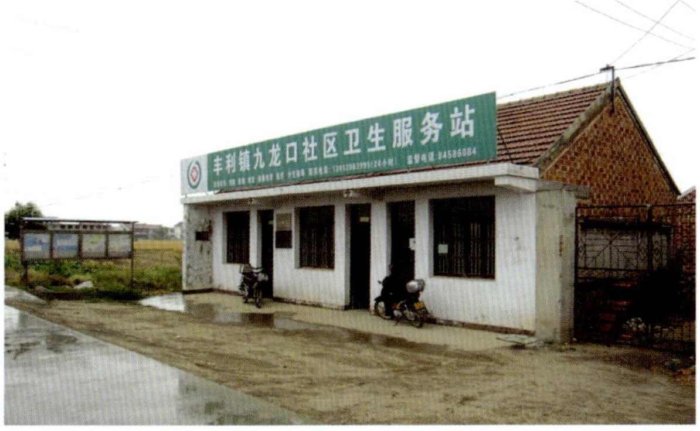

丰利镇九龙口社区卫生服务站（2013 年摄）

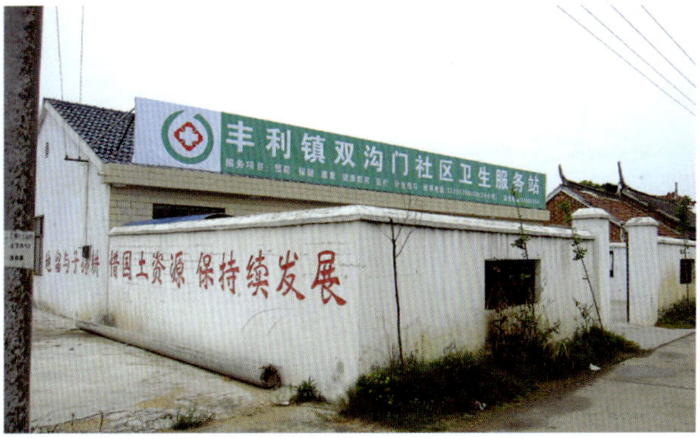

丰利镇双沟门社区卫生服务站（2013 年摄）

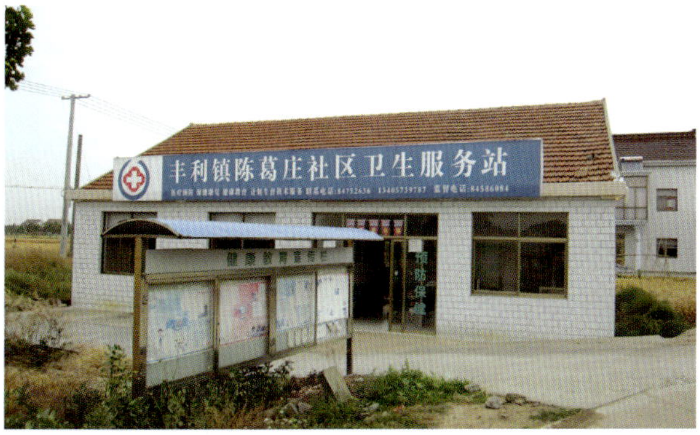

丰利镇陈葛庄社区卫生服务站（2013 年摄）

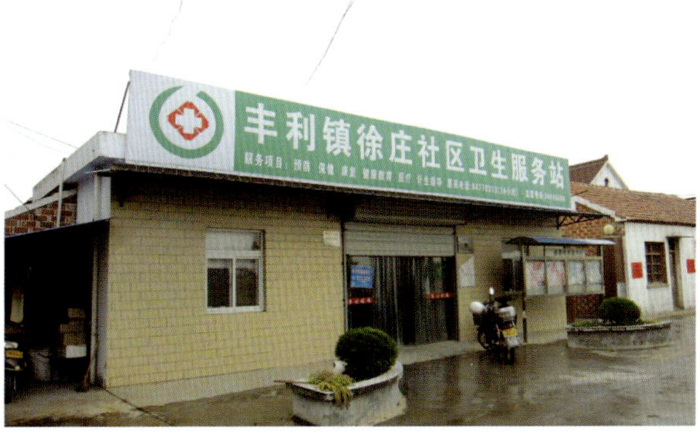

丰利镇徐庄社区卫生服务站（2013 年摄）

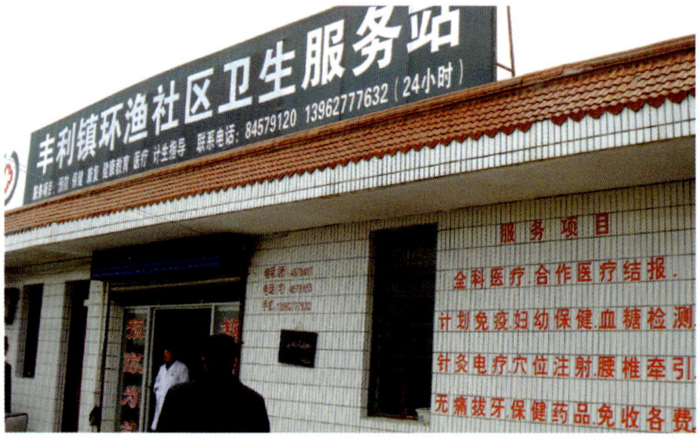

丰利镇环渔社区卫生服务站（2013 年摄）

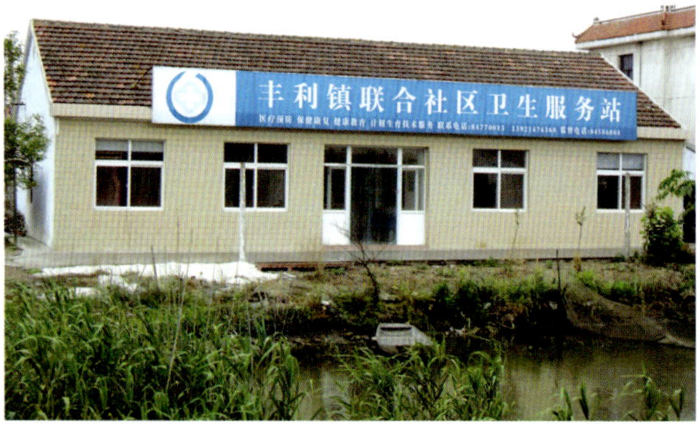

丰利镇联合社区卫生服务站（2013 年摄）

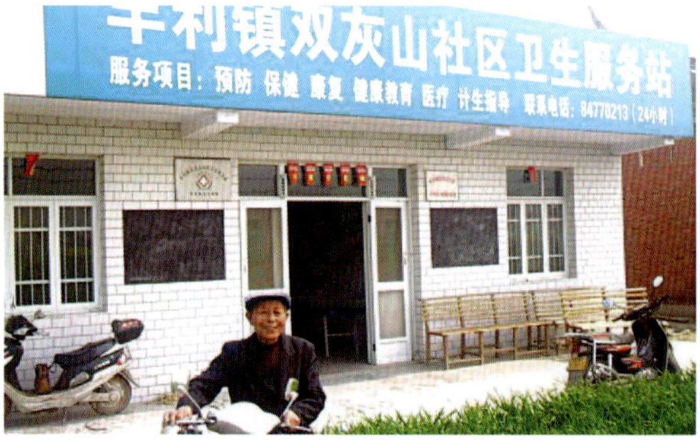

丰利镇双灰山社区卫生服务站（2013 年摄）

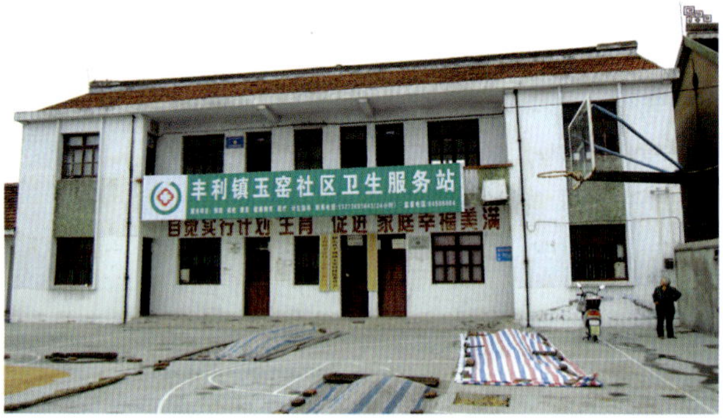

丰利镇玉窑社区卫生服务站（2013 年摄）

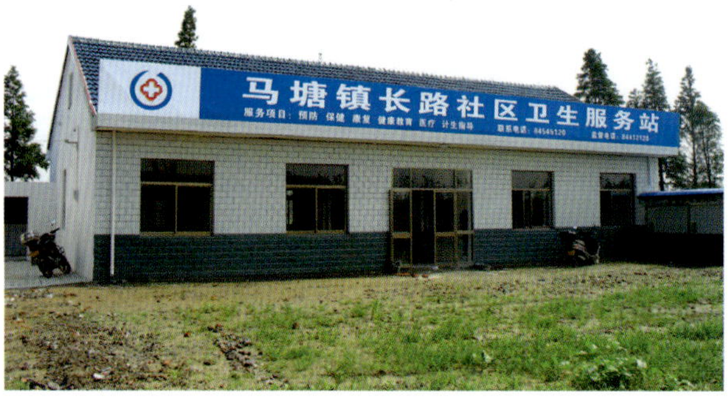

马塘镇长路社区卫生服务站（2013 年摄）

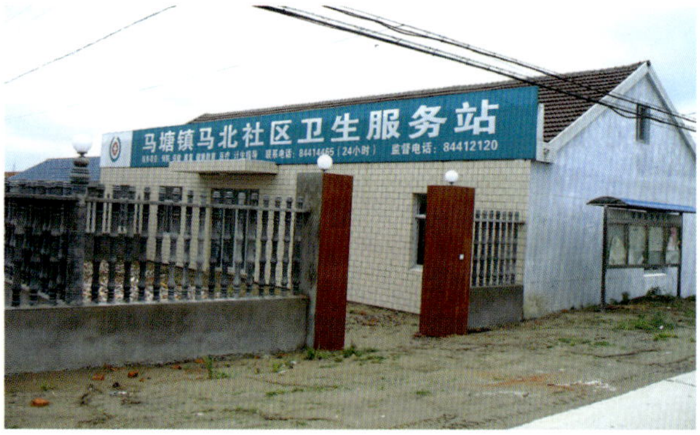

马塘镇马北社区卫生服务站（2013 年摄）

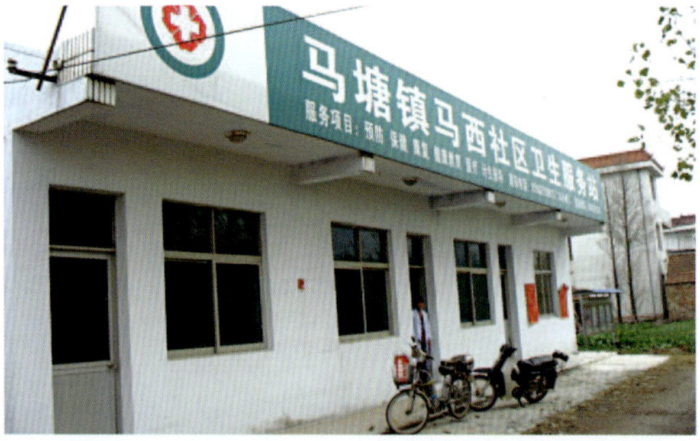

马塘镇马西社区卫生服务站（2013 年摄）

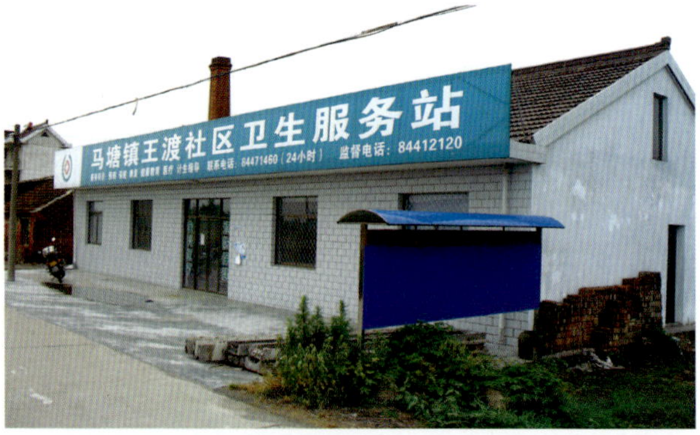

马塘镇王渡社区卫生服务站（2013 年摄）

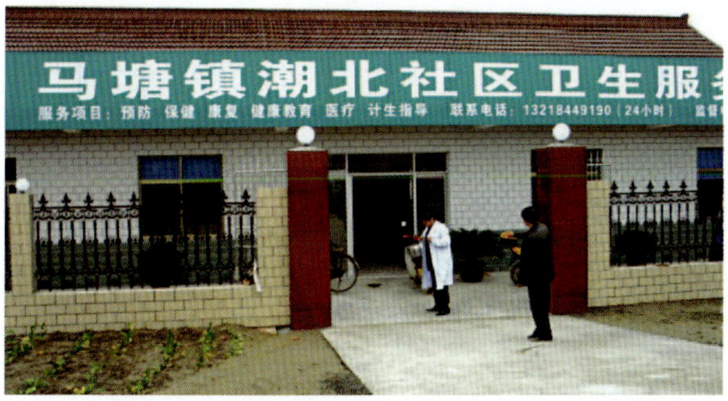

马塘镇潮北社区卫生服务站（2013 年摄）

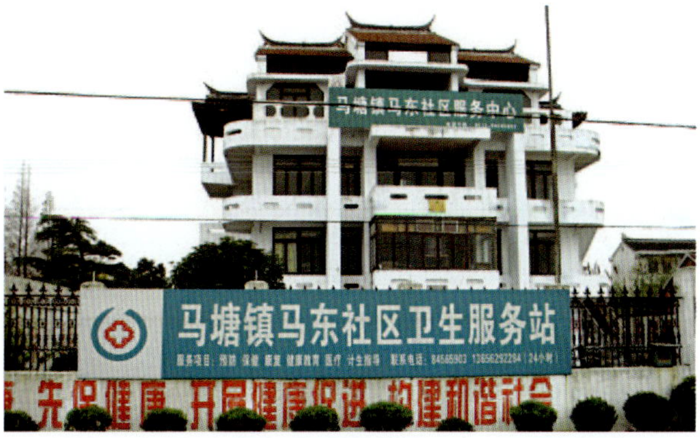

马塘镇马东社区卫生服务站（2013 年摄）

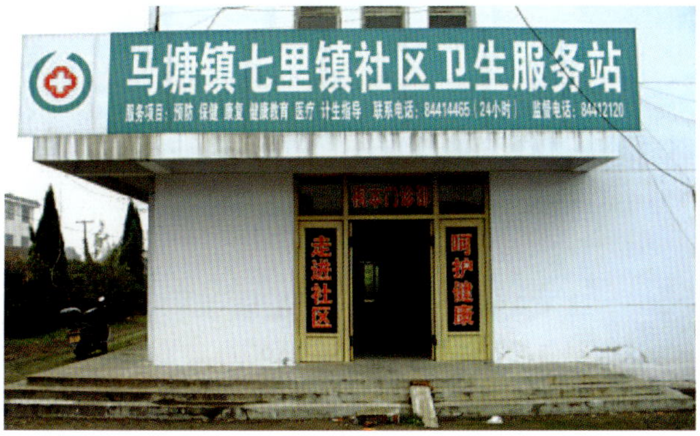

马塘镇七里镇社区卫生服务站（2013 年摄）

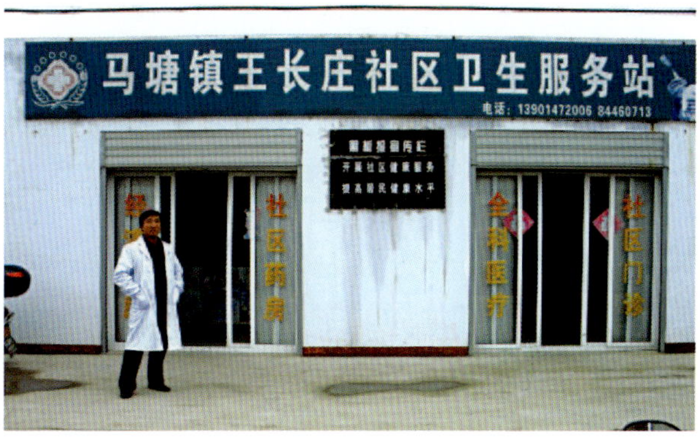

马塘镇王长庄社区卫生服务站（2013 年摄）

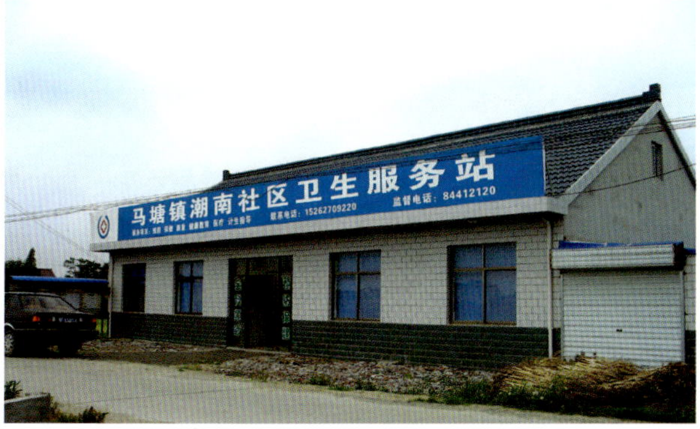

马塘镇潮南社区卫生服务站（2013 年摄）

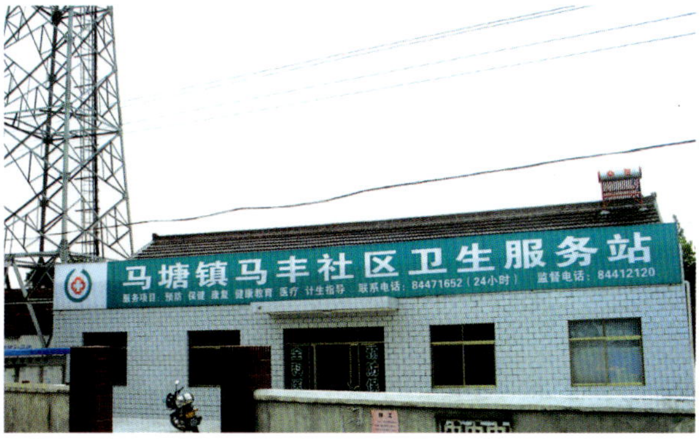

马塘镇马丰社区卫生服务站（2013 年摄）

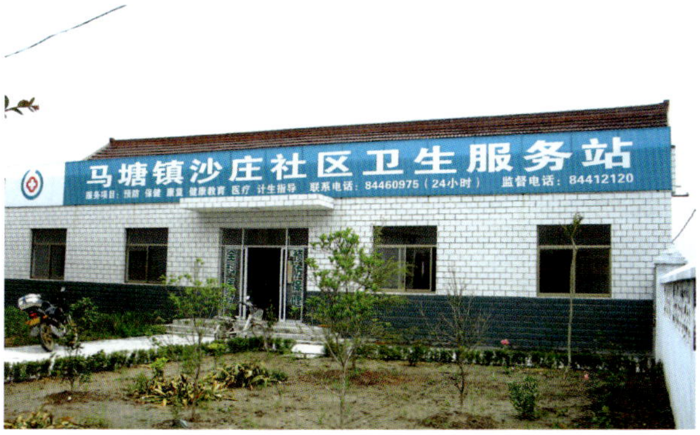

马塘镇沙庄社区卫生服务站（2013 年摄）

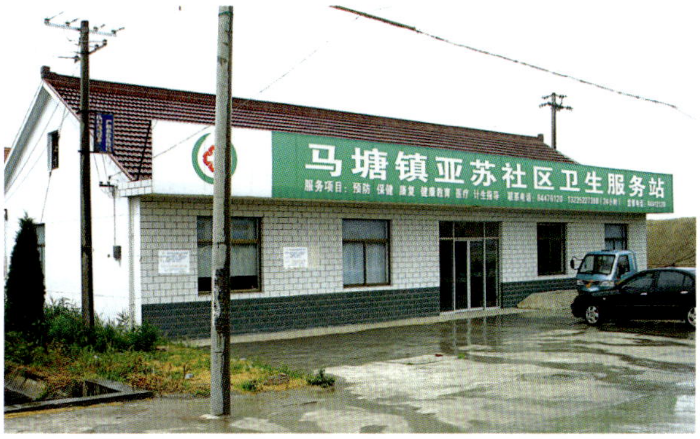

马塘镇亚苏社区卫生服务站（2013 年摄）

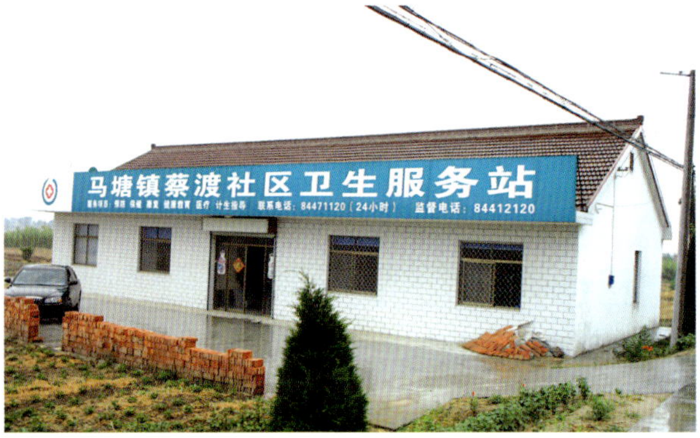

马塘镇蔡渡社区卫生服务站（2013 年摄）

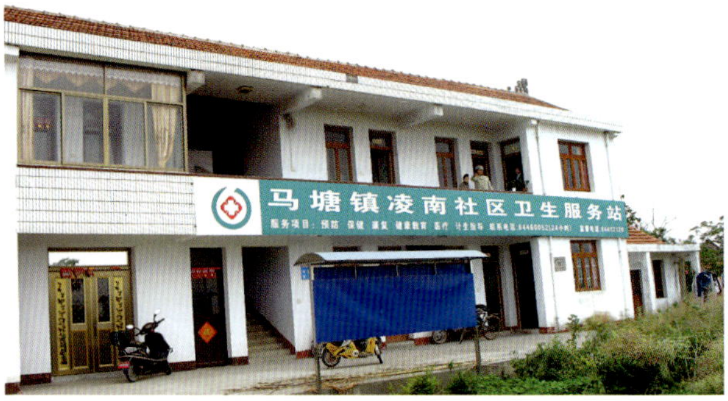

马塘镇凌南社区卫生服务站（2013 年摄）

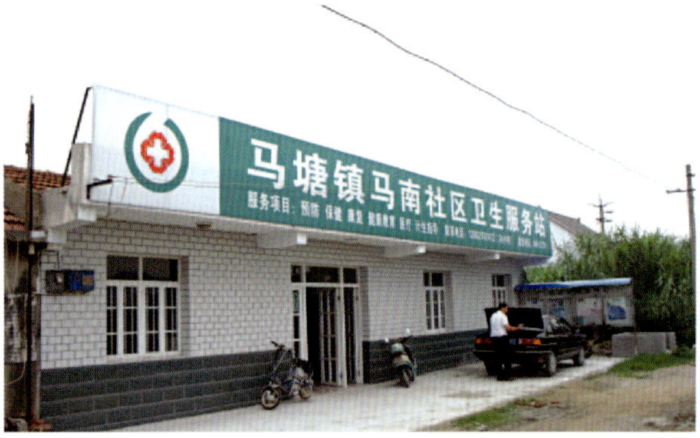

马塘镇马南社区卫生服务站（2013 年摄）

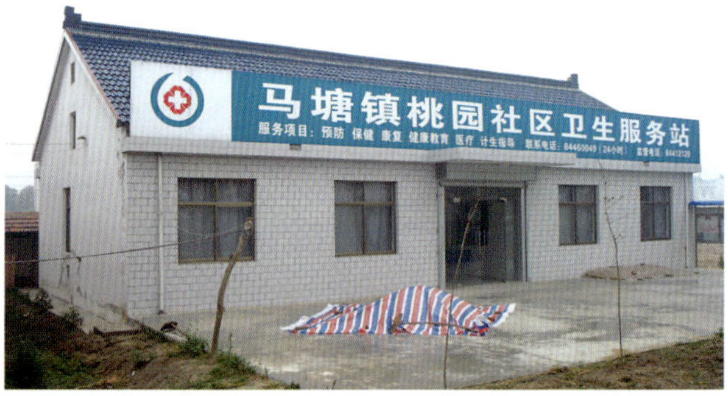

马塘镇桃园社区卫生服务站（2013 年摄）

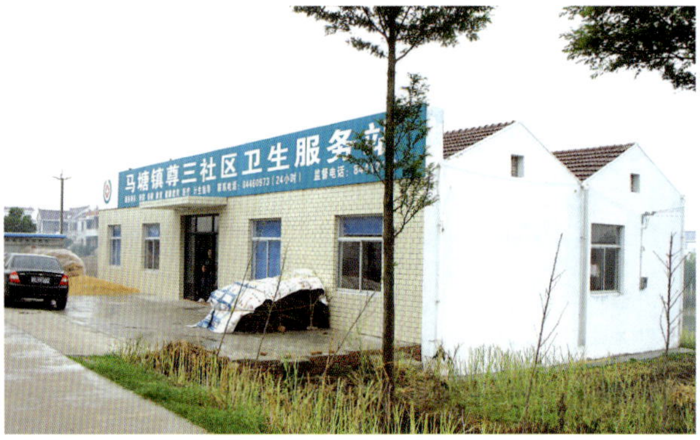

马塘镇尊三社区卫生服务站（2013 年摄）

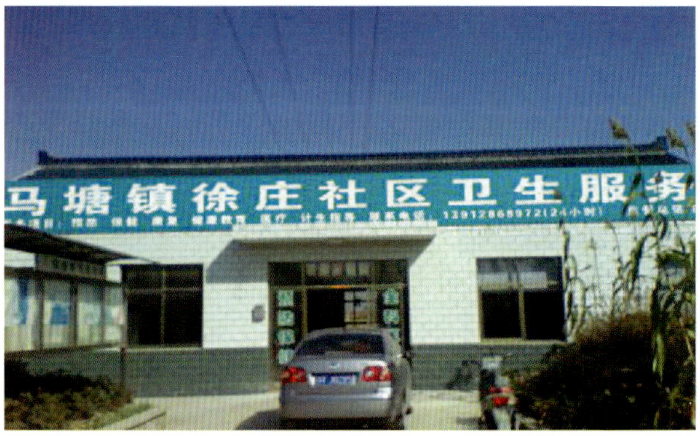

马塘镇徐庄社区卫生服务站（2013 年摄）

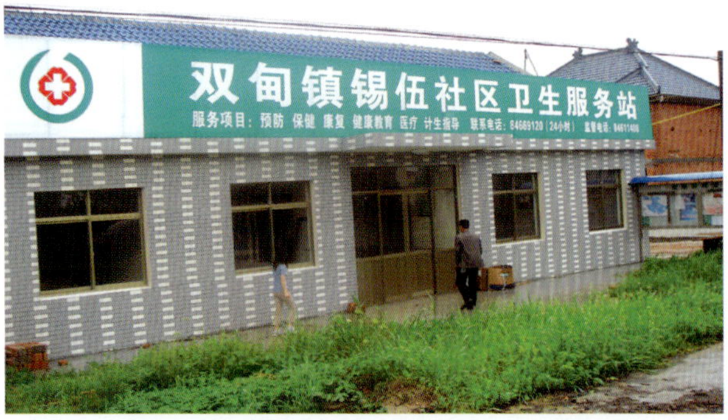

双甸镇锡伍社区卫生服务站（2013 年摄）

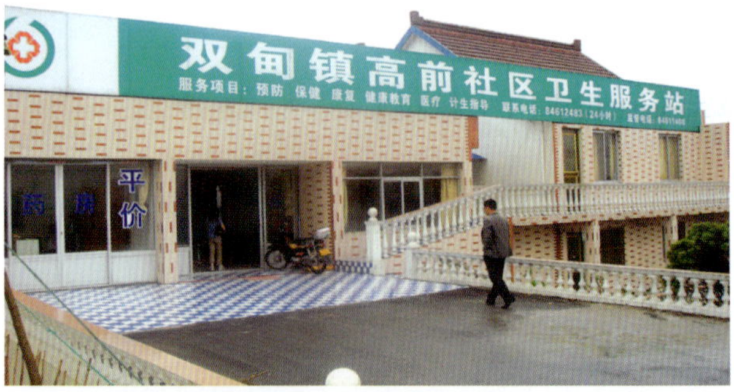

双甸镇高前社区卫生服务站（2013 年摄）

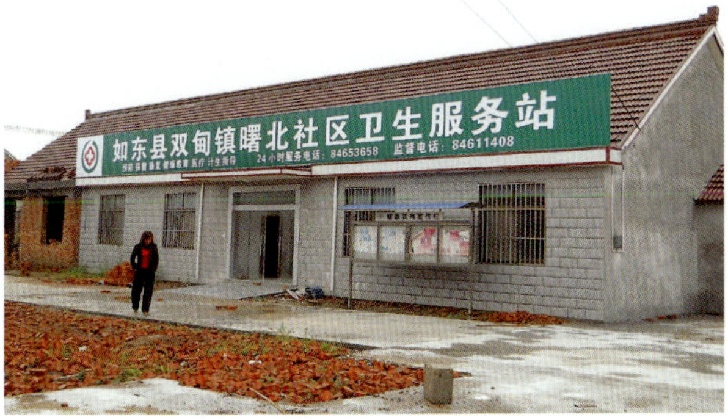

双甸镇曙北社区卫生服务站　（2013 年摄）

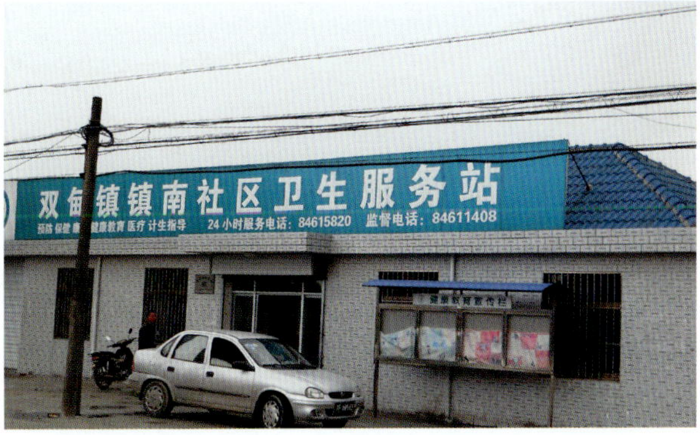

双甸镇镇南社区卫生服务站（2013 年摄）

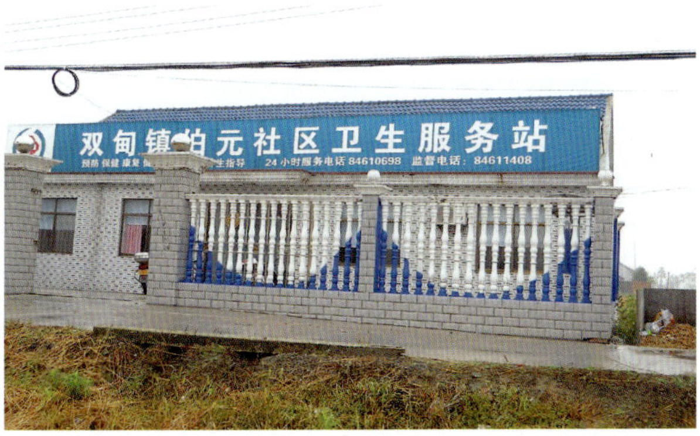

双甸镇伯元社区卫生服务站（2013 年摄）

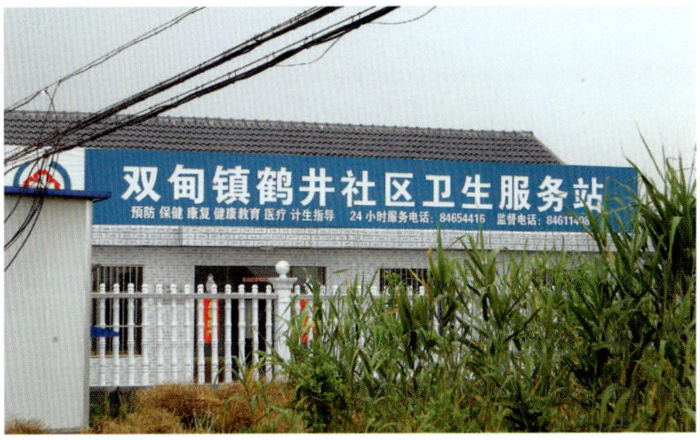

双甸镇鹤井社区卫生服务站（2013 年摄）

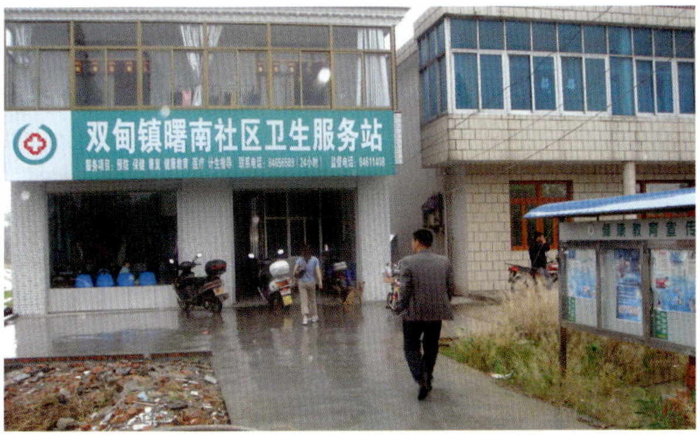

双甸镇曙南社区卫生服务站（2013 年摄）

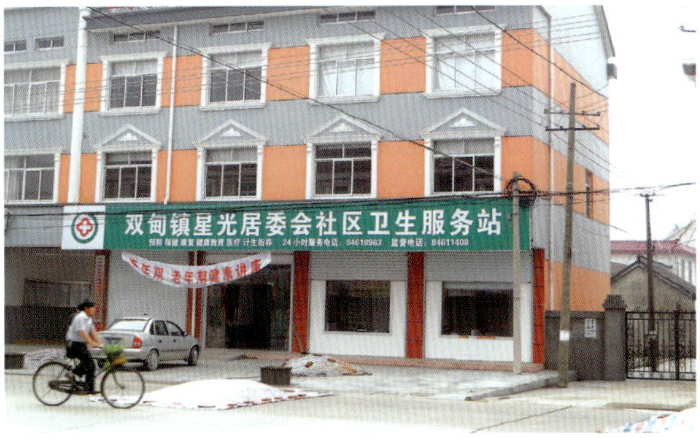

双甸镇星光社区卫生服务站（2013 年摄）

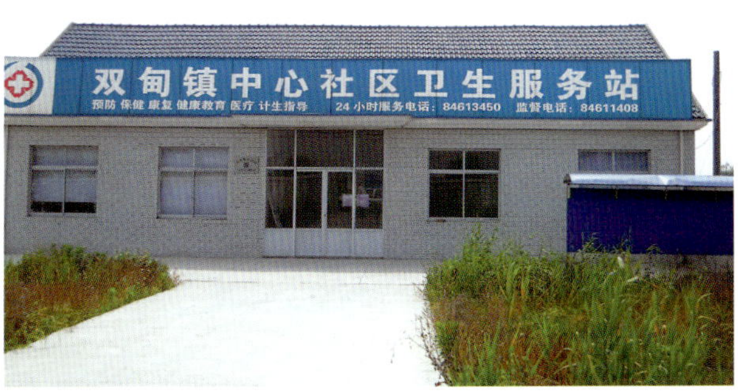

双甸镇中心社区卫生服务站（2013 年摄）

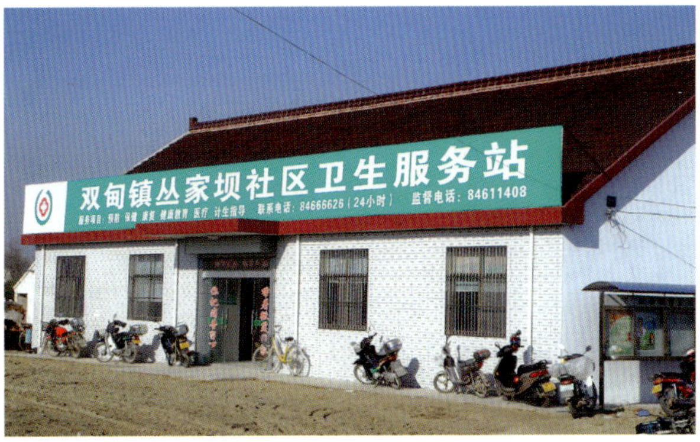

双甸镇丛家坝社区卫生服务站（2013 年摄）

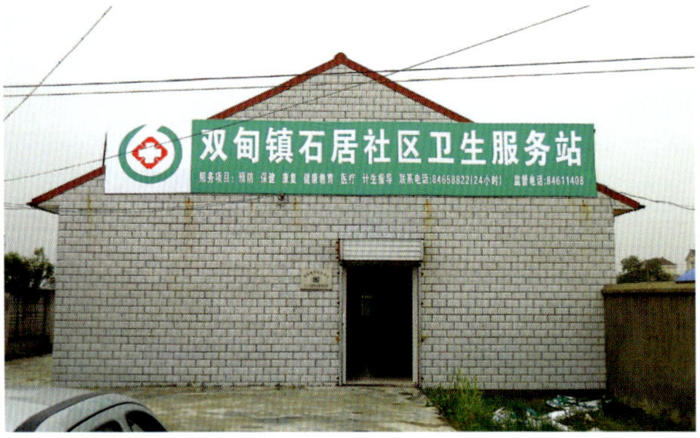

双甸镇石居社区卫生服务站（2013 年摄）

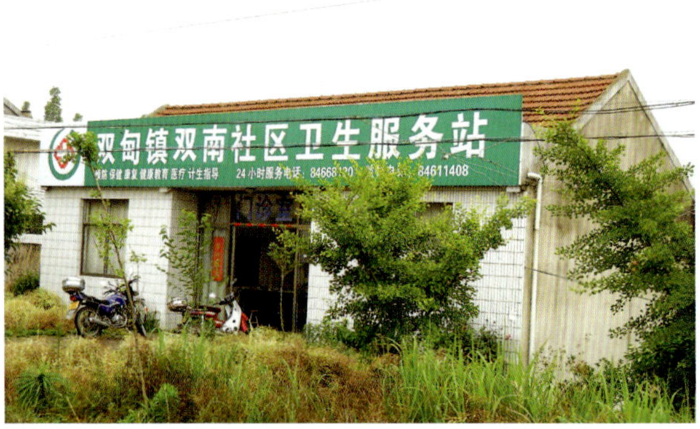

双甸镇双南社区卫生服务站（2013 年摄）

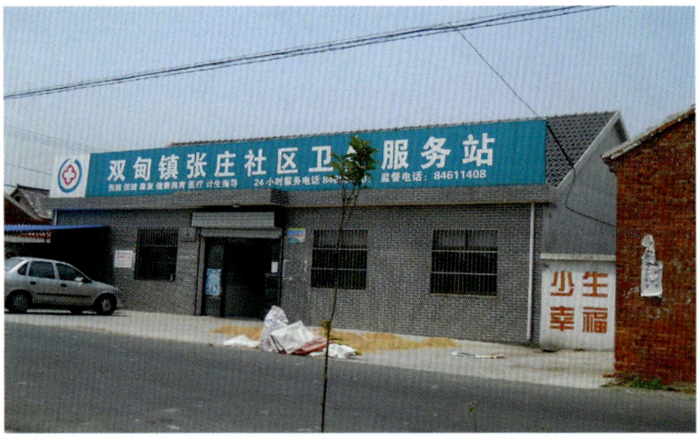

双甸镇张庄社区卫生服务站（2013 年摄）

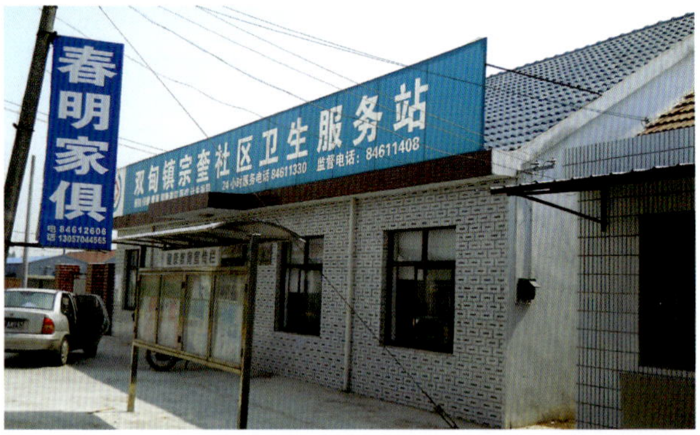

双甸镇宗奎社区卫生服务站（2013 年摄）

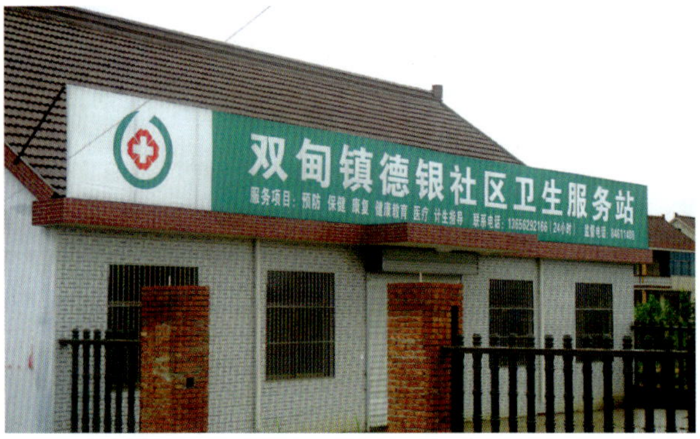

双甸镇德银社区卫生服务站（2013 年摄）

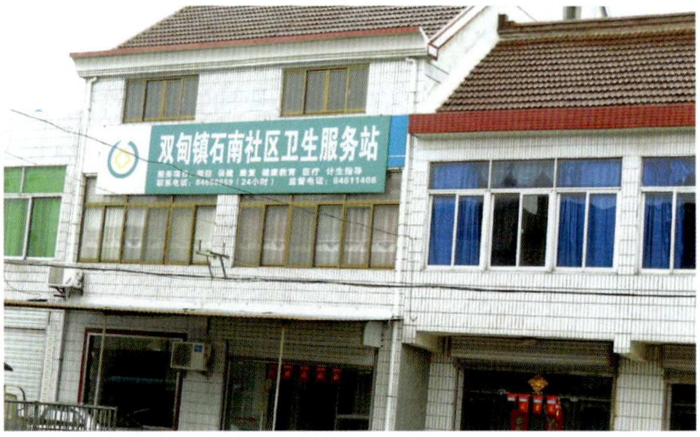

双甸镇石南社区卫生服务站（2013 年摄）

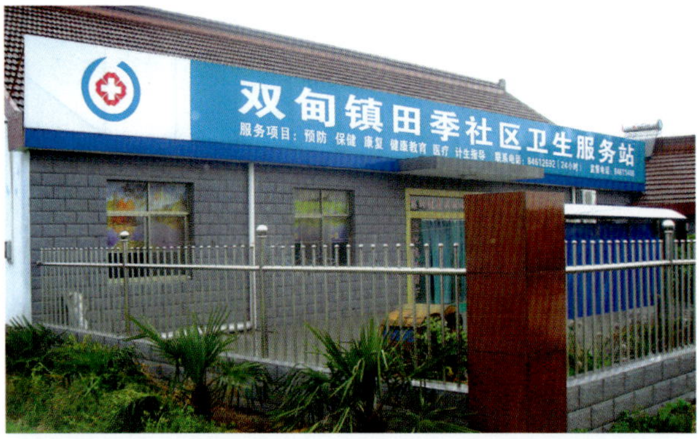

双甸镇田季社区卫生服务站（2013 年摄）

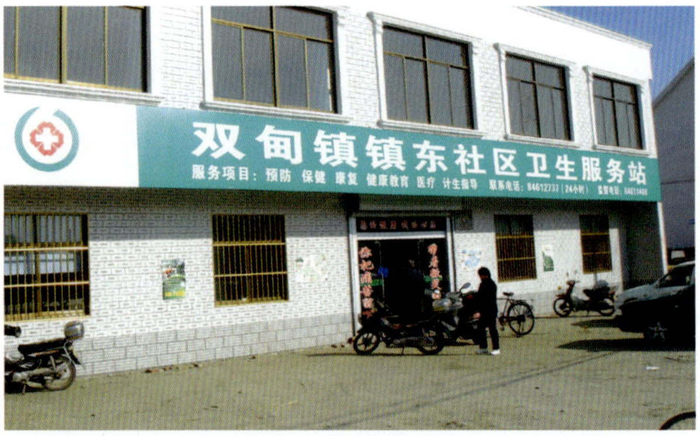

双甸镇镇东社区卫生服务站（2013 年摄）

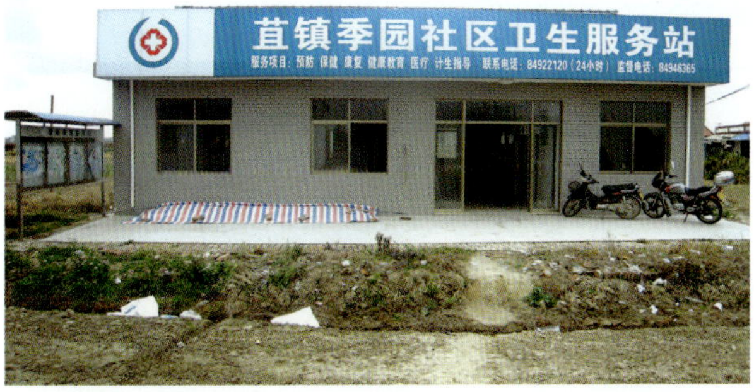

苴镇季园社区卫生服务站（2013 年摄）

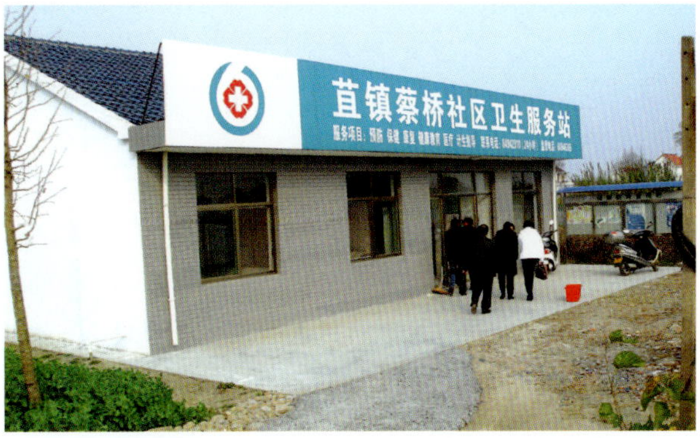

苴镇蔡桥社区卫生服务站（2013 年摄）

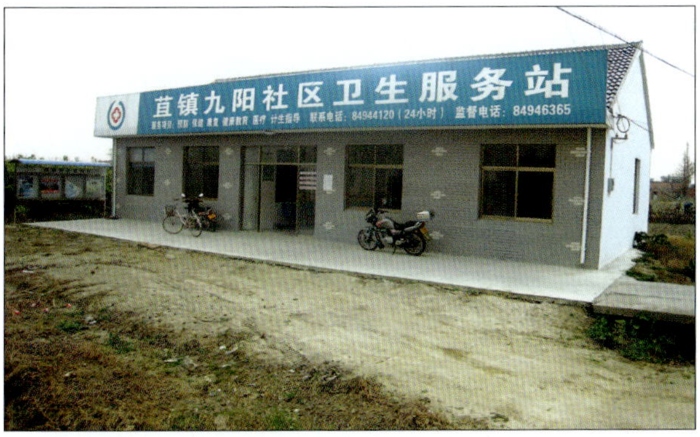

苴镇九阳社区卫生服务站（2013 年摄）

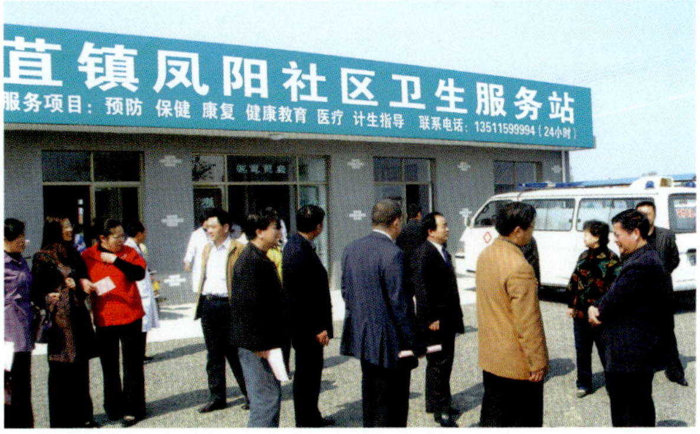

苴镇凤阳社区卫生服务站（2013 年摄）

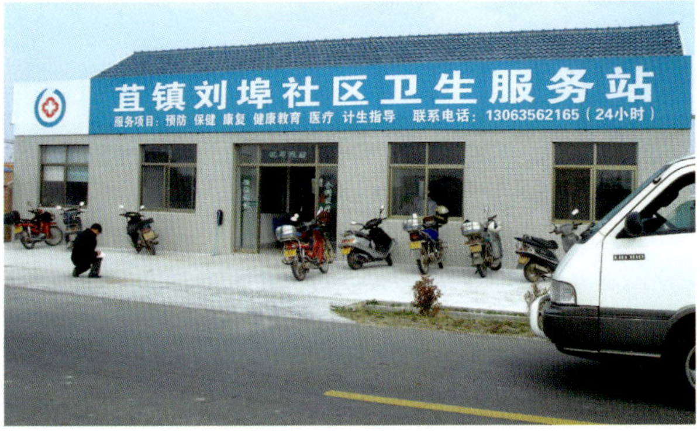

苴镇刘埠社区卫生服务站（2013 年摄）

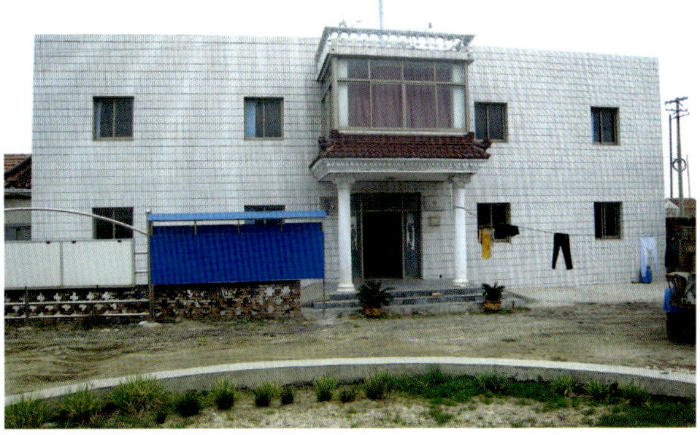
苴镇何丫社区卫生服务站（2013 年摄）

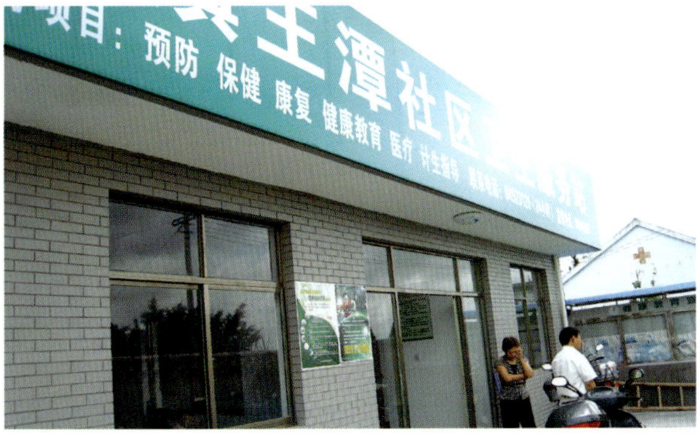

苴镇王潭社区卫生服务站（2013 年摄）

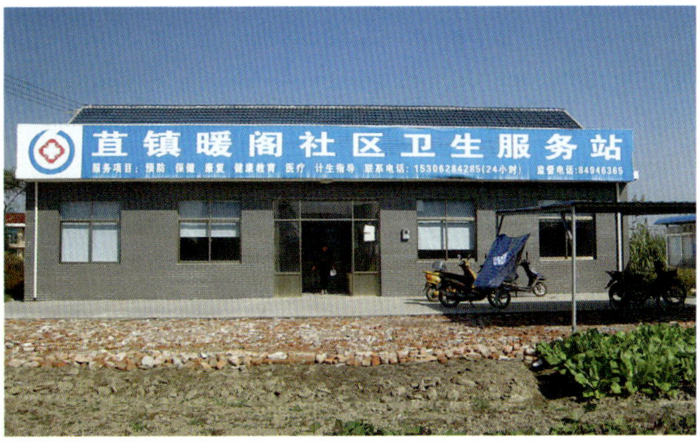

苴镇暖阁社区卫生服务站（2013 年摄）

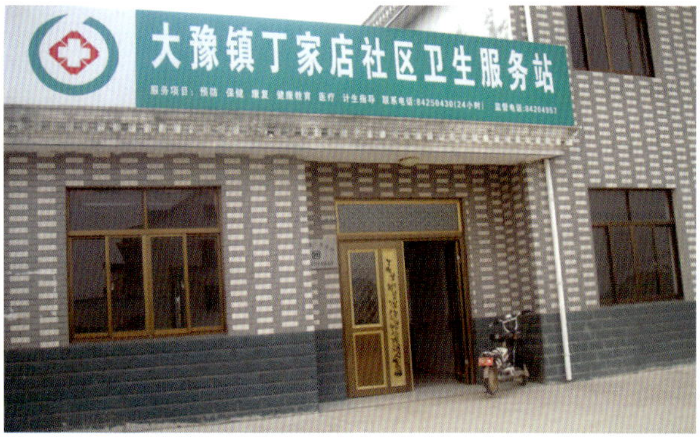

大豫镇丁家店社区卫生服务站（2013 年摄）

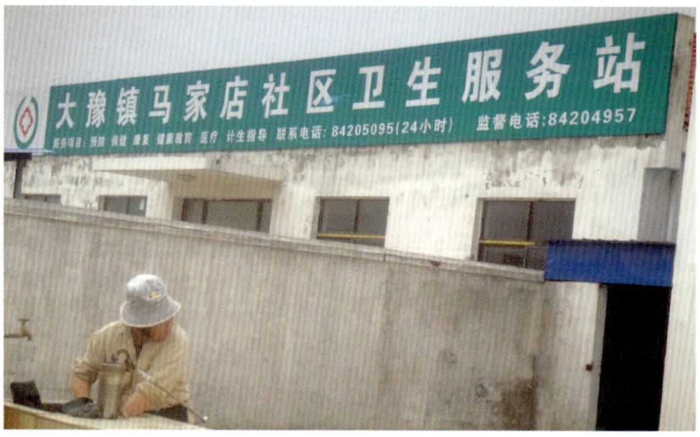

大豫镇马家店社区卫生服务站（2013 年摄）

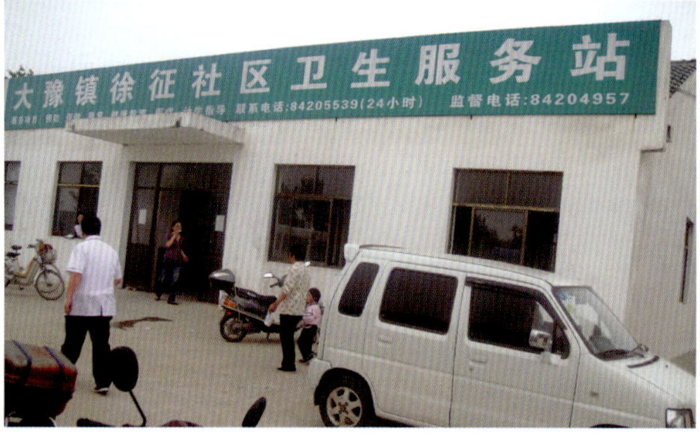

大豫镇徐征社区卫生服务站（2013 年摄）

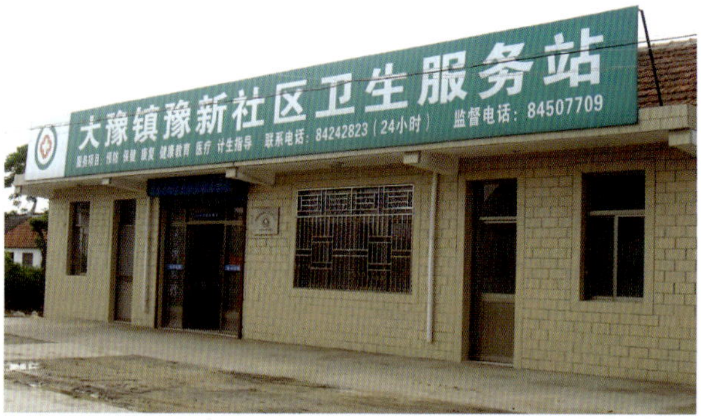

大豫镇豫新社区卫生服务站（2013 年摄）

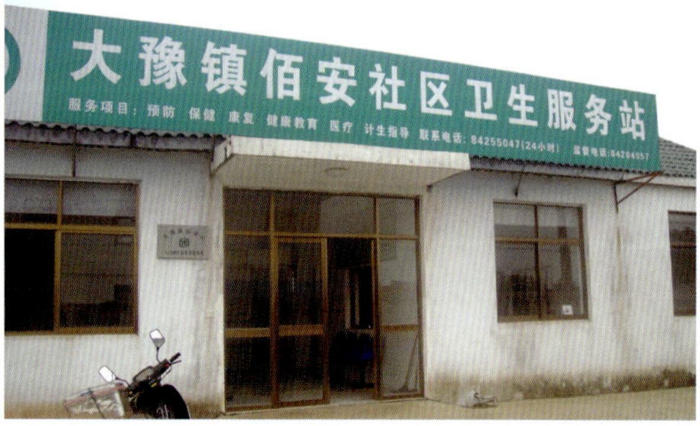

大豫镇佰安社区卫生服务站（2013 年摄）

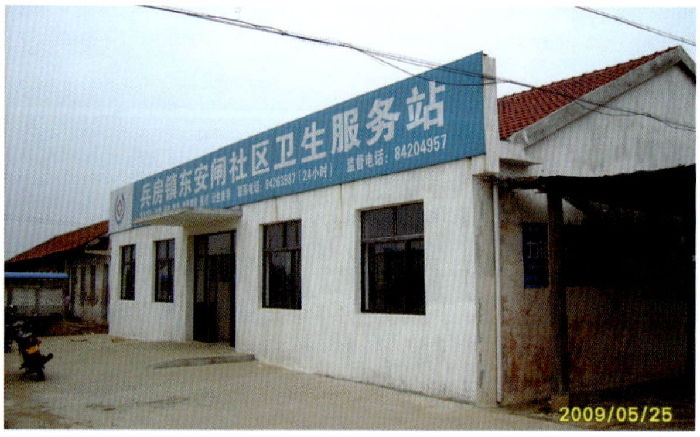

大豫镇东安闸社区卫生服务站（2013 年摄）

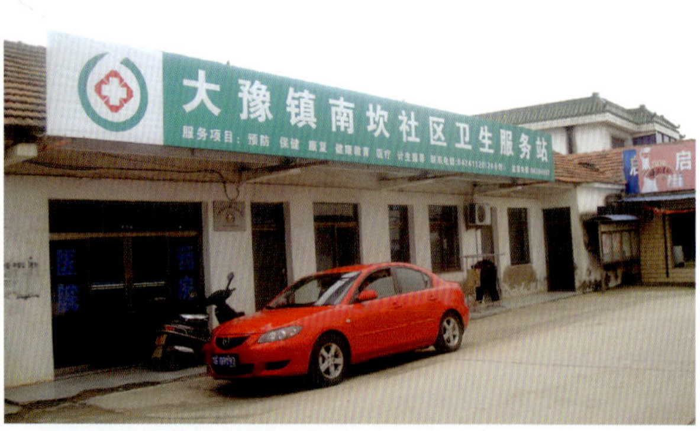

大豫镇南坎社区卫生服务站（2013 年摄）

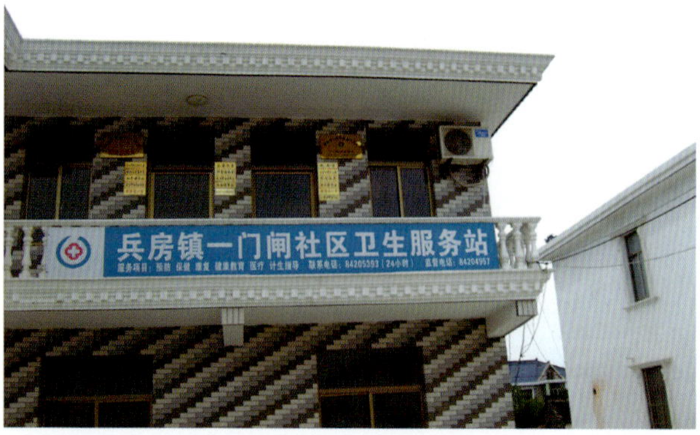

兵房镇一门闸社区卫生服务站（2013 年摄）

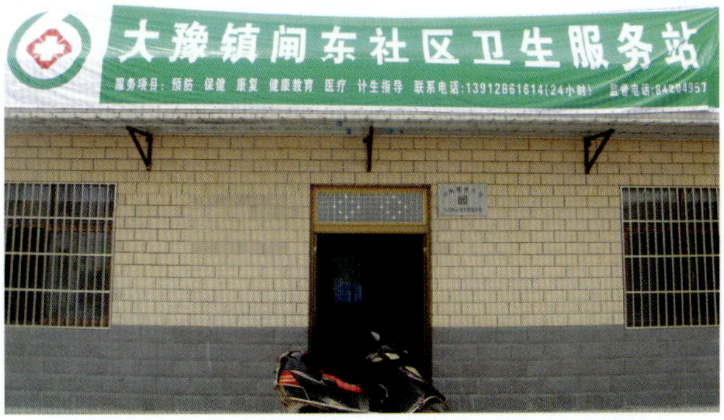

大豫镇闸东社区卫生服务站（2013 年摄）

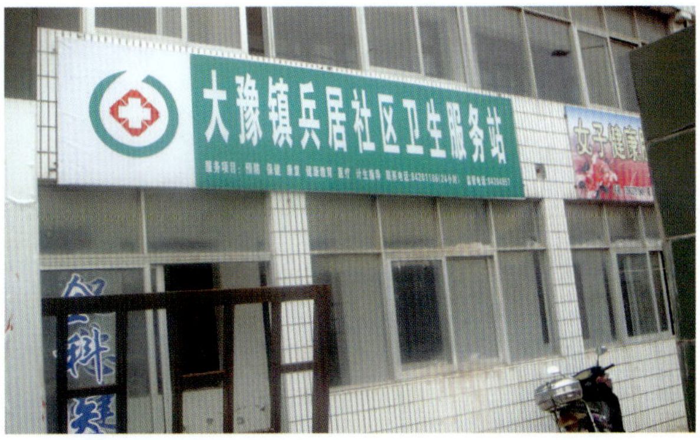

大豫镇兵居社区卫生服务站（2013 年摄）

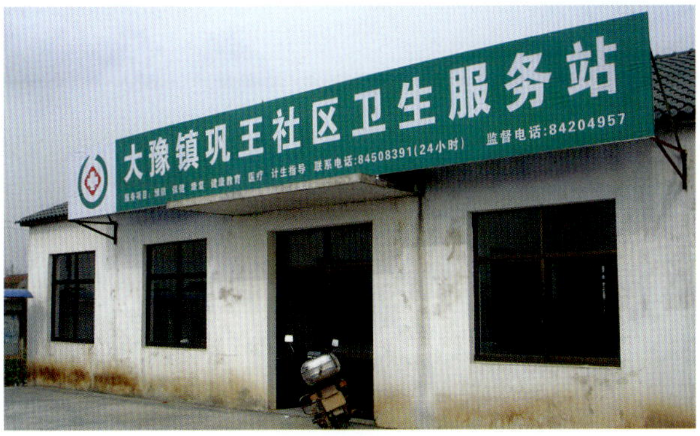

大豫镇巩王社区卫生服务站（2013 年摄）

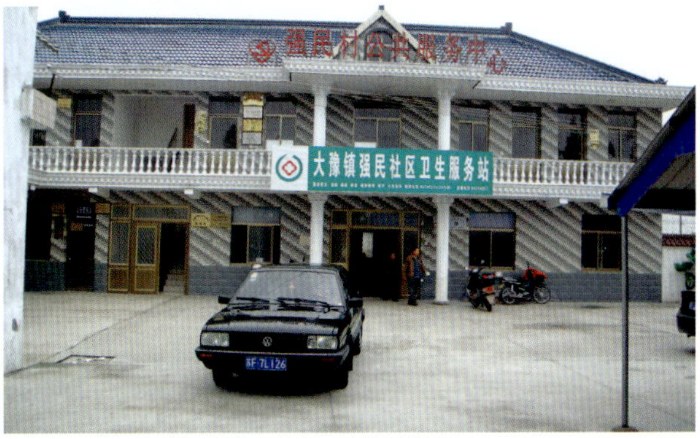

大豫镇强民社区卫生服务站（2013 年摄）

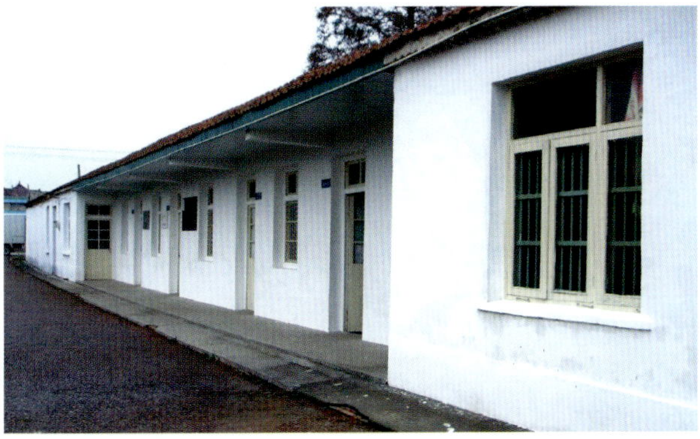

大豫镇豫北社区卫生服务站（2013 年摄）

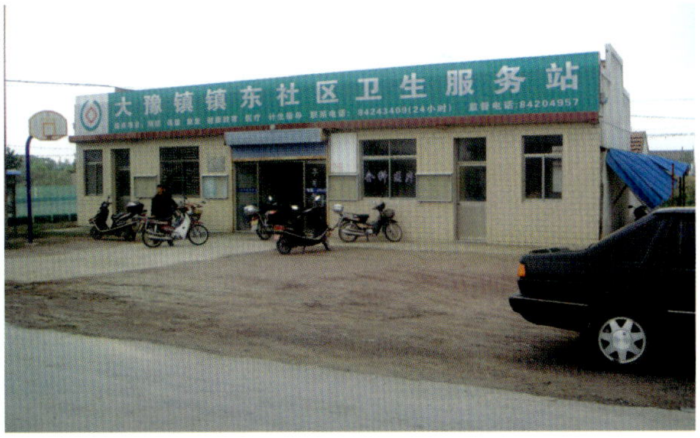

大豫镇镇东社区卫生服务站（2013 年摄）

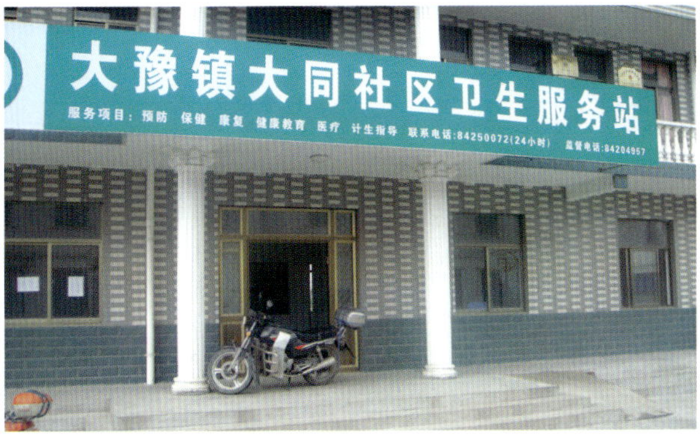

大豫镇大同社区卫生服务站（2013 年摄）

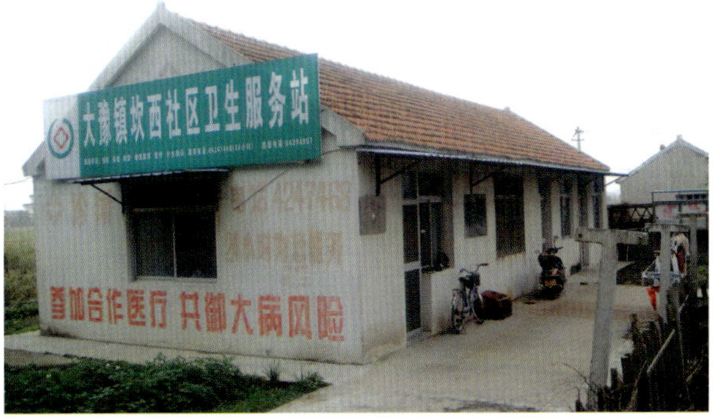

大豫镇坎西社区卫生服务站（2013 年摄）

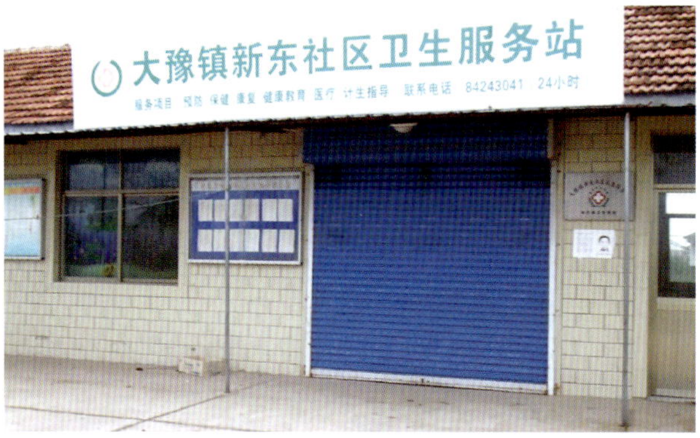

大豫镇新东社区卫生服务站（2013 年摄）

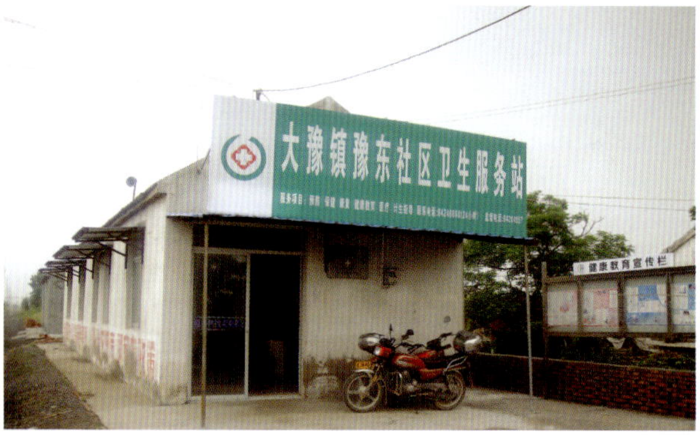

大豫镇豫东社区卫生服务站（2013 年摄）

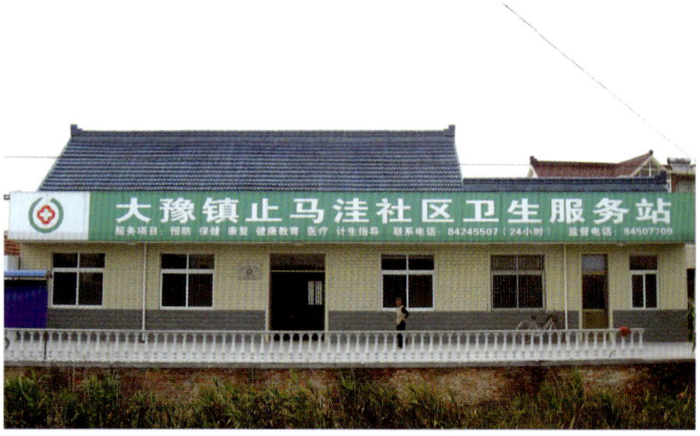

大豫镇止马洼社区卫生服务站（2013 年摄）

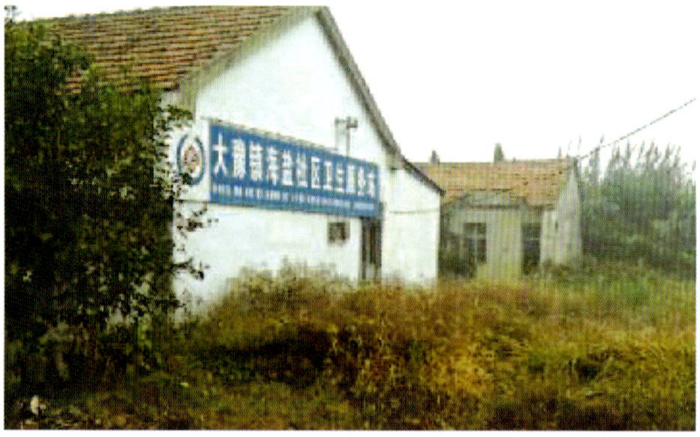

大豫镇海盐社区卫生服务站（2013 年摄）

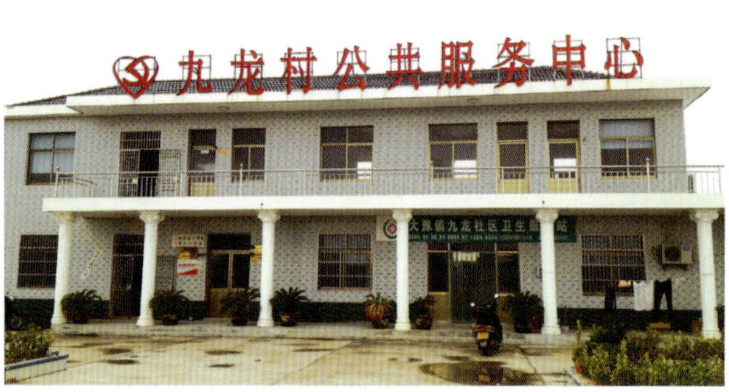

大豫镇九龙社区卫生服务站（2013 年摄）

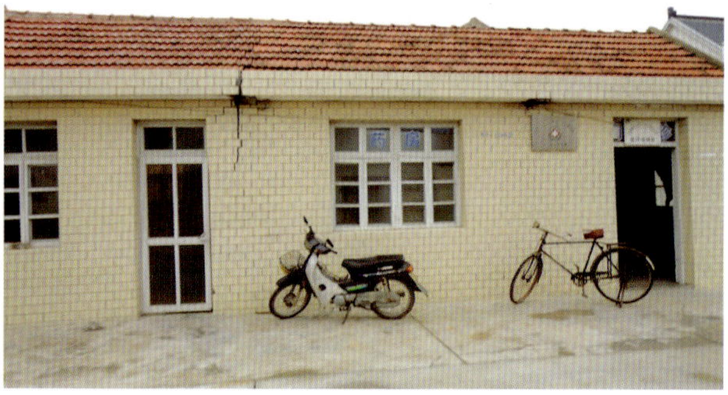
大豫镇六虎桥社区卫生服务站（2013 年摄）

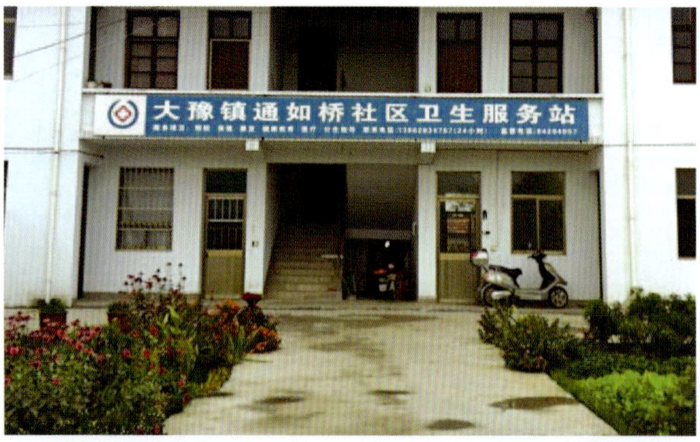

大豫镇通如桥社区卫生服务站（2013 年摄）

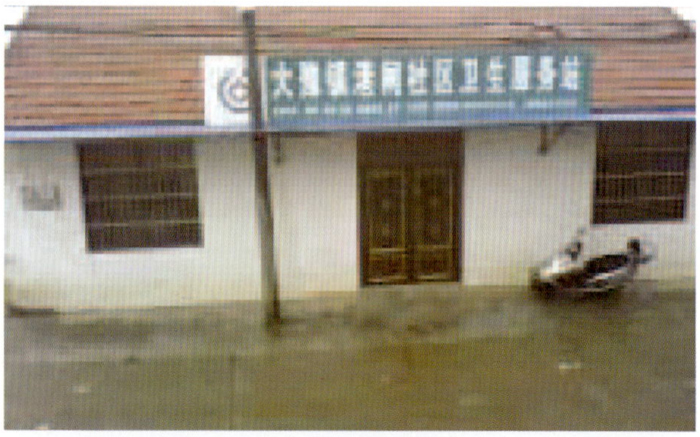

大豫镇港闸社区卫生服务站（2013 年摄）

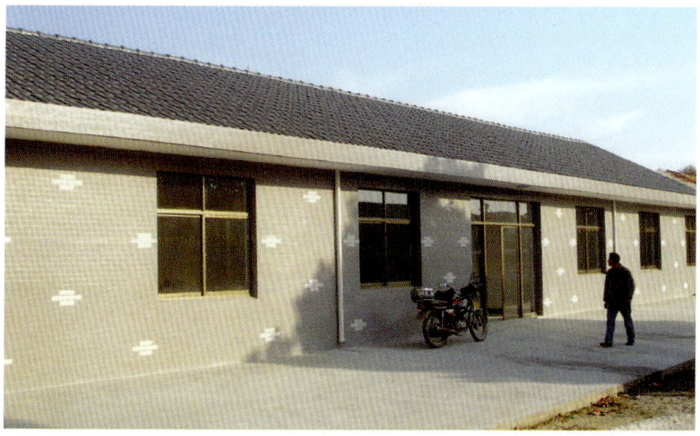
长沙镇张何社区卫生服务站（2013 年摄）

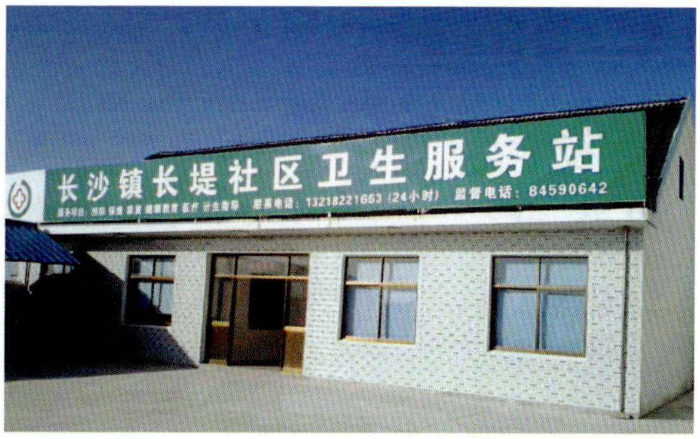

长沙镇长堤社区卫生服务站（2013 年摄）

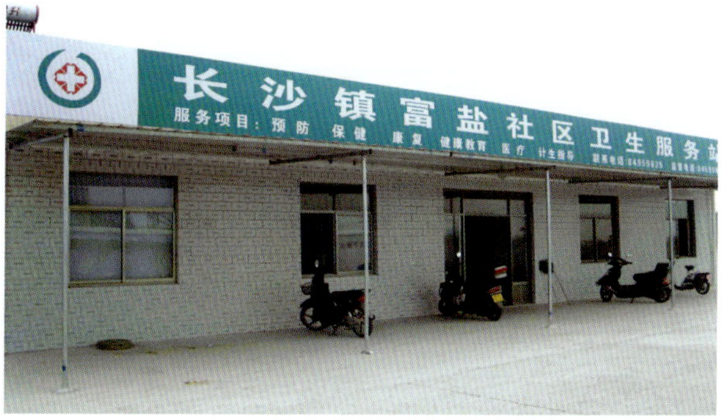

长沙镇富盐社区卫生服务站（2013 年摄）

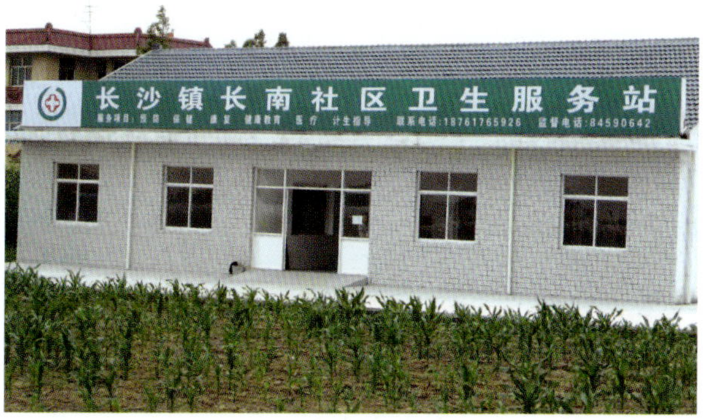

长沙镇长南社区卫生服务站（2013 年摄）

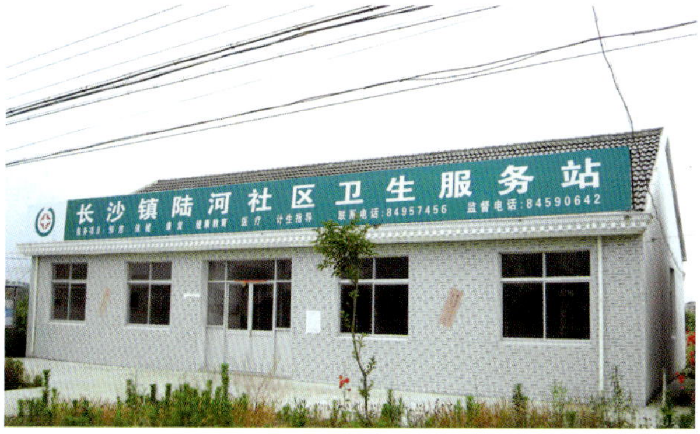

长沙镇陆河社区卫生服务站（2013 年摄）

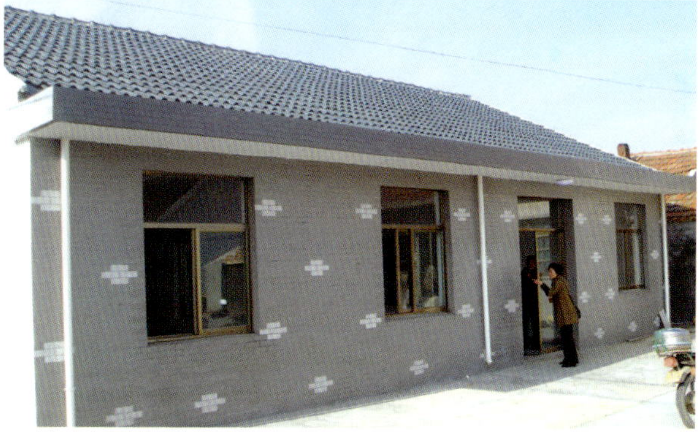
长沙镇双桥社区卫生服务站（2013 年摄）

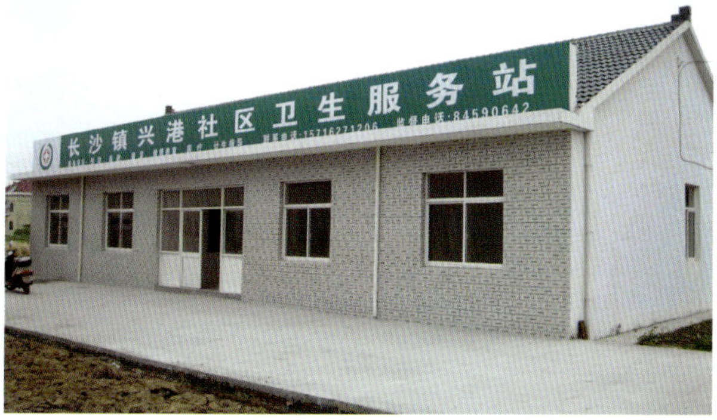

长沙镇兴港社区卫生服务站（2013 年摄）

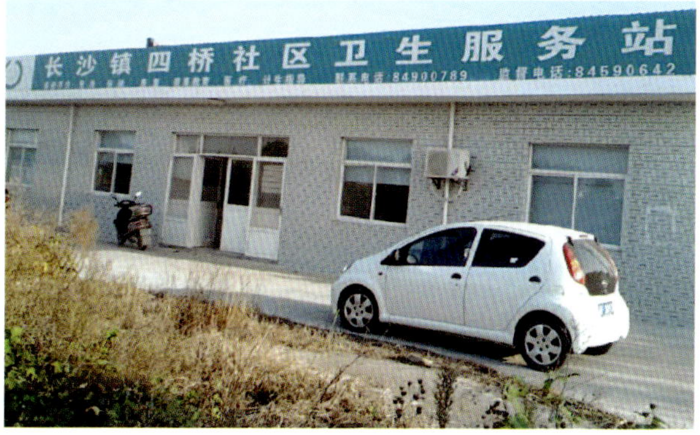

长沙镇四桥社区卫生服务站（2013 年摄）

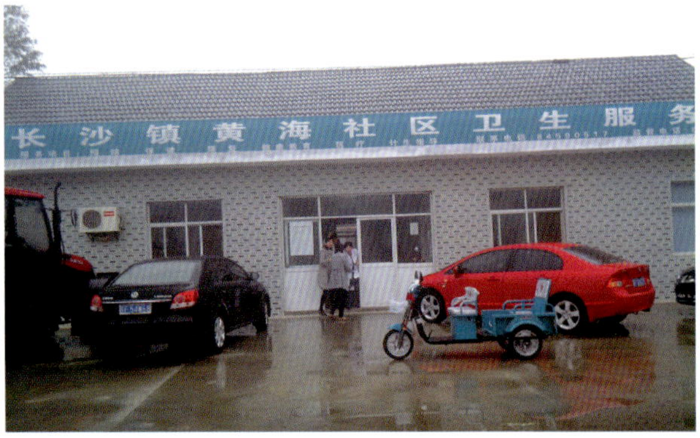

长沙镇黄海社区卫生服务站（2013 年摄）

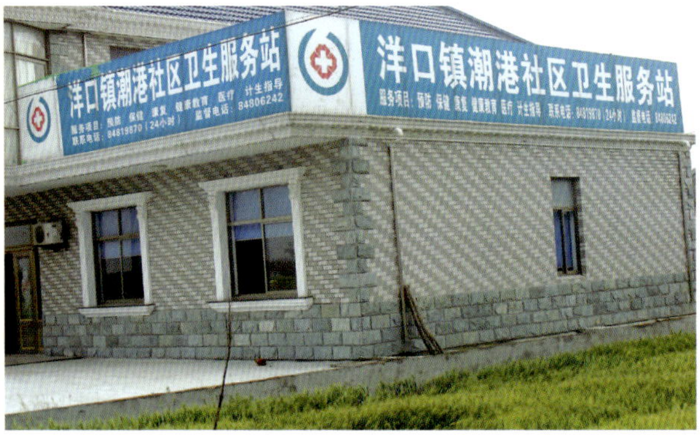

洋口镇潮港社区卫生服务站（2013 年摄）

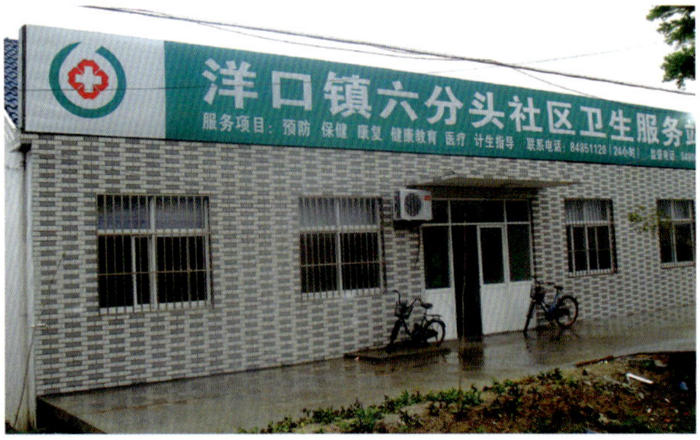

洋口镇六分头社区卫生服务站（2013 年摄）

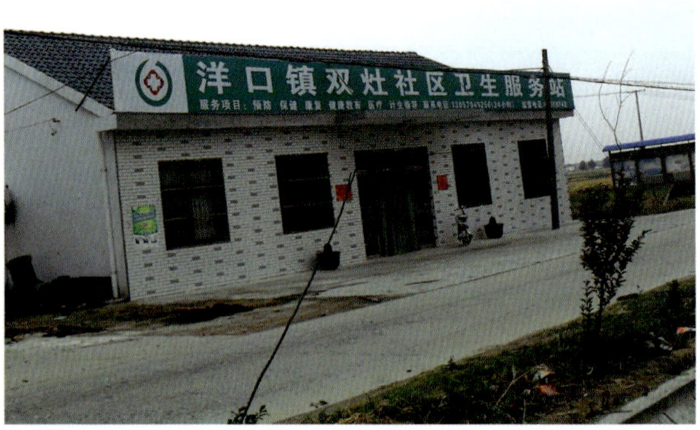

洋口镇双灶社区卫生服务站（2013 年摄）

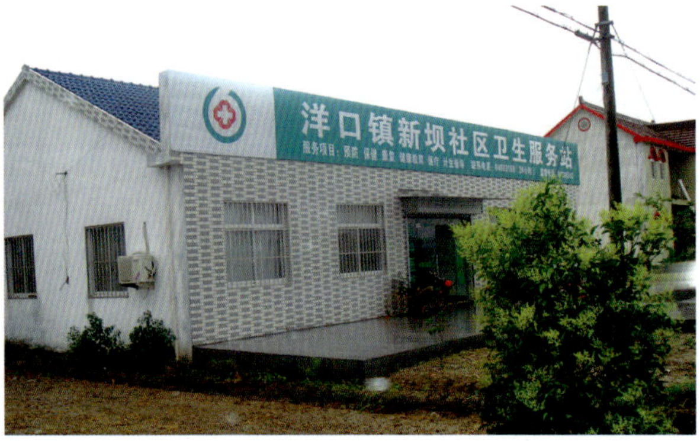

洋口镇新坝社区卫生服务站（2013 年摄）

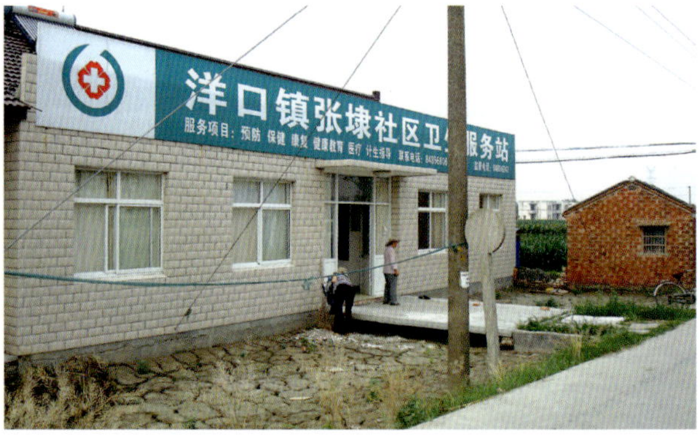

洋口镇张埭社区卫生服务站（2013 年摄）

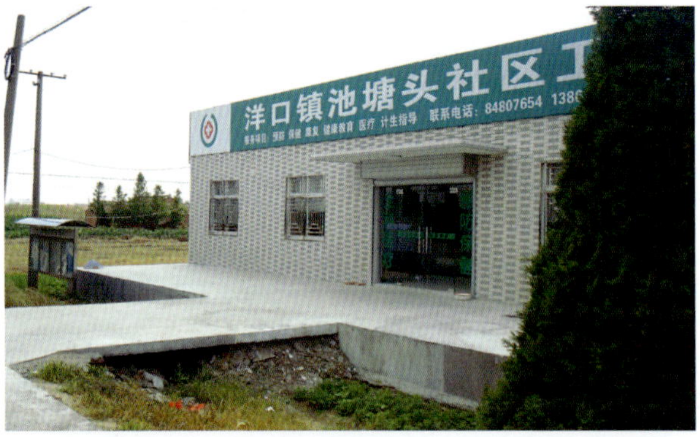

洋口镇池塘头社区卫生服务站（2013 年摄））

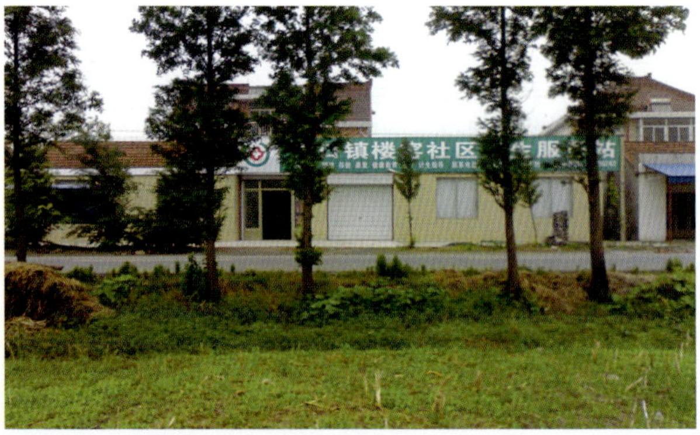
洋口镇楼窑社区卫生服务站（2013 年摄）

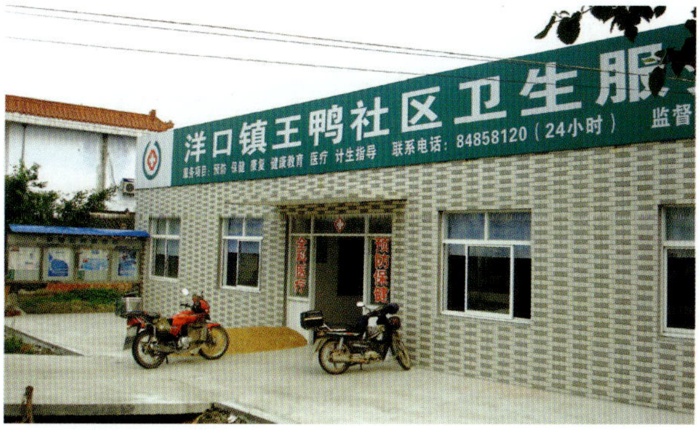

洋口镇王鸭社区卫生服务站（2013 年摄）

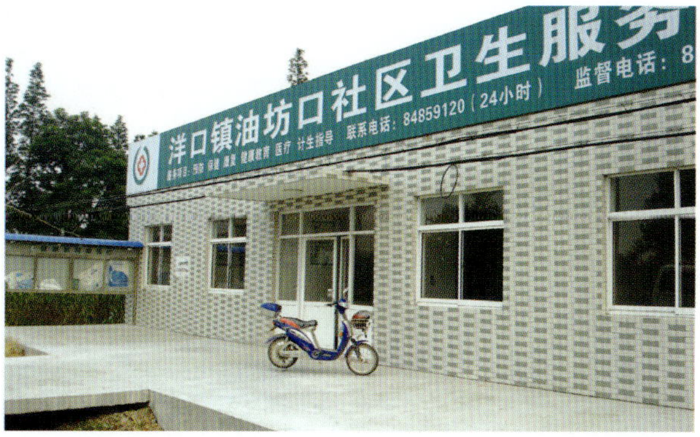

洋口镇油坊口社区卫生服务站（2013 年摄）

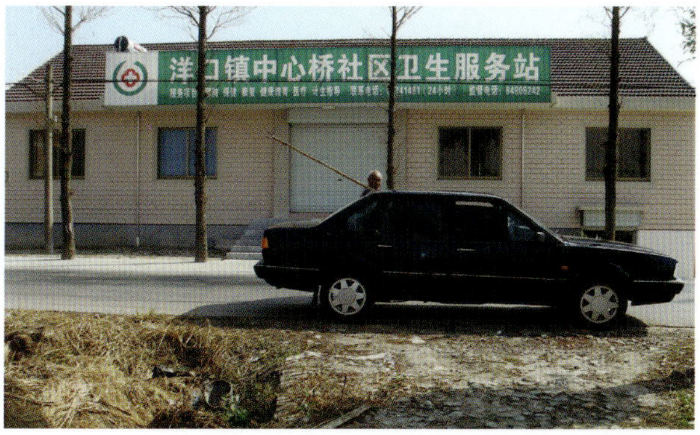

洋口镇中心桥社区卫生服务站（2013 年摄）

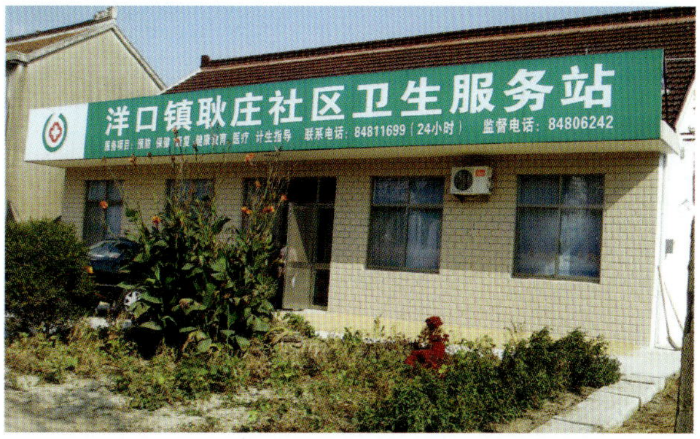

洋口镇耿庄社区卫生服务站（2013 年摄）

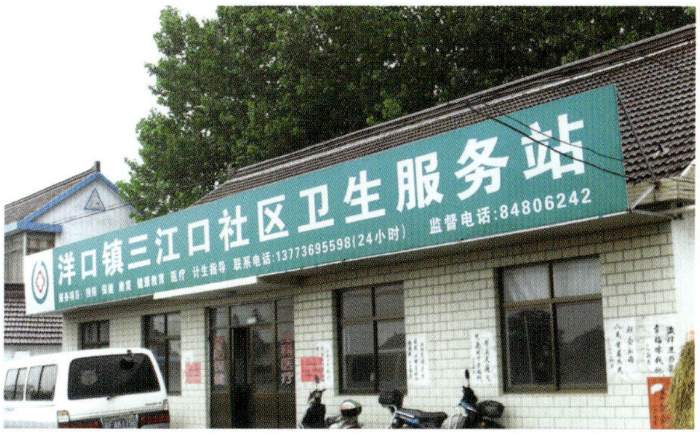

洋口镇三江口社区卫生服务站（2013 年摄）

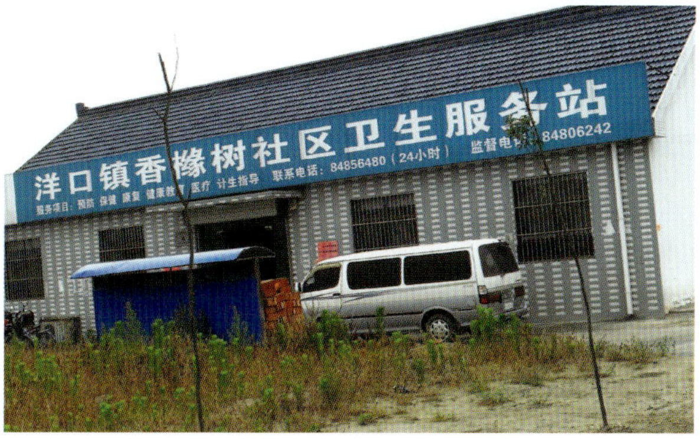

洋口镇香橼树社区卫生服务站（2013 年摄）

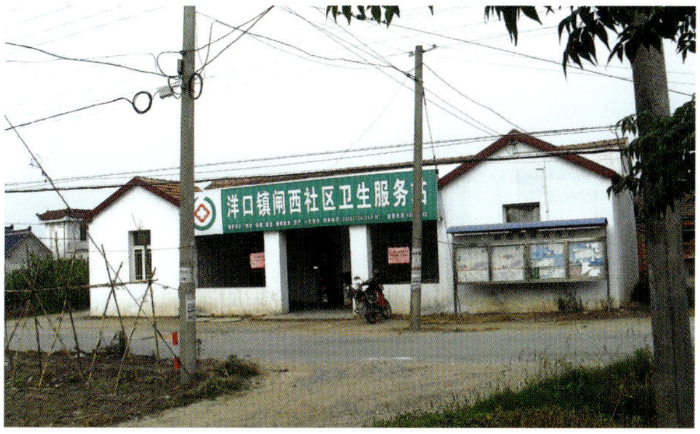

洋口镇闸西社区卫生服务站（2013 年摄）

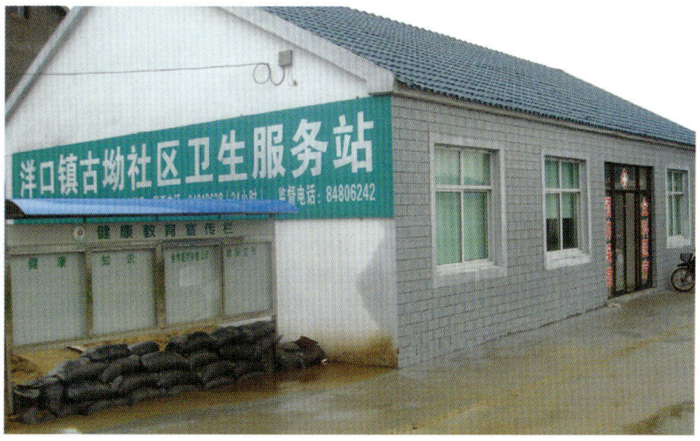

洋口镇古坳社区卫生服务站（2013 年摄）

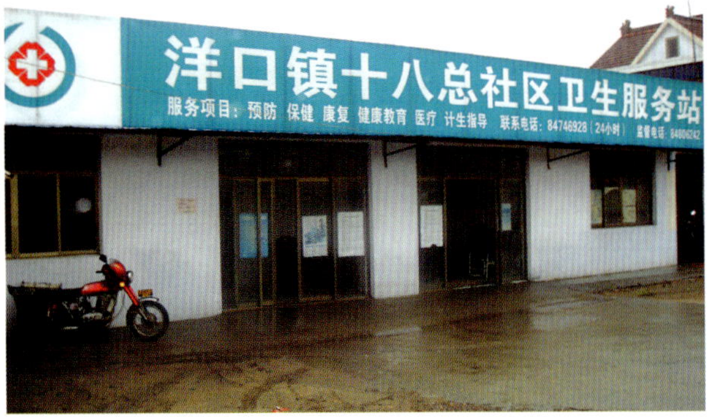

洋口镇十八总社区卫生服务站（2013 年摄）

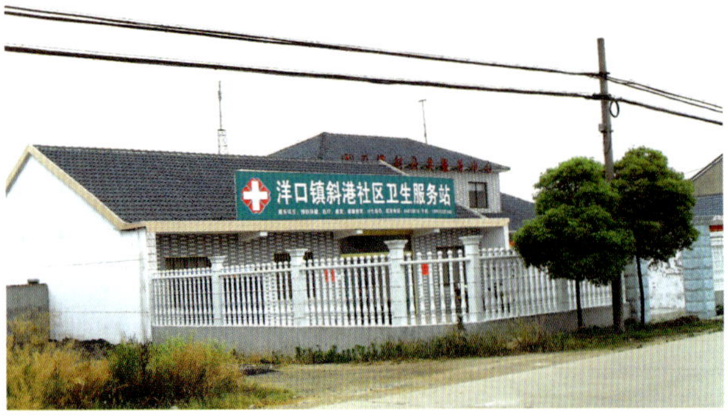

洋口镇斜港社区卫生服务站（2013 年摄）

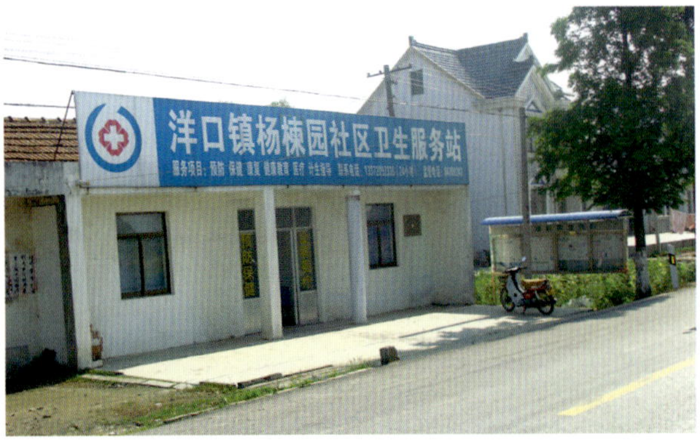

洋口镇杨楝园社区卫生服务站（2013 年摄））

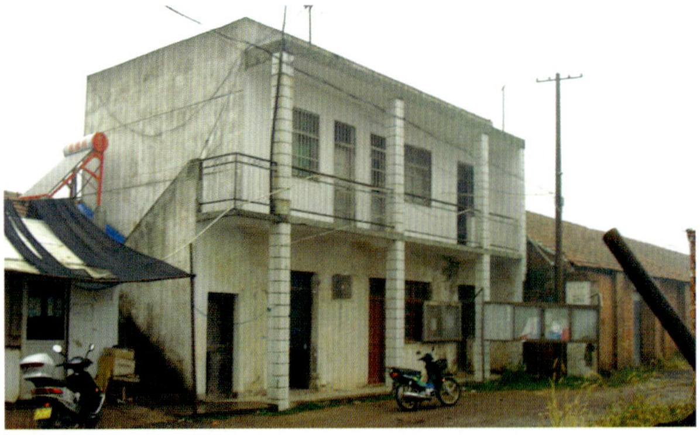
洋口镇刘环社区卫生服务站（2013 年摄）

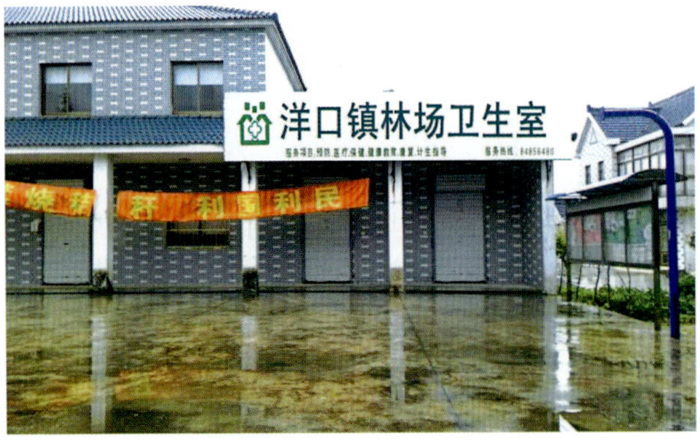

洋口镇林场卫生室（2013 年摄）

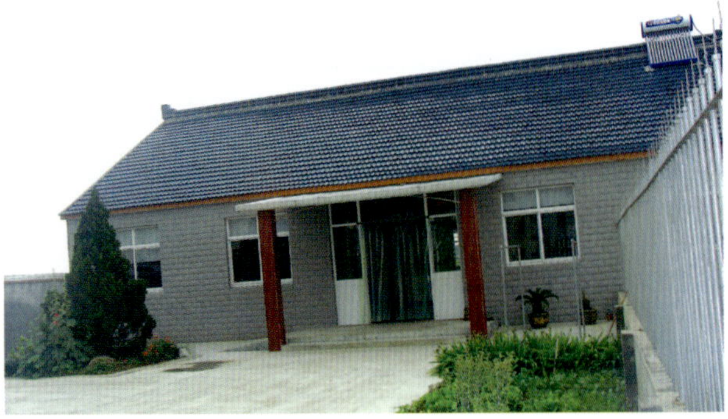
洋口镇同文社区卫生服务站（2013 年摄）

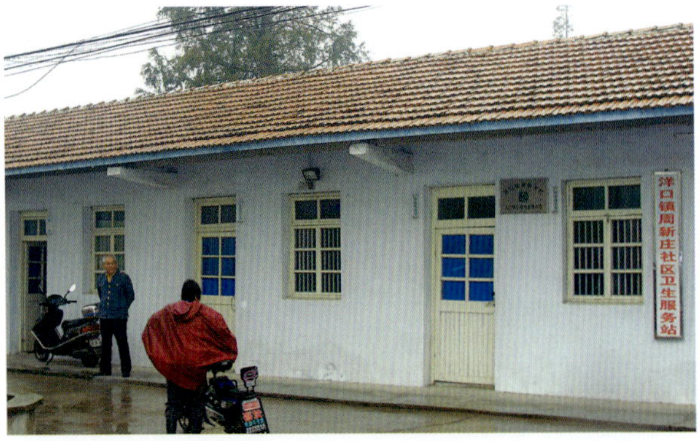

洋口镇周新庄社区卫生服务站（2013 年摄）

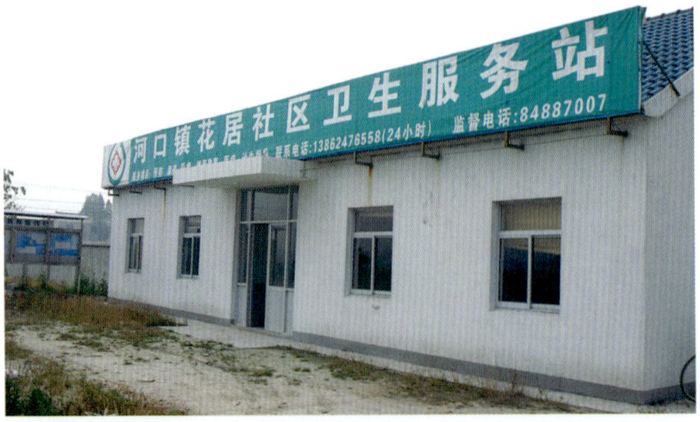

河口镇花居社区卫生服务站（2013 年摄）

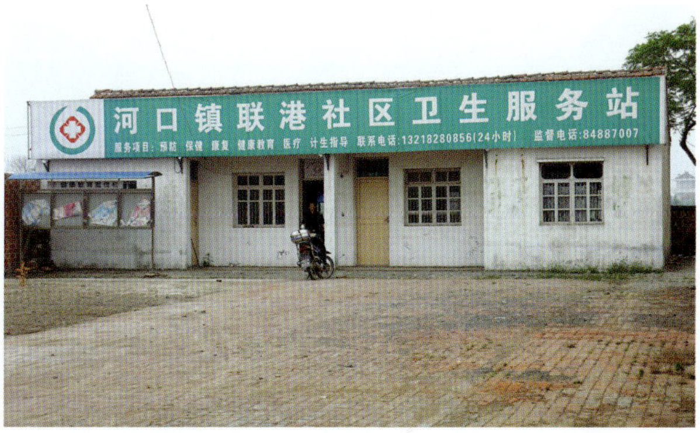

河口镇联港社区卫生服务站（2013 年摄）

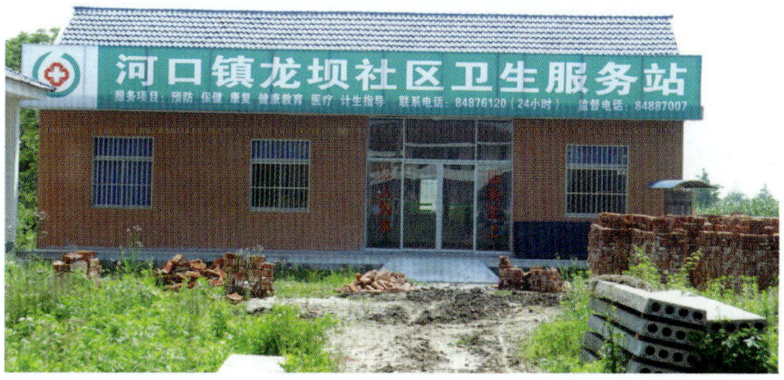

河口镇龙坝社区卫生服务站（2013 年摄）

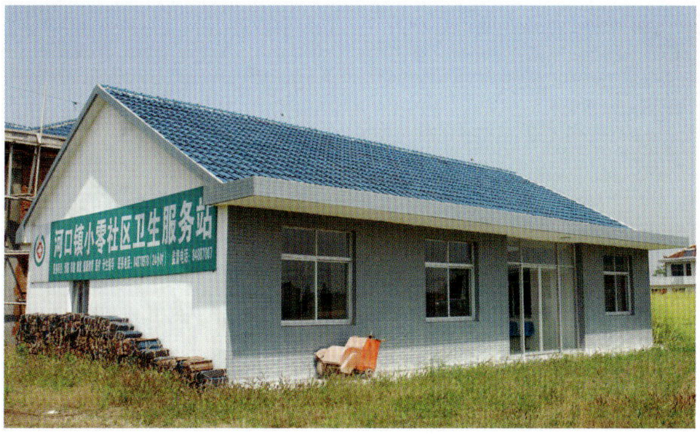
河口镇小溇社区卫生服务站（2013 年摄）

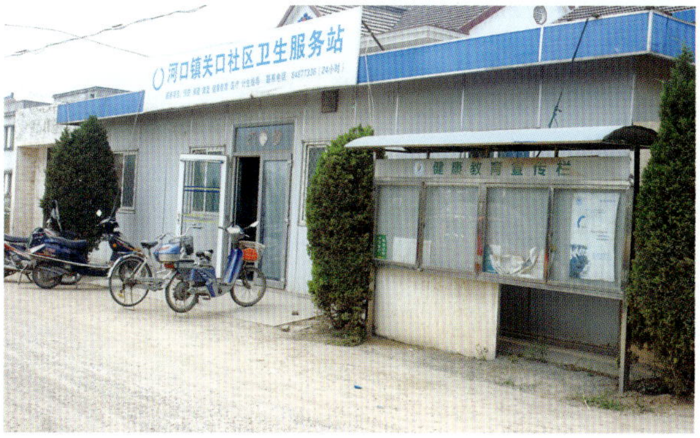

河口镇关口社区卫生服务站（2013 年摄）

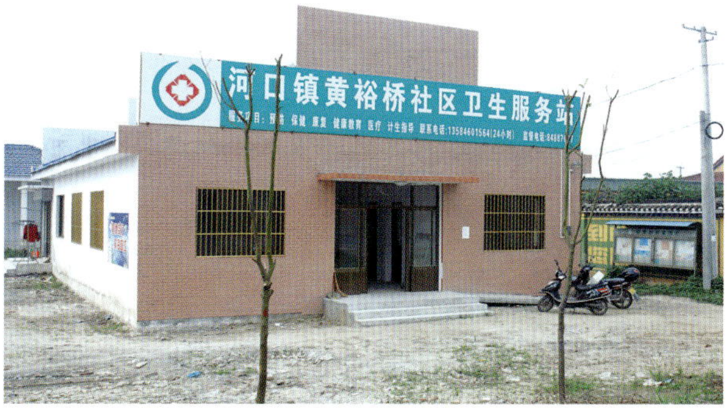

河口镇黄裕桥社区卫生服务站（2013 年摄）

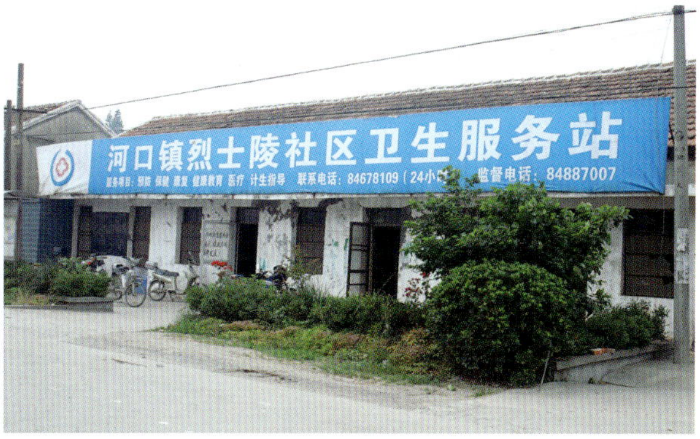

河口镇烈士陵社区卫生服务站（2013 年摄）

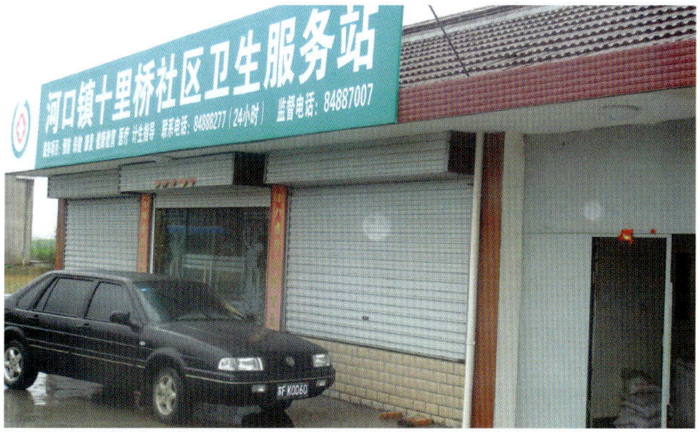

河口镇十里桥社区卫生服务站（2013 年摄）

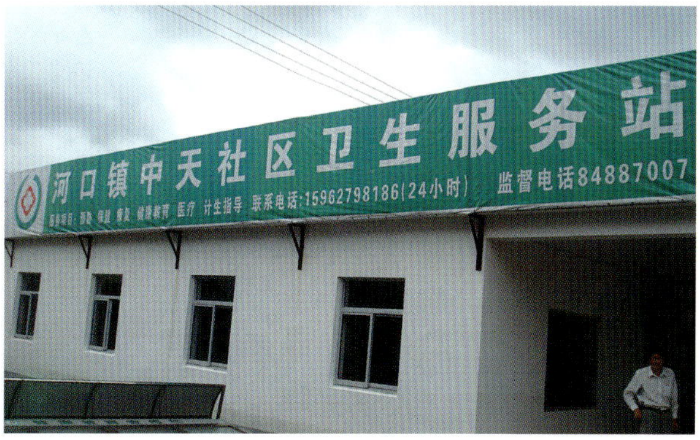

河口镇中天社区卫生服务站（2013 年摄）

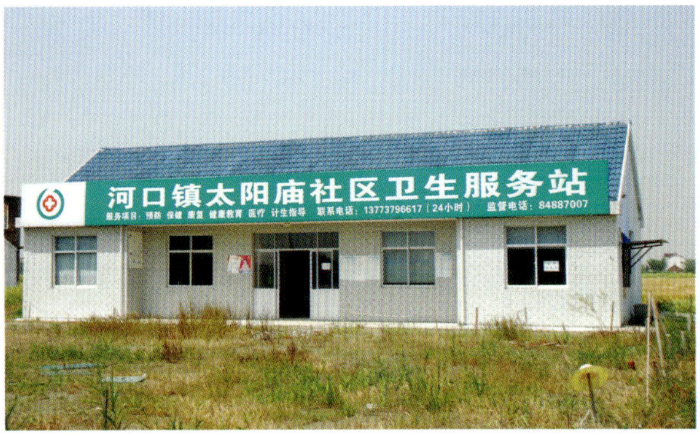

河口镇太阳庙社区卫生服务站（2013 年摄）

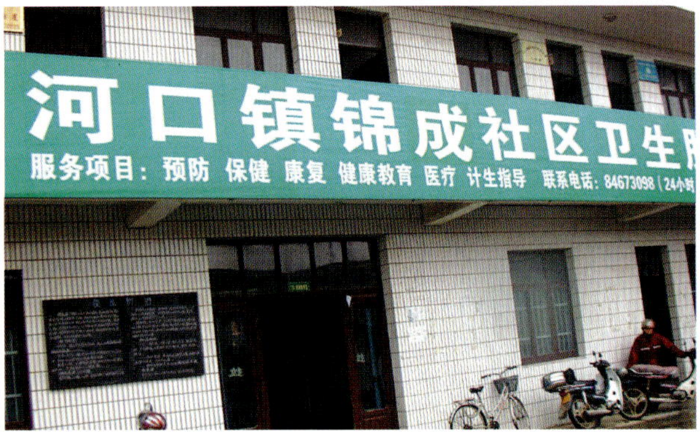

河口镇锦成社区卫生服务站（2013 年摄）

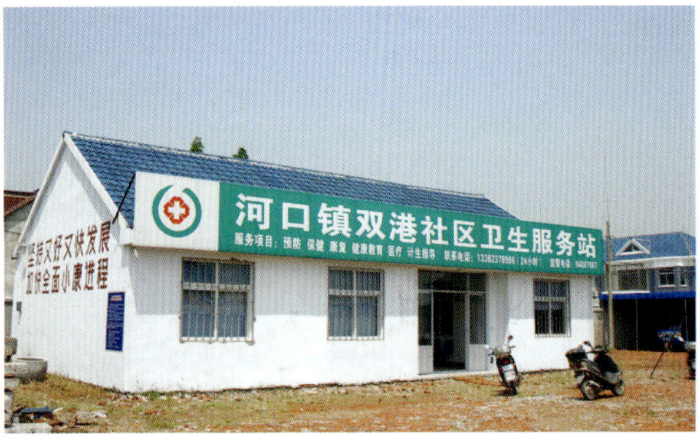

河口镇双港社区卫生服务站（2013 年摄）

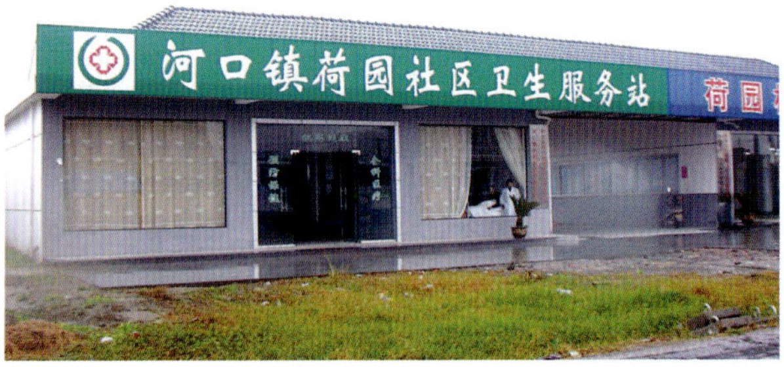

河口镇荷园社区卫生服务站（2013 年摄）

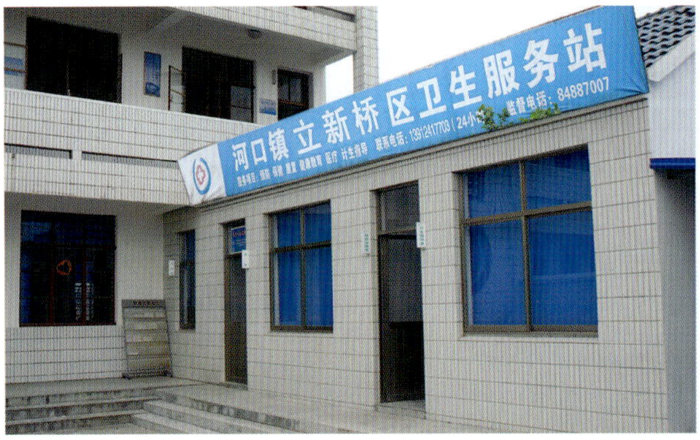

河口镇立新桥社区卫生服务站（2013 年摄）

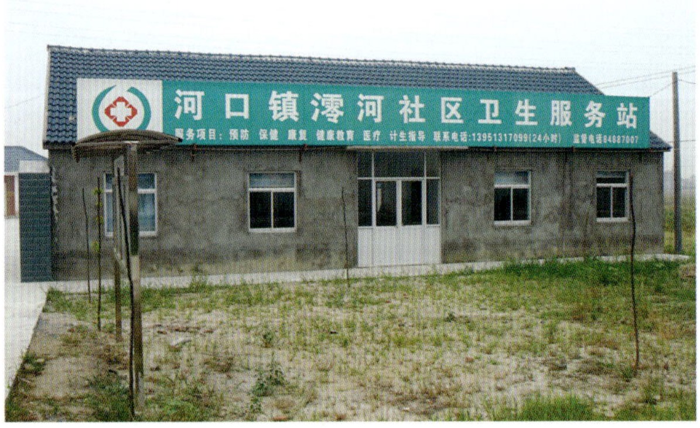

河口镇溇河社区卫生服务站（2013 年摄）

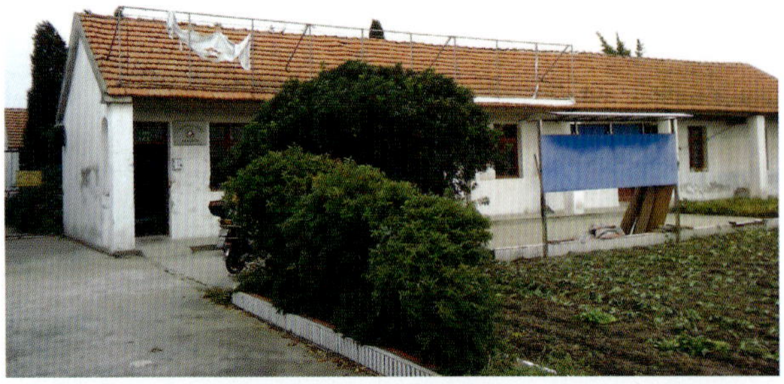
河口镇五里坊社区卫生服务站（2013 年摄）

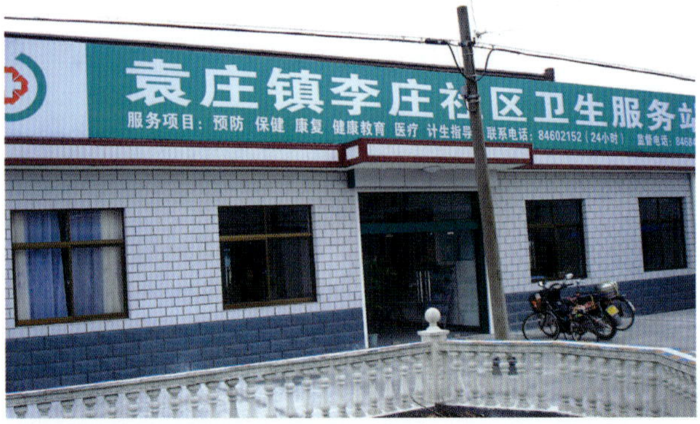

袁庄镇李庄社区卫生服务站（2013 年摄）

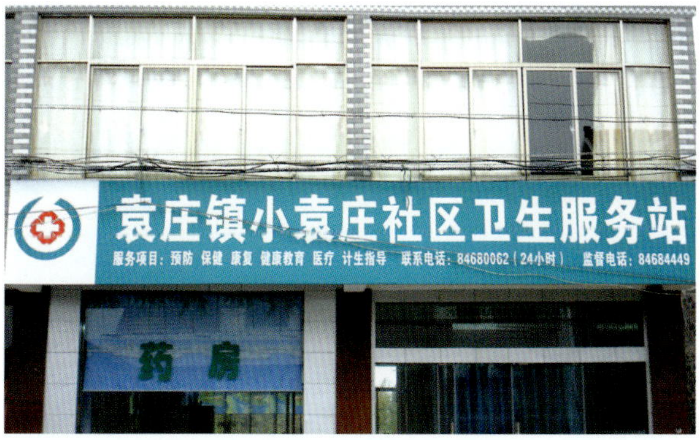

袁庄镇小袁庄社区卫生服务站（2013 年摄）

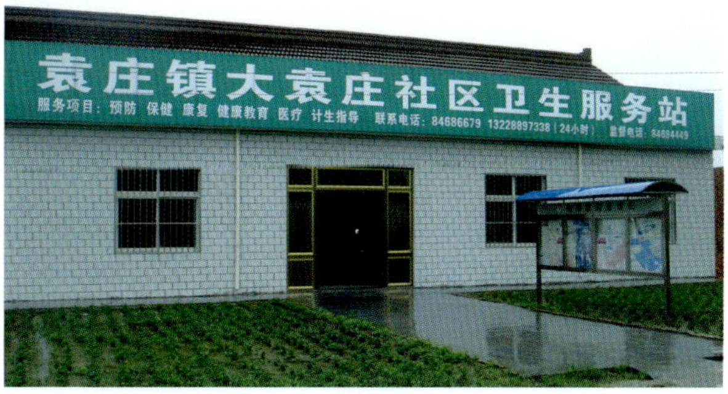

袁庄镇大袁庄社区卫生服务站（2013 年摄）

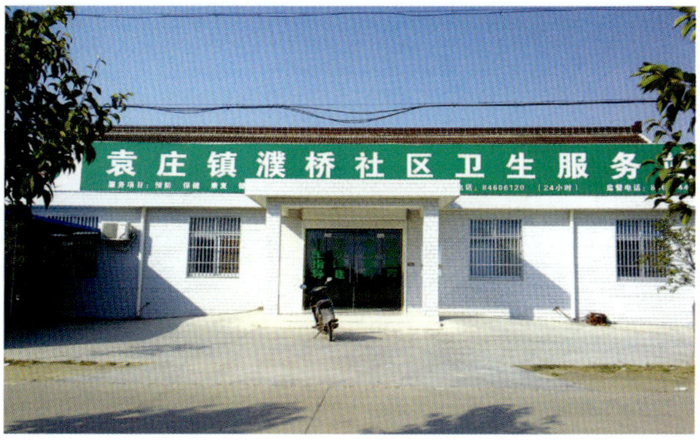

袁庄镇濮桥社区卫生服务站（2013 年摄）

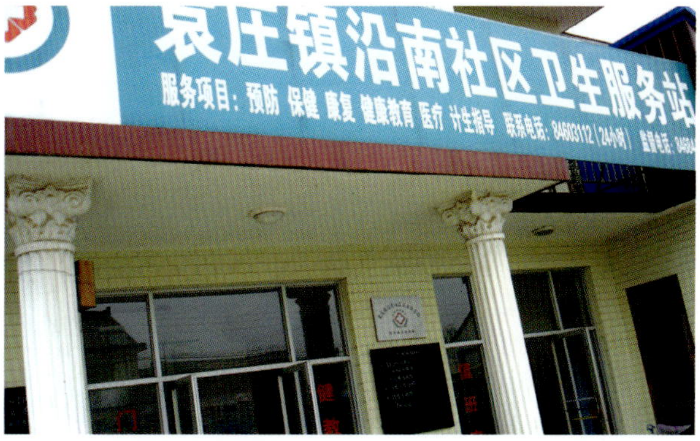

袁庄镇沿南社区卫生服务站（2013 年摄）

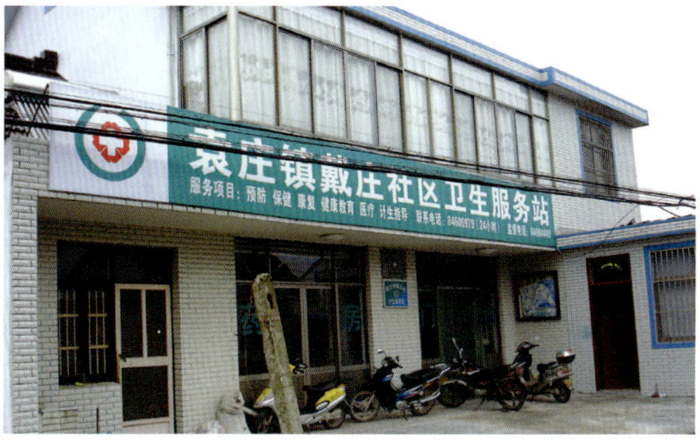

袁庄镇戴庄社区卫生服务站（2013 年摄）

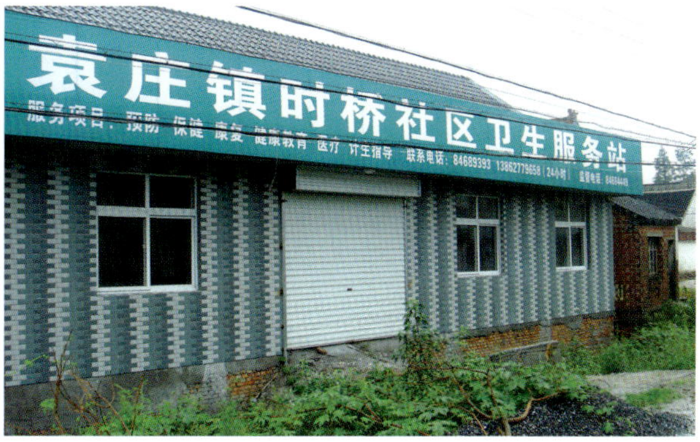

袁庄镇时桥社区卫生服务站（2013 年摄）

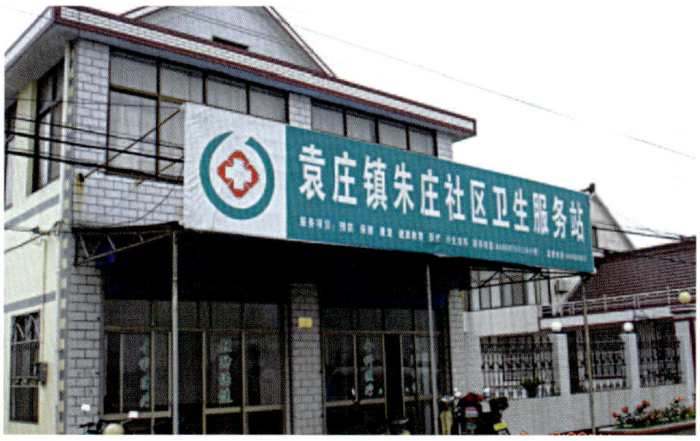

袁庄镇朱庄社区卫生服务站（2013 年摄）

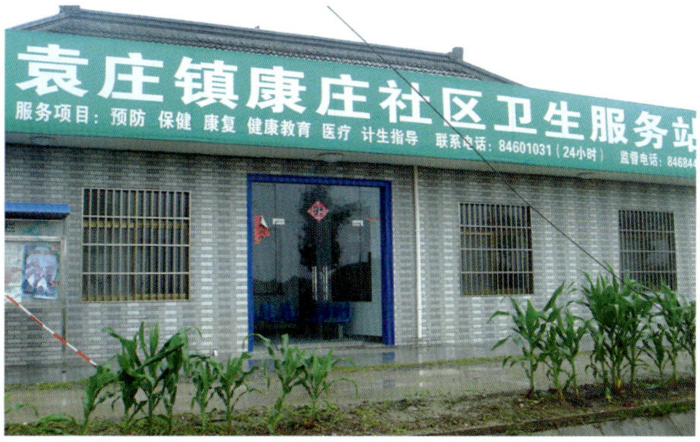

袁庄镇康庄社区卫生服务站（2013 年摄）

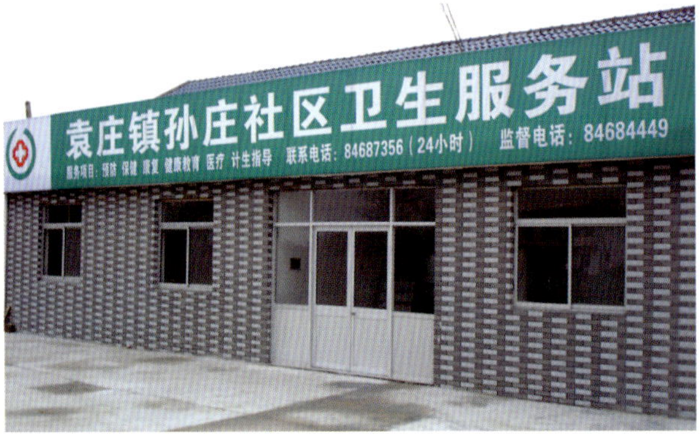

袁庄镇孙庄社区卫生服务站（2013 年摄））

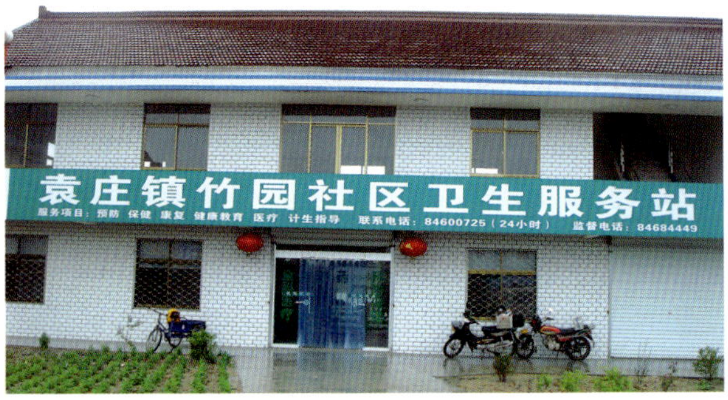

袁庄镇竹园社区卫生服务站（2013 年摄）

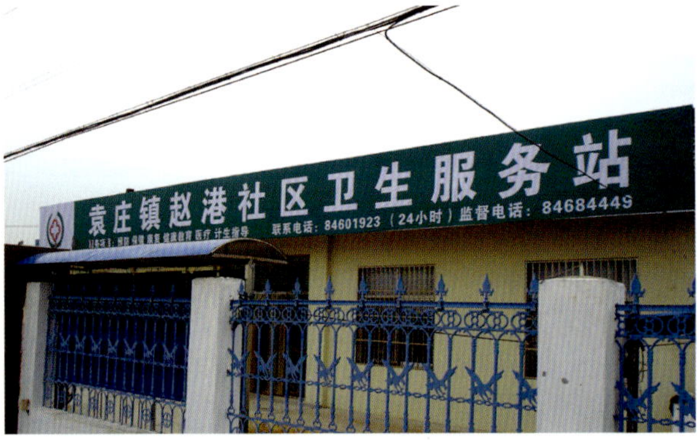

袁庄镇赵港社区卫生服务站（2013 年摄）

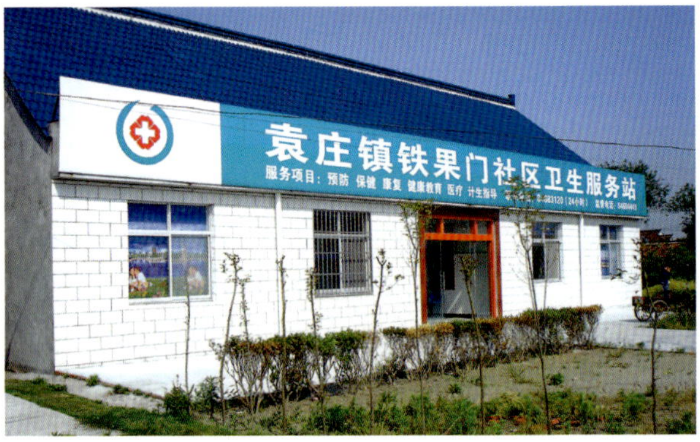

袁庄镇铁果门社区卫生服务站（2013 年摄）

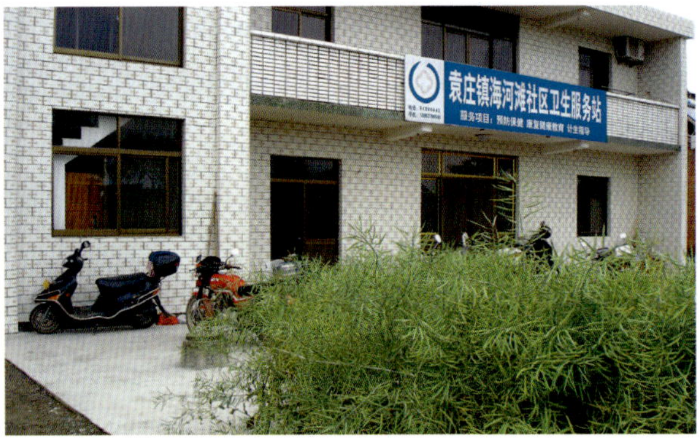

袁庄镇海河滩社区卫生服务站（2013 年摄）

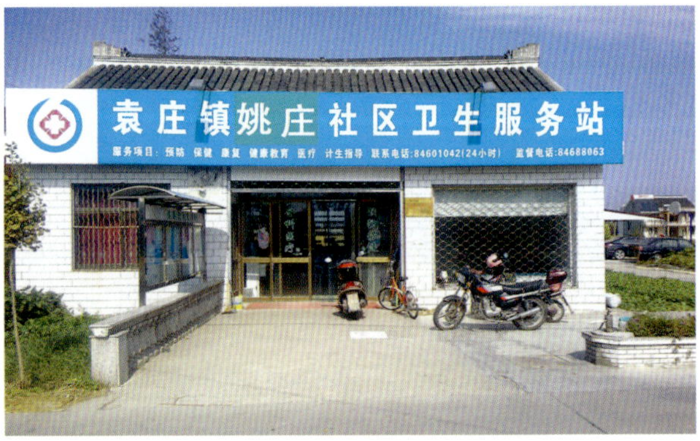

袁庄镇姚庄社区卫生服务站（2013 年摄）

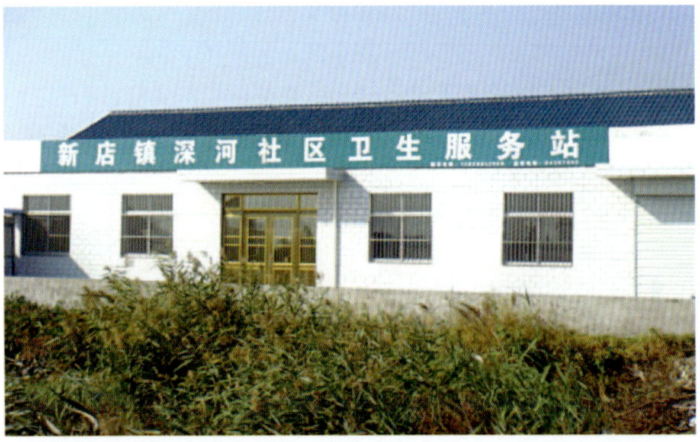

新店镇深河社区卫生服务站（2013 年摄）

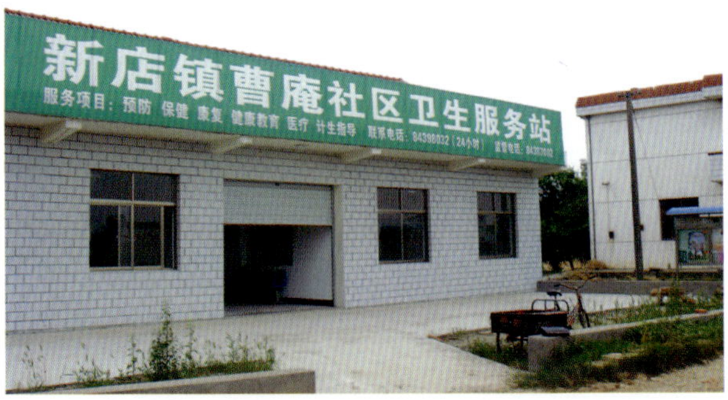

新店镇曹庵社区卫生服务站（2013 年摄）

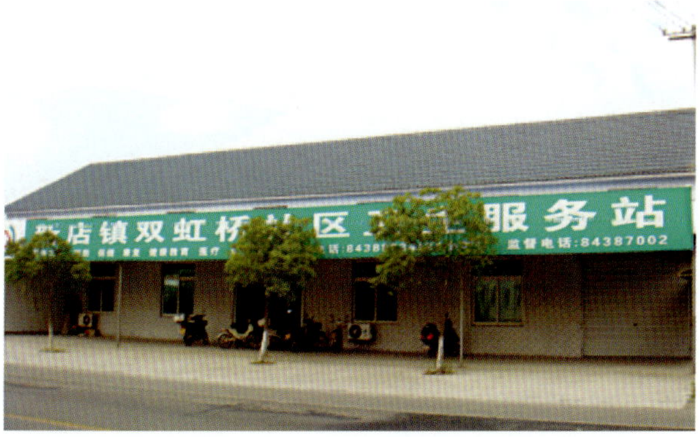

新店镇双虹桥社区卫生服务站（2013 年摄）

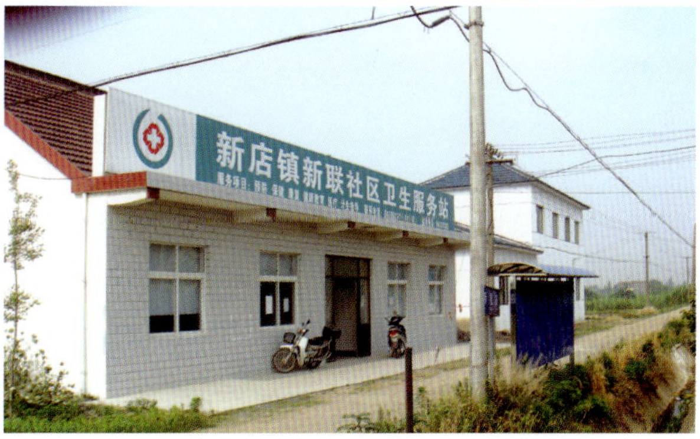

新店镇新联社区卫生服务站（2013 年摄）

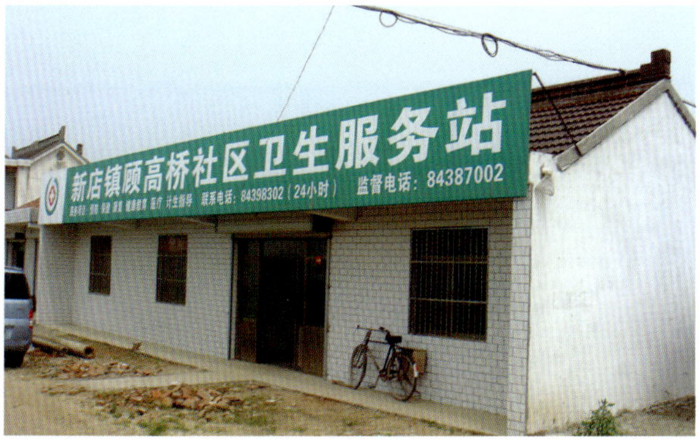

新店镇顾高桥社区卫生服务站（2013 年摄）

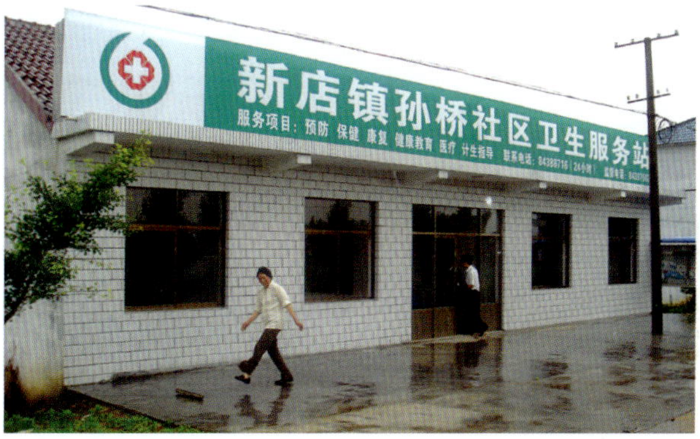

新店镇孙桥社区卫生服务站（2013 年摄）

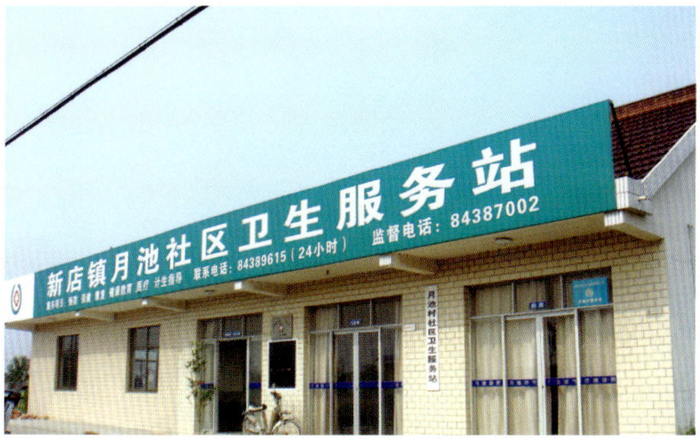

新店镇月池社区卫生服务站（2013 年摄）

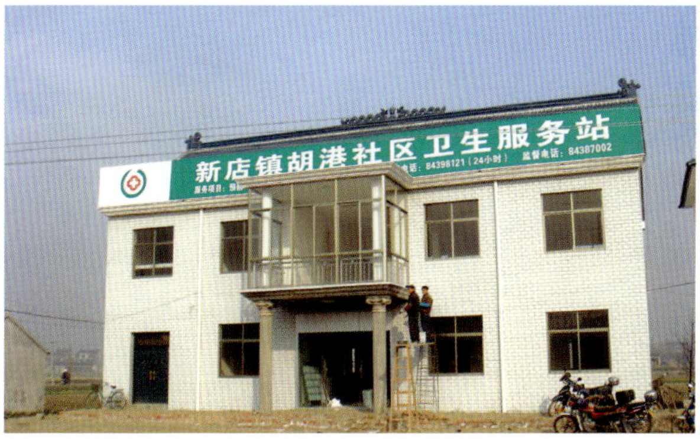

新店镇胡港社区卫生服务站（2013 年摄）

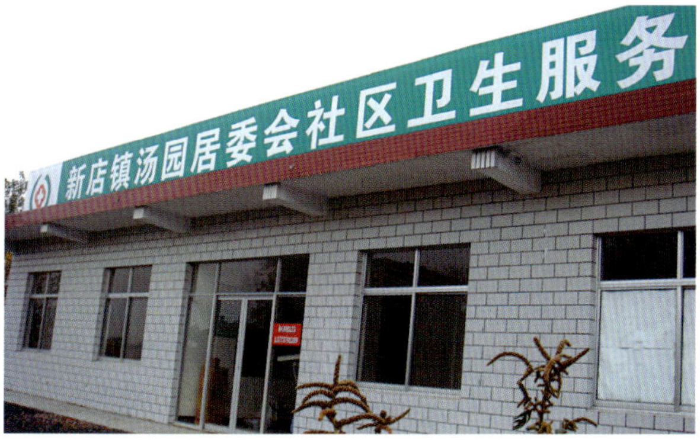

新店镇汤园居委会社区卫生服务站（2013 年摄）

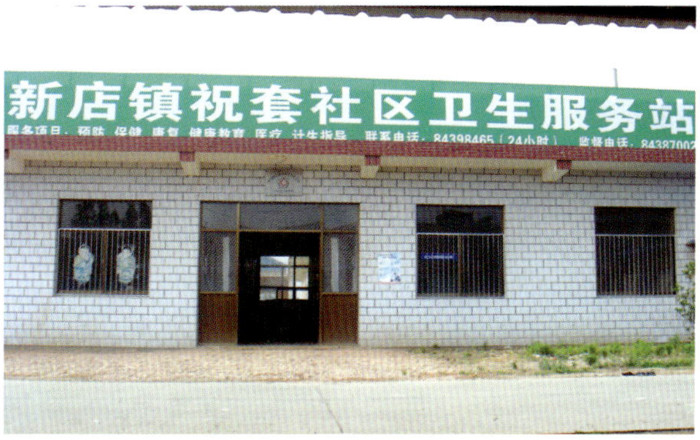

新店镇祝套社区卫生服务站（2013 年摄）

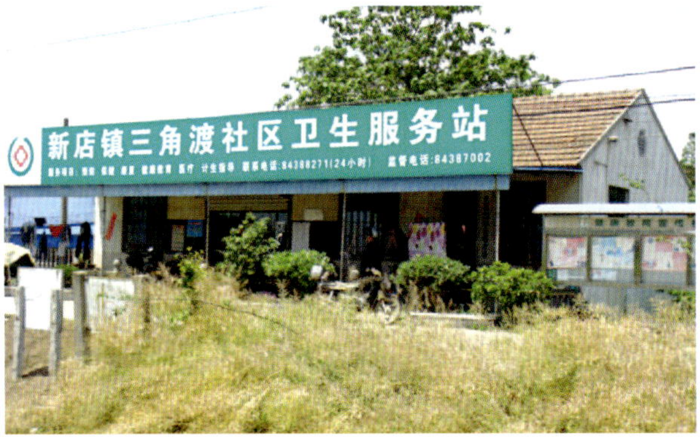

新店镇三角渡社区卫生服务站（2013 年摄）

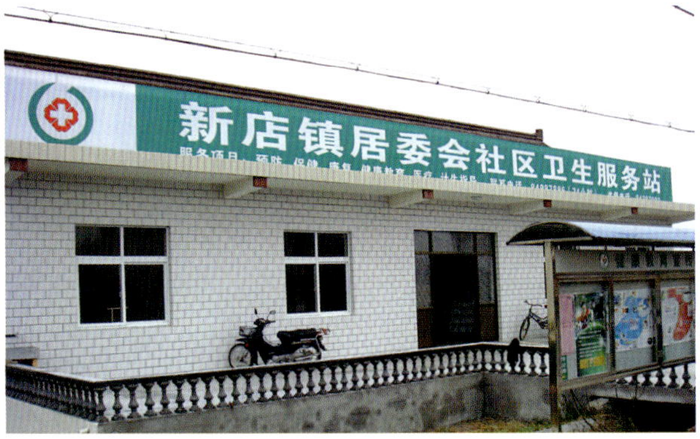

新店镇居委会社区卫生服务站（2013 年摄）

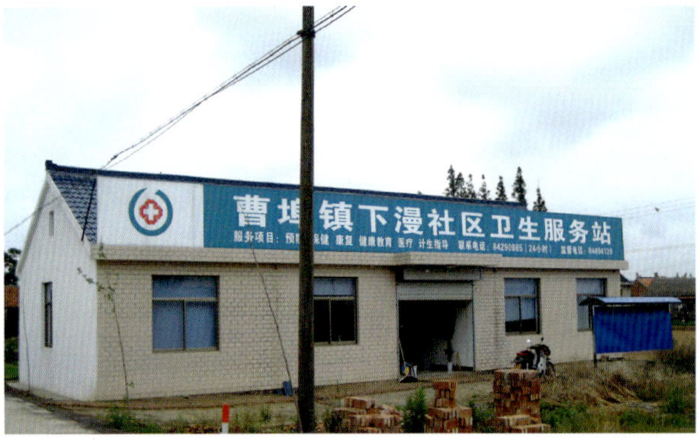

曹埠镇下漫社区卫生服务站（2013 年摄）

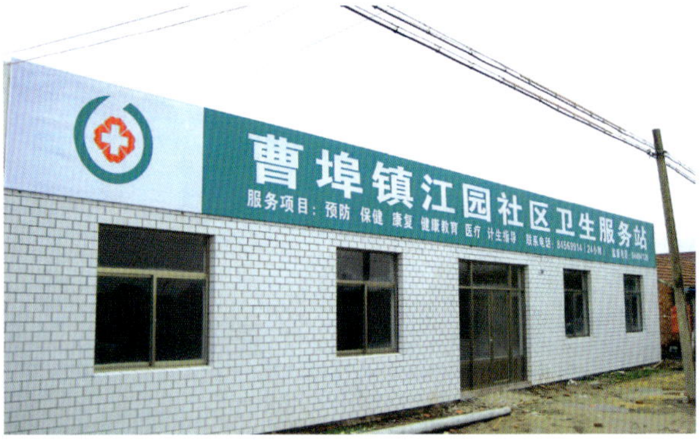

曹埠镇江园社区卫生服务站（2013 年摄）

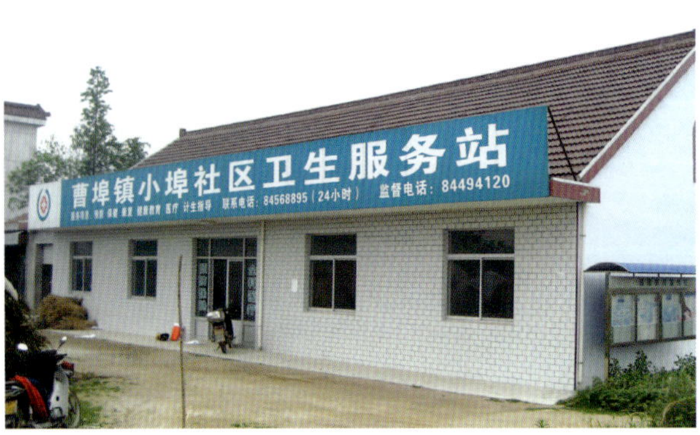

曹埠镇小埠社区卫生服务站（2013 年摄）

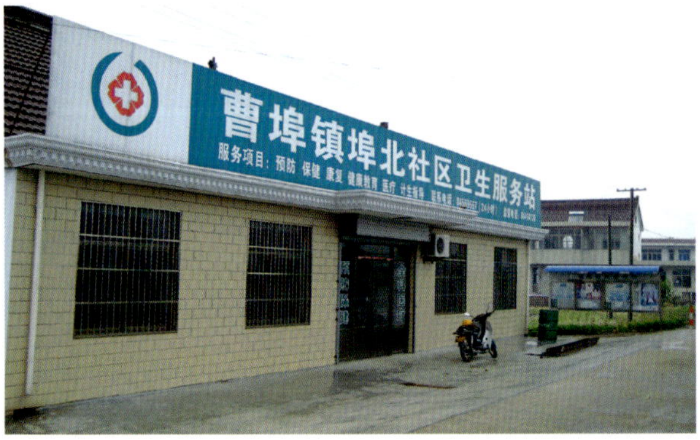

曹埠镇埠北社区卫生服务站（2013 年摄）

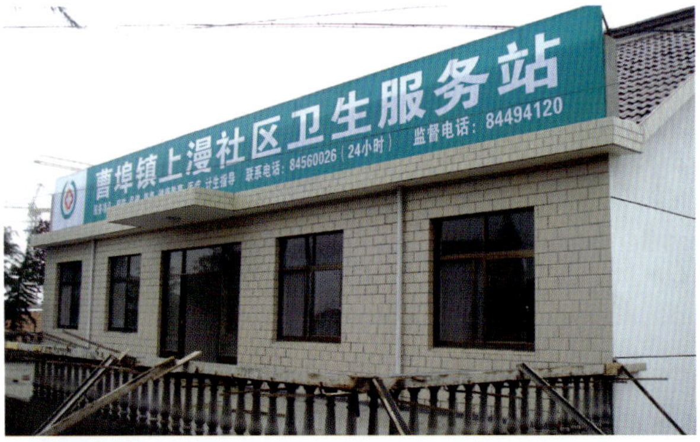

曹埠镇上漫社区卫生服务站（2013 年摄）

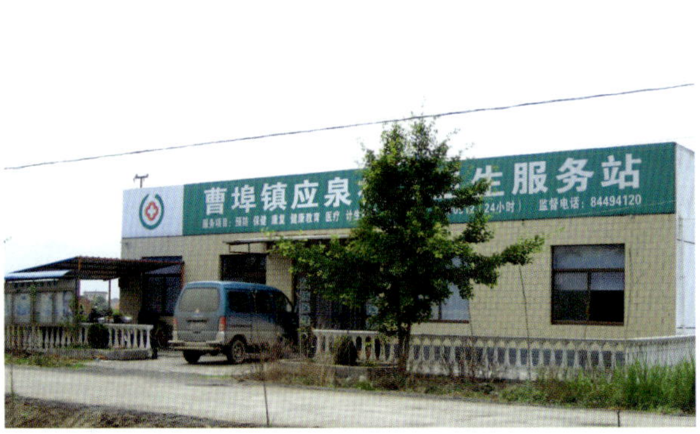

曹埠镇应泉社区卫生服务站（2013 年摄）

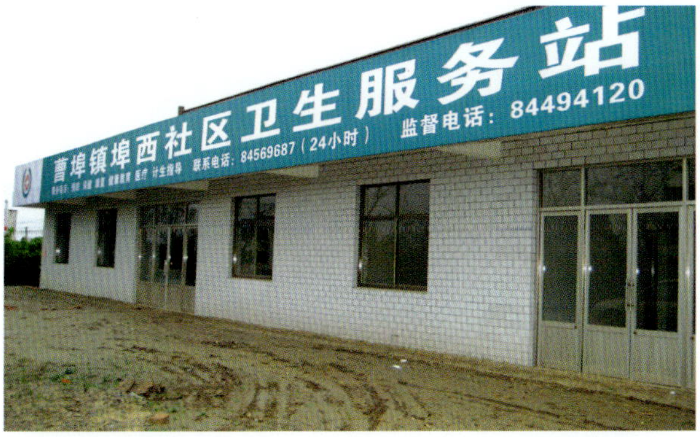

曹埠镇埠西社区卫生服务站（2013 年摄）

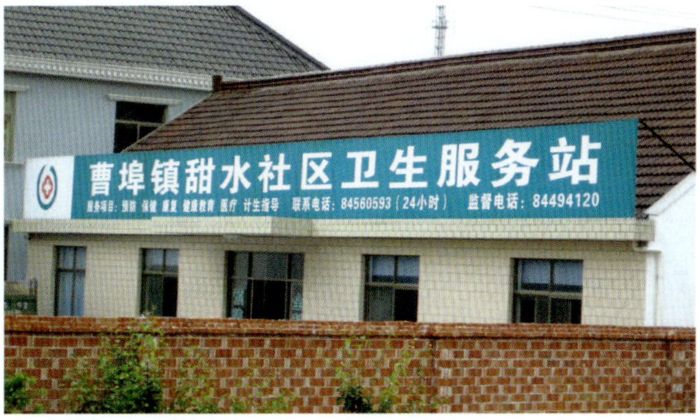

曹埠镇甜水社区卫生服务站（2013 年摄）

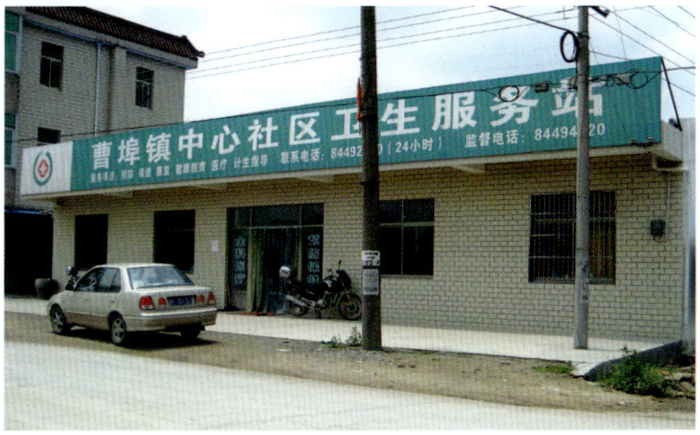

曹埠镇中心社区卫生服务站（2013 年摄）

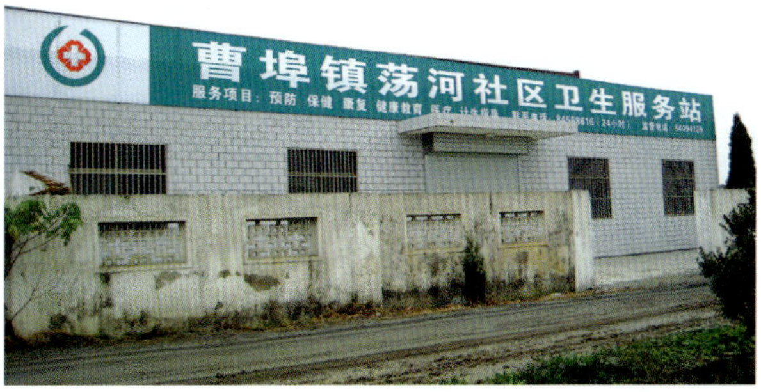

曹埠镇荡河社区卫生服务站（2013 年摄）

【注】本志彩页建筑图片下方标注前端时间为该建筑启用时间，或有变更，2010 年 12 月 31 日为标注单位列装（使用）建筑。版面原因，2010 年 12 月 31 日全县 244 所社区卫生服务站列装（使用）建筑未标准启用时间。为防误读，特注。

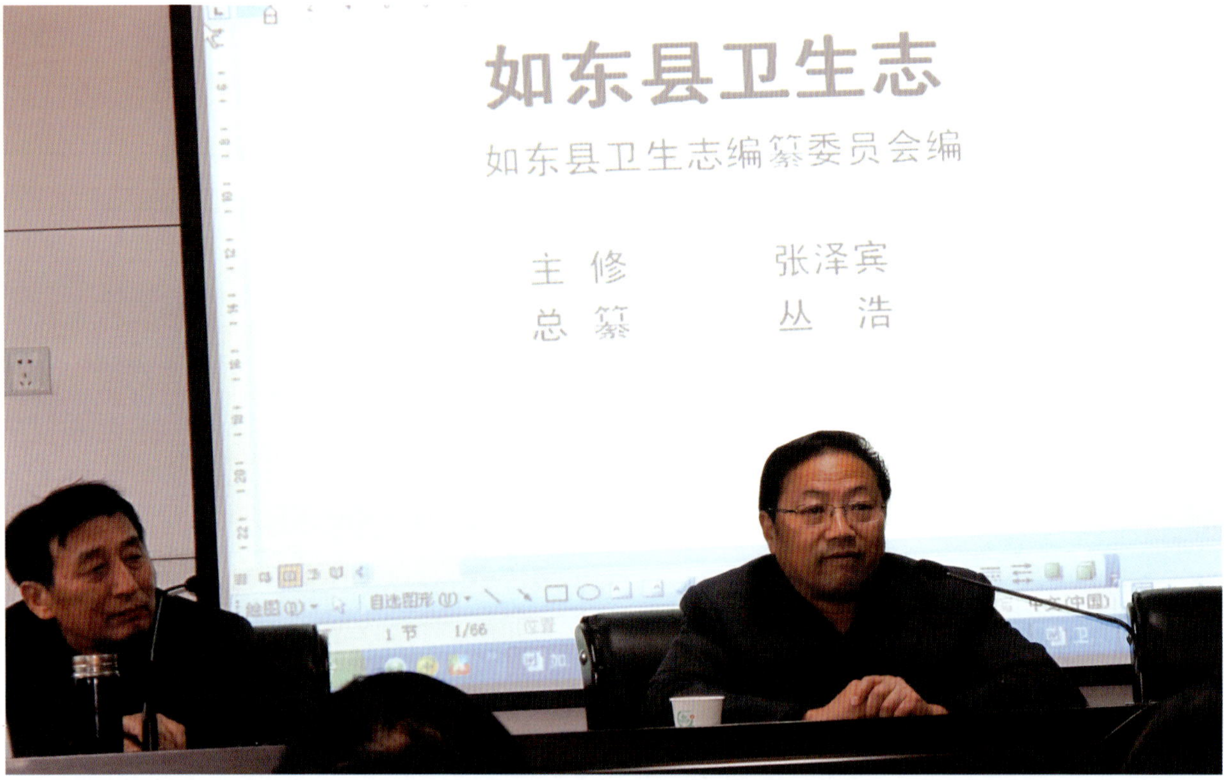

2012 年 4 月 20 日，县卫生局举行《如东县卫生志》审校工作会议（县卫生志编纂办公室摄）

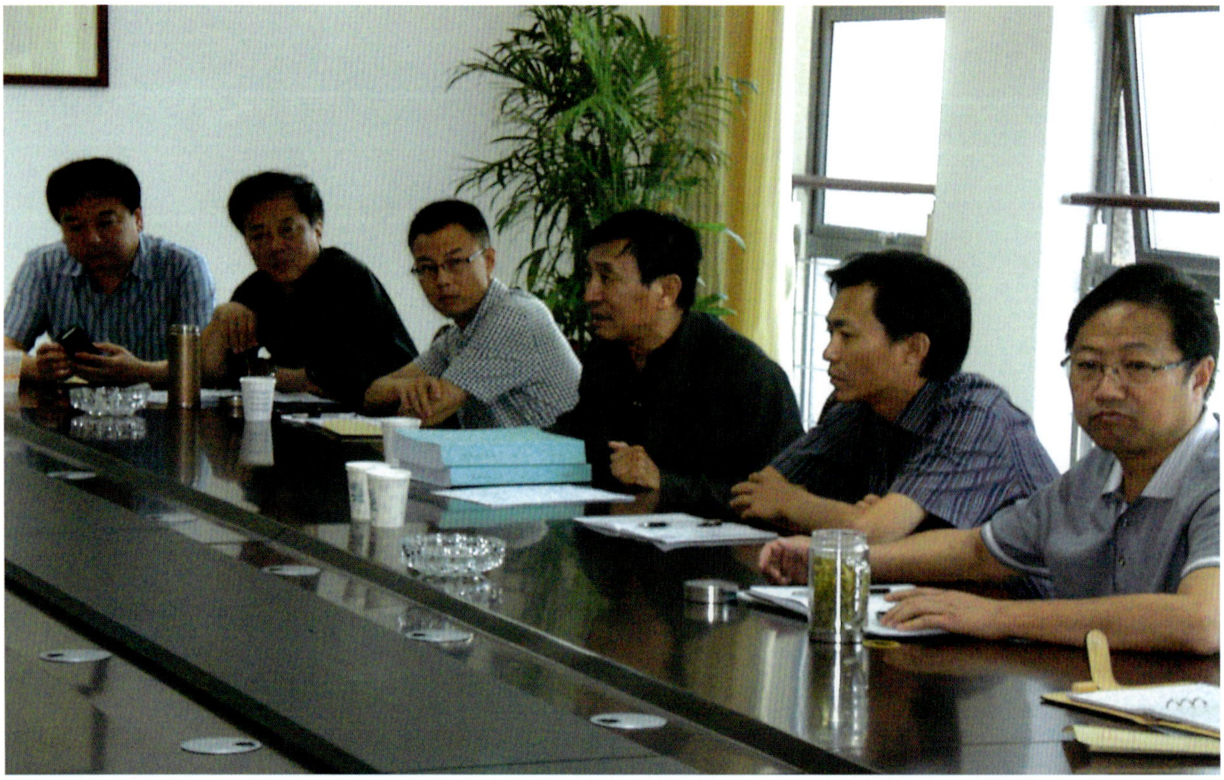

2012 年 9 月 24 日，县卫生局举行《如东县卫生志》审校工作会议（县卫生志编纂办公室摄）

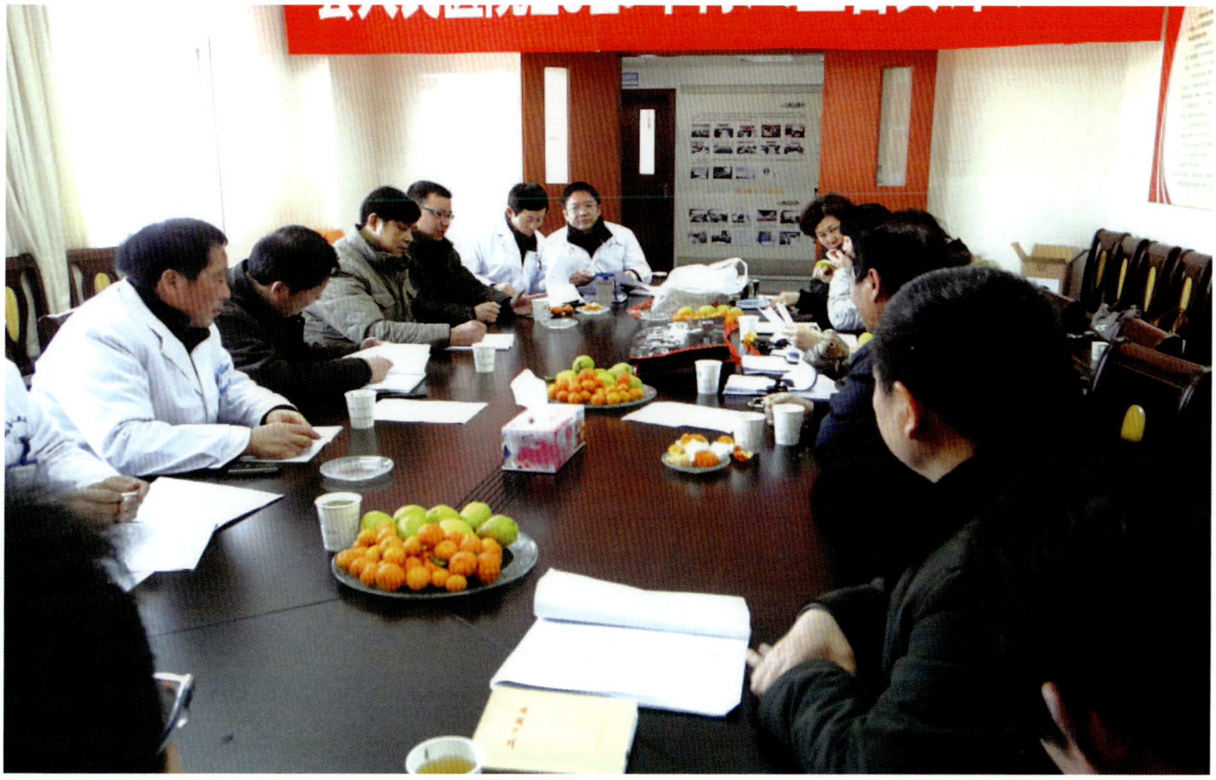

2011年2月21日，县人民医院审核《如东县卫生志》 （县卫生志编纂办公室摄）

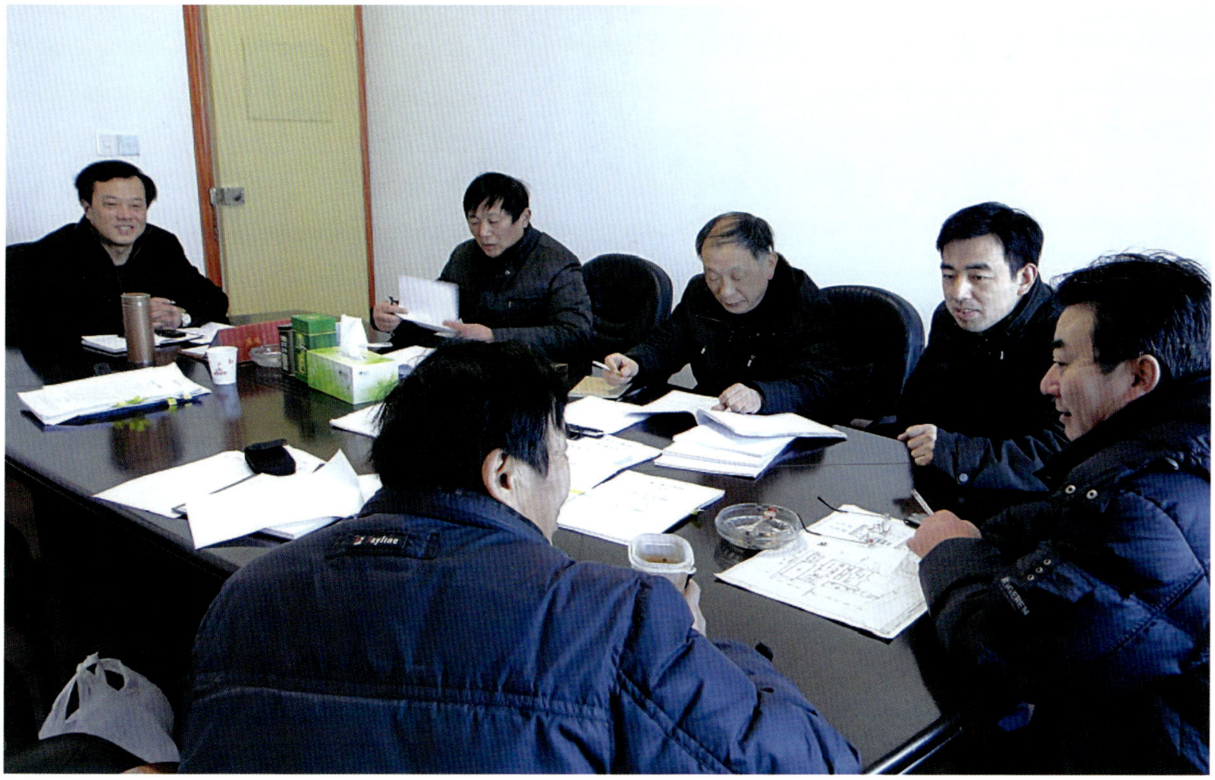

2011年2月22日，双甸镇中心卫生院、双甸卫生所审核《如东县卫生志》（县卫生志编纂办公室摄）

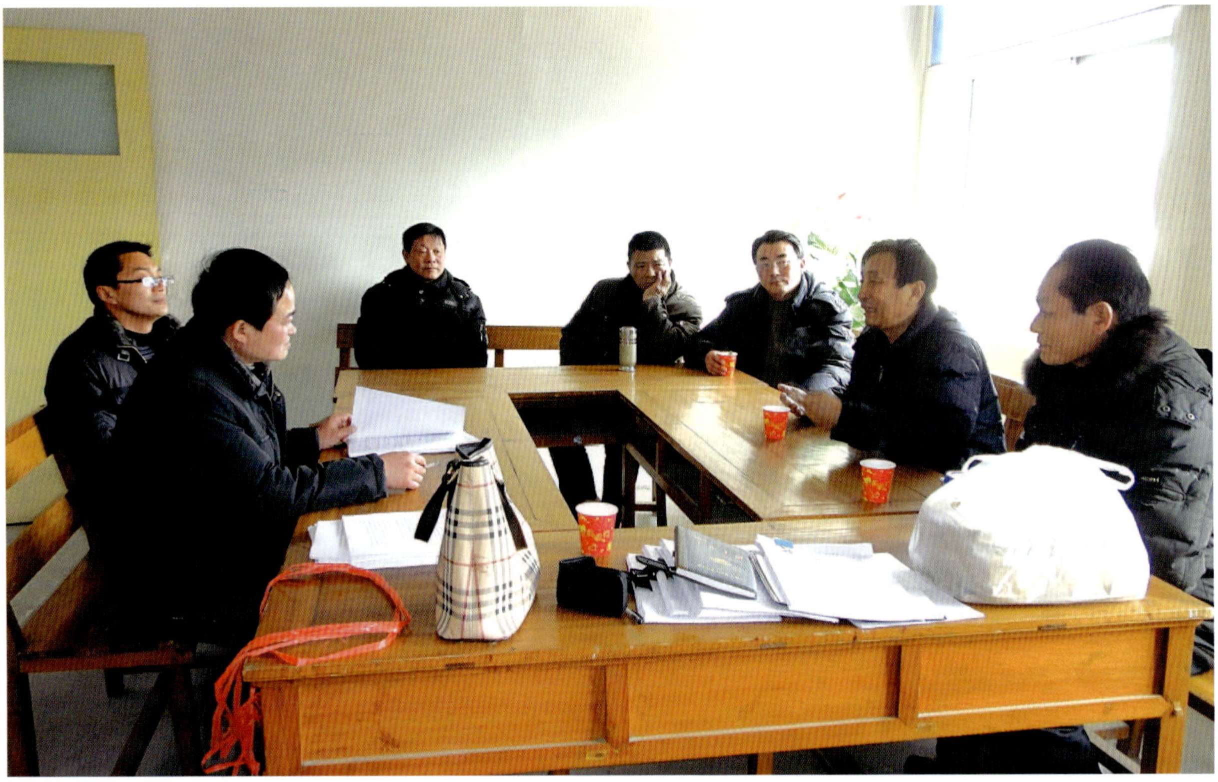

2011 年 2 月 22 日，双甸卫生所、双南医院审核《如东县卫生志》（县卫生志编纂办公室摄）

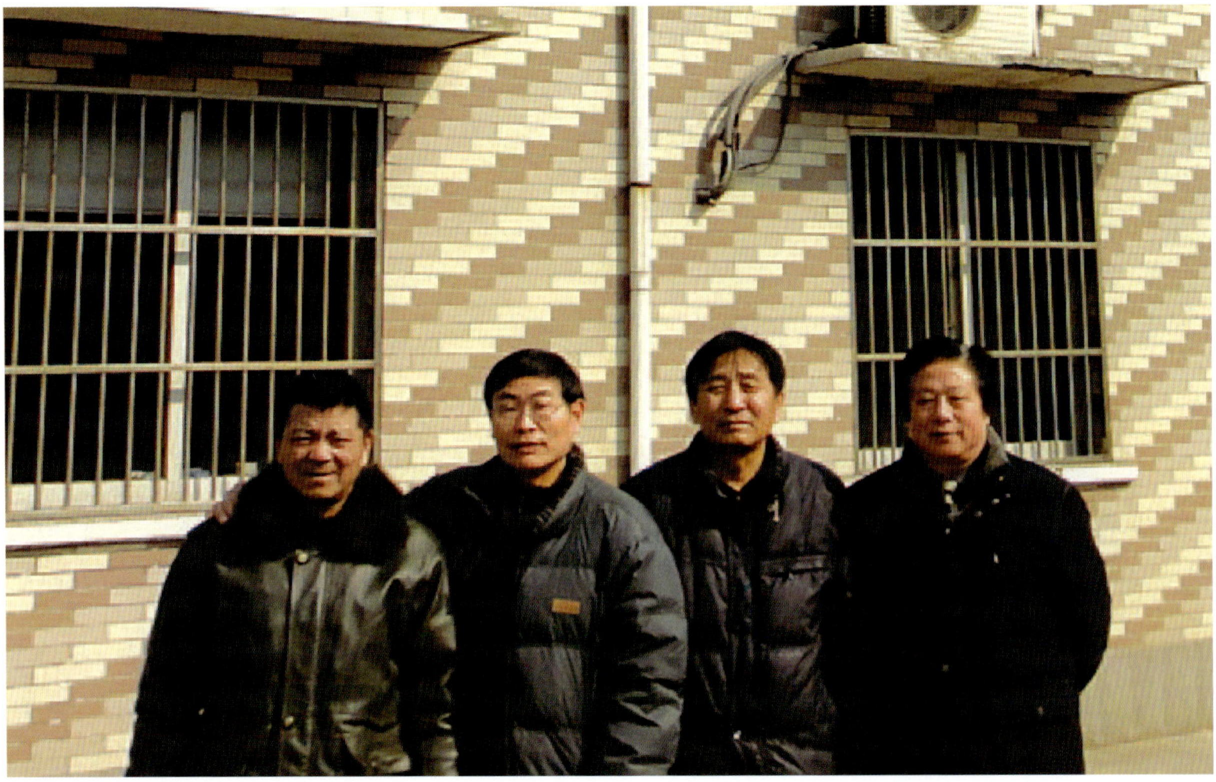

2011 年 2 月 23 日，新店卫生所、新店医院审核《如东县卫生志》（县卫生志编纂办公室摄）

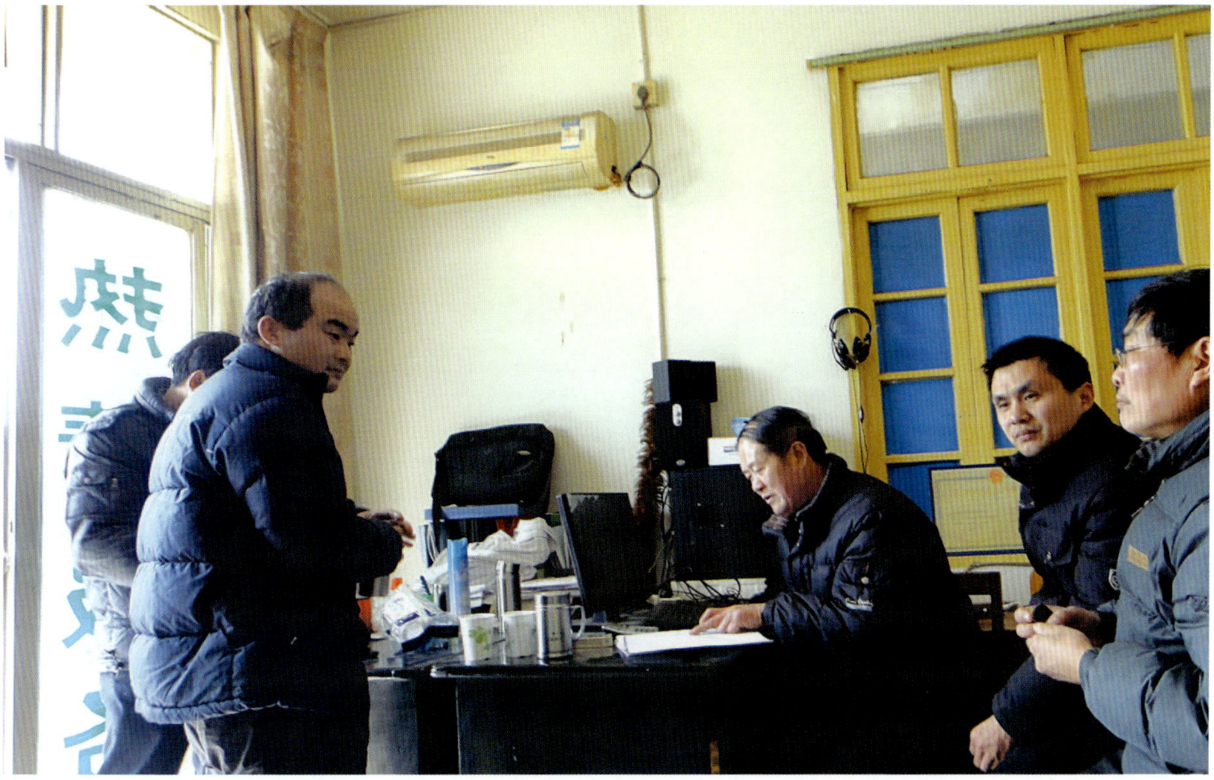

2011 年 2 月 23 日，新店卫生所、汤园医院审核《如东县卫生志》（县卫生志编纂办公室摄）

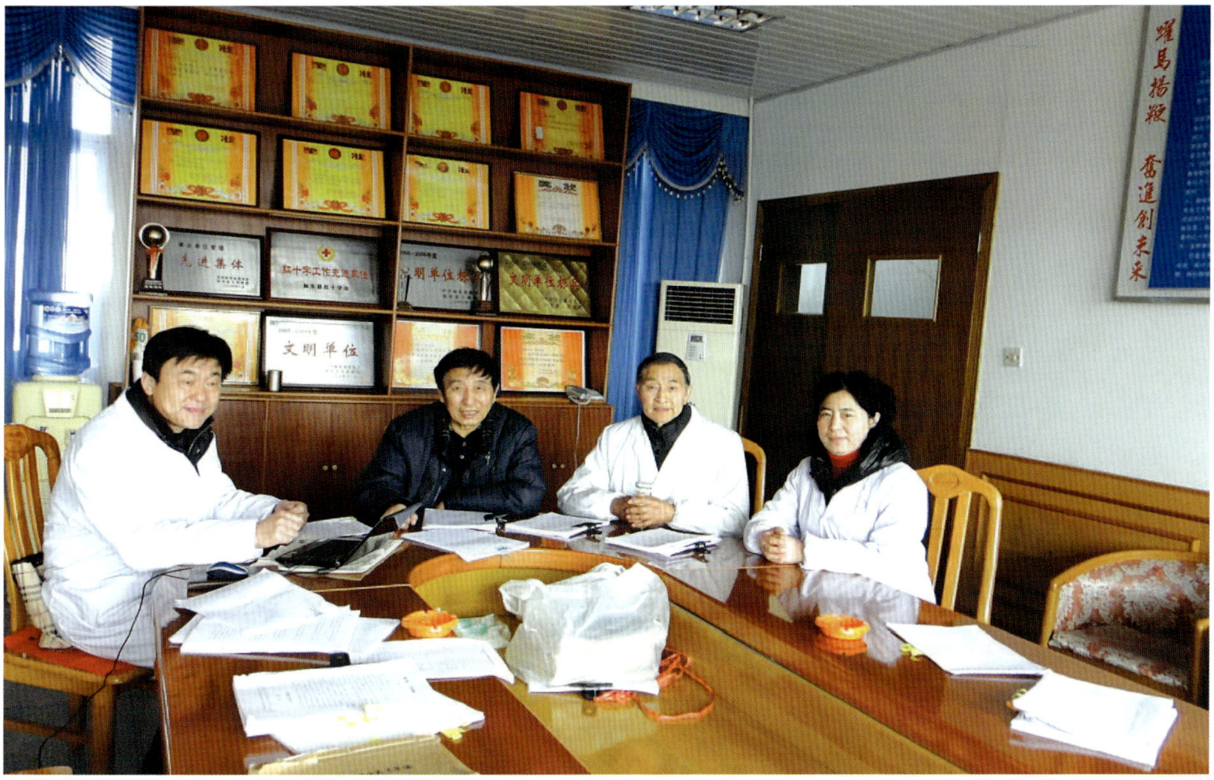

2011 年 2 月 24 日，岔河镇中心卫生院、岔河卫生所审核《如东县卫生志》（县卫生志编纂办公室摄）

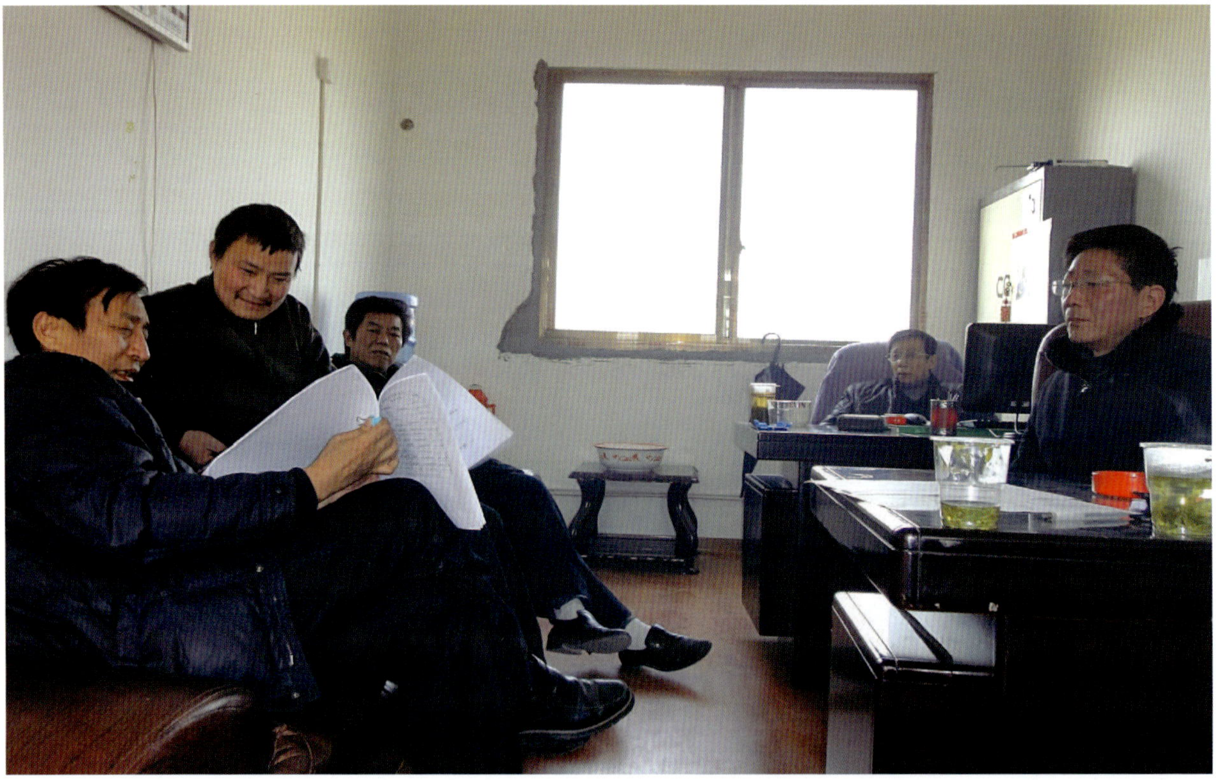

2011 年 2 月 24 日，岔北医院审核《如东县卫生志》（县卫生志编纂办公室摄）

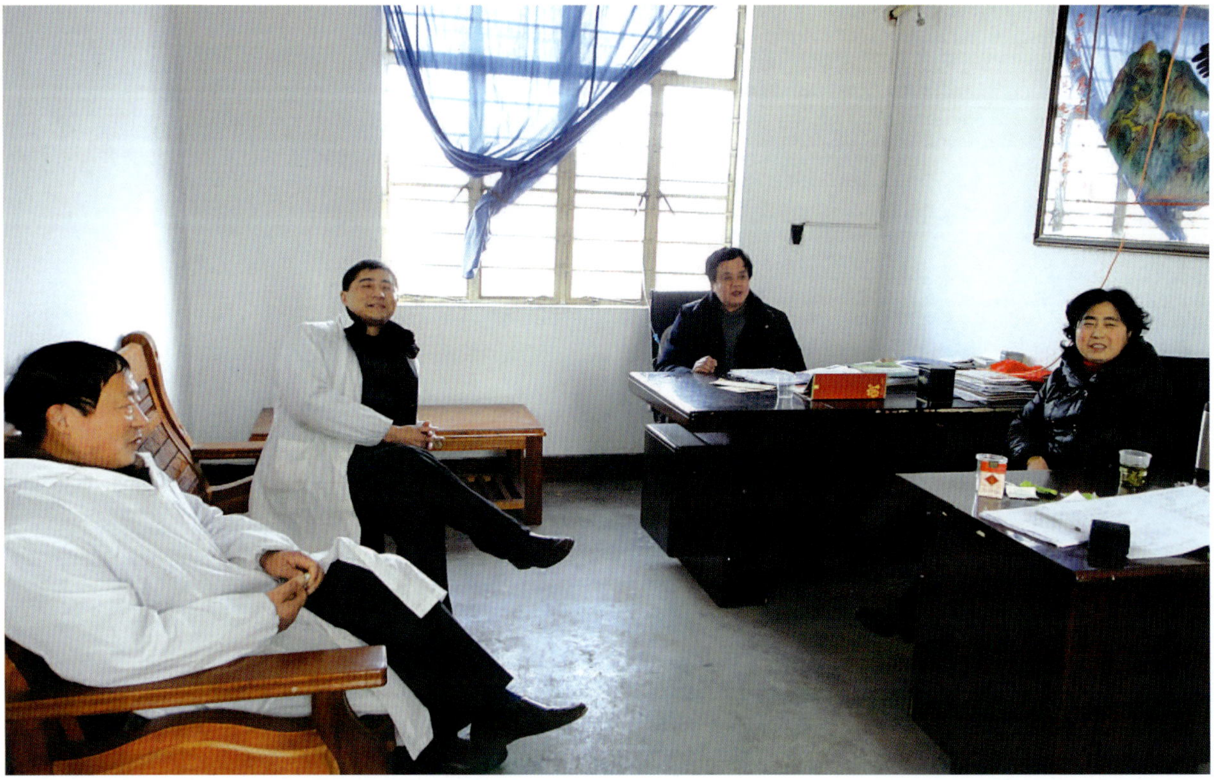

2011 年 2 月 24 日，岔河卫生所、古坝医院审核《如东县卫生志》（县卫生志编纂办公室摄）

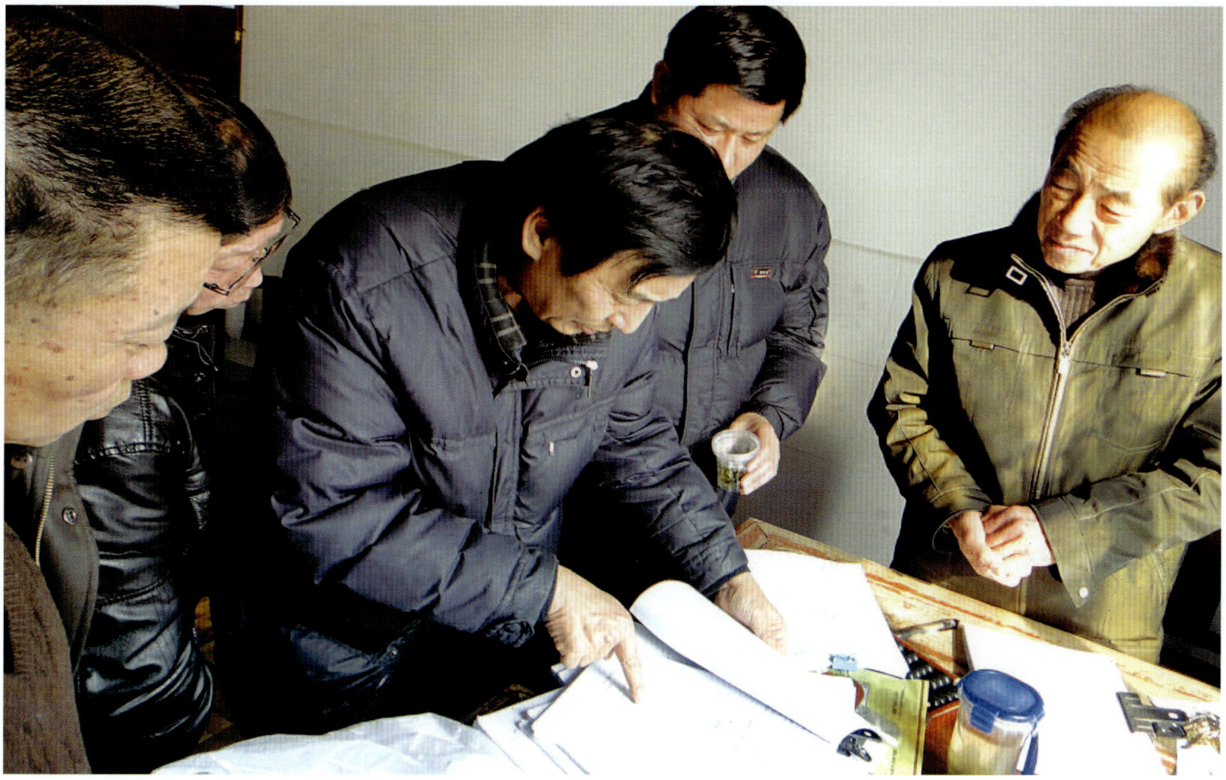

2011年3 月2日，马塘卫生所、潮桥医院审核《如东县卫生志》（县卫生志编纂办公室摄）

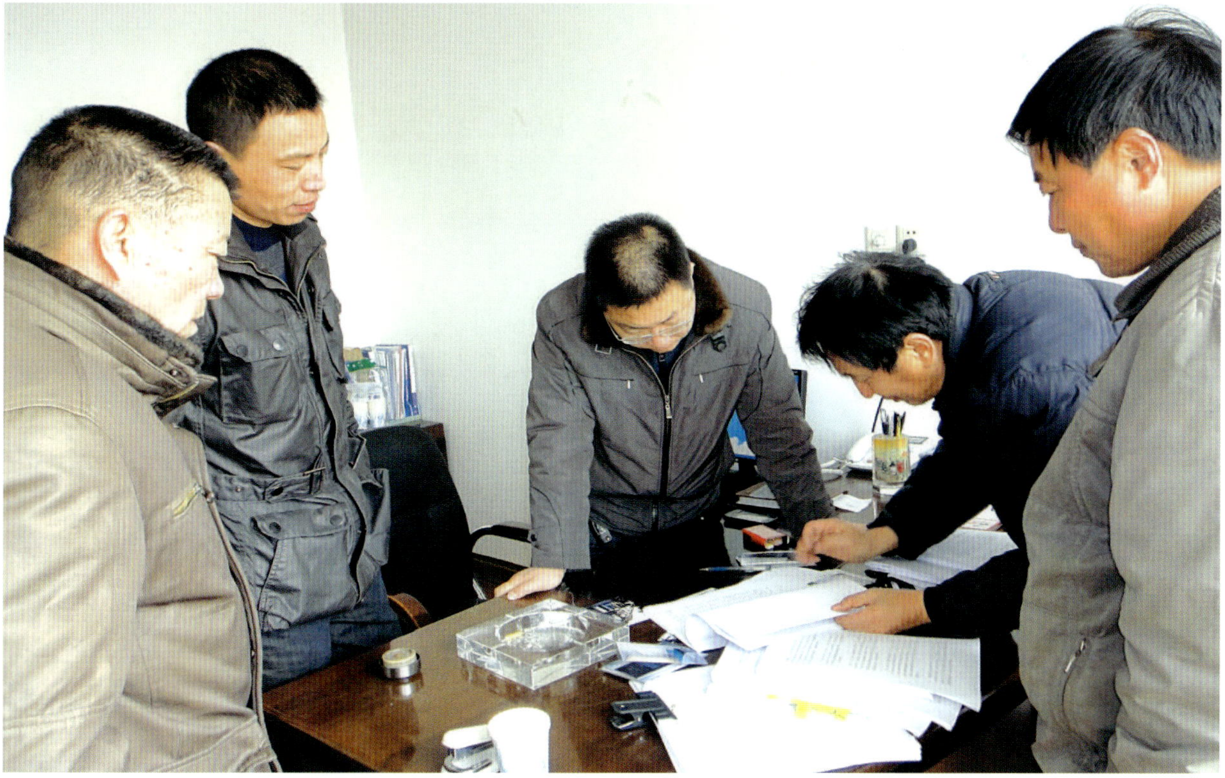

2011年3 月3日，大豫镇中心卫生院审核《如东县卫生志》 （县卫生志编纂办公室摄）

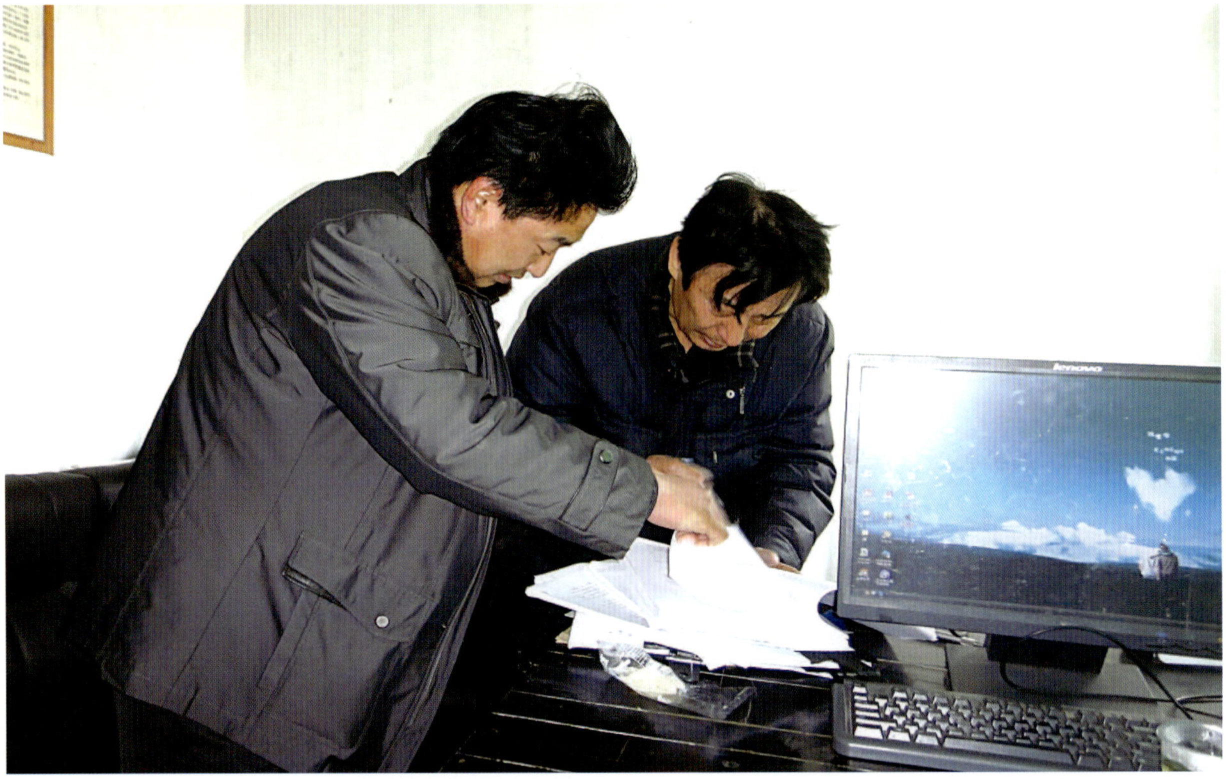

2011 年 3 月 3 日，棉场医院审核《如东县卫生志》（县卫生志编纂办公室摄）

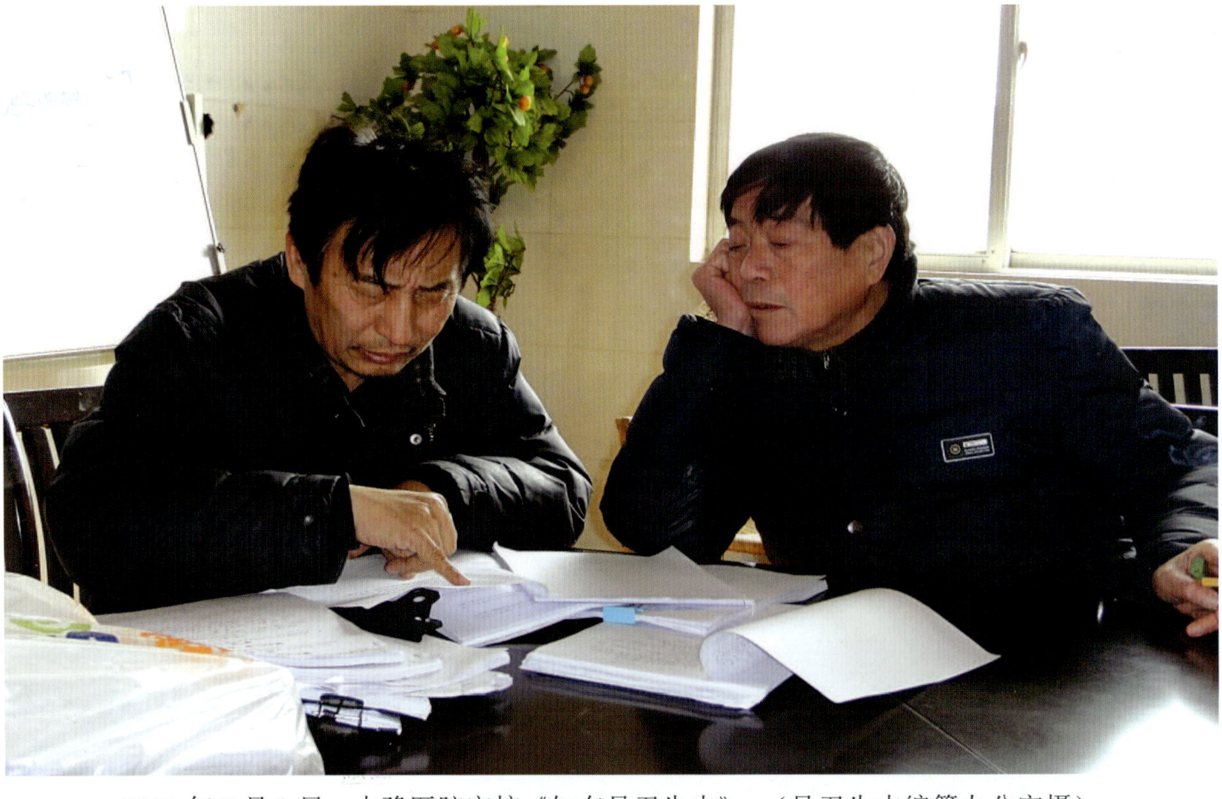

2011 年 3 月 3 日，大豫医院审核《如东县卫生志》（县卫生志编纂办公室摄）

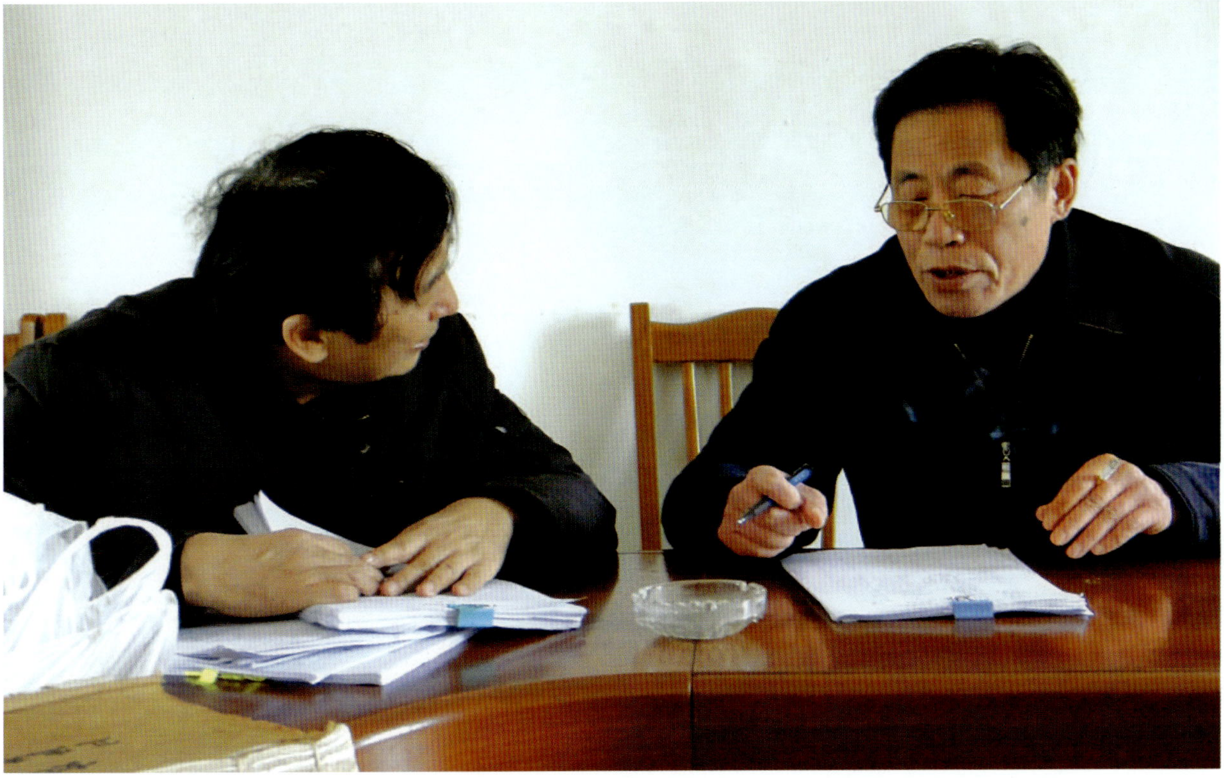

2011 年 3 月 8 日，丰西医院审核《如东县卫生志》　(县卫生志编纂办公室摄)

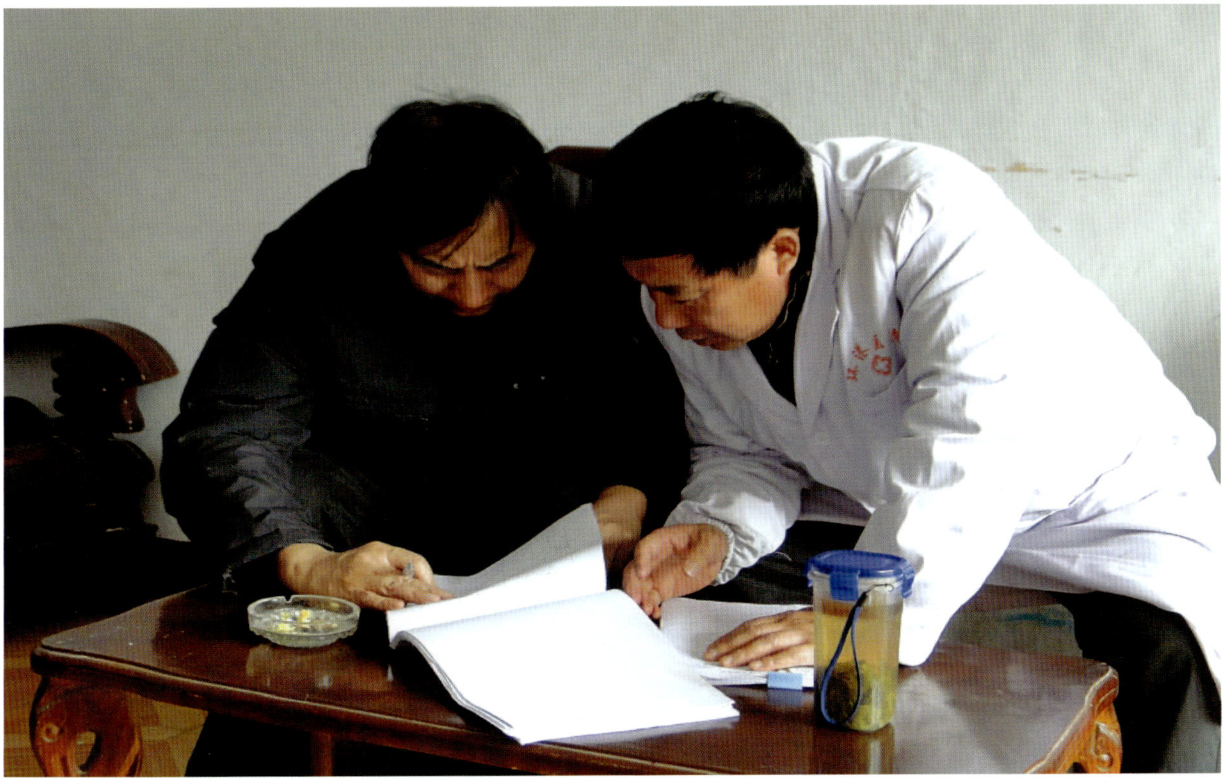

2011 年 3 月 8 日，环港医院审核《如东县卫生志》　(县卫生志编纂办公室摄)

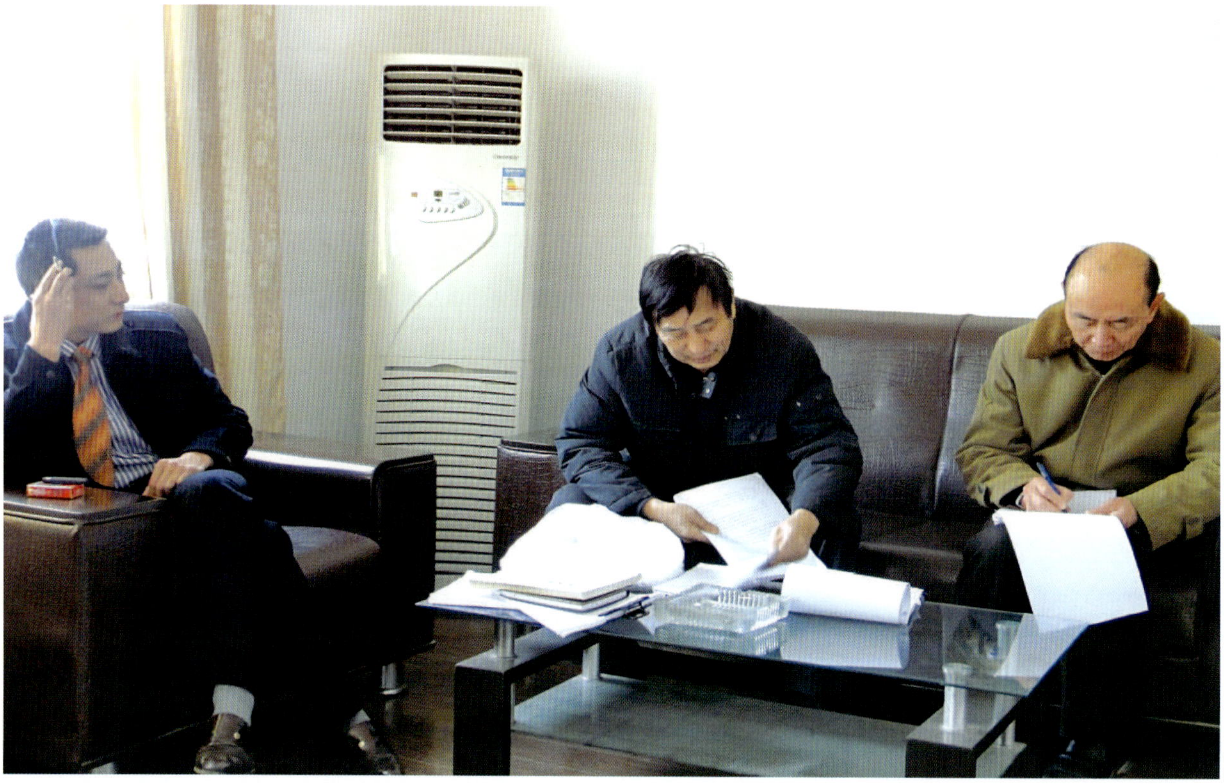

2011 年 3 月 9 日，河口卫生所、河口医院审核《如东县卫生志》（县卫生志编纂办公室摄）

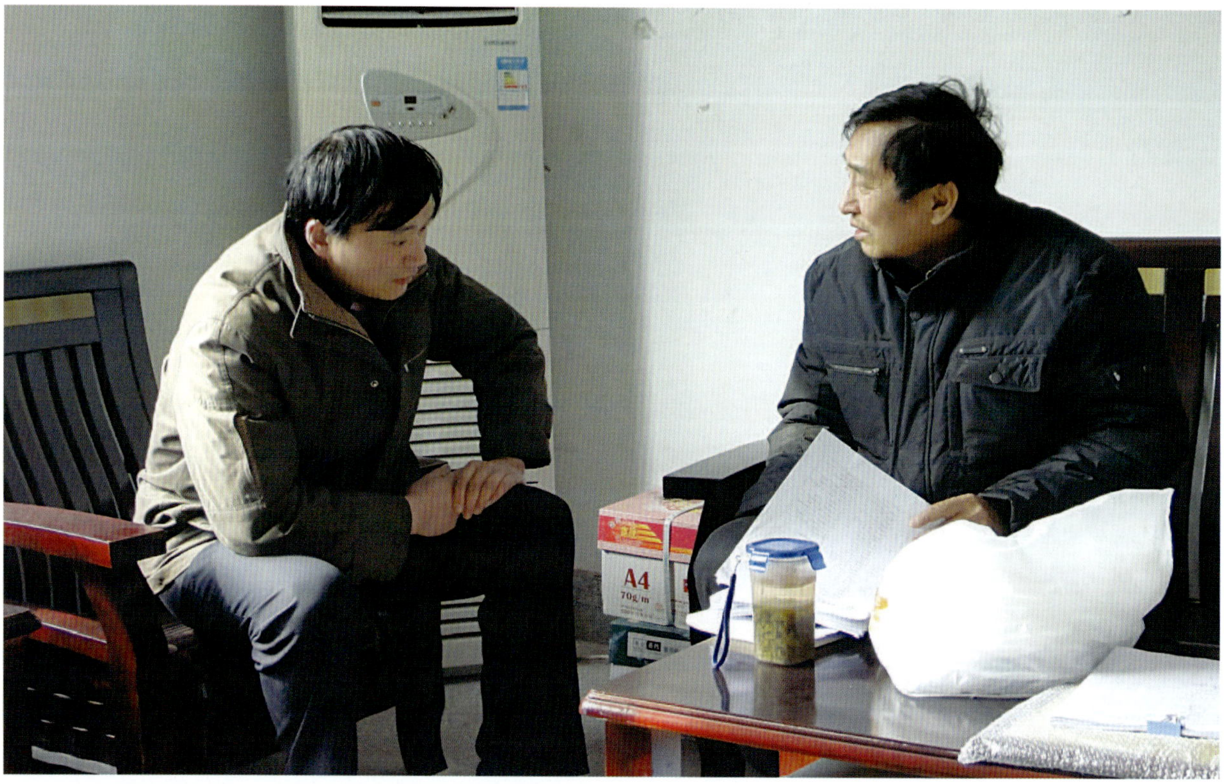

2011 年 3 月 10 日，袁庄卫生所审核《如东县卫生志》（县卫生志编纂办公室摄）

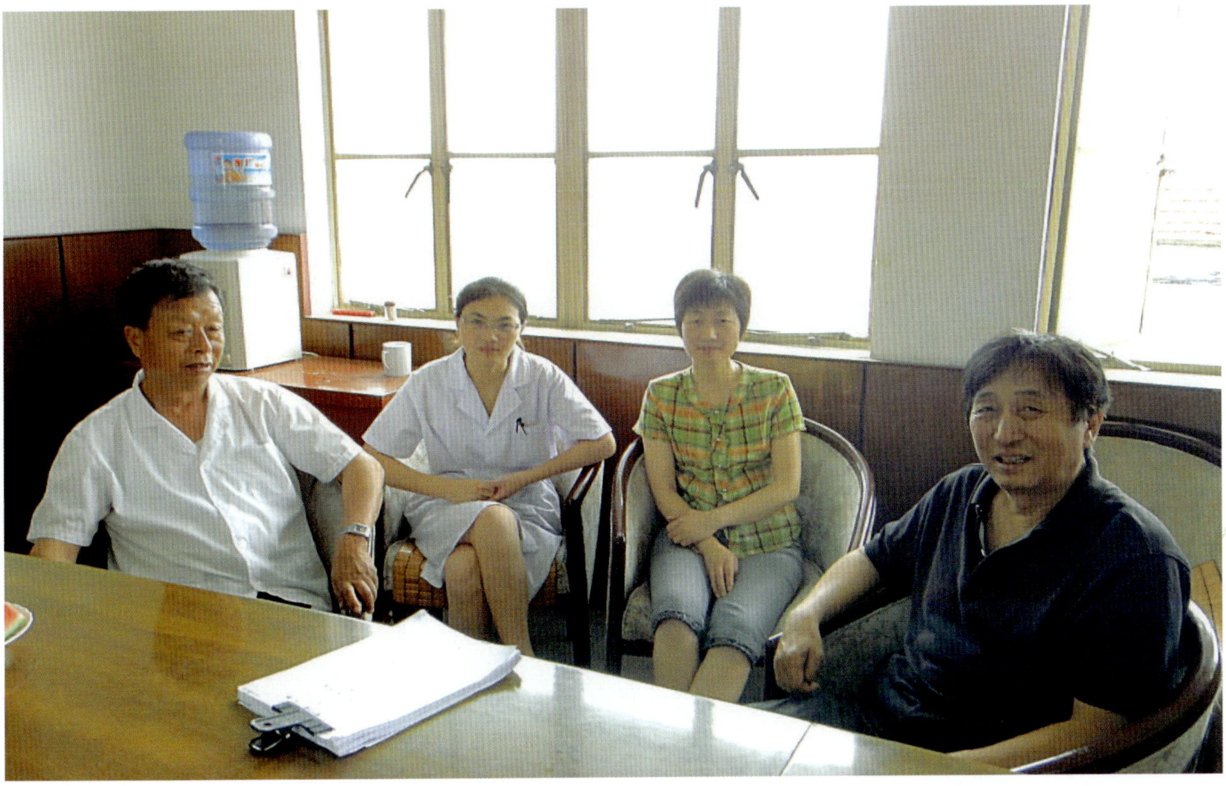

2011 年 7 月 4 日，苴镇中心卫生院审核《如东县卫生志》　（县卫生志编纂办公室摄）

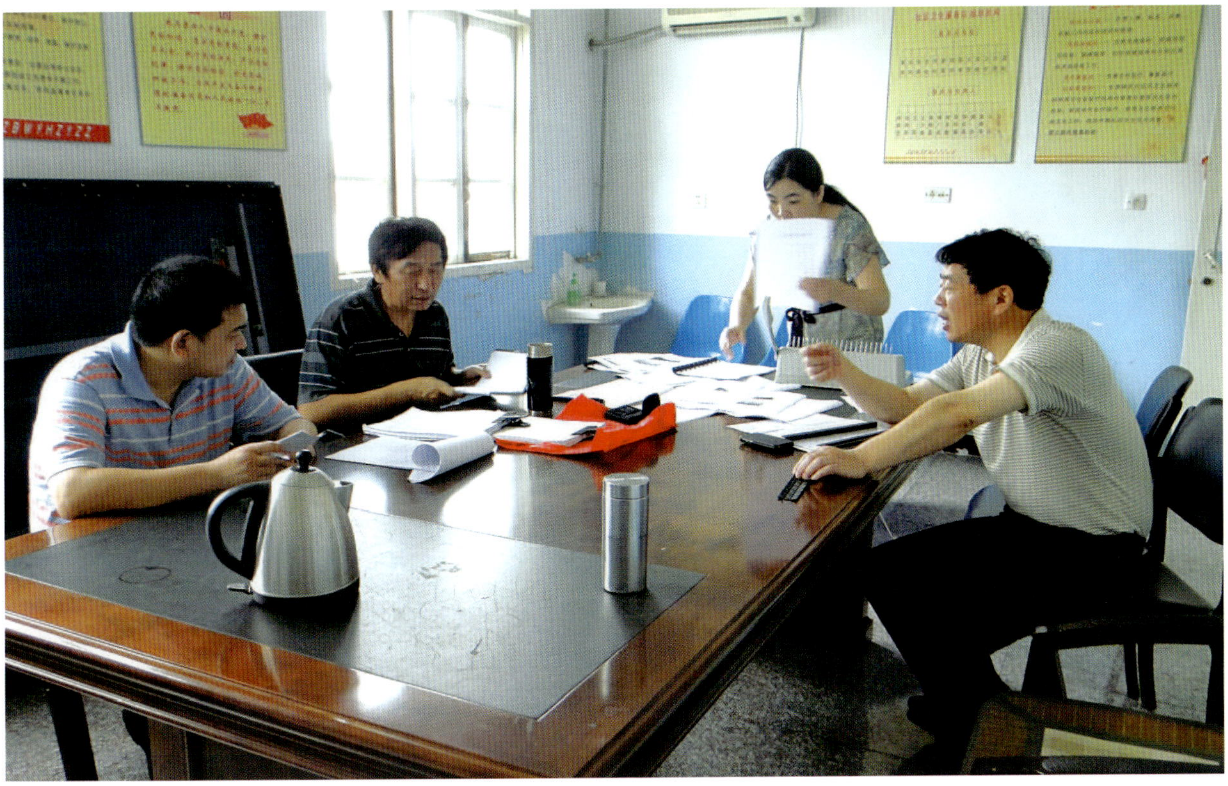

2011 年 7 月 5 日，长沙卫生所、长沙医院审核《如东县卫生志》　（县卫生志编纂办公室摄）

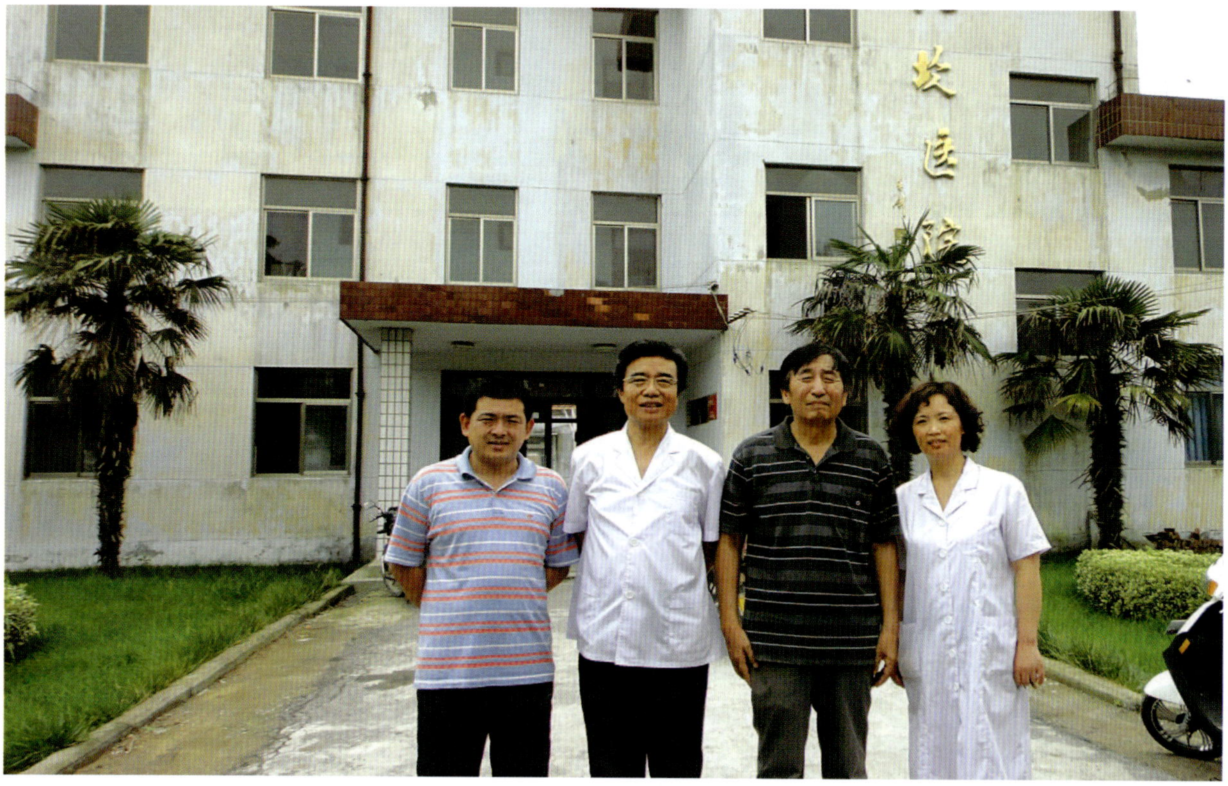

2011 年 7 月 5 日，长沙卫生所、北坎医院审核《如东县卫生志》（县卫生志编纂办公室摄）

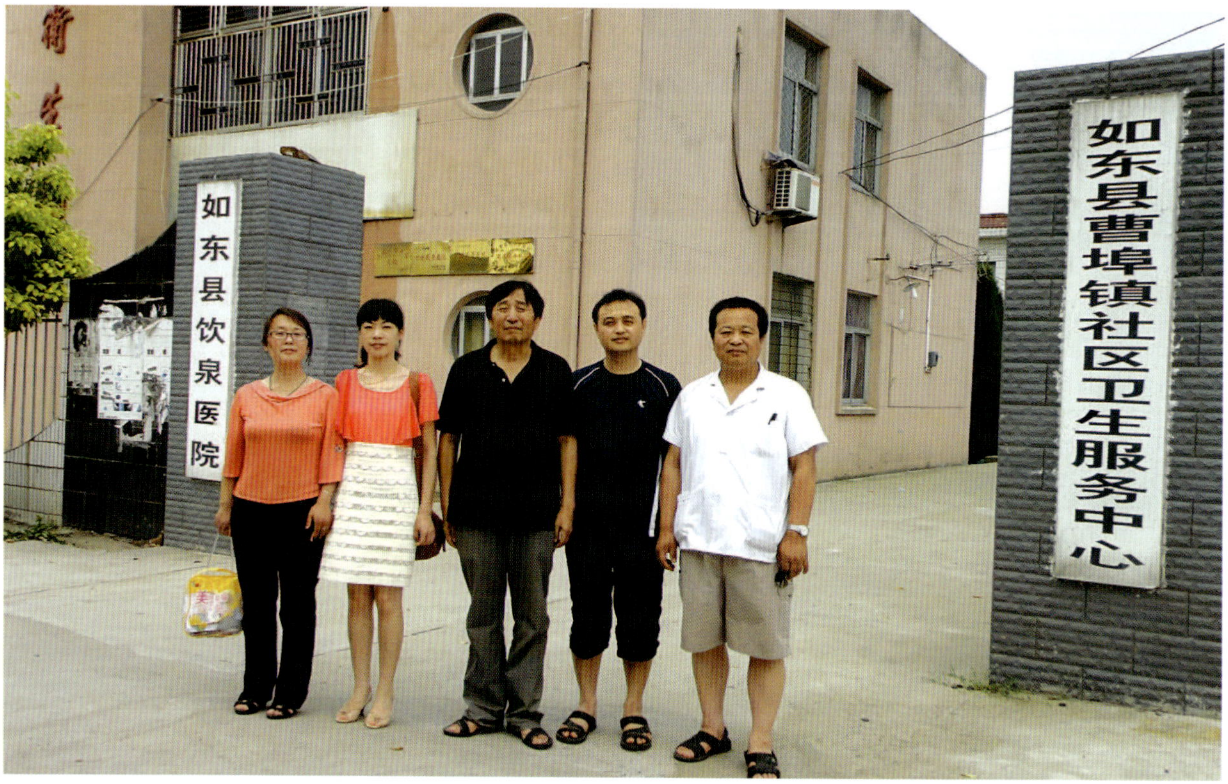

2011 年 7 月 6 日，曹埠卫生所、饮泉医院审核《如东县卫生志》（县卫生志编纂办公室摄）

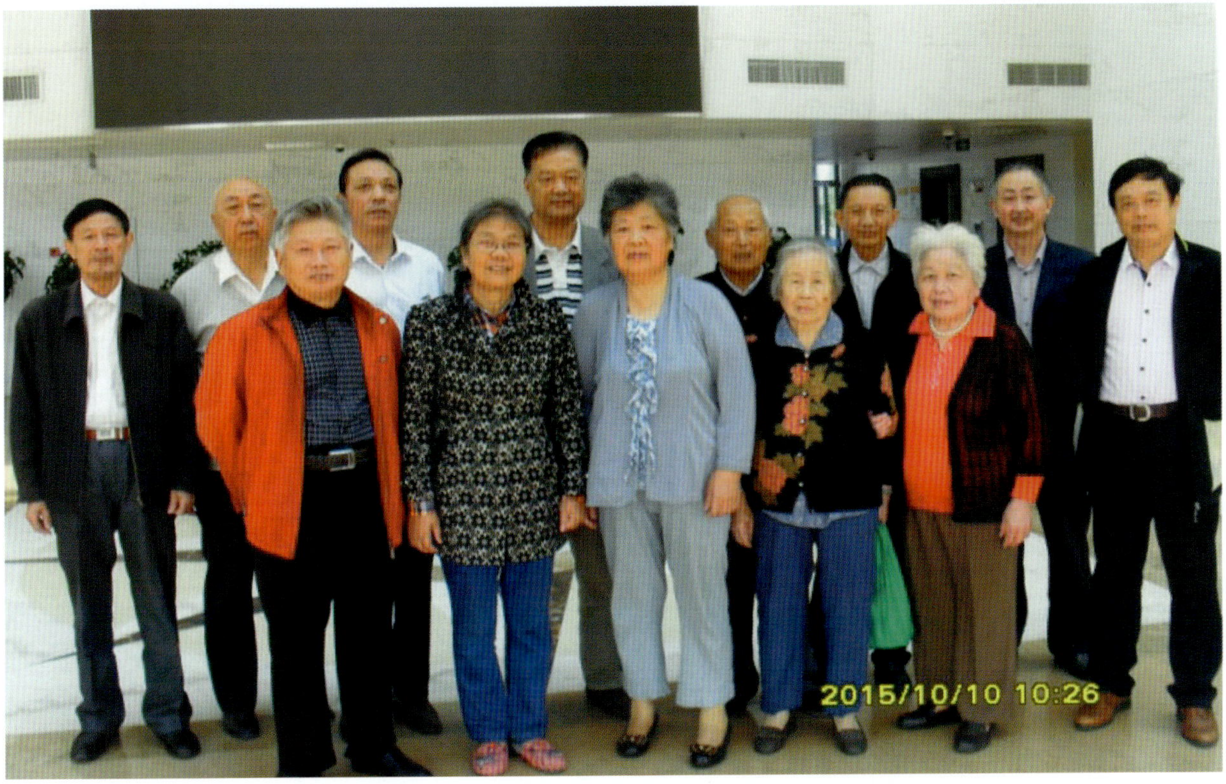

2015 年 10 月 10 日，原县人口和计划生育委员会离退休人员参审《如东县卫生志》

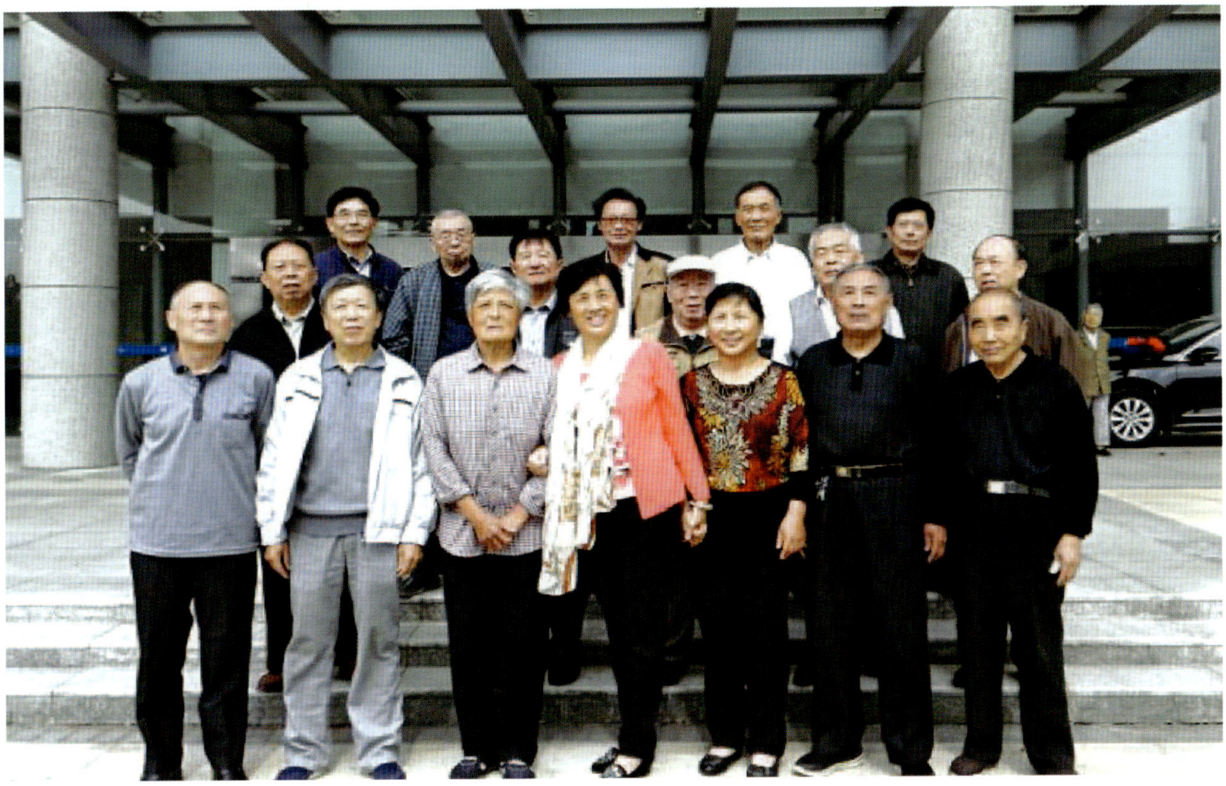

2015 年 10 月 21 日，原县卫生局离退休人员参审《如东县卫生志》（县卫生志编纂办公室摄）

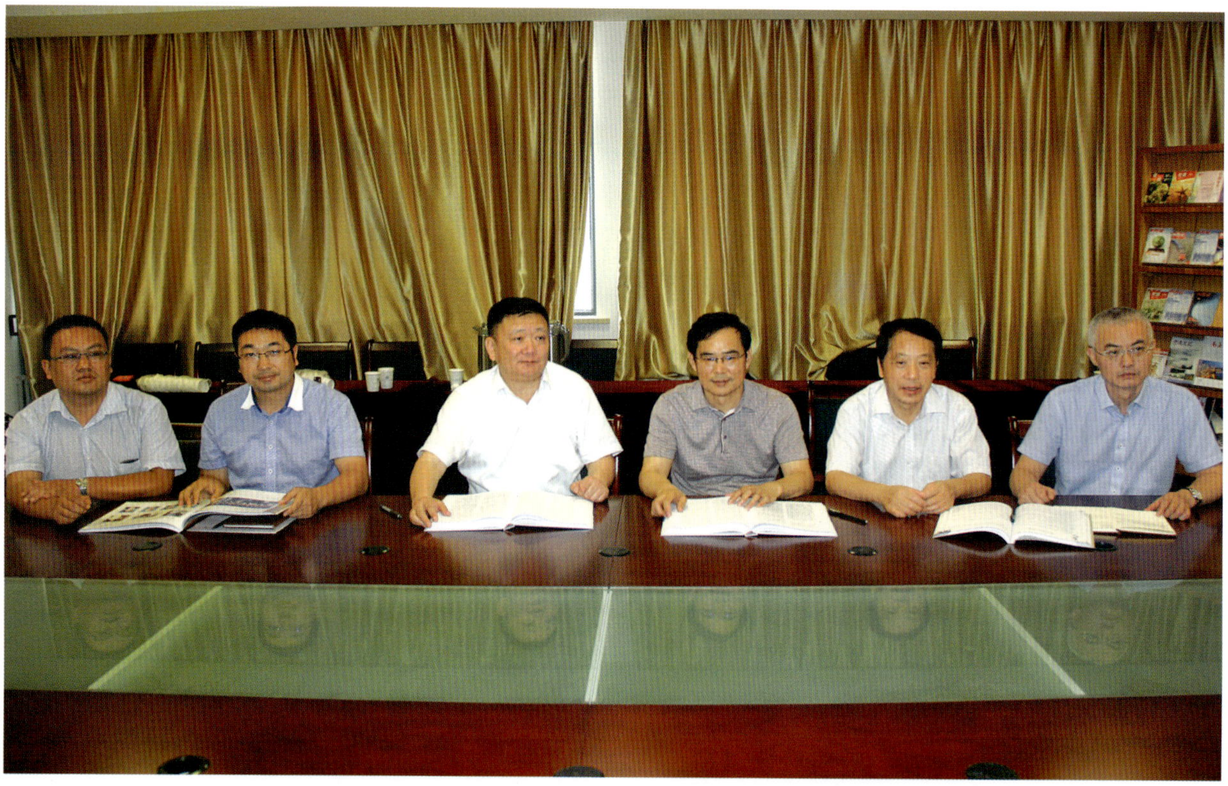

2015 年 9 月 17 日，县人民医院参审《如东县卫生志》　（县卫生志编纂办公室摄）

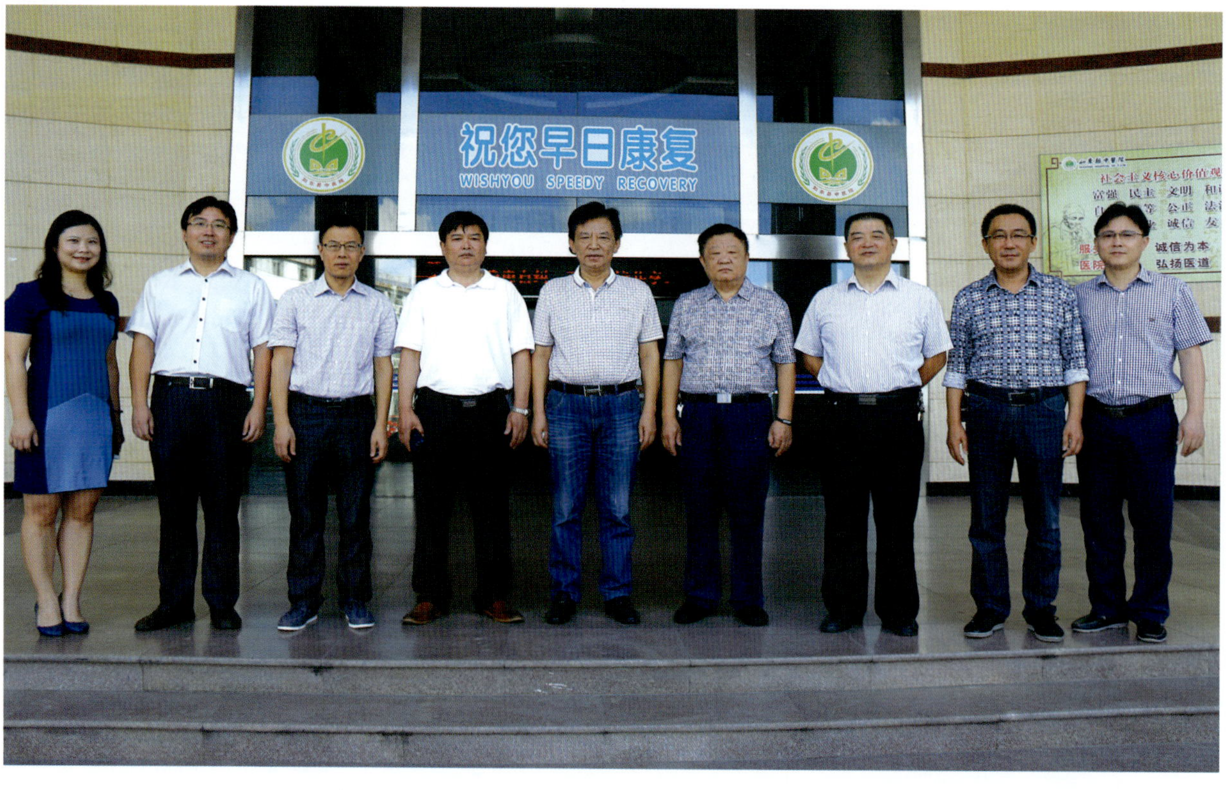

2015 年 8 月 14 日，县中医院参审《如东县卫生志》　（县卫生志编纂办公室摄）

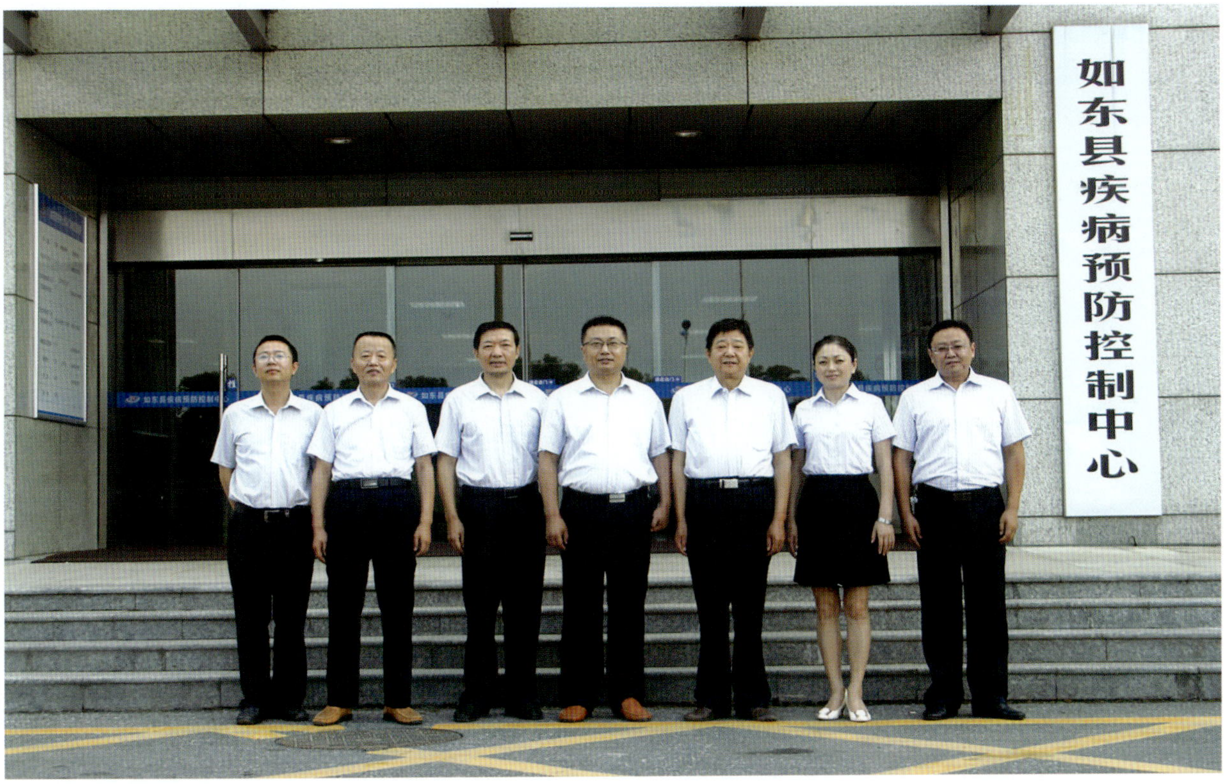

2015 年 9 月 20 日，县疾病预防控制中心参审《如东县卫生志》（县卫生志编纂办公室摄）

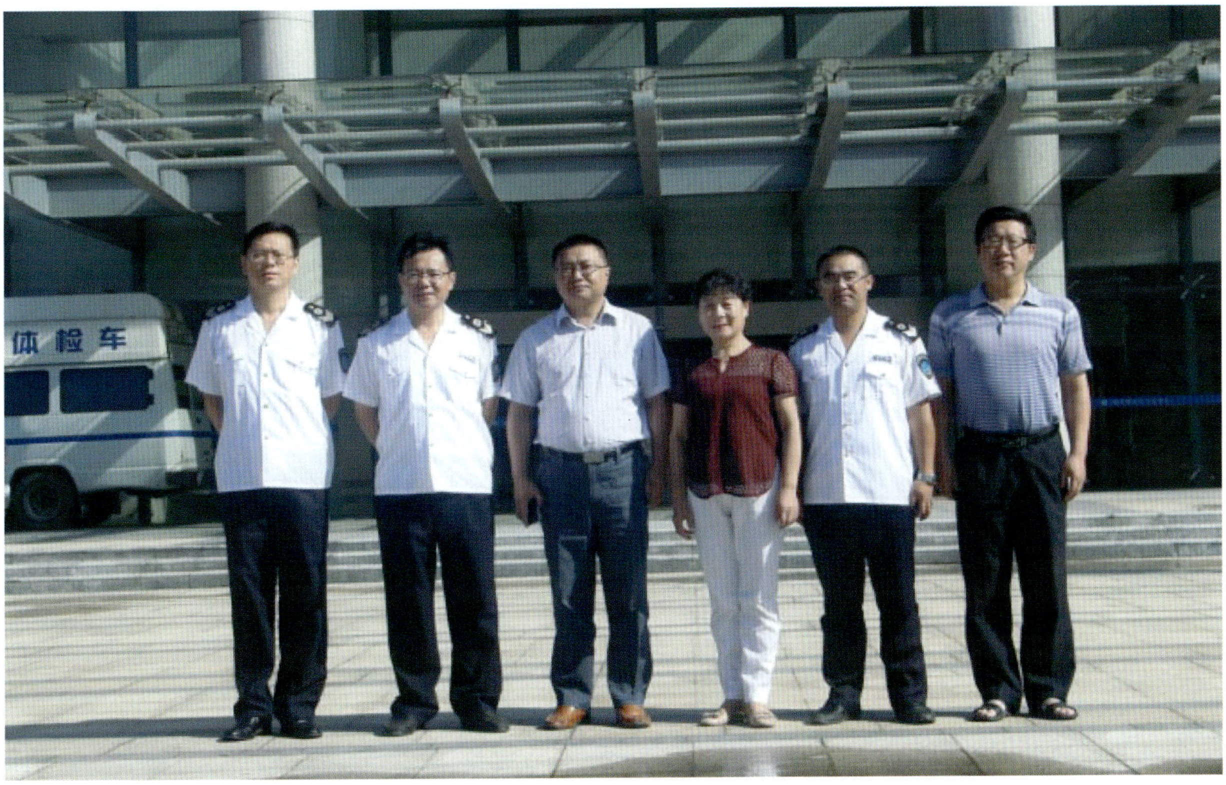

2015 年 9 月 14 日，县卫生监督所参审《如东县卫生志》（县卫生志编纂办公室摄）

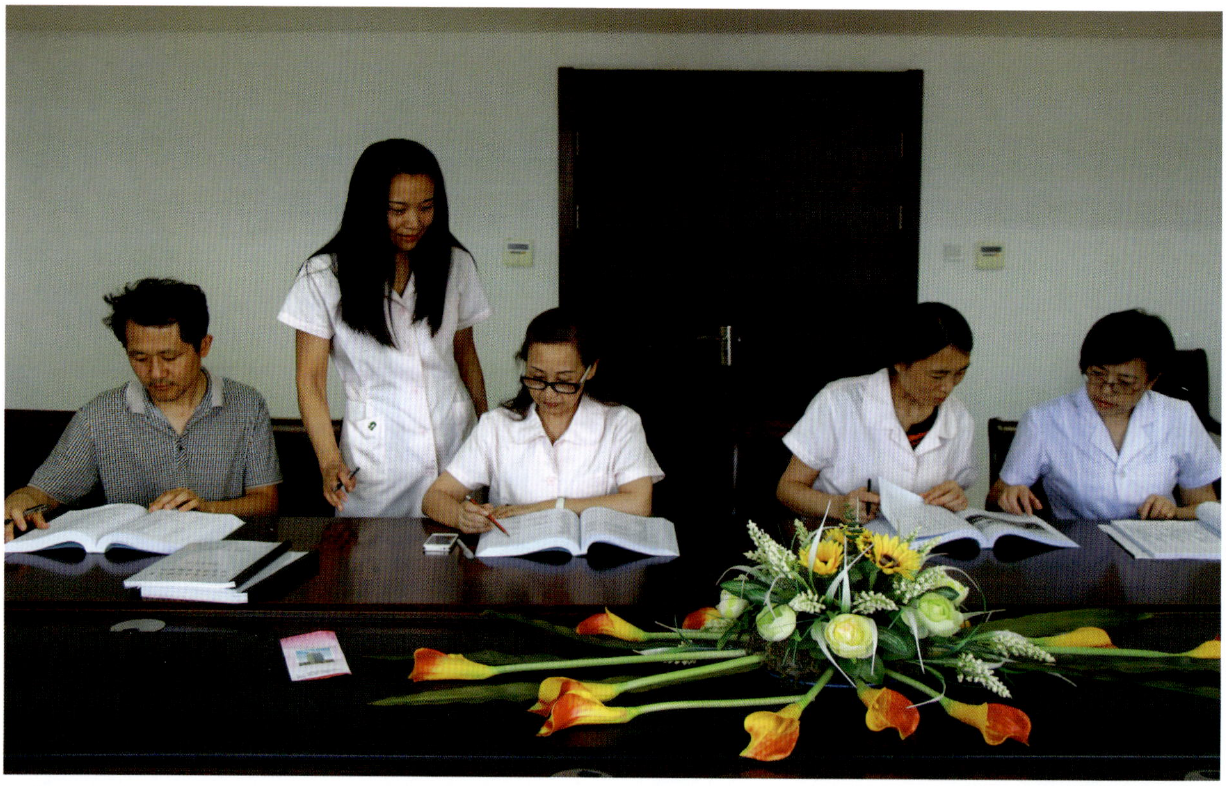

2015 年 8 月 14 日，县妇幼保健所参审《如东县卫生志》（县卫生志编纂办公室摄）

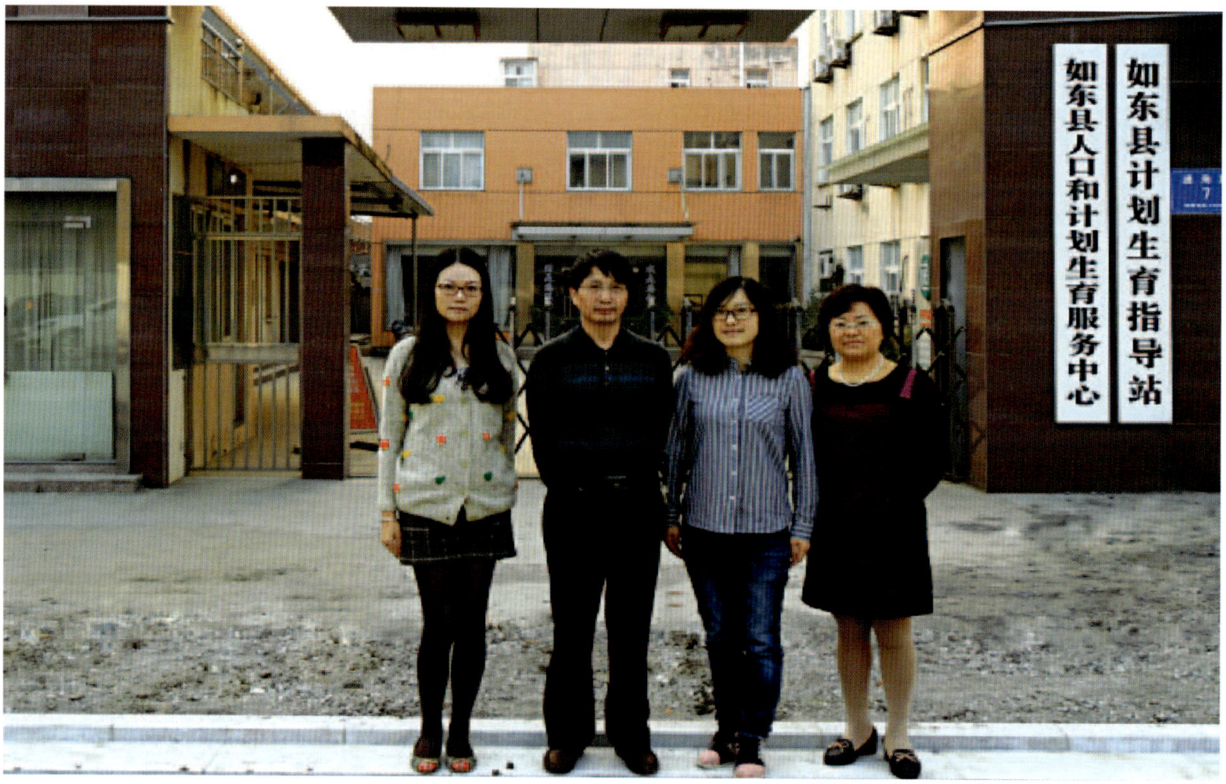

2015 年 8 月 14 日，县计划生育指导站参审《如东县卫生志》（县卫生志编纂办公室摄）

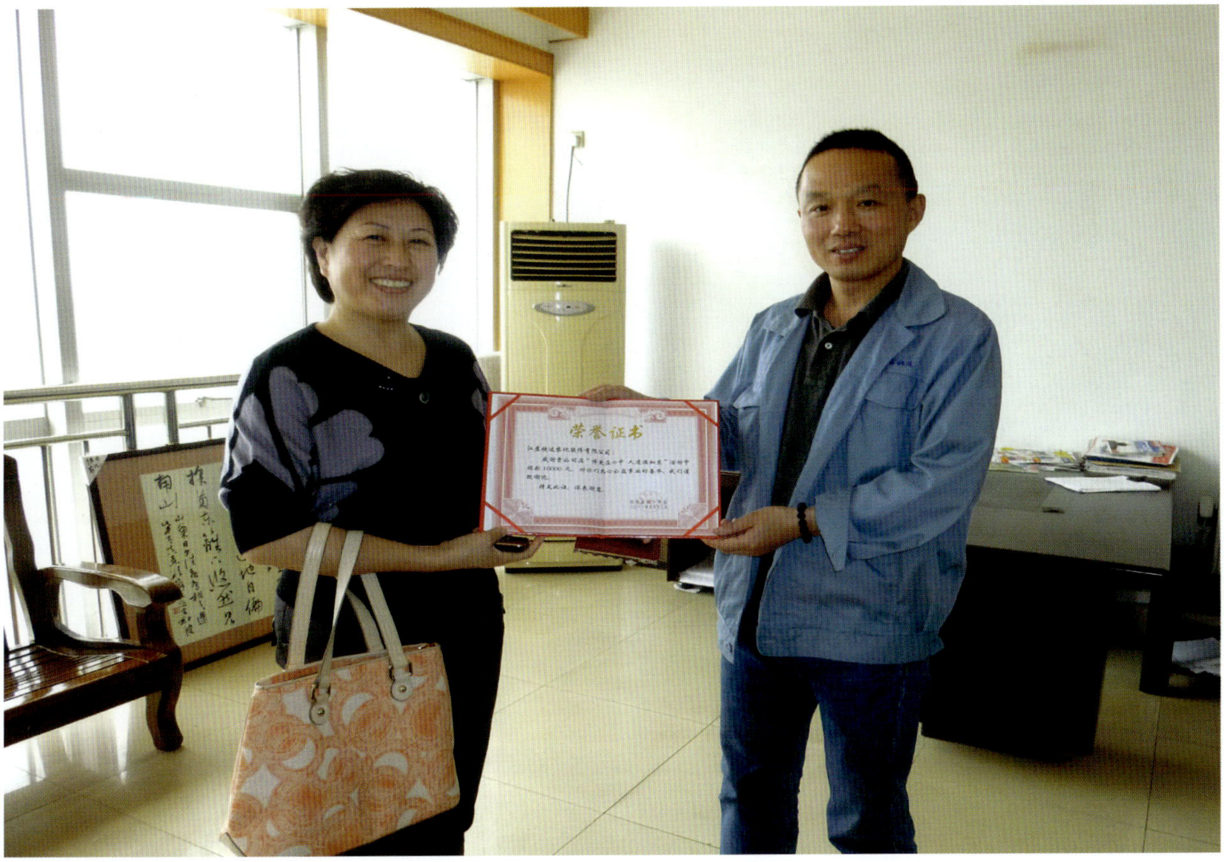

2013 年 8 月 28 日，县红十字会参审《如东县卫生志》（县卫生志编纂办公室摄）

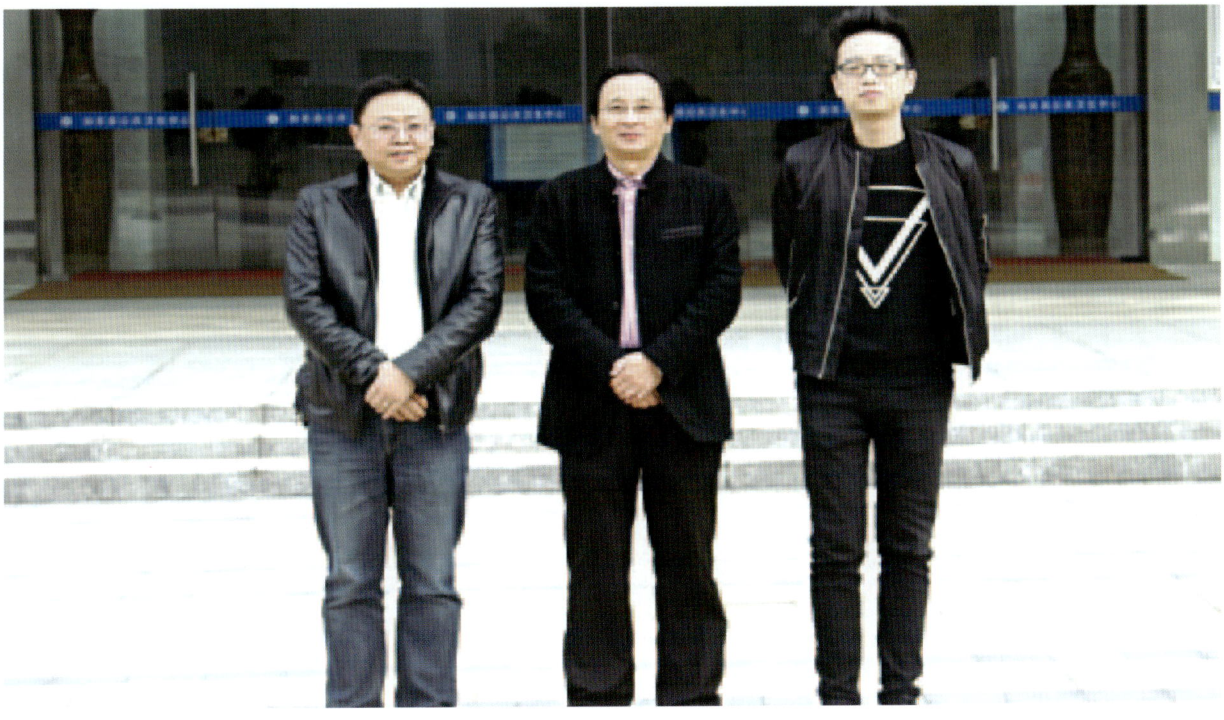

2015 年 10 月 5 日，县健康教育所参审《如东县卫生志》（县卫生志编纂办公室摄）

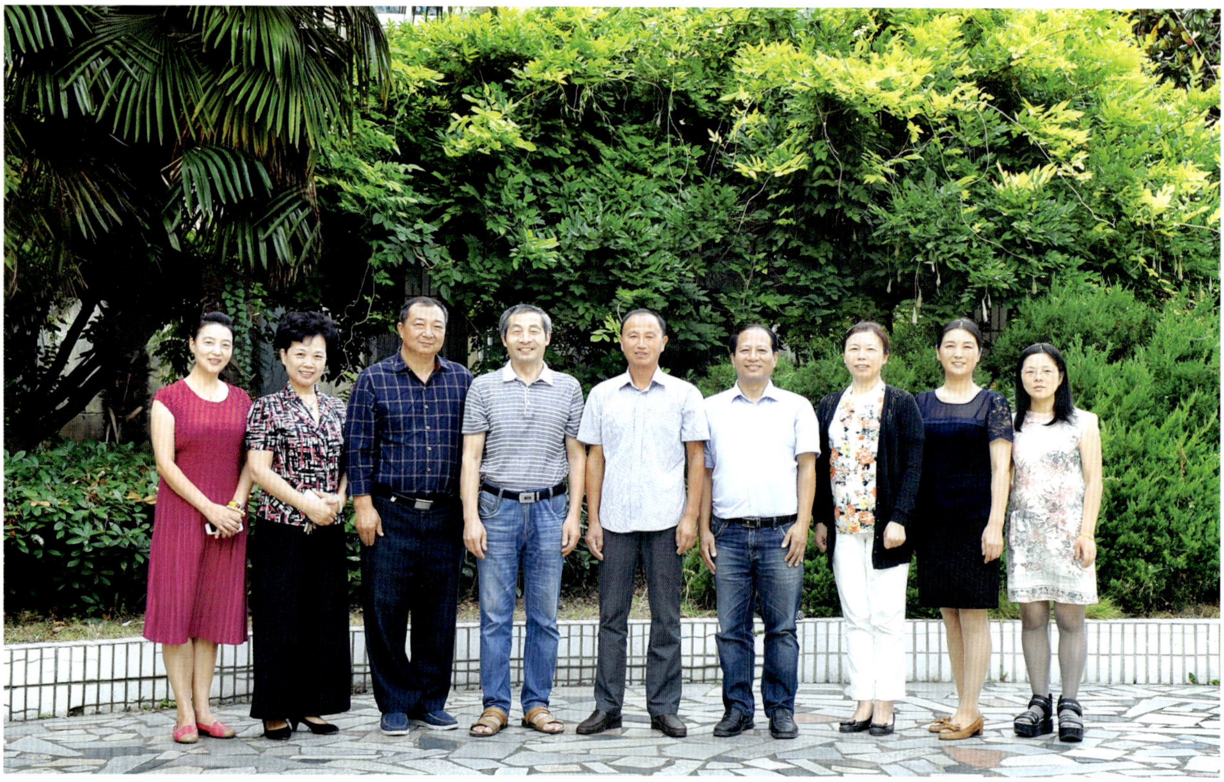

2015 年 9 月 14 日，县卫生进修学校参审《如东县卫生志》（县卫生志编纂办公室室摄）

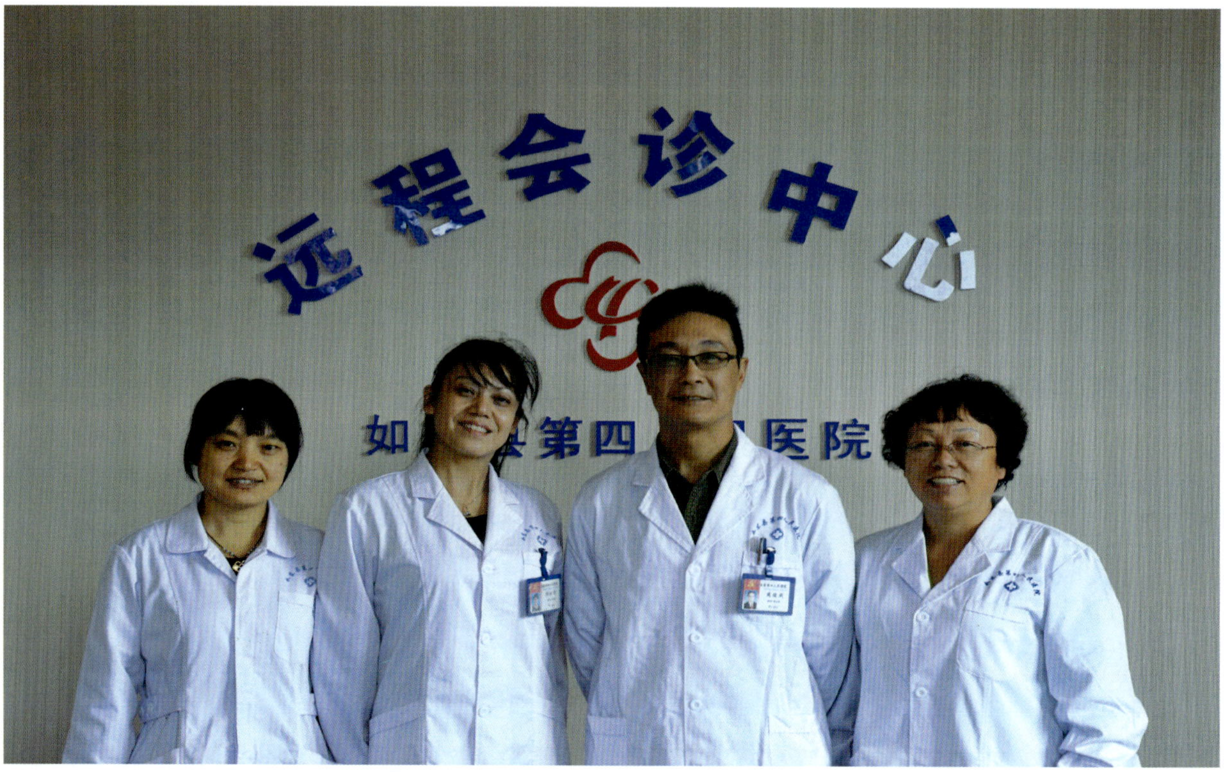

2015 年 8 月 14 日，县第四人民医院参审《如东县卫生志》（县卫生志编纂办公室摄）

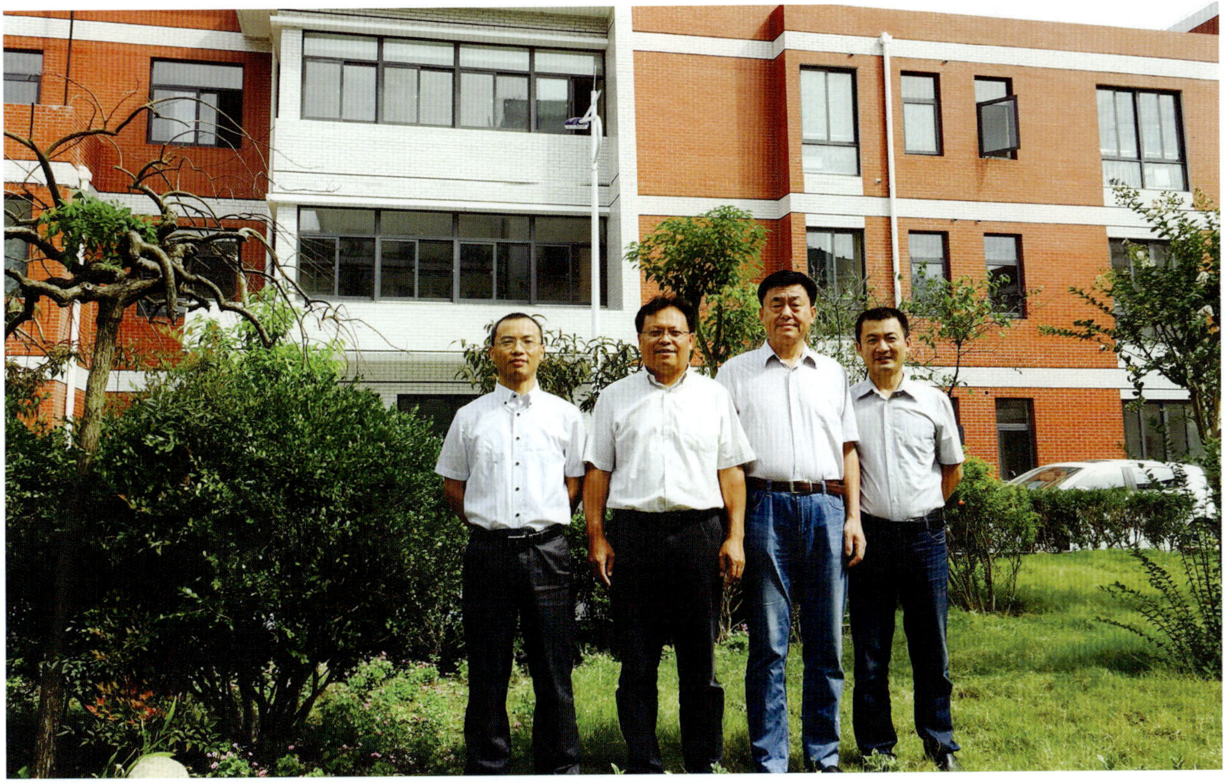

2015 年 9 月 12 日，岔河镇中心卫生院参审《如东县卫生志》（县卫生志编纂办公室摄）

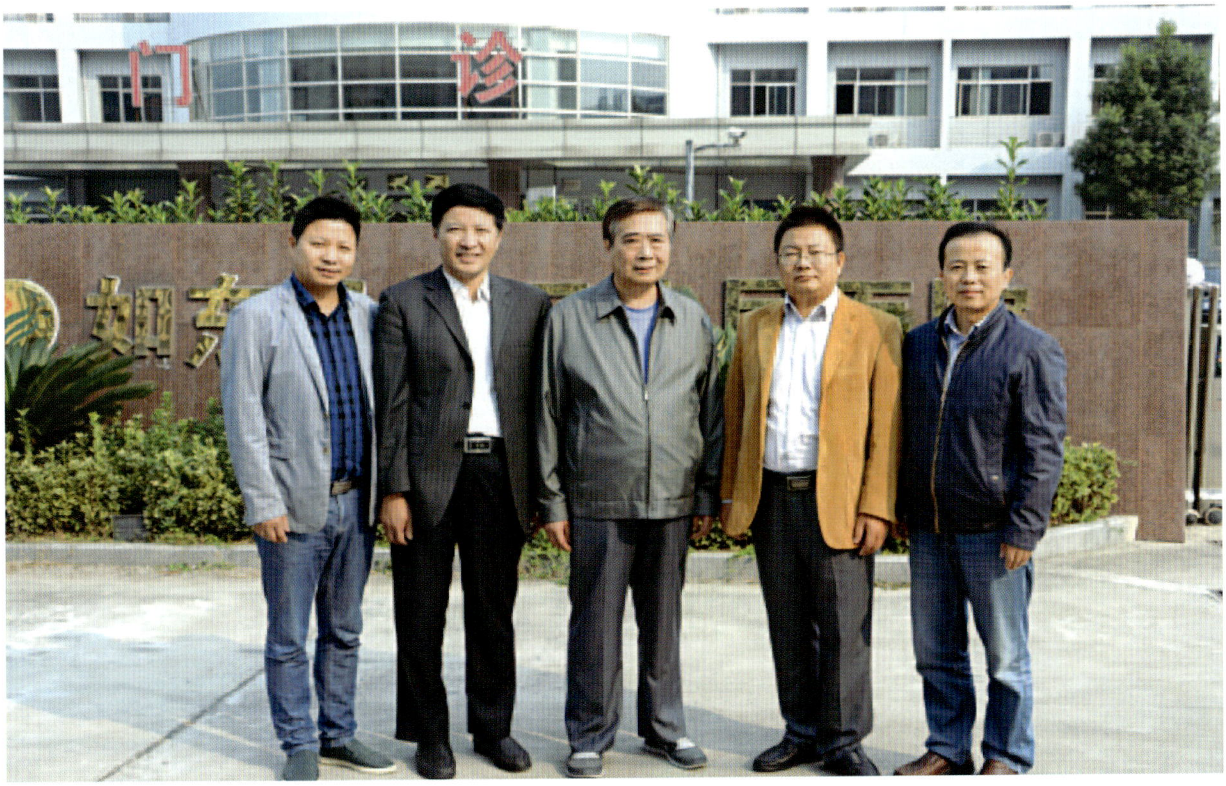

2015 年 10 月 16 日，栟茶镇中心卫生院参审《如东县卫生志》（县卫生志编纂办公室摄）

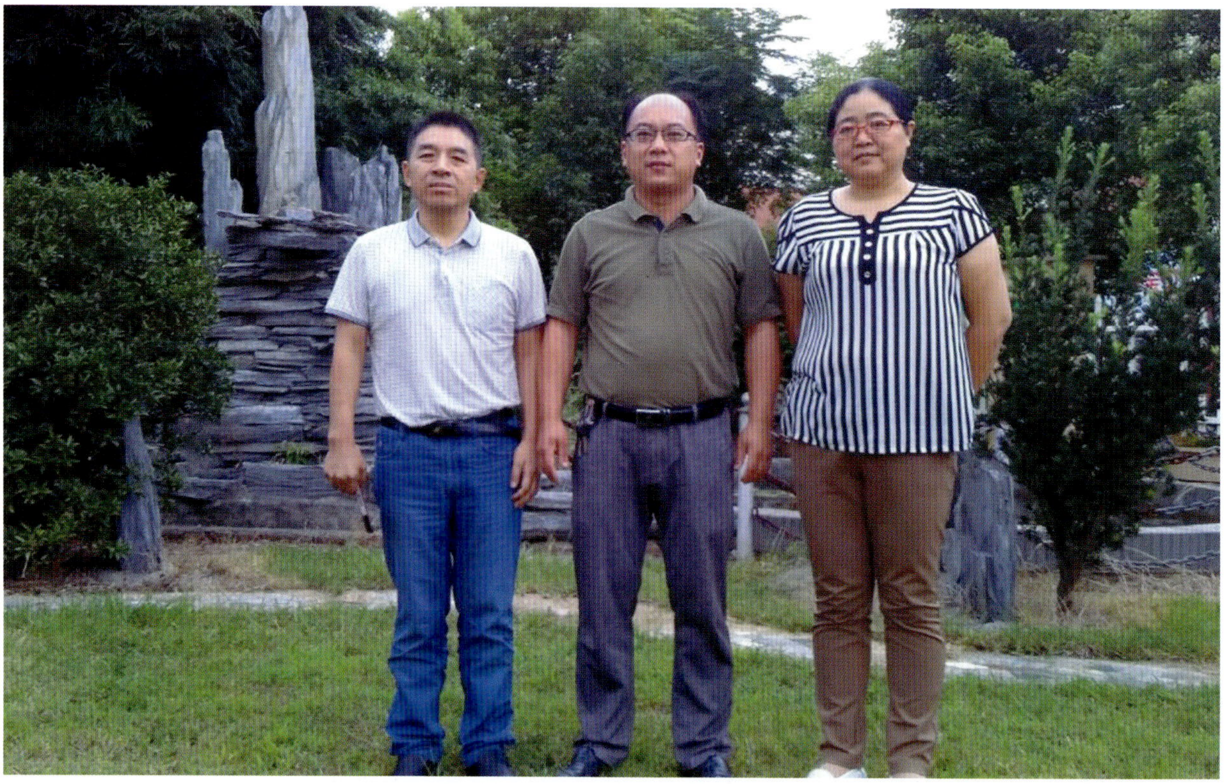

2015 年 9 月 12 日，丰利镇中心卫生院参审《如东县卫生志》　（县卫生志编纂办公室摄）

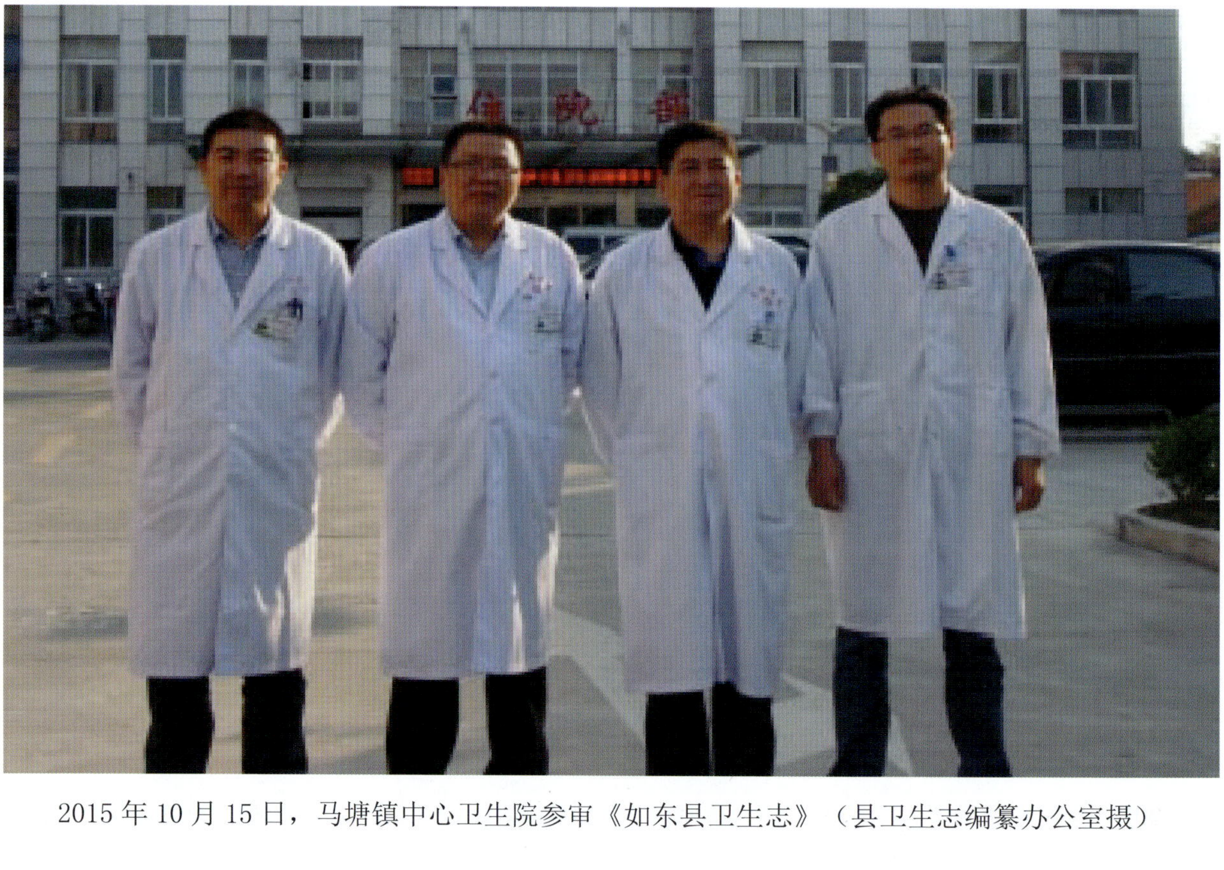

2015 年 10 月 15 日，马塘镇中心卫生院参审《如东县卫生志》（县卫生志编纂办公室摄）

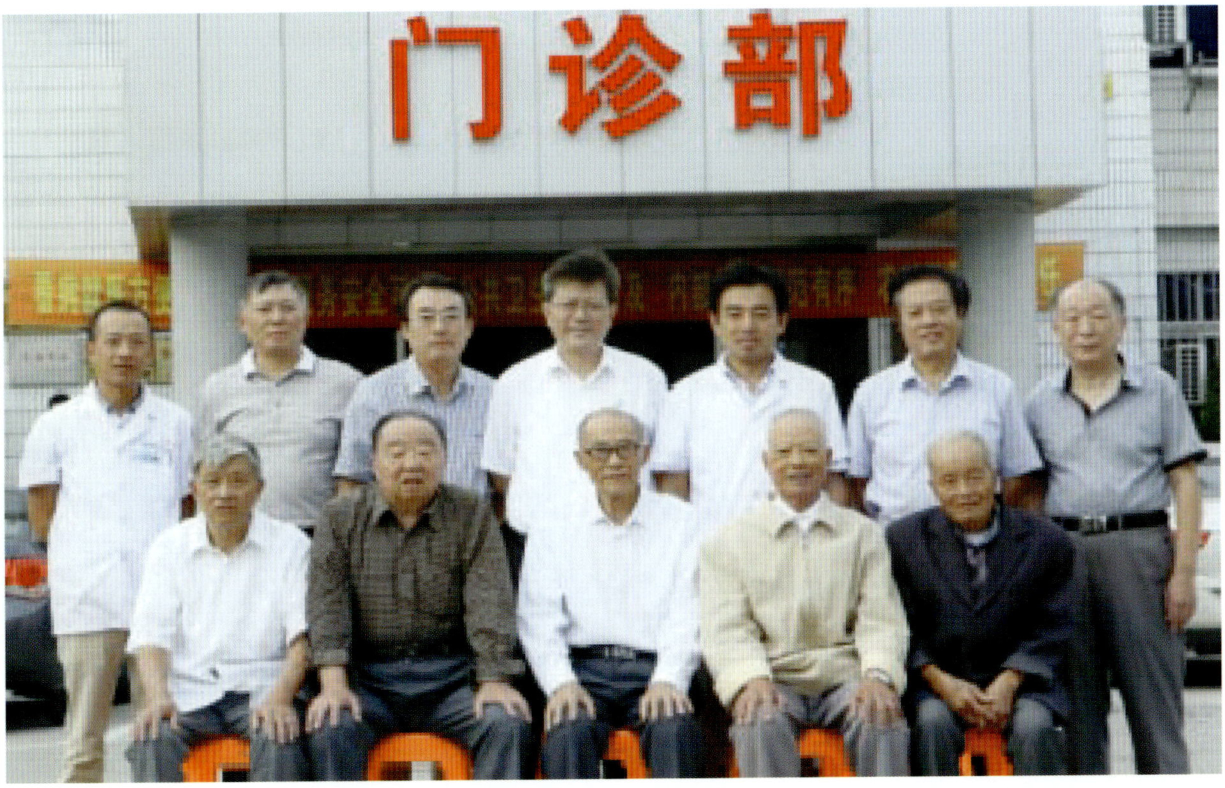

2015 年 9 月 12 日，双甸镇中心卫生院参审《如东县卫生志》　（县卫生志编纂办公室摄）

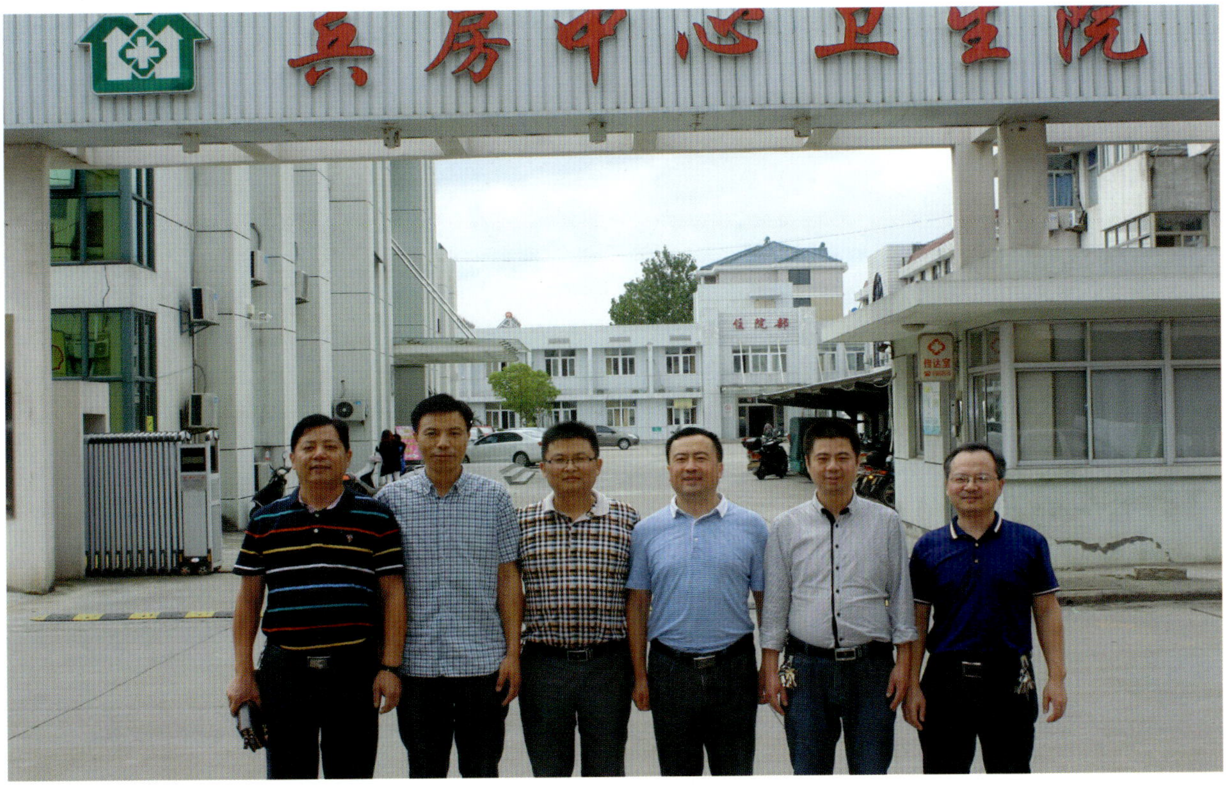

2015 年 9 月 17 日，大豫镇中心卫生院参审《如东县卫生志》　（县卫生志编纂办公室摄）

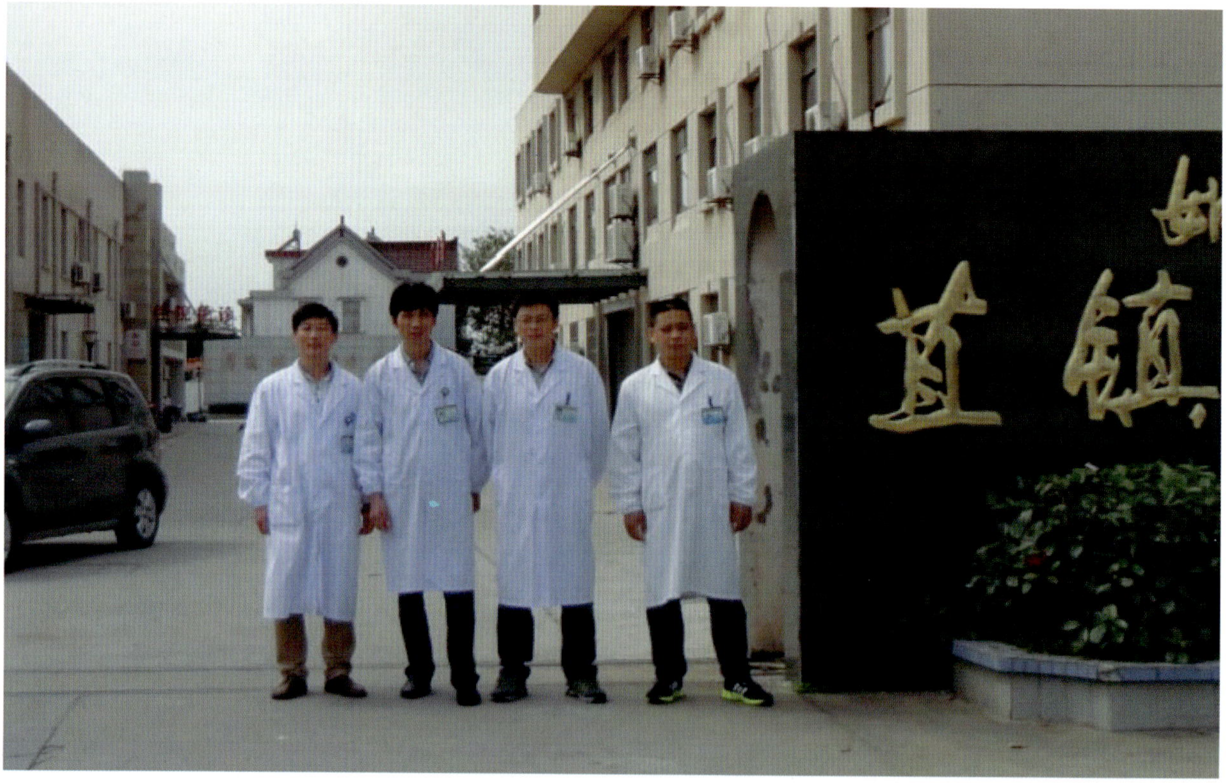

2015 年 9 月 17 日，苴镇中心卫生院参审《如东县卫生志》　（县卫生志编纂办公室摄）

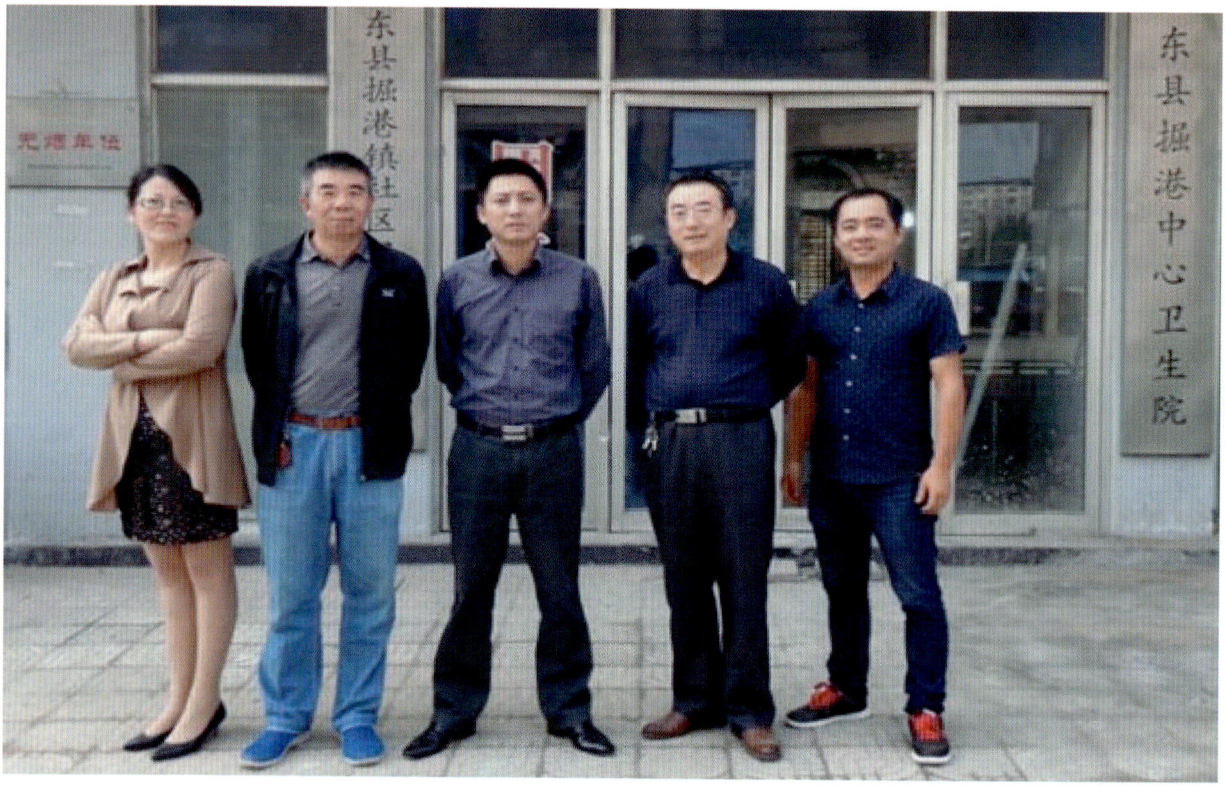

2015 年 10 月 8 日，掘港镇中心卫生院参审《如东县卫生志》　（县卫生志编纂办公室摄）

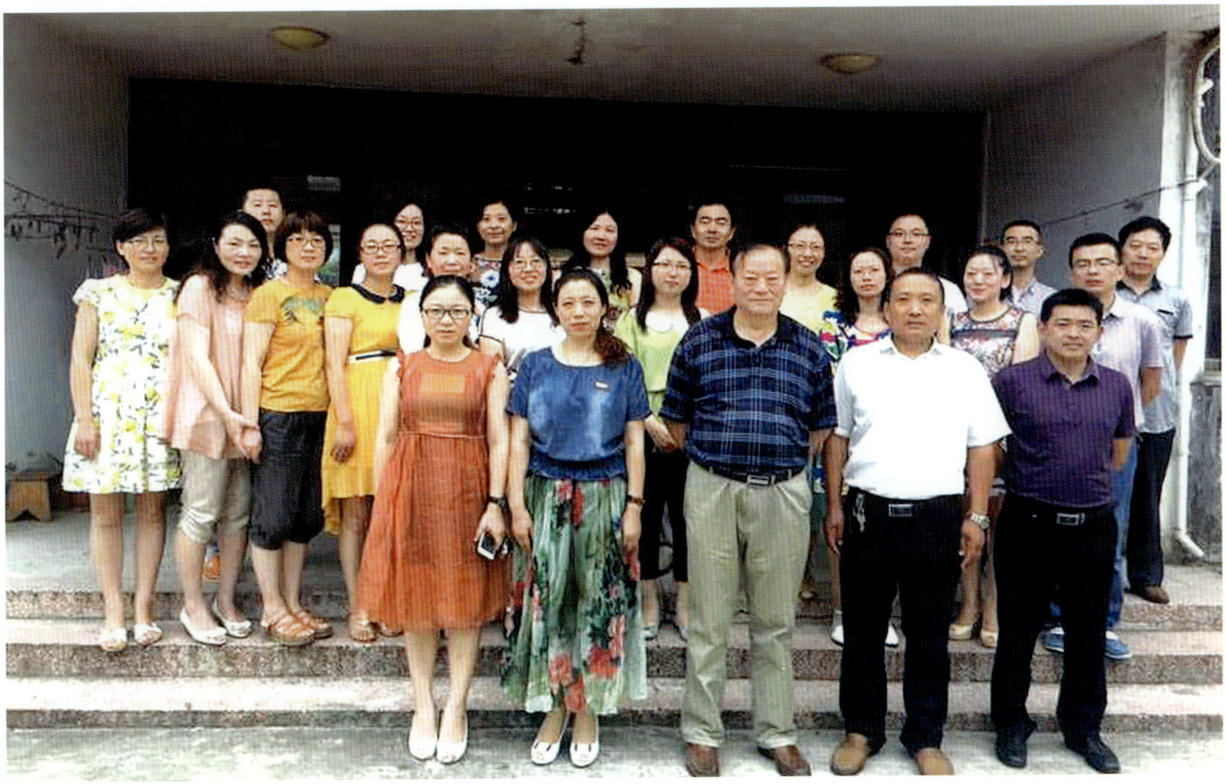

2015 年 9 月 8 日，掘港卫生所参审《如东县卫生志》　　（县卫生志编纂办公室摄）

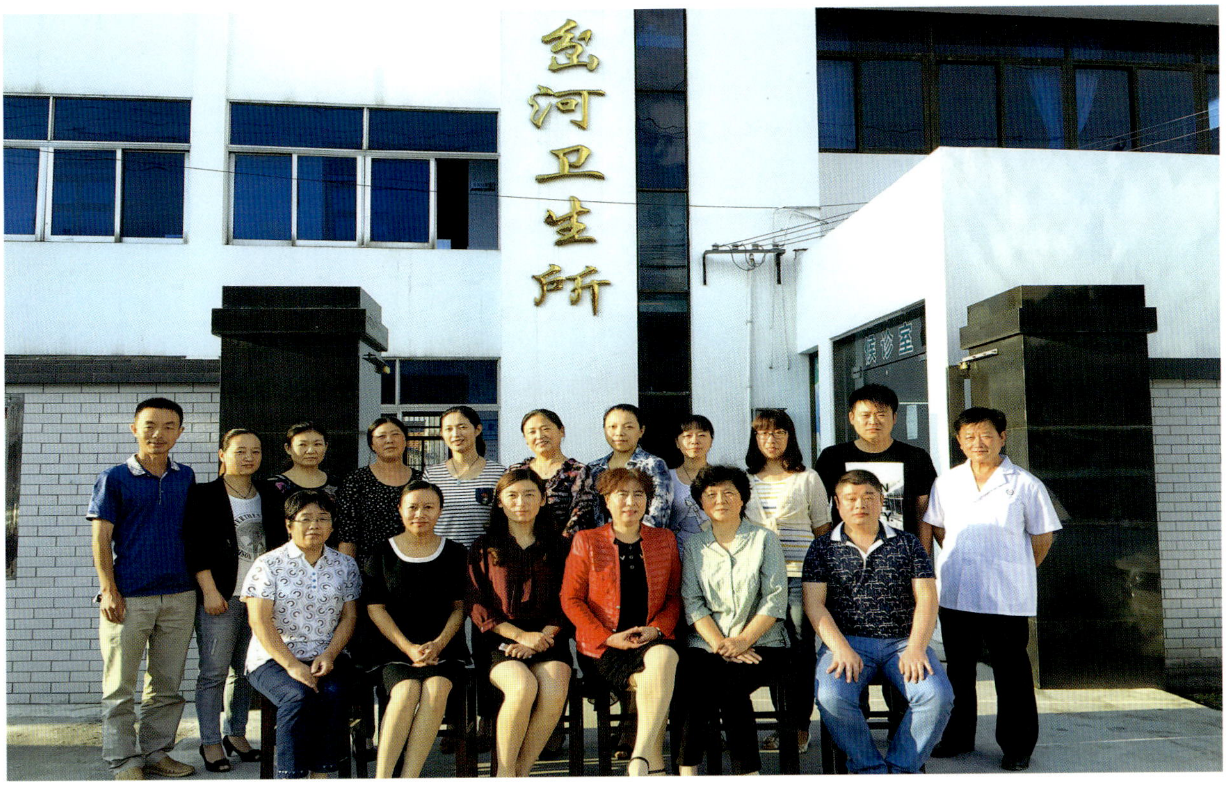

2015 年 9 月 16 日，岔河卫生所参审《如东县卫生志》　　（县卫生志编纂办公室摄）

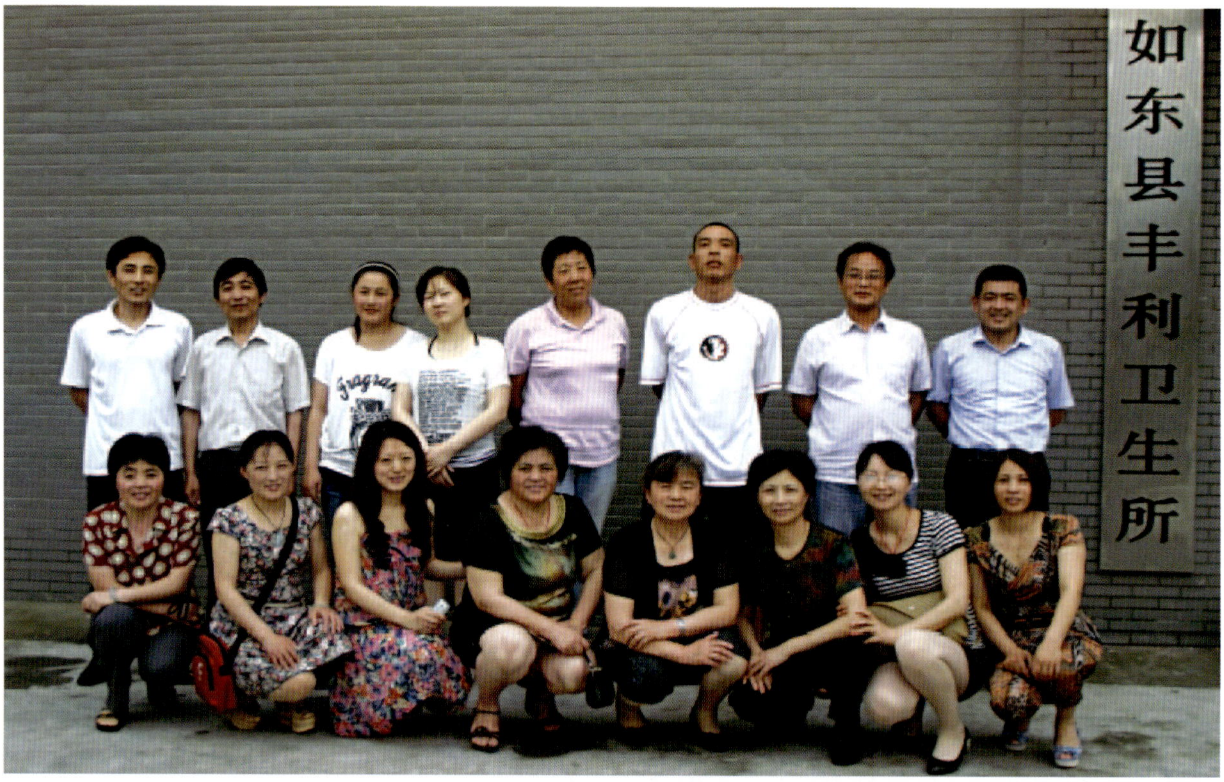

2015 年 9 月 8 日，丰利卫生所参审《如东县卫生志》　　（县卫生志编纂办公室摄）

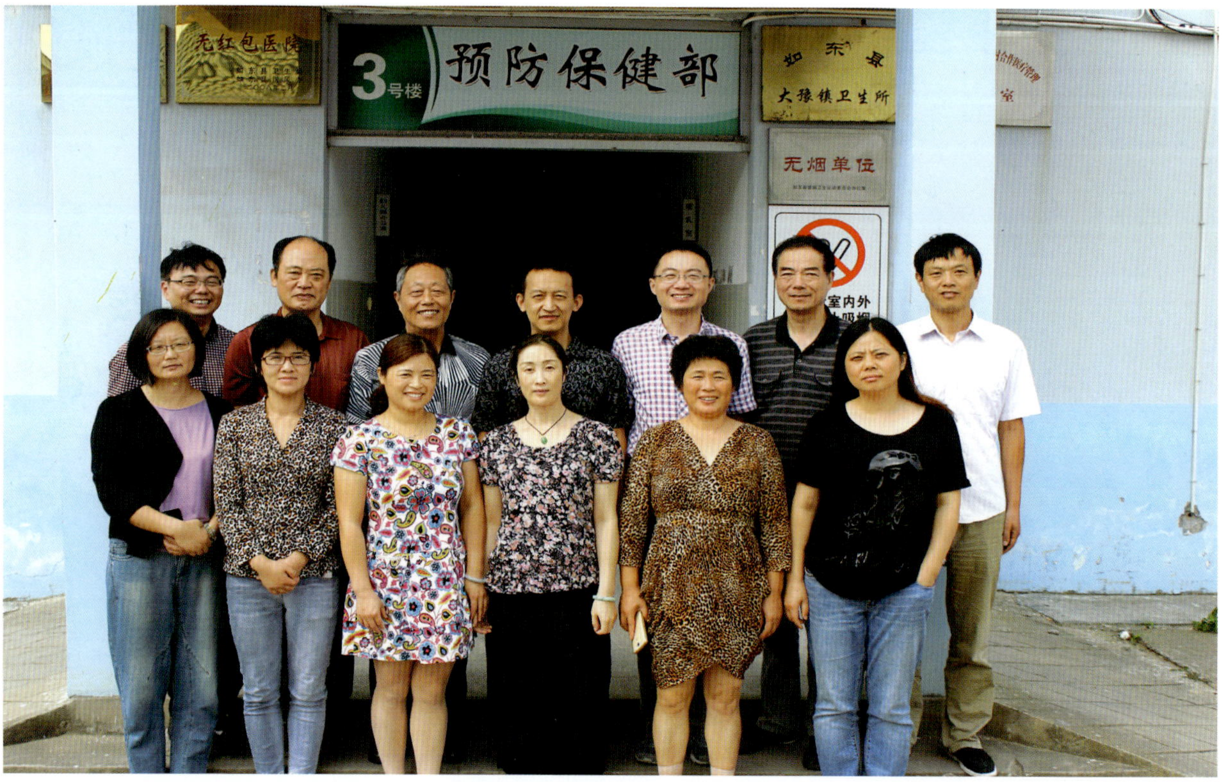

2015 年 9 月 20 日，大豫卫生所参审《如东县卫生志》　　（县卫生志编纂办公室摄）

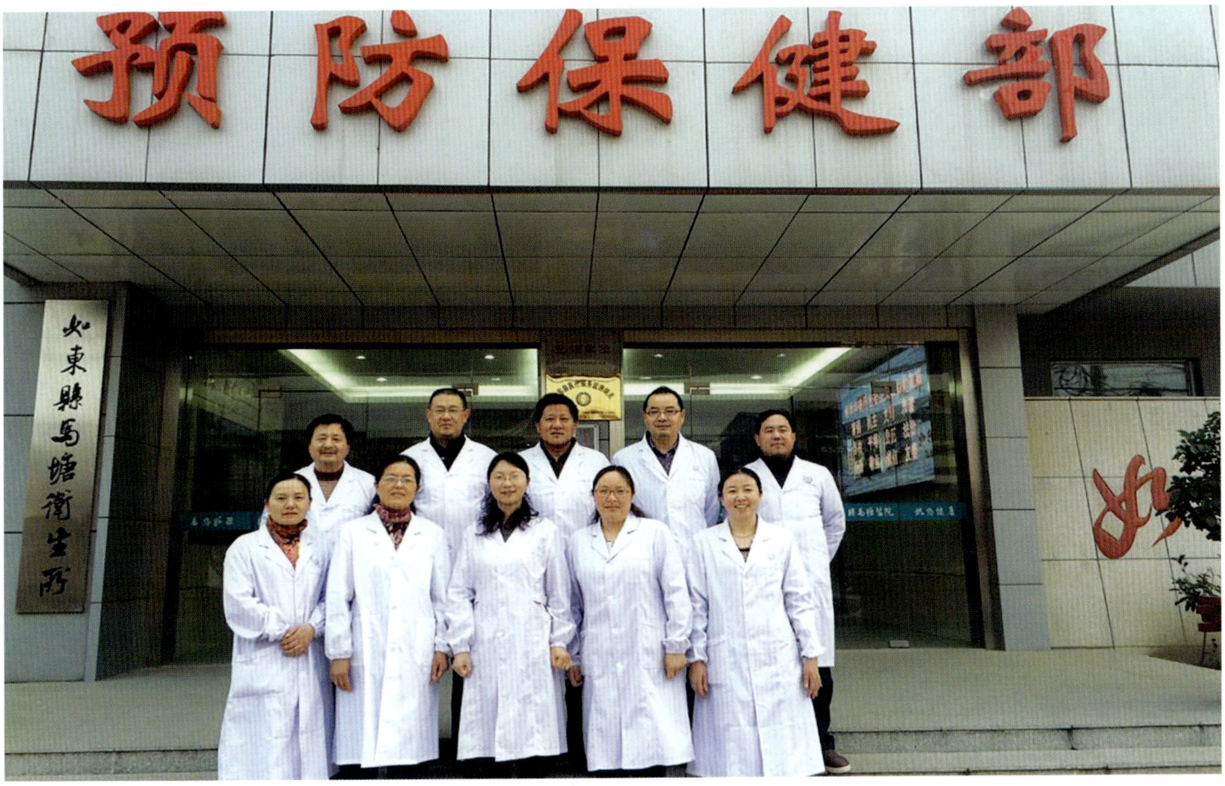

2015 年 9 月 20 日，马塘卫生所参审《如东县卫生志》　（县卫生志编纂办公室摄）

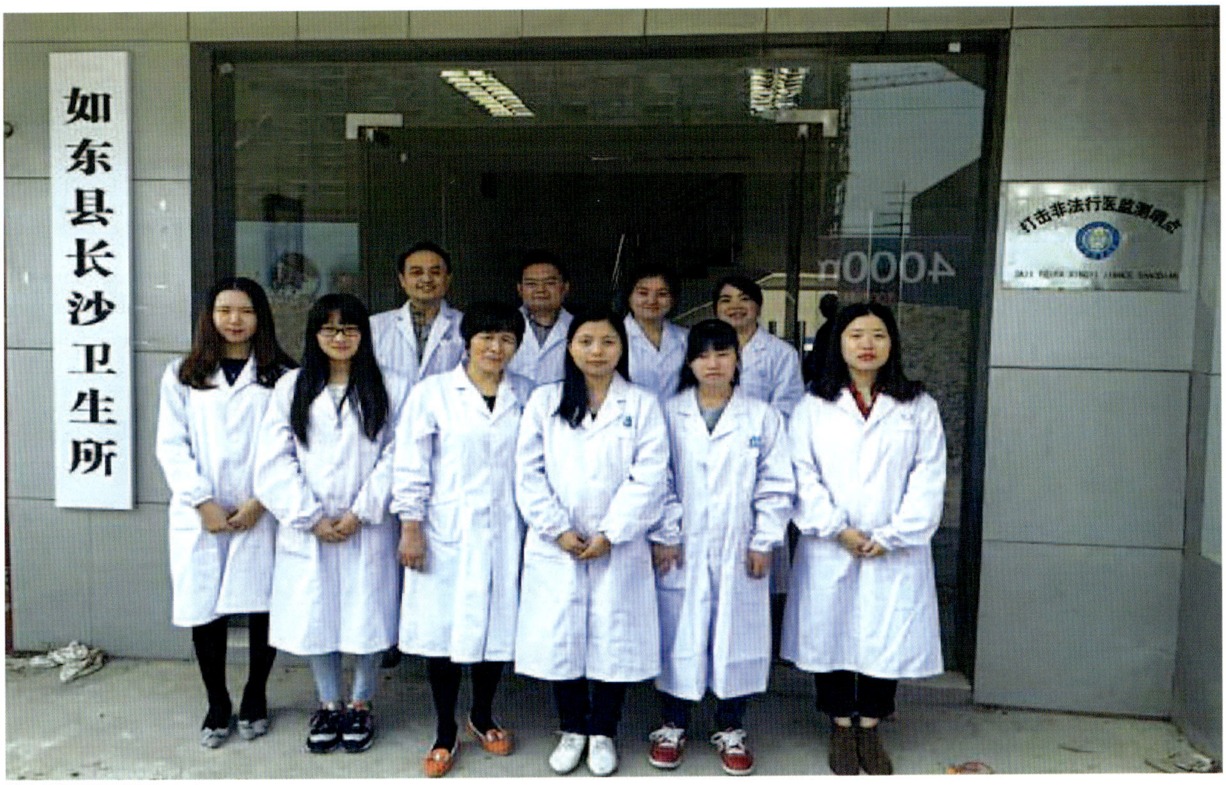

2015 年 9 月 20 日，长沙卫生所参审《如东县卫生志》　（县卫生志编纂办公室摄）

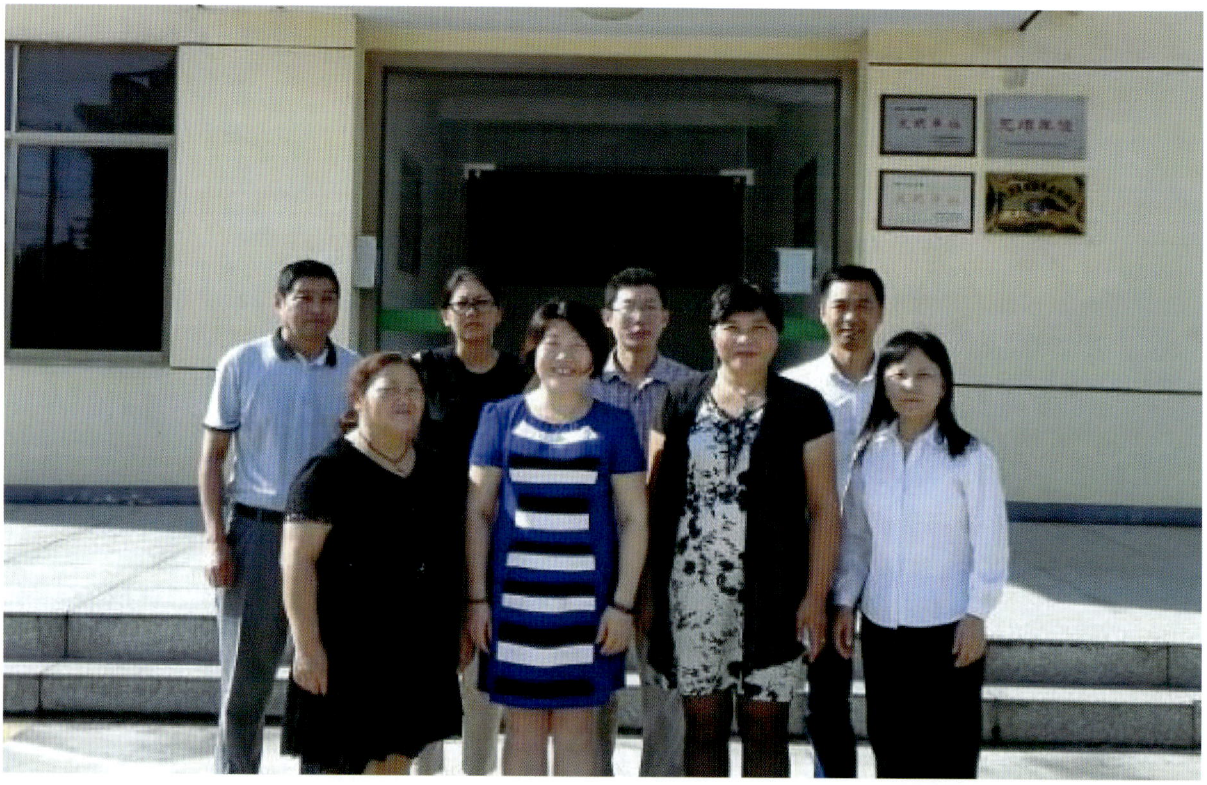

2015 年 9 月 20 日，苴镇卫生所参审《如东县卫生志》　　（县卫生志编纂办公室摄）

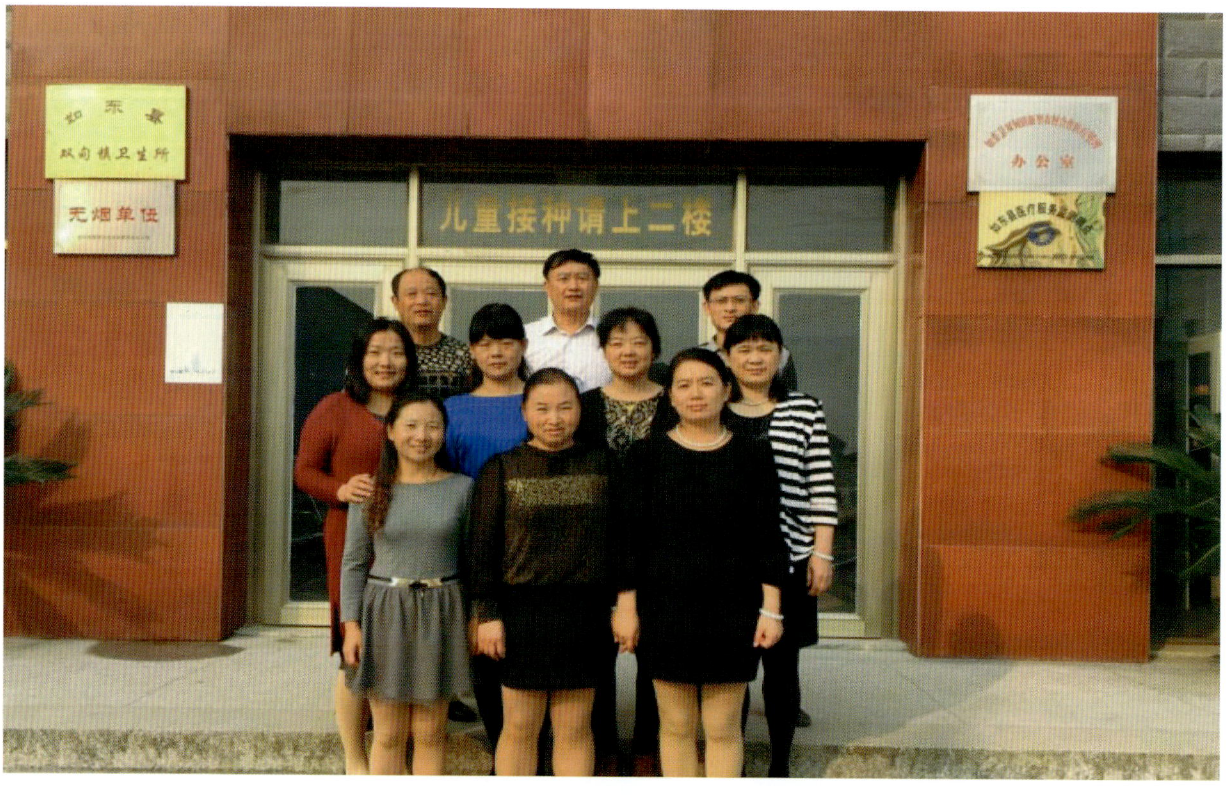

2015 年 10 月 10 日，双甸卫生所参审《如东县卫生志》　　（县卫生志编纂办公室摄）

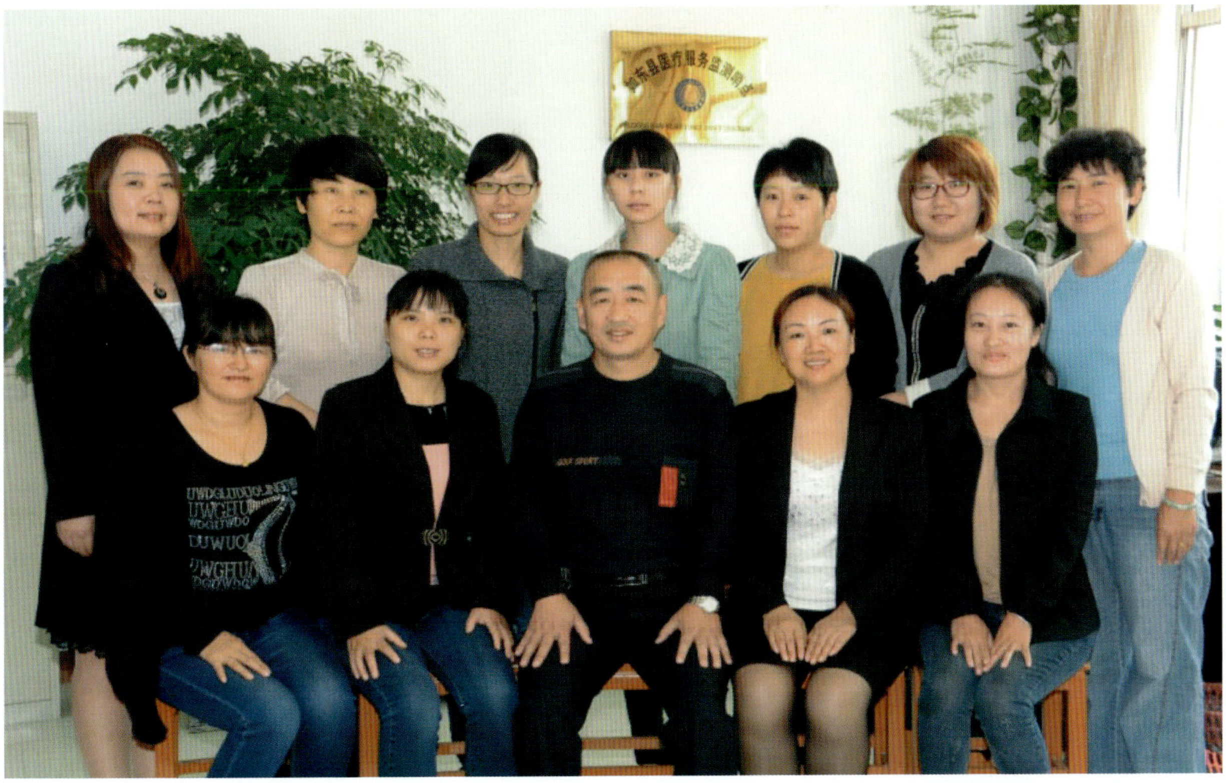

2015 年 10 月 10 日，栟茶卫生所参审《如东县卫生志》　（县卫生志编纂办公室摄）

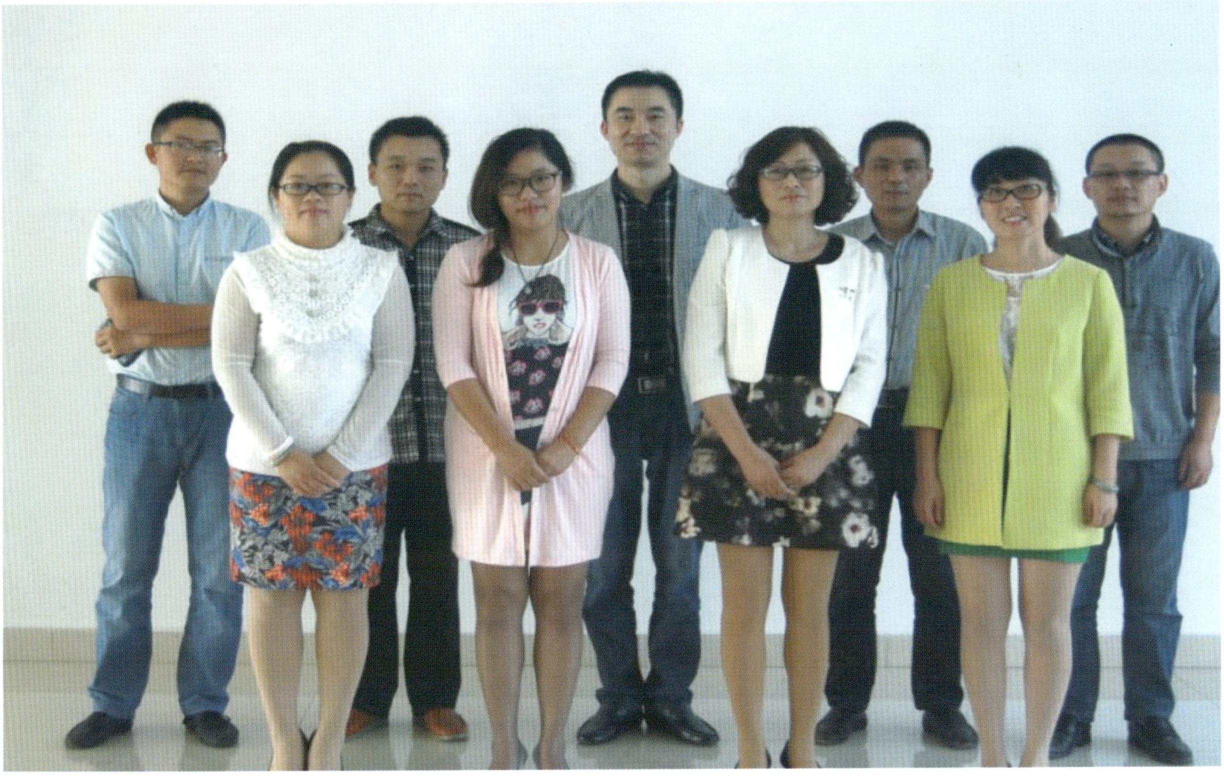

2015 年 10 月 10 日，洋口卫生所参审《如东县卫生志》　（县卫生志编纂办公室摄）

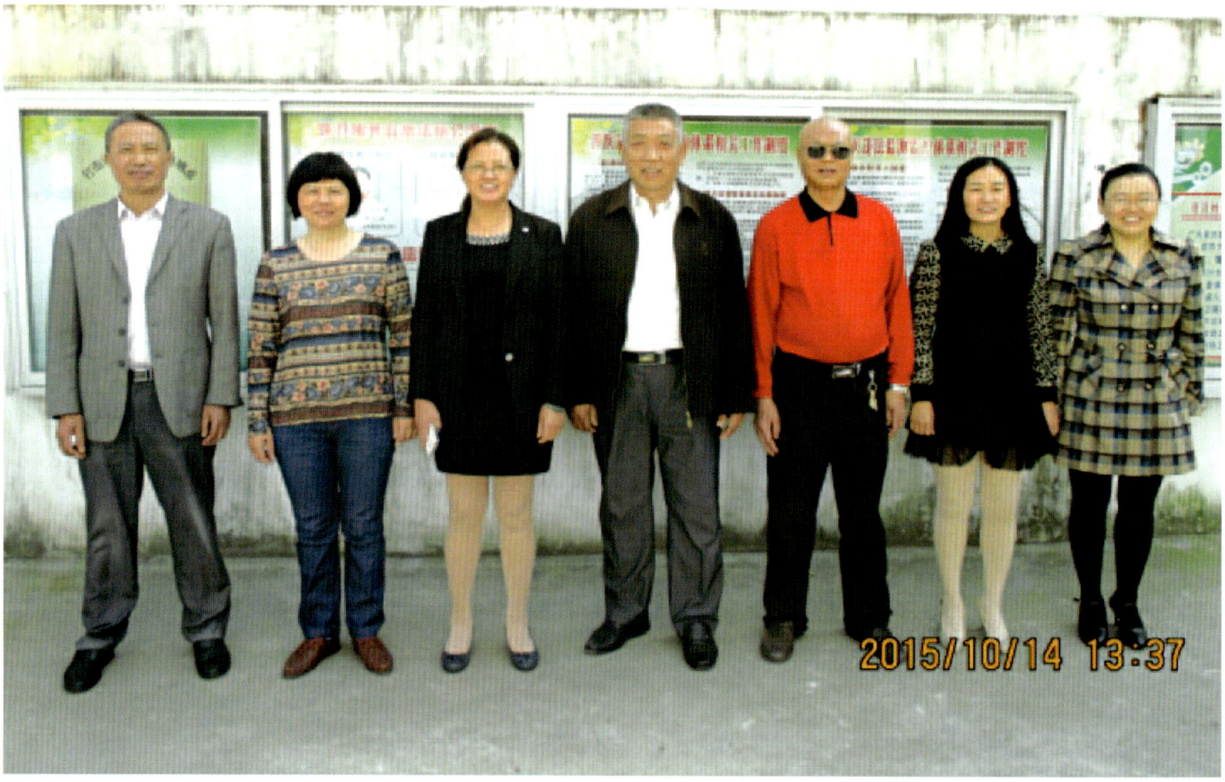

2015 年 10 月 14 日，河口卫生所参审《如东县卫生志》　（县卫生志编纂办公室摄）

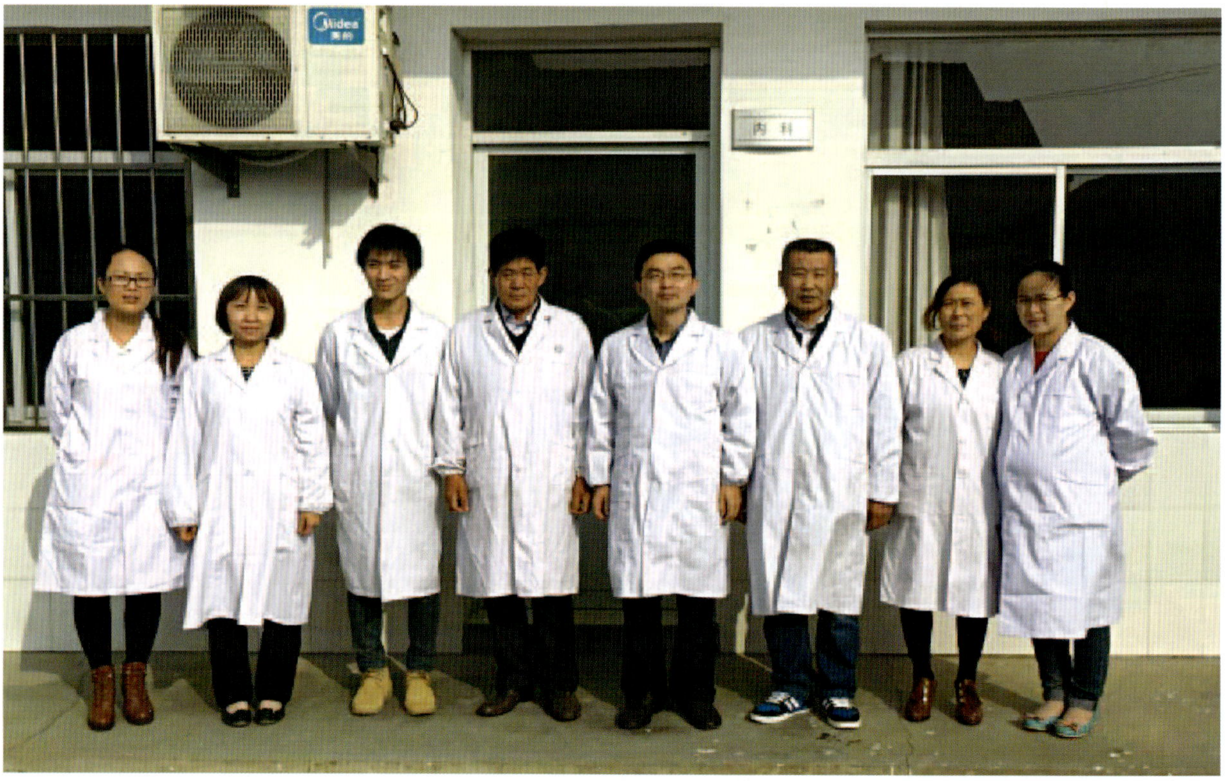

2015 年 10 月 27 日，袁庄卫生所参审《如东县卫生志》　（县卫生志编纂办公室摄）

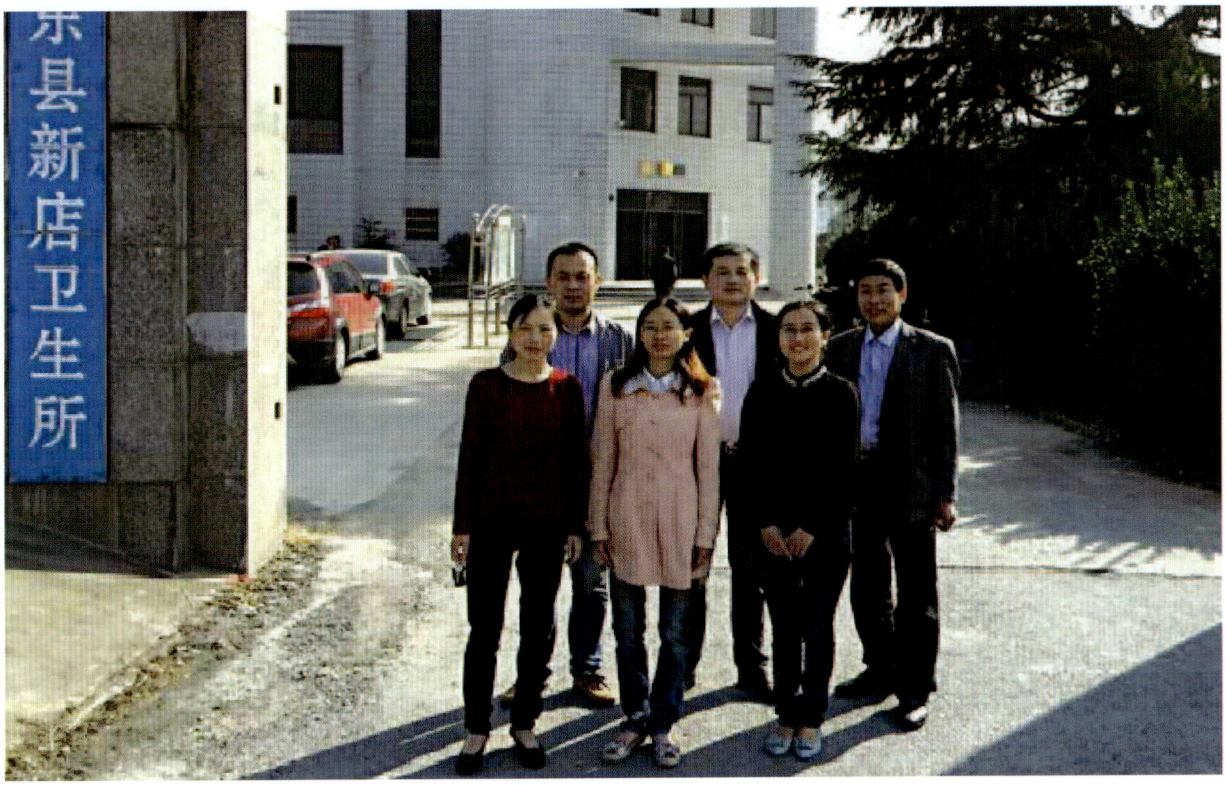

2015 年 10 月 20 日，新店卫生所参审《如东县卫生志》　　（县卫生志编纂办公室摄）

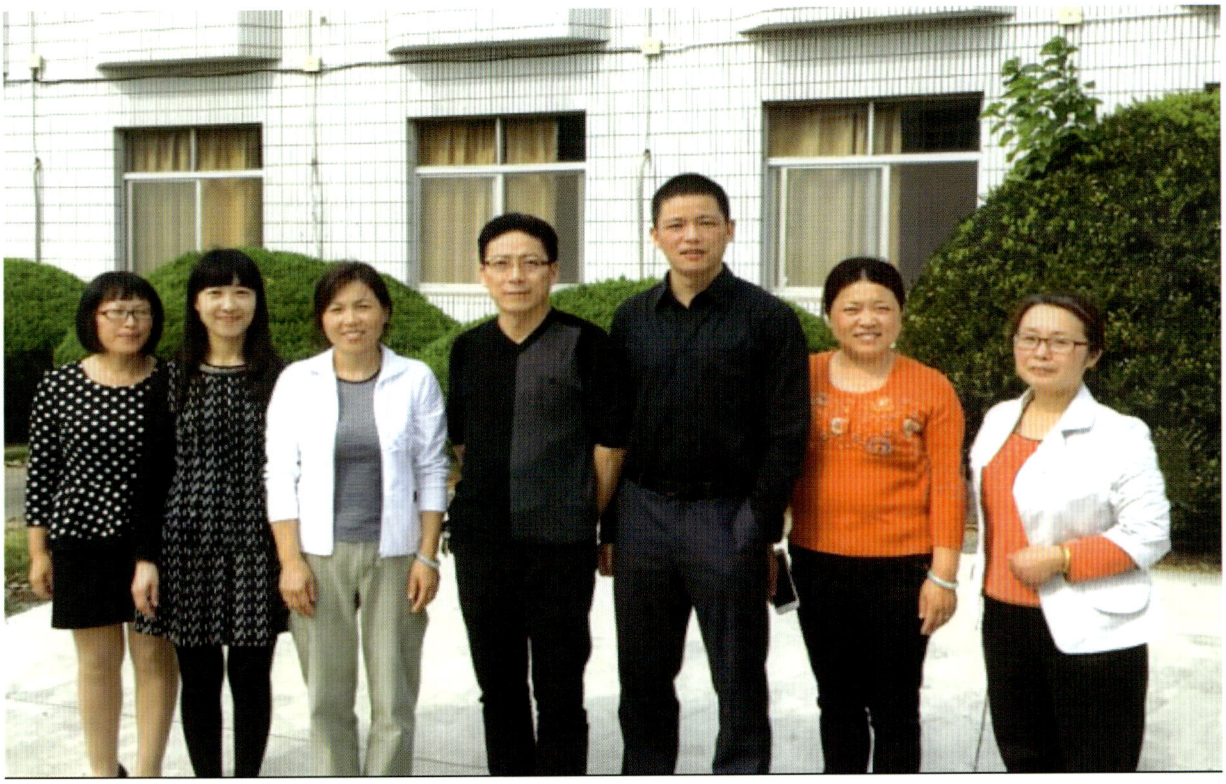

2015 年 9 月 20 日，曹埠卫生所参审《如东县卫生志》　　（县卫生志编纂办公室摄）

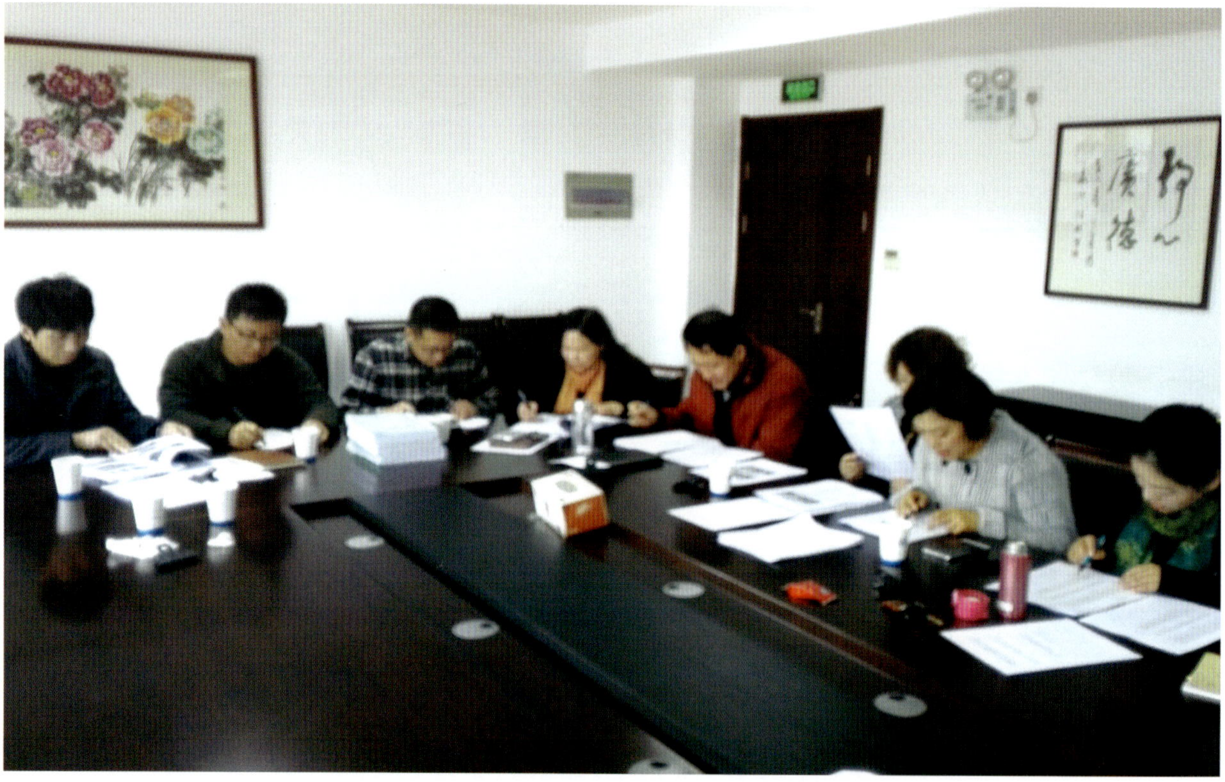

2015 年 12 月 2 日，县直医疗卫生单位、中心卫生院参审《如东县卫生志》（一）

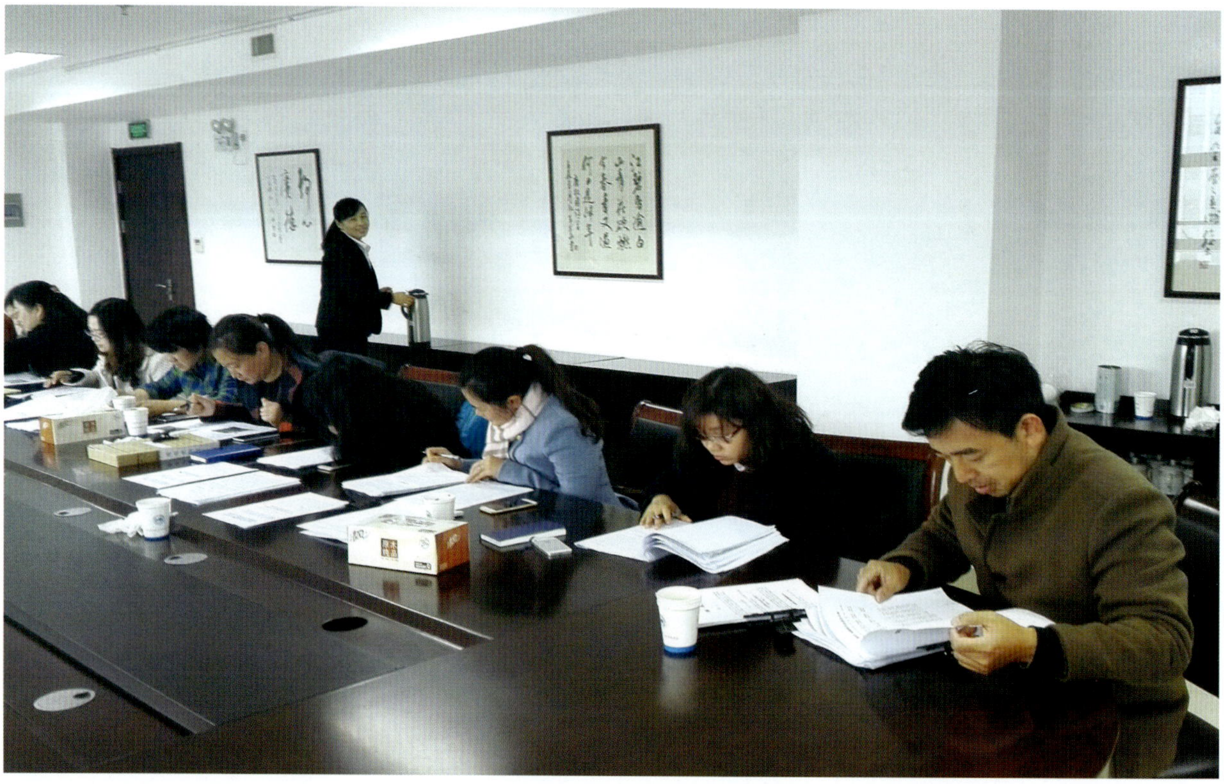

2015 年 12 月 2 日，县直医疗卫生单位、中心卫生院参审《如东县卫生志》（二）

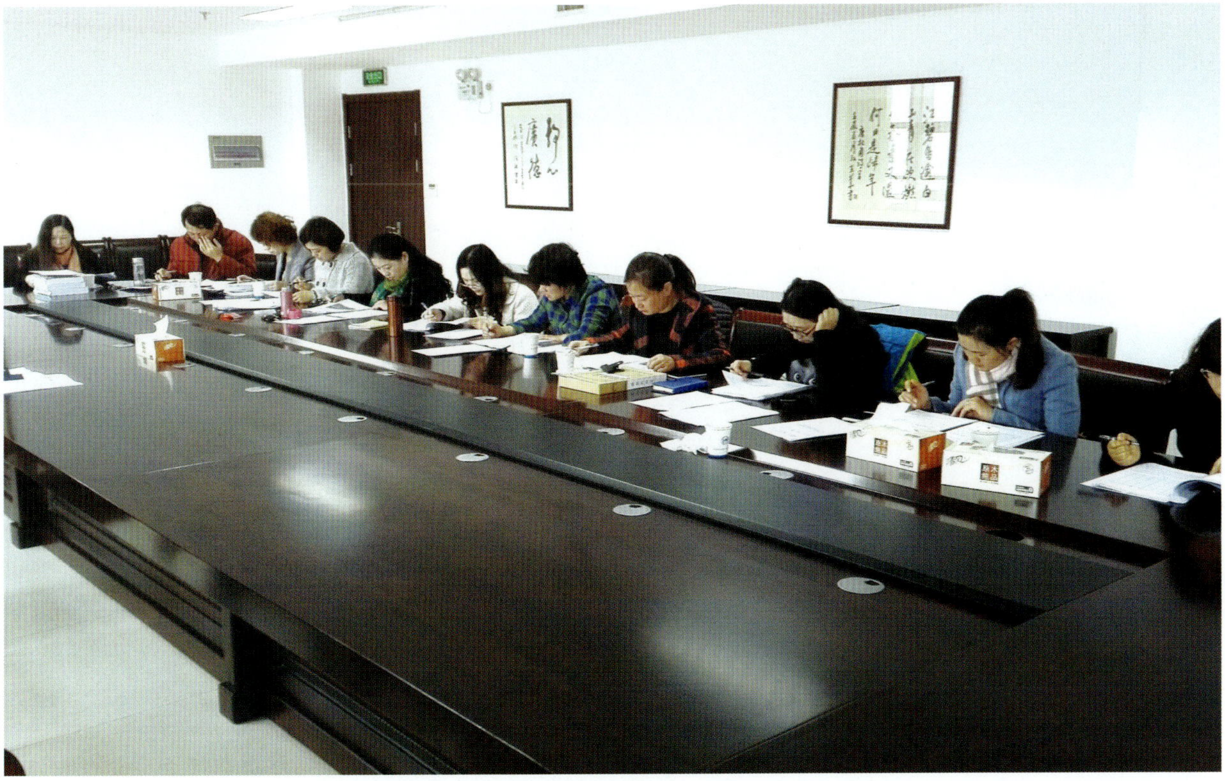

2015 年 12 月 2 日，县直医疗卫生单位、中心卫生院参审《如东县卫生志》（三）

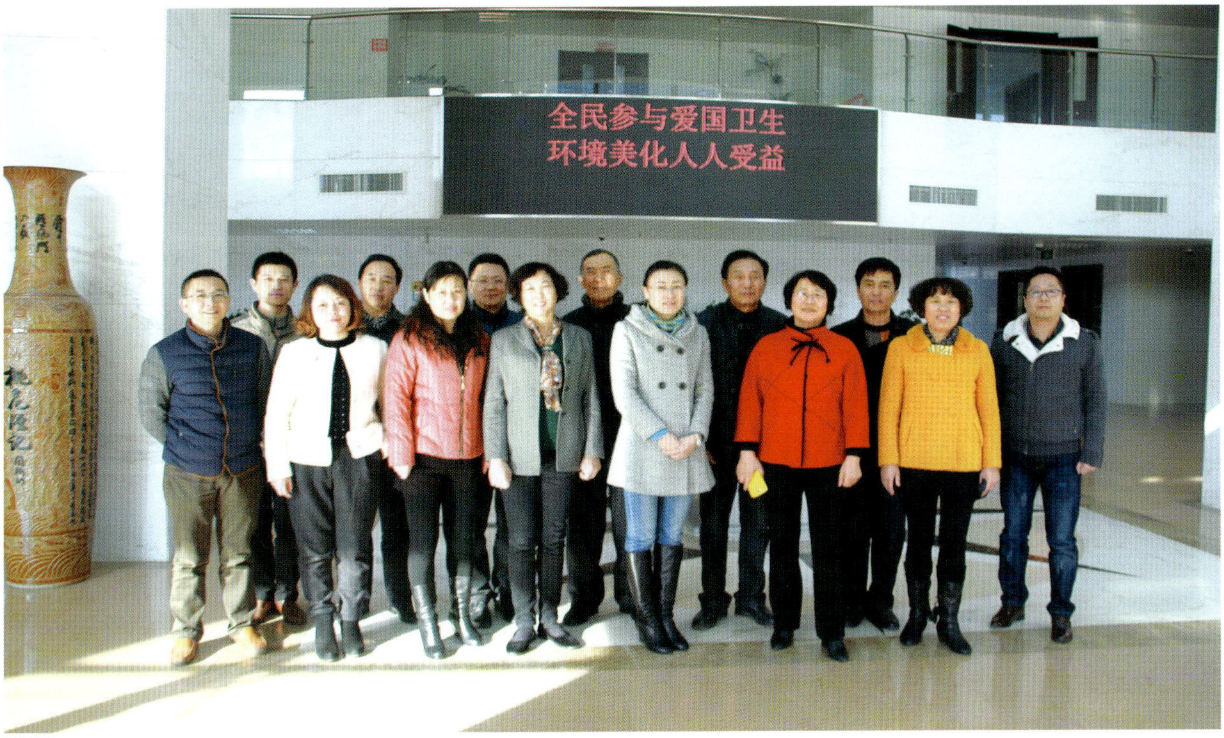

2015 年 12 月 4 日，县卫生志编纂办公室举行《如东县卫生志》参审情况汇总工作会议

前排左起：谌元林、邓咏梅、石青梅、李剑芳、孙玉涵、沈　燕、厉新梅

后排左起：刘　杰、丁明华、缪兴波、缪五宏、丛　浩、姜红波、葛锡兵

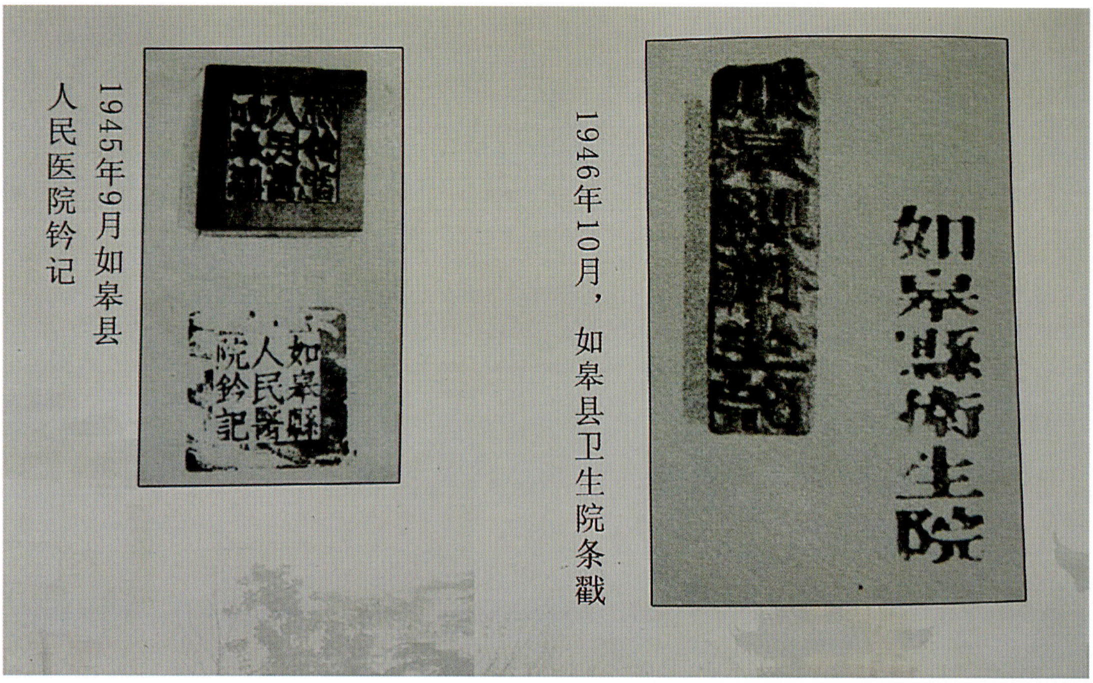

1945年9月如皋县人民医院钤记

1946年10月，如皋县卫生院条戳

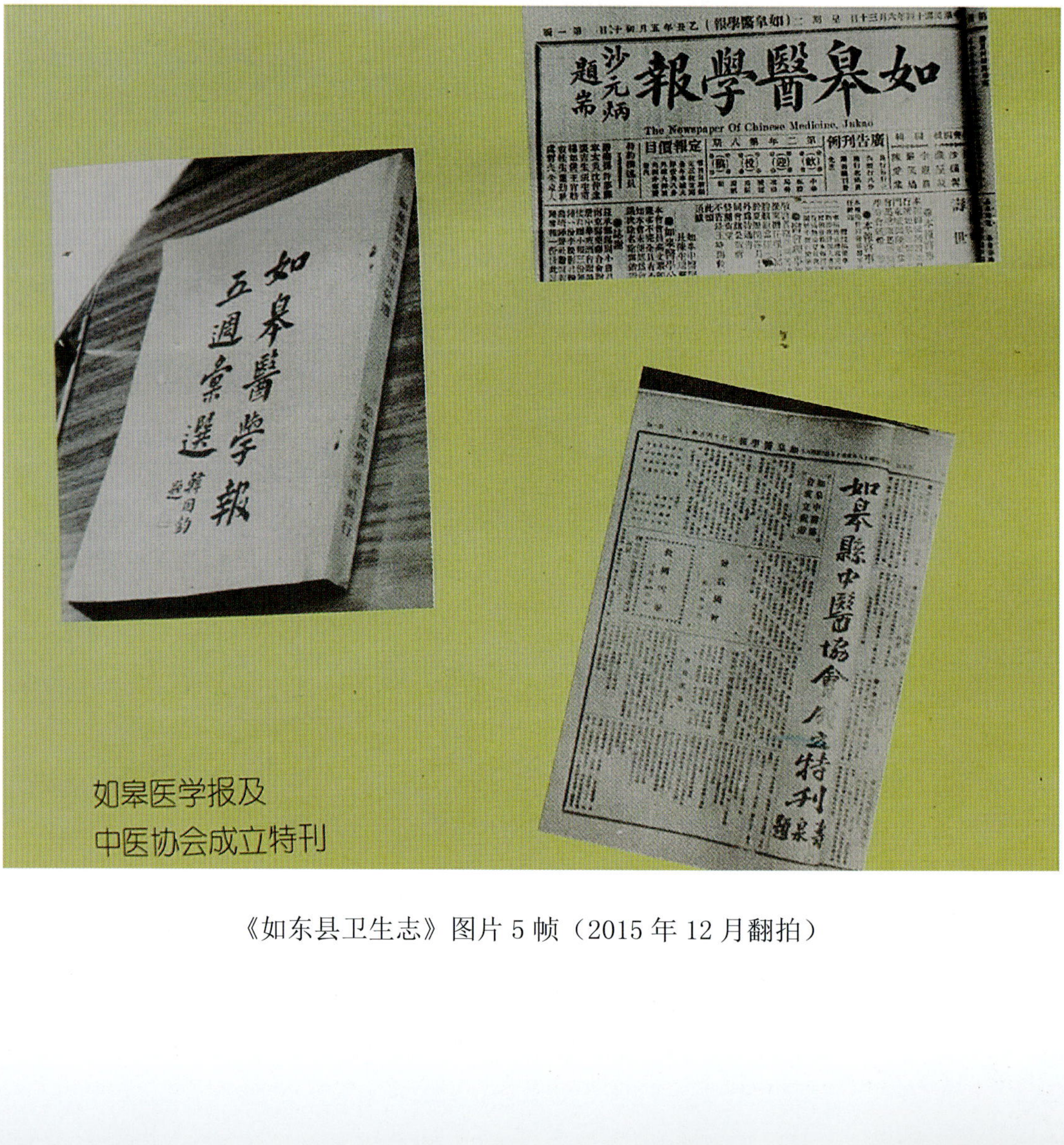

如皋医学报及中医协会成立特刊

《如东县卫生志》图片5帧（2015年12月翻拍）